Nick Franz
Mai 2004

Mir selbst zum Examen...

H. Schneider (Hrsg.)

P. Husslein (Hrsg.)

K. T. M. Schneider (Hrsg.)

Die Geburtshilfe

2. Auflage

Springer

Berlin
Heidelberg
New York
Hongkong
London
Mailand
Paris
Tokio

H. Schneider (Hrsg.)

P. Husslein (Hrsg.)

K. T. M. Schneider (Hrsg.)

Die Geburtshilfe

2. Auflage

Mit 275 Abbildungen
und 175 Tabellen

Springer

Prof. Dr. med. Henning Schneider
Universitätsspital Bern
Klinik und Poliklinik für Frauenheilkunde am Inselspital
Effingerstrasse 102
CH-3010 Bern
Schweiz

Univ. Prof. Dr. med. Peter Husslein
Universitätsklinik für Frauenheilkunde
Abteilung für Geburtshilfe und Gynäkologie
Währinger Gürtel 18–20
A-1090 Wien
Österreich

Univ. Prof. Dr. med. Karl-Theo M. Schneider
Abteilung für Perinatalmedizin
Frauenklinik und Poliklinik des Klinikums rechts der Isar
Univ. der Technischen Universität München
Ismaninger Straße 22
81675 München
Deutschland

ISBN 3-540-44032-1 2. Auflage Springer-Verlag Berlin Heidelberg New York
ISBN 3-540-64762-7 1. Auflage Springer-Verlag Berlin Heidelberg New York

Die Deutsche Bibliothek – CIP-Einheitsaufnahme

Springer-Verlag Berlin Heidelberg New York
ein Unternehmen der BertelsmannSpringer Science+Business Media GmbH

http://www.springer.de/medic-de/buecher/index.html

Planung: Elisabeth Narciss
Desk Editing: Lindrun Weber
Copy Editing: Sabine Hofmann
Lektorat: Sylvia Göhring, Heidelberg und Dr. med. Sybille Tönjes, Kiel
Herstellung: Proedit GmbH, Heidelberg
Umschlaggestaltung: deblik, Berlin
Satz: Fotosatz-Service Köhler GmbH, Würzburg
Gedruckt auf säurefreiem Papier 22/3160/Re – 5 4 3 2 1 0

Vorwort zur 2. Auflage

Wichtigstes Ziel der Geburtshilfe ist der Schutz der Gesundheit von Mutter und Kind. Die Fortschritte einer Intensivierung der Schwangerschaftsvorsorge und der Betreuung während der Geburt zeigen sich nicht so sehr in einer Vermeidung von Schwangerschaftspathologien wie Frühgeburt, intrauteriner Wachstumsbeeinträchtigung oder Präeklampsie, sondern vielmehr in einer verbesserten Früherkennung dieser Störungen und in effizienteren therapeutischen Maßnahmen, so dass die Auswirkungen dieser Pathologien auf den Feten sowie die Mutter in ihrem Ausmaß begrenzt werden können. Allerdings bleibt in manchen Bereichen der Geburtshilfe das Ergebnis diverser Anstrengungen unbefriedigend. Trotz einer immer früheren und besseren Entdeckung von Fehlbildungen ist der frühzeitige Schwangerschaftsabbruch häufig die einzige Lösung zur Vermeidung der Geburt eines Kindes mit ausgedehnten Schädigungen und schwerer Beeinträchtigung der Lebensqualität.

Neben dem direkten Bezug zur Morbidität im Neugeborenen- sowie Kindesalter von fetaler Pathologie als Folge klassischer Schwangerschaftskomplikationen, wie Frühgeburt, Präeklampsie, intrauterine Wachstumsbeeinträchtigung, septische Erkrankungen, ist die indirekte Verknüpfung von chronischen Erkrankungen des Herz-Kreislauf-Systems und des Stoffwechsels im Erwachsenenalter mit Vorschädigungen als Folge eines ungünstigen intrauterinen Milieus in der Fetalperiode im Sinne der »Barker-Hypothese« von zentraler Bedeutung für die Gesellschaft.

Bei der frühzeitigen Behandlung von akuten Schwangerschaftskomplikationen, die sich vor allem auf die mütterliche Gesundheit auswirken, wie schwere Blutungen mit hypoxisch-ischämischem Versagen lebenswichtiger Organe, thromboembolische Ereignisse und septische Verläufe von Infektionen, sind beachtliche Fortschritte erzielt worden. In der großen Mehrzahl dieser Fälle ist als Ausgang die vollständige Wiederherstellung der mütterlichen Gesundheit zu verzeichnen. Die Erhaltung der mütterlichen Gesundheit reicht jedoch über das Management von akuten Schwangerschafts- und Geburtskomplikationen weit hinaus und schließt die Erfassung von Schwangerschaftsrisiken in ihrer Bedeutung für die spätere Gesundheit der Frau mit ein. Während der Schwangerschaftsdiabetes als Gefährdungsmarker für die Entwicklung eines Typ-2-Diabetes mellitus viele Jahre nach Abschluss der Schwangerschaft immer stärker im fachärztlichen Allgemeinwissen von Frauenärzten, Diabetologen, Internisten und Allgemeinmedizinern verankert ist, dringt das Verständnis für die Verbindung zwischen Schwangerschaftshypertonie, einschließlich Präeklampsie und Erkrankungen des Herz-Kreislauf-Systems im späteren Leben der Frau, die durch neue epidemiologische Daten sowie Erkenntnisse der Grundlagenforschung aus der letzten Zeit zunehmend wahrscheinlicher wird, erst allmählich in das allgemeine Bewusstsein ein.

Das Fundament der modernen Geburtshilfe ruht auf drei tragenden Säulen:

- solide pathophysiologische Grundkenntnisse zum Verständnis der normalen Anpassungsvorgänge in der Schwangerschaft sowie der Rückkehr zum nichtschwangeren Normalzustand im Wochenbett,
- sorgfältige Prüfung von diagnostisch-therapeutischen sowie prophylaktischen Interventionen während Schwangerschaft und Geburt zur Früherkennung, Behandlung sowie Verhütung von Komplikationen durch prospektiv randomisierte Studien – »evidenzbasierte Medizin«,
- klinische Erfahrung und individueller ganzheitlicher Ansatz zur Problemerfassung und Problemlösung

In dem vorliegenden Buch wird, wie auch bereits in der 1. Auflage, diesen drei Säulen besondere Beachtung geschenkt. Der mit der Überprüfung der ärztlich-medizinischen Interventionen in der Geburtshilfe durch prospektiv randomisierte Studien im Sinne der evidenzbasierten Medizin verbundene Paradigmenwechsel hat in den letzten Jahren eine gewisse Relativierung erfahren. Das zunehmende Bewusstsein von gewissen Schwächen und Grenzen der Studienmethoden, insbesondere auch der metaanalytischen Datenauswertung mehrerer Studien hat zu einer erneuten Aufwertung oder Renaissance der klinischen Erfahrung sowie der den Besonderheiten des Einzelfalles angepassten klinischen Entscheide geführt.

Im Zeitalter der systematischen Qualitätsentwicklung, nicht zuletzt auch wegen der forensischen Risiken der modernen Medizin, ist diagnostisch-therapeutisches sowie auch prophylaktisches Handeln in zunehmendem Maße durch mehr oder weniger offizielle Stellungnahmen, Empfehlungen, Leitlinien und Standards vorgegeben. Es ist die Aufgabe des Arztes, nicht nur zu prüfen, wie solide die Evidenz der einzelnen Stellungnahme oder Leitlinie ist, sondern auch, wie weit die Umstände des klinischen Einzelfalles die Anwendung der entsprechenden Empfehlung zulassen.

Die 53 Kapitel der 1. Auflage wurden gründlich überarbeitet und dem neuesten Stand des Wissens angepasst. Darüber hinaus wurden folgende Kapitel neu in die 2. Auflage aufgenommen:

1 Präimplantation, Implantation und Plazentation: Bedeutung für den Schwangerschaftsverlauf
24.1 Die Bedeutung der fetomaternalen Grenzzone für die Auslösung der Geburt
24.2 Physiologie und Pathologie der Myometriumkontraktilität und deren Rolle beim Geburtsbeginn
24.3 Die Rolle der Eihäute für den physiologischen und pathologischen Geburtsbeginn
24.4 Physiologie und Pathologie der Zervixreifung
40 Geburt und Beckenboden
46 Gerinnungsstörungen in der Geburtshilfe
55 Psychosomatik
57 Epidemiologie der perinatalen Mortalität
58 Müttersterblichkeit

Die »Fruchtwasserembolie« wurde in der vorliegenden Auflage nicht mehr als separates Kapitel behandelt, sondern in das neue Kapitel 46 »Gerinnungsstörungen in der Geburtshilfe« integriert.

Durch die Aufnahme dieser neuen Kapitel wurde pathophysiologischen Erkenntnissen zur Entwicklung in der Frühschwangerschaft sowie beim Geburtsbeginn einschließlich der Störungen bei der Frühgeburt besonderes Gewicht verliehen. Andererseits wurde die zunehmende Bedeutung von klinischen Themen wie Beckenbodenveränderungen als Folge der Geburt, Gerinnungsstörungen in der Geburtshilfe, Psychosomatik sowie epidemiologische Aspekte der perinatalen Mortalität und der Müttersterblichkeit durch separate Kapitel zum Ausdruck gebracht.

Als Herausgeber möchten wir den Autoren, die bereits für die 1. Auflage wichtige Beiträge geliefert haben, sowie auch den neu hinzugekommenen Kollegen unseren aufrichtigen Dank für die Mitarbeit sagen. Das Team des Springer-Verlags zeichnet nicht nur für die Gesamtkoordination verantwortlich, sondern hat auch durch die veränderte Gestaltung der 2. Auflage ein neues Gesicht verliehen.

Wir hoffen, dass diese Neuauflage bei Ihnen, geschätzte Leserinnen und Leser, eine ebenso positive Aufnahme wie die Ersterscheinung erfährt.

Herbst 2003

Prof. Dr. med. Henning Schneider,
Prof. Dr. med. Peter Husslein,
Prof. Dr. med. Karl Theo M. Schneider

Sektionsverzeichnis

Inhaltsverzeichnis

V Geburt

VI Postpartum/Wochenbett/Stillzeit

VII Qualitätssicherung/Ethik/Psychosomatik

Autorenverzeichnis

Ahner, Regine, Dr. med.
AKH, Universitätsklinik für Frauenheilkunde
Abteilung für Geburtshilfe und Gynäkologie
Währinger Gürtel 18–20, A-1090 Wien

Anthuber, Christoph, Prof. Dr. med.
Klinikum Starnberg
Akademisches Lehrkrankenhaus der
Ludwig-Maximilians-Universität München
Oßwaldstr. 1, D-82319 Starnberg

Beichert, Matthias, Dr. med.
Rahnfelsstraße 12a, D-68163 Mannheim-Lindenhof

Beller, Fritz, Prof. Dr. med.
14817 Laguna Drive, Fort Myers, FL 33908, USA

Bikas, Diana, Dr. med.
AKH, Universitätsklinik für Frauenheilkunde
Abteilung für Geburtshilfe und Gynäkologie
Währinger Gürtel 18–20, A-1090 Wien

Bonifer, Oliver, Dr. med.
Vinzenz-Pallotti-Hospital
Vinzenz-Pallotti-Straße 20–24,
D-51429 Bergisch Gladbach – Bensberg

Breymann, Christian, Priv.-Doz. Dr. med.
Universitätsspital Zürich
Klinik und Poliklinik für Geburtshilfe
Departement Frauenheilkunde
Frauenklinikstraße 10, CH-8091 Zürich

Brezinka, Christof, Univ.-Prof. Dr. med.
Universitätsklinik für Frauenheilkunde
Anichstraße 35, A-6020 Innsbruck

Bung, Peter, Prof. Dr. med.
Gynäkologische Praxis, Tagesklinik
Friedensplatz 9, D-53111 Bonn

Chalubinski, Kinga M., Dr. med.
AKH, Universitätsklinik für Frauenheilkunde
Abteilung für Geburtshilfe und Gynäkologie
Währinger Gürtel 18–20, A-1090 Wien

Chaoui, Rabih, Prof. Dr. med.
Klinik für Frauenheilkunde und Geburtshilfe
Charité Campus Mitte
Schumannstraße 20–21, D-10117 Berlin

Drack, Gero, Dr. med.
Kantonsspital St. Gallen
Abteilung für Gynäkologie und Geburtshilfe
Rorschacher Straße 95, CH-9007 St. Gallen

Dürig, Peter, Dr. med.
Universitäts-Frauenklinik
Inselspital
Effingerstraße 102, CH-3010 Bern

Egarter, Christian, Univ.-Prof. Dr. med.
AKH, Universitätsklinik für Frauenheilkunde
Abteilung für Geburtshilfe und Gynäkologie
Währinger Gürtel 18–20, A-1090 Wien

Eldering, Gerd, Dr. med.
Vinzenz-Pallotti-Hospital
Geburtshilflich-gynäkologische Abteilung
Zytologisches und zytogenetisches Labor
Vinzenz-Pallotti-Straße 20–24,
D-51429 Bergisch Gladbach – Bensberg

Friese, Klaus, Prof. Dr. med.
Direktor der I. Frauenklinik
der Universität München
Maistr. 11, D-80337 München

Geraedts, Max, Prof. Dr.
Heinrich-Heine-Universität Düsseldorf
Institut für Medizinische Soziologie
Professur für Public Health
Universitätsstraße 1, D-40001 Düsseldorf

Gnirs, Joachim, Prof. Dr. med.
Ärztlicher Direktor der Frauenklinik Bogenhausen
Röntgenstraße 15, D-81679 München

Hahn, Sinuhe, Priv.-Doz. Dr. med.
Labor der Universitäts-Frauenklinik
Kantonsspital Basel
Schanzenstraße 46, CH-4031 Basel

Hänel, Frank, Dr. med.
Waldstraße 6, D-85635 Höhenkirchen

Helmer, Hanns, Dr. med.
AKH, Universitätsklinik für Frauenheilkunde
Abteilung für Geburtshilfe und Gynäkologie
Währinger Gürtel 18–20, A-1090 Wien

Hirtenlehner, Kora, Dr. med.
AKH, Universitätsklinik für Frauenheilkunde
Abt. für Geburtshilfe und Gynäkologie
Währinger Gürtel 18–20, A-1090 Wien

Holzgreve, Wolfgang, Prof. Dr. med. Dr. h.c.
Universitäts-Frauenklinik
Kantonsspital Basel
Schanzenstraße 46, CH-4031 Basel

Hopp, Hartmut, Prof. Dr. med.
Freie Universität Berlin
Universitätsklinikum Benjamin Franklin
Frauenklinik und Poliklinik
Hindenburgdamm 30, D-12200 Berlin

Huch, Albert, Prof. Dr. med. Dr. h.c.
Universitätsspital Zürich
Klinik und Poliklinik für Geburtshilfe
Departement Frauenheilkunde
Frauenklinikstraße 10, CH-8091 Zürich

Huch, Renate, Prof. Dr. med. Dr. h.c.
Universitätsspital Zürich
Klinik und Poliklinik für Geburtshilfe
Departement Frauenheilkunde
Frauenklinikstraße 10, CH-8091 Zürich

von Hundelshausen, Burkhard, Prof. Dr. med.
Frauenklinik und Poliklinik der Technischen Universität München
Klinikum rechts der Isar
Ismaninger Straße 22, D-81675 München

Husslein, Peter, Univ.-Prof. Dr. med.
AKH, Universitätsklinik für Frauenheilkunde
Abteilung für Geburtshilfe und Gynäkologie
Währinger Gürtel 18–20, A-1090 Wien

Kainer, Franz, Prof. Dr. med.
Ludwig-Maximilians-Universität München
I. Frauenklinik, Klinikum Innenstadt
Maistraße 11, D-80337 München

Knöfler, Martin, Univ. Ass. Mag. Dr. med.
AKH, Universitätsklinik für Frauenheilkunde
Abteilung für Geburtshilfe und Gynäkologie
Währinger Gürtel 18–20, A-1090 Wien

Krampl, Elisabeth, Univ.-Doz. Dr.
AKH, Universitätsklinik für Frauenheilkunde
Abteilung für Geburtshilfe und Gynäkologie
Währinger Gürtel 18–20, A-1090 Wien

Kuçera, Elisabeth, Prof. Dr. med.
AKH, Universitätsklinik für Frauenheilkunde
Abteilung für Geburtshilfe und Gynäkologie
Währinger Gürtel 18–20, A-1090 Wien

Kürzl, Rainer, Prof. Dr. med.
Ludwig-Maximilians-Universität München
I. Frauenklinik, Klinikum Innenstadt
Maistraße 11, D-80337 München

Lack, Nicholas, Dr.
BAQ-Geschäftsstelle
Westenriederstraße 19, D-80331 München

Langer, Martin, Univ.-Prof. Dr. med.
AKH, Universitätsklinik für Frauenheilkunde
Abteilung für Geburtshilfe und Gynäkologie
Währinger Gürtel 18–20, A-1090 Wien

Langer, Matthias, Dr. med.
Klinik für Anästhesiologie und Intensivmedizin
Anhaltische Diakonissenanstalt
Gropiusallee 3, D-06864 Dessau

Lauper, Urs, Dr. med.
Universitätsspital Zürich
Klinik und Poliklinik für Geburtshilfe
Departement Frauenheilkunde
Frauenklinikstraße 10, CH-8091 Zürich

Lehner, Rainer, Dr. med.
AKH, Universitätsklinik für Frauenheilkunde
Abteilung für Geburtshilfe und Gynäkologie
Währinger Gürtel 18–20, A-1090 Wien

Leitich, Harald, Dr. med.
AKH, Universitätsklinik für Frauenheilkunde
Abteilung für Geburtshilfe und Gynäkologie
Währinger Gürtel 18–20, A-1090 Wien

Lengyel, Ernst, Priv.-Doz. Dr. med.
University of California, San Francisco
Dept. of Obstetrics, Gynecology and Reproductive Sciences
1600 Divisadero Street, San Francisco, CA 94143–1702, USA

Marzusch, Klaus, Priv.-Doz. Dr. med.
Universitäts-Frauenklinik Tübingen
Schleichstraße 4, D-72076 Tübingen

Pateisky, Norbert, Prof. Dr. med.
AKH, Universitätsklinik für Frauenheilkunde
Abteilung für Geburtshilfe und Gynäkologie
Währinger Gürtel 18–20, A-1090 Wien

Paulus, Wolfgang E., Dr. med.
Beratungszentrum für Reproduktionstoxikologie
Kloster Roggenburg
Klosterstraße 5, D-89297 Roggenburg

Pildner von Steinburg, Stephanie, Dr. med.
Frauenklinik und Poliklinik der Technischen Universität München
Klinikum rechts der Isar
Ismaninger Straße 22, D-81675 München

Raio, Luigi, Dr. med.
Universitäts-Frauenklinik
Inselspital
Effingerstraße 102, CH-3010 Bern

Ragosch, Volker, Prof. Dr.
Allgemeines Krankenhaus Altona
Frauenklinik Perinatalzentrum
Paul Ehrlich-Straße 1, D-22763 Hamburg

Rath, Werner, Prof. Dr. med.
Direktor der Universitäts-Frauenklinik
Universität Aachen
Pauwelsstraße 30, D-52074 Aachen

Reisenberger, Klaus, Dr. med.
Allgemeines Krankenhaus Wels
Abteilung Gynäkologie und Geburtshilfe
Grieskirchner Straße 32, A-4600 Wien

Retzke, Ulrich, Prof. Dr. med.
Am Friedeholz 27, D-24960 Glücksburg

Schelling, Marcus, Dr. med.
Facharzt für Frauenheilkunde
Tegernseer Landstraße 71, D-81539 München

Schneider, Henning, Prof. Dr. med.
Universitäts-Frauenklinik
Inselspital
Effingerstraße 102, CH-3010 Bern

Schneider, Karl Theo M., Prof. Dr. med.
Frauenklinik und Poliklinik
der Technischen Universität München
Klinikum rechts der Isar
Ismaninger Straße 22, D-81675 München

Selke, Konrad, Dr. med.
Vinzenz-Pallotti-Hospital
Vinzenz-Pallotti-Straße 20–24,
D-51429 Bergisch Gladbach – Bensberg

Somville, Thierry, Prof. Dr. med.
Royal Brisbane Women's Hospital
Brisbane Qld 4029, Australia

Spätling, Ludwig, Prof. Dr. med.
Städtisches Klinikum Fulda
Frauenklinik
Pacelliallee 4, D-36043 Fulda

Strohmer, Heinz, Dr. med.
AKH, Universitätsklinik für Frauenheilkunde
Abteilung für Geburtshilfe und Gynäkologie
Währinger Gürtel 18–20, A-1090 Wien

Ulsenheimer, Klaus, Prof. Dr. jur. Dr. rer. pol.
Rechtsanwalt-Sozietät
Maximiliansplatz 12/IV, D-80333 München

Viehweg, Brigitte, Dr. med.
Universitätsfrauenklinik
Klinikum Leipzig
Abteilung Geburtshilfe
Philipp-Rosenthal-Straße 55, D-04103 Leipzig

Weitzel, Hans K., Prof. Dr. med.
Leite 47, D-14532 Klein Machnow

Welsch, Hermann, Prof. Dr. med.
Candidstraße 20, D-81543 München

Winkler, Ulrich Horst, Priv.-Doz. Dr. med.
Klinikum Wetzlar-Braunfels
Klinik für Gynäkologie und Geburtshilfe
Forsthausstraße 1–3a, D-35578 Wetzlar

Wisser, Josef, Priv.-Doz. Dr. med.
Department für Frauenheilkunde
Klinik und Poliklinik für Geburtshilfe
Universitätsspital Zürich
Frauenklinikstraße 10, CH-8091 Zürich

Zimmermann, Andrea, Dr. med.
Frauenklinik und Poliklinik der Technischen Universität München
Klinikum rechts der Isar
Ismaninger Straße 22, D-81675 München

Zimmermann, Roland, Priv.-Doz. Dr. med.
Universitätsspital Zürich
Klinik und Poliklinik für Geburtshilfe
Departement Frauenheilkunde
Frauenklinikstraße 10, CH-8091 Zürich

Kurz-Überblick: bringt Ihnen den schnellen Einstieg ins Thema – für Querleser

Wichtig: Fakten, die für Ihren Alltag essentiell sind

Leitsystem: für die einfache Orientierung

Definition: die wichtigsten Fachbegriffe für Sie erklärt

Studienboxen: stellen Ihnen die aktuellsten Studien zum Thema vor

Schlüsselbegriffe: sie sind **fett** hervorgehoben

Übersichten: für Sie die wichtigsten Informationen auf einen Blick zusammengefasst

336 Kapitel 20 · Thromboembolische Komplikationen in Schwangerschaft und Wochenbett

Kurz-Überblick

Thromboembolische Erkrankungen gehören zu den häufigsten Ursachen mütterlicher Mortalität. Tiefe Venenthrombosen treten in der Schwangerschaft etwa 4- bis 6-mal, im Wochenbett 20- bis 30-mal häufiger auf als bei nichtschwangeren Frauen. Immobilisation, Trauma, insbesondere operative Traumen, Dehydratation und Infektionen stellen auslösende Risikokonstellationen dar.

Aufgrund der häufig unspezifischen Symptomatik wird die Diagnose in der Regel spät gestellt, wodurch alle therapeutischen Optionen mit der Hypothek einer irreversiblen Venenklappenschädigung und einer hohen Wahrscheinlichkeit (>50%) eines postthrombotischen Syndroms belastet sind. Auch die Einführung der im Oberschenkelbereich sehr verlässlichen Ultraschalluntersuchung (Real time und Farbdoppler) hat bislang nicht zu einer wesentlichen Verkürzung der diagnostischen Latenz geführt. Fortschritte sind eher von einer besseren Aufklärung der Schwangeren über die Bedeutung auch wenig spezifischer Symptome und die Möglichkeiten einer nichtinvasiven Diagnostik zu erwarten.

Die Therapie der manifesten Thrombose in der Schwangerschaft entspricht im Wesentlichen den Richtlinien, die auch außerhalb der Schwangerschaft gelten: Für die therapeutische Antikoagulation werden daher neben der traditionellen Therapie

20.1 Allgemeine Grundlagen

20.1.1 Terminologie und Ätiologie

Definition

Von der oberflächlichen Thrombophlebitis ohne jedes Embolierisiko sind die tiefen Venenthrombosen abzugrenzen. Die proximale (oberhalb des Kniegelenks) Form der tiefen Venethrombose ist mit einem hohen, die distale Form (Unterschenkelthrombose) mit einem geringen Embolierisiko assoziiert.

► Studienbox

In der Schwangerschaft werden bis zu sechsfach häufiger thromboembolische Erkrankungen beobachtet als in Vergleichskollektiven nicht schwangerer Frauen (Department of Health 1989; von Hugo et al. 1984; Toglia u. Weg 1996). Inwieweit hier die physiologische Anpassung an die erhebliche Zunahme der Durchstromvolumina in den Iliaca-interna-Gefäßen mit konsekutiver Flussverlangsamung in den Iliaca-externa- und Femoralvenen (Beller u. Winkler 1990), die plazentaren Regulationsmechanismen.

Es darf nicht verkannt werden, dass die Schwangerschaft eng mit Konstellationen assoziiert ist, die auch außerhalb der Schwangerschaft zur Auslösung thromboembolischer Ereignisse führen (Tabelle 20.1). So ist die **Viskositätszunahme des Blutes** infolge einer Dehydratation auch außerhalb der Schwangerschaft ein typischer Triggermechanismus und dürfte insofern ein erhebliches Risiko beispielsweise im Verlauf eines Überstimulationssyndroms oder einer Hyperemesis gravidarum in der Frühschwangerschaft begründen. Ebenso stellen **infektiöse Reize** und **Gewebstraumatisierungen** eine wesentliche Ursache von Gerinnungsaktivierungen dar, die wiederum ein erhöhtes Thromboserisiko beim Amnioninfektionssyndrom oder bei operativen Entbindungen erklären. Schließlich muss die **Immobilisation** besondere Berücksichtigung finden, die nicht selten Folge einer ärztlich empfohlenen Bettruhe beispielsweise bei vorzeitiger Wehentätigkeit ist. Die Gabe hoher Östrogendosen zum Abstillen ist nicht zuletzt wegen der thromboembolischen Komplikationen obsolet.

20.1.2 Häufigkeit

Die große Variation der Angaben zur Häufigkeit thromboembolischer Komplikationen in der Schwangerschaft ist für die beträchtlichen Unterschiede hinsichtlich der Prävalenz von Risikofaktoren und der Inzidenz von Komplikationen in den untersuchten Kollektiven bezeichnend. Die derzeit im Zugriffsbereich der deutschen Perinatalstudien zu beobachtende Zunahme von Schwangerschaften zwischen dem 30. und 40. Lebensjahr sowie die zunehmende Bereitschaft, trotz bestehender Risikofaktoren eine Schwangerschaft anzustreben, tragen insofern auch zu einer Zunahme thromboembolischer Erkrankungen bei.

Beispielsweise finden sich in der Literatur Angaben zum Thromboserisiko bei Schnittentbindungen, die bis zu 26fach über dem der Spontanentbindung liegen (Department of Health 1989; Greer 1989; Letzky u. Swiet 1994). Bei kritischer Prüfung wird allerdings klar, dass hier auch die der Entscheidung zur Schnittentbindung zugrunde liegende Schwangerschaftskomplikation berücksichtigt werden sollte, die nicht selten mit prolongierter Bettruhe und lokalen oder generalisierten Entzündungsreaktionen einhergeht.

Angeborene Risikofaktoren
- Antithrombin II-MAngel (nur bei AT-II-Mangel Typ 1)
- Protein C-Mangel (bei positiver Eigenanamnese)
- Protein S-Mangel (bei positiver Eigenanamnese)
- FV-Leiden-Mutation (erh. Risiko bei Prothrombinmutat.)
- Prothrombinmutation
- Hyperhomozysteinämie

20.2 Diagnose

20.2.1 Anamnese

Die klinische Diagnose der tiefen Beinvenenthrombose stützt sich zunächst auf die Anamnese, in der **auslösende Faktoren** wie Verletzungen, Infektionen, Immobilisationen und ähnliche erworbene Risiken sowie die angeborenen Risikofaktoren, sofern sie bekannt oder aufgrund der Familienanamnese zu vermuten sind (angeborene thrombophile Diathesen), erfasst werden sollten (s. Tabelle 20.1). Eine in der Frühschwangerschaft durchgeführte Untersuchung möglicher thrombophiler

Navigation:
ob Seitenzahl oder Kapitelnummer, alles auf einen Blick

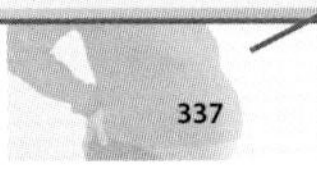

Tabelle 20.1. Gesicherte Risikofaktoren venöser thromboembolischer Erkrankungen

Erworbene Risiken	Auslösende Risikokonstellationen	Angeborene Risiken
Alter	Operationen	Unter angeborene Risiken
Adipositas	Infektionen	Antithrombin-III-Mangel
Herzklappen	Immobilisation	Protein-C-Mangel
Varikosis	Hochdosierte Östrogentherapie	Protein-S-Mangel
Thrombophlebitis		Faktor-V-Leiden-Mutation
Z. n. Thrombose		Prothrombinmutation
Dehydratation		Hyperhomozysteinämie
Lupus anticoagulans		

Tabellen: Schnellübersicht über die wichtigsten Fakten

Gerinnungsanomalien kann die Beurteilung einer positiven Familienanamnese und damit eines Thromboseverdachts vereinfachen (Winkler u. Schindler 1996).

In der Schwangerschaft ist der neu aufgetretene, belastungsverstärkte Schmerz in der Wade oder im Oberschenkel wegweisend. Das linke Bein ist häufiger betroffen als das rechte Bein. Hier ist besonders die Zunahme des Wadenschmerzes bei Streckung des Unterschenkels (Homans-Zeichen) typisch (Beller u. Winkler 1990). Insbesondere die Schwellung und Verfärbung der Haut sind als äußerst unzuverlässiges Zeichen zu werten (Tabelle 20.2).

► Studienbox

Insgesamt ergab in einer prospektiven Untersuchung die klinische Untersuchung in etwa 30% der Fälle eine falschpositive Diagnose (Sandler et al. 1984), andere Untersucher gehen von weniger als 50% richtigen klinischen Diagnosen aus (Hull et al. 1990).

20.2.2 Ultraschall

Mit den verbesserten Geräten für die **Real-time-Sonographie** und für **Farbdoppleruntersuchungen** (Schindler et al. 1990) besteht eine exzellente Möglichkeit, die Oberschenkelthrombose zweifelsfrei nachzuweisen (s. Tabelle 20.2). Es wird in diesem Gefäßabschnitt eine diagnostische Treffsicherheit erreicht, die auch durch die Phlebographie nicht zu übertreffen ist (Lensing et al. 1989).

Probleme bestehen noch beim Nachweis von hohen Beckenvenenthrombosen, die durch die Überlagerung der Beckengefäße schlecht einsehbar sind. Zum anderen bestehen Probleme beim Nachweis von Unterschenkelthrombosen, wobei aber eine Emboliegefahr erst zu befürchten ist, wenn der Thrombus über die Knieebene hinausreicht.

Bei negativem Ulltraschallbefund und fortbestehendem Verdacht auf eine Beckenvenenthrombose bietet sich mit der kontrastmittelverstärkten Magnetresonanzphlebographie ein neues Verfahren zur Darstellung des Thrombus (Ruehm et al. 2001) an, zu dessen Einsatz in der Schwangerschaft bisher jedoch wenig Erfahrungen vorliegen.

20.2.3 Röntgendiagnostik

Die Phlebographie ist in der Schwangerschaft bei einer Strahlenbelastung von ~0,5 mSv (mit Beckenabschirmung) und >3 mSv ohne Beckenabschirmung nur ausnahmsweise zu rechtfertigen (Ginsberg 1989a) (s. Tabelle 20.2).

Cave

Im 1. Trimenon (18.–55. Tag post conceptionem) besteht wegen der Gefahr teratogener Effekte eine absolute Kontraindikation.

Cave: warnt Sie vor Fehlern und Fallstricken

Traditionell wird die Phlebographie als Standardmethode zur Evaluation neuer diagnostischer Verfahren herangezogen. Aufgrund der genannten Einschränkungen liegen aber für die Schwangerschaft keine derartigen Vergleichsstudien vor (THRIFT 1992; Letzky u. Swiet 1994).

20.2.4 Fibrinspaltprodukte

In Zweifelsfällen steht mit der Bestimmung von Fibrinstaltprodukten im Blutplasma eine neue Methode zum Nachweis einer pathologisch erhöhten Fibrinbildungs- und -spaltungsrate zur Verfügung (Boneu et al. 1991). Normwerte der D-dimeren Fibrinspaltprodukte im Plasma schließen mit hoher Sensitivität eine intravasale Fibrinablagerung und damit eine Thrombose aus (Lichey et al. 1991).

20.2.5 Lungenarterienembolie

Die Diagnose einer Lungenembolie erweist sich in der Schwangerschaft oft als äußerst schwierig (Tabelle 20.3). Die klassische Symptomatik mit Hustenreiz, Dyspnoe und Kurzatmigkeit ist in der Schwangerschaft wenig spezifisch.

► Empfehlung

Für die Behandlung mit unfraktioniertem Heparin ist eine initiale Bolusgabe von mindestens 5000 IE Heparin i. v. mit einer anschließenden Dauerinfusion zu kombinieren, deren Dosis anhand der aPTT anzupassen ist.

Empfehlung: gibt Ihnen konkrete Anleitungen zu Diagnostik, Therapie oder Prophylaxe

I

Frühschwangerschaft

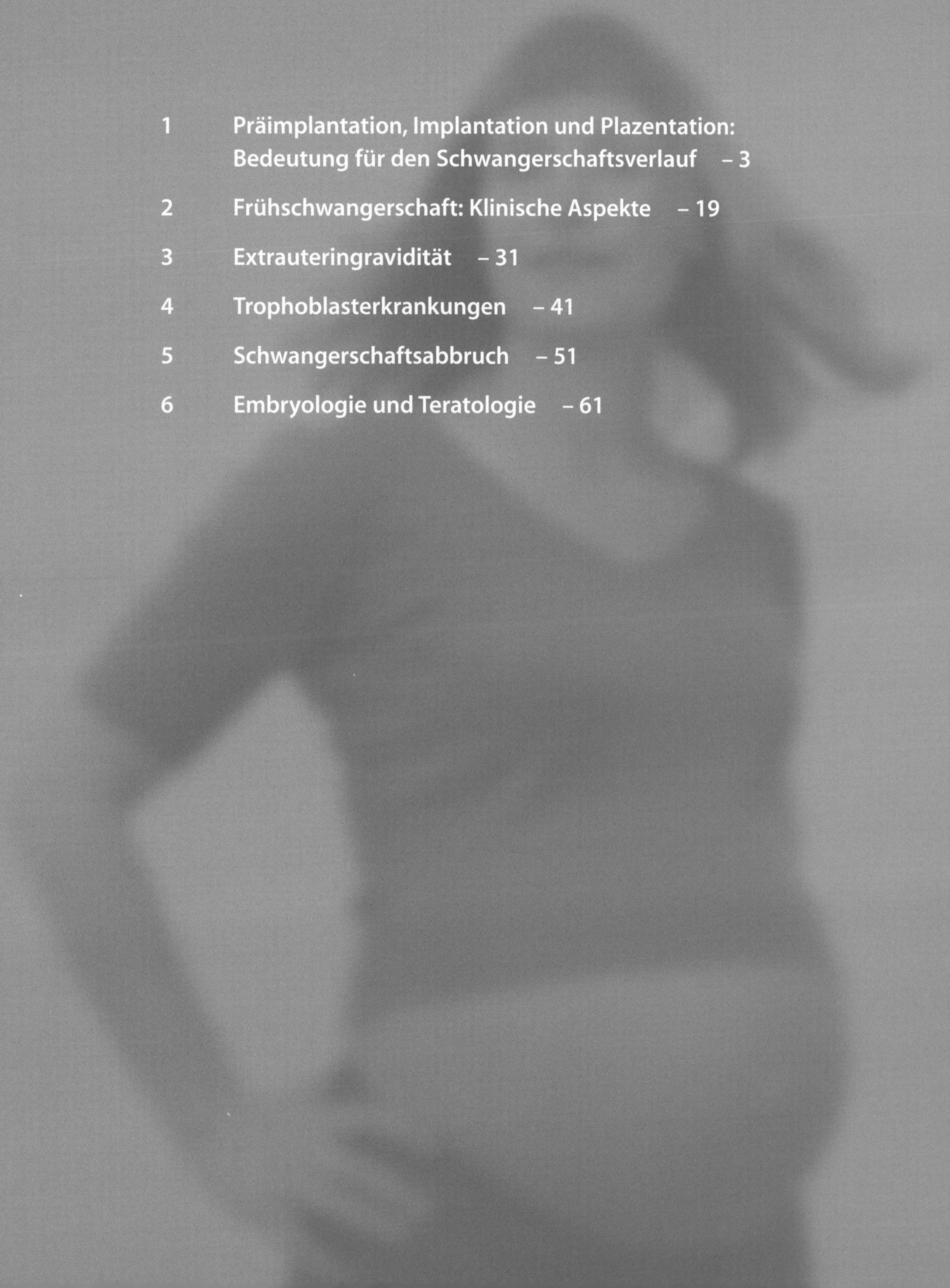

Präimplantation, Implantation und Plazentation: Bedeutung für den Schwangerschaftsverlauf

H. Schneider, L. Raio und M. Knöfler

Kurz-Überblick

Die Oogenese läuft bis zur Prophase der ersten meiotischen Zellteilung mit Bildung von Primordialfollikeln bereits während der intrauterinen Lebensphase ab. Die weitere Reifung der Eizelle setzt mit Beginn der Geschlechtsreife ein und erreicht mit der ersten und zweiten Reifeteilung ihren Abschluß erst unmittelbar vor dem Eisprung. Dabei durchläuft in der Regel ein Primordialfollikel pro Zyklus die Weiterentwicklung zu einem Sekundär- sowie Tertiärfollikel. Nach der Ovulation wird die Oozyte von dem Fimbrientrichter aufgenommen und die Befruchtung findet in der Ampulle der Tube statt. Die Zygote, die mit der Zellteilung bereits während der Passage durch die Tube beginnt, gelangt 4–5 Tage nach der Ovulation in den Uterus. Bis zum 8-Zellstadium sind die Blastomeren totipotent und können sich in embryonales sowie extraembryonales Gewebe differenzieren.

Der deziduale Umbau der epithelialen und stromalen Zellen des Endometriums findet während des Implantationsfensters zwischen dem 20. und 24. Tag des Menstruationszyklus statt und ist Grundlage für die Adhäsion und Implantation der Blastozyste. Am Anfang der Plazentation steht die Verschmelzung des Trophoblastepithels zu einem Synzytium. Bei Kontaktaufnahme mit der Dezidua beginnt eine starke Proliferation des Zytotrophoblasten mit Bildung von Primärzotten, die sich über Sekundär- in stroma- und gefäßhaltige Tertiärzotten entwickeln. Die frühe Phase der Plazentaentwicklung mit Vordringen des extravillösen Trophoblasten, zunächst in Form von Zellsäulen und dann als einzeln migrierende Zellen in die Dezidua, ist für die Umwandlung der Endarterien des uterinen Kreislaufes, der Spiralarterien, in weite Gefäßschläuche von entscheidender Bedeutung. Mit der Weitstellung der Gefäße nimmt der Strömungswiderstand ab und es resultiert eine starke Zunahme des uteroplazentaren Blutstromes. Die Regulation des Vordringens des Trophoblasten hängt wesentlich von der lokalen Sauerstoffkonzentration im mütterlichen Gewebe ab. In den ersten Wochen findet die Entwicklung der Plazenta und des Embryos in einer hypoxischen Umgebung statt. Mit zehn Wochen steigt die Sauerstoffkonzentration zeitgleich mit dem dopplersonographisch nachweisbaren Beginn der Zirkulation von mütterlichem Blut im intervillösen Raum deutlich an. Störungen der Trophoblastinvasion und der Umwandlung der Spiralarterien können zu einer Reihe von Schwangerschaftskomplikationen wie Fehlgeburt, Präeklampsie, vorzeitiger Plazentalösung oder Placenta accreta führen.

Die Entwicklung der Zirkulation von fetalem Blut im Zottenkreislauf der Plazenta lässt sich mit Hilfe der Dopplersonographie in der Nabelschnurarterie verfolgen. Als Ausdruck der starken Verzweigung des Zottensystems und der darin verlaufenden Gefäße nimmt der Strömungswiderstand mit zunehmender Schwangerschaftsdauer deutlich ab. In der ersten Schwangerschaftshälfte stehen das Verzweigungswachstum der Plazentazotten und die Angiogenese durch Verzweigung der Gefäße im Vordergrund, während die weitere Entwicklung der Plazenta in der zweiten Schwangerschaftshälfte durch Längenwachstum von Zotten und Gefäßen charakterisiert ist. Auch das Wachstum der Zotten und Gefäße wird wesentlich von der umgebenden Sauerstoffkonzentration gesteuert. Eine Abnahme der Sauerstoffkonzentration innerhalb der Plazenta führt zu einer kompensatorischen Hypervaskularisierung des Zottensystems. Im Gegensatz dazu wirkt eine zu hohe Sauerstoffkonzentration innerhalb der Plazenta hemmend auf die Verzweigung der Zotten und die Entwicklung des Gefäßsystems. Als Folge einer frühzeitigen Störung der Zottenentwicklung kommt es zur Ausbildung einer schweren Wachstumsbeeinträchtigung des Feten mit einem stark erhöhten Widerstand der Blutströmung in der Nabelschnurarterie. Die Regulation der Sauerstoffkonzentration innerhalb der Plazenta hängt von verschiedenen Faktoren, wie dem Zustrom von Sauerstoff über den mütterlichen Kreislauf, dem Verbrauch von Sauerstoff durch das Plazentagewebe sowie dem Abtransport von Sauerstoff zum Feten, ab. Verschiedene Störungen im mütterlichen Organismus, d. h. präplazentar, in der Plazenta selbst (intraplazentar) sowie auf der fetalen Seite (postplazentar) können zu Veränderungen der Sauerstoffkonzentration innerhalb der Plazenta und damit zu Störungen der Entwicklung des Zottengefäßsystems führen. Die gestörte Transportfunktion in der Plazenta schlägt sich in einer Beeinträchtigung des Wachstums des Feten nieder.

1.1 Physiologie der Frühschwangerschaft

1.1.1 Oogenese, Ovulation und Fertilisation

Teile der Eibildung, der **Oogenese**, finden bereits im fetalen Ovar etwa ab dem 3. Monat der Schwangerschaft statt. Nach mitotischer Zellteilung der Oogonien wird die Prophase der ersten meiotischen Zellteilung und damit die Bildung der primären Oozyte vollzogen. Durch Einschluss der Oozyten in Follikelzellen entstehen die Primordialfollikel, die ab dem 5. Monat prominent auftreten. Während die Zahl der Eizellen unter dem Einfluss plazentarer Hormone im 6. Monat ihren Höhepunkt erreicht (6–7 Millionen), geht die Zahl der Primordialfollikel bis zur Geburt des weiblichen Kindes auf 1–2 Millionen zurück (Baker 1963). Bei Beginn der Pubertät existieren nur noch 200.000 Oozyten pro Ovar.

Die weitere Reifung der Oozyten erfolgt erst mit Eintreten der Geschlechtsreife. Einzelne Eizellen vollenden hierbei nacheinander über Jahrzehnte verteilt die Oogenese. Dabei tritt der Primordialfollikel in eine Wachstumsphase ein mit der Ausbildung von Primär-, Sekundär- und Tertiärfollikeln. Der Prozess der Eibildung wird mit der ersten und zweiten meiotischen Reifeteilung abgeschlossen, die unmittelbar vor bzw. während der Ovulation einsetzen.

- Während der **ersten meiotischen Teilung** bilden sich die sekundären Follikel aus, die von der Zona pellucida, einem Follikelepithel und der Theca interna umgeben sind. Während das Chromatin dabei gleichmäßig auf beide Tochterzellen verteilt wird, kommt es zu einer ungleichen Verteilung des Zytoplasmas: Neben der Bildung der sekundären Oozyten entwickelt sich das erste Polkörperchen, das jedoch rasch zugrunde geht.
- Während der Ovulation beginnt der Zellkern der sekundären Oozyte mit der **zweiten Reifeteilung**, die allerdings in der Metaphase stecken bleibt. Im neu gebildeten tertiären (Antrum folliculi) und schließlich im reifen Follikel wird die

Eizelle von der Zona, der Follikelflüssigkeit, den Granulosazellen und der Theka umgeben. Erst mit der Befruchtung wird die zweite Reifeteilung beendet, wobei sich das zweite Polkörperchen abspaltet.

Die Bildung des Follikels beim Ungeborenen ist unabhängig von hormonellen Einflüssen, dagegen werden das Wachstum und die Reifung bei der erwachsenen Frau durch die Gonadotropine **FSH** und **LH** des Hypophysenvorderlappen gesteuert. Während FSH die Follikelbildung initiiert, wird die spätere Ausreifung durch LH vollzogen. Die Produktion von Östrogen, das zur Entwicklung und Funktion der Geschlechtsorgane benötigt wird, wird in erster Linie von den Granulosazellen übernommen, während die Theca interna Androgene synthetisiert.

- Unter dem Einfluss von FSH und Östrogen kommt es zu Beginn des Zyklus (5.–7. Tag) zur Zunahme der Follikelflüssigkeit und zur Transformation des sekundären Follikels in das Antrum folliculi (Edwards 1980). Derjenige Follikel, der den höchsten Quotienten aus Östrogen und Androgenkonzentration sowie die meisten FSH-Rezeptoren auf den Garnulosazellen besitzt, entwickelt sich zum dominanten Follikel. In der Folge supprimieren die steigenden Östrogenspiegel die FSH-Ausschüttung der Hypophyse und die LH-Sekretion wird verstärkt. Der dominante Follikel ist in der Lage, die sinkenden FSH-Spiegel über eine entsprechend große Zahl an FSH-Rezeptoren an den Granulosazellen auszugleichen, während die weniger entwickelten Follikel durch follikuläre Androgene im Wachstum gebremst werden.
- Etwa am 14. Tag des Zyklus setzt die Ovulation ein, die durch einen östrogeninitiierten Puls an LH ausgelöst wird. An der Ruptur des Follikels und Lösung des Cumulus oophorus, der die Oozyte beinhaltet, sind Prostaglandine und Progesteron, das über LH-Stimulation von Granulosazellen ausgeschüttet wird, beteiligt. Der LH-Anstieg bewirkt auch, dass die erste meiotische Reifeteilung beendet und die zweite meiotische Teilung bis zur Metaphase II vollzogen wird.
- Nach der Ovulation wird der Follikel unter dem Einfluss von LH in das progesteronsezernierende Corpus luteum transfomiert. Das Hormon bewirkt den Übergang der Uterusschleimhaut in die sekretorische Phase, die das Endometrium auf die Implantation vorbereitet. Im Falle der Befruchtung wird der Gelbkörper in das Corpus luteum gravidatis umgewandelt, das die Progesteronproduktion solange fortführt, bis die Plazenta diese Funktion übernimmt.

> Das Corpus luteum ist bis zur 20. SSW funktionsfähig und wird durch das vom Trophoblasten sezernierte humane Choriongonadotropin (HCG) aufrechterhalten. Ohne Befruchtung degeneriert das Corpus luteum 10–12 Tage nach Ovulation und wandelt sich in das Corpus albicans um.

Nach der Ovulation wird die Oozyte von den Fimbrien der Tube in das Infundibulum transportiert und gelangt durch weitere Flimmerbewegungen der Zilien des Tubenepithels sowie durch Kontraktion der Tubenmuskulatur in die Ampulla tubae, wo die Befruchtung stattfindet. Die **Fertilisation**, die ungefähr 24 h dauert, wird in mehreren Teilschritten vollzogen.

- Nach der Ablösung restlicher Follikelzellen durchdringt das erfolgreiche Spermium mit Hilfe von Enzymen des Akrosoms die Zona pellucida und macht anschließend mittels Zonareaktion die Schicht für weitere Spermien impermeabel.
- Durch Anlagerung des Spermakopfes und Verschmelzung wird die zweite Reifeteilung der Oozyte beendet.
- Nach Degeneration des Spermienschwanzes erfolgt das Zusammentreffen der beiden haploiden Zellkerne, und in der neu gebildeten Zygote durchmischen sich während der Metaphase der ersten Zellteilung die Chromosomen.

1.1.2 Präimplantation – Implantation

Bereits während der Wanderung durch die Tube beginnt die Zygote mit Zellteilungen, die zu Beginn ausschließlich von mütterlichen mRNA-Molekülen, die in der befruchteten Eizelle gespeichert sind, gesteuert werden (▫ Tabelle 1.1). Zwischen dem LH-Peak als Auslöser der Ovulation und der Ankunft des befruchteten Eis im Uterus vergehen 4–5 Tage. Etwa ab dem 4- bis 8-Zellstadium setzt die Bildung embryonaler Produkte ein, die innerhalb von 3 Tagen die Entstehung der Morula (ungerichtete Anhäufung von 8–16 Zellen, die von der Zona pellucida umschlossen sind) sowie nach 4–5 Tagen die Entstehung der Blastozyste (Separierung in Embryoblast und umgebender Trophoblastschicht mit Zona pellucida) vorantreiben. Bis zum 8-Zellstadium sind die einzelnen Zellen der Zygote, die Blastomeren, totipotent, d. h. dass sie sowohl zu Vorläuferzellen des sich entwickelnden Embryos als auch der extraembryonalen Gewebe differenzieren können.

Vorausetzung für eine erfolgreiche Implantation ist die Ausbildung eines **Trophoblastepithels**, das die Adhäsion und Einnistung des Embryos in das rezeptive Endometrium am Tag 6–7 nach der Befruchtung gewährleistet. Dieses Epithel, das sog. extraembryonale Trophektoderm, bildet sich bereits am 4. Tag nach Konzeption und umschließt die innere Zellmasse des sich entwickelnden Embyros, der sich zu diesem Zeitpunkt im 32- bis 56-Zellstadium befindet.

> Das Auftreten der Trophoblastschicht sowie einer ausgedehnten Blastozystenhöhle sind Kennzeichen des späten Blastozystenstadiums.

Die im Trophektoderm befindlichen Stammzellen sind Vorläufer der differenzierten Trophoblastzelltypen des Chorions und der Plazenta, und es wird vermutet, dass Fehler in der Bildung und frühen Funktion des Epithels mit einer beträchtlichen Zahl von Spontanaborten assoziiert sind.

> Es wird geschätzt, dass etwa 50 % aller Spontanborte auf chromosomale Alterationen des Feten zurückzuführen sind, während die anderen 50 % auf Defekte der Implantation und frühen Plazentation basieren (Carr u. Gedeon 1977).

Die Mechanismen der Trophektodermbildung beim Menschen sind jedoch ungeklärt und es können daher nur Analogien zur Entwicklung der Maus erstellt werden, bei der die molekularen Vorgänge der Prä-/Implantation mittels experimenteller Genetik studiert werden können. Eine Inaktivierung der regulatorischen Gene **Eomes** oder **Cdx-2** bei Mäusen führt zu einem Defekt der frühen Trophoblastenentwicklung und damit zu einer fehlgeleteten Implantation und Plazentation (Russ et al. 2000; Chawengsaksophak et al. 1997). Die Bildung des frühen Embryoblasten wird hingegen durch **Oct-4** induziert: Ein Fehlen des Faktors bewirkt bei Mäusen die vollständige Umwandlung von totipotenten Blastomeren in trophektodermale Zellen (Nichols et al. 1998).

Tabelle 1.1. **Präimplantationsstadien/Implantation**

Stadium	Tage (post conceptionem)	Entwicklungsvorgänge	Ort
Ovulation	0	Follikelruptur	Ovar
Zygote	0–1	Befruchtung und erste Furchungsteilung	Ampulle und Labyrinth der Tube
	1,5–2,5	Totipotenz bis zum 8-Zellstadium	
Morula (8–16 Zellen)	2–3,5	Fortschreitende Zellteilungen, Kompaktierung, Differenzierung in innere und äußere Zellen	Tube
Freie Blastozyste (32–64 Zellen)	4–4,5	Differenzierung zum Embryoblast (innere Zellmasse) und umgebendem Trophektoderm, Auflösung der Zona pellucida (»hatching«)	Uterushöhle
Angeheftete Blastozyste	5,5–6	Adhäsion am Endometrium, Implantationsbeginn	Uterusepithel
	7–8	Entstehung der Amnionhöhle, Invasion des trophoblastären Synzytiums, Bildung des primären Dottersacks, Proliferation des extraembryonalen Endoderms, Entwicklung des embryonalen Endoderms	Uterus

Während der rezeptiven Phase im Uterus (»Implantationsfenster« vom 20.–24. Tag des Menstruationszyklus) kommt es zum strukturellen und funktionellen Umbau der epithelialen und stromalen Zellen des Endometriums, der essentiell für das Anheften und Einnisten der Blastozyste ist. Der Prozess der Dezidualisierung, der während der Präimplantationsperiode abläuft und durch Wachstum und Matrixproduktion stromaler Zellen gekennzeichnet ist, wird im Wesentlichen durch die Steriodhormone Östrogen, Progesteron sowie durch von den Drüsen des Endometriums sezernierten Wachstumsfaktoren und Zytokinen bewerkstelligt:

- Epidermaler Wachstumsfaktor (EGF), transformierende- (TGF-α und -β) und insulinähnliche Wachstumsfaktoren (IGF) stimulieren beispielsweise das Wachstum der uterinen stromalen Zellen.
- Das Trophoblastepithel der Blastozyste produziert vor der Implantation Faktoren wie humanes Choriongonadotropin (HCG) oder Early Pregnancy Factor (EPF), die die Steroidsynthese des Ovars erhöhen.
- Die Verdickung der Uteruswand sowie die Anreicherung NK-zellähnlicher Immunzellen sind ein Zeichen der Dezidualisierung.

Die Adhäsion/Implantation der Blastozyste an der Uteruswand, die auf den Prozess des »**hatching**« (Schlüpfen des Embryos aus der umgebenden Zona pellucida) folgt, wird durch komplexe Wechselwirkungen zwischen Trophoblastepithel und Dezidua bewerkstelligt (Kaufmann u. Kingdom 1999; Abb. 1.1). Hierbei spielen Interaktionen zwischen Matrixproteinen und deren Rezeptoren (Integrine) sowie Änderungen der Zelladhäsivität, die durch die Abnahme bestimmter Glykoproteine hervorgerufen wird, eine Rolle.

Der eigentliche physische Prozess der Implantation besteht aus der Invasion des Trophoblasten sowie dem Einnisten und Verschließen der Blastozyste im rezeptiven Endometrium. Die Implantation wird durch eine Reihe von löslichen Proteinen gesteuert, die vom Trophoblastepithel und den dezidualen Stroma- und Immunzellen produziert werden. Insbesondere wurde in Tierexperimenten festgestellt, dass die Produktion von Interleukin-11 (IL-11) und mütterlichem Leukaemia Inhibitory Factor (LIF) für die Implantation essentiell ist (Robb et al. 1998; Stewart et al. 1992).

Die durch den engen Kontakt von genotypisch unterschiedlichen Zellen, dem embryonalen Trophoblasten und der maternalen Dezidua ausgelöste Interaktion stellt biologisch ein einzigartiges Phänomen dar: Neben Faktoren, die das Trophoblastwachstum und die Adhäsion erhöhen, finden sich an der Implantationsstelle diverse von »T-helper cell 2« (Th2) produzierte immunsuppressorische Moleküle, die die immunologische Antwort der Mutter auf den genetisch fremden Embryo unterdrücken. Außerdem produziert der adhäsive/invadierende Trophoblast das ungewöhnliche Oberflächenmolekül HLA-G, das vor einer Lyse durch deziduale NK-Zellen schützen dürfte.

▶ Studienbox

Beim habituellen Abort konnte im Gegensatz zur normalen Schwangerschaft die Umstellung der zellulär-vermittelten (Th1) auf eine humorale (Th2) Immunantwort nicht festgestellt werden (Raghupathy 2001).

Die Bildung eines mehrkernigen **Synzytiums** an der Anheftungsstelle, das durch Zellfusion einkerniger Zellen des Trophoblastepithels entsteht, kann als initialer Prozess für die Plazentaentwicklung angesehen werden (s. Abb. 1.1). Gleichzeitig mit der Bildung des primitiven Synzytiums erfolgt bereits die Entwicklung des Embryoblasten in das primitive Entoderm. Etwa ab Tag 8–9 der Schwangerschaft werden die Amnionhöhle, der primitive Dottersack sowie das zwischen der embryonalen Keimscheibe und dem Trophoblastepithel liegende extraembryonale Mesoderm gebildet.

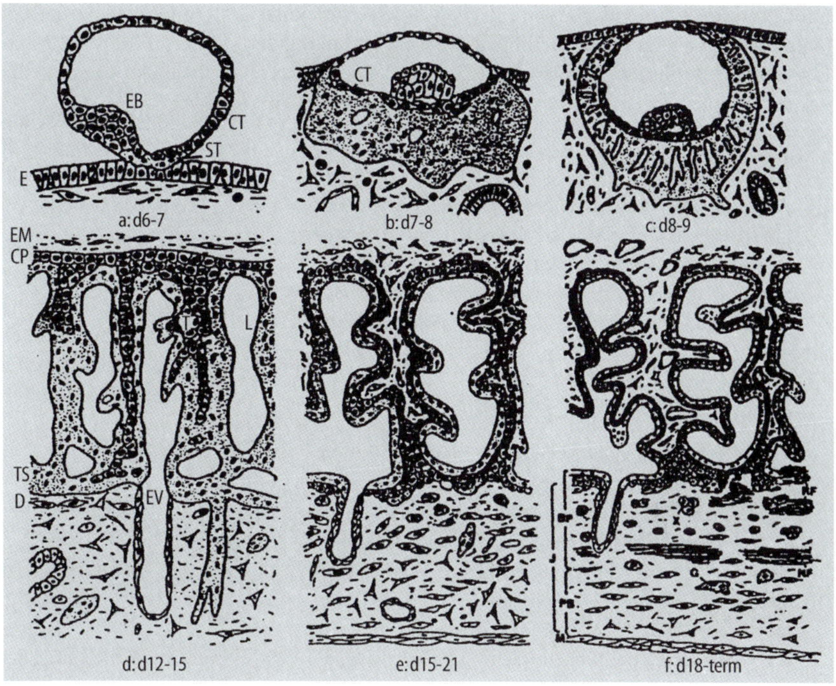

Abb. 1.1. **Implantation und frühe Entwicklung der Plazenta**
(s. Text; (Kaufmann u. Kingdom 1999)

Zusammenfassend kann die Implantation als Invasion der mütterlichen Dezidua durch allogenetische Zellen, in erster Linie in Form von extravillösen Trophoblasten, bezeichnet werden. Diverse Regulationsmechanismen steuern das Proliferations- bzw. Migrationspotential des Trophoblasten, so dass die Invasion des mütterlichen Gewebes zu einem kontrollierten Vorgang wird. Die funktionelle Bedeutung der Implantation zeigt die folgenden Übersicht.

Physiologische Bedeutung der Implantation

- Verankerung des Schwangerschaftsproduktes im mütterlichen Organismus
- Induktion der mütterlichen Immuntoleranz
- Ruhigstellung des Myometriums (mechanische Toleranz)
- Remodellierung der uterinen Gefäße als Grundlage für den uteroplazentaren Kreislauf
- Endokrine Adaptation des mütterlichen Organismus

1.2 Frühe Entwicklung der Plazenta

Die Plazenta erfüllt eine Vielzahl von Funktionen, die in Abhängigkeit vom Gestationsalter variieren.

- In der Frühschwangerschaft stellt der Trophoblast eine schützende Barriere gegen den Kontakt des Embryos mit Sauerstoff im arteriellen mütterlichen Blut dar. Erst mit 10–12 Schwangerschaftswochen und nach der Entwicklung antioxidativer Enzyme kommt es zur Öffnung dieser Schranke und mütterliches Blut dringt aus den Spiralarterien in den intervillösen Raum vor.
- Der Trophoblast produziert eine Vielzahl von Proteinen, die an den mütterlichen Kreislauf abgegeben werden und als endokrine Signale tiefgreifende Veränderungen und Anpassungen in den verschiedenen Organsystemen der Mutter bewirken.
- In der zweiten Schwangerschaftshälfte rückt dann zunehmend die Versorgungsfunktion in den Vordergrund und aus der schützenden Barriere entwickelt sich das hochgradig effiziente Transport- und Versorgungsorgan für den Feten. Entsprechend dieser unterschiedlichen Aufgaben verändert sich die Morphologie der Plazenta im Verlauf der Schwangerschaft.

Die Grundlagen für das Wachstum und die Differenzierung der Plazenta werden in der Frühschwangerschaft gelegt, und die biologischen Vorgänge im Zusammenhang mit der Implantation und der Plazentation waren in den letzten Jahren Gegenstand intensiver Forschung. Durch die Verknüpfung der Ergeb-

Tabelle 1.2. **Schwangerschaftspathologien als Folge einer gestörten Proliferation und Invasion des extravillösen Trophoblasten**

Ursache	Folge
Unzureichende Trophoblasteninvasion der Dezidua	Vorzeitige Plazentalösung (Abruptio), Spontanabort
Gestörter Umbau der Spiralarterien	Präeklampsie, intrauterine Wachstumsrestriktion (IUWR)
Störung der dezidualen Regulation der Invasion	Störung der Plazentalösung postpartal (Placenta accreta)
Tumoröse Entartung der Proliferation des Trophoblasten	Blasenmole, Chorionkarzinom

nisse von morphologisch-anatomischen sowie molekularbiologischen Untersuchungen mit der In-vivo-Beurteilung der Entwicklung der Blutzirkulation in der Plazenta mit Hilfe moderner Dopplersonographie ergibt sich ein zunehmend vollständiges Bild der Physiologie und auch der Pathologie der frühen Plazentaentwicklung.

> Das Verständnis dieser Zusammenhänge ist von erheblicher klinischer Bedeutung, da in der Frühschwangerschaft die Weichen für den normalen Schwangerschaftsverlauf gestellt werden. Fehlentwicklungen in dieser Phase bilden die Grundlage für verschiedene Schwangerschaftspathologien (◘ Tabelle 1.2).

► Studienbox

Screening-Untersuchungen im ersten Trimenon werden sich in der Zukunft nicht alleine auf die Morphologie des Embryos zur Entdeckung von Fehlbildungen oder Chromosomenanomalien beschränken. Mit Hilfe von biochemischen Tests in Verbindung mit Doppleruntersuchungen wird es möglich sein, die Merkmale einer normalen oder aber gestörten Plazentation frühzeitig zu erfassen und daraus Prognosen für den weiteren Schwangerschaftsverlauf sowie dessen Ausgang abzuleiten (Martin et al. 2001; Schluchter et al. 2001).

- Die Kontaktzone der Plazenta mit der Dezidua wird von einer kontinuierlichen Schicht von Trophoblasten, dem primitiven Synzytium gebildet, das aufgrund seiner invasiven Eigenschaften für die Implantation der Blastozyste in die Dezidua sorgt (◘ s. Abb. 1.1 b).
- In der Folge kommt es zu einer massiven Proliferation der Zytotrophoblasten und durch Zellfusion zu einer weiteren Ausdehnung des Synzytiums, in dem Hohlräume, sog. Lakunen, entstehen (◘ Abb. 1.1 c).
- Zwischen den Lakunen bilden sich durch vermehrtes Wachstum und die Migration von Zytotrophoblasten in das Synzytium die Primärzotten, die ausschließlich aus Trophoblast bestehen (◘ Abb. 1.1 d).
- Einzelne der Plazentazotten haften im Bereich der Kontaktzone und stellen die Verankerung in der Uteruswand sicher (◘ Abb. 1.1 d–f).
- Die Primärzotten wandeln sich im Verlauf der Schwangerschaft (4.–5. SSW) durch Einwanderung von mesenchymalen Zellen des extraembryonalen Mesoderms in Sekundärzotten mit bindegewebigem Stroma um (◘ s. Abb. 1.1 e).
- Die Vaskulogenese mit der Neubildung von Blutgefäßen ab der 5.–6. SSW ist das wesentliche Merkmal der Weiterentwicklung von Sekundär- in Tertiärzotten (◘ s. Abb. 1.1 f).
- Die Lakunen verschmelzen zum intervillösen Raum, der allerdings erst ab der 10.–11. Schwangerschaftswoche aus den zuführenden uterinen Spiralarterien mit mütterlichem Blut, das die freischwimmenden Zotten umspült, gefüllt wird.

Die Versorgung des Trophoblasten und des Embryos mit Nahrungsstoffen erfolgt in der frühen Phase, also vor der Etablierung des mütterlichen Blutstroms im intervillösen Raum nach dem **histiotrophen Prinzip**, d. h. nahrungsstoffreiches Sekret von Drüsen der Dezidua diffundiert durch das Gewebe in den intervillösen Raum und wird durch aktive Mechanismen, wie Phagozytose, vom villösen Trophoblasten aufgenommen.

> Der Embryo und der Trophoblast entwickeln sich in der Frühschwangerschaft in einem sauerstoffarmen Milieu und bleiben dadurch vom toxischen Einfluss der Sauerstoffradikalen verschont.

Erst mit Abschluss der Organogenese und mit der Ausreifung von Enzymen, die einen raschen Abbau von schädigenden Sauerstoffradikalen ermöglichen, erfolgt der Übergang von der **histiotrophen** zu einer **hämatotrophen** Ernährung mit Eröffnung der Spiralarterien und Beginn der Zirkulation von mütterlichem Blut im intervillösen Raum (Pijnenborg 1990).

1.2.1 Physiologie der Differenzierung des Trophoblasten

In den Zotten der sich entwickelnden Plazenta befinden sich unreife, zytotrophoblastäre Stammzellen, die für die Ausbildung der beiden wichtigsten funktionellen Bestandteile der Plazenta verantwortlich sind, der villöse und der extravillöse Trophoblast (◘ Abb. 1.2 a).

Der villöse Trophoblast bildet den zweischichtigen Zottenüberzug, bestehend aus Zytotrophoblastzellen und dem äußeren Synzytiotrophoblasten, der durch ständige Zellfusion der darunterliegenden einkernigen Zellen generiert wird (Morrish u. Dakour 1998). Das villöse Synzytium ist speziell für die Synthese von Hormonen, beispielsweise HCG (humanes Choriongonadotropin) oder HPL (humanes Plazentalaktogen), sowie auch für Transportvorgänge von Gasen und Nährstoffen aus dem mütterlichen Blut in die Kapillaren der Zotte mit Weitertransport über die Nabelschnur zum Kind ausgestattet. Während in den ersten Monaten der Schwangerschaft das zweireihige Trophoblastepithel bestimmend ist, besteht der Trophoblast der reifen plazentären Zotten, die gegen Ende der Schwangerschaft vorherrschen und einen hohen Verzweigungsgrad aufweisen, zu 90% aus Synzytium, um dem gesteigerten Nährstoffbedarf des wachsenden Kindes gerecht zu werden.

An der Haftstelle der Zotten an der uterinen Basalmembran erfahren die Stammzellen des Trophoblasten im Bereich der Zottenspitzen einen starken proliferativen Reiz. Die sich rasch vermehrenden extravillösen Trophoblastzellen bilden Trophoblastzellsäulen, die tief in die Dezidua vordringen (◘ s. Abb. 1.2 a). Gleichzeitig wandern villöse Trophoblastzellen in die Arterien und Venen der Dezidua ein und breiten sich durch Verdrängung des Endothels intravasal entlang der Innenwand der Gefäße aus (◘ Abb. 1.2 b). Die Gefäße der Endstrecke der Arteria uterina erfahren dabei einen vollständigen Umbau ihrer Wandstruktur, bei dem die Endothelzellen durch Trophoblastzellen ersetzt und die muskulären Elemente sowie auch die Elastica interna aufgelöst werden (Pijnenborg et al. 1980, 1981, 1983; Brosens et al. 1967).

Durch den Verlust dieser für die Vasoregulation entscheidenden Strukturelemente entwickeln sich aus den englumigen Spiralarterien des nichtschwangeren Uterus weite Schläuche, die sowohl die dezidualen als auch die deziduanahen myometrialen Gefäßabschnitte umfassen.

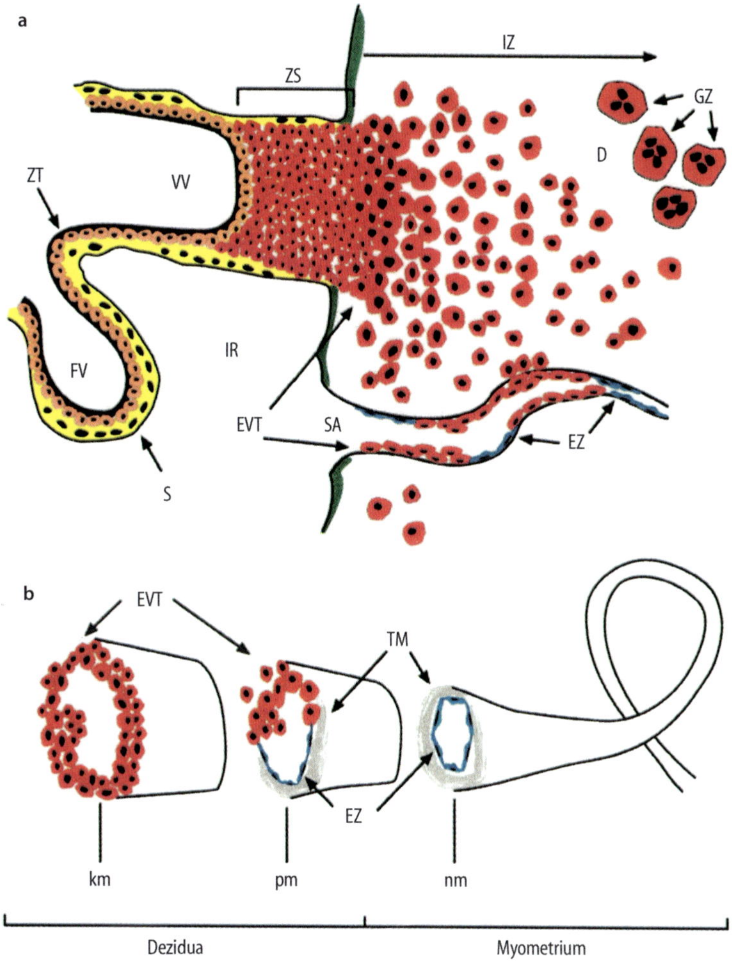

Abb. 1.2 a, b. **Differenzierungswege des plazentären Trophoblasten** (in Anlehnung an Damsky et al. 2001). **a** Differenzierung der Trophoblast-Stammzellen in verankerten Zotten. Zytotrophoblastäre Stammzellen (ZT) generieren in freischwimmenden Villi (FV) durch Zellfusion das Synzytium (S), das Hormone in den intervillösen Raum (IR) sezerniert und Nährstoffe in die Kapillaren der Zotte transportiert. Durch den Kontakt des verankerten Villus (VV) mit der Dezidua wird eine massive Proliferation der Zytotrophoblasten und damit die Bildung einer Zellsäule (ZS) induziert. Am distalen Ende der Zellsäule lösen sich extravillöse Tropohoblasten (EVT), die die Zellteilung beendigt haben, voneinander und invadieren das mütterliche Gewebe. Innerhalb der Invasionszone (IZ) finden sich endovaskuläre Trophoblasten in den Spiralarterien (SA), die bestehende Endothelzellen (EZ) verdrängen, interstitielle Trophoblasten in der Matrix der Dezidua (D) sowie mehrkernige Gigantenzellen (GZ), die als Endstadium der invasiven Differenzierung angesehen werden. **b** Invasion des extravillösen Trophoblasten in uterine Gefäße. Die Modifikation der uterinen Spiralarterien (im Querschnitt dargestellt) erfolgt in progressiver Weise zwischen der 10.–18. SSW. In der Dezidua sind die Spiralarterien zunächst partiell (pm) und später komplett modifiziert (km) und die umgebende Muskelwand (Tunica Media, TM) ist vollständig aufgelöst. Mitte der Schwangerschaft kommt es auch im Bereich des äußeren Drittels des Myometriums zu einem partiellen Umbau der myometrialen Segmente der Spiralarterien, während tieferliegende Gefäßabschnitte nicht betroffen sind (nm)

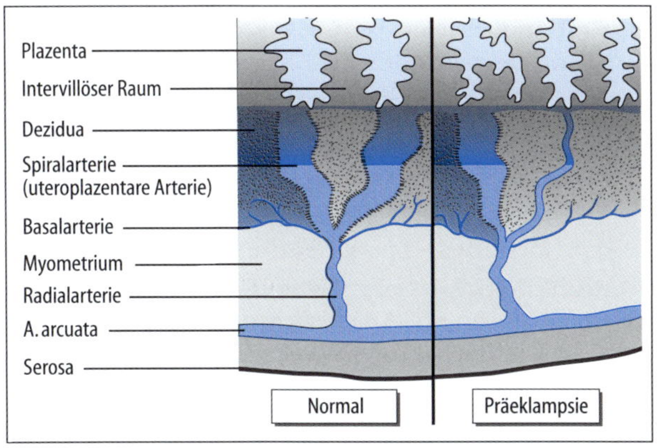

Abb. 1.3. **Schematische Darstellung der uteroplazentaren Gefäßversorgung.** Physiologische Veränderungen der Spiralarterien im Bereich der Dezidua sowie den deziduanahen Teilen des Myometriums bei normaler Schwangerschaft (links). Bei Präeklampsie beschränken sich die physiologischen Veränderungen auf die Dezidua während die Veränderungen in den myometrialen Gefäßabschnitten ausbleiben. Bei einem Teil der Spiralarterien fehlen die physiologischen Anpassungen vollständig (rechts). (Nach Khong 1995)

> Der Abfall des Gefäßwiderstands in der Peripherie des uterinen Kreislaufs ist Voraussetzung für die dramatische Steigerung des Zustroms mütterlichen Blutes in die Plazenta, und der mütterliche Blutdruck wird zur regulierenden Größe für den Blutstrom im uteroplazentaren Kreislauf (Khong 1995; Abb. 1.3).

Bei der Invasion von Trophoblastzellen in die Gefäße sowie in die extrazelluläre Matrix der Dezidua spielt die **Expression** von **Adhäsionsmolekülen** (verschiedene Integrine) eine wichtige Rolle. **Integrine** sind heterodimere Glykoproteine, die mit Proteinen der extrazellulären Matrix spezifische Bindungen eingehen. So werden während der extravillösen Trophoblastdifferenzierung einzelne Integrine, die für die Verankerung der Zellen an der Basalmembran der Zotte verantwortlich sind, supprimiert, während andere für die Loslösung und Migration der Zellen wichtige Integrine, wie das $\alpha 1\beta 1$, neu induziert werden (Damsky et al. 1994). Auch die Aktivierung von **Proteasen** der Familie der Matrixmetalloproteinasen (MMP) oder Urokinasetyp Plasminogenaktivatoren sind für den Vorgang der Migration von großer Bedeutung. Die mit der intravaskulären Invasion verbundenen Veränderungen der Genexpression der ursprünglich epithelialen Zellen führt zur Entwicklung von Merkmalen, die eher für Zellen endothelialen Ursprungs typisch sind (Damsky u. Fisher 2001).

Die komplexen Vorgänge der Trophoblastverankerung und Invasion werden durch verschiedene autokrine und parakrine Regulationsmechanismen gesteuert, wenn auch die dafür verantwortlichen molekularen Mechanismen bislang noch nicht vollständig geklärt sind. So konnte beispielsweise gezeigt werden, dass Faktoren wie IGF-I (Aplin et al. 2001) oder Aktivin A (Caniggia et al. 1997) die Zellsäulenbildung und Migration erhöhen, während Proteine der Familie der transformierenden Wachstumsfaktoren β (TGFβ) die Invasion inhibieren (Caniggia et al. 2000). Ferner wird postuliert, dass die Sauerstoffkonzentration im Plazentabett das Verhältnis von Wachstum und Invasion der extravillösen Trophoblastzellen reguliert. Niedrige Konzentrationen (3% O_2) inhibieren die Invasion der Zellen und fördern die Proliferation, während sich die Situation bei 20% O_2 umkehrt (Genbacev et al. 1997). Wesentlich ist, dass die Trophoblastinvasion zeitlich und räumlich exakt kontrolliert abläuft. Eine zu tiefe Invasion in das mütterliche Gewebe dürfte durch Produktion von Gewebsinhibitoren der Metalloproteinasen (TIMPs) in der Dezidua verhindert werden (Lala u. Graham 1990).

1.2.2 Pathologie der Trophoblasteninvasion

> Störungen der Trophoblasteninvasion der dezidualen Gefäße mit ungenügendem Umbau und mangelnder Dilatation der Gefäßwände in der Frühphase der Plazentation können schwerwiegende Folgen für den weiteren Schwangerschaftsverlauf haben (Jaffe u. Woods 1993; s. Tabelle 1.2).

Pathologisch-anatomische Untersuchungen von Plazentagewebe von Schwangerschaften mit intrauteriner Wachstumsrestriktion mit oder ohne Zeichen der Präeklampsie sowie von frühen Spontanaborten haben eine unzureichende Trophoblasteninvasion mit ungenügendem Umbau der Spiralarterien als wesentliches morphologisch-anatomisches Merkmal ergeben (Pijnenborg 1990; Hustin et al. 1988; Hamilton u. Boyd 1960).

- Durch die unzureichende Auflösung der muskulären Elemente in den Spiralarterien bleiben die kontraktilen Eigenschaften der Gefäßwand erhalten und der arterielle Druck des mütterlichen Blutkreislaufs setzt sich bis in die peripheren Abschnitte der uterinen Zirkulation fort.
- Als Folge des erhöhten Drucks kann es zu einer frühzeitigen Freispülung der durch Trophoblastzellaggregate verlegten Spiralarterienöffnungen mit einem zu frühen Beginn einer aktiven Zirkulation im Zwischenzottenraum kommen.
- Die veränderten Druckgradienten können zu einer Ablösung der noch unvollständigen Haftung der Zotten an der Deziduaoberfläche führen.
- Durch den erhöhten Außendruck kollabieren die Kapillaren im Inneren der Zotten, so dass der embryoplazentare Blutfluss zum Erliegen kommt.
- Darüber hinaus kann die Exposition des Embryos und des Trophoblasten gegenüber erhöhten Sauerstoffkonzentrationen vor Ausreifung der antioxidativen Schutzmechanismen zum Zelluntergang führen.

▸ Studienbox

In einer prospektiven Studie wurde gezeigt, dass ein erhöhter Widerstand in den Spiralarterien in der Frühschwangerschaft mit einem frühzeitigen Beginn der Blutzirkulation im intervillösen Raum einhergeht. In diesen Fällen kam es gehäuft zu Spontanaborten oder zu einer späteren Restriktion des fetalen Wachstums (Jaffe u. Woods 1993).

Die Präeklampsie und bestimmte schwere Formen der intrauterinen Wachstumsrestriktion, die sich früh in der Schwangerschaft manifestieren, werden aber auch mit einer Minderperfusion und dem daraus resultierenden hypoxischen Plazentabett in Zusammenhang gebracht. In der normalen Schwangerschaft dürfte der Wachstumsfaktor **TGFβ3**, der hemmend auf die Trophoblastenmigration wirkt, durch den Anstieg der Sauerstoffkonzentration zwischen der 10. und 11. SSW (Zustrom des mütterlichen Blutes in den intervillösen Raum) reprimiert werden, sodass eine starke Zunahme der interstitiellen Invasion des extravillösen Trophoblasten resultiert (Caniggia et al. 2000). Eine hypoxische Umgebung könnte eine erhöhte Konzentration an TGFβ3 im Plazentabett mit einer ungenügenden Ausbreitung des extravillösen Trophoblasten in der Dezidua bewirken. Normalerweise reichert sich der interstitielle Trophoblast in der unmittelbaren Umgebung der Gefäße an und ist gemeinsam mit dem intravaskulären Trophoblasten wesentlich an den Umbauvorgängen der Gefäßwand beteiligt.

Die Erklärung der ungenügenden Invasion der Dezidua durch einen fehlenden Sauerstoffanstieg bleibt allerdings unbefriedigend, da der Umbau mit Dilatation der Spiralarterienwände einerseits die Voraussetzung für die Steigerung des Blutflusses und damit für den Anstieg der Sauerstoffkonzentration im Gewebe ist, gleichzeitig aber auch Folge der lokalen Einwirkung des extravillösen Trophoblasten sein soll. Jüngste Daten weisen außerdem darauf hin, dass im Plazentabett präeklamptischer Patientinnen um die 33. SSW keinerlei Unterschiede in der lokalen Konzentration an TGF-Proteinen festzustellen sind (Lyall et al. 2001).

> Es ist jedoch generell akzeptiert, dass bei Präeklampsie endovaskuläre Trophoblasten des Typs Integrin $\alpha 1\beta 1$ fehlen und die Invasion in die Dezidua nur oberflächlich stattfindet (Zhou et al. 1993).

Genetische Defekte des exravillösen Trophoblasten sowie eine schlechte Adaptierung des mütterlichen Immunsystems an den invadierenden Trophoblasten könnten die verminderte Migration und damit möglicherweise eine begleitende Minderperfusion des Plazentabetts hervorrufen. Auch die Rolle von Makrophagen hat in letzter Zeit Beachtung gefunden (Reister et al. 2001).

Als weitere Ursache für eine unzureichende Umwandlung der Spiralarterien seien vorbestehende Gefäßveränderungen im uterinen Kreislauf im Zusammenhang mit Diabetes mellitus, Hypertonie oder anderen chronischen Erkrankungen mit Vaskulopathie genannt.

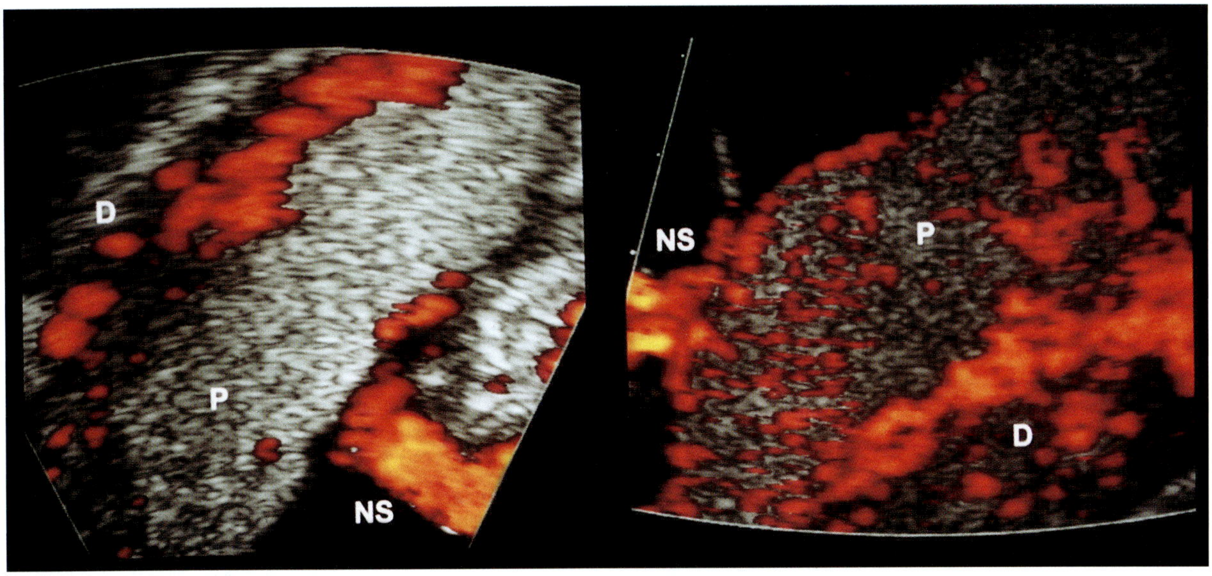

Abb. 1.4. Intervillöser Blutfluss, links vor und rechts nach der 12. Schwangerschaftswoche. Vor der 12. Woche lässt sich auch mittels sensitiver Power-Dopplerfarbsonographie kein signifikanter intervillöser Blutfluss darstellen. NS Nabelschnurinsertion, P Plazenta, D Dezidua

Verschiedene Ursachen von Störungen der Plazentation

- Vorbestehende chronische Erkrankungen mit Vaskulopathie der uterinen Gefäße (juveniler Diabetes mellitus, chronische Hypertonie, andere chronische Erkrankungen mit Vaskulopathie)
- Genetische Störungen mit Auswirkung auf die phänotypische Entwicklung des extravillösen Trophoblasten
- Störung der mütterlichen Immunreaktion (Quotient Th1-Zellen → zelluläre/Th2-Zellen → humorale Immunität)

1.2.3 Entwicklung des uteroplazentaren Kreislaufs

So wie die Einzelheiten der zellulären Mechanismen im Zusammenhang mit der Interaktion zwischen extravillösem Trophoblasten und Dezidua und deren Störung noch ungeklärt sind, waren auch die funktionellen Auswirkungen dieser Veränderungen, insbesondere die Entwicklung der Hämodynamik des uteroplazentaren Blutflusses in den ersten Schwangerschaftswochen lange Gegenstand einer erheblichen Kontroverse. Lange galt es als unbestritten, dass es mit der Implantation frühzeitig zur lokalen Erosion von Gefäßwänden in der Dezidua kommt und das mütterliche Blut in dem durch das Zusammenfließen der Trophoblastlakunen entstehenden intervillösen Raum frühzeitig zu zirkulieren beginnt (Ramsey et al. 1963; Martin et al. 1966).

Ende der 80er-Jahre wurden neue pathologisch-anatomische Befunde an Hysterektomiepräparaten aus dem ersten Schwangerschaftstrimenon zusammen mit Untersuchungen von Chorionzottenbiopsiematerial vorgelegt, die Zweifel an dem frühen Beginn eines mütterlichen Blutstroms im intervillösen Raum aufkommen ließen:

- Durch hysteroskopische Untersuchungen wurde gezeigt, dass der Raum zwischen den Plazentazotten über mehrere Wochen lediglich von klarer Flüssigkeit ausgefüllt und die Zirkulation von mütterlichem Blut erst mit 11–12 Wochen voll etabliert ist (Hustin et al. 1988; Hustin u. Schaaps 1987).
- Morphologische Befunde zeigen, dass der frühe intravasale Trophoblast primär durch Proliferation zu einem Verschluss der Gefäßöffnungen und damit zu einer Verhinderung des Austrittes von mütterlichem Blut führt (Hamilton u. Boyd 1960; Ramse u. Donner 1980).
- Durch die rasante Entwicklung der Ultraschalltechnologie und speziell der hochfrequenten, farbkodierten transvaginalen Dopplersonographie wurden die uteroplazentaren und fetoplazentaren Gefäße für nichtinvasive In-vivo-Untersuchungen zugänglich. Diese neue Technologie hat es ermöglicht, den morphologisch-anatomischen Befunden ein funktionelles Korrelat gegenüberzustellen. So bestätigt das dopplersonographische Fehlen eines nachweisbaren intervillösen Blutflusses in den ersten 11–12 Wochen der Schwangerschaft die morphologischen Befunde einer intravasalen, trophoblastären Okklusion der Spitalarterien an der choriodezidualen Grenze (Jaffe u. Woods 1993; Schaaps 1997; Coppens et al. 1996; Jauniaux et al. 1991; Abb. 1.4).

In longitudinalen Dopplerultraschallstudien in der Frühschwangerschaft wurde an ausgesuchten Schwangerenkollektiven die physiologische Entwicklung der Blutströmung in den uteroplazentaren sowie den fetoplazentaren Gefäßen zwischen 8 und 14 Wochen systematisch beschrieben (Coppens et al. 1996; Abb. 1.5). Die erhebliche Lumenerweiterung des plazentaren Gefäßbettes ist eine notwendige anatomische Adaptation an einen vermehrten Durchblutungsbedarf in der Schwangerschaft und führt zu einer kontinuierlichen Zunahme der diastolischen Strömungsgeschwindigkeiten in den uteroplazentaren Arterien mit einem progressiven Wegfall der **spätsystolischen Inzisur**

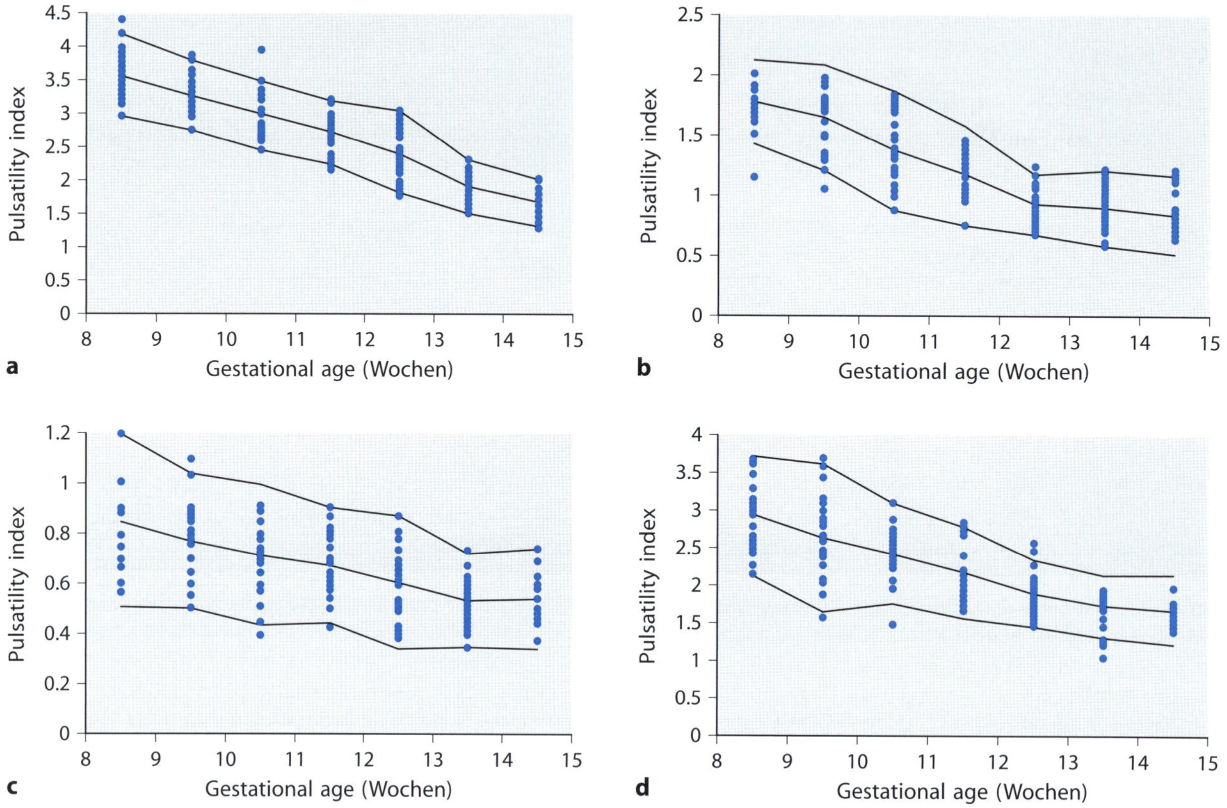

Abb. 1.5 a–d. **Dopplerwerte in der Nabelschnurarterie (a), der Spiralarterie (b), den Arcuatae (c) und den Arteriae uterinae (d)** (nach Coppens et al. 1996)

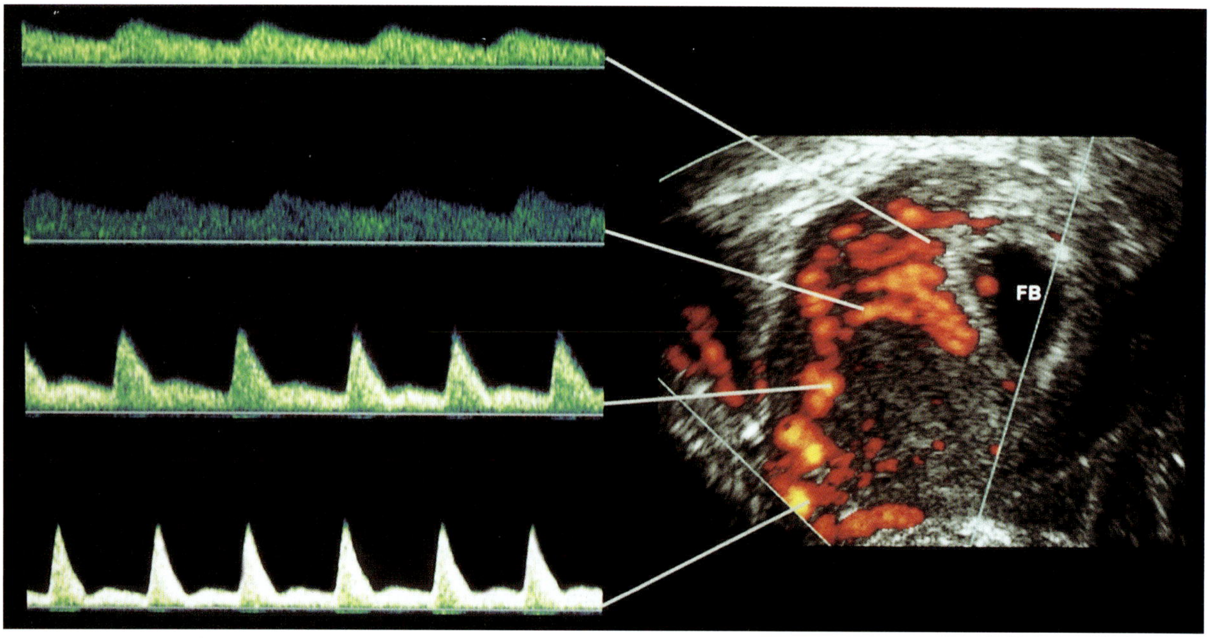

Abb. 1.6. **Power-Dopplerdarstellung des aszendierenden Astes der rechten A. uterina mit Aufzweigung in Aa. arcuatae und Aa. spirales mit den entsprechenden Dopplerflusskurven, 11. SSW** Progressive Zunahme der diastolischen Flussgeschwindigkeiten mit Verschwinden des spätsystolischen Notches Richtung Chorion. Stopp der Spiralarterien an der choriodezidualen Grenze; noch keine intervillöse Durchblutung darstellbar. **FB** Fruchtblase

(»**Notch**«) mit konsekutivem Abfall des Strömungswiderstands (◘ Abb. 1.6).

Dabei verläuft dieser Prozess gestaffelt:

- Er beginnt mit ca. 10 Wochen in den Spiralarterien, was zeitlich mit dem Abschluss der ersten Welle der Trophoblastinvasion zusammenfällt (Pijnenborg 1990; Coppens et al. 1996).
- Ein bis zwei Wochen später verschwindet in der Regel auch in den Arteriae arcuatae dieser Notch als Folge der zweiten Welle der Trophoblasteninvasion, die über die Grenze zwischen Dezidua und Myometrium hinaus reicht (Pijnenborg 1990; Coppens et al. 1996; Loquet et al. 1988).
- Nach der 24. Schwangerschaftswoche kann in den Arteriae uterinae nur noch in 9 % der Fälle ein Notch nachgewiesen werden (Bower et al. 1992).

Der Nachweis einer deutlichen Abnahme des Strömungswiderstands in den Spiralarterien bereits vor dem Beginn von Blutströmung im intervillösen Raum kann durch eine Dilatation der dezidualen Gefäße sowie durch die Neubildung bzw. Eröffnung von Shunts in dem dezidualen Gefäßnetz erklärt werden (Hamilton u. Boyd 1960; Hustin u. Schaaps 1987; Jauniaux et al. 1991, 1992 a; Kurjak et al. 1993).

Bei der Beschreibung der schwangerschaftsbedingten Veränderungen im Widerstandsmuster der Uterusarterien der beiden Seiten war kein eindeutiger Bezug zur Lokalisation der Plazenta feststellbar (Den Ouden et al. 1990). Ferner ist wiederholt darauf hingewiesen worden, dass nicht nur der direkte Einfluss von Trophoblastzellen und die dadurch verursachte Strukturveränderung der Gefäßwände für die Widerstandsabnahme des Blutflusses in den Spiralarterien verantwortlich gemacht werden kann, sondern dass zusätzlich auch hormonelle Einflüsse eine wichtige Rolle spielen (Jauniaux et al. 1992 b).

In Anbetracht der hohen Wachstumsrate des frühen Embryos muss die Frage nach der physiologischen Bedeutung der relativ späten Eröffnung des intervillösen Raumes für den mütterlichen Blutfluss gestellt werden. Direkte Messungen durch Einführung von Nadelelektroden unter Ultraschallsicht im Gebiet der Implantation haben vor der 10. Schwangerschaftswoche einen Sauerstoffgehalt von ca. 3 % mit einem deutlichen Anstieg nach diesem Zeitpunkt ergeben (Rodesch et al. 1992). Die relativ hypoxische Umgebung des frühen Embryos und Trophoblasten bietet Schutz gegenüber dem toxischen Einfluss von den bei oxidativen Reaktionen frei werdenden Sauerstoffradikalen. Diese Hypothese wird durch die Beobachtung gestützt, dass die Aktivität des antioxidativen Enzyms Superoxiddismutase im Plazentagewebe zwischen der 8. und 12. Woche **steil ansteigt** (Watson et al. 1997).

1.2.4 Entwicklung des umbilikoplazentaren Kreislaufs

Die Entwicklung des umbilikoplazentaren Gefäßsystems ist eng mit der Entwicklung der Zottenstruktur der Plazenta verknüpft. Bereits sechs Wochen nach der letzten Periode besteht eine Verbindung zwischen dem embryonalen Herzen und dem Zottengefäßnetz (Boyd u. Hamilton 1970). Durch systematische histologische Untersuchungen unter Anwendung von Licht-, Transmissions- und Rasterelektronenmikroskopie an Plazentagewebsproben verschiedenen Alters wurde das Prinzip der Zottenentwicklung und des Wachstums der Plazenta erarbeitet (Castellucci et al. 1990; Kaufmann u. Castellucci 1997).

- In der Frühschwangerschaft herrscht der unreife intermediäre Zottentyp vor (◘ Abb. 1.7). Das Stroma dieser vergleichsweise dicken Zotten enthält vor allem Arteriolen und kleine Venen, in deren Wandstruktur keine Media nachweisbar ist, sowie zahlreiche Makrophagen, sog. **Hofbauer-Zellen.**
- An der Oberfläche dieses Zottentyps bilden sich durch Proliferation Zytotrophoblastknospen, aus denen neue unreife Intermediärzotten entstehen. Die Verzweigung der unreifen Intermediärzotten ist die Basis für das Wachstum der Plazenta in der ersten Schwangerschaftshälfte.
- In den Abschnitten, die der Chorionplatte am nächsten sind, verlangsamt sich das Wachstum und aus den intermediären Zotten werden Stammzotten mit Arterien und Venen, die einen regulären muskulären Wandaufbau einschließlich Media aufweisen.
- Parallel zu der Neubildung von Zotten erfolgt die Vaskularisierung durch Verzweigung vorhandener Gefäße im Sinne der Angiogenese.

Mit Hilfe der Dopplersonographie, die sich für die systematische Untersuchung der Entwicklung des uteroplazentaren Kreislaufs als außerordentlich hilfreich erwiesen hat, gelang es auch, entsprechende Veränderungen in der Hämodynamik im fetoplazentaren Kreislauf bereits während der ersten Wochen der Schwangerschaft zu dokumentieren (Coppens et al. 1996; ◘ s. Abb. 1.5).

- In der Nabelschnurarterie ließ sich ein kontinuierlicher Abfall des Widerstands in den ersten Wochen nachweisen. Vor der 12. Schwangerschaftswoche ist der umbilikale Blutfluss durch ein Fehlen enddiastolischer Flussgeschwindigkeiten in den Nabelschnurarterien und durch ein pulsatiles Flussmuster in der Nabelschnurvene charakterisiert (◘ Abb. 1.8 a).
- Zwischen der 12. und 14. Woche kann und ab der 14. Woche sollte in den Nabelschnurarterien ein pandiastolisches Flussmuster nachweisbar sein (◘ Abb. 1.8 b).
- Während die frühe Widerstandsabnahme in den Spiralarterien Ausdruck der tiefgreifenden Veränderung der Gefäßwandstruktur ist, liegt den Veränderungen im fetoplazentaren Kreislauf vor allem die durch Angiogenese bedingte Ausweitung des Gefäßnetzes in den Zotten zugrunde (Jauniaux et al. 1991).

> Bemerkenswert ist die Tatsache, dass diese Impendanzabnahme, die zwischen der 12. und 13. Woche besonders deutlich ist, zeitlich mit dem Beginn der intervillösen Durchblutung zusammenfällt (◘ s. Abb. 1.5).

Die veränderten Druckverhältnisse durch Erweiterung des intervillösen Raums sowie auch die Veränderung der lokalen Sauerstoff- und CO_2-Konzentration mit Freisetzung von Vasodilatatoren im intervillösen Raum haben einen nicht unerheblichen Einfluss auf die Regulation des Strömungswiderstandes im fetoplazentaren Kreislauf (Jauniaux et al. 1995).

Im Gestationsalter von 24–26 Wochen erfährt die Zottenentwicklung und damit das Wachstum der Plazenta eine bemerkenswerte Veränderung. An die Stelle des Teilungs-

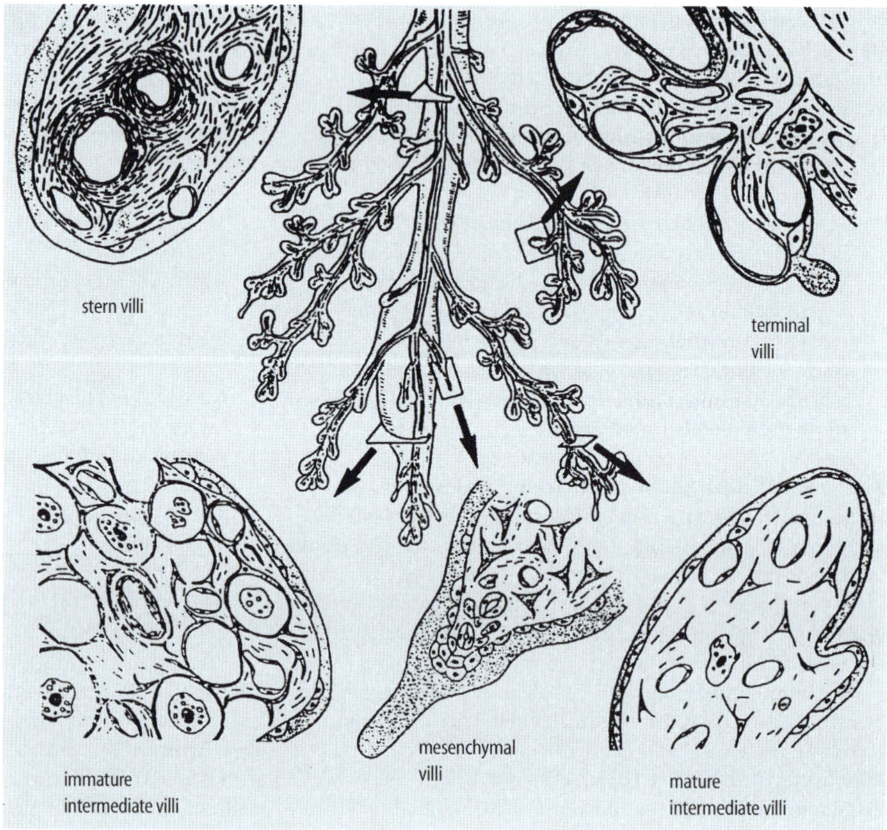

Abb. 1.7. **Peripherer Abschnitt des Zottenbaumes einer reifen Plazenta mit Querschnitten der verschiedenen Zottentypen** (nach Kaufmann u. Kingdom 1999)

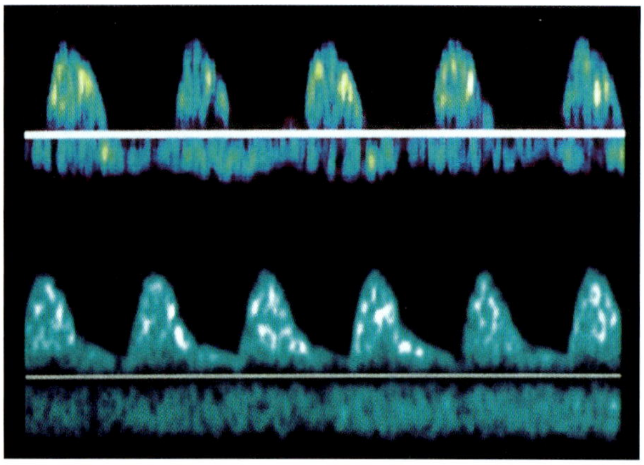

Abb. 1.8. **Dopplersonographie der Nabelschnurarterie** (**A**) Fehlende diastolische Flusskomponente in der 11. SSW mit pulsatilem Flussmuster in der Nabelschnurvene; (**B**) vorhandene diastolische Flusskomponente in der 13. SSW

wachstums und der damit verbundenen Angiogenese tritt ein verstärktes Längenwachstum mit Differenzierung der unreifen Intermediärzotten in schlanke reife Intermediärzotten (s. Abb. 1.7). Das Stroma der dünnen reifen Intermediärzotten ist arm an Bindegewebe und zeigt nur vereinzelt Hofbauer-Zellen. Das treibende Element ist ein aktives Längenwachstum der Gefäße, das schneller als das Wachstum der Zotten ist. Diese Diskrepanz im Längenwachstum zwischen Zotten und Gefäßen ist die Grundlage für die Entwicklung von zahlreichen **Terminal- oder Endzotten** mit Vorwölbung von Kapillarschlaufen an der Oberfläche der reifen Intermediärzotten. An den Spitzen der Endzotten kommt es zu einer sinusoidalen Ausweitung der Kapillaren. Das deckende Bindegewebe und die darüber liegende Schicht des Synzytiotrophoblasten sind dünn ausgezogen mit Ausbildung von vaskulosynzytialen Membranen, die, bedingt durch eine minimale Diffusionsstrecke von 1–2 μm zwischen mütterlichem und fetalem Blut, den bevorzugten Ort des Gasaustausches bilden. In der Rasterelektronenmikroskopie sind die sinusoidal erweiterten Kapillarschlaufen als knospenartige Gebilde an den Zottenspitzen erkennbar. Die Entwicklung der Endzotten basiert somit auf Angiogenese im Sinne eines Längenwachstums der Gefäße. Hinzu kommt bei den Terminalzotten eine zusätzliche Neubildung von Kapillaren durch Teilung, die besonders an den Zottenspitzen stattfindet.

> Am Ende der Schwangerschaft ergeben die Kapillaren der Endzotten ein Gesamtvolumen von 80 ml oder ca. 25 % des fetoplazentaren Blutvolumens. Die Gesamtoberfläche der in den Endzotten für den Gasaustausch zur Verfügung stehenden Trophoblastmembran beträgt 13 m^2 (Luckardt et al. 1996).

1.2.5 Regulation des Zottenwachstums der Plazenta

Das Zottenwachstum sowie die Entwicklung der darin verlaufenden Gefäße unterliegt der Regulation durch eine Reihe von angiogenetisch wirksamen Faktoren wie die vaskulären endothelialen Wachstumsfaktoren (VEGF), der Plazentawachstumsfaktor (PLGF), Angiopoietin und die zugehörigen Rezeptoren. Auch mechanische Kräfte, wie der mit der Zunahme des fetalen Herzminutenvolumens ansteigende Blutdruck und der Druck auf die Gefäßwände, führen zu Veränderungen in der Gefäß- und Zottenstruktur.

Regulation des Zotten- und Gefäßwachstums in der Plazenta

- Veränderungen in der lokalen Sauerstoffspannung als Regulator von angiogenetischen Faktoren wie VEGF, PLGF, Angiopoietin u. a.
- Mechanische Kräfte als Folge der Zunahme des fetalen Herzminutenvolumens und des Blutdrucks bewirken die Ausbildung von vaskulosynzytialen Membranen an den Zottenspitzen sowie eine Stimulation der Proliferation der Endothelzellen durch »shear stress«

VEGF wird sowohl in den Endothelien, im villösen Trophoblasten, den Hofbauer-Zellen im Stroma der Zotten als auch in den mütterlichen Makrophagen der Dezidua vor allem im ersten Trimenon exprimiert. Im mütterlichen Plasma ist bereits mit sechs Wochen eine Zunahme der Plasmakonzentration nachweisbar (Clark et al. 1998; Evans et al. 1998; Jackson et al. 1994). Es wird vermutet, dass vor allem VEGF für das extensive Verzweigungswachstum der unreifen intermediären Zotten und der damit verbundenen Angiogenese während des ersten und zweiten Trimenons verantwortlich ist. Die mit zunehmender Schwangerschaftsdauer steigende Sauerstoffkonzentration bewirkt eine Suppression von VEGF. Im Gegensatz zu VEGF wird die Expression des plazentaren Wachstumsfaktors durch Sauerstoff stimuliert (PLGF; Khaliq et al. 1999). **PLGF** fördert vor allem das Längenwachstum der Gefäße. Ein Wechsel im Gleichgewicht zwischen VEGF und PLGF scheint für die zunehmende Verlagerung im Verlauf der Schwangerschaft von einer auf Verzweigung basierenden zu einer durch Längenwachstum bedingten Angiogenese und der damit verbundenen Bildung von Endzotten verantwortlich zu sein.

Physikalische Faktoren wie der durch die Blutströmung bedingte »shear stress« und der transmurale Druckgradient zwischen dem intravaskulären Zottengefäßlumen und dem intervillösen Raum wirken zusätzlich stimulierend auf die Angiogenese.

> Durch die mit dem Wachstum des Feten gegebene Zunahme des Herzminutenvolumens und dem damit verbundenen Anstieg der umbilikoplazentaren Blutströmung besteht eine direkte Rückkoppelung zwischen dem fetalen Wachstum und der Entwicklung der Transport- und Versorgungskapazität der Plazenta (Clark et al. 1998).

1.2.6 Anpassung des Zottenwachstums an physiologische und pathologische Veränderungen

Durch das Wachstum des Feten kommt es gegen Ende des 2. und während des 3. Schwangerschaftstrimesters zu einem exponentialen Anstieg des Bedarfs an Sauerstoff und Nahrungsbestandteilen, der nur durch eine Anpassung des Zottenwachstums und der Vaskularisierung im Sinne der Reifung der Plazenta gedeckt werden kann. Ähnliche Anpassungsmechanismen werden bei den auf einer chronischen Störung der Sauerstoffzufuhr basierenden Formen von intrauteriner Wachstumsrestriktion wirksam.

Ursachen einer erniedrigten Sauerstoffspannung im intervillösen Raum als Auslöser für adaptive Veränderungen in der Plazenta in der 2. Schwangerschaftshälfte

- Exponentieller Anstieg des O_2-Bedarfs als Folge des fetalen Wachstums
- Chronische Störung der O_2-Zufuhr
  - Aufenthalt in großer Höhe
  - Mütterliche Anämie
  - Uteroplazentäre Vaskulopathie (Präeklampsie, intrauterine Wachstumsrestriktion)

Eine chronisch erniedrigte Sauerstoffkonzentration in der Umgebung bei Aufenthalt in großer Höhe, eine mütterliche Anämie sowie eine unzureichende Adaptation der dezidualen Gefäße mit ungenügender Perfusion des intervillösen Raums, führen zu einer Abnahme der Sauerstoffkonzentration innerhalb der Plazenta. Die entweder durch den erhöhten Bedarf des Feten bei fortgeschrittener Schwangerschaft oder durch Einschränkung der Zufuhr erniedrigte lokale Sauerstoffkonzentration bewirkt eine anhaltende Stimulation der auf Verzweigung basierenden Angiogenese (Abb. 1.9).

> Im dopplersonographischen Flussmuster der Nabelschnurarterie wird die Hyperkapillarisierung der Endzotten an einem erniedrigten Strömungswiderstand erkennbar (Hitschold 1998).

Davon abzugrenzen sind Fälle mit einer frühzeitig in der Schwangerschaft einsetzenden Restriktion des fetalen Wachstums, assoziiert mit einer schweren Form von **Plazentainsuffizienz** mit einer hohen Rate perinataler Todesfälle bzw. frühzeitigen Schwangerschaftsbeendigungen aus fetaler Indikation.

> Die Dopplermuster der Nabelschnurarterie weisen bei diesen Fällen als Zeichen einer starken Widerstandserhöhung einen verminderten oder fehlenden diastolischen Fluss, im Extremfall sogar eine Umkehr der Flussrichtung auf (Karsdorp et al. 1994).

Stereologische Untersuchungen der Plazenta zeigen eine deutliche Verminderung der Anzahl von Endzotten in den peripheren Kapillarabschnitten (Karsdorp et al. 1994; Jackson et al. 1995). Möglicherweise handelt es sich bei diesen Fällen um eine frühzeitige Störung der Zottenentwicklung und der Angiogenese, wobei die eigentliche Ursache bislang ungeklärt bleibt. Wegen der frühen Störung des Blutflusses in den Plazentazotten ist der Abtransport von Sauerstoff zum Feten beeinträchtigt, so dass es zu einer Erhöhung der Sauerstoffkonzentration innerhalb der Plazenta kommt. Durch eine plazentare Hyperoxie, die hemmend auf die durch Verzweigung bedingte Angiogenese wirkt, wird das Problem zusätzlich verstärkt

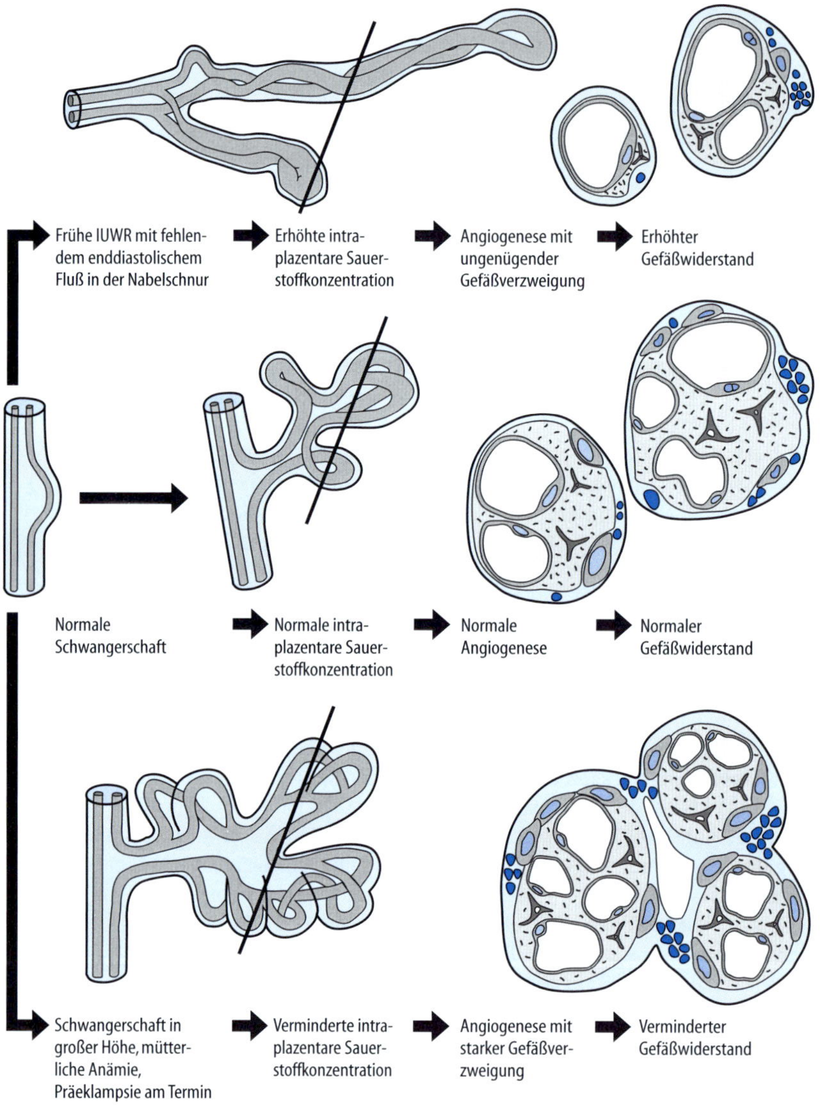

Abb. 1.9. **Unterschiedliche Angiogenese der Zottenkapillaren je nach umgebender Sauerstoffkonzentration.** Normale Angiogenese mit sinusoidaler Dilatation der Kapillarschleifen in der Spitze der Endzotten (*Mitte*). Mangelnde Verzweigung der Kapillaren in den Intermediärzotten mit ungenügender Kapillarisierung der Endzotten und erhöhtem Strömungswiderstand im fetoplazentaren Kreislauf bei erhöhter O2-Konzentration in der Umgebung der Zotten (*oben*). Vermehrte Verzweigung der Kapillaren in den Intermediärzotten mit Hyperkapillarisierung der Endzotten und einem erniedrigten Gefäßwiderstand bei verminderter Sauerstoffkonzentration in der Zottenumgebung (nach Kingdom u. Kaufmann 1997)

(Macara et al. 1996). Auch das molekulargenetische Expressionsmuster von angiogenetischen Wachstumsfaktoren spricht für eine lokale Hyperoxie in diesen Fällen (Khaliq et al. 1999).

Die neuen Erkenntnisse zur **adaptiven Regulation** der **Zottenangiogenese** zeigen, dass das Konzept der plazentaren Hypoxie als gemeinsame Basis für die Entstehung einer durch Plazentainsuffizienz bedingten Wachstumsrestriktion des Feten der Komplexität der Pathologie offensichtlich nicht gerecht wird. Bei den plazentar bedingten Wachstumseinschränkungen muss grundsätzlich zwischen zwei Haupttypen unterschieden werden: eine frühe Form mit schwer pathologischer Dopplersonographie der Nabelschnurarterie als Ausdruck einer starken Widerstandserhöhung im fetalen Anteil des plazentaren Kreislaufs und eine Spätform mit adaptiven Anpassungen des Zottengefäßapparats im Sinne einer verbesserten Perfusion mit Dopplermustern, die für einen normalen oder verminderten Gesamtwiderstand sprechen.

Der **Sauerstoffkonzentration** im Plazentagewebe kommt als Regulator für die Entwicklung des Zottenwachstums unter physiologischen wie auch pathologischen Bedingungen eine zentrale Rolle zu. Die Sauerstoffspannung im Gewebe ist abhängig von der Zufuhr, dem Verbrauch durch das Plazentagewebe selbst sowie von dem Abtransport zum Feten. Störungen ergeben sich vor allem durch Beeinträchtigungen der Sauerstoffzufuhr sowie durch Störungen beim Abtransport, die Folge eines primär verminderten Sauerstoffverbrauches durch den Feten sein können.

- Die durch einen mangelhaften Abtransport bedingte lokale Hyperoxie des Plazentagewebes scheint durch eine ungenügende Entwicklung des Zottengefäßapparates für die frühe Form der intrauterinen Wachstumsrestriktion mit pathologischem Doppler der Nabelschnurarterie verantwortlich zu sein.
- Bei der späten Form herrscht dagegen eine Hypoxie des Plazentagewebes vor.
- In Abhängigkeit von dem anatomischen Ort der Störung können die durch Versorgungsbeeinträchtigung bedingten Formen der intrauterinen Wachstumsrestriktion in präplazentare, uteroplazentare, fetoplazentare und postplazentare Formen unterteilt werden (s. ◻ Tabelle 28.3).

Literatur

Aplin JD, Lacey H, Haigh T, Jones CJ, Chen CP, Westwood M (2001) Growth factor-extracellular matrix synergy in the control of trophoblast invasion. Biochem Soc Trans 28: 199–202

Baker TG (1963) A quantitative and cytological study of germ cell in human ovaries. Proc R Soc Lond (Biol) 158: 417–433

Bower S, Vyas S, Campbell S, Nocolaides K (1992) Color flow imaging of the uterine artery in pregnancy: Normal ranges of impedance to blood flow, mean velocity and volume flow. Ultrasound Obstet Gynecol 2: 1–5

Boyd JD, Hamilton WJ (1970) The human placenta. Heffers, Cambridge

Brosens I, Robertson WB, Dixon HG (1967) The physiological response of the vessels of the placental bed to normal pregnancy. J Path Bact 93: 569

Caniggia I, Lye SJ, Cross JC (1997) Activin is a local regulator of human cytotrophoblast cell differentiation. Endocrinology 138: 3976–3986

Caniggia J, Mostachfi H, Winter J, Gassmann M, Lye SJ, Keilieszewski M, Post M (2000) Hypoxia inducible factor-I mediates biological effects of oxygen on human trophoblast differentiation through TGF-β3. J Clin Invest 105: 577–587

Carr DH, Gedeon M (1977) Population cytogenetics of human abortuses. In: Hook EB, Porter IH (eds) Population cytogenetics studies in humans. Academic Press, New York, pp 1–9

Castellucci M, Scheper M, Scheffen J, Celona A, Kaufmann P (1990) The development of the human placental villous tree. Anat Embryol 181: 117–128

Chawengsaksophak K, James R, Hammond VE, Kontgen F, Beck F (1997) Homeosis and intestinal tumours in Cdx2 mutant mice. Nature 386: 84–87

Clark DE, Smith SK, Licence D, Evans AL, Charnock-Jones DS (1998) Comparison of expression patterns for placenta growth factor, vascular endothelial growth factor (VEGF), VEGF-B and VEGF-C in the human placenta throughout gestation. J Endocrinol 159: 449–467

Coppens M, Loquet P, Kollen F, De Neuburg F, Buyteart P (1996) Longitudinal evaluation of uteroplacental and umbilicaie blood flow changes in normal early pregnancy. Ultrasound Obstet Gynecol 7: 114–121

Damsky CH, Librach C, Lim KH et al. (1994) Integrin switching regulates normal trophoblast invasion. Development z:z–66

Damsky HC, Fisher SJ (2001) Early placental vascular morphogenesis. In: Augustin HG et al. (eds) Vascular morphogenesis in the female reproductive system. Birkhäuser, Boston

Den Ouden M, Cohen–Overbeek T, Wladimiroff J (1990) Uterine and fetal umbilical artery flow velocity waveforms in normal first trimester pregnancies. Br J Obstet Gynecol 27: 716–719

Edwards RG (1980) Conception in the human female. Academic Press, London New York Toronto Sydney San Francisco

Evans PW, Wheeler T, Anthony FW, Osmond C (1998) A longitudinal study of maternal serum vascular endothelial growth factor in early pregnancy. Human Reprod 13: 1057–1062

Genbacev O, Zhou Y, Ludlow JW, Fisher SJ (1997) Regulation of human placental development by oxygen tension. Science 277: 1669–1672

Hamilton WJ, Boyd JD (1960) Development of the human placenta in the first three months of gestation. J Anat 94: 297–328

Hitschold TP (1998) Doppler flow velocity waveforms of the umbilical arteries correlates with intervillous blood volume. Am J Obstet Gynecol 179: 540–543

Hustin J, Schaaps JP (1987) Echographic and anatomic studies of the maternotrophoblastic border during the first trimester of pregnancy. Am J Obstet Gynecol 157: 162–168

Hustin J, Schaaps JP, Lambotte R (1988) Anatomical studies of the utero-placental vascularization in the first trimester of pregnancy. Troph Res 3: 49–60

Jackson MR, Carney EW, Lyer SJ, Ritchie JW (1994) Localization of two angiogenic growth factors (PDECGF and VEGF) in human placentae throughout gestation. Placenta 15: 341–353

Jackson MR, Walsh AJ, Morrow RJ, Mullen JB, Lye SJ, Ritchie JW (1995) Reduced placental villous tree elaboration in small-for-gestational-age pregnancies: Relationship with umbilical artery Doppler waveforms. Am J Obstet Gynecol 172: 518–525

Jaffe R, Woods JR (1993) Color Doppler imaging and in vivo assessment of the anatomy and physiology of the early uteroplacental circulation. Fertil Steril 60: 293

Jauniaux E, Burton GJ, Moscoso GJ, Hustin J (1991 a) Development of the early human placenta: a morphometric study. Placenta 12: 269–276

Jauniaux E, Jurkovic D, Campbell S (1991b) In vivo investigation of anatomy and physiology of early human placental circulations. Ultrasound Obstet Gynecol 1: 435–445

Jauniaux E, Burton GJ, Jones CJP (1992 a) Early human placental morphology. In: Barnea ER, Hustin J, Jauniaux E (eds) The first twelve weeks of gestation. Springer, Berlin, Heidelberg New York Tokyo, pp 97–110

Jauniaux E, Jurkovic D, Delogne-Desnoek J, Meivis S (1992 b) Influence of human chorionic gonadotrophine, oestradiol and progesterone on uteroplacental and corpus luteum bloodflow in normal early pregnancy. Hum Reprod 7: 1467–1473

Jauniaux E, Jurkovic D, Campbell S (1995) Current topic: in vivo investigation of the placental circulations by Doppler echography. Placenta 16: 323–331

Karsdorp VH, van Vupt JM, van Geign HP, Kostense PJ, Arduini D, Montenegro N, Todros T (1994) Clinical significance of absent or reversed enddiastolic velocity waveforms in umbilical artery. Lancet 344: 1

Kaufmann P, Castellucci M (1997) Extravillous trophoblast in the human placenta. Troph Res 10: 21

Kaufmann P, Kingdom J (1999) Development of the placenta and its circulation. In Rodeck CH, Whittle MJ (eds) Fetal Medicine. Churchill Livingstone, Hartcourt Brace Company

Khaliq A, Dunk C, Jiang J, Shams M, Li X, Acevedo C, Weich H, Whittle M, Ahmed A (1999) Hypoxia down-regulates placenta growth factor whereas fetal growth restriction up-regulates placenta growth factor expression: molecular evidence for »placental hyperoxia« in intrauterine growth restriction. Lab Invest 79: 151–170

Khong TY (1995) Placental changes in fetal growth retardation. In: Spencer JA, Rodeck C (eds) Fetus and neonate, vol. 3. Growth, Cambridge University Press, pp 177–200

Kingdom JCP, Kaufmann P (1997) Oxygen and placental villous development: origins of fetal hypoxia. Placenta 18: 613–621

Kurjak A, Pedranic M, Kupesic-Urek S (1993) Transvaginal color Doppler in the assessment of placental bloodflow. Eur J Obstet Gynecol Reprod Biol 49: 29–32

Lala PK, Graham CH (1990) Mechanisms of trophoblast invasiveness and their control: the role of proteases and protease inhibitors. Cancer Metastasis Rev 9: 369–379

Loquet Ph, Broughton–Pipkin F, Symonds E, Rubin P (1988) Blood velocity waveforms and placental vascular formation. Lancet 2: 1252–1253

Luckardt M, Leiser R, Kingdom JCP, Malek A, Sager R, Kaisig C, Schneider H (1996) Effect of physiologic perfusion fixation on the morphometrically evaluated dimensions of the term placental cotyledon. J Soc Gynecol Investig 3: 166–171

Lyall F, Simpson H, Nicola Bulmer J, Barber A, Courtenay Robson S (2001) Transforming growth factor-beta expression in human placenta and placental bed in third trimester normal pregnancy, preeclampsia, and fetal growth restriction. Am J Pathol 159: 1827–1838

Macara L, Kingdom JC, Kaufmann P, Cohnen G, Hair J, More IA, Lyall F, Greer IA (1996) Structural analysis of placental terminal villi from growth-restricted pregnancies with abnormal umbilical artery Dopplerwaveforms. Placenta 17: 37–38

Martin CB, Ramsey EM, Donner MW (1966) The fetal placental circulation in Rhesus monkeys demonstrated by radioanglography. Am J Obstet Gynecol 95: 943

Martin AM, Bindra R, Curcio P, Cicero S, Nocolaides KH (2001) Screening for preeclampsia and fetal growth restriction by uterine artery Doppler at 11–14 weeks of gestation. Ultrasound Obstet Gynecol 18: 583–589

Morrish DW, Dakour J, Li H (1998) Functional regulation of human trophoblast differentiation. J Reprod Immunol 39: 179–195

Nichols J, Zevnik B, Anastassiadis K, Niwa H, Klewe-Nebenius D, Chambers I, Scholer H, Smith A (1998) Formation of pluripotent stem cells in the mammalian embryo depends on the POU transcription factor Oct4. Cell 95: 379–391

Pijnenborg R, Dixon G, Robertson WB, Brosens I (1980) Trophoblastic invasion of human decidua from 8–18 weeks of pregnancy. Placenta 1: 3–19

Pijnenborg R, Bland JM, Robertson WB, Dixon G, Brosens I (1981) The pattern of interstitial invasion of the myometrium in early human pregnancy. Placenta 2: 303–316

Pijnenborg R, Bland JM, Robertson WB, Brosens I (1983) Uteroplacental arterial changes related to interstitial trophoblast migration in early human pregnancy. Placenta 4: 397–314

Pijnenborg R (1990) Trophoblast invasion and placentation in the human: morphological aspects. In: Denker HW, Aplin JD (eds) Trophoblast Research, vol 4: Trophoblast invasion and endometrial receptivity. Novel aspects of embryo implantation. Plenum Publishing, New York London, pp 33–47

Raghupathy R (2001) Pregnancy: success and failure within the Th1/Th2/Th3 paradigm. Semin Immunol 13: 219–227

Ramsey EM, Corner GW, Donner MW (1963) Serial and cineradioangiographic visualization of maternal circulation in the primate (hemochoriai). Placenta. Am J Obstet Gynecol 86: 213

Ramsey EM, Donner MW (1980) Placental vasculature and circulation. Thieme, Stuttgart

Reister F, Frank HG, Kingdom JC, Heyl W, Kaufmann P, Rath W, Huppertz B (2001) Macrophage-induced apoptosis limits endovascular trophoblast invasion in the uterine wall of preeclamptic women. Lab Invest 81 (8): 1143–1152

Robb L, Li R, Hartley L, Nandurkar HH, Koentgen F, Begley CG (1998) Infertility in female mice lacking the receptor for interleukin 11 is due to a defective uterine response to implantation. Nat Med 4: 303–308

Rodesch F, Simon P, Donner C, Jauniaux E (1992) Oxygen measurements in endometrial and trophoblastic tissue during early pregnancy. Obstet Gynecol 80: 283–285

Russ AP, Wattler S, Colledge WH et al. (2000) Eomesodermin is required for mouse trophoblast development and mesoderm formation. Nature 404: 95–99

Schaaps JP (1997) Early detection of endometrial vessels by power doppler. Troph Res 10: 279–284

Schluchter K, Metzenbauer M, Hafner E, Philipp K (2001) Uterine artery Doppler and placental volume in the first trimester in the prediction of pregnancy complications. Ultrasound Obstet Gynecol 18: 590–592

Stewart CL, Kaspar P, Brunet LJ, Bhatt H, Gadi I, Kontgen F, Abbondanzo SJ (1992) Blastocyst implantation depends on maternal expression of leukaemia inhibitory factor. Nature 359: 76–79

Watson AL, Palmer ME, Jauniaux E, Burton GJ (1997) Variations in expression of copper/zink superoxide dismutase in villous trophoblast of the human placenta with gestational age. Placenta 18: 295

Zhou Y, Damsky CH, Chiu K, Roberts JM, Fisher SJ (1993) Preeclampsia is associated with abnormal expression of adhesion molecules by invasive cytotrophoblasts. J Clin Invest 91: 950–960

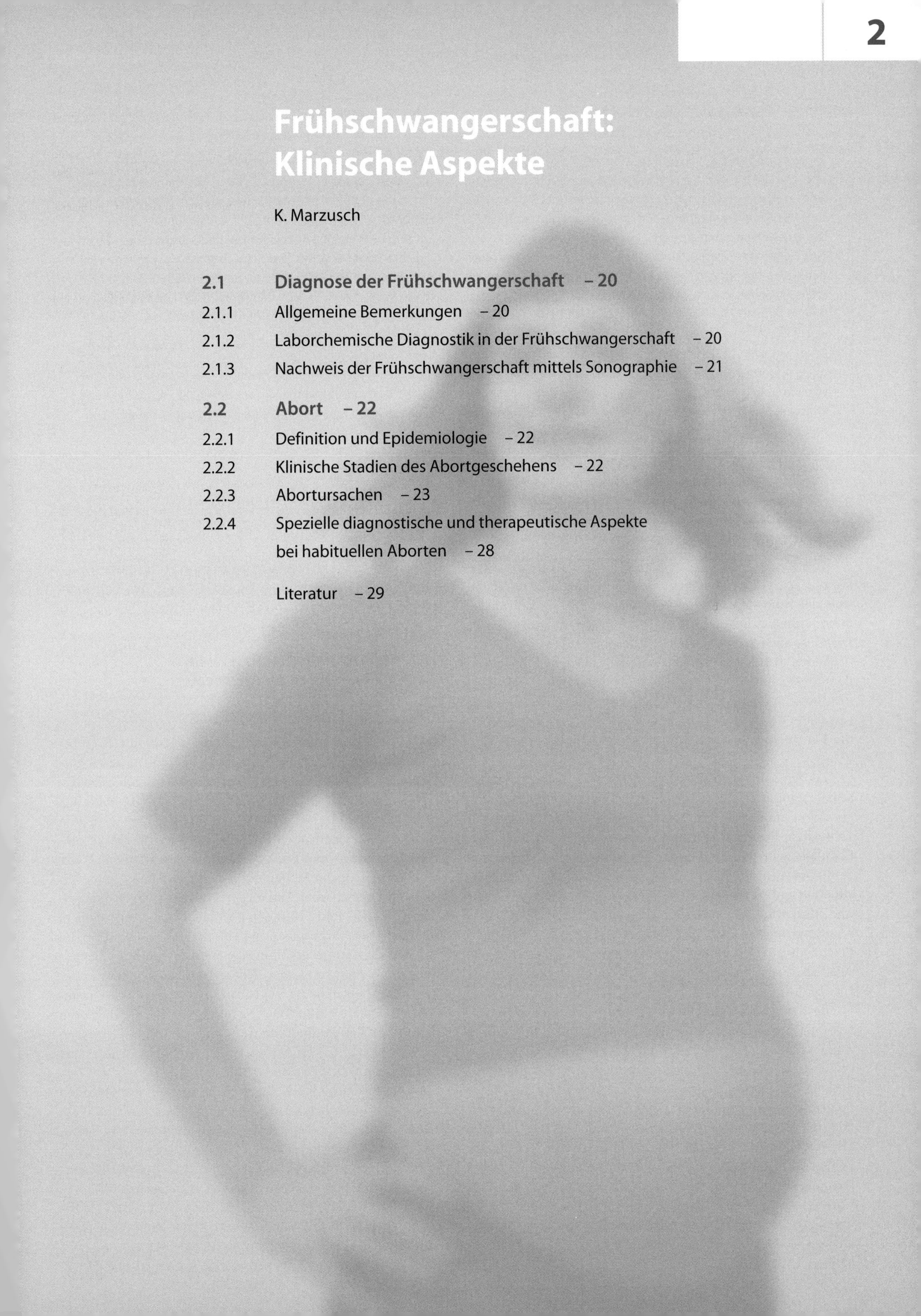

Frühschwangerschaft: Klinische Aspekte

K. Marzusch

Kurz-Überblick

Entsprechende laborchemische und sonographische Methoden erlauben die frühe und zuverlässige Diagnose und Beurteilung einer Frühschwangerschaft. Laborchemisch eignet sich in erster Linie der Nachweis des humanen Choriongonadotropins (HCG). Die serielle Bestimmung des HCG – unter Berücksichtigung von entsprechenden Verdopplungszeiten – erlaubt eine Unterscheidung zwischen intakter und gestörter Schwangerschaft. In der Frühschwangerschaft können mit der transvaginalen Sonographie in Verbindung mit einer systematischen Befunderhebung wertvolle Informationen über den Implantationsort, das Vorliegen einer Mehrlingsschwangerschaft und die Vitalität des Embryos gewonnen werden. Schließlich ermöglicht die sonographische Erhebung biometrischer Daten sowie die Beurteilung der embryonalen Morphologie eine weitgehend zuverlässige Bestätigung bzw. Korrektur des errechneten Geburtstermins. Neuerdings erlaubt die sonographische Messung der embryonalen Nackentransparenz unter Hinzuziehung bestimmter biochemischer Marker bereits im ersten Schwangerschaftstrimenon eine Risikopräzisierung für bestimmte Chromosomenstörungen.

Unter dem Begriff »Abort« wird im deutschsprachigen Raum ein nichtartifizieller Verlust der Schwangerschaft vor Eintritt der Lebensfähigkeit des Kindes verstanden. Von Bedeutung ist hierbei die Unterscheidung zwischen sporadischen und habituellen Aborten, wobei ein habituelles Abortgeschehen bei ≥3 aufeinanderfolgenden Fehlgeburten vorliegt. Auch auf die klinischen Stadien und die vielfältigen Ursachen von sporadischen und habituellen Aborten wird im Folgenden eingegangen und eine kritische Bestandsaufnahme von speziellen diagnostischen und therapeutischen Interventionen bei Paaren mit habituellem Abortgeschehen gegeben.

2.1 Diagnose der Frühschwangerschaft

2.1.1 Allgemeine Bemerkungen

Sowohl Testsysteme zum qualitativen und quantitativen Nachweis des **Humanen Choriongonadotropin (HCG)** als auch die **Sonographie** erlauben heutzutage die frühe und zuverlässige Diagnose einer Schwangerschaft. Allerdings sollten diese Möglichkeiten nicht dazu verleiten, auf die Anamnese – insbesondere hinsichtlich des Zyklus – und den klinischen Befund bei der Erstvorstellung zu verzichten, da entsprechende Kenntnisse über die Ausgangssituation von erheblicher Relevanz für die Beurteilung des weiteren Schwangerschaftsverlaufs sein können.

Zu den **subjektiven Beschwerden** in der Frühschwangerschaft gehören Erscheinungen wie die ungewohnte Ablehnung gewisser Genussmittel und Speisen, morgendliche Übelkeit mit Erbrechen, Brustspannen und seelische Unausgeglichenheit. Ebenfalls sehr früh zu Beginn der Schwangerschaft können Symptome wie verstärkter Fluor genitalis sowie Neigung zur Obstipation und Pollakisurie als Hinweise einer veränderten Darm- und Blasenfunktion auftreten. Diese unsicheren Schwangerschaftszeichen können in unterschiedlicher Ausprägung in Erscheinung treten und werden allgemein auf die schwangerschaftsbedingte Umstellung des maternalen Organismus zurückgeführt.

Bei der **gynäkologischen Untersuchung** finden sich als weitere unsichere Hinweise auf eine Schwangerschaft eine gewisse Auflockerung und livide Verfärbung von Vulva, Introitus, Vagina und Zervix. Die Auflockerung des Uterus und insbesondere des unteren Uterinsegmentes, wodurch sich bei der Palpation die Finger der inneren und äußeren Hand nahezu berühren können (Hegar-Schwangerschaftszeichen), wurde in der Vergangenheit als wertvoller Hinweis auf eine möglicherweise bestehende Frühgravidität gewertet. Häufig lässt sich bereits im Frühstadium der Schwangerschaft das vergrößerte Ovar mit dem Corpus luteum graviditatis tasten. Eine palpatorisch nachweisbare Vergrößerung des Uterus findet sich hingegen frühestens ab der 7.–8. SSW, wobei hier die interindividuelle Variabilität bekanntermaßen groß ist.

Zusammenfassend ergeben sich aus der klinischen Befunderhebung nur eingeschränkt Informationen über die Präsenz, Intaktheit und das regelrechte Wachstum einer intrauterinen Frühschwangerschaft, weshalb zur Beantwortung dieser Fragestellungen die Hinzuziehung von laborchemischen und sonographischen Methoden sinnvoll erscheint.

2.1.2 Laborchemische Diagnostik in der Frühschwangerschaft

Humanes Choriongonadotropin (HCG)

Das Glykoprotein humanes Choriongonadotropin (HCG) besteht aus zwei Untereinheiten, die als α- und β-Kette bezeichnet werden. α-HCG wird in erster Linie von Zytotrophoblastzellen, β-HCG wird hingegen vorwiegend im Synzytiotrophoblasten gebildet. HCG findet sich frühestens 8 Tage nach der Ovulation im maternalen Serum und weist hinsichtlich der Molekülstruktur und des luteotropen Effektes Ähnlichkeiten mit dem LH auf. Der unterschiedliche Aufbau der β-Ketten erlaubt – unter Zuhilfenahme spezifischer Antikörper – die Differenzierung zwischen (β-) HCG und LH in den gebräuchlichen Testsystemen. Bei eingetretener Schwangerschaft ersetzt HCG zunehmend das LH, wobei die Aufrechterhaltung der Steroidsynthese im Corpus luteum im Vordergrund steht. Hierbei ist ein ausreichend hoher Progesteronspiegel im Serum für den Erhalt der Frühschwangerschaft von Bedeutung. Der Nachweis von HCG-Rezeptoren auf Stromazellen im Endometrium und auf Trophoblastzellen lässt vermuten, dass HCG weitere schwangerschaftsrelevante para- und autokrine Effekte ausübt.

In den ersten 10 bis 12 Tagen einer intakten intrauterinen Einlingsgravidität beträgt die Verdopplungszeit des HCG im Serum etwa 1,3 Tage (Lenton 1990). Mit zunehmendem Gestationsalter und/oder bei höheren HCG-Werten verlängert sich die Verdopplungszeit – beispielsweise wird sie bei Werten zwischen 1200 und 6000 mIE/ml mit 3 Tagen angegeben (Pittaway u. Wentz 1985). An dieser Stelle sei allerdings betont, dass niedrigere Ausgangswerte und/oder eine verlängerte Verdopplungszeit des HCG nicht als alleiniger Hinweis für eine Extrauteringravidität oder für eine gestörte intrauterine Frühgravidität gewertet werden dürfen. Umgekehrt müssen kurze Verdopplungszeiten und/oder hohe Werte des HCG nicht unbedingt für das Vorliegen einer Trophoblasterkrankung sprechen.

> Die höchsten HCG-Spiegel mit 50.000–100.000 mIE/ml finden sich in der 10. SSW, danach kommt es bis zur 20. SSW zu einem kontinuierlichen Abfall auf Werte um 10.000–20.000 mIE/ml, die bis zur Geburt des Kindes in etwa konstant bleiben (Speroff et al. 1994).

Weitere Faktoren, Hormone und Screening-Tests

Im Rahmen der In-vitro-Fertilisation (IVF) konnte gezeigt werden, dass Embryonen binnen 48 h nach Fertilisation in äußerst variablen Konzentrationen einen »**embryo-derived platelet activating factor**« **(EDPAF)** sezernieren können. EDPAF soll die Aktivität von Leukotrienen und Prostaglandinen beeinflussen und so einen vasodilatatorischen Effekt aufweisen, wodurch möglicherweise die Implantation erleichtert wird. Allerdings wird die Bedeutung der EDPAF-Sekretion für die Beurteilung der Lebensfähigkeit des Embryos in Zweifel gezogen (Amiel et al. 1989).

Der »**early pregnancy factor**« **(EPF)** ist ein Serumparameter, der im sehr frühen Gestationsalter durch den Embryo sezerniert werden soll. Die Hypothesen zum periimplantatorischen Einfluss des EPF auf das mütterliche Immunsystem sowie auf die Synthese von Prostaglandinen und Wachstumsfaktoren haben jedoch einen sehr spekulativen Charakter. Zudem sind die bisherigen Nachweismethoden für den EPF noch immer unspezifisch und ihre Auswertung äußerst subjektiv (Edwards u. Brody 1995).

Die in der Frühschwangerschaft initial nachweisbare Erhöhung der **Steroidhormone** im mütterlichen Serum ist auf den Einfluss des trophoblastären HCG auf das Corpus luteum im Ovar zurückzuführen. Zu diesem Zeitpunkt erlaubt daher die Bestimmung der Steroidhormone – wenn überhaupt – nur indirekte Rückschlüsse auf eine sich regelrecht entwickelnde Frühschwangerschaft. Im dritten Schwangerschaftstrimenon wird die Bestimmung des in der Plazenta gebildeten **unkonjugierten Estriols** u.U. noch zur ergänzenden Überwachung des Feten eingesetzt. Allerdings ist diese laborchemische Überwachungsmöglichkeit in den letzten Jahren aufgrund der Entwicklungen im Bereich der Dopplersonographie in den Hintergrund gedrängt worden.

Das vom Synzytiotrophoblasten sezernierte Proteohormon **humanes plazentares Laktogen (HPL)** steigt im maternalen Serum erst ab der 5. SSW an. Unbestätigt blieben frühere differenzialdiagnostische Befunde, nach denen die Kombination eines hohen HCG-Spiegels mit einem niedrigen HPL-Wert auf eine Trophoblasterkrankung hinweist (Speroff et al. 1994). Die HPL-Bestimmung im Serum wird allenfalls noch als Hilfsmittel bei der Beurteilung der Plazentainsuffizienz verwertet, wobei der Aussagewert dieser diagnostischen Maßnahme umstritten ist.

Neuere Arbeiten haben zeigen können, dass der mütterliche Serumspiegel des **schwangerschaftsassoziierten Plasmaproteins A** (engl.: »pregnancy-associated plasma protein-A«, PAPP-A) in Kombination mit der Bestimmung des **freien β-HCG** eine Risikopräzisierung für die Trisomie 21 und Trisomie 18 im ersten Schwangerschaftstrimenon erlaubt (Wald et al. 1996; Zimmermann et al. 1996; Tul et al. 1999). Die Treffsicherheit der genannten biochemischen Marker wird offenbar durch die Hinzuziehung der sonographischen Messung der **embryonalen Nackentransparenz (NT)** weiter erhöht (Spencer et al. 1999; Eiben et al. 2001; Hafner et al. 2001; s. auch Kap. 9: »Screening auf Fehlbildungen und Chromosomenstörungen«).

2.1.3 Nachweis der Frühschwangerschaft mittels Sonographie

Insbesondere bei der Frühschwangerschaft bietet die **transvaginale Sonographie** aus technischer Sicht entscheidende Vorteile im Vergleich zu der transabdominellen Technik: Durch die Nähe des Schallkopfes zu den zu untersuchenden intrauterinen Strukturen und der damit verbundenen geringeren Eindringtiefe der Schallwellen sind höhere Frequenzen mit besserer Bildauflösung möglich. Zudem können zuverlässige Befunde bei Patientinnen mit Adipositas, extrem retroflektiertem Uterus und intraabdominellen Verwachsungen erbracht werden.

Zur Erhebung morphometrischer Befunde während der Embryonalperiode wird die transvaginale Sonographie im **Real-time-B-Modus** mittels mechanischer Sektorsonden oder elektronischer Sektorscanner durchgeführt. Die verwendeten Sonden sollten in der Frequenz von 5 auf 7,5 MHz umschaltbar sein und über einen Sektor von mindestens 120° verfügen. Die vaginalsonographische Beurteilung des inneren Genitales erfolgt hierbei zwecks besserer Orientierung zunächst im **medianen Sagittalschnitt** (Uterus im Längsschnitt mit ventral liegender Blase) sowie im **Frontalschnitt** (Uterus im Querschnitt, linke Adnexe rechts und rechte Adnexe links im Bild).

Eine **systematische Vorgehensweise** bei der vaginalsonographischen Untersuchung vermeidet Versäumnisse bei der Erfassung von Befunden, die für den weiteren Schwangerschaftsverlauf von erheblicher Relevanz sein können. Beispielsweise ist im ersten Schwangerschaftstrimenon die sonographische Unterscheidung zwischen monochorialen Gemini – die zu einem späteren Zeitpunkt ein erhöhtes Risiko für fetofetale Transfusionen aufweisen – und dichorialen Zwillingen wesentlich einfacher, als in der Spätschwangerschaft. Dies gilt ebenfalls für die antenatale Abgrenzung von mono- und diamniotischen Mehrlingen.

Nach orientierender Darstellung des inneren Genitale im medianen Sagittalschnitt und im Frontalschnitt, erfolgt zunächst die **Festlegung des Implantationsortes.** Hierbei ist die Chorionhöhle innerhalb des dezidualisierten Endometriums ab einem Durchmesser von etwa 2 mm mit entsprechender Gerätetechnik zuverlässig darstellbar. Bei diesem Größendurchmesser müssen jedoch zunächst differenzialdiagnostisch Vakuolen in der Dezidua sowie eine Pseudoeiblase in Erwägung gezogen werden. Der weitere systematische Untersuchungsablauf beinhaltet den **Ausschluss bzw. Nachweis einer Mehrlingsschwangerschaft** und – falls bereits möglich – der **Beurteilung der embryonalen Morphologie** mit anschließender **Biometrie** und der **Erfassung von Vitalitätszeichen** (Wisser 1995). Die erhobenen Befunde ermöglichen eine weitgehend exakte Festlegung des Gestationsalters unter Hinzuziehung der Stadien der Embryonalentwicklung aus der Carnegie-Sammlung und der biometrischen Daten von Eiblase und Embryo (Übersicht in Wisser 1995). Diese Daten erlauben demnach in der Frühschwangerschaft eine zuverlässige Bestätigung bzw. Korrektur des errechneten Geburtstermins.

Der **sichere embryonale Vitalitätsnachweis** ist sonographisch ab der 7. SSW mit der Beobachtung bzw. Messung von Herzaktionen im Real-time-B-Modus bzw. Time-motion-Modus möglich. Schließlich sollte bereits im ersten Schwangerschaftstrimenon auf Hinweiszeichen für das Vorliegen **embryonaler Erkrankungen** geachtet werden (auffällige Körperkontur in Bezug auf Nacken und Bauchwand, abnorme Herzfrequenz, abnorme Organstrukturen, Auffälligkeiten der Nabelschnur und/oder Plazenta, auffällige Wachstumskurve u. a.).

Insbesondere in diesem Zusammenhang wird auf das Kap. 16: »Ultraschall in der Geburtshilfe« verwiesen.

2.2 Abort

2.2.1 Definition und Epidemiologie

Definition

Im deutschsprachigen Raum wird unter dem Begriff »Abort« ein nichtartifizieller Verlust der Schwangerschaft vor Eintritt der Lebensfähigkeit des Kindes verstanden. Aufgrund der Fortschritte in der neonatologischen Intensivmedizin sind hierbei Feten ab einem Geburtsgewicht von >500 g als lebensfähig anzusehen.

Die Rate an klinischen Aborten nach Ausbleiben der Regelblutung, bezogen auf die Gesamtzahl aller festgestellten Schwangerschaften, liegt im Mittel zwischen 11 und 15% (Edmonds et al. 1982; Hertz-Picciotto u. Samuels 1988; Miller et al. 1980). Bis zu viermal mehr Embryonen dürften in der kurzen Zeitspanne zwischen Implantation und Periodenblutung unbemerkt abgehen (Edmonds et al. 1982) und weitere rund 15% noch vor der Implantation (Little 1988), wodurch die Rate an präklinischen (vor dem Ausbleiben der Regelblutung) und klinischen Aborten zusammen deutlich über 50% betragen dürfte (Edmonds et al. 1982).

▶ Studienbox

In einer neueren und umfangreichen Studie konnte gezeigt werden, dass offenbar ein Zusammenhang zwischen dem Zeitpunkt der Implantation und der Inzidenz von Frühaborten besteht: Die niedrigste Abortrate von 13% fand sich bei einer Implantation bis zum Tag 9 post ovulationem (p.o.), bei einer Implantation am Tag 10 p.o. und 11 p.o. kam es bereits zu einem signifikanten Anstieg der Frühabortrate auf 26% bzw. 52%. Die nach dem Tag 11 p.o. erfolgten Implantationen endeten schließlich zu 82% in einer Frühfehlgeburt (Wilcox et al. 1999).

Von Bedeutung für die Klinik ist die Unterscheidung zwischen **sporadischen Aborten** und dem Vorliegen eines **habituellen Abortgeschehens**, das bei 3 aufeinanderfolgenden Fehlgeburten vorliegt. Aus klinischer Sicht ist eine Einteilung in Frühaborte bis zur 12.–14. SSW und in Spätaborte ab der 14. SSW sinnvoll. Hinsichtlich der Ätiologie von Aborten scheinen jedoch, bis auf die endokrinen Abortursachen und die Zervixinsuffizienz, die Übergänge zwischen Früh- und Spätfehlgeburten fließend zu sein. Aus diesem Grund werden die ätiologischen Faktoren, die zu Aborten im ersten und zweiten Schwangerschaftstrimenon führen können, in den entsprechenden Abschnitten gemeinsam abgehandelt.

2.2.2 Klinische Stadien des Abortgeschehens

Klinisch findet sich beim **drohenden Abort (Abortus imminens)** eine vaginale Blutung mit oder ohne uterine Kontraktionen, wobei sich palpatorisch in der Regel keine Eröffnung des äußeren Muttermundes feststellen lässt. Von wesentlicher Bedeutung für die Diagnose sind die sonographischen Befunde eines vitalen Embryos/Feten, einer erhaltenen Cervix uteri und eines geschlossenen inneren Muttermundes. Die Sonographie erlaubt zudem den Nachweis eines möglicherweise vorliegenden perichorialen Hämatoms, wodurch die differenzialdiagnostische Abgrenzung von einer Portioektopie oder einer intrazervikalen Neoplasie erleichtert wird. Laborchemisch finden sich bis zur 10. SSW regelrechte Verdopplungszeiten des HCG.

> Obwohl allgemein empfohlen, konnte der eindeutige Nutzen einer körperlichen Schonung bzw. Bettruhe im Hinblick auf den Schwangerschaftsausgang beim drohenden Abort im ersten Trimenon bislang nicht bewiesen werden. Auch zur medikamentösen Behandlung mit Gestagenen und/oder HCG liegen keine zufriedenstellenden kontrollierten Studien vor.

Lassen sich beim drohenden Abort im ersten Schwangerschaftstrimenon mittels Sonographie embryonale Vitalitätszeichen (Herzaktionen) nachweisen, ist in weit über 90% der Fälle mit einem günstigen Schwangerschaftsverlauf zu rechnen (Everett u. Preece 1996).

Dieser Umstand ist im Rahmen der Beratung der betroffenen Patientin im Sinne einer Beruhigung von hoher praktischer Bedeutung.

Beim **beginnenden Abort (Abortus incipiens)** kommt es unter wehenartigen uterinen Kontraktionen zu einer Erweichung und Verkürzung der Cervix uteri mit Dilatation des Zervikalkanals. In dieser Situation ermöglicht die Sonographie eine Bestätigung der klinischen Befunde an der Zervix – darüber hinaus werden des Öfteren eine deformierte Chorionhöhle mit einem nichtvitalen Embryo/Feten sowie ein ausgeprägtes perichoriales Hämatom vorgefunden. Insbesondere ist beim Vorliegen einer dauerhaft überregelstarken vaginalen Blutung ein konservatives Vorgehen nicht mehr gerechtfertigt.

▶ Empfehlung

Therapeutisch sollte bis zu einer Uterusgröße entsprechend der 14. SSW eine Vakuumkürettage unter gleichzeitiger Gabe von Uterotonika (Methylergometrin, Oxytocin) durchgeführt werden. Ab einer Uterusgröße von >14. SSW ist zunächst eine medikamentös-unterstützte (Sulproston, Gemeprost, Oxytocin) Spontanausstoßung anzustreben, wobei eine anschließende Kürettage zwecks Entfernung von noch verbliebenen Plazentaresten möglicherweise notwendig ist.

Ist es bereits zu einer teilweisen bzw. vollständigen Spontanausstoßung des Embryo/Feten und der Plazenta gekommen, liegt ein **inkompletter bzw. kompletter Abort (Abortus incompletus bzw. completus)** vor. Im Rahmen der klinischen Untersuchung tastet sich der Uterus häufig kleiner als dem Gestationsalter entsprechend und es findet sich ein klaffender Zervikalkanal, wobei sich dieser bei einem kompletten Abort allerdings auch wieder formiert haben kann. Mit der Sonographie kann in der Regel eine intrauterine Chorionhöhle mit einem vitalen Embryo nicht mehr nachgewiesen werden. Schwierigkeiten bereitet häufig die sonographische Differenzierung zwischen in utero verbliebenen Plazentaresten und Blutkoageln, die jeweils als unregelmäßige echodichte Strukturen imponieren können.

▶ Empfehlung

Da sowohl klinisch, als auch sonographisch eine Unterscheidung zwischen einem kompletten und inkompletten Abort nicht sicher möglich ist, kann – insbesondere bei persistierenden Blutungen – eine Vakuumkürettage vorgenommen werden. Neuere Daten haben zeigen können, dass in Fällen von kompletten und inkompletten Aborten bis einschließlich der 12. SSW, ein expektatives (nichtoperatives) Vorgehen ebenfalls in Erwägung gezogen werden kann (Nielsen et al. 1995; Nielsen et al. 1996; Grant 1996).

Bei einem **verhaltenen Abort (»missed abortion«)** kommt es, trotz abgestorbener oder sich nicht mehr entwickelnder Schwangerschaft, zu keinen spontanen Abortbestrebungen. Klinisch ist der Uterus kleiner als der Zeitspanne der Amenorrhö entsprechend, die Zervix erscheint derb und der Zervikalkanal ist geschlossen. Im Rahmen der HCG-Bestimmungen ist nicht ein möglicherweise erniedrigter Ausgangswert von Bedeutung, sondern die ausbleibende bzw. verzögerte Verdopplung der Werte innerhalb eines Zeitraums. Im Ultraschall findet sich ein nichtvitaler Embryo/Fetus, der im Rahmen einer Stoßpalpation des Uterus den Bewegungen des Fruchtwassers passiv nachfolgt. Die Biometrie ergibt häufig einen zu kleinen Embryo im Bezug auf den Chorionhöhlendurchmesser und auf das rechnerische Gestationsalter.

> Mit der Fortentwicklung der hochauflösenden transvaginalen Sonographie werden auch bei der sog. **Abortivfrucht** (»Windei«) – die definitionsgemäß keine embryonalen Strukturen enthalten sollte – zunehmend kleinere Anteile des Embryoblasten darstellbar, weshalb hier in vielen Fällen eine frühe Form des verhaltenen Frühabortes vorliegen dürfte (Wisser 1995).

Therapeutisch wird beim verhaltenen Abort wie beim Abortus incipiens/incompletus vorgegangen, wobei – insbesondere bei Frauen ohne Geburten und/oder einem habituellen Abortgeschehen in der Anamnese – aufgrund der unreifen Zervix eine lokale Vorbehandlung mit Prostaglandinen (z.B. Gemeprost) erfolgen sollte. Beim länger bestehenden verhaltenen Abort ist in Einzelfällen über schwere Gerinnungsstörungen mit der Ausbildung einer disseminierten intravasalen Koagulopathie (DIC) berichtet worden. Es handelt sich aber hierbei um eine sehr seltene Komplikation, die im klinischen Alltag kaum je Probleme bereitet.

Für das Vorliegen eines **infizierten Abortes** spricht eine Temperaturerhöhung über 38 °C, eine Leukozytose von 12.000 sowie eine signifikante Erhöhung der Blutsenkungsgeschwindigkeit (BSG) und des C-reaktiven Proteins (CRP). Meist liegt das klinische Stadium eines Abortus incipiens oder incompletus vor, wobei in dieser Situation auch immer an einen vorausgegangenen versuchten Schwangerschaftsabbruch gedacht werden muss. Im Initialstadium betrifft die Infektion das Cavum uteri, diese kann sich jedoch im weiteren Verlauf auf die Parametrien mit Adnexen, auf das Peritoneum und hämatogen **(septischer Abort)** ausbreiten. Ein häufig unterbewertetes Frühsymptom eines beginnenden septischen Geschehens ist die persistierende Hypotension mit Tachykardie, die des Öfteren zunächst als vegetative Dystonie oder als Folge eines Volumenmangels fehlgedeutet wird. Im weiteren Verlauf kann sich ein septischer Schock mit den Kardinalsymptomen Kreislauf- und Nierenversagen sowie manifester DIC entwickeln. Hierbei findet sich bei einer Sepsis ohne Schocksymptomatik bereits eine Mortalität von 13 %, die sich unter Hinzuentwicklung eines Schockgeschehens auf 28 % erhöhen kann (Bone 1991).

▶ Empfehlung

Die spezifische Therapie eines infizierten bzw. septischen Abortes sollte daher möglichst früh begonnen werden und besteht zunächst in einer hochdosierten intravenösen Antibiotikagabe (z.B. Amoxicillin + Clavulansäure; Cefotaxim in Kombination mit Metronidazol), einer adäquaten Volumensubstitution sowie in der Kontrolle der Gerinnungsparameter, um eine sich anbahnende DIC möglichst frühzeitig erkennen zu können. Bei einer Uterusgröße >14 SSW kann gleichzeitig eine medikamentös unterstützte Spontanausstoßung angestrebt werden. Vor der 14. SSW kann 4–6 h nach Beginn einer adäquaten intravenösen Antibiotikagabe die operative Entleerung bzw. Nachtastung des Uterus geplant werden. Nach diesem Intervall ist mit entsprechenden Antibiotikaspiegeln im Bereich des Infektionsgeschehen zu rechnen, wodurch die Gefahr einer weiteren Ausbreitung der Septikämie im Zusammenhang mit der operativen Intervention gering ist.

Aufgrund der heutzutage verfügbaren Antibiotika hat sich dieses Vorgehen gegenüber dem zu langen Zuwarten und der Gefahr der Entwicklung eines Endotoxinschocks deutlich bewährt.

2.2.3 Abortursachen

Chromosomale Anomalien im Abortgewebe

Numerische Chromosomenanomalien werden in 50–70 % aller sporadischen Aborte während des ersten und in rund 20 % während des zweiten Trimenons im Abortgewebe nachgewiesen (Boué et al. 1975; Johnson et al. 1990; Ohno et al. 1991; Poland et al. 1981). Die häufigsten dieser Aneuploidien sind **autosomale Trisomien** sowie die Monosomie X (Kajii u. Ferrier 1978; Lauritsen 1976). Auch auf das Chorion bzw. die Plazenta begrenzte Mosaike finden sich vermehrt bei sporadischen Aborten (Kalousek et al. 1992). Dagegen zählen Anomalien im embryonalen/fetalen Karyotyp nicht zu den gängigen Ursachen von habituellen Aborten. Im Gegenteil, im Abortgewebe von Paaren mit habituellem Abortgeschehen findet sich häufig ein unauffälliger Chromosomensatz (Boué et al. 1975; Strobino et al. 1976).

Genetische Ursachen bei den Eltern

Zu den genetischen Ursachen für habituelle Aborte zählen chromosomale Anomalien eines Elternteiles, molekulare Defekte und multifaktorielle Syndrome.

Durch Karyotypisierung beider Elternteile lassen sich bei 3–8% der Paare mit habituellem Abortgeschehen eine Chromosomenanomalie eines Partners nachweisen, was der 6- bis 9fachen Rate in der Normalbevölkerung entspricht (de Braekeler u. Dao 1990; Brumstedt 1991; Smith u. Gaha 1990). Meist handelt es sich hierbei um **Robertson-** oder **reziproke Translokationen**, die zusammen 73% ausmachen (Cammarata et al. 1989), oder Inversionen, selten auch um Mosaike einer Trisomie X oder Monosomie des X-Chromosoms. Ist beispielsweise ein Partner Träger einer balancierten Robertson-Translokation 14/21, so sind folgende chromosomale Varianten der Zygoten denkbar: Trisomie 14, Monosomie 14, Trisomie 21, Monosomie 21, balancierte Translokation 14/21 und ein normaler Chromosomensatz. Die Hälfte der möglichen Zygoten (Trisomie 14, Monosomie 14, Monosomie 21) sind nicht mit einem lebensfähigen Kind vereinbar und werden abortiert. Das Abortrisiko in der Praxis wird aber weiter erhöht durch die Selektion gegen Feten mit einer Trisomie 13, 18 und 21, d. h. auch bei einem großen Teil dieser Schwangerschaften kommt es zu Früh- und Spätaborten.

Mutationen und Gendefekte könnten für einen beträchtlichen Teil der euploiden Aborte verantwortlich sein. Die myotone Dystrophie ist ein Beispiel für eine Erkrankung eines einzelnen Gens, die mit einem erhöhten Risiko für Aborte und intrauterinen Fruchttod verknüpft ist (Broekhuizen et al. 1983). Jedoch sind die molekulargenetischen Untersuchungstechniken zur Aufdeckung weiterer solcher Assoziationen erst seit kurzem verfügbar, so dass gesicherte Erkenntnisse über die Rolle von Mutationen bei der Verursachung von habituellen Aborten noch fehlen.

Uterine Anomalien

Zu den angeborenen oder erworbenen Anomalien des Uterus, die für Früh- und Spätaborte sowie auch für ein habituelles Abortgeschehen verantwortlich sein können, zählen die Hemmungsmissbildungen der Müller-Gänge, Myome, intrauterine Synechien sowie die Zervixinsuffizienz (s. Übersicht).

Angeborene und erworbene uterine Anomalien mit erhöhtem Abortrisiko

- Uterus subseptus und septus
- Uterus unicornis mit oder ohne rudimentäres Horn
- Uterus bicornis unicollis oder bicollis
- Uterus didelphys
- Intrauterine Synechien
- Myome
- Zervixinsuffizienz

Angeborene uterine Anomalien. Über die allgemeine Inzidenz von angeborenen Uterusanomalien gibt es keine verlässlichen Angaben. Bei Frauen mit habituellen Aborten werden uterine Fehlbildungen mit 10–30% angegeben, wobei das Abortrisiko in erster Linie vom Typ der vorliegenden Anomalie abhängen dürfte. In der Literatur finden sich teilweise sehr unterschiedliche Angaben hinsichtlich der Rate an Fehlgeburten bei den diversen uterinen Fehlbildungen (Übersicht in Steck et al. 1997a).

Die höchste Abortrate ohne chirurgische Therapie wird beim **Uterus subseptus** und **septus** durchschnittlich mit 67% beobachtet, wobei wiederum das Abortrisiko von der Ausprägung des Septums abhängt.

Beim Vorliegen eines **Uterus unicornis** beträgt das Risiko einer Fehlgeburt im Mittel 48%. Bei dieser Fehlbildung besteht zudem die Möglichkeit einer Gravidität in einem eventuell vorhandenen rudimentären zweiten Horn, wobei hier das hohe Risiko einer Ruptur im Verlauf der Schwangerschaft berücksichtigt werden muss.

Beim ungleich häufiger vorkommenden **Uterus bicornis** besteht ohne Therapie im Durchschnitt ein Abortrisiko von 35%, wobei die Rate an Aborten vom Ausmaß der Trennung beider Hörner (partieller Uterus bicornis unicollis oder kompletter Uterus bicornis bicollis) abhängen dürfte.

Das Abortrisiko bei einem **Uterus didelphys** wird mit 13–42% sehr unterschiedlich angegeben. Diese relativ seltene Anomalie – bei der zwei durch Endometrium ausgekleidete Hörner jeweils mit einer Zervix im Bereich des unteren Uterinsegmentes miteinander verbunden und die beiden Portiones meist durch ein longitudinales Vaginalseptum getrennt sind – besitzt wahrscheinlich die beste Prognose bezüglich des Austragens einer Schwangerschaft.

Allgemein sei auf das erhöhte Risiko des Auftretens **geburtshilflicher Komplikationen** (Frühgeburtlichkeit, Wachstumsretardierungen, Anomalien der Lage und Poleinstellung, Uterusruptur nach operativer Korrektur) bei allen Hemmungsmissbildungen der Müller-Gänge hingewiesen (s. Übersicht).

Geburtshilfliche Komplikationen bei angeborenen uterinen Anomalien

- Frühgeburtlichkeit
- Fetale Wachstumsretardierungen
- Anomalien der Lage und Poleinstellungen
- Uterusruptur nach operativer Korrektur

Erworbene uterine Anomalien. **Intrauterine Synechien** nach Endometritis und intrauterinen Eingriffen kommen ebenfalls als Risikofaktor für Früh- und Spätaborte in Betracht. Die Häufigkeit intrauteriner Synechien und deren Ausmaß steigt offensichtlich mit der Zahl der vorangegangenen Aborte und intrauterinen Eingriffe: So beträgt die Inzidenz solcher Adhäsionen 14–16% nach zwei, aber 32% nach drei oder mehr Frühaborten (Friedler et al. 1993; Golan et al. 1992).

Auch große **Myome** bleiben während der Schwangerschaft häufig asymptomatisch. Jedoch wird das Vorhandensein von Myomen mit einem erhöhten Risiko für Früh- und Spätaborte und andere Schwangerschaftskomplikationen (Frühgeburten, Lageanomalien, vorzeitige Plazentalösung) in Verbindung gebracht (Buttram u. Reiter 1981; Exacoustos u. Rosati 1993). Degenerative Veränderungen eines Myoms in der Schwangerschaft können ebenfalls einen Abort auslösen (Buttram u. Reiter 1981; Katz et al. 1989). Insbesondere können multiple Myome gelegentlich als Ursache für habituelle Aborte in Betracht kommen, und in einigen kleinen retrospektiven Studien wurde ein positiver Effekt einer Myomektomie auf die nachfolgende Fertilität festgestellt. Jedoch wurde die tatsächliche Rolle von Myomen in der Genese von habituellen Aborten bislang noch nicht in größeren Studien ausgewertet.

Die Bedeutung der **Zervixinsuffizienz** bei der Auslösung von Aborten – zumeist im zweiten Schwangerschaftstrimenon – wurde in der Vergangenheit wohl überschätzt (Rai et al. 1996). Das klinische Bild der Zervixinsuffizienz kann in einer schleichenden, schmerzlosen Dilatation der Zervix, in einer prallen Vorwölbung des Amnions oder in einem weit vorzeitigen Blasensprung am wehenlosen Uterus bestehen. Allerdings kann jedes dieser Symptome auch im Verlauf eines Abortgeschehens anderer Ursache auftreten und beweist daher noch nicht die Kausalität der zervikalen Insuffizienz für den Verlust der Schwangerschaft.

▶ Studienbox

Die tatsächliche Inzidenz der Zervixinsuffizienz dürfte etwa 1 % bei unselektionierten Schwangeren (Lidegaard 1994), aber rund 13 % bei Schwangeren mit habituellen Aborten in der Vorgeschichte (Stray-Pedersen u. Stray-Pedersen 1984) betragen. Die Häufigkeit der Zervixinsuffizienz ist offenbar in der Altersgruppe >35 Jahre um ein Mehrfaches höher als bei Schwangeren <20 Jahren (Lidegaard 1994).

Infektionen

Eine Reihe viraler, bakterieller und parasitärer Infektionen wird mit sporadischen Aborten kausal in Zusammenhang gebracht. Allerdings sind die meisten dieser Infektionen entweder von kurzer Dauer, hinterlassen eine lebenslange Immunität oder ziehen üblicherweise eine antibiotische Behandlung nach sich, die den Erreger eliminiert, so dass sie zwar als Ursache eines einzelnen Abortgeschehens, jedoch nur in seltenen Fällen von habituellen Aborten in Frage kommen.

Eine intrauterine Infektion durch **embryo- bzw. fetotoxische Viren** (Herpes simplex, Zytomegalie, Varizella Zoster, Masern, Röteln und Parvovirus B19) können zu Fehlgeburten führen, jedoch scheiden diese Erreger – aufgrund der Immunität nach Erstinfektion – als Ursache für ein habituelles Abortgeschehen aus.

Die **bakterielle Vaginose (BV)** ist ein anerkannter Risikofaktor für Spätaborte, Frühgeburten und vorzeitigen Blasensprung (Hay et al. 1994; Kurki et al. 1992). Eine Assoziation mit Aborten während des ersten Trimenons wurde bislang nicht berichtet. Allerdings ist bei der Beurteilung der Kausalität der BV für das Abortgeschehen auch die Koinzidenz mit weiteren – potentiell Aborte verursachenden – genitalen Infektionen (Chlamydien, Mykoplasmen) zu berücksichtigen.

Persistierende, oligosymptomatische genitale Besiedlungen durch **Chlamydia trachomatis, Ureaplasma urealyticum** und **Mycoplasma hominis** sind zumindest in einigen Studien gehäuft bei Frauen mit habituellen Aborten nachgewiesen worden. Allerdings haben andere Untersucher die Assoziation zwischen positiver Chlamydienserologie und sporadischen (Osser u. Persson 1996) oder habituellen Aborten (Rae et al. 1994) nicht bestätigen können. Insbesondere ist bislang nicht bewiesen, ob beim Nachweis dieser Erreger eine antibiotische Behandlung auch tatsächlich den Ausgang weiterer Schwangerschaften verbessert. Aufgrund der besonderen Situation bei habituellen Aborten und angesichts der leichten Therapierbarkeit mit Tetrazyklinen oder Erythromycin kann jedoch ein entsprechendes Screening im Intervall vor einer geplanten Schwangerschaft in Erwägung gezogen werden.

Eine nicht ausreichend behandelte **Syphilis** kann sporadische Spätaborte oder Totgeburten auslösen, jedoch sollte diese Infektion heutzutage aufgrund des generellen Screenings in der Schwangerschaft und der leichten Therapierbarkeit als Ursache von wiederholten Fehlgeburten ausscheiden.

Borrelien werden zwar als Ursache für Totgeburten und Malformationen diskutiert und angesichts der Transmission auf den Feten ist auch die Auslösung einer Fehlgeburt denkbar, jedoch fehlen zu dieser Annahme bislang gesicherte Daten.

Die Assoziation von **Listeria monocytogenes** mit febrilen Spätaborten, Frühgeburten und neonataler Infektion ist seit längerem bekannt. Aufgrund der Reaktivierungsmöglichkeit einer latenten Listeriose während der Schwangerschaft können im Falle reduzierter mütterlicher Immunität in Einzelfällen auch wiederholte Aborte auftreten (Dick et al. 1988). Allerdings ist die Rate an symptomatischer Listeriose oder asymptomatischer genitaler Besiedlung während der Schwangerschaft niedrig (Lamont u. Postlewait 1986).

Die Möglichkeit der Auslösung eines Abortes oder einer Totgeburt durch eine Erstinfektion mit **Toxoplasma gondii** während der Schwangerschaft ist ebenfalls seit langem bekannt. Dieses Risiko ist bei einer Erstinfektion vor der 20. SSW wesentlich größer als bei einer Infektion während der zweiten Hälfte der Schwangerschaft. Da eine Parasitämie eine absolute Voraussetzung für die Transmission auf den Feten darstellt und diese nur bei einer Erstinfektion vorkommt, ist eine wiederholte Infektion des Feten – außer im Fall einer maternalen Immunsuppression – in aufeinanderfolgenden Schwangerschaften extrem unwahrscheinlich.

Stoffwechselstörungen

Eine erhebliche **Adipositas** hat sich als ein Risikofaktor für Aborte bei Frauen erwiesen, die sich wegen einer anovulatorischen Oligomenorrhö und polyzystischen Ovarien einer medikamentösen Ovulationsauslösung unterzogen hatten (Hamilton-Fairly et al. 1992). Es ist daher anzunehmen, dass sich durch eine Normalisierung des Körpergewichtes – neben der Regularisierung des Zyklus – auch das Abortrisiko senken lässt.

Diabetische Schwangere, deren Glukosespiegel gut eingestellt sind, unterliegen keinem höheren Abortrisiko als Schwangere ohne Diabetes mellitus (Mills et al. 1988). Hingegen ist die Wahrscheinlichkeit eines Abortes bei schwangeren Diabetikerinnen mit schlechter Stoffwechselkontrolle, d. h. hohen Spiegeln an Glukose und glykosyliertem Hämoglobin, während des ersten Trimenons eindeutig erhöht (Mills et al. 1988).

Eine **Hypo-** oder **Hyperthyreose** werden vielfach als mögliche Ursachen für sporadische oder habituelle Aborte genannt, jedoch finden sich in der Literatur auch gegenteilige Berichte. Wenn auch bei lediglich bis zu 2 % der Frauen mit habituellen Aborten eine Störung der Schilddrüsenfunktion zu erwarten ist, so erscheint doch im Hinblick auf die leichte Korrigierbarkeit dieser Störungen und auch wegen einer möglichen Verschlechterung in der Schwangerschaft eine Abklärung der Schilddrüsenfunktion bei diesen Patientinnen gerechtfertigt.

Genussgifte und Schadstoffe

Nikotin und/oder **Koffein** scheinen mit einem erhöhten Abortrisiko verknüpft zu sein – allerdings haben sich diese Assoziationen nicht in allen Studien belegen lassen. Signifikant vermehrt Fehlgeburten finden sich hingegen bei Frauen, die unter einem chronischem **Alkohol-, Opiat- und Kokainabusus** während der Schwangerschaft leiden.

Bei medizinischem Personal unter beruflicher Exposition gegenüber **Zytostatika** und **Narkosegasen** ist eine erhöhte Rate an Aborten registriert worden. Arbeiterinnen in bestimmten Bereichen der Metallindustrie, in chemischen oder pharmazeutischen Betrieben, in der chemischen Reinigung von Kleidung und Frauen, die Umgang mit organischen Lösungsmitteln oder Farben haben, unterliegen offenbar ebenfalls einem erhöhten Abortrisiko, wobei die Unterschiede zu den Abortraten von nichtexponierten Frauen nur für bestimmte Stoffe oder Kombinationen signifikant zu sein scheinen.

Angesichts der Vielzahl der in Frage kommenden Substanzen und der variablen Dauer und Intensität der Exposition können die teils widersprüchlichen Befunde über die Rolle von Schadstoffen am Arbeitsplatz und in der häuslichen Umgebung bei der Auslösung von Aborten nicht überraschen, zumal die Erkenntnisse über das fertilitätshemmende Potential einzelner Stoffe und deren additive Effekte bislang noch bruchstückhaft sind. In diesem Zusammenhang wird auch auf Kap. 6: »Embryologie und Teratologie«, Kap. 7: »Medikamente in der Schwangerschaft und Stillzeit« und Kap. 14: »Lebensführung in der Schwangerschaft« verwiesen.

Endokrinologie

Eine häufig angegebene, jedoch äußerst kontrovers diskutierte Ursache von sporadischen und insbesondere von habituellen Frühaborten ist der sog. **Lutealdefekt (Lutealinsuffizienz).** Dabei handelt es sich um eine inadäquate sekretorische Umwandlung des Endometriums aufgrund einer qualitativ oder quantitativ gestörten Funktion des Corpus luteum.

▶ **Studienbox**

Die Diagnose stützt sich entweder auf eine Verkürzung (<10 Tage) der hyperthermen Phase in der Basaltemperaturkurve (BTK) oder eine histologisch zu diagnostizierende (Endometriumsbiopsie) Verzögerung (>2 Tage) der Sekretionsphase des Endometriums oder auf erniedrigte Serumkonzentrationen von Progesteron in der mittleren Lutealphase (Ginsburg 1992). Da die Dauer des mittzyklischen Anstiegs der Körpertemperatur zwischen einem und vier Tagen schwanken kann, ist die Interpretation der BTK subjektiv und daher zur sicheren Feststellung eines Lutealdefekts wenig geeignet. Auch die histologische Diagnose eines Lutealdefekts einer um über 2 Tage verspäteten sekretorischen Umwandlung des Endometriums, gemessen an der chronologischen Zyklusphase, besitzt eine diagnostische Genauigkeit von höchstens 35% (McNeely u. Soules 1989). Da zudem der prognostische Wert einer Endometriumbiopsie auf den Ausgang der nachfolgenden Schwangerschaften bislang nicht bewiesen wurde, kann die routinemäßige Anwendung dieses invasiven Verfahrens – insbesondere bei Patientinnen mit habituellen Frühaborten – ▼ nicht empfohlen werden (Peters et al. 1992). Gegen die Verlässlichkeit einer einmaligen Messung von Progesteron spricht die Pulsatilität seiner Sekretion mit mehr als 10fachen Variationen, so dass konsequenterweise die Durchführung mehrmaliger Bestimmungen während der mittleren Lutealphase empfohlen wird. Auch die enorme Variabilität der endokrinen Profile von Zyklus zu Zyklus erschwert die Diagnose eines Lutealdefekts. Hinzu kommt, dass Zeichen einer Lutealinsuffizienz auch häufig bei fertilen Frauen ohne Aborte gefunden werden (Davis et al. 1989). In einer neueren, umfangreichen Studie konnte zudem gezeigt werden, dass der Serumprogesteronspiegel bei Frauen mit wiederholten Frühaborten keinen prädiktiven Aussagewert für den Verlauf einer erneuten Schwangerschaft aufweist (Ogasawara et al. 1997). Im Rahmen der Behandlung eines Lutealdefekts mit Gestagenen, scheint lediglich die Applikation von Progesteron als vaginale Suppositorien einen möglichen therapeutischen Wert zu besitzen, da offenbar bei dieser Form der Verabreichung das Hormon in einem geringeren Maß durch die Leber metabolisiert und so auch inaktiviert wird (Pouly et al. 1996).

Eine basale **Hypersekretion von LH** in der Follikelphase, ohne oder in Kombination mit dem Vorliegen **polyzystischer Ovarien (PCO-Syndrom),** wurde als ein möglicher Risikofaktor für Aborte beschrieben (Balen et al. 1993; Clifford et al. 1994). Eine Assoziation mit wiederholten Aborten scheint ebenfalls bei Frauen mit PCO-Syndrom und einer **Hyperandrogenämie** zu bestehen (Tulppala et al. 1993). Es muss jedoch an dieser Stelle betont werden, dass der alleinige sonographische Nachweis eines PCO-Syndroms ohne weitere endokrinologische Auffälligkeiten kein erhöhtes Risiko für habituelle Aborte bedeutet (Liddell et al. 1997; Tuppala et al. 1993).

Immunologie

Das Rätsel des Überlebens des fetalen Allotransplantats oder – anders ausgedrückt – die Frage nach der fehlenden Abstoßung der fetoplazentaren Einheit durch das mütterliche Immunsystem, wurde bereits vor Jahren formuliert, aber eine schlüssige Antwort konnte darauf bis heute nicht gegeben werden. Einer der Schutzmechanismen besteht sicherlich darin, dass anstelle der wichtigsten Transplantationsantigene, auf den Zytotrophoblastzellen das weitgehend monomorphe Human Leucocyte Antigen-G (HLA-G) exprimiert wird, wodurch Abstoßungsreaktionen verhindert werden, wie man sie bei transplantierten Organen beobachten kann.

Mehrere Untersucher werten eine gewisse **maternopaternale Heterogenität** hinsichtlich der HLA-Merkmale mit der konsekutiven Bildung sog. »**blockierender Antikörper**« als eine immunologische Voraussetzung für den erfolgreichen Verlauf einer Schwangerschaft. Aufgrund einer erhöhten Anzahl gemeinsamer HLA-Merkmale bei Paaren mit habituellen Aborten soll es – wegen des Fehlens »blockierender Antikörper« – bei den betroffenen Patientinnen zu einem habituellen Abortgeschehen kommen.

Es besteht allerdings Unklarkeit darüber, ab welcher Anzahl gemeinsamer Merkmale eine »erhöhte Gemeinsamkeit« vorliegen soll. Zudem gibt es zwischenzeitlich mehrere Untersuchungen, die eine erhöhte Anzahl gemeinsamer HLA-Merkmale bei Paaren mit habituellen Aborten nicht nachweisen konnten. Auch die Rolle der »blockierenden Antikörper« wird zunehmend kontrovers diskutiert: Sie sind zum einen bei den wenigsten normal verlaufenden Schwangerschaften zu finden, weshalb ihre unabdingbare Präsenz fraglich erscheint. Zum anderen fehlen bislang experimentelle Daten, die den protektiven Mechanismus dieser Antikörper auch tatsächlich nachweisen. Aus diesen Gründen wurde das Konzept der **aktiven Immuntherapie** mit Lymphozyten – um eine Bildung »blockierender Antikörper« bei Patientinnen mit habituellen Aborten zu bewirken – zwischenzeitlich weitgehend verlassen.

Ebenso scheint der potentielle Effekt von polyvalenten Immunglobulinen (**passive Immuntherapie**) auf das habituelle Abortgeschehen nicht in der Zuführung von »blockierenden Antikörpern« zu liegen. Schließlich werden die bisherigen Ergebnisse dieser beiden Behandlungsformen äußerst kontrovers beurteilt (Übersicht in Steck et al. 1997b), weshalb sie zur Therapie eines habituellen Abortgeschehens nicht mehr empfohlen werden können.

Es ist seit langem bekannt, dass bei Schwangerschaften von Frauen mit systemischem Lupus erythematodes (SLE) und erhöhten Serumspiegeln von **Antikörpern gegen Phospholipide (APA)** signifikant häufiger Komplikationen wie Aborte, intrauterine Fruchttode und fetale Asphyxien auftreten. In verschiedenen Studien konnte gezeigt werden, dass sich auch bei Frauen ohne SLE, jedoch mit wiederholten Aborten, signifikant häufiger APA finden als bei Frauen ohne Aborte (Lockwood u. Rand 1994).

> Bei den APA handelt es sich um eine heterogene Gruppe von Antikörpern, die sich gegen die Epitope Cardiolipin, Phosphoserin, Phosphoglycerol, Phosphoethanolamin, Phosphoinositol oder Phosphatidsäure richten und den Hauptklassen IgG, IgM und IgA angehören können. Auch das **Lupusantikoagulans (LAC)** gehört in diese Gruppe und die Gerinnungszeiten in den phospholipid- abhängigen Tests – z. B. aPTT – sind oft verlängert. In mehr als der Hälfte der Fälle reagieren die APA nicht mit Cardiolipin, sondern mit einem der übrigen Phospholipide, am häufigsten mit Phosphoserin (Gilman-Sachs et al. 1991).

APA scheinen einen Einfluss auf die Blutgerinnung zu haben und eine Hyperkoagulabilität zu bewirken, wobei der exakte Pathomechanismus, der der vermehrten Neigung zu Thrombosen und Embolien zugrunde liegt, noch unklar ist. Es ist daher denkbar, dass die potentiell nachteilige Wirkung dieser Antikörper auf die Schwangerschaft sich im Bereich der mütterlichen, die Plazenta versorgenden Gefäße entfaltet und sich hier als Thrombosen im Plazentabett manifestiert.

Für den Perinatologen von Relevanz ist die Assoziation des sog. **Antiphospholipidsyndroms (APS)** – definiert als der Nachweis von APA zusammen mit relevanten klinischen Ereignissen (thromboembolische Ereignisse, autoimmune Thrombozytopenie und -hämolytische Anämie, wiederholte Aborte und Fruchttode) – mit einem erhöhten Risiko für fetale Wachstumsretardierung, früh einsetzende Präeklampsie mit HELLP-Syndrom und erneut auftretende Aborte (Lockwood u. Rand 1994; s. Übersicht).

Geburtshilfliche Komplikationen beim Antiphospholipidsyndrom (APS)

- Fetale Wachstumsretardierung
- Intrauteriner Fruchttod
- (Früh einsetzende) Präeklampsie mit HELLP-Syndrom

▶ Empfehlung

Die therapeutischen Strategien bei APA-assoziierten habituellen Früh- und Spätaborten sowie intrauterinen Wachstumsretardierungen sind empirischer Natur, da bislang keine prospektiven randomisierten Vergleichsstudien mit genügend großer statistischer Aussagekraft vorliegen. Die am meisten verbreitete Abortprophylaxe beim Vorliegen von APA dürfte in einer Gabe von Acetysalicylsäure (ASS) alleine (80–100 mg täglich) oder kombiniert mit Heparin (20.000–30.000 IE täglich) bestehen. Zeitweise wurden Kortikosteroide (Prednison u. a.) empfohlen.

▶ Studienbox

Umfangreichere Studien haben allerdings zeigen können, dass diese therapeutische Option zum einen mit einer hohen maternofetalen Morbidität (Präeklampsie, vorzeitiger Blasensprung, fetale Retardierung) in Verbindung zu stehen scheint, zum anderen der therapeutische Effekt mit Heparin vergleichbar ist (Lockshin et al. 1989; Cowchock et al. 1992). Der Einsatz von intravenös verabreichten Immunglobulinen erbrachte bislang ebenfalls vielversprechende Ergebnisse bei Frauen mit APA und habituellen Aborten, jedoch stehen hier umfangreichere plazebokontrollierte Studien weiterhin noch aus, um die Wirksamkeit dieser Behandlungsform zu beweisen (Marzusch et al. 1996).

Psychosoziale Faktoren

Das psychologische Trauma als Folge eines oder gar mehrerer Aborte wird weithin unterschätzt (Neugebauer et al. 1992). Das Bewusstsein, eine Schwangerschaft verloren zu haben, wird hierbei durch die Möglichkeiten der frühen sonographischen Diagnostik noch verstärkt. Nach dem Erlebnis mehrerer Verluste von Schwangerschaften ist die Befürchtung, dass weiterhin Aborte auftreten, nur allzu verständlich, weshalb sich bei Paaren mit habituellen Aborten eine hohe Inzidenz von reaktiven Depressionen und Angst findet (Friedman u. Gath 1989). Auch wenn psychologische Faktoren nicht die Ursache wiederholter Aborte darstellen dürften, so ist die Vernachlässigung dieser Aspekte potentiell von Nachteil. Mehrere Studien haben bei Patientinnen mit habituellen Aborten eine hohe Rate (75%) an ausgetragenen Schwangerschaften ausschließlich durch »**tender loving care**« im Zusammenhang mit kurzfristigen klinischen und sonographischen Kontrollen belegen können (Rai et al. 1996; Stray-Pedersen u. Stray-Pedersen 1984), wobei im Rahmen der Bewertung dieser Maßnahmen die hohe Spontanerfolgsrate (s. auch nachfolgender Abschnitt) berücksichtigt werden muss.

Tabelle 2.1. Hauptursachen für habituelle Aborte

Ursache	[%]
Angeborene oder erworbene Uterusanomalien	15–30
Weitere maternale Faktoren (z. B. Diabetes u. a.)	25
Genetische Anomalien eines Partners	3–8
Ohne fassbares Korrelat	40–60

Tabelle 2.2. Risiko einer klinischen Fehlgeburt in Abhängigkeit der Anzahl vorangegangener Aborte (Zusammenfassung aller verfügbaren Studien)

Fehlgeburtsrisiko	[%]
Bei jeder Schwangerschaft	11–15
Nach einem Abort	12–24
Nach zwei aufeinanderfolgenden Aborten	19–35
Nach drei aufeinanderfolgenden Aborten	25–46

2.2.4 Spezielle diagnostische und therapeutische Aspekte bei habituellen Aborten

Vorbemerkungen

Ein habituelles Abortgeschehen, d.h. 3 aufeinanderfolgende Fehlgeburten, findet sich bei 0,8–1 % aller Frauen im reproduktiven Alter (Stirrat 1990). Die hierfür kausal verantwortlichen Faktoren können grob in drei Kategorien eingeteilt werden (Tabelle 2.1), wobei sich in den vorliegenden Studien eine sehr unterschiedliche Verteilung der Häufigkeiten findet. Nach heutigem Kenntnisstand lässt sich bei etwa der Hälfte der Fälle keine Ursache für die habituellen Aborte ausmachen. Inwiefern hier immunologische Faktoren als eindeutige Auslöser eines wiederholten Abortgeschehens in Frage kommen, kann derzeit noch nicht beantwortet werden.

> Für Frauen mit einer Fehlgeburt wird das Wiederholungsrisiko zwischen 12 % und 24 % angegeben, nach zwei aufeinanderfolgenden Aborten liegt das erneute Risiko bei 19–35 % (Tabelle 2.2). Nach drei Aborten beträgt das Wiederholungsrisiko zwischen 25 % und 46 % – im Durchschnitt der vorliegenden Studien 35 % (Katz u. Kuller 1994). Aus diesen Zahlen wird deutlich, dass selbst nach drei aufeinanderfolgenden Fehlgeburten, die vierte Schwangerschaft in rund 65 % der Fälle auch ohne spezifische Therapie ausgetragen werden kann.

An dieser Tatsache müssen sich alle diagnostischen und therapeutischen Interventionen, die bei Paaren mit einem habituellen Abortgeschehen vorgenommen werden, messen lassen. Zudem ist jede therapeutische Intervention zur Vermeidung weiterer Fehlgeburten durch das sporadische Abortrisiko von 11–15 % limitiert, dem jede Schwangerschaft unterliegt.

Cave

Jede prophylaktische Maßnahme kann das Risiko eines erneuten Abortes um höchstens 20–25 % effektiv senken.

Spezielle Anamnese und Diagnostik

Die spezielle Abklärung von Abortursachen ist generell erst beim Vorliegen von drei oder mehr aufeinanderfolgende Fehlgeburten zu empfehlen. Bei Frauen > 35 Jahre oder bei psychisch belasteten Paaren können entsprechende Untersuchungen bereits nach zwei Aborten sinnvoll sein.

Anamnese und Diagnostik bei habituellem Abortgeschehen

- Anamnese
  - Schwangerschaftsalter vorausgegangener Aborte?
  - Geburten, geburtshilfliche Komplikationen?
  - Bekannte Uterusanomalien?
  - Genetische Auffälligkeiten in den Familien?
  - Präkonzeptionelles Intervall, Androgenisierung?
  - Mütterliche Erkrankungen: Schilddrüse, Diabetes, Autoimmunphänomene, Gerinnungsstörungen?
  - Exposition gegenüber Genussmittel, Schadstoffen?
- Diagnostik
  - Karyotypisierung der Partner
  - Vaginalsonographie, Hysteroskopie
  - Endokrinologische Analysen: LH, TSH. Eventuell Progesteron in der Lutealphase
  - Antikörper gegen Phospholipide (Anti-Cardiolipin, Anti-Phosphoserin), Lupus anticoagulans, aPTT
  - Screening zervikaler Infektionen: Chlamydien, Mykoplasmen

Spezielle Therapie

Therapeutisch können folgende spezielle Maßnahmen zur Behandlung habitueller Aborte in Erwägung gezogen werden:
- Gametenspende bei balancierter Translokation eines Partners – hierbei müssen die gesetzlichen Bestimmungen im jeweiligen Land beachtet werden.
- Operative Korrektur von angeborenen uterinen Anomalien. Eine Indikation hierzu besteht in erster Linie beim Uterus septus und subseptus.
- Adhäsiolyse intrauteriner Synechien mit Einlage eines IUD über sechs Wochen zwecks Rezidivprophylaxe. Die operative Enukleation von Myomen wird als therapeutische Maßnahme äußerst kontrovers diskutiert.
- Bei nachgewiesener zervikaler Infektion durch Chlamydien oder Mykoplasmen kann antibiotisch behandelt werden. Diese Therapie hat jedoch nur empirischen Charakter – kontrollierte Studien fehlen hierzu bislang. Bei fehlender Rötelnimmunität ist eine entsprechende Immunisierung obligat.
- Beim Lutealdefekt wird eine Substitution mit Progesteron vorgeschlagen. Diese Maßnahme wird kontrovers beurteilt und umfangreiche kontrollierte Studien mit entsprechendem Follow-up fehlen bislang. Dieser Umstand gilt auch für die endokrinologische Behandlung von Frauen mit habituellen Aborten und basaler LH-Hypersekretion.

- Bei nachgewiesener Schadstoffbelastung am Arbeitsplatz oder im häuslichen Bereich sollte eine Reduktion hinsichtlich der Exposition versucht werden.
- Optimale Einstellung eines bestehenden Diabetes mellitus oder einer Schilddrüsendysfunktion.
- Beim Vorliegen von Antikörpern gegen Phospholipide (APA) ist die Therapie mit Acetylsalicylsäure (ASS) alleine oder kombiniert mit Heparin weit verbreitet. Hierzu liegen jedoch noch keine umfangreichen klinischen Studien vor – dies gilt auch für die Behandlung von Frauen mit APA und habituellen Aborten mit polyvalenten Immunglobulinen.
- Supportive Therapie mit kurzfristigen klinischen und sonographischen Kontrollen (»tender loving care«).

Literatur

Amiel ML, Duquenne C, Benveniste J, Testart J (1989) Platelet aggregating activity in human embryo culture media free of PAF-acether. Hum Reprod 4: 327–330

Balen AH, Tan SL, Jacobs HS (1993) Hypersecretion of luteinizing hormone: a significant cause of infertility and miscarriage. Br J Obstet Gynaecol 100: 1082–1089

Bone RC (1991) The pathogenesis of sepsis. Ann Int Med 115: 457–469

Boué J, Boué A, Lazar P (1975) Retrospective and prospective epidemiological studies of 1500 karyotyped spontaneous human abortions. Teratology 12: 11–26

de Braekeler MD, Dao TN (1990) Cytogenetic studies in couples experiencing repeated pregnancy loss. Hum Reprod 5: 59–528

Broekhuizen FF, de Elejalde M, de Elejalde R, Hamilton PR (1983) Neonatal myotonic dystrophy as a cause of hydramnios and neonatal death: a case report and literature review. J Reprod Med 28: 595–599

Brumstedt JR (1991) Recurrent spontaneous abortion. Curr Opin Obstet Gynecol 3: 844–848

Buttram VC, Reiter R (1981) Uterine leiomyomata: etiology, symptomatology and management. Fertil Steril 36: 433–447

Cammarata M, Corsello G, Marino M, Morabito M, Pecoraro MR, Piccione M, Giuffre L (1989) Genetic factors of recurrent abortions. Acta Eur Fertil 20: 367–370

Clifford K, Rai R, Watson H, Regan L (1994) An informative protocol for the investigation of recurrent miscarriage: preliminary experience of 500 consecutive cases. Hum Reprod 9: 1328–1332

Cowchock FS, Reece EA, Balaban D, Branch DW, Plouffe L (1992) Repeated fetal losses associated with antiphospholipid antibodies: A collaborative randomized trial comparing prednisone with low-dose heparin treatment. Am J Obstet Gynecol 166: 1318–1323

Davis OK, Cholst IN, Berkeley AS, Freedman KS, Naus GJ (1989) The incidence of luteal phase defect in normal, fertile women, determined by serial endometrial biopsies. Fertil Steril 51: 582–586

Dick JP, Palframann A, Hamilton DV (1988) Listeriosis and recurrent abortion in a renal transplant recipient. J Infect 16: 273–277

Edmonds DK, Lindsay KS, Miller JF, Williamson E, Wood PL (1982) Early embryonic mortality in women. Fertil Steril 38: 447–453

Edwards RG, Brody SA (1995) Principles and Practice of Assisted Human Reproduction. WB Saunders, Philadelphia

Eiben B, Hammans W, Keuter S, Goebel R, Louwen F, Epplen J (2001) Eine klinische Studie zur Wertigkeit der Trisomie 21 – Risikopräzisierung im ersten Trimester der Schwangerschaft. Z Geburtsh Neonatol 205: 94–98

Everett CB, Preece E (1996) Women with bleeding in the first 20 weeks of pregnancy: Value of general practice ultrasound in detecting fetal heart movement. Br J Gen Pract 46: 7–9

Exacoustos C, Rosati P (1993) Ultrasound diagnosis of uterine myomas and complications in pregnancy. Obstet Gynecol 82: 97–101

Friedler S, Margalioth EJ, Kafka I, Yaffe H (1993) Incidence of post-abortion intra-uterine adhesions evaluated by hysteroscopy – a prospective study. Hum Reprod 8: 442–444

Friedman T, Gath D (1989) The psychiatric consequences of a spontaneous abortion. Br J Psychiatry 155: 810–813

Gilman-Sachs A, Lubinski J, Beer AE, Brend S, Beaman KD (1991) Patterns of anti-phospholipd antibody specificities. J Clin Lab Immunol 35: 83–88

Ginsburg KA (1992) Luteal phase defect etiology, diagnosis and management. Endocrinol Metab Clin North Am 21: 85–104

Golan A, Schneider D, Avrech O, Raziel A, Bukovsky I, Caspi E (1992) Hysteroscopic findings after missed abortion. Fertil Steril 58: 508–510

Grant JM (1996) Treating miscarriage and abortion. Br J Obstet Gynaecol 103: viii

Hafner E, Schuchter K, Metzenbauer M, Höfinger D, Stangl G, Philipp K (2001) Der combined test im ersten Schwangerschaftstrimenon bei 3316 nicht selektierten Schwangeren zur Diagnostik des M. Down. Z Geburtsh Neonatol 205: 99–103

Hamilton-Fairley D, Kiddy D, Watson H, Paterson C, Franks S (1992) Association of moderate obesity with a poor pregnancy outcome in women with polycystic ovary syndrome treated with low dose gonadotrophin. Br J Obstet Gynaecol 99: 128–131

Hay PE, Morgan DJ, Ison C, Bhide SA, Roney M, McKenzie P, Pearson J, Lamont RF, Taylor Robinson D (1994) A longitudinal study of bacterial vaginosis during pregnancy. Br J Obstet Gynaecol 101: 1048–1053

Hertz-Piccitto I, Samuels SH (1988) Incidence of early loss in pregnancy. N Engl J Med 319: 1483–1484

Johnson MP, Drugan A, Koppitch FC, Uhlmann WR, Evans MI (1990) Postmortem chorionic villi sampling is a better method for cytogenetic evaluation of early fetal loss than culture of abortus material. Am J Obstet Gynecol 163: 1505–1510

Kajii T, Ferrier A (1978) Cytogenetics of aborters and abortuses. Am J Obstet Gynecol 131: 33–38

Kalousek DK, Barrett IJ, Gartner AB (1992) Spontaneous abortion and confined chromosomal mosaicism. Hum Genet 88: 642–646

Katz VI, Dotters DJ, Droegemueller W (1989) Complications of uterine leiomyomas in pregnancy. Obstet Gynecol 73: 593–596

Katz L, Kuller JA (1994) Recurrent miscarriage. Am J Perinatol 11: 386–397

Kurki T, Sivonen A, Renkonen OV, Savia E, Ylikorkala O (1992) Bacterial vaginosis in early pregnancy and pregnancy outcome. Obstet Gynecol 80: 173–177

Lamont RJ, Postlewait R (1986) Carriage of Listeria monocytogenes and related species in pregnant and non-pregnant women in Aberdeen, Scotland. J Infect 13: 187–193

Lauritsen JG (1976) Aetiology of spontaneous abortion: a cytogenetic and epidemiological study of 288 abortuses and their parents. Acta Obstet Gynecol Scand (Suppl) 52: 1–29

Lenton E (1990) Gonadotrophins of the menstrual cycle and implantation. In: Edwards RG (Hrsg) Establishing a Successful human pregnancy. Raven Press, New York

Liddell HS, Sowden K, Farquhar CM (1997) Recurrent miscarriage: screening für polycystic ovaries and subsequent pregnancy outcome. Aust NZ Obstet Gynaecol 37: 402–406

Lidegaard O (1994) Cervical incompetence and cerclage in Denmark 1980–1990: a register based epidemiological survey. Acta Obstet Gynecol Scand 73: 35–38

Little AB (1988) There's many a slip »twixt« implantation and the crib. N Engl J Med 319: 241–242

Lockshin MD, Druzin ML, Qamar T (1989) Prednisone does not prevent recurrent fetal death in women with antiphospholipid antibody. Am J Obstet Gynecol 160: 439–443

Lockwood CJ, Rand JH (1994) The immunobiology and obstetrical consequences of antiphospholipid antibodies. Obstet Gynecol Surv 49: 432–441

Marzusch K, Dietl J, Klein R, Hornung D, Neuer A, Berg PA (1996) Recurrent first trimester spontaneous abortion associated with antiphospholipid antibodies: A pilot study of treatment with intravenous immunoglobulin. Acta Obstet Gynecol Scand 75: 922–926

McNeely MJ, Soules MR (1989) The diagnosis of luteal phase insufficiency: a critical review. Fertil Steril 51: 582–587

Miller JF, Williamson E, Glue J, Gordon YB, Grudzinskas JG, Sykes A (1980) Fetal loss after implantation: a prospective study. Lancet ii: 554–556

Mills JL, Simpson JL, Driscoll SG et al. and the National Institute of Child Health and Human Development – Diabetes in Early Pregnancy Study (1988) Incidence of spontaneous abortion among normal women and insulin-dependent diabetic women whose pregnancies were identified within 21 days of conception. N Engl J Med 319: 1617–1623

Neugebauer R, Kline J, O'Connor P (1992) Depressive symptoms in women in the 6 months after miscarriage. Am J Obstet Gynecol 166: 104–109

Nielsen S, Hahlin M (1995) Expectant management of first-trimester spontaneous abortion. Lancet 345: 84–86

Nielsen S, Hahlin M, Oden A (1996) Using a logistic model to identify women with first-trimester spontaneous abortion suitable for expectant management. Br J Obstet Gynaecol 103: 1230–1235

Ogasawara M, Kajiura S, Katano K, Tomomi A, Aoki K (1997) Are serum progesterone levels predictive of recurrent miscarriage in future pregnancies? Fertil Steril 68: 806–809

Ohno M, Maeda T, Matsunobo A (1991) A cytogenetic study of spontaneous abortions with direct analysis of chorionic villi. Obstet Gynecol 77: 394–398

Osser S, Persson K (1996) Chlamydial antibodies in women who suffer miscarriage. Br J Obstet Gynaecol 103: 137–141

Peters AJ, Lloyd RP, Coulam CB (1992) Prevalence of out-of-phase endometrial biopsy specimens. Am J Obstet Gynecol 166: 1738–1741

Pittaway DE, Wentz AC (1985) Evaluation of early pregnancy by serial chorionic gonadotropin determinations: A comparison of methods by receiver operating characteristic curve analysis. Fertil Steril 43: 529–535

Poland BJ, Miller JR, Harris M, Livingston J (1981) Spontaneous abortion: a study of 1961 women and their conceptuses. Acta Obstet Gynecol Scand (Suppl) 102: 5–32

Pouly JL, Bassil S, Frydman R, Hedon B, Nicollet B, Prada Y, Antoine J-M, Zambrano R, Donnez J (1996) Luteal support after in-vitro fertilization: Crinone 8%, a sustained release vaginal progesterone gel, versus Utrogestan, an oral micronized progesterone. Hum Reprod 11: 2085–2089

Rae R, Smith IW, Liston WA, Kilpatrick DC (1994) Chlamydial serologic studies and recurrent spontaneous abortion. Am J Obstet Gynecol 170: 782–785

Rai R, Clifford K, Regan L (1996) The modern preventive treatment of recurrent miscarriage. Br J Obstet Gynaecol 103: 106–110

Smith A, Gaha TJ (1990) Data on families of chromosome translocation carriers ascertained because of habitual spontaneous abortion. Aust N Z J Obstet Gynecol 30: 57–62

Spencer K, Souter V, Tul N, Snijders R, Nicolaides KH (1999) A screening program for trisomy 21 at 10–14 weeks using fetal nuchal translucency, maternal serum free β-human chorionic gonadotropin and pregnancy-associated plasma protein-A. Ultrasound Obstet Gynecol 13: 231–237

Speroff L, Glass RH, Kase NG (1994) Clinical gynecologic endocrinology and infertility, 5th edn. Williams & Wilkins, Baltimore

Steck T, Bussen S, Marzusch K (1997a) Strategien zur Abortprophylaxe bei einer Vorgeschichte mit wiederholten Aborten. I. Epidemiologie, genetische und anatomische Abortursachen. Fertilität 13: 7–16

Steck T, Bussen S, Marzusch K (1997b) Strategien zur Abortprophylaxe bei einer Vorgeschichte mit wiederholten Aborten. III. Histokompatibilität, Autoantikörper, Antiphospholipidsyndrom, aktive und passive Immuntherapie, psychosoziale Faktoren. Fertilität 13: 69–82

Stirrat GM (1990) Recurrent miscarriage I: definition and epidemiology. Lancet ii: 673–675

Stray-Pedersen B, Stray-Pedersen S (1984) Etiologic factors and subsequent reproductive performance in 195 couples with a prior history of habitual abortion. Am J Obstet Gynecol 148: 140–146

Strobino B, Fox HE, Kline J, Stein Z, Susser M, Warburton D (1976) Characteristics of women with recurrent spontaneous abortions and women with favorable reproductive histories. Am J Public Health 76: 986–991

Tul N, Spencer K, Noble P, Chan C, Nicolaides K (1999) Screening for trisomy 18 by fetal nuchal translucency and maternal serum free β-HCG and PAPP-A at 10–14 weeks of gestation. Prenat Diagn 19: 1035–1042

Tulppala M, Stenman U-H, Cacciatore B, Ylikorkala O (1993) Polycystic ovaries and levels of gonadotrophins and androgens in recurrent miscarriage: prospective study in 50 women. Br J Obstet Gynaecol 100: 348–352

Wald NJ, George L, Smith D, Densem JW, Petterson K (1996) Serum screening for Down's syndrome between 8 and 14 weeks of pregnancy. Br J Obstet Gynaecol 103: 407–412

Wilcox AJ, Baird DD, Weinberg CR (1999) Time of implantation of the conceptus and loss of pregnancy. N Eng J Med 340: 1796–1799

Wisser J (1995) Vaginalsonographie im ersten Schwangerschaftsdrittel. Springer, Berlin Heidelberg New York Tokyo

Zimmermann R, Huch A, Savoldelli G, Binkert F, Achermann J, Grudzinskas JG (1996) Serum parameters and nuchal translucency in first trimester screening for fetal chromosomal abnormalities. Br J Obstet Gynaecol 103: 1009–1014

Extrauteringravidität

E. Kucera, R. Lehner und P. Husslein

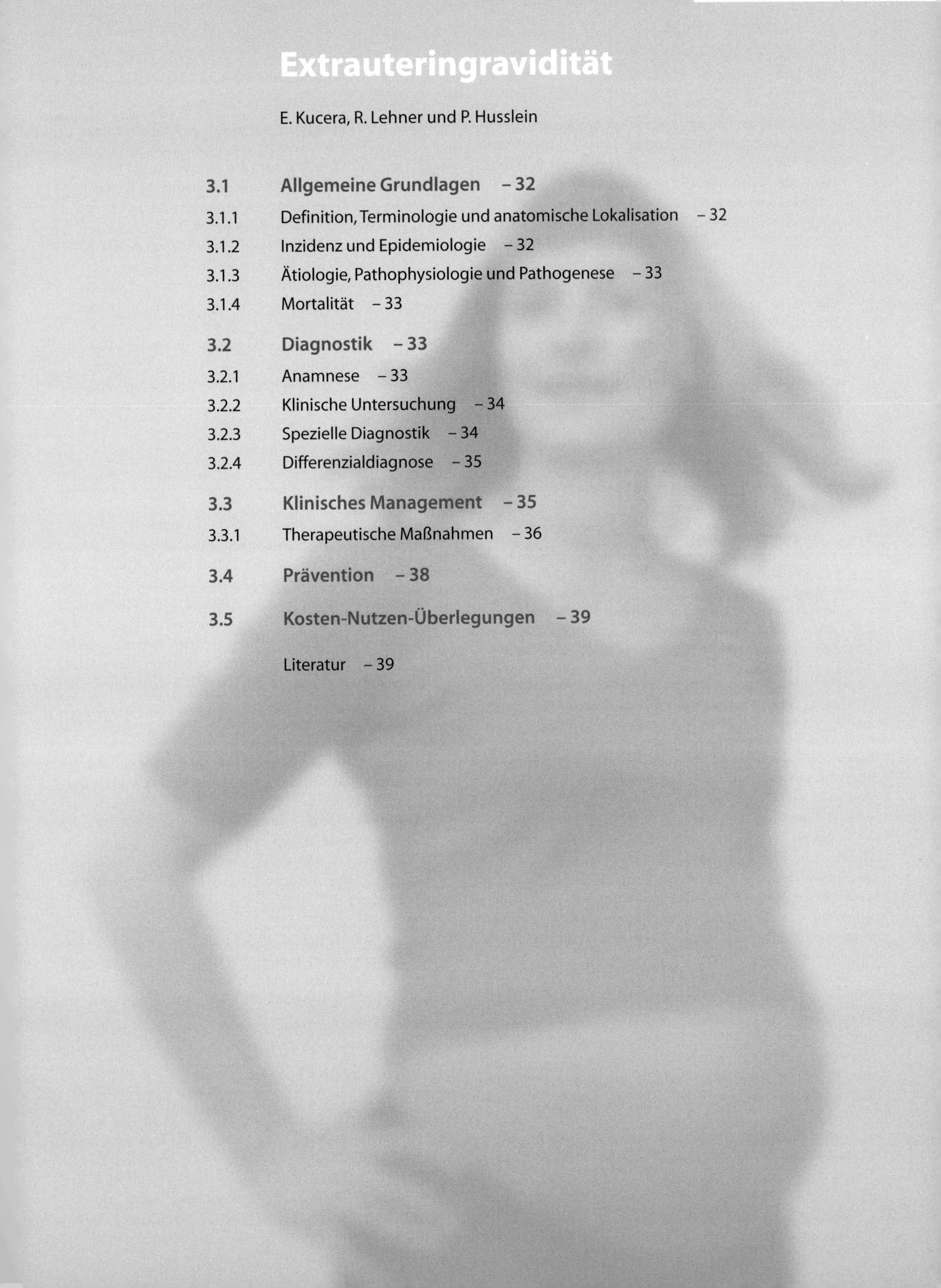

Kurz-Überblick

Unter Extrauteringravidität versteht man jede außerhalb des Cavum uteri lokalisierte Schwangerschaft. In über 90% der Fälle findet die Implantation im Bereich der Tube statt (Tubargravidität, Tubaria), nichttubare Extrauteringraviditäten wie z. B. die Zervikal-, Ovarial- oder Abdominalgravidität sind sehr selten.

Die Inzidenz der Extrauteringravidität wird mit etwa 1–2% angegeben. Als häufigste Ursachen gelten vorangegangene Operationen an den Adnexen, rezidivierende Salpingitiden, Intrauterinpessare und die Methoden der assistierten Reproduktion. Das klinische Bild erstreckt sich von der völlig asymptomatischen Patientin, über die Patientin mit akutem Abdomen bis hin zum hämorrhagischen Schock nach Tubarruptur. Der Unterbauchschmerz und die vaginale Schmierblutung nach einer Amenorrhoedauer von etwa 5–6 Wochen stellen das häufigste klinische Symptom dar. Die Vaginosonographie in Kombination mit dem quantitativen β-HCG-Verlauf im Serum bildet die Grundlage der Diagnostik.

Die Therapiestrategien sind abhängig von der hämodynamischen Situation der Patientin und der klinischen Symptomatik. Die laparoskopische Salpingotomie und Salpingektomie haben die Laparotomie fast vollständig abgelöst; diese sollte nur mehr in Ausnahmefällen – wenn z. B. der laparoskopische Zugang nicht möglich ist – durchgeführt werden. Bei Patientinnen mit Kinderwunsch ist die lineare Salpingotomie mittlerweile die Methode der Wahl, da nach diesem Verfahren Schwangerschaftsraten von etwa 60% zu erwarten sind. Bei Patientinnen, die keinen Kinderwunsch mehr haben, ist die laparoskopische Salpingektomie die Methode der Wahl. Neben der operativen Therapie haben sich in den letzten 10 Jahren konservative Therapiealternativen, wie die systemische Gabe von Methotrexat, etabliert und bewährt. Alle anderen Therapiealternativen wie z. B. die laparoskopische Instillation von Prostaglandinen oder hyperosmolarer Glukose werden heute in vielen Zentren routinemäßig nicht mehr durchgeführt. Das rein abwartende Verhalten, bei dem auf eine eventuelle Spontanresorption gewartet wird, kann nur bei sehr niedrigen β-HCG-Werten (<200 mIU/ml) empfohlen werden.

3.1 Allgemeine Grundlagen

3.1.1 Definition, Terminologie und anatomische Lokalisation

Definition

Eine extrauterine Gravidität liegt vor, wenn nach der Befruchtung die Nidation nicht im Cavum uteri erfolgt.

In über 90% der Extrauteringraviditäten liegt eine **Tubargravidität** vor. Meist kommt es zur Implantation des Trophoblasten im Pars ampullaris (75%), seltener im Pars isthmica (20%) oder im Pars interstitialis (3–5%) der Tuba uterina (Senterman et al. 1988). Bei ampullären Tubargraviditäten kommt es nicht selten zu einem Tubarabort, wobei Trophoblastgewebe ins Abdomen gelangt und dort meist zu einer peritonealen Reizung führt. Von der Stelle des Aborts erfolgt eine Einblutung in die Tube; in der Folge kann ein Hämatom entstehen, wodurch die Blutung sekundär gestoppt werden kann. Gelegentlich verursacht der peritoneale Reiz auch Fieber.

Kommt es zur Implantation im Pars interstitialis bzw. intramuralis der Tuba uterina, so spricht man von **interstitieller** bzw. **intramuraler Gravidität**, die eine Sonderform der Tubargravidität darstellt: der Konzeptus ist dabei allseits von Myometrium umgeben und hat keine Verbindung zum Cavum uteri. Bleibt die interstitielle Gravidität unerkannt, so kommt es jenseits der 12. SSW in 20% der Fälle zur Tubarruptur (Lau u. Tulandi 1999).

Von der Extrauteringravidität und auch Tubargravidität zu unterscheiden sind atypisch lokalisierte intrauterine Graviditäten.

- Bei der **angulären Gravidität** kommt es zur Implantation im lateralen Bereich des Cavum uteri bzw. unmittelbar vor dem Tubenostium (Jansen u. Elliot 1981). Das kann zu einer asymmetrisch imponierenden und Schmerzen verursachenden Vergrößerung des Uterus führen. Klinisch präsentiert sich eine anguläre Gravidität oft ähnlich wie eine Tubargravidität, ist jedoch aufgrund der anatomischen Lokalisation streng von dieser zu trennen. In fast 40% der Fälle kommt es zum Abortus, bei vielen Patientinnen jedoch klingen die Symptome im 2. Schwangerschaftsdrittel ab. Die Ruptur der angulären Gravidität stellt eine Rarität dar (Lau u. Tulandi 1999).
- Bei der **Zervikalgravidität** ist der Konzeptus im Bereich der Cervix uteri lokalisiert.
- In wenigen Fällen kann es auch zur Entwicklung einer Extrauteringravidität im gesprungenen Eifollikel, der **Ovarialgravidität**, bzw. zur Implantation und Entwicklung einer Gravidität auf dem Peritoneum des Douglas-Raumes, der **Abdominalgravidität**, kommen. Eine Abdominalgravidität kann prinzipiell auch durch sekundäre Implantation nach dem Abtropfen von Trophoblastgewebe aus der Tuba uterina entstehen.

Heterotope Graviditäten, d. h. gleichzeitig vorliegende Extra- (meist Tubargravidität) und Intrauteringravidität, kommen in etwa 1:30.000 Fällen vor, können aber im Rahmen der Methoden der assistierten Reproduktion häufiger auftreten (30:2500; Marcus et al. 1995).

3.1.2 Inzidenz und Epidemiologie

Die **Häufigkeit** der Extrauteringravidität ist in den letzten 30 Jahren gestiegen: Wurden vor 30 Jahren nur etwa 0,5% beobachtet, so liegt die Inzidenz heute bei etwa 1–2% (Ectopic Pregnancy 1995). Hierfür werden das vermehrte Auftreten von Salpingitiden und die gehäufte Anwendung der assistierten Reproduktion bei Frauen über 30 Jahre als wichtigste Faktoren verantwortlich gemacht: Bis zu einem Alter von 20 Jahren beträgt die Rate der Extrauteringraviditäten etwa 0,4 %, von 20 bis 30 Jahren etwa 0,7 % und von 30–40 Jahren ungefähr 1,3–2 %.

3.1.3 Ätiologie, Pathophysiologie und Pathogenese

Als **stärkste Risikofaktoren** für das Entstehen einer Tubargravidität zählen einerseits vorangegangene Operationen an den Tuben (Saktosalpinx, Sterilisation, bereits stattgehabte Tubargravidität), die Verwendung von Intrauterinpessaren sowie die bereits bei einer Voroperation dokumentierte Tubenpathologie (Pisarska et al. 1998). Als **mittlere Risikofaktoren** zählen Infertilität, Infektionen mit Chlamydien, Gonokokken und seltener Tuberkulose sowie der häufige Partnerwechsel. Als **geringere Risikofaktoren** zählen Zigarettenrauchen und jugendliches Alter beim ersten Geschlechtsverkehr (<18 Jahre).

Aszendierende Infektionen mit Chlamydien, Staphylokokken und Gonokokken (seltener Tuberkulose) können subklinsche Infektionen auslösen, die unter Umständen zur Schädigung der Tubenschleimhaut führen. Es wird nicht nur die Oberfläche der Tubenmukosa zerstört, sondern durch narbige Abheilung kann sekundär auch die Motilität der Tube und damit der Eitransport beeinträchtigt werden.

Die **Motilität der Tube** kann aber auch durch angeborene Anomalien des proximalen Tubenabschnittes, wie z. B. rudimentäre oder extrem verlängerte Tuben, gestört sein. Intraluminale Polypen könnten ebenfalls zumindest theoretisch die Motilität beeinflussen und damit das Risiko einer Tubargravidität erhöhen. Endometrioseherde können einerseits das Tubenepithel zerstören, andererseits aber auch die Motilität der Tube negativ beeinflussen und somit die Ursache einer Tubargravidität sein.

Der Zilienbesatz, die Schlagrate der Zilien, die muskuläre Motilität der Tube und die komplex verlaufenden Tubenkontraktionen ändern sich im Laufe des Menstruationszyklus. Während Östrogene die Motilität fördern, vermindert sich die Motilität in der Lutealphase. Dabei sind die exakten Vorgänge in Bezug auf die Motilität bei der Ovulation noch kaum geklärt. Einigermaßen gesichert ist, dass die Peristaltik des Isthmus für den Transport der Eizelle bedeutsam ist. Der Isthmus ist darüber hinaus fähig, die Spermien vor der Befruchtung in Richtung Ampulle, die befruchtete Eizelle aber in Richtung Uterus zu transportieren. Da die Kontraktionen der Tube durch verschiedene Substanzen, unter anderem durch die Prostaglandine E_2 und $F_{2\alpha}$ beeinflusst werden können, lässt sich die Muskelaktivität auch pharmakologisch manipulieren. Zusätzlich kann auch die Mikrovaskularisation, die ebenfalls verschiedenen Einflüssen unterliegt, den Eitransport beeinflussen.

> Das Risiko einer Extrauteringravidität ist nach Stimulationsbehandlung zur Follikelreifung mit HMG und Clomiphen – wie auch nach Ovualtionsinduktion mit HCG – erhöht!

Infolge von Salpingitiden können die zilientragenden Zellen der Schleimhautfalten in Mitleidenschaft gezogen werden, und damit kann auch die Zahl der Zilien, die für den Transport der Eizelle und später des Präembryos offensichtlich wichtig ist, wesentlich abnehmen. In weiterer Folge können sich an der Tubenwand durch Fibrosebildung Synechien bilden, wodurch sich das Lumen verengt und schließlich intraluminale Adhäsionen entstehen. Das alles führt zu einer Funktionsstörung des Eitransports; das Ei gelangt nicht mehr von der Ampulle in den Uterus, sondern kann sich an der Stelle des größten Zilienverlusts implantieren. Da die Ampulle der aktivere und initiale Abschnitt der Tube ist, entstehen dort häufiger regelwidrige Implantationen, was den hohen Anteil von ampullären Graviditäten erklären könnte.

Falls der Präembryo beispielsweise durch makroskopische Adhäsionen gar nicht in die Ampulle gelangt, so kann es zu einer primären Abdominal- oder Ovarialgravidität kommen. Die **Salpingitis isthmica nodosa**, die durch Verdickung des proximalen Tubenabschnittes ein Hindernis im Verlauf der Tube darstellt, kann die Ursache einer proximalen bzw. isthmischen Tubargravidität sein.

> Morphologische Anlagestörungen sind bei Extrauteringraviditäten nicht selten, chromosomale Störungen wie haploider, triploider oder multiploider Chromosomensatz wurden aber nur in einigen Publikationen dokumentiert. Generell wurden Missbildungen im weiteren Sinn bei extrauterinen Graviditäten nicht häufiger als bei intrauterinen Graviditäten nachgewiesen.

Der Trophoblast ist in besonders hohem Maße fähig, invasiv in mütterliches Gewebe vorzudringen. Da bei In-vitro-Fertilisation das Eintreten einer Schwangerschaft mit der morphologischen Qualität des Präembryos korreliert, liegt auch hier die Vermutung nahe, dass die enzymatische Aktivität der Blastozyste an einer gelungenen Implantation wesentlich stärker beteiligt ist als die Aktivität der Endometriumoberfläche.

Intrauterinpessare können einerseits die Tubenmotilität mechanisch stören, bzw. sind auch subklinische Infektionen infolge des Einsetzens der Intrauterinpessare als Ursache für Extrauteringraviditäten denkbar. Hormonelle Einflüsse wie die Gestagenminipille oder auch postkoitale Kontrazeptiva kommen ebenfalls für die Entstehung einer Tubargravidität in Betracht. Höchstwahrscheinlich spielt hier die bereits erwähnte hormonelle Beeinflussung der Tubenmotilität eine Rolle.

Selten wurden auch Tubargraviditäten nach Sterilisationen beschrieben. Vorstellbar ist hier die Bildung einer Fistel im proximalen Tubenabschnitt, wodurch Spermien in den distalen Tubenabschnitt übertreten können und das befruchtete Ovum durch Wanderung über den Douglas-Raum in die kontralaterale Tube oder zurück durch die Fistel in den proximalen Tubenabschnitt gelangen.

3.1.4 Mortalität

Die Mortalität ist im Gegensatz zur Inzidenz der Tubargravidität mehr als deutlich zurückgegangen. Lag sie zu Beginn der 70er-Jahre bei etwa 1,7 %, so fiel sie Mitte der 80er-Jahre auf 0,3 %. Trotzdem bleibt die Extrauteringravidität mit 0,004 ‰ (bezogen auf alle Schwangerschaften) die häufigste Ursache der mütterlichen Mortalität im 1. Trimenon.

3.2 Diagnostik

3.2.1 Anamnese

Das Erheben einer allgemeinen gynäkologischen Anamnese, die frühere gynäkologische Erkrankungen, Operationen, Schwangerschaften und Geburten beinhaltet, ist obligat. Durchgemachte Adnexitiden und frühere Tubargraviditäten geben einen ersten Hinweis auf eine mögliche Tubenläsion.

Bei der Anamnese jeder Schwangerschaft ist die sekundäre Amenorrhoe wichtig, wobei das Datieren der exakten Amenorrhoedauer mit dem 1. Tag der letzten Regelblutung beginnt. Zwischenzeitlich auftretende leichte Metrorrhagien, die gelegentlich mit der nächsten zu erwarteten Menstruationsblutung zusammenfallen, können die exakte Bestimmung der Amenorrhoedauer manchmal verfälschen.

Patientinnen mit Tubargravidität können ein klinisches Bild von völliger Unauffälligkeit bis hin zum massiven hämorrhagischen Schock nach einer Tubarruptur bieten. Diesbezüglich wichtig sind die Abklärung und Beobachtung von Schmerzen im Unterbauch: diffuse Unterbauchschmerzen werden häufig auf die Seite der Tubargravidität lokalisiert. Es können aber auch wehenartige Schmerzen auftreten, die sich den tubaren Kontraktionen zuordnen lassen. Bereits bei der nichtrupturierten Tubargravidität können peritoneale Schmerzen auftreten, die durch die Auftreibung und Dehnung der Tubenwand entstehen. Wenn es zu einer Blutung in die freie Bauchhöhle gekommen ist, kann eine Peritonitis, vor allem aber auch die Symptomatik eines akuten Abdomens, entstehen.

3.2.2 Klinische Untersuchung

Zunächst wird die Schwangerschaft verifiziert, wobei die schnellste und einfachste Methode der Nachweis von HCG im Urin ist. Die derzeitig im Handel erhältlichen Schnelltests haben eine Nachweisgrenze von etwa 20–25 mIU/ml HCG und sind damit meist als verlässlich einzustufen. Für das weitere Vorgehen ist vielfach die Schmerzsymptomatik der Patientin entscheidend.

Die gynäkologische Routineuntersuchung mit Spekula sowie die bimanuelle Tastuntersuchung sind obligat, wobei die Spiegeleinstellung Hinweise auf Blutungen aus dem Zervikalkanal gibt. Ebenso sollten Veränderungen des Muttermundes in Bezug auf mögliche stattgehabte Aborte beachtet werden. Die bimanuelle Tastuntersuchung hat zentralen Stellenwert zur Abklärung einer Resistenz sowie zur Evaluierung einer Druckschmerzhaftigkeit im Adnexbereich. Eine Tubargravidität imponiert je nach Schwangerschaftsdauer als ca. 3–7 cm große, meist derbe Resistenz, die sich, falls nicht bereits spontane Schmerzen bestehen, bei der Tastuntersuchung als schmerzhaft erweist. Der schmerzhafte Tastbefund kann allerdings auch auf der kontralateralen Seite der Tubargravidität liegen.

> Als typisch für die Extrauteringravidität gilt auch der sogenannte **Portioschiebeschmerz**. Er wird durch das Anheben und Schieben der Portio hervorgerufen. Darüber hinaus ist er aber auch bei entzündlichen Erkrankungen mit beginnender Peritonitis zu diagnostizieren.

3.2.3 Spezielle Diagnostik

Vaginosonographie

Bei **HCG-Werten** um 1500 mIU/ml sollte bei intrauterinen Schwangerschaften zumindest ein unter Umständen noch wenige Millimeter im Durchmesser haltender Gestationssack darstellbar sein (Lipscomb et al. 2000). Dieser ist durch eine Echoasymmetrie mit einseitiger Verstärkung gekennzeichnet, da Chorion und Chorion mit Dezidua eine unterschiedliche Dichte besitzen. Bereits für den HCG-cut-off-Level von 1000–1500 mIU/ml wird für die Vaginosonographie eine Sensitivität von 90 % und eine Spezifität von 98 % angegeben.

Cave

Es muss allerdings bedacht werden, dass bei etwa 15 % aller gesunden intrauterinen Schwangerschaften auch bei HCG-Werten ≥1500 mIU/ml unter Umständen vaginosonographisch die intrauterine Schwangerschaft noch nicht identifizierbar ist. Verantwortlich dafür sind offenbar schlechte Untersuchungsbedingungen und/oder unerfahrenere Untersucher.

Das Fehlen eines intrauterinen Gestationssackes bei HCG-Werten ≥1500 mIU/ml kann also bereits einen ersten Hinweis auf das Vorliegen einer Extrauteringravidität geben. Bei völlig asymptomatischen Patientinnen und nicht eindeutigem vaginosonographischem Befund sollte aber aus Sicherheitsgründen eine HCG-Kontrolle nach etwa 24 h durchgeführt und dann die Vaginosonographie nochmals wiederholt werden (Mol et al. 1999).

Bei **Mehrlingsschwangerschaften** ist die Wahrscheinlichkeit einen Gestationssack intrauterin zu entdecken mit deutlich höheren HCG-Werten assoziiert als bei Einlingsschwangerschaften im selben Gestationsalter. Insofern muss vor allem bei Patientinnen, die sich einer assistierten Reproduktion unterzogen haben, daran gedacht werden, dass der Gestationssack unter Umständen erst später zu sehen ist.

Streng zu unterscheiden vom **Gestationssack bei intrauterinen Schwangerschaften** ist der laut Literatur in etwa 8–20 % vorliegende **Pseudogestationssack bei Extrauteringraviditäten**. Die typischen Merkmale des echten Gestationssackes sind, dass in der Regel ein nicht zentral gelegenes Ringecho mit einem Durchmesser von etwa 4–5 mm im Fundus bzw. Kornualbereich vorliegt. Die Echoasymmetrie mit einseitiger Verstärkung wird als das sog. »**double-sac sign**« bezeichnet: die Decidua capsularis bildet den inneren echoreichen Ring, die Decidua parietalis den äußeren echoreichen Ring. Der Gestationssack mit dem Dottersackbläschen sollte ab der 6. SSW nachweisbar sein, seine Form ist dann oft oval. Ein Gestationssack mit Embryonalanlage sollte ab der 6./7. SSW nachweisbar sein, die positive Herzaktion ab der 7./8. SSW.

Beim **Pseudogestationssack** fehlt das »double-sac sign«, wobei das Endometrium selbst von schmal bis hoch aufgebaut imponieren kann. Der Pseudogestationssack kommt durch eine intrauterine Flüssigkeitsretention zustande und ist in der Regel sehr zentral im Cavum uteri gelegen; er kann mit oder ohne echoreichen Randsaum bestehen und entsteht offenbar durch den stimulierenden Einfluss von Progesteron auf das Endometrium.

Im **Adnexbereich** ist das einzig pathognomonische Zeichen für eine Extrauteringravidität der Embryo mit positiver Herzaktion (laut Literatur kommt dies in etwa 8–26 % der Fälle vor). Häufiger, d.h. in etwa 40–60 % der fortgeschritteneren Fälle, ist ein **Ringecho** in der Regel mit echoreichem Randsaum im Bereich der Tube mit oder ohne Dottersack/Embryonalanlage darstellbar. Am häufigsten stellt sich jedoch eine unspezifische Raumforderung im Bereich der Tube/Adnexe dar; wobei hier differenzialdiagnostisch auch an zystische oder solide Adnexprozesse, ein gestieltes subseröses Myom, oder auch an eine Darmschlinge gedacht werden muss.

Cave

Mittels Vaginosonographie darstellbare **freie Flüssigkeit** im Cavum Douglasi ist ein unspezifisches Zeichen. Bei Extrauteringraviditäten ist freie Flüssigkeit in etwa 70%, bei intrauterinen Graviditäten in etwa 30% der Fälle nachweisbar. Differenzialdiagnostisch muss auch daran gedacht werden, dass eine rupturierte oder stielgedrehte Zyste, eine Entzündung im Unterbauch, eine retrograde Blutung oder aber auch die stattgehabte Ovulation vorliegen kann (Burry et al. 1993).

Verlaufsbeobachtung von HCG und sonstige diagnostische Parameter

- Der Nachweis von HCG im mütterlichen Serum ist bereits etwa 10–14 Tage nach der Konzeption nachweisbar.
- Bei intakten intrauterinen Graviditäten verdoppelt sich die Konzentration des HCG etwa alle 48 h.
- Bei HCG-Werten, die weniger als 50% binnen 48 h ansteigen, sind gesunde intrauterine Schwangerschaften unwahrscheinlich, vor allem wenn das Gestationsalter weniger als 41 Tage beträgt (Kadar et al. 1981; Mol et al. 1999).
- Mit einem Gestationsalter von 41–56 Tagen wird allerdings nur mehr ein 48-h-HCG-Anstieg von 33% erwartet, der dann mit 57–65 Tagen Gestationsalter lediglich 5% beträgt.

Das **Serumprogesteron** spiegelt die Produktion des Progesterons durch das Corpus luteum graviditatis wieder. In den ersten 8 bis 10 Wochen der Gravidität verändern sich die Serumprogesteronkonzentrationen nur geringfügig. Bei der gestörten Gravidität sinkt das Progesteronlevel meistens.

> Mit einer Sensitivität von 97,5% kann ein Progesteronwert von ≥25 ng/ml eine Extrauteringravidität ausschließen. Bei Progesteronwerten von <5 ng/ml liegt in 85% der Fälle ein Abortus vor, in 10–15% der Fälle eine Extrauteringravidität. Bei Progesteronwerten von 5–25 ng/ml allerdings kann nur unter Kombination der HCG-Verlaufskontrollen mit der Vaginosonographie eine Diagnose gestellt werden (Carson u. Buster 1993).

Flexible Algorithmen, die zusätzlich zu HCG-Werten und Vaginosonographie klinische Symptome und Risikofaktoren, wie z. B. bereits stattgehabte Tubaria oder vorangegangene Chirurgie im Bereich der Tuben etc. miteinbeziehen, erreichen einen signifikant höheren positiven Vorhersagewert als inflexible Algorithmen, die nur HCG-Werte und Vaginosonographie verwenden (»positive predictive value« 80% vs. 60%; Mol et al. 1999). Zusätzlich verzögert sich bei letzteren die Diagnostik in 35% der Patientinnen um 2–4 Tage.

Cave

Die **Douglas-Punktion** zur Diagnose der Tubargravidität ist heute weitgehend obsolet geworden.

In einigen wenigen Fällen kann eine **Kürettage** notwendig werden, um eine gestörte intrauterine Schwangerschaft auszuschließen (Carson et al. 1993). Finden sich im histologischen Präparat keine Chorionzotten, so hat entweder bereits ein Abortus completus stattgefunden und das HCG fällt drastisch ab (mindestens 15% in 12–24 Stunden) bzw. kann auch der Verdacht einer Extrauteringravidität geäußert werden, der sich dann in einem nach der Kürettage stattfindenden HCG-Anstieg bestätigt.

Von rein wissenschaftlichem Interesse sind Serummarker wie CA 125, CA 19-9, Kreatininkinase und VEGF: Sie alle wurden bezüglich ihrer diagnostischen Potenz in Bezug auf die Extrauteringravidität in Studienrahmen getestet. Bis jetzt hat sich jedoch gezeigt, dass diese Marker in der klinischen Routine noch keine Entscheidungshilfe darstellen.

3.2.4 Differenzialdiagnose

Die wichtigste Differenzialdiagnose ist die **frühe intrauterine Gravidität**, bei der unter Umständen noch kein intrauteriner Gestationssack bei eventuellem Vorhandensein einer zystischen Raumforderung im Adnexbereich, z. B. einem Corpus luteum graviditatis, nachgewiesen werden kann. Selten kann sogar ein Corpus rubrum das Bild eines akuten Abdomens bis hin zum Schockzustand hervorrufen.

Abgegangene **Aborte** oder gestörte intrauterine Schwangerschaften weisen manchmal ebenfalls eine ähnliche Symptomatik wie eine Tubargravidität auf. Freie Flüssigkeit im Douglas-Raum tritt gelegentlich sowohl bei einem Abort als auch bei der Tubargravidität auf. Die Serum-HCG-Werte können bei einer gestörten Schwangerschaft ähnlich wie bei inaktiven oder sich resorbierenden Tubargraviditäten rückläufig sein.

Das Auftreten einer akuten **Appendizitis** im Verlauf einer Frühschwangerschaft ist insgesamt selten. Die klinische Symptomatik beeindruckt meist durch die typischen Druckpunkte (McBurney) und normale HCG- und/oder Progesteronwerte, Leukozytose und Fieber. Freie Flüssigkeit im Abdomen kann aber auch hier durch eine verstärkte peritoneale Reizung entstehen.

Wichtigste Differenzialdiagnosen

- Frühe intrauterine Gravidität (Corpus luteum, rubrum)
- Abgelaufener intrauteriner Abort, gestörte intrauterine Gravidität
- Appendizitis in der Frühschwangerschaft
- Heterotope Gravidität
- »Hormonelle Scheinschwangerschaft« bei Hormonstimulation (IVF)

3.3 Klinisches Management

Das Management der Extrauteringravidität richtet sich grundsätzlich nach vier Parametern:
- hämodynamische Situation,
- klinisches Bild,
- HCG-Wert,
- Wunsch der Patientin nach weiteren Schwangerschaften.

In den letzten Jahren haben die laparoskopische Salpingotomie und Salpingektomie die Laparotomie fast vollständig abgelöst. Heute wird eine Laparotomie nur mehr in Ausnahmefällen durchgeführt: bei Schockgefahr und hämodynamischer Instabilität oder wenn der laparoskopische Zugangsweg nicht möglich ist. Bei Patientinnen mit Kinderwunsch ist die lineare antimesenterielle **Salpingotomie** mittels Elektrokoagulationsschere mittlerweile die Methode der Wahl. Für Patientinnen, die keinen Kinderwunsch mehr haben, wird die laparoskopische **Salpingektomie** bevorzugt, ebenso wie bei Patientinnen mit Tubarruptur.

Die Trendwende in der Behandlung der Extrauteringravidität wurde mit den **laparoskopischen Instillationsmethoden** eingeleitet: es wurden Prostaglandine (Egarter u. Husslein 1988; Kiss et al. 1992), 33 %ige Glukose (Lang et al. 1989) und auch Methotrexat (Feichtinger u. Kemeter 1987) auf laparoskopischem Weg in die Extrauteringravidität eingebracht. Die Resorption der Tubargravidität wird vom Organismus selbst übernommen mit nachfolgender Restitutio ad integrum.

▶ **Studienbox**

Der neueste Stand der Wissenschaft ist jedoch, dass die Extrauteringravidität immer mehr zu einer konservativ medikamentös zu therapierenden Erkrankung wird, womit sich die Morbidität stark reduzieren lässt. Die v. a. im angloamerikanischen Sprachraum gebräuchlichste medikamentöse Therapieform ist die intramuskuläre systemische Verabreichung des Chemotherapeutikums **Methotrexat** (Stovall et al. 1991). Die Wirksamkeit der systemischen Methotrexattherapie wurde auch anhand einer prospektiv randomisierten Studie belegt, wobei im Vergleich zur laparoskopischen Salpingotomie ein gleichwertiger Behandlungserfolg für Methotrexat erreicht wurde (Hajenius et al. 1997). Auch in Deutschland, Österreich und der Schweiz wird Methotrexat nun häufiger verwendet: an der Universitäts-Frauenklinik Wien z. B. werden seit über 5 Jahren rund ein Drittel aller Patientinnen mit der Diagnose Extrauteringravidiät mittels Methotrexat therapiert (Kucera et al. 2000 b).

3.3.1 Therapeutische Maßnahmen

Chirurgisches Vorgehen

Inwieweit die Operationsmethode einen Einfluss auf die nachfolgende **Fertilität** hat, wird unterschiedlich diskutiert: in der derzeit verfügbaren Literatur berichtet die größte retrospektive Studie (Yao u. Tulandi 1997) über idente nachfolgende intrauterine Schwangerschaftsraten von 60 %, unabhängig davon, ob eine Salpingotomie (Tubotomie) per laparoskopiam oder per laparotomiam durchgeführt wird. Auch die Rate des neuerlichen Wiederauftretens einer Tubargravidität liegt bei beiden operativen Zugängen nach Salpingotomie bei rund 15 %. Im Vergleich dazu beträgt die nach Salpingektomie beobachtete intrauterine Schwangerschaftsrate nur rund 40 %, eine neuerliche Tubargravidität wurde in 10 % der Fälle beschrieben.

Anhand einer multivariaten Analyse berichtet eine andere Arbeitsgruppe darüber, dass Patientinnen, die jünger als 30 Jahre sind, keine Infertilitätsanamnese und eine makroskopisch unauffällige kontralaterale Tube haben, nach laparoskopischer

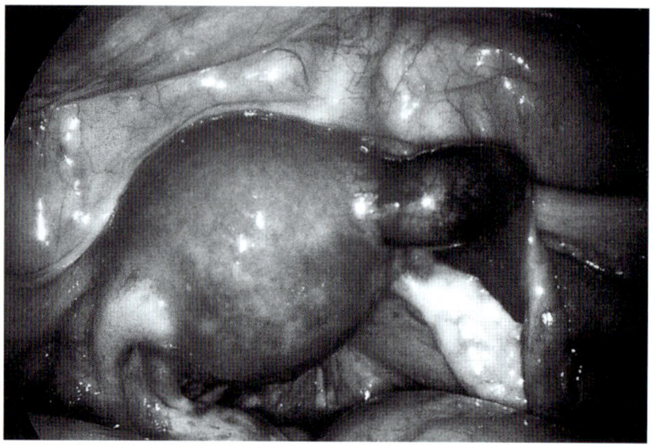

Abb. 3.1. **Laparoskopisches Bild einer Tubargravidität.** Rechts aufgetriebene und deutlich hämatombedingte livide Färbung am isthmischen Tubenabschnitt

Sanierung der Tubargravidität mittels Salpingotomie sogar 80 % nachfolgende intrauterine Schwangerschaftsraten zeigen (Fernandez et al. 1998). Aus diesen Gründen sollte bei weiter bestehendem Kinderwunsch grundsätzlich versucht werden, tubenerhaltend zu operieren (Abb. 3.1).

Bei der **linearen Salpingotomie** wird entweder mit einer bipolaren Mikroschere oder auch mit einem Laser auf der antimesenterialen Oberfläche über dem Schwangerschaftsprodukt in Längsrichtung eine Inzision von etwa 1–2 cm angebracht und danach, ähnlich wie bei einer Zystenausschälung, das trophoblastische Material entfernt. Vor der Inzision kann eine gefäßadstringierende Substanz (z. B. Por8) verdünnt in die Tubargravidität injiziert werden, wobei aufgrund des Nachlassens der Wirkung etwa 2–4 h postoperativ scheinbar gut gestillte Operationsflächen erneut zu bluten beginnen können. Wenn eine exakte Blutstillung erzielt ist, kann die Wunde je nach Größe der Inzision und des Situs offengelassen oder aber auch durch Nähte verschlossen werden. Die Heilung erfolgt in der Regel binnen weniger Wochen und meist ohne Komplikationen wie Fisteln oder Adhäsionen.

> In mehr als 90 % der Fälle ist keine weitere Behandlung erforderlich, und die spätere Tubendurchgängigkeit ist – wie Hysterosalpingographieuntersuchungen zeigen – bei etwa 75 % der Patientinnen gegeben.

Bei neuerlichem Auftreten einer Tubargravidität im selben Eileiter (15 %!) kann dieser Eingriff theoretisch auch wiederholt werden, obwohl in diesem Fall die Salpingektomie als sinnvoller erachtet wird.

Bei Tubargraviditäten, die am **Infundibulum lokalisiert sind**, kann eine Inzision in diesem Fall durch die Fimbrien sowie das Infundibulum durchgeführt und das Schwangerschaftsprodukt entfernt werden. Die Inzision kann nun wiederum der sekundären Heilung überlassen oder auch verschlossen werden.

Bei **ampullärer Gravidität** besteht auch die Möglichkeit, quer keilförmig zu inzidieren, wodurch der betroffene Tubenabschnitt ein- oder zweischichtig anastomosiert werden kann und somit eine spätere Passage der Eizelle ermöglicht wird.

Sitzt die ektope Gravidität **im proximalen Isthmus**, wie das bei etwa 15 % der Tubargraviditäten der Fall ist, so ist eine Salpingotomie nur erschwert möglich und auch wenig sinnvoll, da Blutungen meist schwerer kontrollierbar sind. Die Enge des Tubenlumens begünstigt bei späterer Narbenbildung und Verziehung auch Tubenverschlüsse. In diesem Sinne ist sehr oft die **partielle Salpingektomie** mit nachfolgender einschichtiger End-zu-End-Anastomose oder die totale Salpingektomie die Methode der Wahl.

▶ Empfehlung

Lässt die Größe und Lage der Tubargravidität aber keine vollständige Sanierung unter Organerhalt zu, so ist eine **Salpingektomie** (Tubektomie) vorzunehmen. Bei der Salpingektomie wird die Tube zusammen mit der Tubargravidität von ihrem Abgang am Uterus und von der Mesosalpinx z. B. über eine Schlinge abgesetzt, anschließend werden die Stümpfe mit Sicherheitsligaturen oder Koagulation versorgt. Die Bergung des Operationspräparates erfolgt üblicherweise über den 10-mm-Trokar.

Falls die Patientin keinen weiteren Kinderwunsch hat, kann im Anschluss an die Salpingektomie die kontralaterale Tube sterilisiert werden.

Das postoperative Management stützt sich im Wesentlichen auf allgemeine Maßnahmen wie Blutbild- und HCG-Wert-Kontrollen bis zum Absinken unter die Nachweisgrenze, da trotz makroskopisch vollständiger Entfernung sich selten noch trophoblastisches Gewebe in der Tube befinden kann. Im Falle des Auftretens einer **Trophoblastpersistenz** (laut Literatur 3–20 % nach Salpingotomie) wird international meist intramuskuläres Methotrexat in einer Dosierung von 50 mg/m^2 Körperoberfläche als Einmalgabe verwendet. Die Nachsorge erfolgt entsprechend dem Schema der primären Behandlung der Tubargravidität mit Methotrexat (Seifer et al. 1993).

Systemische Methotrexattherapie

Methotrexat ist ein Folsäureantagonist, der die Zellproliferation über die Purin- und Pyrimidinsynthese und konsekutiv die DNA-Synthese hemmt. Aktives Trophoblastgewebe reagiert, wie primär in der Therapie der Chorionkarzinome bewiesen, sehr empfindlich auf Methotrexat. Hämodynamisch stabile Patientinnen mit asymptomatischer Tubargravidität können prinzipiell bei Werten bis etwa 10.000 mIU/ml HCG mittels systemischem Methotrexat behandelt werden (Hajenius et al. 1997; Lipscomb et al. 1999). Auch die positive Herzaktion eines extrauterin gelegenen Feten stellt keine echte Kontraindikation für die medikamentöse Therapie dar, obwohl die Fehlerrate höher ist als bei negativer Herzaktion.

▶ Studienbox

Wurden in den meisten vorhergehenden Studien maximale HCG-Werte von 4000–5000 mIU/ml für die systemische Methotrexatbehandlung empfohlen, so konnte nun in einer rezenten Publikation anhand von 350 Patientinnen der exzellenter Behandlungserfolg von 92 % bei HCG-Werten ≤4000 mIU/ml (3. Internationale Referenzpräparation) vs. 82 % bei HCG-Werten bis 12.000 mIU/ml bestätigt werden (Lipscomb et al. 1999). Bei HCG-Werten > 12.000 mIU/ml liegt die dokumentierte Erfolgsrate für Methotrexat nur bei 68 %.

Es liegt aber sicherlich im Ermessen der jeweiligen individuellen Situation jeder Patientin und der vorhandenen Erfahrung im Umgang mit der Methotrexattherapie, auch bei höheren HCG-Werten Methotrexat als Alternative zur Operation anzubieten und zu verwenden. Letztendlich ist die Aufklärung der Patientin, v. a. auch über Erfolgsraten, hierbei der zentrale Punkt. Außer in Akutsituationen bleibt meist genügend Zeit, um mit der Patientin gemeinsam zu entscheiden, ob eine operative Therapie oder aber die systemische Methotrexatgabe durchgeführt wird. Die Patientin muss über den Verlauf der Behandlung, mögliche Komplikationen und Nebenwirkungen Bescheid wissen, bevor sie sich für ein Therapieverfahren entscheidet.

▶ Studienbox

Bereits 1982 publizierten Tanaka et al. die erste erfolgreich mittels Methotrexat behandelte Extrauteringravidität, es handelte sich um eine **interstitielle Gravidität**, die mit einem Multiple-dose-Schema, d. h. mehreren Einzeldosen von systemischen Methotrexat, behandelt wurde. Gerade in der Therapie dieser seltenen Form der Extrauteringravidität wird heute in vielen Zentren Methotrexat der Vorzug gegeben, da die operative Sanierung nicht selten zur Teilresektion des betroffenen Uterussegmentes, aber unter Umständen auch zur Hysterektomie führen kann (Lau u. Tulandi 1999). Die Methotrexattherapie ist allerdings nur dann möglich, wenn die interstitielle Schwangerschaft vor Auftreten von Beschwerden diagnostiziert wird, was laut neuester Literatur auch mit Hilfe der Magnetresonanztomographie (MR) möglich ist (Kucera et al. 2000a).

▶ Empfehlung

Für die **interstitielle Gravidität** besteht die systemische intramuskuläre Methotrexattherapie aus einer 4-maligen Applikation (Tag 1, 3, 5, 7) von jeweils 50 mg/m^2 Körperoberfläche Methotrexat, abwechselnd mit jeweils 6 mg Folsäure (Tag 2, 4, 6, 8). Im Abschluss an die Methotrexatapplikation werden die β-HCG-Spiegel engmaschig kontrolliert, um ein eventuelles Versagen der Therapie zu diagnostizieren. Als zusätzliches Instrument des Therapiemonitorings wird auch ein Kontroll-MR durchgeführt, das allerdings auch noch bei bereits negativen β-HCG-Spiegeln die intramural gelegene Schwangerschaft darstellen kann.

Da auch bei der **Zervikalgravidität** und der **Abdominalgravidität** ein erhöhtes Risiko operativer Blutungskomplikationen besteht, ist auch hier die primäre Methotrexattherapie zu erwägen.

Therapieverlauf unter Methotrexattherapie. Die systemischen **Nebenwirkungen** von Methotrexat in hohen Dosierungen (Haarausfall, Lichtempfindlichkeit, Knochenmarkdepression, Stomatitis, pulmonale Fibrose, akute Hepatotoxizität) treten in dieser niedrigen Dosierung nur sehr selten auf. Da die Toxizität bei der Single-dose-Methotrexattherapie als äußerst gering zu erachten ist, wird heute auch auf die Leukovoringabe verzichtet.

Bei 20 % der Patientinnen tritt unter der Single-dose-Methotrexattherapie während der ersten 3–7 Tage ein rezidivierender Unterbauchschmerz auf, der jedoch in den meisten Fällen mit nichtsteroidalen Antirheumatika (z. B. 800 mg Ibuprofen oral, 2-mal 1 binnen 6 h) gut in den Griff zu bekommen ist (Lipscomb et al. 1999). Der Schmerz nach der Methotrexattherapie wird als Resultat eines stattgehabten Tubarabortes bzw. als Distension der Tube durch ein Hämatom gedeutet. Die einzige Indikation zur sekundären operativen Intervention ist im Prinzip das Vorhandensein von reichlich freier Flüssigkeit außerhalb des kleinen Beckens sowie ein Hämatokritabfall. Geringe Mengen freier Flüssigkeit im Bereich des kleinen Beckens stellen keine Indikation zur sekundären operativen Intervention dar. Es ist aber durchaus möglich, dass auch aufgrund von nichtsistierenden bzw. immer wiederkehrenden Schmerzen die Patientin selbst den Wunsch äußert, sekundär operiert zu werden.

Etwa 5 % aller Patientinnen werden nach Methotrexattherapie sekundär operiert, obwohl nur in 3 % der Fälle bei HCG-Werten von <10.000 mIU/ml intraoperativ eine Tubarruptur nachweisbar war. Bei HCG-Werten über 10.000 mIU/ml jedoch lag in 30 % der Fälle eine Tubarruptur vor (Kooi et al. 1992).

Bei der Behandlung der Tubargravidität wird Methotrexat einmalig in einer Dosierung von 50 mg/m² Körperoberfläche oder auch 1 mg/kg Körpergewicht intramuskulär (meist intragluttäal) appliziert (Stovall et al. 1991; Lipscomb et al. 1999).

- Der Tag der Applikation gilt als Tag des Therapiebeginns und wird daher **Tag 1** genannt. Am Tag des Therapiebeginns müssen HCG-Wert, Blutbild sowie unauffällige Leberfunktions- und Nierenparameter vorliegen. Prinzipiell kann die intramuskuläre Applikation von Methotrexat auch ambulant erfolgen, viele Patientinnen bevorzugen jedoch eine stationäre Aufnahme über Nacht.
- Die nächste Kontrolle ist am **Tag 4** durchzuführen: Bei asymptomatischen Patientinnen muss lediglich der HCG-Wert kontrolliert werden, bei symptomatischen Patientinnen empfiehlt sich die Kontrolle des Blutbildes. Bei fast 90 % der Patientinnen kommt es zum Anstieg des HCG-Wertes zwischen Tag 1 und 4.
- Trotzdem ist die nächste HCG-Kontrolle bei asymptomatischen Patientinnen am **Tag 7** vorgesehen. Der HCG-Abfall zwischen Tag 4 und 7 muss mindestens 15 % betragen, ansonsten hat eine 2. Applikation von Methotrexat in derselben Dosierung am Tag 7 zu erfolgen, der wiederum als Tag 1 des neuerlichen Methotrexattherapiezyklus gilt.
- Nach Tag 7 werden so lange wöchentliche HCG-Kontrollen durchgeführt, bis kein HCG mehr nachweisbar ist.

Rund 20% der Patientinnen benötigen mehr als eine Dosis Methotrexat. Sollte nach der 2. Therapiewoche (d. h. wieder zwischen Tag 4 und 7) der HCG-Wert nicht entsprechend (15%) gesunken sein, so kann noch eine 3. Methotrexatapplikation vorgenommen werden.

> Da Berichte über mehr als 3 Applikationen von Methotrexat derzeit nicht vorliegen, soll nach 3 Applikationen von Methotrexat ohne entsprechenden HCG-Abfall operativ interveniert werden.

Die HCG-Kontrollen werden an fast allen Abteilungen ambulant durchgeführt, aus Sicherheitsgründen kann jedoch eine stationäre Aufnahme notwendig werden, wenn die Patientin z. B. über therapieresistenten anhaltenden Unterbauchschmerz berichtet.

Cave

Generell ist eine Tubarruptur auch bei fallenden und bei bereits negativen HCG-Werten möglich! [Experimentelle Marker wie die z. B. die immunhistochemische Expression von Matrixmetalloproteinasen oder aber bcl-2 (Kucera et al. 2000 c, 2001) wurden kürzlich in preliminären Studien bezüglich ihrer Beteiligung am Zustandekommen der Tubarruptur untersucht, fanden aber noch keinerlei Eingang in die klinische Routine.]

Als wesentlicher Vorteil der Methotrexattherapie ist unumstritten einerseits die Minimalinvasivität zu betrachten, die nach Therapieabschluss eine hohe Rate an Tubendurchgängigkeit von 80 % (die mittels Hysterosalpingographie dokumentiert werden kann) und somit die Erhaltung der Fertilität gewährleistet. Etwa 60 % der Patientinnen, die weitere Schwangerschaften wünschen, werden nach Methotrexattherapie intrauterin schwanger. Bei nur etwa 7 % aller Patientinnen, die mit Methotrexat behandelt wurden, kommt es zum neuerlichen Auftreten einer ektopen Gravidität (Pisarska et al. 1998).

Exspektatives Vorgehen

Bei klinisch unauffälligen Patientinnen kann exspektativ vorgegangen werden, wenn die HCG-Werte unter 1000 mIU/ml liegen und eine fallende Tendenz zeigen. In der Literatur werden spontane Resolutionsraten von 98 % bei HCG-Werten <200 mIU/ml angegeben, bei HCG-Werten von <500 mIU/ml jedoch beträgt die spontane Resolutionsrate nur mehr 73 % (Korhonen et al. 1994).

Die Patientin ist sowohl klinisch als auch mittels Ultraschall begleitend zu observieren. Es kann allerdings bis zu 4–6 Wochen dauern, bis kein HCG mehr im Serum nachweisbar ist. Dieser Weg ist relativ aufwendig, da die Patientin nicht nur intensiver Überwachung bedarf und der HCG-Wert regelmäßig kontrolliert werden muss (bis der Wert 0 erreicht ist), sondern der Patientin in dieser Phase auch eine gewisse Eigenverantwortlichkeit auferlegt wird. Dies fällt um so schwerer ins Gewicht, als im Einzelfall nicht klar ist, ob tatsächlich eine Spontanheilung zu erwarten ist, denn bei etwa einem Drittel der exspektativ behandelten Fälle ist schließlich doch ein chirurgischer Eingriff notwendig.

3.4 Prävention

Ausgehend davon, dass eine Ursache der Tubargravidität die rezidivierende Adnexitis ist, besteht die wirksamste Prävention in der Verhinderung von Entzündungen oder bei bereits bestehenden Entzündungen in einer effektiven Therapie. Zur Therapie der Wahl zählen in diesen Fällen üblicherweise Antibiotika. Für die **antibiotische Therapie** bei akuter Adnexitis eignen sich im **ambulanten Bereich** die Kombinationen aus Gyrasehemmern plus Clindamycin per os, Gyrasehemmern plus Metronidazol per os oder aber Cephalosporinen 3. Generation plus Doxycyclin per os. Die Therapie sollte immer über 14 Tage erfolgen. Zusätzlich wird immer eine antiphlogistische Therapie und Magenschutz über 3–5 Tage verschrieben.

Wenn es innerhalb von 72 Stunden zu keiner Besserung der Symptomatik kommt, so wird auch die Hospitalisierung empfohlen. Für die stationäre Therapie eignen sich die Kombinationen aus Cephalosporinen 2. Generation plus Doxycyclin i.v. oder aber Clindamycin plus Doxycyclin i.v. Die Therapiedauer im stationären Bereich beträgt 5–7 Tage, Doxycyclin muss allerdings durch 14 Tage gegeben werden. Nach einer Besserung der Symptomatik unter intravenöser Therapie kann auf eine orale Therapie umgestellt werden. Auch bei der stationären Therapie wird immer eine antiphlogistische Therapie und Magenschutz durch 3–5 Tage gegeben.

> Eine Partnerbehandlung ist wegen der Gefahr einer Reinfektion zu empfehlen, obwohl beim männlichen Sexualpartner oft keine Symptome vorliegen. Für den Partner wird die Gabe von Doxycyclin per os durch 14 Tage empfohlen.

Der Nutzen von **systemischen Entzündungshemmern** für die Restitutio ad integrum wird zwar teilweise noch diskutiert, zur Schmerzlinderung sind sie aber in jedem Fall gerechtfertigt. Als sekundäre Prävention bei stark vorgeschädigten Tuben, wie z.B. Hydrosalpinx oder Hämatosalpinx, ist manchmal auch die Salpingektomie bzw. Tubektomie die sicherste Methode, eine Tubargravidität bei bestehendem Kinderwunsch zu verhindern.

3.5 Kosten-Nutzen-Überlegungen

Wahrscheinlich ist das exspektative Verhalten die günstigste Methode, da lediglich Kontrollen von HCG, evtl. Progesteron und Blutbild erforderlich sind. Die systemische Methotrexattherapie ist aufgrund der geringen Substanzkosten ebenfalls als sehr günstig anzusehen. Auch bei dieser Therapiestrategie müssen aber die HCG-Werte bis unter die Nachweisgrenze kontrolliert werden. Die Sekundärkosten bei einem eventuell notwendigen Zweiteingriff wie Laparoskopie, d.h. also chirurgischer Sanierung, führen jedoch möglicherweise zu einem raschen Anstieg der Ausgaben. Deutlich höhere Aufwendungen entstehen bei der laparoskopischen Instillation von Substanzen oder bei der primär operativ-laparoskopischen Sanierung. Die spezifische Laparoskopieausrüstung vor allem bei Verwendung von Einmalinstrumenten ist meist der größte Kostenverursacher. Hinzu kommen die Aufwendungen der postoperativen Überwachung sowie eventuelle Sekundärkosten, die bei auftretenden Komplikationen entstehen können. Die Gesamtkosten einer laparoskopischen Vorgehensweise werden im Vergleich zur primären Laparotomie, vor allem durch die Verkürzung der Krankenhausaufenthaltsdauer, im Allgemeinen als günstiger angesehen.

Generell sollten bei Kosten-Nutzen-Überlegungen aber auch Spätkosten bedacht werden, die beispielsweise bei nachfolgender In-vitro-Fertilisation entstehen.

Literatur

Burry KA, Thurmond AS, Suby-Long TD et al. (1993) Transvaginal ultrasonographic findings in surgically verified ectopic pregnancy. Am J Obstet Gynecol 168: 1796–1802

Carson S, Buster J (1993) Ectopic pregnancy. N Engl J Med 329: 1174–1181

Ectopic pregnancy – United States, 1990–1992 (1995) MMWR 44: 46–48

Egarter C, Husslein P (1988) Treatment of tubal pregnancy by prostaglandins. Lancet 2: 1104–1105

Feichtinger W, Kemeter P (1987) Conservative treatment of ectopic pregnancy by transvaginal aspiration under sonographic control and methotrexate injection. Lancet 1: 381–382

Fernandez H, Marchal L, Vincent Y (1998) Fertility after radical surgery for tubal pregnancy. Fertil Steril 70: 680–686

Hajenius PJ, Engelsbel S, Mol BWJ, Van der Veen F, Ankum WM, Bossuyt PMM, Hemrika DJ, Lammers FB (1997) Randomised trial of systemic methotrexate versus laparoscopic salpingostomy in tubal pregnancy. Lancet 350: 774–779

Kadar et al. (1981)

Kiss H, Egarter C, Husslein P, Semm K (1992) Retrospektive Vergleichsstudie der Behandlung einer Tubargravidität durch pelviskopische Operation oder Prostaglandin-Injektion. Geburtsh Frauenheilk 52: 536–538

Kooi S, Kock HC, van Etten FH (1992) Tubal rupture despite low and declinig serum HCG levels. Eur J Obstet Gynecol Reprod Biol 46 (1): 56–59

Korhonen J, Stenman UH, Ylostalo P (1994) Serum human chorionic gonadotropin dynamics during spontaneous resolution of ectopic pregnancy. Fertil Steril 61: 632–636

Kucera E, Helbich T, Joura EA et al. (2000a) Systemic methotrexate treatment of interstitial pregnancy – Magnetic resonance imaging (MRI) as a valuable tool in monitoring treatment. Wien Klin Wochenschr 112: 772–775

Kucera E, Schindl M, Sliutz G et al. (2000b) Could we treat more unruptured ectopic pregnancies with intramuscular methotrexate? Gynecol Obstet Invest 49: 6–11

Kucera E, Tangl S, Sliutz G et al. (2000c) Immunohistochemical expression of matrix metalloproteinases 1 and 2 (MMP-1 and MMP-2) and tissue inhibitor of metalloproteinase 2 (TIMP-2) in ruptured and non-ruptured tubal ectopic pregnancies. Wien Klin Wochenschr 112: 749–753

Kucera E, König F, Sliutz G et al. (2001) Bcl-2 expression as a novel immunohistochemical marker for ruptured tubal ectopic pregnancy. Hum Reprod 16: 1286–1290

Jansen RPS, Elliott PM (1981) Angular intrauterine pregnancy. Obstet Gynecol 58: 167–175

Lang P, Weiss P, Mayer H (1989) Local application of hyperosmolar glucose solution in tubal pregnancy. Lancet 1: 922–923

Lau S, Tulandi T (1999) Conservative medical and surgical management of interstitial pregnancy. Fertil Steril 72: 207–215

Lipscomb, GH, McCord, ML, Stovall TG et al. (1999) Predictors of success of methotrexate treatment in women with tubal ectopic pregnancies. N Eng J Med 341: 1974–1978

Lipscomb GH, Stovall TG, Ling FW (2000) Nonsurgical treatment of ectopic pregnancy. NEJM 343: 1325–1329

Marcus SF, Macnamea M, Brinsden P (1995) Heterotopic pregnancies after in vitro fertilization and embryo transfer. Human Reprod 10: 1232–1236

Mol BW, Van der Veen, F, Bossuyt, PM (1999) Implementation of probabilistic decision rules improves the predicitive values of algorithms in the diagnostic management of ectopic pregnancy. Hum Reprod 14: 2855–2862

Pisarska MD, Carson SA, Buster JE (1998) Ectopic pregancy. Lancet 351: 1115–1120

Seifer DB (1997) Persistent ectopic pregnancy: an argument for heightened vigilance and patient compliance. Fertil Steril 68: 402–404

Seifer et al. (1993)

Senterman M, Jibodh R, Tulandi T (1988) Histopathological study of ampullary and isthmic tubal ectopic pregnancy. Am J Obstet Gynecol 159: 939

Stovall TG, Ling FW, Gray LA, Carson SA, Buster JE (1991) Methotrexate treatment of unruptured ectopic pregnancy: a report of 100 cases: Obstet Gynecol 77: 749–753

Tanaka T, Hayashi H, Kutsuzawa T, Fujimoto S, Ichinoe K (1982) Tretament of interstitial ectopic pregnancy with methotrexate: report of a successful case. Fertil Steril 37: 851–852

Yao M, Tulandi T (1997) Current status of surgical and nonsurgical management of ectopic pregnancy. Fertil Steril 67 (3): 421–433

Trophoblasterkrankungen

E. Krampl und H. Strohmer

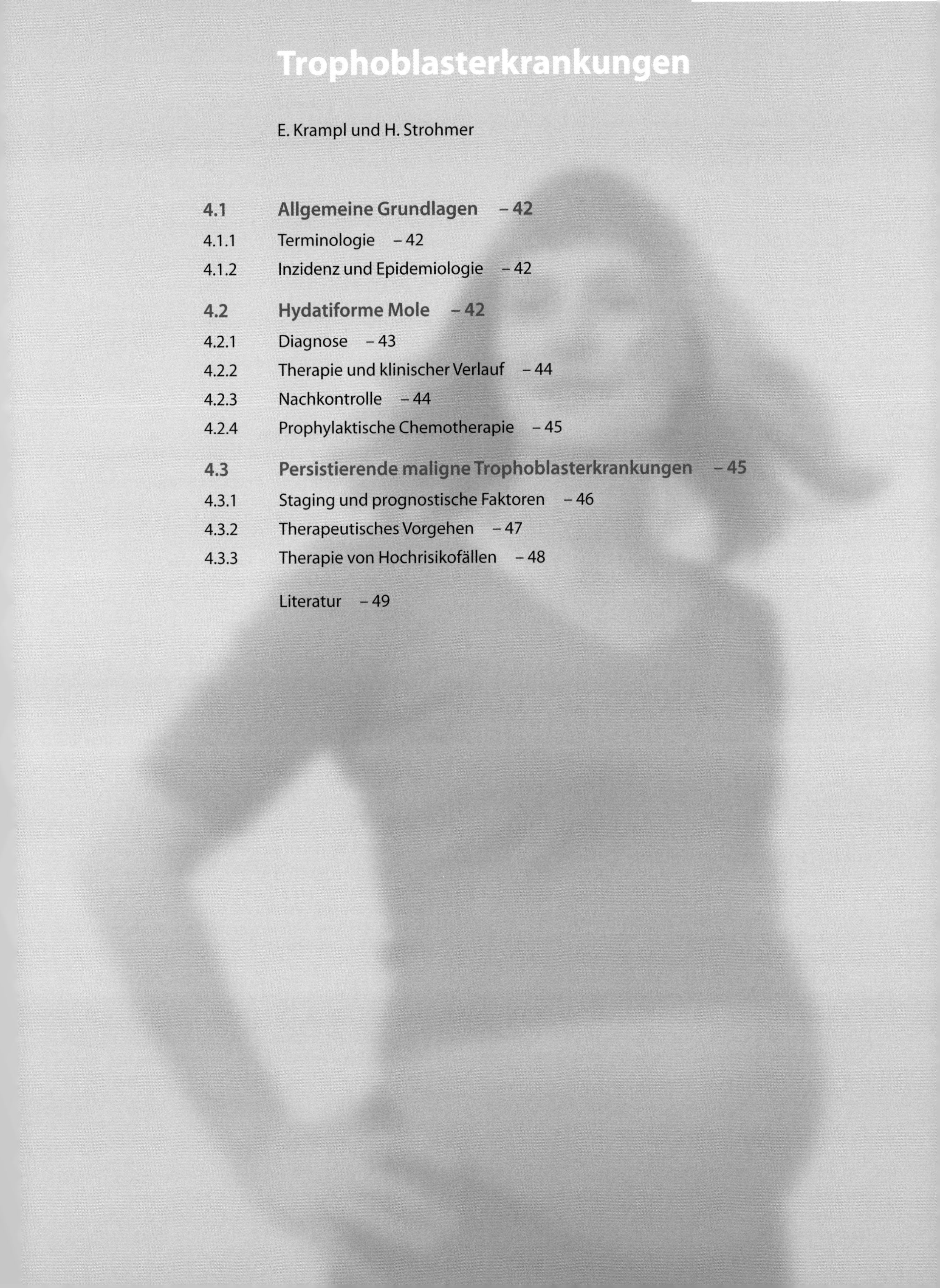

Kurz-Überblick

Trophoblasterkrankungen umfassen die komplette und partielle hydatiforme sowie die destruierende invasive Mole, den plazentanahen Pseudotumor und das Chorionkarzinom. Die hydatiforme Mole findet sich in 1 von 1000, das Chorionkarkinom in 2,46 von 100 000 Schwangerschaften. Die Unterscheidung in komplette und partielle Mole wird anhand morphologischer und histopathologischer Kriterien sowie aufgrund des Karyotyps getroffen. Die Therapie erfolgt mittels Kürettage oder Hysterektomie.

Wesentliches Element der Nachkontrolle sind engmaschige Bestimmungen des humanen Choriongonadotropins (HCG), das als klassischer Tumormarker dieser Erkrankungsgruppe dient. Bei Persistenz bzw. bei Vorliegen einer primär malignen Trophoblasterkrankung erfolgt die Therapie in Abhängigkeit vom Staging und von klinischen Prognosefaktoren, wobei für die Einteilung der Patientinnen in Risikogruppen mehrere Klassifikationssysteme zu Verfügung stehen.

Bei Patientinnen mit nichtmetastasierter Erkrankung oder metastasierter Erkrankung mit geringem prognostischem Risiko erfolgt die Monotherapie mit Methotrexat oder Dactinomycin. Bei Therapieversagen oder metastasierten Fällen mit hohem Risiko kann die Polychemotherapie in der Mehrheit der Fälle eine komplette Remission bewirken.

Die Behandlung sollte entsprechend den Prognosefaktoren individuell angepasst werden, mit dem Ziel, die Erkrankung zu eliminieren und langfristige Behandlungskomplikationen zu reduzieren. Die geringe Inzidenz und die günstige Prognose bei optimaler Behandlung sprechen stark für eine Zentralisierung des Managements von Trophoblasterkrankungen.

4.1 Allgemeine Grundlagen

4.1.1 Terminologie

Trophoblasterkrankungen bilden eine Gruppe schwangerschaftsassoziierter Neoplasien, die sich vor allem in ihrer Tendenz zur lokalen Invasion und Metastasierung unterscheiden. Zu den Trophoblasterkrankungen zählen die komplette und partielle Blasenmole (Mola hydatidosa), die destruierende invasive Mole, der plazentanahe Pseudotumor und das Chorionkarzinom (malignes Chorionepitheliom).

4.1.2 Inzidenz und Epidemiologie

Die **Inzidenz** der hydatiformen Mole wird derzeit mit rund 1 auf 1 000 Schwangerschaften angegeben. Die Schwankungsbreite in Europa, Nordamerika, Asien und Australien reicht dabei von 0,57 bis 1,1. Eine auffällig hohe Inzidenz von 2/1 000 wurde bereits mehrfach für Japan berichtet.

Als anerkannte **Risikofaktoren** gelten fortgeschrittenes Lebensalter der Mutter mit 5fach höherem Risiko bei Frauen über 40 Jahre. Eine Risikoerhöhung wurde in einigen Studien auch für Frauen <20. Lebensjahr genannt. Eine bereits anamnestische Molenschwangerschaft erhöht das Risiko um das 10fache, bei 2 vorangegangenen Molenschwangerschaften findet sich die Erkrankung neuerlich bei 1 von 6,5 Schwangerschaften.

Die Faktoren väterliches Alter, AB0-Blutgruppe, Parität, spontaner Abort in der Vorgeschichte, Menarchenalter, Zyklusunregelmäßigkeit und Fertilitätsprobleme, Verhütung mittels IUP oder oralen Kontrazeptiva, Vitamin-A-Mangel, Nikotinkonsum werden als ätiologische Faktoren kontrovers beurteilt.

Die Angaben zur Inzidenz des **Chorionkarzinoms** reichen von 0,05 bis 0,23 auf 1000 Lebendgeburten. Die Angaben, die die zeitliche Entwicklung betreffen, sind bisher widersprüchlich: In Japan war ein Rückgang der Erkrankung um 50 %, in den Vereinigten Staaten hingegen keine Änderung festzustellen. Als gesicherte Risikofaktoren gelten eine vorangegangene Molenschwangerschaft und das mütterliche Lebensalter (Palmer 1994).

4.2 Hydatiforme Mole

Die Unterscheidung zwischen einer kompletten und einer parziellen Mole erfolgt mittels Morphologie, Histopathologie (Redline u. Abdul-Karim 1995) und Karyotyp (Wolf u. Lage 1995).

Komplette hydatiforme Mole. Embryonales Gewebe, Dottersack, Amnion oder fetale Gefäße fehlen. Es besteht eine generalisierte, traubenartige zystische (i.e. hydatiforme) Degeneration des Stromas der Chorionzotten sowie eine diffuse Hyperplasie des Trophoblasten, die weit in den intervillösen Raum reicht. Diese Hyperplasie ist definitionsgemäß nur dann gegeben, wenn die Trophoblastproliferation des Synzytiotrophoblasten allein bzw. häufiger zusammen mit dem Zytotrophoblasten die gesamte Zirkumferenz der Zotte umfasst. Differenzialdiagnostisch ist davon die ausgeprägte polarisierte Trophoblastproliferation bei ungestörten frühen Schwangerschaften abzugrenzen, die sich in der Nähe der Basalplatte findet und höchstens 3 Seiten der Chorionzotten einnimmt.

> Zytogenetische Untersuchungen haben gezeigt, dass 75–85 % der Fälle einer kompletten Mole einen diploiden Chromosomensatz vom 46,XX-Karyotyp aufweisen. Die verbleibenden Fälle zeigen einen 46,XY-Karyotyp. Dabei ist bemerkenswert, dass das gesamte genetische Material des Zellkerns väterlichen Ursprungs ist, die DNA der Mitochondrien jedoch mütterlicher Genese.

Die meisten kompletten 46,XX-Molen sind **homozygot** und entstehen wahrscheinlich durch die Befruchtung einer Eizelle mit fehlendem oder inaktivem Zellkern durch eine haploide Samenzelle und nachfolgender Endoreplikation des Chromosomensatzes. Für die Entstehung von **heterozygoten** 46,XY- und 46,XX-Molen gilt die Befruchtung durch 2 haploide Samenzellen als wahrscheinlichste Ursache. In seltenen Fällen fanden sich komplette Molen mit einem tetraploiden, triploiden, haploiden oder aneuploiden Chromosomensatz.

Partielle hydatiforme Mole. Embryonales oder fetales Gewebe ist nachweisbar, wobei mitunter nur fetale Gefäße oder Amnion vorhanden sind. Neben den typischen großen zystischen Villi finden sich kleine fibrotische Villi. Die fokale Trophoblastproliferation besteht hauptsächlich aus Synzytiotrophoblast und zeigt oftmals eine pittoreske ausgefranste Kontur. Darüber hinaus finden sich »drüsenförmige« Trophoblasteinschlüsse im Zottenstroma.

Partielle Molen sind üblicherweise triploid und weisen dabei einen 69,XXX-, 69,XXY- oder 69,XYY-Karyotyp auf. Stammt der doppelte Chromosomensatz vom Vater, sind die Feten normal groß und haben eine molare Plazenta (Spencer et al. 2000). Die fetale Nackentransparenz ist bereits im ersten Trimenon erhöht, ebenso das totale HCG und das freie β-HCG. Im Gegensatz dazu führt ein doppelter mütterlicher Chromosomensatz zu einer massiven frühen Wachstumseinschränkung sowie zu niedrigen HCG-Werten, und die Plazenta erscheint im Ultraschall normal. Die Scheitel-Steiß-Länge ist in zwei Drittel aller Triploidien bereits vor der 15. Schwangerschaftswoche unter der 5. Perzentile (Jauniaux et al. 1997).

Die im Folgenden aufgelisteten Mechanismen kommen als theoretisch mögliche Ursachen dieser Triploidien in Frage:

- Befruchtung einer haploiden Eizelle durch
  - haploide Samenzelle (und nachfolgende Replikation des paternalen Chromosomensatzes),
  - diploide Samenzelle, die durch eine Meiosestörung entstanden ist,
  - 2 haploide Samenzellen;
- Befruchtung einer diploiden Eizelle durch eine haploide Samenzelle.

Zahlreiche Studien weisen darauf hin, dass dem Entstehen einer partiellen Mole in den meisten Fällen das gleichzeitige Eindringen von 2 haploiden Samenzellen in die Eizelle zugrunde liegt. Für den Fall, dass bei einer derartigen Schwangerschaft ein Fetus angelegt ist, bedingt die Triploidie multiple Malformationen.

Molares Erscheinungsbild der Plazenta mit gleichzeitiger Fetalanlage:

1. Zwillingsschwangerschaft mit einer kompletten hydatifomen Mole. Diese seltene Kombination ist vom Erscheinungsbild im Ultraschall im ersten Trimenon der partiellen hydatiformen Mole sehr ähnlich. Es ist assoziiert mit schwerer Präeklampsie und einem erhöhten Risiko für eine persistierende Trophoblasterkrankung (Albers et al. 2001);
2. partielle hydatiforme Mole (Triploidie – s. oben)
3. mesenchymale Dysplasie der Plazenta (Sebire et al. 2001).

4.2.1 Diagnose

Klinische Symptome

Bei den Angaben in der Literatur über die Häufigkeit und Bedeutung der Symptome ist zu berücksichtigen, dass vor noch 2 Jahrzehnten die Diagnosestellung der kompletten Mole im

> **Klinische Symptome einer kompletten Mole**
>
> - Vaginale Blutung
> - Exzessive Vergrößerung des Uterus
> - Ungewöhnlich große Gelbkörperzysten am Ovar
> - Hyperemesis gravidarum
> - Präeklampsie

Durchschnitt in der 16.–17. SSW erfolgte. Mittlerweile wird die Diagnose durch die Verfügbarkeit des transvaginalen und transabdominalen Ultraschalls und die Möglichkeit, das HCG exakt zu bestimmen, bereits in der 12. SSW gestellt (s. Übersicht).

In einer Studie an Patientinnen mit kompletter hydatiformer Mole wurde die Häufigkeit der klinischen Symptome zum Zeitpunkt der Erstvorstellung in den Jahren 1988–1993 mit einer historischen Kontrollgruppe der Jahre 1965–1975 verglichen. Es zeigte sich, dass die vaginale Blutung unverändert das Leitsymptom ist, das bei 84 % vs. 97 % zu beobachten war. Es wurde jedoch eine Abnahme der Anämiefrequenz von 54 % auf 5 % festgestellt; darüber hinaus war die vergrößerte Gebärmutter nur noch in 28 % (vs. 51 %), die Präeklampsie in 1,3 % (vs. 27 %) und die Hyperemesis in 8 % (vs. 26 %) der aktuelleren Fälle diagnostizierbar (Soto-Wright et al. 1995).

Differenzialdiagnostisch ist bei einer vaginalen Blutung an eine ektope Gravidität, an eine Frühschwangerschaft mit drohendem Abort bzw. an eine gestörte Schwangerschaft im Sinne eines Abortus incompletus oder incipiens zu denken. Bei der in Bezug auf das Gestationsalter enormen Vergrößerung des Uterus sind differenzialdiagnostisch die falsche Berechnung des Gestationsalters, die Mehrlingsgravidität, der Uterus myomatosus, das Polyhydramnion sowie die entzündliche oder maligne Raumforderung des Ovars auszuschließen.

Der **unphysiologische Größenzuwachs** der **Gebärmutter** ist neben der Ansammlung von Blutkoagula vor allem durch das Trophoblastwachstum im Cavum uteri bedingt, sodass diese Fälle mit stark erhöhten Serum-HCG-Werten einhergehen. Als mögliche Folge finden sich bei 20–46 % der Patientinnen **funktionelle Gelbkörperzysten** (>6 cm Durchmesser). Die schwankenden Angaben bezüglich der Häufigkeit sind darauf zurückzuführen, dass die Diagnose teils mittels Ultraschall, teils durch Palpation gestellt wurde. Die Palpation ist einerseits durch die Uterusvergrößerung erschwert; andererseits kann sie akute Schmerzen im Unterbauch hervorrufen. In diesem Fall ist an eine transabdominale oder transvaginale Entlastungspunktion bzw. sogar laparoskopische Exploration zu denken. Nach der Behandlung der Mole ist mit einer Rückbildung innerhalb von 2–4 Monaten zu rechnen.

> Bei einer regelrecht verlaufenden Schwangerschaft ist vor der 24. SSW die Präeklampsie äußerst selten. Wird sie im 1. oder 2. Trimenon diagnostiziert, so muss stets an das Vorliegen einer Molenschwangerschaft gedacht werden.

Weitere ernstzunehmende, wenn auch seltenere Begleitsymptome sind Tachykardie, warme Haut und Tremor, die durch Hyperthyreose (7 %) bedingt sein können. Darüber hinaus können Thoraxschmerzen, Dys- und Tachypnoe im Rahmen eines »Atemnotsyndroms« (2 %), das einerseits durch Trophoblastembolie, aber auch durch eine molenassoziierte thyreotoxische Krise oder Präeklampsie hervorgerufen werden kann, auftreten (Berkowitz u. Goldstein 1996). Diesen Symptomen ist vor allem bei der Vorbereitung und Durchführung der Anästhesie für die Kürettage Beachtung zu schenken.

Auch bei Vorliegen einer partiellen Mole imponiert mit 73 % die vaginale Blutung als häufigstes Symptom. Im Übrigen ähnelt das klinische Bild dem der gestörten Frühschwangerschaft, sodass meistens nach der ursprünglichen klinischen Diagnose »Abort« die endgültige Diagnose erst durch die histologische Untersuchung gestellt wird.

Ultraschall und HCG

Das klassische Erscheinungsbild einer kompletten hydatiformen Mole im Ultraschall im zweiten Trimenon ist die typische bläschenförmige, auch als »**Schneegestöber**« bezeichnete Textur. Als Ultraschallkriterien für die partielle Mole gelten fokale zystische Bereiche in der Plazenta.

Im ersten Trimenon ist die Diagnose allerdings nicht so eindeutig: Abhängig von der Erfahrung des Untersuchers liegt die Detektionsrate bei 60–80 %. Die restlichen Fälle werden als anembryonische Schwangerschaft oder »missed abortion« beschrieben und nur durch histologische Untersuchung diagnostiziert (Sebire et al. 2001).

HCG gilt als klassischer »Tumormarker« der Trophoblasterkrankungen. Es zählt zu der Gruppe der dimeren Glykoproteinhormone und besteht aus einer α- und β-Untereinheit. Der Radioimmunoassay (RIA) gilt als Standardbestimmungsverfahren. Bei der Auswahl des Testkits ist zu gewährleisten, dass es zu keinen nennenswerten Kreuzreaktionen mit dem chemisch verwandten luteinisierenden Hormon (LH) kommt und dass der Test den Nachweis noch von geringen Konzentrationen (5 mIE/ml) ermöglicht. Für die Therapiekontrolle ist darüber hinaus zu berücksichtigen, dass ein β-HCG-RIA sowohl das dimere Molekül als auch die freie β-Untereinheit erfasst, die bei Trophoblasttumoren in höheren Konzentrationen gefunden wurde und das Testergebnis daher entsprechend beeinflusst.

4.2.2 Therapie und klinischer Verlauf

Vor Durchführung der operativen Therapie erfolgt die klinische Untersuchung auf metastatische Absiedlungen, Anämie, Präeklampsie, Hyperthyreose und Elektrolytstörungen durch Hyperemesis.

Für die operative Therapie der Mole stehen die Kürettage mit oder ohne vorangegange Prostaglandineinleitung oder die Hysterektomie zur Auswahl.

Die **Saugkürettage** sollte von einem erfahrenen Operateur durchgeführt werden. Dabei empfiehlt sich folgendes Vorgehen:

- Die Möglichkeit einer Notfallaparotomie sollte gegeben sein;
- Entscheidung über Procedere in Abhängigkeit vom allgemeinklinischen Zustandsbild: sicherer großlumiger peripherer oder zentralvenöser Zugang, Bereitstellung von Blutkonserven, Blutgasanalytik;
- Oxytozininfusion bereits unmittelbar vor Beginn der Anästhesie;
- vorsichtige Dilatation des Zervikalkanals, wobei sich reichlich Koagula und frisches Blut aus dem Kavum entleeren können;
- Saugkürettage ohne vorangehende Sondierung des Kavums, wobei besonders auf die Gefahr der Uterusperforation zu achten ist;
- penible Nachkürettage mit einer entsprechend großen scharfen Kürette;
- Rhesusprophylaxe bei Rh-negativen Patientinnen.

In einer Untersuchung an 74 Patientinnen mit Persistenz der Mole nach erfolgter Kürettage und Notwendigkeit einer Chemotherapie war bei 61,7 % eine Prostaglandineinleitung vorangegangen, aber nur bei 35,2 % von 219 Patientinnen, die keiner weiteren Therapie bedurften. Die Prostaglandineinleitung wurde jedoch häufiger bei einer Uterusgröße ≥ 15. SSW angewandt, so dass sich nach Berücksichtigung dieses Umstands kein erhöhtes Risiko der Trophoblastpersistenz nach Prostaglandineinleitung feststellen ließ (Flam et al. 1991).

Nach Initialbehandlung mit **Hysterektomie** war nur bei 3,5 % die Persistenz der Erkrankung zu verzeichnen; letztlich spielt jedoch für die Entscheidung der Wunsch der Patientin nach Erhaltung der Fertilität eine maßgebliche Rolle. Die Entfernung des Uterus bietet sich vor allem als Therapie bei Frauen über dem 40. bzw. 50. Lebensjahr an, da ein gesteigertes Risiko von 37 % bzw. 56 % einer persistierenden Trophoblasterkrankung in diesen Altersgruppen besteht. Die Ovarien können dabei auch bei Bestehen von Luteinzysten, die bei Bedarf aspiriert werden, erhalten bleiben.

Cave

Die **Hysterotomie** kann als therapeutisches Vorgehen nicht mehr empfohlen werden.

Neben dem fortgeschrittenen Lebensalter gibt es noch weitere Faktoren, die darüber hinaus ein erhöhtes Risiko für die Persistenz der kompletten hydatiformen Mole bedeuten (s. Übersicht). Zu einer Persistenz kommt es in 18–29 % der Fälle.

Faktoren für ein erhöhtes Risiko der Persistenz einer kompletten hydatiformen Mole

- Serumkonzentration des HCG > 100 000 mIE/ml (high risk)
- Uterus weitaus größer als dem aktuellen Gestationsalter bzw. größer als der 16. SSW entsprechend (high risk)
- Luteinzysten > 6 cm im Durchmesser (high risk)
- Höheres Lebensalter der werdenden Mutter
- Vorangegangene Molenschwangerschaften
- Auftreten einer neuerlichen vaginalen Blutung oder eines Atemnotsyndrom nach bereits erfolgter Kürettage

Bei Vorhandensein eines der in der Übersicht erstgenannten 3 High-risk-Faktoren fand sich bei 31 % von 352 Patientinnen eine lokale Invasion des Uterus, bei Fehlen (low risk) waren es 3,4 % von 506 Patientinnen. Bei 8,8 % der High-risk-Patientinnen kam es zur Metastasierung, vs. 0,6 % in der Low-risk-Gruppe (Goldstein et al. 1981).

Die Angaben bezüglich Persistenz der partiellen Mole streuen in der Literatur von 0 bis 11 %.

4.2.3 Nachkontrolle

Eine Schwangerschaft ist während des ersten Jahres nach erfolgter Primärbehandlung unbedingt zu vermeiden. Dabei wurde der mögliche Einfluss der oralen Kontrazeption hinsichtlich des gesteigerten Risikos einer Persistenz der Trophoblasterkrankung einerseits und eines verschleppten HCG-Abfalls andererseits lange Zeit kontrovers beurteilt. Bei einem prospektiv randomisierten Vergleich zwischen oralen Kontrazeptiva und Barrieremethoden konnten jedoch diese negativen Auswirkungen nicht bestätigt werden, so dass die Pille als Verhütungsmittel in der Nachsorge das Mittel der Wahl darstellt.

Wesentliches Element der Nachsorge ist die wöchentliche HCG-Kontrolle, die fortgeführt wird, bis der Serumwert während 3 Wochen unter die Nachweisgrenze (<5 mIE/ml) fällt. Danach wird die Kontrolle einmal pro Monat fortgeführt. Hier reichen die Empfehlungen von 6–12 Monaten, wobei eine länger währende Nachkontrolle vor allem bei kompletten Molen angezeigt ist. Für eine Persistenz und damit die Notwendigkeit der Behandlung spricht in jedem Fall ein Ansteigen der HCG-Werte, darüber hinaus wird ein mindestens 3 Wochen anhaltendes Plateau als beweisend angesehen.

Die mittlere Dauer bis zum Eintreten von Normalwerten nach Kürettage betrug 74 Tage, die Streuung dabei 28–430 Tage (Yedemy et al. 1993). Bei 27 von 5124 (0,5 %) Frauen bestand trotz ursprünglicher Normalisierung dennoch eine Persistenz der Erkrankung (Bagshawe et al. 1986).

Zurzeit gibt es keine geeigneten histologischen Kriterien, die auf ein erhöhtes Persistenzrisiko schließen lassen. Die Verwendung von CA 125 als prognostischer Marker wurde in einer Studie postuliert, bedarf jedoch erst der Bestätigung durch weitere Untersuchungen; Ähnliches gilt für die Parameter »DNA-Gehalt« und erhöhtes Verhältnis der freien β-HCG-Untereinheit zum Gesamtmolekül.

> Obwohl die Behandlung durch Hysterektomie die Gefahr der lokalen Invasion beseitigt, besteht dennoch die Möglichkeit der Metastasierung, so dass auch diese Patientinnen der Routinenachsorge unterzogen werden müssen.

Eine regelmäßige gynäkologische Untersuchung sollte im Abstand von 2 Wochen bis zur Normalisierung der HCG-Werte erfolgen. Im Anschluss werden in 3-monatigen Abständen über ein Jahr lang gynäkologische Kontrolluntersuchungen unter Beachtung der im Folgenden aufgelisteten klinischen Besonderheiten durchgeführt:
- verzögerte Uterusrückbildung,
- Luteinzysten,
- neu aufgetretene starke oder unregelmäßige vaginale Blutungen,
- Suche nach Metastasen im unteren Genitaltrakt.

Cave

Bei verschleppter Diagnose kann es zur intraperitonealen Blutung nach Durchwanderung des Myometriums sowie zum Zustandsbild des »septischen Uterus« aufgrund von superinfizierten lokalen Gewebsnekrosen kommen.

4.2.4 Prophylaktische Chemotherapie

Die systemische Chemotherapie kommt bei der persistierenden bzw. invasiven Mole, beim Chorionkarzinom und bei Hochrisikofällen der kompletten Mole zur Anwendung. Bei der kompletten hydatiformen Mole wird jedoch der Wert der prophylaktischen Chemotherapie zum Zeitpunkt der Erstoperation kontrovers beurteilt. Ein präventiver Einsatz der Chemotherapie basiert auf folgenden Überlegungen:
- Trophoblastzellen zeigen eine hohe Sensitivität auf bestimmte Chemotherapeutika.
- Die nachfolgende Persistenz der Trophoblasterkrankung dürfte biologisch vorbestimmt sein.
- Die Metastasierung erfolgt hämatogen.
- Durch einen hohen Wirkstoffspiegel des Chemotherapeutikums zum Zeitpunkt des operativen Eingriffs könnte das Auftreten der lokalen Invasion und/oder der Metastasen verhindert werden.

Dem steht gegenüber, dass die Mehrzahl der Patientinnen unnötigerweise potenten Chemotherapeutika ausgesetzt wird, dass auch durch die Chemotherapieprophylaxe kein sicherer Schutz gegen die Persistenz der Trophoblasterkrankung gegeben ist, dass das Gefühl der unbegründeten Sicherheit zu einer insuffizienten Nachkontrolle verleiten könnte und dass vereinzelt Todesfälle nach der Therapie beschrieben wurden. Als Therapeutika kamen diesbezüglich Methotrexat (MTX + Leucovorin-Rescue) und Dactinomycin zur Anwendung. Eine allgemeingültige Empfehlung bezüglich Dosierung und Schema besteht jedoch nicht. Kürzlich wurde als mögliche intravenöse Dosierung 50 mg/m² MTX oder 1,25 mg/m² Dactinomycin vorgeschlagen. Diese Empfehlung basiert jedoch nicht auf Ergebnissen von kontrollierten Studien, sondern fußt auf der Tatsache, dass sich diese Dosierungen bei wöchentlicher Applikation in Fällen von Trophoblastpersistenz ohne Metastasierung als effektiv und nebenwirkungsarm erwiesen haben (Goldstein u. Berkowitz 1995).

In der einzigen Studie, die hinsichtlich Chemotherapieprophylaxe prospektiv randomisiert durchgeführt wurde (Kim et al. 1986), zeigte sich nach einmaliger MTX-Gabe eine Persistenz bei 4/39 (10,3 %) vs. 10/32 (31,3 %) in der unbehandelten Kontrollgruppe. Ein derartiger Vorteil durch die Behandlung war jedoch nur bei High-risk-Fällen feststellbar, bei denen einer der oben angeführten Risikofaktoren bestand.

Eine endgültige Empfehlung ist in Anbetracht des Mangels an randomisierten Studien nicht möglich. Aufgrund der vorliegenden Daten sollte daher eine derartige Chemotherapieprophylaxe nur bei Hochrisikopatientinnen und kompletter hydatiformer Mole erwogen werden oder wenn eine entsprechende Nachkontrolle nicht gewährleistet ist. Bedenken hinsichtlich negativer Auswirkungen auf die spätere Fertilität oder erhöhter Inzidenz von anderen Malignomen nach einer derartigen Prophylaxe sind, soweit heute beurteilbar, unbegründet. Persistiert die Trophoblasterkrankung trotz Chemotherapieprophylaxe, so wird für die Folgetherapie ein Wechsel des Chemotherapeutikums empfohlen.

4.3 Persistierende maligne Trophoblasterkrankungen

Definition

Man spricht von einer persisitierenden Trophoblasterkrankung, wenn das Serum-HCG nach einer Kürettage nach 3 Wochen noch nicht absinkt oder wenn es durch 2 Wochen ansteigt.

Nach einer Molenschwangerschaft zeigt sich bei Persistenz in 70–90 % der Fälle das histologische Bild der kompletten hydatiformen Mole bzw. der **invasiven destruierenden hydatiformen**

Mole, die histologisch der kompletten Mole entspricht, bei der aber zusätzlich eine Invasion des Myometriums und in manchen Fällen bereits eine Metastasierung besteht. In den übrigen 10–30 % der Fälle findet sich ein Chorionkarzinom.

> Folgt die maligne Trophoblasterkrankung einer Termingeburt, einer Eileiterschwangerschaft oder einem Spontanabort, so handelt es sich immer um ein Chorionkarzinom.

Histologisch finden sich dabei anaplastischer Synzytiotrophoblast und Zytotrophoblast ohne regelrechte Zottenstruktur und Zeichen von myometrialer Invasion.

Die **Metastasierung**, die in 4 % der persistierenden Fälle nach operativer Erstbehandlung der Mole auftritt, erfolgt in 80 % in die Lunge. Dabei imponieren Thoraxschmerzen, Husten und Atemnot als klinische Symptome, die entweder akut einsetzen oder über längere Zeit bereits bestehen. Radiologisch finden sich in der Thoraxaufnahme mitunter asymptomatische Läsionen, ein »schneegestöberähnliches« Muster, Pleuraergüsse oder Zeichen der Lungembolie bzw. pulmonalen Hypertension. Mitunter stehen die pulmonalen Symptome derartig im Vordergrund, dass an eine gynäkologische Grunderkrankung nicht gedacht wird.

In 30 % der metastasierten Fälle finden sich Absiedelungen in der Vagina im Bereich der Fornices oder suburethral, wobei auf die außerordentlich starke Gefäßversorgung hinzuweisen ist, die zu einer starken Blutung nach Biopsieentnahme führen kann. Vaginale Blutungen und purulenter Fluor stehen als Symptome im Vordergrund.

Die Leber und das Zerebrum sind in 10 % der Fälle Sitz von Metastasen, die vor allem bei verspäteter Diagnose festgestellt werden. Die Lebermetastasen sind mitunter Ursache von intraperitonealen Blutungen; die Hirnmetastasen können in Abhängigkeit von der Lokalisation neurologische Symptome hervorrufen.

4.3.1 Staging und prognostische Faktoren

Durch die **Féderation Internationale de Gynécologie et d'Obstétrique (FIGO)** wurde ein Stagingsystem erarbeitet, das sich an die Einteilung der anderen gynäkologischen Malignome anlehnt, wobei als Grundlage die anatomische Ausdehnung der Erkrankung herangezogen wird (s. Übersicht).

Stagingsystem für persistierende maligne Trophoblasterkrankungen

I	Erkrankung bleibt ausschließlich auf den Uterus beschränkt
II	Ausbreitung auf andere genitale Strukturen (Vagina, kleines Becken)
III	Pulmonale Absiedelungen mit oder ohne Beteiligung von Uterus, Vagina oder kleines Becken
IV	Fortgeschrittene Metastasierung in Hirn, Leber, Niere oder Gastrointestinaltrakt

Dem System wurden die Risikofaktoren
- HCG >100 000 mIE/ml,
- Dauer der Erkrankung länger als 6 Monate seit Beendigung der Schwangerschaft

hinzugefügt, um ein für den klinischen Gebrauch relevanteres Staging zu ermöglichen. Dazu ist zu sagen, dass mit Hilfe dieses Stagingsystems zwar eine tendenzielle Aussage über die Prognose gemacht werden kann, sich die ausschließliche Verwendung dieses Systems aber nicht als Entscheidungshilfe für das therapeutische Management eignet. Hiefür wird vielfach ein System herangezogen, das auf klinischen Faktoren basiert und die 3 Kategorien nicht metastasierte Fälle, metastasierte Fälle mit geringem Risiko sowie metastasierte Hochrisikofälle unterscheidet (Soper 1995). Der Gruppe mit hohem Risiko und damit schlechter Prognose werden Patientinnen zugeordnet, bei denen mindestens einer der in der Übersicht »Hochrisikopatientinnen« aufgelisteten Faktoren vorliegt.

Hochrisikopatientinnen mit schlechter Prognose
- Seit der letzten Schwangerschaft sind mehr als 4 Monate vergangen.
- Aktueller Serum-HCG-Wert übersteigt 40 000 mIE/ml.
- Hirn- oder Lebermetastasen.
- Die unmittelbar vorangegangene Schwangerschaft endete in einer Termingeburt.
- Eine vorangegangene Chemotherapie hat bereits therapeutisch versagt.

Die **Weltgesundheitsorganisation** hat in Anlehnung an die Erfahrungen der Arbeitsgruppe des Charing Cross Hospital in London eine Klassifikation erstellt, in die weitere prognostische Faktoren eingebracht wurden (WHO Scientific Group 1983). Sie basiert auf dem Prinzip, dass einzelne voneinander unabhängige Faktoren entsprechend ihrer prognostischen Bedeutung zu einem Gesamtscore unterschiedlich beitragen (Tabelle 4.1). Entsprechend dem Gesamtscore (GS), der sich aus der Addition der Einzelscores ergibt, erfolgt die Zuordnung der jeweiligen Patientin zu den 3 Kategorien niedriges (GS 0–4), mittelgradiges (GS 5–7) und hohes Risiko (GS ≥8).

Die Zuordnung in eine der oben genannten Risikogruppen und damit die Anwendung der verschiedenen Klassifikationen setzt eine entsprechende **diagnostische Abklärung** voraus. Üblicherweise werden folgende Untersuchungen durchgeführt:
- Anamnese und allgemeinklinische Untersuchung,
- Bestimmung des aktuellen Serum-HCG-Werts,
- Erfassung von Schilddrüsen-, Leber- und Nierenparametern,
- Thoraxröntgen,
- Ultraschall und/oder Computertomographie des Ober- und Unterbauchs,
- Computertomographie des Schädels.

Bei Chorionkarzinom bzw. metastasierten Fällen wird bei unauffälligem Schädel-CT darüber hinaus eine Liquorpunktion empfohlen, da ein Liquor-Serum-Verhältnis des HCG <60 Hinweis auf das Vorliegen von okkulten Schädelmetastasen sein kann.

Wertigkeit der Stagingsysteme und Prognosefaktoren

In einer Reihe von retrospektiven Studien wurde versucht, die bestehenden Scoring- und Staginssysteme einerseits zu verifizieren und zu vergleichen und andererseits neue zu etablieren, um so eine möglichst gute Aussage über das Ansprechen der einzelnen Patientin auf die Chemotherapie und damit die Chance auf Heilung zu ermöglichen. Bei multivariaten Analysen im Rahmen von retrospektiven Untersuchungen an 162 (Studie I), 138 (Studie II) bzw. 391 (Studie III) Patientinnen wurden in Abhängigkeit von der jeweiligen Studie folgende signifikante Risikofaktoren hinsichtlich der Mortalität von Hochrisikopatientinnen festgestellt (Azab et al. 1988; Soper et al. 1988; Lurain et al. 1991):

- Art der vorangegangenen Schwangerschaft (I, II),
- Anzahl der Metastasen (III),
- Metastasierung in mehr als ein Organ (I),
- Metastasierung in andere Organe als Lunge oder Vagina (III),
- Resistenz auf die primäre Chemotherapie (I, III),
- Vorliegen eines Chorionkarzinoms (I, II, III) (ein Faktor, der in den gängigen Klassifikationen unberücksichtigt ist),
- Erkrankungsdauer >4 Monate (II).

Es gilt als allgemein akzeptiert, dass Patientinnen mit persistierenden Trophoblasterkrankungen am besten entsprechend eines Risiko-Scoring-Systems behandelt werden (Kendall et al. 2002).

In dem Versuch, die verschiedenen Staging- und Scoring-Systeme zu vereinheitlichen, hat die FIGO einen Index vorgeschlagen, der in Tabelle 4.1 beschrieben ist. Der wesentliche Unterschied zu der vorbestehenden WHO-Klassifikation besteht im Wegfallen bestimmter Blutgruppen als Risikofaktoren, und in der Erhöhung des Scores für Lebermetastasen von 2 auf 4. Patientinnen werden demnach in 2 Gruppen unterteilt: »low risk« mit einem Score von ≤6, »high risk« mit einem Score über 6 (Kohorn et al. 2000).

Eine rezente retrospektive Studie hat die Ergebnisse von 201 Patientinnen untersucht, die nach dem Charing-Cross-Scoring-System klassifiziert und entsprechend behandelt worden sind. Retrospektiv wurden alle Patientinnen nach dem FIGO- und dem WHO-Prognoseindex sowie nach dem neu vorgeschlagenen kombinierten FIGO-Prognoseindex klassifiziert. Bezüglich Chemotherapieresistenz und Outcome waren die Ergebnisse in den verschiedenen Gruppen sehr ähnlich. Die wesentliche Aussage dieser Arbeit ist, dass eine Einteilung in nur 2 Gruppen die Zahl der Patientinnen mit niedrigem Risiko und damit weniger aggressiver Behandlung erhöht, ohne das Outcome zu verschlechtern. Es wird immer einen Graubereich zwischen der Low-risk- und der High-risk-Gruppe geben, aber selbst bei Versagen der Monotherapie können diese Patientinnen mit einer späteren Polychemotherapie geheilt werden. Die Mortalität liegt in der eindeutigen Hochrisikogruppe (Hancock et al. 2000).

> Es ist wichtig, Patientinnen nicht unnötig aggressiver Chemotherapie und damit dem Risiko späterer Komplikationen auszusetzen.

Darüber hinaus besteht die Möglichkeit, eine Verbindung der Klassifikationen vorzunehmen, da Patientinnen mit FIGO-Staging I mit niedrigem Risiko und FIGO-Staging IV mit hohem Risiko eingestuft werden und bei Vorliegen von Staginggruppe II oder III die weitere Aufteilung mit Hilfe des WHO-Scores ≤7 oder >7 erfolgt.

4.3.2 Therapeutisches Vorgehen

Bei der malignen persistierenden Trophoblasterkrankung ohne Metastasierung ist eine Anwendung der genannten Riskofaktoren nicht notwendig, um das weitere therapeutische Vorgehen festzulegen, da durch eine Monotherapie mit MTX oder Dactinomycin in nahezu 100% dieser Fälle eine Remission erzielt werden kann. Darüber hinaus kommen diese Schemata auch bei Patientinnen mit bereits metastasierter Erkrankung zur Anwendung, bei denen keine weiteren klinischen Risikofaktoren vorliegen bzw. deren WHO-Gesamtscore ≤ 7 beträgt.

Bezüglich Dosierung und Schema bestehen zwischen den einzelnen Arbeitsgruppen z.T. große Unterschiede, so dass ein direkter Vergleich der einzelnen Schemata hinsichtlich Ansprechrate, Toxizität und Kosten nicht möglich ist. Darüber hinaus stehen derzeit keine Ergebnisse aus prospektiv randomisierten Vergleichsstudien zu dieser Fragestellung zu Verfügung.

Tabelle 4.1. Prognoseindex der FIGO (vorgeschlagen im Jahr 2000)

Prognosefaktor	Score			
	0	1	2	4
Lebensalter (Jahre)	≤39	>39	–	–
Vorangegangene Schwangerschaft	Hydatiforme Mole	Abort	Termingeburt	–
Monate zwischen Schwangerschaft und Therapiebeginn	<4	4–6	7–12	>12
Serum-HCG (mIE/ml)	$<10^3$	$<10^4$	$<10^5$	$>10^5$
Größter Tumordurchmesser	–	3–5	>5	
Lokalisation der Metastasen	–	Milz, Niere	Gastrointestinaltrakt	Leber, Gehirn
Anzahl der Metastasen	–	1–3	4–8	>8
Vorangegangene Chemotherapie	–		Monotherapie	Polychemotherapie

Dennoch gelten die folgenden Schemata als Standard in der **MTX-Monotherapie**:

- 1 mg/kg MTX i. m., Tag 1, 3, 5, 7, + Leucovorin 0,1 mg/kg i. m. oder i. v., Tag 2, 4, 6, 8.

  Nach der einmaligen Applikation war bei 132 von 185 (81,5 %) Patientinnen, nach wiederholter Gabe bei 162 von 185 (87,6 %) eine komplette Remission zu erzielen. In 147 Fällen waren keine Metastasen vorhanden, in 22 Fällen lag Staging II und III mit geringem Risiko vor. Als Nebenwirkungen traten Thrombozytopenie (1,6 %), Granulozytopenie (5,9 %) und Hepatotoxizität (14,1 %) auf. Die Notwendigkeit weiterer Therapiezyklen wird bei diesem Schema individuell mittels HCG-Nachkontrolle erhoben (Berkowitz et al. 1986).

- 0,4 mg/kg MTX i.m., Tag 1–5; Wiederholung alle 12–14 Tage.

  In einer Studie an 52 Patientinnen mit metastasierter Erkrankung und WHO-Score ≤ 6 konnte bei 31 (60 %) eine primäre Remission erzielt werden. In 10 Fällen wurde die Therapie wegen Resistenz, in 11 (21 %) aufgrund von toxischen Nebenwirkungen (Neutropenie, Mukositis) umgestellt. Die Therapiezyklen werden regelmäßig bis zum Fallen der HCG-Werte unter die Nachweisgrenze fortgesetzt. Danach erfolgen 1–3 Sicherheitszyklen (Soper et al. 1994).

- 50 mg/m² MTX i.m., Tag 1; Wiederholung wöchentlich.

  Eine komplette Remission konnte bei 51 von 63 (81 %) Patientinnen mit nichtmetastasierter Erkrankung erzielt werden. Bei 13 kam es zu Leukopenie, bei 3 zu Thrombozytopenie (Homesley et al. 1988).
  Der Vergleich der Studienergebnisse wird zusätzlich durch die Tatsache erschwert, dass in unterschiedlichem Ausmaß nichtmetastasierte und metastasierte Patientinnen im Studienkollektiv vertreten waren.

Folgende **Dactinomycinschemata** gelten als Standard für die initale Therapie bzw. sind bei MTX-Versagen angezeigt (Homesley 1994):

- 12 μg/kg Dactinomycin i. v., Tag 1–5; Wiederholung alle 12 Tage,
- 1,25 mg/m² Dactinomycin i. v., Tag 1; Wiederholung zweiwöchentlich.

Außer bei akut therapiebedürftiger vaginaler Blutung wird eine neuerliche Kürettage nicht empfohlen, da sich keine nennenswerte Verbesserung des Behandlungverlaufs gezeigt hat. Bei abgeschlossener Familienplanung kann jedoch die Hysterektomie bei Beginn der Initialtherapie sowie später im Rahmen der Second-line-Therapie erwogen werden, da sich als Folge eine geringere Dosis und Verkürzung der Chemotherapie und somit der Hospitalisierungsdauer gezeigt hat.

4.3.3 Therapie von Hochrisikofällen

Ein Versagen der MTX-Monotherapie und der nachfolgenden bzw. initialen Dactinomycinbehandlung liegt vor,

- wenn Metastasen auftreten bzw. bei bereits metastasierten Fällen neue hinzukommen;
- wenn sich ein HCG-Plateau (± 10 %) einstellt, das länger als 3 Wochen anhält;
- wenn die HCG-Werte erneut steigen;
- wenn ein ungenügender Abfall des HCG-Werts festgestellt wird, d. h. definitionsgemäß um eine Zehnerpotenz, wobei die Angaben in Abhängigkeit vom verwendeten Schema von 18 Tagen bis zu 6 Wochen reichen.

In diesem Fall und bei Patientinnen, die bereits ursprünglich als Hochrisikofälle eingestuft wurden, kommen Polychemotherapieschemata zur Anwendung.

Als Standard gilt mittlerweile das **EMA-CO-Schema**:

- Tag 1
  - 100 mg/m² Etoposid i. v., in 200 ml NaCl-Lösung über 30 min
  - 100 mg/m² MTX i. v., Bolus, nachfolgend 200 mg/m² MTX i. v., Infusion über 12 h
  - 350 μg/m² oder 500 μg Dactinomycin i. v., Bolus
- Tag 2
  - 100 mg/m² Etoposid i. v., in 200 ml NaCl-Lösung über 30 min
  - 350 μg/m² oder 500 μg Dactinomycin i. v., Bolus
  - 15 mg Leucovorin i.m. oder p.o., beginnend 24 h nach dem MTX-Bolus, 4malig im Abstand von 12 h
- Tag 8
  - 600 mg/m² Cyclophosphamid i. v., Infusion
  - 1 mg/m² Vincristin i. v., Bolus
- Tag 15
  - Beginn des nächsten Zyklus mit Tag 1

Die Behandlung wird fortgesetzt, bis 3 aufeinander folgende HCG-Werte in wöchentlichem Abstand unter der Nachweisgrenze liegen. Danach sollten noch mindestens 2 Sicherheitszyklen verabfolgt werden.

> Die Zusammenfassung der Ergebnisse von 4 Studien ergab, dass bei 76 von 104 Patientinnen (73 %) eine komplette Remission zu erzielen war (Berkowitz u. Goldstein 1995).

Bei Resistenz bietet sich der Ersatz von Cyclophosphamid und Vincristin durch Cisplatin und Etoposid an (EMA-CE-Schema). Als mögliche weitere Kombinationen bei EMA-CO-Resistenz können folgende Kombinationen erwogen werden:

- Cisplatin, Vinblastin, Bleomycin;
- Dactinomycin, Cisplatin, Etoposid;
- Etoposid, Ifosfamid, MESNA, Cisplatin.

Diese Schemata wurden jedoch bisher erst an einer kleinen Fallzahl angewandt. Vor allem bei vorbehandelten Patientinnen ist mit hoher Toxizität zu rechnen.

Bei Vorliegen von **Schädelmetastasen** bestehen 2 therapeutische Ansätze, für die noch keine Daten aus einem prospektiv randomisierten Vergleich vorliegen:

- Bestrahlung,
- Erhöhung der intravenösen MTX-Dosis und zusätzliche intrathekale MTX-Applikation im Rahmen des EMA-CO-Schemas sowie Resektion, soweit operativ zugänglich.

Weitere **therapeutische Begleitmaßnahmen** umfassen:

- die Bestrahlung von Lebermetastasen (was in der Literatur jedoch kontrovers diskutiert wird);
- die sekundäre Hysterektomie, die zu einer Reduktion der Tumormasse beitragen kann (ihr Wert wird bei disseminierten Erkrankungen jedoch bezweifelt);

- die Thorakotomie und Resektion von Lungenmetastasen;
- Maßnahmen bei lokalen Blutungen (z. B. Exzision von Metastasen der Vagina oder des Gastrointestinaltrakts, selektive Arterienembolisationen).

Nach Beendigung der Chemotherapie werden die bis zu diesem Zeitpunkt wöchentlichen HCG-Kontrollen konsequent monatlich über 2 Jahre fortgesetzt, um ein Rezidiv frühzeitig zu erkennen.

> Die Patientinnen können sowohl nach einer kompletten Mole als auch nach einer Chemotherapie wegen persistierender maligner Erkrankung mit einem unauffälligen Schwangerschaftsverlauf bei folgenden Schwangerschaften rechnen.

Um dem erhöhten Risiko einer neuerlichen Molenschwangerschaft gerecht zu werden, sollten bei eingetretener Schwangerschaft folgende Untersuchungen durchgeführt werden:
- Ultraschalluntersuchung im ersten Trimenon,
- postpartale histologische Untersuchung der Plazenta,
- HCG-Kontrolle etwa 6 Wochen post partum, um den regelrechten Abfall zu verifizieren (Loret de Mola u. Goldfarb 1995).

Plazentanaher Pseudotumor

Definition

Dabei handelt es sich um einen lokal invasiven Tumor, der ins Myometrium infiltriert und seinen Ursprung im Intermediärtrophoblasten hat, dessen Aufgabe die Verankerung der Plazenta im mütterlichen Gewebe ist.

Diese besonderen Tumoren können jeder Form der Schwangerschaft folgen. Sie fallen u. a. durch ihre verhältnismäßig geringe HCG-Produktion auf. Da eine hohe Chemotherapieresistenz besteht, ist hier eine operative Sanierung die Therapie der Wahl.

Literatur

Albers E, Daneshmand S, Hull A (2001) Placental pathology casebook. Complete hydatidiform mole with coexistent term twin pregnancy. J Perinatol 21: 72–75

Azab MB, Pejovic MH, Theodore C et al. (1988) Prognostic factors in gestational trophoblastic tumors: a multivariate analysis. Cancer 62: 585–592

Bagshawe KD, Dent J, Webb J (1986) Hydatidiform mole in England and Wales 1973–83. Lancet 2: 673–677

Berkowitz RS, Goldstein DP (1995) Gestational trophoblast disease. Cancer 76: 2079–2085

Berkowitz RS, Goldstein DP (1996) Chorionic tumors. New Engl J Med 335: 1740–1748

Berkowitz RS, Goldstein DP, Bernstein MR (1986) Ten year's experience with methotrexate and folinic acid as primary therapy for gestational trophoblastic disease. Gynecol Oncol 23: 111–118

Flam F, Lundstrom V, Petterson F (1991) Medical induction prior to surgical evacuation of hydatidiform mole: Is there a greater risk of persistent trophoblastic disease? Eur J Obstet Gynecol Reprod Biol 42: 57–60

Goldstein DP, Berkowitz RS (1995) Prophylactic chemotherapy of complete molar pregnancy. Semin Oncol 22: 157–160

Goldstein DP, Berkowitz RS, Bernstein MR (1981) Management of molar pregnancy. J Reprod Med 26: 208–212

Hancock BW, Welch EM, Gillespie AM, Newlands ES (2000) A retrospective comparison of current and proposed staging and scoring systems for persistent gestational trophoblastic disease. Int J Gynecol Cancer 10: 318–322

Homesley HD (1994) Development of single-agent regimens for gestational trophoblastic disease. J Reprod Med 39: 185–192

Homesley HD, Blessing JA, Rettenmaier M, Capizzi RL, Major FJ, Twiggs LB (1988) Weekly intramuscular methotrexate for nonmetastatic gestational trophoblast disease. Obstet Gynecol 72: 413–418

Jauniaux E, Brown R, Snijders RJ, Noble P, Nicolaides KH (1997) Early prenatal diagnosis of triploidy. Am J Obstet Gynecol 176: 550–554

Kendall A, Gillmore R, Newlands E (2002) Chemotherapy for trophoblastic disease: current standards. Curr Opin Obstet Gynecol 14: 33–38

Kim DS, Moon H, Kim KT, Moon YJ, Hwang YY (1986) Effects of prophylactic chemotherapy for persistent trophoblastic disease in patients with complete hydatidiform mole. Obstet Gynecol 67: 690–694

Kohorn EI, Goldstein DP, Hancock BW, Kim SJ, Lurain JR, Newlands E, Soper JT, Wong LC, Workshop Report (2000) Combining the staging system of the International Federation of Gynecology and Obstetrics with the scoring system of the World Heath Organization for Trophoblastic Neoplasia. Report of the Working Committee of the International Society for the Study of Trophoblastic Disease and the International Gynecologic Cancer Society. Int J Gynecol Cancer 10: 84–88

Loret de Mola JR, Goldfarb JM (1995) Reproductive performance of patients after gestational trophoblastic disease. Semin Oncol 22: 193–197

Lurain JR, Casanova LA, Miller DS, Rademaker AW (1991) Prognostic factors in gestational trophoblastic tumors: A proposed new scoring system based on mulitvariate analysis. Am J Obstet Gynecol 164: 611–616

Palmer JR (1994) Advances in the epidemiology of gestational trophoblastic disease. J Reprod Med 39: 155–162

Redline RW, Abdul-Karim FW (1995) Pathology of gestational trophoblastic disease. Semin Oncol 22: 96–109

Sebire NJ, Rees H, Paradinas F, Seckl M, Newlands E (2001) The diagnostic implications of routine ultrasound examination in histologically confirmed early molar pregnancies. Ultrasound Obstet Gynecol 18: 662–665

Soper JT (1995) Identification and management of high-risk gestational trophoblastic disease. Semin Oncol 22: 172–84.

Soper JT, Clarke-Pearson D, Hammond CB (1988) Metastatic gestational trophoblastic disease: prognostic factors in previously untreated patients. Obstet Gynecol 71: 338–343

Soper JT, Clarke-Pearson DL, Berchuck A, Rodriguez G, Hammond CB (1994) 5-Day methotrexate for women with metastatic gestational trophoblastic disease. Gynecol Oncol 54: 76–79

Soto-Wright V, Bernstein M, Goldstein DP, Berkowitz RS (1995) The changing clinical presentation of complete molar pregnancy. Obstet Gynecol 86: 775–779

Spencer K, Liao AW, Skentou H, Cicero S, Nicolaides KH. Screening for triploidy by fetal nuchal translucency and maternal serum free beta-HCG and PAPP-A at 10–14 weeks of gestation. Prenat Diagn 20: 495–499

Wolf NG, Lage JM (1995) Genetic analysis of gestational trophoblastic disease: a review. Semin Oncol 22: 113–120

WHO Scientific Group (1983) Gestational trophoblastic disease. WHO Tech Rep Ser 692

Yedema KA, Verheijen RH, Kenemans P, Schijf CP, Borm GF, Segers MF, Thomas CM (1993) Identification of patients with persistent trophoblastic disease by means of a normal human chorionic gonadotropin regression curve. Am J Obstet Gynecol 168: 787–792

Schwangerschaftsabbruch

F. K. Beller

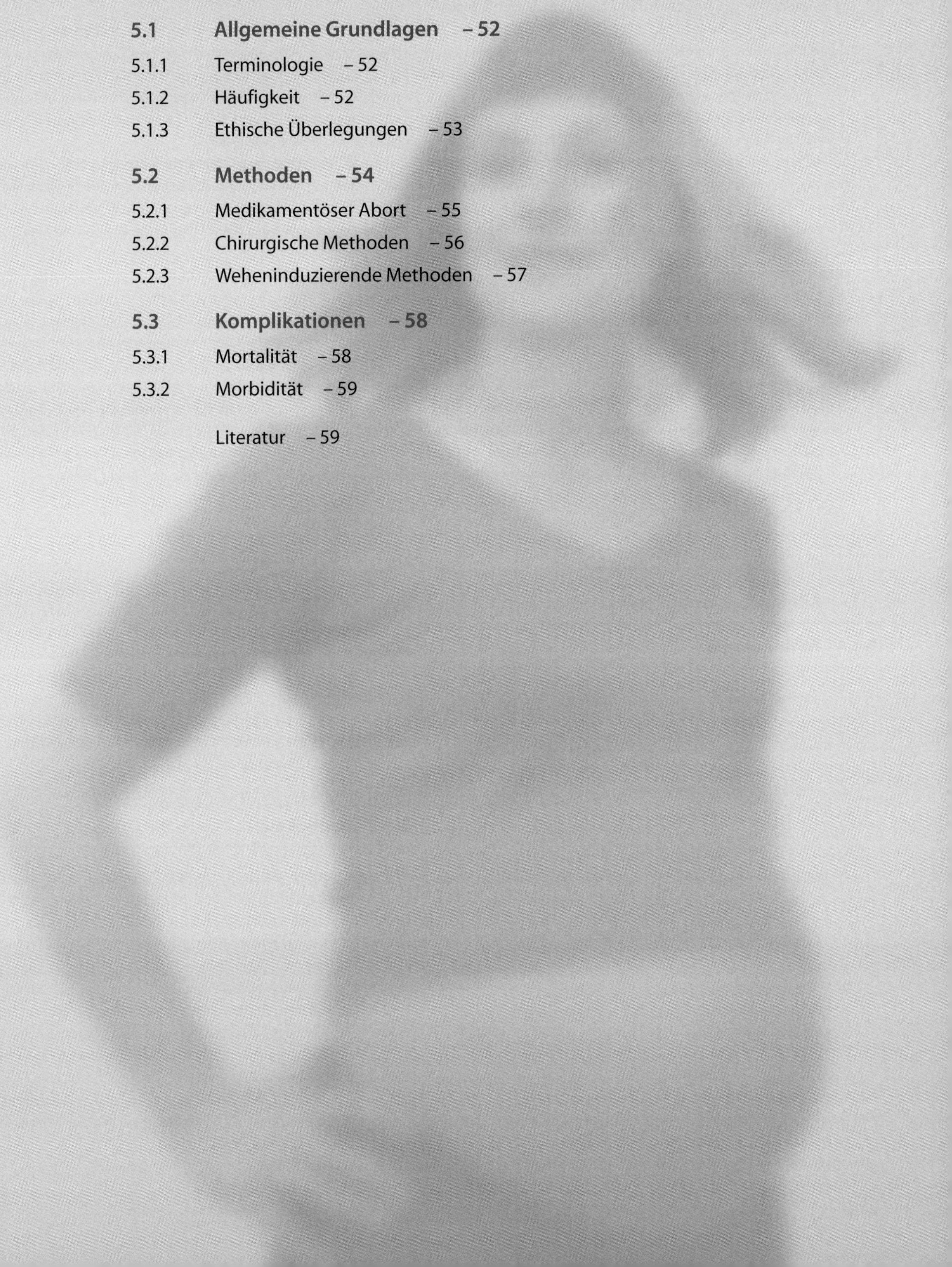

Kurz-Überblick

Der **Schwangerschaftsabbruch** oder induzierte Abort wurde noch vor 25 Jahren in der allgemeinen Terminologie als krimineller Abort bezeichnet. Seitdem sind die Abortgesetze in vielen Ländern liberalisiert worden. Daraufhin sank die mütterliche Mortalität, und die Zahl der legalen Aborte stieg an. Im Gegensatz zu Japan, China und der damaligen Sowjetunion wurde der induzierte Abort in den westlichen Ländern nur als eine Notlösung und nicht als eine Methode der Familienplanung angesehen.

Die in den verschiedenen Gesetzen unterschiedlich geregelte zeitliche Begrenzung des Schwangerschaftabbruchs basiert auf der Feststellung, dass die Schwangerschaft mit der Implantation beginnt. Nach der 22. Woche post conceptionem (p.c.) ergeben sich besondere ethische Probleme, die auch die Abortbefürworter in 2 Lager spalten, da zu diesem Zeitpunkt der Fetus im allgemeinen lebensfähig geworden ist, d.h., er kann außerhalb des Uterus überleben.

In vielen Gesetzen, darunter auch dem neuen deutschen, ist keine embryopathische Abortindikation vorgesehen, die in der alten Fassung bis zur 24. SSW post menstruationem (p.m.) reichte. Die Notlagenindikation wurde bis zur Geburt ausgedehnt. War früher eine Notlage mit einer Gefahr für das mütterliche Leben verbunden, so ist jetzt eine soziale Indikation ausreichend. Diesen Umstand halten auch jene Geburtshelfer nicht für richtig, die die Indikation für den Frühabort grundsätzlich befürworten.

Die Notfallkontrazeption (NFK) wurde bislang als eine Form der sehr frühen Beendigung der Schwangerschaft betrachtet, bei der die befruchtete Zygote an der Implantation gehindert wird. Mittlerweile gibt es Hinweise dafür, dass das nicht richtig ist, sondern es sich um eine späte Ovulationshemmung handelt.

Die meisten Abbrüche werden in der frühen Schwangerschaft bis zur 8. Schwangerschaftswoche (SSW) vorgenommen. Für diesen Zeitraum steht eine neue Methode des Abbruchs, der **medikamentöse Abort**, zur Verfügung. Als Medikamente haben sich Antigestagene (Mifepriston), Methotrexat und/oder Prostaglandine als wirksam erwiesen.

Bei älteren Schwangerschaften bis etwa zur 14./16. SSW wird das Schwangerschaftsprodukt nach Dilatation des Zervikalkanals mittels Vakuum abgesaugt. Prostaglandine, hygroskopische Stifte, aber auch das Antigestagen Mifepriston können die Zervix erweichen.

Nach der 16. SSW kann eine **Abortausräumung** durchgeführt werden, die in den USA seit kurzem heftig umstritten ist. Der Verzicht auf diese Methode fällt leicht, da für ihren Einsatz infolge moderner Prostaglandine keine Notwendigkeit mehr besteht. Durch Prostaglandine wird die Zervix erweicht, der Zervikalkanal erweitert, und es werden Wehen erzeugt, die zur Ausstoßung des Schwangerschaftprodukts führen, nachdem der Fetus abgestorben ist.

Mit zunehmender Schwangerschaftsdauer steigen bei allen Methoden Morbidität und Mortalität an (Binkin 1986).

5.1 Allgemeine Grundlagen

5.1.1 Terminologie

Definition

Selbst wenn die NFK die Zygote an der Implantation hindert, ist das definitionsgemäß kein Abort. Nach erfolgter Implantation wird die Schwangergerschaft durch einen induzierten Abort beendet. Um einen medikamentösen Abort handelt es sich, wenn zum Schwangerschaftsabbruch Medikamente eingesetzt werden. Die chirurgischen Methoden für eine Beendigung der Schwangerschaft sind nach Dilatation des Zervikalkanals die Saugkürettage und die Abortausräumung. Nach vollendeter 16. SSW wird durch weheninduzierende Mittel der Fetus abgetötet und ausgestoßen.

Nach dem Center for Communicable Diseases (CD) (1995) wird als (artifizieller) Abort »die Anwendung eines Verfahrens verstanden, das mit der Absicht vorgenommen wird, eine vermutete oder bekannte intrauterine Schwangerschaft zu beenden.«

Im Allgemeinen wird eine Schwangerschaftsdauer von 280 Tagen p.m. oder 266 Tagen p.c. zugrunde gelegt. In einigen Gesetzen (wie auch dem deutschen) ist festgehalten, dass die Schwangerschaft mit der Implantation (28. Tag p.m.) beginnt.

Dies wurde so festgelegt, um eine Reihe von Verfahren, die unter dem Begriff der **Notfallkontrazeption** bekannt sind, nicht als Frühabortiva einstufen zu müssen. Dazu gehören die Postkoitalpille (»Pille danach«) mit ihren Variationen der Yupze-Methode, bei der Östrogene oder Gestagene oder das Antigestagen Mifepriston und schließlich das Intrauterinpessar zur Anwendung kommen.

Die gesetzliche Festlegung, dass die Schwangerschaft mit der Implantation beginnt, wird nur im Hinblick auf den induzierten Abort verwandt.

5.1.2 Häufigkeit

Weltweit werden jährlich ungefähr 25–30 Mio. legale Abruptiones durchgeführt. Bei den illegalen Schwangerschaftsabbrüchen besteht naturgemäß eine große Dunkelziffer; es wird mit weiteren 10–22 Mio. Abruptiones gerechnet (Henshaw u. Morrow 1990).

Infolge illegaler Schwangerschaftsabbrüche sterben jedes Jahr etwa 50000–150000 Frauen vorwiegend am septischen Abort (Fathalla 1995). In den USA sind Schwangerschaftsabbrüche meldepflichtig und werden seit dem Jahre 1972 durch das CDC und das Alan-Guttmacher-Institut registriert. In Deutschland ist die Meldepflicht mit einer großen Dunkelziffer behaftet. In der Schweiz ist der Schwangerschaftsabbruch in den meisten Kantonen meldepflichtig.

Abortraten können bezogen werden auf:
- 1000 Lebendgeburten,
- 1000 Frauen im Alter von 15–44 Jahren.

Nach den Angaben des statistischen Bundesamtes wurden im Jahre 2002 in Deutschland 130387 legale Aborte gemeldet. Danach wurde die niedrigste Zahl aus Rheinland-Pfalz (1290/1000 Geborene) gefolgt von Bayern, Baden-Württemberg und Niedersachsen gemeldet. In Berlin wurde dagegen mit 3947/1000 Geborene die höchste Zahl an Schwangerschaftsabbrüchen registriert, gefolgt von Sachsen-Anhalt, Bremen und Mecklenburg-Vorpommern. In der DDR, wie auch in anderen kommunistischen Ländern wurde seinerzeit der Schwangerschaftsabbruch weitgehend als Methode der Familienplanung akzeptiert. Das erklärt, warum in den neuen Bundesländern auch heute noch die mittlere Anzahl der registrierten Schwangerschaftsabbrüche deutlich höher als in den alten Bundesländern ist. In den alten Bundesländern überwog beim Schwangerschaftsabbruch die Zahl der ledigen Frauen (48 %), davon 19 % Primigravida.

Ein Vergleich mit den Zahlen aus der Zeit vor der Neufassung des § 218 StGB ist schwierig, da inzwischen die ostdeutschen Bundesländer mit höheren Zahlen hinzukamen. Des Weiteren ist auf die Dunkelziffer der im Ausland durchgeführten Abruptiones (»Abtreibungstourismus«) hinzuweisen. Auch in der Schweiz bestehen zwischen den einzelnen Kantonen erhebliche Unterschiede in der Umsetzung des dortigen Bundesgesetzes, sodass sich daraus ähnliche Unterschiede in der Häufigkeitsverteilung auf die verschiedenen Kantone ergeben.

Ein Vergleich mit der Anzahl der Schwangerschaftsabbrüche in den westlichen Ländern oder aber mit denen in den Entwicklungsländern ist aufgrund der unterschiedlichen Meldesysteme schwierig. In Deutschland selbst sind, wie gesagt, die Zahlen in Bremen und Hamburg am höchsten, gefolgt von den östlichen Bundesländern, während in Bayern und Rheinland-Pfalz mit Abstand die wenigsten Schwangerschaftsabbrüche verzeichnet werden.

5.1.3 Ethische Überlegungen

Nahezu ohne ethisches Risiko ist die früher als »Pille danach« und heute international mit dem Begriff »emergency contraception« (**Notfallkontrazeption**) bezeichnete Methode. Das Verfahren ist hier angeführt, obwohl es nahezu in allen Gesetzen der westlichen Welt (mit Ausnahme von Irland) nicht als Frühabortmethode angesehen wird und dies nach neueren Erkenntnissen auch nicht zutreffend ist.

Der Vatikan vertritt die Auffassung, dass mit der Konzeption die Persönlichkeit uneingeschränkt begonnen habe. Dies wird von katholischen Moraltheologen in Frage gestellt, die erst die Implantation als Beginn der menschlichen Persönlichkeit sehen. Dem Präembryo kommt demnach eine geringere Schutzwürdigkeit zu. Diese Tatsache beinhaltet nicht notwendigerweise, dass der Frühstabort befürwortet wird.

Bis zur 12. SSW p.c. hat sich eine weitgehend uneingeschränkte Indikationsstellung auf Grund der Liberalisierungsgesetze in nahezu allen Staaten mit Ausnahme von Irland durchgesetzt, allerdings mit unterschiedlichen Begründungen (Beller u. DeProsse 1992). Im **deutschen Recht** wird die Indikation mit einer Beratung verbunden, bei der die Schwangere ihren Entscheid nicht begründen muss. Politiker unterstellen, dass durch diese Beratung die Zahl der Aborte vermindert wird. Andere Rechtssysteme, vor allem die USA, begründen die Straflosigkeit mit dem »Autonomierecht der Mutter«.

Nach der 12 SSW p.c. (14. SSW p.m.) wurde in dem neuen deutschen Gesetz die embryopathische (kindliche, eugenische) Indikation unter der mütterlichen Indikation subsumiert:

> »Der Schwangerschaftsabbruch ist nicht rechtswidrig, wenn der Abbruch der Schwangerschaft unter Berücksichtigung der gegenwärtigen und zukünftigen Lebensverhältnisse der Schwangeren nach ärztlicher Erkenntnis angezeigt ist, um eine Gefahr für das Leben oder die Gefahr einer schwerwiegenden Beeinträchtigung des körperlichen oder seelischen Gesundheitszustandes der Schwangeren abzuwenden und die Gefahr nicht auf eine andere für sie zumutbare Weise abgewendet werden kann.« Eine zeitliche Limitierung des Abbruchs ist nicht vorgesehen.

Damit ist die ursprüngliche Indikation zur Abwendung von erheblichen gesundheitlichen Gefahren für die Mutter aufgeweicht worden. Sie wurde um eine psychosoziale Notlage erweitert. Hepp (1996) spricht von einer »versteckten« Indikation.

In der **Schweiz** wurde kürzlich vom Volk mit großer Mehrheit ein neues Gesetz zum straffreien Schwangerschaftsabbruch verabschiedet, da das über viele Jahre praktizierte Recht zunehmend in Widerspruch zu der gültigen gesetzgeberischen Regelung, die aus dem Jahre 1942 stammt, stand. Nach dem neuen Gesetz ist der Schwangerschaftsabbruch straffrei, wenn er in den ersten 12 Wochen nach Beginn der letzten Periode auf schriftliches Verlangen der Frau von einem zur Berufsausübung zugelassenen Arzt oder Ärztin vorgenommen wird. Der Arzt ist zu einer ausführlichen Beratung der Frau verpflichtet. Jenseits von 12 Wochen wird eine ärztlich festgestellte Gefahr einer schwerwiegenden körperlichen Schädigung oder einer schweren seelischen Notlage für einen straffreien Schwangerschaftsabbruch gefordert. Dabei heißt es im Gesetzestext, dass »die Gefahr um so größer sein muss, je fortgeschrittener die Schwangerschaft ist«.

International geht man davon aus, dass eine **Überlebensfähigkeit des Fetus** (»viability«, Viabilität) mit der 22/23 SSW p.c. oder der 24/25 SSW p.m. gegeben ist. Der Fetus hat dann ein Geburtsgewicht von etwa 500–600 g erreicht. Der Begriff Viabilität besagt, dass der Fetus ex utero überlebensfähig ist, wobei der Zusatz »mit oder ohne medizinische Hilfe« nicht klar definiert ist (Beller u. Zlatnik 1994). Ab dem genannten Zeitpunkt verlangt die WHO die Meldepflicht (dieser Regelung hat man sich mittlerweile auch in Deutschland und in der Schweiz angeschlossen).

In den letzten 15 Jahren hatten die verbesserten Überlebenschancen von Frühgeborenen zur Folge, dass es nun internationalem geburtshilflichen Standard entspricht, ggf. die Schwangerschaft ab dem Zeitpunkt der Lebensfähigkeit des Fetus **aus kindlicher Indikation** zu beenden, d.h. bei einer Gefahr für das Leben des Fetus kontrolliert Wehen einzuleiten oder einen Kaiserschnitt durchzuführen (»if the fetus is better out than in«).

Das National Institut of Health hat festgelegt, dass die aktive Geburtshilfe mit der 26. SSW (800 g) beginnt, während zwischen der 22. und 24. SSW wegen der häufigen und schweren Komplikationen dieser Frühgeburten nur unter besonderen Umständen die Geburt eingeleitet oder durch Kaiserschnitt beendet werden sollte (Bottoms et al. 1997).

Damit aber hat der Begriff des induzierten Aborts als Methode für den Schwangerschaftsabbruch ab dem Zeitpunkt der Lebensfähigkeit seinen Sinn verloren (Beller 1996):
- in einem Falle wird die Schwangerschaft im Interesse des Kindes beendet,
- im anderen Falle erfolgt die Beendigung gegen die Lebensinteressen des Kindes.

McCullogh und Chervenak (1994) gehen davon aus, dass der Fetus mit Erreichen der Viabilität zum eigenständigen Patienten geworden ist und damit unabhängig von der Mutter einen eigenständigen moralischen Status erreicht hat. International sprechen zunehmend Autoren dem Fetus nach der 24.–26. SSW p.m ein Recht auf Leben im Sinne einer Person zu.

▶ Studienbox

Ein Schwangerschaftsabbruch im Sinne eines Aborts im späten 2. oder 3. Trimenon sollte daher als intrauteriner Fetozid bezeichnet werden (Beller 1996; Chervenak et al. 1995; Hepp 1996).

Policar und Pollack (1995) haben vorgeschlagen, die Feten duch Kaliumchlorid oder Digoxin definitiv zu töten. In dem Zusammenhang ist bekannt, dass der Kindstot in utero innerhalb 24 h in mindestens 75 % der Fälle zur Ausstoßung führt.

Der Schwangerschaftsabbruch nach der 24. SSW p.m. gibt Anlass zu schwerwiegenden Bedenken im Hinblick auf die Rechtsposition des Fetus. Wenn international der Fetus ab diesem Zeitpunkt als eigenständiger Patient angesehen wird, kann eine Beendigung der Schwangerschaft nach der 24. SSW nicht mehr als ethisch vertretbares Vorgehen angesehen werden.

Diese Einwände gelten nicht für Feten, die nach gesichertem Wissen keine Lebenschance haben (s. Übersicht). In diesen Fällen kann die Schwangerschaft zu jeder Zeit beendet werden. Bei der Einleitung der Wehen wird man auf das Überleben und Wohlergehen des Fetus keine Rücksicht nehmen müssen.

Nicht mit dem Leben zu vereinbarende chromosomale Aberrationen oder Fehlbildungen

- Trisomie 13 und 18
- Beidseitige renale Agenesie
- Thanatropische Dysplasie
- Holoprosenzephalie
- Hydroanenzephalie

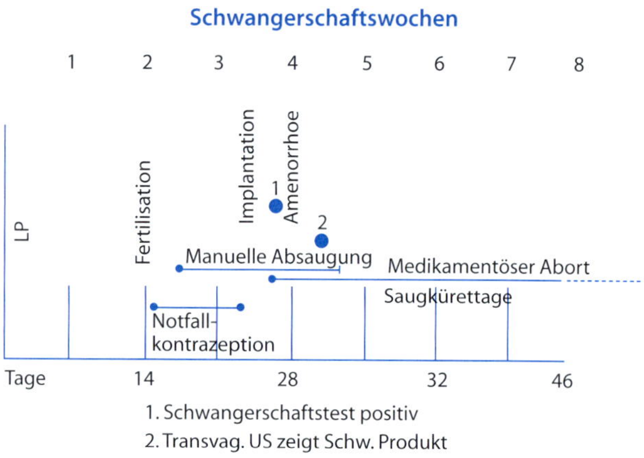

Abb. 5.1. **Abort-Methoden bezogen auf die Schwangerschaftsdauer**

5.2 Methoden (s. Abb. 5.1)

- Die **Notfallkontrazeption** (»Pille danach«) kann auf verschiedene Weisen erfolgen (Tabelle 5.1). Wirksam ist sie bis 72 h nach ungeschütztem Verkehr in Zyklusmitte. Neueren Arbeiten zufolge ist sie auch noch später erfolgreich (Grou u. Rodrigues 1994). Der Wert dieser Methode ist schwer zu beurteilen, da im Einzelfall nicht bekannt ist, ob es zu einer Befruchtung der Eizelle kam.
- Als einfachstes Verfahren des artifiziellen Frühaborts wird die manuelle Absaugung (manuelle Vakuumextraktion) in den ersten 8 Tagen nach Ausbleiben der Periode angewandt. Durch ein flexibles Röhrchen wird bei Verdacht auf eine Schwangerschaft durch eine Spritze der Uterusinhalt abgesaugt.
- Bis zur vollendeten 6. SSW kann die Schwangerschaft mittlerweile durch einen **medikamentösen Abort** beendet werden. Das Auftreten von Komplikationen ist selten. Die Möglichkeiten, Sicherheitsraten und Komplikationen sind vor kurzem (1997 a) zusammengestellt worden (s. Tabelle 5.2).
- Bis zur 14. SSW wird die Schwangerschaft chirurgisch mithilfe der elektrischen **Saugkürettage** abgebrochen. Nach Setzen einer Parazervikalblockade wird der Zervikalkanal erweitert und das Schwangerschaftsprodukt kann durch Plastikküretten abgesaugt werden.
- Nach der 14. SSW ist die Verknöcherung des Fetus so weit fortgeschritten, dass eine Saugkürettage nur noch bedingt möglich ist. In diesen Fällen wird der Schwangerschaftsabbruch durch **Weheninduktion** eingeleitet. Da die Extraktion einen zu traumatischen Eingriff darstellt, wird man auf eine Abortausräumung weitgehend verzichten.

Mit zunehmender Schwangerschaftsdauer werden die Methoden zum Schwangerschaftsabbruch schwieriger und risikoreicher.

Tabelle 5.1. Methoden zur Beendigung der Frühschwangerschaft

Verfahren	Medikamente	Zeit	Blutung
Notfallkontrazeption	Levonorgestrel 2 Tabl. 0,75 mg oder Yupze-Methode 2×50 µg E_2 + 0,25 mg Levonorgestrel (Tetragynon®)	Nach Verkehr 1 Tabl. gefolgt von 1 Tabl. 12 h später. Beginn nicht später als 72 bzw. 120 h nach Verkehr	nach 4 Wochen
Manuelle Absaugung	Plastikröhrchen intrauterin	von Amenorrhö bis zum 35. Tag PM	ungefähr 8 Tage
Mifepriston (MF) + Prostaglandin E1 (PG)	600 mg MF peroral. 1–3 Tage* später 400 µg PG E1 per vaginam oder 200 mg MF peroral. 1–3 Tage später 800 µg PG E1 oder 1–3 Tage später 800 µg PG E1	von pos. Schw. Test bis 49 Tag PM** oder 63. Tag PM	ungefähr 13 Tage
Methotrexat	50 mg MT peroral oder 50 mg/m² intramuskulär 3–7 Tage später 800 µg intravaginal PG E1	von pos. Schw. Test bis 49. Tag PM	10–17 Tage
Prostaglandin PG E1***	800 µg per vag. gefolgt von einer gleichen Dosis 24 h später	von pos. Sch. Test bis 63. Tag PM	10–20 Tage

* Standarddosis in Deutschland zugelassen.
** Zulassung in Deutschland.
*** Dosis noch nicht eindeutig geklärt. Vermehrt Nebenwirkungen als bei anderen Methoden.

Tabelle 5.2. Einsatz von Prostaglandinen zur Abortinduktion (mod. nach Schüssler 1997)

SS-Dauer	Applikationsform	Dosierung
Frühstabort bis 61 Tage p.c.	Oral oder als Vaginaltablette	PGE_1 (Misoprostol) 800 µg, 36 h nach Mifepriston (600–800 mg) oder 3–7 Tage nach Methotrexat 500 mg/m² i.m.
Bis zur vollendeten 14. SSW	Vaginaltablette oder Vaginalsuppositorium Intravenöse Infusion	PGE_1 (Misoprostol) 200 µg PGE_2 (Gemeprost) 1 mg Sulproston 4–17 µg/min
15.–24. SSW	a) Vaginaltablette oder Vaginalsuppositorium	PGE_1 (Misoprostol) 200 µg alle 12 h PGE_2 (Gemeprost) alle 3 h, maximal 5 Dosierungen in 24 h
	b) Gel, intrazervikal + intravenöse Infusion	PGE_2-Gel (Cerviprost, Prepidil) 2 x 0,5 mg im Abstand von 4–6 h Sulproston 1,7 µg/min., maximal 1 000 µg pro 24 h

5.2.1 Medikamentöser Abort

Notfallkontrazeption (»Pille danach«)

Versuche mit **Danazol** und **Tamoxifen** wurden wieder aufgegeben. Die hohen Dosen von Östrogen, die ursprünglich verwandt wurden, waren mit erheblichen Nebenwirkungen belastet. Die Yupze-Methode (Yupze et al. 1982) war daher eine wesentliche Verbesserung in der Reduzierung von Nebenwirkungen. Es werden zwei Tabletten verabreicht, die jeweils eine Kombination von 0,05 mg Ethinylestradiol und 0,25 mg Levonorgestrel enthalten (als Tetragynon im Handel). Die erste Tablette wird möglichst bald nach dem ungeschützten Verkehr eingenommen, die zweite 12 h später. Nach 72 h soll die Wirksamkeit nicht mehr gewährleistet sein, allerdings wurde auch über eine Wirksamkeit noch 120 h nach dem Verkehr berichtet. Die Yupze-Methode wurde verbessert, indem das Östrogen weggelassen und die Levonorgestreldosis erhöht wurde. Es werden 2 Tabletten mit 0,75 mg Levonorgestrel verwandt. In den USA wurde geschätzt, dass durch die Notfallkontrazeption etwa die Hälfte der 3 Mio. unerwünschter Schwangerschaften vermieden werden könnten (Task Force 1998).

Es ist möglich, dass diese Methode in absehbarer Zeit durch Antigestagene, sobald diese verfügbar werden, ersetzt wird. »Ironically this controversial pill, best known as abortion pill, obviated the need for induced abortion«(Grimes u. Cook 1992).

Das zur Notfallkontrazeption implantierte Kupferintrauterinpessar von Lippes et al. (1976) wird seltener angewandt und verbietet sich im Falle von Infektionsgefahren. Ob Mirena für diesen Zweck wirksam ist, wurde noch nicht untersucht. Verschiedene Länder (darunter Australien, die skandinavischen Länder und England) beabsichtigen die Levonorgestrel-Methode wegen ihrer Zuverlässigkeit rezeptfrei anzubieten und damit die Anzahl späterer Schwangerschaftsabbrüche zu vermindern. In den USA sind Studien im Gange, Levonorgestrel durch die Apotheken rezeptfrei zu verabreichen oder den Frauen Rezepte zu geben, die 1 Jahr gültig sind.

Antigestagene

Das Antigestagen RU 486 (Mifepriston) ist ein Derivat des Norethindrons, das am intrazellulären Progesteronrezeptor als Antagonist wirksam ist (Beaulieu u. Segal 1985). Es verursacht die Abstoßung des Endometriums, wodurch die Schwangerschaft beendet wird. Die Ausstoßung erfolgt, wenn 3 Tage später ein Prostaglandinpräparat (PGE_1, Misoprostol) zusätzlich verabreicht wird.

In der Kombination ist die Behandlung in 96% der Fälle wirksam, sofern die Schwangerschaft nicht älter als 50 Tage p. c. ist (Peyron et al. 1993). **Mifepriston** (M) wurde im September 2000 in Deutschland und den USA für den Schwangerschaftsabbruch zugelassen, nachdem es in China und anderen Ländern, insbesondere Frankreich und England, seit 1988 bei Millionen von Frauen verwandt worden war. Die Standarddosierung (WHO) betrug zunächst 800 mg, gefolgt 36–48 h später von einem PGE1-Präparat. Nachdem die Dosis von M auf 600 mg reduziert worden war, konnte in Studien gezeigt werden, dass eine verminderte Dosis von 200 mg (Ashok et al. 2000) und schließlich 100 mg (Creinin et al. 2001) ebenfalls ohne Nachlassen der Erfolgsrate wirksam war. Wenn bei einer Dosis von M von 200 mg die zeitliche Frist bis zum 63. Tag ausgedehnt wurde, nahm die Wirkung kaum ab (Spitz et al. 1998, Newhall et al 2000). Nebenwirkungen bestanden in abdominalen Krämpfen, Übelkeit und Blutungen, die aber vorwiegend auf das verwandte Prostaglandinpräparat zurückgeführt wurden.

In Deutschland wurde bisher über eine Anwendung von 800 mg Mifepriston und 600 µg PEG1 berichtet (Mund 2000). Wenn nach 3 h keine Blutung eingesetzt hatte, wurde die PG-Dosis wiederholt.

Als Kontraindikation wurden angegeben: Nebenniereninsuffizienz, insulinpflichtiger Diabetes, bekannte Unverträglichkeiten gegenüber dem Präparat, liegendes IUD (das entfernt werden muss), Extrauteringravidität, Schwangerschaft älter als 49 Tage PM.

Die Kontraindikationsliste der amerikanischen FDA ist länger. Sie umfasst lang dauernde Kortisonbehandlung, Blutungsneigung, Antikoagulanzien und angeborene Porphyrie. Darüber hinaus gelten als Kontraindikationen gegen das Prostaglandinpräparat: Allergie gegen das PG, unkontrollierte Anfallsleiden, akut entzündliche Darmerkrankungen.

Prostaglandinanwendung (PG)

Verwandt wird ein PGE1 in einer Dosierung von 400 µg, das 36–48 h nach der Mifepriston-Verabreichung angewandt wird. Bevorzugte Anwendung ist jetzt die vaginale Einführung (El Rafey et al.), nachdem die Tablette durch NaCL befeuchtet wurde. Die Erfolgsrate wird nicht vermindert, wenn die Frau intravaginal die Tablette selbst einlegt (Schaff et al. 1997). In ca. 50% wird das Schwangerschaftsprodukt 4–5 h nach der PG-Verabreichung ausgestoßen. Angeblich kann auf eine 2. Dosis verzichtet werden (Pirruccello et al. 2000).

Prostaglandin soll auch ohne Mifepriston oder Methotrexat in einer Dosierung von 800 µg, mehrfach innerhalb von 48 h intravaginal angewandt, abortiv wirksam sein. Bei einer Schwangerschaft bis zu <70 Tagen betrug die Erfolgsrate 94% (Carbonell et al. 1994). In einer anderen Studie wurde die Dosis von 800 µg wiederholt, wenn die Frau nicht innerhalb von 24 h abortiert hatte (Jaim et al. 2000). Nebenwirkungen bestanden in abdominalen Krämpfen, Diarrhöen und Fieberschüben (Wood et al. 2000).

Methotrexat

Eine weitere Möglichkeit, den Abort zu induzieren, besteht in der Verabreichung von Methotrexat. Das Medikament wird seit langem in hohen Dosen zur Chemotherapie angewandt, die Komplikationen sind bekannt. Da es mittlerweile patentfrei ist, kann es günstig bezogen werden.

Schon seit langem ist bekannt, dass Methotrexat Trophoblastgewebe zum Absterben bringt (Ross et al. 1965). Zunehmend wird es zur medikamentösen Behandlung der Eileiterschwangerschaft eingesetzt (Lindblom 1992). Erst 1993 haben Creinin und Darney versucht, Methotrexat zur Abortinduktion zu verwenden. Mittlerweile ist die Wirksamkeit durch größere Reihenuntersuchungen belegt (Hausknecht 1995; Creinin et al. 1995). Bei einer Vergleichsstudie zwischen Mifepriston und Methotrexat fanden sich in der Wirkung kaum Unterschiede (Wiebe et al. 2002).

Methotrexat wird intramuskulär in einer Dosis von 50 mg/m^2 angewandt; 3–7 Tage später wird ein PGE_1-Präparat intravaginal oder peroral verabreicht. Mittlerweile wurde gezeigt, dass Methotrexal auch peroral wirksam ist (Wiebe 1999). Die Schwangerschaft sollte nicht älter als 56 Tage p. c. sein. Methotrexat ist bei gleicher Sicherheit auch ohne den Prostaglandinzusatz effektiv, die Blutung setzt jedoch erst 8 Tage später ein (Schaff et al. 1997; Stoval u. Ling 1993). In Deutschland ist Methotrexat für die Schwangerschaftsunterbrechung nicht zugelassen.

> Von grundsätzlicher Bedeutung beim medikamentös induzierten Abort ist eine detallierte und sachgerechte Aufklärung der Frau über Verhaltens- und zukünftige kontrazeptive Maßnahmen.

5.2.2 Chirurgische Methoden

Chirurgische Maßnahmen werden nach der 8. SSW erforderlich, wenn auf einen medikamentös induzierten Abort verzichtet wird. Durch eine Ultraschalluntersuchung wird das Schwangerschaftsalter bestimmt. Mit zunehmender Schwangerschaftsdauer muss der Zervikalkanal weiter dilatiert werden; z. B. durch Laminariastifte (hygroskopische Stifte) alle 4 h intrazervikal, Prostaglandinpräparate oder Antigestagene zur Zervixerweichung). Die rein mechanische Dilatation erfordert eine entsprechende Anästhesie. Durch eine Allgemeinnarkose anstelle einer Lokalanästhesie erhöhen sich generell Morbidität und Mortalität.

Nach der 14. SSW werden am Ende des Eingriffs Kontraktionsmittel eingesetzt (Grimes 1997b). Es braucht nicht weiter erwähnt zu werden, dass ein streng aseptisches Vorgehen unerlässlich ist. Eine antibiotische Prophylaxe mit Breitspektrumpräparaten wird zunehmend empfohlen (Grimes et al. 1984).

Saugkürettage

Bei der **manuellen Absaugung** (McIsaac et al. 2000, Westful et al. 2000) wird ein flexibles Röhrchen von 5–6 mm Durchmesser in das Cavum uteri eingeführt. Dies gelingt meist ohne Dilatation des Zervikalkanals. Das Schwangerschaftsprodukt wird mit Hilfe einer festsitzenden Spritze abgesaugt. Der Eingriff sollte bis zum 8. Tag p. c. durchgeführt werden. Die einfache Methode kann zum Zeitpunkt der ausgebliebenen Periode durchgeführt werden oder wenn der Schwangerschaftstest nicht positiv ist (menstruelle Regulation).

Bei der **elektrischen Saugkürette** finden mehr oder weniger flexible Kunststoffröhrchen Anwendung, die am Ende hakenförmig gestaltet sind. Es gibt sie in unterschiedlichen Durchmessern, je nach Dauer der Schwangerschaft. Um die 10. SSW ist im Allgemeinen ein Röhrchen mit einem Durchmesser von 6 mm, um die 11. SSW von 7 mm, nach der 12. SSW eines von 8 mm, ab der 14. SSW von 14–15 mm und nach der 16. SSW eines von 16 mm notwendig. Das Röhrchen wird an eine Saugpumpe angeschlossen. Nach Dilatation des Zervikalkanals und Bestimmung der Sondenlänge werden die Saugrohre nach Einführung in das Cavum uteri in achterförmigen Touren durch die Uterushöhle geführt.

- Die histologische Untersuchung kann aus juristischen Gründen zweckmäßig sein, ist aber generell nicht notwendig (Paul et al. 2002).
- Eine Nachkürettage mit konventionellen Küretten ist allgemein üblich.
- Die Anästhesie reicht vom parazervikalen Block über die Spinalanästhesie bis zur Allgemeinnarkose, die aber nur bei fortgeschrittener Schwangerschaftsdauer oder anderen Komplikationen in Betracht gezogen werden sollte.
- Die Saugkürettage ist bis zur 12. SSW ein leicht durchzuführender Eingriff. Sie wird allerdings mit zunehmender Schwangerschaftsdauer infolge der sich verhärtenden fetalen Knochenstrukturen zunehmend schwieriger.

Eine Zervixerweichung durch Prostaglandine erscheint dann zweckmäßig. Die Einlagen müssen mindestens 3 h vor dem Eingriff erfolgen.

Nur sehr erfahrene Operateure sollten den Zeitraum der Saugkürettage bis zur 14. oder gar 16. SSW ausdehnen. Hierbei ist in der Regel die Kombination mit einer instrumentellen Ausräumung erforderlich.

> ▶ **Studienbox**
>
> Die Mehrzahl der Abortinduktionen (87 %) erfolgt im 1. Trimenon (Koonin et al. 1992). Damit wird nur eine kleine Zahl von Abruptiones in fortgeschrittenem Schwangerschaftsalter durchgeführt. Untersuchungen haben ergeben, dass Frauen, wenn sie die Wahl haben, die medikamentöse Abortinduktion bevorzugen. Es ist daher anzunehmen, dass in absehbarer Zeit die Saugkürettage zur Beendigung der Frühschwangerschaft als derzeit häufigste Methode bis zur 8. SSW vom medikamentösen Abort verdrängt werden wird.

Hysterotomie und Hysterektomie

Nach der Liberalisierung der Abtreibungsgesetzgebung wurde wegen mangelnder Erfahrung zunächst relativ häufig eine Hysterotomie durchgeführt, für die es heute kaum noch eine Indikation gibt. Gelegentlich kann bei einer Uteruspathologie, z. B. großem Myom bei Mehrgebärenden oder Zervixkarzinom, die Hysterektomie des schwangeren Uterus bevorzugt werden.

Hysterektomie und Hysterotomie sind als Methoden des Schwangerschaftsabbruchs heute obsolet.

5.2.3 Weheninduzierende Methoden

Die Weheninduktion erfolgte früher durch Instillation von Medikamenten in die Amnionhöhle. Verwendet wurden hypertonische NaCl- oder Glukoselösungen. Heute steht mit der intravaginalen oder intrazervikalen Applikation von Prostaglandinen eine bessere Alternative zur Verfügung.

> Mittlerweile werden in Deutschland mehr als 90 % der Schwangerschaftsabbrüche nach der 12. SSW mit Hilfe von Prostaglandinen durchgeführt (Winkler u. Rath 1997). Nur ausnahmsweise findet bei Versagen oder im 3. Trimenon Oxytozin Anwendung.

Im Allgemeinen stirbt der Fetus bei der Weheninduktion infolge der unkoordinierten Wehentätigkeit mit häufigen Dauerkontraktionen ab. Gelegentlich wird ein Fetus lebend geboren, wobei die Möglichkeit mit zunehmender Schwangerschaftsdauer steigt. Daraus haben sich wiederholt schwerwiegende Probleme ergeben, insbesondere wenn Ärzte nach der 24. SSW auf eine sachgemäße Reanimation verzichtet haben.

Prostaglandine

Die hohe abortive Wirksamkeit dieser Substanzen erlaubt es, den Abort in allen Stadien der Schwangerschaft durchzuführen. In der Frühschwangerschaft sind die Erfolgsraten höher, wenn vorher ein Antigestagen oder Methotrexat verabreicht wurde.

In neuerer Zeit wurden uterusaktive, vollsynthetische Prostaglandinanaloga mit geringen systemischen Nebenwirkungen entwickelt. Die wichtigsten derzeit im klinischen Gebrauch für die Abortinduktion sowie z. T. auch zur Geburtseinleitung befindlichen syntehischen Prostaglandine sind:

- PGE_2-Derivat Sulproston (Nalador 500), wird in einer intravenösen Dauerinfusion verabreicht und wirkt vor allem kontraktionsauslösend bei nur begrenztem zervixerweichendem Effekt.

- Gemeprost (Cergem), ebenfalls ein Abkömmling des PGE_2, ist als Vaginalzäpfchen im Gebrauch und wirkt sowohl zervixerweichend als auch kontraktionsauslösend.
- PGE_1-Derivat Misoprostol (Cytotec): Die 200-µg-Misoprostoltabletten können sowohl oral als auch vaginal angewendet werden und wirken ebenfalls zervixerweichend und kontraktionsauslösend. Sie werden zur Abortinduktion oder auch zur Geburtseinleitung eingesetzt.

In Abhängigkeit vom Gestationsalter haben sich verschiedene Applikationsformen und Dosierungen für den Schwangerschaftsabbruch bewährt (Tabelle 5.2).

- Vorbereitend für einen Schwangerschaftsabbruch mithilfe der Saugkürettage bis zur vollendeten 14. und ausnahmsweise auch bis zur 16. SSW wird die Zervixreifung, die eine beträchtliche Erleichterung der Dilatation mit sich bringt, durch Prostaglandinvorbehandlung empfohlen.
- Die Verabreichung von einem Gemeprost-Vaginalsuppositorium oder auch die intravaginale Applikation von 200 µg Misoprostol mindestens 3 h vor dem Eingriff haben sich bewährt.
- Zur Kontrolle verstärkter Blutungen im Zusammenhang mit der Saugkürettage wird die intravenöse Infusion von Sulproston in einer Dosierung zwischen 4 und 17 µg/min eingesetzt.

Für die **Abortinduktion zwischen der 15. und 24. SSW** gibt es grundsätzlich zwei verschiedene Ansätze:
- Wiederholte intravaginale Einlage von Gemeprost oder Misoprostol. Sie bewirkt einerseits eine Zervixreifung und andererseits eine Weheninduktion zur Ausstoßung des Fetus und der Plazenta.
- In einem zweizeitigen Vorgehen wird die Zervixreifung mit PGE_2-Gel (Cerviprost, Prepidil) durch zweimalige intrazervikale Gabe von 0,5 mg im Abstand von 4–6 h bewirkt. Die Weheninduktion erfolgt anschließend durch die intravenöse Infusion von Sulproston in einer Dosis von 1,7 µg/min. Dabei sollte eine Gesamtmenge von 1000 µg innerhalb von 24 h nicht überschritten werden. Führt dieses Vorgehen nicht zu dem gewünschten Erfolg, so ist eine Wiederholung der Sulprostoninfusion mit oder ohne vorgeschaltete intrazervikale Gabe von PGE_2-Gel nach einer Ruhepause von 12–24 h möglich.

Nach der 16. SSW kommt es häufig zu einer getrennten Ausstoßung des Fetus und anschließend der Plazenta. Die Plazenta muss auf Vollständigkeit überprüft werden. Bei gut kontrahiertem Uterus, vollständiger Plazenta und geringer vaginaler Blutung kann auf die Nachkürettage verzichtet werden.

Cave

Bei Einsatz von Prostaglandinen sind grundsätzlich die wichtigsten Kontraindikationen zu beachten:
- Asthma bronchiale,
- Glaukom,
- Thyreotoxikose.

Eine vorausgegangene Sektio oder eine andere Uterusoperation gilt nicht grundsätzlich als Kontraindikation für den Einsatz von Prostaglandinen zum Schwangerschaftsabbruch. Allerdings ist eine sorgfältige Überwachung der Wehentätigkeit sowie auch der Herz-Kreislauf-Parameter sicherzustellen.

Oxytozin

Die Verwendung hoher Dosen von Oxytozin zum Schwangerschaftsabbruch zwischen der 17. und 24. SSW ist auch heute noch eine Alternative zur Prostaglandingabe (Winkler et al. 1991).

Eine Oxytozininfusion von 50 IE in 500 ml physiologischer Kochsalzlösung mit 5%iger Dextrose wird über 3 h verabreicht, gefolgt von einer Stunde Pause und einer erneuten Infusion von 100 IE in dem gleichen Volumen. Nach jeweils 1 h Pause wird die Oxytozindosis stufenweise um 50 IE erhöht bis zu einer Maximalkonzentration von 250 IE in 500 ml.

Diese Methode, die eine hohe Effektivität bei guter Verträglichkeit zeigte, behält eine gewisse Bedeutung für die Fälle, bei denen eine Kontraindikation den Einsatz von Prostaglandinen verbietet.

Vor Beginn der Wehenauslösung sollte mit der Schwangeren und ihrem Partner besprochen werden, ob sie den Fetus nach der Ausstoßung sehen wollen. Insbesondere bei Abbrüchen wegen Fehlbildungen bei Frauen, die sich ein Kind gewünscht haben, ist der einfühlsame Umgang und die Berücksichtigung besonderer Wünsche als Unterstützung für die Trauerarbeit von großer Wichtigkeit.

5.3 Komplikationen

5.3.1 Mortalität

Studienbox

Nach einer Übersicht des Alan-Guttmacher-Instituts war in den USA bei Schwangerschaftsabbrüchen bis zur 8. SSW ein Todesfall auf 600000 induzierte Aborte zu verzeichnen. Das Mortalitätsrisiko ist bei einem Abort bis zur 16. SSW etwa 5–10-mal geringer als bei einer ausgetragenen Schwangerschaft (Stubblefield 1986). Angaben zur Mortalität bei induzierten Aborten werden auch in der großen Statistik von Lawson et al. (1994) gemacht.

Nach medikamentösem Abort ist die Mortalität verschwindend gering. Die Mortalität nach Saugkürettage beträgt 0,5 pro 100000 Eingriffe, während sie bei Abortausräumung nach der 12. SSW mit rund 3,5 und bei Abort durch intraamniale Instillationen mit rund 6,5/100000 Eingriffe beziffert wird.

Für die Abortinduktion durch **Prostaglandine** liegen noch keine verlässlichen Zahlen vor. Es ist jedoch zu erwarten, dass diese erheblich unter denen früherer Verfahren liegen und dass in den letzten Jahren die Todesrate weiter abgenommen hat.

Waren in den 70er-Jahren Lungenembolie, Hämorrhagie und Anästhesiekomplikationen die häufigsten Todesursachen, so standen die Anästhesiekomplikationen in den 80er-Jahren allein an der Spitze der Statistik.

5.3.2 Morbidität

Schwerwiegende Komplikationen bzw. erforderliche Maßnahmen bei Schwangerschaftsabbrüchen sind:
- größere chirurgische Eingriffe,
- transfusionspflichtige Blutungen,
- Temperatur >38°C über 3 Tage,
- längerer stationärer Aufenthalt (>11 Tage) (Cates u. Grimes 1981).

▶ Studienbox

In den USA wurden leichte bis lebensbedrohliche Komplikationen in 3 Multicenterstudien prospektiv untersucht (Joint Programs for the Study of Abortion, JPSA). In diese Studien gingen die Daten von 237.733 Abortinduktionen ein. Sie reichten von leichter Übelkeit bis zu schweren Uterusperforationen, Infektionen und Blutungen. Die Morbidität sank ebenso wie die Mortalität seit den 70er-Jahren.

Die Komplikationsrate steigt in Abhängigkeit von der Schwangerschaftsdauer. Bei einer Schwangerschaftsdauer von 6–21 SSW erhöht sie sich von 0,1 bis auf 1,4 pro 100 Abortinduktionen. Es ist anzunehmen, dass mit der Einführung und dem zunehmenden Gebrauch von Prostaglandinen in den USA die Komplikationsrate deutlich zurückgegangen ist, obwohl Statistiken noch nicht vorliegen.

Die Häufigkeit der einzelnen Komplikationen ist abhängig von der angewandten Methode. **Perforationen und Blutungen** sind am häufigsten nach Saugkürettagen und Abortausräumungen. Kleine Perforationen werden oft nicht erkannt und erst später bei einer Laparaskopie diagnostiziert. Größere Perforationen erfordern eine Übernähung. Eine Hysterektomie ist nur in Ausnahmefällen erforderlich.

Das **vasoneurale Syndrom** (Synkopen und Bradykardien), das durch die zervikale Manipulation ausgelöst wird, kann durch präoperative Atropingabe verhindert werden. Der inkomplette Abort ist nach der Saugkürettage und Abortausräumung selten.

Infektionen können sekundär durch zurückgebliebene Gestationsprodukte, seltener durch Allgemeininfektionen bedingt sein. Der Uterus ist dabei klein und druckschmerzhaft, auch die Adnexe können beteiligt sein. Die Behandlung erfolgt durch Breitbandantibiotika. Das früher so gefürchtete septische Krankheitsbild durch gramnegative Keime (Beller 1972) wird nach legal durchgeführten Aborten kaum noch beobachtet.

Hypernatriämien (Salzinstillation) sollten der Vergangenheit angehören. Das »Water-Intoxikationssyndrom« kann nach hohen Oxytozindosen auftreten, da auch synthetisches Oxytozin kleine Mengen biologisch aktiven Vasopressins enthält. Gelegentlich sind die erforderlichen Dosen sehr hoch, wenn man bedenkt, dass am Termin der Uterus auf Millieinheiten reagiert.

Spätkomplikationen sind nach induzierten Aborten nicht beschrieben worden. Für eine Häufung von Spontanaborten oder Wachstumsretardierungen in nachfolgenden Schwangerschaften gibt es keine stichhaltigen Daten. Lediglich die Frage einer vermehrten Frühgeburtlichkeit ist umstritten.

> Der Verdacht, dass durch induzierte Aborte das Brustkrebsrisiko ansteigt, hat sich nicht bestätigen lassen (Melby et al. 1997).

Literatur

Abortion Surveillance: preliminary data United States (1991) MMWR 43: 42–44
Alan Guttmacher Institute (1996) Facts in brief: induced abortion. The Alan Guttmacher Institute, New York
AMA Report (1997) Concerning H.R. 1122, the »Partial Abortion Act of 1997«
Ashok PW, Penney GC, Flett GM et al. (1998) An effective regimen for early abortion: a report of 2000 consecutive cases. Hum Reprod 13: 2962–2965
Atrash HK, on HW, Smith JC (1990) Legal abortion in the US, trends and mortality. Contemp Ob Gyn 35: 58–69
Baird DT, Sukcharoen N, Thong KJ (1995) Randomized trial of misoprostol and cervagem in combination with a reduced dose of mifepristone for induction of abortion. Hum Reprod 10: 1521–1527
Beaulieu EE, Segal SJ (eds) (1985) The antiprogesterone steroid RU 486 and human fertility control. Plenum, New York
Beller FK (1972) Pathophysiologische Aspekte des septischen Schocks während der Schwangerschaft. Z Rechtsmedizin 70: 55–67
Beller FK (1996) Wie klein ist zu klein, wie groß ist zu groß? Frauenarzt 37: 929–933
Beller FK, DeProsse CHA (1992) The confusion of trimester and viability and the consequences for the abortion law. J Reprod Med 37: 537–540
Beller FK, Zlatnik P (1994) Medical aspects of the beginning of human life. In: Beller FK, Weir RF (eds) The beginning of human life. Kluwer, Dordrecht, pp 3–19
Binkin N (1986) Trends in induced legal abortion morbidity and mortality. Clin Obst Gynecol 13: 83–93
Bottoms SF, Paul RH, Iams JD et al. (1997) Obstetrical determinants of neonatal survival: influence of willingness to perform cesarean section delivery on survival of extremly low-birth-weight. Am J Obstet Gynecol 176: 960–966
Calder L, Pempleton A (1995) Induction of abortion with mifepriston (RU 486) and oral or vaginal misoprostol. N Engl J Med 332: 983–987
Carbonell JLl, Varela L, Velazco A et al. (1999) Early abortion with 800 µg of misopristol by the vaginal route. Contraception 59: 219–225
Cates W Jr, Grimes DA (1981) Morbidity and mortality of abortion in the United States. In: Hofgeson JE (ed) Abortion and sterilization. Medical and social aspects. Academic Press, New York, pp 155–180
CDC (1980) Abortion surveillance 1978. Centers for Disease Control, Atlanta/GA
Chervenak FA, McCullogh LB, Campbell S (1995) Is third trimester abortion justified? Br J Obstet Gynaecol 102: 434–435
Creinin MD, Darney PD (1993) Methotrexate and misoprostol for early abortion. Contraception 48: 339–342
Creinin MD, Moyer R, Guido R (1997) Misoprostol for medical evaluation of early pregnancy. Obstet Gynecol 89: 768–72
Creinin MD, Pymar HC (2001) Mifepristone 100 mg in abortion regimens. Obstet Gynecol 98: 434–439
El-Rafaey H, Rasekar D, Abdalla M (1995) Induction of abortion with mifepristone (RU 486) and oral or vaginal misoprostol. N Engl J Med 332: 983–987
El-Rafaey H, Rajasekar D, Abdalla M, Calder L, Templeton A (1995) Induction of abortion with mifepristone (RU 486)
Fathalla MF (1997) Gesellschaft und menschliche Reproduktion. Festrede FIGO-Kongress Kopenhagen, Okt. 1997
Glasier AKJ, Thong M, Dewar M, Makie DT, Baird DT (1992) Mifepristone (RU 468) compared with high dose estrogen and progestogen for emergency postcoital contraception. N England J Med 327: 1041– 1044
Graeves D, Evans M, Morgan D, Pickering N, Upton M (1992) Bioethics in the United Kingdom and Ireland, 1989–91. In: Lustig A (ed) Bioethics Yearbook, vol 2B. Kluwer, Dordrecht, pp 127–152
Grimes DA, Cook RJ (1992) Mifepristone (RU 486), an abortificiant to prevent abortion. N Engl J Med 327: 1088–1089
Grimes DA, Schulz KF, Cates W Jr (1984) Prophylactic antibiotics for curettage. Am J Obstet Gynecol 150: 689
Grimes DA, Stubblefield PG (1999) A clinician guide to medical and surgical abortion. Churchill Livingstone, New York, pp 192–216
Grou F, Rodrigues I (1994) The morning-after pill – how long after? Am J Obstet Gynecol 171: 1529–1534

Hankins I, Gary DV (1994) Operative obstetrics. Appleton & Lange, Stamfort/CT, p 614

Hausknecht RU (1995) Methotrexate and misoprostol to terminate early pregnancy. N Engl J Med 333: 537–540

Henshaw SK, Morrow E (1990) Induced abortion, a world review. Fam Plann Perspect 22: 76–120

Hepp H (1996) Pränatalmedizin und reformierter § 218a StGB – oder: die versteckte Indikation. Gynäkologe 29: 407–411

Jain JK, Meckstroh M, Park M (2000) A comparison of tamoxifen and misoprostol to misoprostol alone for early pregnancy termination. Amer J Obstet Gynecol 60: 353–356

Jurema M, Wallach EE, Blumenthal PD (2001) Mifepristone for medical abortion: A review. Biweekly Rev Clin Ob Gyn 21: 1–5

Koonin LM, Smith JC, Ramick M, Lawson HW (1992) Abortion surveillance United States 1989. MMWR 41/5: 1–33

Koonin LM, Strauss LT, Chrisman CE et al. (1999) Abortion surveillance – United States 1966. MMWR Morb Mortal WKLY REP 48: 1–42

Lawson HW, Atrash HK, Saftlas AF, Finch EL (1981) Abortion surveillance United States 1984–1985. MMWR Surv Sum 38 (SS-2): 11

Lawson HW, Frye A, Atrash H et al. (1994) Abortion mortality United States 1972–1987. Am J Obstet Gynecol 171: 1365

Lindblom B (1992) Ectopic pregnancy – laparoscopic and medical treatment. Curr Opin Obstet Gynecol 4: 400–405

Lippes J, Malik T, Tatum HJ (1976) The post coital copper T. Adv Plann Parenthood 11: 24

Mac Isaac L, Creinin MD (2000) Early surgical abortion an alternative and backup for medical abortion. Amer J Obstet Gynecol 183: 76–83

Mahler H (1987) The safe motherhood initiative: a call to action. Lancet 1: 668–670

McCullogh LB, Chervenak FA (1994) Ethics in obstetrics and gynecology. Oxford University Press

McKinley C, Thong KJ, Baird DT (1993) The effect of dose of mifepristone and gestation on the efficacy of medical abortion with mifepristone and misoprostol. Hum Reprod 8: 1502–1505

Melby M, Wohlfahrt J, Olsen J, Frisch M, Westergaard T, Hellweg Larsen KH, Andersen PK (1997) Induced abortion and the risk of breast cancer. N England J Med 336: 81–85

Müller TJ, Backe A, Rempen A (1996) Vorzeitige Schwangerschaftsbeendigung im II. und III. Trimenon. Geburtsh Frauenheilk 56: 234–238

Mund M (2001) Der medikamentöse Schwangerschaftsabbruch mit Mifepriston. Frauenarzt 42: 952

Ngai SW, Yeung KCA, Lao T (1996) Oral misoprostol versus mifepristone for cervical dilatation before vacuum aspiration in first trimester nulliparous pregnancy: a double blind prospective randomised study. Br J Obstet Gynaecol 103: 1120–1123

Paul M, Schaff E, Nichols MT (2000) The roles of clinical assessment, human chorionic gonadotropin assay and ultrasonography in medical practice. Am J Obstet Gynecol 183: 34–43

Paul M, Lackie E, Mitchell C et al. (2002) Is pathology examination useful after early surgical abortion. Obstet Gynecol 99: 567–571

Peyron R, Aubry E, Targosz V, Silvestre L, Renault M, Elkik F et al. (1993) Early termination of pregnancy with mifepristone (RU 486) and the orally active prostaglandin misoprostol. N England J Med 328: 1509–1513

Pirruccello EP, Newhall MD, Winikoff R (2000) Abortion with mifepristone and misoprostol: Regimens acceptability and future directions. Maer J Obstet Gynecol 183: 44–53

Policar MJ, Pollack AE (eds) (1995) Clinical training curriculum in abortion practice. National Abortion Federation, Washington DC

Querido L, Haspels AA (1990) Late second trimester abortion with 16,16 dimethyl transdelta 2-PGE1 methylester (Gemeprost). Contraception 42: 43–49

Rath W, Osmers K, Stuhlsatz HW, Adelmann-Grill BC (1996) Geburtseinleitung mit Prostaglandinen. Nutzen und Risiken. In Rath W (Hrsg) Fortschritte in der medikamentösen Geburtseinleitung, 2. Aufl. HUF, Mühlheim, S 39

Ross GT, Goldstein M, Hertz R et al. (1965) Sequential use of methotrexate and actinomycin D in the treatment of metastatic chorion carcinoma and related throphoblastic disease in women. Am J Obstet Gynecol 150: 189

Rymar HC, Creinin MD (2000) Alternatives to mifepristone regimens for medical abortion. Amer J Obstet Gynecol 183: 54–64

Schaff EA, Penmeetsa U, Eisinger ST H, Franks P (1997) Methotrexate – a single agent for abortion. J Reprod Med 42: 56–60

Schaff EA, Stadalius LS, Eisinger SH et al. (1997) Vaginal misoprostol at home after mifepristone. J Fam Pract 44: 353–360

Schneider D, Halparin R, Langer R, Caspi E, Bukowski I (1996) Abortion at 18–22 weeks by laminaria dilatation and evacuation. Obstet Gynecol 88: 412–414

Schüssler B (1997) Prostaglandinanwendung in Gynäkologie und Geburtshilfe. Standard-Therapiekonzepte und neue Alternativen. Frauenheilkd Aktuell 1: 4–8

Spitz IM, Bardin CW, Benton L et al. (1998) Early pregnancy termination with mifepristone and misoprostol in the United States. N Engl J Med 338: 1241–1247

Stoval TG, Ling FW (1993) Single dose methotrexate: an expanded dilatation trail. Am J Obstet Gynecol 48: 339–348

Stubblefield PG (1986) Pregnancy termination. In: Gabbe SG, Niebyl JR, Simpson JL (eds) Obstetrics. Normal and problem pregnancy. Churchill Livingstone, New York, p 1051

Task Force (1999) Postovulatory Methods for Fertility Regulation: Randomised controll trial of levonogestrel vs the Yupze regimen of combined oral contraception for emergency contraception. Lancet 352: 428–433

Tietze C, Lewit S (1972) Joint program for the study of abortion early medical complication of legal abortion. Stud Fam Plann 3: 97–101

Thong KJ, Baird DT (1992) An open study comparing two regimens of Gemeprost for the termination of pregnancy in the second trimester. Acta Obstet Gynecol Scand 71: 191–196

Webb AMC (1991) Alternative treatment in oral postcoital contraception, interim results. Adv Contracept 7: 271–275

Westfall JM, Sophocles A, Burggraf H et al. (1998) Manual vacuum aspiration for trimester abortion. Arch Fam Med 7: 559–562

WHO (1991) Pregnancy termination with mifepristone and gemeprost. A multicenter comparison between repeated doses and a single dose of mifepristone. Fertil Steril 56: 32–40

Wiebe ER (1997) Abortion induced with methotrexate and misoprostol. A comparison of various protocolls. Contraception 55: 159–163

Wiebe ER (1999) Oral methotrexate compared with injected methotrexate when used with misoprostol for abortion. Amer J Obst Gynecol 181: 149–152

Wiebe ER, Dunns G, Gilbert E et al. (2002) Comparison of abortions induced by methotrexate or Mifepristone followed by Misoprostol. Obstet Gynecol 99: 813–819

Winkler M, Rath W (1997) Aktuelles Vorgehen bei der vorzeitigen Schwangerschaftsbeendigung mit Prostaglandinen im II. und III. Trimenon. Z Geburtsh Neonatol 201: 39–43

Winkler CL, Gray SE, Hauth JC, Owen J, Tucker JM (1991) Mid second trimester labor induction, concentrated oxytocin compared with Prostaglandin E2 Supp. Obstet Gynecol 77: 297–300

Wood SL, Brain PH (2002) Medical management of missed abortion. A randomized clinical trial. Obstet Gynecol 99: 563–566

Yupze A, Smith RP, Rademaker AW (1982) A multicenter clinical trial investigation employing ethinylestradiol combined with dl-norgestrel as a postcoital contraceptive agent. Fertil Steril 37: 508–513

Embryologie und Teratologie

W. E. Paulus

Kurz-Überblick

Inwieweit sich aus einer Zygote ein unauffälliges Neugeborenes entwickelt, hängt von vielen endogenen und exogenen Faktoren ab: Zu den endogenen Faktoren zählen insbesondere die genetische Ausstattung und der mütterliche Gesundheitszustand, zu den exogenen Faktoren Infektionen, Strahlung, Umweltschadstoffe, Medikamente und Drogen.

Im Verlauf der intrauterinen Entwicklung durchläuft die Frucht Stadien unterschiedlicher Empfindlichkeit gegenüber äußeren Einflüssen. Während sich die Reaktion auf schädigende Agenzien in den ersten beiden Wochen nach Konzeption weitgehend auf die Alternativen vollständige Heilung des Defekts oder Absterben beschränkt, können Einflüsse von Woche 3–8 nach Konzeption zu Störungen der Organdifferenzierung und damit zu Fehlbildungen führen.

In der Fetalperiode stehen Wachstums- und Funktionsstörungen durch exogene Noxen im Vordergrund.

6.1 Stadien der pränatalen Entwicklung

6.1.1 Blastogenese

- Zeitraum: Tag 1 bis 14 p.c.
- Schädigungen: Blastopathien

In der Periode der Blastogenese besitzt das embryonale Gewebe eine ausgeprägte Fähigkeit zur Reparatur von Defekten. Bei Einwirkung exogener Noxen (Umweltchemikalien, ionisierende Strahlung, Medikamente, Drogen, Infektionen) kommt es in diesen ersten beiden Wochen post conceptionem mit hoher Wahrscheinlichkeit entweder zur kompletten Heilung oder zum Absterben der Fruchtanlage.

Embryonalwoche 1. Etwa 30 h nach der Befruchtung findet die erste Zellteilung statt. Am 3. Tag p.c. tritt die **Morula**, ein solider Zellhaufen von 16 Zellen, aus dem Eileiter in den Uterus über. Durch Eindringen von Flüssigkeit in die Morula am 4. Tag entsteht die Blastozyste. Während sich die äußere, einschichtige Wand zum **Trophoblasten** entwickelt, befinden sich an einer Stelle im Inneren angelagert die wenigen Zellen des Embryoblasten. Am 6. Tag p.c. nistet sich der Keim in das Endometrium ein.

Embryonalwoche 2. Der Trophoblast dringt unter Bildung von Zotten schnell in das Endometrium ein, sodass die Implantation am Ende der 2. Woche p.c. abgeschlossen ist. Gleichzeitig beginnt die Bildung von Amnion und Dottersack. Der **Embryoblast** besteht aus 2 Schichten, die Anlage der Neuralplatte ist erkennbar.

6.1.2 Embryogenese

- Zeitraum: Tag 15 bis 56 p.c.
- Schädigungen: Embryopathien

In diesem Stadium läuft die Differenzierung der Organsysteme ab. Daher stellt es den kritischen Zeitraum für die Entstehung von Fehlbildungen bei der Einwirkung exogener Noxen dar. Die Phase höchster Empfindlichkeit variiert zwischen den verschiedenen Organsystemen (Abb. 6.1).

Eine Exposition mit folgenden Substanzen bzw. Infekten kann in diesem Gestationsalter zu den bekannten **Embryopathien** führen:
- Alkohol,
- Antikonvulsiva (Phenytoin, Barbiturate, Valproin),
- Kumarinderivate (z.B. Warfarin),
- Vitamin-A-Säure-Derivate,
- Folsäuseantagonisten (z.B. Methotrexat)
- virale Infektionen (z.B. Röteln).

In Tabelle 6.1 sind die für die jeweiligen Organsysteme kritischsten Phasen der Schädigung durch exogene Noxen im Überblick zusammengestellt.

Embryonalwoche 3. Die aus dem Trophoblasten entstandenen Zotten vermehren und verzweigen sich, so dass sich eine große Kontaktoberfläche zum mütterlichen Organismus entwickelt (Plazenta). In den Zotten bilden sich Blutgefäße, der Stoffaustausch zwischen Mutter und Embryo kann nun über die Plazenta ablaufen. Vom Dottersack wachsen Blutgefäße zum Embryo, erste kernhaltige Erythrozyten stammen aus dem Dottersack.

Die Neuralplatte beginnt sich zum Neuralrohr zu formen, an dessen Vorderende bläschenartige Erweiterungen eine erste Grobeinteilung des Gehirns erkennen lassen. Als Vorläufer der Wirbelsäule bilden sich die ersten Somiten. Das primitive Herz imponiert als Schlauch. Die Organanlagen von Lunge, Darm, Leber, Ohr, Auge, Nieren, Schilddrüse und Muskulatur werden erkennbar.

Embryonalwoche 4. In der 4. Embryonalwoche schließt sich das Neuralrohr. Es entsteht ein einfacher Blutkreislauf, der Herz-

Tabelle 6.1. **Kritische Phase für spezifische Organfehlbildungen** (nach Degenhardt 1971)

Organsystem	Schwangerschaftswoche p.c.
Neuralrohr	4
Extremitäten	4–6
Gaumen/Gesicht	9–12
Herz	3–6
Gefäß	3–8
Geschlechtsorgane	6–12
Augen/Ohren	3–7 (Funktionsstörungen auch später)
Schilddrüse	ab 10

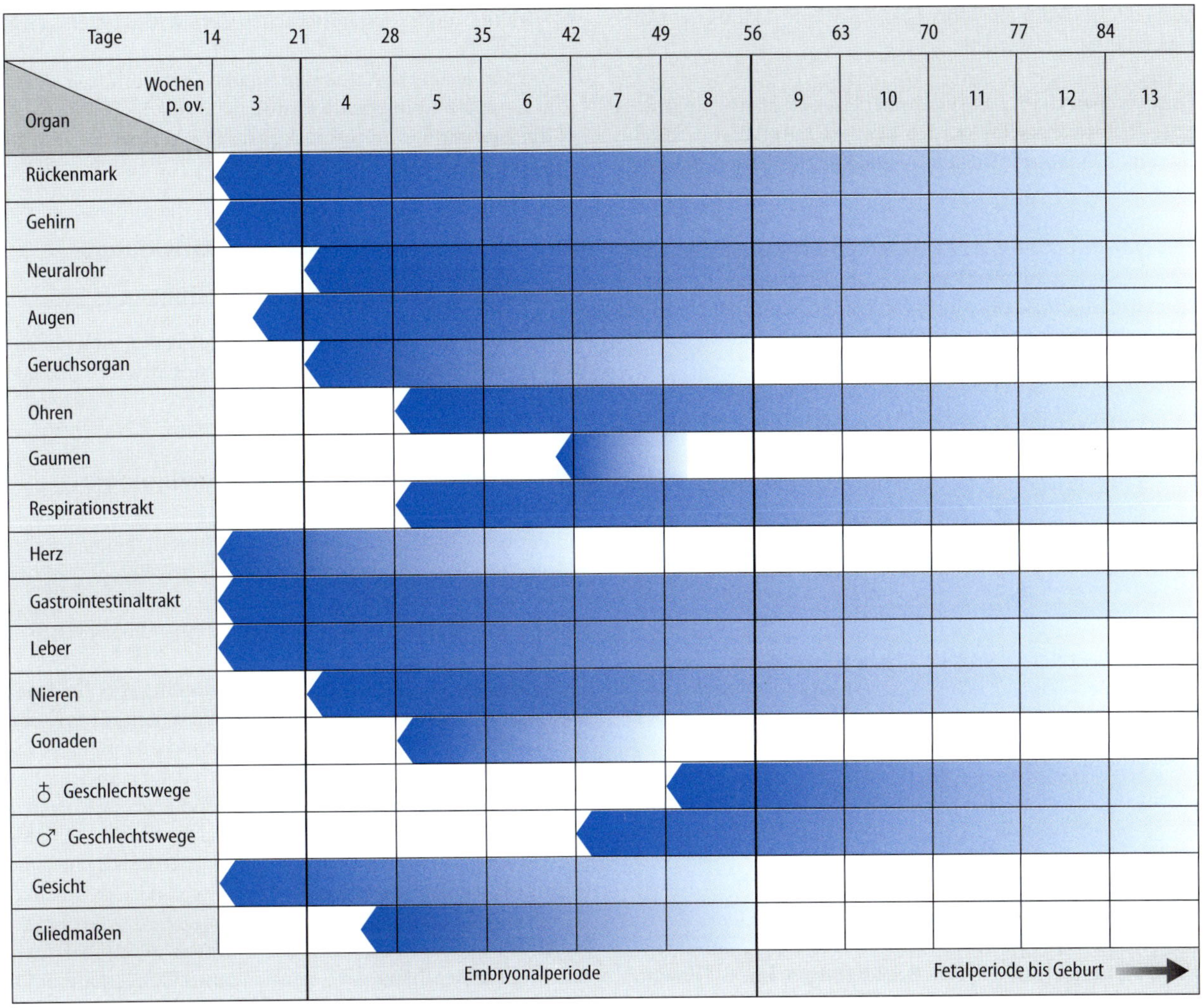

Abb. 6.1. **Zeitplan der Organogenese** (aus Knörr et al. 1989)

schlauch unterteilt sich und kontrahiert sich rhythmisch. Die Extremitätenanlagen zeigen sich als Knospen; Kieferwülste, Augen- und Ohrgruben bilden sich aus. Die Nierenanlage differenziert sich.

Embryonalwoche 5. Während sich der kaudale Anteil des Neuralrohrs zum Rückenmark differenziert, entstehen im kranialen Bereich Gehirn und Auge. In den paddelförmigen Gliedmaßen bilden sich Gewebsverdichtungen als Vorläufer der Knochen, in der vorderen Wirbelsäule beginnt die Knorpelbildung. Blutgefäße wandern aus dem Rumpf in Kopf und Gliedmaßen ein, wo sich Muskeln entwickeln. Der Darm weist bereits mehrere Abschnitte auf, die Lunge verzweigt sich.

Embryonalwoche 6. Während der in dieser Phase dominierenden Kopfentwicklung wächst vor allem das Vorderhirn. Das Herz weist nun 4 Kammern auf. Die Blutbildung hat sich in die Leber verlagert. Knorpel tritt jetzt auch in den Gliedmaßen auf, Finger und Zehen werden erkennbar. Urkeimzellen wandern vom Dottersack in die Genitalleisten ein, ableitende Genitalgänge erscheinen.

Embryonalwoche 7. In der 7. Embryonalwoche beginnt die Verknöcherung in den Gliedmaßen, das Schädelskelett entwickelt sich. Das Darmlumen füllt sich vorübergehend mit Epithelzellen.

Embryonalwoche 8. Die großen Blutgefäße befinden sich in ihrer endgültigen Position. Muskeln sind ausgebildet und innerviert. Man kann Hoden und Eierstöcke unterscheiden. Die Schilddrüse beginnt mit der Bildung von Follikeln. Es findet sich ein physiologischer Nabelbruch.

6.1.3 Fetalperiode

- Zeitraum: Tag 57 bis 266 p.c.
- Schädigungen: Fetopathien

Mit Ausnahme von Nervensystem, Genitalien und Zähnen sind die Organsysteme nach dem 1. Trimenon weitgehend ausdifferenziert. Allerdings können in der Fetalperiode auch schwerwiegende funktionelle Störungen und Entwicklungsretardierungen induziert werden.

Embryonalwoche 9. Das Rückenmark ist so weit ausgereift, dass erste Reflexe ausgelöst werden können. Anlagen von Nägeln, Haaren, Zähnen und Vagina treten auf. Die Niere nimmt ihre Funktion auf.

Embryonalwoche 10. Am äußeren Genitale lassen sich Geschlechtsunterschiede erkennen. Die Wirbelsäule ist verknöchert. Durch die Entwicklung von glatter Muskulatur ist auch der Darm funktionstüchtig; der physiologische Nabelbruch bildet sich zurück.

Embryonalwoche 12. Im Knochenmark beginnt die Blutbildung. Der Nasenrücken zeichnet sich ab.

6.2 Teratogenität

Definition

Nach WHO umfasst der Begriff Teratogenität alle exogenen Einflüsse auf die intrauterine Entwicklung, die zu morphologischen oder biochemischen Anomalien sowie zu Verhaltensstörungen führen, die unmittelbar nach der Geburt oder später diagnostiziert werden.

6.2.1 Formen einer pränatal induzierten Schädigung

Folgen pränatal induzierter Schädigungen im **1. Trimenon** sind:
- Abort,
- Fehlbildung.

Im **2. und 3. Trimenon** finden sich:
- intrauteriner Fruchttod,
- Wachstumsretardierung,
- postnatale Funktionsstörung,
- Frühgeburt,
- perinatale Letalität,
- transplazentare Karzinogenese.

6.2.2 Einflussmechanismen auf die embryonale und fetale Entwicklung

Als **direkte** Mechanismen der Schädigung gelten:
- Chemische Noxen oder Infektionserreger können die Frucht über die Plazenta erreichen, sofern es die Partikelgröße zulässt (transplazentarer Transport).
- Ionisierende Strahlen können unmittelbar ihre Wirkung an den embryonalen/fetalen Zellen entfalten.

An **indirekten** Mechanismen sind zu nennen:
- Beeinflussung des mütterlichen Stoffwechsels, z. B. durch Medikamente wie β-Sympathomimetika;
- Veränderungen des mütterlichen Gerinnungssystems (z. B. Heparin);
- Verminderung der uteroplazentaren Perfusion (z. B. durch α-Sympathomimetika, Kokain);
- Tonisierung der Uterusmuskulatur (z. B. durch Mutterkornalkaloide).

6.3 Ursachen angeborener Entwicklungsstörungen des Menschen

Die angeborenen Entwicklungsstörungen lassen sich auf die in ◘ Tabelle 6.2 dargestellten Ursachen zurückführen (Wilson 1977a).

◘ Tabelle 6.2. Ursachen angeborener Entwicklungsstörungen (in %)

Bekannte Erbkrankheiten	20
Chromosomale Störungen	3–5
Umwelteinflüsse, ionisierende Strahlen	1
Infektionen (Rubella, Varizellen, Zytomegalie, Toxoplasmose)	2–3
Mütterliche Erkrankungen (z. B. Diabetes, Epilepsie, Phenylketonurie)	1–2
Arzneimittel, Umweltchemikalien	4–5
Unbekannte Ursachen	65–70

6.4 Grundregeln der Pränataltoxikologie

Auf der Grundlage tierexperimenteller Untersuchungen stellte Wilson (1977b) **6 Grundregeln** der Pränataltoxikologie auf:

Regel 1. Die Empfindlichkeit der Frucht gegenüber toxischen Einflüssen hängt von ihrem Genotyp ab.

Die unterschiedliche genetische Ausstattung verschiedener Spezies erklärt Abweichungen bei der Reaktion auf toxische Einflüsse zwischen Mensch und Tier. Aber auch menschliche Individuen weisen aufgrund ihrer genetisch determinierten Enzymausstattung Variationen bei der Metabolisierung exogener Noxen auf: Der genetisch bedingte Mangel des Enzyms Epoxidhydrolase spielt z. B. eine wichtige Rolle bei den durch Phenytoin ausgelösten Fehlbildungen.

Regel 2. Die Empfindlichkeit des Embryos gegenüber toxischen Einflüssen hängt von seinem Entwicklungsstadium ab (◘ Abb. 6.2).

In den ersten beiden Wochen p. c. werden eventuelle Schäden aufgrund der Pluripotenz der Zellen repariert, oder die Frucht stirbt bei einer ausgeprägten Noxe völlig ab. Das Fehlbildungsrisiko wird in dieser Phase für gering gehalten (»Alles-oder-nichts-Gesetz«).

> Während der Organogenese (Tag 15–56 p. c.) besteht die größte Sensibilität gegenüber exogenen Noxen. In dieser Phase werden die meisten Fehlbildungen ausgelöst.

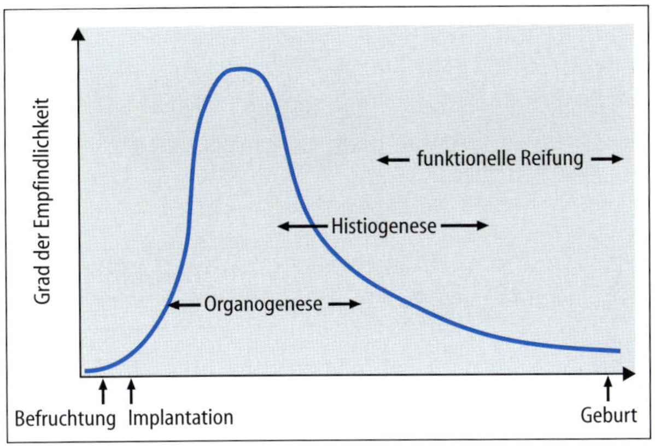

Abb. 6.2. **Empfindlichkeit von Embryo/Fetus gegenüber exogenen Noxen**

In der Fetalperiode nimmt die Empfindlichkeit der Frucht gegenüber exogenen Noxen zwar ab, doch können auch in dieser Zeit schwerwiegende Funktionsstörungen der kindlichen Organe entstehen. Als Beispiele sind Intelligenzdefekte unter Alkohol, Blei und Methylquecksilber, Niereninsuffizienzen nach ACE-Hemmer-Einnahme oder Zahnverfärbungen unter Tetrazyklinen zu erwähnen.

Regel 3. Unterschiedliche embryotoxische Einflüsse wirken über relativ wenige spezifische Mechanismen auf die morphologische Entwicklung des Embryos ein.

Zum Beispiel werden **Neuralrohrdefekte** durch unterschiedliche Substanzen wie Valproinsäure, Carbamazepin oder Methotrexat über die Einwirkung auf den Folsäurehaushalt verursacht.

Regel 4. Nach einer Schädigung der Frucht sind folgende Verlaufsformen möglich:
- normale Entwicklung nach kompletter Heilung des Defekts,
- Absterben,
- Fehlbildung,
- Wachstumsretardierung,
- Störung der Organfunktion,
- transplazentare Karzinogenese.

Als bekanntes Beispiel für eine Tumorentwicklung nach intrauteriner Exposition lässt sich das synthetische Sexualsteroid **Diethylstilbestrol** anführen, das bei den Töchtern behandelter Schwangerer Vaginaltumoren verursachte.

Regel 5. Inwieweit exogene Noxen den Embryo erreichen, hängt von ihren chemischen und physikalischen Eigenschaften ab.

In Abhängigkeit von der Molekülgröße passiert z. B. unter den Antikoagulanzien Phenprocoumon sehr gut die Plazentaschranke, während Heparin (auch in der niedermolekularen Variante) nicht diaplazentar übergeht.

> Je lipophiler eine Substanz ist, um so eher geht sie vom mütterlichen in das kindliche Kompartiment über (z. B. gute Plazentagängigkeit von organischen Quecksilberverbindungen im Gegensatz zu anorganischem Quecksilber).

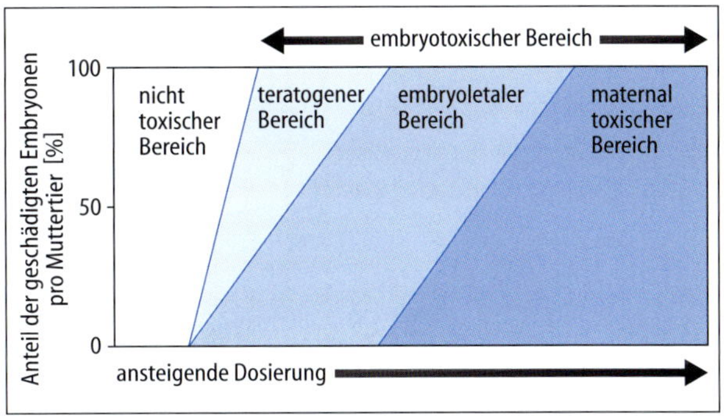

Abb. 6.3. **Dosis-Wirkungs-Beziehung in der Pränataltoxikologie**

Regel 6. Die Störung der embryonalen Differenzierung nimmt proportional zur Dosis des embryotoxischen Faktors zu.

Nach einer Dosis-Wirkungs-Abhängigkeit wird bei Überschreiten einer Schwellendosis zunächst der teratogene Bereich erreicht, danach folgt der embryoletale bzw. maternal toxische Bereich (Abb. 6.3).

6.5 Fehlbildungen

6.5.1 Spaltbildungen des Gesichts

Definition

Die Lippen-Kiefer-Gaumen-Spalten sowie die Gesichtsspalten entstehen in den Fusionszonen der Gesichtswülste (Abb. 6.4).

Störungen bei der Verschmelzung zwischen Oberkieferfortsatz und medialem Nasenwulst führen zu Lippenspalten, bei stärkerer Ausprägung zu Oberkieferspalten, die mit Gaumenspalten kombiniert sein können. Diese entstehen durch Störungen bei der Aufrichtung und Verschmelzung der Gaumenplatten. Komplikationen bei der Fusion entlang der Tränen-Nasen-Furche können schräge Gesichtsspalten hervorrufen.

6.5.2 Zyklopie

Eine Fehlentwicklung des Prosenzephalonbläschens kann zu einer Fusion der Augenanlage (Zyklopie) führen.

6.5.3 ZNS-Anomalien

Anenzephalus

Wenn sich der zerebrale Abschnitt des Neuralrohres nicht schließt, findet sich anstelle des Gehirns eine degenerierende Gewebsmasse (Abb. 6.4). Da das Schädeldach fehlt, liegt diese bloß an der Oberfläche.

> Es entwickelt sich meist ein Hydramnion, weil der Reflexmechanismus für den Schluckakt beim Fetus nicht vorhanden ist.

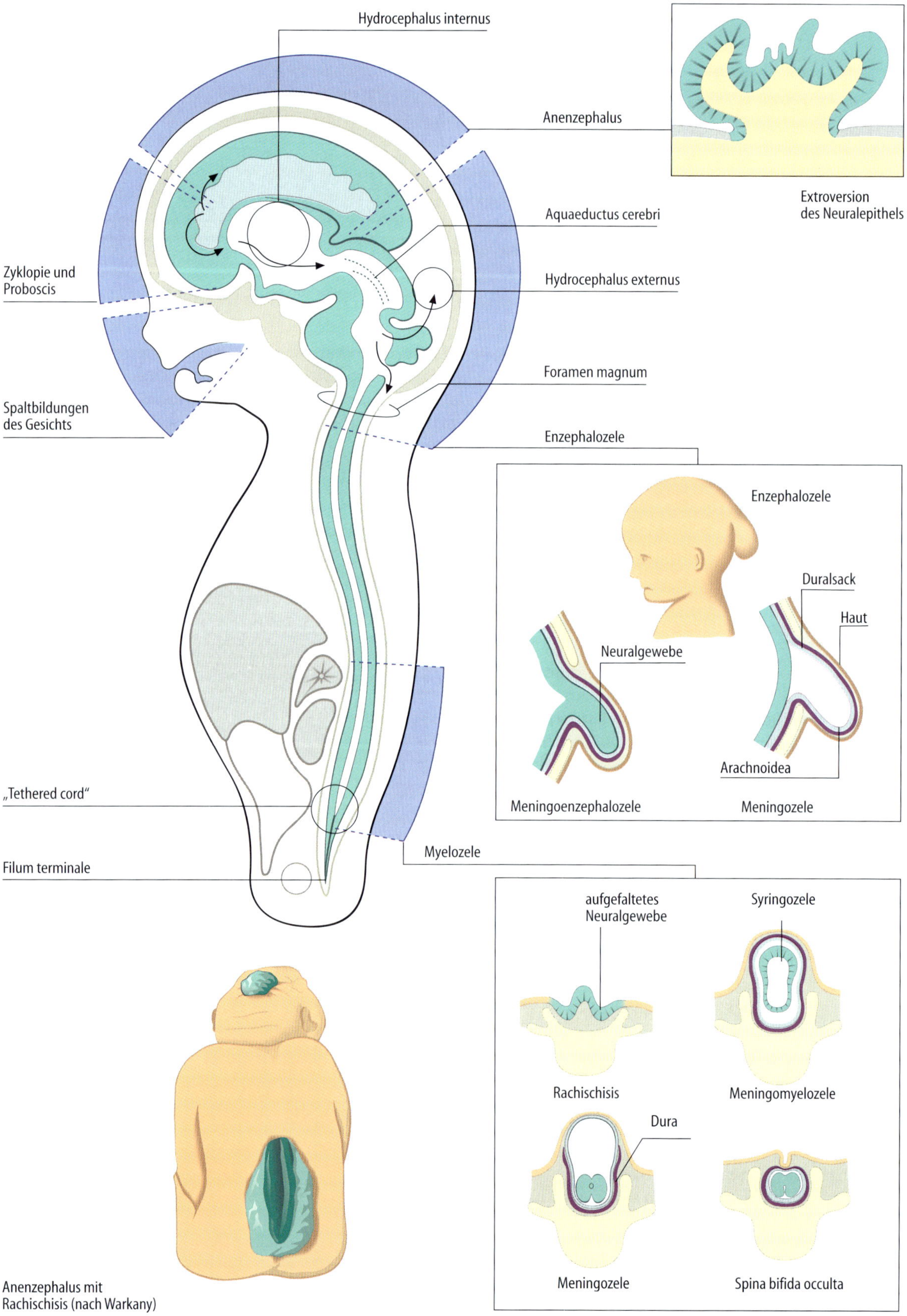

Abb. 6.4. **Fehlbildungen von Kopf und ZNS** (nach Drews 1993)

Enzephalozele

Liegt der Verschlussdefekt im Nackenbereich mit einem Defekt am Os occipitale, so bildet sich eine ballonartige Vorwölbung unter der Haut. Diese kann eine Zyste aus Arachnoidea mit einer Verbindung zum äußeren Liquorraum oder zusätzlich Gehirngewebe enthalten (▪ Abb. 6.4).

Meningomyelozele/Meningozele

Die Verschlussstörungen des Rückenmarks liegen meist im unteren Lumbalbereich. Fehlt der Verschluss des Neuralrohrs völlig, dann liegt das Nervengewebe des Rückenmarks als Neuralplatte an der Oberfläche bloß (**Rachischisis**).

Bei der Meningomyelozele befindet sich unter der Haut eine Erweiterung des Arachnoidalraums, in dem Rückenmarkgewebe liegt. Bei der Meningozele enthält die Arachnoidalzyste kein Nervengewebe. Wenn nur der Verschluss des Wirbelbogens ausbleibt, ohne dass sich eine Zyste bildet, spricht man von einer Spina bifida occulta (▪ Abb. 6.4).

Hydrozephalus internus

Beim Hydrozephalus internus liegt eine Vermehrung des Liquors mit einer Erweiterung der Hirnventrikel vor. Dies kann zu einer Auftreibung des Schädels, klaffenden Schädelnähten und bei ausgeprägten Verläufen zu einer Druckatrophie der Hirnrinde führen. Als häufigste Ursache gilt der Verschluss des Aquaeductus cerebri (z. B. durch eine intrauterine Enzephalitis), so dass der im Plexus choroideus produzierte Liquor nicht über den 4. Ventrikel in den Extraduralraum abfließen kann (▪ Abb. 6.4).

Hydrozephalus externus

Eine Vermehrung des Liquors im Arachnoidalraum wird als Hydrozephalus externus bezeichnet. Er kann z. B. durch eine Unterbrechung der Liquorzirkulation bei Einklemmung des Gehirnstamms und des Kleinhirns im Foramen magnum entstehen (▪ Abb. 6.4).

Arnold-Chiari-Syndrom

Kann der Conus medullaris, der untere Anteil des Rückenmarks, im Laufe der Entwicklung aufgrund einer Spina bifida nicht in den Lumbalbereich aufsteigen, so kann es zu einer Überdehnung des Rückenmarks mit Einklemmung von Kleinhirn und Medulla oblongata sowie Entwicklung eines Hydrozephalus kommen.

Dandy-Walker-Sequenz

Bei der Dandy-Walker-Sequenz handelt es sich um eine frühembryonale Entwicklungsstörung im Bereich von Kleinhirn und 4. Ventrikel mit Hypoplasie bzw. Agenesie des Kleinhirnwurms, Hydrozephalus und Fossa-posterior-Zyste in Verbindung mit dem 4. Ventrikel. Sie kommt als isolierte Fehlbildung oder als Komponente verschiedener Dysmorphiesyndrome vor. Die isolierte Dandy-Walker-Sequenz tritt im Allgemeinen sporadisch auf.

Eine Dandy-Walker-Sequenz wurde bei Chromosomenaberrationen, monogenen Erbleiden (z. B. Ellis-van-Creveld-Syndrom), Syndromen unbekannter Ätiologie (z. B. Brachmann-de-Lange-Syndrom) und bei durch intrauterine Teratogenexposition verursachten Dysmorphiesyndromen (z. B. Rötelnembryopathie, fetales Alkoholsyndrom) beschrieben.

6.5.4 Leibeswanddefekte

Während der Embryonalentwicklung vereinigen sich die Lateralfalten in der Mittellinie, so dass die Leibeswand geschlossen wird. Ist dieser Vorgang gestört, dann können Abdominalorgane (Gastroschisis) oder Herz (Ectopia cordis) außerhalb der Leibeshöhle liegen.

Wenn die Darmschlingen aus dem zunächst physiologischen Nabelbruch nicht bis zur etwa 12. SSW in die Leibeshöhle zurückkehren, spricht man von einer Omphalozele. Der Bruchsack wird vom Amnionepithel gebildet (▪ Abb. 6.5).

6.5.5 Zwerchfellhernie

Bei einem unvollständigen Verschluss des Zwerchfells durch die Pleuroperitonealfalte können sich Magen und Darmschlingen (überwiegend) in die linke Pleurahöhle verlagern. Dies führt zu einer Kompression der Lunge sowie einer Verdrängung von Mediastinum und Herz nach rechts (▪ Abb. 6.5).

6.5.6 Situs inversus

Bei einer Störung der Darmdrehung können Lageanomalien durch eine gegensinnige Drehrichtung der Nabelschleife bzw. eine unvollständige Drehung entstehen. Durch diese Malrotation entstehen die verschiedenen Formen des Situs inversus. In seiner kompletten Ausprägung sind alle Eingeweide spiegelbildlich angeordnet (▪ Abb. 6.5).

6.5.7 Darmstenosen und -atresien

In der 9. SSW kommt es durch die Proliferation des entodermalen Epithels zu einem physiologischen Verschluss des Magen-Darm-Kanals. Bei der Rekanalisation bilden sich an verschiedenen Stellen voneinander unabhängige Lumina, die sich allmählich bis zur 14. SSW vereinen. Von den epithelialen Wucherungen können jedoch lokal Septen und Zysten nach Umwandlung in ein reguläres Schleimhautrelief zurückbleiben. Störungen der Rekanalisation können für Stenosen des Dünndarms verantwortlich sein, die vor allem im Duodenum auftreten und zu einer prästenotischen Erweiterung des Darmtrakts führen.

Auf der Grundlage desselben Entwicklungsmechanismus können ähnliche Anomalien im Bereich der Gallenwege entstehen, wobei eine Stenose des Ductus choledochus eine Dilatation der intrahepatischen Gallengänge hervorruft (▪ Abb. 6.5).

6.5.8 Herzvitien

Septumdefekte

Nach der Geburt fällt der Druck im rechten Herzen durch die Entfaltung der Lunge ab, während er im linken Herzen ansteigt. Dadurch verschließt sich das bis zur Geburt offene Foramen ovale, der bis dahin physiologische Rechts-links-Shunt verschwindet. Zugleich obliteriert der Ductus arteriosus, der den Truncus pulmonalis mit der Aorta verbindet.

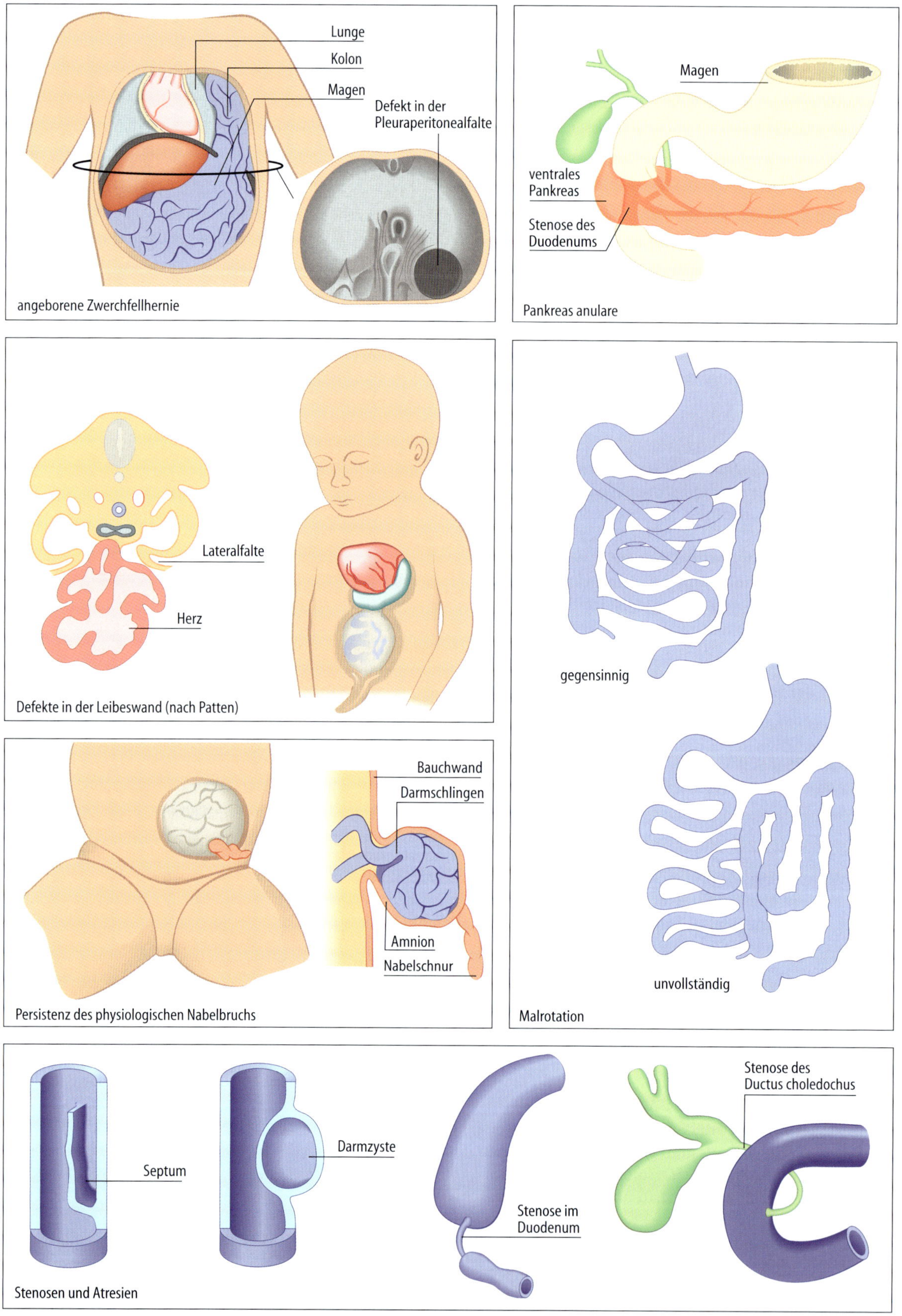

Abb. 6.5. **Fehlbildungen von Leibeswand und Gastrointestinaltrakt** (nach Drews 1993)

Verschließt sich das Foramen ovale post partum unvollständig, so spricht man von einem **Septum-secundum-Defekt.** Bei einem **Septum-primum-Defekt** besteht eine Verbindung zwischen rechtem und linkem Vorhof unmittelbar über der Atrioventrikularebene. Dieser Defekt ist oft mit weiteren kardialen Anomalien verbunden, so dass er prognostisch wesentlich ungünstiger erscheint.

Ein **Ventrikelseptumdefekt** betrifft immer den membranösen Teil des Ventrikelseptums. Er entsteht bei einer unvollständigen Verschmelzung des oberen und unteren Konuswulstes mit dem hinteren Endokardkissen in der AV-Ebene.

Bei einem **einfachen Vorhof- oder Ventrikelseptumdefekt** fließt das Shuntvolumen zunächst von links nach rechts. Sauerstoffreiches Blut zirkuliert zurück in den Lungenkreislauf, weshalb es sich um einen azyanotischen Herzfehler handelt. Die Volumenbelastung im kleinen Kreislauf führt zu einer Rechtsherzhypertrophie. Gleichzeitig sklerosieren die übermäßig perfundierten Lungengefäße, so dass das rechte Herz noch mehr beansprucht wird. Dieser Circulus vitiosus führt schließlich zu einer Shuntumkehr, wenn der Druck im rechten Herzen den Druck im linken Herzen übersteigt. Da nun sauerstoffarmes Blut in den Körperkreislauf gelangt, wird das Kind zyanotisch (◘ Abb. 6.6).

Transposition der großen Gefäße

Unterbleibt die Drehung bei der Entwicklung des spiraligen Septums in der Ausflussbahn des Herzens, dann überkreuzen sich die Blutströme nicht. Die Aorta entspringt aus dem rechten, die A. pulmonalis aus dem linken Herzen. Der zum Überleben notwendige Austausch zwischen Lungen- und Körperkreislauf ist nur gewährleistet, wenn Foramen ovale und Ductus arteriosus post partum offen bleiben (◘ Abb. 6.6).

Fallot-Tetralogie

Die Fallot-Tetralogie (◘ Abb. 6.6) ist durch folgende 4 Anomalien gekennzeichnet:
- reitende Aorta,
- Pulmonalstenose,
- Ventrikelseptumdefekt,
- Rechtsherzhypertrophie.

Bei einer unvollständigen Drehung des spiraligen Septums reitet die erweiterte Ausflußbahn der Aorta über dem muskulären Kammerseptum, während das menbranöse Septum einen Defekt aufweist. Da die reitende Aorta Blut aus beiden Ventrikeln erhält, wird Mischblut in den großen Kreislauf gepumpt. Es liegt ein primär zyanotischer Herzfehler vor.

Ebstein-Anomalie

Bei der Ebstein-Anomalie handelt es sich um die Verlagerung hypoplastischer Trikuspidalklappensegel in die vermindert kontraktile rechte Herzkammer. Durch die Trikuspidalinsuffizienz tritt ein Pendelfluss zwischen rechtem Vorhof und rechter Kammer auf.

> ▶ **Studienbox**
>
> Das Risiko für das Auftreten dieser seltenen Herzfehlbildung (Inzidenz 1:20 000) soll durch Lithiumeinnahme um das 400fache steigen (Adler et al. 1996).

6.5.9 Urogenitalanomalien

Nierenzysten

Zystische Veränderungen der Nieren wurden von Potter nach ihrer morphologischen Manifestation eingeteilt. Es verbergen sich dahinter jedoch unterschiedliche Entstehungsmechanismen (◘ Abb. 6.7).
- Potter I: Bei der autosomal-rezessiven polyzystischen Nephropathie sind die Sammelrohre tubulär erweitert. In der Pränataldiagnostik imponieren beide Nieren vergrößert und in der Markzone streifig verdichtet. Das Krankheitsbild ist im Allgemeinen assoziiert mit einer periportalen Fibrose und Zysten im Gallengangssystem.
- Potter II: Die nicht erbliche multizystische Nephropathie lässt sich auf eine Störung bei der Entwicklung der Ureterknospe zurückführen. Die Zysten gehen von den Kelchen des Nierenbeckens aus und können segmental oder unilateral begrenzt sein. Auch hier ist eine pränatale Diagnose möglich.
- Potter III: Bei der autosomal-dominant vererbten Form bilden sich Zysten überall im Bereich der Sammelrohre und Nephrone aus. Diese Erkrankungsform manifestiert sich erst zwischen 30. und 50. Lebensjahr, kann aber in einer funktionellen Nierenaplasie enden.

Nierenaplasie

Bei uni- oder bilateraler Degeneration der Ureterknospe entsteht eine Nierenaplasie, die bei einer beidseitigen Manifestation nicht mit dem Leben vereinbar ist. Eine einseitige Nierenaplasie findet sich mit einer Häufigkeit von 1:1500, die beidseitige Nierenaplasie ist wesentlich seltener (Drews 1993).

Becken- und Hufeisenniere

Während der Embryonalperiode findet ein Aszensus der Nieren vom Becken in die Lumbalregion statt. Ist diese Wanderung gestört, so kann die Niere neben der A. iliaca communis als Beckenniere verbleiben.

Werden die Nieren beim Durchtritt durch die Aortengabel zusammengedrückt, dann können sie am unteren Pol miteinander zur Hufeisenniere verwachsen, die unterhalb der A. mesenterica inferior im Bereich der unteren Lumbalwirbel hängenbleibt (◘ Abb. 6.7). Die Hufeisenniere kommt relativ häufig vor (1:600).

Ureterverdopplung

Spaltet sich die Ureterknospe im Embryonalstadium frühzeitig auf, so kann sich eine partielle oder komplette Ureterverdopplung bilden. Das metanephrogene Blastem kann in 2 Anlagen mit eigenem Nierenbecken und Ureter geteilt sein, wobei der überzählige Ureter weiter kaudal in Harnblase, Urethra, Vagina oder Samenleiter mündet. Dort besteht eine Prädilektionsstelle für eine Refluxsymptomatik (◘ Abb. 6.7).

Urethralklappe

Die Urethralklappe ist eine obstruierende Schleimhautfalte, die zu einer ballonartigen Erweiterung der Urethra, einer Hypertrophie der Blasenwand mit Bildung von Blasendivertikeln sowie zur Stauungsniere führen kann (◘ Abb. 6.7).

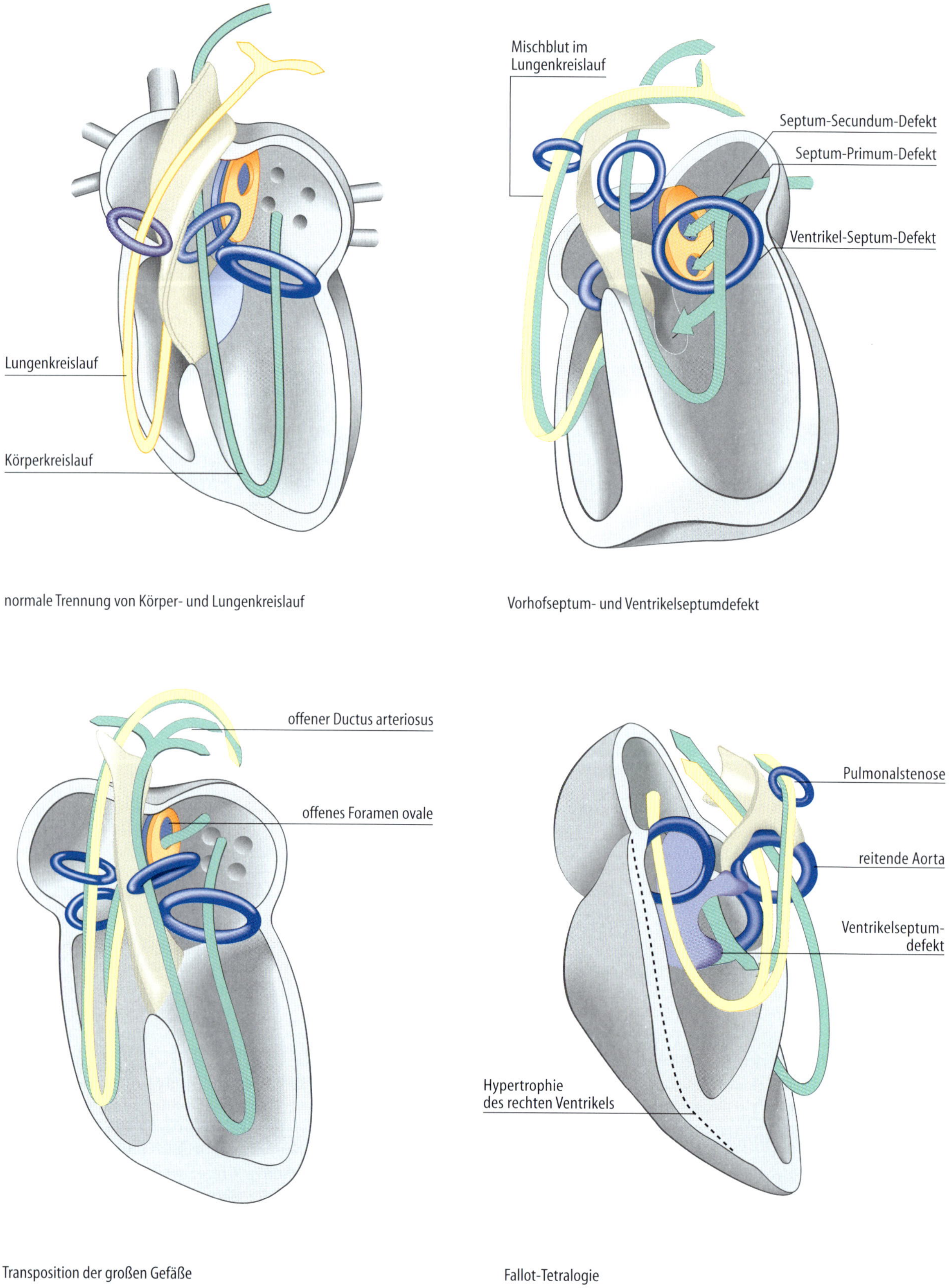

Abb. 6.6. **Fehlbildungen des Herz-Kreislauf-Systems** (nach Drews 1993)

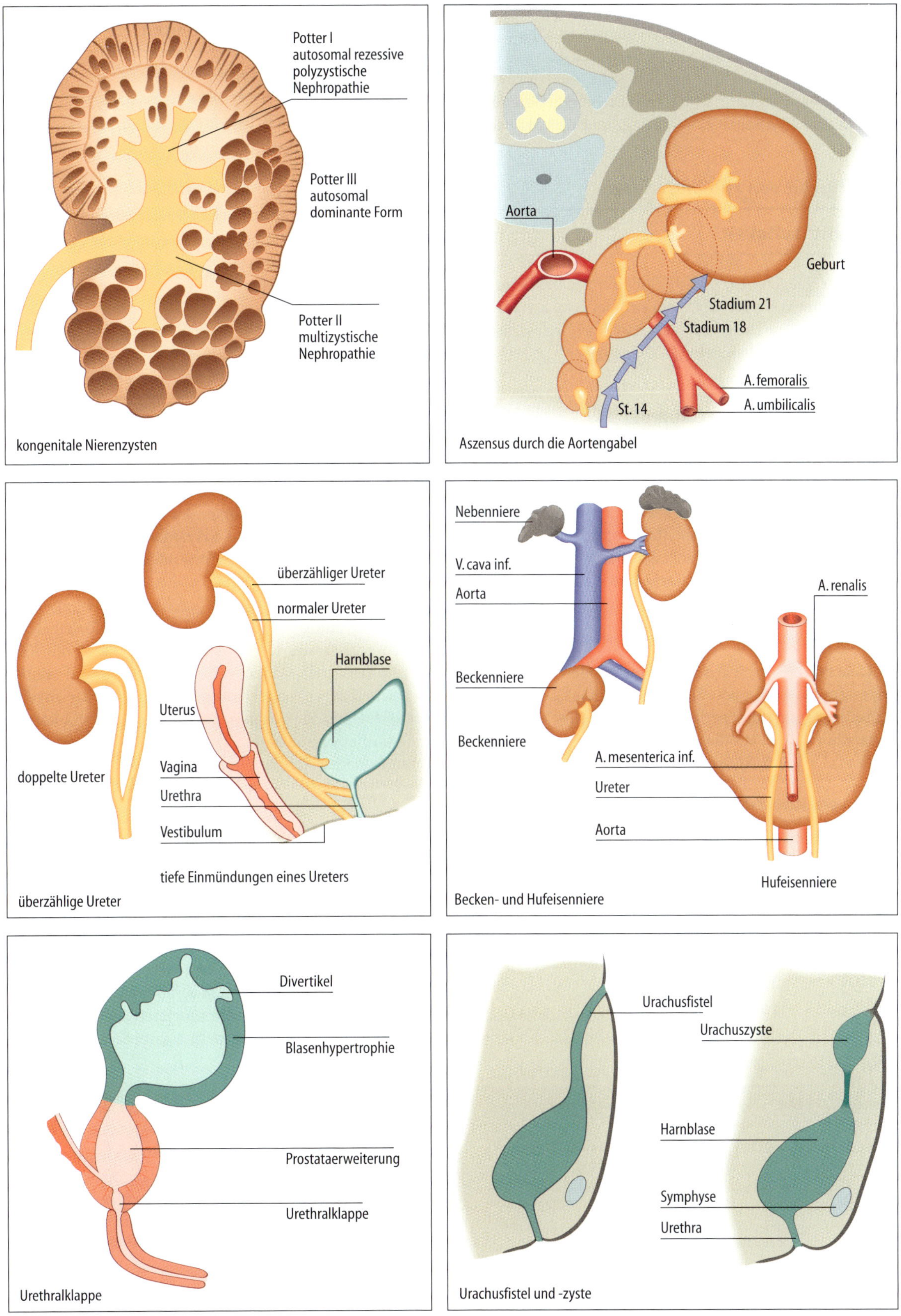

Abb. 6.7. **Fehlbildungen der Harnwege** (nach Drews 1993)

Urachusfisteln und -zysten

Bleibt das Lumen der intraembryonalen Allantois von der Blase bis zum Nabel erhalten (Abb. 6.7), dann spricht man von einer **Urachusfistel**, durch die Urin aus dem Nabel fließen kann. Bei einer partiellen Persistenz kommt es durch Sekretion von Flüssigkeit zu einer zystischen Erweiterung, der **Urachuszyste**.

6.6 Häufigkeit von Fehlbildungen

6.6.1 Gesamthäufigkeit

Bei etwa 3 % der Neugeborenen sind Fehlbildungen bei Geburt erkennbar, im Alter von 5 Jahren zeigen sich bei etwa 4,5 % der Kinder Anomalien. Eine Ursache für den jeweiligen Defekt lässt sich bei weniger als 50 % ermitteln (ACOG 1997).

6.6.2 Häufigkeit spezieller Anomalien

Die im Folgenden angegebenen Inzidenzen einzelner Defekte beziehen sich auf 1 000 Lebendgeborene, falls nicht eine andere Bezugsgröße vermerkt ist. Die Angaben zur Häufigkeit von Fehlbildungen variieren sehr stark in Abhängigkeit von den Untersuchungsmethoden, dem Zeitpunkt der Diagnostik, der Vollständigkeit der Erfassung eines Kollektivs sowie der jeweils untersuchten Population.

Chromosomenanomalien

Die berichtete Prävalenz von Trisomie 13 variiert bei der Geburt zwischen 1:12 000 und 1:29 000. Sie ist die dritthäufigste Chromosomenstörung unter den perinatalen Todesfällen; etwa 2 % der Spontanaborte seien auf diese Aberration zurückzuführen (Rodriguez et al. 1990; Tabelle 6.3).

Anomalien verschiedener Organsysteme

Das ZNS wird in mehreren Studien als das am häufigsten von Fehlentwicklungen betroffene System genannt. In Tabelle 6.4 sind Angaben über die Inzidenzen verschiedener Anomalien geordnet nach Organsystemen zusammengefasst.

Tabelle 6.3. **Inzidenz von Chromosomenanomalien** (bezogen auf 1000 Lebendgeborene)

Anomalie	Land	Inzidenz	Autoren
Trisomie 21	Frankreich	0,7–0,9	Mlika et al. (1993)
	Schottland	1,23	Carothers (1994)
	Südafrika	1,33	Delport et al. (1995)
Trisomie 13	USA	0,034–0,083	Rodriguez et al. (1990)
Trisomie 18	USA	0,3	Jones (1988)

6.7 Ursachen für Fehlbildungen und Entwicklungsstörungen

6.7.1 Genetische Faktoren

Autosomal-dominante Erbleiden

Da morphologische oder biochemische Fehlbildungen die Reproduktionschancen des betroffenen Individuums einschränken, treten dominant vererbte Fehlbildungen meist mit der Häufigkeit der Spontanmutationsrate auf oder besitzen eine relativ geringe Penetranz. Eine Ausnahme stellen dominante Erbleiden mit einer Expression nach Abschluss der Reproduktionsperiode dar (z. B. Chorea Huntington).

> Autosomal-dominante Erbgänge liegen z. B. für Osteogenesis imperfecta (Typ Lobstein), Achondroplasie, Marfan-Syndrom, Myotonia congenita, Neurofibromatose und Sphärozytose vor.

Autosomal-rezessive Erbleiden

Bei rezessiven Erbgängen ist die Inzidenz in geschlossenen kleinen Populationen stark erhöht, während sie sich in genetisch stark durchmischten Populationen der Spontanmutationsrate nähert. Als Beispiele für solche Erkrankungen kann man die zystische Fibrose, die Phenylketonurie oder das adrenogenitale Syndrom anführen.

Die meisten konnatalen Stoffwechselerkrankungen gehorchen einem autosomal-rezessiven Erbgang. Störungen des Lipidstoffwechsels, des Kohlenhydratstoffwechsels, des Aminosäurestoffwechsels, Mukopolysaccharidosen und weitere metabolische Erkrankungen machen etwa 0,2 % der angeborenen Defekte aus. Sie gehen meist mit geistiger und körperlicher Retardierung in unterschiedlicher Ausprägung einher und manifestieren sich im Säuglingsalter und in der frühen Kindheit.

Geschlechtsgebundene rezessive Erbleiden

Die geschlechtsgebundenen rezessiven Erbleiden sind an ein X-Chromosom gekoppelt. Da es bei männlichen Individuen hemizygot vorkommt, genügt ein abnormes Gen auf dem einzelnen X-Chromosom zur Manifestation der Erkrankung. Zu diesen Erbleiden zählen die Hämophilie A und B, die progressive Muskeldystrophie vom Typ Duchenne, Ichthyosis, testikuläre Feminisierung oder die Agammaglobulinämie. Frauen mit einem betroffenen X-Chromosom fungieren als Konduktorinnen und geben die Erkrankung an 50 % ihrer Söhne weiter.

Polygen bedingte Erbleiden

Die größte Gruppe der angeborenen Erbleiden manifestiert sich beim Zusammenwirken mehrerer Gene und zusätzlicher Umgebungsfaktoren. Das Wiederholungsrisiko bewegt sich meist zwischen 2 und 5 %. Zu diesen Fehlbildungen bzw. Störungen zählen orale Spaltbildungen, Spina bifida, Anenzephalie, kongenitale Herzvitien, Pylorusstenose, angeborene Hüftluxation, Klumpfuß, Hypospadie, Epilepsie, Schizophrenie und Diabetes mellitus.

Numerische Chromosomenanomalien

Durch Non-disjunction in der Meiose der Keimzellen können numerische Aberrationen im Chromosomensatz der Nachkom-

Tabelle 6.4. Inzidenz der Anomalien verschiedener Organsysteme (bezogen auf 1000 Lebendgeborene)

Anomalie	Land	Inzidenz	Autoren
ZNS gesamt	Deutschland	0,33	BMG (1992)
	Südafrika	2,30	Delport et al (1995)
	China	3,72[a]	Xiao et al. (1990)
NRD	Portugal	0,6	Teixeira et al. (1994)
	Südafrika	0,99	Delport et al. (1995)
	Deutschland	1,8	Pickl (1996)
	China	2,74[a]	Xiao et al. (1990)
Anenzephalus	Lancashire/UK	2,27	Lovett (1990)
Hydrozephalus	Frankreich	0,5–2,0[a]	Roume et al. (1990)
	Utah/USA	0,7[a]	Blackburn u. Fineman (1994)
Spina bifida	Lancashire/UK	2,30	Lovett (1990)
Urogenitaltrakt gesamt	Deutschland	2,79	BMG (1992)
	Libanon	6,32	Barakat et al. (1989)
Nieren strukturell	United Kingdom	4,6	Economou et al. (1994)
Herzfehler gesamt	Deutschland	2,81	BMG (1992)
	Tirol/Österreich	8,2	Fischer et al. (1991)
	Norwegen	10,6	Meberg et al. (1994)
Ventrikelseptumdefekt	Südafrika	0,69	Delport et al. (1995)
	Norwegen	6,5	Meberg et al. (1994)
Bewegungsapparat gesamt	Deutschland	11,32	BMG (1992)
	Südafrika	2,13	Delport et al. (1995)
Hüftgelenkanomalien	Deutschland	8,67	BMG (1992)
Lippen-Kiefer-Gaumen-Spalte	Colorado/USA	0,81	Amidei 1994
	Schottland	1,53	Fitz et al. (1994)
Bauchdeckendefekte gesamt	Schottland	0,4	Morrow et al. (1993)
Omphalozele	Europa	0,25	Calzolari et al. (1995)
Gastroschisis	Europa	0,09	Calzolari et al. (1995)
Auge	Deutschland	0,18	BMG (1992)
Ohrmuschel	Deutschland	0,06	BMG (1992)
Verdauungsorgane	Deutschland	0,81	BMG (1992)
Mukoviszidose	Deutschland	0,01	BMG (1992)
Atmungsorgane	Deutschland	0,4	BMG (1992)

[a] Pro 1000 Lebend- und Totgeburten.

men auftreten. Monosomien und Trisomien entstehen auf diese Weise bei allen Chromosomen etwa gleich häufig, doch sind nur wenige mit dem Leben vereinbar. Die meisten Fälle enden als Frühaborte.

Autosomale Aberrationen

Die **Trisomie 21** (Morbus Down) findet sich bei etwa 1 von 600 Neugeborenen als häufigste autosomale Aberration. Sie ist durch schräge Lidspalten, flachen Nasenrücken, Makroglossie, Herzfehler (etwa 30%), Vierfingerfurche, Abspreizung der Großzehe, psychomotorische Retardierung, mangelnde Infektabwehr und erhöhtes Leukämierisiko gekennzeichnet.

Die **Trisomie 13** (Patau-Syndrom) ist assoziiert mit Lippen-Kiefer-Gaumen-Spalten, Fehlbildungen von Groß- und Kleinhirn, Herz- und Nierenanomalien, Hexadaktylie, Muskelhypotonie und psychomotorischer Retardierung.

Bei **Trisomie 18** (Edwards-Syndrom) finden sich das typische Vogelgesicht mit Mikrognathie, langem schmalem Schädel und ausladendem Hinterhaupt, außerdem schwere mentale Retardierung und Wachstumsrückstand.

Gonosomale Aberrationen

Bei den gonosomalen Aberrationen steht die auffällige Geschlechtsentwicklung im Vordergrund. Die übrigen Organsysteme sind weitaus weniger schwerwiegend betroffen als bei den autosomalen Chromosomopathien.

- **Turner-Syndrom** (XO). Bei etwa 1 von 5 000 weiblichen Neugeborenen tritt eine gonosomale Monosomie auf. Bei Geburt fallen meist ein Pterygium colli sowie Hand- und Fußrückenödeme auf. Später zeigen sich Minderwuchs und Fehlen der sekundären Geschlechtsmerkmale. Aufgrund einer Gonadendysgenesie findet sich eine primäre Amenorrhö. Die Intelligenz kann sich ganz normal entwickeln.
- **Klinefelter-Syndrom.** Das Klinefelter-Syndrom betrifft 2 von 1 000 Neugeborenen und stellt die häufigste Chromosomenaberration bei Geburt dar. Während die Neugeborenen kaum Anomalien ausweisen, fallen die betroffenen Jungen später durch starkes Längenwachstum, testikuläre Dysgenesie mit Azoospermie und Zeugungsunfähigkeit auf. Bei etwa 25 % der Klinefelter-Patienten ist die Intelligenz in unterschiedlichem Ausmaß herabgesetzt.
- **Triplo-X-Syndrom.** Bei 1 von 1 000 weiblichen Neugeborenen tritt eine Triplo-X-Konstellation auf. Sie fallen in der Pubertät durch ovarielle Dysgenesie, hypoplastisches Genitale und primäre Oligo- bzw. Amenorrhö auf. Etwa ein Drittel der betroffenen Frauen weist eine mentale Retardierung bzw. Verhaltensstörungen auf, die bei höhergradiger Polysomie X noch ausgeprägter sind.

Strukturelle Autosomenaberrationen

Es gibt zahlreiche Fehlbildungssyndrome mit autosomalen Strukturanomalien, die jedoch relativ selten vorkommen. Bekannt ist vor allem das **Cri-du-chat-Syndrom** mit einer Deletion des kurzen Arms von Chromosom 5. Die Neugeborenen fallen durch kraniofaziale Dysmorphien und katzenschreiartige Laute (Laryngomalazie) auf. Es liegt eine schwere psychomotorische Retardierung vor.

Fragiles-X-Syndrom

Das Fragile-X-Syndrom ist die häufigste Ursache für eine genetisch bedingte geistige Behinderung. Auf dem langen Arm des X-Chromosoms befindet sich eine instabile Stelle, an der die betroffenen Chromosomen leicht zerbrechen. Die Häufigkeit für hemizygote Männer wird auf etwa 1 zu 1 000–1 500 Neugeborene, für heterozygote Frauen auf das Doppelte geschätzt.

> Fra-X-positive Männer machen etwa 3–5 % der geistig schwer behinderten Jugendlichen und Erwachsenen aus (Adler et al. 1996).

6.7.2 Hyperthermie

Ein erhöhtes Risiko für Aborte und Fehlbildungen bei Anstieg der Körpertemperatur über 38,5 °C in den ersten 6 Schwangerschaftswochen wurde immer wieder diskutiert, konnte jedoch bisher nicht eindeutig nachgewiesen werden. In der Literatur wird vor allem über einen Zusammenhang mit Neuralrohrdefekten, aber auch Herz- und Bauchwandanomalien spekuliert (Edwards 1995).

6.7.3 Infektionen

Röteln

Bei einer Rubella-Infektion im 1. Trimenon sind multiple Defekte beschrieben, die vor allem Hörstörungen, Sehschäden und geistige Retardierung umfassen. Pränatale Rötelninfektionen nach der 17. SSW rufen außer vorübergehenden Entwicklungsverzögerungen keine langfristigen Schäden hervor.

> Je früher eine Rötelninfektion stattfindet, desto größer ist das Risiko schwerer Fehlbildungen.

Folgende Häufigkeiten von Rötelnembryopathien sind in Abhängigkeit vom Gestationsalter bei mütterlicher Infektion zu erwarten (Enders 1991):

- 2.–6. SSW: 56 %,
- 7.–9. SSW: 25 %,
- 10.–12. SSW: 20 %,
- 13.–17. SSW: 10 %,
- ab 18. SSW: $<$3,5 %.

Zytomegalie

Eine Zytomegalieinfektion verläuft häufig asymptomatisch, gelegentlich mit Fieber, Schüttelfrost und Myalgie. Die CMV-Exkretion kann Wochen bis Jahre nach der Primärinfektion anhalten. Infizierte Feten fallen oft durch intrazerebrale Verkalkungen und Mikrozephalie auf. Bei Geburt sind 90–95 % der intrauterin über eine primäre maternale CMV-Infektion exponierten Neugeborenen asymptomatisch, etwa 30 % weisen jedoch innerhalb der ersten 5 Lebensjahre mentale Retardierung, Chorioretinitis oder Hörstörungen bis hin zur Taubheit auf (Kuller u. Yankowitz 1997).

Toxoplasmose

Eine Infektion mit Toxoplasma gondii ereignet sich in 7–10 Fällen pro 1 000 Schwangerschaften (Enders 1991). Schwer geschädigt sind 5–14 % der infizierten Kinder; 86–95 % der betroffenen Kinder erscheinen nur subklinisch infiziert, können aber später durch postenzephalitische Symptome (geistige Retardierung, Krampfanfälle) auffallen.

Eine fetale Infektion mit dem Einzeller Toxoplasma gondii, der die Plazenta erst nach der 16. SSW passiert, kann folgende Schäden auslösen:

- Wachstumsretardierung;
- Mikrozephalie;
- intrazerebrale Verkalkung, Hydrozephalus;
- Intelligenzdefekte, epileptiforme Anfälle;
- Chorioretinitis, Mikrophthalmie.

Varizellen

Bei mütterlicher Varizelleninfektion bis zur 20. SSW konnten bei 2–3 % der Feten Schäden im Sinne eines kongenitalen Varizellensyndroms festgestellt werden (Kuller u. Yankowitz 1997). Bei den meisten betroffenen Feten finden sich Extremitätenhypoplasien (86 %), die der Pränataldiagnostik gut zugänglich sind (Enders 1991). Weiterhin zeigen sich Hautvernarbungen (100 %), Wachstumsretardierungen (82 %), Augendefekte (64 %), Paralysen mit Muskelatrophie (70 %), zerebrale Krämpfe oder psychomotorische Retardierung (50 %).

Parvovirus B19

Ringelröteln werden durch Parvovirus B19 ausgelöst. Bei häufig inapparenter maternaler Infektion findet eine transplazentare Infektion bei etwa einem Drittel der Schwangerschaften statt. Durch eine vorübergehende Knochenmarkaplasie kann der Erreger beim Fetus eine aplastische Anämie mit konsekutivem Hydrops verursachen. Aborte treten innerhalb von 1–12 Wochen nach mütterlicher Infektion auf.

Wenn sich innerhalb von 8 Wochen nach mütterlicher Infektion keine fetale Anämie bzw. kein Hydrops entwickelt hat, ist nicht mehr mit Komplikationen zu rechnen. Das Risiko eines Fruchttodes nach mütterlicher Infektion liegt unter 10 %, zumal die intrauterine Nabelschnurtransfusion ab etwa der 18. SSW eine ideale therapeutische Option darstellt.

> Ein Zusammenhang mit Fehlbildungen ließ sich bisher nicht nachweisen.

Syphilis

Eine fetale Infektion mit Treponema pallidum kann zu Wachstumsretardierung, Hydrops, Hepatosplenomegalie, Hepatitis, persistierender Rhinitis (15–60 %), Hautveränderungen (papulomakulöses Exanthem) und Störungen des ZNS (bis zu 60 %) führen. Bei kongenitaler Syphilis werden zwischen dem 2. und 6. Lebensjahr Hörstörungen (bis zur Taubheit), Keratitis, Skelettanomalien (Säbelscheidentibia), Sattelnase, Gaumenfehlbildungen und Tonnenzähne beobachtet.

> Eine diaplazentare Infektion tritt selten vor der 16. SSW auf.

6.7.4 Drogen

Alkohol

Ethanol ist als weit verbreitetes Teratogen häufiger für Fehlbildungen verantwortlich als alle Medikamente.

Die Einschätzung des Risikos unter Alkoholexposition wird erschwert durch unzuverlässige Angaben der Betroffenen, aber auch durch häufige Kombination mit Rauchen, einseitiger Ernährung und Medikamentenabusus. Nach chronischem Alkoholkonsum wurden folgende Auffälligkeiten zum **fetalen Alkoholsyndrom** zusammengefasst (Clarren 1981):

- pränatale und postnatale Wachstumsretardierung,
- Defekte des ZNS mit Intelligenzminderung und Verhaltensstörungen,
- kraniofaziale Dysmorphien (Mikrozephalie, schmale Lidspalten, kurzer und breiter Nasenrücken, flaches Mittelgesicht mit Maxillahypoplasie),
- Extremitätenanomalien (Kamptodaktylie, Klinodaktylie, Endphalangenhypoplasie).
- Eine Häufung von Lippen-Kiefer-Gaumen-Spaltbildung wurde bei chronischem Alkoholabusus ebenfalls beobachtet.

Das fetale Alkoholsyndrom tritt bei 30–45 % der Schwangeren auf, die täglich mindestens 140 g reines Ethanol trinken, was etwa 1,5 l Wein entspricht (Jones 1974). Langzeituntersuchungen über mehr als 10 Jahre ergaben zwar eine Abschwächung der meisten morphologischen Stigmata, jedoch eine Persistenz von Mikrozephalie und intellektueller bzw. psychosozialer Retardierung (Steinhausen et al. 1995). Bei 2 Drinks pro Tag wurde bereits eine Abnahme des IQ um 7 Punkte festgestellt (Streissguth et al. 1991). Bei kurzfristigen Alkoholexzessen (mindestens 5 Drinks) zeigte sich ein Rückstand von 1–3 Monaten beim Lesen und Rechnen nach dem ersten Schuljahr (Streissguth et al. 1990).

> Bereits nach regelmäßigem Konsum von täglich etwa 15 g Ethanol zeigen sich die ersten statistisch fassbaren Entwicklungsstörungen (diskrete Beeinträchtigung von intrauterinem Wachstum und mentaler Entwicklung).

Tabakrauch

Der Tabakrauch enthält neben Nikotin auch Kohlenmonoxid, Teer und Schwermetalle. Rauchen gilt als embryo- und fetotoxisch, wird aber bisher nicht für Fehlbildungen verantwortlich gemacht. Bei Raucherinnen fiel eine Reduktion des Geburtsgewichts, eine Steigerung der perinatalen Mortalität sowie eine Häufung von Fehl- und Frühgeburten auf (Werler 1997).

> Der Verzicht auf das Rauchen ist daher für alle Phasen der Schwangerschaft dringend anzuraten.

Opiate

Bei Heroinabhängigen treten gehäuft intrauterine Wachstumsretardierung, vorzeitiger Blasensprung und Frühgeburten auf. Eine Substitution mit Methadon erscheint sinnvoll, wobei unter engmaschiger Kontrolle eine kontinuierliche Dosisreduktion (Erhaltungsdosis: maximal 40 mg/Tag) angestrebt werden sollte.

> **Cave**
>
> Ein akuter Opiatentzug ist in der Schwangerschaft auf alle Fälle zu vermeiden, weil damit geburtshilfliche Komplikationen (IUFT, vorzeitige Wehen) verbunden sind.

Nach einer anfänglichen Atemdepression des Neugeborenen muss man meist 24–72 h post partum mit Entzugssymptomen rechnen (Atemnotsyndrom, Hyperirritabilität, Tremor, Diarrhö, Erbrechen, zerebrale Krampfanfälle). Diese Symptome können auch erst 10–36 Tage post partum auftreten. Wenn keine medikamentöse Therapie (Phenobarbital) unter klinischer Überwachung erfolgt, sind lebensbedrohliche Komplikationen zu befürchten.

Kokain

Bei sporadischem Gebrauch von Kokain in der Frühgravidität konnte keine erhöhte Fehlbildungsrate nachgewiesen werden. Bei fortgesetztem Abusus treten jedoch aufgrund der Vasokonstriktion mit konsekutiver Minderdurchblutung gehäuft Komplikationen auf: Aborte, Totgeburten, Frühgeburten, vorzeitige Plazentalösung, Wachstumsretardierungen, Mikrozephalie, nekrotisierende Enterokolitis. Außerdem wurde über diverse Fehlbildungen berichtet: zerebrale Infarkte, Fehlbildungen von Urogenital- und Skelettsystem, intestinale Atresien.

Wird bei einer Patientin mit Kokainabusus eine Schwangerschaft diagnostiziert, dann sollte sie den Drogenkonsum umgehend einstellen. Eine sporadische Exposition in Unkenntnis der Gravidität sollte zu einer intensiven sonographischen Untersuchung, nicht jedoch zum Schwangerschaftsabbruch veranlassen (Koren 1994).

Marihuana

Die Missbildungsrate ist nach Genuss von Marihuana in der Schwangerschaft nicht erhöht, jedoch ist bei fortgesetztem Abusus mit einem Anstieg der perinatalen Mortalität zu rechnen. Eine Langzeitstudie nach regelmäßiger intrauteriner Exposition ergab eine signifikant beeinträchtigte Sprach- und Gedächtnisleistung im Alter von 4 Jahren (Fried u. Watkinson 1990).

LSD

Zwar wurde über Fehlbildungen an Skelett und ZNS nach LSD-Abusus berichtet, jedoch ließ sich ein Zusammenhang epidemiologisch nicht eindeutig herstellen. Nach Feststellung einer Schwangerschaft unter LSD-Abusus sollte ein sonographischer Fehlbildungsausschluss erfolgen; vor einer Fortsetzung des Drogenkonsums ist ausdrücklich zu warnen.

Amphetamine

Amphetamine erfreuen sich unter Jugendlichen derzeit als **Ecstasy** oder **Speed** großer Beliebtheit. Im Tierversuch wurden bei diversen Amphetaminen Fehlbildungen an ZNS und Lippen-Kiefer-Gaumen-Region beobachtet. Beim Menschen zeichnet sich eine Häufung von Herzfehlern und Klumpfüßen unter Amphetaminabusus ab (McElhatton et al., 1999). Da Amphetamine ähnlich wie Kokain zu einer Vasokonstriktion mit Minderperfusion führen, ist jedoch von einer fortgesetzten Anwendung in der Schwangerschaft dringend abzuraten.

Lösungsmittel

Organische Lösungsmittel wie Toluol, Benzin und halogenierte Kohlenwasserstoffe werden als **Schnüffelstoffe** missbraucht. Zu einem derartigen Abusus existieren Berichte über kindliche Schäden, die dem fetalen Alkoholsyndrom ähneln. Dies wurde jedoch nicht nach beruflicher Exposition beobachtet. Dennoch sollte auch der berufliche Kontakt mit solchen Lösungsmitteln durch entsprechende Belüftung oder Wechsel des Arbeitsplatzes möglichst reduziert werden.

6.7.5 Strahlung

Elektromagnetische Felder

Elektromagnetische Felder im Niederfrequenzbereich stellen nach dem bisherigen Kenntnisstand kein erhöhtes Risiko für die pränatale Entwicklung dar. Bildschirmarbeitsplätze oder MRT sind demnach auch in der Schwangerschaft zulässig.

Ionisierende Strahlung

Nach den Atombombenabwürfen von Hiroshima und Nagasaki wiesen 25% der intrauterin exponierten Kinder Fehlbildungen des ZNS auf. Die natürliche kosmische Strahlung beträgt etwa 1 cGy. Bei der konventionellen Röntgendiagnostik fallen Strahlendosen bis zu 1 cGy an (z. B. Ausscheidungsurogramm: 0,4 cGy). Bei Computertomographien können in Abhängigkeit von der Schichtdicke etwas höhere Strahlendosen auftreten, die aber immer noch deutlich unter 5 cGy liegen.

> Eine Strahlenexposition unter 5 cGy stellt ein sehr geringes Risiko für den Embryo dar.
>
> Die kritische Phase für Strahlenschäden ist im Zeitraum zwischen der 8. und 15. SSW anzunehmen. Der diagnostische Einsatz von Röntgenstrahlen stellt jedoch keinesfalls eine Indikation zum Schwangerschaftsabbruch dar (ACOG 1995).

Radionuklide

Im Rahmen der Diagnostik ist das Radioisotop Technetium-99m mit einer kurzen Halbwertszeit von 6 h am weitesten verbreitet. Bei der Szintigraphie von Lunge, Gehirn, Knochen, Nieren, Herz und Schilddrüse mit diesem Isotop treten Strahlendosen unter 0,5 cGy auf, die nicht als bedenklich gelten.

> Radioaktives Iod-131 darf insbesondere nach der 10. SSW wegen Gefährdung der fetalen Schilddrüse nicht mehr zur Behandlung einer mütterlichen Hyperthyreose verwendet werden (ACOG 1995).

6.7.6 Umweltschadstoffe

Blei wird für eine erhöhte Abortrate verantwortlich gemacht. Außerdem kann die Entwicklung des ZNS beim Fetus beeinträchtigt werden.

Organisches Quecksilber (**Methylquecksilber**) wurde als teratogene Substanz durch einen Unglücksfall in Japan bekannt (Minimata-Krankheit). Bei den intrauterin exponierten Kindern traten Gehirnatrophie, Mikrozephalie, geistige Retardierung, Krampfanfälle, Spastik und Blindheit auf. Diese Effekte werden dem anorganischen Quecksilber, wie es in Zahnfüllungen aus Amalgam enthalten ist, nicht zugeschrieben.

Bei den meisten Industrie- und Umweltchemikalien liegen keine ausreichenden Daten zur Einschätzung ihres teratogenen Potenzials vor. Nach dem aktuellen Informationsstand muss ein Risiko der Fruchtschädigung bei folgenden **Arbeitsstoffen** unterstellt werden: Blei, chlorierte Biphenyle, Chlormethan, Diethylenglykoldimethylether, Dimethylformamid, 2-Ethoxyethanol, 2-Ethoxyethylacetat, Kohlendisulfid, Kohlenmonoxid, 2-Methoxyethanol, 2-Methoxyethylacetat, 2-Methoxypropanol (DFG 2000).

> Solange eindeutige Informationen fehlen, sollte eine Schwangere eine Exposition mit suspekten Substanzen am Arbeitsplatz oder in der Umwelt meiden.

6.7.7 Medikamente

Die teratogenen Effekte von Arzneimitteln sind in Kap. 10 ausführlich beschrieben.

6.7.8 Mütterliche Erkrankungen

Epilepsie

Die Fehlbildungsrate bei Kindern von epileptischen Müttern ist gegenüber der Allgemeinbevölkerung auf das 2- bis 3fache erhöht. Aber auch bei epileptischen Vätern besteht ein leicht erhöhtes Fehlbildungsrisiko.

Die unter dem **Antiepileptikasyndrom** zusammengefassten Anomalien (wie orafaziale Spaltbildungen, Gesichtsdysmorphien, Extremitätendefekte) lassen sich nicht ausschließlich auf die jeweilige Medikation zurückführen (Wenstrom 1989).

Diabetes mellitus

Die Inzidenz von Fehlbildungen bei Müttern mit insulinpflichtigem Diabetes mellitus ist 2- bis 4fach erhöht. Als charakteristische Anomalie ist das kaudale Regressionssyndrom beschrieben (200- bis 400faches Risiko).

Fehlbildungen des ZNS einschließlich Neuralrohrdefekten und Holoprosenzephalie sind 10-mal häufiger. Herzvitien wie Ventrikelseptumdefekt oder Transposition der großen Gefäße treten 5-mal häufiger auf. Das Risiko für Fehlbildungen oder Spontanaborte korreliert mit den Episoden mütterlicher Hyperglykämie (Kuller u. Yankowitz 1996).

Schilddrüsenerkrankungen

Bei mütterlicher **Hypothyreose** beobachtet man eine erhöhte Rate von Spontanaborten, Frühgeburten und fetalen Anomalien. Unter Iodmangel besteht das Risiko einer Neugeborenenstruma bzw. eines Kretinismus. Bei unbehandelter **Hyperthyreose** ist ebenfalls mit einer erhöhten Abortrate zu rechnen.

6.8 Fehlbildungsregister

In den regionalen und nationalen Fehlbildungsregistern wird der Status Neugeborener, die eine spezielle Fehlbildung aufweisen, mit der retrospektiv erhobenen Anamnese dokumentiert. Bei freiwilligen Spontanmeldungen ist eine Vollständigkeit der Erfassung nicht gewährleistet. Eine internationale Beurteilung dieser retrospektiven Datenerfassung wird unter dem Dach der European Registry of Congenital Anomalies and Twins (EUROCAT) bzw. des International Clearinghouse for Birth Defects Monitoring Systems (ICBDMS) angestrebt.

Zur Abschätzung reproduktionstoxikologischer Risiken wurden in vielen Ländern teratologische Informationszentren gegründet. Um Daten über embryonaltoxikologische Substanzen zu sammeln, auszuwerten und für die Prävention kindlicher Schädigungen einzusetzen, schlossen sich diese Institutionen zum European Network of Teratology Information Services (ENTIS) zusammen. Durch prospektive Studien werden Verlauf der Schwangerschaft und Befinden des Neugeborenen nach Exposition mit einem potentiellen Teratogen verfolgt.

6.9 Beratungsstellen

Folgende Beratungsstellen in Deutschland, Österreich und der Schweiz geben Auskunft über das teratogene Potential von Medikamenten, Strahlenexpositionen, Infektionserkrankungen, Umwelt- und Industriechemikalien:

Institut für Reproduktionstoxikologie
Elisabethenstraße 17
D-88212 Ravensburg
Tel.: 0751/872799
Fax: 0751/872798
E-Mail: paulus@reprotox.de
Internet: www.reprotox.de

Beratungsstelle für Embryonaltoxikologie
Spandauer Damm 130
D-14050 Berlin
Tel.: 030/30686734
Fax: 030/30686721

Teratologische Beratungsstelle
Landesfrauenklinik Linz
Lederergasse 47
A-4020 Linz
Tel.: 0732/76740
Fax: 0732/7674 1146

Swiss Teratogen Information Service
Division de Pharmacologie Clinique
Centre Hospitalier Universitaire Vaudois
CH-1011 Lausanne
Tel.: 021/314 4267
Fax: 021/314 4266

Literatur

ACOG: American College of Obstetricians and Gynecologists (1994a) Diabetes and pregnancy. ACOG Technical Bull No 200. Int J Gynaecol Obstet 48: 331–339

ACOG (1994b) Substance abuse in pregnancy. ACOG Technical Bull No 195. Int J Gynaecol Obstet 47: 73–80

ACOG (1995) Guidelines for diagnostic imaging during pregnancy. Committee Opinion No 158

ACOG (1997) Teratology. ACOG Educational Bull No 236. Int J Gynaecol Obstet 57: 319–326

Adler G, Burg G, Kunze J, Pongratz D, Schinzel A, Spranger J (Hrsg) (1996) Leiber – Die klinischen Syndrome: Syndrome, Sequenzen und Symptomenkomplexe, 8. Aufl. Urban & Schwarzenberg, München

Amidei RL, Hamman RF, Kassebaum DK, Marshall JA (1994) Birth prevalence of cleft lip and palate in Colorado by sex distribution, seasonality, race/ethnicity and geographic variation. Spec Care Dentist 14: 233–240

Barakat AY, Baasiri GM, Mounla NA (1989) The incidence of congenital abnormalities of the kidney and urogenital system in Lebanon. J Med Liban 38: 43–50

Blackburn BL, Fineman RM (1994) Epidemiology of congenital hydrocephalus in Utah, 1940–1979. Am J Med Genet 52: 123–129

BMG: Bundesministerium für Gesundheit (1995) Daten des Gesundheitswesens, Schriftenreihe Bd 51. Nomos, Baden-Baden

Calzolari E, Bianchi F, Dolk H, Milan M (1995) Omphalocele and gastroschisis in Europe: a survey of 3 million births 1980–1990. Am J Med Genet 58: 187–194

Carothers AD (1994) A cytogenetic register of trisomies in Scotland: results of the first 2 years. Clin Genet 46: 405–409

Clarren SK (1981) Recognition of fetal alcohol syndrome. JAMA 245: 2436–2439

Degenhardt KH (1971) Pränatale Pathologie: Definition, Häufigkeit, Ätiologie und Pathogenese von Mißbildungen. In: Opitz H (Hrsg) Handbuch der Kinderheilkunde, Bd I/1. Springer, Berlin Heidelberg New York, S 602–624

Delport SD, Christianson AL, van den Beg HJ, Wolmarans L, Gericke GS (1995) Congenital anomalies in black South African liveborn neonates at an urban academic hospital. S Afr Med J 85: 11–15

DFG: Deutsche Forschungsgemeinschaft (2000) Maximale Arbeitsplatzkonzentrationen und biologische Arbeitsstofftoleranzwerte. VCH, Weinheim

Drews U (1993) Taschenatlas der Embryologie. Thieme, Stuttgart

Economou G, Egginton JA, Brookfield DS (1994) The importance of late pregnancy scans for renal tract abnormalities. Prenat Diagn 14: 177–180

Edwards MJ (1995) Hyperthermia and birth defects. Reprod Toxicol 9: 411

Enders G (1991) Infektionen und Impfungen in der Schwangerschaft, 2. Aufl. Urban & Schwarzenberg, München

Fischer H, Sonnweber N, Sailer M, Fink C, Trawoger R, Hammerer I (1991) Incidence of congenital heart disease in Tyrol, Austria, 1979–1983. Pädiatr Pathol 26: 57–60

Fitz Patrick DR, Raine PA, Boorman JG (1994) Facial clefts in the west of Scotland in the period 1980–1984: epidemiology and genetic diagnoses. J Med Genet 31: 126–129

Fried PA, Watkinson B (1990) 36- and 48-month neurobehavioral follow-up of children prenatally exposed to marijuana, cigarettes and alcohol. Develop Behav Pediatr 11: 49–58

Jones K (1974) Outcome in offspring of chronic alcoholic women. Lancet 1: 1076–1078

Jones KL (1988) Smith's recognizable patterns of human malformation, 4th edn. Saunders, Philadelphia

Knörr K, Knörr-Gärtner H, Beller FK, Lauritzen C (1989) Geburtshilfe und Gynäkologie. Physiologie und Pathologie der Reproduktion, 3. Aufl. Springer, Berlin Heidelberg New York Tokyo

Koren G (1994) Maternal-fetal toxicology – a clinician's guide, 2nd edn. Marcel Dekker, New York

Kuller JA, Yankowitz J (1997) Viral teratogens. Postgrad Obtstet Gynecol 17 (20): 1–5

Lovett AA (1990) Congenital malformations in the Fylde region of Lancashire. Soc Sci Med 30: 103–109

McElhatton PR, Bateman DN, Evans C, Pughe KR, Thomas SHL (1999) Congenital anomalies after prenatal ecstasy exposure. Lancet 154: 1441–1442

Meberg A, Otterstad JE, Froland G, Sorland S, Nitter-Hauge S (1994) Increasing incidence of ventricular septal defects caused by improved detection rate. Acta Paediatr 83: 653–657

Mlika A, du Mazaubrun C, Rumeau-Rouquette C (1993) Prevalence of severe mental retardation and trisomy 21 in 3 generations. Rev Epidemiol Sante Publique 41: 44–52

Morrow RJ, Whittle MJ, McNay MB, Raine PA, Gibson AA, Crossley J (1993) Prenatal diagnosis and management of anterior abdominal wall defects in the west of Scotland. Prenat Diagn 13: 111–115

Rodriguez JI, Garcia M, Morales C, Morillo A, Delicado A (1990) Trisomy 13 syndrome and neural tube defects. Am J Med Genet 36: 513–516

Roume J, Larroche JC, Razavi-Encha F, Gonzales M, Migne G, Mulliez N (1990) Fetal hydrocephalus. Clinical significance of associated anomalies and genetic counseling: a pathological approach. Genet Couns 1: 185–196

Steinhausen HC, Willms J, Spohr HL (1995) Die Berliner Verlaufsstudie von Kindern mit einem Fetalen Alkoholsyndrom (FAS). 2. Psychiatrische und psychologische Befunde. Monatsschr Kinderheilkd 143: 157–164

Streissguth AP, Barr HM, Sampson PD (1990) Moderate prenatal alcohol exposure: effects on child IQ and learning problems at age 7 1/2 years. Alcohol Clin Exp Res 14: 662–669

Streissguth AP, Aase JM, Clarren SK, Randels SP, La Due RA, Smith DF (1991) Fetal alcohol syndrome in adolescents and adults. JAMA 265: 1961–1967

Teixeira AL, Loreto H, Machado M do C, de Almeida JM (1994) Defeitos do tubo neural. Experiencia de 10 anos numa maternidade central. Acta Med Port 7: 419–425

Wenstrom KD (1989) Epilepsy and pregnancy. Postgrad Obstet Gynecol 9 (13): 1–5

Werler MM (1997) Teratogen update: smoking and reproductive outcomes. Teratology 55: 382–388

Wilson JD (1977a) Current status of teratology. In: Wilson JD, Frazer FC (eds) Handbook of Teratology. Plenum, New York, pp 47–74

Wilson JD (1977b) Embryotoxicity of drugs to man. In: Wilson JD, Frazer FC (eds) Handbook of Teratology. Plenum, New York, pp 309–355

Xiao KZ, Zhang ZY, Su YM et al. (1990) Central nervous system congenital malformations, especially neural tube defects in 29 provinces, metropolitan cities and autonomous regions of China: Chinese Birth Defects Monitoring Programm. Int J Epidemiol 19: 978–982

Abklärung und Beratung während der Schwangerschaft

Medikamente in Schwangerschaft und Stillzeit

W. E. Paulus

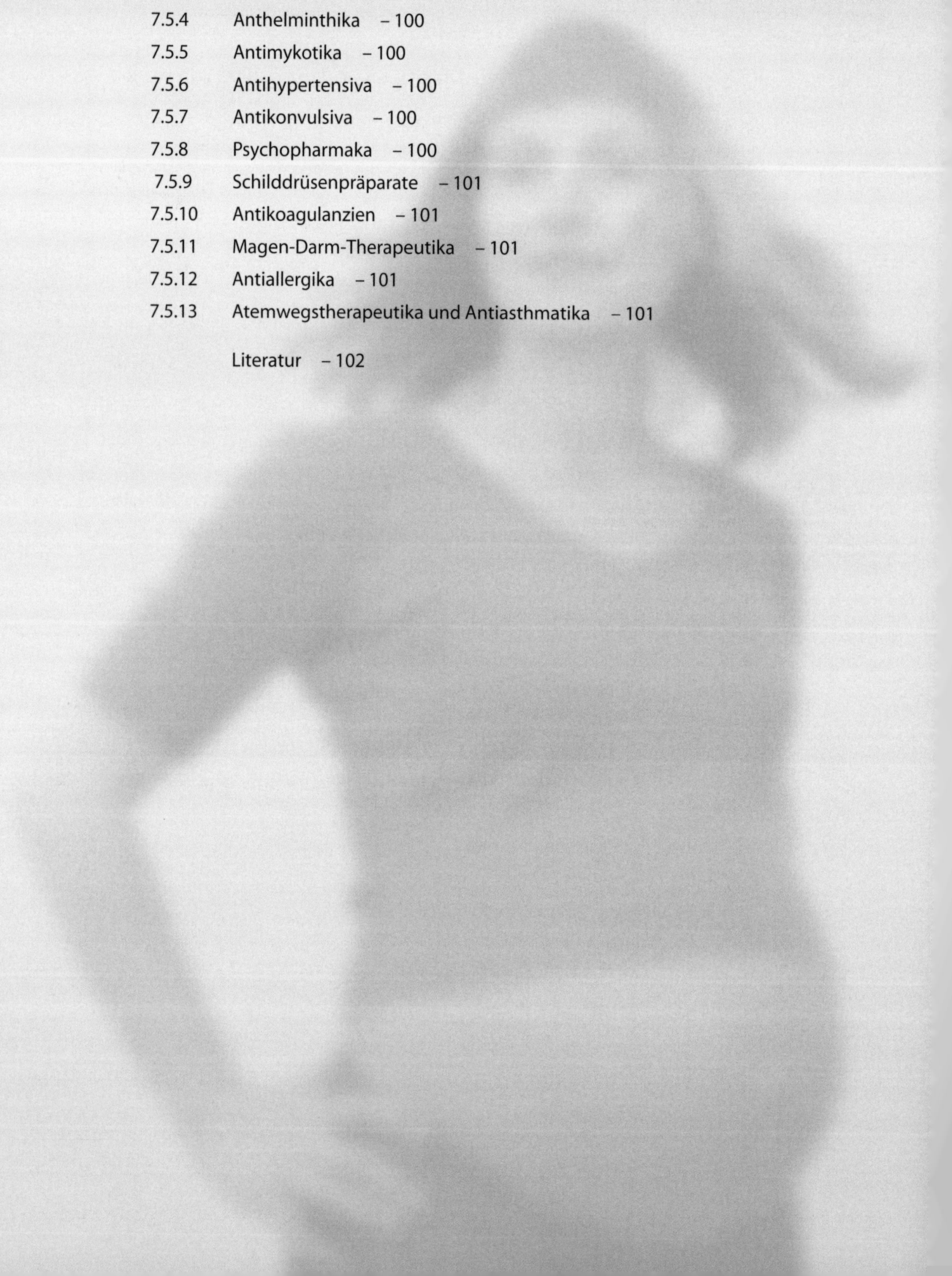

Kurz-Überblick

Zwischen 1958 und 1961 wurden rund 10000 Kinder mit schweren Gliedmaßendefekten geboren, deren Mütter das Schlafmittel Thalidomid eingenommen hatten. Seit dieser Katastrophe herrscht bei pharmazeutischer Industrie, Ärzten und Patientinnen berechtigte Vorsicht – häufig jedoch auch irrationale Panik – im Hinblick auf den Einsatz von Arzneimitteln in der Schwangerschaft. Nach statistischen Erhebungen nehmen 15–50 % aller Schwangeren Medikamente im ersten Schwangerschaftsdrittel ein, oft noch in Unkenntnis der Schwangerschaft, was angesichts der sensiblen Phase der Organogenese in den ersten 3 Schwangerschaftsmonaten besonders fatale Auswirkungen haben kann. Seit der Contergan-Affäre ist das Bewusstsein der Öffentlichkeit für derartige Komplikationen besonders geschärft.

Nach Thalidomid wurden weitere teratogene Arzneimittel wie Kumarinderivate (z. B. Warfarin), Vitamin A und seine Derivate, Folsäureantagonisten oder Antikonvulsiva wie Hydantoin oder Valproinsäure entdeckt. Eine Vielzahl anderer Wirkstoffe gilt als potentiell embryo-/fetotoxisch, wobei der Effekt dieser Pharmaka vor allem von Dosis und Expositionszeit abhängt.

Bei zahlreichen Präparaten liegen Kasuistiken über Fehlbildungen vor, jedoch fehlen Studien mit statistischer Aussagekraft. Zur Ermittlung des Risikos sind insbesondere zuverlässige Angaben über die Expositionszeit erforderlich. Die pharmazeutische Industrie zieht sich auf eine juristisch sichere Position zurück, indem sie bei den meisten Präparaten in der Fachinformation unter der Rubrik Schwangerschaft »kontraindiziert« oder zumindest »strenge Indikationsstellung« vermerkt. Ein therapeutischer Nihilismus bei chronisch kranken Schwangeren kann jedoch z. B. im Falle von Epilepsie, Hypertonie oder Asthma bronchiale zu einer dramatischen Verschlechterung der Grunderkrankung und damit zu einer erheblichen Gefährdung der fetalen Entwicklung führen. Andererseits werden durch unzureichende Aufklärung von Patientinnen und medizinischem Fachpersonal über die realen Risiken einer bereits erfolgten medikamentösen Therapie in der Frühgravidität zahlreiche unnötige Schwangerschaftsabbrüche durchgeführt.

- Grundsätzlich sollten altbewährte Präparate neuen Wirkstoffen vorgezogen werden.
- Für die Beurteilung einer Medikation in der Stillzeit ist nicht nur ihr Übergang in die Muttermilch, sondern auch die Metabolisierung durch den Säugling zu beachten.

7.1 Arzneimittelstoffwechsel in der Schwangerschaft

7.1.1 Mütterlicher Metabolismus

Folgende Veränderungen des Arzneimittelstoffwechsels sind in der Schwangerschaft zu beachten:

- Durch Zunahme des interstitiellen Flüssigkeitsvolumens (vor allem bei Präeklampsie) muss man von einem deutlich vergrößerten Verteilungsraum für exogen zugeführte Substanzen ausgehen. Bei einer erforderlichen Dauertherapie sollte der Plasmaspiegel des Wirkstoffs während der Schwangerschaft wiederholt kontrolliert werden.
- Durch Veränderung des Serumeiweißmusters kann bei Substanzen mit Proteinbindung der frei verfügbare wirksame Anteil variieren. Durch einen Anstieg des Gehalts an thyroxinbindendem Globulin (TBG) reduziert sich z. B. der Anteil des freien Schilddrüsenhormons.
- Die Aktivierung mütterlicher Leberenzyme durch die ansteigenden Sexualsteroide kann zu einer beschleunigten Inaktivierung von Arzneimitteln führen.
- Besondere Vorsicht ist bei Schwangeren mit Grunderkrankungen (z. B. Niereninsuffizienz) angebracht, die den Abbau und die Ausscheidung von Arzneimitteln beeinträchtigen (Keller et al. 2001).

7.1.2 Diaplazentarer Transfer

Die meisten Arzneimittel erreichen den Fetus über die Plazenta, wobei meist eine Konzentrationsabnahme von Mutter zu Kind festzustellen ist. Der diaplazentare Transfer hängt im Wesentlichen von folgenden Faktoren ab:

- Lipophile Substanzen, die bei oraler Gabe gut über den mütterlichen Gastrointestinaltrakt resorbiert werden, passieren im Gegensatz zu hydrophilen Substanzen auch relativ leicht die Plazenta.
- Bei einer Molekularmasse über 800 ist mit einer relativ geringen Plazentagängigkeit zu rechnen. Substanzen wie Insulin und Heparin sind daher praktisch nicht plazentagängig.
- Sind Wirkstoffe stark an mütterliches Plasmaeiweiß gebunden, so ist ebenfalls nur mit einem geringen diaplazentaren Transfer zu rechnen.

7.1.3 Embryonaler und fetaler Metabolismus

Bereits im 3. Schwangerschaftsmonat beginnt die kindliche Leber, Fremdstoffe zu metabolisieren, was ebenfalls zu einer Konzentrationsabnahme eines Arzneimittels im fetalen Organismus beitragen kann (Juchau 1989). Andererseits sind manche Enzymsysteme vor allen bei Frühgeborenen noch so wenig ausgereift, dass sich gewisse peripartal verabreichte Medikamente anreichern können. Die geringe Glukuronidierungsleistung der kindlichen Leber kann z. B. bei Chloramphenicol zu dem bekannten Grey-Syndrom führen.

7.2 Beurteilung des teratogenen Risikos

7.2.1 Tierversuche

Vor der Zulassung eines Präparats werden von der pharmazeutischen Industrie reproduktionstoxikologische Untersuchungen an Tieren durchgeführt. Leider sind deren Ergebnisse nur bedingt auf den Menschen übertragbar. Aufgrund einer unterschiedlichen genetischen Ausstattung führen exogene Noxen nicht zwangsläufig zu gleichen Resultaten beim Menschen. Dies kann in doppelter Hinsicht Probleme implizieren:

- Im Tierversuch (meist mit Ratten, Mäusen und Kaninchen) treten unter Medikamentenexposition in der Gravidität Fehlbildungen auf, die sich beim Menschen nicht nachvollziehen lassen, z. B. Gaumenspaltbildungen bei Nagern unter Glukokortikoiden.
- Andererseits können sich Substanzen im Tierversuch unproblematisch verhalten, die beim Menschen schwere Fehlbildungen auslösen, z. B. Phokomelie unter Thalidomid.

Darüber hinaus werden in den Tierversuchen meist extrem hohe Dosierungen verabreicht, die die humantherapeutischen Größenordnungen um Potenzen übersteigen. Dadurch werden Darmflora und Stoffwechselprozesse bei den Muttertieren so massiv beeinträchtigt, dass sie bereits toxische Effekte aufweisen.

7.2.2 Kontrollierte Studien am Menschen

Kontrollierte Studien an schwangeren Patientinnen verbieten sich meist aus ethischen Gründen, so dass – im Gegensatz zu den sonst überwiegend gut dokumentierten Wirkungen und Nebenwirkungen von Arzneimitteln – relativ wenig fundiertes Datenmaterial aus Fallkontrollstudien in der Schwangerschaft vorliegt.

7.2.3 Epidemiologische Erhebungen

Erkenntnisse über die Teratogenität von Arzneimitteln beim Menschen lassen sich am ehesten durch Sammlung von Fällen nach Exposition in Unkenntnis der Gravidität gewinnen. Einen idealen Zugang zu diesem Kollektiv besitzen teratologische Beratungsstellen, die auch eine Kontrollgruppe aus der gleichen Grundgesamtheit generieren können. Ein wesentlicher Nachteil dieses Vorgehens besteht jedoch in dem meist sehr langwierigen Prozess der Datengewinnung über viele Jahre.

7.2.4 Risikoklassifizierung von Arzneimitteln

Verschiedene Institutionen haben versucht, die pränatale Toxizität von Arzneimitteln in Risikogruppen einzustufen. Da es sich insbesondere in Anbetracht des häufig begrenzten Kenntnisstandes nur um eine grobe Kategorisierung handelt, sind diese Schemata für die individuelle Risikobeurteilung oft nur von begrenztem Nutzen. Am bekanntesten ist die Einteilung der amerikanischen **Food and Drug Administration** (FDA):

- **Kategorie A:** Kontrollierte Studien an schwangeren Frauen haben kein erhöhtes Risiko für den Fetus während des 1. Trimesters ergeben. Hinweise auf ein Risiko zu einem späteren Zeitpunkt liegen ebenfalls nicht vor. Die Wahrscheinlichkeit einer Schädigung ist sehr gering (Beispiel: Folsäure).
- **Kategorie B:** Zwar existieren keine kontrollierten Studien an schwangeren Frauen, doch ergaben Tierversuche keinen Anhalt für Teratogenität, oder im Tierversuch beobachtete Schäden konnten in kontrollierten Studien am Menschen nicht reproduziert werden (Beispiel: Penicillin).
- **Kategorie C:** Tierversuche haben Hinweise auf fetale Schäden ergeben, wobei kontrollierte Studien beim Menschen fehlen, oder Untersuchungen an schwangeren Frauen und Tierversuche liegen nicht vor (Beispiel: Chloroquin).
- **Kategorie D:** Es gibt Hinweise auf ein erhöhtes Risiko für den menschlichen Fetus. Der Nutzen des Medikaments kann jedoch bei zwingender Indikation eine Anwendung auch in der Schwangerschaft rechtfertigen (Beispiel: Chinin).
- **Kategorie X:** Untersuchungen bei Tieren und Menschen haben eindeutig einen Zusammenhang mit fetalen Fehlbildungen gezeigt. Das Risiko einer fetalen Schädigung überwiegt jeden möglichen Nutzen, so dass das Medikament bei Kinderwunsch oder in der Schwangerschaft absolut kontraindiziert ist (Beispiel: Isotretinoin)

> Die in Deutschland gebräuchliche Klassifizierung in elf Kategorien (Rote Liste) lässt ebenfalls keine klare Unterscheidung zwischen Therapieempfehlung einerseits und zurückliegender Exposition andererseits zu.

7.3 Grundlagen der Arzneimittelberatung in der Schwangerschaft

7.3.1 Empfehlungen bei Kinderwunsch bzw. bei eingetretener Gravidität

Bei chronisch kranken Patientinnen sollte bei Kinderwunsch eine frühzeitige Einstellung auf eine in der Schwangerschaft erprobte Medikation erfolgen. Für die meisten Erkrankungen existieren Therapieregime, die kein teratogenes Risiko mit sich bringen.

> Auf keinen Fall sollte bei Patientinnen mit chronischen Erkrankungen wie Asthma bronchiale, Epilepsie oder arterieller Hypertonie aus Angst vor Fehlbildungen auf jegliche Medikation verzichtet werden. Ein abruptes Absetzen kann zu einer Exazerbation der Grunderkrankung mit schweren Folgen für Mutter und Kind führen.

7.3.2 Risikoeinschätzung nach Exposition

Oft werden von Patientinnen in Unkenntnis der Gravidität Medikamente eingenommen. Die aus juristischen Gründen sehr vorsichtig formulierten Angaben der Beipackzettel verursachen bei Schwangeren und betreuenden Ärzten häufig große Besorgnis. Der Vermerk in der Produktinformation über eine Kontraindikation bei Gravidität beruht meist auf mangelnden Daten beim Menschen, auch wenn die Tierversuche keinen Anhalt für Teratogenität im humantherapeutischen Dosisbereich ergaben.

> Eine Indikation zum Schwangerschaftsabbruch lässt sich nur bei wenigen Präparaten ableiten:
> - Vitamin-A-Säure-Derivate,
> - Kumarinderivate,
> - Zytostatika.

7.3.3 Abklärung durch Pränataldiagnostik

Sonographischer Fehlbildungsausschluss

Mit den Möglichkeiten der modernen Pränataldiagnostik lässt sich bei vielen Medikamentenexpositionen mit einem teratogenen Risiko ein zuverlässiger Fehlbildungsausschluss durchführen. Klärt man eine Patientin über eine potentielle Fehlbildungsgefahr nach einer bereits erfolgten Arzneimittelanwendung in der Frühgravidität auf, so sollte man ihr ein gezieltes Screening in einem entsprechenden Zentrum anbieten.

Neuralrohrdefekte, Herzfehler oder Extremitätendefekte sind typische Beispiele für Anomalien, die einer Diagnostik mit hochauflösenden Ultraschallgeräten gut zugänglich sind. Informiert man z. B. eine Patientin über das Risiko einer Spina bifida von 1–2 % unter Carbamazepin, dann muss man ihr gleichzeitig erläutern, dass sich dieses Risiko durch eine sonographische Untersuchung im konkreten Fall abklären lässt. Eine solche Medikation kann also per se keine Indikation zum Schwangerschaftsabbruch darstellen.

Folgende Arzneimittelanwendungen stellen eine **zwingende Indikation zur sonographischen Fehlbildungsdiagnostik** dar:

- **Androgene:** Aufgrund einer möglichen Maskulinisierung weiblicher Feten sollte das äußere Genitale beurteilt werden.
- **Antikonvulsiva:** Bei Epileptikerinnen sind unter verschiedensten Medikationen kraniofaziale Dysmorphien, Extremitätenveränderungen und Retardierungen beschrieben.
- **Antiphlogistika:** Lässt sich eine hochdosierte Dauertherapie mit nichtsteroidalen Antiphlogistika im letzten Trimenon nicht vermeiden, so sollte eine sonographische Kontrolle auf vorzeitigen Verschluss des Ductus arteriosus Botalli erfolgen.
- **Carbamazepin:** Über die zuvor bei den Antikonvulsiva genannten Anomalien hinaus ist hier speziell auf das erhöhte Risiko von Neuralrohrdefekten (1–2 %) zu achten.
- **Ergotamin:** Die gefäßverengende, uteruskontrahierende Wirkung von Ergotamin kann zu fetaler Hypoxie führen. Nach Exposition im ersten und zweiten Trimenon wird von Paraplegie, Gelenkversteifung, Gehirnatrophie, Arthrogryposis multiplex und Jejunalatresie berichtet. Im fortgeschrittenen Gestationsalter beobachtet man auch Perfusionsstörungen mit intrauterinem Fruchttod.
- **Kumarinderivate (Phenprocoumon, Warfarin, Acenocoumarol):** Ein Teil der beim Warfarinsyndrom beschriebenen Fehlbildungen lässt sich sonographisch erkennen, sodass sich das unter Warfarin beschriebene Fehlbildungsrisiko von etwa 14 % weiter einschränken lässt: Bei etwa 50 % der geschädigten Kinder treten Extremitätenhypoplasien unterschiedlicher Schweregrade auf, ein weiteres Kriterium ergibt sich aus der häufigen Hypoplasie der Nase.
- **Lithium:** Aufgrund älterer Publikationen wurde dem Lithium eine erhöhte Rate an Herzfehlern angelastet, was anhand neuerer, prospektiv erhobener Daten angezweifelt wird. Zumindest sollte jedoch einer exponierten Patientin ein fetales Herzechokardiogramm angeboten werden, da insbesondere etliche Fälle der sonst seltenen Ebstein-Anomalie beschrieben sind.
- **Misoprostol:** Das Prostaglandinderivat Misoprostol soll die Auslösung von Gastritiden durch Antiphlogistika verhindern, wird jedoch auch in höherer Dosis missbräuchlich zur Abortinduktion eingesetzt. Nach Tagesdosen von 400 μg bis 16 000 μg (mittlerer Wert: 800 μg) im ersten Schwangerschaftsdrittel wurden gehäuft diverse Anomalien, vor allem Extremitätendefekte und Hirnnervenausfälle, registriert (Gonzalez et al. 1998).
- **Retinoide:** Die überwiegend zur Aknetherapie eingesetzten Vitamin-A-Säure-Derivate stellen nach Thalidomid das gravierendste Teratogen unter den Medikamenten dar. Die schwerwiegendsten Defekte entstehen im Bereich des Zentralnervensystems, was sich sonographisch nicht ausreichend erfassen lässt. Störungen von Gesichts- und Gaumenbildung sowie kardiovaskuläre Defekte, die der sonographischen Diagnostik besser zugänglich sind, spielen demgegenüber nur eine untergeordnete Rolle.
- **Valproinsäure:** Ähnlich wie bei Carbamazepin ist hier zusätzlich zu den bei den Antikonvulsiva beschriebenen Defekten mit einer erhöhten Rate an Neuralrohrdefekten (2 %) zu rechnen.

Bei vielen neueren Präparaten, zu denen lediglich Daten aus Tierversuchen vorliegen, sollte der Patientin aus **psychischer Indikation** eine eingehende sonographische Diagnostik angeboten werden, um die Ängste zu reduzieren, die häufig aufgrund der Angaben auf den Beipackzetteln entstehen.

Serummarker

Bei Medikation mit Substanzen, die für ein erhöhtes Neuralrohrdefektrisiko verantwortlich gemacht werden (z. B. Valproinsäure, Carbamazepin), sollte um die 16. SSW das **α-Fetoprotein** aus dem mütterlichen Serum bestimmt werden.

Amniozentese

Häufig werden Patientinnen nach Medikamentenexposition zur Zeit der Konzeption bzw. im Embryonalstadium Fruchtwasserpunktionen zur Abklärung einer eventuellen Schädigung angeboten. Da jedoch nur in wenigen Fällen mit einem Einfluss eines Medikaments auf den Karyotyp zu rechnen ist, kann man eine invasive Diagnostik aus diesem Grunde nicht rechtfertigen.

Eine Karyotypisierung sollte lediglich bei Anwendung von Zytostatika oder Radionukliden innerhalb von 6 Monaten vor Konzeption bei einem der Partner erwogen werden. Da der Chromosomensatz bei der Konzeption feststeht, sind Veränderungen nach Medikamentenanwendung in der Frühgravidität ohnehin nicht zu erwarten. Marker für Neuralrohrdefekte aus dem Fruchtwasser (α-Fetoprotein, Acetylcholinesterase) lassen sich durch sonographische Spezialdiagnostik in Kombination mit mütterlichem Serum-α-Fetoprotein ersetzen (Nadel et al. 1990).

7.3.4 Schädigung durch Arzneimittelanwendung

Sofern bei der Besprechung der einzelnen Substanzen keine detaillierten Literaturangaben vermerkt sind, stützen sich die Aussagen auf die Übersichten bei Briggs et al. (1998) sowie Schaefer et al. (2001).

Embryonalperiode

Bei wenigen Medikamenten ist eine fruchtschädigende Wirkung in der menschlichen Schwangerschaft nachgewiesen. Bei vielen Präparaten liegen beunruhigende Daten aus extrem hoch dosierten Tierversuchen vor; im humantherapeutischen Be-

Tabelle 7.1. Schäden durch Arzneimittelanwendung in der Embryonalperiode

Medikament	Schädigung
Aminoglykoside	Oto-/Nephrotoxizität
Androgene	Maskulinisierung (ab etwa 8. SSW)
Antikonvulsiva Carbamazepin Valproinsäure	Multiple Fehlbildungen v. a. Neuralrohrdefekte v. a. Neuralrohrdefekte
Ergotamin	Disruptionsanomalien
Kumarinderivate (Acenocoumarol, Phenprocoumon, Warfarin)	Multiple Fehlbildungen (bei Exposition über 8. SSW)
Lithium	Herz-/Gefäßfehlbildungen nach neuen Publikationen nur gering erhöhtes Risiko)
Mesoprostol	Möbius-Sequenz, Extremitätendefekte
Penicillamin	Cutis laxa
Radiopharmaka	Multiple Defekte
Retinoide/Vitamin A (>25 000 IE/d)	Multiple Fehlbildungen
Thalidomid	Extremitätenfehlbildungen
Zytostatika	Multiple Fehlbildungen

Tabelle 7.3. Schäden durch Arzneimittelanwendung in der Peripartalperiode

Medikament	Schädigung
ACE-Hemmer	Nierenschäden
Aminoglykoside	Oto-/Nephrotoxizität
Antidepressiva (tri-/tetrazyklisch)	Anpassungsstörungen
Barbiturate	Atemdepression, Entzugssymptome
Benzodiazepine	Floppy infant
Ergotamin	Perfusionsstörung, Fruchttod
Neuroleptika	Extrapyramidalmotorische Störung
Kumarinderivate	Blutungsrisiko
Chloramphenicol	Grey-Syndrom
Lithium	Zyanose, Hypotonie, Hypothermie, Lethargie
Nitrofurantoin	Hämolytische Anämie, Ikterus
Opiate	Entzugssymptome
Sulfonamide	Hyperbilirubinämie
Tetrazykline	Gelbfärbung der Zähne

Tabelle 7.2. Schäden durch Arzneimittelanwendung in der Fetalperiode

Medikament	Schädigung
ACE-Hemmer	Nierenschäden
Aminoglykoside	Oto-/Nephrotoxizität
Antiphlogistika (nichtsteroidal)	Verschluss des Ductus arteriosus
Androgene	Maskulinisierung
Ergotamin	Perfusionsstörung, IUFT
Glukokortikoide	Wachstumsretardierung
Iodüberdosierung	Hypothyreose
Kumarinderivate	Intrazerebrale Blutungen
Radiopharmaka	Multiple Defekte
Tetrazykline	Gelbfärbung der Zähne
Zytostatika	Immunsuppression, Wachstumsretardierung

reich reichen die bisherigen Erfahrungen oft nicht für eine klare Risikoabschätzung aus. Die in Tabelle 7.1 genannten Arzneimittel müssen als embryotoxisch eingestuft werden. Unter diesen Substanzen ist jedoch in Abhängigkeit von Dosis und Expositionszeit nur bei Kumarinderivaten, Radiopharmaka, Thalidomid, Retinoiden und Zytostatika ein Abbruch der Schwangerschaft ernsthaft zu erwägen. Bei den anderen Präparaten sollte lediglich die Pränataldiagnostik intensiviert werden.

Fetal- und Peripartalperiode

In Tabelle 7.2 werden schwerwiegende Komplikationen aufgeführt, mit denen bei Anwendung bestimmter Substanzen in der Fetalperiode zu rechnen ist. In Tabelle 7.3 wird auf Schäden hingewiesen, die bei einer Arzneimittelanwendung bis unmittelbar zur Geburt beim Neugeborenen auftreten können.

7.4 Arzneimittelanwendung in der Schwangerschaft

7.4.1 Antibiotika

β-Lactam-Antibiotika

Penicilline und **Cephalosporine** sind als Antibiotika der ersten Wahl in der Schwangerschaft zu betrachten. Hierbei sollten die älteren Wirkstoffe bevorzugt werden, auch wenn die Präparate der neueren Generation sich im Tierversuch ähnlich unauffällig verhalten wie die erprobten Substanzen.

Makrolidantibiotika

Neben Penicillinen und Cephalosporinen zählt **Erythromycin** zu den Antibiotika der ersten Wahl.

Clindamycin kann bei mehrwöchiger Behandlung eine pseudomembranöse Kolitis bei der Mutter auslösen, weshalb es nur als Reserveantibiotikum in der Schwangerschaft eingesetzt werden sollte.

Spiramycin wird zur Behandlung der Toxoplasmose vor der 16. SSW empfohlen (3 g/Tag über 4 Wochen).

Die neuen Makrolidantibiotika **Roxithromycin, Clarithromycin** und **Azithromycin** bereiteten bisher ebensowenig Probleme wie die Muttersubstanz Erythromycin, sollten jedoch im 1. Trimenon noch zurückhaltend eingesetzt werden.

Tetrazykline

Chlortetracyclin, Doxycyclin, Minocyclin, Oxytetracyclin und **Tetracyclin** gelten erst als problematisch, wenn die Mineralisierung von Knochen und Zähnen beginnt. Ab der 16. SSW lagern sie sich an Kalziumionen von Zahnanlagen und Knochen an, was zu einer Gelbfärbung führen kann. Eine Wachstumshemmung der langen Röhrenknochen wurde nur bei Langzeitbehandlung Frühgeborener beobachtet.

> Ein erhöhtes Fehlbildungsrisiko nach Applikation im 1. Trimenon kann man nach jahrzehntelanger Erfahrung ausschließen.

Aminoglykoside

Aminoglykoside entfalten eine relevante systemische Wirkung nur nach parenteraler Applikation. Nach **Streptomycin-** und **Kanamycininjektionen** wurden Gehörschäden bei den exponierten Kindern beobachtet.

Bei **Amikacin, Gentamicin, Netilmicin, Spectinomycin** und **Tobramycin** sind derartige Fälle bisher nicht beschrieben. Sie sollten jedoch nur bei vital bedrohlichen Infektionen mit gramnegativen Problemkeimen unter strenger Kontrolle der Plasmaspiegel eingesetzt werden.

Eine lokale Applikation (z. B. Augentropfen) ist angesichts der geringen Resorption zulässig.

Chloramphenicol

Chloramphenicol verursacht keine Fehlbildungen. Es kann jedoch bei peripartaler Applikation zu einer lebensbedrohlichen Funktionsstörung des Neugeborenen mit Nahrungsverweigerung, Erbrechen, aschgrauer Hautfarbe, Atemstörung und Kreislaufversagen führen (Grey-Syndrom).

Sulfonamide und Trimethoprim

Aufgrund des Folsäureantagonismus bestanden Bedenken gegen den Einsatz von Sulfonamiden und Trimethoprim in der Schwangerschaft. In hohen Dosen ließen sich im Tierversuch zwar Defekte auslösen, doch waren entsprechende Anomalien im humantherapeutischen Einsatz über viele Jahrzehnte nicht zu beobachten.

> Sulfonamide und Trimethoprim sollten daher im 1. Trimenon nicht gezielt verwendet werden; eine bereits erfolgte Anwendung stellt jedoch keinesfalls eine Indikation zum Schwangerschaftsabbruch dar.

Im 2. Trimenon sind Sulfonamide als Antibiotika der zweiten Wahl akzeptabel. Wegen der Verdrängung von Bilirubin aus der Plasmaeiweißbindung sollten sie aber in den letzten Tagen vor Geburt nicht eingesetzt werden, um einen verstärkten Neugeborenenikterus zu vermeiden.

> Zur Behandlung der Toxoplasmose ab der 16. SSW gilt Sulfadiazin (2 g/Tag) in Kombination mit **Pyrimethamin** (25 mg/Tag) als Mittel der Wahl (Enders 1991).

Gyrasehemmer

Wegen Knorpelschäden bei Hunden in der Wachstumsphase wurden **Chinolone** als potenzielle Teratogene betrachtet (Gough et al. 1992). Entsprechende Veränderungen ließen sich jedoch bisher weder bei Tieren noch beim Menschen in der Schwangerschaft nachvollziehen. Auswertungen von über 700 exponierten Schwangeren ergaben kein erhöhtes Fehlbildungsrisiko (Schaefer et al. 1996).

> Zwar gelten die Gyrasehemmer (Cinoxacin, Ciprofloxacin, Enoxacin, Fleroxacin, Norfloxacin, Ofloxacin, Pefloxacin, Rosoxacin) nach wie vor als kontraindiziert in der Schwangerschaft, doch stellt ihre versehentliche Anwendung im 1. Trimenon keinen Grund zum Schwangerschaftsabbruch dar.

Nitrofurantoin

Nitrofurantoin erreicht nur in den ableitenden Harnwegen therapeutisch wirksame Konzentrationen, weshalb es sich als Harnwegsantiseptikum bewährt hat.

Im Falle eines angeborenen Glukose-6-Phosphat-Dehydrogenase-Mangels kann nach präpartaler Exposition eine hämolytische Anämie mit verstärktem Neugeborenenikterus auftreten. Deshalb ist Nitrofurantoin im letzten Trimenon mit Vorsicht einzusetzen.

Nitroimidazole

Zwar wurde bei hochdosierten Tierversuchen mit **Metronidazol** ein mutagenes und kanzerogenes Potenzial festgestellt, doch konnte man beim Menschen nach langjähriger Erfahrung kein teratogenes Potential erkennen (Burtin et al. 1995). Eine orale oder vaginale Applikation von Metronidazol in der Schwangerschaft erscheint daher bei Infektion mit Anaerobiern oder Trichomonaden zulässig. Bei vitaler Indikation ist auch eine parenterale Behandlung von Anaerobierinfektionen vertretbar.

Die neueren Derivate **Nimorazol** und **Tinidazol** sind demgegenüber wesentlich weniger erprobt und sollten daher nicht gezielt eingesetzt werden.

Antituberkulotika

Da eine aktive Tuberkulose auch in der Schwangerschaft behandelt werden sollte, ist der Einsatz von Isoniazid, Rifampicin, Ethambutol sowie Pyrazinamid als Reservemittel durchaus zulässig (Ad Hoc Committee 1995).

Da **Isoniazid** (empfohlene Dosis: 5–8 mg/kg/Tag) den Pyridoxinstoffwechsel in Säugetierzellen beeinflusst, sollte es immer mit Pyridoxin (50 mg/Tag) kombiniert werden, um einem neurologischen Defekt vorzubeugen.

Ethambutol ist als Bestandteil einer Kombinationstherapie in einer Dosis von 15–25 mg/kg/Tag akzeptabel.

Während **Rifampicin** in 5- bis 10facher humantherapeutischer Dosierung im Tierversuch teratogene Effekte zeigte, wurde beim Menschen unter 8–12 mg/kg/Tag kein erhöhtes Fehlbildungsrisiko registriert. Da bei einer Langzeittherapie die Vitamin-K-Synthese der Mutter gehemmt wird, sollten Neugeborene zur Verhütung hämorrhagischer Komplikationen 2- bis 3-mal pro Woche 1 mg Vitamin K oral erhalten.

Unter **Pyrazinamid** hat sich bisher weder im Tierversuch noch beim Menschen ein Anhalt für ein teratogenes Risiko ergeben, so dass es als Reservemittel gegen Tuberkulose verabreicht werden darf (empfohlene Dosis: 30 mg/kg/Tag).

> Auf **Streptomycin** sollte wegen des ototoxischen Risikos auf jeden Fall verzichtet werden.

7.4.2 Virustatika

Anti-Herpes-Mittel

Aciclovir hemmt zwar die DNA-Synthese bei Varizella-Zoster-Viren bzw. Herpesviren, doch ergaben sich bei über 650 Expositionen im 1. Trimenon keine Hinweise auf ein teratogenes Potential beim Menschen. Nach dermaler Applikation werden nur geringe Substanzmengen resorbiert, so dass keine Einwände gegen eine Anwendung in der Schwangerschaft bestehen. Die systemische Therapie sollte nur unter strenger Indikationsstellung erfolgen. Bei einer floriden Infektion mit Herpes genitalis sollte präpartal unbedingt eine Sanierung mit Aciclovir erfolgen, um eine generalisierte Herpesinfektion des Neugeborenen zu vermeiden.

Die neuen Derivate **Famciclovir, Ganciclovir** und **Valaciclovir** verhalten sich nach der vorläufigen Datenlage ähnlich wie Aciclovir, jedoch sollten sie wegen der begrenzten Erfahrungen in der menschlichen Gravidität derzeit noch zurückhaltend eingesetzt werden.

Amantadin

Das gegen Influenza A wirksame Virustatikum Amantadin verhielt sich lediglich im Tierversuch in hohen Dosen teratogen, nach dem bisherigen Erkenntnisstand aber nicht im humantherapeutischen Einsatz. Von einer geplanten Anwendung in der Schwangerschaft sollte jedoch abgesehen werden.

Antiretroviral Substanzen

Der Wirkstoff **Zidovudin**, auch als Azidothymidin (AZT) bekannt, hemmt die Vermehrung von HIV. Das Medikament wird auch erfolgreich zur Vermeidung einer präpartalen HIV-Transmission von der Mutter auf das Kind eingesetzt. In einer Multicenter-Studie konnte nachgewiesen werden, dass der Einsatz von Zidovudin (500 mg/Tag) während der Schwangerschaft sowie die Fortführung der Behandlung beim Neugeborenen über 6 Wochen post partum die vertikale Transmission um annähernd zwei Drittel senkt (Conner et al. 1994).

Bei über 800 dokumentieren Lebendgeburten nach Exposition mit antiretroviralen Substanzen (v.a. **Zidovudin, Lamivudin, Nelfinavir**) im 1. Trimenon ergab sich bisher kein Anhalt für ein teratogenes Riskio (Antiretrovir Pregnancy Registry 2001).

7.4.3 Anthelminthika

Die meisten Anthelminthika werden in nur geringem Umfang aus dem Intestinaltrakt resorbiert, so dass nur eine niedrige Belastung von Embryo bzw. Fetus mit diesen Substanzen zu erwarten ist. Bei folgenden Wirkstoffen liegen Erfahrungen in der Schwangerschaft vor, ohne dass sich bisher ein Zusammenhang mit einer Fruchtschädigung ergeben hätte:
- **Mebendazol:** bei Befall mit Oxyuren und Askariden;
- **Pyrviniumembonat:** bei Befall mit Oxyuren;
- **Niclosamid:** bei Bandwurmbefall.

Pyrantel und **Praziquantel** sind in der Schwangerschaft weniger erprobt, stehen aber bisher nicht im Verdacht, Fehlbildungen zu verursachen. **Albendazol** löste im Tierversuch Schäden am neuroektodermalen Gewebe aus, so dass bei fehlenden Erfahrungen von einem Einsatz in der menschlichen Gravidität abgeraten werden muss.

> Da es sich bei einem Wurmbefall meist nicht um eine akute Behandlungsindikation handelt, kann ein Abwarten bis zum 2. Trimenon erwogen werden.

7.4.4 Antimykotika

Nystatin

Da Nystatin praktisch nicht resorbiert wird, bestehen keinerlei Bedenken gegen einen Einsatz in allen Phasen der Schwangerschaft. Es gilt als Mittel der Wahl bei Candidainfektionen von Haut und Schleimhaut.

Imidazole

Die Imidazolderivate hemmen die Ergosterolbiosynthese und zerstören auf diesem Wege die Integrität der Zellwand von Pilzen.

Einige Vertreter dieser Substanzklasse werden kaum resorbiert, so dass sie nur lokal eingesetzt werden. Der erprobteste Wirkstoff aus dieser Gruppe ist **Clotrimazol**, das häufig zur Behandlung vaginaler Mykosen eingesetzt wird. Ein Beweis für eine durch Clotrimazol induzierte Zunahme der Spontanaborte liegt nicht vor.

Neuere Imidazolderivate, die zur lokalen antimykotischen Therapie angeboten werden, haben zwar bisher kein embryotoxisches Potenzial gezeigt, sind jedoch beim Menschen wesentlich weniger erprobt. **Bifonazol, Croconazol, Econazol, Fenticonazol, Isoconazol, Miconazol, Omoconazol, Oxiconazol, Sertaconazol** und **Tioconazol** kommen daher zur lokalen Behandlung in der Schwangerschaft nur in Frage, wenn Nystatin und Clotrimazol keinen Erfolg bringen.

Die Imidazolderivate **Itraconaozol, Fluconazol** und **Ketoconazol** werden systemisch angewandt. Tierversuche mit sehr hohen Dosen zeigten Schäden, vor allem am Skelettsystem.

Nach Langzeittherapie mit **Fluconazol** (400–800 mg/ Tag) liegen 3 Berichte über Fehlbildungen an Schädel, Skelett und Herz vor (Pursley et al. 1996). Bei kurzfristigem systemischem Einsatz der Imidazolderivate in mehreren hundert Schwangerschaften konnte bisher kein erhöhtes Fehlbildungsrisiko nachgewiesen werden. Von einer geplanten systemischen Therapie im 1. Trimenon ist jedoch abzuraten.

> Eine Anwendung von Itraconazol, Fluconazol oder Ketoconazol in Unkenntnis der Gravidität stellt keinesfalls eine Indikation zum Schwangerschaftsabbruch dar. Vielmehr sollte zur Beruhigung der Patientin eine ausführliche sonographische Diagnostik unter besonderer Berücksichtigung von Schädel, Skelett und Herz angeboten werden.

Amphotericin B

Während die lokale Therapie als unbedenklich gilt, sollte ein systemischer Einsatz von Amphotericin B in der Schwangerschaft nur unter strengster Indikationsstellung erfolgen. Kasuistiken über Aborte und Wachstumsretardierungen unter Infusionstherapie stehen Berichte über unauffällige Schwangerschaftsverläufe gegenüber. In Anbetracht der erheblichen Nebenwirkungen (Nierenschäden, Fieber) und der geringen Erfahrungen in der Gravidität sollte von einer Anwendung in der Schwangerschaft abgesehen werden.

Griseofulvin

Griseofulvin wird zur oralen Langzeittherapie von Nagelmykosen benutzt. Im Tierversuch zeigte es mutagene und kanzerogene Effekte. Beim Menschen wird zwar eine Häufung von siamesischen Zwillingen diskutiert, weitere Fruchtschäden konnten dem Griseofulvin jedoch bisher nicht angelastet werden.

> Der Eintritt einer Schwangerschaft unter Griseofulvin sollte lediglich zu einer ausführlichen sonographischen Diagnostik veranlassen; ein Schwangerschaftsabbruch ist aus diesem Grunde nicht gerechtfertigt.

Neuere Lokalantimykotika

Da Alternativen existieren, sollten die neueren lokal wirksamen Antimykotika wie **Amorolfin, Ciclopiroxolamin, Naftifin, Terbinafin, Tolciclat** und **Tolnaftat** möglichst nicht in der Schwangerschaft verordnet werden. Es liegen zwar keine Hinweise auf eine Embryotoxizität vor, doch sind die Erfahrungen beim Menschen noch gering.

7.4.5 Antihypertensiva

> Bei Planung einer Schwangerschaft sollte eine arterielle Hypertonie bevorzugt mit **älteren β-Blockern, Methyldopa** oder **Dihydralazin** eingestellt werden.

Methyldopa und **Dihydralazin** sind wegen ihres Nebenwirkungsspektrums (z. B. Lupus-erythematodes-ähnliches Syndrom) außerhalb der Schwangerschaft weniger gebräuchlich.

Nach dem 1. Trimenon kommen als Mittel der zweiten Wahl **Nifedipin, Clonidin, Prazosin** oder **Urapidil** in Frage.

Bei einer ausgeprägten schwangerschaftsinduzierten Hypertonie steht das antikonvulsiv wirksame **Magnesium** zur Verfügung.

Die nicht für eine Dauertherapie in der Schwangerschaft geeigneten Antihypertensiva rechtfertigen jedoch keinen Schwangerschaftsabbruch, wenn die Medikation nach Feststellung der Schwangerschaft im 1. Trimenon auf die bewährten Präparate umgestellt wird.

Methyldopa

Methyldopa kann in einer Dosierung bis 2000 mg/Tag (verteilt auf 3–4 Einzeldosen) in allen Phasen der Schwangerschaft verabreicht werden.

β-Blocker

Unter den β-Blockern sollten vorrangig die älteren β_1-spezifischen Präparate wie **Metoprolol** (Tagesdosis: bis 200 mg/Tag), verordnet werden. Berichte über intrauterine Wachstumsretardierung unter Therapie mit β-Blockern sind kritisch zu betrachten, da dies auch durch die Grunderkrankung bedingt sein kann.

Da β-Blocker plazentagängig sind, können sie beim Neugeborenen Bradykardie, Hypotonie und Hypoglykämie auslösen. Die meist nur milden Symptome, die innerhalb der ersten 48 h post partum verschwinden, erfordern lediglich eine aufmerksame Überwachung des Neugeborenen. Ein Absetzen der Medikation 24–48 h vor Entbindung ist nicht erforderlich.

Ist eine Schwangerschaft unter einem weniger erprobten β-Blocker eingetreten, so ist nicht mit einem erhöhten Fehlbildungsrisiko zu rechnen; jedoch sollte eine Umstellung auf ein älteres Präparat erwogen werden.

Zur Lokalbehandlung bei Glaukom hat sich der β-Blocker **Timolol** auch in der Schwangerschaft bewährt.

Dihydralazin

Dihydralazin gehört zu den bei Schwangerschaftshypertonie am längsten benutzten Medikamenten (orale Tagesdosis: bis 100 mg/Tag), ohne dass sich bisher ein Anhalt für Teratogenität ergeben hätte. Bei Hochdruckkrisen im Rahmen einer Präeklampsie kann es auch intravenös verabreicht werden.

Clonidin

Das überwiegend zentral wirksame Antihypertensivum Clonidin zeigte keine Häufung morphologischer Anomalien bei Neugeborenen behandelter Mütter. In einem kleineren Kollektiv fielen bei einer Nachuntersuchung der Kinder im Alter von 6 Jahren hyperaktives Verhalten und Schlafstörungen auf, was sich mit ähnlichen Beobachtungen in Tierversuchen deckt. Clonidin sollte daher als Antihypertensivum der zweiten Wahl in der Schwangerschaft betrachtet werden.

Kalziumantagonisten

Unter den Kalziumantagonisten sind **Nifedipin** und **Verapamil** beim Menschen in der Schwangerschaft noch am besten untersucht. Allerdings konzentrieren sich die Erfahrungen auf die Anwendung im 2. und 3. Trimenon. Zu Nifedipin und Verapamil liegen weniger als 200 publizierte Expositionen im 1. Trimenon vor. Da sich bei Tierversuchen teilweise Extremitätendefekte ergaben, ist man mit einem Einsatz in der Frühgravidität zurückhaltend. Weil viele embryonale Differenzierungsprozesse kalziumabhängig sind, wäre eine Störung durch Kalziumantagonisten denkbar. Auf eine Anwendung der neueren Präparate **Amlodipin, Diltiazem, Felodipin, Gallopamil, Isradipin, Nilvadipin, Nimodipin, Nisoldipin** und **Nitrendipin** sollte gänzlich verzichtet werden.

> Solange keine größeren Erfahrungen beim Menschen vorliegen, sollte nach Eintritt einer Schwangerschaft unter Kalziumantagonisten eine ausführliche Ultraschalldiagnostik insbesondere zum Ausschluss von Extremitätendefekten erfolgen.

Magnesiumsulfat

In der Spätschwangerschaft hat sich der Einsatz von Magnesium unter verschiedenen Indikationen bewährt. Neben der Wehenhemmung dient es als Infusionslösung auch zur Behandlung der Präeklampsie bzw. Eklampsie. Es senkt nicht nur den Blutdruck, sondern auch die Krampfneigung der Mutter.

ACE-Hemmer

Unter den Antihypertensiva, die das angiotensinkonvertierende Enzymsystem hemmen, sind **Captopril** und **Enalapril** am bsten untersucht. Probleme traten nur bei Fortsetzung der Medikation im 2. und 3. Trimenon auf. Dabei wurden Fälle von Oligohydramnion, Hypoplasie der Schädelknochen, Niereninsuffizienz bis hin zur dialysepflichtigen Anurie sowie intrauterine Fruchttode beobachtet. Ähnliche Auffälligkeiten lassen sich auch im Tierversuch erkennen.

Bei den neueren ACE-Hemmern **Benazepril, Cilazapril, Fosinopril, Lisinopril, Perindopril, Quinapril, Ramipril** und **Trandolapril** fehlen ausreichende Daten. Entsprechendes gilt für die neuere Substanzklasse der Angiotension-II-Rezeptor-Antagonisten (**Candesartan, Losartan, Irbesartan, Valsartan, Telmisartan, Eprosartan**).

> Tritt eine Schwangerschaft unter Dauermedikation mit ACE-Hemmern oder Angiotension-II-Rezeptor-Antagonisten ein, sollte umgehend auf eines der bewährten Antihypertensiva umgestellt werden. Eine Indikation zum Schwangerschaftsabbruch besteht nicht; eine ausführliche sonographische Diagnostik ist anzuraten.

7.4.6 Antikonvulsiva

Kinder epileptischer Mütter weisen 2- bis 3-mal häufiger Anomalien auf als Nachkommen aus einem gesunden Kontrollkollektiv. Dennoch muss eine Epileptikerin mit Kinderwunsch ermutigt werden, da sie unter Monotherapie eine Chance von über 90 % besitzt, ein gesundes Kind zur Welt zu bringen.

Es ist nicht geklärt, in welchem Ausmaß die Fehlbildungen auf die Grunderkrankung bzw. auf die Therapie zurückzuführen sind. Anomalien wurden inzwischen bei Epileptikerinnen unter den unterschiedlichsten Medikationen beobachtet:

> Ein für ein bestimmtes Präparat spezifisches Syndrom – wie früher für Hydantoin angenommen – existiert nicht (Yerby 2001).

Folgende Richtlinien für eine antikonvulsive Therapie sollten beachtet werden

- Bei Kinderwunsch sollte ein möglicher Auslaßversuch bereits vor Konzeption, nicht erst in der Frühgravidität erwogen werden.
- In erster Linie sollte die Anfallsfreiheit der Patientin gewährleistet sein. Anfälle in der Schwangerschaft stellen eine Gefährdung von Mutter und Kind dar.
- Aufgrund pharmakokinetischer Veränderungen fallen die Serumspiegel der meisten Antikonvulsiva in der Schwangerschaft ab. Ohne Dosisanpassung kann dies zu einer Steigerung der Anfallsfrequenz führen.
- Die antikonvulsive Therapie muss sich nach dem Anfallstyp richten. Antikonvulsiva sind nicht beliebig gegeneinander austauschbar. Die Medikation muss in enger Absprache mit dem betreuenden Neurologen ausgewählt werden.
- Eine Monotherapie ist hinsichtlich des Fehlbildungsrisikos eindeutig einer Kombinationstherapie vorzuziehen.
- Insbesondere während der Organogenese sollte die niedrigste effektive Dosis unter Serumspiegelkontrolle eingenommen werden. Eine dosisabhängige Häufung von Neuralrohrdefekten ist vor allem für Valproinsäure und Carbamazepin anzunehmen.
- Um hohe Spitzen im Serumspiegel zu vermeiden, sollte die Tagesdosis auf mehrere Einzelgaben verteilt werden.
- Jeder Epileptikerin muss eine sorgfältige Pränataldiagnostik angeboten werden. Insbesondere unter Valproinsäure und Carbamazepin sollten AFP-Bestimmungen (16. SSW) aus dem mütterlichen Serum sowie eine intensive Ultraschalldiagnostik zum Ausschluss von Neuralrohrdefekten durchgeführt werden.
- Eine tägliche Folsäuregabe (5 mg/Tag) bereits vor Konzeption und während des 1. Trimenons kann das Risiko von Neuralrohrdefekten senken.
- Die antikonvulsive Therapie muss auch unter Wehen im Kreißsaal beibehalten werden, da gerade bei Schlafentzug das Risiko von Krampfanfällen steigt.
- Treten dennoch während der Entbindung Krampfanfälle auf, dann sollten intravenös Benzodiazepine verabreicht werden.

Barbiturate

Unter den Barbituraten werden zur antikonvulsiven Behandlung vor allem **Phenobarbital** und **Primidon** benutzt. Verschiedene Statistiken beziffern die Rate organischer Auffälligkeiten nach intrauteriner Exposition auf das 2- bis 3fache der Basisinzidenz. Auch mentale Entwicklungsverzögerungen werden gehäuft beschrieben.

> Da Barbiturate in den Vitamin-K-Metabolismus eingreifen, wird zur Vermeidung von Gerinnungsstörungen die orale Gabe von Vitamin K1 (1 mg alle 2 Tage) in den ersten Wochen empfohlen.

Benzodiazepine

Als Antikonvulsiva finden vor allem **Diazepam** und **Clonazepam** Verwendung. Über die allgemeinen Ausführungen zu den Antikonvulsiva hinaus ist auf postpartale Komplikationen nach Dauertherapie mit Benzodiazepinen hinzuweisen: zunächst Atemdepression, dann Entzugssymptome (Unruhe, Tremor, Muskelhypertonus, Erbrechen, Durchfall, Krampfanfälle) bzw. »Floppy-infant-Syndrom« (Lethargie, Muskelhypotonie, Trinkschwäche, Hypothermie).

Phenytoin

Die ursprünglich unter Phenytoin beschriebenen Anomalien wurden mit dem Begriff »**fetales Hydantoinsyndrom**« zusammengefasst: kraniofaziale Dysmorphien (breiter Nasenrücken, niedriger Haaransatz, Hypertelorismus, tiefsitzende Ohren, Epikanthus, Ptosis, Lippen- und Gaumenspalten, Mikrozephalie, kurzer Hals), Nagelhypoplasie, Verkürzungen der Endglieder von Fingern und Zehen, prä- und postnatale Wachstumsretardierung, Herzfehler, Einschränkungen der kognitiven Entwicklung. Meist zeigte sich nur ein Teil dieser Stigmata.

Die genetisch determinierte Aktivität der **Epoxidhydrolase** wird für die Konzentration teratogen wirksamer Epoxide im embryonalen Organismus verantwortlich gemacht. Damit ließe sich auch erklären, warum sich Fehlbildungen unter antikonvulsiver Therapie in manchen Familien häufen, während andere Epileptikerinnen mehrere Schwangerschaften unter hochdosierter antikonvulsiver Therapie problemlos austragen.

Ähnlich wie die Barbiturate greift Phenytoin in den Vitamin-K-Metabolismus ein, so dass postpartal eine orale Substitution beim Neugeborenen anzuraten ist.

Carbamazepin

Carbamazepin wird nicht nur zur antikonvulsiven Therapie, sondern auch bei Trigeminusneuralgie und zur Prophylaxe manisch-depressiver Episoden eingesetzt.

Verschiedene Publikationen beschreiben ähnliche Fehlbildungen, wie sie unter Phenytoin beobachtet wurden: kraniofaziale Dysmorphien, Mikrozephalie, Wachstumsretardierung, Nagelhypoplasie. Das Risiko einer Spina bifida wird auf das etwa 10fache (1%) des Basisrisikos beziffert. Auch hier wird ein Zusammenhang der Fruchtschäden mit der Aktivität der fetalen Epoxidhydrolase diskutiert.

Ist eine Epilepsie unter einer Monotherapie mit Carbamazepin stabil (600–1200 mg/Tag in 3–4 Einzeldosen), so kann diese Medikation unter Nutzung der entsprechenden Möglichkeiten der Pränataldiagnostik (AFP, Sonographie) fortgesetzt werden.

Valproinsäure

Aufgrund seiner Lipophilie ist Valproinsäure gut plazentagängig. Auch unter dieser Medikation sind Gesichtsdysmorphien (kleine Nase, tiefsitzende Ohren, kleiner Mund, vorspringende Stirn), somatische und psychomotorische Retardierungen, Extremitäten- und Herzanomalien gehäuft beobachtet worden. Darüber hinaus besteht unter Valproinsäure ein etwa 20faches Risiko für Neuralrohrdefekte (etwa 2%).

> Neuere Untersuchungen deuten auf ein insgesamt höheres Fehlbildungsrisiko unter Valproinsäure gegenüber anderen Antikonvulsiva hin. Tritt eine Schwangerschaft unter Valproinsäure ein, so sollte umgehend Folsäure verordnet und eine adäquate Pränataldiagnostik (AFP, Sonographie) angeboten werden.

Bei Kinderwunsch sollte interdisziplinär mit dem betreuenden Neurologen die Möglichkeit einer Umstellung auf andere Antikonvulsiva diskutiert werden.

Succinimide

Ethosuximid wirkt nur bei Petit-mal-Anfällen. Im Tierversuch zeigten sich teratogene Effekte (Anomalien von Skelett, ZNS, Augen, Extremitäten). Da beim Menschen relativ wenig Erfahrungen vorliegen, ist auch hier entsprechende Vorsicht wie bei den anderen Antikonvulsiva geboten.

Zur Blutungsprophylaxe sollte dem Neugeborenen auch nach intrauteriner Ethosuximidexposition **Vitamin K** oral verabreicht werden.

Zusatzantiepileptika

Die bei schwereren Verläufen als Zusatzantiepileptika gebräuchlichen Wirkstoffe **Vigabatrin** und **Lamotrigin** haben bisher kein ausgeprägtes teratogenes Potential erkennen lassen. Bei **Lamotrigin** liegen außer unauffälligen Tierversuchen bisher 315 Rückmeldungen über Schwangerschaftsausgänge nach Exposition im 1. Trimenon beim Menschen vor, wobei es sich in 56% um eine Kombinationstherapie mit anderen Antikonvulsiva handelte. Dabei betrug die Fehlbildungsrate 4,7%. Da Lamotrigin die Dihydrofolatreduktase hemmt, muss insbesondere auf einen korrekten Verschluss des Neuralrohres geachtet werden. Eine ausführliche Fehlbildungsdiagnostik unter spezieller Beachtung der Neuralrohrproblematik ist anzuraten.

Unter **Vigabatrin** liegen in der menschlichen Schwangerschaft Fallberichte von Zwerchfellhernien und Hypospadien vor. Angesichts geringer Fallzahlen ist eine Risikoabschätzung derzeit noch nicht möglich. Eine Anwendung in Unkenntnis der Gravidität stellt jedoch keine Indikation für einen Schwangerschaftsabbruch dar.

Für die neueren Antikonvulsiva wie **Felbamat, Gabapentin, Levetiracetam, Sultiam, Tiagabin** und **Topiramat** reichen die bisher dokumentierten Expositionen in der menschlichen Schwangerschaft ebenfalls nicht für eine Risikobewertung aus.

7.4.7 Psychopharmaka

Psychopharmaka sind meist gut plazentagängig und greifen auch in den Neurotransmitterhaushalt des Ungeborenen ein. Inwieweit daraus Verhaltensänderungen beim Kind resultieren können, ist nicht eindeutig geklärt. Tierversuche ergaben jedenfalls z. T. Verhaltensstörungen bei den Nachkommen. Daher sollten Psychopharmaka nur unter strenger Indikationsstellung in der Schwangerschaft verabreicht werden.

Neuroleptika

Neuroleptika sind Substanzen, die eine antipsychotische Wirkung besitzen, ohne das Bewusstsein und die intellekuellen Fähigkeiten wesentlich zu beeinflussen. Treten bei Schwangeren psychomotorische Erregungszustände, Angst und Trugwahrnehmungen auf, dann lässt es sich oft nicht vermeiden, die Medikation mit Neuroleptika auch in der Gravidität fortzusetzen. Eine niedrigdosierte Monotherapie sollte bevorzugt werden.

> Je potenter ein Neuroleptikum ist, desto ausgeprägter zeigen sich aufgrund der Beeinflussung des Dopaminstoffwechsels extrapyramidalmotorische Nebenwirkungen. Diese können nicht nur die Mutter, sondern auch das Neugeborene beeinträchtigen, so dass beim Kind post partum auf derartige Veränderungen geachtet werden muss.

Phenothiazine/Thioxanthene. Als Prototyp der Phenothiazine gilt **Chlorpromazin**, von dem inzwischen zahlreiche neuere Wirkstoffe abgeleitet wurden. Zwar existieren Berichte über Mikrozephalie, Syndaktylie und Herzfehler unter Phenothiazinmedikation, ein kausaler Zusammenhang ließ sich jedoch bei größeren Untersuchungen bisher nicht nachweisen. In erster Linie sollten jedoch die älteren Präparate aus dieser Substanzklasse verordnet werden, zu denen Erfahrungen in der menschlichen Schwangerschaft vorliegen, z. B. Chlorpromazin, Promazin, Triflupromazin, Thioridazin, Levomepromazin, Fluphenazin, Perphenazin, Trifluperazin.

Postpartal können nach intrauteriner Langzeitexposition beim Neugeborenen z. T. über Wochen anhaltende extrapyramidale Symptome auftreten. Außerdem wird über Anpassungsstörungen mit geringer Sedierung oder motorischer Unruhe berichtet.

Butyrophenone. Als klassischer Vertreter der Butyrophenone gilt **Haloperidol.** Zwar wurde in der Literatur gelegentlich über Fehlbildungen berichtet (Herz, Extremitäten), doch konnte kein statistischer Nachweis für eine Häufung solcher Defekte erbracht werden.

Daten zur Anwendung in der Schwangerschaft liegen auch für **Fluspirilen** vor. Erfahrungen mit neueren Vertretern dieser Klasse **(Benperidol, Bromperidol, Droperidol, Melperon, Pipamperon, Trifluperidol, Pimozid)** sind eher gering, so dass bei Therapieplanung auf die erprobteren Substanzen zurückgegriffen werden sollte.

Nach Langzeittherapie mit höheren Dosen ist beim Neugeborenen mit extrapyramidalen Symptomen sowie Anpassungsstörungen (Unruhe, Sedierung, Trinkschwäche) zu rechnen.

Atypische Neuroleptika. Wenn mit anderen Neuroleptika kein ausreichender Effekt mehr erzielt werden kann, wird meist **Clozapin** eingesetzt. Es zeichnet sich durch eine starke antipsychotische Wirkung bei geringen extrapyramidalmotorischen Nebenerscheinungen aus. Da Blutbildveränderungen mit Agranulozytosen beschrieben sind, wird es nur mit großer Zurückhaltung verwendet. Weder die Tierversuche noch die bisher begrenzten Erfahrungen beim Menschen ergaben jedoch Hinweise auf ein teratogenes Potenzial.

> Ein Schwangerschaftsabbruch bei Konzeption unter Clozapin lässt sich mit den vorliegenden Daten nicht rechtfertigen. Bei schweren Psychosen muss die Medikation mit Clozapin u. U. beibehalten werden, um eine in der Schwangerschaft natürlich unerwünschte Exazerbation der Grunderkrankung zu vermeiden.

Sulpirid, Risperidon und **Olanzapin** sind in der menschlichen Gravidität noch zu unerforscht, um sie unbedenklich einsetzen zu können. Die Tierversuche deuten jedoch nicht auf ein erhöhtes Fehlbildungsrisiko hin.

Antidepressiva

Tri-/tetrazyklische Antidepressiva. Trizyklische Antidepressiva gelten als Mittel der Wahl zur Behandlung von Depressionen in der Schwangerschaft (Robert 1996). Sie blockieren die Wiederaufnahme von Transmittern wie Noradrenalin und Serotonin in adrenerge Nervenendigungen. Aufgrund ihrer hohen Lipidlöslichkeit treten sie rasch diaplazentar über.

Zwar liegen Berichte über Extremitätenfehlbildungen, Herzfehler, Polydaktylie und Hypospadie vor, doch ließ sich der Verdacht auf teratogene Effekte auch bei den länger gebräuchlichen Präparaten bisher nicht bestätigen (McElhatton et al. 1996). Nachuntersuchungen im Vorschulalter nach pränataler Exposition mit trizyklischen Antidepressiva zeigten gegenüber einer Kontrollgruppe keine Abweichungen hinsichtlich Intelligenzentwicklung, Verhalten und Sprachvermögen (Nulman et al. 1997).

Eine Monotherapie mit lange eingeführten Präparaten wie **Amitriptylin, Desipramin, Imipramin** oder **Nortriptylin** ist bei entsprechender Indikation anzustreben.

> Bei hoch dosierter Therapie ante partum können beim Neugeborenen folgende Symptome auftreten: Tachyarrhythmie, Tachypnoe, Zyanose, Tremor, Trinkschwäche, Konvulsionen, Harnverhalt.

Die Wirkstoffe **Citalopram, Fluoxetin, Fluvoxamin, Paroxetin, Sertralin** und **Venlafaxin** hemmen selektiv die Wiederaufnahme von Serotonin aus der Synapse.

Bei über 1200 dokumentierten Fällen fand sich unter Fluoxetin kein Hinweis auf Teratogenität. Inzwischen liegen auch aktuelle Daten des Swedish Medical Birth Registry vor, das eine Fehlbildungrate von 4 % bei 377 Expositionen mit Citalopram in der Schwangerschaft ermittelte (Ericson et al. 1999). Bei den anderen Wirkstoffen ergaben die Tierversuche zwar keinen Anhalt für Teratogenität, jedoch sind die Erfahrungen beim Menschen sehr begrenzt.

Monoaminooxidasehemmer. Durch Hemmung der Monoaminooxidase nehmen die Konzentrationen der Neurotransmitter Adrenalin und Noradrenalin in den Synapsen zu. Für die antriebssteigernden Wirkstoffe **Tranylcypromin** und **Moclobemid** liegen jedoch beim Menschen zu wenig Erfahrungen vor, um ihre Anwendung ohne Bedenken empfehlen zu können. Ein unbeabsichtigter Einsatz in der Frühgravidität sollte jedoch lediglich zu einer sorgfältigen Ultraschalldiagnostik veranlassen.

Lithium. Bei manisch-depressiven Psychosen dienen Lithiumsalze der Prophylaxe manischer Episoden. Lithium ist gut plazentagängig, so dass sich die Konzentrationen in mütterlichem Serum und Nabelschnurblut ähneln.

▶ Studienbox

Studien an Säugetieren ergaben sehr unterschiedliche Resultate hinsichtlich der Auslösung von Fehlbildungen. Bei einigen Versuchsreihen mit Mäusen zeigte sich in Konzentrationen, die dem humantherapeutischen Bereich entsprechen, eine Häufung von Gaumenspaltbildungen, Skelettdefekten und Neuralrohrdefekten. Ein 1968 von Dänemark ausgehendes Lithium-Babyregister legte einen Zusammenhang mit kongenitalen Herzfehlern nahe. 18 von 225 exponierten Kindern wiesen einen Herzfehler auf (8 %), wovon 6 Kinder unter einer Ebstein-Anomalie litten, einem rechtsventrikulärem Vitium, das sonst nur mit einer Inzidenz von 1 : 20 000 auftritt.

Eine prospektive kanadische Studie zeigte unter 138 exponierten Schwangeren im 1. Trimenon einen Fall von Ebstein-Anomalie bei einer insgesamt nicht erhöhten Fehlbildungsrate (Jacobson et al. 1992).

Da bei einem Register retrospektiv vermehrt Auffälligkeiten gemeldet werden, während die gesunden Kinder nach Exposition unterrepräsentiert sind, muss man das reale Risiko eines Herzfehlers unter Lithiumexposition im 1. Trimenon sicher niedriger als 8 % (Hintergrundinzidenz von Herzvitien: etwa 0,9 %) einstufen (Cohen et al. 1994).

> Nach einer Lithiummedikation im 1. Trimenon sollte man eine ausführliche fetale Echokardiographie veranlassen. Grundsätzlich stellt eine Lithiumexposition keine Indikation für einen Schwangerschaftsabbruch dar.

Bei Kinderwunsch sollte zumindest auf eine möglichst niedrige Dosis (Einzeldosis maximal 300 mg) eingestellt werden. Besser sollte jedoch eine Alternativmedikation gewählt werden (Haloperidol, evtl. Carbamazepin).

Bei präpartaler Anwendung wurden als Anzeichen von Lithiumintoxikation beim Neugeborenen beschrieben: Zyanose, Hypotonie, Herzrhythmusstörungen, Diabetes insipidus, Krampfanfälle und Hypothyreose.

Carbamazepin. Als Alternative zu Lithium wird Carbamazepin zur Prophylaxe manisch-depressiver Schübe eingesetzt. Da es allerdings das Risiko für Neuralrohrdefekte auf 1–2 % erhöht, ist es für die Schwangerschaft ebenfalls nur bedingt geeignet.

Anxiolytika

Benzodiazepine werden als Tranquilizer, Schlafmittel und Antikonvulsiva eingesetzt. Im Laufe der letzten 20 Jahre wurden von der Muttersubstanz Diazepam zahlreiche Derivate entwickelt, die sich in ihren pharmakokinetischen Eigenschaften unterscheiden. Als kurz wirksame Präparate sind **Brotizolam, Flurazepam, Midazolam** und **Triazolam** überwiegend zur Narkoseeinleitung und als Schlafmittel in Gebrauch.

Mittellang wirksame Präparate wie **Alprazolam, Bromazepam, Clotiazepam, Flunitrazepam, Lorazepam, Loprazolam, Lormetazepam, Metaclazepam, Nitrazepam, Oxazepam und Temazepam** werden als Sedativa und Hypnotika verwendet.

Als Anxiolytika benutzt man überwiegend die lang wirksamen Benzodiazepine **Chlordiazepoxid, Clobazam, Diazepam, Dikaliumclorazepat, Medazepam, Nordazepam** und **Prazepam.**

Anfängliche Berichte über eine Häufung von Lippen-Kiefer-Gaumen-Spalten unter **Diazepam** ließen sich bei therapeutischer Dosierung nicht bestätigen. In neuerer Zeit wurden jedoch Gesichtsdysmorphien, mentale Retardierung und Hyperkinesien bei Kindern beobachtet, deren Mütter während der gesamten Schwangerschaft einen Abusus mit Benzodiazepinen betrieben hatten.

Eine Exposition mit Benzodiazepinen stellt sicher keine Indikation für einen Schwangerschaftsabbruch dar. Liegt ein Benzodiazepinabusus vor, so ist eine ausführliche sonographische Diagnostik anzuraten.

> **Cave**
>
> Der Einsatz der Benzodiazepine in der Schwangerschaft sollte mit großer Zurückhaltung erfolgen, zumal auch langfristige Auswirkungen auf die Verhaltensentwicklung nicht eindeutig geklärt sind.

Bei präpartaler Einnahme in höheren Dosen über längere Zeiträume (z. B. Diazepam 15–20 mg/Tag) muss man beim Neugeborenen mit einer Atemdepression rechnen. Im Rahmen einer Entzugssymptomatik werden Unruhe, Tremor, Muskelhypertonie, Erbrechen, Diarrhö und zerebrale Krampfanfälle beim Neugeborenen beschrieben. Ein weiteres Problem stellt die als »**Floppy-infant-Syndrom**« bekannte Symptomatik dar, die mit Muskelhypotonie, Lethargie, Temperaturregulationsstörungen und Trinkschwäche über Wochen bis Monate anhalten kann.

7.4.8 Schilddrüsenpräparate

Iodid

Der Iodidbedarf steigt in der Schwangerschaft auf etwa 260 µg/Tag an. Da dieser Bedarf in den Iodmangelgebieten Deutschland, Österreich und Schweiz meistens nicht über die Nahrung gedeckt werden kann, ist die zusätzliche Einnahme von Iodid (200 µg/Tag) in der Schwangerschaft zu empfehlen.

Die embryonale Schilddrüse nimmt ihre Aktivität zwischen der 10. und 12. SSW auf. Da Schilddrüsenhormone für die Reifung des Zentralnervensystems dringend erforderlich sind, sollte eine ausreichende Iodidzufuhr für die Produktion der fetalen Schilddrüsenhormone gewährleistet sein.

Thyreostatika

Im Gegensatz zu den Schilddrüsenhormonen sind die Thyreostatika **Propylthiouracil, Carbimazol** und **Thiamazol** gut plazentagängig. Andererseits kann auch eine unbehandelte Hyperthyreose der Mutter zu Komplikationen in der Schwangerschaft führen (vorzeitige Wehen, Frühgeburten).

Neuere Untersuchungen haben den Verdacht auf ein erhöhtes Fehlbildungsrisiko unter thyreostatischer Therapie (Aplasia cutis) nicht bestätigen können. Bei einer moderaten Dosierung ist auch eine fetale Hypothyreose mit intellektueller Entwicklungsstörung nicht zu befürchten.

Als Begleitmedikation sind β-Blocker wie Metoprolol oder Propranolol zulässig. Thyroxin ist hingegen überflüssig, da es kaum die Plazenta passiert, aber den Bedarf an Thyreostatika erhöht.

> Das freie Schilddrüsenhormon der Mutter sollte unter thyreostatischer Therapie im obersten Normbereich liegen. Postpartal muss der kindliche Schilddrüsenstatus kontrolliert werden.

Eine operative Sanierung sollte auch in der Schwangerschaft erwogen werden, wenn eine tolerable Einstellung nicht mit den folgenden Dosen gelingt:
- Propylthiouracil: initial 3-mal 50 mg, Erhaltungsdosis max. 100 mg/Tag;
- Thiamazol: initial 2-mal 20 mg, Erhaltungsdosis max. 10 mg/Tag;
- Carbimazol: initial 2-mal 10 mg, Erhaltungsdosis max. 10 mg/Tag.

Thyroxin

Die Schilddrüsenhormone Triiodthyronin und Thyroxin passieren die Plazenta nur in geringem Umfang. Eine Dauermedikation mit Thyroxin bei Struma bzw. Hypothyreose sollte in der Schwangerschaft unbedingt fortgeführt werden. Da das thyroxinbindende Globulin in der Schwangerschaft ansteigt, sollte die Dosis ab dem 2. Trimenon um etwa 25 % erhöht werden.

7.4.9 Antikoagulanzien

Da die Konzentration der meisten Gerinnungsfaktoren in der Schwangerschaft ansteigt, während die Aktivität der Gerinnungsinhibitoren abnimmt, muss in der Schwangerschaft vermehrt mit thrombembolischen Komplikationen gerechnet werden.

Heparin

Das Mukopolysaccharid Heparin ist bei einer Molekularmasse von etwa 15 000 nicht plazentagängig, so dass eine unmittelbare Beeinträchtigung der embryonalen bzw. fetalen Entwicklung nicht denkbar ist. Bei hoher Dosis sind Blutungskomplikationen im mütterlichen Kompartiment möglich, die z. B. mit einem retroplazentaren Hämatom oder einer vorzeitigen Plazentalösung einhergehen können. Nur auf diesem indirekten Wege können Aborte oder ein intrauteriner Fruchttod unter Heparintherapie ausgelöst werden.

Bei einer Molekularmasse von etwa 5 000 passieren auch die **niedermolekularen Heparine** nicht die Plazenta. Da diese neuen Präparate eine längere Halbwertszeit aufweisen, genügt eine Injektion einmal täglich. Die Hersteller dieser Produkte beantragen bei den Zulassungsbehörden zunehmend auch die offizielle Genehmigung für eine Therapie in der Gravidität.

Eine Langzeittherapie mit Heparinen kann bei täglich 15 000 IE über mehr als 6 Monate durch eine Aktivierung der Osteoklasten zu Osteoporose führen. Bei einer entsprechenden Risikoanamnese ist jedoch die Heparintherapie u. U. ab dem 1. Trimenon indiziert bei:

- thrombembolischen Vorerkrankungen,
- trombophiler Diathese (z. B. AT-III-Mangel, Protein-C/S-Mangel),
- Begleiterkrankungen oder Operationen mit hohem Thromboserisiko (z. B. Herzklappenersatz, Antiphospholipidsyndrom bei Lupus erythematodes),
- längerer Immobilisation (z. B. Bettruhe bei vorzeitigen Wehen).

Kumarinderivate

Die Kumarinderivate **Phenprocoumon, Acenocoumarol** und **Warfarin** hemmen als Vitamin-K-Antagonisten die Synthese der Gerinnungsfaktoren II, VII, IX und X. Da sie gut plazentagängig sind, erreichen sie im Gegensatz zu Heparin den Fetus. Unter **Warfarintherapie** wurde ein Fehlbildungssyndrom beschrieben, das durch folgende Stigmata gekennzeichnet ist:

- Hypoplasie der Nase,
- Extremitätenhypoplasie bei vorzeitiger Kalzifizierung in den Epiphysen der langen Röhrenknochen,
- Störungen der Augenentwicklung bis zur Blindheit,
- intrauterine Retardierung,
- intellekuelle Entwicklungsverzögerung,
- Hörstörungen bis zur Taubheit,
- kongenitale Herzfehler.

Die kritische Phase für eine **Warfarinembryopathie** wird in der 6.–12. Woche nach Konzeption angenommen. Da über die Hälfte der in den ersten Wochen exponierten Schwangerschaften mit einem Spontanabort enden, beträgt die Fehlbildungsrate der Lebendgeborenen etwa 14 %.

Der größte Anteil der Daten zu Kumarinderivaten bezieht sich auf das in den USA gebräuchliche Warfarin. Die in Europa verbreiteten Derivate **Phenprocoumon** und **Acenocoumarol** sind in der Schwangerschaft weitaus weniger untersucht. Über Schäden nach Anwendung bis zur 6. Woche p. c. wurde bisher nicht berichtet.

- Tritt eine Schwangerschaft unter Kumarinderivaten ein, dann sollte unbedingt innerhalb der ersten 6 Wochen p. c. umgehend auf Heparin umgestellt werden. Wenn dies frühzeitig gelingt, kann eine Schwangerschaft nach intensiver sonographischer Kontrolle durchaus ausgetragen werden.
- Auch nach dem 1. Trimenon ist von einem Einsatz der Kumarinderivate abzuraten, da sie z. B. intrazerebrale Blutungen mit Hydrozephalus und intellektuellen Entwicklungsstörungen in höherem Gestationsalter auslösen können. Heparin ist daher auch im 2. und 3. Trimenon zur Antikoagulation vorzuziehen.

7.4.10 Magen-Darm-Therapeutika

Ulkustherapeutika

Schwangere klagen mitunter über ausgeprägtes Sodbrennen bei Refluxösophagitis oder gastritische Beschwerden. Wenn die Probleme nicht durch Änderung des Lebensstils behoben werden können (z. B. viele kleine Mahlzeiten, Hochlagerung des Oberkörpers beim Liegen) gelten Antazida wie **Magaldrat** oder **Hydrotalcit** und **Sucralfat** als Mittel der ersten Wahl. Reichen diese Präparate nicht aus, so kann man auf H_2-Rezeptor-Antagonisten zurückgreifen. Dabei sollte **Ranitidin** gegenüber **Cimetidin** bevorzugt werden, weil Letzteres antiandrogene Nebenwirkungen besitzt.

Da Protonenpumpenhemmstoffe in der menschlichen Schwangerschaft noch relativ wenig erpobt sind, sollte **Omeprazol** als Mittel der zweiten Wahl bei Versagen der zuvor genannten Alternativen benutzt werden. Zu den neueren Vertretern dieser Substanzklasse **(Pantoprazol, Lansoprazol)** existieren praktisch nur Tierversuchsdaten, die jedoch bisher keinen Anhalt für ein teratogenes Potential ergaben.

Das Prostaglandinderivat **Misoprostol** kann bei hoher Dosis Uteruskontraktionen auslösen. Außerdem wurde bei missbräuchlicher Anwendung von Misoprostol zur Abortinduktion über mehrere Fälle von Moebius-Sequenz (Aplasie verschiedener Hirnnervenkerne) berichtet.

Antidiarrhoika

Bei akuter Diarrhö darf außer **medizinischer Kohle** auch **Loperamid** in der Schwangerschaft eingenommen werden.

Laxanzien

Schwangere klagen oft über Obstipation. Ehe man Laxanzien einsetzt, sollte man die Patientin über ballaststoffreiche Kost, ausreichende Flüssigkeitszufuhr und körperliche Bewegung aufklären. Genügen diese Maßnahmen nicht, gelten **Füll- und**

Quellstoffe (z. B. Leinsamen, Kleie, Agar-Agar, Methylcellulose) als Mittel der ersten Wahl.

Osmotische Abführmittel wie **Lactulose, Mannit** oder **Sorbit** dürfen ebenso wie das salinische Abführmittel **Magnesiumsulfat** eingesetzt werden. **Bisacodyl** kann gelegentlich benutzt werden.

> Von Anthrachinonderivaten (in vielen pflanzlichen Abführmitteln) sowie Rizinusöl ist wegen Stimulation der Uterusmuskulatur abzuraten.

Salicylate

Chronisch-entzündliche Darmerkrankungen (M. Crohn, Colitis ulcerosa) erfordern oft auch in der Schwangerschaft eine Fortsetzung der Medikation.

Das ursprünglich gebräuchliche **Salazosulfapyridin** stellt ein Kombinationsmolekül aus einem Sulfonamidanteil und 5-Amino-Salicylsäure dar. Da Sulfonamide aus verschiedenen Gründen in der Schwangerschaft weniger erwünscht sind, konzentriert sich die Therapie inzwischen auf die Substanz **Mesalazin**, die nur den antiphlogistisch wirksamen Salicylatanteil enthält. Als Doppelmolekül aus 2 Mesalazinanteilen wird **Olsalazin** angeboten. Wegen der Prostaglandinsynthesehemmnung durch Salicylate sollten diese Präparate im letzten Trimenon nur in moderater Dosis verwendet werden. Eine Dosierung bis 2 g Mesalazin erscheint jedoch vertretbar.

Als Zusatzmedikation bei einem Erkrankungsschub stehen bewährte Glukokortikoide wie **Prednisolon** oder **Budesonid** zur Verfügung.

7.4.11 Antiemetika

Morgendliche Übelkeit und Erbrechen treten häufig als Schwangerschaftskomplikation auf. Die älteren Antiemetika **Meclozin, Dimenhydrinat, Metoclopramid** und **Diphenhydramin** ergaben keine Hinweise auf Teratogenität, weshalb ihr Einsatz in der Frühgravidität akzeptabel erscheint. Bei schweren Formen von Hyperemesis dürfen auch Phenothiazine wie **Chlorpromazin, Promethazin** oder **Triflupromazin** verabreicht werden.

Bei Serotoninantagonisten wie **Ondansetron** liegen für die menschliche Schwangerschaft noch keine ausreichenden Daten vor.

7.4.12 Analgetika und Antiphlogistika

Nichtopioidanalgetika

> **Paracetamol** gilt als Analgetikum und Antipyretikum der ersten Wahl in allen Phasen der Schwangerschaft (3- bis 4-mal 500 mg/Tag).

Acetylsalicylsäure wird in niedriger Dosierung (50–150 mg/Tag) als Dauermedikation zur Thromboseprophylaxe und Prävention der Präeklampsie verwendet. Da eine erhöhte Blutungsneigung besteht, sollte es präpartal abgesetzt werden. In höherer Dosis (500 mg) ist Acetylsalicylsäure als Analgetikum und Antipyretikum der zweiten Wahl zu betrachten. Bei Dauertherapie mit höheren Dosen von Prostaglandinsynthesehemmern muss im letzten Trimenon auf einen vorzeitigen Verschluss des Ductus arteriosus geachtet werden.

Pyrazolonverbindungen wie **Metamizol** und **Propyphenazon** wirken zwar nicht embryotoxisch, werden aber wegen unerwünschter Effekte auf die Hämatopoese nur als Mittel der zweiten Wahl benutzt.

Opoide

In der Geburtshilfe hat sich unter den Opioiden vor allem das Spasmoanalgetikum **Pethidin** bewährt, das jedoch meist präpartal benutzt wird. Bei Applikation innerhalb von 5 h vor Geburt wurden bei den Neugeborenen häufiger Anpassungsstörungen beobachtet.

Anfängliche Berichte über eine Häufung von Fehlbildungen der Atemwege, des Herzens und der Lippen-Kiefer-Gaumen-Region unter dem antitussiven Opiat **Codein** ließen sich nach neueren Untersuchungen nicht bestätigen. Bei Dauertherapie sind Atemdepression und Entzugssymptome beim Neugeborenen zu befürchten.

Fentanyl und **Alfentanyl** dürfen in allen Phasen der Schwangerschaft intravenös und peridural zur Analgesie eingesetzt werden. Auch hier ist eine eventuelle Atemdepression beim Neugeborenen zu beachten.

Reichen Paracetamol oder nichtsteroidale Antiphlogistika nicht zur Schmerztherapie aus, dann dürfen ältere orale Opiode wie **Tramadol, Tilidin** oder **Dextropropoxyphen** verordnet werden.

Nicht steroidale Antiphlogistika

Die Substanzklasse der nicht steroidalen Antiphlogistika enthält zahlreiche Vertreter, die hier nicht im einzelnen aufgeführt werden sollen.

Die älteren Substanzen **Ibuprofen, Diclofenac** und **Indometacin** dürfen in den ersten 2 Schwangerschaftsdritteln eingesetzt werden. Die neueren Wirkstoffe aus dieser Substanzklasse ergaben bisher ebenfalls keine Hinweise auf teratogene Effekte, so dass bei versehentlicher Anwendung nicht mit Fehlbildungen zu rechnen ist. Im letzten Trimenon ist jedoch wegen eines möglichen vorzeitigen Verschlusses des Ductus arteriosus bei Dauertherapie mit all diesen Prostaglandinsynthesehemmern Vorsicht geboten.

Antirheumatika

Chloroquin kann in Dosierungen, wie sie zur Behandlung chronisch entzündlicher Erkrankungen nötig sind, Schäden an Innenohr und Retina auslösen. Ein Einsatz sollte daher in der gesamten Schwangerschaft unterbleiben.

Goldverbindungen werden zur Langzeittherapie chronischer Entzündungsprozesse (rheumatoide Arthritis) verwendet. Bei hohen Dosen zeigten sich im Tierversuch verschiedene Anomalien (Hydronephrose, Hydrozephalus, Fehlbildungen an Augen, Herz, Bauchwand und Gaumen). Beim Menschen ergab sich bei begrenzter Erfahrung bisher kein Anhalt für eine Häufung von Fehlbildungen; ein geplanter Einsatz sollte jedoch in der Schwangerschaft unterbleiben.

Glukokortikoide

Werden Glukokortikoide zur Substitution einer eingeschränkten Produktion der mütterlichen Nebennierenrinde in der

Schwangerschaft eingesetzt, so bestehen keine Risiken für Mutter und Kind.

Zur antiallergischen bzw. antiphlogistischen Therapie werden deutlich höhere Dosen benötigt. Da Glukokortikoide überwiegend gut plazentagängig sind, kann durch Suppression eine kindliche NNR-Insuffizienz post partum auftreten. Entsprechende Kontrollen des Elektrolythaushalts beim Neugeborenen sollten beachtet werden. **Dexamethason** und **Betamethason** (8–12 mg 2-mal innerhalb von 24 h) haben sich bei drohender Frühgeburt zur Förderung der Lungenreifung und Vermeidung eines Respiratory-distress-Syndroms bewährt.

Untersuchungen an Nagetieren zeigten unter Behandlung mit Glukokortikoiden eine Häufung von Lippen-Kiefer-Gaumen-Spaltbildungen. Dabei scheint es sich um einen speziesspezifischen Effekt zu handeln, da sich beim Menschen nach langjähriger Erfahrung solche Beobachtungen nicht reproduzieren ließen. Eine Tendenz zu leichten Wachstumsretardierungen unter systemischer Dauertherapie mit Glukokortikoiden scheint sich jedoch zu bestätigen.

> Bei zahlreichen Erkrankungen wie Kollagenosen, chronisch-entzündlichen Darmkrankheiten, Asthma bronchiale, Autoimmunprozessen ist eine Fortsetzung der Therapie mit Glukokortikoiden auch in der Schwangerschaft erforderlich. Wegen eines geringeren diaplazentaren Transfers sind dabei **Prednisolon** und **Prednison** den halogenierten Glukokortikoiden vorzuziehen (Anfangsdosis: 0,5–2 mg/kg; Erhaltungsdosis: 0,3–0,5 mg/kg).
>
> Bei einer kürzeren Behandlung über mehrere Tage dürfen auch höhere Dosen verwendet werden, z. B. beim Schub einer Encephalitis disseminata (500–1 000 mg Prednisolon pro Tag über 5 Tage).

7.4.13 Antiallergika

Antihistaminika

Unter den Antihistaminika finden sich keine nachweislich teratogenen Substanzen. Allerdings liegen bei vielen neueren Präparaten lediglich größere Erfahrungen aus Tierversuchen vor.

Nach langjähriger Anwendung ergaben sich keine Anhaltspunkte für Teratogenität bei **Chlorphenamin, Chlorphenoxamin, Clemastin, Dexchlorpheniramin, Dimetinden, Diphenhydramin, Hydroxyzin** und **Pheniramin.** Da die älteren Wirkstoffe häufig sedierende Effekte besitzen, ist bei Langzeitbehandlung bis zur Geburt auf Schlaffheit und Entzugssymptome (Diarrhö, Zittrigkeit) zu achten.

Für das neuere Antihistaminikum **Terfenadin**, das kaum sedierende Eigenschaften besitzt, liegen inzwischen über 1000 dokumentierte Expositionen in der Frühgravidität ohne auffällige Häufung von Anomalien vor. Da es sich bei **Fexofenadin** um den aktiven Metaboliten von Terfenadin handelt, muss man hier ähnliche Effekte wie bei Terfenadin annehmen.

Der geplante Einsatz neuerer Präparate wie **Alimemazin, Azelastin, Bamipin, Carbinoxamin, Cetirizin, Cyproheptadin, Loratadin, Mequitazin, Oxatomid, Triprolidin** und **Tritoqualin** sollte derzeit noch vermieden werden, bis umfangreichere Daten für die menschliche Schwangerschaft vorliegen. Ein akzidenteller Einsatz stellt jedoch keinesfalls eine Indikation zum Schwangerschaftsabbruch dar.

Mastzellinhibitoren

Cromoglicinsäure vermindert die Freisetzung von Histamin aus den Mastzellen, so dass es sich nicht nur zur Prävention allergischer Beschwerden der Bronchien, sondern auch der Nase, der Augen und des Darms eignet. Nach langjähriger Erfahrung wurden keine embryotoxischen Effekte beobachtet.

Zur systemischen antiallergischen Behandlung werden die Mastzellinhibitoren **Ketotifen** und **Oxatomid** verwendet, für die jedoch in der Schwangerschaft nicht genügend Erfahrungen vorliegen.

Glukokortikoide

Reichen die erprobten Antihistaminika nicht für eine erträgliche Reduktion der Allergiesymptomatik aus, so kann die lokale, inhalative, orale oder auch intravenöse Therapie mit bewährten Glukokortikoiden (z. B. Prednisolon) erwogen werden.

7.4.14 Atemwegstherapeutika und Antiasthmatika

β-Sympathomimetika

Wirkstoffe, die speziell die β_2-Rezeptoren stimulieren, führen zu einer Bronchodilatation, aber auch zu einer Erschlaffung der Uterusmuskulatur (Tokolyse). Am besten verträglich sind Substanzen mit einer nur geringen Restwirkung auf die β_1-Rezeptoren, die sich in einer Steigerung der Herzaktivität manifestiert.

Zur Asthmatherapie empfiehlt sich vor allem die inhalative Applikation, da sich auf diesem Wege die systemische Belastung deutlich reduzieren lässt. Aus der Klasse der β-Sympathomimetika haben sich in der Schwangerschaft die Substanzen **Fenoterol, Salbutamol, Reproterol** und **Terbutalin** bewährt. Während ihre Wirkung auf 4–6 h begrenzt ist, zeichnen sich die neueren Vertreter **Formoterol** und **Salmeterol** durch eine deutlich längere Wirkdauer (über 12 h) aus.

> Die erprobten β-Sympathomimetika Fenoterol, Salbutamol, Reproterol und Terbutalin gelten als Asthmatherapeutika der ersten Wahl in der Schwangerschaft.

Anticholinergika

Eine Bronchodilatation lässt sich auch über anticholinerge Substanzen wie **Ipratropiumbromid** erreichen. Hinweise auf eine teratogene Potenz ergaben sich bisher nicht. Ein Einsatz zur inhalativen Asthmatherapie als Monopräparat oder in Kombination mit β-Sympathomimetika ist daher in der Schwangerschaft zulässig.

Mastzellinhibitoren

Bei einer allergischen Komponente des Asthma bronchiale zählt **Cromoglicinsäure** neben den β-Symphatomimetika zu den Mitteln der ersten Wahl in der Schwangerschaft.

Beim Menschen nicht ausreichend erprobt ist hingegen der neuere Wirkstoff **Nedocromil.**

Glukokortikoide

Zur Behandlung des Asthma bronchiale sollten bevorzugt inhalative Glukokortikoide benutzt werden. Erfahrungen in der Schwangerschaft liegen dabei insbesondere für **Budesonid, Be-**

clometason und **Dexamethason** vor, die als Dosieraerosole in allen Phasen der Schwangerschaft zulässig sind.

Bei schweren Asthmaanfällen kann eine systemische Therapie erforderlich werden, wobei **Prednisolon** (bis 1000 mg i.v.) den Fetus am wenigsten belastet (im Fetalblut etwa 10 % der mütterlichen Konzentration).

Theophyllin

Das Methylxanthin Theophyllin wirkt bronchodilatatorisch. Als Nebeneffekt stimuliert es auch Herz und Zentralnervensystem. Dies kann sich nach hochdosierter peripartaler Gabe als Übererregbarkeit des Neugeborenen äußern. Beim Menschen verhielt sich Theophyllin im Gegensatz zu hochdosierten Tierversuchen nicht teratogen.

Bei Asthma bronchiale kann Theophyllin als Mittel der zweiten Wahl in der Schwangerschaft eingesetzt werden.

Expektoranzien

Genügen Inhalationsbehandlung und reichliche Flüssigkeitsaufnahme bei Bronchitis nicht zur Schleimlösung, dürfen auch in der Schwangerschaft die Mukolytika **Acetylcystein, Bromhexin** und **Ambroxol** verabreicht werden.

> Iodsalze in hoher Dosierung zur Sekretolyse sind in der Schwangerschaft kontraindiziert, da sie die fetale Schilddrüse beeinträchtigen können.

Antitussiva

Das Morphinderivat **Codein** hemmt das Hustenzentrum am stärksten. Bei hochdosierter längerer Gabe vor der Geburt kann es zu Atemdepression und Entzugssymptomen führen. Das Derivat **Dextromethorphan** besitzt bei geringem Suchtpotential eine ähnlich antitussive Wirkung. Beide Substanzen dürfen bei Husten in allen Phasen der Schwangerschaft eingesetzt werden.

Weniger erprobte Medikamente wie **Benproperin, Clobutinol, Dropropizin, Eprazinon, Noscapin** oder **Pentoxyverin** sind zwar bisher nicht für Fehlbildungen verantwortlich gemacht worden, aber beim Menschen embryonaltoxikologisch nicht ausreichend abgeklärt.

7.4.15 Vitaminpräparate

Vitaminpräparate werden mitunter von Patientinnen in unkontrollierten Mengen eingenommen, da sie von Laien oft unkritisch als ausschließlich gesundheitsfördernd betrachtet werden.

> Ein Risiko stellt für die Schwangerschaft insbesondere Vitamin A dar, das häufig auch in Multivitaminpräparaten enthalten ist. Als noch wesentlich gefährlicher einzuschätzen sind die Derivate der Vitamin-A-Säure, die als orale Medikation in der Aknebehandlung Anwendung finden.

Neben Vitamin A und seinen Derivaten können für die Schwangerschaft auch hohe Dosen von **Vitamin D** Komplikationen bereiten. Die übrigen Vitamine müssen bei ausgewogener Ernährung in der Schwangerschaft nicht zusätzlich zugeführt werden; allerdings sind bei übermäßiger Zufuhr auch keine kindlichen Schäden beschrieben.

Vitamin A/Retinoide

Nach Einnahme von über 25000 IE **Vitamin A** wurden Anomalien beobachtet, die dem Retinoidsyndrom ähneln. Vor einer bedenkenlosen Einnahme solcher Vitaminpräparate ist dringend zu warnen. Mehr als 6000 IE Vitamin A pro Tag sollten in der Schwangerschaft nicht eingenommen werden. Das Provitamin **β-Carotin** wird nur in physiologischen Mengen zu Vitamin A umgebaut, so dass man keine teratogenen Effekte befürchten muss.

Tretinoin und **Isotretinoin** werden als synthetische Derivate des Vitamin A seit über 10 Jahren erfolgreich zur lokalen und systemischen Therapie der Akne eingesetzt. **Acitretin** und sein Metabolit **Etretinat** führen aufgrund ihrer langen Halbwertszeiten (Etretinat: 80–100 Tage) zu anhaltend hohen Retinoidkonzentrationen bei der Psoriasistherapie. Unter dieser Therapie muss für eine sichere Kontrazeption gesorgt werden, da die Retinoide nach Thalidomid die am stärksten teratogenen Wirkstoffe darstellen. Bereits im Tierversuch zeichnete sich der embryotoxische Effekt ab.

Unter dem Retinoidsyndrom werden folgende Stigmata zusammengefasst

- Störungen der Gesichts- und Gaumenbildung,
- Fehlanlage der Ohren,
- kardiovaskuläre Defekte,
- ZNS-Defekte mit neurologischen Ausfällen, Hydrozephalus,
- Schäden an Augen und Ohren.

Da nach topischer Applikation von Retinoiden Fehlbildungen nicht sicher auszuschließen sind, wird auch von einer dermalen Applikation von Tretinoin und Isotretinoin in der Schwangerschaft abgeraten.

> Nach Absetzen von Acitretin und Etretinat sollte über 2 Jahre eine Konzeption vermieden werden, nach oraler Therapie mit Isotretinoin ist ein Monat Karenz ausreichend. Tritt eine Schwangerschaft unter systemischer Therapie mit Retinoiden oder kurz danach ein, so ist ein Schwangerschaftsabbruch zu erwägen.

Vitamin D

Der Vitamin-D-Bedarf ist mit 500 IE pro Tag in der Schwangerschaft nicht erhöht. Überschreitet man diese Mengen deutlich, dann können bei Mutter und Fetus Hyperkalzämie und in der Folge Hyperkalzifikationen auftreten.

7.4.16 Impfungen

Für keinen Impfstoff sind embryotoxische Effekte nachgewiesen. Bedenken gegen den Einsatz von Lebendimpfstoffen beruhen lediglich auf theoretischen Erwägungen. Dennoch sollten Schutz- und Auffrischimpfungen möglichst vor der Schwangerschaft durchgeführt werden, da mögliche Impfreaktionen wie Fieber oder Anaphylaxie in der Schwangerschaft auch eine Belastung für das Ungeborene darstellen.

Poliomyelitisimpfung

Der orale Polioimpfstoff enthält attenuierte Lebendviren aller 3 Poliovirustypen. Ein erhöhtes Risiko für Aborte oder Fehlbildungen konnte nicht nachgewiesen werden (Ornoy u. Ben Ishai 1993). Eine erforderliche Impfung ist daher zulässig, sollte jedoch nicht im letzten Schwangerschaftsmonat erfolgen, um eine Viruskontamination der Entbindungsstation durch die Virusausscheidung einer Wöchnerin zu vermeiden.

In Deutschland befindet sich zwischenzeitlich nur noch subkutan bzw. intramuskulär zu verabreichender Impfstoff mit inaktivierten Impfviren auf dem Markt, mit denen obige Komplikationen vermieden werden können.

Rötelnimpfung

Die Rötelnimpfung wird zwar mit abgeschwächten Lebenderregern durchgeführt, doch konnte bisher unter mehreren tausend dokumentierten Fällen einer Rötelnimpfung in der Schwangerschaft kein Fall einer Embryopathie registriert werden. Da die Impfviren plazentagängig sind, wird jedoch aufgrund theoretischer Bedenken vor einer Rötelnimpfung kurz vor oder während der Schwangerschaft gewarnt.

> Kommt es jedoch in den ersten 3 Monaten nach Rötelnimpfung zur Konzeption oder wird die Impfung in Unkenntnis der Schwangerschaft in der Frühgravidität verabreicht, besteht kein Anlass zum Schwangerschaftsabbruch.

Gelbfieberimpfung

Da der Gelbfieberimpfstoff abgeschwächte Lebenderreger enthält, sollte er in der Schwangerschaft nicht appliziert werden. Bei Reisen in Endemiegebiete sollte jedoch nach Risikoabwägung auch im ersten Trimenon geimpft werden (ACOG 1991). Die bisher dokumentierten Schwangerschaftsverläufe nach Gelbfieberimpfung ergaben keinen Anhalt für ein erhöhtes Fehlbildungsrisiko.

Hepatitisimpfung

Der **Hepatitis-A-Impfstoff** enthält inaktivierte Hepatitis-A-Viren, der biotechnologisch hergestellte **Hepatitis-B-Impfstoff** lediglich ein Oberflächenantigen zur Immunisierung. Nach Verabreichung dieser Totimpfstoffe in der Schwangerschaft wurden bisher keine negativen Auswirkungen beobachtet. Da jedoch beide Impfstoffe relativ neu sind, sollte eine Applikation vorzugsweise nach dem 1. Trimenon erfolgen.

Tetanus- und Diphtherieimpfung

Bei beiden Impfstoffen handelt es sich um Toxoide. Die seit vielen Jahren angewandten Totimpfstoffe ergaben bisher keine Hinweise auf embryotoxische Effekte.

Bei einer dringenden Indikation darf auch im 1. Trimenon geimpft werden.

Typhusimpfung

Auf dem Markt befinden sich ein oraler Lebendimpfstoff mit Salmonella typhi, Stamm 21a, sowie ein auch gegen Paratyphus wirksamer, parenteral zu applizierender Totimpfstoff. Letzterer enthält ein Kapselpolysaccharid, weist jedoch eine höhere Nebenwirkungsrate auf.

Da eine typhöse Septikämie das Abortrisiko erhöht, darf eine Typhusimpfung in der Schwangerschaft durchgeführt werden, wobei der orale Impfstoff verträglicher erscheint.

Choleraimpfung

Der Choleraimpfstoff enthält inaktivierte Vibrionen. Da bei einer Erkrankung das Risiko eines intrauterinen Fruchttodes erhöht ist, sollte bei Reisen in Endemiegebiete eine Impfung erwogen werden. Hinweise auf teratogene Effekte des Impfstoffs liegen nicht vor.

Masern- und Mumpsimpfung

Bei Masern- und Mumpsimpfstoff handelt es sich um attenuierte Lebendviren. Wegen theoretischer Bedenken sollte – ähnlich wie beim Rötelnimpfstoff – eine Applikation in der Schwangerschaft vermieden werden.

Da sowohl eine Masern- als auch eine Mumpsinfektion in der Frühgravidität mit einer erhöhten Abortrate in Zusammenhang gebracht wird, sollte eine Immunität bereits vor Konzeption angestrebt werden.

Tollwutimpfung

Aufgrund der vitalen Bedrohung durch den Biss eines tollwütigen Tieres ist auch in der Schwangerschaft eine umgehende Simultanimpfung erforderlich. Zur aktiven Immunisierung steht ein attenuierter Lebendimpfstoff zur Verfügung, der bisher keinen Anhalt für ein teratogenes Potenzial ergab.

Influenzaimpfung

Da es sich um einen inaktivierten Impfstoff handelt und keine Hinweise auf ein embryotoxisches Risiko vorliegen, darf eine Grippeschutzimpfung auch in der Schwangerschaft durchgeführt werden.

Passivimpfung

Gegen eine Applikation von Immunglobulinen in der Schwangerschaft bestehen keine Einwände.

Bei **Kontakt mit Hepatitis-B-, Tollwut-** und **Tetanuserregern** sollte das Hyperimmunglobulin gleichzeitig mit dem jeweiligen Aktivimpfstoff verabreicht werden.

Nach **Rötelnkontakt** sollten seronegative Schwangere bis zur 18. SSW umgehend Rötelnhyperimmunglobulin erhalten. Die Gabe ist bis zum 8. Tag nach Kontaktbeginn sinnvoll.

Bei **Varizellenkontakt** kann der Ausbruch der Infektion durch Gabe von Hyperimmunglobulin innerhalb von 96 h unterbunden werden. Der Einsatz zur Vermeidung des sehr seltenen kongenitalen Varizellensyndroms ist umstritten, zumal dieses praktisch nur vor der 22. SSW beobachtet wurde. Hingegen sollte das Zosterhyperimmunglobulin unbedingt Neugeborenen verabreicht werden, deren Mütter innerhalb von 4 Tagen vor Geburt bis zu 2 Tagen nach Geburt eine Windpockeninfektion entwickeln.

Nach **Hepatitis-A-Exposition** sollte Standardimmunglobulin gegeben werden.

7.4.17 Malariaprophylaxe und -therapie

Bei Reisen in Malariaendemiegebiete ist auch für Schwangere eine Prophylaxe zu empfehlen, da eine Malariaerkrankung nicht nur die Mutter, sondern auch den Fetus gefährdet. Als Mittel der

Wahl zur Malariaprophylaxe gilt **Chloroquin**, bei Resistenz der Erreger in Kombination mit **Proguanil.**

Chloroquin

Die für die Malariaprophylaxe übliche Dosierung von 500 mg Chloroquinphosphat pro Woche über einen Zeitraum von einer Woche vor Beginn der Einreise bis 4 Wochen nach Verlassen des Endemiegebiets zeigte nach langjährigen Erfahrungen keine embryotoxischen Effekte. Auch die zur Behandlung des akuten Malariaanfalls erforderliche höherdosierte Dreitagestherapie scheint keine ungünstigen Einflüsse auf den Schwangerschaftsausgang zu haben.

Die Warnhinweise bei Chloroquin beziehen sich auf die Dauertherapie chronisch-entzündlicher Erkrankungen, bei der 250–500 mg Chloroquinphosphat täglich eingenommen werden. Unter dieser Medikation sind beim Menschen Aborte sowie Schäden an Innenohr und Retina beobachtet worden.

Proguanil

Der Folsäureantagonist Proguanil gilt in Regionen mit Chloroquinresistenz in Kombination mit Chloroquin als Mittel der Wahl zur Malariaprophylaxe (oral 100 mg/Tag von einer Woche vor Einreise bis 4 Wochen nach Verlassen des Endemiegebiets). Der relativ alte Wirkstoff ergab keine Hinweise auf Embryotoxizität. Angesichts seines Wirkungsmechanismus kann man eine additive Gabe von Folsäure erwägen.

Pyrimethamin

Pyrimethamin hemmt die Folsäuresynthese und wird daher im 1. Trimenon allenfalls in Kombination mit Folsäure zur Malariaprophylaxe bzw. -therapie verordnet. Ein erhöhtes Fehlbildungsrisiko konnte beim Menschen nicht festgestellt werden.

In Kombination mit Sulfadiazin wird Pyrimethamin erfolgreich zur Behandlung der Toxoplasmose im 2. und 3. Trimenon eingesetzt.

Chinin

Chinin ist zwar das älteste Malariamittel, wird jedoch heute aufgrund zunehmender Chloroquinresistenz der Erreger wieder vermehrt verordnet. Da nach Behandlung mit hohen Dosen Defekte an Augen und Innenohr bei Tier und Mensch dokumentiert sind, sollte Chinin nur zur Therapie der chloroquinresistenten **Malaria tropica** eingesetzt werden: Hier wird das Risiko für den Fetus durch die Behandlung weitaus geringer eingeschätzt als das Risiko durch die schwere mütterliche Erkrankung.

Mefloquin

Der Wirkstoff Mefloquin ergab nach über 1800 dokumentierten Expositionen in der Frügravidität keinerlei Anhaltspunkte für ein erhöhtes Fehlbildungsrisiko. Nachdem jedoch erprobtere Alternativen vorliegen, sollte Mefloquin in der Schwangerschaft nicht gezielt eingesetzt werden. Da die Substanz eine lange Halbwertszeit von 3 Wochen besitzt, empfiehlt der Hersteller eine Kontrazeption über 3 Monate nach der letzten Einnahme.

> Eine Mefloquinanwendung in Unkenntnis der Gravidität sollte keinesfalls zu einem Schwangerschaftsabbruch veranlassen.

Neben der Malariaprophylaxe mit 250 mg Mefloquin pro Woche ist auch eine Therapie des akuten Anfalls (zunächst 750 mg, nach 6–8 h weitere 500 mg) verbreitet.

7.5 Arzneimittelanwendung in der Stillzeit

Die Vorteile des Stillens für die körperliche und seelische Entwicklung des Kindes sind unbestritten. Ein Abstillen aufgrund einer Medikamentenanwendung ist nur in den wenigsten Fällen wirklich berechtigt. Wichtig erscheint jedoch die Auswahl des geeignetsten Präparats nach folgenden Kriterien:

- geringer Übergang in die Muttermilch,
- rascher Abbau der Substanz im kindlichen Organismus,
- geringe Toxizität des Wirkstoffs.

> Substanzen mit hoher Fettlöslichkeit, geringem Molekulargewicht, alkalischer Reaktion und niedriger Eiweißbindung im mütterlichen Plasma erreichen die Muttermilch in größerem Umfang.

Gerade bei Frühgeborenen muss mit einer reduzierten Metabolisierungsleistung der Leber und eingeschränkter renaler Exkretion gerechnet werden, so dass eine zuverlässige Aussage zu Belastung nur durch Bestimmung des Arzneistoffs im Säuglingsplasma gelingt. Aufgrund einer verlängerten Halbwertszeit im Säuglingsplasma können selbst bei einem geringen Übergang eines Präparats in die Muttermilch durch Kumulation bedenkliche Konzentrationen im kindlichen Organismus erreicht werden.

> Zur Risikoabschätzung eignet sich ein Vergleich der über die Muttermilch aufgenommenen Tagesdosis eines Präparats (bezogen auf das Körpergewicht) mit der therapeutischen Säuglingsdosis oder der gewichtsbezogenen Tagesdosis eines Erwachsenen.

Eine Abstimmung des Zeitpunkts der Medikamenteneinnahme mit dem Stillrhythmus kann auch zu einer Reduktion der kindlichen Belastung beitragen: Durch abendliche Einnahme nach der letzten Stillmahlzeit werden z. B. Konzentrationsspitzen umgangen.

Folgende Symptome beobachtet man nach Arzneimittelanwendung der Mutter häufiger bei Säuglingen:

- Diarrhö bei Antibiotika,
- Sedierung bei Analgetika, Narkotika, Sedativa, Antidepressiva, Antiepileptika,
- Irritabilität bei Antihistaminika.

Eventuelle **Langzeiteffekte** nach Exposition des Säuglings über die Muttermilch sollten bedacht werden, wobei hier nur unzureichende Daten vorliegen:

- spezifische Sensibilisierung durch Antibiotika,
- Steigerung der Atopiebereitschaft durch Fremdstoffe,
- Beeinflussung von Verhalten und intellektueller Entwicklung durch Psychopharmaka und Drogen,
- Tumorentstehung durch Kanzerogene.

Sofern bei der Besprechung der einzelnen Substanzen im Folgenden keine detaillieren Literaturangaben vermerkt sind, stützen sich die Aussagen auf die Übersichten bei Briggs et al. (1998) sowie Schaefer et al. (2001).

7.5.1 Analgetika, Antiphlogistika, Lokalanästhetika

Als Mittel der Wahl gilt **Paracetamol**. Sind kurzzeitig stärkere Analgetika erforderlich, bestehen gegen **Pethidin, Dextropropoxyphen, Fentanyl** oder **Alfentanil** keine Einwände. Unter den nichtsteroidalen Antiphlogistika sollten in der Stillzeit **Ibuprofen** und **Flurbiprofen** bevorzugt werden. In üblicher Dosierung können **Lokalanästhetika** ohne Stillpause eingesetzt werden.

7.5.2 Antibiotika

Als Antibiotika der ersten Wahl gelten in der Stillzeit **Penicilline, Cephalosporine** und **Erythromycin**, da ein Säugling weniger als 5% einer therapeutischen Dosis über die Muttermilch aufnimmt.

Auch die neueren Makrolide **Azithromycin, Clarithromycin** und **Roxithromycin** gehen nur in geringem Umfang in die Muttermilch über (maximal 5% einer therapeutischen Dosis).

Tetrazykline werden in der Muttermilch teilweise durch Kalziumionen inaktiviert. Über kindliche Schäden (z. B. Gelbfärbung der Zähne) wurde bisher nie berichtet, jedoch sollten Tetrazykline in der Stillzeit möglichst gemieden werden.

Aminoglykoside werden von Neugeborenen über die Muttermilch enteral resorbiert, so dass z. B. bei Gentamicin Serumkonzentrationen von 10% der mütterlichen Werte erreicht wurden. Aufgrund ihrer nephro- und ototoxischen Effekte ist daher in der Stillzeit bei systemisch verabreichten Aminoglykosiden Vorsicht geboten.

Bei **Cotrimoxazol** erreicht die Sulfonamidkonzentration beim Säugling etwa 2% einer therapeutischen Dosis, so dass lediglich bei ausgeprägtem Neugeborenenikterus eine Verdrängung von Bilirubin aus der Plasmaeiweißbindung Probleme bereiten könnte.

Gyrasehemmer sind in der Stillzeit wegen irreversibler Knorpeldefekte im Tierversuch kontraindiziert.

Aufgrund einer verlängerten Halbwertszeit von **Metronidazol** in der Neugeborenenperiode (bei Frühgeburten 35–74 h) können sich im Säuglingsplasma erhebliche Wirkstoffkonzentrationen entwickeln. Gegenüber einer mehrtägigen vaginalen Applikation sollte eine Einmaldosis von 2 g mit 24 h Stillpause bevorzugt werden. Nach intravenöser Gabe ist ebenfalls eine Stillpause von 24 h anzuraten.

Die Antituberkulotika **Isoniazid** (in Kombination mit Pyridoxingabe für den Säugling), **Rifampicin, Pyrazinamid** und **Ethambutol** sind in der Stillzeit akzeptabel.

7.5.3 Virustatika

Bei topischer und oraler Applikation darf unter **Aciclovir** weiter gestillt werden, der Säugling nimmt maximal 1% einer therapeutischen Dosis auf.

Zu neueren Virustatika liegen keine ausreichenden Daten vor.

7.5.4 Anthelminthika

Pyrviniumembonat, Mebendazol, Niclosamid und **Pyrantel** werden kaum resorbiert, so dass ihr Einsatz bei Wurmerkrankungen in der Stillzeit möglich ist.

7.5.5 Antimykotika

Aufgrund ihrer minimalen Resorption dürfen die lokalen Antimykotika **Clotrimazol, Nystatin** und **Miconazol** in der Stillzeit ohne Bedenken eingesetzt werden. Ist eine systemische Therapie unumgänglich, sollte eine Einmaldosis von **Ketoconazol** oder **Fluconazol** abends nach der letzten Stillmahlzeit verabreicht werden.

7.5.6 Antihypertensiva

Unter den β-Blockern ist die kindliche Belastung unter **Metoprolol, Oxprenolol, Propranolol** und **Timolol** am geringsten. Des Weiteren gehören **Methyldopa** und **Dihydralazin** zu den Mitteln der Wahl in der Stillzeit.

Unter den Kalziumantagonisten **Nifedipin, Nitrendipin** und **Verapamil** werden beim Säugling weniger als 5% einer therapeutischen Dosis erreicht.

Im Gegensatz zur Gravidität erscheinen die ACE-Hemmer **Captopril** und **Enalapril** in der Stillzeit akzeptabel, da vom Säugling weniger als 1% einer therapeutischen Erwachsenendosis aufgenommen wird.

7.5.7 Antikonvulsiva

Die meisten Antikonvulsiva sind bei moderater Dosierung als **Monotherapie** mit dem Stillen vereinbar, bei einer Kombinationstherapie sollte jedoch das Abstillen erwogen werden.

Zwar zeigt **Valproinsäure** den geringsten Übergang in die Muttermilch, doch wurde aufgrund der deutlich verlängerten Halbwertszeit beim Neugeborenen (etwa 40 h) eine Akkumulation auf 10–15% der mütterlichen Spiegel beobachtet. Da bisher bei den Säuglingen keine Symptome beschrieben wurden, erscheint eine Anwendung in der Stillzeit vertretbar.

Über die Muttermilch erhält der Säugling subtherapeutische Mengen von **Carbamazepin**, wodurch jedoch Trinkschwäche, Müdigkeit, Erbrechen und hepatotoxische Veränderungen ausgelöst werden können. Stillen ist unter Kontrolle von kindlichem und mütterlichem Serumspiegel möglich.

Primidon und **Phenobarbital** können aufgrund der verlängerten Halbwertszeit im Säuglingsplasma Konzentrationen bis 50% des mütterlichen Wertes erreichen. Auf Sedierung und Trinkschwäche muss daher geachtet werden. Ähnliche Probleme sind unter **Ethosuximid** und **Clonazepam** beobachtet worden.

7.5.8 Psychopharmaka

Neuroleptika

Psychopharmaka werden häufig als Dauermedikation eingesetzt. Selbst wenn nur ein geringer Übergang in die Muttermilch gemessen wird, muss die Expositionsdauer des Säuglings mit seiner noch eingeschränkten Metabolisierung bedacht werden.

Aufgrund der hohen Plasmaeiweißbindung gehen Phenothiazine in relativ geringem Umfang in die Muttermilch über. Daten existieren nur zu wenigen Substanzen: **Chlorpromazin, Chlorprothixen, Flupentixol, Zuclopenthixol, Perphenazin.** Bei den Säuglingen wurde meist ein Übertritt von weniger als 5% einer gewichtsbezogenen Erwachsenendosis ermittelt.

Unter den Butyrophenonen erscheint der Einsatz von **Haloperidol** bei einer gemessenen Aufnahme von 0,2–2,1% einer Erwachsenendosis vertretbar.

Antidepressiva

Die trizyklischen Antidepressiva **Amitriptylin, Clomipramin, Nortriptylin, Imipramin** und **Desipramin** belasten aufgrund ihrer hohen Plasmaeiweißbindung den Säugling mit weniger als 2% einer Erwachsenendosis. Sie erscheinen daher mit dem Stillen vereinbar. Da Langzeituntersuchungen zur Verhaltensentwicklung der exponierten Kinder fehlen, sollten die Substanzen dennoch mit großer Zurückhaltung benutzt werden. Unter den Serotonin-Reuptake-Hemmern liegen insbesondere Angaben zu Sertralin vor. Bei minimalen Wirkstoffkonzentrationen im kindlichen Serum wurden keine Komplikationen beobachtet.

Da unter **Lithiumtherapie** beim Säugling Plasmakonzentrationen bis zu 80% einer Erwachsenendosis auftreten können, sollte diese Substanz zur Prophylaxe einer manisch-depressiven Episode in der Stillzeit möglichst gemieden werden.

Anxiolytika

Unter den Benzodiazepinen sind bei längerer Anwendung Substanzen mit hoher Plasmaeiweißbindung und kürzerer Halbwertszeit unter strenger Indikationsstellung vertretbar, bei denen der Säugling weniger als 5% einer gewichtsbezogenen Erwachsenendosis über die Muttermilch erhält. Um Lethargie, Trinkunlust und Schläfrigkeit beim Säugling zu vermeiden, sollten **Lormetazepam, Oxazepam, Flunitrazepam** und **Nitrazepam** gegenüber Diazepam bevorzugt werden.

7.5.9 Schilddrüsenpräparate

Nimmt die Mutter **L-Thyroxin** ein, so erhält der Säugling maximal 1% einer Substitutionsdosis über die Muttermilch.

Thyreostatika gehen in die Muttermilch über, so dass bei einer Anwendung in der Stillzeit Vorsicht geboten ist. Nach Behandlung mit **Propylthiouracil** (400 mg) erhält der Säugling 1,5% der mütterlichen gewichtsbezogenen Dosis. Unter **Thiamazol** und **Carbimazol** werden Dosen von über 10% erreicht. Ein Einsatz von Propylthiouracil ist daher vorzuziehen; die kindlichen Schilddrüsenparameter sollten jedoch aufmerksam überwacht werden.

Eine **Iodsupplementierung** ist über die Schwangerschaft hinaus auch in der Stillzeit anzustreben (200 µg/Tag).

Nach der Anwendung iodhaltiger Röntgenkontrastmittel sollte eine Stillpause von 24–48 h eingehalten werden, um eine Hemmung der kindlichen Schilddrüsenfunktion durch Iodüberladung zu vermeiden. Zurückhaltung sollte in diesem Zusammenhang auch bei Anwendung iodhaltiger Desinfektionsmittel geübt werden.

7.5.10 Antikoagulanzien

Sowohl konventionelles als auch niedermolekulares **Heparin** ist weder in der Muttermilch nachweisbar, noch würde es in relevanten Mengen vom Gastrointestinaltrakt resorbiert. Heparin darf daher in der Stillzeit unbedenklich angewandt werden.

Da die Plasmaeiweißbindung der Kumarinderivate **Phenprocoumon, Warfarin** und **Acenocoumarol** über 95% liegt, ist ihr Übergang in die Muttermilch nur gering. Warfarin war in der Muttermilch nicht nachweisbar, bei Phenprocoumon wurden im Säuglingsplasma 10% einer Erhaltungsdosis beim Erwachsenen gemessen. Wird unter Warfarin, Phenprocoumon oder Acenocoumarol gestillt, so sollte dem Säugling prophylaktisch 2- bis 3-mal wöchentlich 1 mg Vitamin K verabreicht werden.

7.5.11 Magen-Darm-Therapeutika

Zur Ulkustherapie eignen sich in erster Linie Antazida wie **Magaldrat**, bei stärkeren Beschwerden H_2-Blocker mit geringem Übertritt in die Muttermilch (**Famotidin**).

Bei chronisch-entzündlichen Darmerkrankungen darf **Mesalazin** angesichts des geringen Übertritts in die Muttermilch eingesetzt werden. Allerdings wurden Fälle von wässriger Diarrhö beim Säugling beobachtet, die zum Abstillen zwangen.

Bei akuter Diarrhö darf **Loperamid** verordnet werden.

7.5.12 Antiallergika

Als Antihistaminika der Wahl gelten in der Stillzeit **Dimetinden, Loratadin, Cetirizin** und **Meclozin.** Unter längerer Therapie sind beim Säugling Symptome wie Sedierung oder Irritabilität denkbar.

7.5.13 Atemwegstherapeutika und Antiasthmatika

Die β-Sympathomimetika **Fenoterol, Salbutamol, Reproterol** und **Terbutalin** sollten inhalativ appliziert werden und belasten den Säugling einer Asthmatikerin kaum.

Aufgrund der geringen systemischen Resorption ist ein Übertritt von **Cromoglicinsäure** in die Muttermilch praktisch ausgeschlossen.

Das Anticholinergikum **Ipratropiumbromid** bereitete nach langjähriger inhalativer Anwendung ebenfalls keine Probleme in der Stillzeit.

Theophyllinpräparate gelten zur Asthmatherapie in der Stillzeit als Mittel der zweiten Wahl. Bei moderater Dosierung (z.B. 300 mg/Tag) ist eine mit Unruhe und Übererregbarkeit einhergehende Anreicherung im Säuglingsplasma unwahrscheinlich.

Reichen Flüssigkeitszufuhr und Inhalation nicht aus, dann dürfen die Mukolytika **Ambroxol, Acetylcystein** und **Bromhexin** auch in der Stillzeit verwendet werden.

Das Antitussivum **Codein** geht in die Muttermilch über, so dass auf Atemdepression und Bradykardie beim Säugling zu achten ist. Bei Tagesdosen unter 240 mg scheinen jedoch kaum Beschwerden aufzutreten; Einzelgaben von **Codein** und **Dextromethorphan** sind daher in der Stillzeit zulässig.

Literatur

Ad Hoc Committee of the Scientific Assembly on Microbiology, Tuberculosis and Pulmonary Infections (1995) Treatment of tuberculosis and tuberculosis infection in adults and children. Clin Infect Dis 21: 9–27

American College of Obstetricians and Gynecologists (1991) Immunization during pregnancy. Technical Bulletin 160

Antiretrovir Pregnancy Registry Steering Committee (2001) Antiretrovir Pregnancy Registry Interim Report for 1 January 1989 through 31 Juli 2001. Wilmington

Briggs GG, Freeman RK, Yaffe SJ (1999) Drugs in Pregnancy and Lactation. 5th edn, Williams & Wilkins, Baltimore

Burtin P, Taddio A, Ariburnu O, Einarson TR, Koren G (1995) Safety of metronidazole in pregnancy: a meta-analysis. Am J Obset Gynecol 172: 525–529

Cohen LS, Friedman JM, Jefferson JW, Johnson EM, Weiner ML (1994) A reevaluation of risk of in utero exposure to lithium. JAMA 271: 146–150

Connor EM, Sperling RS, Gelber R (1994) Reduction of maternal-infant transmission of human immunodeficiency virus type 1 with zidovudine treatment. N Engl J Med 331: 1173–1180

Enders G (1991) Infektionen und Impfungen in der Schwangerschaft. 2. Aufl., Urban & Schwarzenberg, München/Wien/Baltimore

Ericson A, Källén B, Wiholm BE (1999) Delivery outcome after the use of antidepressants in early pregnancy. Eur J Clin Pharmacol 55: 503–508

Gonzalez CH, Marques-Dias MJ, Kim CA (1998) Congenital abnormalities in Brazilian children associated with misoprostol misuse in first trimester of pregnancy. Lancet 351: 1624–1627

Gough AW, Kasali OB, Sigler RE, Baragi V (1992) Quinolone arthropathy – acute toxicity to immatur articular cartilage. Toxicol Pathol 20: 436–449

Hall JG, Pauli RM, Wilson KM (1980) Maternal and fetal sequelae of anticoagulation during pregnancy. Am J Med 68: 122–140

Jacobson SJ, Jones K, Johnson K (1992) Prospective multicenter study of pregnancy outcome after lithium exposure during first trimester. Lancet 339: 530–533

Juchau MR (1989) Bioactivation in chemical teratogenesis. Ann Rev Pharmacol Toxicol 29: 165–187

Keller F, Griesshammer M, Haussler U, Paulus W, Schwarz A (2001) Pregnancy and renal failure: the case for application of dosage guidelines. Drugs 61: 1901–1920

McElhatton PR, Garbis HM, Elefant E, Vial T, Bellemin B, Serafini MA, Arnon J, Rodriguez-Pinilla E, Schaefer C, Pexieder T, Merlob P, dal Verme S (1996) The outcome of pregnancy in 689 women exposed to therapeutic doses of antidepressants. A collaborative study of the European Network of Teratology Information Services (ENTIS). Reprod Toxicol 10: 285–294

Nadel AS, Green JK, Holmes LB, Frigoletto FD, Benacerraf BR (1990) Absence of need for amniocentesis in patients with elevated of maternal serum alpha-fetoprotein and normal ultrasonographic examinations. N Engl J Med 323: 557–561

Nulman I, Rovet J, Stewart DE, Wolpin J, Gardner HA, Theis JGW, Kulin N, Koren G (1997) Neurodevelopment of children exposed in utero to antidepressant drugs. N Engl J Med 336: 258–262

Ornoy A, Ben Ishai PB (1993) Congenital anomalies after oral poliovirus vaccination during pregnancy. Lancet 341: 1162

Pursley TJ, Blomquist IK, Abraham J, Andersen HF, Bartley JA (1996) Fluconazole-induced congenital anomalies in three infants. CID 22: 336–340

Ried S, Beck-Managetta G (1996) Epilepsy, pregnancy and the child. Blackwell Science, Oxford

Robert E (1996) Treating depression in pregnancy. N Engl J Med 335: 1056–1058

Schaefer C, Amoura-Elefant E, Vial T, Ornoy A, Garbis H, Robert E, Rodriguez-Pinilla E, Pexieder T, Prapas N, Merlob P (1996) Pregnancy outcome after prenatal quinolone exposure. Europ J Obstet Gynecol Reprod Biol 69: 83–89

Schaefer C, Spielmann H (2001) Arzneiverordnung in Schwangerschaft und Stillzeit. 6. Aufl., Urban & Fischer, München

Grundlagen diagnostischer Tests und Screeningverfahren

R. Kürzl

Kurz-Überblick

Um diagnostische Verfahren sinnvoll einsetzen zu können, müssen zunächst die Testqualitäten Sensitivität und Spezifität bekannt sein. Bei der Interpretation von Testergebnissen sollte die Prätestwahrscheinlichkeit oder Prävalenz der vermuteten Erkrankung berücksichtigt werden, um den prädiktiven Wert möglichst realistisch abschätzen zu können. Die Schätzung der Prätestwahrscheinlichkeit kann auf persönlichen klinischen Erfahrungen oder auf publizierten Daten beruhen. Hierbei sind aber typische Schätzfehler zu berücksichtigen.

Die Anwendung von Likelihood-ratios und von Nomogrammen kann die formale Interpretation von Testergebnissen nach dem Bayes-Theorem wesentlich erleichtern. Die Interpretation der Ergebnisse von Testkombinationen unterliegt auch diesen formalen Zusammenhängen, wobei die Definition des Positivkriteriums (verbindend oder trennend) von wesentlicher Bedeutung ist.

Die Indikationsbreite eines Testverfahrens kann mit entscheidungsanalytischen Methoden bestimmt werden. Voraussetzung ist dabei die explizite Rechenschaft über eine sog. Behandlungsschwelle.

Für Screeningtestverfahren gelten die gleichen Regeln wie für sonstige diagnostische Testverfahren. Die Screeningsituation bedeutet immer geringe Prätestwahrscheinlichkeit und damit immer auch geringe positive prädiktive Werte. Die Beurteilung der Sinnhaftigkeit von Screeninguntersuchungen erschöpft sich aber nicht in diesem unvermeidlichen Zusammenhang, sondern muss unter diesem Gesichtspunkt Vorteile, Nachteile und Kosten einbeziehen.

Die geburtshilfliche Schwangerenbetreuung stellt ein gewaltiges Screeningunternehmen dar. Der Geburtshelfer schuldet somit die Rechtfertigung für all die Tests, denen Mutter und Kind während Schwangerschaft und Geburt unterzogen werden. Die grundsätzlich geltenden Definitionen und Zusammenhänge, die bei der Anwendung und Beurteilung von Tests zu berücksichtigen sind, sollen helfen, im Sinne einer »evidence-based medicine« Einsatz oder Verzicht auf Tests zu begründen und Testergebnisse rational nachvollziehbar zu interpretieren.

8.1 Warum werden Tests in der Schwangerschaft und unter der Geburt angewendet?

Eine Vielzahl von Fragen soll während der Schwangerschaft und unter der Geburt durch die Anwendung von Tests beantwortet werden, z. B.:
- Ist die Schwangerschaft intakt (Hormonbestimmungen, Ultraschall)?
- Hat das Kind Fehlbildungen (Hormonbestimmungen, Ultraschall)?
- Hat oder entwickelt die Schwangere eine Gestose (Blutdruckmessung, Urinuntersuchung)?
- Geht es dem Kind unter der Geburt gut (Kardiotokographie, Mikroblutuntersuchung, Pulsoxymetrie)?

All diesen Fragen ist eines gemeinsam: Es besteht Unsicherheit, ob eine mögliche Störung vorliegt oder nicht, und es wird eine Klärung dieser Unsicherheit durch das Testergebnis erwartet.

Woher nehmen wir das Vertrauen in die Testergebnisse? Wir vertrauen auf die Apparate und das Untersuchungspersonal im klinisch-chemischen Labor, in der Ultraschallabteilung oder im Kreißsaal. Falsch-positive oder falsch-negative Ergebnisse sind, so eine weit verbreitete Ansicht unter Ärzten, mit modernsten Geräten und erfahrenen Untersuchern nur selten zu erwarten und beeinträchtigen nicht allzusehr die diagnostische Zuverlässigkeit. Die Unsicherheit, die mit jedem Test notwendigerweise verbunden ist, wird zumeist ignoriert; und deshalb finden die Maßzahlen dieser Unsicherheit, die Testqualitäten, nicht die Aufmerksamkeit, die sie verdienen sollten (Sadler 1997).

8.2 Was sind Testqualitäten? – Definitionen und Zusammenhänge zur Interpretation von Tests

Sensitivität und Spezifität

Testqualitäten werden mit zwei definierten Begriffen beschrieben: mit Sensitivität und Spezifität (Galen u. Gambino 1979). Dabei handelt es sich um sog. bedingte Wahrscheinlichkeiten (Weinstein u. Fineberg 1980).

Definition

Die Sensitivität beschreibt die Wahrscheinlichkeit **p** für ein **positives** Testergebnis (**T+**) unter der Bedingung, tatsächlich **erkrankt** (**K+**) zu sein:

$$p[T+|K+] = \text{Sensitivität}$$

Die Spezifität beschreibt die Wahrscheinlichkeit **p** für ein **negatives** Testergebnis (**T–**) unter der Bedingung, tatsächlich **nicht erkrankt** (**K–**) zu sein.

$$p[T-|K-] = \text{Spezifität}$$

Diese Größen sind aus der Vierfeldertafel abzuleiten (Tabelle 8.1). Die Sensitivität errechnet sich danach aus a/(a+b), d. h. die Anzahl der positiven Testergebnisse (a) unter den tatsächlich Erkrankten geteilt durch die Gesamtzahl der Erkrankten (a+b). Die Spezifität errechnet sich aus d/(c+d), d. h. die Anzahl der negativen Testergebnisse (d) unter den tatsächlich nicht Erkrankten geteilt durch die Gesamtzahl der Nichterkrankten (c+d).

Diese Testqualitäten müssen in entsprechenden Studien ermittelt werden. Die Anforderungen an aussagefähige diagnostische Studien sind hoch (Sackett et al. 1991). Insbesondere muss darauf geachtet werden, ob in der Studie die Testergeb-

Tabelle 8.1. Allgemeines Schema einer Vierfeldertafel zur Evaluierung eines Tests (*T+* Test positiv, *T–* Test negativ, *K+* erkrankt, *K–* nicht erkrankt)

Goldstandard	T+	T–	Σ
K+	a	b	a+b
K–	c	d	c+d
Σ	a+c	b+d	a+b+c+d

nisse mit der unabhängigen Goldstandarddiagnose blind verglichen wurden.

An den Probanden mit der Zielkrankheit, bestimmt anhand des Goldstandards (Biopsie, Langzeitverlauf, Obduktion oder geburtshilfliche Beispiele wie Karyogramm, Plazentahistologie oder kindliche Entwicklung post partum), und an den Probanden ohne die Zielkrankheit, bestimmt anhand des jeweils selben Goldstandards, soll der neue Test von Untersuchern angewendet werden, die nicht wissen, ob der Proband die Zielkrankheit hat oder nicht, d. h., die Untersucher müssen in dieser Hinsicht »blind« sein.

An dieser Forderung gehen sehr viele diagnostische Studien vorbei, und damit sind deren Ergebnisse hinsichtlich der Testqualitäten Sensitivität und Spezifität nur mit großer Vorsicht zu genießen. Darüber hinaus werden aber die Testqualitäten immer leiden, wenn ein Test, der unter korrekten Studienbedingungen evaluiert wurde, allgemein eingesetzt wird. Insbesondere bei Testverfahren, deren Mess- oder Beurteilungskriterien stark vom Können und Einsatz der Untersucher abhängen (z. B. Ultraschall, CTG, Anamneseerhebung), kann dieser Qualitätsverlust nicht vermieden werden. Für diese unterschiedliche Effektivität gibt es im Englischen 2 Begriffe:

- **Efficacy** beschreibt die Wirksamkeit, die unter idealen Bedingungen zu erreichen ist, evaluiert z. B. in einer randomisiert gesteuerten Studie.
- **Effectiveness** dagegen beschreibt die Wirksamkeit, wie sie im realen medizinischen Alltag zu erreichen ist (Last 1988).

> Damit dieser unvermeidbare Unterschied nicht zu groß wird, ist eine möglichst kontinuierliche Qualitätskontrolle erforderlich, denn nur durch Fortbildung und Engagement kann dieser Unterschied klein gehalten werden.

Cutoff

Inwieweit sind diese Größen vom Cutoff abhängig?

Definition

Unter Cutoff oder Schwellenwert versteht man die Definition des Positivkriteriums.

Die Darstellung von Testergebnissen in einer Vierfeldertafel bedeutet eine Dichotomisierung in positive und negative Resultate, und damit sind die Zahlen in den 4 Feldern ganz wesentlich abhängig von der Definition des Positivkriteriums.

Ein idealer Test hätte nur **einen** Cutoff, denn die Ergebnisse für Erkrankte und Nichterkrankte wiesen zwei getrennte,

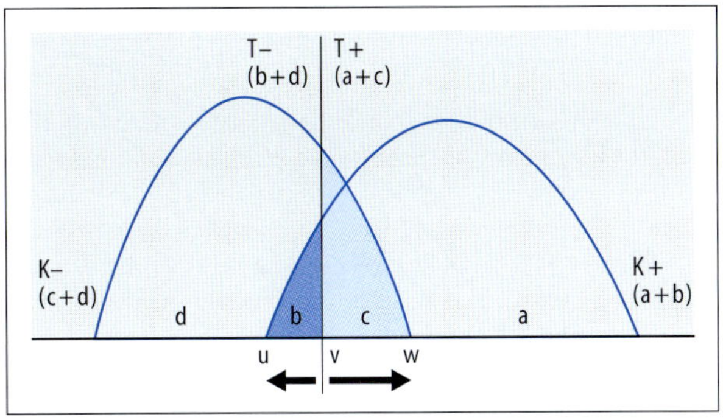

Abb. 8.1. Hypothetische Verteilung von Nichterkrankten (K–) und Erkrankten (K+) mit negativen (T–) und positiven Testergebnissen (T+) und deren Überlappung. Die Senkrechte in *v* markiert den Cutoff, der in Richtung *u* oder *w* verschoben werden kann

d. h. nicht überlappende Verteilungskurven auf. Der Cutoff zur Unterscheidung zwischen krank und nichtkrank läge zwischen den beiden Verteilungskurven; und dieser ideale Test hätte eine Sensitivität und Spezifität von je 100 %: Alle Erkrankten zeigen positive, alle Nichterkrankten negative Testergebnisse.

Die Widrigkeiten und Schwierigkeiten, die sich bei jedem Test ergeben, haben ihren Grund in der mehr oder minder großen Überlappung der beiden Verteilungskurven der Nichterkrankten und der Erkrankten (Abb. 8.1). Die Überlappung bringt das Problem, an welcher Stelle nun der Cutoff zu setzen sei. Die senkrechte Linie in Punkt v des Überlappungsbereichs teilt jede Kurve in 2 Abschnitte. Die resultierenden 4 Bereiche entsprechen den 4 Feldern in Tabelle 8.1.

Das Ändern des Cutoffs durch Verschieben im Bereich der Überlappung verändert unmittelbar und gleichzeitig alle Größen a, b, c und d, das heißt, es ändern sich Sensitivität und Spezifität. Verschiebt man den Cutoff von v nach u, so nimmt der Bereich b auf den Wert Null ab zugunsten einer vollständigen Erfassung der Erkrankten (K+) durch positive Testergebnisse, das heißt, die Sensitivität beträgt bei diesem Cutoff 100 %. Gleichzeitig vergrößert sich aber der Bereich c auf Kosten von d, das heißt, weniger Nichterkrankte haben bei diesem Cutoff negative Testergebnisse, die Spezifität nimmt ab. Verschiebt man den Cutoff von v nach w, so nimmt der Bereich c auf den Wert Null ab zugunsten einer vollständigen Erfassung der Nichterkrankten (K–) durch negative Testergebnisse, das heißt, die Spezifität beträgt bei diesem Cutoff 100 %. Gleichzeitig vergrößert sich aber der Bereich b auf Kosten von a, das heißt, weniger Erkrankte haben bei diesem Cutoff positive Testergebnisse, die Sensitivität nimmt ab. Dieser Zusammenhang hat zentrale Bedeutung, denn es gilt:

> Eine globale Verbesserung eines Testverfahrens durch Änderung des Cutoffs ist grundsätzlich *nicht* möglich. Eine Änderung des Cutoffs kann immer nur zur Erhöhung von Sensitivität *oder* Spezifität führen: Steigt die Sensitivität, so sinkt die Spezifität. Steigt die Spezifität, so sinkt die Sensitivität. Eine gleichzeitige Erhöhung oder Erniedrigung von Sensitivität und Spezifität durch Spielen am Cutoff ist nicht möglich.

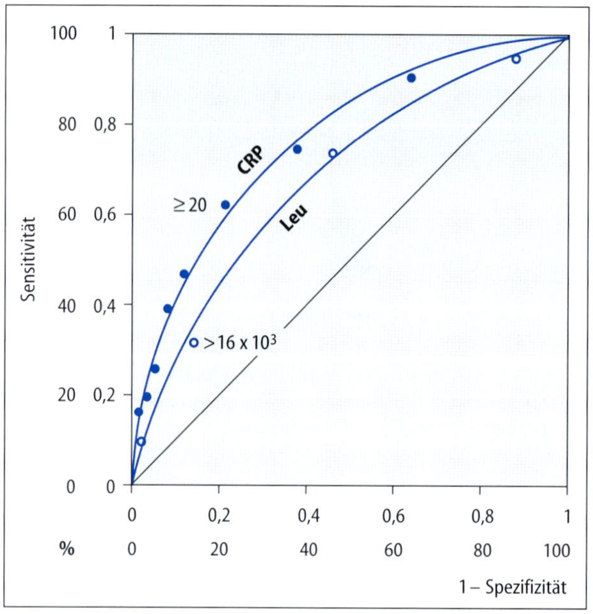

Abb. 8.2. **Receiver-operating-characteristic-(ROC-)Kurven für C-reaktives Protein (*CRP*) und Leukozytenbestimmung (*Leu*)**

Receiver-operating-characteristic-(ROC-)Analyse

Dieser Zusammenhang wird zunehmend häufiger in Form sog. Receiver-operating-characteristic-(ROC-) Kurven dargestellt (Abb. 8.2). Dabei werden in ein Koordinatensystem die für jeden Cutoff errechneten Wertepaare von Sensitivität und 1-Spezifität eingetragen (Sox et al. 1988; Sackett et al. 1991). Neben der optischen Darstellung der vom Cutoff abhängigen Verhältnisse zwischen Sensitivität und Spezifität lässt sich aus ROC-Kurven auch etwas über die Güte eines Tests ablesen, und sie erlauben einen Vergleich unterschiedlicher Tests.

> Ein Test ist umso besser, d. h., er kann umso besser zwischen krank und nicht krank unterscheiden, je weiter die zugehörige ROC-Kurve von der Winkelhalbierenden entfernt zur oberen linken Ecke hin liegt.

In Abb. 8.2 sind 2 ROC-Kurven eingezeichnet: eine für die Leukozytenbestimmung und eine für die Bestimmung des C-reaktiven Proteins (CRP) zur Diagnostik einer Chorioamnionitis. Die Kurvenverläufe lassen damit die Interpretation zu: Die CRP-Bestimmung ist der Leukozytenzählung überlegen, wenngleich auch die CRP-Bestimmung hinsichtlich ihrer diagnostischen Kenngrößen Sensitivität und Spezifität noch zu wünschen übriglässt.

8.3 Was bedeuten diese Definitionen und Zusammenhänge für den diagnostizierenden Kliniker?

Die bisherigen Ausführungen setzen voraus, dass der tatsächliche Status Krank oder Nichtkrank anhand eines Goldstandards bereits bekannt ist, um daran messen zu können, wie zuverlässig der Test diesen Status erfassen kann.

Dem Kliniker stellt sich aber ein ganz anderes Problem: Er will den unbekannten Status Krank oder Nichtkrank diagnostizieren, ordiniert deshalb zu dieser Unterscheidung einen Test und erhält ein positives Ergebnis. Ist der Patient nun krank oder nicht krank? Diese Frage wird vielfach als spitzfindige und damit irrelevante Zumutung empfunden. Und doch ergibt sie sich zwanglos aus der Vierfeldertafel (s. Tabelle 8.1). Die Zahl der positiven Testergebnisse setzt sich zusammen aus denen, die bei Erkrankten (a), und denen, die bei Nichterkrankten (c) erhoben wurden. Der Kliniker muss somit entscheiden, ob das jetzt einzeln für eine bestimmte Patientin vorliegende positive Testergebnis zur Menge a oder zur Menge c gehört. Der Kliniker muss also nach dem **prädiktiven Wert** eines positiven Testergebnisses fragen (Galen u. Gambino 1979). Nur die wenigsten Kliniker sind sich dessen bewusst. Das Verständnis für diese Zusammenhänge sollte jedoch manche scheinbar unerkärliche »Diagnostikversager« transparent machen und tatsächlich vorkommende diagnostische Fehler vermeiden helfen.

Prädiktiver Wert

Die prädiktiven Werte positiver oder negativer Testergebnisse sind bedingte Wahrscheinlichkeiten (Weinstein u. Fineberg 1980).

Definition

Der positive prädiktive Wert beschreibt die Wahrscheinlichkeit **p**, tatsächlich **erkrankt** (**K+**) zu sein, unter der Bedingung, dass ein **positives** Testergebnis (**T+**) vorliegt.

p [K+|T+] = positiver prädiktiver Wert

Der negative prädiktive Wert beschreibt die Wahrscheinlichkeit **p**, tatsächlich **nicht erkrankt** (**K–**) zu sein, unter der Bedingung, dass ein **negatives** Testergebnis (**T–**) vorliegt.

p [K–|T–] = negativer prädiktiver Wert

Diese Größen sind wiederum aus der Vierfeldertafel abzuleiten (s. Tabelle 8.1). Der positive prädiktive Wert errechnet sich aus a/(a+c), d. h. die Anzahl der positiven Testergebnisse unter den tatsächlich Erkrankten (a) geteilt durch die Gesamtzahl der positiven Testergebnisse (a+c). Der negative prädiktive Wert errechnet sich aus d/(b+d), d. h. die Anzahl der negativen Testergebnisse unter den tatsächlich Nichterkrankten (d) geteilt durch die Gesamtzahl der negativen Testergebnisse (b+d).

Tabelle 8.2 zeigt diesen Zusammenhang mit konkreten Zahlen. Betrachten wir zunächst die Vierfeldertafel A. Die Sensitivität errechnet sich zu 63 % und die Spezifität zu 80 %. Der prädiktive Wert eines positiven Ergebnisses beträgt dagegen 76 % und der eines negativen Ergebnisses 68 %. Die Prozentzahlen der prädiktiven Werte haben also zunächst nichts mit den Prozentzahlen der Sensitivität oder Spezifität zu tun.

Einer der häufigsten Fehler in der Diagnostik besteht in der Gleichsetzung von Sensitivität und positivem prädiktivem Wert, soweit dieser Zusammenhang überhaupt thematisiert wird. (Die **detection rate** als anderer synonymer, überflüssiger und verwirrender Begriff der Sensitivität darf ebenfalls nicht mit dem positiven prädiktiven Wert gleichgesetzt werden.) Allerdings hilft das Einprägen prädiktiver Werte, auf die es ja in der diagnostischen Situation ankommt, nicht viel weiter.

■ Tabelle 8.2 A, B. **Vierfeldertafeln mit unterschiedlicher Prävalenz** (*T+* Test positiv, *T–* Test negativ, *ChA+* Chorioamnionitis, *ChA–* keine Chorioamnionitis)

A

Goldstandard Plazentahistologie	T+ CRP ≥ 20 mg/l	T– CRP <20 mg/l	Σ
ChA+	**63**	**37**	**100**
ChA–	**20**	**80**	**100**
Σ	83	117	200

Sensitivität	63 % (63/100)	positiver prädiktiver Wert	76 % (63/83)
Spezifität	80 % (80/100)	negativer prädiktiver Wert	68 % (80/117)
Prävalenz	50 % (100/200)		

B

Goldstandard Plazentahistologie	T+ CRP ≥ 20 mg/l	T– CRP <20 mg/l	Σ
ChA+	**6**	**4**	**10**
ChA–	**38**	**152**	**190**
Σ	44	156	200

Sensitivität	63 % (6/10)	positiver prädiktiver Wert	14 % (6/44)
Spezifität	80 % (152/190)	negativer prädiktiver Wert	98 % (152/156)
Prävalenz	5 % (10/200)		

Betrachten wir die Vierfeldertafel B (■ s. Tabelle 8.2). Sensitivität und Spezifität sind gleich geblieben, der positive prädiktive Wert beträgt jetzt aber nur noch 14 %, während der negative prädiktive Wert auf 98 % gestiegen ist. Woher dieser gravierende Unterschied? Der Unterschied liegt in der Prävalenz.

Prävalenz

Der zentrale Punkt für die Interpretation von Testergebnissen, dessen Verständnis von entscheidender Bedeutung ist, um allgemein und für die einzelne Patientin die Sinnhaftigkeit von Testverfahren antizipierend beurteilen zu können, ist die Prävalenz.

Definition

Prävalenz beschreibt die Wahrscheinlichkeit **p** für das Vorliegen einer Erkrankung (**K+**) vor jedem Testen.

p [K+] = Prävalenz

Anstelle von Prävalenz werden auch die Begriffe **Prätest- oder A-priori-Wahrscheinlichkeit** verwendet. Prävalenz ist ein Begriff aus der Epidemiologie und beschreibt die Häufigkeit einer Krankheit oder eines Merkmals in einer Population zu einem bestimmten Zeitpunkt. Werden in Prävalenzstudien diese Häufigkeiten für ganz begrenzte Populationen, z. B. für alle Schwangeren, für Schwangere bestimmter Altersklassen, für Schwangere in einer bestimmten geographischen Region oder für Schwangere einer bestimmten Klinik, ausgezählt, so können diese Häufigkeiten oder Prävalenzen als Schätzgrößen der Prätestwahrscheinlichkeit benutzt werden, die um so zutreffender sind, je mehr die Patientin der Population entspricht, in der die Prävalenz ermittelt wurde. In diesem Sinn rechtfertigt sich der weitgehend synonyme Gebrauch der Begriffe Prävalenz und Prätestwahrscheinlichkeit.

> Allgemein gilt für die Diagnostik folgender grundsätzlicher Zusammenhang: Die prädiktiven Werte sind nicht nur von Sensitivität und Spezifität abhängig, sondern ganz wesentlich von der Prävalenz.

Die Prävalenzabhängigkeit wird durch das **Bayes-Theorem** beschrieben (Bayes 1763) und lässt sich graphisch darstellen (■ Abb. 8.3). Die beiden Kurven geben die prädiktiven Werte von positiven und negativen Testergebnissen für alle Prävalenzen zwischen 0 und 1 (Wahrscheinlichkeitszahlen) oder 0 und 100 % an. Diese Kurven sind errechnet für den CRP-Test aus ■ Tabelle 7.2 mit einer Sensitivität von 63 % und einer Spezifität von 80 %.

Wie sind diese Kurven zu lesen? Angenommen, die Prävalenz beträgt 50 % wie in der Vierfeldertafel A (■ s. Tabelle 8.2) und es ergibt sich ein positives Testergebnis: Die Senkrechte im Punkt 50 % auf der x-Achse der Prävalenz schneidet in h die Winkelhalbierende des Koordinatensystems und in i die Kurve der positiven Testergebnisse. Der zugehörige positive prädiktive Wert kann an der y-Achse mit 76 % abgelesen werden, d. h., die Wahrscheinlichkeit für Krank hat sich von 50 % **vor** dem Test auf 76 % **nach** dem positiven Test erhöht: Der Informationszugewinn durch das positive Testergebnis beträgt 26 %.

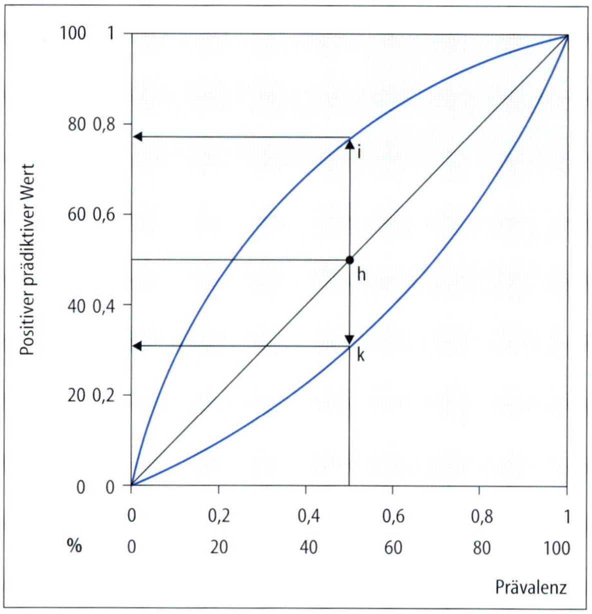

■ Abb. 8.3. **Kurvendiagramm zur Abhängigkeit des positiven prädiktiven Werts von der Prävalenz** Interpretation s. Text

Ergibt sich bei gleicher Prävalenz ein negatives Testergebnis, zeigt der Schnittpunkt k mit der Kurve der negativen Testergebnisse den zugehörigen positiven prädiktiven Wert von 32% an, d.h. die Wahrscheinlichkeit für Krank hat sich von 50% **vor** dem Test auf 32% **nach** dem negativen Test erniedrigt: der negative Test hat das Erkranktsein um 18% unwahrscheinlicher gemacht. Die Kurve der negativen Ergebnisse zeigt die verbleibende Wahrscheinlichkeit für Krank nach einem negativen Test, und diese Wahrscheinlichkeit ist die Differenz aus 100 minus negativer prädiktiver Wert, in unserem Beispiel 32% = 100%–68%. Dieser Wert von 68% findet sich unter der Vierfeldertafel A (■ s. Tabelle 8.2).

50% Prävalenz für Krank bedeuten auch 50% Prävalenz für Nichtkrank. Und so kann man den eben geschilderten Zusammenhang auch aus dieser Sicht der Änderung der Wahrscheinlichkeit für Nichterkranktsein betrachten: Ein negativer Test erhöht die Wahrscheinlichkeit für Nichtkrank von 50% **vor** dem Test auf 68% **nach** einem negativen Test, d.h., ein negativer Test macht das Nichterkranktsein um 18% wahrscheinlicher; dagegen wird die Wahrscheinlichkeit für Nichtkrank von 50% **vor** dem Test auf 24% **nach** einem positiven Test erniedrigt und damit die Wahrscheinlichkeit für Krank von 50% auf 76% erhöht: 100%–24% = 76%; und das ist der positive prädiktive Wert, der sich auch unter der Vierfeldertafel A (■ s. Tabelle 8.2) findet.

Aus diesem Kurvendiagramm des Bayes-Theorems zur Abhängigkeit von Prävalenz und positivem prädiktivem Wert ergibt sich eine ganze Reihe von Folgerungen für den diagnostischen Prozess, die immer wieder abzuleiten sind, wenn man sich dieses Kurvendiagramm ein für allemal eingeprägt hat.

Der klinische Prozess der Diagnostik ist wie die gesamte klinische Medizin wesentlich von Unsicherheit (»uncertainty«) bestimmt. Da es an dieser Tatsache nichts zu rütteln gibt (Eddy 1988; Katz 1988), bedeutet die formale Beschreibung des Zusammenhangs zwischen Prävalenz und prädiktivem Wert eine wesentliche Hilfe, diese Tatsache in der Diagnostik zu begreifen und gleichzeitig das Ausmaß der Unsicherheit abzuschätzen und zu quantifizieren: Auch nach dem Testen bleibt eine mehr oder minder große Unsicherheit hinsichtlich des tatsächlichen Status einer Patientin.

Jedes Testergebnis kann hinsichtlich seines prädiktiven Werts nur in Kenntnis oder Einschätzung der Prävalenz, d.h. im Wissen um die Klinik, interpretiert werden. Ein isoliertes positives oder negatives Testergebnis kann und darf nie über Krank oder Nichtkrank entscheiden. Selbst Goldstandardmethoden sind nur scheinbar Ausnahmen, so z.B. die Histologie, denn grundsätzlich sind auch hier Fehler oder Fehlinterpretationen möglich.

> Das Ausmaß an Informationszugewinn ist prävalenzabhängig: Bei sehr niedrigen und sehr hohen Prävalenzwerten kann der Informationsgewinn nur gering sein. Er ist am höchsten bei mittleren Werten, dort, wo sich die Kurven am weitesten von der Winkelhalbierenden entfernen. Je weiter die Kurven von der Winkelhalbierenden zur linken oberen oder zur rechten unteren Ecke hin liegen, desto besser, d.h. desto höher die prädiktiven Werte.

Die Steilheit und damit die Lage der Kurven ist abhängig von den Testqualitäten Sensitivität und Spezifität. Die Kurven kommen zwischen 2 Extremen zu liegen. Angenommen, ein Test ergäbe als Kurve den Verlauf der Winkelhalbierenden, so handelte es sich um einen »Non-sense-Test«: die Wahrscheinlichkeit für Krank wäre nach einem Test unverändert zur Einschätzung vor dem Test, der Informationsgewinn wäre gleich Null. Das andere Extrem wäre der ideale Test, der **prävalenzunabhängig** über Krank oder Nichtkrank entscheiden lassen könnte: ein positives Ergebnis bedeutete einen prädiktiven Wert von 100% für Krank und ein negatives Ergebnis einen prädiktiven Wert von 0% für Krank.

8.4 Wie lässt sich die Prävalenz abschätzen?

Mit der Einsicht in diese Zusammenhänge ergibt sich wie von selbst die Frage nach der Abschätzung der Prävalenz. Woher soll man diese Wahrscheinlichkeiten nehmen? Gibt man sich Rechenschaft, wie man die Erkrankungswahrscheinlichkeit eines Patienten einschätzt, so wird man zugeben müssen, dass dies im Allgemeinen mehr oder minder intuitiv geschieht. Beeinflusst wird dieser Prozess durch eigene klinische Erfahrung und durch publizierte Daten (Sox 1986, 1987).

Eigene Erfahrung des Klinikers

Definition

Eigene klinische Erfahrung bedeutet, dass ein neuer Patient mit seiner Anamnese und seinen Krankheitszeichen verglichen wird mit ähnlichen oder gleichen Patienten, die man schon diagnostiziert oder therapiert hat und deren Krankheitsverlauf hinsichtlich Erfolg oder auch Misserfolg noch erinnerlich ist.

Dabei bedient sich der Kliniker sog. heuristischer Methoden (Tversky u. Kahnemann 1974), deren Anwendung jedoch nicht unbedingt zu einer zuverlässigen Prävalenzeinschätzung führen muss.

- Mit der **Repräsentativitätsregel** (»representativeness heuristic«) schätzt der Kliniker die Wahrscheinlichkeit der Erkrankung in Abhängigkeit vom Ausmaß der Übereinstimmung der erhobenen klinischen Zeichen mit den wesentlichen Kennzeichen der vermuteten Krankheit. Diese Regel kann versagen, wenn die Krankheit selten ist, wenn die klinischen Zeichen unzuverlässig oder redundant sind oder wenn die Vorstellung des Arztes von der Krankheit auf einer beschränkten und atypischen Erfahrung gründet.
- Mit der **Verfügbarkeitsregel** (»availability heuristic«) schätzt der Kliniker die Wahrscheinlichkeit eines Ereignisses in Abhängigkeit von der Leichtigkeit, mit der er ähnliche Ereignisse erinnert. Diese Regel versagt oft. Ein Geburtshelfer, der z. B. eine Appendicitis in graviditate bei einer Schwangeren mit Bauchschmerzen zutreffend diagnostiziert, mag die Wahrscheinlichkeit einer Appendicitis in graviditate bei der nächsten Schwangeren, die sich mit Bauchschmerzen vorstellt, überschätzen.
- Mit der **Anker-und Angleichungsregel** (»anchoring and adjustment heuristic«) versucht der Kliniker seine erste Wahrscheinlichkeitsschätzung (den »Anker«) ungewöhnlichen Symptomen oder Befunden anzugleichen. Diese Regel ist zwar wichtig, wird aber zumeist nicht richtig angewendet. In experimentellen Studien zeigte sich, dass die Angleichung einer ersten Wahrscheinlichkeitsschätzung im Lichte neuer zusätzlicher Informationen ungenügend erfolgt: es wird zu früh oder zu fest »vor Anker gegangen« (Tversky u. Kahnemann 1974). Insgesamt neigen auch Kliniker dazu, zu viel Vertrauen in ihr klinisches Urteil zu setzen oder eine Erkrankungswahrscheinlichkeit zu überschätzen (Piattelli-Palmarini 1994).

Publizierte Daten

Es wäre wünschenswert, bei der Einschätzung der Erkrankungswahrscheinlichkeit von publizierten Prävalenzen auszugehen. Die Übertragung derartiger Daten in die diagnostische Abklärung einer individuellen Patientin kann aber leicht zu einer falschen Einschätzung führen. Die publizierten Angaben stützen sich meist auf Studien, die in Zentren stattfinden, wohin Patientinnen speziell überwiesen wurden. Diese Selektion (»selection bias«) führt zu publizierten Prävalenzen, die höher sein dürften als bei Patientinnen, die ihren Frauenarzt in der Praxis aufsuchen (Fletcher et al. 1988; Sox et al. 1988; Chalmers 1989; Sackett et al. 1991).

Manche Studien geben die Häufigkeit eines klinischen Befundes nur für die Erkrankten an. Mit solchen Zahlen (einer bedingten Wahrscheinlichkeit) ist aber die Prävalenz (die einfache Wahrscheinlichkeit für Erkranktsein) nicht einzuschätzen. Zudem besteht ein Unterschied zwischen der Häufigkeit eines klinischen Befundes bei Erkranktsein und der Häufigkeit von Erkranktsein bei Personen mit einem bestimmten klinischen Befund.

> Gute Studien sollten neben der Häufigkeit eines klinischen Befundes bei Erkranktsein auch die Häufigkeit bei Nichterkranktsein angeben. Aus diesen Sensitivitäts- und Spezifitätsangaben kann der Kliniker dann die Likelihood-ratio errechnen.

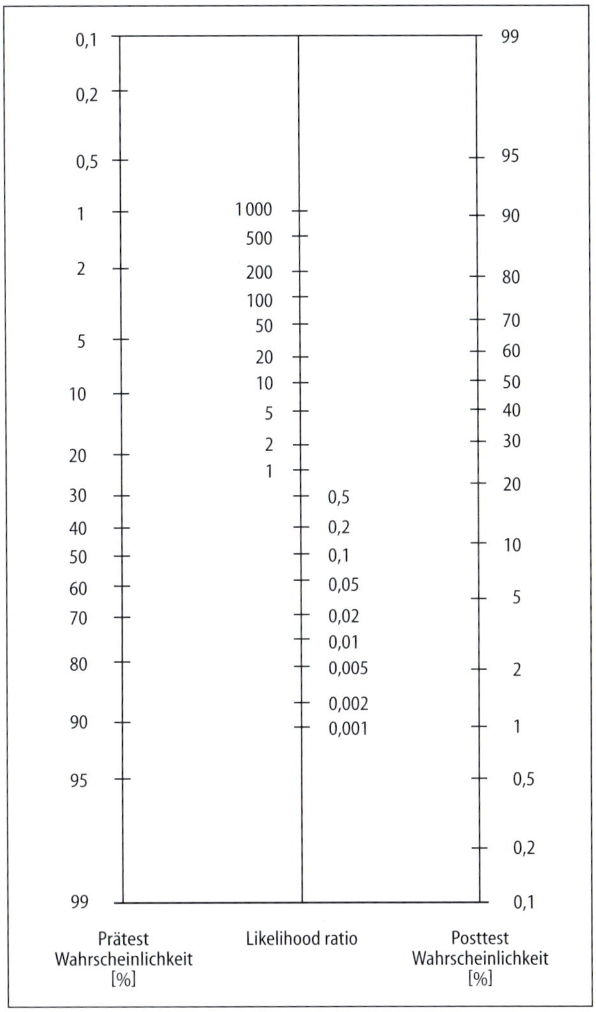

Abb. 8.4. **Nomogramm nach Fagan (1975) zur Interpretation von Testergebnissen.** Interaktive Form unter http://www.minervation.com/cebm2/docs/GGTSPU-8888-2375574-DAT/nomogramweb.dcr

8.5 Was versteht man unter Likelihood-ratio?

Sind die Zusammenhänge durchschaut, die Testqualitäten bekannt und die Schwierigkeiten und Fehlermöglichkeiten der Prävalenzeinschätzung bekannt und berücksichtigt, so bleibt nur die Abschätzung der Posttestwahrscheinlichkeit nach dem Bayes-Theorem als zutreffende Interpretation des Testergebnisses. Ist dies im klinischen Alltag möglich? Die Anwort lautet ja, denn es gibt dazu Hilfsmittel wie das in Abb. 8.4 dargestellte Nomogramm nach Fagan (1975).

Das Nomogramm erlaubt, mit einem Lineal für jede Prävalenz die zugehörige Posttestwahrscheinlichkeit ohne Rechnen abzulesen. (Unter der Webadresse http://www.minervation.com/cebm2/docs/GGTSPU-8888-2375574-DAT/nomogramweb.dcr wird dieses Nomogramm in interaktiver Form angeboten.) Es muss allerdings die Likelihood-ratio (LH) eines positiven oder negativen Ergebnisses bekannt sein.

Die Likelihood-ratios fassen in einer einzigen Zahl die unterschiedliche Beziehung von Sensitivität und Spezifität für positive oder negative Ergebnisse zusammen.

Definition

Die Likelihood-ratio eines positiven Testergebnisses (**LR+**) beschreibt das Verhältnis der Wahrscheinlichkeit, dass der Test bei Erkrankten positiv ist (**Sensitivität**), zu der Wahrscheinlichkeit, dass der Test bei Nichterkrankten positiv ist (**1-Spezifität**).

LR+ = Sensitivität/(1-Spezifität)

Die Likelihood-ratio eines negativen Testergebnisses (**LR–**) beschreibt das Verhältnis der Wahrscheinlichkeit, dass der Test bei Erkrankten negativ ist (**1-Sensitivität**), zu der Wahrscheinlichkeit, dass der Test bei Nichterkrankten negativ ist (**Spezifität**).

LR– = (1-Sensitivität)/Spezifität

Diese Werte müssen entweder aus den Angaben in der Literatur oder aus Ergebnissen eigener Untersuchungen errechnet werden. Es finden sich aber zunehmend auch Übersichten derartiger Werte in der Literatur, z. B. für Tests der Inneren Medizin (Sox et al. 1988; Sackett et al. 1991), der bildgebenden Verfahren (Kuhns et al. 1989) und der Geburtshilfe und Gynäkologie (Wildschut et al. 1996).

Die LR für einen positiven CRP-Test errechnet sich mit 3,14, für einen negativen CRP-Test mit 0,47. Geht man z. B. wie in ▪ Abb. 8.3 von einer Prävalenz von 50 % aus und verbindet die entsprechenden Werte 50 % Prätestwahrscheinlichkeit und LR-Wert 3 mit dem Lineal, so kann man im Schnittpunkt dieser Geraden mit der Skala der Posttestwahrscheinlichkeit einen Wert von ungefähr 75 % ablesen. Verbunden mit dem Wert 0,5 lässt sich ein Wert von über 30 % als Posttestwahrscheinlichkeit ablesen.

Die Genauigkeit, die mit diesem Nomogramm (▪ s. Abb. 8.4) zu erzielen ist, wäre im klinischen Alltag sicher völlig ausreichend, denn es geht um die Größenordnung und nicht um eine oder gar zwei Stellen hinter dem Komma. Dieses Nomogramm basiert auf einem an sich einfachen mathematischen Zusammenhang zwischen Prätest- und Posttestwahrscheinlichkeit, wobei allerdings die Wahrscheinlichkeit in dieser Formel als Verhältniszahl (**odds**) eingehen muss.

Prätestverhältniszahl x Likelihood-ratio = Posttestverhältniszahl

Um mit dieser Formel, der **Odds-ratio-Form** des Bayes-Theorems (Sox et al. 1988), arbeiten zu können, muss noch die Umwandlung von Wahrscheinlichkeitszahlen **p** in Verhältniszahlen **o** und von Verhältniszahlen **o** in Wahrscheinlichlichkeitszahlen **p** bekannt sein.

$$o = p/(1-p)$$

Für die Prätestwahrscheinlichkeit 50 % lautet die Wahrscheinlichkeitszahl 0,5. So errechnet sich die Verhältniszahl aus 0,5/1–0,5 = 0,5/0,5 = 1:1 = 1. Für 20 % oder 0,2 ergibt sich: 0,2/1–0,2 = 0,2/0,8 = 1:4 = 0,25.

$$p = o/(o+1)$$

Lautet wie in unserem Beispiel die Prätestverhältniszahl 1 und wird mit der LR von 3,12 multipliziert, so muss die Posttestverhältniszahl 3 in eine Wahrscheinlichkeit umgerechnet werden. Entsprechend der Formel ergibt sich 3/3+1 = 3/4 = 0,75 oder 75 %.

Unter der Webadresse http://www.minervation.com/cebm2/docs/GGTSPU-8888-2374863-DAT/dx2level.dcr wird eine interaktive Vierfeldertafel angeboten, die, entsprechend ausgefüllt, sofort die bisher besprochenen Größen wie Prävalenz, Sensitivität, Spezifität, prädiktive Werte und Likelihood-ratios errechnet und anzeigt.

Die Anwendung von Likelihood-ratios hat große Vorteile und ist nur scheinbar kompliziert. Denn mit der dichotomen Aufteilung von kontinuierlichen Testergebnissen in Positiv und Negativ bei einem bestimmten Cutoff geht Information verloren, die mit der sog. Intervall-Likelihood-ratio (iLR) wiedergewonnen werden kann, vorausgesetzt, dass entsprechende Daten publiziert oder erarbeitet werden (Sackett et al. 1991).

Derartige Intervall-Likelihood-ratios können auch für kategoriale Testergebnisse z. B. der bildgebenden Verfahren oder der CTG-Interpretation bestimmt werden. Ist nämlich die Wahrscheinlichkeit *p* eines bestimmten Testergebnisses *x* unter Erkrankten und Nichterkrankten bekannt, so kann die iLR nach folgender Formel bestimmt werden:

$$iLR = p\ (Ergebnis\ x)|Krank/p\ (Ergebnis\ x)|Nichtkrank$$

Damit ist es möglich, die Posttestverhältniszahl und die daraus abgeleitete Posttestwahrscheinlichkeit noch genauer und zutreffender abzuschätzen.

Liegt z. B. die Prätestwahrscheinlichkeit für Amnioninfekt bei einer Schwangeren in der 30. Woche bei 50 % und die CRP-Bestimmung ergibt ein Ergebnis von 25 mg/l, so lässt sich, wie oben beschrieben, bei einer LR+ von 3,14 eine Posttestwahrscheinlichkeit von ungefähr 75 % aus dem Nomogramm ablesen. Ist aber die iLR für den Bereich 21–30 mg/l mit 1,97 bekannt, lässt sich die Posttestwahrscheinlichkeit nur noch mit ungefähr 67 % ablesen. (Nehmen Sie Papier und Bleistift und errechnen Sie doch mal übungshalber mit den oben angegeben Formeln den genauen Wert.) Fiele für die gleiche Schwangere die CRP-Bestimmung mit einem Ergebnis von 48 mg/l höher aus, so ließe sich mit einer iLR von 4,86 im Bereich 41–50 mg/l auch eine höhere Posttestwahrscheinlichkeit von ungefähr 83 % ablesen.

Ist es in der diagnostischen Situation sinnvoll, genau und noch genauer zu wissen, ob die Posttestwahrscheinlichkeit nun 67 %, 75 % oder 83 % beträgt? Ist es nicht einfacher und klüger, noch andere Tests einzusetzen, um so mit ausreichender Sicherheit zu einer Diagnose zu kommen?

8.6 Wie können Testkombinationen weiterhelfen?

Üblicherweise fühlt sich der Kliniker sicherer, wenn er mehrere Tests einsetzen kann. Weisen alle Ergebnisse in die gleiche Richtung der diagnostischen Hypothese, so ist die Diagnose gestellt. Etwas schwierig und unübersichtlich wird die Situation, wenn die Ergebnisse widersprüchlich ausfallen, d. h. teils positiv, teils negativ.

Mit Einführung der CRP-Bestimmung in die Entzündungsdiagnostik wurde nicht etwa die Leukozytenzählung abgeschafft, nein, beide Untersuchungen werden jetzt ordiniert. Wenn nun bei klinischem Verdacht auf Amnioninfekt widersprüchliche Ergebnisse auftreten, was bleibt dann zu tun? Der Kliniker denkt, den Amnioninfekt zu übersehen ist gefährlich; so mag der positive Ausfall auch nur eines Tests der eingesetzten Testkombination für die Diagnose ausreichen.

Wenn es darauf ankommen soll, eine Erkrankung möglichst nicht zu übersehen, ist diese Taktik, ein positives Ergebnis innerhalb einer Testkombination als positives Gesamtergebnis der Kombination zu interpretieren, durchaus richtig. Mit einem derartigen trennenden Positivkriterium steigt nämlich die Sensitivität der Testkombination immer über den höchsten Sensitivitätswert der Einzeltests. Die CRP-Bestimmung hat eine Sensitivität von 63 %, die Leukozytenzählung eine von 31 %. Die trennende Kombination beider Tests (CL, einer oder beide positiv) erhöht die Sensitivität auf 67 % und liegt so um 4 Prozentpunkte über der höchsten Sensitivität von CRP als Einzeltest (Tabelle 8.3).

> Diese häufige Art der Interpretation von Testkombinationen hat allerdings einen wesentlichen Haken: Mit der Steigerung der Sensitivität ist immer und unausweichlich ein Abfall der Spezifität verbunden. Der resultierende Wert liegt immer niedriger als der niedrigste Spezifitätswert der Einzeltests beim gewählten Cutoff.

Tabelle 8.3 zeigt die entsprechenden Zahlen: Die CRP-Bestimmung hat mit 80 % um 4 Prozentpunkte weniger Spezifität als die Leukozytenzählung, aber in der trennenden Kombination sinkt die Spezifität auf 69 % ab. Dieser Abfall in der Spezifität hat Folgen für den positiven prädiktiven Wert der Testkombination, der ebenfalls sinkt (Abb. 8.5).

> Für den klinischen Alltag bedeutet somit eine derartige Interpretation von Ergebnissen aus Testkombinationen zwar immer ein Erkennen von mehr Erkrankten, aber auf Kosten eines u. U. gewaltigen Anstiegs von Personen, die falsch-positiv als erkrankt bezeichnet und dann auch behandelt werden.

Die CRP-Bestimmung als Einzeltest ist der trennenden Interpretation von CRP und Leukozyten in Kombination überlegen. Die Kurve der positiven prädiktiven Werte von CRP und Leukozyten in Kombination zeigt nur dann einen besseren Verlauf als die der Einzeltests, wenn positive Ergebnisse in allen Tests gefordert werden (s. Abb. 8.5).

Für dieses **verbindende Positivkriterium** gilt folgende Regel: Die Sensitivität sinkt unter den niedrigsten Wert der Einzeltests, dafür steigt aber die Spezifität der Kombination über den höchsten Wert der Einzeltests: 26 % Sensitivität und 97 % Spezifität bei verbindendem Positivkriterium der Kombination von CRP- und Leukozytenbestimmung. Der damit verbundene Anstieg im positiven prädiktiven Wert muss aber mit dem Nachteil erkauft werden, viele Erkrankte zu übersehen (geringe Sensitivität).

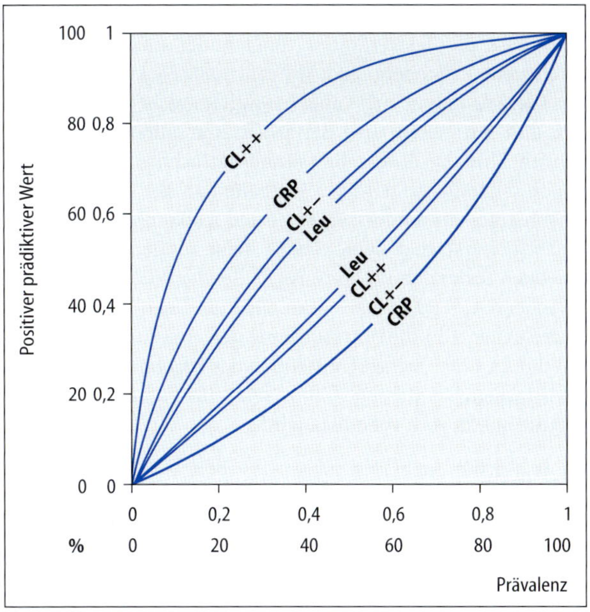

Abb. 8.5. **Kurvendiagramm zur Abhängigkeit des positiven prädiktiven Werts von der Prävalenz.** Dargestellt sind die Kurven von Einzeltests (*CRP* C-reaktives Protein, *Leu* Leukozyten) und von Testkombinationen (*CL* CRP und Leu) mit unterschiedlichem Positivkriterium: +– trennend und ++ verbindend

Die aufgezeigten Zusammenhänge der Kombinationsdiagnostik gelten nicht nur für ein mehr oder minder gleichzeitiges **paralleles** Testen: Die Ergebnisse können, wie gezeigt, trennend oder verbindend interpretiert werden. Die Zusammenhänge gelten auch für zeitlich gestaffelte **serielle** Testkombinationen. Da beim seriellen Testen nur Testpositive weiteruntersucht werden und nur die schließlich als erkrankt gelten, die im nächsten Test erneut ein positives Ergebnis aufweisen, wird hier mit einem verbindenden Positivkriterium gearbeitet, d. h. Steigerung der Spezifität auf Kosten eines Verlusts an Sensitivität. In der Kombinationsdiagnostik wird sowohl im klinischen

Tabelle 8.3. **Sensitivität, Spezifität und Likelihood-ratio eines positiven (*LR+*) oder negativen Ergebnisses (*LR–*) für C-reaktives Protein (*CRP*), Leukozytenzählung und für die Kombination dieser Tests** (CRP-Cutoff ≥ 20 mg/l; Leukozyten-Cutoff ≥ 16,0 × 10^3 mm^3)

Test	Sensitivität [%]	Spezifität [%]	LR+	LR–
CRP	63	80	3,14	0,47
Leukozyten	31	84	1,97	0,82
CL (einer oder beide positiv)	67	69	2,19	0,48
CL (beide positiv)	26	97	8,95	0,76

Alltag als auch in diesen formalen Betrachtungen angenommen, dass die Testverfahren voneinander unabhängig sind (Weinstein u. Fineberg 1980; Sox et al. 1988; Sackett et al. 1991).

Diese Annahme muss aber bei weitem nicht immer zutreffen, und nur selten wird dieser Zusammenhang überhaupt geprüft. Sind die Testergebnisse aber tatsächlich doch voneinander abhängig, so wird bei Festhalten an der Annahme der Unabhängigkeit die Aussagekraft der Testkombination systematisch überschätzt. Diese Gefahr steigt mit der Zahl der eingesetzten Testverfahren. Von entscheidender Wichtigkeit in entsprechenden Studien wäre dazu auch die Unabhängigkeit der Untersucher, d. h., die Untersucher in den einzelnen Testverfahren dürfen unter keinen Umständen das Ergebnis der anderen Tests wissen: Sie müssen »blind« sein, eine Voraussetzung, gegen die nur zu gern verstoßen wird.

> Ungeachtet dieser Einschränkung bleibt festzuhalten: Mit einer Kombinationsdiagnostik ist eine gleichzeitige Steigerung der Sensitivität und Spezifität nicht zu erreichen. Man muss entscheiden, ob in der gegebenen Situation mehr Sensitivität oder mehr Spezifität erforderlich ist.

8.7 Wie ist über die Indikation eines Tests zu entscheiden?

Jeder Kliniker wird zugeben, dass er fast täglich über Behandlung oder Nichtbehandlung von Patientinnen entscheidet. Wie macht er das? Er benützt offensichtlich eine Behandlungsschwelle, unterhalb derer er nicht und oberhalb derer er behandelt. Allerdings gibt sich der Kliniker über diese Behandlungsschwelle in der Regel keine explizite Rechenschaft. Diese Rechenschaft erfordert etwas aufwendigere Verfahren der medizinischen Entscheidungsfindung und Entscheidungsanalyse (Weinstein u. Fineberg 1980; Sox et al. 1988) und soll hier nur soweit erörtert werden, als es das Verständnis für die Indikation von diagnostischen Tests erfordert.

Behandlungsschwelle

Definition

Für die formale Bestimmung einer Behandlungsschwelle gilt folgender Zusammenhang (Pauker u. Kassirer 1975; Sox et al. 1988):

$p^* = C/C+B$

Die Behandlungsschwelle **p*** bezeichnet den Wahrscheinlichkeitswert, bei dem der Kliniker hinsichtlich Behandlung oder Nichtbehandlung unentschieden bleiben kann, da sich Vor- und Nachteile der beiden Optionen die Waage halten. **C** bezeichnet die Nettokosten der Behandlung von Nichterkrankten, **B** den Nettobenefit der Behandlung von Erkrankten. Oberhalb der Behandlungsschwelle überwiegt der Nutzen (**B**) einer Behandlung von Erkrankten die Nachteile (**C**) der unvermeidbaren Mitbehandlung von Nichterkrankten. Unterhalb der Behandlungsschwelle überwiegen die Nachteile der Behandlung von Nichterkrankten den Nutzen einer Behandlung von Erkrankten.

Für eine hocheffektive und nebenwirkungsarme Behandlung wird sich daher eine niedrige Schwelle ergeben, d. h., es kann die an sich unnötige, aber unvermeidbare Mitbehandlung von vielen Nichterkrankten hingenommen werden. Die Schwelle wird höher liegen für eine effektive, aber nebenwirkungsreiche Behandlung. Eine wenig effektive, aber sehr beeinträchtigende Behandlung wird eine hohe Schwelle aufweisen. Damit werden zum einen nicht alle Erkrankten behandelt, zum anderen wird die unnötige Mitbehandlung von Nichterkrankten möglichst gering gehalten.

Ist die Behandlungsschwelle bekannt, dann lässt sich auch der Indikationsbereich für ein Testverfahren oder für Testkombinationen bestimmen (Pauker u. Kassirer 1980; Sox et al. 1988). Dazu gibt es ein graphisches Verfahren, die **Testindikationskurven** (Abb. 8.6; Bernstein 1997).

In das schon bekannte Diagramm der Abhängigkeit von Prävalenz und positivem prädiktivem Wert wird zunächst die Gerade 1 mit dem Wahrscheinlichkeitswert der Behandlungsschwelle eingezeichnet. Diese Gerade 1 schneidet die Kurven der prädiktiven Werte der positiven und negativen Ergebnisse. Durch diese Schnittpunkte können die beiden weiteren Geraden 2 und 3 senkrecht zur Koordinate mit den Prävalenzen eingezeichnet werden und es resultieren 3 Bereiche:

- A bezeichnet den Bereich der Prävalenz, in dem **kein Test** und **keine Behandlung** angezeigt sind, denn selbst ein positives Ergebnis würde mit seinem prädiktiven Wert unterhalb der Behandlungsschwelle liegen.
- B bezeichnet den Bereich der Prävalenz, in dem ein **Test angezeigt** ist, denn vom positiven oder negativen Ergebnis wird es abhängen, ob der positive oder negative prädiktive Wert die Behandlungsschwelle über- oder unterschreitet; d. h., nur in diesem Bereich hat ein Testergebnis Einfluss auf die **Entscheidung** über **Behandeln** oder **Nichtbehandeln.**
- C bezeichnet den Bereich der Prävalenz, in dem **ohne Testen sofort** die **Behandlung** angezeigt ist, denn selbst nach einem negativen Testergebnis bleibt die Erkrankungswahrscheinlichkeit oberhalb der Behandlungsschwelle und kann somit die Entscheidung für Behandeln nicht beeinflussen.

Die Breite des Indikationsbereichs für Tests ist zum einen abhängig von der **Behandlungsschwelle** (s. Abb. 8.6), zum anderen von den Kurven des prädiktiven Werts, deren Verläufe wiederum von Sensitivität und Spezifität der Tests abhängen. Schließlich kann auch das testimmante Risiko die Indikationsbreite beeinflussen: je risikoreicher und unangenehmer der Test, desto schmaler wird der Indikationsbereich für den Test ausfallen (Pauker u. Kassirer 1980; Sox et al. 1988).

Aktionsschwelle

Das Konzept der Behandlungsschwelle kann erweitert werden, indem der Begriff Behandlungsschwelle durch den allgemeineren Begriff Aktionsschwelle ersetzt wird. Behandlung ist somit nur eine besondere Art von Aktion, denn die therapeutische Behandlung stellt ja bei weitem nicht die einzige mögliche Art einer Aktion im medizinischen Bereich dar. Tatsächlich arbeiten und argumentieren wir ständig mit solchen impliziten Aktionsschwellen, wenn es z. B. darum geht, bestimmte Untersuchungsverfahren bei allen Schwangeren oder nur bei Risi-

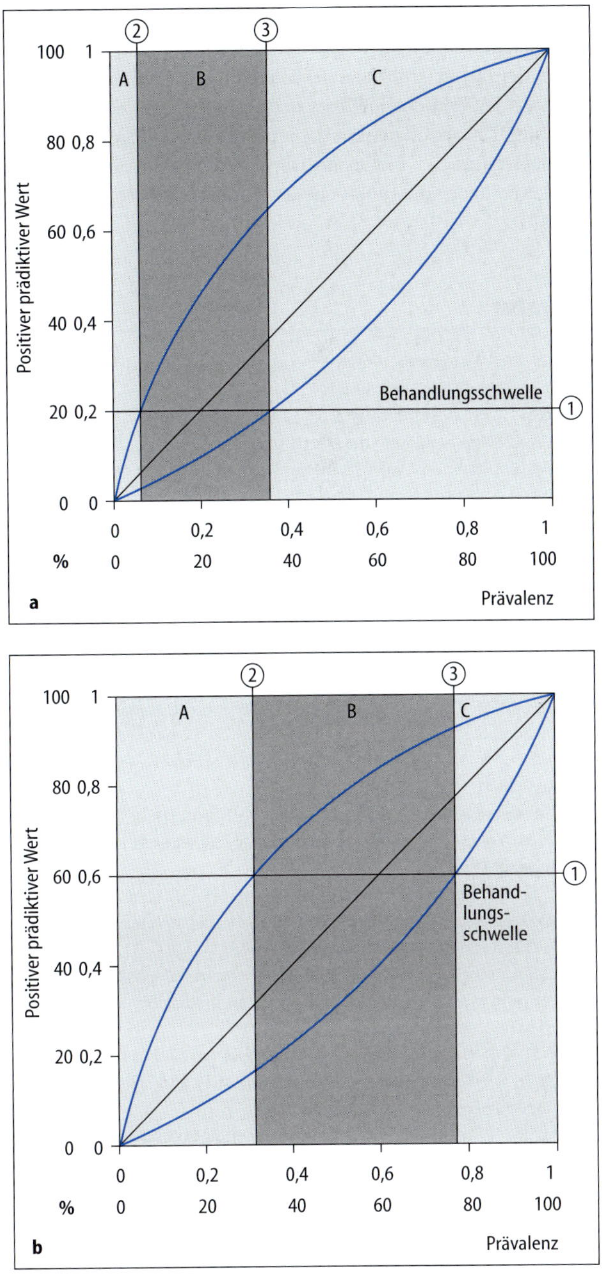

Abb. 8.6a,b. **Kurvendiagramme zur Abhängigkeit des positiven prädiktiven Werts von der Prävalenz mit Darstellung der Indikationsbereiche.** A: kein Testen und keine Behandlung, B: Testen und C: Behandeln ohne Testen für 2 verschiedene Behandlungsschwellen

koschwangeren anzuwenden: Soll weiter nur das Alter der Schwangeren die Indikation zur Amniozentese bestimmen, oder soll unabhängig vom Alter allen Schwangeren der Triple-Test angeboten werden? Oder ist mit Einführung der sonographischen Messung der **Nackentransparenz** der alles entscheidende Risikomarker bereits gefunden?

Implizit sind in diesen Fragen und Entscheidungen unterschiedliche Prävalenzen als Aktionsschwellen enthalten, die aber nicht immer explizit in eine entsprechende Analyse eingebracht werden.

8.8 Was heißt Screening?

Definition

Screening heißt **Sieben**: Erkrankte oder Personen mit Risikofaktoren sollen aus der Menge der Gesunden herausgesiebt werden. Das dazu nötige Sieb ist das Testverfahren, der Screeningtest.

Die Screeningtests sind wie sonst in der Diagnostik klinische oder laborchemische Untersuchungen, invasive oder bildgebende Verfahren. Das Besondere eines Screeningtests liegt also nicht im Verfahren, sondern in der Situation, in der er angewendet wird: Es werden Personen untersucht, die keine Beschwerden oder Zeichen einer Erkrankung aufweisen. Diese Besonderheit hat erhebliche Auswirkung auf die Interpretation der Ergebnisse eines Screeningtests.

Asymptomatische Schwangere können für sich und für ihre Feten nur sehr niedrige Erkrankungswahrscheinlichkeiten oder Prävalenzen aufweisen. Damit gilt, was oben über den Zusammenhang von Testqualitäten und prädiktivem Wert ausgeführt ist: Sehr niedrige Prävalenzen ergeben auch bei sehr guten Screeningtestqualitäten nur geringe positive prädiktive Werte.

Es müssen in der Screeningsituation **viele falsch-positive Ergebnisse** hingenommen werden (z. B. HIV-Screening; Meyer u. Pauker 1987) oder durch weitere diagnostische Verfahren – meistens aufwändigere, u. U. invasive und damit risikoreichere Verfahren – in ihrer Zahl vermindert werden. Damit erhebt sich aber die Frage nach der Verhältnismäßigkeit, und es sollte klar sein, dass die Empfehlung zu einer Screeninguntersuchung wohl überlegt werden muss. Viel zu kurz greifen die oft gehörten Begründungen: »Der Test kann die Erkrankung aufdecken, also sollte ein Screening empfohlen werden.« Oder: »Dies ist eine gefährliche Krankheit; wir haben sonst kaum etwas zu bieten, also sollte ein Screening empfohlen werden.«

Eddy (1991) warnt vor Screeningempfehlungen, die auf derartigen subjektiven, simplifizierenden Modellvorstellungen beruhen, auch wenn sie von klinischen Experten formuliert werden. Ein Screeningtest bewirkt eben nicht unmittelbar, wie zunächst oft unterstellt, erwünschte »Outcomes«, sondern sein Effekt läuft über mehrere Stationen:
- Anwendung des Screeningtests;
- eine Erkrankung wird wahrscheinlicher gemacht;
- die Erkrankung wird bestätigt;
- der zeitliche Ablauf und die Art der Behandlung ändern sich;
- die Gesundheitszustände (»health outcomes«) werden dadurch verändert.

Den **direkten** Nachweis einer Effektivität kann eine randomisiert gesteuerte Studie erbringen. Meist muss aber mangels derartiger Studien mühsam der **indirekte** Nachweis erbracht werden. Es wird auf Daten und Schätzungen zu den verschiedenen Stationen eines Screeningprogramms zurückgegriffen, und dabei reicht es nicht aus, nur mit Testqualitäten oder Prävalenzen zu argumentieren (Mohide u. Grant 1989). Diese Nachweise der Effektivität wurden schon und werden noch für prä- und intrapartale Screeninguntersuchungen gesammelt und zusammengestellt.

Größte Verdienste hat sich hier die Gruppe um Ian Chalmers in Oxford mit der Herausgabe des zweibändigen Werks **Effective Care in Pregnancy and Childbirth** erworben (Chalmers et al. 1989). Es gibt dazu eine aktualisierte Kurzfassung dieses Werks (Enkin et al. 2000) und schließlich erscheinen diese systematischen Übersichten fortgeschrieben und erweitert durch neue zu anderen Themen in der **Cochrane Library** (auf CD-ROM oder unter www.update-software.com/cochrane/).

Ein ganz wesentlicher Aspekt dieser Analysen ist eine Feststellung, die sehr nachdenklich stimmen sollte: Screeningtests werden auch ohne Nachweis der Effektivität eingeführt oder weitergeführt, so z. B. ein Teil der klinischen Untersuchungen im Rahmen der Schwangerschaftsvorsorge (Kürzl 1996) oder das intrapartale CTG (Schneider 1996; Thacker 1997). Die Diskussion von Ergebnissen fundierter wissenschaftlicher Untersuchungen, die eingeführte Methoden in Frage stellen, ist zwar notwendig, zugleich oft aber unerquicklich. Zu dieser Erfahrung hat Chalmers (1993) einen höchst lesenswerten Artikel über das Verhältnis von wissenschaftlicher Untersuchung und autoritärem Gehabe in der Perinatalmedizin geschrieben.

> Eine nachvollziehbar begründete Screeningempfehlung zu formulieren, ist eine höchst komplexe Aufgabe. Es ist zu fordern, dass diejenigen, die den Screeningtest propagieren, durchschaubar Vorteile, Nachteile (»benefits, harms«) und Kosten eines Screeningprogramms und deren Verhältnis darlegen; eine Aufgabe, die weit über die notwendige, aber nicht allein ausreichende Angabe von Testqualitäten hinausgeht (Stewart-Brown u. Farmer 1997).

Nachdrücklich sei nochmals auf die Realität unerwünschter Nebeneffekte von Screeningverfahren hingewiesen:

- Routinemäßige intrapartale CTG-Überwachung führt zu einer Erhöhung der Sectiorate (Grant 1989).
- Bei ca. 800 000 Schwangerschaften im Jahr (Minimalschätzung nach der Geburtenzahl in Deutschland für 1996) müssten bei durchgehender Anwendung des Triple-Tests mit einer Spezifität von 95 %, d. h. einer Falsch-positiv-Rate von 5 %, rund 40 000 Schwangere pro Jahr ein falsch-positives Ergebnis verarbeiten (Marteau et al. 1992).

In einer formalen Entscheidungsanalyse müssen derartige unerwünschte, aber unvermeidbare Effekte ebenso explizit bewertet werden wie die erwünschten, um insgesamt über die Sinnhaftigkeit eines Screeningverfahrens entscheiden zu können.

In einem Artikel über die Notwendigkeit von »evidence-based medicine« in Schwangerenvorsorge und Geburtshilfe wird auf die immense Verantwortung der Frauenärzte hingewiesen, weil diese bei den schwangeren Frauen die Erwartung geweckt haben, dass die geburtshilfliche Betreuung vor und unter der Geburt den (ohnehin sehr häufig guten) Ausgang noch verbessern könne (Enkin 1996).

Die geburtshilfliche Schwangerenbetreuung vor und unter der Geburt stellt ein gewaltiges Screeningunternehmen dar, in dem unter ungeheurer Anstrengung mögliche krankhafte Veränderungen bei anscheinend gesunden Frauen und Kindern mit verschiedenen Maßnahmen ausfindig gemacht werden sollen. Der Geburtshelfer schuldet aber somit insbesondere die Rechtfertigung für all die Tests, mit denen Mutter und Kind während Schwangerschaft und Geburt überzogen werden.

Die dargestellten, grundsätzlich geltenden Definitionen und Zusammenhänge, die bei der Anwendung von Tests (nicht nur in der Geburtshilfe) zu berücksichtigen sind, sollen helfen, Einsatz oder Verzicht auf Tests zu begründen und Testergebnisse rational nachvollziehbar zu interpretieren. Damit wäre zumindest einer der vielen notwendigen Schritte in Richtung »evidence-based diagnosis« getan (Richardson 1997; Sackett et al. 1997).

Literatur

Bayes T (1763) An essay towards solving a problem in the doctrine of chances. Philos Trans R Soc Lond 53: 370–375

Bernstein J (1997) Test-indication curves. Med Dec Making 17: 103–106

Chalmers I (1989) Evaluating the effects of care during pregnancy and childbirth. In: Chalmers I, Enkin M, Keirse MJNC (eds) Effective care in pregnancy and childbirth. Oxford University Press, pp 3–38

Chalmers I (1993) Scientific inquiry and authoritarianism in perinatal care and education. Birth 10: 151–166

Chalmers I, Enkin M, Keirse MJNC (eds) (1989) Effective care in pregnancy and childbirth. Oxford University Press

Eddy DM (1988) Variations in physician practice: the role of uncertainty. In: Dowie J, Elstein A (eds) Professional judgment. A reader in clinical decision making. Cambridge University Press, pp 45–59

Eddy DM (1991) Common screening tests. American College of Physicians, Philadelphia

Enkin M (1996) The need for evidence-based obstetrics. Evidence-Based Medicine 1: 132–133

Enkin M, Keirse MJNC, Neilson J, Crowther C, Duley L, Hodett E, Hofmeyr J (2000) A guide to effective care in pregnancy & childbirth, 3rd edn. Oxford University Press, Oxford

Fagan TJ (1975) Nomogram for Bayes's theorem. N Engl J Med 293: 257

Fletcher RH, Fletcher SW, Wagner EH (1988) Clinical epidemiology: the essentials, 2nd edn. Williams & Wilkins, Baltimore

Galen RS, Gambino SR (1979) Norm und Normabweichung klinischer Daten: Der prädiktive Wert und die Effizienz von medizinischen Diagnosen. G. Fischer, Stuttgart

Grant A (1989) Monitoring the fetus during labour. In: Chalmers I, Enkin M, and Keirse MJNC (eds) Effective care in pregnancy and childbirth. Oxford University Press, vol 2, pp 846–882

Katz J (1988) Why doctors don't disclose uncertainty. In: Dowie J, Elstein A (eds) Professional judgment. A reader in clinical decision making. Cambridge University Press, pp 544–565

Kuhns LR, Thornbury JR, Fryback DG (1989) Decision making in imaging. Year Book Medical Publishers, Chicago

Kürzl R (1996) Effizienz der klinischen Untersuchungen in der Schwangerenvorsorge. Gynäkologe 29: 541–544

Last JM (1988) A dictionary of epidemiology, 2nd edn. Oxford University Press

Marteau TM, Cook R, Kidd J, Michie S, Johnston M, Slack J, Shaw RW (1992) The psychological effects of false-positive results in prenatal screening for fetal abnormality: a prospective study. Prenat Diagn 12: 205–214

Meyer KB, Pauker SG (1987) Screening for HIV: Can we afford the false positive rate? N Engl J Med 317: 238–241

Mohide P, Grant A (1989) Evaluating diagnosis and screening during pregnancy and childbirth. In: Chalmers I, Enkin M, Keirse MJNC (eds) Effective care in pregnancy and childbirth. Oxford University Press, vol 1, pp 66–80

Pauker SG, Kassirer JP (1975) Therapeutic decision making: a cost-benefit analysis. N Engl J Med 293: 229–234

Pauker SG, Kassirer JP (1980) The threshold approach to clinical decision making. N Engl J Med 302: 1109–1117

Piattelli-Palmarini M (1994) Inevitable illusions. How mistakes of reason rule our minds. Wiley & Sons, New York

Richardson WS (1997) Evidence-based diagnosis: More is needed. Evidence-Based Medicine 2: 70–71

Sackett DL, Haynes RB, Guyatt GH, Tugwell P (1991) Clinical epidemiology. A basic science for clinical medicine, 2nd edn. Little & Brown, Boston

Sackett DL, Straus S, Richardson WS, Rosenberg W, Haynes RB (2000) Evidence-based medicine. How to practice & teach EBM, 2nd edn, Churchill Livingstone, Edinburgh. Deutsche Ausgabe: Evidenzbasierte Medizin. EBM-Umsetzung und -vermittlung. Bearb. von R. Kunz und L. Fritsche (1999) Zuckschwerdt, Germering/München

Sadler M (1997) Serum screening for Down's syndrome: how much do health professionals know? Br J Obstet Gynaecol 144: 176–179

Schneider H (1996) Intensivüberwachung des Feten sub partu oder die Qualität klinischer Forschung. Geburtsh Frauenheilk 56: 397–400

Sox HC (1986) Probability theory in the use of diagnostic tests. Application to critical study of the literature. Ann Intern Med 104: 60–66

Sox HC (1987) Common diagnostic tests. Use and interpretation. American College of Physicians, Philadelphia

Sox HC, Blatt MA, Higgins MC, Marton KI (1988) Medical decision making. Butterworth, Boston

Stewart-Brown S, Farmer A (1997) Screening could seriously damage your health. Decisions to screen must take account of the social and psychological costs. BMJ 314: 533–534

Thacker SB (1997) Lessons in technology diffusion: the electronic fetal monitoring experience. Birth 24: 58–60

Tversky A, Kahneman D (1974) Judgment under uncertainty: heuristics and biases. Science 185: 1124–1131

Weinstein MC, Fineberg AV (1980) Clinical decision analysis. Saunders, Philadelphia

Wildschut HIJ, Weiner CP, Peters TJ (1996) When to screen in obstetrics and gynecology. Saunders, Philadelphia

Screening auf Fehlbildungen und Chromosomenstörungen

R. Zimmermann

Kurz-Überblick

Unter pränatalem Screening werden Untersuchungen während der Schwangerschaft verstanden, durch die Hinweise auf das Vorliegen einer bestimmten schweren Krankheit oder Behinderung des Kindes gegeben werden können.

In den vergangenen 20 Jahren haben sich in den meisten industrialisierten Ländern Screeningprogramme für verschiedene Anomalien etabliert.

Beim Screening auf Neuralrohrdefekte steht nach wie vor die Bestimmung des α-Fetoproteins im mütterlichen Serum im Vordergrund. Damit können rund 90% aller betroffenen Schwangerschaften zu Beginn des 2. Trimesters entdeckt werden. Alternativ ist auch ein Screening mit Ultraschall möglich, erfordert aber entsprechende Erfahrung. Der Stellenwert der neuen Spina-bifida-Marker »lemon sign« und »banana sign« ist noch unklar.

Beim Screening auf Trisomie 21 und andere numerische Chromosomenstörungen wurde die Altersmethode in den meisten Ländern durch ein kombiniertes biochemisches Zweittrimesterscreening abgelöst (Tripeltest). Die Entdeckungsrate hat sich entsprechend rund verdoppelt, bei identischer Rate an invasiven Abklärungen. In mehreren europäischen Ländern ist ein kombiniertes sonographisch-biochemisches 1. Trimesterscreening im Aufbau. Noch fehlen prospektive Ergebnisse mit großen Zahlen, eine Entdeckungsrate von rund 90% scheint jedoch realistisch.

Die meisten westlichen Länder kennen auch ein Ultraschallscreening auf schwerwiegende fetale Fehlbildungen. Damit wird ein Großteil der letalen und sehr schweren Anomalien im Bereich des Hirns, der Bauchwand und der Bauchorgane am Ende der 1. Schwangerschaftshälfte erkannt. Häufig übersehen werden Störungen im Bereich des Gesichts, des Herzens und der peripheren Extremitäten.

Die meisten Screeningprogramme werden von den nationalen Fachorganisationen unter der Voraussetzung einer adäquaten Beratung und einer epidemiologischen Überwachung empfohlen.

Vorbehalte gegenüber dem Ultraschallscreening auf Fehlbildungen gibt es seitens der nordamerikanischen Organisationen. Sie sind jedoch eher gesundheitssystembedingt als grundsätzlicher Natur.

9.1 Allgemeine Grundlagen

9.1.1 Terminologie

Definition

Unter Screening versteht man das Testen auf Erkrankungen oder ihre Prädisposition in einer definierten Population zu einem Zeitpunkt, zu dem sich das Individuum klinisch noch gesund fühlt, mit dem Zweck, Morbidität und Mortalität durch frühzeitiges Erkennen und Behandeln zu verringern.

Unter **pränatalem Screening** werden Untersuchungen während der Schwangerschaft verstanden, mit denen Hinweise auf das Vorliegen einer bestimmten schweren Krankheit oder Behinderung des Kindes gewonnen werden können. Im Gegensatz zur pränatalen Diagnostik liefert das Resultat meist keinen Krankheitsnachweis bzw. -ausschluss, sondern lediglich ein individuelles Risiko für das Vorliegen einer Erkrankung.

9.1.2 Voraussetzungen für ein Screening

Die unbehandelte Erkrankung sollte mit hoher Morbidität oder Mortalität verbunden sein, und die Früherkennung sollte erhebliche Vorteile bringen, d. h., die Morbidität bzw. Mortalität sollte durch wirksame Therapien vermindert oder verhindert werden können. Sodann wird ein Test benötigt, der möglichst alle betroffenen Individuen erkennt, ohne gleichzeitig viele Gesunde durch ein falsch-positives Resultat zu verunsichern (vgl. Kap. 8).

Vereinzelt wird für ein Screening auch Kosteneffektivität gefordert. Dies hat zwar sekundären Charakter und kann im Einzelfall – speziell, wenn es um Mortalität geht – nur schwer abgeschätzt werden. Durch die Verknappung von Ressourcen in der Medizin in den letzten Jahren sind solche Fragen jedoch zunehmend ins Zentrum gerückt. Eine weitere Forderung betrifft die Prävalenz einer Erkrankung. Sie sollte idealerweise hoch sein, damit sich ein Screening lohnt. Andererseits hängt der Entschluss zu einem Screening auch von den Ressourcen und insbesondere vom Vorliegen einer geeigneten Erfassungsmethode ab.

Das Werkzeug des Screenings ist ein Test, der die Form einer Befragung, einer klinischen Untersuchung, eines bildgebenden Verfahrens oder einer Laborbestimmung haben kann. Besonders der Screeningtest in Form einer Befragung wird häufig nicht als solcher erkannt, auch wenn er alle wichtigen Kriterien eines Tests erfüllt.

Ein Screeningtest muss keinen diagnostischen Stellenwert haben. Vielmehr dient er dazu, unter allen Individuen der Screeningpopulation diejenigen zu erfassen, die ein besonders großes Risiko für die Erkrankung haben. Diagnostische Untersuchungen, die oftmals invasiv, d. h. mit Risiken behaftet, und teuer sind, können dann auf dieses Risikokollektiv beschränkt werden. Eine Transparenzverminderung im Schirmbild z. B. heißt noch lange nicht, dass tatsächlich eine Lungentuberkulose vorliegt. Das Risiko ist jedoch bedeutend höher.

Der Grund, weshalb in den letzten Jahrzehnten für verschiedene fetale Erkrankungen Screeningtests mit Risikoevaluationscharakter eingeführt wurden, liegt in der Tatsache, dass diagnostische Verfahren häufig mit invasiven Techniken verbunden sind, somit ein erhöhtes Abortrisiko beinhalten und auch höhere Kosten verursachen. Das Hauptziel einer screeningmäßig durchgeführten Risikoevaluation ist es, Schwangere mit einem **erhöhten Risiko** zu identifizieren, um ihnen nach eingehender Information ein diagnostisches (und damit meist invasives) Verfahren anbieten zu können.

9.1.3 Bedeutung für die betroffenen Eltern und Kinder

Eine beträchtliche Zahl der kongenitalen Anomalien ist mit dem Leben nicht vereinbar, und es kommt schon während der

Schwangerschaft, sub partu oder kurze Zeit nach Geburt zum Absterben des Kindes. Dies gilt insbesondere für Kranheitsbilder wie Anenzephalie, Nierenagenesie, Trisomie 13, Trisomie 18 und Triploidie. Diese Gruppe mit Letalfaktoren bildet mit 19% eine der wichtigsten Ursachengruppen bei der perinatalen Mortalität (Wigglesworth 1991).

Werden solche Schwangerschaften vorzeitig abgebrochen, so »verbessert« sich augenscheinlich die perinatale Mortalität. Dies ist allerdings nur eine Scheinverbesserung.

Einige der Kinder mit kongenitalen Anomalien überleben jedoch und können, je nach Familiensituation und Art der Störung, eine schwere Belastung für die Eltern darstellen. Typische Beispiele sind Kinder mit Trisomie 21, Spina bifida, Hydrozephalus oder zystische Fibrose. Betroffene Eltern wünschen in der Mehrzahl einen Schwangerschaftsabbruch, wenn die Diagnose einer schweren Fehlbildung oder Chromosomenstörung frühzeitig gestellt wird. Der rechtzeitigen Erfassung von Anomalien (vor der 24. SSW) kommt damit eine große und zunehmende Bedeutung zu.

Der pränatale Nachweis einer fetalen Fehlbildung oder Chromosomenstörung bietet folgende Vorteile:

- rechtzeitige Vorbereitung der Eltern auf die Geburt eines behinderten Kindes;
- Planung der Geburt an einem Zentrum mit besseren Betreuungsmöglichkeiten;
- Möglichkeit eines Schwangerschaftsabbruchs bei Diagnosestellung vor der 24. SSW;
- in ausgewählten Fällen eine wirksame pränatale Therapie;
- Vermeiden eines Kaiserschnitts aus fetaler Indikation bei nicht mit dem Leben zu vereinbarenden Störungen.

All diese Vorteile wurden jedoch kaum je im Rahmen von Studien untersucht. Auch fehlen Daten über gesellschaftliche Auswirkungen von solchen Screenigprogrammen. Es ist denkbar, dass die Diskriminierung von Familien mit behinderten Kindern zunimmt, z. B. beim Abschluss einer Krankenversicherung.

> Die Möglichkeit, Risiken auf das Vorliegen schwerer fetaler Krankheiten bereits während der ersten Schwangerschaftshälfte zu berechnen, stellt heutzutage Schwangere vor die Aufgabe, sich für oder gegen eine Risikoevaluation zu entscheiden. Dies kann in Einzelfällen zu schwerwiegenden Entscheidungsnotständen führen. Eine adäquate Beratung und Hilfeleistung ist deshalb unabdingbar. Zudem muss die Beratung rechtzeitig, d. h. vor der Durchführung irgendwelcher Screeningtests erfolgen.
>
> Schwangere haben dabei verschiedene Optionen, die in einem Entscheidungsbaum mit folgenden 3 Möglichkeiten dargestellt werden können:
>
> - weder pränatales Screening noch Diagnostik,
> - pränatale Risikoevaluation mittels Screeningtests vor der Entscheidung zu einer Diagnostik,
> - direkte pränatale Diagnostik ohne vorangehende Risikoabwägung.

Die Entscheidung, welche der 3 Möglichkeiten gewählt wird, hängt ausschließlich von der Schwangeren ab, wird in der Praxis jedoch häufig beeinflusst durch das lokale Gesundheitssystem, die Haltung des Arztes und insbesondere durch die Frage nach der Kostenübernahme der pränatalen Diagnostik. Ziel der Schwangerenberatung muss es sein, eine individuelle Entscheidung möglichst unbeeinflusst durch äußere Faktoren zu ermöglichen.

9.2 Klinisch erprobte Screeningprogramme

In den letzten 20–30 Jahren wurden für eine ganze Reihe von Krankheitsbildern Screeningprogramme postuliert und klinisch erprobt. Screeningprogramme für folgende Anomalien haben eine große Bedeutung in den industrialisierten Ländern gewonnen:

- Neuralrohrdefekte,
- Chromosomenanomalien,
- schwere Fehlbildungen (»major anomalies«).

Bedingt durch die häufig unspezifischen Testsysteme werden neben der Zielerkrankung zwangsläufig auch andere Probleme erkannt. Diese sind jedoch eher Zufallsbefunde. So kann z. B. ein erhöhter α-Fetoprotein-Wert im Rahmen des Spina-bifida-Screenings auch auf eine vorliegende Omphalozele hindeuten. Omphalozelen sind jedoch nicht primär im Blickwinkel des AFP-Screeningprogramms.

9.2.1 Screening auf Neuralrohrdefekte

Definition

Bei den Neuralrohrdefekten (NRD) handelt es sich um eine Fehlbildung, bei der es im Laufe der frühembryonalen Entwicklung zu einem unvollständigen Verschluss des Neuralrohrs gekommen ist. Diese Störung tritt in den ersten 26 Tagen nach der Konzeption auf. Unterscheiden kann man Störungen im kranialen Bereich, die zum Anenzephalus führen, und Störungen mehr kaudal, mit dem Resultat einer Spina bifida.

Epidemiologie

Die Häufigkeit der Neuralrohrdefekte ist in verschiedenen Ländern unterschiedlich. In England und Ungarn musste vor Einführung von Screeningprogrammen mit einer Inzidenz von 1:200 Neugeborenen gerechnet werden, in der Schweiz wird die Inzidenz auf ca 1:1000 angegeben. Im Eurocatregister variieren die Zahlen zwischen 0,6:10 000 und 14:10 000. In Schwarzafrika sind die Störungen deutlich seltener (Eurocat 1995).

Ätiologie

Die Ursache von Neuralrohrdefekten ist bis jetzt nicht geklärt. Tierexperimentell können sie durch Verabreichung von Homocystein in der empfindlichen Entwicklungsphase ausgelöst werden (Eskes 1994). Bei Säugetieren entsteht Homocystein in vermehrtem Maße, wenn der folsäureabhängige Umbau zu Methionin nicht normal abläuft. Neben Folsäure spielen wahrscheinlich auch Vitamin B_{12}, Zink und myo-Inositol eine große Rolle (Green u. Copp 1997).

Ein absoluter oder relativer Folsäuremangel ist demnach mit einem erhöhten Risiko für Neuralrohrdefekte vergesellschaftet. Tatsächlich konnte empirisch gezeigt werden, dass durch Folsäuresubstitution sowohl das Erstauftreten wie auch das Rezidiv von Neuralrohrdefekten um rund 70 % vermindert werden kann.

Screeningwerkzeuge

Die Häufigkeit und der Schweregrad von Neuralrohrdekten haben schon relativ früh zur Suche nach geeigneten Screeningwerkzeugen geführt. Im Folgenden sind die wichtigsten Methoden dargelegt.

α-Fetoprotein (AFP)

AFP ist ein einkettiges Molekül, aus 590 Aminosäuren mit einer fast 40 %igen Sequenzanalogie zu Albumin. Die Gene für AFP und Albumin liegen beide auf dem langen Arm des Chromosoms 4. Im Gegensatz zu Albumin ist AFP zu 4 % verzuckert. AFP kann im Serum von Nichtschwangeren normalerweise höchstens in Spuren nachgewiesen werden, ist aber beim hepatozellulären Karzinom in der Regel deutlich erhöht.

In der Schwangerschaft wird AFP von Dottersack, fetaler Leber und Gastrointestinaltrakt synthetisiert. Im fetalen Serum sowie im Fruchtwasser steigt die Konzentration bis zur 12./14. SSW stark an und fällt anschließend ähnlich stark wieder ab (Abb. 9.1).

Die Herkunft des AFP im Fruchtwasser ist komplex. Wegen der engen Korrelation zwischen Serum- und Fruchtwasserkonzentration ist eine relativ rasche Konzentrationsangleichung u. a. durch direkte Ausscheidung ins Fruchtwasser wahrscheinlich.

Im mütterlichen Serum liegen die AFP-Spiegel um einen Faktor 1000 tiefer als im fetalen Serum und Fruchtwasser und steigen bis nach der 32. SSW an. Nach wie vor unklar ist, was die Synthese von AFP beim Fetus kontrolliert und was für eine physiologische Bedeutung AFP beim Fetus hat. Durch die Analogie zu Albumin sind Funktionen im Zusammenhang mit dem onkotischen Druck oder der Östrogenbindung denkbar.

Chemisch gesehen bleibt AFP auch bei Raumtemperatur außerordentlich stabil, was für eine fehlerarme Bestimmung essentiell ist. Da unterschiedliche ethnische Gruppen verschiedene Durchschnittswerte aufweisen und in der Diagnostik verschiedene Bestimmungskits in Gebrauch sind, sollte jedes Labor an der zu untersuchenden Population eigene gestationsaltersabhängige Normwerte erarbeiten. Die Werte werden dabei in Vielfachen des Medianwerts (»multiple of the median«, MOM) ausgedrückt, damit sie unabhängig vom Gestationsalter verglichen werden können.

Erhöhte AFP-Serumwerte. Zahlenmäßig bilden Neuralrohrdefekte die größte Gruppe der Ursachen erhöhter mütterlicher Serum-AFP-Werte. Doch auch bei anderen Körperoberflächendefekten (Gastroschisis, Omphalozele etc.) kommt es zu einem vermehrten Übertritt von AFP ins mütterliche Serum. Ebenfalls im Zusammenhang mit Aborten gelangt aus nekrotischem Material relativ viel AFP in den mütterlichen Kreislauf und kann dort nachgewiesen werden. Daneben gibt es unzählige andere Ursachen für erhöhte AFP-Werte (s. Übersicht).

Das Hauptproblem der AFP-Bestimmung im mütterlichen Serum liegt an der großen Überschneidung der Serum-

Tabelle 9.1. **Risiko, Sensitivität und Falsch-Positive in Abhängigkeit des MOM-Werts** (Prävalenz in der Durchschnittspopulation 1:250)

MOM	Risiko	Sensitivität [%]	Falsch-Positive [%]
2,5	1:290	93	0,7
3,0	1:120	91	0,4
3,5	1:53	86	0,3
4,0	1:26	83	0,2
4,5	1:14	80	0,2
5,0	1:7	70	0,1

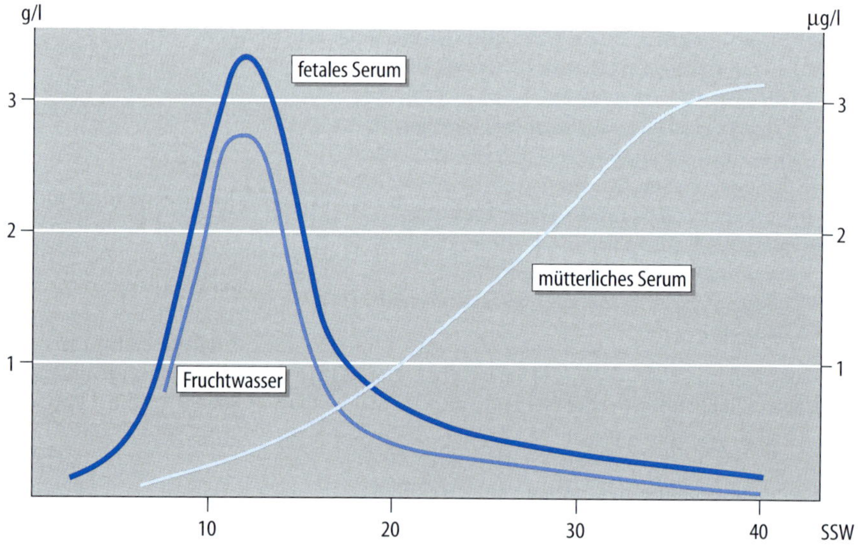

Abb. 9.1. **Verlauf der AFP-Konzentration während der Schwangerschaft im Fruchtwasser und fetalem Serum (*linke Skala*) und im mütterlichen Serum (*rechte Skala*)** (nach Brock 1992)

Ursachen eines erhöhten mütterlichen Serum-AFP

Fetales Kompartiment
- Erhöhte AFP-Produktion
  - Zwillinge
  - Fetaler Tumor (Teratom)
  - Zystisch-adenomatoide Malformation der Lunge
- Verminderte Ausscheidung
  - Nierenagenesie
  - Harnwegsobstruktion
  - Oligohydramnion
- Bevorstehender oder eingetretener Fruchttod
- Erhöhte Ausscheidung ins Fruchtwasser
  - Offener Neuralrohrdefekt
  - Gastroschisis
  - Omphalozele
  - Kongenitaler Hautdefekt
  - Zystisches Hygrom
  - Amnionstrangsyndrom
  - Teratom
- Verminderte intestinale Rückresorption
  - Duodenalatresie
  - Ösophagusatresie
  - Zwerchfellhernie
  - Zystisch-adenomatoide Malformation der Lunge
- Vermehrte renale Ausscheidung
  - Kongenitale Nephrose
- Plazentalokalisation
  - Abdominalschwangerschaft
- Gestörte Plazentation
  - Fetomaternale Hämorrhagie
  - Präeklampsie
  - Hämangiom
- Andere
  - Rhesusimmunisierung
  - Unterschätzung des Gestationsalters
- Iatrogen
  - Chorionbiopsie
  - Amniozentese
  - Chordozentese

Maternales Kompartiment
- Endogen/Biologisch
  - Tiefes Gewicht
  - Rasse (schwarzafrikanisch)
- Mütterliche Erkrankung (ohne Tumoren)
  - Hepatitis
  - Ataxia telangiectatica
  - Hereditäre Tyrosinämie
  - Hereditäre Persistenz von AFP
  - Zystische Fibrose
- Tumoren
  - Leberkarzinom
  - Keimzelltumor
  - Primäres gastrointestinales Karzinom

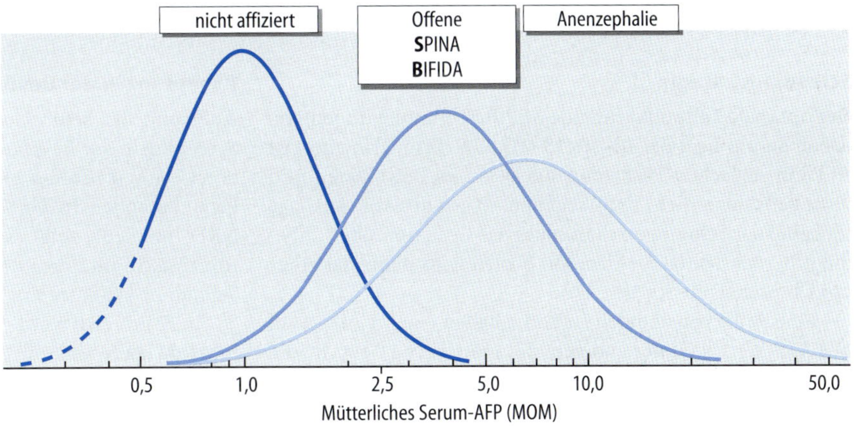

Abb. 9.2. **Hauptproblem der AFP-Bestimmung im mütterlichen Serum ist die große Überschneidung von Werten gesunder und pathologischer Schwangerschaften** (nach Wald 1984)

werte von normalen und pathologischen Schwangerschaften (Abb. 9.2).

Je nach der Wahl des Grenzwerts, ausgedrückt in MOM-Werten, ist das individuelle Risiko höher oder tiefer. Gleichzeitig verändert sich die Sensitivität bzw. die Anzahl falsch-positiver Resultate für die ganze Population (Cuckle u. Wald 1993; Tabelle 9.1).

> In Großbritannien konnte die Inzidenz von Lebendgeburten mit kongenitalen Neuralrohrdefekten durch konsequentes Durchführen des AFP-Screenings und anschließendem Schwangerschaftsabbruch seit 1975 um über 90% gesenkt werden.

Erhöhte AFP-Fruchtwasserwerte. Im Gegensatz zum AFP im mütterlichen Serum zeigt das Fruchtwasser-AFP eine wesentlich geringere Überschneidung bei normalen und pathologischen Schwangerschaften. Seine Gewinnung erfordert allerdings einen invasiven Eingriff und eignet sich deshalb nicht als Screeningparameter.

Dasselbe gilt für die **Acetylcholinesterase** im Fruchtwasser. Beide Tests werden deshalb vorwiegend als diagnostische Bestätigungstests, jedoch nicht als Screeningtests angewendet. Bei beiden Amnionparametern wird zudem der Defekt nicht direkt nachgewiesen. Dies ist zurzeit nur mit Ultraschall oder anderen bildgebenden Verfahren möglich.

Ultraschall

Mit Ultraschall können Neuralrohrdefekte direkt morphologisch dargestellt werden. Dies erfordert allerdings eine große Erfahrung, was die Anwendbarkeit im Rahmen eines Screenings deutlich einschränkt.

Eine neuere, populationsbasierte Studie aus England und Wales, in der bei allen mit Neuralrohrdefekt geborenen Kindern die Ursache für das fehlende rechtzeitige Entdecken untersucht wurde, zeigte, dass in der Praxis ein **AFP-basiertes Screening** eine **höhere Entdeckungsrate** aufweist als ein ultraschallbasiertes Screening (Williamson et al. 1997). Zu ähnlichen Schlüssen kommt auch eine Reihe anderer Autoren. Im Gegensatz dazu ist der Wert des Ultraschalls als diagnostisches Werkzeug bei erhöhtem AFP-Wert unumstritten, da Schwangere in solchen Fällen zu erfahrenen Untersuchern (im Dreistufensystem zu Stufe 2 oder 3) zugewiesen werden.

In diesen Ultraschallstudien wurden jedoch neuere diagnostische Aspekte von Neuralrohrdefekten nicht berücksichtigt, nämlich die indirekten Hinweise auf eine Spina bifida, das »lemon sign« und das »banana sign«. Unter dem Lemon sign wird eine Verformung der Schädelkalotte in Richtung einer Zitrone, unter dem Banana sign eine bananenförmige Deformierung des Zerebellums verstanden. Diese wesentlich einfacher darzustellenden Strukturen ermöglichen es auch weniger Geübten, den Verdacht auf einen Neuralrohrdefekt korrekt zu stellen. Prospektive Daten zu diesen beiden sonographischen Zeichen liegen jedoch noch nicht vor. Auch ist unklar, in welcher SSW diese Zeichen am besten nachweisbar sind.

> Nach wie vor scheint es ratsam, das AFP-Screening weiterhin anzubieten und gleichzeitig sonographische Erfahrung zu sammeln.

Screeningstrategie

Der **optimale Zeitpunkt** für eine AFP-Bestimmung im mütterlichen Serum liegt bei **16–18 (15–21) SSW**. Im 1. Trimenon ist AFP ein schlechter Diskriminator zwischen betroffenen und nicht betroffenen Schwangerschaften. Wegen des AFP-Anstiegs im Laufe der Schwangerschaft muss das Gestationsalter unbedingt berücksichtigt werden. Mit Vorteil wird dabei das Alter mit Ultraschall überprüft.

Eine Reihe von anderen Faktoren haben einen Einfluss auf den AFP-Wert, so unter anderem das mütterliche Gewicht, die ethnische Herkunft (in Schwarzafrika ca. 20 % höher), ein Typ-I-Diabetes (ca. 10 % niedriger), Mehrlinge (rund doppelt so hoch bei Zwillingen).

> Wiederholungsbestimmungen eines erhöhten AFP-Werts werden nicht mehr empfohlen, da sie bei der betroffenen Schwangeren nur Unsicherheit schaffen und nichts zur Klärung der Situation beitragen.

Folgende Konsequenzen sollten aus einem erhöhten AFP-Wert gezogen werden:
- detaillierte Ultraschalluntersuchung durch einen erfahrenen Untersucher;
- falls kein morphologisches Korrelat, Abklärung der genannten Differenzialdiagnosen (s. Übersicht);
- im Zweifelsfall Fruchtwasser-AFP und Acetylcholinesterasebestimmung (ACE bezüglich offener Spina bifida wesentlich spezifischer).

Screeningeffizienz

Die Effizienz verschiedener Screeningmethoden und die Anzahl falsch-positiver Ergebnisse auf 100 Schwangere mit positivem Screeningtest zeigt ◻ Tabelle 9.2.

Es wird vorausgesetzt, dass der Ultraschall durch sehr erfahrene Sonographen durchgeführt wird. Der Stellenwert des Ultraschalls kann aber je nach Ausbildungsgrad und Ausrüstung von Arzt zu Arzt variieren. Wie erwähnt sind wesentlich schlechtere Ergebnisse zu erwarten, wenn AFP bzw. Ultraschall in der breiten Praxis als Screeningtest für Neuralrohrdefekte angewendet wird (Williamsom et al. 1994). Zu einem ähnlichen Ergebnis kommt auch ein Review des National Institute of Health in den USA (DiGuiseppi 1996).

> Immerhin wurde in Großbritannien seit der Einführung eines konsequenten AFP-Screenings seit 1974 ein Rückgang der Lebendgeburten von Kindern mit Spina bifida von 90 % registriert.

Akzeptanz in der Bevölkerung

Aufgrund der sehr schweren Behinderung zeigt das NRD-Screening in der Bevölkerung eine relativ große Akzeptanz. In den USA und Großbritannien nehmen über 90 % der Schwangeren daran teil. In der Schweiz, einem Land mit eher geringer NRD-Inzidenz, zeigt sich ein großes Gefälle zwischen dem französisch- und dem deutschsprechenden Teil (90 % vs. 20 % Teilnahme am Screening).

In Frankreich wurde vor kurzem das AFP-Screening eingeführt, da landesweit die Entdeckungsrate mit Ultraschall allein deutlich schlechter war.

Verschiedene Untersuchungen lassen vermuten, dass die Einstellung des betreuenden Arztes bzw. die Art der Informa-

◻ Tabelle 9.2. **Effizienz verschiedener Screeningmethoden und Anzahl Falsch-Positiver auf 100 Schwangere mit positivem Screeningtest** (DR Detektionsrate)

Methode	DR [%]	Falsch-Positive unter 100 mit positivem Wert [%]
S-AFP allein (Cutoff 2,5 MOM)	93	98, darunter jedoch viele andere Störungen
Ultraschall allein (erfahrenerUntersucher)	94	0,9
S-AFP plus Ultraschall	95	0,6
Ultraschall, dann FW-AFP	93	<0,1

tion die Entscheidung über die Durchführung eines Screenings wesentlich beeinflussen.

Empfehlungen

Die meisten internationalen Fachgremien wie das National Institute of Health (NIH), das American College of Obstetricians and Gynecologists (ACOG), die Canadian Task Force u. a. empfehlen, allen Frauen ein AFP-Screening anzubieten unter der Voraussetzung, dass zunächst eine umfassende Beratung und anschließend eine epidemiologische Aufarbeitung des Screeningprogramms erfolgt (DiGuiseppi 1996).

9.2.2 Screening auf Trisomie 21

Definition

Beim Down-Syndrom oder der Trisomie 21 handelt es sich um angeborene Störung der Chromosomenanzahl in Form eines überzähligen Chromosoms 21 (oder zumindest von Teilen davon).

Epidemiologie

Der wichtigste Faktor für die Geburtsinzidenz von Kindern mit Down-Syndrom ist das mütterliche Alter. Bedingt durch verschiedene Altersverteilungen der Schwangeren und verschiedene Beteiligungsraten an Vorsorgeprogrammen in unterschiedlichen Ländern ist es schwierig, globale Inzidenzen für Trisomie 21 anzugeben.

In einer Bevölkerung mit rund 5 % Gebärender ≥ 35 Jahren muss mit etwa einem Fall auf 800 Geburten gerechnet werden. In den letzten 20 Jahren hat die Inzidenz für Trisomie 21 deutlich zugenommen. Dies ist Folge des höheren Gebäralters in den westlichen Ländern. So hat der Anteil von Schwangeren über 35 Jahre in der Schweiz in den letzten 25 Jahren von etwa 5 % auf über 10 % zugenommen, so dass die Häufigkeit auf etwa 1:500–600 gestiegen ist. In England wurde aufgrund dieser Altersentwicklung noch Ende der 80er-Jahre trotz eingeführten Altersscreenings für Trisomie 21 eine Zunahme solcher Lebengeburten bis ins Jahr 2000 vorausgesagt.

Bedeutung der Trisomie 21 für betroffene Familien. Die Trisomie 21 ist deshalb von Wichtigkeit, weil sie rund 50 % aller Aneuploidien ausmacht. Ihre Hauptbedeutung liegt in der geistigen Behinderung betroffener Individuen. Zwischen 8 und 33 % aller Fälle mit schwerer mentaler Retardierung (IQ < 50) sind auf diese Chromosomenstörung zurückzuführen.

Neben geistiger Behinderung weisen zahlreiche Menschen mit Down-Syndrom assoziierte Fehlbildungen auf, insbesondere des Herzens und des Magen-Darm-Trakts. Trotz guter medizinischer Betreuung ist die Lebenserwartung immer noch deutlich eingeschränkt, speziell wegen des gehäuften Auftretens von Leukämien und frühem Alzheimer.

Ätiologie

In der Mehrzahl der Fälle ist das überzählige Chromosom mütterlichen Ursprungs. Es handelt sich dabei um einen Verteilungsfehler während der Meiose. Ist das Chromosom väterlichen Ursprungs, so handelt es sich in der Mehrheit der Fälle um Translokationstrisomien oder um ein überzähliges Ringchromosom. Selten treten auch postzygotische Verteilungsstörungen auf.

Screeningwerkzeuge

Mütterliches Alter

Der erste, für die ganze Schwangerenpopulation anwendbare Test zur Beurteilung des genetischen Risikos war das mütterliche Alter. Ein Zusammenhang zwischen erhöhtem mütterlichen Alter und Trisomie 21 wurde bereits um die Jahrhundertwende beschrieben.

In mehreren Arbeiten wurden in den 70er- und 80er-Jahren Inzidenzen für Trisomie 21 in Abhängigkeit des mütterlichen Alters berechnet (Hook 1992; ◘ Tabelle 9.3). Die Arbeiten konnten zeigen, dass eine exponentielle Zunahme mit zunehmendem mütterlichen Alter besteht.

Auch andere Chromosomenstörungen, insbesondere andere Trisomien (47, +18 und 47, +13), zeigen eine Abhängigkeit vom mütterlichen Alter, nicht jedoch z. B. das Turner-Syndrom.

> Aufgrund der altersabhängigen Risikozunahme hat sich in der Praxis ein »**Alterstest**« zur Abschätzung des genetischen Risikos etabliert. Hierbei ist positiv (erhöhtes Risiko), wer älter als z. B. 35 Jahre, negativ, wer jünger ist. Der Grenzwert liegt in den meisten Ländern zwischen 33 und 38 Jahren, am häufigsten bei 35.

Die Tatsache, dass viele Länder 35 Jahre als Grenzwert gewählt haben, hängt unter anderem damit zusammen, dass ab diesem Alter die Wahrscheinlichkeit für ein abnormales Chromosomenresultat gleich oder größer ist als das Risiko eines eingriffsbedingten Aborts. Zudem steigt, wie aus ◘ Tabelle 9.3 ersichtlich, ab 33–35 Jahren das Risiko deutlich an. Bei erhöhtem Risiko werden in der Regel die Kosten für die pränatale Karyotypbestimmung von der Kasse übernommen.

Dieser Alterstest erfüllt, objektiv beurteilt, einige wichtige Anforderungen an einen Screeningtest sehr gut: Er ist überall verfügbar, billig, hat keine intra- und interindividuelle Variabilität, ist einfach, sicher und für die Schwangere verständlich. Das Hauptproblem liegt jedoch in der geringen Sensitivität und dem schlechten positiv-prädiktiven Wert von rund 1,7 %. Nur rund jede 50. Frau mit positivem Alterstest (Alter > 35 Jahre) muss mit einem betroffenen Kind rechnen, d. h., der weitaus größte Teil der Frauen hat mit dem Alterstest ein falsch-positives Resultat.

Insgesamt hat der Alterstest deshalb sehr wenig zur Erfassung von Feten mit Chromosomenstörungen beigetragen. Cuckle et al. (1994) rechnen für England und Wales mit nur rund 14 % der entdeckten Störungen in den Jahren 1974–1987. In der Schweiz dürften die Zahlen wahrscheinlich ähnlich sein; exakte Daten liegen jedoch nicht vor, da kein nationales Register solcher Störungen existiert. Aufgrund des zunehmenden mütterlichen Durchschnittsalters werden kongenitale Chromosomenstörungen weiter zunehmen.

Neben dem Problem der geringen Sensitivität des Alterstests spielt aber noch ein anderer Umstand eine wichtige Rolle: Die Abwägung des Punktionsrisikos im Vergleich zum genetischen Risiko als Voraussetzung für eine Chromosomenanalyse wird nicht von allen Schwangeren gleich bewertet. Für viele Schwangere wäre es wesentlich schlimmer, ein schwerbehinder-

Tabelle 9.3. Inzidenz von Lebendgeburten mit Trisomie 21 in Abhängkeit des mütterlichen Alters (4 Studien; nach Hook 1992)

Mütterl. Alter (Jahre)	Cuckle et al. (1987)	Hook u. Chambers (1977)	Huether et al. (1981)	Schwedische Daten (reanalysiert)	Bereich [‰]
<20	–	–	–	–	–
20	0,65	0,52	0,75	0,57	0,52–0,75
21	0,66	0,59	0,76	0,36	0,59–0,76
22	0,68	0,65	0,77	0,68	0,65–0,77
23	0,69	0,71	0,79	0,73	0,69–0,79
24	0,71	0,77	0,82	0,77	0,71–0,82
25	0,74	0,83	0,85	0,81	0,74–0,85
26	0,78	0,86	0,9	0,86	0,78–0,9
27	0,83	0,95	0,95	0,91	0,83–0,95
28	0,89	1,01	1,03	0,98	0,89–1,03
29	0,98	1,07	1,14	1,07	0,98–1,14
30	1,1	1,13	1,28	1,19	1,1–1,28
31	1,26	1,21	1,46	1,35	1,21–1,46
32	1,46	1,38	1,71	1,57	1,38–1,71
33	1,74	1,69	2,04	1,85	1,69–2,04
34	2,11	2,15	2,49	2,24	2,11–2,49
35	2,6	2,74	3,08	2,77	2,6–3,08
36	3,26	3,49	3,86	3,49	3,26–3,86
37	4,13	4,45	4,9	4,49	4,13–4,9
38	5,29	5,66	6,29	5,88	5,29–6,29
39	6,85	7,21	8,13	7,82	6,85–8,13
40	8,93	9,19	8,13	10,5	8,93–10,64
41	11,76	11,71	10,64	14,23	11,71–14,23
42	15,38	14,91	13,89	19,34	14,91–19,34
43	20,41	19	18,18	26,25	19–26,25
44	27,03	24,2	24,39	35,39	24,2–35,39
45	35,71	30,84	32,26	47,07	30,84–47,07

tes Kind betreuen zu müssen, als ein wahrscheinlich gesundes Kind durch einen invasiven Eingriff zu verlieren.

Die magische Grenze von 35 Jahren wird deshalb zu Recht in Frage gestellt. Dementsprechend werden in der Schweiz über 25% aller Karyotypuntersuchungen bei Frauen mit niedrigem genetischen Risiko (<35 Jahre) durchgeführt. Diese Frauen entscheiden sich für eine pränatale Karyotypisierung, auch wenn die Prävalenz in diesem Kollektiv tatsächlich wesentlich geringer ist. Umgekehrt lassen in der Schweiz nur etwa 50–60% der Frauen ≥ 35 Jahre eine invasive pränatale Diagnostik durchführen.

Die eingeschränkte Sensitivität des Alterstests und die zumindest versicherungsrechtlich starre Handhabung der Altersgrenze haben dazu beigetragen, nach Alternativen zu suchen.

Ultraschall

Morphologische Veränderungen. Feten mit einer Chromosomenanomalie zeigen häufig morphologisch Veränderungen, die mit Ultraschall entdeckt werden können (Nicolaides et al. 1992). Der sonographische Nachweis von echten Fehlbildungen (»hardmarker«) ist somit fast immer eine Indikation für eine Karyotypisierung. Umgekehrt schließt das Fehlen von morphologischen Veränderungen eine Chromosomenanomalie nicht aus.

Nur eine Minderzahl der Feten mit Trisomie 21 weisen echte Fehlbildungen wie z. B. einen AV-Kanal oder eine Duodenalatresie auf. Ein Screeningprogramm, das nur auf solche Fehlbildungen abstützt, dürfte daher eine relativ geringe Entdeckungsrate haben. Zudem werden erfahrene Sonographen mit guten Geräten benötigt.

Andere sonographische Marker. Neben den echten Fehlbildungen weisen Feten mit Chromosomenstörungen jedoch eine Vielzahl von »**softmarkern**« auf, sonographische Veränderungen, die für sich genommen keinen Krankheitswert haben. Zu nennen sind insbesondere im 1. Trimenon eine verbreiterte Nackentransparenz sowie ein noch fehlender Knochenkern im Nasenbein. Im 2. Trimenon haben ein verkürzter Femur, eine veränderte Femur-Fuß-Ratio, ein verkürzter 5. Finger, eine verkürzte Mittelphalanx des 5. Fingers, ein verkürzter Humerus, hyperechogene Darmschlingen, Plexus-chorioideus-Zysten oder geringgradig erweiterte Nierenbecken (≥4 mm im a.p.-Durchmesser bei 20 Wochen) diskriminierende Eigenschaften.

Nackentransparenz. Mit Abstand am besten dokumentiert ist bei den Softmarkern der Nutzen der Messung der Nackentransparenz (NT). Eine verbreiterte NT ist dabei nicht nur limitiert auf Feten mit Trisomie 21, sondern tritt auch bei Trisomie 18, 13, Turner-Syndrom, 47, XXY und anderen Geschlechtschromosomenanomalien auf. Zudem weist eine verbreiterte NT auf eine Reihe anderer Fehlbildungen hin, allen voran Herzfehler, Skelettdysplasien sowie eine große Anzahl von Syndromen. Eine aktualisierte Liste aller assoziierten Fehlbildungen ist unter www.fetalmedicinefoundation.com abrufbar.

Generell liegt die NT im 1. Trimenon immer unter 3 mm, zur Berechnung eines individuellen Risikos muss aber das Gestationsalter berücksichtigt werden, da die NT mit wachsendem Feten größer wird.

Aufgrund der Resultate einer Londoner Multizenterstudie liegt die Entdeckungsrate für Trisomie 21 in der Größenordnung von 80 % bei einer falsch-positiven Rate von 5 %. Voraussetzung für eine solche Effizienz sind eine konsequente Schulung und eine kontinuierliche Qualitätskontrolle. Die Effizienz der anderen Softmarker ist deutlich geringer, d. h. die Überlappung zwischen normalen und abnormen Schwangerschaften ist deutlich geringer. Eine Ausnahme davon macht möglicherweise die Beachtung des Knochenkernes des Nasenbeins. In der bislang ersten Untersuchung wurde eine Screeningeffizienz von 76 % bei einer falsch-positiven Rate von 5 % erreicht (Cicero et al. 2001). Bis dieser Marker Eingang in den klinischen Alltag findet, müssen jedoch zunächst die Ergebnisse von anderen Autoren abgewartet werden.

> Zur Messung der Nackentransparenz wird der Embryo in einem medianen Längsschnitt (je nach Darstellbarkeit transabdominal oder transvaginal) dargestellt und das Bild so lange vergrößert, bis der Embryo das ganze Bild ausfüllt. Die Scheitel-Steiß-Länge (SSL) sollte dabei um 80 mm liegen (Abb. 9.3). Mit leichten Stoßbewegungen der Sonde wird der Embryo bewegt, sodass die Nackenhaut vom darunter liegenden Amnion sicher abgegrenzt werden kann. Am so gefreezten Bild wird an der breitesten Stelle die echofreie (schwarze) Zone rechtwinklig zur Haut gemessen.

Biochemische Parameter

1984 wurde im Zusamenhang mit dem NRD-Screening erstmals beschrieben, dass sich Schwangerschaften mit Trisomie 21 durch erniedrigte AFP-Werte im mütterliche Serum auszeichnen. Anfänglich wurden zur Abschätzung des Risikos einfache Tabellen unter Einbeziehung von Alter und AFP verwendet.

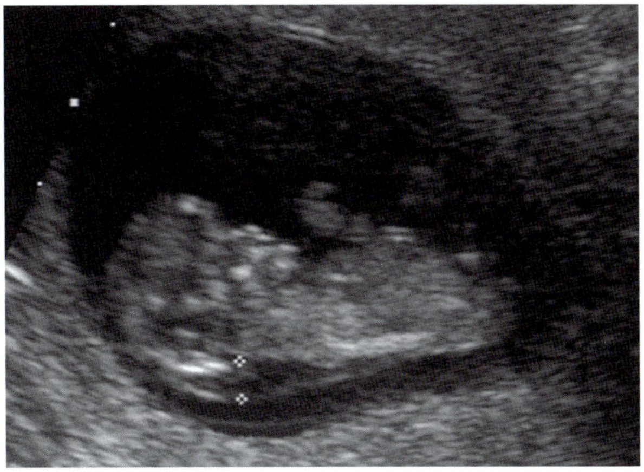

Abb. 9.3. Nach Vergrößerung des Embryos und Abgrenzung des darunterliegenden Amnions wird die breiteste echoarme Zone zwischen Nackengewebe und embyonaler Haut gemessen

1987 wurde dann ein Verfahren, beruhend auf der Wahrscheinlichkeitsratio (Likelihood-ratio), beschrieben, das erlaubt, direkt individuelle Risiken zu berechnen. Im selben Jahr wurden HCG und ein Jahr später unkonjugiertes Estriol als zusätzliche Marker für Trisomie 21 entdeckt, was direkt zur Entwicklung des Tripeltests geführt hat (Wald et al. 1988).

An 385 normalen Schwangerschaften und 77 mit Trisomie 21 konnten mit dieser Methode 61 % aller Betroffenen entdeckt werden, bei einer Falsch-positiv-Rate von 5 %. In der Folge wurden weitere Parameter beschrieben, so das freie β-HCG sowie das schwangerschaftsassoziierte Plasmaprotein A (PAPP-A). Letztere haben eine Bedeutung im 1. Trimenon der Schwangerschaft erlangt.

Kombinierte Risikoevaluationsverfahren

Die Tatsache, dass eine ganze Reihe von sonographischen und biochemischen Markern diskriminatorische Eigenschaften in Bezug auf Trisomie 21 und andere Chromosomenanomalien hat, führte zur Entwicklung von kombinierten Risikoevaluationsverfahren.

Das mathematisch korrekteste Verfahren beruht auf der logistischen Regression. Dabei werden bei einer großen Zahl betroffener und normaler Schwangerschaften alle relevanten Marker erhoben und anschließend durch das Regressionsverfahren diejenigen bestimmt, die einen signifikanten Beitrag zur Evaluation liefern. Die allgemeine Formel lautet:

$$p\,(\text{Trisomie } 21) = k_0 + k_1 \times \text{Marker}_1 + k_2 \times \text{Marker}_2 + k_3 \times \text{Marker}_4 + k_4 \times \text{Marker}_4 \text{ etc.}$$

Das Regressionsverfahren erlaubt dabei, diskriminierende Eigenschaften eines Markers, die weitgehend oder komplett in anderen Marker enthalten sind, zu eliminieren.

In der Praxis hat sich dieses Verfahren leider nicht durchsetzen können, insbesondere weil es unrealistisch scheint, ohne in das Geschehen einzugreifen, zunächst bei einer großen Zahl von Schwangeren alle Parameter zu bestimmen.

Die heute gebräuchlichen Verfahren gehen deshalb im Wesentlichen auf das Bayes-Theorem zurück. Dieses beruht auf der Tatsache, dass sich eine Nachtestwahrscheinlichkeit p (Nach) abschätzen lässt, wenn die Vortestwahrscheinlichkeit p (Vor) und mindestens ein Risikomodifikator (RM) bekannt sind. Die allgemeine Formel lautet:

p (Trisomie 21 Nach) = RM1 · p (Trisomie 21 Vor)

Beim Einsatz von mehreren Parametern (Risikomodifikatoren) wird aus der Nachtestwahrscheinlichkeit p ($Nach_1$) nach Einsatz des ersten Risikomodifikators die Vortestwahrscheinlichkeit p (Vor_2) und das Spiel beginnt aufs Neue. Als erste Vortestwahrscheinlichkeit wird dabei immer das mütterliche Alter verwendet, obwohl dieses ebenfalls aus einer vorgeschalteten Risikoevaluation hervorgeht:

p (Trisomie 21 Alter) = RMAlter · p (Trisomie 21 Population)

Aus dieser Formel wird klar, dass die Betrachtung des Alters ebenfalls ein Risikoevaluationsverfahren darstellt.

Problematisch bei dieser seriellen Risikoevaluation ist, dass gegenseitige Abhängigkeiten der Risikomodifikatoren nicht berücksichtigt werden. Entsprechend muss mit zunehmender Zahl von Parametern die Schätzgenauigkeit abnehmen. Trotz diesem Nachteil hat das Bayes-Theorem gerade bei der Berechnung von Trisomie-21-Risiken große Bedeutung erlangt.

Die Größe eines Risikomodifikators kann bei normal verteilten Parametern aus dem Verhältnis der Gauss-Höhen (»likelihood ratio«) direkt berechnet werden (Abb. 9.5). Zur Berechnung der Gauss-Höhen h_x (d.h. h_t und h_n) für einen beliebigen Messwert R eines Parameters wird folgende Formel benutzt, wobei μ den Mittelwert der MOM-Werte der jeweiligen Population und σ die entsprechende Standardabweichung darstellen:

$$h_x = 1/(\sigma\sqrt{2\pi})\ e^{-1/2\,((x-\mu)/\sigma)^2}$$

Damit mit der LR-Methode gearbeitet werden kann, sind einige Voraussetzungen notwendig. Basierend auf den Erfahrungen des AFP-Screenings für Neuralrohrdefekte müssen in einem ersten Schritt die gemessenen Konzentrationen der biochemischen Parameter (z. B. AFP, freies b-HCG, PAPP-A, aber auch die Nackentransparenz) in Vielfache des gestationsaltersabhängigen Medians (Multiple of the median, kurz MoM) umgerechnet werden. Dies ist nötig, weil praktisch alle verfügbaren Paramter im Laufe der Schwangerschaft entweder ansteigen oder abfallen.

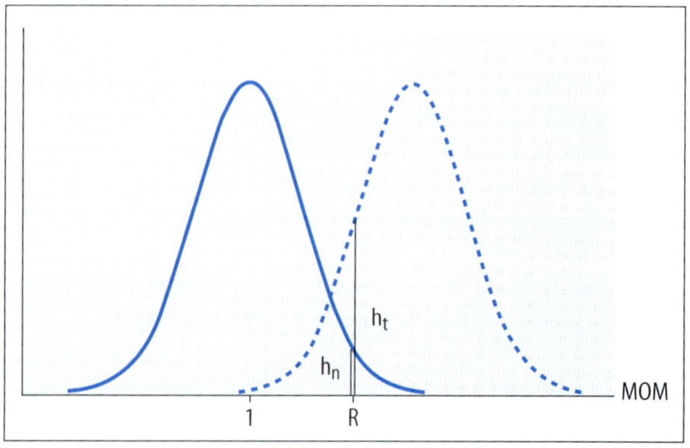

Abb. 9.4. **Am Beispiel des HCG bei einem Serumresultat R ist die Wahrscheinlichkeit ht, der Trisomie-21-Population anzugehören 4-mal größer, als die Wahrscheinlichkeit hn, Teil der Normalpopulation zu sein.** Die Likelihood-ratio beträgt somit $h_t/h_n = 4$

Durch die Transformation in MOMs werden die Resultate unabhängig vom Gestationsalter und somit untereinander vergleichbar. Dieser Schritt zeigt auch eine erste Schwierigkeit bei der Risikoberechnung: Wird nämlich das Schwangerschaftsalter falsch oder ungenau berechnet, können beträchtliche Unterschiede im Resultat entstehen. Diese Verwendung von MOM-Werten hat einen entscheidenden Vorteil: Medianwerte können bereits mit kleinen Fallzahlen relativ zuverlässig bestimmt werden, da sie deutlich weniger auf Ausreißer anfällig sind als Mittelwerte. Genau dies trifft ja bei der Gruppe der Schwangerschaften mit Trisomie 21 zu. Der Gebrauch von Medianwerten setzt jedoch voraus, dass im betreffenden Schwangerschaftsabschnitt die Streuung der Messwerte konstant bleibt, was jedoch aufgrund neuerer Arbeiten nur andeutungsweise der Fall ist.

Anschließend müssen an einer großen Anzahl von MOM-Werten Mittelwerte und Standardabweichungen berechnet werden, um die Gauss-Höhen zu ermitteln. Dazu ist für praktisch alle Parameter noch eine Logarithmierung der MOM-Werte nötig, um eine Normalverteilung zu erreichen.

Dies zeigt eine weitere Problematik der Risikokalkulation: Zur Berechnung dieser Populationsmittelwerte und der Standardabweichungen werden für die normale wie die abnormale Population große Fallzahlen benötigt. Während es für ein mittleres Labor noch möglich ist, diese Größen für die Normalpopulation zu berechnen, hat kaum jemand die erforderlich große Anzahl Schwangerschaften mit chromosomalen Aberrationen für eigene Normwerte. In der Praxis hat man sich damit beholfen, Daten von vielen Zentren zu poolen, was jedoch fast immer mit einer größeren Streuung verbunden ist (Reynolds u. Penney 1989).

Serumparameter

HCG-Moleküle. Humanes Choriongonadotopin (HCG) gehört wegen seiner sehr hohen Glykosylierung (30 %) zusammen mit TSH, LH und FSH in die Gruppe der Glykoproteinhormone. Es besteht aus 2 Untereinheiten: einer α-Kette, die bei allen 4 Hormonen nahezu identisch ist, sowie einer HCG-spezifischen β-Kette. Die β-Kette des HCG zeigt große Homologie zur β-LH-Kette (82 % Homologie).

Im Blut zirkulieren neben dem physiologisch aktiven intakten HCG auch biologisch kaum aktive freie α- und β-Ketten sowie Abbauprodukte der β-Ketten. Der Abbau des HCG erfolgt vorzugsweise durch Spaltung der β-Kette an vorbestimmten Stellen, was zu sog. »nicked« Ketten führt. Dadurch kommt es zu einer dreidimensionalen Verformung dieses Moleküls, was die Dissoziation mit der α-Kette einleitet. Freie β-Ketten werden zu β-core-Ketten weiter abgebaut und durch den Urin ausgeschieden.

Cave

Bei Raumtemperatur bleibt intaktes HCG höchstens 24 h stabil, was beim Postversand von Seren zu berücksichtigen ist.

HCG wird vorwiegend im Zytotrophoblast gebildet. Parallel zur Zellmasse steigt HCG bis zur 12. Woche im mütterlichen Serum steil an und fällt dann ähnlich steil wieder ab, was durch eine Abnahme des Zytotrophoblasten zugunsten des Synzytiotrophoblasten erklärt werden kann. Nach 20 Wochen bleiben die Werte bis zum Termin mehr oder weniger stabil. Analytisch können sowohl intaktes HCG, die α-, β-Moleküle als auch β-core-Moleküle einzeln bestimmt werden. Die Bestimmung des freien β-HCG erfolgt über den Nachweis eines Epitops, das beim intakten HCG durch die α-Kette verdeckt ist.

> Im Zusammenhang mit der Trisomie 21 konnte eine Erhöhung von HCG und all seinen Abbauprodukten gezeigt werden.

Verschiedene Autoren konnten zeigen, dass freies β-HCG bessere Diskriminierungseigenschaften aufweist als die anderen HCG-verwandten Moleküle. Der Stellenwert von β-core-Ketten im Urin ist noch unklar.

Estriol. Estriol ist ein Sexualsteroid, dessen Ausgangsprodukt in der fetalen Nebenniere gebildet und anschließend in der fetalen Leber und der Plazenta fertig synthetisiert wird. Estriol steigt im mütterlichen Serum im Laufe der Schwangerschaft an. Zu Beginn des 2. Trimesters verläuft die wöchentliche Zuwachsrate sehr ähnlich wie beim AFP. Estriol wird heute nur noch in wenigen Labors eingesetzt, da neben analytischen Problemen die Werte in einer Population keiner Gauss-Verteilung folgen.

> Im Zusammenhang mit Trisomie 21 konnte eine Verminderung von Estriol gezeigt werden.

PAPP-A (schwangerschaftsassoziiertes Plasmaprotein A). PAPP-A ist ein zu 20 % verzuckertes α2-Metalloglykoprotein von 720 kD mit einer tetrameren Struktur. Pro Molekül enthält PAPP-A 4 Zinkatome. PAPP-A bildet mit der Proform des Major-basic-Pretins über Disulfidbrücken einen Komplex. Die biologische Funktion ist unklar. PAPP-A steigt im mütterlichen Serum im Laufe der Schwangerschaft bis zum Termin kontinuierlich an. Heute sind mehrere zuverlässige PAPP-A-Assays auf dem Markt.

> Im Zusammenhang mit Trisomie 21 konnte eine Erniedrigung von PAPP-A gezeigt werden. Diese Diskriminierungseigenschaft ist jedoch ausschließlich im 1. Trimenon vorhanden und nimmt im Laufe des Gestationsalters kontinuierlich ab.

Abweichungen der wichtigsten Serummarker von der Normalpopulation bei ausgewählten Chromosomenaberrationen

Erfahrungen an einer Vielzahl von untersuchten Schwangerschaften haben gezeigt, dass die Serummarker AFP, uE3, HCG und PAPP-A nicht nur Diskriminierungseigenschaften bezüglich Trisomie 21, sondern auch bei einer Anzahl anderer häufiger Chromosomenstörungen aufweisen (Tabelle 9.4).

Eine ganze Reihe von anderen Faktoren außer dem Gestationsalter beeinflussen die Serumkonzentrationen der verschiedenen Parameter, so das mütterliche Gewicht, ein ausgeprägter Nikotinabusus, die ethnische Herkunft, die Parität, ein Diabetes mellitus Typ I sowie die Anzahl der Feten. In der Praxis werden für das Gewicht, die ethnische Herkunft bzw. das Vorliegen eines Diabetes meist Korrekturfaktoren verwendet.

Bei **Mehrlingen** sind praktisch alle Serumkonzentrationen rund doppelt so hoch. Die Berechnung bei Mehrlingen ist jedoch aus verschiedenen Gründen problematisch: Einerseits gibt es kaum zuverlässige Daten über die Häufigkeit von Lebendgeburten mit Trisomie 21 in Abhängigkeit des mütterlichen Alters, so dass eine zuverlässige Vortestwahrscheinlichkeit gar nicht angegeben werden kann. Die wenigen vorliegenden Daten lassen vermuten, dass Trisomie 21 bei Zwillingen seltener ist als bei Einlingen. Zum anderen können bei Mehrlingen konkordant alle oder diskordant nur einzelne betroffen sein. Die Angabe eines exakten, individualisierten Risikos ist somit bei Mehrlingen gar nicht möglich.

Tabelle 9.4. **Wichtige Serumparameter mit Abweichungen von der Normalpopulation (in MOM) bei 6 häufigen Aneuploidien in gewichteten Durchschnittswerten.** Außer für Trisomie 21 und 18 sind für keine andere Gruppe verlässliche Medianwerte bekannt. Ein Pfeil nach oben oder unten besagt, dass bei diesen Störungen die Mittelwerte von der Normalpopulation abweichen, aber wahrscheinlich noch innerhalb von 2 SD liegen; 2 Pfeile deuten auf ein stärkeres Abweichen von der Norm hin.

	47,+21	47,+18	47,+13	45,X	Triploidie	47,+16
AFP (2. Trim.)	0,74	0,64	↓	↓	↑↑	↑↑
AFP (1. Trim.)	0,88	?	?	?	?	?
Estriol (2. Trim.)	0,75	0,43	?	↓↓	↓	–
Estriol (1. Trim.)	0,79?	?	?	?	?	?
i-HCG[a] (2. Trim.)	2,09	0,36	↑	↓ u. ↑ ?	↓ u. ↑ ?	↑↑
fβ-HCG[b] (2. Trim.)	2,64	0,37	–	–	–	↑↑
fβ-HCG[b] (1. Trim.)	1,88	↓↓	–	–	–	?
PAPP-A (1. Trim.)	0,42	↓↓↓	↓	↓	↓	?

[a] Intaktes HCG,
[b] freies β-HCG.

Screeningstrategien

Mit dem klassischen 2.-Trimester-Tripletest (Alter, AFP, uE3, HCG) wurden seit 1988 in mindestens 15 prospektiven Studien mit Fallzahlen >5000 über 190 000 Schwangere abgeklärt. Insgesamt waren 6 % screenpositiv; die Entdeckungsrate betrugt 69 %, die falsch-positive Rate 5,9 %. Neben den Feten mit Trisomie 21 wurden noch halb so viele andere Chromosomenanomalien miterfasst. Damit entdeckt der Tripletest bei einer konstanten Amniozenteserate rund doppelt so viele Schwangerschaften mit Trisomie 21 wie der Alterstest allein. Unzureichend an diesem Verfahren ist jedoch die nach wie vor ungenügende Erfassungsrate von »nur« 69 %, die vielen falsch-positiven Fälle sowie der späte Zeitpunkt des Screenings.

Durch die Vielzahl an Trisomie-21-Parametern, die in den vergangenen Jahren beschrieben wurde, konnten einige dieser Unzulänglichkeiten verbessert werden, insbesondere was den Zeitpunkt des Screenings betrifft. So konzentriert sich heute vieles auf das erste Schwangerschaftsdrittel.

- Das 1.-Trimenon-Screening (Alter, NT) erreicht, wie erwähnt, eine Sensitivität von rund 80 % bei 5 % falsch-positiven Fällen.
- Für das kombinierte 1.-Trimenon-Screening (Alter, NT, PAPP-A, fβ-HCG) wurden sogar Entdeckungsraten von >90 % berechnet, auch wenn größere prospektive Studien noch ausstehen, die diese Resultate bestätigen.

Die Vielzahl weiterer sonographischer und biochemischer Parameter im 1. und 2. Trimenon haben es aber fast unmöglich gemacht, allgemein gültige Screeningratschläge zu erteilen. Das Spektrum praktizierter Methoden reicht heute vom immer noch praktizierten alleinigen Altersscreening und dem vor allem in den USA nach wie vor populären 2.-Trimenon-Triple-Test über das OSCAR-System (»one-stop clinic for early assessment of fetal risk«; Nicolaides 1999), bei dem innerhalb eines halben Tages im 1. Trimenon eine Risikoevaluation, basierend auf sonographischen und biochemischen Parametern, durchgeführt, anschließend genetisch beraten und bei erhöhtem Risiko direkt eine CVS durchgeführt wird, bis hin zum »integrated screening« (Wald 1999), bei dem zunächst über viele Wochen im 1. und 2. Trimester Parameter bestimmt werden, die dann in einer Risikoevaluation zusammengefasst werden.

Immerhin lassen sich einige grundsätzliche Randbedingungen für ein Screeningprotokoll festlegen:

- Eine Beratung vor der Risikoevaluation ist obligat. Das Verfahren darf nicht als Routine präsentiert werden.
- Das Protokoll muss ohne zusätzliche Konsultation und Blutentnahme optimal in das bestehende Schwangerenvorsorgeprogramm integriert werden.
- Das Protokoll muss die Zeitspanne »Vortestberatung – Entscheidung« für die Schwangere maximieren. Das heißt, ein OSCAR-System ist nur dann zu befürworten, wenn die Information über Sinn, Zweck und Konsequenzen Tage bis Wochen vorher vermittelt wurden.
- Das Screening sollte trotzdem so früh wie möglich erfolgen, damit Karyotypisierungen und nötig werdende Schwangerschaftsabbrüche möglichst noch im 1. Trimenon durchgeführt werden können.
- Aus Kostengründen sollte sich das Protokoll auf wenige, gut dokumentierte Parameter beschränken, wobei zum heutigen Zeitpunkt die Parameter »Alter« und »NT« auf jeden Fall eingeschlossen werden sollten.
- Die Bestimmung der einzelnen Parametern soll im jeweiligen optimalen Zeitfenster liegen. (Dies schließt das OSCAR-System nahezu aus, da PAPP-A vor 11 Wochen besser ist, die NT aber nicht vor 11 Wochen gemessen werden kann).
- Eine Beratung nach Vorliegen der Risikoevaluation ist obligat und muss auch Frauen mit »niedrigem« Risiko umfassen.
- Nach erfolgter Risikoevaluation ist auf den Einsatz weiterer »Softmarker« (z. B. Beachtung eines niedrigen 2.-Trimenon-AFP, isolierte Plexuszyste, kurzer Femur etc.) zu verzichten. Eine Karyotypisierung ist nur dann in Erwägung zu ziehen, wenn im späteren Schwangerschaftsverlauf echte Fehlbildungen nachgewiesen werden, die eine Aneuploidie nahe legen.
- Das Protokoll muss eine Qualitätskontrolle beinhalten, die Labor- und Ultraschallqualität sowie ein epidemiologisches Monitoring umfasst.

Für ein frühes (1. Trimenon) Screening spricht eine Reihe von Gründen

1. Es erlaubt eine Karyotypisierung mittels Chorionbiopsie, sodass ein Schwangerschaftsabbruch noch mittels Saugkürettage durchgeführt werden kann.
2. Durch die Chorionbiopsie wird die Wartezeit zwischen positivem Screeningtest und definitem Resultat wesentlich kürzer.
3. Die emotionale Bindung ans Kind ist im ersten Trimenon noch deutlich geringer.

Ein 1.-Trimenon-Screening hat jedoch auch Nachteile. Insbesondere das zeitliche Fenster für eine ausführliche Beratung vor der Durchführung eines Screeningtests wird sehr klein.

Chorionbiopsien zeigen in einigen Prozent der Resultate Mosaikbefunde, die wiederum eine Amniozentese nach sich ziehen. Die Wahrscheinlichkeit eines falsch-negativen Resultates ist ebenfalls höher als bei der Amniozentese. Zudem enden etwa 20 % aller in Chorionbiopsien entdeckten Triosomien 21 in einem Spätabort. Ihre vorzeitige Entdeckung hat somit lediglich akademischen Wert.

Sehr großes Gewicht ist bei einem Aneuploidiescreening auf die **Beratung** zu legen. Die Risikowahrnehmung von verschiedenen Frauen ist völlig unterschiedlich. Eine 42-jährige Primipara, z. B. mit einem Altersrisiko von 1:65, kann durch ein Screeningresultat von 1:250 stark beruhigt werden und sich entscheiden, bei diesem absolut gesehenen »niedrigen« Risiko nicht die Schwangerschaft durch eine Amniozentese zu gefährden, obwohl ihr individuelles Risiko immer noch »erhöht« ist, d. h. über dem Grenzwert von 1:380 liegt. Umgekehrt kann eine 22-Jährige mit instabiler Partnerschaft trotz niedrigem Altersrisiko direkt eine Karyotypisierung fordern, da ein behindertes Kind in ihrer Lebenssituation eine Katastrophe sein könnte.

> Die hervorragenden Resultate der 1.-Trimenon-Screeningprotokolle müssen nach wie vor mit Vorsicht beurteilt werden. Deren Stellenwert kann letztendlich erst abgeschätzt werden, wenn man die Auswirkung dieses Screen-

ingprogramms auf die Lebendgeburtrate von Kindern mit Down-Syndrom in der ganzen Population miteinbezieht. Ergebnisse in dieser Hinsicht mit Bezug auf den Triple-Test sind eher enttäuschend (Saridogan 1996).

Bezüglich Kosten scheint andererseits bereits der Tripletest gut abzuschneiden.

Screeningeffizienz und Kosten-Nutzen-Analyse

In einer ausführlichen Arbeit haben Shakley et al. (1993) die Screeningkosten mit dem Nutzen unter Einbezug indirekter Kosten (vermindertes Einkommen der Eltern, Lebenskosten, Erziehungskosten, zusätzliche Gesundheitskosten, fehlendes Einkommen etc.) verglichen. In ihrem Modell wurde auch berücksichtigt, daß im tatsächlichen Leben die Beteiligung der Schwangeren am Screening und an den nachfolgenden Karyotypisierungen sowie die Entscheidung zu einem Schwangerschaftsabbruch immer unter 100 % liegt, aber auch die Kosten für Screening, Diagnose und Schwangerschaftsabbruch von Klinik zu Klinik variieren.

Ihre Resultate zeigen, dass über eine große Variation von Annahmen der Tripeltest dem alleinigen Altersscreening deutlich überlegen ist. Analoge Evaluationen für den Vergleich zwischen biochemischem Screening und Nackenödemscreening liegen noch nicht vor.

Letztendlich sind es jedoch nicht die Kosten, die ausschlaggebend für die Entscheidung zu einem Schwangerschaftsabbruch sind, sondern die persönliche Einstellung der betroffenen Eltern, sich die Last der Betreuung eines schwerbehinderten Kindes ersparen zu wollen. Diese Last kann kaum in eine finanzielle Größe umgerechnet werden.

Akzeptanz in der Bevölkerung

Die Akzeptanz des Trisomie-21-Screenings ist in der Bevölkerung generell hoch, variiert jedoch von Land zu Land und insbesondere je nach Screeningstrategie. Die höchste Akzeptanz zeigt das Altersscreening mit einem fixen Alterslimit.

Obwohl Testeffizienz wie Kosten-Nutzen-Analyse eindeutig für ein biochemisches Screening sprechen, ist die Akzeptanz des Tripeltests deutlich geringer. In Großbritannien wurde über Beteiligungsraten von »lediglich« 77 % berichtet. Interessanterweise war die Akzeptanz bei jüngeren Frauen größer. In den USA haben 1996 68 % aller Schwangeren einen Tripeltest durchführen lassen. In der deutschen Schweiz liegt die Beteiligung am Screening in der Größenordnung von 20 %, in der französischen Schweiz von rund 85 %. Aktuelle Zahlen über die Häufigkeit enes durchgeführten NT-Screenings bzw. eines kombinierten 1.-Trimenon-Screenings fehlen; die Schweizerische Gesellschaft für Ultraschall, Sektion Gynäkologie und Geburtshilfe, empfiehlt jedoch unter der Voraussetzung einer adäquaten Beratung und Ausbildung die Messung der NT, sodass angenommen werden darf, dass diese Form des Screenings eine größere Verbreitung hat. In der Schweiz haben die zuständigen Behörden die Kassenpflicht von PAPP-A und freiem β-HCG vorerst abgelehnt, bis prospektive Studien mit genügend großen Zahlen eine Effizienz nachgewiesen haben.

Die Akzeptanz von Ultraschall ist generell bei praktisch allen Frauen sehr hoch. Selbst Frauen mit Verdacht auf eine fetale Fehlbildung befürworten die Anwendung Ultraschall (Götzmann et al. 2002).

Neben Mentalitätsunterschieden beeinflusst die Haltung der Ärzte maßgebend den Erfolg des Screenings. Offenbar ist die wesentlich komplexere Art der Risikoevaluation auch für den Arzt schwerer verständlich und die Beratung der Schwangeren entsprechend problematisch.

Empfehlungen

Die meisten internationalen Fachgremien wie NIH, ACOG, Canadian Task Force, Royal College of Obstricians and Gynaecologists u. a. empfehlen, allen Frauen ein biochemisches Screening für Trisomie 21 anzubieten unter der Voraussetzung, dass zuvor eine umfassende Beratung und anschließend eine epidemiologische Aufarbeitung des Screeningprogramms erfolgt (DiGuiseppi 1996).

9.2.3 Screening auf schwerwiegende Fehlbildungen

Definition

Schwerwiegende angeborene Fehlbildungen (»major anomalies«) sind solche, die nach der Geburt ohne Behandlung eine ausgeprägte Behinderung nach sich ziehen oder mit dem Leben nicht vereinbar sind. Beispiele dafür sind komplexe Herzfehler, Hirnfehlbildungen, Neuralrohrdefekte oder etwa Bauchwanddefekte. Davon abgegrenzt werden geringfügige Fehlbildungen (»minor anomalies«) wie etwa Synechien, Ohranhängsel oder Hypospadien.

Epidemiologie

Angeborene Störungen sind mit einer Frequenz von 1,4–3,2 % relativ häufig (Eurocat 1995). Die Gesamthäufigkeit streut zwischen verschiedenen Staaten in Europa z. T. beträchtlich. Dies ist jedoch eher auf unterschiedliche Meldungspraktiken als auf tatsächliche Prävalenzunterschiede zurückzuführen. Bei einzelnen Störungen hingegen, wie z. B. der Spina bifida, gibt es jedoch tatsächlich große Differenzen bei verschiedenen ethnischen Gruppen.

In den Jahren 1980–1992 wurde in einzelnen Ländern Europas eine Abnahme der Prävalenz angeborener Störungen (abortierte Feten miteingeschlossen) beobachtet, in anderen nahm sie zu bzw. blieb konstant. Es lassen sich somit keinerlei allgemeingültige Aussagen über Änderungen in der Prävalenz in den letzten 13 Jahren machen.

In fast allen Ländern konnte hingegen eine deutliche Zunahme pränatal diagnostizierter Fehlbildungen und induzierter Aborte registriert werden. Diese Zunahme ist assoziiert mit der Einführung von Screeningtests wie α-Fetoprotein im mütterlichen Serum oder der breiten Anwendung von Ultraschall in der normalen Schwangerschaft.

Die Entdeckungsrate von schweren Fehlbildungen ist je nach Art der Anomalie sehr unterschiedlich. Defekte wie Anenzephalus, Omphalozele oder Gastroschisis werden signifikant häufiger entdeckt als z. B. Herzfehler. ◘ Tabelle 9.5 zeigt die Häufigkeitsverteilung kongenitaler Anomalien laut Eurocat-Register.

Ätiologie

Entwicklungsstörungen können durch eine Vielzahl verschiedener Faktoren wie Infektionserkrankungen (z. B. Lues, CMV,

Tabelle 9.5. Häufigkeitsverteilung kongenitaler Fehlbildungen im Eurocat-Register

Art	Häufigkeit [%]
Extremitätendefekte	24,9
Herzfehler	22,7
Muskuloskelettal	12,4
ZNS	11,9
Chromosomenanomalien	10,2
Innere urogenitale Fehlbildungen	9,9
Äußere genitale Fehlbildungen	7,3
Lippen-, Kiefer-, Gaumenspalten	6,7
Darmtraktanomalien	6,2
Ohrfehlbildungen	2,7
Augenfehlbildungen	2,7

Toxoplasmose, Rubeolen), Medikamente, ionisierende Strahlung, »Umweltfaktoren« etc. ausgelöst werden. Bei Neuralrohrdefekten wurde auch eine Assoziation mit einem relativen Vitaminmangel beschrieben (Folsäure, myo-Inositol). Im Einzelfall lässt sich nicht selten keine klare Ursache für eine Entwicklungsstörung finden, was eine primäre Prophylaxe nahezu unmöglicht macht.

Chromosomenanomalien sind insbesondere assoziiert mit erhöhtem mütterlichen Alter. Die Ursachen für diesen Umstand sind immer nochnicht geklärt.

> Bei mendelisch vererbten Störungen sind die Eltern bei den rezessiven Erkrankungen gesunde Träger.

Screeningwerkzeuge

Da es sich bei den angeborenen Fehlbildungen um morphologische Veränderungen handelt, eignen sich für ein Screening besonders bildgebende Verfahren wie Ultraschall oder Magnetresonanztomographie.

Im Gegensatz zum Ultraschall hat das letztere Verfahren noch keinen Stellenwert als Screeningwerkzeug, weil die Expositionszeiten noch zu lange sind, um am bewegten Fetus reproduzierbare gute Bilder zu liefern. Zudem ist der finanzielle und zeitliche Aufwand pro Untersuchung deutlich höher.

Das Problem des Ultraschalls liegt darin, dass eine Vielzahl verschiedener Faktoren die Qualtität des Ergebnisses beeinflusst:
- Erfahrung des Untersuchers,
- Lage und Aktivitätszustand des Fetus,
- Fruchtwassermenge
- Bauchdeckenbeschaffenheit der Schwangeren (Adipositas, Zustand nach Laparotomie),
- Ultraschallgerät.

Im Gegensatz zu anderen bildgebenden Verfahren beginnt beim Ultraschall die Erfahrung nicht erst bei der Bildbeurteilung, sondern bereits bei der Bildgenerierung. Zudem handelt es sich um eine dynamische Untersuchung an einem bewegten Objekt. Dies schränkt die Reproduzierbarkeit der Untersuchung zusätzlich ein. Des Weiteren handelt es sich bei Fehlbildungen um eine dynamische Entwicklung.

Direkte Visualisierung des Defekts. Bei entsprechender Erfahrung und optimalen Bedingungen können die meisten morphologischen Abweichungen direkt visualisiert werden. In der Praxis ist die Situation aber häufig abweichend von diesem Idealfall. Selbst bei optimalen Bedingungen werden immer wieder Anomalien übersehen, die einem anderen Untersucher direkt ins Auge springen. Dies liegt daran, dass Ultraschallbilder vergleichbar sind mit Vexierbildern. Wenn man weiß, was man sucht, ist es wesentlich einfacher, das Betreffende auch zu finden. Die Situation lässt sich durch ein gezieltes Vorgehen verbessern:
- konsequentes »Abarbeiten« einer morphologischen Chequeliste,
- Untersuchung von Kopf, Rumpf und Extremitäten in standardisierten Schnittebenen,
- Studium von Abbildungen typischer Fehlbildungen.

Für den niedergelassenen Arzt genügt vorerst einmal die Klassifizierung »unauffälliger Befund« und »auffälliger Befund im Bereich einer bestimmten Struktur«. Eine detaillierte Diagnostik mit Differenzialdiagnose bzw. definitiver Diagnosestellung kann dann dem Experten überlassen werden.

Indirekte Hinweise auf fetale Störungen. Neben der direkten Visualisierung von Fehlbildungen gibt es eine Reihe von Befunden, die konstanter, reproduzierbarer und damit einfacher dargestellt werden können und die auf eine mögliche Fehlbildung hinweisen. Es sollte insbesondere geachtet werden auf:
- Fruchtwassermenge (Oligo-, Polyhydramnion),
- auffällige Bewegungsmuster (z. B. fehlende Bewegung über längere Zeit),
- ungewöhnliche Lage (z. B. intrauterine Zwangshaltung),
- fetale Größe (Abweichen von einzelnen Körpermassen aus dem Normbereich),
- Auffälligkeiten der äußeren Form (z. B. Zitronenform des Schädels),
- ungewöhnliche echogene oder echoarme Zonen im Bereich von Kopf und Rumpf,
- Tumoren,
- abnorme Lage von inneren Organen (Herz, Magen),
- Auffälligkeiten der Plazenta.

Mit einer solchen Checkliste lässt sich zwar keine exakte Diagnose einer Störung stellen; ein beträchtlicher Teil von Anomalien kann jedoch auf diese Weise entdeckt werden.

Bei ungewöhnlichen Körperproportionen sollten die in Tabelle 9.6 aufgeführten differenzialdiagnostischen Überlegungen in Betracht gezogen werden.

> Alle fetalen Fehlbildungen zeigen eine dynamische Entwicklung. Bei einigen Fällen ist mit einer Manifestation erst nach 24 Wochen zu rechnen, sodass sie der morphologischen Untersuchung mit 20–22 Wochen entgehen (z. B. Darmatresien, Hydrozephalus, Zwerchfellhernien etc.)

Screeningstrategien

Selbstverständlich sind verschiedene Fehlbildungen bereits am Ende des 1. Trimenons, d. h. nach Abschluss der Organogenese, feststellbar. Gewisse Störungen können jedoch erst im Laufe des 2. Trimenons sicher von einem Normalbefund abgegrenzt wer-

Tabelle 9.6. Differenzialdiagnostische Überlegungen bei sonographisch ungewöhnlichen Körperproportionen

Kopfumfang	Bauchumfang	Femur	Gehäuft bei
↑	Normal	Normal	Hydrozephalus
↓	Normal	Normal	Zytomegalie, Toxoplasmose, Chromosomenanomalie, Spina bifida mit Arnold-Chiari-Syndrom
Normal	↑	Normal	Diabetes
Normal oder ↓	↓	Normal oder ↓	Wachstumsretardierung, Plazentainsuffizienz
Normal	Normal	↓	Skelettdysplasie

den. Die Durchführung eines sonographischen Fehlbildungsscreenings soll deshalb möglichst zwischen der 20. und 23. Woche erfolgen, weil damit am ehesten auch sich spät manifestierende Probleme noch miterfasst werden (Pilu 1999). Wird eine nicht letale Fehlbildung erst nach 24 Wochen entdeckt, so ist die Option eines Schwangerschaftsabbruchs auch in Ländern, die keine fixe Grenze für einen Abbruch kennen, wegen der sehr großen ethischen Fragen häufig nicht mehr gegeben.

Im Prinzip sind 2 praktizierte Organisationsstrukturen in verschiedenen Ländern anzutreffen:

- Das Screening erfolgt praktisch ausschließlich durch Zentren, und die Erfahrung ist auf einen kleinen Personenkreis beschränkt (z. B. in Großbritannien).
  Der Vorteil dieses Systems besteht in der sehr großen Erfahrung des einzelnen Untersuchers. Von Nachteil sind die z. T. langen Transportwege, die Übermittlungsfehler bei der Fragestellung bzw. Befunderstattung. In dringenden Fällen kommt es zu einer unnötigen zeitlichen Verzögerung und insgesamt wahrscheinlich zu höheren volkswirtschaftlichen Kosten.
- Das Screening erfolgt durch basisgeschulte Ärzte mit Überweisung an Zentren, falls auffällige oder unklare Befunde vorhanden sind (z. B. Dreistufenkonzept in Deutschland).
  Der Vorteil dieses Systems besteht darin, dass die Schwangerschaftsbetreuung in einer Hand bleibt, was Übermittlungsfehler verhindert und die Transportwege auf ein Minimum reduziert. Die Kosten pro Untersuchung sind geringer, und die Sonographie kann jederzeit durchgeführt werden. Der Nachteil besteht vor allem in der geringeren Erfahrung der einzelnen Ärzte sowie in der schlechteren apparativen Ausrüstung. Der Aufwand zur (permanenten) Schulung ist dementsprechend größer.

Studien, die sowohl die Screeningeffizienz als auch die volkswirtschaftlichen Kosten zwischen diesen beiden Systemen vergleichen, existieren nicht. Immerhin gibt es Hinweise, dass die Entdeckungsrate von Fehlbildungen an den Zentren größer ist als in der Peripherie.

Screeningeffizienz und Kosten-Nutzen-Analyse

In mehreren randomisierten Studien konnte klar gezeigt werden, dass mit einem Routineultraschall im 2. Trimenon signifikant mehr Fehlbildungen entdeckt werden können als wenn Ultraschall nur auf Indikation erfolgt (Neilson 1995). Die Entdeckungsrate ist abhängig von:

- **Untersucher:** Erfahrene Sonographen an großen Zentren entdecken wesentlich mehr Fehlbildungen als Kollegen in der Peripherie oder in der Niederlassung. Dies war besonders ausgeprägt in der RADIUS-Studie (Ewigman et al. 1993). Die Situation in den USA ist dabei speziell, da sehr viele Radiologen und Röntgentechniker neben internistischen und chirurgischen Patienten auch noch Schwangere untersuchen, was sich wahrscheinlich auf die Erfahrung bezüglich Fehlbildungen auswirkt. Andererseits fehlen systematische Daten aus Ländern wie Deutschland oder der Schweiz, deren Screening durch eine Vielzahl niedergelassener Frauenärzte durchgeführt wird, die belegen, dass ein Stufensystem durch Fachärzte tatsächlich bessere Resultate liefert.
- **Zeitpunkt:** Eine Zusammenstellung von knapp 500 Fehlbildungen, die an den 10 größten Kliniken der Schweiz im Jahr 1995 erfasst wurden, hat gezeigt, dass fast 50 % aller Fehlbildungen erst nach 24 Wochen entdeckt wurden. Dies hängt nicht nur von der mangelnden Erfahrung des Untersuchers oder der ungenügenden apparativen Ausstattung ab, sondern viel häufiger von der Dynamik der sich entwicklenden Fehlbildung. Typischerweise spät entdeckte Befunde sind Erweiterungen der Hirnseitenventrikel, Darmstenosen und Erweiterungen des Nierenbecken-Kelch-Systems.
- **Art der Fehlbildung:** In einer Zusammenstellung von 8 Studien mit insgesamt über 70 000 prospektiv untersuchten Schwangerschaften, die vorwiegend in den 80er-Jahren durchgeführt wurde, wurden für verschiedene Fehlbildungsgruppen die in Tabelle 9.7 aufgeführten Entdeckungsraten angegeben (Chitty 1995).

Danach werden die häufigsten Fehlbildungen wie Extremitätendefekte, Herzfehler und Skelettanomalien signifikant seltener entdeckt als die weniger häufigen Anomalien. Die sonographische Fortbildung muss diesen Bereichen vermehrte Aufmerksamkeit schenken.

Der Hauptnutzen einer Früherfassung von fetalen Fehlbildungen ist abhängig von der Art der Anomalie. Bei therapierbaren Fehlbildungen (z. B. Gastroschisis) kann sich ein Paar auf die Geburt eines behinderten Kindes vorbereiten und Angehörige rechtzeitig informieren. Die Trennung unmittelbar nach der Geburt fällt dann wesentlich weniger schwer.

Tabelle 9.7. Sonographische Entdeckungsraten verschiedener Fehlbildungsgruppen (nach Chitty 1995)

Art	Entdeckungsrate [%]
Extermitätendefekte	34,4
Herzfehler	18,7
Muskuloskelettal	34,4
ZNS	77,4
Chromosomenanomalien	24,5
Urogenitale Fehlbildungen	66,1
Lippen-, Kiefer-, Gaumenspalten	20,5
Darmtraktanomalien	56,3

In Einzelfällen hat der Nachweis einer Fehlbildung auch direkten Einfluss auf das **geburtshilfliche Management.** So kann z. B. der neurologische Langzeitschaden bei einer Spina bifida durch einen primären Kaiserschnitt signifikant vermindert werden. In ausgewählten Fällen ist eine lebensrettende oder zumindest funktionserhaltende intrauterine Therapie möglich. Bei letalen Fehlbildungen kann ein Teil der Trauerarbeit vorgezogen werden.

Bei nicht therapierbaren, vor Erreichen der Lebensfähigkeit erfassten Fehlbildungen besteht auch die Möglichkeit eines **Schwangerschaftsabbruchs.** Wird durch einen solchen eine schwere Langzeitbehinderung verhindert, so können volkswirtschaftlich Einsparungen erfolgen, die weit über den Kosten eines Screenings liegen. Eine solche Argumentation ist jedoch ethisch sehr fragwürdig. Auf keinen Fall darf aus einem solchen Faktum ein Zwang zu pränataler Diagnostik und Schwangerschaftsabbruch abgeleitet werden, wie etwa in China. Andererseits kann diese Tatsache als Argument dienen, den Schwangerschaftsabbruch zu legalisieren, wenn eine Schwangere dies nach ausführlicher Beratung wünscht.

Cave

Der Hauptschaden eines fetalen Fehlbildungsscreenings besteht in der Induktion von Angst durch Befunde, die sich im Nachhinein als falsch erweisen. Im schlimmsten Fall kommt es zum Schwangerschaftsabbruch, obwohl das Kind gesund ist. Die Gefahr einer Fehldiagnose wird jedoch gemeinhin überschätzt. In der erwähnten Zusammenstellung von Fehlbildungen aus der Schweiz wurde an rund 150 Fehlbildungsfällen mit Schwangerschaftsabbruch keine einzige Fehldiagnose registriert.

Trotzdem können Einzelfälle auftreten. In einer britischen Studie war der Befund unter rund 300 Aborten wegen Fehlbildungen in 2 Fällen deutlich weniger schlimm als angenommen (Brand et al. 1994). Die Gefahr einer Fehldiagnose kann minimiert werden, wenn z. B. mit einem Stufenkonzept vor schwerwiegenden Entscheidungen erfahrene Sonographen den Befund bestätigen.

Schwierig werden Entscheidungen immer dann, wenn keine exakte Diagnose gestellt werden kann, etwa bei unklaren Hirnbefunden. In solchen Situationen muss auf Wahrscheinlichkeiten abgestützt werden, ähnlich etwa wie beim Nachweis einer strukturellen Chromosomenanomalie, deren Auswirkung auch häufig nicht sicher eingeschätzt werden kann.

Verständlich verärgert und enttäuscht sind Schwangere, wenn eine Fehlbildung trotz Ultraschall nicht oder nicht rechtzeitig erkannt wurde. Vorwürfe wegen übersehener Malformationen kann man sich sparen, wenn rechtzeitig über die Grenzen des Ultraschalls informiert wurde. So können übertriebene Erwartungen verhindert werden.

Akzeptanz in der Bevölkerung

Die Akzeptanz von Ultraschall ist generell bei praktisch allen Frauen sehr hoch. Dies liegt möglicherweise daran, dass man das eigene Kind **sehen** kann, und zwar lange, bevor man es spürt. Die Praxis zeigt, dass selbst Frauen, die gegenüber der pränatalen Diagnostik sehr kritisch eingestellt sind und nie eine Amniozentese durchführen lassen würden (geschweige denn einen Schwangerschaftsabbruch), auf Ultraschall kaum verzichten möchten. Kritiker des Ultraschalls deuten dies als Technikgläubigkeit.

Psychologische Abläufe wie das Glücksgefühl beim Betrachten des eigenen Kindes oder die Erleichterung, wenn der Ultraschall bestätigt, dass alles in Ordnung ist, dürften der Wahrheit jedoch näher kommen. Tatsächlich haben Untersuchungen gezeigt, dass für Frauen fast 50 % des Nutzens eines Schwangerschaftsultraschalls außerhalb eines medizinischen Entscheidungsnutzens liegen.

Empfehlungen

Verschiedene Organisationen auf dem nordamerikanischen Kontinent wie das ACOG, NIH oder die Canadian Task Force sind merkwürdigerweise gegenüber einem Fehlbildungsscreening mit Ultraschall sehr kritisch eingestellt (DiGuiseppi 1996). Durch eine unterschiedliche ethische Grundeinstellung kann diese Haltung kaum erklärt werden, befürworten diese Gremien doch das ethisch eher heiklere Screening auf Trisomie 21.

Im Unterschied zu Letzterem wird beim sonographischen Fehlbildungsscreening in rund 60 % der Fälle mit Nachweis einer Anomalie **kein** Schwangerschaftsabbruch durchgeführt. Ein Teil dieser Kinder mit Malformationen kann durch die frühzeitige Entdeckung zudem zweifelsfrei profitieren, was man beim Down-Syndrom nicht behaupten kann.

Ein Grund für die kritische Haltung mag sein, dass im Vergleich zum Tripeltest die Screeningeffizienz deutlich schlechter ausfällt. Dies muss aber vor dem Hintergrund des amerikanischen Gesundheitssystems gesehen werden: Das Screening ist nicht zentralisiert, sondern auf eine Vielzahl von niedergelassenen Ärzten verteilt. Diese sind zudem in den meisten Fällen nicht die behandelnden Frauenärzte, sondern Radiologen und Röntgentechniker. Das vermindert nicht nur die Screeningeffizienz, sondern erhöht auch ganz massiv die Kosten.

Für 1993 berechneten Ewigman et al. (1996) 200 Dollar pro Ultraschall. Die Kosten für eine mindestens gleichwertige Untersuchung in der Schweiz betragen nur etwa ein Viertel dieses Preises. Unter diesen Gesichtspunkten ist die ablehnende Haltung in den nordamerikanischen Staaten nachvollziehbar.

Unter anderen gesundheitspolitischen Voraussetzungen befürworten jedoch europäische Fachgesellschaften ein Ultraschallscreening mit großer Mehrheit.

Literatur

Brand IR, Kaminopetros P, Mairead C, Irving HC, Lilford RJ (1994) Specificity of antenatal ultrasound in the Yorkshire region: a prospective study of 2261 ultrasound detected anomalies. Br J Obstet Gynaecol 101: 392–397

Brock DJH (1992) Alphafetoprotein and acetylcholinesterase. In: Brock DJH, Rodeck CH, Ferguson-Smith MA (eds) Prenatal diagnosis and screening. Churchill Livingstone, Edinburgh, pp 159–168

Chitty LS (1995) Ultrasonound screening for fetal abnormalities. Prenat Diagn 15: 1241–1257

Cicero S, Curcio P, Papageorghiou A, Sonek J, Nicolaides K (2001) Absence of nasal bone in fetuses with trisomy 21 at 11–14 weeks of gestation: an observational study. Lancet 358: 1665–1667

Cuckle HS, Wald NJ (1993) Complementary use of biochemical tests and ultrasonography for detection of neural tube defects and Down's syndrome: Diagnosis. In: Chervenak FA, Isaacson GC, Campbell S (eds) Ultrasound in obstetrics and gynecology. Little, Brown, Boston, pp 1145–1150

Cuckle HS, Wald NJ, Thompson SG (1987) Estimating a woman's risk of having a pregnancy associated with Down's syndrome using her age and serum alpha-fetoprotein level. Br J Obstet Gynaecol 94: 387–402

Cuckle H, Nanchahal K, Wald N (1991) Birth prevalence of Down's syndrome in England and Wales. Prenat Diagn 11: 29–34

DiGuiseppi C (1996) Screening ultrasonography in pregnancy. Guide to clinical preventive services. National Library of Medicine, Health Services/ technology assessment text, http://text. nlm. nih. gov/cps/www/cps. 42. html.

Eskes TKAB (1994) Possible basis for primary prevention of birth defects with folic acid. Fetal Diagn Ther 9: 149–154

Eurocat (1995) Surveillance of congenital anomalies in Europe 1980–1992. Institute of Hygiene and Epidemiology, Brussels

Evans MI, Chik L, O'Brien JE, et al. (1995) MOMs (multiples of the median) and DAD's (discriminant aneupoloidy detection): Improved specificity and cost-effectiveness of biochemical screening for aneuploidy with DADs. Am J Obstet Gynecol 172: 1138–1149

Ewigman BG, Crane JP, Frigoletto FD, LeFevre ML, Bain RP, McNellis D (1993) Effect of prenatal ultrasound screening on perinatal outcome. RADIUS Study Group. N Engl J Med 329: 821–827

Götzmann L, Schönholzer SM, Kölble N et al. (2002) Die Ultraschall-Untersuchung bei Verdacht auf fetale Entwicklungsstörungen: Zufriedenheit und Bewertungen aus Sicht der betroffenen Frauen. Ultraschall Med (in print)

Greene NDE, Copp AJ (1997) Inositol prevents folate-resistant neural tube defects in the mouse. Nature Med 3: 60–66

Hook EB (1992) Prevalence, risks and recurrence. In: Brock DJH, Rodeck CH, Ferguson-Smith MA (eds) Prenatal diagnosis and screening. Churchill Livingstone, Edinburgh, pp 351–392

Huether CA, Gummere GR, Hook EB et al. (1981) Down's syndrome: percentage reporting on birth certificates and single year maternal age risk rates for Ohio 1970–79: comparison with upstate New York data. Am J Public Health 71: 1367–1372

Kürzl R (1993) Diagnostische Ergebnisse und ihre klinische Interpretation – oder: Was Sie schon immer über Diagnostik nicht wissen wollten. Geburtsh Frauenheilk 53: 15–19

Neilson JP (1995) Routine ultrasound in early pregnancy. In Enkin MW, Keirse MJNC, Renfrew MJ, Neilson JP (eds) Pregnancy and childbirth module of the Cochrane database of systematic reviews. BMJ Publishing Group, London, updated 24 February

Nicolaides KH, Snijders RJM, Gosden CM, Berry C, Campbell S (1992) Ultrasonographically detectable markers of fetal chromosomal abnormalities. Lancet 340: 704–707

Nicolaides KH, Sebire NJ, Snijders RJM (1999) The 11–14 week scan. Parthenon, London

Nørgaard-Pedersen B, Larsen SO, Arends J, Svenstrup B, Tabor A (1990) Maternal serum markers in screening for Down's syndrome. Clin Genet 37: 35–43

Palomaki GE, Haddow JE (1987) Maternal serum alpha-fetoprotein, age, and Down's syndrome risk. Am J Obstet Gynecol 156: 460–463

Pilu G, Nicolaides KH (1999) Diagnosis of fetal abnormalities: the 18–23 week scan. Parthenon, London

Reynolds TM, Penney MD (1989) The mathematical basis of multivariate risk screening: with special reference to screening for Down's syndrome associated pregnancy. Ann Clin Biochem 27: 452–458

Saridogan E, Djahanbakhch O, Naftalin AA (1996) Screening for Down's syndrome: experience in an inner city health district. Br J Obstet Gynaecol 103: 1205–1211

Shackley P, McGuire A, Boyd PA, Dennis J, Fitchett M, Kay J, Roche M, Wood P (1993) An economic appraisal of alternative pre-natal screening programmes for Down's syndrome. J Publ Health Med 15: 175–184

Wald NJ (1984) Antenatal and neonatal screening. Oxford University Press, p 32

Wald NJ, Cuckle HS, Densem JW et al. (1988) Maternal serum screening for Down's syndrome in early pregnancy. BMJ 297: 883–887

Wald NJ, Watt HC, Hackshaw AK (1999) Integrated screening for Down's syndrome on the basis of tests performed during the first and second trimesters. N Engl J Med 341: 461–467

Wigglesworth JS (1991) Causes and classification of fetal and perinatal death. In: Wigglesworth JS, Singer DB (eds) Textbook of fetal and perinatal pathology. Blackwell, Boston, pp 77–91

Williamson P, Alberman E, Rodeck C, Fiddler M, Church S, Harris R (1997) Antecedent circumstances surrounding neural tube defect births in 1990–91. Br J Obstet Gynaecol 104: 51–56

Fehlbildungen: Diagnostik und Management

P. Dürig

Kurz-Überblick

Mit kongenitalen Defekten muss bei 3–5 % der Geburten gerechnet werden. Fehlbildungen stehen mit 3 % an der Spitze, gefolgt von monogenen Erbleiden (1,4 %) und chromosomalen Aberrationen (0,6 %). Fehlbildungen sind heute in entwickelten Ländern für 20–25 % der perinatalen Todesfälle verantwortlich. Eine primäre Prävention kann nur in beschränktem Umfang erfolgen, da die Ätiologie bei den meisten Fehlbildungen unbekannt ist. Eine sekundäre Prävention im Sinne einer Therapie oder eines Schwangerschaftsabbruchs ist bei frühzeitigem Erkennen der Fehlbildungen möglich.

Die pränatale Diagnostik ist eine Errungenschaft der letzten 50 Jahre. Mittels Ultraschalldiagnostik kann heute die Mehrzahl der schweren Fehlbildungen vor der 24. Schwangerschaftswoche (SSW) erkannt werden. Invasive Verfahren wie die Amniozentese, die Chorion- und Plazentabiopsie, die Cordozentese und die Punktion von fetalen Organen werden einerseits für die Karyotypisierung, die Abklärung von Infekten und Stoffwechselstörungen, anderseits für die direkte Therapie des Fetus eingesetzt. Da die Prognose der Kinder mit Fehlbildungen wesentlich durch Begleitanomalien und chromosomale Aberrationen mit bestimmt wird, sind eine systematische sonographische Untersuchung und die Karyotypisierung wichtig.

Die Genauigkeit der pränatalen Diagnostik soll anhand der postnatalen Befunde überprüft werden. Die Erstellung einer definitiven Diagnose und die Verfolgung des weiteren Verlaufs ist in Hinsicht auf künftige Schwangerschaften von großer Bedeutung. Die antepartale Beratung bezüglich des Managements ist oft schwierig, da objektive Kriterien für die Quantifizierung der Schwere der Erkrankung in vielen Fällen fehlen. Diese Aufgabe kann am besten durch ein interdisziplinäres Team (»fetal board«), bestehend aus Pränatalmedizinern, Genetikern, Neonatologen und Kinderchirurgen, erfüllt werden.

Aus ethischer Sicht soll sich das Handeln im Rahmen der pränatalen Medizin nach den Grundsätzen der Benefizienz (Überwiegen eines potentiellen Nutzens über einen potentiellen Schaden), des »informed consent« (Zustimmung nach Aufklärung), der Autonomie der Eltern und den Interessen des Fetus als Person und als Patient richten. Unabhängig von der Wahl des Prozedere soll den Eltern eine Begleitung angeboten werden.

10.1 Epidemiologie und Terminologie

Mit schwerwiegenden kongenitalen Defekten (»major anomalies«) muss bei 3–5 % der Geburten gerechnet werden. Fehlbildungen stehen mit 3 % an der Spitze, gefolgt von monogenen Erbleiden mit 1,4 % und chromosomalen Aberrationen mit 0,6 % (s. Übersicht; European Association of Perinatal Medicine 1993).

> Disruptionen und Deformationen haben in der Regel eine bessere Prognose und andere genetische Implikationen als Fehlbildungen.

Von den schwerwiegenden Fehlbildungen sind geringgradige kongenitale phänotypische Anomalien (»minor anomalies«) abzugrenzen, die bei etwa 10–12 % der Neugeborenen beobachtet werden. Darunter fallen z. B. die Verschmelzung des Grundgliedes der 2. und der 3. Zehe, die Klinodaktylie, die verminderte Faltung der Ohrmuschel und überzählige Brustwarzen. Diese Anomalien liegen meist isoliert vor und stellen allenfalls ein kosmetisches Problem dar. Wenn sie multipel auftreten, weisen sie auf klinisch bedeutsame Organfehlbildungen hin.

Die **Prävalenz** der häufigsten kongenitalen Anomalien (major und minor anomalies) ist aus Tabelle 10.1 ersichtlich. Nach Organsystemen geordnet, stehen kardiovaskuläre Anomalien an der Spitze, gefolgt von Anomalien des muskuloskelettalen, des zentralnervösen und des urogenitalen Systems. Bei der Geburt beträgt die Prävalenz 0,5–1 %. Wenn die Diagnosen bei Entlassung aus dem Krankenhaus herangezogen werden, liegt sie bei 2–4 %, und wenn die Kinder über mehrere Jahre verfolgt werden, bei bis zu 10 % (Oakley 1986).

In den letzten Jahrzehnten wurde eine Zunahme der Prävalenz von bestimmten kardiovaskulären Fehlbildungen (Ventrikelseptumdefekt, valvuläre Stenosen, Fallot-Tetralogie), urogenitalen Fehlbildungen (Hypospadie, obstruktive Uropathien, Nierenagenesie) und Bauchwanddefekten (Gastroschisis) beobachtet. Dieser Trend kann nicht allein durch die verbesserte

Terminologie aus pathogenetischer Sicht

- **Kongenitaler Defekt:** Morphologische, strukturelle, funktionelle oder molekulare Anomalie, die bei der Geburt vorliegt (auch wenn sie erst später entdeckt wird)
- **Fehlbildung:** Morphologischer oder struktureller Defekt eines Organs oder eines Körperteils, der aus einer primär determinierten endogenen Entwicklungsstörung resultiert
- **Disruption:** Morphologischer oder struktureller Defekt eines Organs oder eines Körperteils, der infolge einer Interferenz mit einem initial normalen Entwicklungsprozeß auftritt
- **Deformation:** Anomalie der Form oder der Position eines Organs oder eines Körperteils, die aufgrund einer exogenen Einwirkung entsteht
- **Sequenz:** Charakteristisches Bild multipler Fehlbildungen mit einer gemeinsamen Pathogenese. Die Sirenomelie ist ein Beispiel einer polytopen Fehlbildungssequenz, bei der es auf dem Boden einer frühen embryonalen Entwicklungsstörung des kaudalen axialen Mesoderms zu einer Verschmelzung der unteren Extremitäten und zu Fehlbildungen des urogenitalen und intestinalen Systems kommt
- **Assoziation:** Gehäuftes Auftreten einer Kombination von Fehlbildungen ohne bekannte gemeinsame Ursache, z. B. die VA(C)TER(L)-Assoziation, ein Akronym, das die Kombination von vertebralen Fehlbildungen, Analatresie, ggf. Herzfehlern, tracheoösophagealer Fistel, Ösophagusatresie, Nieren- und ggf. Skelettdysplasie umschreibt
- **Syndrom:** Kombination von Fehlbildungen mit bekannter, identischer Ätiologie, z. B. das Holt-Oram-Syndrom, bei dem kardiale Fehlbildungen und eine Radiusaplasie als Folge eines autosomal-dominanten Gendefekts auftreten

■ Tabelle 10.1. **Prävalenz der häufigsten kongenitalen Anomalien (»major und minor«)** (nach Oakley 1986)

Anomalie	Rate pro 10 000 Geburten
Hypospadie	28,39
Klumpfuß	25,61
Ventrikelseptumdefekt	15,23
Lippen-Kiefer-Gaumen-Spalte	12,70
Polydaktylie	12,60
Hüftluxation	8,92
Isolierter Hydrozephalus	5,66
Spina bifida	4,78
Analatresie	3,17
Anenzephalie	3,14
Herzklappenstenose	2,74

Diagnostik erklärt werden. Es wird vermutet, dass eine erhöhte Belastung durch exogene Noxen eine ursächliche Rolle spielt.

Stabile Raten werden dagegen z. B. für den isolierten Hydrozephalus, Lippen-Kiefer-Gaumen-Spalten und zystische Nierendysplasien gefunden. Eine Abnahme der Prävalenz konnte bei den Neuralrohrdefekten, am ausgeprägtesten bei der Anenzephalie, festgestellt werden. Dieser Trend ist zum größten Teil auf die pränatale Diagnostik und die daraus resultierenden Schwangerschaftsabbrüche zurückzuführen.

10.2 Bedeutung, Ätiologie, Prävention

Kongenitale Fehlbildungen sind heute in entwickelten Ländern für 20–25% der perinatalen Todesfälle verantwortlich und stehen an erster Stelle der kindlichen Todesursachen (Oakley 1986). Die Morbidität, der Einfluss auf die langfristige Entwicklung und die soziale Belastung sind beträchtlich. Die Ätiologie

■ Tabelle 10.2. **Ursachen kongenitaler Fehlbildungen** (mod. nach Oakley 1986 und Europ Assoc Perinat Med 1993)

Ursachen	[%]
Medikamente, chemische Stoffe	1
Chronische mütterliche Krankheiten	2
Infektionen (TORCH)	2
Chromosomale Aberrationen	6
Monogene Erbleiden	8
Multifaktoriell	21
Unbekannt	60

Bekannte Teratogene (nach Oakley 1986 und Europ Assoc Perinat Med 1993)

- Infektionen
  - Zytomegalovirus
  - Herpes-hominis-Virus Typ II
  - Parvovirus B19
  - Rötelnvirus
  - Toxoplasma gondii
  - Treponema pallidum
  - Varicella-zoster-Virus
- Mütterliche Krankheiten
  - Autoimmunkrankheiten
  - Diabetes mellitus
  - Phenylketonurie
  - Virilisierende Tumoren
  - Zerebrale Anfallsleiden
- Medikamente, Drogen
  - Alkohol
  - Alkylierende Zytostatika
  - Androgene
  - Antikonvulsiva
  - Antimetaboliten (Folsäureantagonisten u.a.)
  - Diethylstilbestrol
  - Isotretinoid
  - Kokain
  - Kumarine
  - Lithium
  - Metimazole
  - Phenytoin
  - Streptomyzin
  - Tetrazykline
  - Thalidomid
  - Trimethadion
  - Valproat
- Chemische Agenzien
  - Biphenyle
  - Blei
  - Toluen
  - Quecksilber (organisch)
  - Physikalische Agenzien
  - Hyperthermie
  - Ionisierende Strahlen

der Fehlbildungen ist in der Mehrzahl der Fälle unbekannt (■ Tabelle 10.2). Viele Fehlbildungen sind multifaktoriell bedingt. Monogene Erbleiden werden in zunehmender Zahl entdeckt. Ein relativ geringer Prozentsatz der Fehlbildungen ist mit exogenen Noxen und mütterlichen Krankheiten verbunden (s. Übersicht).

Primäre Prävention. Eine primäre Prävention von Fehlbildungen ist nur in beschränktem Maße möglich und beruht hauptsächlich auf präkonzeptionellen Maßnahmen. Die Beratung sollte nicht nur auf Anfrage der Patientin erfolgen, sondern es ist Aufgabe des Arztes, bei Frauen mit entsprechenden Problemen die Frage der präkonzeptionellen Medikamentenanpassung bzw. der Familienplanung gezielt anzusprechen.

Tabelle 10.3. **Primäre Prävention von Fehlbildungen**

Probleme	Maßnahmen
Röteln	Impfung aller Frauen vor dem gebärfähigen Alter
Toxoplasmose	Expositionsprophylaxe (Ernährung)
Aneuploidien (allgemein)	Elternschaft in jungen Jahren
Monogene Erbleiden	Verzicht auf Kinder, pränatale Diagnose
Diabetes mellitus	Rigorose Blutzuckerkontrolle perikonzeptionell
Phenylketonurie	Restiktion der Phenylalaninzufuhr perikonzeptionell
Teratogene Medikamente	Vermeidung, Umstellung präkonzeptionell
Chemische Agenzien	Vermeidung (v.a. am Arbeitsplatz)
Drogen	Vermeidung, Umstellung auf harmlose Ersatzdrogen
Neuralrohrdefekt, Gesichtsspalten	Folsäure perikonzeptionell (4 mg bei Risikopopulation, 0,4 mg bei Normalpopulation)

Beispiele von erfolgreichen Konzepten der primären Prävention sind in Tabelle 10.3 aufgeführt.

Sekundäre Prävention. Die pränatale Diagnostik hat dazu geführt, dass eine Vielzahl von Fehlbildungen und Krankheiten des Feten frühzeitig entdeckt werden. In einer Übersicht sind Veränderungen, die im Sinne einer sekundären Prophylaxe (Verhinderung der Progression bzw. von Folgeschäden) einer pränatalen Therapie zugänglich sind, zusammengefasst (vgl. 9.4).

Bei Anomalien, die mit einem schweren Leiden oder einer ausgeprägten Behinderung einhergehen, kann die Schwangerschaft vor der Lebensfähigkeit des Kindes, d.h. vor dem Ende der 24. SSW, abgebrochen werden.

Bei kongenitalen Defekten, die unmittelbar nach der Geburt zum Tode führen oder mit fehlendem kognitivem Entwicklungspotential verbunden sind, ist ein Schwangerschaftsabbruch unabhängig vom Gestationsalter möglich. Voraussetzung ist jedoch stets die Einwilligung der Eltern, die den Entscheid unabhängig auf der Basis einer umfassenden Infomation (»informed consent«) zu treffen haben.

Obwohl ein Schwangerschaftsabbruch nicht als Prävention im engeren Sinne zu betrachten ist, erlaubt diese Option insbesondere denjenigen Eltern, die bereits ein geschädigtes Kind haben oder Träger einer Erbkrankheit sind, das Risiko einer weiteren Schwangerschaft einzugehen.

10.3 Pränatale Diagnostik

10.3.1 Historischer Überblick

Die pränatale Diagnostik ist eine Errungenschaft der 2. Hälfte des 20. Jahrhunderts. Zu Beginn der 50er-Jahre führte Bevis (1952) Amniozentesen zur pränatalen Beurteilung der Hämolyse bei Feten mit alloimmunhämolytischen Anämien durch. Fuchs und Riis bestimmten 1956 das fetale Geschlecht durch Darstellung des Sexchromatins in fetalen Zellen aus dem Fruchtwasser. Die Karyotypisierung an kultivierten Amnionzellen wurde 1966 durch Steele und Greg beschrieben. Die erste pränatale Diagnose eines abnormen Karyotyps (balancierte Translokation) gelang Jacobson und Barter 1967. Die Entnahme von Chorionzotten als Quelle für die Karyotypisierung wurde 1968 von Hanemann und Mohr eingeführt. Daffos et al. beschrieben 1983 die Gewinnung von fetalem Blut durch die transabdominale Punktion der Nabelschnurgefäße unter Ultraschallsicht. Donald et al. hatten die Ultraschalltechnik bereits 1958 in der pränatalen Diagnostik angewandt. Aber erst ca. 20 Jahre später erlaubte die verbesserte Bildauflösung die detallierte Untersuchung der fetalen Anatomie und damit die pränatale Diagnose einer großen Zahl von kongenitalen Fehlbildungen. Gegenwärtig wird der Stellenwert der dreidimensionalen Sonographie und der MRT bei der pränatalen Diagnostik von Fehlbildungen untersucht.

Erste Erfahrungen mit ultraschnellen MRT-Techniken haben gezeigt, dass diese Verfahren die pränatale Differenzierung verschiedener Fehlbildungen erleichtern, z.B. bei Balkenagenesie, Ventrikulomegalie, Dandy-Walker-Komplex, neuronalen Migrationsstörungen oder die genaue Lokalisation von Organen und Veränderungen ermöglichen, z.B. bei Zwerchfellhernien (Leberlokalisation) und zystischer adenomatoider Malformation der Lunge (Hubbard u. Harty 2000). Die transabdominale Fetoskopie, die ursprünglich zur Gewinnung von Blut aus Gefäßen der Nabelschnur oder der Chorionplatte angewandt wurde, kommt heute wegen des relativ hohen Eingriffsrisikos in der Diagnostik kaum mehr zum Einsatz. In den 90er-Jahren wurde dagegen die transabdominale und transzervikale Embryofetoskopie mit feinkalibrigen Instrumenten im 1. und frühen 2. Trimenon zu diagnostischen und therapeutischen Zwecken wiederaufgenommen (Reece u. Hobbins 1991).

Fortschritte der pränatalen Diagnostik sind in den letzten Jahren durch den Einsatz neuer molekularbiologischer Techniken wie Polymerase-chain-Reaktion (PCR) und Fluoreszenz-in-situ-Hybridisierung (FISH) erreicht worden. Diese Methoden erlauben eine rasche Diagnose von monogenen Erbleiden und Aneuploidien an Zellen, die aus dem Fruchtwasser, dem Chorion oder der Plazenta, aus fetalem Blut oder von Blastozysten (Präimplantationsdiagnostik) stammen. Die Anwendung dieser Techniken an fetalen Zellen oder an fetaler DNS, die aus dem mütterlichen Blut isoliert werden, und an Trophoblastzellen, die aus dem Zervixschleim stammen, wird zurzeit untersucht.

10.3.2 Ultraschalldiagnostik

Mit der Ultraschalltechnik kann heute die Mehrzahl der schweren kongenitalen Fehlbildungen pränatal diagnostiziert werden. Die meisten Fehlbildungen werden im 2. Trimenon entdeckt. Eine wachsende Zahl von Fehlbildungen kann bereits in der 10.–14. SSW erkannt werden, z. B. die Exenzephalie, das Hygroma cysticum colli, die Omphalozele, die Megazystis, ein Akranius/Akardius und siamesische Zwillinge. Anderseits gibt es Fehlbildungen, die sich erst im späten 2. oder im 3. Trimenon manifestieren, z. B. gewisse Formen des Hydrozephalus, die Mikrozephalie, Darmatresien und Dilatationen der Harnwege.

Der Einsatz der Ultraschalldiagnostik in der Schwangerschaft erfolgt in Deutschland und Österreich, teilweise auch in der Schweiz, nach einem **Mehrstufenkonzept**. Auf der **Stufe I** wird ein Ultraschallscreening durchgeführt, das die Erkennung der wichtigsten Fehlbildungen oder zumindest der Hinweiszeichen darauf zum Ziel hat. Die **Stufe II** befasst sich mit der Evaluation von pathologischen Befunden der Stufe I und mit dem Ausschluss oder der Diagnose von Fehlbildungen bei Schwangeren, die aufgrund des sonographischen oder biochemischen Screenings oder einer belasteten Anamnese ein erhöhtes Fehlbildungsrisiko aufweisen. Die **Stufe III** führt eine differenzierte morphologische, funktionelle und ätiologische Diagnostik sowie eine eventuelle intrauterine Therapie durch. Auf dieser Stufe sollte die Unterstützung durch Genetiker, Neonatologen, Kinderchirurgen und Fetalpathologen jederzeit gewährleistet sein.

> Während bei Screeninguntersuchungen in Populationen mit niedrigem Risiko im Durchnitt eine Sensitivität von 50 % (14 %–85 %) und eine Spezifität von 98–99 % erreicht wird, liegt bei gezielten Untersuchungen in Populationen mit erhöhtem Risiko die Sensitivität um 95 % und die Spezifität über 99 % (Garmel u. D'Alton 1994).

Der diagnostische Wert des Ultraschallscreenings hängt hauptsächlich von der Erfahrung der Untersucher, vom Zeitpunkt der Untersuchung und von der Art der Fehlbildung ab. Bernaschek et al. (1996) konnten zeigen, dass im Rahmen von Screeninguntersuchungen niedergelassene Ärzte (Stufe I) 22 %, Krankenhausärzte (Stufe I–II) 40 % und Ärzte im Perinatalzentrum (Stufe III) 90 % der Fehlbildungen entdeckten. Auf Stufe I wurden 24 %, auf Stufe II 34 % und auf Stufe III 58 % der Fehlbildungen vor der 24. SSW erkannt. Die Eurofetus Studie (Grandjean et al. 1999), bei der die antenatale Entdeckungsrate von Fehlbildungen durch ein Ultraschallscreening in unselektionierten Populationen untersucht wurde, zeigt die folgenden Resultate: Sensitivität 56,2 % (Majoranomalien 73,7 %, Minoranomalien 45,7 %, 55 % der Majoranomalien wurden vor der 24. SSW entdeckt). Die höchste Entdeckungsrate wiesen Anomalien des Zentralnervensystems auf (88,3 %), gefolgt von Anomalien des Urogenitalsystems (84,4 %). Anomalien des Herzen und der großen Gefäße wurden dagegen nur in 38,8 % entdeckt.

In mehreren Studien konnte gezeigt werden, dass die Entdeckungsrate für die meisten Fehlbildungen im Verlauf der letzten 10–15 Jahre zugenommen hat. Dies wird zum größten Teil auf die verbesserte Ausbildung und auf die zunehmende Erfahrung der Untersucher zurückgeführt (Levi et al. 1995; Stoll et al. 1995). Die Definition von diagnostischen Standards, die Aus- und Weiterbildung der Untersucher sowie eine angemessene Qualitätskontrolle sind deshalb wichtige Voraussetzungen für das Erreichen einer hohen diagnostischen Validität der pränatalen Ultraschalldiagnostik.

10.3.3 Invasive Verfahren

Die häufigste Indikation für eine invasive Diagnostik im Rahmen der Abklärung und des Managements von Fehlbildungen stellt die Karyotypisierung dar.

Bei multiplen strukturellen Defekten werden in einem hohen Prozentsatz der Fälle chromosomale Anomalien gefunden (Snijders u. Nicolaides 1996). Seltener stellt sich die Frage nach der Lungenreife oder nach Infektionen, hämatologischen Erkrankungen (Anämie, Thrombozytopenie) und Stoffwechselstörungen des Fetus. Die invasiven Untersuchungsverfahren unterscheiden sich hinsichtlich der diagnostischen Aussagekraft, der Indikationen, des Zeitpunkts des Einsatzes, des Aufwandes und der Risiken (■ Tabelle 10.4).

Die Amniozentese, die Biopsie von Chorion und Plazenta und die Cordozentese sind häufig angewandte Verfahren, die in den folgenden Abschnitten ausführlicher besprochen werden. In seltenen Fällen, z. B. bei infravesikalen obstruktiven Uropathien, bei Zysten, Tumoren oder einem Hydrops des Fetus, werden aus diagnostischen und therapeutischen Gründen unter Ultraschallsicht gezielte Punktionen fetaler Organe vorgenommen.

Steht eine invasive Diagnostik zur Diskussion, dann sollte sich die Wahl der Methode primär nach der Indikation richten. Sind wie bei der Karyotypisierung z. B. die Chorionbiopsie und die Amniozentese in gleichem Maße geeignet, so entscheiden die Eltern, welcher Methode sie den Vorzug geben wollen.

► Studienbox

Heckerling et al. (1994) fanden, dass der Wunsch nach einer frühzeitigen Diagnose der einzige maßgebende Faktor für die Bevorzugung der Chorionbiopsie gegenüber der Amniozentese war. Die diagnostische Sicherheit und die mütterliche Morbidität nach einem induzierten Abort beeinflussten die Wahl der Untersuchungsmethode nicht signifikant.

Evans et al. (1993) berichteten, dass ältere Frauen sowie Frauen mit einer höheren Ausbildung und einer geringeren Anzahl vorausgegangener Schwangerschaften die Chorionbiospie bevorzugten.

> Bei allen invasiven Eingriffen muss rhesusnegativen Frauen prophylaktisch Anti-D-Immunglobulin verabreicht werden. Bei einer vorbestehenden Sensibilisierung ist eine Chorion- oder Plazentabiopsie wegen der Gefahr der Boosterung kontraindiziert.

Tabelle 10.4. **Invasive pränatale Diagnostik**

Methoden	Indikationen, Kontraindikationen	Zuverlässigkeit	Bearbeitungszeit (Karyotyp)	Risiken
Amniozentese (ab 14.–16. SSW)	Karyotypisierung Infekt-, Stoffwechsel-, DNA-Diagnostik Myome Uterusfehlbildung	Diagn. Sicherheit >99% Kulturversager <1% Echte Mosaike 0,1–0,3%	10 Tage	Abortrisiko 1% Vag. Blutung 0,2–1,7% Fruchtwasserabgang 1% Sehr selten Chorioamnionitis
Frühamniozentese (<13. SSW)	Wie Amniozentese	Unbekannt	12–14 Tage	Abortrisiko 4–6%? Talipes equinovarus
Chorionbiopsie (10.–12. SSW)	Karyotypisierung Stoffwechsel- und DNA-Diagnostik Alloimmunisierung	Diagn. Sicherheit >99% Kulturversager <1% Echte Mosaike 0,8–1,5%	Direktpräp. 1 Tag Langzeitkultur 10 Tage	Abortrisiko 1% Vag. Blutung: – abdom. 1,5–5% – zerv. 6–9% Fruchtwasserabgang 0,3–0,7% (abdom.)
Plazentabiopsie (ab 13. SSW)	Wie Chorionbiopsie	Wie Chorionbiopsie	Wie Chorionbiopsie	Abortrisiko um 1%
Cordozentese (ab 18. SSW)	Karyotypisierung Infektdiagnostik, hämatolog., biochem., serolog. Diagnostik	Diagn. Sicherheit >99%	4 Tage	Abortrisiko um 1% Chorioamnionitis <1%
Fetale Haut- und Leberbiopsie	Hautkrankheiten und Stoffwechselstörungen	–	–	Unbekannt

Amniozentese

Die Amniozentese ist der am häufigsten durchgeführte Eingriff. Die wichtigste Indikation stellt die Karyotypisierung (90–95%) dar. Die übrigen Untersuchungen werden zum Nachweis oder Ausschluss von Stoffwechselstörungen und fetalen Infektionen (Toxoplasmose, Zytomegalie) sowie zur Beurteilung der fetalen Lungenreife vorgenommen.

Im Rahmen der zytogenetischen Diagnostik wird die Amniozentese meist ab der 15. SSW durchgeführt. Die Punktion, zu der Spinalnadeln mit einem Kaliber von 20–22 G. verwendet werden, ist technisch einfach. Eine Lokalanästhesie ist nicht notwendig. Wird unter Ultraschallkontrolle punktiert, so kann in über 99% der Fälle bereits bei der ersten Punktion genügend Fruchtwasser aspiriert werden.

Cave

Amniozentesen **ohne Ultraschallkontrolle** sollten heute nicht mehr durchgeführt werden und sind wegen der erhöhten Rate an erfolglosen Erstpunktionen, blutigen Fruchtwasserproben und Aborten als Kunstfehler zu betrachten (MacLachlan 1992).

In einer Sitzung sollen wegen der steigenden Abortrate zudem nicht mehr als 2 Punktionen vorgenommen werden. Obwohl die transplazentare Punktion die Abortrate nicht zu erhöhen scheint, ist dieser Zugang zu vermeiden, da er mit einer erhöhten Rate an blutigen Fruchtwasserproben und Kulturversagern behaftet ist (Giorlandino et al. 1994).

Bei Zwillingsschwangerschaften kann zur sicheren Unterscheidung der Fruchtwasserproben Indigokarmin in den zuerst punktierten Fruchtsack instilliert werden. Methylenblau darf nicht verwendet werden, da es fetale Dünndarmatresien verursachen kann.

Der zytogenetische Befund liegt im Durchschnitt nach etwa 10 Tagen vor. Die diagnostische Sicherheit beträgt 99,4–99,9%. Fehlerhafte Befunde gehen meist auf das Konto von Kontaminationen mit mütterlichen Zellen:

- Pseudomosaike (Chromosomenanomalien einer oder mehrerer Zellen innerhalb einer Kolonie) werden in 1,3–9,8% der Fälle gefunden und sind ohne Bedeutung.
- Echte Mosaike (Chromosomenanomalien in Zellen aus mehreren Kolonien) werden in 0,1–0,3% der Fälle diagnostiziert und können in etwa 70% der Fälle bei Nachuntersuchungen bestätigt werden.
- Kulturversager sind mit 0,1–0,7% selten und finden sich gehäuft bei bluthaltigen Fruchtwasserproben (Crombach et al. 1995).

▶ Studienbox

Die Risiken der Amniozentese wurden in mehreren großen Studien untersucht. In einer amerikanischen Kollaborativstudie lag die Spontanabortrate mit 3,5% im Amniozentesekollektiv nur geringfügig über derjenigen im Kontrollkollektiv mit 3,2% (NICD 1976). Die Studie von Tabor et al. (1986) aus Dänemark, die als einzige randomisiert durchgeführt wurde, zeigte im Amniozentesekol-

▼

lektiv eine signifikant höhere Spontanabortrate von 1,7% im Vergleich zur Kontrollgruppe mit 0,7%. Zu einer Chorioamnionitis kommt es bei 1:1000–1:8000 Punktionen (MacLachlan 1992). Ein Abgang von Fruchtwasser, der in den meisten Fällen spontan sistiert, wird in 1–2% der Fälle beobachtet (Reece 1997). Etwa 8% der Frauen klagen nach dem Eingriff über Unterbauchschmerzen, und in 0,2–1,7% der Fälle treten vaginale Blutungen auf (Crombach 1995).

Ein Nachteil der Amniozentese im 2. Trimenon ist der späte Untersuchungszeitpunkt. Ein Schwangerschaftsabbruch wegen kindlicher Anomalien, der erst nach der 18. SSW durchgeführt wird, kann schwerwiegende psychische Folgen haben und ist auch aus medizinischer Sicht für die Mutter risikoreicher als ein Schwangerschaftsabbruch im 1. Trimenon.

Amniozentesen können grundsätzlich bereits ab der 10.–12. SSW durchgeführt werden. Allerdings ist bei der sog. Frühamniozentese im Vergleich zu der Amniozentese im 2. Trimenon mit einer längeren Bearbeitungszeit und einer höheren Rate an Kulturversagern zu rechnen.

> Da die Frühamniozentese im Vergleich zur Chorionbiopsie und zur Amniozentese im 2. Trimenon eine signifikant höhere Inzidenz an Aborten und Talipes equinovarus aufweist (Nicolaides et al. 1994; CEMAT 1988), stellt sie zur Zeit keine akzeptable Alternative dar.

Im Rahmen der Managements von Fehlbildungen im 2. und 3. Trimenon wird häufig eine Amniozentese durchgeführt. Die Karyotypisierung mit der FISH-Methode erbringt den Nachweis einer letalen chromosomalen Aberration (v. a. Trisomie 13 und 18) innerhalb 12 Stunden und hilft damit unnötige Sectios zu vermeiden.

Chorion- und Plazentabiopsie

Die Chorionbiospie ist die Methode der Wahl bei der Diagnostik von monogenen Erbkrankheiten mittels biochemischer oder molekulargenetischer Techniken und gewinnt für die Karyotypisierung zunehmend an Bedeutung, da sie mit Ausnahme der Präimplantationsdiagnostik, die in Deutschland, Österreich und der Schweiz nicht erlaubt ist, die frühesten und raschesten Resultate liefert.

Die Entnahmetechnik ist im Vergleich zur Amniozentese aufwändiger. Die Chorionzotten werden unter Ultraschallsicht entweder transzervikal mittels eines Kunststoffkatheters oder transabdominal durch eine Nadelpunktion entnommen. Die transabdominale Technik ist einfacher durchzuführen, für die Patientin subjektiv weniger belästigend und mit einer geringeren Rate an vaginalen Blutungen behaftet. Die Zweinadeltechnik ist weniger traumatisch, da der Trokar sich während der Aspiration nicht bewegt, und erlaubt zudem eine 2. Entnahme von Chorionzotten, ohne dass die Bauchdecke und die Uteruswand erneut punktiert werden müssen.

Mehrere randomisierte Studien haben gezeigt, dass die Spontanabortrate mit ca. 1% bei der transabdominalen und der transzervikalen Technik nahezu identisch ist und sich nicht signifikant von der Abortrate bei Amniozentesen im 2. Trimenon unterscheidet (Holzgreve et al. 1996).

Wegen der steigenden Abortrate sollen pro Sitzung nicht mehr als 2 Insertionen durchgeführt werden. In kleineren Serien wurde eine erhöhte Rate an Extremitätendefekten gefunden, die in großen Studien nicht bestätigt werden konnte. Da ein erhöhtes Risiko bei sehr frühen Chorionbiospien nicht mit Sicherheit auszuschließen ist, sollten vor der 10. SSW keine Eingriffe vorgenommen werden.

In der Regel werden 20–30 mg Zotten entnommen. Diese Menge reicht aus, um sowohl eine Direktpräparation von Zellen des Zytotrophoblasts vorzunehmen als auch Langzeitkulturen von Fibroblasten des mesenchymalen Zottenkerns anzulegen. Die Letzteren stehen dem Fetus entwicklungsgeschichtlich näher und sind deshalb diagnostisch zuverlässiger.

Die Ergebnisse der Direktpäparation liegen nach 1–2 Tagen, diejenigen der Langzeitkulturen nach ca. 10 Tagen vor. Pseudomosaike werden bei 1,8–2,3% aller Chorionbiopsien gefunden. Echte Mosaike, die in 0,8–1,5% vorliegen, lassen sich bei Nachuntersuchungen an fetalen Zellen nur in einem Viertel der Fälle bestätigen.

> Den Mosaiken, die auf die Plazenta beschränkt sind (»confined placental mosaicism«), unter denen sich auch Fälle mit einer uniparentalen Disomie verstecken, kommt eine klinische Bedeutung zu, da sie mit einem erhöhten Risiko für eine intrauterine Wachstumsretardierung assoziiert sind.

Die Zuverlässigkeit der Ergebnisse der Direktpräparation beträgt:
- für homogene Normalbefunde 99,9%,
- für homogene Trisomien 13, 18 und 21 sowie für Triploidien und das Klinefelter-Syndrom 100%,
- für unbalancierte Translokationen 83%,
- für das Turner-Syndrom 47%.
- Seltene Aneuploidien konnten in keinem Fall bestätigt werden.

Dem Normalbefund, der in Langzeitkulturen erhoben wurde, kommt eine Sicherheit von 99,98% zu (Crombach et al. 1995).

> Bei abnormen Befunden aus der Direktpräparation sollte in jedem Fall das Resultat der Langzeitkultur abgewartet werden, bevor Managemententscheide getroffen werden.

Cordozentese

Definition

Unter der Cordozentese wird die perkutane Punktion von Nabelschnurgefäßen mit einer 20- bis 21-G-Nadel unter Ultraschallsicht verstanden. Der Eingriff kann ab der 14.–18. SSW durchgeführt werden. In der Regel wird die Nabelvene punktiert. Der bevorzugte Zugang befindet sich am relativ fixierten plazentaren Ansatz der Nabelschnur. Technisch schwieriger ist die Punktion einer freibeweglichen Nabelschnurschlinge.

Der fetale Ursprung des aspirierten Blutes kann durch die Bestimmung des mittleren korpuskulären Volumens (MCV) der Erythrozyten, das beim Fetus deutlich höher als bei der Mutter ist, überprüft werden. Die Erfolgsrate der diagnostischen Cordozentese liegt bei 90–98%, die fetale Verlustrate beträgt im

Mittel 1,12% pro Eingriff (Ludomirsky 1993). Beide Parameter sind von der Erfahrung des Punkteurs und vom Zustand des Fetus (erhöhte Verlustrate bei kranken Feten) abhängig.

Die häufigsten Indikationen für eine Cordozentese sind:

- Karyotypisierung,
- Bestimmung des Hämoglobins,
- Bestimmung der Thrombozytenzahl bei fetalen Alloimmunerkrankungen,
- Diagnose fetaler Infektionen.

Die **Karyotypisierung** an fetalen Lymphozyten nimmt 4–6 Tage in Anspruch und wird z. B. zur Klärung von Mosaiken aus Chorionbiopsien oder Amniozentesen angewandt. Für die primäre Karyotypisierung im 2. und 3. Trimenon ist die Amniozentese vorzuziehen, da sie raschere Ergebnisse liefert und einfacher durchzuführen ist.

Eine klassische Indikation für eine **Cordozentese** stellt die Abklärung eines nicht immunologischen Hydrops fetalis dar. Aus dem fetalen Blut können gleichzeitig der Karyotyp sowie hämatologische, biochemische und serologische Parameter beurteilt werden.

Für die Abklärung von fetalen Infektionen (z. B. Zytomegalie, Toxoplasmose) wird zunehmend der sensitivere Erregernachweis mittels **PCR** aus dem Fruchtwasser eingesetzt.

10.4 Pränatale Therapie

Bei einer zunehmenden Zahl von fetalen Krankheiten und Fehlbildungen kommt heute eine pränatale Therapie in Frage. In ◘ Tabelle 10.5 sind die erprobten Verfahren zusammengestellt.

Selektiver Fetozid

Bei Mehrlingsschwangerschaften ist die Rate an kongenitalen Defekten etwa doppelt so hoch wie bei Einlingsschwangerschaften. Die Anwendung der pränatalen Diagnostik, die in dieser Situation grundsätzlich zu bejahen ist, hat zu einem neuen Problem geführt. Nach der Diagnose eines kongenitalen Defekts bei einem Mehrling stehen die Eltern und die Ärzte vor der Entscheidung, die Schwangerschaft mit den gesunden und dem kranken Kind weiterzuführen oder alle Kinder durch einen Schwangerschaftsabbruch zu verlieren.

Einen Ausweg aus diesem Dilemma eröffnet die Durchführung eines selektiven Fetozids, der durch die Injektion von Kaliumchlorid (2–3 ml KCl 15%) in das Herz des kranken Kindes vorgenommen wird. Die Risiken dieses Eingriffs wurden in einer internationalen Kollaborativstudie, die 183 Fälle (169 Zwillinge, 11 Drillinge und 3 Vierlinge) umfasste, untersucht (Evans et al. 1994). Vor der 24. SSW kam es in 8,3% der Fälle zu einem Abort. Die Frühgeburtenrate scheint nach einem selektiven Fetozid geringer zu sein als bei natürlich verlaufenden Mehrlingsschwangerschaften mit einem kranken Fetus. Mütterliche Komplikationen traten keine auf.

10.5 Fehlbildungen

In den folgenden Abschnitten werden die pränatale Diagnostik und das Management der häufigsten kongenitalen Fehlbildungen kurz besprochen. Ausführliche Darstellungen finden sich bei Hansmann et al. (1985), Romero et al. (1988), Nberg et al. (1990), Sohn u. Holzgreve (1995) und Fleischer et al. (2001).

◘ Tabelle 10.5. **Pränatale Therapiemaßnahmen bei fetalen Krankheiten oder Fehlbildungen**

Fetale Krankheit/Fehlbildung	Maßnahmen
21-Hydroxylasemangel	Dexamethason transplazentar
Hypothyreose	Thyroxin intraamnial
Hyperthyreose	Propylthiouracil transplazentar
Supraventrikuläre Tachykardien	Digoxin, Flecainid transplazentar
AV-Block 3. Grades	β-Mimetika, Dexamethason transplazentar
Fetale Toxoplasmose	Pyrimethamin/Sulfadoxin transplazentar
Fetofetales Transfusionssyndrom	Fruchtwasserentlastung/Laserablation der anastomosierenden Gefäße
Akardius	Laserkoagulation der anastomosiernden Gefäße
Chorangiom	Koagulation von plazentaren Tumorgefäßen
Sakrokokzygeales Teratom	Koagulation von Tumorgefäßen, offene intrauterine Tumorresektion
Amnionbänder	Durchtrennung der Bänder
Infravesikale Obstruktion	Vesikoamnialer Shunt
Hydrothorax	Pleuroamnialer Shunt
Myelomeningozele	Offener intrauteriner Verschluss
Zwerchfellhernie	Offener intrauteriner Verschluss der Trachea (Clip)
Zyst. adenomat. Lungenfehlbildung	Offene intrauterine Resektion
Obstruktion der oberen Luftwege	Fetoskopische Tracheostomie

Optionen bei pränatal diagnostizierten Fehlbildungen

- Abwarten des Spontanverlaufs
- Schwangerschaftsabbruch
- Intrauterine Therapie
- Vorzeitige Entbindung
- Primäre Sectio/vaginale Geburt

Da die Prognose der betroffenen Kinder wesentlich durch Begleitfehlbildungen und chromosomale Aberrationen mit bestimmt wird, sind die systematische sonographische Untersuchung und die Karyotypisierung wichtig. Die **Beratung** der Eltern bezüglich des Managements ist eine anspruchsvolle Aufgabe, die am besten durch ein interdisziplinäres Team aus Pränatalmedizinern, Genetikern, Neonatologen und Kinderchirurgen zu erfüllen ist. Grundsätzlich sind mehrere Möglichkeiten zu diskutieren (s. Übersicht).

Bei den meisten schweren Fehlbildungen, insbesondere wenn eine unverzügliche postnatale Therapie angezeigt ist (z. B. Zwerchfellhernie, Gastroschisis, Spina bifida), sollte die Geburt an einem Perinatalzentrum stattfinden. Dies setzt natürlich die Erkennung der Fehlbildung im Rahmen der Vorsorge voraus (s. Kap. 9).

Die **Genauigkeit der pränatalen Diagnostik** soll anhand der postnatalen Befunde überprüft werden. Bei letalem Ausgang ist, wenn immer möglich, eine Autopsie anzustreben. Die Erstellung einer definitiven Diagnose und die Verfolgung des weiteren Verlaufs ist u. a. in Hinsicht auf die Beratung bei zukünftigen Schwangerschaften von großer Bedeutung.

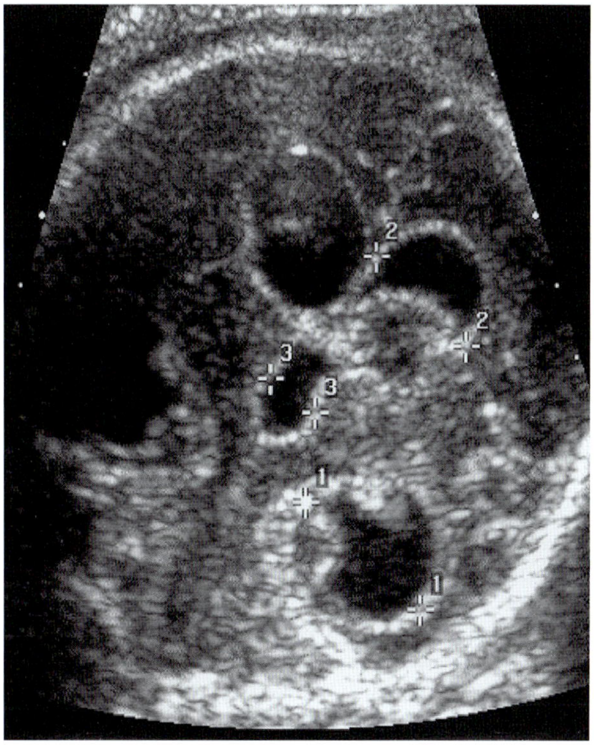

Abb. 10.1. **Horizontalschnitt des Kopfes mit Dilatation des Seitenventrikels (D_1, D_2) und des 3. Ventrikels (D_3) bei einer Aquäduktstenose**

10.5.1 Zentralnervensystem

Fehlbildungen des ZNS werden pränatal am häufigsten diagnostiziert. Das Spektrum reicht von passageren Veränderungen ohne Krankheitswert (Zysten des Plexus chorioideus) bis zu letalen Fehlbildungen (Anenzephalie).

Hydrozephalus

Definition

Als Hydrozephalus oder Ventrikulomegalie wird eine abnorme Zunahme der zerebrospinalen Flüssigkeit bezeichnet, die zu einer Dilatation des Ventrikelsystems führt. Die Inzidenz beträgt ca. 1:2000 Geburten (Romero et al. 1988).

Pathogenetisch wird zwischen obstruktiven und nichtobstruktiven Formen unterschieden. Pränatal liegen meist obstruktive Formen vor, die durch eine gestörte Zirkulation oder Absorption des Liquors verursacht werden.

> Der Hydrozephalus manifestiert sich sonographisch am frühesten durch die Dilatation des Atriums des Seitenventrikels. Die Weite des Atriums beträgt von der 14. SSW bis zum Termin normalerweise weniger als 10 mm. Eine grenzwertige Erweiterung von 10–15 mm geht gehäuft mit Aneuploidien einher. Werte über 15 mm weisen auf eine grobe Anomalie des ZNS hin (Pilu 1993).

Als Hinweiszeichen auf eine Ventrikulomegalie gilt zudem die Abdrängung des Plexus chorioideus von der medialen Wand des Seitenventrikels. Zur Abgrenzung eines Normalbefundes von einem Hydrozephalus kann auch die Ventrikel-Hemisphären-Ratio gemessen werden, die jenseits der 18. SSW immer unter 0,5 liegt.

Aufgrund der sonographischen Morphologie können pränatal hauptsächlich 2 Formen des Hydrozephalus unterschieden werden, die **Aquäduktstenose** und der **kommunizierende Hydrozephalus.**

Die Dilatation der Seitenventrikel und des 3. Ventrikels (sog. triventrikulärer Hydrozephalus) deutet auf eine Aquäduktstenose hin (Abb. 10.1). Die Aquäduktstenose ist eine heterogene Fehlbildung, die durch kongenitale Infekte (Toxoplasmose, Zytomegalie, Lues), Tumoren (Teratome, Neuroblastome), genetische Defekte (X-chromosomal-rezessive Form) und eine unspezifische Gliose bedingt sein kann.

Die Erweiterung der Seitenventrikel, des 3. und des 4. Ventrikels (tetraventrikulärer Hydrozephalus) sowie des Subarachnoidalraumes sind pathognomonisch für einen kommunizierenden Hydrozephalus. Die Abgrenzung von der Aquäduktstenose ist oft unsicher, da die Erweiterung des 4. Ventrikels und des Subarachnoidalraumes schwierig zu erkennen ist. Ein kommunizierender Hydrozephalus liegt z. B. bei Neuralrohrdefekten und bei subarachnoidalen Blutungen vor.

Der Hydrozephalus ist in bis zu 80 % der Fälle mit anderen Anomalien des ZNS assoziiert. Am häufigsten handelt es sich dabei um Neuralrohrdefekte, seltener um eine Balkenagenesie, eine Dandy-Walker-Zyste, Tumoren oder arteriovenöse Fehlbildungen. In über 50 % der Fälle liegen zusätzlich extraneurale Fehlbildungen vor, hauptsächlich Dysplasien der Nieren, Herzfehler, Gesichtsspalten und Skelettanomalien (Romero et al. 1988). Choromosomale Aberrationen finden sich bei isolierten Formen des Hydrozephalus in 2 %, bei multiplen Fehlbildungen in bis zu 27 % der Fälle (Snijders u. Nicolaides 1996).

> Zur Abklärung einer isolierten Ventrikulomegalie gehört der Ausschluss von kongenitalen Infekten (TORCH) und einer fetalen Thrombozytopenie.

Die Genauigkeit der pränatalen Diagnostik von Fehlbildungen des ZNS wird bei Schädellage durch die transvaginale Sonographie verbessert. Bei Verdacht auf eine arteriovenöse Fehlbildung ist die Farbdopplersonographie von Bedeutung. Bei unklaren Befunden kann die MRT zusätzliche Informationen liefern.

Die **Prognose** des Hydrozephalus wird weniger durch das Ausmaß der Ventrikulomegalie als vielmehr durch die Ätiologie und das Vorhandensein von assoziierten Anomalien bestimmt. Bei multiplen Fehlbildungen und bei chromosomalen Aberrationen ist die Prognose in der Regel schlecht, und es sollte deshalb vor der Lebensfähigkeit des Kindes ein Schwangerschaftsabbruch diskutiert werden. Bei gesicherter Hydranenzephalie ist dieses Vorgehen grundsätzlich jederzeit möglich.

> Bei isolierter, nicht progressiver Ventrikulomegalie wird eine spontane Geburt angestrebt. Eine Makrozephalie, die sich auf dem Boden einer progressiven Ventrikulomegalie entwickelt, kann aus geburtsmechanischen Gründen eine vorzeitige Entbindung, evtl. nach Lungenreifebehandlung, notwendig machen. In diesen Fällen wird man meist einer primären Sektio den Vorzug geben.

Die Durchführung einer Zephalozentese, die in der Regel zum Tod des Fetus führt, gilt heute als obsolet. Die intrauterine Anlage eines ventrikuloamnialen Shunts bei progredienter Ventrikulomegalie hat sich wegen technischer Probleme (Verstopfung und Dislokation des Shunts), intrauteriner Komplikationen (fetale Mortalität bis zu 10 %) und enttäuschender Resultate in Bezug auf die neurologische Entwicklung nicht durchsetzen können. Die schlechten Resultate sind z.T. auf die mangelhafte Sensitivität der pränatalen Diagnostik (Übersehen von assoziierten Fehlbildungen) zurückzuführen (Crombleholme 1994).

In den letzten Jahren wurde die Dopplersonographie intrazerebraler Arterien zur Beurteilung des Ischämierisikos des Hirngewebes eingesetzt (Voigt 1995). Ob der Outcome der Kinder mit pathologischen Dopplerwerten durch eine frühzeitige Entbindung und anschließende neurochirurgische Therapie verbessert werden kann, muß in prospektiven Studien untersucht werden.

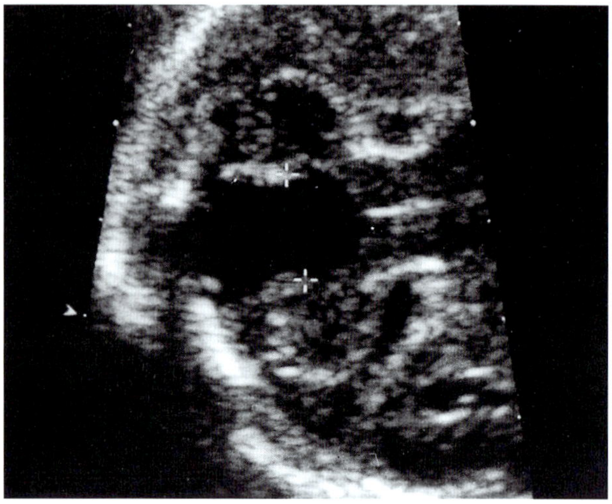

Abb. 10.2. **Horizontalschnitt der hinteren Schädelgrube.** Fehlender Kleinhirnwurm bei Dandy-Walker-Syndrom

Dandy-Walker-Syndrom

Definition

Als Dandy-Walker-Komplex wird eine Gruppe von Fehlbildungen der hinteren Schädelgruppe bezeichnet, bestehend aus
- klassischer Dandy-Walker-Fehlbildung: erweiterte Cisterna magna, komplette oder partielle Agenesie des Vermis cerebelli, Hochstellung des Tentoriums
- Dandy-Walker-Variante: variable Hypoplasie des Vermis cerebelli mit/ohne Erweiterung der Cisterna magna
- Megacisterna magna: Erweiterung der Cisterna magna mit intaktem Vermis cerebelli und viertem Ventrikel.

Die Differenzierung der drei Formen ist sonographisch oft schwierig, durch eine pränatale schnelle MRT aber i. d. R. möglich.

Die klassische Dandy-Walker-Fehlbildung ist oft mit einer Balkenagenesie assoziiert. Eine Ventrikulomegalie entwickelt sich meist erst nach der Geburt. Kommen extrazerebrale Fehlbildungen wie polyzystische Nieren, kardiovaskuläe Defekte und Gesichtsspalten dazu, liegt meistens eine chromosomale Aberration vor und die Prognose ist schlecht. Bei der isolierten Dandy-Walker-Fehlbildung wird in 40–70 % der Fälle eine verminderte Intelligenz gefunden. Die klinische Bedeutung der Dandy-Walker-Variante und der Megacisterna magna (Weite der Cisterna magna > 10 mm) sind weniger klar. Ist eine chromosomale Aberration ausgeschlossen, scheint die Prognose günstig zu sein.

Neuralrohrdefekte (NTD)

Definition

Mit dem Begriff Neuralrohrdefekte wird eine Gruppe von Fehlbildungen des ZNS umschrieben
- Exenzephalie/Anenzephalie,
- Zephalozele,
- Spina bifida.

▼

Zusammenhängende Defekte des Kopfes und der Wirbelsäule werden als Kraniorhachischisis oder Inienzephalie (mikrozephale Kraniorhachischisis) bezeichnet.

Die **Inzidenz** variiert je nach Region und Ethnie und liegt in Wales bei 4–5, in Mitteleuropa bei 0,5–1 und in Japan bei 0,3–0,6 auf 1 000 Schwangerschaften (Hansmann et al. 1986). Die **Prävalenz** der NTD bei der Geburt ist in den letzten 30 Jahren in den Ländern mit einem etablierten pränatalen Screening und einer liberalen Abtreibungspraxis stark rückläufig.

Das Wiederholungsrisiko nach der Geburt eines Kindes mit einem NTD wird auf 3–4 % geschätzt. In diesen Fällen kann das Risiko durch die Einnahmevon 4 mg Folsäure/Tag während einem Monat vor und 2 Monaten nach der Konzeption auf ca. 1 % gesenkt werden (Gemeinsame Empfehlung 1995).

Exenzephalie/Anenzephalie. Dies ist die häufigste Form des NTD. Die Diagnose einer Exenzephalie kann ab der 10.–12. SSW gestellt werden. Auffallend ist eine unregelmäßig begrenzte Hirnmasse, die sich in der Amnionflüssigkeit bewegt, und das Fehlen der knöchernen Schädelkalotte (◘ Abb. 10.3 a). Bei fortgeschrittenem Gestationsalter wird häufig eine Anenzephalie gefunden, die durch das Fehlen der Schädelkalotte und der Großhirnstrukturen sowie durch prominente Orbitae charakterisiert ist (◘ Abb. 10.3 b).

In einzelnen longitudinal verfolgten Fällen konnte beobachtet werden, dass sich aus einer Exenzephalie eine Anenzephalie entwickelte (**Exenzephalie-Anenzephalie-Sequenz**). Aus Tierversuchen ist bekannt, dass das Hirngewebe unter der Einwirkung der Amnionflüssigkeit atrophiert (Beinder et al. 1995).

Begleitfehlbildungen in Form der Lippen-Kiefer-Gaumen-Spalte, Bauchwanddefekte und Nierenanomalien werden in ca. 10 % der Fälle beobachtet

Die Prognose der Exenzephalie/Anenzephalie ist infaust. Es sollte in jedem Gestationsalter ein Schwangerschaftsabbruch diskutiert werden. Die Annahme, dass diese Kinder bei Austragen der Schwangerschaft als Organspender in Frage kommen könnten, muss aus medizinischen und psychologischen Gründen verworfen werden.

Zephalozele. Unter diesem Begriff werden die Enzephalozele, die Meningozele und die Enzephalomeningozele zusammengefasst.

Die meisten Zephalozelen liegen okzipital, seltener frontal oder parietal. Als **Meckel-Gruber-Syndrom** wird die Kombination einer Enzephalozele mit einer zystischen Dysplasie der Nieren, Anomalien der Harnwege und Hexadaktylie bezeichnet.

Die **Prognose** der Enzephalozele und der Meningoenzephalozele ist schlecht. Vor der Lebensfähigkeit des Kindes sollte in diesen Fällen ein Schwangerschaftsabbruch diskutiert werden. Isolierte Meningozelen des Kopfes haben eine bessere Prognose und können nach der Geburt operativ korrigiert werden.

Spina bifida. Hierunter wird eine Verschlussstörung des Neuralrohrs und der Wirbelbögen verstanden, die in 80–90 % der Fälle die lumbosakrale Region betrifft. Die offene Form wird zu 90 % von einer Myelomeningozele begleitet. Geschlossene Formen sind selten und klinisch harmlos.

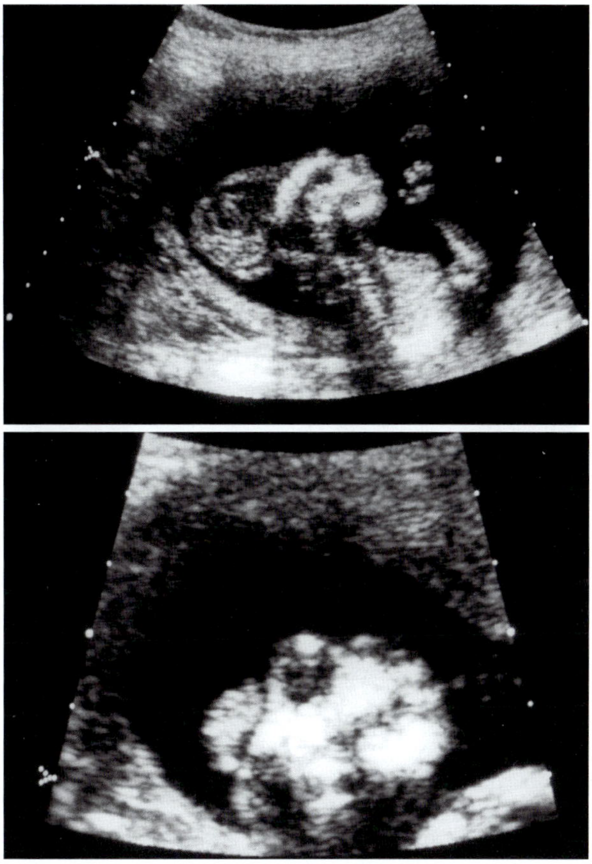

◘ Abb. 10.3. **a Sagittalschnitt einer Exenzephalie in der 13. SSW.** Fehlende Schädelkalotte, flottierendes Hirngewebe. **b Frontalschnitt einer Anenzephalie in der 19. SSW.** Fehlende Schädelkalotte und Großhirnstrukturen. Prominente Orbitae

Charakteristische Veränderungen der Kopfform (»lemon sign«) und Anomalien des Kleinhirns (»banana sign« bzw. »Fehlen« des Kleinhirns) als Ausdruck einer Herniation des Vermis cerebelli in den Spinalkanal (Arnold-Chiari-Typ-II-Malformation) weisen auf die Spina bifida hin (◘ Abb. 10.4).

Nach Van den Hof et al. (1990) ist bei offener Spina bifida das Lemon sign vor der 24. SSW in 98 %, nach der 24. SSW in 13 % der Fälle nachweisbar. Anomalien des Zerebellums liegen in 95 % der Fälle vor. Das Banana sign dominiert vor der 24. SSW, während nach der 24. SSW das Kleinhirn in den meisten Fällen nicht mehr darstellbar ist.

Das Kopfwachstum bleibt typischerweise im Verlauf des 2. und 3. Trimenons zurück, obwohl sich in bis zu 80 % der Fälle eine Ventrikulomegalie entwickelt. Auf Parasagittalschnitten der Wirbelsäule kann man bei der offenen Spina bifida das Fehlen der Wirbelbögen und der Hautbedeckung sowie die Vorwölbung der Myelomeningozele oder bei besonders schweren Formen das freiliegende Rückenmark erkennen (◘ Abb. 10.5 a). Auf Querschnitten imponiert die V- oder U-förmige Deformierung der Wirbelbögen (◘ Abb. 10.5 b). Auf Frontalschnitten kommt das Abweichen der Wirbelbögen nach lateral besonders gut zur

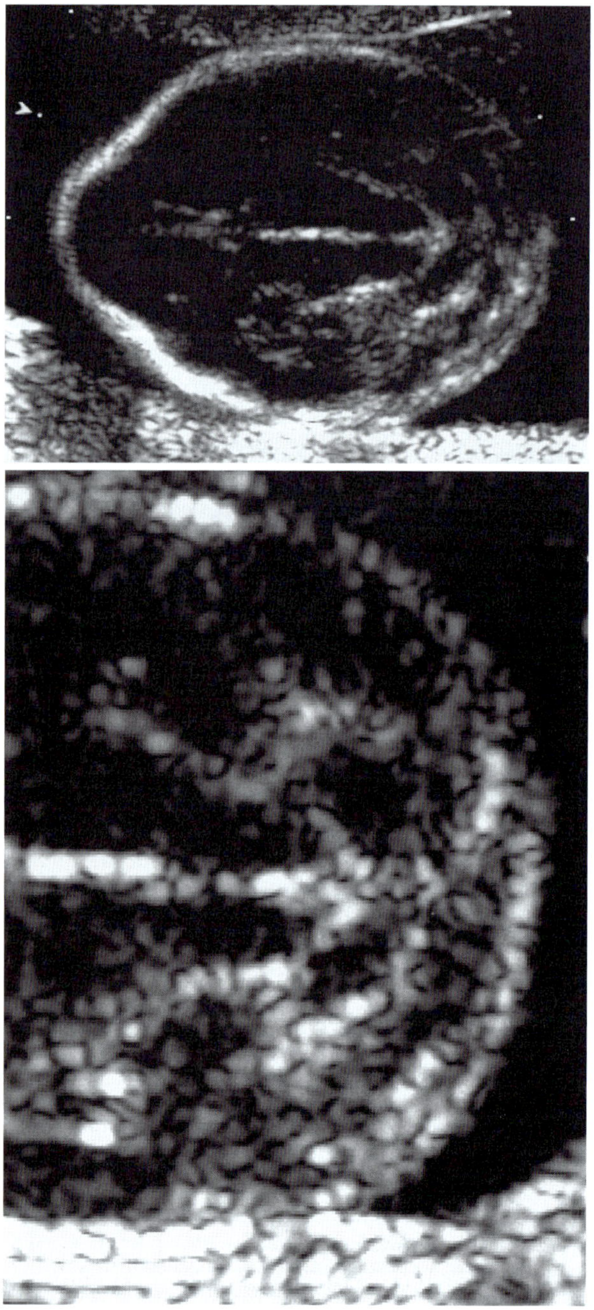

a

b

Abb. 10.4 a, b. Horizontalschnitte des Kopfes mit Hinweiszeichen auf eine offene Spina bifida **a** Zitronenartige Deformation der Schädelkalotte: »lemon sign«, **b** bananenförmige Deformation des Kleinhirns: »banana sign«

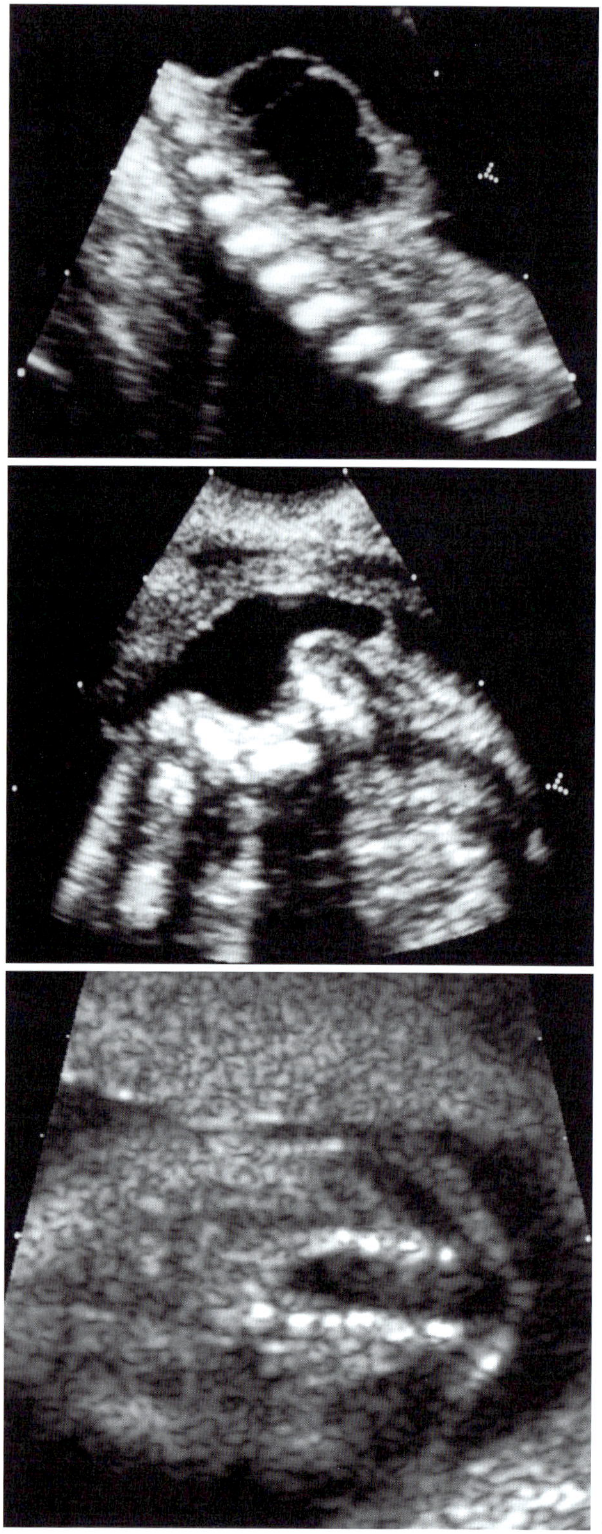

a

b

c

Abb. 10.5 a–c. Sonographische Befunde bei offener Spina bifida **a** Parasagittalschnitt einer lumbosakralen Spina bifida mit Myelomeningozele und Fehlen der Wirbelbögen und Weichteilbedeckung. **b** Querschnitt derselben Fehlbildung mit U-förmiger Deformation der Wirbelbögen. **c** Frontalschnitt einer lumbosakralen Spina bifida mit lateralem Auseinanderweichen der Wirbelbögen

Darstellung (Abb. 10.5 c). Die Sensitivität und die Spezifität der sonographischen Diagnostik ist heute derart hoch, dass auf eine Amniozentese zur Bestimmung des α-Fetoproteins und der Acetylcholinesterase im Fruchtwasser in den meisten Fällen verzichtet werden kann.

Die pränatale Beurteilung der **Prognose** einer Spina bifida ist schwierig. Die Ausdehnung des Defekts korreliert schlecht mit dem Outcome. Als ungünstig gelten zervikale oder thorakale Defekte, die Gibbusbildung der Wirbelsäule und eine ausgeprägte und früh auftretende Ventrikulomegalie. Vor der

Lebensfähigkeit des Kindes soll ein Schwangerschaftsabbruch in Betracht gezogen werden.

Bei später Diagnose oder wenn die Eltern sich für die Weiterführung der Schwangerschaft entscheiden, ist in Fällen mit einer Myelomeningozele eine primäre Sektio zu empfehlen.

Luthy et al. (1991) konnten in einer retrospektiven Analyse von 200 Fällen zeigen, dass die motorische Funktion bei Kindern, die vor Wehenbeginn durch eine Sectio entbunden wurden, signifikant besser ist als bei Kindern, die Wehen ausgesetzt waren. 70–80 % der ausgetragenen Kinder überleben.

Der Verschluss des Defekts und das Einlegen eines Shunts kurz nach der Geburt verbessert die neurologische und intellektuelle Entwicklung. Je tiefer der Defekt liegt, desto besser sind die Chancen für eine intakte Motorik der unteren Extremitäten sowie für eine Urin- und Stuhlkontinenz.

In ausgewählten Fällen mit Spina bifida und Myelomeningozele (keine assoziieren Fehlbildungen, normaler Karyotyp, Motorik der unteren Extremitäten und Blasenentleerung intakt) kommt heute ein intrauteriner Verschluss der Myelomeningozele in Frage. Nach den bis jetzt vorliegenden Ergebnissen bildet sich der Arnold-Chiari-Komplex zurück und die Progredienz der Ventrikulomegalie wird aufgehalten, so dass in den meisten Fällen postnatal auf eine Shunttherapie verzichtet werden kann. Die Kinder gewinnen zudem je nach Höhe der Läsion bis zu mehreren Segmenten an sensorischer und motorischer neurologischer Funktion (Adzick et al. 1999). Der Wert der offenen pränatalen Chirurgie, die für die Mutter sehr belastend ist (Laparotomie, Wehenhemmung, eingeschränkte Beweglichkeit bis zur Geburt durch Sectio) und zurzeit nur an wenigen Zentren unter kontrollierten Bedingungen praktiziert wird, ist noch nicht endgültig zu beurteilen.

Plexus-chorioideus-Zysten

Plexus-chorioideus-Zysten werden in der 16.–24. SSW bei etwa 1 % der Feten gefunden (Abb. 10.6). In über 90 % der Fälle verschwinden sie im Verlauf des 2. Trimenons und haben keinen Krankheitswert. Plexus-chorioideus-Zysten sind, wenn sie zusammen mit anderen Anonmalien auftreten, gehäuft mit chromosomalen Aberrationen, insbesondere mit der Trisomie 18, assoziiert. Isolierte Zysten erhöhen das altersabhängige Risiko für eine Trisomie 18 dagegen nur marginal und stellen keine Indikation für eine Karyotypisierung dar (Gross et al. 1995; Snijders u. Nicolaides 1996).

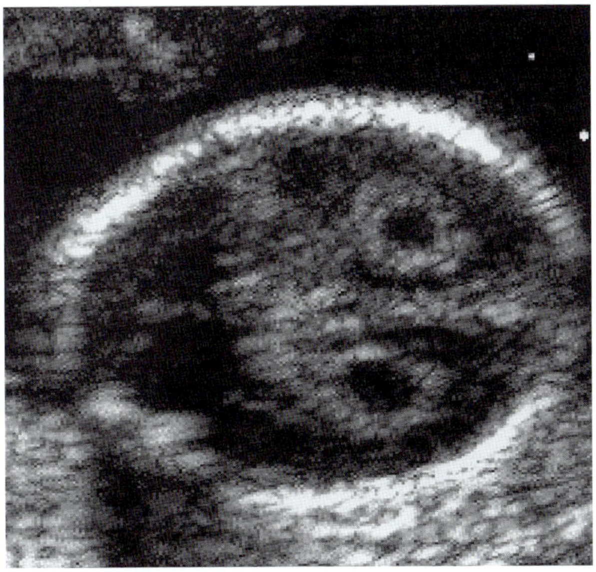

Abb. 10.6. **Multiple Plexus-chorioideus-Zysten**

10.5.2 Fehlbildungen des Gesichts und des Halses

Lippen-Kiefer-Gaumen-Spalte

Lippen-Kiefer-Gaumen-Spalten gehören zu den häufigsten kongenitalen Fehlbildungen. Die Defekte kommen zu 97 % isoliert, zu 3 % im Rahmen eines Syndroms vor. Lippen-Kiefer-Gaumen-Spalten machen 50 %, isolierte Lippen- und Gaumenspalten je 25 % der Fälle aus.

Das Wiederholungsrisiko liegt bei sporadischen Fällen zwischen 0,04 % (Gaumenspalte) und 0,1 % (Lippen-Kiefer-Gaumen-Spalte), bei familiärer Belastung zwischen 4 % (ein Geschwister- oder ein Elternteil betroffen) und 17 % (ein Geschwister- und ein Elternteil betroffen) (Romero et al. 1988). Das Wiederholungsrisiko kann durch die tägliche Einnahme von 4 mg Folsäure 1 Monat vor und 2 Monate nach der Konzeption vermindert werden (Shaw et al. 1995).

Die Defekte werden im Rahmen des Fehlbildungsscreenings pränatal zunehmend häufiger erkannt. Bei belasteter Anamnese soll eine gezielte Diagnostik erfolgen. Lippenspalten sind auf flachen Frontalschnitten gut zu sehen (Abb. 10.7). Kiefer- und Gaumenspalten können am besten auf Horizontalschnitten erkannt werden.

Hygroma cysticum colli

Das Hygroma cysticum colli fällt häufig bereits im 1. Trimenon auf. Es handelt sich um eine Anomalie des lymphatischen Systems, die sich durch septierte Zysten, vor allem im Halsbereich, manifestiert (Abb. 10.8).

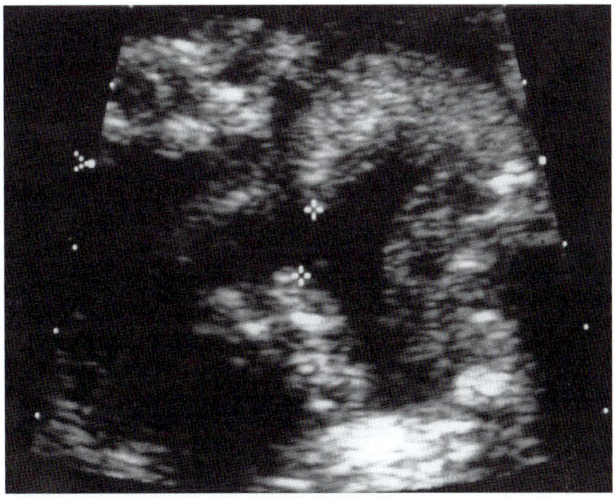

Abb. 10.7. **Lippenspalte.** Frontalschnitt mit Lücke in der Oberlippe

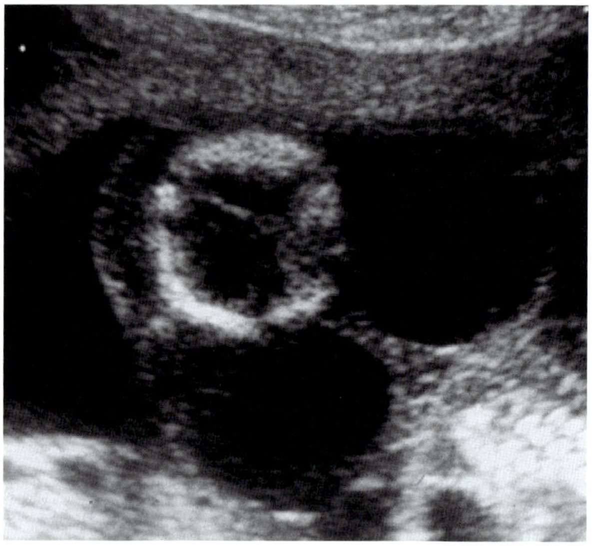

Abb. 10.8. **Hygroma cysticum colli.** Querschnitt des Halses mit septierten Zysten

Die Fehlbildung ist häufig mit einem Hydrops fetalis, mit Herzfehlern und chromosomalen Aberrationen (46–90 %, am häufigsten 45,Xo), assoziiert (Snijders u. Nicolaides 1996). In Fällen mit einem abnormen Karyotyp oder Fehlbildungen anderer Organe ist vor der Lebensfähigkeit des Kindes ein Schwangerschaftsabbruch zu diskutieren. Ein isoliertes Hygroma cysticum colli kann sich spontan zurückbilden (Baccichetti 1990).

> Das Hygroma cysticum colli muss vom Nackenödem unterschieden werden. Bei diesem handelt es sich um eine passagere Flüssigkeitsansammlung im Nackenbereich, die in der 10.–14. SSW nachweisbar ist und eine hohe Assoziation mit Trisomien aufweist (s. Kap. 9).

10.5.3 Thorax und Lungen

Hydrothorax

Definition

Unter einem Hydrothorax versteht man eine abnorme Flüssigkeitsansammlung im Pleuraraum, die entweder isoliert oder im Rahmen eines Hydrops fetalis auftritt.

Zur Abklärung gehört der Ausschluss von:
- Infekten,
- Anämie,
- abnormem Karyotyp (Risiko für eine Trisomie 21 bis zu 5 %).

Feten mit einem isolierten Hydrothorax sollen sonographisch alle 1–2 Wochen kontrolliert werden. Spontane Rückbildungen kommen in 5–10 % der Fälle vor. Ein progredienter Hydrothorax soll bei unreifen Feten aus diagnostischen und therapeutischen Gründen punktiert werden.

Die häufigste Form des isolierten Hydrothorax, der **Chylothorax**, der durch eine Anomalie des Ductus thoracicus bedingt ist, kann pränatal anhand der erhöhten Lymphozytenzahl im Pleurapunktat diagnostiziert werden.

Füllt sich der Hydrothorax nach 1- bis 2-maliger Punktion wieder auf, so ist die Anlage eines pleuroamnialen Shunts zu diskutieren. Durch die permanente Ableitung kann die drohende Entwicklung einer Herzinsuffizienz und einer Lungenhypoplasie verhindert werden. Die Überlebensrate der Feten ist nach Anlage eines Shunts deutlich höher als bei Feten ohne Therapie (>90 % vs. 50 %; Morin et al. 1994).

Zystische adenomatoide Malformation der Lunge

Die zystische adenomatoide Malformation der Lunge ist ein Hamartom, das durch ein überschießendes Wachstum der terminalen Bronchioli auf Kosten der Sacculi entsteht. Die tumorartige multizystische Fehlbildung hat Verbindung zum Bronchialsystem und wird durch den pulmonalen Kreislauf versorgt. In 80–95 % der Fälle ist die Anomalie unilobär.
- **Makrozystische Formen** (Zystengröße >5 mm) imponieren pränatal durch echoarme zystische Areale und haben eine gute Prognose, wenn keine zusätzlichen Anomalien vorliegen. Differenzialdiagnostisch muss vor allem eine Zwerchfellhernie abgegrenzt werden. Große Zysten, die umgebende Organe komprimieren, können intrauterin durch eine Punktion entlastet werden.
- **Mikrozystische Formen** (Zystengröße <5 mm) manifestieren sich sonographisch durch eine große echodichte Masse, welche die Umgebung komprimiert. Infolgedessen kommt es häufig zu einer Herzinsuffizienz mit Hydrops fetalis und zu einer Hypoplasie des übrigen Lungengewebes (Abb. 10.9). In Fällen ohne Hydrops soll die Schwangerschaft sonographisch überwacht werden. Bei konservativem Management ist der fetale Outcome günstig. Nach Entwicklung eines fetalen Hydrops sind die kindlichen Überlebenschancen minimal. Bei einem Hydrops der Plazenta besteht zudem das Risiko einer Präeklampsie. Bei nachgewiesener fetaler Lungenreife soll die Schwangerschaft beendet und das Kind einer postnatalen chirurgischen Therapie zugeführt werden. Bei unreifen fetalen Lungen kommt eine intrauterine chirurgische Resektion des betroffenen Lungenflügels in Frage. Dieser Eingriff wird bisher nur in wenigen Zentren der USA durchgeführt. Alternativ ist ein Schwangerschaftsabbruch zu diskutieren.

Differenzialdiagnostisch kommt eine bronchopulmonale Sequestration in Frage, die sich sonographisch ebenfalls als echodichte Masse manifestiert. Die Diagnose kann durch den Nachweis der Blutversorgung aus dem großen Kreislauf mit Hilfe der Farbdopplersonographie gestellt werden.

Lungenhypoplasie

Die pränatale Diagnose einer Lungenhypoplasie ist problematisch, da biometrisch nicht zwischen einer Kompression der Lungen und einer »echten« Verminderung des Lungengewebes unterschieden werden kann. Zudem ist die Korrelation zwischen der Lungengröße und der Lungenfunktion nicht definiert. Ein funktioneller diagnostischer Ansatz stellt die doppler-sonographische Beurteilung der Lungenzirkulation dar (Laudry et al. 1996).

Prospektive Studien sind notwendig, um zu untersuchen, ob die Messung der Lungenvolumina mittels 3-D-Ultraschall und

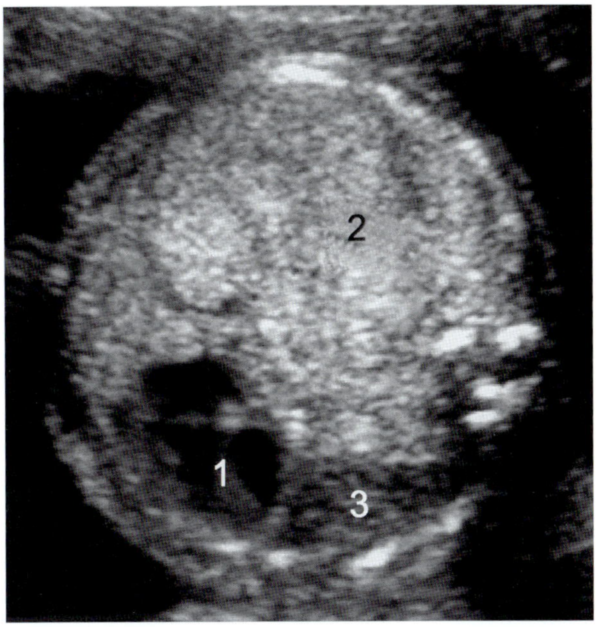

■ Abb. 10.9. **Adenomatoide zystische Malfomation der Lunge, Querschnitt durch den Thorax.** Hyperechogene vergrößerte rechte Lunge (*2*), Verdrängung des Mediastinums und des Herzens nach links (*1*), hypoplastische linke Lunge (*3*)

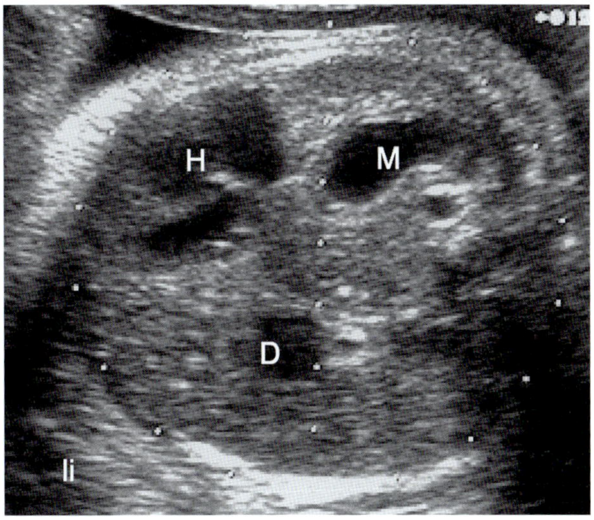

■ Abb. 10.10. **Querschnitt durch den Thorax, Zwerchfellhernie mit Verdrängung des Herzens nach rechts (H), Darm (D) und Magen (M) im Thorax**

der Lungenperfusion mittels Dopplerverfahren den Schlüssel zur pränatalen Diagnose einer Lungenhypoplasie liefern.

10.5.4 Zwerchfellhernie

Die **Inzidenz** der kongenitalen Zwerchfellhernien beträgt 1:2000–1:3000 Geburten (Morin et al. 1994; Terinde u. Grab 1995). Die Mehrzahl der Defekte liegt posterolateral auf der linken Seite. Durch den Defekt können sich Milz, Magen und Darmschlingen, seltener Teile der Leber in den Thoraxraum verschieben. Sonographische Leitsymptome sind die Verdrängung des Herzens (meist auf die rechte Seite) und zystische Raumforderungen im Thorax (■ Abb. 10.10).

Differenzialdiagnostisch ist an eine großzystische adenomatoide Malformation der Lunge und an bronchogene Zysten zu denken. Der Nachweis von Peristaltik der Darmschlingen schließt diese Fehlbildungen aus. Schwierig zu diagnostizieren ist die Verlagerung der Leber in den Thoraxraum. Hilfreich kann in diesen Fällen die Darstellung der Gallenblase oder der intrahepatischen Gefäße (Farbdoppler) oder die Darstellung der Leber mittels schnellem MRT sein.

> Assoziierte Fehlbildungen werden in 50–75% der Fälle gefunden, in erster Linie Herzfehler, seltener Anomalien der Nieren und des ZNS sowie eine Omphalozele. Chromosomale Aberrationen liegen in 10–20% der Fälle vor.

Die Prognose hängt neben dem Vorliegen von assoziierten Fehlbildungen und chromosomalen Aberrationen vor allem vom Ausmaß der Lungenhypoplasie ab. Diese ist am ausgeprägtesten bei großen Defekten und frühzeitiger Herniation von Bauchorganen in den Thorax. Wird die Diagnose vor der 24. SSW gestellt und liegt ein Teil der Leber im Thoraxraum, beträgt die perinatale Letalität 90%. In diesen Fällen wird an einigen Zentren der intrauterine chirurgische Verschluss der Trachea durch einen Clip angewandt. Die Entwicklung einer Lungenhypoplasie kann dadurch verhindert oder zumindest abgeschwächt und die Letalität von 90% auf 50% gesenkt werden. In diesen Fällen wird das Kind durch das sog. EXIT-Vorgehen (»ex utero intrapartum treatment«) zu Welt gebracht (Adzick, unveröffentlicht). Wird die Diagnose nach der 24. SSW gestellt und handelt es sich um eine isolierte Zwerchfellhernie, so liegt die perinatale Letalität unter 50%.

▶ Empfehlung

Die Entbindung sollte in einem perinatalen Zentrum stattfinden, wobei eine Spontangeburt angestrebt wird, da die primäre Sektio keine Vorteile für das Kind bringt. Wichtig ist eine enge Zusammenarbeit mit den Neonatologen. Das Kind muss unmittelbar nach der Geburt (möglichst vor dem ersten Atemzug) intubiert werden. Die operative Korrektur erfolgt in der Regel, sobald sich das Kind kardiorespiratorisch stabilisiert hat.

10.5.5 Herzfehler

Herzfehler gehören zu den häufigsten kongenitalen Fehlbildungen. Die **Prävalenz** bei der Geburt beträgt ca. 0,5%.
- Ventrikelseptumdefekte (32%),
- Pumonalstenosen (9%),
- Vorhofseptumdefekte Typ II (7,7%),
- AV-Kanal (7,4%),
- Fallot-Tetralogie (6,8%),
- andere Anomalien (<5%; Ferenz et al. 1993).

Herzfehler kommen isoliert oder in Kombination mit anderen Fehlbildungen, im Rahmen von Syndromen, sporadisch oder familiär vor. Chromosomale Aberrationen werden bei isolierten Fehlbildungen in 5–10%, bei multiplen Anomalien in bis zu

66 % der Fälle gefunden (Snijders u. Nicolaides 1996). Das Wiederholungsrisiko beträgt ca. 4 %, wenn ein Geschwisterteil einen Herzfehler hat, und bis zu 14 %, wenn die Mutter selbst erkrankt ist.

> Pränatal werden im Rahmen des Ultraschallscreenings (Population mit normalem Risiko) 25–50 % der schweren Herzfehler entdeckt, wenn der Vierkammerblick allein beurteilt wird (Achiron et al. 1992; Tegnander et al. 1995). Die Sensitivität erhöht sich auf 70–80 %, wenn zusätzlich zum Vierkammerblick der normalerweise gekreuzte Abgang der Aorta und des Truncus pulmonalis beurteilt wird (Achiron et al. 1992; Kirk et al. 1994).

Durch eine gezielte echokardiographische Untersuchung bei Patientinnen mit erhöhtem Risiko (s. Übersicht) können über 90 % aller Herzfehler erkannt werden; die Spezifität beträgt 99 %. Bei gezielter Suche können schwere Herzfehler (AV-Kanal, Truncus arteriosus communis) bereits in der 10.–13. SSW nachgewiesen werden (Gembruch et al. 1993).

Eine ausführlichere Darstellung der pränatalen Diagnose und des Managements der verschiedenen Herzfehler findet sich bei Romero et al. (1988) sowie bei Sohn u. Holzgreve (1995) und bei Fleischer et al. (2001).

Indikationen für die Durchführung einer differenzierten Echokardiographie

- Familiäre Belastung
- Erkrankungen der Mutter
  - Diabetes mellitus
  - Phenylketonurie
  - LED
  - Alkoholabusus
  - Infekte
- Abnorme Ultraschallbefunde
  - Nackenödem
  - Hydrops fetalis
  - Herzanomalien beim Screening
- Chromosomale Aberrationen
- Fetale Arrhythmien

10.5.6 Bauchwanddefekte

Die Omphalozele und die Gastroschisis sind die häufigsten Bauchwanddefekte. Beide Fehlbildungen können sonographisch bereits im 1. Trimenon erfasst werden.

> Die Herniation von Darmschlingen in den Nabelansatz ist bis zu 11 (+5) SSW physiologisch und darf nicht mit einer Omphalozele verwechselt werden (Blas et al. 1995). Eine extrakorporale Lage der Leber ist dagegen immer als pathologisch anzusehen.

Omphalozele

Die durchschnittliche Inzidenz der Omphalozele beträgt 1:4300 Geburten (Robertson et al. 1994). In der Mitte des Abdomens imponiert ein Bruchsack, der Magen, Darmschlingen oder Leber enthält (Abb. 10.11). Die Nabelschnur mündet auf der

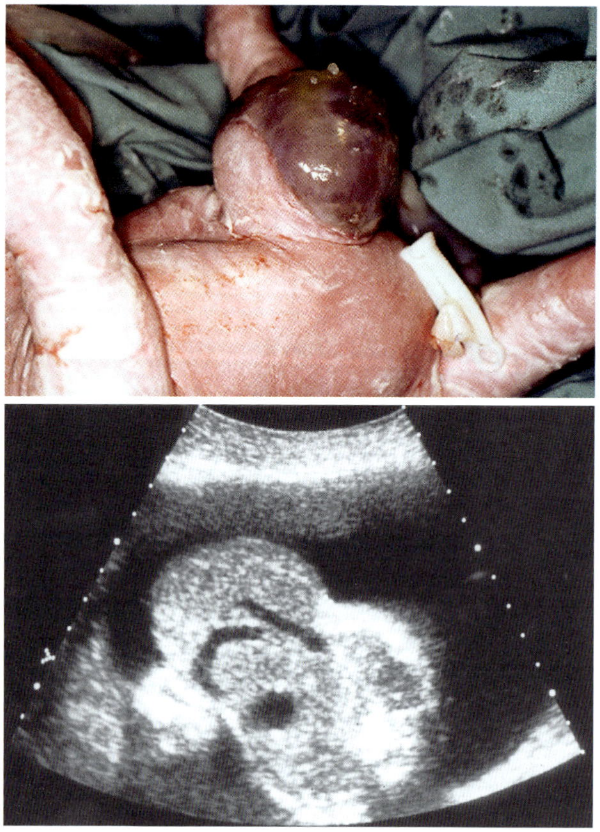

a

b

Abb. 10.11 a, b. **Omphalozele. a** Postnatales Bild mit Vorwölbung in der Mittellinie des Abdomens, die von Haut und amnioperitonealer Membran bedeckt ist. **b** Intrauteriner Befund mit Leber im Bruchsack. Querschnitt durch das Abdomen

Omphalozele. Assoziierte Fehlbildungen werden in 50–70 % der Fälle gefunden.

Als **Cantrell-Pentalogie** wird die Vorverlagerung von abdominalen und thorakalen Organen zusammen mit einem Zwerchfelldefekt und Herzfehlern bezeichnet. Das **Beckwith-Wiedemann-Syndrom** umfasst neben der Omphalozele eine Makroglossie und eine Viszeromegalie von Leber, Pankreas und Nieren und ist in einigen Fällen mit einer uniparentalen Disomie einer Region des kurzen Arms des Chromosoms 11 (11p15,5) verbunden.

> Es besteht eine Beziehung zwischen dem Omphalozeleninhalt und dem Karyotyp. Wenn der Bruchsack nur Darm enthält, liegen 4-mal häufiger chromosmale Aberrationen vor als in den Fällen, bei denen die Leber ebenfalls extrakorporal liegt (67 % vs. 16 %; Snijders u. Nicolaides 1996).

Die **Prognose** wird im Wesentlichen durch Begleitfehlbildungen und chromosomale Aberrationen bestimmt. Zudem spielt die Größe der Omphalozele eine Rolle. Bei sehr großen Omphalozelen entwickelt sich häufig eine Lungenhypoplasie und ein Polhydramnion. Bei komplizierten Fällen soll deshalb vor der Lebensfähigkeit des Kindes ein Schwangerschaftsabbruch diskutiert werden. Wird die Schwangerschaft fortgeführt, sind häufig Ultraschallkontrollen durchzuführen. Dabei ist vor allem auf eine intrauterine Wachstumsretardierung, die sich in 40–50 % der Fälle entwickelt, zu achten.

> Bei einer unkomplizierten Omphalozele wird eine Geburt am Termin angestrebt. Der Entbindungsmodus ist wegen fehlender prospektiver Studien umstritten. In retrospektiven Fallstudien konnte keine erhöhte Morbidität und Mortalität bei vaginaler Geburt im Vergleich zur primären Sectio gezeigt werden (Paidas et al. 1994).
>
> Bei einem Durchmesser der Omphalozele von >5 cm wird wegen des erhöhten Risikos einer Dystokie die Durchführung einer primären Sectio empfohlen. Die postnatale chirurgische Versorgung, die manchmal in mehreren Schritten und unter Zuhilfenahme eines Silasticsacks durchgeführt werden muss, ergibt in der Regel zufriedenstellende Resultate.

Gastroschisis

Die **Inzidenz** der Gastroschisis wird mit 1:10 000 Geburten angegeben. Eine Zunahme der Inzidenz in den letzten Jahrzehnten und eine Assoziation mit niedrigem Alter und geringer Parität der Mutter wurde wiederholt beschrieben (Torfs et al. 1990).

Der Bauchwanddefekt liegt in den meisten Fällen rechts vom Nabelansatz. Sonographisch stellen sich Darmschlingen dar, die außerhalb des Abdomens liegen und nicht von einer Membran bedeckt sind. Bei frühem Gestationsalter erscheinen die Darmschlingen als solides hyperechogenes Paket, später sind sie mit Flüssigkeit gefüllt und flottieren frei im Fruchtwasser (Abb. 10.12 a,b).

Die **Prognose** der Gastroschisis wird allgemein als günstig eingeschätzt. Begleitfehlbildungen und Chormosomenanomalien sind im Gegensatz zur Omphalozele selten.

Darmatresien, wahrscheinlich durch intrauterine Strangulation und ischämische Infarkte verursacht, werden in 10–30 % der Fälle gefunden (Paidas et al. 1994). In bis zu 70 % der Fälle entwickelt sich eine intrauterine Wachstumsretardierung. Es wird deshalb eine engmaschige Ultraschallüberwachung empfohlen. Verschiedene Autoren haben intrauterine Veränderungen der sonographischen Morphologie des Darms verfolgt. Bisher konnte keine eindeutige Korrelation zwischen dem Ausmaß der Dilatation bzw. der Wanddicke der extraabdominalen Darmschlingen und dem Outcome der Kinder gefunden werden.

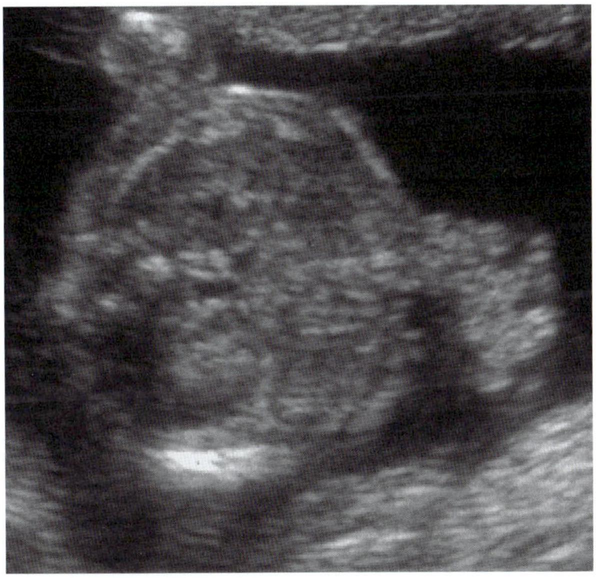
a

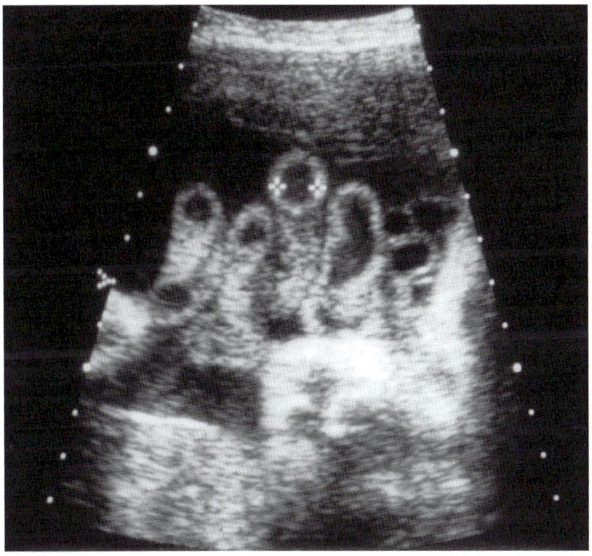
b

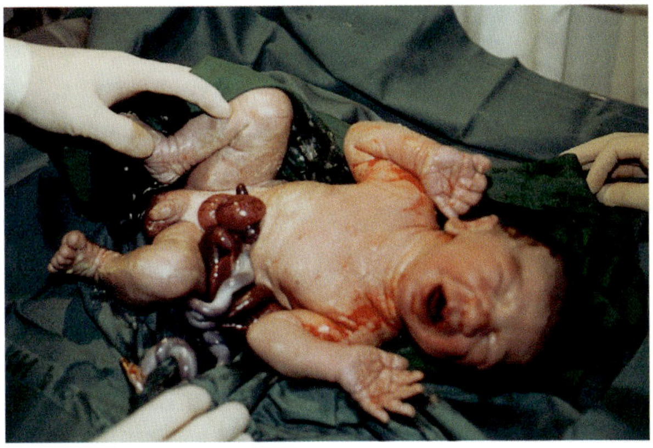
c

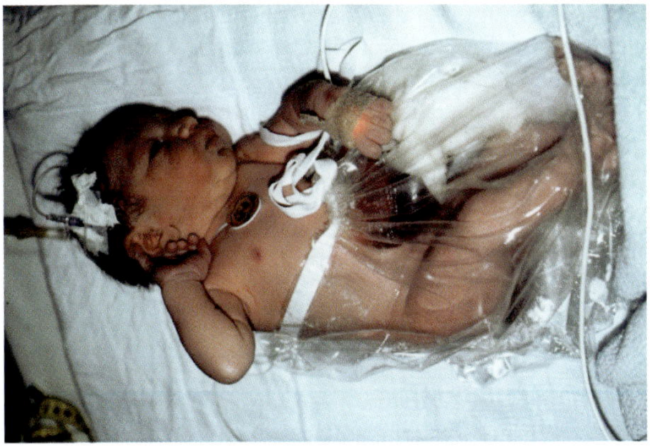
d

Abb. 10.12 a–d. **Gastroschisis a** Damschlingen als solides echodichtes Paket vor der Bauchwand. Nabelschnur links von der Bruchpforte. Querschnitt durch das Adomen in der 18. SSW. **b** Im Fruchtwasser flottierende flüssigkeitsgefüllte Darmschlingen in der 37. SSW. **c** Postnatales Bild mit Darmschlingen, die durch einen Bauchwanddefekt rechts vom Nabelschnuransatz austreten. **d** Postnatales Bild nach Abdeckung der Darmschlingen mit sterilen feuchten Gazen und einem Plastiksack

Als Hinweiszeichen für die Entwicklung eines »Short-bowel-Syndroms« wurde die Persistenz eines hyperechogenen Darmpakets, die Dilatation von intraabdominalen Darmschlingen und die Entwicklung eines Polyhydramnions beschrieben (McMahon et al. 1996).

Retrospektive Fallstudien haben gezeigt, dass eine primäre Sectio die Morbidität und Mortalität der Kinder mit einer Gastroschisis im Vergleich zur vaginalen Geburt nicht vermindert.

▶ Empfehlung

Die Entbindung sollte in einem perinatalen Zentrum stattfinden, um eine optimale Versorgung des Kindes sicherzustellen. Unmittelbar nach der Geburt werden die extraabdominalen Darmschlingen mit sterilen feuchten Gazen bedeckt und in einen Plastiksack verpackt (Abb. 10.12c,d). Danach erfolgt in der Regel eine rasche operative Therapie. Die Resultate sind in der Mehrzahl der Fälle gut. Die Restitution der normalen Darmtätigkeit kann sich allerdings verzögern oder nach ausgedehnter Resektion von geschädigtem Darm ganz oder teilweise ausbleiben.

10.5.7 Ösophagus, Magen, Darm

Die Mehrzahl der gastrointestinalen Anomalien betrifft Atresien oder Stenosen des Darms. Die pränatale sonographische Diagnose erfolgt indirekt über den Nachweis einer Dilatation der proximal der Obstruktion gelegenen Darmabschnitte und wird oft erst nach der 24. SSW gestellt. Ein Polyhdramnion, das sich in vielen Fällen entwickelt, kann zu vorzeitigen Wehen und einer vorzeitigen Geburt führen. Die Prognose der Darmatresien wird weitgehend durch Begleitfehlbildungen und den Karyotyp bestimmt. Die Darmatersie selbst hat in der Regel keinen Einfluss auf den Zeitpunkt und die Art der Entbindung. Eine postpartale operative Korrektur ist in den meisten Fällen möglich.

Eine **Mekoniumperitonitis** als Folge einer Darmperforation kommt bei Darmobstruktionen vor. Andere Ursachen sind ein Mekoniumileus bei zystischer Fibrose (15–40%), Invaginationen, ein Volvulus und die Gastroschisis. Sonographische Zeichen der Mekoniumperitonitis sind intraabdominale Verkalkungen und ein Aszites.

Sonographisch fällt in seltenen Fällen (0,1–0,2%) eine Hyperechogenität des Darms auf, definiert durch eine mindestens gleich hohe Echogenität wie die Beckenknochen. Ursachen können verschlucktes Blut nach einer intraamnialen Blutung, fetale Infekte (Toxoplasmose, Zytomegalie), die zystische Fibrose oder chromosomale Aberrationen sein (Trisomie 21 in 7% der Fälle bei isolierten Befunden, in bis zu 42% bei assoziierten Anomalien; Snijders u. Nicolaides 1996).

Ösophagusatresie

Die Ösophagusatresie kommt bei ca. 1:3000 Geburten vor. 80–90% der Fälle sind mit einer distalen tracheoösophagealen Fistel assoziiert. Begleitfehlbildungen liegen in ca. 50% der Fälle vor, wobei Herzfehler mit 25% am häufigsten sind (Robertson et al. 1994).

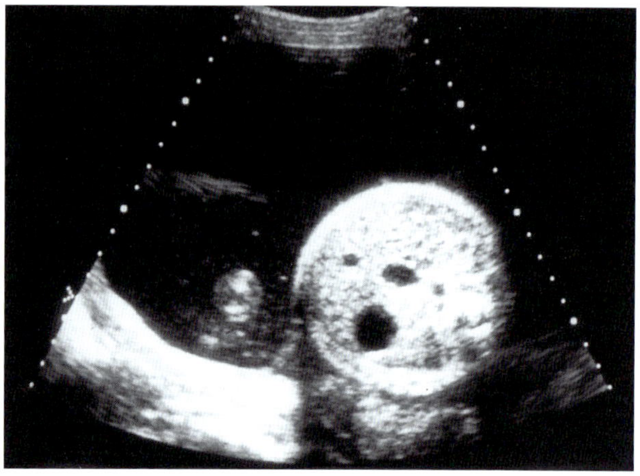

Abb. 10.13. **Duodenalatresie mit »Double-bubble-Zeichen« und Polyhydramnion.** Querschnitt durch das Abdomen

Die Anomalien sind gehäuft in einer Form kombiniert, die als VA(C)TER(L)-Assoziation bekannt ist [**v**ertebral, **a**norectal, (**c**ardiac), **t**racheo-oesophageal fistula, **e**sophageal atresia, **r**enal (**l**imb) anomalies]. Chromosomale Aberrationen liegen in 2–4% der Fälle vor.

Die Verdachtsdiagnose wird gestellt, wenn ein Polyhydramnion vorliegt und der Magen wiederholt nicht darstellbar ist. Der Nachweis des Magens schließt jedoch eine Ösophagusatresie, die mit einer tracheoösophagealen Fistel einhergeht, nicht aus.

Duodenalatresie

Die Inzidenz der Duodenalatresie liegt bei 1:10 000 Geburten. Atresien sind häufiger als Stenosen und kommen in ca. 70% der Fälle vor. Mehr als 50% der Feten mit Duodenalatresien haben Begleitfehlbildungen, darunter Herzfehler in 17–33% und ein Pancreas annulare in 20–30% der Fälle. Chromosomale Aberrationen sind häufig, wobei die Trisomie 21 mit 27–34% dominiert (Robertson et al. 1994).

Auf eine Duodenalatresie weist das »Double-bubble-Zeichen« hin, das durch den dilatierten Magen und das dilatierte proximale Duodenum verursacht wird (Abb. 10.13). Vor der 20. SSW liegt häufig nur ein dilatierter Magen vor. Die Duodenalatresie wird in etwa 50% der Fälle durch ein Polyhydramnion kompliziert.

Dünndarmatresie

Atresien und Stenosen des Dünndarms kommen bei ca. 1:3000 Geburten vor und sind am häufigsten im proximalen Jejunum und im distalen Ileum lokalisiert. Multiple Atresien werden in 6% der Fälle gefunden (Robertson et al. 1994). Als Ursache werden ischämische Insulte z. B. durch eine vaskuläre Obstruktion bei einem Volvulus, einer Invagination oder einer inneren Hernie vermutet.

Dünndarmverschlüsse wurden nach der intraamnialen Applikation von Methylenblau beobachtet. Begleitanomalien betreffen in der Regel den Gastrointestinaltrakt und umfassen Malrotationen (13%) und einen Mekoniumileus bzw. eine Mekoniumperitonitis (8–12%). Chromosomale Aberrationen sind nicht gehäuft.

Die anatomische Lokalisation der Obstruktion kann durch die Anwendung schneller MRT-Verfahren erleichtert werden (Benachi et al. 2001).

Kolon- und Analatresie

Kolonatresien sind eine Rarität und werden pränatal meist nicht erkannt. Eine Analatresie kommt bei ca. 1:5000 Geburten vor (Robertson et al. 1994). Bei Knaben liegt häufig eine rektourethrale Fistel vor.

10.5.8 Nieren und Harnwege

Fehlbildungen der Nieren und Harnwege werden neben den Anomalien des ZNS pränatal am häufigsten diagnostiziert. Zu den wichtigsten gehören die Nierenagenesie, zystische Nierenkrankheiten und obstruktive Uropathien. Bei fehlender Nierenfunktion und bei kompletten beidseitigen oder infravesikalen Obstruktionen resultiert nach der 16. SSW ein Oligo- bis Anhydramnion, das die sonographische Beurteilung der fetalen Anatomie erschwert. Dieses Problem kann durch die intraamniale Instillation einer physiologischen Lösung umgangen werden.

Die **Prognose** der Kinder mit Anomalien der Nieren und Harnwege hängt – abgesehen von Begleitfehlbildungen und dem Karyotyp – einerseits von der verbleibenden Nierenfunktion und anderseits von der Entwicklung einer Lungenhypoplasie ab. Während die fetale Nierenfunktion durch Punktion der Harnblase und biochemische Analyse des Urins mit einer genügenden Genauigkeit beurteilt werden kann (s. unten), ist die pränatale Diagnostik der Lungenhypoplasie wenig zuverlässig.

Bei fehlender Nierenfunktion (bilaterale Nierenagenesie, bilaterale zystische Nierendysplasien) ist der Ausgang letal. Bei posterioren Urethralklappen kann durch die frühzeitige intrauterine Anlage eines vesikoamnialen Shunts die Entwicklung einer obstruktiven Nierendysplasie und einer Lungenhypoplasie verhindert werden.

Bei supravesikalen obstruktiven Uropathien ist eine intrauterine Therapie in der Regel nicht angezeigt. Unklar ist, ob in diesen Fällen bei nachgewiesener Lungenreife des Fetus eine vorzeitige Entbindung und eine frühzeitige postnatale Entlastung die Nierenfunktion langfristig verbessert.

Nierenagenesie

Die Inzidenz der bilateralen Nierenagenesie liegt zwischen 0,1 und 0,3:1000 Geburten (Romero et al. 1988). Unilaterale Nierenagenesien sind häufiger, werden aber pränatal in vielen Fällen nicht erkannt. Die Fehlbildung kommt meist sporadisch vor, selten ist sie Teil eines Syndroms. Assoziierte Anomalien liegen in 30–40 % der Fälle vor. Am häufigsten betroffen sind:

- Skelett (Radiusaplasie, Kiefer-Gaumen-Spalte, Agenesie des Sakrums, Sirenomelie),
- Gastrointestinaltrakt (Darmatresien, Gastroschisis),
- ZNS (Neuralrohrdefekte, Holoprosenzephalie),
- kardiovaskuläres System (Herzfehler, Koarktation der Aorta).

Als **Oligohydamnionsequenz oder Potter-Sequenz** werden folgende Befunde bezeichnet:

- Lungenhypoplasie,
- auffallende Gesichtszüge (flache Stirne und Nase, tiefsitzende Ohren, fliehendes Kinn),
- Kontrakturen der Extremitätengelenke.

Bei fortgeschrittenem Gestationsalter wird in über 50 % der Fälle eine intrauterine Wachstumsretardierung gefunden. **Sonographische Leitsymptome** sind das Oligo- bis Anhydramnion und die nicht darstellbare fetale Harnblase. Die Nebennieren, die bei Agenesie der Nieren vergrößert sind und eine ovale Form annehmen, dürfen nicht mit den Nieren verwechselt werden. Die Unterscheidung gelingt anhand der fehlenden Kapsel und Nierenbecken. Mit Hilfe der Farbdopplersonographie kann zudem das Fehlen der Nierenarterien nachgewiesen werden. Differenzialdiagnostisch sind eine frühe Plazentarinsuffizienz, die zu einer funktionellen Insuffizienz der fetalen Nieren führen kann, und ein vorzeitiger Blasensprung auszuschließen. Dopplersonographisch werden bei der Plazentainsuffizienz abnorme Flussmuster im fetalen und umbilikalen Kreislauf gefunden. Nach intraamnialer Instillation von physiologischer Lösung kommt die fetale Nierenfunktion bei einer Plazentainsuffizienz in der Regel innerhalb von 24 h in Gang, und es lässt sich eine Harnblase darstellen.

> Ein vorzeitiger Blasensprung manifestiert sich durch das rasche Abfließen der Flüssigkeit in die Scheide.

Die bilaterale Nierenagenesie ist eine letale Fehlbildung. Die Kinder sterben entweder intrauterin (24–38 %) oder unmittelbar nach der Geburt infolge der Lungenhypoplasie. Die meisten Eltern entscheiden sich deshalb für einen Schwangerschaftsabbruch. Das Wiederholungsrisiko beträgt bei sporadischen Fällen 3 %.

Zystische Nierenerkrankungen

Die kongenitalen zystischen Nierenkrankheiten lassen sich nach Osathanond und Potter (1964) in 4 Kategorien einteilen (Tabelle 10.6).

Autosomal-rezessive polyzystische Nierenkrankheit. Die autosomal-rezessive polyzystische Nierenkrankheit (Typ I nach Potter) betrifft immer beide Nieren. Die Inzidenz beträgt 1:110 000 Geburten (Romero et al. 1988).

Tabelle 10.6. **Polyzystische Nierenkrankheiten** (nach Osathanond u. Potter 1964)

Typ	Krankheitsbild
I	Autosomal-rezessive polyzystische Nierenkrankheit
II	Multizystische Nierendysplasie A: hypertroph B: hypo-/atroph
III	Autosomal-dominante polyzystische Nierenkrankheit
IV	Obstruktive Nierendysplasie

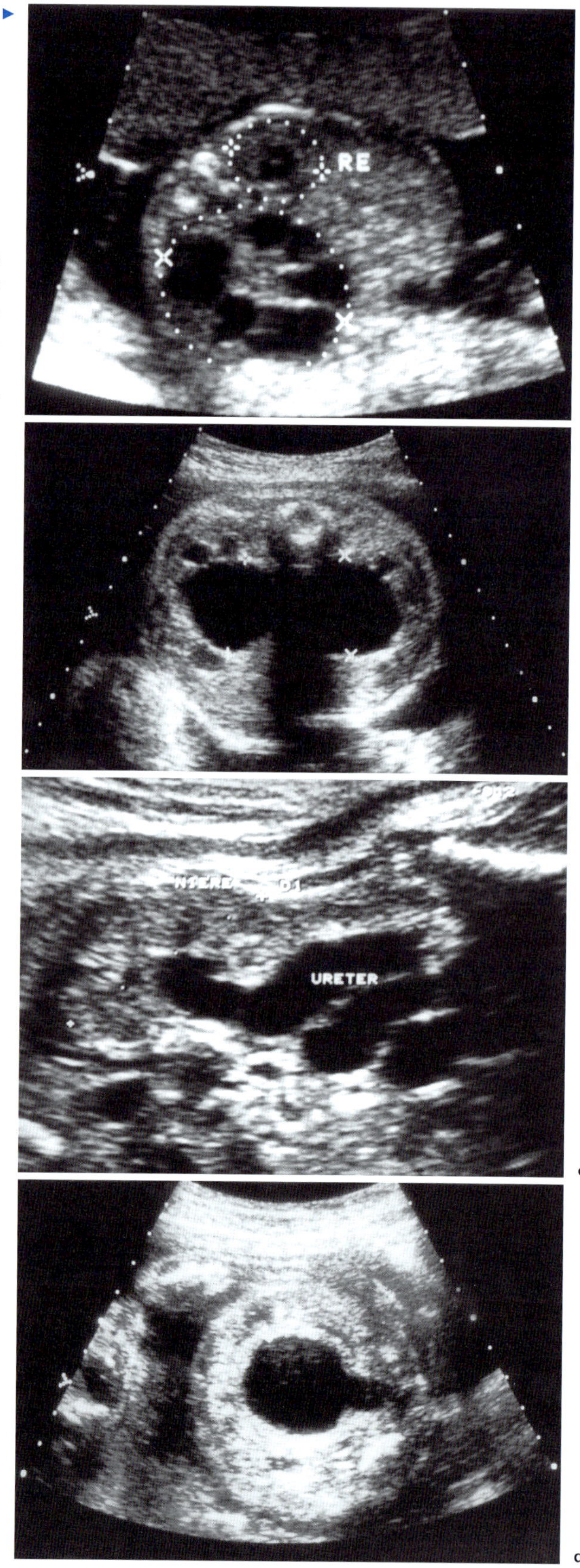

Abb. 10.14. a Vergrößerte Niere mit multiplen unregelmäßigen Zysten bei linksseitiger multizystischer Nierendysplasie (Typ IIA). Rechte Niere mit leicht dilatiertem Nierenbecken, Querschnitt. **b** Dilatation der Nierenbecken und Nierenkelche bei bilateraler Ureterabgangsstenose. Querschnitt. **c** Dilatation des geschlängelten Ureters. Frontalschnitt. **d** Dilatation der Harnblase und der proximalen Urethra (sog. Schlüssellochphänomen) bei posterioren Urethralklappen. Verdickung der Harnblasenwand (Hypertrophie der Muskulatur). Querschnitt

Der Krankheit liegt eine primäre Störung der Sammelrohre zugrunde, die zystisch erweitert sind. Die Zysten erreichen eine Größe von 1–2 mm. Begleitfehlbildungen oder chromosomale Aberration sind nicht gehäuft. Die Krankheit manifestiert sich in der Mehrzahl der Fälle pränatal durch große hyperechogene Nieren und ein Oligo- bis Anhydramnion. Die Kinder sterben kurz nach der Geburt an einer Lungenhypoplasie oder einem Nierenversagen. Wenn die Diagnose vor der 24. SSW gestellt wird, kann ein Schwangerschaftsabbruch in Betracht gezogen werden.

Seltener manifestiert sich das Leiden erst postnatal. In diesen Fällen ist die Nierenbeteiligung weniger ausgeprägt und ein Überleben bis ins Erwachsenenalter möglich.

Gelegentlich werden hyperechogene, große Nieren bei normalem oder sogar vermehrtem Fruchtwasser gefunden. Dabei kann es sich um ein Beckwith-Wiedemann-Syndrom oder um eine Normvariante handeln.

Multizystische Nierendysplasie. Die multizystische Nierendysplasie (Typ II nach Potter) wird unter den kongenitalen zystischen Nierenkrankheiten am häufigsten pränatal diagnostiziert (Romero et al. 1988). Die Nieren sind segmental, unilateral oder bilateral befallen. Die Fehlbildung tritt sporadisch oder im Rahmen von Syndromen auf.

Die pränatale Diagnose basiert auf dem Nachweis von großen, irregulär angeordneten Zysten. Normale Nierenstrukturen sind nicht erkennbar (Abb. 10.14a). Die Nieren sind meist vergrößert (Typ IIA). Serielle Untersuchungen haben gezeigt, dass es in über 50 % der Fälle prä- oder postnatal zu einer Atrophie der initial vergrößerten Niere kommt (Typ IIB).

Bei bilateralen Formen liegt ein Oligo- bis Anhydramnion vor. In diesen Fällen ist die Prognose infaust, und es sollte ein Schwangerschaftsabbruch in Betracht gezogen werden. Unilaterale Formen sind häufig asymtomatisch. Eine stark vergrößerte Niere kann die umgebenden Organe verdrängen und durch Obstruktion des Magen-Darm-Trakts ein Polyhydramnion verursachen. Das geburtshilfliche Management wird in der Regel nicht beeinflusst. Postnatal wird eine abwartendes Vorgehen bevorzugt. Eine vergrößerte Niere, die im Verlauf des 1. Lebensjahres nicht atrophiert, kann operativ entfernt werden.

Autosomal-dominante polyzystische Nierenkrankheit. Die autosomal-dominante Nierenkrankheit (Typ III nach Potter, Inzidenz ca. 1:1000) manifestiert sich meist erst im Erwachsenenalter durch eine Hypertonie und eine Niereninsuffizienz. In einzelnen Fällen mit belasteter Anamnese wurde die Diagnose pränatal gestellt. Als charakteristisch wird ein hyperechogenes, verbreitertes Nierenparenchym mit vereinzelt erkennbaren Zysten beschrieben (Romero et al. 1988).

Obstruktive Nierendysplasie. Die obstruktive Nierendysplasie ist eine Form der zystischen Nierendysplasien, die Osathanond und Potter als Typ IV beschrieben haben. Die pränatale Diagnose ist schwierig. Die sonographischen Parameter (Hydronephrose, erhöhte Echogenität und kleinzystische Veränderung der Nierenrinde) weisen eine geringe Sensitivität und Spezifität auf.

Obstruktive Uropathien

Obstruktive Uropathien werden pränatal häufig diagnostiziert. Der Begiff hat sich eingebürgert, ist aber verwirrend, da Obstruktionen der Harnwege pränatal aufgrund einer Dilatation der Harnwege lediglich vermutet werden können. Differenzialdiagnostisch muss an einen Reflux, eine neuromuskuläre Dysfunktion oder eine Polyurie gedacht werden.

> Die obere Normgrenze der Nierenbeckenweite im anteroposterioren Durchmesser beträgt vor der 20. SSW 4 mm, zwischen der 20. und 30. SSW 5 mm und jenseits der 30. SSW 7 mm (Tutschek u. Rhodeck 1995).

Eine leichte Dilatation der Nierenbecken (< 10 mm) gilt als Hinweiszeichen auf eine Aneuploidie, insbesondere eine Trisomie 21. Eine Erweiterung des Nierenbeckens über 10 mm und insbesondere die Kombination mit einer Erweiterung der Nierenkelche weist auf eine Obstruktion, am häufigsten eine Ureterabgangsstenose, hin (Abb. 10.14b).

Eine Erweiterung der Ureteren ist immer als pathologisch anzusehen (Abb. 10.14c). Als Ursache kommen ein primärer Megaureter, eine Obstruktion am ureterovesikalen Übergang oder ein Reflux in Frage. Bei einer Dilatation der Harnblase müssen eine primäre Megavesika oder eine infravesikale Obstruktion in Betracht gezogen werden. Posteriore Urethralklappen, die fast ausschließlich bei Knaben vorkommen, zeigen ein relativ typisches sonographisches Bild mit einer Dilatation der proximalen Urethra (sog. Schlüssellochphänomen, Abb. 10.14d).

> Die Atresie der Urethra, die bei beiden Geschlechtern vorkommt, kann pränatal nicht diagnostiziert werden.

Von einem **Prune-belly-Syndrom** spricht man bei einer massiven Dilatation der Harnblase oder der Ureteren, die von einer Hypoplasie der Bauchwandmuskulatur und einem Kryptorchismus begleitet wird. Da postnatal in der Regel keine Obstruktion nachgewiesen werden kann, wird als Ursache ein vorübergehender Verschluss der distalen Urethra angenommen.

Empfehlung

Bei supravesikalen dilatativen Uropathien wird meist der spontane Verlauf abgewartet. Einseitige Formen haben eine gute Prognose. Bei beidseitigen Formen ist der Ausgang unterschiedlich. Entwickelt sich ein Oligohydramnion, so muss mit einer schweren Störung gerechnet werden. Bei nachgewiesener Lungenreife des Kindes kann eine vorzeitige Entbindung diskutiert werden, obwohl bis heute nicht klar ist, ob dadurch der Verlauf günstig beeinflusst wird.

Bei Verdacht auf posteriore Urethralklappen kommt eine intrauterine Therapie in Frage, wenn folgende Bedingungen erfüllt sind:

- Nachweis der erhaltenen Nierenfunktion,
- Insuffiziente spontane Miktion trotz mehrmaliger Entlastung der Harnblase,
- Fehlen schwerwiegender Begleitfehlbildungen oder chromosomaler Aberrationen.

Wesentlich ist die mehrmalige Punktion der fetalen Harnblase sowohl aus therapeutischen als auch aus diagnostischen Gründen. In einzelnen Fällen kann nach Punktion der Harnblase ein Verschwinden der Obstruktion beobachtet werden.

> Die serielle Beurteilung der Konzentration von Natrium und Kalzium im fetalen Urin weist den höchsten prädiktiven Wert bezüglich der fetalen Nierenfunktion auf (Cromblehome 1994). Zu beachten ist, dass die Natriumkonzentration mit zunehmendem Alter des Fetus abfällt (Reifung der tubulären Funktion), die Kalziumkonzentration dagegen konstant bleibt. Erhöhte oder steigende Natrium- und Kalziumwerte sind vereinbar mit einer ungenügenden Nierenfunktion im Rahmen einer obstruktiven Nierendysplasie. Erhöhte Werte von b2-Mikroglobulin im fetalen Urin weisen ebenfalls auf eine Nierenfunktionsstörung hin.

Bei adäquater Selektion der Feten und frühzeitiger Einlage eines vesikoamnialen Shunts kann die Entwicklung einer obstruktiven Nierendysplasie und einer Lungenhypoplasie verhindert werden. Die offene Chirurgie und fetoskopische Eingriffe sind z. Z. als experimentell zu betrachten.

10.5.9 Skelett

Fehlbildungen des Skeletts (»major und minor malformations«) werden bei etwa 2 % der Neugebornen beobachtet (Meinel 1995). Entweder sind einzelne Knochen betroffen, oder es liegen Störungen des gesamten Knorpel- und Knochenwachstums vor. Die Mehrzahl der Anomalien lässt sich sonographisch im 2. oder sogar erst im 3. Trimenon diagnostizieren.

Skelettdysplasien

Skelettdysplasien treten mit einer Häufigkeit von 1:5000–1:10000 aller Geburten auf. Die Prognose ist in den meisten Fällen schlecht. In Tabelle 10.7 sind die wichtigsten sonographischen Leitsymptome derjenigen Formen aufgeführt, die zum Tod führen. Eine definitive Klassifizierung der Skelettdysplasien aufgrund der pränatalen sonographischen Befunde ist nicht immer möglich. Diese erfolgt postnatal anhand von Röntgenbildern und histopathologischen Befunden.

Thanatophore Dysplasie. Die thanatophore Dysplasie (Abb. 10.15) tritt meist sporadisch auf und wird durch eine Störung der enchondralen Ossifikation verursacht. Sie ist die häufigste letale Skelettanomalie und kann in der Regel bereits pränatal diagnostiziert werden. Typische sonographische Zeichen sind:

- Makrozephalie (in 15 % der Fälle in Form eines sog. Kleeblattschädels, mit oder ohne Ventrikulomegalie),
- enger Thorax,
- Polyhydramnion,
- stark verkürzte und verbogene Diaphysen des Femurs und des Humerus,
- aufgetriebene Metaphysen.

Die Prognose ist infaust.

Achondrogenesis. Die seltene Achondrogenesis wird autosomal-rezessiv vererbt und kommt in 2 Formen vor, die beide letal sind. Beim **Typ I** liegt eine Störung der enchondralen und der

Tabelle 10.7. **Sonographische Leitsymptome bei letalen Skelettdysplasien** (mod. nach Meinel 1995)

Leitsymptome	Krankheitsbilder
Schmaler Torax/ kurze Rippen	Thanatophore Dysplasie, Short-rib-Polydaktyliesyndrome I–IV, asphyxierende Thoraxdysplasie (Jeune), chondroektodermale Dysplasie (Ellis v. Creefeld), Achondrogenesis, kamptomele und metatropische Dysplasie, Chondrodysplasia punctata
Verkürzung der Diaphysen	Thanatophore Dysplasie, Short-rib-Polydaktyliesyndrome I–III, chondroektodermale Dysplasie, Achondrogenesis, Hypophosphatasie, Ostegenesis imperfecta Typ II, diastrophische Dysplasie, Chondrodystrophia punctata
Ossifikationsrückstand	Achondrogenesis, Osteogenesis imperfecta Typ II, Hypophosphatasie
Polydaktylie	Short-rib-Polydaktyliesyndrome I–IV, asphyxierende Thoraxdysplasie, chondroektodermale Dysplasie
Bewegungseinschränkung	Diastrophische Dysplasie, Chondrodysplasia punctata, metatropische und kamptomele Dysplasie
Polyhydramnion	Thanatophore Dysplasie, Achondrogenesis, asphyxierende Thoraxdysplasie, diastrophische Dysplasie, Chondrodysplasia punctata, metatropische und kamptomele Dysplasie

membranösen Ossifikation vor, die sich durch eine verminderte Ossifikation der Schädelkalotte und der Wirbelsäule, eine extreme Mikromelie und multiple Rippenfrakturen äußert. Beim **Typ II** dominiert die Störung der enchondralen Ossifikation, und die Symptome sind weniger ausgeprägt.

Pränatal kann die Diagnose vermutet werden, wenn folgende Trias vorliegt:
- schwere Mikromelie,
- fehlende Ossifikation der Wirbelsäule,
- Makrozephalie mit verminderter Ossifikation der Schädelkalotte.

Die Prognose ist infaust.

Kombination von kurzen Rippen und Polydaktylie. Eine Gruppe von Skelettdysplasien ist durch die Kombination von kurzen Rippen mit einer Polydaktylie gekennzeichnet. Zu diesen Syndromen, die alle autosomal-rezessiv vererbt werden, gehören:
- asphyxierende Thoraxdysplasie (Jeune),
- chondroektodermale Dysplasie (Ellis van Creveld),
- Short-rib-Polydaktyliesyndrom Typ I (Saldino-Noonan), Typ II (Majewski), Typ III (Naumoff) und Typ IV (Beemer-Lanser).

Die Prognose ist in den meisten Fällen vor allem wegen der begleitenden Lungenhypoplasie infaust. Bei belasteter Anamnese ist pränatal eine gezielte Diagnostik möglich.

Eine Bewegungseinschränkung liegt bei der kamptomelen, der diastrophischen und der metatropischen Dysplasie, der Chondrodysplasia punctata und der Arthrogryposis multiplex congenita vor. Die Prognose ist je nach Ausprägung der Symptome unterschiedlich, in vielen Fällen infaust.

Ossifikationsrückstand. Ein Ossifikationsrückstand wird bei der Achondrogenesis, der Osteogenesis imperfecta Typ II und der Hypophosphatasie gefunden. Charakteristisch sind eine dünne, verformbare Schädelkalotte und die ungewöhnlich gute Darstellung der Hirnstrukturen sowie eine mehr oder weniger ausgeprägte Verkürzung der Diaphysen.

Gliedmaßen

Polydaktylien kommen isoliert vor oder sind mit letalen Skelettdysplasien und dem Meckel-Gruber-Syndrom assoziiert. Eine Radiusaplasie ist mit vielen Begleitanomalien verbunden, z. B. mit Herzfehlern (Holt-Oram-Syndrom) und mit einer kongenitalen Thrombozytopenie.

Zu den häufigsten kongenitalen Fehlstellungen gehört der **Klumpfuß**, der familiär, im Rahmen von chromosomalen Aberrationen, Syndromen und der Oligohydramnionsequenz auftritt. Die pränatale Diagnose wird gestellt, wenn auf einem Frontalschnitt durch den Unterschenkel der Fuß in einem Längsschnitt zur Darstellung kommt (Abb. 10.16).

Fehlstellungen der Finger sind mit chromosomalen Aberrationen assoziiert, z. B. die Flexion und Überkreuzung des 2. und 3. Fingers mit der Trisomie 18. Bei der Trisomie 21 ist das Mittelglied des kleinen Fingers häufig hypoplastisch.

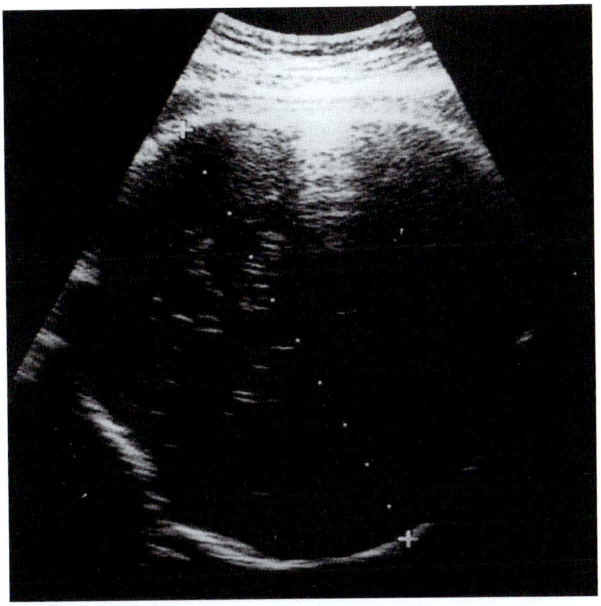

a

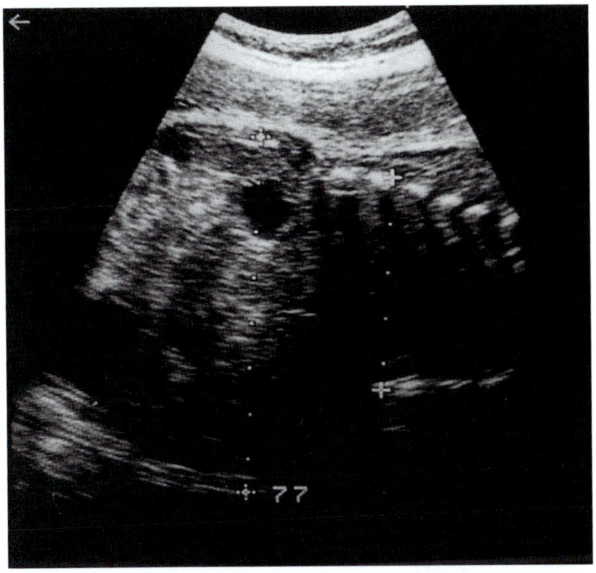

b

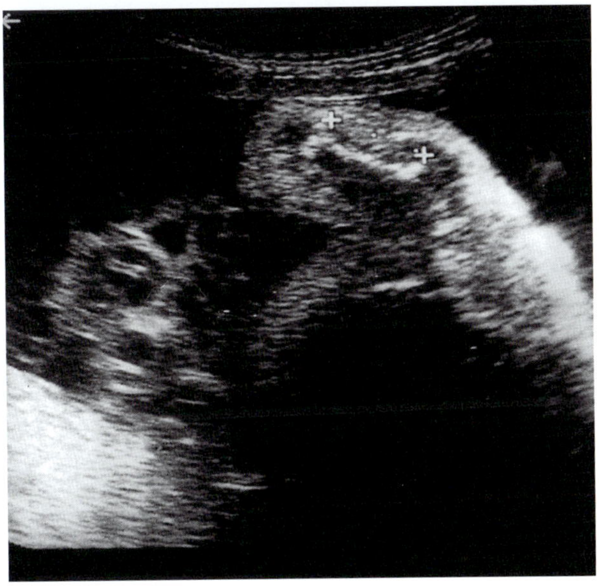

c

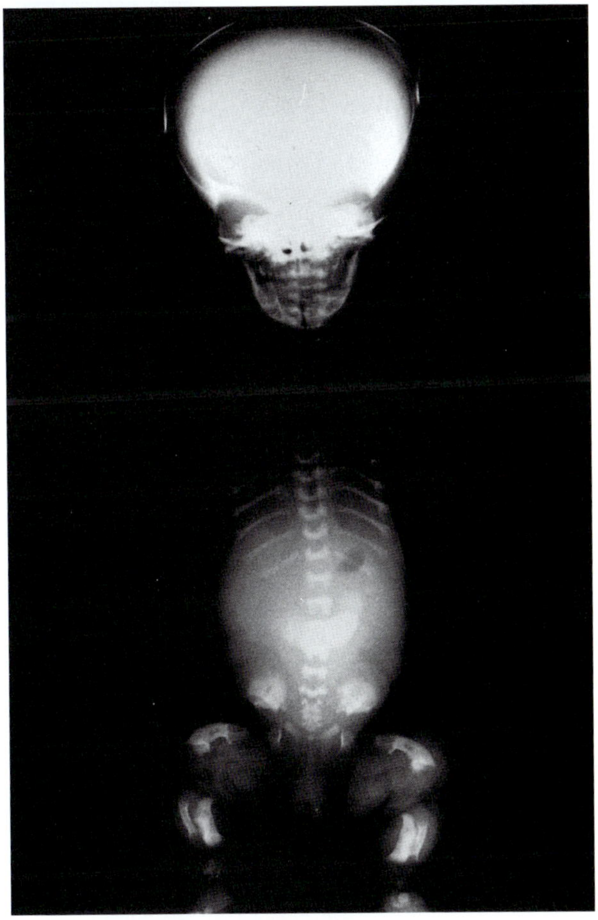

d

Abb. 10.15 a–d. **Thanatophore Skelettdysplasie.** **a** Makrozephalie, Brachyzephalie, angedeuteter Kleeblattschädel. Horizontalschnitt. **b** Schmaler Thorax (sog. Champagnerkorkenzeichen). Frontalschnitt. **c** Verkürzung der Diaphyse und Auftreibung der Metaphysen des Humerus. **d** Postnatales Röntgenbild

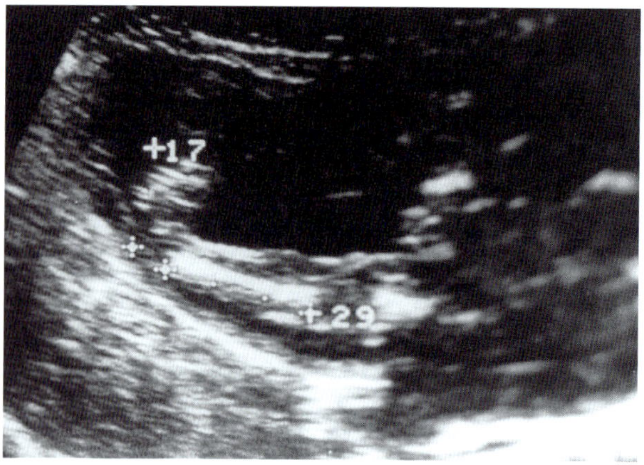

Abb. 10.16. **Klumpfuß.** Unterschenkel und Fuß in derselben Ebene dargestellt, Frontalschnitt

10.5.10 Nichtimmunologischer Hydrops fetalis (NIHF)

Definition

Unter einem Hydrops fetalis wird die Ausbildung von Ergüssen in den Körperhöhlen und von Ödemen beim Fetus verstanden. Der Hydrops fetalis wird als nichtimmunologisch bezeichnet, wenn eine fetomaternale Blutgruppenunverträglichkeit ausgeschlossen ist. Die Inzidenz des NIHF wird mit 1:1500–1:4000 Geburten angegeben (Sohn u. Holzgreve 1995).

Die **Ätiologie** des NIHF ist ausgesprochen vielfältig (Übersicht bei Romero et al. 1988). Am häufigsten liegen kardiale Anomalien (25%), chormosomale Aberrationen (15%), Syndrome (10%) und fetofetale Transfusionssyndrome (9%) vor (Sohn u. Holzgreve 1995).

Bei einer umfassenden pränatalen und postnatalen Abklärung mittels Sonographie, Hämatologie, Serologie, PCR, Karyotyp und Gewebsentnahme kann in etwa 85% der Fälle eine Ursache gefunden werden. Oft wird der NIHF von einem Polyhydramnion und einenem Hydrops der Plazenta begleitet.

Als mütterliche Komplikationen werden Präeklampsien (Spiegel- oder Ballantyne-Syndrom), Anämien und Plazentalösungsstörungen beobachtet.

▶ Empfehlung

Eine pränatale Therapie ist durch die Transfusion von Erythrozytenkonzentraten bei fetaler Anämie (z.B. bei Parvovirus-B19-Infektion), durch die Gabe von Antiarrhythmika bei tachykarden Herzrhythmusstörungen, durch Fruchtwasserentlastungen oder Lasertherapie bei fetofetalem Transfusionsyndrom oder durch die Anlage eines pleuroamnialen Shunts bei einem Hydrothorax möglich.

Trotzdem ist die Mortalität des NIHF hoch; sie wird in der Literatur mit 50–90% angegeben.

10.6 Ethische Gesichtspunkte

10.6.1 Information

Ärzte haben die Pflicht, die Eltern in einer verständlichen Art über die Möglichkeiten und Grenzen der pränatalen Diagnostik und Therapie zu informieren. Dabei soll auf folgende Punkte eingegangen werden:

- Beurteilung des individuelles Risikos für einen kongenitalen Defekt (Anamnese, Alter, sonographisches und biochemisches Screening),
- Ziele der pränatalen Diagnostik (was kann untersucht werden?),
- diagnostische Methoden (Art, Zeitpunkt, Risiken),
- Aussagekraft der pränatalen Diagnostik (falsch-negative und falsch-positive Diagnoserate),
- Konsequenzen bei abnormen Testergebnissen (Folgeuntersuchungen, intrauterine Therapie, Schwangerschaftsabbruch).

Die Information über die pränatale Diagnostik und Therapie sowie die Diskussion der ethischen Fragen, die sich daraus ergeben, sollte zudem von ärztlicher Seite vermehrt in die Öffentlichkeit getragen werden.

Gleichzeitig muss mit Nachdruck darauf hingewiesen werden, dass die Gesellschaft juristisch und moralisch in der Pflicht steht, sich der Behinderten anzunehmen und deren Potential zu fördern, damit sie ein möglichst erfülltes Leben führen können.

10.6.2 Autonomie der Eltern

Die Autonomie der Eltern bezüglich der Durchführung jeglicher pränataler Diagnostik ist zu respektieren. Die Klärung der Ansichten und Werte der Eltern ist neben einer adäquaten Information eine wichtige Voraussetzung für einen zustimmenden oder ablehnenden Entscheid. Bei erhöhtem Risiko für einen kongenitalen Defekt ist eine nichtdirektive Beratung, evtl. unter Beiziehung eines klinischen Genetikers, angezeigt.

Die Autonomie der Eltern ist grundsätzlich auch bezüglich der Konsequenzen, die sich aus der Diagnose eines kongenitalen Defekts ergeben, zu wahren. Auf keinen Fall dürfen die Eltern zu einem Schwangerschaftsabbruch gedrängt werden. Liegt eine Fehlbildung vor, die intrauterin behandelbar ist, so muss dem Status des Fetus als Patient Rechnung getragen werden. Dabei kann eine direktive Beratung notwendig werden.

10.6.3 Schwangerschaftsabbruch im 2. und 3. Trimenon

Die Möglichkeit der pränatalen Diagnostik und des Schwangerschaftsabbruchs relativiert den Wert des Lebens als höchstes Gut, das um jeden Preis erhalten werden muß, und zwingt uns, abzuwägen und zu qualifizieren. Chervenak et al. (1995) haben anhand der Kriterien »Sicherheit der pränatalen Diagnose« und »Schwere der Erkrankung« Entscheidungsrichtlinien definiert (s. Kap. 4 und 50).

Bei Fehlbildungen, die sicher letal sind oder mit fehlendem kognitivem Entwicklungspotential einhergehen, wie der Anenzephalie, der alobaren Holoprosenzephalie, der Nierenagenesie und der thanatophoren Skelettdysplasie, sollte ein Abbruch der Schwangerschaft zu jedem Zeitpunkt durchgeführt werden können.

Schwierigkeiten ergeben sich bei Fehlbildungen, die nicht oder unzureichend behandelbar sind, die aber nicht unmittelbar nach der Geburt zum Tode führen. Pränatal ist es oft nicht möglich, die Prognose exakt zu definieren, da objektive Kriterien fehlen, mit denen die Schwere des Leidens und das Ausmaß der Behinderung abgeschätzt werden kann. Als Beispiel seien die Spina bifida, der isolierte Hydrozephalus und die Trisomie 21 genannt, die im Einzelfall zu ganz unterschiedlichen Behinderungen führen können.

Ist mit hoher Wahrscheinlichkeit mit einem schweren Leiden und einer ausgeprägten Behinderung zu rechnen, so kann bis zum Ende der 24. SSW, d.h. vor Erreichen der extrauterinen Lebensfähigkeit des Fetus, ein Schwangerschaftsabbruch befürwortet werden. Nach diesem Zeitpunkt darf ein Schwangerschaftsabbruch nicht mehr durchgeführt werden, da die Benefizienzverpflichtung gegenüber dem Fetus als Person und als Patient einzuhalten ist.

Literatur

Achiron R, Glaser J, Gelernter I, Hegesh J, Yagel S (1992) Extended fetal echocardiografic examination for detecting cardiac malformations in low risk pregnancies. BMJ 304: 671–674

Baccichetti C, Lenzini E, Suma V, Benini F, Marini A (1990) Spontaneous resolution of cystic hygroma in a 46 XX normal female. Prenat Diagn 10: 399–403

Beinder E, Grüner C, Erhardt I, Mauch S, Begon S (1995) Die Exenzephalie-Anenzephalie-Sequenz. Ultraschall Med 16: 192–195

Benachi A, Sonigo P, Jokanuic J-M, Simon I, Réviuon Y, Brunella F, Dumez Y (2001) Determination of the anatomical location of an antenatal intestinal occlusion by magnetic resonance imaging. Ultrasound Obstet Gynecol 18: 163–165

Bernaschek G, Stuempflein I, Deutinger J (1996) The influence of the experience of the investigator on the rate of sonographic diagnosis of fetal malformations in Vienna. Prenat Diagn 16: 807–811

Bevis DC (1952) The antenatal prediction of haemolytic disease of the newborn. Lancet 1: 395–398

Blas HG, Eik-Nes SH, Kiserud T, Hellervik LR (1995) Early development of the abdominal wall, stomach and heart from 7 to 12 weeks gestation: a longitudinal study. Ultrasound Obstet Gynecol 6: 240–248

CEMAT: The Canadian Early and Mid-Trimester Amniocentesis Trial Group (1998) Randomised trial to assess safety and fetal outcome of early and midtrimester amniocentesis. Lancet 351: 242–247

Chervenak FA, McCollough LB, Campbell S (1995) Is third trimester abortion justified? Br J Obstet Gynaecol 102: 434–435

Crombach G, von Eckardstein S, Reihs T, Röhrborn G (1995) Stellenwert der invasiven Pränataldiagnostik im ersten Trimenon im Vergleich zur Standardamniozentese. Gynäkologe 28: 302–314

Daffos F, Capella-Pavlovsky M, Forestier F (1983) Fetal blood sampling via the umbilical cord using a needle guided by ultrasound. Prenat Diagn 3: 271–277

D'Alton ME (1994) Prenatal diagnostic procedures. Semin Perinatol 18: 140–162

Donald I, McVicar JM, Bronin TG (1958) Investigation of abdominal masses by pulsed ultrasound. Lancet 1: 1185–1195

European Association of Perinatal Medicine (1993) Recommendations and protocols for prenatal diagnosis. Report of the European Study Group on Prenatal Diagnosis

Evans MI, Pryde PG, Evans WJ, Johnson MP (1993) The choice women make about prenatal diagnosis. Fetal Diagn Ther 8 [Suppl 1]: 70–80

Evans MI, Goldberg JD, Dommergues M et al. (1994) Efficacy of second-trimester termination for fetal anomalies: International collaborative experience among the world's largest centers. Am J Obstet Gynecol 171: 90–94

Ferenz C, Rubin JD, Loffredo CA, Magee AC (1993) Epidemiology of congenital heart disease: the Baltimoore-Washington-Infant-Study 1981–1989. Futura, Mount Kisko

Fleischer AC, Mannig FA, Jeenty PU, Romero R (2001) Sonography in obstetics and gynecology. McGraw-Hill, New York

Fuchs F, Riis P (1956) Antenatal sex determination. Nature 177: 330

Garmel SH, D'Alton ME (1994) Diagnostic ultrasound in pregnancy: an overview. Semin Perinatol 18: 117–132

Gembruch U, Knöpfle G, Bald R, Hansmann M (1993) Early diagnosis of fetal congenital heart disease by transvaginal echocardiography. Ultrasound Obstet Gynecol 3: 310–217

Gemeinsame Empfehlung der Deutschen Gesellschaft für Ernährung, Gynäkologie und Geburtshilfe, Humangenetik, Kinderheilkunde und Neuropädiatrie (1995) Prävention von Neuralrohrdefekten durch Folsäurezufuhr in der Frühschwangerschaft. Gynäkol Geburtshilfl Rundsch 35: 2–5

Giorlandino C, Mobili L, Bilancioni E, D'Alessio P, Carcioppolo O, Gentili P, Vizzone A (1994) Transplacental amniocentesis: is it really a higher-risk procedure ? Prenat Diagn 14: 803–806

Grandjean H, Larroque D, Levi S, and the Eurofetus Study Group (1999) The performance of routine ultrasonographic screening of pregnancies in the Eurofetus Study. Am J Obstet Gynecol 181: 446–454

Gross SJ, Shuman LP, Tolley EA, Emerson DS, Felker RE, Simpson JL, Elias S (1995) Isolated fetal chorioid plexus cysts and trisomy 18: a review and meta-analysis. Am J Obstet Gynecol 172: 83–87

Hahnemann N, Mohr J (1968) Antenatal foetal diagnosis in genetic disease. Bull Eur Soc Hum Genet 3: 47–54

Hansmann M, Hackelöer BJ, Staudach A (1985) Ultraschalldiagnostik in Geburtshilfe und Gynäkologie. Springer, Berlin Heidelberg New York Tokyo

Heckerling PS, Verp MS, Hadro TA (1994) Preference of pregnant women for amniocentesis or chorionic villus sampling for prenatal testing: comparison of patients' choice and those of a decision-analytic model. J Clin Epidemiol 47: 1215–1228

Holzgreve W, Tercanli S, Miny P (1996) Effizienzbewertung der Pränataldiagnostikmethoden und deren Patientenselektionskriterien. Gynäkologe 29: 565–572

Hubbard AM, Harty PM (2000) MRI for the assessment of the malformed fetes. Baillière's clinical Obstet and Gynaecol 14: 629–650

Jacobson CB, Barter RH (1967) Intrauterine diagnosis and management of genetic defects. Am J Obstet Gynecol 99: 796–807

Kirk JS, Riggs TW, Comstock CH, Lee W, Yang SS, Weinhouse E (1994) Prenatal screening for cardiac anomalies: the value of routine addition of the aortic root to the four-chamber view. Obstet Gynecol 84: 427–31

Laudry JAM, Gaillard JLJ, v.d.Anker JN, Tibboel D, Wladimiroff JW (1996) Doppler ultrasound imaging: a new technique to detect lung hypoplasia before birth ? Ultrasound Obstet Gynecol 7: 189–192

Levi S, Schaaps JP, De Havay P, Coulon R, Defoort P (1995) End-result of routine ultrasound screening for congenital anomalies: the Belgian multicentric study 1984–1992. Ultrasound Obstet Gynecol 5: 366–371

Ludomirsky A (1993) Intrauterine fetal blood sampling – a multicenter registry: evaluation of 7462 procedures. Am J Obstet Gynecol 168: 318 (Abstr)

Luthy DA, Wardinsky T, Shurtleff DB, Hollenbach KA, Hickock DE, Nyberg DA, Benedetti TJ (1991) Cesarean section before the onset of labor and subsequent motor function in infants with meningomyelocele diagnosed antenatally. N Engl J Med 324: 662–666

MacLachlan NA (1992) Amniocentesis. In: Brock DJH, Rodeck CH, Ferguson-Smith MA (eds) Prenatal diagnosis and screening. Churchill Livingstone, pp 13–24

McMahon M, Kuller JA, Chescheir NC (1996) Prenatal ultrasonographic findings associated with short bowel snydrome in two fetuses with gastroschisis. Obstet Gynecol 88: 676–678

Meinel K (1995) Skelett- und Muskelsystem. In: Sohn C, Holzgreve W (Hrsg) Ultraschall in Gynäkologie und Geburtshilfe. Thieme, Stuttgart, S 329–343

Morin LM, Crombleholme TM, D'Alton ME (1994) Prenatal diagnosis and management of fetal thoracic lesions. Semin Perinatol 18: 228–253

NICD National Registry for Amniocentesis Study Group (1976) Midtrimester amniocentesis for prenatal diagnosis; safety and accuracy. JAMA 236: 1471–1476

Nicolaides K, de Lourdes Brizot M, Patel F, Snijders R (1994) Comparison of chorionic villus sampling and amniocentesis for fetal karyotyping at 10–13 weeks' gestation. Lancet 344: 435–439

Nyberg DA, Mahony BS, Pretorius DH (1990) Diagnostic ultrasound of fetal anomalies. Mosby Year Book, St. Louis

Oakley GP (1986) Frequency of human malformations. Clin Perinatol 13: 545–554

Osathanond V, Potter EL (1964) Pathogenesis of polycystic kidneys. Arch Pathol 77: 459–509

Paidas MJ, Crombleholme TM, Robertson FM (1994) Prenatal diagnosis and management of the fetus with an abdominal wall defect. Semin Perinatol 18: 196–214

Pilu G (1993) Borderline fetal cerebral ventriculomegaly – a twilight zone. Ultrasound Obstet Gynecol 3: 85–87

Reece EA (1997) Early and midtrimester genetic amniocentesis. Obstet Gynecol Clin North Am 24: 71–81

Reece EA, Hobbins JC (1991) Embryoscopy: an evolving technology for early prenatal diagnosis. In: Chapman M, Grudzinskas G, Chard T (eds) The embryo: normal and abnormal development and growth. Springer, Berlin Heidelberg New York Tokyo, pp 123–140

Robertson FM, Crombleholme TM, Paidas M, Harris BH (1994) Prenatal diagnosis and management of gastrointestinal anomalies. Semin Perinatol 18: 182–195

Romero R, Pilu G, Jeanty P, Ghidini A, Hobbins JC (1988) Prenatal diagnosis of congenital anomalies. Appleton & Lange, Stamford/CT

Rott HD (1975) Incidence and etiology of omphaloceles. Z Kinderheilk 119: 133–141

Shaw GM, Lammer EJ, Wassermann CR, O'Malley CD, Tolarova MM (1995) Risks of orofacial clefts in children born to women using multivitamins containing folic acis periconceptionally. Lancet 345: 393–396

Snijders RJM, Nicolaides KH (1996) Ultrasound markers for fetal chromosomal defects. Parthenon, Carnforth, pp 7–62

Sohn C, Holzgreve W (1995) Ultraschall in Gynäkologie und Geburtshilfe. Thieme, Stuttgart

Steele MW, Greg WR (1966) Chromosome analysis of human amniotic fluid cells. Lancet 1: 383–385

Stoll C, Dott B, Alembik Y, Roth MP (1995) Evaluation of routine prenatal diagnosis by a registry of congenital anomalies. Prenat Diagn 15: 791–800

Tabor A, Madsen M, Obel EB, Philip J, Bang J, Norgaard-Petersen B (1986). Randomised controlled trial of genetic amniocentesis in 4606 low-risk women. Lancet 1: 1287–1293

Tegnander E, Eik-Nes SH, Johansen OJ, Linker DT (1995) Prenatal detection of heart defects at the routine fetal examination at 18 weeks in a non-selected population. Ultrasound Obstet Gynecol 5: 372–380

Terinde R, Grab D (1995) Diagnostisch-therapeutisches Konzept bei Fehlbildungen der Bauchdecke und des Zwerchfells. Gynäkologe 28: 368–383

Torfs C, Curry C, Roeper P (1990) Gastroschisis. J Pediatr 116: 1–6

Tutschek B, Rhodeck CH (1995) Diagnostisch-therapeutisches Konzept bei Fehlbildungen der Niere und der ableitenden Harnwege. Gynäkologe 28: 356–367

Van den Hof MC, Nicolaides KH, Campbell J, Campbell S (1990) Evaluation of the lemon and banan signs in one hundred thirty fetuses with open spina bifida. Am J Obstet Gynaecol 162: 322–327

Voigt HJ (1995) Diagnostisch-therapeutisches Konzept beim Hydrozephalus. Gynäkologe 28: 346–355

Pränatale Diagnostik: Molekularbiologische Methoden

S. Hahn und W. Holzgreve

Kurz-Überblick

In den letzten Jahren hat durch den raschen und gezielten Einsatz von innovativen molekularbiologischen Methoden wie der Polymerasekettenreaktion (PCR) und der Fluoresenz-in-situ-Hybridisierung (FISH) ein rasanter Fortschritt in der Pränataldiagnostik stattgefunden. Mittels dieser Methoden ist es möglich geworden, Chromosomenstörungen und monogene Erkrankungen auch in einzelnen Zellen zu eruieren, eine Prozedur, die eine Präimplantationsdiagnostik ermöglicht. Auch sind große Fortschritte in der nichtinvasiven und somit risikofreien Diagnostik von fetalen genetischen Merkmalen erzielt worden, vor allem durch die PCR-Untersuchung von zellfreier fetaler DNS im mütterlichen Plasma, womit jetzt die ersten kommerziellen klinischen Tests für das Erfassen des fetalen Rhesusstatus in Schwangerschaften mit einer Rhesuskonstellation angeboten werden.

11.1 Einleitung

In den industrialisierten Ländern konnte in den letzten Dekaden eine Zunahme des Alters der Schwangeren beobachtet werden. So werden mehr als 15 % der Kinder in Basel (Schweiz) von Müttern geboren, die über 35 Jahre alt sind. Da es bekannt ist, dass bei Spätgebärenden ein erhöhtes Risiko für chromosomale Aneuploidien des Feten besteht, ist die Nachfrage nach einer Pränataldiagnostik gestiegen. Aufgrund der Tatsache, dass viele Paare heutzutage nur noch ein Kind wollen (in der Schweiz nur noch 1,2 Kinder pro Paar), entsteht ein Dilemma. Diese Paare möchten ihr lang ersehntes Kind nicht dem Risiko einer invasiven Pränataldiagnostik aussetzen, wie der Amniozentese oder der Chorionzottenbiopsie, da ein solcher Eingriff das Risiko von 0,5–1 % für einen Abort mit sich bringt. Dieser Aspekt ist vor allem bei Paaren, die mittels einer künstlichen Befruchtung zu einer Schwangerschaft gelangen, sehr markant.

Das bedeutet, dass momentan große Anstrengungen in der Entwicklung von Methoden zur nichtinvasiven Pränataldiagnostik unternommen werden (Holzgreve 1997). Diese umfassen einerseits die Anreicherung fetaler Zellen aus mütterlichem Blut, andererseits die PCR-Analyse von im mütterlichen Kreislauf zirkulierender zellfreier fetaler DNS (Holzgreve u. Hahn 2001).

Leider hat die Assoziation von Pränataldiagnostik mit fetalen Aneuploidien zu der unter Laien wie leider auch unter Spezialisten weit verbreiteten, falschen Ansicht geführt, dass die Pränataldiagnostik sich hauptsächlich der Erfassung von Chromosomenstörungen, insbesondere der Trisomie 21 (Down-Syndrom) widmet. In Wirklichkeit befassen sich verschiedene wissenschaftliche Disziplinen, wie Geburtshilfe, genetische Beratung, Zytogenetik, Biochemie und Molekularbiologie, mit der Pränatalmedizin. Die Verschmelzung dieser Disziplinen hat dazu geführt, dass sehr viele neuen Errungenschaften rasch den Weg aus dem Labor in die Klinik gefunden haben. Anwendungen wie die Analyse einzelner Zellen für die Präimplantationsdiagnostik oder die Analyse von zellfreier fetaler DNS können zurecht als bahnbrechend bezeichnet werden.

11.2 Methoden zur Chromosomenzahlbestimmung

11.2.1 Traditionelle Zytogenetik

Definition

Der normale menschliche Chromosomensatz besteht aus 23 Chromosomenpaaren, wovon ein Paar geschlechtsbestimmend ist: Im männlichen Geschlecht finden sich ein X- und ein Y-Chromosom – in der Karyotypenformel dargestellt als 46,XY – während das weibliche Geschlecht durch 2 X-Chromosomen bestimmt und als 46,XX bezeichnet wird.

Abweichungen von der normalen Chromosomenzahl, **Aneuploidien** (3 Kopien → Trisomie; 1 Kopie → Monosomie), sind die häufigste Ursache für den intrauterinen Fruchttod. Die Karyotypenformel für Aneuploidien wird gekennzeichnet durch das zusätzliche Chromosom, z. B. 46,XY+21 oder 46,XX+18. Aneuploidien, die die Chromosomen 7, 13, 16 und 18 betreffen, sind häufig mit einem Spontanabort assoziiert. Die Aneuploidie, die am häufigsten in lebenden Feten auftritt, ist die Trisomie 21, auch bekannt als Down-Syndrom.

Wie schon erwähnt, erhöht sich die Inzidenz kindlicher Trisomien mit zunehmendem mütterlichen Alter, was auf eine Zunahme der Fehlverteilung der Chromosomen in der mütterlichen Meiose zurückzuführen ist.

> Bei einem mütterlichen Alter von 35 Jahren ergibt sich ein Risiko für eine Trisomie 21 von 0,4 %, das aber im Alter von 45 Jahren auf 5,2% ansteigt.

Triploidien (3 ganze Chromosomensätze) oder Tetraploidien (4 ganze Chromosomensätze) sind auf eine Dispermie bzw. auf den Ausfall der ersten mitotischen Zellteilung zurückzuführen. Beide führen sehr früh in der Schwangerschaft zu einem Spontanabort.

Um den Chromosomensatz mittels traditioneller Zytogenetik zu bestimmen, wird von der maximalen Kondensierung der Chromosomen in der sog. **Metaphase** der Zellteilung Gebrauch gemacht. In den ausgebreiteten Chromosomen ist es möglich, mittels verschiedener Farbstoffe (z. B. Quinacrin für Q-Banden, Giemsa für G-Banden) ein charakteristisches Bandmuster der Chromosomen zu erzeugen, das erlaubt, die 23 Chromosomenpaare voneinander zu unterscheiden. Grobe Strukturaberrationen, z. B. Translokationen oder Deletionen an den Chromosomen, können ebenfalls mittels diesen Färbungen erkannt werden (Abb. 11.1 und 11.2).

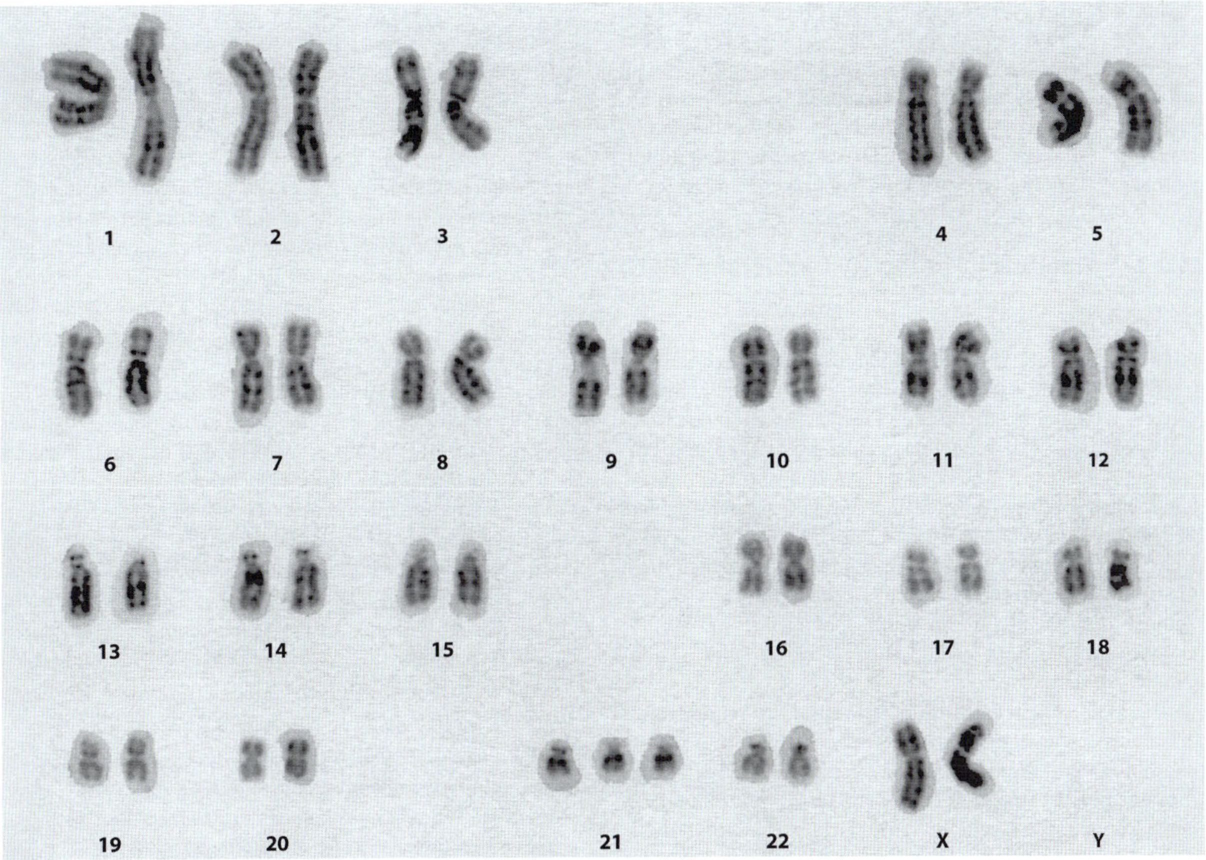

Abb. 11.1. Karyogramm eines Feten mit Trisomie 21. Dieses Karyogramm entstand nach einer Amniozytenkultur. Die Chromsomenbanden wurden mittels Giemsafärbung sichtbar gemacht.

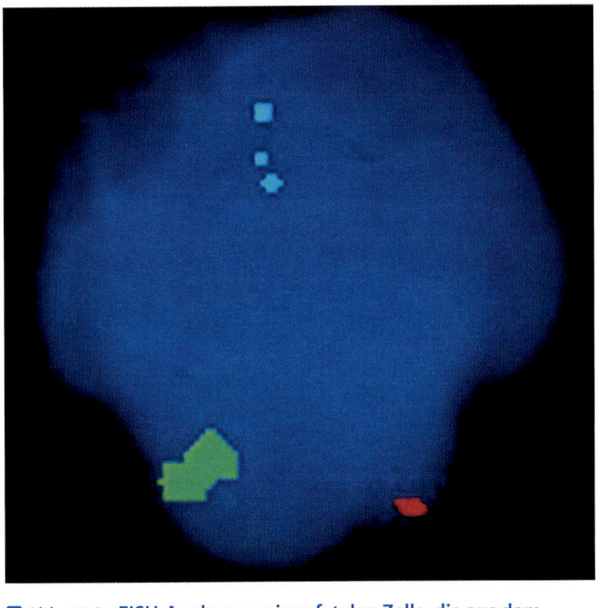

Abb. 11.2. FISH-Analyse an einer fetalen Zelle, die aus dem mütterlichen Blut angereichert wurde. Die Analyse deutet auf einen männlichen Fetus mit Trisomie 18 hin. Das X-Chromosom ist grün gefärbt, das Y-Chromosom rot, die 3 Chromosomen 18 mit blau.

Nach der Durchführung der ersten menschlichen Karyotypisierungen haben sich Forscher damit beschäftigt, diesen Prozess für die Pränataldiagnostik zu etablieren. Das Schwierige daran ist die Gewinnung und Kultivierung fetaler Zellen, ohne den Feten zu schädigen. Dies geschah mit der Etablierung der **Amniozentese**, bei der etwas Fruchtwasser durch eine unter Ultraschallkontrolle durchgeführte Punktion in der Mitte des zweiten Trimenons gewonnen werden kann. Durch diese Methode konnte 1968 erstmals die Diagnose eines Down-Syndroms gestellt werden (Valenti et al. 1968). Seither hat sich die Amniozentese zum »Goldstandard« entwickelt, an der andere Methoden der Pränataldiagnostik gemessen werden. Ein Nachteil diese Methode ist, dass das Kultivieren der Amniozyten sehr langwierig ist, wodurch die Karyotypisierung erst 2 Wochen nach dem Eingriff durchgeführt werden kann.

Eine Alternative zur Amniozentese ist die **Chorionzottenbiopsie**, bei der bereits im Gestationsalter von 10 Wochen eine Probe des Zottengewebes der Plazenta entnommen wird. Da sich diese Plazentazellen rasch teilen und sehr viele sich in einem aktiven Zellteilungszustand befinden, sind sehr schnelle Karyotypisierungen möglich, sogar direkte Karyotypisierungen innerhalb von 24 h. Sowohl der Eingriff, wie auch die Chromosomenpräparation und Auswertung erfordern ein Spezialistenteam. Darum wird diese Untersuchung nicht in allen Zentren angeboten, somit bleibt die Amniozentese der häufigste, invasive Eingriff für eine Pränataldiagnose.

In manchen Ländern wird auch eine **fetale Blutprobe** genutzt, bei der im späten zweiten Trimenon etwas Blut aus der Nabelschnur entnommen wird. Ein Vorteil fetaler Blutproben ist, dass sich die Lymphozyten sehr leicht zur koordinierten Teilung anregen lassen. Da diese Methode ein relativ hohes Risiko in sich birgt und erst sehr spät in der Schwangerschaft durchgeführt werden kann, ist sie nur von begrenztem Nutzen.

11.2.2 Fluoreszenz-in-situ-Hybridisierung (FISH)

Obwohl die oben diskutierten herkömmlichen zytogenetischen Verfahren fest etabliert sind und heute noch in der Pränataldiagnostik am häufigsten praktiziert werden, haben sie den Nachteil, dass eine große Menge an fetalen Zellen in der Metaphase benötigt wird. Zudem dauert das Kultivieren und Präparieren der nötigen Zellen etwa 2 Wochen und das in einer Zeit, in der die Schwangerschaft schon weit fortgeschritten ist. Da diese herkömmlichen Methoden nur an sich aktiv teilenden Zellen angewandt werden können, eignen sie sich auch nicht für die Analyse einzelner, ruhender Zellen (Interphase), und können somit nicht für die Untersuchung von Präimplantationsembryonen oder fetalen Zellen im mütterlichen Blut angewandt werden.

Die Möglichkeit, den Chromosomensatz ruhender Interphasezellen zu untersuchen, besteht erst seit der Entwicklung rekombinanter DNS-Technologien, die es erlauben, große Chromosomenfragmente herzustellen. Die Chromosomenfragmente können mittels fluoreszenzgefärbter Nukleotide markiert, z. B. Fluorescein (grün) oder Phycoerythrin (rot), und direkt in situ mit Zellkernchromosomen hybridisiert werden (**FISH-Sonden**). Für dieses Verfahren benötigt man ein entsprechend ausgestattetes Fluoreszenzmikroskop.

Klinger et al. (1992) in Boston waren Wegbereiter dieses Verfahrens für die zuverlässige numerische Beurteilung von Interphasechromosomen in unkultivierten Amniozyten.

> Der Vorteil dieser Methode besteht darin, dass ein Ergebnis innerhalb von 24 h nach der Amniozentese geliefert werden kann. Somit kann bei vielen Paaren, die ein erhöhtes Risiko für eine fetale Chromosomenstörung haben, wie erhöhtes mütterliches Alter, auffällige Blutwerte oder eine auffällige Ultraschalluntersuchung, ein schnelles Ergebnis erzielt und so die mit Ängsten besetzte Zeit bis zum Ergebnis verkürzt werden.

Unterdessen werden auch **Schnelltests** für die Analyse von unkultivierten Amniozyten kommerziell angeboten (Eiben et al. 1998), mit denen die **5 häufigsten numerischen Chromosomenaberrationen**, die Chromosomen X, Y, 21, 18 und 13, diagnostiziert werden können. Die dabei verwendeten DNS-Sonden – fluoreszenzmarkierte Oligonukleotidsequenzen zur Markierung der untersuchten Chromosomen – eignen sich auch für die Präimplantationsdiagnostik.

Cave

Es muss darauf hingewiesen werden, dass diese FISH-Sonden nicht in der Lage sind, den gesamten Karyotypen darzustellen. Aus diesem Grund wird empfohlen, trotz der bestehenden Möglichkeit eines FISH-Schnelltests eine Karyoptypisierung der zuvor in einer Zellkultur angereicherten Amniozyten durchzuführen.

Eine Weiterentwicklung der FISH-Technologie ist das sog. **Chromosomen-Painting oder M-FISH (Multicolor-FISH)** (Ried et al 1998). Bei diesem Verfahren können gleichzeitig alle 24 Chromosomen (1–22, X, Y) in unterschiedlichen Farben dargestellt werden. Dies geschieht mit Hilfe von FISH-Sonden, die über die gesamte Länge des Chromosoms binden und es dadurch färben.

Eine ähnliche Technologie ist die **spektrale Karyotypisierung (SKY)** (Schrock et al. 1996). Diese Methode unterscheidet sich von der M-FISH-Methode insofern, dass nur ein Digitalbild des M-FISH-Präparates mittels Spektralphotometrie aufgenommnen und anschließend mittels Fourier-Transformation analysiert wird. Dabei wird das fluorimetrische Spektrum jedes einzelnen Pixels mit Hilfe eines Interpherometers betrachtet. Die Daten werden zur Erstellung eines Pseudofarbigen Bilds, auf dem alle 24 Chromosomen zu erkennen sind, ausgewertet. Bei der SKY Technologie, im Gegensatz zur M-FISH-Methode, ist es auch möglich, alle 24 Chromosomen in einem Interphasenpräparat darzustellen.

> Ein Vorteil dieser beiden Technologien ist, dass beide durch ihrer hohe Auflösung in der Lage sind, Translokationen und Chromosomstörungen zu erkennen, die bei herkömmlichen Chromosomfärbungen schwer erkennbar wären (Schrock et al. 1997; Veldman et al. 1997).

Beide Methoden sind einfacher in der Anwendung als die komparitive genomische Hybridisierung (CGH), eine Methode, bei der das zu untersuchende Genom mittels subtraktiver Hybridisierung mit einem gesunden Genom verglichen wird.

11.2.3 Quantitative fluoreszierende PCR (qPCR)

Definition

Die Entwicklung der Polymerasenkettenreaktion (PCR) ist eine der bedeutendsten Innovationen der modernen Molekularbiologie (Mullis et al. 1986). Bei diesem Verfahren wird eine bestimmte Gensequenz durch wiederholte Reaktion mit einer DNS-Polymerase tausendfach amplifiziert. Dies ermöglicht die Untersuchung von Genen aus nur wenigen oder sogar aus nur einer einzelnen Zelle.

Durch eine Weiterentwicklung der automatischen PCR-Sequenzierung von Sanger et al. (1973) mittels **Kettenterminationsverfahren** (»chain termination«) ist es ermöglich geworden, Chromosomenstörungen festzustellen (Verma et al. 1998). Dazu werden fluoreszenzmarkierte Oligonukleotide in die Polymerasekettenreaktion eingebracht und die Endprodukte in einem automatischen Sequenziergerät mittels Laser analysiert. In diesen Geräten kommt heutzutage die Mikrosäulentechnik anstelle der Gelelektrophorese zur Anwendung. Sie zeichnet sich durch einen hohen Durchsatz aus, und

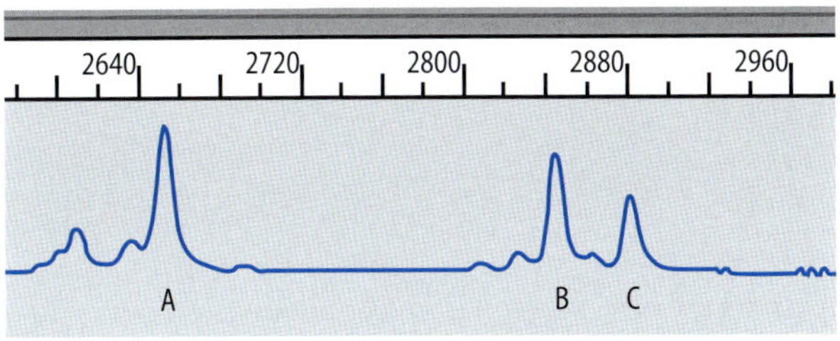

Abb. 11.3. **Quantitative fluoreszente PCR-Analyse für fetale Aneuploidien.** In dieser Untersuchung wurde ein Mikrosatellitenlokus auf Chromsom 13 analysiert, das auf eine Trisomie 13 hindeutet, in dem 3 individuelle Loci amplifiziert wurden

es können bis zu 96 Proben gleichzeitig untersucht werden (Abb. 11.3).

Zur Chromosomenanalyse können **Mikrosatelliten** benutzt werden, auch STR (»short tandem repeats«) genannt, die über das gesamte Genom verteilt auftreten (Verma et al. 1998). Einzelne Mikrosatelliten sind durch ihre spezifische Position auf den Chromosomen definiert und bestehen aus sich wiederholenden kurzen Nukleotidsequenzen, deren Anzahl sich unterscheiden kann. Bei polymorphen Mikrosatelliten ist es sehr wahrscheinlich, dass sich ein bestimmter Mikrosatellit bei verschiedenen Individuen und auch bei den beiden Kopien desselben Chromosoms eines Individuums geringfügig in der Größe unterscheidet. Da die DNS-Sequenzen, die einen bestimmten Mikrosatelliten flankieren, sehr spezifisch für den gegebenen Marker sind, können diese Allele mittels PCR leicht amplifiziert und analysiert werden.

Die Größe der untersuchten Allele wird mit einem automatischen Sequenzierer bestimmt, der es ermöglicht, PCR-Produkte zu differenzieren, die sich nur in einem Nukleotid unterscheiden. Die meisten STR-Analysen beruhen derzeit auf einer Fluoreszenz-PCR, bei der die Menge des PCR-Produktes direkt proportional zur Menge des zu untersuchenden STR-Allels ist. Durch diese Analyse ist es möglich, das Chromosomenkomplement zu bestimmen, da jedes Chromosom an einem bestimmten Lokus nur eine Kopie eines bestimmten STR-Allels enthält. So unterscheidet sich die Analyse eines aneuploiden Chromosomensatzes von einem normalen Chromsomensatz insofern, dass 3 anstelle von 2 STR-Markern vorhanden sind. Dies wird entweder sichtbar durch 3 verschiedene STR-Allele oder durch die doppelte Menge eines der STR-Allele.

▶ Studienbox

Da diese Methode ebenfalls sehr schnell in einem automatischen Verfahren erfolgt, hat sie sich als Konkurrenz zum FISH-Schnelltest etabliert und auch in diversen großen Studien ihre Verlässlichkeit erwiesen (Mann et al. 2001; Verma et al. 1998).

11.2.4 Real-time-PCR (Echtzeit-PCR)

Eine neue Methode zur Bestimmung fetaler Aneuploidien ist in unserem Labor an der Universität Basel entwickelt worden (Zimmermann et al. 2002) und beruht auf der sog. **Echtzeit-PCR** (real time PCR; Heid et al. 1996). Bei dieser PCR-Methode wird die Menge der amplifizierten Sequenz nach jedem Zyklus der PCR-Reaktion einzeln analysiert, was eine präzise Quantifizierung der Menge an Ausgangsprodukt ermöglicht. Frühere Studien haben gezeigt, dass die Methode zwischen einer oder zwei Kopien eines bestimmten Gens oder Genprodukts unterscheiden kann. Ein Beispiel hierfür ist die Determinierung der Zygosität des Rhesus-D-Faktors in Schwangerschaften mit einer Rhesuskonstellation (Chiu et al. 2001). So kann im Falle einer Rhesus-D-Homozygotie des Vaters im Vergleich zu einer Heterozygotie die doppelte Menge an Rhesus-D-Erbgut nachgewiesen und so die Gefahr einer Rhesus-D-Inkompatibilität frühzeitig erfasst werden (Abb. 11.4).

Durch stete Verbesserungen in der Anwendung der PCR-Technik und deren Analyse konnten immer geringere quantitative Unterschiede gezeigt werden, z. B. der 50%ige Anstieg an Erbgut bei einer Aneuploidie. Zur Zeit beschränkt sich der Einsatz dieses Tests noch auf die Chromosomen 21 und 18, zukünftig soll er aber auch auf die anderen wichtigen Chromosomenstörungen erweitert werden (Abb. 11.5). Aufgrund fehlender Studien steht eine Anwendung des oben erwähnten Tests in der Klinik noch aus.

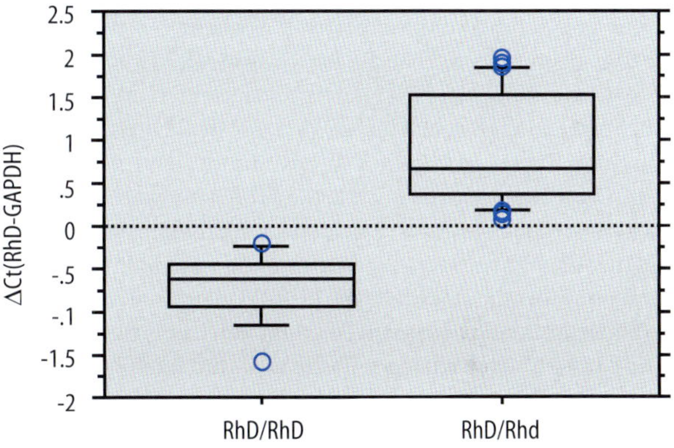

Abb. 11.4. **Quantitative Echtzeit-PCR-Analyse für RhD Homo- oder Heterozygotie.** Diese Echtzeit-PCR für den RhD-Genlokus erlaubt die Diskriminierung zwischen ein und zwei Kopien des RhD Gens

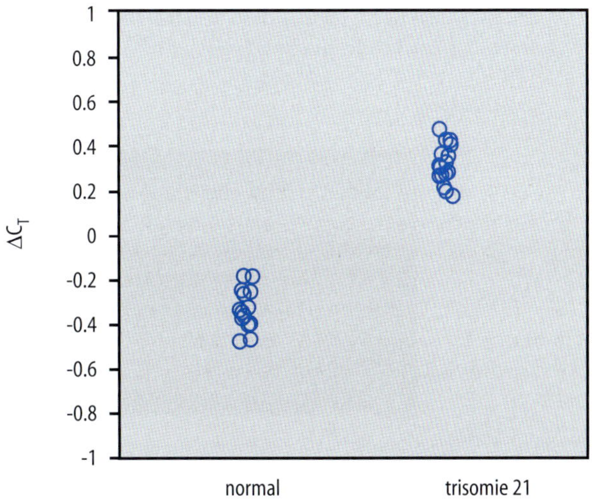

Abb. 11.5. **Quantitative Echtzeit-PCR-Analyse für Trisomie 21.** Diese Echtzeit-PCR für einen Genlokus in der Down-Region auf Chromosom 21 erlaubt die Diskriminierung zwischen einen normalen Karyotypen und dem Vorhandensein eines zusätzlichen Chromosoms 21

11.3 Diagnostik von Einzelgenerkrankungen mittels PCR

Mit etablierten Methoden wie der Amniozentese war es bisher nicht möglich, die Diagnose einer Einzelgenerkrankung zu stellen. Erst die Einführung der rekombinanten DNS-Technologie ermöglichte es, einzelne Gene zu klonieren und zu analysieren. Das Hämoglobinmolekül war eines der ersten Moleküle, das molekularbiologisch charakterisiert wurde (Perutz u. Lehmann 1968). Daher ist es naheliegend, dass die Thalassämien die ersten fetalen Generkrankungen waren, die – durch Kan u. Dozy (1978) – untersucht wurden.

Das zur Untersuchung benötigte reine fetale Gewebe wurde aus einer Amniozytenkultur gewonnen und mittels Southern-Blotting bezüglich seiner Genstruktur analysiert (Southern 1975). Dabei wird die genomische DNS durch ein Restriktionsenzym spezifisch geschnitten, das im Idealfall Unterschiede zwischen dem gesunden und kranken Allel hervorhebt. Die DNS-Bruchstücke werden anschließend durch Elektrophorese aufgetrennt, auf eine Trägermembran übertragen und dann mit einer genspezifischen DNS-Sonde untersucht. Dieses Verfahren einschließlich der Zellkultur dauert 4–5 Wochen.

Wie oben erwähnt, hat die Entwicklung der PCR (Mullis et al. 1986) die molekulare Diagnostik revolutioniert, indem sie ermöglichte, anhand sehr kleiner Mengen an Gewebe, sogar an einzelnen Zellen, in kurzer Zeit bestimmte Gene zu untersuchen. Diese Methodik hat sich heute für die meisten Genuntersuchungen durchgesetzt. Verschiedene Methoden stehen dem Diagnostiker zur Verfügung: Zur Analyse von Genmutationen kann entweder die automatische PCR-Sequenzanalyse oder die veränderte Nukleotidsequenzen erfasst oder, falls die Mutation sehr häufig ist, eine allelspezifische PCR durchgeführt werden (Newton et al. 1989). Letztere Methode – auch ARMS-(»amplification refractory amplification system«-)PCR genannt – erlaubt die Diskriminierung zwischen gesunden und mutierten Allelen. Sie findet in der Geburtshilfe Anwendung, um zwischen den zwei sehr ähnlichen Kell-K- und kell-k-Allelen zu diskriminieren, da diese zwei Allele sich nur in einem Nukleotid unterscheiden.

Für Untersuchungen, wie z. B. das Vorhandenseins das fetalen Rhesus-D-Gens, kann eine etwas einfachere PCR angewandt werden (Mouro et al. 1993). Dies liegt hauptsächlich daran, dass bei Rhesus-D-Individuen das Rhesus-D-Gen generell fehlt. Somit kann eine PCR-Reaktion verwendet werden, in der nur das Rhesus-D-Gen und nicht das sehr ähnliche Rhesus-C/E-Gen amplifiziert wird. Zusätzlich können auch Unterschiede zwischen diesen zwei verwandten Rhesusgenen für die Diskriminierung herangezogen werden, wie z. B. der Größenunterschied im Intron 4, das beim Rhesus-D-Gen nur 600 Nukleotidbasen, beim Rhesus-C/E-Gen aber 1200 Basen lang ist (Abb. 11.6 und 11.7).

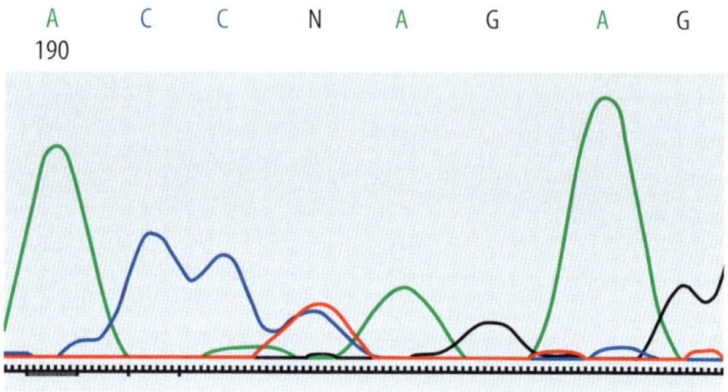

Abb. 11.6. **Automatische PCR-DNS-Sequenzierung für eine Mutation im β-Globin-Gen.** Die Sequenzanalyse zeigt das Vorhandensein eines Polymorphismus der Nukleotidbase 194, wo sowohl ein C als auch ein T vorhanden sind. Das TAG (Basen 194–196) führt zu eine frühzeitigem Stoppkodon. Da nur ein mutiertes Allel vorhanden ist, ist die untersuchte Person Träger für eine β-Thalassämie

Vorraussetzung für diese Untersuchungen ist das Vorhandensein von reinem fetalen Gewebe ohne Verunreinigung durch mütterliches Material, das unter Umständen eine Fehldiagnose zur Folge hätte. Durch die sehr hohe Empfindlichkeit der PCR können schon kleinste Verunreinigungen das Resultat beeinträchtigen, die durch strikte Maßnahmen verhindert werden müssen.

11.4 Präimplantationsdiagnostik

Frühere Experimente in Tiermodellen haben gezeigt, dass die Entnahme von 1–2 Einzelzellen aus einem Präimplantations-

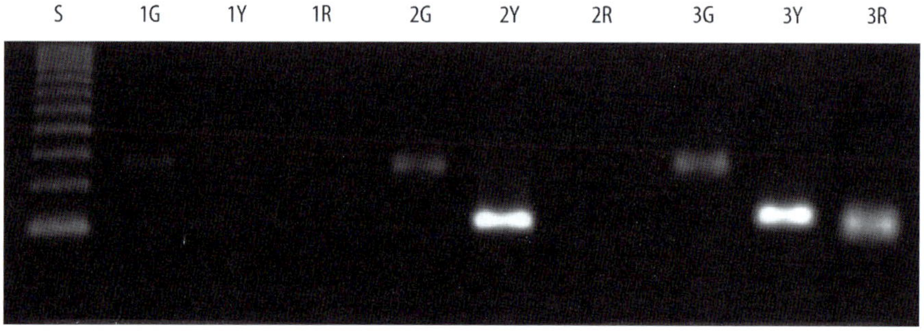

Abb. 11.7. **Einzelzellen-PCR-Untersuchung für das fetale Rhesus-D-Gen und das Y-Chromosom in fetale Zellen, die aus dem mütterlichen Blut isoliert wurden.** In dieser Untersuchung wurden 3 unterschiedliche Zellen analysiert. Die G-Bahnen zeigen ein β-Globin-Genfragment, das mit der PCR amplifiziert wurde. Da dieses Gen in allen Zellen vorhanden ist, dient es als Kontrolle für die PCR-Reaktion und, um sicher zu stellen, dass tatsächlich eine Zelle im PCR-Reagenzgefäß vorhanden war. Die Y- und R- Bande deuten auf die PCR-Amplifikation des Rhesus-D-Gens und des Y-Chromosoms hin. Die ersten 3 Bahnen (1 g, 1Y, 1R) zeigen, dass eine mütterliche Zelle untersucht worden war, da nur das Kontrollgen (β-Globin) ampfiziert wurde. Bahnen 2G-2R zeigen die Analyse einer männlichen Rhesus-D-Zelle, während die Bahnen 3G-3R auf einen männlichen Rhesus-D-Fetus hindeuten

embryo im 6- bis 10-Zell-Stadium sich nicht nachteilig auf die spätere Entwicklung des Feten auswirkt (Hardy et al 1990). Da sowohl die FISH- als auch die PCR-Methode die Untersuchung einzelner Zellen erlaubt (Hahn et al. 2000), ist die Präimplantationdiagnostik zur Realität geworden. Sie findet in der Klinik Anwendung bei Paaren, die Träger schwerer Erbkrankheiten sind oder die durch IVF zur Schwangerschaft gelangten. Bei Letzteren kann der Infertilität eine Chromosomenstörung zugrunde liegen.

▶ Studienbox

Die erste Studie bezüglich der klinischen Machbarkeit einer Präimplantationdiagnostik (PID) wurde von Handyside und Kollegen 1989 in London durchgeführt. Sie bestimmten bei Paaren mit einem erhöhten Risiko für X-chromosomale genetische Störungen wie z. B. die Duchenne-Muskeldystrophie, das fragile X-Syndrom oder die Hämophilie A das Geschlecht des Feten vor der Implantation.

Inzwischen ist es möglich, viele **komplexe Genstörungen** vor der Implantation festzustellen, z. B. autosomal-dominante Störungen wie das Marfan-Syndrom und die Chorea Huntington, aber auch rezessive Erkrankungen wie die Mukoviszidose, Hämoglobinopathien und die Tay-Sachs-Erkrankung (Wells u. Delhanty 2001).

Als weitere Möglichkeit bietet sich bei der IVF, die z. B. bei einem erhöhten mütterlichen Alter, einer Fertilitätsstörung oder bei bekanntem Risiko für eine Erbkrankheit durchgeführt wird, die sequenzielle Untersuchung einzelner Zellen durch FISH mit anschließender genspezifischer PCR an, um die Implantation eines **aneuploiden Fetus** zu verhindern (Hahn et al. 2000).

Obwohl weltweit schon mehrere hundert dieser Untersuchungen durchgeführt worden sind, bleibt diese Methode **Hochrisikofällen vorbehalten**, da es sich um technisch anspruchsvolle und nur in wenigen Laboratorien durchführbare Untersuchungen handelt. Folglich erweisen sich die Ängste, diese Technik könne zu einer »Flut an Designer-Babies« führen, als unbegründet.

11.5 Nichtinvasive Methoden

11.5.1 Fetale Zellen im mütterlichen Blut

Derzeit stehen nur invasive Verfahren wie die oben beschriebene Amniozentese oder die Chorionzottenbiopsie als zufrieden stellende Methoden für die Pränataldiagnostik zur Verfügung. Beide bergen jedoch Risiken für Mutter und Kind, weshalb aktiv nach sicheren nichtinvasiven Alternativen geforscht wird (Holzgreve 1997). Eine Möglichkeit ist die selektive Anreicherung intakter fetaler Zellen aus mütterlichem Blut (Holzgreve u. Hahn 2001). Die Kenntnis über das Vorhandensein von fetalen Zellen im mütterlichen Kreislauf besteht dank dem deutschen Pathologen Schmorl schon seit dem 19. Jahrhundert. Da diese Zellen aber nur in sehr geringer Zahl vorhanden sind (1 in 10^6 bis 10^7 mütterlichen Zellen mit Zellkern), war es lange nicht möglich, sie zu untersuchen (Holzgreve u. Hahn 2001). Mit der Entwicklung neuer Methoden wie die fluoreszenzaktivierte Zellsortierung (FACS; Hulett et al. 1969) oder die magnetaktivierte Zellsortierung (MACS; Radbruch et al. 1994), die die Anreicherung fetaler Zellen, insbesondere fetaler Erythroblasten ermöglichen. Bei der MACS-Anreicherung von fetale Zellen hat unser Labor einen großen Beitrag geleistet (Holzgreve et al. 1992).

Die **Erythroblasten** – Erythrozyten mit Zellkern – haben sich bald als ideale Zielzellen erwiesen, da sie früh in der Entwicklung im fetalen Blut vorkommen und verschiedene spezifische Antigene (z. B. das fetale Hämoglobin, das Glycophorin A oder der Transferrinrezeptor CD71) exprimieren, die die Anreicherung und die Erkennung vereinfachen und eine kurze Lebensdauer haben, was verhindert, dass fetale Zellen aus vorherigen Schwangerschaften in die Untersuchungen miteinbezogen werden (Hahn et al. 1998).

Weitere hilfreiche Entwicklungen wie die FISH und die PCR haben es ermöglicht, diese im mütterlichen Kreislauf seltenen Zellen einzeln zu erfassen und rasch fetale Aneuploidien und monogene Erkrankungen zu diagnostizieren (Hahn 1999; Troeger et al. 1999).

▶ Studienbox

Die vielversprechenden Ergebnisse haben die amerikanische Gesundheitsbehörde (National Institutes of Health, NIH) veranlasst, eine groß angelegte Multizenterstudie zu fördern, die zum Ziel hat, die Wirksamkeit dieser Technologien im Vergleich zu den herkömmlichen invasiven Methoden zu belegen (de la Cruz et al. 1995). Vorläufige Ergebnisse diese Studie, an der sich unser Labor als einziges nichtamerikanische Mitglied beteiligt, deuten darauf hin, dass das fetale Geschlecht und fetale Aneuploidien mit einer Spezifität entdeckt werden können, die den bisherigen nichtinvasiven Technologien ebenbürtig oder sogar überlegen ist (de la Cruz et al. 1998). Ähnliche Ergebnisse erzielte unser Team bei der Erfassung von fetalen Genen während der Schwangerschaft, wie das fetale Rhesus-D-Gen, den SRY-Lokus auf dem Y-Chromosom oder den β-Globinlokus bei der Thalassämie (Troeger 1999; Di Naro et al. 2000).

Diese Methoden sind zur Zeit noch zu arbeitsintensiv und langwierig, um sie in der Routinediagnostik einsetzen zu können. Die Ausarbeitung automatischer Anreicherungsmethoden und spezieller Mikroskope zur schnelleren Auffindung der Erythroblasten ist nötig (Oosterwijk et al. 1998).

11.5.2 Zirkulierende fetale DNS

Eine weitere schon seit Jahrzehnten bekannte Beobachtung ist das Vorhandensein zellfreier zirkulierender DNS (Anker u. Stroun 2000). Sie hat an Bedeutung gewonnen durch die Entdeckung zellfreier Tumor-DNS im Plasma von Krebspatienten (Chen et al. 1996). Diese DNS scheint ein **Abbauprodukt** des **apoptotischen Zelltodes** zu sein.

Da die Plazenta Ähnlichkeiten mit Tumoren aufweist, so die hohe Rate an Zellteilungen, die Expression gewisser Protoonkogene und Bereiche erhöhter Apoptosehäufigkeit, haben Lo und Kollegen (1997) untersucht, ob zellfreie fetale DNS im Kreislauf der Schwangeren vorhanden ist. Diese Annahme bestätigte sich. Da auch zellfreie mütterliche DNS im Kreislauf der Schwangeren vorhanden ist, können zur Unterscheidung fetaler von mütterlicher DNS nur fetale Genloci untersucht werden, die nicht im Genom der Mutter vorhanden sind – z. B. das Y-Chromosom oder das Rhesus-D-Gen bei Rhesus-D-negativen Schwangeren (Lo 1999; Zhong et al. 2001a). Letzteres wird in der Forschung zur Erfassung des fetalen Rhesus-D-Status in Schwangerschaften mit Rhesuskonstellation genutzt. Aufgrund der hohen Genauigkeit dieses Tests wird dieser bereits in mehreren Zentren kommerziell angeboten.

▶ Studienbox

Die fetale DNS lässt sich mittels der oben erwähnten Echtzeit-PCR sehr genau quantifizieren (Lo et al. 1998). Studien unseres Labors und anderer Forschungsgruppen haben gezeigt, dass die Menge an zellfreier fetaler DNS erhöht ist bei Schwangerschaften mit gewissen Aneuploidien, wie bei der Trisomie 21, nicht aber bei der Trisomie 18 (s. ◘ Abb. 11.2; Lo et al. 1999; Zhong et al. 2000). Weiterhin zeigt sich eine Erhöhung der zellfreien DNS bereits im zweiten Trimenon bei Schwangerschaften, in denen sich später eine Präeklampsie entwickelt (Leung et al. 2001; Zhong et al. 2001b).

Diese spannenden Ergebnisse deuten darauf hin, dass die Quantifizierung der zellfreien fetalen DNS im mütterlichen Blut als zusätzlicher Marker im Schwangerschaftsscreening dienen könnte (Holzgreve u. Hahn 1999).

11.6 Ausblick

Mit Sicherheit werden Neuentdeckungen der Molekularbiologie rasch Einzug in die Pränatalmedizin halten. Schon heute sind Bestrebungen im Gange, die neue Chip-Technologie, mit der es möglich ist, mehrere Tausend Gene simultan zu untersuchen, so zu erweitern, dass sie sich für die Pränataldiagnostik eignen würde, z. B. für das Screening mehrerer Erbkrankheiten (Surbek et al. 2000).

Forschungsbestrebungen, um neue, sichere, nichtinvasive Methoden für die Pränataldiagnose zu entwickeln, haben in den letzten Jahr erste Früchte getragen (Holzgreve u. Hahn 2001). Es ist jetzt möglich, einfache fetale Gene wie Rhesus D mit großer Sicherheit mittels zellfreier fetaler DNS im mütterlichen Plasma festzustellen (Zhong et al. 2001a). Zur ausgedehnteren Analyse fetaler Zellen aus dem mütterlichen Blut müssen aber noch weitere technische Hürden überwunden werden. Die Grundlagenforschung in diesen Bereichen hat bereits zu neuen Kenntnissen geführt, so z. B. der erhöhte Übertritt von fetalen Zellen in den maternalen Kreislauf bei der Präeklampsie (Holzgreve et al. 1998, 2001). Somit ist es wahrscheinlich, dass nicht nur das Erfassen fetaler genetischer Merkmale, sondern viele andere Bereiche der Pränatalmedizin durch diese neuen Technologien beeinflusst werden.

Literatur

Anker P, Stroun M (2000 Circulating DNA in plasma or serum. Medicina (B Aires) 60: 699–702

Chen XQ, Stroun M, Magnenat JL et al. (1996) Microsatellite alterations in plasma DNA of small cell lung cancer patients. Nat Med 2: 1033–1035

Chiu RW, Murphy MF, Fidler C, Zee BC, Wainscoat JS, Lo YM (2001) Determination of RhD zygosity: comparison of a double amplification refractory mutation system approach and a multiplex real-time quantitative PCR approach. Clin Chem 47: 667–672

Cruz F de la, Shifrin H, Elias S et al. (1998) Low false-positive rate of aneuploidy detection using fetal cells isolated from maternal blood. Fetal Diagn Ther 13: 380

Cruz F de la, Shifrin H, Elias S et al. (1995) Prenatal diagnosis by use of fetal cells isolated from maternal blood. Am J Obstet Gynecol 173: 1354–1355

Di Naro E, Ghezzi F, Vitucci A et al. (2000) Prenatal diagnosis of beta-thalassaemia using fetal erythroblasts enriched from maternal blood by a novel gradient. Mol Hum Reprod 6: 571–574

Eiben B, Trawicki W, Hammans W, Goebel R, Epplen JT (1998) A prospective comparative study on fluorescence in situ hybridization (FISH) of uncultured amniocytes and standard karyotype analysis. Prenat Diagn 18: 901–906

Hahn S, Sant R, Holzgreve W (1998) Fetal cells in maternal blood: current and future perspectives. Mol Hum Reprod 4: 515–521

Hahn S, Zhong XY, Troeger C, Burgemeister R, Gloning K, Holzgreve W (2000) Current applications of single-cell PCR. Cell Mol Life Sci 57: 96–105

Handyside AH, Pattinson JK, Penketh RJ, Delhanty JD, Winston RM, Tuddenham EG (1989) Biopsy of human preimplantation embryos and sexing by DNA amplification. Lancet 1: 347–349

Hardy K, Martin KL, Leese HJ, Winston RM, Handyside AH (1990) Human preimplantation development in vitro is not adversely affected by biopsy at the 8-cell stage. Hum Reprod 5: 708–714

Heid CA, Stevens J, Livak KJ, Williams PM (1996) Real time quantitative PCR. Genome Res 6: 986–994

Holzgreve W (1997) Will ultrasound-screening and ultrasound-guided procedures be replaced by non-invasive techniques for the diagnosis of fetal chromosome anomalies? Ultrasound Obstet Gynecol 9: 217–219

Holzgreve W, Garritsen HS, Ganshirt-Ahlert D (1992) Fetal cells in the maternal circulation. J Reprod Med 37: 410–418

Holzgreve W, Ghezzi F, Di Naro E, Ganshirt D, Maymon E, Hahn S (1998) Disturbed feto-maternal cell traffic in preeclampsia. Obstet Gynecol 91: 669–672

Holzgreve W, Hahn S (1999) Novel molecular biological approaches for the diagnosis of preeclampsia. Clin Chem 45: 451–452

Holzgreve W, Hahn S (2001) Prenatal diagnosis using fetal cells and free fetal DNA in maternal blood. Clin Perinatol 28: 353–365

Holzgreve W, Li JC, Steinborn A, Kulz T et al. (2001) Elevation in erythroblast count in maternal blood before the onset of preeclampsia. Am J Obstet Gynecol 184: 165–168

Hulett HR, Bonner WA, Barrett J, Herzenberg LA (1969) Cell sorting: automated separation of mammalian cells as a function of intracellular fluorescence. Science 166: 747–749

Kan YW, Dozy AM (1978) Antenatal diagnosis of sickle-cell anaemia by D.N.A. analysis of amniotic-fluid cells. Lancet 2: 910–912

Klinger K, Landes G, Shook D et al. (1992) Rapid detection of chromosome aneuploidies in uncultured amniocytes by using fluorescence in situ hybridization (FISH). Am J Hum Genet 51: 55–65

Leung TN, Zhang J, Lau TK, Chan LY, Lo YM (2001) Increased maternal plasma fetal DNA concentrations in women who eventually develop preeclampsia. Clin Chem 47: 137–139

Lo YM (1999) Fetal RhD genotyping from maternal plasma. Ann Med 31: 308–312

Lo YM, Corbetta N, Chamberlain PF et al. (1997) Presence of fetal DNA in maternal plasma and serum. Lancet 350: 485–487

Lo YM, Lau TK, Zhang J et al. (1999) Increased fetal DNA concentrations in the plasma of pregnant women carrying fetuses with trisomy 21. Clin Chem 45: 1747–1751

Lo YM, Tein MS, Lau TK et al. (1998) Quantitative analysis of fetal DNA in maternal plasma and serum: implications for noninvasive prenatal diagnosis. Am J Hum Genet 62: 768–775

Mann K, Fox SP, Abbs SJ et al. (2001) Development and implementation of a new rapid aneuploidy diagnostic service within the UK National Health Service and implications for the future of prenatal diagnosis. Lancet 358: 1057–1061

Mouro I, Colin Y, Cherif-Zahar B, Cartron JP, Le Van Kim C (1993) Molecular genetic basis of the human Rhesus blood group system. Nat Genet 5: 62–65

Mullis K, Faloona F, Scharf S, Saiki R, Horn G, Erlich H (1986) Specific enzymatic amplification of DNA in vitro: the polymerase chain reaction. Cold Spring Harb Symp Quant Biol 51: 263–273

Newton CR, Graham A, Heptinstall LE et al. (1989) Analysis of any point mutation in DNA. The amplification refractory mutation system (ARMS). Nucleic Acids Res 17: 2503–2516

Oosterwijk JC, Knepfle CF, Mesker WE et al. (1998) Strategies for rare-event detection: an approach for automated fetal cell detection in maternal blood. Am J Hum Genet 63: 1783–1792

Perutz MF, Lehmann H (1968) Molecular pathology of human haemoglobin. Nature 219: 902–909

Radbruch A, Mechtold B, Thiel A, Miltenyi S, Pfluger E (1994) High-gradient magnetic cell sorting. Methods Cell Biol 42: 387–403

Ried T, Schrock E, Ning Y, Wienberg J (1998) Chromosome painting: a useful art. Hum Mol Genet 7: 1619–1626

Sanger F, Donelson JE, Coulson AR, Kossel H, Fischer D (1973) Use of DNA polymerase I primed by a synthetic oligonucleotide to determine a nucleotide sequence in phage fl DNA. Proc Natl Acad Sci USA 70: 1209–1213

Schrock E, du Manoir S, Veldman T J et al. (1996) Multicolor spectral karyotyping of human chromosomes. Science 273: 494–497

Schrock E, Veldman T, Padilla-Nash H et al. (1997) Spectral karyotyping refines cytogenetic diagnostics of constitutional chromosomal abnormalities. Hum Genet 101: 255–262

Southern EM (1975) Detection of specific sequences among DNA fragments separated by gel electrophoresis. J Mol Biol 98: 503–517

Surbek DV, Tercanli S, Holzgreve W (2000) Transabdominal first trimester embryofetoscopy as a potential approach to early in utero stem cell transplantation and gene therapy. Ultrasound Obstet Gynecol 15: 302–307

Troeger C, Zhong XY, Burgemeister R et al. (1999) Approximately half of the erythroblasts in maternal blood are of fetal origin. Mol Hum Reprod 5: 1162–1165

Valenti C, Schutta EJ, Kehaty T (1968) Prenatal diagnosis of Down's syndrome. Lancet 2: 220

Veldman T, Vignon C, Schrock E, Rowley JD, Ried T (1997) Hidden chromosome abnormalities in haematological malignancies detected by multicolour spectral karyotyping. Nat Genet 15: 406–410

Verma L, Macdonald F, Leedham P, McConachie M, Dhanjal S, Hulten M (1998) Rapid and simple prenatal DNA diagnosis of Down's syndrome. Lancet 352: 9–12

Wells D, Delhanty JD (2001) Preimplantation genetic diagnosis: applications for molecular medicine. Trends Mol Med 7: 23–30

Zhong XY, Burk MR, Troeger C, Jackson LR, Holzgreve W, Hahn S (2000) Fetal DNA in maternal plasma is elevated in pregnancies with aneuploid fetuses. Prenat Diagn 20: 795–798

Zhong XY, Hahn S, Holzgreve W (2001a) Prenatal identification of fetal genetic traits. Lancet 357: 310–311

Zhong XY, Holzgreve W, Hahn S (2001b) Circulatory fetal and maternal DNA in pregnancies at risk and those affected by preeclampsia. Ann N Y Acad Sci 945: 138–140

Zimmermann B, Holzgreve W, Wenzel F, Hahn S (2002) Novel real-time quantitative PCR test for trisomy 21. Clin Chem 48: 362–363

Physiologie des mütterlichen Organismus

D. Bikas, R. Ahner und P. Husslein

Kurz-Überblick

Während einer Schwangerschaft sind im Körper einer Frau eine Reihe von physiologischen und psychologischen Adaptationsvorgängen notwendig, um dem Fetus optimale Voraussetzungen für sein Heranwachsen zu schaffen. Die Anpassung erfolgt einerseits, um den erhöhten Ansprüchen der kindlichen Entwicklung und Ernährung gerecht zu werden, und andererseits, um im Rahmen der Geburt an den Geburtsvorgang adaptieren zu können. Der mütterliche Organismus verändert sich daher nicht nur im Bereich der Genitalorgane und ihrer unmittelbaren Umgebung, sondern auch an sämtlichen anderen Organsystemen. Der Kreislauf, die Nieren- und Lungenfunktion, der Stoffwechsel und vor allem das hormonelle Gleichgewicht sind hierbei hervorzuheben.

In diesem Zusammenhang ist es von besonderer Wichtigkeit, die physiologischen, also sinnvollen, von den unphysiologischen, also pathologischen Anpassungsvorgängen abzugrenzen, denn nur so ist es möglich, dem Ungeborenen und seiner Mutter eine zuverlässige und adäquate Betreuung zu sichern.

Dieses Kapitel soll dazu beitragen, schwangerschaftsbedingte Vorgänge im gesunden mütterlichen Organismus nicht als krankhaft fehlzuinterpretieren, Gefahrenmomente frühzeitig zu erkennen und einen Teil der Schwangerschaftserkrankungen als Entgleisung zu verstehen.

12.1 Veränderungen des äußeren und inneren Genitale

12.1.1 Vulva, Vagina, Perineum

Während der Schwangerschaft nimmt die Gefäßversorgung sowie die Durchblutung von Haut und Muskulatur des Perineums und der Vulva zu. Die Vaskularisierung betrifft in einem sehr hohen Ausmaß die Vagina und führt zu ihrer charakteristischen Violettverfärbung (Chadwick-Zeichen). Des Weiteren kommt es zu verschiedenen Veränderungen im Bereich der Vagina, als Vorbereitung auf die massive Dehnung im Rahmen der Geburt. Die Mukosa der Vagina nimmt an Dicke zu, die Grundsubstanz lockert sich auf und die glatte Muskulatur hypertrophiert nahezu in der selben Intensität wie im Bereich des Uterus. Die Vaginaloberfläche erscheint nun samtartig.

Durch die Zunahme des venösen Drucks kann es bei Prädisposition zur Ausbildung sehr schmerzhafter Varizen kommen.

Die Scheidensekretion nimmt im Rahmen der Gravidität zu; dies resultiert aus einer vermehrten Umwandlung von Glykogen in Milchsäure durch das Bakterium Lactobacillus acidophilus. Das Sekret setzt sich aus Transsudat und abgeschilferten Epithelzellen zusammen.

Bis zu 70 % dieser Vaginalzytologien weisen ein Zellbild vom Navikulartyp auf, d. h., es finden sich Intermediärzellen mit bläschenförmigen Kernen und aufgefalteten Rändern. Viel seltener findet sich der sog. Östrogentyp mit Superfizialzellen. Sind große Mengen an Döderlein-Stäbchen vorhanden, so kann es zur Zytolyse kommen, und im Mikroskop finden sich nur mehr nackte Zellkerne.

12.1.2 Uterus

Der Uterus erfährt im Laufe der Schwangerschaft nicht nur eine morphologische Veränderung, sondern auch einen tiefgreifenden Funktionswandel. Der nicht gravide Uterus wiegt etwa 70 g. In der Gravidität verwandelt er sich dann in ein dünnwandiges Organ, dass dem Fetus, der Plazenta und dem Fruchtwasser ausreichend Platz bieten muss. Zu diesem Zweck müssen verschiedene Adaptationsvorgänge stattfinden, die es der Gebärmutter ermöglichen, das etwa 100fache an Volumen, verglichen mit ihrer ursprünglichen Kapazität, aufzunehmen.

Während der Schwangerschaft verlängern sich die Muskelzellen und hypertrophieren; die Anzahl neu gebildeter Zellen ist jedoch begrenzt. Man nimmt an, dass die Muskulatur der Gebärmutter in einem dreidimensionalen Scherengitter angelegt ist. Die einzelnen Schichten werden als Stratum vasculare, Stratum subvasculare und Stratum supravasculare bezeichnet. Durch die Dehnung dieses so angelegten Netzes kommt es zu einem enormen Flächengewinn mit gleichzeitigem Verlust der Wanddicke.

Mit der Zunahme der Gebärmuttergröße erfolgt eine Vermehrung des Bindegewebes und dabei vor allem des elastischen Gewebes in der äußersten Muskelschicht. Auf diese Art und Weise wird ein Netz gebildet, das die Konsistenz des Fruchthalters erhöht. Parallel zur muskulären Zellhypertrophie kommt es auch zu einer massiven Vermehrung der Blut- und Lymphgefäße.

Während der ersten Monate der Schwangerschaft ist die Muskelhypertrophie am ehesten durch hormonelle Stimuli, vor allem Östrogen und wahrscheinlich auch Progesteron, zu erklären. Es ist offensichtlich, dass die frühe Hypertrophie nicht allein durch eine mechanische Dehnung der Gebärmutter im Rahmen der Gravidität bedingt sein kann, denn gleiche Veränderungen finden sich auch bei ektopisch implantierten Schwangerschaften ohne mechanische Reizung. Nach der 12. Woche aber ist die Vergrößerung des Uterus zu einem großen Teil durch das Wachstum des Gebärmutterinhalts bedingt. In den ersten Schwangerschaftsmonaten kommt es somit zuerst zu einer Dickenzunahme der Uteruswand und in der fortgeschrittenen Schwangerschaft dann zu ihrer schrittweisen Verdünnung. Am Termin ist die Muskulatur des Corpus uteri etwa 1,5 cm dick (oder sogar dünner).

Die Zunahme der Gebärmuttergröße findet nicht symmetrisch statt, sondern hauptsächlich im Bereich des Fundus uteri. In den ersten Schwangerschaftsmonaten finden sich die Tuben, Ovarien und die Ligg. rotunda knapp unterhalb des Fundusoberrandes, in den letzten Monaten aber nur mehr etwas oberhalb der Uterusmitte. Nebenbei beeinflusst aber auch die Lokalisation der Plazenta das Maß des Gebärmutterwachstums, denn der Teil des Uterus, der die Plazenta umgibt, vergrößert sich schneller als das distale Myometrium.

> Am Ende der 8. SSW entspricht die Größe der Gebärmutter in etwa der eines Gänseeies. Am Ende der 16. Woche beginnt der Fundus uteri bereits aus dem kleinen Becken über die Symphyse hinauszuwachsen und ist somit etwa 1–2 Querfinger oberhalb der Schambeinfuge zu tasten. Ab diesem Zeitpunkt kann das Wachstum des Fetus neben Ultraschallmessung auch mittels Fundusstand beobachtet werden. Am Ende der 24. Woche erreicht der Fundus die Höhe des Nabels und findet sich in der 36. Woche hart am Rippenbogen, um sich dann in der 40. Woche wieder 1–2 Querfinger unterhalb des Rippenbogens zu senken.

Das in der Phase der Menstruation sehr aktive Myometrium ist in der Zeit der Schwangerschaft hauptsächlich hormonell ruhiggestellt (Csapo et al. 1963).

Im Gegensatz zum Corpus uteri laufen die entscheidenden Veränderungen in der **Cervix uteri** vor allem im Bindegewebe ab. Dabei kommt es zur Erweichung und ebenso zu einer lividen Färbung der Zervix. Diese Änderungen können oft bereits einen Monat nach der Konzeption gefunden werden.

Die Gründe für diese Umwandlungen sind die verstärkte Vaskularisation und die Ödembildung an der gesamten Cervix uteri sowie die Hypertrophie und Hyperplasie der zervikalen Drüsen. Der größte strukturelle Anteil setzt sich vor allem aus der Grundsubstanz und nicht (wie evtl. zu erwarten wäre) aus Bindegewebsfasern und glatten Muskelzellen zusammen. Damit wird offensichtlich eine bessere Auflockerung des Gewebes erreicht. Bis zum Geburtstermin verringert sich die Elastizität der kollagenen Fasern um das 12fache der vorher bestehenden Festigkeit (Rechberger et al. 1988).

Durch diese strukturellen Veränderungen ist die Muttermundseröffnung in einer relativ kurzen Zeit von einigen wenigen Stunden bis Tagen möglich. Bei der Zervixreifung scheint die Dehnung selbst mehr eine Folge einer veränderten Bindegewebsqualität zu sein. Dies bedeutet, dass es durch den Abbau der Kollagenmoleküle und der Desintegration der Kollagenbündel mittels proteolytischer Enzyme (Uldbjerg et al. 1983) zur Eröffnung des Muttermundes kommen soll. Des Weiteren sind an der Zervixreifung Prostaglandine unmittelbar beteiligt. Sie sollen in der Fibroblastenkultur die Produktion saurer Glykosamine stimulieren (Rath et al. 1984).

Die Schleimhaut der Cervix uteri hypertrophiert ebenfalls und ist sehr oft als Schwangerschaftsektropium sichtbar. Dieses ektroponierte Gewebe ist besonders verletzlich und beginnt bereits auf sehr geringen Kontakt, wie z. B. bei Pap-Abnahme oder Geschlechtsverkehr, zu bluten.

> Kurz nach der Konzeption wird die Cervix uteri durch einen Pfropfen verschlossen, der aus dickem Schleim besteht. Zu Beginn der Wehentätigkeit, wenn nicht sogar schon einige Zeit davor, erfolgt der Abgang dieses Schleimpfropfens. Da dem Schleimabgang häufig Blut beigemengt ist, suchen viele Frauen das Spital auf, um sicherzustellen, dass keine Gefahr für das Kind besteht. Von gynäkologischer Seite wird der Prozess des Schleimabganges als »zeichnen« beschrieben.

Die Aufgabe des unteren Uterinsegments und der Zervix ist der schützende Verschluss des Cavum uteri. Während der Geburt wird der bis dahin passive Uterus zum aktiven Organ und dient somit der Austreibung. Die Cervix uteri wird weich und dehnbar und gehört während der Geburt gemeinsam mit dem unteren Uterinsegment, der Vagina und dem Beckenboden zum passiven Durchtrittskanal.

Die Wehen und damit die Erregungsbildung selbst entstehen multifokal im Myometrium und gehen von beliebigen Regionen aus. Der genaue Nachweis eines Schrittmacherzentrums ist nicht möglich; man nimmt jedoch an, dass die Erregungen am Geburtsbeginn von den Tubenwinkeln herrühren. Um die entstandene Erregung dann auch weiterleiten zu können, gewinnt nun der Zuwachs an interzellulären Verbindungen, den **gap junctions**, maßgeblich an Bedeutung (Garfield et al. 1980).

Durch eine Permeabilitätserhöhung für Natriumionen und der Permeabilitätsverminderung für Kaliumionen kommt es an den Schrittmacherzellen zu einer spontanen Depolarisation. Der nun folgende Kalziumeinstrom löst das Aktionspotenzial in den Zellen aus. Die Anzahl der Proteine Aktin und Myosin in den Muskelfibrillen nimmt im Laufe der Schwangerschaft zu (Hasselbach 1965). Durch Interaktion zwischen Kalziumionen und den genannten Proteinen erfolgt dann auch eine Muskelkontraktion. Unterschiedlichste Stoffe wie Progesteron, Östrogen, Prostaglandine und Oxytozin sind für die Kontraktion der Uterusmuskulatur ebenso wie die Erregungsbildung von maßgeblicher Bedeutung. Bis kurz vor dem Geburtstermin wird dem Progesteron eine hemmende Wirkung auf die Gebärmuttermuskulatur zugeschrieben. Danach kommt es durch die Erhöhung des Östrogenspiegels zu einer Zunahme der Oxytozinrezeptoren und damit zu einer erhöhten Oxytozinsensibilität. Zur Wehentätigkeit selbst kommt es aber erst durch das Zusammenspiel von Prostaglandinen mit Oxytozin (Husslein 1984).

12.1.3 Tuben

Die Muskulatur der Eileiter erfährt während der Schwangerschaft nur eine sehr geringe Hypertrophie. Das Tubenepithel erscheint abgeflacht, der Flimmerbesatz sogar vielfach verlorengegangen. Im Stroma der Endosalpinx kommt es teilweise zu einer Umwandlung in Deziduazellen.

Ab dem 4. Monat beginnen die Tuben wegen des Gebärmutterwachstums das kleine Becken zu verlassen und erfahren so eine Streckung aus der sonst eher geschlängelten Position. Wie auch am Uterus kommt es an den Eileitern zu einer verbesserten Durchblutung und somit zur Bildung breitlumiger Venen. Die Fimbrienenden werden etwas plumper.

12.1.4 Ovarien

Die Eierstöcke und damit auch das umliegende Bindegewebe werden wie viele andere Gewebe im Rahmen der Schwangerschaft stärker durchblutet. Die im Stroma enthaltenen Keimzellen können hypertrophieren und eine deziduale Umwandlung aufweisen. Das **Corpus luteum** nimmt an Größe zu und kann in Ausnahmefällen sogar einen Durchmesser von 5 cm erreichen.

Bis zur 6.–7. SSW produziert das Corpus luteum das schwangerschaftserhaltende Progesteron; dann beginnt es zu degenerieren und sich bindegewebig zu organisieren. Der Trophoblast übernimmt nun die Gelbkörperproduktion und erhält so die Schwangerschaft weiter.

12.2 Veränderungen der Mammae

In den ersten Wochen der Schwangerschaft fällt die Brust der werdenden Mutter sehr häufig durch besondere Empfindlichkeit auf. Die Areolae mammae sind wie alle anderen pigmentreichen Körperregionen in der Schwangerschaft hyperpigmentiert.

Nach dem 2. Monat nimmt die Brust an Größe zu, und es lassen sich bereits Knötchen, die auf ein Aussprossen der Alveoli mammae (Drüsenfelder) zurückzuführen sind, tasten. Dabei erfolgt eine Zurückdrängung des Fett- und Bindegewebes. Diese Hypertrophie der Alveoli mammae zählt zu einem der wahrscheinlichen Schwangerschaftszeichen.

Ab dem 2. Trimenon kommt es dann verstärkt zur Zellhypertrophie. Auf diese Weise bilden sich stark vergrößerte und hyperämisierte Drüsenlappen aus. Im Rahmen der Größenzunahme der Brustdrüse werden knapp unter der Hautoberfläche feine, zarte Venen sichtbar. Nun kann es bereits durch zartes Massieren der Mammillae zum Austritt einer dicken, gelblichen Flüssigkeit, dem Kolostrum (Vormilch), kommen, denn die alveolären Zellen entwickeln sich zu präsekretorischen kubischen Epithelien.

Zu Beginn des 3. Trimenons haben die Drüsenschläuche und Endkammern weitgehend ihre endgültige Größe erreicht. Damit ist die Laktogenese abgeschlossen; die Voraussetzungen für die Milchsekretion sind gegeben. Die Alveolen sind von einer myoepithelialen Zellschicht umgeben, und Oxytozin, das nach der Geburt pulsatil aus der Neurohypophyse abgegeben wird, stimuliert diese Zellen zur Kontraktion. So kann dann die Entleerung der Milch in das duktale System erfolgen.

Im Bereich des Warzenvorhofes finden sich verstreut einzelne Erhebungen, die auch als Montgomery-Drüsen bezeichnet werden und als hypertrophe Talgdrüsen zu verstehen sind.

Die morphologischen Veränderungen der Brustdrüse sind durch die Produktion von Östrogen und Progesteron, Prolaktin (dem Hormon der Adenohypophyse) sowie durch die Stimulation der plazentaren Sexualsteroide bedingt. Supportiv wirken auch Insulin, Kortisol, Thyreoidhormon, Parathormon und Wachstumshormone an der Größenzunahme der Brustdrüse mit. Während der gesamten Schwangerschaft wird die sekretorische Wirkung des Prolaktins durch Plazentasteroide direkt unterdrückt. Unmittelbar postpartal, wenn die plazentare Hemmung des Prolaktins wegfällt, beginnt die Milchproduktion einzusetzen.

Die steigende Konzentration des Nebennierenrindenhormons Kortisol kann, wie an der Bauchhaut, zur Bildung von **Striae distensae** führen. Die Streifen zeigen sich anfänglich rot, um sich dann einige Zeit nach der Geburt weißlich aufzuhellen.

12.3 Kardiovaskuläre Veränderungen

Bereits in der frühen Embryonalphase verändert sich die Kreislaufdynamik der schwangeren Frau. Die Mediatoren für diese Umstellung sind im Einzelnen noch unbekannt, dürften jedoch mit der Steroidgenese in der fetoplazentaren Einheit in enger Verbindung stehen (Longo 1983).

Das **Herzzeitvolumen (HZV)**, ein Produkt aus Herzfrequenz (die ab der 6. SSW zunimmt) und Schlagvolumen (Vergrößerung ab der 8. SSW), steigt im Vergleich zum Normalkollektiv um etwa 40 % (Duvetkot et al. 1993). Es konnte gezeigt werden, dass der Anstieg des HZV bis zur Geburt ein physiologisch sinnvolles Geschehen ist (Mabie et al. 1994). Denn in der Schwangerschaft kommt es zu einer Gesamterhöhung des Nahrungsstoff- bzw. Sauerstoffbedarfs des Fetus, aber auch der verschiedenen mütterlichen Organe.

Die Veränderungen im mütterlichen Herz-Kreislauf-System lassen sich in folgender zeitlicher Sequenz zusammenfassen

- Abnahme des peripheren Gefäßwiderstandes,
- Zunahme des zirkulierenden Blutvolumens,
- Zunahme des Herzminutenvolumens.

Es scheint weitgehend geklärt, dass am Anfang der Frühschwangerschaft eine Dilatation der Gefäße im Bereich der Arteriolen sowie auch der venösen Gefäße durch eine Tonusabnahme der glatten Muskulatur steht. Dadurch kommt es zu einer relativen Verminderung des effektiv zirkulierenden Blutvolumens, und das Renin-Angiotensin-Aldosteron System wird aktiviert. Dies hat wiederum zur Folge, dass eine gesteigerte renale Rückresorption von Natrium und Flüssigkeit stattfindet. Die Volumenzunahme führt daraufhin einerseits zu einem Anstieg des Herzschlagvolumens und der Herzfrequenz (s. auch ◘ Abb. 12.1); andererseits kommt es durch die überproportionale Volumenexpansion zu einer in der Frühschwangerschaft im Vordergrund stehenden Blutverdünnung. Ein relativer Hämatokrit- und Hämoglobinabfall sind die Folge. Die Zunahme der Erythropoese setzt erst sekundär ein. Interessanterweise ist die Zunahme des Herzschlagvolumens und der Herzfrequenz schon ab der 7. Woche nach der letzten normalen Regel nachweisbar.

Die beschriebenen Anpassungsmechanismen im Herz-Kreislauf-System sowie auch im Stoffwechsel und im endokrinen Bereich sind bereits in der Frühschwangerschaft vorhanden und damit nicht als Reaktion auf den steigenden Bedarf des wachsenden Fetus anzusehen (Clapp et al. 1988).

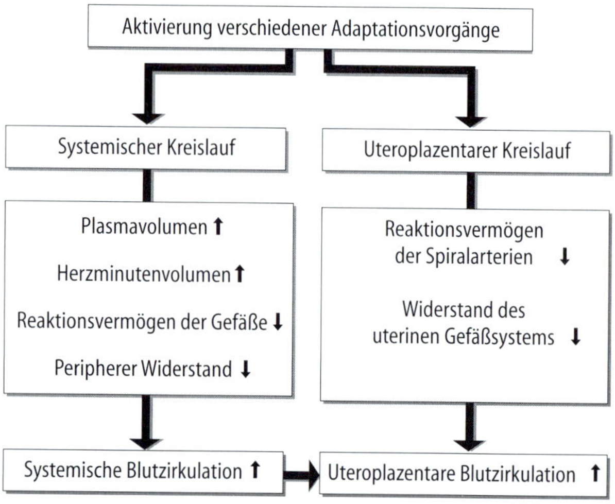

◘ Abb. 12.1. **Lokale und systemische Anpassungsvorgänge im mütterlichen Kreislauf als Folge der Interaktion zwischen mütterlichen und embryonalen Geweben im Rahmen der Implantation** (nach Schneider 1996)

Durch die Zunahme des Schlagvolumens kommt es bei der werdenden Mutter zu einer Senkung des Gefäßwiderstandes sowie zu einer Dilatation des linken Ventrikels. Im Röntgenbild lässt sich dies als physiologische Vergrößerung der Herzsilhouette darstellen. Die Herzfrequenz erhöht sich im Gegensatz zur Nichtschwangeren um zusätzliche 10–15 Schläge pro Minute.

Die Steigerung des zirkulierenden Blutvolumens um bis zu 40 % (1,5–2 l) beginnt mit der 12. SSW, erreicht ihr Maximum in der 32.–36. SSW und setzt die oben genannten adaptierenden Vorgänge in der mütterlichen Hämodynamik voraus. Durch den vermehrten Sauerstoffbedarf beider Organismen ist auch eine Zunahme des Gesamtvolumens der roten Blutzellen notwendig. Die Zunahme der intravasalen Flüssigkeit schützt die Frau bis zu einem gewissen Grad vor den Folgen einer Blutung unter der Geburt. Wenn es nicht zu einem erhöhten Blutverlust sub partu kommt, normalisiert sich das zirkulierende Gesamtvolumen innerhalb der ersten 2 Wochen nach der Geburt.

Der **systolische Blutdruck** verändert sich im Rahmen einer physiologischen Schwangerschaft kaum, wohingegen der diastolische Wert um bis zu 15 mmHg abnimmt. Dies erklärt sich u. a. auch durch eine Abnahme des gesamten peripheren Gefäßwiderstandes. Der Blutdruck, ein im Rahmen der Präeklampsie besonders wichtiger Parameter, ist in seiner Höhe allerdings von verschiedenen Größen wie der zirkulierenden Blutmenge, dem Herzzeitvolumen, dem peripheren Widerstand, der Blutviskosität und der Elastizität der großen Gefäße abhängig. Die relative Bedeutung dieser Faktoren für den veränderten Blutdruck kann nicht exakt bestimmt werden.

> Durch die beschriebene Umstellung des gesamten mütterlichen kardiovaskulären Systems kommt es zu einer Vergrößerung des Herzens im Sinne eines Trainingeffekts. Während des 2. Trimenons treten diese Veränderungen erstmals auf und werden gegen Ende der Schwangerschaft besonders bemerkbar.

Neben der Dickenzunahme des interventrikulären Septums kommt es auch zu einer Zunahme der Wand der linken Herzkammer. Die intraabdominelle Organverschiebung führt zu einem Zwerchfellhochstand. Das Herz wird aus seiner normalen Lage verdrängt und die elektrische Herzachse gegen den Uhrzeigersinn abgedreht: Alterationen im Elektrokardiogramm sind die Folge und werden gelegentlich fälschlich als Rechtsherzbelastung bzw. als Koronarinsuffizienz bezeichnet.

Neben dieser anatomisch physiologisch erklärbaren Umstellung sieht man in der Schwangerschaft auch noch andere, völlig normale Veränderungen mit Ursprung am Herzen, wie monofokale ventrikuläre Extrasystolen oder gelegentliches, sehr unangenehm empfundenes Herzrasen.

> Bei 10–20 % der schwangeren Frauen entstehen Turbulenzen im Auswurftrakt beider Herzkammern, die als Systolikum zu hören, aber nicht als pathologisch zu werten sind (Goeschen 1984). Bei vorbestehender Herzerkrankung ist davon auszugehen, dass während der Gravidität ein Insuffizienzgeräusch leiser, ein Stenosegeräusch jedoch lauter wird.

Während der Schwangerschaft ist der **Venendruck** immer an der oberen Grenze der Norm (4–8 cm H_2O), in der unteren Körperhälfte steigt er im letzten Trimenon jedoch bis auf 10–25 cm H_2O an. Diese Steigerung des Venendrucks, der verminderte onkotische Druck im Plasma sowie die durch den venösen Druck bedingte lymphatische Obstruktion führen zu einer Schwellung der Knöchel, die anfänglich jedoch keinerlei pathologische Bedeutung hat.

Bei entsprechender Disposition kann sich eine verschiedengradige Varikosis der unteren Körperhälfte einstellen, die vor allem die Venen der Beine, aber auch der Vulva, der Vagina und des rektalen Venenplexus betrifft. Im Rahmen der Schwangerschaft kommt es zu einer erhöhten Koagulabilität des Plasmas und damit zu einer Thrombophlebitis- bzw. Thromboseneigung. Um solchen Komplikationen sinnvoll vorzubeugen, sind körperliche Bewegung sowie das Tragen von Kompressionsstrümpfen von besonderer Bedeutung. Andererseits ist es aber auch wichtig, zu lange Kompressionen, z. B. während einer Autofahrt oder einer Flugreise, zu vermeiden.

Eine andere in der Schwangerschaft mögliche, aber leicht zu behebende Komplikation ist das **V.-cava-Kompressionssyndrom**, bei dem der schwangere Uterus in Rückenlage die mütterliche V. cava inferior komprimiert, was einerseits den Abfluss im Bereich der uteroplazentaren Einheit behindert, andererseits den venösen Rückfluss zum Herzen vermindert und damit zu einer artifiziellen arteriellen Hypotonie führt. Die subjektiven Beschwerden der Mutter werden mit Schwindel, Übelkeit und Dyspnoe angegeben.

Die Minderperfusion der fetoplazentaren Einheit führt zu Zeichen der Sauerstoffminderversorgung des Fetus, die im Kardiotokogramm zeitweilig darstellbar sind. Die Beschwerden sowie die Durchblutung werden durch Seitenlagerung der Schwangeren schlagartig gebessert.

Es kann aber auch während des ruhigen Stehens zu einer Kompression der großen Hohlvene kommen, wobei als Leitsymptom eine passagere mütterliche Tachykardie im Vordergrund steht. Reaktiv kommt es zur Kontraktion, und der Uterus richtet sich auf; das große Gefäß wird entlastet.

Die **extreme Herzbelastung unter der Geburt** ist durch eine Erhöhung des Herzminutenvolumens zwischen den Wehen sowie durch eine Erhöhung des zirkulierenden Blutvolumens unter der Wehentätigkeit bedingt, wobei bis zu 500 ml Blut aus dem Uterus in die Zirkultion transportiert werden. Andererseits werden während der Geburt verschiedene Stresshormone, vor allem Noradrenalin, freigesetzt und so der Gefäßtonus erhöht. Mit dem Fortschreiten der Zervixdilatation und der Wehentätigkeit erfolgt eine Erhöhung der Herzfrequenz und des Herzzeitvolumens um bis zu 35 %.

> Während der Presswehen kommt es aber auch zu einer Erhöhung des systolischen Blutdrucks auf bis zu 190 mmHg. Auf diese massive Blutdruckerhöhung und Herzbelastung unter der Geburt ist vor allem bei Frauen zu achten, die durch eine belastende Anamnese gefährdet sind. In diesen Fällen ist es dann auch ratsam, schon im Rahmen der Schwangerenbetreuung eine Abkürzung der Pressphase mittels Vakuumextraktion zu besprechen, um eine massive Belastung des kardiovaskulären Systems zu vermeiden.

Im Wochenbett kommt es zu einer Mobilisierung der Extrazellulärflüssigkeit, die sich im Rahmen der Schwangerschaft vermehrt angesammelt hat und so zu einer Erhöhung des Herzzeitvolumens führt. Diese Werte sinken jedoch nach etwa 2 Wochen wieder auf die ursprünglichen Werte vor der Schwangerschaft.

Tabelle 12.1. Physiologische Veränderungen des Labors in der Schwangerschaft (mod. Husslein u. Ahner 1998)

Hämoglobin	Normwert Anämie	12–17 g/dl < 11 g/dl
Eisen	12. SSW Am Termin	42–177 µg/dl 25–137 µg/dl
Transferrin	12. SSW Am Termin	210–370 µg/dl 310–630 µg/dl
Transferrinsättigung	12. SSW Am Termin	18–50 % 2–30 %
Erythropoetin	Normwert Schwangerschaft	5–25 IE/l 2–3fach erhöht
Leukozyten	–	10000–15000/mm³ (erhöht)
Fibrinogen	–	400–600 mg % (erhöht)
Triglyzeride	–	Um etwa 50 % erhöht
Cholesterin	–	Um etwa 50 % erhöht
Cholesterinesterase	–	2,4–6,0 kIE/l
Alkalische Phosphatase	Ab 2. Trimenon	Bis zu 400 IE/l
Gesamteiweiß	Ab 2. Trimenon	Grenzwertig bis leicht erniedrigt
Albumine	–	Etwa 10 % erniedrigt
Globuline	–	Etwa 12 % erhöht
Blutsenkungsgeschwindigkeit	–	Bis zu 45 mm/h

12.4 Hämatologische Veränderungen

Im Rahmen der Schwangerschaft erhöht sich das Gesamtgewicht kontinuierlich um etwa 10–12 kg, was als physiologisch zu bewerten ist. Die Hälfte davon ist der Zunahme des Gesamtkörperwassers (interstitielle Flüssigkeit, Plasmavolumen und Intrazellulärflüssigkeit) zuzuschreiben, die restlichen 5–6 kg dem Kind, der Plazenta, der Fruchtwassermenge, dem Fettgewebe sowie dem Größenwachstum der Mammae und des Uterus.

Die teils durch Testosteron und Östrogen, teils durch noch ungeklärte Mechanismen veränderte Wasserbindungsfähigkeit im interstitiellen Raum führt zur besagten Flüssigkeitsvermehrung, die im Sinne eines Puffers zu verstehen ist.

Durch die physiologisch gesteigerte **Erythropoese** kommt es zu einer relativen Polyglobulie, die aber durch einen durchschnittlich 20–30 %igen Anstieg des Plasmavolumens als physiologische Anämie im Blutbild zu erkennen ist. Die Vergrößerung des Plasmavolumens ist also größer als die Erhöhung der Ery throzytenmasse, und es stellt sich eine physiologische Blutverdünnung ein, die als Schwangerschaftshydrämie bezeichnet wird.

> Der Grenzwert für die physiologische Hydrämie in der Schwangerschaft ist mit einem Hämoglobinwert von 11 g/dl angesetzt. Hämoglobinwerte unter 11 g/dl sind als behandlungsbedürftige Anämie zu werten und mit Eisen zu substituieren (Tabelle 12.1).

Im Rahmen einer Studie wurde die Änderung der Gesamthämoglobinmenge bei Schwangeren ohne und mit Eisensubstitution verglichen. Der Anstieg in der substituierten Gruppe betrug 23 %, in der ohne Medikation aber nur 15 % (Lund 1951).

Obwohl sich in der Schwangerschaft die **Eisenresorption** um das 3fache erhöht, lässt sich auch bei normaler Ernährung vor allem im letzten Trimenon nach der Entleerung der Eisenspeicher ein Eisenmangel nicht vermeiden, da der Eisengrundbedarf um etwa 800–1200 µg ansteigt. Dies kann zu Eisenmangelsymptomen führen. Verschiedene Autoren sehen hierin ein erhöhtes Risiko für Frühgeburten und zu niedriges Geburtsgewicht.

Studienbox

Neben der Substitution von Eisen in der Schwangerschaft wird auch immer wieder auf einen erhöhten Folsäurebedarf mit zusätzlich bis zu 1000 µg pro Tag hingewiesen (Matkies et al. 1977).

> Im Rahmen der unkomplizierten Schwangerschaft sind Leukozytenwerte zwischen 10000 und 15000/mm³ durchaus als Normalbefunde zu werten. Diese Werte sind bei der Diagnose bzw. Abklärung einer mütterlichen Infektion zu berücksichtigen, um eine etwaige Abweichung von der Norm frühzeitig zu erkennen.

Unter und nach der Geburt kann die Zahl der weißen Blutzellen noch weiter steigen, da durch verschieden ablaufende entzündliche Veränderungen (Episiotomie, Vaginalriss) eine lokale Gewebereaktion stattfindet. Durch diese Vorgänge ist es im Rahmen des Wochenbetts erschwert, allein durch laborchemische Parameter eine etwaige Endometritis bzw. andere Infektionen zu diagnostizieren. Eine Woche nach der Geburt sollten die Normalwerte wieder erreicht sein.

Die Zahl der **Thrombozyten** ist im Rahmen der Schwangerschaft gleichbleibend. Ausnahmen in diesem Zusammenhang sind das HELLP-Syndrom und ein unmittelbar nach der Geburt erhöhter Wert, der aber innerhalb weniger Tage wieder auf seinen ursprünglichen Wert absinkt. Andere Eigenschaften der Blutplättchen wie Retraktions- oder Adhäsionsfähigkeit erfahren während der unauffälligen Schwangerschaft keine Abweichung von der Norm.

An die **Blutgerinnung**, die in ihren physiologischen Abläufen als eine komplexe Verzahnung von gerinnungshemmenden und -fördenden Faktoren zu verstehen ist, werden im Rahmen der Schwangerschaft und Geburt hohe Anforderungen gestellt. So findet man beispielsweise einen Anstieg des Fibrinogenspiegels auf Werte bis zu 600 mg% oder eine Erhöhung der Konzentration der Faktoren VII, VIII und X, und andererseits kommt es zu einer geringgradigen Hemmung des fibrinolytischen Systems (s. ◘ Tabelle 12.1).

Allein diese Veränderungen weisen auf eine Hyperkoagulabilität des Gerinnungssystemes hin, die aber im Normalfall nicht mit einer erhöhten Thrombosegefahr einhergehen. Kommt es allerdings gleichzeitig zu einer rheologischen Gleichgewichtsstörung, dann können thromboembolische Störungen die Folge sein. Auf diese Komplikationen ist vor allem im Wochenbett zu achten, und es ist eine frühzeitige Mobilisation durchzuführen.

> Im Rahmen eines operativen Geburtsmodus (Sectio caesarea) oder bei anderen Gründen einer Immobilisierung ist auf eine ausreichende Thromboseprophylaxe zu achten.

Im Rahmen von Schwangerschaftskomplikationen kann es zu Störungen der Blutgerinnung kommen (z. B. vorzeitige Plazentalösung, Fruchtwasserembolie, intrauteriner Fruchttod, Präeklampsie), die einen sehr dramatischen Lauf nehmen können.

12.5 Niere, Harntrakt, Wasserhaushalt

> In den Harn ableitenden Organen kommt es im Rahmen der Schwangerschaft zu einigen typischen Veränderungen, die sich durch eine Dilatation von Nierenbecken, Nierenkelch und Harnleiter manifestieren. Diese Erweiterungen, rechts mehr als links, werden etwa ab der 10. SSW deutlich.

Als Ursachen spielen unter anderem der Einfluss des Progesterons auf die glatte Muskulatur und die Verdrängung durch den graviden Uterus eine Rolle. Die Erweiterung der harnableitenden Organe ist klinisch wegen der Begünstigung einer Keimansammlung im Sinne einer asymptomatischen Bakteriurie bedeutungsvoll, die bei akuter Harnblasenentzündung via Keimaszension ein erhöhtes Risiko für eine Pyelitis gravidarum mit all ihren Symptomen mit sich bringt. Diese anatomischen Veränderungen erklären, warum die Interpretation eines intravenösen Pyelogramms bzw. einer Sonographie in der Schwangerschaft erschwert ist.

> Vor allem im 2. und 3. Trimenon kommt es wegen der anatomischen Nähe von Harnblase und Uterus zu einer gehäuften Kompression der Blase und damit zu dem bei schwangeren Frauen typischen gehäuften Harndrang (Pollakisurie).

Die Zunahme des intravasalen Volumens und das erhöhte Herzminutenvolumen während der Schwangerschaft führt zu einer vermehrten Nierendurchblutung und zu einer um die Hälfte gesteigerten glomärulären Filtrationsrate sowie zu einer Änderung der Tubulusfunktion. Das Maximum erreichen diese Veränderungen um die 32. SSW, um sich danach wieder in Richtung ihrer Ausgangswerte zurückzubilden.

Im Rahmen der Schwangerschaft erhöhen sich die Spiegel verschiedener Hormone wie Aldosteron, Desoxykortikosteron, Progesteron und Kortisol. Eine ausreichende Erklärung für die renalen Veränderungen ist hieraus jedoch nicht abzuleiten.

> Die **renale Glukosurie** erklärt sich einerseits durch das vermehrte Glomerulumfiltrat und der damit erhöht filtrierten Glukosemenge, andererseits bleibt die Glukosereabsorption unverändert. Somit ist die Glukosurie in den meisten Fällen als physiologisch zu werten, kann aber auch der erste Hinweis auf eine Störung im Kohlenhydratstoffwechsel sein. Aus diesem Grund ist bei wiederholtem Harnzucker in der Schwangerschaft ein latenter Diabetes mit einer Glukosebestimmung im Blut bzw. mit einem Glukosetoleranztest auszuschließen.

Bei einem Viertel aller schwangeren Frauen lässt sich eine Glukosurie mit durchschnittlich 350 mg Glukose im 24-Stunden-Harn nachweisen. Eine erhöhte Glukosemenge im Harn kann die Ausbildung von Infektionen im Harntrakt begünstigen.

Durch die verminderte Rückresorptionsfähigkeit der Tubuli kommt es in der Schwangerschaft zu einem – wenn auch selektiven – Verlust an **Aminosäuren**, der vor allem für Frauen mit extrem einseitiger Ernährung bedeutsam werden kann. So lassen sich im Harn erhöhte Konzentrationen von Aminosäuren feststellen, die auch für eine Pyelitis gravidarum eine Rolle spielen können.

Geringe Mengen von niedermolekularen **Albuminen** passieren bei allen Menschen das Glomerulumfilter, werden jedoch bei der Tubuluspassage wieder weitgehend rückresorbiert. Bei 20% aller Schwangeren wird jedoch die kritische Menge überschritten, so dass die Rückresorption bei der Tubuluspassage unvollständig sein kann (physiologische Schwangerschaftsproteinurie). Ziemlich willkürlich wurden 300 mg im 24-Stunden-Harn als oberste Grenze festgelegt; Werte darüber gelten als pathologisch.

Durch die Erhöhung der glomerulären Filtrationsrate kommt es zu einer vermehrten Tendenz, **Natrium** auszuscheiden. Als Gegenregulation gegen einen vermehrten Natriumverlust fungiert Aldosteron, dessen Plasmaspiegel um das bis zu 5fache ansteigt und das eine vermehrte tubuläre Natriumrückresorption bewirkt. Durch die massiv gesteigerte Rückresorption von Natrium wird der natriuretische Effekt von Progesteron ausgeglichen. Im Rahmen einer Präeklampsie vermindert sich nun allerdings die Filtrationsrate im Glomerulum, und die konstant erhöhte tubuläre Rückresorption von Natrium und Wasser führt zum Auftreten von Ödemen.

> Die Harnsäure im Serum sinkt in den ersten beiden Trimenons, um dann am Ende des letzten Trimenons wieder anzusteigen. Für die Präeklampsie ist die Harnsäure als Marker von besonderer Bedeutung, da der Anstieg als Zeichen eines nahenden Nierenversagens zu werten wäre.

Bereits in den ersten Schwangerschaftswochen sinkt der **Kalziumspiegel** im mütterlichen Blut, was durch eine erhöhte renale Ausscheidung bedingt ist. Um eine normales Gleichgewicht aufrecht zu erhalten, werden 1,5–2 g Kalzium pro Tag benötigt. Durch einen erhöhten 1,25-Dihydroxy-D_3-Spiegel ist eine vermehrte intestinale Resorption möglich.

Zusätzlich kommt es zu einem Verlust an **Vitamin B_{12} und Folsäure**, die durch die vermehrte Einnahme von Milch- und Käseprodukten zum großen Teil ersetzt werden kann.

12.6 Respirationstrakt

Die Schleimhäute des oberen Respirationstrakts stehen wie auch andere Organe in der Schwangerschaft unter dem Einfluss von Östrogenen. Dadurch erklären sich auch die veränderten Kreislaufbedingungen, wie eine verstärkte Durchblutung, die venöse Stauung und die Wasserretention.

Die Schwangerschaftsrhinitis bedarf trotz ihrer Lästigkeit keiner speziellen Therapie und verschwindet nach der Geburt vollständig.

Der **Sauerstoffkonsum** der Schwangeren steigt bereits in der 8. SSW und wird durch eine 70 %ige Zunahme der alveolären Ventilation kompensiert. Diese Zunahme wird wahrscheinlich durch eine direkte Einwirkung des Progesterons auf das Atemzentrum bewirkt, wobei es zu einer erhöhten CO_2-Sensibilität kommen soll.

Das subjektiv am häufigsten beobachtete Symptom der veränderten Lungenfunktion ist bei 50 % aller Schwangeren die **Dyspnoe** bei körperlicher Belastung, die bei 20 % auch ohne Anstrengung auftritt. Durch das Wachstum der Gebärmutter kommt es zu einer Anhebung des Diaphragmas an seiner Spitze um bis zu 4 cm und damit zu einer verminderten funktionellen Residualkpazität. Die Vitalkapazität sowie die inspiratorische Kapazität bleiben durch kompensatorische Erweiterung der Zwischenrippenabstände und einen größeren a.-p.-Thoraxdurchmesser unverändert. Die Abnahme des Muskeltonus wird durch hormonelle Veränderungen bedingt.

Da im Verlauf der Schwangerschaft der O_2-Bedarf um etwa ein Viertel, das Atemminutenvolumen aber um mehr als 40 % steigt, kommt es zur häufig beobachteten **Hyperventilation**. Diese ist als physiologisch zu betrachten, bei einer Steigerung der alveolären und arteriellen pO_2-Spannung und einer Abnahme des CO_2-Partialdrucks. Damit steigt der CO_2-Gradient zwischen Fetus und Mutter und erleichtert so den CO_2-Abtransport ins mütterliche Blut (Wilson 1982). Durch eine Steigerung der renalen Bikarbonatausscheidung bleibt der mütterliche pH-Wert konstant.

12.7 Intermediärer Stoffwechsel

In der Schwangerschaft gibt es eine Reihe von Adaptierungsvorgängen im mütterlichen Organismus, die den Stoffwechsel von Mutter und Kind begünstigen.

Zum Einen kann es zu einer Appetitsteigerung kommen. Nach allgemeiner Empfehlung sollten pro Tag zusätzliche 300 kcal genügen, um den Bedarf ausreichend zu decken.

Für die regelrechte fetale Entwicklung und auch für das mütterliche Wohl ist der geregelte **Kohlenhydratstoffwechsel** von zentraler Bedeutung.

Der Glukosestoffwechsel lässt sich prinzipiell in 2 Phasen einteilen

- Frühschwangerschaft mit erhöhter Insulinempfindlichkeit,
- Spätschwangerschaft mit zunehmender Resistenz gegenüber Insulin.

Durch die gesteigerte Insulinempfindlichkeit kommt es in der Frühschwangerschaft zu einem physiologisch erniedrigten Nüchternblutzucker im Vergleich zu nichtschwangeren Frauen. Dies ist nicht eine Folge einer verminderten Glukoneogenese, sondern diese ist vielmehr erhöht. Die Hypoglykämie ist mehr eine Folge der erhöhten Glukoseclearance durch die Plazenta.

In der 2. Schwangerschaftshälfte steht der zunehmende Glukosebedarf des Fetus sowie der Plazenta im Vordergrund. Der fetale Blutzuckerspiegel variiert in unmittelbarer Abhängigkeit vom mütterlichen Glukosespiegel.

Durch vermehrt zur Wirkung kommende Insulinantagonisten wird der mütterliche Organismus gegenüber Insulin zunehmend resistent. Der Insulinbedarf in der Spätschwangerschaft steigt um bis zu 80 %; dadurch kann eine latent diabetogene Stoffwechsellage evident werden. Ein Gestationsdiabetes birgt aber auch die erhöhte Gefahr, im späteren Leben an einem manifesten Diabetes mellitus, Typ II, zu erkranken.

> Bei schwangeren insulinpflichtigen Diabetikerinnen nimmt der Insulinbedarf weiter zu, was eine Therapieumstellung bzw. Dosissteigerung erforderlich macht.

Postpartal verschwinden die Symptome des Gestationsdiabetes zumeist.

In der Schwangerschaft ist vor allem auf einen ausgeglichenen Glukoseblutspiegel zu achten, denn zu geringe Mengen gefährden die Ernährung des Kindes, zu hohe können in der Frühschwangerschaft zu Fehlbildungen führen. Die ständige Abgabe mütterlicher Glukose an den Fetus führt zu einem etwa gleichbleibenden mütterlichen Spiegel. Eine Stimulation mit Glukose führt zu einem erhöhten Plasmainsulinspiegel, wahrscheinlich als Folge der Progesteronwirkung.

> Bei gesunden Schwangeren wird die hormonell bedingte erhöhte periphere Insulinresistenz durch vermehrte Insulinproduktion kompensiert. Da aber im Rahmen der Schwangerschaft sämtliche peripheren Gewebe eine verminderte Empfindlichkeit auf Insulin zeigen, ist die Schwangerschaft im Gesamten als diabetogen zu bezeichnen.

Die Hormone der Plazenta (HPL, Östrogen und Kortisol) sind für die Erhöhung des **Blutlipidspiegel** mit einem Anstieg der freien Fettsäuren verantwortlich, die wiederum von essenzieller Bedeutung für die Freistellung von Energiereserven sind. Diese Veränderung zu kennen ist wichtig, um etwaige Fehlinterpretationen zu vermeiden. Triglyzeride und Cholesterin steigen so auf etwa 50 % des Normalwerts an.

Der **Fettstoffwechsel** ist in der ersten Schwangerschaftshälfte zunächst durch die Neubildung von 2–3 kg Fettgewebe charakterisiert. Dabei steht die Lipogenese im Vordergrund; gegen Ende der Schwangerschaft kommt es jedoch zu einer vermehrten Lipolyse, was an der Zunahme der hormonabhängigen Lipase erkennbar wird. Dies führt zu einer vermehrten Freisetzung lipolytischer Substanzen, insbesondere freie Fettsäuren und Glycerol, in den mütterlichen Kreislauf. Glycerol wird vor allem in der Leber für die Glukoneogenese verwendet, während die freien Fettsäuren für die Ketogenese verwendet werden. Die Ketonkörper ihrerseits können die Plazenta passieren und als Substrat für den Energiestoffwechsel sowie für die Lipogenese in den fetalen Geweben verwendet werden. Die erhöht zirkulierenden Spiegel von Glycerol und freien Fettsäuren in Folge der Lipolyse werden z.T. in der Leber reesterifiziert und anschließend in Form von VLDL-Triglyzeriden in den mütterlichen Kreislauf abgegeben. Die Produktion von VLDL in der Leber ist in der Spätschwangerschaft gesteigert und führt zu einem Anstieg der Plasmakonzentration im mütterlichen Organismus.

> Die erhöhte Lipidkonzentration sowohl der Fettsäuren als auch der Ketonkörper dient anstelle von Glukose als Substrat für den mütterlichen Energiestoffwechsel. Dadurch kann der Glukoseverbrauch in den mütterlichen Geweben eingeschränkt werden.

Der **Eiweißstoffwechsel** ist für das Wachstum des Fetus von größter Bedeutung. Die Auswirkungen einer unzureichenden Versorgung des Fetus auf dem Boden mütterlicher Mangelernährung werden in zunehmendem Maße im Rahmen der kindlichen Langzeitentwicklung und der Gesundheit im Erwachsenenleben deutlich. Epidemiologische Untersuchungen zeigen eine Häufung von sog. degenerativen Erkrankungen wie Diabetes mellitus (Typ II), Hypertonie und Herzerkrankungen in schlecht versorgten Bevölkerungsgruppen. Als möglicher gemeinsamer Nenner gelten die mütterliche Unterernährung und damit die chronische Mangelversorgung, insbesondere der Proteinmangel während der intrauterinen Lebensphase (Dahri et al. 1995). Bereits im Kindesalter konnten erhöhte Cholesterinspiegel sowie eine gestörte Glukosetoleranz aufgezeigt werden.

Während der Schwangerschaft besteht eine positive Stickstoffbilanz von etwa 1 g pro Tag. Obwohl es während der Schwangerschaft zu einem Anstieg der Serumproteine kommt, führt die erhöhte Menge an zirkulierendem Blutvolumen zu einer relativen Verminderung der Konzentration des Gesamteiweißes.

Eine Veränderung im Sinne einer Verschiebung im Albumin-Globulin-Quotienten erhöht die Blutsenkungsgeschwindigkeit, sodass dieser Parameter für die Diagnose von Entzündungen in der Schwangerschaft nicht zu verwerten ist.

Der **Elektrolytstoffwechsel** ist im Rahmen einer ausgeglichenen Ernährung meist ausreichend abgedeckt. Lediglich Eisen sollte bei der risikolosen Schwangerschaft substituiert werden (s. 12.4). Die Vermeidung von Früh- und Mangelgeburten durch Magnesiumsubstitution wird weiterhin kontrovers diskutiert.

Eine prospektiv randomisierte Studie von Spätling und Spätling (1988) vergleicht Magnesiumsubstitution in der Schwangerschaft vs. Placebo. Die Ergebnisse zeigen, dass die Substitution von Magnesium während der Schwangerschaft einen signifikanten Einfluss auf die fetale und maternale Morbidität vor und auch nach der Geburt hat.

12.8 Gastrointestinalsystem und Leber

Durch die vermehrte Östrogeneinwirkung und die verstärkte Proliferation von Blutgefäßen kommt es zu einer gesteigerten Durchblutung im Bereich des Paradontiums, woraus eine vermehrte Blutungsneigung resultiert. Die **Gingivitis hypertrophicans** ist als lokaler Reizzustand zu verstehen, die durch infizierte Gewebstaschen zu einer massiven Hypertrophie der Schleimhäute führen kann.

Definition

Als **Schwangerschaftsepulis** wird die Neubildung eines Angiogranuloms in Form einer tumorartigen Gewebshypertrophie mit Blutungen und Schmerzhaftigkeit zwischen den Zähnen bezeichnet.

> Die verminderte Spontansekretion der Glandulae submandibulares und die damit verbundene Senkung des pH-Werts führt zu einem deutlich verminderten Schutz des Zahnschmelzes.

Durch die Gestagene wird offensichtlich die Kontraktilität der glatten Muskulatur gehemmt und so das Volumen der Gallenblase erhöht, der Tonus des unteren Ösophagussphinkters erniedrigt und die Dünndarmpassage verlängert. Die Steigerung des intraabdominellen Drucks durch das zunehmende Uterusvolumen führt besonders häufig zu **saurer Regurgitation**. Um eine Entzündung im unteren Bereich des Ösophagus zu vermeiden, die durch den unzureichenden Sphinkterverschluss gefördert wird, sollte auf große Mahlzeiten verzichtet werden. Ebenso sollte vor dem Zubettgehen keine Mahlzeit mehr eingenommen werden; im Bett selbst ist der Oberkörper möglichst in einer leicht aufrechten Position zu lagern. Sollte bei der Geburt eine Narkose notwendig werden, so ist wegen dieser Veränderungen die Gefahr einer Aspiration erhöht; wenn möglich sollte von einer Vollnarkose abgeraten werden.

> Ein häufiges Zeichen einer Frühschwangerschaft ist die **morgendliche Übelkeit**, die bei etwa 50 % aller Schwangeren auftritt und oft von Erbrechen begleitet wird (Emesis gravidarum). Ursächlich werden die durch die Trophoblastaktivität bedingte hormonelle Umstellung und psychosomatische Gründe (Stauber 1986) genannt. Erst wenn es zu rezidivierendem Erbrechen mit Störung des Elektrolythaushaltes (Hyperemesis gravidarum) kommt, ist eine stationäre Aufnahme anzuraten.

Als Folge einer verminderten Peristaltik vor allem des Kolons und der Tonus senkenden Wirkung des Gelbkörperhormons sowie der aldosteronbedingten erhöhten Wasserrückresorption findet sich bei vielen Schwangeren eine **Obstipation**. Zu empfehlen wäre eine schlackenreiche Kost.

In diesem Zusammenhang treten häufig erstmals **Hämorrhoiden** auf, deren Entstehung durch den erhöhten intraabdominellen Druck begünstigt wird.

12.9 Endokrines System

Durch die gesteigerte Sekretion von trophischen Hormonen in der **Hypophyse** sind in der Schwangerschaft alle endokrinen Drüsen der Mutter in ihrer Funktion verändert.

Die Größe der mütterlichen Hypophyse verdoppelt sich im Verlauf der Schwangerschaft, vor allem durch die Vorgänge im Hypophysenvorderlappen.

Innerhalb der ersten Tage post conceptionem steigt die Produktion von **Prolaktin** deutlich an. Später wird die Sekretion von Prolaktin durch die Aktivität des HPL unterdrückt. Prolaktin ist durch die stimulierende Wirkung auf das Drüsenparenchym der Mammae vorwiegend an der Lakto- und Galaktopoese beteiligt.

Die Freisetzung der Gonadotropine **FSH und LH** ist wegen der negativen Rückkopplung verschiedener Plazentahormone an die hypothalmisch hypophäre Achse gehemmt.

Die Sekretion des **hypophysären Wachstumshormons** (STH) ist durch das HPL sowie einer Variante des Wachstumshormons plazentaren Ursprungs in seiner Freisetzung unterdrückt, die Produktion setzt jedoch im Rahmen des Wochenbetts wieder ein.

Die Menge an **adrenokortikotropem Hormon** (ACTH), Kortisol und Kortikotropin-realising-Hormon (CRH) nimmt im Verlauf der Schwangerschaft weiter zu. Ein Teil dieser Hormone, wie insbesondere CRH, wird in erheblichen Mengen von der Plazenta gebildet und an den mütterlichen Blutkreislauf abgegeben.

Die Sekretion des **Thyreotropins** (TSH) ist im 1. Trimenon HCG-bedingt leicht vermindert, in der restlichen Schwangerschaft aber gegenüber dem nichtschwangeren Zustand unverändert.

▶ Studienbox

Der Hypophysenhinterlappen ist während der Gravidität nicht an einer gesteigerten Hormonsekretion beteiligt; so konnte kein Anstieg des für die Wehentätigkeit wichtigen Oxytozins nachgewiesen werden (Fuchs et al. 1984).

Die Vasopressinfreisetzung sowie der osmotische Schwellenwert für **Durst** sinken während der Schwangerschaft.

Das **melanotrope Hormon** (MSH) steigt erst im letzten Trimenon und kann derzeit nicht als Erklärung für die im 1. Trimenon beginnende Hyperpigmentierung der Haut herangezogen werden.

In der normal verlaufende Schwangerschaft wird der Grundumsatz der **Schilddrüse** zwar um 20 % gesteigert, die Euthyreose bleibt jedoch bestehen. Es kommt lediglich zu einer geringen Vergrößerung der Schilddrüse, die einerseits durch die Hyperplasie des Drüsengewebes, andererseits durch eine vermehrte Vaskularisierung bedingt ist (Glinoer et al. 1990).

Die 3 wichtigsten Veränderungen der Schilddrüsenfunktion sind:

- Erhöhung des zirkulierenden thyroxinbindendes Globulins (TBG),
- schilddrüsenstimulierende Faktoren vor allem plazentaren Ursprungs sowie HCG,
- verringerte Mengen an Iodid für die mütterliche Schilddrüse.

Die durch Östrogene induzierte Konzentrationserhöhung des TBG führt zu einem Anstieg der absoluten T_3- und T_4-Werte, ohne dass das freie T_3 und T_4 ansteigt. Das in der Frühschwangerschaft erhöhte, thyreotropinähnlich wirkende HCG bewirkt eine Stimulierung der mütterlichen Schilddrüse. Die Produktion von TSH ist aufgrund des negativen Feedbacks vermindert. In der Spätschwangerschaft kommt es dann zu einem relativen Absinken der Menge an freiem Schilddrüsenhormon, zu einem Sinken des HCG-Spiegels und somit zu einem TSH-Anstieg.

> Die Vermehrung des Flüssigkeitsvolumens, die gesteigerte glomäruläre Filtration sowie der fetale Bedarf führen zu einem relativen Iodmangel, der wiederum eine Vergrößerung der Schilddrüse um bis zu 20 % bedingt (Glinoer 1993).

T_3 und T_4 sollen nach neuesten Studien auch eine bedeutende Rolle in der fetalen Entwicklung des Nervensystems spielen. Im ersten Jahr nach der Geburt dürfte es bei bis zu 10 % der Mütter zu einer Dysfunktion der Schiddrüse kommen, die mit Depression und Energielosigkeit einhergeht (Learoyd et al. 1992).

Das in der Nebenschilddrüse produzierte **Parathormon** führt infolge des erhöhten Bedarfs im letzten Trimenon (erhöhter Kalziumbedarf der Mutter, Laktation, Fetus) zu einer funktionellen Hypertrophie dieser Drüsen. Das freie Kalzium bleibt im Serum unverändert, das gebundene sinkt jedoch leicht ab.

> Für den Knochenstoffwechsel spielen vor allem 1,25-Dihydroxy-Vitamin D_3, Parathormon sowie Östrogen eine große Rolle. Die Aufgaben und Funktionen des Kalzitonins in der Schwangerschaft sind noch nicht geklärt.

Die mütterliche **Nebennierenrinde**, und zwar besonders die Zona fasciculata, dürfte in die Adaptationsvorgänge der Gravidität besonders eingebunden sein. Eine Vorstufe der Mineralokortikoide, das Plasma-11-Desoxykortikosteron, steigt in der Schwangerschft kontinuierlich an; die Ursache könnte in einer Stimulierung über die fetoplazentare Einheit zu finden sein.

Aldosteron nimmt in seiner Plasmakonzentration in der 21.–24. SSW und der 28.–32. SSW ab und sinkt damit parallel zum Progesteron. Man nimmt an, dass Progesteron direkt die Aldosteronfreisetzung beeinflusst.

Bei den **Glukokortikoiden** erhöht sich das Plasmakortisol bis zum Ende der Schwangerschaft um das Doppelte und steigt während der Geburt sogar um das 2,5fache an. Einerseits steigt das östrogeninduzierte Transportglobulin, andererseits könnte eine Ursache in der Erhöhung der mütterlichen ACTH-Sekretion zu finden sein. Der gesteigerte Anteil an freiem Kortisol könnte auch eine Erklärung für die Ursache der Striae distensae liefern.

Der Hauptanteil des in der Schwangerschaft benötigten Progesterons wird nicht in der mütterlichen Nebennierenrinde, sondern in der Plazenta selbst produziert und an den mütterlichen und fetalen Kreislauf abgegeben. Dieses Hormon ist an zahlreichen adaptierenden Vorgängen beteiligt, so z. B. an der Ruhigstellung der glatten Muskulatur am Uterus und im Gastrointestinaltrakt.

Ein ganz besonders aktives endokrines Organ stellt die **Plazenta** dar. Sie spielt eine besonders wichtige Rolle bei der Adaptierung sowie Regulation von Stoffwechselvorgängen im mütterlichen Organismus und ist für die adäquate Versorgung des Fetus verantwortlich. Die Plazenta produziert eine Vielzahl von Steroidhormonen und Polipeptid- bzw. Proteinhormonen. Die

Peptid- und Proteinhormone der menschlichen Plazenta weisen durch strukturelle sowie auch funktionelle Merkmale große Ähnlichkeit mit Substanzen des Hypothalamus, wie den Releasingfaktoren, sowie auch mit Hormonen des Hypophysenvorderlappens auf.

Besonderes Interesse hat in jüngerer Zeit eine plazentare Variante des Wachstumshormons gefunden (Patel et al. 1995). Im letzten Trimenon kommt es zu einer fast vollständigen Supression der Sekretion des hypophysären Wachstumshormons; das im mütterlichen Blut zirkulierende Wachstumshormon ist fast ausschließlich plazentaren Ursprungs.

In Bezug auf die Rezeptorbindung und biologischen Eigenschaften besteht große Ähnlichkeit zwischen dem hypophysären und dem plazentaren Wachstumhormon. Das plazentare Wachstumhormon ist zusammen mit dem HPL für schwangerschaftsspezifische Umstellungen im intermediären Stoffwechsel der mütterlichen Gewebe wie besonders einer gesteigerten Insulinresistenz und einer vermehrten Lipolyse in der Spätschwangerschaft verantwortlich. Ebenso spricht man dem aus dem Mutterkuchen entstehendem Wachstumshormon eine laktogene Wirkung zu.

12.10 Psychische Veränderungen

Schwangerschaft, Geburt und Wochenbett führen im Leben einer Frau zu einer Vielzahl von tiefgreifenden Veränderungen biologischer, psychischer und sozialer Natur, die in einem relativ kurzen Zeitraum zu bewältigen sind und damit zu einer ausgeprägten Reifungs- und Entwicklungskrise führen können.

Im Rahmen der **Frühschwangerschaft** kommt es zu teilweise auch hormonell bedingten Veränderungen des vegetativen Nervensystems mit unterschiedlichem Ausprägungsgrad. Die Symptome können vielfältig sein; häufig werden Schlafstörungen, Antriebsminderung und Veränderungen der Stimmungslage im Sinne einer Depression beschrieben, oft einhergehend mit schlechtem Allgemeinbefinden.

Das 1. und 2. Trimenon sind fast immer von intensiven Emotionen und widersprüchlichen Gefühlen begleitet, die eine adäquate Antwort auf die unterschiedlichen Belastungen sind. In diesem Zusammenhang ist es besonders wichtig, die Frau und ihren Partner auf den normalen Charakter dieser Ambivalenz hinzuweisen, um etwaigen Konflikten im Vorhinein entgegenwirken.

In psychischen Ausnahmesituationen, wie Verlust des Partners, ungewollte Schwangerschaft, sehr junge Schwangere, jahrelanger Kinderwunsch u. a., kann es sogar zum Wunsch der Beendigung der Schwangerschaft kommen. Dies lässt sich durch die Sorge und Angst vor der zukünftigen ungewissen Entwicklung sowie durch eine unbewusste Ablehnung der Schwangerschaft erklären. Man nimmt an, dass vor allem auch die Vorstellung von Schwierigkeiten bei der bevorstehenden Geburt zu den Reaktionen Anlass gibt.

> Im 2. Trimenon der Schwangerschaft ist das Wohlbefinden der schwangeren Frau besonders ausgeprägt, und in diesem Zeitabschnitt besteht auch ein hohes Maß an körperlicher Leistungsfähigkeit.

In der **Spätschwangerschaft** kommt es durch das Spüren der kindlichen Bewegungen, aber auch durch die Visualisierung des Kindes im Ultraschall (Langer et al. 1988) zu einer Stabilisierung der seelischen Befindlichkeit der werdenden Mutter (Stauber 1986). In dieser Phase ist dann auch eine verstärkte seelische Bindung an das Baby zu beobachten, die bis zu einem gewissen Grad mit einer Introversion verbunden ist.

> Die enge Verbindung mit dem noch Ungeborenen ist für die Partnerbeziehung eine oft sehr schwierige Phase, da sie eine Umorientierung und Neuordnung der Familie bedingt. Die Frau erwartet in dieser Situation eine besonders starke emotionelle Unterstützung durch ihren Partner.

Während der Entbindung ist die Frau der größten psychischen Belastung ausgesetzt, da sie mit massiven Ängsten den kommenden Ereignissen, vor allem der einsetzenden Wehentätigkeit, entgegensieht. Aus dieser Furcht ergibt sich das von Grantly beschriebene Syndrom aus Angst, Spannung und Schmerz, das auf den Verlauf der Geburt einen ungünstigen Einfluss nehmen kann. Hier ist es von besonderer Wichtigkeit, der Schwangeren schon im letzten Trimenon eine gute Geburtsvorbereitung anzuraten. Kommt es jedoch trotzdem zu dem beschriebenen Circulus vitiosus, so kann man z. B. durch eine Periduralanästhesie den gewünschten Erfolg hinsichtlich der Entspannung erreichen.

> Als **Regression der Gebärenden** wird jene Verhaltensweise aus der Kindheit bezeichnet, durch welche die Frau Geborgenheit und Schutz beim betreuenden Personal sucht und sich durch »Klammern« an in der Nähe befindliche Personen Halt verschafft. So lässt sich auch die gut beeinflussbare Beziehung zwischen Gebärender sowie Hebamme und Arzt erklären, die mithilft, die Geburt positiv zu beeinflussen.

Retrospektiv betrachtet ist das größte Glückserlebnis für die Mutter die Geburt ihres Kindes, die damit vollbrachte eigenständige Leistung sowie die erste Kontaktaufnahme mit dem Neugeborenen. Die Schmerzerlebnisse unter der Geburt sind vergessen und werden durch eine möglichst ungestörtes Kennenlernen (»bonding«) ersetzt. Vor allem für Eltern mit ambivalenten Gefühlen kann dieser Zeitraum bedeutsam sein.

Zur Förderung der Mutter-Kind-Beziehung ist das frühes Anlegen an die Mutterbrust besonders wichtig.

Während des Wochenbetts kommen zu den Gefühlen der Freude und des Stolzes wiederum Ängste im Sinne der Ambivalenz (Insuffizienzgefühle, Enttäuschungen etc.) hinzu. »Heultage« im Sinne der Entlastung nach der Geburt sind nicht selten und werden von den Müttern als besonders unangenehm bzw. sogar lächerlich empfunden. Auch hier ist es wichtig, der Frau die Bestätigung zu geben, dass diese Gefühle normal sind und ohne Scham erlebt werden sollen.

Literatur

Clapp JF, Seaward BL, Sleamaker RH, Hiser J (1988) Maternal physiologic adaptations to early human pregnancy. Am J Obstet Gynecol 159: 1456

Clark SL, Cotton BD, Tolley D (1989) Central hemodynamic assessment of normal term pregnancy. Am J Obstet Gynecol 161: 439–442

Csapo A, Jaffin H, Kerenyi T (1963) Volume and activity of the pregnant human uterus. Am J Obstet Gynecol 85: 819

Dahri S, Reusens B, Remacle C, Hoet JJ (1995) Nutritional influences on pancreatic development and potential links with non-insuline-dependent diabetes. Proc Nutr Soc 54: 345–356

Duvetkot JJ, Cheriex EC, Pieters F, Menheer P, Peeters L (1993) Early pregnancy changes in haemodynamics and volume homoeostasis are consecutive adjustments triggered by a primary fall in systemic vascular tone. Am J Obstet Gynecol 169: 1382–1392

Fuchs AR, Fuchs F, Husslein P, Soloff MS (1984) Oxytocin receptors in pregnant human uterus during pregnancy and parturition. Am J Obstet Gynecol 150: 734

Garfield RE, Kannan M, Daniel E (1980) Gap junction formation in myometrium: control by estrogens, progesterone and prostaglandins. Am J Physiol 238: 681

Glinoer D (1993) Maternal thyroid function in pregnancy. J Endocrinol Invest 16: 374–378

Glinoer D, deNayer P, Bourdoux P et al. (1990) Regulation of maternal thyroid during pregnancy. J Clin Endocrinol Metab 71: 276

Goeschen K (1984) Extragenitale maternale Symptome in der Gravidität. In: Martius G, Schmidt-Gollowitzer M (Hrsg) Differenzialdiagnose in Geburtshilfe und Gynäkologie. Thieme, Stuttgart, S 185–262

Hasselbach W (1965) Die kontraktilen Strukturen der Uterusmuskulatur. Arch Gynäkol 202: 23

Husslein P (1984) Die Bedeutung von Oxytocin und Prostaglandinen für den Geburtsmachanismus beim Menschen. Wien Klin Wochenschr 96 [Suppl]: 155

Husslein P, Ahner R (1998) Schwangerschaftsveränderungen des mütterlichen Organismus. In: Martius G (Hrsg) Praxis der Frauenheilkunde, Bd 2: Geburtshilfe und Perinatologie. Thieme, Stuttgart

Langer M, Ringler M, Reinold E (1988) Psychological effects of ultrasound examinations: charges of body perception and child image. J Psychosom Obstet Gynaecol 8: 199–208

Learoyd DL, Fung HY, Mc Gregor AM (1992) Postpartum thyroid dysfunction. Thyroid 2: 73–80

Longo LD (1983) Maternal blood volume and cardiac output during pregnancy: A hypothesis of endocrinologic control. Am J Physiol 245: 720–729

Lund CJ (1951) Studies in the iron deficiency anaemia of pregnancy, including plasma volume, total hemoglobin in treated notmal and anaemic patients. Am J Obstet Gynecol 62: 947

Mabie WC, Di Sessa TG, Crocker LG, Sibai BM, Arheart KL (1994) A longitudinal study of cardiac output in normal human pregnancy. Am J Obstet Gynecol 170: 849–856

Matkies F, Webs B, Baumann M, Holzinger H, Dorguth H, Claus V (1977) Tagespläne zur Ernährung während der Schwangerschaft und Stillzeit sowie unter Normalbedingungen. Fortschr Med 101: 678

Patel N, Alsat E, Igout A, Baron F, Hennen G, Porquet D, Evain-Brion D (1995) Glucose inhibits human placental GH secretion, in vitro. J Clin Endocrinol Metab 80: 1743–1746

Rath W, Theobald P, Kühnle H, Kuhn W (1984) Prostaglandin-induced changes in the pregnant human cervix. In: Toppozada M, Bydgeman M, Hafez ESE (eds) Prostaglandins and fertility regulation. MT Press, Lancester, p 207

Rechberger T, Uldbjerg N, Oxlund H (1988) Connective tissue changes in the cervix during normal pregnancy and pregnancy complicated by cervicl incompetence. Obstet Gynecol 71: 563

Schneider H (1996) Herz-Kreislauf-System. In: Martius G, Breckwoldt M, Pfleiderer A (Hrsg) Lehrbuch der Gynäkologie und Geburtshilfe, 2. Aufl. Thieme, Stuttgart

Schrier RW, Briner VA (1991) Peripheral aterial vasodilation hypothesis of sodium and water retension in pregnancy: implications for pathogenesis of preeclampsia-eclampsia. Obstet Gynecol 77: 632–639

Spätling L, Spätling G (1988) Magnesium supplementation in pregnancy. A double blind study. Br J Obstet Gynaecol 95: 120–125

Stauber M (1986) Psychosoziale Aspekte der Schwangerenbetreuung. In: Künzel W, Wulf KH (Hrsg) Die normale Schwangerschaft. Urban & Schwarzenberg, München (Klinik der Frauenheilkunde und Geburtsheilkunde, Bd IV, S 89–95)

Uldbjerg N, Ekman G, Malstroem A, Ollson K, Ulmsten U (1983) Ripening the human uterin cervix related to changes in collagen glycosaminglycans and collagenolytic activity. Am J Obstet Gynecol 147: 662

Wilson A (1982) Pulmonary physiology of pregnancy. In: Elkayam U, Gleicher N (eds) Cardiac problems of pregnancy. Liss, New York, pp 27–34

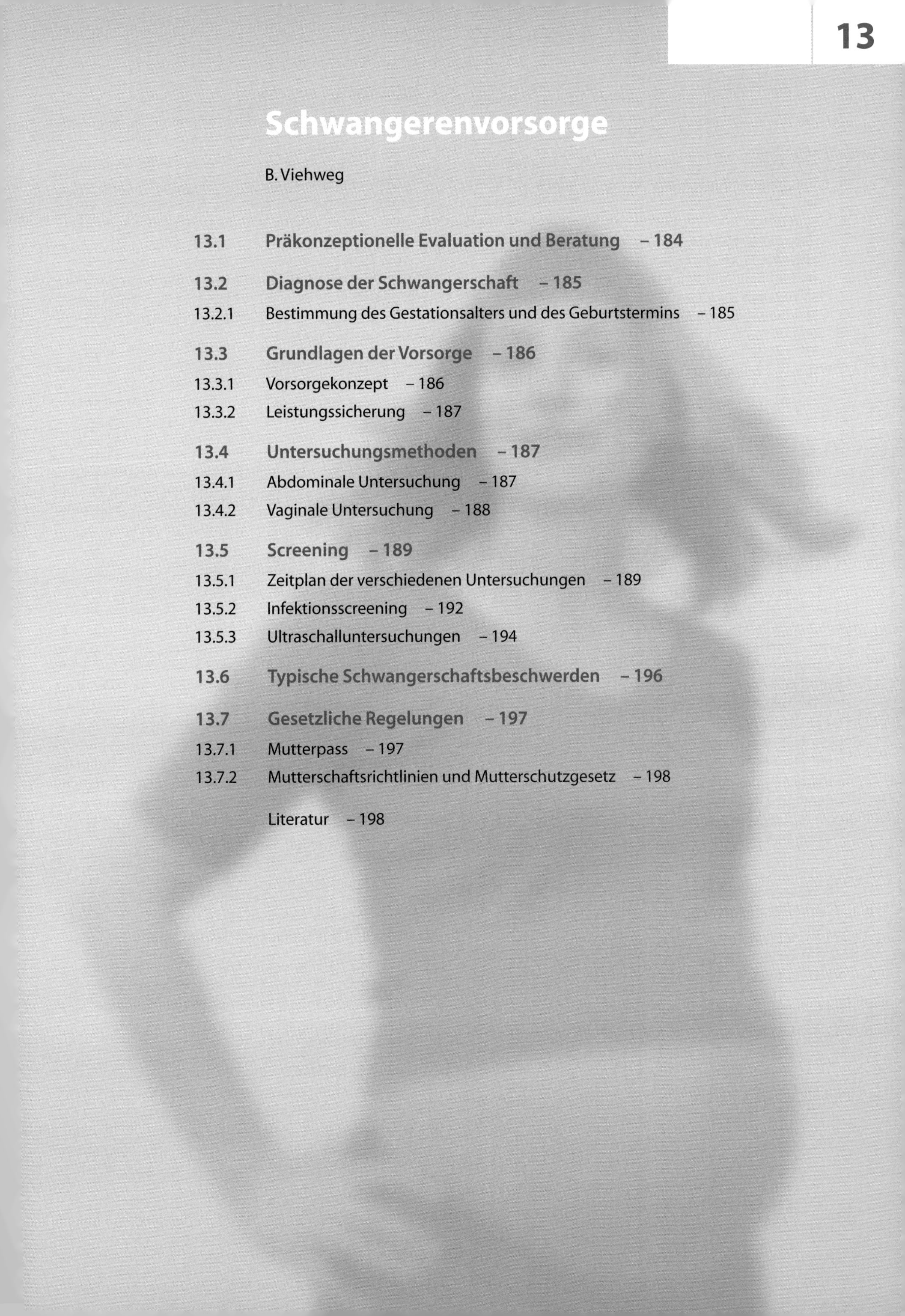

Schwangerenvorsorge

B. Viehweg

Kurz-Überblick

Schwangerenvorsorge umfasst Gesundheitsberatung, Prävention, Screening sowie die rechtzeitige Erkennung und Behandlung von Gefahren für Leben und Gesundheit von Mutter und Kind. Hierbei ist zwischen einem Behandlungsprogramm für die ungestörte Schwangerschaft mit einer Sequenz grundsätzlicher Maßnahmen, die zu bestimmten Zeitpunkten der Gravidität durchzuführen sind, und einem Katalog spezieller Maßnahmen einschließlich spezieller Hinweis- und Beratungspflichten für eine intensivierte Betreuung von Risikoschwangerschaften zu unterscheiden.

Schwangerenvorsorgeprogramme haben ihre primäre Gültigkeit im Sozialversicherungsbereich, stellen jedoch gleichzeitig Leistungsstandards für eine ausreichende zweckmäßige und wirtschaftliche medizinische Betreuung während der Schwangerschaft und nach der Entbindung dar, die kontinuierlich dem neuesten Stand gesicherter ärztlicher Erkenntnisse angepasst werden.

Auch wenn eine globale Einschätzung der Effektivität der Schwangerenvorsorge schwierig ist, besteht kein Zweifel an dem positiven Einfluss auf die mütterliche und kindliche Gesundheit, was nicht zuletzt auch in der hohen Akzeptanz durch die Schwangeren zum Ausdruck kommt.

13.1 Präkonzeptionelle Evaluation und Beratung

Schwangerschaft ist keine Krankheit, jedoch bedeuten die umfassenden adaptativen Veränderungen des weiblichen Organismus eine erhebliche physiologische Mehrbelastung (s. Kap. 12). Auch für die Frucht stellt die Periode zwischen Konzeption und Geburt eine kritische Phase dar. Schätzungsweise 50 % aller Schwangerschaften gehen bereits durch Frühaborte allein in den ersten 4 Wochen nach der Konzeption verloren (Voigt 1996). Demnach sind Schwangerschaft und Geburt bereits unter physiologischen Bedingungen mit einem eigenen gesundheitlichen Risiko verbunden.

Die Aufgabe einer präkonzeptionellen Gesundheitsfürsorge (»prepregnancy care«) besteht in der Einschätzung und Abwägung der potenziellen individuellen Gefährdung für Mutter und Kind. Die Beachtung medizinischer, geburtshilflicher und genetischer Faktoren kann den Ausgang einer nachfolgenden Schwangerschaft eindeutig verbessern (s. Übersicht). Frauen mit belastender Anamnese infolge früher durchgemachter oder bestehender Erkrankungen sollten bei geplanter Elternschaft vor Eintritt der Schwangerschaft umfassend beraten werden.

Schwerpunkte präkonzeptioneller Gesundheitsfürsorge (in Anlehnung an Jack u. Culpepper 1990)

- Systematische Diagnostik präkonzeptioneller Risiken bei allen fertilen Frauen (Familien- und Eigenanamnese, gynäkologische und soziale Anamnese, Allgemeinzustand, Arzneimittel)
- Risikoorientierte Aufklärung und Beratung
- Einschätzung des potentiellen Risikos einer Schwangerschaft für Mutter und Kind bei vorbestehenden Erkrankungen
- Genetische Beratung und Diagnostik
- Immunstatus und Impfschutz (Röteln, Hepatitis)
- Ernährung und gesunde Lebensweise
- Soziale, finanzielle und psychologische Aspekte
- Wahl des Schwangerschaftszeitpunkts und der Geburtsintervalle, einschließlich Kontrazeption
- Frühzeitige und kontinuierliche Schwangerenvorsorge und gezielte risikoorientierte Betreuung

Die humangenetische Beratung und Diagnostik hat wesentlichen Anteil an der präkonzeptionellen Vorsorge bei Erbkrankheiten oder Fehlbildungen in der Familie, gehäuften Fehlgeburten, Strahlenexposition, Zytostatikatherapie, Kontakt mit Schadstoffen oder Umweltnoxen und erhöhtem mütterlichen Alter (s. Kap. 6). Die Einleitung von Maßnahmen für eine bestmögliche Vorbereitung auf eine geplante Elternschaft, die Wahl des Schwangerschaftszeitpunkts, die Prüfung des optimalen Entbindungsverfahrens und die Abschätzung der mütterlichen Gefährdung im Wochenbett erfordern eine enge Zusammenarbeit von Frauenärzten mit den Spezialisten der anderen medizinischen Fachgebiete (Summers u. Gegor 1995). Veranlassung operativer oder medikamentöser Maßnahmen zur Verbesserung des mütterlichen Gesundheitszustandes, medikamentöse Umstellungen, insbesondere bei notwendiger Dauertherapie mit Pharmaka, die in der Schwangerschaft kontraindiziert sind, und die Behandlung eines Drogen- oder Alkoholabusus sind Möglichkeiten, das mütterliche und kindliche Risiko zu mindern. Aufmerksamkeit erfordern ebenfalls mütterlicher Immunitätsstatus und Impfschutz. Fragen der medikamentösen Prävention von Fehlbildungen sowie die Orientierung auf eine schwangerschaftsbewusste Lebensweise (Verzicht auf Zigarettenkonsum) stellen Aufgaben einer vorbeugenden Gesundheitsfürsorge dar (Dudenhausen 1995).

> In der täglichen Praxis erfolgt die Inanspruchnahme einer präkonzeptionellen Schwangerenvorsorge, selbst bei Erkrankungen mit gut bekannten mütterlichen und kindlichen Risiken (insulinpflichtiger Diabetes mellitus), bislang eher ungenügend.

In Anbetracht des Nutzens präkonzeptioneller Einflussnahme auf die Reduzierung der mütterlichen und kindlichen Morbidität und Mortalität bis hin zur Vermeidung medizinisch notwendiger Schwangerschaftsabbrüche gewinnt die Betreuung vor einer geplanten Schwangerschaft bei potenzieller mütterlicher und kindlicher Gefährdung zunehmend an Bedeutung (ACOG 1995).

13.2 Diagnose der Schwangerschaft

Die Feststellung der Schwangerschaft sollte möglichst schon nach dem ersten, spätestens nach dem zweiten Ausbleiben der Menstruation erfolgen. Die Schwangerschaftsdiagnostik stützt sich zunächst auf die Angaben der Frau und damit auf die sorgfältige Erhebung der Anamnese (Ausbleiben der Menstruation, subjektive Schwangerschaftsbeschwerden).

Laut Mutterschaftsrichtlinien ist die Feststellung der Schwangerschaft Bestandteil der kurativen Versorgung. Sie erfolgt in der Regel durch bimanuelle Palpation. Bei den diagnostischen Merkmalen lassen sich »unsichere« (anamnestische Angaben der Frau), »wahrscheinliche« (bei der Untersuchung feststellbare Veränderungen) und »sichere« (objektive Hinweise auf fetales Leben) Schwangerschaftszeichen unterscheiden.

Immunologische Schwangerschaftstests (Nachweis von HCG im Urin oder Serum) haben bei medizinischen Indikationen besondere Berechtigung (frühe Störungen der Schwangerschaft; geplante diagnostische und therapeutische Maßnahmen, die bei bestehender Frühschwangerschaft kontraindiziert sind). Häufig dienen sie auch einer orientierenden Voruntersuchung durch die Frau selbst.

Ultraschalluntersuchungen sind bei Diskrepanzen zwischen Tastbefund und Schwangerschaftsdauer [Mehrlinge, Blasenmole, Zweifel an der Vitalität der Frucht (»missed abortion«), Verdacht auf Extrauteringravidität], aber auch bei fehlenden oder unklaren Regelangaben angezeigt.

Die **gynäkologische Untersuchung** stützt sich auf die Feststellung der genitalen Schwangerschaftsveränderungen. Sie beginnt mit der Inspektion. Bei der Spekulumeinstellung ist im Falle einer Schwangerschaft eine typische livide Verfärbung von Vagina und Portio zu erkennen. Erfolgte keine regelmäßige Krebsvorsorgeuntersuchung, sind Kolposkopie und die Entnahme von Abstrichen für die zytologische Untersuchung bei der Erstuntersuchung erforderlich. Die Kolposkopie hat auch einen eigenen Stellenwert für die Diagnostik einer Kolpitis. Bei Zeichen einer Entzündung oder Fluor erfolgen Sekretentnahmen zur weiteren Diagnostik im Nativpräparat bzw. in der Kultur. Beschaffenheit und Länge der Zervix sollten ebenfalls beurteilt werden. Ein klaffender Muttermund (Emmet-Riss) oder eine Rarifizierung der Zervix nach Konisation können die Verschlussfunktion der Zervix während der Schwangerschaft beeinträchtigen. Bei der Untersuchung sollte auch auf typische Veränderungen der Scheide (Weite, Dehnbarkeit, samtartige Oberfläche, livide Verfärbung) geachtet werden (Scheidenzeichen).

Bei der **bimanuellen Palpation** ist die Beurteilung von Vergrößerung, Auflockerung und Konsistenzwechsel der Gebärmutter für die Schwangerschaftsfeststellung am zuverlässigsten (Uteruszeichen). Berücksichtigt man die Größenzunahme der Gebärmutter in den ersten 3 Schwangerschaftsmonaten, so wird deutlich, dass eine Uterusvergrößerung erst nach der 6. SSW p. m. tastbar ist:

- Ende des 1. Monats: Uterus nicht oder nur wenig vergrößert;
- Ende des 2. Monats: Uterus etwa gänseeigroß;
- Ende des 3. Monats: Uterus faustgroß, am Oberrand der Symphyse tastbar.

Gleichzeitig lässt sich feststellen, ob sich der Uterus in einer normalen Lage befindet. Bei mobiler Retroflexio uteri richtet sich die Gebärmutter bis zur 12. SSW selbst auf.

Einseitige weiche Ausladungen des Corpus uteri in der Frühschwangerschaft, die der Stelle der Implantation entsprechen (Piskaček-Zeichen), sind von pathologischen Befunden im Bereich von Uterus und Adnexen abzugrenzen. Abschließend wird die Uterusgröße mit dem mutmaßlichen Schwangerschaftsalter verglichen.

13.2.1 Bestimmung des Gestationsalters und des Geburtstermins

Die Bestimmung des Gestationsalters bzw. des zu erwartenden Geburtstermins sollte bereits bei der Schwangerschaftsfeststellung erfolgen. Die Kenntnis des Geburtstermins hat besondere Bedeutung für die spätere Einschätzung des fetalen Wachstums (fetale Wachstumsretardierung, Makrosomie), der zu erwartenden Überlebensfähigkeit des Kindes bei nicht aufzuhaltender Frühgeburt oder medizinisch notwendiger vorzeitiger Entbindung und für die rechtzeitige Erfassung der mit Tragzeitüberschreitung und Übertragung einhergehenden Risiken.

Für die Bestimmung des Gestationsalters und Geburtstermins sind Menstruationstermin und, falls bekannt, Ovulationstermin oder Konzeptionstermin geeignet. Ausgehend vom ersten Tag der letzten Regelblutung wird eine mittlere Schwangerschaftsdauer post menstruationem von 280 (282) Tagen bzw. 40 vollendeten Wochen bzw. 10 Lunarmonaten zugrunde gelegt. Dabei werden für reifgeborene Kinder Abweichungen von ± 10,8 Tagen bis 12,7 Tagen angegeben.

> Die mittlere Schwangerschaftsdauer post conceptionem beträgt 266 (267) Tage. Die Schwankungsbreite ist mit ± 7,6 Tagen geringer. Wurde die Basaltemperatur gemessen, so wird der Tag des Temperaturanstiegs als Konzeptionstermin angenommen.

In der Praxis erfolgt die **Bestimmung des voraussichtlichen Geburtstermins** nach der Naegele-Regel:

1. Tag der letzten Menstruation – 3 Monate + 7 Tage + 1 Jahr = voraussichtlicher Geburtstermin.

Voraussetzung sind verlässliche Angaben zur letzten Menstruation (Regelkalender) und ein stabiler Zyklus von 28 Tagen.

Bei **verkürztem oder verlängertem Zyklus** kommt die erweiterte Naegele-Regel zur Anwendung:

1. Tag der letzten Menstruation – 3 Monate + 7 Tage ± x Tage + 1 Jahr = voraussichtlicher Geburtstermin,

wobei x die Anzahl der Tage bedeutet, um die der Zyklus vom 28-tägigen Rhythmus abweicht.

Die **Berechnung des Entbindungstermins anhand des Konzeptionstermins** erfolgt nach der Regel:

Konzeptionstermin – 3 Monate – 7 Tage + 1 Jahr = voraussichtlicher Geburtstermin.

In der täglichen Routine erleichtern kommerziell angebotene Hilfsmittel wie Gravidarien (Schwangerschaftskalender) die Bestimmung des jeweiligen Schwangerschaftsalters und die Berechnung des Geburtstermins.

Studienbox

Aufgrund physiologischer Schwankungen der Schwangerschaftsdauer erfolgen nur etwa 4% aller Geburten genau am errechneten Termin (Mai et al. 1995). Bei regelmäßigen Zyklen und bekannter letzter Menstruation werden 88% der Kinder in einem Zeitraum ±14 Tage um den errechneten Termin nach spontanem Wehenbeginn geboren (Rempen 1996).

- Ergeben sich Differenzen zwischen Uterusgröße und dem errechneten Schwangerschaftsalter von ±2 Wochen oder mehr, so ist eine kritische Überprüfung des Geburtstermins erforderlich.
- In der Frühschwangerschaft kann das Positivwerden eines Schwangerschaftstests hilfreich sein. Im mütterlichen Morgenurin sind immunologische Schwangerschaftstests auf HCG am 36.–40. Tag nach der letzten Menstruation positiv.
- Durch Bestimmung von β-HCG im mütterlichen Serum kann die Schwangerschaft noch vor Ausbleiben der Menstruation, etwa 8–10 Tage nach der Konzeption, nachgewiesen werden.
- Gut geeignet sind auch Basaltemperaturmessungen, die jedoch eher im Ausnahmefall zur Verfügung stehen. Bleibt die etwa 1 Tag nach dem Eisprung um 0,5–0,6 °C erhöhte Basaltemperatur länger als 16 Tage bestehen, so ist mit einer Zuverlässigkeit von 97% mit einer Schwangerschaft zu rechnen.
- Am besten geeignet in der frühen Schwangerschaft ist die Sonographie (s. Kap. 16).

Cave

Nach der 20. SSW werden Terminbestimmungen durch Ultraschalluntersuchungen aufgrund des unterschiedlichen individuellen fetalen Wachstums zunehmend unzuverlässiger. Vor leichtfertigen Korrekturen des Geburtstermins auf der Basis alleiniger Ultraschalluntersuchungen in der 2. Hälfte der Schwangerschaft ist deshalb zu warnen.

Die Berücksichtigung des Auftretens der ersten **Kindsbewegungen** kann die Tragzeitberechnung unterstützen. Die Schwangeren sollten rechtzeitig angehalten werden, auf die Kindsbewegungen zu achten, um verlässliche Angaben zu erhalten. Erstgebärende bemerken die Kindsbewegungen erstmalig in der 20. und Mehrgebärende in der 18. SSW. Für die Überprüfung des Geburtstermins hat es sich bewährt, anamnestische Daten, klinische Befunde und sonographische Messdaten in einem Tragzeitschema zu protokollieren und auf Übereinstimmung oder Diskrepanzen zu vergleichen. Korrekturen der Tragzeit und des Geburtstermins sollen nur in begründeten Fällen und möglichst in der ersten Schwangerschaftshälfte erfolgen.

> Die Schwangerschaftsdauer wird in vollendeten Wochen unter zusätzlicher Nennung der Tage der angebrochenen Schwangerschaftswoche angegeben. Entsprechend einer Empfehlung der WHO beträgt die Tragzeit bei
> - Frühgeburt: < 37 vollendete Schwangerschaftswochen (bis 258 Tage p.m. = 36,6 SSW);
> - Geburt am Termin: 37 bis < 42 vollendete Schwangerschaftswochen (259–293 Tage p.m. = 37,0–41,6 SSW);
> - Übertragung: 42 oder mehr vollendete Schwangerschaftswochen (294 Tage p.m. oder mehr = 42,0 SSW oder mehr).

13.3 Grundlagen der Vorsorge

Schwangerenvorsorge ist eine der ältesten gut organisierten Maßnahmen der Präventionsmedizin. Erste Vorstellungen einer Schwangerenbetreuung existierten bereits vor 100 Jahren. Ballantyne forderte 1901 neben medizinischer auch eine soziale Betreuung Schwangerer. In Deutschland hat Döderlein (1942) besondere Verdienste um den Aufbau einer Schwangerenvorsorge. Aus der modernen Geburtshilfe ist die Schwangerenvorsorge nicht mehr wegzudenken (Villar u. Bergsjo 1997).

13.3.1 Vorsorgekonzept

Das Vorsorgekonzept umfasst Screening, Diagnose und Therapie sowie Information und Beratung.

Screening. Erhebung des Gesundheitszustandes mit Erkennung oder Ausschluss von bestimmten Risiken. Die Wiederholung verschiedener Screeninguntersuchungen dient der rechtzeitigen Erfassung von Veränderungen im Verlauf der Schwangerschaft.

Diagnose und Therapie. Entsprechend dem erhobenen Risikoprofil erfolgt eine individuelle, angemessene Diagnostik mit dem Ziel der frühzeitigen Erkennung mütterlicher Erkrankungen sowie Störungen des Schwangerschaftsverlaufs und deren Behandlung.

Information und Beratung. Bei der Überbetonung der Bedeutung der zahlreichen medizinischen Maßnahmen für Screening und Diagnostik bleibt für Beratung und Aufklärung der Schwangeren im Rahmen der ärztlichen Schwangerenvorsorge nicht selten wenig Zeit. Beratung ist jedoch ein wesentlicher Bestandteil der Schwangerenbetreuung. Der wiederholte Kontakt der Schwangeren mit Arzt oder Hebamme schafft eine Vertrauenssituation, die nicht nur zu einer besseren Patientenzufriedenheit beiträgt, sondern auch Akzeptanz und Teilnahme am Vorsorgeprogramm fördert. Das Wissen der Schwangeren über Schwangerschaftsverlauf, Geburt und Wochenbett sowie die schwangerschaftsbedingten körperlichen und psychischen Veränderungen weckt das Bewusstsein für ein der Schwangerschaft angemessenes Gesundheitsverhalten.

> Die Inhalte der Beratung sollten sich an den Schwerpunkten in den verschiedenen Phasen der Schwangerschaft orientieren. Je nach Bedarf ist auch die Hilfe spezieller Beratungsstellen (Sozialdienst, Drogenberatung usw.) für die Beeinflussung und Verbesserung ungünstiger Lebensumstände in das Gesamtkonzept einer umfassenden Schwangerenvorsorge zu integrieren (Schneider 1997).

13.3.2 Leistungssicherung

Die Grundlage für die zu erbringenden Leistungen in der Schwangerenvorsorge ergibt sich in **Deutschland** aus den »Mutterschafts-Richtlinien«. Die seit 1. Januar 1966 gültigen »Richtlinien des Bundesausschusses der Ärzte und Krankenkassen über die ärztliche Betreuung während der Schwangerschaft und nach Entbindung« und der 1968 eingeführte Mutterpass sind in der Vergangenheit mehrfach ergänzt und wiederholt aktualisiert worden (letzte Änderung: 23. Oktober 1998) (Mutterschaftsrichtlinien Deutschland).

Ärztliche Schwangerenvorsorge findet in Deutschland eine hohe Akzeptanz (Behrens u. Goeschen 1995) und wird von mehr als 95 % aller Schwangeren in Anspruch genommen (laut Perinatalerhebungen 1999 ohne Mutterpass: in Bayern 0,6 %, Niedersachsen 0,7 %, Sachsen 0,7 %, Sachsen-Anhalt 1,0 %, Rheinland-Pfalz 1,9 %).

In **Österreich** regelt das Mutter-Kind-Pass-Untersuchungsprogramm die Sicherung der medizinischen Grundbetreuung der Schwangeren und des Kindes (22. Januar 1997) (Mutter-Kind-Pass-Verordnung Österreich).

In der **Schweiz** ist die Kostensicherung der Leistungen bei Mutterschaft im Bundesgesetz über die Krankenversicherung (Art. 29, 18. März 1994, revidiert 1. Januar 1996) festgelegt. In der Verordnung über Leistungen in der obligatorischen Krankenpflegeversicherung (Krankenpflege-Leistungsverordnung, 29. September 1995, geändert 26. April 1996) sind die besonderen Leistungen bei Mutterschaft (Kap. 4 Art. 13–16) ausgewiesen (Mutterschutzgesetz Schweiz).

Entsprechend der Präambel der Mutterschaftsrichtlinien dient in **Deutschland** die ärztliche Schwangerenvorsorge der »Sicherung einer nach den Regeln der ärztlichen Kunst und unter Berücksichtigung des allgemein anerkannten Standes der medizinischen Erkenntnisse ausreichenden und zweckmäßigen und wirtschaftlichen ärztlichen Betreuung während der Schwangerschaft und nach der Entbindung«. Als Ziel ist die Abwendung möglicher Gefahren für Leben und Gesundheit von Mutter und Kind sowie die frühzeitige Erkennung und rechtzeitige Behandlung von Risikoschwangerschaften und Risikogeburten definiert. Davon ausgehend wird in den Mutterschaftsrichtlinien Katalog A

- »Feststellung der Schwangerschaft, Untersuchungen und Beratungen sowie sonstige Maßnahmen während der Schwangerschaft« im Sinne einer Basisbetreuung, auf die alle Schwangeren Anspruch haben, und
- Katolog B: »Erkennung und besondere Überwachung der Risikoschwangerschaften und Risikogeburten« mit zusätzlichen Maßnahmen für eine intensivere Betreuung unterschieden (s. Viehweg et al. 2000).

Die Mutterschaftsrichtlinien enthalten neben einer Sequenz von Untersuchungen, die zu bestimmten Zeitpunkten während der Schwangerschaft durchzuführen sind, spezielle Beratungs- und Hinweispflichten und Kataloge für zusätzliche Maßnahmen bei entsprechendem Risiko. Damit ergibt sich ein Behandlungsprogramm für die ärztliche Schwangerenvorsorge, dessen Gültigkeit primär im Sozialversicherungsbereich besteht. Gleichzeitig wurden Leistungsstandards geschaffen, die kontinuierlich dem neuesten Stand gesicherter ärztlicher Erkenntnisse angepasst werden. Dabei ist nicht zu übersehen, dass die Mutterschaftsrichtlinien zunehmend auch außerhalb des Bereichs der Sozialversicherung normative Wirkungen entfalten, die sich auch in der Rechtssprechung widerspiegeln (Ratzel 1996).

13.4 Untersuchungsmethoden

13.4.1 Abdominale Untersuchung

Die äußeren geburtshilflichen Untersuchungen dienen der Kontrolle

- des Höhenstandes des Gebärmutterfundus,
- der kindlichen Herzaktionen,
- der Lage des Kindes

und sind bei jeder Folgeuntersuchung gemäß den Mutterschaftsrichtlinien zu wiederholen.

Die **äußere Untersuchung** wird auf einer Untersuchungsliege durchgeführt. Die Schwangere liegt mit ausgestreckten Beinen und entleerter Harnblase auf dem Rücken. Vor der Ausführung der Leopold-Handgriffe sollte die Inspektion des Abdomens erfolgen, wobei Größe und Form des Uterus und die Form des Nabels (erhalten/verstrichen) beurteilt werden. Bei den Handgriffen 1–3 sitzt der Untersucher neben der Schwangeren, Gesicht zu Gesicht. Während der Ausführung des 4. Leopold-Handgriffs dreht der Untersucher der Schwangeren den Rücken zu.

Erster Leopold-Handgriff. Mit der Ulnarseite beider Hände wird der Uterusfundus umfasst und, abhängig von der Tragzeit, die Distanz zwischen Symphyse, Nabel oder rechtem Rippenbogen in Fingerbreiten bestimmt. Gleichzeitig dient der Handgriff der Ermittlung des im Fundus liegenden Kindsteils. Dabei ist auf die typischen Unterscheidungsmerkmale zwischen Kopf und Steiß zu achten.

Zweiter Leopold-Handgriff. Beide Hände liegen flach und parallel an den Seiten des Uterus und tasten abwechselnd in die Tiefe. Neben der Stellung des kindlichen Rückens können Abweichungen der Lage des Kindes diagnostiziert werden (Schräglage, Querlage).

Dritter Leopold-Handgriff. Zwischen Daumen und abgespreizten Fingern wird der vorangehende Teil des Kindes unmittelbar oberhalb der Symphyse umfasst und geprüft, ob es sich um den Kopf (groß, gleichmäßig hart und rund, Ballotement) oder Steiß (kleiner, weicher, uneben, relativ unbeweglich) handelt. Voraussetzung ist, dass der vorangehende Teil noch ganz oder weitgehend über dem Beckeneingang steht. Unter **Ballotement** versteht man das Anschlagen des kindlichen Kopfes an die Finger, infolge der Beweglichkeit des Kopfes gegenüber dem Rumpf, wenn man den Kopf ruckartig, aber zart hin und her bewegt. Bei Querlage ist kein vorangehender Teil tastbar.

Vierter Leopold-Handgriff. Beide Hände dringen mit aufeinander gerichteten Fingerspitzen oberhalb der Schambeinäste vorsichtig in Richtung kleines Becken ein und versuchen den vorangehenden Teil zu umfassen, um dessen Beziehung zum Beckeneingang zu ermitteln.

Zusatzhandgriff nach Zangenmeister. Eine Hand wird auf den fest im Beckeneingang stehenden Kopf, die andere Hand auf die Symphyse gelegt. Steht der Kopf hinter der Symphyse zurück, so besteht kein Verdacht auf ein Missverhältnis. Da die Aussagefähigkeit erst nach Einsetzen der Wehentätigkeit gegeben ist, hat dieser Handgriff vor allem unter der Geburt Bedeutung.

Symphysen-Fundus-Maß. Nach den Mutterschaftsrichtlinien soll bei jeder Konsultation der Stand der Gebärmutter kontrolliert werden. Das Wachstum des Uterus in Relation zur Tragzeit lässt gewisse Rückschlüsse auf das Wachstum des Fetus zu. Von den klinischen Methoden zur Abschätzung des fetalen Wachstums hat sich die Messung des Symphysen-Fundus-Abstands (SFA; Westin 1980) gegenüber der Messung des Bauchumfangs durchgesetzt. Voraussetzung ist eine exakte Messtechnik entlang der fetalen Längsachse und die Wahl des richtigen kranialen Messpunkts am Uterusfundus (◻ Abb. 13.1).

▶ Studienbox

Zuverlässigkeit und Reproduzierbarkeit der Ergebnisse sind von der Einhaltung der Untersuchungsbedingungen abhängig. Westin (1980) fand bei 75% der hypotrophen Neugeborenen niedrigere oder stagnierende Symphysen-Fundus-Maße. Auch neuere Untersuchungen bestätigen für diese Methode eine Sensitivität um 65% und eine Spezifität um 90% (Berg u. McDermott 1996).

> Messungen des Bauchumfangs haben eher Bedeutung für die Verifizierung akuter Veränderungen (z. B. Hydramnion).

Kontrolle der kindlichen Herzaktionen. Etwa ab der 20. SSW sind die kindlichen Herztöne mit einem geburtshilflichen Stethoskop hörbar. Nach den Mutterschaftsrichtlinien sind sie ebenfalls bei jeder Folgeuntersuchung zu kontrollieren.

Die **Kardiotokographie** (s. Kap. 30) ist im Rahmen der Schwangschaftsvorsorge nur bei bestimmten Indikationen (Rüttgers 1989) angezeigt (Mutterschaftsrichtlinien Deutschland, Abschn. B, 4b), zumal bislang Beweise für einen Nutzen als Screening zur Überwachung aller Schwangerschaften noch ausstehen. Unabhängig davon weisen die Perinatalerhebungen der Bundesländer aus, dass gegenwärtig in Deutschland bei über 90% der Schwangeren eine antenatale Kardiotokographie erfolgt.

Feststellung der Lage des Kindes. Gemäß den Mutterschaftsrichtlinien erfolgt die Bestimmung der Kindslage durch Palpation bei jeder Folgeuntersuchung. Zusätzlich ist die Kontrolle der Kindslage Bestandteil der 3. Untersuchung zwischen 29 und 32 SSW im Rahmen des Ultraschallscreenings (Mutterschaftsrichtlinien Deutschland, Abschn. A, Nr. 5). Weitere Ultraschalluntersuchungen zur Diagnostik der Kindslage können bei Verdacht auf Lageanomalie ab Beginn der 36. SSW angezeigt sein, die nach den Mutterschaftsrichtlinien als Kontrolluntersuchungen Bestandteil des Screenings sind.

13.4.2 Vaginale Untersuchung

In den Mutterschaftsrichtlinien sind regelmäßige vaginale Untersuchungen nicht ausdrücklich gefordert. Nur bei der Erstvorstellung nach der Feststellung der Schwangerschaft ist eine gynäkologische Untersuchung, einschließlich der Entnahme eines Zervixabstrichs zur Untersuchung auf Chlamydia trachomatis, vorgesehen.

Der Nutzen eines **generellen Zervixscreenings** für die Erkennung eines erhöhten Frühgeburtsrisikos bzw. die Verhinderung von Frühgeburten konnte bislang nicht eindeutig belegt werden (Bergsjo u. Villar 1997).

Da die Objektivierung der Zervixbefunde durch die subjektiv erhobenen Einzelparameter limitiert ist, empfiehlt sich für die Schwangerenvorsorge die Beurteilung nach einem Score, der zumindest eine Standardisierung des Untersuchungsablaufs und eine gewisse Vergleichbarkeit der Befunde garantiert. Alle Scores bewerten Länge bzw. Verkürzung, Konsistenz und Position der Portio sowie die Eröffnung des Muttermundes. Wichtig ist auch die Dokumentation des Höhenstands des vorangehenden kindlichen Teils und damit des fetozervikalen Kontakts.

Für die Beurteilung vorzeitiger Zervixveränderungen kann der **Zervixscore nach Westin** (1980) verwendet werden (◻ Tabelle 13.1). Bei Erstgebärenden liegt der Grenzwert in Abhängigkeit von der Schwangerschaftswoche bei 2 (26 SSW) und 6 Punkten (36 SSW), bei Mehrgebärenden bei 3 (26 SSW) und 7 Punkten (36 SSW).

Zervixmessungen mittels Ultraschall gehören bei Zervixinsuffizienz oder entsprechendem Verdacht zum Programm der Mutterschaftsrichtlinien, sind aber nicht Bestandteil des Ultraschallscreenings. Vaginosonographische Zervixmessungen dienen der Abklärung und/oder Überwachung pathologischer

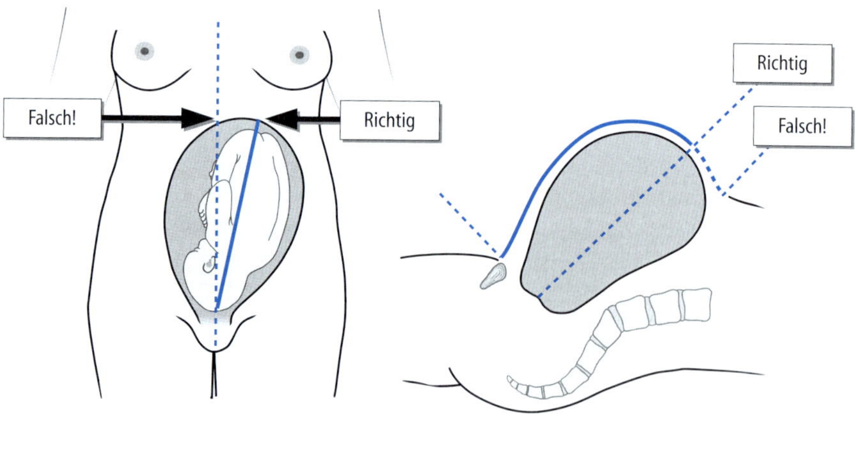

◻ Abb. 13.1. **Messtechnik bei der Bestimmung des Symphysen-Fundus-Abstands** (nach Westin 1980)

Tabelle 13.1. Zervixscore nach Westin (1980). Punktezahl 0–10. Die Gesamtpunktzahl ergibt sich aus der Addition der in der Tabelle mit 0–2 gewerteten Befunde

Zervixbefund	0	1	2
MM-Weite	< 0,5 cm	0,5–1,5 cm	> 1,5 cm
Verkürzung der Portio	Keine	50%	≤ 50%
Höhenstand	Oberhalb oder im Beckeneingang	Über der Spinalebene	In oder unterhalb der Spinalebene
Konsistenz	Hart	Mittel	Weich
Position	Sakral	Mediosakral	Zentral

Tabelle 13.2. Pelvic-Score (nach Bishop 1964)

Kriterium	0	1	2	3
Dilatation		1–2	3–4	5–6 cm
Verkürzung	0–30	40–50	60–70	80%
Zervixstand	–3	–2	–1; 0	+1/ +2 cm
Konsistenz	Derb	Mittel	Weich	–
Position	Sakral	Mediosakral	Zentriert	–

Befunde und bedürfen deshalb einer Indikation. Gemessen wird die Zervixlänge vom inneren zum äußeren Muttermund, die Zervixdicke in der Mitte der Zervix und die Weite des Zervikalkanals in Höhe des inneren Muttermundes (s. Kap. 16).

In Terminnähe, bei Übertragung oder bei vorzeitiger Geburtseinleitung aus medizinischer Indikation hat die vaginale Untersuchung Bedeutung für die Beurteilung der Zervixreife. Eine Hilfe für das therapeutische Vorgehen bei geplanter Geburtseinleitung kann die Orientierung am **Bishop-Score** darstellen (Tabelle 13.2). Als Voraussetzung definierte Bishop (1964) ursprünglich Multiparität, ein Gestationsalter von 36 Schwangerschaftswochen oder mehr, Schädellage und unauffällige geburtshilfliche Anamnese. Ein Score bis 5 Punkte beschreibt eine unreife Zervix.

13.5 Screening

Vorrangiges Ziel der Schwangerenvorsorge ist es, Risiken, die für Mutter und Kind von Bedeutung sein können (insbesondere hypertensive Störungen, Diabetes mellitus, drohende Frühgeburt, fetale Wachstumsretardierung, Fehlbildungen), rechtzeitig zu erkennen und diese Schwangeren einer intensivierten Betreuung zuzuführen. Die Mutterschaftsrichtlinien entsprechen dieser Absicht mit einem Katalog zur Erkennung und Überwachung von Risikoschwangerschaften und Risikogeburten (Abschnitt B der Mutterschaftsrichtlinien).

Neben der Anamnese findet die kontinuierliche Erfassung von **Risikofaktoren** aus der aktuellen Schwangerschaft Berücksichtigung. Danach sind jedoch gegenwärtig gemäß den Daten der Perinatalerhebungen der Bundesländer nur noch 25–35% der Schwangerschaften als risikofrei einzustufen. So verwundert auch nicht, dass die tatsächliche Risikoselektion oft relativ ungenau ist bzw. die genannten Risikofaktoren sehr unspezifisch sind. Andererseits sind auch Veränderungen von Risikokonstellationen zu beachten, wie sie sich aus der Zunahme von werdenen Müttern über 35 Jahren ergeben (Hebisch 2001).

Screeninguntersuchungen sind zentraler Bestandteil der Schwangerenvorsorge. In den letzten Jahren häufen sich die Forderungen nach Neubewertung von Zuverlässigkeit, Nutzen sowie Grenzen (s. Kap. 8) und nicht zuletzt Kosteneffektivität der im Rahmen der Schwangerenvorsorge eingesetzten Tests (Wilkins-Haug et al. 1996; Bergsjo u. Villar 1997; Villar u. Bergsjo 1997).

Eine globale Einschätzung der **Effektivität der Schwangerenvorsorge** ist schwierig (Groutz u. Hagay 1995). Studien zu ausgewählten Screeningmethoden und zur Konsultationshäufigkeit gibt es bislang vorrangig für Schwangerschaften mit niedrigem Risiko. Neben der Häufigkeit des Risikos in der untersuchten Population sind die Wichtung des Risikos hinsichtlich der Schwere der Störung und die Möglichkeiten der Eliminierung oder Behandlung des Risikos wichtige Kriterien. Die Effektivität der Screeninguntersuchungen wird weiterhin von den abgeleiteten Schlussfolgerungen und therapeutischen Konsequenzen (selektive und angemessene risikoorientierte Maßnahmen, Vermeidung unnötiger Interventionen) beeinflusst, die ihrerseits entscheidend von der ärztlichen Qualifikation bestimmt werden.

Schließlich ist das **Verhalten der Schwangeren** von beträchtlicher Bedeutung. Ein niedriger sozioökonomischer Status ist nicht selten mit geringerer Akzeptanz der Schwangerenvorsorge sowie mit einer Reihe gesundheitlicher Risiken (Nikotinabusus, Ernährungsstörungen, chronischer Stress) assoziiert. Kein Zweifel besteht in der Literatur, dass Schwangerenvorsorge allen Frauen zugänglich sein sollte (Wilkins-Haug et al. 1996).

13.5.1 Zeitplan der verschiedenen Untersuchungen

Erste Untersuchung nach Schwangerschaftsfeststellung

Gemäß den Mutterschaftsrichtlinien sollte die erste Untersuchung möglichst frühzeitig erfolgen. Sie umfasst zunächst die Anamnese:

- Familienanamnese,
- Eigenanamnese,
- Schwangerschaftsanamnese,
- Arbeits- und Sozialanamnese.

Die **Allgemeinuntersuchung** der Schwangeren ist ebenfalls Bestandteil der ersten Untersuchung nach der Schwangerschaftsfeststellung. Neben der allgemeinen Beurteilung von Körperbau und Konstitution unter Berücksichtigung von Körpergröße und Ausgangsgewicht vor der Schwangerschaft sollen die wichtigsten Organe und Organsysteme kontrolliert werden:
- Perkussion und Auskultation von Herz und Lunge,
- Inspektion und Palpation der Brustdrüse,
- Palpation des Abdomens und Beurteilung der Druckpunkte,
- Inspektion von Michaelis-Raute und äußerer Beckenform,
- Inspektion der Haut.

Die erste Untersuchung umfasst zusätzlich:
- Feststellung des Körpergewichts,
- Blutdruckmessung,
- Untersuchung des Mittelstrahlurins auf Eiweiß, Zucker und Sediment, ggf. bakteriologische Untersuchung (z. B. bei auffälliger Anamnese, Blutdruckerhöhung und Sedimentbefund),
- Hämoglobinbestimmung und je nach Ergebnis (bei weniger als 11,2 g pro 100 ml = 70 % Hb)
- Zählung der Erythrozyten.

Ziel dieser Untersuchungen ist die rechtzeitige Aufdeckung evtl. unbekannter präexistenter Erkrankungen oder Leiden, die vermehrt zu Komplikationen während Schwangerschaft, Geburt oder Wochenbett führen oder sich durch die Schwangerschaft verschlimmern können.

Bei der **Beratung der Schwangeren** sollten Bedeutung und zeitlicher Ablauf der Schwangerschaftskontrollen erläutert werden (◘ Tabelle 13.3). Gleichzeitig sollte die Schwangere über allgemeine Verhaltensmaßnahmen (Ernährung, Medikamente, Rauchen, Drogen, Alkohol, Reisen, Sport, Freizeit, Sexualverhalten) informiert werden (s. Kap. 14). Die Aufklärung über schwangerschaftsbedingte körperliche und psychische Veränderungen hilft der werdenden Mutter auch, besser die typischen Beschwerden der Frühschwangerschaft (s. unter 13.6) zu tolerieren. Ziel ist es, die Schwangere auf ein gesundheitsbewusstes Verhalten zu orientieren. So trägt die letzte Ergänzung der Mutterschaftsrichtlinien (27. Januar 1999) der Bedeutung der Mundgesundheit für Mutter und Kind Rechnung (Wiethardt 2001). Für Schwangere, die in einem Arbeitsverhältnis stehen, gilt das Mutterschutzgesetz (s. unter 13.7.2).

> Ergeben sich Anhaltspunkte für ein genetisch bedingtes Risiko, so ist die Schwangere möglichst frühzeitig über die Möglichkeiten einer humangenetischen Beratung und/oder humangenetischen Untersuchung aufzuklären (Chorionzottenbiopsie, Amniozentese, Cordozentese, α-Fetoproteinbestimmung im mütterlichen Serum, Triple-Test; s. Kap. 9, 10 und 11). Neben der Einschätzung des tatsächlichen Risikos und der Information über evtl. notwendige Konsequenzen können durch eine sachkundige Beratung auch unnötige Ängste und Verunsicherung der werdenden Mütter abgebaut werden.

Anlässlich der ersten Untersuchung erfolgt auch die **Bestimmung der Blutgruppe und des Rh-Faktors** sowie ein **Antikörpersuchtest.** Sind Antikörper nachweisbar (D, C, c, E, e, Kell, Fy, S), so sollen möglichst aus derselben Blutprobe Spezifität und Titer bestimmt werden. Bei entsprechender Notwendigkeit ist die Bestimmung auf weitere Blutgruppenantigene der Mutter zu erweitern und ggf. das Blut des Kindesvaters zu untersuchen. Blutgruppe und Rhesusfaktor sind im Mutterpass zu dokumentieren. Das gilt auch für den Nachweis von Antikörpern, unabhängig davon, ob diese zum Morbus haemolyticus neonatorum führen oder nicht (Bedeutung für Bluttransfusionen).

Nachfolgende Untersuchungen

In der Regel sind bis zur 32. SSW Untersuchungen im Abstand von 4 Wochen und danach im Abstand von 2 Wochen angezeigt, sodass sich insgesamt etwa 10–12 Konsultationen ergeben (◘ s. Tabelle 13.3). Unabhängig von der Behandlung der Beschwerden und Krankheitserscheinungen erfolgen bei allen Schwangeren jeweils folgende Untersuchungen:
- Gewichtskontrolle,
- Blutdruckmessung,
- Untersuchung des Mittelstrahlurins auf Eiweiß, Zucker und Sediment, ggf. bakteriologische Untersuchung (z. B. bei auffälliger Anamnese, Blutdruckerhöhung, Sedimentbefund),
- Hämoglobinbestimmung – im Regelfall ab 6. Monat, falls Erstbestimmung normal (Zählung der Erythrozyten bei Hb < 11,2 g pro 100 ml = 70 %),
- Kontrolle des Höhenstands des Gebärmutterfundus,
- Kontrolle der kindlichen Herzaktionen,
- Feststellung der Lage des Kindes.

Je nach Gestationsalterszeitpunkt stehen Informationen der Schwangeren zu möglichen Beschwerden im 2. und 3. Trimenon, Schwangerschaftskomplikationen (vorzeitige Wehen, Blutungen, vermehrter vaginaler Fluor, vorzeitiger Blasensprung), des fetalen Befindens (subjektiv empfundene Kindsbewegungen) und des Wachstums und der Entwicklung des Fetus im Mittelpunkt der Beratung.

> In den letzten Schwangerschaftswochen liegt die Betonung vermehrt auf Angeboten zur Geburtsvorbereitung (Abbau von Ängsten, Vertrauensbildung, Vorbereitung auf Stillen und Wochenbett) sowie Beratung und Aufklärung über die Veränderungen und Vorzeichen im Zusammenhang mit der Geburt.

In der 24.–27. SSW ist bei allen Schwangeren ein **erneuter Antikörpersuchtest** durchzuführen. Rh-negative Schwangere ohne Antikörper erhalten in der 28.–30. SSW eine intramuskuläre Injektion einer Standarddosis (300 µg) Anti-D-Immunglobulin. Danach ist zu berücksichtigen, dass über einen Zeitraum von etwa 8–11 Wochen die Antikörper im mütterlichen Blut nachweisbar sind. Das Datum der Gabe ist im Mutterpass zu dokumentieren.

Blutgruppenserologische Untersuchungen nach Geburt oder Fehlgeburt sind ebenfalls Gegenstand der Mutterschaftsrichtlinien. Liegt bei einem Neugeborenen einer Rh-negativen Mutter ein positiver Rh-Faktor (D^+) vor, so erhält die Mutter innerhalb von 72 h nach der Geburt eine weitere Standarddosis (300 µg) Anti-D-Immunglobulin. Die früher übliche Kontrolle nach postpartaler Rhesusprophylaxe wurde gestrichen

Tabelle 13.3. Zeitplan für Schwangerschaftskontrollen. Normale Gravidität (hell) und Risikogravidität (dunkel unterlegt)

Untersuchungen	1. Kontrolle (hell)	1. Kontrolle (dunkel)	12. SSW (hell)	12. SSW (dunkel)	16. SSW (hell)	16. SSW (dunkel)	20. SSW (hell)	20. SSW (dunkel)	24. SSW (hell)	24. SSW (dunkel)	28. SSW (hell)	28. SSW (dunkel)	32. SSW (hell)	32. SSW (dunkel)	34. SSW (hell)	34. SSW (dunkel)	36. SSW (hell)	36. SSW (dunkel)	38. SSW (hell)	38. SSW (dunkel)	40. SSW (hell)	40. SSW (dunkel)
Vaginale Untersuchung	+			+		+		+		+		+		+								+
Körpergewicht, Blutdruck	+		+		+		+		+		+		+		+		+		+		+	
Ödeme, Varikose	+		+		+		+		+		+		+		+		+		+		+	
Fundusstand (SFA)					+		+		+		+		+		+		+		+		+	
Herzaktionen, Kindsbewegungen	+		+		+		+		+		+		+		+		+		+		+	
Kindslage											+		+		+		+		+		+	
Blutgruppe	+																					
Antikörpersuchtest	+								+		Anti-D											
Hb (Erythrozyten)	+								+		+		+		+		+		+		+	
Mittelstrahlurin (Kultur)	+		+		+		+		+		+		+		+		+		+		+	
Chlamydien, Lues (HIV)	+																					
Röteln	+				(+)																	
(Toxoplasmose)		+						(+)						(+)								
Hepatitis B													+									
Diabetes-Screening										+												
Ultraschall-Screening			9–12				19–22						29–32									
US-Doppler										+		+		+		+		+		+		+
Kardiotokographie												+		+		+		+		+		+
Humangenetische Beratung	+																					
Pränatale Diagnostik		CVS				ACT		KCT														
Vorstellung in Entbindungsklinik																	+					

(Änderung der Mutterschaftsrichtlinien vom 29.09.1992) (Behrens u. Lelle 1997). Bei Frauen mit dem Faktor D^{weak} wurde die kombinierte ante- und intrapartale Rhesusprophylaxe wieder verlassen (Änderung der Mutterschaftsrichtlinien vom 1.04.1995). Nach Fehlgeburt, Extrauteringravidität oder Schwangerschaftsabbruch erhalten Rh-negative Frauen ebenfalls Anti-D-Immunglobulin (vor der 12. SSW: 120–150 µg). Das gilt auch bei invasiver pränataler Diagnostik. Da man von einem Sensibilisierungsschutz von 12 Wochen ausgeht, sollte die Rhesusprophylaxe im Verlauf der Schwangerschaft nach dieser Zeit wiederholt werden.

> Ohne Prophylaxe beträgt das Risiko für eine Rh-negative Frau, mit einem Rh-positiven Kind sensibilisiert zu werden, während der ersten Schwangerschaft 4–8%, während der zweiten Schwangerschaft bis zu 13% (Behrens u Lelle 1997). Mit der kombinierten ante- und postpartalen Rhesusprophylaxe soll die Sensibilisierungsrate bei Vorliegen einer Rhesuskonstellation auf 0,1–0,2% gesenkt werden.

Ein generelles **Screening auf Gestationsdiabetes** (24.–28. SSW) ist bislang nicht Bestandteil der Schwangerenvorsorge. Das erhöhte kindliche Risiko eines unerkannten oder unbehandelten mütterlichen Gestationsdiabetes wird immer noch unterschätzt. Bei einer Häufigkeit von 1–5% insgesamt werden in Deutschland nur etwa 10% der Gestationsdiabetikerinnen tatsächlich erfasst (Hopp et al. 1995).

▶ Empfehlung

Bei Frauen über 30 Jahre, Adipositas, diabetischen Verwandten 1. Grades und belastender geburtshilflicher Anamnese (Totgeborene, makrosome Neugeborene, Zustand nach Gestationsdiabetes) wird ein 50-g-Glukosesuchtest empfohlen. Beträgt die Glukosekonzentration im kapillären Vollblut bei einmaliger Bestimmung 60 min nach oraler Einnahme von 50 g Glukose (gelöst in 200 ml Wasser), unabhängig von vorausgegangener Nahrungsaufnahme und Tageszeit, über 140 mg/dl (7,8 mmol/l), so besteht Verdacht auf Gestationsdiabetes. Bei diesem Blutglukosegrenzwert werden 90% der Gestationsdiabetikerinnen erfasst. Ist der Suchtest positiv, dann ist ein oraler Glukosetoleranztest durchzuführen.

Schwangere sollen in der von ihnen gewählten Entbindungsklinik rechtzeitig vor der zu erwartenden Geburt zur Planung der Geburtsleitung vorgestellt werden. Bei der Beratung der Schwangeren ist, abhängig vom kalkulierten Risiko, auf personelle, strukturelle und prozessuale Anforderungen bei der Wahl der Entbindungsklinik hinzuweisen (insbesondere Entbindung sehr unreifer und untergewichtiger Kinder im Perinatalzentrum). In der Praxis ungenügend beachtet wird, dass sich die Forderung zur **Vorstellung in der Entbindungsklinik** gemäß einer Änderung der Mutterschaftsrichtlinien (29.09.1992) nicht nur auf potentielle Risikogeburten, sondern auf alle Schwangeren bezieht. Gegenwärtig werden gemäß den Angaben in den Perinatalerhebungen der Bundesländer etwa 50–65% der Schwangeren vorgestellt.

13.5.2 Infektionsscreening

Screening auf Chlamydieninfektionen

Seit 1. April 1995 sind die Mutterschaftsrichtlinien um ein Screening auf Chlamydieninfektion erweitert (Tabelle 13.4). In Deutschland wird bei Schwangeren mit einer Prävalenz von 3–8% gerechnet (Martius 1996). Bei häufig symptomlosem Verlauf liegt die klinische Bedeutung darin, dass es während der Geburt bei bis zu 70% zu einer Übertragung auf das Neugeborene kommen kann. Diskutiert werden auch Zusammenhänge zwischen Chlamydieninfektion und Frühgeburtlichkeit (s. Kap. 25). Das Screening auf Chlamydien soll möglichst früh in der Schwangerschaft bei der ersten Untersuchung nach Schwangerschaftsfeststellung erfolgen (Tabelle 13.4).

Die Mutterschaftsrichtlinien empfehlen die Entnahme eines Zervixabstrichs zur Untersuchung auf Chlamydia trachomatis mittels eines zugelassenen Antigennachweises.

▶ Empfehlung

Bei negativem Testausfall wird die einmalige Untersuchung in der Schwangerschaft als ausreichend angesehen (Hutzler 1995). Ergibt sich ein positiver Befund, dann soll möglichst bald, aber nicht vor Abschluss der 14. SSW, eine Behandlung mit Makroliden (Erythromycin-Äthylsuccinat 4-mal 500 mg p.o. über 10 Tage) erfolgen. Auch Amoxicillin (3-mal 500 mg p.o. über 7 Tage) wird empfohlen (Martius 1996).

Tabelle 13.4. **Zeitplan für ein Infektionsscreening in der Schwangerschaft**

Untersuchungen	Frühschwangerschaft	Spätschwangerschaft	Verlaufskontrolle bei negativer Serologie
Obligat:			
Chlamydien	+		
Lues	+		
Röteln	+		+ (16.–17. SSW)
Hepatitis B		+ (> 32. SSW)	
Empfohlen:			
HIV	+		
Toxoplasmose	+		+ (20.–24. SSW; 32. SSW)

Da es sich um eine sexuell übertragbare Infektion handelt, soll der Partner unbedingt mitbehandelt werden. Eine zusätzliche Testung des Partners wird nicht vorausgesetzt, da etwa 70 % der Partner chlamydienpositiver Frauen ebenfalls als positiv zu erwarten sind. Zusätzliche Testungen werden bei bestehenden Auffälligkeiten in der Anamnese oder im klinischen Befund angeraten (Hutzler 1995).

Luessuchreaktion

In den gültigen Mutterschaftsrichtlinien ist ein generelles serologisches Screening auf Syphilis vorgesehen. Zu einem möglichst frühen Zeitpunkt soll bei jeder Schwangeren aus einer Blutprobe der **TPHA-Test (Treponema-pallidum-Hämagglutinationshemmtest)** als Luessuchreaktion (LSR) durchgeführt werden. Mit dem Test werden erregerspezifische IgG- und IgM-Antikörper nachgewiesen.

> Der TPHA-Test ist selten falschpositiv und gilt als Ausschlussuntersuchung (TPHA 1: <20, nicht reaktiv) für Syphilis (Enders 1991). Bei einer Infektion wird der TPHA-Test nach etwa 2 Wochen positiv und bleibt während aller Erkrankungsstadien positiv.

Vorhandene Antikörper schützen nicht vor erneuten Infektionen.

Zweit- oder Mehrfachinfektionen können mit einem steilen Anstieg der IgG-Antikörper einhergehen (Enders 1991). In Deutschland wird bei etwa 0,4 % der Schwangeren mit einer mütterlichen Syphilisinfektion gerechnet (Martius 1996). Ist die Luessuchreaktion positiv, dann sollen aus derselben Blutprobe die üblichen serologischen Untersuchungen (Fluoreszenz-Treponema-pallidum-Antikörperabsorptionstest, FTA-Abs.) durchgeführt werden. Durch IgM-Antikörper-Nachweis [Veneral-Disease-Research-Laboratory-(VDRL-)Test] gilt es zu klären, ob es sich um eine früher durchgemachte und ausreichend behandelte Erkrankung oder eine aktive Syphilis handelt (s. Kap. 21).

Die **Infektion des Fetus** erfolgt diaplazentar. Die kindliche Gefährdung (intrauteriner Fruchttod, Frühgeburt, perinataler Tod, Lues connata) ist vom Infektionszeitpunkt und dem Erkrankungsstadium abhängig (s. Kap 21).

Im Mutterpass ist nur die Durchführung der Luessuchreaktion und nicht das Untersuchungsergebnis zu dokumentieren.

Gemäß der Mutter-Kind-Pass-Verordnung ist in Österreich anlässlich der ersten Untersuchung im Rahmen der Schwangerenvorsorge in der 16. SSW eine Blutuntersuchung auf Vorliegen einer Luesinfektion mittels VDRL-Test vorgesehen.

> **▶ Empfehlung**
>
> Die antibiotische Therapie der Schwangeren muss sofort nach Feststellung erfolgen (z. B. Clemizol-Penicillin 1 Mio. IE i.m. über 14 Tage, bei seropositiver Spätsyphilis und tertiärer Syphilis über 21 Tage).

Rötelnscreening

In Deutschland, Österreich und in der Schweiz ist in der Schwangerschaft ein generelles serologisches Screening auf Rötelnantikörper vorgesehen, wenn keine spezifischen Antikörperbefunde aus einer Vorschwangerschaft vorliegen oder rechtzeitig vor dieser Schwangerschaft nachgewiesen und dokumentiert wurden.

> Auch nach erfolgter Rötelnschutzimpfung ist der Nachweis spezifischer Antikörper zu erbringen und entsprechend zu dokumentieren, da 2% der Geimpften seronegativ bleiben (Enders 1991).

Ist der Immunstatus unbekannt, so sind unverzüglich mittels HAH-Test IgG-Antikörper zu bestimmen. Bei einem Titer von 1:32 oder mehr wird Immunität angenommen. Bei niedrigeren HAH-Titern ist die Spezifität des Antikörpernachweises durch eine andere geeignete Methode zu sichern (kein Schutz bei Titer < 1:8). Für die Interpretation der Ergebnisse ist wichtig, dass durch sorgfältige Anamneseerhebung kürzlich erfolgte Infektionen ausgeschlossen werden. Auch ist gemäß den Mutterschaftsrichtlinien im Laborbefund wörtlich auszudrücken, ob Immunität angenommen werden kann.

Bei Befunden, die nicht auf Immunität schließen lassen, soll in der 16.–17. SSW eine erneute Antikörperuntersuchung erfolgen.

> **▶ Studienbox**
>
> In Deutschland wird bei etwa 5–10 % der Schwangeren mit einer negativen Serologie gerechnet (Martius 1996). Nach aktuellen Perinatalerhebungen ist die Rate in einigen Bundesländern eher größer (1996: Bayern 7,5 %, Hessen 9,5 %, Nordrhein-Westfalen 11,2 %, Sachsen 17,9 %, Sachsen-Anhalt 13,3 %). Mit einer transplazentaren Infektion bei Erstinfektion in der Schwangerschaft muss bis zur 17. SSW in etwa 35 % der Fälle mit einer Rötelnembryopathie (s. Kap. 21) gerechnet werden (Enders 1991; Martius 1996).

> **▶ Empfehlung**
>
> Wird bei Schwangeren mit negativer Serologie Rötelnkontakt nachgewiesen oder vermutet, dann soll im 1. und 2. Trimenon zur Verhinderung einer Infektion Rötelnimmunglobulin injiziert werden, was jedoch nur bis zu 7 Tagen nach der Exposition sinnvoll ist. Danach ist die serologische Untersuchung mindestens 2mal zu wiederholen, um subklinische Infektionen auszuschließen (Martius 1996). Bei serologisch nachgewiesener Erstinfektion in der Schwangerschaft kann eine pränatale Diagnostik durchgeführt werden (s. Kap. 11 und 21).

Screening auf Hepatitis B

Empfehlungen der WHO folgend, wurde 1994 ein generelles HBsAg-Screening in die Mutterschaftsrichtlinien aufgenommen. Bei allen Schwangeren ist nach der 32. SSW, möglichst nahe am Geburtstermin, das Blut auf HBsAg (Hepatitis-B-surface-Antigen) zu untersuchen. Nach der Mutter-Kind-Pass-Verordnung in Österreich hat die Hepatitis-B-Untersuchung anlässlich der dritten Untersuchung während der Schwangerschaft (25., 26., 27. oder 28. SSW) zu erfolgen.

> In Deutschland sind etwa 0,5% der einheimischen Schwangeren HBsAg-positiv (Martius 1996). Bei Ausländerinnen (vor allem aus Osteuropa und den Mittelmeerländern) liegt der Anteil 10fach höher.

Die **kindliche Infektion** erfolgt perinatal bei Müttern mit akuter Hepatitis B oder bei chronischem Krankheitsverlauf mit persistierendem Trägerstatus. Bei mütterlichem Nachweis von HBsAg beträgt das kindliche Infektionsrisiko 6–10 %, bei gleichzeitigem Nachweis von HBeAg 70–100 % (Enders 1991; Martius 1996). Die erheblichen Folgen für das Kind (chronische Hepatitis mit dem Risiko einer Zirrhose oder eines Leberzellkarzinoms) können in mehr als 90 % der Fälle durch eine unmittelbar nach der Geburt vorgenommene aktiv-passive Hepatitis-B-Simultanimpfung verhindert werden. Die Untersuchung der Schwangeren auf HBsAg entfällt, wenn Immunität (nach Schutzimpfung) nachgewiesen ist.

HIV-Untersuchung

Seit 1987 ist die HIV-1-Untersuchung Bestandteil der Mutterschaftsvorsorge. Die Testung ist freiwillig und sollte nach vorheriger ärztlicher Beratung zu einem möglichst frühen Zeitpunkt der Schwangerschaft erfolgen. Ist die Untersuchung positiv, so muss das Ergebnis mittels Immunoblot-Test aus derselben Blutprobe gesichert werden. Bei Risikopersonen (Drogenabusus, Promiskuität, HIV-positiver Sexualpartner) ist die Bestimmung des Immunstatus bereits vor einer Schwangerschaft wünschenswert.

> Eine Übertragung auf das Kind ist transplazentar, perinatal und durch Muttermilch möglich (s. Kap. 21).

► Studienbox

Durch Kaiserschnitt vor Einsetzen der Wehentätigkeit soll die maternofetale Transmission signifikant reduziert werden können (Schäfer 1996). Eine präpartale Behandlung der infizierten Schwangeren mit Zidovudin (Retrovir) und eine zusätzliche Behandlung der Kinder nach der Geburt kann das kindliche Infektionsrisiko senken (Peckham u. Gibb 1995; Bergsjo u. Villar 1997).

Für eine suffiziente Betreuung infizierter Schwangerer ist eine interdisziplinäre Zusammenarbeit unerlässlich, die an ein Zentrum mit entsprechender Erfahrung gebunden sein sollte. Aids-Beratung und sich ggf. daran anschließende HIV-Untersuchung werden im Mutterpass nicht dokumentiert.

Toxoplasmosescreening

In den derzeit gültigen Mutterschaftsrichtlinien ist für **Deutschland** kein generelles serologisches Toxoplasmosescreening vorgesehen, obwohl es in der Vergangenheit nicht an Befürwortern gefehlt hat (Enders 1991; Friese 1994; Martius 1996). In **Österreich** schließt die erste Untersuchung der Schwangeren, die bis Ende der 16. SSW vorzunehmen ist, einen Toxoplasmosetest ein, einschließlich Wiederholungsuntersuchungen bei negativem bzw. abklärungsbedürftigem Titer.

Bei Vorliegen eines positiven Antikörperbefundes (spezifische IgG-Antikörper gegen Toxoplasma gondii) vor der Schwangerschaft besteht kein fetales Risiko. Der Befund ist in der Regel gleichbedeutend mit lebenslanger Immunität. Die Toxoplasmose-Erstinfektion verläuft häufig mit uncharakteristischen Symptomen und deshalb unbemerkt. In Mitteleuropa liegt die Durchseuchung der Bevölkerung etwa bei 50 %, im gebärfähigen Alter eher niedriger (Enders 1991; Roos et al. 1993). Zu einer diaplazentaren Infektion und zu einer möglichen Schädigung des Fetus (s. Kap. 21) kommt es in 45–50 % der Fälle während der Parasitämie der Mutter bei Erstinfektion in der Schwangerschaft.

> In Abhängigkeit vom Gestationsalter beträgt das Infektionsrisiko für die Frucht ohne mütterliche Behandlung im 1. Trimenon 15–25%, im 2. Trimenon 54% und im 3. Trimenon 65% (Enders 1991).

In **Deutschland** erfolgen serologische Untersuchungen bislang bei begründetem Verdacht. Bei Nachweis von IgM-Antikörpern in der Schwangerschaft müssen weitere serologische Untersuchungen erfolgen, um zwischen behandlungsbedürftiger Erstinfektion oder latenter Infektion zu differenzieren (s. Kap. 21).
- Die invasive Diagnostik zum Nachweis fetaler IgM-Antikörper durch Nabelschnurpunktion wurde inzwischen durch die risikoärmere Amniozentese mit anschließender Toxoplasmose-PCR im Fruchtwasser ersetzt.
- Sonographisch darstellbare Veränderungen (Hepatosplenomegalie, fetaler Aszites, intrakranielle Veränderungen, Plazentadicke) sind selten und meist erst nach der 24. SSW sichtbar (Friese 1994).

► Empfehlung

Bei Nachweis einer Toxoplasmose-Erstinfektion erfolgt bis zur 16. SSW –nach Roos et al. (1993) bis zum Ende der 20. SSW – die Behandlung mit Spiramycin, danach mit Pyrimethamin und einem Sulfonamid für 4 Wochen (Friese 1994). Eine Wiederholung der Behandlung kann angezeigt sein.

Bei seronegativen Schwangeren sind weitere Kontrolluntersuchungen im 5. bis 6. und im 8. Schwangerschaftsmonat durchzuführen, um eine Serokonversion rechtzeitig zu erfassen (Enders 1991). Die Schwangeren sind über Präventionsmöglichkeiten zu beraten: Vermeidung von engem Kontakt zu Katzen (infizierter Katzenkot), kein Verzehr von rohem oder ungenügend gegartem Fleisch.

Weiterführende Untersuchungen auf andere in der Schwangerschaft relevante Infektionen leiten sich aus klinischen Erscheinungen (Herpes simplex) oder sonographischen Auffälligkeiten des Fetus ab (Zytomegalie, Parvovirus B 19) (s. Kap. 21).

13.5.3 Ultraschalluntersuchungen

Seit 1. April 1995 wurde das Ultraschallscreening in der Schwangerschaft auf das »10–20–30-Wochen-Screening« erweitert (■ Tabelle 13.5). Das Ultraschallscreening dient der Überwachung der normal verlaufenden Schwangerschaft mit dem Ziel (Hutzler 1996; Rempen 1996):
- Sicherung einer intrauterinen Schwangerschaft,
- genaue Bestimmung des Gestationsalters und Überprüfung des mutmaßlichen Entbindungstermins,
- frühzeitiges Erkennen von Mehrlingsschwangerschaften,
- Kontrolle der somatischen Entwicklung des Fetus (Biometrie),
- Suche nach auffälligen fetalen Merkmalen (Anomalien im Körperumrissbild, Strukturanomalien, Disproportionen, anormales Bewegungsverhalten).

Tabelle 13.5. Zeitplan für das Ultraschallscreening

Datum	SSW (LR)	SSW korrigiert	I. Screening 9.–12. SSW		FS | SSL | BDP — Biometrie 1 (ein Maß)
			Intrauteriner Sitz: ja / nein Embryo darstellbar: ja / nein Herzaktion: ja / nein V.a. Mehrlinge: ja / nein Auffälligkeiten (z.B. dorsonuchales Ödem) ja / nein	Auffälligkeiten: ja / nein Zeitgerechte Entwicklung: ja / nein / Ko. Weiterführende Untersuchung veranlasst: ja / nein	Bemerkungen:
			II. Screening 19.–22. SSW	Hinweiszeichen hinsichtlich	BPD | FOD/KU | ATD | APD/AU | FL/HL
			Einling: ja / nein Lebenszeichen: ja / nein Plazentalok./-struktur normal / Kontrolle Kommentar: Zeitgerechte Entwicklung: ja / nein / Kontrolle	Fruchtwassermenge: ja / nein / Ko. Körperl. Entwicklung: ja / nein / Ko. Körperumriss: ja / nein / Ko. Fetale Strukturen: ja / nein / Ko. Herzaktionen: ja / nein / Ko. Bewegungen: ja / nein / Ko. Weiterführende Untersuchung veranlasst: ja / nein	Bemerkungen: Biometrie II (4 Maße)
			III. Screening 29.–32. SSW	Hinweiszeichen hinsichtlich	BPD | FOD/KU | ATD | APD/AU | FL/HL
			Einling: ja / nein Kindslage: Lebenszeichen: ja / nein Plazentalok./-struktur normal / Kontrolle Kommentar: Zeitgerechte Entwicklung: ja / nein / Kontrolle	Fruchtwassermenge: ja / nein / Ko. Körperl. Entwicklung: ja / nein / Ko. Körperumriss: ja / nein / Ko. Fetale Strukturen: ja / nein / Ko. Herzaktionen: ja / nein / Ko. Bewegungen: ja / nein / Ko. Weiterführende Untersuchung veranlasst: ja / nein	Bemerkungen: Biometrie III (4 Maße)

Neben der Dokumentation im Mutterpass (Tabelle 13.5) ist die Bilddokumentation der Biometrie und ggf. kontrollbedürftiger Befunde ausdrücklich gefordert.

Erstes Ultraschallscreening. Bei der ersten Screeninguntersuchung im Zeitraum von Beginn der 9. bis Ende der 12. SSW ist nur ein Maß erforderlich: Fruchtsackdurchmesser (FS) oder Scheitel-Steiß-Länge (SSL) oder biparietaler Schädeldurchmesser (BPD). Die Erfahrung zeigt jedoch, dass fetale Auffälligkeiten zu einem spären Zeitpunkt (11.–14. SSW), wie das im Mutterpass vermerkte »dorsonuchale Ödem«, leichter zu beurteilen sind (Schneider u. Vetter 2001).

Zweites Ultraschallscreening. Für das zweite Ultraschallscreening ist der Zeitraum von Beginn der 19. bis Ende der 22. SSW vorgesehen. Neben der erneuten Beurteilung der zeitgerechten fetalen Entwicklung anhand der Biometrie liegt der Schwerpunkt dieser Untersuchung vor allem in der Beurteilung der körperlichen Integrität und dem Ausschluss oder der Diagnose von Entwicklungsanomalien. Für die Biometrie sind 4 Maße zu erheben, wobei die Bilddokumentation eines Kopf-, Rumpf- und Extremitätenmaßes sowie ggf. kontrollbedürftiger Befunde gefordert ist: biparietaler Schädeldurchmesser (BPD) und frontookzipitaler Durchmesser (FOD) oder Kopfumfang (K), Abdomen/Thorax-Querdurchmesser (ATD) oder Abdomen/Thorax-a.-p.-Durchmesser (ADP) oder Abdomen/Thorax-Umfang (AU), Femurlänge (FL) oder Humeruslänge (HL).

Neben der nochmaligen Prüfung auf Einlings- oder Mehrlingsschwangerschaft sind fetale Lebenszeichen und zeitgerechte fetale Entwicklung zu kontrollieren. Für die Beurteilung von Hinweiszeichen für Entwicklungsstörungen oder Fehlbildungen ist die Untersuchung der Fruchtwassermenge (durchschnittlich, vermindert/fehlt fast vollständig, vermehrt), der körperlichen Entwicklung, des Körperumrisses, der fetalen Strukturen, der Herzaktion und Bewegungen gefordert. Zusätzlich sind beim zweiten Screening die Lokalisation und Struktur der Plazenta zu beurteilen.

Drittes Ultraschallscreening. Das dritte Ultraschallscreening im Zeitraum von Beginn der 29. bis Ende der 32. SSW unterscheidet sich inhaltlich vom zweiten Screening nur durch die zusätzliche Bestimmung der Kindslage. Der Schwerpunkt liegt im Erkennen von fetalen Wachstumsstörungen. Die zusätzliche graphische Darstellung der Ultraschalldaten (SSL, BPD, ATD) in den im Mutterpass ausgewiesenen Normkurven (nach Hansmann: 5., 50., 95. Perzentil) für den fetalen Wachstumsverlauf erleichtert die Einschätzung von Abweichungen des fetalen Wachstums (Makrosomie, fetale Wachstumsretardierung).

Ergeben sich aus dem Screening Auffälligkeiten, die einer Kontrolle durch weiterführende Untersuchungen bedürfen, so sind diese zusätzlichen Kontrolluntersuchungen außerhalb der vorgegebenen Zeiträume ebenfalls Bestandteil des Screening (Mutterschaftsrichtlinien Deutschland):

- Sicherung des Schwangerschaftsalters,
- Kontrolle des fetalen Wachstums,
- Überwachung einer Mehrlingsschwangerschaft,
- Kontrolle des Plazentasitzes bei Verdacht oder nachgewiesener Placenta praevia,
- Neu- oder Nachbeurteilung des Gestationsalters bei auffälligen Ergebnissen serologischer Untersuchungen der Mutter,
- erstmaliges Auftreten einer uterinen Blutung,
- Verdacht auf intrauterinen Fruchttod,
- Verdacht auf Lageanomalie ab Beginn der 36. SSW.

Darüber hinaus können weitere Ultraschalluntersuchungen mittels B-Mode oder anderen sonographischen Verfahren zur Abklärung und/oder Überwachung pathologischer Befunde oder zur Kontrolle des Schwangerschaftsverlaufs und der Entwicklung des Fetus und ggf. im Zusammenhang mit diagnostischen und therapeutischen Maßnahmen notwendig werden. Diese gehören nicht mehr zum Screening, sind aber Bestandteil der Mutterschaftsvorsorge. Die Indikationen sind in den Mutterschaftsrichtlinien ausgewiesen (s. Kap. 16).

Dopplersonographie. Die Anwendung dopplersonographischer Untersuchungen zur weiterführenden Diagnostik ist seit 1. April 1995 Bestandteil der Mutterschaftsrichtlinien der Bundesrepublik Deutschland (Schneider 1996). Dabei ist die Untersuchung nur bei einer oder mehreren Indikationen gemäß Abschnitt B, Nr. 4 der Mutterschaftsrichtlinien zulässig. Die Indikationsliste umfasst mütterliche und fetale Risiken, die mit Störungen der maternoplazentaren, fetoplazentaren und fetalen Hämodynamik assoziiert sein können. Die Untersuchungen sind – mit Ausnahme der Fehlbildungsdiagnostik – nur in der zweiten Schwangerschaftshälfte zulässig.

Voraussetzung für eine verlässliche Biometrie ist, dass der Untersucher die Messtechnik beherrscht und die Messwerte in den definierten Referenzebenen abgreift (s. Kap. 16). Auch ist zu beachten, dass für die weiterführenden sonographischen Untersuchungen mit den B-Mode-Verfahren sowie für die Dopplersonographie eine angemessene Qualifikation erforderlich ist (Ultraschall-Vereinbarung gemäß § 135 Abs. 2, SGB V, 1996, 11/I, 11/II).

Ultraschallkontrollen in Österreich und der Schweiz. In der Schweiz sind nach der Krankenpflege-Leistungsverordnung in der normalen Schwangerschaft 2 Ultraschallkontrollen vorgesehen (10.–12. SSW und 20. bis 23. SSW). Bei Risikoschwangerschaften werden die Untersuchungsintervalle nach klinischem Ermessen gewählt. Auf präzise Beschreibungen von Indikationen und Untersuchungsumfang wird verzichtet, jedoch ebenfalls ausdrücklich eine entsprechende ärztliche Qualifikation gefordert (Zusatzausbildung und nötige Erfahrung).

Nach der Mutter-Kind-Pass-Verordnung können in Österreich 2 Ultraschalluntersuchungen (16., 17., 18., 19. oder 20. und 30., 31., 32., 33. oder 34. SSW) durchgeführt werden.

13.6 Typische Schwangerschaftsbeschwerden

Auch wenn die Schwangerschaft ein physiologischer Vorgang ist, können eine Reihe von Störungen des mütterlichen Allgemeinbefindens auftreten, nicht zuletzt auch im Zusammenhang mit den schwangerschaftsbedingten Anpassungsveränderungen des weiblichen Organismus (s. Kap. 12).

Nausea und Erbrechen. Übelkeit und morgendliches Erbrechen sind typische Beschwerden in der Frühschwangerschaft, die etwa bei 50–60 % der Schwangeren auftreten. Erstgebärende sind häufiger betroffen. In der Regel ist keine Therapie erforderlich. Nach der 12.–16. SSW verschwinden die Beschwerden.

Eine Hyperemesis gravidarum mit Beeinträchtigung der Gesundheit der Schwangeren ist abzugrenzen, jedoch bestehen fließende Übergänge (s. Kap. 17).

Ptyalismus gravidarum. Übermäßiger starker Speichelfluss ist in der Schwangerschaft relativ selten. Der Ptyalismus tritt ähnlich wie die Hyperemesis gravidarum zwischen dem 2. und 4. Schwangerschaftsmonat auf und begleitet diese oder geht ihr voraus. Die Behandlung erfolgt symptomatisch mit Belladonnapräparaten, Parasympathikolytika oder mit Mundspülungen unter Zusatz von Adstringenzien.

Sodbrennen. Durch einen gastroösophagealen Reflux von saurem Mageninhalt kommt es besonders in der Spätschwangerschaft zu Sodbrennen. Zur Linderung wird zunächst eine Diät und die Vermeidung der Horizontallage unmittelbar nach dem Essen empfohlen. Medikamentös werden Antazida verordnet. In der Schwangerschaft ist zusätzlich die Magenentleerungszeit verzögert.

> Bei Narkosen in der Schwangerschaft besteht ein erhöhtes Aspirationsrisiko.

Haar- und Hautveränderungen. Striae finden sich als rote bis blaurote streifenförmige Hautatrophien vorwiegend auf Bauch und Brüsten, aber auch Hüften, Gesäß und Oberschenkeln. Ursächlich wird die Dehnung der Haut unter Einwirkung von Kortison angeschuldigt. Eine starke Gewichtszunahme in der Schwangerschaft soll die Bildung von **Striae** begünstigen, jedoch scheint auch eine individuelle Disposition vorzuliegen. Empfohlen werden frühzeitige Massagen und spezielle Hautpflegemittel.

Pigmentierungen von Warzenhof, Vulva, Analregion und der Mittellinie des Unterbauchs (Linea fusca) verstärken sich besonders bei dunkelhaarigen Frauen. Ursächlich werden hormonelle Einflüsse (melanozytenstimulierendes Hormon, Progesteron) vermutet. Eine schmetterlingsförmige Hyperpigmentierung im Gesicht wird als Chloasma uterinum bezeichnet. Übermäßige Sonneneinstrahlungen sind zu vermeiden, und die Anwendung von Lichtschutzpräparaten ist zu empfehlen. Die Pigmentierungen bilden sich im Wochenbett spontan zurück.

Haarausfall setzt gewöhnlich mehr oder weniger ausgeprägt im Wochenbett ein, normalisiert sich aber in der Regel ohne Behandlung nach einigen Wochen.

Wadenkrämpfe. Die Entstehung ist weitgehend unbekannt. Sie treten häufig nachts auf. Zur Linderung werden Vitamin B und Magnesium- oder Kaliumpräparate emfohlen. Während des Krampfes helfen Massagen oder die Streckung des Beines mit starker Beugung des Fußes.

Varikose. Schwangerschaftsbedingte hämodynamische, hormonelle und mechanische Einflüsse können zu einer Varikose im Bereich der unteren Extremitäten, aber auch Vulva und Vagina führen. Begünstigend scheint auch eine individuelle Disposition zu sein. Vorbeugend wird das Vermeiden von Staus in den Beinen sowie körperliche Bewegung, Beingymnastik, tägliche Hochlagerung der Beine und das Tragen von Stützstrumpfhosen empfohlen. In nachfolgenden Schwangerschaften verstärken sich häufig die Varizen.

> Infolge der mütterlichen Adaptationsvorgänge besteht in der Schwangerschaft ein erhöhtes Thromboserisiko, das jedoch wesentlich geringer ist als im Wochenbett.

Hämorrhoiden. Sie verstärken sich besonders durch das Pressen und verursachen dann in den ersten Wochenbettstagen erhebliche Beschwerden. Die Behandlung besteht in Sitzbädern, Salben und Zäpfchen sowie in der Vermeidung von Obstipationen.

Obstipation. Neben der Tonus senkenden Wirkung des Progesterons auf die glatte Muskulatur werden in der Spätschwangerschaft auch eine mechanische Behinderung durch den großen Uterus und die gesteigerte Wasserrückresorption im Kolon für die Obstipation ursächlich verantwortlich gemacht. Die in der Schwangerschaft verbreitete Gabe von Eisenpräparaten oder eine tokolytische Therapie mit β-Mimetika können zusätzlich begünstigend wirken.

► Empfehlung

Zur Behandlung wird zunächst eine Umstellung der Kost empfohlen. Drastische Abführmaßnahmen sind in der Schwangerschaft zu vermeiden. Geeignet sind Laktosepräparate als Sirup oder Pulver (Lactuflor, Lactose DAB 10) oder die Verordnung mild wirkender Suppositorien (Milax, Glycerol).

13.7 Gesetzliche Regelungen

13.7.1 Mutterpass

In **Deutschland** stellt der Arzt nach Feststellung der Schwangerschaft einen Mutterpass aus. Der Mutterpass ist Bestandteil der Mutterschaftsrichtlinien. In diesem Pass sind die durchgeführten Maßnahmen und die Ergebnisse der Untersuchungen zu dokumentieren, mit Ausnahme des Resultats der Luessuchreaktion sowie der Aids-Beratung und HIV-Untersuchung (Abschn. C, 1a und 1c der Mutterschaftsrichtlinien). Der Mutterpass erlaubt die Dokumentation von 2 Schwangerschaften.

Die Gestaltung des Mutterpasses wurde in der Vergangenheit wiederholt den Änderungen der Mutterschaftsrichtlinien angepasst. Die Dokumentation umfasst geburtshilfliche Anamnese, Risikokataloge, serologische Untersuchungen, Chlamydienscreening, Ultraschallscreening, Geburtsterminbestimmung, Beratung der Schwangeren, stationäre Aufenthalte und spezielle Maßnahmen bei Risikoschwangerschaften (pränatale Diagnostik, Kardiotokographie, Dopplersonographie) sowie Angaben zu Geburt und Neugeborenem. Der Mutterpass soll bei jeder Vorsorgeuntersuchung vorgelegt werden. Die Angaben dienen der Information von Ärzten und Hebammen. Zusätzlich sind alle Befunde in einer Patientenkartei zu dokumentieren. Bei Arztwechsel sind sie dem anderen Arzt auf dessen Anforderung zur Verfügung zu stellen, vorausgesetzt die Schwangere ist einverstanden.

> Der Mutterpass ist Eigentum der Schwangeren. Ohne ihre Zustimmung ist er anderen nicht zugänglich zu machen, insbesondere dürfen Behörden oder Arbeitgeber keine Einsichtnahme verlangen.

In **Österreich** sind Art und Umfang der im Rahmen des Mutter-Kind-Pass-Untersuchungsprogramms vorgesehenen Untersuchungen sowie die Voraussetzungen zur Erlangung des Mutter-Kind-Pass-Bonus in einem Mutter-Kind-Pass festzuhalten (Mutterschutzgesetz Österreich).

13.7.2 Mutterschaftsrichtlinien und Mutterschutzgesetz

Gemäß den Mutterschaftsrichtlinien ist in **Deutschland** Schwangerenvorsorge vorrangig als ärztliche Betreuung konzipiert (Berg 1984). Dabei werden zusätzlich eine entsprechende Qualifikation (Kenntnisse und Erfahrungen), die Berechtigung nach der ärztlichen Berufsordnung und das Vorhandensein der erforderlichen Einrichtungen vorausgesetzt. Bei normalem Schwangerschaftsverlauf können bestimmte Leistungen (Gewichtskontrolle, Blutdruckmessung, äußere Untersuchung des Abdomens, kindliche Herztöne, allgemeine Beratung der Schwangeren; Abschn. A, Nr. 7 der Mutterschaftsrichtlinien) an eine Hebamme delegiert werden. Gemäß den vorgeschriebenen Untersuchungsintervallen ergeben sich bei ungestörtem Schwangerschaftsverlauf etwa 10–12 Konsultationen. Die Mutterschaftsrichtlinien schließen auch Untersuchungen und Beratungen der Wöchnerin ein. Weiterhin ist die Verordnung von Medikamenten sowie Verbands- und Heilmitteln, die Ausstellung von Bescheinigungen und des Mutterpasses geregelt (Mutterschaftsrichtlinien Deutschland).

Nach der Mutter-Kind-Pass-Verordnung in **Österreich** sind 5 ärztliche Untersuchungen der Schwangeren vorgesehen. Die Vorsorgeuntersuchungen für das Kind in den ersten 14 Lebensmonaten sind ebenfalls Bestandteil der Verordnung (Mutter-Kind-Pass-Verordnung Österreich).

Nach der Krankenpflege-Leistungsverordnung in der **Schweiz** ist vor der 16. SSW eine ärztliche Untersuchung angezeigt. Bei ungestörter Schwangerschaft kann eine Hebamme 6 der 7 vor der Geburt ausgewiesenen Untersuchungen durchführen. In der Regel sind bis zu 36 SSW monatliche Untersuchungsintervalle vorgesehen. Lediglich zwischen 16 und 24 sowie 24 und 32 SSW werden Intervalle von 6–8 Wochen für vertretbar gehalten, da die Wahrscheinlichkeit für das Auftreten von Störungen bei normalen Schwangerschaften in diesem Zeitabschnitt gering erscheint (Schneider 1997). Bei Risikoschwangerschaften ohne manifeste Pathologie ist eine Zusammenarbeit mit einer Ärztin oder einem Arzt vorgeschrieben. Bei Risikoschwangerschaft mit manifester Pathologie erfolgt die Betreuung durch die Hebamme nach ärztlicher Anordnung. Die Versicherung übernimmt in einem bestimmten Umfang die Kosten für Geburtsvorbereitungskurse und Stillberatung.

Das **Mutterschutzgesetz** gilt für Frauen, die in einem Arbeitsverhältnis sind, auch für Teilbeschäftigte, Auszubildende und Heimarbeiterinnen. Sobald eine werdende Mutter Gewissheit über ihre Schwangerschaft und den mutmaßlichen Entbindungstemin hat, soll sie den Arbeitgeber informieren. Das Mutterschutzgesetz umfasst Anforderungen an die Gestaltung des Arbeitsplatzes und die zulässige Belastung der Schwangeren, Verbote von Mehrarbeit, Nacht-, Sonn- und Feiertagsarbeit (einschließlich Ausnahmeregelungen), Höchstarbeitszeit, Kündigungsschutz, Schutzfristen, Beschäftigungsverbot, Mutterschaftsgeld und Stillzeiten.

Mutterschutz beginnt in **Deutschland** 6 Wochen vor dem ärztlich bescheinigten Entbindungstermin und endet 8 Wochen nach der Entbindung. Bei der Geburt von Kindern mit einen Gewicht < 2500 g und Mehrlingsgeburten verlängert sich die Zeit auf 12 Wochen. Seit dem 1. Januar 1997 verlängert sich nach Frühgeburt die Schutzfrist um den Zeitraum, um den sich die Mutterschutzfrist vor der Frühgeburt verkürzt hat. Während der Schutzfrist vor der Geburt darf eine Schwangere auf ausdrücklichen Wunsch beschäftigt werden, nach der Geburt besteht absolutes Beschäftigungsverbot (Mutterschutzgesetz Deutschland).

In **Österreich** beträgt die Mutterschutzfrist jeweils 8 Wochen vor und nach der Entbindung. Bei Frühgeburt, Mehrlingsgeburt oder Kaiserschnittentbindung verlängert sich die Schutzfrist auf 12 Wochen. Ist die Schutzfrist vor der Geburt verkürzt, so verlängert sich die Schutzfrist nach der Entbindung um die entsprechende Zeit, insgesamt jedoch höchstens auf 16 Wochen. Während der Schutzfrist dürfen Arbeitnehmerinnen nicht beschäftigt werden (Mutterschutzgesetz Österreich).

In der **Schweiz** dürfen Schwangere und stillende Mütter nur mit ihrem Einverständnis beschäftigt werden. Für den Zeitraum von 8 Wochen nach der Entbindung besteht Beschäftigungsverbot. Dieser Zeitraum kann auf Verlangen der Wöchnerin und bei Vorlage eines ärztlichen Zeugnisses bis auf 6 Wochen verkürzt werden (Mutterschutzgesetz Schweiz).

> Kündigungsschutz besteht in Deutschland, Österreich und der Schweiz während der Schwangerschaft und bis 4 Monate nach der Entbindung.

Literatur

ACOG (1995) Preconceptional care. ACOG Technical Bulletin 205: 1–6
Ballantyne JW (1901) A plea for a pro-maternity hospital. Med J 6: 813–814
Behrens O, Goeschen K (1995) Sind die Mutterschaftsrichtlinien zu verbessern? Geburtsh Frauenheilkd 55: M129–M131
Behrens O, Lelle RJ (1997) Die Rhesusprophylaxe und aktueller Stand. Zentralbl Gynäkol 199: 204–210
Berg CJ, McDermott JC (1996) Fundal height measurement. In: Wildschut HU, Weiner CP, Peters TJ (eds) When to screen in obstetrics and gynecology. Saunders, Philadelphia, pp 133–145
Bergsjo P, Villar J (1997) Scientific basis for the content of routine antenatal care. II. Power to eliminate or alleviate adverse newborn outcomes; some special conditions and examinations. Acta Obstet Gynecol Scand 76: 15–25
Bishop EH (1964) Pelvic scoring for elective induction. Obstet Gynecol 24: 266–268
Döderlein G (1942) Ärztliche Schwangerenvorsorge und ihre gesetzliche Regelung. Arch Gynäkol 173: 175–196
Dudenhausen W (Hrsg) (1995) Früherkennung und Beratung vor der Schwangerschaft: Prägravide Risiken. Umwelt & Medizin, Frankfurt/Main
Enders G (1991) Infektionen und Impfungen in der Schwangerschaft, 2. Aufl. Urban & Schwarzenberg, München
Friese K (1994) Diagnostik und Therapie der konnatalen Toxoplasmose. In: Friese K, Kachel W (Hrsg) Infektionserkrankungen der Schwangeren und des Neugeborenen. Springer, Berlin Heidelberg New York Tokyo, S 225–230
Groutz A, Hagay ZJ (1995) Prenatal care: an update and future trends. Curr Opin Obstet Gynecol 7: 452–460

Hebisch G (2000) Die ärztliche Betreuung »später Schwangerer«. Gynäkologie 6: 6–11

Hopp H, Vollert W, Ragosch V, Pritze W, Entezanu M, Weitzel H (1995) Vermeidung kindlicher Risiken durch ein generelles Gestationsdiabetes-Screening, intensivierte Diagnostik und konsequente Therapie. Geburtsh Frauenheilkd 55: 28–31

Hutzler D (1995) Neue Aspekte in der gesetzlichen Mutterschaftsvorsorge. Dtsch Ärztebl 92: A2085–A2092

Hutzler D (1996) Überarbeitete Neuauflage des Mutterpasses 1996. Dtsch Ärztebl 93: B1556–B1562

Jack B, Culpepper L (1990) Preconception care. In: Merkatz IR, Thomson EE (eds) New perspectives on prenatal care. Elsevier, New York, pp 69–88

Mai R, Rempen A, Kristen P (1995) Vaginalsonografie im 1. Trimenon zur Bestimmung des Geburtstermins. Frauenarzt 36: 681–688

Martius J (1996) Infektiologisches Screening in der Schwangerschaft. Gynäkologe 29: 545–552

Mutter-Kind-Paß-Verordnung Österreich, Bundesgesetzblatt 24, Teil II vom 22. Januar 1997

Mutterschaftsrichtlinien Deutschland. Richtlinien des Bundesausschusses der Ärzte und der Krankenkassen über die ärztliche Betreuung während der Schwangerschaft und nach der Entbindung. Fassung vom 10. Dezember 1985 (Bundesanzeiger 60a vom 27. März 1986), zuletzt geändert am 23. Oktober 1998 (Bundesanzeiger Nr. 16 vom 26. Januar 1999) Dtsch Ärztebl 96/4 B198–B199

Mutterschutzgesetz Deutschland. Gesetz zum Schutz der erwerbstätigen Mutter. Neufassung vom 17. Januar 1997 im Bundesgesetzblatt Teil I Nr 3, S 22–28, Änderungen vom 25. Februar 1997 im Bundesgesetzblatt Teil I Nr 10, S 293

Mutterschutzgesetz Österreich. Österreichisches Recht, Fassung vom 31.5.1979; Änderungen vom 10.9.1980, 1.3.1985, 1.10.1990, 1.8.1993, 1.10.1995, 1.10.1997

Mutterschutzgesetz Schweiz. Merkblatt über den Schutz der Arbeitnehmerinnen bei Mutterschaft. Bundesamt für Industrie, Gewerbe und Arbeit, Abteilung Arbeitnehmerschutz und Arbeitsrecht, 1. Januar 1996

Peckham C, Gibb D (1995) Mother-to-child transmission of the human immunodeficiency virus. N Engl J Med 333: 298–302

Ratzel R (1996) Auswirkungen der Effizienzbewertung der Untersuchungen in der Schwangerschaft auf die Aufklärung. Gynäkologe 29: 590–593

Rempen A (1996) Effizienz der Ultraschallbiometrie in der Schwangerschaft. Gynäkologe 29: 553–561

Roos, T, Martius J, Gross U, Schrod L (1993) Systemic serologic screening for toxoplasmosis in pregnancy. Obstet Gynecol 81: 243–250

Rüttgers H (Leiter der Standardkommission) (1989) Kardiotokographie. Perinatal Medizin 1: 9–14

Schäfer A (1996) Die HIV-Infektion in der Geburtshilfe und Gynäkologie. Gynäkologe 29: 129–137

Schneider H (1997) Inhalt und Umfang der Schwangerschaftsvorsorge. Arch Gynecol Obstet 259 [Suppl]: 88–96

Schneider KTM (Leiter der Standardkommission) (1996) Standards in der PerinatalMedizin – Dopplersonographie in der Schwangerschaft. Geburtsh Frauenheilkd 56: M69–M73

Schneider KTM, Vetter K (2001) Umfrage: Schwangerenvorsorge. Gynäkol Prax 25: 13–15

Summers L, Gegor, C (1995) Preconception care and counseling. Postgrad Obstet Gynecol 15: 1–7

Viehweg B, Spätling L, Faber R, Hutzler D (2000) Schwangerenvorsorge – Leitfaden der ärztlichen Schwangerenvorsorge. Deutscher Ärzte-Verlag, Köln

Villar J, Bergsjo P (1997) Scientific basis for the content of routine antenatal care. 1. Philosophy, recent studies, and power to eliminate or alleviate adverse maternal outcomes. Acta Obstet Gynecol Scand 76: 1–14

Voigt HJ (1996) Pathologie der Frühschwangerschaft. Gynäkologe 29: 165–178

Westin B (1980) Schwangerschaftsüberwachung mittels Gravidogramm. Zentralbl Gynäkol 102: 257–271

Wiethardt B (2001) »Mundgesundheit« – Hinweise zur Änderung der Mutterschafts-Richtlinien. Gyn 6: 176–177

Wilkins-Haug L, Horton JA, Cruess DF, Frigoletto FD (1996) Antepartum screening in the office-based practice. Findings from the Collaborative Ambulatory Research Network 88: 483–489

Lebensführung in der Schwangerschaft

R. Huch

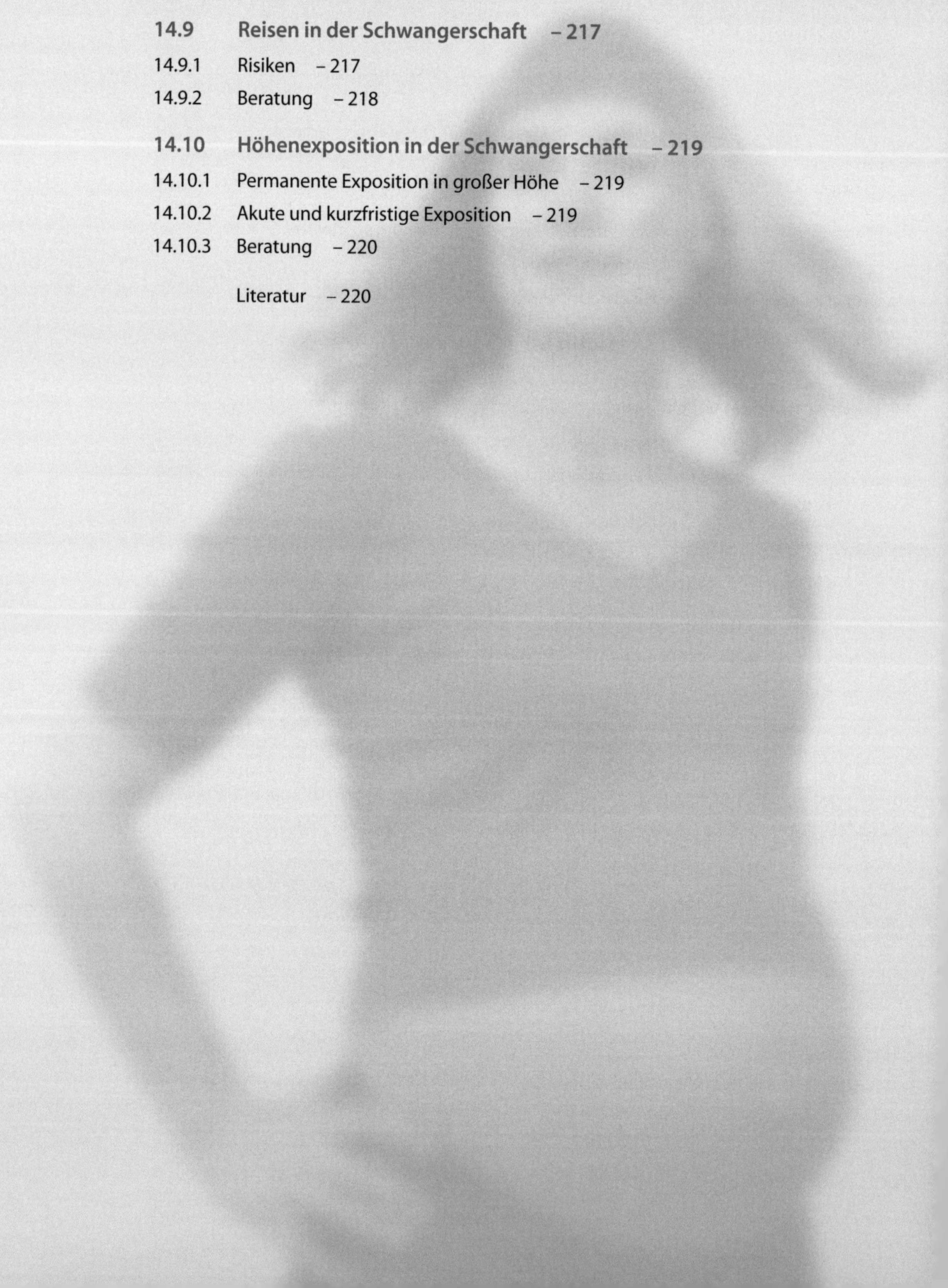

Kurz-Überblick

Da mütterliche Aktivitäten oder der Konsum von Nahrungs- und Genussmitteln in der Schwangerschaft den Schwangerschaftsverlauf und die Entwicklung des Kindes in utero beeinflussen können, gehört es zu den wichtigen ärztlichen Aufgaben, Frauen mit Kinderwunsch und Schwangere richtig zu beraten. Diese Beratung beruht auf der Kenntnis der beobachteten Zusammenhänge zwischen dem Verhalten, dessen eventuellem Einfluss auf die Schwangerschaft und der gesicherten oder vermuteten Pathogenese.

Die schützende Funktion einer plazentaren Barriere für Substanzen, die die Frau konsumiert, ist in der Vergangenheit lange überschätzt worden. Nahezu alle Substanzen erreichen das Kind und liegen dort u. U. in höheren Konzentrationen oder schädigender Form vor. Ist die Beratung zum Verzicht oder zur Reduktion des Konsums aufgrund mütterlicher psychischer oder physischer Abhängigkeit nicht möglich, dann ist die Bedeutung der psychologisch einfühlsamen Betreuung unter Vermeidung einer Verstärkung von Schuldgefühlen, die Notwendigkeit der besonderen Erfahrung des ärztlichen Beraters sowie die Einbindung der ärztlichen Betreuung in ein Betreuungskonzept mit Beteiligung von Sozialdiensten, Ernährungs- und Drogenberatungsstellen besonders zu betonen.

Da die moderne Frauengeneration heute in der Regel nicht bereit ist, für die Dauer einer Schwangerschaft gewohnte Freizeitaktivitäten aufzugeben, ärztlicherseits aber erwiesen ist, dass dies auch mit Nachteilen erkauft sein kann, gilt es für die Beratung, die Grenzen der körperlichen Belastbarkeit in der Schwangerschaft aufzuzeigen. In der Frühschwangerschaft, wenn die natürlichen Grenzen der mütterlichen Belastbarkeit noch nicht erreicht sind, ist dies besonders wichtig. Gleiches gilt für die körperliche Belastung durch Berufsarbeit sowie für weitere Risiken bei beruflicher Exposition in der Schwangerschaft. In diesem Zusammenhang ist auf die Schutzvorschriften für Mutter und Kind hinzuweisen.

14.1 Allgemeine Grundlagen

Die Mutter ist die erste Umwelt für das sich entwickelnde und wachsende Kind. Durch ihr Verhalten in der Schwangerschaft oder den Konsum von Nahrungs- und Genussmitteln kann die Mutter den Schwangerschaftsverlauf und die Kindesentwicklung positiv oder negativ beeinflussen. Die schützende Barriere der Plazenta ist lange überschätzt worden.

> Den in diesem Kapitel beschriebenen Einflüssen von Verhalten und Konsum – im weitesten Sinne den Einflüssen der mütterlichen Lebensweise – ist gemeinsam, dass sie mehr oder minder vermeidbare Einflüsse darstellen. Mit Kenntnis eines nachteiligen Einflusses kann die Exposition vermindert oder vermieden werden.

Das Spektrum der hier geschilderten Einflüsse auf die Schwangerschaft reicht von den sozial relativ akzeptierten Stimulanzien wie Zigaretten-, Alkohol- und Kaffeekonsum, über (illegalen) Konsum harter Drogen, alltägliche Notwendigkeiten wie die Berufsarbeit bis zu den auch in der Schwangerschaft ungern aufgegebenen Freizeitvergnügen wie Sport, Reisen und Höhenaufenthalt.

Eine besondere Aufgabe haben die beratenden Ärzte über die rein sachliche Information hinaus, wenn das für den Schwangerschaftsverlauf oder die kindliche Entwicklung schädliche Verhalten aufgrund psychischer und somatischer Abhängigkeit gar nicht freiwillig aufgegeben werden kann. Dies gilt für die starke Raucherin, die abhängige Alkoholikerin und die Drogensüchtige. Wie später noch geschildert wird, ist es verständlich und durch wissenschaftliche Untersuchungen auch erwiesen, dass versucht wird, den Konsum gegenüber der Umgebung zu kaschieren. Das wird allerdings umso weniger geschehen, je größer das Patienten-Arzt-Vertrauensverhältnis ist. Um dieses müssen sich Beratende sehr bemühen.

> Schwangere Frauen mit einer Suchtproblematik sind Risikopatientinnen, die der intensiven Betreuung, Hilfe und Zuwendung bedürfen. Das oft ohnehin vorhandene Schuldgefühl gegenüber dem Ungeborenen darf nicht durch Belehrungen seitens des ärztlichen Personals, das keine Erfahrungen mit den Problemen einer Sucht hat, verstärkt werden. Die betreuenden Ärzte müssen Kenntnisse über die vorhandenen Sozialdienste, Ernährungs- und Drogenberatungsstellen haben und die Kontakte organisieren.

14.2 Rauchen in der Schwangerschaft

14.2.1 Häufigkeit

25–40 % der Frauen im gebärfähigen Alter sind heute in der industrialisierten Welt Raucherinnen. 30–50 % dieser Raucherinnen geben während einer Schwangerschaft das Rauchen auf, die meisten davon bereits am Anfang der Schwangerschaft (Huch 1992; ACOG 1993; ACOG 2000; Kendrick u. Merritt 1996).

Die Kenntnis, dass Rauchen in der Schwangerschaft schädliche Folgen für den Schwangerschaftsverlauf und die Kindesentwicklung hat, fand erfreulich weite Verbreitung. Innerhalb von 2 Jahrzehnten hat sich der Anteil rauchender Frauen in der Schwangerschaft fast halbiert. Dennoch raucht heute etwa jede 5.–6. Frau in der Schwangerschaft! Es ist gesichert, dass der Anteil bei Frauen aus niedrigem sozialen Milieu höher ist.

14.2.2 Möglichkeiten der Beeinflussung zum Rauchverzicht

Die Schwangerschaft stellt bei Frauen eine Phase besonderer Bereitschaft zur Veränderung des Verhaltens dar. Nahezu alle gesundheitspolitischen Maßnahmen und die Intensität der ärztlichen Bemühungen konzentrieren sich daher auf diese Lebensphase bei Frauen.

Der Erfolg von gezielten Interventionsprogrammen wird mit zunehmender Schwangerschaftsdauer allerdings sehr unterschiedlich beurteilt (Kendrick u. Merritt 1996). Es enttäuscht, dass mit fortgeschrittener Schwangerschaft offensichtlich nur noch ein kleiner Prozentsatz zum Nichtrauchen bewegt werden kann; und man muss davon ausgehen, dass sich unter den verbleibenden Raucherinnen die starken und abhängigen Raucherinnen befinden.

Auch gilt es als gesichert, dass besonders in der Schwangerschaft die Diskrepanz zwischen selbst angegebenen Rauchgewohnheiten und den Erhebungen zur Exposition mit objektiven Parametern – z. B. biochemischen Markern wie Cotinin oder Kohlenmonoxid – größer ist als außerhalb der Schwangerschaft. Der wirkliche Anteil rauchender Schwangerer kann also durchaus höher sein.

14.2.3 Klinische Beobachtungen und Epidemiologie

Beim Rauchen vor und während der Schwangerschaft stehen die in der ◘ Tabelle 14.1 aufgelisteten Probleme im Vordergrund. Diese Zusammenstellung des American College of Obstetricians and Gynecologists (ACOG 1993) basiert auf zahlreichen Untersuchungen mit naturgemäß unterschiedlichem Rauchquantum der Schwangeren. Die Dosisabhängigkeit, d. h. die Zunahme der Probleme mit steigendem Zigarettenkonsum, ist für die meisten Zusammenhänge gesichert.

> Die Beratung zum Rauchverzicht bei ungewollter Kinderlosigkeit eines Paares gehört bereits zum klinisch bewährten Arsenal der ersten therapeutischen Versuche. Beim Vergleich von Nichtraucherinnen und Raucherinnen zeigte sich dosisabhängig eine verminderte Konzeptionsrate pro Zyklus bei Raucherinnen. Nach Absetzen kontrazeptiver Maßnahmen dauerte es bei Raucherinnen länger, bis die gewünschte Schwangerschaft eintrat.

Rauchen ist auch ein gesicherter Risikofaktor für den frühen Verlust der Schwangerschaft oder Störungen in der Frühschwangerschaft. Eine Häufung von Implantationen der Eianlage außerhalb des Uterus und innerhalb des Uterus an ungünstiger Lokalisation (Placenta praevia) ist ebenso wie eine Zunahme spontaner Aborte dosisabhängig beobachtet worden. Auch werden Aborte später gesehen als solche bei chromosomalen Anomalien.

Wie aus ◘ Tabelle 14.1 zu ersehen ist, erhöht sich der Prozentsatz von vorzeitiger Lösung, Placenta praevia und vorzeitigem Blasensprung. Dies sind Komplikationen, die ihrerseits mit einer erhöhten Frühgeburtlichkeit oder perinatalen Mortalität einhergehen können.

Der eindrücklichste Negativeinfluss mütterlichen Rauchens ist hingegen die dosisabhängige Abnahme des Geburtsgewichts. Viele hundert Untersuchungen haben dieses Faktum bestätigt. Übereinstimmend ist das Geburtsgewicht im Mittel um 200–350 g niedriger, wenn die Schwangere raucht. Diese Gewichtsreduktion wird in allen Studien – ob prospektiv oder retrospektiv – in verschiedenen Kulturen, Ländern und Rassen unabhängig von anderen Faktoren beobachtet, die ebenfalls das Kindsgewicht beeinflussen. Mit Ultraschall ist dieser Negativeinfluss bereits intrauterin zu sehen. Rauchen reduziert selektiv den Bauchumfang und die periphere Muskelmasse (Bernstein et al. 2000). Die Gewichtsreduktion nimmt mit steigendem mütterlichen Alter zu (Haug et al. 2000).

◘ Tabelle 14.1. **Auswirkungen des Rauchens vor und während der Schwangerschaft** (mod. nach ACOG 1993)

Problem	Relatives Risiko oder andere Abweichung
Reproduktion/Frühschwangerschaft	
Infertilität	1,3 (1,1–1,4)
Ektopische Schwangerschaft	2,2 (1,3–3,6)
Spontanabort	1,2 (0,67–2,19)[a]
	1,7 (1,5–3,2)[b]
Schwangerschaft	
Vorzeitige Lösung	1,5 (1,1–1,2)
Placenta praevia	1,9 (1,2–3,0)
Vorzeitiger Blasensprung	
– Termingeburt	1,3 (1,1–1,9)
– Frühgeburt	n.s. (1,0–2,1)
Perinatale Mortalität	1,25 (1,13–1,39)[c]
	1,56 (1,37–1,77)[d]
Fetus	
Mittleres Geburtsgewicht	Abnahme um 200 g
Small-for-date-Kinder	3,5 (2,6–4,9)
Frühgeburt	1,2 (1,1–1,4)

[a] Wenn das Vertrauensintervall 1 enthält, ist das relative Risiko statistisch nicht signifikant (n.s.).
[b] Die Ergebnisse beruhen auf mehreren Studien.
[c] Bei < 1 Schachtel Zigaretten/Tag.
[d] Bei ≥ 1 Schachtel Zigaretten/Tag.

> Nach einer Erhebung der deutschen Forschungsgemeinschaft ist ein Einfluss auf das kindliche Gewicht bereits ab 5 täglich gerauchten Zigaretten messbar.

Ein Paarvergleich bei Geschwistern, deren Mütter nur in einer der beiden Schwangerschaften geraucht hatten, zeigte signifikant niedrigere Geburtsgewichts- und Körpermasse in den Raucherschwangerschaften; und es ist besonders hervorzuheben, dass dieser Wachstumsrückstand durch Rauchen in der Kindheit nicht aufgeholt wird. Mit dieser Studie wurde sehr überzeugend dem häufig diskutierten Einwand begegnet, dass generelle Lebensgewohnheiten sowie die Persönlichkeitsstruktur der Raucherin und nicht das Rauchen für den Einfluss auf das kindliche Gewicht verantwortlich seien.

Es mehren sich Hinweise, dass Rauchen auch eine transplazentare Karzinogenese induzieren kann. Lymphome, Leukämien und Wilms-Tumoren wurden bei Kindern, deren Mütter in der Schwangerschaft geraucht hatten, häufiger gesehen. Ob durch mütterliches Rauchen Fehlbildungen zunehmen, wird seit langem kontrovers diskutiert. Eine kürzliche schwedische Analyse (Källén 2000) bei 1,4 Mio. Neugeborenen zeigt jetzt eine Zunahme multipler Fehlbildungen, wenn in der Frühschwangerschaft geraucht wurde.

> Auch die Entwicklung des geborenen Kindes wird nachteilig durch das Rauchen in der Schwangerschaft beeinflusst: Die berühmte British-Perinatal-Mortality-Studie, in die 1958 während einer Woche jedes in England und Wales geborene Kind aufgenommen wurde und in der die weitere Entwicklung während Kindheit und Adoleszenz analysiert worden ist, konnte noch im Alter von 11 Jahren mütterliches Rauchen in der Schwangerschaft als Einflussfaktor für Wachstums- und Entwicklungsrückstände diskriminieren.

14.2.4 Pathogenese

Das Tabakblatt enthält eine komplexe Mischung von chemischen Komponenten. Beim Rauchen, einer teilweise unvollständigen Verbrennung der Tabakmischung, entsteht ein Gemisch aus Gasen, Wasserdampf und kleinen festen Partikeln. Die im Zusammenhang mit den geschilderten schädigenden Einflüssen am häufigsten untersuchten Stoffe der rund 4000 bis 6000 Einzelbestandteile im Zigarettenrauch sind Nikotin, Kohlenmonoxid, Teere, Zyanide und Kadmium.

Die Schädlichkeit des Kohlenmonoxids (CO), das bei einer starken Raucherin im Blut Konzentrationen bis zu 15 Vol.-% erreichen kann, resultiert aus der Konkurrenz mit dem Sauerstoff am Hämoglobinmolekül. CO besetzt das Hämoglobinmolekül und macht es für den Sauerstofftransport ungeeignet. Dies geschieht, da CO einfach durch die Plazenta diffundiert, im mütterlichen wie im fetalen Blut.

Aus tierexperimentellen Untersuchungen ist bekannt, dass beim Fetus höhere Konzentrationen als bei der Mutter gemessen werden und dass CO verzögert vom Fetus eliminiert wird. Ebenfalls aus tierexperimentellen Untersuchungen weiß man, dass eine Negativkorrelation zwischen Sauerstoffdruck und -konzentration sowie der CO-Beladung besteht. Je höher der CO-Gehalt, um so niedriger ist der O_2-Gehalt. CO verstärkt zudem die Affinität des Sauerstoffs zum Hämoglobin, so dass im Gewebe der Sauerstoff erschwert abgegeben wird. Eine hohe Kohlenmonoxidbelastung des Blutes führt also zum Sauerstoffmangel.

Der pharmakologische Effekt von Nikotin auf die sympathischen und parasympathischen Ganglien, die Skelettmuskeln und das ZNS ist ähnlich dem des Acetylcholins. Nikotin führt zunächst zur Stimulierung, später zur Depression. Zusammen mit dem ansteigenden Adrenalin aus der Nebenniere resultieren kardiovaskuläre Veränderungen wie Herzfrequenzanstieg, Hypertension und Vasokonstriktion sowohl bei Mutter wie auch beim Fetus.

Nikotin, CO und aromatische Kohlenwasserstoffe aus der Zigarette werden für den antiöstrogenen Effekt verantwortlich gemacht (Baron et al. 1990). Zu den gesicherten oder sehr wahrscheinlichen Mechanismen werden eine erniedrigte Östrogenproduktion, ein veränderter Östrogenmetabolismus und ein Anstieg der zirkulierenden Androgene gezählt.

Mit diesen Pathomechanismen sind nahezu alle in Tabelle 14.1 aufgeführten klinischen Beobachtungen zu erklären.

> Fertilitätsprobleme bei Raucherinnen erklären sich durch den antiöstrogenen Effekt der Zigarette; Einnistungsprobleme der Zygote oder Störungen der Frühschwangerschaft könnten auf die durch Vasokonstriktion entstehende Abnahme der Deziduadurchblutung zurückgeführt werden. Sauerstoffmangel durch geringere Beladung des Blutes mit Sauerstoff und durch Abnahme der uteroplazentaren Durchblutung beim Rauchen ist eine der Ursachen für die intrauterine Mangelentwicklung.

14.2.5 Beratung

Eine Frau, die in der Schwangerschaft raucht, ist eine Risikopatientin in der Geburtshilfe und braucht eine besondere ärztliche und menschliche Betreuung in der Schwangerschaft. Da die Gesellschaft Rauchen in zunehmendem Maße ächtet, besonders aber in einer Schwangerschaft beinahe tabuisiert, empfiehlt sich ein besonders einfühlsames Befragen zum Rauchverhalten in der Schwangerschaft. Es besteht das Risiko, dass eine schwangere Frau ihren Zigarettenkonsum verschweigt.

Es ist wichtig, der Schwangeren zu verdeutlichen, dass jede nicht gerauchte Zigarette einen Gewinn für das Kind in utero darstellt. Ist ein Verzicht nicht zu erreichen, dann muss eine Reduktion des Konsums angestrebt werden. Auf die Wichtigkeit der Information wird hingewiesen.

Obwohl auf den Beipackzetteln die Nikotinersatztherapie in Form von Kaugummi oder Pflastern in der Schwangerschaft als kontraindiziert beschrieben wird, weil Nikotin negative Auswirkungen auf das ungeborene Kind hat, bahnt sich hier ein Umdenken an (ACOG 2000). Bei großer Nikotinabhängigkeit in der Schwangerschaft ist die Ersatztherapie als Ultima ratio möglich.

Wahrscheinlich ist das »reine« Nikotin dem Nikotingemisch mit weiteren Schadstoffen vorzuziehen (Wright et al. 1997). Eine erfolgreiche Beratung, die zum Rauchverzicht oder zur Reduktion des Rauchens in der Schwangerschaft führt, bietet zudem noch die Chance, dass diese Einstellung post partum zum Vorteil des Säuglings (keine passive Aufnahme der Rauchbestandteile) und natürlich zum Vorteil der Frau selbst ist.

14.3 Alkohol in der Schwangerschaft

14.3.1 Häufigkeit

Auf der einen Seite ist maßvoller Alkoholkonsum außerhalb der Schwangerschaft weit verbreitet und gesellschaftlich gut toleriert (Taylor 1993). Auf der anderen Seite hat sich, wie beim Rauchen, die Erkenntnis durchgesetzt, dass Alkohol in der Schwangerschaft schädlich ist; und es ist dokumentiert, dass viele Frauen nach eingetretener Schwangerschaft ihre Trinkgewohnheiten ändern. Wahrscheinlich sind es nach den entsprechenden Untersuchungen auch hier die Frauen mit hohem Konsum vor der Schwangerschaft, die ihr Verhalten am wenigsten verändern. Die Tendenz zum Kaschieren des Konsums ist gerade beim Alkohol groß.

▶ Studienbox

Die aktuellsten Informationen liefert auch noch im Jahre 2002 wohl die sog. EUROMAC-Studie (Spohr u. Steinhausen 1996). In Dänemark, Deutschland, Frankreich, Italien, Niederlande, Portugal, Schottland und Spanien geben weniger als 10 % der Frauen in der Schwangerschaft gar keinen Alkoholkonsum und in den meisten Ländern weniger als 5 % keinen Konsum in der Frühschwangerschaft an.

Mit der Ausnahme von Frankreich (21 %) und Portugal (11 %) konsumieren allerdings nur 5 % der Frauen pro Woche über 90 g.

Wenig bekannt ist, in welcher Weise starke Trinkerinnen ihren Konsum in der Schwangerschaft verändern. Unabhängig von der Phase der Schwangerschaft nimmt in vielen Ländern der Anteil der chronischen und starken Trinkerinnen zu. 20 % der alkoholkranken Frauen sind im gebärfähigen Alter. Basiert man die Schätzungen über den unzulässigen Alkoholkonsum in der Schwangerschaft auf dem Vorkommen der Alkoholembryopathie (s. unten), so erfasst man wahrscheinlich nur die Spitze des Eisbergs. Für die westliche Welt liegen die Schätzungen bei etwas mehr als 1:1000.

14.3.2 Klinische Beobachtungen und Epidemiologie

Mütterliche Alkoholabhängigkeit und exzessiver Alkoholmissbrauch in der Schwangerschaft können zu schweren physischen und psychischen Schäden beim Kind führen.

Definition

Die Kombination von kindlicher Mangelentwicklung, Dysmorphien bzw. Fehlbildungen und mentalem Entwicklungsrückstand wird im deutschen Sprachgebrauch als **Alkoholembryopathie** (AE), im anglo-amerikanischen als **fetal alcohol syndrome** (FAS) bezeichnet (Spohr u. Steinhausen 1996) (Charakteristika s. Übersicht).

Um Voraussagen für die kindliche Entwicklung machen zu können, wurde die Alkoholembryopathie klassifiziert:

- **Klasse I** bezeichnet die mildeste Form und ist nur mit Kenntnis des mütterlichen Alkoholmissbrauchs zu identifizieren. Sie beinhaltet prä- und postnatale Wachstumsretardierung, Untergewicht und Mikrozephalie. Gesichtsdysmorphien fehlen in der Regel, und die mentale Entwicklung ist wenig gestört.
- **Klasse II** kann ohne Kenntnis der mütterlichen Alkoholabhängigkeit **vermutet** werden. Die Kinder sind charakterisiert durch Wachstumsretardierung, Mikrozephalie, faziale Dysmorphien und mäßige mentale Retardierung. Hyperaktivität und muskuläre Hypotonie sind weitere diagnostische Kriterien.
- **Klasse III** ist charakterisiert durch Gesichtsdysmorphien (Einzelheiten s. Übersicht) neben ausgeprägter prä- und postnataler Wachstumsretardierung, Mikrozephalie und mentaler Retardierung. Diese Veränderungen sind so typisch, dass vom Aussehen der Kinder der mütterliche Alkoholkonsum in der Schwangerschaft abgeleitet werden kann. Kinder mit dieser schweren Form der Alkoholembryopathie sehen aus wie sehr ähnliche Geschwister.

Charakteristika der ausgeprägten Alkoholembryopathie

- Ausgeprägte pränatale Wachstumsretardierung
- Postnatale Wachstumsretardierung und Untergewicht
- Mikrozephalie
- Statomotorische und mentale Retardierung, Hyperaktivität, muskuläre Hypotonie
- Typisches Gesicht mit abgeflachter Stirn, Stupsnase, Epikanthus, ausgeprägten Nasolabialfalten, flachem Philtrum, schmalem Lippenrot, Retrognathie
- Fehlbildungen (besonders Herz, Urogenitalsystem)

Eine weitere Entität – dem moderaten Alkoholkonsum in der Schwangerschaft zugeschrieben – sind **kindliche Entwicklungsstörungen** im Verhalten bei Fehlen von Dysmorphien und ausgeprägtem Wachstumsrückstand. Beobachtet wurden gestörtes Saug- und Schlafverhalten, Abweichungen von der Norm im neonatalen Brazelton-Verhaltenstest, Unreife bei der motorischen Entwicklung und Hyperaktivitäten. Es ist klar, dass diese Auffälligkeiten, die durch Einflüsse während der Entwicklung und Reifung des Zentralnervensystems entstehen, auch durch eine Fülle anderer Einflüsse außerhalb des Alkohols entstehen können und dass daher Verhaltensstörungen per se keinen Rückschluss auf einen möglichen Alkoholkonsum in der Schwangerschaft zulassen.

Auch **Reproduktion** und **Schwangerschaftsverlauf** werden durch den mütterlichem Alkoholkonsum negativ beeinflusst. Während der Einfluss auf Fertilität und Fekundität zumindest bei moderatem Konsum sehr widersprüchlich beurteilt wird, ist die höhere Rate spontaner Aborte bereits bei relativ niedrigem Konsum (etwa 4 Drinks per Woche) evident. Totgeburten werden vermehrt gesehen, wenn der Konsum steigt (Spohr u. Steinhausen 1996).

Untersuchungen zum Zustand von Neugeborenen aus Alkoholschwangerschaften liefern uneinheitliche Befunde. Für das Atemnotsyndrom legen die Ergebnisse sogar nahe, dass mütterlicher Alkoholkonsum in der Schwangerschaft die Lungenreife fördert. Ein isolierter Einfluss des Alkohols auf die Frühgeburtlichkeit ist besonders schwer zu sichern, da andere Risikofaktoren, assoziiert mit Alkoholismus, ebenfalls verantwortlich sein können.

Welchen biologischen Einfluss der väterliche Alkoholkonsum jenseits der sozialen Beeinflussung des mütterlichen Konsums und der mütterlichen Lebensgewohnheiten hat, ist beim Menschen schwer zu ermitteln. Tierexperimentelle Befunde legen nahe, dass ein isolierter Einfluss des väterlichen Alkoholmissbrauchs auf die Nachkommen existiert. So zeigten dem Alkohol ausgesetzte männliche Ratten Störungen in der sexuellen Reifung, veränderte endokrine und immunologische Funktionen und Verhaltensunterschiede zu Kontrolltieren (Spohr u. Steinhausen 1996).

14.3.3 Pathogenese

Die Pathogenese der Alkoholschädigung von Embryo und Fetus ist nach wie vor nicht eindeutig geklärt. Auch sind die quantitativen Zusammenhänge zwischen Konsum und Schaden viel unklarer als bei anderen Noxen. Es besteht Einigkeit, dass ausgeprägte Fälle von Alkoholembryopathie nur gesehen werden, wenn die Mutter alkoholabhängig ist oder exzessiv in der Schwangerschaft getrunken wird. Aber im Gegensatz zu den klaren Beziehungen beim Rauchen, bei dem die Zahl der täglichen Zigaretten das Ausmaß des Schadens bestimmt, gibt es nur angedeutete Zusammenhänge zwischen den täglichen Trinkmengen und den Schweregraden der Alkoholembryopathie.

Die Inzidenz der Alkoholembryopathie bei alkoholkranken Frauen wird auf 43 pro 1000 Lebendgeburten geschätzt (Spohr u. Steinhausen 1996), was deutlich macht, dass zusätzliche Faktoren die Vulnerabilität von Embryo und Fetus bestimmen müssen. Als solche wurden diskutiert:

- die Art des Trinkens, die u. U. zu Spitzen-Blutalkoholkonzentrationen führt,
- körperliche Probleme als Folge der Alkoholsucht,
- rassische (genetische?) Einflüsse,
- Armut mit Unterernährung und Gesundheitsproblemen,
- Stress mit Ausschüttung von Katecholaminen,
- Mitkonsum von anderen Drogen oder von Nikotin.

Weil letztendlich alle embryonalen und fetalen Schäden auf Zellniveau entstehen, wird bei Fehlen einer spezifischen pathognomonischen Veränderung und bei der Vielzahl der Anomalien ein mehr genereller Schädigungsmechanismus für den mütterlichen Alkoholkonsum angenommen. In erster Linie werden Sauerstoffmangel und die Entstehung von freien Sauerstoffradikalen angeschuldigt (Spohr u. Steinhausen 1996).

Sauerstoffmangel könnte alkoholspezifisch durch hohen Sauerstoffverbrauch in der Leber bei der Alkoholmetabolisierung entstehen, in der Plazenta z. B. den energieabhängigen Substrattransport zum Fetus beeinflussen, im Hirn z. B. die zahlreichen neurotoxischen Effekte des mütterlichen Alkohols erklären. Hohe Blutalkoholkonzentrationen führen zum Kollaps der Umbilikalarterien und relativ niedrige zum Spasmus uteriner Gefäße. Beides führt über abnehmende Durchblutung zum Sauerstoffmangel.

Zellschädigung kann auch über die alkoholspezifische Formation von freien Sauerstoffradikalen entstehen, indem die normalerweise vorhandenen Schutzmechanismen der Zelle (Antioxidanzien, Enzyme) durch Alkohol oder Substratmangel vermindert werden.

Für die Beantwortung der wichtigen Frage, wann die Noxe Alkohol für das Kind besonders schädigend ist, finden sich zahlreiche klinische Beobachtungen. Es gibt Hinweise, dass bei Kindern nicht alkoholabhängiger Frauen faziale Dysmorphien nur bei starkem Konsum in der Frühschwangerschaft entstehen und umgekehrt die kindliche Mangelentwicklung in dem Ausmaß abnimmt, wie der Konsum in der Spätschwangerschaft eingeschränkt wird. Bei Alkoholabhängigkeit sind die zeitlichen Zusammenhänge weniger eindeutig. Eine sichere Zeitphase, in der Alkohol in der Schwangerschaft relativ gefahrlos konsumiert werden kann, gibt es nicht.

Schließlich ist noch auf die zahlreichen Untersuchungen zur »Schwelle«, also zum höchstmöglichen sicheren Alkoholkonsum in der Schwangerschaft, hinzuweisen. Wenn mit subtilen Methoden die neurobiologische Entwicklung und das Verhalten der Kinder in Abhängigkeit von der mütterlichen Alkoholmenge untersucht werden, gibt es nach den sehr anerkannten prospektiven Studien von Streissgut et al. (zit. in Spohr u. Steinhausen 1996) keinen risikofreien Trinklevel und keine »Schwelle« für die pränatale Alkoholexposition. Dies wurde kürzlich in umfassenden Untersuchungen bei 6- bis 7-jährigen bestätigt (Sood et al. 2001).

14.3.4 Beratung

Alkohol ist ein eindeutiges Teratogen in (wahrscheinlich) krankheits- und dosisabhängiger Weise. Schwere Alkoholikerinnen sollten bezüglich einer sicheren Antikonzeption intensiv beraten werden.

Für die Betreuung in der Schwangerschaft ist es von großer Bedeutung, die Trinkgewohnheiten zu kennen. Es bestehen große Tendenzen und Fähigkeiten seitens der abhängigen Schwangeren, ihren Konsum zu verheimlichen oder zu bagatellisieren. Es ist auch ärztliche Aufgabe, nach Erkennen des Alkoholproblems neben engmaschiger Betreuung und Beratung in der Schwangerschaft die alkoholkranke Frau Gruppen oder Institutionen zuzuführen, die psychische und soziale Hilfen vermitteln können, Letztere auch nach der Geburt für das Kind.

> Frauen mit Gelegenheitskonsum, dem »social drinking«, muss glaubwürdig vermittelt werden, dass ein sicherer Zeitabschnitt für das Trinken in der Schwangerschaft und eine Minimalmenge, die mit Sicherheit die embryonale und fetale Entwicklung nicht negativ beeinflusst, nicht bekannt sind. Vorsichtshalber fordern daher einige Stellen, z. B. die amerikanische FDA oder das britische Royal College of Psychiatrists, in der Schwangerschaft eine völlige Alkoholabstinenz.

Die Prävention der folgenschweren Auswirkungen des Zigaretten- und Alkoholkonsums hat also 3 Eckpfeiler:

- Erfragen oder Erkennen von Rauch- und Trinkgewohnheiten,
- Aufklären und Hinführen zum Konsumverzicht,
- das eigene gute Vorbild.

Letzteres z. B. erfordert, dass in Spitälern, besonders jedoch in Frauenkliniken, nicht geraucht wird.

14.4 Koffein und Süßstoffe in der Schwangerschaft

14.4.1 Konsumgewohnheiten

Kaffee, Tee und Coca-Cola werden mit großer sozialer Akzeptanz auch in der Schwangerschaft, z.T. in großen Mengen (Appel u. Myles 2001) konsumiert. Wenig bekannt ist, dass Koffein auch in der Schokolade enthalten ist.

Nach einem Review von Schneider und Schlatter (1986) werden 60–75% der täglichen Koffeinmenge in Form von Kaffee und 15–30% in Form von Tee aufgenommen. Der Durchschnittskonsum eines Erwachsenen wird auf etwa 200 mg/Tag (=3 mg/kg KG) geschätzt. Dies entspricht 2–3 Tassen Kaffee, 5 Tassen Tee, etwa 20 Tassen Schokolade oder »koffeinfreiem« Kaffee oder rund 2 l Coca-Cola. Regelmäßige Kaffeetrinker konsumieren täglich 4 mg/kg KG, starke Kaffeetrinker etwa 7 mg/kg KG. Bei schwangeren Frauen wird ein niedrigerer Durchschnittskonsum gesehen.

Coca-Cola light enthält pro Liter 725 ng Cyclamat und 150 mg Aspartam an künstlichen Süßstoffen. Unter physiologischen Bedingungen dürfte die tägliche Trinkmenge 2 l nicht übersteigen. Als mögliche Schadstoffe wurden Koffein und die Süßstoffe in Coca-Cola light in ihren Auswirkungen auf die Schwangerschaft und die Entwicklung des Kindes untersucht (Al-Hachim 1989).

14.4.2 Klinische Beobachtungen

Koffein. In tierexperimentellen Studien hat sich Koffein – z.T. allerdings in unphysiologisch hohen Dosen – als mutagen und teratogen erwiesen. Kleinwuchs als Folge der maternalen Koffeinexposition wurde bei Feten verschiedener Spezies gesehen.

Epidemiologische Studien mit unterschiedlich großem Koffeinkonsum in der Schwangerschaft sind in ihren Aussagen widersprüchlich. Einerseits wurde über vermehrte Aborte, Tot- und Frühgeburten berichtet, wenn der Konsum hoch oder exzessiv war. Das Risiko für frühe Spontanaborte steigt (Cnattingius et al. 2000). Zahlreiche Studien beschrieben einen Zusammenhang zwischen häufigem täglichen Kaffeekonsum und erniedrigtem Geburtsgewicht. Andererseits wurde dabei das Ausmaß des Zusammenhangs weniger deutlich, wenn nachteilige Kofaktoren wie Rauchen oder sozioökonomische Defizite mit berücksichtigt wurden. Die vorliegenden Befunde führten allerdings zur Streichung des Koffeins aus der Liste der unbedenklichen Drogen durch die amerikanische FDA.

> Negative Auswirkungen mäßigen Konsums (2–3 Tassen Kaffee mittlerer Stärke oder Äquivalentmengen Tee bzw. Cola) sind nicht bekannt.

Süßstoffe. Künstliche Süßstoffe wurden für verschiedene Gesundheitsprobleme angeschuldigt und daher auch in der Schwangerschaft intensiv untersucht (Zuber et al. 1989).

In einer Reihe von tierexperimentellen Studien, z.T. mit unphysiologisch hohen Mengen, wurde der Einfluss der künstlichen Süßstoffe auf Fertilität, Embryo- und Fetotoxizität, fetales Wachstum, Mortalität und Teratogenese untersucht; dabei wurden keinerlei Effekte gesehen. Nach den Empfehlungen der American Dietetic Association sind Nahrungssüßstoffe »sicher« in der Schwangerschaft (Franz u. Maryniuk 1993).

14.4.3 Pathogenese

Mit zunehmender Schwangerschaftsdauer verlängert sich im mütterlichen Organismus, überwiegend in der Leber, die Abbaurate für Koffein. In der Spätschwangerschaft kann die Plasmahalbwertszeit von normal etwa 5 h auf 10–18 h ansteigen.

Koffein passiert leicht die Plazenta. Feten und Neugeborene sind unzureichend mit Enzymen ausgestattet, die die Demethylierung von Koffein katalysieren, sodass hierdurch und als Folge der mütterlichen Kumulierung die Halbwertszeit mehrere Tage betragen kann. Toxische Effekte auf Zellniveau sind bei hohen Konzentrationen zu erwarten.

Mit Dopplersonographie wurde beim Menschen nach 2 Tassen Kaffee eine Abnahme der uteroplazentaren Durchblutung beobachtet. Eine negative Beeinflussung der prä- und postnatalen Schlafrhythmik und Schlaffähigkeit wurde beschrieben.

14.4.4 Beratung

Starke Kaffeetrinkerinnen sollten vorsichtshalber in der Schwangerschaft ihren Konsum auf 2–3 Tassen Kaffee bzw. 4–6 Tassen Tee pro Tag reduzieren. Bedenken gegen das Trinken von Cola light sind nicht gerechtfertigt.

14.5 Drogen in der Schwangerschaft

14.5.1 Häufigkeit und Art des Konsums

Das Spektrum des Drogenkonsums reicht neben den bereits besprochenen Substanzen Nikotin und Alkohol über Barbiturate und Tranquilizer, Stimulanzien, Halluzinogene, Cannabisprodukte, Kokain (Crack) bis zu den Opiaten. Diese Substanzen werden in und außerhalb der Schwangerschaft häufig kombiniert eingenommen. Die wahre Prävalenz des Konsums, insbesondere der illegalen Drogen, ist schwer zu ermitteln. Screeninguntersuchungen bei schwangeren Frauen in den USA zeigen bereits Expositionsraten um 15% (ACOG 1994).

Besonders Crack, die preiswerte und leicht herstellbare Form von Kokain, hat sich in den USA explosionsartig verbreitet. Gerüchte, dass Crack die Geburt erleichtere, haben an der entsprechenden »Nutzung« in der Schwangerschaft großen Anteil.

Analoge Zahlen für Europa oder für den deutschsprachigen Raum existieren nicht.

14.5.2 Klinische Zusammenhänge

Hier muss zwischen den generellen Folgen der Drogenabhängigkeit – ungenügende Ernährung, mangelnde Hygiene und Infektionen, vernachlässigte Schwangerenvorsorge etc. – und den **schwangerschaftsspezifischen Folgen** des Drogenkonsums unterschieden werden. Im Vordergrund stehen hier

- bei der Mutter:
  - Hypertonie und Präeklampsie,
  - vermehrte Aborte,
  - vermehrte Plazentalösungen,
  - vorzeitiger Blasensprung,
  - vorzeitige Kontraktionen;
- beim Kind:
  - intrauteriner Fruchttod,
  - Folgen der Frühgeburt,
  - Mangelentwicklung,
  - Mikrozephalie,
  - Entzugsproblematik.

Die Mangelentwicklung zeichnet sich durch eine unübliche Proportionalität zwischen Kopf- und Körperwachstum aus, indem die Mikrozephalie ausgeprägter ist als der Rückstand im Körperwachstum. Volpe (1992) bezeichnet dies als eine umgekehrte asymmetrische Wachstumsretardierung.

Kontrovers sind die Befunde über die Teratogenität der verschiedenen Drogen. Methodische Schwierigkeiten erschweren es, zwischen destruktiven Defekten oder Entwicklungsstörungen – z. B. im Gehirn – zu unterscheiden (Schaefer et al. 2001; Frank et al. 2001).

> Intrauteriner Fruchttod im akuten Drogenentzug wurde beobachtet. Entzugssymptome sind auch in den ersten Lebenstagen und -wochen beim Neugeborenen ein großes Problem.

14.5.3 Pathogenese

Die Mechanismen, die zur fetalen Schädigung führen, wurden am besten für das **Kokain** untersucht. Allen Drogen gemeinsam ist, dass sie wie alle Substanzen, die die Blut-Liquor-Schranke leicht durchdringen, auch die Plazenta passieren und in gleicher oder höherer Konzentration als bei der Mutter im fetalen Kreislauf wirken.

Generell entstehen die wichtigsten Kokaineffekte durch präsynaptische Blockade der Aufnahme der Neurotransmitter Adrenalin, Noradrenalin und Dopamin und durch die exzessive Anreichung dieser Substanzen an den Synapsen. Das führt zur massiven Aktivierung des adrenergen Systems mit großen Herz-Kreislauf-Wirkungen – Vasokonstriktion, Hypertonie, Tachykardie –; und die zentrale Dopaminakkumulierung erklärt Euphorie und Suchtverhalten.

Abbildung 14.1 zeigt schematisch die direkten und indirekten Effekte des mütterlichen Kokainkonsums auf den Fetus. Mütterliche Kreislaufeffekte und uterine Kontraktionen, die durch den steigenden Katecholaminspiegel entstehen, führen zu uteroplazentarer Mangeldurchblutung, Sauerstoffmangel, Aborten oder Frühgeburten. Durch Vasokonstriktion und toxische Effekte des Kokains oder dessen Abbauprodukte im fetalen Kreislauf entstehen lokale zerebrale Schäden. Da die Kokaineffekte sehr akut und dosisabhängig auftreten, sind mütterliche und fetale Kreislaufeffekte großen Schwankungen ausgesetzt.

14.5.4 Beratung

Drogenabhängige Frauen in der Schwangerschaft sind Risikopatientinnen, die intensiver Betreuung in regelmäßigen, kurzen Abständen bedürfen.

Aufgaben der Schwangerenvorsorge sind Diagnose und Behandlung der indirekten Folgen der Drogensucht (mangelnde Hygiene, vernachlässigte Ernährung, Infektionen, insbesonders Hepatitis B und C, HIV) und der direkten Auswirkungen des Konsums (Präeklampsie, vorzeitige Plazentalösung, Kontraktionen, fetale Mangelentwicklung, Fehlbildungen, Sauerstoffmangel u. v. m.).

Da – wie oben geschildert – Entzugssymptome eine fetale Gefährdung darstellen, ist es auch Aufgabe der Schwangerenvorsorge, heroinabhängige schwangere Frauen einem der vielerorts existierenden Methadonprogramme zuzuführen, die in der Regel ihrerseits die Schwangerschaft als wichtige Indikation zur Aufnahme haben. Ziele dabei sind die Vermeidung eines Heroinentzugssyndroms, der Ausschluss von Risiken, die durch die Heroinbeschaffung entstehen, sowie das Erreichen einer sozialen Integration durch die geringere Bewusstseinsveränderung bei Methadonsubstitution.

> Wie die bisherigen Erfahrungen zeigen, ist mit Methadon die Entzugsproblematik beim Neugeborenen nicht zu vermeiden.

Obwohl viele drogenabhängige Frauen ungeplant schwanger werden und/oder in instabilen Partnerbeziehungen leben, ist nach eingetretener Schwangerschaft der Kinderwunsch groß. Es besteht oft die Hoffnung, sich dank der durch das Kind gegebenen Lebensveränderung von der Sucht befreien zu können, was der Realität allerdings nicht entspricht. Hier Hilfen für die Schwangere und später für das Neugeborene zu organisieren, sollte ebenfalls als ärztliche Aufgabe betrachtet werden.

14.6 Berufstätigkeit während der Schwangerschaft

Berufstätigkeit gehört in der Regel zum täglichen Leben. Viele Frauen sind gerne berufstätig. Seit dem Zweiten Weltkrieg hat die Zahl der berufstätigen Frauen stetig zugenommen. Auch der Prozentsatz der Frauen, die in der Schwangerschaft arbeiten, hat zugenommen. Eine neuere Analyse der deutschen Perinatalerhebungen (M. Voigt, pers. Mitt.) ergibt, dass $^3/_4$ der Primiparae in der Schwangerschaft arbeiten.

14.6.1 Allgemeine Beobachtungen

Positiver Effekt der Berufstätigkeit

Der Frage, ob Berufstätigkeit per se einen Effekt auf den Schwangerschaftsverlauf sowie die Entwicklung und den Zustand des Kindes hat, ist in zahlreichen Studien nachgegangen worden. Während zunächst im Interesse des Schutzes der schwangeren Frau die Aufdeckung schädlicher Einflüsse im Vordergrund stand, so konzentrierten sich neuere Untersuchungen auch auf einen möglichen Nutzen einer Berufstätigkeit für den Schwangerschaftsverlauf.

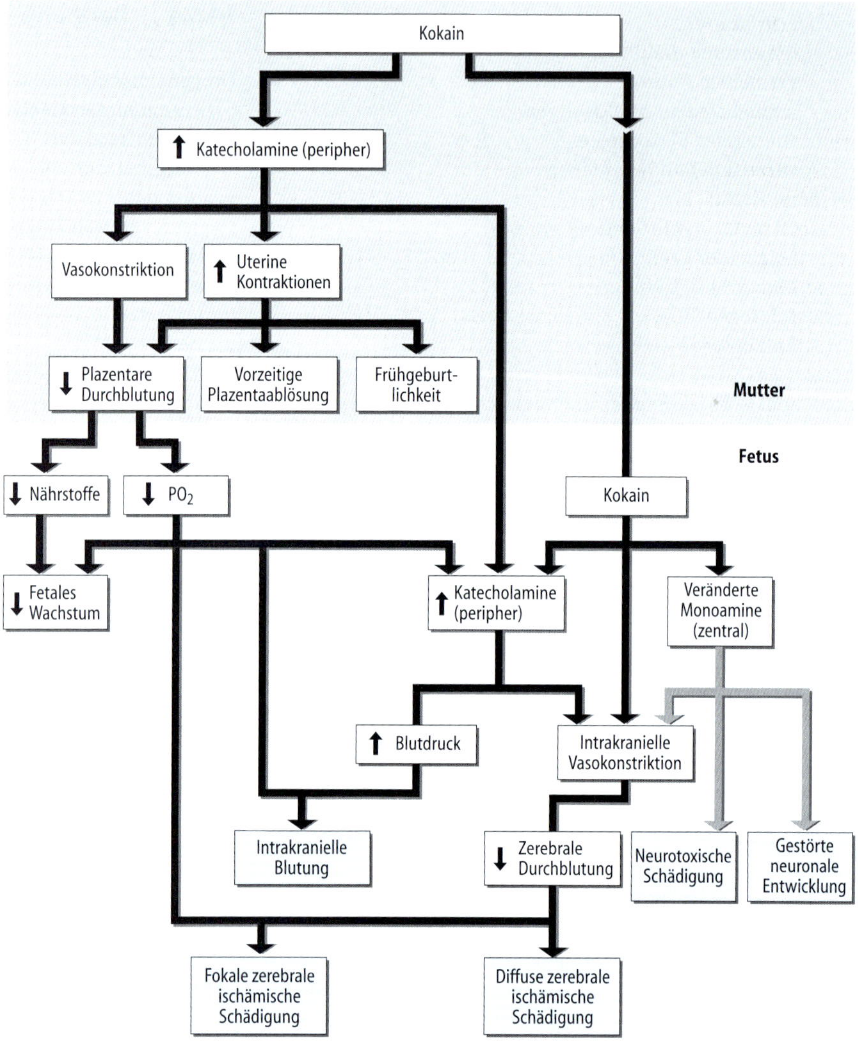

Abb. 14.1. **Direkte und indirekte Auswirkungen mütterlichen Kokainkonsums in der Schwangerschaft auf den mütterlichen und kindlichen Organismus** (aus Volpe 1992)

Es zeichnet sich für die heutigen typischen Frauenberufe ab, dass Berufstätigkeit einen positiven Einfluss haben kann. Eine bayerische Perinatalerhebung z. B. zeigt, dass bei Erstgebärenden die Zahl der Vorsorgeuntersuchungen positiv mit der Berufstätigkeit korreliert.

In einer systematischen Studie in den USA bei knapp 10 000 Schwangerschaften (Moss u. Carver 1993) wird allerdings auch gezeigt, dass Berufstätigkeit a priori mit Positivfaktoren für die Schwangerschaft assoziiert ist, an denen es nicht berufstätigen Schwangeren mangelt. Nach dieser Studie weisen berufstätige Schwangere gegenüber nicht berufstätigen zu einem höheren Prozentsatz z. B. folgende Kennzeichen auf: verheiratet, weiß, niedrige Parität, besseres Einkommen und bessere Ausbildung. Diese vorteilhaften soziodemographischen und Verhaltenscharakteristiken sind mit gutem perinatalen Outcome assoziiert und wurden als »healthy worker effect« bezeichnet.

In einer Wiener Perinatalerhebung wird argumentiert, dass die Berufsausbildung zum Erwerb von Fähigkeiten führt, die eine verstärkte Auseinandersetzung mit der Schwangerschaft bewirken. Und auf der Seite der Vergleichsgruppe, den Nichtberufstätigen, mag ins Gewicht fallen, dass diese durch Haushalt und Kinder belasteten Frauen u. U. sogar einem stärkeren Stress ausgesetzt sind.

Nachteile der Berufstätigkeit

Auf der anderen Seite bestehen keine Zweifel, dass einige Tätigkeiten oder ihre Intensität mit der Gesundheit von Mutter und Fetus nicht vereinbar sind (Spielmann 1986; Mamelle u. Munoz 1987; Huch 1987 b; Paul 1997; Marcoux et al. 1999). Der hohe Prozentsatz an Krankschreibungen in der Schwangerschaft (fast 30 %) reflektiert das ebenfalls (Frazier et al. 2001).

Zahlreiche gesetzliche Schutzvorschriften für Mutter und Fetus, von denen einige bereits den Embryo vor Bekanntwerden der Schwangerschaft einschließen – z. B. die Röntgenverordnung –, reflektieren dieses Faktum. Allen Verordnungen ist gemeinsam, dass die Exposition der schwangeren Frau gegenüber schädlichen Stoffen und starken physischen Belastungen reduziert werden soll. Sie reflektieren damit auch die Geschichte der Frauenarbeit und die Versuche, die Arbeitsbereiche der körperlich arbeitenden Frau zu humanisieren.

Die erste Frauen-Arbeitsschutzvorschrift – heute über 100 Jahre alt – verbot seinerzeit eine Beschäftigung der Wöchnerin 3 Wochen nach der Geburt.

An der heute gültigen Gesetzgebung wird kritisiert, dass der psychischen Belastung der schwangeren Frau, insbesondere durch die zunehmende Automatisierung der Arbeit, nicht Rechnung getragen wird und dass die entscheidende Phase der Organogenese nicht genügend geschützt ist.

Anstrengungen sind unternommen worden, global die Einflüsse der beruflichen Tätigkeit auf fetales Wachstum oder Frühgeburtlichkeit zu untersuchen – wofür z. B. Mamelle und Munoz (1987) ein Scoresystem vorgeschlagen haben. Wenn die Arbeit im Stehen, an einer Maschine, mit körperlicher Anstrengung, mit psychischem Stress und in belastender Umwelt in einem hohen Punktescore resultierte, stiegen Frühgeburtlichkeit und Mangelentwicklung, in einer neuen Untersuchung (Neumann et al. 2001) die Häufigkeit des vorzeitigen Blasensprungs. In späteren Untersuchungen zeigte sich allerdings auch, dass in den heutigen Frauenberufen der Anteil der Frauen, die körperlich schwer arbeiten bzw. in der Schwangerschaft schwer weiterarbeiten, nur wenige Prozent beträgt. Für die Beratung in den heute üblichen Frauenberufen ist es daher wichtig, isolierte berufsspezifische Risiken zu kennen.

14.6.2 Berufspezifische Risiken

Schwere körperliche Arbeit, Arbeit im Stehen, Stress

Körperlichen Anstrengungen kann die Schwangere in vielen Berufszweigen ausgesetzt sein. Körperliche Arbeit, besonders in großer Hitze und im Stehen, wirkt sich negativ auf das Geburtsgewicht und die perinatale Mortalität aus. Bereits in älteren Untersuchungen ist eindrücklich darauf hingewiesen worden, dass diese negativen Effekte nicht nur Folge schlechter sozioökonomischer Bedingungen sind, sondern dass sich schwere mütterliche Muskelarbeit allein genommen nachteilig auf den Schwangerschaftsverlauf und das fetale Wachstum auswirkt.

Die Mutterschutzvorschriften in Deutschland, Österreich und der Schweiz untersagen in der Schwangerschaft schwere körperliche Anstrengungen und in Deutschland und Österreich ausdrücklich auch längeres Stehen:

- **Deutschland:** »Werdende Mütter dürfen nicht mit schweren körperlichen Arbeiten … beschäftigt werden, … nach Ablauf des 5. Monats der Schwangerschaft [nicht] mit Arbeiten, bei denen sie ständig stehen müssen, soweit diese Beschäftigung täglich 4 Stunden überschreitet …«
- **Schweiz:** »Werdende Mütter dürfen nicht zu Arbeiten herangezogen werden, die sich erfahrungsgemäß auf die Gesundheit und die Schwangerschaft … nachteilig auswirken.«
- **Österreich:** »Werdende Mütter dürfen nicht mit schweren körperlichen Arbeiten … beschäftigt werden, … [untersagt sind] Arbeiten, die von werdenden Müttern überwiegend im Stehen verrichtet werden müssen …, nach Ablauf der 20. Schwangerschaftswoche alle derartigen Arbeiten, soferne (sic!) sie länger als 4 Stunden verrichtet werden …«

Diskutierte Gründe für die fetale Mangelentwicklung basieren auf den mit Muskelarbeit verbundenen Veränderungen.

- Neben der Steigerung des Herzminutenvolumens kommt es bei schwerer Arbeit zur intensiven Blutumverteilung zu Gunsten der arbeitenden Muskulatur und zu Lasten anderer Gefäßgebiete, insbesondere der Durchblutung der Eingeweide, wovon auch die uteroplazentare Durchblutung betroffen ist.
- Bei ungünstigen thermischen Bedingungen muss zusätzlich Blut zur Thermoregulation in der Haut mobilisiert werden.
- Frühgeburtlichkeit dürfte auch mit dem bei körperlicher Arbeit ansteigenden Katecholaminspiegel verknüpft sein.

Untersuchungen von Schneider et al. (1993) haben einen weiteren möglichen Mechanismus für die kindliche Mangelentwicklung und die Entstehung von Kontraktionen im Stehen erkennen lassen. Im 3. Trimenon tritt bei rund 2 Dritteln aller gesunden Schwangeren im ruhigen Stehen eine Analogie zum Vena-cava-Syndrom in Rückenlage auf. Der gravide Uterus komprimiert die Beckengefäße, was zu einer Rückflussbehinderung aus den Beinen führt. Die verminderte Herzvorfüllung und die Abnahme des Schlagvolumens beantwortet der schwangere Organismus mit einer Herzfrequenzsteigerung bis in den tachykarden Bereich. Diese tachykarden Phasen treten in Abständen von 1–2 min auf, weil uterine Kontraktionen phasenhaft, offenbar durch Form- und Lageveränderungen des Uterus, die Rückflussbehinderung beseitigen.

> Ruhiges Stehen führt zu einer regelmäßigen Zunahme von uterinen Kontraktionen, deren Beteiligung an den beobachteten Zusammenhängen bei stehender Tätigkeit naheliegend erscheint.

Neue Möglichkeiten der Objektivierbarkeit von Stress durch die Messung biologischer Marker haben gestattet, einerseits den Zusammenhang von Schwangerschaftsstörungen und Stress, andererseits den berufsspezifischen Stresseinfluss zu studieren. Hobel et al. (1999) z. B. konnten durch hohe Corticotropin-Releasing-Hormonspiegel zeigen, dass Stress in der Schwangerschaft ein hohes Frühgeburtsrisiko hat. Marcoux und Mitarbeiter (1999) wiesen einen deutlichen Zusammenhang zwischen Stress im Beruf und dem Auftreten hypertensiver Schwangerschaftserkrankungen nach. Wie bereits gesagt, tragen die heutigen Arbeitsschutzvorschriften in der Schwangerschaft diesem Negativeinfluss nicht genügend Rechnung.

Arbeit im Medizinbetrieb (Anästhetika, Strahlenbelastung, infektiöses Material, Chemotherapeutika)

Bei der Arbeit im Krankenhaus, in medizinischen Laboratorien u. Ä. – Arbeitsbereiche mit einem hohen Frauenanteil – wird eine Frau in der Schwangerschaft einer Vielzahl von Risiken ausgesetzt.

Für Anästhetika sowie Äthylenoxid, zur Sterilisation verwandt, wurden mutagene und teratogene Eigenschaften nachgewiesen. Ungünstige Effekte auf den Schwangerschaftsverlauf wurden beobachtet. Eine Metaanalyse der Studien aus den Jahren, bevor Gasabsaugvorrichtungen in allen Operationssälen installiert waren, zeigt dies deutlich (Boivin 1997).

Seit Durchführung der meisten dieser Studien wurde durch konsequente Arbeitsschutzmaßnahmen das Expositionsrisiko drastisch verringert. Durch Leckagen z. B. an der Mundöffnung des Patienten kann das Operationspersonal dennoch belastet werden, wie es Hoerauf und Mitarbeiter (1996) an verschiedenen Stellen im Operationsraum gemessen haben. In dieser Untersuchung wurden die MAK-Werte für Schwangere (maximale Arbeitsplatzkonzentrationen s. später) – 25 % von 100 ppm für Stickoxydul, 25 % von 10 ppm für Isofluran – für Stickoxydul häufig überschritten.

Die heute in den meisten Spitälern praktizierte **Tätigkeit Schwangerer im Operationsbereich** stellt den Versuch eines Kompromisses zwischen gesetzlichen Vorschriften sowie Interessen von Arbeitnehmern und Arbeitgebern dar. Folgende Voraussetzungen sollten erfüllt sein (Huch 1987b):

- schriftliches Einverständnis der Schwangeren;
- Luftwechselzahl im OP muss DIN-Normen erfüllen;
- geschlossener Narkosegaskreislauf, moderne Absauganlagen;
- kein Umgang mit Halothan;
- keine Arbeit mit Maskennarkosen;
- keine Beschäftigung im Aufwachraum (Abatmung der Narkosegase);
- nach dem 5. Monat nicht ständig stehen.

Besonders unlogisch erscheint die in vielen Ländern praktizierte Beschäftigung von Schwangeren in Aufwachräumen statt im Operationssaal, da hier theoretisch eine erhöhte Exposition durch Abatmung der **Narkosegase** und mangelnde Ventilation der Räume gegeben ist. Vorsicht und ggf. ein Arbeitsplatzwechsel ist auch bei Zahnarzthelferinnen während der Schwangerschaft angebracht, die viel mit Lachgasnarkosen zu tun haben. Bei der hier üblichen Maskenatmung und bei häufig ungenügender Luftumwälzung wurden Belastungen gemessen, die häufig den Grenzbelastungswert von 25 ppm für NO_2 überschritten.

Unumstritten ist die mutagene, teratogene und kanzerogene Potenz von **Strahlen** beim therapeutischen und diagnostischen Röntgeneinsatz und bei der Arbeit mit Isotopen. Durch die generellen Strahlenschutzvorschriften und die Überwachung mit Dosimetern ist die berufliche Exposition gering geworden.

> Mit Kenntnis der Schwangerschaft werden die ohnehin niedrigen Dosislimiten für Frauen im gebärfähigen Alter entsprechend den Verordnungen reduziert, oder es wird gar keine Exposition zugelassen (Deutschland: 0 mSv, Schweiz: 2 mS/9 Monate, Österreich: 0 mSv).

Im Hinblick auf das **Infektionsrisiko** ist der Kontakt und die Gefährdung durch Krankheitserreger zu verhindern oder zu vermindern, von denen bekannt ist, dass sie eine intrauterine Fruchtschädigung, Aborte oder Frühgeburten verursachen können. Insbesondere sollte die Beschäftigung in Infektionsabteilungen und mikrobiologischen Laboratorien während der Schwangerschaft unterbrochen werden, sofern nicht extrem sorgfältige Reinigungs- und Desinfektionsmaßnahmen garantiert werden. Durch eine sorgfältige Aufklärung der in diesen Bereichen arbeitenden Frauen sollte sichergestellt werden, dass es zu keinen Schwangerschaften kommt, ohne dass Impfungen, z. B. gegen Röteln oder Hepatitis B, vorliegen, dass der Arbeitgeber frühzeitig über die eingetretene Schwangerschaft informiert wird und dass die Frau selbst gute Kenntnisse über die Infektionswege von Viren und Bakterien hat.

Relativ wenig verbreitet ist die Kenntnis eines möglichen Expositionsrisikos beim Umgang mit **Zytostatika** (Paul 1997). Schwestern und Ärztinnen können bei der Zubereitung oder bei der Injektion der Zytostatika über die Haut oder auch durch Einatmung von Aerosolen signifikante Mengen aufnehmen (in messbarer Menge als Metabolit im Urin ausgeschieden). Zusammenhänge zwischen Exposition und vermehrten Aborten wurden beschrieben.

Tätigkeit am Bildschirm

Nach den ersten Berichten über auffällige Häufungen von Missbildungen und Schwangerschaftskomplikationen bei Arbeit am Bildschirm wurden die bestehenden Ängste und Unsicherheiten medientypisch dramatisiert und zum Nachteil der schwangeren Frauen genutzt, die bei der rasant zunehmenden Computerisierung in großer Zahl täglich viele Stunden vor dem Bildschirm verbringen. »Screen of fear« war die Schlagzeige eines Artikels in der Londoner **Times** im Jahr 1984. Von vielen Seiten wurde ein Verbot der Bildschirmarbeit in der Schwangerschaft gefordert. Was sind die Grundlagen für derartige Befürchtungen?

Neben den wohl kaum relevanten Auswirkungen der durch den Computer entstehenden Wärme und seiner Geräusche ist ein Effekt der Magnetfelder, der Strahlung und der elektrostatischen Felder theoretisch möglich. Da das Ausmaß der Emissionen durch Normvorschriften geregelt ist, sind bei Einhaltung und Validität der Normen nach allen bisherigen Kenntnissen keine schädigenden Einflüsse auf den Embryo oder Fetus, der 50–100 cm vom Bildschirm entfernt ist, zu befürchten.

Die Intensität des Magnetfeldes ist ein Bruchteil der als sicher beschriebenen Norm bei der MRI-Technik. Die nicht ionisierenden Strahlen, ebenso die UV-Strahlung, sollen sich auf Backgroundniveau, in jedem Fall weit unter der gesetzten Norm, befinden. Röntgenstrahlen sollen vor dem Schirm nicht mehr messbar sein.

> Es ist berechnet worden, dass eine Frau, die 30 h/Woche im Abstand von 50 cm vor dem Schirm sitzt, im 1. Trimester allenfalls ein Viertel des Backgroundstrahlenlevels erhalten kann.

Anschließend an Einzelbeobachtungen angestellte systematische Studien konnten keine Zusammenhänge zwischen Zeit vor dem Bildschirm und Schwangerschaftskomplikationen aufzeigen. Dementsprechend schließen die offiziellen Stellungnahmen der Gesundheitsbehörden eine Gefährdung der Schwangerschaft durch Bildschirmarbeit aus. In vielen Ländern, Firmen oder Institutionen gilt dennoch, dass eine schwangere Frau, wenn sie wegen der Bildschirmarbeit in Sorge ist, eine Arbeitsplatzversetzung verlangen kann. Das ist sicher ein praktikabler Kompromiss, wenn man weiß, dass auch Angst und Stress einen negativen Einfluss auf den Schwangerschaftsverlauf haben.

Tätigkeiten mit Chemikalien

Zum ersten Mal wurden 1986 in der Liste »Maximale Arbeitsstoffkonzentrationen und biologische Arbeitsstofftoleranzwerte« (MAK-Werte-Liste) der deutschen Forschungsgemeinschaft Industriechemikalien entsprechend dem Expositionsrisiko in der Schwangerschaft eingestuft (Spielmann 1986). Ein Updating erfolgte 2000 (Schaefer et al. 2001).

Definition

MAK-Werte sind die am Arbeitsplatz höchstzulässigen Konzentrationen eines Arbeitsstoffes als Gas, Dampf oder Schwebestoff in der Luft, die bei 8-stündiger Exposition am Arbeitsplatz und einer wöchentlichen Arbeitszeit von 40 h im Allgemeinen die Gesundheit der Beschäftigten nicht beeinträchtigen.

- **Gruppe A** der Liste, in der eine Fruchtschädigung sicher nachgewiesen ist, erhält in der neuen Bewertung im Jahre 2000 die früher hier platzierten Quecksilberverbindungen nicht mehr. Sie wurden als krebserregende Stoffe in die Gruppe F eingestuft.
- **Gruppe B,** in der wie bei der Gruppe A auch bei Einhaltung der MAK-Werte »ein Risiko der Fruchtschädigung unterstellt werden [muss]«, enthält 15 Stoffe (u. a. Blei, chlorierte Biphenyle sowie Kohlenmonoxid).
- **Gruppe C** listet Stoffe auf, bei denen bei Einhaltung der MAK-Werte ein Risiko nicht gefürchtet werden muss. In diese Gruppe gehört u. a. auch Tetrachlorethylen, das in chemischen Reinigungen verwandt wird (ein Arbeitsumfeld, das in der Schwangerschaft oft zu Verunsicherungen führt).
- **Gruppe D** listet Chemikalien auf, die nicht in eine der Gruppen A–C eingestuft werden können, da die vorliegenden Daten zwar einen Trend erkennen lassen, aber für eine verbindliche Bewertung nicht ausreichen.
- **Gruppe E** enthält Stoffe, bei denen eine Risikoabschätzung der Fruchtschädigung trotz Prüfung nicht möglich ist.
- **Gruppe F** beinhaltet krebserzeugende Stoffe ohne MAK-Wert und krebsverdächtige Stoffe.

> Die Bewertung der Einstufung chemischer Arbeitsstoffe führt zu folgenden Empfehlungen (Schaefer et al. 2001):
> - **Gruppe A:** Es ist sicherzustellen, dass Schwangere mit Quecksilber und quecksilberhaltigen organischen Verbindungen nicht in Kontakt kommen. Obwohl die Exposition mit den sehr niedrigen Dosen aus Amalganfüllungen mit großer Sicherheit keine fruchtschädigende Wirkung hat, sollten bei Kindern sowie bei Frauen im gebärfähigen Alter – wo immer möglich – Zahnfüllungen aus anderen Materialien gewählt werden.
> - **Gruppe B:** Frauen im gebärfähigen Alter sollten generell, also nicht nur am Arbeitsplatz, den Kontakt mit Stoffen der Gruppe B meiden.
> - **Gruppe D:** Im Zweifelsfall ist eine Exposition mit Stoffen der Gruppe D zu vermeiden. Dabei ist zu berücksichtigen, dass bisher weder tierexperimentelle Daten noch Erfahrungen beim Menschen vorliegen, die auf eine Gefährdung des Embryos hinweisen.
> - **Gruppe E** sollte aus Gründen der Vorsicht vorerst wie Gruppe B gehandhabt werden.

Die Risikobewertung von Umweltchemikalien in der Schwangerschaft entspricht der Bewertung von Industriechemikalien. Eine strenge Unterscheidung von Industrie- und Umweltchemikalien ist nicht möglich.

14.6.3 Ärztliche Aufgaben

Wie dargelegt, gibt es in den heutigen Frauenberufen einige Tätigkeitsbereiche, für die ein negativer Einfluss auf Reproduktion, Schwangerschaftsverlauf und Entwicklung des Kindes gesichert ist oder befürchtet werden muß. Idealerweise sollte dies bereits bei Kinderwunsch, vor Eintritt der Schwangerschaft, evaluiert werden. Die Regel wird sein, dass Frauen nach der Konzeption Rat suchen bzw. auf Risiken bei entsprechender Anamnese aufmerksam gemacht werden müssen.

Die gesetzlichen Mutterschutzvorschriften und -verordnungen sind umfassend (s. Kap. 13). Ärztliche Aufgabe ist es, auf ihre korrekte Anwendung zu achten. Die Arbeitsplatzgestaltung obliegt in der Regel den Firmen und Institutionen. Bei Zweifeln an der Risikolosigkeit eines Arbeitsplatzes können Gesundheitsämter oder Gewerbeaufsichtsbehörden um Mithilfe gebeten werden. Die Schwangere ist auf die Notwendigkeit aufmerksam zu machen, dass bei belasteten Arbeitsplätzen der Arbeitgeber Kenntnis von der Schwangerschaft haben muss.

Ergeben sich bei der Schwangerenbetreuung neue Erkenntnisse zu beruflichen Schädigungsmöglichkeiten, die in den Schutzvorschriften keine Berücksichtigung gefunden haben, so muss die Absicht des Mutterschutzgesetzes – Mutter und Fetus vor schädlichen Stoffen und Überlastung zu schützen – individuell durch Herausnahme aus dem Arbeitsprozess verwirklicht werden, bis sich die neuen Erkenntnisse in einer gesetzlichen Maßnahme auswirken.

14.7 Sport in der Schwangerschaft

14.7.1 Gewohnheiten und Trends

Sport ist ein integraler Teil der Lebensgestaltung geworden. Viele Frauen möchten ungern ihre diesbezüglichen Gewohnheiten wegen einer Schwangerschaft aufgeben, noch sind alle Hochleistungssportlerinnen bereit, ihre sportliche Karriere für eine Schwangerschaft zu unterbrechen oder zu beenden. Aber selbst in den USA, wo der Fitnessboom große Ausmaße erreicht hat und quantitative Erhebungen vorliegen, ist es schwierig zu ermitteln, wieviele Frauen in der Schwangerschaft Sport treiben (Artal et al. 1991).

In jedem Fall gibt es viele offene Fragen bei der Schwangerenbetreuung, und die älteren Lehrbücher sind zur Beantwortung der Fragen oft nicht sehr aufschlussreich. Frauenärzte begünstigten früher den Frauensport – auch außerhalb der Schwangerschaft – generell nur wenig, und für die Beratung in der Schwangerschaft haben sich u. U. auch deshalb viele Vorurteile gehalten.

> Man muss davon ausgehen, dass bei dem erwiesenen Nutzen der körperlichen Fitness in vielen Lebenssituationen eine übervorsichtige ärztliche Beratung zum Verzicht auf sportliche Aktivitäten in der Schwangerschaft individuell große Nachteile haben kann.

14.7.2 Allgemeine Grundlagen

Theoretischer oder erwiesener Nutzen von Sport in der Schwangerschaft

Es ist schwierig, die subjektiv empfundenen positiven Effekte der sportlichen Aktivität auf das psychische und physische Wohlbefinden der Schwangeren in messbaren Vorteilen für den Schwangerschaftsverlauf, die Stunden der Geburt und auf die kindliche Entwicklung zu erfassen (Lokey et al. 1991; ACOG 2001; Clapp u. Little 1995). Auch ist das Sporttreiben in der Schwangerschaft in mäßiger und regelmäßiger Form nicht isoliert von anderen Einflüssen wie Ernährung, Genussmittelkonsum, berufliche Belastung etc. zu betrachten, die ebenfalls positive oder negative Auswirkungen haben können. Dennoch zeichnen sich aus prospektiven Untersuchungen einige erwiesene oder zumindest sehr wahrscheinliche Vorteile ab, wenn eine Frau in der Schwangerschaft sportlich aktiv ist (s. Übersicht).

Vorteile von Sport in der Schwangerschaft
(ergänzt nach Kulpa 1992 aus Huch 2001)

Erwiesen oder sehr wahrscheinlich:
- Verbessertes subjektives Wohlbefinden (besserer Schlaf, höheres Selbstwertgefühl)
- Förderung guter Haltung
- Vermeidung von Rückenschmerzen
- Größere Toleranz gegenüber SS-Beschwerden
- Verbesserter Muskeltonus
- Steigerung der Leistungfähigkeit
- Erhöhte kardiopulmonale Reserven
- Prophylaxe von Thrombosen, Hypertension/ Präeklampsie und Gestationsdiabetes
- Vermeidung exzessiver Gewichtszunahme
- Therapeutisch: Senkung des Insulinbedarfs beim Gestationsdiabetes
- Kürzere Geburtsdauer
- Weniger operative Entbindungen
- Schnellere Rekonvaleszenz

> Wissenschaftliche Untersuchungen in Los Angeles, später in Bonn, haben klar gezeigt, dass regelmäßiger Sport das Risiko eines Gestationsdiabetes erniedrigen kann bzw. dass umgekehrt die Stoffwechseleinstellung leichter fällt und eine Makrosomie verhindert werden kann, wenn Sport beim Gestationsdiabetes therapeutisch genutzt wird.

Theoretische oder erwiesene Risiken von Sport in der Schwangerschaft

Auf der Basis theoretischer sportphysiologischer Überlegungen, tierexperimenteller Studien, anekdotischer Beobachtungen und (weniger) prospektiver Untersuchungen in der menschlichen Schwangerschaft werden im Wesentlichen 4 Risikokomplexe gefürchtet:
- erhöhte Gefahr einer Traumatisierung mit ihren direkten und indirekten Auswirkungen,
- bei Extrembelastungen das Ansteigen der Körperkerntemperatur bei Mutter und Fetus,
- Auftreten von vorzeitigen Kontraktionen,
- kurzfristige oder chronische Minderversorgung der uteroplazentaren Einheit.

Die anatomischen Veränderungen in der Frühschwangerschaft – z. B. Veränderungen der Bindegewebe, Lockerung der Gelenkbänder – und die Gewichtszunahme und die Veränderungen der Körperproportionen in der Spätschwangerschaft lassen das Risiko einer traumatischen Gefährdung sicher begründet größer werden.

Entsprechend den Beobachtungen bei schwangeren Athletinnen sind zumindest in der Frühschwangerschaft die Risiken offenbar für die Mutter größer als für den Fetus. In der Frühschwangerschaft ist der Uterus im kleinen Becken sehr gut geschützt. Gleiches zeigt die Analyse schwerer mütterlicher Autounfälle. Zu denken ist jedoch auch an die indirekten Folgen von mütterlichen Stürzen und Verletzungen, z. B. notwendig werdende Röntgenaufnahmen oder medikamentöse Therapien.

Eine **Hyperthermie**, d. h. Anstieg der Körperkerntemperatur, ist eine zwangsläufige Folge bei manchen Sportarten. Während Belastung werden nur 20–25 % der zusätzlichen Energieaufwendung für die Muskelarbeit genutzt, die übrigen 75–80 % werden in Wärme überführt. Die Totalwärmeproduktion kann auf das 20fache ansteigen. Die Folge sind zirkulatorische Anpassungen mit Anstieg des Blutflusses in die Haut zum Wärmeabtransport. Sind die Grenzen erreicht, so steigt die Körperkerntemperatur in Abhängigkeit von Intensität und Dauer der Aktivität an. Rein praktisch kommt ein Temperaturanstieg in hohe Bereiche z. B. bei Langstreckenläufen und beim intensiven Rudern vor. Temperaturen um 41° C werden erreicht.

Folgende nachteilige Auswirkungen hoher mütterlicher und fetaler Temperaturen werden gefürchtet:
- tierexperimentell gesicherte teratogene Effekte von Temperaturen über 39°C,
- Effekte auf die Sauerstoffbindungskurve in Form einer Rechtsverschiebung mit Abnahme der Sauerstoffaffinität,
- Steigerung des Sauerstoffbedarfs,
- Blutumverteilung zur Haut auf Kosten der Uterusdurchblutung.

Theoretisch besteht auch das Risiko vorzeitiger Kontraktionen. Von den bei körperlicher Aktivität stark ansteigenden Katecholaminen wirkt das Noradrenalin wehenfördernd. Über alpha-adrenerge Rezeptoren wird die glatte Muskulatur in Gefäßwänden und Uterusmuskulatur stimuliert. Die Beobachtungen der Schwangerschaftsverläufe sehr aktiver Athletinnen in der Schwangerschaft und Daten einer prospektiven Studie aus den USA (Clapp 1990) sprechen allerdings diesem Mechanismus keine sehr große Bedeutung zu.

Die Sorge vor einer uteroplazentaren Minderdurchblutung mit einer folgenden Mangelentwicklung des Fetus durch mütterlichen Sport in der Schwangerschaft basiert auf den gleichen Pathomechanismen, die als Folge körperlicher Aktivität durch tierexperimentelle Studien sowie durch epidemiologische Beobachtungen beim Menschen deutlich gemacht werden. Bei Sport und körperlicher Arbeit kommt es neben der Steigerung des Herzauswurfs zu einer aktivitätsabhängigen Zunahme der Haut- und Muskeldurchblutung. Das Blut hierfür wird in erster Linie im Eingeweidebereich mobilisiert.

Nur im Tierexperiment mögliche systematische Studien haben gezeigt, dass das uteroplazentare Gefäßbett sehr wahrscheinlich in die Blutumverteilung mit einbezogen wird, d. h., dass hier eine Drosselung zu Gunsten der Muskeldurchblutung stattfindet. Beim Menschen sind die Befunde indirekter Natur: In Abhängigkeit von der Intensität eines während der Schwangerschaft betriebenen Ausdauertrainings nehmen die Geburtsgewichte ab.

14.7.3 Beratung

Geeignete Sportarten, verträgliche Intensitäten

Einige Sportarten in der Schwangerschaft haben sich als vorteilhaft herauskristallisiert: solche, die rhythmischer Natur

sind und große Muskelgruppen bewegen. Zu empfehlen sind besonders:
- Wandern,
- Radfahren,
- Laufen, Joggen, gemäßigter Langlauf,
- Skifahren,
- Bergtouren (<2500 m),
- Schwimmen,
- Aqua-Jogging,
- Freizeittennis,
- Saunen.

Generell sollte man sich für die Beratung zu einer spezifischen Sportart vor Augen führen, welche der möglichen 6 Komponenten einer Sportart – Gehen, Laufen, Einhalten einer speziellen Haltung, Werfen, Springen, Stoßen – die jeweilige Disziplin beinhaltet (Kulpa 1992). Relativ sicher sind in der Schwangerschaft Gehen, Laufen und Haltungskontrolle, während Werfen, Springen und Stoßen gewisse Risiken in sich bergen, natürlich auch in Abhängigkeit von der Erfahrung mit der jeweiligen Sportart (Kulpa 1992).

> Radfahren, Schwimmen und Aqua-Jogging sind nahezu ideale Sportarten in der Schwangerschaft. Ihnen ist gemeinsam, dass das zunehmende Körpergewicht nicht zum Problem wird.

Beim **Radfahren** führt die sportarttypische Betätigung der Muskelpumpe zur Beinvenenentleerung und ist sicher eine Prophylaxe für die Entstehung von Krampfadern und thromboembolischen Erkrankungen. In der Spätschwangerschaft, wenn Balanceprobleme auftreten, mag es ratsam sein, ein stationäres Fahrrad (Heimtrainer) vorzuziehen. Beim Radeln im Freien sollte starker Verkehr wegen der Abgase vermieden werden.

In gleicher Weise wirken die regelmäßigen Beinbewegungen beim **Schwimmen**. Hinzu kommen die Vorteile der Immersion, die besonders ausgeprägt beim senkrechten Eintauchen sind. Aqua-Jogging ist daher in der Schwangerschaft sehr zu empfehlen. Der ansteigende hydrostatische Druck beim Eintauchen ins Wasser mobilisiert Gewebswasser und steigert das zirkulierende Blutvolumen (Hartmann et al. 2002). Diese positiven Effekte sind bei thermoneutraler Wassertemperatur am ausgeprägtesten. Überschätzt wird das Risiko einer Infektion beim Schwimmen und Baden. Beim normalen Schwimmen gerät nach entsprechenden Untersuchungen kein Wasser in die Scheide.

▶ Empfehlung

Generell wird eine moderate Intensität für die Sportausübung in der Schwangerschaft empfohlen. Das American College of Obstetricians and Gynecologists empfiehlt eine Begrenzung in der Weise, dass die mütterliche Herzfrequenz 140 Schläge/min nicht übersteigen soll (Artal et al. 1991). Praktikabler ist der analoge Rat, sich bei der Sportausübung in der Schwangerschaft nie so zu echauffieren, dass gleichzeitiges Sprechen unmöglich wird.

Ungeeignete Sportarten/Aktivitäten in der Schwangerschaft

- Wahrscheinliche Nachteile
  - Tauchen
  - Reiten
  - Heiße Bäder
  - Wasserski, Surfen
  - Gewichtheben
- Erwiesene Nachteile
  - Marathonlauf
  - Sport unter Wettkampfbedingungen
  - Mannschafts-und Kontaktsportarten
  - Ski alpin, Langlauf in Höhen >2500 m

Ungeeignete Sportarten, nicht geeignete Intensitäten

Entsprechend den geschilderten Risiken durch Sport in der Schwangerschaft sind einige Sportarten bzw. das Ausmaß der Intensität nicht für Mutter und Kind geeignet (s. Übersicht). Dazu gehören alle Sportausübungen unter Wettkampf- und Höchstleistungsbedingungen, Langstreckenläufe (besonders bei hoher Umgebungstemperatur und Luftfeuchtigkeit), Mannschafts- und Kontaktsportarten mit großem Sturzrisiko oder möglichen Ballattacken auf den mütterlichen Bauch und – wegen der höhenbedingten Sauerstoffabnahme (s. auch 14.10) – Sport in Höhen über 2500 m.

Für einige spezifische Sportarten bzw. Betätigungen fehlen zwar gesicherte Daten für die Schädlichkeit, sportphysiologische Fakten, anekdotische Beobachtungen oder der sog. gesunde Menschenverstand legen aber Vorsicht nahe.

Beim **Tauchen** wird die fetale Gefährdung durch tauchphysiologische Kreislaufänderungen bei Mutter und Fetus gefürchtet. Beim Tauchzwischenfall und nicht korrekter Dekompression könnten Gasblasen durch das offene Foramen ovale im Fetalleben in den großen Kreislauf gelangen.

Reiten wird verdächtigt, die Beckenbodenmuskulatur zu verhärten und somit die Spontangeburt zu erschweren. Fakten zu dieser Annahme liegen nicht vor.

Lange **heiße Bäder** bzw. der Aufenthalt in Whirlpool-Anlagen können zur Erhöhung der mütterlichen Körpertemperatur führen.

Beim **Wasserski oder Surfen** mit entsprechenden Geschwindigkeiten oder beim Stürzen könnte unter hohem Druck Wasser in die Scheide treten.

Gewichtheben, heute häufig von Frauen in Fitnesszentren an Maschinen praktiziert, kann theoretisch durch Valsalva-Manöver oder Auswirkungen auf Gelenk- und Wirbelsäulenverbindungen nachteilig sein.

Relative und absolute Kontraindikationen für Sport in der Schwangerschaft

In ihren Empfehlungen zum Sport in der Schwangerschaft hat die ACOG auch relative und absolute Kontraindikationen für sportliche Betätigung in der Schwangerschaft definiert. Es versteht sich, dass bei den relativen Kontraindikationen die individuelle Abschätzung der Notwendigkeit zum Sportverzicht zu den ärztlichen Aufgaben zählt.

Als **relative Kontraindikationen** werden anamnestische Risiken wie Frühgeburt, Mangelentwicklung, Blutungen vor der

Schwangerschaft und Befundrisiken, u.a. Hypertonie, Anämie, Schilddrüsenerkrankungen, extremes Über- oder Untergewicht, drohende Frühgeburt, vorzeitiger Blasensprung, Mehrlinge, Beckenendlage im letzten Trimenon oder Placenta praevia, gezählt. Bei einigen Indikationen (z.B. Placenta praevia) ist der Übergang zur absoluten Kontraindikation fließend. Andere (z.B. Beckenendlage) erfordern zur Rechtfertigung der entsprechenden Empfehlung weitere individuelle Risiken.

> Unter den absoluten Indikationen laut ACOG, mit dem Sport sofort zu sistieren, finden sich Schmerzen, Blutungen, Schwindel und Ohnmachtsepisoden, Atemnot, Abnahme der Kindsbewegungen und Blasensprung.

14.8 Baden, Sonnen und Saunen in der Schwangerschaft

Baden und Sonnen sind beliebte Freizeitaktivitäten, auch in der Schwangerschaft. Je nach Reisemöglichkeiten, Jahreszeit oder Wetter sind manche Frauen in der gesamten Schwangerschaft exponiert. In nordischen Ländern, insbesondere in Finnland, gehört Saunen zum Alltag und wird auch von vielen Schwangeren regelmäßig praktiziert.

Beim Baden muss zwischen dem Freizeitbaden in Seen oder Badeanstalten, in der Regel kühlen Gewässern, für das die Grundsätze der bereits besprochenen Schwimmaktivitäten zutreffen, und dem eher ruhigen Aufenthalt im warmen oder heißen Wannenwasser oder in Whirlpool-Anlagen unterschieden werden.

14.8.1 Positive Auswirkungen

Lässt man die objektivierbaren positiven Auswirkungen des regelmäßigen Schwimmens und der intensiv untersuchten Effekte des Saunens in und außerhalb der Schwangerschaft außer Betracht, so kann man als Vorteil für die Schwangere nur das subjektive Wohlbefinden anführen, das Menschen haben, wenn sie Licht, Luft und Sonne genießen können. Viele der typischen Schwangerschaftsbeschwerden lassen sich sicher in einer ausgeglichenen Stimmungslage leichter ertragen.

Die generellen gesundheitlichen Vorteile des regelmäßigen und »vernünftigen« Saunens sind unbestritten (Kauppinen u. Vuori 1986). Der intensive Hitzestress bei geringer Luftfeuchtigkeit führt zur Aktivierung vieler physiologischer Systeme mit positiven Auswirkungen auf Fitness, Muskelrelaxierung, Schmerzempfinden und Wohlbefinden. Frauen mit unkomplizierter Schwangerschaft reagieren wie Nichtschwangere in gleicher Weise.

14.8.2 Risiken

Wie unter 14.7 bereits geschildert, bestehen Gründe, eine Hitzebelastung des mütterlichen und fetalen Organismus zu fürchten. Da ist z.B. in der Frühschwangerschaft das teratogene Risiko einer Übertemperatur und in der gesamten Schwangerschaft u.U. die Beeinträchtigung der uteroplazentaren Durchblutung durch die im Rahmen der Thermoregulation erfolgende Blutumverteilung in die Haut. Mütterliche Dehydrierung und Hämokonzentration können zu Frühgeburten und »fetal distress« führen.

Die **Körperkerntemperatur** erhöht sich naturgemäß, wenn die Balance zwischen Wärmeproduktion und Wärmeabgabe gestört wird. Man hat diskutiert, dass der mütterliche Organismus durch die vermehrte Wärmeproduktion durch den gesteigerten Metabolismus während der Schwangerschaft und durch die Wärmeabgabe des Fetus benachteiligt ist. Hinzu kommt eine ohnehin erhöhte Körperkerntemperatur bis zum 4./5. Schwangerschaftsmonat. Andererseits sind auf seiten der Wärmeabgabe Vorteile da. Es sind dies das stark vergrößerte Plasmavolumen in der Schwangerschaft, das hohe Herzzeitvolumen und die stark gesteigerte periphere Durchblutung. Nach finnischen Untersuchungen überwiegen in der Spätschwangerschaft die Vorteile der Wärmeabgabe die erwähnten Nachteile in Form einer gesteigerten Wärmeproduktion.

▶ Studienbox

Das steht in Einklang mit skandinavischen Untersuchungen schwangerer Frauen während thermischer Belastung durch körperliche Anstrengung oder durch hohe Saunatemperaturen. Haut- und Rektaltemperaturen stiegen während des Saunens bei Schwangeren in der gleichen Größenordnung wie bei Nichtschwangeren an. Temperaturen über 38 °C rektal wurden nicht beobachtet. Mütterliche und fetale Herzfrequenzanstiege überstiegen die obere Normgrenze nicht. Eine Zunahme uteriner Kontraktionen wurde nicht beobachtet. Bei unkomplizierten Schwangerschaften zeigten Dopplermessungen keine Veränderungen im uteroplazentaren Gefäßgebiet. Hingegen fanden sich signifikante Widerstandserhöhungen bei hypertensiven Schwangerschaften (Pirhonen et al. 1994).

In den USA wurden nach Aufenthalt in heißen Whirlpool-Bädern Temperaturanstiege über 38 °C beschrieben. Gleiches ist theoretisch möglich bei hoher Umgebungstemperatur, starker Sonneneinstrahlung und hoher Luftfeuchte, die eine Wärmeabgabe durch Schweißverdunstung unmöglich macht.

Der UV-Anteil im **Sonnenlicht** kann in der Schwangerschaft zu überstarker Pigmentierung und zu Chloasmen führen. Verantwortlich dafür sind schwangerschaftstypische Anstiege des melanozytenstimulierenden Hormons und der Hormone der Nebennierenrinde. Ein teratogener Effekt durch UV-Strahlung ist auszuschließen, da das mütterliche Gewebe die UV-Strahlung nahezu 100%ig absorbiert.

14.8.3 Beratung

Empfehlungen für die Beratung sind hier in einer Übersicht zusammengefasst, deren letzter Punkt auf einen besonders wichtigen Aspekt bei der Beratung hinweist: In der Frühschwangerschaft, wenn die Sportausübung aufgrund der körperlichen Veränderungen noch nicht eingeschränkt ist, sind einerseits die Möglichkeiten für eine intensive Sportaktivität groß, andererseits sind die in der Spätschwangerschaft vorhandenen kompensatorischen Fähigkeiten zur erleichterten Wärmeabgabe noch nicht ausgebildet. So ist in dieser Phase der Schwangerschaft, in der die teratogenen Effekte einer Übertemperatur gefürchtet werden, das Risiko für einen Anstieg der Körperkerntemperatur besonders hoch.

▶ **Empfehlung**

Empfehlungen bei Sonnen- und Hitzeexposition in der Schwangerschaft

- Wenn Hitze, trockenes Klima bevorzugen
- Vorsicht im heißen Wasser
- Besondere Vorsicht bei belasteter Schwangerschaft
- Kleidung: locker, durchlässig, hell
- Körperliche Anstrengungen reduzieren
- Sonnenschutz
- Akklimatisierung (z. B. Saunen) vorteilhaft
- Vorsicht in der Frühschwangerschaft: in Kombination mit intensiver sportlicher Aktivität relevante Temperaturerhöhung möglich

14.9 Reisen in der Schwangerschaft

Reisen sind ein fester Bestandteil des Lebens geworden. Bei dem weit verbreiteten Tourismus, bei dem weder Höhe noch Entfernungen eine Grenze darstellen, oder bei beruflich bedingtem Reisen sind Ärzte häufig mit Rat suchenden schwangeren Frauen konfrontiert.

In der Vergangenheit waren Frauenärzte relativ restriktiv mit der Erlaubnis zum Reisen. Bei im Vergleich zur Vergangenheit relativ komfortableren und sicheren Reisemöglichkeiten gilt es heute, schwangere Frauen so zu beraten, dass viele theoretisch mögliche Gefährdungen auf ein Minimum reduziert werden können. Beratungen sollten das Reiseziel, die Verkehrsmittel, die Tätigkeiten am Reiseziel und den Reisezeitpunkt während der Schwangerschaft einschließen. Einige der Aspekte wurden bereits auf den vorangegangenen Seiten dieses Kapitels ausführlich behandelt. Es versteht sich, dass viele der wünschbaren Rücksichten und entsprechenden Empfehlungen für die Zeit der Schwangerschaft bei beruflich notwendigen Reisen relativiert werden müssen.

14.9.1 Risiken

Risiken durch das Reiseziel

Reisen in Länder oder Gegenden ohne gute ärztliche oder fachärztliche Versorgung stellen ein Risiko zu jedem Zeitpunkt der Schwangerschaft dar. Gleiches gilt für Reiseziele, die beschwerlich zu erreichen sind oder deren klimatische Bedingungen hohe Anforderungen an die Thermoregulation erfordern (s. 14.8).

Eine **Höhenexposition** in der Schwangerschaft – über 2500 m mit körperlicher Aktivität, etwa 3000 m ohne körperliche Anstrengungen – ist für das ungeborene Kind aufgrund der relativen mütterlichen Hypoxämie nicht risikofrei, wobei der zeitlich mögliche Akklimatisationsprozess entscheidend ist (s. 14.10).

Das **Infektionsrisiko** ist wahrscheinlich für eine Schwangere nicht größer als für andere Touristen, größer können dagegen die direkten und indirekten Folgen einer mütterlichen Infektion für das Kind und den Schwangerschaftsverlauf sein. Reisen in tropische Länder, Gebiete mit niedrigem hygienischen Standard oder Länder mit Impfzwängen bergen daher Risiken für die Schwangerschaft. Letzteres muss allerdings für dringend notwendige berufliche Reisen relativiert werden.

Eine absolute Kontraindikation für das Reisen war nur bei der inzwischen abgeschafften Pockenschutzimpfpflicht gegeben. Bei der in vielen Ländern geforderten Lebendviren-Gelbfieberimpfung wurden bisher keine embryofetalen Schädigungen bekannt. Eine Impfung ist im Fall einer dringend notwendigen Reise möglich (Enders 1991).

❯ Da eine Malariaerkrankung in einem hohen Prozentsatz zum Verlust der Schwangerschaft führt, ist bei der zunehmenden Wirkungslosigkeit der Resochin- und der in Deutschland in der Schwangerschaft nicht empfohlenen Fansidar-Chemoprophylaxe (Schweiz: nur in der Frühschwangerschaft kontraindiziert) eine Reise in Malariaendemiegebiete nur bei dringender Reisenotwendigkeit zu erwägen.

Risiken durch Verkehrsmittel

Viel diskutiert wurden mögliche Risiken durch **Fliegen** während der Schwangerschaft. Als in den 80er-Jahren Langstreckenflüge häufiger wurden, gab es Spekulationen über den Zusammenhang von Fehlbildungen oder Frühgeburten mit dem Flugereignis. ◘ Tabelle 14.2 listet flugspezifische Veränderungen und mögliche Auswirkungen auf Mutter und Fetus auf. Relevant könnte ohne Frage die relative Hypoxämie sein, die durch die den höhenbedingten Druckabfall nicht voll ausgleichende Kabinenkompression zustande kommt.

Auf voller Flughöhe (10 000 m konventionelle Langstreckenjets; 18 000 m Concorde) entspricht der Kabinendruck Höhen bis maximal 2500 m. Untersuchungen schwangerer Frauen unter realen Flugbedingungen (Huch 1987a) haben jedoch gezeigt, dass gesunde Frauen mit unkomplizierten Schwangerschaften durch dieses Ausmaß der akuten Höhenexposition keine Risiken eingehen. Basierend auf der Beurteilung der in allen Flugphasen kontinuierlich aufgezeichneten fetalen Herzfrequenzen kann man davon ausgehen, dass eine fetale Gefährdung nicht existiert. Vorsicht ist sicher angebracht bei mütterlichen Erkrankungen, die die Sauerstofftransportkapazität einschränken (ausgeprägte Anämien, kardiopulmonale Erkrankungen).

Flugspezifischer Lärm, Vibrationen, turbulente Flüge und resultierende Flugangst wurden als theoretische Risiken diskutiert, konnten jedoch niemals für Schwangerschaftskomplikationen kausal verantwortlich gemacht werden.

Relativ neu in die Diskussion gekommen ist das Risiko für die fetale Entwicklung durch kosmische Strahlenbelastung an Bord, besonders für die beruflich exponierte Frau (Stewardess, Pilotin) (Huch u. Burkhard 1992). Einerseits fliegen auch schwangere Frauen berufs- und ferienbedingt immer häufiger, andererseits haben neuere Messungen und Bewertungen das stark höhenabhängige Expositionsrisiko größer erscheinen lassen als bis anhin angenommen. Ein einziger Langstreckenflug erhöht unsere Backgroundstrahlenbelastung (mittlere Jahresdosis z. B. für die Schweizer Bevölkerung: 5,08 mSv = 508 mrem) um etwa 1% (Langstrecken-Effektivdosis je nach Flugroute: 3–6,5 mrem).

> Würde in der gesamten Schwangerschaft – obwohl theoretisch unrealistisch – berufsbedingt geflogen, so ergäbe sich entsprechend deutschen oder amerikanischen Berechnungen eine Zusatzbelastung von 250–500 mrem. Die Backgroundbelastung würde sich bei beruflicher Exposition somit maximal verdoppeln.
>
> Für gelegentliche Flüge in der Schwangerschaft ist nach Expertenmeinung ein fetales Risiko nicht gegeben (zumindest niemals zu eruieren).

Für die berufliche Exposition sind die Empfehlungen eingedenk der Erkenntnisse zum notwendigen Strahlenschutz in der vorgeburtlichen Entwicklungsphase zurückhaltender oder uneinheitlicher. Zahlreiche Fluggesellschaften gestatten wegen der kosmischen Strahlenbelastung den aktiven Flugdienst während der Schwangerschaft nicht. Die damalige Swissair hatte sich diesen Überlegungen nicht angeschlossen. Die Lufthansa untersagt ohnehin aufgrund des Mutterschutzgesetzes die Tätigkeit an Bord (Schichtdienst in der Schwangerschaft nicht gestattet).

Die weiteren in Tabelle 14.2 aufgeführten Risiken wurden zum größten Teil bereits in anderem Zusammenhang im vorangehenden Kapitel diskutiert. Risiken wegen langer Immobilisierung sind nicht unbedingt schwangerschaftstypisch. Das **Economy-Class-Syndrom**, die Thromboseentstehung durch das Sitzen auf engstem Raum mit abgewinkelten Beinen ohne Bewegung, betrifft auch die Nichtschwangeren, jedoch könnten die schwangerschaftstypischen Veränderungen des Gerinnungssystems das generelle Risiko erhöhen.

Autofahren – aktives und passives – in der Schwangerschaft beinhaltet das Risiko von physischem und psychischem Stress für die Frau mit möglichen Auswirkungen auf die Durchblutung der fetoplazentaren Einheit und das Risiko von Autounfällen. Nach amerikanischen Untersuchungen ist die Unfallhäufigkeit schwangerer Frauen nicht größer als bei nichtschwangeren Autofahrern; die Unfallfolgen sind aber für Mutter und Fetus größer, besonders wenn keine Gurte getragen werden.

Der Faktor »psychischer Stress« wurde beim Autofahren unter Realbedingungen untersucht. Hinweise auf Stress waren aus dem Verhalten der mütterlichen und fetalen Herzfrequenz nicht zu erkennen. Auch die Kontraktionsfrequenzaufzeichnung ergab keine Zunahme. Beim langen Autofahren in fixierter Sitzposition kommt allerdings das bereits geschilderte Risiko der langen Immobilisierung hinzu.

14.9.2 Beratung

Schwangere, die reisen möchten und müssen, müssen nachdrücklich auf die Vorsichtsmaßnahmen hingewiesen werden, die sich aus den zahlreichen diskutierten Risikoaspekten beim Reisen ergeben. Beschwerliche Reisen, Reisen in Gebiete ohne gute ärztliche Versorgung, in klimatische Extremgebiete und in große Höhen sind zu vermeiden.

Kann der Reisezeitpunkt gewählt werden, so ist das mittlere Trimenon am besten geeignet. Die eventuellen Anpassungsprobleme des 1. Trimenons sind überwunden, und die Belastungen des letzten Schwangerschaftsdrittels fehlen noch. Eingedenk der Variabilität des Geburtstermins sind Reisen in den letzten 4 Wochen vor dem errechneten Termin mit größerer Distanz zum geplanten Geburtsort nicht zu empfehlen. Die Vorschriften der IATA (International Air Transportation Association) definieren eine relative Fluguntauglichkeit für die Schwangere in den letzten 4 Wochen vor dem Geburtstermin.

Tabelle 14.2. **Mögliche Risiken oder Beeinträchtigungen für Schwangerschaft und Fetus durch flugspezifische Veränderungen oder Umstände am Zielort** (nach Huch 1987a)

Kriterium	Mögliches Risiko
Abnahme des atmosphärischen Drucks	Relative Hypoxämie Ausdehnung von Gasen oder Luft in geschlossenen Körperhöhlen (z. B. Aerotitis, Barosinusitis, Blähungen)
Lärm, Vibrationen, Beschleunigung, Turbulenzen	Vorzeitige Wehen (?) Reiseübelkeit (Elektrolytverschiebungen beim Erbrechen)
Niedrige Luftfeuchtigkeit	(?)
Kosmische Strahlung	(?)
Lange Immobilisierung	Erhöhung des Thromboserisikos
Änderung der zirkadianen Rhythmen (Jet-lag)	Schlafstörungen, Schlafmangel
CO-Akkumulierung im Raucherabteil	Abnahme der Sauerstofftransportkapazität
Flugangst	Abnahme der uteroplazentaren Durchblutung (?)
Klimawechsel (Extremklimata)	Thermoregulation auf Kosten der uteroplazentaren Durchblutung
Impfungen (Impfzwänge)	Embryo-/Fetopathien
Infektionen	Embryo-/Fetopathien

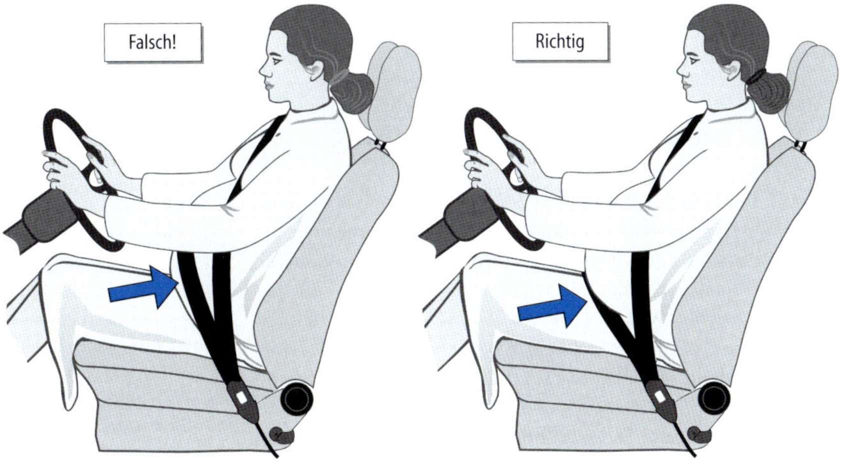

Abb. 14.2. **Fehlerhafter und korrekter Sitz der Gurte beim Autofahren in der Schwangerschaft** (Plakat für eine Aufklärungsaktion in der Schweiz)

▶ Empfehlung

Für das **Fliegen** in der Schwangerschaft sollten des weiteren folgende Empfehlungen beachtet werden (Huch 1987 a):

- keine Flüge in Sportmaschinen ohne Druckkabine,
- moderne Linienmaschinen wählen,
- Sitzplatzreservierung (Nichtraucherabteil, Anfang der Sitzreihe, Distanz zu den Triebwerken),
- wenig Handgepäck,
- vorsorglich Kompressionsstrümpfe (Klasse 2) auf Langstreckenflügen,
- Beine aktiv heben und senken,
- Sicherheitsgurte fest im Beckenbereich anziehen,
- bei Neigung zu Reiseübelkeit abends oder nachts fliegen,
- viel trinken,
- keine blähenden Speisen, keine Getränke mit Kohlensäure,
- nicht rauchen,
- kein Alkohol.

Wie bereits dargelegt, gibt es wenig Argumente, routinierte Autofahrerinnen vom **Autofahren** in der Schwangerschaft abzuhalten. Die Richtigkeit des Angurtens ist auch in der Schwangerschaft belegt. Etwa 50 % der Schwangeren sind allerdings nicht über den korrekten Sitz der 3-Punkt-Gurtes informiert (Johnson u. Pring 2000). Abbildung 14.2 zeigt, wie der Gurt richtig angelegt wird. Der Beckengurt muss direkt über dem Becken, also unter dem ausladenden Bauch der Schwangeren, angezogen werden.

14.10 Höhenexposition in der Schwangerschaft

Höhenexposition in der Schwangerschaft kommt kurzfristig vor, in der Regel als akute Exposition beim Fliegen (entsprechend Höhen bis 2500 m, s. 14.9) und bei Ski-, Wander- und Trekkingaktivitäten (Höhen zwischen 2000 und 3000 m). Viele Menschen auf der Welt leben permanent in großer Höhe, die als Höhe über 3000 m definiert wird.

»Once the province of the fit and few« (Moore 1987), gibt es heute durch moderne Transportmöglichkeiten kaum körperliche Grenzen für den Höhenaufstieg. So ist auch die Spätschwangerschaft kein Hindernis für die Exposition. Man schätzt, dass von den abertausenden Besuchern der Höhen in Colorado 2 % schwangere Frauen sind (Moore 1987).

Das Leben in großer Höhe ist nach oben durch die zunehmende Hypoxämie begrenzt. Höchste menschliche Siedlungen finden sich in Chile bei 5180 m, was naturgemäß eine Reproduktion in dieser Höhe erfordert. Höhenexposition ist in der Regel mit Aktivitäten, Sport oder Arbeit, kombiniert.

14.10.1 Permanente Exposition in großer Höhe

Das Überleben einer Population in großer Höhe ist ein natürlicher Indikator für die Fähigkeit zur Toleranz oder zur Adaptation an die höhenbedingten Stressfaktoren. Zu ihnen gehören Hypoxie, niedrige Luftfeuchtigkeit, Kälte, kosmische Strahlenbelastung, u. U. Ernährungsdefizite und mangelnder Zugang zu ärztlicher Versorgung.

Die Reproduktion ist in der Höhe in vielfältiger Weise betroffen. Obwohl systematische Untersuchungen in großen Höhen methodisch erschwert sind, gibt es relativ einheitliche Befunde: Neben verminderter Fertilität werden gehäuft Aborte, ein hoher Prozentsatz an hypertensiven Schwangerschaften und Placenta praevia sowie ein hoher Anteil an wachstumsretardierten Feten bei unbeeinflusstem Gestationsalter gesehen. Der Unterschied im Geburtsgewicht beträgt etwa 100 g pro 1000 m Höhenzunahme.

Es gibt zahlreiche Hinweise, dass die Funktion der Reproduktion eine lange – oft generationenlange – Adaptation an die große Höhe erfordert. Hierzu gehören morphologische Veränderungen im Thorax zur Verbesserung der Atemfunktion, in der Kapillardichte im Gewebe, in der Atemregulation u. v. m.; in der Schwangerschaft sind große Plazenten u. a. offenbar höhenbedingte Adaptationen. Insbesondere die physiologischen Veränderungen der schwangeren Frau in der Höhe, die die ohnehin großen schwangerschaftstypischen Veränderungen auf Meeresniveau weit übertreffen, sind ein eindrücklicher Hinweis, dass Sauerstoffmangel einen der größten Stressfaktoren für die kindliche Entwicklung darstellt. Es ist gezeigt worden, dass z. B. das Geburtsgewicht in dem Maße zunimmt, in dem die Schwangere in der Lage ist, ihr Atemminutenvolumen zu steigern (Huch 1991).

14.10.2 Akute und kurzfristige Exposition

Obwohl die menschliche adaptive Fähigkeit an die Höhe offenbar groß ist, muss bei einer akuten Höhenexposition bedacht werden, dass sie bei kurzfristigem Aufstieg nicht in gleicher Weise verfügbar ist. Innerhalb weniger Minuten zeigt nur das kardiopulmonale System adaptive Veränderungen. Mehrere Tage vergehen, bis durch gesteigerte Erythropoetinproduktion die Sauerstofftransportkapazität zunimmt, womit hypoxieinduzierte Symptome abnehmen und die Toleranz für körperliche Aktivitäten zunimmt. Tierexperimentelle Untersuchungen zeigen eindeutig, dass die Hypoxämieintoleranz unmittelbar nach Exposition am größten ist.

Es gibt für die menschliche Schwangerschaft nur wenige Untersuchungen, die die Auswirkungen der akuten Höhenexposition in Verbindung mit körperlichen Aktivitäten auf den Fetus untersucht haben (Huch 1996). Da es bei Freizeitaktivitäten in der Höhe zu einer Kombination der Risiken aus Sport und Höhe kommt, wurde in den wenigen Studien aus Gründen der Vorsicht nur der Einfluss mäßiger Höhe mit moderater körperlicher Belastung untersucht. Aber bereits hier konnten in Einzelfällen fetale Bradykardien beobachtet werden.

14.10.3 Beratung

Die Empfehlungen bei geplanter Höhenexposition in der Schwangerschaft (meist kombiniert mit Sport) basieren auf der Mischung aus höhenphysiologischen Kenntnissen, Befunden aus tierexperimentellen Untersuchungen, Erfahrungen aus dem Leben in großer Höhe und auf den Resultaten der wenigen systematischen Untersuchungen in der menschlichen Schwangerschaft. Demnach ist besondere Vorsicht geboten

- bei akuter Exposition in über 3000 m Höhe,
- bei Sport in Höhen über 2500 m,
- bei **intensivem** Sport in Höhen über 2000 m (vor allem in den ersten 3–4 Tagen),
- bei Symptomen der Höhenkrankheit (beginnend 12 h nach Exposition),
- bei Zusatzrisiken (Anämie, Rauchen, fetale Mangelentwicklung).

Literatur

ACOG: American College of Obstetricians and Gynecologists (1993) Smoking and reproductive health. ACOG Technical Bulletin 180: 1–6

ACOG (1994) Substance abuse in pregnancy. ACOG Technical Bulletin 195: 1–7

ACOG (2000) Smoking cessation during pregnancy. ACOG Educational Bulletin 260: 1–4

ACOG (2001) Exercise during pregnancy and the postpartum period. ACOG Technical Bulletin 267: 171–173

Al-Hachim GM (1989) Teratogenicity of caffeine; a review. Eur J Obstet Gynecol Reprod Biol 31: 237–247

Appel CC, Myles TD (2001) Caffeine-induced hypokalemic paralysis in pregnancy. Obstet Gynecol 97: 805–807

Artal R, Wiswell AA, Drinkwater B (eds) (1991) Exercise in pregnancy. Williams & Wilkins, Baltimore

Baron JA, La Vecchia C, Levi F (1990) The antiestrogenic effect of cigarette smoking in women. Am J Obstet Gynecol 162: 502–514

Bernstein IM, Plociennik K, Stahle S, Badger GJ, Secker-Walker R (2000) Impact of maternal cigarette smoking on fetal growth and body composition. Am J Obstet Gynecol 183: 883–886

Boivin JF (1997) Risk of spontaneous abortion in women occupationally exposed to anesthetic gases: a meta-analysis. Occup Environ Med 54: 541–548

Clapp JF (1990) The course of labor after endurance exercise during pregnancy. Am J Obstet Gynecol 163: 1799–1805

Clapp JF, Little KD (1995) The interaction between regular exercise and selected aspects of women's health. Am J Obstet Gynecol 173: 2–9

Cnattingius S, Signorello LB, Annerén G et al. (2000) Caffeine intake and the risk of first-trimester spontaneous abortion. N Engl J Med 343: 1839–1845

Enders G (1991) Infektionen und Impfungen in der Schwangerschaft, 2. Aufl. Urban & Schwarzenberg, München

Frank DA, Augustyn M, Knight WG, Pell T, Zuckermann B (2001) Growth, Development, and Behavior in Early Childhood following Prenatal Cocaine Exposure: A Systematic Review. JAMA 285: 1613–1625

Franz MJ, Maryniuk MD (1993) Position of the American Dietetic Association: Use of nutritive and nonnutritive sweeteners. J Am Diet Assoc 93: 816–821

Frazier LM, Golbeck AL, Lipscomb L (2001) Medically recommended cessation of employment among pregnant women in Georgia. Obstet Gynecol 97: 971–975

Hartmann S, Kölble N, Rake A, Bung P, Huch A, Huch R (2001) Aqua Fit in der Schwangerschaft: Maternale und fetale hämodynamische Reaktionen bei einem Trainingsprogramm im Wasser. Geburtsh Frauenheilk 61(12): 977–982

Haug K, Irgens LM, Skjaerven R, Markestad T, Baste V, Schreuder P (2000) Maternal smoking and birthweight: effect modification of period, maternal age and paternal smoking. Acta Obstet Gynecol Scand 79: 485–489

Hobel CJ, Dunker-Schetter C, Roesch SC, Castro LC, Arora CP (1999) Maternal plasma corticotropin-releasing hormone associated with stress at 20 weeks' gestation in pregnancy ending in preterm delivery. Am J Obstet Gynecol 180: 257–263

Hoerauf K, Hosemann W, Wild K, Hobbhahn J (1996) Belastung des Operationspersonals durch Narkosegase bei HNO-Eingriffen. HNO 44: 567–571

Huch R (1986) Sport-, Reise- und Freizeitaktivitäten in der Schwangerschaft. Speculum 3: 17–25

Huch R (1987 a) Fliegen in der Schwangerschaft. Gynäkologe 20: 165–70

Huch R (1987 b) Schwangerschaft und Berufstätigkeit. Gynäkol Geburtsh: 22–31

Huch R (1991) Pregnancy and altitude: Physical activity at high altitude. In: Artal R, Wiswell RA, Drinkwater BL (eds) Exercise in pregnancy. Wiliams & Wilkins, Baltimore, pp 247–260

Huch R (1992) Rauchen – Auswirkungen auf das Leben der Frau. Gynäkol Prax 16: 417–426

Huch R (1995) Problemgruppen: Schwangere. In: Lösch R (Hrsg) Schutzimpfungen und Reisemedizin. Perimed Spitta, Balingen, Kap. 5.1

Huch R (1996) Physical activity at altitude in pregnancy. Semin Perinatol 20: 303–314

Huch R, Burkhard W (1992) Kosmische Strahlenbelastung beim Fliegen. Risiko für die Schwangerschaft? Perinat Med 4: 67–69

Huch R (2001) Sport und körperliche Aktivität in den verschiedenen Lebensabschnitten der Frau. In: Beller FK (ed) Brevier des Frauenarztes als Hausarzt der Frau, Bd 2. Fortbildungsreihe des Berufsverbandes der Frauenärzte e.V. pro Kongressverlag, Hofstetten, S 355–383

Johnson HC, Pring DW (2000) Car seatbelts in pregnancy: The practice and knowledge of pregnant women remain causes for concern, Br J Obstet Gynaecol 107: 644–647

Källén K (2000) Multiple malformations and maternal smoking. Paediatr Perinat Epidemiol 14: 227–233

Kauppinen K, Vuori I (1986) Man in the sauna. Ann Clin Res 18: 173–185

Kendrick JS, Merritt RK (1996) Women and smoking: An update for the 1990s. Am J Obstet Gynecol 175: 528–535

Kulpa P (1992) Exercise and pregnancy: Let the program fit the patient. Your Patient & Fitness 6: 5–9

Lokey EA, Tran ZV, Wells CL, Myers EA, Tran AC (1991) Effects of physical exercise on pregnancy outcomes: a meta-analytic review. Med Sci Sports Exerc 23: 1234–1239

Mamelle N, Munoz F (1987) Occupational working conditions and preterm birth: a reliable scoring system. Am J Epidemiol 126: 150–152

Marcoux S, Berube S, Brisson C, Mondor M (1999) Job strain and pregnancy-induced hypertension. Epidemiology 10: 376–382

Moore LG (1987) Altitude-aggraved illness: examples from pregnancy and prenatal life. Ann Emerg Med 16: 965–973

Moss N, Carver K (1993) Pregnant women at work: sociodemographic perspectives. Am J Ind Med 23: 541–557

Newman RB, Goldenberg RL, Moawad AH et al. (2001) Occupational fatigue and preterm premature rupture of membranes. Am J Obstet Gynecol 184: 438–446

Paul M (1997) Occupation reproductive hazards. Lancet 349: 1385–1388

Pirhonen JP, Kalevi K, Vähä-Eskeli K, Seppänen A, Vuorinen J, Erkkola RU (1994) Does thermal stress decrease uterine blood flow in hypertensive pregnancies? Am J Perinatol 11: 313–316

Schaefer C, Spielmann H, Vetter K (2001) Arzneiverordnung in Schwangerschaft und Stillzeit, 6. Aufl. Urban & Fischer, München

Schneider KTM, Schlatter J (1986) Koffein und Schwangerschaft. Gynäkol Prax 10: 21–24

Schneider KTM, Bung P, Weber S, Huch A, Huch R (1993). An orthostatic uterovascular syndrome – A prospective, longitudinal study. Am J Obstet Gynecol 169: 183–188

Sood B, Delaney-Black V, Covington C et al. (2001) Prenatal alcohol exposure and childhood behavior at age 6 to 7 years: I. Dose-response effect. Pediatrics 108: 461–462

Spielmann H (1986) Bewertung des embryotoxischen Risikos von Industriechemikalien in der Schwangerschaft. Geburtsh Frauenheilkd 46: 335–339

Spohr H-L, Steinhausen H-L (eds) (1996). Alcohol, pregnancy and the developing child. Cambridge University Press

Volpe JJ (1992) Effect of cocaine use on the fetus. New Engl J Med 327: 399–407

Wright LN, Thorp JM, Kuller JA, Shrewsbury RA, Ananth C, Hartmann K (1997) Transdermal nicotine replacement in pregnancy: Maternal phamacokinetics and fetal effects. Am J Obstet Gynecol 176: 1090–1094

Schwangerschaft und Ernährung

P. Bung

Kurz-Überblick

Die physiologischen und metabolischen Veränderungen während der Schwangerschaft führen zu einem teilweise erheblichen Mehrbedarf an bestimmten Mikronährstoffen. Daneben kann aber auch bereits der Ernährungszustand der Mutter **vor** der Schwangerschaft die Fertilität, den Schwangerschaftsverlauf und die Häufigkeit und Ausprägung bestimmter Komplikationen während Schwangerschaft, Geburt und Stillzeit beeinflussen. Des Weiteren geht man seit einigen Jahren – seit der zunehmenden Beschäftigung und dem wachsendem Verständnis für die Physiologie des Energiemetabolismus, für die Folgen unterschiedlicher Gewichtszunahme und insbesondere für die Bedeutung der Mikronährstoffe in der Schwangerschaft – davon aus, dass die tägliche Nahrungsaufnahme in der Schwangerschaft und die Zusammensetzung der Ernährung auch einen wesentlichen Einfluss auf die spätere, sowohl kurz- wie langfristige Gesundheit und Entwicklung des Neugeborenen haben.

Dennoch und trotz zunehmender Kenntnis in der Bevölkerung über eine ausgewogene Ernährung findet sich eine erhebliche Diskrepanz zwischen der tatsächlichen Nährstoffaufnahme und der als wünschenswert erachteteten Zufuhrhöhe der einzelnen Nahrungsbestandteile für den Zeitraum der Schwangerschaft. Die Folgen können nicht nur mit Auswirkungen auf den Gestationsverlauf verbunden sein, sondern sind auch gesundheitspolitisch relevant. Denn die »gesunde Ernährung« und das Wissen um eine ideale Zusammensetzung der täglichen Nahrung (ggf. mit Supplementen) haben einerseits einen allgemein vorteilhaften und nützlichen Aspekt für die Mutter und ihr Kind; sie ersparen andererseits aber auch – insbesondere über die damit verbundene Prävention nachgewiesener klinischer Symptome – individuelles Krankheitsleid und Kosten für das Gesundheitssystem.

15.1 Allgemeine Grundlagen

Der Umstand, dass in den vergangenen Jahren ein Drittel der Krankheitskosten im Westen Deutschlands weitgehend ernährungsbedingt waren, für die Prophylaxe und Betreuung von Krankheiten jedoch nur 6% der Kosten aufgebracht wurden (Bässler et al. 1992; Statistisches Jahrbuch 1992), steht in einer deutlichen Diskrepanz zu dem allgemeinen Trend in der jüngeren Vergangenheit, der sich durch steigendes Wissen und einen gehobenen Informationsstand über Nahrung und Ernährung auszeichnet.

Obwohl sich Schwangere heute immer kritischer mit Fragen der Lebensführung auseinandersetzen und die Beantwortung dieser Fragen in zunehmendem Maße auch auf wissenschaftlichem Sektor erfolgt, basieren zahlreiche, auch ärztliche Empfehlungen auf dem nicht immer ganz korrekten »gesunden Menschenverstand«; dies betrifft bei der Nahrungszufuhr sowohl die Quantitäten (»man muss für zwei essen«), besonders aber auch die Mikronährstoffe, deren Bedeutung für die Medizin im Allgemeinen und für die Schwangerschaft im Speziellen einen zentralen Stellenwert einzunehmen beginnt.

Es darf heute als gesichert gelten, dass bereits der Ernährungszustand der Mutter vor der Schwangerschaft sowohl die Fertilität als auch den Verlauf der Schwangerschaft, aber auch die Häufigkeit und Ausprägung bestimmter Komplikationen während der Schwangerschaft, der Geburt und der Stillzeit beeinflussen kann. Schließlich wird, wie gesagt, seit einigen Jahren postuliert, dass die Zusammensetzung der Ernährung in der Schwangerschaft auch einen wesentlichen Einfluss auf die spätere Entwicklung des Neugeborenen hat: »Early nutrition can affect long-term or even life-time outcome« (Lucas 1996).

In diesem Zusammenhang sind die zunehmend gesicherten Daten von Barker zu verstehen, die eine eindeudige Assoziation zwischen niedrigem Geburtsgewicht und einem höheren Risiko aufzeigen, im späteren Leben an koronaren Herzerkrankungen oder Glukosetoleranzstörungen zu erkranken.

Diese ursprünglich als Hypothese betrachtete Korrelation darf mittlerweile als gesichert angesehen werden.

Die folgende Darstellung über die Bedeutung und Rolle von Mikronährstoffen während der Schwangerschaft und der Laktationsphase, ggf. in Form von Supplementen, setzt sich daher vornehmlich mit den »kritischeren« Ernährungsbestandteilen auseinander, wie sie in den letzten Jahren Anlass zu Diskussionen geben – sei es unter toxikologischen oder teratogenen Aspekten (z. B. Vitamin A) oder weil eine Supplementierung unter den geschilderten Gesichtspunkten Vorteile verspricht (z. B. Folsäure).

15.2 Unterernährung/Überernährung, Makronährstoffe/Mikronährstoffe

Seit langem sind die Auswirkungen der Ernährung z. B. auf den Verlauf der Schwangerschaft als Störung des Reproduktionsprozesses in Form von verkürzten Tragzeiten und/oder reduzierten Geburtsgewichten bekannt. Dies wird beispielhaft an einer unrühmlichen Episode aus der jüngeren Geschichte Deutschlands klar. Als im 2. Weltkrieg holländische Großstädte wie Rotterdam einer deutschen Nahrungsmittelblockade unterworfen waren, sank dort die mittlere Kalorienaufnahme auf 800 kcal pro Tag ab. Unter dieser Restriktion fielen die Geburtsgewichte der Neugeborenen um 300 g und die Plazentagewichte um 100 g ab (Stein et al. 1975; Link et al. 1991).

Demgegenüber stellt im Mitteleuropa der heutigen Zeit die kalorische Überernährung ein vorherrschendes Ernährungsproblem dar. Die Folgen einer übermäßigen Gewichtszunahme sind für die Schwangere und ihr Kind ebenso schwer: Sie reichen von der Ausbildung von Stoffwechselstörungen (z. B. erhöhte Inzidenz an Gestationsdiabetes) über ein gehäuftes Auftreten von Präeklampsien und Frühgeburten bis hin zu zahlreichen mechanischen Problemen unter der Geburt (Weichteil- und/oder Schulterdystokie).

Die Überschreitung des durch die Schwangerschaft erhöhten Energiebedarfs um im Mittel lediglich etwa 13% (s. auch unten) wird häufig durch »leere Kalorien« bewirkt; dies führt letztlich dazu, dass im Alltag trotz der energetischen Überversorgung mit Makronährstoffen (Proteine, Kohlenhydrate und

Fett) Defizite in der Bedarfsdeckung von Mikronährstoffen (Vitamine, Mineralstoffe, Spurenelemente) auftreten. Dabei kristallisiert sich ganz allgemein in den westlichen Industriestaaten die ausreichende Zufuhr dieser Stoffe als ein wachsendes Problem heraus – Folge veränderter Verzehrgewohnheiten und Lebensmittelzubereitungen. Und wenn es schon dem Normalverbraucher nicht immer gelingt, eine optimale Versorgung sicherzustellen, so ist unter dem physiologischen Sonderumstand »Schwangerschaft und Laktation« eine ausreichende Zufuhr von Mikronährstoffen häufig erst recht nicht mehr gewährleistet.

15.3 Energiebedarf, Gewichtszunahme, Ernährungsberatung

Die genannte Episode aus dem Kriegswinter und Erfahrungen an schwangeren Frauen aus der sog. dritten Welt lassen die Annahme zu, dass für die Versorgung bzw. zum Ausschluss einer kalorischen Unterversorgung des Fetus ein unterer Schwellenwert für die tägliche Gesamtkalorienaufnahme in Höhe von 1500–1800 kcal definiert werden kann (Lechtig u. Klein 1981; Schneider 1985). Erst bei einer kontinuierlichen Unterschreitung dieses Angebotes kommt es zu einer signifikanten Erniedrigung des Geburtsgewichts.

Andererseits kann aus dem Umstand, dass die genannte kritische Kalorienmenge normalerweise unter der täglichen Kalorienaufnahme erwachsener Frauen in Deutschland liegt, und unter Zugrundelegung eines mütterlichen Gewichtsanstiegs in der Schwangerschaft um 12–13 kg, der sich aus etwa 4 kg Fett, 1,6 kg Proteinen und 6,9 l Wasser rekrutiert, geschlossen werden, dass die kalorische Versorgung in der Schwangerschaft hierzulande kein Problem sein dürfte, auch wenn sich im Gestationsverlauf ein mittlerer täglicher Energiemehrbedarf von 300 kcal (ca. 13 %) aufpropft. Dies entspricht einem kumulativem Mehrbedarf an Energie von etwa 85 000 kcal, der sich auf die verschiedenen Phasen der Schwangerschaft unterschiedlich verteilt (Thomson u. Hytten 1980; Hytten 1991).

Der Mehrbedarf an Nährstoffen und Energie in der Schwangerschaft wird z.T. durch eine gesteigerte Nahrungsaufnahme abgedeckt; zusätzlich wird er durch Veränderungen der Nahrungsverwertung gewährleistet, wobei besonders die Resorption und die Bioverfügbarkeit für einzelne Stoffe, z. B. Mikronährstoffe, zunimmt. Laut Literaturangaben ist jedoch speziell der Energiehaushalt mit den Komponenten »gewebsgebundene Energie«, »Energieumsatz« und »Energiezufuhr« sehr variabel:

► Studienbox

Eine 1993 publizierte Longitudinalstudie von Goldberg et al. zeigte bei Probandinnen erhebliche Unterschiede der mittleren Gewichtszunahme, wobei diese Variabilität in erster Linie durch die Zunahme beim Fettgewebe bedingt war; die mittlere Zunahme an Fettgewebe betrug 2,8 kg und schwankte zwischen −2,54 kg und +6,39 kg. Eine ähnliche Variabilität fand sich bei der Entwicklung des Grundumsatzes in der ersten Schwangerschaftshälfte, die bei einzelnen Frauen abnahm und bei anderen zunahm; im untersuchten Gesamtkollektiv war erst in der 36. SSW eine Erhöhung des mittleren Wertes gegenüber den Nichtschwangeren erreicht. Insbesondere schlanke Frauen zeigten eine initiale Abnahme, was einer Sparschaltung des Energiehaushalts entsprechen könnte.

Ebensolche individuellen Unterschiede wies der Gesamtenergieumsatz auf. Die Differenz zwischen Gesamtenergieumsatz und Grundumsatz ist ein Indikator für die körperliche Aktivität, die im 1. und 2. Trimenon erhöht ist. Erst bei den Messungen zwischen der 30. und 36. SSW war in der Mehrzahl der Fälle eine Abnahme des Energieumsatzes für körperliche Aktivität zu verzeichnen. Die Kalorienaufnahme war bereits in der Frühschwangerschaft erhöht und blieb dann bis zur 36. SSW mehr oder minder konstant; hierbei resultierte eine bis heute ungeklärte Diskrepanz zwischen dem gemessenen Mehrbedarf an Energie und der auf den Angaben der Schwangeren basierenden Steigerung der Energiemehraufnahme.

Auch aufgrund dieser Überlegungen sollte bei der Ernährungsberatung auf folgende wichtige Faktoren geachtet werden:

- Die Beurteilung der Gewichtszunahme darf keinen starren Regeln folgen. Insbesondere sollte zu Beginn der Schwangerschaft ein Über- oder Untergewicht der Graviden berücksichtigt werden. Dabei gilt als Richtwert der prägravide Bodymassindex (kg pro qm) mit den folgenden Empfehlungen:

Praegravida BMI	Klasssifikation	physiologische oder wünschenswerte Gewichtszunahme (kg)
< 19,8	Untergewicht	12,5–18
19,8–26	Normalgewicht	11,5–16
26–29,0	Übergewicht	7–11,5
> 29	starkes Übergewicht	< 7

In der Spätschwangerschaft können pathologische Verschiebungen des Wasserhaushalts zu Fehlbeurteilungen führen.

- Die genannten Werte sind Mittelwerte für die Energiezufuhr. Starke körperliche Aktivitäten durch Beruf oder Sport müssen ihren Niederschlag in einer individuell angepassten Ernährungsberatung finden. Während bei der Mehrzahl der Schwangeren in unserer Gesellschaft eine Steigerung der Gesamtkalorienaufnahme nicht angezeigt ist, bedarf die Aufteilung einer Korrektur: So werden zu viele Kalorien in Form von Fetten und zu wenige als Eiweiß und Kohlenhydrate aufgenommen.

► Empfehlung

Nach den Richtlinien der Deutschen Gesellschaft für Ernährung (DGE) wird folgende Verteilung der Nahrungsenergieträger empfohlen: 55–60 % Kohlenhydrate (380–420 g

▼

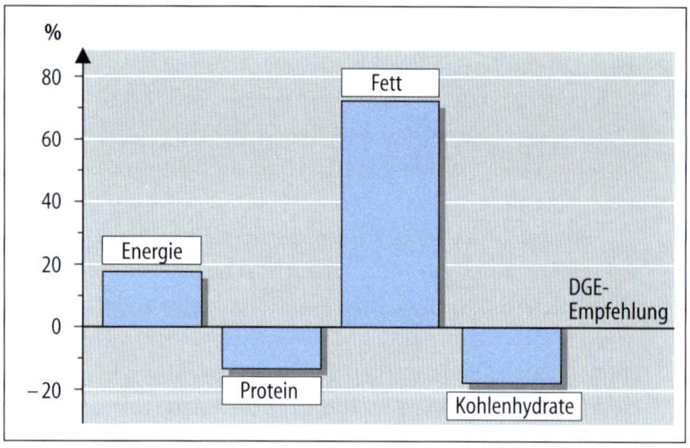

Abb. 15.1. **Abweichung des durchschnittlichen Energieträgerkonsums von den Empfehlungen der DGE (1984, 1985, 1989) für die Schwangerschaft**

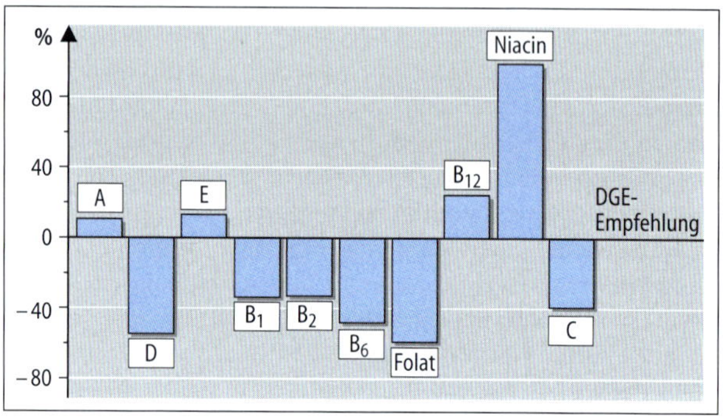

Abb. 15.2. **Abweichung des durchschnittlichen Vitaminkonsums von den Empfehlungen der DGE (1984, 1985, 1989) für die Schwangerschaft**

entspr. 1540– 1680 kcal), 30% Fett (105 g entspr. 840 kcal), 10–15% Proteine (70–105 g entspr. 280–420 kcal). Hierbei wird mit fortschreitender Schwangerschaft wegen des zunehmenden plazentaren Transfers von Aminosäuren eine Anhebung des Eiweißanteils empfohlen; wegen der besseren Nutzbarkeit für die Abdeckung des Bedarfs an essentiellen Aminosäuren sollen 50–70% der Proteinzufuhr tierischen Ursprungs sein (Möhr 1979).

Die Verteilung der Energiesubstrate zeigt in der Durchschnittsernährung eine deutliche Abweichung von den Empfehlungen für die Schwangerschaft: Danach werden die empfohlenen Richtlinien bei der Proteinaufnahme um etwa 12%, bei der Kohlenhydrataufnahme um etwa 18% unterschritten – zugunsten eines Zuviels des Fettanteils um etwa 70%, was einem Überschreiten der Energieaufnahme von 10–20% entspricht. Der Anteil, der durch die Aufnahme von Fett abgedeckt wird, ist also deutlich zu hoch, während ein zu geringer Anteil durch Kohlenhydrate und Proteine abgedeckt wird. Eine entsprechende Korrektur und Umverteilung ist durch gezielte Ernährungsberatung anzustreben (DGE 1989) (Abb. 15.1). Bei der Fettzufuhr ist auf eine ausreichende Zufuhr mehrfach ungesättigter Fettsäuren Wert zu legen [z.B. Linolsäure, Alpha-Linolinsäure, Docosahexainsäure, (DHA)], da diese für die Synthese von Zellmembranen bzw. zur Bildung der körpereigenen Eikosanoide, die wiederum einen entscheidenden Einfluss auf entzündliche Reaktionen, das Immunsystem und das Gerinnungssystem ausüben, von Bedeutung sind. Das DHA spielt eine besondere Rolle als Strukturfett für Gehirn, Nerven und Retina, sodass es durch ungenügende Zufuhr in diesen Bereichen zu irreversiblen Funktionsstörungen kommen kann. Da insbesondere Fische einen hohen Gehalt aufweisen, ist der zusätzliche Bedarf am Besten durch einen vermehrten Verzehr von (fetten) Seefischen, alternativ die Einnahme von Fischölkapseln, zu empfehlen.

15.4 Mikronährstoffe

»Die physiologische Abhängigkeit des fetalen Wachstums vom Nährstoffangebot [gemeint sind die Makronährstoffe Eiweiß, Fett und Kohlenhydrate] tritt in einer Wohlstandsgesellschaft mit Nahrungsüberschuß praktisch nicht mehr in Erscheinung« (Kübler 1987). Dagegen übersteigt der Bedarf an Mikronährsstoffen, also an Vitaminen, Mineralien und Spurenelementen, essenziellen Stoffen, die im Organismus nur in geringem Maße vorrätig sind, den zusätzlichen Energiebedarf in der Schwangerschaft z.T. erheblich (Abb. 15.2).

Tabelle 15.1. **Reservekapazität für ausgewählte Nährstoffe** (nach Kübler 1987)

Nährstoff	Zeitraum
Vitamin A	1–2 Jahre
Vitamin D	2–4 Monate
Vitamin B_1	4–10 Tage
Vitamin B_2	2–6 Wochen
Vitamin B_6	2–6 Wochen
Vitamin B_{12}	2–5 Jahre
Folsäure	2–4 Monate
Vitamin C	2–6 Wochen
Vitamin K	2–6 Wochen
Eisen	1–1,5 Jahre
Kalzium	10–20 Jahre

Tabelle 15.1 beschreibt die im Normalfall im Körper befindlichen Reserven an Vitaminen sowie Eisen und Kalzium hinsichtlich des damit versorgten Zeitraums. Dabei ist zu berücksichtigen, dass insbesondere für die wasserlöslichen Vitamine die körpereigenen Depots begrenzt sind und somit bei diesen Substanzen die Gefahr einer Mangelsituation besteht. Gerade für diese Substanzen verfügt die Plazenta über aktive Transportmechanismen, was als Schutz für den Fetus gegenüber mütterlichen Mangelzuständen interpretiert werden kann.

> Wenn der Erhöhung des Bedarfs an Mikronährstoffen nicht Rechnung getragen wird, kann es in allen Phasen der Schwangerschaft zu klinisch fassbaren Störungen kommen. Diese bestehen im Tierversuch in Wachstumsretardierunmg oder kongenitalen Anomalien und können sich im Vorfeld häufig durch biochemische und morphologische Parameter manifestieren.

15.4.1 Vitamine

Vitamine können vom menschlichen Körper nicht synthetisiert werden, der damit auf die exogene Zufuhr angewiesen ist. Grundsätzlich werden die in fett- oder wasserlösliche Vitamine unterschiedenen Wirkstoffe für zahlreiche Stoffwechselvorgänge benötigt; der Mensch nimmt sie aus tierischen und pflanzlichen Quellen auf. Eine unzureichende Zufuhr kann zu manifesten Erkrankungen führen, wie sie landläufig für Vitamin C in Form des Skorbuts bekannt ist.

Für den Zeitraum der Schwangerschaft wird eine Abschätzung oder gar eine Festsetzung des Vitaminstatus (und auch des Mineralstatus) insbesondere für das einzelne Individuum durch das Fehlen schwangerschaftsspezifischer Messwerte erschwert. Deren Erarbeitung und dynamische Entwicklung im Rahmen der Schwangerschaft sowie die Beschreibung möglicher Mangelerscheinungen würde kontrollierte Longitudinalstudien – auch mit systematischer Vorenthaltung der Wirkstoffe – erfordern; diese verbieten sich aus ethischen Gründen. Insofern ist ein großer Teil unseres Wissens und damit auch der Empfehlungen rudimentär und beruht auf Erfahrungen im Tierversuch, aus Einzelbeobachtungen oder aus Schätzungen über einen Mehrbedarf, die wiederum auf folgenden Grundüberlegungen (mod. nach Kübler 1988) basieren:

- Auswirkung der hormonellen Veränderungen im Organismus der Schwangeren auf den Nahrungs- und Nährstoffumsatz;
- Nährstofftransfer von der Mutter auf den Embryo/Fetus;
- Nährstoffverluste durch erhöhte Exkretion (z. B. via Niere), durch erhöhte Syntheseleistung (z. B. Vergrößerung der Mammae und des Plazentagewebes), durch Abgabe ins Fruchtwasser oder Verluste unter der Entbindung.

In ◻ Tabelle 15.2 sind Empfehlungen zur Mehrzufuhr der einzelnen Vitamine und Mineralstoffe in der Schwangerschaft sowie deren natürliche Herkunft bzw. Quellen aufgeführt.

Vitamin A

Die klinische Wirkung von Vitamin A bei der Behandlung der Nachtblindheit ist in der Medizingeschichte seit langem bekannt; jedoch wurde dieses fettlösliche Vitamin erst 1913 in seiner Funktion als Antixerophtalmikum von McCollum und Davis beschrieben (Bässler et al. 1992).

Vitamin A ist ein Oberbegriff für natürliche und synthetische Verbindungen mit ähnlicher chemischer Struktur, jedoch unterschiedlicher Wirkungsweise. Unter biologisch-medizinischem und auch toxikologischen Aspekten werden unter Vitamin A jedoch nur das Retinol und seine Ester verstanden, wogegen Retinoide Verbindungen mit Vitamin-A-Aktivität, jedoch ohne das komplette Wirkspektrum – z. B. Einfluss auf Spermatogenese oder Sehzyklus –sind.

Wichtige Schwerpunkte der zahlreichen **Wirkmechanismen** sind:

- Wachstum, Entwicklung und Differenzierung von Epithelgewebe,
- Reproduktion (Spermatogenese, Embryogenese, Fetalentwicklung, Entwicklung der Plazenta),
- Testosteronproduktion,
- Sehvorgang.

Die **Aufnahme** des Vitamins in den tierischen und menschlichen Organismus erfolgt mit der Nahrung in Form der in der Pflanzenwelt vorkommenden und als Provitamin A bezeichneten Carotinoide (α,- β- und γ-Carotin); diese finden sich in Möhren, dunkelgrünem Blattgemüse, Tomaten, Mais und Orangen. Hauptsächlich in den Zellen der Darmmukosa

◻ Tabelle 15.2. **Empfehlungen zur Mehrzufuhr von Mikronährstoffen in der Schwangerschaft**

Nährstoff	Mehrbedarf	Empfohlene Gesamtzufuhr	Natürliche Quellen
Vitamin A	0,3 mg (38%)	1,1 mg	Pflanzen, Leber, Lebertran
Vitamin D	0	5 µg	Margarine, Kalbfleisch, Seefisch, Milch
Vitamin B_1	0,2 mg (20%)	1,2 mg	Weizenkeime, Nüsse
Vitamin B_2	0,2 mg (20%)	1,2 mg	Milch, Eier, Nüsse, Fisch
Vitamin B_6	0,7 mg (63%)	1,9 mg	Bohnen, Nüsse, Bananen
Vitamin B_{12}	0,5 µg (17%)	3,5 µg	Leber, Eier, Nieren, Käse
Folsäure	0,4 mg (100%)	0,8 mg	Leber, Hefe, Spinat, Korn
Vitamin C	10 mg (10%)	110 mg	Zitrusfrüchte, Gemüse, Obst
Vitamin K	0	60 µg	Pflanzen, Früchte, Leber
Eisen	15 mg (100%)	30 mg	Fleisch, Gemüse
Jod	30 µg (15%)	230 µg	Seefisch, Muscheln, Milch, Eier
Kalzium	0–200 mg (20%)	1000–1200 mg je nach Alter	Milch, Korn, Milchprodukte, Gemüse
Magnesium	0	300–310 mg je nach Alter	Gemüse, Bananen, Milch
Fluorid	0	1 mg	Wasser, Saft, Milch
Zink	3 mg (40%)	10 mg	Fleisch, Getreide, Milch

Empfohlene Energiezufuhr in der Schwangerschaft: 2500 kcal (Mehrbedarf 300 kcal = 13,5%).

erfolgt dann die enzymatische Überführung in Vitamin A. Die bedeutendste natürliche Quelle an bereits vorgebildetem Vitamin A liegt in tierischen Produkten; dabei weisen Leber, Butter und Eiweiß, aber auch Fischprodukte wie Haifisch und Heilbutt einen besonders hohen Gehalt auf. Auch Meeressäuger (z. B. Polarbär) sind äußerst reich an Vitamin A, sodass bei einseitiger Ernährung oder vornehmlicher Zufuhr von Leberprodukten dieser Tiere, wie sie von Eskimos bekannt ist, Intoxikationen beschrieben sind.

In verschiedenen Ländern der dritten Welt stellt der **Vitamin-A-Mangel** heute noch ein vorrangiges Problem dar. Dagegen ist in Mitteleuropa bei gemischter Kost die Versorgung mit Vitamin A kein prominentes Problem. Der tägliche Bedarf gilt mit der Aufnahme von 1 mg Vitamin A pro Tag als gedeckt; lediglich bei einseitig pflanzlicher Kost kann dieser Bedarf evtl. unterschritten werden.

▶ Empfehlung

Im wachsenden Organismus und bei Regenerationsvorgängen wie auch in der Schwangerschaft und der Stillzeit ist der Vitamin-A-Bedarf erhöht. Die empfohlene tägliche Zufuhr beträgt 1,1 bzw. 1,8 mg pro Tag, um über einen Ausgleich des mütterlichen Mehrbedarfs einer Unterversorgung beim Neugeborenen vorzubeugen.

Eine solche Unterversorgung – definiert als Plasmawert unter 10–20 µg/dl – manifestiert sich, wie aus Ländern der dritten Welt bekannt, hauptsächlich in Veränderungen der Sehfunktionen (Dunkeladaptationsstörung bis hin zur Blindheit), Hörstörungen, herabgesetzter Geruchsempfindlichkeit, Hautsymptomen (Eintrocknen und/oder Verhornung der Schleimhäute), hypochromen Anämien, Wachstums- und Dentinationsstörungen, Störungen bei der Fortpflanzung im Sinne einer eingeschränkten Spermatogenese und gehäuften Missbildungen im Bereich der Hörorgane, des Gastrointestinal- und des Urogenitaltrakts.

▶ Studienbox

Es muss jedoch auch bei einzelnen Populationen in westlichen Ländern – und wieder speziell bei Kindern – teilweise von einer marginalen Zufuhr ausgegangen werden, die sich in unspezifischen Symptomen, jedoch mit erhöhter Krankheitsanfälligkeit oder gar Mortalität äußert (Olson 1996).

Bei einer ausgewogenen Mischkost ist in Mitteleuropa eine überhöhte Zufuhr eher unwahrscheinlich. Über eine exzessive Zufuhr, zumeist verursacht durch ungesteuerte Supplementierung, können jedoch chronische **Vitamin-A-Hypervitaminosen** erzeugt werden; diese bewirken, nochmals vornehmlich bei Kindern, unspezifische Symptome (Appetitverlust, trockene Haut, Haarausfall) und sind bei Erwachsenen zumeist nicht so ausgeprägt. Auch akute Überdosierungen können hauptsächlich durch extreme Aufnahme von Fisch-oder Seehundleber oder aber iatrogen (z. B. Psoriasisbehandlung) verursacht werden.

Dabei gibt es aus Tierversuchen und Beobachtungen am Menschen Erkenntnisse über die teratogenen Wirkungen als Folge einer überhöhten Vitamin-A-Zufuhr: Sie bestehen in Missbildungen wie Mikrotie, Mikrognathie sowie Herz-, Gefäß- und ZNS-Anomalien. Über die Kausalität, insbesondere als Folge von natürlichen Vitamin-A-Derivaten gegenüber synthetischen Retinoiden, besteht keine einhellige Meinung. Insbesondere wird angeführt, dass eine übermäßige Zufuhr zu empfindlichen Zellen und Geweben durch eine unter physiologischen Bedingungen streng kontrollierte Verteilung auf mütterlicher und fetaler Seite ausgeschlossen scheint. Dennoch hat das einstige Bundesgesundheitsamt (BGA) 1992 Frauen im konzeptionsfähigen Alter vor dem Verzehr tierischer Leber gewarnt, da in verschiedenen Proben als potenziell teratogen betrachtete Vitamin-A-Konzentrationen festgestellt wurden; die Leberproben enthielten zwischen 3600 und 250000 IE Vitamin A pro 100 g (entspr. einer Verzehrportion) und lagen damit teilweise über der als kritisch betrachteten Grenze von 10000 IE.

Insgesamt besteht für den Zeitraum der Schwangerschaft und der Laktation ein Mehrbedarf an Vitamin A; dieser ist in Europa in der Regel durch die tägliche Nahrung gedeckt. Die Aufnahme von carotinoidreichen Nahrungsmitteln stellt eine natürliche Quelle dar, wogegen eine ungezielte Supple mentierung oder der exzessive Genuss von tierischen (Leber-) Produkten möglicherweise teratogene Wirkungen haben kann.

> Während das teratogene Potenzial von natürlichem Vitamin A noch nicht eindeutig geklärt ist, sind die synthetischen Retinoide in hohem Maße teratogen; da diese Stoffe therapeutisch genutzt werden, ist im gebärfähigen Alter besondere Vorsicht indiziert.

Für Frauen, bei denen Kinderwunsch besteht, sollte daher der Verzicht auf tierische Leber und ersatzweise eine Substitution angeraten werden; im späteren Verlauf der Schwangerschaft bestehen andererseits gegen einen moderaten Verzehr von Leber in kleineren Portionen hinsichtlich der darin enthaltenen Vitamin-A-Konzentrationen keine Einwände.

Vitamin D

Vitamin D ist ein Oberbegriff für eine Anzahl von Verbindungen, deren wichtigste Vitamin D_2 (Ergocalciferol) und Vitamin D_3 (Cholecalciferol) sind. Diese spielen mit ihren aktiven Metaboliten eine entscheidende Rolle im Kalzium- und im Phophorstoffwechsel. Allgemein bekannt ist die antirachitische Wirkung, die 1922 von McCollum über den Nachweis erbracht wurde, dass Fischlebertran einen Wirkstoff enthält, der für den Knochenstoffwechsel essentiell ist (Bässler et al. 1992).

Neben der zentralen Position im Gleichgewicht des Knochenmetabolismus übt dieses gleichzeitig als Vorstufe für hormonartige Wirkstoffe geltende Vitamin seine biochemische Funktion hauptsächlich an den Zielorganen Darm, Niere und Nebenschilddrüse aus. Dabei wird in der Darmschleimhaut die Kalzium- und Phosphatresorption gefördert, in den Knochen die Mobilisation dieser Stoffe und die Mineralisation und in der Niere deren Rückresorption. Über die Nebenschilddrüse besteht eine wechselseitige Beziehung zum Parathormon.

Als **Vitamin-D-Quellen** gelten für Cholecalciferol z. B. Seefisch sowie insbesondere Fischöle und für Ergocalciferol z. B. Milch und Milchprodukte. Das mit der Nahrung aufgenommene Vitamin wird nach passiver Diffusion im Dünndarm unter der Einwirkung von Gallensalzen resorbiert. Daneben wird Vitamin D allerdings in größerem Umfang in der Haut aus 7-Dehydrocholesterin unter der Einwirkung von UV-B-Strahlung synthetisiert; insofern können Jahreszeit und Sonnenstand, aber auch Luftverschmutzung und Art und Dauer einer Sonnenexposition die Gesamtmenge des Vitamins erheblich beeinflussen.

Für bestimmte Bevölkerungsgruppen mit erhöhtem Risiko einer Unterversorgung (Menschen mit stärker pigmentierter Haut; industrielle Ballungsgebiete; Regionen mit geringer Sonnendauer) ergibt sich daher die Empfehlung zur bewussteren Zufuhr über die Nahrung, der teilweise, wie z. B. in Milchprodukten oder Obstsäften, Vitamin D zugesetzt ist, oder ggf. auch zu einer regelmäßigen medikamentösen Supplementierung.

▶ Empfehlung

Nachdem ursprünglich die DGE Schwangeren und Stillenden eine tägliche Zufuhr von 10 µg/Tag (Steigerung von 100% gegenüber dem Normalbedarf von Erwachsenen (5 µg)) empfohlen hatte, wird nach den neuesten Empfehlungen die Notwendigkeit, die Vitamin-D-Zufuhr während der Schwangerschaft und Stillzeit über die altersentsprechende Empfehlung hinaus zu erhöhen, negiert (DGE 2000).

Das klassische Bild des **Vitamin-D-Mangels** – die Rachitis beim Kind und die Osteomalazie beim Erwachsenen – dürfte in Mitteleuropa auch für den Zeitraum der Schwangerschaft eher selten sein. Dagegen kann eine Indikation zur aktiven Supplementierung vor, während und nach dieser Phase beim Menschen entstehen, wenn eine durch einseitige Ernährung zu geringe alimentäre Vitamin-D-Zufuhr oder – z. B. auch durch strenge Kleidervorschriften (Gesicht- und Armschleier) – eine ungenügende UV-Exposition besteht; daneben können intestinale (Malabsorption), hepatische und renale Defekte Anlass zu prophylaktischer und/oder therapeutischer Gabe sein.

Untersuchungen an relativ stark vom Vitamin-D-Mangel betroffenen asiatischen Frauen zeigten positive Effekte einer zusätzlichen Gabe dieses plazentagängigen Vitamins auf das neonatale Geburtsgewicht und auf die hypokalzämischen Risiken der Neugeborenen. Während der Laktation führte im Tierversuch ein ernährungsbedingter Mangel dieses Vitamins zu fetalen und maternalen Hypokalzämien bis hin zur Tetanie. Ob außerdem Frühgeburtlichkeit ein Grund für ein kindliches Vitamindefizit darstellt, ist umstritten (Mimouni u. Tsang 1995).

Eine Überdosierung dieses fettlöslichen Vitamins ist durch die oben beschriebenen natürlichen Aufnahmemechanismen ausgeschlossen. Umgekehrt kann eine über die empfohlene Aufnahme hinaus durchgeführte exzessive und unkontrollierte Eigensupplementierung klinisch zu Intoxikationserscheinungen führen (Erbrechen, Schwindel, Muskelschwäche).

> Alles im allen erscheint der Bedarf an Vitamin D mit einer ausgewogenen Mischkost und regelmäßiger Sonnenexposition gedeckt. Risikopopulationen bedürfen zur Vermeidung mütterlicher und fetaler negativer Folgen einer gezielten und wohldosierten Substitution.

Vitamine der B-Gruppe

Vitamin B1 (Thiamin). Vitamin B_1 fungiert als Koenzym im Intermediärstoffwechsel fast aller Körperzellen. Es kommt in Fleischwaren, Mehl und Getreideprodukten vor.

Der Mehrbedarf in der Schwangerschaft und während der Laktation wird durch eine Anhebung der täglichen Zufuhr von 1 auf 1,2 (20%) bzw. 1,4 (40%) gedeckt.

Wenngleich in der Normalbevölkerung aufgrund der derzeit herrschenden Ernährungsgewohnheiten eher von einer defizitären, zumindest aber marginalen Versorgung ausgegangen werden muss, finden sich die klinischen Symptome eines Mangels in Form von kardiovaskulären und neurologischen Störungen bis hin zur klassischen Beriberi selten.

Die infantile Form dieser Avitaminose beim gestillten Neugeborenen ist Folge einer unzureichenden Versorgung bzw. eines schweren Thiaminmangels der Mutter. Als Hauptursache für einen Mangel gelten in den entwickelten Industrieländern eine unausgewogene Ernährung und der Alkoholkonsum.

Vitamin B_2 (Riboflavin). Vitamin B_2 dient als Koenzym bei verschiedenen Oxidations- und Reduktionsreaktionen. Es findet sich weit verbreitet in tierischen und pflanzlichen Produkten, insbesondere in Milch und Milchprodukten sowie in Fleisch und Fisch.

Die von der DGE empfohlene Aufnahme von 1,2 mg für Frauen und die Zulage von 0,3 mg für Schwangere bzw. 0,4 mg in der Stillzeit dürfte über die tägliche Nahrungsaufnahme abgedeckt sein.

Entsprechend selten finden sich Mangelsymptome wie entzündliche Veränderungen der Schleimhäute oder Störungen der intestinalen Eisenresorption mit den Folgen einer Anämie.

Vitamin B_6. Vitamin B_6 ist ein Sammelbegriff für viele vitaminwirksame 3-Hydroxi-2-methylpyridin-Derivate mit der biologischen Aktivität des Pyridoxins. Es ist an zahlreichen enzymatischen Reaktionen in den verschiedensten Bereichen des Stoffwechsels beteiligt (z. B. Aminosäuresynthesestimulierung der humoralen und zellulären Immunabwehr).

> Obwohl Vitamin B_6 nahezu ubiquitär verbreitet ist (Fleisch, Frischgemüse, Brot, Getreideprodukte), sind die Ergebnisse von Untersuchungen über die Bedarfsdeckung von 1,6 mg/Tag für Frauen und einer Zulage von 1 mg für Schwangere bzw. 0,6 mg für Stillende teils kontrovers. So weisen 10–13% der Frauen im gebärfähigen Alter eine unzureichende Versorgung auf. Dabei findet sich ein klinisch fassbarer Mangel häufig in Verbindung mit einer Unterversorgung mit anderen B-Vitaminen.

Bei 15–20% von Frauen mit längerer Einnahme von hormonellen Kontrazeptiva wurde ein Pyridoxinmangel festgestellt. Hieraus oder aus einer inadäquaten Aufnahme des Vitamins können sich in einer folgenden Schwangerschaft bzw. insbesondere durch längeres Stillen Konsequenzen ergeben, die für die Mutter klinisch minder gravierend sind; die daraus erwachsende marginale Versorgung in der Schwangerschaft kann aber insbesondere dann eine kritische Steigerung für die Mutter gegenüber dem 3. Trimenon erfahren, wenn sie über längere Zeit stillt.

Schwerwiegender sind allerdings die (durch Zufuhr schnell reversiblen) Konsequenzen beim brustgefütterten Kind wie Ataxie, Tremor und Krämpfe.

Vitamin B_{12} (Cobalamin). Vitamin B_{12} kann nur durch bestimmte Mikroorganismen synthetisiert werden; daher ist der Mensch auf die Zufuhr dieses Vitamins mit der Nahrung (tierische Produkte) angewiesen; rein vegetarische Kost ist frei von Vitamin B_{12}. Es übt seine Funktion hauptsächlich bei der Neubildung schnell proliferierender Körperzellen aus, z. B. im zentralen Nervensystem und bei der Blutneubildung.

▶ Empfehlung

Die von der DGE empfohlenen Aufnahme von 3 µg/Tag wird in Mitteleuropa gewöhnlich in sogar bedarfsüberschreitenden Mengen aufgenommen. Der fetale Bedarf und der zusätzlich erhöhte mütterliche metabolische Mehrbedarf kann und wird daher in der Regel durch eine Zulage von 0,5 mg bzw. 1 mg pro Tag in der Stillzeit ausgeglichen.

Folsäure

Bei der Betrachtung der Mikronährstoffe und ihrer Mangelerscheinungen wird von vielen Autoren der Folsäuremangel als der wichtigste Vitaminmangel in unseren Breiten bezeichnet. Während man inzwischen allgemein akzeptiert, dass in Deutschland als einem Land des jodmangels aktiv Maßnahmen zur Kropfprophylaxe getroffen werden sollten und die jodzufuhr nach allgemeinem Konsens insbesondere im Zeitraum der Schwangerschaftzu erhöhen ist, während man desgleichen davon ausgeht, dass während der Schwangerschaft Eisen nicht in ausreichendem Maße durch die Nahrung zugeführt werden kann und substituiert werden muss (s. weiter unten), ist der Nutzen einer Folsäuresupplementierung heute noch immer Gegenstand umstrittener Diskussionen bzw. findet erst allmählich die entsprechende Beachtung und Umsetzung.

> Die Ergebnisse der Nationalen Verzehrstudie von 1991 zeigen, dass die Folataufnahme in nahezu allen Bevölkerungsgruppen unter den Empfehlungen der DGE liegt (DGE 1991). Vergleicht man diese Empfehlungen für Schwangere mit denen für menstruierende Frauen im gebärfähigen Alter, so steht dem im 2. und 3. Schwangerschaftsdrittel erhöhten Energiebedarf (13%) bereits früh in der Schwangerschaft eine Bedarfserhöhung an Folsäure um 100% gegenüber.

Definition

Unter der Bezeichnung Folsäure, einer Stoffgruppe, die seit den 40er-Jahren bekannt ist, werden alle die Verbindungen zusammengefasst, die als chemische Bestandteile einen Pteridinring, eine para-Aminobenzoesäure und einen oder mehrere Glutaminsäurereste enthalten. Diese Verbindungen können durch höhere Pflanzen und die meisten Mikroorganismen synthetisiert werden; so finden sie sich weit verbreitet in Nahrungsmitteln, besonders reichlich in grünem Blattgemüse, in Leber, Hefe und Vollkornprodukten.

Sie werden nach der Aufnahme über einzelne biochemische Schritte für die Aufnahme im Darm umstrukturiert und dort, auf Zellebene, zu der biologisch wirksamen Form reduziert, die als 5,6,7,8-Tetrahydrofolat (THF) im Stoffwechsel eine zentrale Stellung einnimmt.

THF spielt bei der Übertragung von Einkohlenstofffragmenten, also beispielsweise Methyl- und Formylgruppen, eine zentrale Rolle. So wird THF im Nukleoidmetabolismus zur Synthese von Pyrimidinen und Purinen, also bei der Nukleinsynthese, benötigt. Im Aminosäurestoffwechsel spielt es bei den verschiedensten Umwandlungen eine wesentliche Rolle. Im Nervenstoffwechsel ist es für die Neurotransmitter-, die Myelin- und Phospholipidsynthese wesentlich.

Bereits aus den hier dargestellten Zusammenhängen des Folatmetabolismus wird ersichtlich, dass dieses Vitamin für den normalen Organismus unerlässlich erscheint; d. h., die Folate sind – teilweise in Verbindung mit z. B. dem Eisen- und Cobalaminstoffwechsel (B_{12}) – für die normale Zellteilung, also z. B. Erythropoese und Epithelwachstum im erwachsenen Organismus, aber dann auch insbesondere für die Differenzierungs- und Wachstumsprozesse bei Embryo und Fetus von essenzieller Bedeutung. Daher ist die Erhöhung des Folatbedarfs in der Gravidität auf die deutlich beschleunigte Zellvermehrung durch die Volumenvergrößerung des Uterus und der Mammae, die Entwicklung der Plazenta, die Expansion des Blutvolumens und natürlich auf das Wachstum des Fetus zurückzuführen. Daneben werden für den vermehrten Bedarf in der Schwangerschaft erhöhte renale Verluste und eine verminderte Folatabsorption diskutiert.

▶ Studienbox

Ein recht augenscheinliches Beispiel für einen Folatmangel ist eine dramatische Störung in der Frühschwangerschaft: Nach zahlreichen vorher durchgeführten Untersuchungen konnte in einer 1991 publizierten umfangreichen Multicenterstudie endgültig und schlüssig nachgewiesen werden, dass eine perikonzeptionelle Folsäuresubstitution präventiv **Neuralrohrdefekten** vorbeugen kann bzw. deren Risiko deutlich reduziert (Medical Research Council Vitamin Study Research Group 1991).

Dabei scheint als pathogenetischer Mechanismus die gestörte und von ausreichendem Folat- und Vitamin-B_{12}-Angebot abhängige Verstoffwechselung des in höheren Konzentrationen zytotoxisch wirkenden Homocysteins in Methionin verantwortlich zu sein (Steegers-Theunissen et al. 1991).

> In Deutschland werden derzeit pro Jahr mehr als 300 Kinder mit Neuralrohrdefekten geboren; etwa 500 Interruptiones werden nach einer entsprechenden Diagnosestellung durchgeführt. Neben dem nicht fassbaren Leid für die Betroffenen dürften hinter diesen Zahlen Kosten von mehr als 500 Mio. DM stehen (Bung u. Pietrzik 1995).

Während der kausale Zusammenhang zwischen einem Folsäuremangel und der Entstehung von Neuralrohrdefekten als erwiesen gilt und die perikonzeptionelle Substitution zu einer drastischen Senkung des Risikos führt, gibt es weitere Korrelationen zwischen einem Folatmangel und Komplikationen sowie einem ungünstigen Ausgang von Schwangerschaften; hier mag das absolute oder relative Defizit eine ausgleichsbedürftige Indikatorfunktion haben.

Eine andere Untersuchung ergab beim Vergleich der Serumfolatspiegel von Schwangeren mit ungestörter Frühschwangerschaft gegenüber Frauen mit Aborten und Patientinnen mit rezidivierenden, also 3 oder mehr Aborten, signifikante Unterschiede; mehr noch, es bestand ein eindrücklicher Unterschied zwischen Frauen mit geklärter Abortursache wie z.B. einer Chromosomenaberration und Aborten aus ungeklärter Ursache bzw. Frauen mit rezidivierenden Aborten.

Legt man für das Plasmafolat einen Grenzwert von 4,5 ng/ml für normale gesunde Erwachsene zugrunde, so lagen in einem Referenzkollektiv von gesunden Schwangeren 7,4% unterhalb dieses Grenzwerts. Ähnlich war mit 5,5% der Anteil von Frauen mit niedrigsten Werten in einem Kollektiv mit drohendem Abort. Bei Patientinnen mit kompletten Aborten war dieser Anteil mit 20% deutlich erhöht; und in der Gruppe der rezidivierenden Aborte war die Häufigkeit eines Mangels um das Vielfache erhöht (Pietrzik et al. 1992).

Auch hier wird als pathophysiologische Ursache eine Hyperhomozysteinämie gesehen, die durch die Gabe von Folsäure und B_6 auszugleichen ist: Frauen, die bereits 3–5 Fehlgeburten zwischen der 8. und 16. Woche erlebt haten und eine Hyperhomozysteinämie mit Werten über 12 m/mol pro Liter aufwiesen, wurden täglich mit 15 mg Folsäure und 750 mg Vitamin B_6 supplementiert. In den ersten 3 Monaten nach Normalisierung der Homocysteinspiegel wurden 22 der 25 Patientinnen schwanger, von denen 20 die Schwangerschaft austragen konnten (Quere et al. 2001). Dies unterstreicht die zentrale Bedeutung der Folsäure im Stoffwechsel von Homocystein: einer Störung der Synthese von Methionin aus Homocystein als primäre metabolische Ursache für rezidivierende Aborte, aber auch einen unvollständigen Verschluss des Neuralrohrs (und u.a. als Hauptursache bei der Artherosklerose und damit Krankheiten des Herz/Kreislaufsystems) liegt entweder eine verminderte Zufuhr oder Verwertbarkeit oder aber ein genetischer Polymorphismus der Enzymatisierung zugrunde. Beides lässt sich durch die Gabe von Folsäure in Kombination mit Vitamin B_6 und B_{12} im Sinne einer Homozysteinsenkung beheben.

Eine weitere Studie über die Bedeutung der Folsäure in der Schwangerschaft ergab eine deutliche Korrelation zwischen der sozialen Zugehörigkeit von Schwangeren und der Folatversorgung. Frauen einfacherer Herkunft wiesen häufiger biochemisch erfassbare Mangelzustände auf, die aus einer Nichtsubstitution in der Schwangerschaft zu erklären waren. Bei substituierten Frauen lagen durchweg weitaus weniger mit ihrem Serumfolatspiegel unter dem genannten Grenzwert als bei den Nichtsubstituierten. So betrug der Unterschied postpartal 46% gegenüber 3%.

Dieser biochemisch fassbare Mangel spiegelt sich teilweise und in moderatem Ausmaß auch in den klinischen Parametern »Schwangerschaftsverlauf« und »fetal outcome« wider: Sowohl Gestationsdauer wie auch Geburtsgewicht und Länge der Neugeborenen wiesen signifikant niedrigere Werte in der Mangelgruppe auf. Diese Ungleichheit wurde durch positive Korrelationen zwischen diesen Parametern und dem Erythrozytenfolat im 3. Trimenon bestätigt (Bung et al. 1993).

Ein derartiger **Mangel an Folsäure**, der sich in zahlreichen unspezifischen (neurologisch-psychiatrischen) und spezifischeren geburtshilflichen Symptomen niederschlagen kann (diskutiert werden häufigeres Auftreten von Präeklampsie, Abruptio placentae), trifft insbesondere Risikogruppen, die sich dadurch auszeichnen, dass ihre Folatspeicher nicht oder noch nicht oder noch nicht wieder gefüllt sind. Dazu zählen neben dem Personenkreis mit einer unzureichenden Zufuhr über die Nahrung aufgrund von mangelndem Ernährungswissen junge Mütter, deren Folatspeicher nach dem Wachstumsschub der Pubertät nur unzureichend gefüllt sind, Gravide mit schnell aufeinanderfolgenden Schwangerschaften und Frauen mit Mehrlingen, die ebenfalls eine zusätzliche Belastung für den Folathaushalt bedeuten.

> **► Empfehlung**
>
> Wegen der zentralen Bedeutung dieses Vitamins bei der Vermeidung von Komplikationen in der Schwangerschaft, allen voran der Prävention kindlicher Neuralrohrdefekte, gibt es seit einigen Jahren in der Schweiz und in Deutschland Empfehlungen zur perikonzeptionellen Folsäuresupplementierung nicht nur bei bekannt erhöhtem Risiko für diesen Defekt, sondern auch für normale Schwangerschaften (Koletzko et al. 1995; Tönz et al. 1996). Diese generelle Prophylaxe für alle Frauen mit Kinderwunsch bzw. im gebärfähigen Alter beträgt 0,4 mg/Tag, nach vorausgegangener Schwangerschaft mit Neuralrohrfehlbildung 4 mg/Tag.

> **► Studienbox**
>
> Allerdings werden derzeit diese Empfehlungen in Europa und in Deutschland nur unzureichend umgesetzt: Bei geplanten Schwangerschaften waren nur 8,6%, bei ungeplanten lediglich 3,3% der Frauen ausreichend mit Folsäure versorgt (Genzel-Boroviczeny et al. 1997).

Auch die entsprechenden Kenntnisse bei jungen Frauen in den Vereinigten Staaten sind desillusionierend: Nach einer Umfrage bei 71 College-Studentinnen kannten nur 4 die korrekte Dosis der empfohlenen täglichen Zufuhr zur Prävention von Neuralrohrdefekten. Auch hier wird die Frage aufgeworfen, ob die Zufuhr von Folsäure zu Lebensmittel die geeignetere Alternative ist (Quillin et al. 2000).

Daher muss bei der beeindruckenden Kausalität und der Möglichkeit einer aktiven Kosteneinsparung durch Prävention von Neuralrohrdefekten eine bessere Aufklärung der Bevölkerung und der behandelnden Ärzte nachdrücklich gefordert werden. In den USA hat das Wissen um die beschriebenen Zusammenhänge inzwischen zu einer gesetzlich verankerten Anreicherung von Lebensmitteln mit Folsäure (seit Januar 1998) geführt (Wald u. Bower 1996). Danach hat sich die Rate der Neuralrohrdefekte zwischenzeitlich um 19% reduziert (Niestroj, pers. Mitteilung, 2001).

Vitamin C

Ascorbinsäure ist das am längsten bekannte und historisch interessanteste Vitamin. Dennoch erfolgte erst in diesem Jahrhundert der Nachweis des kausalen Zusammenhangs zwischen einer unzureichenden Aufnahme der Vitamin C enthaltenden Zitrusfrüchte und Frischgemüse, dem daraus resultierenden Mangel und dem klinischen Bild des Skorbuts. Ein großer Teil des Bedarfs an diesem sehr sauerstoff- und lichtempfindlichen Vitamin wird in Mitteleuropa durch den Verzehr von Obst, grünen Gemüsesorten und Kartoffeln gedeckt.

Vitamin C hat im Körper zahlreiche Wirkpunkte, wovon die wichtigste die Beteiligung am Elektronentransfer von Hydroxilierungsreaktionen ist; diese finden bei der Kollagenbiosynthese, bei der Bildung von Neurotransmittern und bei der Entgiftung von toxischen Metaboliten und Medikamenten statt. Weiterhin spielt Ascorbinsäure eine entscheidende Rolle bei der Steigerung der enteralen Eisenresorption (s. auch unten).

Über die Höhe des Bedarfs gibt es – auch im Hinblick auf die präventive Rolle der Ascorbinsäure bei Infektionskrankheiten, der Stimulierung des Immunsystems u. a. m. – unterschiedliche Auffassungen.

▶ Empfehlung

Die DGE empfiehlt für Jugendliche und Erwachsene 100 mg Vitamin C pro Tag und erhöht diese Zufuhr wegen des progressfreien Vitamin-C-Spiegels in der Schwangerschaft auf 110 mg bzw. 150 mg pro Tag in der Stillzeit.

Gerade im Hinblick auf die Förderung der Ausnutzung von Eisen, für das häufig bei menstruierenden Frauen eine kritische Versorgung besteht, und die Nontoxizität dieses Wirkstoffs dürfte jedoch eine höhere Zufuhr empfehlenswert sein. Hinzu kommt, dass (nicht nur schwangere) Raucherinnen erst dann vergleichbare Spiegel erreichen, wenn sie das Doppelte an Vitamin C mit der Nahrung aufnehmen. In diesem Zusammenhang scheint es erwähnenswert, dass – neben den allseits bekannten und wichtigeren Auswirkungen auf die mütterliche und kindliche Gesundheit – bereits moderates Zigarettenrauchen (ab 5 Zigaretten/Tag) zu einer deutlich reduzierten Verfügbarkeit dieses Vitamins in den mütterlichen und fetalen Kompartimenten (mütterliches Plasma, Nabelschnurblut, Plazenta) führt (Norkus et al. 1991). Schließlich verschlechtern orale Kontrazeptiva den Vitamin-C-Status.

Wenngleich die klassischen Avitaminosen heute in den westlichen Industrieländern kaum mehr vorkommen (Skorbut bzw. Möller-Barlow-Krankeit bei Säuglingen), finden sich nicht selten subklinische Mangelsymptome wie Leistungsschwäche, Abgeschlagenheit oder eine eingeschränkte Funktion des Immunsystems. Insofern ist insbesondere für die Zeit der Schwangerschaft auch der ausreichenden Aufnahme von Vitamin C Beachtung zu schenken.

Vitamin K

Die antihämorrhagische Wirkung von Vitamin K wurde Ende der 20er-Jahre entdeckt. Aufgrund der weiten Verbreitung in tierischen und pflanzlichen Lebensmitteln und des recht niedrigen Bedarfs von 60 µg/Tag auch für schwangere und stillende Frauen wird die Versorgung als ausreichend angesehen.

▶ Studienbox

Da früher Unsicherheiten hinsichtlich des Vitamin-K-Gehalts in Lebensmitteln bestanden und und es keine aussagekräftigen experimentellen Untersuchungen zum Vitamin-K-Bedarf gab, konnten über einen langen Zeitraum von den nationalen Ernährungsorganisationen hierzu keine detaillierten Angaben gemacht werden (Bässler et al. 1992). Entsprechend amerikanischen Vorstellungen wird seit 1991 ein Vitamin-K-Bedarf von 1 µg/kg KG angenommen; verglichen mit den Angaben in älteren Standardlehrbüchern ist dies ein weit geringerer Wert.)

Bei Säuglingen und Neugeborenen ist der Bedarf jedoch häufig nicht gedeckt, da die intrauterinen Konzentrationen wesentlich niedriger als im mütterlichen Plasma sind. Wegen dieser Plazentaschranke reichen in der Regel die in der fetalen Leber gespeicherten Reserven bis zur Geburt, sind dann jedoch schnell verbraucht, wenn innerhalb der ersten Lebenstage keine zusätzliche Zufuhr erfolgt. Hierbei bleibt die Situation ausschließlich gestillter Kinder auch weiter kritisch, da reife Muttermilch einen nur minimalen Gehalt an Vitamin K (1–2 µg/l) enthält.

Umgekehrt treten die frühen Vitamin-K-Mangel-Blutungen in den ersten 24 Stunden nach der Geburt fast ausschließlich bei Kindern auf, deren Mütter in der Schwangerschaft interferierende Medikamente (z. B. Antikonvulsiva) eingenommen haben. Dem können zusätzliche Vitamin-K-Gaben an die Mutter während der letzten Schwangerschaftswochen ebenso wie die postpartale kindliche Substitution entgegenwirken.

> In der Geburtshilfe hat die Vitamin-K-Prophylaxe bei der unumstrittenen Gabe an das Frühgeborene ihren festen Stellenwert.

15.4.2 Mineralien und Spurenelemente

Eisen

In der Diskussion um Supplemente in der Schwangerschaft wird die Notwendigkeit einer Eisensubstitution immer wieder kontrovers diskutiert. Auf der einen Seite wird angeführt, dass auch Kinder von eisendefizienten Müttern keine Anämie, sondern gar normale Eisenspeicher aufwiesen (Picciano 1996) oder dass ein moderater Abfall der mütterlichen Hämoglobinkonzentration durch das Sistieren der Menstruation kompensiert würde (Hytten 1991).

Demgegenüber steht der Hinweis auf den kumulativen Mehrbedarf von 800–1200 mg. Dieser setzt sich zusammen aus einem akuten Verlust unter der Geburt (etwa 250 mg) und dem Mehrbedarf verschiedener Gewebe. Neben dem Mehrverbrauch durch das mütterliche Gewebewachstum und einem Mehrverbrauch an Sauerstoff und Sauerstoffträgern (etwa 450 mg) werden für die Bildung der Plazenta (etwa 75 mg) und natürlich für den Fetus mit seinem eigenen Wachstum entsprechende Mengen benötigt (etwa 300 mg). Zudem besitzen fast die Hälfte aller Frauen zu Beginn der Gravidität keine oder nur geringe Eisenreserven bzw. weisen entsprechend ihrem Ernährungs- und Kontrazeptionsverhalten (erhöhte Menstruationsverluste unter IUP) bereits einen latenten Mangel auf. Auch wenn die Effizienz der intestinalen Eisenresorption während der Schwangerschaft deutlich verbessert ist, muss in Mitteleuropa von einer häufig unzureichenden Eisenversorgung in der Schwangerschaft ausgegangen werden, wenn nicht auf entsprechende Supplemente zurückgegriffen wird. ◻ Tabelle 15.2 weist aus, dass sich für Schwangere auch ein Mehrbedarf von 100 % ergibt, der nur in den seltensten Fällen – u. a. auch mangels der erforderlichen Kenntnisse einer gezielten Kostzusammenstellung – über die Nahrung decken lässt.

Cave

Die Folgen einer Anämie für die Schwangerschaft, insbesondere, wenn sie bereits mit erniedrigten Eisenspeichern begonnen wird – in den USA weisen immerhin 4–10 % aller
▼

Frauen im reproduktionsfähigen Alter eine Eisenmangelanämie auf (Picciano1996) –, sind erheblich und erhöhen die mütterliche und die fetale Morbidität und Mortalität: Es besteht eine Korrelation zu kardiovaskulärem Stress mit Assoziationen zu vermehrten Komplikationen vor und unter der Geburt (Banks u. Beutler 1988) und zu einem erhöhten Risiko für Frühgeburtlichkeit und reduziertes Geburtsgewicht.

Die kritische Situation ist bekannt und lässt sich laborchemisch neben der Hämoglobin-Hämatkrit-Bestimmung, die ja nur die periphere Situation wiedergibt, durch den Nachweis der Eisenreserven mit Bestimmung des Serumferritins erfassen. So konnte nachgewiesen werden, dass ohne eine entsprechende Substitution – am besten mit Eisensalzen (z.B. Eisensulfat 100–200 mg) dieser Speicherwert bereits im zweiten Trimenon unter die kritische Grenze der verminderten Eisenreserven von 22 µg/l absinkt (Pietrzik 1991, pers. Mitteilung). Es scheint also, dass das Nahrungseisenangebot, das bei einer durchschnittlichen Mischkost um 15 mg/Tag liegt, in der Schwangerschaft nicht ausreicht.

Was kann hinsichtlich der Nahrungszusammensetzung für das Eisen außerdem empfohlen werden? Einerseits ist in Fleisch gebundenes Eisen prinzipiell für die Resorption besser verfügbar, wobei der Wirkungsmechanis-mus dieses »meat-factors« nicht bekannt ist. Andererseits sind auch inhibitorische Faktoren zu bedenken, wie sie infolge vermehrter Aufnahme von Ballaststoffen (z.B. Kleiemüsli) wirksam werden können. Eine ähnliche hemmende Wirkung der Eisenausnutzung hat schwarzer Tee, dessen Inhaltsstoffe, hauptsächlich Gerbstoffe, als Komplexbildner für das häufigere Auftreten von Eisenmangelzuständen verantwortlich gemacht werden.

Auf der anderen Seite können Promotoren, allen voran Ascorbinsäure, also Vitamin C (s. oben), die Eisenausnutzung fördern, weshalb man den praktischen Ratschlag geben kann, täglich ein Glas Orangensaft zu trinken. Hierbei wird das Eisen durch die reduzierende Wirkung des Vitamin C in zweiwertigem Zustand gehalten bzw. überführt.

Iod

Nach Definition der WHO ist Deutschland als mittelschweres Iodmangelgebiet eingestuft. Weltweit wird die Zahl von geistigen Behinderungen als Folge eines (durchaus präventiv angehbaren) Ioddefizits mit 20 Mio. Menschen beziffert. In **Deutschland** beträgt die Häufigkeit vergrößerter Schilddrüsen oder Strumen in verschiedenen Bevölkerungsgruppen zwischen 12 und 50%. Beachtenswert ist dabei der mit 50% hohe Anteil junger Mädchen und Frauen, die in einer solchen Ausgangssituation eine Schwangerschaft beginnen (Horster 1990). Auf die wünschenswerte Höhe der täglichen Iodzufuhr pfropft sich ein Mehrbedarf der Schwangeren von insgesamt 30 µg auf (▫ s. Tabelle 15.2), eine Steigerung, die primär gering erscheint. Im Hinblick auf die tatsächliche Iodaufnahme bei Erwachsenen von nur etwa 70–80 µg (Horster 1990) gewinnt sie allerdings an Gewicht (bzw. resultiert in einem Defizit von immerhin etwa 150 µg).

Die Gefahren und Folgen einer Mangelsituation für eine Schwangerschaft liegen bei der werdenden Mutter häufig in einer Verschlimmerung einer vorbestehenden Struma, in einer Nichterfüllung ihres Kinderwunsches (herabgesetzte Fertilität) oder in Störungen der Frühschwangerschaft (erhöhtes Abortrisiko; erhöhte Gefahr der Früh- und Totgeburt) (Rabe 1990). Beim Kind besteht ein erhöhtes Risiko für die Entwicklung einer Struma im Säuglingsalter (Struma congenita) und in der späteren Kindheit; diese ist großenteils kompensatorisch, also euthyreot, kann jedoch in einem gewissen Prozentsatz auch in eine hypothyreote Stoffwechsellage übergehen. So findet sich in Deutschland bei bis zu 6% der Neugeborenen bei der Geburt eine Struma, deren Ursache in den meisten Fällen in einem Iodmangel der Mutter vor und während der Schwangerschaft liegt.

Die Erfahrungen aus **Österreich** zeigen, dass eine konsequent verfolgte Gesundheitspolitik – in Form von Information und dem fast ausschließlichen Vertrieb von iodiertem Speisesalz – sehr erfolgreich sein kann. So konnte nach den Angaben von Huber (1997) die Inzidenz von neonatalen Strumen für das Land Salzburg von etwa 12% auf weniger als 1% gesenkt werden.

Was kann prophylaktisch empfohlen werden? Neben der Liberalisierung beim Vetrieb und einer mittlerweile guten Akzeptanz von iodiertem Speisesalz ist auch hierzulande eine Änderung der Ernährungsgewohnheiten gefragt. Zum Beispiel hatte die früher praktizierte Sitte des regelmäßigen Fischverzehrs, namentlich von Seefisch, durchaus ihren Sinn: Denn nur der regelmäßige Genuss von z.B. Schellfisch garantiert eine Anhebung der Iodaufnahme auf die gewünschten Spiegel und damit eine Vermeidung der beschriebenen Risiken. Diese Empfehlungen entsprechen jedoch noch nicht der täglichen Praxis entsprechen, und können teilweise aus Gründen wie etwa der Einschränkung des Speisesalzkonsums nicht umgesetzt werden.

► Empfehlung

Schwangere sollten aus Sicherheitsgründen täglich Iod in Tablettenform in einer Dosierung von 200 µg einnehmen.

Auch wenn oder weil immer wieder die Gefahr einer möglichen Überiodierung der Schwangeren in einer Zeit »flächendeckender Iodierung fast aller Lebensmittel« diskutiert wird (Braunschweig-Pauli 2000), wird neben den konkreten Empfehlungen der Supplementierung, die alternativ mit 1,5 mg Iod pro Woche durchgeführt werden kann, darauf hingewiesen und gefordert, dass die Empfehlung zur Supplementierung nach einer ausführlichen Ernährungsanamnese und -beratung ausgesprochen wird (Bundesausschuss der Ärzte und Krankenkassen – Mutterschaftsrichtlinien; Bundesanzeiger Nr. 16 vom 26.01.1999). Danach kann ggf. eine individuelle Beratung und Supplementierungsempfehlung erfolgen.

Kalzium

Der Kalziumbedarf während der Schwangerschaft ändert sich je nach Lebensalter der Schwangeren und beträgt 1000 mg bzw. 1200 mg bei jüngeren Schwangeren; dies liegt 20% über der normalen Tageszufuhr. Während dieser Lebensphase wird die Änderung des Kalziumstoffwechsels durch eine komplexe hormonelle Interaktion verursacht, die eine erhöhte Kalziumabsorption und -retention, eine verminderte Urinausscheidung und einen Anstieg des Plasmaspiegels an Vitamin D (s. auch oben) bei gleichbleibendem Nebenschilddrüsenhormon beinhaltet und letztlich – nach einem energieabhängigen Plazentatransfer – in einer Akkumulation beim Fetus resultiert. Diese ist anfänglich mit 7 mg pro Tag gering und steigt auf 350 mg am Termin. Insbesondere bei eingeschränkter Zufuhr von Milch und Milchprodukten bzw. kalziumreichen Mineralwässern erscheint die erforderliche Aufnahme nicht immer gewährleistet.

▶ Studienbox

Wenngleich klinische Mangelsymptome eines Kalziummangels, z. B. (latente) Tetanie, recht selten sind, so weisen die Untersuchungsergebnisse an schlecht ernährten Schwangeren auf eine Verbindung mit verminderten Mineralknochendichten beim Neugeborenen hin; umgekehrt konnte bei gut ernährten Frauen durch eine aktive Supplementierung keine weitere Besserung des neonatalen Kalziums erreicht werden (Ramam et al. 1978).

Beachtenswert erscheint allerdings, dass bei erniedrigtem mütterlichen Angebot (400–600 mg) die maternalen Speicher genutzt werden, um den fetalen Bedürfnissen nachzukommen (Reeve 1991). Ob dadurch – beispielsweise bei Mehrlingsschwangeren mit einem entsprechenden Mehrbedarf – ein erhöhtes Risiko für die Mutter entsteht, später eine Osteoporose zu entwickeln, ist noch unklar.

Nach Sowers et al. (1993) stellen auch eine größere Anzahl von Geburten und lange Stillzeiten keine Risikofaktoren für ein Osteoporose dar, da ein vorübergehender Verlust an Knochenmasse durch erneute hormonelle Anpassungsmechanismen nach dem Abstillen wieder ausgeglichen werden können.

Bei den eindeutigeren Vorstellungen zur Entstehung dieser Krankheit – hereditäre Komponente, Bewegungsmangel und Fehlernährung in früheren Lebensabschnitten bzw. zum Zeitpunkt des Erreichens der höchsten Knochendichte – erscheint es jedoch auf jeden Fall gerechtfertigt, wenn sich das Augenmerk auf eine ausreichende Versorgung oder auf eine Supplementierung durch kalziumreiche Lebensmittel bzw. eine ergänzende Gabe an Ca-Präparaten während der Schwangerschaft richtet.

Magnesium

Magnesium ist für eine Unzahl von fundamentalen Zellreaktionen essenziell. Der normalerweise in ausreichender Menge durch pflanzliche und tierische Quellen gedeckte Bedarf liegt in der Schwangerschaft bei 300 mg (bei jüngeren Schwangeren <19 Jahre bei 310 mg).

Ein **Magnesiummangel** als Folge von Fehlernährung, von Malabsorption oder einer renalen oder endokrinen Dysfunktion im Organismus kann zu ernsten klinischen Symptomen führen; diese sind indes eher kardiovaskulärer Natur und werden dort auch therapeutisch angegangen. Ansonsten scheint die Versorgung mit Magnesium im Normalfall gesichert, wenn nicht beispielsweise Leistungssport, Arbeiten, die mit vermehrtem Schwitzen verbunden sind und/oder Stressbelastungen im weiteren Sinne den Bedarf erhöhen.

Für die Geburtshilfe spielt Magnesium eine Rolle durch seine Funktion bei der neuromuskulären Übertragung: So stellt die hoch dosierte parenterale Magnesiumsulfatapplikation das Mittel der Wahl bei eklamptischen Anfällen im Zusammenhang mit hypertonen Krisen in der späten Schwangerschaft oder unter der Geburt dar (Spätling 1981; Conrad u. Weidinger 1983; Cunningham u. Lindheimer 1992). Es wird spezifisch neben und in Kombination mit β-Mimetika und Prostaglandinantagonisten bei der Behandlung vorzeitiger uteriner Aktivität genutzt und als unspezifischer Therapieansatz bei nächtlichen Wadenkrämpfen oder Obstipation eingesetzt. Insbesondere bei intravenöser Anwendung ist durch klinische Beobachtung und regelmäßige Erhebung des Magnesiumspiegels im Serum eine Überdosierung oder eine toxische Reaktion zu vermeiden.

Zusammenfassend gesehen stellt Magnesium kein substitutionspflichtiges Mineral für die Zeit der Schwangerschaft dar, hat jedoch seinen festen Stellenwert als Therapeutikum.

Fluorid

Fluor ist ein ubiquitär vorkommender Nahrungsbestandteil. In den USA und einigen europäischen Ländern erfolgt ein großer Anteil der Fluoraufnahme über fluoriertes Trinkwasser. Zu den **natürlichen Quellen** zählen Milch, Säfte und Tee, aber auch Hühnerfleisch und Meeresprodukte. Zudem erfolgt eine weitere Aufnahme über Zahnpasten und – hauptsächlich bei Kindern – über Fluorsupplemente.

Nachdem derartige postnatale Fluoridgaben deutliche und gut dokumentierte Erfolge bei der Prävention der Zahnkaries aufgewiesen hatte, war diskutiert worden, ob eine Fluorsubstitution in der Schwangerschaft einen schützenden Effekt auf das Gebiss des Ungeborenen haben könnte. Diese Frage konnte bisher nicht abschließend beantwortet werden (Aggett et al. 1997). Wegen der Vielzahl der Aufnahmemöglichkeiten gibt es keine genauen Angaben über die tatsächliche tägliche Fluoraufnahme; sie liegt zwischen 1 und 3 mg pro Tag.

▶ Empfehlung

Obwohl in der Schwangerschaft kein Mehrbedarf, gleichzeitig aber eine große therapeutische Breite besteht, wird zur Sicherung von Reserven und zur Karies- und Parodontoseprophylaxe die zusätzliche Einnahme von 1 mg Fluorid pro Tag empfohlen (Quaas 1995).

Zink

Zink ist ein essenzielles Element, das nach seiner Aufnahme über die intestinale Mukosa seine Funktion in zahlreichen Enzymen ausübt. Reich an Zink sind Fleisch und Innereien, Getreidekeime und Meeresfrüchte.

Dennoch ist Zink ein Spurenelement, das oft nicht in ausreichender Menge aufgenommen wird; Gründe liegen oft in einseitiger, z. B. Heim- oder Krankenhauskost, in Nikotin- oder Drogenabusus oder – für die Geburtshilfe – in Mehrlingsgraviditäten. Bei der Bestimmung des Zinkbedarfs wird von einer durchschnittlichen Absorptionsrate von etwa 30 % ausgegangen, die als Ersatz für die täglichen Verluste über Exkrete und die Haut gelten. Mit dem entsprechenden Zuschlag ergibt sich eine Empfehlung von 7 mg für die Frau, die in der Schwangerschaft ab dem 4. Monat um 3 mg pro Tag und in der Stillzeit um 4 mg pro Tag zu steigern ist.

Die Schwangerschaft führt zu einem um 3–5 mg höheren, die Stillzeit zu einem bis zu 4 mg erhöhten Bedarf. In dieser Zeit sinken die Zinkspiegel im mütterlichen Plasma um ein

Drittel im Vergleich zu Nichtschwangeren. Dies ist mit bedingt durch einen aktiven Transport durch die Plazenta zum Fetus.

▶ Studienbox

Eine unzureichende mütterliche Bedarfsdeckung hat bei Nagern einen teratogenen Effekt und führt beim Affen zu gestörten fetalen Entwicklungen des Gehirns (Wortington-Roberts 1985). Untersuchungen am Menschen fanden eine Korrelation zwischen niedrigen mütterlichen Zinkspiegeln in den Leukozyten und dem Geburtsgewicht der Kinder (Wells et al. 1987). In weiteren Studien finden sich Hinweise auf den positiven Einfluß einer guten Zinkversorgung auf die Häufigkeit von Präeklampsien, protrahierten Geburtsverläufen und mütterlichen Komplikationen unter der Geburt sowie auf das Auftreten von vorzeitigen Blasensprüngen. Andererseits konnte in einer kontrollierten Untersuchungsreihe kein Einfluss einer aktiven Zinksupplementierung nachgewiesen werden (Aggett et al. 1997).

Wenngleich die vorgestellten Ergebnisse möglicherweise wegen Interpretationsschwierigkeiten hinsichtlich der Ausgangswerte kontrovers und kontrollbedürftig sind, erscheint eine Indikation zur Substitution bei schwangeren Frauen, die wegen einer Eisenmangelanämie behandelt werden, gegeben, da bereits therapeutische Eisendosen mit der Zinkabsorption interferieren (Picciano 1996).

Weitere Spurenelemente

Zu den weiteren häufig diskutierten Spurenelemente mit einem Mehrbedarf in der Schwangerschaft zählen Kupfer und Selen. Bei diesen Stoffen muss jedoch davon ausgegangen werden, dass die Gravidität nicht zu einer Verarmung der Körperreserven führt und entsprechend auch keine spezifischen und klinischen Symptome für diesen Lebensabschnitt beschrieben sind. Die Schätzwerte für eine angemessene Zufuhr von Selen verändern sich weder durch Schwangerschaft und Stillzeit und liegen zwischen 30 und 70 Mikrogramm pro Tag. Allerdings wird eine Supplementierung von Selen in Form von Selenhefe als wünschenswert betrachtet, da nach mehreren Wochen des Stillens keine ausreichenden Selenreserven mehr vorliegen (Dietl u. Pudell 2000, Mikronährstoffe in Schwangerschaft und Stillzeit; Forum Medizin Verlagsgesellschaft). Allerdings ist – ebenso wie beim Kupfer – die Leber des Säuglings bereits vor der Geburt in der Lage, diese Stoffe zu speichern, so dass auch in der Laktationsphase eine ausreichende Versorgung gewährleistet ist.

15.5 Schlussbetrachtung

Bei der Auseinandersetzung mit der Frage nach der Notwendigkeit von Supplementen wird immer wieder diskutiert, ob und warum heutzutage eine Substitution mit Vitaminen, Mineralien und Spurenelementen sowohl für die allgemeine Population als auch im Speziellen für den Zeitraum der Schwangerschaft und Lakatation notwendig erscheint. Grundsätzlich und natürlicherweise sollten ja Möglichkeiten einer ausreichenden Versorgung mit diesen Stoffen durch die tägliche Nahrungsaufnahme bestehen.

Nun haben sich insbesondere in den letzten 100 Jahren – seit den Zeiten zunehmender Industrialisierung – die Ernährungsgewohnheiten und die Art der Zusammenstellung von Nahrungsbestandteilen dramatisch geändert: Die Kalorien- oder Energieaufnahme findet zu mehr als 40 % über Fette und im Bundesdurchschnitt zu 10–15 % über Alkohol statt; gewünscht oder angestrebt sollte nicht nur eine Einschränkung des Alkoholkonsums – im Speziellen für den Zeitraum der Schwangerschaft –, sondern auch eine Reduktion der Fettaufnahme auf weniger als 30 % sein. Die damit zwangsläufig erzielte höhere Deckung des Energiebedarfs mit nährstoffreicheren Lebensmitteln würde damit zu einer längerfristigen Bedarfsdeckung mit insbesondere essentiellen Nährstoffen und Vitaminen führen. Hinzu kommen heute Risikofaktoren wie Schlankheitskuren, vermehrtes Rauchen und »Kantinenessen«, durch die eine ausgewogene Zusammensetzung der Ernährung nicht gewährleistet werden kann.

Erhebungen haben ergeben, dass 10 % der Befragten nur »selten« (weniger als einmal pro Woche) Obst und Gemüse zu sich nahmen. Auch die Art der Ernährungszubereitung – inklusive Lagerung, Transport, Herstellung der Mahlzeiten – hat einen erheblichen Einfluss letzlich auf den Nährstoffgehalt der Speisen: Weiter oben war auf die Empfindlichkeit des Vitamin C hingewiesen worden; auch die für die Schwangerschaft weitaus wichtigere Folsäure unterliegt einem rapiden Abbau beispielsweise zwischen der Gemüseernte und der Aufnahme, da hier auch die Art der Zubereitung (Mikrowelle oder Garen) zu erheblichen Verlusten führt. Hinzu kommen die indirekten Auswirkungen der Intensivagrikultur mit Überdüngung der Böden: Durch das dadurch angeregte rapide Wachstum der Pflanzen sind diese an Mineralien und Spurenelementen verarmt; dies trägt auf längere Zeit gesehen ebenfalls zu der chronischen Unterversorgung der Bevölkerung bei.

Eine generelle Verordnung von Mineralstoffen, Vitaminen und Spurenelementen mag nicht als notwendig erscheinen, sofern das Wissen um Nahrung und Ernährung vorhanden ist und umgesetzt wird. Dies erfordert heutzutage eine ausführliche und professionelle Ernährungsaufklärung und – vor allen Dingen – die Akzeptanz des Verbrauchers, die Ratschläge praktisch umzusetzen. Andernfalls erscheinen Substitute indiziert.

Es war bereits weiter oben darauf hingewiesen worden, dass für die Schwangerschaft weitere Risikofaktoren für eine unzureichende Nährstoffversorgung existieren: Der Bedarf an kritischen Mikronährstoffen in der Schwangerschaft ist wesentlich höher als der zusätzliche Energiebedarf. Dies bedeutet, dass bei der Ernährungsberatung durch den Arzt eine weitere Umstellung unter Favorisierung von Nahrungsbestandteilen empfohlen werden sollte, die reich an Vitaminen, Mineralien und Spurenelementen sind.

So sollten neben den obigen praktischen Ratschlägen zur Ernährung und Substitution Lebensmittel mit einer hohen »Nährstoffdichte«, also einem möglichst hohen Gehalt an bestimmten Stoffen bezogen auf den Kaloriengehalt, ausgewählt werden, um auch die fetale Versorgung zu unterstützen und sicherzustellen. Hierbei zeichnen sich z.B. Milch (für den Mehrbedarf an Kalzium) und Obst, Salate und Gemüse (für verschiedene Mineralien und Vitamine) durch ein günstiges Verhältnis zwischen Brennwert und Nährstoffgehalt aus. Auch hier ist die biologische Verfügbarkeit der Stoffe, die durch verschiedene Zubereitungsarten, durch Lagerung oder durch die

Kombination mit anderen Nahrungsmitteln eingeschränkt sein kann, zu berücksichtigen.

Ernährungsberatung

Der betreuende Arzt sollte im Rahmen der Schwangerschaftsvorsorge allgemeine Ratschläge bezüglich der Ernährung und ggf. Supplementierung erteilen. Dabei sind bereits durch eine gezielte Anamneseerhebung **Risikokollektive** auszumachen, wie sie vom American College of Obstetrics and Gynecology beschrieben wurden (Task Force on Nutrition 1978; Goldberg et al. 1993; Kuhne et al. 1991; Oost 1992):

- sehr junge Schwangere oder Frauen mit rascher Schwangerschaftsfolge, bei denen das eigene Wachstum noch vermehrt Nährstoffe benötigt bzw. deren Reservoire – evtl. auch bedingt durch den Mehrbedarf des Stillens – noch nicht wieder aufgefüllt sind;
- ungünstiges sozioökonomisches Milieu der Schwangeren, zu dem erschwerend der Genuss von Alkohol, Nikotin und Drogen kommen kann;
- chronische Erkrankungen und damit verbunden eine reduzierte Aufnahme von Mikronährstoffen durch interferierende Medikamenteneinnahme;
- stark erniedrigtes Körpergewicht, da die reduzierte Ernährungslage oft mit einem Zuwenig an Mikronährstoffen korreliert.

Dagegen ist der Geburtshelfer ohne spezielle Kentnisse in der Ernährungsberatung bei diesen Risikoschwangeren zumeist überfordert. Denn hier ist eine Umsetzung grundsätzlicher Empfehlungen in einen »Küchenplan« und damit in die praktische Anwendung von großer Wichtigkeit; hier ist die Mehrzahl der Ärzte am Ende ihres Wissens, und geschulte Ernährungsberaterinnen sind gefordert.

Die erforderliche Compliance und Akzeptanz bei den Frauen wird nur erreicht, wenn die angebotenen Informationen anschaulich und verständlich in einer Weise vermittelt werden, dass sie in eine Anpassung der Ernährung praktisch umgesetzt werden können. In unserer zunehmend multikulturellen Gesellschaft müssen natürlich auch Unterschiede in Abhängigkeit von der Ethnität und damit der kulturell vorgegebenen Ernährungsgewohnheiten berücksichtigt werden. Damit wird die praktische Ernährungsberatung sehr schnell zu einem höchst komplexen Fach, das entsprechende Vor- und kontinuierliche Weiterbildung notwendig macht.

Eine besondere Herausforderung stellt der Umgang mit den mehr oder minder ausgeprägten Extremformen einseitiger oder ausschließlicher Ernährung sowie den gelegentlich weltanschaulich oder religiös begründeten und in höchstem Grade eingeschränkten Nahrungsaufnahmen dar. Dazu zählt in moderater Form der Vegetarismus mit seinen Varianten des Ovolakto- bzw. Laktovegetariers (Milch und Milchprokdukte zusätzlich zur Pflanzenkost) und – deutlich ausgeprägter – der Veganismus; die Veganer lehnen jeglichen Verzehr von Lebensmitteln tierischen Ursprungs ab und ernähren sich ausschließlich von Pflanzenkost. Vegetarier sind relativ häufig anzutreffen und müssen nicht unbedingt mit Problemen behaftet sein, sofern die Essenspläne umsichtig erstellt werden, sodass für die Aufnahme von Energie, Proteinen, Kalzium, Eisen und anderen Nährstoffen (die in pflanzlicher Kost nicht oder unzureichend enthalten sind) ein entsprechender Ausgleich geschaffen wird.

Cave

Bei Veganerinnen besteht ein deutlich größeres Risiko für die Schwangerschaft bzw. für den Fetus und das Neugeborene. Da beispielsweise Vitamin B12 nur in tierischen Lebensmitteln enthalten ist, kann eine rein veganische Ernährung nie vollwertig sein. In den letzten Jahren wurden auch mehrfach Berichte über Vitamin-D-Mangel-Erscheinungen veröffentlicht (Kuhne et al. 1991; Oost 1992); zusätzlich besteht die Gefahr, dass der Bedarf an Eisen, Kalzium und Proteinen nicht optimal gedeckt ist.

Theoretisch kann zwar den einschlägigen Ernährungsempfehlungen Rechnung getragen werden, wenn sich die Kost nicht nur aus einigen wenigen pflanzlichen Lebensmitten zusammensetzt; zu Mangelsymptomen kommt es vor allem in Lebensphasen mit hohem Bedarf an essenziellen Nährstoffen (Schwangerschaft, Wachstum).

In der allgemeinen und speziellen Beratung ist schließlich noch darauf hinzuweisen, dass einige Mikronährstoffe präventiv im Sinne einer Vermeidung von Schwangerschaftskomplikationen wirken, die neben einer Ersparnis von individuellem Leid durchaus gesundheitspolitisch und finanziell von Bedeutung sein können.

Es wird daher auch in Zukunft – und vielleicht gerade in Zeiten wirtschaftlicher Engpässe – eine wichtige Aufgabe für alle im Umgang mit Schwangeren Beschäftigten sein, den in der Schwangerschaft gesteigerten Bedarf an Energie und Mikronährstoffen qualitativ und quantitativ richtig einzuschätzen und so eine kompetente Beratung durchzuführen. Dazu ist das Wissen um den physiologischen Hintergrund genauso wichtig wie die wissenschaftliche Auseinandersetzung.

Literatur

Aggett P, Bindels J, Bung P et al. (1998) Growth, development and differentiation. In: ILSI Europe (ed) Functional Food Science in Europe Project. Br J Nutr, Suppl No 1: 5–45

Banks VF, Beutler E (1988) In: Shills ME, Young VR (eds) Modern nutrition in health and disease. Lea & Febiger, Philadelphia, pp 193–226

Bässler KH, Grühn E, Loew D, Pietrzik K (1992) Vitamin-Lexikon. Fischer, Stuttgart

Braunschweig-Pauli D (2000) Iodkrankheit, der Jahrhundertirrtum. Vortrag Stralsund, Juni 2003

Bung P, Pietrzik K (1995) Über die Rolle der Mikronährstoffe in der Schwangerschaft. Mitteilung auf einer Pressekonferenz, Königswinter

Bung P, Stein C, Prinz R et al. (1993) Folsäureversorgung in der Schwangerschaft – Ergebnisse einer prospektiven Longitudinalstudie. Geburtsh Frauenheilkd 53: 92–99

Conrad A, Weidinger H (1983) Die Bedeutung von Betamimetika und Magnesium bei der Enstehung der Gestose und fetalen Hypotrophie. Geburtsh Perinat 187: 264–272

Cunningham FG, Lindheimer MD (1992) Hypertension in pregnancy. N Engl J Med 326: 927–932

DGE: Deutsche Gesellschaft für Ernährung (1989) Ergänzungsband zum Ernährungsbericht 1988. Umschau, Frankfurt /Main

DGE (1991) Empfehlung zur Nährstoffzufuhr. Umschau, Frankfurt /Main

DGE: Deutsche Gesellschaft für Ernährung (2000) Referenzwerte für die Nährstoffzufuhr. Umschau-Verlag, Frankfurt/ Main, S 83

Dietl H, Pudell V (2000) Mikronährstoffe in Schwangerschaft und Stillzeit. Forum Medizin, Stockdorf, S 61

Genzel-Boroviczeny O, Hachmeister A, von Kries R (1997) Unverändertes Risiko für Neuralrohrdefekte. Kinderärztl Prax 1: 6–9

Goldberg GR, Prentice AM, Coward WA et al. (1993) Longitudinal assessment of energy penditure in pregnancy by the doubly water method. Am J Clin Nutr 57 (1993): 494–505

Horster FA (1990) Chirurgisch-endokrinologisches Symposion, Mainz 1990 (Diskussionsbeitrag)

Huber EG (1997) Diskussionsbeitrag zum Referat »Ernährung in der Schwangerschaft – Outcome für Mutter und Kind« (Bung P, Bonn). 23. Internationales Pädiatrisches Symposion, Obergurgl 1997

Hytten FE (1991) Nutrition. In: Hytten FE, Chamberlain G (eds) Clinical physiology in obstetrics, 2nd edn. Blackwell, London, p 153

Koletzko B, von Kries R, Bung P et al. (1995) Prävention von Neuralrohrdefekten durch Folsäurezufuhr in der Frühschwangerschaft. Gynäkol Geburtshilfl Rundsch 32: 2–5

Kübler W (1987) Ernährung während der Schwangerschaft. Gynäkologe 20 (2): 83–87

Kübler W (1988) Vitamin and mineral requirements of pregnant and lactating women. In: Berger H (ed) Vitamins and minerals in pregnancy and lactation. Raven, New York

Kuhne T, Bubl R, Baumgartner R (1991) Maternal vegan diet causing a serious infantile neurological disorder due to Vitamin B12 deficiency. Eur J Pediatr 150: 205–208

Lechtig A, Klein RE (1981) Prenatal nutrition and birthweight: Is there a causal association? In: Dobbing J (ed) Maternal nutrition in pregnancy-eating for two? Academic Press, New York

Link G, Kübler W, Künzel W (1991) Auswirkungen der Ernährung auf den Verlauf der Schwangerschaft. Hebamme 4: 150–163

Lucas A (1996) Early nutrition, »programming and neurodevelopment«. 3rd World Congress of Perinatal Medicine, San Francisco

Medical Research Council Vitamin Study Research Group (1991) Prevention of neural tube defects. Lancet 338: 131–137

Mimouni F, Tsang R (1995) Vitamin D. In: Vitamine während Schwangerschaft und Säuglingsalter. Nestlé Nutrition Service, Vevey

Möhr M (1979) Schwangerenernährung. Zbl Gynäkol 101: 145

Norkus EP, Hsu H, Cehelsky MR (1991) Effect of cigarette smoking on the Vitamin C Status of pregnant women and their offspring. In: Burns JJ, Rivers JM, Machlin LJ (eds) Third Conference on Vitamin C. Ann N Y Acad Sci 498: 500–501

Olson JA (1996) Vitamin A. In: Ziegler EE, Fieler LJ (eds) Present knowledge in nutrition. ILSI, Washington

Oost G van (1992) Alternative Ernährung im Säuglings- und Kleinkindalter? Dtsch Hebammen Zeitschr 3: 88–91

Picciano MF (1996) Pregnacy and lactation. In: Ziegler EE, Fieler LJ (eds) Present knowledge in nutrition. ILSI, Washington

Pietrzik K (1991) Über den Bedarf an Eisen in der Schwangerschaft – Auswirkungen einer gezielten Supplementierung. Pers. Mitteilung, Bonn

Pietrzik K, Prinz R, Reusch K et al. (1992) Folate status and pregnancy outcome. In: Sauberlich HE, LJ Machlin (eds) Beyond defiency – new views on the function and health effects of vitamins. Ann N Y Acad Sci 669: 371–372

Quere I, Mercier E, Bellet H, Janbon C, Mares P, Gris JC (2001) Vitamin supplementation and pregnancy outcome in women with recurrent early pregnancy loss and hyperhomocysteinemia. Fertil Steril 75: 823–825

Quillin JM, Silberg J, Board P, Pratt L, Bodurtha J (2000) College women's awareness and consumption of folic acid for the prevention of neural tube defects. Genet Med 2: 209–213

Quaas L (1995) Ernährung in Schwangerschaft und Stillzeit. In: Biesalski HK, Fürst P et al. (Hrsg) Ernährungsmedizin. Thieme, Stuttgart (Forum Ernährungsmedizin)

Rabe T (1990) Gynäkologie und Geburtshilfe. VCH, Weinheim, S 408

Ramam L, Rajalakshmi K, Krishnamachari KAVR, Sastry KG (1978) Effect of Calcium supplementation to undernourished mothers during pregnancy on the bone density of neonates. Am J Clin Nutr 21: 466–469

Reeve J (1991) Calcium metabolism. In: Hytten F, Chamberlain G (eds) Clinical physiologie in obstetrics. Blackwell, London

Robinson R (2001) Editorial: The fetal origins of adult disease. BMF 322: 376–377

Schneider H (1985) Schwangerschaft und Ernährung. Geburtsh Frauenheilkd 45: 135–139

Sowers M, Corton G, Shapiro B et al. (1993) Changes in bone density with lactation. YAMA 269: 3130–3135

Spätling L (1981) Orale Magnesium Zusatztherapie bei vorzeitiger Wehentätigkeit. Geburtsh Frauenheilkd 41: 101–102

Statistisches Jahrbuch 1992. Statistisches Bundesamt, Wiesbaden

Steegers-Theunissen RPM, Boers GHJ, Trijbels FJM, Eskes TKAB (1991) Neural tube defects and derangement of homocysteine metabolism. N Engl J Med 324: 199–200

Stein Z, Susser M, Saenger G, Marolla F (1975) Famine and human development. The Dutch Hunger Winter of 1944–45. Oxford University Press

Task Force on Nutrition of the American College of Obstetrics and Gynecology (1978) Assessment of maternal nutrition. American Dietetic Association

Thomson AM, Hytten FE (1980) Ernährung und Schwangerschaft. In: Cremer AD, Hötzel D, Kühnau J (Hrsg) Ernährungslehre und Diätetik, Bd I/2. Thieme, Stuttgart, S 549

Tönz O, Lüthy J, Raunhardt O (1996) Folsäure zur Verhütung von Neuralrohrdefekten. Schweiz Med Wochenschr 126: 177–187

Wald NJ, Bower C (1996) Folic acid and the prevention of neural tube defects. BMJ 312: 599

Wells JL, DK James, R Luxton et al. (1987) Maternal leucozyte zinc deficiency at start of 3rd trimester as a predictor of fetal growth retardation. BMJ 294: 1054

Wortington-Roberts B (1985) Nutritional deficiencies and excesses: impact on pregnancy, part 2. J Perinatol 5: 12

Ultraschall in der Geburtshilfe

M. Schelling

Kurz-Überblick

In der geburtshilflichen Sonographie kommt bevorzugt das B-Mode-Verfahren mit Frequenzen von 3,0–7,0 MHz zum Einsatz. Durch die Dopplersonographie werden zusätzlich funktionelle Untersuchungen zur fetalen Zustandsdiagnostik ermöglicht.

Mit Wirkung zum 01.04.1995 ist ein neues Ultraschallscreening in die Mutterschaftsrichtlinien eingeführt worden, das das bisherige zweistufige Screening durch ein dreistufiges Screening mit einer präziseren Beschreibung der jeweiligen Indikation für eine weiterführende Untersuchung ablöst.

Bei der 1. Screeninguntersuchung (etwa 10. SSW) soll neben der Bestätigung der Schwangerschaft bzw. Festlegung des Gestationsalters (biometrisch) auch nach frühen Symptombefunden gefahndet werden, die auf eine Entwicklungsstörung hinweisen. Der Schwerpunkt des 2. Screenings (etwa 20. SSW) liegt in der Beurteilung aller erreichbaren Organsysteme und hier insbesondere im Ausschluss bzw. Nachweis von Fehlbildungen. Die Hauptaufgabe des 3. Screenings (etwa 30. SSW) liegt im Erkennen von relevanten Wachstumsstörungen. Daneben müssen erneut die Hinweiszeichen für Erkrankungszustände und Fehlbildungen überprüft werden.

Der gezielte Einsatz der Dopplersonographie in Risikokollektiven ermöglicht eine signifikante Verringerung der fetalen Morbidität und Mortalität. Dagegen zeigt sich kein Nutzen eines dopplersonographischen Screenings im nicht ausgewählten Kollektiv.

Bei den diagnostisch angewendeten Schallintensitäten ergibt sich kein Hinweis auf eine schädigende Wirkung bei Mutter, Fetus, Untersucher oder anderen Patienten. Insbesondere bei Untersuchungen mit höherer Energieabgabe sollten jedoch aus Sicherheitserwägungen möglichst kurze und ggf. fraktionierte Beschallungszeiten angestrebt werden.

16.1 Allgemeine Grundlagen

16.1.1 Physikalische Grundlagen

Definition

Ultraschall ist definiert als hochfrequente Schallwellen, die >20 000 Zyklen/s beinhalten und damit über der Hörgrenze liegen.

Die Frequenz des Schalls entspricht der Anzahl der Wellen, die einen bestimmten Punkt pro Zeiteinheit durchlaufen und wird in Hertz (Hz) ausgedrückt. Sie entspricht im hörbaren Bereich der Tonhöhe.

Die in der medizinischen Ultraschalldiagnostik eingesetzten Geräte arbeiten im Allgemeinen mit Frequenzen von 2–16 MHz. Je höher die Frequenz des abgestrahlten Schalls ist, desto besser ist die Auflösung des erhaltenen Bildes.

Die Eindringtiefe des Schalls nimmt dagegen mit zunehmender Frequenz ab. Die Schallintensität I (= Schwingungsenergie E × medienspezifische Schallausbreitungsgeschwindigkeit c) resultiert aus dem Schwingungshub des Schallerzeugers und bestimmt im hörbaren Bereich die Lautstärke eines Tons. Diese Schallintensität wird in W/cm^2 angegeben.

Die Ausbreitungsgeschwindigkeit von Ultraschallwellen liegt im Körpergewebe bei durchschnittlich 1540 m/s; eine Ausnahme bilden lediglich feste Gewebe (z. B. Knochen, bis 3600 m/s) und lufthaltige Areale (z. B. Lunge, 650 m/s).

Die in der Geburtshilfe und Gynäkologie gängigen Abdominalschallköpfe arbeiten mit Frequenzen von 3,5–7,0 MHz, während die Transvaginalsonden in der Regel 5,0–9 MHz bieten.

Physikalische Grenzflächeneffekte

Die Ausbreitung von Schallwellen im Körper wird im Gewebe und an den Grenzflächen zweier Medien oder Gewebearten von verschiedenen physikalischen Effekten beeinflusst:

- Die **Dämpfung** oder **Absorption** beschreibt die Schwächung der Schallwelle beim Durchlaufen eines Mediums infolge von Reibungsverlusten. Bei der Passage von Luft beispielsweise erfolgt eine starke Absorption, während Flüssigkeiten den Schall nur gering schwächen. Das Ausmaß der Dämpfung ist dabei frequenzabhängig, bei hohen Frequenzen nimmt die Penetratrionsfähigkeit des Schalls ab, die Eindringtiefe wird dadurch geringer.
- Die **Impedanz** beschreibt das Verhältnis zwischen dem Schalldruck und der daraus resultierenden Molekülbewegung. Gewebe mit hoher Dichte (hohe Impedanz) stellen für die den Körper durchlaufende Schallwelle im Gegensatz zu Geweben mit geringer Dichte (niedrige Impedanz) einen wesentlich größeren Widerstand dar. Der Übergang von Medien mit unterschiedlicher Dichte geht mit einer sprunghaften Änderung der Impedanz einher (Impedanzsprung), die Schallwelle wird von ihrem geradlinigen Weg abgelenkt und z.T. an der Grenzfläche reflektiert.
- Die **Reflexion** einer Schallwelle an der Grenzfläche zwischen 2 Medien ist abhängig von der Gewebedichte der Medien und dem Einfallswinkel der Schallwelle. Je höher der Dichteunterschied und damit der Impedanzsprung ist, desto größer ist der Anteil der **Reflexion** der Schallwelle. Beim Übergang von Gewebe zu Luft beispielsweise wird nahezu der gesamte Schall reflektiert. Trifft die Schallwelle nicht senkrecht, sondern tangential auf eine Grenzfläche, so wird der Schall nach dem **Reflexion**sgesetz (Einfallswinkel = Ausfallswinkel) reflektiert, ein Teil der eingestrahlten Schallwelle geht damit als Echosignal verloren. Bei Unregelmäßigkeiten der akustischen Grenzfläche kommt es zum Effekt der **Streuung**, der Schallstrahl wird breitwinklig und diffus reflektiert.
- Das Phänomen der **Brechung** tritt ebenfalls bei schrägem Auftreffen des Schallstrahls auf eine Grenzfläche auf. Der Schallstrahl wird beim Eintritt in das 2. Medium von seiner ursprünglichen Richtung abgelenkt. Je flacher der Einfallswinkel und je größer der Unterschied der spezifischen Schallgeschwindigkeiten im jeweiligen Medium, desto ausgeprägter ist auch die Brechung. Da sich die Schallgeschwindigkeiten in biologischem Gewebe bis auf wenige Ausnahmen (s. oben) nur geringfügig unterscheiden, ist

die Abweichung der Schallrichtung durch Brechung nur gering.

Erzeugung und Empfang von Ultraschallwellen

Alle Verfahren zur Erzeugung von hochfrequentem Schall basieren auf dem piezoelektrischen Effekt (P. u. J. Curie, 1880). Dieser beschreibt die Verformung von Kristallen durch das Anlegen einer elektrischen Spannung (reziproker Piezoeffekt, entspricht dem Sender) und umgekehrt die Konvertierung von mechanischer Verformung in elektrische Spannung (direkter Piezoeffekt, entspricht dem Empfänger).

Bei den in der bildgebenden Sonographie üblichen Schallköpfen liegen bis zu 200 oder mehr solcher Piezokristalle nebeneinander. Die von diesen Kristallen in kurzen Impulsen erzeugten Schallwellen breiten sich im Körpergewebe aus, die reflektierten Schallwellen werden in den Sendepausen empfangen und über entsprechende Verstärker der Bilderzeugung zugeführt. Aus der Laufzeit vom Sender bis zur reflektierenden Grenzfläche und zurück kann auf die Entfernung bzw. die Tiefe des Reflektors geschlossen werden.

Technische Fortschritte in der apparativen Ausstattung haben zu einer drastischen Verbesserung in der Bilderzeugung und Bildauflösung geführt. Der Bildaufbau des Ultraschalls ist weit schneller als das zeitliche Auflösungsvermögen des menschlichen Auges, so dass das Untersuchungsobjekt im Echtzeitmodus (»real time«) abgebildet werden kann.

A-Mode. Das A-(Amplituden-)Mode-Verfahren ist das einfachste Ultraschallprinzip. Hierbei führt das reflektierte Schallecho zur Auslenkung eines Elektronenstrahls; die Höhe der Auslenkung ist dabei proportional zur Intensität des reflektierten Schalls. Dieses Verfahren wird heute jedoch nur noch in wenigen Gebieten eingesetzt (z. B. Nebenhöhlen-, Augen- und Orbitadiagnostik).

M-Mode. Das M-(Motion-)Mode-Verfahren dient der quantitativen Erfassung eines Bewegungsvorgangs. Die von den Grenzflächen ausgelösten Reflexionen führen bei einer Bewegung dieser Grenzflächen zu einer entsprechenden Signaländerung; damit wird in Echtzeit die Positionsveränderung der Grenzfläche registriert. Dieses Verfahren kommt vor allem in der Kardiologie bzw. fetalen Echokardiographie zum Einsatz.

B-Mode. Die Real-time-Darstellung des B-(Brightness-) Mode-Verfahrens tastet das Untersuchungsgebiet mit einer hohen Bildrate automatisch ab. Die dabei eingesetzten Sonden bestehen aus nebeneinanderliegenden Piezokristallen, die durch das Impulsverfahren sowohl als Sender wie auch als Empfänger dienen. Jedes Echo kommt entsprechend der Entfernung des reflektierenden Objektes und davon abhängig des zeitlichen Eintreffens am Empfänger auf einer vertikalen Bildzeile in Form eines weißen Punktes zur Darstellung. Die verschiedenen Amplituden der reflektierten Echos werden dabei verschiedenen Helligkeitsstufen zugeordnet (Grauwertdarstellung). Je nach Art der Schalleinstrahlung wird unterschieden zwischen

- Linearscannern (parallele Einstrahlung, plane Kontaktfläche, z. B. Mammasonde),
- Konvexscannern (divergente Einstrahlung, Radius der Kontaktfläche > 20 mm, z. B. geburtshilfliche Abdominalsonde) und
- Sektorscannern (divergente Einstrahlung, Radius der Kontaktfläche < 20 mm, z. B. Transvaginalsonde).

Bei allen Sondenarten kann zwischen mechanischer Abtastung und moderner elektronischer Abtastung (Array-Technik) unterschieden werden.

3D-Ultraschall. Die Aquisition eines dreidimensionalen sonographischen Datensatzes kann durch verschiedene Methoden erfolgen. Die derzeit erhältlichen Ultraschallsysteme basieren auf der Freihandaufnahme mit einem Positionssensor oder auf der systematischen Aufnahme (automatisierter Scan) einer Anzahl von Schnitten. Der dreidimensionale Bildaufbau resultiert aus parallelverschobenen zweidimensionalen Schnitten (Parallelscan), aus fächerförmig angeordneten Schnitten (Fächer- oder Sweep-Scan) oder aus durch Rotation um 360° erhaltenen Schnitten (Rotationsscan).

Während transabdominale Schallsysteme sich des Parallel- und Fächerscans bedienen, arbeitet das transvaginale System meist auf Rotationsbasis. Die Präsentation der Ultraschalldaten erfolgt primär durch die simultane Darstellung dreier aufeinander senkrecht stehender Ebenen. Durch Translation und Rotation in allen Freiheitsgraden (x-, y- und z-Achse) lassen sich beliebig viele nachträglich wählbare Ebenen darstellen. Zur Oberflächen- und Durchsichtdarstellung muss der Datensatz weiter bearbeitet werden. Die 3D-Sonographie stellt sich zum jetzigen Zeitpunkt zwar nicht als neue Screeningmethode dar, besitzt jedoch das Potential, unklare und komplexe morphologische Strukturen exakter zu analysieren und zu vermessen. Ein weiterer technischer Schritt ist die dreidimensionale Darstellung im Real-time-Bild; die ersten Systeme mit dieser Option sind bereits in Erprobung.

Dopplerverfahren. Das Dopplersonogramm zeigt den zeitlichen Verlauf der Blutströmungsgeschwindigkeiten in einem untersuchten Gefäßabschnitt. Das Prinzip beruht auf der Frequenzänderung der abgestrahlten und an den korpuskulären Blutbestandteilen reflektierten Schallwellen durch die Bewegung (Fluss) der Reflektoren (vor allem Erythrozyten; ◘ Abb. 16.1 a). Die Änderung der reflektierten Frequenz (Dopplershiftfrequenz) ist proportional zur Geschwindigkeit der Blutsäule und erlaubt damit die Errechnung und Darstellung der Geschwindigkeitsänderungen im Verlauf eines Herzzyklus.

Kontinuierlicher Doppler. Beim kontinuierlichen Doppler (Continuous-wave-/CW-Doppler) arbeiten Sende- und Empfangskristalle getrennt, jedoch gleichzeitig und kontinuierlich (◘ Abb. 16.1 b). Damit kann der CW-Doppler auch hohe Dopplershiftfrequenzen bei schneller Strömungsgeschwindigkeit ohne Einschränkung erfassen.

Allerdings ist eine Selektion spezifischer Messbereiche (Tiefenselektion) und die gleichzeitige B-Bildgebung nicht möglich. Dadurch ist der klinische Einsatz limitiert und beschränkt sich auf Gefäße mit gut reproduzierbarem Dopplersignal (z. B. A. umbilicalis) oder eindeutiger anatomischer Lokalisierbarkeit (z. B. A. uterina).

Gepulster Doppler. Beim gepulsten Doppler (Pulsed-wave-/PW-Doppler) bzw. Duplexscanner wird zum Senden und Empfangen der Signale dieselbe Kristallgruppe genutzt

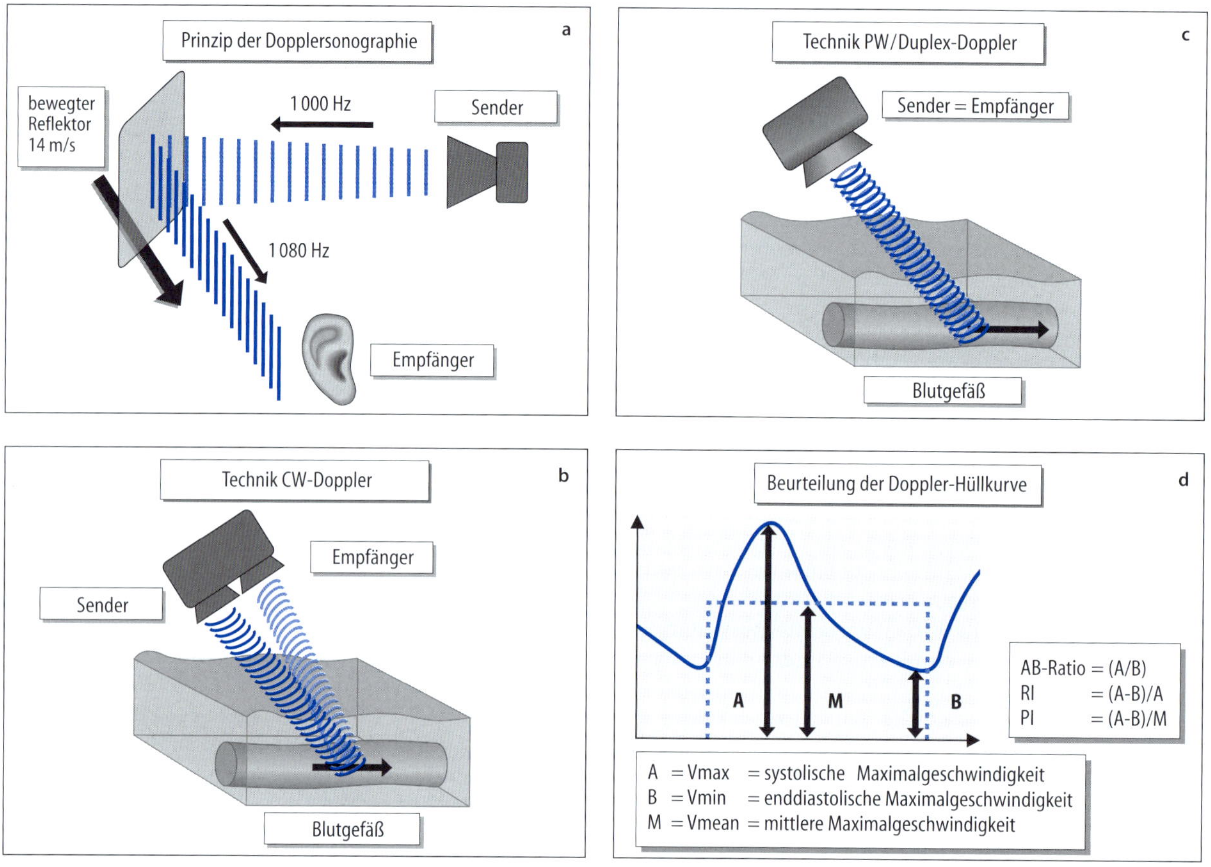

◘ Abb. 16.1. **a Schematische Darstellung des Dopplereffekts mit Sender, beispielhafter Sendefrequenz (1000 Hz), bewegtem Reflektor (14 m/s), entsprechender Shiftfrequenz (1080 Hz) und Empfänger.** Bei Bewegung des Reflektors auf den Empfänger zu erhöht sich die Shiftfrequenz, bei Bewegung vom Empfänger weg nimmt sie im Vergleich zur Sendefrequenz ab. **b Prinzip des Continuous-wave-(CW-)Dopplers.** Sende- und Empfangskristalle sind getrennt angeordnet, dadurch wird eine kontinuierliche Signalverarbeitung möglich. **c Prinzip des gepulsten (PW-)Dopplers.** Zum Senden und Empfangen wird dieselbe Kristallgruppe eingesetzt, die reflektierten Schallechos werden zwischen den einzelnen Schallpulsen empfangen. **d Beurteilungskriterien der dopplersonographischen Hüllkurve.** **RI** Resistance-Index, **PI** Pulsatilitätsindex

(◘ Abb. 16.1 c). Durch die intermittierende Verarbeitung der Signale ist auch die gleichzeitige Erzeugung eines Real-time-Bildes möglich, wenn auch mit einer reduzierten zeitlichen Auflösung. Durch die Selektion bestimmter Empfangszeiten wird ein Echofenster, das sog. »sample volume« definiert, sodass es bei zusätzlichem Einsatz der B-Bildgebung möglich wird, die Blutströmung gezielt aus dem interessierenden Gefäß zu registrieren. Zwischen den einzelnen Schallpulsen mit einer Pulsrepetitionsfrequenz (PRF) von 2–8 kHz wird das reflektierte Schallecho empfangen.

Farbdoppler. Bei der farbkodierten Dopplersonographie werden die von einem interessierenden Areal empfangenen Shiftfrequenzen in Farbe umkodiert. Eine Erhöhung der Shiftfrequenz (Blutströmung auf den Schallkopf zu) erhält konventionsgemäß die Farbe Rot, eine erniedrigte Shiftfrequenz (Blutströmung vom Schallkopf weg) die Farbe Blau. Hohe Geschwindigkeiten werden dabei durch hellere Farbtöne, langsamere Geschwindigkeiten durch dunklere Farbtöne angezeigt. Turbulenzen, bei denen eine eindeutige Flussrichtung nicht festzulegen ist, werden mit Grün kodiert. Die Farbkodierung erlaubt durch die flächenhafte Visualisierung von Strömung bei unterlegtem B-Bild die Identifizierung und gezielte Untersuchung auch von sehr kleinen Gefäßen mit langsamer Strömungsgeschwindigkeit.

Powerdoppler. Neben der Geschwindigkeit und der Richtung kann mittlerweile auch die Amplitudenfläche des Dopplerspektrums farbig dargestellt werden. Damit ist die richtungsunabhängige und somit komplette flächenhafte Erfassung von Strömungen in der farbkodierten Darstellung möglich.

Auf eine Richtungs- und Geschwindigkeitsinformation muss dabei in der Regel verzichtet werden, allerdings können auch sehr niedrige Geschwindigkeiten erfasst werden. Daher kommt dieses Verfahren bevorzugt in der Onkologie zur Darstellung kleinster Tumorgefäße zum Einsatz.

16.1.2 Sicherheit

Ultraschall ist eine Energieübertragung durch mechanische Wellen, deren Energie beim Durchgang durch Gewebe und Flüssigkeit des Körpers teilweise absorbiert wird. Die Schallenergie, die auf ein Zielvolumen (z. B. Fetus) einwirkt, variiert mit der Frequenz und Intensität des abgestrahlten Schalls, der Expositionsdauer sowie dem Abstand des Gewebes vom Schallkopf.

Große Intensitäten rufen starke Auslenkungen und damit auch hohe Beschleunigungen der Zellmoleküle hervor, sodass es im Extremfall zu thermisch, evtl. auch zu mechanisch oder chemisch ausgelösten Schäden kommen kann. Bei der Anwendung der in der medizinischen Diagnostik üblichen Schallintensitäten sind derartige Wirkungen bisher allerdings nicht verzeichnet worden.

Physikalische und biologische Wirkungen des Ultraschalls

Absorbierte Ultraschallwellen werden in **Wärme** umgewandelt, wobei sich der Grad der Erwärmung nach dem Absorptionsgrad richtet. Die stärkste Absorption und damit die stärkste potenzielle Erwärmung weist Knochen auf.

Thermische Effekte können in experimentellen Versuchsanordnungen Zell- und Gewebeschädigungen bis zur Nekrose bewirken. Voraussetzung hierfür ist allerdings eine Schallintensität im oberen therapeutischen Bereich; die für die medizinische Diagnostik eingesetzte Energie reicht selbst bei einer Dauerbeschallung mit hoher Intensität für solche Gewebeschädigungen nicht aus.

Bei ausreichenden Intensitäten entstehen während der Sogphase der Schallerzeugung in gasfreien Flüssigkeiten leere Hohlräume, die in der Druckphase wieder kollabieren (**Kavitation**). In gashaltigen Flüssigkeiten und Geweben kommt es dagegen zur Bildung kleiner Gasblasen (**Pseudokavitation**), die in Schwingung versetzt werden können und damit Druckunterschiede oder Strömungen erzeugen können (**Mikrostreaming**).

Kavitation und Pseudokavitation können Gewebeschädigungen bis zur Gewebezerreißung nach sich ziehen, weiterhin treten an der Oberfläche von Kavitationen elektrische Potenzialdifferenzen auf, die durch Entladung zur Freisetzung chemischer Radikale führen können. Auch weitere **chemische Reaktionen** wie die Bildung von Nitrit aus Nitrat oder die Polymerisierung verschiedener Makromoleküle inkl. der DNS lassen sich in vitro durch Ultraschallwellen erzeugen. Allerdings sind solche Phänomene bei der Anwendung von diagnostischem Ultraschall in einer Vielzahl von Untersuchungen bisher nicht beobachtet worden.

Sicherheitsmaßnahmen

Neuere Ultraschalltechniken (z. B. Doppler) benötigen höhere Energien (◘ Abb. 16.2). Wenn auch bis jetzt keine nachteiligen Effekte auf den Feten beschrieben wurden, ist ein potenzielles Risiko durch diese höheren Mengen an abgegebener Energie nicht gänzlich auszuschließen.

Unter mehreren Leistungsgrößen für den Impulsschall stellt die **Raumspitzenintensität** (I_{SPTA}, »spatial peak time average«) die wichtigste Größe dar. Als Sicherheitsgrenze für die Einwirkung von Ultraschall auf Gewebe wird eine I_{SPTA} von <100 mW/cm² angegeben (American Institute of Ultrasound in Medicine 1988). Unterhalb dieser Grenze liegende Intensitäten gelten als biologisch unbedenklich. Die meisten Geräte erzeugen an der Schallkopfoberfläche Energien von <10–20 mW/cm².

Von verschiedenen Organisationen wird außerdem eine kontinuierliche Anzeige über die Energieabgabe durch die verwendeten Schalleistungen auf dem Bildschirm des Ultraschallgeräts gefordert. Vorgeschlagen sind hierfür die dimensionslosen Indizes TI und MI. Als kritischer Wert für den TI und MI gilt 1,0, wobei die Anzeige im Ultraschalldisplay ab Werten von 0,4 erfolgen soll.

Definition

- **TI (Thermalindex)**: Abschätzung der Temperaturerhöhung durch die Schallabsorption
  = abgestrahlte Energie (W)/notwendige Energie (W) zur Temperaturerhöhung des beschallten Gewebes um 1 C (unterschiedliche Werte für Weichteilgewebe (TIS), Knochen (TIB) und Gehirn (TIC), bevorzugt bei Anwendung der Dopplersonographie.
- **MI (Mechanischer Index)**: Messung der Kompressions- und Dekompressionseffekte der Schallpulse
  = negativer Spitzendruck (MPa)/÷ Frequenz (Mhz), bevorzugt bei Anwendung der B-Mode-Sonographie.

Zwei Prinzipien gelten jedoch unabhängig von solchen willkürlichen Grenzwerten als Richtlinien für den Anwender: Zum einen ist der Untersucher für den »verantwortungsvollen Umgang« mit der angewendeten Technik selbst zuständig. Zum anderen sollten die Untersuchungen mit Energieexpositionen durchgeführt werden, die »as low as reasonably achievable« liegen (**ALARA-Prinzip**) (American Institute of Ultrasound in Medicine 1993; Barnett et al. 2001).

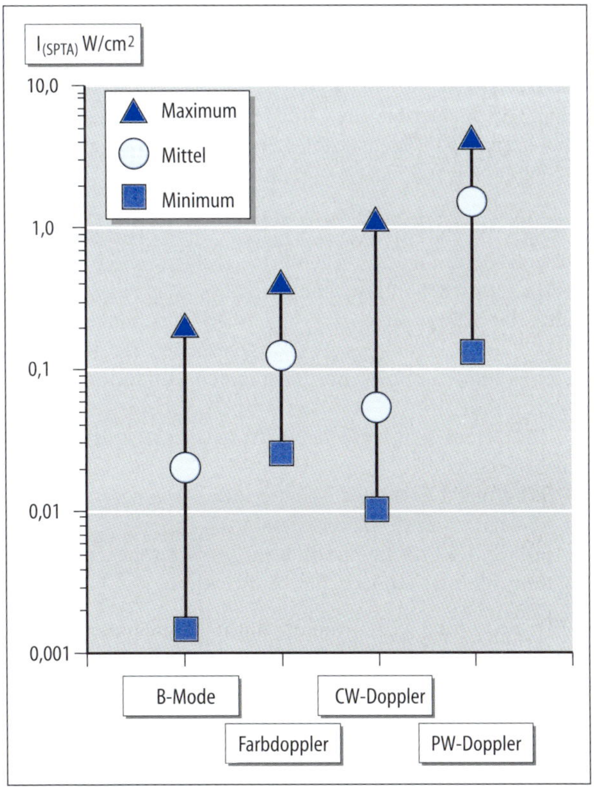

◘ Abb. 16.2. **Vergleich der Raumspitzenintensität (I_{SPTA}) verschiedener in der geburtshilflichen Diagnostik eingesetzter Ultraschallmodalitäten**

Insbesondere bei dopplersonographischen Untersuchungen sollte im Interesse der Sicherheit die niedrigst mögliche Schallintensität eingesetzt werden, die mit einer für die Diagnostik ausreichenden Widergabe vereinbar ist. Der wichtigste Sicherheitsfaktor ist dabei die Vermeidung des Triplex-Mode (gleichzeitiger Einsatz von B-Bildgebung, Farbdoppler und gepulstem Doppler) sowie eine möglichst kurze und ggf. fraktionierte Messdauer (Abtransport entstehender Wärme).

▶ Studienbox

Insgesamt ergibt sich bei den diagnostisch angewendeten Schallintensitäten kein Hinweis auf eine schädigende Wirkung bei Mutter, Fetus, Untersucher oder anderen Patienten (American College of Obstetricians and Gynecologists, 1991). Durch die Anwendung des Ultraschalls in der Schwangerschaft konnten bisher keine signifikanten Unterschiede im Geburtsgewicht, in der Körperlänge, beim fetalen oder späteren Wachstum, der kognitiven Funktionen, der akustischen oder visuellen Leistungsfähigkeit oder der Rate der neurologischen Beeinträchtigungen beobachtet werden (Stark et al. 1984; Lyons et al. 1988). Insbesondere bei Untersuchungen mit höherer Energieabgabe sollte jedoch aus Sicherheitserwägungen nach dem ALARA-Prinzip (s. oben) vorgegangen werden.

16.1.3 Indikationen

Um die Ultraschalluntersuchung in der Schwangerschaft zu standardisieren, wurden Richtlinien für den Zeitpunkt und den Inhalt der Untersuchungen erarbeitet. Die Basisuntersuchungen können dabei von einem geübten Facharzt in der Regel mit ausreichender Zuverlässigkeit ausgeführt werden.

B-Mode-Sonographie

Die zum »Screening« durchgeführten Studien weisen aus, dass Routineultraschalluntersuchungen insbesondere in der letzten Hälfte der Schwangerschaft geeignet sind, u.a. fetale Fehlbildungen und Erkrankungszustände zu erfassen, für deren Auftreten es zumeist keine vorab erkennbaren Risikosituation gibt (Neilson 2001).

Ziele eines konsequenten Ultraschallscreenings in der Schwangerschaft:

- Sicherung der intakten intrauterinen Schwangerschaft,
- Festlegung des Gestationsalters,
- Frühzeitige Erkennung von Mehrlingsschwangerschaften,
- Kontrolle der somatischen Entwicklung des Feten und Erkennung von Entwicklungsstörungen (Wachstumsverhalten, Erkrankungszustände mit und ohne Fehlbildungen).

Die Wertung der Sensitivität des Routineultraschalls im Hinblick auf die Erkennung von Fehlbildungen ist allerdings sehr unterschiedlich und wird mit 15 % bis zu 85 % in neueren Untersuchungen angegeben. Umstritten diskutiert wird die Bedeutung einer sonographischen Screeninguntersuchung in der 16.–20. SSW für die Mortalität des Kindes.

▶ Studienbox

In einer finnischen Studie konnte eine Reduktion der Mortalität des Kindes in der gescreenten Gruppe um annähernd 50 % gezeigt werden (Leivo et al. 1996). Dies beruhte in erster Linie auf einer früheren Erkennung schwerer Fehlbildungen und der folgenden Unterbrechung der Schwangerschaft.

Die RADIUS-Studie dagegen, eine groß angelegte prospektivrandomisierte Untersuchung zum Routineultraschall in der Schwangerschaft, kommt zu anderen Ergebnissen (Ewigman et al. 1993). Hier wurden zwar in der Screeninggruppe mehr fetale Fehlbildungen als in der Kontrollgruppe gefunden, die Seltenheit des Ereignisses bewirkte jedoch keinen signifikanten Unterschied in der Mortalität beider Kollektive, insbesondere, da die Raten der intrauterinen Fruchttode oder Todesfälle in der frühen Neugeborenenphase durch die Screeninguntersuchung nicht gesenkt werden konnten.

Mit Wirkung zum 01.04.1995 ist ein neues Ultraschallscreening in die Mutterschaftsrichtlinien der BRD eingeführt worden, das das bisherige zweistufige Screening durch ein dreistufiges Screening mit einer präziseren Beschreibung der jeweiligen Indikation für eine weiterführende Untersuchung ablöst (s. Übersicht).

Der Bereich des **Screenings** wird damit schärfer vom Bereich der weiterführenden Untersuchung zur Abklärung und Überwachung pathologischer Befunde sowie von dopplersonographischen Untersuchungen getrennt.

- Bei der 1. Screeninguntersuchung (etwa 10. SSW) soll neben der Bestätigung bzw. Festlegung des Gestationsalters (biometrisch) auch nach frühen Symptombefunden gefahndet werden, die auf eine Entwicklungsstörung hinweisen (z. B. dorsonuchales Ödem).
- Der Schwerpunkt des 2. Screenings (etwa 20. SSW) liegt in der Beurteilung fetaler Anomalien in allen erreichbaren Organsystemen und hier insbesondere im Ausschluss/Nachweis von Fehlbildungen.
- Die Hauptaufgabe des 3. Screenings (etwa 30. SSW) liegt im Erkennen von somatisch relevanten Wachstumsstörungen. Daneben müssen erneut die Hinweiszeichen für Erkrankungszustände und Fehlbildungen überprüft werden, da pathologische Befunde häufig erst nach der 22. SSW erkennbar werden (z. B. Hydrozephalus, kardiale Dekompensation, Hydrops).

Bei Patientinnen, die aufgrund ihrer Anamnese, der klinischen oder ultrasonographischen Untersuchung Auffälligkeiten bieten, ergibt sich die Indikation zu einer weiterführenden speziellen Ultraschalluntersuchung. In dieser Situation muss der Erstuntersucher entscheiden, ob er selbst nach Kenntnisstand und auch apparativer Ausrüstung in der Lage ist, die notwendigen Untersuchungen durchzuführen. Ist dies nicht der Fall, kann im Schadensfall eine Haftung unter dem Gesichtspunkt des Übernahmeverschuldens in Betracht kommen (Ratzel 1996). Im Zweifel sollte daher eine gezielte sonographische Untersuchung durch einen ausgewiesenen Experten (DEGUM Stufe II oder III) bzw. in einem Perinatalzentrum erfolgen.

Ultraschallscreening Mutterschaftsrichtlinien. (Quelle s. Anhang, vgl. auch Kap. 13)

1. Screening 10. SSW
(Beginn 9. bis Ende 12. SSW)

– Intrauteriner Sitz	ja/nein
– Embryo darstellbar	ja/nein
– Herzaktion	ja/nein
– V.a. Mehrlinge	ja/nein
– Biometrie 1 Maß (SSL oder BPD)	
– Zeitgerechte Entwicklung	ja/nein/Kontrolle
– Auffälligkeiten	ja/nein
– Weitere Untersuchung veranlasst	ja/nein

2. Screening 20. SSW
(Beginn 19. bis Ende 22. SSW)

– Einling	ja/nein
– Lebenszeichen	ja/nein
– Biometrie 4 Maße (BPD/FOD oder KU/ATD oder APD oder AU/FL oder HL)	
– Zeitgerechte Entwicklung	ja/nein/Kontrolle
– Auffälligkeiten hinsichtlich	
– Fruchtwassermenge	ja/nein/Kontrolle
– körperlicher Entwicklung	ja/nein/Kontrolle
– Körperumriss	ja/nein/Kontrolle
– fetaler Strukturen	ja/nein/Kontrolle
– Herzaktionen	ja/nein/Kontrolle
– Bewegungen	ja/nein/Kontrolle
– Plazentalokalisation und -struktur	normal/Kontrolle
– Weitere Untersuchung veranlasst	ja/nein

3. Screening 30. SSW
(Beginn 29. bis Ende 32. SSW)

– Einling	ja/nein
– Lebenszeichen	ja/nein
– Biometrie 4 Maße (BPD/FOD oder KU/ATD oder APD oder AU/FL oder HL)	
– Zeitgerechte Entwicklung	ja/nein/Kontrolle
– Kindslage	
– Auffälligkeiten hinsichtlich	
– Fruchtwassermenge	ja/nein/Kontrolle
– körperlicher Entwicklung	ja/nein/Kontrolle
– Körperumriss	ja/nein/Kontrolle
– fetaler Strukturen	ja/nein/Kontrolle
– Herzaktionen	ja/nein/Kontrolle
– Bewegungen	ja/nein/Kontrolle
– Plazentalokalisation und -struktur	normal/Kontrolle
– Weitere Untersuchung veranlasst	ja/nein

Wie bei jedem anderen Aspekt der klinischen Patientenbetreuung ist die Dokumentation der Ergebnisse einer Ultraschalluntersuchung in Wort und Bild unabdingbar und gehört zu einer vollständigen Krankenakte bzw. in den Mutterpass. Problematisch und Gegenstand vieler Diskussionen ist die Dokumentationspflicht einzelner spezieller Befunde. So wird z.B. Beurteilung der nuchalen Transluzenz im 1. Screening gefordert, was einige Anforderungen an die Erfahrung des Untersuchers stellt (Messtechnik, Bewertung etc.), wogegen beim 2. Screening bezüglich der Herzdiagnostik nur der Nachweis von Herzaktionen gefordert wird. Dies scheint bei einem Vergleich der Inzidenz von Morbus Down (etwa 1:800 Geburten gesamt) und strukturellen Herzanomalien (etwa 1:150 Geburten gesamt) eine fragwürdige Gewichtung.

Dopplersonographie

Die antepartale Dopplersonographie ist eine der nicht invasiven Methoden zur Diagnostik der Gefährdung von Mutter und Fetus in der Schwangerschaft. Sie ermöglicht eine Beurteilung der Blutströmung in maternalen und fetalen Gefäßen, die für die Schwangerschaft von entscheidender Bedeutung sind. Der gezielte Einsatz der Dopplersonographie in Risikokollektiven ermöglicht eine signifikante Verringerung der fetalen Morbidität und Mortalität (Alfierevic u. Neilson 1995).

► Studienbox

Die vorliegenden prospektiv-randomisierten, klinisch kontrollierten Studien der fetalen Gefäße zeigen dagegen keinen Nutzen eines dopplersonographischen Screenings im nicht ausgewählten Kollektiv (Bricker u. Neilson 2001). Neuere Untersuchungen zu den Aa. uterinae allerdings schließen den Nutzen von Screeninguntersuchungen in diesem Gefäßgebiet im unselektionierten Kollektiv nicht mehr aus (Lees et al. 2001).

Die in den Mutterschaftsrichtlinien festgelegten Indikationen zur Doppleruntersuchung sind:
- V. a. intrauterine Wachstumsretardierung,
- schwangerschaftsinduzierte Hypertonie/Präeklampsie/(Eklampsie),
- Auffälligkeiten der fetalen Herzfrequenz,
- Abklärung bei V. a. Herzfehler/Herzerkrankung,
- begründeter V a. fetale Fehlbildung/Erkrankung,
- Mehrlingsschwangerschaften mit diskordantem Wachstum,
- Z. n. Mangelgeburt/intrauterinem Fruchttod,
- Z. n. Präeklampsie/Eklampsie.

Erweiterte Indikationen sind präexistente gefäßrelevante maternale Erkrankungen wie Hypertonie, Nephropathie, Autoimmunerkrankungen und Gerinnungsstörungen. Bei unauffälligen Blutströmungsmustern müssen sich Häufigkeit und

Zeitabstände von Wiederholungsmessungen nach dem zugrundeliegenden klinischen Risiko richten.

Außerhalb des Referenzbereichs liegende Messwerte erfordern engmaschige Kontrollen und ggf. eine Zusatzdiagnostik (z. B. erweiterte sonographische Diagnostik). Spätestens bei hochpathologischen Flussmustern (Hirnsparschaltung, enddiastolischer Nullfluss oder Flussumkehr) ist die Einweisung in ein perinatologisches Zentrum erforderlich. In Abhängigkeit von weiteren Gefährdungszeichen (CTG, Pathologie im venösen System) muss dort der optimale Entbindungszeitpunkt festgelegt werden (Standardkommission der Arbeitsgemeinschaft maternofetale Medizin 1996).

Die folgenden Parameter sollten in einem dopplersonographischen Befund dokumentiert werden:
- Patientendaten (Name, Vorname, Geburtsdatum, Parität);
- Untersuchungsdatum, Gestationsalter;
- Indikation zur Doppleruntersuchung;
- mindestens ein Indexwert pro Gefäß;
- Bilddokumentation des Dopplerspektrums mit Gefäßangabe;
- Bewertung des Untersuchungsergebnisses, ggf. Eintragung in Normkurven;
- weiteres geplantes Vorgehen in Abhängigkeit vom Untersuchungsergebnis.

Diese Daten werden auch bei der Vorlage dokumentierter Doppleruntersuchungen zur Erlangung der KV-Zulassung für die Durchführung von Doppleruntersuchungen des fetomaternalen Gefäßsystems gefordert.

16.1.4 Untersuchungstechnik

Ultraschalluntersuchungen in der Schwangerschaft sollten über eine abdominale (mindestens 3,5 MHz) oder transvaginale (mindestens 5,0 MHz) Sonde durchgeführt werden.

Vorbedingung für die **transvaginale** gynäkologische Ultraschalldiagnostik, die in Rückenlage mit möglichst erhöhtem Becken vorgenommen wird, ist die entleerte Harnblase der Patientin. Hierdurch kommen die Beckenorgane in ihrer physiologischen Lage und in geringem Abstand zur Transvaginalsonde zur Darstellung. Zur einfacheren Reproduzierbarkeit sollte der Schallkopf so gedreht werden, dass im Sagittalschnitt die ventrale Begrenzung des Schallfeldes (Harnblase) auf der linken Seite des Bildes liegt.

Die **transabdominale** Untersuchung der Schwangeren erfolgt zumindest bei fortgeschrittenem Gestationsalter zur Vermeidung des V.-cava-Syndroms in Halbseitenlage. Mit einem Sagittalschnitt in Unterbauchmitte kann zunächst eine Übersicht gewonnen werden, weitere Längs-, Schräg- und Querschnitte im Anschluss dienen der detaillierten Untersuchung. Auch hier sollte bei Sagittalschnitten die kraniale Begrenzung des Schallfeldes auf der linken Bildseite zur Darstellung kommen, bei Querschnitten sollten links und rechts richtig abgebildet sein.

Eine valide **dopplersonographische** Untersuchung sollte unter maternalen Ruhebedingungen in Halbseitenlage stattfinden. Äußere Einflüsse wie kreislaufwirksame Substanzen (Tokolytika, Koffein etc.) müssen bei der Interpretation berücksichtigt werden. Auf der fetalen Seite sind ebenfalls Ruhebedingungen wünschenswert. Eine fetale Aktivität oder Atemexkursionen führen zu unterschiedlichen kardialen Füllungsvolumina und damit zu irregulären Geschwindigkeitsprofilen während der Herzzyklen. Ebenso in einer Verfälschung des Untersuchungsergebnisses resultieren die fetale Tachykardie (hohe Flussgeschwindigkeit in der Enddiastole, damit Vortäuschung eines niedrigen Widerstandes) und Bradykardie (niedrige Flussgeschwindigkeit in der Enddiastole, damit Vortäuschung eines hohen Widerstandes).

Der Gefäßwandfilter zur Unterdrückung niederfrequenter Gefäßwandschwingungen sollte möglichst niedrig (<100 Hz) gewählt werden, um langsame Flussgeschwindigkeiten (vor allem in der Diastole) nicht zu eliminieren. Zur Minimierung des Messsfehlers muss der Insonationswinkel (Winkel zwischen Schallstrahlachse und Gefäßachse) ≤ 60° betragen; dies ist am B-Bild zu überprüfen. Das Echofenster muss zur Erfassung sämtlicher Geschwindigkeiten im untersuchten Gefäß bezüglich Größe und Position gefäßdeckend platziert sein. Das Dopplersignal sollte zur Auswertung über mehrere Zyklen hinweg uniform sein, die Hüllkurve muss dabei vor dem Hintergrund eindeutig zu identifizieren sein. Eine Mittelung der abgegriffenen Parameter über 3–5 Herzzyklen kann die Reproduzierbarkeit erhöhen.

In der Praxis haben sich Messungen des Resistance-Index (RI) und des Pulsatilitätsindex (PI) bewährt. Diese Parameter errechnen sich aus der maximalen systolischen (v_{max}) und der maximalen enddiastolischen Blutflussgeschwindigkeit (v_{min}) sowie der PI zusätzlich aus der mittleren Maximalgeschwindigkeit (v_{mean}) (◘ Abb. 16.1d).

16.2 Diagnostik im 1. Trimenon und Festlegung des Gestationsalters

Die sonographische Untersuchung im 1. Trimenon kann wahlweise mit der abdominalen oder der transvaginalen Sonde erfolgen, wobei die transvaginale Technik vor allem in den frühen Schwangerschaftswochen erhebliche Vorteile hinsichtlich des Auflösungsvermögens aufweist. Mittels Transvaginalschall kann der Fruchtsack gegenüber der abdominalen Sonde etwa 1 Woche früher identifiziert werden (Fossum et al. 1988; Shapiro et al. 1992). Ebenso verhält es sich mit fetalen Strukturen und positiven Herzaktionen, die mit der transvaginalen Schallsonde gleichfalls etwa 1 Woche früher nachgewiesen werden können (Fossum et al. 1988; American Institute of Ultrasound in Medicine 1991). Bei Unklarheiten in der abdominalen Untersuchung sollte daher in jedem Fall die transvaginale Untersuchung angeschlossen werden.

Bei der sonographischen Untersuchung im 1. Trimenon ist zusammengefasst auf folgende Strukturen zu achten:
- Nachweis und Lokalisation der Schwangerschaft,
- Identifizierung embryonaler Strukturen/Vitalitätszeichen,
- Nachweis/Ausschluss von Mehrlingsschwangerschaften,
- Biometrie/Festlegung des Gestationsalters,
- Besonderheiten von Uterus und Adnexen.

16.2.1 Frühester Nachweis der intrauterinen Gravidität

Fruchtsack. Als erstes sonographisches Zeichen (Tabelle 16.1) gilt die Darstellung eines Fruchtsacks, die frühestens ab einem Durchmesser von etwa 3 mm bzw. ab 14 Tage post conceptionem (4./5. SSW) möglich ist. Der Fruchtsack ist als im Endometrium liegende echoleere Ringstruktur zu erkennen, der hyperdense Randsaum entspricht dem Trophoblasten. In der 5. SSW misst der Fruchtsack bei normaler Entwicklung 5–6 mm und korreliert mit einem β-HCG-Serumspiegel von etwa 800–1000 IE/l In der 10. SSW misst der Fruchtsack bei normaler Entwicklung etwa 40–45 mm.

Dottersack. Mit der transvaginalen Sonographie lässt sich der sekundäre Dottersack ebenfalls ab der 5. SSW (Tabelle 16.1) als Ringstruktur innerhalb der Chorionhöhle darstellen. Der Durchmesser des Dottersacks nimmt kontinuierlich bis zur 10. SSW auf im Mittel 5,5 mm zu, eine gestörte Dottersackentwicklung (Größenabweichung) kann gelegentlich auf eine gestörte Schwangerschaft hinweisen und sollte daher engmaschigere Kontrollen nach sich ziehen.

Embryonalanlage, Herzaktionen, Bewegungen. Die Embryonalanlage mit **Herzaktionen** kann transvaginalsonographisch bereits ab der 6. SSW (Tabelle 16.1) dargestellt werden. Dabei ist der Nachweis von Herzaktionen mit hochauflösenden Geräten bereits kurz nach dem Zeitpunkt des Nachweises der Embryonalanlage möglich. Liegt der Embryo der Chorionhöhle an, kann er allerdings auch zu einem späteren Zeitpunkt übersehen werden (»Eckenhocker«). Daher sollte vor der Diagnose einer Missed abortion eine Kontrollsonographie zu einem späteren Zeitpunkt erfolgen.

In der 5./6. SSW ist der **Embryo** als uniforme hyperdense Struktur von etwa 5 mm Länge in der Fruchthöhle zu erkennen. Während der 6.–10. SSW entwickeln sich die einzelnen Organanlagen, und es kommt zur Ausbildung der Körperform des Embryos. Bereits in der 7./8. SSW sind die Extremitätenanlagen sonographisch als Knospen am Körperstamm zu erkennen, der Kopf lässt sich deutlich vom Rumpf differenzieren. Bei fortschreitender Ossifikation sind hier auch Stirn, Orbita, Ober- und Unterkiefer zu erkennen. Der schnell wachsende Dünndarm wird vorübergehend in den Nabelstrang hineinverlagert, was zur Fehldeutung einer Bauchwandhernie führen kann. Erst ab der 12. SSW wird er nach Abschluss der Darmdrehungen wieder in die Bauchhöhle zurückgezogen. In der 10. SSW beträgt die SSL etwa 25 mm.

Aktive Bewegungen des Embryos als Vitalitätszeichen lassen sich bereits ab der 8. SSW als meist ruckartige Bewegungen des Körperstamms erkennen. Die Exkursionswege und die Geschwindigkeit der Bewegungen nehmen dabei zwischen der 8. und 14. SSW zu.

Tabelle 16.1. Transvaginalsonographische Erfassung schwangerschaftsspezifischer Strukturen (nach Warren et al. 1989)

Struktur	Erster Nachweis
Fruchtsack	5. SSW
Dottersack	5. SSW
Amnionhöhle	6. SSW
Embryo	6. SSW
Herzaktionen	6. SSW
Kopf/Rumpf/Extremitäten	7. SSW
Bewegungen	8. SSW
Plazenta	6.–8. SSW

Amnionhöhle. Die Amnionhöhle kann ebenfalls als Rundstruktur in der Chorionhöhle dargestellt werden. Die Amnionmembran ist ab der 6. SSW nachweisbar, die Amnionhöhle vergrößert sich zwischen 6. und 7. SSW von etwa 1 cm bis auf 3 cm. Da die Amnionmembran erst ab der etwa 12. SSW mit dem Chorion verschmilzt, kann bis zu diesem Zeitpunkt das extraembryonale Zölom als echofreier Raum dargestellt werden. Nach der 17. SSW dagegen resultiert ein darstellbarer extraamnialer Spalt meist aus intrauterinen Blutungen.

Biometrie. Die **Vermessung des Fruchtsacks** (Fruchtsackdurchmesser, FS) stellt die erste sonographische Größe für die Beurteilung des Gestationsalters dar. Die Messung sollte an der inneren Begrenzung des Fruchtsacks erfolgen, da die äußere Begrenzung durch den Trophoblasten unscharf erscheint. Immer sollte der mittlere Fruchtsackdurchmesser aus 3 Messungen in 2 Ebenen bestimmt werden. Das Größenwachstum des Fruchtsacks verläuft im 1. Trimenon relativ geradlinig von etwa 5 mm zum Zeitpunkt der ersten Darstellbarkeit (5. SSW) bis etwa 60 mm in der 12. SSW.

Der gebräuchlichste und zuverlässigste Parameter zur Festlegung des Gestationsalters bis zur 12. SSW ist die **SSL**. Die korrekte Messung erfolgt an der längsten darstellbaren Achse des Embryos (kraniokaudal) und sollte nur in einer Neutralstellung des Embryos durchgeführt werden. Hierbei muss besonders darauf geachtet werden, dass der Dottersack und der fetale Kopf nicht verwechselt werden; Extremitäten dürfen nicht in die Messung miteinbezogen werden (Abb. 16.3a,b; Normkurven s. Abb. 16.9).

Gegen Ende des 1. Trimenons ist die Messung der SSL aufgrund der zunehmenden fetalen Krümmung oft erschwert. In diesen Fällen sollte auf die Messung des **biparietalen Durchmessers** (BPD) zurückgegriffen werden (Abb. 16.8a, Normkurven s. Abb. 16.9), wenn auch eine anatomisch exakte Einstellung der Messebene oft noch schwierig ist (Messtechnik vgl. Kap. 16.3.1).

16.2.2 Festlegung des Gestationsalters

Zu den wichtigsten Aufgaben der Biometrie im Rahmen des Ultraschallscreenings zählt die Überprüfung des Schwangerschaftsalters vor der 20. SSW. Ungefähr 20 % der nach der letzten Periodenblutung errechneten Gestationsaltersangaben sind korrekturbedürftig. Die sonographische Festlegung bzw. Bestätigung des Gestationsalters sollte allerdings vor der ca. 12. SSW erfolgen, da ab diesem Zeitpunkt bereits frühe Manifestationen einer Wachstumsretardierung (z. B. bei Trisomie 18) möglich sind. Im 1. Trimenon lässt sich mit dem mittleren FS und noch

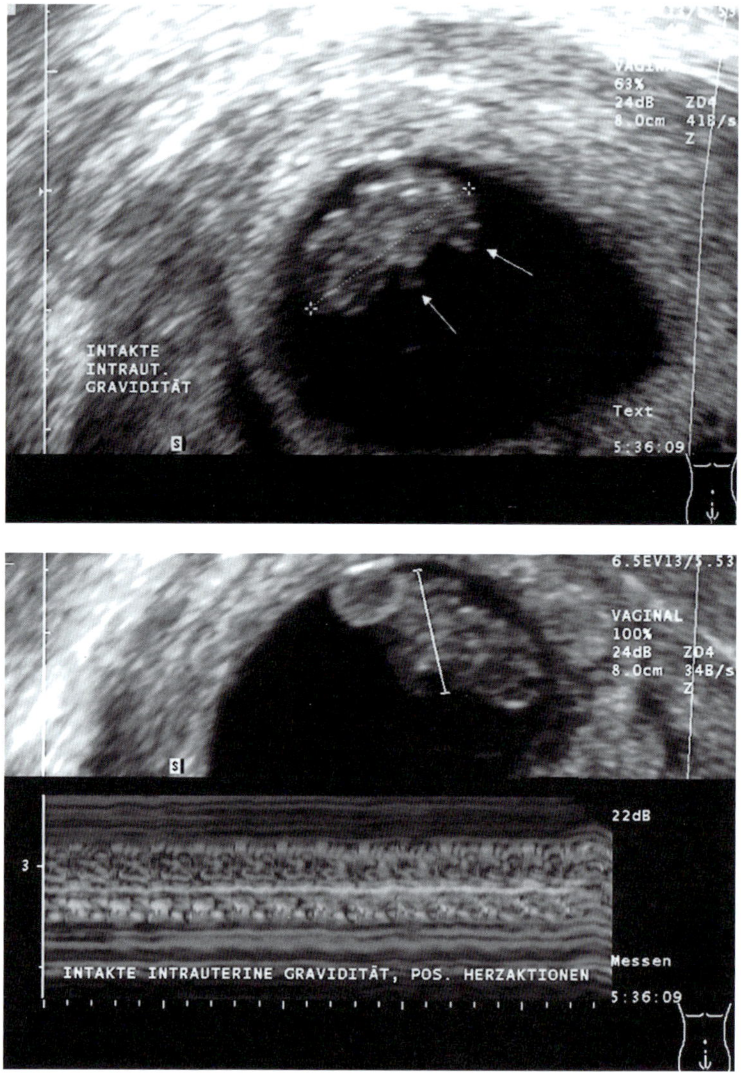

a

b

Abb. 16.3. a **Vermessung der Scheitel-Steiß-Länge (SSL) in der 8. SSW. Zu erkennen sind weiterhin die Extremitätenknospen (Pfeile).** b **Dokumentation der fetalen Vitalität durch M-Mode-Darstellung der positiven Herzaktionen (8. SSW)**

zuverlässiger mit der SSL das Gestationsalter auf mindestens ±1 Woche genau festlegen. Dabei erhöht die Kombination beider Messungen bei gleichgerichteter Abweichung die Sicherheit der Korrektur.

▶ Studienbox

Die biometrische Festlegung des Gestationsalters ist der Errechnung des Gestationsalters nach der letzten Periodenblutung prinzipiell überlegen. Die Messung der SSL zwischen der 8. und 12. SSW kann das Gestationsalter mit einer Schwankung von maximal 5 Tagen in 95 % der Fälle korrekt festlegen (Robinson u. Fleming 1975).

Eine endgültige Korrektur des errechneten Entbindungstermins und damit des Gestationsalters sollte jedoch insbesondere bei einem regelmäßigen Zyklus nur bei einer deutlichen Abweichung in möglichst sequenziellen Messungen mehrerer Parameter erfolgen. Eine allzu hohe Korrekturfreudigkeit mit einer geringfügigen Änderung des Entbindungstermins bei jeder Kontrolluntersuchung trägt nur zu einer Verunsicherung der Patientin und des weiter betreuenden Arztes bei.

16.2.3 Mehrlingsschwangerschaften

Einen Hinweis auf das Vorliegen einer Mehrlingsschwangerschaft ergibt bereits der sonographische Nachweis von 2 oder mehreren Fruchtsäcken in der 4.–5. SSW. Die definitive Diagnosestellung einer Mehrlingsschwangerschaft sollte jedoch erst erfolgen, wenn 2 oder mehrere Embryonen visualisiert werden können. Die variable Verschmelzung von Amnion und Chorion in der Frühschwangerschaft kann nämlich gelegentlich das Vorliegen mehrerer Fruchtsäcke vortäuschen. Eine tatsächlich darzustellende leere zweite Fruchtblase entspricht dagegen einem »blighted twin«. Bei einer Störung in der frühen Entwicklung kommt es nach unterschiedlichem Wachstumsverhalten häufig zum Absterben des kleineren Zwillings. Der Anteil der im 1. Trimenon diagnostizierten Zwillingsschwangerschaften liegt daher deutlich höher als der Anteil lebendgeborener Zwillinge. Oftmals sind leichte vaginale Blutungen das einzige Symptom des Absterbens einer Frucht (»vanishing twin«).

➔ Die Unterscheidung zwischen eineiiger und zweieiiger Zwillingsschwangerschaft ist im 1. Trimenon oft leichter zu treffen als in der späteren Schwangerschaft. Chorion und Amnion können zu diesem Zeitpunkt einfacher abgegrenzt werden. Dennoch ist eine definitive pränatale Diagnose nur in einem Teil der Fälle möglich.

Können zwei durch eine Gewebebrücke getrennte Fruchtblasen nachgewiesen werden, handelt es sich um **dichoriale Zwillinge.** Chorion und Amnion sind doppelt angelegt, die getrennten Plazenten können jedoch in der späteren Schwangerschaft sekundär miteinander verwachsen. Gelegentlich findet sich dann das »delta sign«, eine zipfelförmige Verbindung zwischen Plazenta und Amniontrennwand als Hinweis auf eine Dichorionizität. Eine T-förmige Anordnung von Amniontrennwand und Plazenta spricht dagegen für eine monochoriale Situation.

Dizygote Zwillinge sind immer dichorial und diamniot. Monozygote Zwillinge sind dagegen zu einem Drittel dichorial und diamniot und zu zwei Dritteln monochorial und diamniot. Beweisend für monozygote Zwillinge ist die monochoriale und monoamniote Anlage (Rarität).

16.2.4 Auffälligkeiten

Die Transvaginalsonographie ermöglicht bereits in der späten Embryonalphase die Beurteilung einiger Organsysteme. Voraussetzung hierfür ist allerdings eine genaue Kenntnis der Sonoanatomie und der physiologischen Besonderheiten während der Embryonalphase.

- Eine herausragende Bedeutung bei der frühen Suche nach pathologischen Veränderungen zeigt das **dorsonuchale Ödem**, das in bis zu etwa 70 % der Fälle mit einer Chromosomenanomalie (aufgrund der Inzidenz bevorzugt mit einer Trisomie 21) korreliert ist (s. Kap. 9, S. 123).
- Fehlbildungen des Neuralrohrs können ebenfalls oft bereits gegen Ende des 1. Trimenons erkannt werden.
- Ausgeprägte Befunde wie die Anenzephalie sollten in der 12. SSW auszuschließen sein.
- Mit hochauflösenden Geräten ist auch die Darstellung von Nieren und Harnblase am Ende des 1. Trimenons häufig möglich.
- Da bis zur 12. SSW eine physiologische Nabelhernie besteht, kann die Diagnose eines Bauchwanddefekts erst nach diesem Zeitpunkt gestellt werden.

16.2.5 Gestörte Frühgravidität

Gestörte intrauterine Gravidität

Windei. Das Windei kann mit dem fehlenden Nachweis fetaler Strukturen innerhalb eines Fruchtsacks nach der 6. SSW diagnostiziert werden. Die Differenzialdiagnose zu einer sehr frühen Schwangerschaft kann vor allem bei Terminunklarheit jedoch nur durch die sonographische Kontrolluntersuchung getroffen werden. Das Wachstum des Fruchtsacks ist dabei meist verlangsamt, oft ist auch eine Entrundung oder Randunschärfe zu erkennen. Bereits der Nachweis eines Dottersacks als embryonale Struktur schließt dagegen ein Windei aus.

Schwangerschaft bei liegendem Intrauterinpessar (IUP). Tritt eine Schwangerschaft bei liegendem IUP ein, so sollte die intrauterine Lage des IUP in Beziehung zur Schwangerschaft sonographisch überprüft werden. Meist handelt es sich – oft auch als für den Eintritt der Schwangerschaft verantwortliche Ursache – um ein disloziertes IUP mit Sitz im unteren Drittel des Corpus uteri oder im Bereich der Zervix. In diesen Fällen kann das Pessar bei einer hoch im Corpus sitzenden Schwangerschaft meist problemlos entfernt werden. Liegt das IUP seitlich oder oberhalb der Fruchthöhle, müssen bei einer gewünschten Fortführung der Schwangerschaft die Risiken der Belassung des Pessars und der hysteroskopisch oder sonographisch gesteuerten Entfernung sorgfältig gegeneinander abgewogen werden.

Cave

In Anbetracht des hohen Abortrisikos (bis zu 50 %) und der späteren Komplikationen wie einer Infektion und Frühgeburtlichkeit sollte ein IUP möglichst entfernt werden.

Die Entfernung selbst beinhaltet je nach IUP-Lage ein Abortrisiko im Mittel um 35 %. Entschließt man sich zur Belassung des IUP, muss die Patientin über die Gefahren aufgeklärt und die IUP-Lage im weiteren Verlauf sonographisch kontrolliert werden. Eine erhöhte Fehlbildungsrate wurde bei solchen Schwangerschaften bisher nicht beschrieben.

Abort

Abortus imminens. Die vaginale Blutung als häufigste Komplikation in den ersten Schwangerschaftswochen ist oftmals die erste Indikation für die Ultraschalluntersuchung. In etwa 50 % der Fälle ist dabei sonographisch eine intakte Gravidität nachzuweisen (Abortus imminens). Gelegentlich lässt sich in diesen Fällen ein retrochoriales Hämatom mit einer partiellen Ablösung der Eihäute beobachten (◘ Abb. 16.4 a).

Abortus incompletus/completus. Beim Abortus incompletus lässt sich sonographisch keine intakte Fruchtanlage darstellen (◘ Abb. 16.4 b), dagegen erscheint zurückgebliebenes Abortmaterial oft als irreguläre und hyperdense intrauterin gelegene Struktur. Ist nur noch die bandförmige Dezidua zu erkennen, handelt es sich um einen kompletten Abort (Abortus completus). In diesem Fall ist differenzialdiagnostisch die Extrauteringravidität (EUG) zu bedenken, wenn keine sonographische Untersuchung mit Nachweis einer intrauterinen Schwangerschaft vorausging.

Missed abortion. Der verhaltene Abort (Missed abortion) wird durch den fehlenden Nachweis fetaler Herzaktionen ab der 6./7. SSW diagnostiziert. Weiterhin finden sich für das Gestationsalter zu kleine und oft amorphe embryonale Strukturen, die in Relation zu einem oft normal großen Fruchtsack zu klein erscheinen. Auf Stoß zeigt sich typischerweise ein passives Nachpendeln der Fruchtanlage.

Extrauteringravidität

Extrem selten besteht eine Koexistenz von intrauteriner und extrauteriner Schwangerschaft. Somit kann durch den sonographischen Nachweis eines Gestationssacks fast immer eine EUG ausgeschlossen werden. Differenzialdiagnostisch kann gelegentlich ein intrauteriner »Pseudofruchtsack« bei der EUG Schwierigkeiten bereiten; er liegt jedoch meist zentral im Ca-

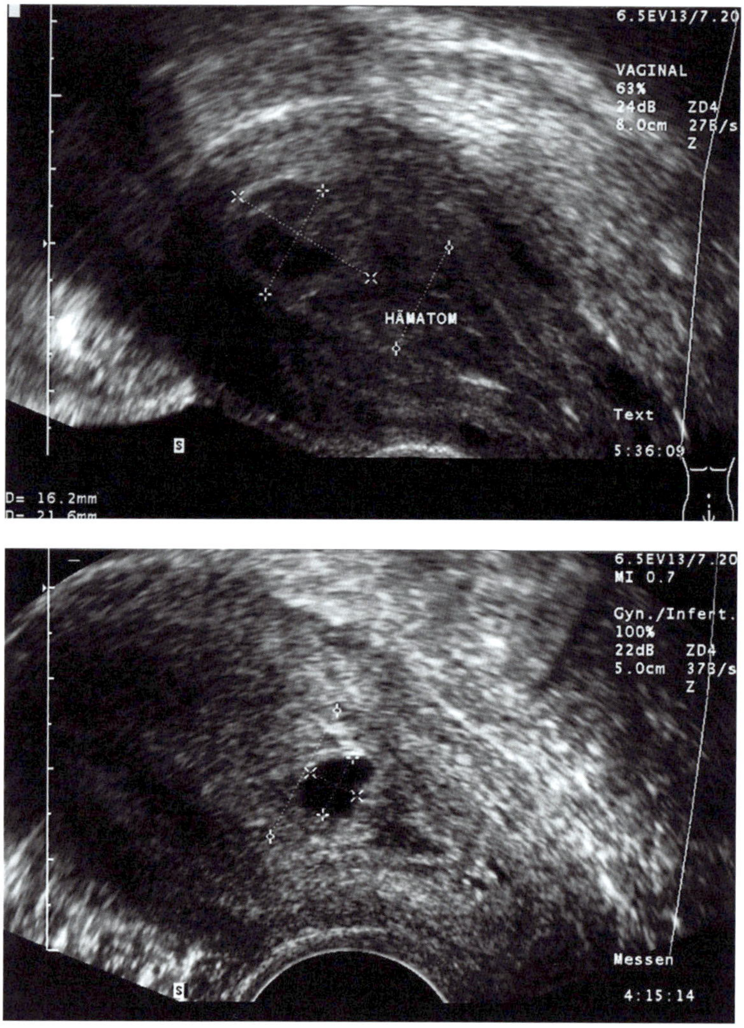

Abb. 16.4. a **Abortus imminens 6. SSW mit starker Blutung ex utero.** Sonographisch intakte Gravidität mit positiven Herzaktionen. Uteruskavum kaudal der Fruchtanlage mit Blut gefüllt. b **Abortus incompletus in der rechnerisch 8. SSW mit entrundeter Fruchtblase ohne Fruchtanteile**

vum uteri und ist eher unscharf begrenzt. Außerdem ist der typische Chorionsaum nicht darstellbar.

Die intakte ektope Schwangerschaft kann transvaginalsonographisch häufig (80–90 %) als Fruchtsack außerhalb des Uterus, gelegentlich sogar mit dem Nachweis embryonaler Strukturen oder positiver Herzaktionen, visualisiert werden (Abb. 16.5a,b). Weiterhin ist die freie Flüssigkeit im kleinen Becken, die in der Regel Blut entspricht, ein sonographisches Hinweiszeichen. Bei nicht intakter EUG ist die Abgrenzung zu Ovarialtumoren oftmals schwierig, hier sind oft nur flaue hyperdense Areale im Adnexbereich zu erkennen. Bei sonographisch nicht sicher zu diagnostizierender EUG müssen β-HCG-Werte und klinische Symptomatik zur Diagnosestellung beitragen.

Cave

Neben dem typischen tubaren Sitz muss bei fraglichen Ultraschallbefunden auch an Seltenheiten wie eine zervikale oder interstitielle Gravidität gedacht werden (Abb. 16.5c,d).

Die Bedeutung einer sonographischen oder farbdopplersonographischen Verlaufsbeobachtung unter einer konservativen Therapie der EUG z. B. mittels intraamnialer oder systemischer intramuskulärer Methotrexatapplikation ist noch umstritten. Häufig wird bei einem guten Ansprechen auf die Therapie, dokumentiert durch den kontinuierlichen Abfall des β-HCG-Serumspiegels, eine Persistenz des sonomorphologischen Befunds und der ausgeprägten Hypervaskularisation beobachtet.

Blasenmole/Chorionkarzinom

Bei der **Blasenmole** kommt es nach oft noch normalen sonographischen Befunden in der Frühschwangerschaft zu einer Trophoblastwucherung. Eine komplette Blasenmole zeigt am ausgeprägtesten im 2. Trimenon als typisches sonographisches Zeichen zahlreiche echoleere Bläschen ohne Chorionsaum oder Embryonalanlage bei meist vergrößertem Uterus. Vor dem Einsatz der hochauflösenden Sonographie imponierten diese Strukturen als sog. »Schneegestöber«. Weiterhin sind in bis zu 50 % der Fälle beidseitig große Thekaluteinzysten nachzuweisen (>5 cm). In diesem Fall steigt das Risiko der Entwicklung eines Chorionkarzinoms auf etwa 50 % (Morrow 1984).

Bei **partiellen Blasenmolen** (Abb. 16.6) findet sich sonographisch neben der oben beschriebenen Struktur eine Fruchthöhle und seltener eine Embryonalanlage. Bei einer intakten Gravidität ist dabei häufig eine Wachstumsretardierung im wei-

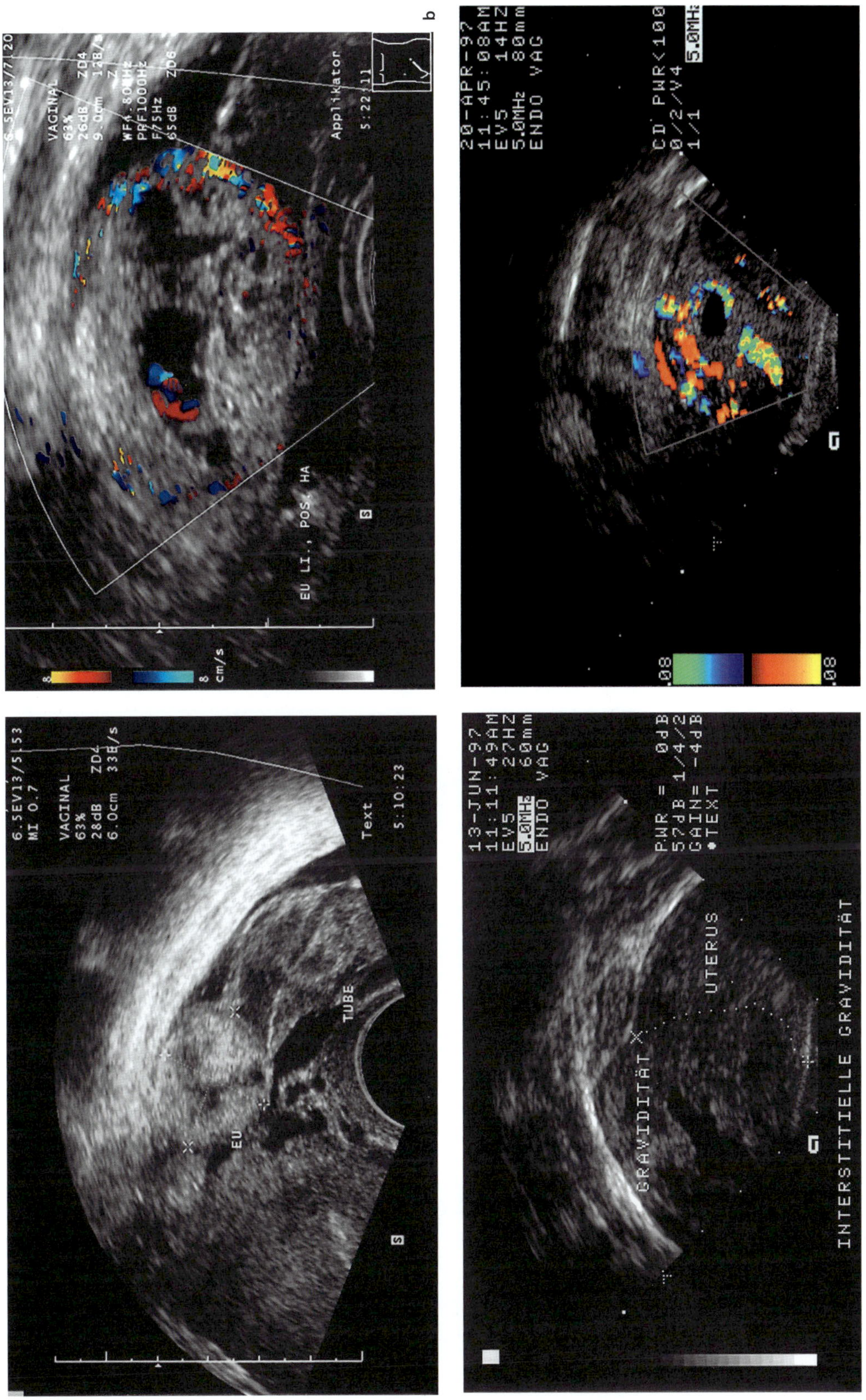

Abb. 16.5a–d. **Extrauterine Gravidität.** Tubargravidität in der etwa 6./7. SSW mit Darstellung der Tube und Fruchtanlage (**EU**, 2,2 × 2,7 cm) intratubar (**a**) sowie farbdopplersonographischer Darstellung der positiven Herzaktion (zentral im Fruchtsack) und Trophoblastdurchblutung (ringförmig) (**b**). Interstitielle Gravidität im rechten Uterushorn (kein Fruchtnachweis) (**c**) mit farbdopplersonographischer Darstellung der ausgeprägten Trophoblastdurchblutung (**d**)

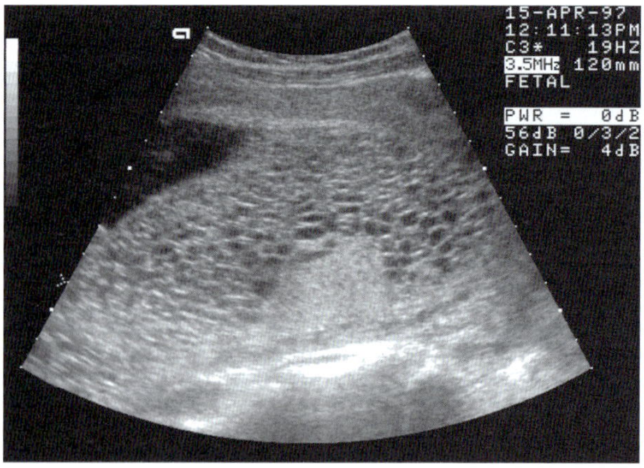

Abb. 16.6. **Partialmole in der 20. SSW bei intakter Gravidität. Große Teile der Plazenta imponieren als molige Struktur.** Entbindung in der 25. SSW aufgrund starker Blutung ex utero

teren Verlauf zu beobachten. Das erhöhte Risiko einer Triploidie bei partiellen Blasenmolen sollte durch eine Karyotypisierung zügig abgeklärt werden.

Das **Chorionkarzinom** ist durch ein ungeordnetes Wachstum von solidem Trophoblastgewebe charakterisiert. Das sonographische Korrelat hierzu ist eine inhomogene echoreiche intrauterine Struktur mit teilweise zystischen Arealen, dagegen ohne die für die Blasenmole typische Bläschenbildung. Bei entsprechender Ausdehnung kann eine Penetration des Myometriums oder eine Durchbrechung der Uteruswand mit einer Ausdehnung ins Becken beobachtet werden.

16.2.6 Uterusanomalien

Die möglichst exakte sonographische Diagnostik einer Uterusanomalie vor und während einer Schwangerschaft liefert wichtige Hinweise auf das deutlich erhöhte Abortrisiko oder vor notwendigen Eingriffen wie der Kürettage mit einer Zervixdilatation oder Maßnahmen der invasiven Pränataldiagnostik.

Bei allen Formen der Uterusfehlbildungen trägt die sonographische Lokalisierung der Fruchtanlage und Beurteilung der Ausprägung des Anlagedefekts zur Diagnose bei.

- Beim **Uterus bicornis** oder **Uterus subseptus** scheint das Uteruskavum über eine mehr oder weniger lange Strecke geteilt, im unteren Uterusbereich besteht dagegen ein singuläres Kavum.
- Beim **Uterus septus** (Abb. 16.7 a, b) ist die Trennwand bis in die Zervix zu verfolgen; eine instrumentelle Nachräumung, z. B. bei einem Abort, sollte dann unter sonographischer Kontrolle erfolgen, um die Kürettage des richtigen Kavumanteils sicherzustellen.

Abb. 16.7a, b. **Uterus septus mit Darstellung beider Kavumhälften.** **a** Längsschnitt im Corpusbereich, **b** Querschnitt im Fundusbereich. Nach Kürettage der rechten Kavumhälfte bei Abortus incompletus ist diese im Fundusbereich leer, links ist die Dezidua als hyperdense Struktur noch zu erkennen

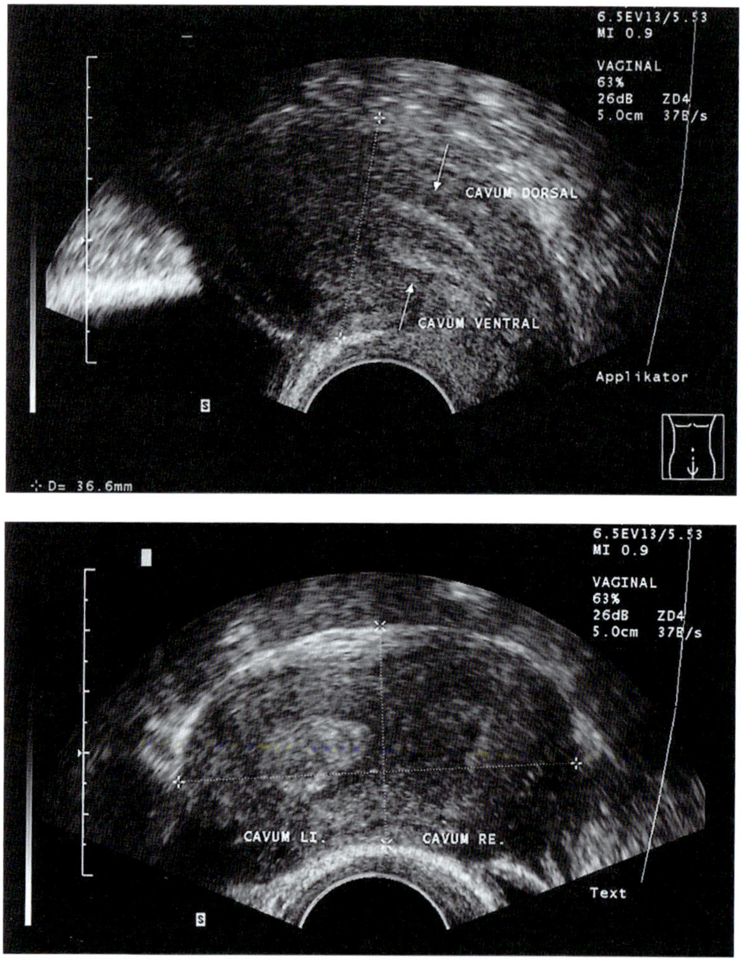

- Beim **Uterus duplex** ist meist schon die klinische Untersuchung mit der Darstellung einer doppelten Portio richtungsweisend. Im Fall einer Schwangerschaft ist der leere Kavumanteil dezidualisiert und imponiert als breitbandige echoreiche Struktur.

Ein häufiger sonographischer Befund, insbesondere durch die Zunahme des Anteils von Spätgebärenden, sind **Myome**, die in der Schwangerschaft durch die symmetrische Beurteilung des Myometriums oft leichter zu diagnostizieren sind. Hier sind kurzfristige Verlaufsbeobachtungen zur Beurteilung des Größenwachstums oder zur Erkennung von Komplikationen wie der Nekrotisierung notwendig. Auch das erhöhte Risiko eines vorzeitigen Blasensprungs, von Blutungen oder einer vorzeitigen Plazentalösung sowie das Risiko intrapartaler (Dystokie, Geburtshindernis) und postpartaler (Uterusatonie) Komplikationen machen eine Einstufung als Risikogravidität und damit eine engmaschige Überwachung der Schwangerschaft notwendig.

16.3 Diagnostik im 2. und 3. Trimenon, fetales Wachstum und Gewichtsschätzung

Die sonographische Untersuchung im 2. und 3. Trimenon erfolgt mit einer abdominalen Sonde (3,5–7 MHz) und sollte Folgendes zur Darstellung bringen:

- fetale Vitalitätszeichen,
- Nachweis/Ausschluss von Mehrlingsschwangerschaften,
- fetale Biometrie/Wachstumsbeurteilung,
- Kindslage,
- fetale Anatomie unter Berücksichtigung gravierender Fehlbildungen,
- Plazentalokalisation und -struktur,
- Fruchtwassermenge,
- Nachweis/Ausschluss von Raumforderungen im Becken.

In Ausnahmesituationen oder bei Notfällen können verständlicherweise nicht alle angeführten Punkte berücksichtigt werden. Hierzu zählen beispielsweise die Ultraschalluntersuchungen zur Plazentadiagnostik bei Blutungen oder die Bestimmung der Kindslage unter der Geburt. Weiterhin machen besondere Gegebenheiten wie ein Oligo- oder Anhydramnion, einige fetale Lagevariationen oder eine Adipositas der Mutter eine vollständige sonographische Diagnostik in vielen Fällen unmöglich.

Ist im 2. Trimenon eine komplette Ultraschalluntersuchung mit den angeführten Inhalten durchgeführt worden, können sich die weiteren sonographischen Untersuchungen meist auf dynamische Elemente (Vitalität, Biometrie, Kindslage, Plazenta, Fruchtwasser) oder gezielte Fragestellungen beschränken.

16.3.1 Biometrie

Die Einheitlichkeit des fetalen Wachstums in der Frühschwangerschaft geht mit zunehmender Schwangerschaftsdauer verloren. Aufgrund dieser zunehmenden individuellen Streubreite ist die Biometrie im 2. und vor allem 3. Trimenon nicht mehr zur Bestimmung des Gestationsalters geeignet. Allerdings erlaubt die Biometrie in diesem Zeitraum Aussagen über das fetale Gewicht sowie den Wachstumsverlauf.

In jedem Fall sollten mehrere Maße zur Bestimmung des fetalen Wachstums oder Bestätigung des Gestationsalters verwendet werden, wobei der biparietale Durchmesser zusammen mit dem Kopf- und Thoraxumfang sowie der Femurlänge die besten Ergebnisse bei der Bestätigung des Gestationsalter liefern (Hadlock et al. 1984; Ott 1985).

> Zu beachten ist, dass es durch besondere Umstände zu einer Verfälschung einzelner Messparameter kommen kann, z. B. durch eine Kompression des fetalen Thorax bei Oligohydramnion oder durch eine dolichozephale Kopfform bei einer Beckenendlage. Solche Messparameter sollten folglich nicht in die Berechnungen eingehen.

Bei der Beurteilung des fetalen Wachstums sollte außerdem bedacht werden, dass die Abstände von Messung zu Messung mindestens 10–14 Tage betragen sollen, um die technische Messungenauigkeit und die physiologische Abflachung der Wachstumskurven auszugleichen. Weiterhin ist neben einer korrekten Einstellung der Messebene die Messmethodik (Messstreckenabgriff) von Bedeutung. Auch ist zu bedenken, dass sich in nahezu allen Normkurven für biometrische Angaben ethnische Besonderheiten spiegeln und eine geschlechtsspezifische Aufschlüsselung meist nicht berücksichtigt ist.

Biparietaler Durchmesser, frontookzipitaler Durchmesser und Kopfumfang

Für die exakte Messung des biparietalen Durchmessers (BPD) und des frontookzipitalen Durchmessers (FOD) wird der fetale Kopf im Horizontalschnitt möglichst oval, symmetrisch und mit durchgehenden Konturen dargestellt (◻ Abb. 16.8 a, Normkurven ◻ s. Abb. 16.9). Die Messebene wird so gewählt, dass das Mittelecho ventral durch das Cavum septi pellucidi unterbrochen wird. Beide Thalamuskerne stellen sich symmetrisch beidseits der Falx cerebri als echoarme Struktur dar. Kleinhirn oder Orbitae dürfen bei einer korrekten Einstellung nicht zu sehen sein.

Die Messstrecke für den BPD und FOD wird als Außen-außen-Messung am knöchernen Schädel abgegriffen; bei dolichozephaler Kopfform (stark längsovale Schädelkontur vor allem bei Beckenendlage) ist der Kopfumfang (KU) ein verlässlicherer Parameter als der BPD.

Thoraxquerdurchmesser und Thoraxumfang

> Als Referenzebene für die Messung des Thoraxquerdurchmessers (THQ, entspricht Abdomentransversaldurchmesser ATD) oder Thoraxumfangs (entspricht Abdomenumfang AU) gilt die Einmündungsstelle der V. umbilicalis in den Sinus venae portae im Horizontalschnitt.

Der Schallkopf ist hierfür in der Höhe der unteren Thoraxapertur kaudal von Herz- und Magenebene zu platzieren. Die V. umbilicalis sollte dabei am Übergang vom vorderen zum mittleren Abdomendrittel rund bis leicht queroval angeschnitten sein. Die Abdomenkontur sollte möglichst rund zur Darstellung kommen, was oft bereits durch eine Reduzierung des Drucks auf den Schallkopf erreicht werden kann. Die Rippen sollten symmetrisch angeschnitten sein. Die Messung erfolgt von außen nach außen der knöchernen Rippenkontur (◻ Abb. 16.8 b; Normkurven ◻ s. Abb. 16.9).

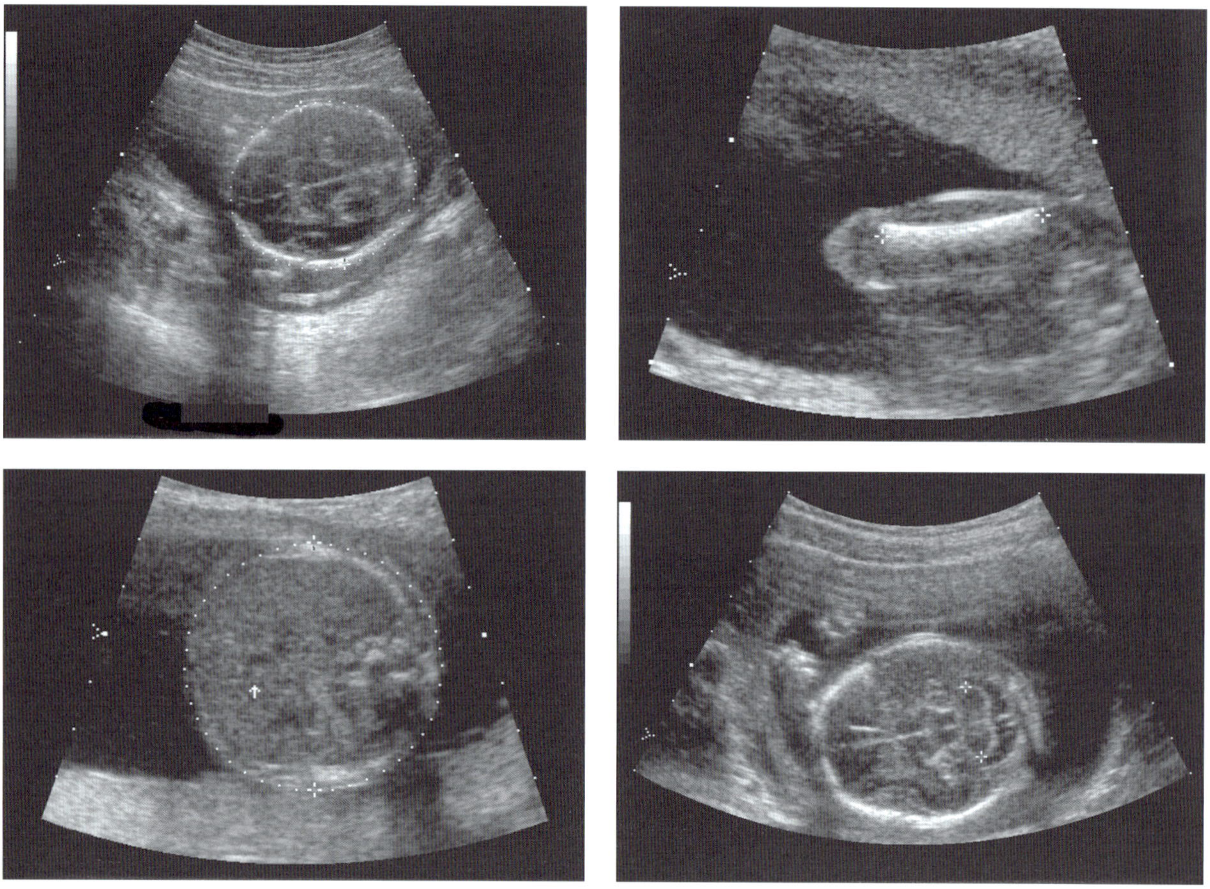

Abb. 16.8. a **Ebene für die Messung des biparietalen Durchmessers (21. SSW).** Der Kopfanschnitt sollte möglichst symmetrisch und möglichst rund gewählt werden, die Falx cerebri teilt als Mittelecho die beiden Hemisphären, der Thalamus als leicht hypodense Struktur ist symmetrisch zu erkennen. b **Ebene für die Messung des Thoraxquerdurchmessers und Abdomenumfangs (22. SSW).** Die Nabelvene (**Pfeil**) sollte in ihrem intraabdominellen Verlauf im vorderen bis mittleren Drittel des Abdomens rund oder leicht queroval angeschnitten sein, die Rippen sollten beidseits von der Wirbelsäule aus zu verfolgen sein, und der gesamte Anschnitt sollte möglichst rund und gleichförmig sein. c **Ebene für die Messung der Femurlänge (21. SSW). Der schallkopfnahe Femur wird in seiner längsten Ausdehnung ohne die distalen Epiphysenkerne vermessen.** d **Ebene für die Messung des Cerebellum (18. SSW).** Bis zur etwa 20. SSW entspricht der Querdurchmesser des Cerebellum in Millimeter dem Gestationsalter in Wochen

Femurlänge

Das Femur als größter Röhrenknochen ist in der Regel ab der 12. SSW leicht zu vermessen (FL, Femurlänge). Bei der Darstellung des schallkopfnahen Oberschenkels im Querschnitt wird der Schallkopf um 90° gedreht, um das Femur in seiner längsten Ausdehnung möglichst quer zur Schallrichtung zu erfassen. Schrägschnitte und Darstellungen in Schallrichtung können zu fälschlicherweise zu kurzen Maßen führen. Gemessen wird der ossifizierte Röhrenknochen ohne Berücksichtigung des distalen Femurkerns (Abb. 16.8c).

Weitere Biometriemaße

Zwischen der etwa 20. und 30. SSW besteht zwischen der Messung des Kleinhirns in Millimeter und der SSW eine relativ gute Korrelation, wobei dieses Maß meist unbeeinflusst von einer Wachstumsretardierung oder Makrosomie bleibt. Die Messung sollte im Horizontalschnitt im Bereich der größten Ausdehnung des Kleinhirns erfolgen (Abb. 16.8d), die Messebene liegt dabei kaudal der BPD-Messebene.

Die Messungen der Orbitae und des Orbita-Orbita-Abstandes sind ab der etwa 13. SSW möglich (Merz 1988). Dabei müssen beide Orbitae symmetrisch, gleich groß und in maximaler Weite getroffen sein, für die Messung der biorbitalen Breite wird im Orbitabereich außen–außen gemessen. Die Messung der Humeruslänge (HL) erfolgt analog der Femuslänge, die Messung von weiteren Röhrenknochen der Extremitäten wie Radius und Ulna (Abb. 16.10a) sind nur zur Differenzierung von Fehlbildungen notwendig. Ebenso ist die Organbiometrie nur mit gezielten Fragestellungen durchzuführen.

16.3.2 Fetale Gewichtsschätzung

Klinische Gewichtsschätzungen mittels Leopold-Handgriffen oder anhand des Fundushöhenstands sind bekanntermaßen unzuverlässig:

- Bei der Erkennung einer fetalen Makrosomie werden mehr als 50 % der Kinder mit einem Gewicht >4000 g um mindestens 500 g unterschätzt.
- Bei Gewichten >4500 g beträgt die Rate der unterschätzten Kinder sogar etwa 80 %.

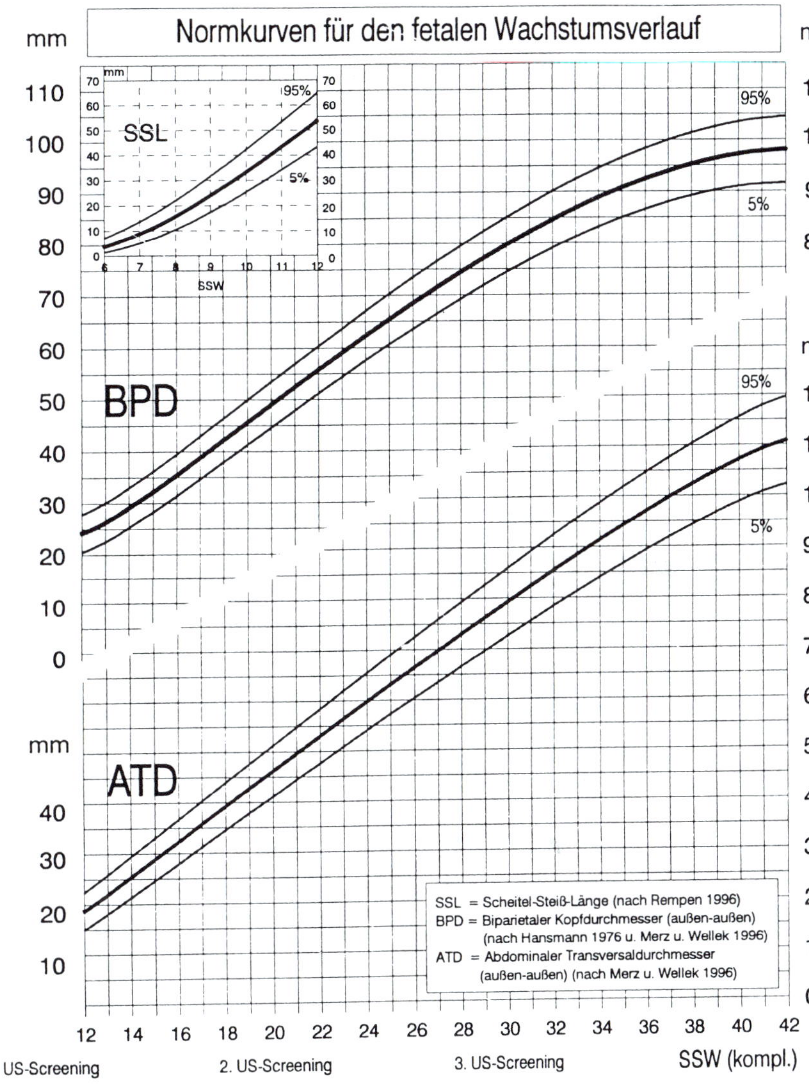

Abb. 16.9. Normkurven für den fetalen Wachstumsverlauf zwischen 12. und 42. SSW **SSL** Scheitel-Steiß-Länge nach Rempen (1997), **BPD** biparietaler Kopfdurchmesser nach Hansmann (1976) und Merz u. Wellek (1996), **ATD** abdominaler Transversaldurchmesser (außen–außen) nach Merz u. Wellek (1996)

Für die sonographische Gewichtsschätzung existiert eine Reihe von Berechnungsformeln, die unterschiedliche Genauigkeiten bei der Vorhersage des fetalen Gewichts aufweisen. Die Gewichtsschätzungen beziehen dabei 2 oder mehr biometrische Parameter in die Berechnung ein. Die gebräuchlichsten biometrischen Maße sind Durchmesser und Umfang von Kopf und Abdomen sowie die Femurlänge. Als zuverlässigster biometrischer Parameter für die fetale Gewichtsschätzung wird die Kombination von Abdomenumfang und Femurlänge angesehen (McLaren et al. 1995).

> Durchschnittlich befinden sich etwa 75 % der Geburtsgewichte in einem Bereich von ±10 % des sonographisch geschätzten Gewichts, nur etwa 45 % liegen in einem Bereich von ±5 %. Allerdings sind die Abweichungen bei makrosomen oder SGA-/IUGR-Feten deutlich größer. Im 3. Trimenon kann nur etwa die Hälfte der untergewichtigen Kinder bei einer Falsch-positiv-Rate von etwa 10 % erfasst werden. Je schwerer der Fetus ist, desto eher wird sein Gewicht sonographisch unterschätzt. Dieses Problem ist bei allen Methoden der Gewichtsberechnung ähnlich.

Für die sonographische Erkennung einer **Makrosomie**, definiert als Geburtsgewicht >95. Perzentile, in einem Patientenkollektiv mit Gestationsdiabetes wird von Johnstone et al. (1996) eine Sensitivität von 59 % und ein positiver prädiktiver Wert von 66 % angegeben (Messung von Abdomen- und Thoraxumfang). Erstaunlicherweise ergab sich hiermit keine bessere Erkennungsrate als mit der klinischen Abschätzung des Geburtsgewichts. Bei der Kombination beider Methoden resultierte durch den Ultraschall nur ein geringer Zugewinn in der Erkennungsrate der Makrosomie. Erwähnenswert sind in diesem Zusammenhang auch die möglichen Nachteile einer fälschlich zu hohen sonographischen Gewichtsschätzung wie beispielsweise die nachweislich höhere Rate von Schnittentbindungen im Vergleich zu Kontrollkollektiven mit gleichem Geburtsgewicht, bei denen keine sonographischen Gewichtsschätzungen vorgenommen wurden.

> Die sonographische Gewichtsschätzung bei einer Makrosomie oder Wachstumsretardierung ist in ihrer Genauigkeit limitiert. Retardierte Kinder werden oft zu schwer, makrosome Kinder oft zu leicht geschätzt.

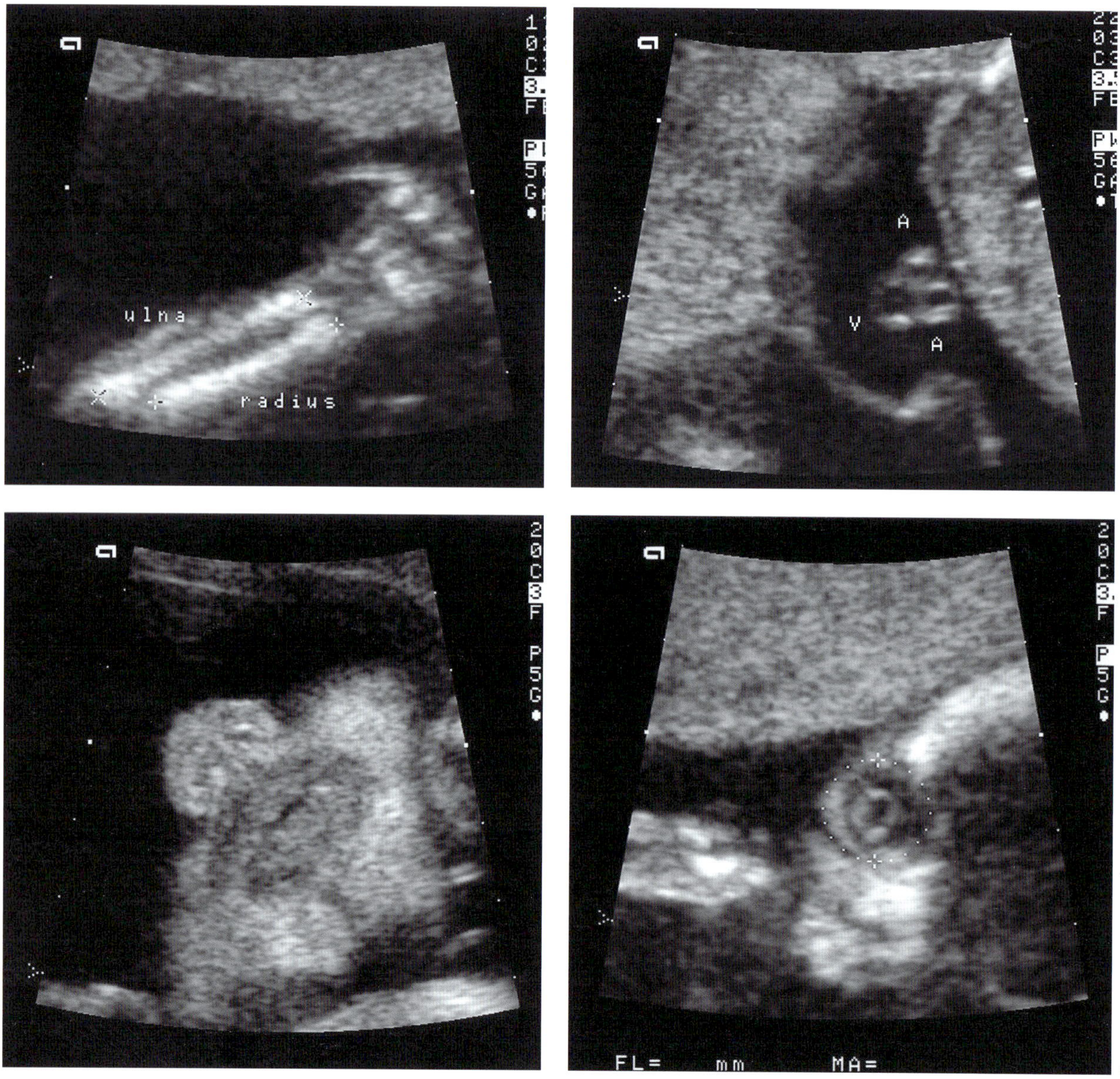

Abb. 16.10. **a** Unterarm mit Vermessung von Ulna und Radius (20. SSW). **b** Darstellung der Nabelschnur im Querschnitt mit den 2 kleineren Lumina der Arterien (A) und einem größeren Lumen der Vene (V) in der 17. SSW. **c** Darstellung der Weichteile im fetalen Gesicht (Kinn, Lippen leicht geöffnet, Nase) in der 27. SSW. **d** Fetale Orbita mit Augapfel (markierter Ring) und Darstellung der Linse (viergeteilter hyperdenser Ring innen) in der 19. SSW.

16.3.3 Kindslage und Vitalitätszeichen

Die Beurteilung der **Kindslage** gelingt am schnellsten durch eine Orientierung im Sagittalschnitt mit einer anschließenden Seitwärtsbewegung des Schallkopfs nach links und rechts. Dabei wird zwischen Schädel-, Beckenend-, Quer- und Schräglage unterschieden. Zusätzlich wird noch unterteilt in 1. Stellung (Rücken des Kindes an linker Seite der Mutter) und 2. Stellung (Rücken des Kindes an rechter Seite der Mutter) sowie dorsoanteriore Stellung (Rücken des Kindes an ventraler Seite der Mutter) und dorsoposteriore Stellung (Rücken des Kindes an dorsaler Seite der Mutter). Durch die exakte räumliche Orientierung kann rechts und links beim Feten bezüglich der Organlage unterschieden werden.

Als eindeutige **Vitalitätszeichen** gelten auch im 2. und 3. Trimenon der Nachweis von Herzaktionen und fetalen Bewegungen (vgl. Kap. 16.2.1).

16.3.4 Zeitgerechte Entwicklung/ Fehlbildungsausschluss

Wichtigste Voraussetzung für die Beurteilung der zeitgerechten Entwicklung sowie den Ausschluss oder Nachweis von Fehlbildungen ist der systematisierte Untersuchungsgang (Tabelle 16.2.), um auch diskrete Hinweise auf eine Fehlbildung nicht zu übersehen. Da meist keine anamnestischen Hinweise hierfür vorliegen, ist mit dem Auftreten aller möglichen Fehlbildungen

Tabelle 16.2. Checkliste darzustellender Organe

Organ	Besonderheiten
Schädel	Größe, Form, Symmetrie
Gehirn	Ventrikel, Symmetrie, Strukturen
Gesicht	Orbitae, Profil, Lippen, Kiefer, Zunge
Thorax	Hals, knöcherner Thorax, Lunge, Herz mit Vierkammerblick und Gefäßabgängen, Herzrhythmus, Zwerchfell, Atembewegungen
Abdomen	Magen, Leber, Milz, Nieren, Harnblase, Bauchwand, Genitale
Nabelschnur	Arterien, Vene
Wirbelsäule	Ossifikationszentren
Extremitäten	Bewegungen

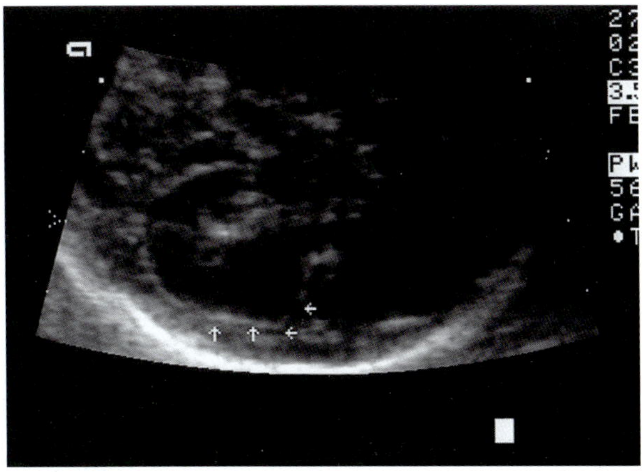

Abb. 16.11. Normale Gyrierung der Großhirnhemisphäre in der 26. SSW. Im schallkopffernen Anteil des Gehirns entsteht durch eine Echoabschwächung häufig der Eindruck eines Hydrozephalus, bei näherer Betrachtung kann jedoch in der Regel die Hirnoberfläche mit normaler Gyrierung (**Pfeile**) entlang der Schädelkontur identifiziert werden

zu rechnen. Zur Bestimmung der Position bestimmter fetaler Strukturen ist die vorhergehende Orientierung über die Lage und Haltung des Feten unabdingbar.

Schädel, Gehirn und Gesicht

Bei der Routineuntersuchung sollte zunächst die Kopfform, die normalerweise ellipsoid ist, beachtet werden. Dabei wird der fetale Kopf mit den Gehirnstrukturen von der Kalotte bis zur Schädelbasis systematisch im Horizontalschnitt untersucht. Sagittal- und Frontalschnitte ergänzen den Untersuchungsgang. Deformierungen können auf primäre Fehlbildungen im Kopfbereich hinweisen; Veränderungen wie beispielsweise das »lemon sign« (Eindellung der Parietalknochen) können sekundär als Zeichen peripherer Fehlbildungen wie der Spina bifida auftreten. Sind die Kopfmaße im Vergleich zu den Körpermaßen deutlich zu klein, sollte eine Mikrozephalie in Betracht gezogen werden. Umgekehrt kann beispielsweise ein Hydrozephalus zu relativ großen Kopfmaßen bei normalen übrigen Biometriemaßen führen.

Die **Seitenventrikel** stellen sich im 2. Trimenon relativ weit dar und werden größtenteils vom Plexus chorioideus ausgefüllt. Im weiteren Schwangerschaftsverlauf verlieren die Seitenventrikel an Weite, das Verhältnis von Ventrikelweite zu Hemisphärendurchmesser sollte ab der 24. SSW <50% liegen. Bei der Beurteilung der Ventrikel sind Asymmetriezeichen oder ein flottierender P. chorioideus als pathologische Hinweiszeichen richtungsweisend.

Bei der Beurteilung der **Gehirnstrukturen** ist auf die Schallabschwächung in schallkopffernen Arealen zu achten, die leicht zu einer Missdeutung als Hydrozephalus führen kann. Als Merkmal für unauffällige Verhältnisse gilt in dieser Situation der Hirnmantel, der sich mit seinen Gyri und Sulci nahe dem knöchernen Schädel noch gut darstellen lässt (Abb. 16.11). Weiterhin sind einzelne Gehirnstrukturen wie die Falx cerebri (Mittelecho), das Cavum septi pellucidi, der Thalamus, die Pedunculi cerebri oder das Cerebellum darzustellen und gegen pathologische Veränderungen abzugrenzen.

Deformitäten des Kleinhirns (z. B. »banana sign«), das normalerweise achtförmig eingekerbt ist (s. Abb. 16.8d), können ähnlich den Schädeldeformierungen auf einen Neuralrohrdefekt hinweisen. **Zysten des P. chorioideus** sind meist harmlos und verschwinden in der etwa 24. SSW wieder. In seltenen Fällen sind sie jedoch mit chromosomalen Anomalien vergesellschaftet, vor allem mit der Trisomie 18. Daher sollte in jedem Fall einer diagnostizierten P.-chorioideus-Zyste ein gründlicher Fehlbildungsausschluss und ggf. eine genetische Abklärung erfolgen (Clark et al. 1988; Platt et al. 1991; Chinn et al. 1991).

Das **fetale Profil** ist im Sagittalschnitt zu beurteilen. Hierbei können die Proportionen von Hirn- und Gesichtsschädel abgeschätzt und weitere Profilauffälligkeiten (z. B. Sattelnase) erkannt werden, die auf chromosomale Störungen hinweisen können. Zu achten ist dabei auf eine korrekte sagittale Schnittführung, da sonst pathologische Verhältnisse vorgetäuscht werden können. Im Sagitalschnitt ist auch das Corpus callosum darstellbar. Bei der frontalen Aufsicht auf das Gesicht kommen von ventral geführt zuerst die Lippen und Nasenweichteile zur Darstellung (s. Abb. 16.10c), bei weiterer Schallkopfverschiebung Ober- und Unterkiefer, die knöchernen Gesichtsanteile und Orbitae. In dieser Sequenz kann bei normalen anatomischen Verhältnissen eine Lippen-Kiefer-Gaumenspalte ausgeschlossen werden und die Lage und Größe der Zunge beurteilt werden. Mit einer koronaren Schnittführung kann weiterhin die Höhe des Ohransatzes als Hinweiszeichen auf eine Chromosomenanomalie bestimmt werden.

Hals und Thorax

Im **Halsbereich** sollte bei der sonographischen Basisuntersuchung ein Hygroma colli (zystische Strukturen im Hals-/Nackenbereich) ausgeschlossen werden, das in der Regel mit einem generalisierten Hydrops fetalis und chromosomalen Aberrationen assoziiert ist. Auch bei einer spontanen Remission dieser Veränderung sollte eine Karyotypisierung angeschlossen werden, da das Risiko einer Chromosomenaberration damit nicht gebannt ist.

Das **Zwerchfell** sollte im Längs- und Querschnitt als zarte, kontinuierliche Linie zur Darstellung kommen (Abb. 16.12). Die Herzspitze und Lungenbasis sind kranial, die Magenblase und Leber kaudal davon zu erkennen. Zwerchfelldefekte kommen bei etwa 1:2000–1:3000 Geburten und vor allem linksseitig vor und fallen dann durch die Verlagerung abdominaler Or-

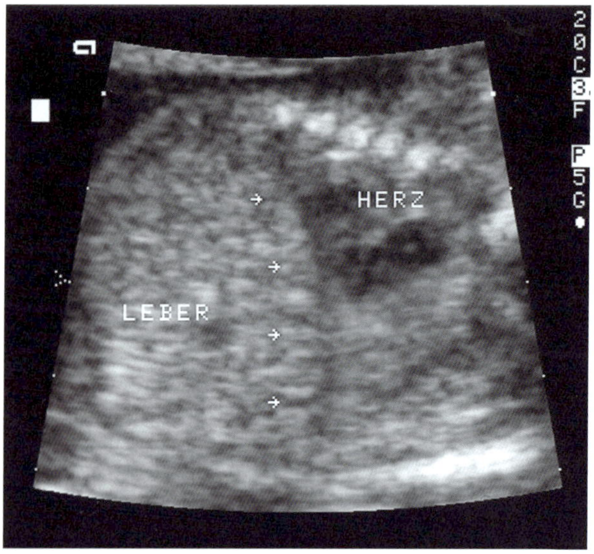

Abb. 16.12. **Darstellung des Diaphragmas (Pfeile) zwischen Leberkuppe und Herzbasis als zarte hypodense Linie** (20. SSW)

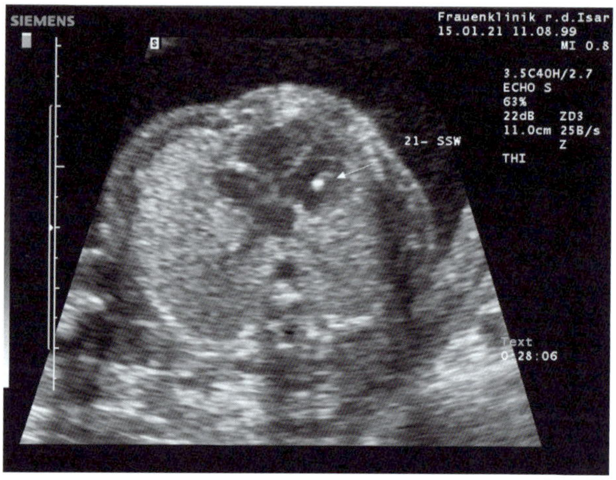

Abb. 16.13. **Vierkammerblick mit »white spot« im linken Ventrikel**

gane in den Thoraxbereich auf. Die sonographische Identifikation einer durchgängigen Zwerchfellstruktur schließt jedoch die Zwerchfellhernie nicht mit letzter Sicherheit aus, vor allem wenn solide oder zystische Raumforderungen im fetalen Thorax beobachtet werden (Benacerraf u. Adzick 1987).

Die **fetale Lunge** füllt neben dem Herzen den restlichen Thorax aus. Die sehr seltenen pathologischen Veränderungen (z. B. Lungenzysten) müssen von Abdominalorganen, die über einen Zwerchfelldefekt im Thorax zu liegen kommen, unterschieden werden.

Herz und Gefäßsystem

Der günstigste Zeitpunkt für eine zuverlässige fetale Herzdiagnostik ist die 20.–22. SSW, oft jedoch kann mit dem Vierkammerblick bereits ab der 13.–14. SSW eine vorläufige Aussage getroffen werden. Insbesondere bei adipösen Patientinnen stellt die Transvaginalsonographie am Ende des 1. Trimenons unter Umständen die letzte Möglichkeit einer bezüglich der Schallbedingungen akzeptablen Untersuchungssituation dar. Die räumliche Zuordnung der beiden Herzhälften, die am Beginn jeder Untersuchung stehen sollte, kann entweder durch Zuordnung zu bestimmten, leicht darstellbaren anatomischen Merkmalen erfolgen, wie z. B. dem links liegenden Magen, oder besser durch Bezugnahme auf die Lage des Feten in utero.

Weiterhin ist Folgendes zu beachten: Im Querschnitt verläuft die **Herzachse** von rechts dorsal nach links ventral; der rechte Ventrikel liegt der vorderen Thoraxwand an; im apikalen Bereich des rechten Ventrikels ist eine stärkere Trabekulierung zu erkennen; die Trikuspidalklappe steht etwas tiefer als die Mitralklappe. In Beziehung zur Achse der Wirbelsäule liegt die Herzachse normalerweise um etwa 45° gekippt (22–75°); Abweichungen von dieser Position sollten an Raumforderungen im Thoraxbereich denken lassen.

> Eine zufrieden stellende Darstellung der Vorhöfe und Kammern sowie der Septen und Ausflusstrakte führt zur Erkennung von bis zu 90 % aller strukturellen Herzfehlbildungen (Copel et al. 1987; Bromley et al. 1992). Dabei ist der »Vierkammerblick« immer noch das wichtigste Kennzeichen für ein intaktes fetales Herz; dessen alleinige Darstellung ermöglicht bereits die Diagnose bzw. den Ausschluss von etwa 60 % aller Herzfehlbildungen.

Der **Vierkammerblick** (Abb. 16.13) ist in 4 Varianten einstellbar, beim thorakoanterioren und thorakoposterioren Vierkammerblick verläuft die Längsachse des Herzens in vertikaler oder leicht schräger Richtung zum Schallkopf. Beim querliegenden Thorax liegt die Herzachse quer zum Schallstrahl, wobei der Rücken rechts oder links steht und entsprechend der rechte oder linke Ventrikel vorne liegt.

Beim **Fünfkammerblick** (Schwenkung des Schallkopfes nach kranial) wird zusätzlich die aus dem linken Ventrikel austretende Aorta mit dargestellt. Dabei ist das Spiel der Semilunarklappen gut zu beobachten. Mit weiterer Verschiebung des Transducers nach kranial kommt der Abgang der Pulmonalarterie aus dem rechten Ventrikel zur Darstellung, die Aorta wird danach durch den Übergang in den Aortenbogen zunehmend quer angeschnitten und die A. pulmonalis windet sich nach der Teilung um die Aorta herum (»Circle-and-sausage-Zeichen«). Der Truncus pulmonalis kann so bis zur Einmündung des Ductus Botalli in die Aorta descendens verfolgt werden.

Beim **Aortenbogenblick** im dorsoanterioren oder dorsoposterioren Längsschnitt kommen die Aorta ascendens und der Aortenbogen mit den 3 nach kranial abgehenden Gefäßen (Truncus brachiocephalicus, A. carotis communis sinistra und A. subclavia sinistra) zur Darstellung (Abb. 16.14 a, b). Die A. pulmonalis ist im Querschnitt zu sehen.

Bei der morphologischen Beurteilung des Herzens ist weiterhin ein Überblick über den Funktionszustand zu gewinnen. Dabei sind vor allem die rhythmische Kontraktion und die Klappenbewegungen zu beurteilen. Abnormalitäten sollten zu weiterführenden Untersuchungen veranlassen (fetale Echoradiographie).

Abdomen

Der fetale Magen und die Harnblase können normalerweise ab der 14. SSW als echoleere Strukturen je nach Füllungszustand

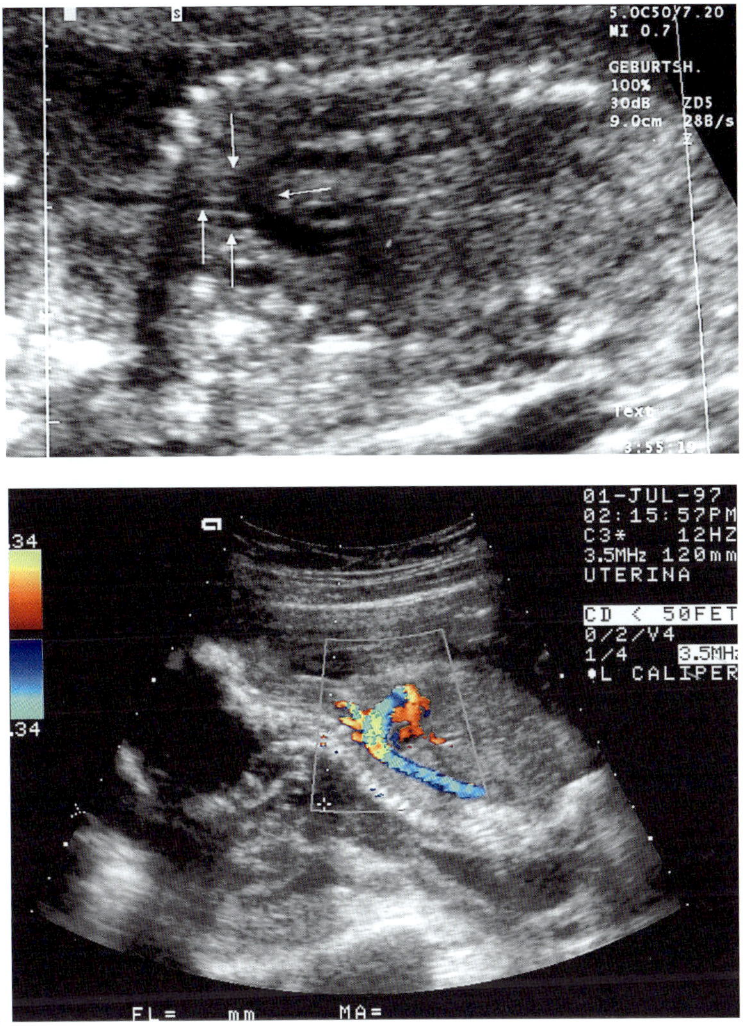

Abb. 16.14. **Sonographische (a) und farbdopplersonographische (b) Darstellung des Aortenbogens (Pfeile) mit kranialem Abgang der Gefäße (Truncus brachiocephalicus, A. carotis communis links, A. subclavia links)**

visualisiert werden. Die linksseitige Lage des Magens sollte mit der Lageorientierung des Feten übereinstimmen; bei der grundsätzlichen Annahme der Linkslage des Magens und einer entsprechenden Ausrichtung der übrigen Seitenbezeichnungen kann ein seltener Situs inversus übersehen werden.

Ein sonographisch darstellbarer **Magen** bedeutet nicht immer den Ausschluss einer Ösophagusatresie, da durch Eigensekretion oder Fisteln ein mehr oder weniger ausgeprägter Füllungszustand resultieren kann. Eine gastrointestinale Obstruktion bewirkt oftmals eine Dilatation des Magens oder von Darmschlingen; dabei ist oft eine Hyperperistaltik des **Darms** darstellbar. Dagegen können dilatierte Darmschlingen ohne Hyperperistaltik bei einer fetalen Mangelversorgung auftreten und sollten damit Anlass zu weiteren abklärenden (z. B. dopplersonographischen) Untersuchungen sein. Hyperechogene Strukturen im Darmbereich sind oftmals ohne pathologische Bedeutung, selten jedoch auch mit einem Down-Syndrom oder einer zystischen Fibrose assoziiert.

Die fetalen **Nieren** können in der Regel ab der 16. SSW dargestellt werden. Dabei liegt die rechte Niere im Vergleich zur linken Niere tiefer. Mit hochauflösenden Geräten ist eine Unterscheidung in Nierenbecken, Nierenmark und Nierenrinde möglich. Die Nierengefäße können insbesondere unter Zuhilfenahme der Farbdopplertechnik gut dargestellt werden. Eine Obstruktion im Harntrakt führt zu einer Vergrößerung der Harnblase oder Dilatation der Nierenbecken.

> Eine Überschreitung des Nierenbeckendurchmessers von 10 mm und ein Nierenbecken-Nierenparenchym-Verhältnis von >50 % muss als signifikante Hydronephrose gewertet werden, besonders, wenn die Nierenkelche verplumpt erscheinen. Die Messung der Niere erfolgt in 3 Ebenen, die des Nierenbeckendurchmessers in der Regel im Transversalschnitt von anterior nach posterior (Abb. 16.15).

Die fetale **Harnblase** stellt sich in der Beckenmitte als rundliche oder ovaläre zystische Struktur dar; oft können unterschiedliche Füllungszustände im Verlauf einer Ultraschalluntersuchung zur genauen Differenzierung z. B. von zystischen Unterbauchtumoren beitragen.

Die fetale **Leber** füllt vor allem in der frühen Schwangerschaft den Großteil des Abdomens aus und ist daher leicht zu identifizieren; eine Abgrenzung von der Milz gelingt meistens, vom Pankreas seltener. Die Bauchwand ist im Sagittalschnitt und Horizontalschnitt zu beurteilen, besonders muss dabei auf den Bereich des Nabelschnurabgangs geachtet werden.

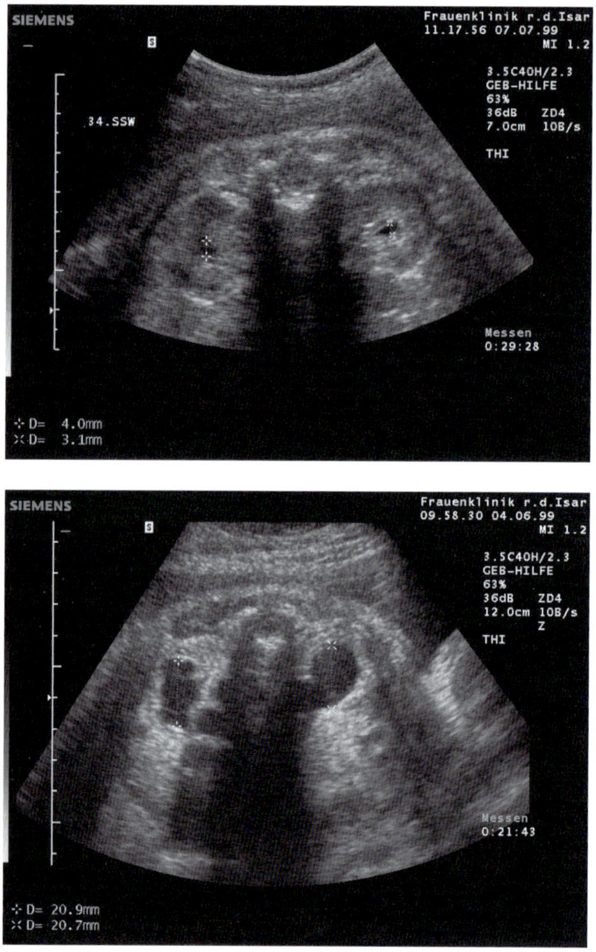

Abb. 16.15a, b. **Normale fetale Niere (a) und Hydronephrose beidseitig (b).** Darstellung jeweils im Transversalschnitt und Vermessung des Nierenbeckens von anterior nach posterior

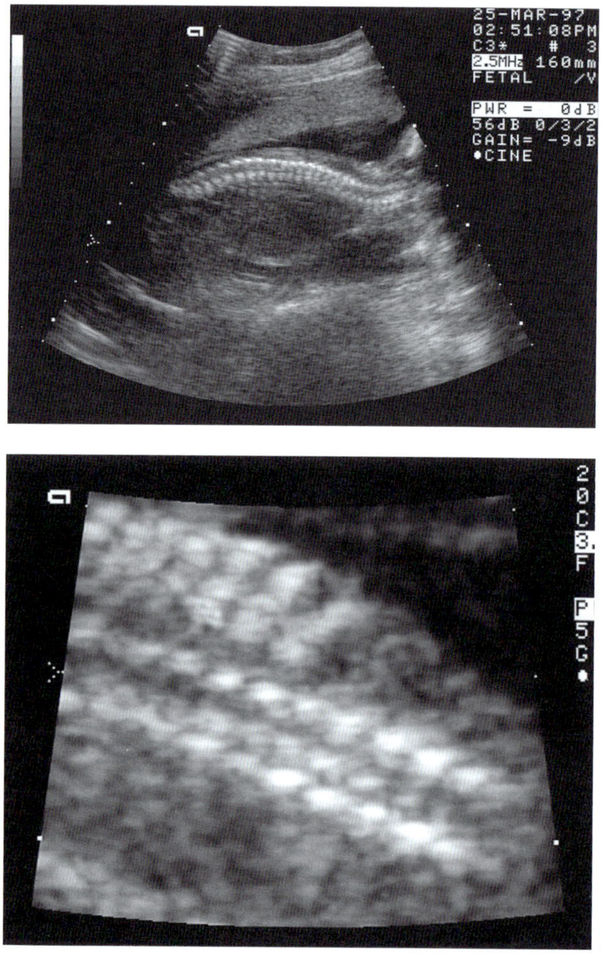

Abb. 16.16. **a Darstellung der fetalen Wirbelsäule (21. SSW)** mit physiologischer zervikaler und lumbaler Lordose. Im dynamischen Bild sollten alle 3 Ossifikationszentren im gesamten Verlauf dargestellt werden. **b Vergrößerungsansicht der fetalen Wirbelsäule (15. SSW)** am Übergang von BWS zu LWS, zentral der Verknöcherungskern des Wirbelkörpers, lateral davon die Wirbelbögen mit Rippenansätzen (**oberer Bildbereich**)

Wirbelsäule, Skelett und Extremitäten

Die Untersuchung der fetalen **Wirbelsäule** gelingt am besten im 2. Trimenon. Zur optimalen Beurteilung sollte der Rücken des Kindes dabei nicht direkt an der Uteruswand oder Plazenta anliegen, da hierdurch kleine Zelen komprimiert und übersehen werden können.

Im streng medianen sagittalen Schnitt sollten eine echodichte Struktur vom **Wirbelkörper** und ein Echosignal vom Wirbelfortsatz dargestellt werden. Bei seitlichem Kippen sind die Wirbelbögen zu sehen. Im koronaren Schnitt dagegen sind ventral der Wirbelkörper und dorsal die Wirbelbögen mit Rippenansätzen im Thoraxbereich zu erkennen (Abb. 16.16a, b). Im Horizontalschnitt stellen sich alle 3 Ossifikationszentren in einer Ebene dar, die über die ganze Länge der Wirbelsäule verfolgt werden muss.

Die **Rippen** sind sonographisch ab der 10.–11. SSW darstellbar und ein wichtiger Marker für die Symmetrie des Thorax. Die Klavikula weist vergleichsweise früh knöcherne Zentren auf und ist im Horizontalschnitt zu beurteilen. Das fetale Becken ist in seiner Gesamtheit ab der etwa 20. SSW zu beurteilen und wird in Horizontal- und Koronarschnitten dargestellt.

Die Beurteilung der **Extremitäten** beginnt mit der Darstellung des Abgangs jeder Extremität vom Rumpf und des weiteren Verlaufs im Querschnitt und im Längsschnitt mit einer Beurteilung und ggf. Biometrie der langen Röhrenknochen. Die numerische Identifikation der Finger und Zehen schließt sich an, wobei sich hier oft durch bestimmte Stellungen (z. B. typischerweise Faust mit umschlossenem Daumen) Einschränkungen ergeben.

Nabelschnur

Die Nabelschnur (s. Abb. 16.10b) stellt sich im Querschnitt mit 2 Arterien (kleine Lumina) und einer Vene dar (großes Lumen). Die V. umbilicalis kann von ihrer Eintrittstelle in das Abdomen bis zur V. hepatica und V. cava inferior dargestellt werden. Die beiden Aa. umbilicales verlaufen dagegen von der Eintrittstelle nach kaudal ins fetale Becken, wo sie aus den Aa. iliacae internae entspringen.

Gelingt in frühen Schwangerschaftswochen die Identifikation der Nabelgefäße nicht sicher, können die Nabelarterien in ihrem intraabdominalen Verlauf lateral der Harnblase farbdopplersonographisch oft zuverlässiger dargestellt werden. Beim Nachweis einer singulären Nabelschnurarterie muss nach weiteren Fehlbildungen gefahndet werden, da diese in etwa 10–30 % der Fälle vorliegen (Weissman u. Drugan 2001).

Genitale und Zysten

Die Darstellung des fetalen Geschlechts sollte im 2. Trimenon erfolgen. Dabei können die fetalen Genitalien mit der transabdominalen Sonographie in ca. 80 % der Fälle zuverlässig beurteilt werden, die Treffsicherheit bei der Geschlechtsbestimmung liegt bei etwa 85–95 %. In frühen Schwangerschaftswochen kann eine physiologische Hypertrophie der Labien differenzialdiagnostische Probleme bereiten.

Fallen zystische Strukturen im Abdomenbereich auf, müssen differenzialdiagnostisch zunächst Harnblase, Magen, Gallenblase oder Darm abgegrenzt werden. Mit der Darstellung beider Nieren sind Nierenzysten oder Zystennieren auszuschließen. Bei zystischen Prozessen, die vom Gastrointestinaltrakt ausgehen, sind Mesenterialzysten, Choledochuszysten, Milzzysten und Ovarialzysten mögliche Ursachen.

Fetale Bewegungen und Verhaltenszustände

Bei der Beurteilung der fetalen Bewegungen kann neben dem Ausmaß und der Intensität auch das Bewegungsmuster beurteilt werden. Dabei sind Bewegungen der Extremitäten und des Rumpfes sowie Atembewegungen und feinmotorische Bewegungen (Lidschlag, Kieferbewegung, Fingerbewegungen, mimische Bewegungen etc.) darstellbar. Selbst Augenbewegungen (meist nystagmusartig) lassen sich durch die Darstellung der Augenlinse erkennen (◘ s. Abb. 16.10d).

Gezielte fetale Extremitätenbewegungen (z. B. Hand zum Gesicht) sind physiologisch, während ausschließlich ruckartige und ungerichtete Bewegungen auffällig sind. Eine verminderte Bewegungsaktivität kann beispielsweise auf eine fetale Mangelversorgung hinweisen, während fehlende Bewegungen (z. B. der unteren Extremität) auf Fehlbildungen (z. B. spinaler Defekt) aufmerksam machen können.

16.3.5 Zervixdiagnostik

Die Anwendung der Transvaginalsonographie ermöglicht eine objektivierbare und reproduzierbare Messung der Zervixlänge sowie eine Beurteilung des inneren Muttermundes, der bei der vaginalen Untersuchung bei geschlossenem äußerem Muttermund nicht zugänglich ist.

Bei der sonographischen Untersuchung ist auf eine Darstellung der gesamten Zervix mit Ansicht des dreischichtigen Zervikalkanals zu achten. Dies gelingt in der Regel mit einer Platzierung der Vaginalsonde im vorderen Scheidengewölbe. Die Harnblase als Orientierungshilfe sollte bei dieser Fragestellung möglichst nicht komplett entleert sein. Die Gesamtlänge der Zervix und bei entsprechenden Befunden die Öffnung oder Trichterbildung des inneren und ggf. auch äußeren Muttermundes kann exakt vermessen und dokumentiert werden.

Bei der sonographischen Zervixmessung resultieren dabei in der Regel höhere Längenwerte im Vergleich zu den bei der klinischen Untersuchung ermittelten Schätzwerten. Eine funktionelle Untersuchung durch Pressversuch mit Beurteilung der Muttermundöffnung kann ebenfalls durchgeführt werden und eine latente Reifung der Zervix frühzeitig erkennen lassen.

Insgesamt lässt sich mit der Zervixlängenmessung in der Schwangerschaftmitte (optimal 23. SSW) eine relativ zuverlässige Vorhersage des Frügeburtsrisikos treffen: Eine Zervixlänge von ≤15 mm ist bei <2 % aller Schwangeren anzutreffen. Diese Kollektiv umfasst jedoch 90 % aller Frühgeburten ≤28. SSW und 60 % aller Frügeburten ≤32. SSW (Heath et al. 1998).

16.3.6 Dopplersonographie

Mit dem CW-Doppler können problemlos Signale aus eindeutig definierten Gefäßen wie den uterinen und umbilikalen Arterien abgeleitet werden. Die Weiterentwicklung des gepulsten Dopplers sowie des farbkodierten Dopplers ermöglicht dagegen weit umfangreicher die selektive Aufzeichnung von Blutströmungen in fetalen Gefäßen und im Herz sowie den uteroplazentaren Arterien.

Von klinisch-praktischer Relevanz sind insbesondere die Aa. uterinae, die Nabelschnurgefäße (arteriell und venös), die fetale Aorta und die Aa. cerebri mediae. Bei den in den Mutterschaftsrichtlinien aufgeführten Indikationen zur dopplersonographischen Untersuchung ist zwischen einer potentiellen Pathologie von Seiten der Mutter und der Plazenta sowie von Seiten des Feten zu unterscheiden.

- Die maternoplazentaren Strömungsverhältnisse sind am aussagekräftigsten durch Messungen der **Aa. uterinae** zu charakterisieren (◘ Abb. 16.17a,b). Die Widerstände (Verhältnis von systolischer und enddiastolischer Maximalgeschwindigkeit) nehmen in diesen Gefäßen in der ersten Schwangerschaftshälfte ab, um danach weitgehend konstant zu bleiben (◘ s. Tabelle 16.3). Ein Notch (frühdiastolische Inzisur) kann physiologischerweise bis zur 24. SSW persistieren, danach ist er bei einem bilateralen Vorliegen – genauso wie erhöhte Gefäßwiderstände – als Hinweis auf eine plazentare Minderdurchblutung und drohende schwangerschaftsinduzierte Hypertonie zu werten.
- Die Perfusionsverhältnisse im plazentaren Stromgebiet werden summarisch durch die Strömungsanalyse in den **Nabelschnurarterien** widergespiegelt (◘ Abb. 16.18a–d). Der Widerstand nimmt während der gesamten Schwangerschaft ab (◘ s. Tabelle 16.3). Als pathologische Strömungsmuster gelten der erhöhte Widerstand (>90.–95. Perzentile) bis hin zum diastolischen Null- oder Rückwärtsfluss (»zero-flow«, ARED-Flow = »absent or reversed end-diastolic flow«). Pathologische Befunde in der A. umbilicalis sollten Veranlassung zur Untersuchung der A. cerebri media und ggf. der Aorta fetalis sowie zur erweiterten sonomorphologischen fetalen Diagnostik sein.
- Die Strömungsanalyse in der **A. cerebri media** ermöglicht die Beurteilung der Steuerung der Hirndurchblutung. Hier liegen während der gesamten Schwangerschaft physiologischerweise hohe Gefäßwiderstände vor (◘ s. Tabelle 16.3). Lediglich ab der 38. SSW kann auch ein erniedrigter Gefäßwiderstand ohne pathologische Bedeutung sein (sog. Termineffekt). Ansonsten zeigen erniedrigte Widerstände (<10.–5. Perzentile) zusammen mit erhöhten Widerständen in der Peripherie (A. umbilicalis, Aorta fetalis) eine Blutumverteilung im Sinne einer Zentralisation des fetalen Kreislaufs an; dies ist als Ausdruck der Hypoxämie zu verstehen (Hirnsparschaltung = Brain-sparing-Effekt).

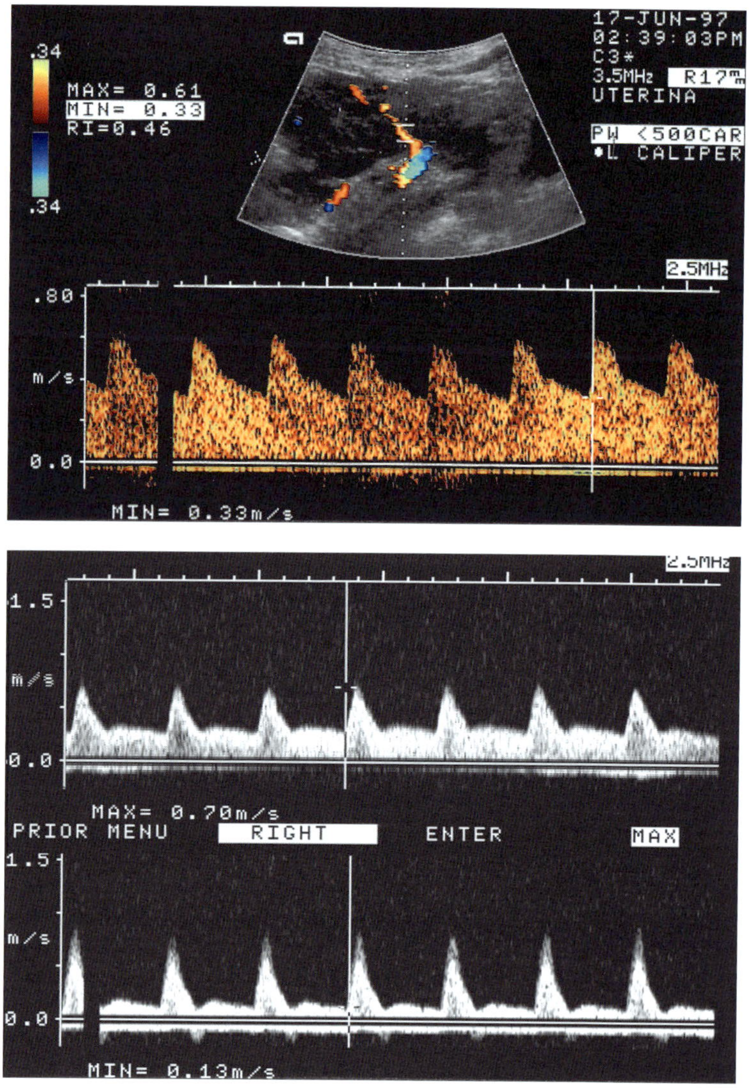

a

b

Abb. 16.17a, b. Normale und pathologische Dopplersignale in der A. uterina (26. SSW). a Normales Flußmuster mit einem RI von 0,46, keine frühdiastolische Inzisur (Notch). **b** Pathologische Flussmuster. **Oben**: Der gemessene Resistance-Index von 0,57 liegt zwar unterhalb der 90. Perzentile für die 26. SSW, auffallend ist jedoch die frühdiastolische Inzisur (Notch), die bei beidseitigem Vorliegen nach der 24. SSW auf eine schwangerschaftsinduzierte Hypertonie oder Gestose hinweisen kann. **Unten**: pathologisches Flussmuster mit für das Gestationsalter über die 95. Perzentile erhöhtem Widerstand (RI = 0,84) und Notch

Tabelle 16.3. Dopplersonographisch messbare physiologische und pathologische Verhältnisse in maternalen und fetalen Gefäßen

Gefäß	Stromgebiet	Physiologie	Pathologie
A. uterina	Maternal/plazentar	Widerstandsabfall bis etwa 20. SSW, Notch bis 24. SSW	> 90.–95. Perzentile, Notch nach 24. SSW
A. umbilicalis	Fetal/plazentar	Widerstandsabfall gesamte Schwangerschaft	> 90.–95. Perzentile
Aorta fetalis	Fetal peripher	Konstanter Widerstand gesamte Schwangerschaft	> 90.–95. Perzentile
A. cerebri media	Fetal zentral	Konstanter Widerstand gesamte Schwangerschaft	< 10.–5. Perzentile

- Die Blutströmung in der **Aorta fetalis** ist durch die Widerstandsverhältnisse in der fetalen Peripherie sowie der Plazenta bestimmt. Diese unterliegen ähnlich der A. cerebri media der zentralnervösen Regulation und bleiben während der gesamten Schwangerschaftsdauer nahezu konstant (Tabelle 16.3), wobei eine frühdiastolische Inzisur (Notch) ab dem 3. Trimenon als physiologisch gewertet wird. Als pathologisches Muster gilt die Abnahme der diastolischen Blutströmung und damit die Widerstandserhöhung (RI/PI >90.–95. Perzentile) bis hin zum ARED-Flow.

Bei pathologischen Befunden im arteriellen System können die präkardialen Venen (Ductus venosus, V. cava inferior) und die V. umbilicalis zur weiterführenden Diagnostik herangezogen werden. Pathologische Flussmuster sind gekennzeichnet durch

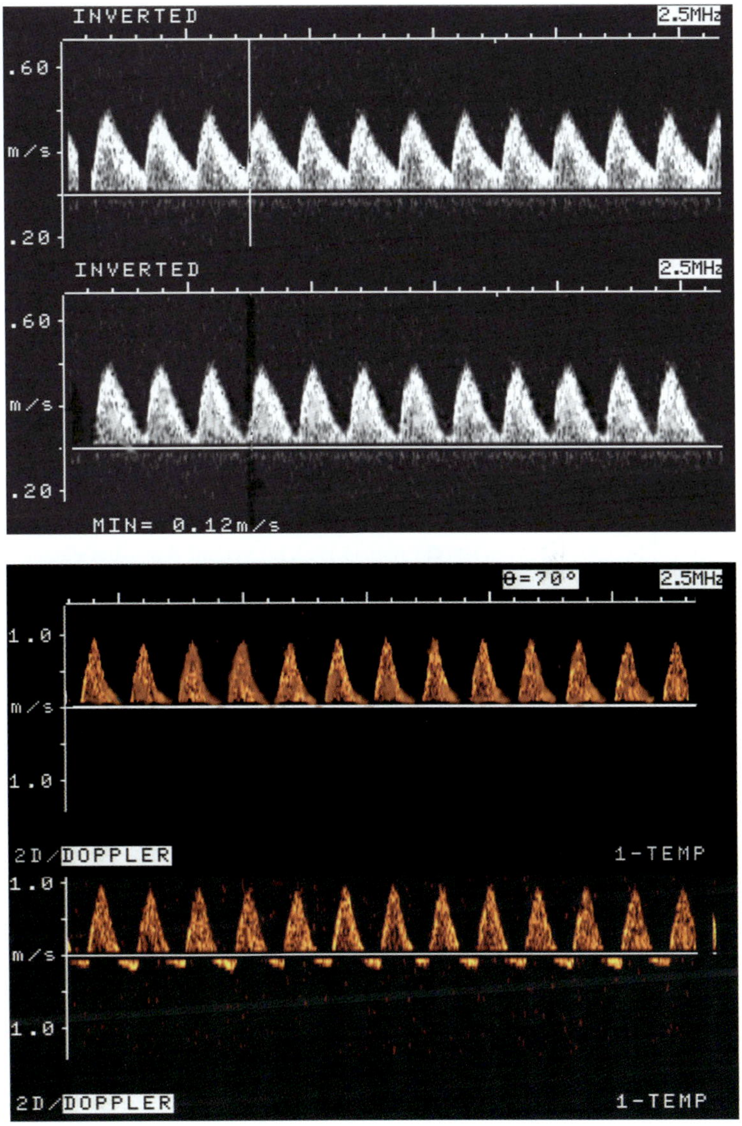

a
b
c
d

Abb. 16.18a–d. Normale und pathologische Dopplersignale der A. umbilicalis. a Normales Flussmuster, RI = 0,69, damit für die 26. SSW physiologischer Widerstand. **b** Pathologisches Flussmuster, RI = 0,87, damit für die 26. SSW pathologisch erhöhter Widerstand. **c** Pathologisches Flussmuster, RI = 1,00, Zero- oder Nullfluss, in jeder SSW ab Mitte der Schwangerschaft pathologisch. **d** Pathologisches Flussmuster, diastolische Flussumkehr oder »reversed flow«, in jeder SSW pathologisch

eine Zunahme der Pulsatilität in den herznahen Venen und das Auftreten von atemunabhängigen Pulsationen in der V. umbilicalis. Solche Befunde weisen auf eine hochgradige funktionelle oder strukturelle Pathologie des Herzens hin und müssen sorgfältige Überlegungen hinsichtlich der weiterführenden Diagnostik (z. B. Echokardiographie) oder Entbindung nach sich ziehen.

▶ Studienbox

Insgesamt belegen zahlreiche Beobachtungsstudien den Zusammenhang zwischen auffälligen Dopplerbefunden und geburtshilflichen Pathologien wie IUGR, Frühgeburtlichkeit, neonatologische Intensivpflichtigkeit etc. (diagnostische Wertigkeit). Dass sich mit der gewonnenen Information auch das Schwangerschaftsergebnis verbessern lässt (klinische Wertigkeit), konnte mit den bisher vorliegenden prospektiv-randomisierten Studien für Risikoschwangerschaften, nicht jedoch für unselektierte Normalkollektive nachgewiesen werden.

Die Analyse gut konzipierter Studien zeigt im Risikokollektiv durch die Integration der Dopplersonogra-phie in das klinische Management eine Halbierung der unbereinigten und bereinigten perinatalen Mortalität (Giles u. Bisits 1993). Dieser Nutzen wurde ohne Zunahme der maternalen Morbidität und ohne zeitliche Verschiebung der fetalen Mortalität auf die Neonatalperiode erzielt.

Die Dopplersonographie bedarf der Indikationsstellung, da ein Benefit durch die Untersuchung bisher nur in Risikokollektiven, nicht jedoch in unselektierten Normalkollektiven nachgewiesen ist.

16.4 Plazenta

16.4.1 Struktur

Sonographisch kann bereits ab der 6.–8. SSW ein prominenter zottenreicher Chorionbezirk (Chorion frondosum) dargestellt

Tabelle 16.4. **Morphologische Veränderungen der Plazenta** (nach Grannum et al. 1979)

Grad	Chorionplatte	Parenchym	Basalplatte
0	Glatt begrenzte Linie	Homogen	Homogen glatt, echoarm
I	Gewellte oder gezackte Begrenzung zum Fruchtwasser	Einzelne ungeordnete Echoverdichtungen	Homogen glatt, echoarm
II	Wie Grad I oder mit Einkerbungen	Strichförmige Echoverdichtungen	Abgrenzung zum Parenchym durch kleine Echoverdichtungen
III	Wie Grad I oder mit Einkerbungen, z.T. bis zur Basalplatte reichend	Durchgehende girlandenartige Echoverdichtungen, die das gesamte Parenchym durchziehen	Größere Echoverdichtungen oder durchgehend echodicht

werden, der deutlich vom dünneren Chorion laeve (übrige Chorionstruktur) abzugrenzen ist (s. Abb. 16.19a). Im Verlauf des 1. Trimenons verdickt sich dieser Bezirk zunehmend und nimmt an Echodichte zu. Aus dieser Struktur entwickelt sich die Plazenta, allerdings ist erst nach der 12. SSW ein kontinuierlicher Blutfluss im intervillösen Raum nachzuweisen.

Am Übergang vom 1. zum 2. Trimenon lassen sich die Hauptstrukturen der Plazenta sonographisch visualisieren:
- auf der fetalen Seite die von der Amnionmembran bedeckte Chorionplatte;
- das aus bis zu etwa 40 Untereinheiten (Kotyledonen) bestehende Zottengewebe (Parenchym);
- die Basalplatte, die das Parenchym vom retroplazentaren Gefäßbett und Myometrium trennt.

Im weiteren Verlauf werden nach Grannum et al. (1979) charakteristische morphologische Veränderungen beschrieben (Tabelle 16.4), die mit steigendem Schwangerschaftsalter zunehmen. Da die Variabilität bei diesen Veränderungen sehr groß ist, sollte die Einstufung nach der Lokalisation mit der ausgeprägtesten Veränderung erfolgen. Ansätze, diese morphologischen Zeichen der Plazentareifung mit der Plazentafunktion bzw. einer Plazentainsuffizienz oder dem fetalen Reifungsgrad (z. B. Lungenreife) zu korrelieren, haben zu keinen einheitlichen Ergebnissen geführt. Dagegen ist der Grad der Plazentareifung mit bestimmten maternalen Erkrankungen assoziiert. Bei einer arteriellen Hypertonie, einer Präeklampsie oder einem Nikotinabusus ist oft ein früheres Auftreten der Veränderungen des Grades III zu beobachten, während z. B. Diabetes mellitus eher zu einer verspäteten Plazentareifung führt.

Daher entsprechen Auffälligkeiten der sonographischen Klassifikation per se zwar noch nicht einem pathologischen Befund, sollten aber zu einer erhöhten Aufmerksamkeit bezüglich weiterer Hinweise auf eine maternale oder fetale Störung führen.

16.4.2 Lokalisation

Der Plazentasitz ist sonographisch der Hinterwand, der Vorderwand, der rechten oder linken Seitenwand oder dem Fundus zuzuordnen, wobei häufig Zwischenformen bestehen. Unter geburtshilflichen Aspekten ist vor allem die Vorderwandplazenta mit einer Lokalisation im Schnittbereich der Uterotomie bei einer notwendigen Kaiserschnittentbindung und die tiefsitzende Plazenta mit einer Beziehung zum Muttermund von Interesse.

Zur korrekten transabdominalen sonographischen Beurteilung der tief sitzenden Plazenta ist die mittel gefüllte Harnblase der Patientin Voraussetzung. Hierdurch lässt sich der Bezug von Plazenta zur Zervix und zum inneren Muttermund am besten feststellen. Bei der Placenta praevia ist eine Unterscheidung von Placenta praevia marginalis und partialis sonographisch meist nicht möglich, dagegen ist die Placenta praevia totalis meist gut zu erkennen.

> Die Angabe einer Placenta praevia sollte im 2. Trimenon mit äußerster Zurückhaltung getroffen werden, da sich diese Situation bei der Ausziehung des unteren Uterinsegments und der Verlagerung der Plazenta in höhere Uterusbereiche im Verlauf der Schwangerschaft noch ändern kann (»plazentare Migration«). Bei der Durchführung eines abdominalen Ultraschalls kann auch eine maximal gefüllte Harnblase der Mutter eine Placenta praevia vortäuschen. Insgesamt lässt sich eine im 2. Trimenon diagnostizierte Placenta praevia (bis zu 6%) im 3. Trimenon nur noch in den seltensten Fällen nachvollziehen (bis zu 0,6%) (American College of Obstetricians and Gynecologists 1993). Nach der 32. SSW allerdings verlagert sich eine Placenta praevia totalis nur noch selten.

16.4.3 Größe und Dicke

Die sonographische Bestimmung der Plazentadicke sollte im Bereich der Nabelschnurinsertion erfolgen. Der maximale Durchmesser wird in der 36. SSW erreicht (36±5 mm) und nimmt danach wieder geringfügig ab. Aufwendiger zu ermitteln sind das Plazentavolumen, die Haftfläche und die Oberfläche. Alle Maße sind bei Abweichungen von der Norm nicht als strenge Kriterien für eine fetale oder maternale Erkrankung zu sehen, sondern können lediglich zusammen mit anderen Veränderungen auf bestimmte Risikokonstellationen hinweisen. So ist beispielsweise die intrauterine Wachstumsretardierung mit einer Plazentainsuffizienz in der Regel mit einem verringerten Volumenzuwachs der Plazenta gekoppelt.

Abb. 16.19. a **Frühestes Erscheinungsbild der späteren Plazenta als Chorion frondosum.** Gegenüber das schmale Chorion laeve (8. SSW).
b **Darstellung und Vermessung einer Plazentazyste (17. SSW) bei sonst unauffälliger Vorderwandplazenta ohne Verkalkungen (Typ 0 nach Grannum).** Dopplersonographisch keine Vaskularisation innerhalb der Zyste

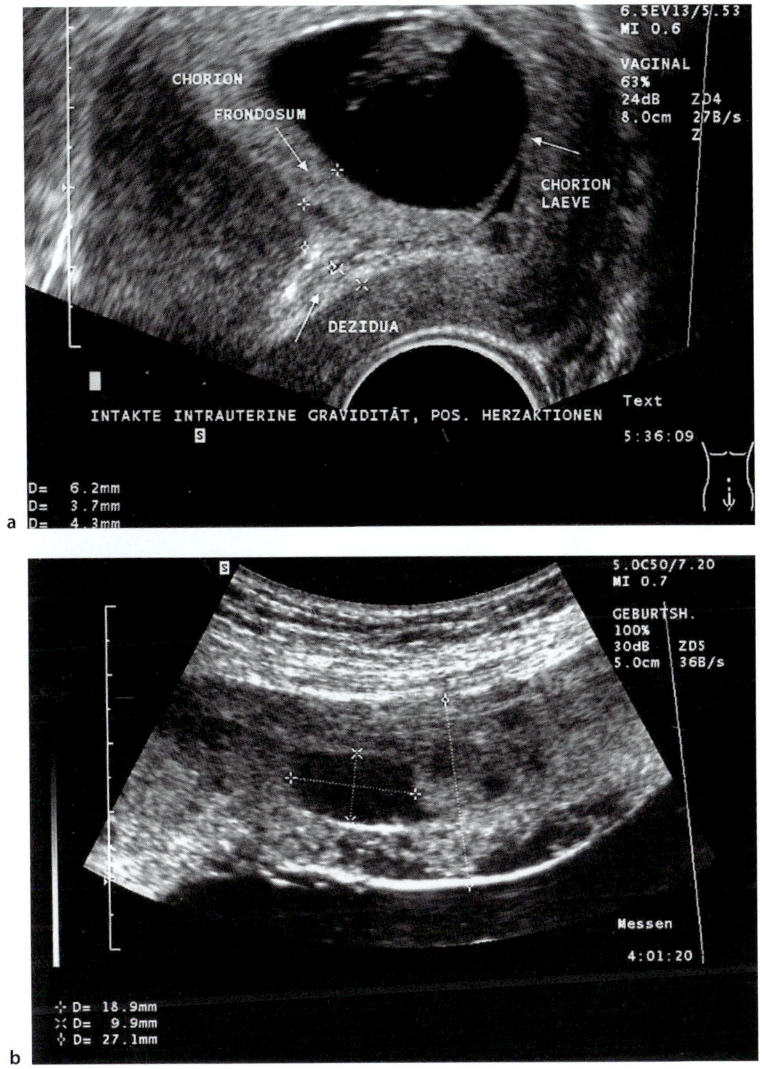

Die auffallend dicke Plazenta (>40 mm) kann auf einen Diabetes mellitus mütterlicherseits, einen fetalen Hydrops oder kongenitale Anomalien hinweisen und sollte daher Anlass zu weiterführenden Untersuchungen sein.

16.4.4 Plazentaabnormitäten

In etwa 3 % aller Schwangerschaften kann eine **Placenta bipartita** oder eine **Nebenplazenta** als wichtiger Hinweis auf mögliche Komplikationen in der postpartalen Periode beobachtet und sonographisch diagnostiziert werden. Insbesondere mit der farbkodierten Dopplersonographie sind dabei die Gefäßverbindungen gut darstellbar.

Plazentazysten sind häufig (etwa 20 %) darzustellen, jedoch funktionell ohne pathologische Bedeutung. Sie imponieren als echoleere Areale, in denen dopplersonographisch kein Fluss nachzuweisen ist (Abb. 16.19b). Dagegen weisen **plazentare Kavernen** eine Blutströmung auf, die oftmals bereits im B-Bild als turbulente Strömung zu erkennen ist. Bei Größen- und Formkonstanz sind auch diese Veränderungen ohne Bedeutung; kurzfristige Veränderungen in Form und Größe können dagegen auf plazentare Thrombosen hinweisen. **Plazentainfarkte** lassen sich nur im Frühstadium sonographisch diagnostizieren (hypodense Areale meist nahe der Basalplatte), später unterscheiden sie sich kaum vom normalem Parenchymmuster.

Hämatome sind im frischen Stadium als hypodense Areale zu erkennen und treten meist als retroplazentare Hämatome in Erscheinung (Abb. 16.20a,b). Nach dem Gerinnungsvorgang und mit fortschreitender Organisation nimmt die Echogenität zu, so dass die Abgrenzung zum normalen Plazentagewebe schwierig wird. Retroplazentare Hämatome stellen in der Regel auch die Vorstufe bei einer vorzeitigen Plazentalösung dar.

Cave

Sonographisch sind retroplazentare Hämatome oder die vorzeitige Plazentalösung vor allem bei einer geringen Ausprägung oder einer Hinterwandplazenta oft schwer zu erkennen. Der sonographische Ausschluss einer Plazentalösung ist daher nicht möglich.

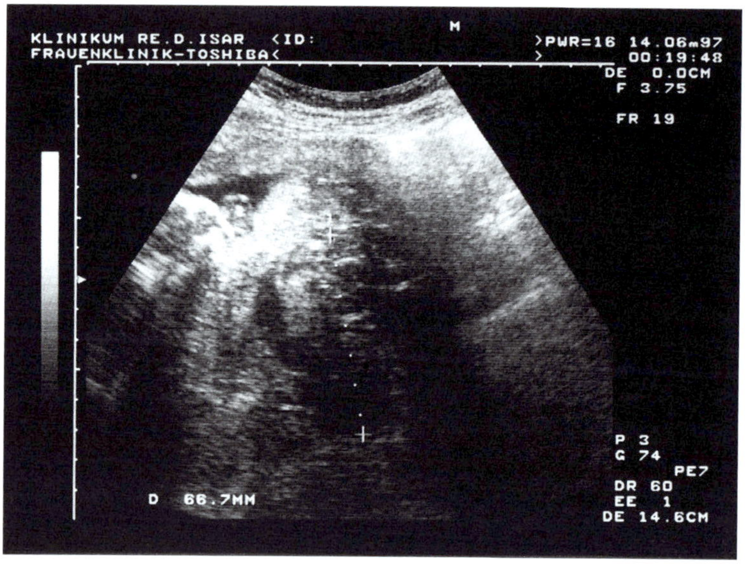

■ Abb. 16.20a, b. **Sonographisches Korrelat bei vorzeitiger Plazentalösung mit intrauterinem Fruchttod in der 33. SSW.** Als klinische Symptomatik schmerzhaftes hartes Abdomen, keine vaginale Blutung. Notfallultraschall im Kreißsaal. Retroplazentares Hämatom als inhomogener, vorwiegend hypodenser Bezirk von mindestens 7 cm Ausdehnung. Intraoperativ Bestätigung der Diagnose

Bei einer hochgradigen Lösung steht in der Regel ohnehin die klinische Symptomatik im Vordergrund, sodass die Sonographie nur selten zur Diagnosestellung beiträgt.

16.5 Fruchtwasser

Im 1. Trimenon entsteht Fruchtwasser in erster Linie aus einer Serumfraktion, die in die Amnionhöhle abfiltriert wird. Zwischen der Produktion und der Resorption von Fruchtwasser (Amnionepithel, Nabelschnur, Plazenta, fetale Haut bis zur Keratinisierung in der etwa 15. SSW) besteht ein ständiges Gleichgewicht. Im weiteren Schwangerschaftsverlauf werden dann vor allem die fetalen Nieren für die Fruchtwasserproduktion und der fetale Gastrointestinaltrakt für die Resorption verantwortlich gemacht. In der Frühschwangerschaft steigt die Fruchtwassermenge kontinuierlich an und beträgt in der 12. SSW etwa 60 ml. Verminderte Fruchtwassermengen führen durch einen reduzierten Turgor zu einer sonographisch sichtbaren Entrundung der Fruchtblase und sind damit oft ein Hinweis auf eine gestörte Frühgravidität. Bis zur etwa 34. SSW ist ein beständiger Anstieg der Fruchtwassermenge zu beobachten (bis etwa 1000 ml), danach wieder ein leichter Rückgang bis zum Termin (etwa 800 ml). In der 42. SSW beträgt die Fruchtwassermenge im Mittel nur noch etwa 500 ml.

> Eine pathologisch vermehrte oder verminderte Fruchtwassermenge geht häufig auch mit maternalen und fetalen Erkrankungen oder Anomalien einher, so dass die Fruchtwassermenge diesbezüglich als wichtiges Hinweiszeichen gewertet werden muss.

Bei der subjektiven Einschätzung der Fruchtwassermenge wird das **Oligohydramnion** bei einer Fruchtwasserverminderung mit einer eingeschränkten fetalen Bewegungsfähigkeit und das **Anhydramnion** bei fehlenden Fruchtwasserdepots zwischen Fetus und Uterus beschrieben. Dagegen ist ein **Polyhydramnion** anzunehmen, wenn subjektiv in einer Fruchthöhle noch ein zweiter Fetus Platz fände. Die zunehmende Häufigkeit von Fehlbildungen, einer Wachstumsretardierung und IUFT bei Poly- und Oligohydramnion macht allerdings eine möglichst objektivierbare und reproduzierbare Abschätzung der Fruchtwassermenge notwendig.

■ Tabelle 16.5. **Normwerte des Amniotic-fluid-Index (AFI)** Bestimmung durch Vermessung der Fruchtwasserdepots in allen 4 Quadranten von anterior nach posterior, Summenbildung

Anhydramnion	<5 cm
Olygohydramnion	5–8 cm
Normal	8–18 cm
Polyhydramnion	>18 cm

Die Messung des **Amniotic-fluid-Index (AFI)** stellt dabei im Vergleich zur groben visuellen Abschätzung der Fruchtwassermenge ein besser reproduzierbares Maß dar (Phelan et al. 1987; Moore 1990). Dabei wird die Tiefe der Fruchtwasserdepots in allen 4 Quadranten des Uterus vermessen und summiert; eine Interponierung von Nabelschnur oder kleineren Extremitätenanteilen wird dabei ignoriert. Sowohl mit dem linearen- als auch mit dem nicht linearen Transducer können bei der AFI-Bestimmung ausreichende Genauigkeiten und damit entsprechend niedrige Intra- und Inter-observer-Variabilitäten erzielt werden. Als Normwerte gelten die in ■ Tabelle 16.5 aufgeführten Bereiche.

16.6 Adnextumoren in der Schwangerschaft

Die Inzidenz ovarieller Neoplasien während der Schwangerschaft wird mit 1:80–1:8000 Schwangerschaften angegeben. Diese große Streubreite beruht in erster Linie auf unterschiedlichen Definitionen eines Adnextumors sowie den unterschiedlichen diagnostischen Methoden. Eine Metaanalyse größerer Studien aus den Jahren 1954–1991 ergibt eine mittlere Inzidenz von etwa 1:600 Schwangerschaften, wobei die aktuellen Arbeiten nur symptomatische oder palpatorisch auffällige Tumoren berücksichtigen.

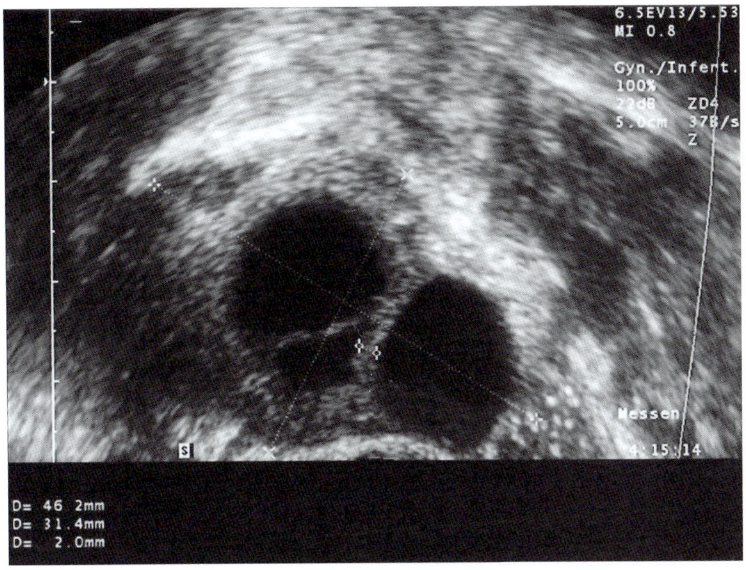

a

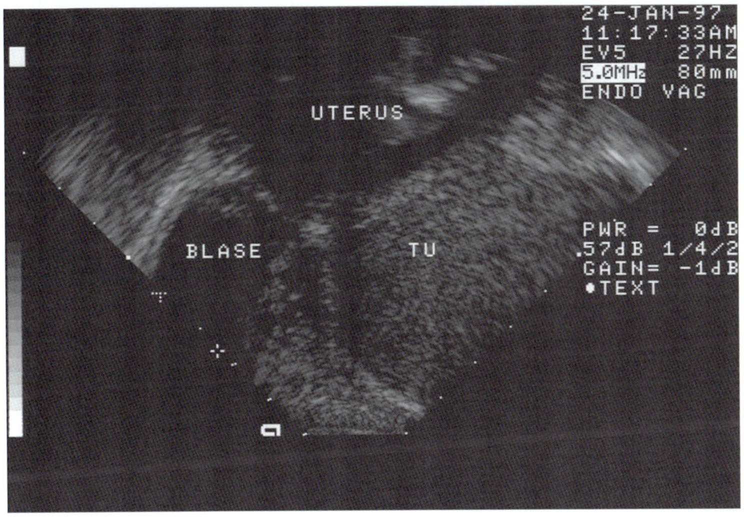

b

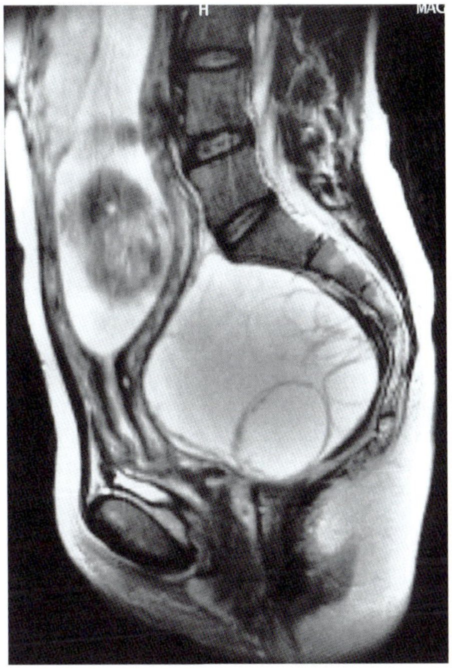

c

Abb. 16.21. **a Ovar mit Corpus-luteum-Zyste in der 8. SSW bei intakter Gravidität. b Muzinöses Zystadenom in der 18. SSW (TU) in Beziehung zu Harnblase und Uterus. c MRT-Sagittalschnitt derselben Patientin.** Der Uterus ist nach kranial verdrängt, die Zervix ausgezogen. Operative Entfernung in der 18. SSW, komplikationslose Entbindung am Termin

Der routinemäßige Einsatz der Sonographie führt bei 1–2% aller Schwangeren zur Diagnose von meist zystischen Ovarialtumoren (Nelson et al. 1986), wobei sich der Großteil dieser meist kleinen Zysten spontan wieder zurückbildet. Etwa 25% aller Adnexprozesse in der Schwangerschaft werden im Verlauf symptomatisch [Schmerzen durch Torsion (11%) oder Ruptur (9%), selten Einblutung oder Peritonismus].

> Bei einem Großteil der meist zystischen Adnextumoren in der Schwangerschaft handelt es sich um funktionelle Zysten (Abb. 16.21 a).

Eine Metaanalyse von etwa 1000 exstirpierten Adnextumoren in der Schwangerschaft zeigt demgegenüber in 67% der Fälle echte Neoplasien, wobei in <3% der Fälle maligne Neubildungen beobachtet wurden (Kohler 1994). In der Regel handelt es sich mit abnehmender Häufigkeit um seröse und muzinöse Zystadenome (Abb. 16.21b), Dermoidzysten, Ovarialfibrome und Thekome. Bei den malignen Ovarialtumoren sind aufgrund des niedrigen Alters der betroffenen Patientinnen die malignen Keimzelltumoren mit 27% im Vergleich zu serösen und muzinösen Karzinomen sowie LMP-Tumoren (»low malignant potential«) überrepräsentiert.

Diagnostik

Etwa 60% aller **Adnextumoren** in der Schwangerschaft werden im 1. Trimenon diagnostiziert, da bei einem noch kleinen Uterus die Adnexe der klinischen und sonographischen Untersuchung gut zugänglich sind. Beim Nachweis eines Adnextumors in der Frühschwangerschaft mit zusätzlicher Schmerzsymptomatik muss jedoch zunächst die EUG ausgeschlossen werden. Nur etwa 13% der Adnextumoren werden im 2. und etwa 6% im 3. Trimenon diagnostiziert, die restlichen erst unter der Geburt (Dystokie) oder postpartal (Infektionen, akutes Abdomen) (Kohler 1994).

Bei **Ovarialzysten**, die im Rahmen einer Routineuntersuchung im 1. Trimenon sonographisch diagnostiziert werden, handelt es sich häufig um funktionelle Zysten (meist Corpus-luteum-Zysten), die sich in einem hohen Prozentsatz spontan zurückbilden (etwa 85%, Kohler 1994). **Ovarialtumoren**, die über diesen Zeitraum hinaus bestehen, sind dagegen seltener funktioneller Natur und persistieren daher oft während der gesamten Schwangerschaft und postpartal.

> Die Größe des Adnextumors ist maßgeblich für die Wahrscheinlichkeit einer spontanen Remission. Bei Zysten <6 cm Durchmesser wird eine Persistenz mit <10% angegeben, bei Durchmessern von >6 cm dagegen um 40%. Die Komplikationsrate bei Zysten >6 cm ist entsprechend mehr als doppelt so hoch wie bei kleinen Tumoren (Struyk u. Treffers 1984).

Die sorgfältige sonographische Untersuchung kann einerseits die intakte intrauterine Gravidität bestätigen, weiterhin ist in den meisten Fällen die Unterscheidung zwischen Myomen und Adnextumoren möglich. Die Vermessung des Befundes in 2 Ebenen erlaubt den Größenvergleich bei einem exspektativen Vorgehen. Darüber hinaus wird der Adnextumor hinsichtlich seiner sonographischen Kriterien beurteilt (Größe, Septierung, Binnenstruktur, solide Anteile, Homogenität, Aszites). Zusätzliche Doppleruntersuchungen (jedoch in der Schwangerschaft häufig falsch-positiv) und die Magnetresonanztomographie (MRT) können weitere Aufschlüsse über die Dignität des Tumors geben, sie sind in ihrer Wertigkeit jedoch noch nicht eindeutig definiert.

Bestimmungen des Tumormarkers CA 125 haben ebenso nahezu keine diagnostische Aussagekraft, da erhöhte Serumspiegel in der Schwangerschaft häufig nachweisbar sind. Hier sind nur exzessive Erhöhungen von diagnostischem Nutzen. Bei Zeichen der maternalen oder fetalen Virilisierung sollten die Androgenspiegel bestimmt werden, da erhöhte Werte auf das Vorliegen eines androgenbildenden Tumors hinweisen können. Gelegentlich führen auch extensive AFP-Spiegel im Serum der Mutter im Rahmen der Triple-Diagnostik zur Diagnose von endodermalen Sinustumoren.

Therapie

Der Nachweis von Adnextumoren in der Schwangerschaft erfordert einige prinzipielle Überlegungen hinsichtlich des weiteren Vorgehens. Der behandelnde Arzt muss zwischen einer möglichen tumorbedingten Gefährdung der Mutter und einer therapiebedingten fetalen Gefährdung abwägen, wobei die Therapiemaßnahmen möglichst fertilitätserhaltend sein sollten.

Hinsichtlich der Behandlung von Adnextumoren in der Schwangerschaft liegen keine prospektiv-randomisierten Studien vor. Ausgehend von den Risiken der Torsion, Ruptur und dem Vorliegen eines neoplastischen Adnextumors sollte jedoch eines oder mehrere der folgenden Kriterien Veranlassung zu einem operativen Vorgehen sein (nach Kohler 1994):

- Symptomatik,
- Oberflächenunregelmäßigkeiten oder papilläre Strukturen,
- solide Anteile bzw. solider Tumor,
- mehrkammerige Zyste >6 cm nach dem 1. Trimenon,
- einkammerige Zyste >8 cm nach dem 1. Trimenon,
- Aszites,
- schnelles Wachstum.

Ungeachtet des Schwangerschaftsalters steht bei Patientinnen mit Symptomatik die operative Therapie des Adnextumors an erster Stelle. Falls keine akute Symptomatik oder Hinweiszeichen auf eine Malignität vorliegen, sollte der operative Eingriff in der 16.–18. SSW durchgeführt werden. Funktionelle Zysten haben sich bis zu diesem Zeitpunkt meist zurückgebildet, und die Plazenta hat die Progesteronproduktion bereits vollständig übernommen, sodass im Fall einer notwendigen Ovarektomie die Schwangerschaft durch einen Hormonentzug nicht gefährdet ist. Die natürliche Abortgefahr und die durch Manipulation am Uterus resultierende Abortgefahr sind im 2. Trimenon am geringsten.

Bei Diagnosestellung im 2. oder 3. Trimenon sollte der Eingriff je nach Dringlichkeit der operativen Abkärung möglichst bis zum Abschluss der Schwangerschaft oder der Lungenreife (etwa 34. SSW) hinausgezögert werden. Vorzeitige Eingriffe erhöhen das Risiko vorzeitiger Wehentätigkeit sowie die Raten der Frühgeburtlichkeit und der Mortalität des Kindes (Usui et al. 2000). In der Regel erfolgt die Entbindung in derartigen Fällen durch eine Sectio caesarea mit einer gleichzeitigen Exploration des Abdomens und ggf. der Entfernung des Adnexbefunds. Wird die vaginale Entbindung angestrebt, müssen die entsprechenden Risiken (Geburtshindernis, Torsion, postpartale Infarzierung) je nach der Größe des Adnexbefunds abgewogen werden.

Als **operativer Zugangsweg** während der Schwangerschaft sollte aus Gründen der bestmöglichen Exposition und geringstmöglichen Uterusmanipulation in der Regel die Längslaparotomie bevorzugt werden. Die laparoskopische Therapie sollte aufgrund der erschwerten Technik bei einem graviden Uterus sowie aufgrund verlängerter Operationszeiten, einer Erhöhung des intraabdominalen Drucks mit einer konsekutiv verringerten uterinen Perfusion und einer möglichen CO_2-bedingten fetalen und maternalen Azidose je nach Schwangerschaftsalter eher die Ausnahme sein. Unabhängig von der Diskussion hinsichtlich des laparoskopischen Vorgehens bei suspekten Adnextumoren auch außerhalb der Schwangerschaft kann eine abschließende Beurteilung zur Frage der Laparoskopie in der Schwangerschaft erst nach Vorliegen prospektiver randomisierter Studien erfolgen (Fatum u. Rojansky 2001). Die operative Exploration beinhaltet die sorgfältige Inspektion und ggf. Palpation des betroffenen und kontralateralen Adnex, des Uterus, des pelvinen und abdominalen Peritoneums, des Darms, der Leber, der Zwerchfellkuppeln sowie der retroperitonealen Lymphknoten. Die Asservierung von Aszites oder Spülflüssigkeit zur zytologischen Untersuchung ist obligat.

Da der Großteil der Adnextumoren in der Schwangerschaft benigne ist, besteht die operative Therapie des glattwandigen unilokulären Adnextumors in der Regel aus der Zystenresektion unter Erhaltung des Ovars. Die einseitige Ovarektomie erfolgt lediglich bei einer unstillbaren Blutung oder geringem ovariellem Restgewebe. Bei Verdacht auf eine funktionelle Zyste ist die Keilinzision zur histologischen Untersuchung ausreichend, da sich diese Befunde postpartal in der Regel wieder zurückbilden.

Sollte sich bei der histologischen Schnellschnittuntersuchung ein Malignom ergeben, so kann bei einem gut differenzierten Tumor und bei der Beschränkung auf ein Ovar die einseitige Adnexektomie unter Erhaltung der Schwangerschaft durchgeführt werden. Kontralateral sollte jeweils eine Probeexzision des Ovars vorgenommen werden, da auch bei frühen Stadien Ovarialmalignome bilateral auftreten können. Bei einem Malignomnachweis in der Schwangerschaft ist auch bei einem organerhaltenden Vorgehen ein operatives Staging inkl. Probeexzisionen von Peritoneum, Omentum, Zwerchfellabstrichen und ggf. Lymphknotensampling indiziert. Bei fortgeschrittenen Stadien mit diffuser pelviner und abdominaler Karzinomatose ist in Abhängigkeit vom Schwangerschaftsalter das Tumordebulking mit Hysterektomie und beidseitiger Adnexektomie und damit die Unterbrechung der Schwangerschaft notwendig.

Die **postoperative Behandlung** nach Adnexeingriffen in der Schwangerschaft entspricht dem üblichen Vorgehen nach Abdominaleingriffen. Häufig kommt eine postoperative Tokolyse mit β-Sympathomimetika unter engmaschiger Flüssigkeitsbilanzierung zum Einsatz, wenn auch deren Nutzen in prospektiven Studien nicht belegt ist. Etwa 80 % der Schwangerschaften nach einem Adnexeingriff führen zur Entbindung eines gesunden und reifen Kindes (Leivo et al. 1996). Besteht bei einem diagnostizierten Ovarialkarzinom die Notwendigkeit einer postoperativen Chemotherapie, so sollte diese erst nach Beendigung der Schwangerschaft durchgeführt werden. Ein teratogener Effekt einiger Zytostatika im 2. und 3. Trimenon ist zwar nicht belegt, in Langzeitstudien jedoch auch nicht völlig ausgeschlossen, sodass sicherheitshalber ein verzögerter Therapiebeginn in Kauf genommen werden sollte, sofern dies mütterlicherseits vertretbar ist.

Literatur

Alfierevic Z, Neilson JP (1995) Doppler ultrasonography in high-risk pregnancies: systematic review with -analysis. Am J Obstet Gynecol 172: 1379–1387

American College of Obstetricians and Gynecologists (1991) Ultrasound imaging in pregnancy. ACOG committee opinion 96, Washington DC: ACOG

American College of Obstetricians and Gynecologists (1993) Ultrasonography in pregnancy. ACOG technical bulletin 187, Washington, DC: ACOG

American Institute of Ultrasound in Medicine (1988) Bioeffects considerations for the safety of diagnostic ultrasound. J Ultrasound Med 7 [Suppl 9]: 1–38

American Institute of Ultrasound in Medicine (1991) Guidelines for the performance of the antepartum obstetrical ultrasound examination. AIUM, Rockville/MD

American Institute of Ultrasound in Medicine (1993) Bioeffects and safety of diagnostic ultrasound. AIUM, Rockville/MD

Barnett SB, Malik D (2001) International Perinatal Doppler Society, Guidelines and recommendations for safe use of Doppler ultrasound in perinatal applications. J Matern etal Med 10(2): 75–84

Benacerraf BR, Adzick NS (1987) Fetal diaphragmatic hernia: ultrasound diagnosis and clinical outcome in 19 cases. Obstet Gynecol 156: 673–576

Bricker L, Neilson JP (2001) Routine Doppler ultrasound in pregnancy (Cochrane Review). In: The Cochrane Library, 4. Oxford: Update Software

Bromley B, Estroff JA, Sanders SP et al. (1992) Fetal echocardiography: accuracy and limitations in a population at high and low risk for heart defects. Am J Obstet Gynecol 166: 1473–1481

Chinn DH, Miller EI, Worthy LM, Towers CV (1991) Sonographically detected fetal choroid plexus cysts: frequency and association with aneuploidy. J Ultrasound Med 10: 255–258

Clark SL, DeVore GR, Sabey PL (1988) Prenatal diagnosis of cysts of the fetal choroid plexus. Obstet Gynecol 72: 585–587

Copel JA, Pilu G, Green J, Hobbins JC, Kleinmann CS (1987) Fetal echocardiographic screening for congenital heart disease: the importance of the four-chamber view. Am J Obstet Gynecol 157: 648–655

Ewigman BG, Crane JP, Frigoletto FD et al. (1993) Effect of prenatal ultrasound screening on perinatal outcome. N Engl J Med 329: 821–827

Fatum M, Rojansky N (2001) Laparoscopic surgery during pregnancy. Obstet Gynecol Surv 56: 50–59

Fossum GT, Davajan V, Kletzy OA (1988) Early detection of pregnancy with transvaginal ultrasound. Fertil Steril 49: 788–791

Giles W, Bisits A (1993) Clinical use of Doppler ultrasound in pregnancy: information from six randomised trials. Fetal Diagn Ther 8: 247–255

Grannum PAT, Berkowitz RL, Hobbins JC (1979) The ultrasonographic changes in the maturing placenta and their relation to fetal pulmonic maturity. Am J Obstet Gynecol 133: 815–922

Hadlock FP, Deter RL, Harrist RB, Park SK (1984) Estimating fetal age: computer-assisted analysis of multiple fetal growth parameters. Radiology 152: 497–501

Hansmann M (1976) Ultraschallbiometrie im II. und III. Trimester der Schwangerschaft. Gynäkologe 9: 133–155

Heath VC, Southall TR, Souka AP, Elisseou A, Nicolaides KH (1998) Cervical length at 23 weeks of gestation: prediction of spontaneous preterm delivery. Ultrasound Obstet Gynecol 12(5): 312–317

Johnstone FD, Prescott RJ, Steel JM, Mao JH, Chambers S, Muir N (1996) Clinical and ultrasound prediction of macrosomie in diabetic pregnancy. Br J Obstet Gynaecol 103: 747–754

Kohler MF (1994) The adnexal mass in pregnancy. Postgrad Obstet Gynecol 14(12):1–5

Lees C, Parra M, Missfelder-Lobor H, Morgans A, Fletcher O, Nicolaides KH (2001) Individualized risk assessment for adverse pregnanc outcome by uterine artery Doppler at 23 weeks. Obstet Gynecol 98(3): 369–373

Leivo T, Tuomine R, Saari-Kemppainen A, Ylöstalo P, Karjalainen O, Heinonen P (1996) Cost-effectiveness off one-stage ultrasound screening in pregnancy: a report from the Helsinki ultrasound trial. Ultrasound Obstet Gynecol 7: 309–314

Lyons EA, Dyke C, Toms M, Cheang M (1988) In utero exposure to diagnostic ultrasound: a 6-year follow-up. Radiology 166: 687–690

McLaren RA, Pucket JL, Chauhan S (1995) Estimations of birthweight in pregnant women requiring induction: a comparison of seven sonographic models. Obstet Gynecol 85: 565–569

Merz E (1988) Biometrie des Fetus im 2. und 3. Trimenon. In: Merz E (Hrsg) Sonographische Diagnostik in Gynäkologie und Geburtshilfe. Thieme, S 134–146

Merz E, Wellek S (1996) Das normale fetale Wachstumsprofil – ein einheitliches Modell zur Berechnung von Normalkurven für die gängigen Kopf- und Abdomenparameter sowie die großen Extremitätenknochen. Ultraschall Med 14/4: 153–162

Moore TR (1990) Superiority of the four quadrant sum over the single-deepest-pocket technique in ultrasonographic identification of abnormal amniotic fluid volumes. Am J Obstet Gynecol 163: 762–767

Morrow CP (1984) Postmolar trophoblastic disease: diagnostic, management and prognosis. Clin Obstet Gynecol 27: 211–220

Mutterschaftsrichtlinien (1997) Richtlinien des Bundesausschusses für Ärzte und Krankenkassen über die ärztliche Betreuung während der Schwangerschaft und nach der Entbindung. Bundesanzeiger 45, 6.3.1997

Neilson JP (2001) Ultrasound for fetal assessment in early pregnancy (Cochrane review). In: The Cochrane Library, 4, Oxford, update software

Nelson MJ, Cavalieri R, Graham D, Sanders RC (1986) Cysts in pregnancy discovered by sonography. J Clin Ultrasound 14: 509–512

Ott WJ (1985) Accurate gestational dating. Obstet Gynecol 66: 311–315

Phelan JP, Smith CV, Broussard P, Small M (1987) Amnionic fluid volume assessment with the four-quadrant technique at 36–42 weeks gestation. J Reprod Med 32: 540–546

Platt LD, Carlson DE, Medearis AL, Walla CA (1991) Fetal choroid plexus cysts in the second trimester of pregnancy: a cause for concern. Am J Obstet Gynecol 164: 1652–1656

Ratzel R (1996) Auswirkungen der Effizienzbewertung der Untersuchungen in der Schwangerschaft auf die Aufklärung. Gynäkologe 29: 590–593

Rempen A (1998) Ultraschall in der Frühschwangerschaft. In: Schmidt W (Hrsg) Jahrbuch der Gynäkologie und Geburtshilfe 1997/98. Biermann, Zülpich, S 51–61

Richtlinien des Bundesausschusses für Ärzte und Krankenkassen über die ärztliche Betreuung während der Schwangerschaft und nach der Entbindung. Bundesanzeiger 45, 6.3.1997

Robinson HP, Fleming JEE (1975) A critical evaluation of sonar »crown-rump length« measurements. Br J Obstet Gynaecol 82: 702–710

Shapiro BS, Escobar M, Makuch R, Lavy G, DeCherney AH (1992) A model-based prediction for transvaginal ultrasonographic identification of early intrauterine pregnancy. Am J Obstet Gynecol 166: 1495–1500

Sohn C (1995) Vorgehensweise zum Ausschluß oder Nachweis von Fehlbildungen. In: Sohn C, Holzgreve W (Hrsg) Ultraschall in Gynäkologie und Geburtshilfe. Thieme, S 367–378

Standardkommission der Arbeitsgemeinschaft Dopplersonographie und maternofetale Medizin (AGDMFM) (1996) Standards in der Perinatalmedizin – Dopplersonographie in der Schwangerschaft. Geburtshilfe Frauenheilkd 56: M69–M73

Stark CR, Orleans, M, Haverkamp AD, Murphy J (1984) Short- and long-term risks after exposure to diagnostic ultrasound in utero. Obstet Gynecol 6: 194–200

Struyk AP, Treffers PE (1984) Ovarian tumors in pregnancy. Acta Obstet Gynecol Scand 63: 421–424

Ultraschallrichtlinien (1995) Dtsch Ärztebl 92: 311–313

Usui R, Minakami H, Kosuge S, Iwasaki R, Ohwada M, Sato I (2000) A retrospective survey of clinical, pathologic, and prognostic features of adnexal masses operated on during pregnancy. J Obstet Gynaecol Res 26(2): 89–93

Weissman A, Drugan A (2001) Sonographic findings of the umbilical Cords implications for the risk of fetal chromosomal anomalies. Ultrasound Obstet Gynecol 17(6): 536–541

III

Schwangerschaftsinduzierte Erkrankungen/Erkrankungen in der Schwangerschaft

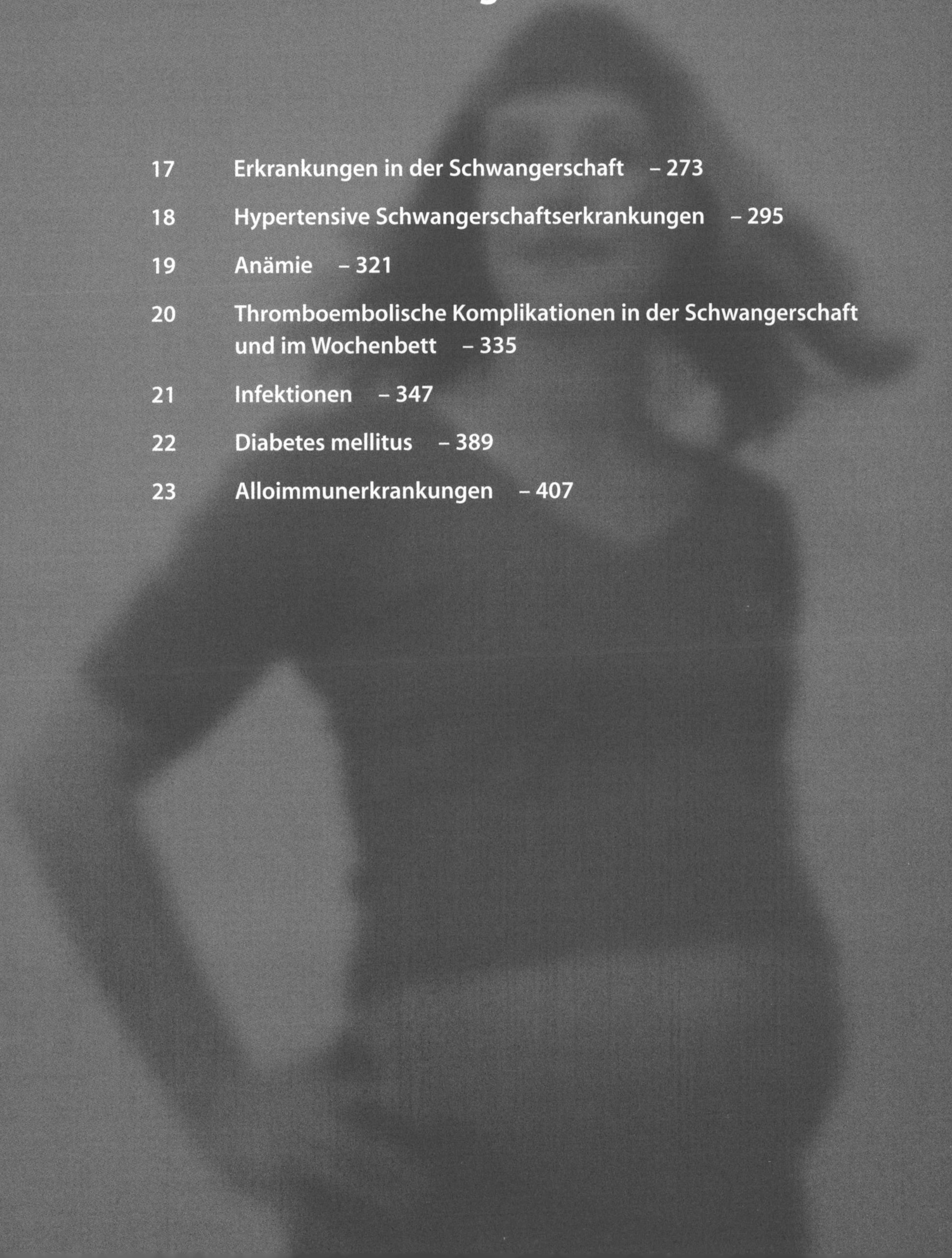

Erkrankungen in der Schwangerschaft

H. Leitich und P. Husslein

17.1 Hyperemesis gravidarum

Zusammenfassung

Hyperemesis gravidarum ist eine ätiologisch bisher ungeklärte Erkrankung in der Schwangerschaft, die sich durch anhaltende Übelkeit und häufiges Erbrechen manifestiert und zwischen der 4. und 20. SSW auftritt. Die Beschwerden erreichen um die 8.–12. SSW ihr Maximum und führen zu Störungen im Flüssigkeits- und Elektrolythaushalt.

Die Therapie zielt durch Nahrungskarenz und parenterale Flüssigkeits- und Elektrolytsubstitution auf eine rasche Normalisierung des Wasser- und Elektrolythaushalts ab. Im Rahmen der Infusionstherapie sollten infolge der Mangelernährung entstandene Hypovitaminosen ausgeglichen werden. In leichteren Fällen von Übelkeit und Erbrechen kann auch durch diätetische Maßnahmen und die orale Gabe von Antiemetika eine Besserung der Beschwerden erreicht werden.

Bei anamnestischen Hinweisen auf eine psychosoziale Genese der Erkrankung ist eine begleitende psychotherapeutische, in Einzelfällen auch psychiatrische Betreuung bzw. eine Betreuung durch Sozialarbeiter wichtig.

Definition

Zwischen Übelkeit und gelegentlichem Erbrechen, die vorwiegend morgens auftreten und wegen ihrer Häufigkeit oft als pathognomonische Schwangerschaftszeichen angesehen werden, und der Hyperemesis gravidarum besteht ein gradueller Übergang. Zur Abgrenzung von der Schwangerschaftsemesis kann die Hyperemesis als anhaltende Übelkeit und Erbrechen definiert werden, die vor der 20. SSW auftreten, auf keine andere Ursache zurückzuführen sind und zu Störungen im Flüssigkeits- und Elektrolythaushalt führen.

Epidemiologie

Übelkeit und Erbrechen treten in 50–90% aller Schwangerschaften auf, während die klinisch bedeutsame Hyperemesis eine Inzidenz von 0,3–2% hat. Epidemiologische Studien haben ein gehäuftes Auftreten der Hyperemesis bei Nulliparae, Adipositas, Adoleszenten, Zwillingsschwangerschaften, bei Vorliegen fetaler Fehlbildungen sowie bei einem Auftreten von Hyperemesis in einer vorangegangenen Schwangerschaft festgestellt. Ein vermindertes Auftreten hingegen wurde bei Müttern über 35 Jahren und Zigarettenraucherinnen beobachtet.

Nach Abell und Riely (1992) stellt die Hyperemesis einen protektiven Faktor gegen Aborte in der 1. Schwangerschaftshälfte sowie gegen die postpartale Depression dar.

Ätiologie

Die zahlreichen Theorien zur Entstehung der Hyperemesis haben gemeinsam, dass bestimmte Symptome und Erkrankungen bei Hyperemesis zwar gehäuft, aber nicht notwendigerweise auftreten, sodass daraus keine kausale Beziehungen zwischen diesen und der Entstehung der Hyperemesis abgeleitet werden können.

Als **psychosoziale Faktoren** der Hyperemesis wurden eine gestörte psychische Auseinandersetzung mit der Schwangerschaft, die sich als ambivalente oder ablehnende Haltung gegenüber der Schwangerschaft manifestiert, sowie soziale Probleme, die ein für die Schwangerschaft ungünstiges Umfeld schaffen, genannt.

Die Koinzidenz des Anstiegs von β-HCG, Östrogenen und Gestagenen in der Frühschwangerschaft führte zur Theorie der **hormonellen Genese** der Hyperemesis. Diese Theorie wird von der Beobachtung gestützt, dass bei Trophoblasterkrankungen vermehrt, bei Abortivschwangerschaften vermindert Symptome beobachtet werden.

Passagere Hyperthyreosen, Hyperparathyreosen und Leberfunktionsstörungen treten gehäuft bei Hyperemesis auf. Möglicherweise sind sie als Begleiterkrankungen der Hyperemesis zu verstehen, die mit dieser eine gemeinsame Ursache haben.

Andere Theorien, die vorgebracht wurden, sind Störungen der Magenperistaltik, Fettstoffwechselstörungen, Störungen des vegetativen Nervensystems, eine Infektion mit Helicobacter pylori, sowie ein Mangel an Vitamin B_6 oder Spurenelementen.

Bedeutung für Mutter und Fetus

Aus historischen Berichten wurde bekannt, dass die Hyperemesis durch die zunehmende Exsikkose und Elektrolytentgleisung zu einem letalen Ausgang infolge eines terminalen Leber- und Nierenversagen führen kann. Mit dem heutigen Verständnis der pathophysiologischen Vorgänge der Hyperemesis kommt es nur mehr selten zu einer Gefährdung der mütterlichen Gesundheit. Das Auftreten einer Wernicke-Enzephalopathie oder einer zentralen pontinen Myelinolyse als Folge eines Vitamin-B_1-Mangels zählen zu den schwerwiegensten Komplikationen der Hyperemesis. Daneben wurden auch Ösophagusverletzungen als Folge des häufigen Erbrechens, eine periphere Neuropathie als Folge des Vitamin-B_6- bzw. -B_{12}-Mangels sowie Gerinnungsstörungen als Folge des Vitamin-K-Mangels beschrieben. Bezüglich der kindlichen Morbidität wurde ein signifikanter Zusammenhang zwischen einer ausgeprägten Hyperemesis und einem niedrigeren Geburtsgewicht sowie einer intrauterinen Wachstumsretardierung gefunden. Auch hat man ein vermehrtes Auftreten von Fehlbildungen beobachtet, ohne jedoch eine teratogene Wirkung der Hyperemesis nachweisen zu können.

Evaluation

Das klinische Bild der Hyperemesis wird durch den Wasser- und Elektrolytverlust geprägt, der einerseits durch das häufige Erbrechen, andererseits durch die Unfähigkeit, ausreichend Flüssigkeit zu sich zu nehmen, bedingt ist. In schweren Fällen kommt es zusätzlich zur Dehydratation auch zu einem Mangel an lebenswichtigen Nahrungsbestandteilen, Vitaminen und Spurenelementen.

Anamnese

Typischerweise liegt der Beginn der Erkrankung zwischen der 4. und 10. SSW, wobei die Beschwerden um die 8.–12. SSW ihr Maximum erreichen und fast immer bis zur 20. SSW sistieren. Bei längerdauernder Hyperemesis kommt es durch die Unfähigkeit, ausreichend Nahrung zu sich zu nehmen, auch zu einem Gewichtsverlust.

Befunde

Klinisch stellt sich die Hyperemesis durch Mundtrockenheit, eine faltige Haut, gerötete Schleimhäute, Ptyalismus und einen durch die vermehrte Bildung von Ketonkörpern charakteristischen Mundgeruch dar. Typische **Harnbefunde** sind der Nachweis von Ketonkörpern, ein erhöhtes spezifisches Gewicht, ein erhöhtes BUN (blood urea nitrogen, Harnstoffnitrogen im Serum) sowie eine Azidurie. Charakteristische **Blutbefunde** sind ein erhöhter Hämatokrit, verminderte Elektrolytwerte (Na-, K-, Cl-Ionen), eine metabolische Alkalose, eine passagere Hyperthyreose, eine erhöhte Serumamylase bzw. -lipase, erhöhte Aminotransferasen sowie ein erhöhtes Gesamtbilirubin.

Differenzialdiagnose

Zur Diagnose einer Hyperemesis gravidarum sind alle Erkrankungen auszuschließen, in deren Folge es ebenfalls zu Übelkeit und Erbrechen kommen kann (s. Übersicht). Auf charakteristische Symptome dieser Erkrankungen muss daher bei der Differenzialdiagnose der Hyperemesis geachtet werden.

Differenzialdiagnose der Hyperemesis

Gastrointestinale und hepatobiläre Ursachen
- Refluxösophagitis
- Hiatushernie
- Peptisches Ulkus
- Pankreatitis
- Gallenwegerkrankungen
- Appendizitis
- Hepatitis
- Schwangerschaftsfettleber
- Entzündliche oder obstruktive Darmerkrankungen

Urogenitale Ursachen
- Pyelonephritis
- Nephrolithiasis
- Urämie
- Stielgedrehte Ovarialzyste
- Degenerative Prozesse in Myomen

Verschiedene
- Medikamentöse/toxische Ursachen
- Metabolische Erkrankungen (z. B. Diabetes mellitus)
- Hyperthyreose
- Hyperkalzämie, Hyperparathyreoidismus
- Migräne
- ZNS-Erkrankungen
- Vestibuläre Erkrankungen

Hyperemesis als Folge von anderen Schwangerschaftserkrankungen:
- Hydatidenmole
- Polyhydramnion (bei fetalem Hydrops)
- Schwangerschaftshypertonie, Präeklampsie
- Vorzeitige Plazentalösung

Management

In leichten Fällen von Übelkeit und Erbrechen genügen diätetische Maßnahmen. Empfohlen werden häufigere, kleinere Mahlzeiten, eine eiweiß- und fettarme Kost auf Kohlenhydratbasis sowie eine Pausierung der Einnahme oraler Eisenpräparate.

Bei ausgeprägter Hyperemesis zielt die Therapie durch parenterale Flüssigkeits- und Elektrolytsubstitution auf eine rasche Normalisierung des Wasser- und Elektrolythaushalts ab. Im Allgemeinen werden die Beschwerden durch diese Therapie rasch gebessert.

Auf eine **orale Zufuhr von Nahrung** sollte zunächst gänzlich verzichtet und damit erst nach Besserung der Beschwerden wieder vorsichtig begonnen werden. Durch die parenterale Zufuhr von Vitaminen können Hypovitaminosen, die als Folge der Mangelernährung entstanden sind, ausgeglichen werden. Besonderes Augenmerk sollte auf die Substitution der Vitamine B_1 bzw. B_6 gerichtet werden. In schweren Fällen und bei länger andauernder Hyperemesis kann auch eine vollständige parenterale Ernährung notwendig werden.

Die **medikamentöse Therapie** der Hyperemesis kann die Infusionstherapie nicht ersetzen und sollte nur unterstützend bzw. in leichteren Fällen angewandt werden.

In der Behandlung der Hyperemesis haben sich vor allem H_1-Antihistaminika (Dimenhydrinat, Diphenhydramin, Doxylamin, Meclozin), Dopaminantagonisten (Metoclopramid), Phenothiazine (Chlorpromazin, Triflupromazin, Promethazin) aber auch Vitamine (Vitamin B_6) bewährt. Die Akupunktur bzw. Akupressur des Punktes P6 am Unterarm zeigte ebenfalls einen günstigen Einfluss auf Übelkeit und Erbrechen.

Neben den bisher besprochenen Therapiemaßnahmen stellt auch eine begleitende psychotherapeutische, in Einzelfällen auch psychiatrische Betreuung bzw. Betreuung durch Sozialarbeiter einen wesentlichen Faktor für eine erfolgreiche Therapie der Hyperemesis dar. Sie ist besonders in solchen Fällen wichtig, bei denen bereits anamnestisch Hinweise auf eine psychosoziale Genese der Erkrankung gefunden wurden.

17.2 Schilddrüsenerkrankungen

Zusammenfassung

Zur Diagnose und Behandlung von Schilddrüsenerkrankungen in der Schwangerschaft ist die Kenntnis der schwangerschaftsbedingten physiologischen Veränderungen der Schilddrüsenfunktion wichtig.

Der erhöhte Iodbedarf in der Schwangerschaft führt insbesonders in Iodmangelgebieten zu einem vermehrten Auftreten von euthyreoten Strumae. Daher ist auf eine ausreichende Iodzufuhr zu achten, wobei diese aber wegen der Gefahr einer induzierten fetalen Hypothyreose die in der Schwangerschaft notwendige Menge nicht übersteigen soll.

Hyperthyreosen treten meist als Folge eines Morbus Basedow auf und haben, sofern sie erfolgreich medikamentös eingestellt sind, eine günstige mütterliche und kindliche
▼

Prognose. Zur Therapie stehen Thioharnstoffpräparate zur Verfügung, deren Dosierung so bemessen sein soll, dass der Grenzbereich zwischen Euthyreose und Hyperthyreose erreicht wird, da eine zu hohe Dosierung die Gefahr einer induzierten fetalen Hypothyreose mit sich bringt. Zur symptomatischen Therapie stehen darüber hinaus β-Blocker zur Verfügung.

Hypothyreosen sind in der Schwangerschaft wegen der oft begleitenden Infertilität selten, müssen aber wegen der Gefahr eines vermehrten Auftretens von Totgeburten und Kindern mit niedrigem Geburtsgewicht mit Schilddrüsenhormonen substituiert werden. Eine mütterliche Hypothyreose führt nach dem 1. Trimenon meist zu keiner kindlichen Hypothyreose. Tritt diese trotzdem auf, so ist eine rasche Therapie notwendig, um die Folgen einer kongenitalen Hypothyreose zu vermeiden. Aus diesem Grund ist auch das Screening aller Neugeborenen auf eine hypothyreote Stoffwechsellage wohlbegründet.

17.2.1 Physiologische Änderungen der Schilddrüsenfunktion

Die Beurteilung von Schilddrüsenerkrankungen in der Schwangerschaft setzt die Kenntnis der physiologischen Änderungen der Schilddrüsenfunktion voraus. Ursachen dieser Veränderungen sind ein vergrößerter Iodverteilungsraum durch die physiologische Hämodilution und den zusätzlichen Verteilungsraum der fetoplazentaren Einheit, erhöhte renale Iodverluste, die durch eine gesteigerte glomeruläre Filtration verursacht werden, eine östrogenbedingte Zunahme des thyroxinbindenden Globulins (TBG) und ein durch die zusätzliche Plazentaaktivität bedingter erhöhter Umsatz von T_3 und T_4.

Labordiagnostisch drücken sich diese Änderungen als Zunahme des Gesamt-T_3 bzw. -T_4 und einer Zunahme des TBG aus, während die Werte des thyreoidstimulierenden Hormons (TSH) und des freien T_3 bzw. T_4 unverändert bleiben und somit eine euthyreote Stoffwechsellage anzeigen.

> Durch den gesteigerten Umsatz von T3 und T4 steigt auch der Iodbedarf in der Schwangerschaft an. Zur Prophylaxe einer Iodmangelstruma wird daher von der WHO eine Zufuhr von 150–300 µg Iod pro Tag empfohlen.

Bis zum Ende des 1. Trimenons ist die Plazenta für T_4 gut durchgängig. Eine ausreichende Versorgung des Feten mit mütterlichem T_4 ist in dieser Phase für die Entwicklung des Kindes sehr wichtig. Ab Beginn des 2. Trimenons wird die Plazentadurchlässigkeit deutlich geringer, und die fetale Schilddrüse nimmt ihre Funktion als eigenes Organ mit einer eigenen fetalen Rückkopplungsschleife auf. Allerdings kann es durch den Übertritt von anderen plazentagängigen Substanzen zu einer Beeinflussung der fetalen Schilddrüsenfunktion kommen, die entweder kompensiert werden kann oder zu einer fetalen Hyper- bzw. Hypothyreose führt. So können z. B. schilddrüsenstimulierende Antikörper bei Morbus Basedow zu einer fetalen Hyperthyreose führen, während ein erhöhter mütterlicher Iodspiegel, radioaktive Iodisotope, Thyreostatika und antithyreoidale Antikörper (wie bei Hashimoto-Thyreoiditis) eine fetale Hypothyreose bewirken können.

17.2.2 Euthyreote Struma (Iodmangelstruma)

Bei unzureichender Zufuhr von Iod in der Nahrung reagiert die Schilddrüse zur Aufrechterhaltung einer euthyreoten Stoffwechsellage mit einer kompensatorischen Hypertrophie und Hyperplasie, die sich klinisch als Struma bemerkbar macht. Bei länger dauerndem Iodmangel kann es zu morphologischen und funktionellen Veränderungen der Struma kommen, die dann als nodulär-hyperplastische Struma oder als adenomatöser Knotenkropf erscheint. Funktionell drückt sich diese Umwandlung in der Entstehung autonomer, von regulierenden Einflüssen unabhängigen Schilddrüsenzellverbänden aus.

Besonders in endemischen Iodmangelgebieten wie Deutschland tritt die euthyreote Struma auch in der Durchschnittsbevölkerung mit einer Inzidenz von 10–15 % auf. Der in der Schwangerschaft erhöhte Iodbedarf führt unter diesen Umständen zu einer noch größeren Inzidenz. Vielfach werden dabei bereits vor der Schwangerschaft bestehende subklinische Strumae erstmals in der Schwangerschaft auffällig. Auch im Regulationssystem der fetalen Schilddrüse macht sich ein Iodmangel als euthyreote Struma bemerkbar. Kann der Iodmangel nicht kompensiert werden, kommt es zu den unter 17.2.4 beschriebenen kindlichen Folgeerscheinungen.

Als **therapeutische Möglichkeiten** stehen die Gabe von Iod oder Schilddrüsenhormonen oder eine Kombination von beiden zur Verfügung, wobei die Zufuhr von Iod wegen der Gefahr einer induzierten fetalen Hypothyreose nicht die in der Schwangerschaft notwendige Menge übersteigen soll.

Prophylaktisch ist besonders in Iodmangelgebieten auf eine ausreichende Iodzufuhr zu achten, da in diesen Gebieten trotz der Verwendung von iodiertem Speisesalz der Iodbedarf aus dem Trinkwasser und der Nahrung nur etwa zur Hälfte gedeckt werden kann.

17.2.3 Hyperthyreose

Eine Hyperthyreose in der Schwangerschaft tritt mit einer Inzidenz von bis zu 1/500 auf. In 85–90 % der Fälle ist sie ein Symptom des M. Basedow, einer Autoimmunerkrankung, die durch eine Bildung von thyreoidstimulierenden Antikörpern charakterisiert ist, sowie Folge von autonomen Schilddrüsenknoten bzw. einer disseminierten Autonomie. Darüber hinaus sind passagere Hyperthyreosen in der Schwangerschaft nicht selten und treten gehäuft bei Hyperemesis gravidarum, Trophoblasterkrankungen (bedingt durch die TSH-Produktion des Trophoblasten), in der Frühschwangerschaft und in der postpartalen Zeit auf.

Klinik und Labor

Die klinischen Zeichen der Hyperthyreose sind ein Ruhepuls über 100 Schläge/min, Vergrößerung der Schilddrüse, Exophthalmos, Onycholyse und fehlende Gewichtszunahme trotz normaler Ernährung. Eine milde Hyperthyreose, die sich nur in einer milden Tachykardie bzw. Herzklopfen und einer leichten Hitzeintoleranz bermerkbar macht, ist wegen der geringen

Spezifität dieser Symptome in der Schwangerschaft schwer zu diagnostizieren.

Laborchemisch sind die Werte des freien T_4 im Serum erhöht. Bei M. Basedow sind in etwa 70 % der Fälle thyreoidstimulierende und antimikrosomale Antikörper nachweisbar. Die Werte von TSH sind vermindert und auf TRH-Gabe nicht stimulierbar.

> Szintigraphische Untersuchungen zur weiteren Abklärung von Schilddrüsenknoten sind in der Schwangerschaft nicht indiziert.

Management

Therapeutisch bietet sich die Möglichkeit einer direkten Beeinflussung der Schilddrüsenhormonproduktion mit **Thioharnstoffverbindungen** oder eine Beeinflussung der peripheren Wirkung der Schilddrüsenhormone durch β-Blocker an. Die Therapie mit Thioharnstoffen wird zunächst in einer niedrigen Dosierung begonnen und die Dosis so lange gesteigert, bis der obere Grenzwert des Normalbereichs von T_4 erreicht wird, wobei die Wirkung der Medikation sich allerdings erst in 3–4 Wochen in veränderten Hormonspiegeln bemerkbar macht.

Die Hormonspiegel sollten über den gesamten Verlauf der Schwangerschaft beobachtet und die Dosierungen dementsprechend angepasst werden, da in der Literatur sehr unterschiedliche Verläufe beobachtet worden sind. So kann bei etwa einem Drittel der Patientinnen die Therapie in der 2. Schwangerschaftshälfte wieder abgesetzt werden, in den anderen Fällen muss die Dosierung aber gleich belassen oder sogar gesteigert werden.

Zur schnelleren symptomatischen Therapie der Hyperthyreose werden **β-Blocker** ebenfalls nach Wirkung titriert, wobei ein Ruhepuls von unter 100 Schlägen/min erreicht werden soll. Neben der medikamentösen Therapie stellt – nach erfolgter medikamentöser Stabilisierung – die subtotale Thyreoidektomie eine weitere Therapiemöglichkeit dar.

Cave

Kontraindiziert ist die Verwendung von Radioiodisotopen wegen der Gefahr einer Strahlenschädigung der fetalen Schilddrüse.

Eine potenzielle **Nebenwirkung der Thioharnstoffpräparate** ist eine Beeinflussung der fetalen Schilddrüse mit der Induktion einer fetalen Hypothyreose. Angestrebt wird daher eine sorgfältige Einstellung der Medikation, wobei der Grenzbereich zwischen Euthyreose und Hyperthyreose erreicht werden sollte. Bislang existiert kein eindeutiger Hinweis auf einen teratogenen Effekt der Thioharnstoffpräparate, und auch die weitere Verwendung in der Stillperiode gilt als unbedenklich.

Nebenwirkungen der β-Blocker sind eine Verminderung der Herzleistung bis zur Entstehung einer Lungenstauung bzw. eines Lungenödems. Besonders bei bereits bestehender eingeschränkter Herzleistung ist die Gabe von β-Blockern daher sorgfältig zu indizieren.

Bedeutung für Mutter und Fetus

Die Auswirkungen der Hyperthyreose auf die mütterliche und kindliche Morbidität hängen vor allem davon ab, ob eine wirksame Therapie eingeleitet wurde. Bei der unbehandelten oder insuffizient behandelten Hyperthyreose wurden ein vermehrtes Auftreten von Kardiomyopathien mit Herzinsuffizienz, Präeklampsie, thyreotoxen Krisen, vorzeitiger Wehentätigkeit, Frühgeburtlichkeit, intrauterine Wachstumsretardierung sowie gehäuft Aborte und Totgeburten beobachtet. Umgekehrt haben Kinder von Müttern mit erfolgreich eingestellter Hyperthyreose keine gegenüber der Normalpopulation schlechtere Prognose.

Kinder von Müttern mit behandeltem M. Basedow können durch den Übertritt von mütterlichen Antikörpern einige Tage nach der Geburt hyperthyreot werden, weil zu diesem Zeitpunkt die Wirkstoffspiegel der Thioharnstoffpräparate abgefallen sind. Sie benötigen daher solange eine thyreostatische Therapie, bis die zirkulierenden mütterlichen Antikörper abgebaut sind.

17.2.4 Hypothyreose

Die Hypothyreose tritt vor allem als Folge von Autoimmunerkrankungen wie der Hashimoto-Thyreoiditis sowie als Zustand nach Strumaoperationen und Radioiodbehandlungen auf. Schwere Hypothyreosen in der Schwangerschaft sind wegen der begleitenden Infertilität selten, leichtere Formen ohne eindeutige klinische Symptomatik häufiger.

Klinik und Labor

Klinisch imponieren neben der Struma Müdigkeit, Bradykardie, mangelnde Gewichtszunahme, Kälteintoleranz, Verstopfung sowie eine Zunahme von Depressionen, vermindertes Konzentrationsvermögen und eine herabgesetzte Gedächtnisleistung.

Laborchemisch finden sich erniedrigte Werte von freiem T_4, ein erhöhtes TSH mit einer erhöhten Antwort von TSH auf TRH-Gabe. Bei subklinischen Formen kann eine Erhöhung des TSH auch isoliert – mit einem normalen Spiegel von T_4 – auftreten.

Therapie

Therapeutisch ist eine Substitutionsbehandlung mit L-Thyroxin-Monopräparaten indiziert.

Auswirkungen auf Mutter und Fetus

Die Prognose für die Schwangerschaft ist (wie bei der Hyperthyreose) vom Erfolg der medikamentösen Einstellung abhängig. Die unbehandelte Hypothyreose führt zu einer erhöhten Rate von Aborten und Totgeburten und zu Kindern mit niedrigerem Geburtsgewicht.

Da das Kind im 1. Trimenon für eine normale Entwicklung auf die Zufuhr mütterlichen Schilddrüsenhormons angewiesen ist, sollte bei Schwangeren mit vorangegangenen Schilddrüsenerkrankungen und bei Iodmangelstruma bereits vor Eintritt der Schwangerschaft eine Hypothyreose erkannt und behandelt werden. Ab dem 2. Trimenon ist die fetale Stoffwechsellage durch ihren Autoregulationsmechanismus nur gering beeinträchtigt. Ausnahmen finden sich allerdings bei Radioiodbehandlungen, stark verminderter oder übermäßiger Zufuhr von Iod, Thyreostatikatherapie oder beim Übertritt von antithyreoidalen Antikörpern. Insgesamt beträgt die Inzidenz an kongenitalen Hypothyreosen 1/4000 bis 1/7000 Neugeborene.

> Wegen der beträchtlichen Auswirkungen einer kongenitalen Hypothyreose auf die kindliche Entwicklung, die sich als generalisierte Reifungs- und Entwicklungsstörung mit einer möglichen bleibenden intellektuellen Beeinträchtigung manifestiert, ist das Screening aller Neugeborenen wohlbegründet.

17.2.5 Die postpartale Thyroiditis (PPT)

Diese Erkrankung ist sehr häufig und betrifft etwa 10–15% aller Wöchnerinnen. Sie ist durch eine lymphozytäre Infiltration der Schilddrüse, oft auch durch zirkulierenden Schilddrüsenantikörper gekennzeichnet. In ihrer klassischen Form lässt sie eine hyperthyreote Phase von 6 Wochen bis 6 Monate post partum von einer daran anschließenden hypothyreoten Phase, die bis 1 Jahr nach der Geburt anhält, unterscheiden. Dieser klassische Verlauf tritt allerdings nur in etwa einem Drittel der Fälle auf, ein Drittel der Patientinnen erlebt nur eine hyperthyreote, ein Drittel nur eine hypothyreote Phase. Die hyperthyreote Phase ist meist mild und immer selbstlimitierend. Die Hauptsymptome der hypothyreoten Phase, wie Müdigkeit, Erschöpfung und Depressionen werden meist der neuen Lebenssituation zugeschrieben und diese Phase bleibt daher oft undiagnostiziert. Aufgrund der stärkeren Symptomatik bedarf diese Phase häufig einer Substitutionsbehandlung mit L-Thyroxin bis zur Wiederkehr einer enthyreoten Schilddrüsenfunktion.

17.3 Herz- und Kreislauferkrankungen

Zusammenfassung

Während der Schwangerschaft und Geburt kommt es durch die physiologischen Veränderungen im Herz-Kreislauf-System zu einer kardialen Mehrbelastung, die bei bestehenden Herzerkrankungen zu einer kardialen Dekompensation führen kann. Die Prognose und das Management sind vom Schweregrad der Erkrankung abhängig, wobei sich zur Beurteilung des Schweregrades die Klassifizierung der New York Heart Association bewährt hat. Die engmaschige Betreuung in der Schwangerschaft beinhaltet neben der kardiologischen Überwachung eine regelmäßige fetale Evaluation, um – besonders bei zyanotischen Herzvitien – die Zeichen einer fetalen Hypoxie rasch erkennen zu können. Die mütterliche und fetale Prognose bei Herzerkrankungen der Schweregrade 1 und 2 ist als günstig einzustufen. Es sollte prinzipiell eine vaginale Geburt angestrebt werden, wobei geburtserleichternde Maßnahmen großzügig zu indizieren sind.

Müttern mit Herzerkrankungen der Schweregrade 3 und 4 ist wegen der schlechten mütterlichen und kindlichen Prognose eine Schwangerschaft nicht anzuraten. In jedem Fall ist bei dieser Patientinnengruppe eine besonders intensive interdisziplinäre Betreuung notwendig und eine Schnittentbindung anzustreben.

Die im Rahmen der Schwangerschaft häufig auftretende **arterielle Hypotonie** kann durch eine plazentare ▼ Minderperfusion zu einem vermehrten Auftreten von wachstumsretardierten Kindern und Frühgeburten führen. Die häufigste Ursache einer arteriellen Hypotonie ist die orthostatische Dysregulation, die in verschiedene Reaktionstypen eingeteilt werden kann. Zur Behandlung der orthostatischen Dysregulation stehen je nach Reaktionstyp physikalische oder medikamentöse Maßnahmen im Vordergrund.

Eine Sonderform der arteriellen Hypotonie ist das **Vena-cava-Kompressionsyndrom**, bei dem es durch den Druck der Gebärmutter auf die untere Hohlvene in Rückenlage, aber auch bei längerem Stehen, zu einem verminderten venösen Rückstrom zum Herzen kommt. Folge des Vena-cava-Kompressionssyndroms ist – neben der Möglichkeit eines Kreislaufschocks – eine plazentare Minderperfusion mit der Gefahr einer fetalen Hypoxie. Prophylaktisch ist daher die Rückenlage bzw. längeres Stehen zu vermeiden. (Die Problemkreise »Hypertensive Schwangerschaftserkrankungen«, »Anämie« und »Thromboembolische Komplikationen in Schwangerschaft und Wochenbett« werden in den Kapiteln 18–20 besprochen).

17.3.1 Herzerkrankungen

Die schwangerschaftsbedingten physiologischen Veränderungen im Herz-Kreislauf-System – insbesondere die etwa 50 %ige Zunahme des Plasmavolumens, verbunden mit einer Erhöhung des Schlagvolumens und der Herzfrequenz – führen zu einer Zunahme der Herzleistung in der Schwangerschaft. Kann diese Mehrleistung vom gesunden Organismus problemlos erbracht werden, so können jedoch bereits bestehende Herzerkrankungen mit gerade noch kompensierten hämodynamischen Verhältnissen zu einer Dekompensation führen. Die Mehrbelastung tritt im 2., vor allem aber im 3. Trimenon auf, womit dieser Schwangerschaftsabschnitt auch zu den kritischen Phasen zählt. Weitere kritische Phasen stellen die Geburt und die unmittelbar postpartale Phase dar.

Epidemiologie

Bei etwa 1% aller Schwangerschaften muss mit begleitenden Herzerkrankungen gerechnet werden. Den Großteil der Herzerkrankungen machen erworbene (meist rheumatische) und kongenitale Vitien aus, den kleineren Teil Koronarerkrankungen, klinisch relevante Herzrhythmusstörungen, Endo- oder Perikarditis und lagebedingte Herzveränderungen, etwa bei Kyphoskoliose.

Einteilung

Neben der Kenntnis der einzelnen Erkrankung ist in erster Linie ihr Schweregrad zur Prognosestellung und zur Entscheidung über das weitere geburtshilfliche Management interessant. Für die Beurteilung des Schweregrades hat sich die Klassifizierung der New York Heart Association bewährt (s. Übersicht).

Bedeutung für Mutter und Fetus

Der Ausgang von Schwangerschaften mit leichten Herzerkrankungen ist heute als günstig einzustufen, allerdings unter der

Voraussetzung, dass eine engmaschige und intensive Betreuung durch Internisten und Geburtshelfer erfolgt. Unter diesen Bedingungen beträgt die mütterliche Mortalität unter 0,5% und die perinatale Mortalität unter 2%.

NYHA-Klassifikation der Schweregrade von Herzerkrankungen

Grad 1: Patientinnen mit organischer Herzerkrankung, jedoch ohne Symptome und ohne Einschränkung der Arbeitsfähigkeit
Grad 2: Patientinnen mit Symptomen bei gesteigerter Belastung
Grad 3: Patientinnen mit Symptomen bei leichter Belastung
Grad 4: Patientinnen mit Symptomen bereits ohne Belastung

Bei Herzerkrankungen der Schweregrade 3 und 4 ist mit einer mütterlichen Mortalität bis 7% und einer kindlichen Mortalität bis 30% zu rechnen. Eine deutliche schlechtere Prognose mit einer mütterlichen Mortalität bis zu 50% ist bei einer primär pulmonalen Hypertonie oder bei Vorliegen eines Eisenmenger-Komplexes zu erwarten. Zyanotische Herzvitien mit chronischer Hypoxie führen nicht nur zu einer erhöhten Mortalität, sondern auch zu einem erhöhten Prozentsatz von wachstumsretardierten Kindern und Frühgeburten.

> Kinder von Müttern mit kongenitalen Herzvitien haben eine erhöhte Rate von angeborenen Fehlbildungen (13–16%), bei Fehlbildungen der Ausflussbahnen (Aorten-, Pulmonalstenose) bis 40%.

Management

Im Allgemeinen können Schwangerschaften mit Herzerkrankungen der Schweregrade 1 und 2 unter engmaschiger Überwachung weitgehend problemlos ausgetragen werden. Es besteht aus kardiovaskulärer Sicht keine Indikation für einen Schwangerschaftsabbruch. Zu beachten ist, dass Herzerkrankungen der Schweregrade 1 und 2 bis zum Geburtstermin zu den Schweregraden 3 bis 4 progredient werden können.

> Frauen mit einer Herzerkrankung der Schweregrade 3 und 4, die nicht medikamentös behandelt oder operativ korrigiert werden können, ist grundsätzlich von einer Schwangerschaft abzuraten. In diesen Fällen und bei einzelnen Herzekrankungen mit besonders ungünstiger Prognose, wie der pulmonalen Hypertonie, einer dilatativen Kardiomyopathie, einem Marfan-Syndrom mit kardiovaskulärer Beteiligung oder bei Vorliegen pulmonaler A-V-Fisteln ist ein Schwangerschaftsabbruch in der Regel indiziert.

Allerdings ist diese Entscheidung selbstverständlich im Einzelfall mit einer genauen Besprechung der individuellen Prognose und der therapeutischen Möglichkeiten zu treffen. In jedem Fall erfordern solche Schwangerschaften eine besonders intensive Schwangerschaftsbetreuung.

Ziel der **ärztlichen Überwachung** ist das frühzeitige Erkennen einer kardialen Dekompensation. Zu diesem Zweck wird eine stationäre Durchuntersuchung in der 12.–24. SSW sowie zum Zeitpunkt der maximalen Gefährdung in der 26.–34. SSW empfohlen. Die Indikation zur stationären Aufnahme sollte bei diesen Patientinnen in jedem Fall großzügig erfolgen. Auch leichtere Erkrankungen wie Infektionen der Harn- oder Atemwege sollten unter stationärer Kontrolle behandelt werden. Darüber hinaus sollte im Rahmen der Kontrollen gezielt auf belastende Zusatzerkrankungen wie Infektionen, Anämie, Flüssigkeitsretention oder beginnende Präeklampsie geachtet werden.

Die **kardiologische Therapie** richtet sich nach den spezifischen Erfordernissen der Erkrankung und ist prinzipiell keinen Einschränkungen unterworfen, wenngleich Präparaten der Vorzug gegeben werden sollte, für die bereits langjährige Erfahrungen in der Behandlung Schwangerer vorliegen.

- Patientinnen mit Herzvitien oder künstlichen Herzklappen sollten bei allen chirurgischen Eingriffen sowie intrapartal antibiotisch abgeschirmt werden.
- Eine Antikoagulationstherapie mit Kumarinderivaten muss wegen der möglichen Teratogenität prinzipiell auf Heparinpräparate umgestellt werden. Es ist allerdings darauf hinzuweisen, dass in manchen Fällen, etwa bei mechanischem Klappenersatz, die Heparinisierung alleine nicht ausreicht und trotz des erhöhten teratogenen Risikos auf Kumarinderivate nicht verzichtet werden kann. Das teratogene Risiko ist dosisabhängig, sodass bei Bedarf eine niedrigdosierte Therapie mit Kumarinderivaten vertretbar erscheint. In solchen Fällen wird ab etwa der 36. SSW bis zum Geburtstermin eine Umstellung auf Heparine durchgeführt.

Zweck der **kontinuierlichen fetalen Überwachung** ist das frühzeitige Erkennen einer chronischen Hypoxie. Daher werden regelmäßige Kontrollen des fetalen Wachstums, des biophysikalischen Profils sowie in der kritischen Phase gegen Ende der Schwangerschaft regelmäßige CTG-Kontrollen empfohlen. Aufgrund der erhöhten Rate von Fehlbildungen sollte die Möglichkeiten der pränatalen Diagnostik in Anspruch genommen werden.

▶ Empfehlung

Allgemeine Empfehlungen für herzkranke Schwangere betreffen die Vermeidung von zusätzlichen kardialen Belastungen wie vermehrte physikalische Aktivität oder übermäßige Gewichtszunahme sowie die Motivation der kontinuierlichen Betreuung.

Spezielle Aspekte bei der Geburt

Unter der Geburt, besonders während der Austreibungsperiode, kommt es zu extremen Druck- und Volumenschwankungen. Sie stellt daher eine hämodynamische Extremsituation dar. Die Gefahr einer hämodynamischen Dekompensation von Herzkranken ist besonders groß.

> Als allgemeine Faustregel gilt, dass bei Herzkranken der Gruppen 1 und 2 eine vaginale Geburt angestrebt werden sollte.

Neben einer kontinuierlichen Überwachung der hämodynamischen Parameter haben sich Maßnahmen zur Verminderung der Geburtsbelastung wie Epiduralanästhesie und die vaginaloperative Geburtsbeendigung bewährt. Wehenfördernde Mittel sollten wegen der hämodynamischen Mehrbelastung zurückhaltend angewandt werden.

Bei Herzkranken der Gruppen 3 und 4 ist trotz des hohen Narkose- und intraoperativen Risikos die Indikation zur Schnittentbindung großzügig zu stellen.

Das **Wochenbett**, in dem es erneut zu einer beträchtlichen hämodynamischen Umstellung kommt, stellt eine weitere kritische Phase dar. Es sollte besonders auf Zeichen einer kardialen Dekompensation geachtet und für eine ausreichende Thromboseprophylaxe gesorgt werden.

17.3.2 Arterielle Hypotonie

Das vergrößerte Plasmavolumen bei Schwangeren entspricht zum größten Teil einer Vergrößerung des Volumens im Niederdrucksystem, das durch hormonelle Einflüsse dehnbarer wird und damit größere Volumina aufnehmen kann. Dementsprechend sind die Volumenverschiebungen bei orthostatischer Belastung in der Schwangerschaft wesentlich größer als bei Nichtschwangeren. Durch diese Volumenverschiebungen und den in der Schwangerschaft vor allem im 2. Trimenon physiologisch erniedrigten Blutdruck neigen Schwangere in verstärktem Maße zur orthostatischen Dysregulation.

Die arterielle Hypotonie führt zu einer Minderperfusion der Plazenta, da diese ein funktionell peripheres Organ ohne Fähigkeit zur Autoregulation der Blutversorgung ist.

Definition

Nach den WHO-Richtlinien liegt eine arterielle Hypotonie bei Blutdruckwerten von 100/60 mmHg oder darunter vor.

Bedeutung für Mutter und Fetus

Die Minderperfusion der Plazenta bei Hypotonie führt zu einer erhöhten kindlichen Mortalität, einer erhöhten Rate von Frühgeburten und Wachstumsretardierungen.

Diagnostik

Zur Differenzierung der orthostatischen Regulationsstörungen werden der Blutdruck und die Herzfrequenz im Liegen bzw. 1, 3 und evtl. 7 min nach dem Aufstehen bestimmt und anhand der erhaltenen Messwerte nach Reaktionstypen klassifiziert. Folgende Reaktionstypen sind bekannt:

- hypertone Reaktionsform (Erhöhung des Blutdrucks und der Herzfrequenz),
- sympathikotone Reaktionsform (extremer Herzfrequenzanstieg bei gleichzeitigem Blutdruckabfall),
- asympathikotone Reaktionsform (Absinken des Blutdrucks ohne Herzfrequenzänderung),
- vasovagale Reaktionsform (im Stehen kommt es zu einem plötzlichen Absinken des Blutdrucks und der Herzfrequenz, was durch ein Absinken des peripheren Gefäßwiderstands und eine Erhöhung der Skelettmuskeldurchblutung bedingt ist).

Differenzialdiagnose

Bei Auftreten von Hypotonie ist die Abgrenzung zur sekundären Hypotonie wichtig. Differenzialdiagnostisch sind daher eine hypovolämische oder therapeutisch bedingte Hypotonie sowie der seltene Morbus Addison abzugrenzen.

Management

Bei den sympathikotonen bzw. asympathikotonen Reaktionsformen sind zur Verbesserung des venösen Rückstroms physikalische Maßnahmen bzw. Stützstrümpfe zu empfehlen. Die medikamentöse Therapie mit Venotonika wie Dihydroergotamin ist umstritten, da es unseres Wissens keine kontrollierten Studien gibt, die den Nutzen der Behandlung belegen, und auf der anderen Seite eine mögliche vasokonstriktorische Wirkung von Dihydroergotamin im Bereich der uterinen Gefäße besteht. Bei der hypertonen Reaktionsform sind primär β-Rezeptoren-Blocker indiziert. Bei der vasovagalen Reaktion ist eine Behandlung kaum notwendig.

17.3.3 Vena-cava-Kompressionssyndrom

Definition

Eine Sonderform der Hypotonie ist das V.-cava-Kompressionssyndrom, bei dem es in Rückenlage durch den Druck des schwangeren Uterus auf die untere Hohlvene zu einer Verminderung des venösen Rückstroms zum Herzen und damit zu einer Verminderung des Herzzeitvolumens und der peripheren Durchblutung kommt. Diese Verminderung des venösen Rückstromes kann aber auch im Stehen auftreten, besonders beim Stehen ohne Bewegung (Schneider 1984).

Symptomatisch macht sich das V.-cava-Syndrom durch Schwindel, Atemnot und ein Erstickungsgefühl bemerkbar. Im Extremfall kann es aber auch zu einem Kreislaufschock kommen.

Die Folgen des V.-cava-Syndroms sind eine mütterliche und plazentare Minderperfusion, die als hypoxische, bradykarde Reaktionen beim Fetus in Erscheinung treten. Im Extremfall kann es auch zu einer für den Fetus lebensbedrohlichen massiven intrauterinen Asphyxie kommen. Wenig beachtet werden asymptomatische Formen des V.-cava-Syndroms, bei denen es ohne erkennbare Beeinträchtigung des mütterlichen Befindens zu einer Verminderung der Plazentaperfusion und zu den längerfristigen Folgen einer fetalen Minderperfusion wie einer erhöhten Rate von Früh- und Mangelgeburten kommt.

▶ Empfehlung

Therapeutisch sind Rückenlage und langes Stehen, besonders ohne Bewegung, zu vermeiden, auch dann, wenn dies für die Mutter asymptomatisch bleibt. Bei der Betreuung von Schwangeren ist darauf zu achten, dass bei allen Untersuchungen und Eingriffen, die eine längere Immobilisierung erfordern, eine zumindest leichte Linksseitenlage eingehalten wird.

17.4 Asthma bronchiale

Zusammenfassung

Asthma bronchiale wird heute als chronisch-entzündliche obstruktive Lungenerkrankung angesehen, die durch eine erhöhte Empfindlichkeit der Atemwege gegenüber exogenen Reizen charakterisiert ist. Durch die Obstruktion der Atemwege kommt es zu einer Hypoxämie, die in schweren Fällen und bei insuffizienter Behandlung lebensbedrohlich sein kann.

Zur Einteilung des chronischen Asthma bronchiale in verschiedene Schweregrade hat sich das vom National Institute of Health herausgegebene Klassifikationsschema bewährt. Die mütterliche und kindliche Prognose ist vom Schweregrad und vom Erfolg der medikamentösen Einstellung abhängig. Zur korrekten medikamentösen Einstellung stehen – dem Schweregrad der Erkrankung angepasste – Therapiepläne zur Verfügung. Die Patientinnen sollten auf die Wichtigkeit der Einhaltung dieser Therapiepläne und der regelmäßigen Messung des Atemwiderstands mit Peak-flow-Messgeräten zur Beurteilung der aktuellen Situation hingewiesen werden.

Zusätzlich sollten Ratschläge zur Vermeidung von exogenen Noxen und zur Einhaltung eines engmaschigen mütterlichen und fetalen Monitorings gegeben werden. Unter der Geburt muss auf eine Fortsetzung der Asthmatherapie bzw. auf die Bereitstellung einer Notfallmedikation geachtet werden. Die Möglichkeit einer evtl. notwendigen intensivmedizinischen Betreuung sollte bestehen.

Inzidenz

Asthma bronchiale ist eine häufige Begleiterkrankung der Schwangerschaft und tritt bei etwa 4% aller Schwangerschaften auf.

Pathophysiologie

Definition

Unter Asthma bronchiale wird eine heterogene Gruppe von Lungenerkrankungen verstanden, die durch eine teilweise oder komplett reversible Obstruktion der Atemwege und eine erhöhte Empfindlichkeit der Atemwege gegenüber exogenen Reizen charakterisiert ist. Es wird seit einigen Jahren vor allem als eine chronisch-entzündliche Lungenerkrankung angesehen.

In Folge einer im Asthmaanfall auftretenden Ventilationsstörung kommt es durch die Durchblutung von minderbelüfteten Lungenabschnitten zu einer Hypoxämie und Hyperkapnie, die erst durch eine Verbesserung der Ventilation reversibel ist. Sie kann bei insuffizienter Behandlung lebensbedrohend sein.

Einteilung

Asthma bronchiale wurde ursprünglich in eine extrinsische oder intrinsische Form unterteilt. Extrinsisches Asthma, das vor allem bei Kindern und jungen Erwachsenen auftritt, wurde als allergische Reaktion gegen verschiedene Antigene wie Bäume- und Gräserpollen oder tierische Eiweiße verstanden und tritt oft gemeinsam mit anderen allergischen Reaktionen, wie dem atopen Ekzem, Rhinitis oder Urtikaria auf. Intrinsisches Asthma, das vor allem bei Erwachsenen in Erscheinung tritt, wird nicht durch Allergene, sondern durch nichtallergische Reize wie Infektionen, Stress, kalte Umgebungsluft oder Aerosole ausgelöst. In der Realität lassen sich diese beiden Formen allerdings nicht klar trennen, und beide Aspekte treten gemeinsam in Erscheinung. Zur Einteilung des chronischen Asthma bronchiale in verschiedene Schweregrade hat sich das vom National Institute of Health (NIH) herausgegebene Klassifikationsschema bewährt (s. Übersicht).

NIH-Klassifikation des Asthma bronchiale

Chronisches mildes Asthma bronchiale
- Intermittierende, kurze (< 1 h) Anfälle von Atemnot bis zu 2-mal pro Woche
- Zwischen den Exazerbationen asymptomatisch
- Kurze (< 30 min) Anfälle von Atemnot bei körperlicher Belastung
- Seltene (< 2-mal pro Monat) nächtliche Anfälle

Chronisches mittelschweres Asthma bronchiale
- Symptome > 1- bis 2-mal pro Woche
- Exazerbationen stören Schlaf und körperliche Aktivität
- Exazerbationen können mehrere Tage anhalten
- Seltene schwere Anfälle

Chronisches schweres Asthma bronchiale
- Kontinuierliche Symptomatik
- Herabgesetzte körperliche Aktivität
- Häufige Exazerbationen
- Häufig nächtliche Symptome
- Gelegentliche schwere Anfälle, die eine Notfallsbehandlung notwendig machen

Bedeutung für Mutter und Fetus

In etwa einem Drittel der Fälle kommt es zu einer Verschlechterung des Schweregrades der Asthmaerkrankung. Die mütterliche Prognose ist gut, wenngleich es immer wieder zu mütterlichen Todesfällen im Status asthmaticus ohne suffiziente Therapie kommt.

Die Auswirkungen des Asthma bronchiale auf den Ausgang der Schwangerschaft werden in der Literatur unterschiedlich beschrieben. Zusammengefasst dürfte Asthma mit einem vermehrten Auftreten von vorzeitigen Wehen, niedrigem Geburtsgewicht, Hyperemesis gravidarum, chronischer Hypertonie, Präeklampsie und einer erhöhten perinatalen Mortalität einhergehen. Diese Komplikationen treten aber nur als Folge der chronischen bzw. intermittierenden Hypoxämie bei Patientinnen mit insuffizient behandeltem schwerem Asthma auf.

Management

Das Management von Asthma in der Schwangerschaft lässt sich in 4 Tätigkeitsbereiche unterteilen:
- mütterliches und fetales Monitoring,
- Kontrolle von exogenen Noxen,
- medikamentöse Therapie,
- gezielte Patienteninformation.

Neben der Kontrolle von subjektiven Beschwerden wie Häufigkeit, Zeitpunkt und Dauer der Exazerbationen ist eine kontinuierliche, mindestens zweimalige tägliche Messung des Atemwegwiderstands mit tragbaren, leicht zu bedienenden Peak-flow-Messgeräten wichtig. Die Patientinnen werden darüber aufgeklärt, bei geringradig eingeschränktem Flow (80–100 %, grüne Zone) ihre Therapie wie vereinbart fortzusetzen, bei stärker eingeschränktem Flow (50–80 %, gelbe Zone) eine vereinbarte zusätzliche Medikation einzunehmen und bei fehlendem Erfolg den behandelnden Arzt zu kontaktieren. Bei stark eingeschränktem Flow (unter 50 %, rote Zone) sollen sich die Patientinnen nach Einnahme einer Notfallmedikation und nicht sofortiger Besserung des Messwertes an einen Notdienst zu wenden.

Das **fetale Monitoring** besteht aus einer engmaschigen Kontrolle des fetalen Wachstums und des biophysikalischen Profils bzw. ab etwa der 32. SSW aus regelmäßigen CTG-Kontrollen.

Sofern dies möglich ist, sollten exogene Allergene zumindest für den Zeitraum der Schwangerschaft aus der unmittelbaren Umgebung der Schwangeren entfernt werden.

Eine **Hyposensibilisierung** kann, falls bereits damit begonnen wurde, in der Schwangerschaft fortgesetzt werden. Allerdings sollte wegen der Gefahr einer anaphylaktischen Reaktion keine neue Therapie begonnen werden.

Ein wesentliches Ziel der Asthmatherapie in der Schwangerschaft ist eine bedarfsadaptierte, sorgfältig kontrollierte Einstellung der Medikation mit dem Ziel einer Reduktion der Häufigkeit und Dauer der Asthmaanfälle. Im Rahmen der NIH-Richtlinien wurde ein **stufenweiser Therapieplan** für die unterschiedlichen Schweregrade von Asthma vorgeschlagen:

- leichte Form: inhalierte β_2-Sympathomimetika und Cromoglycinsäure,
- mittelschwere Form: zusätzlich inhalierte Kortikosteroide und orales Theophyllin,
- schwere Form: zusätzlich orale Kortikosteroide.

Die genaue bedarfsorientierte Anpassung der Therapie hat zum Ziel, eine periphere Sauerstoffsättigung von über 95 % aufrechtzuerhalten, da der Fetus auf eine Hypoxämie empfindlich reagiert.

Im **akuten Asthmaanfall** werden nach Ruhigstellung der Patientin sowie Sauerstoff- und Flüssigkeitszufuhr innerhalb der ersten 60–90 min bis 3 Dosen eines inhalierten β_2-Sympathomimetikums verabreicht. Falls innerhalb dieser Zeit keine ausreichende Wirkung erzielt werden kann, müssen i.v.-Kortikosteroide zusätzlich eingesetzt werden. Falls keine inhalierten β_2-Sympathomimetika akut zur Verfügung stehen, kann auch Terbutalin s.c. gegeben werden. Zur Überwachung des Feten ist eine CTG-Dauerüberwachung durchzuführen.

> ▶ **Empfehlung**
>
> Alle in der Asthmatherapie verwendeten Medikamente gelten als nicht teratogen, wenngleich – so wie bei allen Medikationen in der Schwangerschaft – innerhalb einer Wirkstoffgruppe älteren Präparaten, für die bereits langjährige Erfahrungen vorliegen, gegenüber erst kurz erhältlichen neuen Präparaten der Vorzug gegeben werden sollte.

Bei oraler Kortikosteroidtherapie sollte auf das Auftreten eines Gestationsdiabetes bzw. einer Präeklamsie geachtet werden.

Die Patientenaufklärung zielt in erster Linie darauf ab, den besprochenen bedarfsorientierten Therapieplan einzuhalten, weil erfahrungsgemäß die Compliance in der Schwangerschaft aus unberechtigten Sorgen um eine potenzielle Schädigung des Fetus gering ist. Zusätzlich sollten Ratschläge zur Vermeidung von exogenen Noxen gegeben werden, und man sollte die Patientinnen zur Einhaltung eines engmaschigen mütterlichen und fetalen Monitorings motivieren. Eine **Grippeimpfung** ist prinzipiell bei allen Herzkranken zu empfehlen.

Spezielle Aspekte bei der Geburt

Akute Exazerbationen der Asthmaerkrankung während des Geburtsvorgangs sind selten. Als vorbeugende Maßnahmen dienen eine Fortsetzung der Asthmatherapie und eine parenterale Zufuhr von Kortikosteroiden bei Patientinnen mit vorhergehender oraler Kortikosteroidtherapie, eine vorsorgliche Bereitstellung einer Notfallmedikation und die Möglichkeit einer intensivmedizinischen Betreuung.

> **Cave**
>
> Prostaglandin E_2 in vaginaler Verabreichungsform gilt auch bei Asthmatikerinnen als sichere Methode zur Weheninduktion, wenngleich grundsätzlich Oxytozin bevorzugt verwendet werden sollte. Prostaglandin $F_{2\alpha}$ zur Uterustonisierung ist wegen der hohen Gefahr der Induktion eines Bronchospasmus kontraindiziert. Nichtsteroidale Antirheumatika sind wegen der Gefahr einer Exazerbation ebenfalls kontraindiziert. Bei Verwendung von Opiaten sollten Präparate mit nur gering histaminliberierender Wirkung bevorzugt werden. Prinzipiell ist aber eine Epiduralanästhesie als schmerzstillende Maßnahme günstiger.

17.5 Epilepsie

Zusammenfassung

Schwangere mit idiopathischer Epilepsie haben unter der Voraussetzung, dass eine enge Zusammenarbeit zwischen Patientinnen, Geburtshelfern, Neurologen und Pädiatern erreicht werden kann, eine gute mütterliche und kindliche Prognose. Die medikamentöse Therapie sollte als Monotherapie in möglichst niedriger, aber zur Erhaltung der Anfallsfreiheit ausreichender Dosierung durchgeführt werden. Weitere Maßnahmen wie eine Substitution mit Folsäure und den Vitaminen D und K sowie die Vermeidung von Schlafentzug sind dem günstigen Ausgang der Schwangerschaft zusätzlich förderlich.

Im Rahmen der Patientenaufklärung ist auf eine erhöhte, aber insgesamt trotzdem niedrige Rate von Missbildungen und auf die Möglichkeit eines Missbildungsscreenings mit α-Fetoprotein-Bestimmung, Ultraschall und gegebenenfalls Amniozentese hinzuweisen.

▼

Die Geburt verläuft in den meisten Fällen komplikationslos, wenngleich im Notfall eine rasche intensivmedizinische Betreuung zur Verfügung stehen muss. Das Stillen ist prinzipiell möglich.

Definition

Krampfanfälle, die in der Allgemeinbevölkerung mit einer Häufigkeit von etwa 1 % auftreten, sind das häufigste neurologische Symptom in der Schwangerschaft. Etwa 15 % der Krampfanfälle sind Symptome einer bekannten neurologischen Grunderkrankung, wie Traumata, Infektionen, raumfordernde Prozesse oder metabolische Erkrankungen. Der wesentlich größere Restanteil, für den keine Ursache gefunden wurde, wird als idiopathisches Krampfleiden oder Epilepsie bezeichnet.

Bedeutung für Mutter und Fetus

Als Auswirkungen der Epilepsie auf den Ausgang der Schwangerschaft werden in der Literatur ein erhöhtes Auftreten von niedrigen Apgar-Werten und Geburtsgewicht, von Präeklampsie, vorzeitigen Wehen sowie eine erhöhte perinatale Mortalität beschrieben. Die erhöhte perinatale Mortalität ist dabei teilweise direkt Folge von generalisierten Anfällen, die mit dem erhöhten Risiko einer vorzeitigen Plazentalösung bzw. eines vorzeitigen Blasensprungs einhergehen.

Der Zusammenhang zwischen Epilepsie und einem erhöhten Auftreten von kongenitalen Fehlbildungen ist in der Literatur ausführlich dokumentiert. Insgesamt scheint das Risiko mit 6–8 % gegenüber der Normalbevölkerung etwa 2- bis 3fach erhöht. Das Risiko einer Fehlbildung ist bei der Verwendung von Valpront am höchsten, sodass diese Substanz möglichst vermieden werden soll. Insgesamt scheint heute auch klar, dass die Epilepsie per se zu keiner erhöhten Rate von Missbildungen führt, sondern diese Folge der antikonvulsiven Therapie sind.

Bisher bekannte fetale Fehlbildungen und Nebenwirkungen, die bei Anwendung gebräuchlicher Antikonvulsiva auftreten können, sind:
- Lippen-Kiefer-Gaumen-Spalten (Phenytoin),
- Hypertelorismus (Phenytoin),
- andere Gesichtsfehlbildungen (Carbamazepin, Valproat),
- Neuralrohrdefekte (Carbamazepin, Valproat),
- Hypoplasie der distalen Phalangen (Carbamazepin, Phenytoin),
- Gerinnungsstörungen (Phenobarbital, Primidon), die wahrscheinlich durch eine Wechselwirkung mit dem fetalen Vitamin-K-Metabolismus erklärbar sind,
- fetales Entzugssyndrom (Phenobarbital, Primidon),
- Herzfehlbildungen (Phenobarbital, Phenytoin, Valproat),
- Fehlbildungen des Urogenitaltraktes (Carbamazepin, Phenolbarbital, Phenytoin, Valproat).

Das sog. »**fetale Hydantoin-Syndrom**« tritt in etwa 11 % aller mit Antikonvulsiva exponierten Feten auf (wobei es aber keinem bestimmten Antikonvulsivum zuzuordnen ist) und ist charakterisiert durch einen verminderten Körperwachstum, eine mentale Retardierung sowie eine Mikrozephalie mit Gesichtsdysmorphiezeichen.

Untersuchungen zur Langzeitprognose ergaben ein geringes, aber nicht genauer schätzbares Risiko eines Wachstums- und Entwicklungsrückstandes sowie eines verminderten Intelligenzquotienten bei Kindern von Müttern mit Epilepsie, wobei unklar ist, ob das Risiko der Epilepsie oder der Therapie zuzuordnen ist.

Management

Der Erfolg der medikamentösen Einstellung der Epilepsie in der Schwangerschaft ist in erster Linie davon abhängig, ob ein kontinuierlicher Wirkstoffspiegel des oder der gewählten Antikonvulsiva aufrechterhalten werden kann. Hierbei ist die enge therapeutische Breite der Antikonvulsiva zwischen Erhaltung der Anfallsfreiheit auf der einen und Vermeidung toxischer Wirkungen auf der anderen Seite zu berücksichtigen. Aufgrund der physiologischen Veränderungen in der Schwangerschaft (veränderte Plasmaproteinbindung, beschleunigte hepatische Metabolisierung, vergrößertes Plasmavolumen, durch Übelkeit, Erbrechen und eine verminderte Magenmotilität gestörte enterale Resorption) kommt es im Allgemeinen zu einer Erhöhung der zur Erhaltung der Anfallsfreiheit notwendigen Dosis.

Durch eine sorgfältige Überwachung der Anfallshäufigkeit und der ersten toxischen Zeichen, verbunden mit einer kontinuierlichen Kontrolle der Plasmaspiegel der freien Substanzfraktion gelingt es allerdings in den meisten Fällen, auch in der Schwangerschaft eine gute medikamentöse Einstellung der Epilepsie zu erreichen. Der Abstand zwischen den Kontrollen des Serumspiegels sollte allerdings nicht zu knapp gewählt werden, um die Wirkung von Dosisveränderungen abwarten zu können. Im Allgemeinen sollte wegen der besseren Überwachung der Dosis einer Monotherapie der Vorzug gegeben werden. Es sollte das Präparat gewählt werden, mit dem am besten Anfallsfreiheit erreicht werden kann.

Die häufigsten Nebenwirkungen der gebräuchlichsten Antikonvulsiva sind

- Müdigkeit (Carbamazepin, Phenobarbital, Primidon, Valproat),
- Ataxie (Carbamazepin, Phenobarbital, Phenytoin, Primidon),
- Hepatotoxizität (Carbamazepin, Valproat),
- Leukopenie (Carbamazepin),
- Thrombozytopenie (Valproat),
- megaloblastäre Anämie (Phenytoin),
- Hirsutismus (Phenytoin),
- Gingivahyperplasie (Phenytoin),
- Alopezie (Valproat).

Wegen des bekannten Einflusses von **Carbamazepin** und **Valproat** auf den Folsäurestoffwechsel und des erhöhten Risikos von Spaltmissbildungen bei Folsäuremangel sollte eine Substitution von Folsäure bereits mehrere Wochen vor der Konzeption in einer erhöhten Dosierung von 4 mg/Tag beginnen und während der gesamten Dauer der Schwangerschaft fortgesetzt werden.

Carbamazepin, **Phenobarbital**, **Phenytoin** und **Primidon** können durch ihre Wirkung auf den Leberstoffwechsel zu einem Vitamin-K- bzw. Vitamin-D-Mangel führen. Eine entsprechende Substitution ist auch in diesem Fall empfehlenswert. Zur Vorbeugung von medikamentös induzierten Gerinnungsstörungen mit der Gefahr mitunter bedrohlicher Blutungen ist außerdem beim Neugeborenen unmittelbar postpartal eine einmalige intramuskuläre Gabe von 1 mg Vitamin K indiziert.

▶ **Empfehlung**

Wegen des erhöhten Auftretens von Fehlbildungen in der Schwangerschaft sollte die Möglichkeit eines Missbildungsscreenings mit α-Fetoprotein-Bestimmung, Ultraschall und gegebenfalls Amniozentese in Anspruch genommen werden.

Spezielle Aspekte bei der Geburt

Im Allgemeinen kann unter der Voraussetzung, dass die Möglichkeit der Schnittentbindung sowie der maternalen und neonatalen Intensivbetreuung besteht, eine vaginale Geburt angestrebt werden.

▶ **Empfehlung**

Wegen der verminderten Resorption oraler Antikonvulsiva während der Geburt sollte besonders bei einem protrahierten Geburtsverlauf der Wirkstoffspiegel durch parenterale Gaben des jeweiligen Medikaments aufrecht erhalten werden (bzw. kann bei Präparaten, die nur in oraler Verabreichungsform zur Verfügung stehen, durch parenterale Gaben von Phenytoin oder Benzodiazepinen ein Anfall verhindert werden).

Beim ersten Auftreten eines Krampfanfalls in der Schwangerschaft ist die Unterscheidung zwischen Epilepsie und **Eklampsie** nicht immer möglich. Im Zweifelsfall sollte ein eklamptischer Anfall angenommen und das geburtshilfliche Management danach ausgerichtet werden.

Ein **Status epilepticus** während der Geburt stellt wegen der begleitenden mütterlichen und fetalen Hypoxie einen Notfall dar, der eine maternale und neonatale intensivmedizinische Betreuung notwendig macht. Die Patientin sollte zur Vermeidung eines V.-cava-Syndroms seitlich gelagert werden und zur Unterdrückung des Anfalls eine rasche intravenöse Gabe Phenytoin, alternativ Benzodiazepine oder Phenobarbital erhalten. Sobald wie möglich sollte ein sorgfältiges Monitoring von Mutter und Fetus mit Pulsoxymeter und kontinuierlicher CTG-Überwachung erfolgen, um eine maternale oder fetale Hypoxie oder eine Plazentalösung rasch erkennen und entsprechend reagieren zu können.

Antiepileptika und Stillen

Obwohl alle gebräuchlichen Antiepileptika in die Muttermilch übertreten, ist Stillen prinzipiell nicht kontraindiziert. Bei Verwendung von Medikamenten mit sedierender Wirkung wie Primidon, Phenobarbital oder Benzodiazepinen ist auf eine Sedierung sowie bei Absetzen der Medikation auf eine evtl. auftretende Entzugssymptomatik des Neugeborenen zu achten.

Prävention

Eine Beratung von Epilepsiepatientinnen vor der Schwangerschaft ist empfehlenswert, um eine optimale Kontrolle der Anfallshäufigkeit bei möglichst geringen Nebenwirkungen erreichen zu können. Im Rahmen des Beratungsgespräches sollte erwähnt werden, dass Schwangerschaften bei Epilepsie im Allgemeinen komplikationslos verlaufen. Allerdings muss auf ein geringradig erhöhtes Risiko von kongenitalen Fehlbildungen hingewiesen werden. Darüber hinaus besteht aus bisher nicht geklärter Ursache ein etwa 4fach erhöhtes Risiko von Krampfanfällen bei Kindern von Müttern mit Epilepsie. Vor der Schwangerschaft sollte durch sorgfältige Einstellung der Antikonvulsivadosis und eine Umstellung auf Monotherapie Anfallsfreiheit – im Idealfall eine anfallsfreie Periode von mehreren Monaten – erreicht werden.

Bei einer bereits bestehender Anfallsfreiheit von mehreren Jahren lässt sich auch ein schrittweises Absetzen der Antikonvulsiva vor der Schwangerschaft erwägen; allerdings kommt es im Verlauf der Schwangerschaft bei bis zu 50 % dieser Patientinnen zu einem Rückfall.

Schließlich sollte empfohlen werden, in der Schwangerschaft ausreichend zu ruhen und zu schlafen, um eine Steigerung der Anfallshäufigkeit durch Schlafmangel zu vermeiden.

17.6 Traumata

Zusammenfassung

Traumata zählen zu den wichtigsten nicht geburtshilflich bedingten Todesursachen von Schwangeren. Unter diesen sind stumpfe Bauchtraumata, meist Folge von Verkehrsunfällen, besonders hervorzuheben. Obwohl direkte Verletzungen von Gebärmutter und Fetus die Ausnahme sind, ist die kindliche Mortalität durch die infolge eines Traumas häufige vorzeitige Plazentalösung hoch. Für das erfolgreiche Management ist die enge Kooperation zwischen Traumatologen und Geburtshelfern wichtig, um nach der Durchführung der lebensnotwendigen Sofortmaßnahmen und der maternalen Evaluation auch eine frühzeitige fetale Evaluation vornehmen zu können. Als besonders hilfreich hat sich hierbei neben der initialen orientierenden geburtshilflichen Untersuchung die CTG-Dauerüberwachung über 4–6 h erwiesen. – Die wichtigste präventive Maßnahme gegen Bauchtraumata in der Schwangerschaft ist das korrekte Anlegen von Sicherheitsgurten im Auto.

Bei mütterlichem Herz-Kreislauf-Stillstand muss bei Nachweis der Vitalität und Lebensfähigkeit des Fetus auch die Möglichkeit einer Peri-mortem-Sectio in Betracht gezogen werden.

Schwere Verbrennungen sind seltene, wegen des begleitenden massiven Flüssigkeits- und Elektrolytverlusts und des hohen Infektionsrisikos aber ernste Ereignisse mit schlechter kindlicher Prognose.

Inzidenz

Schwere traumatische Ereignisse stellen die häufigste Todesursache bei Frauen im reproduktiven Alter dar und sind in der

Schwangerschaft für 20 % der nicht geburtshilflich bedingten mütterlichen Todesfälle verantwortlich.

Anatomische und physiologische Besonderheiten

Die anatomischen Veränderungen in der Schwangerschaft führen zu einer Veränderung der **Prädilektionsstellen** von Bauchtraumata. Durch die Vergrößerung der Gebärmutter und die kraniale Verlagerung der Harnblase kommt es zu einer häufigeren Verletzung dieser Organe. Umgekehrt sind Darmverletzungen durch die Verdrängung des Darms in den Oberbauch seltener, wenngleich bei einer Verletzung des Oberbauchs meist mehrere Darmschlingen betroffen sind.

Unter den Bauchtraumata sind stumpfe Bauchtraumata weit häufiger als spitze. Die häufigsten Ursachen sind:
- Verkehrsunfälle (50–60 %),
- Stürze (20 %),
- tätliche Angriffe (20 %).

Infolge stumpfer Bauchtraumata kommt es nur selten zu **direkten Verletzungen des Fetus**, da dieser durch Gebärmutter und Fruchtwasser gut geschützt ist. Die fetale Mortalität bei stumpfen Bauchtraumata ist vor allem durch eine vorzeitige Plazentalösung bedingt.

Neben der direkten fetalen Verletzung ist auch eine **Gebärmutterruptur** durch den muskulären Aufbau der Gebärmutter selten. Eine Ausnahme stellen hierbei Beckenfrakturen dar, in deren Folge es zu direkten Verletzungen von Gebärmutter und Fetus, zu einer vorzeitige Plazentalösung sowie zu Verletzungen der Harnwege kommen kann. Im Falle einer Gebärmutterruptur kann es, bedingt durch die vermehrte Durchblutung des schwangeren Uterus, zu starken abdominellen (und meist geringeren vaginalen) Blutungen kommen.

Die Rate an **vorzeitigen Plazentalösungen liegt** bei leichten bzw. schweren Traumata bei 1–5 % bzw. bei 40–50 %. Dazu korrespondierend wurde eine kindliche Mortalität von 1–5 % bzw. 40–50 % beobachtet. Nachdem leichte Traumata weitaus häufiger als schwere Traumata sind, sind die meisten kindlichen Todesfälle Folgen leichter Traumata!

Ausgedehnte **Verbrennungen** in der Schwangerschaft sind seltene Ereignisse. Die mütterliche und fetale Prognose ist vom Ausmaß der von der Verbrennung betroffenen Körperoberfläche abhängig. So ist ab einem Anteil der verbrannten Körperoberfläche von über 30 % mit einer fetalen Mortalität von über 50 % zu rechnen. Für diese schlechte fetale Prognose dürfte in erster Linie der im Rahmen von schweren Verbrennungen auftretende massive Flüssigkeits- und Elektrolytverlust sowie infektiöse Komplikationen verantwortlich sein.

Management

Bei der Behandlung von Traumata in der Schwangerschaft steht die rasche maternale Evaluation und hämodynamische Stabilisierung im Vordergrund. An sie schließt die fetale Evaluation an, um eine schnelle Entscheidung über das weitere geburtshilfliche Vorgehen treffen zu können. Die weitere Therapie richtet sich nach Art und Ausmaß der einzelnen Verletzungen.

Lebensnotwendige Erstmaßnahmen

Die primäre kardiopulmonale Reanimation wird in gleicher Weise wie bei Nichtschwangeren durchgeführt, wenngleich auch eine frühzeitige fetale Evaluation zur Entscheidung über die Durchführung einer Peri-mortem-Sectio (s. unten) vorgenommen werden sollte.

> Zur Einschätzung der hämodynamischen Situation ist zu beachten, dass es in der Schwangerschaft zu einer 18- bis 30 %igen Zunahme des Erythrozytengesamtvolumens kommt, das rote Blutbild durch eine gleichzeitige 50 %ige Zunahme des Plasmavolumens aber niedrigere Normalwerte (Hkt 32–34 %, Hb 10,5–11 g/dl) hat.
>
> Dieser hypervolämische Zustand führt zu einer erhöhter Toleranz gegenüber Blutverlusten. So sind hämodynamische Reaktionen wie Tachykardie und Hypotonie erst bei Blutverlusten von 1 500–2 000 ml zu erwarten, während sie bei Nichtschwangeren bereits bei Blutverlusten von 500–1 000 ml auftreten. Umgekehrt ergibt sich daraus ein erhöhter Volumenbedarf von 3 ml Ringer-Lösung pro ml geschätzten Blutverlust zur Wiederherstellung der physiologischen Ausgangssituation.

Eine **rasche Volumensubstitution** ist wichtig, um eine Zentralisierung des Kreislaufs, die zwar die Versorgung der lebensnotwendigen mütterlichen Organe sichert, aber zu einer Reduktion der Plazentaperfusion führt, zu verhindern. Zur Vermeidung eines V.-cava-Syndroms mit einer Reduktion des zentralen Rückstroms von Blut ist streng auf eine Linksseitenlagerung zu achten.

Im Rahmen der lebensnotwendigen Erstmaßnahmen sollte des Weiteren zur **Verhinderung einer Aspiration** eine Magensonde gelegt werden, da wegen der in der Schwangerschaft verringerten Magenmotilität und verzögerten Magenentleerung Nüchternheit nicht voraussetzbar ist. Aus dem gleichen Grund ist die präoperative Gabe von Antazida empfehlenswert.

Die **Flüssigkeits- und Elektrolytsubstitution** steht auch im Fall von ausgedehnten Verbrennungen im Vordergrund. Zusätzlich sollte wegen des hohen Infektionsrisikos unverzüglich mit einer breiten antibiotischen Abschirmung begonnen werden.

Maternale Evaluation

Im Rahmen der maternalen Evaluation sollte ein rascher orientierender physikalischer Status vorgenommen werden, wobei das Hauptaugenmerk auf Zeichen einer Verletzung innerer Organe oder Knochenverletzungen zu richten ist. Daneben ist auch auf äußere Zeichen einer vorzeitigen Plazentalösung (Tonisierung der Gebärmutter, Wehentätigkeit, vaginale Blutung) zu achten.

Fetale Evaluation

Die fetale Evaluation sollte mit einer Ultraschalluntersuchung (idealerweise mit einem Dopplerultraschallgerät) auf positive fetale Lebenszeichen begonnen werden. Darüber hinaus sollte eine Messung der fetalen Herzfrequenz, die Überprüfung der Integrität von Plazenta und Fruchtblase und eine Überprüfung der fetalen Lebensfähigkeit durch eine orientierende Biometrie erfolgen.

Nach Durchführung der lebensnotwendigen Sofortmaßnahmen sollte eine kontinuierliche CTG-Überwachung zur Evaluation der uteroplazentären Perfusion durchgeführt werden, da selbst bei hämodynamischer Stabilisierung des mütterlichen Kreislaufs eine uteroplazentäre Minderperfusion möglich ist.

Als **Zeichen einer fetalen Minderperfusion** sind eine fetale Tachykardie, Bradykardie, späte Dezelerationen sowie eine verminderte Herzfrequenzvariabilität zu werten. Darüber hinaus kann das CTG auch zur Beurteilung des mütterlichen Zustands verwendet werden, weil es ein sensibler Marker der mütterlichen Hämodynamik ist. Das CTG ist, was die kindliche Prognose betrifft, ein sensiblerer Verlaufsparameter als die klinischen Symptome, die wiederum einen guten negativen Vorhersagewert haben.

▶ Empfehlung

Zum Ausschluss einer Plazentalösung, die in den meisten Fällen unmittelbar nach dem Trauma, aber auch bis 48 h nach dem Trauma auftreten kann, sollte zunächst eine kontinuierliche CTG-Überwachung über 4–6 Stunden erfolgen. Bei schweren mütterlichen Traumata oder bei Auffälligkeiten wie Wehentätigkeit, vaginaler Blutung, oder Blasensprung sollte die kontinuierliche CTG-Überwachung fortgesetzt werden.

Weiterführende Diagnostik und Therapie

Röntgenaufnahmen sind bei Bedarf zur Abklärung mütterlicher Verletzungen indiziert, wenngleich sie möglichst unter Abschirmung des Fetus durchgeführt werden sollten.

Das Risiko potenzieller Strahlenschäden des Fetus, wie Missbildungen, Wachstumsretardierung und neonatale Malignome, ist vor allem in der Zeit der Organogenese, also etwa 2–7 Wochen nach der Konzeption, am größten. Insgesamt besteht aber bei Einzelröntgenaufnahmen nur ein geringes und erst bei aufwendigeren Untersuchungen wie etwa einer Computertomographie ein zunehmendes Risiko für fetale Schäden.

Zum Ausschluss von intraabdominellen Blutungen sollte eine explorative Peritoneallavage durchgeführt werden, da Schwangere gegenüber Nichtschwangeren eine nur gering ausgeprägte peritoneale Symptomatik zeigen.

Die weiteren therapeutischen Maßnahmen sind von den einzelnen Verletzungen abhängig und werden in gleicher Weise wie bei Nichtschwangeren durchgeführt. Zur Verhinderung einer vorzeitigen Wehentätigkeit ist eine Tokolyse indiziert. Sie sollte allerdings erst nach Stabilisierung des mütterlichen Kreislaufs begonnen werden.

Besonderes Augenmerk sollte man auch auf die Überwachung der mütterlichen Blutgerinnung richten, da in der Schwangerschaft ein erhöhtes Thromboserisiko besteht.

Darüber hinaus ist die Gefahr einer disseminierten intravasalen Gerinnung durch Freisetzung von thromboplastischen Substanzen (z. B. bei vorzeitiger Plazentalösung) erhöht.

Fetomaternale Hämorrhagie

Bei Bauchtraumata kommt es in etwa 25 % der Fälle zum Übertritt von kindlichen Erythrozyten in das mütterliche Blut (im Durchschnitt etwa 15 ml, in 90 % der Fälle unter 30 ml) und damit bei rhesusnegativen Müttern zur Gefahr der Sensibilisierung.

Zur Abklärung des Ausmaßes der fetomaternalen Hämorrhagie kann das transfundierte Volumen durch Zählen von kernhaltigen fetalen Erythrozyten im mütterlichen Blut mit folgender Formel geschätzt werden:

Transfundiertes Volumen = kernhaltige/kernlose Erythrozyten × mütterliches Gesamterythrozytenvolumen.

Als Sensibilisierungsprophylaxe werden 300 µg Anti-D-Immunglobulin pro 30 ml transfundiertes Volumen verabreicht.

Peri-mortem-Sectio

Bei mütterlichem Herz-Kreislauf-Stillstand muss nach Beginn der kardiopulmonalen Reanimation die Entscheidung über eine Peri-mortem-Sectio als Notmaßnahme zur Rettung des Fetus getroffen werden. Voraussetzungen für eine Peri-mortem-Sectio sind:

- Nachweis von positiven fetalen Lebenszeichen (positive Herzaktion, Bewegung),
- Nachweis der Lebensfähigkeit des Fetus durch eine biometrische Schätzung des Gestationsalters.

Idealerweise sollte die Sectio etwa 4 min nach dem mütterlichen Kreislaufstillstand erfolgen, weil trotz einer intrauterinen Asphyxie über diesen Zeitraum ein gesundes Kind geboren werden kann. Nachdem aber über das Überleben von Kindern auch nach einer Zeitspanne von 15–20 min hinaus berichtet worden ist, sollte bei positiven fetalen Lebenszeichen auch zu jedem späteren Zeitpunkt der Versuch gemacht werden, das Kind lebend zu entwickeln. Die mütterlichen Wiederbelebungsmaßnahmen müssen während der Schnittentbindung fortgesetzt werden.

Kontraindikationen für eine Peri-mortem-Sectio sind:

- hämodynamisch instabiler Zustand der Mutter ohne Herzkreislaufstillstand (durch den Eingriff würde die mütterliche Prognose verschlechtert),
- Zustand nach erfolgreicher Reanimation – auch mit Zeichen einer verminderten Plazentadurchblutung –, da die Wahrscheinlichkeit einer spontanen intrauterinen Reanimation des Fetus groß ist.

Beratung von Gewaltopfern

Obwohl Traumata als Folge direkter menschlicher Gewalteinwirkung in der Häufigkeit nicht an erster Stelle liegen, wird an dieser Stelle auf dieses zunehmend wichtiger werdende Problem hingewiesen, da dem Frauenarzt als primärem Ansprechpartner von Schwangeren eine besondere Rolle bei der Erkennung und Beratung von Gewaltopfern zukommt.

Prävention

> Die wichtigste präventive Maßnahme gegen stumpfe Bauchtraumata in der Schwangerschaft ist das Tragen von Sicherheitsgurten im Auto.

Obwohl bei einem Verkehrsunfall der Schutzeffekt durch das Tragen von Gurten das Risiko möglicher Verletzungen durch den Gurt bei weitem überwiegt, werden Gurte trotzdem oft aus Angst vor einer möglichen Verletzung des Fetus nicht angelegt.

Die wenigen Fallbeschreibungen von schweren fetalen Verletzungen durch Sicherheitsgurte betreffen allerdings nur die heute nicht mehr verwendeten horizontal über den Bauch führenden Zweipunktgurte und nicht die heute üblichen Dreipunktgurte.

▶ Empfehlung

Um das Risiko einer potenziellen Verletzung zu vermindern, wird empfohlen, den Gurt so anzulegen, dass der untere, horizontale Gurt in Leistenhöhe und der obere, schräge Gurt über dem Fundus uteri zu liegen kommt.

17.7 Appendizitis

Zusammenfassung

Die Appendizitis ist die häufigste nicht geburtshilfliche Indikation für einen chirurgischen Eingriff in der Schwangerschaft. Wegen der in der Schwangerschaft erschwerten Diagnose und der abwartenden Haltung gegenüber chirurgischen Eingriffen wird häufiger eine perforierte Appendizitis diagnostiziert als bei Nichtschwangeren. Da diese mit einer erhöhten fetalen Mortalität einhergeht, ist die genaue diagnostische Abklärung und eine ohne Zeitverzögerung durchgeführte Appendektomie wichtig. Bei der Diagnosestellung ist die veränderte Lage der Appendix, die meist schwach ausgebildete peritoneale Reaktion und die physiologische Leukozytose zu beachten. Prinzipiell kann auch nach erfolgter Appendektomie eine vaginale Geburt angestrebt werden. Allerdings ist bei perforierender Appendizitis und fortgeschrittener Schwangerschaft die Kaiserschnittentbindung anzuraten.

Epidemiologie

Mit einem Auftreten von etwa 1/1500 Schwangerschaften stellt die Appendizitis die häufigste nicht geburtshilfliche Indikation für einen bauchchirurgischen Eingriff während der Schwangerschaft dar. Sie tritt am häufigsten im 2. Trimenon (etwa 50% der Fälle) auf. Der Anteil an perforierten Appendizitiden ist, bedingt durch die erschwerte Diagnose und die in der Schwangerschaft abwartendere Haltung gegenüber chirurgischen Eingriffen, mit etwa 25% aller Fälle wesentlich größer als bei Nichtschwangeren. Perforierte Appendizitiden treten gehäuft im 3. Trimenon (etwa 70% der Fälle) auf.

Bedeutung für Mutter und Fetus

Die mütterliche Mortalität bei einer Appendizitis in der Schwangerschaft ist heutzutage durch eine rasche chirurgische Intervention und eine begleitende Antibiotikatherapie auf unter 1% zurückgegangen. Im Vergleich dazu wurde die fetale Mortalität weiterhin als hoch beschrieben und lag bei Appendizitiden insgesamt bei etwa 9% (ohne Perforation 5%, mit Perforation 19%). In neuren Fallreihen liegen diese Werte deutlich niedriger und sind vor allem Appendizitiden im 1. Trimenon zuzuschreiben. Vorzeitige, durch Appendizitis bedingte Wehen werden in etwa 6% aller Fälle gesehen (ohne Perforation 1%, mit Perforation 22%).

Evaluation

Die Diagnose der Appendizitis wird in der Schwangerschaft in gleicher Weise wie bei Nichtschwangeren gestellt. Allerdings sind die für die Appendizitis typischen Symptome durch die physiologischen Veränderungen in der Schwangerschaft verschleiert.

Anamnese

Die im Initialstadium der Appendizitis wichtigen Symptome der Appetitlosigkeit und der Übelkeit bzw. des Erbrechens sind in der Schwangerschaft, besonders im 1. Trimenon, häufig und daher wenig spezifisch.

Befunde

Obwohl die Appendix im Laufe der Schwangerschaft nach kranial verlagert wird und in der 20. SSW im rechten Mittelbauch, ungefähr in Nabelhöhe, zu liegen kommt, ist der Schmerz im rechten Unterbauch das verlässlichste diagnostische Zeichen der Appendizitis in der Schwangerschaft.

Die für die Appendizitis typische umschriebene peritoneale Symptomatik wird in der Schwangerschaft seltener als bei Nichtschwangeren beobachtet. Wegen der verstärkten Lymphdrainage in den in der Schwangerschaft besser durchbluteten Beckeneingeweiden, Braxton-Hicks-Kontraktionen und der fehlenden Bedeckung der Appendix durch das große Netz oder die Bauchdecke kommt es seltener zu einer Abkapselung des entzündlichen Prozesses, sondern eher zu einer diffusen Peritonitis. Die bei einer Peritonitis auftretende Abwehrspannung der Bauchmuskulatur ist dabei durch den schlafferen Zustand der Bauchmuskulatur in der Schwangerschaft vermindert.

> Eine begleitende Leukozytose ist durch die in der Schwangerschaft erhöhten Normalwerte von Leukozyten (6000–16000/mm3; bis zu 30000/mm3 bei Wehentätigkeit) wenig spezifisch. Umgekehrt ist allerdings bei Werten unter 10000 Leukozyten/mm3 eine Appendizitis unwahrscheinlich.

Da die Körpertemperatur bei nichtperforierter Appendizitis meist unter 38 °C liegt, kann Fieber als Symptom einer perforierten Appendizitis angesehen werden.

Spezielle Diagnostik

Zur weiterführenden Diagnostik kann eine Ultraschalluntersuchung hilfreich sein. Sie ermöglicht die Darstellung weiterer Appendizitiszeichen (die allerdings nicht immer darzustellen sind) sowie den Ausschluss tuboovarieller und uteriner Prozesse.

Differenzialdiagnose

Die in der Schwangerschaft wesentlich unspezifischere Symptomatik der Appendizitis erfordert eine genaue Differenzialdiagnose zum Ausschluss von anderen geburtshilflich und nicht geburtshilflich bedingten Ursachen der Beschwerden (s. Übersicht).

Differenzialdiagnose der Appendizitis

Geburtshilfliche Differenzialdiagnosen

- Vorzeitige Wehentätigkeit
- Vorzeitige Plazentalösung
- Chorioamnionitis
- Degenerative Prozesse in Myomen
- Stielgedrehte Adnexe

▼

- Extrauteringravidität
- Pelvic inflammatory disease
- Dehnungsschmerz des Lig. rotundum

Nicht geburtshilfliche Differenzialdiagnosen
- Pyelonephritis
- Nierenkolik
- Cholezystitis
- Obstruktive Darmerkrankungen
- Pankreatitis
- Gastroenteritis
- Hernien

Management

Aufgrund der deutlich schlechteren fetalen Prognose bei Perforation der Appendix ist nach dem Grundsatz von Babler (1908): »The mortality of appendicitis complicating pregnancy is the mortality of delay« eine **zeitgerechte Appendektomie** wesentlich. Die Indikation zur Appendektomie muss wegen der unklareren Symptomatik in der Schwangerschaft großzügigerer als bei Nichtschwangeren gestellt werden. Die Appendektomie sollte – nach Ausschluss aller Differenzialdiagnosen – ohne Zeitverzögerung durchgeführt werden.

Allgemeine therapeutische Maßnahmen

Die Appendektomie wird in der Schwangerschaft in gleicher Weise – allerdings in Linksseitenlage und unter Beachtung der geänderten anatomischen Verhältnisse – wie bei Nichtschwangeren durchgeführt. Zur Vermeidung von vorzeitigen Wehen sollten Manipulationen an der Gebärmutter auf das notwendige Minimum beschränkt werden. Perioperative Tokolyse und antibiotische Abschirmung sind anzuraten. Ein intraoperatives fetales Monitoring ist empfehlenswert und sollte auch nach dem Eingriff fortgesetzt werden.

▶ Empfehlung

Bei perforierter Appendizitis und fortgeschrittener Schwangerschaft ist wegen der Gefahr eines intrauterinen Fruchttodes durch die im Rahmen des toxischen Geschehens zirkulierenden Endotoxine eine gleichzeitige Kaiserschnittentbindung empfehlenswert. Diese sollte vor der Versorgung der Appendix durchgeführt werden.

In Fällen von nicht perforierter Appendizitis ist nach erfolgter Appendektomie prinzipiell eine vaginale Geburt anzustreben.

17.8 Nieren- und Harnwegerkrankungen

Zusammenfassung

Die physiologische Dilatation des Nierenhohlraumsystems und der Ureteren und die verminderte Kontraktilität der Ureteren in der Schwangerschaft werden als prädisponierende Faktoren zur Entstehung von aufsteigenden Infektionen angesehen. Diese können in der Form einer asymptomatischen Bakteriurie unbemerkt über längere Zeit bestehen, um dann häufig in eine symptomatische Infektion überzugehen. Wegen der erhöhten kindlichen Morbidität und Mortalität sind alle – auch die asymptomatischen – Infektionen antibiotisch zu behandeln und in regelmäßigen Abständen zu kontrollieren.

Harnkonkremente treten in der Schwangerschaft nicht häufiger als bei Nichtschwangeren auf. Aufgrund der physiologischen Dilatation der Ureteren gehen sie meist spontan ab, sodass nur selten eine operative Entfernung notwendig ist.

Akute Glomerulonephritiden sind sehr selten und prognostisch günstig. Die Prognose von chronischen Glomerulonephritiden ist vom Ausmaß der Proteinurie, Hypertonie und Azotämie abhängig. Fälle mit begleitender Hypertonie, besonders aber mit pathologischer Stickstoffretention, sind prognostisch ungünstig. Bei allen Verlaufsformen sollte auf das Auftreten einer Pfropfpräeklampsie geachtet werden.

Im Folgenden werden die Infektionen der Harnwege, die unter den Nieren- und Harnwegerkrankungen von größter praktischer Bedeutung sind, ausführlicher behandelt. Die Beteiligung der Nieren im Rahmen der Präeklampsie wird in Kap. 18 besprochen.

Zur Beurteilung der Nieren- und Harnwegerkrankungen in der Schwangerschaft ist die Kenntnis über die physiologischen Veränderungen in der Schwangerschaft wichtig. Morphologische Veränderungen betreffen in erster Linie die auf hormonelle Einflüsse zurückgeführte Dilatation des Nierenhohlraumsystems und der Ureteren. Gemeinsam mit der verminderten Kontraktilität der Ureteren werden diese Veränderungen als prädisponierende Faktoren zur Entstehung von aszendierenden Infektionen angesehen.

Funktionelle Änderungen der Nierenfunktion, die durch eine erhöhte Nierendurchblutung und glomeruläre Filtration sowie durch eine Änderung der tubulären Funktion gekennzeichnet sind, führen zu einer veränderten Zusammensetzung des Primärharns. Im Urin Schwangerer besteht eine relative Glukosurie und Proteinurie, und es sind vermehrt Leukozyten und Erythrozyten zu finden.

17.8.1 Asymptomatische Bakteriurie, Zystitis, Pyelonephritis

Definition

Eine asymptomatischen Bakteriurie (ASB) besteht bei einer Keimzahl von mehr als 100 000 Keimen/ml Mittelstrahl- oder Katheterharn. Klinische Symptome, Entzündungszeichen sowie anamnestische Hinweise auf eine Entzündung der Harnwege fehlen.

Die Häufigkeit der ASB beträgt etwa 2 % bei jungen Erstgebärenden und steigt bei älteren Mehrgebärenden auf bis zu 10 % an. Im Gegensatz zur ASB außerhalb der Schwangerschaft ist die Behandlung in der Gravidität außerordentlich wichtig. Die

ASB geht bei Nichtbehandlung zu 30–50 % in eine symptomatische Harnweginfektion, in etwa 25 % in eine akute Pyelonephritis über, wobei diese fast ausschließlich im 2. und 3. Trimenon sowie postpartal auftritt.

Darüber hinaus werden die Schwangerschaftsverläufe bei bakteriurischen Frauen häufig kompliziert durch:
- Frühgeburten,
- mütterliche und kindliche Infektionen,
- EPH-Gestosen;
- erhöhte perinatale Mortalität.

Im Laufe der Gravidität erkranken etwa 1 % aller Schwangeren an einer manifesten Zystitis und etwa 1–2 % an einer akuten, meist einseitigen, häufiger rechts auftretenden Pyelonephritis. Die Diagnose ist aus dem Urinbefund, der charakteristischen klinischen Symptomatik wie Dys- und Pollakisurie sowie bei Pyelonephritiden zusätzlich Flankenschmerz und intermittierende Fieberschübe zu stellen. Allerdings verlaufen 2 Drittel aller Pyelonephritiden symptomarm und afebril und machen sich nur durch ein allgemeines Krankheitsgefühl, Übelkeit, Erbrechen und leichte Flankenschmerzen, die bei Bettruhe und Lagerung auf die andere Seite wieder abklingen, bemerkbar. Wegen ihrer Symptomarmut bleiben diese Verlaufsformen oft unbeachtet und sind daher in besonderem Maße mit den oben beschriebenen mütterlichen und kindlichen Komplikationen verbunden.

Nach der diagnostischen Sicherung eines Harnweginfekts mittels Teststreifen und Harnsediment sollte man unverzüglich mit einer antibiotischen Therapie beginnen. Vor Therapiebeginn sollte in jedem Fall eine Urinkultur eingesandt werden, um die Wirksamkeit der eingeleiteten Therapie zu überprüfen und ggf. das Antibiotikum umzustellen.

▶ Empfehlung

Die Antibiotika der Wahl sind Penicillinderivate und (bei Penicillinallergie) Cephalosporine. Die Dauer der Behandlung einer ASB bzw. Zystitis wird in der Literatur sehr unterschiedlich empfohlen und reicht von 3–10 Tagen. Bei Pyelonephritis sollte eine hochdosierte intravenöse Therapie über 7–14 Tage begonnen werden.

Nach Absetzen der Antibiotika werden bakteriologische Kontrollen im Abstand von etwa 2 Wochen empfohlen, um das Wiederauftreten einer Bakteriurie sofort zu erfassen und zu behandeln.

Bei häufigen Rezidiven wird eine Langzeittherapie mit niedrig dosierten Nitrofurantoinpräparaten bis zum Ende der Schwangerschaft empfohlen.

In Ausnahmefällen kann bei therapieresistenter Pyelonephritis auch eine perkutane Nephrostomie, die bis zur Geburt bestehen bleibt, durchgeführt werden.

17.8.2 Urolithiasis

Die Häufigkeit von Harnkonkrementen ist in der Schwangerschaft gegenüber dem nichtgraviden Zustand nicht erhöht. Das Vorliegen von Harnkonkrementen wird bei Auftreten von kolikartigen Schmerzen im Flankenbereich, die nach unten ziehen, vermutet und kann durch Nachweis von Erythrozyten im Harn und eine Ultraschalluntersuchung der Nieren und ableitenden Harnwege erhärtet werden. Dabei ist zu beachten, dass die Ureteren in der Schwangerschaft physiologisch erweitert sind und der Nachweis von Konkrementen im Ultraschall unzuverlässig ist.

Mitunter findet sich eine gleichzeitige Infektion der Harnwege; die Abgrenzung zur Pyelonephritis kann dadurch erschwert sein. Weiterführende diagnostische Maßnahmen wie röntgenologische Untersuchungen sind in der Schwangerschaft im Allgemeinen kontraindiziert.

Durch die physiologische Dilatation der Harnwege kommt es oft zu einem Spontanabgang der Konkremente, sodass eine operative Entfernung mittels Schlinge nur in seltenen Fällen notwendig ist.

▶ Empfehlung

Als therapeutische Maßnahme wird ausreichend Flüssigkeitszufuhr und eine symptomatische Therapie mit Spasmolytika empfohlen.

17.8.3 Andere Nierenerkrankungen

Akute Glomerulonephritis. Eine akute Glomerulonephritis während der Schwangerschaft ist sehr selten und sowohl aus mütterlicher als auch aus kindlicher Sicht prognostisch günstig. Die Therapie unterscheidet sich nicht von der Nichtschwangerer.

Chronische Glomerulonephritis. Die Diagnose einer chronischen Glomerulonephritis in der Schwangerschaft ist aufgrund der fehlenden morphologischen Kriterien schwer zu stellen. Prognostisch ist die Einteilung in 3 Schweregrade, abhängig vom Ausmaß der Proteinurie, Hypertonie und Azotämie hilfreich:
- Patientinnen mit manifester Proteinurie ohne Hypertonie und ohne Azotämie haben ein geringes Risiko einer Verschlechterung des Grundleidens. Auf das Auftreten einer Pfropfpräeklampsie muss geachtet werden.
- Fälle mit manifester Proteinurie und Hypertonie sind in hohen Maße für eine Präeklampsie prädisponiert. Tritt die Komplikation relativ früh auf, so ist die perinatale Mortalität hoch. Eine Verschlechterung der Nierenfunktion hingegen ist während der Schwangerschaft nicht nachweisbar.
- Kommt zur Proteinurie und Hypertonie noch eine pathologische Stickstoffretention als Zeichen einer erheblichen renalen Insuffizienz hinzu, dann ist die Prognose für Mutter und Kind derart schlecht, dass ein Schwangerschaftsabbruch angezeigt ist.

Chronische Niereninsuffizienz mit Hämodialysebedarf. Über erfolgreich verlaufene Schwangerschaften bei chronischer Niereninsuffizienz mit Hämodialysebedarf ist berichtet worden. Allerdings ist wegen der in der Regel stark eingeschränkten Plazentafunktion die Rate von fetalen Komplikationen sehr hoch. Bei der Betreuung von dialysepflichtigen Schwangeren ist besonders auf eine engmaschige Kontrolle des Blutdrucks, der Elektrolyte, der Blutgase, eine ausreichende Nierenperfusion und auf die rechtzeitige Erkennung einer Anämie zu achten.

Nierentransplantierte Schwangere. Patientinnen nach Nierentransplantationen sollten 2 Jahre nach der Operation mit einer Schwangerschaft warten, da zu diesem Zeitpunkt ein Ausgleich der Nierenfunktion angenommen und die Dosis an Immunsuppressiva reduziert werden kann. Die Behandlung mit Immunsuppressiva muss allerdings auch in der Schwangerschaft fortgesetzt und wegen des erhöhten Risikos der Transplantatabstoßung in der Schwangerschaft meist sogar erhöht werden. Von Kortikosteroiden abgesehen, ist die Therapie mit Immunsuppressiva mit einer erhöhten Missbildungsrate mit einer erhöhten Rate von Frühgeburten und IUGR sowie mit einem erhöhten Prozentsatz von körperlich und mental retardierten Kindern verbunden, worauf bei der Beratung der Patientin hingewiesen werden muss.

17.9 Erkrankungen der Gallenwege

Zusammenfassung

Die **intrahepatische Schwangerschaftscholestase** ist die häufigste Erkrankung der Leber in der Schwangerschaft, ätiologisch jedoch weitgehend ungeklärt. Sie ist durch ausgeprägten Juckreiz, in etwa 10% der Fälle durch einen leichten Ikterus und gastrointestinale Beschwerden charakterisiert. Aus unbekannten Gründen hat die Erkrankung eine ungünstige kindliche Prognose, sodass eine Kontaktaufnahme mit einem Perinatalzentrum mit der Möglichkeit einer regelmäßigen fetalen Evaluation empfohlen wird.

Therapeutisch stehen Ursodeoxycholsäure (eine natürlich vorkommende Gallensäure), Colestyraminpräparate und Antihistaminika zur Verfügung.

Obwohl der Zusammenhang zwischen Schwangerschaft und einem vermehrten Auftreten von Gallensteinen nicht klar belegt ist, wurde eine Reihe von Faktoren beschrieben, die die Ausbildung von Gallensteinen fördern. Symptomatische Gallensteine, die wegen der Heftigkeit ihrer Beschwerden einen operativen Eingriff erfordern, sind allerdings selten, so dass in den meisten Fällen eine medikamentöse Therapie ausreichend ist. Operative Maßnahmen werden nur bei unter konservativen Maßnahmen unverändert stark symptomatischen Erkrankungen, vor allem bei Fällen mit Choledocholithiasis und chologener Pankreatitis, in Erwägung gezogen. In diesen Fällen bietet die laparaskopische Cholezystektomie und endoskopische Papillotomie mit Steinentfernung prognostische Vorteile gegenüber der offenen Cholezystektomie mit Gallengangsexploration.

Unter den Erkrankungen der Gallenwege in der Schwangerschaft sind die intrahepatische Cholestase, auch rezidivierender idiopathischer Schwangerschaftsikterus genannt, und die Cholelithiasis, einschließlich ihrer Komplikationen wie Choledocholithiasis, Verschlussikterus und chologene Pankreatitis, von größter praktischer Bedeutung.

17.9.1 Intrahepatische Schwangerschaftscholestase

Epidemiologie

Die intrahepatische Schwangerschaftscholestase ist die häufigste Erkrankung der Leber in der Schwangerschaft und nach der viralen Hepatitis die zweithäufigste Ursache eines Ikterus in der Schwangerschaft. Die Häufigkeit der Erkrankung zeigt erhebliche geographische Unterschiede, mit einem gehäuften Vorkommen in den skandinavischen Ländern, Chile und Bolivien. In anderen Ländern ist sie mit einem Auftreten von <0,2% selten.

Ätiologie

Ätiologie und Pathogenese der Erkrankung sind weitgehend ungeklärt. Möglicherweise spielen hormonelle Einflüsse eine Rolle, da bei Patientinnen, die an einer Schwangerschaftscholestase erkrankt waren, ähnliche Symptome bei Einnahme von Ovulationshemmern auftreten können.

Evaluation

Leitsymptom ist ein ausgeprägter Juckreiz, der üblicherweise erst im 3. Trimenon, mitunter auch früher in der Schwangerschaft und gehäuft bei Zwillingsschwangerschaften auftritt und bis zur Geburt stärker wird, um einige Tage nach der Geburt wieder spontan zu verschwinden. Dazu kommen in etwa 10% der Fälle ein milder Ikterus sowie gastrointestinale Beschwerden wie Übelkeit und Erbrechen hinzu.

Laborchemische Korrelate sind:

- erhöhter Cholsäure- und Chenodeoxycholsäurespiegel mit einer Cholsäure/Chenodeoxycholsäure-Ratio >1,5,
- erhöhtes (vorwiegend direktes, konjugiertes) Bilirubin,
- unveränderte Aktivitäten von γ-GT, LDH und GLDH.

Differenzialdiagnose

Differenzialdiagnostisch sind andere Lebererkrankungen, vor allem die viralen Hepatitiden, eine toxische Leberschädigung oder ein Verschlussikterus abzugrenzen.

Prognose

Die **mütterliche Prognose** der Erkrankung ist gut. Bleibende Leberschädigungen sind nicht zu erwarten. Wichtig ist die Kontrolle der Gerinnungsfaktoren, insbesonders des Quick-Werts, da die Vitamin-K-abhängigen Faktoren abfallen können und gegebenfalls eine entsprechende Vitamin-K-Substitution notwendig machen. Eine Substitution der fettlöslichen Vitamine ist in jedem Fall empfehlenswert.

Demgegenüber ist – aus unbekannten Gründen – die **kindliche Prognose** ungünstig. Die Frühgeburtlichkeit wurde mit einer mittleren Rate von 20% (7–60%) und die Rate intrauteriner Fruchttode mit 1–2% angegeben, wobei zu beachten ist, dass die kindlichen Todesfälle fast ausschließlich im letzten Monat der Schwangerschaft auftreten.

Medikamentöse Therapie

Obwohl noch beschränkte Erfahrungen vorliegen, was die Sicherheit der Anwendung in der Schwangerschaft betrifft, gilt die Therapie mit Ursodeoxycholsäure, einer natürlich vorkommenden Gallensäure, als erste Wahl. Sie verbessert swohl die Symptomatik als auch die veränderten Laborwerte und führt zu einer besseren kindlichen Prognose.

Daneben stehen Colestyraminpräparate, die eine enterale Resoption der Gallensäuren verhindern, sowie Antihistaminika zur Behandlung des Juckreizes zur Verfügung.

Geburtshilfliches Management

Als präventive Maßnahme ist bei Diagnose der Erkrankung die Kontaktaufnahme mit einem perinatologischen Zentrum empfehlenswert, um eine regelmäßige fetale Evaluation vornehmen. Es werden wöchentliche CTG-Kontrollen ab der 34. SSW empfohlen. Eine primäre Sectio caesarea wird von manchen Autoren in der 38. SSW, bei ikterischen Verläufen bzw. bei bereits vorangegangener intrahepatischer Cholestase in der letzten Schwangerschaft, in der 36. SSW, vorgeschlagen.

17.9.2 Cholelithiasis

Ätiologie

Obwohl der Zusammenhang zwischen Schwangerschaft und einem vermehrten Auftreten von Gallensteinen nicht klar belegt ist, wurde eine Reihe von Faktoren beschrieben, die die Ausbildung von Gallensteinen fördern. Darunter fallen ein erhöhter Gallensäurepool, ein verringerter enterohepatischer Kreislauf, eine Erhöhung des Cholsäure- bei gleichzeitiger Verminderung des Chenodeoxycholsäurespiegels, eine vermehrte Cholesterinausschüttung sowie eine verminderte Motilität der Gallenblase mit konsekutiver Gallenstase.

Inzidenz

Der Vergleich der Häufigkeit von Gallensteinen in der Schwangerschaft verglichen mit Nichtschwangeren ist allerdings wegen der großen Zahl von asymptomatischen, »stillen« Steinen erschwert. Die Häufigkeit von akuten Gallenbeschwerden wie Gallenkoliken oder Cholezystitiden scheint in der Schwangerschaft nicht erhöht zu sein, allerdings ist eine gewisse Häufung in der postpartalen Zeit zu beobachten. Symptomatische Gallensteine, die wegen der Heftigkeit ihrer Beschwerden einen operativen Eingriff erfordern, kommen in weniger als 0,1 % aller Schwangerschaften vor.

Evaluation

Die klinischen Bilder der Gallenkolik ohne oder mit begleitender Cholezystitis sind oft nur schwer voneinander zu trennen. Schmerzen im Epigastrium oder im rechten Oberbauch, die in den Rücken bzw. in die Schulter ausstrahlen, sind ein relativ spezifisches Symptom für eine »blande« Gallenkolik. Eine eher uncharakteristische Schmerzsymptomatik, Übelkeit, Erbrechen, Fieber und laborchemische Entzündungszeichen deuten auf eine Cholezystitis hin.

Differenzialdiagnose

Wichtig ist die Abklärung von anderen Ursachen, die eine ähnliche Symptomatik hervorrufen können (s. Übersicht).

Beim Auftreten eines Ikterus mit oder ohne Begleitsymptome einer akuten Gallenerkrankung muss an die Möglichkeit einer **Choledocholithiasis** gedacht werden. Insgesamt sind etwa 7 % aller Fälle von Ikterus in der Schwangerschaft durch Gallensteine bedingt.

Darüber hinaus sind Gallensteine die häufigste Ursache einer **Pankreatitis** in der Schwangerschaft, weil andere häufige Ursachen, vor allem Alkoholkonsum, selten sind. Die Schwangerschaft an sich stellt keinen prädisponierenden Faktor für eine Pankreatitis dar, wenngleich auch eine bereits bestehende Hyperlipidämie in der Schwangerschaft verstärkt werden und auf diese Weise zu einer Pankreatitis führen kann.

Die Symptome der akuten Pankreatitis in der Schwangerschaft unterscheiden sich nicht von denen Nichtschwangerer. Schmerzen im Epigastrium oder linken Oberbauch, die in den Rücken ausstrahlen, Übelkeit, Erbrechen, mäßiges Fieber und Ileus lassen an die Diagnose einer Pankreatitis denken, die durch erhöhte Lipase- und Amylasewerte im Serum erhärtet wird. Differenzialdiagnostisch ist in der Schwangerschaft an die in der Übersicht hierzu aufgelisteten Krankheitsbilder zu denken.

Differenzialdiagnose der Gallenkolik/Cholezystitis

- Akute virale Hepatitis
- Akute alkoholische Hepatitis
- Duodenalulkus
- Akute Pankreatitis
- Pulmonalembolie
- Basale Pneumonie
- Akuter Myokardinfarkt
- Akute Appendizitis
- Akute Schwangerschaftsfettleber
- Präeklampsie
- HELLP-Syndrom

Weiterführende Diagnostik

Die weiterführende Diagnostik von Gallenerkrankungen in der Schwangerschaft beschränkt sich in erster Linie auf Labor- und Ultraschalluntersuchungen. Radiologische Untersuchungen wie Abdomenübersichtsaufnahmen, Cholezystogramme und endoskopisch-retrograde Cholangiopankreatikographien sind im Allgemeinen kontraindiziert.

Differenzialdiagnose der Pankreatitis in der Schwangerschaft

- Akute Cholezystitis
- Perforiertes Doudenalulkus
- Milzruptur
- Perinephritischer Abszess
- Akute kardiopulmonale Erkrankungen
- Akute Appendizitis
- Rupturierte Extrauteringravidität
- Hyperemesis gravidarum
- Präeklampsie

Management

Allgemein wird empfohlen, Gallenerkrankungen in der Schwangerschaft **konservativ** zu behandeln. Die Therapie von Gallenkoliken beinhaltet analgetische und spasmolytische Maßnahmen, eine fettarme Diät und eine intravenöse antibiotische Therapie bei Cholezystitis. Bei Patientinnen mit Pankreatitis wird eine stationäre Aufnahme mit Nahrungskarenz, Infusionstherapie und analgetischer Medikation bzw. in Fällen, die durch eine Hypertriglyzeridämie hervorgerufen wurden, eine spezifische enterale oder parenterale Ernährung empfohlen.

Operative Maßnahmen werden nur bei unter konservativen Maßnahmen unverändert stark symptomatischen Erkrankungen, vor allem bei Fällen mit Choledocholithiasis und chologener Pankreatitis, in Erwägung gezogen. Der günstigste Zeitpunkt eines operativen Eingriffes ist das 2. Trimenon, da im 1. Trimenon die kindliche Mortalität bei chirurgischen Eingriffen mit etwa 5% angegeben wird.

- Die laparaskopische Cholezystektomie hat sich bei unkomplizierteren Fällen bewährt, wenngleich bisher nur beschränkte Erfahrungswerte vorliegent.
- Bei Choledocholithiasis hat die endoskopische Papillotomie mit Steinentfernung prognostische Vorteile gegenüber der offenen Cholezystektomie mit Gallengangsexploration gezeigt, da für diese klassische Methode, besonders bei Patientinnen mit Pankreatitis, eine hohe mütterliche und kindliche Mortalität von 15 bzw. 60% angegeben wurde.

17.10 Maligne Erkrankungen

Zusammenfassung

Krebserkrankungen in der Schwangerschaft sind nicht selten. Sie zählen zu den häufigsten Todesursachen unter der Bevölkerungsgruppe von Frauen zwischen 15 und 34 Jahren. Insgesamt ist etwa eine von 1 000 Schwangerschaften von einer malignen Erkrankung betroffen, wobei Zervix- und Mammakarzinome am häufigsten sind.

Invasive **Zervixkarzinome** werden in der Schwangerschaft häufiger in früheren Stadien entdeckt. Bis zur Mitte des 2. Trimenons und bei höheren Stadien wird die Therapie in gleicher Weise wie bei Nichtschwangeren durchgeführt, wobei eine Konisation immer mit einer Cerclage durchgeführt werden sollte. Ab der Mitte des 2. Trimenons wird im Stadium I unter genauer Abwägung der Risiken für die Mutter und der kindlichen Prognose ein abwartendes Management bis zum Erreichen der kindlichen Lebensfähigkeit empfohlen.

Im Unterschied zum Zervixkarzinom wird das **Mammakarzinom** häufiger in einem fortgeschrittenerem Stadium diagnostiziert. Bezogen auf das Tumorstadium ist die mütterliche Prognose durch die Schwangerschaft allerdings nicht verschlechtert.

Verglichen mit der Normalbevölkerung sind **Ovarialtumoren** in der Schwangerschaft zu einem geringeren Anteil maligne; häufiger als in der Normalbevölkerung finden sich Keimzelltumoren, die oft in einem früheren Stadium entdeckt werden und dann prognostisch günstiger sind. Eine operative Sanierung wird für alle Ovarialtumoren mit einer Größe >6 cm, einem signifikanten soliden Anteil, bilateralem Auftreten oder einer Persistenz über die 14. SSW hinaus empfohlen.

Phäochromozytome in der Schwangerschaft sind selten, haben aber wegen der Gefahr einer durch bereits geringe mechanische Belastungen entstehenden hypertensiven Krise eine ungünstige mütterliche und kindliche Prognose.

▼

Bei Diagnose einer akuten **Leukämie** in der Schwangerschaft ist wegen der raschen Progredienz eine unverzügliche Therapie notwendig.

17.10.1 Invasives Zervixkarzinom

Das invasive Zervixkarzinom stellt mit einer Häufigkeit von etwa 1:1000 die häufigste Krebserkrankung in der Schwangerschaft dar. Im Vergleich zu Nichtschwangeren finden sich häufiger Karzinome in früheren Stadien (was auf das zuverlässigere Screening in der Schwangerschaft zurückzuführen ist). Die therapeutischen Überlegungen gehen davon aus, auf operative Eingriffe möglichst zu verzichten.

▶ Empfehlung

Bei pathologischen zytologischen Befunden wird zunächst eine Kolposkopie und, falls nicht sowohl der zytologische als auch der kolposkopische Befund eine nur leichte Dysplasie anzeigen eine Biopsie empfohlen, um das Ausmaß einer evtl. vorhandenen Invasion festzustellen. Bei fehlender Invasion sind engmaschige zytologische und kolposkopische Kontrollen für die restliche Schwangerschaft vorgesehen. Liegt ein mikroinvasives Karzinom vor, so sollte eine Konisation mit einer Cerclage durchgeführt werden, um auf diese Weise die Gefahr einer störkeren Nachblutung bzw. einer postoperativen Chorioamnionitis zu vermindern.

Das invasive Zervixkarzinom wird bis zur Mitte des 2. Trimenons genauso wie bei Nichtschwangeren behandelt. Ab der Mitte des 2. Trimenons wird bei Vorliegen eines Stadiums Ia (evtl. auch Ib) ein abwartendes Management bis zum Erreichen der kindlichen Lebensfähigkeit empfohlen. Ab dem Stadium II kann bei der Behandlung keine Rücksicht auf die Schwangerschaft genommen werden. Diese Entscheidung kann natürlich nur im Einzelfall und unter genauer Abwägung der mütterlichen Risiken und der kindlichen Prognose getroffen werden. Für die mütterliche Prognose dürften, sowohl hinsichtlich des Einflusses der Schwangerschaft auf das Tumorwachstum als auch hinsichtlich des abwartenden Managements im 3. Trimenon, keine Unterschiede zu Nichtschwangeren bestehen. Auch die kindliche Prognose erscheint, abgesehen von Fällen, in denen eine Radikaloperation durchgeführt werden muss, durch die Erkrankung nicht verschlechtert.

Eine vaginale Geburt ist bei allen nicht bzw. mikroinvasiven Karzinomen (nach Konisation im Gesunden) anzustreben. In allen anderen Fällen erscheint wegen Fallberichten über das Auftreten von Tumorzellimplantationen in Episiotomiewunden nach einer vaginalen Entbindung eine primäre Sectio sinnvoll.

17.10.2 Mammakarzinom

Mit einer Häufigkeit von 1:3000–1:10 000 ist das Mammakarzinom die zweithäufigste maligne Erkrankung in der Schwangerschaft.

Im Unterschied zum Zervixkarzinom wird das Mammakarzinom in der Schwangerschaft häufiger in einem fortgeschritteneren Stadium entdeckt. Dies dürfte auf die schlechtere palpatorische Abgrenzbarkeit von Tumorknoten und die geringere Sensitivität der Mammographie durch die in der Schwangerschaft verstärkte Ödembildung und Hyperämie des Brustgewebes zurückzuführen sein. Aus dieser Tatsache ist aber auch die Konsequenz zu ziehen, dass bei suspekten Befunden auch in der Schwangerschaft die Diagnosesicherung, vor allem mit ultraschallgezielten Feinnadelbiopsien, nicht verzögert werden soll.

Bezogen auf das Tumorstadium ist die mütterliche Prognose durch die Schwangerschaft nicht verschlechtert, und es wurde auch keine Progression der Erkrankung durch die hormonelle Umstellung in der Schwangerschaft nachgewiesen (Antonelli et al. 1996). Eine Erklärung dafür ist, dass die meisten Mammakarzinome in der Schwangerschaft hormonrezeptornegativ sind.

Eine chirurgische Sanierung ist die Therapie der 1. Wahl. Eine Bestrahlungstherapie in der Schwangerschaft wird wegen der hohen fetalen Strahlenbelastung nicht empfohlen und kann ohne Verschlechterung der mütterlichen Prognose meistens bis nach Ende der Schwangerschaft verschoben werden. Das gleiche Prinzip gilt auch für eine adjuvante antihormonelle Therapie. Die Auswirkungen einer Chemotherapie auf den Fetus werden bei den Leukämien besprochen (s. 17.10.5).

Abgesehen von den Auswirkungen der Therapie, kommt es zu einem vermehrten Auftreten von Frühgeburten und Kindern mit niedrigem Geburtsgewicht.

Einer Schwangerschaft nach vorangegangenem Mammakarzinom ist grundsätzlich nichts entgegenzustellen. Idealerweise sollte ein Zeitraum von mindestens 2 Jahren nach der Diagnose bis zum Eintritt der Schwangerschaft eingehalten werden, da die meisten Rezidive innerhalb dieses Zeitraums auftreten.

17.10.3 Ovarialkarzinom

Ovarialkarzinome treten mit einer Häufigkeit von etwa 1:10 000 in Schwangerschaften auf. Nur 2–5% aller in der Schwangerschaft entdeckten Ovarialtumoren sind Malignome, verglichen mit einem Anteil von 15–20% in der Normalbevölkerung. Aufgrund der Alterstruktur ist mit einem häufigeren Auftreten von Keimzelltumoren zu rechnen. Diese werden öfter in einem früheren Stadium entdeckt und sind daher prognostisch günstiger.

Wegen der anatomischen Veränderungen, die mit einer erhöhten Mobilität des Ovars in der Schwangerschaft einhergehen, werden etwa ein Viertel der Ovarialkarzinome im Rahmen der Abklärung eines akuten Abdomens entdeckt, ein weiteres Viertel als Zufallsbefund bei einer Schnittentbindung.

Eine operative Sanierung wird nach allgemeinen Empfehlungen für alle Ovarialtumoren mit einer Größe >6 cm, einem signifikanten soliden Anteil, bilateralem Auftreten oder einer Persistenz über die 14. SSW hinaus empfohlen.

Wegen der erhöhten Gefahr eines akuten Eingriffs durch Torsion von Ovarialtumoren und einer damit verbundenen erhöhten fetalen Mortalität wird in den oben beschriebenen Fällen kein abwartendes Management empfohlen.

17.10.4 Phäochromozytom

Obwohl bisher nur 200 Fälle von Phäochromozytomen in der Schwangerschaft in der Literatur beschrieben worden sind, sind sie wegen der Ähnlichkeit des klinischen Bildes mit hypertensiven Schwangerschaftserkrankungen wichtig.

Schon durch geringe mechanische Belastungen wie abrupte Bewegungen oder Wehentätigkeit kann es zu einer plötzlichen Ausschüttung von Katecholaminen kommen. Obwohl die mütterliche Mortalität der hypertensiven Krisen von 50% auf 17% gesenkt werden konnte, bleibt die kindliche Prognose wegen der gleichzeitigen Minderperfusion der Plazenta mit einer Mortalität von 26% und einem vermehrten Auftreten von Wachstumsretardierungen weiterhin ungünstig.

▶ Empfehlung

Die optimale Therapie von Phäochromozytomen ist umstritten. Von den meisten Autoren wird bis zum 2. Trimenon eine operative Sanierung und im 3. Trimenon eine medikamentöse Therapie mit α- und β-Blockern empfohlen. Präventiv ist bei Verdacht des Vorliegens eines Phäochromoztytoms die Indikation zu einer diagnostischen Abklärung mittels MRT großzügig zu stellen.

17.10.5 Leukämien

Leukämien treten in etwa einer von 75 000 Schwangerschaften auf (ungefähr 60% akute myeloische, 30% akute lymphatische und 10% chronisch-myeloische Leukämien).

Die Diagnose einer **akuten Leukämie** ist wegen der Notwendigkeit einer unverzüglichen Therapie wichtig, da die mittlere Überlebensrate ohne Behandlung in der Normalbevölkerung mit 2 Monaten angegeben wird. Daher kann bei akuten Leukämien nur in Ausnahmefällen mit der Behandlung bis nach der Geburt gewartet werden. Demgegenüber zeichnen sich **chronisch-myeloische Leukämien** durch eine geringere Progredienz aus. Ein abwartendes Management bis zum Erreichen der Lebensfähigkeit des Fetus scheint gerechtfertigt.

Insgesamt dürfte die Prognose der Mutter mit jener von Nichtschwangeren bei durchgeführter intensiver Chemotherapie vergleichbar sein. Die Prognose des Kindes ist mit einer Mortalität von etwa 10% und einer Frühgeburtsrate von etwa 30–40% ungünstig. Daneben kommt es zu einem gehäuften Auftreten von Kindern mit niedrigem Geburtsgewicht, Panzytopenien oder Neoplasien.

Das **Risiko von fetalen Fehlbildungen** wird im 1. Trimenon mit 25% bei kombinierten und mit 17% bei einfachen Chemotherapien angegeben, wobei dieser Prozentsatz sich nach Ausschluss von Patientinnen mit Bestrahlungs- oder Chemotherapie mit Folsäureantagonisten auf 6% verringert. Im 1. Trimenon ist daher auch immer an einen Schwangerschaftsabbruch zu denken. Im 2. und 3. Trimenon ist mit keiner erhöhten Fehlbildungsrate mehr zu rechnen.

> Das Langzeitergebnis von überlebenden Kindern dürfte in erster Linie durch Spätfolgen der Frühgeburtlichkeit, aber nicht durch die Therapiefolgen bestimmt werden. Unter Chemotherapie ist ein Abstillen grundsätzlich erforderlich.

Literatur

Abell TL, Riely CA (1992) Hyperemesis gravidarum. Gastroenterol Clin North Am 21: 835–849

ACOG (1993) Thyroid disease in pregnancy. ACOG Technical Bulletin 181: 1–6

ACOG (1996) Seizure disorders in pregnancy. ACOG Educational Bulletin 231: 1–7

ACOG (1996) Pulmonary disease in pregnancy. ACOG Technical Bulletin 224: 1–9

ACOG (1998) Obstetric aspects of trauma management. ACOG Educational Bulletin 251: 1–7

ACOG (2000) Screening for hypothyroidism. ACOG Committee Opinion 241: 1–2

Antonelli NM, Dotters DJ, Katz VL et al. (1996) Cancer in pregnancy: a review of the literature. Part 1/2. Obstet Gynecol Surv 51: 125–142

Babler EA (1908) Perforative appendicitis complicating pregnancy. JAMA 51: 1313

Bacq Y (1999) Intrahepatic cholestasis of pregnancy. Clin Liver Dis 3: 1–13

Connolly A, Katz VL, Bash KL, McMahon MJ, Hansen WF (1997) Trauma and pregnancy. Am J Perinatol 14: 331–336

Crawford P (2001) CPD-Education and self-assessment: Epilepsy and pregnancy. Seizure 10: 212–219

Davison JM (2001) Renal disorders in pregnancy. Curr Opin Obstet Gynecol 13: 109–114

Deuchar N (1995) Nausea and vomiting in pregnancy: a review of the problem with particular regard to psychological and social aspects. Br J Obstet Gynaecol 102: 6–8

Eliakim R, Abulafia O, Sherer DM (2000) Hyperemesis graviderum: A current review. Am J Perinatol 17: 207–218

Fautz CR, Dagogo-Jack S, Ladenson JH, Gronowski AM (1999) Thyroid function during pregnancy. Clin Chem 45: 2250–2258

Gei AF, Hankins GDV (2001) Cardiac disease and pregnancy. Obstet Gynecol Clin N Am 28: 465–512

Gilstrap LC III, Ramin SM (2001) Urinary tract infections during pregnancy. Obstet Gynecol Clin N Am 28: 581–591

Goodwin TM (1998) Hyperemesis graviderum. Clin Obstet Gynecol 41: 597–605

Grospietsch G (1990) Erkrankungen in der Schwangerschaft. Ein Leitfaden mit Therapieempfehlungen für Klinik und Praxis, 2. Aufl. Wissenschaftliche Verlagsgesellschaft, Stuttgart

Hanna GV (1998) Asthma in pregnancy. Postgraduate Obstet Gynecol 18: 1–4

Holcroft C, Graham E (2001) Cardiac disorders and pregnancy. Postgraduate Obstet Gynecol 21: 1–6

Hou S (1999) Pregnancy in chronic renal insufficiency and end-stage renal disease. Am J Kidney Dis 33: 235–252

Husslein P (1988) Regelwidrigkeiten des mütterlichen Organismus in der Schwangerschaft. In: Martius G (Hrsg) Lehrbuch der Geburtshilfe einschließlich der geburtshilflichen Operationen, 12. Aufl. Thieme, Stuttgart

Jewell D, Young G (2001) Interventions for nausea and vomiting in early pregnancy (Cochrane Review). In: The Cochrane Library, Issue 3, 2001. Update Software, Oxford

Kuhlmann RS, Cruikshank DP (1994) Maternal trauma during pregnancy. Clin Obstet Gynecol 37: 274–293

Lammert F, Marschall H-U, Glantz A, Matern S (2000) Intrahepatic cholestasis of pregnancy: molecular pathogenesis, diagnosis and management. J Hepatol 33: 1012–1021

Lazarus JH, Kokandi A (2000) Thyroid disease in relation to pregnancy: A decade of change. Clin Endocrinol 53: 265–278

Mahmoodian S (1992) Appendicitis complicating pregnancy. South Med J 85: 19–24

Moore HCF, Foster RS Jr (2000) Breast cancer and pregnancy. Sem Oncol 27: 646–653

Mourad J, Elliot JP, Erickson L, Lisboa L (2000) Appendicitis in pregnancy: New information that contradicts long-held clinical beliefs. Am J Obstet Gynecol 182: 1027–1029

National Asthma Education Program (1993) Management of asthma during pregnancy: report of the Working Group on Asthma and Pregnancy, Bethesda (MD): National Institutes of Health. NIH Publication 93–3279

Natt N (2001) Thyroid disease in women. Postgraduate Obstet Gynecol 20: 1–7

Nelson-Piercy C (2001) Asthma in pregnancy. Thorax 56: 325–328

Nulman I, Laslo D, Koren G (1999) Treatment of epilepsy in pregnancy. Drugs 57: 535–544

Oechslin E, Turina J, Lauper U, Weiss B, Vogt P, Lüscher T, Jenni R (1999) Kardiovaskuläre Erkrankungen in der Schwangerschaft. Therap Umschau 56: 551–560

Pschirrer ER, Monga M (2001) Seizure disorders in pregnancy. Obstet Gynecol Clin N Am 28: 601–611

Ramin KD, Ramsey PS (2001) Disease of the gallbladder and pancreas in pregnancy. Obstet Gynecol Clin N Am 28: 571–580

Sanders CL, Lucas MJ (2001) Renal disease in pregnancy. Obstet Gynecol Clin N Am 28: 593–600

Schneider H (1993) Trauma und Schwangerschaft. Arch Gynecol Obstet 253 [Suppl]: 4–14

Schneider KTM, Bollinger A, Huch A et al. (1984) The oscillating »vena cava syndrome« during quiet standing: an unexpected observation in late pregnancy. Br J Obstet Gynaecol 91: 776–780

Scott LD (1992) Gallstone disease and pancreatitis in pregnancy. Gastroenterol Clin North Am 21: 803–815

Steiner RA (1999) Gynäkologische Malignome in der Schwangerschaft. Therap Umsch 56: 616–623

Wendel PJ (2001) Asthma in pregnancy. Obstet Gynecol Clin N Am 28: 537–551

Williams D (1999) Pregnancy and the heart. Hosp Med 60: 100–104

Zanotti KM, Belinson JL, Kennedy AW (2000) Treatment of gynecologic cancers in pregnancy. Sem Oncol 27: 686–698

Hypertensive Schwangerschaftserkrankungen

P. Dürig

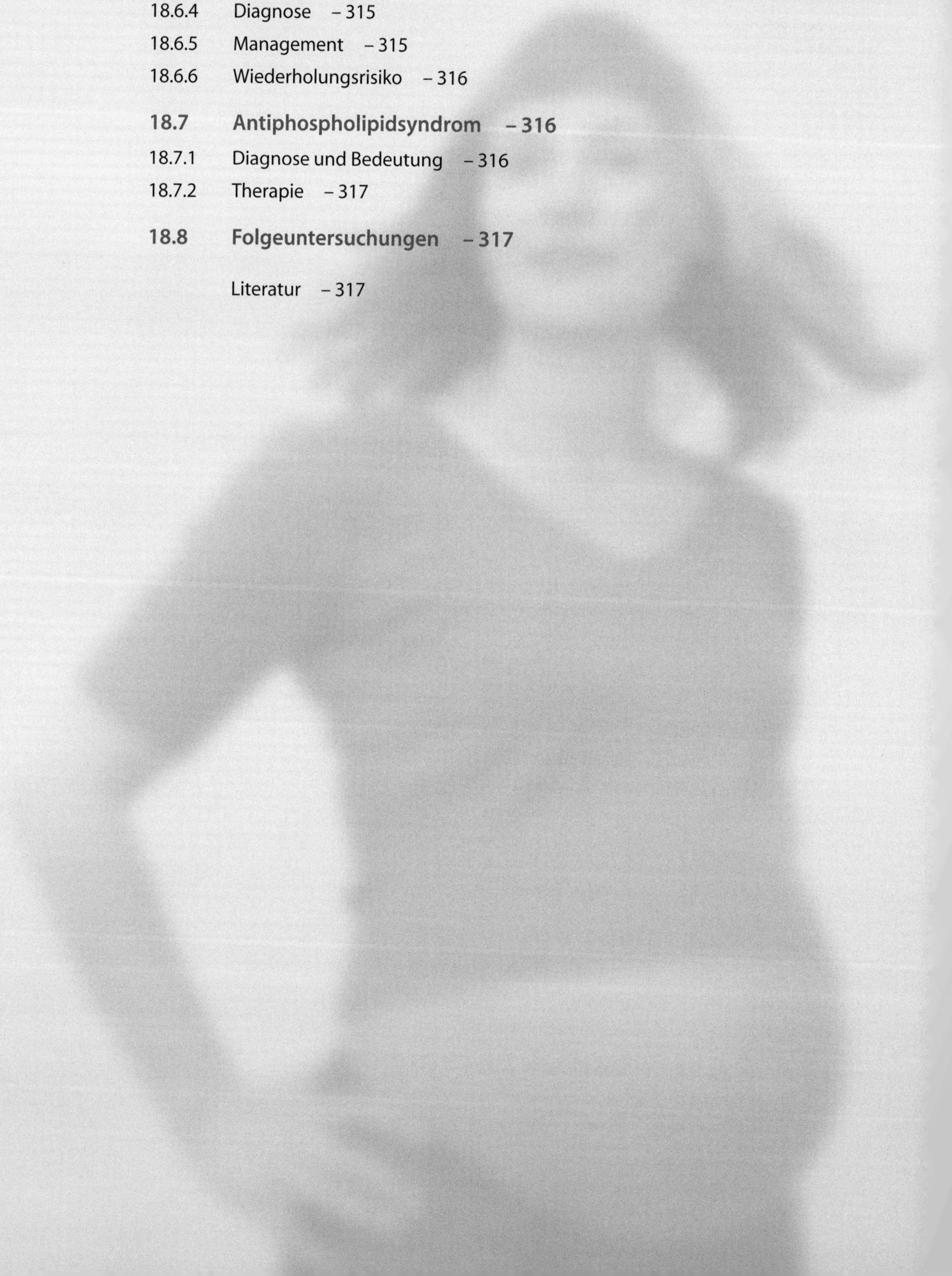

Kurz-Überblick

Die Hypertonie in der Schwangerschaft ist definiert als ein Blutdruck von systolisch ≥140 mmHg und diastolisch ≥90 mmHg. Hypertone Blutdruckwerte finden sich bei 5–10% aller Schwangerschaften. Für den klinischen Gebrauch hat sich eine Klassifizierung der hypertensiven Schwangerschaftserkrankungen bewährt, die zwischen chronischer Hypertonie, Präeklampsie, Pfropfpräeklampsie und transienter Hypertonie unterscheidet. Die **chronische bzw. vorbestehende Hypertonie** ist definiert durch erhöhte Blutdruckwerte in der 1. Schwangerschaftshälfte und hat in der Mehrzahl der Fälle für den Ausgang der Schwangerschaft keine schwerwiegenden Konsequenzen.

Als **Präeklampsie** wird die Verbindung einer Hypertonie mit einer Proteinurie bezeichnet, die nach der 20. Schwangerschaftswoche auftritt. Dieser Begriff hat die alte Bezeichnung EPH-Gestose weitgehend abgelöst.

Tritt zu einer chronischen Hypertonie eine Proteinurie hinzu, so spricht man von einer **Pfropfpräeklampsie**.

Die Präeklampsie und die Pfropfpräeklampsie sind schwangerschaftsinduzierte Multiorganerkrankungen, die in vielen Ländern an erster Stelle der mütterlichen Todesursachen stehen und für 20–25% der perinatalen Mortalität verantwortlich sind.

Die **transiente Hypertonie** wiederum ist eine gutartige Erkrankung, die sich erstmals während der Schwangerschaft manifestiert und hinter der sich meist eine latente essentielle Hypertonie verbirgt, die durch die Schwangerschaft demaskiert wird.

Während eine schwere chronische Hypertonie in der Schwangerschaft zur Verhütung von mütterlichen Organschäden behandelt werden muss, soll eine leichte chronische Hypertonie zurückhaltend oder gar nicht behandelt werden, da das Risiko für die Entwicklung einer Pfropfpräeklampsie und der Schwangerschaftsausgang durch eine antihypertensive Therapie nicht beeinflußt werden können.

Die Präeklampsie, deren Inzidenz bei Nulliparae 3–5% und bei Multiparae 0,5% beträgt, ist eine unberechenbare Krankheit, deren Ätiologie nach wie vor unbekannt ist. Eine schwere Präeklampsie soll jenseits der 32. SSW nach Stabilisierung der Mutter rasch beendet werden. Ein klinisches Dilemma stellt die Behandlung der frühen, schweren Präeklampsie dar. Zurzeit ist die Beendigung der Schwangerschaft innerhalb von 24 bis 48 h nach einer Lungenreifebehandlung mit Glukokortikoiden nach wie vor das Standardverfahren. Zwischen der 24. und 32. SSW kann ein länger dauerndes konservatives Management unter intensiv-medizinischer Überwachung erwogen werden, um damit die Überlebenschancen des Kindes zu verbessern. Bei einem HELLP-Syndrom (**h**aemolysis, **e**levated **l**iver enzymes, **l**ow **p**latelets) kommt zurzeit ein konservatives Management nur im Rahmen von kontrollierten Studien in Frage.

Die gefährlichste Komplikation der Präeklampsie ist die **Eklampsie**, definiert durch generalisierte tonisch-klonische Krämpfe, die vor, während oder nach der Geburt auftreten können. Als wirksamste Prophylaxe von eklamptischen Anfällen hat sich die intravenöse Therapie mit Magnesiumsulfat erwiesen.

Von der Präeklampsie und dem HELLP-Syndrom schwierig abzugrenzen ist die **akute Schwangerschaftsfettleber**, eine seltene, lebensbedrohliche Krankheit, die meist im 3. Trimenon auftritt.

Frauen, die eine Präeklampsie, eine Eklampsie oder ein HELLP-Syndrom durchgemacht haben, sollen 3–6 Monate nach der Geburt nachuntersucht werden.

Bei bis zu 50% aller Patientinnen, insbesondere bei Multiparae und nach schweren und früh aufgetretenen Präeklampsieformen, werden vorbestehende Krankheiten gefunden, am häufigsten eine essentielle Hypertonie, Nephropathien, endokrine Krankheiten, Anomalien der Blutgerinnung und ein Antiphospholipidsyndrom.

Zurzeit gibt es keine generell wirksame Prophylaxe der Präeklampsie. Die Behandlung von Risikopatientinnen mit Low-dose-Aspirin, z. B. nach vorausgegangener schwerer Präeklampsie oder bei einem Antiphospholipidsyndrom, kann empfohlen werden. Die Prophylaxe mit niedermolekularem Low-dose-Heparin, die in retrospektiven Analysen bei Risikopatientinnen eine markante Senkung der Präeklampsieinzidenz bewirkt hat, wird gegenwärtig in prospektiven Studien untersucht.

18.1 Allgemeine Grundlagen

Definition

Die **Hypertonie in der Schwangerschaft** ist definiert durch Blutdruckwerte von systolisch ≥140 mmHg und diastolisch ≥90 mmHg oder durch einen Blutdruckanstieg von systolisch ≥30 mmHg und diastolisch ≥15 mmHg. Bei Blutdruckwerten systolisch ≥160 mmHg und diastolisch ≥110 mmHg spricht man von einer schweren Hypertonie.

18.1.1 Normales Blutdruckverhalten in der Schwangerschaft

In der Schwangerschaft kommt es physiologischerweise zu einer Zunahme des Herzminutenvolumens um bis zu 50%, die mehrheitlich durch eine Zunahme des Herzschlagvolumens bedingt ist. Das zirkulierende Blutvolumen steigt ebenfalls um bis zu 50% an. Der Anstieg des Blutvolumens wird mit einer erhöhten Aktivität des Renin-Aldosteron-Systems erklärt (Friedberg 1992). Der systolische und vor allem der diastolische Blutdruck beginnen bereits im 1. Trimenon zu sinken, erreichen im 2. Trimenon einen Tiefstwert und steigen gegen Ende des 3. Trimenons wieder auf die Ausgangswerte an.

Der arterielle Blutdruck wird bestimmt durch das Herzschlagvolumen und den peripheren Gefäßwiderstand. Demzufolge muss den sinkenden Blutdruckwerten ein verminderter peripherer Gefäßwiderstand zugrunde liegen. Die Reaktion der Gefäße auf die vasokonstriktorische Wirkung von Angiotensin II und Noradrenalin ist in der Schwangerschaft herabgesetzt.

▶ Studienbox

Als wichtigster Mediator der Vasodilatation gilt das in der Schwangerschaft vermehrt produzierte endotheliale Prostazyklin. Stickoxid, ein anderer potenter endothelialer Vasodilatator spielt für die Adaptation des Kreislaufsystems in der Schwangerschaft ebenfalls eine wichtige Rolle (Kaulhausen 1992).

18.1.2 Messung des Blutdrucks in der Schwangerschaft

Da der Blutdruck in der Schwangerschaft erheblich schwankt, ist eine Standardisierung der Messung von entscheidender Bedeutung (s. Übersicht).

Umstritten ist die Erfassung des diastolischen Blutdruckwertes mit der Korotkoff-Phase IV (Leiserwerden des Strömungsgeräusches) oder V (Verschwinden des Strömungsgeräusches). Bislang wurde die Phase IV gegenüber der Phase V bevorzugt. Neuere Studien haben aber gezeigt, dass die Phase IV bei Schwangeren schwieriger zu erfassen ist als die Phase V (bei 17–57% der Schwangeren konnte die Phase IV nicht identifiziert werden). Eine prospektive randomisierte Studie hat zudem ergeben, dass bei einem Wechsel von Phase IV zu Phase V alle Fälle mit schwerer Hypertonie mit derselben Häufigkeit erfasst werden und dass kein signifikanter Unterschied im Outcome festzustellen ist (Higgins u. de Swiet 2001). Im Sinne der Vereinheitlichung und der klinischen Praktikabilität empfehlen wir deshalb, die Phase V zu verwenden.

Automatische Messgeräte können den Blutdruck im Vergleich zu auskultatorischen Messungen erheblich unterschätzen und sollen deshalb mit einem Quecksilbersphygmomanometer geprüft werden. Ambulante Langzeitmessungen des Blutdrucks wurden in der Schwangerschaft durchgeführt. Der Wert dieses Verfahrens als Screeningtest ist unklar.

Standardisierte Blutdruckmessung in der Schwangerschaft

- Sitzende Position, Arm auf Niveau des Herzens
- Ruhephase von mindestens 5 min vor der Messung
- Korrekte Breite und Länge der Blutdruckmanschette (15 × 33 cm bei einem Armumfang > 33 cm)
- Erfassung des diastolischen Blutdruckwertes beim Verschwinden des Strömungsgeräusches (Korotkoff V)
- Bestätigung erhöhter Werte durch eine 2. Messung im Abstand von mindestens 4 h
- Messung des Blutdrucks jeweils am gleichen Arm

18.1.3 Inzidenz, Klassifizierung und Bedeutung der Hypertonie in der Schwangerschaft

Hypertone Blutdruckwerte finden sich bei 5–10% aller Schwangerschaften. Für den klinischen Gebrauch hat sich eine Klassifizierung der Hypertonie in der Schwangerschaft bewährt, die auf einer Empfehlung des National Institute of Health (2000) basiert (▣ Tabelle 18.1).

Die **chronische Hypertonie** ist durch einen Bluthochdruck in der 1. Schwangerschaftshälfte definiert und hat für den Schwangerschaftsverlauf in der Mehrzahl der Fälle keine schwerwiegenden Konsequenzen.

Als **Präeklampsie** wird die Verbindung einer Hypertonie mit einer Proteinurie, die in der 2. Schwangerschaftshälfte auftritt, bezeichnet. Dieser Begriff hat die alte Bezeichnung EPH-Gestose weitgehend abgelöst. Bei fehlender Proteinurie sollte eine Präeklampsie mit hoher Wahrscheinlichkeit angenommen werden, wenn die Hypertonie mit anderen systemischen Symptomen (Kopfschmerzen, Sehstörungen, Hyperreflexie, Oberbauchschmerzen, Leberenzymerhöhung, Thrombozytopenie) einhergeht.

Von einer **Propfpräeklamsie** spricht man, wenn zu einer chronischen Hypertonie eine Proteinurie neu hinzutritt oder bei vorbestehender Hypertonie und Proteinurie ein plötzlicher Anstieg des Blutdrucks oder der Proteinurie, eine Thrombozytopenie oder ein Anstieg der Leberenzyme stattfindet.

▶ Studienbox

Präeklampsie und Pfropfpräeklampsie sind schwangerschaftsinduzierte Multiorganerkrankungen, die in vielen Ländern an erster Stelle der mütterlichen Todesursachen stehen (Steiner 1989; Roberts u. Redman 1993) und für 20–25% der perinatalen Morbidität und Mortalität verantwortlich sind (Ounsted 1988).

Unter einer **transienten Hypertonie** wird eine Hypertonie ohne Proteinurie verstanden, die erstmals während der Schwangerschaft auftritt und nach der Geburt wieder verschwindet. Die Hypertonie ist in der Regel mild und für den Schwangerschaftsverlauf ohne Bedeutung. Bei nachfolgenden Schwangerschaften kommt es meist erneut zu einem Blutdruckanstieg, und die Mutter weist ein erhöhtes Risiko für die Entwicklung einer essentiellen Hypertonie im späteren Leben auf.

▣ Tabelle 18.1. **Einteilung der hypertensiven Erkrankungen in der Schwangerschaft** (nach National Institute of Health 1990)

Chronische Hypertonie	Erhöhte Blutdruckwerte vor der 20. SSW oder vorbestehende Hypertonie - essentielle Form - sekundäre Formen
Präeklampsie	Erhöhte Blutdruckwerte und Proteinurie nach der 20. SSW - leichte Form - schwere Form
Pfropfpräeklampsie	Chronische Hypertonie mit Neuauftreten einer Proteinurie
Transiente Hypertonie	Erhöhte Blutdruckwerte nach der 20. SSW ohne Proteinurie

Die chronische Hypertonie und die Präeklampsie, die über 90% der hypertensiven Schwangerschaftserkrankungen ausmachen, werden in den folgenden Abschnitten ausführlich besprochen.

18.2 Chronische Hypertonie

Definition

Die chronische Hypertonie ist definiert durch erhöhte Blutdruckwerte vor der 20. SSW oder – bei erstmaliger Diagnose in der Schwangerschaft – durch das Persistieren der hypertonen Blutdruckwerte ≥6 Wochen postpartal.

Eine chronische Hypertonie liegt bei 1–5% aller Schwangerschaften vor. Die Rate ist höher bei älteren und bei übergewichtigen Schwangeren. Häufig besteht eine familiäre Disposition.

18.2.1 Klassifikation

Die chronische Hypertonie wird eingeteilt in eine primäre oder essentielle Form (90–95%) und in die sekundären Formen (5–10%). Die Diagnose einer essentiellen Hypertonie wird per exclusionem gestellt. Bei einer neu diagnostizierten Hypertonie muss auch während der Schwangerschaft nach Ursachen für eine sekundäre Form gesucht werden (s. Übersicht).

Sekundäre Formen der chronischen Hypertonie

- Nierenkrankheiten: vesikoureteraler Reflux, Glomerulonephritis, adulte polyzystische Nieren
- Systemkrankheiten mit Nierenbeteiligung: Diabetes mellitus und Lupus erythematodes disseminatus (LED)
- Endokrine Krankheiten: Phäochromozytom, Cushing-Syndrom, Conn-Syndrom
- Gefäßkrankheiten: Nierenarterienstenose, Koarktation der Aorta

Bei lange bestehender oder schwerer chronischer Hypertonie soll zudem das Ausmaß einer Gefäß- bzw. Organschädigung abgeschätzt werden (Augenhintergrund, EKG, Echokardiographie, Sonographie inkl. Duplex der Nieren).

18.2.2 Bedeutung für Mutter und Kind

Bei der chronischen Hypertonie kann in der Mehrzahl der Fälle, die zu der essentiellen Form gehören, mit einem normalen Schwangerschaftsausgang gerechnet werden.

Das Risiko für Mutter und Fetus ist bei einer lange bestehenden, schweren Hypertonie mit Gefäßveränderungen und bei den sekundären Formen erhöht. Dabei sind folgende Komplikationen von Bedeutung:

- Exazerbation der Hypertonie
- Entwicklung einer Pfropfpräeklampsie
- Entwicklung einer uteroplazentaren Insuffizienz
- Vorzeitige Plazentalösung

18.2.3 Management

Beim Management der chronischen Hypertonie in der Schwangerschaft stehen neben verschiedenen allgemeinen Maßnahmen die engmaschige Überwachung der Mutter und des Fetus, die Planung der Entbindung und die Frage der antihypertensiven Therapie im Vordergrund.

Allgemeine Maßnahmen

Beratung. Frauen mit einer chronischen Hypertonie sollten ihre Kinder wenn möglich in jungem Alter haben, d. h. bevor hypertensive Gefäßveränderungen aufgetreten sind. Vor einer geplanten Schwangerschaft können Antihypertensiva versuchsweise abgesetzt werden. Schwangere mit einer chronischen Hypertonie sollen übermäßigen Stress vermeiden und häufige Ruhepausen während des Tages einplanen.

Hospitalisation, Bettruhe. Es ist wissenschaftlich nicht erwiesen, dass Hospitalisation und Bettruhe die Prognose für die Mutter und das Kind verbessern. Tuffnell et al. (1992) verglichen eine engmaschige ambulante Betreuung mit der stationären Behandlung und Bettruhe bei Schwangeren mit einer chronischen Hypertonie. Die Behandlung unter Spitalbedingungen hatte keinen Einfluss auf den Schwangerschaftsausgang, verursachte aber wesentlich höhere Kosten als die ambulante Betreuung. Bei Patientinnen mit einer schweren Hypertonie kann eine vorübergehende Hospitalisation zur Überwachung und Therapieeinstellung angebracht sein.

Diät. Eine Reduktionsdiät bei Adipositas ist während der Schwangerschaft nicht zu empfehlen. Ebenso soll von einer kochsalzarmen Diät abgeraten werden, außer es liegt eine kochsalzempfindliche Hypertonie oder eine eingeschränkte mütterliche Nierenfunktion vor.

Überwachung der Mutter

Schwangere mit einer chronischen Hypertonie müssen engmaschig überwacht werden. Eine regelmäßige Messung des Blutdrucks zu Hause ist zu empfehlen. Zu achten ist insbesondere auf das Neuauftreten einer Proteinurie oder anderer Zeichen einer Pfropfpräeklampsie.

Überwachung des Fetus

Die antepartale Überwachung des Fetus hat vor allem die Erkennung einer intrauterinen Wachstumsretardierung (IUWR) zum Ziel. Dazu werden serielle Messungen des Symphysen-Fundus-Standes und Ultraschalluntersuchungen durchgeführt. Liegt eine IUWR vor, so soll der Zustand des Fetus mittels CTG (Non-Stress-Test), Ultraschall (Fruchtwassermenge, biophysikalisches Profil) und Doppleruntersuchungen (fetale und umbilikale Gefäße) überwacht werden. Das Intervall zwischen den Untersuchungen wird durch das Ausmaß der IUWR und den Zustand des Fetus bestimmt (s. unter 18.3.5)

Entbindung

Bei einer unkomplizierten chronischen Hypertonie und einem normal entwickelten Fetus soll eine vaginale Entbindung am Termin angestrebt werden. Es wird empfohlen, bei Terminüberschreitung die Geburt einzuleiten (ACOG 1996). Liegt eine IUWR vor und ist die Lungenreife des Fetus nachgewiesen, soll die Indikation zu einer vorzeitigen Beendigung der Schwangerschaft großzügig gestellt werden.

Antihypertensive Therapie

Bei einer chronischen Hypertonie mit hohem Risiko (s. Übersicht) ist eine antihypertensive Therapie indiziert, um einerseits mütterliche Komplikationen, insbesondere intrazerebrale Blutungen, zu vermeiden und anderseits dem Fortschreiten von Grundleiden, insbesondere Nierenkrankheiten, vorzubeugen.

Chronische Hypertonie mit hohem Risiko

Schwere Hypertonie
(RR systolisch > 160 mmHg, diastolisch > 110 mmHg)
Milde Hypertonie
(RR systolisch >140 mmHg, diastolisch > 90 mmHg) mit
- Nierenkrankheit
- Kardiomyopathie
- Koarktation der Aorta
- Retinopathie
- Diabetes mellitus
- Kollagenosen
- Antiphospolipidsyndrom
- Frühere Präeklampsie
- Mütterliches Alter >40 Jahre
- Dauer der Hypertonie >4 Jahre

Bei einer milden chronischen Hypertonie ist dagegen der Nutzen einer antihypertensiven Therapie nicht erwiesen. So konnte in kontrollierten Studien weder eine Verminderung der Häufigkeit von Propfpräeklampsien und vorzeitiger Plazentalösung noch eine Verbessung des fetalen Outcome bei Frauen unter antihypertensiver Therapie im Vergleich zu Frauen ohne antihypertensive Therapie gefunden werden (Sibai 1996). Wir empfehlen deshalb, eine vorbestehende antihypertensive Therapie in der ersten Schwangerschaftshälfte unter täglicher Blutdruckkontrolle abzusetzen und diese erst wieder aufzunehmen, wenn die Blutdruckwerte systolisch über 160 mmHg und diastolisch über 100 mmHg liegen.

Antihypertensiva, über deren Langzeitanwendung in der Schwangerschaft genügend Erfahrungen vorliegen, sind in Tabelle 18.2 aufgeführt.

Tabelle 18.2. Antihypertensiva bei chronischer Hypertonie in der Schwangerschaft

Substanzen	Dosierung	Nebenwirkungen/ Interaktionen
α-Methyldopa	1–3 g/Tag	Hämolytische Anämie, Hepatopathie
Labetalol	0,2–1,2 g/Tag	Kopfschmerzen, Hepatopathie
Nifedipin	40–80 mg/Tag (Retardform)	Kopfschmerzen Mit Magnesium: Hypotonie u. neuromuskuläre Blockade

α_2-Rezeptoren-Blocker. Methyldopa ist das Mittel der Wahl für die Therapie der chronischen Hypertonie in der Schwangerschaft, weil es die einzige Substanz ist, deren Auswirkung auf das Kind in Langzeitstudien untersucht worden ist.

Außer eines verminderten Kopfumfangs bei Kindern, die zwischen der 16. und 20. SSW exponiert wurden, sind keine negativen Effekte bekannt. Der verminderte Kopfumfang scheint ohne Bedeutung zu sein, da die Kinder in Langzeituntersuchungen einen normalen IQ und eine normale psychomotorische Entwicklung zeigten (Redman u. Ounsted 1982). Der uteroplazentare und der fetale Kreislauf werden durch Methyldopa nicht beeinflusst.

> Methyldopa kann bei der Mutter eine hämolytische Anämie und eine Hepatopathie (Fieber, Enzymanstieg, Ikterus) verursachen.

α-β-Blocker. Obwohl **Labetalol** während der Schwangerschaft häufig angewandt wird, ist die Erfahrung bezüglich der langfristigen Auswirkungen auf das Kind begrenzt. Labetalol bewirkt infolge der kombinierten α-β-Blockade eine periphere Vasodilatation ohne wesentliche Veränderung der Herzfrequenz und des Herzzeitvolumens. Negative Auswirkungen auf den uteroplazentaren und auf den fetalen Kreislauf sind nicht bekannt.

> Labetalol kann Kopfschmerzen und eine mütterliche Hepatopathie (Enzymanstieg, Ikterus) verursachen.

Kalziumantagonisten. Die Erfahrung mit der Langzeittherapie von **Nifedipin** in der Schwangerschaft ist im Gegensatz zum kurzzeitigen Einsatz bei der Präeklampsie begrenzt. Die Anwendung von **Nicardipin** in der Schwangerschaft wurde in der letzten Zeit untersucht. Nicardipin wirkt selektiver auf die peripheren Gefäße als Nifedipin und verursacht weniger häufig Kopfschmerzen und eine Reflextachykardie. Der uteroplazentare Blutfluss wird durch beide Substanzen nicht beeinflusst.

β-Blocker. Unter der Langzeittherapie mit **Atenolol** wurde in mehreren Studien ein deutlich vermindertes fetales Wachstum gefunden. Nach antepartaler Gabe von β-Blockern wurden zudem bei Neugeborenen respiratorische Depression und Hypoglykämie beschrieben.

Die Daten über die Wirkung von verschiedenen β-Blockern auf die uteroplazentare und umbilikale Hämodynamik sind kontrovers (Sibai 1996). β-Blocker sollten deshalb für die Langzeittherapie in der Schwangerschaft nur bei zwingender Indikation eingesetzt werden.

Andere Sympathikolytika. Das zentrale Sympatikolytikum **Clonidin** und der α_1-Blocker **Prazosin** wurden in der Schwangerschaft in einzelnen Fällen ohne negative Auswirkungen auf den Fetus und das Neugeborene eingesetzt. Beide Substanzen sollen in der Schwangerschaft nur in Ausnahmefällen angewandt werden, da kontrollierte Studien fehlen.

ACE-Hemmer. Der Einsatz von Angiotensin-converting-enzyme-Hemmern wie **Captopril** oder **Enalapril** ist während der Schwangerschaft und der Stillzeit kontraindiziert, da diese Substanzen mit intrauteriner Wachstumsretardierung, fetalem Nierenversagen und neonatalen Todesfällen assoziiert sind.

Ebenso sind Angiotensin-II-Rezeptor-Typ B-Blocker kontraindiziert.

Diuretika. Die Behandlung von Ödemen durch Diuretika ist während der Schwangerschaft grundsätzlich kontraindiziert.

In Ausnahmefällen kann Furosemid bei Schwangeren mit einer kochsalzempfindlichen chronischen Hypertonie von Nutzen sein, sollte jedoch beim Auftreten einer Pfropfpräeklampsie abgesetzt werden.

Thiazide und Azetazolamid sind während der Schwangerschaft wegen des teratogenen Risikos und der Gefahr der fetalen Hypoglyämie kontraindiziert.

Zur raschen Blutdrucksenkung bei **sehr hohen Blutdruckwerten oder bei einer hypertensiven Krise** wird dem Labetalol und dem Nifedipin gegenüber dem Dihydralazin (Dosierung unter 18.3) der Vorzug gegeben.

18.3 Präeklampsie

Definition

Die Präeklampsie ist definiert durch das Auftreten einer Hypertonie und einer Proteinurie in der 2. Schwangerschaftshälfte. Eine signifikante Proteinurie liegt bei einem Eiweißverlust von >300 mg/24 h, entsprechend einer Anzeige von 1–2 Kreuz positiv in einem Streifentest, vor.

Die Inzidenz der Präeklampsie beträgt 3–5% bei Nulliparae und 0,5% bei Multiparae (Redman 1995). Es sind verschiedene, gut definierte Risikofaktoren für die Entwicklung einer Präeklampie beschrieben worden (Sibai et al. 1991; ACOG 1996) (s. Übersicht).

Relatives Risiko für die Entwicklung einer Präeklampsie

- Diabetes mellitus: 2,0
- Primigravidität: 3,0
- Alter >40: 3,0
- Zwillingsschwangerschaft: 4,0
- Präeklampsie in der Familie: 5,0
- Chronische Hypertonie: 10,0
- Antiphospholipidsyndrom: 10,0
- Chronische Nierenkrankheit: 20,0
- Angiotensinogen-Genmutation: heterozygot 4,0/homozygot 20,0
- Status nach schwerer Präeklampsie vor der 28. SSW: 120,0

18.3.1 Ätiologie und Pathogenese der Präeklampsie

Die Ätiologie der Präeklampsie ist nach wie vor unbekannt. Das geläufige pathogenetische Modell beschreibt die Präeklampsie als eine 2-Stadien-Erkrankung: eine primär verminderte plazentare Perfusion und Hypoxie infolge einer gestörten Plazentation und daraus resultierend eine Aktivierung der mütterlichen Endothelzellen mit mütterlichem und fetalem Syndrom (Roberts u. Hubel 1999). Einzelheiten der Plazentation und möglicher Störungen wurden ausführlich in Kap. 1 beschrieben.

Redman et al. (1999) haben diese Hypothese aufgrund neuer experimenteller Daten erweitert und postulieren, dass die Endothelzelldysfunktion lediglich eine Komponente einer generalisierten, intravaskulären entzündlichen Reaktion der Mutter auf die Schwangerschaft darstellt. Die Präeklampsie wird demnach nicht als ein von der normalen Schwangerschaft grundsätzlich unterschiedlicher Zustand angesehen, sondern nur als eine überschießende, pathologische Ausprägung einer universellen mütterlichen Reaktion auf die Schwangerschaft. Die Interaktion zwischen Fetus, Plazenta und Mutter, die als genetischer Konflikt angesehen werden kann (Haig 1993), generiert einen inflammatorischen Stimulus oder einen oxidativen Stress, der zu einer Aktivierung der mütterlichen Endothelzellen und Leukozyten sowie des Gerinnungs- und Komplementsystems führt (■ Abb. 18.1). Dem oxidativen Stress wirken Antioxidanzien im mütterlichen Kreislauf entgegen, u.a. Vitamin E und C, Albumin, Transferrin, Coeruloplasmin, Progesteron und Interleukin 10. Interessant sind in diesem Zusammenhang die Parallelen zwischen den vaskulären entzündlichen Prozessen bei der Präeklampsie und denjenigen bei der Atheromatose.

In Übereinstimmung mit dem Konzept des plazentaren Ursprungs der Präeklampsie wird die Plazenta nach wie vor als die hauptsächliche Quelle des inflammatorischen Stimulus angesehen. Inwieweit der Fetus selbst eine Rolle spielt, ist unklar. Der inflammatorische Stimulus von der Plazenta kann entweder mit der Plazentamasse oder mit der Intensität der proinflammatorischen Signale – wahrscheinlich spielt dabei die plazentare Hypoxie eine wichtige Rolle – variieren (■ Abb. 18.2). Einerseits ist eine große Plazentamasse, z.B. bei Mehrlingsschwangerschaften oder bei Plazentamolen, ein prädisponierender Faktor für eine Präeklampsie. Die zunehmende Masse der Plazenta mit fortschreitender Schwangerschaft begünstigt ihrerseits die Entstehung einer Präeklampsie und mit zunehmender Schwangerschaftsdauer können bei klinisch gesunden Schwangeren Veränderungen festgestellt werden, die identisch sind mit dem Zustand der Präeklampsie (s. Übersicht). Anderseits – und dies ist vor allem bei frühen Präeklampsien der Fall – kann die Intensität der proinflammtorischen Signale durch eine gestörte Plazentation verstärkt werden. Die gestörte Plazentation wird in diesem Zusammenhang nicht als direkte Ursache der Präeklampsie, sondern als wichtiger fördernder Faktor angesehen. Diese Annahme wird durch die Beobachtung gestützt, dass einerseits eine gestörte Plazentation eine intrauterine Mangelentwicklung des Fetus und eine Frühgeburt bewirken kann, ohne dass sich eine Präeklampsie manifestiert, und anderseits spät auftretende Präeklampsien ohne fetale Mangelentwicklung einhergehen können.

Abb. 18.1. **Pathogenese der Präeklampsie**

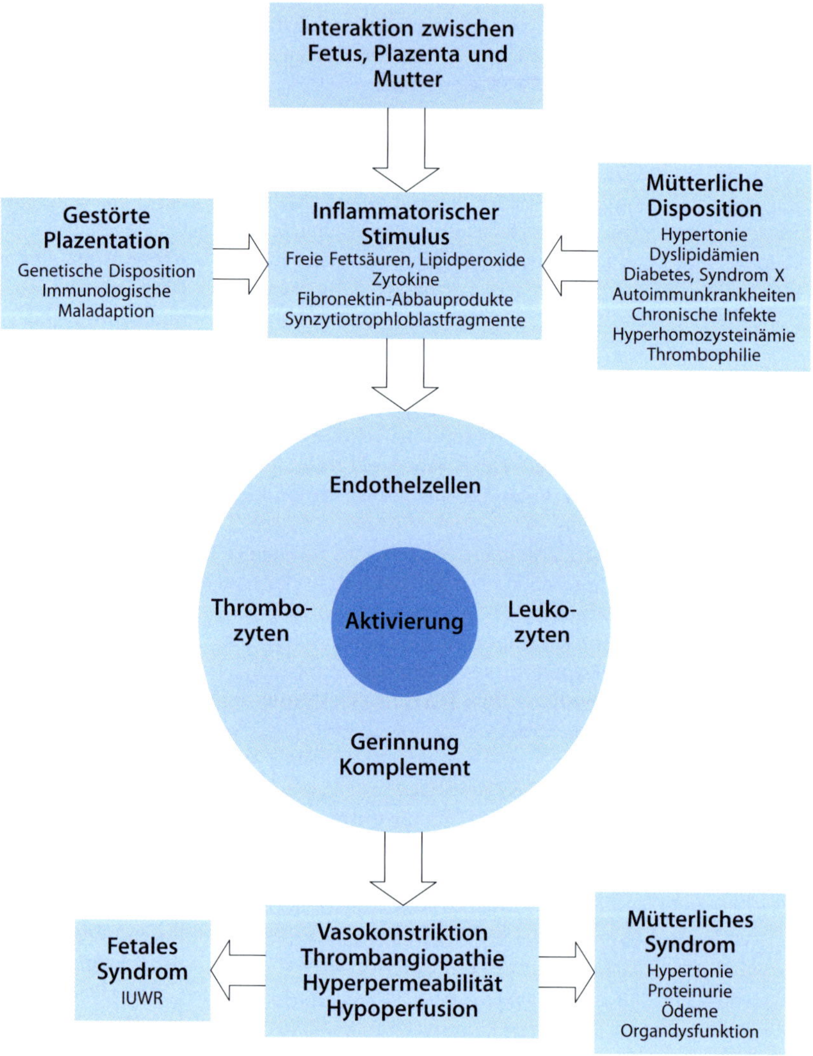

Abb. 18.2. **Störungen der Plazentation und konstitutionelle (genetische) Resistenz der Mutter gegen inflammatorische Stimuli als bestimmende Faktoren für die Entstehung der Präeklampsie** (nach Redman 1999)

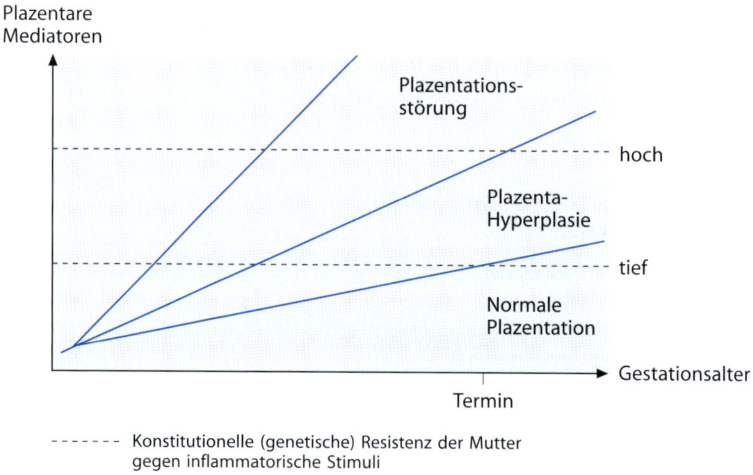

Gemeinsame Veränderungen in der späten Schwangerschaft und Präeklampsie (nach Redman 1999)

- Steigender diastolischer Blutdruck
- Steigende Harnsäurespiegel im mütterlichen Plasma
- Steigende Albuminausscheidung im mütterlichen Urin
- Zunehmende Ödeme
- Fallende Thrombozytenzahlen im mütterlichen Blut
- Erhöhte Spiegel von Markern der Thrombozytenaktivierung
- Steigende Corticotropin-releasing-Faktor-Spiegel im mütterlichen Plasma
- Erhöhte Fibronektinspiegel im mütterlichen Plasma
- Erhöhte von-Willebrandt-Faktor Spiegel im mütterlichen Plasma
- Erhöhte Plasminogen-Aktivator-Inhibitor- und Gewebe-Plasminogen-Aktivator-Konzentrationen

Die Empfindlichkeit der Mutter gegenüber dem oxidativen Stress bzw. dem inflammatorischen Stimulus wird durch die konstitutionelle (genetische) Disposition, durch Umwelt- und Verhaltenseinflüsse bestimmt. Vorbestehende Krankheiten, wie Hypertonie, Diabetes mellitus, Syndrom X (Hypertonie, Hyperinsulinämie, Dyslipidämie), Autoimmunkrankheiten wie Lupus erythematodes disseminatus, Antiphospholipid-Antikörper-Syndrom, chronische Infekte, Hyperhomozysteinämie und angeborene Thrombophilie (APC-Resistenz, Protein-S- und -C-Mangel) vermindern alle die mütterliche Resistenz und sind bekannte Risikofaktoren für die Entstehung einer Präeklampsie.

Die dargestellte, z.T. hypothetische Pathogenese der Präeklampsie impliziert, dass nicht die Präeklampsie, sondern die Schwangerschaft an sich das Problem ist. Es ist anzunehmen, dass nicht eine einzelne, sondern viele verschiedene Ursachen, z.B. diverse genetische Faktoren, für die in hohem Maße variable klinische Symptomatik der Präeklampsie verantwortlich sind. Dazu passt, dass bis heute kein einzelner Screeningtest gefunden wurde, der die Entstehung einer Präeklampsie effizient voraussagt und dass keine einzelne prophylaktische oder therapeutische Maßnahme – mit Ausnahme der Beendigung der Schwangerschaft – sich als allein wirksam erwiesen hat.

18.3.2 Auswirkungen

In den folgenden Abschnitten werden die wichtigsten klinischen Symtome der Präeklampsie besprochen. Das breite Spektrum spiegelt die Natur der Präeklampsie als **Multiorganerkrankung** wider.

Zentralnervensystem

Im Gehirn kann es infolge der Endothelläsionen und des Vasospasmus zu einem Hirnödem und zu Mikroblutungen kommen, die sich in Form von Sehstörungen (Augenflimmern, Photophobie, Diplopie, Skotome, Amaurose) und Kopfschmerzen äußern. Eine Hyperreflexie und ein Klonus sind Ausdruck der gesteigerten zerebralen Erregbarkeit und weisen auf die drohende Gefahr eines eklamptischen Anfalls hin.

Die Eklampsie ist eine seltene, schwere Komplikation der Präeklampsie, die sich in generalisierten tonisch-klonischen Krämpfen äußert (s. unter 18.4).

Bei einem raschen Blutdruckanstieg können die zerebralen Arteriolen geschädigt werden und ihre Autoregulation verlieren. Eine Folge davon sind intrakranielle Blutungen, die die häufigste vaskuläre Komplikation der Präeklampsie darstellen.

Kardiovaskuläres System

Die Hypertonie ist ein frühes klinisches Zeichen der Präeklampsie. Der Blutdruck ist zumindest zu Beginn der Erkrankung instabil. Der zirkadiane Rhythmus ist typischerweise verändert. Initial kommt es zu einem Verlust des normalen Blutdruckabfalls in der Nacht, und in fortgeschrittenen Stadien findet man eine Umkehr des Rhythmus mit einer Erhöhung des Blutdrucks während des Schlafes.

Untersuchungen zum hämodynamischen Zustand bei Patientinnen mit Präeklampsie zeigten je nach Stadium und Schweregrad der Erkrankung unterschiedliche Resultate. Bei unbehandelten Patientinnen mit schwerer Präeklampsie wurde unter invasivem Monitoring ein normaler bis verminderter kardialer Index, ein mäßig bis stark erhöhter systemischer Gefäßwiderstand und ein normaler bis tiefer pulmonaler kapillarer Wedge-Druck gefunden (Mushambi et al. 1996).

Die Präeklampsie führt in seltenen Fällen zu einer Linksherzinsuffizienz und einem Lungenödem.

Nieren und Flüssigkeitshaushalt

Die Schädigung der Endothelien der Glomeruli geht mit einer nicht selektiven Proteinurie einher. Infolge einer Störung der tubulären Funktion, die der glomerulären Schädigung in der Regel vorausgeht, ist die Ausscheidung von Harnsäure, Kalzium und Kallikrein im Urin vermindert.

> Der Anstieg der Harnsäure im Plasma und der Abfall der Kallikrein-Kreatinin-Ratio im Urin gehen den klinischen Zeichen der Präeklampsie meist voraus.

Ein Anstieg von Kreatinin und Harnstoff im Plasma deutet zusammen mit einer Oligo- bis Anurie auf eine schwere Nierenfunktionsstörung hin. Es ist allerdings zu beachten, dass die Oligurie häufig durch eine Hypovolämie, d.h. prärenal bedingt ist.

In seltenen Fällen, z.B. im Rahmen einer vorzeitigen Plazentalösung, kommt es infolge des Volumenmangels, des verminderten Herzzeitvolumens und der renalen Vasokonstriktion zu einem akuten Nierenversagen mit tubulären und kortikalen Nekrosen, das eine Dialysebehandlung erforderlich machen kann.

Die Präeklampsie geht in der Regel mit einer Verminderung des Plasmavolumens und einer Hämokonzentration einher.

In 85% der Fälle kommt es zur Ausbildung von Ödemen. Daneben können ein Aszites, Pleura- und Perikardergüsse auftreten. Ursächlich von Bedeutung sind die erhöhte Durchlässigkeit der Gefäßwände, der infolge des Eiweißverlustes verminderte kolloidosmotische Druck und die verminderte Aktivität des Renin-Aldosteron-Systems.

Leber

Eine Leberschwellung äußert sich in epigastrischen Schmerzen, Nausea und Erbrechen. Bei einer Dysfunktion der Leberzellen kommt es zu einem Anstieg der Aminotransferasen im Serum.

In Verbindung mit einer Hämolyse und einer Thrombozytopenie spricht man von einem HELLP-Syndrom (s. 18.5).

Histologisch findet man in schweren Fällen periportale Blutungen und Infarkte. Selten kommt es zu ausgedehnten Blutungen mit Ausbildung von subkapsulären Leberhämatomen. Die Kombination von Nausea oder Erbrechen mit einer abnormen Leberzellfunktion und einer Hypoglykämie lässt an eine akute Schwangerschaftsfettleber denken, die häufig mit einer Präeklampsie assoziiert ist (s. 18.6).

Thrombozyten und Blutgerinnung

Die Thrombozytenzahl ist in 20 % der Fälle leicht vermindert (100 000–150 000/µl). Die Thrombozyten sind meist vergrößert (d. h. jünger). Dies deutet zusammen mit erhöhten Spiegeln von plättchenspezifischen Markern (β-Thromboglobulin, Plättchenfaktor 4) auf eine gesteigerte Aktivierung und einen erhöhten Turnover der Thrombozyten hin (Redman 1995).

Die plasmatische Gerinnung ist ebenfalls gesteigert. Während die globalen Gerinnungstests meist noch normal sind, können erhöhte Plasmaspiegel von D-Dimeren, Fibrinopeptid A und Thrombin-Antithrombin-III-Komplexen nachgewiesen werden. Die Plasmaspiegel von Inhibitoren der Gerinnung, z. B. Antithrombin III und Protein C, sind dagegen reduziert.

In der Mehrzahl der Fälle liegt ein chronischer, kompensierter Zustand der aktivierten Gerinnung vor. Außer bei einer vorzeitigen Lösung der Plazenta kommt es selten zu einer akuten disseminierten intravasalen Gerinnung, die im Sinne einer Verbrauchskoagulopathie durch sinkende Spiegel von Fibrinogen, Faktor VII und VIII und durch den Anstieg von Fibrin-Fibrinogen-Spaltprodukten im Plasma charakterisiert ist und eine erhöhte Blutungsneigung zur Folge hat.

Plazenta und Fetus

Die gestörte Adaptation des uteroplazentaren Kreislaufs führt auf dem Boden eines unzureichenden Plazentawachstums zusammen mit ischämiebedingtem Gewebsuntergang zu einer chronischen Plazentainsuffizienz. Diese tritt inbesondere bei vorbestehenden Gefäßschäden frühzeitig in der Schwangerschaft auf und führt zu einer ausgeprägten Wachstumsretardierung, im Extremfall zur intrauterinen Asphyxie und zum intrauterinen Tod des Fetus.

Im Zusammenhang mit der gestörten vaskulären Adaptation im Bereich des Plazentabetts kommt es gehäuft zu einer vorzeitigen Plazentalösung.

Histologisch ist die sog. diskordante Zottenreifung mit frühzeitiger Ausreifung und kompensatorischer Hypervaskularisierung der Endzotten typisch.

Nach einer Präeklampsie treten vermehrt neonatale Komplikationen auf. Hämatologische Störungen, z. B. eine Neutropenie, eine Thrombozytopenie und eine Anämie, werden häufig beobachtet.

> Das Risiko, ein Atemnotsyndrom zu entwickeln, ist für Kinder, die vor der 33. SSW geboren werden, bei einer Präeklampsie doppelt so hoch wie bei einer normotonen Schwangerschaft (Bowen et al. 1988).

18.3.3 Diagnose

Die Präeklampsie ist ein Syndrom, das durch die Verbindung von Hypertonie und Proteinurie definiert ist. Funktionsstörungen verschiedener Organe (Kopfschmerzen, Sehstörungen, epigastrische Schmerzen) und generalisierte Ödeme bzw. eine Gewichtszunahme von >1 kg/Woche können auf eine Präeklampsie hinweisen. Allerdings ist zu beachten, dass Ödeme bei 80 % der normotonen Schwangeren auftreten und dass Präeklampsieformen ohne nennenswerte Ödeme oft besonders schwer verlaufen (trockene Präeklampsie).

Regelmäßige Kontrollen des Blutdrucks und der Proteinurie im Rahmen der Schwangerenvorsorge stellen die Meilensteine für die Erkennung einer Präeklampsie dar. Bei Schwangeren mit einem erhöhten Risiko für die Entwicklung einer Präeklampsie (vorausgegangene schwere Präeklampsie, vorbestehende Nierenkrankheiten, Antiphospholipidsyndrom, chronische Hypertonie) sollte die Anzahl der Vorsorgeuntersuchungen erhöht und eine medikamentöse Prophylaxe der Präeklampsie in Betracht gezogen werden (s. unter 18.3.8).

Die Diagnose einer **Pfropfpräeklampsie** wird gestellt, wenn zu einer chronischen bzw. vorbestehenden Hypertonie eine Proteinurie hinzutritt.

Die Abgrenzung der Pfropfpräeklampsie von einer Nierenkrankheit, die mit einer Hypertonie und einer Proteinurie einhergeht, ist schwierig. Der Anstieg des Harnsäurespiegels im Serum, eine Thrombozytopenie, eine Dysfunktion der Leber, des Zentralnervensystems oder anderer Organe deuten auf eine Pfropfpräeklampsie hin. In Zweifelsfällen sollte die Patientin so behandelt werden, als ob eine Pfropfpräeklampsie vorliegen würde.

Viele hämatologische und biochemische Veränderungen gehen den klinischen Symptomen voraus, z. B. ein erhöhter Hämatokritwert, erhöhte Plasmaspiegel von Harnsäure, Faktor-VIII-Antigen und Fibronektin sowie eine verminderte Ausscheidung von Kalzium und Kallikrein im Urin. Die meisten dieser Marker sind für ein Präeklampsiescreening ungeeignet, da sie einen geringen prädiktiven Wert aufweisen (Steinhard u. Klockenbusch 1999).

Die **Dopplersonographie** der uterinen Arterien ist als Screening-Test in einer Population mit niedrigem Risiko aus den gleichen Gründen ungeeignet. Der negative prädiktive Wert der Dopplersonographie uteriner Arterien ist dagegen sehr hoch und die Untersuchung deshalb hilfreich für die Planung der Überwachung und die Beruhigung von Risikopatientinnen (Goffinet et al. 2001; Papageorghiu et al. 2001). Zusammen mit der Untersuchung umbilikaler und fetaler Gefäße ist die Dopplersonographie der uterinen Arterien jedoch für die Diagnose und die Abschätzung des Schweregrades des fetalen Syndroms bei etablierter Präeklampsie hilfreich (Vetter 1999).

18.3.4 Schweregrad und Verlauf

Die Beurteilung des **Schweregrads** der Präeklampsie wird durch das breite Spektrum der klinischen Symptome, das Ausdruck der unterschiedlichen Organbeteiligung ist, erschwert. Das Ausmaß der Hypertonie ist nicht unbedingt maßgebend für den Schweregrad der Erkrankung. Leichte Formen der

Hypertonie können mit einer schweren Beeinträchtigung der Leber- und Nierenfunktion verbunden sein.

Der **Verlauf** der Präeklampsie ist in der Mehrzahl der Fälle progredient. Spontane Remissionen und intermittierende Verläufe kommen vor. Präeklampsien, die vor der 28. SSW auftreten, verlaufen in der Regel schwerer als Päeklampsien, die zu einem späteren Zeitpunkt auftreten. Die Pfropfpräeklampsie manifestiert sich in der Mehrzahl der Fälle frühzeitig in der Schwangerschaft und ist im Vergleich zur reinen Präeklampsie mit einem höheren Risiko für die Mutter und das Kind verbunden.

18.3.5 Management

Für das Management der Präeklampsie hat sich die Unterscheidung zwischen einer leichten und einer schweren Form der Erkrankung bewährt (Tabelle 18.3). Dabei ist zu beachten, dass sich eine schwere Präeklampsie langsam über Tage aus einer leichten Präeklampsie entwickeln oder auch ohne prodromale Symtome binnen Stunden auftreten kann.

Bei einer leichten Präeklampsie, die zu einem frühen Zeitpunkt in der Schwangerschaft auftritt, bietet sich ein konservatives Management an. Die erforderliche engmaschige Überwachung der Mutter und des Fetus muss in der Mehrzahl der Fälle unter Klinikbedingungen erfolgen.

Während die Lungenreifebehandlung mit Glukokortikoiden vor der 34. SSW unbestritten ist, wird der Nutzen einer antihypertensiven Therapie kontrovers beurteilt (s. unten). Bei nachgewiesener Reife des Fetus und bei fortgeschrittenem Gestationsalter sollte wegen der Gefahr des Übergangs in eine schwere Präeklampsie die Indikation zur Entbindung großzügig gestellt werden.

Bei einer schweren Präeklampsie muss die Patientin unverzüglich hospitalisiert und die Beendigung der Schwangerschaft geplant werden. Vor der Entbindung muss eine stabilisierende Behandlung der Mutter durchgeführt werden, da sonst schwere Komplikationen wie ein eklamptischer Anfall oder eine Hirnblutung auftreten können.

Tabelle 18.3. **Einteilung der Präeklampsie** (nach ACOG 1996)

Leichte Präeklampsie	Blutdruck: – systolisch ≥140 mmHg – diastolisch ≥90 mmHg Proteinurie ≥0,3 g/24 h
Schwere Präeklampsie	Blutdruck: – systolisch ≥160 mmHg – diastolisch ≥110 mmHg Proteinurie ≥5 g/24 h Oligurie ≤400 ml/24 h Thrombozytopenie Erhöhte Aminotransferasen Erhöhtes Serumkreatinin Hyperreflexie, Kopfschmerzen, Sehstörungen, Oberbauchschmerzen, Nausea, Erbrechen Intrauterine Wachstumsretardierung

Zur Stabilisierung gehören neben der Reizabschirmung gegenüber Lärm, grellem Licht und Schmerz in erster Linie die antikonvulsive Prophylaxe mit Magnesium, die Senkung des Blutdrucks und die Substitution von Volumen. Bei Vorliegen einer Gerinnungsstörung und bei einer Thrombozytenzahl <50 000/µl sollten unmittelbar vor der Entbindung Gerinnungsfaktoren (FFP, Fibrinogen) bzw. Thrombozytenkonzentrate gegeben werden. Eine rasche Entbindung ist bei den in der Übersicht genannten Komplikationen angezeigt.

> Bei stabilem Zustand von Mutter und Kind kann vor der 32. (–34.) SSW eine Lungenreifebehandlung mit Glukokortikoiden eingeleitet und die Entbindung unter intensiver Überwachung um 24–48 h hinausgeschoben werden.

Ein klinisches Dilemma stellt die Behandlung der frühen schweren Präeklampsie dar. Verschiedene Autoren (Odendaal et al. 1990; Sibai et al. 1994; Visser u. Wallenburg 1995; Hall et al. 2000) konnten in randomisierten kontrollierten Studien zeigen, dass ein konservatives Management in der 24.–32. SSW die kindlichen Überlebenschancen verbessert, ohne dass dadurch die Morbidität und die Mortalität der Mutter erhöht wird. Zusammenfassend können aufgrund der vorliegenden Erfahrungen die folgenden Empfehlungen gemacht werden.

▶ Empfehlung

Grundsätzlich soll ein konservatives Management nur an perinatalmedizischen Zentren mit intensivmedizinischer Überwachung und Therapie durchgeführt werden.

- Bei einem Schwangerschaftsalter unter 24 Wochen sind die Überlebenschancen des Kindes auch bei konservativem Management praktisch Null und die Schwangerschaft sollte deshalb beendet werden.
- Zwischen der 24. und 32. SSW kann unter konservativem Management mit einer Verlängerung der Schwangerschaft um durchschnittlich 10 Tage gerechnet und dadurch die Überlebenschancen des Kindes verbessert werden. Das obere Zeitlimit kann in Abhängigkeit von der neonatalmedizinischen Erfahrung und deren Resultate nach unten bis in die 30. eventuell in die 28. SSW verschoben werden.
- Nach der 32. SSW ist der Gewinn für das Kind vernachlässigbar und die Schwangerschaft sollte nach Stabilisierung der Mutter und nach Gabe von Glukokortikoiden innerhalb von 48 Stunden beendet werden.

Als Indikationen für eine Beendiung des konservativen Managements gelten: unkontrollierbare Hypertonie, Kopfschmerzen, Sehstörungen, persistierende Oligurie bis Anurie, Gerinnungsstörung, fallende Thrombozytenzahl, Eklampsie, fetaler Distress.

Konservatives Management der frühen schweren Präeklampsie

<24 SSW:	Beendigung der Schwangerschaft
24–32 SSW:	Konservatives Management in einem perinatalmedizinischen Zentrum möglich
>32 SSW:	Beendigung der Schwangerschaft nach Stabilisierung der Mutter und Gabe von glukokortikoiden innert 24–48 Stunden

Indikation für eine rasche Entbindung
- Unkontrollierbare Hypertonie
- Therapierefraktäre Kopfschmerzen, Sehstörungen
- Persistierende Oligurie bis Anurie
- Gerinnungsstörung, fallende Thrombozytenzahl
- Eklampsie
- Fetaler Distress

Allgemeine Maßnahmen

Interdisziplinäre Betreuung

Eine interdisziplinäre Betreuung der Schwangeren und ihres Partners durch Hebammen, Geburtshelfer, Neonatologen und Anästhesisten ist aus medizinischen und psychologischen Gründen anzustreben. Die Eltern müssen darauf vorbereitet werden, dass eine rasche Beendigung der Schwangerschaft notwendig sein kann.

Es ist vorteilhaft, wenn die Eltern bereits vor der Geburt die Intensivstation für Neugeborene kennenlernen und durch die Neonatologen über die kindlichen Risiken und die möglichen therapeutischen Maßnahmen informiert werden. Die Anästhesisten sollten die Patientin frühzeitig sehen, damit jederzeit eine Sectio durchgeführt werden kann.

Bettruhe

Bettruhe führt zu einer Verminderung des Sympathikotonus und zu einer Verbesserung der renalen und uteroplazentaren Durchblutung. Sinkende Blutdruckwerte und eine Gewichtsabnahme infolge der Ausschwemmung von Ödemen stellen eine positive Reaktion auf die Bettruhe dar.

Bei der leichten Präeklampsie ist die Verordnung von einigen Stunden zusätzlicher Bettruhe ausreichend, bei der die Schwangere vorwiegend auf der Seite liegen soll. Bei der schweren Präeklampsie soll dagegen strikte Bettruhe eingehalten werden.

Diät

Eine kochsalzarme Diät, die früher zur Therapie von Ödemen bei der Präeklampsie häufig eingesetzt wurde, ist heute obsolet, da sie die Tendenz zur Hypovolämie verstärkt. Die einzige prospektive Studie zur Kochsalzrestriktion in der Schwangerschaft zeigte, dass die perinatale Mortalität in der Gruppe mit kochsalzarmer Diät doppelt so hoch war wie in der Kontrollgruppe mit normaler Diät. Unter Kochsalzrestriktion trat zudem häufiger eine »Toxämie« auf (Robinson 1958).

Medikamentöse Therapie

Glukokortikoide

Die antepartale Therapie mit Glukokortikoiden war bei der Präeklampsie nach der initialen Publikation von Liggins u. Howie (1972), die eine erhöhte Inzidenz von intrauterinen Todesfällen in der Gruppe mit Glukokortikoidtherapie beschrieben, lange Zeit verpönt.

Diese unerwünsche Wirkung konnte nie bestätigt werden, und die Lungenreifebehandlung mit Glukokortikoiden vor der 34. SSW ist heute unbestritten. Es wird zudem postuliert, dass die Glukokortikoidtherapie, unabhängig von ihrer Wirkung auf die Lungenreife, die Inzidenz von intrazerebralen Blutungen bei sehr kleinen Frühgeborenen vermindert (Leviton et al. 1993).

> ▶ **Empfehlung**
>
> Die Glukokortikoide werden intramuskulär nach folgendem Schema gegeben:
> - Betamethason 2-mal 12 mg oder
> - Dexamethason 2-mal 10 mg, im Abstand von 24 h.

Glukokortikoide verursachen eine vorübergehende, aber signifikante Reduktion der fetalen Bewegungen und der Variabilität der fetalen Herzfrequenz (Derks et al. 1995).

Magnesiumsulfat

Die intravenöse Behandlung mit Magnesiumsulfat hat sich für die Prävention von eklamptischen Anfällen bei erhöhter zerebraler Krampfbereitschaft seit vielen Jahren bewährt. Unter Magnesiumsulfat wurde zudem bei Patientinnen mit einer Präeklampsie eine langanhaltende Senkung des peripheren arteriellen Widerstands und eine Zunahme des kardialen Index nachgewiesen (Scardo et al. 1995).

Es scheint, dass die antepartale Therapie mit Magnesium die Inzidenz von zerebralen Komplikationen bei unreifen Kindern vermindert.

Nelson u. Grether (1995) untersuchten in einer retrospektiven Studie das Risiko von zerebralen Lähmungen bei unreifen Kindern in Abhängigkeit davon, ob die Mutter antepartal Magnesium erhalten hatte oder nicht und fanden eine Odds-Ratio von 0,14 (95 %-Vertrauensbereich 0,05–0,51) zugunsten der Kinder, die antepartal dem Magnesium ausgesetzt waren.

Bei erhöhter zerebraler Krampfbereitschaft wird Magnesiumsulfat initial als Bolus intravenös gegeben. Die Erhaltungstherapie erfolgt mittels einer Infusionspumpe:

> ▶ **Empfehlung**
>
> - Bolus: 4 g $MgSO_4$ über 5 min i.v.
> - Erhaltungstherapie: 1–2 g $MgSO_4$ pro Stunde i.v. mittels Perfusor.

Zu beachten ist die toxische Wirkung des Magnesiums, die bei einer Überdosierung auftreten kann.

> Die therapeutischen Plasmaspiegel des Magnesiums liegen im Bereich von 2–3 mmol/l. Bei Werten >5 mmol/l kommt es zu einem Verlust der Sehnenreflexe und zu einer Atemdepression. Bei Werten >7 mmol/l ist mit Herzrhythmusstörungen, Atemlähmung und Herzstillstand zu rechnen.

Die Gefahr einer **Überdosierung** ist vor allem bei eingeschränkter Nierenfunktion gegeben, da Magnesium fast ausschließlich über die Nieren eliminiert wird. Die Bestimmung des Magnesiumspiegels im Plasma ist zeitaufwendig und an vielen Orten nicht durchführbar. Für die Routine genügt es, die Urinausscheidung, die Sehnenreflexe und die Atemfrequenz engmaschig zu kontrollieren.

Cave

Die Magnesiumzufuhr muss vermindert oder gestoppt werden, wenn
- die 4-stündliche Urinausscheidung unter 100 ml fällt,
- die Sehnenreflexe nicht auslösbar sind,
- die Atemfrequenz unter 12 pro Minute liegt.

Bei einer Magnesiumintoxikation soll als Antidot 1 g Kalziumglukonat langsam intravenös gegeben werden.

Im therapeutischen Bereich ist Magnesiumsulfat für die Mutter und den Fetus gut verträglich. Selten können Kopfschmerzen und neuroophthalmologische Nebenwirkungen (Diplopie, Ptose, verlangsamte Pupillenreflexe) auftreten.

▶ Studienbox

Zu beachten ist die Interaktion mit Kalziumantagonisten, die eine schwere Hypotonie und eine neuromuskuläre Blockade verursachen kann (Ben-Ami et al. 1994). Magnesiumsulfat führt zu einer Verminderung der Variabilität der fetalen Herzfrequenz, jedoch nicht zu einer Verminderung der Anzahl der Akzelerationen. (Atkinson et al. 1994). Das biophysikalische Profil des Fetus wird durch Magnesiumsulfat nicht verändert (Gray et al. 1994).

Antihypertensiva

Der Blutdruck muss bei der schweren Präeklampsie zur Verhütung von mütterlichen Hirnblutungen rasch gesenkt werden. Eine kindliche Indikation zur antihypertensiven Therapie besteht nicht.

Wegen der Gefahr des fetalen Distresses, die vor allem bei einer vorbestehenden Plazentainsuffizienz gegeben ist, soll ein überschießender Blutdruckabfall vermieden werden.

Für die Blutdrucksenkung werden heute bevorzugt Labetalol und Nifedipin eingesetzt. Dihydralazin kann wegen der oft überschießenden Wirkung nicht empfohlen werden.

Labetalol. Labetalol wird in einer Dosis von 20 mg langsam intravenös verabreicht. Bei ungenügender Blutdrucksenkung können in Abständen von 10 min zunächst 40 mg, dann 80 mg nachgespritzt werden. Eine maximale kumulative Dosis von 300 mg sollte nicht überschritten werden. Alternativ wird Labetalol als Infusion, beginnend mit 20 mg pro Stunde, gegeben. Bei Bedarf kann die Dosis alle 20 min um 20 mg bis maximal 160 mg pro Stunde erhöht werden.

Nifedipin. Nifedipin wird in einer Dosis von 10 mg peroral verabreicht. Die Wirkung tritt innerhalb von 20–30 min ein. Bei Bedarf kann die Dosis im Abstand von 30 min wiederholt werden. Die Erhaltungsdosis beträgt 10–20 mg alle 6 h.

❯ Die sublinguale Applikation von Nifedipin ist wegen der Gefahr einer übermäßigen Blutdrucksenkung nicht zu empfehlen (Impey 1993).

Neben der einfachen Art der Verabreichung sprechen die Hemmung der Aggregation von Thrombozyten und Erythrozyten und die antikonvulsive Wirkung des Nifedipins für die Anwendung bei der Präeklampsie. Unter Nifedipin wurde zudem eine beschleunigte postpartale Erholung der biochemischen und hämatologischen Veränderungen bei Patientinnen mit schwerer Präeklampsie beschrieben (Magann et al. 1993).

Als Nachteile des Nifedipins sind die gelegentlich auftretenden starken Kopfschmerzen und die Interaktion mit Magnesium, die zu einer ausgeprägten Hypotonie und zu einer neuromuskulären Blockade führen kann, zu erwähnen.

Dihydralazin. Dihydralazin wird als Bolus von 5 mg intravenös verabreicht. Da die Wirkung erst nach 20–30 min eintritt, darf die Bolusgabe frühestens nach diesem Zeitintervall wiederholt werden. Alternativ kann Dihydralazin in einer Dauerinfusion gegeben werden, wobei die Dosierung (20–80 mg/h) dem Blutdruckverhalten angepasst werden muss.

Dihydralazin wirkt über eine direkte Erschlaffung der glatten Muskulatur der Arteriolen. Die Vasodilatation kann starke Kopfschmerzen verursachen und zu einer reflektorischen Tachykardie führen, die häufig als unangenehm empfunden wird.

Diazoxid, Natriumnitroprussid, Nitroglyzerin. Diese Medikamente führen zu einer raschen und ausgeprägten Blutdrucksenkung und dürfen darum nur bei schwerster, therapieresistenter Hypertonie unter intensivmedizinischer Überwachung angewandt werden. Natriumnitroprussid kann beim Fetus eine Zyanatvergiftung, Nitroglyzerin eine Methämoglobinämie verursachen.

Langfristige antihypertensive Therapie. Für eine langfristige antihypertensive Therapie im Rahmen des konservativen Managements der leichten Präeklampsie kommt die perorale Gabe von
- Methyldopa (initial 1 g pro Tag in 4 Dosen, Erhaltungsdosis 1–4 g pro Tag),
- Labetalol (300–1600 mg pro Tag in 3 Dosen) oder
- Nifedipin in der Slow-release-Form (10–20 mg, 3-mal täglich)

in Frage. Der Wert dieser Maßnahmen ist allerdings umstritten. Befürworter argumentieren, dass der Blutdruck bei der Präeklampsie extrem labil sei und dass durch die antihypertensive Therapie ein akuter Blutdruckanstieg verhütet werden könne. Gegner führen ins Feld, dass eine kurzdauernde Erhöhung des Blutdrucks für die Mutter nicht schädlich sei und dass die uteroplazentare und die fetale Perfusion von einem adäquaten Blutdruck abhänge (Bedarfshypertonie).

Prospektive kontrollierte Studien zum Einfluss einer antihypertensiven Therapie auf den Krankheitsverlauf und den Ausgang der Schwangerschaft liegen nicht vor. Die Vermutung, dass durch die Blutdrucksenkung die Bereitschaft zu eklamptischen Anfällen herabgesetzt werden könne, konnte nicht belegt werden.

Diuretika

Diuretika (Furosemid) werden nur bei Zeichen einer Herzinsuffizienz oder eines Lungenödems gegeben. Eine Oligurie kann in den meisten Fällen durch einen ausreichenden Volumenersatz und durch die Kurzinfusion von 20 g Mannitol behoben werden. Eine persistierende Oligurie macht die rasche Beendigung der Schwangerschaft notwendig.

Heparin

Durch die therapeutische Anwendung von Heparin konnte der Verlauf der Präeklampsie nicht beeinflusst werden (Howie et al. 1975). Das Risiko einer Heparintherapie ist zudem wegen der Blutungsgefahr bei der Präeklampsie als zu hoch einzustufen. Von Interesse ist dagegen die prophylaktische Anwendung von niedermolekularem Low-dose-Heparin bei Patientinnen, die ein erhöhtes Risiko für die Entwicklung einer Präeklampsie aufweisen (s. unter 18.3.8).

Tokolyse

Eine Tokolyse mit β-Mimetika ist bei der Präeklampsie kontraindiziert. β-Mimetika, insbesondere wenn sie zusammen mit Glukokortikoiden verabreicht werden, können bei Präeklampsie eine Herzinsuffizienz und ein Lungenödem verursachen.

Überwachung der Mutter

Bei einer leichten Präeklampsie wird der **Blutdruck** 2- bis 3-mal pro Tag und das Gewicht einmal pro Tag gemessen. Bei einer schweren Präeklampsie muss der Blutdruck in kürzeren Abständen, evtl. mit Hilfe eines automatischen Messgeräts, kontrolliert werden. Es empfiehlt sich, einen Harnblasenkatheter zu legen und eine Flüssigkeitsbilanz zu führen. Die arterielle Sauerstoffsättigung kann mittels eines Pulsoxymeters überwacht werden.

Perioperativ wird häufig ein zentraler Venenkatheter für die Messung des Zentralvenendrucks gelegt. Ein pulmonaler Einschwemmkatheter zur Messung des pulmonalen kapillaren Wedge-Drucks ist nur in selten Fällen notwendig, z. B. bei Patientinnen, die wegen eines therapierefraktären Lungenödems oder eines Nierenversagens auf einer Intensivpflegestation behandelt werden müssen.

Im Rahmen der initialen Abklärung und für die Verlaufsbeobachtung sollen folgende **Laboruntersuchungen** durchgeführt werden:

- Blut: Hämoglobin, Hämatokrit, Erythrozyten, Leukozyten, Thrombozyten, Quick, Natrium, Kalium, Kreatinin, Harnsäure, ASAT, ALAT, LDH, Bilirubin, Gesamteiweiß, Albumin und Haptoglobin
- 24-Stunden-Urin: Eiweiß und Kreatinin (Kreatininclearance).

Bei einer leichten Präeklampsie werden die Laboruntersuchungen 2-mal pro Woche wiederholt. Bei einer schweren Präeklampsie müssen die Laborwerte 1- bis 2-mal pro Tag kontrolliert werden. Bei Verdacht auf eine Gerinnungsstörung sollten die Thrombinzeit, die PTT, das Fibrinogen und die Fibrin-Fibrinogen-Spaltprodukte bestimmt werden.

Überwachung des Fetus

Bei einer leichten Präeklampsie wird das fetale Wachstum in Abständen von 10–14 Tagen durch Ultraschalluntersuchungen beurteilt.

Bei einem konservativen Management sind longitudinale Untersuchungen mittels CTG, Dopplersonographie und biophysikalischem Profil für die Beurteilung des fetalen Zustands und das otimale Timing der Entbindung angezeigt (Hecher et al. 2001; Baschat et al. 2001). Die Veränderung der verschiedenen Parameter folgt einem charakteristischen zeitlichen Ablauf (s. Übersicht): Die Fruchtwassermenge und die Pulsatilität der Nabelarterie sind die ersten Variablen, die pathologisch werden, gefolgt von der Pulsatilität der A. cerebri media (sog. »brain sparing effect«). Parallel dazu wird meist ein nichtreaktiver Non-Stress-Test gefunden. In diesem Stadium ist der Zustand des Feten in der Regel noch kompensiert. Die Dekompensation wird angekündigt durch eine persistierend abnorme Pulsatilität im Ductus venosus und eine abnorme Kurzzeitvariabilität der fetalen Herzfrequenz. In diesem Stadium sollte die Entbindung in Betracht gezogen werden. Präterminal kommt es zum Verlust von Atembewegungen, Bewegungen des Körpers und der Extremitäten sowie des Tonus des Fetus.

Zeitlicher Ablauf der Beeinträchtigung des fetalen Zustands

- Abnahme der Fruchtwassermenge
- Pathologische Pulsatilität der Nabelarterien
- Pathologische Pulsatilität der A. cerebri media
- Nichtreaktiver Non-Stress-Test
- Pathologische Pulsatilität des Ductus venosus
- Pathologische Kurzzeitvariabilität der fetalen Herzfrequenz
- Verlust von Atembewegungen, Extremitäten- und Körperbewegungen sowie Tonus des Fetus

Entbindung

Auf den Zeitpunkt und die Art der Entbindung wurde teilweise bereits eingegangen. Bei einer leichten Präeklampsie sollte eine vaginale Geburt angestrebt werden. Bei einer schweren Präeklampsie wird man sich in der Mehrzahl der Fälle für eine primäre Sectio entscheiden.

Da das Operationsrisiko für die Mutter nicht zu vernachlässigen ist, sollte bei einem günstigen Zervixscore die Möglichkeit einer Geburtseinleitung unter intensiver Überwachung von Mutter und Fetus wahrgenommen werden.

Anästhesie

Bei der Präeklampsie bestehen Vorbehalte gegen eine Allgemeinnarkose wegen der Gefahr von Hirnblutungen, Herzrhythmusstörungen und einer akuten Herzinsuffizienz infolge eines markanten Blutdruckanstiegs während der Laryngoskopie, der Intubation und der Extubation. Viele Anästhesisten bevorzugen deshalb eine epidurale oder spinale Anästhesie.

Bei einer ausgeprägten Thrombozytopenie und Gerinnungsstörungen ist die epidurale bzw. spinale Anästhesie wegen der Blutungsgefahr zu riskant.

Die prophylaktische Therapie mit Low-dose-Aspirin stellt dagegen keine Kontraindikation für eine epidurale Anästhesie dar.

Postpartales Management

Kürettage. Eine unmittelbar postpartal durchgeführte Kürettage des Plazentabetts führt zu einer beschleunigten Normalisierung des Blutdrucks, der Urinausscheidung und der Thrombozytenzahl (Magann et al. 1993).

Thromboseprophylaxe. Nach einer Sectio soll eine Thromboseprophylaxe wie folgt durchgeführt werden:

- normaler Gerinnungsstatus und systolischer Blutdruck <180 mmHg: niedermolekulares Heparin s. c.;
- Blutdruck >180 mmHg: lediglich Physiotherapie;
- Gerinnungsstörung: kein Heparin bis Thrombozyten >100 000/µl und Quick >60 %;
- Status nach Massentransfusion: sobald Thrombozyten >100 000/µl und Quick >60 % 10 000 E Liquemin/24 h i. v. (Perfusor). Dosisanpassung, bis die Thrombinzeit I ungerinnbar ist und die Thrombinzeit II etwa 10 s beträgt.

Diuretika, Magnesium, Antihypertensiva. Postpartal kann die Diurese bei einer Oligurie durch wiederholte intravenöse Gabe von 10–20 mg Furosemid gesteigert werden. Die Magnesiumtherapie soll je nach Zustand der Patientin über 2–4 Tage ausgeschlichen werden.

Die Antihypertensiva können in der Regel 4–5 Tage nach der Geburt abgesetzt werden. Die meisten Patientinnen bleiben danach normoton. Kommt es zu einem Wiederanstieg des Blutdrucks, so sollte die antihypertensive Therapie unter ambulanter Kontrolle weitergeführt werden.

Bleibt der Blutdruck auch nach einem zweiten Absetzversuch nicht auf einem normalen Niveau, so liegt wahrscheinlich eine chronische Hypertonie vor. ACE-Hemmer sind bei einer stillenden Mutter kontraindiziert.

18.3.6 Wiederholungsrisiko und Langzeitprognose

Das Wiederholungsrisiko und die Langzeitprognose werden hauptsächlich durch mütterliche Vorerkrankungen bestimmt. Da insbesondere Nephropathien häufig stumm verlaufen, muss im Rahmen der Nachuntersuchung eine gezielte Abklärung erfolgen (s. 18.8).

Bei Erstgebärenden mit einer »klassischen« Präeklampsie ohne Vorerkrankungen besteht kein erhöhtes Risiko für eine Wiederholung der Präeklampsie oder für die Entwicklung einer Hypertonie im späteren Leben. Mehrgebärende und Patientinnen mit einer frühzeitig auftretenden, schweren Präeklampsie, bei denen häufig Vorerkrankungen gefunden werden, weisen dagegen ein beträchtliches Wiederholungsrisiko auf. Dieses beträgt nach Sibai et al. (1991) bei einer schweren Präeklampsie, die vor der 28. SSW aufgetreten ist, bis zu 65 %.

Mehrgebärende mit einer Präeklampsie weisen zudem im späteren Leben ein deutlich erhöhtes Hypertonierisiko und eine 2- bis 3fach erhöhte Mortalität infolge von hypertensiven Organkrankheiten auf (Chesley et al. 1976).

18.3.7 Psychosoziale Folgen

Bei einer Präeklampsie wird eine hochspezialisierte medizinische Diagnostik und Therapie von Mutter und Kind durchgeführt. Im psychosozialen Bereich besteht dagegen häufig ein Betreuungsdefizit.

Die Präeklampsie trifft die Mehrzahl der Eltern völlig unerwartet. Der abrupte Rollenwechsel aus dem »Zustand der guten Hoffnung« in den Zustand der Hochrisikoschwangerschaft stellt ein Trauma dar, das ohne Hilfe häufig schlecht verarbeitet wird. Wir bieten deshalb den Eltern eine Nachbetreuung in einer Gesprächsgruppe unter Leitung von Hebammen, Ärztinnen und Ärzten an. Die Auswertung der Gespräche zeigte folgende hauptsächliche Stressfaktoren bei einer Präeklampsie:

- Ausgeliefertsein, Machtlosigkeit,
- Angst um die Mutter und um das Kind,
- Schuld- und Versagensgefühle der Mutter,
- Erschwerte Eltern-Kind-Beziehung bei einer Frühgeburt,
- Hoffnungslosigkeit beim Verlust oder bei einer Behinderung des Kindes,
- Verunsicherung und Ungewissheit in Bezug auf eine weitere Schwangerschaft.

Durch intensive Information und Zuwendung von Seiten der Betreuenden vor, während und nach der Geburt kann die Belastung der Eltern vermindert und die emotionale Verarbeitung der Präeklampsie erleichtert werden.

18.3.8 Prävention

Eine primäre Prophylaxe der Präeklampsie ist nicht möglich, da die Ursache der Krankheit unbekannt ist.

Für eine sekundäre Prophylaxe kommen Substanzen oder Maßnahmen in Frage, welche die Entwicklung der Präeklampsie in einem frühen Stadium unterbinden oder zumindest verlangsamen. Von praktischem und theoretischem Interesse sind:

- Low-dose-Aspirin (60–100 mg/Tag),
- Low-dose-Heparin (5000–10 000 IE niedermolekulares Heparin/Tag),
- Supplementation von Kalzium, ω-3-Fettsäuren und Antioxidanzien.

Acetylsalicylsäure

Acetylsalicylsäure hemmt in einer täglichen Dosis von 60–100 mg selektiv die Thromboxansynthese. Die Prostazyklinsynthese wird in dieser Dosierung nicht wesentlich beeinträchtig. Daraus resultiert eine Korrektur des Thromboxan-Prostazyklin-Ungleichgewichts zugunsten des Prostazyklins.

Negative Effekte auf den Fetus und ein erhöhtes Blutungsrisiko unter der Geburt wurden bei dieser Dosierung nicht gefunden.

▶ Studienbox

Die Cochran Collaboration (Knight et al. 2000) hält in ihrer neuesten systematischen Übersicht fest, dass die prophylaktische Gabe von Acetylsalicylsäure das Riskio einer Präeklampsie um 15 % (OR 0,85, CI 95 % 0,78–0,92) vermindert. Diese Abnahme ist unabhängig vom Risikostatus, scheint aber größer zu sein bei höheren Acetylsalicylsäuredosen (100 mg anstatt 50–60 mg) und bei Beginn der Prophylaxe in einem früheren Gestatationsalter. Zudem wird über eine Abnahme des Risikos einer Geburt vor der 37. SSW um 7 % (0,92, 0,88–0,99) und eines fetalen oder neonatalen Todes um 14 % (0,86, 0,75–0,99), bei Schwangeren mit hohem Risiko sogar um 27 % (0,2, 0,56–0,96), berichtet. Bezüglich intrauteriner Wachstumsretardierung, vorzeitiger Plazentalösung, Geburtseinleitung und Sectiofrequenz werden keine signifikanten Unterschiede festgestellt. Die Cochrane Reviewer kommen zum Schluss, dass trotz der potenziellen Vorteile keine klaren Empfehlungen gemacht werden können.

Wir schließen uns der Ansicht von Uzan (2000) an, der die folgenden Indikationen für eine prophylaktische Gabe von 100 mg Acetylsalicylsäure ab dem ersten Trimenon bei Frauen mit wiederholtem ungünstigem Schwangerschaftsausgang trotz früher Acetylsalicylsäureprophylaxe und bei Vorliegen eines Antiphospholipid-Syndroms bereits präkonzeptionell aufrechthält:

Indikationen für eine prophylaktische Acetylsalicylsäuregabe (100 mg/ab der 8. SSW):
- Vorausgegangene schwere Präeklampsie
- Vorausgegangene schwere intrauterine Wachstumsretardierung
- Antiphospholipidsyndrom (s. unter 18.7)

▶ Studienbox

Die Resultate der französischen Multizenterstudie (Goffinet et al. 2001) zeigen dagegen, dass es keine Berechtigung für ein Screening mittels uterinem Doppler in der 20.–24. SSW in einer Low-risk-Population und eine nachfolgende Prophylaxe mit 100 mg Acetylsalicylsäure bei pathologischen Dopplerwerten gibt.

Heparin

In einer retrospektiven Studie wurde bei Patientinnen mit einer Nierenkrankheit unter der Kombination von Low-dose-Heparin und Low-dose-Aspirin eine deutlich geringere Präeklampsieinzidenz als unter Low-dose-Aspirin allein gefunden (2,6% vs. 26%, North et al. 1994).

Zurzeit wird im Rahmen von randomisierten kontrollierten Studie die Wirkung von Low-dose-Heparin allein und in Kombination mit Low-dose-Aspiring auf die Inzidenz der Präeklampsie und den Schwangerschaftsausgang bei Risikopatientinnen (Nephropathie, Autoimmunkrankheit, Diabetes mellitus, chronische Hypertonie, vorausgegangene schwere Präeklampsie) geprüft.

Kalzium

Eine inverse Relation zwischen Kalziumzufuhr und der Inzidenz von hypertensiven Schwangerschaftserkrankungen wurde von Belizan et al. (1991) beschrieben. Eine tiefe Kalziumzufuhr führt zu einer Erhöhung des Parathormonspiegels im Plasma. Daraus resultieren erhöhte Kalziumspiegel in den glatten Muskelzellen, die die Entstehung einer Hypertonie begünstigen.

▶ Studienbox

Die neueste Cochrane Collaboration Übersicht (Atallah et al. 2000) kommt zum Schluss, dass das perinatale Outcome durch eine Kalziumsupplementation nicht verbessert wird. Möglicherweise besteht ein Vorteil in Populationen mit tiefer Kalziumaufnahme (Entwicklungsländer) und die nachgewiesene Verminderung der Inzidenz der transienten Hypertonie könnte zu einer Senkung der Gesundheitskosten beitragen.

ω-3-Fettsäuren

ω-3-Fettsäuren kommen in der Nahrung als Linolensäure, Eicosapentaensäure (EPA) und Decosahexaensäure (DHA) vor. Linolensäure ist in pflanzlichen Ölen enthalten, EPA und DHA finden sich ausschließlich in Fischölen.

Die essentiellen ω-3-Fettsäuren sind Vorläufer des Prostazyklins und hemmen kompetitiv die Arachidonsäure, den Vorläufer des Thromboxans A_2. Frauen der Inuit, die eine fischölreiche Diät einnehmen, weisen ein geringeres Risiko für die Entwicklung einer Präeklampsie und einer IUWR als Europäerinnen auf.

▶ Studienbox

Im Europäischen Multizenter Fischöl Trial (Olson et al. 2000) erhielten Frauen mit hohem Präeklampsierisiko randomisiert entweder eine Diät mit Fischöl oder Olivenöl. Fischöl verminderte zwar das Risko einer Frühgeburt von 33% auf 21% (OR 0,54, 95% CI 0,30–0,98), hatte aber sonst keinen Einfluss auf den Outcome der Schwangerschaft.

Antioxidanzien

Es wird vermutet, dass eine überschießende Lipidperoxidation mit anschließender Schädigung der Zellmembranen von Endothelien, Leukozyten und Thrombozyten eine Rolle in der Pathogenese der Präeklampsie spielt.

Die Lipidperoxidation wird durch freie Radikale initiiert. Antioxidanzien schützen die Zellmembranen, indem sie die Energie, die durch freie Radikale generiert wird, absorbieren.

Verminderte Plasmaspiegel von Antioxidanzien (Ascorbinsäure, α-Tocopherol, β-Karoten) wurden bei Patientinnen mit Präeklampsie nachgewiesen (Mikhail et al. 1994). Die Supplementation mit Vitamin C (1000 mg) und Vitamin E (400 IU) in einer Population mit hohem Präeklampsierisiko verminderte die Aktivität von Plasmamarkern der Endothelzelldysfunktion und zeigte eine signifikane Senkung der Präeklampsieinzidenz in der Vitamingruppe (11 von 141 Frauen, 8%) im Vergleich zur Plazebogruppe (24 von 144 Frauen, 17%, OR 0,39, 95% CI 0,17–0,90). Studien mit größerer Fallzahl in Populationen mit tiefem und hohem Risiko sind notwendig, um die Wirkung und mögliche Nebenwirkungen dieser pharmakologischen Vitamindosen prospektiv zu prüfen (Chappele et al. 1999).

18.4 Eklampsie

Definition

Unter einer Eklampsie versteht man generalisierte tonisch-klonische Krämpfe, die antepartal, intrapartal oder innerhalb von 7 Tagen postpartal auftreten. Ein zerebrales Anfallsleiden oder andere Zustände, die zu zerebralen Anfällen prädisponieren, müssen ausgeschlossen sein.

Die Anfälle beginnen mit einer tonischen Phase, die etwa 15 s dauert. Darauf folgt eine klonische Phase von etwa 60 s Dauer, die meist von einer Apnoe begleitet wird. Die postiktale Bewusstseintrübung kann einige Minuten bis mehrere Stunden dauern. Die Anfälle können sich wiederholen und gehen selten in einen konvulsiven Status über.

Die Eklampsie wird allgemein als Endpunkt der Präeklampsie angesehen. Dies ist verwirrend, da vor der etablierten Eklampsie in bis zu 40% der Fälle weder eine Hypertonie noch eine Proteinurie bekannt sind und prodromale Symptome fehlen können. Das griechische Wort εκλαμπσια, das »die plötzlich Hervorschießende« bedeutet, spiegelt diese Tatsache wider.

18.4.1 Pathogenese

Aus pathophysiologischer Sicht kann die Eklampsie als schwere Komplikation einer Multiorgankranheit betrachtet werden, deren Manifestation sich nach der Lokalisation und dem Schweregrad des Endothelzellschadens und nicht nach einem vorgegebenen zeitlichen Ablauf richtet.

Als auslösender Faktor der Eklampsie wird eine zerebrale Ischämie infolge von Spasmen und Mikrothromben der kleinen intrakraniellen Gefäße angenommen. Auf Computer- und Magnetresonanztomogrammen können Veränderungen festgestellt werden, die charakteristisch für eine zerebrale Ischämie sind. Die histopathologischen Befunde sind denjenigen bei anderen hypertensiven Enzephalopathien ähnlich und umfassen Thrombosen und fibrinoide Nekrosen der Arteriolen, Mikroinfarkte und fokale Blutungen. Ein Hirnödem wird inkonstant gefunden (Redman 1995).

18.4.2 Inzidenz und Risikofaktoren

Die Inzidenz der Präeklampsie beträgt in Westeuropa 1:2000 bis 1:3500 Geburten. Die Inzidenz ist im Laufe der letzten 50 Jahre drastisch gesunken, z.B. in Großbritannien von 8:1000 auf 0,5:1000 Geburten (Douglas u. Redman 1994). Die Abnahme wird hauptsächlich auf die verbesserte Diagnostik und das aggressive Management der Präeklampsie zurückgeführt. In Entwicklungsländern liegt die Inzidenz der Eklampsie auch heute noch zwischen 1:100 bis 1:1700 Geburten (Crowther 1985).

Ein erhöhtes Risiko besteht:
- bei Schwangeren unter 19 Jahren (3,0),
- bei Mehrlingsschwangerschaften (6,0),
- nach vorausgegangener Präeklampsie oder Eklampsie (1,5) (Douglas u. Redman 1994).

18.4.3 Auftreten und Prodromalsymptome

Nach Douglas u. Redman (1994), die 383 Fälle mit Eklampsie retrospektiv untersuchten, ereigneten sich 38 % der eklamptischen Anfälle vor der Geburt, 18 % während der Geburt und 44 % nach der Geburt. 12 % der postpartalen Anfälle traten mehr als 48 h, 2 % mehr als 6 Tage nach der Geburt auf. Die Eklampsie manifestierte sich in 77 % der Fälle während der Hospitalisation.

Nur bei 62 % dieser Patientinnen waren vor dem Anfall eine Hypertonie und eine Proteinurie bekannt. Prodromale Symptome hatten 59 % der Patientinnen, am häufigsten Kopfschmerzen (50 %), gefolgt von Sehstörungen (19 %) und epigastrischen Schmerzen (19 %).

18.4.4 Bedeutung für Mutter und Kind

Die mütterliche Mortalität beträgt 1,5–2 %. In Westeuropa ist die Eklamspie für etwa 10 % aller mütterlichen Todesfälle verantwortlich (Steiner 1989; Douglas u. Redman 1994; Welsch u. Krone 1994). Die mütterliche Morbidität ist hoch. Douglas u. Redman (1994) fanden bei 383 Fällen mit Eklampsie die folgende mütterlichen Komplikationen:
- künstliche Beatmung: 23 %,
- disseminierte intravasale Gerinnung: 9 %,
- HELLP-Syndrom: 7 %,
- Nierenversagen: 6 %,
- Lungenödem: 5 %,
- Adult-respiratory-distress-Syndrom: 2 %,
- intrazerebrale Blutung: 1,8 %,
- Herzstillstand: 1,6 %.

Die kindliche Mortalität beträgt 7–12 %. Die Mehrzahl der kindlichen Todesfälle ist mit extremer Frühgeburtlichkeit oder mit einer vorzeitigen Plazentalösung assoziiert (Ounsted 1988).

18.4.5 Management

Therapie des eklamptischen Anfalls

Das Management des eklamptischen Anfalls beruht auf 3 Prinzipien (◻ s. auch Tabelle 18.4):
- Anfallsbehandlung mit Diazepam,
- Stabilisierung der Mutter mit Magnesiumsulfat und Antihypertensiva,
- rasche Entbindung.

> Ein eklamptischer Anfall muss möglichst rasch unterbrochen werden.

Unter Beatmungsbereitschaft sollen 5–20 mg Diazepam langsam über 1–2 min intravenös gespritzt werden. Alternativ können 75–125 mg Pentothal langsam intravenös gegeben werden.

Während eines eklamptischen Anfalls müssen folgende zusätzliche Maßnahmen getroffen werden:

◻ Tabelle 18.4. **Medikamentöse Therapie bei eklamptischen Anfällen**

Substanzen	Dosierung
Anfallsbehandlung[a]	
Diazepam	10–20 mg langsam i.v.
oder Pentothal	75–125 mg langsam i.v.
Verhütung weiterer Anfälle[b]	
MgSO4	Bolus: 4 g i.v. über 5 min Erhaltungsdosis: 1–2 g i.v./h (Perfusor)
Blutdrucksenkung	
Labetalol	Bolus: 20 mg i.v. (40 mg, 80 mg nach jeweils 10 min, maximal 300 mg) oder Infusion: 20–160 mg/h (Perfusor)

[a] Allgemeine Maßnahmen: Intensivüberwachung, Seitenlagerung, Beatmungsbereitschaft, Einlage eines Gummikeils zwischen die Zähne (cave Aspiration).

[b] Überwachung: Sehnenreflexe auslösbar? Atemfrequenz > 12/min? Urinausscheidung > 100 ml/4 h?

- Einlage eine Gummikeils zwischen die Zähne zur Verhütung eines Zungenbisses (cave: Verschlucken des Gummikeils),
- Seitenlagerung zur Aspirationsprophylaxe,
- Intensivüberwachung (Blutdruck, Puls, Oxymetrie, CTG).

Bei fortgesetzten Anfällen muss die Patientin intubiert und beatmet werden.

Nach der Unterbrechung des Anfalls soll Magnesiumsulfat intravenös gegeben werden. Initial wird ein Bolus von 4 g über mindestens 5 min verabreicht. Die Erhaltungsdosis von 1–2 g/h wird mittels Perfusor infundiert. Bei vorbestehender Magnesiumtherapie ist die Wiederholung des Bolus angezeigt.

In prospektiven kontrollierten Studien konnte gezeigt werden, dass Magnesiumsulfat dem Phenytoin und dem Diazepam für die Prophylaxe von weiteren eklamptischen Anfällen überlegen ist (Eclampsia Trial Collaborative Group 1995; Lucas et al. 1995). Es wird angenommen, dass die Krampf hemmende Wirkung des Magnesiums hauptsächlich auf der Dilatation von intrakraniellen Gefäßen beruht, die zur Behebung der zerebralen Ischämie führt. Daneben kann Magnesium die zerebrale Krampfbereitschaft durch die Verdrängung von Kalziumionen aus ischämisch geschädigten Nervenzellen und durch die kompetitive Hemmung von Glutamat-Aspartat-Rezeptoren herabsetzen.

Auf die toxische Wirkung des Magnesiumsulfats wurde bereits eingegangen (s. unter 18.3.5). Es sei an dieser Stelle nochmals darauf hingewiesen, dass die Urinausscheidung, die Sehnenreflexe und die Atemfrequenz regelmäßig kontrolliert werden sollen.

Die Zufuhr von Magnesiumsulfat muss reduziert oder vorübergehend unterbrochen werden, wenn eine Oligurie (Urinmenge <100 ml/4 h) besteht, die Sehnenreflexe nicht mehr auslösbar sind oder die Atemfrequenz unter 12 pro Minute liegt. Als Antidot bei einer Magnesiumintoxikation wird 1 g Kalziumglukonat langsam intravenös gegeben.

▶ Studienbox

Trotz Magnesiumtherapie können nicht alle eklamptischen Anfälle vermieden werden. Sibai et al. (1986) fanden unter 200 Eklampsien 70 Fälle (35%), die sie als nicht verhinderbar einstuften. Dabei lagen folgende Umstände vor:
- Anfälle ohne bekannte Präeklampsie (31 Fälle),
- spät auftretende postpartale Anfälle (22 Fälle),
- Anfälle unter Magnesiumtherapie (7 Fälle),
- Anfälle bei leichter Präeklampsie (7 Fälle),
- Anfälle vor der 20. SSW (3 Fälle).

Der eklamptische Anfall geht oft mit einer exzessiven **Blutdruckerhöhung** einher, die mit 20 mg Labetalol intravenös behandelt werden soll. Bei Bedarf kann die Applikation nach 10 min wiederholt werden. Alternativ können Labetalol in einer Dauerinfusion mittels eines Perfusors verabreicht werden.

> Sobald der Zustand der Patientin stabilisiert ist, muss unverzüglich die Entbindung erfolgen. Wenn der vaginale Befund eine rasche Geburt erwarten lässt, kann eine Geburtseinleitung versucht werden. Bei unreifem vaginalem Befund ist eine primäre Sectio angezeigt. Das postpartale Management wird gehandhabt wie bei der Präeklampsie.

Neurologische Abklärung

Bei Anfällen, die ohne Zeichen einer Präeklampsie oder später als 48 h nach der Geburt auftreten, sowie bei persistierenden neurologischen Symptomen sollen ein EEG und ein CT oder MRT des Schädels veranlasst werden.

Lubarsky et al. (1994) fanden bei 8 von 62 Patientinnen mit späten postpartalen Anfällen andere Krankheiten, darunter in 5 Fällen eine zerebrale venöse Thrombose und in je einem Fall ein Sturge-Weber-Syndrom, eine neu aufgetretene Epilepsie und eine hepatische Enzephalopathie.

18.5 HELLP-Syndrom

Definition

Die Assoziation einer Hämolyse und einer Thrombozytopenie mit einer schweren Präeklampsie oder einer Eklampsie war in der Geburtshilfe seit langem bekannt. Weinstein prägte 1982 den Begriff des HELLP-Syndroms (haemolyis, elevated liver enzymes, low platelets) und stufte das Syndrom als schwere Verlaufsform der Präeklampsie ein.

Die Inzidenz des HELLP-Syndrom beträgt bei Patientinnen mit einer Präeklampsie 10–14%, bei Patientinnen mit einer Eklampsie bis zu 30%. In den letzten Jahren wird das HELLP-Syndrom zunehmend häufiger und früher diagnostiziert. Dies ist weniger auf einen Wandel des Erscheinungsbildes der Präeklampsie als vielmehr auf einen Bewusstwerdungsprozess der Ärzteschaft zurückzuführen (Rath et al. 1992).

18.5.1 Pathophysiologie

Die Symptomentrias des HELLP-Syndroms lässt sich durch die Mikrozirkulationsstörung im Rahmen der Präeklampsie erklären. Infolge der Endothelzellschädigung kommt es zu einer Vasokonstriktion, zu einer gesteigerten Aggregation der Thombozyten und zu einer Aktivierung der intravasalen Gerinnung mit Bildung von Mikrothromben.

Daraus resultiert eine Thrombozytopenie und eine mehr oder weniger ausgeprägte Hämolyse, die durch eine mechanisch-hypoxische Schädigung der Erythrozyten bei der Passage durch die verengten Blutgefäße verursacht wird. Die erhöhten Leberenzyme sind Ausdruck einer hypoxischen Leberzellschädigung, die sich histologisch in periportalen Leberzellnekrosen äußert.

18.5.2 Bedeutung für Mutter und Kind

Das HELLP-Syndrom ist gemäß der älteren Literatur mit einer mütterliche Mortalität von 3–5% und einer perinatalen Mortalität von 22–24% belastet. In neueren Studien liegt die mütterliche Mortalität bei 0–1% und die prinatale Mortalität unter 15% (Rath et al. 1994; Visser u. Wallenburg 1995).

Neben der Manifestation einer disseminierten intravasalen Gerinnung muss in bis zu 20% der Fälle mit einer vorzeitigen Plazentalösung, bei 8% der Patientinnen mit einer

Niereninsuffizienz, bei 5% mit intrakranialen Blutungen und bei 4,5% mit einem Lungenödem gerechnet werden (Sibai et al. 1986a).

Eine lebensbedrohliche Komplikation stellt die Ruptur eines subkapsulären Leberhämatoms dar, die bei 1,5–1,8% der Patientinnen mit HELLP-Syndrom auftritt und mit einer mütterlichen Mortalität von 56–61% und einer fetalen Mortalität von 62–77% belastet ist (Hüskes et al. 1991). Die Leberruptur kann sich sowohl antepartal als auch postpartal ereignen und manifestiert sich durch Schockzeichen sowie Schulter- und Flankenschmerzen. Stabilisiert sich der Zustand der Patientin unter Substitution von Volumen, FFP, Erythrozyten- und Thrombozytenkonzentraten, dann kann die Diagnose durch eine Ultraschalluntersuchung gesichert werden.

Bei schwerer Symtomatik muss unverzüglich laparotomiert werden. Die Blutstillung kann durch gezielte Gefäßumstechungen, Fibrinkleber, eine Netzplombe oder Einpacken der Leber in ein hämostatisches Vicrylnetz erfolgen.

18.5.3 Klinische Symptome und Diagnose

Sibai (1990) hat 304 Patientinnen mit HELLP-Syndrom untersucht und dabei folgende Charakteristika gefunden: Das HELLP-Syndrom tritt in 69% der Fälle antepartal (15% im 2. Trimenon) und in 31% der Fälle postpartal (meist innerhalb von 48 h) auf. Bei 79% der Patientinnen liegen Zeichen einer Präeklampsie vor.

Die Symptome des HELLP-Syndroms sind unspezifisch. Die Patientinnen klagen über allgemeines Unwohlsein (90%), epigastrische Schmerzen (90%), Nausea oder Erbrechen (50%). Die klinische Untersuchung zeigt eine Druckdolenz im rechten Oberbauch (80%), eine rasche Gewichtszunahme oder generalisierte Ödeme (60%). Die Hypertonie ist schwer (50%), leicht (30%) oder kann fehlen (20%). Eine Proteinurie liegt in 85–95% aller Fälle vor. Gelegentlich präsentiert sich das Syndrom als Krampfanfall, gastrointestinale Blutung, Hämaturie, Flanken- oder Schulterschmerz.

Es ist nicht erstaunlich, dass das Syndrom häufig fehlinterpretiert wird, z. B. als Gastroenteritis, Pyelonephritis, Appendizitis, Glomerulonephritis, Cholezystitis, Magenulkus oder akute Schwangerschaftsfettleber.

Cave

Zur Vermeidung von Fehldiagnosen sollte deshalb bei allen Schwangeren, die eines oder mehrere der oben erwähnten Symptome aufweisen, unabhängig von der Höhe des Blutdrucks ein Laborscreening mit Blutbild, Thrombozyten und Leberenzymen veranlasst werden.

Die Diagnose stützt sich auf eine typische laborchemische Konstellation:
- Hämolyse, definiert durch einen verminderten Haptoglobinspiegel im Serum. Fragmentozyten und erhöhte Spiegel des indirekten Bilirubins werden erst bei einer massiven Hämolyse beobachtet. Erhöhte Spiegel der Laktatdehydrogenase (LDH) sind nicht spezifisch für eine Hämolyse, da es sich dabei hauptsächlich um hepatische Isoenzyme handelt (Rath et al. 1992).
- Leberfunktionsstörung, charakterisiert durch erhöhte Serumspiegel der Aspartataminotransferase (ASAT) und der Alaninaminotransferase (ALAT). Die ASAT steigt in der Regel höher an als die ALAT.
- Thrombozytenabfall unter 100 000/µl.

Differenzialdiagnostisch ist an 3 verwandte schwere Krankheitsbilder zu denken:
- thrombotisch-thrombozytopenische Purpura (TTP),
- hämolytisch-urämische Syndrom (HUS)
- akute Schwangerschaftsfettleber.

Charakteristisch für die **TTP** sind Fieber und neurologische Symtome, eine ausgeprägte Hämolyse und Thrombozytopenie bei normalem Antithrombin III. Der Blutdruck ist initial häufig normal und die Leberenzyme sind nur geringgradig erhöht.

Das **HUS** tritt in der Regel erst nach der Geburt auf und wird dominiert durch eine schwere Niereninsuffizienz, eine ausgeprägte Hämolyse und Thrombozytopenie bei initial normalen Blutdruckwerten und normalen bis wenig erhöhten Leberenzymen.

Auf die akute Schwangerschaftsfettleber wird unter 18.6 ausführlich eingegangen.

18.5.4 Management

Überwachung

Schwangere mit einem HELLP-Syndrom bedürfen einer intensiven Überwachung, am besten in einem perinatalen Zentrum. Da der Verlauf des HELLP-Syndroms und das Auftreten von Komplikationen nicht vorhersehbar sind, müssen der Blutdruck, die Urinausscheidung und die Laborparameter bei der Mutter engmaschig kontrolliert und der fetale Zustand mittels CTG mehrmals täglich beurteilt werden.

In Hinsicht auf das geburtshilfliche Management kommt der Entwicklung einer Gerinnungsstörung eine besondere Bedeutung zu. Die globalen Gerinnungstests (Quick, PTT, Thrombinzeit) und das Fibrinogen sind im Zustand der kompensierten intravasalen Gerinnungsaktivierung meist noch normal. Die serielle Bestimmung von sensitiven Gerinnungsparametern (TAT-III-Komplex, Fibrinopeptid A, lösliches Fibrin, D-Dimere, Antithrombin III, Protein C), die den Übergang in eine dekompensierte intravasale Gerinnung anzeigen könnte, ist aufwendig und bezüglich ihres Vorhersagewerts zu wenig untersucht.

> Der Abfall der Thrombozytenwerte spiegelt am ehesten das Ausmaß der Verbrauchskoagulopathie wider und sollte deshalb neben der Beurteilung des Blutdrucks, der Nierenfunktion und des fetalen Zustands wegweisend für das geburtshilfliche Management sein.

Medikamentöse Therapie

In erster Priorität muss die Mutter stabilisiert werden. Bei allen Patientinnen soll analog zur schweren Präeklampsie prophylaktisch Magnesiumsulfat intravenös gegeben werden. Blutdruckwerte über 160/110 mmHg müssen wegen der Gefahr einer mütterlichen Hirnblutung durch Antihypertensiva (Labetalol i. v.) rasch gesenkt werden.

Unbestritten ist die Lungenreifebehandlung mit Glukokortikoiden vor der 34. SSW. In einer randomisierten Studie wurde nach antepartaler Gabe von Glukokortikoiden (10 mg Dexamethason 12stündlich i.v.) ein Anstieg der Thrombozytenzahl und der Urinausscheidung sowie ein Abfall der Leberenzyme gefunden (Magann et al. 1994a). Deshalb wird auch jenseits der 34. SSW eine Behandlung mit Glukokortikoiden aus mütterlicher Indikation empfohlen.

Therapieversuche mit antithrombotischen Substanzen, z. B. niedrigdosiertem Heparin, Antithrombin III, Prostazyklin oder Hemmern der Thromboxansynthetase sind als experimentell zu betrachten und haben im Routinemanagement des HELLP-Syndroms z. Z. keinen Platz.

Entbindung

Nach Stabilisierung des mütterlichen Zustandes sollte unabhängig vom Gestationsalter die Entbindung unverzüglich vorgenommen werden. In der Mehrzahl der Fälle wird man sich angesichts des unvorhersehbaren Verlaufs des HELLP-Syndroms für eine primäre Sectio entscheiden.

Da die mütterlichen Risiken bei einer Sectio erheblich sind, ist bei spontaner Wehentätigkeit und progressiver Muttermundseröffnung die Möglichkeit einer vaginalen Geburt wahrzunehmen. Bei einer Gerinnungsstörung und bei einer Thrombozytenzahl unter 50 000/µl sollen unmittelbar vor und während der Entbindung FFP bzw. Thrombozytenkonzentrate gegeben werden.

Nach der Entbindung muss die Patientin während mindestens 48–72 h intensiv überwacht werden. Die Therapie mit Magnesiumsulfat und Glukokortikoiden (z. B. Dexamethason 10 mg/10 mg/5 mg/5 mg, 12-stündlich i. v.; Magann et al. 1994 b) soll weitergeführt werden. Die Thrombozytenzahl und die Serumspiegel der Leberenzyme erreichen ihre tiefsten bzw. höchsten Werte im Mittel 24 h nach der Geburt und normalisieren sich innerhalb von 4–7 Tagen.

In seltenen Fällen mit einer fehlenden Remission und einer lebensbedrohlichen diffusen Mikrothrombangiopathie führte eine Plasmapherese mit FFP zu einem Stillstand der Krankheit und zur Erholung der Patientin (Martin et al. 1990).

Konservatives Management

Bei einem Gestationsalter unter 32 (-34) SSW stellt sich analog zur schweren Präeklampsie die Frage, ob mit einem abwartenden Verhalten die perinatale Morbidität und Mortalität gesenkt werden kann, ohne dass dadurch die Mutter gefährdet wird.

▶ Studienbox

Visser u. Wallenburg (1995) untersuchten in der bisher größten kontrollierten Fallstudie bei einem Gestationsalter unter 34 SSW ein expektatives Management bei je 128 Patientinnen mit schwerer Präeklampsie mit und ohne HELLP-Syndrom. Zur Überwachung des mütterlichen Kreislaufs wurden während 1–3 Tagen ein pulmonaler Einschwemmkatheter und ein peripherer arterieller Katheter gelegt. Bei Bedarf wurden Plasmaexpander (PPL), Vasodilatatoren (Dihydralazin) und Antihypertensiva (Methyldopa) eingesetzt. Glukokortikoide wurden nicht gegeben.

Die mediane Verlängerung der Schwangerschaft betrug mit HELLP-Syndrom 13 Tage, ohne HELLP-Syndrom 17 Tage (Differenz statistisch nicht signifikant). Eine komplette Remission des HELLP-Syndroms wurde bei 43 % der Patientinnen erreicht. In 74 % der Fälle stieg die Thrombozytenzahl vor der Geburt auf über 100 000/µl an. Die perinatale Mortalität betrug ohne HELLP-Syndrom 14,1 %, mit HELLP-Syndrom 14,8 %. Schwere mütterliche Komplikationen (Abruptio placentae, Eklampsie, Blutungen) traten in 14,1 % der Fälle auf. Die mütterliche Mortalität war Null. Die Sectiorate betrug 79,7 %.

Rath et al. (1994) erreichten dagegen als Befürworter des aktiven Vorgehens bei 129 Patientinnen mit HELLP-Syndrom zwischen der 26. und 41. SSW (Median 35 SSW) bei einem medianen Intervall von 3 h zwischen der Diagnosestellung und der Entbindung und einer Sectiorate von 98 % eine mütterliche Komplikationsrate von 11,6 % und eine perinatale Mortalität von 5 %. Es kam zu keinem mütterlichen Todesfall.

Ein Vergleich der beiden Studien ist problematisch, da u. a. die Diagnosekriterien bezüglich der Thrombozytenzahl (<150 000 bei Rath vs. <100 000 bei Visser u. Wallenburg) und das Schwangerschaftsalter unterschiedlich waren. Eine wissenschaftlich fundierte Antwort auf die eingangs gestellte Frage kann letztlich nur im Rahmen von randomisierten kontrollierten Studien gefunden werden.

18.5.5 Wiederholungsrisiko

Nach Sibai et al. (1995) beträgt das Risiko für die Wiederholung eines HELLP-Syndroms bei normotonen Frauen in einer zukünftigen Schwangerschaft 3 %, bei Frauen mit einer chronischen Hypertonie 5 %.

Sullivan et al. (1994) verfolgten 481 Patientinnen mit einem HELLP-Syndrom und beobachteten bei insgesamt 195 späteren Schwangerschaften in 19 % der Fälle ein HELLP-Syndrom, in 23 % eine Präeklampsie/Eklampsie.

18.6 Akute Schwangerschaftsfettleber

18.6.1 Epidemiologie und Pathogenese

Die akute Schwangerschaftsfettleber ist eine seltene Krankheit. Sheehan beschrieb 1940 eine Serie von 6 Patientinnen, die an einer akuten Schwangerschaftsfettleber starben. Die Inzidenz wird heute auf etwa 1:10 000 Schwangerschaften geschätzt (Watson u. Seeds 1990). Diese Zahl ist wahrscheinlich zu tief angesetzt, da viele Fälle nicht diagnostiziert oder nicht mitgeteilt werden.

Die akute Schwangerschaftsfettleber tritt in der Regel im 3. Trimenon auf und ist etwas häufiger bei Mehrlingsschwangerschaften. Die Pathogenese ist unklar.

In vielen Fällen liegt eine Mikrothrombangiopathie mit Thrombozytopenie, aktivierter Gerinnung und Hämolyse vor, die an einen Endothelzellschaden und an eine Verwandtschaft mit der Präeklampsie denken lässt. Als prädisponierende Faktoren werden ein genetisch determinierter Defekt der Oxidation von langkettigen Fettsäuren, virale Hepatitiden und hepatotoxische Substanzen vermutet.

Die mütterliche und die fetale Mortalität lagen bis vor 20 Jahren bei 50–70 %. Seither ist die mütterliche Mortalität gegen Null und die fetale Mortalität auf 20–30 % gesunken, vor allem dank früherer Diagnosestellung, verbesserter supportiver Therapie und rascherer Schwangerschaftsbeendigung.

18.6.2 Klinische Symptome und Verlauf

Die **initialen klinischen Symtome** sind uncharakteristisch und umfassen Unwohlsein, Nausea oder Erbrechen und Schmerzen im rechten Oberbauch. Oft dominieren die Symtome von Begleitkrankheiten. Am häufigsten handelt es sich dabei um eine Präeklampsie, die in bis zu 46 % der Fälle gefunden wird (Riely 1987), seltener um eine intrahepatische Cholestase oder um einen Diabetes insipidus.

> ▶ **Studienbox**
>
> Reyes et al. (1994) beschrieben 12 Fälle mit einer akuten Schwangerschaftsfettleber. Bei 7 Patientinnen lag eine intrahepatische Cholestase mit Juckreiz vor, der in 2 Fällen mehrere Wochen vor der Manifestation der Schwangerschaftsfettleber auftrat.
>
> Ein transienter Diabetes insipidus wurde von Kennedy et al. (1994) bei 6 Patientinnen mit einer akuten Schwangerschaftsfettleber beschrieben. Alle 6 Frauen entwickelten früh im Verlauf der Krankheit eine Polyurie. Der Diabetes insipidus wird auf einen verlangsamten Abbau der Oxytozinase durch die geschädigte Leber zurückgeführt.

Spät auftretende Symptome sind Ikterus, Fieber und Bewusstseinstrübung oder Koma als Ausdruck der Hypopglykämie oder des Leberversagens. In fortgeschrittenen Stadien kommt es häufig zu gastrointestinalen Blutungen und einem Nierenversagen.

Geburtshilfliche Komplikationen umfassen vorzeitige We hen und einen fetalen Distress infolge der uteroplazentaren Minderdurchblutung und der metabolischen Azidose der Mutter.

18.6.3 Laborbefunde

> Eine ausgeprägte und lang dauernde Hypoglykämie ist ein typisches Zeichen der akuten Schwangerschaftsfettleber.

In vielen Fällen werden Zeichen einer Hämolyse und einer aktivierten intravasalen Gerinnung gefunden. Eine disseminierte intravasale Gerinnung und erhöhte Ammoniakwerte im Serum liegen in Spätstadien der Krankheit vor. ASAT und ALAT sind meist mäßig erhöht (300–500 IE/l). In der Regel findet man eine deutliche Leukozytose mit Linksverschiebung.

18.6.4 Diagnose

An eine akute Schwangerschaftsfettleber muss bei allen Schwangeren mit Zeichen einer Präeklampsie, einer Hypoglykämie, einer Hypofibrinogenämie oder einer disseminierten intravasalen Gerinnung in Abwesenheit einer vorzeitigen Plazentalösung gedacht werden.

Die Diagnose kann durch eine **Leberbiopsie** erhärtet werden. Eine panlobuläre feintropfige Steatose unter Aussparung der periportalen Region spricht für eine akute Schwangerschaftsfettleber, periportale Leberzellnekrosen für eine Präeklampsie oder ein HELLP-Syndrom, diffuse Leberzellnekrosen mit Entzündungszeichen für eine akute (virale) Hepatitis.

Die Leberbiopsie ist bei einer gestörten Blutgerinnung riskant. Ultraschall und Computertomographie sind in frühen Stadien der akuten Schwangerschaftsfettleber wenig aussagekräftig, können aber zum Ausschluss von Krankheiten der Gallenblase und des Pankreas eingesetzt werden.

Differenzialdiagnose. Die Abgrenzung der akuten Schwangerschaftsfettleber von einer Präeklampsie und einem HELLP-Syndrom ist schwierig. 10 von 14 Patientinnen mit akuter Schwangerschaftsfettleber, die von Usta et al. (1994) beschrieben worden sind, wurden mit der Diagnose Präeklampsie oder HELLP-Syndrom eingewiesen.

> Bei der Präeklampsie steht die Hypertonie und die Proteinurie, beim HELLP-Syndrom die typische Laborkonstellation im Vordergrund, während bei der akuten Schwangerschaftsfettleber das Leberzellversagen mit Hypoglykämie und Enzephalopathie dominiert.

> ▶ **Empfehlung**
>
> Unabhängig von diagnostischen Problemen sollte jede Patientin mit Zeichen einer akuten Schwangerschaftsfettleber stabilisiert und rasch entbunden werden. Die Differenzialdiagnose kann oft erst retrospektiv gestellt werden.

Wichtig ist die Abgrenzung der akuten Schwangerschaftsfettleber von einer **akuten viralen Hepatitis**, bei der eine rasche Entbindung nicht angezeigt ist. Im Gegensatz zu der akuten Schwangerschaftsfettleber ist bei der akuten viralen Hepatitis die Leber vergrößert und druckdolent und die Leberenzyme sind meist deutlich erhöht (1000–4000 IE/l). Die Diagnose wird durch eine positive Serologie gestellt.

In ◘ Tabelle 18.5 sind die Charakteristika des HELLP-Syndroms, der akuten Schwangerschaftsfettleber und der akuten Virushepatitis zusammengefasst.

Andere Krankheiten, die differenzialdiagnostisch in Betracht kommen, umfassen eine durch Medikamente (Halothan, Phenytoin, Valproat, INH, Methyldopa, Labetalol) induzierte Hepatopathie, den Lupus erythematodes disseminatus, das Budd-Chiari-Syndrom, die thrombotisch-thrombozytopenische Purpura und das hämolytisch-urämische Syndrom.

18.6.5 Management

Patientinnen mit einer akuten Schwangerschaftsfettleber müssen in einem perinatalen Zentrum behandelt werden. Ein kontinuierliches Monitoring der kardiorespiratorischen Funktionen ist angezeigt. Serielle Kontrollen der Leber- und Nierenfunktion, der Blutgerinnung und des Säure-Basen-Haushalts sind wichtig.

Tabelle 18.5. **Differenzialdiagnose: HELLP-Syndrom, akute Schwangerschaftsfettleber, akute virale Hepatitis**

Klinik	HELLP	Akute Fettleber	Akute Hepatitis
Beginn (Trimenon)	2–3	3	1–3
Klinische Zeichen	Hypertonie	Gastrointestinale Blutung, Koma, kleine Leber	Große Leber
Proteinurie	++	+/–	–
Aminotransferasen	5fach erhöht	10fach erhöht	100fach erhöht
Bilirubin	Mehr oder weniger erhöht	5–10fach erhöht	10–15fach erhöht
Blutzucker	Normal	Tief	Normal
Leukozyten	Normal	Erhöht	Normal
Thrombozyten	Vermindert	Normal oder vermindert	Normal
Prothrombinzeit	Normal	Verlängert	Normal

Die **Glukosespiegel im Serum** müssen stündlich gemessen werden. Die Hypoglykämie kann schwer sein und mehrere Tage über die Geburt hinaus andauern. Ein zentraler Venenkatheter ist notwendig für die Infusion von hochprozentigen Glukoselösungen.

Gerinnungsstörungen sollen mit FFP, Gerinnungsfaktorkonzentraten und Vitamin K behandelt werden. Ein Plättchenersatz ist bei Werten <20 000/µl angezeigt, präoperativ bereits bei Werten <50 000/µl. Ein Plasmaaustausch oder eine Therapie mit antithrombotischen Substanzen (Prostazyklin, Dazoxiben) hat sich in einzelnen schweren Fällen als nützlich erwiesen.

Die rasche Verbesserung der **Leberfunktion** nach der Geburt und die fehlende spontane Regression vor der Geburt sprechen für eine rasche Beendigung der Schwangerschaft, in der Regel durch eine Sectio.

Cave

Das Risiko einer Leberruptur, einer Pankreatitis und neurologischer Komplikationen dauert über die Geburt hinaus an und erfordert eine fortgesetzte intensive Überwachung der Mutter. Lebertransplantationen wurden bei ausgedehnten Nekrosen der Leber erfolgreich durchgeführt.

18.6.6 Wiederholungsrisiko

Mit der zunehmenden Überlebenschance der Mütter stellt sich die Frage nach dem Wiederholungsrisiko einer akuten Fettleber bei einer zukünftigen Schwangerschaft.

Watson u. Seeds (1990) fanden bei 21 Fällen keine Wiederholung in der nächsten Schwangerschaft.

Barton et al. (1990) beschrieben den ersten Fall einer Wiederholung bei einer Patientin in der 2. und 3. Schwangerschaft.

Schoeman u. Batey (1991) berichteten über eine Patientien, die eine akute Schwangerschaftsfettleber in der 1. und 2. Schwangerschaft durchgemacht hatte. Beide Kinder starben im 1. Lebensjahr an den Folgen eines Defekts der Oxidation von langkettigen Fettsäuren.

MacLean et al. (1994) beschrieben einen weiteren Fall mit Wiederholung einer akuten Schwangerschaftfettleber in der 2. Schwangerschaft. Beide Male traten die Symptome (Nausea, Erbrechen, Anorexie, Durst, Ikterus und epigastrische Schmerzen) in der 34. SSW auf.

Es wird deshalb empfohlen, Schwangere, die eine akute Schwangerschaftsfettleber durchgemacht haben, auf die Zeichen der Krankheit hinzuweisen und bei nachfolgenden Schwangerschaften im 3. Trimenon engmaschig zu kontrollieren.

18.7 Antiphospholipidsyndrom

18.7.1 Diagnose und Bedeutung

Das Antiphospholipidsyndrom wird als primär bezeichnet, wenn keine Autoimmunkranheit nachweisbar ist, und als sekundär, wenn ein Lupus erythematodes disseminatus oder eine verwandte Krankheit vorliegt. Die primäre und die sekundäre Form unterscheiden sich in Bezug auf die Inzidenz von Schwangerschaftskomplikationen nicht.

Die **Diagnose** des Antiphospholipidsyndroms erfordert den Nachweis von rezidivierenden klinischen Ereignissen (Thrombosen, fetale Verluste) und Antiphospholipid-Antikörpern (Lupus anticoagulans und/oder Antikardiolipin-Antikörper). Viele Patientinnen mit dem Antiphospholipidsyndrom weisen zudem eine Thrombozytopenie, eine falsch-positive Luesserologie (VDRL), eine Livedo reticularis und neurologische Symptome (Migräne, Sehstörungen) auf.

- Antiphospholipid-Antikörper können durch eine Vielzahl von Infekten (HIV, Lues, Lyme disease, Masern, Mumps, Varizellen, Parvovius, Adenovirus, Pneumokokken, Mykoplasmen, Rickettsien) und Medikamenten (Chlorpromazin, Dihydralazin, Propranolol, Valproat, Amoxicillin, Streptomycin) hervorgerufen werden. Diese Antikörper sind nicht mit dem klinischen Syndrom assoziiert.
- Antikardiolipin-Antikörper werden durch die Beeinflussung der phospholipidabhängigen Gerinnungstests erfasst. Als Screeningtest wird die aktivierte partielle Thromboplastinzeit (aPTT) verwendet. Antikardiolipin-Antikörper sollen im ELISA-Test nachgewiesen werden. Dabei ist eine Verbindung mit dem Kofaktor β_2Glycopro-

tein 1 entscheidend für die Differenzierung zwischen infektiös bedingten und autoimmun bedingten Kardiolipin-Antikörpern.

Für die Geburtshilfe ist das Antiphospholipidsyndrom wegen des erhöhten Risikos von Thrombosen während der Schwangerschaft und wegen der erhöhten Rate von Aborten, intrauteriner Wachtumsretardierung (IUWR), intrauterinem Fruchtod (IUFT) und Präeklampsie von Bedeutung.

Kutteh (1997) fasste die Ergebnisse von mehreren Studien zusammen, die das Vorkommen von Antiphospholipid-Antikörpern in verschiedenen Gruppen von jeweils über 1500 Frauen untersuchten:

Gesunde Schwangere:	5,3%
Frauen mit habituellen Aborten:	20%
Frauen mit SLE:	37%
Frauen mit In-vitro-Fertilisation:	24%

> Während tiefe Spiegel von Anitkardiolipin-Antikörpern nicht mit einer erhöhten Rate von Schwangerschaftskomplikationen einhergehen, sind hohe Titer von Antikardiolipin-Antikörpern der IgG-Klasse (>40 GPL-Einheiten) und der Nachweis des Lupus anticoagulans mit einer signifikant höheren Rate von fetalen Verlusten und Präeklampsie assoziiert (Lockwood u. Rand 1994). Der prädiktive Wert eines hohen Titers von Antikardiolipin-Antikörpern für einen IUFT beträgt 33% (Pattison et al. 1993).

In Tierversuchen wurde eine direkte toxische Wirkung der Antiphospholipid-Antikörper auf den Fetus nachgewiesen (Inbar et al. 1993). In den Plazenten von Patientinnen mit Antiphospholipidsyndrom wurden vermehrt Thrombosen und Fibrinablagerungen (sog. Gitterinfarkte) gefunden.

18.7.2 Therapie

Die Wirksamkeit von **Heparin** (5000 IU/Tag s.c.) oder niedermolekularem Heparin (z.B. Deltaparin, 5000 IU/Tag s.c.) in Kombination mit 100 mg Acetylsalicylsäure täglich ist bei Vorliegen eines Antiphospholipidsyndroms erwiesen. Sowohl Kutteh et al. (1996) als auch Rai et al. (1997) haben in randomisierten Studien eine signifikante Reduktion des Präeklampsierisikos und eine Verbesserung des fetalen Outcomes zeigen können. Mit der Behandlung sollte bereits präkonzeptionell begonnen werden. Da Heparin in seltenen Fällen eine Thrombozytopenie verursacht, muss die Thrombozytenzahl 2 Wochen nach Beginn der Verabreichung, später in größeren Intervallen, überprüft werden. **Glukokortikoide** sollen nur angewandt werden, wenn die Aktivität einer Grundkrankheit (z.B. LED) dies erfordert. Andere immunsuppressive Therapien, z.B. Azathioprin, Plasmapherese oder hochdosierte Immunglobuline sind für die Routine nicht zu empfehlen.

18.8 Folgeuntersuchungen

Alle Frauen, die eine Präeklampsie durchgemacht haben, sollen wegen der hohen Prävalenz von Vorerkrankungen 3–6 Monate postpartal nachkontrolliert werden. Dabei werden folgende Untersuchungen durchgeführt:

- Blutduck, Proteinurie (Streifentest) und Urinsediment;
- Natrium, Kalium, Kreatinin, TSH und fT_4, antinukleäre und Antikardiolipin-Antikörper;
- Sonographie der Nieren, Dopplersonographie der Nierenarterien.

Nach einer schweren, früh aufgetretenen Präeklampsie ist zudem der Ausschluss einer Blutgerinnungsstörung (Protein-S-Mangel, APC-Resistenz) und einer Hyperhomozysteinämie angezeigt. Bei einer signifikanten Proteinurie soll ein 24-Stunden-Urin auf Eiweiß und Kreatinin untersucht werden.

Wir haben 47 Patientinnen (60% Erstgebärende, 40% Mehrgebärende) mit schwerer Präeklampsie oder HELLP-Syndrom 3–6 Monate postpartal untersucht. Bei 32 der 47 Frauen (68%) wurde eine vorbestehende Pathologie gefunden, darunter in 18 Fällen eine essenzielle Hypertonie, in 4 Fällen eine Nephropathie (Glomerulonephritis, Refluxnephropathie), in je 3 Fällen ein Lupus erythematodes disseminatus und ein Antiphospholipidsyndrom, in 2 Fällen eine Schilddrüsenstörung und je einmal eine Sarkoidose und eine Resistenz gegen aktiviertes Protein C (APC-Resistenz).

Eine ähnlich hohe Prävalenz von Pathologien wurde von Dekker et al. (1995) beschrieben. Sie fanden bei 101 Patientinnen mit schwerer, früh aufgetretener Präeklampsie (mittleres Schwangerschaftsalter bei der Geburt 28,8±2,6 Wochen) in über 50% der Fälle Vorerkrankungen, darunter in 38,6% eine chronische Hypertonie, in 29,4% Antiphospholipid-Antikörper, in 24,7% einen Protein-S-Mangel, in 16% eine APC-Resistenz und in 17,7% eine Hyperhomozysteinämie.

> Die chronische Hypertonie und das Antiphospholipidsyndrom sind bekannte Risikofaktoren für die Entwicklung einer Präeklampsie.

Ein Mangel an Protein S und die hereditäre APC-Resistenz gehen mit einer Thrombophilie einher. Die Assoziation mit der Präeklampsie ist nicht geklärt.

Erhöhte Blutspiegel von Homozystein, die Folge von oxidativem Stress, genetischer Prädisposition oder Mangel an Vitamin B_6 und Folsäure sind, schädigen die Endothelzellen und aktivieren den Gerinnungsfaktor V und die Oxidation von Low-density-Lipoproteinen. Die nahe liegende Vermutung, dass der Hyperhomozysteinämie eine Bedeutung in der Pathogenese der Präeklampsie zukomme, ist nicht belegt. Die Hyperhomozysteinämie kann durch die Gabe von Vitamin B_6 und Folsäure teilweise korrigiert werden.

Literatur

ACOG (1996) Hypertension in Pregnancy. ACOG Technical Bulletin 219

Atallah AN, Hofmeyr GJ, Dulay L (2000) Calcium supplementation during prgnancy for preventing hypertensive disorders and related problems (Cochrane Review) In: The Cochrane Library, Issue 1. Oxford Updated Software 2000

Atkinson MW, Belfort MA, Saade GR, Moise KJ (1994) The relation between magnesium sulfate therapy and fetal heart rate variability. Obstet Gynecol 83: 967–970

Barton JR, Sibai BM, Mabie WC, Shanklin DR (1990) Recurrent acute fatty liver of pregnancy. Am J Obstet Gynecol 163: 534–538

Baschat AA, Gambruch U, Harman CR (2001) The sequence of changes in Doppler and biophysical parameters as severe fetal growth restriction worsens. Ultrasound Obstet Gynecol 18: 581–577

Belizan JM, Villar J, Gonzalez L, Campodonica L, Bergel E (1991) Calcium supplementation to prevent hypertensive disorders of pregnancy. N Engl J Med 325: 1399–1405

Ben-Ami M, Giladi Y, Shalev E (1994) The combination of magnesium sulfate and nifedipine: a cause of neuromuscular blockade. Br J Obstet Gynaecol 101: 262–263

Bowen JR, Leslie GI, Arnold JD, Jones MP, Gallery EDM (1988) Increased incidence of respiratory distress syndrome in infants following pregnancies complicated by hypertension. Aust NZ J Obstet Gynaecol 28: 109–112

Brown MA (1990) Non-pharmacological management of pregnancy-induced hypertension. J Hypertens 8: 295–301

Bucher HC, Guyatt GH, Cook RJ, Hatala R, Cook DJ, Lang JD, Hunt D (1996) Effect of calcium supplementation on pregnancy-induced hypertension and preeclampsia: a meta-analysis of randomized trials. J Am Med Assoc 275: 1113–1117

Chapell LC, Seed PT, Briley AL, Kelly FJ, Lee R, Hunt BJ, Parmar K, Bensley SJ, Shenaen AH, Steer PHJ, Poston L (1999) Effect of antioxidants on the recurrence of preeclampsia in women at increased sirsk: a random trial. Lancet 354: 810–816

Chesley LC, Annillo JE, Cosgrove RA (1976) The remote prognosis of preeclamptic women: sixth period report. Am J Obstet Gynecol 124: 446–459

Crowther CA (1985) Eclampsia at Harare Maternity Hospital. An epidemiologic study. South African Med J 68: 927–929

Davison JW (1991) Dialysis, transplantation and pregnancy. Am J Kidney Dis 17: 127–132

Dekker GA, de Vries JIP, Doelitzsch PM, Huijgens PC, von Blomberg BME, Jakobs C, van Geijn HP (1995) Underlying disorders associated with severe early-onset preeclampsia. Am J Obstet Gynecol 173: 1042–1048

Derks JB, Mulder EJH, Visser GHA (1995) The effects of maternal bethametasone administration on the fetus. Br J Obstet Gynaecol 102: 40–46

Douglas KA, Redman CWG (1994) Eclampsia in the United Kingdom. BMJ 309: 1395–1400

Eclampsia Trial Collaborative Group (1995) Which anticonvulsant for women with eclampsia ? Evidence from the Collaborative Eclampsia Trial. Lancet 345: 1455–1463

Goffiuer F, Aboulkes D, Paris-Leado I, Bucourt M, Uzan M, Papiernik E, Bréast G (2001) Screening with uterine Doppler in low risk pregnant women followed by low dose aspirin in women with abnormal results: a multicenter, randomised controlled trial. Br j Obstet Gynecol 108: 510–518

Gray SE, Rodis JF, Lettieri L, Egan JFX, Vintzileos A (1994) Effect of intravenous magnesium sulfate on the biophysical profile in the healthy preterm fetus. Am J Obstet Gynecol 170: 1131–1135

Hall DR, Odendaal HJ, Steyn DW, Grevé D (2000) Expectant management of early onset, severe preeclampsia maternal outcome. Br J Obstet Gynecol 107: 1252–1257

Harper JMG, Murnaghan GA, Kennedy L, Hadden DR, Atkinson AB (1989) Phaeochromocytoma in pregnancy. Five cases and a review of the literature. Br J Obstet Gynaecol 96: 594–606

Hecher K, Bilardo CM, Stigter RH, Ville Y, Hackelöer BJ, Kok HJ, Senat MV, Visser GHA (2001) Monitoring fetuses with intrauterine growth restriction: a longitudinal study. ultrasound Obstet Gynecol 18: 564–570

Higgins JR, de Swiet M (2001) Blood-pressure measurement and classification in pregnancy. Lancet 357: 131–135

Howie PW, Prentice CRM, Forbes CD (1975) Failure of heparin therapy to affect the clinical course of severe pre-eclampsia. Br J Obstet Gynaecol 82: 711–717

Hüskes KP, Baumgartner A, Hardt U, Fink F (1991) Doppelseitige, mehrzeitige Spontanruptur der Leber bei HELLP-Syndrom. Chirurg 62: 221–222

Impey L (1993) Severe hypertension and fetal distress following sublingual administration of nifedipine to a patient with severe pregnancy induced hypertension at 33 weeks. Br J Obstet Gynaecol 100: 959–961

Inbar O, Blank M, Faden D, Tincani A, Lorber M, Shoenfeld Y (1993) Prevention of fetal loss in experimental antiphospholipid syndrome by low-molecular-weight heparin. Am J Obstet Gynecol 169: 423–426

Kennedy S, Hall P, Seymour A, Hague W (1994) Transient diabetes insipidus and acute fatty liver of pregnancy. Br J Obstet Gynaecol 101: 387–391

Knight M, Duley L, Henderson-Smart DL, King JF (2000) Antiplatelet agents and pre-eclampsia (Cochrane Review). In: The Cochrane Library, Issue 1, Oxford, updatet software, 2000

Kutteh WH (1997) Antiphospholipid antibodies and reproduction. J Reprod Immunol 35: 151–171

Levine RJ, Hanth JC, Curet LB et al. (1997) Trial of calcium to prevent preeclampsia. N Engl J Med 337: 69–76

Leviton A, Kuban KC, Pagano M et al. (1993) Antenatal corticosteroids appear to reduce the risk of postnatal germinal matrix hemorrhage in intubated low birth weight newborns. Pediatrics 91: 1083–1088

Liggins GC, Howie RN (1972) A controlled trial of antepartum glucocorticoid treatment for prevention of RDS in premature infants. Pediatrics 50: 515–525

Lockwood CJ, Rand JH (1994) The immunbiology and obstetrical consequences of antiphospholipid antibodies. Obstet Gynecol Surv 49: 432–441

Lubarsky SL, Barton JR, Friedman SA, Nasreddine S, Ramadan MK, Sibai BM (1994) Late postpartum eclampsia revisted. Obstet Gynecol 83: 502–505

Lucas MJ, Leveno KJ, Cunningham FG (1995) A comparison of magnesium sulfate with phenytoin for the prevention of eclampsia. N Engl J Med 333: 201–205

MacLean MA, Cameron AD, Cumming GP, Murphy K, Mills P, Hilan KJ (1994) Recurrence of acute fatty liver of pregnancy. Br J Obstet Gynaecol 101: 453–454

Magann EF, Bass D, Chauhan SO (1990) Accelerated recovery from severe preeclampsia: Uterine curettage versus Nifedipine. J Soc Gynecol Invest 1: 210–214

Magann EF, Martin JN, Isaacs JD, Perry KG, Martin RW, Mey-drech EF (1993) Immediate postpartum curretage: Accelerated recovery from severe preeclampsia. Obstet Gynecol 81: 502–506

Magann EF, Bass D, Chauhan SP, Sullivan DL, Nartin RW, Martin JN (1994a) Disease stabilisation in patients with the syndrome of hemolysis, elevated liver enzymes and low platelets (HELLP). Am J Obstet Gynecol 171: 1148–1153

Magann EF, Perry KG, Meydrech EF, Harris RL, Chauhan SP, Martin JN (1994b) Postpartum corticosteroids: accelerated recovery from the syndrome of hemolysis, elevated liver enzymes and low platelets (HELLP). Am J Obstet Gynecol 171: 1154–1158

Martin JN, Files JC, Blake PG, Norman PH, Martin RW, Hess WL, Morrison JC, Wiser WL (1990) Plasma exchange for preeclampsia I. Postpartum use for persistently severe preeclampsia-eclampsia with HELLP syndrome. Am J Obstet Gynecol 162: 126–137

Ment LR, Oh W, Ehrenkranz RA, Philip AGS, Duncan CC, Makuch RW (1995) Antenatal steroids, delivery mode, ans intraventicular hemorrhage in preterm infants. Am J Obstet Gynecol 172: 795–800

Mikhail MS, Anyaegbunam A, Garfinkel D, Palan PR, Basu J, Romney SL (1994) Preeclampsia and antioxidant nutritients: Decreased plasma levels of reduced ascorbic acid, α-Tocopherol, and β-carotene in women with preeclampsia. Am J Obstet Gynecol 171: 150–157

Millar J, Campbell S, Albano J, Higgins B, Clark A (1996) Early prediction of pre-eclampsia by measurement of kallikrein and creatinine on a random urine probe. Br J Obstet Gynaecol 103: 421–426

Mushambi MC, Halligan AW, Williamson K (1996) Recent developments in the pathophysiology and management of pre-eclampsia. Br J Anaesth 76: 133–148

Nelson K, Grether JK (1995) Can Magnesium Sulfate reduce the risk of cerebral palsy in very low birthweight infants? Pediatrics 95: 263–269

Ness RB, Roberts JM (1996) Heterogenous causes constituting the single syndrome of preeclampsia: A hypothesis and its implication. Am J Obstet Gynecol 175: 1365–1370

North R, Ferrier C, Long D, Townend K, Kinkaid-Smith P (1994) Prevention of preeclampsia with prophylactic heparin and anti-platelet agents in women with underlying renal disease. Hypertension in Pregnancy 13: 135–144

Odendaal HJ, Pattison RC, Bam R, Grove D, Kotze TJW (1990) Aggressive or expectant management for patients with severe preeclampsia between 28–34 weeks gestation: a randomized controlled trial. Obstet Gynecol 76: 1070–1076

Olson S, Sacher NJ, Tabor A, Weber T, Walker JJ, Gland C (2000) Randomised clinical trials of fisch oil supplementation in high-risk pregnancies. Br J Obsstet Gynecol 107: 382–395

Ounsted M (1988) The children of women who had hypertension during pregnancy. In: Rubin PC (ed) Hypertension in pregnancy. Elsevier, Amsterdam (Handbook of hypertension, vol 10, pp 341–362)

Pattison NS, Chamley LW, McKay EJ, Liggins GC, Butler WS (1993) Antiphospholipid antibodies in pregnancy: prevalence and clinical associations. Br J Obstet Gynaecol 100: 909–913

Papagorghiou At, Yu CKH, Binora R, Pandis G, Nicolaides KH (2001) Multicenter screening for preeclampsia and fetal growth restriction by transvaginal uterine artery Doppler at 23 weaks of gestation. Ultrasound Obstet Gynecol 18: 441–449

Pickard J, Jochen AL, Sadur CN, Hofeldt FD (1990) Cushing's syndrome in pregnancy. Obstet Gynecol Surv 45: 87–93

Rath W, Loos W, Graeff H, Kuhn W (1992) Das HELLP-Syndrom. Gynäkologe 25: 430–440

Rath W, Loos W, Kuhn W (1994) Das HELLP-Syndrom. Zentralbl Gynäkol 116: 195–200

Redman CWG, Sacks GP, Sargent IL (1999) Preeclampsia: an axcessive maternal inflammatory response to pregnancy. Am J Obstet Gynecol 180: 499–506

Redman CWG (1995) Hypertension in pregnancy. In: De Swiet M (ed) Medical disorders in obstetric practice. Blackwell, Oxford, pp 182–225

Redman CWG, Ounsted MK (1982) Safety for the child of drug treatment for hypertension in pregnancy. Lancet 1: 1237

Report of the national high blood pressure education program working group an high blood pressure in pregnancy (2000) Am J Obstet Gynecol 183: 51–522

Rai R, Cohen H, Dave M, Regan L (1997) Randomised controlled trial of aspirin and aspirin plus heparin in pregnant women with recurrent miss cariage associated with phospholipidantibodies (or antiphospholipidantibodies) BMO 324: 253–257

Rey E, Couturier A (1994) The prognosis of pregnancy in women with chronic hypertension. Am J Obstet Gynecol 171: 410–416

Reyes H, Sandoval L, Wainstein A, Ribalta J, Donoso S, Smik G (1994) Acute fatty liver of pregnancy: a clinical study of 12 episodes in 11 patients. Gut 35: 101–106

Riely CA (1987) Acute fatty liver of pregnancy. Semin Liver Dis 7: 47–54

Roberts JM, Hubel CA (1999) Is oxidative stress the link in the two-stage model of pre-eclampsia? Lancet 354: 788–789

Robinson M (1958) Salt in pregnancy. Lancet 1: 178–181

Scardo JA, Hogg BB, Newman B (1995) Favorable hemodynamic effects of magnesium sulfate in preeclampsia. Am J Obstet Gynecol 173: 1249–1253

Schoeman MN, Batey RG (1991) Recurrent acute fatty liver of pregnancy associated with a fatty-acid oxidation defect in the offspring. Gastroenterology 100: 544–548

Sheehan HL (1940) The pathology of acute yellow atrophy and delayed chloroform poisoning. J Obstet Gynaecol Br Emp 47: 49–61

Sibai BM (1990) The HELLP-syndrome (hemolysis, elevated liver enzymes, and low platelets): Much ado about nothing? Am J Obstet Gynecol 162: 311–316

Sibai BM (1996) Treatment of hypertension in pregnant women. N Engl J Med 335: 275–265

Sibai BM, El-Nazar A, Gonzalez-Ruiz A (1986a) Severe preeclampsia-eclampsia in in young primigravid women: subsequent pregnancy outcome and remote prognosis. Am J Obstet Gynecol 155: 1011–1016

Sibai BM, Abdella TN, Spinnato JA, Anderson GD (1986b) Eclampsia V. The incidence of nonpreventable eclampsia. Am J Obstet Gynecol 154: 581–586

Sibai BM, Mercer B, Sarinoglu C (1991) Severe preeclampsia in the second trimester: Recurrence risk and long term prognosis. Am J Obstet Gynecol 165: 1408–1412

Sibai BM, Mercer BM, Schiff E, Friedman SA (1994) Aggressive versus expectant management of severe preeclampsia at 28–32 weeks gestation. Am J Obstet Gynecol 171: 818–822

Sibai BM, Ramadan MK, Chari RS, Friedman SA (1995) Pregnancies complicated by HELLP-Syndrome (hemolysis, elevated liver enzymes, and low platelets): subsequent pregnancy outcome and long-term prognosis. Am J Obstet Gynecol 172: 125–129

Steiner M (1989) Aktuelle Bilanz der mütterlichen Mortalität. In: Hillemanns HG, Schillinger H (Hrsg) Das Restrisiko gegenwärtiger Geburtshilfe. Springer, Berlin Heidelberg New York Tokyo, S 17–23

Steinhard J, Klockenbusch W (1999) Schwqangerschaftsinduzierte Hypertonie und Präeklampsie. Risikofaktoren und Vorhersagemöglichkeiten. Der Gynäkologe 10: 753–760

Sullivan CA, Magann EF, Perry KG, Roberst ME, Blake PG, Martin JN (1994) The recurrence risk of the syndome of hemolysis, elevated liver enzymes, and low platelets (HELLP) in subsequent gestations. Am J Obstet Gynecol 171: 940–943

Tuffnell DJ, Lilford RJ, Buchanan PC (1992) Randomised controlled trial of daycare for hypertension in pregnancy. Lancet 339: 224–227

Usta IM, Barton JR, Amon EA, Gonzalez A, Sibai BM (1994) Acute fatty liver of pregnancy: an experience in the diagnosis and management of fourteen cases. Am J Obstet Gynecol 171: 1342–1347

Uzan S, Beaufils M, Breart G, Bazic B, Capitant C, Paris J (1991) Prevention of fetal growth retardationwith low dose aspirin: findings of the EPREDAL trial. Lancet 337: 1427–1431

Vetter K, Kilavuz Ö 81999) Dopplersonografie und Präeklampsie. Der Gynäkologe 10: 761–767

Visser W, Wallenburg HCS (1995) Temporising management of severe preeclampsia with and without the HELLP syndrome. Br J Obstet Gynaecol 102: 111–117

Visser W, Wallenburg ACS (1995) Maternal and perinatal outcome of temporizing menagement in 254 consecutive patients with severe preeclampsia remote from term. Eur J Obser Gynecol Reprod Biol 63: 147–153

Watson WJ, Seeds JW (1990) Acute fatty liver of pregnancy. Obstet Gynecol Surv 45: 585–593

Weinstein L (1982) Syndrome of hemolysis, elevated liver enzymes, and low platelet count: a severe consequence of hypertension in pregnancy. Am J Obstet Gynecol 142: 159–167

Welsch H, Krone HA (1994) Mütterliche Mortalität und HELLP-Syndrom in Bayern 1982–1992. Zentralbl Gynäkol 116: 202–206

Anämie

C. Breymann

Kurz-Überblick

Anämien in der Schwangerschaft und im Wochenbett sind in Abhängigkeit der Schwere und der möglichen zusätzlichen Komplikationen mit einer erhöhten maternalen und fetalen Morbidität und Mortalität verbunden. Sie gehören zu den häufigsten Risikofaktoren im Bereich der Geburtshilfe und Perinatalmedizin.

Gemäß WHO-Daten liegt die weltweit geschätzte Prävalenz der Anämie in der Schwangerschaft je nach geographischer Lage bei 30–50%.

Die postpartale Anämie gehört insbesondere in den Entwicklungsländern nach wie vor zu den häufigsten Todesursachen bei Wöchnerinnen; in unseren Breitengraden weisen etwa 10% der Wöchnerinnen mittelschwere bis schwere Anämien auf, deren adäquate Therapie unter Vermeidung von Fremdblut ein aktuelles Problem ist.

Grundlage für die korrekte Diagnostik und das daraus folgende Management der Anämie in der Schwangerschaft ist die korrekte Abgrenzung der relativen bzw. physiologischen Anämie in der Schwangerschaft aufgrund der Plasmavolumenzunahme gegenüber der »echten Anämie« mit ihren verschiedenen pathophysiologischen Ursachen.

Bei der Definition des Cut-off-Werts einer Anämie in der Schwangerschaft muss das Ausmaß der Plasmavolumenverschiebungen in Abhängigkeit des Gestationsalters berücksichtigt werden. Demnach weisen Hämoglobinwerte <11,0 g/dl im 1. und 3. Trimenon und Hämoglobinwerte <10,5 g/dl im 2. Trimenon auf eine mögliche Anämie hin, die weiter abgeklärt werden sollte.

Die Pathogenese der Anämie in der Schwangerschaft kann multifaktoriell sein. Daher genügt es nicht, eine Anämie lediglich anhand des Hämoglobinwerts zu diagnostizieren, sondern es sollten auch immer die Ursachen der Anämie abgeklärt werden. Differenzialdiagnostisch kommen für eine Anämie verschiedene ätiologische Faktoren in Betracht, die einerseits mit einer verringerten Hämoglobinsynthese oder mit einem verstärkten Hämoglobinabbau oder -verlust einhergehen. Daneben kommen Kombinationen von verminderter Hämoglobinsynthese und verstärktem Zelluntergang vor, wie z.B. bei Thalassämiesyndromen, wodurch Diagnose und Therapie zusätzlich erschwert sein können.

Zu den wichtigsten Differenzialdiagnosen der Anämie in der Schwangerschaft zählen die Eisenmangelanämie und deren Vorstufen (oft zu wenig beachtet), Hämoglobinopathien (Thalassämien, Sichelzellenanämie), Infektanämien und renale Anämien, z.B. bei nierentransplantierten oder -insuffizienten Schwangeren.

Die ersten wichtigen Schritte zur Abklärung einer Anämie sind eine gründliche Anamnese und klinische Untersuchung der Schwangeren. Oft kann dabei schon die Grundlage für eine korrekte Diagnose gelegt werden. Zu den nächsten Abklärungen gehört ein kompletter hämatologischer Status sowie die Erfassung spezifischer laborchemischer Parameter, wobei hier insbesondere die Diagnostik des Eisenmangels durch die Erfassung einer Palette zusätzlicher vielversprechender Parameter erweitert wurde. Derzeitiger Goldstandard zur Erfassung des Eisenmangels bleibt der Serumferritinwert. Daneben sollte immer ein möglicher Infekt (chronisch oder akut) als Ursache einer Anämie ausgeschlossen werden.

Die Therapie der Anämie richtet sich nach deren Ursache und Schwere. Zu berücksichtigen sind außerdem maternale und fetale Risikozustände, die durch eine Anämie kompliziert werden können. Eine wichtige Rolle spielt ebenfalls die Zeitspanne, die zur Behandlung der Anämie zur Verfügung steht, z.B. vor einer Geburt. Dabei können durch »prospektives und präventives« Denken frühzeitig spätere Komplikationen verhindert werden; d.h. auch leichtere Anämieformen müssen konsequent behandelt werden, um einer Aggravation vorzubeugen und peripartale Komplikationen bei hohen Blutverlusten zu verringern. Unter allen Umständen sollte die Gabe von Fremdblut als Ultima ratio bei Schwangeren und Wöchnerinnen vermieden werden; alternativ können z.B. bei schweren Eisenmangelanämien neue Therapiestrategien berücksichtigt werden, wie die Anwendung gut verträglicher parenteraler Eisensaccharatpräparate oder rekombinanten Erythropoetins.

19.1 Allgemeine Grundlagen

Grundlage für die korrekte Diagnostik und das daraus folgende Management der Anämie in der Schwangerschaft ist die korrekte Differenzierung zwischen der **Schwangerschaftshydrämie** (früher »physiologische Anämie«), die durch eine Zunahme des Plasmavolumens entsteht, und der tatsächlichen Anämie als Folge einer absolut verminderten Erythrozytenmasse.

> Die Plasmavolumenzunahme beginnt bereits im 1. Trimenon und erreicht ihr Maximum etwa zwischen der 20. und 24. SSW. Die Volumenzunahme kann unterschiedlich groß sein und ist sowohl von der Größe als auch der Anzahl der Feten abhängig. Nach der 34. SSW nimmt das Plasmavolumen im Allgemeinen nicht mehr zu.

Die starke Plasmavolumenzunahme hat einen relativen Abfall der Hämoglobinkonzentration zur Folge mit dem Nadir zwischen der 20. und 24. SSW. Dabei ist zu beachten, dass die 5. Perzentile der Normalverteilung der Hämoglobinwerte bei 10,5 g/dl liegt.

Nach der 24. SSW ist die Plasmavolumenzunahme im Verhältnis zur Erythrozytenmasse geringer, sodass die Konzentrationen des Hämoglobins und des Hämatokrits gegen Ende der Schwangerschaft wieder ansteigen.

Gegen Ende der Schwangerschaft liegt daher der Mittelwert für die Hämoglobinkonzentration bei 12,9 g/dl mit der 5. Perzentile bei 11,9 g/dl. (CDC 1989).

> Absolut nimmt in der Schwangerschaft das Gesamtblutvolumen um etwa 1250 ml zu, d.h. um fast 50%.

19.1.1 Erythropoese in der Schwangerschaft

Neben dem Plasmavolumen nehmen während der Schwangerschaft auch die Erythropoese und damit einhergehend die Erythrozytenmasse zu, wobei unklar ist, zu welchem Zeitpunkt die **gesteigerte Erythropoese** einsetzt, und vor allem, was der Auslöser hierfür ist. So ist es unwahrscheinlich, dass während der Schwangerschaft die Erythropoese aufgrund einer Hypoxämie und damit einhergehenden erhöhten Erythropoetinspiegeln stimuliert wird, da die kardiovaskulären und respiratorischen Anpassungsmechanismen während der Schwangerschaft ein Abfallen der Sauerstoffsättigung des Blutes unter normalen Umständen zu jeder Zeit verhindern.

▶ Studienbox

Andererseits ist bekannt, dass die Erythropoetinspiegel während der Schwangerschaft ansteigen, diese aber insbesondere in der Frühschwangerschaft nicht mit der Hämoglobinkonzentration korrelieren und möglicherweise eher durch die Plasmavolumenverschiebungen oder fetoplazentaren Einflussfaktoren bedingt sind (Huch u. Huch 1994).

Die geschätzte Zunahme des Erythrozytenvolumens beträgt bis zum Ende der Schwangerschaft etwa 250 ml, was einem Anstieg um 18 % entspricht. Auch die Zunahme der Erythrozytenmasse ist individuell unterschiedlich und soll auch mit dem Wachstum des oder der Feten in Relation stehen. Die erythrozytäre Hämoglobinkonzentration (MCH), das Erythrozytenvolumen (MCV), wie auch die Erythrozytenüberlebenszeit weisen unter normalen Bedingungen während der Schwangerschaft keine signifikanten Schwankungen auf.

> Es ist darauf hinzuweisen, dass sowohl Plasmaverschiebungen als auch Veränderungen der Erythrozytenmasse während der Schwangerschaft einer Vielzahl endogener (Hormone, Fetus, Nierenfunktion, Eisenstatus) als auch exogener Einflussfaktoren unterliegen; dadurch sind genaue Aussagen und Studien über die Erythropoese in der Schwangerschaft nach wie vor limitiert.

19.1.2 Eisenstoffwechsel in der Schwangerschaft

Die Zunahme der Erythrozytenmasse und damit der Hämoglobinsynthese sowie das Wachstum des Feten und der Plazenta sind die Hauptfaktoren für einen **gesteigerten Eisenbedarf** in der Schwangerschaft.

So beträgt der Eisenbedarf für die Zunahme der Hämoglobinsynthese insgesamt 400–500 mg; Uterus, Plazenta und Fetus benötigen weitere 200–300 mg; dazu kommt ein maternaler Eisenverlust von etwa 330 mg.

> Der tägliche Eisenbedarf liegt somit bei 4–5 mg/Tag, in der Spätschwangerschaft bei 6–7 mg/Tag. Demgegenüber stehen 1 mg bis maximal 3 mg Eisen/Tag, die über den Gastrointestinaltrakt resorbiert werden, wobei prinzipiell nur maximal 10–15 % des in der Nahrung enthaltenen Eisens resorbiert werden können. Somit entsteht also ein Defizit von etwa 3 mg Eisen pro Tag.

Dieses Defizit wird ausgeglichen durch:
- gesteigerte intestinale Resorption,
- gesteigerte Bindung von Eisen an Transferrin,
- Freisetzung von Eisen aus den Eisenspeichern, sofern genügend Eisen an das Speicherprotein Ferritin gebunden ist.

Ist die Eisenresorption ungenügend, z. B. durch eisenarme Ernährung oder geringe Resorption, oder sind die Eisenspeicher zu Beginn der Schwangerschaft entleert, kommt es zu einem zunächst latenten und später manifesten Eisendefizit, was primär zu einem funktionellen Eisenmangel mit ineffektiver Erythropoese und schließlich zur manifesten Eisenmangelanämie führen kann (Bridges 1990).

> Nur ausreichende Eisenspeicher in Verbindung mit ausreichender Zufuhr durch die Nahrung können im Allgemeinen ein dauerhaftes Eisendefizit in der Schwangerschaft verhindern.

Dabei ist darauf hinzuweisen, dass der Fetus auch bei extremen Eisenmangelerkrankungen nach der Geburt meist über ausreichende Eisenreserven verfügt, da der Mutter über die plazentare Hochregulation von Transferrinrezeptoren das benötigte Eisen entzogen wurde (Bridges 1990; Harris 1992; Krawinkel et al. 1990).

Es ist darauf hinzuweisen, dass sich Eisenmangel nicht nur hinsichtlich der Erythropoese bemerkbar macht, sondern dass Eisen auch ein wichtiges Element zur Synthese von Myoglobin und Enzymen der Atmungskette ist und an vielfältigen Stoffwechselreaktionen beteiligt ist. Daneben spielt Eisen eine wichtige Rolle bei der zellulären Infektabwehr von Mikroorganismen (Hollan u. Johansen 1993).

Auswirkungen eines Eisenmangels während der Schwangerschaft auf diese Funktionen sowie auf die Thermoregulation, kognitive Leistungen und allgemeine Leistungsfähigkeit der Schwangeren sind derzeit kaum untersucht.

Der hohe Eisenbedarf während der Schwangerschaft wird durch die u. U. hohen Blutverluste, die bei Atonien oder Blutungsstörungen bis zu über 2 000 ml betragen können, im Wochenbett verstärkt. Daneben verliert die Mutter Eisen über die Muttermilch, sodass prinzipiell auch die Wochenbettphase hinsichtlich des Eisenbedarfs als kritisch zu betrachten ist und die endogenen Eisenreserven oft nicht ausreichen.

19.1.3 Folsäure und Cobalamin in der Schwangerschaft

Zwei weitere Substanzen, die für die gesteigerte Erythropoese in der Schwangerschaft benötigt werden, sind Folsäure und Cobalamin.

Der **Folsäurebedarf** während der Schwangerschaft wird auf etwa **100–300 µg/Tag** geschätzt und wird hauptsächlich über die Nahrung (Niere, Leber, Spinat) gedeckt. Untersuchungen zum Folsäuremetabolismus in der Schwangerschaft sind beschränkt, zumal die individuellen und tageszeitlichen Schwankungen groß sind.

In der Schwangerschaft nimmt der Serumfolsäurespiegel meist leicht ab, wobei der erythrozytäre Folsäuregehalt aufgrund geringerer Schwankungen genauere Aussagen über den Folsäurestatus zulässt.

> Trotz des erhöhten Bedarfs ist ein pathologischer Folsäuremangel mit Anämie in der Schwangerschaft bei normaler Ernährung sehr selten; bei unterernährten Patientinnen kann der Erythrozytenfolsäurespiegel von 320 ng/ml auf 250 ng/ml absinken (Harris 1992).

Auch über die Absorption und den Stoffwechsel von Cobalamin in der Schwangerschaft liegen keine genauen Daten vor, die Absorption von Cobalamin und die Bindung an Transcobalamin im Blut scheinen aber in der Schwangerschaft gesteigert zu sein. Der tägliche Bedarf an **Cobalamin** wird auf etwa **30 µg/Tag** geschätzt, die Körperreserven liegen bei etwa 3000 µg und der durchschnittliche Nahrungsgehalt bei 5 µg, sodass ein Mangel an Cobalamin in der Schwangerschaft eine Rarität ist.

Gegen Ende der Schwangerschaft können die Cobalaminspiegel bis auf 20 µg/l fallen gegenüber einem Wert von 205–1025 µg/l bei Nichtschwangeren (Gibson 1990b).

19.2 Diagnose und Differenzialdiagnose der Anämie in der Schwangerschaft

Die Pathogenese der Anämie in der Schwangerschaft kann vielfältig und multifaktoriell sein. Daher reicht es nicht, eine Anämie lediglich anhand des Hämoglobinwerts zu diagnostizieren, sondern es sollten immer auch die Ursachen für die verminderte Hämoglobinkonzentration differenzialdiagnostisch abgeklärt werden.

Erste Hinweise für die Diagnose einer Anämie in der Schwangerschaft geben Anamnese und die klinische Vorsorgeuntersuchung, an die spezifische Laboruntersuchungen angeschlossen werden sollten.

Je nach der Schwere der Anämie und der Zeit der Entstehung klagen die Patientinnen über Müdigkeit, Abgeschlagenheit, Schwäche, verminderte Belastbarkeit bei der Arbeit, u. U. auch Herzjagen. Bei der Untersuchung fallen eine ausgeprägte Blässe mit blutarmen Schleimhäuten im Mund und an den Konjunktiven auf, daneben bei schwereren Anämien eine Tachykardie, in seltenen Fällen gar eine Vergrößerung des Herzens.

Es ist allerdings bekannt, wie gut gerade junge Patientinnen mit chronischen Anämien, z. B. im Rahmen einer Thalassämie, auch ausgeprägte Anämien in der Schwangerschaft erstaunlich gut kompensieren und meist erst bei Auftreten von Zusatzbelastungen (Infekte, Herzbelastung, Eisenmangel) Dekompensationszeichen zeigen.

Unter Umständen berichten die Patientinnen bei genauer Befragung zur Vorgeschichte schon von vorbestehenden Anämien, z. B. durch Eisenmangel oder gastrointestinale Blutungen, oder sie sind Träger einer bereits abgeklärten Hämoglobinopathie wie der Thalassämie, insbesondere, wenn sie aus dem Mittelmeerraum stammen. Falls dies bereits bekannt ist, kann man schon viel an weiteren diagnostischen Abklärungen und damit Kosten und Zeit sparen. Ist die bisherige Anamnese jedoch bland, sollten weitere Abklärungen zur genauen Abgrenzung erfolgen.

Die erste Untersuchung, die im Allgemeinen bei der Abklärung einer Anämie durchgeführt wird, ist das **kleine Blutbild**, das normalerweise folgende Faktoren beinhaltet:

- Hämoglobinkonzentration,
- Hämatokritwert,
- MCV,
- MCH,
- Erythrozytenzahl,
- ggf. Retikulozytenzahl.

Voraussetzung für die korrekte Diagnose einer Anämie anhand der Hämoglobinkonzentration in der Schwangerschaft ist aber die Kenntnis der unteren Normwerte eines Normalkollektivs im Verlauf der Schwangerschaft. So liegt die untere Grenze (5. Perzentile) für das Normalkollektiv in der 24. SSW bei 10,5 g/dl, was zu diesem Zeitpunkt als normal bzw. durch Volumenverschiebungen bedingt angesehen werden sollte und daher nicht therapiebedürftig ist. Dagegen liegt die 5. Perzentile im 1. Trimenon bei 11,0 g/dl und im letzten Trimenon bei 11,9 g/dl, sodass zu diesem Zeitpunkt ein Wert von 10,5 g/dl als außerhalb der Norm angesehen werden muss.

> Die Daten für die Normalverteilung der Hämoglobinkonzentration und der Hämatokritwerte im Verlauf der Schwangerschaft wurden zuletzt durch die Centers of Disease Control festgelegt (Bridges 1990). Demnach ist nicht jeder Hämoglobinwert <11,0 g/dl als Indikator für eine Anämie anzusehen, jedoch sind Werte, die deutlich <10,5 g/dl liegen, zu jedem Zeitpunkt in der Schwangerschaft hinweisend auf eine Anämie, deren Ursache weiter abgeklärt werden sollte.

Differenzialdiagnostisch kommen für die verringerte Hämoglobinkonzentration verschiedene ätiologische Faktoren in Betracht, die entweder mit einer verringerten Hämoglobinsynthese oder mit einem verstärkten Hämoglobinabbau oder -verlust einhergehen (s. Übersicht zur Hämoglobinsynthese).

Einige der in der Übersicht zur Hämoglobinsynthese und der Übersicht zum Erythrozytenabbau genannten Anämien zeigen eine Kombination von verminderter Hämoglobinsynthese und verstärktem Zelluntergang, wie die Thalassämiesyndrome, wodurch deren Diagnose und Therapie zusätzlich erschwert werden kann.

Die wichtigste Ursachen einer verminderten Hämoglobinsynthese

- Aplastische Anämien
- Chronische Niereninsuffizienz (Erythropoetinmangel)
- Cobalamin- und Folsäuremangel (Störung der DNA-Synthese)
- Eisenmangel und Thalassämiesyndrome (Störung der Globinsynthese)
- Chronische und akute Entzündungen
- Mangelernährung
- Sideroblastische Anämien (unbekannte oder multiple Mechanismen)

19.2.1 Eisenmangelanämie

Die häufigste Ursache für eine Anämie in der Schwangerschaft ist ein vorbestehender oder in der Schwangerschaft entstehender Eisenmangel bei reduzierten Eisenspeichern.

Nur wenige Angaben liegen über die **Inzidenz** der **Eisenmangelanämie** in der Schwangerschaft vor; sie ist im 1. Trimenon gering und nimmt im Verlauf des 2. Trimenons zu. Rund 50 % der Eisenmangelanämien treten nach der 25. SSW auf. Die Prävalenz variiert in verschiedenen Ländern, und gemäß der vorliegenden Literatur liegt sie weltweit bei 25–50 %, in Abhängigkeit von der Rasse, sozioökonomischen Faktoren, Ernährungsgewohnheiten, der medizinischen Versorgung, der Häufigkeit parasitärer Erkrankungen etc. (Guidozzi et al. 1995; Hallberg 1994).

Hauptursachen eines verstärkten Erythrozytenabbaus oder -verlustes

- Hereditäre Sphärozytosen (Membrandefekte)
- G-6-PD-Mangel (»Favismus«, bedingt durch Enzymmangel)
- Sichelzellenanämie (Hämoglobinopathie)
- Hämolytische Anämien im Rahmen von Mikroangiopathien
- Chemische Agenzien
- Infektionen
- Antikörperbedingte Anämien
- Chronischer und akuter Blutverlust

▶ Studienbox

Genaue Daten über die Prävalenz der Eisenmangelanämien in Deutschland und der Schweiz liegen nicht vor. Gemäß einer Dissertationsarbeit am Universitätsspital Zürich (Seefried 1995) lag hier die Prävalenz von Eisenmangelzuständen bei etwa 35 %, die Prävalenz der manifesten Eisenmangelanämie bei 10 %.

Es ist darauf hinzuweisen, dass die manifeste Eisenmangelanämie der Endzustand des Eisenmangels in der Schwangerschaft ist. Die Vorstufen, d. h. prälatente und latente Eisenmangelzustände, die bereits mit einer ineffektiven Erythropoese einhergehen, werden meist nicht erfasst.

Obwohl die Eisenmangelanämie in der Schwangerschaft ein bekanntes Problem in der Geburtshilfe ist, sind nach wie vor eine Reihe von Fragen offen hinsichtlich einer korrekten Diagnose, Prävention und Therapie.

Risiken

Maternale und fetale Risiken im Rahmen einer Eisenmangelanämie sollten nicht nur in Relation zum Grad der Anämie, sondern auch zum Grad der Entleerung der Eisenspeicher gesetzt werden. So ist bekannt, dass Eisenmangel per se zu einer verminderten Belastungstoleranz führt; in Kombination mit einer Anämie variieren die Symptome zwischen Müdigkeit, Schwäche, Kopfweh, Kreislaufsymptomen und Dyspnoe. Bei extremen Eisenmangelzuständen kommen Veränderungen der Schleimhäute und Koilonychie hinzu. Praktisch nie sieht man in unseren Breiten den Pikazismus, bei dem die Patientin aufgrund von Eisenmangel Sand oder Lehm isst.

▶ Studienbox

Die nachteiligen Folgen des Eisenmangels in der Schwangerschaft bezüglich der geistigen Leistung, der Funktion von Enzymen insbesondere der Atmungskette, der Thermoregulation und Muskelaktivität, sind derzeit praktisch nicht untersucht. Außerhalb der Schwangerschaft liegen aber verschiedene Untersuchungen vor zu den Folgen von Eisenmangelzuständen unabhängig von der Hämoglobinsynthese. Dabei wurde festgestellt, dass sich Eisenmangel z. B. auf die geistige Leistungsfähigkeit oder auch auf das Gefäßsystem (Mikrozirkulation, Myokardfunktion) negativ auswirkt (CDC 1989; Guidozzi et al. 1995).

In einer Studie an indischen Patientinnen wurde gezeigt, dass eine Eisenmangelanämie zu einer verminderten Stimulierbarkeit des Immunsystems führen kann (Rosenlöf et al. 1995). Die fetale Morbidität und Mortalität stehen gemäß vorliegender Literatur in einem engen Zusammenhang mit der Schwere der Anämie. So wurde insbesondere für Hämoglobinwerte <9,0 g/dl ein häufigeres Vorkommen von Frühgeburten, intrauteriner Wachstumsretardierung und »small for date babies«, intrauterinen Fruchttoden und Aborten gefunden (Goepel et al. 1988; McCalla 1994; Milman et al. 1994).

Problematisch ist dabei, dass zumeist lediglich die Hämoglobinwerte mit dem »outcome« der Kinder korreliert wurden, nicht aber die Schwere des Eisenmangels. Somit bleibt die Frage offen, ob die beschriebene erhöhte fetale Morbidität und Mortalität letztlich durch die verminderte Sauerstoffkapazität oder aber den schweren Eisenmangel oder sonstige Ursachen von Anämien, wie z. B. Infekte, bedingt ist.

Es ist bisher unklar, ob die alleinige Anämie ohne pathologische Zusatzfaktoren zu einer erhöhten Morbidität des Feten führt. Gerade bei chronischen Anämien mit guter Adaption der Mutter ist die fetale Entwicklung a priori oft völlig unbeeinflusst, trotz Hämoglobinwerten, die weit <10,0 g/dl liegen.

Der **fetale Eisenhaushalt** hängt komplett von der Verfügbarkeit des Eisens im Blut der Mutter ab, wobei der Transport über die Plazenta mittels Transferrinrezeptoren äußerst effektiv ist, d. h. nur bei extremen maternalen Eisenmangelzuständen kommt es auch zu einem Eisenmangel des Fetus, wobei die Untersuchungen hierzu nicht schlüssig sind. Zwar konnte in mehreren Untersuchungen gezeigt werden, dass die Eisenspeicher von Neugeborenen anämischer Mütter niedriger sind als die von Kindern nichtanämischer Mütter. Die Korrelation mit den maternalen Eisenspeichern ist allerdings schlecht, und die Neugeborenen sind praktisch nie anämisch, erhalten also fast immer genug Eisen für die Erythropoese.

▶ Studienbox

Die Folgen niedriger Eisenspeicher bei Neugeborenen anämischer Mütter sind bisher nicht exakt untersucht. Diskutiert werden eine erhöhte Inzidenz an Frühgeborenenanämie im Falle einer Frühgeburt, Wachstumsverzögerungen und eine verzögerte neurologische und geistige Entwicklung bei Kindern mit Eisenmangel (Bridges 1990; Hallberg 1994; USPSTF 1993).

Diagnose

Hämoglobin und Erythrozytenindices

Obwohl im klinischen Alltag die Hämoglobinkonzentration meist den ersten Hinweis auf einen Eisenmangel gibt, ist zu beachten, dass sowohl der Hämoglobinwert als auch Erythrozytenindices wie MCV und MCH eine sehr geringe Sensitivität und Spezifität zur Detektion von Eisenmangelzuständen aufweisen und zumeist nur in der Endphase des Eisenmangels signifikante Veränderungen zeigen.

> ▶ **Empfehlung**
>
> Insbesondere zur Früherfassung von Eisenmangelzuständen und damit zur Prävention der Eisenmangelanämie sollten bei Verdacht spezifischere und sensitivere Tests angewendet werden (Cook et al. 1976; Gibson 1990 a).

Ferritin

> ▶ **Empfehlung**
>
> Aktueller »Goldstandard« zur Erfassung von Eisenmangelzuständen ist die Bestimmung der Ferritinspiegel im Plasma, die gut mit den Eisenspeichern korrelieren. Ferritinwerte < 15 mg/l sind beweisend für einen Eisenmangel, unabhängig vom Hämaglobinwert.

Sind die Ferritinwerte im Normbereich, kann eine Eisenmangelanämie praktisch ausgeschlossen werden, außer es liegt gleichzeitig der Verdacht einer Infektion vor. In diesem Fall können die Ferritinspiegel falsch-normal sein, da Apoferritin ähnlich wie das C-reaktive Protein ein Akutphasenprotein ist und bei Infektionen, wie auch Entzündungsreaktionen (z. B. postoperativ), ansteigt (Gibson 1990 a).

> Bei Verdacht auf das gleichzeitige Bestehen eines Eisenmangels und einer Anämie sollte stets das Vorliegen einer Infektion oder Entzündung ausgeschlossen werden, um eine klare Aussage über den Eisenstatus treffen zu können.

Serumeisen, Transferrin, Transferrinsättigung

Im Allgemeinen bringt die Bestimmung von Serumeisenspiegeln und Transferrinspiegeln keinen zusätzlichen Nutzen bei der Bestimmung des Eisenmangels, da insbesondere die Serumeisenspiegel zahlreichen Einflussfaktoren unterliegen, wie z. B. tageszeitlichen intraindividuellen und interindividuellen Schwankungen. Lediglich in Verbindung mit den Transferrinwerten sind Aussagen über prälatente Eisenmangelzustände möglich, indem die Transferrinsättigung berechnet wird.

> Sind die Ferritinwerte im Normbereich, die Transferrinsättigung aber < 15 %, so ist dies ein Hinweis auf einen latenten Eisenmangel, da nunmehr vermehrt Eisen aus zirkulierendem Transferrin zur Aufrechterhaltung der Erythropoese freigesetzt wird.

Es ist aber darauf zu achten, dass die Schwankungen der Serumeisenspiegel auch die Berechnung der Transferrinsättigung beeinflussen und somit zu einer falschen Interpretation führen können (Gibson 1990 a).

Hypochrome Erythrozyten

Durch neue Hämatologieanalysesysteme ist es möglich, mittels Durchflusszytometrie Erythrozyten anhand ihrer Größe und ihres Hämoglobingehalts auszuzählen und deren prozentualen Anteil an der Gesamtpopulation zu erfassen. Normalerweise liegt der Anteil an hypochromen Erythrozyten <5 %, kann aber bei manifesten Eisenmangelanämien oder bei der Entstehung des funktionellen Eisenmangels, bei dem pro Erythrozyt zu wenig Eisen zur Verfügung steht, auf einen Anteil von bis zu 50 % ansteigen.

> ▶ **Empfehlung**
>
> Die Bestimmung ist äußerst präzise und gut reproduzierbar und eignet sich sowohl zur Detektion von Eisenmangelzuständen als auch zur Überwachung einer Therapie, da der Anteil der hypochromen Erythrozyten bei adequater Therapie rasch abnimmt (Schaefer u. Schaefer 1995).

Transferrinrezeptoren

Alle Zellen, die Eisen inkorporieren, tragen Transferrinrezeptoren an ihrer Oberfläche, mit denen zirkulierendes Transferrin gebunden wird. Im Serum zirkulieren lösliche Transferrinrezeptoren, die mit den gebundenen Rezeptoren in einem dynamischen Gleichgewicht stehen und sich mittels RIA (Radioimmunoassay) bestimmen lassen. In verschiedenen Studien wurde gezeigt, dass die Transferrinrezeptoren im Serum bei Eisenmangelzuständen oder bei einem erhöhten zellulären Eisenbedarf ansteigen sowie sensitiv und spezifisch Veränderungen der Eisenkinetik anzeigen.

Wahrscheinlich unterliegen Transferrinrezeptoren auch keinen Veränderungen bei Infektionen, so dass sie eine gute Ergänzung zur Ferritinbestimmung darstellen. Erste Untersuchungen in der Schwangerschaft wurden bereits durchgeführt (Beguin et al. 1991; Punnonen et al. 1997).

> ▶ **Empfehlung**
>
> Voraussetzung für die Abklärung einer Schwangerschaftsanämie ist die Festlegung des richtigen Cut-off-Werts für einen zu niedrigen Hämoglobinwert in Abhängigkeit des Gestationsalters.
>
> Daher sollte das rigide Schema »Hb-Wert in der Schwangerschaft < 11,0 g/dl ≙ Anämie« verlassen werden. Ein Hämoglobinwert < 10,5 g/dl kann zu jedem Zeitpunkt der Schwangerschaft als diagnostischer Hinweis für eine Anämie angesehen werden und sollte abgeklärt werden. Derzeitiger Goldstandard für die weitere Diagnostik bleibt als nächstes die Bestimmung des Ferritinwerts, der die Eisenspeicher am besten widerspiegelt; es sei denn, eine Entzündung oder Infektion beeinflussen die Ferritinbildung (◘ Abb. 19.1). Dies muss vorher ausgeschlossen werden.

Bei reduzierten Ferritinwerten ist die Diagnose in den meisten Fällen bereits gestellt, bei normalen Ferritinwerten soll die erweiterte Differenzialdiagnostik durchgeführt werden (◘ Abb. 19.2). Basierend auf der korrekten Differenzialdiagnose kann dann die Therapie eingeleitet werden.

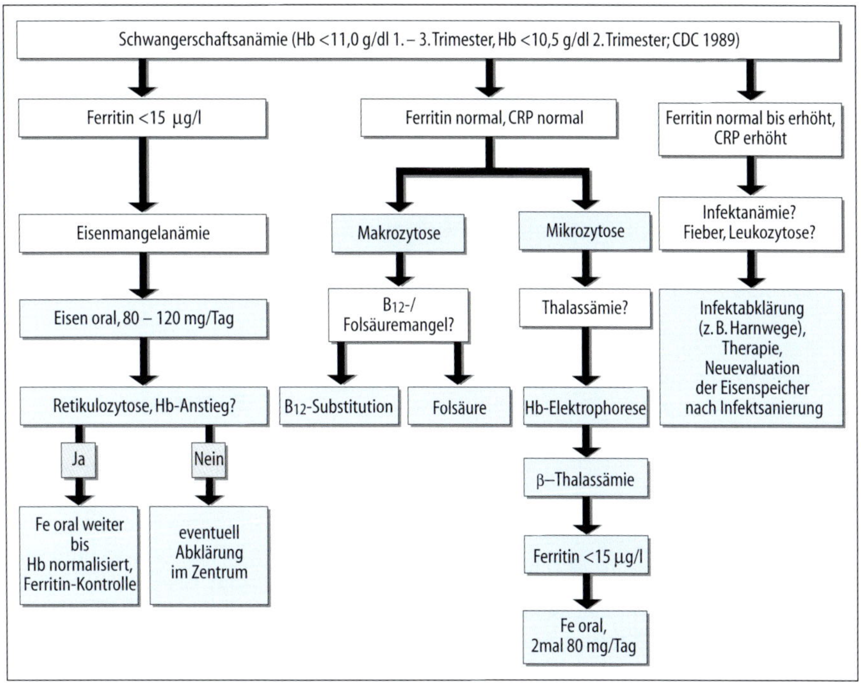

Abb. 19.1. Entscheidungsbaum zur Abklärung einer Anämie in der Schwangerschaft, primär anhand der Hämoglobinkonzentration und des Serumferritins [mod. nach Daten der Centers of Disease Control (1989)]

Differenzialdiagnostik der Anämie in der Schwangerschaft

	Hb/Hk	Ferritin	Transferrin-sättigung	Hypochrome Ec	MCV	MCH	CRP
Prälatenter Fe-Mangel	n	⇩	n	n–⇧	n	n	n
Funktioneller Fe-Mangel	n	⇩	⇩	⇧	n	n	n
Eisenmangelanämie	⬇	⬇	⬇	⬆	n–⇩	n–⇩	n
Infektanämie	⇩	n–⇧	⇩	n	n	n	⬆
β-Thalassämie	⬇	n–⇩	n–⇩	⬆	⬇	⬇	n
Vitamin-B12-Mangel	⇩	n	n	?	n–⇧	n	n
Folsäuremangel	⇩	n–⇩	n–⇩	?	n–⇧	n	n

Pathologische Bereiche:

Ferritin: <15 µg/l bei Eisenmangelanämie, <20 µg/l in den Vorstadien, bei Infekten bis >50 µg/l
Transferrinsättigung: <20% (berechnet aus Eisen x 100/Transferrin x 0,5)
Hypochrome Ec: >5% bis >40% bei Thalassämie
MCV: <83 fl, <70 fl bei Thalassämie
MCH: <27 pg, <25 pg bei Thalassämie
CRP: >10 mg/dl (Normwerte der SS unklar)
Hb: <11,0 g/dl, 1. & 3. Trimenon, <10,5 g/dl mittleres Trimenon
Folsäure: <165 µg/l (Erythrozyt)
Vitamin B12: außerhalb SS: <150 ng/l, Spiegel fallen in der SS bis <20 ng/l!

n = normal
⇩ ⇧ = erniedrigt (erhöht)
⬇ ⬆ = stark erniedrigt (erhöht)

Abb. 19.2. Differenzialdiagnose der wichtigsten Anämien in der Schwangerschaft anhand der Erythrozytenindices, Hämoglobinkonzentration, des Serumferritins, der Transferrinsättigung, des C-reaktiven Proteins und der hypochromen Erythrozyten (nach Breymann 1997)

Therapie

Wurde die Diagnose eines Eisenmangels oder einer manifesten Eisenmangelanämie gestellt, sollte eine Therapie mit einem **oralen Eisenpräparat**, z. B. Eisen-II-sulfat, begonnen werden. Die **empfohlene Tagesmenge** sollte auf mehrere Portionen verteilt werden und 150–160 mg nicht überschreiten (Hallberg 1994; Milman et al. 1994; USPSTF 1993). Höhere Dosierungen führen lediglich zu einem häufigeren Vorkommen unerwünschter Nebenwirkungen:

- gastrointestinale Beschwerden,
- Übelkeit,
- Magenbrennen,
- unspezifische Unverträglichkeitsreaktionen, die zu einer schlechten Compliance führen.

> Da der prozentuale Anteil des resorbierten Eisens umgekehrt proportional zur verabreichten Gesamtmenge ist, führt eine hohe Dosierung nicht zu einer höheren Resorption, sodass mit niedrigeren Dosierungen von 80–150 mg/Tag der gleiche Effekt erreicht wird wie mit einer hohen Dosierung.

Eisen sollte etwa 1–2 h vor den Mahlzeiten eingenommen werden, da die Resorption bei einer Einnahme zu den Mahlzeiten deutlich eingeschränkt wird.

Bis zu 25 % der Patientinnen können unter Nebenwirkungen leiden. In diesem Fall sollte zunächst die Dosis reduziert werden, sofern die Anämie nicht zu stark ist. Auch ein Wechsel des Präparats kann versucht werden, wobei es derzeit keinen Anhalt dafür gibt, dass sich die verschiedenen oralen Eisenpräparate in der Inzidenz unerwünschter Nebenwirkungen bei vergleichbaren Dosierungen unterscheiden.

Wurde eine Therapie mit oralem Eisen begonnen, sollte der Effekt in regelmäßigen Abständen anhand des Retikulozytenanstiegs, der Hämoglobinkonzentration (falls bereits reduziert), aber vor allem anhand der Ferritinwerte kontrolliert werden.

Falls die Anämie bereits manifestiert ist, sollte die Konzentration der Retikulozyten ab dem 4. Therapietag ansteigen; die Hämoglobinkonzentration sollte sich innerhalb von 10–14 Tagen auf Werte um 11,0 g/dl normalisiert haben. Die Ferritinwerte sollten auf Werte von 50–80 µg/l zunehmen, um eine erneute Entleerung der Speicher zu verhindern (Kaufer u. Casanueva 1990).

Verschiedene Gründe können für ein Nichtansprechen oder verzögertes Ansprechen auf die orale Eisentherapie verantwortlich sein (s. Übersicht).

Ist der Eisenmangel so schwer, dass die orale Eisenzufuhr nicht ausreicht, um genügend Eisen für die Erythropoese zur Verfügung zu stellen, hängt das weitere Vorgehen von der Schwere der Anämie und von der verfügbaren Zeit zur Behandlung ab. So ist bei einer Patientin mit einem Hb-Wert von z. B. 8,5 g/dl 14 Tage vor dem zu erwartenden Geburtstermin eine rasche und effektive Therapie sicher als dringlich anzusehen, da nicht abzuschätzen ist, wie groß der etwaige peripartale Blutverlust sein wird.

Derzeitige mögliche Alternativen zu einer raschen Normalisierung der Hämoglobinkonzentration sind:

- Bluttransfusionen mit Fremdblut,
- parenterales Eisen,
- rekombinantes Erythropoetin in Kombination mit parenteralem Eisen.

Gründe für ein Nichtansprechen oder verzögertes Ansprechen auf die orale Eisentherapie

- Eisenmangel ist so schwer, dass orale Eisenzufuhr nicht ausreicht, um genügend Eisen für die Erythropoese zur Verfügung zu stellen
- Infektion (Erythropoese ist supprimiert)
- Malabsorption
- Schlechte Compliance
- Falsche Diagnose (es liegen andere Gründe für eine Anämie vor)

Bluttransfusionen

Die Gabe von Fremdblut ist die sicherste Methode, um die Hämoglobinkonzentration rasch zu normalisieren. Dagegen stehen die Risiken, die mit der Fremdblutgabe einhergehen. Neben den bekannten Möglichkeiten der Übertragung von viralen, bakteriellen und parasitären Erkrankungen lässt sich auch eine Großzahl allergischer und immunologischer Reaktionen aufzählen; deren Inzidenz ist zwar dank moderner Aufarbeitungsmethoden relativ klein, dennoch werden immer wieder Transfusionszwischenfälle und Infektionen beobachtet, vor allem eine Zytomegalie- und Hepatitis-C-Übertragung (Ekeroma et al. 1997).

> Die Fremdblutgabe sollte nur nach sehr strenger Indikationsstellung und bei absoluter Notwendigkeit eingesetzt werden. Selbstverständlich muss die Patientin über Risiken und Notwendigkeit werden.

Eine Großzahl von Patientinnen, wie die Zeuginnen Jehovas, lehnen bereits primär die Fremdblutgabe ab, sodass der Arzt zu der Wahl von Alternativen gezwungen ist.

Parenterales Eisen

Die Gabe von parenteralem Eisen war in den letzten Jahren aufgrund der Bedenken hinsichtlich **anaphylaktischer Reaktionen** nach Gabe von Eisendextranpräparaten **umstritten** und wurde generell nicht empfohlen. In letzter Zeit hat sich die **Gabe** von **Eisensaccharatpräparaten** zur parenteralen Eisentherapie bewährt und ist gemäß vorliegender Literatur als **sicherer** anzusehen als die Gabe von Eisendextranen. Dies scheint zum einen an der geringereren allergenen Wirkung von Saccharat und damit seltener auftretenden anaphylaktoiden und anaphylaktischen Reaktionen zu liegen, zum anderen wird elementares Eisen langsamer aus der Saccharatbindung freigesetzt, was ebenfalls zu einer besseren Verträglichkeit beizutragen scheint.

Der **Vorteil** der parenteralen Eisengabe liegt in der schnellen Verfügbarkeit von Eisen im RES zur Erythropoese, da bereits nach wenigen Minuten hohe Eisenplasmaspiegel erreicht werden. Die Akkumulation von Eisensaccharat im Organparenchym ist im Vergleich zu anderen Präparaten gering (Rosenlöf et al. 1995).

> Bei Eisenmangel kann man von einer sofortigen Nutzung des applizierten Eisens ausgehen. Für eine Eisenüberladung des Feten durch eine parenterale Eisengabe gibt es bisher keinen Anhalt.

Rekombinantes Erythropoetin

Der Wachstumsfaktor humanes rekombinantes Erythropoetin (rhEPO), ein Glykoprotein (MG 30.400), ist mit endogenem Erythropoetin identisch und dient als selektiver Wachstums- und Überlebensfaktor für erythroide Zellen. Es wird seit 1986 klinisch eingesetzt, primär bei Patienten mit renaler Anämie, die einen Mangel an endogenem Erythropoetin aufweisen. In den letzten Jahren kamen weitere Indikationen hinzu, so auch bei der Frühgeborenenanämie, im Rahmen der autologen Blutspende, bei onkologischen Patienten, HIV-Patienten und zur perioperativen Anämietherapie, z. B. bei den Zeugen Jehovas.

Mittlerweile liegen auch Erfahrungen im Bereich der Geburtshilfe vor, im Rahmen einer randomisierten Studie über die Behandlung der postpartalen Anämie, bei Patientinnen mit renaler Insuffizienz und Zeuginnen Jehovas (vorwiegend Fallbeschreibungen) sowie bei der Behandlung schwerer Eisenmangelanämien. Die Ergebnisse der Studien und Beobachtungen sind viel versprechend: Durch die Gabe von rekombinantem Erythropoetin kann das Intervall bis zur Normalisierung der Hämoglobinkonzentration verkürzt werden; vorausgesetzt, es wird genügend Eisen appliziert, am besten in Form von parenteralem Eisen. Ist die gleichzeitige Eisenverfügbarkeit nicht ausreichend, ist ein funktioneller Eisenmangel die Folge, der eine ausreichende Hämoglobinsynthese verhindert.

> Nach vorliegenden Resultaten ist die Kombination von rhEPO und parenteralem Eisen der alleinigen Eisentherapie bezüglich der Anhebung der Hämoglobinkonzentration überlegen und kann bei schweren Anämien oder der Ablehnung von Fremdblut als Alternative zur Bluttransfusion in Erwägung gezogen werden.

Der Effekt von rhEPO ist dosisabhängig. Einzeldosierungen von 150–300 IE/kg KG sind ausreichend, wobei die Applikation u. U. wiederholt werden muss.

Bisher wurde rhEPO im Bereich der Geburtshilfe nur im Rahmen von Studien eingesetzt (Braga et al. 1996; Breymann et al. 1996; Breymann et al. 2001; Huch u. Huch 1994).

Eine wichtige Rolle spielt zur Zeit auch der Kostenfaktor, da es sich um ein teures Präparat handelt; jedoch kann durch ausreichende Eisengabe die Dosierung von rhEPO reduziert werden und ein besserer Kosten-Nutzen-Effekt erreicht werden.

Prophylaxe

Ein seit Jahren diskutiertes Thema in der Geburtshilfe ist die Frage der Prävention von Eisenmangel in der Schwangerschaft durch die prophylaktische Gabe von Eisenpräparaten.

▶ Studienbox

Gemäß Daten der Cochrane Pregnancy and Childbirth Database von 1995 (Mahomed u. Hytten 1991) und weiterer Literatur gibt es nach Auswertung der Metaanalyse keine wissenschaftliche Begründung für eine Routineverabreichung von Eisenpräparaten in der Schwangerschaft (Hemminki u. Meriläinen 1995; Hollan u. Johansen 1993; USPSTF 1993).

Demgegenüber steht die Verabreichung von Eisenpräparaten bei festgestelltem Eisenmangel zur Prävention der Eisenmangelanämie. Das Ziel wäre also eine **»selektive« Eisengabe** in einem **Risikokollektiv**, d. h. bei Patientinnen, die zu Beginn der Schwangerschaft **grenzwertnahe** oder **entleerte Eisenspeicher** aufweisen. Da diese Patientinnen meist normale Hämoglobinwerte zu Anfang der Schwangerschaft aufweisen und die Hämoglobinkonzentration in der Schwangerschaft schlecht mit den Eisenspeichern korreliert, wäre eine solche »selektive« Prophylaxe nur über die Erfassung der Eisenspeicher, d. h. durch Bestimmung der Ferritinwerte, zu erreichen.

Gemäß vorliegender Daten scheinen zu Beginn der Schwangerschaft **Ferritinwerte** von **50–80 µg/l ausreichend** zu sein, d. h. dass in diesem Stadium kein zusätzliches Eisen benötigt wird.

In Bezug auf eine »sinnvolle« prophylaktische Verabreichung von Eisenpräparaten liegt derzeit zumindest im deutschsprachigen Raum keine Konsensentscheidung vor.

Insbesondere auch aus Gründen der Kostenersparnis wäre eine Eisensubstitution basierend auf den präpartalen- oder Frühschwangerschaftsferritinwerten zu prüfen.

In einem Kollektiv von 1 000 Frauen würde ein Ferritinscreening zu Beginn der Schwangerschaft etwa 25 000 sFR (25sFr/Test) kosten. Bei einer Prävalenz von 30 % Eisenmangel (ohne Anämie) würden 300 Frauen in der Schwangerschaft mit z. B. einmal täglich 80 mg Eisensulfatsubstitutiert werden. Bei einer mittleren Therapiedauer von 260 Tagen (2. und 3. Trimenon) würden die Gesamtkosten hierfür etwa 20 000 sFr betragen, also insgesamt 45 000 sFr.

Demgegenüber stehen bei einer generellen Prophylaxe über die gesamte Schwangerschaft bei 1 000 Frauen die etwa zweieinhalbfachen Kosten von etwa 105 000 sFr. Bei einer relativ niedrigen Prävalenz von Eisenmangel sind die Kosten dementsprechend niedriger, bei einer sehr hohen Prävalenz von Eisenmangel zu Beginn der Schwangerschaft lohnt sich ein Ferritinscreening aus wirtschaftlicher Sicht eher nicht. Daher sollten genaue Zahlen über die jeweilige Prävalenz des Eisenmangels – wohlgemerkt nicht Anämie – im eigenen Kollektiv vorliegen.

Während in unseren Breiten viele Patientinnen aufgrund der ausgewogenen Ernährung mit normalen Eisenspeichern in die Schwangerschaft gehen, ist die Prävalenz an Eisenmangelzuständen bei Frauen in Ländern mit Unterernährung ungleich höher, sodass hier u. U. eine Routineverabreichung von Eisenpräparaten gerechtfertigt wäre (Kaufer u. Casanueva 1990).

Für Länder wie Deutschland, die Schweiz und Österreich sollte das Ziel sein, primär den Eisenstatus zu erfassen und dann über eine Verabreichung von Eisen zu entscheiden.

> In diesem Zusammenhang ist darauf hinzuweisen, dass verschiedene Autoren vor einer unselektiven Eisenverabreichung warnen, da eine Eisenüberladung mit Risiken behaftet sein kann. Untersuchungen etwaiger unerwünschter Wirkungen der Routineverabreichung von Eisen bei Frauen mit normalen Eisenspeichern liegen nicht vor (Hollan u. Johansen 1993).

Risikofaktoren

Zu den Hauptgründen für das Auftreten einer Eisenmangelanämie in der Schwangerschaft gehören ein vorbestehender Eisenmangel zu Beginn der Schwangerschaft, der wiederum auf verschiedene Ursachen zurückgeführt werden kann (s. Übersicht).

Wichtige Hinweise auf eine mögliche bereits vorliegende Anämie oder einen vorbestehenden Eisenmangel geben eine **gründliche Anamnese** und die **klinische Untersuchung**.

Hauptgründe für das Auftreten einer Eisenmangelanämie in der Schwangerschaft

- Vorbestehender Eisenmangel zu Beginn der Schwangerschaft
- Sozioökonomische Faktoren (Alter, Herkunft, Ernährungsgewohnheiten, Rassenzugehörigkeit)
- Chronische Blutverluste (gastrointestinal, Hypermenorrhö, Menorrhagien, arzneimittelinduziert, Blutspender)
- Rasche Schwangerschaftsfolge (innerhalb 1–2 Jahren)
- Z. n. Mehrlingsschwangerschaft
- Malabsorptionssyndrom
- Eisenmangel in vorhergehenden Schwangerschaften

19.2.2 Hämoglobinopathien

Thalassämie

Die Thalassämie gehört zu den wichtigsten Differenzialdiagnosen der mikrozytären hypochromen Anämie in der Schwangerschaft. Ursache der Thalassämie ist eine genetisch bedingte autosomal-rezessive Fehlproduktion von Hämoglobinketten; dabei wird die Form der Thalassämie nach der vermindert synthetisierten oder nicht vorhandenen Globinkette benannt.

Die häufigsten klinisch relevanten Formen in der Schwangerschaft sind die β- und α-Thalassämien.

Diagnose

Patientinnen, die heterozygote Träger für eine Thalassämie sind, zeigen zu Beginn der Schwangerschaft zumeist eine milde Anämie mit deutlich reduziertem MCV (<70 fl) und MCH (<30 pg), was ein erster Hinweis auf eine Thalassämie ist. Das periphere Blutbild zeigt neben der Mikrozytose die sog. Target-Zellen; die Absolutzahl der hypochromen Erythrozyten ist meist stark erhöht.

Die Diagnose der **β-Thalassämie** wird mittels Hb-Elektrophorese oder Hb-Chromatographie durch die Bestimmung des HbA_2 gestellt, dessen prozentualer Anteil kompensatorisch für fehlende β-Ketten erhöht ist (>3,5%). Ebenso kann die HbF-Fraktion erhöht sein (nicht obligatorisch). Bei gleichzeitigem Eisenmangel kann der HbA_2-Anteil allerdings geringer sein. Da Thalassämien in der Schwangerschaft häufig mit einem Eisenmangel kombiniert sind, sollten insbesondere in der Schwangerschaft die Eisenspeicher ebenfalls kontrolliert werden.

> Patientinnen mit β-Thalassämie kommen meist aus den Mittelmeerländern, Indien, Pakistan und Südostasien. Die Genfrequenz liegt in Abhängigkeit des Landes bei 5–20%. Sollte eine β-Thalassämie bekannt sein, so muss der Partner hinsichtlich einer Thalassämie ebenfalls genetisch abgeklärt werden, um ein fetales Rsisko für eine homozygote Thalassämie auszuschließen. Sind beide Partner heterozygote Träger für Thalassämie, ist die pränatale Diagnostik im Sinne einer Amniozentese oder Chorionzottenbiopsie indiziert.

Patientinnen mit **α-Thalassämie** haben eine normale Hb-Elektrophorese; die Verdachtsdiagnose wird daher durch Ausschluss anderer Ursachen für eine mikrozytäre Anämie und eine positive Familien- und persönliche Anamnese gestellt. Die exakte Diagnose ist nur durch DNA-Analyse möglich.

> Die regionale Verteilung der α-Thalassämie ist ähnlich wie die der β-Thalassämie, mit dem Unterschied einer hohen Frequenz in Afrika (bis 40%).

Neben diesen beiden Thalassämieformen gibt es noch eine Reihe weiterer Varianten und genetischer Untergruppen dieser Hämoglobinopathie, wobei für weitere Informationen auf hämatologische Fachliteratur verwiesen wird.

Morbidität

Während Schwangerschaften bei homozygoten Trägerinnen für Thalassämie eine Ausnahme darstellen, da diese oft nicht das geschlechtsreife Alter erreichen oder aber unfruchtbar sind, weisen **heterozygote Trägerinnen** keine verminderte Fertilität auf und zeigen häufig einen komplikationslosen Schwangerschaftsverlauf mit allenfalls leichten Anämien mit Hämoglobinwerten >9,5 g/dl und einer perinatalen Morbidität und Mortalität, die mit dem »Normalkollektiv« vergleichbar sind.

In Abhängigkeit von der Schwere des Defekts der Globinsynthese kann es aber insbesondere in der 2. Schwangerschaftshälfte bei einigen Patientinnen zum Auftreten von mittelschweren bis schweren Anämien (Hb-Wert<8,5 g/dl) kommen, die die Schwangerschaft komplizieren. Gründe hierfür sind zum einen eine verminderte Überlebenszeit der Erythrozyten, also eine verstärkte Hämolyse aufgrund eines Ungleichgewichts in der Verteilung der Globinketten, und eine gleichzeitig verminderte Hämoglobinsynthese, die durch einen Eisenmangel verstärkt wird.

Insbesondere Patientinnen mit **Thalassaemia »intermedia«**, bei denen praktisch keine β-Globinketten mehr synthetisiert werden, zeigen häufig eine schwere Hämolyse mit starken Hämoglobinabfällen, die in vielen Fällen transfusionsbedürftig werden; dabei werden bis zu 3000 ml Fremdblut verabreicht.

Therapie

Die Wahl der Therapie einer durch Thalassämie bedingten Anämie richtet sich zumeist nach der Schwere der Anämie und dem Vorhandensein eines gleichzeitigen Eisenmangels, der anhand der Ferritinwerte festgestellt werden kann. Sind die Ferritinwerte unterhalb des Normbereichs, ist eine orale Eisengabe zur Aufrechterhaltung der Hämoglobinsynthese sinnvoll, sofern die Hämoglobinkonzentration >10,0 g/dl beträgt.

Sollten die Hämoglobinwerte deutlich <10,0 g/dl absinken, so ist die Therapie von der Schwere der Anämie und eventuellen maternalen und fetalen Risiken abhängig. Therapie der Wahl ist derzeit die Fremdblutgabe, wobei Nutzen und Risiko sorgfältig abgewägt werden müssen (ACOG 1996; Charache 1990).

Sichelzellenanämie

Sichelzellenanämien sind strukturelle Hämoglobinvarianten (HbS) der β-Globinketten, bei denen bei der Aminosäuresequenz an Position 6 Glutamin anstatt Valin vorkommt. HbS präzipitiert im deoxigenierten Zustand, wodurch die charakteristische Sichelzellform der Erythrozyten entsteht; die Sichelzellen verstopfen kleinste Blutgefäße und Kapillaren, insbesondere bei verminderter Sauerstoffsättigung des Blutes, aber auch im Rahmen einer Dehydratation und bei Azidosen.

Verschiedene Formen der Sichelzellenanämie sind durch den Heterozygotenstatus (HbAS), die homozygote Form (HbSS) und gemischte Formen in Kombination mit Globinsynthesestörungen (z. B. Sichelzellenthalassämie) gegeben. Bei Frauen mit der homozygoten Form der Sichelzellenanämie stellen Schwangerschaften große Ausnahmen dar.

> Am häufigsten betroffen sind Frauen aus Schwarzafrika, aber auch aus Saudi-Arabien, Indien und den Mittelmeerländern. Ist bei einer Patientin eine Form von Sichelzellenanämie bekannt, sollte – wie bei den Thalassämien – ebenfalls der Partner untersucht werden und u. U. eine pränatale Abklärung durchgeführt werden, falls der Fetus möglicherweise betroffen ist.

Diagnose

Die Sichelzellenanämie ist eine hypochrome mikrozytäre Anämie, die letztlich durch den Nachweis von HbS mittels Elektrophorese oder Chromatographie diagnostiziert wird.

Morbidität

Patientinnen mit Sichelzellenanämie zeigen in Abhängigkeit der genetischen Variante u. U. eine **hohe Komplikationsrate.** Die Überlebenszeit der Erythrozyten ist vermindert und die Hämolyserate erhöht, was zu schweren Anämien führen kann. Daneben kann es im Rahmen von Sichelzellkrisen zur Embolisierung von Kapillaren in verschiedenen Organen, wie den maternalen Nieren und Lungen, kommen. Intrauterine Fruchttode sind insbesondere bei homozygoten Trägerinnen aufgrund von möglichen Plazentarinfarkten gehäuft, ebenso die Rate an Aborten und Frühgeburten.

Therapie

Wie bei den Thalassämien richtet sich die Therapie nach der Schwere der Anämie und den maternalen und fetalen Zusatzrisiken. Die einzige derzeitige Therapie ist die **Gabe von Fremdblut**, wodurch es zu einer Normalisierung der Anämie und Verdünnung von Sichelzellen kommt. Daneben können präventive Maßnahmen, wie die Vermeidung perioperativer oder peripartaler Hypoxie, Azidosen und Dehydratation, nützlich sein.

Trägerinnen einer heterozygoten Sichelzellenanämie zeigen meist nur milde Anämien ohne zusätzliche maternale oder fetale Risiken, die Transfusionen selten notwendig machen (McCalla 1994; Warth 1990).

19.2.3 Infektanämie

Die Differenzialdiagnose Infektanämie beinhaltet auch Anämien durch parasitäre Erkrankungen und im Rahmen von HIV-Erkrankungen, wie sie zunehmend vor allem an geburtshilflichen Zentren gesehen werden. Anämien im Rahmen von Infekten oder Entzündungsreaktionen sind eine **Mischform** aus **verminderter Eisenverfügbarkeit** und **gehemmter Erythropoese.**

Die verminderte Eisenverfügbarkeit ist die Folge einer Blockierung von Eisen im retikuloendothelialen System, das im Rahmen von zellulären immunologischen Reaktionen verwendet wird und so der Hämoglobinsynthese nicht zur Verfügung steht. Ähnlich wie beim Eisenmangel kann so eine hypochrome mikrozytäre Anämie entstehen. Weiterhin wurde in vitro nachgewiesen, dass die Erythropoese durch die Ausschüttung von Zytokinen gehemmt und die Synthese von endogenem Erythropoetin reduziert ist.

> **▶ Empfehlung**
>
> Die **Diagnose** wird durch den klinischen Nachweis eines Infekts gestellt; die Ferritinwerte sind meist erhöht oder im Normbereich, daneben sollten das C-reaktive Protein als Infektparameter und das Differenzialblutbild bestimmt werden.

Wie schon vorher erwähnt, können die Ferritinwerte zur Beurteilung der Eisenspeicher erst nach Therapie eines Infekts herangezogen werden.

> Bei HIV-positiven Patientinnen, die unter chronischen Infekten leiden, sollte daneben an eine mögliche Verstärkung einer Anämie durch Medikamente wie Retrovir (AZT = Azidothymidin) gedacht werden, die die Therapie einer Anämie erschweren können (Beguin et al. 1991; Fuchs et al. 1993; Spivak 1995).

19.2.4 Renale Anämie

Renale Anämien in der Schwangerschaft können bei chronisch niereninsuffizienten Patientinnen, aber vor allem bei nierentransplantierten Patientinnen auftreten. Diese Patientinnen leiden fast immer unter einem endogenen Erythropoetinmangel, der zu einer normochromen normozytären hypoproliferativen Anämie führt.

Der **Nachweis** erfolgt zumeist über die Anamnese, da diese Patientinnen im Rahmen der Risikosprechstunde betreut werden.

> **▶ Empfehlung**
>
> Therapie der Wahl während wie auch außerhalb der Schwangerschaft ist die Substitution mit rekombinantem Erythropoetin, das endogen fehlendes Erythropoetin ersetzt. Wichtig für die erfolgreiche Anwendung ist die ausreichende Verfügbarkeit von Eisen, das als parenterales Eisensaccharat gegeben werden sollte.

Das Monitoring der Eisenverfügbarkeit geschieht am besten über die Bestimmung der hypochromen Erythrozyten oder mittels der Ferritinspiegel (Braga et al. 1996; Breymann et al. 1995; Schaefer u. Schaefer 1995).

19.2.5 Postpartale Anämie

Diagnose

Eine postpartale Anämie liegt vor bei einem postpartalen Hämoglobinwert <10,0 g/dl. Sie ist eine **akute Blutungsanämie,** die bei geschätzten Blutverlusten >500 ml auftritt, vorausgesetzt, die Hämoglobinkonzentration war vor der Geburt normal.

Morbidität

Während Blutverluste <30 % des Gesamtblutvolumens (etwa 15 ml/kg KG) bei der Geburt meist problemlos kompensiert werden, können Blutverluste von >1000 ml zu einer erhöhten maternalen Morbidität und massive Blutverlusten auch zu Mortalität führen.

Insbesondere in den Entwicklungsländern tragen unkontrollierbare peri- oder postpartale Blutungen nach wie vor erheblich zu einer hohen maternalen Mortalität bei, während maternale Todesfälle aufgrund von Blutungskomplikationen in unseren Breiten dank Uterotonika, moderner operativer Techniken und ausreichender Transfusionsmöglichkeiten eher eine Rarität darstellen. Dennoch lassen sich auch bei uns trotz moderner geburtshilflicher Methoden bei einer Anzahl von Patientinnen hohe Blutverluste nicht verhindern. In Abhängigkeit von der Schwere der postpartalen Anämie kommt es zu einer erhöhten kardiovaskulären Belastung der Wöchnerin, einer reduzierten Leistungsfähigkeit, Allgemeinsymptomen wie Schwindel, Müdigkeit und Kopfweh. Das relative Risiko für Fieber im Wochenbett und Endometritis ist erhöht.

Bezüglich der kardiovaskulären Belastung ist zu beachten, dass bei einer Hämoglobinkonzentration <8,5 g/dl eine SMI (»silent myocardial ischaemia«) entstehen kann; bei Werten <8,0 g/dl ist die Mortalität operativer Patientinnen erhöht (Ekeroma et al. 1997).

Therapie

Die Therapie der postpartalen Anämie sollte sich nach der Schwere der Anämie und individuellen Zusatzrisiken (Infekte, kardiale Erkrankung, renale Erkrankung) der Patientin im Wochenbett richten.

So kann eine gesunde Wöchnerin Hämoglobinwerte von z. B. <9,0 g/dl besser kompensieren als eine kardial vorbelastete Patientin. Auch muss der individuelle Blutverlust in Relation zur Körpergröße gestellt werden. Daneben ist daran zu denken, dass insbesondere bei geschätzten Blutverlusten große Fehler auftreten können, da der **Blutverlust oft unterschätzt** wird, was durch einen Vergleich des präpartalen und postpartalen Hämoglobinwerts leicht geprüft werden kann.

Die wichtigsten etablierten Therapieformen sind die orale Eisensubstitution, parenterale Eisengabe und Bluttransfusionen; daneben kann die Gabe von rekombinantem Erythropoetin in Erwägung gezogen werden.

Orales Eisen. Die Gabe von oralem Eisen zur Therapie schwerer postpartaler Anämien ist **meist nicht ausreichend**, da die endogenen Eisenreserven gegen Ende der Schwangerschaft bereits erschöpft sind und das Eisendefizit zu einer ausreichenden Erythropoese durch die orale Eisengabe nicht ausgeglichen wird.

Gründe hierfür sind, wie schon erwähnt, die limitierte Resorption, mangelnde Compliance bei hohen Dosierungen aufgrund von Nebenwirkungen und niedrige Plasmaspiegel, die zu einem funktionellen Eisenmangel führen. Daneben kommt es insbesondere nach operativen Geburten zu einer Entzündungsreaktion, die zu einer Eisensequestrierung führt, sodass verabreichtes Eisen nicht zur Blutbildung zur Verfügung steht.

Parenterales Eisen. Eine Alternative stellt daher die parenterale Eisengabe von **Eisensaccharat** dar, das in Dosierungen von **100 mg** als **Kurzinfusion** verabreicht werden kann. Schon Minuten nach der Infusion werden hohe Eisenplasmaspiegel erreicht, und die limitierte Freisetzung von Eisen aus den Speichern des RES und durch die Darmmukosa mit mangelnder Eisenverfügbarkeit bei der Blutbildung kann so umgangen werden.

Fremdblut. Die Gabe von Erythrozytenkonzentraten sollte aufgrund der bekannten Risiken **nur im Notfall**, also meist während unstillbarer Blutungen oder bei Dekompensation der Patientin im Rahmen einer postpartalen Anämie, erwogen werden. Dabei muss die Indikation individuell und, sofern möglich, in Absprache mit der Patientin gestellt werden.

▶ Empfehlung

Ein möglicher Hb-Schwellenwert für die Notwendigkeit einer Transfusion liegt unserer Meinung nach bei <6,0 g/dl, je nach Befinden der Patientin und etwaigen Zusatzrisiken.

In jedem Fall sollte auch bei hohen Blutverlusten immer zunächst die **ausreichende Gabe kristalloider Lösungen** zur Volumensubstitution sichergestellt werden, was in vielen Fällen bereits zur Kreislaufstabilisierung ohne Fremdblutgabe ausreicht (Ekeroma et al. 1997).

Rekombinantes Erythropoetin. Bei Patientinnen mit einer postoperativen Anämie bzw. Anämien, die mit einer Entzündungsreaktion kombiniert sind, kann neben mangelnder Eisenverfügbarkeit eine verminderte Erythropoetinbildung Grund für eine refraktäre Anämie im Wochenbett sein.

▶ Studienbox

So konnte in verschiedenen Studien gezeigt werden, dass Patienten, deren Erythropoetinspiegel zu niedrig für den Grad der Anämie sind, von einer Gabe rekombinanten Erythropoetins profitieren (Spivak 1995). Dabei ist der Effekt dosisabhängig. Schon eine Einmalgabe von rhEPO reicht jedoch aus, um eine zusätzliche Stimulation der Erythropoese zu bewirken (Breymann et al. 1996).

Wie bereits gesagt, ist auch hier auf die ausreichende Eisengabe in Form von parenteralem Eisensaccharat zu achten.

▶ Empfehlung

Beste Voraussetzung für die erfolgreiche Therapie der postpartalen Anämie ist deren Prävention durch prospektives Denken, d. h. Behandlung einer Anämie in der Schwangerschaft, um genügend Blutreserven zu schaffen. Außerdem sollten Zusatzrisiken wie Gerinnungsstörungen, Einnahme gerinnungshemmender Medikamente, Anamnese vorbestehender Atonien etc. beachtet werden. Daneben sollten optimale Voraussetzungen zur Beherrschung einer Blutung, wie Möglichkeiten der operativen Sanierung, Uterotonikavorbereitung und Bereitstellung kristalloider Lösungen geschaffen werden.

19.3 Maternale und fetale Morbidität und Mortalität der Anämie in der Schwangerschaft

Maternale und fetale Morbidität und Mortalität in Verbindung mit einer Anämie in der Schwangerschaft hängen zum einen von der Genese der Anämie ab, zum anderen von der Schwere und Dauer der Anämie.

Ein Problem bei der Erfassung von Daten bezüglich maternaler und fetaler Morbidität und Mortalität ist der Bezug praktisch aller Angaben auf die häufigste Anämieform, nämlich die Eisenmangelanämie. Daten über Morbidität und Mortalität im Rahmen anderer Anämieformen, wie z. B. Infektanämien oder Hämoglobinopathien, liegen nur sehr begrenzt vor.

Die Frage stellt sich, inwiefern die maternale und fetale Morbidität Folgen der eigentlichen Anämieursache, wie z. B. einem schweren Eisenmangel, oder aber Folgen der niedrigen Hämoglobinkonzentration sind. So wird z. B. die Frühgeburtlichkeit als Folge einer Anämie meist in Relation zum Hämoglobinwert, aber selten in Relation zu den Eisenspeichern gestellt, wie z. B. in einer Studie von Goepel et al. (1988).

Auch ist die Frage unbeantwortet, ob die Morbidität durch mehrere Faktoren beeinflusst wird, z. B. das gleichzeitige Vorliegen eines Eisenmangels und eines Infekts.

In künftigen Studien über Risiken der Anämie in der Schwangerschaft ist es sicher nötig, die Art der Anämie genau zu differenzieren, mögliche zusätzliche Einflussfaktoren zu berücksichtigen und sich von der isolierten Betrachtung des Hämoglobinwerts zu trennen, da dieser oft schlecht mit dem ätiologischen Faktor der Anämie korreliert.

Literatur

ACOG (1996) Hemoglobinopathies in pregnancy. ACOG Technical Bull 1–9
Beguin Y, Lipcsei G, Thoumsin H, Fillet G (1991) Blunted erythropoietin production and decreased erythropoiesis in early pregnancy. Blood 78: 89–91
Braga J, Marques R, Branco A, Jorge C (1996) Maternal and perinatal implications of the use of human recombinant erythropoietin. Acta Obstet Gynecol Scand 75: 449–453
Breymann C, Visca E, Huch R, Huch A (2001) Efficacy and safety of intravenously administered iron sucrose with and without adjuvant recombinant human erythropoietin for the treatment of resistant iron-deficiency anemia during pregnancy. Am J Obstet Gynecol 184: 662–667
Breymann C, Zimmermann R, Huch R, Huch A (1996) Use of recombinant erythropoietin in combination with parenteral iron in the treatment of postpartum anaemia. Eur J Clin Invest 26: 123–130
Bridges K (1990) Iron imbalance during pregnancy. In: Bern M, Frigoletto F (eds) Hematologic disorders in maternal-fetal medicine. Wiley & Liss, New York, pp 113–128
CDC (1989) CDC Criteria for anemia in children and childbearing-aged women. Morbid Mortal Weekly Rep 38: 400–404
Charache S (1990) Hemoglobinopathies. In: Bern M, Frigoletto F (eds) Hematologic disorders in maternal-fetal medicine. Wiley & Liss, New York, pp 171–181
Cook J, Finch C, Smith N (1976) Evaluation of the iron status of a population. Blood 48: 449–455
Ekeroma A, Ansari A, Stirrat G (1997) Blood transfusion in obstetrics and gynaecology. Br J Obstet Gynaecol 104: 278–284
Fuchs D, Zangerle R, Dworzak E et al. (1993) Association between immune activation, changes of iron metabolism and anaemia in patients with HIV infection. Eur J Haematol 50: 90–94
Gibson R (1990 a) Assessement of iron staus. In: Gibson R (ed) Principles of nutritional assessement. Oxford Univ Press, pp 349–376
Gibson R (1990 b) Assessement of the status of folate and vitamin B-12. In: Gibson R (ed) Principles of nutritional assessment. Oxford Univ Press, pp 461–486
Goepel E, Ulmer H, Neth R (1988) Premature labor contractions and the value of serumferritin during pregnancy. Gynecol Obstet Invest 26: 265–273
Guidozzi F, Patel R, McPhail A (1995) A prospective study of iron status in white and black pregnant women in an urban hospital. SAMJ 85: 171–173
Hallberg L (1994) Prevention of iron deficiency. Baillieres Clin Haematol 7: 805–814
Harris E (1992) New insights into placental iron transport. Nutr Rev 50: 329–331
Hemminki E, Meriläinen J (1995) Long-term follow-up of mothers and their infants in a randomized trial on iron prophylaxis during pregnancy. Am J Obstet Gynecol 173: 205–209
Hollan S, Johansen K (1993) Adequate iron stores and the »nil nocere« principle. Haematologia 25: 69–84
Huch R, Huch A (1994) Erythropoietin in obstetrics. Hematol Oncol Clin North Am 8: 1021–1040
Kaufer M, Casanueva E (1990) Relation of prepregnancy serum ferritin levels to hemoglobin levels throughout pregnancy. Eur J Clin Nutr 44: 709–715
Krawinkel M, Bethge M, Karib AO, Ahmet HM, Mirghani OA (1990) Maternal ferritin values and fetal iron stores. Acta Paediatr Scand 79/4: 467
Mahomed K, Hytten F (1991) Iron and folate supplementation in pregnancy. In: Chalmers I, Enkin M, Keirse M (eds) Effective care in pregnancy and childhood. Oxford Univ Press, pp 300–315
McCalla C (1994) Sickle cell disease in pregnacy. Postgrad Obstet Gynecol 14: 1–5
Milman N, Agger A, Nielsen O (1994) Iron status markers and serum erythropoietin in 120 mothers and newborn infants; effect of iron supplementation in normal pregnancy. Acta Obstet Gynecol Scand 73: 200–204
Punnonen K, Irjala K, Rajamaki A (1997) Serum transferrin receptor and its ratio to serum ferritin in the diagnosis of iron deficiency. Blood 89: 1052–1057
Rosenlöf K, Kivivuori S, Riska C, Teppo A, Slimes M (1995) Iron availability is transiently improved by intravenous iron medication in patients on chronic hemodialysis. Clin Nephrol 43: 249–255
Schaefer R, Schaefer L (1995) The hypochromic red cell: a new parameter for monitoring of iron supplementation during rhEPO therapy. J Perinat Med 23: 83–88
Seefried B (1995) Vergleichende Untersuchung von hämatologischen Parametern und des Eisenstoffwechsels von Müttern und Neugeborenen unter Anwendung der Retikulozytenflowzytometrie. Dissertation, Universitätsspital Zürich
Spivak J (1995) Serum immunoreactive erythropoietin in health and disease. J Perinat Med 23: 13–17
USPSTF, US Preventive Services Task Force (1993) Routine iron supplementation during pregnancy. JAMA 15: 2846–2854
Warth J (1990) Sickle cell disease. In: Bern M, Frigoletto F (eds) Hematologic disorders in maternal-fetal medicine. Wiley & Liss, New York, pp 183–197

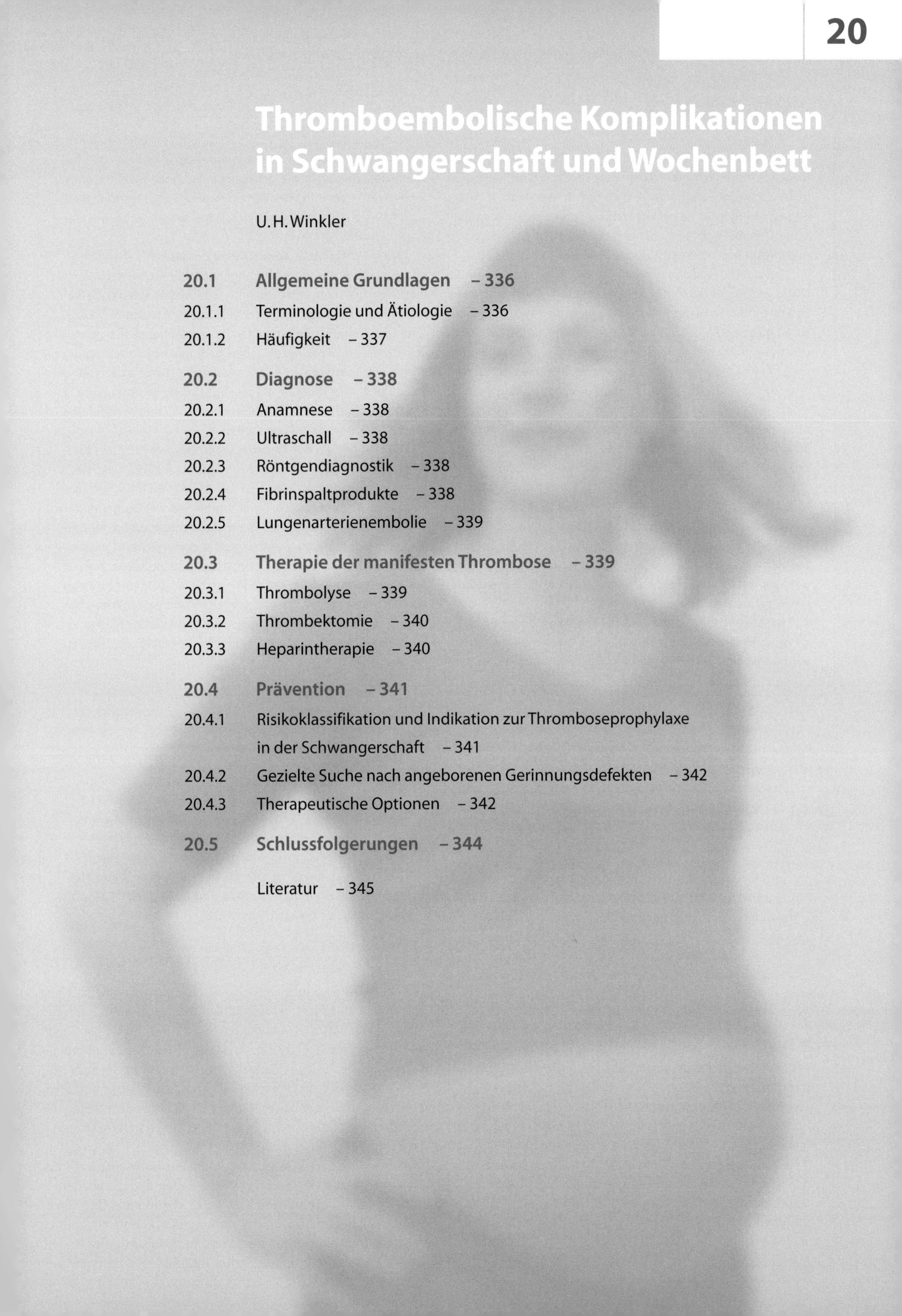

Thromboembolische Komplikationen in Schwangerschaft und Wochenbett

U.H. Winkler

Kurz-Überblick

Thromboembolische Erkrankungen gehören zu den häufigsten Ursachen mütterlicher Mortalität. Tiefe Venenthrombosen treten in der Schwangerschaft etwa 4- bis 6-mal, im Wochenbett 20- bis 30-mal häufiger auf als bei nichtschwangeren Frauen. Immobilisation, Trauma, insbesondere operative Traumen, Dehydratation und Infektionen stellen auslösende Risikokonstellationen dar.

Aufgrund der häufig unspezifischen Symptomatik wird die Diagnose in der Regel spät gestellt, wodurch alle therapeutischen Optionen mit der Hypothek einer irreversiblen Venenklappenschädigung und einer hohen Wahrscheinlichkeit (>50%) eines postthrombotischen Syndroms belastet sind. Auch die Einführung der im Oberschenkelbereich sehr verlässlichen Ultraschalluntersuchung (Real time und Farbdoppler) hat bislang nicht zu einer wesentlichen Verkürzung der diagnostischen Latenz geführt. Fortschritte sind eher von einer besseren Aufklärung der Schwangeren über die Bedeutung auch wenig spezifischer Symptome und die Möglichkeiten einer nichtinvasiven Diagnostik zu erwarten.

Die Therapie der manifesten Thrombose in der Schwangerschaft entspricht im Wesentlichen den Richtlinien, die auch außerhalb der Schwangerschaft gelten: Für die therapeutische Antikoagulation werden daher neben der traditionellen Therapie mit unfraktioniertem Heparin zunehmend auch die niedermolekularen Heparine eingesetzt.

Die Sekundärprävention, mit der etwa eine Woche nach Beginn der Hochdosis-Heparintherapie begonnen werden kann, wird wenigstens bis zur 6. Woche post partum fortgeführt, und zwar bis zur 1. Woche post partum wahlweise mit niedermolekularem Heparin (Dosis, die perioperativ für Hochrisikofälle empfohlen wird) oder unfraktioniertem Heparin (3- bis 4-mal 5000 IE s.c./24 h). Ab der 2. postpartalen Woche kommt auch eine orale Antikoagulation in Frage.

Schwerwiegendste Komplikation der akuten Behandlungsphase ist das Auftreten einer Lungenembolie, wobei neben dramatischen Verläufen auch subakute, schubweise verlaufende Formen mit eher diskreter Symptomatik beobachtet werden. Diagnose und Therapie der Lungenembolie orientieren sich an den Erfordernissen, die durch die lebensbedrohliche Erkrankung der Mutter bestimmt werden, und umfassen auch Embolektomie und thrombolytische Therapie. Insgesamt wird für thromboembolische Komplikationen in Schwangerschaft und Wochenbett eine Mortalität von unter 1% angegeben.

Zu den Risiken der Thrombosephrophylaxe mit Low-dose-Heparin zählen neben der Osteoporose (bis zu 30%) einschließlich symptomatischer Frakturen (bis zu 2%) auch die heparinassoziierte Thrombopenie Typ II (bis zu 3%) mit ausgeprägter Gerinnungsaktivierung und hohem Rethromboserisiko. Als Risikofaktoren gelten Dauer und Intensität der Heparinprophylaxe, sodass eine sorgfältige Indikationsstellung zu fordern ist, um mit der kürzest möglichen Behandlungszeit auszukommen. Erste Hinweise aus experimentellen, klinischen und prospektiven Untersuchungen lassen vermuten, dass bei Verwendung niedermolekularer Heparine mit einem geringeren Komplikationsrisiko zu rechnen ist.

20.1 Allgemeine Grundlagen

20.1.1 Terminologie und Ätiologie

Definition

Von der oberflächlichen Thrombophlebitis ohne jedes Embolierisiko sind die tiefen Venenthrombosen abzugrenzen. Die proximale (oberhalb des Kniegelenks) Form der tiefen Venethrombose ist mit einem hohen, die distale Form (Unterschenkelthrombose) mit einem geringen Embolierisiko assoziiert.

► Studienbox

In der Schwangerschaft werden bis zu sechsfach häufiger thromboembolische Erkrankungen beobachtet als in Vergleichskollektiven nicht schwangerer Frauen (Department of Health 1989; von Hugo et al. 1984; Toglia u. Weg 1996). Inwieweit hier die physiologische Anpassung an die erhebliche Zunahme der Durchstromvolumina in den Iliaca-interna-Gefäßen mit konsekutiver Flussverlangsamung in den Iliaca-externa- und Femoralvenen (Beller u. Winkler 1990), die plazentaren Regulationsmechanismen (lokale Bereitstellung schwangerschaftspezifischer Fibrinolyseinhibitoren, Adhäsionsmoleküle und vasoaktiver Substanzen; Hellgren u. Blomback 1981) oder die Konzentrationszunahme verschiedener Gerinnungsfaktoren (Fibrinogen, Faktor VII, VIII und X), vor allem aber ihr gesteigerter Umsatz erkennbar an der Zunahme zirkulierender Reaktionsprodukte plasmatischer Gerinnungsereignisse eine Rolle spielen (Siegert et al. 1992; van Wersch u. Ubachs 1991), ist letztlich ungeklärt.

Es darf nicht verkannt werden, dass die Schwangerschaft eng mit Konstellationen assoziiert ist, die auch außerhalb der Schwangerschaft zur Auslösung thromboembolischer Ereignisse führen (◘ Tabelle 20.1). So ist die **Viskositätszunahme** des **Blutes** infolge einer Dehydratation auch außerhalb der Schwangerschaft ein typischer Triggermechanismus und dürfte insofern ein erhebliches Risiko beispielsweise im Verlauf eines Überstimulationssyndroms oder einer Hyperemesis gravidarum in der Frühschwangerschaft begründen. Ebenso stellen **infektiöse Reize** und **Gewebstraumatisierungen** eine wesentliche Ursache von Gerinnungsaktivierungen dar, die wiederum ein erhöhtes Thromboserisiko beim Amnioninfektionssyndrom oder bei operativen Entbindungen erklären. Schließlich muss die **Immobilisation** besondere Berücksichtigung finden, die nicht selten Folge einer ärztlich empfohlenen Bettruhe bei-

Tabelle 20.1. Gesicherte Risikofaktoren venöser thromboembolischer Erkrankungen

Erworbene Risiken	Auslösende Risikokonstellationen	Angeborene Risiken
Alter	Operationen	Unter angeborene Risiken
Adipositas	Infektionen	Antithrombin-III-Mangel
Herzklappen	Immobilisation	Protein-C-Mangel
Varikosis	Hochdosierte Östrogentherapie	Protein-S-Mangel
Thrombophlebitis		Faktor-V-Leiden-Mutation
Z. n. Thrombose		Prothrombinmutation
Dehydratation		Hyperhomozysteinämie
Lupus anticoagulans		

spielsweise bei vorzeitiger Wehentätigkeit ist. Die Gabe hoher Östrogendosen zum Abstillen ist nicht zuletzt wegen der thromboembolischen Komplikationen obsolet.

▶ Studienbox

Es ist insofern naheliegend, weniger in der Schwangerschaft als vielmehr in den Schwangerschaftskomplikationen den eigentlichen thrombogenen Stimulus zu vermuten (Winkler u. Schindler 1996). Solche unspezifischen Stimuli, die auch außerhalb der Schwangerschaft bei prädisponierten Patientinnen eine Thrombose auslösen könnten, treten in der Schwangerschaft gehäuft auf. Diese Überlegungen haben unmittelbare klinische Konsequenzen. So sollte die Thromboseprophylaxe bei gering erhöhtem Risiko nur während Schwangerschaftskomplikationen, die ein erhöhtes Risiko begründen (Bettlägerigkeit, entzündliche oder hypertone Komplikationen, Operationen), sowie ggf. im Wochenbett eingesetzt werden (Greer 2001; Heilmann et al. 2002; Winkler u. Schindler 1996). Die Indikationsstellung zur prophylaktischen Bettruhe, deren Nutzen im Gegensatz zum diesbezüglich festverwurzelten Vorurteil nicht erwiesen ist, sollte restriktiv erfolgen.

20.1.2 Häufigkeit

▶ Studienbox

Die Angaben zur Häufigkeit tiefer, symptomatischer Beinvenenthrombosen in der präpartalen Phase schwanken zwischen 5 und 30 pro 10000 Schwangerschaften (Greer 1989; Sipes u. Weiner 1990), wobei aufgrund von perioperativen Untersuchungen nichtschwangerer Frauen mit Iod-125-markiertem Fibrinogen anzunehmen ist, dass die Häufigkeit asymptomatischer Thrombosen etwa um das 10fache höher ist (Partsch u. Blättler 1996).

Aus früheren Untersuchungen ist bekannt, dass bei unterlassener oder inadäquater Therapie der tiefen Beinvenenthrombose in etwa einem Drittel der Fälle eine Lungenembolie auftritt. Auch heute wird die Diagnose einer tiefen Beinvenenthrombose nicht selten erst gestellt, nachdem ▼ bereits eine Embolie aufgetreten ist, sodass eine kürzliche Schätzung der Relation symptomatischer Thrombosen zu symptomatischen Embolien von etwa 10 zu 1 durchaus auch in der Schwangerschaft realistisch zu sein scheint (Partsch u. Blättler 1996). Die Inzidenz tödlicher Embolien wird auf 1 pro 100000 geschätzt (Department of Health 1989).

Die große Variation der Angaben zur Häufigkeit thromboembolischer Komplikationen in der Schwangerschaft ist für die beträchtlichen Unterschiede hinsichtlich der Prävalenz von Risikofaktoren und der Inzidenz von Komplikationen in den untersuchten Kollektiven bezeichnend. Die derzeit im Zugriffsbereich der deutschen Perinatalstudien zu beobachtende Zunahme von Schwangerschaften zwischen dem 30. und 40. Lebensjahr sowie die zunehmende Bereitschaft, trotz bestehender Risikofaktoren eine Schwangerschaft anzustreben, tragen insofern auch zu einer Zunahme thromboembolischer Erkrankungen bei.

Beispielsweise finden sich in der Literatur Angaben zum Thromboserisiko bei Schnittentbindungen, die bis zu 26fach über dem der Spontanentbindung liegen (Department of Health 1989; Greer 1989; Letzky u. Swiet 1994). Bei kritischer Prüfung wird allerdings klar, dass hier auch die der Entscheidung zur Schnittentbindung zugrunde liegende Schwangerschaftskomplikation berücksichtigt werden sollte, die nicht selten mit prolongierter Bettruhe und lokalen oder generalisierten Entzündungsreaktionen einhergeht.

Derartige generell als »Auslöser« wirksamen Konstellationen haben ein erhöhtes Risiko thromboembolischer Erkrankungen. Sie erklären aber auch das besonders hohe Risiko einer tiefen Venenthrombose im Anschluss an das Geburtstrauma im Wochenbett (Greer 1989; Letzky u. Swiet 1994). Nicht zuletzt ist die Variationsbreite der Angaben zur Thromboseinzidenz als Ausdruck der noch immer erheblichen Probleme bei der Sicherung der Diagnose in der Schwangerschaft zu werten.

20.2 Diagnose

20.2.1 Anamnese

Die klinische Diagnose der tiefen Beinvenenthrombose stützt sich zunächst auf die Anamnese, in der **auslösende Faktoren** wie Verletzungen, Infektionen, Immobilisationen und ähnliche erworbene Risiken sowie die angeborenen Risikofaktoren, sofern sie bekannt oder aufgrund der Familienanamnese zu vermuten sind (angeborene thrombophile Diathesen), erfasst werden sollten (◘ s. Tabelle 20.1). Eine in der Frühschwangerschaft durchgeführte Untersuchung möglicher thrombophiler Gerinnungsanomalien kann die Beurteilung einer positiven Familienanamnese und damit eines Thromboseverdachts vereinfachen (Winkler u. Schindler 1996).

> In der Schwangerschaft ist der neu aufgetretene, belastungsverstärkte Schmerz in der Wade oder im Oberschenkel wegweisend. Das linke Bein ist häufiger betroffen als das rechte Bein. Hier ist besonders die Zunahme des Wadenschmerzes bei Streckung des Unterschenkels (Homans-Zeichen) typisch (Beller u. Winkler 1990). Insbesondere die Schwellung und Verfärbung der Haut sind als äußerst unzuverlässiges Zeichen zu werten (◘ Tabelle 20.2).

► Studienbox

Insgesamt ergab in einer prospektiven Untersuchung die klinische Untersuchung in etwa 30% der Fälle eine falsch-positive Diagnose (Sandler et al. 1984), andere Untersucher gehen von weniger als 50% richtigen klinischen Diagnosen aus (Hull et al. 1990).

Eine weitere Absicherung der Diagnose ist daher unbedingt anzustreben.

20.2.2 Ultraschall

Mit den verbesserten Geräten für die **Real-time-Sonographie** und für **Farbdoppleruntersuchungen** (Schindler et al. 1990) besteht eine exzellente Möglichkeit, die Oberschenkelthrombose zweifelsfrei nachzuweisen (◘ s. Tabelle 20.2). Es wird in diesem Gefäßabschnitt eine diagnostische Treffsicherheit erreicht, die auch durch die Phlebographie nicht zu übertreffen ist (Lensing et al. 1989).

Probleme bestehen noch beim Nachweis von hohen Beckenvenenthrombosen, die durch die Überlagerung der Beckengefäße schlecht einsehbar sind. Zum anderen bestehen Probleme beim Nachweis von Unterschenkelthrombosen, wobei aber eine Emboliegefahr erst zu befürchten ist, wenn der Thrombus über die Knieebene hinausreicht.

> Bei negativem Ulltraschallbefund und fortbestehendem Verdacht auf eine Beckenvenenthrombose bietet sich mit der kontrastmittelverstärkten Magnetresonanzphlebographie ein neues Verfahren zur Darstellung des Thrombus (Ruehm et al. 2001) an, zu dessen Einsatz in der Schwangerschaft bisher jedoch wenig Erfahrungen vorliegen.

20.2.3 Röntgendiagnostik

Die Phlebographie ist in der Schwangerschaft bei einer Strahlenbelastung von ~0,5 mSv (mit Beckenabschirmung) und >3 mSv ohne Beckenabschirmung nur ausnahmsweise zu rechtfertigen (Ginsberg 1989a) (◘ s. Tabelle 20.2).

Cave

Im 1. Trimenon (18.–55. Tag post conceptionem) besteht wegen der Gefahr teratogener Effekte eine absolute Kontraindikation.

Traditionell wird die Phlebographie als Standardmethode zur Evaluation neuer diagnostischer Verfahren herangezogen. Aufgrund der genannten Einschränkungen liegen aber für die Schwangerschaft keine derartigen Vergleichsstudien vor (THRIFT 1992; Letzky u. Swiet 1994).

20.2.4 Fibrinspaltprodukte

In Zweifelsfällen steht mit der Bestimmung von Fibrinstaltprodukten im Blutplasma eine neue Methode zum Nachweis einer pathologisch erhöhten Fibrinbildungs- und -spaltungsrate zur

◘ Tabelle 20.2. **Diagnose der tiefen Beinvenenthrombose in der Schwangerschaft**

Methode	Kriterien	Kommentar
Klinik	Schmerz, Umfangszunahme, livide Verfärbung, Dorsalflexion des Fußes schmerzhaft (Homans-Zeichen)	Unzuverlässig
Ultraschall	Darstellung des Thrombus, fehlender oder eingeschränkter Blutfluss im Farbdoppler	Becken- und Unterschenkelthrombose schlecht darstellbar
Phlebographie	Thrombus- und Wanddarstellung mittels Kontrastmittel	Nur ausnahmsweise, Strahlenbelastung ohne Beckenabschirmung >3 mSv
D-Dimer	Ausschluss einer klinisch relevanten Thrombose bei Normwerten der D-dimeren Fibrinspaltprodukte im Plasma	Geringe Spezifität, hohe Sensitivität
MRT	Kontrastmittelverstärkte MR-Phlebographie	Noch wenig Erfahrung mit dieser Methode

Verfügung (Boneu et al. 1991). Normwerte der D-dimeren Fibrinspaltprodukte im Plasma schließen mit hoher Sensitivität eine intravasale Fibrinablagerung und damit eine Thrombose aus (Lichey et al. 1991).

20.2.5 Lungenarterienembolie

Die Diagnose einer Lungenembolie erweist sich in der Schwangerschaft oft als äußerst schwierig (◘ Tabelle 20.3). Die klassische Symptomatik mit Hustenreiz, Dyspnoe und Kurzatmigkeit ist in der Schwangerschaft wenig spezifisch.

> ► **Studienbox**
>
> Eine zum Zeitpunkt des Embolieverdachts nachweisbare Thrombosesymptomatik ist nur in 15 % der Fälle zu erwarten (Stein et al. 1991). Röntgenuntersuchung des Thorax, Blutgasanalyse und EKG ergeben meist nur dann diagnostisch wegweisende Befunde, wenn bereits das klinische Bild wenig Zweifel an der Diagnose aufkommen lässt (Hull et al. 1990). Die Mehrzahl der Autoren empfiehlt in Zweifelsfällen eine Ventilations-Perfusions-Szintigraphie (Stein et al. 1991; THRIFT 1992; Toglia u. Weg 1996), obwohl auch diese Methode mit einer hohen Fehlerquote behaftet ist (Stein et al. 1991). Der Wert der Ventilations-Perfusions-Szintigraphie beruht auf ihrer Sensitivität, sodass bei negativem Befund eine Lungenarterienembolie mit hoher Sicherheit auszuschließen ist (Toglia u. Weg 1990). Die Strahlenbelastung wird auf <0,2 mSv geschätzt (Ginsberg 1989a). Alternativ oder in Zweifelsfällen steht die Pulmonalisangiographie zur Verfügung, wobei für die gesamte diagnostische Sequenz eine angesichts der potenziellen mütterlichen Gefährdung absolut vertretbare fetale Strahlenbelastung von ~2,2 mSv via V. femoralis und <0,5 mSv via V. brachialis auftritt (Ginsberg 1989a).

Insgesamt ist damit die **rechtzeitige Diagnose** der tiefen Beinvenenthrombose in der Schwangerschaft vom **frühzeitigen Verdacht** und der **unverzüglichen Bestätigung abhängig.** Die Möglichkeit, mit dem nicht invasiven und schmerzfreien Ultraschallverfahren eine sehr zuverlässige Diagnostik zu betreiben, wird sicher zu einer größeren Bereitschaft beitragen, auch bei nur vagem Verdacht eine entsprechende Abklärung zu veranlassen. Es bleibt zu hoffen, dass damit die durchschnittliche Dauer vom ersten Symptom bis zur Einleitung der Therapie (in einer Übersicht der publizierten Studien ca. 4 Tage; Winkler u. Schindler 1996) entscheidend verkürzt werden kann.

20.3 Therapie der manifesten Thrombose

Erstes Ziel der Therapie, nachdem die Diagnose einer tiefen Venenthrombose in der Schwangerschaft gestellt wurde, ist die sofortige Verhinderung einer weiteren Ausdehnung des Thrombus bzw. einer Embolisation.

> ► **Empfehlung**
>
> Unabhängig von Überlegungen, welche therapeutische Option endgültig genutzt werden wird, sollte unmittelbar nach Diagnosesicherung eine Heparin-Hochdosistherapie eingeleitet werden.

Auch in den seltenen Fällen, in denen eine operative Therapie oder eine Thrombolyse zur Anwendung kommt, stellt eine adäquate Antikoagulation das Rückgrat der Therapie dar. Darüber hinaus erfordern diese Therapieoptionen einen oft erheblichen logistischen Vorlauf, während dessen eine Stabilisierung des Thrombus unerlässlich ist.

Prinzip der Heparintherapie ist die Verstärkung der Aktivität des zirkulierenden Gerinnungsinhibitors Antithrombin III, der neben Thrombin noch weitere Gerinnungsfaktoren irreversibel inaktiviert. Insofern verhindert die Heparintherapie die Apposition weiteren Fibrins und schafft damit die Voraussetzung für eine von der endogenen Fibrinolyse zu bewirkende Rekanalisation.

> Es liegt auf der Hand, dass die Thrombolyse unter Nutzung von Urokinase, Streptokinase oder rekombinantem Tissue-Plasminogenaktivator (t-PA) und auch die Embolektomie eine raschere Beseitigung des Thrombus ermöglichen (Francis u. Marder 1991; Goldhaber et al. 1984). Dieser schnellere Erfolg ist aber nur unter Inkaufnahme von zusätzlichen Risiken möglich.

20.3.1 Thrombolyse

Sowohl die Fibrinolyse als auch die Embolektomie bedienen sich der Heparintherapie, um vor und während sowie nach der Therapie ein erneutes Thrombuswachstum zu verhindern. Sämtliche mit der Heparintherapie vergesellschafteten Neben-

◘ Tabelle 20.3. **Diagnose der Lungenembolie in der Schwangerschaft**

Methode	Kriterien	Kommentar
Klinik	Vollbild (inkl. typischer Zeichen in EKG, Röntgen-Thorax und Blutgasanalyse) selten; oft nur Hustenreiz, Fieber, pleuritischer Thoraxschmerz	Objektivierung nahezu immer anzuraten
Ventilations-Perfusions-Szintigraphie	Minderperfusion und -belüfung betroffener Lungenfelder	Strahlendosis gering (0,05 rem)
Angiographie	Darstellung des Gefäßverschlusses vor Embolektomie oder Lyse	Strahlenbelastung von der Technik abhängig (~0,5 rad)

wirkungen sind insofern auch für die radikaleren therapeutischen Optionen unvermeidlich. Darüber hinaus ist bei systemischer Applikation von Fibrinolytika generell mit einem erhöhten Blutungsrisiko zu rechnen (Francis u. Marder 1991).

Hoffnungen, dass durch die Verwendung von rekombinantem t-PA eine selektive Fibrinolyse des thrombotischen Gerinnsels erzielt werden könnte, haben sich nicht erfüllt.

▶ Studienbox

Vergleichsstudien außerhalb der Schwangerschaft lassen erkennen, dass die verschiedenen fibrinolytischen Therapieoptionen mit Urokinase, Streptokinase und t-PA eine vergleichbare Effektivität, aber auch eine vergleichbare Blutungsproblematik aufweisen (Francis u. Marder 1991). Danach ist die Wahrscheinlichkeit einer vollständigen Auflösung des Thrombus bei fibrinolytischer Therapie etwa 3-mal größer als bei alleiniger Heparintherapie, das Risiko von Blutungen aber ebenfalls um das 3fache erhöht, sodass in etwa einem Viertel der Fälle klinisch relevante Blutungen beobachtet werden (Francis u. Marder 1991; Goldhaber et al. 1984).

Außerhalb der Schwangerschaft wird die fibrinolytische Therapie daher diskutiert, wenn bei sehr kurzer diagnostischer Latenz eine vollständige Thrombolyse erreichbar erscheint und zugunsten einer insofern möglichen Verhinderung eines postthrombotischen Syndroms ein erhöhtes Blutungsrisiko toleriert werden kann.

▶ Studienbox

Wegen des erhöhten Blutungsrisikos wird von der Mehrzahl der Autoren die Anwendung der verschiedenen fibrinolytischen Verfahren zur Behandlung der tiefen Beinvenenthrombose in der Schwangerschaft grundsätzlich abgelehnt und auch bei der Behandlung der Embolie allein den vitalen Indikationen vorbehalten (Letzky u. Swiet 1994; THRIFT 1992; Toglia u. Weg 1996).

20.3.2 Thrombektomie

Eine analoge Situation besteht auch für die operativen Verfahren der Thromb- und Embolektomie. Voraussetzung für den Einsatz dieser Verfahren ist eine optimale röntgenologische Darstellung, wobei aber die unstrittigen Kontraindikation für eine Phlebographie zur Darstellung der ileofemoralen Venen in der Frühschwangerschaft zu berücksichtigen ist. Auch im weiteren Verlauf der Schwangerschaft sind nur wenige Frauen bereit, die Risiken einer Operation in Kauf zu nehmen, zumal die Ergebnisse im Hinblick auf die kurzfristige Morbidität und Mortalität der tiefen Venenthrombose in der Schwangerschaft nicht besser als bei konservativem Vorgehen zu sein scheinen. Auch die erhoffte wesentliche Besserung der Situation im Blick auf postthrombotische Syndrome konnte bislang noch nicht überzeugend belegt werden (Mogensen et al. 1989).

Da aufgrund des in der Regel temporär erforderlichen arteriovenösen Shunts zur Verhinderung einer Reokklusion zumeist 2 operative Eingriffe erforderlich sind und darüber hinaus diagnostizierte Thromben nur sehr früh aussichtsreich angegangen werden können, sollte die **Thrombektomie** zur Behandlung ileofemoraler Thrombosen in der Schwangerschaft **nur in Ausnahmefällen** angewandt werden. Hierzu sind besonders diejenigen Fälle zu rechnen, in denen ohnehin ein operativer Eingriff (z. B. eine Schnittentbindung) ansteht. Darüber hinaus bestehen nach wie vor **vitale Indikationen**, in denen die Embolektomie zur Behandlung isolierter Pulmonalvenenverlegungen eingesetzt wird.

20.3.3 Heparintherapie

Von Ausnahmen abgesehen, wird die thromboembolische Erkrankung in der Schwangerschaft mittels einer hoch dosierten Heparintherapie behandelt. Heparin passiert die Plazenta nicht, eine Blutungsneigung des Fetus ist nicht zu befürchten.

Die Grundprinzipien der Heparintherapie entsprechen den Behandlungsvorschriften außerhalb der Schwangerschaft (◘ Tabelle 20.4). Es kommt entweder die Therapie mit **unfrak-**

◘ Tabelle 20.4. **Management thromboembolischer Erkrankungen** (inkl. Sekundärprophylaxe)

Stadium	Therapie
Akutbehandlungsphase	Stationär, Bettruhe 5000 IE Heparin i.v. als Bolus, danach initial 400 IE/kg KG/24 h. Anpassung der Dosis mit dem Ziel: → aPTT auf das 1,5- bis 2fache verlängert oder → Anti-Xa-Konzentration von 0,5–1,0 E/ml
Sekundärprophylaxe	Mobilisation, auch ambulante Therapie möglich 3- bis 4-mal 5000 IE Heparin s.c. oder 1-mal niedermolekulares Heparin in Hochrisikodosis Kontrolle: Thrombinzeit normal, Anti-Xa <0,2 E/ml
Wehenbeginn	Heparin s.c. beenden, ggf. auf Heparin i.v. umsetzen (z. B. 150–250 IE/kg KG/24 h)
Post partum (6 Wochen)	Heparin (3-mal 5000 IE s.c.) oder niedermolekulares Heparin (1-mal Standarddosis s.c.)
Nach ca. 1 Woche	Auf Wunsch: Umstellung auf orale Antikoagulanzien (Beratung stillender Patientinnen erforderlich)

tionierten Heparinen infrage, bei der als Zielkriterium eine Verlängerung der aPTT auf das 1,5- bis 2fache angestrebt wird. **Alternativ** wird in der Schwangerschaft die Therapie mit **niedermolekularen Heparinen** empfohlen, wobei eine Anti-Xa-Aktivität von 0,4–0,8 I. E./ml etwa 3 h nach Injektion bei auf zwei Gaben verteilter Tagesdosis und 0,6–1,3 I. E./ml ca. 3 h nach Injektion bei einmaliger Gabe der Tagesdosis erreicht werden sollte (Bauersachs et al. 1999). Entscheidet man sich für die Therapie mit niedermolekularen Heparinen, ist aufgrund der Heterogenität der verschiedenen Präparate ein niedermolekulares Heparin auszuwählen, das zur Therapie der manifesten Thrombose zugelassen ist. Im Handel befinden sich Präparate, für die eine einmal tägliche Applikation, sowie andere, bei denen eine zweimal tägliche Applikation empfohlen wird. Ferner sind die Angaben zur Dosierung gemäß Körpergewicht zu befolgen (die ebenfalls von Präparat zu Präparat variieren), wobei das Gewicht der Schwangeren im ersten Trimenon zugrunde gelegt werden sollte (Fetus und Fruchtwasser gehören nicht zum Verteilungsraum der Heparine).

Empfehlungen aus Amerika (Toglia u. Weg 1996), England (Letzky u. Swiet 1994) sowie einer europäischen Konsensusgruppe (THRIFT 1992; Partsch u. Blättler 1996; Winkler u. Schindler 1996) stimmen darin überein, dass der therapeutische Bereich der wirksamen Antikoagulation relativ eng begrenzt ist:

- Verlängerung der aktivierten Prothrombinzeit auf das 1,5–2fache,
- Anti-Xa-Spiegel von 0,4–0,7.

Eine stärkere Antikoagulation ist mit dem Risiko von Blutungen assoziiert, wie vorwiegend aus Studien in Kollektiven nicht schwangerer Frauen bekannt wurde (THRIFT 1992).

Interessanterweise finden sich kaum Hinweise, dass die hoch dosierte Heparintherapie in der Schwangerschaft zu einer mütterlichen Blutungsproblematik oder einem retroplazentaren Hämatom geführt hätte. Es ist jedoch verständlich, dass Kliniker eher zum Unterschreiten des therapeutischen Korridors neigen.

> In jüngeren Arbeiten wird nachhaltig darauf hingewiesen, dass das Risiko von Rethrombosen bei einem Unterschreiten eines Anti-Xa-Spiegels von 0,4 E/ml sprunghaft ansteigt.

Insofern erklären sich die verschiedenen Algorithmen zur hoch dosierten intravenösen Heparintherapie durch unterschiedliche Auffassungen, wie möglichst schnell und ohne die Gefahr einer Überdosierung eine adäquate Heparinwirkung erreicht werden kann.

▶ Empfehlung

Für die Behandlung mit unfraktioniertem Heparin ist eine initiale Bolusgabe von mindestens 5000 IE Heparin i. v. mit einer anschließenden Dauerinfusion zu kombinieren, deren Dosis anhand der aPTT anzupassen ist.

Für die Behandlung mit niedermolekularen Heparinen müssen die Herstellerangaben zur Verwendung des gewählten Präparates streng berücksichtigt werden.

Eine Immobilisation einschließlich Hochlagerung der betroffenen Extremität kann zur Schmerzlinderung und zum Abschwellen des Beines hilfreich sein, verringert jedoch weder das Risiko einer Embolie noch die Häufigkeit des postthrombotischen Syndroms (Aschwanden et al. 2001). Als Schmerz lindernde und abschwellende Maßnahme empfiehlt sich ferner die Kompressionsbehandlung initial mit Kurzzugbinden und nach Abschwellen mit Kompressionsstrümpfen.

3 h nach Therapiebeginn sollte anhand einer vom anderen Arm gewonnenen Plasmaprobe (nicht aus dem liegenden Zugang entnehmen!) die Effizienz der Antikoagulation an der Verlängerung der aktivierten Prothrombinzeit (aPTT) oder dem Erreichen eines Anti-Xa-Spiegel im therapeutischen Bereich (Letzky u. Swiet 1994; THRIFT 1992) überprüft und eine Dosisanpassung vorgenommen werden.

Dabei scheint die Bestimmung von Anti-Xa-Einheiten insofern von Vorteil zu sein, als die Prothrombinzeit aufgrund der Veränderung der extrinsischen Gerinnungsfaktoren einer erheblichen Variation in der Schwangerschaft unterliegt und insofern auch die Relation der aPTT vor und nach Beginn der Therapie nur mit nicht ganz befriedigender Präzision bestimmt werden kann.

Die Ergebnisse im Hinblick auf die Reduktion von klinisch relevanten Lungenembolien und besonders die Rückführung der Mortalität sind wie beschrieben exzellent. Allerdings besteht nach Abschluss der Akutbehandlung eine **ausgeprägte erworbene Thromboseneigung**, die eine intensive Sekundärprävention bis über das Wochenbett hinaus erforderlich macht.

20.4 Prävention

Im Anschluss an die initiale hoch dosierte Heparintherapie besteht ein hohes Rezidivrisiko, das eine Thromboseprophylaxe mit niedrig dosiertem Heparin erforderlich macht (**Sekundärprophylaxe**). Darüber hinaus wird zunehmend eine **primäre Thromboseprophylaxe** gefordert, wenn ein deutlich erhöhtes Risiko vor oder am Beginn einer Schwangerschaft bekannt ist.

20.4.1 Risikoklassifikation und Indikation zur Thromboseprophylaxe in der Schwangerschaft

Die Einschätzung des individuellen Thromboserisikos und die hieraus resultierende Indikationsstellung zur primären Thromboseprophylaxe in der Schwangerschaft wird durch einen Mangel an prospektiven Studien erschwert. Die im internationalen Schrifttum geringfügig divergierenden Algorithmen basieren auf der Würdigung überwiegend retrospektiver und Kohortenstudien. In ◻ Tabelle 20.5 wird eine einfache Risikoklassifikation (nach Heilmann et al. 2002) vorgestellt, die mit den Empfehlungen aus der Schweiz und Österreich im Wesentlichen kompatibel ist.

Unterschiede zu den im englischen Sprachraum publizierten Empfehlungen (Greer u. Thomson 2001; Ginsberg 2001) ergeben sich in der Beurteilung des Rezidivrisikos nach einer nicht durch den Nachweis zusätzlicher Risikofaktoren (Thrombophilie, Familienanamnese, erworbene Risiken) komplizierten,

Tabelle 20.5. **Risikoklassifikation** (nach Heilmann et al. 2002)

Risiko	Befund	Prophylaxe
Gering erhöht	Familiäre Thromboseanamnese Thrombogene Gerinnungsdefekte ohne eigene oder familiäre Thromboseanamnese mit Ausnahme des AT-III-Mangels und der homozygoten Faktor-V-Leiden-Mutation	Physikalische Methoden (Kompressionsstrümpfe, Venengymnastik, Maysche-Regeln) NMH-Prophylaxe postpartum oder bei thrombogenen Schwangerschaftskomplikationen
Deutlich erhöht	Thrombose in der Eigenanamnese auch ohne Nachweis thrombogener Gerinnungsdefekte Wiederholter Spontanabort oder schweres Präeklampsie-/HELLP-Syndrom in der Anamnese, sofern ein thrombogener Gerinnungsdefekt nachgewiesen wurde (einschließlich des Antiphospholipidsyndroms) Homozygote Faktor-V-Leiden-Mutation, auch wenn bislang keine Thrombose auftrat	NMH während der Schwangerschaft sowie mindestens 6 Wochen post partum **und** physikalische Methoden
Stark erhöht	Herzklappenersatz Thrombose in der aktuellen Schwangerschaft Wiederholte Thrombosen in der Eigenanamnese Thrombosen in der Eigenanamnese mit Nachweis eines thrombogenen Gerinnungsdefektes Antithrombin-III-Mangel, auch wenn bislang keine Thrombose auftrat	NMH in therapeutischer Dosierung während der Schwangerschaft und post partum. Peripartal UFH i.v. aPTT adjustiert **und** physikalische Methoden

stattgehabten und austherapierten Thrombose in der Eigenaamnese. Während die Arbeitsgruppe der Gesellschaft für Thrombose und Hämostaseologie in diesen Fällen die primäre Thromboseprophylaxe favorisiert, wird international ein restriktiverer Umgang mit der primären Heparinprophylaxe empfohlen (Brill-Edwards et al. 2000). Sowohl zu dieser Frage wie auch zu der Frage der Heparindosierung bei Hochrisikofällen laufen derzeit prospektiv randomisierte Studien, deren Ergebnisse für eine endgültige Empfehlung abgewartet werden sollten.

20.4.2 Gezielte Suche nach angeborenen Gerinnungsdefekten

Wie der Risikoklassifikation in Tabelle 20.6 zu entnehmen ist, kommt dem alleinigen Nachweis einer angeborenen thrombophilen Diathese eine geringe prädiktive Wertigkeit zu, sofern anamnestisch keine klinische Manifestation nachzuweisen ist. Als **Ausnahme** von dieser Regel gilt allein der **AT-III-Mangel**, dessen **hohes Risiko** eine Prophylaxe auch dann rechtfertigt, wenn noch keine Thrombose stattgefunden hat. Von einem generellen Screening auf angeborene Gerinnungsstörungen ist daher keine zusätzliche Sicherheit in der Vermeidung thrombotischer Komplikationen zu erwarten.

▶ **Studienbox**

Andererseits muss die Palette der Erkrankungen, die den Verdacht auf eine Thromboseneigung begründen, erweitert werden. Mehrere Untersuchungen aus jüngster Zeit haben gezeigt, dass bei Patientinnen mit habituellen oder Spätaborten, intrauteriner Wachstumsretardierung und hypertensiven Schwangerschaftskomplikationen in einem hohen Prozentsatz eine thrombophile Diathese nachgewiesen werden kann (Kupfermine et al. 1999; Martinelli et al. 2000). Als durch interventionelle Studien gesichert gilt die kausale Rolle des Antiphospholipidsyndroms bei bestimmten Fällen von habituellen Aborten, bei denen durch eine immunsuppressive, thrombozytenblockierende und antikoagulatorische Therapie ein ungestörter Schwangerschaftsverlauf erreicht werden konnte (Ginsberg u. Hirsh 1989).

Insofern erscheint bei anamnestischen Hinweisen auf diese Schwangerschaftskomplikationen und bei Status nach durchgemachter Thrombose oder Embolie eine gezielte Suche nach angeborenen thrombogenen Gerinnungsstörungen angezeigt. Auch die eindeutig suspekte Familienanamnese rechtfertigt eine entsprechende Abklärung, da zumindest beim AT-III-Mangel, wahrscheinlich aber auch bei verschiedenen Kombinationsdefekten eine primäre Thromboseprophylaxe diskutiert werden sollte.

20.4.3 Therapeutische Optionen

Kumarine

Außerhalb der Schwangerschaft wird zur Sekundärprävention fast ausnahmslos die orale Antikoagulation eingesetzt. In der **Schwangerschaft** besteht eine **Kontraindikation** für die **orale Antikoagulation.**

Kumarine überqueren die Plazentaschranke und interferieren auch in der fetalen Leber mit der Karboxylierung von Gerinnungsfaktoren. Insofern sind neben teratogenen Effek-

Tabelle 20.6. Angeborene Risikofaktoren der Thrombose (nach American College of Obstetricians and Gynecologists 2000; Greer 1999)

Risikofaktor	Inzidenz	Risiko in der Schwangerschaft	Bemerkung
Antithrombin-III-Mangel	0,02–0,2%	Bis zu 40%	Nur bei AT-III-Mangel Typ 1
Protein-C-Mangel	0,2–0,5%	Bis zu 10%	Nur bei positiver Eigen- oder Familienanamnese
Protein-S-Mangel	0,08%	0–6%	Nur bei positiver Eigen- oder Familienanamnese
FV-Leiden-Mutation	5–11%	10–14%	Erhöhtes Risiko wenn zusätzlich Prothrombinmutation vorliegt
Prothrombinmutation	2–4%	?	Erhöht das Faktor-V-Leiden-Risiko
Hyperhomozysteinämie	1–11%	?	Folsäuresubstitution reduziert Homozysteinspiegel

ten auch Fetopathien infolge fetaler Mikroblutungen sowie die mütterliche und fetale Blutungsneigung zu berücksichtigen (Ginsberg et al. 2001).

Cave

Aufgrund der Gefahr teratogener Defekte besteht für das 1. Trimenon, besonders in der Phase zwischen dem 18. und 55. Tag post conceptionem, eine strenge Kontraindikation gegen die Verwendung von Kumarinen (Stevenson et al. 1989).

► Studienbox

Die Bedeutung möglicher Fethopathien, insbesondere zerebraler Einblutungen, sowie das Risiko zerebraler und retroplazentarer Blutungen unter der Geburt wird allerdings von kardiologischer Seite kontrovers beurteilt. Während aus geburtshilflicher Sicht diese Risiken eine strenge Kontraindikation von Kumarinen während der Schwangerschaft begründen (Evans et al. 1997), wird von kardiologischer Seite für die Hochrisikogruppe der Herzklappenpatientinnen eine abweichende Position vertreten.

Insbesondere bei Trägerinnen mechanischer Herzklappen wird das Risiko einer Klappenthrombose so hoch eingestuft, dass zumindest im 2. und 3. Trimenon eine Empfehlung zugunsten der oralen Antikoagulation ausgesprochen wurde (Oakley 1995).

Dieser Empfehlung liegt die Erkenntnis zugrunde, dass die Sekundärprävention mit Heparinen eine geringere Wirksamkeit im Hinblick auf die Verhinderung von Klappenthrombosen und Embolien aufweist. Zum anderen zeigen retrospektive Studien und Befragungen von Herzchirurgen zu dieser Problematik, dass eine große Zahl der so behandelten Schwangerschaften von Herzklappenpatientinnen unkompliziert verlaufen kann (Iturbe-Alessio et al. 1986; Sbarouni u. Oakley 1994; Chan 2000).

LeCuru et al. (1996) berichteten über 54 Schwangerschaften von Herzklappenträgerinnen, von denen die eine Hälfte während der gesamten Schwangerschaft, die andere Hälfte ab dem 2. Trimenon eine orale Antikoagulation erhielten. In der letzeren Gruppe wurde eine Low-dose-Heparinprophylaxe im 1. Trimenon durchgeführt. Alle Patientinnen wurden spätestens ab der 36. Schwangerschaftswoche stationär aufgenommen, auf Heparin umgestellt und einer Geburtseinleitung unterzogen. In einem Fall aus der 2. Gruppe kam es zu einer Klappenthrombose wenige Wochen nach Umsetzen auf Heparin. Es wurde von einer Kumarinembryopathie, einem intrauterinen Fruchttod infolge eines retroplazentaren Hämatoms im 2. Trimenon und von Blutungsproblemen unter der Geburt (16%) berichtet. Fetale Blutungen wurden nicht beobachtet.

Angesichts des Dilemmas, zwischen unterschiedlichen, aber gleichermaßen schwerwiegenden Risiken wählen zu müssen, eignet sich dieses Thema nicht für eine grundsätzliche Empfehlung. Vielmehr muss in jedem Einzelfall unter Würdigung der individuellen Risikokonstellation und in Absprache zwischen Geburtshelfer und Kardiologen entschieden werden.

Heparinprophylaxe

Cave

Zur niedrig dosierten Heparinprophylaxe in der Schwangerschaft sind weder die unfraktionierten noch die niedermolekularen Heparine zugelassen.

Warnhinweise, die auf unzureichende Erfahrungen in der Schwangerschaft verweisen, wurden jedoch auch bei der Mehrzahl der niedermolekularen Heparine entfernt. Dennoch muss bei der Anwendung der Heparinprophylaxe in der Schwangerschaft eine umfassende Aufklärung der Schwangeren erfolgen.

Unfraktionierte Heparine

Der Einsatz unfraktionierter Heparine zur Thromboseprophylaxe erfolgt in Deutschland überwiegend in Analogie zur postoperativen Thromboseprophylaxe (3-mal 5000 I.E. Heparin s.c./Tag). Englische Autoren empfehlen jedoch höhere Dosen (2-mal 10.000 I.E. Heparin s.c./Tag).

Niedermolekulare Heparine

► Studienbox

Niedermolekulare Heparine überschreiten die Plazentaschranke nicht (Harenberg et al. 1987) und sind hinsichtlich der Thromboseprophylaxe in der Schwangerschaft als dem unfraktionierten Heparin mindestens gleichwertig wirksam anerkannt (Hirsh u. Fuster 1994; Ginsberg 2001).

Die antikoagulatorische Wirkung niedermolekularer Heparine ist aufgrund unterschiedlicher Herstellungsverfahren von Präparat zu Präparat sehr unterschiedlich. Dosierungsempfehlungen wurden empirisch gewonnen, wobei für Enoxaparin, Dalteparin und Nadroparin die größten Erfahrungen beim Einsatz in der Schwangerschaft vorliegen. Derzeit wird im mittleren Risikobereich eine Dosierung wie bei der postoperativen Thromboseprophylaxe und im hohen Risikobereich eine therapeutische Dosierung empfohlen:

> Wesentliche Vorteile der niedermolekularen Heparine sind die längere Halbwertszeit, die in der Regel nur eine, maximal zwei Injektionen am Tag erforderlich macht, sowie die offenbar niedrigere Rate an Komplikationen.

Risiken der Heparinprophylaxe in der Schwangerschaft

Zu den Risiken der Heparinprophylaxe zählen die Blutung, die Osteoporose und die heparininduzierte Thrombopenie (HIT; Ginsberg 2001; Heilmann 2002).

Blutungen. Das Blutungsrisiko hängt zum einen von der Dosis der Heparinprophylaxe und zum anderen vom Intervall zwischen der letzten Gabe und Traumata wie Operation oder Geburt ab. Vaginale Blutungen wurden bei 1–5 % der publizierten Fälle, die mit niedermolekularen Heparinen in der Schwangerschaft behandelt wurden, berichtet (Heilmann 2002). Für unfraktionierte Heparine werden vergleichbare Blutungsraten angegeben (Ginsberg 2001).

Um verstärkte peripartale Blutungen zu vermeiden, wird ein **Absetzen** der **Heparinprophylaxe** vor der Geburtseinleitung oder bei Wehenbeginn gefordert. Die Empfehlungen hinsichtlich des erforderlichen Intervalls sind uneinheitlich und reichen von **24 h** (Ginsberg 2001) bis **12 h** (Heilmann 2002) bei **mittlerem Thromboserisiko.** Inwieweit dieses Vorgehen auch den Einsatz rückenmarksnaher Anästhesie unter der Geburt ermöglicht, bleibt weiter kontrovers, da prospektive Studien zu dieser Thematik nicht vorliegen.

Für Patientinnen, die eine therapeutische Heparindosis **(Hochrisikokollektiv)** erhalten, sollte ein Intervall von **24 h** vor einer geplanten Sectio oder der Geburtseinleitung eingehalten werden. In diesen Fällen kann eine intravenöse Therapie mit unfraktioniertem Heparin bis zu 4–6 h vor dem Eingriff erfolgen (Heilmann 2002).

Vier Stunden nach der Entbindung sollte, sofern keine persistierende Blutung besteht, die Heparinprophylaxe in der präpartalen Dosierung fortgesetzt werden.

Osteoporose. Bei mehrwöchiger Heparintherapie mit unfraktioniertem Heparin ist mit einem signifikantem Verlust der Knochendichte in bis zu 30% (Barbour et al. 1994) und Frakturen der Wirbelkörper in bis zu 3% der Behandelten zu rechnen (THRIFT 1992; Dahlman TC (1993).

Das Risiko niedermolekularer Heparine wird allgemein als wesentlich niedriger eingestuft, wenn auch die Datenlage insgesamt noch keine definitive Beurteilung erlaubt (Ginsberg 2001). Als Konsequenz dieser Erkenntnisse ist insbesondere bei Patientinnen mit familienanamnestischer Belastung oder klinischer Prädisposition eine **postpartale Osteoporose-Diagnostik** angezeigt. Bekanntlich erhöht der Kalziumverbrauch in der Stillzeit das Risiko weiter, sodass eine entsprechende Kalziumsubstitution ratsam ist.

Heparininduzierte Thrombopenie (HIT). Bei der HIT handelt es sich um einen IgG-mediierten immunologischen Thrombozytenverbrauch, der auf einer Gerinnungsaktivierung beruht und mit einem hohen Thromboserisiko einhergeht (Greinacher et al. 1993). Unterschieden wird ein prognostisch günstiger **Typ I der HIT**, der bereits in den ersten Tagen einer Heparintherapie zu einer geringfügigen Senkung der Thrombozytenzahlen führt. Der Typ I der HIT bedarf nur der engmaschigen Kontrolle, die Thrombozytenzahlen normalisieren sich trotz weiterlaufender Therapie innerhalb weniger Tage. Die **Typ-II-HIT** geht mit einer Senkung der Thrombozytenzahlen um mehr als die Hälfte oder auf weniger als 100 000/ml einher. Sie tritt in den ersten drei Wochen einer Heparintherapie auf, sodass in dieser Phase der Therapie regelmäßige Thrombozytenkontrollen erforderlich sind (2-mal pro Woche).

> Bei Nachweis einer HIT Typ II ist die Heparintherapie zu beenden. Als Alternative steht die Behandlung mit Heparinoiden zur Verfügung (Magnani 1993), wenn auch Erfahrungen in der Schwangerschaft noch spärlich sind (Greinacher 1993).

► Studienbox

Erfahrungen in der postoperativen Heparinprophylaxe nach Hüftgelenksoperationen geben Anlass zu vermuten, dass das Risiko einer HIT Typ II durch die Verwendung von niedermolekularen Heparinen deutlich gesenkt werden kann (Warkentin et al. 1995).

20.5 Schlussfolgerungen

Der hohe Anteil, den thromboembolische Komplikationen an der Mortalität in Schwangerschaft und Wochenbett haben, sowie die unverändert bei mehr als 50 % liegende Quote von Spätschäden i. S. des postthrombotischen Syndroms rechtfertigen die intensiven Bemühungen, von einer Thrombose bedrohte Schwangere rechtzeitig zu erkennen und prophylaktisch zu behandeln. Mit den **niedermolekularen Heparinen** hat sich für diese Indikation eine Therapieoption durchgesetzt, die bei hoher Effektivität ein gegenüber dem unfraktionierten Heparin **günstigeres Nebenwirkungsprofil** aufweist. Damit haben sich für viele betroffene Frauen erstmals Möglichkeiten eröffnet, trotz erheblicher thromboembolischer Risiken eine Schwangerschaft auszutragen. Diese Option verpflichtet jedoch die behandelnden Kollegen, das betroffene Elternpaar umfassend über die Grenzen und Risiken der antikoagulatorischen Behandlung aufzuklären. Angesichts dieser oft schwierigen Beratung bleibt festzustellen, dass nach wie vor ein eklatanter Mangel an prospektiven Untersuchungen zu dieser Problematik besteht.

Ein wesentlicher Fortschritt ist ohnehin nur zu erwarten, wenn es gelingt, die **Aufmerksamkeit** sowohl für die **thrombophile Gefährdung** einer Schwangeren als auch für die **Diagnose** einer **Thrombose** in der Schwangerschaft **zu verbessern.** Für letzteres Problem stehen mit der Ultraschalldiagnostik und dem MRT nicht invasive Methoden zu Verfügung, welche die

»Schwelle« zur diagnostischen Klärung von Verdachtsfällen senken werden. Hinsichtlich der Erkennung einer thrombophilen Diathese ist das Spektrum anamnestischer Angaben, die eine Abklärung rechtfertigen, um die habituellen Aborte, die Spätaborte und die hypertensiven Schwangerschaftskomplikationen erweitert worden. Es ist zu hoffen, dass diese Entwicklungen zu einer weiteren Senkung der Inzidenz thromboembolischer Komplikationen beitragen wird.

Literatur

American College of Obstetricians and Gynecologists (2000) Thromboembolism in pregnancy. ACOG Practice Bulletin No 19
Arzneimittel-Schnellinformation des BfArM (1996) Dtsch Ärztebl 93: A 987
Aschwanden M, Labs KH, Engel H, Schwob A, Jeanneret C, Mueller-Brandt J, Jaeger KA (2001) Acute deep vein thrombosis: Early mobilisation does not increase the frequency of pulmonary embolism. Thromb Haemost 85: 42–46
Badaracco MAM, Vessey MP (1974) Recurrence of venous thromboembolism diasease and use of oral contraceptives. BMJ 1: 215–217
Barbour LA, Kick SD, Steiner JF et al. (1994) A prospective study of heparin-induced osteoporosis in pregnancy using bone densitometry. Am J Obstet Gynecol 170: 862–869
Bauersachs RM, Lindhoff-Last E, Wollf U, Ehrly AM (1999) Aktuelles Management der tiefen Venenthrombose. Med Welt 49: 194–214
Beller FK, Winkler UH (1990) Varikose und thromboembolische Komplikationen. In: Beller FK, Kyank H (Hrsg) Erkrankungen während der Schwangerschaft. VEB Thieme, Leipzig, S 193–201
Boneu B, Bis G, Pelzer H et al. (1991) D-dimers, thrombin-antithrombin III complexes and prothrombin fragments 1+2: diagnostic value in clinically suspected deep vein thrombosis. Thromb Haemost 65: 28–32
Brill-Edwards P, Ginsberg JS, Gent M et al. (2000) Safety of withholding heparin in pregnant women with a history of venous thromboembolism. N Engl J Med 343: 1439–1444
Chan WS, Anand S, Ginsberg JS (2000) Anticoagulation of pregnant women with mechanical heart valves: a systemic review of the literature. Arch Intern Med 160: 191–196
Dahlman TC (1993) Osteoporotic fractures and the recurrence of thromboembolism during pregnancy and the puerperium in 184 women undergoing thromboprophylaxis with heparin. Am J Obstst Gynecol 168: 1265–1270
Department of Health (1989) Confidential enquiries into maternal deaths in England and Wales 1982–1984. HMSO, London
De Swiet M, Floyd E, Letsky E (1987) Low risk of recurrent thromboembolism in pregnancy. Br J Hosp Med 38: 264
Evans W, Laifer SA, McNanley TJ, Ruzycky A (1997) Management of throboembolic disease associated with pregnancy. J Matern Fetal Med 6: 21–27
Francis CS, Marder VJ (1991) Fibrinolytic therapy for venous thrombosis. Prog Cardiovasc Dis 34: 193–204
Ginsberg JS, Hirsh J (1989) Use of anticoagulants during pregnancy. Chest 95: 156–160
Ginsberg JS, Hirsh J, Rainbow AJ, Coates G (1989 a) Risks to the fetus of radiological procedures used in the diagnosis of maternal venous thromboembolic desease. Thromb Haemost 61: 189–196
Ginsberg JS, Hirsh J, Turner DC, Levine MN, Burrows R (1989 b) Risk to the fetus of anticoagulation therapy during pregnancy. Thromb Haemost 61: 197–203
Goldhaber SZ, Buring JE, Lipnick RJ, Hennekens CK (1984) Pooled analysis of randomized trials of streptokinase and heparin in phlebographically documented acute deep venous thrombosis. Am J Med 76: 393
Greer IA (1989) Thromboembolic problems in pregnancy. Fetal Med Rev 1: 79–103
Greer IA (1991) The problem and prophylaxis of thromboembolism in pregnancy. Curr Med Lit Thromb 1: 131–138
Greer IA (1999) Thrombosis in pregnancy: maternal and fetal issues. Lancet 353: 1258–1265
Greer A, Thomson AJ (2001) Management of venous thromboembolism in pregnancy. Best Pract Res Clin Obstet Gynecol 15: 583–603
Greer IA 2001, Ginsberg JS, Greer IA, Hirsh J (2001) Use of antithrombotic agents during pregnancy. Chest 119: 122–131
Greinacher A, Eckhardt T, Mumann J, Müller-Eckhardt C (1993) Pregnancy complicated by heparin associated thrombocytopenioa: Management by a prospectively in vitro selected heparinoid (Org 10172). Thromb Res 71: 123–126
Hall JG, Pauli RM, Wilson KM (1989) Maternal and fetal sequelae of anticoagulation during pregnancy. Am J Med 68: 122–140
Harenberg J, Leber G, Zimmermann R, Schmidt W (1987) Thromboembolieprophylaxe mit niedermolekularem Heparin in der Schwangerschaft. Geburtsh Frauenheilk 47: 15–18
Heilmann L, Rath W, von Tempelhoff GF, Harenberg J, Breddin HK, Riess H, Schramm W (2002) Niedermolekulare Heparine in der Schwangerschaft. Deutsch. Ärzteblatt 99: B342–B347
Hellgren M, Blomback M (1981) Blood coagulation and fibrinolysis in pregnancy, during delivery and in the puerperium. Gynecol Obstet Invest 12: 141–154
Hellgren M, Svensson PJ, Dahlbäck B (1995) Resistance to activated protein C as a basis for venous thromboembolism associated with pregnancy and oral contraceptives. Am J Obstet Gynecol 172: 210–213
Hirsh J, Fuster V (1994) Guide to anticoagulant therapy. Part 1: Heparin. Circulation 89: 1449–1468
Holzgreve W, Carey JC, Hall BD (1976) Warfarin-induced fetal abnormalities. Lancet 2: 914–915
Hugo R von, Theiss W, Kuhn WG (1984) Thromboembolische Erkrankungen in der Geburtshilfe. Gynäkologe 17: 115–123
Hull RD, Hirsh J, Sackett DL et al. (1981) Replacement of venography in suspected venous thrombosis by impedance plethysmography and 125J-Fibrinogen leg scanning: a less invasive approach. Ann Intern Med 94: 12–15
Hull RD, Raskob GE, Coates G, Panju AA (1990) Clinical validity of a normal perfusion lung scan in patients with suspected pulmonary embolism. Chest 97: 23–26
Iturbe-Alessio I, del Carmen Fonseca M, Mutchinik O, Santos MA, Zajarias A, Salazar E (1986) Risk of anticoagulant therapy in pregnant women with artificial heart valves. N Eng J Med 315: 1390–1393
Kupfermine MJ, Eldor A, Steinman N et al. (1999) Increased frequency of genetic thrombophilia in women with complications of pregnancy. N Engl J Med 340: 8–13
Lao TT, de Swiet M, Letsky E, Walters BNJ (1985) Prophylaxis of thromboembolism in pregnancy: an alternative. Br J Obstet Gynaecol 92: 202–206
LeCuru F, Desnos M, Taurelle R (1996) Anticoagulant therapy in pregnancy: report of 54 cases. Acta Obstet Gynecol Scand 75: 217–221
Lensing AWA, Prandoni P, Brandjes D et al. (1989) Detection of deep vein thrombosis by real-time B-mode ultrasonograpy. N Engl J Med 320: 342–345
Letzky EA, Swiet M (1994) Maternal hemostasis: coagulation problems of pregnancy. In: Loscalzo J, Schafer AI (eds) Thrombosis and hemorrhage. Blackwell, Oxford, pp 965–998
Lichey J, Reschofski I, Dissmann T et al. (1991) Fibrin degradation product D-dimer in the diagnosis of pulmonary embolism. Klin Wochenschr 69: 522–526
Magnani HN (1993) Heparin-induced thrombocytopenia (HIT) An overview of 230 patients treated with Orgaran (Org 10172). Thromb Haemost 70: 554–561
Mätzsch T, Bergqvist D, Hedner V et al. (1990) Effects of low molecular weight heparin and unfragmented heparin on induction of osteoporosis in rats. Thromb Haemost 63: 505–509
Martinelli I, Taioli E, Cetin I et al. (2000) Mutations in coagulation factors in women with unexplained late fetal loss. N Engl J Med 343: 1015–1018
Mogensen K, Skibsted L, Wadt J (1989) Thrombectomy of acute iliofemoral venous thrombosis during pregnancy. Surg Gynecol Obstet 169: 50–54

Oakley CM (1995) Anticoagulation and pregnancy. Eur Heart J 10: 1317–1319

Pabinger I, Kyrle PA, Meistinger M, Eichinger S, Wittmann E, Lechner K (1994) The risk of thromboembolism in asymptomatic patients with protein C and protein S deficiency: a prospective cohort study. Thromb Haemost 71: 441–445

Partsch H, Blättler W (1996) Leitlinien zur Thromboembolie-Prophylaxe. Phlebol 25: 261–266

Ruehm SG, Zimmy K, Debatin JF (2001) Direct contrast-enhanced 3D MR venography. Eur Radiol 11: 102–112

Sandler DA, Martin JF, Duncan JS et al. (1984) Diagnosis of deep vein thrombosis: comparison of clinical evaluation, ultrasound, plethysmograph and venoscan with X-ray venogram. Lancet 2: 716–719

Sbarouni E, Oakley CM (1994) Outcome of pregnancy in women with valve prostheses. Br Heart J 71: 196–201

Schindler JM, Kaiser M, Gerber A, Vuilliomenet A, Popovic A, Bertel O (1990) Colour coded duplex sonography in suspected deep vein thrombosis of the leg. BMJ 301: 1369–1370

Siegert G, Tiebel O, Justus B (1992) Veränderungen von Gerinnungs- und Fibrinolyseparametern während des Verlaufes der normalen Schwangerschaft. Klin Lab 38: 1136–1340

Sipes SL, Weiner CP (1990) Venous thromboembolic disease in pregnancy. Semin Perinatol 14: 103–118

Stein PD, Terrin ML, Hales CA et al. (1991) Clinical, laboratory, roengenographic, and electrocardiographic findings in patients with acute pulmonary embolism and no preexisting cardiac or pulmonary disease. Chest 100: 598–603

Stevenson RE, Burton M, Ferlauto GJ, Taylor HA (1989) Hazards of oral anticoagulants during pregnancy. JAMA 243: 1549–1551

Tengborn L, Bergqvist D, Matzsch T, Bergqvist A, Hednar V (1989) Recurrent thromboembolism in pregnancy and puerperium. Is there a need for thrombophrophylaxis? Am J Obstet Gynecol 160: 90–95

THRIFT: Thromboembolic Risk Factors Consensus Group (1992) Risk of and prophylaxis for venous thromboembolism in hospital patients. BMJ 305: 567–574

Toglia MR, Nolan TE (1996) Venous thromboembolism during pregnancy: a current review of diagnosis and management. Obstet Gynecol Surv 52: 60–72

Toglia MR, Weg JG (1996) Venous thromboembolism during pregnancy. N Engl J Med 335: 108–114

Warkentin TE, Levine N, Hirsh J et al. (1995) Heparin-induced thrombocytopenia in patients treatet with low molecular-weight heparin or unfractionated heparin. N Engl J Med 332: 1330–1335

Wersch JWJ van, Ubachs JMH (1991) Blood coagulation and fibrinolysis during normal pregnancy. Eur J Clin Chem Clin Biochem 29: 45–50

Winkler UH (1997) Thromboembolierisiko, hormonelle Kontrazeption und Östrogensubstitution. Gynäkologe 30: 341–351

Winkler UH, Schindler AE (1996) Zur Prophylaxe und Behandlung der Thrombose in der Schwangerschaft. Geburtsh Frauenheilk 56: 301–312

Infektionen

M. Beichert und K. Friese

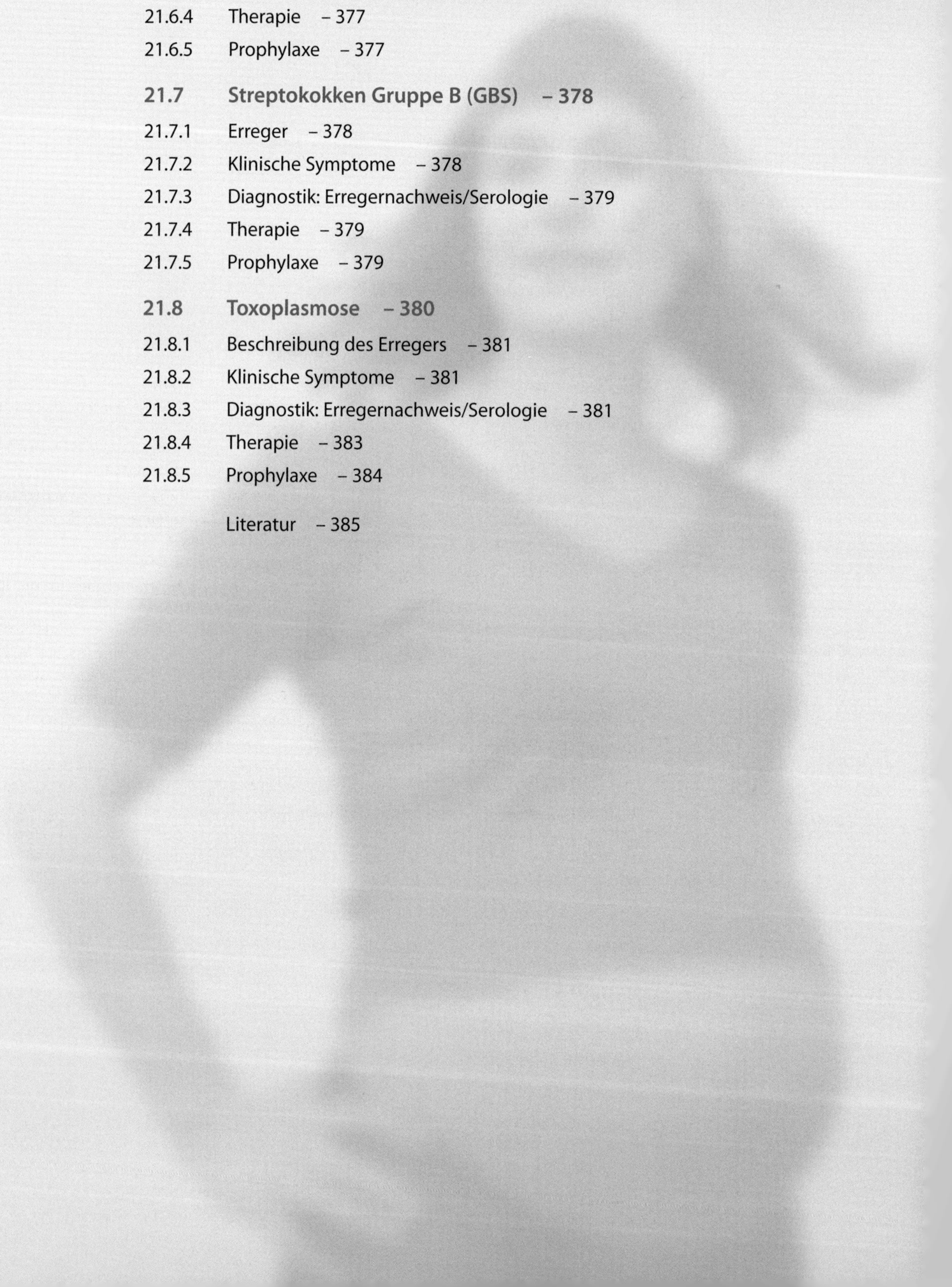

21.1 Röteln

21.1.1 Beschreibung des Erregers

Zusammenfassung

Die durch das Rötelnvirus hervorgerufenen Röteln zählen wegen ihrer hohen Fehlbildungsrate zu den am meisten gefürchteten Infektionen in der Schwangerschaft.

Die Übertragung des Erregers erfolgt durch Tröpfcheninfektion. Das Rötelnvirus befällt überwiegend die lymphadenoiden Organe, die Haut, Schleimhäute und Synovialgewebe, gelegentlich das perivaskuläre Gewebe und in der Schwangerschaft die Plazenta. Die Infektion ist mit einem Exanthem vergesellschaftet. Bei Kindern verläuft die Infektion in 50% der Fälle subklinisch.

Zum Infektionsnachweis und zur Beurteilung der Immunitätslage werden IgM-, IgA- und IgG-Antikörper bestimmt. Standardtest ist der Hämagglutinationshemmtest (HAH). Die IgM-Titer können, insbesondere auch nach Impfung, lange persistieren und ein diagnostisches Problem darstellen. Eine gezielte pränatale Diagnostik ist mittels PCR (Polymerasekettenreaktion) aus Chorionzotten, Fruchtwasser und Fetalblut sowie durch Virusnachweis möglich.

Die versehentliche Impfung seronegativer Frauen perikonzeptionell oder in der Frühschwangerschaft kann in etwa 2% der Fälle zur fetalen Infektion führen, allerdings wurden bisher keine Schädigungen des Kindes nachgewiesen.

Reinfektionen sind bekannt, vor allem nach Impfung, führen aber nur in seltenen Fällen zu Rötelnembryopathien.

Der Fetus kann diaplazentar infiziert werden. Insbesondere die Infektion in den ersten 12 SSW, also während der Embryogenese, führt zum sog. Rubellasyndrom. Dies umfasst Herz-, Augen- und Ohrfehlbildungen. Mit zunehmendem Gestationsalter nimmt der Schädigungsgrad des Feten ab.

Bei akuter Rötelninfektion in den ersten 10 SSW sollte wegen des hohen Embryopathierisikos eine Beendigung der Schwangerschaft in Betracht gezogen werden, wenn die pränatale Diagnostik, z.B. durch PCR, einen positiven Befund ergibt. Die Rötelnprophylaxe erfolgt durch aktive bzw. passive Impfung.

Von allen Infektionen in der Schwangerschaft sind die Röteln wegen ihrer **hohen Fehlbildungsrate** noch immer am meisten gefürchtet. Trotz vieler Maßnahmen (aktive Impfung, Mutterschaftsvorsorge, verbesserte Labordiagnostik) gibt es bei uns noch zu viele Rötelnembryopathien, ausnahmsweise auch bei Kindern von früher geimpften Müttern.

Das **Röteln-(Rubella-)Virus** mit nur einem Serotyp (Rubivirus) gehört zur Familie der Togaviren. Es besteht aus einem umhüllten Nukleokapsid mit einem Genom aus einzelsträngiger RNS und 3 Strukturproteinen, dem C im Nukleokapsid, dem E1 und dem E2 in der Virushülle. Die E1- und E2-Strukturproteine sind insbesondere für die Induktion der humoralen (hämagglutinierenden, hämolysierenden und neutralisierenden) Aktivität verantwortlich, während das C-Protein außerdem noch ein Epitop enthält, das die zelluläre T-Zell-bedingte Immunantwort hervorruft.

> Neuere Erkenntnisse, vor allem durch Einsatz synthetischer Peptide, zeigen, dass z.B. die neutralisierende Kapazität der gebildeten Antikörper nach natürlicher Infektion, Impf- und fetaler Infektion unterschiedlich sein kann.

21.1.2 Klinische Symptome

Die Ansteckung erfolgt durch **Tröpfcheninfektion.** Die Inkubationszeit bis zum Auftreten der Symptome beträgt meist 15–17 Tage (14–21 Tage). Etwa 7–9 Tage nach Ansteckung setzt die Virämie und die Ausbreitung des zellfreien und mit Lymphozyten assoziierten Virus in vielen Organen ein.

> Die Hauptzielorgane sind die lymphadenoiden Organe, die Haut, die Mukosa des Respirations- und des Urogenitaltrakts, das Synovialgewebe der Gelenke, gelegentlich das perivaskuläre Gewebe im Gehirn und bei Schwangerschaft auch die Plazenta.

Die Virusausscheidung aus dem Rachen beginnt am 10.–12. Tag nach Ansteckung und endet nach Auftreten der lokalen IgA-Antikörper 3–4 Tage nach Symptombeginn. Die Virämie erreicht ihren Höhepunkt ebenfalls 10–12 Tage nach Ansteckung und dauert insgesamt 5–7 Tage. Sie wird durch das Ingangkommen der verschiedenen zellulären Immunabwehrreaktionen und durch das Auftreten der humoralen Antikörper im Serum und im Nasopharynx beendet. Die Patienten sind somit **etwa 7 Tage nach Exanthembeginn kontagiös.**

Im Serum sind 2–4 Tage nach Symptombeginn die IgM- und IgA- und dann die IgG-Antikörper nachweisbar. Die Antikörper erreichen innerhalb der ersten 2 Wochen gleichzeitig mit den messbaren zellulären Immunreaktionen ihre Höchstwerte. Die IgM- und IgA-Antikörper bleiben in der Regel 4–6 (bis 8) Wochen nach Symptombeginn in absinkenden Konzentrationen nachweisbar. Besonders die IgM-Antikörper können in etwa 3–5% der Fälle sehr langfristig persistieren. Die IgG-Antikörper bleiben lebenslang nachweisbar (Enders 1997b).

Bei Kindern verläuft die Rötelninfektion in etwa 50% der Fälle subklinisch, während bei der Mehrzahl der Jugendlichen und Erwachsenen mehr oder weniger ausgeprägte Symptome auftreten. Röteln sind im Wesentlichen gekennzeichnet durch ein **kurzfristiges, makulopapulöses, rosafarbenes Exanthem und** eine **Lymphknotenschwellung,** insbesondere der postaurikulären, subokzipitalen und zervikalen Lymphknoten. Die Erkrankung ist meist harmlos.

> Die Hauptkomplikationen sind die thrombozytopenische Purpura bei Kindern (1/3 000), Meningoenzephalitiden bei jungen Erwachsenen (1/10 000), Arthralgien und rheumatische Beschwerden bei jungen Frauen (etwa 35%).

Impfinfektion

Seit 1980 wird nur noch der **Rötelnlebendimpfstoff RA-27/3** angewendet. Nach einer Impfung kommt es zu einer abgeschwächten Infektion mit stark reduzierter Virusvermehrung, gelegentlicher Lymphknotenschwellung und Exanthem. Ähnlich wie bei natürlichen Röteln werden bei jungen Frauen vorübergehende Arthralgien in bis zu 40 % der Fälle, arthritisähnliche Symptome in etwa 20 % der Fälle und chronische rekurrierende Beschwerden in 2–5 % der Fälle beschrieben.

Wegen der parenteral durchgeführten Impfung fehlt die lokale IgA-Antikörperproduktion im Nasopharynx. Im Serum sind signifikante HAH/IgG-Antikörpertiter (**H**äm**a**gglutinationshemm-AK) bzw. -werte erst 4–6 Wochen nach Impfung nachweisbar. Die IgM- und auch IgA-Antikörper sind im Durchschnitt 8–12 Wochen lang vorhanden. Besonders die IgM-, weniger die IgA-Antikörper, können aber auch für Jahre im messbaren Bereich persistieren. Die IgG-Antikörper sinken innerhalb von 4 Jahren auf niedrige Werte ab und bleiben für einen bis jetzt überschaubaren Zeitraum von 15–20 Jahren in individuell unterschiedlicher Titerhöhe vorhanden.

Die versehentliche Impfung seronegativer Frauen kurz vor oder in der Frühschwangerschaft kann in etwa 2 % der Fälle zwar zur fetalen Infektion führen, jedoch sind Schädigungen des Kindes bisher nicht beobachtet worden (Enders 1984, 1997; Centers for Disease Control 1989).

> Reinfektionen nach einer Impfung sind bei Kontakt mit dem Wildvirus wegen fehlender lokaler Immunität im Nasopharynx vor allem bei niedrigen HAH- und IgG-Titern relativ häufig.

Nach natürlich durchgemachten Röteln ist dies selten der Fall. Neuere Untersuchungen, z.T. in Tests mit synthetischen Peptiden gegen immunologisch relevante epitopspezifische Domänen von E1- und E2-Proteinen, zeigen, dass bei Impflingen trotz positiver HAH- oder IgG-Antikörper die neutralisierende Qualität fehlen kann. Bei Reinfektionen findet eine kurzfristige Virusvermehrung im Nasopharynx ohne bzw. mit begrenzter Virämie statt (O'Shea et al. 1983).

> Reinfektionen sind in der Regel asymptomatisch. Dabei kommt es zu einem hohen Anstieg der IgG-Antikörper mit mehr oder weniger ausgeprägter IgM-, aber meist signifikanter IgA-Antikörperbildung. Reinfektionen können trotz präexistierender HAH- und IgG-Antikörper zu fetalen Infektionen führen, jedoch nur in Ausnahmefällen zu Rötelnembryopathien (Enders 1991, 1994; Aboudy et al. 1997).

Pränatale (kongenitale) Infektion

Pathogenese

Die **Übertragung** der maternalen Infektion auf den Feten erfolgt **transplazentar** im Verlauf der maternalen Virämie. Das Virus kann das Chorionepithel sowie das Kapillarendothel der plazentaren Blutgefäße und danach das fetale Endokard infizieren. Daran schließt sich die Virusausbreitung über den fetalen Kreislauf auf viele Organe an, wo sich das Virus oft nur in wenigen Zellen vermehrt. In solchen Zellklonen kann es nach der Geburt unterschiedlich lange persistieren. Dagegen ist im Plazentagewebe die Persistenz des Virus bis zur Geburt selten.

> Die Immunabwehr auf der B-Zell-Ebene mit Produktion von virusspezifischen IgM-Antikörpern erfolgt ab der 10.–13. Gestationswoche, von IgG-Antikörpern ab der 16. Gestationswoche und von IgA-Antikörpern ab der 30. Gestationswoche. Die verschiedenen zellulären Immunreaktionen auf der T-Zell-Ebene werden erst in der 15.–20. Gestationswoche nachweisbar (Lewis u. Wilson 1995).

So lassen sich mit den **empfindlicheren Röteln-IgM-Tests** in der 22./23. Gestationswoche, meist aber noch nicht in der 18.–21. Woche, IgM-Antikörper in etwa 94 % der Fälle im Serum rötelninfizierter Feten nachweisen (Daffos et al. 1984; Enders u. Jonatha 1987).

Bei der Geburt sind in 98 % aller Fälle mit Rötelnembryopathie selbst gebildete IgM-Antikörper und überwiegend von der Mutter stammende IgG-Antikörper vorhanden. In Einzelfällen von klinisch und virologisch gesicherten Rötelnembryopathien können IgM- und IgA-Antikörper bei der Geburt und eine eigene IgG-Antikörpersynthese noch im 3.–4. Lebensmonat fehlen. Nach Abnahme der Virusproduktion normalisiert sich dann auch die Antikörperbildung (Weber et al. 1993). Die IgM-Antikörperproduktion hält nach der Geburt für 6–8 Monate, gelegentlich auch länger an. Sie verläuft in etwa parallel zur Dauer der Virusausscheidung im Rachensekret und Urin. Aus Organmaterial wie Augenlinse, Kammerwasser und Gehirngewebe kann das Virus sehr viel länger isoliert werden.

Die **IgG-Antikörper** persistieren in abfallenden Titern langfristig bis lebenslang. In etwa 5–10 % der Fälle können IgG-Antikörper jedoch nach dem 4.–5. Lebensjahr nicht mehr nachgewiesen werden. Die betroffenen Kinder sind jedoch ebenso wie die mit Antikörpern gegen eine natürliche Infektion immun und reagieren meist auch auch nicht mit Antikörperbildung auf eine Impfung.

Häufigkeit fetaler Infektionen und Rötelnembryopathien

Bei der Erstinfektion der Mutter liegen die fetalen Infektionsraten zu verschiedenen Gestationszeiten wesentlich höher als die Raten für Embryopathien. Die fetale Infektionsrate wurde anhand des Virusnachweises in fetalem und/oder Plazentagewebe von Interruptiomaterial bzw. anhand des positiven IgM-Antikörpernachweises bei Neugeborenen festgestellt.

Die Raten für Rötelnembryopathien, die von einzelnen Autoren z. T. in unterschiedlicher Häufigkeit angegeben werden, orientieren sich an amerikanischen Langzeitstudien (Cooper et al. 1995), prospektiven englischen Studien (z. B. Miller et al. 1982), skandinavischen Studien (z. B. Grillner et al. 1983) und an deutschen prospektiven und retrospektiven Studien von 1969–1997, die zahlenmäßig in großem Umfang durchgeführt wurden (Enders 1991, 1997). Die in Tabelle 21.1 aufgeführten Werte wurden aus diesen verschiedenen Studien ermittelt.

> Bei Röteln vor Konzeption bis 10 Tage nach der letzten Regel wurden keine Infektionen und Schädigungen des Kindes festgestellt (Enders et al. 1988).

- Die Röteln der Mutter in der 1. bis Ende der 11. SSW verursachen Organfehlbildungen und Symptome des erweiterten Rubellasyndroms.
- Bei einer Infektion ab der 12.–17. SSW sind in abnehmendem Maße vor allem Innenohrschwerhörigkeit, schwer- bis geringgradig, uni- und bilateral, zu erwarten. Bei Röteln der Mutter nach der 18. SSW wurden in Studien neueren Datums keine signifikanten Auffälligkeiten beim Neugeborenen oder Säugling (bis auf 3 Fälle mit Hördefekten bei Röteln der Mutter bis zur 20. SSW) beobachtet.
- Röteln der Mutter kurz vor der Entbindung können zu neonatalen und frühpostnatalen Rötelnerkrankungen führen.

Tabelle 21.1. Fetale Infektions- und Embryopathieraten bei primären symptomatischen Röteln in der Schwangerschaft (nach Enders 1982, 1991, 1997)

Maternale Röteln Zeitpunkt	Infektionsrate [%]	Embryopathie [%]
Vor bis 10. Tag nach der letzten Regel	<3,0	± 3,5 (NR)[a]
1.–11. SSW[a]	90–>70	65–>25
12.–17. SSW	± 54	20–>8
>18.–38. SSW	± 20–>35	± 3,5

[a] NR Normalrisiko.

Bei Röteln in den ersten 8 SSW wird die Abortrate bis 20 % angegeben, wie anlässlich der Großepidemie in den USA 1964/65 festgestellt wurde. Das Risiko fetaler Infektionen bei früher geimpften Frauen mit Reinfektion in den ersten 16 SSW wurde mit etwa 8 % kalkuliert, wobei das Risiko einer Rötelnembryopathie zahlenmäßig nicht kalkulierbar ist, da es sich hier nur um Ausnahmefälle handelt (s. Übersicht).

Die Mehrzahl der in der Übersicht genannten Symptome tritt bei Kindern von Müttern mit akuten Röteln bis zur 12. SSW auf, während isolierte Hörschäden vorwiegend mit Röteln der Mutter in der 13.–17. SSW assoziiert sind.

Klinische Manifestation der Rötelnembryopathie (Rubellasyndrom) (nach Enders 1986)

- Klassische Trias der Organfehlbildungen an Herz (52–80 %), Auge (50–55 %) und Ohr (~60 %)
- Manifestationen fetaler Entwicklungsstörungen: Dystrophie, Mikrozephalus, statomotorische und geistige Retardierung (etwa 40 %)
- Erweitertes Rubellasyndrom mit Ikterus, Exanthem, Thrombozytopenie, Anämie von hämolytischem Charakter, Myokarditis, Pneumonie, Enzephalitis, Osteopathie (Letalität beträgt hierbei etwa 30 %; bei Überleben Normalisierung innerhalb des 1.–4. Lebensmonats)
- Late-onset-Rubellasyndrom: Beginn zwischen dem 4.–6. Lebensmonat. Wachstumsstillstand, chronisches Exanthem, rekurrierende Pneumonie, IgG-, IgA-Hypogammaglobulinämie, Vaskulitis. Die Letalität beträgt besonders bei Pneumonien bis zu 70 %
- Spätmanifestationen: im jugendlichen Alter Hörschäden, Diabetes mellitus, andere endokrine Störungen, Krampfleiden, progressive Planenzephalitis (PRP)

21.1.3 Diagnostik: Erregernachweis/Serologie

Verdächtig sind **Lymphknotenschwellungen**, insbesondere im Nackenbereich sowie ein kurz danach hinter den Ohren beginnendes **mittelfleckiges, nicht konfluierendes Exanthem**, das sich schnell über das Gesicht, dann im Bereich des Rückens und der Streckseiten der Extremitäten ausbreitet und etwa 2–3 Tage dauert. Gelegentlich geht es mit Juckreiz einher.

Im Blutbild besteht eine Leukopenie mit mäßiger Linksverschiebung, relativer Lymphozytose und atypischen Lymphozyten. Weitere Verdachtszeichen sind die etwas später einsetzenden arthralgischen Beschwerden vor allem der kleinen Fuß- und Handgelenke.

Bekanntlich können Röteln auch **im Erwachsenenalter** in **20 %** der Fälle **uncharakteristisch** bzw. ohne Exanthem verlaufen und in etwa 30 % der Fälle mit anderen exanthematischen Krankheiten verwechselt werden.

Cave

Differenzialdiagnostische Schwierigkeiten bereiten die durch das Parvovirus B19 und durch Entero-, Epstein-Barr- und Adenoviren bedingten Exantheme sowie Arzneimittelallergien und auch die bei einer Parvovirus-B19-Infektion auftretenden Gelenkaffektionen.

Eine Diagnose von früheren oder kürzlich durchgemachten Röteln kann also nur im Labor mittels Antikörpernachweis erfolgen. Bei Rötelnkontakt oder serologischem Verdacht auf Röteln in der Schwangerschaft ist es erforderlich, gründlich nach den oben angeführten Symptomen sowie serologischen Befunden und Impfungen vor dieser Schwangerschaft zu fragen.

Labordiagnostik

Die postnatalen Röteln werden mittels **Antikörpernachweis** diagnostiziert. In der pränatalen Diagnostik und der Diagnose von Rötelnembryopathien wird zusätzlich der **Virusnachweis** eingesetzt.

Antikörpernachweis

Als Grundtest gilt immer noch der **Hämagglutinationshemmtest (HAH)**. Zur Bestätigung niedriger HAH-Titer werden IgG-Tests, z. B. der HiG-Test (Hämolysis-in-Gel-Test) und eine Vielzahl von EIA-Tests (Enzymimmunoassays) eingesetzt. Die in den EIAs gemessenen IgG-Antikörper werden anhand eines WHO-Standards, z. B. in International Units, bewertet. Zum Nachweis einer akuten Infektion werden die IgM-Antikörper in indirekten EIAs, µ-Capture-EIAs und EIAs mit rekombinantem Antigen bestimmt.

Als Zusatz zur Differenzierung des Infektionszeitpunkts werden der **IgA-Antikörpernachweis** sowie **EIAs** zur Bestimmung der Avidität von IgG-Antikörpern angewendet. Bis zu 4 Wochen nach akuten Röteln liegen niedrig-avide IgG-Antikörper vor mit einem Aviditätsindex von <30 % (Enders u. Knotek 1989).

Vermehrt wird heute der nicht reduzierende **Immunoblottest** herangezogen. Mit Letzterem lässt sich anhand der Reaktion des Serums mit den Strukturproteinen C, E1 und E2 die zeitliche Abfolge der Bildung rötelnspezifischer IgG-Antikörper ermitteln. So werden z. B. die E2-Antikörper erst etwa 3–5 Monate nach einer akuten Primärinfektion nachweisbar (Meitsch et al. 1997).

Virusnachweis

Der Virusnachweis, der in der pränatalen und pädiatrischen Diagnostik eingesetzt wird, kann, außer durch Anzucht des

Virus in bestimmten Zellkulturarten, heute auch durch den **Nachweis** von **Rötelnvirus-RNA** mit der **Polymerasekettenreaktion (PCR)** durchgeführt werden (Ho-Terry et al. 1988; Cradock-Watson et al. 1989).

Die PCR ist die weitaus sensitivere und schnellere Methode, jedoch sind falsch-positive PCR-Ergebnisse – vor allem bei mangelnder Korrelation mit dem klinischen Hintergrund – nicht ausgeschlossen (Enders 1991; Betzl et al. 1993; Bosma et al. 1995).

Diagnostische Hauptprobleme

Häufige Probleme sind positive IgM-Antikörperbefunde ohne/mit erhöhten HAH- und IgG-Titerwerten in der Mutterschaftsvorsorge. Als Ursache für positive IgM-Antikörper bei klinisch unauffälligen Frauen kommen verschiedene Faktoren in Betracht (s. Übersicht).

Ursache für positive IgM-Antikörper bei klinisch unauffälligen schwangeren Frauen

- Akute kürzliche bzw. länger zurückliegende Rötelninfektionen
- Kürzliche bzw. länger zurückliegende Impfungen
- Reinfektionen nach früherer Impfung
- Langpersistierendes IgM nach früherer Infektion oder Impfung
- Kreuzreagierende IgM-Antikörper bei anderen akuten/chronischen asymptomatischen Infektionen (z. B. CMV, EBV)

Zur Abklärung der Ursache der positiven IgM-Antikörper bedarf es klinischer Angaben, Fragen nach Vorbefunden und des Einsatzes geeigneter serologischer Differenzierungstests sowie von Titerverlaufskontrollen.

In der Mehrzahl der Fälle lässt sich mit den heute verfügbaren Testmethoden im Speziallabor die Ursache der IgM-Antikörper aufklären. Dadurch kann die Indikation zur pränatalen Diagnostik eingeschränkt werden (Enders 1997a).

Pränatale (kongenitale) Diagnostik

Anfänglich wurde zum Nachweis spezifischer IgM-Antikörper nur die Cordozentese (Daffos et al.1984; Enders 1986) mit Entnahme von fetalem EDTA-Blut in der 20.–22. SSW durchgeführt. Mit Hilfe der PCR kann nun auch ein schneller Virusnachweis in Chorionzotten, im Fruchtwasser mit Entnahme in der 11.–19. SSW und im Fetalblut und Fruchtwasser mit Entnahme in der <22.–23. Woche durchgeführt werden.

> Da die IgM-Antikörperproduktion vor der 21. Woche zu gering für einen Nachweis sein kann, sollte zur Vermeidung falsch-negativer Befunde die Cordozentese keinesfalls vor der 22. Woche erfolgen. Bei akuten Röteln in den ersten 10 SSW sollte wegen des hohen Embryopathierisikos eher ein Schwangerschaftsabbruch in Betracht gezogen werden.

Im Allgemeinen gilt, dass positive IgM-Antikörperbefunde im fetalen Blut bzw. positive PCR-Ergebnisse in Chorionzotten, Amnionflüssigkeit oder Fetalblut das Vorliegen einer fetalen Infektion anzeigen, jedoch negative Befunde diese nicht absolut ausschließen können. Bei positiven Befunden in fetalen Proben richtet sich die Entscheidung für eine Fortsetzung oder einen Abbruch der Schwangerschaft nach der Häufigkeit und der Art der Kindsschäden, die vom Zeitpunkt der Röteln in der Schwangerschaft abhängen (◼ s. Tabelle 21.1).

21.1.4 Therapie

Eine Behandlung ist bei unkomplizierten Röteln nicht erforderlich. Die Behandlung von arthralgischen Beschwerden ist symptomatisch. Bei Kindern mit Rötelnembryopathie sind eine frühzeitige Erkennung der Hördefekte und unterstützende Maßnahmen wichtig.

21.1.5 Prophylaxe

Expositionsprophylaxe

Eine Expositionsprophylaxe ist wegen der Virusausscheidung aus dem Rachen etwa 7 Tage vor Auftreten der Symptome (falls diese auftreten) wenig erfolgversprechend.

Passive Prophylaxe

Für die passive Prophylaxe stehen in Deutschland **Rötelnimmunglobuline** mit definiertem Antikörpertitergehalt zur Verfügung. Ihre Anwendung wird für seronegative Frauen mit Rötelnkontakt in den ersten 16 SSW empfohlen.

Zu beachten ist, dass die nach einer Immunglobulinprophylaxe eintretende Infektion subklinisch und mit verzögerter und geringerer HAH- und IgM-Antikörperbildung verläuft als bei akuten Röteln ohne Immunglobulingabe. Deshalb müssen 2 weitere Antikörperkontrollen (HAH-IgG und IgM) im Abstand von jeweils 2 Wochen durchgeführt werden, da **trotz Immunglobulingabe**, wenn auch **selten, Rötelnembryopathien möglich** sind.

Für seronegative Frauen in der Frühschwangerschaft, vor allem bei beruflicher Exposition, kann als Präventivmaßnahme die wiederholte Immunglobulingabe in 6- bis 8-wöchigen Abständen mit den erwähnten serologischen Kontrollen bis zur 16. SSW erfolgen. Bei beruflichem Expositionsrisiko wird bis zur 17. SSW jedoch meist eine Freistellung empfohlen.

Die Gabe von Immunglobulin bei fraglich positiven/niedrigen Titern (HAH 1:8/16) verspricht keinen zusätzlichen Schutz, da die Titer durch die Immunglobulingabe nur selten höher werden.

Aktive Prophylaxe

Das **attenuierte Rötelnimpfvirus** (RA-27/3), das seit 1980 für alle Rötelnimpfstoffe verwendet wird, ist als Komponente im Masern-, Mumps-, Röteln-(MMR-)Impfstoff enthalten oder auch als Einzelimpfstoff verfügbar.

Nach den derzeitigen Impfempfehlungen der STIKO (Ständige Impfkommission am Robert-Koch-Institut) soll die Erstimpfung mit MMR im Alter von 15 Monaten und die 2. Impfung im 6./7. bzw. bis zum 10. Lebensjahr erfolgen. Außerdem wird empfohlen, seronegative Frauen bzw. Frauen ohne Impfanamnese vor der Schwangerschaft bzw. seronegative Frauen im Wochenbett zu impfen.

Allgemein ist bekannt, dass die Impfung von Personen mit niedrigen HAH-Titern nur selten zu einer bleibenden Steigerung der Titer führt und deshalb wiederholte Impfungen von Frauen mit Kinderwunsch nicht erfolgreich sind. Bei Vorliegen von niedrigen/grenzwertigen Titern nach einer Impfung kann mit einem Basisschutz gerechnet werden, doch sind asymptomatische Reinfektionen bei Kontakt mit dem Wildvirus, die mit einem relativ geringen fetalen Risiko einhergehen, nicht selten.

> Bei der Impfung seronegativer Frauen im Wochenbett kann es durch Stillen in Einzelfällen zur Infektion und Erkrankung des Neugeborenen kommen. Bei Rh-negativen Frauen mit Anti-D-Prophylaxe nach der Entbindung sollte im Falle der Seronegativität für Röteln die aktive Impfung erst 2–3 Monate später erfolgen. Dies gilt auch nach Gabe von Immunglobulinpräparaten.

21.2 Zytomegalie (CMV)

Zusammenfassung

Das Zytomegalievirus, zur Gruppe der Herpesviren gehörend, ist der häufigste Verursacher kongenitaler Infektionen mit Erkrankungen des Kindes bei Geburt und von Spätschäden. Nicht nur bei maternaler Primärinfektion, sondern auch bei der sog. rekurrierenden Infektion sind negative Auswirkungen auf das Kind zu erwarten, allerdings bei letzterer seltener.

Immunsupprimierte Patienten sind besonders gefährdet.

Trotz zellulärer und humoraler Immunantwort persistiert das Virusgenom lebenslang, wahrscheinlich in Makrophagen.

Die Erstinfektion verläuft meist unbemerkt im Kindesalter. Die Pathogenese der fetalen Infektion ist nicht exakt bekannt. Es wird angenommen, dass eine maternale Virämie den Ausgangspunkt darstellt. Unklar ist der genaue Infektionsweg bei rekurrierender Infektion, denn hier fehlt die Virämie weitestgehend. Infizierte Neugeborene scheiden das CMV-Virus nach der Geburt im Urin und aus dem Rachen aus. Von den pränatal infizierten Neugeborenen sind bei Geburt etwa 10% symptomatisch, 5% weisen klassische Stigmata der CMV-Erkrankung auf. Davon sterben 12–30%. Mehr als 90% der Überlebenden weisen Spätfolgen auf. Von den asymptomatischen Neugeborenen zeigen 8–15% Spätmanifestationen. Das Hauptrisiko von Kindsschäden besteht bei Erstinfektion der Mutter im 1. bis zum Beginn des 3. Trimenons.

Die peripartale Infektion erfolgt durch infizierte Sekrete bei der Passage der Geburtswege.

Reife Neugeborene sind weniger gefährdet als unreife Frühgeborene.

Zu erwähnen ist die Virusübertragung durch CMV-seropositive Mütter beim Stillen.

Die CMV-Erstinfektion wird wegen der uncharakteristischen Symptome selten klinisch diagnostiziert. Antikörper- und Virusnachweis sind möglich. Pränatal können Chorionzotten, Fruchtwasser und Fetalblut untersucht werden. Bei Kombination abnormer sonographischer Befunde mit positivem Virusnachweis ist der Schwangerschaftsabbruch zu diskutieren.

Das außerhalb der Schwangerschaft zur Therapie eingesetzte Ganciclovir bzw. Foscarnet werden in der Schwangerschaft noch nicht empfohlen.

Eine wirksame Prophylaxe ist durch aktive Impfung aller Frauen vom 15.–25. Lebensjahr oder auch selektiv bei CMV-Seronegativität möglich.

21.2.1 Beschreibung des Erregers

> Das Zytomegalievirus (CMV) ist der häufigste Verursacher kongenitaler Infektionen mit Erkrankung des Kindes bei Geburt und von Spätschäden.

Anders als z. B. bei Röteln oder Parvovirus B19 kann es nicht nur bei der Primärinfektion der Mutter zur fetalen Infektion kommen, sondern auch bei rekurrierender Infektion in Gegenwart maternaler IgG-Antikörper. Das Hauptrisiko einer Erkrankung des Kindes bei Geburt sowie das Auftreten von Spätfolgen sind mit der Primärinfektion der Mutter verbunden, bei rekurrierender maternaler Infektion sind dies Ausnahmen.

Außer für die Schwangerschaft hat die CMV-Infektion eine große klinische Bedeutung für immunsupprimierte Patienten, z. B. mit einer Transplantation, mit Tumoren oder einer HIV-Infektion.

Das **Zytomegalievirus** mit einem aus doppelsträngiger DNA bestehenden Genom gehört zur Gruppe der Herpesviren. Ihnen allen gemeinsam ist ein 3-stufiger Replikationszyklus und die lebenslängliche Persistenz des Genoms nach der Primärinfektion mit der Möglichkeit der Reaktivierung. Typisch für das CMV ist ein **langsamer Vermehrungszyklus** in vivo und in vitro.

Die einzelnen Virusisolate weisen eine Sequenzhomologie von bis zu 80% auf. Der Verwandtschaftsgrad der einzelnen Virusisolate kann durch eine molekularbiologische Analyse nachgewiesen werden. Dies ist z. B. zur Abklärung von Infektionsketten (Mutter-Kind-Paar, Sexualpartner) von Interesse.

21.2.2 Klinische Symptome

Bei der postnatalen Infektion erfolgt nach Eintritt des Zytomegalievirus über die Schleimhäute des Respirations- bzw. Genitaltrakts und der lokalen Virusmehrung die virämische Phase. Dabei gelangen zellfreies Virus oder virushaltige Leukozyten zu den Hauptzielorganen (z. B. Niere, Speicheldrüsen, Herz, Respirations-/Genitaltrakt, Leber) mit anschließender Vermehrung in den Fibroblasten, Epithel- und Endothelzellen.

Die Erstinfektion wird durch zelluläre Immunreaktionen und durch die Bildung humoraler Antikörper begrenzt. Die zellulären Immunmechanismen beinhalten u. a. eine Aktivierung von T-Lymphozyten, die Bildung spezifischer zytotoxischer T-Lymphozyten und eine natürliche Killerzellaktivität. IgM-, IgA- und IgG-Antikörper werden im Serum kurz nach Beginn der Symptome, falls diese auftreten, nachweisbar, zuerst die IgM- und IgA-, dann die IgG-Antikörper. Sie steigen im

Verlauf von 2–3 Wochen auf hohe Werte an. Die IgM- und IgA-Antikörper bleiben meist 6–8 (bis 12) Wochen, die IgG-Antikörper in absinkenden Titern lebenslang nachweisbar.

Trotz der zellulären und humoralen **Immunantwort persistiert** das **Virusgenom lebenslang.** Als Hauptort der Latenz stehen derzeit die Makrophagen zur Diskussion (Sinzger et al. 1996). Das Virus kann latent bleiben oder gelegentlich reaktiviert werden. Hierbei kann es zur Virusausscheidung aus dem Nasen-Rachen-Raum und dem Urogenitaltrakt sowie zu einem signifikanten IgG-Titeranstieg mit mehr oder weniger ausgeprägter IgM- und IgA-Antikörperbildung kommen.

> Molekulare Stammanalysen weisen darauf hin, dass die Mehrzahl der rekurrierenden Infektionen in der Schwangerschaft auf die Reaktivierung des latenten endogenen Virus und nicht auf Reinfektion mit einem neuen Stamm zurückzuführen ist.

Symptomatik

Die Inkubationszeit ist nicht genau bekannt, kann aber **4–8** (bis 12) **Wochen** dauern. Die Erstinfektion verläuft im Kindesalter meist unbemerkt. Im jugendlichen Alter ist die Mehrzahl der Infektionen ebenfalls asymptomatisch oder es treten uncharakteristische Symptome wie Unwohlsein, Müdigkeit, Fieber und Lymphadenopathie auf. Gelegentlich kommt es zu mononukleoseähnlichen Krankheitsbildern, Myokarditis und zum Guillain-Barré-Syndrom. Die reaktivierte Infektion ist bei immunkompetenten Personen beinahe immer asymptomatisch.

Bei immunsupprimierten Personen (Tumor-, Transplantations-, HIV-Patienten) kann sowohl die Primär als auch die rekurrierende Infektion zur schwerwiegenden lebensbedrohlichen Symptomatik führen (Pneumonie, Hepatitis, Myo-/Perikarditis, Meningitis, Enzephalitis, hämolytische Anämien, Kolitis, Ösopharyngitis, Retinitis).

Kongenitale Infektion

Pathogenese

Die Pathogenese der fetalen Infektion ist nicht so genau bekannt wie die der Röteln. Bei der maternalen Erstinfektion geht die intrauterine Infektion, so wird angenommen, von der maternalen Virämie aus, mit einer Infektion z.B. von Endothelzellen der Plazentagefäße und/oder den Fibroblasten des Chorions. In den frühen Gestationswochen könnte die Virusdissemination zu den fetalen Zotten bzw. später über den fetalen Blutkreislauf zu den Zielorganen erfolgen. Bei Infektion des Chorions ist die Ausbreitung des Virus zum Feten über die Amnionflüssigkeit zu erwarten.

Es muss aber noch weitere Transmissionswege geben, da die fetale Infektion auch bei maternaler rekurrierender Infektion erfolgt, die ohne bzw. mit geringer Virämie verläuft und in Gegenwart maternaler IgG-Antikörper stattfindet. Als Transmissionswege kommen in Frage:

- direkte Infektion aus reaktivierten Infektionsherden im Endometrium, aus der Tube, dem kleinen Becken,
- infizierte Spermien,
- aszendierende Infektion aus der Vagina vor und besonders nach dem Blasensprung.

Die Informationen über die Immunantwort des Feten auf die intrauterine Infektion sind begrenzt. Prinzipiell werden ab der 15.–20. Gestationswoche zelluläre Abwehrreaktionen nachweisbar. Die Bildung virusspezifischer IgM-Antikörper ist ab der 10.–13. Gestationswoche, von IgG-Antikörpern ab der 16. Gestationswoche und von IgA-Antikörpern ab der 30. Gestationswoche möglich.

Die IgM-Antikörperbildung erfolgt jedoch bei pränataler CMV-Infektion im Vergleich zur pränatalen Rötelninfektion (mit ≥98% der Fälle) nur in etwa 60–70% der Fälle. Die pränatal mit CMV infizierten Neugeborenen scheiden bei Geburt Viren im Urin und aus dem Rachen aus. Die Virusausscheidung im Urin kann mehrere Jahre andauern. IgM-Antikörper bleiben in etwa 60–70% der Fälle für 1–3 Monate nach der Geburt nachweisbar. Die IgG-Antikörper steigen nach dem Absinken der maternalen Antikörper auf höhere Werte an. Sie bleiben lebenslang vorhanden.

Symptomatik

In den Industrieländern sind von den pränatal infizierten Neugeborenen bei Geburt etwa 10% symptomatisch. Sie weisen in etwa 5% der Fälle die klassischen Stigmata der kongenitalen CMV-Erkrankung bzw. eines oder mehrere dieser Symptome auf. Von diesen Kindern sterben etwa 12–30%. Mehr als 90% der Überlebenden weisen Spätfolgen auf. Bei den asymptomatischen Neugeborenen ist in 8–15% der Fälle mit Spätmanifestationen verschiedener Art zu rechnen.

> Das Hauptrisiko von Kindsschäden bei Geburt sowie von Spätfolgen ist die Primärinfektion der Mutter im 1. bis zum Beginn des 3. Trimenons. Bei rekurrierenden Infektionen sind zwar fetale Infektionen, aber keine Schädigungen bei der Geburt zu erwarten. In etwa 5–8% der Fälle ist jedoch mit Spätschäden, besonders in Form von einseitigen Hörstörungen, zu rechnen.

Bei Frauen, die vor der Schwangerschaft CMV-seropositiv und immunkompetent waren, ist die Geburt von Kindern mit kongenitaler Erkrankung äußerst selten.

Perinatale und frühpostnatale Infektion

Die perinatale Infektion wird durch **infizierte Sekrete** bei der **Passage durch** den **Geburtskanal** erworben. Die frühpostnatale Infektion erfolgt vor allem **über** die **Muttermilch.** Die Gegenwart des Virus in den Genitalsekreten bzw. der Muttermilch kann durch die primäre, häufiger jedoch durch die reaktivierte Infektion bei seropositiven Müttern aus Populationen mit hoher Durchseuchungsfrequenz bedingt sein.

Insgesamt sind bei den gegebenen Verhältnissen der Seropositivität (<40–60%) und des weniger häufigen Stillens bei Frauen in mittleren und höheren sozialen Schichten in Deutschland sowie in vergleichbaren Populationen in den USA und Westeuropa etwa 1–15% perinatale und frühpostnatale Infektionen zu erwarten.

Die **Inkubationszeit** bei peri- und frühpostnatalen Infektionen beträgt bis zur Ausscheidung des Virus im Rachen und im Urin des Neugeborenen **etwa 4–12 Wochen.** Die Ausscheidung im Urin mit relativ geringer Viruskonzentration kann mehrere Jahre andauern. Die Konzentrationen der vom Kind selbst gebildeten IgM- und IgG-Antikörper steigen mit Beginn der Virusausscheidung an. Die IgM-Antikörper bleiben für 3–5 Wochen nachweisbar, während die IgG-Antikörper in absinkenden Titern lebenslang persistieren.

Klinische Manifestation. Bei reifen Neugeborenen sind kurz- oder längerfristige Symptome nicht zu erwarten, nur selten kommt es zu Pneumonien im frühen Säuglingsalter. Bei Frühgeborenen mit geringem Geburtsgewicht bestand früher das Risiko der iatrogenen frühpostnatalen Infektion mit oft ausgeprägter Krankheitssymptomatik durch die Gabe von Blut und Blutprodukten. Dies ist heute weitgehend ausgeschlossen, da für Neugeborene mit Risikofaktoren bzw. für intrauterine Transfusionen nur Blutprodukte von CMV-seronegativen Spendern verwendet werden.

Frühpostnatale Erkrankungen (sepsisartige Verläufe mit Thrombozytopenie, Hepatosplenomegalie und respiratorische Insuffienz) bei Frühgeborenen mit geringem Geburtsgewicht kommen heute im Wesentlichen durch die Übertragung der Infektion von CMV-seropositiven Müttern durch das Stillen zustande.

Über die Häufigkeit der **Virolaktie** bei stillenden Müttern von reifen bzw. frühgeborenen Kindern und über die Inzidenz von Krankheitsmanifestation gibt es für Deutschland nur spärliche Daten. In einer deutschen Studie mit 16 gestillten Frühgeborenen hatten 8 (50% der Fälle) Symptome einer CMV-Infektion.

21.2.3 Diagnostik: Erregernachweis/Serologie

Die CMV-Erstinfektion wird wegen der meist uncharakteristischen Symptomatik oder dem subklinischen Verlauf nur selten diagnostiziert. In der Schwangerschaft wird aber bei der diesbezüglichen Symptomatik in zunehmendem Maße eine Laboruntersuchung für Zytomegalie und für Toxoplasmose als Ausschlussdiagnostik veranlasst.

Labordiagnostik

Zum Antikörper- und Virusnachweis steht heute eine Vielzahl von Methoden und Testarten zur Verfügung. Zur Feststellung des Immunstatus bzw. einer akuten oder rekurrierenden Infektion werden Antikörperbestimmungen durchgeführt. Bei der pränatalen und der pädiatrischen Diagnostik werden der Virus- und der Antikörpernachweis eingesetzt.

Antikörpernachweis

Als Basistestarten werden neben der **Komplementbindungsreaktion** und dem **Immunfluoreszenztest** vorwiegend kommerzielle indirekte **Enzymimmunoassays (EIA)** zum Nachweis von IgG-, IgM- und IgA-Antikörpern angewendet.

Zur Differenzierung von primärer, rekurrierender oder früherer Infektion werden als Zusatztests der IgG-Immunoblot, der IgG-Aviditäts-EIA und der IgG-Rekombi-EIA durchgeführt.

Bislang kann eine primäre CMV-Infektion eindeutig nur anhand einer Serokonversion bzw. eines signifikanten Anstiegs von IgG- und IgM-Antikörpern diagnostiziert werden. Da die Infektion jedoch meist asymptomatisch verläuft, stehen solche Serumpaare selten zur Verfügung.

> Die serologische Differenzierung der primären von einer rekurrierenden Infektion in der Schwangerschaft ist in Anbetracht des erhöhten Risikos von Schäden des Kindes bei der primären im Vergleich zur rekurrierenden Infektion von praktischer Relevanz.

Virusnachweis

Der Virusnachweis wird z.B. im Urin, Speichel, Rachensekret, Zervixsekret, in Chorionzotten, im Fruchtwasser, im fetalen Blut, Aszites, bei Gewebebiopsien und in der Muttermilch durchgeführt. Als Methoden kommen die Isolierung in der Zellkultur, der Early-Antigennachweis nach Schnellanzucht (mit monoklonalen Antikörpern), der pp65-Antigendirektnachweis im Blut und der Nukleinsäurenachweis mit der PCR in Betracht.

Der diagnostische Wert der einzelnen Methoden zum Virusnachweis ist je nach Art der Untersuchungsprobe und der klinischen Fragestellung unterschiedlich. Die PCR ist für die Mehrzahl der Materialien die sensitivste Methode, jedoch sind falsch-positive oder -negative PCR-Ergebnisse, vor allem bei mangelnder Korrelation mit den Befunden in anderen Testarten, nicht ausgeschlossen.

> Der positive Virusnachweis aus dem Urin oder Zervixabstrich ist als Diagnosehilfe zur Unterscheidung von maternalen primären oder rekurrierenden Infektionen begrenzt.

Pränatale Diagnostik

In der Frühschwangerschaft (11.–19. SSW) kommen als fetale Untersuchungsproben Chorionzotten und Fruchtwasser, in der späteren Schwangerschaft (22.–≥23. SSW) vor allem fetales EDTA-Blut und Amnionflüssigkeit in Betracht.

> Die pränatale Diagnostik wird in zunehmendem Maße bei asymptomatischen und symptomatischen schwangeren Frauen mit auffälligen serologischen Befunden (insbesondere wegen grenzwertiger bis positiver IgM-Befunde) oder aufgrund abnormaler Befunde im Ultraschall bei unbekannter oder unauffälliger CMV-Serologie durchgeführt.

▶ Studienbox

In der Mehrzahl der bisherigen pränataldiagnostischen Untersuchungsserien wurde der Virusnachweis meist mit der PCR, selten in Chorionzotten, am häufigsten nur in Amnionflüssigkeiten, durchgeführt. In einigen Studien erfolgte der Virusnachweis mit der PCR in Amnionflüssigkeit und Fetalblut, und gelegentlich wurden im Fetalblut auch die IgM-Antikörper und Werte für die nichtspezifischen Infektionsmarker bestimmt. Insgesamt konnte die fetale Infektion durch den Virusnachweis im Fruchtwasser mit Entnahme in der 19.–20. SSW am häufigsten nachgewiesen werden (Donner et al. 1994).

Fetale Infektionen sind jedoch nicht gleichbedeutend mit Erkrankungen des Kindes. Abnormale, auf **CMV verdächtige Ultraschallbefunde** bis zur 22.–23. bzw. bis >24. SSW, kombiniert **mit positivem Virusbefund** in Amnionflüssigkeit und Fetalblut, weisen dagegen auf einen kongenital infizierten und erkrankten Feten hin. Entscheidend für die Fortsetzung oder den Abbruch der Schwangerschaft ist der auffällige Befund im Ultraschall kombiniert mit einem positiven Virusnachweis in Fetalblut, Fruchtwasser, anderen fetalen Körperflüssigkeiten und z.T. mit positivem CMV-IgM-Antikörperbefund.

21.2.4 Therapie

Für die Therapie steht heute vor allem das **Ganciclovir** bzw. bei Resistenzentwicklung **Foscarnet** oder **Aciclovir** zur Verfügung. Ganciclovir, das liquorgängig ist, wird seit einigen Jahren z.T. gleichzeitig mit der Gabe von CMV-Hyperimmunglobulin (IVIG) bei immunsupprimierten Patienten mit unterschiedlicher CMV-Symptomatik angewandt. Die Verfügbarkeit von oralem Ganciclovir ist für die Daueranwendung ein großer Fortschritt.

Außerhalb von Studien wird Ganciclovir und z.T. auch CMV-Hyperimmunglobulin für Neugeborene und Säuglinge mit schwerer CMV-Akutsymptomatik in unterschiedlicher Dosierung und Therapiedauer z.T. mit gutem Erfolg eingesetzt.

> Für schwangere Frauen mit Verdacht auf akute primäre CMV-Infektion wird die Ganciclovirtherapie zzt. noch nicht empfohlen. Ebenso ist die intrauterine Therapie mit Ganciclovir bei Feten mit CMV-Infektion problematisch.

21.2.5 Prophylaxe

Expositionsprophylaxe

Die Expositionsprophylaxe ist aufgrund der verschiedenen Transmissionswege und der mangelnden Symptomatik **kaum erfolgreich**.

Seronegative Frauen, d.h. Frauen, die für eine primäre Infektion empfänglich sind und eine Schwangerschaft beabsichtigen bzw. schwanger sind, sollten über die Hauptinfektionsquellen (Sexualverkehr, Schmierkontakt durch Kinder in Tagesheimbetreuung bzw. Berufskontakt mit virusausscheidenden Kindern), über das Ansteckungsrisiko und mögliche Verhaltensweisen informiert werden, z.B.:

- Feststellung des CMV-Immunstatus des Sexualpartners
- Hygienemaßnahmen wie gründliches Händewaschen nach Windelwechsel oder nach Umgang mit bespeichelten Spielsachen
- Vermeidung intensiver Mundküsse mit möglicherweise Virusausscheidenden Säuglingen.

Passive Prophylaxe

Zur passiven Immunisierung stehen verschiedene **Hyperimmunglobulinpräparate (IVIG)** mit bekanntem Gehalt an neutralisierenden Antikörpern zur Verfügung. Sie werden vorwiegend prophylaktisch für CMV-seronegative Empfänger vor Transfusionen und Transplantationen bzw. therapeutisch in Kombination mit Ganciclovir bei immunsupprimierten Patienten eingesetzt sowie besonders bei Frühgeborenen mit CMV-Symptomatik.

> Für seronegative Schwangere, insbesondere nach beruflichem CMV-Kontakt, wird ebenfalls die Gabe von IVIG in Betracht gezogen. Der Wert dieser Maßnahme zur Verhinderung einer CMV-Infektion ist bisher nicht beurteilbar.

Aktive Prophylaxe

▶ Empfehlung

Die geeignetste Maßnahme zur Verhütung einer primären CMV-Infektion in der Schwangerschaft mit ihren Folgen für das Kind ist die aktive Impfung. Hierfür wurden verschiedene Arten von Impfstoffen entwickelt. Sowohl die routinemäßige Impfung aller Frauen im Alter von 15–25 Jahren wie auch die selektive Impfung nicht immuner Frauen in dieser Altersgruppe wird für Populationen mit niedriger bis mittlerer Durchseuchung bis zu diesem Alter als kosteneffektiv beurteilt (Porath et al. 1990).

21.3 Herpes genitalis

Zusammenfassung

Weltweit haben in den letzten Jahren Infektionen mit Herpes genitalis zugenommen, die überwiegend durch das Herpesvirus Typ 2, vereinzelt auch durch Typ 1 (HSV 1 und HSV 2) hervorgerufen werden. Die Viren sind sexuell übertragbar.

Neben der Primärinfektion ist die rekurrierende Infektion zu beachten. Beim genitalen Herpes wurde das HSV-Genom in Wurzelganglien der Sakralnerven nachgewiesen. Durch neurale und bestimmte Triggerreize wird dann die rekurrierende Infektion ausgelöst.

Bei 75% der Patientinnen verläuft die Infektion so untypisch, dass keine exakte Diagnose gestellt wird. Fast 90% der Mütter von Kindern mit neonatalem Herpes sind zum Geburtszeitpunkt symptomlos.

Die Herpesviren rufen nach einer Inkubationszeit von 4–5 Tagen zunächst erythematöse Papeln, im weiteren Verlauf feuchte und schmerzhafte Ulzerationen hervor. Bakterielle Superinfektionen sind möglich, aber selten.

Bei Patieninnen mit früher aufgetretener HSV-1-Infektion verläuft die primäre genitale Herpeserkrankung klinisch leichter.

In der Schwangerschaft wird eine rezidivierende HSV-Infektion wegen der geringen klinischen Symptomatik häufig übersehen. Die primäre HSV-2-Infektion kann zu Aborten und Frühgeburten führen. Eine frühere HSV-1-Infektion hat einen gewissen protektiven Effekt.

Die intrauterine Infektion durch transplazentare Transmission stellt ein seltenes Ereignis dar. Hauptweg der neonatalen Infektion ist der direkte peripartale Kontakt mit infiziertem maternalem Genitalsekret. Bei einer neontalen Infektionsrate von 40–50% beträgt die Mortalität 40% und die Morbidität 20%. Im Gegensatz dazu führt die rekurrierende Infektion nur in etwa 1–5% der Fälle zu einer neonatalen Infektion, bedingt durch maternale IgG-Antikörper und geringe Virusmengen. Eintrittspforten für die Infektion des Kindes sind Augen und Nasen-Rachen-Raum. Der neonatale Herpes manifestiert sich in unterschiedlicher Ausprägung entweder lokal oder mit Beteiligung des Zentralnervensystems. Bei disseminierter Erkrankung mit multiplem Organbefall steigt die Mortalität auf 90%.

Die Diagnosestellung erfolgt entweder über die klinische Symptomatik oder über den Nachweis von Virusantigen aus der Vesikelflüssigkeit durch Virusanzucht oder PCR. Die Bestimmung von Antikörpern ist ebenfalls möglich, aber bei rekurrierender Infektion wenig aussagefähig.

Das therapeutische Konzept beinhaltet zunächst die ausführliche Aufklärung der werdenden Mutter und des Partners. Bei Patientinnen mit symptomatischer Herpes-genitalis-Infektion sollte spätestens 4–6 h nach einem Blasensprung die abdominale Schnittentbindung erfolgen, weil sonst kein Vorteil für das Kind zu erwarten ist. Die anamnestisch rekurrierende Infektion stellt keine prophylaktische Kaiserschnittindikation dar. Neuere Studien zeigen, dass durch eine Aciclovirbehandlung ab der 36. SSW eine deutliche Reduzierung der Sectiofrequenz erreicht werden kann. Fetale Nebenwirkungen wurden nicht berichtet.

Weder die primäre Schnittentbindung noch die Aciclovirtherapie schließen eine maternofetale Transmission absolut aus.

21.3.1 Beschreibung des Erregers

Infektionen mit Herpes genitalis, meist Typ 2, haben in den letzten Jahren weltweit zugenommen. Jedoch auch genitale Infektionen mit Herpes des Typs 1 sind vermehrt nachzuweisen, möglicherweise als Folge von orogenitaler Sexualität (Barton et al. 1982). Damit sind beide Herpestypen neben Chlamydia trachomatis eine der häufigsten Ursachen für sexuell übertragbare Krankheiten.

Aufgrund der schwerwiegenden Folgen für das Neugeborene einer Mutter mit einer Herpes-genitalis-Infektion, insbesondere bei einer Primärerkrankung, ist der Frauenarzt aufgefordert, bei Schwangeren gezielt nach einer Herpes-genitalis-Erkrankung zu fahnden. Trotzdem muss man beachten, dass bei 3 Viertel aller Patientinnen mit genitalem Herpes – bei Erstinfektion oder rekurrierender Erkrankung – die Infektion asymptomatisch oder untypisch verläuft, sodass eine falsche Diagnose gestellt wird (Brown et al. 1993).

> Da fast 90 % der Mütter von Kindern mit neonatalem Herpes zum Geburtszeitpunkt symptomlos sind, werden die Infektionen nicht entdeckt.

Die **Herpesviren** besitzen innerhalb eines etwa 100 nm großen ikosaedrischen Kapsids ein lineares doppelsträngiges DNA-Genom mit 125 000–250 000 Basenpaaren. Obwohl HSV als natürlicher Wirt auf den Menschen begrenzt ist, scheint eine Infektionsübertragung unter experimentellen Bedingungen auch auf Tiermodelle und eine Vielzahl anderer Zelltypen möglich. Das Virus selbst bindet über einige auf der äußeren Umhüllung lokalisierte Glykoproteine an unbekannte Komponenten der mukosalen Zielzelle und schleust dann sein Nukleokapsid nach Fusion seiner Umhüllung mit der Zellmembran des Wirtes in Letzteren ein. Beim genitalen Herpes lässt sich das HSV-Genom in den Wurzelganglien der Sakralnerven nachweisen, jedoch auch andere sensorische und autonome Ganglien sind ebenfalls Orte der Latenz, wie z. B. der Trigeminus- oder der Vagalbereich, die dann die mukokutanen Gebiete der Primärherde versorgen.

Für die **rekurrierende Infektion** werden ein **neuraler Reiz oder** ein **Trigger** vermutet, der durch physikalische, neuroendokrinologische, hormonelle oder immunologische Faktoren (Sonne, Stress, HIV-Infektion) ausgelöst werden kann. Die so verstärkt gebildeten HS-Viren werden durch die Ganglienzellen zur epidermalen Körperoberfläche transportiert und infizieren die mukosalen und epidermalen Zielzellen erneut unter dem Bild einer produktiven Infektion.

21.3.2 Klinische Symptome

Nach **sexueller Transmission** treten bei der primären Herpesinfektion nach 4–5 Tagen Inkubationszeit **erythematöse Papeln** auf, die sich zu Vesikeln und Pusteln mit serösem Inhalt entwickeln. Nach etwa dem gleichen Zeitraum entleeren sich diese Läsionen und bilden feuchte, schmerzhafte Ulzerationen, die nach weiteren 6 Tagen eintrocknen und im Verlauf einer Woche abheilen.

Mit Auftreten der ersten Vesikel lässt sich das Virus in den Läsionen bis zu 12 Tage nachweisen. Neben den z. T. unerträglichen Schmerzen sind Jucken, vaginaler oder urethraler Ausfluss und Dysurie nicht selten vorhanden. Die inguinalen Lymphknoten sind häufig bilateral vergrößert, und etwa 2 Drittel der primär infizierten Patientinnen entwickeln Symptome wie Fieber, allgemeines Unwohlsein und Myalgien. Bis zu 30 % der Patientinnen klagen über eine aseptische Meningitis mit Nackensteife (Martius 1996) und Kopfschmerzen. Superinfektionen der herpesbedingten Ulzerationen mit Pilzen sind nicht selten und können die Dauer der Erkrankung deutlich verlängern.

Eine **bakterielle Superinfektion** findet sich meist nur bei Patientinnen mit begleitender Mykose. Da etwa die Hälfte der Frauen mit primärem genitalem Herpes schon eine früher auftretende HSV-1-Infektion durchgemacht hat, ist der klinische Verlauf der primären genitalen Herpeserkrankung in diesen Fällen leichter und milder (Kulhanjian et al. 1992). Schwer verlaufende HSV-Infektionen mit Beteiligung von ZNS, Leber und Lunge wurden bei Schwangeren selten beobachtet.

Die **rezidivierende genitale Herpesinfektion** weist auch in der Schwangerschaft, verglichen mit der primären Erkrankung, eine geringer ausgeprägte und kürzer anhaltende klinische Symptomatik auf. Charakteristisch ist ein prodromales Symptom mit Parästhesien im Genitalbereich. Diese kann 1 h bis 2 Tage vor Auftreten der Eruption beginnen und variiert von leichten bis stechenden scharfen Schmerzen im Sinne einer sakralen Neuralgie.

> Die beim Rezidiv entstehenden Effloreszenzen beschränken sich meist auf eine Seite des externen Genitales und dehnen sich über eine viel geringere Fläche aus als dies bei der Primärinfektion der Fall ist. Auch aus diesem Grund wird ein rezidivierender Herpes in der Schwangerschaft leicht übersehen.

Die Infektion kann insbesondere bei maternaler primärer genitaler HSV-2-Infektion ohne Gegenwart von HSV-1-Antikörpern zu einer erhöhten Abort- und Frühgeburtenrate führen. Dennoch haben auch früher erworbene HSV-1-Antikörper bei nachfolgender HSV-2-Infektion (»non-primary first episode«)

einen gewissen protektiven Effekt für Fetus und Neugeborenes. Eine intrauterine Infektion durch transplazentare Transmission stellt jedoch ein relativ seltenes Ereignis dar.

> Bei bis zu 90 % der Fälle basiert das Risiko einer neonatalen Herpes auf einer peripartalen Infektion und zwar durch direkten Kontakt mit infiziertem maternalem Genitalsekret. Dieser Weg der Transmission ist mit einer neonatalen Infektionsrate von 40–50 %, einer Mortalität von 40 % und einer Morbidität von 20 % behaftet.

Bei etwa 5 % der Fälle mit neonatalem Herpes erfolgt die Infektion intrauterin (entweder durch aszendierende Infektion oder transplazentar), und in weiteren 5 % handelt es sich um eine postnatale Infektion durch soziale Kontakte, wie z. B. Küssen des Kindes. Natürlich spielen auch die Disposition und Noxe eine große Rolle wie z. B. die Virusmenge und der Dauer des Kontakts.

> Ein rekurrierender genitaler Herpes zum Zeitpunkt der Geburt, der bei 3 Viertel der Gebärenden asymptomatisch verläuft, führt nur in 1–5 % der Fälle zu einer neonatalen Infektion. Gründe hierfür sind zum einen der Schutz durch maternale IgG-Antikörper sowie die geringe Virusmenge und verkürzte Virusausscheidung im Verhältnis zur Primärinfektion.

Eintrittspforten für Infektionen des Kindes sind die Augen und der Nasen-Rachen-Raum. Die initialen Symptome eines neonatalen Herpes sind gewöhnlich unspezifisch, wodurch es bis zur Sicherung der Diagnose einige Tage dauert, bis eine adäquate Therapie durchgeführt werden kann. Post-partum-Infektionen sind eher seltener als intrapartale Infektionen, aber möglich sind diese insbesondere auch in pädiatrischen Intensivabteilungen, in denen eine Infektion durch das Personal (und durch Familienmitglieder) mit einer floriden Herpeserkrankung erfolgen kann.

Der **neonatale Herpes** manifestiert sich in unterschiedlich starken Ausprägungen. Am geringgradigsten klassifiziert man eine lokale Erkrankung von Haut, Auge und Mund (**SEM**; »skin, eye and mouth«). Gravierender ist ein **Befall** des **zentralen Nervensystems** mit oder ohne SEM-Beteiligung, und die dritte und schwerwiegendste Form ist die **disseminierte Erkrankung** mit Einbeziehung multipler Organe wie Leber, Lunge oder Gehirn mit oder ohne SEM-Beteiligung. Bei diesem Grad der Erkrankung steigt auch die Mortalitätsrate bis auf 90 % an (Whitley 1990).

21.3.3 Diagnostik: Erregernachweis/Serologie

Allgemein wird die Diagnose **klinisch** anhand der prodromalen Schmerzsymptomatik und der typischen kleinen vesikulären Effloreszenzen bei der Schwangeren gestellt. Aus diesen Vesikeln lässt sich bei diagnostischer Unsicherheit leicht Herpesantigen durch effloreszierende Antikörper nachweisen bzw. eine Virusanzucht bzw. PCR-Diagnostik durchführen.

In vielen Fällen, vor allem bei einer Herpes-genitalis-Anamnese der Schwangeren oder des Partners, kann eine virulente Infektion, die häufig ohne Symptome verläuft (Koutsky et al. 1992), nur durch einen Virusnachweis gesichert werden. Ähnliches gilt für den neonatalen Herpes, der differenzialdiagnostisch von einer bakteriellen Sepsis durch das Fehlen von Vesikeln abgegrenzt werden kann.

Mittels spezifischer Antikörpertests gegen HSV 1 und HSV 2 lässt sich eine primäre Herpes-genitalis-Infektion nach Serokonversion nachweisen. Innerhalb von 1–2 Wochen erfolgt ein relativ langsamer Titeranstieg für IgG-, aber nicht immer für IgM- und IgA-Antikörper. Bei rekurrierendem Herpes ohne oder mit klinischen Manifestationen sind die Antikörper meist unauffällig, sodass sie diagnostisch wenig hilfreich sind.

Cave

Der zytologische Nachweis einer Herpes-genitalis-Infektion in der Schwangerschaft ist obsolet und sollte vorrangig – trotz höherer Kosten – durch Viruskultur und PCR-Diagnostik abgelöst werden.

21.3.4 Therapie

> Vor jeder Form der Behandlung müssen die werdende Mutter und ihr Partner ausführlichst aufgeklärt werden. Insbesondere sollten Patientinnen mit einem rezidivierenden Herpes über das relativ geringe Transmissionsrisiko informiert werden, um vorhandene Ängste zu relativieren.

Zusätzlich muss die Schwangere mit einem genitalen Herpes auf das Risiko der HSV-Transmission und das Risiko einer Kaiserschnittentbindung hingewiesen werden. Erst in diesem Konsens kann dann ein gemeinsames Therapiekonzept angeboten werden.

> Unabhängig von einer medikamentösen Therapie sollte eine Kaiserschnittentbindung bei Patientinnen mit klinischer Symptomatik und symptomatischer Herpes-genitalis-Infektion vor oder spätestens innerhalb eines Zeitraums von 4–6 h nach Blasensprung erfolgen, da sonst keine Vorteile für das Kind zu erwarten sind (Randolph et al. 1993).

▶ Studienbox

So zeigt eine Studie in USA, dass 20 % von 291 HSV-infizierten Kindern durch Kaiserschnitt zur Welt gekommen sind, und von den 58 Müttern dieser Kinder wiesen nur 5 keinen Blasensprung auf (Whitley et al. 1988).

Ein prophylaktischer Kaiserschnitt bei Frauen mit anamnestisch rezidivierendem Herpes genitalis zur Verhinderung einer maternofetalen Transmission ist nicht indiziert. Nach Randolph et al. (1993) müssten 1580 Kaiserschnitte vorgenommen werden, um einen Fall neonatalen Herpes zu verhindern.

Der Einsatz einer antiviralen Therapie in der Schwangerschaft ist für die Routineanwendung bis zum heutigen Zeitpunkt nicht etabliert. Auch die Centers for Disease Control (CDC) in Atlanta empfehlen nicht den Einsatz von Aciclovir bei rezidivierendem Herpes genitalis in der Schwangerschaft. Andererseits belegen Daten einer mehrjährigen Untersuchung, dass bei einer Behandlung Schwangerer mit rezidivierendem Herpes genitalis mit Aciclovir keine erhöhten Fehlbildungsraten gegenüber einer Normalpopulation bei Schwangeren, die nicht antiviral behandelt worden sind, gemeldet wurden (Andrews et al. 1992).

▶ Empfehlung

Im Rahmen klinischer Studien bei Schwangeren konnte jedoch gezeigt werden, dass eine suppressive Aciclovirtherapie in der fortgeschrittenen Schwangerschaft empfohlen werden kann und dass bei den angegebenen Dosen von Aciclovir (4-mal 200 mg/Tag über 2–3 Wochen) eine hohe Sicherheit für den Fetus vorhanden ist.

Die am Aker-Hospital in Oslo durchgeführten Untersuchungen von Stray-Pedersen lassen in der Kurzbeobachtung keine negativen Effekte für den Feten zu (Stray-Pedersen 1990, 1993). Die suppressive Aciclovirtherapie ab der 36. SSW reduzierte die Symptomatik und die Häufigkeit rezidivierender Herpes-genitalis-Fälle bei Schwangeren und führte zu einem Rückgang der Kaiserschnittentbindungen. Die Behandlung der Schwangeren im 3. Trimenon mit einer Aciclovirdosis von 4-mal 200 mg/Tag über einen Zeitraum von 2–3 Wochen vor Entbindung vermindert die Zahl der Sectioentbindungen dramatisch und erweist sich als vorteilhaft für primäre wie für rezidivierende Infektionen mit genitalem Herpes. In keinem Fall konnte bei der Studie mit relativ kleiner Fallzahl ein ungünstiger Nebeneffekt beobachtet werden.

Die Therapie des neonatalen Herpes erfolgt ebenfalls mit Aciclovir mit 10 mg/kg KG, alle 8 h für 10 Tage, dabei muss das Kind in jedem Fall während der Behandlung in der Klinik stationär aufgenommen sein. Eine orale oder topische Therapie des neonatalen Herpes ist obsolet. Trotz einer antiviralen Medikation sind Morbidität und Mortalität bei einem disseminierten neonatalen Herpes sehr hoch.

21.3.5 Prophylaxe

Aus dem zuvor Beschriebenen geht hervor, dass in Abhängigkeit von der Klinik die primäre Sectio und der Versuch einer prophylaktischen Behandlung mit Aciclovir 3–4 Wochen vor Entbindungstermin Möglichkeiten zur Verhinderung der maternofetalen Transmission darstellen. Trotz dieser Maßnahmen muss festgestellt werden, dass in keinem Fall eine absolute Sicherheit für den Feten gegeben ist, und dies sollte den Eltern auch mitgeteilt werden.

21.4 HIV*

Zusammenfassung

Weltweit ist eine Zunahme der Infektionen mit dem HI-Virus zu verzeichnen. Ende 2001 waren nach WHO-Schätzungen über 40 Millionen Erwachsene und Kinder infiziert. Alarmierend ist die explosionsartige Infektionsrate der letzten Jahre in den ehemaligen Sowjetstaaten bei gleichzeitig katastrophalen therapeutischen und diagnostischen Möglichkeiten in diesen Ländern. Durch Zuwanderung und illegale Prostitution zeigt sich hier zunehmend eine neue Risikogruppe.

In **Deutschland** wird die Zahl der HIV-Infizierten Ende 2001 auf ca. 38.000 Menschen geschätzt. Ein Viertel davon sind Frauen, 80% vom ihnen sind im gebärfähigen Alter. Zunehmend werden Frauen HIV-positiv diagnostiziert, die keiner Risikogruppe zuzuordnen sind.

In Deutschland werden jährlich 150–200 Kinder HIV-positiver Schwangerer entbunden. Seit 1994 beträgt in der BRD die Rate der vertikalen HIV-1-Infektion nur noch 1–2%. Diese niedrige Transmissionsrate wurde durch Kombination des amerikanischen Protokolls Aids Clinical Trial Group (ACTG) 076 mit einer primären Sectio am wehenlosen Uterus erreicht. ACTG 076 beinhaltet die Therapie der HIV-positiven Schwangeren in der Schwangerschaft mit Zidovudin oral, während der Geburt i.v. und die Behandlung der Neugeborenen 6 Wochen mit Zidovudin oral. Die Kinder dürfen nicht gestillt werden. Mitte 1998 wurde dieses Vorgehen im Rahmen einer interdisziplinären Konsensuskonferenz weiter modifiziert und an neueste Erkenntnisse angepasst. Aufgrund aktueller Studienergebnisse, dem Auftreten neuer Problematiken, der Neuzulassung von antiretroviralen Substanzen sowie der Änderung der Therapierichtlinien bei Erwachsenen wurden im Mai 2001 erneut interdisziplinär diese Empfehlungen unter Mitarbeit der Arbeitsgruppe HIV in Gynäkologie und Geburtshilfe der AGII der DGGG aktualisiert und risikoadaptiert. Diese aktuellsten Versionen enthalten erstmalig Empfehlungen zur Schwangerschaftsvorsorge der HIV-positiven Frau und zur Kreißsaalversorgung der HIV-exponierten Neugeborenen.

Grundvoraussetzung jeglicher Prävention der HIV-Mutter-Kind-Übertragung ist jedoch das konsequente Angebot einer HIV-Testung im Rahmen der Schwangerschaftsvorsorge entsprechend den gültigen Mutterschaftsrichtlinien an jede Schwangere.

Ziel geburtsmedizinisch-pädiatrischer interdisziplinärer Arbeit war in den vergangenen Jahren primär die Verhinderung der maternofetalen HIV-Transmission. Durch die therapeutischen Fortschritte in der antiretroviralen Therapie (ART) bei Erwachsenen (hochaktive antiretrovirale Therapie) können jedoch die gesundheitlichen Interessen der Mutter und die des Kindes divergieren, da die unerwünschten Wirkungen dieser Medikamente auf das Kind weitgehend unbekannt sind.

▶ Studienbox

Studienergebnisse aus Grundlagenforschung sowie klinischer Forschung haben ergeben, dass die HIV-Transmission eine multifaktorielle Genese hat (Burns et al. 1997; Frenkel et al 1997; Landesmann et al. 1996; Mandelbrot et al. 1998; Mayaux et al. 1997; Pitt et al. 1997; Rokos et al. 1998; Sperling et al. 1996; The European Collaborative Study 1996, 1997) und dass dementsprechend durch kombinierte Inter-
▼

* Nach den aktualisierten Deutsch-Österreichischen Empfehlungen (Buchholz et al. 2002).

vention das HIV-Transmissionsrisiko auf unter 2% reduzierbar ist (The European Collaborative Study 1997; Kind et al. 1998; Mandelbrot et al. 1998; Lutz-Friedrich et al. 1998; Schäfer 1996; Schäfer et al. 1998).

Diese Reduktion des Transmissionsrisikos ist bei einer nicht antiretroviral behandlungsbedürftigen schwangeren Frau ohne geburtsmedizinisches Risiko erreichbar durch eine Zidovudingabe ab abgeschlossener Schwangerschaftswoche (SSW) 32+0, verbunden mit einer primären Kaiserschnittentbindung zwischen abgeschlossener SSW 36+0 und 37+6, die grundsätzlich durchgeführt werden sollte, wenn keine Kontraindikationen bestehen, einer i.v.-Zidovudingabe vor und während der Entbindung und einer postnatalen Zidovudingabe an das Kind zwischen 10 Tagen und 4 Wochen (CDC 1994; Connor et al. 1994; Kind et al. 1998; Maguire et al. 1997; Semprini 1998; The International Perinatal HIV Group 1999). Die akute Toxizität von Zidovudin während der Schwangerschaft und beim Neugeborenen ist nach der vorliegenden Datenlage tolerabel (Connor et al. 1994; Ferrazin et al. 1993; O'Sullivan et al. 1993; Scalfaro et al. 1998), evtl. zu befürchtende Langzeitfolgen (Kanzerogenese) beim Kind durch die pränatale Zidovudinexposition lassen sich aufgrund der bislang begrenzten Beobachtungszeiten noch nicht mit Sicherheit ausschließen (Antiretroviral Pregnancy Registry 1997; Meng et al. 2000; Poirier et al. 1999). Es ist zu bedenken, dass 84% der Kinder diese prophylaktische Behandlung nicht benötigen, da auch ohne Intervention die Transmissionsrate »nur« bei 16% liegt. Von pädiatrischer Seite wurden dementsprechende Bedenken schon 1995 formuliert (Wahn 1995). Die ultrakurze peripartale Nevirapinprophylaxe, die in Entwicklungsländern alternativ zu einer verkürzten Zidovudinprophylaxe mit Erfolg eingesetzt wird, stellt nach bisherigem Erkenntnisstand unter den in Europa herrschenden Bedingungen keine gleichwertige Alternative zu dem oben beschriebenen Vorgehen dar (Moodley et al. 2000; Owor et al. 2000).

Sinnvolle Indikationen für den Einsatz von Nevirapin werden in den Abschnitten 21.4 und 21.5 diskutiert.

Bei mütterlicher Indikation für eine **antiretrovirale Therapie** ist ein Prophylaxeschema in Form einer Zidovudinmonotherapie jedoch nicht angezeigt, sondern die Behandlung der Mutter sollte – mit einigen Modifikationen, auf die im Folgenden hingewiesen wird – entsprechend den Empfehlungen zur HIV-Therapie bei Erwachsenen durchgeführt werden. Die Modifikationen ergeben sich aus erhöhten Nebenwirkungsrisiken bestimmter Kombinationen für Mutter und Kind während der Schwangerschaft und aus tierexperimentellen Daten zur Embryotoxizität. Da bislang relativ wenige Daten zur antiretroviralen Kombinationsbehandlung während der Schwangerschaft zur Verfügung stehen, ist es nicht auszuschließen, dass mit zunehmender Erfahrung weitere Informationen bekannt werden, die gegen den Einsatz bestimmter Kombinationen in der Schwangerschaft sprechen. Auch dies ist ein Grund, die Behandlung HIV-infizierter Schwangerer in enger Abstimmung mit erfahrenen Behandlungszentren vorzunehmen!

Die Behandlung der Mutter erfolgt nicht nur aus rein mütterlicher Indikation. Mütter mit hoher Viruslast und/oder niedrigen T-Helferzellen übertragen häufiger HIV auf ihre Kinder, sodass die erfolgreiche Therapie der Mutter auch für das Kind von Nutzen ist, aber zugleich ein Risiko darstellt. Die Risiken, die sich für das Kind aus einer langdauernden intrauterinen Exposition gegenüber antiretroviralen Kombinationstherapien ergeben könnten, sind derzeit nicht abschließend kalkulierbar. Erste klinische Daten haben gezeigt, dass bei Einsatz von Dreifachkombinationen mit Proteaseinhibitoren in der Schwangerschaft mit ernsten unerwünschten Nebenwirkungen für das Kind gerechnet werden muss (Blanche et al. 1999; Goldstein et al. 2000; Lorenzi et al. 1998).

21.4.1 Schwangerschaftsvorsorge

Primär wird bei der HIV-positiven Schwangeren die übliche Schwangerschaftsvorsorge entsprechend den aktuell gültigen Mutterschaftsrichtlinien durch den niedergelassenen Frauenarzt empfohlen. Hier sollte die Patientin auch weiterhin betreut und die Bindung an die vertraute und gewohnte Umgebung nicht aufgehoben werden.

> Bei der Diagnosestellung sollte umgehend der Kontakt zu einem interdisziplinären Zentrum mit HIV-Schwerpunkt hergestellt und von nun an die Schwangere in einer engen Kooperation mit dem niedergelassenen Frauenarzt betreut werden. Eine geschickte Terminplanung gewährleistet dabei engmaschige Kontrollen.

Spätestens in den Zentren sollte jeder HIV-positiven Schwangeren eine psychosoziale Betreuung und die Kontaktaufnahme zu Frauengruppen der Aids-Hilfegruppen angeboten werden. In den Zentren erfolgt die ausführliche Aufklärung der Patientin über das bestehende maternofetale Transmissionsrisiko, die aktuellen Therapiemöglichkeiten zur Reduktion der Mutter-Kind-Übertragungsrate von HIV, die bestehenden Restrisiken, die möglichen Kurz- bzw. Langzeitwirkungen einer antiretroviralen Therapie auf das Kind in utero sowie über die Notwendigkeit der postpartalen Prophylaxe beim Kind und eines Stillverzichtes. Diese Aufklärung ist bei dem sich rasch entwickelnden Wissensstand zur HIV-Thematik in den Zentren in einer adäquaten und jeweils aktuellen Form gewährleistet. Bei Migrantinnen ist ein Dolmetscherdienst hinzuzuziehen.

Gemeinsam mit der Patientin sollte in einem interdisziplinären Zentrum eine **risikoadaptierte antiretrovirale Therapie** entsprechend den aktuellen Deutsch-Österreichischen Richtlinien zur Therapie in der Schwangerschaft in Kooperation mit dem betreuenden Haus- und/oder Frauenarzt erarbeitet werden. Das Aufklärungsgespräch sollte gemeinsam mit einem Kinderarzt stattfinden, der mit der Thematik vertraut ist. Therapieänderungen im Rahmen einer Schwangerschaft oder ein Therapiebeginn sollten nur nach Absprache mit einem mit der antiretroviralen Therapie vertrauten Arzt/Zentrum erfolgen.

Therapiebegleitend erfolgt ein **monatliches Monitoring** der klinisch-chemischen, immunologischen und virologischen Parameter (Lymphozytensubpopulationen, HIV-Viruslast) durch ein erfahrenes Labor.

- Die Hämoglobinkonzentration ist insbesondere wegen möglicher zidovudinassoziierter Anämien von Bedeutung. Gegebenenfalls muss rechtzeitig eine Therapieänderung erfolgen.

- Blutglukosespiegel sind ebenfalls engmaschig zu kontrollieren, insbesondere falls Proteasehemmer zum Einsatz kommen. Möglicherweise können die unter Proteasehemmern bekannten Hyperglykämien in der Schwangerschaft einen Gestationsdiabetes provozieren.
- In Zentren, in denen Erfahrungen mit der Durchführung und Bewertung von Laktatspiegelbestimmungen vorhanden sind, sollte dieser im Hinblick auf die mögliche Entwicklung einer Laktatazidose unter Therapie mit Nukleosidanaloga regelmäßig kontrolliert werden.

Ein entscheidender Stellenwert kommt der konsequenten Diagnostik und Therapie **genitaler Infektionen** zu. Lokale Koinfektionen wie beispielsweise eine Chlamydieninfektion, eine Trichomoniasis, eine bakterielle Vaginose u. a., korrelieren mit einem höheren HIV-Transmissionsrisiko, unter anderem durch vorzeitige Wehen. Im Einzelnen sind folgende Untersuchungen obligat:

- pH-Bestimmung im Vaginalsekret,
- Anlage eines Nativpräparates und einer mikrobiologischen Kultur,
- Toxoplasmosescreening,
- vollständige Hepatitisserologie,
- Ausschluss eines Harnwegsinfekts z. B. mittels Uricult.

Bis zu 30% der HIV-infizierten Frauen zeigen vulväre, vaginale und zervikale Dysplasien. Daher sind zweimonatige **Zytologiekontrollen**, ergänzt durch eine Kolposkopie, auch im Schwangerschaftsverlauf dringend zu empfehlen. Hierbei gilt es, wie bei der nichtschwangeren HIV-infizierten Frau, neben der Vulva, Vagina und Zervix auch die Perianalregion zu inspizieren.

- Bei allen HIV-infizierten Schwangeren wird in der 11.–13. Schwangerschaftswoche die Messung der Nackentransparenz zur individuellen Abwägung des Aneuploidierisikos sowie in der 20.– 22. Schwangerschaftswoche ein sonographischer Fehlbildungsausschluss (mindestens DEGUM-Stufe 2) empfohlen.
- Eine invasive pränatale Diagnostik sollte wegen der Kontaminationsgefahr des Fruchtwassers nur bei strengster Indikationsstellung, nach Möglichkeit unter Berücksichtigung der Viruslast und nur unter einer antiretroviralen Therapie/Prophylaxe durchgeführt werden.
- Bei unbekanntem HIV-Status der Mutter und Indikation zur invasiven pränatalen Diagnostik sollte erneut ein HIV-Test angeboten werden (Tabelle 21.2).

21.4.2 Therapieindikation und -regime in der Schwangerschaft

Therapieindikation

Auch in der Schwangerschaft gelten die für erwachsene HIV-Patienten formulierten Behandlungsindikationen (Deutsch-Österreichische Richtlinien zur antiretroviralen Therapie der HIV-Infektion 1998; aber: beachte Aufzählungspunkt 2, S. 363) mit folgender Modifikation: Bei klinisch nichtsymptomatischen Frauen ist der immunologische Grenzwert für eine Behandlungsindikation erst bei einer Zellzahl <250 CD4+-Zellen/mm³ gegeben. Grund für die **Modifizierung** der **CD4+-Zellzahl** ist die durch eine Schwangerschaft induzierte Immunsuppression (Deutsch-Österreichische Richtlinien zur antiretroviralen Therapie der HIV-Infektion 1998; Lindgren et al. 1996; The European Collaborative Study 1996), die dazu führt, dass die Werte in der Schwangerschaft um 10–20% abfallen; bei einer HIV-Infektion ist dieser Effekt noch stärker (bis zu 40%). Charakteristisch sind in der Schwangerschaft ausgeprägte Schwankungen der CD4+-Zellen, sodass häufige Kontrollen erforderlich sind. Postpartal steigen die CD4+-Zellen wieder entsprechend an.

Resistenztestung

Indikation

- Um eine mögliche Beeinträchtigung der Wirksamkeit der antiretroviralen Prophylaxe/Therapie in der Schwangerschaft aufgrund vorliegender Resistenzen zu vermeiden, ist generell bei jeder bis dahin unbehandelten Schwangeren vor Therapie-/Prophylaxebeginn eine Resistenztestung indiziert (Rublein et al. 2000; Welles et al. 2000).
- Bei Frauen, die unter antiretroviraler Behandlung schwanger werden, ist entsprechend den Deutsch-Österreichischen Empfehlungen zur HIV-Therapie bei Erwachsenen bei einem virologischen Therapieversagen eine Resistenztestung indiziert.
- Ist zum Ende einer antiretroviralen HIV-Transmissionsprophylaxe (Bestimmung ca. eine Woche vor Sectio- bzw. Entbindungstermin oder am Entbindungstermin) bei der Schwangeren die Viruslast im nachweisbaren Bereich, sollte ebenfalls eine Resistenzbestimmung veranlasst werden, um eine evtl. Resistenzentwicklung unter Prophylaxe zu dokumentieren, die ggf. bei späterer Behandlungsbedürftigkeit der Frau zu berücksichtigen wäre (Eastman et al. 1998).
- Falls eine Nevirapin-Ultrakurzprophylaxe (einmalige Dosis kurz vor der Geburt für die Mutter) verabreicht wurde, sollte eine Resistenztestung 4–6 Wochen nach Ende der Einnahme antiretroviraler Medikamente (s. Absch. 21.4 und 21.5) vorgenommen werden, um festzustellen, ob eine Resistenzentwicklung gegen Nevirapin induziert wurde (Jackson et al. 2000).

Initiales Therapieregime

Ziel eines optimalen initialen Therapieregimes in der Schwangerschaft ist neben der Hemmung der Virusreplikation bei der Mutter eine wirksame Prophylaxe der HIV-Transmission (Tabelle 21.3).

▶ Studienbox

Nach Expertenmeinung wird bei mütterlicher Behandlungsindikation ein Standardtherapieregime (i. d. R. Dreifachkombination mit einem Proteaseinhibitor oder NNRTI – wegen häufiger zerebraler Fehlbildungen bei Neugeborenen mit Efavirenz behandelter schwangerer Affen aber nicht Efavirenz! zur Initialtherapie empfohlen (Sustiva Capsules Prodict Monograph 1998). Ende des Jahres 2000 wurde außerdem wegen mehrerer Fälle von Laktatazidosen mit Todesfolge bei Schwangeren vor dem kombinierten Einsatz von Stavudin und Didanosin in der Schwangerschaft gewarnt (MBS Warning Letter vom 5. Januar 2001).

Tabelle 21.2. (Zusätzliche) Diagnostische Maßnahmen während einer HIV-Schwangerschaft

Diagnostische Maßnahme	Zeitpunkt/Häufigkeit	Begründung
HIV-Antikörper	Bei unbekanntem HIV-Status	Voraussetzung für Durchführung transmissionsverhindernder Maßnahmen
CD4-Zellzahl	Monatlich	Verlaufskontrolle der HIV-Infektion; Beginn oder Wechsel ART bei Therapieversagen
Viruslast	Monatlich	Verlaufskontrolle der HIV-Infektion; Beginn oder Wechsel ART bei Therapieversagen
HIV-Resistenztest	1. Möglichst früh vor Prophylaxebeginn 2. Bei virologischen Therapieversagen während einer ART 3. Bei nachweisbarer Viruslast gegen Ende einer HIV-Prophylaxe 4. 4–6 Wochen nach Einsatz einer präpartalen NVP-Kurzprophylaxe	1. Ausschluss einer primären ZDV-Resistenz 2. Entsprechend allgemeiner Therapieempfehlungen zur Optimierung eines Therapiewechsels 3. Dokumentation einer evtl. Resistenzinduktion mit Folgen für die zukünftige Therapie 4. Dokumentation einer evtl. Resistenzinduktion
Hb-Wert	Monatlich	Erkennung von Anämien, insb. Bei Einsatz von ZDV
Blutglukosespiegel	Monatlich	Erkennung eines Gestationsdiabetes, v. a. bei Einsatz von Proteaseinhibitoren
Laktatspiegel	–	Empfohlen zur Erkennung einer Laktatazidose (gehäuftes Auftreten im 3. Trimenon), nur in Zentren mit Erfahrung in der Durchführung und Bewertung von Laktatspiegelbestimmungen
Ph-Bestimmung im Vaginalsekret	–	Erkennung und rechtzeitige Behandlung lokaler Koinfektionen wegen erhöhtem HIV-Transmissionsrisiko
Nativpräparat	–	–
Mikrobiologische Kultur	–	–
STD-Diagnostik: Chlamydien, Gonorrhö, Trichomonaden, Syphilis	–	–
Toxoplasmosescreening	–	–
Hepatitisserologie	–	–
Zytologische Kontrollen auf vulväre, vaginale und zervikale Dysplasien	Alle zwei Monate	Erhöhtes Dysplasierisiko bei HIV-Infektion
Messung der Nackentransparenz	11.–13. SSW	Abschätzung des Aneuploidierisikos
Sonographie, mindestens DEGUM-Stufe 2	20.–22. SSW	Fehlbildungsausschluss

Zu bedenken ist, dass mit Ausnahme von Zidovudin kein antiretrovirales Medikament für die Therapie in der Schwangerschaft zugelassen ist und die begrenzten Erfahrungen bislang keine abschließende Nutzen-Risiko-Abschätzung gestatten. Bei der Wahl der antiretroviralen Substanzen ist auch zu bedenken, dass deren Pharmakokinetik durch die Schwangerschaft verändert werden kann (Tabelle 21.3; Hayashi et al. 2000). Es liegen hierzu kaum Studienergebnisse vor.

Unterbrechung der antiretroviralen Therapie im 1. Trimenon der Schwangerschaft

Für die Entscheidungsfindung, ob eine antiretrovirale Therapie der Mutter im 1. Trimenon der Schwangerschaft unterbrochen werden sollte, ist der individuelle klinische, immunologische und virologische Status der Mutter entscheidend. War sie vor Beginn der antiretroviralen Behandlung klinisch symptomatisch oder zeigten immunologische und/oder virologische Parameter einen bereits fortgeschrittenen Immundefekt bzw. ein sehr hohes Risiko für eine rasche Krankheitsprogression, ist eine Therapieunterbrechung für die Schwangere mit größeren Risiken behaftet als bei einer klinisch symptomlosen Frau, bei der zwar die Laborwerte den Beginn einer antiretroviralen Therapie rechtfertigen, deren klinischer Zustand aber stabil und deren Laborparameter nicht unmittelbar besorgniserregend sind.

Da für eine effektive HIV-Transmissionsprophylaxe eine antiretrovirale Therapie nicht während der gesamten Schwangerschaft notwendig ist (Übertragungen auf das Kind in den ersten 12 Wochen spielen wohl keine Rolle; Übertragungen ereignen sich vor allem am Ende der SS und unter der Geburt) und unerwünschte Wirkungen derzeit vor allem bei Gabe im 1. Trimenon nicht auszuschließen sind, muss abgewogen werden, ob eine maximal dreimonatige Unterbrechung der Therapie für die HIV-Progression der Schwangeren medizinisch vertretbar ist. Die Entscheidung zur Unterbrechung einer antiretroviralen Therapie im 1. Trimenon der Schwangerschaft sollte individuell und risikoadaptiert in Absprache mit der Mutter getroffen werden.

Bislang liegen weder Studienergebnisse zu Risiken einer Unterbrechung der antiretroviralen Therapie in der Schwangerschaft vor, noch ausreichende Daten, um die Risiken einer antiretroviralen Kombinationstherapie während des 1. Schwangerschaftstrimenons für das Kind abschätzen zu können.

Aus embryonaltoxikologischer Sicht sollten im 1. Trimenon bis mindestens zur abgeschlossenen Schwangerschaftswoche 11+0 (nach letzter Regelblutung) wegen der Organogenese keine Medikamente eingesetzt werden, deren teratogenes Potenzial beim Menschen unerforscht ist.

Fällt die Entscheidung zugunsten einer Therapieunterbrechung, sollte die antiretrovirale Behandlung erst bei 13 Wochen wieder aufgenommen werden, um Unsicherheiten bei der Bestimmung des Schwangerschaftsalters Rechnung zu tragen.

> Bei Kinderwunsch sollte ein Schwangerschaftstest (HCG) sehr frühzeitig veranlasst werden. Er ist 6–8 Tage post conceptionem positiv, so dass die Möglichkeit des Absetzens der antiretroviralen Therapie frühzeitig gegeben ist.

Der Wiederbeginn der antiretroviralen Medikation nach einer Unterbrechung kann mit denselben Substanzen erfolgen (Ausnahmen: Efavirenz, Stavudin + Didanosin, sofern Behandlungsalternativen zur Verfügung stehen; Sustiva Capsules Prodict Monograph 1998; MBS Warning Letter vom 5. Januar 2001), weil mit einer Resistenzentwicklung nicht zu rechnen ist (CDC 1998 a, b). Die Empfehlungen gelten sinngemäß auch dann, wenn die Schwangerschaft erst während des 1. Trimenons festgestellt wird.

21.4.3 HIV-Transmissionsprophylaxe bei Standardrisiko

Ein Prophylaxeschema kann nur dann erfolgreich eingesetzt werden, wenn die HIV-Infektion der Mutter bekannt ist. Daher ist ein **HIV-Antikörpertest** mit einer kompetenten persönlichen Beratung anzubieten, falls erforderlich unter Einbeziehung eines Dolmetscherdienstes und kultureller Mediation, für die die Schwangere ggf. an eine entsprechende Beratungseinrichtung weiterverwiesen werden soll. Gemäß den bestehenden Testempfehlungen ist die Durchführung des HIV-Testes an die ausdrückliche Zustimmung der werdenden Mutter gebunden und besteht in der routinemäßigen Anwendung von Such- und Bestätigungstest (ELISA und Western blot). Auch wenn der betreuende Frauenarzt die Beratung selbst durchführt, sollten der Schwangeren Adressen und Telefonnummern weiterer Beratungsangebote zur Verfügung gestellt werden.

Im Rahmen der **Beratung** sind u. a. auch die persönlichen und medizinischen Konsequenzen eines eventuell positiven Testergebnisses für die Frau zu erörtern. Bei positivem Testergebnis sollte darüber hinaus ein Pädiater zur Beratung über Transmissionsrisiko, Kontrolluntersuchungen und Verlauf der HIV-Infektion beim Kind hinzugezogen werden.

Prophylaxeschema (keine mütterliche Behandlungsindikation)

- Viruslast bei der Schwangeren <10.000 Genomkopien/ml: Zidovudingabe ab abgeschlossener 32. Schwangerschaftswoche (32+0) in einer Dosierung von 5-mal 100 mg/Tag oder 2-mal 250 mg oral
- Viruslast bei der Schwangeren >10.000 Genomkopien/ml: Das Risiko der vertikalen Transmission ist direkt proportional zur Viruslast der Schwangeren. Besteht noch keine eigene mütterliche Behandlungsindikation (CD4-Zellzahl >250/µl, Viruslast <30.000/50.000), die Viruslast liegt jedoch höher als 10.000 Viruskopien/ml, so wird eine vorübergehende antiretrovirale Standardkombinationstherapie (ohne Efavirenz!) ab SSW 32+0 bis kurz nach der Entbindung empfohlen, da mit einer Zidovudinmonoprophylaxe die Viruslast nicht mit ausreichender Sicherheit reduziert werden kann (erhöhtes Übertragungsrisiko bei VL >10.000; Blatner et al. 2000; Chuachoowong et al. 2000; Garcia et al. 1999; Mofenson et al. 1999; Newell et al. 1999; Shaffer et al. 1999)
- Primäre Kaiserschnittentbindung, zügig und unter Verwendung einer möglichst blutarmen Operationstechnik, durchgeführt von einem erfahrenen Geburtshelfer zwischen Schwangerschaftswoche 36+0 bis 37+6 (s. auch 21.6)
  (Wenn eine antiretroviralen Kombinationstherapie während der gesamten Schwangerschaft oder bereits seit dem 1. Trimenon durchgeführt wird, also in erster Linie bei bestehender mütterlicher Behandlungsindikation, besteht ein 2,5fach erhöhtes Risiko für eine Frühgeburt. Daher sollte die Schwangerschaft vor allem bei diesen Frauen in der letzten Phase möglichst engmaschig überwacht werden (European Collaborative Study and the Swiss Mother + Child HIV Cohort Study 2000; s. auch 21.6)
- Prä- und intraoperative intravenöse Zidovudingabe mit Beginn 3 h vor der Sectio (2 mg/kg als Ladedosis für 1 h, danach 1 mg/kg bis zur Entwicklung des Kindes lt. Originalprotokoll ACTG 076)
- Postnatale Zidovudingabe für das Kind 10 Tage i.v. (1,5 mg/kg alle 6 h) oder 2–4 Wochen oral (2 mg/kg alle 6 h; European Collaborative Study and the Swiss Mother + Child HIV Cohort Study 2000).

Da zukünftig vermehrt Infektionen mit zidovudinresistenten HIV-Stämmen auftreten können (Duwe et al. 2001), sollte vor einer Zidovudingabe der genotypische Nachweis eines HIV-Wildtypus erbracht werden (Ausschluss einer genotypischen Resistenz) (s. a. ▫ Tabelle 21.4).

Tabelle 21.3. **Antiretrovirale Medikamente zur Therapie und Prophylaxe in der Schwangerschaft**

Bevorzugte initiale Kombinationen und Substanzen		Kommentar
Bevorzugte Nukleosidanaloga	Zidovudin + Lamivudin/ (auch als Combivir) Zidovudin + Didanosin	Mit diesen Substanzen bestehen die meisten Erfahrungen. Eine zusätzliche Rationale für die Zidovudingabe ist die für Zidovudin nachgewiesene Metabolisierung in der Plazenta, die für den transmissionsverhindernden Effekt mitverantwortlich sein könnte (Quian et al. 1994; Sandberg u. Slikker 1995). In einer französischen Studie wurden einzelne letale Mitochondriopathien bei nicht-infizierten Kindern nach Zidovudin/Lamivudin-Therapie der Mutter berichtet (Blanche et al. 1999).
Alternativen	Stavudin + Lamivudin Didanosin + Lamivudin Abacavir	Nur einsetzen, wenn bevorzugte Kombinationen kontraindiziert sind. Zum Einsatz von Abacavir in der Schwangerschaft liegen bisher keine publizierten Erfahrungen vor.
Bevorzugte Proteaseinhibitoren und NNRTI	Nelfinavir Nevirapin	Mit diesen Substanzen bestehen die meisten Erfahrungen (Morris et al. 2000). Es gibt Hinweise dafür, dass Nevirapin bei Frauen und besonders in der Schwangerschaft langsamer metabolisiert wird und deshalb leichter zu toxischen Spiegeln akkumulieren kann. Daher ist auf das Auftreten eines Arzneimittelexanthems zu achten und sorgfältige Kontrollen der Leberwerte sind zu empfehlen. Bei längerem Einsatz von Nevirapin während der Schwangerschaft kommt es zur Enzyminduktion sowohl bei der Mutter als auch beim Kind. Dadurch beschleunigt sich die Metabolisierung und eine Einmaldosis beim Neugeborenen reicht zur Übertragungsprophylaxe nicht mehr aus.
Alternativen	Indinavir	Mit Indinavir gibt es ebenfalls noch vergleichsweise viele Erfahrungen. Hoher Flüssigkeitsbedarf zur Vermeidung von Nierensteinen (bei der Mutter). Mögliche Nierensteinbildung beim Kind nicht ausgeschlossen. Unter indinavirenthaltenden Kombinationstherapien wurden ein Fall einer Hirnblutung bei einem Frühgeborenen in der 33. SSW und einer bei einem reifen Kind sowie ein Fall einer extrahepatischen Gallengangsatresie beschrieben – ob ein kausaler Zusammenhang besteht, ist unklar.
	Ritonavir Saquinavir (Fortovase) Indinavir 800 mg 2-mal/Tag + Ritonavir 100 mg 2-mal/Tag Saquinavir 400 mg 2-mal/Tag + Ritonavir 400 mg 2-mal/Tag Saquinavir 1200 mg 2-mal/Tag + Ritonavir 100 mg 2-mal/Tag	Ritonavir: relativ schlechte Verträglichkeit Saquinavir: hohe Tablettenzahl PI-Kombinationen: kaum Erfahrungen zur Sicherheit während der Schwangerschaft
	Lopinavir 400 mg/2-mal/Tag + Ritonavir 100 mg 2-mal/Tag (Kaletra)	Keine Erfahrungen zur Sicherheit während der Schwangerschaft
	Amprenavir Amprenavir + Ritonavir	Amprenavir: wenig Erfahrungen

21.4.4 Risikoadaptierte HIV-Transmissionsprophylaxe

(s. Tabelle 21.5)

> Bei geburtsmedizinischen HIV-Transmissionsrisiken ist die HIV-Transmissionsprophylaxe risikoadaptiert zu steigern.

Mehrlingsschwangerschaft, vorzeitige Wehen und Frühgeburt

- Wegen des erhöhten Risikos der Frühgeburt sollte bei **Mehrlingsschwangerschaften** mit der prophylaktischen Gabe von Zidovudin bereits ab SSW 29+0 begonnen werden.
- Wenn **vorzeitig Wehen** einsetzen, die Schwangere nicht aus eigener Indikation mit einer Kombinationstherapie behandelt wird, eine Kaiserschnittentbindung wegen Unreife des Kindes noch nicht in Frage kommt und die Wehen noch gestoppt werden können, sollte sofort mit einer antiretroviralen Kombinationstherapie begonnen werden, z. B. mit Zidovudin + Lamivudin + Nevirapin oder Nelfinavir.
- Wenn eine Frühgeburt nicht mehr zu verhindern ist, sollte wie unter Kap. 21.4.2 beschrieben vorgegangen werden.

Falls der pränatale Teil des Prophylaxeschemas aufgrund einer zu frühen Entbindung deutlich kürzer als 4 Wochen war, sollte der postnatale Teil des Prophylaxeschemas entsprechend der

Tabelle 21.4. Prävention der maternofetalen HIV-Transmission bei normalem Schwangerschaftsverlauf

Status der Schwangeren	Keine ART vor Schwangerschaft			ART vor Schwangerschaft
Indikation:	CD4>250/µl und HIV-RNA <10.000 Kopien/ml (RT-PCR/bDNA)	CD4>250/µl und HIV-RNA zwischen 10.000 - 50.000 Kopien/ml (RT-PCR/bDNA)	A) CD4<250/µl oder B) CD4 250–400/µl und HIV-RNA >50.000 Kopien/ml (RT-PCR/bDNA)	Bei Schwangerschaftseintritt bereits unter antiretroviraler Kombinationstherapie
Maternale Behandlungsindikation	Nein	Nein	Ja	Ja
Fetale Behandlungsindikation	Ja (Prophylaxe bei Standardrisiko)	Ja (Prophylaxe bei erhöhtem mütterl. Transmissionrisiko)	Ja	Ja
Therapie: 1–13. SSW	Resistenztest zum Ausschluss einer primären ZDV-Resistenz Invasive pränatale Diagnostik (strenge Indikationsstellung!!) nur unter antiretroviraler Therapie/Prophylaxe			
	Keine ART	A) Beginn der ART nach Woche 13, abhängig von der Dringlichkeit der Behandlungsindikation s. unten		Unterbrechung der ART, falls klinischer, immunologischer + virologischer Status der Mutter dies erlaubt
	Monatl. Monitoring von CD4 und VL Beginn ART bei dringender mütterlicher Behandlungsindikation	Monatl. Monitoring von CD4 + VL Beginn ART vor Woche 13 bei dringender mütterlicher Behandlungsindikation		Monatl. Monitoring von CD4 + VL Sofortiger Wiederbeginn der ART bei dringender mütterlicher Behandlungsindikation
	Invasive pränatale Diagnostik (strenge Indikationsstellung!) nur unter antiretroviraler Therapie/Prophylaxe	B) Beginn der ART sofort monatl. Monitoring von CD4 + VL Wechsel ART bei Therapieversagen		Ansonsten Fortsetzung der ART, ggf. Austausch von Efavirenz; Austausch von Stavudin oder Didanosin falls diese kombiniert gegeben werden monatl. Monitoring von CD4 und VL
Therapie: 14–32. SSW Therapie: 32–36/38. SSW	ZDV 2-mal 250 mg/Tag p.o.	Beginn/Wiederbeginn der ART z. B. mit ZDV + 3TC/ ddI + PI/ NVP oder Vormedikation, möglichst nicht EFV oder d4T + ddI, monatl. Monitoring von CD4 und VL, Wechsel der ART bei Therapieversagen ART z. B. mit ZDV + 3TC/ ddI + PI/ NVP		
36+0–37+6 SSW	Primäre Sectio + 1mg/kg ZDV i.v. ab 3h vor Sectio bis Entbindung, während der ersten Stunde doppelte Ladedosis, d. h. 2 mg/kg	Primäre Sectio + 1 mg/kg ZDV i.v. ab 3 h vor Sectio bis Entbindung, während der ersten Stunde doppelte Ladedosis, d. h. 2 mg/kg kein ZDV, wenn d4T Bestandteil der mütterlichen Therapie		
Neugeborene bei komplikationslosem Geburtsverlauf	1: ZDV 4-mal 2 mg/kg/Tag p.o. über 2–4 Wochen 2: ZDV 4-mal 1,3 mg/kg/Tag i.v. über 10 Tage Stillverzicht			

ZDV Zidovudin; **ART** antiretrovirale Kombinationstherapie mit üblicherweise drei Medikamenten: zwei nukleosidale Reverse Transkriptaseinhibitoren + ein Proteaseinhibitor (**PI**) oder Nevirapin; **3TC** Lamivudin; **ddI** Didanosin; **d4T** Stavudin; **NVP** Nevirapin; **EFV** Efavirenz.

Tabelle 21.5. Verhinderung der vertikalen HIV-Transmission bei Schwangerschafts- und Geburtskomplikationen

A) Schwangerschaftskomplikation:	Komplikationslose Mehrlingsschwangerschaft mit Prophylaxe >4 Wochen	Dauer mütterliche ART/Prophylaxe <4 Wochen vor Geburt	Vorzeitige Wehen	AIS, vorzeitiger Blasensprung, Frühgeburt	Viruslastanstieg am Ende der Schwangerschaft	Fehlende präpartale Prophylaxe
HIV-Transmissionsrisiko	Normal	Erhöht	Erhöht	Sehr hoch	Sehr hoch	Sehr hoch
Maßnahmen in der 25.–37.SSW	Vorgezogener Prophylaxebeginn mit ZDV oder ART nach SSW 29+0 (wegen Risiko der Frühgeburtlichkeit)		Tokolyse, ggf. Antibiose, Lungenreifung, ART z. B. mit ZDV + 3TC + NVP oder NFV			
Geburt:	(Primäre) Sectio + 1 mg/kg ZDV i.v. ab 3 h vor Sectio bis Entbindung, während der ersten Stunde doppelte Ladedosis, d.h. 2 mg/kg			Falls noch möglich (Entscheidung unter geburtsmedizinischen Aspekten!) Sectio innerhalb 4 h nach Blasensprung + 1 mg/kg ZDV i.v. ab 3 h vor Sectio bis Entbindung, während der ersten Stunde doppelte Ladedosis, d. h. 2 mg/kg Zusätzlich zu der laufenden ZDV-Prophylaxe oder ART präpartal 1-mal 200 mg NVP	Primäre Sectio + 1 mg/kg ZDV i.v. ab 3 h vor Sectio bis Entbindung, während der ersten Stunde doppelte Ladedosis, d. h. 2 mg/kg Zusätzlich zu der laufenden ZDV-Prophylaxe oder ART präpartal 1-mal 200 mg NVP	
Postnatale Prophylaxe des Neugeborenen:	Über 4 Wochen: Dosierung bei Neonaten: ZDV 4-mal 2 mg/kg/Tag p.o. Stillverzicht			6 Wochen: Dosierung bei Neonaten + FG >33.SSW: ZDV 4-mal 2 mg/kg/Tag p.o. 1,5 mg/kg/Tag p.o. Ab. 3. Lebenswoche 3-mal 2 mg/kg/Tag p.o. Stillverzicht	6 Wochen: ZDV 4-mal 2 mg/kg/Tag (auf Frühgeborenendosierung achten) + 3TC 2-mal 2 mg/kg/Tag Dosierung bei FG <34. SSW: 2-mal Bei erfolgreicher pränataler NVP-Gabe weitere NVP-Dosis beim Neugeborenen (2 mg/kg) im Alter 48–72 h Falls präpartal kein NVP, postnatal zwei NVP-Dosen beim Neugeborenen: 1. Dosis möglichst bald nach Geburt bis 48 h, 2. Dosis innerhalb 72 h (kein NVP oder höhere Dosis von 4 mg/kg, falls NVP Bestandteil der mütterlichen Therapie in der Schwangerschaft), Stillverzicht	
B) Geburtskomplikationen:	Schnittverletzung des Kindes, Absaugen blutigen Fruchtwassers aus Gastrointestinal- oder Respirationstrakt des Kindes					
HIV-Transmissionsrisiko	Sehr hoch					
Maßnahmen postnatal:	6 Wochen: ZDV 4-mal 2 mg/kg/Tag (auf Frühgeborenendosierung achten s.o.) + 3TC 2-mal 2 mg/kg/Tag Oostnatal zwei NVP-Dosen beim Neugeborenen: 1. Dosis möglichst bald nach Geburt bis 48 h, 2. Dosis innerhalb 72 h (kein NVP oder höhere NVP-Dosis von 4 mg/kg, falls NVP Bestandteil der mütterlichen Therapie in der Schwangerschaft) Stillverzicht					

ZDV Zidovudin; **ART** antiretrovirale Kombinationstherapie mit üblicherweise drei Medikamenten: zwei nukleosidale Reverse Transkriptaseinhibitoren + ein Proteaseinhibitor (**PI**) oder Nevirapin; **3TC** Lamivudin; **ddI** Didanosin; **d4T** Stavudin; **NVP** Nevirapin; **EFV** Efavirenz; **FG** Frühgeborene; **AIS** Amnioninfektionssyndrom

ACTG-076-Studie mit Zidovudin über 6 Wochen oral durchgeführt werden (Frenkel et al. 1997; Lallemant et al. 2000). Das Kind sollte bei dieser verlängerten Prophylaxe engmaschig kontrolliert werden. Treten Probleme wie z. B. Anämie, Neutropenie oder Laktatazidose auf, sind Vorteil und Risiko einer Weiterführung der Prophylaxe sorgfältig abzuwägen, im Zweifelsfall sollte die Prophylaxe früher beendet werden. Der zu bevorzugende Entbindungsmodus ist die Kaiserschnittentbindung.

Vorzeitiger Blasensprung, Amnioninfektionssyndrom

Bei diesen geburtsmedizinischen Ausnahmesituationen ist das **Transmissionsrisiko stark erhöht** (Burns et al. 1994; Landesmann et al. 1996; Mandelbrot et al. 1998; Mayaux et al. 1997). Der präpartale Teil der Prophylaxe sollte durch eine (zusätzliche) Gabe von Nevirapin 1-mal 200 mg, soweit zeitlich noch möglich, gesteigert werden.

Postnatal kann die Transmissionsprophylaxe beim Neugeborenen ebenfalls durch Gabe von Nevirapin 2 mg/kg (eine Dosis, falls die Mutter präpartal eine Dosis erhalten hat, zwei Dosen innerhalb von 72 h, falls Mutter kein Nevirapin präpartal erhalten hat), zusätzlich zu einer Kombinationsprophylaxe mit Zidovudin + Lamivudin eskaliert werden (Mirochnick et al. 1998; Moodley et al. 1998).

Der zu bevorzugende Entbindungsmodus ist die Kaiserschnittentbindung, die innerhalb von 4 h nach dem Blasensprung erfolgen sollte. Bei Zeiträumen >4 h nach dem Blasensprung ist kein Vorteil der Kaiserschnittentbindung bezüglich der Transmissionswahrscheinlichkeit mehr zu erwarten (Read 2000). Die Entscheidung muss jedoch an geburtsmedizinischen Aspekten orientiert werden.

Schnittverletzung des Kindes/Absaugen von blutigem Fruchtwasser aus dem Magen

Bei einer Schnittverletzung des Kindes oder wenn blutiges Fruchtwasser aus dem Magen abgesaugt werden kann, muss von einer perkutanen Inokulation bzw. einer Schleimhautexposition gegenüber virushaltigen Körperflüssigkeiten ausgegangen werden. Dies rechtfertigt eine **Erweiterung** der üblichen **Standardprophylaxe** beim Kind hin zu einer Kombinationsprophylaxe bestehend aus zwei NRTIs in Anlehnung an Postexpositionsprophylaxeempfehlungen für Erwachsene (Deutsch-Österreichische Richtlinien zur postexpositionellen Prophylaxe nach HIV-Exposition 1998).

> Eine über die Ultrakurzprophylaxe hinausgehende verlängerte Gabe von Nevirapin zur Postexpositionsprophylaxe kann angesichts fehlender Daten zur Pharmakokinetik und zur Sicherheit derzeit nicht empfohlen werden.

Aufgrund geringer Erfahrungen und/oder fehlender Zulassung von Proteaseinhibitoren und NNRTIs zur Therapie bei Neugeborenen und angesichts fehlender Vergleichsuntersuchungen zur Wirksamkeit von Doppel-NRTI- und Tripelpostexpositionsprophylaxen beschränken sich die Empfehlungen zur Therapieanpassung auf Maßnahmen, die sich im Rahmen der Mutter-Kind-Transmissionsprophylaxe als wirksam und verträglich erwiesen haben.

21.4.5 Vorgehen bei unvollständiger Transmissionsprophylaxe

Nachgewiesene HIV-Infektion

Wenn trotz bekannter HIV-Infektion bis zum Geburtstermin keine Transmissionsprophylaxe durchgeführt wurde, sollte diese spätestens intrapartal und postnatal durchgeführt werden. Es kann auch trotz unvollständiger Transmissionsprophylaxe mit einem Vorteil gerechnet werden (Lallemant et al. 2000; Moodley et al. 2000; Owor et al. 2000; Wade et al. 1998).

> **▶ Studienbox**
>
> Nach den Daten der HIVNET-012-Studie ist bei bis dahin nicht therapierten Schwangeren die einmalige Gabe von Nevirapin kurz vor der Geburt und eine einmalige Dosis beim Neugeborenen innerhalb von 72 h nach der Geburt zur Verhinderung einer Übertragung wirksamer als die unmittelbar prä- und intrapartale Gabe von Zidovudin und eine einwöchige postnatale Zidovudingabe beim Neugeborenen (Guay et al. 1999).

Eine innerhalb 48 h nach Geburt begonnene Therapie mit Zidovudin nach dem Schema von ACTG 076 (Gabe über 6 Wochen) kann noch die HIV-Transmissionsrate senken. Bei Start der Zidovudintherapie in den ersten 48 h nach vaginaler Geburt wurde in den USA retrospektiv eine Transmissionsrate von 9,3%, bei späterem Beginn (>48 h) von 18,4% ermittelt. Ohne jegliche Therapie waren 26,6% der Kinder infiziert (Minkoff u. Augenbraun 1997).

Unklare HIV-Infektionslage

Ist bis zur Entbindung kein HIV-Test vorgenommen worden, so sollte, falls für eine reguläre Testung mit evtl. erforderlichem Bestätigungstest genügend Zeit bleibt, dieser unverzüglich angeboten werden, um bei positivem Testergebnis die intrapartale und postnatale HIV-Transmissionsprophylaxe durchführen zu können (Wade et al. 1998).

Der HIV-Antikörpertest sollte vom Angebot einer kompetenten persönlichen Beratung evtl. unter Hinzuziehung einer entsprechenden Institution begleitet sein (Bundeszentrale für Gesundheitliche Aufklärung 1999; Deutsche AIDS-Hilfe e.V. 2000). Die Ablehnung des HIV-Antikörpertests ist zu respektieren.

Für den Fall, dass der HIV-Status der Schwangeren nicht bekannt ist und keine Zeit für eine reguläre Testung und Beratung bleibt, konnten sich die Experten nicht auf eine gemeinsame Empfehlung einigen. Prinzipiell kommen in einem solchen Fall drei Optionen in Betracht:

- keine Prophylaxemaßnahmen, solange kein HIV-Testergebnis vorliegt;
- bei eindeutigen anamnestischen Risikofaktoren Angebot der Durchführung von Prophylaxemaßnahmen (wie Sectioentbindung, Medikamentengabe). Abbruch der Maßnahmen, sobald HIV-Infektion durch entsprechende Testung ausgeschlossen ist;
- Angebot eines HIV-Schnelltests und Durchführung von Prophylaxemaßnahmen bei positivem Schnelltestergebnis, Abbruch der Maßnahmen, falls Bestätigungstest negativ ist.

Cave

Die durchschnittliche HIV-Prävalenz bei Schwangeren beträgt in Deutschland nur etwa 0,5–0,6/1000 in Großstädten und 0,1–0,2/1000 in den übrigen Regionen (Marcus 1999). Auch bei einer hohen Spezifität der beiden in Deutschland zugelassenen Schnelltests von 99,7% (3 falsch-positive Ergebnisse auf 1000 Untersuchungen) ist daher, falls keine weiteren eindeutigen anamnestischen Risikofaktoren vorliegen, der Vorhersagewert eines positiven Schnelltestbefundes gering (in einem unselektierten Klientel wäre zu erwarten, dass nur etwa ein Fünftel bis ein Dreißigstel der positiven Schnelltestbefunde richtig positiv sind!). Dies wäre bei der Aufklärung der Schwangeren und der (vorläufigen) Befundmitteilung unbedingt zu berücksichtigen.

Eine Möglichkeit, die Spezifität weiter zu erhöhen, ist die Kontrolle eines positiven Schnelltestergebnisses mit einem anderen Schnelltestverfahren. Fällt der zweite Schnelltest negativ aus, ist mit hoher Wahrscheinlichkeit ein falsch-positives Ergebnis anzunehmen.

21.4.6 Entbindungsmodus

Eine deutliche Reduktion der vertikalen Transmissionsrate durch eine **primäre Kaiserschnittentbindung ist** erwiesen. Es kann von einer Reduktion der vertikalen Transmissionsrate allein durch die primäre Kaiserschnittentbindung auf 8,4% gegenüber einem Transmissionsrisiko bei der vaginalen Entbindung von 16,8% ausgegangen werden (The International Perinatal HIV Group 1999). Die Kaiserschnittentbindung am wehenfreien Uterus sollte deshalb essentieller Bestandteil jedes HIV-Transmissionsprophylaxeregimes sein. Die präoperative/intraoperative i.v.-Zidovudintherapie der Mutter in einer Dosierung von 1 mg/kg nach einer Ladedosis von 2 mg/kg über 1 h bis zur Kindsentwicklung ist Bestandteil der Prophylaxemaßnahmen.

Die Kaiserschnittentbindung wird auch bei antiretroviraler Kombinationsbehandlung in der Schwangerschaft nach Expertenmeinung für notwendig erachtet (Ioannidis et al. 2001; Gaillard et al. 2000; Halpern et al. 2000; Mandelbrot et al. 1999), da sie auch bei niedriger Viruslast einen zusätzlichen protektiven Effekt hat.

Die primäre zügige und möglichst blutarme Sectio am wehenlosen Uterus bei Schwangerschaftswoche 36+0 bis 37+6 mittels stumpfer Uterotomie unter einer i.v.-Gabe von Zidovudin ist durch ein erfahrenes Team durchzuführen.

Wenn eine antiretrovirale Kombinationstherapie während der gesamten Schwangerschaft oder bereits seit dem 1. Trimenon durchgeführt wird, besteht ein 2,5fach erhöhtes Risiko für eine Frühgeburt (European Collaborative Study and the Swiss Mother + Child HIV Cohort Study 2000). Da das Übertragungsrisiko bei Spontangeburt und notfallmäßiger Sectio gegenüber der Sectio am wehenlosen Uterus erhöht ist, sollten diese Frauen in der letzten Phase der Schwangerschaft eine besonders engmaschige Betreuung erhalten, um eine drohende Frühgeburtlichkeit möglichst rechtzeitig erkennen und behandeln zu können. Das kann z. B. auch eine frühzeitige Hospitalisierung in einem Zentrum beinhalten, um notfallmäßige Geburten möglichst zu verhindern.

> Die Bevorratung eines HIV-Postexpositionsprophylaxe-Notfallsets und das Wissen um die Indikation für und das Vorgehen bei einer HIV-Postexpositionsprophylaxe nach beruflicher HIV-Exposition (z. B. Nadelstichverletzung des Operateurs) ist dringend zu empfehlen.

21.4.7 Versorgung des Neugeborenen im Kreißsaal

Sowohl während einer Spontangeburt als auch bei einer Sectio kann durch die Eröffnung der Fruchtblase das Fruchtwasser mit HIV-1 kontaminiert werden. Bei Spontangeburt besteht zudem die Möglichkeit, dass virushaltiges Vaginalsekret oder mütterliches Blut in Körperöffnungen des Kindes gelangt (Marcus 1999; Gaillard et al. 2000). Im Unterschied zum Erwachsenen stellen beim Neugeborenen die Schleimhäute des Respirationstrakts und des Gastrointestinaltrakts für HIV keine Barrieren dar (Burns et al. 1997) und der noch anazide Magen kann in der Virusinaktivierung versagen. Die höheren Transmissionsraten gestillter Kinder HIV-1-positiver Mütter beweisen, dass der oralen Aufnahme virushaltiger Flüssigkeiten bei der vertikalen Transmission eine erhebliche Bedeutung zukommt (Nduati et al. 2000).

Praktisches Vorgehen im Kreißsaal. Bei der Erstversorgung wird die Verwendung steriler Handschuhe empfohlen. Noch vor dem Absaugen sind Mundhöhle und Naseneingang mit sterilen, in 0,9%iger NaCl-Lösung getränkten Tupfern von evtl. HIV-1-kontaminiertem Fruchtwasser zu reinigen. Nach Stabilisierung der Vitalfunktionen sind alle Körperöffnungen (Ohren, Augen, Anus und Genitale) in gleicher Weise zu säubern.

Vor der endgültigen Versorgung der Nabelschnur sind die Handschuhe zu wechseln, um eine HIV-Kontamination zu vermeiden. Wenn möglich, sollte Nabelschnurblut für serologische Untersuchungen asserviert werden.

21.4.8 Postnatale Transmissionsprophylaxe bei Standardrisiko

Die Empfehlung einer oralen Zidovudingabe über 6 Wochen beim Kind in der Dosierung von 2 mg/kg alle 6 h resultiert aus den Ergebnissen der ACTG 076-Studie (Frenkel et al. 1997). Sie ist nach der oralen Zidovudingabe während der Schwangerschaft, der intravenösen Zidovudininfusion unter der Geburt und der elektiven Sectio caesarea der vierte Bestandteil der HIV-Transmissionsprophylaxe.

▶ Studienbox

Eine Deeskalation des entsprechend des ACTG-076-Protokolls sechswöchigen postnatalen Teils der Transmissionsprophylaxe ist nach den Ergebnissen einer in Thailand durchgeführten Studie zu verkürzten Zidovudinregimen und auch unter Berücksichtigung der in Deutschland bislang vorliegenden Erfahrungen zu rechtfertigen. Die thailändische Studie zeigt, dass nur bei einer sehr kurzen präpartalen Medikamentengabe (ab 36 SSW bei Spontange-

▼

burt als vorwiegendem Geburtsmodus) die sechswöchige gegenüber einer dreitägigen postnatalen Zidovudingabe einen Vorteil hinsichtlich der Übertragungsrate bewirkt (Lallemant et al. 2000). In Berlin wurden mit einer i.v.-Gabe in der Dosierung 1,3 mg/kg alle 6 h über 10 Tage bei präpartalem Prophylaxebeginn bei 32 SSW bislang (bei kleinen Fallzahlen, n=57) gute Erfahrungen (keine Transmissionen) gemacht (European Collaborative Study and the Swiss Mother + Child HIV Cohort Study 2000). Die Mehrheit der Experten ist daher der Meinung, dass eine postnatale Zidovudingabe beim Kind durchgeführt werden sollte, halten jedoch im Regelfall eine Verkürzung der postnatalen Zidovudintransmissionprophylaxe auf 2–4 Wochen (2 mg/kg oral alle 6 h) für ausreichend.

21.5 Hepatitis

Zusammenfassung

Die **Hepatitis A** wird durch das Hepatitis-A-Virus (HAV) hervorgerufen. Das Virus wird fäkal-oral übertragen. Die Infektion tritt überwiegend im Kindesalter auf. Die Infektion verläuft akut und heilt bei Immunität aus. Chronizität und Entwicklung einer Leberzirrhose sind nicht bekannt. Bei Infektion in der Schwangerschaft besteht nur selten ein erhöhtes Risiko für den Feten.

Der Infektionsnachweis erfolgt durch virusspezifische IgM- und IgG-Antikörper.

Eine spezielle Therapie existiert nicht. Ansonsten folgt sie symptomatischen Gesichtspunkten.

Die passive, besser noch die aktive Impfung der Mutter sind möglich.

Bei akuter Hepatitis A am Geburtstermin ist primär eine passive Immunprophylaxe des Neugeborenen anzustreben.

Die **Hepatitis B** ist weltweit mit 200–300 Mio. infizierten Menschen die häufigste Hepatitisform. Der Erreger, das Hepatitis-B-Virus (HBV) weist eine Doppelstrang-DNA auf.

Die akute Infektion geht in 5–10% der Fälle in eine chronische Verlaufsform über und ist mit einem hohem Risiko des Auftretens von Leberzirrhose und primärem Leberzellkarzinom vergesellschaftet. Der Verlauf einer akuten Hepatitis B wird durch eine Gravidität nicht beeinflusst.

In der Schwangerschaft kann eine vertikale Transmission auf den Feten erfolgen, wobei das Risiko im 3. Trimenon stark ansteigt. Bei Nachweis von maternalem HBeAg beträgt das Transmissionsrisiko für den Feten 90%. Bei Infektion in der Schwangerschaft steigt die Frühgeburtenzahl um das 3fache.

Die infizierten Kinder zeigen meist milde Verlaufsformen der Hepatitis B, allerdings sind chronische Verläufe mit den oben genannten Risiken in bis zu 90% der Fälle beschrieben.

Die Diagnostik erfolgt serologisch bzw. molekularbiologisch. Der positive Nachweis von HBsAg (Hepatitis-B-surface-Antikörper) nach 4–6 Monaten zeigt den Übergang in eine chronische Verlaufsform an.

In der Schwangerschaft ist eine Therapie mit Interferon-α nicht indiziert.

Entsprechend der Mutterschaftsrichtlinie sollte ein HBsAg-Screening in Kombination mit Anti-HBc-(Hepatitis-B-core-)IgM bei Risikogruppenzugehörigkeit und im 3. Trimenon bei allen Schwangeren erfolgen. Gegebenenfalls ist eine Ergänzung durch Anti-HAV-IgM und Anti-HCV sinnvoll.

In der Schwangerschaft kann eine Hepatitis-B-Impfung risikolos mit rekombinantem Impfstoff erfolgen. Alle Neugeborenen von HBsAg-positiven Müttern sollten bis maximal 12 h postpartal einer Simultanimpfung unterzogen werden.

Entsprechend neueren Studien wird bei Müttern mit positivem Nachweis von HBeAg (Hepatitis-B-e-Antikörper) und HBsAg eine primäre Schnittentbindung in Kombination mit einer aktiven/passiven Immunprophylaxe favorisiert.

Das **Hepatitis-C**-Virus (HCV) ist für etwa 90% der posttransfusionell aquirierten Hepatitiden und die meisten der sog. Non-A-non-B-Hepatitiden verantwortlich. In 40% der Fälle kann keine anamnestisch relevante Exposition ermittelt werden. Etwa 80% der Infektionen sind klinisch inapperent, 60–85% gehen in eine chronische Verlaufsform mit erhöhtem Risiko einer Leberzirrhose und eines hepatozellulären Karzinoms über.

Der Infektionsnachweis gelingt nur serologisch bzw. molekularbiologisch mit hochsensitiven Testsystemen. Anti-HCV-IgM-Antikörper können nicht nachgewiesen werden. Das diagnostische Fenster post infectionem und bei fehlender Immunantwort ist zu beachten.

Die Möglichkeit einer vertikalen Transmission wird kontrovers beurteilt. Das potentielle perinatale Infektionsrisiko für das Neugeborene scheint gering zu sein, steigt aber mit hoher maternaler Virusreplikation.

Eine Therapie mit Interferon-α sollte unterlassen werden. Derzeit ist keine Imfung gegen HCV etabliert. Der Nutzen der Anwendung von Immunglobulinen nach der Geburt ist nicht belegt.

Wenn HCV-RNA in der Muttermilch nachgewiesen wird, sollte die Wöchnerin abgestillt werden.

Bei Nachweis von HBsAg ist die Überprüfung des Anti-HDV-Antikörpers zur Diagnose einer akuten **Hepatitis D** notwendig. Bei Persistenz ist der Anti-HCV-Test zum Ausschluss bzw. Nachweis einer protrahierten Antikörperentwicklung nach Hepatitis-C-Virus-Infektion zu wiederholen. Bei Negativität aller Tests und Ausschluss anderer akuter Leberaffektionen sollte die Diagnose **Non-A-non-B-Hepatitis** gestellt werden.

21.5.1 Hepatitis A

Beschreibung des Erregers

Das Hepatitis-A-Virus gehört zur Familie der Picornaviren, besitzt eine Plusstrang-RNA und existiert in Form eines einzelnen Serotyps (Sherlock 1996).

Tabelle 21.6. **Übertragungswege der Hepatitisviren** (nach Rossol 1997)

Übertragung	HAV	HBV	HCV	HDV	HEV	HGV
Sexuell	+/–	++	+	+	–	?
Perinatal	+/–	++	+	+	+/–	+
i.v. Drogen	–	+	++	+	–	+
Blutprodukte	–	+	++	+	–	++
Enteral	++	–	–	–	++	–

In den Entwicklungsländern erfolgen die Infektionen im Kindesalter symptomarm, während in den Industrieländern am häufigsten klinisch apparente Infektionen vorherrschen, die bei Reisen in Risikogebiete erworben wurden. Bei schwangeren Frauen ist die Hepatitis-A-Virusinfektion nicht häufiger und verläuft klinisch generell nicht schwerer als bei nichtschwangeren Frauen.

Klinische Symptome

Die akute Hepatitis A ist eine fäkal-oral übertragene Virusinfektion und heilt nach einer kurzen virämischen Phase aus. Sie zeigt weder die Tendenz zur Chronizität noch zur Entwicklung einer Leberzirrhose (Tabellen 21.6 und 21.7).

In der Schwangerschaft ist die Hepatitis-A-Infektion in Schwere und Häufigkeit mit der Erkrankung bei Nichtschwangeren vergleichbar. Ein Risiko für den Fetus besteht nur in Einzelfällen. Selten wurde ein fulminanter Verlauf der akuten Hepatitis A mit letalem Ausgang für die Mutter (bis zu 0,14%) beobachtet. Ein erhöhtes Risiko für den Fetus besteht ebenfalls nicht.

Diagnostik: Erregernachweis/Serologie

Die serologische Sequenz des Hepatitis-A-Virus und der korrespondierenden Antikörper zeigt erstmals positive Serumantikörper (Anti-HAV), wenn die Viruskonzentration im Stuhl schon deutlich reduziert bzw. nicht mehr nachweisbar ist. Die Antikörper erreichen maximale Konzentrationen erst Monate nach der Infektion und persistieren für Jahre.

Antikörper der Klasse IgG sind mit einer sichereren protektiven Immunität gegen eine erneute Hepatitis A-Virusinfektion verbunden. Die spezifische serologische Diagnostik der akuten Hepatitis-A-Infektion erfolgt durch Bestimmung von Antikörpern der IgM-Klasse, die schon 14 Tage post infectionem für maximal 2–12 Monate nachweisbar sind. Zusätzlich werden die konsekutiv auftretenden Antikörper vom IgG-Typ bestimmt.

Therapie. Die Therapie der akuten Hepatitis-A-Infektion, die bei einer Akquirierung im Erwachsenenalter in mehr als 70% der Fälle klinisch apparent verläuft, folgt den allgemeinen symptomatischen Therapierichtlinien. Eine spezifische Therapie existiert nicht.

Prophylaxe. Eine passive Impfung mit einem HAV-Immunglobulin der Mutter sollte insbesondere bei kurzfristigen Reisen in endemische Gebiete durchgeführt werden. Nach erfolgter Zulassung eines aktiven Hepatitis-A-Vakzins sollte elektiv jedoch primär aktiv geimpft werden, da nach den 3 Einzelimpfungen in fast 100% der Fälle ein protektiver Antikörpertiter resultiert (Tabelle 21.8).

Daten zur Vakzinierung von Schwangeren oder Neugeborenen liegen zzt. jedoch noch nicht vor. Die gute Verträglichkeit der Vakzine mit geringen lokalen Nebenwirkungen sollte aber bei gegebener Indikation die Anwendung der aktiven Vakzine nicht limitieren. Bei einer akuten Hepatitis A der Mutter zum Geburtstermin ist jedoch eine passive Immunprophylaxe des Kindes primär anzustreben.

21.5.2 Hepatitis B

Beschreibung des Erregers

Die Hepatitis B ist durch ihre weltweite Verbreitung mit 200–300 Mio chronisch infizierten Menschen die zahlenmäßig häufigste Hepatitisform. Sie ist von enormer Bedeutung durch die in Abhängigkeit von der Virusreplikation erhöhte Gefahr der vertikalen Transmission, kann aber in den westlichen Ländern durch verfügbare Vakzine beherrscht werden.

Das HBV ist als einziges der hepatotropen Viren ein DNA-Virus mit einer Doppelstrang-DNA. Aufgrund einer RNA-Zwischenstufe und einer sehr ausgeprägten Replikation ist die Entwicklung von Mutationen ein natürliches Ereignis, das in verschiedenen Genomregionen des HBV entstehen kann (Sherlock 1996).

Tabelle 21.7. **Klinischer Verlauf der Virushepatitiden** (nach Rossol 1997)

Hepatitis	Inkubation [Wochen]	Verlauf	Chronizität	Leberkarzinom
A	2–6	Mild	Nein	Nein
B	4–25	Häufig schwer	Erwachsener 5–10 Neugeborenes bis 90	Ja (× 250)
C	2–20	Häufig mild	30–70	Ja
D	13–25	Häufig schwer	2–90	Ja
E	2–9	Fulminant möglich	Nein	Nein
G	(?)	Mild	Ja	(?)

■ Tabelle 21.8. **Maternofetale Übertragung, Screening und Prophylaxe der viralen Hepatitiden** (nach Rossol 1997)

Hepatitis	Maternofetale Übertragung	Schwangerschafts-Screening	Prophylaxe
A	Nein	Nein	Aktiv + passiv
B	Ja	Ja 3. Trimenon	Ja Aktiv + passiv
C	Ja	Nein	Nein
D	Ja	Ja 3. Trimenon	Ja Aktiv + passiv (Hepatitis-B-Vakzine)
E	Nein	Nein	Nein
G	Ja	Nein	Nein

Klinische Symptome

Im Erwachsenenalter erworben, geht die HBV-Infektion in 5–10% der Fälle in eine chronische Verlaufsform über und ist in einem hohen Maße mit der Entwicklung einer Leberzirrhose und eines primären Leberzellkarzinoms verbunden. Im Gegensatz hierzu verläuft die akute Hepatitis B bei Säuglingen und Kindern in 90% der Fälle chronisch und in den meisten Fällen klinisch inapparent (■ s. Tabelle 21.7), ist aber ebenfalls mit einem deutlich erhöhten Risiko einer Leberzirrhose sowie eines Leberkarzinoms im späteren Leben assoziiert.

Der Verlauf einer akuten Hepatitis B wird durch die Gravidität nicht beeinflusst, ein vermehrter Übergang zu einer chronischen Verlaufsform oder die Reaktivierung einer chronisch aktiven Hepatitis B werden nicht beobachtet. Die vertikale Transmission der Hepatitis B ist sowohl bei der akuten als auch der chronischen Verlaufsform möglich. Dabei ist die Identifizierung einer anamnestisch relevanten Exposition von großer Bedeutung, da in diesen Risikokollektiven erhöhte Prävalenzen bestehen.

> Bei einem HBsAg-Trägerstatus der Mutter besteht ein Risiko für den Feten von 40%, bei gleichzeitiger HBeAg-Positivität erhöht sich das Risiko auf 90% (Lee et al. 1988). Unabhängig hiervon ist ein messbarer HBV-DNA-Spiegel im Serum der Mutter mit einer erhöhten Infektionsrate der Kinder assoziiert.

Insgesamt steigt die Häufigkeit der vertikalen Transmission im 3. Trimenon stark an. Die Zahl der Fehlbildungen, Aborte und Totgeburten ist im Gegensatz zu der bis um das 3fache erhöhten Anzahl an Frühgeburten nicht vermehrt. Von den infizierten Kindern zeigen die meisten lediglich eine milde Verlaufsform der akuten Hepatitis B. In bis zu 90% der Fälle entwickelt sich ein chronischer Trägerstatus mit dem Risiko der erneuten horizontalen und vertikalen Übertragung und der Entstehung eines primären Leberzellkarzinoms bzw. einer Leberzirrhose.

Diagnostik: Erregernachweis/Serologie

Die zur Verfügung stehenden serologischen und molekularbiologischen Tests ermöglichen eine zuverlässige Identifizierung und Charakterisierung der akuten und chronischen Verlaufsform der Hepatitis B, insbesondere in der Differenzialdiagnose eines erstmals aufgetretenen Ikterus während der Schwangerschaft.

Post infectionem wird nach 2–8 Wochen der Nachweis des Oberflächenantigens (HBsAg) positiv, bei den chronischen Verlaufsformen zeigt eine Persistenz nach etwa 4–6 Monaten eine permanente Virusreplikation an.

Therapie. Die mögliche Therapie einer chronisch aktiven Hepatitis B mit Interferon-α ist aufgrund der noch unbekannten Auswirkungen dieses Immunmodulators auf den Feten nicht indiziert. Da eine Progression der Erkrankung während der Schwangerschaft nur in seltenen Fällen beobachtet wird, kann mit der antiviralen Therapie bis nach der Entbindung gewartet werden.

Prophylaxe. Die Hepatitis-B-Infektion in der akuten bzw. chronischen Verlaufsform ist mit dem Risiko einer Infektion des Kindes in bis zu 90% der Fälle verbunden. Deshalb sollte bei Müttern mit Risikogruppenzugehörigkeit und bei allen Schwangeren im 3. Trimenon stets ein HBsAg-Screening durchgeführt werden. Hierzu wurde 1994 eine verbindliche Mutterschaftsrichtlinie erlassen.

> Eine Hepatitis-B-Impfung in der Schwangerschaft kann mit rekombinanten Impfstoffen ohne Risiko für Kind oder Mutter durchgeführt werden (■ Tabelle 21.8).

Alle Neugeborenen von HBsAg-positiven Müttern sollten unmittelbar post partum, auf jeden Fall aber innerhalb von 12 h, eine simultane Immunprophylaxe mit Hepatitis-B-Immunglobulin (0,5 ml i.m.) und eines Hepatitis-B-Vakzins (10 µl < 12 h, 1 Monat, 6 Monate post partum i.m.) erhalten. Einen Monat nach der 3. Impfung ist eine Analyse von Anti-HBs sinnvoll, da nur Antikörperspiegel >10 IE/ml eine protektive Wirkung besitzen. Ein effektiver Schutz kann mit diesem Schema in bis zu 95% der Fälle erreicht werden, ohne dass eine Interferenz mit anderen Vakzinen befürchtet werden muss. Nachimpfungen (Booster) sind je nach Ergebnis der Grundimmunisierung, in jedem Fall aber bei einem Anti-HBs-Titer <10 IE/l durchzuführen.

▶ Empfehlung

Da nach neueren Studien eine Übertragung des Hepatitis-B-Virus von Müttern mit HBeAg und HBV-DNA-Positivität auf

▼

das Neugeborene in fast allen Fällen angenommen werden muss, wird eine Kaiserschnittentbindung in Kombination mit einer simultanen passiven/aktiven Immunprophylaxe als verbesserte Präventivmaßnahme favorisiert (Lee et al. 1988).

21.5.3 Hepatitis C

Beschreibung des Erregers

Die HCV-Infektion rückt neben der HBV-Infektion immer mehr in den Mittelpunkt des virologischen Interesses, da durch die hohe Chronifizierungstendenz, die nur geringe klinische Apparenz der Erkrankung und das schlechte Ansprechen auf eine antivirale Therapie alle Bedingungen für eine auch quantitative Bedeutung bestehen.

Das Hepatitis-C-Virus ist ein RNA-Virus, von dem nach den bisherigen Daten zumindest 6 Genotypen, mehrere Serotypen und Quasispezies nachgewiesen wurden. Da keine Modelle der Virusanzüchtung bestehen, erfolgen alle bisherigen Nachweise mittels molekularbiologischer und serologischer Charakterisierung (Choo et al. 1989).

Das Hepatitis-C-Virus ist für etwa 90 % der posttransfusionell aquirierten Hepatitiden und die meisten Fälle der sporadisch entstehenden Non-A-non-B-Hepatitiden verantwortlich. In der Allgemeinbevölkerung finden sich Prävalenzen spezifischer Antikörper (Anti-HCV) zwischen 0,2 % und 2,5 %, wobei in etwa 60–80 % der Fälle auch infektiöses Virusmaterial nachgewiesen werden kann. In Risikogruppen finden sich im Gegensatz hierzu Prävalenzen bis zu 80 %.

Klinische Symptome

Die akute HCV-Infektion verläuft in 80 % der Fälle klinisch inapparent und führt in etwa 60–85 % der Fälle zu einer chronisch verlaufenden Hepatitis mit dem Risiko der Entstehung einer Leberzirrhose und eines hepatozellulären Karzinoms. Typischerweise sind beim chronischen Verlauf die Transaminasen trotz hoher histologischer Aktivität nur marginal erhöht und zeigen nur in etwa 40 % der Fälle Erhöhungen um mehr als das 2,5fache der Norm.

Die akute Hepatitis C zeigt einen von der Schwangerschaft unbeeinflussten Verlauf. In bis zu 40 % der Fälle kann keine anamnestisch relevante Exposition identifiziert werden, sodass neben der parenteralen Übertragung noch andere Übertragungswege diskutiert werden müssen.

▶ Studienbox

Zurzeit wird die Möglichkeit der vertikalen Transmission des Hepatitis-C-Virus sehr kontrovers beurteilt. Insgesamt scheint das Risiko für das Neugeborene, sich perinatal bei der mit Hepatitis C infizierten Mutter anstecken zu können, gering zu sein (<5 %). Entscheidend ist aber, dass die vertikale Transmission bei bis zu 33 % der Neugeborenen bei einer hohen Virusreplikation (> 10^6 Virionen/ml) der Mutter beobachtet wird (Ohto et al. 1994).

Die Übertragung der Anti-HCV-Antikörper von der Mutter auf das Neugeborene erfolgt transplazentar, und bei einer definitiven Infektion des Neugeborenen lässt sich neben einer Antikörperpersistenz vor allem der positive Nachweis der HCV-RNA führen.

Das sexuelle Übertragungsrisiko des Hepatitis-C-Virus muss als gering angenommen werden, da bei heterosexuellen Partnern von Patienten mit einer chronisch replizierenden Hepatitis-C-Virusinfektion weder mit serologischen Tests noch mit der Polymerasekettenreaktion eine Infektion festgestellt werden konnte.

Diagnostik: Erregernachweis/Serologie

Die Diagnostik der Hepatitis-C-Virusinfektion hat seit der Identifikation des viralen Agens 1989 durch die schnelle Entwicklung serologischer und molekularbiologischer Untersuchungsmethoden enorm zur diagnostischen Sicherheit der viralen Hepatitis beigetragen.

Durch die geringe Anzahl der Viren im Serum ist der direkte Antigennachweis selbst nicht möglich. Enzymimmunologisch können mit Testsystemen der zweiten Generation, die verschiedene rekombinante Proteine des Hepatitis-C-Virus verwenden, mit hoher Sensitivität und Spezifität Antikörper nachgewiesen werden. Kreuzreaktionen bei Seren mit Hypergammaglobulinämie, Paraproteinämie oder Autoimmunhepatitiden, die vor allem bei den Testsystemen der ersten Generation auftraten, werden nur noch mit geringer Frequenz beobachtet. Dadurch konnte neben der verbesserten Testspezifität auch eine deutlich frühere Diagnose der akuten Hepatitis-C-Virusinfektion erreicht werden.

Der selektive Nachweis von Anti-HCV-IgM-Antikörpern ist jedoch noch nicht möglich. Einschränkend müssen zudem das verbleibende diagnostische Fenster direkt post infectionem (in Ausnahmefällen bis zu mehreren Monaten) und die Patienten, die primär keine Antikörperantwort zeigen, erwähnt werden.

Therapie. Die einzige etablierte antivirale Therapie bei der chronischen HCV-Infektion ist die Behandlung mit Interferon-α, das bisher wie auch bei den anderen chronischen Virushepatitiden (HBV und HDV) nicht bei Schwangeren gegeben werden sollte. Die Therapie der akuten HCV-Infektion ist nicht gesichert und sollte deshalb insbesondere in der Schwangerschaft keine Beachtung finden.

Prophylaxe. Trotz intensiver Bemühungen ist bisher kein erfolgreiches Vakzin gegen eine HCV-Infektion etabliert worden. Dies liegt an der überaus hohen Mutationsrate der HCV-Viren, die sich in mehreren Genotypen, Subtypen und Quasispezies niederschlägt. Eine hohe Mutationsrate ist auch für die meisten anderen RNA-Viren charakteristisch.

Auch die Anwendung passiver Vakzinierungsstrategien schlugen bisher fehl. Die Gabe von Immunglobulin nach der Geburt ist nicht belegt. Spezifische Immunglobuline stehen nicht zur Verfügung.

> Insbesondere sollte bei der HCV-Infektion das Risiko einer Virusübertragung durch die Muttermilch bedacht werden, da in Abhängigkeit von der quantifizierten Virämie der Mutter in bis zu 31 % der Fälle HCV-RNA als direkter Virusnachweis in der Muttermilch nachgewiesen werden konnte (Zimmermann et al. 1995). Vor dem Stillen des Neugeborenen sollte bei Anti-HCV-

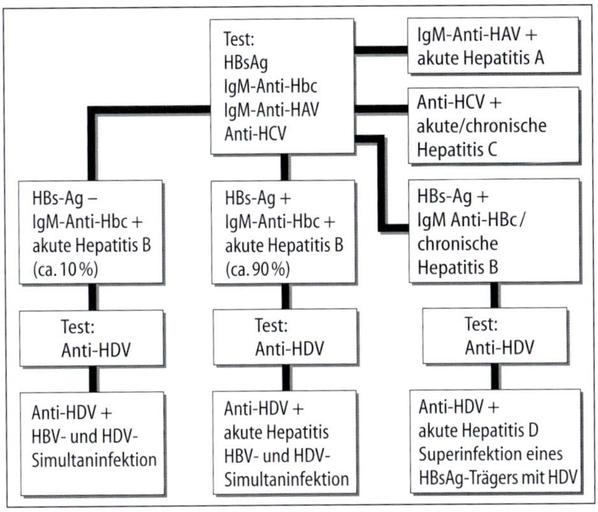

Abb. 21.1. **Differenzialdiagnose der akuten Virushepatitis in der Schwangerschaft bei positivem Ausfall des HBsAg-Tests** (nach Rossol 1997)

positiven Müttern deshalb stets der HCV-RNA-Nachweis durchgeführt werden und bei einem positiven Testergebnis das Abstillen empfohlen werden. Das Stillen sollte nur für Mütter ohne HCV-RNA-Nachweis diskutiert werden.

Rationelle serologische Diagnostik und Hepatitisscreening in der Schwangerschaft

Die Anwendung der zur Verfügung stehenden diagnostischen Methoden, verbunden mit einer maximalen diagnostischen Effizienz, machen eine rationelle Auswahl vor allem unter dem Gesichtspunkt von Screeninguntersuchungen und der Unterscheidung zwischen akuter und chronischer Virushepatitis notwendig.

> Für das Routinescreening der Schwangeren ist die Kombination von HBsAg- und Anti-HBc-IgM-Test ausreichend.

Neben einer Bestimmung der Lebertransaminasen sollte bei weiterführender Diagnostik der Virushepatitis im Bereich der spezifischen Testsysteme vor allem die Kombination von Anti-HAV-IgM, Anti-HBc-IgM, HBsAg und Anti-HCV gewählt werden. In den meisten Fällen ist durch diese Kombination die spezifische Diagnose möglich. Der weitere diagnostische Ablauf ist abhängig von den erhaltenen Resultaten (Abb. 21.1).

Bei Nachweis von HBsAg ist die Überprüfung des Anti-HDV-Antikörpers zur Diagnose einer akuten Hepatitis D notwendig. Bei Persistenz der Fragestellung sollte der Anti-HCV-Test erneut durchgeführt werden, da eine protrahierte Antikörperentwicklung nach der Infektion mit dem Hepatitis-C-Virus erst nach 4–12 Monaten möglich ist.

> Erst wenn alle serologischen Tests keine positiven Titer aufweisen und auch alle anderen Formen der akuten Leberschädigung ausgeschlossen wurden, sollte die Diagnose einer akuten Non-A-non-B-Hepatitis gestellt werden.

21.6 Syphilis

Zusammenfassung

Die Syphilis wird durch Treponema pallidum ssp. pallidum (Familie der Spirochaetae) hervorgerufen. Neben den pathogenen Arten, die bislang in vitro nicht kultiviert werden konnten, existieren auch im Menschen weitere, nichtpathogene und kultivierbare Arten.

T. pallidum ist extrem empfindlich gegenüber Umwelteinflüssen und kann praktisch nur sexuell übertragen werden. Der Erreger besitzt eine ausgeprägte Affinität zu Endothelzellen. Über eine Endarteriitis obliterans kommt es letztlich zu einer progressiven ischämischen Zellzerstörung mit organspezifischen Folgen. Die syphilistypischen Gummata (Granulome) sind wahrscheinlich auf die T-Zell-vermittelte Immunantwort zurückzuführen.

Die erworbene (S. aquisita) wird von der angeborenen (S. connata) Syphilis unterschieden.

Die erworbene Syphilis ist eine zyklische Infektionskrankheit, bei der sich klinisch auffällige und klinisch unauffällige Stadien abwechseln. Insgesamt werden 4 Stadien unterschieden.

Die Primärsyphilis ist durch den primären Schanker im Genitalbereich charakterisiert. Ohne Antibiotikatherapie, mit der eine Heilung erzielt werden kann, erfolgt der Übergang zur sekundären Syphilis. Jetzt treten generalisierte Symptome auf. In 50% der Fälle ist eine Selbstheilung möglich. Anderenfalls erfolgt der Übergang in eine klinisch symptomfreie latente Syphilis. In dieser Phase können Schwangere ihre ungeborenen Kinder infizieren. Der Übergang zur tertiären (späten) bzw. Neurosyphilis ist heute selten zu beobachten.

Reinfektionen sind trotz spezifischer Antikörper möglich.

Die angeborene Syphilis tritt nur bei zu spät erkannter und nicht behandelter Infektion der Schwangeren auf. Bevorzugt ab der 18. SSW erfolgt eine transplazentare Erregerübertragung. Die Infektion führt in einem hohen Prozentsatz zu Aborten, Tot- und Frühgeburten. Lebend geborene Kinder scheinen gesund zu sein. Frühe Erstmanifestationen sind überwiegend Hauterscheinungen. Typisches Symptom sind blutig-schleimiger Schnupfen und infolgedessen eine Sattelnase.

Spätmanifestationen (S. connata tarda) sind ebenfalls möglich.

Der direkte Erregernachweis kann im Dunkelfeld erfolgen. Als serologischer Suchtest gelangt der Treponema-pallidum-Hämagglutinations-Test (TPHA) zur Anwendung. Eine negativer Test schließt eine Infektion aus, wenn klinisch keine Verdacht für eine Frühinfektion besteht. Nach Infektion bleibt der Test lebenslang positiv. Als Bestätigungstest wird der FTA-ABS-(Fluoreszenz-Treponema-Antikörper-Absorptions-)Test genutzt. Zur Therapiekontrolle gelangen der VDRL-Test (»veneral disease research laboratory test«) und der RPR-Test (Rapid-Plasma-Reagin-Test) zur Anwendung.

In der Schwangerschaft sollte in jedem Fall im 1. Trimenon und kurz vor der Geburt serologisch auf Syphilisantikörper untersucht werden. Gleiches gilt bei unklaren Veränderungen im Genitalbereich, inguinalen Lymphknotenschwellungen und allgemeinen, anders nicht erklärbaren Krankheitssymptomen und wird auch nach Aborten und Tot- bzw. Frühgeburten empfohlen. Zu beachten ist, dass die Syphilis praktisch jedes Krankheitsbild vortäuschen kann.

Die Therapie erfolgt durch hochdosierte parenterale Penicillin-G-Gaben. Zur Vermeidung einer Jarisch-Herxheimer-Reaktion, die durch den Zerfall der Treponemen ausgelöst wird, kombiniert man das Penicillin mit einem wasserlöslichen Glukokortikoid. Bei Penicillinallergie gelangen Cephalosporine oder Erythromycin zur Anwendung.

Die sicherste Methode der Prophylaxe ist das Kondom.

Bei Syphilis besteht anonyme Meldepflicht!

21.6.1 Beschreibung des Erregers

Der Erreger der Syphilis, Treponema pallidum ssp. pallidum ist ein spiralenförmiges Bakterium. Treponemen gehören als Gattung zu der Familie der Spirochaetae (zu dieser Familie gehört ebenfalls die humanmedizinisch relevante Gattung Borrelia).

Die humanpathogenen, nicht kultivierbaren Treponemen gehören zur Spezies T. pallidum:

- T. pallidum ssp. pallidum ist der Erreger der eigentlichen Syphilis, dagegen ist
- T. pallidum ssp. endemicum der Erreger der nichtvenerischen endemischen Syphilis,
- T. pallidum ssp. pertenue gilt als der Erreger der Frambösie,
- T. carateum als Erreger der Pinta (Holt et al. 1994).

In der menschlichen Mundhöhle, im Intestinal- und im Genitaltrakt finden sich noch andere, z.T. in vitro kultivierbare Treponemen einschließlich nichtpathogener Arten.

Die charakteristischen mikrobiologischen und immunologischen Eigenschaften von T. pallidum ssp. pallidum lassen sich nach Tramont (1995) und Radolf (1996) folgendermaßen zusammenfassen:

T. pallidum ssp. pallidum ist eine sehr bewegliche **Spirochäte** mit 6–14 Spiralwindungen und spitz zulaufenden Enden, 2–15 µm lang und 0,13–0,20 µm im Durchmesser. Trotz vieler Versuche ist es nie gelungen, den Erreger erfolgreich in vitro zu kultivieren. Die Anzüchtung der Erreger gelingt nur im Kaninchenhoden. Bemerkenswert ist auch die lange Generationszeit, nämlich etwa 30–35 h. Diese Spirochäten sind sehr empfindlich gegenüber Umwelteinflüssen, wie Temperatur (Optimum bei 30–37 °C), Feuchtigkeit, pH-Wert (Optimum bei 7,2–7,4); wenn sie sich außerhalb des Körpers befinden, gehen sie sehr schnell zugrunde, was ein Grund dafür ist, dass diese Erreger fast nur beim Geschlechtsverkehr eine Chance haben, unbeschadet von einem Wirt auf einen anderen überzugehen. Bisher wurden weder serologische, noch morphologische, noch biochemische (metabolische) Unterschiede zwischen den Subspezies von T. pallidum und T. carateum festgestellt.

21.6.2 Klinische Symptome

Die Inkubationszeit ist abhängig von der Inokulummenge und beträgt durchschnittlich 3 Wochen (2–10 Wochen). Nach Infektion kommt es zunächst an der Eintrittspforte zu einer Vermehrung der Keime. Jedoch hat der Erreger die Tendenz, schon bald im ganzen Körper zu disseminieren. Bereits 12 h nach Infektion ist der Erreger im zirkulierenden Blut nachweisbar. Jedes Gewebe kann danach infiziert werden.

T. pallidum ssp. pallidum besitzt einen ausgeprägten Tropismus für die Endothelzellen der kleinen Blutgefäße. Diese besitzen noch unbekannte Rezeptoren auf der Zellwandoberfläche, die eine Bindung des Erregers an die Endothelzellen bewirken; dies kann für den Organismus fatale Folgen haben. Diese Gefäße, wie auch die Vasa vasorum, müssen alle Organe versorgen und in ihrer Funktion erhalten.

Nach Infektion mit Treponemen entstehen eine Endarteritis obliterans und eine Periarteritis mit einer konsekutiven Verengung des Gefäßlumens, die zu einer Minderperfusion des befallenen Gewebes führt, so dass eine progressive, ischämische Zellzerstörung stattfindet. Die Folgen sind je nach Organ ganz spezifisch: Aortitis, uteroplazentare Apoplexie, Demenz, Tabes dorsalis usw. Für die Entstehung der Gummata (= Syphilom, Granulome) die wie bei der Tuberkulose in allen befallenen Organen entstehen können, ist wahrscheinlich kein von den Treponemen gebildetes Toxin, sondern die T-Zell-vermittelte Immunantwort verantwortlich (Van Voris et al. 1996). Die Zellwandlipoproteine von T. pallidum scheinen in der Lage zu sein, relevante Immuneffektorzellen wie Makrophagen zu aktivieren.

Man unterscheidet klinisch zwischen der erworbenen (Syphilis aquisita) und der angeborenen Syphilis (Syphilis connata).

Die **erworbene Syphilis** ist eine zyklische Infektionskrankheit, die in Stadien abläuft, wobei sich klinisch auffällige mit klinisch unauffälligen Stadien abwechseln; die typische Symptomatik der unbehandelten Syphilis tritt immer seltener in dem ausgeprägten Bild auf, wie es im nachfolgenden beschrieben wird.

Frühsyphilis bzw. primäre Syphilis (Lues I)

Der typische **primäre Schanker** beginnt als einzelne, schmerzlose Papel mit Übergang in ein induriertes schmerzloses Ulkus an der Eintrittspforte, wobei sich in 30 % der Fälle noch weitere Läsionen bilden können. Entzündungen bei Abwesenheit eines Exsudats sowie Schmerzlosigkeit sind verdächtig. Prädilektionsorte bei der Frau sind die Labien und die Vulva. Beim Mann tritt der Schanker am Sulcus coronarius, dem inneren Prä-putialblatt und am Penisschaft als erstes auf. An der Mundschleimhaut und am Rektum findet man selten Läsionen dieser Art.

Die regionären Lymphknoten können beidseitig anschwellen, sie sind dabei schmerzlos, derb, beweglich und abgrenzbar. Der Schanker heilt innerhalb von 3–6 Wochen spontan ab.

Während der initialen Phase der Infektion findet bereits die Dissemination des Erregers statt. Bis zur Bildung einer kritischen Menge (»antigen load«) an Spirochäten kann es 2–24 Wochen dauern. Nach dieser Phase erhält man eine Immunantwort, die das mehr floride Stadium, die sekundäre Syphilis, charakterisiert. Je nach Infektionsdosis kann man schon 2 Wochen p.i. in einem treponemenspezifischen Test (TPHA oder FTA-ABS) IgM-Antikörper nachweisen.

Frühestens 4 Wochen p.i. lassen sich treponemenspezifische IgG-Antikörper mit hohen Titern erfassen, die danach nur ganz langsam abfallen. Lebenslang wird diese serologische Narbe bleiben. Frühestens 5–6 Wochen p.i. sind im VDRL-Test antilipoidale, nicht treponemenspezifische Antikörper nachweisbar (Müller 1996).

> Die Primärsyphilis kann mit Antibiotika gut geheilt werden.

Sekundäre Syphilis (Lues II)

Ungefähr 9 (bis 24) Wochen p.i. können Allgemeinsymptome wie Fieber, Gewichtsverlust, Krankheitsgefühl, Anorexie, Kopfschmerzen, Arthralgien u.ä. den Verdacht auf eine sekundäre Syphilis lenken. In diesem Stadium sind zu 90% die Haut und die Schleimhäute betroffen. Typische schubweise auftretende Exantheme entstehen, zunächst makulöse (Roseola), später makulopapulöse Exantheme. Charakteristische Symptome sind: Palmoplantarsyphilid, Condylomata lata genital und perianal, Plaques muqueuses der Zunge, Angina syphilitica, Alopecia specifica und syphilitisches Leukoderm.

Die Haut- und Schleimhautreaktionen sind vom Antigenload und von der Stärke der immunologischen Reaktion des Infizierten abhängig. Im Laufe der Zeit klingen diese Exantheme ab. Nebenbei kommt es zu einer generalisierten harten Lymphknotenschwellung (Polyskleradenitis).

Die Dissemination des Erregers schreitet weiter fort. Das Zentralnervensystem ist ungefähr bei 40% der Erkrankungen bereits befallen, darauf weisen Kopfschmerzen hin. Im Allgemeinen findet man abnorme Proteinwerte und Zellzahlen im Liquor. Nur in 1–2% der Fälle wird eine »aseptische Meningitis« diagnostiziert.

Selten werden in diesem Stadium die Uvea, der Gastrointestinaltrakt, die Leber und die Nieren befallen.

Auch in der vorantibiotischen Ära gab es auch noch in diesem Stadium bei ungefähr der Hälfte der Syphilispatienten eine spontane Selbstheilung.

Latente Syphilis (Lues latens seropositiva)

Nach Abklingen der aufgeführten Symptome geht die Syphilis in ein klinisch symptomfreies Stadium über, die latente Syphilis. In diesem Stadium kann man mit treponemenspezifischen Tests Antikörper nachweisen. Diese Tests umfassen den TPHA-Test, FTA-(Fluoreszenz-Trepomena-Antikörper-)Test, ABS-Test, µ-Capture-IgG-Test und den IgM-ELISA-(»enzyme-linked immuno sorbent assay«)Test.

Bei unbehandelten Patienten wird das Krankheitsstadium 2–4 Jahre nach der Infektion als frühe latente Syphilis bezeichnet. Die Erreger erscheinen intermittierend im Blut, und der Antigen-Load mit T. pallidum ssp. pallidum geht langsam zurück. Bei bis zu 90% der unbehandelten Patienten entwickeln sich generalisierte oder mukokutane Rückfälle innerhalb des ersten Jahres.

Schwangere infizieren auch in dieser Phase ihre noch ungeborenen Kinder, auch Blutkonserven von Infizierten sind infektiös! Man findet treponemenspezifische IgG- und IgM-Antikörper in allen Tests, wobei der Titer der IgM-Antikörper nicht unbdingt sehr hoch sein muss. Antilipoidale Antikörper sind ohne einen signifikanten Titeranstieg bei einer Wiederholungsuntersuchung nachweisbar.

Tertiäre oder späte Syphilis (Lues III), Neurosyphilis (Lues IV)

Die tertiäre Syphilis findet sich im deutschsprachigen Raum heute nur noch recht selten. Schon früh beginnt in der latenten Syphilis die langsam fortschreitende Erkrankung der Aorta oder des Zentralnervensystems. Die asymptomatische Neurosyphilis tritt sich bei unbehandelten Patienten ungefähr 2 Jahre p.i. auf (s. sekundäre Lues).

Das durchschnittliche Intervall vom Infektionsbeginn bis zum Auftreten der symptomatischen Neurosyphilis (Lues IV) beträgt für die meningovaskuläre Form 5–10 Jahre, für das Auftreten von generalisierten Paresen 20 Jahre, für Tabes dorsalis 25–30 Jahre und für kardiovaskuläre Manifestationen am Aortenbogen (Aneurysma) 10–40 Jahre. Bei der späten, benignen Syphilis treten Gummata auf, die aus unspezifischem Granulationsgewebe mit zentralen Nekrosen und peripher liegenden mononukleären Zellen, Epitheloidzellen und Fibroblasten bestehen. Diese mäßig effiziente Abwehrreaktion führt zu einer deutlichen Reduktion der Keimbeladung, aber nicht zu einer völligen Kurierung; in geringer Zahl enthalten diese Gummen noch infektiöse Treponemen.

Reinfektionen

Syphilisreinfektionen sind nach sanierend behandelter Infektion möglich, d.h. die vorhandenen Antikörper schützen nicht vor einer Reinfektion. Die Syphilisantikörper, die als sog. Serumnarbe noch gefunden werden, sind also kein Ausdruck für eine Immunität gegen T. pallidum ssp. pallidum.

Kongenitale Syphilis (Lues connata)

Die kongenitale Syphilis tritt nur noch auf, wenn die Syphilis der Schwangeren nicht rechtzeitig diagnostiziert und behandelt worden ist.

> Zu jedem Zeitpunkt der Schwangerschaft, bevorzugt aber ab der 18. SSW, kann T. pallidum ssp. pallidum durch eine syphilitische Mutter transplazentar übertragen werden.

Die Schwere der Erkrankung des Kindes ist besonders bei hoher Keimbeladung groß, also im 2. Stadium. Die Infektion führt zu Abort, Totgeburt oder Frühgeburt. Im Gegensatz dazu finden Rawstronet al. (1997) mehr Totgeburten bei Schwangeren mit einer primären Syphilis. Der Infektionszeitpunkt der Mutter bestimmt die Schwere der Erkrankung des Kindes. Das Gestationsalter der totgeborenen Kinder liegt bei 20–38 Wochen, dann kann man T. pallidum ssp. pallidum in Lungengewebe und Nabelschnur häufig nachweisen.

Die Kinder werden in der Mehrzahl der Fälle termingerecht geboren, scheinen gesund, jedoch treten zwischen der 2. und 12. Lebenswoche die Erstmanifestationen einer angeborenen Syphilis auf. Hauterscheinungen entsprechend der sekundären Syphilis stehen an erster Stelle.

Die Haut- und Schleimhautveränderungen sind an den verschiedenen Körperregionen unterschiedlich stark ausgeprägt. Werden die klinischen Zeichen übersehen, weil sie auch ohne Behandlung schnell abheilen können, kann es später zu einer Reaktivierung des Syphiliserregers kommen.

Meist 2–12 Wochen nach Geburt bilden sich **makulopapulöse Exantheme** (Syphilide) an Handtellern und Fußsohlen, an Mund, Nase und Anus; Rhagaden führen zur Bildung von radiären Narben. Speziell an den Handtellern und Fußsohlen können richtige Blasen entstehen, der sog. Pemphigus syphiliticus.

Als Erstmanifestation der frühen kongenitalen Syphilis bis hin zu einem Alter von 2 Jahren gilt eine blutig schleimige **Rhinitis (Koryza)**, die beim Übergreifen auf das Nasenskelett zu nachfolgenden Deformierungen führt, was dann später als Sattelnase imponiert. Darüber hinaus sind jedoch im Prinzip alle Organe mitbeteiligt, denn man findet eine Hepatosplenomegalie, eine interstitielle Pneumonie, Osteochondritis und Periostitis. Eine basale Meningitis kann später zu einem Hydrozephalus Anlass geben. Ursache für den Tod der Kleinkinder sind Lungenblutungen, schwere Hepatitis oder Superinfektionen.

> Um die gravierenden Folgen einer konnatalen Syphilis zu verhindern, ist es unbedingt notwendig, bei Hochrisikoschwangeren im 3. Trimenon und zum Zeitpunkt der Entbindung eine Lues-Serologie durchzuführen.

Die Spätmanifestationen der späten kongenitalen Syphilis (Syphilis connata tarda nach dem 2. Lebensjahr) treten erst lange nach der Geburt auf, z.B. im Kindesalter oder noch später. Sie zeigen sich typischerweise in der **Hutchinson-Trias**:

1. Keratitis parenchymatosa,
2. Innenohrschwerhörigkeit,
3. Zahnveränderungen (halbmondförmige Einbuchtungen an den Schneidezähnen, Tonnenform).

Zusätzlich treten entzündliche Periostverdickungen an den Tibien auf (Türkensäbelbeine).

Der Nachweis von treponemenspezifischen IgG-/IgM-Antikörpern und von antilipoidalen Antikörpern bestätigt auch in der Krankheitsphase den Verdacht auf eine kongenitale Syphilisinfektion. Nach einer ausreichenden Therapie ist eine Defektheilung möglich.

21.6.3 Diagnose: Erregernachweis/Serologie

Der direkte Erregernachweis des schraubenförmigen Bakteriums in Reizserum aus Haut- oder Schleimhautläsionen kann im **Dunkelfeld** geführt werden. Typisch für T. pallidum ist dabei die Dichte der Spiralwindungen und die korkenzieherartigen Bewegungen. Ein negatives Ergebnis schließt eine Infektion jedoch keineswegs aus, da die Nachweisgrenze bei 10^5 Spirochäten/ml Exsudat liegt.

Weiterhin kann der Erreger mithilfe von **indirekten fluoreszenzimmunologischen Methoden** nachgewiesen werden. Mit diesen Methoden gelingt auch der Erregernachweis im Gewebe. In der Praxis haben diese Methoden jedoch einen niedrigen Stellenwert.

Die **PCR** zum Nachweis von T.-pallidum-ssp.-pallidum-spezifischer Nukleinsäure wird nur bei besonderen Fragestellungen angewendet (Amnionflüssigkeit, Liquor bei Verdacht auf Neurosyphilis) (Larsen et al. 1995). In der Routinediagnostik wird man die PCR zzt. nicht finden.

Als **serologischer Lues-Suchtest** zum Nachweis spezifischer Antikörper gegen T. pallidum ssp. pallidum wird der TPHA-Test, der TPPA-(Treponema-pallidum-Partikelagglutinations-)Test oder der Tp-ELISA eingesetzt. Ist dieser Test negativ, kann auf weitere Untersuchungen verzichtet werden, wenn klinisch kein begründeter Verdacht auf eine Frühinfektion vorliegt. Ist ein solcher Verdacht gegeben, erfolgt eine wöchentliche Kontrolle, bis eine Syphilisinfektion sicher ausgeschlossen werden kann. Der TPHA-Test wird frühestens 2 Wochen p.i. positiv (reaktiv) und reagiert während allen Erkrankungsstadien. Titerangaben lassen nur indirekt den Schluss auf die Aktivität der Infektion zu. Es ist bekannt, dass trotz hohem Antikörpertiter keine Elimination des Erregers stattfindet. Auch nach ausreichend behandelter oder spontan ausgeheilter Syphilis bleibt dieser Test lebenslang positiv (Serumnarbe).

> Der FTA-ABS-Test gilt als Bestätigungstest für ein zweifelhaftes (schwach reaktives) oder ein positives (reaktives) Ergebnis im TPHA-Test. Die Sensivität des FTA-ABS-Tests liegt für die frühe Primärsyphilis bei >99%, für die späteren Infektionsstadien bei 97%.

Der VDRL-(»veneral disease research laboratory«)Test oder der RPR-(Rapid-Plasma-Reagin-)Test, bei denen nicht treponemenspezifisches Antigen, nämlich Cardiolipinextrakt, zur Erkennung von Infektionen eingesetzt wird, werden erst 5–6 Wochen p.i. positiv. Der VDRL-Test ist zur Erkennung einer frischen Infektion ungeeignet, wird aber zur Therapiekontrolle verwendet. Ein Titerabfall um 3–4 Stufen wird bei ausreichender Antibiotikagabe beobachtet, jedoch empfiehlt es sich zur Therapiekontrolle zusätzlich den FTA-ABS-IgM-Test bzw. Tp-IgM-ELISA-Test zu verwenden.

Bei der **Diagnose in der Schwangerschaft** ist Folgendes zu beachten:

> Nicht immer entwickelt sich nach der Infektion mit T. pallidum ssp. pallidum ein typischer primärer Schanker (Primäraffekt) an den Labien und/oder an der Vulva, der Primäraffekt kann auch an der Zervix entstehen!

Einzelne Papeln, ein induriertes, schmerzloses Ulkus sind schon verdächtig für eine primäre Syphilis, ebenso eine beidseitige Schwellung der regionären Lymphknoten. Die Papeln können von den Patienten übersehen werden, zumal sie auch von selbst abheilen.

Allgemeine Krankheitssymptome, wie Krankheitsgefühl, Anorexie, Kopfschmerzen, makulöse bis makulopapulöse Exantheme auf der Haut weisen auf eine sekundäre Syphilis hin. Bei Vorliegen einer Osteomyelitis oder einer neurologischen Symptomatik entsteht der Verdacht einer Syphilisinfektion.

▶ Empfehlung

Bei der frühen latenten und der späten latenten Syphilis sind die Patienten bis auf wenige Ausnahmen symptomfrei. Schwangere sollten in jedem Fall im 1. Trimenon und kurz vor der Geburt serologisch auf Syphilisantikörper untersucht werden. Es empfiehlt sich auch, bei Frauen nach einem Abort, einer Totgeburt und nach Frühgeburten eine Syphilisserologie durchführen zu lassen.

Bei Reinfektionen wird ein Anstieg der treponemenspezifischen IgG-Antikörper beobachtet, der IgM-Antikörperanstieg kann verzögert sein (Müller 1996).

21.6.4 Therapie

Das Mittel der Wahl zur Therapie der Syphilis, gleich um welches Stadium es sich handelt, ist bis heute das **Penicillin G** aus der großen Gruppe der β-Laktamantibiotika. Voraussetzung für die Bindungsfähigkeit von Penicillin G an T. pallidum ssp. pallidum ist das Vorhandensein von Penicillinbindeproteinen (PBP)(Larsen 1995).

Penicillinbindeproteine gibt es bei allen Bakterien, die Peptidoglykan in ihrer Zellwand aufweisen. Wenn das Penicillin an die Zellwand der Spirochäte gebunden wird, kommt es zu einer Störung der Zellwandsynthese. Der Zellwandaufbau wird dabei in seiner letzten Phase, bei der Vernetzung der Peptidoglykane zum Aufbau der kompakten, reißfesten Mureinschicht gehemmt. Wenn die Syphiliserreger sich in einer Teilungsphase befinden, führt dies zu einer Formveränderung der Spirochätenzelle, zu einer Störung der osmotischen Stabilität und damit zur Lyse der Zelle (Bauernfeind u. Peters 1994).

Über die Höhe der Penicillindosierung und die Behandlungsdauer gibt es verschiedene Auffassungen. Eindeutig ist, dass bei angeborener Syphilis, Lues III und bei der Neurosyphilis eine höhere Penicillin-G-Dosierung erforderlich ist und dass eine bestimmte Mindestdauer der Behandlung nicht unterschritten werden darf. Mit Benzathinpenicillin G werden kaum ausreichende Liquorspiegel erreicht, also wird es nicht mehr für die Behandlung der Syphilis im Sekundärstadium empfohlen, in dem bereits das ZNS von T. pallidum ssp. pallidum befallen ist. Es ist auch nur gering plazentagängig. Eine Syphilistherapie erfolgt nur ausnahmsweise oral.

Therapie in der Schwangerschaft. Hier werden die Dosierungen und die Behandlungsdauer von Simon u. Stille (1997) übernommen.

Täglich werden der Schwangeren 2,4 Mio. IE Procain- oder Clemizolpenicillin G i.m. über 14 Tage verabreicht. Die Behandlung entspricht der Therapie bei Lues aquisita (Lues I und II sowie bei nicht länger als ein Jahr bestehender Lues latens). Sicherheitshalber kann die Behandlung 1–2 Monate vor dem Geburtstermin in gleicher Dosierung und Dauer wiederholt werden. Die Therapiewiederholung muss in jedem Fall bei Titeranstieg der Serumreaktionen erfolgen.

Um die Symptome einer **Jarisch-Herxheimer-Reaktion** zu vermindern, die bei einer Behandlung durch den Zerfall der Treponemen ausgelöst werden kann, gibt man vorher oder gleichzeitig ein wasserlösliches Glukokortikoid, z. B. Prednisolon.

Bei einer Penicillinallergie verwendet man (nach Ausschluss einer Kreuzallergie) Ceftriaxon (tgl. 2 g für 2 Wochen), bei gleichzeitiger Cephalosporinallergie Erythromycin oral (tgl. 2 g für 3 Wochen). Mehrere serologische Kontrollen zum Therapieerfolg sind angebracht.

▶ **Empfehlung**

Therapie der Frühsyphilis: Die Frühsyphilis wird definiert als primäre und sekundäre Syphilis sowie bei Lues latens seropositiva bis zum Ende des 1. Jahres p.i. Therapiert wird sie mit Clemizolpenicillin G 1 Mio. IE i. m. für 14 Tage. Die tägliche Injektionsbehandlung darf nicht unterbrochen werden (z. B. bei einer 2-tägigen Unterbrechung sind Therapieversager möglich). Bei unzuverlässigen Personen oder Durchreisenden ist eine Einzeitbehandlung mit 2,4 Mio. IE Benzathinpenicillin G i. m. möglich.

Behandlungsalternativen bei Penicillinallergie: Orale Behandlung mit 500 mg Erythromycin 4-mal für 15 Tage oder intravenöse Behandlung mit 500 mg Erythromycinlactobionat 4-mal unter stationären Bedingungen.

Therapie der Spätsyphilis (außer Neurosyphilis): Die Spätsyphilis ist definiert als Lues latens seropositiva ab Ende des 1. Jahres p.i. und als tertiäre Lues. Therapiert wird sie mit 1 Mio. IE Clemizolpenicillin G i. m. für 21 Tage.

Eine Injektionsbehandlung mit 2,4 Mio. IE Benzathinpenicillin G i.m. 3-mal im Abstand von 7 Tagen ist möglich, nur ist, wie bereits erwähnt, die Plazentagängigkeit von Benzathinpenicillin G geringer als die von Clemizolpenicillin G, sodass Clemizolpenicillin G bevorzugt werden soll.

Wenn der Infektionszeitpunkt (Infektionsstatus) der Schwangeren nicht ermittelt werden kann, ist eine der Spätsyphilis entsprechende Therapie durchzuführen.

21.6.5 Prophylaxe

Die sicherste Methode, eine Syphilisinfektion zu verhüten, ist das Kondom. Zumindest Kontaktinfektionen im Genitalbereich sind damit ausgeschlossen. Findet der Kontakt mit syphilitischen Haut- oder Schleimhautveränderungen, über Bluttransfusionen oder über Nadelstichverletzungen statt, besteht in seltenen Fällen die Gefahr einer Übertragung des Syphiliserregers.

Mütter, bei denen der Verdacht auf eine frische Syphilisinfektion besteht und noch nicht ausreichend therapiert werden, sollten ihr Kind nicht stillen. Werden die letztgenannten Möglichkeiten der Übertragung ausgeschlossen, haben die prophylaktischen Möglichkeiten eine besondere Bedeutung erlangt.

> Da die Syphilis praktisch jedes Krankheitsbild vortäuschen kann, muss man erst die Syphilisserologie durchführen, um eine Infektion auszuschließen, besonders wenn es sich um Risikopatienten handelt.

Im Rahmen der Mutterschaftsvorsorge werden serologische Untersuchungen zur Erkennung einer Syphilisinfektion der Schwangeren durchgeführt. Das gibt die Möglichkeit, das Fortschreiten einer Syphilisinfektion in der Schwangerschaft rechtzeitig zu stoppen und kongenitale Syphilisinfektionen durch eine präventive Behandlung mit adäquaten Regimen zu verhindern.

Nach dem 1969 novellierten Gesetz zur Bekämpfung von Geschlechtskrankheiten von 1953 ist jeder behandelnde Arzt zu einer anonymen Meldung eines sicher Syphiliskranken beim zuständigen Gesundheitsamt verpflichtet, und er muss eine adäquate Behandlung des Patienten durchführen. Vielfach wird diese Meldepflicht nicht beachtet, sodass man mit einer recht hohen Dunkelziffer rechnen muss. Die kongenitale Syphilis ist nach dem Bundesseuchengesetz mit dem Namen des erkrankten Kindes dem Gesundheitsamt zu melden.

21.7 Streptokokken Gruppe B (GBS)

Zusammenfassung

Während die B-Streptokokken früher als harmlose Saprophyten angesehen wurden, haben sie sich zum häufigsten Erreger von Neugeboreneninfektionen entwickelt. Dabei werden Frühformen (»early onset«) und Späterkrankungen (»late onset«) unterschieden.

Die verschiedenen Subtypen der Streptokokken der Gruppe B zeichnen sich durch das hitze- und säurestabile gruppenspezifische Antigen B aus.

Das klinische Spektrum der perinatalen B-Streptokokken-Infektionen ist sehr variabel. Von besonderer Bedeutung ist in diesem Zusammenhang das Gestationsalter, weil insbesondere bei unreifen Frühgeborenen häufiger eine Sepsis auftritt. Bei reiferen Neugeborenen tritt häufiger eine Pneumonie auf. Ein spezifisches Symptom der B-Streptokokken-Infektion existiert nicht. Die Frühform der Erkrankung beginnt sofort nach der Geburt und führt zu respiratorischer Insuffizienz und septischem Schock, häufig in Verbindung mit einer Verbrauchskoagulopathie. Diese Verläufe sind durch eine hohe Letalität gekennzeichnet. Die späte Form der B-Streptokokken-Infektion beginnt 1–6 Wochen post partum und verläuft häufig als Meningitis mit einer Letalität von 25%.

Beweisend für eine B-Streptokokken-Infektion ist der Erregernachweis im Blut, Liquor bzw. im suprapubisch punktierten Blasenurin des Neugeborenen. Der Nachweis von B-Streptokokken in anderen Abstrichen bzw. Sekreten stellt nur bei gleichzeitig vorhandenen klinischen Infektionszeichen eine Therapieindikation für das Neugeborene dar.

In der Schwangerschaft ist ein Screening auf B-Streptokokken im 3. Trimenon wegen der Möglichkeit einer Prophylaxe sinnvoll.

Therapie der Wahl bei einer B-Streptokokken-Infektion sind Penicillin oder Ampicillin.

Wegen der klinischen Folgen für das Neugeborene, besonders auch im Zusammenhang mit Frühgebur-ten, wird angestrebt, die neonatale B-Streptokokken-Infektion durch prophylaktische Behandlung der Schwangeren zu vermeiden. Dabei erweist sich eine generelle Behandlung aller Schwangeren während der Schwangerschaft als nicht effektiv. Dagegen wird die selektive Behandlung einer mit B-Streptokokken besiedelten Schwangeren notwendig, wenn gleichzeitig Geburtsrisiken, z. B. vorzeitige Wehen <37. SSW, vorliegen. Für die Geburtsrisiken existiert keine allge-mein akzeptierte Festlegung, sondern mehrere Empfehlungen.

Eine prophylaktische Impfung von B-Streptokokken-besiedelten Schwangeren ohne Antikörper mit entsprechenden Polysaccharidantigenen ist derzeit nicht möglich. Die Immunglobulinprophylaxe bei Neugeborenen zur Kompensation fehlender Antikörper ist bisher nicht in Studien überprüft.

21.7.1 Erreger

Bis zum Beginn der 1960er-Jahre wurden Streptokokken der Gruppe B in der Humanmedizin als harmlose Saprophyten angesehen. Seit dieser Zeit haben sie sich aber zum häufigsten Erreger von Neugeboreneninfektionen entwickelt.

Traditionell werden 2 verschiedene Formen unterschieden, die **Frühform** (»early onset«) und die **Späterkrankung** (»late onset«), die etwa 1–6 Wochen nach der Geburt einsetzt.

Serologisch werden verschiedene Typen der B-Streptokokken unterschieden. Ihnen gemeinsam ist das hitze- und säurestabile gruppenspezifische Antigen B. Die Typenspezifität wird durch Polysaccharide der äußeren Zellwand bestimmt, die die Serotypen I, II und III definieren. Zusätzlich gibt es die Proteinantigene R und X, die in Kombination mit den Polysaccharidantigenen auftreten können. Der Serotyp I wird weiter in die Untergruppen I a, I b und I c unterteilt.

Zumindest im Tierversuch unterscheiden sich die einzelnen Typen der B-Streptokokken – trotz identischem Serotyp – in ihrer Virulenz. Sie können Exotoxine und Enzyme, wie z. B. Neuraminidasen, Proteasen, Nukleasen und Lipoteichonsäure abgeben. Zusätzlich gibt es Stämme, die in der Lage sind, der Opsonierung von protektiven Antikörpern zu widerstehen.

21.7.2 Klinische Symptome

Das klinische Spektrum der B-Streptokokken-Infektionen in der Perinatalzeit ist außerordentlich variabel. Es reicht vom septischen Abort bis zur transitorischen, asymptomatischen Bakteriämie. Betroffen sind häufig Frühgeborene, möglicherweise deswegen, weil ein durch B-Streptokokken kompliziertes Amnioninfektionssyndrom zur vorzeitigen Entbindung der Mutter führt. Je unreifer das Neugeborene ist, umso eher verläuft die B-Streptokokken-Infektion als Sepsis. Bei reifen Neugeborenen handelt es sich dagegen eher um eine Pneumonie, die oft nicht von einem Atemnotsyndrom zu unterscheiden ist. Es gibt allerdings kein spezifisches Symptom für eine B-Streptokokken-Infektion.

In schweren Fällen beginnt die Erkrankung sofort nach der Geburt und schreitet rasch fort. Nur bei reifen Neugeborenen kommt es initial zu Fieber. Wie bei jeder anderen Sepsis sind Atemstörungen (Apnoen, Stöhnen, Tachy- und Dyspnoe) und eine gestörte Perfusion der Haut (Blässe, marmorierte Haut, Hypotonie) sowie Tachykardie Frühzeichen der Sepsis. Die respiratorische Insuffizienz und der septische Schock zwingen in der Regel zur Intubation und Beatmung. Eine Verbrauchskoagulopathie mit Petechien und Hautblutungen ist ein Spätsymptom. Die Letalität dieser Verläufe ist hoch.

Durch hämatogene Absiedelung kann es insbesondere bei verzögertem Therapiebeginn zur Osteomyelitis, zur septischen Arthritis und Meningitis kommen. Ungeklärt ist die Pathogenese einer anscheinend übernormal häufigen Assoziation einer B-Streptokokkensepsis mit einer vorwiegend rechtsseitigen Zwerchfellhernie.

Die Spätform der B-Streptokokken-Infektionen (»late onset«) im Alter von 1–6 Wochen verläuft vorwiegend als Meningitis. Häufig wird eine kurze Periode von Fieber, Trinkunlust, Unruhe und Berührungsempfindlichkeit zu Hause nicht richtig gedeutet. Beim Eintreffen in der Klinik besteht dann meist das Vollbild einer Meningitis mit gespannter Fontanelle, Fieber, Lethargie bis zum Koma und tonisch-klinischen Krampfanfällen. Der Verlauf ist oft nicht so foudroyant wie der der Frühsepsis. Die Letalität ist aufgrund des entzündlichen Hirnödems hoch, sie liegt bei mindestens 25%.

21.7.3 Diagnostik: Erregernachweis/Serologie

> Beweisend für eine Infektion ist der Nachweis von B-Streptokokken in der Blut- oder Liquorkultur oder im suprapubisch punktierten Blasenurin des Neugeborenen.

Ein Nachweis von Streptokokken der Gruppe B in Haut- und Schleimhautabstrichen wie Ohrabstrichen, Magensekret, Nabelabstrich oder Mekonium beweist primär nur eine Besiedelung. Aus ihr leitet sich nur dann eine Behandlungsindikation für das Neugeborene ab und bedeutet eine präsumptive B-Streptokokken-Infektion, wenn gleichzeitig klinische Symptome einer Infektion bestehen.

> Sinnvoll und anzustreben ist ein Screening aller Schwangeren im letzten Trimenon auf Besiedelung mit B-Streptokokken, da dies die Möglichkeit einer Prophylaxe bei erhöhtem Risiko einer B-Streptokokken-Infektion eröffnet. Dazu geeignet sind Schnellkulturmedien, die durch einen Farbumschlag innerhalb von längstens 24 h das Wachstum von B-Streptokokken nachweisen.

Die Sensitivität dieser Kulturmedien (z. B. GBS-Selektivmedium Fa. Medco) liegt bei 95%, die Spezifität bei fast 100%. Neuere Enzymimmunoassays (ICON Strep B oder Equate Strep B) haben aufgrund mangelnder Sensitivität in der Praxis enttäuscht (Neuer et al. 1996).

21.7.4 Therapie

B-Streptokokken sind empfindlich gegen alle β-Laktamantibiotika aber resistent gegen Aminoglykoside. Trotzdem besteht ein u. U. auch klinisch relevanter Synergismus von z. B. Amoxicillin und Gentamicin.Die Kombination mit Ampicillin ist jedoch sowohl in vitro als auch im Tierversuch synergistisch wirksam. Aus diesem Grund hat sich die Empfehlung durchgesetzt, Kinder mit B-Streptokokken-Infektionen immer mit Penicillin oder Ampicillin in Kombination mit einem Immunoglykosid zu behandeln.

Die antibiotische Empfindlichkeit von Streptokokken der Gruppe B gegen Penicillin ist um den Faktor 10 geringer als die von Streptokokken der Lancefield-Gruppe A. Für den klinischen Bedarf sind bei ausreichener Dosierung die meisten β-Laktamantibiotika gegen B-Streptokokken ebenso wirksam wie Erythromycin oder Vancomycin.

> Die MHK 90 (minimale Hemmkonzentration, die 90% der Stämme erfasst) liegt für Penicillin G, Ampicillin, Erythromycin, Clindamycin und Oxacillin unter 1 mg/l. Dasselbe gilt für die Cephalosporine der 2. und 3. Generation. Lediglich die Cephalosporine Cefoxitin oder Moxalactam zeigen teilweise höhere MHK-Werte.

21.7.5 Prophylaxe

Es ist naheliegend, die neonatalen B-Streptokokken-Infektionen durch eine prophylaktische Behandlung der besiedelten Schwangeren zu verhindern. Dazu sind verschiedene Strategien untersucht worden.

Cave

Nicht effektiv ist die Behandlung aller Schwangeren, die mit B-Streptokokken besiedelt sind, während der Schwangerschaft. Innerhalb von wenigen Tagen findet eine Rekolonisation der Vagina statt, und die Kolonisationsrate bei Geburt unterscheidet sich daher nicht bei behandelten und nichtbehandelten Schwangeren.

Die Behandlung einer mit B-Streptokokken besiedelten Schwangeren vor einer normalen Geburt ohne zusätzliche Risikofaktoren ist unnötig. Das Infektionsrisiko für das Neugeborene liegt unter diesen Bedingungen zwischen 0,5% und 1%. Bei der Annahme einer 100%igen Sicherheit müßten zwischen 98 und 200 Gebärende behandelt werden, um eine B-Streptokokken-Infektion des Neugeborenen zu verhindern.

> Die selektive intrapartale Behandlung einer mit B-Streptokokken besiedelten Schwangeren mit Geburtsrisiken (s. unten) wird dringend empfohlen. Die Rate der Infektionen des Kindes kann dadurch signifikant gesenkt werden, wenn mindestens 2 Dosen eines Antibiotikums an die Schwangere verabreicht wurden. Gesichert ist dies für Ampicillin in einer Dosis von 3-mal 2 g/Tag, aber auch für Cefotaxim 3-mal 2 g/Tag.

Bislang war in den meisten Kliniken Standard, dass Frühgeborene nach Geburt trotz Prophylaxe der Mutter solange einer antibiotischen Therapie nach der Geburt zugeführt werden, bis eine Infektion beim Frühgeborenen durch normale Entzündungsparameter, negative Kulturen oder fehlende klinische Symptome einer Infektion ausgeschlossen werden konnte. Neuere Untersuchungen deuten darauf hin, dass auf diese präsumptive Therapie bei Frühgeborenen nach der 30. SSW verzichtet werden kann, wenn die Mutter mindestens 2 Dosen eines Antibiotikums (Ampicillin oder Cefotaxim) vor der Geburt erhalten hat.

> Bestehen schon Zeichen der fetalen Infektion, wie eine fetale Tachykardie, nützt diese Prophylaxe natürlich nichts mehr. Eine rasche Entbindung der Mutter ist in dieser Situation dringend geboten, um das Neugeborene einer rechtzeitigen antibiotischen Therapie zuführen zu können.

Unterschiedlich werden die Risikofaktoren definiert, die bei einer mit Streptokokken der Gruppe B besiedelten Schwangeren zur intrapartalen antibiotischen Prophylaxe führen sollte. Nach Meinung der Standardkommission »Infektionen in der

perinatalen Medizin« der Deutschen Gesellschaft für Perinatale Medizin und der Deutschen Gesellschaft für Gynäkologie und Geburtshilfe sind dies (Martius 1992):
- Frühgeburt vor Vollendung der 37. SSW,
- Geburtsgewicht <2500 g,
- Fieber der Mutter unter der Geburt, unabhängig vom Gestationsalter.

Diese Empfehlungen schließen also streng genommen das reife Neugeborene einer mit B-Streptokokken besiedelten Mutter von der Notwendigkeit der Prophylaxe aus.

Ein Konsensus der American Academy of Pediatrics definiert die Risikofaktoren anders:
- Blasensprung >12 h vor der Geburt (unabhängig vom Gestationsalter),
- Wehen oder vorzeitiger Blasensprung <37. SSW,
- Fieber unter der Geburt >37,5 °C,
- Geburt eines Streptokokken-B-infizierten Kindes in einer vorangegangenen Schwangerschaft,
- Mehrlingsgeburten bei vaginaler Streptokokken-B-Kolonisation.

Noch weiter gefasst sind die Empfehlungen des American College of Obstetricians and Gynecologists. Danach soll eine intrapartale Chemoprophylaxe auch unabhängig vom Nachweis einer vaginalen B-Streptokokkenbesiedelung durchgeführt werden, wenn einer der folgenden Risikofaktoren vorliegt (Gibbs et al. 1992):
- vorzeitige Wehen <37. SSW,
- vorzeitiger Blasensprung >18 h vor Geburt,
- Geburt eines mit B-Streptokokken infizierten Kindes in einer vorangegangenen Schwangerschaft,
- maternales Fieber unter der Geburt.

Natürlich führen diese 3 Strategien zu einer völlig unterschiedlichen Häufigkeit der Notwendigkeit einer intrapartalen antibiotischen Prophylaxe. Auch liegen keine vergleichenden Untersuchungen zur Effizienz und zu den Kosten dieser Strategien vor. Diese verschiedenen Empfehlungen unterstreichen aber, dass das Problem der Prävention der neonatalen B-Streptokokken-Infektionen noch keineswegs ausdiskutiert ist.

Es ist wahrscheinlich, dass das Morbiditätsrisiko für das Kind einer Schwangeren, die zwar mit B-Streptokokken besiedelt ist, aber Antikörper gegen selbige aufweist, reduziert ist. Dies legt nahe, B-Streptokokken-besiedelte Schwangere, die keine Antikörper besitzen, prophylaktisch mit Polysaccharidantigenen von B-Streptokokken zu impfen. Diese Impfung steht aber für die klinische Anwendung noch nicht zur Verfügung.

Zur Gabe von Immunglobulinen an Neugeborene als Immunprophylaxe zur Kompensation fehlender Antikörper existieren keine speziell auf B-Streptokokken bezogene Studien. Theoretische Überlegungen lassen es auch als eher unwahrscheinlich erscheinen, dass dadurch eine Prävention einer Early-onset-Infektion möglich ist, da diese Infektionen unmittelbar nach Geburt beginnen und prophylaktisch durch Immunglobuline nicht mehr erreichbar sind.

21.8 Toxoplasmose

Zusammenfassung

Die Toxoplasmose wird durch Toxoplasma gondii hervorgerufen. Dabei ist der Mensch nur der Zwischenwirt, Hauptwirt sind Katzen und katzenartige Raubtiere. Die Oozysten werden aus dem Darm der Katzen ausgeschieden und gelangen mit ungenügend erhitztem (rohem) Fleisch bzw. mit durch Katzenkot verunreinigte Lebensmittel zum Menschen. Die postnatale und die pränatale Infektion werden unterschieden.

Normalerweise verläuft die Toxoplasmoseinfektion klinisch symptomlos. Ausnahmen kommen bei immunsupprimierten Menschen vor. Klinisch können grippeähnliche Beschwerden und Lymphknotenschwellungen auftreten.

Bei maternaler Erstinfektion in der Schwangerschaft sind der Infektionszeitpunkt, die Infektionsdosis sowie die immunologische Kompetenz über die Auswirkungen auf den Feten entscheidend. Während mit zunehmendem Gestationsalter die Wahrscheinlichkeit einer pränatalen Infektion zunimmt, sinkt die Schwere der Erkrankung. Die klassische Trias: Retinochorioiditis, Hydrozephalus, intrazerebrale Verkalkung mit postenzephalitischem Schaden tritt nur etwa in 1 % der Fälle auf. Nach überwiegend symptomlosem oder mit unspezifischen Krankheitsbildern einhergehendem Verlauf entwickelt sich in der Folgezeit bei 65–95 % der Fälle eine typische Retinochorioiditis.

Die Labordiagnostik der Toxoplasmainfektion unterscheidet die Diagnostik bei der schwangeren Frau und die pränatale Diagnostik.

Im Rahmen der Mutterschaftsvorsorge soll durch die serologische Antikörperbestimmung geklärt werden, ob Immunität besteht, eine akute oder kürzliche Toxoplasmainfektion vorliegt bzw. ob eine Serokonversion einer primär antikörpernegativen Frau erfolgt ist. Wenn spezifische IgG-Antikörper nachzuweisen sind und gleichzeitig IgM-Antikörper fehlen, besteht Immunität. Der Nachweis von IgM-Antikörpern ist nicht gleichbedeutend mit einer akuten schwangerschaftsrelevanten Infektion, insbesondere weil IgM-Antikörper bis zu 2–3 Jahren persistieren können. Wenn Vorbefunde fehlen, sind Zusatzuntersuchungen notwendig. Um Titerbewegungen zu erfassen, muss der Kontrollabstand etwa 2–3 Wochen betragen.

Bei begründetem Verdacht auf eine akute Infektion sollte unverzüglich eine Behandlung eingeleitet werden. Bei speziellen Fragen bzw. unklaren Fällen können Referenzlabore konsultiert werden. In Deutschland fehlt eine aktuelle gesetzliche Regelung zur Durchführung einer Toxoplasmosestufendiagnostik, so dass die meisten Labore aus Sicherheitsgründen parallel spezifische IgG- und IgM-Antikörper bestimmen.

Im Rahmen der Pränataldiagnostik ist die Frage nach einer möglichen fetalen Infektion zu beantworten, wenn auffällige sonographische Befunde vorliegen oder eine wahrscheinliche bzw. gesicherte akute Toxoplasmainfektion der Mutter. Dabei ist zu beachten, dass der Nachweis einer fetalen Infektion nicht mit fetaler Schädigung gleichzusetzen ist. Die invasive Diagnostik kann relativ risikolos über eine

Amniozentese mit PCR erfolgen. Bei Cordozentese sind höhere Abortraten bekannt. Grundsätzlich sollte bei einer Amniozentese die Infektion mindestens 4 Wochen alt sein und ein Gestationsalter von 16 Wochen vorliegen. Durch medikamentöse Vorbehandlung können falsch-negative PCR-Befunde entstehen. Bei nachgewiesener fetaler Infektion und sonographischen Auffälligkeiten muss mit den potentiellen Eltern ein Schwangerschaftsabbruch diskutiert werden. Anderenfalls erfolgt eine medikamentöse Therapie über die Geburt hinaus bis zum 12. Lebensmonat.

Die Schwangere wird bei akuter Infektion bis zur 15. SSW mit Spiramycin, danach über 4 Wochen mit Pyrimethamin und Sulfadiazin behandelt. Teratogene Effekt sind nicht bekannt. Durch eine zusätzliche Gabe von Folinsäure wird eine Thrombopenie vermieden. Bei nachgewiesener fetaler Infektion wird die oben genannte Therapie im 4-wöchigen Wechsel mit Rovamycin bis zur Geburt fortgeführt.

Der präventiven Beratung der Schwangeren ist große Bedeutung beizumessen.

21.8.1 Beschreibung des Erregers

Der Erreger der Toxoplasmose, der zu den Sporozoen gehört, tritt beim Menschen in 2 Formen auf: als Trophozoit und als Zyste. Die Zyste selbst stellt ein rundes Dauerstadium mit Hunderten von Einzelparasiten dar, die weitgehend reaktionslos im Gewebe vorkommen.

Der Parasit weist eine geschlechtliche und eine ungeschlechtliche Entwicklungs- bzw. Vermehrungsphase auf. Die für die Kokzidien typische zyklische Entwicklung verläuft bei Toxoplasma gondii im Darm von Katzen und katzenartigen Raubtieren (Hauptwirt). Hierbei entstehen sog. Oozysten, die mit dem Kot der Katzen in großer Zahl ausgeschieden werden. Oozysten stellen nach oraler Aufnahme für Säugetiere, Vögel und den Menschen die bedeutendste Infektionsquelle dar.

Die Übertragung auf den Menschen findet in erster Linie statt durch den Verzehr von toxoplasmazystenhaltigem rohem, ungenügend erhitztem Fleisch oder durch Oozysten enthaltende Lebensmittel, die durch Katzenkot verunreinigt sind. Hierbei unterscheidet man zwischen einer post- und einer pränatalen Infektion. Die postnatale Infektion kann durch eine Finger-Mund-Übertragung ablaufen, der direkte Kontakt mit Katzen scheint in seiner Bedeutung eher zuzunehmen. Die pränatale Infektion entsteht durch eine erstmalige Infektion einer Schwangeren.

21.8.2 Klinische Symptome

In der Regel verläuft die Toxoplasmainfektion symptomlos, es sei denn, es handelt sich um einen immunsupprimierten Patienten, z. B. mit einer AIDS-Erkrankung oder einer medikamentösen Immunsuppression im Rahmen einer Transplantatoperation (Bedeutung geringer).

Im Regelfall lässt sich eine Toxoplasmose nur serologisch nachweisen. Relativ selten führt sie zu klinischen Symptomen. Dabei können Fieber, Müdigkeit, Mattigkeit, Kopfschmerzen, Muskel- und Gliederschmerzen sowie gelegentlich Durchfälle auftreten. Die häufigste Form einer Organmanifestation ist die Lymphknotentoxoplasmose, die langfristig persistieren kann.

> Infiziert sich eine Frau in der Schwangerschaft erstmalig mit Toxoplasma gondii, so ist der Zeitpunkt der Infektion, die Infektionsdosis sowie die immunologische Kompetenz einschließlich der maternalen diaplazentaren Antikörperübertragung von Bedeutung. Mit fortschreitender Schwangerschaft steigt die Wahrscheinlichkeit der pränatalen Infektion des Feten, andererseits nimmt damit die Schwere des Krankheitsbildes beim Kind ab.

Eine Infekton im 1. Trimenon führt bei <15 % der Fälle zur Erkrankung des Embryos bzw. des Feten, der dann schwer geschädigt ist, bzw. es folgt ein Abort oder eine Fehlgeburt. Bei einer Infektion im 2. oder 3. Trimenon weist das Neugeborene unterschiedlich ausgeprägte Symptome auf. In etwa 1% der Fälle und damit relativ selten entsteht das Bild der klassischen Trias:

1. Retinochorioiditis,
2. Hydrozephalus,
3. intrazerebrale Verkalkung mit postenzephalitischem Schaden.

In bis zu 10 % der Fälle stehen unklare Krankheitsbilder mit Zeichen der floriden Entzündung, wie Fieber, Splenomegalie, Hepatomegalie, Lymphadenitis, Retinochorioiditis, Anämie und Ikterus im Vordergrund. Der größte Teil der infizierten Kinder (etwa 90 %) zeigt postpartal jedoch erst einen symptomlosen Verlauf, und es entwickelt sich dann in den folgenden Monaten oder aber auch Jahren in 65–95 % der Fälle eine typische Retinochorioiditis. Meist werden diese Patienten erst im jungen Erwachsenenalter symptomatisch (Mittelviefhaus et al. 1996).

21.8.3 Diagnostik: Erregernachweis/Serologie

In der Labordiagnostik der Toxoplasmainfektion müssen 2 Bereiche unterschieden werden:

- Diagnostik bei der schwangeren Frau;
- pränatale Diagnostik.

Diagnostik bei der schwangeren Frau

Im Rahmen der Mutterschaftsvorsorge kommen ausschließlich serologische Methoden zur Anwendung; der direkte Erregernachweis mit Hilfe der PCR (Polymerasekettenreaktion) aus peripherem Blut ist im Normalfall nicht indiziert, weil ein negativer PCR-Befund eine akute oder kürzliche Infektion grundsätzlich nicht ausschließen kann.

▶ Empfehlung

Die Kommission »Toxoplasmose und Schwangerschaft« am Robert-Koch-Institut (RKI) hat sich für eine serologische Un-
▼

tersuchung aller Frauen mit Kinderwunsch möglichst schon vor einer geplanten Schwangerschaft, zumindest aber sobald wie möglich in der Frühschwangerschaft, ausgesprochen. Schwangere ohne Immunschutz sollten über die Möglichkeit der Infektionsverhütung aufgeklärt und alle 8–12 Wochen bis zum Schwangerschaftsende kontrolliert werden.

Der Antikörpernachweis im Blut der schwangeren Frau soll 3 Fragen beantworten:
1. Besteht Immunität (liegt also eine latente Infektion vor)?
2. Besteht eine akute oder kürzlich durchgemachte Infektion (ohne dass Vorbefunde bekannt sind)?
3. Liegt bei einer Kontrolluntersuchung einer primär antikörpernegativen Frau eine Serokonversion vor?

Die Frage der Immunität kann heute mithilfe von zuverlässigen Antikörpersuchtests geklärt werden, da in Deutschland seit 1993 alle Reagenzien für die Toxoplasmosediagnostik der Zulassungspflicht durch das Paul-Ehrlich-Institut unterliegen. Wenn spezifische IgG-Antikörper (IgG-AK) nachweisbar sind und spezifische IgM-Antikörper fehlen, kann in der Regel von einer latenten Toxoplasmainfektion der Schwangeren mit Immunschutz für das ungeborene Kind ausgegangen werden.

Wenn im Blut der werdenden Mutter auch IgM-Antikörper zu finden sind und keine Vorbefunde zur Verfügung stehen, muss man folgende Möglichkeiten unterscheiden:
- akute oder kürzliche Infektion mit Relevanz für die Schwangerschaft,
- abklingende (subakute) Infektion ohne aktuelle Bedeutung, da die Infektion vor Eintritt der jetzigen Schwangerschaft abgelaufen ist,
- Antikörper-Boosterung mit Auftreten von spezifischen IgA-Antikörpern aufgrund eines erneuten intestinalen Antigenkontakts oder einer klinisch irrelevanten Reaktivierung (in der Praxis kann man eine Antikörper-Boosterung oft nicht eindeutig von einer abklingenden Infektion unterscheiden),
- unspezifische IgM-Reaktion (sog. natürliche IgM-Antikörper gegen Toxoplasma-Antigene, die gelegentlich auch bei Menschen ohne vorherigen Kontakt mit Toxoplasma gondii zu finden sind).

> Keinesfalls darf ein positiver IgM-Test bei der ersten Untersuchung der Schwangeren ohne weitere kritische Abklärung als Zeichen für eine akute schwangerschaftsrelevante Infektion gewertet werden.

IgM-Antikörper persistieren praktisch regelmäßig mindestens 1 Jahr, oft auch 2–3 Jahre. Daher findet man in Baden-Württemberg bei mindestens 3% aller untersuchten Schwangerenseren positive IgM-Testergebnisse, wobei nur jeder 10. Fall auf eine akute oder kürzliche Infektion innerhalb der letzten 3–6 Monate zurückzuführen ist.

Wenn serologische Vorbefunde fehlen (z.B. bei der Erstuntersuchung in der Frühgravidität), beinhaltet die Differenzierung auffälliger Laborbefunde folgende Schritte:
- Nach Vorbefunden fahnden und Anamnese klären.
- Im Labor werden aus der ersten Serumprobe Zusatzuntersuchungen durchgeführt (z.B. weitere IgM-Tests, Untersuchungen auf spezifische IgA- und IgE-Antikörper, KBR, SFT, Immunoblottanalysen).

Das Ziel ist eine fundierte serologische Verdachtsdiagnose bereits aus der ersten Serumprobe. Ergibt die Befundkonstellation einen begründeten Verdacht auf eine akute Toxoplasmainfektion, soll unverzüglich eine vorsorgliche Antibiotikabehandlung eingeleitet werden (keine wertvolle Zeit verlieren!).

> In jedem Fall sollten auffällige Antikörperbefunde mindestens durch eine Zweituntersuchung kontrolliert werden, damit ein signifikanter Antikörperanstieg erfasst oder ausgeschlossen werden kann und um ggf. die serologische Erstdiagnose zu korrigieren. Um die Titerbewegungen sicher zu erfassen, sollte das Zeitintervall 2–3 Wochen betragen.

Der Befund und die Befundinterpretation müssen im Mutterpass eingetragen werden.

Für die Begutachtung schwieriger Fälle stehen in Deutschland eine Reihe von beratenden Referenzzentren und spezialisierten Laboratorien zur Verfügung. In diesen Einrichtungen können serologische Spezialuntersuchungen und Methoden für den direkten Erregernachweis durchgeführt werden.

Für die Mutterschaftsvorsorge wurde von der RKI-Kommission »Toxoplasmose und Schwangerschaft« grundsätzlich das in Abb. 21.2 dargestellte Vorgehen empfohlen. Erst wenn

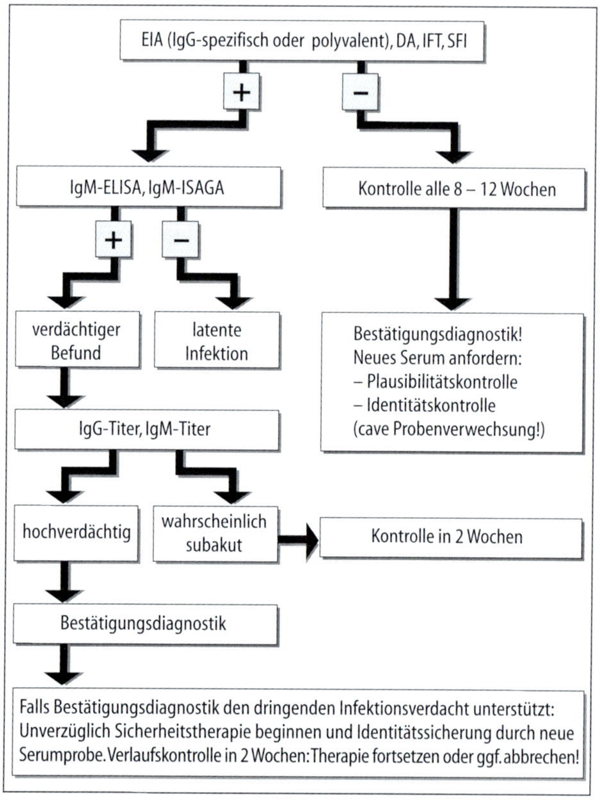

Abb. 21.2. **Diagnostik der Toxoplasmose in der Schwangerschaft. DA Direktagglutination, SFT Sabin-Feldmann-Test, IFT Immunfluoreszenztest** (aus Friese u. Hlobil 1997)

ein positiver Antikörpersuchtest vorliegt, soll ein spezifischer IgM-Test angeschlossen werden.

In Deutschland werden überwiegend IgG-spezifische Suchtests eingesetzt. Bei Verwendung eines solchen Tests können sehr frühe Toxoplasmainfektionen übersehen werden, da die betroffenen Frauen nur in einem IgM-Test erkannt werden können. In der Praxis trifft man bei Screeninguntersuchungen nur selten auf diese frühen Infektionen mit isoliertem Toxoplasma-IgM-Antikörperbefund. Diese Fälle würde man spätestens nach 8–12 Wochen aufgrund der inzwischen eingetretenen IgG-Serokonversion im Rahmen der Kontrolluntersuchung erkennen.

Die von der Kommission empfohlene Stufendiagnostik toleriert aus Nutzen-Kosten-Gründen diese Zeitverzögerung und zielt primär auf eine Verankerung des Toxoplasmosescreenings in den Mutterschaftsrichtlinien ab. Solange aber in Deutschland eine gesetzliche Regelung zur Durchführung einer Toxoplasmosestufendiagnostik in den Mutterschaftsrichtlinien fehlt, werden die meisten Laboratorien aus Sicherheitsgründen nicht auf eine parallele Testung der Schwangerenseren mit einem zusätzlichen IgM-Test verzichten.

Pränatale Diagnostik

Der sonographische Verdacht auf eine Schädigung des Kindes bei einer akuten Toxoplasmainfektion der Schwangeren stellt eine **anerkannte Indikation** zur Pränataldiagnostik dar. In der Praxis liegt in den meisten Fällen aber eine relative Indikation vor.

Bei wahrscheinlicher oder gesicherter akuter Toxoplasmainfektion der Mutter soll geklärt werden, ob die Infektion auf das sonographisch unauffällige Kind übergegangen ist. Die Tatsache, dass der Nachweis der fetalen Infektion nicht zwangsläufig eine Schädigung des Kindes bedeutet, erschwert die Indikationsstellung für diese invasive Diagnostik.

▶ Studienbox

Früher war die relativ risikoreiche Nabelschnurpunktion im Rahmen der Pränataldiagnostik der Toxoplasmose üblich. Die Spontanabortrate nach Cordozentese wird von einer Arbeitsgruppe aus Toulouse (Berrebi et al. 1994) mit 7 von 206, d.h. 3,4%, angegeben.

Hohlfeld et al. haben 1994 nachgewiesen, dass eine PCR-Diagnostik aus Fruchtwasser (FW) zu besseren Ergebnissen bei niedrigeren Komplikationsraten führen kann (Spontanabortrate 16 von 2632 Punktionen = 0,6%). Die **PCR-Diagnostik aus FW** stellt sicher einen medizinischen Fortschritt dar, vorausgesetzt es gelingt, einen hohen Qualitätsstandard sicherzustellen. Die Indikation zur Pränataldiagnostik kann heute daher großzügiger als früher gestellt werden. Ein negativer PCR-Befund kann umgekehrt aber auch nicht grundsätzlich ausschließen, dass nicht nach der Punktion (oder vielleicht gerade durch den Eingriff bedingt) die Infektion doch noch auf das Kind übergeht, sodass bislang auch bei negativem Ergebnis eine Antibiotikatherapie (in Frankreich mit Rovamycin) angeschlossen wird.

Bei einer **Nabelschnurpunktion** werden zusätzlich hochempfindliche IgM-Tests (IgM-ISAGA und IgM-Capture-EIAs), in zweiter Linie (falls noch Untersuchungsmaterial zur Verfügung steht) werden auch IgA- und IgG-Tests sowie klinisch-chemische Untersuchungen (γGT, Blutbild) eingesetzt. Die Sensitivität dieser indirekten Untersuchungsverfahren liegt je nach Gestationsalter zwischen <10% und etwa 60%, während in der Studie von Hohlfeld die PCR eine Empfindlichkeit von etwa 97% aufwies. Auch in Österreich konnte die Bedeutung der Fruchtwasser-PCR-Diagnostik bestätigt werden.

Wollen die Eltern des ungeborenen Kindes nach ausführlichen Beratungsgesprächen mit dem betreuenden Frauenarzt das (wenn auch geringe) Restrisiko einer **Amniozentese** zur Klärung der Situation in Kauf nehmen oder wenn aufgrund einer sonographischen Auffälligkeit eine Fruchtwasserpunktion geplant ist, sollten folgende Punkte berücksichtigt werden:

- Die Infektion sollte älter als 4 Wochen sein (erkennbar an der serologischen Befundkonstellation und der Verlaufskontrolle), weil bei einer zu frühen Punktion der Erreger möglicherweise das Fruchtwasser noch gar nicht erreicht hat und ein falsch-negativer Befund vorgetäuscht werden könnte.
- Die Schwangere sollte sich mindestens in der 16. SSW befinden.
- Es sollte keine Kombinationstherapie mit Pyrimethamin und Sulfadiazin vorausgegangen sein.

Cave

Bislang kann nicht ausgeschlossen werden, dass eine Kombinationstherapie mit Pyrimethamin und Sulfadiazin zu falsch-negativen PCR-Befunden führen könnte. Diese Gefahr scheint nach den vorliegenden Studien nach einer vorausgegangenen Rovamycin-Behandlung nicht zu bestehen.

Wurde eine fetale Toxoplasmainfektion nachgewiesen und bestehen gleichzeitig sonographische Anzeichen für eine Schädigung des Kindes, muss die Möglichkeit eines Schwangerschaftsabbruchs mit den Eltern besprochen werden.

› Bei unauffälligem Schwangerschaftsverlauf sollten sicher infizierte Kinder über eine Therapie der Mutter intrauterin bis zur Geburt und darüber hinaus postpartal mindestens bis zum 12. Lebensmonat antibiotisch behandelt werden (4-wöchige Kombinationstherapie mit Pyrimethamin/Sulfadiazin/Folinsäure im Wechsel mit einer 4-wöchtigen Rovamycin-Therapie).

21.8.4 Therapie

Bei hochgradigem Verdacht oder sicherem Hinweis auf eine pränatale Toxoplasmose sollte **frühzeitig** mit der **Behandlung** der Schwangeren und damit des Feten begonnen werden (◘ Tabelle 21.9).

› Bis zum Ende der 15. SSW empfiehlt sich die Gabe von Spiramycin 3,0 g (= 9 MIE)/Tag in 3 Teildosen. Ab der 16. SSW wird – unabhängig von der zuvor durchgeführten Spiramycin-Therapie – Sulfadiazin 50 mg–4,0 g/kg/Tag oral in 4 Teildosen appliziert. Zusätzlich erhält die Patientin 50 mg Pyrimethamin am 1. Tag und 25 mg an den Folgetagen oral als Einmaldosis. Diese Behandlung sollte über 4 Wochen durchgeführt werden. Um eine Hemmung der Hämatopoese und besonders eine Thrombopenie zu verhindern, empfiehlt sich zusätzlich die Gabe von Folinsäure (10–15 mg/Tag).

Tabelle 21.9. **Therapieschema bei pränataler Toxoplasmose**

SSW	Präparat	Dosis	Handelsname
Bis zum Ende der 15. SSW	Spiramycin	3-mal 3 MIE/Tag	Rovamycine-500 Selectomycin
Ab der 16. SSW	Sulfadiazin	4-mal 0,5–1,0 g/Tag (50 mg/kg/Tag bis 4,0 g)	Sulfadiazin-Heyl
	Pyrimethamin	1-mal 25 mg/Tag (am 1. Tag 50 mg)	Daraprim
	Folinsäure (Ergänzungstherapie)	10 mg/Tag	Lederfolat

Bei bekannter Sulfonamidallergie oder bei allergischen Reaktionen muss statt Sulfadiazin mit Spiramycin therapiert werden. Da Letzteres kaum plazentagängig ist, dient es mehr zur Supprimierung der maternalen Parasitämie und Verhinderung des Transports der Toxoplasmen via Plazenta zum Feten. Weder für dieses Makrolid noch für die Kombinationstherapie von Sulfonamid mit Pyrimethamin besteht ein gesichertes teratogenes Medikamentenrisiko.

Zur Risikoabschätzung wird ggf. zum gegenwärtigen Zeitpunkt nach Beendigung der Therapie mit Spiramycin eine Fruchtwasser-PCR auf Toxoplasma durchgeführt, um eine Risikobeurteilung erheben zu können (Friese u. Hlobil 1997). Die Infektion der Mutter muss jedoch mindestens 4 Wochen alt sein, da erst nach dieser Zeit die akute Phase mit Parasitämie und Erregerausbreitung im Gewebe abgeschlossen sein dürfte. Später scheint eine nachträgliche Infektion der Plazenta und des Feten sehr unwahrscheinlich.

Ein ähnliches Konzept wird zzt. in Italien von der Gruppe um Semprini, Mailand, propagiert. Es erscheint sinnvoll, die Fruchtwasserdiagnostik mit einem Drug monitoring auf antiparasitäre Medikamente zu kombinieren.

Im Normalfall ist die Behandlung mit Pyrimethamin und Sulfadiazin über 4 Wochen ausreichend, denn es ist nicht erwiesen, dass eine über 4 Wochen hinausgehende Therapie in diesem Fall für das Kind einen zusätzlichen positiven Effekt in utero erbringt. Sehr wohl ist aber mit einer Zunahme von Nebenwirkungen und mit einer schlechteren Compliance zu rechnen.

Die Kommission »Toxoplasmose und Schwangerschaft« des Robert-Koch-Instituts geht aufgrund der langjährigen Erfahrung in der Bundesrepublik Deutschland, der ehemaligen DDR und Österreich in ihren Empfehlungen davon aus, dass die sich entwickelnde Immunität bei der Mutter die akute Infektionsphase natürlicherweise beendet und dass aufgrund der hohen Konzentration von spezifischen Leihantikörpern im fetalen Organismus die Fortführung einer antibiotischen Therapie bis zum Schwangerschaftsende im Regelfall nicht erforderlich ist. Wenn durch eine pränatale Diagnostik die Infektion des Feten jedoch nachgewiesen wurde, ist eine Antibiotikatherapie bis zum Ende der Schwangerschaft (4-wöchiger Pyrimethamin-Sulfadiazin-Folinsäure-Zyklus im Wechsel mit 4-wöchigem Rovamycin-Zyklus) angebracht.

Cave

Bei bestehender Immunität ist für eine weitere Schwangerschaft nicht mit einer Infektionsgefahr für den Feten zu rechnen. Nur wenige Fälle sind beschrieben worden, bei denen nicht behandelte Frauen, die 2–3 Monate vor Konzeption eine akute Toxoplasmainfektion hatten, ein toxoplasmainfiziertes und geschädigtes Kind geboren haben.

21.8.5 Prophylaxe

Von ganz entscheidender Bedeutung ist, dass die Schwangere mit fehlender Toxoplasma-Immunität eindringlich auf **Präventionsmaßnahmen** hingewiesen wird. Falls auf ein Toxoplasma-Antikörperscreening verzichtet wird, gehen der betreuende Arzt und damit auch die Schwangere das Risiko ein, dass eine suffiziente Behandlung unterbleibt. Aber auch dann sollte der betreuende Frauenarzt durch Präventionshinweise das Risiko für die Schwangere und damit für ihr ungeborenes Kind vermindern.

> Eine sofortige serologische Kontrolle auf Toxoplasma-Antikörper muss bei jeder Schwangeren in jedem Fall vorgenommen werden, wenn eine Lymphknotenschwellung bzw. eine grippale Symptomatik auftritt.

Auf folgende Präventionsmaßnahmen sollte jede Schwangere, die toxoplasmaantikörpernegativ bzw. deren Toxoplasma-Antikörpertiter unbekannt ist, hingewiesen werden (s. Übersicht).

Präventionsmaßnahmen für Toxoplasmaantikörper-negative Schwangere

- Nur gut gekochte und gut durchgebratene Fleisch- und Wurstwaren essen (besondere Vorsicht bei Schweine-, Lamm- und Ziegenfleisch bzw. -produkten)
- Gemüse, Salat und Früchte vor dem Essen gut waschen
- Hände mit Seife waschen, besonders wichtig nach Gartenarbeit, nach der Küchenarbeit, insbesondere nach der Zubereitung von Fleisch und vor jedem Essen
- Wird eine Katze gehalten, so braucht sie nicht aus der Umgebung der Schwangeren entfernt zu werden. Das Tier ist jedoch nur mit Dosen- und/oder Trockenfutter

zu ernähren. Dies ist aber nicht immer möglich. In solchen Fällen sollte die Schwangere sich von der Katze fernhalten. Kotkästen sind täglich von anderen Personen mit heißem Wasser (über 70 °C) zu reinigen

Aufgrund der neuen Risikoerhebung aus Österreich bezüglich einer pränatalen Toxoplasmose durch indirekten Katzenkontakt sollte jede Schwangere, die eine Katze in ihrem häuslichen Wohnbereich hat bzw. die 3 Monate vor oder während der Schwangerschaft Katzenkontakt hatte, auf Toxoplasma-Antikörper hin untersucht werden.

Literatur

Röteln

Aboudy Y, Fogel A, Barnea B et al. (1997) Subclinical rubella reinfection during pregnancy followed by transmission of virus to the fetus. J Infect 34: 273–276

Best JM, Banatvala JE, Morgan-Capner P, Miller E (1989) Fetal infection after maternal reinfection with rubella: criteria for defining reinfection. BMJ 299: 773–775

Betzl D, Schalasta G, Enders G (1993) Evaluation of rubella PCR by comparison with tissue culture isolation with specimen from pregnant women with rubella infection and from cases with rubella embryopathy. IXth International Congress of Virology 8–13 August 1993, Glasgow/Scotland (abstract), p 128

Bosma TJ, Corbett KM, Eckstein MB et al. (1995) Use of PCR for prenatal and postnatal diagnosis of congenital rubella. J Clin Microbiol 33: 2881–2887

Centers for Disease Control (1989) Rubella vaccination during pregnancy – United States, 1971–1988, MMWR 38: 289–293

Centers for Disease Control (1997) Rubella and congenital rubella syndrome – United Sates 1994–1997, MMWR 46: 350–354

Cooper LZ, Preblud SR, Alford CA (1995) Rubella. In: Remington JS, Klein JO (eds) Infectious diseases of the fetus and newborn infant, 4th edn. Saunders, Philadelphia, pp 268–311

Cradock-Watson JE, Miller E, Ridebalgh MKS, Terry GM, Ho-Terry L (1989) Detection of rubella virus in fetal and placental tissue and in the throats of neonates after serologically confirmed rubella in pregnancy. Prenat Diagn 9: 91–96

Daffos F, Forestier F, Grangeot-Keros L, Capella-Pavlovsky M, Lebon P, Chartier M, Pilot J (1984) Prenatal diagnosis of congenital rubella. Lancet II: 1–3

Enders G (1984) Akzidentelle Rötelnschutzimpfung in der Schwangerschaft. Dtsch Med Wochenschr 109/47: 1806–1809

Enders G (1986) Röteln. In: Gsell O, Krech U, Mohr W (Hrsg) Klinische Virologie. Urban & Schwarzenberg, München, S 157–177

Enders G (1991) Diagnostik von Rötelninfektionen in der Schwangerschaft durch konventionelle, immunologische und molekularbiologische Methoden. In: Deinhardt F, Maass G, Spiess H (Hrsg) Neues in der Virusdiagnostik – Richard-Haas-Symposium der DVV, 1. Aufl. Deutsches Grünes Kreuz, Marburg, S 133–152

Enders G (1994) Prenatal diagnosis for important infections in pregnancy: indication and outcome. Abstract zum 3rd World Congress for Infectious Diseases in Obstetrics and Gynecology, October 23–30, 1993, Acapulco/Mexico. Int J Fet Mat Med (eingereicht)

Enders G (1997a) Qualitätssicherung und aktuelle Aspekte zur Serodiagnostik der Röteln in der Schwangerschaft (Abstract). 3. Symposium Moderne Aspekte der Mikrobiologischen Diagnostik, 4.12.1996, Berlin. Clin Lab (eingereicht)

Enders G (1997b) Röteln und Ringelröteln. In: Friese K, Kachel W (Hrsg) Infektionserkrankungen der Schwangeren und des Neugeborenen, 2. Aufl. Springer, Berlin Heidelberg New York Tokio, S 67–79

Enders G, Jonatha W (1987) Prenatal diagnosis of intrauterine rubella. Infection 15/3: 162–164

Enders G, Knotek F (1989) Rubella IgG total antibody and IgG subclass-specific antibody avidity assay and their role in the differentiation between primary rubella and rubella reinfection. Infection 17/4: 218–226

Enders G, Miller E, Nickerl-Pacher U, Cradock-Watson JE (1988) Outcome of confirmed periconceptional maternal rubella. Lancet II: 1445–1446

Grillner L, Forsgren M, Barr B et al. (1983) Outcome of rubella during pregnancy with special reference to the 17th–24th weeks of gestation. Scand J Infect Dis 15: 321–325

Ho-Terry L, Terry GM, Londesborough P, Rees KR, Wielaard F, Denissen A (1988) Diagnosis of fetal rubella infection by nucleic acid hybridization. J Med Virol 24: 175–182

Lewis DB, Wilson CB (1995) Developmental immunology and role of host defenses in neonatal susceptibility to infection. In: Remington JS, Klein JO (eds) Infectious diseases of the fetus and the newborn infant, 4th edn. Saunders, Philadelphia, pp 20–98

Lowett AE, Hahn CS, Rice CM, Frey TK, Wolinsky JS (1993) Rubella virus-specific cytotoxic T-lymphocytes responses: identification of the capsid as a target or major histocompatibility complex class I-restricted lysis and definition of two epitopes. J Virol 67/10: 5849–5858

Meitsch K, Enders G, Wolinsky JS, Faber R, Pustowoit B (1997) The role of rubella-immunoblot and rubella-peptide-EIA for the diagnosis of the congenital rubella syndrome during the prenatal and newborn periods. J Med Virol 51: 280–283

Miller E, Cradock-Watson JE, Pollock TM (1982) Consequences of confirmed maternal rubella at successive stages of pregnancy. Lancet II: 781–784

O'Shea S, Best JM, Banatvala JE (1983) Viremia, virus excretion and antibody responses after challenge in volunteers with low levels of antibody to rubella virus. J Infect Dis 148: 639–647

O'Shea S, Best J, Banatvala JE (1992) A lymphocyte transformation assay for the diagnosis of congenital rubella. J Virol Methods 37: 139–148

Zytomegalie

Adler SP (1992) Cytomegalovirus and pregnancy. Curr Opin Obstet Gynecol 4: 670–675

Demmler G (1996) Congenital cytomegalovirus infection and disease. Adv Pediatr Infect Dis 11: 135–162

Donner C, Liesnard C, Brancart F, Rodesch F (1994) Accuracy of amniotic fluid testing before 21 weeks gestation in prenatal diagnosis of congenital cytomegalovirus infection. Prenat Diagn 14: 1055–1059

Enders G (1997) Zytomegalie. In: Friese K, Kachel W (Hrsg) Infektionserkrankungen der Schwangeren und des Neugeborenen, 2. Aufl. Springer, Berlin Heidelberg New York Tokio, S 90–102

Fowler KB, Stagno S, Pass RF, Britt WJ, Boll TJ, Alford CA (1992) The outcome of congenital cytomegalovirus infection in relation to maternal antibody status. N Engl J Med 326/10: 663–667

Fowler KB, Stagno S, Pass RF (1993) Maternal age and congenital cytomegalovirus infection: screening of two diverse newborn populations, 1980–1990. J Infect Dis 168: 552–556

Istas AS, Demmler GJ, Dobbins JG, Stewart JA (1995) National cytomegalovirus. Disease Registry Collaborating Group Surveillance for congenital cytomegalovirus disease: a report from the National Congenital Cytomegalovirus Disease Registry. Clin Infect Dis 20/3: 665–670

Pass RF, Fowler KB, Boppana SB (1991) Progress in cytomegalovirus research. In: Landini MP (1991) Proceedings of the third international cytomegalovirus workshop. Bologna, Italy, June 1991. Excerpta Medica, pp 3–10

Porath A, McNutt RA, Smiley LM et al. (1990) Effectiveness and cost benefit of a proposed live cytomegalovirus vaccine in the prevention of congenital disease. Rev Infect Dis 12: 31–40

Shen CY, Chang SF, Yang SL et al. (1994) Cytomegalovirus in present in semen from a population of men seeking fertility evaluation. J Infect Dis 169: 222–223

Sinzger C, Plachter B, Grefte A, Jahn G (1996) Tissue macrophages are infected by human cytomegalovirus in vivo. J Infect Dis 173/1: 240–245

Stagno S (1995) Cytomegalovirus. In: Remington JS, Klein JO (eds) Infectious diseases of the fetus and newborn infants. Saunders, Philadelphia, pp 312–353

Herpes genitalis

Andrews EB, Yankaskas BC, Cordero JF et al. (1992) Acyclovir in pregnancy registry: six years' experience. Obstet Gynecol 79: 7–13

Barton IG, Kinghorn GR, Najem S et al. (1982) Incidence of herpes simplex virus types 1 and 2 isolated from patients with herpes genitalis in Sheffield. Br J Ven Dis 58: 44–47

Brown ZA, Annholm A, Ashley R et al. (1993) HSV serological discordancy among sexual partners and rates of sero-conversion during pregnancy. Infectious Disease Society for Obstetrics and Gynecology, Stowe

Koutsky LA, Stevens CE, Holmes KK et al. (1992) Underdiagnosis of genital herpes by current clinical and viral-isolation procedures. N Engl J Med 326: 1533–1539

Kulhanjian JA, Soroush V, Au DS et al. (1992) Identification of women at unsuspected risk of primary infection with herpes simplex virus type 2 during pregnancy. N Engl J Med 326: 916–920

Martius J (1996) Genitale Infektionen mit Herpes-simplex-Viren und humanen Papillomviren. Gynäkologe 29: 96–104

Randolph AG, Washington AE, Prober CG (1993) Cesarean delivery for women presenting with genital herpes lesions. Efficacy, risks and costs. JAMA 270: 77–82

Stray-Pedersen B (1990) Acyclovir in late pregnancy to prevent neonatal herpes simplex (letter). Lancet 336: 756

Stray-Pedersen B (1993) New aspects of perinatal infections. Ann Med 25: 295–300

Whitley RJ (1990) Herpes simplex viruses. In: Fields BN, Knipe DM (eds) Fields virology, 2nd edn. Raven, New York, pp 1843–1887

Whitley RJ, Corey L, Arvin A et al. (1988) Changing presentation of herpes simplex virus infection in neonates. J Infect Dis 158: 109–116

Therapie der HIV-Infektion

Antiretroviral Pregnancy Registry (1997) International interim report for didanosine, indinavir, lamivudine, saquinavir, stavudine, zalcitabine and zidovudine. 1st January 1989–31st December 1997

Beckermann K, Benson M, Dahid S et al. (1998) Control of maternal HIV-1 disease during pregnancy. 12th World AIDS Conference Geneva, June 28–July 3 1998, Poster 12151

Blanche S, Tardieu M, Rustin P et al. (1999) Persistent mitochondrial dysfunction and perinatal exposure to antiretroviral nucleoside analogues. Lancet 354: 1084–1089

Blattner W, Cooper E, Charurat M et al. (2000) Effectiveness of potent antiretroviral therapies on reducing perinatal transmission of HIV-1. 13. World AIDS Conference, Durban 2000, Abstr. z LbOr4

Buchholz B, Marcus U, Beichert M et al. (2002) HIV-Therapie in der Schwangerschaft. Dtsch Ärztebl 99: A 1674–1683

Bundeszentrale für gesundheitliche Aufklärung (1999) Aids von A bis Z. Köln

Burns DN, Landesman S, Muenz LR et al. (1994) Cigarette smoking, premature rupture of membranes and vertical transmission of HIV1 among women with low CD4+ levels. J Acquir Immune Deficiency Syndr 7: 718–726

Burns DN, Landesman S, Wright, DJ et al. (1997) Influence of other maternal variables on the relationship between maternal virus load and mother-to-infant transmission of human immunodeficiency virus type 1. J Infect Dis 175: 1206–1210

CDC (1994) Recommendations of the U.S. Public Health Service Task Force on the use of zidovudine to reduce perinatal transmission of human immunodeficiency virus. MMWR 43/RR-11

CDC (1998a) Public Health Service Task Force: Recommendations for the use of antiretroviral drugs in pregnant women infected with HIV-1 for maternal health and for reducing perinatal HIV-1 transmission in the United States. MMWR 1998; 47/RR-2

CDC (1998b) Report of the NIH panel to define principles of therapy of HIV infection and guidelines for the use of antiretroviral agents in HIV-infected adults and adolescents. MMWR 47/RR-5

Chuachoowong R, Shaffer N, Siriwasin W et al. (2000) Short-course antenatal zidovudine reduces both cervicovaginal human immunodeficiency virus type 1 RNA levels and risk of perinatal transmission. J Inf Dis 181: 99–106

Connor EM, Sperling RS, Gelber R et al. (1994) Reduction of maternal-infant transmission of human immunodeficiency virus type 1 with zidovudine treatment. N Engl J Med 331: 1173–1180

Deutsche AIDS-Hilfe e.V. (2000) Der heutige Wissensstand, 26. Aufl.

Deutsch-Österreichische Richtlinien zur antiretroviralen Therapie der HIV-Infektion (1998) url:/infekt/aids_std/br_linie/br_linie.htm; Epidemiologisches Bulletin 1998; Sonderheft I/98–20

Deutsch-Österreichische Richtlinien zur postexpositionellen Prophylaxe nach HIV-Exposition (1998) url:http://www.rki.de/infekt/aids_std/expo/hiv.htm. DMW 123: 1–16

Duwe S, Brunn M, Altmann D et al. (2001) Frequency of genotypic and phenotypic drug-resistant HIV-1 among therapy-naive patients of the German Seroconverter Study. J Acquir Imm Def Syndr 26: 266–273

Eastman PS, Shapiro DE, Coombs RW et al. (1998) Maternal viral genotypic zidovudine resistance and infrequent zidovudine therapy to prevent perinatal transmission of human immunodeficiency virus type 1 in Pediatric Clinical Trial Protocol 076. J Infect Dis 177: 557–564

European Collaborative Study and the Swiss Mother + Child HIV Cohort Study (2000) Combination antiretroviral therapy and duration of pregnancy. AIDS 14: 2913–2920

Ferrazin A, de Maria A, Gotta C et al. (1993) Zidovudine therapy of HIV-1 infection during pregnancy: assessment of the effect on the newborns. J Acquir Immune Defic Syndr 6: 376–379

Fischer C, Rosenwald V, Haarewood L et al. (1998) Antiretrovirals during pregnancy in HIV-1-positive women in New York City. Lancet 351: 1029–1030

Frenkel LM, Cowles MK, Shapiro DE et al. (1997) Analysis of the maternal components of the AIDS Clinical Trial Group 076 Zidovudine regimen in the prevention of mother-to-infant transmission of human immunodeficiency virus type 1. J Infect Dis 175: 971–974

Gaillard P, Verhofstede C, Mwanyumba F et al. (2000) Exposure to HIV-1 during delivery and mother-to-child transmission. AIDS 14: 2341–2348

Garcia PM, Kalish LA, Pitt J et al. (1999) Maternal levels of plasma human immunodeficiency virus type 1 RNA and the risk of perinatal transmission. Women and Infants Transmission Study Group. N Eng J Med 341: 394–402

Goldstein PJ, Smit R, Stevens M, Sever JL et al. (2000) Association between HIV in pregnancy and antiretroviral therapy, including protease inhibitors and low birth weight infants. Infect Dis Obstet Gynecol 8(2): 94–98

Grosch-Wörner I, Schäfer A, Obladen M et al. (2000) An effective and safe protocol involving zidovudine and caesarean section to reduce vertical transmission of HIV-1 infection. AIDS 14: 2903–2911

Guay LA, Musoke P, Fleming T et al. (1999) Intrapartum and neonatal single dose nevirapine compares with zidovudine for prevention of mother-to-child transmission of HIV-1 in Kampala, Uganda. HIVNET 012 randomized trial. Lancet 354: 795–802

Halpern MT, Read JS, Ganoczy DA, Harris DR (2000) Cost-effectiveness of cesarean section delivery to prevent mother-to-child transmission of HIV-1. AIDS 14: 691–700

Hayashi S, Beckerman K, Homma M et al. (2000) Pharmacokinetics of indinavir in HIV-positive pregnant women. AIDS 14: 1061–1062

Ioannidis JPA, Abrams EJ, Ammann A et al. (2001) Perinatal transmission of human immunodeficiency virus type 1 by pregnant women with RNA virus loads <1000 copies/ml. J Inf Dis 183: 539–545

Jackson JB, Becker-Pergola G, Guay LA et al. (2000) Identification of the K103 N resistance mutation in Ugandan women receiving nevirapine to prevent HIV-1 vertical transmission. AIDS 14: F111–F115

Kind Ch, Rudin Ch, Siegrist C et al. (1998) Prevention of vertical HIV transmission: additive protective effect of elective Cesarean section and zidovudine prophylaxis. AIDS 12: 205–210

Kramer F, Stek A, Homans J et al. (1998) Combination therapy with nevirapine, zidovudine and a second nucleoside analog during pregnancy. 12th World AIDS Conference Geneva, June 28–July 3, Poster 12152

Lallemant M, Jourdain G, Le Coeur S et al. (2000) A trial of shortened zidovudine regimens to prevent mother-to-child transmission of human immunodeficiency virus type 1. N Eng J Med 343: 982–991

Landesmann SH, Kalish LA, Burns DN et al. (1996) Obstetrical factors and the transmission of human immunodeficiency virus type 1 from mother to child. N Engl J Med 334: 1617–1623

Larsen WJ (1993) Human embryology. Churchill Livingstone, New York

Lindgren S, Martin C, Anzen B et al. (1996) Pattern of HIV viraemia and CD4 levels in relation to pregnancy in HIV-1 infected women. Scand J Infect Dis 28: 1057–1060

Lorenzi z, z, z et al. and the Swiss HIV Cohort Study, the Swiss Collaborative HIV and Pregnancy Study, and the Swiss Neonatal HIV Study (1998) Antiretroviral therapies in pregnancy: maternal, fetal and neonatal effects. AIDS 1998; 12(18): F 241–247

Lutz-Friedrich R, Buchholz B, Klarmann D et al. (1998) Combining ZVD treatment and elective Cesarean section reduces the vertical transmission of HIV-1 below 3% in the German perinatal cohorts. 12th World AIDS Conference Geneva, June 28–July 3 1998, Poster 23291

Maguire A, Sanchez E, Fortuny C et al. (1997) Potential risk factors for vertical HIV-1 transmission in Catalonia, Spain: the protective role of Cesarean section. AIDS 11: 1851–1857

Mandelbrot L, Burgard M, Teglas J-P et al. (1999) Frequent detection of HIV-1 in the gastric aspirates of neonates born to HIV-infected mothers. AIDS 13: 2143–2149

Mandelbrot L, Le Chenadec J, Berrebi A et al. (1998) Perinatal HIV-1 transmission. Interaction between zidovudine prophylaxis and mode of delivery in the french perinatal cohort. JAMA 280: 55–60

Marcus U (1999) AIDS und HIV-Infektionen bei Frauen und Kindern in Deutschland. Bundesgesundheitsbl Gesundheitsforsch Gesundheitsschutz 42: 553–557

Mayaux MJ, Dussaix E, Isopet J et al. (1997) Maternal virus load during pregnancy and mother-to-child transmission of human immunodeficiency virus type 1: The French perinatal cohort studies. J Infect Dis 175: 172–175

Meng Q, Walker DM, Olivero OA et al. (2000) Zidovudine-didanosine coexposure potentiates DNA incorporation of zidovudine and mutagenesis in human cells. Proc Natl Acad Sci USA 97: 12667–12671

Minkoff H, Augenbraun M (1997) Antiretroviral therapy for pregnant women. Am J Obstet Gynecol 176: 478–489

Mirochnick M, Fenton T, Gagnier P et al. (1998) Pharmacokinetics of nevirapine in human immunodeficiency virus type 1-infected pregnant women and their neonates. Pediatric AIDS Clinical Trials Group Protocol 250 Team. J Infect Dis 178: 368–374

Mofenson LM, et al. (1999) Risk factors for perinatal transmission of human immunodeficiency virus type 1 in women treated with zidovudine. N Eng J Med 341: 385–393

Moodley D, z, z et al. (2000) The SAINT trial: Nevirapine versus zidovudine + lamivudine in prevention of peripartum HIV transmission. 13. World AIDS Conference, Durban 2000, Abstr. LbOr2

Moodley J, Moodley D, Pillay K et al. (1998) Pharmacokinetics and antiretroviral activity of lamivudine alone or when coadministered with zidovudine in human immunodeficiency virus type 1-infected pregnant women and their offspring. J Infect Dis 178: 1327–1333

Morris AB, Cu-Uvin S, Harwell JI et al. (2000) Multicenter review of protease inhibitors in 89 pregnancies. J Acquir Imm Deficiency Syndr 2000; 25: 306–311

Nduati R, John G, Mbori-Ngacha D, Richardson B, Overbaugh J et al. (2000) Effect of breastfeeding and formula feeding on Transmission of HIV-1. JAMA 283: 1167–1174

Newell M-L et al. (1999) Maternal viral load and vertical transmission of HIV-1: an important factor but not the only one. AIDS 13: 1377–1385

O´Sullivan M, Boyer P, Scott G et al. (1993) The pharmacokinetics and safety of zidovudine in the third trimester of pregnancy for women infected with human immunodeficiency virus and their infants: Phase I Acquired Immunodeficiency Syndrome Clinical Trials Group study (protocol 082). Am J Obstet Gynecol 168: 1510–1516

Owor M, Deseyve M, Duefield C et al. (2000) The one year safety and efficacy data of the HIVNET 012 trial. 13. World-AIDS-Conference, Durban 2000, Abstr. LbOr1

Pitt J, Brambilla D, Reichelderfer P et al. (1997) Maternal immunologic and virologic risk factors for infant human immunodeficiency virus type 1 infection: Findings from the women and infants transmission study. J Infect Dis 175: 567–575

Poirier MC, Patterson TA, Slikker Jr. W, Olivero OA (1999) Incorporation of 3'-Azido-3'-Deoxythymidine (AZT) into fetal DNA and fetal tissue distribution of drug after infusion of pregnant late-term rhesus macaques with a human-equivalent AZT dose. J Acquir Immune Def Syn 22: 477–483

Qian M, Bui T, Ho RJY et al. (1994) Metabolism of 3'-azido-3'-deoxythymidine (AZT) in human placental trophopblasts and Hofbauer cells. Biochem Pharmacol 48: 383–389

Read J (2000) Duration of ruptured membranes and vertical transmission of HIV-1: a metaanalysis from fifteen prospective cohort studies. 7th Conference on Retroviruses and Opportunistic Infections, January 30– February 2, 2000, San Francisco; Abstract 659

Rich KC, Siegel JN, Jennings C et al. (1995) CD4+ lymphocytes in perinatal human immunodeficiency virus (HIV) infection: evidence for pregnancy-induced immune depression in uninfected and HIV-infected women. J Infect Dis 172:1221–1227

Rokos K, Wang H, Seeger J et al. (1998) Transport of viruses through fetal membranes: An in vitro model of perinatal transmission. J Med Virology 54: 313–319

Rublein J, Calhoun E, Biddle A et al. (2000) Prevalence of antiretroviral resistance in women of child-bearing potential. 13. World-AIDS-Conference, Durban 2000, Abstr. z MoPe2206

Sandberg JA, Slikker W (1995) Developmental pharmacology and toxicology of anti-HIV therapeutic agents: dideoxynucleosides. FASEB J 9: 1157–1164

Scalfaro P, Chesaux JJ, Buchwalder PA et al. (1998) Severe transient neonatal lactic acidosis during prophylactic zidovudine treatment. Intensive Care Med 24: 247–250

Schäfer A, Friese K, Lauper U et al. (1998) Influence of cesarean section before parturition and antiretroviral prophylaxis on the materno-fetal transmission of HIV. 12th World AIDS Conference Geneva, June 28–July 3 1998, Poster LB 12466

Schäfer APA (1996) Die HIV-Infektion in Geburtshilfe und Gynäkologie. Gynäkologe 29: 129–137

Semprini AE (1998) An international randomised trial of mode of delivery in HIV infected women. 12th World AIDS Conference Geneva, June 28–July 3 1998, Poster LB 23599

Shaffer N, Roongpisuthipong A, Siriwasin W et al. (1999) Maternal virus load and perinatal human immunodeficiency virus type 1 subtype E transmission, Thailand. J Inf Dis 179: 590–599

Sperling RS, Shapiro DE, Coombs RW et al. (1996) Maternal viral load, zidovudine treatment, and the risk of transmission of human immunodeficiency virus type 1 from mother to infant. N Engl J Med 335: 1621–1629

Spielmann H, Steinhoff R, Schaefer C et al. (1998) Arzneiverordnung in Schwangerschaft und Stillzeit. 5. Aufl. Gustav Fischer, Stuttgart

Taylor GP, Lyall EGH, Back D, Ward C, Tudor-Williams G (2000) Pharmacological implications of lengthened in-utero exposure to nevirapine. Lancet 355: 2134–2135

The European Collaborative Study (1996) Vertical transmission of HIV-1: maternal immune status and obstetric factors. AIDS 10:1675–1681

The European Collaborative Study (1997) Immunological markers in HIV-infected pregnant women. AIDS 11: 1859–1865

The International Perinatal HIV Group (1999) The mode of delivery and the risk of vertical transmission of human immunodeficiency virus type 1 – a meta-analysis of 15 prospective cohort studies. N Eng J Med 340: 977–987

Wade NA, Birkhead GS, Warren BL et al. (1998) Abbreviated regimens of zidovudine prophylaxis and perinatal transmission of the human immunodeficiency virus. N Engl J Med 339: 1409–1414

Wahn V (1995) Routinemäßige Gabe von Zidovudin an HIV-infizierte Schwangere. Dt Ärztebl 92: A-3397–3398

Welles SL, Pitt J, Colgrove R, and The Women and Infants Transmission Study Group (2000) HIV-1 genotypic zidovudine drug resistance and the risk of maternal-infant transmission in the Women and Infants Transmission Study. AIDS 14: 263–271

Wilson JD, Frazer FC (1977) Handbook of teratology, vol I. Plenum Press, New York

Hepatitis

Choo QL, Kuo G, Weiner AJ, Overby LR, Bradley DW, Houghton M (1989) Isolation of a cDNA clone derived from a blood borne non-A, non-B viral hepatitis genome. Sci 244: 359–362

Lee SD, Lo KJ, Tsai YT, Wu JC, Wu TC, Yang ZL, Ng HT (1988) Role of caesarean section in prevention of mother-infant transmission of hepatitis B virus. Lancet II: 833–834

Ohto H, Terazawa S, Sasaki N et al. (1994) Transmission of hepatitis C virus from mothers to infants. The vertical transmission of hepatitis C virus collaborative study group (see comments). N Engl J Med 330/11: 744–750

Rossol S (1997) Hepatitisinfektion der Schwangeren. In: Friese K, Kachel W (Hrsg) Infektionserkrankungen der Schwangeren und des Neugeborenen, 2. Aufl. Springer, Berlin Heidelberg New York Tokio, S 118–135

Sherlock S (1996) The liver in pregnancy. In: Sherlock S (ed) Diseases of the liver and biliary system, 10th ed. Blackwell, Oxford

Zimmermann R, Prucchini D, Fauchere JC (1995) Heptatis C virus in breastmilk. Lancet 345: 928–929

Syphilis

Bauernfeind A, Peters G (1994) Antimikrobielle Chemotherapie. In: Brandis H (Hrsg) Lehrbuch der medizinischen Mikrobiologie, 7. Aufl. Fischer, Stuttgart, S 304–344

Holt JG, Kreig NR, Sneath PH, Staley IT (1994) Group 1. The spirochetes. Bergey's manual of bacteriology, 9th ed. Williams & Williams, Baltimore, pp 27–37

Larsen S, Steiner BM, Rudolph AH (1995) Laboratory diagnosis and interpretation of tests for syphilis. Clin Microbiol Rev 8: 1–21

Müller F (1996) Treponematosen. In: Thomas L (Hrsg) Labor und Diagose, 4. Aufl. Medizinische Verlagsgesellschaft, Marburg, S 1530–1545

Pieringer-Müller E, Hof H (1997) Syphilis. In: Friese K, Kachel W (Hrsg) Infektionserkrankungen der Schwangeren und des Neugeborenen, 2. Aufl. Springer, Berlin Heidelberg New York Tokio, S 235–256

Radolf JD (1996) Treponema. In: Baron SL (ed) Medical microbiology, 4th ed. Univ Texas Branch, Galvestone, pp 463–474

Rawstron SA, Vetrano J, Tannis G (1997) Congenital syphilis. Detection of treponema pallidum in stillborns. Clin Infect Dis 24: 24–27

Tramont EC (1995) Treponema pallidum (Syphilis) In: Mandell LM (eds) Principles and practice of infectious diseases, 4th ed. Churchill & Livingstone, New York, pp 2117–2133

Van Vooris WC, Barrett LK, Koelle DM, Nasio JM, Plummer FA, Lukehart SA (1996) Primary and secondary syphilis lesions contain mRNA for Th1. J Infect Dis 173: 491–495

Streptokokken Gruppe B

Gibbs RS, Hall RT, Yow MD, McMcracken GH, Nelson JD (1992) Consensus: perinatal prophylaxis for group B streptococcal infection. Pediatr Infect Dis J 11: 179–183

Martius J (Berichterstatter) Standardkommission »Infektionen in der perinatalen Medizin« der Deutschen Gesellschaft für Perinatale Medizin und der Deutschen Gesellschaft für Gynäkologie und Geburtshilfe (1992) Hämolysierende Streptokokken der Gruppe B in der Geburtshilfe. Gynäkol Geburtshilfe 1: 46–48

Neuer A, Zabel L, Schubert A, Franz H, Zwirner M (1996) Intrapartale Schnelldiagnostik von Gruppe-B-Streptokokken bei Risikogruppen – ein Methodenvergleich. Clin Lab 42: 1047–1051

Ziegler W, Roos R, Proquitte H (1997) Streptokokkeninfektionen der Gruppen A und B. In: Friese K, Kachel W (Hrsg) Infektionserkrankungen der Schwangeren und des Neugeborenen, 2. Aufl. Springer, Berlin Heidelberg New York Tokio, S 203–218

Toxoplasmose

Berrebi A, Kobuch WE, Bessieres MH, Bloom MC, Rolland M, Sarramon MF, Roques C (1994) Termination of pregnancy for maternal toxoplasmosis. Lancet 344: 36–39

Friese K, Hlobil H (1997) Pränatale Toxoplasmose – brauchen wir ein Screening in der Schwangerschaft? Z Geburtshilfe Neonatol 201: 115–121

Hohlfeld P, Daffos F, Costa J-M, Thulliez P, Forestier F, Vidaud M (1994) Prenatal diagnosis of congenital toxoplasmosis with the polymerase-chain-reaction test on amnion fluid. N Engl J Med 331: 695–699

Mittelviefhaus H, Gellerich M-M (1996) Augentoxoplasmose – Überblick und aktuelle Probleme der Diagnostik. Mitt Österr Ges Tropenmed Parasitol 18: 49–58

Diabetes mellitus

T. Somville und H. Schneider

Kurz-Überblick

Eine Glukosestoffwechselstörung in der Schwangerschaft kann Ausdruck eines vorbestehenden Diabetes mellitus sein, oder sie manifestiert sich erstmals in der Schwangerschaft infolge einer allgemein erhöhten Insulinresistenz. Der Gestationsdiabetes ist als eine erstmals in der Schwangerschaft diagnostizierte Glukosestoffwechselstörung definiert, unabhängig davon, ob ein vorbestehender bislang unerkannter Diabetes mellitus zugrundeliegt oder aber ob die Störung durch die Schwangerschaft bedingt ist. Die Verknüpfung einer Schwangerschaft mit einem Diabetes der Mutter bringt eine erhöhte Gefährdung des Fetus sowie auch der Mutter mit sich. Beim Fetus können gehäuft auftretende Fehlbildungen oder aber die Entwicklung einer Makrosomie in der Spätschwangerschaft Grundlage von perinataler Mortalität oder Morbidität sein. Der Schwangerschaftsverlauf ist durch eine erhöhte Frühgeburtsrate, Präeklampsie und Infektionen besonders der Harnwege zusätzlich gefährdet.

Neben den Risiken der Akutmorbidität der Mutter sowie des Fetus wird heute den Langzeitauswirkungen der maternalen Stoffwechselstörung vermehrt Beachtung geschenkt. Als Folge der veränderten Homöostase des maternalen Stoffwechsels kann die Entwicklung des Inselapparates des fetalen Pankreas beeinträchtigt sein, was im späteren Leben des Kindes ein erhöhtes Risiko eines Diabetes mellitus des Typs II mit sich bringt.

Die Entwicklung eines Gestationsdiabetes kann ein erster Hinweis auf die Schädigung des Pankreas sein. Der Zusammenhang zwischen Gestationsdiabetes und der Entwicklung eines Diabetes mellitus des Typs II im weiteren Leben ist gut dokumentiert. Die Wahrscheinlichkeit der Entwicklung eines Diabetes sowie die Latenzzeit zwischen Schwangerschaft und der permanenten Glukosetoleranzstörung hängen von Faktoren wie ethnischer Zugehörigkeit, dem Ausmaß der Glukosetoleranzstörung während und unmittelbar nach der Schwangerschaft sowie von Gewichtszunahme, Alter, Parität und familiärer Belastung ab. Durch eine strenge Gewichtskontrolle mit Vermeidung von Adipositas und durch regelmäßige körperliche Aktivität kann der Entwicklung eines Diabetes mellitus des Typs II zumindest teilweise vorgebeugt werden.

Sowohl für den Schwangerschaftsverlauf wie auch für die Möglichkeit der Früherkennung bzw. Prophylaxe gegenüber der späteren Entwicklung eines Typ-2-Diabetes wird der frühzeitigen Erkennung von Glukosestoffwechselstörungen in der Schwangerschaft allgemein große Bedeutung beigemessen. Allerdings ist der tatsächliche Nutzen, der durch die frühzeitige Erkennung und durch entsprechende Interventionen für das Kind sowie für die Mutter erreicht werden kann, nach wie vor umstritten.

Anamnestische und demographische Risikofaktoren wie auch die Bestimmung von Blutzuckerwerten oder die Messung von HbA_{1c} haben sich als Screeningverfahren für die Erkennung eines möglichst hohen Prozentsatzes aller Fälle mit gestörter Glukosetoleranz als unzureichend erwiesen. Deshalb wird bei allen Schwangeren zwischen der 24. und 28. SSW eine orale Glukosebelastung mit einer Blutzuckermessung nach 1 h empfohlen. Bei Fällen mit erhöhtem Blutzuckerwert sollte ein diagnostischer Belastungstest mit Nüchternblutzucker sowie Blutzuckerwerten 1 und 2 h nach der Belastung durchgeführt werden.

Die Therapie des Gestationsdiabetes basiert vor allem auf Diät. Die Indikation für eine zusätzliche Insulintherapie ergibt sich aufgrund der Blutzuckerwerte oder aus erhöhten Insulinwerten im Fruchtwasser. Ziel der Korrektur des maternalen Stoffwechsels ist die Vermeidung der Makrosomie des Fetus sowie negativer Auswirkungen auf das fetale Pankreas mit den Langzeitfolgen im späteren Leben des Kindes.

Bei einem insulinpflichtigen vorbestehenden Diabetes kommt der prä- sowie perikonzeptionellen Betreuung mit besonders strenger Einstellung des Zuckers große Bedeutung zu, da dadurch das zusätzliche Fehlbildungsrisiko weitgehend vermieden werden kann. Die Betreuung der Schwangerschaft erfolgt interdisziplinär durch Zusammenarbeit von Geburtshelfer, Diabetologe, Ernährungsberatung u. a.

Während der Insulinbedarf in der Frühschwangerschaft vorübergehend rückläufig ist, kommt es in der 2. Schwangerschaftshälfte zu einer beträchtlichen Steigerung; daher ist eine sorgfältige Überwachung mit entsprechender Anpassung der Insulindosierung zentrale Voraussetzung für einen komplikationslosen Schwangerschaftsverlauf. Das fetale Wachstum sowie der Zustand des Fetus werden durch regelmäßige Ultraschalluntersuchungen, Dopplerflussmessungen, Erhebung des biophysikalischen Profils etc. – besonders im 3. Schwangerschaftsdrittel – engmaschig überwacht.

Eine vorzeitige Entbindung ist nur bei maternalen oder fetalen Komplikationen erforderlich. Bei guter Stoffwechselkontrolle und normaler Entwicklung des Fetus empfiehlt sich die Geburtseinleitung in Terminnähe. Bei Diabetikerinnen mit fortgeschrittener Erkrankung wie etwa bei einer diabetischen Nephropathie erhöht sich der erforderliche medizinische Aufwand beträchtlich. Bei entsprechend gut abgestimmter Betreuung durch verschiedene Spezialisten und entsprechender Compliance der Patientin bestehen aber auch für diese Frauen unter heutigen Gegebenheiten gute Chancen für einen erfolgreichen Schwangerschaftsverlauf.

22.1 Allgemeine Grundlagen

22.1.1 Terminologie

Die von der **WHO** empfohlene Klassifizierung des »heterogenen Syndroms« Diabetes ist in der Übersicht wiedergegeben.

Einteilung Diabetes mellitus (WHO)

- Typ-1-Diabetes
  - Autoimmun
  - Idiopatisch
- Typ-2-Diabetes
- Gestationsdiabetes
- Andere (z. B. genetische Defekte)

Definition

Der Gestationsdiabetes ist eine Kohlenhydratstoffwechselstörung mit unterschiedlicher Ausprägung, die erstmals in der Schwangerschaft auftritt bzw. erkannt wird.

Diese Definition ist unabhängig davon, ob eine Insulintherapie erforderlich ist oder ob die Störung nach der Schwangerschaft weiterbesteht. Sie schließt nicht aus, dass die Stoffwechselstörung bereits vor der Schwangerschaft vorgelegen hat. Bei dem Gestationsdiabetes handelt es sich somit um eine heterogene klinische Entität.

Bei der Einteilung der diabetischen Schwangeren nach White (1949, 1965) wird der Manifestationszeitpunkt, die Diabetesdauer und das Vorhandensein von Spätkomplikationen berücksichtigt (s. Übersicht).

Eine weitere Einteilung des Gestationsdiabetes bezieht sich auf maternale Komplikationen, die während der Schwangerschaft auftreten und die als »prognostically bad signs in pregnancy« (PBSP) bezeichnet werden (Pederson et al. 1965) (s. Übersicht).

Klassifikation des Diabetes mellitus in der Schwangerschaft (nach White 1949, 1965)

- A = nicht insulinpflichtiger Diabetes
- B = Diabetes seit weniger als 10 Jahren oder Beginn ab dem 20. Lebensjahr
- C = Diabetes seit 10–19 Jahren oder Beginn ab dem 10.–19. Lebensjahr
- D = Diabetes seit mehr als 20 Jahren oder Beginn vor dem 10. Lebensjahr oder benigne Retinopathie
- F = Diabetische Nephropathie
- G = Mehrfache geburtshilfliche Misserfolge (habituelle Aborte und/oder Todgeburten)
- H = Koronare Herzkrankheit
- R = Proliferative Retinopathie
- NR = Diabetische Nephro- und Retinopathie
- T = Zustand nach Nierentransplantation

PBSP = »prognostically bad signs in pregnancy« nach Pederson

- Klinische Pyelonephritis (positive Harnkultur und Fieber)
- Präkoma oder schwere Azidose
- Schwangerschaftsbedingter Hochdruck
- »Neglectors«

22.1.2 Physiologie und Pathophysiologie des Kohlenhydratstoffwechsels in der Schwangerschaft

Die Schwangerschaft ist generell durch eine diabetogene Stoffwechsellage charakterisiert, die durch die erhöhte Aktivität der Hormone HPL, plazentares Wachstumshormon, Progesteron, Prolaktin und Kortisol bedingt ist. Ein Anstieg der Glukosekonzentration im maternalen Blut wird weitgehend durch eine **vermehrte Insulinausschüttung** – die fast doppelt so hoch wie im nichtschwangeren Zustand ist – sowie durch die transplazentare Glukoseabgabe an den Fetus kompensiert (Kuhl 1991). Der Insulinanstieg im zirkulierenden Blut wird durch eine erhöhte Insulinresistenz der peripheren Gewebe, deren Entstehung im Einzelnen nicht geklärt ist, neutralisiert (Damm 1998).

Nur bei wenigen Frauen wird die Kapazität des Inselapparates des Pankreas durch die vermehrte Insulinproduktion überfordert, und es entwickelt sich ein Gestationsdiabetes, in der Regel im späten 2. Trimenon. Bei Frauen mit Gestationsdiabetes ist die Kapazität der β-Zellen der Pankreasinseln eingeschränkt und somit die durch die schwangerschaftsinherente Insulinresistenz bedingte Mehrproduktion an Insulin ungenügend (Buchanan et al. 1990; Catalano et al. 1991).

- In den ersten Monaten der Schwangerschaft ist die Glukosetoleranz unverändert, während die Konzentration an Nüchternblutglukose absinkt. Die Insulinsensitivität erscheint erhöht, sodass insulinpflichtige Diabetikerinnen im 1. Trimenon der Schwangerschaft häufiger weniger exogenes Insulin benötigen; es besteht ein erhöhtes Hypoglykämierisiko.
- Im 2. und 3. Trimenon entwickelt sich zunehmend eine Insulinresistenz. Die Nüchternblutglukosewerte sind weiterhin reduziert, während die postprandialen Werte erhöht sind. Die Insulinkonzentrationen im Plasma sind sowohl nüchtern als auch postprandial erhöht.

> Die physiologisch reduzierten Blutzuckerwerte sowie der während der Schwangerschaft zunehmende Insulinbedarf müssen in der Diagnostik und der Therapie berücksichtigt werden.

Die veränderte maternale Homöostase kann direkt oder indirekt auf den Stoffwechsel und das Wachstum des Fetus wirken (Schneider u. Desoye 1998). Ein indirekter Effekt wird durch die Beeinflussung des Wachstums und der funktionellen Reifung der Plazenta erzielt. Die **Veränderungen in der Plazenta** variieren stark je nach Schweregrad des maternalen Diabetes sowie der Stoffwechselkontrolle während des Schwangerschaftsverlaufes. Auch bei einem gut eingestellten Gestationsdiabetes wird das Plazentawachstum frühzeitig stimuliert, sodass im Vergleich zu Kontrollkollektiven ein Anstieg des Gewichtsquotienten von Plazenta zu Fetus beschrieben wurde.

Bei den morphologischen Befunden der diabetischen Plazenta besteht eine Diskrepanz zwischen lichtmikroskopisch festgestellten Veränderungen und den morphometrischen Befunden. Die mikroskopischen Befunde betreffen die **Zottenstruktur** mit Ausbildung von Stromaödem, unterschiedliche Grade von Zottenunreife mit ungenügender Entwicklung der für den Stoffaustausch wichtigen synzytiokapillären Membranen, Proliferation von Zytotrophoblast sowie Proliferation der Endothelzellen mit Einengung der Zottenkapillaren.

> Während die morphologischen Plazentaveränderungen eher mit einer Beeinträchtigung des Stoffaustausches zwischen maternalem und fetalem Blut vereinbar wären, könnte die Größenzunahme der Plazenta die Mehrversorgung an Nährstoffen erklären, die Grundlage für die fetale Makrosomie ist.

▶ Studienbox

Die semiquantitative Beurteilung der verschiedenen strukturellen Bestandteile der Zotten mithilfe der Morphometrie ergab bei gut eingestellten Diabetikerinnen unterschiedlicher Schweregrade eine deutliche Zunahme des Gesamtgefäßvolumens der Zottenkapillaren, der endothelialen Oberfläche sowie auch der Länge der Kapillaren. Die gleichzeitige Reduktion der Diffusionsstrecke zwischen dem Zottenkapillarlumen und dem die Zotte umgebenden maternalen Blut mit verbesserten Voraussetzungen für die Sauerstoffdiffusion wird als kompensatorische Anpassung der Plazenta an einen chronisch hypoxischen Zustand des Fetus gewertet (Mayhew et al. 1994).

Die chronische Hypoxie des Fetus bei diabetischen Schwangerschaften ist durch erhöhte Erythropoetin- sowie Hämoglobinspiegel in Chordozenteseproben gut belegt (Salvesen et al. 1993). Tierexperimentelle Befunde legen nahe, dass der durch den Hyperinsulinismus bedingte erhöhte Stoffwechsel der fetalen Gewebe mit Stimulation des Wachstums für den relativen Sauerstoffmangel verantwortlich ist und die Veränderungen des Zottengefäßsystems der Plazenta eine sekundäre Antwort auf die chronische Hypoxie des Fetus darstellt. Die zeitgleich durchgeführten Doppleruntersuchungen der uterinen sowie umbilikalen Gefäße und die Bestimmung von pH-Wert, Laktat und Hämatokritwerten im Nabelschnurvenenblut zeigen, dass die Hypoxie nicht eine Folge der Beeinträchtigung der uteroplazentaren Perfusion ist (Salvesen et al. 1993).

Direkte Auswirkungen des veränderten maternalen Stoffwechsels auf das Wachstum und den Metabolismus der fetalen Gewebe sind Folge der veränderten Zusammensetzung des Nahrungsstroms von der Mutter zum Fetus. Erhöhte Glukosekonzentrationen, Veränderungen im Aminosäuren- und Lipidprofil beeinflussen die entsprechenden Konzentrationen im Kreislauf des Fetus und führen zu einer Stimulation von Insulin sowie Wachstumsfaktoren wie insbesondere IgF-1.

22.2 Diagnostik und Screening des Gestationsdiabetes

In der Frage, ob es sich beim Gestationsdiabetes um eine besondere Form der latenten Glukoseintoleranz handelt, ob und wie die Diagnose gestellt werden sollte, und wie und mit welchem Effekt ein Therapieprotokoll aufgestellt werden kann, besteht in der Literatur erhebliche Uneinigkeit (Solomon et al. 1996).

Bei erkannten und unerkannten Kohlenhydratstoffwechselstörungen besteht ein wesentlicher Unterschied des fetalen Risikos (Metzger 1991). Nach Literaturangaben ist bei unerkannten Kohlenhydratstoffwechselstörungen eine perinatale Mortalität von 16,7% zu erwarten (Weiss 1985). Die perinatale Morbidität steht im Zusammenhang mit einem fetalen Hyperinsulinismus, der durch ein gestörtes maternales Substratangebot verursacht wird. Bei Gestationsdiabetes wird eine erhöhte Rate an Harnwegsinfektionen, Hypertension und operativen Entbindungen beobachtet.

Erhebungen bei 118 Frauen mit einem erstmals in der Schwangerschaft festgestellten pathologischen Glukosetoleranztest und auswärtiger Betreuung zeigten, dass in 31% der Fälle eine Makrosomie des Kindes auftrat. Die Sectiofrequenz betrug 37%. Lediglich die perinatale Mortalität war mit 0,8% nicht erhöht (Somville u. Potthoff 1987).

Trotz »guter« Glykämiestoffwechselführung beträgt die Rate der perinatalen Morbidität bis zu über 25%. Als mögliche Erklärung wird diskutiert, dass entweder die als suffizient angesehene Stoffwechselführung hinsichtlich der perinatalen Morbidität

Tabelle 22.1. Häufigkeit des Gestationsdiabetes

Autor	Ort	Untersucht	Gestationsdiabetes
Hadden 1980	Belfast	30300	2,20
Jovanovic 1986	New York	300	3,20
Weiss 1986	Graz	4090	8,80
Perinatalerhebung	Nordrhein 1995	95788[a]	0,40
Perinatalerhebung	Nordrhein 2000	87300	0,90

[a] Untersuchung nur bei Verdacht auf Gestationsdiabetes.

nicht strikt genug ist und/oder dass andere Parameter des intermediären Stoffwechsels (Aminosäuren, freie Fettsäuren, Triglyzeride) oder andere unabhängige Faktoren die perinatale Morbidität entscheidend beeinflussen (Berkus u. Langer 1993; Blank et al. 1995).

> ▶ **Empfehlung**
>
> Der Gestationsdiabetes wird durch den **Glukosetoleranztest** diagnostiziert. Zur Selektion der Frauen, bei denen ein oraler Glukosetoleranztest durchgeführt werden sollte, werden Screening- oder Suchtests eingesetzt. Der diagnostische Test sollte eine hohe Spezifität und Sensitivität haben, während der Screeningtest vor allem sensitiv, einfach, reproduzierbar und mit wenig Kosten verbunden sein sollte.

Die Häufigkeit des Gestationsdiabetes variiert je nach untersuchter Population sowie je nach den diagnostischen Kriterien zwischen 0,15 % und 19,2 % (▫ Tabelle 22.1).

22.2.1 Diagnose

Die Kriterien des diagnostischen Testes zur Identifizierung des Gestationsdiabetes sind nicht einheitlich (O'Sullivan u. Mahan 1964; O'Sullivan et al. 1973) (▫ s. Tabelle 22.2).

In der klassischen Untersuchung von O'Sullivan u. Mahan (1964) ging es um den möglichen Zusammenhang zwischen einer gestörten Glukosetoleranz in der Schwangerschaft und einem im späteren Leben auftretenden Diabetes mellitus: Bei 752 Frauen wurde nach einer oralen Belastung mit 100 g Glukose als oberer Grenzwert die 2fache Standardabweichung der 4 »Glukosemittelwerte« in einem 3-h-Test als pathologisch definiert. Während der 8 Jahre dauernden Follow-up-Periode entwickelten 23 % der Frauen mit einer pathologischen Belastung einen insulinpflichtigen Diabetes. Darüber hinaus wurde bei den 187 Frauen mit einer pathologischen Glukosetoleranz eine 4-mal höhere perinatale Mortalität dokumentiert. In der Studie von O'Sullivan wurde Vollblut mit der Somogyi-Nelson-Methode untersucht.

In der nachfolgenden Zeit wurden 2 wesentliche Anpassungen der Normwerte vorgenommen:

- Die »National Diabetes Data Group« erhöhte 1979 die O'Sullivan-Grenzwerte um 15 %.
  Die Plasmaglukosewerte sind 14 % höher als die mit der gleichen Methode im Vollblut bestimmten Werte.

▫ Tabelle 22.2. **Der diagnostische Test für Gestationsdiabetes** (nach O'Sullivan u. Mahan 1964 und späteren Modifikationen)

	Glukosegehalte (je nach Methode im Blut oder im Plasma)	
Methode nach O'Sullivan u. Mahan (1964) (100 g Glukose; venöses Vollblut; Somogyi-Nelson-Methode)		
Nüchtern	90 mg/dl	5 mmol/l
1 h	165 mg/dl	9,2 mmol/l
2 h	145 mg/dl	8 mmol/l
3 h	125 mg/dl	7 mmol/l
Anpassung der O'Sullivan-Kriterien durch die National Diabetes Data Group (1997) (100 g Glukose, venöses Plasma, Glukoseoxidase- oder Hexokinasemethode)		
Nüchtern	105 mg/dl	5,8 mmol/l
1 h	190 mg/dl	10,6 mmol/l
2 h	165 mg/dl	9,2 mmol/l
3 h	145 mg/dl	8 mmol/l
Anpassung der O'Sullivan-Kriterien durch Carpenter u. Coustan (1982) (100 g Glukose, venöses Plasma, Glukoseoxidase- oder Hexokinasemethode)		
Nüchtern	95 mg/dl	5,3 mmol/l
1 h	180 mg/dl	10 mmol/l
2 h	155 mg/dl	8,6 mmol/l
3 h	140 mg/dl	7,8 mmol/l

Arbeitsgemeinschaft Diabetes und Schwangerschaft der Deutschen Diabetes Gesellschaft (2001) (75 g Glukose, Kapillarvollblut oder venöses Plasma, Glukoseoxidase- oder Hexokinasemethode)

	Kapillares Vollblut		Venöses Plasma	
	mg/dl	mmol/l	mg/dl	mmol/l
Nüchtern	90	5	95	5,3
1 h	180	10	180	10
2 h	155	8,6	155	8,6

- Dazu kommt, dass die Somogyi-Nelson-Methode neben Glukose auch andere Saccharide erfasst, während die später entwickelte Glukoseoxidase- bzw. Hexokinasemethode spezifisch für Glukose ist. Bei der Anwendung des enzymatischen Tests ergibt sich eine Reduktion der Grenzwerte um 5 mg/dl.

▶ Studienbox

Bei später empfohlenen Werten wurden beide Änderungen berücksichtigt (Carpenter u. Coustan 1982). Die verschiedenen Grenzwerte wurden in dem ACOG Technical Bulletin Diabetes and Pregnancy no. 200 zusammengestellt (Tabelle 22.2) (ACOG 1995).

Hinsichtlich der perinatalen Morbidität stellt sich die Frage, wo die Grenze zwischen normal und pathologisch zu ziehen ist. Die positive Korrelation zwischen der Anzahl pathologischer Werte im 3-h-Test und der Frequenz makrosomer Kinder weist darauf hin, dass auch leichtere Veränderungen der Glukosetoleranz diese Zielgröße beeinflussen.

Die Arbeitsgemeinschaft Diabetes und Schwangerschaft der Deutschen Diabetes Gesellschaft empfiehlt die Durchführung des oralen Glukosetoleranztestes mit 75 g Glukose gelöst in 300 ml Wasser. Die Diagnose eines Gestationsdiabetes wird gestellt, wenn 2 oder 3 Glukosewerte im kapillaren Vollblut folgende Grenzen überschreiten:

- nüchtern: 90 mg/dl (5 mmol/l)
- 1 h: 180 mg/dl (10 mmol/l)
- 2 h: 140 mg/dl (8,6 mmol/l)

(s. auch Tabelle 22.2)

Bei einem Blutglukosewert nüchtern von ≥110 mg/dl (≥6,0 mmol/l) im kapillaren Vollblut oder ≥126 mg/dl (≥7,0 mmol/l) im venösen Plasma soll kein Test durchgeführt und die Schwangere zu einer Diabetes-Schwerpunkteinrichtung zur weiteren Diagnostik und Betreuung überwiesen werden.

Eine eingeschränkte Glukosetoleranz (IGT: Impaired glucose tolerance), gekennzeichnet durch Erreichen oder Überschreiten nur eines Grenzwertes im OGTT, kann mit einer dem GDM vergleichbaren fetalen/neonatalen Morbidität einhergehen, ohne dass hiermit die Diagnosekriterien eines GDM erfüllt sind (Vambergue et al. 2000). Es wird deshalb empfohlen, dass Schwangere mit IGT ebenfalls die Blutglukoseselbstkontrolle erlernen und eine Ernährungsberatung erhalten sollen.

22.2.2 Screening

Bei Verdacht auf eine diabetische Stoffwechsellage wird ein **diagnostischer Glukosetoleranztest** (OGTT, oraler Glukosetoleranztest) durchgeführt. Wichtige Verdachtsmomente können aus der Anamnese, demographischen Daten sowie Befunden abgeleitet werden (s. Übersicht). Besteht aufgrund der Verdachtsmomente eine hohe »Vortestwahrscheinlichkeit« kann auf die Glukosebelastung in Form eines Screenings verzichtet und direkt die diagnostische Belastung mit den 3 Blutzuckerbestimmungen eingesetzt werden.

Um alle Gestationsdiabetikerinnen erfassen zu können, müsste bei allen Schwangeren unabhängig von Verdachtsmomenten ein OGTT durchgeführt werden. Da die Praktikabilität sowie die damit verbundenen Kosten kontrovers beurteilt werden, stellt sich die Frage nach einem geeigneten Screeningverfahren. Dieses Verfahren sollte bei genereller Durchführung die Frauen selektionieren, bei denen ein OGTT notwendig ist, und dennoch möglichst alle Fälle von Gestationsdiabetes erfassen.

Anamnestische und klinische Risikofaktoren

Die in der Übersicht genannten Risikofaktoren wurden bei einem hohen Prozentsatz der normalen Patientinnen (37 % bzw.

Screeningmethoden für den Schwangerschaftsdiabetes

Anamnestische Hinweise
- Familiäre Belastung
- Gestationsdiabetes in einer vorausgegangenen Schwangerschaft
- Geburt eines Kindes >4000 g
- Totgeburt
- Kind mit Fehlbildung
- Habitueller Abort

Demographische Hinweise
- Alter
- Ethnische Zugehörigkeit (hispanische Bevölkerungsgruppen, indische, pakistanische, tamilische Herkunft, nordamerikanische Indianer etc.)

Befunde
- Adipositas (BMI > 27 oder > 20 % über Idealgewicht)
- Glukosurie
- Fetale Makrosomie
- Polyhydramnion

Labortest
- Nüchtern – postprandial – At-random-Blutglukose
- HbA_{1c}

Glukosebelastung
- 50 g orale Belastung mit Blutglukosebestimmung nach 1 h

44 %) gefunden; bei Frauen mit Gestationsdiabetes lag die Frequenz mit 53 % bzw. 56 % nur geringfügig höher (Coustan et al. 1989; O'Sullivan et al. 1973). Diese Faktoren eignen sich somit nicht für die Selektion von Patientinnen mit hohem Risiko eines Gestationsdiabetes.

At-random- und postprandiale Glukosebestimmungen

Studien zum Gestationsdiabetes erbrachten die folgenden Ergebnisse (Stangenberg et al. 1988):

Bei 6969 »at random« – d. h. ohne zeitlichen Bezug zur Mahlzeit – vorgenommenen Blutglukosebestimmungen bei 1500 Schwangerschaften betrug der Mittelwert 83 mg/dl, und das 95. Perzentil lag bei 114 mg/dl. Die Gesamthäufigkeit des Gestationsdiabetes betrug in dieser Untersuchung 0,9 %.

Eine weitere At-random-Untersuchung bei 2403 Patientinnen zwischen der 28. und 32. SSW ergab ebenfalls eine niedrige Häufigkeit von 0,26 % (Lind u. Anderson 1984). Insgesamt lassen die Literaturdaten diese Bestimmungen als ungeeignet für ein effizientes bzw. sensitives Screening erscheinen. Mit der Verabreichung einer Standardmahlzeit wurde eine Sensitivität von 75 % und eine Spezifität von 94 % ermittelt (Coustan et al. 1987). Diese Ergebnisse liegen unter den entsprechenden Werten des 50-g-Screeningtests.

HbA_1 bzw. HbA_{1c}

► Studienbox

Bei einem Vergleich der Bestimmung von HbA_{1c} mit dem 50-g-Glukose-Suchtest (mit dem Grenzwert 140 mg/dl) hatten von 18 Patientinnen mit einem Gestationsdiabetes 15 einen pathologischen 50-g-Suchtest und lediglich 4 erhöhte HbA_{1c}-Werte. Von den 9 Patientinnen mit erhöhten HbA_{1c}-Werten lag bei 5 kein Gestationsdiabetes vor (Shah et al. 1982). Bei Anwendung eines Grenzwertes von 7 % für HbA_{1c} lag die Sensitivität bei 73 % und die Spezifität bei 34 % (Metzger 1991). Auch bei einem Grenzwert des HbA_{1c} von 6,8 % waren die Sensitivität mit 80 % und die Spezifität mit 57 % nicht wesentlich besser (Cousins et al. 1984).

22.2.3 50-g-Glukose-Belastung als Suchtest

Sowohl das American College of Obstetricians and Gynecologists (ACOG) als auch die Second International Workshop Conference on Gestational Diabetes (American Diabetes Association) haben 1985 bzw. 1986 Empfehlungen zur Durchführung einer 50-g-Glukose-Belastung (s. Übersicht) veröffentlicht (Second International Workshop-Conference on Gestational Diabetes mellitus 1985). Die ACOG empfiehlt ein generelles Screening bei Frauen über 30 Jahren; Frauen unter 30 Jahren sollten nur gescreent werden, wenn anamnestische oder klinische Risikofaktoren für Gestationsdiabetes vorhanden sind. Der Second International Workshop (American Diabetes Association 1986) empfahl dagegen ein generelles Screening. Als Suchtest wird eine Belastung mit 50 g Glukose und eine Glukosebestimmung nach 1 h empfohlen (ACOG 1995). Als Zeitpunkt für die Durchführung wird die 24.–28. SSW gewählt. Patientinnen mit einem Risikofaktor (z. B. ein Gestationsdiabetes in der Vorgeschichte) können evtl. auch früher getestet werden.

Suchtest (Screening für Gestationsdiabetes)

- 50 g Glukose
- Kapillares Vollblut oder venöses Plasma
- Glukoseoxidase- oder Hexokinasemethode
- 1 h 140 mg/dl (7,8 mmol/l)

> Wenn die Plasmaglukosekonzentration 1 h nach Belastung 140 mg/dl erreicht bzw. übersteigt, sollte ein diagnostischer Glukosetoleranztest durchgeführt werden.

Die Sensitivität des Screenings kann durch Absenken des Grenzwertes unter 140 mg/dl verbessert werden. Dadurch wird jedoch die Spezifität herabgesetzt, d. h. die Anzahl der falsch-positiven Tests nimmt zu. Bei einem Genzwert von 140 mg/dl werden 90 % der Gestationsdiabetikerinnen erfasst, und bei 15 % aller Patientinnen muss ein Glukosetoleranztest durchgeführt werden. Wird der Grenzwert des Suchtests auf 130 mg/dl gesenkt, werden fast alle Fälle von Gestationsdiabetes erfasst. Allerdings muss bei 25 % aller Frauen zusätzlich ein Glukosetoleranztest durchgeführt werden.

Zusammenfassend kann gesagt werden, dass es in der internationalen Literatur noch keine einheitliche Meinung bezüglich eines generellen Diabetesscreenings gibt.

Für ein generelles gegenüber einem selektiven Screening spricht, dass bei selektivem Einsatz des Suchtests basierend auf Risikofaktoren 30–40 % der Gestationsdiabetikerinnen nicht erfasst werden. Aus diesem Grund wird von vielen Experten dezidiert ein generelles Screening gefordert (Cousins et al. 1991; Jovanovic-Peterson u. Peterson 1991; Weiss et al. 1994; Dornhorst u. Beard 1993). Diese Forderung wurde 1991 im Rahmen der St.-Vincent-Deklaration der International Diabetes Federation erhoben und in den Förderungskatalog der WHO übernommen. Darüber hinaus wird ein generelles Screening von der Diabetes Pregnancy Study Group (DPSG), der European Association for the Study of Diabetes (EASD), von der International Diabetes and Pregnancy Working Party (IDPWP) und der Arbeitsgemeinschaft Diabetes und Schwangerschaft der Deutschen Diabetes Gesellschaft gefordert (s. Empfehlungen 2001). Als Kritik wird vorgebracht, dass bisher noch kein endgültiger Beweis für die Effizienz eines Screenings vorliegt (Jarrett 1993). So empfiehlt die Canadian Task Force on the Periodic Health Examination (1992) kein generelles Screening. Beide Gruppen sind sich jedoch einig, dass eine weitere sorgfältige Evaluation der Risiken bei Gestationsdiabetes sowie eine Kosten-Nutzen-Analyse der verschiedenen Screeningmethoden sowie der therapeutischen Strategien sinnvoll und notwendig ist.

22.3 Therapie des Gestationsdiabetes

Bei der gesunden Schwangeren liegen die Glukosewerte auf relativ niedrigem Niveau.

Bei verschiedenen Studien variierte der 24-h-Wert für Plasmaglukose zwischen 84 ± 10 mg/dl und 95 ± 3 mg/dl (Cousins et al. 1980; Hollingsworth 1985; Phelps et al. 1981). Die Streuung der Werte betrug in den 3 Studien zwischen 75 mg und 130 mg.

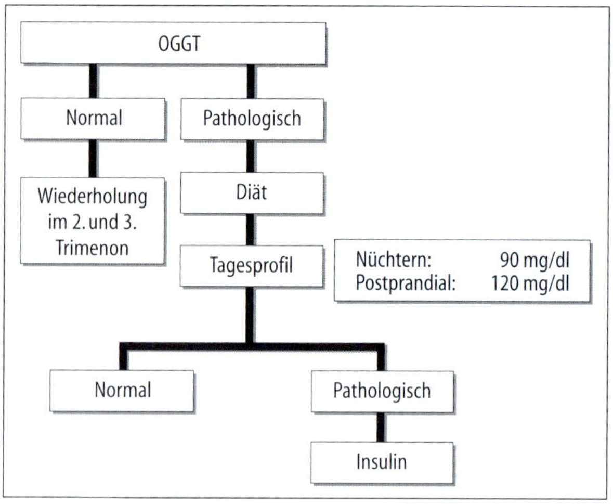

Abb. 22.1. **Diagnose und Therapie des Gestionsdiabetes**

Schwangere mit einem pathologischen OGTT sollten in Zusammenarbeit mit einem diabetologisch erfahrenen Team betreut werden (Abb. 22.1).

Die **Ernährungsberatung** lehnt sich an die Empfehlungen für insulinpflichtige Diabetikerinnen an. Die Effizienz der Ernährungsumstellung wird mittels Blutglukose-Tagesprofilen (3 Nüchtern- und 3 postprandiale Blutglukosewerte) geprüft.

> Der Nüchternblutglukosespiegel sollte 90 mg/dl und der Postprandialwert 2 h nach Nahrungsaufnahme 120 mg/dl nicht überschreiten.

Die Schwangere bestimmt die Blutglukose-Tagesprofile unter häuslichen Bedingungen selbst, wobei eine entsprechende Schulung parallel zur Ernährungsberatung erfolgen kann. Häufigkeit und Zeitpunkt der Selbstkontrollen sind dem Verlauf und dem Aufwand der Therapie kontinuierlich anzupassen. Die Kontakte zur Diabetes-Schwerpunkteinrichtung sind individuell zu handhaben. Eine persönliche Besprechung der Blutglukose-Protokolle sollte im Allgemeinen nicht seltener als alle zwei Wochen stattfinden.

Cave

Antidiabetika vom Sulfonylharnstofftyp und Biguanide sind plazentagängig und können somit das fetale Prankreas beeinflussen; sie sollten daher in der Schwangerschaft nicht verabreicht werden.

Das Sulfonylharnstoffpräparat Glibenclamid wurde in einer randomisierten Studie (Langer 2000) bei 404 selektionierten Schwangeren (Alter: 18–44 Jahre) mit Dosierungen bis 20 mg/Tag im Vergleich zu einer einzigen Insulinstrategie geprüft. Die Autoren dieser Studie folgerten aus ihren Daten, dass Glibenclamid eine wirksame und sichere Alternative zur Insulintherapie darstelle, da keine signifikanten Unterschiede beim »fetal outcome« zu verzeichnen waren. Nach Auffassung der Arbeitsgemeinschaft Diabetes und Schwangerschaft (2001) und den Empfehlungen der American Diabetes Association müssen weitere Studien zur Beurteilung der Sicherheit von Glibenclamid bei GDM gefordert werden.

▶ Empfehlung

Bei Schwangeren mit insulinbedürftigem Gestationsdiabetes gelten die Empfehlungen zur intensivierten Betreuung von Schwangeren mit manifestem Diabetes mellitus:
- täglich mehrfach Blutglukose-Selbstkontrollen und Dokumentation,
- engmaschige ärztliche Kontrollen bei einem Diabetologen und Geburtshelfer,
- frühzeitiges Vorstellen in der Entbindungsklinik,
- fetales Monitoring wie bei dem manifesten Diabetes mellitus.

Dieses Therapiekonzept stützt sich auf Empfehlungen der Arbeitsgemeinschaft Diabetes und Schwangerschaft der Deutschen Diabetes Gesellschaft (1999).

▶ Studienbox

In der Literatur finden sich unterschiedliche Therapiekonzepte. Einerseits wird eine prophylaktische Insulintherapie bei allen Patientinnen mit gestörter Glukosetoleranz propagiert (Coustan u. Imaram 1984). Andere Empfehlungen sehen an 3 Tagen pro Woche 6-mal täglich eine Selbstkontrolle der Blutglukose durch die Patientin vor. Bei einem Nüchternspiegel über 7 mmol/l und postprandialen Werten über 9 mmol/l ist eine Insulinbehandlung indiziert. (Persson et al. 1985).

Die Arbeitsgemeinschaft Diabetes und Schwangerschaft sieht als Anhaltspunkt zur Einleitung der Insulintherapie mehrfache Überschreitungen der Zielwerte (mindestens zwei präprandial und/oder postprandial erhöhte Werte pro Tagesprofil an mindestens zwei Tagen) innerhalb von einer Woche unter Berücksichtigung der individuellen Stoffwechselsituation und Messgenauigkeit der Schwangeren im Vergleich zur Referenzmethode.

Pathophysiologisch erscheint die **Anlehnung der Therapie an die Stoffwechsellage des Fetus** sinnvoll, die durch die Insulinbestimmung im Fruchtwasser ab der 28.–30. Woche beurteilt wird (Weiss u. Hoffmann 1985). Wenn trotz Diät der Fruchtwasserinsulinspiegel 10 mIE/l überschreitet, wird unabhängig vom Blutglukose-Tagesprofil eine Insulinbehandlung begonnen. Die Konzepte zur Insulintherapie sind zwar unterschiedlich, letztendlich ist jedoch der Anteil der Patientinnen, der zusätzlich zur Diättherapie mit Insulin behandelt wird, mit etwa 15 % aller Frauen mit gestörter Glukosetoleranz gleich groß, und die internistisch geburtshilflichen Erfolge sind gleich gut.

Auch **Ultraschallkriterien** als Hinweis auf die beginnende fetale Makrosomie wurden für die Indikationsstellung einer Insulintherapie empfohlen. Bereits mit 28 Wochen können Zeichen für eine vermehrte Fetteinlagerung mit Größenzunahme der Leber, Milz sowie des Herzens mit Hilfe des Ultraschalls festgestellt werden. Bei einem beschleunigten Wachstum dieser Organe wurde der Gestationsdiabetes vorzugsweise mit Insulin zusätzlich zur Diät behandelt, wodurch die Rate makrosomer Kinder sowie operativer Entbindungen gesenkt werden konnte (Buchanan et al. 1998).

22.4 Betreuung der Schwangeren mit insulinpflichtigem Diabetes mellitus

Bei der Betreuung der schwangeren Diabetikerinnen müssen die allgemein bewährten Empfehlungen der individuellen Situation angepasst werden (s. Übersicht) (Somville 1990).

Führung der diabetischen Schwangeren

Anamnese/klinische Untersuchung unter besonderer Berücksichtigung der
- Retinopathie (Augenarzt)
- Nephropathie (Proteinurie, Kreatinine, Clearance)

Schulung
- Diät: 35–40 kcal/kg Sollgewicht/Tag
  Selbstkontrolle: Glukosemeter, Teststreifen
- Insulin
  - Intensivierte konventionelle Therapie
    4-mal kurzwirkendes Insulin
    3-mal kurz und 1 mal langwirkend
    2-mal Mischung kurz-/langwirkend
  - Kontinuierliche subkutane Infusionspumpe
- *Cave:*
  - Insulinbedarf progressiv ansteigend
  - Glykämie 60–120 mg/dl
  - HbA1 7%; HbA1c 5,6%

Ambulant
- Alle 2 Wochen kombiniert Diabetologe/Geburtshelfer
  - *Cave:*
    Präeklampsiesymptome (RR, Proteinurie)
    Vorzeitige Wehentätigkeit (Tokogramm)
    Makrosomie (Ultrasonographie)
- Alle 4 Wochen Ultrasonographie
  - Cave:
    Makrosomie (SGA bei Klassen D, F)
    Fehlbildungen (20 SSW)

Stationär
- 37–38 SSW (evtl. ambulante CTG-Kontrolle)
- Bei Komplikationen (z. B. Stoffwechselentgleisung, Makrosomie, Gestose)

Entbindungszeit
- Individuell (am Termin)

Kind
- Pädiatrische Betreuung
- Vorsicht: Hypoglykämie, Hypokalzämie
- Brusternährung möglich

22.4.1 Internistische Gesichtspunkte

Vor der Schwangerschaft – spätestens in der Frühschwangerschaft – soll eine internistische Untersuchung stattfinden und die Patientin in ein Diabetes-Schulungsprogramm aufgenommen werden. Bereits präkonzeptionell ist eine normnahe Stoffwechseleinstellung anzustreben. Dies entspricht Blutglukosewerten zwischen 60 mg und 120 mg/dl mit Tagesmittelwerten um 85–90 mg/dl, die deutlich niedriger liegen als außerhalb der Schwangerschaft. Dabei soll der Harn frei von Aceton sein. Die Voraussetzung für eine solche strenge Stoffwechselführung ist eine intensivierte Therapie mit täglichen Blutglukose-Selbstkontrollen und Therapieanpassung durch die Patientin (6 und mehr Bestimmungen pro Tag).

▶ Studienbox

Eine Optimierung der Stoffwechseleinstellung führt nachweislich zur Reduzierung der Fehlbildungs- und Komplikationsrate hinsichtlich von Frühgeburtsbestrebungen, Präeklampsie und Makrosomie (Fuhrmann 1982; Somville 1992; Stangenberg et al. 1985).

22.4.2 Diät

Der tägliche Energiebedarf liegt zwischen 30 kcal und 40 kcal/kg bezogen auf das Idealgewicht. Der Energiebedarf steigt erst in der 2. Schwangerschaftshälfte um etwa 300 kcal/Tag an. Die Nahrung sollte etwa 1,5 g Eiweiß/kg Körpergewicht enthalten. Wegen des erhöhten Präeklampsierisikos empfiehlt sich eine fettarme Kost mit 30 % bis max. 35 % der Energiezufuhr als Fett vorzugsweise in Form ungesättigter Fettsäuren. Die Nahrung wird in der Regel auf 3 Haupt- und 3 Nebenmahlzeiten verteilt. Auch bei starkem Übergewicht erscheint eine Gewichtsreduktion in der Gravidität kontraindiziert. Auch wenn eine Ketonurie eine Überprüfung der Stoffwechseleinstellung erforderlich macht, ist ihre prognostische Aussagekraft für die Schwangerschaft umstritten.

22.4.3 Insulintherapie

Der Insulinbedarf steigt meist nach vorübergehendem Abfall in der Frühgravidität im weiteren Verlauf der Schwangerschaft an und erhöht sich häufig bis auf das Doppelte der vor der Schwangerschaft bestehenden Dosis. Erfahrungsgemäß sind normnahe Glukosewerte am einfachsten mit mehreren (3–4) Altinsulininjektionen, kombiniert mit Intermediärinsulin morgens und zur Nacht, zu erreichen. Das Prinzip besteht in der **Aufteilung des täglichen Insulinbedarfs** in einen Grundbedarf, der abhängig von der Zusammensetzung des Essens benötigt wird, und dem Insulinbedarf für die Mahlzeiten. Der Grundbedarf beträgt etwa 40–50 % des gesamten Insulinbedarfs und wird zweckmäßig in 2 Portionen aufgeteilt, davon eine Hälfte vor dem Frühstück und eine Hälfte vor der Bettruhe; u. U. sind 3 Depotinjektionen notwendig, d. h. eine Injektion vor dem Mittagessen.

Die Insulindosis pro Mahlzeit richtet sich in erster Linie nach der Menge der Kohlenhydrate (beim täglichen Insulinbedarf von 40 IE beträgt die Insulindosis 1–1,2 IE/10 g Kohlenhydrate). Die individuellen Algorithmen für den Insulingrundbedarf und den Mahlzeitenbedarf müssen durch entsprechende eigene Erfahrungen im Rahmen einer entsprechenden Schulung ermittelt werden.

Die **subkutane kontinuierliche Insulininfusionstherapie** mittels Pumpe stellt eine weitere Möglichkeit der intensivierten

Therapie dar. Eine wichtige Voraussetzung für die Pumpentherapie ist die Bereitschaft und Lernfähigkeit der Patientin, damit eine sorfältige Behandlung und Beobachtung des Pumpeninfusionssystems sowie ein Verständnis seiner Funktion gewährleistet ist. Fehlende Warnsymptome der Hypoglykämie gelten als Kontraindikation. Diese Therapieform stellt eine zusätzliche Möglichkeit zur Verbesserung der Stoffwechseleinstellung und somit der pränatalen Ergebnisse dar, insbesondere dann, wenn diese bei einer intensivierten konventionellen Therapie unbefriedigend sind.

22.4.4 Geburtshilfliche Gesichtspunkte

Im Verlauf der Schwangerschaft wird im Abstand von 2 Wochen eine ambulante diabetologisch geburtshilfliche Kontrolle empfohlen. Hier sollten zusätzlich zu den bestehenden Mutterschaftsrichtlinien die in den nachfolgenden Abschnitten aufgeführten Empfehlungen beachtet werden.

Stoffwechseleinstellung

Der Geburtshelfer sollte in Kooperation mit dem Diabetologen auf eine normnahe Diabeteseinstellung achten und die Schwangere entsprechend motivieren. Eine effiziente Zusammenarbeit wird insbesondere dann notwendig, wenn die Stoffwechseleinstellung durch fieberhafte Infekte (z. B. Pyelonephritis) oder durch wehenhemmende Medikation (Fenoterol) bzw. Kortikoide bei Frühgeburtsbestrebungen erschwert wird.

Ultraschalluntersuchungen

Eine 1. Ultraschalluntersuchung in der 8.–12. SSW dient zur Absicherung des errechneten Geburtstermins. Bei unklarer Zyklusanamnese wird die Untersuchung nach Möglichkeit vor der 20. Woche mehrfach wiederholt. In der 18.–22. SSW werden anlässlich einer eingehenden Ultraschalluntersuchung gezielt Hinweise für Organfehlbildungen gesucht. Bei weiteren Untersuchungen in 4-, später in 2-wöchigen Abständen, wird das Wachstum des Kindes anhand von Messungen des biparietalen Durchmessers sowie des Thoraxdurchmessers bzw. -umfanges kontrolliert. Hierbei ist auf weitere Parameter wie Bewegungsmuster, Muskeltonus, Fruchtwassermenge sowie Atmungsbewegungen des Fetus im Sinne des biophysikalischen Profils zu achten (s. Kap. 16).

Dopplersonographie

In den letzten Jahren wurden Flussgeschwindigkeitsmessungen der fetalen und maternalen Gefäße zunehmend in die fetale Zustandsdiagnostik einbezogen.

Bei einer kleinen Patientengruppe (n = 40, n = 43) konnte eine Korrelation zwischen einem pathologischen Pulsatilitätsindex bzw. der SD-Ratio in der Nabelschnurarterie und Fetal distress während der Geburt bzw. Totgeburt und perinataler Morbidität gezeigt werden (Phelps et al. 1981; Bracero et al. 1986).

Die Dopplersonographie hat sich insbesondere bei Hochdruck in der Schwangerschaft und Wachstumsretardierung bewährt. Sie stellt keinen Ersatz für die Durchführung der Kardiotokographie dar.

Kardiotokographie

Die Kardiotokographie (CTG) bleibt eine wichtige Methode der Überwachung in der Spätschwangerschaft. Die Häufigkeit kardiotokographischer Kontrollen bei Diabetes kann nicht genormt werden. Bei einem normalen reaktiven CTG kann mit recht hoher Wahrscheinlichkeit von einem Wohlbefinden des Kindes ausgegangen werden. Bei suspektem Herzfrequenzmuster bildet die Summe der Ergebnisse der antepartalen Untersuchungen im Kontext der Gesamtsituation (Vorgeschichte, Klinik) die Grundlage für eine sachgerechte klinische Entscheidung. Der Oxytozinbelastungstest kann eine weitere Hilfe zur Entscheidungsfindung bieten.

Geburt

Unter Berücksichtigung der Klassifikation nach White wurden Empfehlungen zur vorzeitigen Entbindung formuliert, um die hohe perinatale Sterblichkeit in Folge eines intrauterinen Fruchttodes zu senken. Zwar konnte durch die vorzeitige Entbindung, die im 2-stelligen Prozentbereich liegende perinatale Mortalität gesenkt werden, dafür stieg die neonatale Morbidität durch die hyaline Membrankrankheit, da die Lungenreife bei Kindern diabetischer Mütter verzögert ist. Weiterhin ist in der 36./37. SSW die Portio häufig unreif und die Wahrscheinlichkeit eines Kaiserschnittes erhöht. Heutzutage wird bei guter Stoffwechselführung und normalen Überwachungsparametern der Schwangerschaft ein Austragen der Schwangerschaft bis zum Termin angestrebt.

Bei **unauffälligen Überwachungsparametern** wird die spontane Wehentätigkeit abgewartet und die vaginale Entbindung favorisiert (s. Übersicht). Die Kreißende bleibt nüchtern und bekommt intravenös Flüssigkeit in Form einer Elektrolyt- und einer Glukoselösung (Glukose 10 %) zugeführt. Die Insulindosis richtet sich nach den 2-stündlich bestimmten Glukosewerten,

Geburtseinleitung der diabetischen Schwangeren am Termin oder bei gegebener Indikation

Bei unreifer Zervix in der 40. SSW (2–3 Tage vor errechnetem Termin)

- Intrazervikale oder intravaginale Applikation von geeignetem PGE_2-Gel 2- bis 3-mal täglich
- Orale Nahrung, Beibehaltung der bisherigen Insulindosis

Bei reifer Zervix

- Oxytozininfusion bzw. Amniotomie
- Werdende Mütter nüchtern lassen, 2 Drittel der bisherigen Insulindosis (intermittierend oder Insulinperfusor)
  - Beispiel Perfusortherapie
    z. B. 36 ml Glukose 5 % oder NaCl 0,9 %
    3 ml Humanalbumin 5 %
    1 ml Altinsulin (= 40 IE Insulin)
  - Die Insulindosis richtet sich nach folgenden BZ-Richtwerten:
  - BZ 120 mg/dl: 2 IE Insulin/h
  - BZ 120–160 mg/dl: 3 IE Insulin/h
  - BZ 160 mg/dl: 4 IE Insulin/h
- Glukose 10% und Elektrolytinfusion

die zwischen 5 mmol und 7 mmol/l liegen sollten und beträgt im Allgemeinen 2 Drittel der an den Vortagen verabreichten Insulinmenge. Eine Umstellung auf einen Insulinperfusor mit Altinsulin ist häufig nicht erforderlich, kann jedoch alternativ erfolgen, insbesondere bei schwieriger Blutzuckereinstellung.

Bei **längerer Geburtsdauer** ist der Säure-Basen-Status der Mutter ebenfalls zu kontrollieren. Der Fetus wird während der gesamten Geburt mittels CTG (ggf. fetale Blutgasanalyse) überwacht. Auch die Mutter kann eine Azidose entwickeln. Durch die Weiterführung der diabetischen Schwangerschaft bis zum Termin besteht die Möglichkeit der vaginalen Geburt.

Allerdings finden sich bei den Diabetikerinnen am Termin häufig geburtsunreife Befunde, so dass sich ggf. ein **Portio-Priming** mittels intrazervikalem oder intravaginalem Prostaglandingel empfiehlt (2- bis 3-mal täglich). Bei der Anwendung von Prostaglandinvaginaltabletten sollte man zurückhaltend sein (Somville 1988), da die unkontrollierte und sehr unterschiedlich verlaufende Resorption zu wechselnd langen Latenzzeiten bis zum Beginn der Wehentätigkeit führt und häufig eine unkoordinierte Wehentätigkeit, eine Tachysystolie oder eine Dauerkontraktion auftreten.

> Nach Entfernung der Plazenta sinkt der Insulinbedarf abrupt ab, sodass die Insulindosis in den ersten 1–2 Tagen nach der Geburt lediglich die Hälfte bis ein Drittel des Bedarfs vor der Geburt beträgt. Im Verlauf des Wochenbetts steigt der Insulinbedarf wieder auf den Bedarf vor der Schwangerschaft an.

Die Indikation zur **Sectio** wird bei Diabetikerinnen großzügig gestellt. Insbesondere bei protrahierten Verläufen und Verdacht auf Makrosomie ist eine frühzeitige Sectio zur Vermeidung der Schulterdystokie angezeigt. Ein Verdacht auf Makrosomie gilt jedoch nicht a priori als Indikation für eine primäre Sectio. Je nach Zusammenstellung der Patientengruppen mit unterschiedlichen Anteilen der verschiedenen Schweregrade des Diabetes beträgt die Sectiofrequenz von 30–55 %. Bei der Beurteilung der Sectiofrequenz müssen die Zusammenstellung des Kollektivs, die klinischen Begleitumstände und die perinatalen Resultate (Mortalität und Morbidität) miteinbezogen werden. So wird über eine niedrige Sectiorate von 26 % bei einer allerdings erhöhten perinatalen Mortalität von 4,7 % – nach Ausschluss schwerer Fehlbildungen in 3,1 % der Fälle – berichtet (Drury 1988).

Neugeborenes

Mit der Abnahme der perinatalen Mortalität haben in den letzten Jahren die fetale und die neonatale Morbidität zunehmend an Bedeutung gewonnen und gelten heute als wesentliche Qualitätskriterien zur Beurteilung der Behandlung. Der durch die unzureichende Stoffwechseleinstellung der Mutter ausgelöste Hyperinsulinismus des Fetus führt zu der typischen **diabetischen Fetopathie** mit Übergewicht, cushingoidem Aussehen und postnatalen Stoffwechselanpassungsstörungen wie Hypoglykämie, Hypokalzämie, Hypomagnesiämie, Hyperbilirubinämie und Polyglobulie. Da Stoffwechselstörungen auch bei äußerlich unauffälligen Kindern auftreten können, wird in einer gemeinsamen Empfehlung der geburtshilflichen und pädiatrischen Fachgesellschaften folgendes Vorgehen empfohlen (1996):

- Jedes Neugeborene einer Mutter mit Typ-I-Diabetes oder Gestationsdiabetes muss in besonderer Weise überwacht werden. Die Anwesenheit des Neonatologen bei der Entbindung einer insulinbehandelten Diabetikerin stellt die optimale Regelung dar. Zumindest muss der Neonatologe in der Problemsituation sofort hinzugezogen werden können.
- Eine Behandlung des Neugeborenen in einer neonatologischen Einheit ist obligatorisch bei Atemstörungen, Dystrophie, Makrosomie mit Hypoglykämie und Fehlbildungen.
- Eutrophe, weitgehend ausgetragene Kinder können je nach Organisationsstruktur auf der Entbindungsabteilung bleiben, wenn die nachstehenden Voraussetzungen gegeben sind.

▶ Empfehlung

Folgende spezielle Diagnostik ist bei Kindern diabetischer Mütter zusätzlich zur Untersuchung U1 und der üblichen Dokumentation der Körpermaße erforderlich:

- Bestimmung der Blutglukose innerhalb von 30 min postnatal sowie nach 1 h und nach 3 h, 2 weitere präprandiale Blutzuckerkontrollen in den folgenden Tagen,
- postnatale Bestimmung von Hämoglobin und Hämatokrit,
- Bestimmung des Serumkalziums – auch ohne klinische Auffälligkeit – am 2. und 3. Tag,
- Bestimmung des Serummagnesiums wünschenswert, bei Hypokalzämie obligat,
- Bestimmung des Serumbilirubins zwischen dem 3. und 5. Tag.

Im Kreißsaal werden die Blutglukosebestimmungen vorwiegend mit Teststreifen und Handmessgeräten durchgeführt. Für die Anwendung bei Neugeborenen sind nur wenige dieser Geräte brauchbar. Die Richtigkeit und Präzision trockenchemischer Bestimmungen sind – vor allem bei niedriger Glukosekonzentration und hohem Hämatokrit – häufig unbefriedigend. Daher sollten auffällige Blutglukosewerte unter 40 mg/dl mit nass-chemischer Methodik (im Labor) kontrolliert werden.

Zur **Prophylaxe** der **Hypoglykämie** bei Neugeborenen diabetischer Mütter wird die Frühestfütterung in häufigen kleinen Portionen empfohlen, z. B. 6- bis 8-mal 20 ml Dextroneonat in 24 h (ggf. mehr). Eine prophylaktische Infusion von Glukose ist nicht indiziert. Der frühe Übergang auf adäquate Milchnahrung ist ratsam.

> Die Blutglukosekonzentration des Kindes soll 50–65 mg/dl betragen. Höhere Werte provozieren eine Hyperinsulinämie des Kindes. Bei Hypoglykämie muss über Menge und Art (oral oder parenteral) der Glukosezufuhr individuell entschieden werden.

Auch für das Kind der Diabetikerin gilt, dass das Stillen jeder anderen Ernährungsform vorzuziehen ist. Stillberatung und die Möglichkeit des Rooming-in sollten mit zu den Kriterien bei der Wahl der Entbindungsklinik gehören. Falls nicht gestillt werden kann, wird gegenwärtig häufig eine hypoallergene Überbrückungsnahrung für die ersten 4–6 Lebensmonate empfohlen, um eine Sensibilisierung durch Fremdeiweiß bei noch nicht ausgereifter Barrierenfunktion der Darmschleimhaut zu vermeiden.

22.5 Schwangerschaftskomplikationen

22.5.1 Fehlbildungen

> **▶ Studienbox**
>
> Die Häufigkeit von Fehlbildungen ist bei Kindern diabetischer Mütter gegenüber einer Kontrollgruppe um das 3- bis 4fache erhöht (6–8% vs. 2%). In einer prospektiven Studie von 228 Diabetikerinnen wurde gezeigt, dass trotz normoglykämischer Stoffwechselführung ab der 10.–16. SSW noch in 7,9% der Fälle Fehlbildungen auftraten, während bei 110 Frauen mit straffer Stoffwechelführung vor der Konzeption in keinem Fall eine Fehlbildung beobachtet wurde (Fuhrmann 1982).

Diese Ergebnisse weisen auf die entscheidende Bedeutung einer präkonzeptionellen normnahen Stoffwechseleinstellung hin. Auch wenn die genaue Pathogenese der Fehlbildungen nicht bekannt ist, wird aufgrund der klinischen und tierexperimentellen Untersuchungen der Hyperglykämie eine wichtige Bedeutung beigemessen, wobei der Mechanismus wahrscheinlich multifaktoriell ist. Die Hypoglykämie scheint für die Entstehung der Embryopathie eher von geringer Bedeutung zu sein. Bei dem Therapiekonzept der »maximal tolerated dose« (des Insulins) war die Fehlbildungsrate mit 2,4% erstaunlich niedrig (Roversi et al. 1979).

Auch wenn bei Frauen mit einem erhöhten HbA_{1c} statistisch ein erhöhtes Fehlbildungsrisiko für das Kind besteht, sollte daraus allein keine Indikation für eine Schwangerschaftsunterbrechung abgeleitet werden. Die Fehlbildungen betreffen einzelne Organe bzw. Organsysteme, ohne dass es ein diabetesspezifisches Fehlbildungssyndrom gibt. Eine gewisse Häufung vergleichbarer Fehlbildungen bestimmter Organe oder Organsysteme erklärt sich in dem Einwirkungszeitraum der auslösenden Noxe in der Embryonalperiode.

22.5.2 Hypoglykämie

Bei gesunden Schwangeren liegen die Glukosewerte auf einem relativ niedrigen Niveau. In der Gravidität ist die Sensibilität für Hypoglykämien oft vermindert. Ein periorales Taubheitsgefühl mit leichtem Tremor, Schwitzen, Tachykardie und ein intensives Hungergefühl oder Kopfschmerzen sind Frühsymptome. Die Patientin macht einen verwirrten Eindruck und ist gelegentlich unbeherrscht. Der Zustand lässt sich in der Regel durch die Aufnahme rasch resorbierbarer Kohlenhydrate wie Zucker, zuckerhaltige Getränke oder auch von Früchten beherrschen. Auch die Gabe von Milch wird zur Vermeidung einer Gegenregulation empfohlen (Jovanovic et al. 1980).

Bei bereits stärker beeinträchtigtem Allgemeinzustand kann in häuslicher Umgebung **Glukagon** in einer Dosierung von 0,1–1 mg intramuskulär verabreicht werden. Bei Vorliegen einer Ketose bringt Glukagon keinen Erfolg, da die Phosphorylase in der Leber gehemmt ist, und das Glukagon an dieser Stelle in die Glykogenolyse eingreift. In diesen Fällen ist wie beim Vorliegen einer Schocksymptomatik die intravenöse Glukosegabe unumgänglich. Hierzu werden üblicherweise 20%ige Glukoselösungen verwendet.

22.5.3 Infektionen

Wegen der gehäuft auftretenden Harnwegsinfektionen ist bereits die asymptomatische Bakteriurie in der Gravidität behandlungsbedürftig, damit sich keine Pyelonephritis entwickeln kann. Auch Infektionen der Vulva und Vagina werden bei Diabetikerinnen in der Schwangerschaft gehäuft bobachtet. Zumeist handelt es sich um Candida-Mykosen mit Pruritus vulvae und vermehrtem Fluor. Bei einem fieberhaften Infekt (z. B. grippale Infekte) ist ein erhöhter Insulinbedarf zu erwarten. Da das Fieber eine wehenauslösende Funktion haben kann, sollte es symptomatisch gesenkt werden.

22.5.4 Frühgeburtsbestrebungen

Die Häufigkeit einer behandlungsbedürftigen vorzeitigen Wehentätigkeit konnte im eigenen Kollektiv durch Optimierung der Stoffwechseleinstellung von 23% auf 15% gesenkt werden (Stangenberg et al. 1985; Somville 1992).

> **Cave**
>
> β-Mimetika haben einen diabetogenen Einfluss auf den Kohlenhydratstoffwechsel. Der Insulinbedarf kann insbesondere zu Behandlungsbeginn auf ein Mehrfaches ansteigen. Engmaschige Kontrollen der Blutglukose und die sorgfältige Anpassung des Insulinbedarfs sind erforderlich, um eine Stoffwechselentgleisung zu verhindern.

In solchen Fällen kann es sinnvoll sein, vorübergehend einen Insulinperfusor einzusetzen (s. auch Übersicht in Kap. 22.4.4). Bei einer solchen Therapie sollte der Kaliumspiegel besonders beachtet werden, wobei in der Regel eine Kaliumsubstitution notwendig ist.

Die tokolytische Wirkung der β-Mimetika kann durch eine parallele Verabreichung von Magnesiumsulfat unterstützt werden, ggf. kann unter tokographischer und klinischer Kontrolle vorerst mit einer Verabreichung von Magnesiumsulfat über Perfusor begonnen werden. Die zur fetalen Lungenreifung eingesetzten Kortikoide haben ebenfalls einen hyperglykämischen Effekt. In der Kombination mit β-Mimetika ist darauf zu achten, dass die Infusionsvolumina gering bleiben. In der individuellen Situation sollte die Indikation dieser Medikamente sorgfältig überprüft und generell restriktiv erfolgen.

22.5.5 Ketoazidose

Die Häufigkeit der Ketoazidose liegt bei 46 auf 10 000 Diabetiker mit einer Letalität von 1–19% (Faich et al. 1983; Schade et al. 1991). In der Schwangerschaft wirkt oft ein Harnwegsinfekt oder ein Infekt der Atemwege als auslösender Faktor. Auch die Tokolyse mit β-Sympathomimetika und die Induktion der Lungenreife können für die Stoffwechselentgleisung verantwortlich sein.

Die **Entstehung** der Ketoazidose setzt einen relativen Insulinmangelzustand voraus (Burkart u. Wagner 1990).

- Die Glukosefreisetzung aus der Leber wird erhöht, und parallel dazu wird eine Lipolyse beobachtet.

- Die Aufnahme von Ketonkörpern (Acetoacetat, β-Hydroxybuttersäure) im peripheren Gewebe nimmt ab. Die so entstehende Hyperglykämie ist verantwortlich für eine osmotische Diurese mit Elektrolyt- und Wasserverlust.
- Der Natriumverlust sowie die Hypovolämie führen zu einem sekundären Hyperaldosteronismus, der zusätzlich zu einem Kaliumverlust führt.
- Die reaktive Ausschüttung von Stresshormonen und die Ketonkörper selbst wirken kontrainsulinär; infolge der Hypovolämie ist die Ausscheidung von Ketonkörpern im Urin vermindert.
- Am Herzen kommt es durch verminderte Katecholaminwirksamkeit zur negativen Inotropie.
- Die Exsikkose der Hirnzellen führt zur Eintrübung, die der Organismus durch erhöhte Atemfrequenz und vertiefte Atmung (Kussmaul-Atmung) zu kompensieren versucht.
- Die Patientin klagt häufig über Oberbauchbeschwerden, in einigen Fällen tritt die Pseudoperitonitis diabetica auf. Das klinische Bild in Kombination mit dem erhöhten Blutzucker, Acetonausscheidung im Urin sowie die Serumspiegel der Ketonkörper und die arterielle Blutgasanalyse führen zur Diagnose des Krankheitsbildes.

Die **Prognose** der Ketoazidose ist bei frühzeitigem Erkennen und früher Therapie gut. In schweren Fällen kann eine vitale Gefährdung bestehen. Psychomotorische Entwicklung und Intelligenz des Kindes können multifaktoriell beinflusst werden.

Es ist schwer, aus den wenigen Studien mit relativ kleinen Fallzahlen Schlussfolgerungen bezüglich der Kausalität zu ziehen.

Bei 3 Kindern wurde bis zum Lebensalter von 6 Jahren eine normale physische und psychomentale Entwicklung nach dauerhafter maternaler Ketose (allerdings ohne schwere Kohlenhydratstoffwechselentgleisungen) beschrieben (Steldinger et al. 1988).

> **▶ Empfehlung**
>
> Primär ist die konservative **Behandlung** der Ketoazidose der frühzeitigen Entbindung vorzuziehen.

Bei der exsikkierten und hypotonischen Patientin werden in der ersten Stunde 1000 ml **physiologische Kochsalzlösung** (0,9 % NaCl) infundiert, gefolgt von 500 ml 0,9 %igem NaCl/h je nach Urinausscheidung und zentralvenösem Druck. Bei Hypovolämie und Eiweißmangel kann die Gabe von Frischplasma indiziert sein.

Insulin wird initial als Bolus (10 IE kurzwirkendes Insulin intravenös) und anschließend 4–8 IE/h über Insulinperfusor verabreicht. (Eine Mischung von 36 ml Glukose 5 %, 3 ml Humanalbumin 5 % und 1 ml kurzwirkendes Insulin beinhaltet 1 IE pro ml und ist somit eine leicht zu handhabende Perfusorlösung). Der Blutzucker sollte nicht schneller als 100 mg/h gesenkt werden. Nach Absinken des Blutzuckers ist durch Zufuhr von Glukose (20 g/h) sicherzustellen, dass die Lipolyse vermindert wird. Auch wenn initial der Serumkaliumwert noch normal ist, ist mit einem deutlichen Absinken während der Behandlung zu rechnen. Je nach Serumkalium kann eine Dauerinfusion von 10–40 mval/h notwendig sein.

Natriumbikarbonat wird erst bei Azidosewerten unter pH 7,20 infundiert. Dabei soll nur ein Drittel des errechneten Bedarfs gegeben werden (Berger u. Jörgens 1983). Die Dosierung errechnet sich nach folgender Formel: ein Drittel des errechneten Bedarfs an $NaHCO_3$ = »base-excess« × kg: 9 (z. B. Patientin von 70 kg Körpergewicht und einem »base-excess« von 18 : 18 × 70 : 9 = 140 mmol). Die respiratorische Sauerstoffinsuffizienz muss durch Sauerstoffgaben ausgeglichen werden. In der Regel ist zusätzlich eine EKG-Überwachung sowie ein zentralvenöser Zugang und ein Dauerkatheter in der Harnblase erforderlich.

22.6 Diabetikerinnen mit Nephropathie

In den letzten Jahren stellen sich zunehmend schwangere Diabetikerinnen mit schwerer Nephropathie vor. Eine diabetische Nephropathie stellt heute keine generelle Kontraindikation für eine Schwangerschaft mehr dar (Kitzmiller et al. 1998). Allerdings sind eine sorgfältige Planung der Schwangerschaft sowie die interdisziplinäre Zusammenarbeit mehrerer Fachvertreter wie Diabetologen, Nephrologen, Geburtshelfer und Pädiater eine unabdingbare Voraussetzung für einen erfolgreichen Schwangerschaftsausgang. In einer ausführlichen Aufklärung sollten die Paare über die zusätzlichen Gefahren wie Präeklampsie, Eklampsie, Dekompensation der Niereninsuffizienz bei der Mutter und Plazentainsuffizienz, intrauteriner Fruchttod, Frühgeburt mit neonataler Intensivversorgung beim Kind aufgeklärt werden. Im Rahmen der Vorabklärung kommt neben der Beurteilung des Augenhintergrundes – viele dieser Patientinnen haben bereits eine Lasertherapie der Retinopathie erfahren – und der Frage einer möglichen Koronargefäßbeteiligung der detaillierten Untersuchung der Nierenfunktion eine zentrale Bedeutung zu.

- Mithilfe der Kreatinin-Clearance wird die glomeruläre Filtrationsrate bestimmt.
- Der 24-h-Urin dient als Basis für die Erfassung einer Proteinurie mit Differenzierung in Mikroalbuminurie als Ausdruck einer beginnenden diabetischen Nephropathie und die klinische manifeste diabetische Nephropathie mit Makroalbuminurie und erhöhter Gesamtproteinausscheidung.
- Die häufig bestehende Hypertonie muss konsequent mit schwangerschaftsverträglichen Antihypertensiva behandelt bzw. neu eingestellt werden.

> **Cave**
>
> Solange eine optimale Blutzuckereinstellung sowie eine Kontrolle der Hypertonie nicht erreicht ist, sollte eine Schwangerschaft auf jeden Fall vermieden werden.

Die Daten über die Entwicklung einer Nephropathie während einer Schwangerschaft sind widersprüchlich, und die Interpretation wird durch die normalerweise in der Schwangerschaft auftretenden Veränderungen der Nierenfunktion wie ein Anstieg der Kreatinin-Clearance mit Abfall des Serumkreatinins, die physiologische Mikroalbuminurie und Anstieg der Gesamteiweißausscheidung erschwert.

Bei Frauen mit Zeichen einer diabetischen Nephropathie, aber einer weitgehend erhaltenen Nierenfunktion zu Anfang der Schwangerschaft, kam es in 17% der Fälle im Verlauf der Schwangerschaft zu einer Verschlechterung der Nierenfunktion, und 7% haben in den Jahren nach der Schwangerschaft ein Nierenversagen mit einer Mortalität von 3,5% entwickelt (Kitzmiller et al. 1998). Bei initial eingeschränkter Nierenfunktion war die Prognose deutlich schlechter: Bei 37% verschlechterte sich die Nierenfunktion bereits während der Schwangerschaft, und bei 49% traten im Laufe der Jahre nach der Schwangerschaft Nierenversagen mit einer Mortalität von 9,1% auf.

Cave

Bei stark eingeschränkter Nierenfunktion mit Serumkreatininwerten von > 177 µM und einer Kreatininclearance von < 50 ml/min muss wegen der hohen Komplikationsrate von einer Schwangerschaft abgeraten werden.

Allerdings kann die vielfach geäußerte Befürchtung, dass es durch die vermehrte Belastung in der Schwangerschaft zu einer beschleunigten Progression der Nierenkrankheit kommt, aufgrund der neueren Literatur nicht aufrecht erhalten werden. So konnte auch bei Frauen mit diabetischer Nephropathie gezeigt werden, dass die Zeitdauer bis zum Auftreten einer terminalen Nierenerkrankung unabhängig davon war, ob eine Schwangerschaft im 1. Trimenon unterbrochen oder bis in das 3. Trimenon ausgetragen wurde.

Schwangerschaftskomplikationen wie Präeklampsie, intrauterine Wachstumsretardierung, Fetal distress sowie Frühgeburten vor 33 Wochen treten deutlich gehäuft auf.

Diese Risiken erfordern neben der intensiven Betreuung der Mutter auch eine regelmäßige Überwachung des Wachstums sowie des fetalen Zustandes mit Hilfe der Ultraschallbiometrie, Dopplersonographie und des biophysikalischen Profils. Diese Untersuchungen haben sich als außerordentlich nützlich für die Festlegung des optimalen Entbindungszeitpunktes unter Berücksichtigung der maternalen Erkrankung sowie der Bedrohung des Fetus erwiesen. Das perinatale »outcome« wird ohne Frage von dem Ausmaß der maternalen Erkrankung beeinflusst.

Der Anteil der Neugeborenen mit intrauteriner Wachstumsretardierung betrug bei erhaltener Nierenfunktion 9,5% gegenüber 27% bei Frauen, bei denen bereits zu Anfang der Schwangerschaft eine Beeinträchtigung der Nierenfunktion vorlag. Für die Mehrzahl der perinatalen Todesfälle waren schwere kongenitale Fehlbildungen sowie intrauterine Wachstumsretardierung kombiniert mit Frühgeburtlichkeit verantwortlich. Bei entsprechend intensiver Betreuung von Mutter und Kind durch ein kompetentes interdisziplinäres Team konnte jedoch in den Jahren 1992–1996 eine perinatale Überlebensrate von 96,6% erzielt werden (Kitzmiller et al. 1998).

22.7 Emotionaler Stress, Non-Compliance der Diabetikerin

Aus medizinischer Sicht wäre eine präkonzeptionell normnahe Stoffwechsellage zur Verminderung fetaler Fehlbildungen dringend angezeigt. Da die Schwangerschaft auch bei Diabetikerinnen häufig nicht geplant ist, können Maßnahmen zur Korrektur des Blutzuckerstoffwechsels meist erst in der Schwangerschaft durchgeführt werden.

Ein Teil der präkonzeptionellen Non-Compliance geht sicher zu Lasten einer mangelnden Aufklärung durch die Ärzteschaft. Die junge Frau wird plötzlich mit der Notwendigkeit konfrontiert, durch strenge Diät bzw. intensivierte konventionelle Insulintherapie oder eine subkutane Insulininfusionspumpe eine normnahe Blutzuckereinstellung zu erreichen (60–120 mg/dl). Sehr häufig handelt es sich um Frauen mit einer belasteten geburtshilflichen Anamnese (Fehlgeburt, intrauteriner Fruchttod).

Kritische Äußerungen aus dem Umfeld, bewusste oder unbewusste Angst vor der Fehlbildung des Kindes, intensivierte Konfrontation mit dem ärztlichen Personal und dessen Mitarbeitern sowie die »Krankenhausatmosphäre« und die Möglichkeit einer Schnittentbindung sind Faktoren, die bei einer Patientin, die »sowieso ihre eigenen Erfahrungen hat«, die Begleitung durch einen fachlich versierten, in der psychischen Führung erfahrenen Arzt bzw. Ärztin erfordern. Der schwangeren Diabetikerin muss vermittelt werden, dass sie selbst sehr wesentlich zum normalen Schwangerschaftsverlauf beitragen kann.

22.8 Langzeitfolgen des Gestationsdiabetes für Mutter und Kind

▶ Studienbox

Auch außerhalb der Schwangerschaft besteht bei Frauen mit Gestationsdiabetes in der Vorgeschichte eine eingeschränkte β-Zell-Funktion mit erhöhter Insulinresistenz (Ward et al. 1985; Ryan et al. 1995), wodurch der Zusammenhang zwischen dem Auftreten von Schwangerschaftsdiabetes und der Entwicklung von Typ-2-Diabetes im späteren Leben erklärt werden kann (O'Sullivan 1991). Epidemiologische Untersuchungen haben gezeigt, dass die Häufigkeit von Gestationsdiabetes in einer bestimmten Population in etwa der Prävalenz von eingeschränkter Glukosetoleranz – bzw. eines Typ-2-Diabetes bei um 10 Jahre älteren Frauen – entspricht (Harris 1988).

Die Verschlechterung der Glukosetoleranz nach einem vorausgegangenen Schwangerschaftsdiabetes ist mit Faktoren assoziiert, die Einfluss auf die Insulinempfindlichkeit haben. Die Entwicklung eines Diabetes mellitus des Typs 2 nach einer Schwangerschaft mit Gestationsdiabetes hängt vor allem von der ethnischen Zugehörigkeit, dem Grad der Glukosetoleranz – sowohl während der Schwangerschaft als auch unmittelbar anschließend – sowie von zusätzlichen Faktoren wie Körpergewicht während der Schwangerschaft und anschließende Gewichtszunahme, Alter, Parität und Familienanamnese ab (Metzger et al. 1993; Peters et al. 1996).

In Populationen mit hohem Risiko wie z. B. bei hispanischen Frauen Nordamerikas entwickeln 40% innerhalb von 6 Jahren nach einem Gestationsdiabetes einen Typ-2-Diabetes, und bei Fortbestehen einer eingeschränkten Glukosetoleranz nach der Schwangerschaft steigt der Prozentsatz sogar auf 70% (Kjos et al. 1995). Bei weißen Europäerinnen entwickelt sich der Typ-2-Diabetes deutlich langsamer: Der Prozentsatz beträgt nach 20 Jahren zwischen 20% und 40% (Damm 1998) (Tabelle 22.3).

▼

Diese Zusammenhänge sind von großer Bedeutung für die Gesundheit, da die Beachtung der Anamnese eines Gestationsdiabetes möglicherweise die frühe Erkennung eines sich später manifestierenden Typ-2-Diabetes erleichtert. Etwa die Hälfte aller Patientinnen mit Typ-2-Diabetes bleibt über einen längeren Zeitraum klinisch unerkannt; im Schnitt vergehen 7 Jahre zwischen Ausbruch der Erkrankung und Diagnosestellung, sodass zum Zeitpunkt der Diagnose bereits in einem hohen Prozentsatz diabetische Komplikationen bestehen (UK Prospective Diabetes Study VI 1990).

Der Ausbruch eines Diabetes des Typs II kann durch eine Gewichtskontrolle sowie vermehrte körperliche Aktivität verzögert werden, was insbesondere bei übergewichtigen Frauen mit einer positiven Familienanamnese gezeigt werden konnte (Manson et al. 1991).

Auch den Langzeitfolgen eines Gestationsdiabetes für die nächste Generation kommt wegen der erheblichen Belastung des Gesundheitswesens eine große Bedeutung zu. Bei der nordamerikanischen Indianerbevölkerung, die eine hohe Prävalenz von Typ-2-Diabetes aufweist, besteht bei Kindern von diabetischen Müttern ein deutlich höheres Risiko einer Adipositas in der Kindheit sowie für die Entwicklung von Diabetes. Dieses Risiko hängt stark von der maternalen Stoffwechselsituation während der Schwangerschaft und dem dadurch bestimmten intrauterinen Milieu ab. So sind die älteren Kinder der gleichen Mutter deutlich weniger gefährdet, da die maternale Stoffwechselsituation während der 1. oder 2. Schwangerschaft häufig noch kompensiert ist und es nicht zum Ausbruch eines Gestationsdiabetes kommt (Pettitt et al. 1988).

Störungen des maternalen Kohlenhydratstoffwechsels können einen direkten Einfluss auf die Funktion des fetalen Pankreas und die Insulinsekretion haben. Eine vermehrte intrauterine Insulinproduktion führt zu fetaler Makrosomie. Im postnatalen Leben manifestiert sich dann zunehmend eine Funktionseinschränkung des Inselapparates, die sich besonders in Zeiten erhöhter Insulinresistenz und vermehrten Insulinbedarfs als Einschränkung der Glukosetoleranz bemerkbar macht und bereits während der Pubertät auftreten kann (Silverman et al. 1995). Typischerweise wird die Störung wegen der erhöhten Insulinresistenz erstmals während der Schwangerschaft manifest. Das Auftreten des Typ-2-Diabetes wird besonders durch die Entwicklung einer Adipositas begünstigt. Die hohe Rezidivrate von Schwangerschaftsdiabetes sowie der Zusammenhang mit dem im späteren Leben auftretenden Typ-2-Diabetes überraschen nicht, da beide auf einer Schädigung des Inselapparates während des fetalen Lebens basieren.

Tabelle 22.3. Inzidenz Diabetes mellitus/pathologische Glukosetoleranz nach Gestationsdiabetes (mod. nach Festa u. Schernthaner 1995)

Autor	Beobachtungszeitraum [Jahre]	Diabetes mellitus/ pathologischer OGTT [%]
Damm 1998	20	20–40
O'Sullivan 1989	28	49,9
Kjos et al. 1995	6	40–70
Metzger et al. 1993	5	50
Coustan 1993	10	30

Wenn auch bezüglich des optimalen Screeningverfahrens sowie der optimalen Intervention zur Korrektur einer maternalen Glukosetoleranz während der Schwangerschaft nach wie vor viele Fragen bestehen und die Kontroverse unter den Experten unvermindert andauert, so ist in Anbetracht der Bedeutung einer Glukoseintoleranz in der Schwangerschaft für die spätere Gesundheit der Mutter sowie auch des Fetus eine frühzeitige Entdeckung dieser Störung von erheblicher Bedeutung. Ziel der Frühdiagnose muss die Korrektur der Stoffwechselanomalie der Mutter und damit eine Vermeidung der Schädigung des fetalen Pankreasinselapparates sein. Darüber hinaus sollte durch eine intensive Beratung der Mutter die Voraussetzung für die Früherkennung eines später auftretenden Diabetes mellitus des Typs 2 geschaffen werden. Durch Änderung der Lebensweise, insbesondere eine Vermeidung von Gewichtszunahme sowie durch vermehrte körperliche Aktivität soll die Entstehung des Typ-2-Diabetes so lang wie möglich hinausgezögert werden.

22.9 Kontrazeption

Bis in die 1920er-Jahre war der Diabetes mellitus eine Erkrankung, die eine dramatische Verkürzung der Lebenserwartung und Einschränkung der Fertilität einer Frau zur Folge hatte. Mit der Einführung des Insulins stieg die Fertilität von Diabetikerinnen und unterscheidet sich heute nicht mehr stark von der Fertilität gesunder Frauen.

Wegen der bei maternalem Diabetes mit einer Schwangerschaft verbundenen Risiken wird empfohlen, die Schwangerschaft zu planen. Dies gelingt nur, wenn sichere Verhütungsmethoden angewendet werden. Niedrig dosierte **orale Kontazeptiva** stellen vor allem für die jugendliche Diabetikerin ohne Spätsyndrom eine sichere Verhütung dar. Obwohl die neue Literatur den Einsatz von Mikropillen auch beim Spätsyndrom vorsichtig beurteilt, werden in diesen Fällen reine Gestagenpräparate oder IUPs präferentiell eingesetzt. Barrieremethoden, chemische Methoden und Zeitwahlmethoden kommen wegen der geringeren Sicherheit und den Nachteilen in der Anwendung nur für eine begrenzte Patientinnengruppe in Frage (Burkart 1998).

Eine **Sterilisation** empfiehlt sich bei Paaren, die ihre Familienplanung abgeschlossen haben. Nur in Ausnahmefällen wird man einer Diabetikerin wegen der Schwere ihrer Erkrankung von einer weiteren Schwangerschaft abraten und eine definitive Empfängnisverhütung empfehlen müssen.

Die Arbeitsgruppe »Diabetes und Schwangerschaft« der Deutschen Diabetes Gesellschaft hat Empfehlungen zur Kontrazeption bei der Diabetikerin erarbeitet, die im Wesentlichen mit dem hier dargestellten Vorgehen übereinstimmen. Jede Empfehlung kann jedoch nur generelle Aspekte berücksichtigen; im Einzelfall können abweichende Entscheidungen notwendig werden.

Literatur

ACOG Techn Bull 200 (1995) Diabetes and pregnancy. Int J Gynecol Obstet 48: 331–339

American Diabetes Association (2001) Gestational diabetes mellitus. Diabetes Care 24 [Suppl 1]: 77–79

Aertss L, Sodyez-Goffaux F, Sodyez JC, Malaisse WJ, Van Asshe FA (1988) The diabetic intrauterine milieu has long lasting effect on insulin secretion by β-cell and on insulin uptake by target tissue. Am J Obstet Gynecol 159: 1287–1292

Arbeitsgemeinschaft Diabetes und Schwangerschaft der Deutschen Diabetesgesellschaft (DDG), Deutsche Gesellschaft für Gynäkologie und Geburtshilfe (DGGG) (1999) Stellungnahme: Die ärztliche Betreuung der schwangeren Diabetikerin. Frauenarzt 40 Nr. 12: 1475–1477

Arbeitsgemeinschaft Diabetes und Schwangerschaft der Deutschen Diabetesgesellschaft (DDG), Arbeitsgemeinschaft für Materno-fetale Medizin der DGGG und Deutsche Gesellschaft für Perinatale Medizin (2001) Empfehlungen zu Diagnostik und Therapie des Gestationsdiabetes (GDM). Frauenarzt 42 Nr. 8: 891–899

Artal R, Mosley GM, Dorey FJ (1984) Glycohemoglobin as a screening test for gestational diabetes. Am J Obstet Gynecol 148: 412

Berger M, Jörgens V (1983) Praxis in der Insulintherapie. Springer, Berlin Heidelberg New York Tokyo, S 142

Berkus MD, Langer O (1993) Glucose tolerance test. Degree of glucose abnormality correlates with neonatal outcome. Obstet Gynecol 81: 344–348

Blank A, Grave GD, Metzger BE (1995) Effects of gestational diabetes on perinatal morbidity reassessed. Diabetes Care 18: 127–129

Bracero LA, Schulmann H, Fleischer A, Farmakides G, Rockelson B (1986) Umbilical artery velocimetry in diabetes and pregnancy. Obstet Gynecol 68: 654

Buchanan TA, Metzger BE, Freinkel N, Bergman RN (1990) Insulin sensitivity and β-cell responsiveness to glucose during late pregnancy in lean and moderately obese women with normal glucose tolerance or mild gestational diabetes. Am J Obstet Gynecol 162: 1008–1014

Buchanan TA, Kjos SL, Montoro MN, Wu TV, Madilejo NG, Gonzalez M et al. (1994) Use of fetal ultrasound to select metabolic therapy for pregnancies complicated by mild gestational diabetes. Diabetes Care 17: 275–283

Burkart W (1998) Kontrazeption bei Diabetes mellitus. Gynäkologe 31: 85–90

Burkart W, Wagner H (1990) Die Ketoacidose bei der schwangeren Diabetikerin – ein geburtshilflicher Notfall. J Perinatal Med 3:1

Canadian Task Force on the Periodic Health Examination (1992) Periodic health examination 1992 update I. Screening for gestational diabetes mellitus. Can Med Assoc 147: 435–442

Carpenter MW, Coustan DR (1982) Criteria for screening tests for gestational diabetes. Am J Obstet Gynecol 144: 768–773

Catalano PM, Tyzbir ED, Roman NM, Amini SB, Sims EH (1991) Longitudinal changes in insulin resistance in non-obese pregnant women. Am J Obstet Gynecol 165: 1667–1672

Cousins L, Rigg G, Hollingsworth D et al. (1980) The 24-hour excursion and diurnal rhythm of glucose, insulin and C-peptide in normal pregnancy. Am J Obstet Gynecol 136: 483

Cousins L, Dattel BT, Hollingsworth D, Zettner A (1984) Glycosylated hemoglobins as a screening test for carbohydrate intolerance in pregnancy. Am J Obstet Gynecol 150: 455

Cousins L, Baxi L, Chez R et al. (1991) Screening recommendation for gestational diabetes mellitus. Am J Obstet Gynecol 165: 493–496

Coustan DR, Imaram J (1984) Prophylactic insulin treatment of gestational diabetes reduces the incidence of macrosomia, operative delivery and birth trauma. Am J Obstet Gynecol 150/7: 835–842

Coustan DR, Widness JA, Carpenter MW, Rotondo L, Pratt DC (1987) The breakfast tolerance test: Screening for gestational diabetes with a standard mixed nutrient meal. Am J Obstet Gynecol 157: 1113

Coustan DR, Nelson C, Carpenter MW, Carr SR, Rotondo L, Widness JA (1989) Maternal age and screening for gestational diabetes. A population based study. Obstet Gynecol 73: 557

Damm P (1998) Pathogenese des Gestationsdiabetes und Langzeitrisiken für die mütterliche Gesundheit. Gynäkologe 31: 144–153

Dornhorst A (1994) Implications of gestational diabetes for the health of the mother. Br J Obstet Gynaecol 101: 286–290

Dornhorst A, Beard RW (1993) Gestational diabetes: a challenge for the future. Diabetic Med 10: 897–905

Drury MI (1988) Diabetes in pregnancy. Considerations for the management in diabetes and pregnancy. Springer, Berlin Heidelberg New York Tokyo, pp 129–145

Faich GA, Fishbein HA, Ellis SE (1983) The epidemiology of diabetic acidosis: a population based study. Am J Epidemiol 117: 551

Festa A, Schernthaner G (1995) Klinische Relevanz des Gestationsdiabetes. Diabet Stoffw 4: 21–29

Fuhrmann K (1982) Diabetic control and outcome in the pregnant patient. In: Peterson CM (ed) Diabetes management in the 80's. Praeger, New York, pp 66–79

Gemeinsame Empfehlung der Arbeitsgemeinschaft Diabetes und Schwangerschaft der Deutschen Diabetes Gesellschaft (DDG), der Deutschen Gesellschaft für Gynäkologie und Geburtshilfe, der Deutsch-Österreichischen Gesellschaft für Neonatologie und Pädiatrische Intensivmedizin und der Deutschen Gesellschaft für Perinatale Medizin für die Betreuung von Neugeborenen (1996). Z Geburtshilfe Neonatol 200: 79

Hadden D (2000) Evidence-based screening for gestational Diabetes? Diabetic Med 17: 402–404

Harris MI (1988) Gestational diabetes may represent discovery of pre-existing glucose intolerance. Diabetes Care 11: 402–411

Henry OA, Beischer NA, Sheegy MT, Walstab JE (1993) Gestational diabetes and follow up among immigrant vietnam-born women. Aust NZ J Obstet Gynecol 33: 109–114

Hollingsworth DR (1985) Maternal metabolism in normal pregnancy and pregnancy complicated by diabetes mellitus. Clin Obstet Gynecol 28: 457–472

Jarret RT (1993) Gestational diabetes: a non-entity? BMJ 30: 37–38

Jovanovic-Peterson L., Peterson CM (1991) New strategies for the treatment of gestational diabetes. J Med Sci 27: 510–515

Jovanovic L, Peterson CM, Saxena BB, Dawood MY, Saudek CD (1980) Feasibility of maintaining normal glucose profile in insulin-dependent pregnant diabetic women. Am J Med 68: 105

Kimmerle RP, Zaß P, Cupisti S, Somville T, Bender R, Pawlowski B, Berger M (1995) Pregnancies in women with diabetic nephropathy: long-term outcome for mother and child. Diabetologia 38: 227–235

King H, Rewers M (1993) Global estimates for prevalence of diabetes mellitus and impaired glucose tolerance in adults. Diabetes Care 16: 157–177

Kitzmiller JL, Combs CA, Schneider H (1998) Diabetische Nephropathie und Schwangerschaft. Gynäkologe 31: 165–172

Kjos SL, Peters RK, Xiang A, Henry OA, Montoro M, Buchanan TA (1995) Predicting future diabetes in Latino women gestational diabetes. Diabetes 44: 586–591

Kuhl C (1991) Aetiology of gestational diabetes. Baillier's Clin Obstet Gynecol 5: 279–292

Lind T, Anderson J (1984) Does random blood glucose sampling out date testing for glycosuria in the detection of diabetes during pregnancy? Br Med J 4: 289

Manson JE, Rimm EB, Stampfer MJ, Colditz GA, Willett WC, Krolewski AS et al. (1991) Physical activity and incidence of NIDDM women. Lancet 338: 774–778

Mayhew TM, Sörensen FB, Klebe JG, Jackson MR (1994) Growth and maturation of villi in placentae from well controlled diabetic women. Placenta 15: 57–65

Metzger BE (1991) Summary and recommendations of the third international workshop conference on gestational diabetes. Diabetes 40 (Suppl 2): 197–201

Metzger BE, Chao NH, Roston SM, Radvany R (1993) Pre-pregnancy weight and antepartum insulin secretion predict glucose tolerance 5 years after gestational diabetes mellitus. Diab Care 16: 1598–1605

Natiotonal Diabetes Data Group (1997) Classification and diagnosis of diabetes mellitus and other categories of glucose intolerance. Diabetes 29: 1038–1057

Oloffson P, Sjöberg ND, Solum T (1986) Fetal surveillance in diabetic pregnancy. II. The non-stress-test versus the oxytocin challenge test. Acta Obstet Gynecol Scand 65: 357

O'Sullivan JB (1982) Body weight and subsequent diabetes mellitus. JAMA 248: 949–952

O'Sullivan JB (1991) Diabetes mellitus after gestational diabetes. Diabetes 40 (Suppl): 131–135

O'Sullivan JB, Mahan C (1964) Criteria for the oral glucose tolerance test in pragnancy. Diabetes 13: 278–285

O'Sullivan JB, Mahan CM, Charles D, Dandrow RV (1973) Screening criteria for high-risk gestational diabetic patients. Am J Obstet Gynecol 116: 845

Pedersen J, Molsted-Pedersen L (1965) Prognosis of the outcome of pregnancies in diabetics. Acta Endocrinol 50: 70–78

Persson B, Stangenberg M, Hansson U, Nordländer E (1985) Gestational diabetes mellitus. Comparative evaluation of two treatment regimes, diet versus insulin and diet. Diabetes 34 (Suppl 2): 101

Peters RK, Kjos SL, Xiang A, Buchanan TA (1996) Long-term diabetogenic effect of single pregnancy in women with previous gestational diabetes mellitus. Lancet 347: 227–230

Pettitt D, Aleck K, Beard H, Carraher M, Bennet P, Knowler W et al. (1988) Congenital susceptibility to NIDDM: role of intrauterine environment. Diabetes 37: 622–628

Phelps RL, Metzger BE, Freinkel N (1981) Carbohydrate metabolism in pregnancy. Am J Obstet Gynecol 140, 730–736

Roversi GD, Gargiolo M, Nicolini U, Pedretti E, Martini A, Barbarini V, P Peneff P (1979) A new approach to the treatment of diabetic pregnant women. A report of 479 cases seen from 1963 to 1975. Am J Obstet Gynecol 135: 567–576

Ryan EA, Emes S, Liu D et al. (1995) Defect of insulin secretion and action in women with a history of gestational diabetes. Diabetes 44: 506–512

Salvesen DR, Higueras MT, Mansur CA, Freeman J, Brudenell JM, Nicolaides KH (1993) Placental and fetal doppler velocimetry in pregnancies complicated by maternal diabetes mellitus. Am J Obstet Gynecol 168: 645–652

Schade DS, Eaton RP, Alberti KG, Johnston DG (1981) Diabetic coma, ketoacidose. Univ New Mexico Press, Albuquerque

Schaefer-Graf UM, Vetter K (2002) Screening, Diagnostik und Therapie des Gestationsdiabetes. Gynäkologie 35: 652–660

Schneider H, Desoye G (1998) Strukturelle und funktionelle Veränderungen in der Plazenta bei Diabetes in der Schwangerschaft. Gynäkologe 31: 173–181

Second International Workshop-Conference on Gestational Diabetes mellitus (1985) Summary and recommendation of the Second International Workshop-Conference on Gestational Diabetes mellitus. Diabetes 34: 12–126

Shah BD, Cohen AW, May C, Gabbe SG (1982) Comparison of glycohemoglobin determination and the one hour oral glucose screen in the identification of gestational diabetes. Am J Obstet Gynecol 144: 774

Silverman B, Metzger B, Chao N, Loeb C (1995) Impaired glucose tolerance in adolescence offspring of diabetic mothers. Relationship to fetal hyperinsulinism. Diabetes Care 18: 611–617

Solomon CG, Willett WC, Rich-Edwards J, Hunter DJ, Stamper WJ, Colditz GA, Manson JE (1996) Variability in diagnostic evaluation and criteria for gestational diabetes. Diabetes Care 19: 12–16

Somville T (1988) Prostaglandinanwendung bei der Geburtseinleitung von diabetischen Schwangeren. In: Haller U, Kubli F, Husslein P (Hrsg) Prostaglandine in Geburtshilfe und Gynäkologie. Springer, Berlin Heidelberg New York Tokyo, 160–169

Somville T (1990) Diabetes und Schwangerschaft. Z Geburtshilfe Perinatol 194: 51–57

Somville T (1992) Intensivbetreuung bei diabetischen Schwangeren. Gynäkologe 25: 154–159

Somville T, Potthoff S (1987) Gruppe A nach White: ein stiller Neglektor? In: Weiss PAM (Hrsg) Kohlenhydrat-Stoffwechselstörungen und Schwangerschaft. Maudrich, Wien, S 144–148

Somville T, Pawlowski B, C Deparade C (1989) Analyse der perinatalen Ergebnisse bei 308 diabetischen Schwangerschaften. Arch Gynecol Obstet 245/1: 288

Stangenberg M, Persson B, Nordlanden E (1985) Random capillary blood glucose and conventional selection criteria for glucose tolerance testing during pregnancy. Diabetes Res 2: 29–33

Steldinger R, Weber B, Kneer J, Hättig H (1988) The impact of diet induced ketosis during pregnancy on the offspring. In: Weiss PAM, Coustan D (eds) Gestational diabetes. Springer, Berlin Heidelberg New York Tokyo, pp 176

UK Prospective Diabetes Study VI. Complications in newly diagnosed type II diabetic patients and their association with different clinical and biochemical risk factors. Diabetes Res 1990/13: 1–11

Vambergue A, Nuttens M, Verier-Mine O et al. (2000) Is mild gestational hyperglycemia associated with maternal and neonatal complications? The Diagest Study. Diabetic Med 17: 203–208

Van Assche FA, Aerts L, Verhaeghe J (1988) Fetal consequences of maternal diabetes. In: Weiss PAM, Coustan DR (eds) Gestational diabetes. Springer, Berlin Heidelberg New York Tokyo, pp 153–159

Ward WK, Johnston CLW, Beard JC, Benedetti TJ, Halter JB, Porte D (1985) Insulin resistance and impaired insulin secretion in subjects with a history or gestational diabetes mellitus. Diabetes 34: 861–869

Weiss P, Hoffmann AM (1985) Diabetes mellitus und Schwangerschaft. In: Burghardt E (Hrsg) Spezielle Gynäkologie und Geburtshilfe. Springer, Berlin Heidelberg New York Tokyo, S 337–427

Weiss PAM, Kainer F, Haeusler MCH, Pürstner P, Urasch R (1994) Schnellmethode zum Diabetes Screening in der Schwangerschaft. Geburtshilfe Frauenheilkd 54: 697–701

White P (1949) Pregnancy complicating diabetes. Am J Med 7: 609–616

White P (1965) Pregnancy and diabetes, medical aspects. Med Clin North Am: 1015–1024

Alloimmunerkrankungen

R. Zimmermann

Kurz-Überblick

Bei den Alloimmunerkrankungen kommt es durch transplazentaren Übertritt von mütterlichen Antikörpern zur Schädigung fetaler Zellen. Bei den erythrozytären Alloimmunproblemen kann es bereits intrauterin zu Anämie, Hydrops und Fruchttod kommen. Häufiger findet sich ein neonataler Ikterus sowie eine Anämie.

Durch die Ende der 60er-Jahre eingeführte Rhesusprophylaxe ist die Inzidenz drastisch gesunken. Zahlenmäßig weit im Vordergrund stehen jedoch nach wie vor Rhesus-D-Inkompatibilitäten. Mit einem weiteren Rückgang ist zu rechnen, wenn eine erweiterte Rhesusprophylaxe am Ende des 2. Trimesters konsequent durchgeführt wird.

Mittels Titerkontrollen, Abschätzen des fetalen Anämiegrades mit Dopplersonographie und/oder biologischen Assays sowie der Möglichkeit der direkten Transfusion in die Nabelschnurvene können letale Verläufe heutzutage in den meisten Fällen vermieden werden. Das Management sollte jedoch einem Zentrum übertragen werden, das große Erfahrungen auf dem Gebiet der Nabelschnurpunktionen hat.

Bei den selteneren Alloimmunthrombopenien sind insbesonders pränatale und peripartale Hirnblutungen gefürchtet. Im Gegensatz zu den erythrozytären Alloimmunerkrankungen treten die thrombozytären Probleme häufig bereits in der ersten Schwangerschaft auf. Dadurch wird die Möglichkeit einer Prophylaxe, analog zur Gabe von Anti-D, deutlich eingeschränkt.

Die Therapie, die darauf abzuzielen hat, katastrophale Blutungen, speziell im Gehirn, zu verhindern, bietet nach wie vor ein Dilemma. Das Management bewegt sich zwischen fatalistischem Abwarten und wöchentlichen Thrombozytentransfusionen. Letztere Therapie ist zwar effektiv, beinhaltet aber ein deutlich erhöhtes Komplikationsrisiko durch die Cordozentese.

Um juristischen Folgen vorzubeugen, ist eine ausführliche Information des betroffenen Paares mit weitreichendem Einbezug in die medizinischen Entscheide unabdingbar.

23.1 Allgemeine Grundlagen

Definition

Unter Alloimmunerkrankungen werden Erkrankungen zusammengefasst, bei denen es durch transplazentaren Übertritt von Immunglobulinen der Klasse IgG zu einer Schädigung bzw. Zerstörung fetaler Zellen kommt. Die Alloimmunerkrankungen können eingeteilt werden in antierythrozytäre und antithrombozytäre Störungen.

23.2 Erythrozytäre Inkompatibilitäten

23.2.1 Terminologie

Es existieren mehrere Begriffe, die synonym erythrozytäre Inkompatibilitäten beschreiben: fetale oder neonatale Erythroblastose, immunologischer Hydrops, Rhesuserkrankung, Morbus hämolyticus neonatorum u. a. Wichtig ist die Differenzierung in:

- Konstellation: Die Eltern unterscheiden sich bezüglich einer relevanten Blutgruppe; das Kind hat möglicherweise die väterliche Blutgruppe geerbt, die Schwangere hat jedoch noch keine Antikörper gebildet.
- Inkompatibilität: Die Eltern unterscheiden sich bezüglich einer relevanten Blutgruppe; das Kind hat die väterliche Blutgruppe geerbt, und die Schwangere hat bereits Antikörper gebildet (z. B. nach Fehltransfusionen oder nach Schwangerschaften ohne effiziente Prophylaxe).

23.2.2 Inzidenz und Epidemiologie

Von den zahlreichen verschiedenen Blutgruppen sind nur eine kleine Auswahl während der Schwangerschaft von Bedeutung. Zahlenmäßig kommt auch heute noch den Rhesus-D-Inkompatibilitäten die größte Bedeutung zu; viel seltener sind Inkompatibilitäten bei anderen Rhesusblutgruppen (c, E etc.). In einer 10-Jahres-Periode von 1987 bis 1996 betrafen 82 % aller Fälle Rhesus-D- und weitere 12 % andere Rhesusantikörper. Daneben können auch Kell- und Duffy-Blutgruppen während der Schwangerschaft zu Problemen führen.

Blutgruppenkonstellationen

In der kaukasischen Bevölkerung (= Europäer) sind 15 % Rh-D-negativ, von den verbleibenden 85 % sind 60 % heterozygot und 40 % homozygot Rh-D-positiv (Mollison et al. 1993). Entsprechend besteht bei rund 12,5 % aller europäischen Paare eine Rhesuskonstellation während der Schwangerschaft. Da ein Teil der heterozygoten Väter das Rhesus-D-Gen nicht weiter vererben, reduziert sich dieser Anteil nach der Geburt auf rund 8,2 %.

Inkompatibilitäten

> AB0-Inkompatibilitäten sind zwar am häufigsten, aber nur neonatal von Belang.

Von Bedeutung während der Schwangerschaft sind insbesondere bereits bestehende oder neu aufgetretene Rhesus-D- und andere Rhesusinkompatibilitäten. Kell- und Duffy-Inkompatiblitäten bleiben eine Seltenheit. Ohne Anti-D-Prophylaxe bilden rund 7–9 % aller rhesusnegativen Mütter mit positivem Kind Rhesusantikörper. Eine ähnlich große Zahl entwickelt Antikörper, die unter der klinischen Nachweisbarkeitsgrenze liegen. Die Prävalenz von klinisch fassbaren Rhesusantikörpern betrug unter der weiblichen Bevölkerung vor der Einführung von Anti-D ca. 0,5–1 %.

Seit der Einführung des Anti-D Ende der 60er-Jahre sind Erythroblastosen wesentlich seltener geworden. In den USA und in Kanada registrierte man eine Senkung der Inzidenz von 0,9–1 % (vor Verfügbarkeit von Anti-D) auf etwa 0,13 %. Eine weitere Senkung wird durch die Einführung einer erweiterten Rhesusprophylaxe bei 28 SSW erwartet (vgl. 23.2.7). Die verbleibenden Schwangerschaften mit Rhesusinkompatiblität können

Tabelle 23.1. Geburtshilflich wichtige Antikörper mit entsprechendem Genlocus und Veränderungen auf DNA-Ebene (nach Cartron 1994)

Antikörper	Genlocus	Polymorphismus
Anti-D	1p34–36	Bei D-negativen Individuen Gen fehlend
Anti-c/C	1p34–36	Nukleotidtausch Exon 1 u. 2
Anti-e/E	1p34–36	Nukleotidtausch Exon 5
Anti-Kell (Kell 1/2)	7q33	C zu T-Tausch Exon 6
Anti-Duffy	1q22–23	G-zu-A-Tausch Nukleotid 306

heutzutage relativ gut therapiert werden, der Aufwand ist allerdings erheblich (Hughes et al. 1994).

> Eine AB0-Inkompatibilität zwischen Mann und Frau bietet einen gewissen Schutz vor einer Sensibilisierung, da durch reguläre Antikörper (IgM) fetale Erythrozyten abgebaut werden, bevor es zu einer Antikörperbildung gegen Rhesusantigene kommt.

23.2.3 Ätiologie

Durch fetomaternale Bluttransfusionen kommt es zur Immunisierung der Mutter gegen fetale Blutkomponenten. Dabei werden Immunglobuline der Klasse IgG gebildet, die aktiv transplazentar transportiert werden und zur Schädigung an den fetalen roten Blutkörperchen führen können.

Eine Immunisierung im 1. Trimenon wurde spontan nicht nachgewiesen, da die Blutmengen wahrscheinlich noch zu gering sind. Hingegen kann sie mit einer Häufigkeit von etwa 4% bei vaginalen Blutungen oder Abortkürettagen auftreten. Im 2. und 3. Trimenon kommt es spontan bei etwa 1% zu einer Sensibilisierung.

Einen Einfluss haben auch invasive pränataldiagnostische Eingriffe wie die Chorionbiopsie oder Amniozentese (Risiko 2–5%). Am häufigsten findet eine Sensibilisierung jedoch bei Geburt statt, durch eine verstärkte Einschwemmung von fetalen Erythrozyten in den mütterlichen Kreislauf. Man rechnet mit einer Sensibilisierungshäufigkeit von 4–9%.

Untersuchungen in den 60er-Jahren konnten zeigen, dass die Gefahr proportional zur eingeschwemmten Blutmenge ist. Bei Mengen <0,1 ml sind lediglich 3% der Mütter binnen 6 Monaten nach Geburt sensibilisiert, bei Blutmengen ≥0,1 ml sind dies 22%.

> Bei der Rhesus-D-Immunisierung sind Knaben häufiger betroffen als Mädchen (1,5:1).

Von allen geburtshilflich bedeutungsvollen Blutgruppenantigenen sind heutzutage die Proteinstruktur, das entsprechende Gen und der zugrunde liegende Polymorphismus auf Protein- und DNA-Ebene bekannt (Tabelle 23.1). Alle anderen Blutgruppenantigene spielen für einen Morbus haemolyticus neonatorum praktisch keine Rolle.

Neuere Erkenntnisse aus der Molekularbiologie haben gezeigt, dass die Rhesusproteine in 2 Hauptproteine eingeteilt werden können: Einem Rh-D-Protein und einem Rh-CE-Protein. Die Antigen-Merkmale C und E sind dabei Epitope ein und desselben Proteins (Avent 2000). Die beiden Rhesusgene liegen unmittelbar benachbart auf dem kuren Arm des Chromosoms 1, werden also praktisch immer zusammen weitervererbt. Aufgrund dieser Tatsache lassen sich Allelfrequenzen für sog. Haplotypen bestimmen.

In Tabelle 23.2 sind die Frequenzen für eine kaukasische Population wiedergegeben. Nach Wiener impliziert **R** dabei Rhesus-D-positiv, **r** Rhesus-D-negativ. Durch Kombinationen dieser Haplotypen bzw. der Allelbestimmung des C- und E-Proteins lässt sich umgekehrt auch abschätzen, ob ein Individuum eher homozygot oder heterozygot für Rhesus D ist. So sind Rh-D-positive Männer mit einer Blutgruppe CCDee, cCDEE, cCDeE und ccDEE sehr wahrscheinlich D-homozygot, umgekehrt solche mit cCDee, ccDeE und ccDee sehr wahrscheinlich D-heterozygot. Bei den letztgenannten lohnt sich demzufolge eine Bestimmung der fetalen Blutgruppe aus dem Fruchtwasser.

Die Rhesusproteine sind schlangenförmig in die Membran eingelassen und spielen unter anderem für die Stabilität der Erythrozytenmembran eine wichtige Rolle (Abb. 23.1). Beim ganz seltenen Fehlen von Rhesusproteinen kommt es zur Stomatosphärozytose mit hämolytischen Anämie. Daneben bilden Rh-Proteine zusammen mit dem Duffy-Protein und rhesusassoziierten Proteinen (CD47, LW/ICAM-4, Rh50, GPB) einen

Tabelle 23.2. Allelfrequenzen für Haplotypen einer kaukasischen Population. R Rhesus-D-positiv, r Rhesus-D-negativ (nach Mollison et al. 1993)

Kurzsymbol	CDE-Nomenklatur	Frequenz
R^1	Cde	0,4076
r	cde	0,3886
R^2	cDE	0,1411
R^0	cDe	0,0257
R^{1w}	C^wDe	0,0129
r″	cdE	0,0119
r′	Cde	0,0098
R^z	CDE	Sehr selten
r^y	CdE	Sehr selten

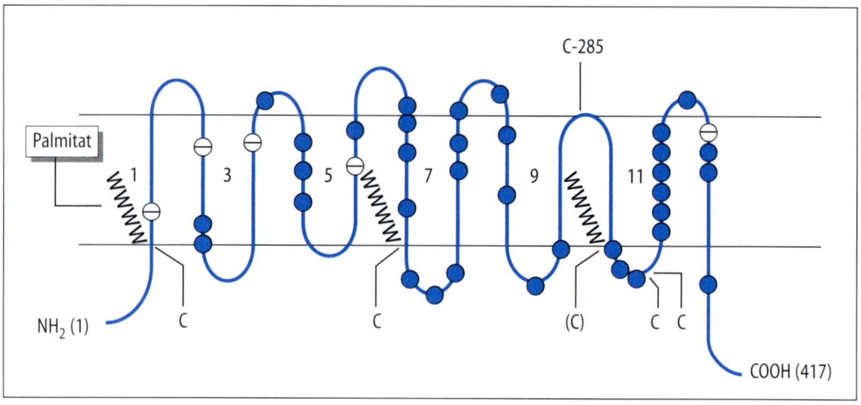

Abb. 23.1. **Schematische Darstellung des Rhesusproteins.** Sowohl das N- wie das C-Terminal liegen intrazellulär. Aus der Zelle heraus ragen 5 Schlingen, die für die Antigenwirkung verantwortlich sind: Die mit **schwarzen Punkten** markierten Stellen zeigen die unterschiedlichen Aminosäuren zwischen dem Rhesus-D- und dem cC/eE-Protein (nach Cartron 1994)

Membrankomplex, der beim Glykoprotein- und Ionentransport eine Rolle spielt (Cartron 1994).

23.2.4 Bedeutung für die perinatale Mortalität und Morbidität

In 25–35 % der Fälle mit fetomaternaler Rhesus-D-Inkompatibilität verläuft die Schwangerschaft ohne Probleme. Neonatal kommt es jedoch zu einer Anämie, vergesellschaftet mit einer Hyperbilirubinämie, die ohne Therapie zum Kernikterus und damit zur kindlichen Hirnschädigung führen kann. Dieses Problem lässt sich dank der Phototherapie und der Möglichkeit eines Blutaustausches gut beherrschen.

In weiteren rund 20–25% der Fälle kommt es bereits während der Schwangerschaft zur fetalen hämolytischen Anämie. Dies führt zu einer gesteigerten Erythropoese mit ausgeprägter extramedullärer Blutbildung in Leber und Milz. Durch den verstärkten Zellabbau ist das indirekte Bilirubin erhöht, was zu einer Gelbverfärbung des Fruchtwassers führt. Bei einer ausgeprägten fetalen Anämie kann es zum Hydrops fetalis mit Herzinsuffizienz und konsekutiv zum intrauterinen Fruchttod kommen. Der genaue pathogenetische Mechanismus der Hydropsentstehtung ist dabei noch ungeklärt.

Eine Sonderstellung nimmt die Kell-Inkompatibilität ein. Weil das Kell-Antigen bereits auf den sehr frühen erythrozytären Vorstufen exprimiert wird, kommt es zu einer Hemmung der **colony forming units** und der **burst forming units** auf Knochenmarkebene. Es resultiert damit keine hämolytische, sondern eine hypoproduktive Anämie. Dementsprechend ist das Bilirubin im Fruchtwasser nicht erhöht, was diagnostisch von großer Bedeutung ist.

23.2.5 Klinische Beurteilung

Werden bei einer Schwangeren irreguläre Blutgruppenantikörper nachgewiesen, so stellen sich folgende Fragen:
- Hat das Kind überhaupt die betreffende Blutgruppe geerbt?
- Falls ja, ist das Kind anämisch, d. h., benötigt es intrauterine Transfusionen?

Bei der Frage nach der fetalen Blutgruppe wird zunächst die Blutgruppe des Partners bestimmt. Bei Rhesus c/C, e/E, Kell und Duffy kann der Genotyp eindeutig bestimmt werden. Rhesus-D-positive Partner können bislang noch nicht in heterozygote und homozygote aufgeschlüsselt werden. Gewisse Anhaltspunkte über den Genotyp ergeben sich jedoch aus der Haplotypbestimmung (s. Tabelle 23.2) bzw. der Blutgruppe vorangegangener Kinder.

Studienbox

Wenn der Vater sicher oder möglicherweise (Rhesus-D-)heterozygot ist, kann seit einigen Jahren die fetale Blutgruppe aus dem Fruchtwasser sicher bestimmt werden (Bennett et al. 1993). Heute werden für Rhesus D mittels einer Multiplex-PCR Teile des Rhesus-D-Gens aus dem Intron 4 und Exon 10 zusammen mit einer internen Kontrolle (Genteil des praktisch bei allen Menschen vorkommenden C/E-Gens) amplifiziert (Cartron 1994).

Die Verwendung von mindestens 2 Primern für das Rhesus-D-Gen ist von großer Bedeutung, da dieses Gen einen starken Polypmorphismus aufweist und bei Verwendung von nur einem Primer zu 3–4 % mit falsch-negativen Resultaten zu rechnen wäre. Damit steigt die diagnostische Sicherheit auf über 99 %. DNA-diagnostisch können mittels PCR auch Rhesus e, E, c, C sowie Kell und Duffy bestimmt werden.

Hat das Kind tatsächlich die betroffende Blutgruppe geerbt, dann gilt es möglichst nichtinvasiv abzuschätzen, ob eine transfusionspflichtige Anämie vorliegt. Dazu sind verschiedene Verfahren beschrieben worden.

Serologische Methoden

Die älteste Methode ist die Bestimmung des Antikörpertiters mittels dem **indirekten Coombs-Test** (ICT; engl.: indirect antiglobulin test, IAT). Bei einem Rhesus-D-Titer von <1:16 ist eine transfusionspflichtige Anämie sehr selten, sodass sich in der Regel außer Titerkontrollen keine weiteren Maßnahmen aufdrängen.

Bei einem Titer ≥1:16 ist eine Anämie möglich, die Korrelation zwischen Titerhöhe und Anämiegrad ist aber relativ schlecht. Das Gleiche gilt, wenn statt Titer semiquantitativ die Rhesusantikörpermenge in IE/ml gemessen wird, wie aus Abb. 23.2 ersichtlich ist.

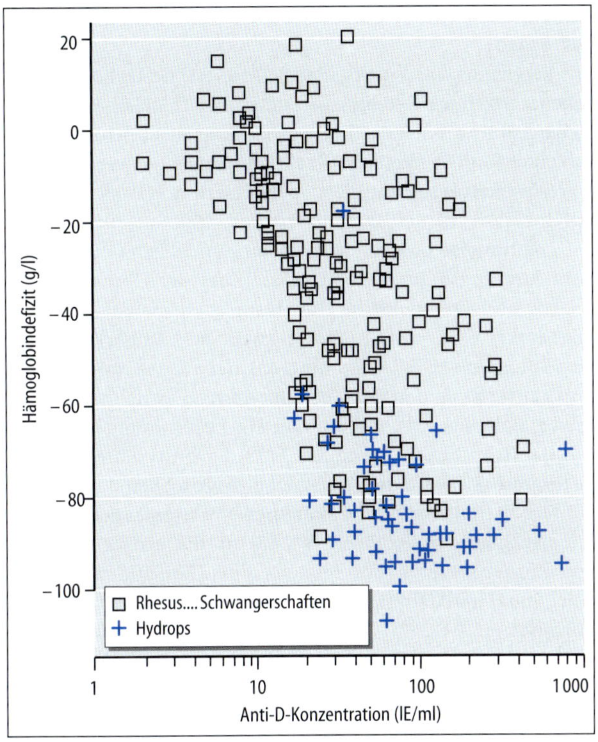

■ Abb. 23.2. **Hämoglobindefizit (Y-Achse) in Abhängigkeit von der Anti-D-Konzentration (□: Rh-affizierte Schwangerschaft, +: Hydrops).** Unter einer Grenzkonzentration von 10 IE/ml ist praktisch nie mit einer Anämie zu rechnen. Mit zunehmender Anti-D-Konzentration wird eine Anämie zwar wahrscheinlich. Trotzdem weisen auch bei sehr hohen Werten einzelne Feten noch einen normalen Hb-Wert auf (nach Nicolaides u. Rodeck 1992)

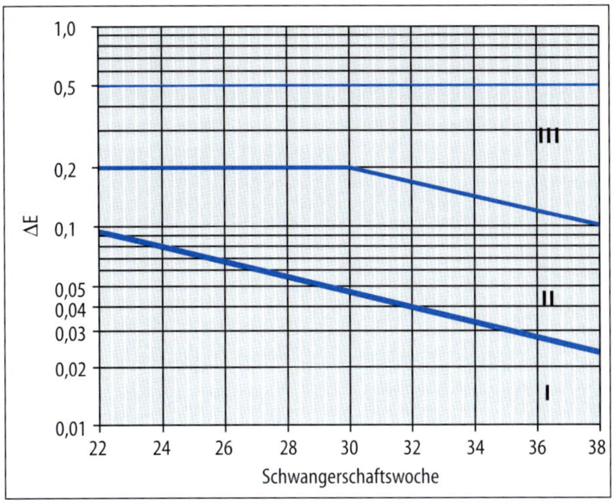

■ Abb. 23.3. **Photometrische Bestimmung des Bilirubins im Fruchtwasser bei einer Wellenlänge von 450 nm (nach Liley 1961).** Zone I: geringe Anämiegefahr, Zone II: Anämie möglich/wahrscheinlich, Zone III: Anämie sehr wahrscheinlich

Ein weiteres Problem wurde durch den Wechsel der Bestimmungsmethode vom Coombs-Röhrchentest auf das System »ID« der Firma Diamed geschaffen. Durch die wesentlich sensitivere Bestimmungsmethode werden bereits Spuren von Anti-D nachgewiesen, sodass der Grenzwert von 1:16 mit diesem neuen System keine Gültigkeit mehr hat. Vergleichende Untersuchungen haben gezeigt, dass das ID-System rund 3 Titerstufen höhere Ergebnisse liefert als das alte System (Katzorke 1995). In Einzelfällen wurden jedoch Differenzen bis 8 Stufen nachgewiesen.

Cave

Bis größere Erfahrungen mit dem ID-System vorliegen, sollten sich klinische Entscheide ausschließlich auf die Ergebnisse mit dem alten System abstützen.

Seit einigen Jahren sind auch biologische, meist auf Monozyten basierende Testsysteme beschrieben worden, die eine Aussage über die Aggressivität von Antikörpern machen können und so evtl. eine zuverlässigere Einschätzung des fetalen Hämatokrits ermöglichen (Nance et al. 1989). Die meisten Tests sind jedoch noch im Versuchsstadium und nicht überall verfügbar.

ΔOD 450

Im Jahre 1961 hat Liley eine weitere Möglichkeit zur Abschätzung des Anämiegrades beschrieben, nämlich die photometrische Bestimmung des Bilirubins im Fruchtwasser bei einer Wellenlänge von 450 nm (Optische Dichte bei 450 nm; ■ Abb. 23.3). Der Nutzen dieser Bilirubinbestimmung wird aber durch mehrere Faktoren eingeschränkt. Zum einen ist die Kurve erst ab 27 SSW geeicht. Zum anderen liefert das Verfahren lediglich eine Momentanaufnahme. Damit ist es nur bedingt geeignet für ein longitudinales Monitoring. Zudem ist die Methode invasiv. Schlussendlich zeigen neuere Daten, dass ähnlich wie bei der Titerbestimmung bei höheren Bilirubinkonzentrationen die Korrelation zum Hämoglobindefizit deutlich abnimmt (Nicolaides 1993). Die Aussagekraft bezüglich einer fetalen Anämie ist deshalb insgesamt limitiert (■ Abb. 23.4).

Ultraschall

Morphologische Befunde im Ultraschall wie Hydrops fetalis, vergrößertes Herz, dicke Plazenta, Polyhydramnion, große Leber und Milz deuten ebenfalls auf eine fetale Anämie hin, sind aber fast alles Spätzeichen (Oepkes 1993) und eignen sich für eine Früherfassung einer fetalen Anämie nur bedingt. Wird eine Therapie erst bei Vorhandensein eines Hydrops begonnen, dann ist der Therapieerfolg deutlich geringer.

Dopplersonographie

Pulsationen in der Nabelvene und quantitative Geschwindigkeitsmessungen in der Aorta oder der A. cerebria media deuten ebenfalls auf eine Anämie hin (Oepkes 1993).

Nach eigener Erfahrung eignet sich für ein nichtinvasives Monitoring am besten die von Mari et al. (1995) beschriebene Messung der systolischen Maximalgeschwindigkeit in der A. cerebria media.

Die Ergebnisse wurden in der Zwischenzeit retrospektiv und prospektiv bestätigt (Mari et al. 2000; Zimmermann et al. 2002).

Cordozentese

Goldstandard ist selbstverständlich die direkte Hämoglobinkonzentrationsbestimmung in der Nabelschnur via Cordozen-

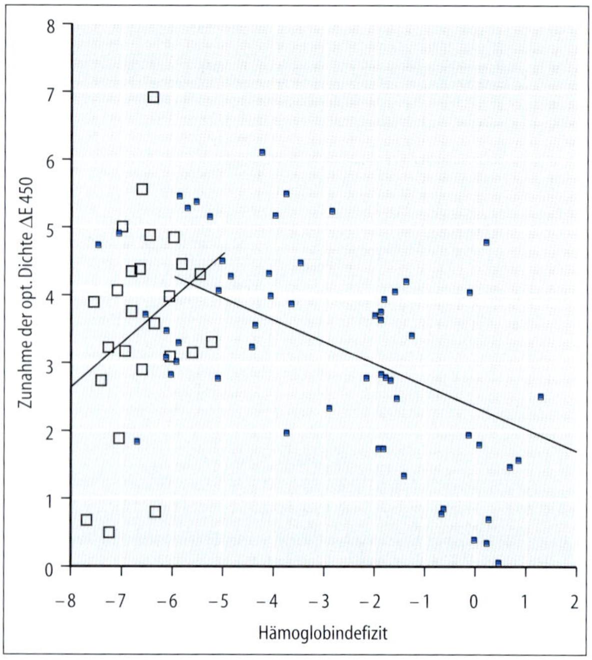

Abb. 23.4. **Hämoglobindefizit (diesmal auf der X-Achse) in Abhängigkeit von der Bilirubinkonzentration, ausgedrückt in Vielfachen der Standardabweichung des ΔE_{450}.** Bei nichthydropischen Feten (**schwarze Punkte**) nimmt die Anämiewahrscheinlichkeit mit zunehmendem ΔE zu, zeigt allerdings analog zu den Anti-D-Konzentrationen eine große Streubreite. Interessanterweise kommt es bei den hydropischen Feten (**weiße Quadrate**) zu einer Umkehr dieser Korrelation (nach Nicolaides u. Rodeck 1992)

tese (Daffos et al. 1983). Nachteilig an dieser Methode ist die eingeschränkte Verfügbarkeit, eine Komplikationsrate von rund 2–3%, die Gefahr einer Boosterung sowie wiederum die Tatsache, dass lediglich eine Momentaufnahme vorliegt.

In der Praxis wird man bei erhöhten Titern an den meisten Kliniken auf ein aussagekräftigeres Verfahren bezüglich des Anämiegrads wechseln (Dopplersonographie, Bioassay oder ΔOD 450) und je nach Resultat die Indikation zur Cordozentese in Transfusionsbereitschaft stellen. In Abb. 23.5 wird das derzeit aktuelle Vorgehen an der Klinik für Geburtshilfe am Universitätsspital Zürich dargestellt.

23.2.6 Management bei fetaler Anämie

Leberenzyminduktion

Untersuchungen Ende der 60er-Jahre haben gezeigt, dass mit einer Therapie mit Phenobarbital an die Mutter erfolgreich eine Leberenzyminduktion erreicht werden kann, sodass neonatal der zu erwartende Ikterus deutlich milder verläuft (Walker 1970). Es wird dazu eine tägliche abendliche Dosis von 100 mg verabreicht.

Blutersatztherapie

Die vor 1985 praktizierte intraabdominale Bluttransfusion ist in den letzten Jahren fast vollständig durch die direkte Transfusion in die Nabelschnurvene abgelöst worden. Je nach Gestationsalter beim erstmaligen Auftreten einer transfusionspflichtigen Anämie sind eine oder mehrere serielle Bluttransfusionen nötig (Vetter u. Favre 1990).

Verwendet wird 0-negatives, filtriertes, bestrahltes, gewaschenes und infektiologisch getestetes Blut. Der Hämatokrit soll möglichst ≥80% liegen. Eine Bestrahlung ist sinnvoll, weil damit einer Graft-versus-host-Reaktion vorgebeugt werden kann. Der Waschprozess eliminiert Spenderserum, was sich günstig auf die Viskosität der Blutkonserve auswirkt.

Die **Transfusionsmenge** hängt ab vom fetalen Gewicht und vom Ausgangshämatokrit. Um die Zahl der Cordozentesen niedrig zu halten, wird in Transfusionsbereitschaft der fetale Hämatokrit bestimmt. Gleichzeitig wird das mittlere korpuskuläre Volumen (MCV) bestimmt, das bei Werten von deutlich >100 zuverlässig darüber Auskunft gibt, ob es sich tatsächlich um Fetalblut handelt. Während die Hk-Bestimmung läuft, wird mit der Transfusion begonnen. Falls der bestimmte Hk über 50 liegen sollte, wird die Transfusion abgebrochen.

Das zu transfundierende Volumen V berechnet sich aus dem fetoplazentaren Sollvolumen Vt, das 100 ml pro kg geschätzten Körpergewichts beträgt, aus der Hämatokritdifferenz (Ziel/Start) und dem Hämatokrit der Konserve nach folgender Formel:

$$V = Vt \times \frac{Hk_{Ziel} - Hk_{Start}}{Hk_{Transfusat}}$$

Der angestrebte Hk_{Ziel} liegt in der Größenordung von 50–60%, der $Hk_{Transfundat}$ sollte in der Größenordnung von 90% sein.

Die **Transfusionsgeschwindigkeit** soll langsam sein, da sonst die Gefahr besteht, dass durch den Blutstrahl die Nabelschnur aus der Nadel gleitet.

> Bei hydropischen Feten muss bei der ersten Transfusion das Volumen kleiner gewählt werden, um einer Herzüberlastung vorzubeugen. Wenige Tage nach der ersten Transfusion erfolgt die zweite, so dass der Anteil an Erwachsenenblut bereits >80% liegt. Danach kann das Intervall auf 3 Wochen ausgedehnt werden.

23.2.7 Prävention

Mitte der 60er-Jahre konnte gezeigt werden, dass eine Sensibilierung auf Rhesus-D-positives Blut durch die Verabreichung einer genügend großen Menge Anti-D in praktisch allen Fällen verhindert werden kann. Die Wirksamkeit dieser Methode wurde in der Folge durch randomsierte Studien gesichert (Combined Study 1966). Ende der 60er-Jahre war in den meisten industrialisierten Ländern konzentriertes Anti-D für eine postpartale Prophylaxe verfügbar, was zu einer drastischen Reduktion der Rhesusfälle geführt hat.

Heute gehören die **Rhesusblutgruppenbestimmung** und die Suche nach irregulären Blutgruppenantikörpern zu den nachweislich nützlichen Maßnahmen während der Schwangerschaft, die bei jeder Schwangeren anlässlich der ersten Kontrolle durchgeführt werden sollten. Dabei wird neben den oben erwähnten, für den Fetus wichtigen Antikörpern auch eine ganze Reihe anderer Blutgruppenantikörper gesucht. Dies hat auch für die Schwangere eine Bedeutung, da eine Geburt ein erhöhtes Risiko für eine Bluttransfusion darstellt. Wenn ein mögli-

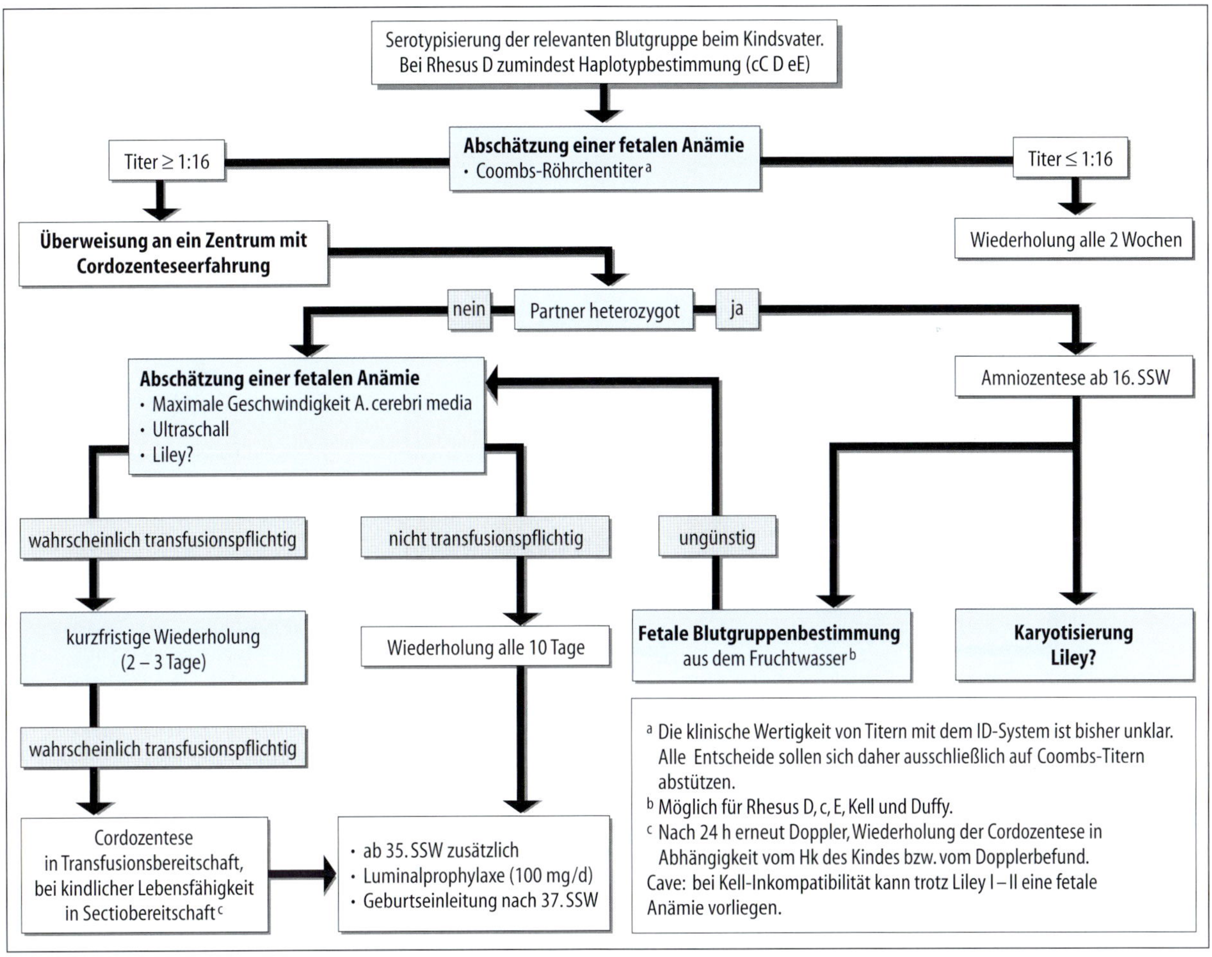

Abb. 23.5. **Vorgehen bei Blutgruppeninkompatibilität in der Schwangerschaft**

cherweise vorhandener Antikörper bereits in seiner Spezifität abgeklärt ist, kann im Notfall schneller kompatibles Blut bereitgestellt werden.

Ein zusätzlicher **Antikörpersuchtest** bei 24–28 SSW sollte bei allen rhesusnegativen Schwangeren durchgeführt werden. Liegen zu diesem Zeitpunkt keine Antikörper vor, dann soll eine Rhesusprophylaxe mit 300 µg Anti-D durchgeführt werden. Diese Dosis genügt, um mindestens 24 ml fetales Blut zu neutralisieren. Nach der Geburt soll diese Prophylaxe mit 300 µg Anti-D wiederholt werden, sofern das Kind rhesuspositiv ist. Im Anschluss daran soll dokumentiert werden, dass diese Dosis ausreichte. Hierzu wird ein indirekter Coombs-Test durchgeführt, der dann positiv ausfallen muss.

> Einzelne Zentren verwenden auch den Kleihauer-Betke-Test, der auf »fetale« Erythrozyten negativ sein muss. Dieser Test ist im Gegensatz zur landläufigen Meinung unspezifisch und in der Praxis weniger zuverlässig.

In den deutschen Mutterschaftsrichtlinien vom 29.09.1992 wurden sowohl indirekter Coombs- sowie Kleihauer-Test wegen Unzuverlässigkeit gestrichen. Als einzige zuverlässige Methode kommt die Flow-Zytometrie in Frage, die im Falle von verbleibenden fetalen Erythrozyten eine zusätzliche Subpopulation von sehr großen roten Zellen zeigt. Leider verfügen die wenigsten Geburtskliniken über diese apparative Ausrüstung, sodass wir selbst so lange am indirekten Coombs-Test festhalten.

Mit einer postpartalen und einer indizierten antenatalen Rhesusprophylaxe (bei Abort, Amniozentese etc.) lässt sich eine Sensibilisierung in ca. 90 % der Fälle verhindern.

Das Versagen dieser Maßnahme in den restlichen 10 % der Fälle ist am häufigsten auf eine präpartale spontane Immunisierung zurückzuführen. Dies hat zur Forderung nach der oben erwähnten erweiterten Rhesusprophylaxe bei 28 SSW bei allen Rh-negativen Frauen mit Rh-positivem Partner geführt. Die Wirksamkeit dieser Maßnahme konnte mit nicht randomisierten Studien belegt werden, auch wenn diese Untersuchungen einzelne Fragen noch offen lassen (Tovey et al. 1983).

> Durch Verabreichung von Anti-D bei 28 SSW kann der direkte Coombs-Test beim Neugeborenen schwach positiv ausfallen, was nicht mit einer Rhesusinkompatibilität verwechselt werden darf.

Diese kombinierte postpartale und erweiterte antenatale Rhesusprophylaxe ist in etwa 96 % der Fälle erfolgreich. Mehrere Fachgruppen haben Empfehlungen zur Durchführung der Rhesusprophylaxe ausgearbeitet, die in ihren wesentlichen Punkten übereinstimmen (ACOG 1990; DiGuiseppi 1996; Abb. 23.6).

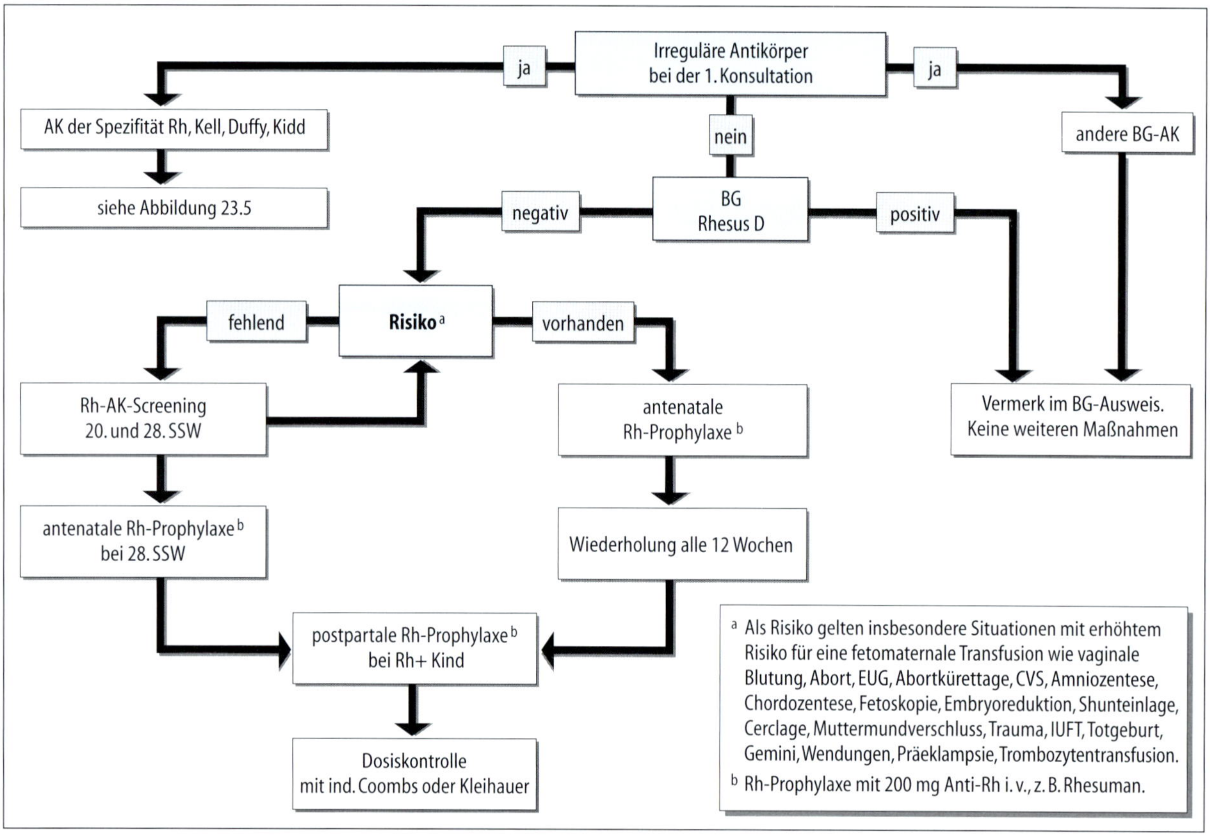

Abb. 23.6. **Rhesusprophylaxe in der Schwangerschaft**

Eine zusätzliche antenatale Rhesusprophylaxe soll in folgenden Situationen erfolgen:
- Abortus imminens, A. incipiens, A. incompletus, A. completus, Missed abortion;
- Extrauterinschwangerschaft;
- invasive pränatale Diagnostik (Chorionbiopsie, Amniozentese, Cordozentese etc.);
- invasive pränatale Therapie (Shunteinlagen, Blasenpunktionen, Fetozid etc.);
- Blutung im 2. oder 3. Trimenon;
- stumpfes Bauchtrauma;
- äußere Wendung;
- intrauteriner Fruchttod, Totgeburt;
- Thrombozytentransfusion.

23.3 Thrombozytäre Inkompatibilitäten

Definition

Die Alloimmunthrombopenie (AITP) bei Fetus und Neugeborenem wird hervorgerufen durch einen transplazentären Übertritt eines mütterlichen Antikörpers der IgG-Klasse, der gegen fetale Thrombozyten gerichtet ist.

Das Krankheitsbild wurde in den 50er-Jahren erstmals beschrieben, doch erst 1964 konnte der Beweis einer echten Inkompatibilität von mütterlichem Serum und kindlichen Thrombozyten geliefert werden.

23.3.1 Inzidenz und Epidemiologie

Nach Kaplan beträgt die Inzidenz der AITP ca. 1:2000 bis 1:5000. Die klinisch erfassten Fälle sind jedoch meist seltener. Wahrscheinlich gibt es eine große Dunkelziffer von Fällen mit AITP, da klinische Symptome von Neugeborenen (Petechien) verwechselt werden mit einem Neugeborenenexanthem. Zudem ist die Thrombozytenbestimmung keine klinische Routine, so dass wahrscheinlich viele asymptomatische Fälle übersehen werden.

23.3.2 Ätiologie

Neuere Labormethoden (Thrombozytenimmunfluoreszenz, ELISA, RIA) haben es erlaubt, die verantwortlichen mütterlichen Antikörper gegen väterliche bzw. fetale thrombozytenspezifische Antigene in den allermeisten Fällen nachzuweisen. Sie haben auch zur Aufdeckung neuer thrombozytenspezifischer Antigene beigetragen. Bekannt sind bisher 15 verschiedene Antigensysteme.

Die in Europa wichtigsten Systeme, ihre phänotypische und genotypische Häufigkeit sowie ihr entsprechendes antigentragendes Glykoprotein sind aus Tabelle 23.3 ersichtlich. Das

Tabelle 23.3. Thrombozytenantigensysteme, Häufigkeit und Lokalisation (*HPA* human platelet antigen)

Thrombozyten-antigen	Genotyp	Nomenklatur 1992	Häufigkeit [%] (gerundet, weiße	Antigentragendes Glykoprotein
Pl^{A1} (Zw^{a})	A1/A1 A1/A2	HPA-1a	69 28	GP III^{a}
Pl^{A2} (Zw^{b})	A2/A2	HPA-1b	3	GP III^{a}
Ko^{a}	a/a a/b	HPA-2a	0,5 13,5	GP I^{b}
Ko^{b}	b/b	HPA-2b	86	GP I^{b}
Bak^{a} (Lek^{a})	?	HPA-3a	88	GP II^{b}
Bak^{b}	?	HPA-3b	64	GP II^{b}
Pen^{a} (Yuk^{a})	?	HPA-4a	99,9	GP III^{a}
Pen^{b} (Yuk^{b})		HPA-4b	0,2	GP III^{a}
Br^{b}	?	HPA-5a	99,2	GP I^{a}
Br^{a}	?	HPA-5b	20,6	GP I^{a}

Pl^{A1}-Antigen ist in Mitteleuropa mit 50–75% der Fälle weitaus am häufigsten bei der Entstehung der AITP beteiligt.

In den letzten 3 Jahren wurden auch die Genloci für die 5 Plättchenantigene bekannt, und die verschiedenen Allele wurden auf DNA-Ebene geklärt. Dies macht eine pränatale Bestimmung der Plättchenblutgruppe aus dem Fruchtwasser analog zu den erythrozytären Blutgruppen bei heterozygoten Vätern möglich.

23.3.3 Bedeutung für das Kind

> Durch den Übertritt von antithrombozytären Antikörpern kommt es bereits während der Schwangerschaft zu einer fetalen Thrombopenie (Zimmermann et al. 1993). Eine solche ist bereits ab der 20. SSW möglich.

In einer Untersuchung von 25 Schwangerschaften mit Risiko einer AITP korrelierte das Vorhandensein von antithrombozytären Antikörpern mit dem Vorliegen einer fetalen Thrombopenie. Die Höhe des Antikörpertiters sagte jedoch nichts über das Ausmaß der Thrombopenie aus, und bei Fehlen von Antikörpern war eine fetale Thrombopenie gleichwohl nicht auszuschließen.

Entsprechend dem Anstieg des IgG-Gehalts im Fetalblut im Verlauf der Schwangerschaft ist mit zunehmendem Gestationsalter mit einer stärkeren Schädigung der fetalen Thrombozyten zu rechnen. Anders als bei der Immunthrombopenie (ITP), bei der präpartale Hirnblutungen eine ausgesprochene Rarität darstellen, scheint bei einer AITP das Risko einer präpartalen Hirnblutung ca. 10% zu betragen. Trotz der Möglichkeit einer vorgeburtlichen Schädigung ist die Gefahr einer peripartalen oder neonatalen Hirnblutung weitaus größer (bis zu 20%).

> Bei Thrombozyten zwischen 50×10^9/l und 100×10^9/l sind Hirnblutungen eine Rarität, unter 50×10^9/l nimmt die Blutungsneigung zu und unter 30×10^9/l scheint das Risiko erheblich.

Bei einer Risikokonstellation (z.B. Mutter Pl^{A1}-negativ, Kind Pl^{A1}-positiv; s. unten) tritt in über 50% der Fälle eine AITP bereits in der ersten Schwangerschaft auf. Auch für andere Antigene ist beschrieben, dass Immunisierungen bereits in der ersten Schwangerschaft vorkommen, allerdings liegen für diese noch keine Inzidenzstudien vor. Die Häufigkeit der Immunisierung liegt damit weit über den Beobachtungen beim Morbus hämolyticus neonatorum. Offenbar gelangen fetale Thrombozyten leichter und früher in den mütterlichen Kreislauf, als dies für Erythrozyten der Fall ist.

Das Wiederholungsrisiko bei homozygoten Vätern beträgt nahezu 100%, wobei die fetale Thrombopenie in den weiteren Schwangerschaften in der Regel ausgeprägter ist.

23.3.4 Management

Planung der Schwangerschaft

Betroffene Eltern sollten vor einer nächsten Schwangerschaft genau über die Krankheit und die Risiken aufgeklärt werden. Sie sollten wissen, dass eine optimale Betreuung der Schwangerschaft nur in einem geburtshilflichen Zentrum (mit Erfahrung in Cordozentese) in enger Zusammenarbeit mit einer Neonatologieabteilung und einem spezialisierten hämatologischen Labor (Thrombozytenbereitstellung) möglich ist.

In diesem Zusammenhang sollte auch eine detaillierte Familienanamnese erhoben werden. Insbesondere ist es von Wichtigkeit, dass Schwestern der betroffenen Frau ebenfalls mittels Blutplättchenanalyse abgeklärt werden.

Betreuung während der Schwangerschaft

Diagnostik und Antikörpertiter

Da eine Thrombopenie häufig schon beim ersten Kind auftritt, sollte dem Verdacht einer Alloimmunthrombopenie sofort nachgegangen werden. Dazu gehört die Bestimmung der Plättchenblutgruppen bei beiden Ehepaaren sowie der Nachweis von antithrombozytären Antikörpern.

Die Bestimmung eines Antikörpertiters hat lediglichlich akademischen Wert. Im Gegensatz zum Morbus hämolyticus neonatorum lassen sich nämlich aus der Höhe und dem Verlauf des Antikörpertiters keine Rückschlüsse auf das Ausmaß der Erkrankung ziehen.

Differenzialdiagnostisch muss von der Alloimmunthrombopenie die Autoimmunthrombopenie abgegrenzt werden. Bei Letzterer handelt es sich um eine Autoimmunerkrankung der Mutter mit gegen Plättchen gerichteten Antikörpern. Dementsprechend weist die Schwangere selber immer erniedrigte Plättchenzahlen auf. Obwohl solche Antikörper ebenfalls transplazentar zum Fetus gelangen können, ist eine fetale Gefährdung im Gegensatz zur Alloimmunthrombopenie praktisch inexistent.

Sonographische Kontrollen

Durch eine genaue Untersuchung des fetalen Schädels kann eine Hirnblutung oder ein Hydrozephalus als Folge einer Blutung frühzeitig entdeckt werden, sodass u. U. ein Schwangerschaftsabbruch noch vor Erreichen der Lebensfähigkeit diskutiert werden kann. Umgekehrt soll bei einem unklaren Hydrozephalus an die Möglichkeit einer AITP gedacht werden.

Fetalblutanalyse

Das Vorhandensein einer Pl^{A1}-Konstellation bei heterozygoten Vätern, das Vorhandensein und Ausmaß einer Thrombopenie sowie deren Verlaufskontrolle kann lediglich durch eine Fetalblutanalyse mittels Cordozentese abgeklärt werden.

Die AITP stellt den Arzt jedoch vor ein diagnostisches Dilemma. Feten mit normaler oder nur geringfügig erniedrigter Thrombozytenzahl benötigen keine intrauterine Therapie und profitieren somit nicht von einer diagnostischen Cordozentese. Feten hingegen mit sehr niedrigen Thrombozytenzahlen könnten zwar davon profitieren, das Risiko einer cordozentesebedingten Blutung ist dabei jedoch beträchtlich und wird nur geringfügig durch eine gleichzeitige Thrombozytentransfusion gemildert.

Intrauterine Therapie

Bis jetzt hat sich noch keine der folgenden Therapieformen durchgesetzt.

Wöchentliche Thrombozytentransfusionen. Erste Erfahrungen wurden mit der Transfusion von gewaschenen und bestrahlten mütterlichen Thrombozyten gemacht. Bei Nachweis einer fetalen Thrombopenie mit 37 SSW wurde transfundiert und unmittelbar darauf das Kind entbunden.

Damit scheint ein optimaler Schutz für die Geburt erreicht zu werden. Das Ausmaß der Transfusion ist abhängig vom fetalen Blutvolumen (etwa 100 ml/kg KG) und von der Schwere der Thrombopenie. Ziel ist es, eine Thrombozytenkonzentration von deutlich über 100×10^9/l zu erreichen, um ein möglichst langes Therapieintervall zu erzielen. Mehrere Arbeitsgruppen haben bei sehr frühem Auftreten einer Thrombopenie wiederholt Thrombozyten transfundiert.

Die Behandlung ist erfolgreich, bedingt aber, dass das Verfahren aufgrund der kurzen Halbwertszeit von Thrombozyten alle 5–7 Tage wiederholt werden muss. Bei einem solchen Therapieschema muss mit 10 und mehr Transfusionen pro Schwangerschaft gerechnet werden. Damit steigt das Risiko einer schwerwiegenden Komplikation durch die Cordozentese erheblich an und übersteigt wahrscheinlich das Risiko einer präpartalen Blutung. Ein solcher Therapieansatz sollte nur gewählt werden, wenn wiederholt schwere Hirnblutungen in früheren Schwangerschaften aufgetreten sind.

Hoch dosierte IgG-Therapie über die Mutter. Die Versuche, durch Verabreichung von IgG an die Mutter das Kind zu behandeln, werden kontrovers interpretiert.

▶ Studienbox

Bussel et al. (1997) verabreichten an die Mutter 1 g IgG pro kg KG/Woche ab Feststellung der Thrombopenie bis zur Geburt. Trotz dieser Maßnahme lagen die Plättchenwerte bei Geburt lediglich bei 25×10^9/l (und damit auch durchweg niedriger als bei den vorausgegangenen Geschwistern). Immerhin konnte die Wahrscheinlichkeit einer Hirnblutung von 20 % bei unbehandelten vorausgegangenen Geschwistern auf 1 % gesenkt werden.

Da es sich nicht um eine randomisierte Studie handelt, steht der Beweis, dass diese Reduktion tatsächlich auf die Immunglobuline zurückzuführen ist, jedoch aus. Denkbar ist ein solcher Erfolg auch durch eine intensivere Schwangerschaftsbetreuung bzw. die prophylaktische Sectio.

Europäische Autoren haben das fehlende Ansteigen der Plättchenzahl unter Immunglobulinen als Misserfolg eingestuft. Zum heutigen Zeitpunkt kann eine IgG-Behandlung via Mutter somit noch nicht als Therapie der Wahl bezeichnet werden, auch wenn sie sich im amerikanischen Raum etabliert hat. Der Haupthinderungsgrund angesichts der nicht sicher belegten Wirksamkeit liegt insbesondere bei den Kosten dieser Therapie: Bei einem Preis von z. B. rund 50 sfr pro Gramm IgG muss mit Gesamtkosten von bis zu 60 000 sfr pro Schwangerschaft gerechnet werden.

IgG-Therapie des Fetus. Neonatal kann eine AITP erfolgreich mit Immunglobulinen behandelt werden. In Analogie wurde deshalb die Infusion von IgG-Präparaten durch eine Cordozentese durchgeführt (Zimmermann u. Huch 1992).

In einem ersten Fallbericht stiegen die Thrombozyten unter IgG von 50×10^9/l auf annähernd 200×10^9/l an. Dieser Therapieerfolg konnte jedoch nicht reproduziert werden. Zudem beinhaltet die IgG-Transfusion wiederum das bereits genannte Cordozenteserisiko.

Konservatives Vorgehen. Bei Fehlen einer erwiesenermaßen wirksamen und gleichzeitig risikoarmen Therapie kann fatalistisch auch auf eine Therapie während der Schwangerschaft verzichtet werden. Dieses Vorgehen ist zumindest mit dem ärztlichen Leitsatz »Primum nihil nocere« gut kompatibel, auch wenn es nicht dem aktiven Naturell vieler Ärzte entspricht.

Bei Fehlen von klaren therapeutischen Empfehlungen scheint es am sinnvollsten, Nutzen und Risiken der verschiedenen Vorgehensweisen zusammen mit dem betroffenen Ehepaar zu besprechen und gemeinsam eine individuelle Vorgehensweise festzulegen.

Betreuung während der Geburt

Da das Risiko einer thrombopeniebedingten präpartalen Hirnblutung rund 10 % beträgt und mit der Dauer der Schwangerschaft ansteigt, sollte so früh wie möglich entbunden werden. Dieses Risiko muss jedoch gegen das Hirnblutungsrisiko von Frühgeburten abgewogen werden.

> Je nach Thrombozytenzahl und Ansprechen auf eine Therapie wird ein Entbindungszeitpunkt zwischen 34 und 37 SSW gewählt. Analog zum Management bei mütterlicher ITP wird empfohlen, bei Vorliegen einer fetalen Thrombopenie unter 100×10^9/l mittels Sectio zu entbinden, da man annimmt, dass dies das schonendere Verfahren ist. Größere Fallstudien zum Beweis dieser Hyothese liegen jedoch nicht vor (und sind wahrscheinlich aus ethischen Gründen kaum mehr durchzuführen).

Da das Risiko einer Hirnblutung bei AITP peripartal am größten ist, sollten vor der Entbindung kompatible Thrombozyten bereitgestellt werden. Von einigen Autoren wird auch unmittelbar vor Geburt empfohlen, das Ausmaß der fetalen Thrombopenie in Thrombozytentransfusionsbereitschaft mittels Cordozentese abzuklären und ggf. Thrombozyten gleichzeitig zu transfundieren.

Ob nach erfolgreicher Korrektur der Thrombopenie ohne Risiko vaginal entbunden werden darf, ist bislang unklar.

23.3.5 Prävention

Zur Zeit ist keine wirksame Prävention bekannt. Das Problem ist auch zu selten, als dass in der nächsten Zukunft eine Prävention analog zur Rhesusprophylaxe zu erwarten wäre. Da in der Mehrheit der Fälle eine Sensibilisierung bereits während der ersten Schwangerschaft auftritt, käme die Prophylaxe bei Geburt auch in den meisten Fällen zu spät.

Literatur

ACOG: American College of Obstetricians and Gynecologists (1990) Prevention of D isoimmunization. Technical Bulletin 147

Avent ND, Reid ME (2000) The Rh blood group system: a review. Blood 95: 375–387

Bennett PR, Le Van Kim C, Colin Y, Warwick RM, Cherif Zahar B, Fisk NM, Cartron JP (1993) Prenatal determination of fetal RhD type by DNA amplification. N Engl J Med 329: 607–10

Bussel JB, Zabusky MR, Berkowitz RL, McFarland JG (1997) Fetal alloimmune thrombocytopenia. N Engl J Med 337: 22–26

Combined Study (1966) Prevention of Rh-haemolytic disease: results of the clinical trial. A combined study from centres in England and Baltimore. BMJ 2: 907–914

Daffos F, Capella-Pavlovsky M, Forestier F (1983) Fetal blood sampling via the umbilical cord using a needle guided by ultrasound. Report of 66 cases. Prenat Diagn 3: 271–277

DiGuiseppi C (1996) Screening for D (rh) incompatibility. Guide to clinical preventive services. National Library of Medicine. Health Services/Technology Assessment-Text, http://text. nlm. ni h. gov/cps/www/cps. 44. html.

Hughes RG, Craig JIO, Murphy WG, Greer IA (1994) Causes and clinical consequences of Rhesus (D) haemolytic disease of the newborn: a study of a Scottish population, 1985–1990. Br J Obstet Gynaecol 101: 297–300

Katzorke S (1995) Titervergleich von erythrozytären Alloantikörpern im Röhrchentest und im Geltest. Inauguraldissertation, Universität Zürich

Liley AW (1961) Liquor amnii analysis in management of pregnancy complicated by rhesus sensitization. Am J Obstet Gynecol 82: 1359–1364

Mari G, Adrignolo A, Abuhamad AZ, Pirhonen J, Jones DC, Ludomirsky A, Copel JA (1995) Diagnosis of fetal anemia with Doppler ultrasound in the pregnancy complicated by maternal blood group immunization. Ultrasound Obstet Gynecol 5: 400–405

Mari GC, Deter RL, Carpenter R et al. (2000) Noninvasive diagnosis by doppler ultrasonography of fetal anemia due to maternal alloimmunization. N Engl J Med 342: 9–14

Mollison PL, Engelfriet CP, Contretras M (1993) Blood transfusion in clinical medicine. Blackwell, Oxford

Nance SJ, Nelson JM, Horenstein J, Arndt P, Platt LD, Garatty G (1989) Monocyte monolayer assay: an efficient noninvasive technique for predicting the severity of hemolytic disease of the newborn. Am J Clin Pathol 92: 89–92

Nicolaides KH (1993) Management of red blood cell isoimmunized pregnancies. In: Chervenak FA, Isaacson GC, Campbell S (eds) Ultrasound in obstetrics and gynecology. Little & Brown, Boston, pp 1543–1555

Nicolaides KH, Rodeck CH (1992) Maternal serum anti-D antibody concentration and assessment of rhesus isoimmunisation. BMJ 304: 1155–1156

Oepkes D (1993) Ultrasonography and Doppler in the management of red cell alloimmunized pregnancies. Inauguraldissertation, Universität Leiden

Tovey LA, Stevenson BJ, Townley A (1983) The Yorkshire antenatal anti-D immunoglobulin trial in primigravidae. Lancet 2: 244–246

Vetter K, Favre Y (1990) Moderne Diagnostik und Therapie bei fetomaternaler Blutgruppenunvertraglichkeit. Arch Obstet Gynaecol 247: S25–35

Walker W (1970) Phenobarbitone in rhesus haemolytic disease. Lancet 2 :1089–90

Zimmermann R, Huch A (1992) In utero fetal therapy with IgG for alloimmunthrombocytopenia. Lancet 340: 606

Zimmermann R, Gmür J, Tuchschmid P (1993) Fetale und Neonatale Alloimmunthrombozytopenie (eh. Iso-Immun-). Schweiz Med Wochenschr 123: 1655–1661

Zimmermann R, Durig P, Carpenter RJJ, Mari G (2002) Longitudinal measurement of peak systolic velocity in the fetal middle cerebral artery for monitoring pregnancies complicated by re-cell alloimmunization – a prospective multi-center trial with intention to treat. BJOG (in print)

Pathologie der Schwangerschaft

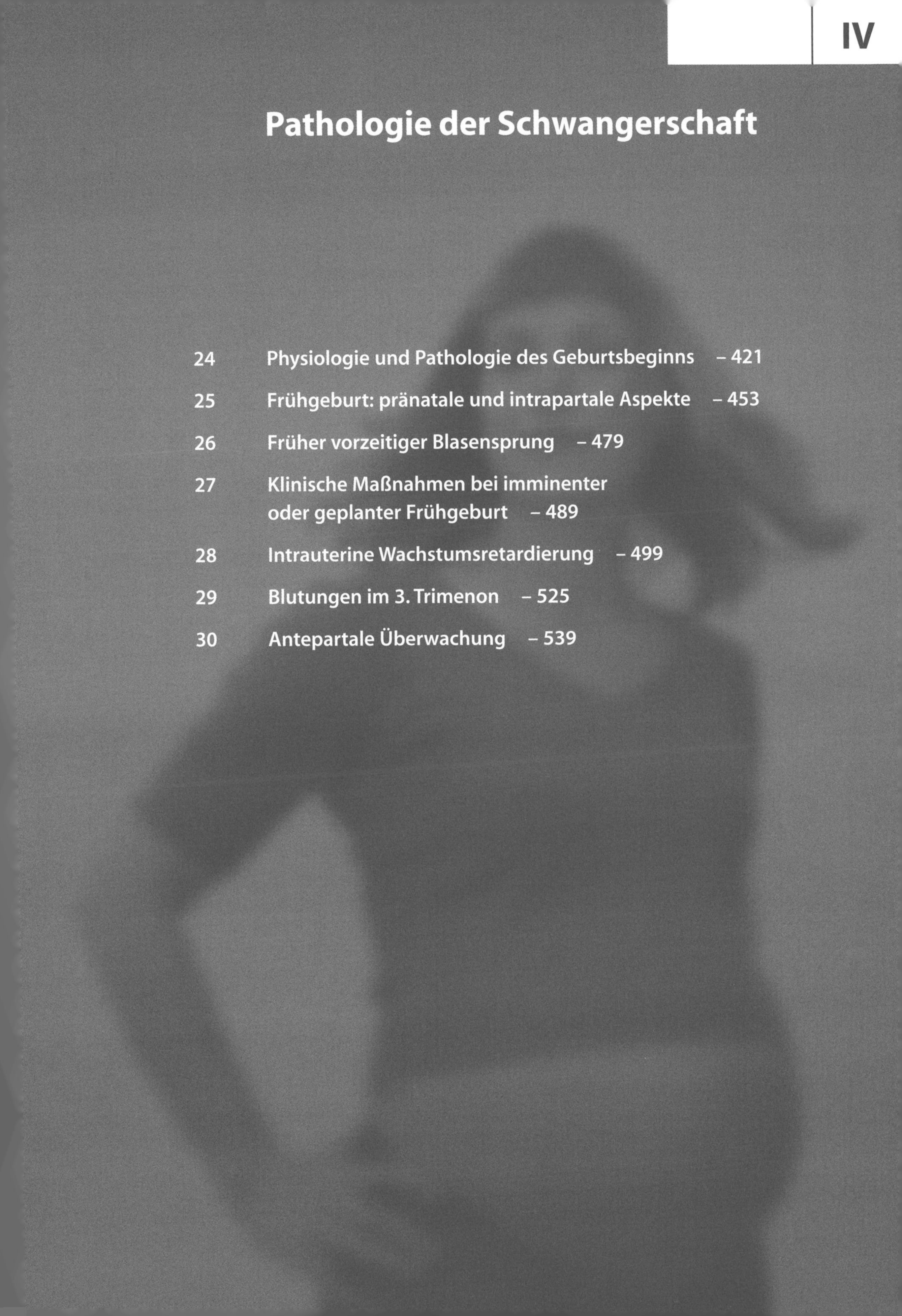

Physiologie und Pathologie des Geburtsbeginns

24.1 Die Bedeutung der fetomaternalen Grenzzone für die Auslösung der Geburt

H. Schneider

Zusammenfassung

Das kontraktionsfreie Myometrium bildet zusammen mit den Eihäuten und der Zervix einen geschlossenen Raum, der dem Feten Schutz für eine ungestörte Entwicklung bietet. Der Grenzzone zwischen mütterlichem und fetalem Gewebe, die einerseits durch die Dezidua und die Zervix und andererseits durch die Plazenta und das Chorion der Eihäute gebildet wird, kommt für eine erfolgreiche Schwangerschaft eine zentrale Bedeutung zu. Sie bietet dem hemiallogenetischen Feten immunologischen Schutz, reguliert als endokrines Organ die Adaptation des mütterlichen Herzkreislaufsystems und des Stoffwechsels, stellt durch die Entwicklung der Plazenta und den Anschluss an den uterinen Kreislauf die Versorgung des Feten sicher und spielt eine zentrale Rolle bei der Auslösung des Geburtsgeschehens.

Als Vorbereitung auf die normale Geburt kommt es durch Veränderungen in der Homöostase der wichtigsten an dem Geburtsvorgang beteiligten Strukturen wie Myometrium, Eihäute und Zervix zu tief greifenden Störungen des während der Schwangerschaft vorherrschenden Ruhezustandes: Im Myometrium nimmt die Kontraktilität kontinuierlich zu, die Eihäute verlieren die Reißfestigkeit und die derbe Gewebsstruktur der Zervix wird aufgelockert. Exogene Faktoren wie Infektionen, lokale Hypoxie der uteroplazentaren Einheit oder chronischer Stress bewirken eine frühzeitige Störung der Homöostase. Auch genetische Faktoren können im Zusammenhang mit Fehlbildungen des Feten das Geburtsgeschehen vorzeitig in Gang setzen. Auto- sowie parakrine Regulationsmechanismen in der fetomaternalen Grenzzone und die endokrine Interaktion mit der fetalen und maternalen Hypothalamus-Hypophysen-Nebennierenrinden-Achse (HH-NNR) sind für die Unterhaltung der Schwangerschaft einerseits und für die Auslösung der Geburt andererseits verantwortlich.

Zwischen der termingerechten Geburt am Ende einer normalen Schwangerschaft und einer Frühgeburt gibt es im Hinblick auf die Steuerungsmechanismen durchaus Gemeinsamkeiten, andererseits bestehen in Abhängigkeit von der zugrunde liegenden Pathogenese deutliche Unterschiede. Die Variabilität des Geburtsgeschehens spiegelt sich auch in der klinischen Erfahrung wider, dass die zeitliche Sequenz von Zervixreifung, Blasensprung und Beginn der Wehentätigkeit, sowohl bei der Geburt am Termin wie auch bei der Frühgeburt, von Fall zu Fall unterschiedlich ablaufen kann.

Das Verständnis der biochemischen sowie molekularbiologischen Reaktionen ist die Basis für eine gezielte Anwendung therapeutischer Maßnahmen wie Tokolyse, Antibiotika, Geburtseinleitung oder Wehenstimulation. Darüber hinaus liefert die umfangreiche Forschung in diesem Bereich wertvolle Ansätze für die Entwicklung neuer diagnostischer Tests zur Früherkennung der drohenden Frühgeburt (Challis 2000; Challis et al. 2000; Norwitz et al. 1999; Schäfer u. Zahradnik 2001; Schneider 2000).

Im Folgenden wird vor allem auf die auto- sowie parakrinen Vorgänge in der fetomaternalen Grenzzone und deren endokriner Interaktion mit der mütterlichen bzw. fetalen HH-NNR-Achse eingegangen. Einzelheiten der molekular- sowie zellbiologischen Auswirkungen auf das Myometrium, die Zervix und die Eihäute werden in den folgenden Kapiteln (24.2 bis 24.4) näher beschrieben.

24.1.1 Auto- sowie parakrine Vorgänge in der fetomaternalen Grenzzone

Die fetomaternale Grenzzone ist als zentrale Schaltstelle für den Schwangerschaftsverlauf von entscheidender Bedeutung (s. Übersicht). Die Erhaltung der Schwangerschaft einerseits sowie die Auslösung der Geburt andererseits sind direkt von dem Gleichgewichtszustand zahlreicher auto- sowie parakriner Reaktionen und endokriner Interaktionen abhängig.

Die fetomaternale Grenzzone als Schaltzentrale der Schwangerschaft

- Implantation, Plazentation mit Entwicklung des uteroplazentaren Kreislaufes
  - Immunologischer Schutz
  - Versorgung des Feten
- Paraautokrine Funktion sowie endokrine Interaktion mit dem fetalen und maternalen Organismus
  - Erhaltung des »steady state« der Schwangerschaft
  - Geburtsauslösung

Der Trophoblast und die mütterliche Dezidua sind die wichtigsten Bestandteile der fetomaternalen Grenzzone. Neben dem extravillösen Trophoblasten (s. Kap. 1) und den Choriontrophoblastzellen ist auch der villöse Trophoblast, der ab der 10. SSW in direktem Kontakt mit dem mütterlichen Blut steht, Teil der Grenzzone. In der Dezidua sind verschiedene Zellpopulationen wie gewebsständige Makrophagen, aber auch Lymphozyten und polymorphkernige Granulozyten, deren Anreicherung im Gewebe Ausdruck des Aktivierungszustandes der Dezidua ist, funktionell bedeutungsvolle Bestandteile der Grenzzone. Während der Schwangerschaft überwiegen, bedingt durch ein konstitutives »steady state« komplexer auto- sowie parakriner Reaktionen, der Ruhezustand des Myometriums sowie die feste Konsistenz der Zervix. Auch endokrine Interaktionen mit dem mütterlichen und fetalen Hormonhaushalt leisten für die Bewahrung des geschützten Raumes, in dem der Fetus heranwächst, einen wichtigen Beitrag.

Der Gleichgewichtszustand zwischen schwangerschaftserhaltenden und die Auslösung des Geburtsgeschehens begünstigenden Faktoren kann durch exogene Einflüsse wie aszendierende Infektionen oder eine lokale hypoxisch-ischämische Gewebsschädigung empfindlich gestört werden (◻ Abb. 24.1).

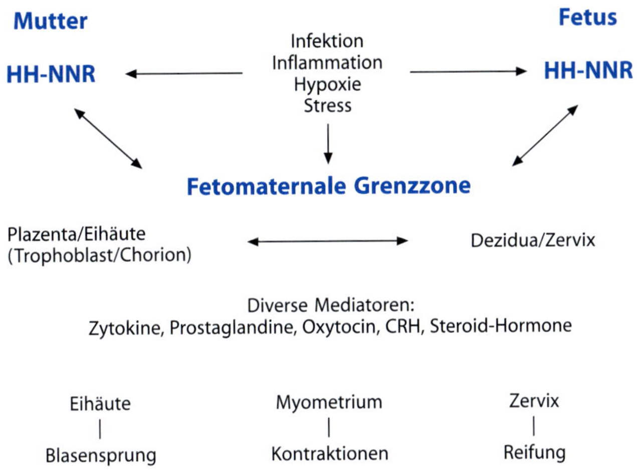

Abb. 24.1. **Zentrale Bedeutung der fetomaternalen Grenzzone für die Entstehung der zu frühen sowie der termingerechten Geburt**
HH-NNR Hypothalamus-Hypophysen-Nebennierenrindenachse

Auch mechanische Faktoren wie eine starke Dehnung der Eihäute sowie des Myometriums können für die Auslösung von Wehen sowie für eine Beeinträchtigung der Reißfestigkeit der Eihäute verantwortlich sein (Bryant-Greenwood u. Millar 2000).

Die Veränderungen im Aktivitätszustand der fetomaternalen Grenzzone können in einer Stimulation oder Suppression der Synthese verschiedener Peptide, Eikosanoide sowie Steroidhormone zum Ausdruck kommen. Andererseits kann das »steady state« durch die Aktivierung oder Hemmung von Enzymen, die für die Verstoffwechselung dieser Mediatoren verantwortlich sind, eine Verschiebung erfahren. Auch das Expressionsmuster von Rezeptoren ist ein wichtiger Ansatz für verschiedene Regulationsmechanismen.

Die wichtigsten in der fetomaternalen Grenzzone produzierten Mediatoren und ihre Bedeutung für die Regulation der Kontraktilität des Myometriums und des Reifungsprozesses der Zervix sind in Tabelle 24.1 zusammengestellt.

Tabelle 24.1. **Geburtsassoziierte Hormone und Mediatoren der fetomaternalen Grenzzone**

Kontraktilität des Myometriums	Aktivierung/ Stimulation +	Ruhigstellung/ Hemmung –
Progesteron		–
Stickstoffmonoxid – NO		–
Prostazyklin – PG J_2		–
Relaxin		–
Östrogene – Östradiol	+	
CRH	+	
Zytokine	+	
Prostaglandin – PG E_2	+	
Prostaglandin – PG $F_2\alpha$	+	
Oxytozin	+	
Reifung der Zervix	**Förderung +**	**Hemmung –**
Progesteron		–
Stickstoffmonoxid – NO	+	
Östrogen	+	
Prostaglandin – PG E_2	+	
Relaxin	+	

24.1.2 Prostaglandine

Bei der physiologischen Termingeburt sowie auch bei der durch vorzeitige Wehen ausgelösten Frühgeburt kommt den Prostaglandinen für die Entstehung der Uteruskontraktionen sowie die Reifung der Zervix eine zentrale Bedeutung zu. Die Synthese der verschiedenen Mitglieder der Prostaglandin-H-Serie aus Arachidonsäure findet vor allem in den Eihäuten, dem Amnion und Chorion statt (Challis et al. 2000). Das Schlüsselenzym für die Prostaglandinsynthese, die Prostaglandinsynthase, ist als konstitutive (PGHS-1-) sowie induzierbare (PGHS-2-) Variante im Amnion und Chorion sowie auch im Myometrium und in der Dezidua exprimiert. Während die Aktivitätszunahme von beiden Isoformen im Chorion und im Amnion im Zusammenhang mit der Entstehung von Geburtswehen gut etabliert ist, ist eine entsprechende Veränderung des Expressionsmusters mit Zunahme von mRNA in der Dezidua wie auch im Myometrium nicht eindeutig belegt. Die relative Bedeutung der Eihäute einerseits und des Myometriums andererseits als Entstehungsort der für die Stimulation der Kontraktionen verantwortlichen Prostaglandine ist weiterhin ungeklärt. Verschiedene Stoffe wie Glukokortikoide, CRH und Zytokine wie IL-1 haben eine stimulierende Wirkung auf die Synthese von Prostaglandinen (Challis 2000).

Für die Entstehung der durch aszendierende Infektionen verursachten Wehen sowie für die Zervixreifung kommt der gegenseitigen Stimulation von **Zytokinen** und **Eikosanoiden** eine zentrale Bedeutung zu. Bakterien stimulieren durch die Freisetzung von Endotoxinen gewebsständige Makrophagen und Lymphozyten. Durch Chemokine wie IL-8 werden polymorphkernige sowie mononukleäre Leukozyten lokal angereichert, die ihrerseits verschiedene proinflammatorische Zytokine wie IL-1β, IL-6 und TNF-α sezernieren. Diese Zytokine bewirken durch die Aktivierung von Proteasen wie Urokinaseplasminogenaktivatoren und Matrixmetalloproteasen einen Gewebsumbau, der die Reifung der Zervix sowie die Zersetzung der Eihäute zur Folge hat (Rice 2001; So et al. 1992). Zytokine sind mit der Prostaglandinproduktion eng verknüpft, und in Explantkulturen von Amnionepithelien konnte durch Zugabe von proinflammatorischen Zytokinen die Expression von Phospholipasen (cPLA2) und der induzierbaren Form der Prostaglandinsynthase (PGHS-2) mit einer vermehrten Produktion von Prostaglandinen gezeigt werden (Romero et al. 1992).

Neben der Regulation der Synthese hat auch die Metabolisierung durch das Enzym **Prostaglandindehydrogenase** (PGDH), das vor allem im Chorion lokalisiert ist, eine wichtige regulierende Funktion (Sangha et al. 1994). In Abhängigkeit von der PGDH-Aktivität bildet das Chorion eine mehr oder weniger durchlässige Barriere für biologisch aktive Prostaglandine und deren Übertritt in die Dezidua und das Myometrium. Während der Schwangerschaft hat vor allem Progesteron einen stabilisierenden Effekt auf die Choriontrophoblastzellen und die Aktivität von PGDH, durch die ein Vordringen von Prostaglandinen aus den Eihäuten in die Dezidua bzw. das Myometrium verhindert wird. Welchen Anteil eine lokale Beeinträchtigung der Progesteronproduktion oder eine kompetitive Hemmung der Bindung von Progesteron an die Glukokortikoidrezeptoren der Choriontrophoblastzellen zusammen mit einer inflammatorischen Zersetzung der Trophoblasten an der Entstehung von vorzeitigen Wehen bei einer aszendierenden Infektion hat, ist bislang nicht geklärt. Die mit der Wehenentstehung am Termin verknüpfte vermehrte Produktion von Kortisol durch die fetale Nebennierenrinde könnte sowohl durch direkte »Down-Regulation« der Synthese von PGDH wie auch durch eine kompetitive Verdrängung von Progesteron aus der Bindung an Glukokortikoidrezeptoren in den Choriontrophoblasten die PGDH-Aktivität beeinträchtigen und damit eine vermehrte Kontraktilität des Myometriums verursachen.

▶ Studienbox

Bei der Untersuchung von Eihautproben aus dem Bereich des inneren Muttermundes, die bei Frauen unter der Geburt gewonnen worden waren, wurde eine lokalisierte Einschränkung der PGDH-Aktivität gezeigt und es wird spekuliert, dass eine lokale Inflammation im Bereich der Zervix über die Freisetzung von Zytokinen wie TNF oder IL-1 die lokale Suppression der PGDH-Expression bewirkt. Die verminderte Metabolisierung von Prostaglandinen durch PGDH könnte einer der Mechanismen sein, die eine vorzeitige Reifung der Zervix erklären (Challis 2000).

24.1.3 Endokrine Verknüpfung der fetomaternalen Grenzzone mit dem fetalen Organismus

Die fetomaternale Grenzzone ist in verschiedene endokrine Regelkreisläufe des Feten wie auch der Mutter eingebunden. Bereits in der Frühschwangerschaft übernimmt dieser Grenzbereich zwischen dem fetalen und dem maternalen Organismus durch die Abgabe einer Vielzahl von Proteinen in den Blutkreislauf der Mutter wichtige Steuerfunktionen bei der Adaptation des mütterlichen Organismus an den Zustand der Schwangerschaft.

Durch die endokrine Einflussnahme auf verschiedene mütterliche Organe übernehmen schwangerschaftsspezifische Gewebsstrukturen zumindest teilweise und temporär befristet Funktionen des Hypothalamus-Hypophysen-Systems als zentrales Steuerorgan. Durch die Abgabe von Mediatoren an den umbilikalen Kreislauf greift die fetomaternale Grenzzone auch regulierend in das HH-NNR-System des Feten ein. Dem Signalaustausch zwischen der Grenzzone einerseits und dem Feten andererseits kommt für die Entstehung der Wehentätigkeit eine zentrale Bedeutung zu. Bemerkenswert ist der Fluss von endokrinen Signalen in beiden Richtungen, d. h. Peptide der fetomaternalen Grenzzone wie CRH und diverse Zytokine gelangen über den Umbilikalkreislauf zum Feten und beeinflussen das endokrine System auf der Hypothalamus-Hypophysen-Ebene sowie durch direkte Stimulation der NNR. Im Gegenzug wirken Hormone der fetalen Nebenniere wie Kortisol und Dehydroepiandrosteron (DHEA) regulatorisch auf die fetomaternale Grenzzone.

Im Einzelnen ist unklar, wieweit die Geburt auslösenden Veränderungen primär ihren Ausgang vom Feten oder von der fetomaternalen Grenzzone nehmen. Es ist nahe liegend, dass bei Termin- und Frühgeburten unterschiedlicher Ätiologie die Auslösungsmechanismen nicht identisch sind:

- Bei der termingerechten Geburt spielen die Reifungsvorgänge in verschiedenen, an der Geburtsauslösung beteiligten Strukturen eine wichtige Rolle. Da die Organreifung unter normalen Bedingungen genetisch programmiert ist, ist auch der Zeitpunkt des Geburtsbeginns weitgehend vorgegeben.
- Der zu frühe Geburtsbeginn ist häufig Folge einer exogenen Störung wie einer aszendierenden Infektion oder einer lokalen hypoxisch ischämischen Gewebsschädigung im Bereich der fetomaternalen Grenzzone. Dabei kann auch eine Blutung zwischen Plazenta oder Chorion und Dezidua zum Auslöser von Frühgeburtswehen werden.

Während die Rolle der genetisch programmierten Abläufe bei der Reifung verschiedener Organe des Feten oder von exogenen Störungen dieser Reifungsvorgänge für die Auslösung des Geburtsgeschehens unbestritten ist, wird der Stellenwert von mütterlichen Einflussfaktoren nach wie vor kontrovers diskutiert. Ob eine chronische Stresssituation als isolierte Störung das Geburtsgeschehen frühzeitig in Gang setzen kann, ist zumindest zum jetzigen Zeitpunkt nicht geklärt (s. weiter unten; Petraglia et al. 2001).

24.1.4 »Corticotropin-releasing hormone« (CRH)

Bei der Interaktion zwischen der fetomaternalen Grenzzone und der HH-NNR-Achse des Feten nimmt »corticotropin-releasing hormone« (CRH), das als Peptid im villösen Trophoblasten der Plazenta, in den Eihäuten sowie in der Dezidua gebildet wird, eine zentrale Stellung ein (Petraglia et al. 1996; Riley et al. 1991). Parallel zur vermehrten Expression von mRNA im Plazentagewebe steigt die CRH-Konzentration im mütterlichen Plasma exponentiell an (Petraglia et al. 1996; Goldn et al. 1988; Emanuel et al. 1994).

Die in der ersten Schwangerschaftshälfte gemessenen **Plasma-CRH-Spiegel** korrelieren mit dem Geburtszeitpunkt und ermöglichen eine begrenzte Vorhersage von Termin- sowie Frühgeburten und auch von Übertragungen (McLean et al. 1995). Ein vorzeitiger Anstieg des mütterlichen CRH-Spiegels im frühen dritten Trimenon ist als Hinweis auf eine drohende Frühgeburt von gewissem klinischem Interesse (Korebrits et al. 1998; Warren et al. 1992, 1995; Wolfe et al. 1988). Das im Plasma zirkulierende CRH wird durch ein spezifisches Bindungsprotein teilweise neutralisiert, so dass für die Vorhersage einer Frühgeburt vor allem das Verhältnis von CRH zu dem Bindungsprotein aussagekräftig ist (Korebrits et al. 1998; Berkovitz et al. 1996).

Die Regulation der CRH-Produktion im Synzytiotrophoblasten unterscheidet sich von den Vorgängen im Hypothalamus dadurch, dass Kortisol stimulierend wirkt und eine positive Rückkoppelung zwischen der fetalen Nebenniere und der CRH-Produktion in der Plazenta besteht (Jones et al. 1989; Robinson et al. 1988). Der nach Verabreichung von Betamethason im mütterlichen Plasma beobachtete Anstieg von CRH ist ebenfalls Folge der Stimulation des Trophoblasten (Marinoni et al. 1998).

Auch Neuropeptide, Prostaglandine und Zytokine aktivieren das CRH-Gen mit vermehrter Sekretion des Peptids. Progesteron übt dagegen einen hemmenden Einfluss aus und die antagonistische Wirkung zwischen Kortisol und Progesteron scheint ein Schlüsselmechanismus für die Regulierung der CRH-Sekretion in der fetomaternalen Grenzzone zu sein (Karalis et al. 1996). Beide Steroidhormone greifen über den Glukokortikoidrezeptor am Synzytiotrophoblasten an, da spezifische Progesteronrezeptoren fehlen (Majzoub u. Karalis 1999; Korebrits et al. 1998).

In der Frühschwangerschaft übernimmt die Plazenta die Produktion von Progesteron vom Corpus luteum. Aus **Lipoproteinen** (LDL), die durch Vermittlung spezifischer Rezeptoren von den Synzytiotrophoblasten in großen Mengen aus dem mütterlichen Blut aufgenommen werden, entsteht **Pregnenolon** und mit Hilfe des Enzyms 3β-Hydroxysteroiddehydrogenase wird Pregnenolon in Progesteron umgewandelt. Während der gesamten Schwangerschaft überwiegt der hemmende Einfluss des Progesterons auf die CRH-Produktion durch den Trophoblasten und erst in den letzten Wochen wird Progesteron durch ansteigende Konzentrationen von Glukokortikoid aus der Rezeptorbindung am Trophoblasten verdrängt, so dass die stimulierende Wirkung auf die CRH-Produktion überwiegt (Majzoub u. Karalis 1999; McGregor et al. 1995). Auf die Beeinflussung des Prostaglandinstoffwechsels durch Progesteron, das über die Stabilisierung der PGDH-Aktivität den metabolischen Abbau von Prostaglandinen im Chorion garantiert, wurde bereits hingewiesen.

Die lokale Wirkung von CRH umfasst zum einen die Vasodilatation der uteroplazentaren Gefäße (Clifton et al. 1994). Die vermehrte CRH-Freisetzung hat zusätzlich eine stimulierende Wirkung auf die Synthese von Prostaglandinen in den Eihäuten. Neben diesen lokalen parakrinen Funktionen im Bereich der fetomaternalen Grenzzone gelangt CRH über den umbilikalen Kreislauf zum Feten und stimuliert das fetale Hypothalamus-Hypophysen-System. Zusätzlich wirkt CRH über die Bindung an spezifische Rezeptoren direkt auf die Nebennierenrinde ein, sodass vermehrt Kortisol sowie auch sulfatiertes DHEA gebildet wird (Smith 1999; Smith et al. 1998).

Parallel zu einer vermehrten Produktion von CRH mit der parakrinen Wirkung in der fetomaternalen Grenzzone und dem endokrinen Effekt auf die HH-NNR-Achse des Feten kommt es in der Plazenta zu einer vermehrten Metabolisierung von Kortisol mütterlichen Ursprungs. Durch die Aktivierung von 11β-Hydroxysteroid-Dehydrogenase wird Kortisol zu Kortison abgebaut und der biologisch weniger aktive Metabolit wird in den fetalen Kreislauf abgegeben. Mit dem Wegfall des hemmenden Einflusses von mütterlichem Kortisol wird die fetale Hypothalamus-Hypophysen-Achse in den letzten Wochen der Schwangerschaft stimuliert. Der Synergismus einer Aktivierung des fetalen Hypothalamus-Hypophysen-Systems und einer direkten Stimulation der fetalen Nebenniere bewirkt sowohl eine Aktivierung des Myometriums sowie auch die Stimulation von Kontraktionen und spielt damit für die Entstehung der Wehentätigkeit eine entscheidende Rolle.

Die endokrine Verknüpfung der fetomaternalen Grenzzone mit der HH-NNR-Achse des Feten bewirkt nach dem Prinzip eines positiven »Feed-forward-Systems« eine starke Steigerung der Produktion von Mediatoren wie CRH, Kortisol und DHEA-S mit der Umwandlung in Östrogen, die für die verschiedenen Abschnitte des geburtsauslösenden Prozesses von zentraler Bedeutung sind. Über verschiedene Angriffspunkte im Bereich der fetomaternalen Grenzzone wie auch im HH-NNR-System des Feten kann das »Feed-forward-System« in Gang gesetzt und frühzeitige oder auch rechtzeitige Wehen ausgelöst werden.

24.1.5 Das Fruchtwasser als zweite Verbindung zwischen dem Feten und der fetomaternalen Grenzzone

Neben der Kommunikation über den Nabelschnurkreislauf können Mediatoren vom Feten auch über das Fruchtwasser an die fetomaternale Grenzzone gelangen. In der zweiten Schwangerschaftshälfte sind die Lunge und die Niere die wichtigsten Organe, über die der Fetus diverse Stoffe an das Fruchtwasser abgibt. In Fruchtwasserproben von Frauen mit Geburtswehen oder aber mit vorzeitiger Wehentätigkeit konnte eine erhöhte Konzentration von »platelet activating factor« (PAF), der eine stimulierende Wirkung auf die Synthese von Prostaglandin E_2 in den Epithelzellen des Amnions hat, nachgewiesen werden. PAF wird vor allem in der fetalen Lunge gebildet. Während der Schwangerschaft wird die Aktivität von PAF durch eine spezifische Acetylhydrolase, die von Makrophagen in der Dezidua gebildet wird, neutralisiert. Endotoxine und proinflammatorische Zytokine wirken hemmend auf die Produktion der PAF-Acetylhydrolase, sodass auch über diesen Mechanismus eine gesteigerte Prostaglandinsynthese durch eine lokale Infektion im Bereich der fetomaternalen Grenzzone induziert werden kann (Narahara 1996; Narahara et al. 1998; Kavano et al. 1998).

Neben »Platelate activating factor« (PAF) wirkt auch **Endothelin** stark kontraktionsfördernd auf das Myometrium (Narahara 1996).

Eine wichtige Rolle für die Schwangerschaftserhaltung kommt verschiedenen **Proteasehemmern**, insbesondere dem Trypsininhibitor, zu, die kontinuierlich über die Nieren des Feten in das Fruchtwasser ausgeschieden sowie auch von Amnionepithelien produziert werden (Teraot Kanayam 1998; Kim et al. 1998). Neben der Hemmung von Proteasen wie Trypsin, der neutrophilen Elastase, Plasmin, Cathepsin G und Hyaluronidasen haben diese Substanzen auch eine hemmende Wirkung auf die Produktion von proinflammatorischen Zytokinen wie IL-1 und IL-8.

> Die Aktivität der Proteasehemmer stellt einen wichtigen Schutzmechanismus gegenüber der zersetzenden Wirkung von Proteasen auf die extrazelluläre Matrix in den Eihäuten und der Zervix dar. Menschliches Fruchtwasser hat ferner eine hemmende Wirkung auf Phospholipase A2, ein wichtiges Enzym für die Synthese von Prostglandine (Bennett et al. 1996).

Die Kommunikation zwischen dem Feten und der fetomaternalen Grenzzone über den Weg des Fruchtwassers ist in ihrer Bedeutung sowohl für die Erhaltung der Schwangerschaft wie auch für die Auslösung von Mechanismen im Zusammenhang mit dem Geburtsbeginn bislang unterschätzt worden.

24.1.6 Interaktion der fetomaternalen Grenzzone mit dem mütterlichen Organismus

Die Verknüpfung der fetomaternalen Grenzzone mit dem mütterlichen Organismus besteht vor allem in der Abgabe von einer breiten Palette von Peptiden und Proteinen sowie von Steroidhormonen, die im Trophoblasten de novo oder aus Vorstufen synthetisiert werden, an den mütterlichen Kreislauf.

Der Einflussnahme verschiedener endokriner Organe der Mutter auf die Erhaltung der Schwangerschaft kommt, sobald die Progesteronsynthese vom Corpus luteum auf den Trophoblasten übergegangen ist, nur eine untergeordnete Bedeutung zu. In gleicher Weise ist der Anteil des mütterlichen Organismus an der Initiierung von Veränderungen in der fetomaternalen Grenzzone im Zusammenhang mit der Geburtsauslösung begrenzt.

Die Bedeutung der vermehrten Ausschüttung von Katecholaminen, CRH und Zytokinen sowie ihrer gegenseitigen Beeinflussung für die Regulation von Stressreaktionen des Organismus ist gut etabliert (Chrousos u. Gold 1992; Makino et al. 1994). Auf die Parallelen zwischen der Produktion von CRH und proinflammatorischen Zytokinen im Hypothalamusgebiet einerseits und der fetomaternalen Grenzzone andererseits wurde wiederholt hingewiesen (Hobel et al. 1999). In bestimmten Fällen können die vorzeitige Wehentätigkeit und eine Frühgeburt auch als Antwort auf eine chronische Stresssituation der Mutter mit erhöhten CRH-Spiegeln und dadurch bedingter Stimulation der Produktion von Zytokinen und Prostaglandin interpretiert werden. Die Assoziation zwischen akuter oder auch chronischer Stressbelastung während der Schwangerschaft und vorzeitigen Wehen wurde wiederholt beschrieben (Cooper et al. 1996; Hoffman u. Hatch 1996).

In einer neueren Untersuchung konnte allerdings die Korrelation zwischen den CRH- und Kortisol-Spiegeln im mütterlichen Blut sowie der psychosozialen Stressbelastung am Ende des mittleren Schwangerschaftsdrittels nicht bestätigt werden (Petraglia et al. 2001). Diese Ergebnisse wurden dahingehend interpretiert, dass in der Schwangerschaft mit den chronisch erhöhten CRH-Spiegeln plazentaren Ursprungs eine zusätzliche Aktivierung der HH-NNR-Achse der Mutter durch eine chronische psychosoziale Stresssituation nicht zum Tragen kommt. Während diese Ergebnisse mit einem protektiven Effekt der Schwangerschaft gegenüber einer induzierten Aktivierung des neuroendokrinen sowie des Immunsystems vereinbar sind, ergab eine weitere klinische Studie, die allerdings bereits mit 18–20 Schwangerschaftswochen durchgeführt wurde, einen deutlichen Zusammenhang zwischen erhöhter psychosozialer Stressbelastung der Mutter und erhöhten CRH-Spiegeln sowie dem Auftreten von Frühgeburten (Hobel et al. 1999). Für akute Stresssituationen scheint der Zeitpunkt der Einwirkung in der Schwangerschaft von Bedeutung zu sein und mit zunehmender Schwangerschaftsdauer findet offenbar eine Desensibilisierung gegenüber der Einwirkung eines Stressereignisses statt (Glynn et al. 2001).

24.2 Physiologie und Pathologie der Myometriumkontraktilität und Wehenbeginn

H. Helmer und P. Husslein

Zusammenfassung

In diesem Kapitel werden die grundlegenden, strukturellen Bestandteile und Funktionsmechanismen des Myometriums sowie deren pathologische Vorgänge, die der vorzeitigen Wehentätigkeit zugrunde liegen, aufgezeigt. Der Schwerpunkt liegt auf der Darstellung der Veränderungen, die sich im Laufe der Schwangerschaft ergeben und die zu einer Zunahme der Kontraktilität bis hin zum Wehenbeginn führen.

Im Laufe der Schwangerschaft wächst der Uterus kontinuierlich und passt sich den steigenden Volumina des Feten, der Plazenta und des Fruchtwassers an. Mit zunehmendem Gestationsalter, vor allem in der Zeit nahe zum Termin, bereitet sich das Myometrium auf die Wehentätigkeit und die Geburt vor, indem es sein Vermögen, sich zu kontrahieren, also die Kontraktilität, deutlich steigert. Man kann die vorbereitenden uterinen Veränderungen auch als »uterotrophes« Geschehen bezeichnen und kontraktionsauslösende Mechanismen als »uterotone« Vorgänge definieren. Beide Veränderungen sind für die Genese physiologischer Wehen und einer unkomplizierten Geburt notwendig. Nach dem heutigen Stand des Wissens gibt es während der Schwangerschaft eine Vielzahl von strukturellen, humoralen und zellulären Veränderungen, die letztendlich zur Auslösung regelmäßiger Wehen dienen. Wichtig ist es, zu verstehen, dass es hier zu einem Zusammenspiel von schwangerschaftserhaltenden, das Myometrium relaxierenden, sowie kontraktionsfördernden, letztlich zur Geburt führenden Faktoren kommt.

Der überwiegende Anteil unseres Wissens der Geburtsphysiologie stammt aus Tierversuchen. Hervorzuheben sind Versuche an Schafen, Schweinen, Hasen, und Primaten, wobei jedoch nur 4 von 28 Gruppierungen der Säugetiere näher untersucht wurden. Unter diesen gab es bereits beträchtliche Unterschiede in Vorbereitung und Auslösung der Wehentätigkeit. Bezüglich der Funktion des Myometriums wurden jedoch gemeinsame Faktoren gefunden, und es ist anzunehmen, dass diesen auch beim Menschen große Bedeutung zukommt. Hervorzuheben sind Wirkungen von Prostaglandin E_2 und $F_2\alpha$, die Gap-junction-Formation und das Oxytozin-System. Diese scheinen für uterotrophe und uterotone Vorgänge bei Säugetieren und beim Menschen von übergeordneter Bedeutung zu sein.

24.2.1 Aktivitätsphasen des Myometriums während der Schwangerschaft

In Hinblick auf die Aktivität des Uterus während der Schwangerschaft kann man eine Unterteilung in 3 Phasen vornehmen (▫ Abb. 24.2; Casey 1997).

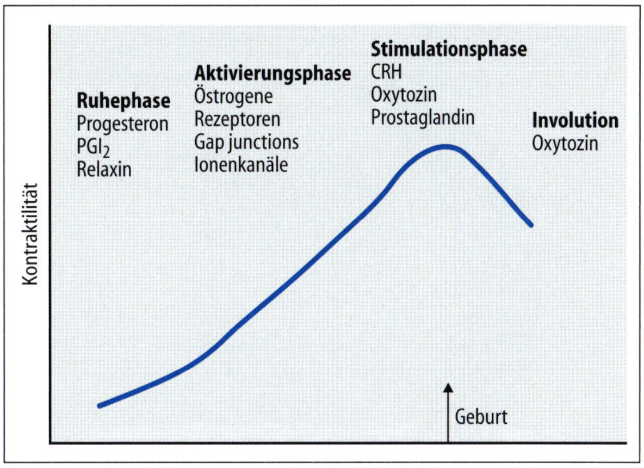

▫ Abb. 24.2. **Aktivitätsphasen des Myometriums**

- Während des überwiegenden Teiles bis zum Zeitraum der 36–38. SSW verweilt das Myometrium in einem Zustand relativer Ruhe (**Ruhephase**). Trotz steigender Kontraktionsfähigkeit verbleibt die glatte Muskulatur in einem erstaunlich ruhigen Zustand. Die Zunahme von Inhibitoren der Kontraktibilität sind dafür verantwortlich.
- In weiterer Folge erfährt das Myometrium einen Übertritt aus diesem Ruhezustand in einen Zustand zunehmender Kontraktionsbereitschaft mit erhöhter Sensibilität gegenüber kontraktilen Reizen (**Vorbereitungsphase**). Diese Zunahme der Kontraktilität ist durch ansteigende Konzentrationen von kontraktionsassoziierten Membranproteinen wie Oxytozin-, Vasopressin 1a- und Prostaglandinrezeptoren, dem Corticotropin-releasing-Hormon sowie Gap junctions, Ionenkanälen und anderen Faktoren bedingt, die im Einzelnen noch besprochen werden. Gleichzeitig setzt auch die Reifung der Zervix ein.
- Mit dem Auftreten regelmäßiger Wehen beginnt schließlich die Kontraktionsphase und somit die Geburt (**Stimulationsphase**).

24.2.2 Struktur und Funktion des Myometriums

Der Uterus entwickelt sich aus embryologischer Sicht durch die Verschmelzung der Müller-Gänge. Er besteht im Wesentlichen aus Serosa, Muskel- und Bindegewebe sowie Endometrium bzw. Dezidua. Die Ligg. cardinalia und rotunda fixieren den Uterus im mütterlichen Becken, verhindern eine unerwünschte Rotation und dienen zur Kraftübertragung während der Wehe. Im Verlauf der Schwangerschaft kommt es zu einer gewaltigen Vergrößerung der Gebärmutter. Das Gewicht nimmt um das 15fache seines Ausgangswertes zu und das intrauterine Volumen vergrößert sich um das 500- bis 1000fache. Das Myometrium besteht aus glatter Muskulatur, Fibroblasten, Nervengewebe und Blutgefäßen. Diese Strukturen sind in einer extrazellulären Matrix eingebettet, die überwiegend aus Kollagenfasern und zum geringeren Teil aus elastischen Fasern besteht (Huszar u. Walsh 1989). Die glatte Muskulatur besteht aus zwei Schichten, jeweils in zirkulärer und longitudinaler Ausrichtung. Diese Schichten sind bei Tieren, deren Uterus eine Bikornis-Form hat, gut trennbar; beim Menschen jedoch ist die Unterscheidung nicht

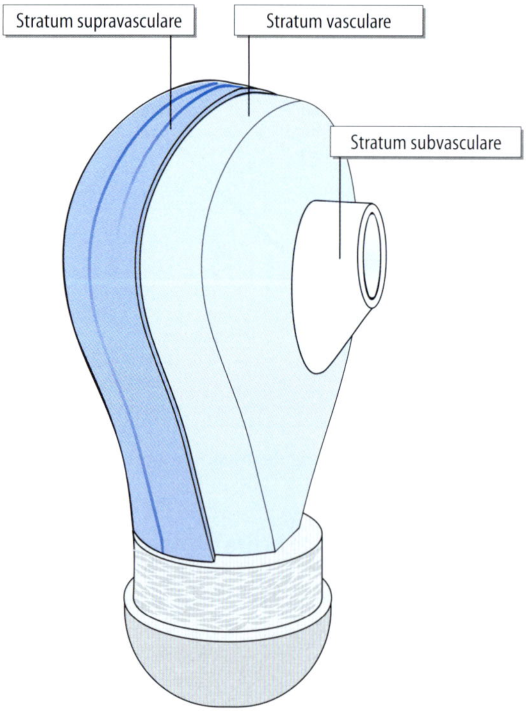

■ Abb. 24.3. **Schichten des Myometriums**

so eindeutig. Die Muskelfasern verlaufen in einer Spiralanordnung und verzweigen sich anschließend. Im Bereich des Corpus uteri lässt sich eine, jedoch von einander unscharf abgegrenzte, dreifache Schichtung erkennen (Wetzstein u. Renn 1970; ■ Abb. 24.3):

- **Stratum supravasculare** mit teils longitudinal, teils zirkulär verlaufenden Faserzügen;
- **Stratum vasculare**, bestehend aus einer ausgeprägten Muskelschicht mit in alle Richtungen verlaufenden Muskelbündeln;
- **Stratum subvasculare** mit hauptsächlich zirkulären und teilweise zu den Tubenecken konvergierende Muskelbündeln.

Die glatte Muskulatur unterscheidet sich von der quergestreiften Skelettmuskulatur aufgrund der zellulären Anordnung der kontraktilen Elemente in 2 Punkten grundlegend:

- Die Verkürzung ist wesentlich ausgeprägter als bei quergestreifter Muskulatur,
- Die Zugrichtung ist nicht wie bei der quergestreiften Muskulatur durch die Achse der Muskelfasern festgelegt.

Die glatte Muskulatur ist im Gegensatz zur quergestreiften Muskulatur nicht in Fasern, Fibrillen und Sarkomere unterteilt. Statt dessen kommen die dünnen, aus Aktin polymerisierten und die dicken, aus Myosin aufgebauten Filamente in zufällig angeordneten Bündeln vor (■ Abb. 24.4 c). Zusätzlich fehlt die für die quergestreifte Muskulatur typische Unterbrechung der Myosinfilamentet durch Z-Linien. Weitere typische Merkmale der glatten Muskulatur sind ein dritter, vorwiegend aus Desmin und Vimentin bestehender Filamenttyp, das Intermediärfilament, sowie die »dense bodies«, die zufällig angeordnet im Zytoplasma sowie an der Innenseite der Zellmembran vorkommen (Huszar u. Walsh 1989). Intermediärfilamente und »dense bodies« sind nicht an der aktiven Kontraktion beteiligt, sondern bilden ein flexibles, strukturelles Netzwerk, das die Aktin- und Myosinfilamente zu einer aktiven Einheit verbindet. (■ Abb. 24.4) Die somit hoch flexibel organisierte Anordnung ermöglicht der Gebärmutter einerseits, sich jeder Größen- und Lageveränderung des/der Feten anzupassen und andererseits die notwendigen Kräfte für die Wehentätigkeit zu erzeugen.

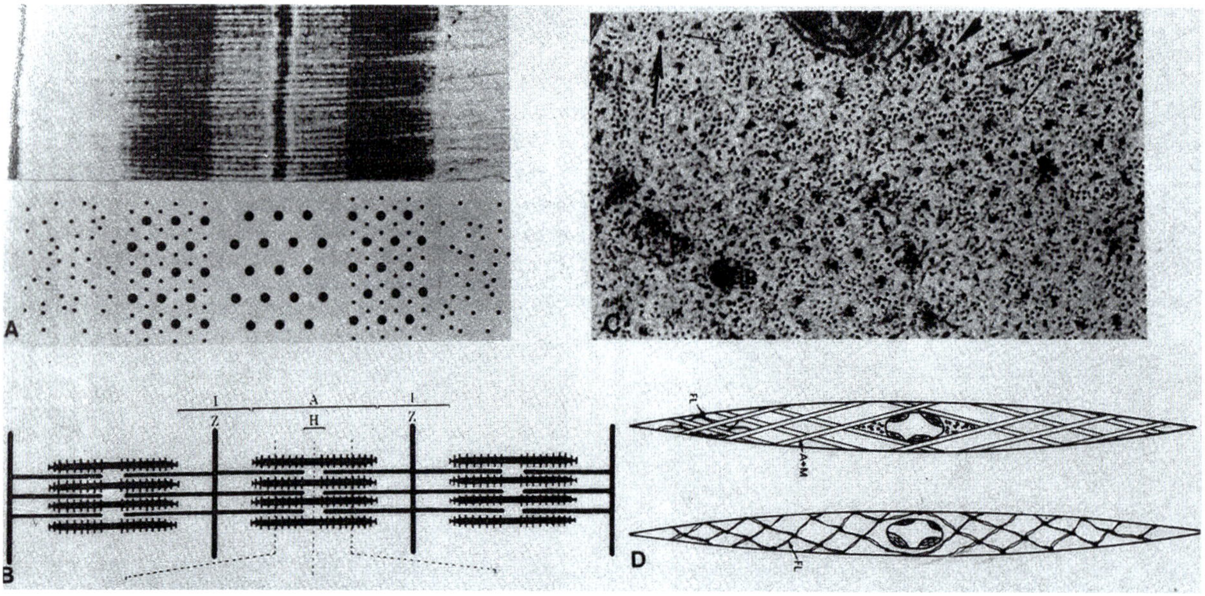

■ Abb. 24.4. **a Elektronenmikroskopische Aufnahme der quergestreiften Muskulatur b schematische Darstellung mit überlappenden Bereichen der aktin- und myosinenthaltenden Filamente c Schnitt durch eine glatte Muskelzelle mit dicken Filamenten (große Pfeile), dünnen Filamenten (kleine Pfeile) und Intermediärfilamenten (Pfeilkopf)**

24.2.3 Koordination der Kontraktilität des Myometriums

Im Vergleich zu anderen Organen (Niere – Nephron, Lunge – Alveole etc.) besitzt der Uterus mit Wehentätigkeit keine klare Funktionseinheit. Im Allgemeinen nimmt man an, dass der Myozyt diese Funktionseinheit darstellt. Mit der Vorstellung der nebeneinander agierenden, einzelnen Myozyten ist es jedoch schwer, die Physiologie des wehenden Uterus zu verstehen. Während der physiologischen Wehentätigkeit liegt die generierte Kraft immer unterhalb des möglichen Maximalwerts, was zu dem Schluss führt, dass sich nicht alle Myozyten gleichzeitig, wie etwa bei einer gefährlichen, tetanischen Kontraktion bei Oxytozinüberstimulation, kontrahieren. Die Vorstellung des sich regelmäßig kontrahierenden Muskels hat in der Vergangenheit oft zu einem Vergleich zwischen der Herztätigkeit und dem Uterus geführt. Ein gravierender Unterschied besteht jedoch darin, dass es im Herzmuskel durch die Tätigkeit des Sinusknotens und des AV-Knotens zur Generierung eigenständiger Aktionspotentiale und deren Weiterleitung über entsprechende, nicht an der Kontraktion beteiligte Strukturen kommt, während dieses Reizleitungssystem im Uterus komplett fehlt. Man nimmt jedoch an, dass es auch beim Uterus zur Reizweiterleitung von Aktionspotentialen vor allem über Gap junctions kommt (Garfield u. Hayashi 1981), was durch den Nachweis der elektrischen Aktivität sowohl im Myometriumgewebe als auch in isolierten Myozyten gezeigt werden konnte.

Die Annahme, dass die Weiterleitung von Aktionspotenzialen die einzige interzelluläre Kommunikation darstellt, führte zur Propagierung der »Single-unit-Hypothese«. Diese Hypothese kann jedoch eine Reihe von beobachteten Phänomenen der Uteruskontraktilität nicht erklären. Vor kurzem wurde im Gewebe der glatten Muskulatur des Uterus und anderer Gewebe das Phänomen der Kalziumwellen entdeckt (Young u. Hession 1997). Dabei handelt es sich um Konzentrationszunahmen von intrazellulärem Kalzium, die räumlich und zeitlich koordiniert auftreten. Wenn diese **intra**zellulären Kalziumwellen die Zellwand überbrücken, so kommt es zur Entwicklung von **inter**zellulären Kalziumwellen, die sich mit langsamer Geschwindigkeit (10 μm/s) ausbreiten. Man nimmt nun an, dass es durch die Wirkung der sich schnell ausbreitenden Aktionspotenziale (>40 mm/s) zur Auslösung von Kalziumwellen im gesamten Bereich des Myometriums kommt. Die entstandenen, interzellulären Kalziumwellen breiten sich dann über die jeweiligen Muskelbündel aus, wobei die Grenzen der Bündel nicht überschritten werden (◘ Abb. 24.5). Mit dieser »Aktionspotenzial-Kalziumwellen-Hypothese« lassen sich verschiedene Beobachtungen der Wehentätigkeit wie die Länge der Wehe, intramyometrale Druckmessungen (Caldeyro-Barcia und Poseiro) und Messungen an Muskelstreifen in isotoner Kochsalzlösung gut erklären.

Gap junctions

Die kontraktile Aktivität der Muskelzellen des Uterus resultiert aus der Frequenz und Dauer der Aktionspotentiale innerhalb der einzelnen Zelle, aber auch von der Gesamtzahl der simultan aktivierten Zellen. Daher ist die Propagation der Potenziale von entscheidender Bedeutung. Dazu ist eine interzelluläre Verbindung, wie sie zwischen verschiedenen Zellen nahezu aller Gewebe beschrieben wurden, essentiell. Einzelne Zellen des Myometriums sind durch Gap junctions miteinander verbunden. Diese stellen eine spezielle Struktur der Plasmamembran dar und haben die Funktion des Austausches elektrischer und metabolischer Signale. (◘ Abb. 24.6)

Gap junctions bestehen aus Proteinen, den **Connexinen**, die sich zwischen den Zellen zu kleinen Kanälen aufbauen, um den Austausch von Ionen und Molekülen des »Second-messenger-Systems« zu ermöglichen (Cole u. Garfield 1986). Dies erlaubt eine schnelle Ausbreitung von Aktionspotentialen zwischen benachbarten Zellen und fördert einen synchronen Ablauf der Wehen. Im Tiermodell der Ratte konnte eine kurzzeitige, signifikante Zunahme der Dichte an Gap junctions kurz vor Wehenbeginn gezeigt werden (Saito et al. 1985). Über die Zunahme der Gap-junction-Dichte beim Menschen als einen ursächlichen Faktor der spontanen Wehentätigkeit gibt es widersprüchliche Berichte (Garfield u. Hayashi 1981; Helmer et al. 2002).

Gap junctions scheinen jedoch durch ihre Vermehrung gegen Ende der Schwangerschaft einen zentralen Mechanismus für den Wechsel der Aktivitätsstadien des Myometriums darzustellen. Synthese und Abbau von Gap junctions stellen einen relativ langsamen Prozess dar, dem ein wesentlich schnelleres System, das die Permeabilität von bestehenden Gap junctions reguliert, gegenübersteht. Diese Permeabilität wird durch Hormone und Neurotransmitter, vor allem aber durch intrazelluläres Kalzium, pH und cAMP reguliert.

Regulation der Kontraktilität

Betrachtet man die biochemischen Vorgänge, so besteht in Ergänzung zu dem auf S. 429 Gesagten die zugrunde liegende Funktionseinheit des Myometriums in für die glatte Muskulatur typischer Weise aus Aktin- und Myosinfilamenten. **Myosin**

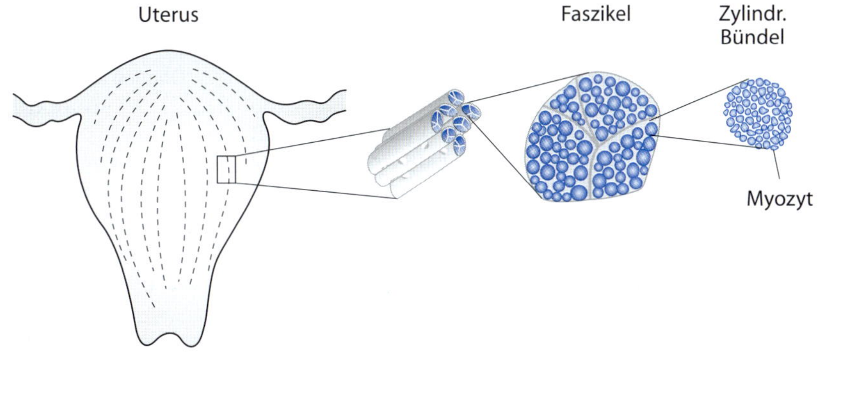

◘ Abb. 24.5. **Aktionspotenziale breiten sich über den gesamten Uterus hinweg aus und verursachen koordinierte Kontraktionen.** Das Gewebe setzt sich aus Faszikeln zusammen, die wiederum aus Bündeln individueller Myozyten bestehen (aus Young 2001)

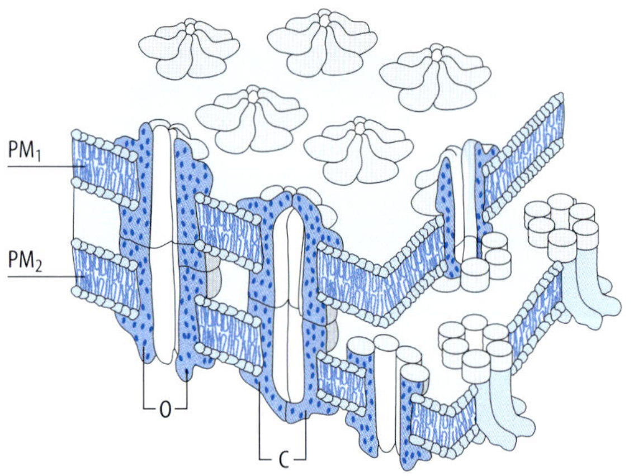

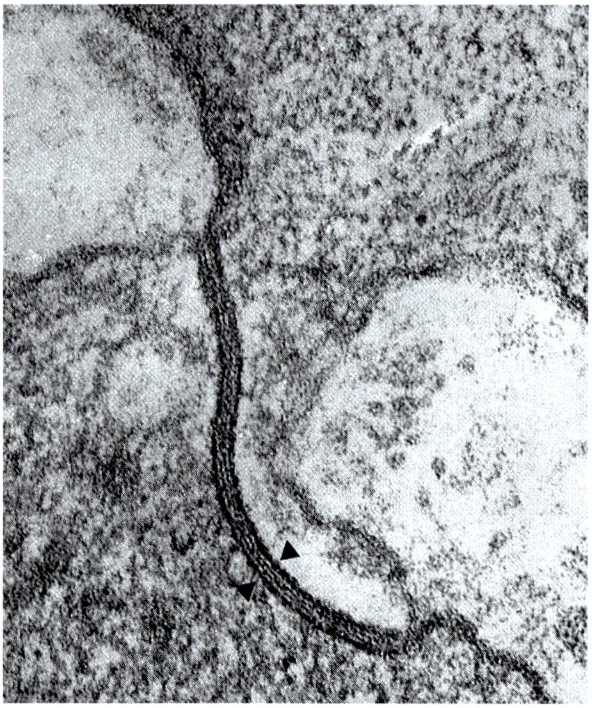

Abb. 24.6. **a Schematische Darstellung des Bereiches einer Gap junction. PM1 und PM2 stellen die Zellmembranen der beiden Myometriumzellen dar, O bezeichnet einen offenen, C einen geschlossenen Kanal. b Elektronenmikroskopische Aufnahme einer Gap junction im graviden Myometrium eines Hasen**

ist ein strukturiertes Protein, das in Form dicker Myofilamente eine Brückenbildung mit Aktin ermöglicht. ATPase bewirkt durch Hydrolyse die Umwandlung von chemischer Energie in Kraft bzw. Bewegung. Das Myosinmolekül setzt sich aus zwei schweren Ketten mit einem Molekulargewicht von jeweils 200 kD und zwei leichten Ketten mit einem MW von 20 kD und 15 kD zusammen. Im Bereich der globulären Kopfseite des Myosins liegen drei funktionell wichtige Bereiche:

- ein mit Aktin in Verbindung stehender Bereich, der für die Interaktion der beiden Moleküle verantwortlich ist,
- ein Bereich für die Hydrolyse der ATPase,
- die leichten Ketten mit 20 kD, die eine Schlüsselfunktion in der Regulierung der Kontraktion einnehmen.

Die Verbindung von Aktin und Myosin wird durch die Konzentration der Ca^{2+}-Ionen im umgebenden Zytoplasma reguliert. Ca^{2+} aktiviert die Myosin-light-chain-Kinase, die eine Phosphorylisierung der leichten Myosinketten bewirkt (Adelstein u. Conti 1975). Dadurch kommt es über die Aktin-Myosin-Interaktion zur Kontraktion. Eine Aktivierung der Myosin-light-chain-Phosphatase bewirkt die Abspaltung der Phophatgruppe vom Myosinmolekül, und es erfolgt die Relaxierung aufgrund einer Blockierung der Aktin-Myosin-Interaktion. Ein weiterer, für die Kontraktion essentieller Faktor ist das **Calmodulin**, ein Regulatorprotein, das aus dem Myometrium isoliert und sequenziert wurde und sich zur Aktivierung der Myosin-light-chain-Kinase mit Kalzium zu einem Komplex verbindet (Adelstein u. Conti 1975).

Mechanismus des Kalziumeinstroms

Die intrazellulären Kalzium- und cAMP-Konzentrationen stellen die wichtigsten regulierenden Faktoren der Myosin-light-chain-Kinase dar. Sie werden vorwiegend hormonell gesteuert. Kalziumkonzentrationen von 10^{-6} bis 10^{-7} M werden zur Aktivierung der Myosin-light-chain-Kinase benötigt. Kalziumquellen sind sowohl intrazelluläre Vesikel als auch der Extrazellulärraum. Intrazelluläres Kalzium wird im sarkoplasmatischen oder endoplasmatischen Retikulum und in Mitochondrien gespeichert (Grover et al. 1982). In der glatten Muskulatur scheint jedoch das extrazelluläre Kalzium von größerer Wichtigkeit zu sein, wie Studien an Muskelpräparaten gezeigt haben (van Breemen et al. 1982). Der Transport erfolgt durch Kalziumkanäle, die entweder durch Spannungsveränderung oder durch Rezeptoren aktiviert werden (Hurwitz et al. 1980). Sie bestehen aus membrangebundenen Glykoproteinen in einer zylindrischen Konfiguration. Man unterscheidet eine offene (aktivierte) und zwei geschlossene (inaktivierte und deaktivierte) Konformationen.

Spannungsvermittelte Kalziumkanäle werden durch Depolarisation der Zellmembran sowie durch hormonelle und neuronale Stimulation aktiviert. Man unterscheidet drei Untergruppen:

- einen langen Typ,
- einen transienten Typ,
- einen neuronalen Typ.

▶ Studienbox

Wichtig für den Kalziumeinstrom bei der glatten Muskulatur ist der lange Typ, der den Angriffspunkt der Kalziumkanalblocker darstellt, sowie der transiente Typ. Bei den rezeptorgesteuerten Kalziumkanälen kommt es nach Aktivierung des heptahelikalen Rezeptors durch den entsprechenden Liganden über Vermittlung verbindender, guaninnucleotidbindender Proteine (G-Proteine, s. unten) zur Öffnung (Kleuss etal. 1991).

Auch Na^+-Kanäle nehmen im Laufe der Schwangerschaft an Dichte zu. Man vermutet daher, dass es auch durch ein reversibles Natrium-Kalium-Austauschsystem zu einer Erhöhung des intrazellulären Kalziums kommt (Sperelakis et al. 1992). Dies würde zu einer Potenzierung der Kontraktion beitragen. Durch Inaktivierung des Kalziumeinstroms und durch Kaliumausstrom mittels zwei oder drei verschiedener Typen von Kaliumkanälen kommt es zur Repolarisation. Die uterinen K^+-Kanäle dürften sich jedoch von denen anderer glatter Muskelzellen unterscheiden. Man nimmt an, dass ihre Aktivierung auch direkt durch den aktiven $G\alpha_s$-GTP-Komplex (s. unten) gesteuert wird.

Schrittmacherzellen

Das Myometrium zählt zur Klasse der **phasischen** glatten Muskulatur. Sie ist im Gegensatz zur **tonischen** glatten Muskulatur dadurch charakterisiert, dass es während einer Depolarisation zur Relaxierung kommt. Weiterhin benötigt die tonische glatte Muskulatur eine externe Aktivierung durch Innervation bzw. hormonelle Stimulation. Spontane Depolarisationen von Muskelzellgruppen übernehmen im Myometrium die Funktion von Schrittmacherzellen, die jedoch im Gegensatz zum Herzmuskel anatomisch nicht lokalisierbar sind. Man nimmt an, dass diese Depolarisationen durch eine Verminderung der Permeabilität der Zellmembran für K^+ und eine erhöhte Permeabilität für Na^+ gesteuert wird, wodurch es zu einer langsameren Depolarisation kommt, die dem eigentlichen Aktionspotential vorausgeht (Anwer et al. 1993).

24.2.4 Endokrine Regulierung des Myometriums

In den meisten Bereichen sind sich die Muskulatur des Myometriums und der Gefäße ähnlich. Darauf muss beim Einsatz von Pharmaka Rücksicht genommen werden. Einen wichtigen Unterschied gibt es bezüglich der Innervation: Im Gegensatz zur Gefäßmuskulatur ist das Myometrium kaum innerviert und es kommt während der Schwangerschaft noch zu einer weiteren Verminderung. Ein durch jüngere Forschungsergebnisse immer bedeutsamer werdender Mechanismus ist das Zusammenspiel zwischen den membranständigen Hormonrezeptoren und den durch G-Protein vermittelten Einflüssen auf Second-Messenger-Systeme.

Heptahelikale, G-Protein-aktivierende Rezeptoren des Myometriums

Die heptahelikalen Rezeptoren sind eine Familie von Proteinen, die die Zellmembran in einer transmembranären Konfiguration in Form einer 7fachen Helix überspannen. Sie stehen mit dem heterotrimeren, aus einer α-,β- und γ-Kette bestehenden **G-Protein** (guaninbindendendes Protein) in Verbindung. Die α-Untereinheit bindet GDP oder GTP mit hoher Affinität. Eine Aktivierung des heptahelikalen Rezeptors durch den entsprechenden Liganden bewirkt durch Bindung von GTP an die Gα-Untereinheit eine Abspaltung des Gα-GTP (Abb. 24.7) Komplexes von der βγ-Einheit. Dieser stellt den aktiven Faktor dar, der die Effektorproteine (zellmembrangebundene Enzyme, Adenylatzyklase, Phospholipase C, Ionenkanäle) reguliert. Die Hydrolyse von aktivem GTP zu inaktivem GDP bewirkt wiederum eine rasche Bindung der α-Untereinheit an den β,γ-Komplex. Anders ausgedrückt, das G-Protein ist eine Proteinase. Somit hat dieses Regulatorprotein einen eingebauten Deaktivierungsmechanismus. In Abhängigkeit von der Aminosäuresequenz und Wirkung kann man vier Untergruppen des Gα-Proteins unterscheiden:

- Die **$G\alpha_S$-Untereinheit** hat einen relaxierenden Effekt über eine Aktivierung der Adenylatzyklase, die die Konzentration von cAMP erhöht, das die glatte Muskulatur relaxiert. Weiterhin ist sie an der Regulation der Ionenkanäle beteiligt.
- Die **$G\alpha_i$-Untereinheit** wirkt größtenteils kontraktionsfördernd auf das Myometrium durch Inhibition der Adenylatzyklase. Die aktivierte $G\alpha_i$-Untereinheit vermag aber auch durch eine eigenständige Wirkung des abgespaltenen β,γ-Komplexes eine Erhöhung des freigesetzten Kalziums durch Aktivierung von Phospholipase C hervorzurufen und damit kontraktionsfördernd zu wirken.
- Die **$G\alpha_q$-Untereinheit** bewirkt durch Aktivierung von Phospholipase C einen stimulierenden Effekt auf das Myometrium. Durch eine Aktivierung von »second messenger« steigt die intrazelluläre Kalziumkonzentration.
- Die **$G\alpha_{12}$-Untereinheit** ist vorwiegend in den Na^+/K^+-Ionenaustausch involviert.

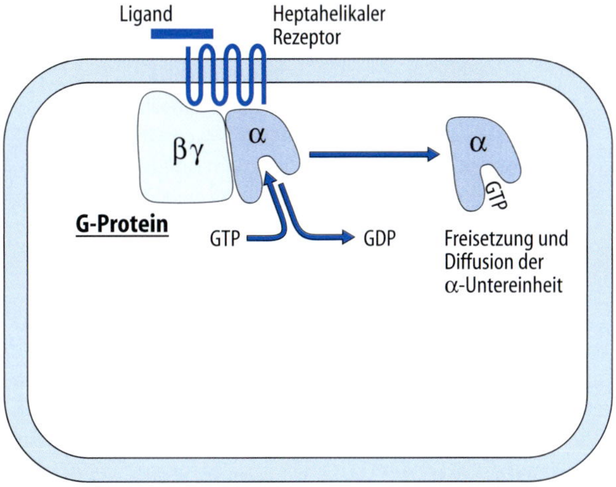

Abb. 24.7. **Abspaltung der aktivierten α-Untereinheit des G-Proteins durch hormonelle Aktivierung des Rezeptors**

Als Liganden der für die Funktion des Myometriums bedeutsamen heptahelikalen Rezeptoren fungieren **Hormone** (β-adrenerge Katecholamine, Azetylcholin, Oxytozin, Vasopressin, Prostaglandine, LH/HCG, Relaxin, »parathyroid hormone-related peptide« etc.) sowie **Neuropeptide** (»corticotropin releasing hormone«, »calcitonin gene related protein«, Adrenomedullin, vasoaktives intestinales Polypeptid etc.). Diese können auch in autokriner bzw. parakriner Funktion ihre spezifischen Rezeptoren aktivieren. Ebenso vermag ein und derselbe heptahelikale Rezeptor auch verschiedene Subtypen der Gα-Untereinheit zu aktivieren.

► Studienbox

Es gibt nun Hinweise, dass gegen Ende der Schwangerschaft ein Wechsel von einem Status der Dominanz des Rezeptor-$G\alpha_s$-verbundenen Systems zu einem Rezeptor-$G\alpha_{i/q/11}$-verbundenen System stattfindet (Europe Finner et al. 1996; Lajat et al. 1996). Auch ein Einfluss von Progesteron und Östradiol auf die Expression des G-Proteins wurde nachgewiesen (Cohen Tannoudji et al. 1995). Dies würde eine gute Erklärung für einen Wechsel von der Ruhephase des Myometriums zur Vorbereitungsphase darstellen

▼

(Lopez Bernal et al. 1995). Es konnte in neueren Studien auch ein Einfluss von Proteinen, die das Signal der G-Proteine regulieren (»regulators of G protein signaling« oder RGS-Proteine), auf die Kontraktilität des Myometriums gezeigt werden (Park et al. 2001). Unter dem Einfluss von Oxytozin kam es in der Myozytenzellkultur zu einer Zunahme der mRNA für RGS-2 und somit zu einer oxytozingesteuerten Involvierung von RGS-2 in der Beeinflussung der myometranen Kontraktilität.

Insbesondere die Tatsache, dass eine Vielzahl von Membranrezeptoren, die in diesem Kapitel besprochen werden, ihre Aktivierung über ein und dasselbe Protein weiterleiten, lässt einen Schluss auf die besondere Wichtigkeit dieses beschriebenen Mechanismus im Sinne einer Kontraktilitätszunahme zu. Weitere Ergebnisse, die Klarheit auf diesem komplexen Gebiet bringen, sind jedoch noch abzuwarten.

Steroidhormone

Dominierend ist der Einfluss der Steroidhormone auf die glatte Muskulatur des Myometriums mit der Steuerung kontraktionsfördernder Proteine sowie anderer Faktoren, die der Erregungsausbreitung innerhalb des Myometriums dienlich sind. Zur Erweiterung des Wissens auf diesem Gebiet dienten vor allem Studien am Tiermodell. Hier kommt das Vorhandensein von Steroidhormonrezeptoren in den Reproduktionsorganen aller Säugetiere zugute. Die ausgeprägte Homologie der Sequenzen der Rezptorproteine sowie deren mRNAs lässt den Schluss zu, dass die grundlegenden Mechanismen der Steroidhormonwirkung bei allen Säugern sehr ähnlich sind. Im Gegensatz zum Tierexperiment kommt es beim Menschen jedoch während der Schwangerschaft zu einer konstanten Zunahme sowohl des Estradiol- als auch des Progesteronspiegels bis zur Geburt. Bei den meisten Tieren ist der Estradiolspiegel während des überwiegenden Anteils der Gravidität niedrig und steigt am Termin an.

Östogeneinfluss. Die Zunahme des Östrogenspiegels während der Schwangerschaft hat folgende, grundlegende Veränderungen im Myometrium zur Folge:

- Verstärkung der Kontraktilität,
- Zunahme der Erregbarkeit durch extrinsische (humorale, neuronale) Mediatoren, aber auch Abnahme der Erregbarkeit durch intrinsische, intrazelluläre Faktoren,
- Zunahme der Synthese von Connexin. Die dadurch bedingte Vermehrung der Gap junctions führt zur Erleichterung der Ausbreitung von Aktionspotenzialen,
- indirekte Einflüsse auf das Myometrium durch:
  - Erhöhung der uterinen Perfusion,
  - Zunahme der sympathischen sowie der vasoaktiven intestinalen Polypeptid-(VIP-)Innervation.

Progesteroneinfluss. Im Gegensatz zum Östrogen zeigt das Progesteron größere speziesabhängige Variationen. Folgende Wirkungen auf den Uterus wurden beschrieben:

- Downregulation des eigenen Rezeptors,
- Verzögerung der Östrogen-Rezeptor-Synthese sowie Beeinträchtigung der oben beschriebenen östrogenrezeptorvermittelten Wirkungen,
- Hemmung der Corticotropin-releasing-Hormonsynthese,
- Synthese von Proteinen, die die Produktion von Phospholipase A2 und C inhibieren.

Dies hat mehrere Änderungen der Eigenschaften des Myometriums zur Folge:
  - Destabilisierung des Membranpotentials,
  - Unterdrückung von Ausbildung und Funktion der Gap junctions,
  - Hemmung der Synthese zellmembranständiger, kontraktionsfördernder Rezeptoren mit Ausnahme der Cholinrezeptoren vom Muskarintyp und einiger Prostaglandinrezeptoren,
  - Zunahme der Synthese der β-Mimetika-aktivierten Rezeptoren,
  - Beeinflussung der Komponenten des Second-messenger-Systems durch Zunahme der β-Rezeptoren-gesteuerten Adenylatzyklaseaktivität sowie Hemmung der α_2-agonistisch vermittelten Suppression der Adenylatzyklase. Damit kommt es zu einem Überwiegen der β-Rezeptoren-vermittelten Wirkung im graviden Uterus.

Relaxin

Die Synthese dieses Polypeptidhormons erfolgt im Corpus luteum während der Schwangerschaft. Es ist Bestandteil der Insulin-like-growth-factor-Familie. Für den Menschen ist die Wirkung des Relaxins, das seine Plasmaspitzenwerte zwischen der 8 und 12. SSW (~1 ng/ml) aufweist und dann relativ niedrige Werte bis zur Geburt zeigt, nicht restlos geklärt.

- Im Gegensatz zu vielen Säugetieren kommt es beim Menschen zu keinem plötzlichen Anstieg von Relaxin vor Wehenbeginn. Neben der bekannten Wirkung auf die Bänderstrukturen des Beckens scheint Relaxin vor allem eine wichtige Aufgabe bei der Zervixreifung zu haben (Downing u. Sherwood 1986).
- Auch Plazenta und Dezidua sind Orte der Synthese von Relaxin. Dem dort gebildeten Relaxin werden auto-/parakrine Wirkungen zugeschrieben.
- Spezifische Rezeptoren für Relaxin wurden in humanem Gewebe nicht beschrieben, es scheint jedoch einen verantwortlichen Rezeptor der G-Protein-gebundenen, 7fachen Helixstruktur zu geben, da Relaxin die Adenylatzyklase aktiviert.
- Im Tierversuch wurde bei Nagern eine Uterus relaxierende Wirkung durch Relaxin gefunden, die beim Menschen jedoch nicht eindeutig nachweisbar war.
- Relaxin scheint auch das Bindungsverhalten des Oxytozinrezeptors zu beeinflussen. Es konnte unter Anwendung von Verdrängungsexperimenten in primären Myometriumzellkulturen, die mit Relaxin inkubiert wurden, gezeigt werden, dass die Oxytozinbindungsfähigkeit an seinen Rezeptor um bis zu 28 % sank (Friebe-Hoffmann et al. 2001). Hohe Konzentrationen von Relaxin könnten daher unter Beeinflussung der Oxytozinbindung an seinen Rezeptor zur Ruhigstellung des Myometriums führen.

Hormone der Nebenniere

Kortisol und Dehydroepiandrosteron (DHEA). Glukokortikoide scheinen selbst keine Kontraktionsauslösung am Myometrium zu bewirken, sind jedoch wichtig für den Metabolismus der Zellen des Myometriums.

- Durch länger andauernde Behandlung mit Dexamethason wurde weder der Beginn, noch die Dauer der Wehentätigkeit beeinflusst (Gennser et al. 1977). Im Tiermodell hingegen – besonders gut untersucht wurde hier das Schaf – ist das Kortisol, insbesondere das fetal gebildete Kortisol, von besonderer Wichtigkeit für die Geburtsauslösung (Liggins et al. 1977). Hier kommt es zu einem durch Kortisol bedingten Wechsel der Steroidgenese in der Plazenta bzw. im Corpus luteum von Progesteron zu Östrogen. Dies bewirkt vor allem eine Stimulation der $PGF_{2\alpha}$-Produktion in uterinen Geweben mit Auslösung von Kontraktionen.
- Beim Menschen sind DHEA und sein Sulfat DHEAS (Parker et al. 1982) aufgrund der niedrigen Aktivität von 3β-Hydroxysteroid-Dehydrogenase die wichtigsten Produkte der fetalen Nebenniere. Beide dienen als Vorstufe der im Laufe der Schwangerschaft zunehmenden plazentaren Östrogensynthese, wobei Estriol vorwiegend aus fetalen Vorstufen gebildet wird, während sich Estradiol und Estron aus maternalen und fetalen Vorstufen entwickeln (Murphy 1981).

Gegen Ende der Schwangerschaft erhöht sich auch die Kortisolproduktion des Feten, jedoch ist der Übertritt von mütterlichem Kortisol und Kortison in den fetalen Kreislauf für den Großteil des fetalen Spiegels verantwortlich. Zu Beginn der zweiten Schwangerschaftshälfte kommt es durch die Zunahme von 11β-Hydroxysteroid-Dehydrogenase in der Plazenta zu einer vermehrten Umwandlung des mütterlichen Kortisols in das inaktive Kortison, bevor es in den fetalen Kreislauf gelangen kann. Die daraus resultierende Verminderung der Suppression der fetalen Hypophyse durch mütterliches Kortisol führt zur Bildung von adrenokortikotrophem Hormon (ACTH), das seinerseits die fetale Kortisol- und DHEA-Synthese anregt. Aus diesen fetal gebildeten Vorstufen kann nun in der Plazenta Östradiol gebildet werden, das die Bildung von Low-density-Lipoprotein (LDL) sowie Cholesterin in der fetalen Leber induziert. Diese dienen dann als Vorstufen der Kortisolbildung in der fetalen Nebenniere.

Kontraktilität des Myometriums in Abhängigkeit der Tageszeit. Sowohl im Myometrium schwangerer Frauen als auch bei Rhesusaffen zeigt sich eine Aktivitätszunahme mit Spitzen in der zweiten Nachthälfte und am frühen Morgen (Taylor et al. 1983; Zahn 1984). Die Ursachen dieser tageszeitabhängigen Schwankungen sind nicht geklärt. Bei Primaten kommt es parallel mit der Aktivitätszunahme zum Anstieg des fetalen Progesteron- und DHEAS-Spiegels. Mütterliche Estradiol- und Progesteronspiegel zeigen ebenso tageszeitabhängige Schwankungen, jedoch mit einer Phasenverschiebung in Relation zu den fetalen Schwankungen.

Katecholamine und uterine Innervation. Der Uterus ist vorwiegend sympathisch innerviert. Die Nervenfasern enthalten zum überwiegenden Teil Norepinephrin, es kommen aber auch dopaminerge, serotoninerge und VIP-haltige Nerven im Uterus, der Zervix und der Vagina vor (Sjöberg et al. 1984). Die vier Rezeptortypen der adrenergen Innervation, α_1, α_2, β_1 und β_2 werden im Bereich des Uterus gefunden. Vereinfacht kann man sagen, dass die Aktivierung des α-Rezeptors eine Kontraktion und die des β-Rezeptors eine Relaxierung bewirkt; jedoch scheint der α_2-Rezeptor keine kontraktile Funktion auszuüben.

Die größte Dichte an Nerven findet sich im Bereich des Tubenwinkels und der Zervix, während Corpus uteri und Fundus uteri geringer innerviert sind. Die Neurotransmitterkonzentration wird durch Östrogene verstärkt und durch Progesteron erniedrigt. Im Verlauf der Schwangerschaft kommt es nach einer anfänglichen Zunahme zu einem fast kompletten Verschwinden von nachweisbaren Katecholaminen im Korpus- und Fundusbereich. Im Gegensatz dazu bleibt der Gehalt an Neurotransmittern im Zervixbereich, im Bereich der Vagina und im Eileiter gleich. Daher nimmt man an, dass die adrenerge Innervation nur eine geringe Bedeutung während der Geburt besitzt, wie auch der relativ geringe Effekt von β-Blockern auf die spontane Wehentätigkeit zeigt.

Cholinerge Innervation. An der cholinergen Innervation des Uterus sind vor allem Neuronen der parazervikalen Ganglien beteiligt. Studien am Rattenmodell haben gezeigt, dass es durch Stimulation cholinerger Nerven zu spannungs- und frequenzabhängigen zervikalen und uterinen Kontraktionen kommt. Vor allem die Zervix ist durch cholinerge, muskarinartige Rezeptoren innerviert.

Zusammenfassend scheint das autonome Nervensystem bei der Entstehung von Kontraktionen nur von untergeordneter Bedeutung zu sein (Morizaki et al. 1989). Dies wird durch die Beobachtung bestätigt, dass die Austreibung des Feten auch ohne nervale Aktivität funktioniert. Die Bedeutung der adrenergen und cholinergen Innervation liegt möglicherweise in der Koordination der Kontraktionen.

Corticotropin-releasing-Hormon-Rezeptor (CRH-R)

Während der Gravidität kann man einen eindrucksvollen Anstieg der zirkulierenden CRH-Plasmaspiegel beobachten. Insbesondere in der 2. Schwangerschaftshälfte kommt es zu einem exponentiellen CRH-Anstieg, der im Vergleich zu nicht graviden Frauen um den Faktor 10^3 höher liegt (Campbell et al. 1987). In diesem Kapitel werden vor allem die Angriffspunkte dieses Hormons, nämlich der CRH-Rezeptor und seine Eigenschaften für die myometrane Kontraktilität, besprochen.

Die **Signaltransduktion** über den CRH-Rezeptor (CRH-R) ist von mehreren Faktoren abhängig: Zum einen bestehen mehrere Rezeptoruntertypen mit unterschiedlichen Wirkungen (Grammatopoulos et al. 1995), zum anderen kommt es während der Schwangerschaft zu einer Zunahme der Bindungsaffinität zwischen CRH und seinem Rezeptor (Mirabile et al. 2000). Der CRH-R wird von 2 verschiedenen Genen exprimiert (CRH-R1 und CRH-R2):

- **CRH-R1** besitzt aufgrund unterschiedlicher Proteinsequenzen 4 verschiedene Untertypen: CRH-R1α, CRH-R1β, CRH-R1c und CRH-R1d. Durch die Unterschiede der Sequenzen kommt es zu verschiedenen Bindungsaffinitäten sowohl mit CRH als auch mit dem G-Protein und der Adenylatzyklase.
- **CRH-R2** wird ebenfalls aufgrund ihrer unterschiedlichen Amimosäurensequenzen am N-terminalen Ende in 3 Unter-

gruppen, CRH-R2α, CRH-R2β und CRH-R2γ unterteilt. und besitzt eine höhere Bindungsaffinität zu Urocortin, einem Peptid der CRF-Familie. Dieses wird lokal im Myometrium synthetisiert und scheint die Kontraktilität über den CRH-R2 zu beeinflussen.

Die relative Expression dieser CRH-R-Untertypen wechselt mit fortschreitendem Gestationsalter, ihre individuellen Aufgaben sind im Einzelnen jedoch noch nicht geklärt. Im nicht graviden Myometrium werden nur der CRH-R1α, R1β und R2β exprimiert, während im terminnahen Myometrium alle Untertypen zu finden sind (Grammatopoulos et al. 1998). Dies lässt darauf schließen, dass CRH aufgrund der unterschiedlichen Rezeptorexpression seiner Subtypen zwischen nicht schwangeren und graviden Myometrium auch unterschiedliche Wirkungen induziert.

CRH-Rezeptoren sind vorwiegend mit dem Second-messenger-System der Adenylatzyklase verbunden. Dadurch kommt es zu einer vermehrten, intrazellulären cAMP-Produktion, wodurch das Myometrium relaxiert wird. Bemerkenswert ist, dass diese CRH-R-Verbindung mit der Adenylatzyklase im nicht graviden Myometrium nicht besteht. Der CRH-R aktiviert verschiedene Klassen an G-Proteinen. Im Verlauf der Schwangerschaft kommt es zu einem bemerkenswerten Wechsel dieser G-Protein-vermittelten Wirkung:

- Vor der 35. SSW dominiert die CRH-vermittelte Aktivierung der $G\alpha_S$-Untereinheit mit einem relaxierenden Effekt, während kein Effekt auf eine $G\alpha_q$-Aktivierung nachzuweisen ist.
- Im terminnahen Myometrium kommt es jedoch vorwiegend zu einer Aktivierung der $G\alpha_q$-Einheit, wodurch in der Folge über eine Stimulation der Phospholipase C/IP3 die Kontraktion des Myometriums gefördert wird.

▶ Studienbox

Jüngste Untersuchungen der intrazellulären Signale in Myozyten wiesen nach, dass CRH auch die Synthese von Prostaglandinen im Myometrium beeinflussen kann (Hillhouse u. Grammatopoulos 2001). So konnte gezeigt werden, dass CRH die PGE_2-Produktion inhibiert und somit kontraktionshemmend wirkt. Weiterhin wurde eine stimulierende Wirkung von CRH auf die Synthese der löslichen und membrangebundenen Guanylzyklase gefunden, die in weiterer Folge die Hinaufregulierung der cNOS bewirkt. Diese beiden Wirkkreise, nämlich Inhibition von PGE2 und Produktion von Stickstoffmonoxid unterstreichen wieder die vorwiegend myometriumrelaxierenden Eigenschaften von CRH.

Erwähnenswert ist der Einfluss von **Oxytozin** auf den CRH-R in Terminnähe. Die Wirkung von Oxytozin erfolgt vor allem über die OT-Rezeptor-vermittelte Aktivierung der Second-messenger-IP3/Proteinkinase C (PKC) (s. Abschn. Oxytozin und Vasopressin). Aktivierte PKC führt in weiterer Folge zu einer Phosphorylierung des CRH-R, was eine Desensitisierung und Abnahme der CRH-R-Bindungsaffinität zu CRH zur Folge hat (Grammatopoulos u. Hillhouse 1999). Somit inhibiert Oxytozin die relaxierende Eigenschaft von CRH und führt über diesen Weg zu einer Steigerung der Kontraktilität.

> Zusammenfassend kann gesagt werden, dass der CHR-R scheinbar abhängig vom Gestationsalter eine zweifache Funktion ausübt: einerseits eine myometriumsrelaxierende, »protektive« Wirkung während der Schwangerschaft und eine kontraktionsfördernde Wirkung am Termin bzw. aus pathologischer Sicht bei vorzeitigen Wehen.

24.2.5 Funktionsänderungen bei Wehenbeginn

Einfluss von Steroidhormonen

Mütterliche Steroide. Steroidhormonspiegel zeigen bei Wehenbeginn beim Menschen im Gegensatz zu den meisten Tierarten keine Veränderungen, die aufgrund der oben genannten Einflüsse die Wehentätigkeit auslösen könnten (Anderson et al. 1985; Dorr et al. 1989; Hartikainen et al. 1981; Hercz et al. 1989). Weder konjugierte und unkonjugierte Steroide noch freie und proteingebundene Formen ändern beim Einsetzen der Wehentätigkeit ihre Konzentration. Ebenso bleiben die in den Uteringefäßen gemessenen Steroidspiegel gleich. Auch intensive Messungen der Steroidrezeptorkonzentration und -affinität in uterinen Geweben erbrachten keine signifikanten wehenbezogenen Veränderungen.

Durch die Entwicklung des Progesteronrezeptorblockers Mifepriston (RU486) kann die physiologische Wirkung des Progesterons genauer definiert werden. Bei Ratten konnte durch Mifepriston nahe am Termin die Geburt eingeleitet werden, die jedoch deutlich verlängert war. Bei Frauen in der Frühschwangerschaft muss zur Durchführung eines induzierten Aborts mit Mifepriston zusätzlich Prostaglandin administriert werden, während bei intrauterinem Fruchttod die Geburt mit Mifepriston alleine ausgelöst werden kann.

▶ Studienbox

Die Bedeutung abnorm hoher bzw. niedriger Östrogenspiegel zu Geburtsbeginn konnte nicht geklärt werden. Mütter mit Sulfatasemangel, durch den fetales DHEAS nicht in Östrogene umgewandelt werden kann, zeigten ein erhöhtes Vorkommen an Übertragungen (Lykkesfeldt et al. 1984). Andererseits ist die Übertragung generell nicht mit erniedrigten Östrogenspiegeln vergesellschaftet (Reynolds et al. 1986).

▶ Studienbox

Fetale Steroide. Über die Bedeutung der fetal gebildeten Steroide zur Geburtsauslösung gibt es unterschiedliche Angaben. Einerseits konnte gezeigt werden, dass es vor dem Wehenbeginn zu einem Anstieg des fetalen Kortisolspiegels kam (Murphy 1974). In einer anderen Studie, die sowohl die Kortisol- und DHEA-Spiegel als auch Östrogene und Progesteron bei Mutter und Kind im Rahmen von Sectiones evaluierte, konnte kein Unterschied vor und nach Wehenbeginn gefunden werden (Laatikainen et al. 1980). In diese Richtung weisen auch Schwangerschaften von anenzephalen Feten, deren Nebennieren hypotroph waren (Honnebier u. Swaab 1973). Die Ausschüttung von Androgenen und Kortikoiden war niedrig, während das aus der

▼

Plazenta stammende Progesteron unbeeinflusst war. Hier zeigte sich, dass die Inzidenz der spontanen Wehentätigkeit keinen Unterschied zu normal entwickelten Feten aufwies.

> Aufgrund des Fehlens signifikanter Änderungen schwangerschaftserhaltender Steroidhormone bei der spontanen Wehentätigkeit kann angenommen werden, dass Uterus stimulierende Hormone hier eine größere Rolle spielen.

Oxytozin und Vasopressin

Das aus 9 Aminosäuren bestehende Peptid Oxytozin stellt das am stärksten uterotonisch wirksame Hormon dar und wird aufgrund dessen routinemäßig in der Geburtshilfe zur Unterstützung der Wehentätigkeit, bei postpartaler Blutung und zur Uterusinvolution eingesetzt.

► Studienbox

In letzter Zeit gab es Kontroversen über die physiologische Bedeutung von Oxytozin (OT). Einerseits konnte der nachgewiesene, tokolytische Effekt des Oxytozinrezeptoragonisten Atosiban sowohl am Termin als auch bei vorzeitigen Wehen die Wichtigkeit von OT für die Kontraktilitätssteigerung des Myometriums und die Wehenauslösung unterstreichen (Worldwide Atosiban versus Beta-agonists Study Group 2001; Helmer et al. 2001). Andererseits jedoch wurde bei Mäusen, in denen das Gen für OT inaktiviert wurde (OT-/-Mäuse), ein ungestörter Geburtsvorgang beobachtet, die Laktation bei diesen Mäusen war jedoch nicht möglich (Nishimori et al. 1996).

Somit kann geschlossen werden, dass – zumindest im Mausmodell – OT zwar essenziell für die Laktation, nicht jedoch für die normale Geburt ist. Wenn man aber die Fülle an Funktionsabläufen bedenkt, die an der Kontraktionsauslösung beteiligt sind, erscheint es nicht verwunderlich, dass bei Ausschaltung eines Faktors der gesamte Prozess der Wehenauslösung weiterhin funktioniert.

Vasopressin, ebenfalls ein aus 9 Aminosäuren bestehendes »Nonapeptid«, wird wie OT in den neurosekretorischen Zellen der Nuclei supraopticus und paraventricularis synthetisiert und in der Neurohypophyse gespeichert. Vasopressin besitzt eine uteruskontrahierende Wirkung, die über spezifische Rezeptoren der Myozyten, den Vasopressin-1a-Rezeptoren, vermittelt wird

Mütterliche Plasmaspiegel. Das aus 9 Aminosäuren zusammengesetzte Oxytozin besitzt die Fähigkeit, am Ende der Schwangerschaft in geringsten Mengen (1–10 μU/ml) Wehen auszulösen (Fuchs et al. 1991). Aufgrund seiner kurzen Halbwertszeit (4–7 min) ist eine genaue Messung des Plasmaspiegels nur schwer möglich. Unter Verwendung eines neuen spezifischen Antikörpers mit erhöhter Sensitivität zeigte sich, dass Oxytozin pulsatil sezerniert wird. Messungen des Plasmaspiegels ergaben, dass vor dem Wehenbeginn 1–2 Konzentrationsanstiege/30 min bestanden, die sich mit Fortsetzung der Wehentätigkeit auf 4–7 Impulse erhöhten, während die Amplitude der Impulse fast gleich blieb.

Seit langer Zeit sind der Hypothalamus und die Neurohypophyse als Orte der Synthese und Speicherung von Oxytozin bekannt. Nun wurde auch die Synthese von Oxytozin in Amnion, Chorion und Dezidua nachgewiesen (Chibbar et al. 1993). Dies spricht auch für die Möglichkeit eines autokrinen/parakrinen Mechanismus der Rezeptorenstimulation, die eventuell durch den Einfluss von Steroidhormonen gesteuert wird (Mitchell u. Chibbar 1995).

Oxytozin- und Vasopressinrezeptoren des Uterus. Im Gegensatz zu anderen Rezeptoren der Gruppe kontraktionsassoziierter Proteine scheint die Wirkung von OT nur über einen Rezeptortyp übermittelt zu werden, jedenfalls konnte bisher nur ein Rezeptortyp strukturell identifiziert werden. Die **Konzentration der Oxytozinrezeptoren (OTR) im menschlichen Myometrium** nimmt im Laufe der Schwangerschaft um den hundertfachen Wert zu (Fuchs et al. 1982, 1984). Durch diese Sensibilisierung gegenüber dem Liganden vor allem gegen Ende der Schwangerschaft genügen auch geringe Mengen (Impulse) an sezerniertem Oxytozin, um Kontraktionen auszulösen (Funktionskreislauf s. ◻ Abb. 24.8). Diese Kontraktionen können durch Alkoholinfusion (Fuchs et al. 1971) sowie durch Anwendung spezifischer OTR-Blocker (Atosiban) (Goodwin et al. 1994) unterdrückt werden. Unmittelbar vor Wehenbeginn steigt die Oxytozinrezeptorkonzentration nochmals um das Zwei- bis Dreifache an, womit eine weitere Sensibilisierung des Myometriums einhergeht, wie in einer Studie durch fortlaufende Gabe von exogenem OT in gleichen Dosen über mehrere Tage nachgewiesen werden konnte (Fuchs u. Fuchs 1984).

Auch die **OTR-Konzentration in der Dezidua** steigt während der Schwangerschaft um den hundertfachen Wert an. Das Verteilungsmuster der OTR innerhalb des Uterus zeigt entsprechend den physiologischen Anforderungen hohe Konzentrationen im aktiven Fundus- und Korpusbereich und niedrige Konzentrationen im passiven unteren Uterinsegment und in der Zervix.

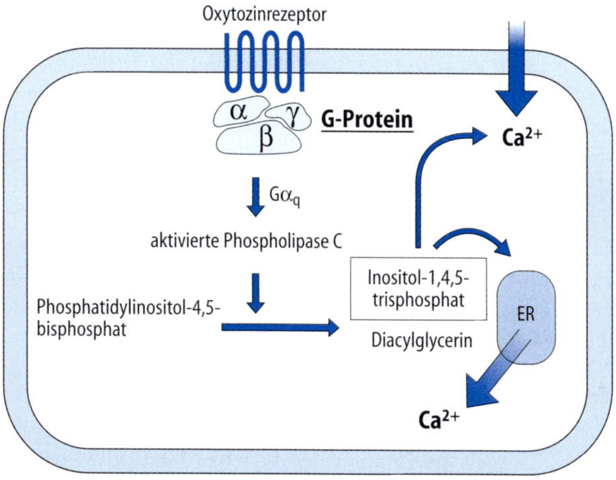

◻ Abb. 24.8. **Die Besetzung des Oxytozinrezeptors bewirkt eine G-Protein-vermittelte Aktivierung des Second-messenger-Systems, die Kalzium aus intrazellulären Speichern (ER-endoplasmatisches Retikulum) durch Aktivierung eines spezifischen Rezeptors freisetzt sowie einen Kalziumeinstrom aus dem Extrazellulärraum vermittelt.**

> Der nicht schwangere Uterus lässt sich durch Vasopressin besser kontrahieren als durch Oxytozin (Embrey u. Moir 1967).

Das ist eine Folge der hohen Konzentration an **Vasopressin-1a-Rezeptoren** im zyklischen Myometrium, der man eine physiologische Rolle bei der Uterusmobilität zuschreibt. Während der Schwangerschaft kommt es auch zu einer Zunahme der Vasopressin-1a-Rezeptorenkonzentration, die jedoch wesentlich geringer ist als der Konzentrationsanstieg der OTR (Ivanisevic et al. 1989). Der Anstieg der Vasopressin-1a-Rezeptorenkonzentration während der Schwangerschaft scheint im Gegensatz zur Oxytozinrezeptorkonzentration, die aufgrund der deutlich steigenden mRNA transkriptionell gesteuert ist, durch posttranskriptionelle bzw. Protein stabilisierende Mechanismen gesteuert zu sein (Helmer et al. 1998).

Letztlich ist der genaue Steuerungsmechanismus der OTR ungeklärt. Erwähnenswert ist das Vorhandensein von Akute-Phase-Response-Elementen (APREs) sowie anderer zytokinabhängiger Bindungsstellen in der Promoterregion des OTR, die eine Beeinflussung der OTR-Transkription durch entzündungsassoziierte Interleukine ermöglicht. Dies lässt erwarten, dass es im Rahmen der physiologischen Freisetzung von Interleukinen bei der Geburt oder auch durch aszendierende Infektionen zu einer Zunahme der OTR-Konzentration kommt. Allerdings wurde festgestellt, dass IL-1β die OTR-mRNA senkt, während TNFα und LPS die OTR-Expression nicht beeinflusste (Helmer et al. 2002).

Es besteht eine wichtige **Interaktion** zwischen **Oxytozin** und **Prostaglandinen.** Nachweislich kommt es bei der Geburtseinleitung durch Oxytozin nur dann zur notwendigen Dilatation des Muttermundes, wenn sich gleichzeitig die mütterliche Prostaglandin-F-Synthese erhöht (Husslein et al. 1981). Der Ort der PG-Synthese scheint die Dezidua zu sein, in der es während der Schwangerschaft ebenso zu einem deutlichen Anstieg der Oxytozinrezeptoren kommt, denen eine wichtige Rolle bei der Regulation der PG-Synthese zugeschrieben wird (Fuchs et al. 1982).

Fetale Oxytozin- und Vasopressinproduktion. Während der Wehentätigkeit kommt es zu einem deutlichen Anstieg der fetalen Oxytozin- und Vasopressinproduktion, der durch signifikante arteriovenöse Differenzen des Nabelschnurblutes nachgewiesen werden konnte (Johannesen et al. 1985). Die Unterschiede der Plamaspiegel sind bei Proben, die bei Kaiserschnitten nach dem Wehenbeginn gewonnen wurden, deutlich größer als bei Proben von elektiven Kaiserschnitten vor Wehenbeginn (Fuchs u. Fuchs 1984). Dies lässt den Rückschluss zu, dass die Hormone der fetalen Neurohypophyse nicht nur als Folge von »fetal distress« ausgeschüttet werden, sondern auch am physiologischen Ablauf der Initiierung der Wehentätigkeit beteiligt sind.

Prostaglandine

Synthese und enzymatischer Abbau von Prostaglandinen erfolgt im engen Zusammenspiel zwischen Eihäuten, Dezidua und dem Myometrium (s. Kap. 24.1). In diesem Kapitel sollen vor allem Veränderungen innerhalb des Myometriums beschrieben werden.

Prostaglandin-H-Synthase (PGHS). In Untersuchungen an Ratten wurde gezeigt, dass es am Wehenbeginn zu einer Zunahme von beiden Unterformen, PGHS-1 und PGHS-2, kommt Im Unterschied dazu konnte diese Synthesesteigerung im humanen Myometrium nicht beobachtet werden. Hier fand sich eine gleich bleibende oder sogar verminderte mRNA-/Proteinexpression (Sparey et al. 1999).

Prostaglandin E_2 (PGE_2) und Prostaglandin $F_2\alpha$ ($PGF_2\alpha$).

- Eine kontrahierende Wirkung durch Prostaglandin $F2_\alpha$ konnte bei In-vitro-Experimenten im Fundus nur während der Wehentätigkeit gezeigt werden, jedoch nicht vorher. Im unteren Uterinsegment zeigte die Verwendung von $PGF2_\alpha$ ein umgekehrtes Verhalten: Stimulation nur vor, aber nicht während der Wehentätigkeit.
- Prostaglandin E_2 hingegen stimulierte die uterine Aktivität sowohl vor als auch während der Wehentätigkeit. PGE_2 zeigte im unteren Uterinsegment eine biphasische, konzentrationsabhängige Wirkung (Stimulation gefolgt von Inhibition) vor der Wehentätigkeit und eine kontraktionsinhibierende Wirkung bei Vorhandensein von Wehen. In Übereinstimmung dazu fand sich eine erhöhte PGE_2-Expression im Myometrium von Frühgeburten im Vergleich zu Termingeburten.

Diese unterschiedlichen Syntheseleistungen in verschiedenen, anatomischen Bereichen des Myometriums, die auch für PGSH-1 und PGSH-2 nachgewiesen wurden, zeigt die Möglichkeit auf, dass der autokrinen Regulation von Prostaglandinen im Myometrium zusätzlich zur parakrine Regulierung durch Amnion und Dezidua bei der Beeinflussung der Kontraktilität des Myometriums eine wichtige Rolle zukommt.

Prostaglandinrezeptoren. Kontraktionsassoziierte Proteine wie Oxytozin- und CRH-Rezeptoren sowie ein Teil der Prostaglandinrezeptoren zeigen im Fundus uteri eine höhere Expression als im unteren Uterinsegment, wo vor allem Proteine, die für die Dilatation verantwortlich sind, exprimiert werden. Es können 4 Untergruppen des PGE_2 Rezeptors dargestellt werden: EP1, EP2, EP3 und EP4 sowie ein Rezeptor für PGF2α, der FP-Rezeptor (Breyer et al. 2001). **Prostazyklin** (PGI2) agiert über den IP-Rezeptor und relaxiert das Myometrium durch steigende, intrazelluläre cAMP-Spiegel. Die Expression dieser Untertypen konnte im humanen Myometrium gegen Ende der Schwangerschaft nachgewiesen werden:

- EP1- und EP3-Rezeptoren entwickeln Kontraktionen der glatten Muskulatur durch Erhöhung des intrazellulären, freien Kalziums und Verminderung des zyklischen AMP (cAMP).
- EP2- und EP4-Rezeptoren wirken über die Adenylatzyklase und besitzen durch Erhöhung des intrazellulären cAMP eine relaxierende Wirkung.

So ist es verständlich, dass PGE_2 eine über EP1- und EP3-Rezeptoren vermittelte, kontrahierende Wirkung ausüben kann, aber auch über EP2- und EP4-Rezeptoren dilatierend auf die glatte Muskulatur wirkt (Lopez Bernal et al. 1993). PGF2α stimuliert über den FP-Rezeptor den intrazellulären Kalziumspiegel und übermittelt somit eine kontraktile Wirkung.

▶ Studienbox

Die Bedeutung des FP-Rezeptors zur Geburtsauslösung wurde auch durch Versuche an Knock-out-Mäusen mit Nullmutation für den FP-Rezeptor nachgewiesen. Bei diesen Mäusen kam es zu einem verzögerten Wehenbeginn (Sugimoto et al. 1997).

24.2.6 Die Rolle mechanischer Signale bei der Wehenentstehung – kontraktionsassoziierte Proteine

Die digitale Untersuchung der Zervix bzw. des Muttermundes und der Eihäute sowie spontaner Blasensprung und Amniotomie verursachen einen raschen Anstieg der Prostaglandine im Fruchtwasser sowie von PGF-Metaboliten im Plasma (Husslein et al. 1983; Mitchell et al. 1977).

Man nimmt an, dass die mechanische Beanspruchung der uterinen Gewebe bei der Wehentätigkeit einen wichtigen Faktor darstellt. Bestärkt wird die Vermutung durch die allgemeine klinische Erfahrung, dass es bei Mehrlingsschwangerschaft sowie bestehendem Polyhydramnion häufiger zur Frühgeburt kommt als bei Einlingen oder normaler Fruchtwassermenge. Es konnte auch gezeigt werden, dass das Einbringen und Auffüllen von Ballonkathetern im graviden Uterus von Patientinnen mit intrauterinem Fruchttod zum Anstieg des Prostaglandinspiegels im Fruchtwasser und Serum führte. Es wird nach neueren Erkenntnissen angenommen, dass neben der endokrin bedingten Zunahme der Kontraktilität auch eine unmittelbar durch die Dehnung des Uterus bedingte Steigerung der Expression von Proteinen besteht. Diese Proteine wurden von S. Lye als Gruppe der »kontraktionsassoziierten Proteine« (»contraction-associated proteins«) zusammengefasst (Lye et al. 2001). Dazu zählen das Gap-junction-Protein Connexin 43, der Oxytozinrezeptor und Prostaglandin-F-Rezeptor, der Kalzium- und Natriumkanal, Enzyme zur Regulierung der Uterotonine (Oxytozin, Prostaglandine) wie Oxytozinendopeptidase und Zyklooxigenase, Proteine zur Interaktion mit Aktin und Myosin wie die Myosin-light-chain-Kinase und Kalmodulin sowie eine Reihe weiterer Proteine, die zurzeit wissenschaftlich untersucht werden.

Der genaue Mechanismus, durch den es unter Dehnung zum Expressionsanstieg kontraktionsassoziierter Proteine kommt, ist nicht geklärt. Es konnte jedoch beim Anstieg von Connexin 43 (Gap junctions) ein Zusammenhang mit zellulären DNA-Bindungsproteinen (c-fos/c-jun) gezeigt werden.

Der intrauterine Dehnungsreiz scheint auch mitverantwortlich für die ausgeprägte **Zellhyperplasie** des Myometriums während der Schwangerschaft zu sein. Insbesondere die Aktivierung von Wachstumsfaktoren wie IGF-1, TGFβ und EGF spielen hier eine Rolle. So konnte gezeigt werden, dass IGF-1-nullmutante Mäuse nur sehr kleine Uteri besitzen und unfruchtbar sind (Baker et al. 1996). Die Zellen dieser vor allem im ersten Trimenon gefundene Hyperplasie dienen dann als Pool für die im 2. und 3. Trimenon auftretende Zellhypertrophie, wodurch sich der Uterus an das schnelle Wachstum des Feten angleichen kann.

24.2.7 Zytokine

Die Infektionsantwort auf verschiedene Reize stellt einen wichtigen Regelkreis dar, der eng in Zusammenhang mit der Weheninitiierung und dem Umbau der extrazellulären Matrix der Zervix steht. Bei akuten und chronischen Infektionen kommt es zur Bildung von pro- und antiinflammatorischen Faktoren. Diese regulieren die Aktivierung von residenten Zellen wie Fibroblasten, Endothelzellen, Gewebsmakrophagen und Mastzellen. Zusätzlich zu einer lokalen Antwort können spezifische Inflammationsmediatoren systemische Reaktionen wie die Synthese von Akute-Phase-Proteinen, Fieber und Hypotension induzieren.

> Es gibt mehrere Gruppen von Infektionsmediatoren: Derivate der Arachidonsäure wie Prostaglandine, Leukotriene und Lipoxine, Metaboliten der Phospholipide wie der »platelet activating factor« (PAF), Proteasen, Stickstoffmonoxid (NO) und Zytokine, die eine wichtige Steuerfunktion im Zusammenspiel dieser Gruppen besitzen.

Zytokine bestehen aus Polypeptiden mit niedrigem Molekulargewicht und regulieren Funktionen des Zellwachstums und der Zellreparatur (»cell repair«), der Immunantwort, der Entzündung sowie der Hämatopoese und der Fibrose. Zur Gruppe der Zytokine zählen die Interleukine (IL), Tumornekrosefaktoren (TNF), »colony stimulating factors« (CSF), Interferone, Erythropoietin und verschiedene andere Wachstumsfaktoren. Zwei Gruppen von Zytokinen stehen während der Schwangerschaft in Balance:
- die Gruppe mit Wehen stimulierender, den Umbau der zellulären Matrix fördender Zytokine und
- die Gruppe mit supprimierenden Eigenschaften bezüglich der Wehentätigkeit, der Inflammation und des Zellumbaus (◻ Abb. 24.9).

Diese Balance wird durch akute Einflüsse wie einer aszendierenden, bakteriellen Infektion, Störung des Immunsystems, Dehnungsreiz, intrauterine Hypoxie oder durch Signale mit fetalem Ursprung aus dem Gleichgewicht gebracht, was zur Weheninduktion und Zervixreifung führen kann.

24.2.8 Stickstoffmonoxid

Definition

Stickstoffmonoxid (NO) ist ein freies Radikal, das schnell zu Nitriten und Nitraten metabolisiert wird. Seine dilatierende Wirkung auf die glatte Muskulatur wird über das Second-messenger-System des zyklischen Guanosinmonophosphats (cGMP) vermittelt. Das Enzym für die NO-Synthese, die NO-Synthase, kommt in 3 Formen vor: 2 grundlegende Formen, **eNOS** und **nNOS,** sowie eine induzierbare Form, **iNOS**. Alle 3 Formen wurden in uterinen Geweben nachgewiesen.

Während der Schwangerschaft kommt es zu einer NOS-Expressionszunahme, die östrogenabhängig ist (Jones u. Poston 1997; Sladek et al. 1997). Die physiologische Rolle von NO wurde noch nicht gänzlich geklärt, scheint aber nicht in der Erhaltung des uterinen Ruhezustandes zu liegen, da die experimentelle Inhi-

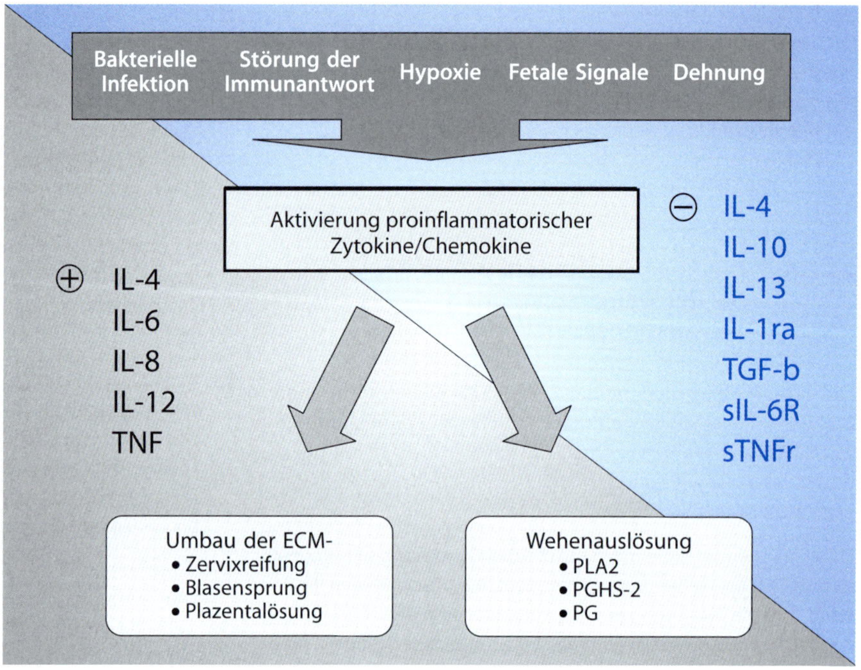

Abb. 24.9. **Wehenfördernde (grauer Bereich) und supprimierende (blauer Bereich) Zytokine konkurrieren um den Einfluss auf die Kontraktilität des Uterus und die Zervixreifung**

bition von NOS im Schafmodell keinen Wechsel der Kontraktilität zur Folge hatte (Mirabile et al. 2000). Seine Funktion als Mediator der Entzündungsreaktion macht die Zusammenhänge noch komplexer. Eine wichtige Funktion besteht in diesem Zusammenhang in der Förderung der Expression des Zyklooxigenase-2-(COX-2-)Gens und der daraus resultierenden Prostaglandinsynthese. Metaboliten des NO wurden in höheren Konzentrationen im Harn von Patientinnen mit vorzeitiger Wehentätigkeit gefunden, die bei Wehentätigkeit am Termin nicht vorhanden waren (Jaekle et al. 1994). Dies lässt auf entzündliche Vorgänge bei diesen Frühgeburten schließen.

24.3 Die Rolle der Eihäute für den physiologischen und pathologischen Geburtsbeginn

C. Egarter

24.3.1 Struktur der Eihäute

Die Eihäute sind ein durchaus komplexes Gebilde und bestehen aus dem Amnion und dem Chorion. Das **Amnion**, das keine Blutgefäße oder Nerven enthält und von der Amnionflüssigkeit versorgt wird, ist aus 5 verschiedenen Schichten aufgebaut (Parry et al. 1998). Die innerste Schicht ist das Amnionepithel, das Kollagen Typ III und IV sowie die Glykoproteine Laminin und Fibronektin sezerniert. Auch die Basalmembran, die nächste Schicht des Amnions, beinhaltet Kollagen und Glykoproteine. Im Anschluss an die Basalmembran findet sich eine kompakte Schicht von Bindegewebe, die fibröse Hauptschicht des Amnions. Das Kollagen dieser Schicht wird von mesenchymalen Zellen der nächsten Schicht, der sog. Fibroblastenschicht gebildet. Es dominiert hier interstitielles Kollagen Typ I und III und formt parallele Bündel, die die mechanische Integrität des Amnions erhalten. Kollagen Typ V und VI hingegen verbindet das interstitielle Kollagen und die epitheliale Basalmembran. Die Fibroblastenschicht ist die dickste Schicht des Amnions und besteht aus mesenchymalen Zellen und Makrophagen innerhalb der extrazellulären Matrix. Das Kollagen dieser Schicht stellt eher ein loses Netzwerk mit Einlagerungen von Glykoproteinen dar.

Die intermediäre Schicht oder **Zona spongiosa** liegt zwischen dem Amnion und dem Chorion, wobei hier hauptsächlich hydrierte Proteoglykane und Glykoproteine vorherrschen sowie hauptsächlich Typ-III-Kollagen. Diese intermediäre Schicht absorbiert insofern physikalische Stressbelastungen, als sie dem Amnion eine gewisse Bewegungsfreiheit vom darunter liegenden Chorion, das fest mit der Dezidua verbunden ist, erlaubt.

Obwohl das **Chorion** dicker ist als das Amnion, weist es weniger physikalische Belastbarkeit auf. Das Bindegewebe des Chorions ist ebenfalls reich an verschiedensten Kollagenfibrillen und wird durch eine Basalmembran gegenüber den Zytotrophoblasten abgegrenzt.

24.3.2 Lokale biochemische Veränderungen der Eihäute bei Blasensprung

Früher haben Geburtshelfer einen vorzeitigen Blasensprung eher auf einen physikalischen Stress und zwar vor allem auf die vorzeitige Wehentätigkeit zurückgeführt. Neuere Daten weisen allerdings darauf hin, dass ein vorzeitiger Blasensprung vor allem durch lokale biochemische Prozesse begünstigt wird, die zu einer Auflösung – insbesondere von Kollagen – innerhalb der extrazellulären Matrix sowie zur Apoptose von Zellen der Eihäute führt. Das Kollagen ist überwiegend für die Festigkeit und die Belastbarkeit der fetalen Membranen verantwortlich und durch seine Degradierung kann einem Blasensprung Vorschub geleistet werden.

Im 3. Trimester nimmt die Synthese des Kollagens in den fetalen Membranen zunehmend ab (Casey et al. 1996) und Enzyme, die für die Verbindung des Kollagens notwendig sind, weisen nach der 20. Schwangerschaftswoche (SSW) einen raschen Abfall auf (Casey et al. 1997). Andererseits wird der Kollagenabbau durch eine verstärkte sequentielle Aktivität von so genannten **Matrixmetalloproteinasen** (MMP) gesteigert, so dass diese Veränderungen wahrscheinlich für die ab etwa diesem Zeitpunkt abnehmende Belastbarkeit der fetalen Membranen verantwortlich sind.

Verschiedene Substanzen können zudem die für die Intaktheit der Eihäute wichtige Balance von MMP und den spezifischen Gewebshemmfaktoren der Metalloproteinasen (»tissue inhibitors«, TIMP) beeinflussen und damit zu einer erhöhten kollagenolytischen Aktivität beitragen. Dazu zählen beispielsweise Relaxin, vor allem aber Zytokine, Prostaglandine und reaktive Sauerstoffradikale (ROS). Besonders bei aszendierenden Infektionen aber auch z. B. beim Rauchen oder bei vaginalen Blutungen kann es hier zu einer massiven Aktivierung von MMPs im Deziduabereich kommen. Darüber hinaus ist es auch möglich, dass plazentare thrombotische Veränderungen, die man in bis zu 40% der Patientinnen bei vorzeitigen Blasensprung findet (Arias et al 1997), zur weiteren Stimulation der verschiedenen Enzyme führen, die dann letztlich den Blasensprung bewirken.

Es gibt mittlerweile ausreichend Hinweise, dass morphologische und biochemische Veränderungen der Elemente, die für die Belastbarkeit der fetalen Membranen notwendig sind, eine wichtige Voraussetzung für die Ruptur darstellen. Unlängst konnte auch bei einem Vergleich des Gehaltes an verschiedenen Kollagen Typen nach einem vorzeitigen Blasensprung im Vergleich zur Geburt am Termin gezeigt werden, dass diese Veränderungen tatsächlich im Bereich der Ruptur auftreten (Hampson et al 1997).

24.3.3 Die Rolle der Infektionen bezüglich Blasensprung und Wehentätigkeit

Die Bildung der **Arachidonsäure** (◘ Abb. 24.10) und damit letztlich von Prostaglandinen (v. a. PG E_2 und PG $F_{2\alpha}$) und verschiedenen Leukotrienen (z. B. C_4) in den Amnionzellen, im Chorion und in der Dezidua ist bezüglich der Pathogenese der Wehen und des Blasensprungs eingehend untersucht worden. Arachidonsäure wird durch verschiedene Faktoren und zwar durch Bakterienbestandteile, wie Phospholipasen oder Lipopolysacharide und durch Endotoxine, die nach Auflösung gramnegativer Bakterien entstehen, verstärkt aktiviert.

▶ Studienbox

In vielen Studien (Zusammenfassung bei Egarter 2001) konnte darüber hinaus gezeigt werden, dass eine Infektion im Rahmen der mütterlichen Immunabwehr hauptsächlich Makrophagen stimuliert, die im Bereich der Membranen und der Dezidua vorkommen. Diese Makrophagen, und zum Teil auch Fibroblasten und Endothelzellen, produzieren nach bakterieller Aktivierung verschiedene Zytokine, die einerseits in die Arachidonsäurekaskade eingreifen können und zur Prostaglandinsynthese führen. Andererseits ist die chemotaktische Aktivität mancher Interleukine – wie beispielsweise von IL-8 oder MIP-1α – für den Blasensprung ein zentraler Mechanismus. Es kommt zum Einwandern speziell von polymorphkernigen Neutrophilen, die ihrerseits massiv MMPs freisetzen, die zum Abbau der Strukturen führen und damit die Belastbarkeit der Membranen vermindern.

Auch die bei einer Infektion vermehrt freigesetzten ROS können die Kaskade der pathologischen Vorgänge in Gang setzen; beispielsweise kann, wie in vitro gezeigt wurde, Superoxid (O_2^-) das Kollagen spalten bzw. Prokollagen zu kleinen Einheiten degradieren (Woods 2001). Darüber hinaus konnte gezeigt werden, dass das intrazelluläre Ca^{2+} durch ROS ansteigt, gleichzeitig Mg^{2+} abnimmt und damit die Bildung der Arachidonsäure ebenfalls gesteigert werden kann (s. ◘ Abb. 24.10).

In jüngsten Untersuchungen konnte die vermehrte Expression von Genen, die eine Rolle bei der infektiösen Chemotaxis, Leukozyteninfiltration, Immunzellaktivierung und Erhaltung der Gewebsintegrität spielen, mit radioaktiv markierten cDNA-Sonden besonders in Amnion-, aber auch in Chorion- und in Deziduagewebe elegant aufgezeigt werden (Keelan et al. 2000). Unerwarteterweise zeigte sich auch eine starke Expression von Ephrinen, einer Gruppe von Proteinen, die in der neurologischen Entwicklung eine Rolle spielen, sowie von BMP-6, Fraktalkin, VEGF und Osteopontin.

> Zusammenfassend sind demnach aszendierende Infektionen aus dem Scheidenbereich zweifellos eine der wichtigsten Ursachen für einen vorzeitigen Blasensprung sowie für eine vorzeitige Wehentätigkeit und zwar offenbar umso häufiger, je früher das Ereignis in der Schwangerschaft auftritt.

24.3.4 Andere Beeinflussungsmöglichkeiten der Eihäute

Es gibt einige Hinweise, dass **Relaxin** die extrazelluläre Matrix der fetalen Membranen durch eine Induktion der Kollagenasenaktivität beeinflusst und zwar durchaus unabhängig von infektiösen Prozessen (Millar et al. 1998). Eine gesteigerte Synthese von Relaxin durch Synzytiotrophoblast und Dezidua kann Auslöser eines vorzeitigen Blasensprungs sein. Eine Überexpression des Relaxingens lässt sich beim frühen vorzeitigen Blasensprung im Gegensatz zum Blasensprung am Termin demonstrieren, was möglicherweise auf einen unterschiedlichen Mechanismus hindeutet und für die Zukunft von klinischer Relevanz sein könnte.

Strukturelle Veränderungen insbesondere der Amnionschichten werden offenbar bereits vor Einsetzen einer Wehentätigkeit auch durch die Auslösung apoptotischer Vorgänge bei Geburtsbeginn am Termin, aber auch bei Frühgeburten beobachtet (Lei et al. 1996; Shu et al. 1999). Durch eine Degradierung der 28S-ribosomalen RNA-Einheit und einer Fragmentierung von nukleärer DNA kommt es zur Apoptose der Amnionzellen und parallel dazu zu einer Zerkleinerung von Typ-I-Kollagen

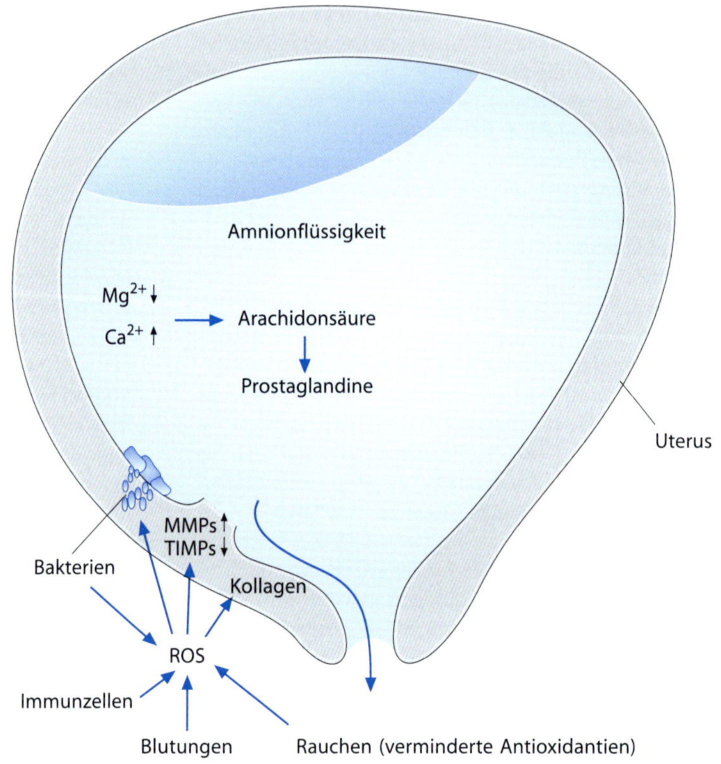

Abb. 24.10. Verschiedene Ursachen führen zu einer Erhöhung von reaktiven Sauerstoffradikalen (ROS). Diese verändern die Zellbiologie und degradieren das Kollagen des Amnions, was zum Blasensprung führt. **MMPs** Matrixmetalloproteinasen, **TIMPs** Gewebshemmfaktoren der Metalloproteinasen (»tissue inhibitors«)

in der extrazellulären Matrix. Die Faktoren, die für diese Zunahme der Apoptose verantwortlich sind, sind noch nicht exakt evaluiert; verschiedene Zytokine dürften eine Rolle spielen und die Zusammenhänge werden derzeit in Knock-out-Tiermodellen untersucht.

Die Bedeutung der **endokrinen Veränderungen** und ihr Beitrag zum Geburtsbeginn wurden bereits in den vorangegangenen Kapiteln beschrieben. Der Fetus kann darüber hinaus auch über das Fruchtwasser und konsekutiv über das Amnion Signale für eine Geburtsauslösung bzw. hemmende Einflüsse auf einen Blasensprung weitergeben. Die Ausscheidung größerer Mengen von Proteaseninhibitoren über die harnableitenden Wege in das Fruchtwasser führt zu einer starken hemmenden Wirkung auf inflammatorische Proteasen wie Trypsin, Elastase, Plasmin oder Cathepsin G sowie Hyaluronidasen und verschiedene Zytokine wie IL-1 oder IL-8 können ebenfalls unterdrückt werden (Teraot Kanayam 1998). Dies könnte einen Schutzmechanismus bezüglich eines durch Bakterienaszension ausgelösten vorzeitigen Blasensprung bzw. einer vorzeitigen Wehentätigkeit darstellen.

Als weiteres potenzielles System, das über das Fruchtwasser einen regulierenden Einfluss auf die biologischen Vorgänge in den Eihäuten aufweist, werden der **»platelet-activating factor«** (PAF) und die **Azetylhydrolase** (PAF-AH), ein Enzym das für die Inaktivierung von PAF verantwortlich ist, genannt. Sowohl bei vorzeitigen als auch termingerechten Wehen findet sich eine erhöhte Konzentration dieser Substanzen im Fruchtwasser. Bei Überwiegen von PAF kommt es zu einer Stimulation der Synthese von Prostaglandinen in der Arachidonsäurekaskade. Das hemmende Enzym PAF-AH wird von dezidualen Makrophagen sezerniert und bakterielle Endotoxine, aber auch Zytokine wie IL-1 und TNFα können die PAF-AH-Sekretion verhindern. Andererseits ist bekannt, dass dieser Effekt von Endotoxinen zumindest teilweise durch den natürlich vorkommenden IL-1-Rezeptorantagonisten geblockt werden kann und damit letztlich PAF wiederum inaktiviert wird.

> Durch eine vermehrte Neutralisierung von PAF-AH durch eine gesteigerte Zytokinproduktion bei Infektionen sowie eine parallel dazu erfolgende, erhöhte Ausscheidung des Feten an PAF wäre eine Potenzierung der Prostaglandinsynthese denkbar (Kavano et al. 1997).

Die Eihäute sind aber auch über die unterschiedliche Expression von Prostaglandin synthetisierenden und abbauenden Enzyme in die komplexen Vorgänge des Geburtsbeginns eingeschaltet.

▶ Studienbox

Es konnte gezeigt werden, dass metabolisierende Enzyme der Prostaglandine in die Steuerung der Prostaglandinkonzentrationen eingreifen und speziell wurde die 15-Hydroxy-Prostaglandin-Dehydrogenase (PGDH) in immunzytochemischen Experimenten untersucht (Price et al. 1989). Im Bereich des Amnions konnte dabei nur eine sehr geringe PGDH-Färbung gezeigt werden, während es im Chorion zu einer massiven PGDH-Anreicherung kommt, die dann zu einer ausgeprägten Metabolisierung der gebildeten Prostaglandine zu PGF- und PGE-Metaboliten führt (Cheung et al. 1990) und sie damit inaktiviert. Die Dezidua zeigt wiederum eine eingeschränkte PGDH-Aktivität.

Progesteron dürfte ebenfalls in den Eihäuten die 15-Hydroxyprostaglandin-Dehydrogenase (PGDH) stimu-

▼

lieren (Kelly et al. 1994). Ein lokaler Progesteronentzug beispielsweise nach Verabreichung des Progesteronantagonisten RU 486 resultiert in einer Verminderung der PGDH-Aktivität (Cheung et al.1990).

Somit könnte der physiologische Progesteronentzug nicht nur zu einer Erhöhung des CRH (s. Kap. 24.1) und damit der Prostaglandinproduktion führen, sondern auch zu einer verminderten Aktivität des prostaglandinmetabolisierenden Enzyms PGDH. Die erzeugten Prostaglandine können dann weniger gut abgebaut werden und damit die myometrane Kontraktilität, möglicherweise gemeinsam mit der stimulierenden Wirkung von Glukokortikoiden auf die plazentare CRH-Produktion, weiter steigern.

Bei einer massiven Infektion kommt es aber auch zu einer Störung der Integrität der trophoblastischen Zellen im Bereich des Chorions und es konnte gezeigt werden, dass die im Bereich der fetalen Membranen stattfindende lymphozytäre Infiltration die trophoblastischen Zellen zerstören kann. Da diese Zellen der Hauptproduktionsort der CRH-mRNA sind, ist die verminderte Konzentration an CRH bei Infektionen erklärlich. Unter diesen Umständen trägt das CRH wahrscheinlich keinen zusätzlichen Stimulus für die vorzeitige Wehentätigkeit bei. Da aber üblicherweise PGDH ebenfalls durch diese trophoblastischen Zellen exprimiert wird, kommt es durch deren Zerstörung auch zu einer Verminderung dieses Enzyms. Dies führt wahrscheinlich zu einer verstärkten Prostaglandinwirkung, da Prostaglandine unmetabolisiert zu Dezidua und Myometrium gelangen können (Challis et al.1995).

Im komplexen Ablauf der Prostaglandinsynthese und -metabolisierung muss noch die Aktivität und Lokalisation von anderen Enzymen im Bereich der Eihäute wie der Prostaglandin-H-Synthasen (PGHS), die letztlich zu einer verstärkten Synthese der kontraktionsfördernden Prostaglandine führen, bedacht werden. Es gibt zumindest zwei Formen der PGHS, die auch als Zyklooxygenase (COX) bezeichnet wird, und zwar eine konstitutive Form (**COX-1**) und eine induzierbare Form (**COX-2**). Für beide COXs wurde die mRNA in großem Ausmaß im Bereich des Amnions und des Chorions nachgewiesen (Teixeira et al. 1994).

> Bei Wehenbeginn kommt es zu keiner Änderung der Expression von COX-1. COX-2 ist überwiegend für die Zunahme der Prostaglandinsynthese verantwortlich.

Somit stellen sich die Eihäute nicht nur als simpler Schutz für den Feten dar, sondern als ein hochaktives Gewebe, das zum komplexen Ablauf der Regulation des Geburtsbeginns und auch zu pathologischen Vorgängen beiträgt.

24.4 Physiologie und Pathologie der Zervixreifung

S. Pildner von Steinburg und E. Lengyel

Zusammenfassung

Die Zervixreifung ist ein aktiver, strikt regulierter biochemischer Prozess, der zunächst unabhängig von uterinen Kontraktionen stattfindet; erst die Dilatation der Zervix wird durch Wehentätigkeit erreicht. Die Zervix besteht hauptsächlich aus Bindegewebe, d. h. Kollagen, Elastin und Proteoglykanen, und ist in der Schwangerschaft kontinuierlichen Umbauvorgängen unterworfen. Im Rahmen der physiologischen Zervixreifung kommt es durch humorale Mediatoren (Prostaglandine, Östrogen, NO) zur Aktivierung von Proteasen, die die zervikale Kollagenmatrix spalten, und zu einer vermehrten Wassereinlagerung in die Zervix, die zu einer Reorganisation der Kollagenfibrillen führt. Eine abakterielle (oder bei vorliegender Infektion auch eine bakterielle) Entzündungsreaktion unterhält diesen Prozess: Einwandernde Entzündungszellen setzen Zytokine, NO und Proteasen (insbesondere Matrixmetalloproteasen) frei, die an der Auflockerung der Kollagenstruktur beteiligt sind. Anschließend kommt es durch die mechanische Kraft der Wehen zur Dilatation der Zervix. Bei der vorzeitigen Zervixreifung wird diese Kaskade verfrüht und irreversibel in Gang gesetzt, sodass die Zervix ihre Haltefunktion nicht mehr ausüben kann.

24.4.1 Einführung

Die **Zervix** ist ein komplexes Organ, das intensiven Umbauvorgängen während Schwangerschaft, Geburt und Nachgeburtsperiode unterliegt. Während der Schwangerschaft ist die Zervix etwa 4 cm lang und muss dem steigenden intrauterinen Druck bis zur 40. Schwangerschaftswoche standhalten. Während der Geburt weitet sich dieser bis dahin unnachgiebige Teil der Gebärmutter schnell bis zu einem Durchmesser von 10 cm auf, wird papierdünn und weich und verwandelt sich postpartal wieder in eine feste Zervix zurück. Diese unglaublichen Veränderungen sind nicht einfach die Folge eines passiven Nachgebens gegenüber der Wehentätigkeit. Vielmehr finden während der späten Schwangerschaft Reifungsprozesse in der Zervix statt – eine Erweichung, bis hin zu einer Muttermundseröffnung von 2–3 cm, die bei Beginn der Wehentätigkeit die rasche Dilatation der Zervix innerhalb weniger Stunden ermöglicht.

Frühgeburtlichkeit stellt in den industrialisierten Ländern immer noch eine Hauptursache der perinatalen Morbidität und Mortalität dar. Daher ist unsere kontinuierliche Anstrengung, die biologischen Grundlagen der normalen Geburt und der Frühgeburt zu verstehen, wahrscheinlich der einzige Weg, signifikant die Frühgeburtsraten zu beeinflussen. Limitiert sind diese Anstrengungen allerdings durch Schwierigkeiten, Gewebe für die molekularbiologischen Untersuchungen zu gewinnen: Zervixbiopsien können nicht zu jedem Zeitpunkt der Schwangerschaft entnommen werden, auch die gesamte Zervix

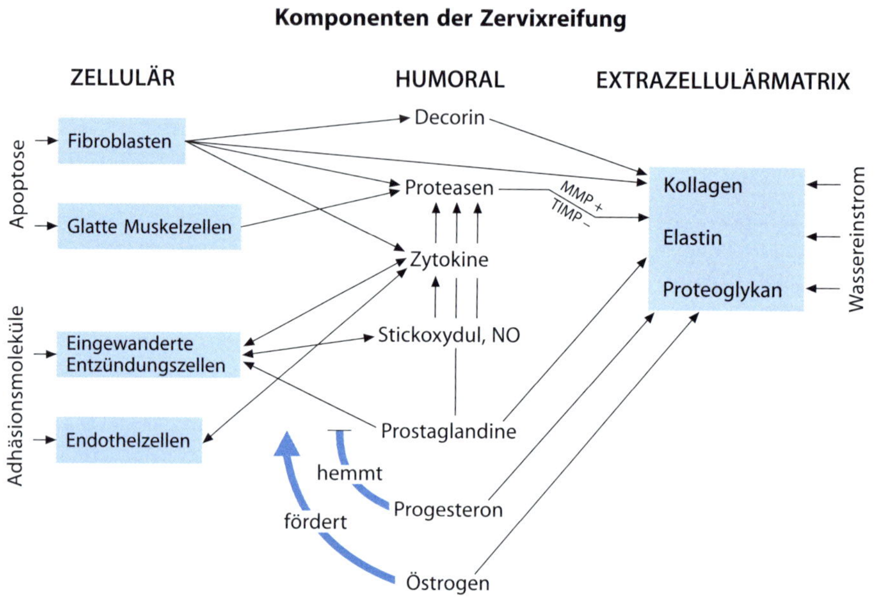

Abb. 24.11. Komponenten der Zervixreifung

kann nur sehr selten (z. B. nach Sectiohysterektomie) untersucht werden. Zudem wurden die den bisherigen Erkenntnissen zugrunde liegenden Arbeiten nur zum Teil an Zervixbiopsien durchgeführt, sondern vielfach stellvertretend an Biopsien des unteren Uterinsegments.

Abbildung 24.11 fasst schematisch (einige) der beteiligten Prozesse dieses fein regulierten Reifungsvorgangs der Zervix während der Schwangerschaft zusammen, die nun im Folgenden besprochen werden.

24.4.2 Bindegewebsveränderungen bei der Zervixreifung

Dissoziation der Kollagenstruktur

Die menschliche Zervix besteht hauptsächlich aus Bindegewebe (etwa 90 %) und nur zu einem geringen Teil aus Muskulatur (8–10 %), ganz im Gegensatz zum Corpus uteri, in dem die glatten Muskelzellen den Hauptbestandteil darstellen. Das Bindegewebe der Zervix bildet ein sehr komplexes Netzwerk aus:

- Kollagen Typ I und III, Fibronektin (einem Adhäsionsprotein),
- Elastin (einem funktionellen Bestandteil von elastischen Fasern),
- Fibroblasten (Bindegewebszellen),
- Proteoglykanen aus einem langen Strang Hyaluronsäure (ein Glykosaminoglykan, das aus Polymeren von Disacchariden besteht), an dem kurze Glykosaminoglykane wie Keratansulfat oder Dermatansulfat hängen. Eine Haupteigenschaft dieser stark negativ geladenen Glykosaminoglykane ist ihre hohe Wasserbindungskapazität.
- einem Wasseranteil von bis zu 80 %.

Die Zusammensetzung des zervikalen Bindegewebes ändert sich im Verlauf von Schwangerschaft, Geburt und Involution (Uldbjerg et al. 1983). Im nichtschwangeren Zustand ist das Protein **Kollagen** mit etwa 80 % der Hauptbestandteil des Bindegewebes, wobei Typ+I-Kollagen 70 % und Typ-III-Kollagen 30 % des Gesamtkollagengehaltes ausmachen. Kollagen wird nach der Assoziation zu einer Tripelhelix durch das Enzym **Peptidyllysinoxidase** zu etwa 20 µm dicken Kollagenfibern quervernetzt, die eine hohe Reißfestigkeit haben. In ihrem nativen helikalen Zustand sind diese Proteine starr und unnachgiebig (Uldbjerg u. Forman 1999). Da Rauchen die Aktivität der Peptidyllysinoxidase hemmt, erklärt sich, warum unter Raucherinnen eine Zervixinsuffizienz viel häufiger auftritt. **Vitamin C** ist ein weiterer Kofaktor der Kollagensynthese (es verbindet Hydroxyprolin in Kollagen Typ I) und obwohl entsprechende Untersuchungen fehlen, ist es denkbar, dass extremer Vitamin-C-Mangel auch zu einer erhöhten Frühgeburtlichkeitsrate führt.

Die Kollagenbündel der Zervix sind im nicht schwangeren Zustand dicht aneinander gereiht. Bereits im ersten Trimenon der Schwangerschaft beginnt eine kontinuierliche Reorganisation von Kollagenfibrillen und des Bindegewebes durch Proteasen und eine Zunahme des Wassergehalts der Zervix. Die Kollagenbündel sind nicht mehr so dicht gepackt, aber ebenso wie die glatten Muskelzellen und das Elastin parallel angeordnet, um dem zunehmenden intrauterinen Druck den nötigen Widerstand entgegenzusetzen (Abb. 24.12 a). Durch diese Veränderungen, insbesondere durch die Zunahme des Wassergehaltes, fühlt sich die Zervix bereits im ersten Trimenon weicher an als im nichtschwangeren Zustand, was schon früh als »**Hegarzeichen**« beschrieben wurde.

Im weiteren Verlauf der Schwangerschaft nimmt zwar der absolute Kollagengehalt zu, aber es kommt trotzdem insgesamt zu einer Verminderung der zervikalen Kollagenkonzentration. Das wird durch einen Verdünnungseffekt verursacht, d. h. durch zunehmende Wassereinlagerung in die Zervix (Abb. 24.12 b), die durch das Glykosaminoglykan **Hyaluronsäure** und seine hohe Affinität zu Wasser vermittelt wird (von Maillot et al. 1979). Hyaluronsäure wird von Fibroblasten sezerniert, aber es ist unklar, welche Signale die Fibroblasten zur Sekretion stimulieren. Die Abnahme der Kollagenkonzentration in der Zervix äußert sich gegen Ende der Schwangerschaft klinisch als Konsistenzverminderung der Zervix. His-

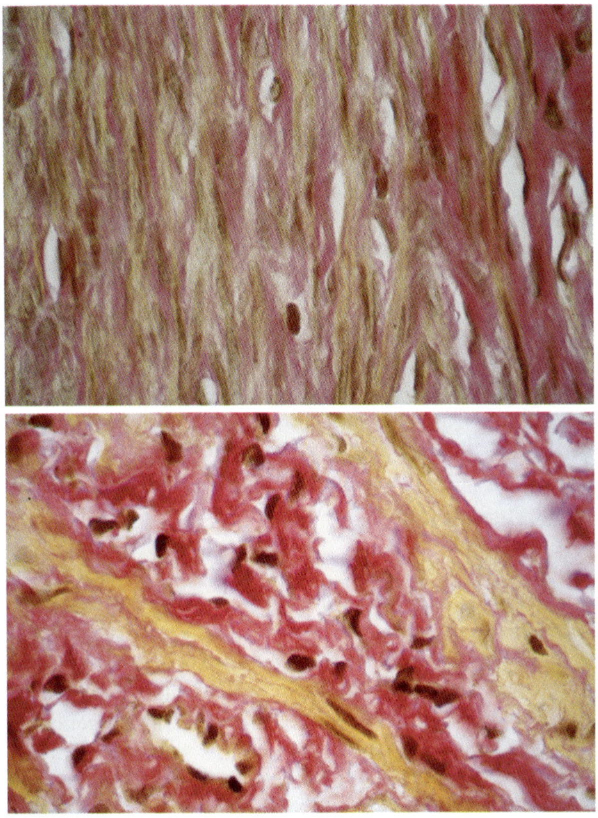

a

b

◼ Abb. 24.12a,b. **a Rattenzervix in der Frühschwangerschaft. Die Kollagenfibrillen sind parallel angeordnet. b Rattenzervix am Ende der Gestationszeit.** Das Kollagen ist aufgelockert und fragmentiert. Kurz vor der Geburt ist der Wassergehalt erhöht und es kommt zu einer Veränderung der Glykosaminoglykane. Beide histologischen Schnitte sind nach van Gieson gefärbt – Kollagen erscheint dunkelrot und andere Gewebebestandteile gelb/braun. Vergrößerung ×250 (Yu, Shiu Yeh und Leppert, Phyllis C. unveröffentlichte Ergebnisse. Freundlicherweise zur Verfügung gestellt von Phyllis C. Leppert, M.D. Ph. D. Reproductive Sciences Branch, NICHD, Rockville, MP, USA)

tologisch sieht man Kollagenbündel, die nicht mehr parallel angeordnet und durch Wassereinlagerung aufgelockert sind (s. ◼ Abb. 24.12).

Bei der **Zervixinsuffizienz** kommt es verfrüht zu einer Dissoziation der Kollagenstruktur, d.h. die Zervix ist dem erhöhten intrauterinen Druck nicht mehr gewachsen. Anders ausgedrückt ist die Zervixinsuffizienz zunächst eine Erkrankung der Extrazellulärmatrix. Aus pathophysiologischer Sicht wird daher verständlich, warum die derzeit gebräuchlichen Tokolytika die Gestationszeit nur unwesentlich verlängern können. Sie reduzieren den intrauterinen Druck auf die Zervix, können aber nicht die vorzeitig erfolgte Dissoziation der zervikalen Kollagenstruktur aufhalten oder gar rückgängig machen, die für die mechanische Festigkeit der Zervix verantwortlich ist (s. ◼ Abb. 24.11).

Veränderungen der elastischen Komponenten der Zervix

Elastin ist ein weiterer Bestandteil der extrazellulären Matrix der Zervix. Die elastischen Fasern sind parallel zu den Kollagenfibern in 20–30 μm dicken Fibrillen angeordnet und können bei mechanischer Belastung auf die doppelte Länge gedehnt werden. Im ungedehnten Zustand ist Elastin während der Schwangerschaft Teil des Verschlussmechanismus der Zervix. Elastin erreicht aber nur in einer stark wasserhaltigen Umgebung seine maximale Dehnungskompetenz, so dass die Zunahme des Wassergehalts der Zervix gegen Ende der Schwangerschaft eine Voraussetzung für die optimale Dilatation der Zervix wird.

▶ **Studienbox**

In Biopsien von Patientinnen mit Zervixinsuffizienz zeigte sich histologisch eine Architekturveränderung und eine Konzentrationsverminderung von Elastin. Die Elastinfibrillen waren dissoziiert und fragmentiert, verglichen mit Biopsien von Frauen mit einer unkomplizierten Schwangerschaft (Leppert et al. 1987).

Bedeutung von Proteasen bei der Zervixreifung und Dilatation

Eine wesentliche Rolle bei dem Prozess der Zervixreifung und Dilatation spielen Proteasen, d. h. Enzyme, die in der Lage sind, Proteine der extrazellulären Matrix zu degradieren. Sie werden nach ihrem Aufbau und ihrer Substratspezifität in verschiedene Klassen eingeteilt: Serinproteasen, Zysteinproteasen und Matrixmetalloprotasen (MMP).

Letztere spielen eine wichtige Rolle bei der Zervixreifung. Die Familie der **MMP** besteht aus 26 verschiedenen Mitgliedern unterschiedlicher Homologiegrade und unterschiedlicher Substratspezifitäten, von denen einige auf die in der Zervix vorliegenden Kollagene spezialisiert sind: z. B. MMP-1 degradiert v. a. Kollagen Typ I und III, MMP-8 v. a. Kollagen Typ I, MMP-9 v. a. Typ IV oder Typ V (Nelson et al. 2000). Ihre natürlichen Gegenspieler sind die »**tissue inhibitors of metalloproteinases**« (TIMP), von denen vier verschiedene bekannt sind, ebenso mit unterschiedlicher Spezifität und Expressionsmuster (Henriet et al. 1999). TIMPs sind in der Lage, die Aktivität von MMPs durch Komplexbildung zu inhibieren (s. ◼ Abb. 24.11).

Nach Einsetzen der Wehentätigkeit muss es, um Mutter und Kind nicht unnötig zu belasten, rasch zur vollständigen Dilatation der Zervix kommen.

▶ **Studienbox**

Erste Hinweise darauf, dass bei diesem Vorgang kollagenolytische Enzyme eine Rolle spielen, ergaben Untersuchungen von Junqueira et al., die einen kollagenfaserfreien Hof rund um neutrophile Granulozyten zeigen konnten, die während der Zervixdilatation in das Stroma einwandern (Junqueira et al. 1980). Später wurde der Anstieg verschiedener MMPs (MMP-1, MMP-8, MMP-9) im zervikalen Gewebe und im unteren Uterinsegment unter Wehentätigkeit nachgewiesen (Rajabi et al. 1988). In einer eleganten Studie zeigten Winkler und Kollegen (Winkler et al., 1999a), dass es während der Zervixdilatation zu einem graduellen Anstieg von MMP-8, MMP-9 und der Anzahl neutrophiler Granulozyten im unteren Uterinsegment kommt. Da Entzündungszellen Proteasen freisetzen und gleichzeitig über Zytokine die Proteasenproduktion bei anderen zervikalen Zellen (Myoepithelzellen, Fibroblasten) induzieren können (Watari et al., 1999), ist es

▼

vorstellbar, dass eine bakterielle oder auch abakterielle Entzündung die Proteasenproduktion in Gang setzt und es im Rahmen einer lokalen Infektion zu einer überschießenden, außer Kontrolle geratenen Produktion von Proteasen und damit zur vorzeitigen Zervixreifung kommt.

Dieser Prozess ist jedoch limitiert: Nur bis zu einer Dilatation der Zervix bis zu 6–8 cm kommt es zu einem Anstieg der MMPs. Zusammen mit der ebenfalls beobachteten vermehrten Expression des inhibitorischen Faktors TIMP-1 könnte dies ein strikter regulatorischer Mechanismus sein, der das Auftreten von tiefergehenden strukturellen Schäden an der Zervix verhindern soll (Winkler et al. 1999a).

24.4.3 Zelluläre Komponenten der Zervix

Die Rolle ortsständiger zervikaler Zellen: Fibroblasten und Muskelzellen

Die ortsständigen zellulären Komponenten der humanen Zervix sind glatte Muskelzellen und Fibroblasten (s. ◘ Abb. 24.11). Im Rahmen der physiologischen und pathologischen Zervixdilatation kommt es zusätzlich zur Kolonisation der Zervix mit Entzündungszellen, wie granulozytären Leukozyten, Mastzellen und T-Lymphozyten, die an der Dilatation der Zervix durch Freisetzung von Zytokinen, Proteasen und proapoptotischen Signalen beteiligt sind (Thomson et al. 1999).

- Im ersten Trimenon proliferieren Fibroblasten und glatte Muskelzellen in der Zervix und organisieren den **Umbau** der **extrazellulären Matrix** unter Erhaltung der Festigkeit der Zervix.
- Im zweiten und dritten Trimenon nimmt die Proliferation der ortsständigen Zellen ab und ruhende Fibroblasten sezernieren ein dermatansulfathaltiges Gykosaminoglykan, genannt **Decorin**.
- Am Termin kommt es zu einer starken Zunahme der Decorinkonzentration in der Zervix und damit zu einer raschen **Desorganisation** der **Kollagenfibrillen** durch kompetitierende Decorinmoleküle. Dieser Vorgang ist wahrscheinlich additiv zu der Zunahme von Matrixmetalloproteinasen am Termin (s. oben) und unterstützt die Desorganisation des Kollagens in der sich eröffnenden Zervix.

► Studienbox

Verschiedene Arbeitsgruppen haben vorgeschlagen, dass Decorin an der Orientierung und Festigkeit von Kollagen beteiligt ist, da Decorinmoleküre benachbarte Kollagenfibrillen verbinden und zu einer parallelen Kollagenausrichtung beitragen (Leppert et al. 2000, zusammengefasst in Ludmir u. Sehdev 2000).

Die Regulation der Decorinkonzentration stellt damit jenseits proteolytischer Faktoren einen schnellen Mechanismus dar, die Kollagenarchitektur zu beeinflussen. Diese Theorie wird auch durch die Beobachtung unterstützt, dass die Decorinkonzentration postpartal schnell abfällt und damit die Involution, d. h. physiologisch die Reorganisation der Kollagenfibrillen gefördert wird (Leppert et al., 2000). Die postpartale Reformation der Zervix ist ein schneller Vorgang, der sich nicht alleine durch eine Neusynthese von Kollagen erklären lässt.

> Zusammengefasst kann man mindestens zwei unterschiedliche Mechanismen beschreiben, wie bei der Zervixreifung am Termin die Kollagenarchitektur beeinflusst wird: die proteolytische Degradation von Kollagen durch enzymatischen Verdau und die kompetitive Hemmung von Kollagenbrückenmolekülen.

Apoptotische Vorgänge während der Zervixreifung

Ein weiterer Aspekt der Zervixreifung am Termin ist die Rolle von apoptotischen Vorgängen. **Apoptose** ist eine morphologische Beschreibung, während der Ausdruck programmierter Zelltod den biochemischen Prozess der Zelldegradation beschreibt, der mit den apoptotischen/morphologischen Veränderungen einhergeht.

► Studienbox

Es konnte sowohl beim Menschen als auch an Ratten gezeigt werden, dass zervikale Stromazellen (Fibroblasten, Muskelzellen) am Termin eine hohe Apoptoserate haben, die zum Grad der Zervixdilatation proportional ist (Allaire et al. 2001; Leppert 1998). Leppert zeigte an der Rattenzervix überzeugend, dass im ersten Trimenon 42 % der Zervixfibroblasten und 33 % der glatten Muskelzellen proliferieren. Vor dem Termin proliferieren nur noch weniger als 5 % dieser beiden Zelltypen und gleichzeitig sind etwa 50 % aller zervikalen Zellen apoptotisch (Leppert 1998).

Eine Hypothese ist, dass die Apoptose ortsständiger zervikaler Zellen in der Zervix vor dem Termin eine Kaskade biochemischer Vorgänge zur Folge hat, die u. a. zu einer Veränderung von Kollagenstruktur und Proteoglykanzusammensetzung führt (Ludmir u. Sehdev 2000). Man kann nur spekulieren, welche Vorgänge in der Zervix durch die erhöhte Apoptoserate in Gang gesetzt werden. Denkbar ist, dass die apoptotischen Zellen vermehrt Wachstumsfaktoren und Zytokine freisetzen, die wiederum Fibroblasten anregen, Proteasen zu produzieren. Daneben werden wahrscheinlich durch die untergehenden Zellen vermehrt Granulozyten angezogen, die ebenfalls Proteasen freisetzen und im Sinne einer abakteriellen Entzündungsreaktion eine schnelle Dilatation der Zervix durch ihre Zytokinproduktion triggern (s. unten).

24.4.4 Humorale Mediatoren der Zervixreifung: Hormone, Stickoxid und Prostaglandine

Die Zervixreifung wird auch durch verschiedene hormonale und humorale Faktoren gesteuert (s. ◘ Abb. 24.11). **Östrogen- und Progesteronrezeptoren** werden sowohl von Zellen in der Zervix als auch von einwandernden neutrophilen Granulzoyten exprimiert:

- Progesteron hemmt den zervikalen Reifungsprozess auf verschiedenen Stufen, z. B. durch Inhibition der Zytokinfreisetzung und durch Hemmung von Proteasen auf Transkriptionsebene (Benbow u. Brinckerhoff 1998).

- Durch Blockade des Progesteronrezeptors mittels Antiprogestinen lässt sich eine wenn auch nicht sehr effektive Zervixreifung induzieren.
- Östrogen scheint einen gegensätzlichen, die Zervix reifenden Effekt zu haben. Am Termin kommt es zu einem Anstieg des Östrogenrezeptors (β-Form) in der Zervix und zu einem Anstieg der Estradiolkonzentration (Wang et al. 2001).

> Durch i.v.-Gabe von **17β-Estradiol** kann eine gewisse Reifung der Zervix induziert werden. Darüber hinaus hat die intrazervikale Applikation von 17b-Estradiol, kombiniert mit Prostaglandinen, eine höhere Erfolgsrate bei Einleitungen im zweiten Trimenon als Prostaglandine alleine. Vereinfacht fördert Östrogen die Zervixreifung, während Progesteron sie hemmt.

Stickoxydul (NO, Lachgas), ist ein kleines, hoch reaktives, freies Gasmolekül mit einer Halbwertszeit von 4 s. NO wird aus der Aminosäure Arginin durch das Enzym Stickoxydulsynthase (NOS) abgespalten, dessen zytokininduzierbare Isoform (iNOS) in hoher Konzentration in der Zervix nachgewiesen werden kann.

- NO stimuliert sehr effektiv das Enzym Guanylatzyklase, das an der Regulation der intrazellulären Kalziumkonzentration beteiligt ist und damit Signaltransduktionswege aktiviert.
- NO bewirkt eine Relaxation von glatten Muskelzellen in Blutgefäßen, Magen und Myometrium.
- An der Gebärmutter bewirkt NO am Korpus eine Hemmung der Wehentätigkeit, an der Zervix führt es zur Reifung.
- Glyceroltrinitrat, NO-Donor, wurde mittels transdermaler oder intravenöser Applikation in Studien zur Wehenhemmung bei vorzeitigen Wehen schon wirksam eingesetzt. Allerdings führt die lokale Applikation des NO-Donors Sodiumnitroprussid beim Schwein zur Zervixreifung.

▶ Studienbox

Chwalisz und Kollegen demonstrierten überzeugend (zusammengefasst in Chwalisz u. Garfield 1998), dass nach NO-Aktivierung Entzündungszellen in die Zervix einwandern, ein Umbau der Extrazellulärmatrix stattfindet und das zervikale Gewebe dehnbarer wird. Es ist denkbar, dass die abakterielle Entzündungsreaktion, wie bereits beschrieben, zu einer Freisetzung von Zytokinen und Proteasen führt und damit die Zervixreifung in Gang gesetzt wird. Erste klinische Studien mit lokaler Applikation von Nitraten (Glyceroltrinitrat, Isorbidmononitrat) zeigen, dass sie ein wirksames Mittel sind, die Zervixreifung sowohl im ersten als auch im dritten Trimenon zu induzieren (Chanrachakul et al. 2000; Ledingham et al. 2001 a). Klinisch haben sie gegenüber Prostaglandinen den Vorteil, dass sie keine uterine Überstimulation bewirken (im Gegenteil) und die lokale Applikation nur einen geringen hämodynamischen Effekt auf Mutter und Fetus hat. Allerdings ist mit Nitraten die Dauer von der Einleitung bis zur Entbindung länger als mit Prostaglandinen (Chanrachakul et al. 2000), da Nitrate nur die Zervixreifung induzieren – ein Vorgang der (fast) wehenunabhängig ist –, aber nicht die Dilatation der Zervix, die ja von der uterinen Wehentätigkeit abhängt.

Prostaglandine, Derivate der Arachidonsäure, beeinflussen sowohl die Uteruskontraktilität als auch die Zervixreifung, sodass sie in der Klinik häufig zur Geburtseinleitung eingesetzt werden. Prostaglandine werden in Chorion, Dezidua und Myometrium gebildet; die Konzentration von Prostaglandinen in der Vorblase ist ungleich höher als im restlichen Fruchtwasser. Trotzdem ist ihre Rolle in der Zervixreifung noch relativ unklar; es ist wahrscheinlich, dass Entzündungszellen ihre Produktion induzieren. Prostaglandine haben, lokal appliziert, ganz unterschiedliche Wirkungen:

- sie induzieren Zytokine und Proteasen
- sie verändern die Proteoglykanzusammensetzung in der Zervix (weniger bekannt)
- sie wirken chemotaktisch für Entzündungszellen und initiieren oder unterhalten so die lokale Entzündungsreaktion, die Bestandteil der Zervixreifung ist.

24.4.5 Zervixreifung als physiologische Entzündungsreaktion

Einwandern von Entzündungszellen

Die Theorie einer Beteiligung von Entzündungszellen an der Zervixreifung ist schon Anfang der 1980er-Jahre entstanden, als der kollagenfaserfreie Hof rund um neutrophile Granulozyten beobachtet wurde (Junqueira et al. 1980). Seither sind viele Untersuchungen hierzu durchgeführt worden, die zu dem Ergebnis kamen, dass die Vorgänge in der Zervix während der Gravidität einer bakteriellen oder abakteriellen inflammatorischen Reaktion vergleichbar sind.

▶ Studienbox

Am auffälligsten ist, dass die Zahl der in der Zervix nachweisbaren neutrophilen Granulozyten ansteigt. In der reifen Zervix können sie bereits an den Gefäßwänden der Kapillaren nachgewiesen werden, nach Beginn der Wehentätigkeit sind sie – in Korrelation zu Zervixdilatation und Wehendauer – im zervikalen Stroma zu finden (Winkler et al. 1999 a; Osmers et al. 1992 und zusammengefasst in Winkler u. Rath 2001; Lengyel u. Pildner von Steinburg 2001). Entzündungszellen, hauptsächlich neutrophile Granulzoyten und Makrophagen, finden sich zwar auch im Myometrium des Corpus uteri, aber dominieren nach Einsetzen der Wehentätigkeit im unteren Uterinsegment (Thomson et al. 1999). Die Degranulierung dieser Zellen führt in der Folge zur Freisetzung von Zytokinen und Proteasen und damit zum Umbau der zervikalen Extrazellulärmatrix.

> Wichtig ist noch anzumerken, dass die inflammatorische Reaktion im Rahmen der Zervixreifung bakteriell oder abakteriell induziert werden kann. Prostaglandine, NO und 17β-Estradiol wirken chemotaktisch auf Entzündungszellen und können damit Auslöser der Zervixreifung sein. Letztlich kommt es aber bei eröffnetem Muttermund unweigerlich zu einer bakteriellen Aszension aus der Vagina, die den Entzündungsprozess unterhält.

Regulierung durch Zytokine und Signaltransduktionswege

Reguliert wird die Aktivität von Entzündungszellen über humorale Mediatoren, wobei es sich um verschiedene Zytokine handelt. Interleukin-8 (IL-8), das chemotaktisch wirkt und neutrophile Granulzoyten aktivieren kann, wird von aktivierten Makrophagen und Fibroblasten freigesetzt. Es wird in der Zervix produziert und kann in Tierversuchen bei lokaler Applikation eine Zervixreifung und -dilatation induzieren (El Maradny et al. 1996). Während der Zervixdilatation steigen auch die Konzentrationen der Zytokine IL-1β, IL-6 und Tumornekrosfaktor α (TNF-α) im zervikalen Stroma v. a. zu Beginn der Eröffnungsphase an. Das proinflammatorische Zytokin IL-1β führt zur Freisetzung von IL-8 und stimuliert die Expression der oben erwähnten Metalloproteasen.

> **▶ Studienbox**
>
> Nun konnte auch zwischen dem Anstieg von IL-8 und MMP-8 und -9 sowie der Zahl der invadierten Neutrophilen eine direkte Korrelation hergestellt werden (Winkler et al. 1999 a, b). Man kann davon ausgehen, dass der Anstieg von IL-1β die Produktion von IL-8 durch Zervixfibroblasten und damit konsekutiv die Chemotaxis von neutrophilen Granulozyten sowie den Anstieg der Kollagenasenkonzentration in der Zervix bewirkt. Interessant ist außerdem, dass IL-1β die Freisetzung von Arachidonsäure aus humanem Myometrium und die Syntheserate von Prostaglandin E2 durch verschiedene Zelltypen fördert, was erneut Einfluss auf Uteruskontraktilität und Zervixreifung nimmt (Winkler u. Rath 2001). Auch glatte Muskelzellen reagieren mit einer gesteigerten Produktion der Metalloproteasen MMP-1, -3 und -9 nach Stimulation mit IL-1β oder TNF-α (Watari et al. 1999).

Die an diesem Prozess beteiligten Zytokine sind zum Teil aus Untersuchungen am **Amnioninfektionssyndrom** oder anderen infektionsbedingten inflammatorischen Reaktionen bekannt.

> **▶ Studienbox**
>
> Hier lässt sich wohl auch der Zusammenhang zwischen lokaler (vaginaler oder zervikaler) Infektion und Frühgeburtlichkeit herstellen. Bakterielle Metaboliten sind eine mögliche exogene Quelle für IL-1 und damit einer Stimulation der Zervix (Ito et al. 1988).

IL-1β induziert in uterinen Muskelzellen und in Deziduazellen den mitogenaktivierten Proteinkinase-(MAPK-)Signaltransduktionsweg. Dieser leitet nach Aktivierung von membranständigen Rezeptortyrosinkinasen Stresssignale in das Zellinnere weiter. Die charakteristische Endstrecke dieses Signaltransduktionswegs ist eine dreistufige Kaskade aus verschiedenen Proteinkinasen, deren letzte in den Nukleus transloziert und Transkriptionsfaktoren sowie deren Zielgene aktiviert (Hanke-Lohmann et al. 2000). Der MAPK-Weg besteht aus mindestens 5 verschiedenen Armen, einer davon ist der c-Jun-N-terminal-protein-kinase-(JNK-)Signalweg der über das Protein RhoA reguliert. **RhoA** ist in der Schwangerschaft im Myometrium hochreguliert. Es beeinflusst das Ansprechen von uterinen Muskelzellen auf Kalzium und ist maßgeblich an der Regulation der Kontraktilität der leichten Myosinketten beteiligt. Eine Hemmung dieses Proteins mit einem spezifischen Inhibitor hemmt die Kontraktilität uteriner und zervikaler Muskelzellen (Moran et al. 2002).

Adhäsionsmoleküle

Adhäsionsmoleküle auf der Zelloberfläche dienen Zell-Zell-Interaktionen und der Übertragung von Signalen zwischen den Zellen. Daneben verändern Adhäsionsmoleküle die Zelldifferenzierung, die Transkription, induzieren Angiogenese und spielen eine Rolle bei der Apoptose. Während der Extravasation von Leukozyten ändert sich die Adhäsivität der Kapillarwände durch Expression von Adhäsionsmolekülen auf den Endothelzellen.

Ein besonders sorgfältig untersuchtes Adhäsionsmolekül ist **E-Selektin**, das die Bindung von neutrophilen Granulozyten, Monozyten und T-Zellen an aktiviertes Endothel während einer akuten Entzündungsreaktion vermittelt, aber in der normalen Endothelzelle nicht zu finden ist. Immunhistochemische Untersuchungen zeigten, dass die Oberflächenexpression von E-Selektin während der Zervixreifung und -dilatation in den Gefäßendothelien des unteren Uterinsegments stark ansteigt (Thomson et al. 1999). Induziert wird seine Expression über bakterielle Lipopolysaccharide, IL-1 und TNF-α. Diese TNF-α-abhängige Expression kann in vitro durch 17β-Estradiol und Prostaglandin E2 verstärkt werden (Winkler et al. 1997), also durch Substanzen, die an der Zervixreifung und der Weheninduktion beteiligt sind.

Ein weiteres Adhäsionsmolekül, das in der dilatierten Zervix überexprimiert wird, ist das »**intercellular adhesion molecule-1**« (ICAM-1). Es vermittelt die Bindung von neutrophilen Granulozyten, Monozyten und Lymphozyten, und wird in vitro über dieselben Mediatoren wie E-Selektin induziert (Winkler et al. 1997). Neuere immunhistochemische Untersuchungen zeigen, dass ICAM-1 auch auf einwandernden Leukozyten zu finden ist, die Expression in der dilatierten Zervix also wohl eine Folge der Neutrophileninvasion darstellt (Ledingham et al. 2001b).

> **▶ Studienbox**
>
> Eine Untersuchung von Adhäsionsmolekülen im unteren Uterinsegment bei Patientinnen mit nicht mehr aufzuhaltender Frühgeburt (zwischen 24 und 36 Schwangerschaftswochen) zeigte eine erhöhte Konzentration der Adhäsionsmoleküle ICAM-1 und ELAM-1 in Abhängigkeit von Muttermundseröffnung und Wehendauer (Winkler et al. 2000). Da es sich hierbei um die gleichen Adhäsionsmoleküle handelt, die auch bei der Zervixreifung am Termin eine Rolle spielen, legt dies nahe, dass der Mechanismus der pathologischen Zervixreifung dem der physiologischen ähnlich ist.

Die Expression eines weiteren Adhäsionsmoleküls, des »**vascular cell adhesion molecule-1**« (VCAM-1), steigt wie die von E-Selektin in Abhängigkeit von der Zervixdilatation an, jedoch moderater (Winkler et al. 1998; Ledingham et al. 2001b). Es bindet an Integrin α4β1, einen Adhäsionsrezeptor, der membranständig von Monozyten, Lymphozyten, Basophilen und Eosinophilen, aber nicht von neutrophilen Granulozyten exprimiert wird.

VCAM-1 wird ebenfalls durch Zytokine (IL-1, TNF-α) und bakterielle Lipopolysaccharide induziert, wie auch durch ein Enzym aus der Prostaglandinsynthese (Phospholipase A2). Das zeigt wiederum, dass auch die Expression von Adhäsionsmolekülen im Rahmen der Zervixreifung kein isolierter Vorgang ist, sondern durch die anderen Faktoren wie z.B. Prostaglandine und Entzündungszellen beeinflusst wird.

> Die Zervixreifung ist ein multifaktorielles Geschehen: ortsständige Bindegewebszellen und durch Veränderung der Endotheladhäsivität angezogene Entzündungszellen bewirken durch Freisetzung von humoralen Mediatoren und Proteasen einen Umbau der Extrazellulärmatrix der Zervix, der unter Wehentätigkeit eine schnelle und reversible Dilatation der Zervix bis auf einen Durchmesser von 10 cm erlaubt (s. ◘ Abb. 24.11).

24.4.6 Ausblick

Die Physiologie und Pathophysiologie der Zervixreifung ist nur zum Teil aufgeklärt, inflammatorische Vorgänge spielen dabei aber eine große Rolle. Ausgelöst durch eine Infektion können sie über eine prämature Zervixreifung und die Auslösung vorzeitiger Wehen allerdings auch zur Frühgeburtlichkeit führen. Die Entzündungsreaktion ist nur **ein** möglicher Weg, die Umbauvorgänge in der extrazellulären Matrix zu beschleunigen. Insbesondere humorale Mediatoren, wie Hormone und Stickoxydul, führen zu einer Veränderung in der Kollagenarchitektur und tragen zur Erweichung der Zervix bei.

Ein besseres Verständnis der physiologischen Vorgänge bei der Zervixreifung wird hoffentlich in Zukunft die Möglichkeit bieten, gezieltere Ansätze zur Vermeidung der Frühgeburtlichkeit durch Zervixinsuffizienz zu erarbeiten: Im Gegensatz zu den bisher verwendeten Tokolytika muss das Eingreifen in die Umbauvorgänge der Kollagenstruktur oder in die inflammatorische Kaskade erwogen werden. So kann im Tierversuch TGF-β eine IL-1- bzw. TNF-α-induzierte Frühgeburt verhindern (Bry u. Hallman 1993). Neue Erkenntnisse der Signaltransduktionsforschung weisen darauf hin, dass es bei der Zervixreifung zur Aktivierung von spezifischen Signaltransduktionswegen kommt (Moran et al. 2002). Signaltransduktionsinhibitoren werden vielleicht in der Zukunft eine kausale Behandlung der Zervixinsuffizienz ermöglichen. Daneben gibt es auch Hinweise auf eine genetische Prädisposition zur Frühgeburt. Denkbar sind in Zukunft auch erweiterte diagnostische Möglichkeiten zur besseren Identifizierung gefährdeter Schwangerer durch Nachweis von Substanzen, die bei der Zervixreifung vermehrt freigesetzt werden.

Solange diese Mittel jedoch noch nicht zur Verfügung stehen, sind unsere Interventionsmöglichkeiten sehr beschränkt. Am wichtigsten ist es, dass keine Infektion zur weiteren Zervixreifung beitragen kann – hier ist besonders die Prophylaxe gefragt – und keine Wehentätigkeit zur weiteren Erhöhung des intrauterinen Druckes führt.

Literatur

Adelstein RS, Conti MA (1975) Phosphorylation of platelet myosin increases actin-activated myosin ATPase activity. Nature 256: 597–598

Allaire A, D'Andrea N, Truong P, McMahon M, Lessey B (2001) Cervical stroma apoptosis in pregnancy. Am J Obstet Gynecol 97: 399–403

Anderson PJ, Hancock KW, Oakey RE (1985) Non-protein-bound oestradiol and progesterone in human peripheral plasma before labour and delivery. J Endocrinol 104: 7–15

Anwer K, Oberti C, Perez GJ et al. (1993) Calcium-activated K+ channels as modulators of human myometrial contractile activity. Am J Physiol 265: C976-C985

Arias F, Victoria A, Cho K, Kraus F (1997) Placental histology and clinical characteristics of patients with preterm premature rupture of the membranes. Obstet Gynecol 89: 265–271

Baker J, Hardy MP et al. (1996) Effects of an Igf1 gene null mutation on mouse reproduction. Mol Endocrinol 10: 903–918

Benbow U and Brinckerhoff CE (1998) The Ap-1 site and MMP gene regulation: What is all the fuss about? Matrix Biol 15: 519–526

Benett WA, Allbert JR, Brackin MN, Morrison JC, Cowan BD (1999) Secretory component in human amniotic fluid and gestational tissues: a potential endogenous phospholipase A2 inhibitor. J Soc Gynecol Invest 6: 311–317

Berkovitz GS, Lapinski RH, Lockwood CJ, Florio P, Blackmore-Prince C, Petraglia F (1996) Corticotropine-releasing factor and its binding protein: maternal serum levels in term and preterm deliveries. Am J Obstet Gynecol 174: 1477–1483

Breyer RM, Bagdassarian CK et al. (2001) Prostanoid receptors: subtypes and signaling. Annu Rev Pharmacol Toxicol 41:661–690

Bry K, Hallman M (1993) Transforming growth factor-beta 2 prevents preterm delivery induced by interleukin-1 alpha and tumor necrosis factor-alpha in the rabbit. Am J Obstet Gynecol 168: 1318–1322

Bryant-Greenwood GD, Millar LK (2000) Human fetal membranes: their preterm premature rupture. Biol Reprod 63: 1575–1579

Campbell EA, Linton EA et al. (1987) Plasma corticotropin-releasing hormone concentrations during pregnancy and parturition. J Clin Endocrinol Metab 64: 1054–1059

Casey M (1997) Initiation of parturition: endocrine and paracrine regulation of myometrial function. 44th Annual Meeting of the Society for Gynecologic Investigation, San Diego, CA

Casey ML, McDonald PC (1996) Interstitial collagen synthesis and processing in human amnion: A property of the mesenchymal cells. Biol Reprod 55: 1253–1260

Casey ML, McDonald PC (1997) Lysyl oxidase (ras recision gene) expression in human amnion: ontogeny and cellular localization. J Clin Endocrinol Metab 82: 167–172

Challis JRG (2000) Mechanism of parturition and preterm labor. Obstet Gynecol Surv 55: 650–660

Challis JRG, Matthews SG, Van Meir C, Ramirez MM (1995) The placental corticotropin-releasing hormone-adrenocorticotropin axis. Plazenta 16: 481

Challis JRG, Matthews SG, Gibb W, Lye SI (2000) Endocrine and paracrine regulation of birth at term and preterm. Endocrine Rev 21: 514–550

Chanrachakul B, Herabutya Y, Punyavachira P (2000) Randomized comparison of glyceryl trinitrate and prostaglandin E2 for cervical ripening at term. Am J Obstet Gynecol 96: 549–553

Cheung PYC, Challis JRG (1990) Prostaglandin E_2 metabolism in the fetal membranes. Am J Obstet Gynecol 161: 1580

Chibbar R, Miller FD, Mitchell BF (1993) Synthesis of oxytocin in amnion, chorion, and decidua may influence the timing of human parturition. J Clin Invest 91: 185–192

Chrousos GP, Gold PW (1992) The concepts of stress and stress system disorders: Overview of physical and behavioral homeostasis. JAMA 267: 1252

Chwalisz K, Garfield RE (1998) Role of nitric oxide in the uterus and cervix: Implications for the managment of labor. J Perinat Med 26: 448–457

Clifton VL, Read MA, Leitch IM, Boura ALA, Robinson PJ, Smith R (1994) Corticotropin-releasing hormone-induced vasodilation in the human fetal placental circulation. J Clin Endocrinol Metab 79: 666–669
Cohen Tannoudji J, Mhaouty S, Elwardy Merezak J et al. (1995) Regulation of myometrial Gi2, Gi3, and Gq expression during pregnancy. Effects of progesterone and estradiol. Biol Reprod 53: 55–64
Cole WC, Garfield RE (1986) Evidence for physiological regulation of myometrial gap junction permeability. Am J Physiol 251: C411–C420
Cooper RL, Goldenberg RL, Das A et al. (1996) The preterm prediction study: Maternal stress is associated with spontaneous preterm birth at less than thirty-five weeks' gestation. Am J Obstet Gynecol 175: 1286–1292
Dorr HG, Heller A, Versmold HT et al. (1989) Longitudinal study of progestins, mineralocorticoids, and glucocorticoids throughout human pregnancy. J Clin Endocrinol Metab 68: 863–868
Downing SJ, Sherwood OD (1986) The physiological role of relaxin in the pregnant rat. IV. The influence of relaxin on cervical collagen and glycosaminoglycans. Endocrinology 118: 471–479
Egarter C (2001) Der frühe vorzeitige Blasensprung. Gynäkologe 34: 711
El Maradny E, Kanayama N, Halim A, Maehara K, Sumimoto K, Terao T (1996) Biochemical changes in the cervical tissue of rabbit induced by interleukin-8, interleukin-1beta, dehydroepiandrosterone sulphate and prostaglandin E2: a comparative study. Hum Reprod 11: 1099–1104
Emanuel RL, Robinson BG, Seely EW et al. (1994) Corticotropine-releasing hormone levels in human plasma and amniotic fluid during gestation. Clin Endocrinol 40: 257–262
Embrey MP, Moir JC (1967) A comparison of the oxytocic effects of synthetic vasopressin and oxytocin. J Obstet Gynaecol Br Commonw 74: 648–652
Europe Finner GN, Phaneuf S, Mardon HJ et al. (1996) Human myometrial G alpha s-small (with serine) and Gs-large (with serine) messenger ribonucleic acid splice variants promote the increased expression of 46- and 54-kilodalton G alpha s protein isoforms in pregnancy and their down-regulation during labor. J Clin Endocrinol Metab 81: 1069–1075
Friebe-Hoffmann U, Chiao JP et al. (2001) First Results on the effect of elaxin on the oxytocin receptor in human uterine smooth muscle cells. J Soc Gynecol Invest 8 [Suppl]: Abstract 110
Fuchs AR, Fuchs F (1984) Endocrinology of human parturition: a review. Br J Obstet Gynaecol 91: 948–967
Fuchs AR, Fuchs F, Husslein P et al. (1982) Oxytocin receptors and human parturition: a dual role for oxytocin in the initiation of labor. Science 215: 1396–1398
Fuchs AR, Fuchs F, Husslein P et al. (1984) Oxytocin receptors in the human uterus during pregnancy and parturition. Am J Obstet Gynecol 150: 734–741
Fuchs AR, Romero R, Keefe D et al. (1991) Oxytocin secretion and human parturition: pulse frequency and duration increase during spontaneous labor in women. Am J Obstet Gynecol 165: 1515–1523
Fuchs F, Raiha NC, Seppala M (1971) Ethanol administration in premature labour. Lancet 2: 312–313
Garfield RE, Hayashi RH (1981) Appearance of gap junctions in the myometrium of women during labor. Am J Obstet Gynecol 140: 254–260
Garfield RE, Sims S, Daniel EE (1977) Gap junctions: their presence and necessity in myometrium during parturition. Science 198: 958–960
Gennser G, Ohrlander S, Eneroth P (1977) Fetal cortisol and the initiation of labour in the human. Ciba Found Symp 401–426
Glynn LM, PD Wadhwa MD, Dunkel-Schetter C, Chicz-DeMet A, Sandman CA (2001) When stress happens matters: Effects of earthquake timing on stress responsivity in pregnancy. AMJ Obstet Gynaecol 184: 637–642
Goldn RS, Wardlaw SL, Blum M, Tropper PJ, Stark RJ (1988) Biologically active corticotropine-releasing hormone in maternal and fetal plasma during pregnancy. Am J Obstet Gynecol 159: 884–890
Goodwin TM, Paul R, Silver H et al.(1994) The effect of the oxytocin antagonist atosiban on preterm uterine activity in the human. Am J Obstet Gynecol 170: 474–478
Grammatopoulos D, Thompson S, Hillhouse EW (1995) The human myometrium expresses multiple isoforms of the corticotropin-releasing hormone receptor. J Clin Endocrinol Metab 80: 2388–2393
Grammatopoulos D, Dai Y, Chen J, Karteris E et al. (1998) Human corticotropin-releasing hormone receptor: differences in subtype expression between pregnant and nonpregnant myometria. J Clin Endocrinol Metab 83: 2539–2544
Grammatopoulos DK, Hillhouse EW (1999) Basal and interleukin-1beta-stimulated prostaglandin production from cultured human myometrial cells: differential regulation by corticotropin-releasing hormone. J Clin Endocrinol Metab 84: 2204–2211
Grover AK, Kwan CY, Daniel EE (1982) Ca^{2+} dependence of calcium uptake by rat myometrium plasma membrane-enriched fraction. Am J Physiol 242: C278–C282
Hampson V, Liu D, Billet E, Kirk S (1997) Amniotic membrane collagen content and type distribution in women with preterm premature rupture of the membranes in pregnancy. Br J Obstet Gynaecol 104: 1087–1091
Hannke-Lohmann A, Pildner von Steinburg S, Dehne K, Benard V, Kolben M, Schmitt M, Lengyel E (2000) Downregulation of a mitogen-activated protein kinase signaling pathway in the placenta of patients with preeclampsia. Obstet Gynecol 4: 582–587
Hartikainen Sorri AL, Kauppila A, Tuimala R et al. (1981) The lack of significant change in plasma progesterone and estradiol-17 beta levels before the onset of human labor. Acta Obstet Gynecol Scand 60: 497–499
Helmer H, Hackl T et al. (1998) Oxytocin and vasopressin 1a receptor gene expression in the cycling or pregnant human uterus. Am J Obstet Gynecol 179: 1572–1578
Helmer H Brunbauer M et al. (2001) Klinische Erfahrungen mit dem Oxytocin Rezeptor Antagonisten Atosiban bei drohender Frühgeburt. Geburtsh u Frauenheilk 61: 755–760
Helmer H, Brunbauer M et al. (2002a) Oxytocin Rezeptoren und Gap Junctions bei vorzeitigen und termingerechten Wehen. Geburtsh u Frauenheilk (in Druck)
Helmer H, Tretzmüller U et al. (2002b) Production of oxytocin receptor and cytokines in primary uterine smooth muscle cells cultivated under inflammatory conditions J Soc Gyn Invest (in Druck)
Henriet P, Blavier L, De Clerck YA (1999) Tissue inhibitors of metalloproteinases (TIMP) in invasion and proliferation. APMIS 107:111–119
Hercz P, Kazy Z, Siklos P et al. (1989) Quantitative comparison of serum steroid and peptide hormone concentrations in male and female fetuses in the maternal-fetoplacental system during the 28th–40th weeks of pregnancy. Eur J Obstet Gynecol Reprod Biol 30: 201–204
Hillhouse EW, Grammatopoulos DK (2001) Control of intracellular signalling by corticotropin-releasing hormone in human myometrium. In: Smith R (ed) The endocrinology of parturition. Karger, Basel
Hobel CJ, Dunkel-Schetter C, Roesch SC, Castro LC, Arora CP (1999) Maternal plasma corticotropine-releasing hormone associated with stress at 20 weeks' gestation in pregnancies ending in preterm delivery. Am J Obstet Gynecol 180: 257–263
Hoffman S, Hatch M (1996) Stress, social support and pregnancy outcome: A reassessment based on recent research. Pediatr Perinat Epidemiol 10: 380–405
Honnebier WJ, Swaab DF (1973) The influence of anencephaly upon intrauterine growth of fetus and placenta and upon gestation length. J Obstet Gynaecol Br Commonw 80: 577–588
Hurwitz L, McGuffee LJ, Little SA et al. (1980) Evidence for two distinct types of potassium-activated calcium channels in an intestinal smooth muscle. J Pharmacol Exp Ther 214: 574–580
Husslein P, Fuchs AR, Fuchs F (1981) Oxytocin and the initiation of human parturition. I. Prostaglandin release during induction of labor by oxytocin. Am J Obstet Gynecol 141: 688–693
Husslein P, Kofler E, Rasmussen AB et al. (1983) Oxytocin and the initiation of human parturition. IV. Plasma concentrations of oxytocin and 13,14-dihydro-15-keto-prostaglandin F2 alpha during induction of labor by artificial rupture of the membranes. Am J Obstet Gynecol 147: 503–507
Huszar G, Walsh MP. (1989) Biology of the uterus. Plenun Med Book Comp., New York

Ito A, Hiro D, Ojima Y, Mori Y (1988) Spontaneous production of interleukin-1-like factors from pregnant rabbit uterine cervix. Am J Obstet Gynecol 159: 261–265

Ivanisevic M, Behrens O, Helmer H et al. (1989) Vasopressin receptors in human pregnant myometrium and decidua: interactions with oxytocin and vasopressin agonists and antagonists. Am J Obstet Gynecol 161: 1637–1643

Jaekle RK, Lutz PD et al. (1994) Nitric oxide metabolites and preterm pregnancy complications. Am J Obstet Gynecol 171: 1115–1119

Johannesen P, Pedersen EB, Rasmussen AB (1985) Arginine vasopressin in amniotic fluid, arterial and venous cord plasma and maternal venous plasma. Gynecol Obstet Invest 19: 192–195

Jones GD, Poston L (1997) The role of endogenous nitric oxide synthesis in contractility of term or preterm human myometrium. Br J Obstet Gynaecol 104: 241–245

Jones SA, Brooks AN, Challis JR (1989) Steroids modulate corticotropine-releasing hormone production in human fetal membranes and placenta. J Clin Endocrinol Metab 68: 825–830

Junqueira LC, Zugaib M, Montes GS, Toledo OM, Krisztan RM, Shigihara KM (1980) Morphologic and histochemical evidence for the occurrence of collagenolysis and for the role of neutrophilic polymorphonuclear leukocytes during cervical dilation. Am J Obstet Gynecol 138: 273–281

Karalis K, Goodwin G, Majzoub JA (1996) Cortisol blockade of progesterone: a possible molecular mechanism involved in the initiation of labour. Nat Med 2: 556–560

Kavano Y, Miacava I, Johnston JM (1997) Effect of platelet activating factor on the IL-8 production by amnion and cervical cells. J Soc Gynecol Invest S4: 168

Kavano Y, Narahara H, Sugano T, Tanaka Y, Miyokava I, Johnston JM (1998) the inhibitory effect of proteinkinase C activation on the secretion of platelate-activating factor acetylhydrolase by human decidual macrophages. Placent A 19: 31

Keelan JA, Marvin KW, Eykholt RL, Sato TA, Mitchell MD (2000) Novel iflammatory gene expression in gestational membranes with term and preterm labor: Use of a cytokine expression array. J Soc Gynecol Invest 7: 281

Kelly RW (1994) Pregnancy maintenance and parturition: The role of prostaglandins in manipulating the immune inflammatory response. Endocrin Rev 15: 684

Kim JS, Na BK, Hwang JH, Shin EJ, Song CY, Yeong M, Kim JC (1998) Proteinase inhibitors in amniotic membrane. Placenta A 19: 56

Kleuss C, Hescheler J, Ewel C et al.(1991) Assignment of G-protein subtypes to specific receptors inducing inhibition of calcium currents. Nature 353: 43–48

Korebrits C, Ramirez MM, Watson L, Brinkman E, Bocking AD, Challis JR (1998) Maternal corticotropine-releasing hormone is increased with impending preterm birth. J Clin Endocrinol Metab 83: 1585–1591

Laatikainen T, Pelkonen J, Apter D et al. (1980) Fetal and maternal serum levels of steroid sulfates, unconjugated steroids, and prolactin at term pregnancy and in early spontaneous labor. J Clin Endocrinol Metab 50: 489–494

Lajat S, Tanfin Z, Guillon G et al. (1996) Modulation of phospholipase C pathway and level of Gq alpha/G11 alpha in rat myometrium during gestation. Am J Physiol 271: C895-C904

Ledingham MA, Thomson AJ, Lunan CB, Greer IA, Norman JE (2001 a) A comparison of isosorbide mononitrate, misoprostol and combination therapy for first trimester pre-operative cervical ripening: A randomised controlled trial. Brit J Obstet Gyn 108: 276–280

Ledingham MA, Thomson AJ, Jordan F, Young A, Crawford M, Norman JE (2001 b) Cell adhesion molecule expression in the cervix and myometrium during pregnancy and parturition. Obstet Gynecol 97: 235–242

Lei H, Furth EE, Kallri R et al. (1996) A program of cell death and extracellular matrix degeneration is activated in the amnion before the onset of labor. J Clin Invest 98: 1971–1978

Lengyel E, Pildner von Steinburg S (2001) Die Physiologie der Zervixreifung. Gynäkologe 34: 708–714

Leppert P (1998) Proliferation and apoptosis of fibroblasts and smooth muscle cells in rat uterine cervix throughout gestation and the effect of the anti-progesterone onapristone. Am J Obstet Gynecol 178: 713–725

Leppert P, Yu S, Keller S, Cerreta J, Mandl I (1987) Decreased elastic fibers and desmosine content in incompetent cervix. Am J Obstet Gynecol 157: 1134–1139

Leppert P, Kokenyesi R, Klemenich C, Fisher J (2000) Further evidence of a decorin-collagen interaction in the disruption of cervical collagen fibers during rat gestation. Am J Obstet Gynecol 182: 805–812

Liggins GC, Fairclough RJ, Grieves SA et al. (1977) Parturition in the sheep. Ciba Found Symp 5–30

Lopez Bernal A, Rivera J, Europe Finner GN et al. (1995) Parturition: activation of stimulatory pathways or loss of uterine quiescence? Adv Exp Med Biol 395: 435–451

Lopez Bernal A, Watson SP, Phaneuf S, Europe-Finner GN (1993) Biochemistry and physiology of preterm labour and delivery. Baillieres Clin Obstet Gynaecol 7: 523–552

Ludmir J, Sehdev H (2000) Anatomy and physiology of the uterine cervix. Clin Obstet Gynec 43: 433–439

Lye SJ, Mitchell J et al. (2001) Role of mechanical signals in the onset of term and preterm labor. Front Horm Res. 27: 165–178

Lykkesfeldt G, Nielsen MD, Lykkesfeldt AE (1984) Placental steroid sulfatase deficiency: biochemical diagnosis and clinical review. Obstet Gynecol 64: 49–54

Maillot K von, Stuhlsatz HW, Mohanaradhakrishnan V, Greiling H (1979) Changes in glycosaminoglycans distribution pattern in the human uterine cervix during pregnancy and labor. Am J Obstet Gynecol 135: 503–506

Majzoub JA, Karalis KP (1999) Placenta cortricotropine-releasing hormone: function and regulation. Am J Obstet Gynecol 180: 242–246

Makino S, Gold PE, Schulin J (1994) Corticosterone effects on corticotropin-releasing hormone mRNA in the central nucleus of the amygdala and the parvocellular region of the paraventricular nucleus of the hypothalamus. Brain Res 640: 104–112

Marinoni E, Korebrits C, Iorio R, Cosmi EV, Challis JR (1998) Effect of Betamethasone in vivo on placental corticotropine-releasing hormone in human pregnancy. Am J Obstet Gynecol 878: 770–778

McGregor JA, Jackson GM, Lachelin GC et al. (1995) Salivary estriol as risk assessment for preterm labour: a prospective trial. Am J Obstet Gynecol 173: 1337–1342

McLean M, Bisits A, Davies J, Woods R, Lowry P, Smith RA (1995) A placental clock controlling the length of human pregnancy. Nat Med 1: 460–463

Millar LK, Boesche MH, Yamamoto SY, Killeen J, DeBuque L, Chen R, Bryant-Greenwood GD (1998) A relaxin-mediated pathway to preterm premature rupture of the fetal membranes that is independent of infection. Am J Obstet Gynecol 179: 126–134

Mirabile CP Jr, Massmann GA et al. (2000) Physiologic role of nitric oxide in the maintenance of uterine quiescence in nonpregnant and pregnant sheep. Am J Obstet Gynecol 183: 191–198.

Mitchell BF, Chibbar R (1995) Synthesis and metabolism of oxytocin in late gestation in human decidua. Adv Exp Med Biol 395: 365–380

Mitchell MD, Flint AP, Bibby J et al. (1977) Rapid increases in plasma prostaglandin concentrations after vaginal examination and amniotomy. Br Med J 2: 1183–1185

Moran C, Friel A, Smith T, Cairns M, Morrison J (2002) Expression and modulation of rho kinase in human pregnant myometrium. Mol Hum Reprod 8: 196–200

Morizaki N, Morizaki J, Hayashi RH et al. (1989) A functional and structural study of the innervation of the human uterus. Am J Obstet Gynecol 160: 218–228

Murphy BE (1974) Cortisol and cortisone levels in the cord blood at delivery of infants with and without the respiratory distress syndrome. Am J Obstet Gynecol 119: 1112–1120

Murphy BE (1981) Ontogeny of cortisol-cortisone interconversion in human tissues: a role for cortisone in human fetal development. J Steroid Biochem 14:811–817

Narahara H (1996) role of PAF in parturition. Adv Exp Med Biol 416: 269–275

Narahara H, Tanaka Y, Kavano Y, Miyokava I, Johnston JM (1998) Platelate activating factor mediated decidual cytokine network during parturition. Placenta A 19: 28

Nelson AR, Fingleton B, Rothenberg ML, Matrisian LM (2000) Matrix metalloproteinases: Biologic activity and clinical implications. J Clin Oncol 18: 1135–1149

Nishimori K, Young LJ et al. (1996) Oxytocin is required for nursing but is not essential for parturition or reproductive behavior. Proc Natl Acad Sci USA 93: 11699–11704

Norwitz ER, Robinson JS, Challis JRG (1999) The controle of labour. Engl J Med, 341: 660–666

Osmers R, Rath W, Adelmann-Grill BC, Fittkow C, Kuloczik M, Szeverenyi M, Tschesche H, Kuhn W (1992) Origin of cervical collagenase during parturition. Am J Obstet Gynecol 166: 1455–1460

Park ES, Gal SW Soloff SL et al. (2001) Oxytocin stimulation of RGS-2 (Regulator of G protein signaling–2) mRNA Levels. J Soc Gynecol Invest 8 [Suppl]: Abstract 109

Parker CR Jr, Leveno K, Carr BR et al. (1982) Umbilical cord plasma levels of dehydroepiandrosterone sulfate during human gestation. J Clin Endocrinol Metab 54: 1216–1220

Parry S, Strauss JF (1998) Premature rupture of the fetal membranes. N Engl J Med 338: 663–670

Petraglia F, Florio P, Nappi C et al. (1996) Peptide signaling in human placenta and membranes: Autocrine, paracrine and endocrine mechanisms. Endocr Rev 17: 156–186

Petraglia F et al. (2001) Lack of effect of psychosocial stress on maternal corticotropin-releasing factor and catecholamine levels at 28 weeks' gestation. J Soc Gynecol Investig 8: 83–88

Price TM, Kauma SW, Curry Jr TE, Clark MR (1989) Immunohistochemical localization of prostaglandin endoperoxide synthase in human fetal membranes and decidua. Biol Reprod 41: 701

Rajabi MR, Dean DD, Beydoun SN, Woessner JF Jr (1988) Elevated tissue levels of collagenase during dilation of uterine cervix in human parturition. Am J Obstet Gynecol 159: 971–976

Reynolds JW, Burry K, Carlson CV (1986) Fetoplacental steroid metabolism in prolonged pregnancies. Am J Obstet Gynecol 154: 74–79

Rice GE (2001) Cytokines and the initiation of parturition. In: Smith R (ed) The endocrinology of parturition. Basic science and clinical application, 27: 113–146.

Riley SC, Walton JC, Herlick JM et al. (1991) The localization and distribution of corticotropin-releasing hormone in the human placental and fetal membranes throughout gestation. J Clin Endocrinol Metab 72: 1001–1007

Robinson BG, Emanuel RL, Frim DM, Majzoub JA (1988) Glucocorticoid stimulates expression of corticotropine-releasing hormone gene in human placenta. Proc Natl Acad Sci US 85: 5244–5248

Romero R, Avila C, Brekus CA et al. (1991) The role of systemic and intrauterine infection in preterm parturition. Ann NY Acad Sci 622: 355–375

Saito Y, Sakamoto H, MacLusky NJ et al. (1985) Gap junctions and myometrial steroid hormone receptors in pregnant and postpartum rats: a possible cellular basis for the progesterone withdrawal hypothesis. Am J Obstet Gynecol 151: 805–812

Sangha RK, Walton JC, Ensor CM et al. (1994) Immunohistochemical localization, mRNA abundance, and activity of 15-hydroxyprostaglandin dehydrogenase in placenta and fetal membranes during term and preterm labor. J Clin Endocrinol Metab 78: 982–989

Schäfer WR, Zahradnik HP (2001) Programmierte Eskalation – Steuerung der Geburt. Geburtsh Frauenheilk 61: 157–166

Schneider H (2000) Vorzeitige Wehen, Zervixreifung und Blasensprung. Gynäkologe 33: 336–343

Shu CD, Meaddough E, Lu LC, Liang RI, Basheera H, Harirah H, Copel JA (1999) Human fetal amnion apoptosis is associated with labor at term. Am J Obstet Gynecol 180: 125–127

Sjöberg N, Alm P, Owman C et al. (1984) Adrenergic, cholinergic and peptidergic innervation of the myometrium – distribution and effects of sex steroids and pregnancy. In: Bottari S, Thomas J, Vokaer A et al. (eds) Uterine contractility. Masson, Paris

Sladek SM, Magness RR, Conrad KP (1997) Nitric oxide and pregnancy. Am J Physiol 272: R441-R463

Smith R (1999) The timing of birth. Scientific American 280: 50–57

Smith R, Mesiano S, Chan EC, Brown S, Jaffe RB (1998) Corticotropin-releasing hormone directly and preferentially stimulates dehydroepiandrosterone sulfate secretion by human fetal adrenal cortical cells. J Clin Endocrinol Metab 83: 2916–2920

So T, Ito A, Sato T, Mori Y, Hirakawa S (1992) Tumor necrosis factor-α stimulates the biosynthesis of matrix metalloproteinases and plasminogen activator in cultured human chorionic cells. Biol Reprod 46: 772–778

Sparey C, Robson SC et al. (1999) The differential expression of myometrial connexin-43, cyclooxygenase-1 and -2, and Gs alpha proteins in the upper and lower segments of the human uterus during pregnancy and labor. J Clin Endocrinol Metab 84: 1705–1710

Sperelakis N, Inoue Y, Ohya Y (1992) Fast Na^+ channels and slow Ca^{2+} current in smooth muscle from pregnant rat uterus. Mol Cell Biochem 114: 79–89

Steinborn A, Kuhnert M, Halberstadt E (1996) Immunmodulating cytokines induce term and preterm parturition. J Perinat Med 24: 381–390

Sugimoto Y, Yamasaki A et al. (1997) Failure of parturition in mice lacking the prostaglandin F receptor. Science 277: 681–683

Taylor NF, Martin MC, Nathanielsz PW et al. (1983) The fetus determines circadian oscillation of myometrial electromyographic activity in the pregnant rhesus monkey. Am J Obstet Gynecol 146: 557–567

Teixeira FJ, Zakar T, Hirst JJ (1994) Prostaglandin endoperoxide-H synthase (PGHS) activity and immunoreactive PGHS-1 and PGHS-2 levels in human amnion throughout gestation, at term, and during labor. J Clin Endocrinol Metab 78: 1396

Teraot Kanayam N (1998) Anti-inflammatory/anti-cytokine effects of urinary trypsin inhibitor in amniotic fluid. Placenta A 19: 5

Thomson AJ, Telfer JF, Young A, Campbell S, Stewart CJ, Cameron IT, Greer IA, Norman JE (1999) Leukocytes infiltrate the myometrium during human parturition: Further evidence that labour is an inflammatory process. Hum Reprod 14: 229–236

Uldbjerg N, Ekman G, Malmström A, Olsson K, Ulmsten U (1983) Ripening of the human uterine cervix related to changes in collagen, glycosaminoglycans, and collagenolytic activity. Am J Obstet Gynecol 147: 662–666

Uldbjerg N, Forman A (1999) Biochemical and biochemical changes of the uterus and cervix during pregnancy. In: Reece EA, Hobbins JC II (eds) Lippincott-Raven, Philadelphia, pp 921–933

van Breemen C, Aaronson P, Loutzenhiser R et al. (1982) Calcium fluxes in isolated rabbit aorta and guinea pig tenia coli. Fed Proc 41: 2891–2897

Wang H, Stjernholm Y, Ekman G, Eriksson HA, Sahlin L (2001) Different regulation of oestrogen receptor α and β in the human cervix at term pregnancy. Mol Hum Reprod 7: 293–300

Warren WB, Patrick SL, Goland RS (1992) Elevated maternal plasma corticotropine-releasing hormone levels in pregnancies complicated by preterm labour. Am J Obstet Gynecol 166: 1198–1204

Warren WB, Gorewitsch ED, Goland RS (1995) Corticotropine-releasing hormone and pituitary adrenal hormones in pregnancies complicated by chronic hypertension. Am J Obstet Gynecol 172: 661–666

Watari M, Watari H, DiSanto ME, Chacko S, Shi GP, Strauss JF III (1999) Proinflammatory cytokines induce expression of matrix-metabolizing enzymes in human cervical smooth muscle cells. Am J Pathol 154: 1755–1762

Wetzstein R, Renn KH (1970) [Arrangement of smooth muscle in the human uterus]. Verh Anat Ges 64: 461–468

Winkler M, Rath W (2001) Zervixreifung und Muttermunderöffnung – Ein molekularer Vorgang. Gynäkologe 34: 510–520

Winkler M, Kemp B, Hauptmann S, Rath W (1997) Parturition: steroids, prostaglandin E2, and expression of adhesion molecules by endothelial cells. Obstet Gynecol 89: 398–402

Winkler M, Ruck P, Horny HP, Wehrmann M, Kemp B, Kaiserling E, Rath W (1998) Expression of cell adhesion molecules by endothelium in the human lower uterine segment during parturition at term. Am J Obstet Gynecol 178: 557–561

Winkler M, Oberpichler A, Tschesche H, Ruck P, Fischer DC, Rath W (1999a) Collagenolysis in the lower uterine segment during parturition at term: Correlations with stage of cervical dilatation and duration of labor. Am J Obstet Gynecol 181: 153–158

Winkler M, Fischer DC, Ruck P, Marx T, Kaiserling E, Oberpichler A, Tschesche H, Rath W (1999b) Parturition at term: parallel increases in interleukin-8 and proteinase concentrations and neutrophil count in the lower uterine segment. Hum Reprod 14: 1096–1100

Winkler M, Fischer DC, Poth D, Kemp B, Maul H, Rath W (2000) Konzentrationsveränderungen von Adhäsionsmolekülen im unteren Uterinsegment bei der Frühgeburt – erste Ergebnisse. Geb Fra 60: 218–221

Wolfe CD, Patel SP, Linton EA et al. (1988) Plasma corticotropine-releasing factor (CRF) in abnormal pregnancy. Br J Obstet Gynecol 95: 995–1002

Woods JR (2001) Reactive oxygen species and PPROM – A review. Placenta 22: 38–44

Worldwide Atosiban versus Beta-agonists Study Group (2001) Effectiveness and safety of the oxytocin antagonist atosiban versus beta-adrenergic agonists in the treatment of preterm labour. The Worldwide Atosiban versus Beta-agonists Study Group. BJOG 108: 133–142

Young RC, Hession RO (1997) Paracrine and intracellular signaling mechanisms of calcium waves in cultured human uterine myocytes. Obstet Gynecol 90: 928–932

Zahn V (1984) Uterine contractions during pregnancy. J Perinat Med 12: 107–113

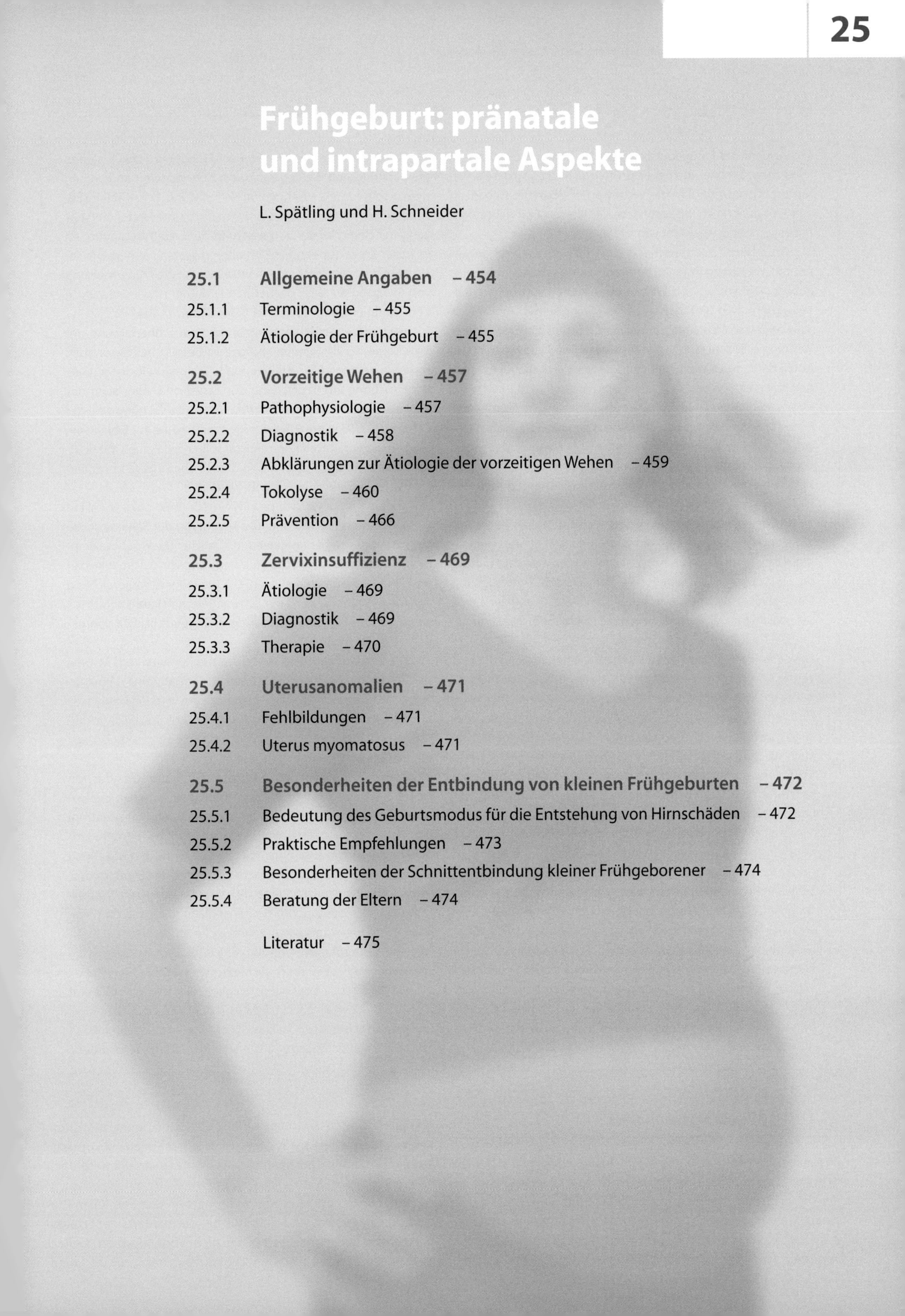

Frühgeburt: pränatale und intrapartale Aspekte

L. Spätling und H. Schneider

Kurz-Überblick

Die Inzidenz der Frühgeburtlichkeit ist in den meisten Ländern konstant geblieben, und der eindrückliche Rückgang der Perinatalsterblichkeit ist Folge der verbesserten Überlebenschancen von Frühgeborenen, insbesondere der kleinen Frühgeborenen mit einem Geburtsgewicht von <1500 g.

Grundsätzlich unterscheidet man zwischen Frühgeburten mit vorausgegangenen Symptomen der drohenden Frühgeburt, wie vorzeitigen Wehen oder einem vorzeitigen Blasensprung, und Frühgeburten als Folge einer indizierten Schwangerschaftsbeendigung wegen mütterlicher oder fetaler Pathologie. In dem Frühgeburtenkollektiv vor 32 SSW macht der Anteil der indizierten vorzeitigen Schwangerschaftsbeendigungen mehr als 50% aus.

Aszendierende Infektionen sowie verschiedene Formen der Plazentapathologie sind die Hauptursachen von Frühgeburtlichkeit und können Auslöser für vorzeitige Wehen oder einen vorzeitigen Blasensprung sein. Bei den indizierten Schwangerschaftsbeendigungen spielen die verschiedenen Formen der Plazentapathologie eine vorrangige Rolle.

Bei der Diagnose der vorzeitigen Wehentätigkeit ist die Abgrenzung gegenüber einer vermehrten Kontraktilität zu beachten, die insbesondere durch den Nachweis von Auswirkungen auf die Zervix erfolgt. Die Palpation bei der vaginalen Untersuchung sowie auch der Vaginalultraschall sind zur Beurteilung der Zervix bei vorzeitiger Wehentätigkeit von entscheidender Bedeutung.

Die Therapie der vorzeitigen Wehentätigkeit mit Hilfe der Tokolyse stellt lediglich eine symptomatische Behandlung dar und vermag die Ursachen einer vorzeitigen Wehentätigkeit nicht zu beheben. Der Hauptnutzen der Tokolyse besteht in einer kurzfristigen Schwangerschaftsverlängerung, die die Induktion der Lungenreifung durch Verabreichung von Glukokortikoiden sowie auch die Verlegung in ein Perinatalzentrum ermöglicht. Diese Maßnahmen sind insbesondere bei den sehr kleinen Frühgeborenen für das Überleben sowie auch für die Vermeidung von Langzeitmorbidität von zentraler Bedeutung.

Aus der breiten Palette unterschiedlicher pharmakologischer Substanzen mit tokolytischer Wirkung werden β-Mimetika immer noch am häufigsten eingesetzt, obwohl diese Substanzen für die Schwangere mit erheblichen Nebenwirkungen verbunden sind. Grundsätzlich ist eine sorgfältige Überwachung der Mutter, aber auch des Fetus während jeder Tokolyse angezeigt, und die Kontraindikationen sind streng zu beachten. Prostaglandinsynthesehemmer und Kalziumantagonisten sind in speziellen Situationen valable Alternativen. Für Oxytozinantagonisten konnte im Vergleich zu β-Mimetika eine deutlich bessere mütterliche Verträglichkeit bei gleichwertiger wehenhemmender Wirksamkeit gezeigt werden.

Bei der primären Prävention der Frühgeburtlichkeit stehen die Beratung und die Betreuung der Schwangeren im Rahmen der Vorsorgeuntersuchungen im Vordergrund. Dabei soll insbesondere Schwangeren mit erhöhtem Risiko intensive Unterstützung mit dem Ziel der Verbesserung der Lebensbedingungen bzw. der Korrektur von Fehlverhalten geboten werden. Die sekundäre Prophylaxe stützt sich vor allem auf die Früherkennung von Symptomen einer drohenden Frühgeburt, wie vermehrte Kontraktionen oder vermehrter Vaginalfluor.

Gegenüber Screeningmaßnahmen zur Früherfassung der Symptome der drohenden Frühgeburt besteht bei risikoarmen Frauen zunehmend Zurückhaltung. Maßnahmen wie die vaginale Untersuchung zur Beurteilung der Zervix oder aber auch des Vaginalsekrets im Rahmen jeder Vorsorgeuntersuchung oder der Einsatz des CTG in der 2. Schwangerschaftshälfte zur Objektivierung einer vermehrten Kontraktilität sollten auf Frauen mit deutlich erhöhtem Risiko einer Frühgeburt, insbesondere bei anamnestischer Belastung, beschränkt werden.

Therapeutisch werden prophylaktisch Antibiotika vor allem bei nachgewiesener Gardnerella-Besiedlung der Scheide sowie bei vorzeitiger Wehentätigkeit und fraglicher Infektgenese empfohlen. Eine prophylaktische Verabreichung von β-Mimetika bietet keinen erkennbaren Nutzen. Die großzügige Verabreichung von Magnesium während der Schwangerschaft kann möglicherweise für die Vermeidung auch der Frühgeburtlichkeit von gewissem Nutzen sein.

Die Zervixinsuffizienz sowie Uterusanomalien und Myome des Uterus sind nur für einen kleinen Prozentsatz von Frühgeburten ursächlich verantwortlich. Insbesondere wird die Diagnostik und damit verbunden die Behandlung der Zervixinsuffizienz kontrovers diskutiert, und generell wird heute die operative Cerclage mit großer Zurückhaltung eingesetzt.

Bei der Frage nach dem optimalen Entbindungsmodus von kleinen Frühgeborenen steht die Alternative zwischen der primären Sectio und der schonenden vaginalen Geburt im Zentrum der Diskussion. Vor allem wurden Hirnblutungen mit dem Entbindungsmodus in Zusammenhang gebracht. Für die Entstehung von Hirnblutungen ist nicht so sehr der eigentliche Entbindungsmodus, als vielmehr die Frage der vorausgegangenen Wehentätigkeit von Bedeutung. Bei Beckenendlage sowie auch bei Zwillingen wird großzügig die primäre Sectio empfohlen. Bei Kopflage und Muttermundseröffnung wegen Tokolyseversagen ist die schonende vaginale Geburt die Methode der Wahl.

An der Grenze der Lebensfähigkeit, d. h. zwischen 23 und 25 Wochen, ist im Zweifel im Interesse des Fetus zu entscheiden, und sowohl geburtshilflich als auch bei der primären Reanimation sollten alle Maßnahmen zugunsten des Kindes ergriffen werden.

25.1 Allgemeine Angaben

Der eindrucksvolle Rückgang der perinatalen Mortalität beruht in erster Linie auf einer **Abnahme** der **Neonatalsterblichkeit**, an der die Frühgeburtlichkeit mit 70% beteiligt ist. Ein Kind mit einem Geburtsgewicht von weniger als 1500 g hat ein 200-mal höheres Risiko zu sterben als ein Kind, das mit einem Gewicht von über 2500 g geboren wird. Die überlebenden Kinder sind 10-mal häufiger von neurologischen Störungen betroffen. Entwicklungsstörungen, Seh- und Hörschäden, chronische Lungenprobleme und Krampfanfälle sind ebenfalls wesentlich häufiger.

Trotz umfangreicher Anstrengungen in den Bereichen Prävention, Diagnostik und Therapie hat die **Inzidenz** der **Frühgeburtlichkeit** in den meisten Staaten **nicht abgenommen.** Sie liegt in Deutschland bei 7% aller Lebendgeburten und der allgemeine Trend ist steigend. Im Bundesland Hessen erhöhte sich die Anzahl der Geburten von <37 Schwangerschaftswochen (SSW) von 6,72 % aller Geburten im Jahr 1990 auf 7,72 % im Jahr 2000. Dafür ist jedoch ein eindrücklicher Rückgang der neonatalen Mortalität besonders bei Frühgeburten zu verzeichnen

> Die Abnahme der Neonatalsterblichkeit ist vor allem Folge von verbesserten Überlebenschancen bei den sehr kleinen Frühgeborenen, was wiederum der Zentralisierung von Hochrisikogeburten, einer verbesserten interdisziplinären Zusammenarbeit und der Entwicklung der neonatalen Intensivmedizin zu verdanken ist.

▶ Studienbox

Besonders beunruhigend ist der in verschiedenen Ländern festgestellte Anstieg der Inzidenz von Frühgeborenen mit sehr niedrigem Geburtsgewicht. Nach den Angaben der Schweizer Neonatologiegruppe wurden für die Gewichtsgruppe 500–999 g in den Jahren 1979–1981 1,3 Fälle, in den Jahren 1989–1991 bereits 2,2 Fälle pro 1000 Lebendgeborenen registriert – bei gleichzeitiger Zunahme der Überlebensrate von 23 auf 53 % (Strebel u. Bucher 1994). Gemäß der Perinatalerhebung des Bundeslandes Hessen stieg die Anzahl der Geburten mit einem Gewicht von < 1000 g von 2,7/1000 Lebendgeborenen im Jahre 1990 auf 5,7 im Jahre 2000 an, d. h. die Anzahl hat sich verdoppelt. In den übrigen Gewichtsklassen wie 1000–1499 g und 1500–1999 g war der Anstieg mit 5–10 % deutlich geringer.

Obwohl diese Gruppe am Gesamtkollektiv der Neugeborenen nur einen geringen Anteil hat, so kommt ihr wegen des mit der Betreuung verbundenen Aufwands sowie wegen des überproportionalen Anteils an der perinatalen Mortalität und Morbidität eine besondere Bedeutung zu.

An der Zunahme der sehr kleinen Frühgeborenen haben die im Zusammenhang mit der assistierten Reproduktionsmedizin vermehrt auftretenden **Mehrlingsschwangerschaften** einen beträchtlichen Anteil.

▶ Studienbox

Während die Frühgeburtenrate in Frankreich durch eine intensivere Schwangerschaftsvorsorge Ende der 80er und Anfang der 90er-Jahre zunächst gesenkt werden konnte (Papiernik 1984, 1993), stieg diese zwischen 1995 und 1998 von 5,4 auf 6,2 % erneut an. Dieser Anstieg erklärt sich vorwiegend durch eine Zunahme der Mehrlingsschwangerschaften (Badeyan et al. 2000). Auch in Hessen hat die Anzahl der Mehrlingsgeburten zwischen 1990 und 2000 um insgesamt ca. 30 % zugenommen, sodass auch hier die Reproduktionsmedizin zu einem erheblichen Anteil für die Gesamtentwicklung verantwortlich ist.

Besonders folgenschwer ist die **Langzeitmorbidität** der Überlebenden in Form von psychomotorischen Störungen im Sinne der Zerebralparese, die nicht selten mit geistiger Behinderung, Epilepsie sowie auch kognitiven Störungen verbunden ist. In der Gruppe der kleinsten Frühgeborenen mit einem Gestationsalter <25 Schwangerschaftswochen (SSW) haben 40 % der Überlebenden mäßige bis schwere Behinderungen, sodass gleichzeitig mit einem Anstieg der Überlebenschancen auch die Zahl der Kinder mit Zerebralparesen oder anderen Behinderungen zugenommen hat (Hack et al. 1994; Hentschel et al. 2001).

25.1.1 Terminologie

Die Perinatalsterblichkeit stellt zusammen mit der Säuglingssterblichkeit einen wichtigen Indikator für die Qualität der Gesundheitsfürsorge sowie den Gesundheitsstandard einer Bevölkerung dar. Die entsprechenden Statistiken haben somit eine erhebliche politische Bedeutung, da aufgrund dieser Erhebungen finanzielle Mittel bereitgestellt und internationale Vergleiche angestellt werden. Ein Vergleich zwischen Ländern, Regionen und Institutionen ist jedoch nur sinnvoll, wenn den Statistiken übereinstimmende Definitionen zugrunde liegen.

Für den internationalen Vergleich sollten die von der WHO festgelegten Definitionen zur Anwendung kommen. Dabei ergeben sich jedoch teilweise Konflikte mit den nationalen gesetzlichen Vorschriften für die Meldepflicht, die auf Definitionen basieren, die z. T. nicht mit den WHO-Definitionen übereinstimmen.

Für die Betrachtung des Problems der Frühgeburtlichkeit gelten die in ◻ Tabelle 25.1 genannten Definitionen und Abgrenzungen.

> Da am Übergang vom 2. zum 3. Trimenon jeder Tag der Schwangerschaftsverlängerung eine Verbesserung der Überlebenschancen des Frühgeborenen bedeutet, ist eine präzise Bezeichnung des aktuellen Gestationsalters unbedingt notwendig. Die Zeitangaben werden den internationalen Gepflogenheiten entsprechend in abgeschlossenen Schwangerschaftswochen und Tagen angegeben. Der 2. Tag der 28. SSW entspricht also 27 SSW + 1 Tag (27+ 1).

25.1.2 Ätiologie der Frühgeburt

> Vorzeitige Wehen sind als klinisches Symptom von zentraler Bedeutung. Allerdings ist nur etwa ein Drittel aller Frühgeburten Folge von vorzeitigen Wehen ohne fetale oder mütterliche Begleitpathologie (Keirse u. Kanhai 1981; Schneider et al. 1994). Bei 2 Dritteln geht ein früher vorzeitiger Blasensprung voraus oder wegen mütterlicher oder fetaler Pathologie ist eine frühzeitige Schwangerschaftsbeendigung indiziert.

Die Frühgeburt ist der gemeinsame Endpunkt sehr verschiedener Pathologien.

- Häufigste Ursachen sind Infektionen, Störungen der Plazentation, primäre Pathologie des Fetus sowie Pathologie des Uterus (◻ Abb. 25.1). Dabei kommt den Infektionen sowie der Pathologie der Plazentation die größte Bedeutung als Entstehungsursachen für eine Frühgeburt zu. Jede der genannten Ursachen kann zu vorzeitigen Wehen oder zu einem frühen vorzeitigen Blasensprung führen oder Grundlage für die indizierte vorzeitige Schwangerschaftsbeendigung sein.

Tabelle 25.1. **Definition der Frühgeburt**

Bezeichnung	Definition
Frühgeborenes Kind (preterm)	≤259 Tage (37 abgeschlossene SSW) nach dem ersten Tag der letzten Menstruation
Geburt (WHO)	Komplette Ausstoßung oder Extraktion von Feten mit ≥500 g oder ≥25 cm. Wenn weder Gewicht noch Länge vorliegen, gilt ein Gestationsalter von 22 SSW als gleichwertig mit 500 g
Partus praematurus	Geburt zwischen 28 + 0 bis 36 + 6 SSW
Partus immaturus (very low birth weight, sehr kleine Frühgeburt)	Geburt zwischen 22 + 0 bis 27 + 6 SSW, Gewicht ≤1000 g
Lebendgeburt (life birth)	Lebenszeichen unter und nach der Geburt: Atembewegungen, Pulsation der Nabelschnur, Bewegung der willkürlichen Muskulatur
Totgeburt (still birth)	Keine Lebenszeichen während und nach der Geburt
Meldepflicht	
Deutschland und Österreich	Alle Lebendgeborenen/alle Totgeborenen >500 g
Schweiz	Alle Lebend- sowie Totgeborenen >30 cm Länge[a]
Abort (keine übereinstimmende Definition)	Komplette Ausstoßung oder Extraktion eines <500 g wiegenden Fetus (<30 cm) oder eines Embryos, ohne Berücksichtigung des Gestationsalters

[a] Ein Problem entsteht hier durch Lebenszeichen bei einer Länge <30 cm.
SSW = Schwangerschaftwochen

- Ein zunehmender Anteil der sehr kleinen Frühgeborenen resultiert aus Mehrlingsschwangerschaften, die häufig Folgen der assistierten Reproduktionsmedizin sind.

Die Besonderheiten des frühen vorzeitigen Blasensprungs werden in Kap. 26 besprochen. Das vorliegende Kapitel konzentriert sich auf die Problematik der vorzeitigen Wehentätigkeit.

Die Differenzierung in unterschiedliche ätiologische Kategorien ist nicht nur für das klinische Management in der Akutsituation von Bedeutung, sondern kann auch Hinweise für die spätere Prognose bieten. Neben dem Gestationsalter sowie dem Geburtsgewicht ist die vorbestehende Schwangerschaftspathologie für das weitere Schicksal des Kindes von Bedeutung.

► **Studienbox**

Fallkontrollstudien von überlebenden Frühgeburten mit Zerebralparese (CP) zeigen eine gehäufte Assoziation mit Fehlbildungen sowie intrauteriner Wachstumsretardierung und anderen nicht CP-bedingten neurologischen Symptomen, wie Epilepsie oder kognitiven Störungen. Präeklampsie sowie Blutungen im 3. Trimenon sind dagegen ▼

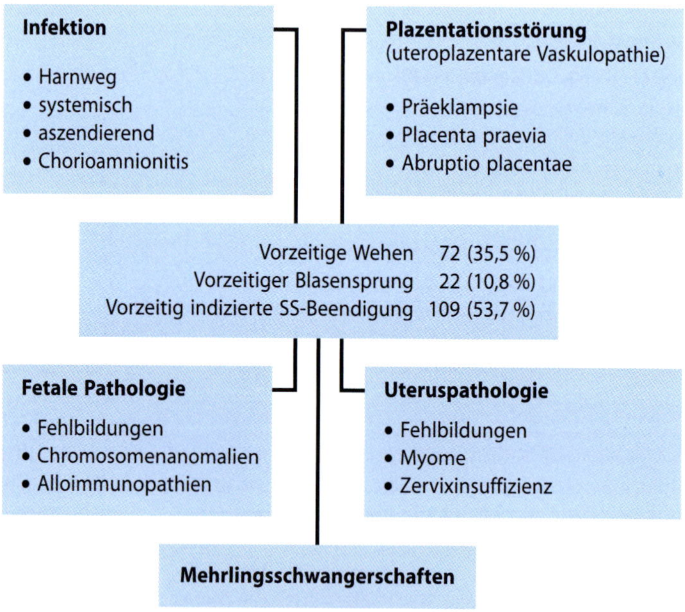

Abb. 25.1. **Pathogenese der Frühgeburt** (aus Schneider et al. 1994)

nicht mit einem zusätzlichen Risiko für psychomotorische Langzeitmorbidität belastet (Palmer et al. 1995). In letzter Zeit wird auch die Bedeutung einer mütterlichen genetischen Prädisposition für vorzeitige Wehen und Frühgeburt vermehrt diskutiert (Dizon-Townson 2001).

Eine Chorioamnionitis stellt gegenüber der reinen Frühgeburtlichkeit ein deutliches Zusatzrisiko für die Entwicklung einer CP dar.

Für verschiedene dieser Ätiologien besteht ein deutlicher Zusammenhang mit psychosozialen sowie demographischen Faktoren. Diese Risikomerkmale sind für frühe Frühgeburten, die häufig Folge einer medizinischen Indikation zur vorzeitigen Schwangerschaftsbeendigung sind, in gleichem Maße bedeutungsvoll wie für die später durch spontane Wehentätigkeit verursachten Frühgeburten (Ancel 2000). Auf diesen epidemiologisch gut belegten Zusammenhängen basiert die zentrale Bedeutung von gesundheits- sowie sozialpolitischen und medizinischen Maßnahmen für die Prävention.

25.2 Vorzeitige Wehen

25.2.1 Pathophysiologie

Unterschiedliche Störungen des labilen Gleichgewichts, das für die Aufrechterhaltung des Ruhezustands des Myometriums in der Schwangerschaft verantwortlich ist, können vorzeitige Wehen auslösen. Abhängig von der zugrunde liegenden Pathologie können verschiedene zelluläre Reaktionen in der fetoplazentaren Einheit am Anfang einer Kette von biochemischen Reaktionen stehen, die zu regelmäßigen Kontraktionen des Myometriums führen (Challis et al. 2000; Schäfer et al. 2001).

▶ Studienbox

Eingehende Untersuchungen, insbesondere zur Histologie der Eihäute und der Plazenta, haben gezeigt, dass die Mehrzahl von Frühgeburten nach vorzeitiger Wehentätigkeit entweder auf aszendierende Infektionen oder auf uterine Vaskulopathien mit Durchblutungsstörungen der Plazenta zurückgeführt werden kann (Lettieri et al. 1993). Vorzeitige Wehen und ein vorzeitiger Blasensprung können durch Mikroorganismen im Urogenitaltrakt und die entsprechende Reaktion des mütterlichen Immunsystems mit der Freisetzung von Zytokinen, Prostaglandinen und proteolytischen Enzymen ausgelöst werden (Locksmith 2001). Durch bakterielle Endotoxine kommt es zur Aktivierung von Makrophagen mit Freisetzung von Zytokinen, insbesondere Interleukin-1 und Tumornekrosefaktor. Diese bewirken in den Eihäuten und in der Dezidua eine vermehrte Produktion kontraktionsfördernder Substanzen, vor allem von Prostaglandinen, Endothelin und Leukotrienen. Interleukin-1 und Tumornekrosefaktor stimulieren zusätzlich die Produktion von Kortikotropin-releasing-Hormon und Interleukin-6 in der Dezidua und dem Chorion, die potenzierend auf den Effekt von Interleukin-1 und Tumornekrosefaktor auf die ▼

Prostaglandinsynsthese wirken (Romero et a1. 1992). Auch Lipoxigenaseabkömmlinge der Arachidonsäure, wie Leukotriene, können eine wehenauslösende Wirkung haben (Piper 1984; Romero et al. 1987).

Der Zusammenhang zwischen vaskulären uteroplazentaren Veränderungen, die zu **Ischämien im Bereich der Plazenta** und zu retroplazentaren Blutungen führen können, und der Entstehung von vorzeitigen Wehen ist ebenfalls gut belegt (Arias et al. 1993). Ischämien im Bereich der Plazenta führen zur Bildung von Sauerstoffradikalen durch Peroxidation von Lipiden. Lipidperoxidationsprodukte, wie Hydroperoxide, konnten bei vorzeitiger Wehentätigkeit vermehrt im peripheren Blut und im Fruchtwasser nachgewiesen werden. Sie fördern Kontraktionen der glatten Muskulatur und begünstigen somit das Entstehen vorzeitiger Wehen.

Für die Wehen auslösende Bedeutung von chronischen, mütterlichen oder fetalen Stresssituationen kommt der **Freisetzung von Kortikotropin-releasing-Hormon (CRH)** durch den Trophoblasten besondere Bedeutung zu. CRH wirkt nicht nur parakrin auf die Eihäute und stimuliert damit die Prostaglandinsynthese, sondern sensibilisiert auch das Myometrium gegenüber kontraktilen Einflüssen (Lockwood 1999; Quatero u. Fry 1989). Die Assoziation von aszendierenden Infektionen und anderen Schwangerschaftspathologien (z. B. hypertensive Erkrankungen) mit ungünstigen Lebensumständen und chronischen Stresssituationen ist hinreichend bekannt. Allerdings kann der psychische Stress auch primäre Ursache für eine vorzeitige Wehentätigkeit sein, ohne dass dies zwingend mit ungünstigen sozioökonomischen Begleitumständen verbunden sein muss (Lou et al. 1992).

Während für die Mechanismen bei der **Bildung von kontraktionsfördernden Substanzen** (wie insbesondere die Interaktion zwischen dem Amnion/Chorion sowie dem Trophoblasten und der Dezidua) durchaus Gemeinsamkeiten bei der frühzeitigen und der termingerechten Geburtsauslösung bestehen, sind die vorgeschalteten Vorgänge, die diese Mechanismen auslösen, unterschiedlich. Der lokalen Triggerung vorzeitiger Wehen durch Bakterien mit Entzündungsreaktionen unter Beteiligung von Makrophagen oder durch Plazentaischämie stehen beim Wehenbeginn am Termin Signale des fetalen endokrinen Systems gegenüber, wie Glukokortikoide, die über den Nabelschnurkreislauf stimulierend auf die CRH-Synthese des Trophoblasten wirken, sowie andere Substanzen (z. B. thrombozytenaktivierender Faktor), die über die fetalen Nieren in das Fruchtwasser ausgeschieden werden und die Synthese kontraktionsfördernder Substanzen im Amnion/Chorion stimulieren.

Veränderungen im Bereich des Myometriums bewirken einen dramatischen Wandel im Aktivitätszustand bzw. in der Ansprechbarkeit des Myometriums auf kontraktile Einflüsse. Diese Veränderungen werden vor allem durch spezifische Proteine, sog. **kontraktionsassoziierte Proteine**, bewirkt. Dazu gehören verschiedene Rezeptoren in der Zellmembran wie Oxytozinrezeptoren, ferner Kontraktionsproteine wie Gap junctions, die die Erregungsüberleitung zwischen den benachbarten Muskelzellen beschleunigen, und auch Ionenkanäle, die den Einstrom von Kalzium in die Muskelzelle begünstigen. CRH und auch Östrogen sind von zentraler Bedeutung für die Transkription der Gene mit Aktivierung der Synthese dieser Proteine. Es ist bislang nicht hinreichend bekannt, wieweit auf der Ebene des Myometriums Unterschiede für die Entstehung von Frühgeburtswehen sowie Wehen am Termin bestehen.

Weitere Einzelheiten zu den Wehen auslösenden Mechanismen finden sich in den Kap. 24.1 bis 24.4.

25.2.2 Diagnostik

Für die Bewertung von vorzeitigen Wehen sowie für die daraus abzuleitenden Therapieentscheide ist im Rahmen der Diagnostik einerseits die Verifizierung der Wehentätigkeit und andererseits eine Ursachenabklärung von Bedeutung.

Erfassung der Wehentätigkeit

Die kontroverse Diskussion um den klinischen Nutzen der Tokolyse ist nicht zuletzt Folge einer Unsicherheit bei der Definition von vorzeitigen Wehen. Dabei bereitet die Abgrenzung einer echten und damit pathologischen Wehentätigkeit von physiologischen Kontraktionen des schwangeren Uterus besondere Probleme.

Definition

Für die Kontraktilität wurde bei ungestörten Schwangerschaftsverläufen bei 25 SSW ein Grenzwert von 2 Kontraktionen pro Stunde und bei 37 SSW von 5 pro Stunde definiert (Zahn 1978).

Die Amplitude ist als diagnostisches Kriterium wenig hilfreich, da bei schlanken Bauchdecken auch leichte Kontraktionen eine starke Wehentätigkeit vortäuschen können. Regelmäßigkeit und Schmerzhaftigkeit sind weitere Kriterien vorzeitiger Wehen.

Eine erhöhte Kontraktilität des Uterus kann regelmäßigen Wehen, die zu einer Eröffnung des Muttermundes mit anschließender Frühgeburt führen, vorgeschaltet sein. Risikopatientinnen sollten auf subjektive Zeichen einer vermehrten Kontraktilität des Myometriums frühzeitig aufmerksam gemacht werden (s. Übersicht).

Monitoring der uterinen Aktivität. Die Wirksamkeit vorzeitiger Wehen und ihre subjektive Wahrnehmung divergieren häufig stark. Frauen mit Frühgeburten nach fast unbemerkter »stiller Eröffnung« stehen Schwangere gegenüber, die über Wochen unter Kontraktionen leiden, ohne dass sich der Muttermund eröffnet. Mit den heute gebräuchlichen Geräten wird die uterine Aktivität an einem Ort des Uterus mithilfe eines an einem Dehnungsmessstreifen befestigten Stifts erfasst, der durch die Spannung der Bauchdecken eingedrückt wird und die Frequenz sowie die Dauer der Kontraktionen registriert.

Neben der Häufigkeit und Regelmäßigkeit von Kontraktionen können auch andere Merkmale, wie Ort der Entstehung und die Ausbreitung der Kontraktionen, für die Beurteilung der Wirksamkeit von Bedeutung sein. Diese Überlegungen haben zur Entwicklung der **Vierkanaltokographie** geführt. Bei diesem Verfahren werden über den 4 Quadranten des Uterus gleichzeitig Kontraktionssignale aufgezeichnet, deren zeitlicher Ablauf ausgewertet wird. Kontraktionen, die im rechten oberen Quadranten oder wiederholt bei mehreren Messungen am selben Ort beginnen, scheinen mit einer kürzeren Gestation verbunden zu sein (Spätling et al. 1997). Die klinische Wertigkeit dieser Beobachtungen wird in umfangreichen Untersuchungen überprüft.

▶ Studienbox

In verschiedenen klinischen Studien mit häuslicher Registrierung von Kontraktionen mit Hilfe eines Tokographen und täglicher Übermittlung der Aufzeichnungen an eine zentrale Auswertungsstelle konnte bezüglich der Senkung der Frühgeburtlichkeit kein Nutzeffekt gesehen werden. Für ein Hochrisikokollektiv, wie etwa bei Mehrlingen, wird ein Nutzen diskutiert.

Frühsymptome vorzeitiger Wehen
(nach Roberts et al. 1995)

- Uterine Kontraktionen (besonders beim Gehen und Treppensteigen)
- Menstruationsähnliche Beschwerden
- Tiefe Rückenschmerzen
- Unspezifische Leibschmerzen
- Wässriges oder blutiges Vaginalsekret
- Änderung in der Zusammensetzung des Vaginalsekrets
- Druckgefühl im Bereich der Symphyse
- Druckgefühl im kleinen Becken

Wenn der Verdacht auf vorzeitige Wehen besteht, ist die tokographische Verifizierung indiziert. Zur weiteren Abklärung sollte die Einweisung in ein Krankenhaus erfolgen und eine tokolytische Behandlung sollte bei regelmäßigen Kontraktionen und ungünstigem Vaginalbefund, aber auch bei regelmäßigen schmerzhaften Wehen begonnen werden.

▶ Empfehlung

Zur Differenzierung zwischen echten Wehen und Kontraktionen ist die Beurteilung der Zervix und die Bestimmung des fetalen Fibronektins sinnvoll.

Zervixwirksamkeit

Entscheidend für die Differenzierung zwischen Kontraktionen als physiologisches Phänomen und Wehen als Pathologie ist die Portiowirksamkeit im Sinne einer Verkürzung der Portio und Muttermundseröffnung. Unter der Geburt nimmt der Gesamtkollagengehalt der Zervix ab. Kollagenolytische Enzyme fragmentieren Tropokollagen und es kommt zur Eliminierung der Kollagenfragmente. Diese proteolytische Zerstörung der extrazellulären Matrix wird durch lokale Entzündung und Ausschüttung des Granulozytenaktivators Interleukin-8 getriggert. Die in Amnion, Chorion und Dezidua gebildeten kontraktionsfördernden Substanzen, wie Prostanoide, Endothelin und Leukotriene, unterstützen die mechanische Zerstörung. Diese Zusammenhänge werden in Kap. 24.4 ausführlich dargestellt.

Palpation. Die palpatorische Beurteilung der Zervix ist nicht unumstritten. In einem risikoarmen Kollektiv scheint die regelmäßige Beurteilung der Zervix von fraglichem Wert. Sie soll keinen Einfluss auf die Frühgeburtenrate haben (Buekens et al. 1994). In einem Risikokollektiv, insbesondere bei Mehrlingen, kommt der Zervixbeurteilung allerdings eine wichtige Bedeutung zu. Mit Einschränkungen kann zur Beurteilung des Vaginalbefundes der Bishop-Score, der zur Beurteilung der Geburtsreife am Termin entwickelt wurde, zu Hilfe genommen werden.

Sonographie. Zeigt sich bei der Routinepalpation ein auffälliger Zervixbefund mit Verkürzung, Auflockerung und Zentrierung, möglicherweise auch Eröffnung des Muttermundes, so ist eine Vaginalsonographie indiziert. Mithilfe der Vaginalsonographie kann neben einer Zervixverkürzung auch die Eröffnung des inneren Muttermundes mit Trichterbildung des Zervikalkanals als wichtiger Hinweis auf eine drohende Frühgeburt erkannt werden. Die vaginalsonographische Beurteilung der Zervix ist objektiver und somit besser reproduzierbar als eine rein klinische Untersuchung.

- Zur Vermeidung von Fehlmessungen muss die Zervix in einem symmetrischen, nichtkomprimierten Zustand untersucht werden (Burger et al. 1997).
- Vordere und hintere Muttermundslippe sollten sich gleich dick darstellen (Arabin et al. 2001).
- Der durch die Patientin selbst im Stehen (ein Bein wird dabei auf einen Schemel gestellt) eingeführte Transducer zeigt bei drohender Frühgeburt eine Verstärkung eines vorhandenen Trichters im Bereich des inneren Muttermundes bis hin zum Fruchtblasenprolaps, dem »funneling«. Die Ausprägung des Trichters korreliert gut mit dem Eintreten einer Frühgeburt (Arabin et al. 2001).

> Normalwerte für die Zervixlänge vom inneren bis zum äußeren Muttermund sind >3 cm, die Zervixbreite von <3 cm und die Weite des Zervikalkanals von <8 mm.

- Bei einer vaginalsonographisch bestimmten Verkürzung der Zervixlänge auf weniger als 39 mm wird eine Frühgeburteninzidenz von 25 %, bei weniger als 34 mm von 35 % beobachtet (Andersen et al. 1990).
- Bei einer ungestörten Schwangerschaft ist der innere Muttermund erst ab 35 SSW leicht geöffnet (Arabin et al. 2001).

Auf die Bedeutung der Zervixsonographie als Screeninginstrument wird weiter unten näher eingegangen.

Fibronektin. Das fetale Fibronektin ist ein Protein der extrazellulären Matrix der choriodezidualen Grenzzone. Veränderungen, die in der Nähe des inneren Muttermundes in Zusammenhang mit aszendierenden Infektionen und Kontraktionen auftreten, führen zur Freisetzung von fetalem Fibronektin, das im Zervix- bzw. Vaginalsekret bestimmt werden kann.

▶ Studienbox

Der Nachweis von fetalem Fibronektin hat bei vorzeitigen Wehen einen hohen Voraussagewert für eine drohende Frühgeburt und einen vorzeitigen Blasensprung (Lockwood et al. 1991). Als alleiniger Beurteilungsparameter hat der Fibronektinnachweis nur einen geringen Vorhersagewert (Iams et al. 2001; Leitich et al. 1999). In Kombination mit der ultrasonographischen Vermessung der Zervix erhöht sich die Sensitivität nur geringfügig (Arabin et al. 2001). Die Messung von fetalem Fibronektin wird vor allem bei vorzeitigen Wehen mit intakter Fruchtblase und einer Zervix von <3 cm zwischen 24+0 und 35+6 SSW empfohlen (ACOG 2001).

> Der klinische Wert der Fibronektinbestimmung liegt vor allem in dem negativen Vorhersagewert. Durch ein negatives Testergebnis werden Interventionen wie Hospitalisierungen und Tokolyse bei vermehrter Kontraktilität des Myometriums verhindert (Benatter et al. 1997; Raio 2002; Revah et al. 1998).

25.2.3 Abklärungen zur Ätiologie der vorzeitigen Wehen

Diagnostik des Vaginalabstriches

Veränderungen des Vaginalfluors in Konsistenz, Farbe und Geruch sind frühe Zeichen einer lokalen Infektion, die aszendierend zu vorzeitigen Wehen oder einem frühen vorzeitigen Blasensprung führen kann. Die Schwangere sollte über die Veränderungen informiert werden und entsprechende Abklärungen wie pH-Messung, Nativ- und evtl. auch bakteriologische Abstriche sind angezeigt (Locksmith et al. 2001).

Bakterielle Vaginose. Es scheint ein deutlicher Zusammenhang zwischen der bakteriellen Vaginose und Fehlgeburten im 1. und 2. Trimenon, vorzeitiger Wehentätigkeit, vorzeitigem Blasensprung, intrauteriner Wachstumsretardierung und Frühgeburt zu bestehen (Ugwumadu 2002).

pH. Die Keimfremdbesiedlung der Vagina hat einen Verlust von Säure bildenden Döderlein-Bakterien mit einem Anstieg des Vaginal-pH-Wertes zur Folge. Dieser kann einerseits mit einem Indikatorstik (z. B. Spezialindikator pH 4,0–7,0) im unteren Drittel der Scheide bestimmt werden. Daneben werden für die Selbstuntersuchung der Frau auch Handschuhe angeboten, die mit einem Indikatorpapier bestückt sind (Saling et al. 1994).

▶ Studienbox

In einer prospektiven Studie mit zweimal wöchentlich durchgeführter Scheiden-pH-Selbstmessung durch die Schwangere und weitergehender Abklärung bei pH-Werten von ≥4,7 wurde eine Lokalbehandlung mit Laktobazillus und je nach Zusatzabklärung auch Clindamycin-Creme durchgeführt. Die Frühgeburtenrate konnte bei den untersuchten Schwangeren gegenüber einem Kontrollkollektiv deutlich gesenkt werden (Hoyme et al. 2000). Allerdings lag die Frühgeburtenrate sowohl in der untersuchten Gruppe wie auch bei den Kontrollen deutlich höher als der Bundesdurchschnitt.

Bei einem Anstieg des pH-Wertes über 4,2 sollte ein **Nativpräparat** angefertigt werden. Eine bakterielle Vaginose ist durch eine erhebliche Verminderung von Döderlein-Bakterien, ein variables Bild anderer Keime und meist eine Vielzahl von Gardnerella gekennzeichnet, die ihrerseits einen flächigen Besatz auf den Epithelzellen in Form von »clue cells« bilden.

Bakteriologie. Bei Veränderungen des Fluors sowie bei allen Fällen mit vorzeitigen Wehen wird eine weitere Abklärung mit Hilfe eines Nativpräparats durchgeführt. Der Wert einer routinemäßigen kostenintensiveren mikrobiologischen Differenzierung des Keimspektrums konnte bislang nicht eindeutig gezeigt werden.

▶ Empfehlungen

Therapeutisch werden bei einer unspezifischen Kolpitis Polyvidonsuppositorien, ggf. **Sobelin Vaginalcreme,** und eine Nachbehandlung mit Laktobazillus oder lokalen Milchsäurepräparaten empfohlen. Die Gardnerella-Vaginose wird im Allgemeinen im 2. und 3. Trimenon mit Metronidazol spezifisch behandelt. Bei Chlamydieninfektionen ist Erythromycin das Antibiotikum der Wahl.

▶ Studienbox

Allerdings muss betont werden, dass eine Metaanalyse mit 1504 Frauen mit bakterieller Vaginose für die antibiotische Therapie trotz Beseitigung der Infektion keine signifikante Verringerung der Frühgeburtenrate zeigen konnte. Lediglich in der Untergruppe mit einer anamnestischen Frühgeburt schien ein Nutzeffekt zu bestehen (Brocklehurst et al. 2001). In einer nach dieser Metaanalyse erschienenen Arbeit ließ sich in keiner Untergruppe ein Nutzeffekt der Therapie einer bakteriellen Vaginose zeigen, so dass weder für das Screening noch für die Behandlung ein klarer Nutzen nachgewiesen werden konnte. (Carey et al. 2000).

Infektionen der Harnwege

Eine gezielte Anamnese und regelmäßige Urinkontrolle zur Erkennung der symptomfreien Bakteriurie, die bei 10 % aller Schwangerschaften auftritt, sind wichtiger Bestandteil der Frühgeburtenprävention. Rund ein Drittel dieser Patientinnen entwickelt eine Pyelonephritis und die Pyelitis gravidarum ist nicht nur eine ernstzunehmende Erkrankung der Schwangeren, sondern stellt auch wegen der erhöhten Frühgeburtsrate eine Gefährdung des Neugeborenen dar.

▶ Empfehlungen

Durch die systematische antibiotische Behandlung über 3 bis 7 Tage kann die Rate von Pyelonephritiden und Frühgeburten deutlich gesenkt werden (Locksmith et al. 2001; Cram et al. 2002; Goncalves et al. 2002).

Systemische Infekte

Auch generalisierte Infektionen der Schwangeren stehen in einem deutlichen Zusammenhang mit der Frühgeburtlichkeit. Eine Viruspneumonie verdoppelt ebenso wie eine akute Hepatitis B die Frühgeburteninzidenz. Auch eine Toxoplasmose oder Listeriose können vorzeitige Wehen auslösen. Septitiden und schwere Infektionen im Zusammenhang mit operativen Eingriffen wie Appendizitis oder Cholezystitis sind ebenfalls mit einer hohen Rate an Frühgeburten vergesellschaftet.

Fehlbildungen des Fetus

Als fetale Ursache von vorzeitigen Wehen spielen vor allem Fehlbildungen, die mit einer Volumenvermehrung mit Überdehnung des Uterus verbunden sind, eine Rolle. Auch Fehlbildungen im Bereich der Hypothalamus-Hypophysen- und Nebennierenachse können die Wehenentstehung beeinflussen, sowohl im Sinne einer Stimulation wie auch im Sinne einer Hemmung. Für die Erfassung von Fehlbildungen des Fetus ist eine differenzierte Ultraschalldiagnostik unabdingbar.

Uteroplazentare Pathologie

> Neben der aszendierenden Infektion ist die uteroplazentare Pathologie mit eingeschränkter Versorgung des Fetus die zweithäufigste Ursache für die Entstehung von Frühgeburten (Schneider et al. 1994; s. auch Kap. 1 und Kap. 24.1).

In einem Teil der Fälle führt die hypoxisch ischämische Störung des Trophoblasten zur Freisetzung von CRH sowie zur Bildung von Sauerstoffradikalen im Rahmen der Reperfusion des intervillösen Raums. Dies kann die Grundlage für die Entstehung vorzeitiger Wehen sein. Bei der Ursachenabklärung vorzeitiger Wehen müssen die Biometrie des Fetus sowie das Dopplerflussmuster der Umbilikalarterie sowie der fetalen Gefäße, insbesondere der A. cerebri media, sorgfältig überprüft werden.

Chronischer Stress

Wie oben beschrieben, kann chronischer Stress über eine erhöhte CRH-Ausschüttung vorzeitige Wehen auslösen, sodass eine sorgfältige psychosoziale Abklärung Teil der Ursachensuche bei vorzeitigen Wehen ist. Auch für das Alter, den Bildungsstand (Forde 1993) und die psychosoziale Gesamtsituation (Lou et al. 1992) besteht ein Zusammenhang mit der Frühgeburtlichkeit.

▶ Studienbox

Neuere Untersuchungen zeigen bei Frauen mit vorzeitigen Wehen neben einer höheren »tension anxiety« und »depression dejection« auch eine kürzere Schwangerschaftsdauer und ein geringeres Geburtsgewicht (MacKeyet al. 2000).

25.2.4 Tokolyse

Der Entstehung von vorzeitigen sowie auch termingerechten Wehen geht eine Veränderung des Aktivitätszustandes des Myometriums voraus. Der während der Schwangerschaft vorherrschende Ruhezustand wird durch eine Phase der Aktivierung abgelöst, die Folge eines lokalen Anstiegs der Östrogenkonzentration mit Synthese von Kontraktionsproteinen wie diversen Rezeptoren, Ionenkanälen und Gap junctions ist. Nach erfolgter Aktivierung können durch kleine Dosen von kontraktionsauslösenden Substanzen wie Oxytozin oder Prostaglandinen Wehen ausgelöst werden, d. h. die Aktivierung ist gleichbedeutend mit einer deutlichen Senkung der Erregungsschwelle für Kontraktionen. Einzelheiten der Veränderungen im Myometrium und der vorgeschalteten endokrinen sowie para- bzw. autokrinen Reaktionen werden in den Kapiteln 24.1 bis 24.4 ausführlich dargestellt.

Die verschiedenen Tokolytika, entfalten ihre Wirkung ebenso wie die Wehen stimulierenden Substanzen durch eine Verschiebung des Gleichgewichtes zwischen der intrazellulären Konzentration von zyklischem AMP, das im Sinne der Ruhigstellung auf die Muskelzelle wirkt, und von ionisiertem Kalzium:

- Betamimetika erhöhen die intrazelluläre Konzentration von cAMP über eine Stimulation des Enzyms Adenylzyklase.
- Ein tokolytischer Effekt kann durch die Senkung des intrazellulären Kalziumspiegels durch Kalziumantagonisten bewirkt werden.
- Auch die Hemmung der Prostaglandinsynthese senkt den intrazellulären Kalziumspiegel.
- Die Blockierung von Oxytozinrezeptoren senkt ebenfalls den intrazellulären Kalziumspiegel.

Zahlreiche prospektive, randomisierte, plazebokontrollierte Studien haben übereinstimmend gezeigt, dass die mittlere Schwangerschaftsverlängerung auf wenige Tage begrenzt ist (Bukowski et al. 2001; Gyetvai et al. 1999).

Cave

Die Wehenhemmung ist lediglich eine Symptombekämpfung und hat in der Mehrzahl der Fälle keinen Einfluss auf die eigentliche Ursache.

Weiterhin erschwerend wirkt sich der kritische Zeitpunkt für die Einleitung einer Wehen hemmenden Behandlung aus. Da die Anwendung der meisten Substanzen mit mehr oder weniger gravierenden Nebenwirkungen für die Mutter verbunden ist, ist eine sorgfältige Indikationsstellung unter Beachtung von Kontraindikationen für jede Tokolyse zu fordern (s. Übersicht). Mit dem Versuch der Vermeidung einer unnötigen Tokolyse ist jedoch das Risiko verbunden, dass in Einzelfällen der Zeitpunkt für den Einsatz der Tokolyse verpasst wird und die komplexe Kaskade, die zur vorzeitigen Wehentätigkeit führt, zu weit fortgeschritten ist, um erfolgreich unterbrochen zu werden. Das Dilemma zwischen der Vermeidung schwerwiegender mütterlicher Nebenwirkungen durch Beschränkung auf indizierte Fälle und dem rechtzeitigen Beginn der tokolytischen Intervention mit Aussicht auf Erfolg bleibt somit ungelöst.

> Das Ziel einer Tokolyse wird heute vor allem darin gesehen, durch die vorübergehende Wehenhemmung eine Schwangerschaftsverlängerung von einigen Tagen zu bewirken, die insbesondere bei sehr kleinen Frühgeburten von erheblichem Nutzen sein kann, wenn sie für die Verlegung in ein perinatologisches Zentrum sowie für die Stimulation der Lungenreife durch Gabe von Kortikosteroiden genutzt wird. Diese Maßnahmen können für das Schicksal dieser Kinder von entscheidender Bedeutung sein. In den prospektiv randomisierten Studien zum Effekt der Tokolyse überwiegen ältere Frühgeburten von >32 SSW, bei denen aber eine Verlängerung der Schwangerschaft um wenige Tage nicht mit einem erkennbaren Nutzen für das Neugeborenen verbunden ist.

Kontraindikationen zur Tokolyse (nach ACOG 1995)

Generelle Kontraindikationen
- Akute kindliche Notsituation (außer intrauterine Reanimation)
- Chorioamnionitis
- Eklampsie oder schwere Präeklampsie
- Intrauteriner Fruchttod (Einling)
- Kindliche Reife
- Mütterliche hämodynamische Instabilität

Kontraindikationen für spezifische Tokolytika
- β-Mimetika
  - Mütterliche Herzrhythmusstörungen oder andere Herzerkrankungen
  - Schlecht eingestellter Diabetes, Thyreotoxikose oder Bluthochdruck
- Magnesiumsulfat
  - Hypokalzämie
  - Myasthenia gravis
  - Nierenversagen
- Indometacin
  - Asthma
  - Koronararterienerkrankung
  - Gastrointestinale Blutung (aktuell oder anamnestisch)
  - Oligohydramnion
  - Nierenversagen
  - Verdacht auf fetale Herz- oder Nierenanomalien
- Nifedipin
  - Mütterliche Lebererkrankung
- Atosiban
  - Überempfindlichkeit gegen Wirkstoff oder Hilfsstoffe
- Nitroglyzeride
  - Schock, schwere Hypotonie, Einnahme von Phosphodiesterasehemmern, toxisches Lungenödem

Betamimetika

Über eine Stimulation der β_2-Rezeptoren werden das Myometrium und die gesamte übrige glatte Muskulatur, einschließlich der Gefäß- und Bronchialmuskulatur, relaxiert. Die rezeptorvermittelte Aktivitätssteigerung der Adenylzyklase führt zu einer intrazellulären Erhöhung des zyklischen AMP, das die Phosphorylierung von Myosin durch eine Hemmung des Enzyms Myosinlight-chain-Kinase verhindert.

Das in Deutschland mit Abstand am häufigsten angewandte β-Mimetikum ist Fenoterol (Partusisten). Durch seine kurze Halbwertszeit von 22 min hat es bei der i. v.-Tokolyse eine besonders gute Steuerbarkeit. Die Dosierungen können ◻ Tabelle 25.2 entnommen werden. Wegen der Gefahr einer Flüssigkeitsüberladung ist eine Spritzenpumpe zu verwenden.

Cave

Eine völlige Kontraktionsfreiheit des Uterus ist nicht physiologisch und damit therapeutisch auch nicht anzustreben.

Ausgehend von der Vorstellung, dass die pulsatile Applikation eines β-Mimetikums mit kurzer Halbwertszeit der physiolo-

Tabelle 25.2. **Dosierung der tokolytisch wirksamen Medikamente**

Substanz	Kontinuierliche i.v.-Applikation	Orale Applikation	Andere
Fenoterol	Beginn: 2 µg/min Steigerung um 0,8 µg alle 20 min (4 µg/min maximal)	–	**Bolustokolyse** Beginn: 3–5 µg alle 3 min Bei nachlassenden Wehen: – alle 6 min – nach 24 h: alle 12 min – nach 48 h: alle 24 min Bei nicht nachlassenden Wehen: – zunächst Bolus erhöhen – danach Intervall verkürzen
Ritodrin	Beginn: 50 µg/min Steigerung um 50 µg alle 20 min (350 µg/min maximal)	–	**Intramuskulär** 5–10 mg alle 2–4 h
Hexoprenalin	Beginn: 0,1 µg/min Steigerung um 0, 1 µg alle 10–20 min (0,5 µg/min maximal)	–	–
Magnesium	Beginn: 16–24 mmol in 20–30 min (4–6 g $MgSO_4$) Erhaltung: 8–16 mmol/h (2–4 g $MgSO_4$)	–	**Intramuskulär** 4–8 mmol alle 4 h (1–2 g $MgSO_4$)
Indometacin	–	Beginn: 50 mg Forts.: 25 mg alle 4–6 h	Rektal 100 mg
Nifedipin	–	Beginn: 10 mg, bis zu 4mal alle 20 min Forts.: 20 mg alle 4–6 h	Sublingual (Cave: hypotensiver Effekt!) Beginn: 10 mg Forts.: 10 mg alle 20 min (40 mg/h maximal)
Nitroglycerin, Atosiban	60–180 µg i.v. zur Akuttokolyse Beginn 6,75 mg in 1. Minute 18 mg/h über 3 h 6 mg/h über 45 h		Pflaster mit konst. Abgabe von 10 mg/24 h

gischen Ausschüttung von Adrenalin entspricht, wurde die **Bolustokolyse** mit einer speziellen Spritzenpumpe entwickelt. In einer randomisierten Studie konnte gezeigt werden, dass bei erheblicher Dosisreduktion die gleichen therapeutischen Resultate erzielt werden wie bei einer kontinuierlichen Tokolyse (Spätling et al. 1989).

> Die bei der kontinuierlichen Applikation von β-Mimetika eintretende Tachyphylaxie infolge einer Desensibilisierung der Adenylzyklase und einer Verringerung der β-Rezeptorzahl kann durch die Bolusapplikation zumindest teilweise vermieden werden. Wegen geringerer mütterlicher und kindlicher Nebenwirkungen ist der pulsatilen Bolusapplikation der Vorzug zu geben.

Im internationalen Schrifttum liegen die meisten Publikationen über **Ritodrin** als Tokolytikum vor, da nur diese Substanz in den USA zur Tokolyse zugelassen ist. Ritodrin hat eine wesentlich längere Halbwertzeit von 156 min und ist damit schlechter steuerbar als Fenoterol. In Deutschland spielt Ritodrin (ebenso wie Hexoprenalin und Terbutalin) kaum eine Rolle. In der Schweiz sowie in Österreich wurde in den letzten Jahren vermehrt **Hexoprenalin** eingesetzt, da es eine höhere Spezifität für $β_2$-Rezeptoren hat. Die mütterliche Verträglichkeit insbesondere von Seiten des Herzens scheint deutlich besser zu sein.

Nebenwirkungen bei der Schwangeren.
- Die Herzfrequenz und der systolische Blutdruck steigen an.
- Der diastolische Blutdruck sinkt.
- Der Blutzuckerspiegel steigt, mit passagerer Verschiebung von extrazellulärem Kalium in die Zellen.
- Die zu Beginn einer Therapie mit β-Mimetika wirksam werdende Flüssigkeitsretention mit Oligurie führt zu einem Abfall von Hämoglobin- und Hämatokritwerten.
- Infolge des verstärkten Durstgefühls ist die Flüssigkeitsaufnahme erhöht, was zusammen mit der vermehrten Herzbelastung, einem vergrößerten Plasmavolumen und einer vaskulären Permeabilitätserhöhung zu einem Lungenödem führen kann.

▶ Studienbox

Im amerikanischen Schrifttum wird über die schwere Komplikation eines Lungenödems deutlich häufiger berichtet, was wahrscheinlich durch die längere Halbwertszeit von Ritodrin und die dadurch bedingte schlechtere Steuerbarkeit erklärt werden kann. Mit einer sorgfältigen Flüssigkeitsbilanzierung können übermäßige Retentionen frühzeitig erkannt werden.

> ▶ **Empfehlung**
> - Um kardiale Nebenwirkungen zu verringern, wird bei jeder Therapie mit β-Mimetika eine hochdosierte orale Magnesiumsubstitution von 20 mmol pro Tag empfohlen.
> - Als mütterliche Kontraindikationen gelten Herzrhythmusstörungen, vorausgegangene Herzchirurgie, Hyperthyreoidismus und schlecht kontrollierter Diabetes mellitus.

Nebenwirkungen beim Kind. Da β-Mimetika die Plazenta ungehindert passieren, ist auch mit fetalen Nebenwirkungen zu rechnen.

- Im Kardiotokogramm wird eine fetale Tachykardie beobachtet.
- Nach hoch dosierter Langzeittherapie wurden elektrokardiographische Zeichen einer myokardialen Ischämie beobachtet.
- Die vermehrte Beobachtung von Hirnventrikelblutungen ist ebenfalls besorgniserregend (Groome et al. 1992).

> ▶ **Studienbox**
> Ein erhöhtes Risiko für intra- bzw. periventrikuläre Hirnblutung konnte in einer anderen Untersuchung nicht bestätigt werden (Ozcan et al. 1995). Auch Langzeitnachuntersuchungen haben bei Kindern nach intrauteriner Behandlung mit β-Mimetika keine neurologischen Störungen gezeigt (Hadders-Algra et al. 1986). Die nach länger dauernder Exposition des Feten gegenüber β-Mimetika zeitweise befürchtete Herzschädigung wurde in entsprechenden Nachuntersuchungen zumindest als bleibende Beeinträchtigung nicht bestätigt (Kast u. Hermer 1993)

Angesichts des fraglichen Nutzens, der erheblichen Nebenwirkungen der β-Mimetika und der in den letzten Jahren stark verringerten Morbidität und Mortalität der Frühgeborenen ist eine Langzeittokolyse mit β-Mimetika kaum noch zu vertreten. Die mütterliche Gesundheit darf nicht für einen fraglichen kindlichen Nutzen gefährdet werden. Der Einsatz von β-Mimetika sollte so kurz und so niedrig wie möglich erfolgen. Eine Stabilisierung des Umfeldes, Induktion der Lungenreife und ggf. Verlegung der Schwangeren in ein Zentrum sind erklärte Ziele der kurzfristigen Tokolyse. Die Bolustokolyse als ein den physiologischen Steuerungsprinzipien nachempfundenes Behandlungsverfahren hat sich als schonendes Tokolyseprinzip bewährt.

Magnesium

Magnesium wirkt in pharmakologisch hohen Dosen durch indirekten Angriff am Myometrium wehenhemmend. Im Gegensatz zur oralen Magnesiumverabreichung soll durch die i.v.-Gabe (s. ◻ Tabelle 25.2) nicht nur der mütterliche Magnesiummangel beseitigt, sondern zusätzlich die Wirkung des Kalziums kompetitiv gehemmt werden. Der tokolytische Effekt des Magnesiums ist den β-Mimetika gleichwertig (Chau et al. 1992).

> ▶ **Empfehlung**
> Zur Hemmung der uterinen Kontraktion ist ein Plasmaspiegel von ungefähr 2–3 mmol notwendig, was der Dosierung bei der Präeklampsietherapie von 2–4 g Magnesiumsulfat pro Stunde intravenös entspricht.

Nebenwirkungen bei der Schwangeren. Durch die Wirkung auf die glatte Muskulatur verursacht Magnesium eine allgemeine Vasodilatation, die zu Blutdruckabfall, Herzklopfen, Kopfschmerzen, Schwindel, Übelkeit und Hitzewallungen führen kann. Ernste Nebenwirkungen treten nur bei Überdosierungen auf, z. B. bei eingeschränkter Nierenfunktion. Myasthenia gravis sowie vorbestehende Myokardschädigung gelten als Kontraindikationen.

> **Cave**
> - Bei einem Magnesiumserumspiegel von 2–4 mmol pro Liter kommt es zu einer deutlichen Abschwächung der tiefen Sehnenreflexe.
> - Bei Magnesiumwerten über 6 mmol pro Liter werden Atemdepression, Blutdruckabfall und EKG-Veränderungen beobachtet
> - Bei noch höheren Konzentrationen kann es zum Herzstillstand kommen.
> - Bei intravenöser Magnesiumtherapie muss eine gute Überwachung mit Dokumentation der Flüssigkeitsbilanz gewährleistet sein.
> - In Kombination mit Herzglykosiden darf Magnesium nur bei Tachykardien intravenös verabreicht werden.
> - Bei Niereninsuffizienz ist eine entsprechende Dosisreduktion vorzunehmen.

Nebenwirkungen beim Feten. Mit deutlicher Verzögerung kommt es auch beim Fetus zu einer Hypermagnesiämie mit Beeinflussung der Atembewegung und der Herzfrequenzvariabilität, die eine Überwachung erschweren kann.

> ▶ **Empfehlung**
> Da mit der pulsatilen Bolusgabe von Fenoterol ein nebenwirkungsarmes Wehen hemmendes Verfahren zur Verfügung steht, wird die hoch dosierte i.v.-Magnesiumtherapie in Europa vor allem bei klarer Kontraindikation gegenüber β-Mimetika eingesetzt.

> ▶ **Studienbox**
> Außerdem ist Zurückhaltung angezeigt, da eine neue prospektiv randomisierte Untersuchung über den tokolytische Effekt von Magnesium sowie den präventiven Effekt gegenüber kindlichen Hirnschäden bei drohender Frühgeburt vor 34 SSW eine signifikant erhöhte neonatale Mortalität in der Magnesiumgruppe ergeben hat (Mittendorf et al. 2002).

Prostaglandinsynthesehemmer

Sowohl bei der physiologischen Termingeburt als auch bei der durch vorzeitige Wehen ausgelösten Frühgeburt kommt Prostaglandinen für die Entstehung von Uteruskontraktionen und

Zervixreifung eine zentrale Bedeutung zu. Die Synthese der verschiedenen Mitglieder der Prostaglandin-H-Serie aus **Arachidonsäure** findet vor allem in den Eihäuten, bestehend aus Amnion und Chorion, statt (Challis et al. 2000). Das Schlüsselenzym für die Prostaglandinsynthese, die Prostaglandinsynthetase, ist als konstitutive (PGHS-1) sowie induzierbare (PGHS-2) Variante im Amnion und Chorion sowie auch im Myometrium und in der Dezidua exprimiert. Die Prostaglandinsynthetase wird auch als **Cyclooxygenase** (COX) bezeichnet. Die relative Bedeutung der Eihäute einerseits und des Myometriums andererseits als Entstehungsort der für die Stimulation der Kontraktionen verantwortlichen Prostaglandine ist weiterhin ungeklärt. Verschiedene Stoffe wie Glukokortikoide, CRH und Zytokine wie IL-1 haben eine stimulierende Wirkung auf die Prostaglandinsynthese (Challis 2000).

Prostaglandinsynthesehemmer gehören zu der Gruppe der nicht steroidalen antiinflammatorischen Medikamente. Für die Tokolyse kommt vor allem **Indometacin** zum Einsatz. Die Wehen hemmende Wirkung ist, gemessen an der Zeitdauer vom Beginn der Tokolyse bis zur Geburt, verglichen mit β-Mimetika wie auch mit Magnesiumsulfat gleichwertig (Morales et al. 1989; Morales u. Madhav 1993).

▶ Empfehlung

Indometacin kann sowohl oral (25 und 50 mg) als auch rektal (50 und 100 mg) appliziert werden. Bei Nichtschwangeren beträgt die Halbwertszeit 2,2 h (Alvan et al. 1975; Helleberg 1981; Repke u. Niebyl 1985).

Üblicherweise wird die Therapie mit 100 mg rektal oder 50 mg oral begonnen und mit 25 mg oral alle 4 h für 24–48 h weitergeführt (s. ◘ Tabelle 25.2).

Indometacin passiert die Plazentaschranke. Beim Neugeborenen am Termin beträgt die Halbwertszeit 11–15 h, bei Frühgeborenen sogar 19 h. Eine interessante Alternative zu Indometacin ist **Sulindac**, ein weiterer Prostaglandinsynthesehemmer (Carlan et al. (1992).

Nebenwirkungen bei der Schwangeren. Die Nebenwirkungen sind bei Prostaglandinsynthesehemmern deutlich geringer als bei hoch dosierter kontinuierlicher Tokolyse mit β-Mimetika oder Magnesiumsulfatinfusionen. Am häufigsten wird über Übelkeit, Brechreiz sowie bei längerer Anwendung über Kopfschmerzen, Schwindel und Ohrensausen geklagt (Veyver u. van den Moise 1993).

Cave

Generelle Kontraindikation besteht bei einer signifikanten Nieren- oder Leberschädigung, einem aktiven Magenulkus, Gerinnungsstörungen, Thrombozytopenie wie auch bei Überempfindlichkeit gegenüber nichtsteroidalen antiinflammatorischen Medikamenten.

Nebenwirkungen beim Feten. Die wichtigsten Nebenwirkungen beim Feten sind eine Konstriktion des Ductus arteriosus botalli sowie eine Störung der Urinproduktion (Hickok et al. 1989; Huhta et al. 1987; Moise 1993). Die fetale Echokardiographie wird für die Entdeckung einer Stenose des Ductus arteriosus sowie eine Trikuspidalinsuffizienz empfohlen. Eine serielle Überwachung mithilfe der fetalen Echokardiographie wird bei einer Anwendung von weniger als 72 h jedoch nicht als notwendig angesehen (Moise et al. 1988).

Die Entwicklung eines **Oligohydramnions** unter Behandlung mit Indometacin wurde in 5–10 % der Fälle beobachtet. Allerdings war dieser Befund innerhalb von 96 h nach Absetzen des Medikamentes reversibel. Bei einer auf maximal 72 h befristeten antenatalen Verabreichung von Indometacin vor 32 Wochen, konnte weder eine Häufung von nekrotisierender Enterokolitis oder intraventrikulärer Blutung noch eine erhöhte Mortalität im Neugeborenenalter festgestellt werden (Fausett et al. 2000).

Cave

Fetale Herzfehler, die intrauterin durch einen offenen Ductus arteriosus Botalli kompensiert sind, sowie ein Oligohydramnion sind Kontraindikationen für den Einsatz von Indometacin. Angesichts der Nebenwirkungen beim Fetus sollte der Einsatz von Indometacin zur Behandlung von vorzeitigen Wehen nur auf strenge Indikation erfolgen. Bei den therapeutischen Abwägungen sollte auch berücksichtigt werden, dass die Nebenwirkungen von Indometacin bisher nur in unkontrollierten Studien beschrieben wurden (Macones et al. 2001).

Insbesondere für die kurzfristige Schwangerschaftsverlängerung bei frühem Gestationsalter sowie bei vorzeitigen Wehen im Zusammenhang mit Hydramnion kommt den Prostaglandinsynthesehemmern möglicherweise eine Bedeutung zu. Die Anwendung sollte auf den Zeitraum vor 32 SSW beschränkt und nicht länger als 48 h durchgeführt werden.

Neue Substanzen, die spezifisch die induzierbare Form der Cyclooxygenase (Typ 2) hemmen, haben evtl. als effektive und gut verträgliche Wehenhemmer für die Zukunft eine Bedeutung (Bukowski et al. 2001).

› Generell gelten Prostaglandinsynthesehemmer heute als wirksame Wehenhemmer, die gegenüber anderen Substanzen durch die Einfachheit der oralen bzw. rektalen Verabreichung bei einem guten mütterlichen Nebenwirkungsprofil deutliche Vorteile aufweisen (Higgsby et al. (1993).

Kalziumantagonisten

Die intrazelluläre Konzentration von ionisiertem Kalzium hat zusammen mit der cAMP eine wichtige regulierende Funktion für die Aktivität der Myosin-light-chain-Kinase. Dieses Schlüsselenzym kontrolliert über die Phosphorilisierung von Myosin die Auslösung einer Kontraktion der Muskelzelle (s. Kap. 24.2). Antagonisten der spannungsabhängigen Kalziumkanäle in der Zellmembran, die den Einstrom der Ionen in das Zellinnere behindern, haben eine gute Wehen hemmende Wirkung.

Nifedipin und **Nicardipin** gehören zur Klasse der Dihydropyridin-Kalziumantagonisten, die wegen einer selektiven Hemmung der Uteruskontraktionen mit nur geringer Auswirkung auf das kardiovaskuläre System bevorzugt für die Tokolyse eingesetzt werden (Granger et al. 1985). Wegen der Einfachheit der Verabreichung ist Nifedipin zusätzlich attraktiv.

▶ **Studienbox**

Eine Metaanalyse vergleichender Studien von Nifedipin und β-Mimetika ergab eine höhere Wirksamkeit für Nifedipin bei besserer Verträglichkeit, gemessen an einer geringeren Anzahl von Therapieabbrüchen wegen Nebenwirkungen bei der Schwangeren. Auch der Zustand der Neugeborenen, gemessen an der Häufigkeit eines Atemnotsyndroms oder der Verlegung in eine Intensivstation, war deutlich besser (Tsatsaris et al. 2001). Eine multizentrische Studie zum Vergleich von Nifedipine mit Ritodrine bestätigte ebenfalls den günstigen Effekt von Nifedipine auf den Zustand des Neugeborenen (Papatsonis et al. 2000).

▶ **Empfehlung**

Am Anfang der Therapie werden bis zu 4-mal 10 mg im Abstand von 20 min oral empfohlen. Vier Stunden später wird eine orale Erhaltungsdosis von 20 mg alle 4 h über 48 h begonnen mit anschließend 10 mg alle 8 h (s. ◘ Tabelle 25.2).

Die Halbwertszeit von Nifedipin beträgt 81 min. Es wird sowohl über die Niere als auch über den Darm ausgeschieden. Nach sublingualer Einnahme ist die Substanz im Plasma bereits nach 6 min und nach oraler Einnahme nach 25–35 min messbar (Ferguson et al. 1989).

Cave

Wegen des raschen Wirkungseintritts und eines zu starken hypotensiven Effektes sollte die sublinguale Verabreichung vermieden werden (Rodts-Palenik u. Morrison 2000).

Nebenwirkungen bei der Schwangeren und dem Feten. Als Folge einer Senkung des mittleren arteriellen Druckes und einer allgemeinen Vasodilatation werden häufig Tachykardien, Hautrötungen und Kopfschmerzen beobachtet (Garcia-Velasco u. Gonzales 1998). Neben einer sorgfältigen Überwachung des Blutdruckes ist auch für eine gute Hydrierung der Schwangeren zu sorgen.

Cave

Eine Hypotonie von weniger als 90/50 mmHg stellt eine Kontraindikation gegen den Einsatz von Kalziumantagonisten dar. Auch die gleichzeitige Verabreichung von Magnesium i. v. ist wegen der Gefahr einer neuromuskulären Blockade durch Summationseffekte kontraindiziert.

▶ **Studienbox**

Generell ist die Verträglichkeit von Kalziumantagonisten im Vergleich zu Ritodrine jedoch deutlich besser (Ferguson et al. 1989). Eine Beeinträchtigung der uteroplazentaren Durchblutung konnte durch Doppleruntersuchungen der fetalen sowie uteroplazentaren Zirkulation nicht nachgewiesen werden (Mari et al. 1989, Ferguson et al. 1989; Garcia-Velasco u. Gonzales 1998.

Wegen der hohen Wirksamkeit bei guter mütterlicher Verträglichkeit und fehlender negativer Effekte auf den Feten sind Kalziumantagonisten für die Tokolyse gut geeignet. Da eine **offizielle Zulassung** des Medikamentes für diese Indikation fehlt, kann ein gewisses forensisches Risiko nicht völlig ausgeschlossen werden.

Oyxtozinantagonisten

Die zentrale Rolle von Oxytozin bei der Wehenentstehung und insbesondere bei der Verstärkung von Geburtswehen kommt auch in dem zweifachen Angriffsmechanismus zum Ausdruck:

- Oytozin wirkt über spezifische Rezeptoren an den Zellen der Dezidua und stimuliert die Synthese und Freisetzung von Prostaglandinen. Prostaglandine bewirken ihrerseits eine starke Sensibilisierung des Myometriums gegenüber Oxytozin.
- Oxytozin wirkt direkt kontraktionsauslösend bzw. verstärkend durch Stimulation spezifischer Rezeptoren in der Zellmembran der Muskelzelle des Myometriums.

Der Aktivierung des Myometriums, liegt eine Vielzahl von Veränderungen zugrunde. Dabei kommt dem **steilen Anstieg** der **Oxytozinrezeptorendichte** um den Faktor 150 eine besondere Bedeutung zu (Fuchs et al. 1984). Oxytozinrezeptoren gehören zu einer Familie von Membranproteinen, die ihre Wirkung durch die Koppelung an intrazelluläre Proteine, sog. G-Proteine, mit anschließender Aktivierung eines Second-messenger-Systems entfalten. Die Stimulation der Rezeptoren bewirkt einerseits eine Öffnung der Kalziumkanäle in der Zellmembran mit vermehrtem Einstrom von ionisiertem Kalzium aus dem extrazellulären Raum in die Zelle und andererseits eine Freisetzung von Kalzium aus intrazellulären Speichern. Die bei der Geburt wirksam werdende Wehen stimulierende Wirkung des Oxytozins ist nicht so sehr durch eine vermehrte Produktion dieses Hypophysenhinterlappenhormons bedingt, sondern vielmehr Folge einer steilen Zunahme der Sensibilität des Myometriums. Damit lässt sich auch der wiederholt festgestellte begrenzte Konzentrationsanstieg von Oxytozin im peripheren Blut der Schwangeren im Zusammenhang mit spontaner Wehentätigkeit erklären (s. Kap. 24.2).

Atosiban wirkt durch spezifische Bindung hemmend auf Oxytozinrezeptoren, und verschiedene prospektiv randomisierte Studien haben die hemmende Wirkung auf vorzeitige Wehen gezeigt.

▶ **Studienbox**

Bei dem Vergleich mit Plazebo oder verschiedenen β-Mimetika wurden als Endpunkte das Zeitintervall zwischen Beginn der Verabreichung und der Therapiebeendigung – sei es durch Geburt als Folge eines Tokolysedurchbruchs, sei es wegen Abbruchs bei Unverträglichkeit – gemessen. Zusätzlich wurde der prozentuale Anteil der Frauen, die nach 24 h, 48 h oder 7 Tagen im Anschluss an den Behandlungsbeginn noch unentbunden waren, erfasst. Die plazebokontrollierten Studien zeigten für Atosiban eine deutliche wehenhemmende Wirkung und im Vergleich mit β-Mimetika war ein mindestens gleichwertiger wehen-
▼

hemmender Effekt feststellbar. Die Verträglichkeit durch die Schwangere war deutlich besser; insbesondere traten sehr viel weniger kardiovaskuläre Nebenwirkungen und verbunden damit deutlich weniger Therapieabbrüche auf (Moutkin et al. 2000).

> Derzeit ist die Verwendung von Atosiban deutlich teurer als die herkömmlicher Tokolytika. Außerdem ist zu beachten, dass die Nebenwirkungsrate von β-Mimetika durch das Prinzip der Bolusapplikation deutlich gesenkt werden kann (Spätling et al. 1989). Die klinische Anwendung von Atosiban wird sich daher vorläufig auf spezielle Indikationen, wie Unverträglichkeiten gegenüber β-Mimetika oder Kontraindikationen, wie Schwangere mit Herzrhythmusstörungen, Hyperthyreose sowie Diabetes mellitus, beschränken müssen.

NO-Donatoren

NO-Donatoren wie Nitroglyzerin aktivieren das zyklische Guanosinmonophosphat, was entsprechend dem cAMP zur Relaxierung des glatten Muskels beiträgt.

► Studienbox

Die bisher vorliegenden kontrollierten Studien zeigen im Vergleich zu Magnesiumsulfat ein vermehrtes Tokolyseversagen für Nitroglyzerin (El-Sayed et al. 1999). Eine zweite Studie beschreibt Nitroglyzerin gemessen an der Frühgeburtenrate im Vergleich zu Ritodrine als vorteilhafter (Lees et al. 1999). Der in zwei Dritteln auftretende sog. **Nitratkopfschmerz** schränkt die Anwendung von Nitroglyzerin zur Wehenhemmung deutlich ein.

Unterstützende Maßnahmen

Zur allgemeinen Stabilisierung der Patientin kommen ergänzend zur tokolytischen Behandlung Maßnahmen zu Herstellung des physischen und psychischen Gleichgewichtes zur Anwendung. Die Patientin sollte gegenüber vielfältigen Stressoren abgeschirmt werden, wofür auch eine kurzfristige Hospitalisierung hilfreich sein kann. Allgemeine Erkrankungen werden therapiert und eine angemessene Ernährung wird sichergestellt. Ein eventueller Magnesiummangel sollte korrigiert werden. Psychotherapeuten und Sozialarbeiter können bei den häufig gegebenen psychosozialen Problemen die Therapie sinnvoll ergänzen.

25.2.5 Prävention

Primäre Prävention

Das generelle Prinzip der Schwangerschaftsvorsorge basiert auf der primären Prävention, die sich auf allgemeine Maßnahmen zur Stabilisierung der Lebensumstände sowie zum Abbau von Unsicherheit und Ängsten durch umfassende Information konzentriert. Damit soll der Entstehung von Problemen vorgebeugt werden. Die primäre Prävention wird durch die sekundäre Prävention ergänzt, die der Frühentdeckung von Krankheitssymptomen durch Screeninguntersuchungen dient.

Aufklärung und Beratung der Schwangeren

Aufklärung und Information über physiologische und mögliche pathologische Veränderungen im physischen und im psychischen Bereich sind zentraler Bestandteil der Schwangerschaftsvorsorge und wichtiger Inhalt jeder einzelnen Vorsorgeuntersuchung. Dazu gehört auch die Beratung über eine der Schwangerschaft angepasste Lebensführung. Die Erkennung von Frühsymptomen einer gestörten Schwangerschaft durch die Schwangere selbst setzt eine gute Kenntnis der normalerweise mit der Schwangerschaft verbundenen Veränderungen voraus.

> Der Mangel an Wissen über die Abläufe der normalen Schwangerschaft und wesentliche Symptome bzw. Folgen einer Frühgeburt ist beachtlich.

Inwieweit durch die Vermittlung des Wissens über physiologische Veränderungen in der Schwangerschaft und die Symptomatologie der drohenden Frühgeburt die Rate der Frühgeburten gesenkt werden könnte, ist schwer abzuschätzen. Mit Hilfe eines Präventionsprogramms, bei dem die Wissensvermittlung ein wesentlicher Bestandteil ist, konnte die Frühgeburtenrate in Frankreich deutlich gesenkt werden (Papiernik 1984, 1993).

Die Rollenverteilung bei der Beratung und Wissensvermittlung zwischen Arzt und Hebammen kann in Abhängigkeit von den lokalen Gegebenheiten unterschiedlich sein. Wichtige Voraussetzungen für die Annahme und Umsetzung der Empfehlungen ist ein ungestörtes Vertrauensverhältnis zwischen der Schwangeren und den Beratern. Mütterschulen sollten sich nicht nur auf den peripartalen Bereich konzentrieren, sondern gezielt prophylaktische Aspekte während des ganzen Schwangerschaftsverlaufs in ihr Programm aufnehmen.

Verbesserung der Lebenssituation

Die Einstellung der Gesellschaft gegenüber schwangeren Frauen ist durchaus widersprüchlich. Einerseits wird die Notwendigkeit der Fortpflanzung zum Erhalt staatlicher Einrichtungen, wie z. B. die Finanzierung der Altersversorgung betont, andererseits stoßen kinderfreundliche Familien auf Hindernisse und müssen nicht selten einen sozialen Abstieg in Kauf nehmen. In vielen Kleinbetrieben werden Frauen mit nicht abgeschlossener Familienplanung auch bei besserer Qualifikation nicht eingestellt, da man beim Zusammentreffen mehrerer Schwangerschaften mit einer Funktionsgefährdung des Betriebs rechnen muss. Hier ist bei den zuständigen politischen Gremien noch viel Arbeit zu leisten.

Das **Mutterschutzgesetz** berücksichtigt eine Vielzahl von Faktoren, die mit der Frühgeburtlichkeit in Zusammenhang gebracht werden, z. B. langes Stehen, Fließband-, Nachtarbeit und Heben von schweren Lasten. Im Prinzip ist jede Beschäftigung, die mit einer potentiellen Gefährdung der Mutter und des Ungeborenen einhergeht, nicht erlaubt. Der betreuende Arzt sollte die Schwangere über die wichtigen Inhalte des Mutterschutzgesetzes aufklären. Es ist aber auch sinnvoll, die im Mutterschutzgesetz verankerten Tätigkeitseinschränkungen bei der Hausfrauentätigkeit innerhalb der Familien zu berücksichtigen (s. auch Kap. 13).

Verhalten der Schwangeren

Ernährung. Der Ernährungszustand der werdenden Mutter kann Einfluss sowohl auf die Schwangerschaftsdauer als auch auf das Geburtsgewicht des Kindes haben. Ein niedriges präkonzeptionelles Gewicht als Indikator einer langfristig schlechten Ernährung ist interessanterweise stärker mit Frühgeburtlichkeit als mit intrauteriner Mangelentwicklung assoziiert (Luke 1993).

In der Beratung sollte eine abwechslungsreiche Ernährung mit hochwertigen Proteinen, vorwiegend langsam resorbierbaren Kohlenhydraten und eingeschränkter Fettzufuhr empfohlen werden. Die Ernährung sollte reich an Vitaminen und Mineralien sein; Eisen, Magnesium und Jod sollten substituiert werden (Näheres s. Kap. 15).

Genussmittel

- Nikotinabusus wirkt sich in mancher Hinsicht schädlich auf die Entwicklung des Kindes aus und trägt auch zur Frühgeburtlichkeit bei. Es sollte zum Verzicht, zumindest zur Einschränkung, geraten werden.
- Alkoholkonsum erhöht die Frühgeburtenrate um das Dreifache und kann schwerwiegende Entwicklungsstörungen im Sinne des fetalen Alkoholsyndroms verursachen.

Bei der oft multifaktoriell belasteten schweren Trinkerin werden Ermahnung und Beratung meist wenig bewirken. Hier sollten entsprechende Institutionen eingeschaltet werden, wobei der Versuch einer Verhaltenskorrektur von der Schwangeren nicht als Reglementierung empfunden werden darf (s. auch Kap. 14).

Sekundäre Prävention

Früherkennung der drohenden Frühgeburt durch diagnostische Maßnahmen oder Screeninguntersuchungen

Bei Screeninguntersuchungen stellt sich grundsätzlich die Frage nach dem Nutzen-Kosten-Verhältnis. Neben dem finanziellen Aufwand sind auch die Belastung für die schwangere Frau und die Auswirkungen von falschpositiven Resultaten und dadurch bedingten Maßnahmen zu berücksichtigen. Screeninguntersuchungen richten sich definitionsgemäß an eine Gruppe, in der die gesuchte Pathologie selten ist; damit ist jedoch die Anzahl der falsch-positiven Testergebnisse im Verhältnis zu den positiven Ergebnissen mit Vorliegen der gesuchten Pathologie hoch (s. Kap. 8). Die Beschränkung von aufwändigen und belastenden Screeninguntersuchungen auf Risikogruppen stellt den Versuch einer Lösung dieses Dilemmas dar.

Die umfangreichen Studien zur Beschreibung und Prüfung von Scores zur Erfassung eines erhöhten Frühgeburtsrisikos haben insgesamt gesehen enttäuschende Ergebnisse geliefert. Der prädiktive Wert sowie Sensitivität und Spezifität dieser Scores sind gering, d. h., der Anteil der Frauen mit einem ungünstigen Score, die keine Frühgeburt haben, sowie von Frauen mit Frühgeburten bei einem guten Score ist hoch. Die Möglichkeit, zwischen tatsächlich durch Frühgeburtlichkeit bedrohten Frauen und Frauen mit geringer Frühgeburtswahrscheinlichkeit zu unterscheiden, bleibt unbefriedigend. Dies erklärt sich teilweise dadurch, dass das Merkmal einer vorausgegangenen Frühgeburt, das über einen relativ hohen Vorhersagewert verfügt, bei Erstgebärenden naturgemäß entfällt.

Eine vereinfachte Einteilung in unterschiedliche Risikoklassen mit Unterscheidung von Erst- und Mehrgebärenden orientiert sich an der Anamnese mit Unterscheidung zwischen geburtshilflich belasteter Vorgeschichte und allgemeinmedizinischer Anamnese (Tabelle 25.3). Aber auch diese Einteilung stellt nur eine grobe Orientierungshilfe für den betreuenden Geburtshelfer dar und wurde auf ihre Wertigkeit als Basis für den Einsatz eines breiten Screeningprogramms zur Früherfassung der drohenden Frühgeburt nicht prospektiv geprüft.

Tabelle 25.3. **Risikoklassifizierung von Schwangeren im Hinblick auf eine Frühgeburt.** Das Risiko der Klassen A, B und C steigt bei einem mütterlichen Alter von >37 bzw. <18 Jahren, bei ungünstiger sozioökonomischer Situation und bei Genussmittelmissbrauch an (nach Schneider u. König 1990)

Risikoklasse	Kriterien
Klasse A	Multipara bis zu 4 Schwangerschaften mit unbelasteter Anamnese
Klasse B	Primigravida mit unbelasteter allgemeinmedizinischer Anamnese
Klasse C	Multipara mit ungünstiger geburtshilflicher Anamnese: – Wiederholte Aborte – Frühgeburt, Totgeburt – Wachstumsretardierung – Fehlbildung
Klasse D	Primigravida mit chronischer Erkrankung: – Herzvitium – Diabetes mellitus – Schwere Hypertonie – Chronische Nierenerkrankung – Lupus erythematodes
Klasse E	Multipara Klasse D, anamnestisch – Frühgeburt – Wachstumsretardierung – Totgeburt

> Für die Früherfassung der drohenden Frühgeburt haben die Veränderungen der Zervix, die Erkennung von Vaginalinfektionen sowie von Harnweginfekten und die Kontraktilität des Uterus besonderen Vorhersagewert.

Die sekundäre Prävention dient der Früherfassung von Symptomen, und die Grenzen der Screenunguntersuchungen zu den im Abschnitt 25.2.2 besprochenen diagnostischen Abklärungen sind fließend. Die als Teil des herkömmlichen Schwangerschaftsvorsorgeprogramms routinemäßig bei allen Schwangeren mehrmals im Verlauf der Schwangerschaft durchgeführte Beurteilung der Zervix durch vaginale Untersuchungen ist in ihrem Wert sehr fragwürdig. Der mögliche Nutzen einer beruhigenden Wirkung auf die Schwangere wird durch falsch-positive Bewertungen der Zervix mit daraus abgeleiteten therapeutischen Maßnahmen wie Cerclage, Bettruhe, prophylaktische Tokolyse etc. mehr als aufgewogen.

> Eine regelmäßige klinische Beurteilung der Zervix sollte daher auf Schwangere mit Symptomen wie erhöhte Kontraktilität oder Veränderungen des Vaginalfluors oder auf solche mit hohem anamnestischen Risiko beschränkt werden. Palpatorisch festgestellte Veränderungen der Zervix müssen durch eine vaginale Ultraschalluntersuchung objektiviert werden.

Auch für den teilweise verbreiteten Einsatz des CTG in der 2. Schwangerschaftshälfte zur Erfassung einer erhöhten Kontraktilität des Uterus fehlt ein positives Nutzen-Kosten-Verhältnis. Diese Untersuchung darf nur selektiv bei Schwangeren mit Symptomen oder einem hohen anamnestischen Risiko eingesetzt werden.

▶ **Studienbox**

Die systematische Untersuchung der kontinuierlichen Aufzeichnung der Uterusaktivität in der häuslichen Umgebung bei Frauen mit hohem Risiko für eine Frühgeburt oder im Anschluss an eine stationäre Behandlung mit Tokolyse hat widersprüchliche Ergebnisse gezeigt. Verschiedene Studien konnten keinen Nutzen im Sinne einer Vermeidung von Frühgeburten oder einer signifikanten Schwangerschaftsverlängerung durch den Einsatz dieses aufwendigen Überwachungssystems zeigen (Collaborative Home Uterine Monitoring Study Group 1995; Dayson et al. 1998). Andere Untersuchungen haben dagegen den Wert der Früherkennung einer vermehrten Kontraktionstätigkeit für das Management der drohenden Frühgeburt deutlich gemacht (Iams et al. 1990, 1994): Das American College of Obstetricians and Gynecologists (1996) sieht einen Nutzen dieser Technologie der Überwachung der Kontraktionsaktivität des Uterus nur bei Hochrisikoschwangerschaften.

Auf die Möglichkeit, durch die Bestimmung von Fibronektin bei einem negativen Befund ein erhöhtes Frühgeburtsrisiko auszuschließen, wurde bereits hingewiesen. Dies kommt insbesondere bei vermehrten Kontraktionen sowie bei Verdacht auf Veränderungen der Zervix zum Tragen.

Die Entwicklung von vorzeitigen Wehen, die zu einer Frühgeburt führen können, ist häufig Folge einer Aktivierung der fetalen Hypothalamus-Hypophysen-Nebennierenrinden-Achse. Die vermehrte Ausschüttung von Dehydroepiandrosteron bewirkt eine Stimulation der Synthese von Östrogen in der Plazenta. Der folgende Anstieg der Konzentration von Östradiol im Plasma sowie im Speichel der Schwangeren geht dem Beginn der Wehentätigkeit in der Regel voraus, sodass erhöhte Spiegel als Indikator von gewissem diagnostischem Interesse sein könnten.

▶ **Studienbox**

Prospektive Studien haben gezeigt, dass die Vorhersage durch Bestimmung von Östradiol im Speichel der Frau besser ist als bei den herkömmlichen Risikoscores (Heine et al. 1999). Angesichts der hohen Rate falsch-positiver Ergebnisse und der zusätzlichen Kosten der Untersuchung ist ein breiter Einsatz als Screeningtest zumindest in einer risikoarmen Population nicht vertretbar (ACOG 2001).

Prophylaktische Therapie

Für den generellen Einsatz von prophylaktischen Maßnahmen, wie Bettruhe, Hospitalisierung, Cerclage und Tokolyse, konnte bei Risikogruppen, insbesondere bei Zwillingsschwangerschaften, kein Nutzen gezeigt werden (Chalmers et al. 1989).

β-Mimetika. Der über lange Zeit sehr verbreitete Einsatz von oraler Anschlusstokolyse mit β-Mimetika hat sich klar als **nicht effektiv** erwiesen.

▶ **Studienbox**

Verschiedene plazebokontrollierte Studien haben keinen positiven Effekt auf diverse Parameter wie Gesamtinzidenz, Gestationsalter bei der Geburt, Mortalität oder Morbidität gezeigt (Macones et al. 1995; Sanchez-Ramos et al. 1999).

Antibiotika. Der Zusammenhang zwischen Infektionen des Urogenitaltraktes und vorzeitigen Wehen, vorzeitigem Blasensprung und Frühgeburt ist durch zahlreiche Untersuchungen gut belegt (Locksmith u. Duff, 2001). Durch die Interaktion von Mikroorganismen und dem mütterlichen Immunsystem werden inflammatorische Mediatoren wie diverse Zytokine sowie proteolytische Enzyme freigesetzt, die Wehen auslösen und die Auflockerung der Zervix sowie eine Zersetzung der Eihäute bewirken. Eine antibiotische Behandlung der asymptomatischen Bakteriurie wird generell empfohlen. Dagegen ist der Nutzen einer rein prophylaktischen Antibiotikagabe bei bakterieller Vaginose nach wie vor fragwürdig. Auch bei nachgewiesenen Kontraktionen konnte eine signifikante Schwangerschaftsverlängerung und eine dadurch bedingte Zustandsverbesserung des Neugeborenen durch Antibiotika nicht zweifelsfrei gezeigt werden (Brocklehurst et al. 2001; Carey et al. 2000; Kenyon et al. 2001).

> Die infektiöse Genese scheint vor allem bei frühen Frühgeburten von besonderer Bedeutung zu sein, sodass bei einer entsprechenden Anamnese ein Screening durch wiederholte mikrobiologische Untersuchungen und eine frühzeitige erregerspezifische Behandlung bei diesen Fällen sinnvoll erscheint.

Der prophylaktische Einsatz von Antibiotika bei frühem vorzeitigem Blasensprung wird in Kap. 26 gesondert besprochen.

Progesteron. Vor mehr als 10 Jahren wurde gezeigt, dass die Frühgeburtenrate, die vorzeitige Wehentätigkeit und die Häufigkeit von Geburtsgewichten unter 2500 g bei Frauen, die mindestens 2 Fehlgeburten bzw. Frühgeburten hatten, durch eine Progesterongabe, gesenkt werden kann (Keirse 1990).

▶ **Empfehlungen**

Empfohlen wird die intramuskuläre Injektion von 250–1000 mg 17β-Hydroxyprogesteroncaproat pro Woche.

Allerdings liegen keine neueren Arbeiten zum prophylaktischen Einsatz von Progesteron bei Risikopatientinnen vor.

Magnesium. Magnesium ist für einen ungestörten Zellstoffwechsel im gesamten Organismus von zentraler Bedeutung. Bei Magnesiummangel werden die Proteinsynthese und die Zellmembranstabilität gestört, und die Sensibilität des Myometriums gegenüber kontraktilen Einflüssen erhöht. Klinisch wurde dieser Zusammenhang für die erfolgreiche Behandlung schwangerschaftsbedingter Wadenkrämpfe und von drohender Frühgeburtlichkeit durch Magnesiumsubstitution genutzt.

▶ **Studienbox**

In einer kontrollierten Studie wurde gezeigt, dass die Rate der Kinder unter 2500 g bei magnesiumsubstituierten Schwangerschaften signifikant niedriger und der sog. Fetal outcome besser war (Spätling u. Spätling 1988). Obwohl weitere Studien zumindest in der Tendenz einen günstigen Effekt für die Magnesiumsubstitution zeigen, bleibt eine generelle Magnesiumsubstitution in der Schwangerschaft umstritten. Bisher ist es nicht gelungen, das Kollektiv, das tatsächlich von einer Magnesiumsubstitution profitiert, abzugrenzen. Die häufig klinisch beobachtete Abnahme der Hyperkontraktilität des Uterus unter Magnesiumgabe wurde bisher nicht in Studien überprüft.

Bei einem Teil der Fälle mit Frühgeburtsbestrebungen scheint Magnesiummangel die Hauptursache zu sein, der einerseits durch den Mehrbedarf wachsender fetaler und maternaler Gewebe und andererseits durch die verstärkte Magnesiumausscheidung während der Schwangerschaft bedingt ist (Spätling et al. 1984).

▶ **Empfehlung**

Eine prophylaktische Magnesiumsubstitution der Schwangeren mit 10–15 mmol pro Tag scheint bei Risikoschwangerschaften und möglicherweise bei allen Schwangerschaften sinnvoll.

25.3 Zervixinsuffizienz

Definition

Allgemein versteht man unter Zervixinsuffizienz eine schmerzfreie Erweichung und Verkürzung der Zervix mit Eröffnung und Zentrierung des Zervikalkanals, die ohne Wehentätigkeit und von der Mutter unbemerkt zum Spätabort bzw. zur Frühgeburt führen kann.

Die Inzidenz der Zervixinsuffizienz liegt bei 0,5 % aller Schwangerschaften. Diese Zahl steht in deutlichem Widerspruch zu den Angaben in den Perinatalerhebungen, die bei 2% liegen. Der hohe Wert erklärt sich vor allem durch die unzureichende Diagnostik, die weitgehend auf der Subjektivität anamnestischer Angaben sowie der Befunderhebung basiert. Die Folge der verbreiteten Überdiagnose dieser Störung ist eine hohe Zahl unnötiger Cerclagen sowie prophylaktischer Maßnahmen wie Bettruhe und orale Tokolyse.

25.3.1 Ätiologie

Die Ätiologie der Zervixinsuffizienz ist im Wesentlichen die gleiche wie die der Zervixreifung bei vorzeitigen Wehen (s. 25.2.2). Auch hier spielen **aufsteigende Infektionen** mit β-hämolysierenden Streptokokken, Chlamydien, Ureaplasmen, Gardnerellen und anderen Keimen eine erhebliche Rolle, sind aber nicht unbedingt Voraussetzung für die im Wesentlichen durch Prostaglandine, aber auch durch Hormone wie 17β-Estradiol bewirkte Auflockerung der extrazellulären Matrix. Doch auch Stickoxide können zur Zervixreifung führen. Genetisch bedingte Bindegewebsveränderungen können einer Zervixinsuffizienz zugrunde liegen. Eine Dilatation der Zervix setzt in der Regel Wehen oder Kontraktionen des Myometriums voraus, die teilweise unbemerkt ablaufen können (Lengyel u. Pildner von Steinburg 2001).

- Es besteht kein stringenter Zusammenhang zwischen Zervixeröffnung und Frühgeburt: So werden über Wochen geburtsbereite Zervixbefunde beobachtet, ohne dass es zu einer Geburt kommt.
- Die Wahrscheinlichkeit einer Geburt ist bei entsprechend vorgereiften Zervixbefunden erheblich erhöht.

Für weitere Einzelheiten zur Pathophysiologie der Zervixveränderungen in der Schwangerschaft und während der Geburt wird auf Kap. 24.4 verwiesen.

25.3.2 Diagnostik

Anamnese

Wegen der unsicheren Diagnostik und einer eher zu hoch geschätzten Inzidenz ist der diagnostische Hinweis »Zustand nach Cerclage« nicht sicher zu verwerten. Die Vorgeschichte einer »stillen Eröffnung« bei früheren Schwangerschaften sollte besonders beachtet werden.

▶ **Studienbox**

Verschiedene ältere Untersuchungen ergaben ein erhöhtes Frühgeburtsrisiko bei einer vorausgegangenen Konisation der Zervix. Neuere Daten zeigen, dass neben der chirurgischen Technik – Messer gegenüber CO_2-Laser – die Höhe des Konus von Bedeutung ist. Bei einer Konushöhe > 10 mm war das Risiko für eine Frühgeburt in einer Fallkontrollstudie deutlich erhöht, während die Frage, wie weit auch bei einem flacheren Konus ein Einfluss auf die Frühgeburtsrate besteht, ungelöst ist (Raio et al. 1997).

Symptome

Besonders kennzeichnend für die Zervixinsuffizienz ist das **Fehlen eindeutiger Symptome** wie insbesondere Kontraktionen. »Unklare Unterbauchbeschwerden« oder ein »Druck nach unten« werden von manchen Patientinnen angegeben. Auch »menstruationsähnliche Beschwerden« und »Ziehen in den Leisten und im Rücken« müssen als mögliche Symptome der Zervixinsuffizienz ernst genommen werden. Mehrere Spontanaborte und ein früher vorzeitiger Blasensprung ohne Wehentätigkeit oder Blutungen können Ausdruck einer Zervixinsuffizienz sein.

Untersuchungsbefund

- Auch wenn der **Pelvic-Score nach Bishop** für die Beschreibung des Vaginalbefundes am Termin gedacht ist, kann er doch zur Beurteilung der Zervixinsuffizienz zu Hilfe genommen werden.
- Wenn bei der **palpatorischen Untersuchung der Zervix** während der Schwangerschaft Veränderungen in Konsistenz, Länge, Stellung und Weite des Zervikalkanals beschrieben

werden, muss der Befund mittels Vaginalultraschall objektiviert werden. Dabei kommt Veränderungen, wie einer Trichterbildung am inneren Muttermund, besondere Bedeutung zu.

- Bei der **sonographischen Beurteilung der Zervix** ist der transvaginalen gegenüber der abdominalen Messung der Vorzug zu geben. Die perineale Beurteilung kann bei vorzeitigen Blasensprung angebracht sein. Die Technik der transvaginalen Sonographie wurde auf S. 459 eingehend beschrieben.

▶ Studienbox

Der Nutzen der vaginalsonographischen Screeninguntersuchung der Zervix für die Vorhersage einer frühen spontanen Frühgeburt lässt sich durch eine Reihe von Untersuchungen belegen. Die Sensitivität und Spezifität können durch die Verknüpfung mit anderen Risikofaktoren wie inflammatorischen Markern oder onkofetalem Fibronektin im Zervixschleim verbessert werden (Welsch u. Nicolaides 2002).

▶ Empfehlungen

- Als Grenzwert für eine Intervention in Form einer Cerclage wird für ein Hochrisikokollektiv mit anamnestischer Belastung eine Verkürzung der Zervix auf ≤ 25 mm und für Schwangere ohne Vorbelastung auf ≤ 15 mm empfohlen.
- Ein Prolabieren der Fruchtblase bis zum äußeren Muttermund ist zu einem frühen Zeitpunkt der Schwangerschaft hochgradig pathologisch und bedarf nach Möglichkeit der operativen Korrektur.

Auf die Wertigkeit der rein prophylaktischen Cerclage in einem anamnestischen Risikokollektiv wird am Ende dieses Abschnittes nochmals eingegangen.

25.3.3 Therapie

Eine Indikation zur Cerclage allein aufgrund der Anamnese ist fragwürdig. Ähnlich wie bei der Tokolyse reicht die kritische Bewertung dieser invasiven operativen Maßnahme von »unnötig« über »fraglich prophylaktisch«, »therapeutisch« bis »zu spät«. Nur in einem Bruchteil der tatsächlich durchgeführten Cerclagen wird man den Eingriff als gerechtfertigt sowie rechtzeitig und damit therapeutisch effektiv bewerten dürfen.

Eine erfolgreiche Fortsetzung der Schwangerschaft kann jedenfalls nicht als Kriterium für den Erfolg des Eingriffs gewertet werden.

Chirurgische Maßnahmen

Die Cerclageverfahren, die sich am meisten durchgesetzt haben, sind die Techniken nach Shirodkar und nach McDonald (Vetter 2001).

Beim **Verfahren nach Shirodkar** wird ausgehend von einer hinteren Kolpotomie bei 6 Uhr mithilfe eines Deschamps ein nicht resorbierbares Band unter dem Vaginalepithel um das Zervixgewebe gelegt und aus einer vorderen Kolpotomie herausgeleitet, während vordere und hintere Muttermundslippe mit Fensterklemmen gehalten werden. Das in den zweiten Deschamps mit umgekehrter Konvexität gefädelte freie Ende des Bandes wird von 6 Uhr über die Gegenseite nach vorn geführt, und beide Enden werden bei 12 Uhr geknotet. Die Kolpotomien können mit resorbierbarem Faden verschlossen werden. Das Verfahren nach Shirodkar erfordert eine Abpräparation der Harnblase und erlaubt damit eine relativ hohe Platzierung des Bandes.

Deutlich atraumatischer und in kürzerer Zeit durchzuführen ist die **Cerclage nach McDonald**. Vor allem dann, wenn ein Set, bestehend aus nicht resorbierbarem Band und nicht ganz stumpfen Nadeln, benutzt wird. Auch hier wird nach der üblichen Desinfektion die vordere und hintere Muttermundslippe mit Fensterklemmen gefasst. Mit der konkaven Seite nach außen sticht man bei 6 Uhr unter Fassen von Vaginalschleimhaut und Zervixgewebe ein und bei 3 Uhr aus und wieder ein. Bei 12 Uhr lässt man das Fadenende liegen. Analog verfährt man mit der Nadel am freien Ende des Bandes, das über 9 Uhr aus- und eingestochen wird. Beide Enden werden dann bei 12 Uhr verknotet. Nach dem ersten Knoten wird die verbliebene Weite des Zervikalkanals geprüft. Ein zusätzlich geknoteter Steg hilft beim Wiederauffinden des Bandes. Etwa 2 Wochen vor dem errechneten Geburtstermin wird das Band ohne zusätzliche anästhesierende Maßnahmen entfernt.

Der **totale Muttermundsverschluss**, zunächst von Szendi beschrieben, wurde hauptsächlich durch Saling bekannt. Dieser Eingriff wurde als frühe prophylaktische Intervention bei Schwangeren mit habituellen Aborten und Frühgeburten in der Vorgeschichte empfohlen (Saling 1981). Nach ausreichender Desinfektion wird das Epithel des Zervikalkanals bis auf die Portiooberfläche scharf entfernt und der Zervikalkanal mit resorbierbaren Einzelknopfnähten mindestens zweischichtig verschlossen.

Inwieweit durch Entfernung von Zervixdrüsen im Bereich des äußeren Muttermundes tatsächlich ein Schutz gegenüber aszendierenden Infektionen geschaffen werden kann, ist schwer zu beurteilen. Andere Autoren haben diese Methode bei mehr oder weniger weit eröffnetem äußeren Muttermund mit prolabierender Fruchtblase sowie vollständig verstrichener Zervix eingesetzt.

Bei einem mehr oder weniger weit eröffneten Muttermund hat sich technisch das Auffüllen der Harnblase mit physiologischer Kochsalzlösung, kombiniert mit starker Trendelenburg-Lage, beim Reponieren der prolabierenden Fruchtblase bewährt (Scheerer et al. 1989; Barth et al. 1990). Dieses Vorgehen soll schonender als das sanfte Zurückschieben der Fruchtblase mit einem feuchten Tupfer sein und ein kleineres Infektrisiko mit sich bringen.

Auch die Entlastung der Fruchtblase durch präoperative Amniozentese wurde empfohlen. Das gewonnene Fruchtwasser kann gleichzeitig zum Nachweis von Keimen oder anderen Infektionsindikatoren benutzt werden (Goodlin 1987).

▶ Studienbox

Für die diversen operativen Eingriffe zur Behandlung der Zervixinsuffizienz gilt, dass die Evidenz für den Nutzen der Intervention durch überzeugende prospektiv randomisierte Untersuchungen fehlt. Die retrospektiven Erhebungen zum Nachweis des Erfolges stammen vor allem von Saling et al. (1996, 1997).

Cave

Bei allen operativen Maßnahmen muss ein beginnendes Amnioninfektionssyndrom durch CRP-Bestimmung und Anfertigen eines Differenzialblutbildes ausgeschlossen werden.

Sowohl für die Cerclage als auch für den totalen Muttermundverschluss sollte vor der Operation ein Beobachtungsintervall von 24–48 h mit wiederholter Kontrolle der Infektionsparameter wie CRP und Differenzialblutbild beachtet werden. Als Kontraindikationen gelten außer möglichen Hinweisen auf lokale oder generalisierte Infektionen ein vorzeitiger Blasensprung, fetale Fehlbildungen, vorzeitige Kontraktionen und Blutungen.

Während bei der Cerclage eine prophylaktische Antibiotikagabe nicht indiziert ist, sollte sie beim totalen Muttermundsverschluss grundsätzlich erfolgen. Eine Tokolyse wird bei Cerclagen nicht generell gefordert, sollte aber in Abhängigkeit von der Kontraktionsbereitschaft des Uterus großzügig für 1–2 Tage gegeben werden.

Komplikationen. Je umstrittener die Indikation für eine Maßnahme ist, desto größer ist die Bedeutung möglicher Komplikationen. Insgesamt ist es selbstverständlich, dass die Komplikationsrate um so höher ist, je indizierter das Anlegen einer Cerclage ist. Folgende Komplikationen werden gehäuft beobachtet: vorzeitiger Blasensprung, Stimulation vorzeitiger Wehen, Sepsis, Endotoxinschock, Vesikovaginalfistel, Uterusruptur und Komplikationen im Rahmen der notwendigen Anästhesie bis hin zum mütterlichen Tod.

Für das Management eines während oder kurz nach dem Eingriff manifest werdenden Blasensprunges finden sich widersprüchliche Angaben. Bei fehlenden Infektionszeichen ist ein Versuch mit prophylaktischer Antibiotikagabe mit Tokolyse indiziert, die allerdings nicht länger als 48–72 h aufrecht erhalten werden darf. Die Mehrzahl der Autoren spricht sich gegen eine sofortige Entfernung der Cerclage aus. Sobald jedoch eindeutige Infektzeichen auftreten (Laborveränderungen, Fieber der Mutter, trübes Fruchtwasser, erhöhte Kontraktilität des Uterus), muss die Cerclage entfernt und angesichts der Gefahr einer schweren Chorioamnionitis mit mütterlicher Sepsis die Schwangerschaftsbeendigung in die Wege geleitet werden.

▶ Studienbox

Eine prospektiv randomisierte Untersuchung über die Wertigkeit einer prophylaktischen Cerclage bei anamnestischer Belastung durch einen Spätabort oder eine spontane frühe Frühgeburt liegt bislang nicht vor. Eine kürzlich publizierte retrospektive Studie zeigte, dass die prophylaktische Intervention durch eine elektive Cerclage bei 12–16 Wochen gegenüber der systematischen vaginal-sonographischen Überwachung bei 12–15 + 6, 16–19 + 6 und 20–23 + 6 Wochen mit indiziertem Eingriff bei einer Zervixverkürzung auf ≤25 mm keinen Vorteil ergab. Dafür konnte in dem überwachten Kollektiv die Cerclage in 40% der Fälle vermieden werden (To et al. 2002).

25.4 Uterusanomalien

25.4.1 Fehlbildungen

Bei Frühgeburten findet man in 1–4% der Fälle Uterusfehlbildungen (Schneider et al. 1994). Bei einer diagnostizierten Uterusfehlbildung ist in 17–45% der Fälle eine Frühgeburt zu erwarten, wobei der Uterus didelphys mit den meisten Problemen verbunden ist. Bei Uterus unicornis, bicornis und septus sieht man ebenfalls hohe Frühgeburtsraten, ohne dass sich hier eine systematische Beziehung zwischen Frühgeburtshäufigkeit und Schwere der Fehlbildung darstellen ließe.

- Die Ursache der Fehlbildung ist eine inkomplette Verschmelzung der Müller-Gänge. Auch bei Frauen, deren Mütter in der Schwangerschaft Stilbestrol eingenommen hatten, sind entsprechende Fehlbildungen beschrieben.
- Die Ursache der Frühgeburt scheint weniger eine räumliche Behinderung des wachsenden Fetus als vielmehr eine Störung der Plazentaentwicklung und der damit verbundenen Behinderung der Perfusion zu sein. Insbesondere ist die Versorgung des Fetus bei teilweiser Implantation und Entwicklung der Plazenta im Bereich des Septums gefährdet, und man findet dann, neben einer Häufung von Spätaborten, die Kombination von Frühgeburtlichkeit mit intrauteriner Wachstumsretardierung.

Wenn die Uterusfehlbildung nicht schon vor der Schwangerschaft durch Palpation, Ultraschall, Hysteroskopie bzw. Laparoskopie diagnostiziert wurde, wird die Fehlbildung gelegentlich mithilfe der Vaginalsonographie in der Frühschwangerschaft entdeckt.

Cave

Eine Schwangerschaft mit einem fehlgebildeten Uterus muss intensiv überwacht werden. Bei deutlich erhöhter Frühgeburtenrate ist die Indikation zur Hospitalisation und zu einer Bolustokolyse großzügig zu stellen. Nach einer durch eine Uterusfehlbildung gestörten Schwangerschaft muss die Möglichkeit einer adäquaten chirurgischen Korrektur im Intervall in Betracht gezogen werden.

25.4.2 Uterus myomatosus

Mit zunehmendem Alter der Schwangeren werden vermehrt Leiomyome des Uterus beobachtet, deren Inzidenz mit bis zu 7% aller Schwangerschaften angegeben wird (Gazaway u. Mullins 1986). Ethnische Unterschiede sind gut bekannt, und bei einigen afrikanischen Volksgruppen werden vielknollige Uteri myomatosi gehäuft beobachtet.

In den vergangenen Jahren wurde die Bedeutung eines durch Myome veränderten Uterus für die Entstehung einer zu frühen Geburt erheblich überschätzt. Tatsächlich liegt die Inzidenz einer Frühgeburt bei Uterus myomatosus bei 15%.

Die Diagnostik des Uterus myomatosus erfolgt durch Palpation bzw. Vaginalsonographie schon vor der Schwangerschaft bzw. in der Frühschwangerschaft. Während die Frühgeburtsrate bei Uterus myomatosus nur gering erhöht ist, findet man eine deutlich erhöhte Abortrate. Abdominale Schmerzen, vaginale

Blutungen, vorzeitige Wehen, vorzeitiger Blasensprung, intrauterine Wachstumsretardierung werden im Zusammenhang mit Myomen beobachtet. Am häufigsten sind akute Schmerzen mit starker lokaler Druckdolenz als Folge der Degeneration eines rasch wachsenden Myoms. Die Symptome sprechen meist sehr gut auf hoch dosierte intravenöse Magnesiuminfusionen an. Eine operative Intervention wegen eines Myoms stellt während der Schwangerschaft eine große Ausnahme dar.

Cave

Wenn die geburtshilfliche Anamnese durch einen Uterus myomatosus belastet ist, muss die Schwangerschaft intensiv überwacht werden. Vor allem in der ersten Schwangerschaftshälfte kann es zu einem beträchtlichen Wachstum der Myome kommen, das im weiteren Schwangerschaftsverlauf verlangsamt ist oder sogar sistiert.

Wegen des günstigen Ansprechens der Symptomatik der Myome in der Schwangerschaft auf Magnesium sollte bei Kontraktionsbereitschaft in dieser Situation dem hoch dosierten Magnesium gegenüber anderen Tokolytika der Vorzug gegeben werden. Komplikationen während der laufenden Schwangerschaft, Probleme bei folgenden Schwangerschaften und die Möglichkeit der Operation im Intervall müssen sorgfältig besprochen werden.

25.5 Besonderheiten der Entbindung von kleinen Frühgeborenen

Das Ergebnis von intensiven Anstrengungen um die Prävention der Frühgeburt ist leider enttäuschend, und die zur Frühgeburtlichkeit führende Pathologie ist nur bedingt medizinisch beeinflussbar. Im Gegensatz dazu können antepartale, intrapartale sowie neonatale medizinische Entscheidungen und Maßnahmen von ausschlaggebender Bedeutung für den Verlauf und das spätere Schicksal des Kindes sein.

Bei der Diskussion um den Geburtsmodus stellt sich vor allem die Frage, inwieweit die elektive Kaiserschnittentbindung aller Frühgeburten gegenüber der vaginalen Entbindung mit dem selektiv indizierten Kaiserschnitt Vorteile für das Überleben sowie die Gesundheit der Frühgeborenen bietet. Angesichts der Vielzahl von Einflussfaktoren auf die perinatale Mortalität und Morbidität (s. Übersicht) ist eine isolierte Betrachtung des Geburtsmodus problematisch, und in der einschlägigen Literatur finden sich widersprüchliche Aussagen zur Frage des optimalen Entbindungsmodus. Allerdings gilt es heute als gut belegt, dass das Gestationsalter die dominierende prognostische Größe für die spätere Entwicklung des Kindes ist. Einzelheiten der Geburtsleitung bei kleinen Frühgeborenen wurden in verschiedenen Übersichten ausführlich dargestellt (Schneider 2000).

Faktoren mit Einfluss auf die Mortalität und Langzeitmorbidität kleiner Frühgeborener

- Gestationsalter
- Geburtsgewicht
- Schwangerschaftspathologie
- Pharmakologische antepartale Behandlung: Steroide, Magnesium, Phenobarbitursäure
- Geburtsmodus
- Komplikationen in der Neonatalperiode

25.5.1 Bedeutung des Geburtsmodus für die Entstehung von Hirnschäden

Im Zusammenhang mit der Geburt wird bei kleinen Frühgeborenen vor allem das Risiko der Hirnblutung diskutiert. Vor 32 SSW sind Frühgeborene besonders gegenüber peri- und intraventrikulären Hirnblutungen, die im subependymalen Kapillarnetz der periventrikulären Keimzone entstehen, gefährdet. Für die Entwicklung von bleibenden Hirnschäden ist vor allem die Zerstörung der weißen Substanz durch hämorrhagische Infarzierung oder ischämische Gewebsnekrose mit anschließender Zystenbildung (zystische Leukomalazie) verantwortlich.

Die Entstehung von Blutungen und Nekrosen in der weißen Substanz ist Folge von Schwankungen in der Durchblutung, die einerseits eine Ruptur der feinen Kapillaren und andererseits ischämische Nekrosen zur Folge haben können. Hirngewebsschäden in Folge von Durchblutungsstörungen können antepartal, intrapartal oder postnatal auftreten, und es gibt eine Reihe verschiedener Pathologien, die mit der Entstehung dieser Schäden assoziiert werden (s. Übersicht).

Pathologien, die mit der Entstehung von Hirnläsionen bei kleinen Frühgeborenen assoziiert sind

- Chorioamnionitis/Sepsis
- Thromboembolien
- Gefäßanlagestörungen
- Hypoxie
- Nabelschnurkompression
- Mechanische Kopfkompression

Neben der Chorioamnionitis können eine perinatale Hypoxie bzw. Asphyxie (chronisch oder akut im Zusammenhang mit Nabelschnurkompression oder vorzeitiger Plazentalösung) sowie eine mechanische Kopfkompression als Risikofaktoren die Entstehung von Hirnschäden begünstigen (Perlmann et al. 1993). Für die Entdeckung der Hirnläsionen hat sich die Ultraschalluntersuchung des Schädels, die insbesondere bei kleinen Frühgeborenen möglichst rasch nach der Geburt durchgeführt werden sollte, besonders bewährt. Prognostisch werden unmittelbar postpartal diagnostizierte Läsionen, deren Entstehung häufig auf den antenatalen oder intrapartalen Zeitabschnitt zurückgeht, als ungünstig beurteilt, im Vergleich zu Hirnblutungen, die erst nach den ersten Lebenstagen erkennbar werden und mit Komplikationen der Neonatalphase in Zusammenhang stehen. Zystische oder persistierende echogene Befunde im Bereich der periventrikulären weißen Substanz sind zum Zeitpunkt der Diagnose bereits mehrere Tage bis Wochen alt und führen in einem hohen Prozentsatz zu Spätschäden (Fawer u. Calame 1991).

▶ Studienbox

Die Bedeutung der Wehentätigkeit für die Entstehung von Hirnblutungen wird kontrovers diskutiert. Vergleichende Untersuchungen verschiedener Erfassungsperioden haben mit Hilfe von multivariablen Regressionsanalysen gezeigt, dass die deutlich verbesserten Überlebenschancen von kleinen Frühgeburten nicht mit dem Anstieg der Sectiorate, sondern vielmehr mit dem präpartalen Einsatz von Glukokortikoiden assoziiert sind (Kitchen et al. 1992).

Für die Entstehung von Hirnblutungen ist nicht so sehr die Frage der Kindesentwicklung entscheidend, sondern vielmehr die Ereignisse, die der eigentlichen Geburt vorausgehen, wie etwa Wehentätigkeit, pathologisches CTG etc.

In einem Frühgeborenenkollektiv mit einem geschätzten Geburtsgewicht von 1750 g fanden sich frühe Hirnblutungen in Abhängigkeit vom Geburtsgeschehen in abnehmender Häufigkeit bei:

- vaginaler Geburt ohne Abkürzung der Austreibungsphase durch Forzeps,
- Sectio in der aktiven Eröffnungsphase,
- vaginaler Geburt mit Erleichterung durch Ausgangsforzeps,
- Sectio in der Latenzphase, d. h. vor Beginn der aktiven Wehentätigkeit (Leviton et al. 1988).

Neben dem Geburtsgewicht und dem Gestationsalter hat besonders die notfallmäßige Kaiserschnittentbindung einen hohen prädiktiven Wert für die Entstehung von Hirnschäden (Perlman et al. 1993). Es ist nicht ganz klar, wie weit der günstige Einfluss einer primären Sectio vor Wehenbeginn tatsächlich durch das Fehlen der Wehentätigkeit sowie des Stresses des Geburtsgeschehens erklärt werden kann oder ob nicht vielmehr durch die Indikation für die primäre Kaiserschnittentbindung ein Selektionsbias gegeben ist.

Bei frühzeitiger Schwangerschaftsbeendigung wegen Präeklampsie ist, verglichen mit Frühgeburten mit gleichem Gestationsalter und vorzeitigen Wehen oder vorzeitigem Blasensprung, das Risiko für Hirnblutungen deutlich reduziert (Kuban et al. 1992). Dabei wird auch ein protektiver Effekt der Magnesiumtherapie diskutiert.

Eine saubere Trennung des Einflusses von vorbestehender Pathologie einerseits, Wehentätigkeit und intrapartalen Komplikationen sowie Geburtsmodus andererseits auf die Entwicklung von Hirnschäden ist nicht möglich. Dem möglichen Nutzeffekt einer großzügigen Entbindung von Frühgeburten durch die primäre Sectio müssen die Nachteile, wie insbesondere ein erhöhtes mütterliches Risiko in Form von Akutmorbidität sowie von Spätkomplikationen bei weiteren Schwangerschaften – v. a. Placenta praevia, Placenta accreta oder Uterusruptur – gegenübergestellt werden (Chazotte u. Cohen 1990).

Hinzu kommt, dass durch die zumindest bei einem Teil der Frühgeburten als erstes Symptom auftretende vorzeitige Wehentätigkeit die Möglichkeit der primären Sectio am wehenfreien Uterus häufig nicht gegeben ist. Auch bei kleinen Frühgeburten nach vorzeitigem Blasensprung sind in der Regel die Voraussetzungen für die primäre Sectio durch das konservative, d. h. abwartende Verhalten bis zum Einsetzen von Wehen oder Auftreten von Infektzeichen nicht gegeben.

▶ Studienbox

Verschiedene Ansätze, durch prospektiv randomisierte Untersuchungen eine definitive Antwort auf die Frage zu finden, in welchen Situationen die frühzeitige Sectio gegenüber der vaginalen Geburt Vorteile bietet, haben zu keinem befriedigenden Abschluss geführt. Dies überrascht in Anbetracht der Vielzahl der Einflussfaktoren nicht (Grant 2001).

25.5.2 Praktische Empfehlungen

Generell ergeben sich, basierend auf dem heutigen Kenntnisstand, für den klinischen Alltag folgende Empfehlungen:

- Hypoxie sowie die aszendierende Infektion des Fetus sollten als Risikofaktoren für die Entstehung von Hirnblutungen und zerebralen Gewebsläsionen nach Möglichkeit verhindert werden.
- Bei spontaner, nicht aufzuhaltender Wehentätigkeit und Kopflage ist die schonende vaginale Geburt in Sectiobereitschaft die Methode der Wahl.
- Bei Beckenendlage wird unabhängig von der Wehentätigkeit die prophylaktische Sectio empfohlen.
- Bei geplanter Frühgeburt aus mütterlicher oder fetaler Indikation und einem wehenfreien Uterus wird bei unreifer Zervix die primäre Sectio durchgeführt.

Diese Empfehlungen betreffen insbesondere Frühgeburten vor 32 SSW. Bei älteren Frühgeburten ist ein individualisiertes Vorgehen angezeigt. Einschränkend zu diesen Empfehlungen, insbesondere auch zur Empfehlung der routinemäßigen Sectio für Beckenendlagen, ist zu sagen, dass sie sich weitgehend auf pathophysiologische Überlegungen sowie retrospektive Regressionsanalysen mit Berücksichtigung verschiedener Faktoren abstützen. Prospektiv randomisierte Untersuchungen liegen nicht vor. Insbesondere bei Fuß- oder Steißfußlage scheint das Risiko der vaginalen Geburt in Form von Nabelschnurvorfall oder der Einklemmung des nachkommenden Köpfchens bei unvollständig erweitertem Muttermund deutlich erhöht zu sein.

Die **vaginale Geburt** sollte möglichst schonend erfolgen, und die mechanische Belastung durch Kopfkompression sowie jede Form von Hypoxie sollten vermieden oder auf ein Minimum reduziert werden. Zur Schonung des Köpfchens sollte die stehende Fruchtblase erhalten bleiben; bei protrahierten Geburtsverläufen in der Eröffnungs- oder Austreibungsphase sowie bei ersten Anzeichen von pathologischen CTG-Veränderungen sollte die Schnittentbindung durchgeführt werden.

Auch bei **Zwillingen** ist bei kleinen Frühgeborenen, d. h. vor 32 SSW, die großzügige Indikation der Sectio angezeigt. Eine Beckenendlage von Zwilling A wird an den meisten Zentren als absolute Kontraindikation für eine vaginale Entbindung angesehen, während bei Kopflage beider Zwillinge sowie Beckenendlage von Zwilling B der Geburtsmodus individuell – unter Berücksichtigung verschiedener Zusatzfaktoren wie zusätzliche Pathologie der Feten, Parität der Mutter, geburtshilfliche Anamnese, Erfahrung des Geburtshelfer, Einstellung der Eltern etc. – entschieden wird.

Die **Periduralanästhesie** bewährt sich nicht nur als Analgesie, sondern auch zur Relaxierung der Beckenbodenmuskulatur. Bei rasch fortschreitendem Geburtsgeschehen ist ein frühzeitig gesetzter Pudendusblock eine gute Alternative. Auch die **Episiotomie** trägt zur Entlastung des Beckenbodens bei, und die Anzahl der Hirnblutungen scheint bei vaginaler Entbindung mit Episiotomie kleiner als bei Geburten ohne Dammschnitt zu sein. Der **Beckenausgangsforzeps** ist im Sinne der Abkürzung der Austreibungsphase eine wirksame Schutzmaßnahme. Auch hier muss einschränkend gesagt werden, dass der Beleg für den Nutzen durch prospektiv randomisierte Studien auch für diese Empfehlungen fehlt.

25.5.3 Besonderheiten der Schnittentbindung kleiner Frühgeborener

Die Schnittentbindung kann bei kleinen Frühgeborenen wegen der ungenügenden Entwicklung des unteren Uterinsegments erhebliche Probleme bieten. Der als Alternative zum isthmischen Querschnitt empfohlene Längsschnitt ist allerdings mit Komplikationen bei der Akutheilung und einem erhöhten Rupturrisiko bei späteren Schwangerschaften verbunden und wird kaum noch empfohlen (Hirsch 1990).

▶ Empfehlungen

Wenn immer möglich, sollte bei der Uterotomie die Eröffnung der Fruchtblase bis nach der Erweiterung der Uterotomie vermieden werden, um der Kontraktion des Fundus mit möglicher Einklemmung des Köpfchens, insbesondere bei Beckenend- oder Querlage, vorzubeugen. Daneben ist die medikamentöse Relaxierung des Myometriums durch Gabe von 50–100 µg Nitroglyzerin i.v. unmittelbar vor Legen der Uterotomie hilfreich. Nitroglyzerin hat gegenüber β-Mimetika den Vorteil des rascheren Wirkungseintritts sowie einer deutlich kürzeren Halbwertszeit von 2 min, sodass die Gefahr der atonischen Nachblutung minimal ist (Altabef et al. 1992).

Die pränatalen Maßnahmen, wie die rechtzeitige antepartale Verabreichung von Glukokortikoiden, die Verlegung in ein perinatalmedizinisches Zentrum mit kompetenter intradisziplinärer Betreuung sowie die Wahl des optimalen Zeitpunktes für die Geburt sind für das Schicksal des Kindes von größerer Bedeutung als die Frage des Entbindungsmodus.

25.5.4 Beratung der Eltern

Im Grenzbereich der Lebensfähigkeit muss neben den Überlebenschancen auch der Qualität des Überlebens besondere Beachtung geschenkt werden.

▶ Studienbox

Gemäß den Daten der EPICure-Studie steigt die Überlebensrate zwischen 24 und 25 Wochen von 26 auf 44 %, während der Anteil der Überlebenden mit Behinderungen mit 50 % unverändert hoch bleibt (Wood et al. 2000).

Eine Übersicht der in den letzten Jahren publizierten Statistiken zur Mortalität und Morbidität sehr kleiner Frühgeborener wurde kürzlich veröffentlicht (Hentschel et al. 2001).

Das Fehlen schlüssiger Daten zu den Vorteilen bzw. Nachteilen verschiedener Entbindungsformen im Hinblick auf Mortalität und Morbidität des Feten macht die Beratung der Eltern zusätzlich schwierig. Eine Einbeziehung des Elternpaares in die Entscheidungen ist nicht zuletzt auch aus forensischer Sicht dringend erforderlich (Ratzel 1995).

> Im Bereich von 25 SSW zeigt die Kurve der Überlebensrate in Abhängigkeit vom Gestationsalter einen steilen Verlauf, und Unterschiede von wenigen Tagen können gleichbedeutend mit einer dramatischen Veränderung der Überlebenschancen sein.

Der genauen Bestimmung des Gestationsalters sowie einer möglichst genauen Gewichtsschätzung kommt für die Entscheidung des perinatalen Managements eine zentrale Bedeutung zu. Ferner haben die Einstellung des Geburtshelfer und seine Beurteilung der Lebensfähigkeit des kleinen Frühgeborenen einen wesentlichen Einfluss auf das Ergebnis (Reuss u. Gordon 1995).

In Grenzsituationen neigen Geburtshelfer dazu, die Überlebenschancen bei drohenden Frühgeburten zu unterschätzen, so dass die tatsächlichen Aussichten in Folge der damit verbundenen negativen Haltung deutlich verschlechtert werden. Es wird daher empfohlen, in Zweifelsfällen zugunsten des Fetus die besseren Überlebenschancen zugrunde zu legen und die Eltern entsprechend zu beraten.

Die Weichenstellung für ein aktives Vorgehen mit dem Ziel der Lebenserhaltung des Feten muss initial durch den Geburtshelfer gestellt werden. Danach richtet sich der Entscheid für oder gegen die CTG-Überwachung sowie für oder gegen einen Kaiserschnitt aus kindlicher Indikation. Dieser wichtige Entscheid des Geburtshelfers muss Teil einer perinatalmedizinischen Gesamtstrategie sein, die gemeinsam mit den Neonatologen festgelegt wird. Gemäß eines Konsensus zwischen Geburtshelfern und Neonatologen in der Schweiz wird in der Regel vor 24 + 0 SSW auf eine aktive Medizin mit dem Ziel der Lebenserhaltung um jeden Preis verzichtet (Berger et al. 2002).

Zwischen 24 + 0 und 24 + 6 SSW wird der Entscheid unter besonderer Berücksichtigung verschiedener Begleitumstände, wie insbesondere von Zusatzpathologie beim Feten bzw. Neugeborenen und der Einstellung der Eltern, abhängig gemacht. Ab 25 + 0 SSW kommen in der Regel alle lebenserhaltenden Maßnahmen sowohl pränatal als auch in der Neonatalperiode uneingeschränkt zum Einsatz.

Nach heute gültigen Grundsätzen guter klinischer Praxis wie auch moralisch-ethischen Überlegungen ist die Beendigung einer aktiven Behandlung und der Verzicht auf eine Weiterführung von lebenserhaltenden Maßnahmen zulässig, wenn aufgrund der postnatalen Evaluation oder wegen des Auftretens schwerer Komplikationen eine hohe Wahrscheinlichkeit für die spätere Entwicklung von schweren Behinderungen besteht. Bei dem primären oder sekundären Verzicht auf lebenserhaltende Maßnahmen rücken Behandlungen mit dem Ziel der Leidensminderung in den Vordergrund.

Literatur

ACOG (1995) Preterm labor. Technical Bulletin 206: 1–10

ACOG (1996) ACOG Committee opinion: Home uterine activity monitoring. No 172, Mai 1996. Committee on obstetric practice. Int J Gynaecol Obstet 54: 71

ACOG (2001) Assessment of risk factors of preterm birth – practice bulletin, No. 31. Obstet Gynecol 98: 709–716

Altabef KM, Spencer IT, Zinberg S (1992) Intravenous nitroglycerine tot uterine relaxation of an inverted uterus. Am 1 Obstet Gynecol 166: 1237–1238

Alvan G, Orme M, Bertilsson et al. (1975) Pharmacokinetics of indomethacin. Clin Pharmacol Ther 18: 369-73

Ancel PY, Bréart G (2000) Epidemiologie und Risikofaktoren der Frühgeburtlichkeit. Gynäkologe 33: 356–360

Andersen HE, Nugent CE,Wanty SD, Havashi RH (1990) Reduction of risk for preterm delivery by ultrasonographic measurement of cervical length. Am J Obstet Gynecol 163: 959–967

Arabin, B, Hübener M, van Eyk J (2001) Zervixinsuffizienz – diagnostische, präventive und therapeutische Aspekte, Gynäkologe 34: 715–725

Arias F, Rodriquez L, Ravne SC, Kraus FT (1993) Maternal placental vasculopathy and infection: two distinct subgroups among patients with preterrn labor and preterm ruptured mernbranes. Am J Obstet Gynecol 168: 585–591

Badeyan G, Weislo M, Bussière E et al. (2000) La situation périnatale en France en 1998. Etudes et Résultats 73: 1–8

Barth WH, Yeomas ER, Hankins GDV (1990) Emergent cerclage. Surg Gynecol Obstet 170: 323–326

Bennetar C, Taieb J, Fernandez H, Lindenbaum A, Frydman R, Ville Y (1997) Rapid fetal fibronectin swab-test in preterm labor in patients treated by betamimetics. Eur J Obstet Gynecol Reprod Biol 72; 131–135

Berger TM, Büttiker V, Fauchère J-C et al. (2002) Empfehlungen zur Betreuung von Frühgeborenen an der Grenze der Lebensfähigkeit (Gestationsalter 22–26 SSW). Schweizer Ärztezeitung 93: 1589–1595

Brocklehurst P, Hannah M, McDonald H (2001) Interventions for treating bacterial vaginosis in pregnancy (Cochrane Review) In: The Cochrane Library, Issue 2. Update Software, Oxford

Buekens P, Alexander S, Boutsen M, Blondel B, Kaminski M, Reid M (1994) Randomized controlled trial of routine cervical examinations in pregnancy. Lancet 344: 841–844

Bukowski R, Saade GR (2001) new developments in the management of preterm labor. Semin Perinatol 25: 272–294

Bukowski R, MacKay L, Fittkow C et al. (2001) Inhibition of cervical ripening by local application of cyclooxygenase 2-inhibitor. Am J Obstet Gynecol 184: 1374

Burger M, Weber-Rässler T, Willmann M (1997) Measurement of the pregnant cervix by transvaginal sonography: an interobserver study and new standards to improve the interobserver variability. Ultrasound Obstet Gynecol 9: 188–193

Carey JC, Klebanoff MA, Hauth JC et al. (2000) Metronidazole to prevent preterm delivery in pregnant women with asymptomatic bacterial vaginosis. National Institute of Child Health and Human Development Network of Maternal-Fetal Medicine Units. N Engl J Med 342: 534–540

Carlan SJ, O'Brien WF, O'Leary TD, Mastrogiannis D (1992) Randomized comparative trail of indomethacin and sulindac for the treatment of refractory preterm labor. Obstet Gynecol 79: 223–228

Challis JRG (2000) Mechanism of parturition and preterm labor. Obstet Gynecol Surv 55: 650–660

Chalmers I, Enkin M, Keirse MJNC (1989) Effective care in pregnancy and childbirth. Oxford University Press

Challis JRG, Matthews SG, Gibb W, Lye S (2000) Endocrine and paracrine regulation of birth at term and preterm. Endocrine Res 21: 514–550

Chau CG, Gabert HA, Miller JM (1992) A prospective comparison of terbutaline and magnesium for tocolysis. Obstet Gyneco180: 847–851

Chazotte C, Cohen WR (1990) Catastrophic complications of previous cesarean section. Am J Obstet Gynecol 163: 738–742

Collaborative Home Uterine Monitoring Study Group (1995) A multicentre randomized controlled trial of home uterine activity monitoring: active versus sham device. Am J Obstet Gynecol 173: 1120

Cram LF, Zapata MJ, Toy EC, Baker B (2002) Genitourinary infections and their association with preterm labor. Am Fam Physician 65: 241–248

Dayson DC, Dannbe KH, Bamber JA et al. (1998) Monitoring women at risk for preterm labour. N Engl J Med 338: 15

El-Sayed YY, Riley ET, Holbrook RH Jr, Cohen SE, Chitkara U, Druzin ML (1999) Randomized comparison of intravenous nitroglycerin and magnesium sulfate for treatment of preterm labor. Obstet Gynecol 93: 79–83

Fausett MB, Esplin MS, Yoder B et al. (2000) Indomethacin therapy for preterm labor prolongs gestation and is not associated with increased neonatal complications in infants delivered prior to 32 weeks. Am J Obstet Gynecol 182: 48

Fawer CL, Calame A (1991) Significance of ultrasound appearances in the neurological development and cognitive abilities of preterm infants of 5 years. Eur J Pediatr 150: 515–520

Ferguson JE, Dyson DC, Holbrook RH et al. (1989a) Cardiovascular and metabolic effects associated with Nifedipine and Ritrodrine tocolysis. Am J Obstet Gynecol 161: 788–795

Ferguson JE, Schutz T, Pershe R et al. (1989b) Nifedipine pharmacokinetics during preterm labor tocolysis. Am J Obstet Gynecol 161: 1485–1490

Forde R (1993) Clinical assessment of pregnant women's psychological conditions, prematurity and birth weight. Scand J Prim Health Care 11: 130–134

Fuchs AR, Fuchs F, Husslein P et al. (1984) Oxytocin receptors in the human uterus during pregnancy and parturition. Am J Obstet Gynecol 150: 734–741

Garcia-Velasco JA, Gonzales GA (1998) A prospective randomized trial of Nifedipine vs. Ritodrine in threatened preterm labor. Int J Gynecol Obstet 61: 239–444

Gazaway P, Mullins CL (1986) Prevention of preterm labor and premature rupture of membranes. Clin Obstet Gynecol 29: 835–840

Gibbs RS, Romero R, Hillier SL, Eschenbach DA, Sweel RL (1992) A review of premature birth and subclinical infection. Am J Obstet Gynecol 166: 1515–1528

Goncalves LF, Chaiworapongsa T, Romero R (2002) Intrauterine infection and prematurity. Ment Retard Dev Disabil Res Rev 8: 3–13

Goodlin RC (1987) Surgical treatment of patients with hourglass shaped or ruptured membranes before the 25th week of gestation. Surg Gynecol Obstet 165: 410–412

Granger S, Hollingsworth M, Weston A (1985) A comparison of several calcium-antagonists on uterine vascular and cardiac muscles from the rat. Br J Pharmacol 85: 255

Grant A, Cochrane Database Systemic Review (2001) Elective or selective caesarean of the small baby? A systemic review of the controlled trials

Groome LJ, Goldenberg RL, Cliver SP, Davis RO, Copper RL (1992) Neonatal periventricular-intraventricular hemorrhage after maternal beta-symphathomimetic tocolysis. The March of Dimes Multicenter Study Group. Am J Obstet Gynecol 167: 873–879

Gyetvai K, Hannah ME, Hondett ED, Ohlsson A (1999) Tocolytics for preterm labor: a systematic review. Obstet Gynecol 94: 869–877

Hack M, Tavior HE, Klein N, Eiben R, Schattschneider C, Mercury-Minich N (1994) Schoolage outcome in children with birth weight under 750 g. N Engl J Med 331: 753

Hack M, Wright LL, Shankaran S et al. (1995) Very low birthweight outcomes of The National Institute of child Health and Human Development Neonatal Network, November 1989 to October 1990. Am J Obstet Gynecol 172: 457

Heine RP, McGregor JA, Dullien VK (1999) Accuracy of salivary estriol testing compared to traditional risk factor assessment in predicting preterm birth. Am J Obstet Gynecol 180: 215–218

Helleberg L (1981) Clinical pharmacokinetics of indomethacin. Clin Pharmacokinet. 6: 245-58

Hentschel J, Arlettaz R, Bührer C (2001) Überlebenschancen und Langzeitprognose bei Geburt in der Grauzone der Lebensfähigkeit. Gynäkologe 34: 697–707

Hickok DE, Hollenbach KA, Reilley SF, Nyberg DA (1989) The association between decreased amniotic fluid volume and treatment with non-steroidal anti-inflammatory agents for preterm labor. Am J Obstet Gynecol 160: 1525–1531

Higgsby K, Xenakis EM, Taverstein CJ (1993) Do tocolytic agents stop preterm labour? A critical and comprehensive review of safety and efficacy. Am J Obstet Gynecol 168: 1247

Hirsch HA (1990) Technique of cesarean section for infants below 1500 g. In: Duc G, Huch A, Huch R (eds) The very low birth infant. Thieme, Stuttgart, pp 230–241

Hoyme UB, Grosch A, Roemer VM, Saling E (2000) Die bakterielle Vaginose als Risikofaktor. Gynäkologe 33: 331–335

Huhta JC, Moise KJ, Fisher DJ et al (1987) Detection and quantiation of contraction of the fetal ductus arteriosus by doppler echocardiography. Circulation 75: 406–412

Iams JD, Johnson FF, Hamer C (1990) Uterine activity and symptoms as predictors of preterm labour. Obstet Gynecol 76: 42

Iams JD, Johnson FF, Parker M (1994) A prospective evaluation of the signs and symptoms of preterm labour. Obstet Gynecol 84: 227

Iams JD, Goldenberg RL, Mercer BM, Moawad AH et al. (2001) Term prediction study: can low-risk women destined for spontaneous preterm birth be identified? Am J Obstet Gyneco 184: 652–655

Keirse MJNC (1990) Progesteron administration in pregnancy may prevent preterm delivery. Br J Obstet Gynaecol 97: 149–154

Keirse MJNC, Kanhai HHH (1981) An obstetrical viewpoint on preterm birth with particular reference to perinatal morbidity and mortality. In: Huisjes HJ (ed) Aspects of perinatal morbidity. Univ Boekhandel, Groningen, pp 1–35

Kenyon SL, Taylor DJ, Tarnow-Mordi W, for the ORACLE Collaborative Study Group (2001) Broad-spectrum antibiotics for preterm labour: the ORACLE II randomised trial. Lancet 357: 989–994

King JE, Grant A, Kense MJNC (1988) Beta-mimetics in preterrn labour: an overview of the randomized control trials. Br J Obstet Gynecol 95: 211–222

Kitchen WH, Permezell MJ, Doyle LW, Ford GW, Rickards HL, Kelley EA (1992) Changing obstetric practice and 2-year outcome of the fetus of birth under 1000 g. Obstet Gvnecol 79: 268–275

Kuban KCK, Leviton A, Pagano M, Fento T, Strassfeld R, Wolff M (1992) Maternal toxemia is associated with reduced incidence of germinal matrix hemorrhae in premature babies. J Clin Neurol 7: 70–76

Lees CC, Locjacono A, Thompson C, Danti L, Black RS, Tanzi P, White IR, Campbell S (1999) Glyceryl trinitrate and ritodrine in tocolysis: an international multicenter randomized study. GTN Preterm Labour Investigation Group. Obstet Gynecol 94: 403–408

Lengyel E, Pildner von Steinburg S (2001) Die Physiologie der Zervixreifung. Der Gynäkologe 34: 708–714

Lettieri L,Vintzileos AM, Rodis IF, Albini SM, Salafia CM (1993) Does idiopathic preterm labor resulting in preterm labor birth exist? Am J Obstet Gynecol 168: 1480–1485

Levilon A, Pagano M, Kuban KCK (1988) Etiologic heterogeneity of intracranial hemorrhages in preterm newborns. Paediatr Neurol 4: 274–278

Locksmith G, Duffy P (2001) Infection, antibiotics and preterm delivery. Semin Perinatol 25: 295–309

Lockwood CJ (1999) Stress-associated preterm delivery: the role of corticotropin-releasing hormone. Am J Obstet Gynecol 180: 264–266

Lockwood CJ, Senyei AE, Dische R et al. (1991) Fetal febronectin and vaginal secretions as a predictor of preterm delivery. N Engl J Med 325: 669–674

Lou HC, Nordentoft M, Jensen F, Pryds O, Nim J, Hemmingsen R (1992) Psychosocial stress and severe prematurity. Lancet 340: 54

Luke B (1993) Nutrition an prematurity. In: Witter FR, Keith LG (eds) Textbook of prematurity. Little & Brown, Boston, pp 25–39

MacKey MC, Williams CA, Tiller CM (2000) Stress, preterm Labour and birth outcomes. J Adv Nurs 32: 666–674

Macones GA, Marder SJ, Clothier B, Stamilio DM (2001) The controversy surrounding indomethacin tocolysis Am J Obstet Gynecol 184: 264–272

Mari G, Kirshon B, Moise KJ, Lee W, Cotten DB (1989) Doppler assessment of the fetal and uteroplacental circulation during Nifedipine therapy for preterm labor. Am J Obstet Gynecol 161: 1514–1518

Mittendorf R, Dambrosia J, Pryde PG, Lee KS, Gianopoulos JG, Besinger RE, Tomich PG (2002) Association between the use of antenatal magnesium sulfat in preterm labor and adverse health outcomes in infants. Am J Obstet Gynecol 186: 1111–1118

Moise KJ (1993) The effect of advancing gestational age on the frequency of fetal ductal constriction secundary to maternal indomethacin use, Am J Obstet Gynecol 168: 1350–1353

Moise KJ, Huta JC, Sharif DS et al . (1988) Indomethacin in the treatment of premature labor: Effects on the fetal ductus arteriosus. N Engl J Med 319: 327–331

Morales WJ, Madhav HM (1993) Efficacy and safety of indomethacin compared with magnesiumsulfate in the management of preterm labor: a randomized study. Am J Obstet Gynecol 169: 97–102

Morales WJ, Smith SG, Angel JL et al (1989) Efficacy and safety of Indomethacin versus ritodrine in the management of preterm labor: a randomized study. Obstet Gynecol 74: 567–572

Moutkin JM, Sherman D, Cohen H et al. (2000) Double-blind randomized, controlled trial of Atosiban and Ritodrine in treatment of preterm labour: a multicenter effectiveness and safety study. Am J Obstet Gynecol 182: 1191–1199

Palmer L, Blair E, Petterson B, Burton P (1995) Antenatal antecedents of moderate and severe cerebral palsy. Paediatr Perinat Epidemiol 9: 171–184

Papatsonis DN, Kok JH, van Geijn HP, Bleker OP, Ader HJ, Dekker GA (2000) Neonatal effects of nifedipine and ritodrine for preterm labor. Obstet Gynecol 95: 477–481

Papiernik E (1984) Proposals for a programmed prevention policy of preterm birth. Clin Obstet Gynecol 27: 614–635

Papiernik E (1993) Prevention of preterm labour and delivery. Baillieres Clin Obstet Gynecol 7: 499–521

Perlman JM, Rollins N, Burns D, Risser R (1993) Relationship between periventricular intraparenchymal echodensities and germinal matrix-intraventricular hemorrhage and the very low birth weight neonate. Pediatrics 91: 474–480

Piper PJ (1984) Formation and actions of leukotrienes. Physiol Rev 64: 744–761

Quatero HWP, Fry C (1989) Placental corticotropin-releasing factor may modulate parturition. Placenta 10: 439–443

Raio L (2002) Screening-Untersuchungen auf eine drohende Frühgeburt. Gynäkologe 35: 661–664

Raio L, Ghezzi F, DiNaro E, Gomez R, Lüscher KP (1997) Duration of pregnancy after carbon dioxid laser conisation of the cervix: influence of cone height. Obstet Gynecol 90: 978–982

Ratzel R (1995) Der Entbindungsmodus beim kleinen Frühgeborenen – gibt es juristische Vorgaben? Z Geburtsh Neonatol 199: 203

Repke JT, Niebyl z (1985), Role of prostaglandin synthetase inhibitors in the treatment of preterm labor. Semin Reprod Endocr 3: 259

Reuss ML, Gordon HR (1995) Obstetrical judgements of viability, and perinatal survival of extremely low-birth-weight infants. Am J Publ Health 85: 362

Revak A, Hannh ME, Sue-A-Quan AK (1998) Fetal fibronectin asa predictor of preterm birth: an overview. Am J Perinatol 15: 613–621

Roberts WE, Perry KG, Neff III RW, Washburne JF, Morrison JC (1995) The irritable uterus: a risk factor for preterm birth. Am J Obstet Gynecol 172: 138–142

Rodts-Palenik S, Morrison JC (2000) Tocolysis: an update for the practitioner. Obstet Gynecol. Surv 57: 9–34

Romero R, Emamian M, Wan M, Grzybowski C, Hobbins IC, Mitchell MD (1987) Increased concentrations of arachidonic acid lipoxygenase metabolites in amniotic fluid during parturition. Obstet Gynecol 70: 849–851

Romero R, Sepulveda W, Mazor M, Brandt F, Cotton DB, Dinarello CA, Mitchell MD (1992) The natural interleukin-1-receptor antagonist in term and preterm parturitation. Am J Obstet Gynecol 167: 863–872

Saling E (1981) Der frühe totale Muttermundverschluss zur Vermeidung habitueller Aborte und Frühgeburten. Z Geburtsh Perinatol 185: 259–261

Saling E, Schumacher E (1996) Der operative Totale Muttermund-Verschluss (TMV) – Erhebungen von Daten einiger Kliniken, die den TMV einsetzen. Z Geburtsh Neonatol 200: 82–87

Saling E, Schumacher E (1997) Ergebnisse einer Nachuntersuchung von Müttern nach vorausgegangenen operativen »Totalen Muttermund-Verschlüssen« (TMV) unter Berücksichtigung auch der Daten ihrer Kinder. Z Geburth Neonatol 201: 122–127

Saling E, Raitsch S, Placht A, Fuhr N, Schumacher E (1994) Frühgeburtenvermeidungsprogramm und Selbstvorsorge-Aktion für Schwangere. Frauenarzt 35: 84–92

Schaefer WR, Zarahdink HP (2001) Programmierte Eskalation – Steuerung der Geburt. Geburtsh Frauenheilkd 61: 157–166

Scheerer LJ, Lam F, Bartolucci L et al. (1989) A new technique for reduction of prolabs fetal membrane for emergency cervical cerclage. Obstet Gynecol 74: 408–410

Schneider H (2000) Prospektive Geburtsleitung bei kleinen Frühgeborenen. In: Friese K, Plath C, Friese V (Hrsg) Frühgeburt und Frühgeborenes. Springer, Berlin Heidelberg New York Tokyo

Schneider H, König C (1990) Vorsorgeuntersuchung bei Risikoschwangerschaften. Schweiz Med Wochenschr 120: 247–254

Schneider H, Naiem A, Maick, A, Hängg W (1994) Ätiologische Klassifikation der Frühgeburt und ihre Bedeutung für die Prävention. Geburtsh Frauenheilkd 54: 12–19

Spätling L, Spätling C (1988) Magnesium supplementation during pregnancy. A double blind study. Br J Obstet Gynaecol 95: 120–125

Spätling L, Kunz PA, Huch R, Huch A (1984) Magnesium and calcium excretion during pregnancy. Mag Bull 6: 91–93

Spätling L, Fallenstein F, Schneider H, Dancis J (1989) Bolus tocolysis: treatment of preterm labor with pulsatile administration of beta-adrenergic agonists. Am J Obstet Gynecol 160: 713–717

Spätling L, Behrens C, Hasenburg A, Fallenstein F (1997) External four channel tocography in preterm Labor: First results. J Perinat Med 25: 43–48

Strebel R, Bucher HU (1994) Bessere Überlebenschance für extrem kleine Frühgeburten in der Schweiz. Schweiz Med Wochenschr 124: 1653–1659

To MS, Palaniappan V, Skentou C, Gibb D, Nicolaides K (2002) Elective cerclage vs. ultrasound-indicated cerclage in high-risk pregnancies. Ultrasound Obstet Gynecol 19: 475–477

Tsatsaris V, Papatsonis D, Goffinet F, Dekker G, Carvonne B (2001) Tokolysis with nifedipine or betaadrenergic agonists: a metaanalysis. Obstet Gynecol 97: 840–847

Ugwumadu AH (2002) Bacterial vaginosis in pregnancy. Curr Opin Obstet Gynecol 14: 115–118

Vetter K (2001) Zervixinsuffizienz: operative Möglichkeiten. Gynäkologe 34: 726–731

Veyver JB, van den Moise KJ (1993) Prostaglandinsynthetase inhibitors in pregnancy. Obstet Gynec Surv 48: 493–502

Welsch A, Nicolaides K (2002) Cervical screening for preterm delivery. Curr Opin Obstet Gynecol 14: 196–202

Wood NS, Marlow N, Costeloe K, Gibson AT, Wilkinson AR (2000) Neurologic and developmental disability after extremely preterm birth. N Engl J Med 343: 378–384

Zahn V (1978) Physiologie der Uleruskontraktionen. Z Geburtsh Perinatol 182: 263–268

Früher vorzeitiger Blasensprung

C. Egarter und K. Reisenberger

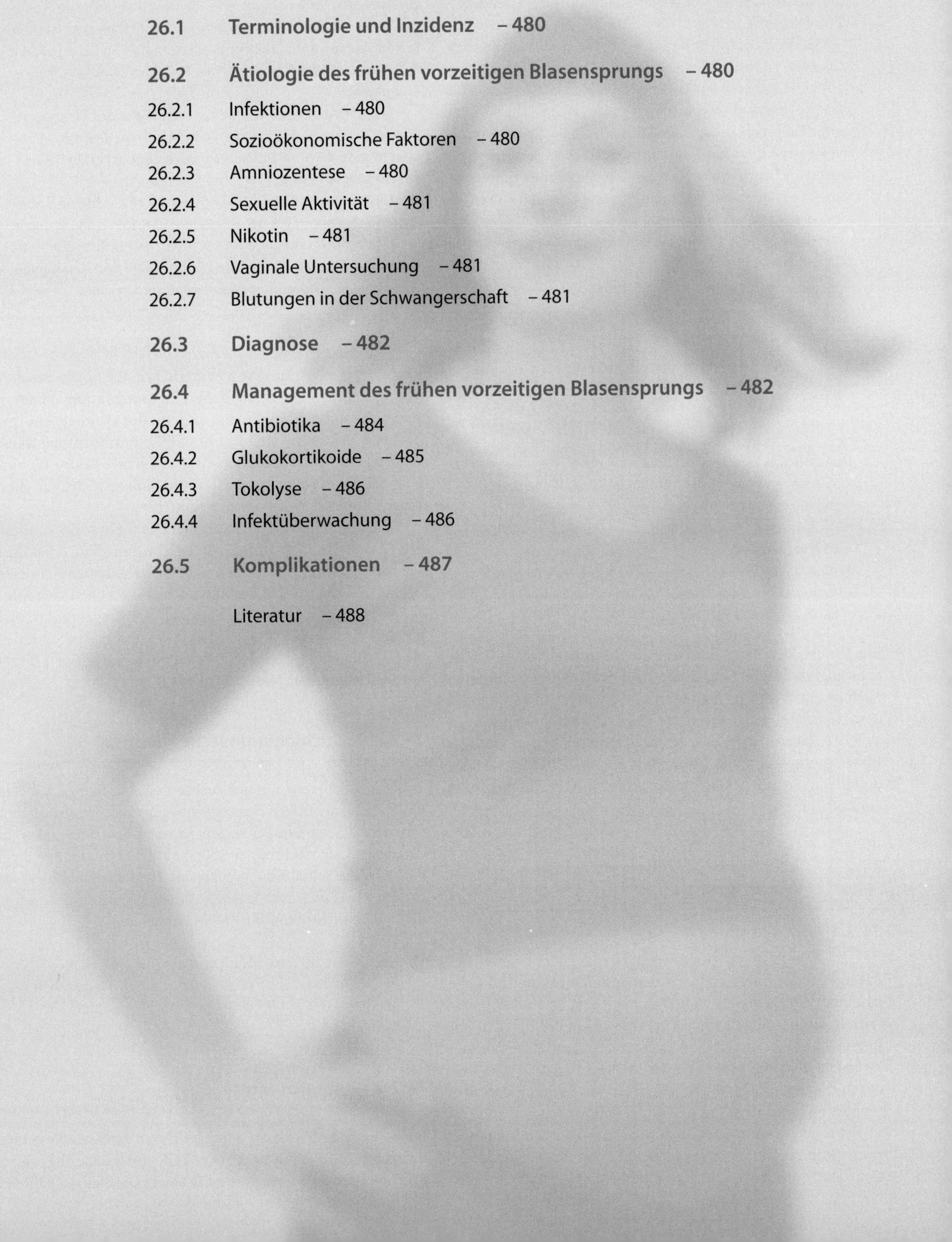

Kurz-Überblick

Ein früher vorzeitiger Blasensprung kompliziert 2–5% aller Schwangerschaften. Er wird häufig von aszendierenden Infektionen verursacht. Je früher in der Schwangerschaft der Blasensprung auftritt, desto größer ist die Bedeutung der aszendierenden Infektionen.

Bei der Diagnose ist darauf zu achten, dass keine Keimverschleppung vom unteren Genitaltrakt in das fetale Kompartiment stattfindet. Insbesondere ist darauf zu achten, dass keine digitale vaginale Untersuchung durchgeführt wird, wenn nicht eine dringende Indikation vorliegt, da dadurch das Risiko für ein Amnioninfektionssyndrom beträchtlich ansteigt. Bei der Festlegung des Managements bei frühem vorzeitigem Blasensprung muss der Vorteil des abwartenden Vorgehens gegenüber den Risiken, die sich daraus ergeben, abgewogen werden.

Bis zur 28. SSW scheint ein konservatives Vorgehen der Geburtseinleitung überlegen zu sein. Ab der 32. SSW bringt ein aktives Vorgehen im Sinne der Beendigung der Schwangerschaft sowohl für die Mutter als auch für das Neugeborene deutliche Vorteile.

Zwischen der 28. und 32. SSW ist ein individuelles Vorgehen zu empfehlen. Bei einem abwartenden Verhalten sollte das Vorliegen eines Amnioninfektionssyndroms ausgeschlossen werden. Der Einsatz von Antibiotika kann die neonatale Sepsis signifikant reduzieren und führt auch zu einer Reduktion intraventrikulärer Blutungen.

Die Kortikosteroidtherapie zur Prophylaxe des Respiratory-distress-Syndroms und zur Verminderung der neonatalen Morbidität ist eine der wenigen, umfangreich abgesicherten Behandlungsstrategien.

Die Betreuung einer Schwangeren mit einem frühen vorzeitigen Blasensprung vor der vollendeten 34. SSW muss in einem Perinatalzentrum durchgeführt werden, da nur hier durch die enge Zusammenarbeit zwischen Geburtshilfe und Neonatolgie eine optimale Vesorgung gewährleistet werden kann.

26.1 Terminologie und Inzidenz

Definition

Der vorzeitige Blasensprung wird als Ruptur der fetalen Membranen vor dem Einsetzen regelmäßiger Wehentätigkeit unabhängig von der Schwangerschaftsdauer definiert. Klinisch wird der frühe vorzeitige Blasensprung (PPROM, »preterm premature rupture of membranes«) mit dem Abgang von Fruchtwasser vor der vollendeten 37. SSW davon abgegrenzt.

Ein früher vorzeitiger Blasensprung betrifft etwa 2–5% aller Schwangerschaften. Ein Großteil der Schwangeren entbindet nach einem Blasensprung innerhalb von wenigen Tagen. Etwa 8–10% aller Lebendgeburten ereignen sich vor der vollendeten 37. SSW, und etwa jeder dritten Frühgeburt liegt ein vorzeitiger Blasensprung zugrunde. Zumindest 25% aller perinatalen Todesfälle sind damit letztlich auf einen vorzeitigen Blasensprung zurückzuführen.

26.2 Ätiologie des frühen vorzeitigen Blasensprungs

26.2.1 Infektionen

Aszendierende Infektionen aus dem unteren Genitaltrakt, die zu einer Mitbeteiligung von Dezidua, Chorion und Amnion führen, können durch die vermehrte lokale Produktion von Prostaglandinen vorzeitige Wehen verursachen. Diese können ihrerseits über die Erhöhung des intraamnialen Drucks und durch das Auftreten von Scherkräften zum vorzeitigen Blasensprung führen.

Bakterien können aber auch intakte fetale Membranen in relativ kurzer Zeit durchwandern und dann direkt eine Infektion des Feten bewirken. Der entscheidende Punkt bei der schädigenden Wirkung von Bakterien an den Eihäuten scheint der im Rahmen der mütterlichen Immunreaktion ablaufende pathophysiologische Vorgang zu sein; die alleinige Anwesenheit von Bakterien schädigt die Eihäute nicht zwangsläufig. Die Bedeutung der Infektion als ursächlicher Faktor für einen vorzeitigen Blasensprung ist umso höher, je früher dieser innerhalb der Schwangerschaft auftritt.

Eine Zunahme des intrauterinen Drucks bzw. der muskulären Wandspannung durch ein Polyhydramnion oder durch Mehrlingsschwangerschaften stellt einen bedeutenden zusätzlichen Risikofaktor für das Auftreten eines frühen vorzeitigen Blasensprungs in dieser Gruppe von Schwangeren dar. Mehr als ein Viertel aller Mehrlingsschwangerschaften endet mit einer Frühgeburt, die häufig durch einen vorzeitigen Blasensprung bedingt ist (Mercer et al. 1993).

26.2.2 Sozioökonomische Faktoren

Zahlreiche Untersuchungen belegen ein häufigeres Auftreten des frühen vorzeitigen Blasensprungs in niederen sozioökonomischen Klassen. Dies scheint ein Summationseffekt zahlreicher einzelner Risikofaktoren zu sein. Spinillo et al. (1994) zeigten, dass niedere Schulbildung, schlechte Hygieneverhältnisse und Ernährung (Bodymass-Index >27 oder Mangelernährung) additive Risikofaktoren für PPROM darstellen.

> Nach einem frühen vorzeitigen Blasensprung ist das Wiederholungsrisiko bei einer nächsten Schwangerschaft um den Faktor 2–4 höher als nach einer Entbindung am Termin.

26.2.3 Amniozentese

Bei einer im 2. Trimenon durchgeführten Amniozentese muss innerhalb von 24 h in 1–1,5% der Fälle mit einem Abgang von Fruchtwasser gerechnet werden. In einem Großteil der Fälle verschließt sich die Öffnung der Fruchtblase spontan ohne weitere Folgen für die Schwangerschaft. Nach durchgeführter Amniozentese oder Chorionzottenbiopsie ist jedoch das Risiko für einen **später** auftretenden Blasensprung mit einer Inzidenz von 1–2% nicht höher als bei Schwangerschaften ohne Eingriff.

26.2.4 Sexuelle Aktivität

Bezüglich negativer Einflüsse der sexuellen Aktivität v. a. bei bestehenden Risikofaktoren ist unser Wissen noch sehr lückenhaft. Hypothetisch werden folgende schädliche Einflüsse sexueller Aktivität diskutiert (Leeners et al. 2000) (◘ Abb. 26.1). Eine mechanische Reizung im Bereich der Vagina und Portio durch den Koitus könnte zur Freisetzung von Prostaglandinen führen. Außerdem wäre eine Freisetzung von Oxytocin beim Orgasmus bzw. durch die Stimulation der Brustwarzen und konsekutive Uteruskontraktionen denkbar. Prostaglandine im Ejakulat scheinen bezüglich der Auslösung von vorzeitigen Wehen aufgrund der geringen Konzentration keine wesentliche Rolle zu spielen, aber kollagenaseähnliche Enzyme könnten die fetalen Membranen destabilisieren und zum vorzeitigen Blasensprung führen. Darüber hinaus ist noch an die Verursachung eines vorzeitigen Blasensprungs bzw. eines Amnioninfektionssyndroms durch sexuell übertragbare Infektionen zu denken oder die Auslösung von Wehen durch die massive Freisetzung von Katecholaminen bei emotionalem oder physischem Stress.

Der Zusammenhang zwischen Geschlechtsverkehr mit und ohne Orgasmus und dem Blasensprung wird in der Literatur widersprüchlich diskutiert. Mehrheitlich besteht eher die Auffassung, dass hier keine signifikante Korrelation besteht. Klebanoff et al. (1984) stellten sogar fest, dass Frauen, die keinen Verkehr in der Schwangerschaft aufwiesen, das höchste Risiko für einen vorzeitigen Blasensprung hatten. Andererseits wurde in einigen Untersuchungen gezeigt (Naeye et al. 1982; Georgakopoulos et al. 1984), dass Frauen in einem hohen Prozentsatz unmittelbar vor Auftreten eines vorzeitigen Blasensprungs Geschlechtsverkehr hatten.

Eine besondere Situation liegt bei bestehenden vaginalen Infektionen vor, wo eine Begünstigung der Aszension durch

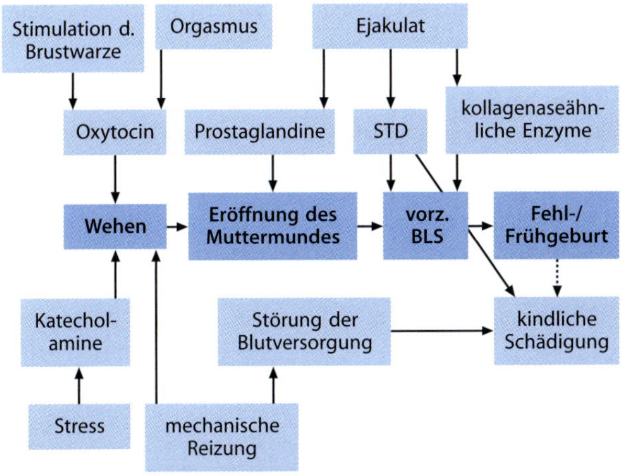

◘ Abb. 26.1. **Theoretische Wirkmechanismen sexueller Aktivität in der Schwangerschaft**

den Koitus ätiologisch zu einem Blasensprung beitragen kann. Darüber hinaus sind sogar verschiedene Stellungen beim Geschlechtsverkehr bezüglich des Blasensprungs untersucht worden.

Zusammenfassend sollte wahrscheinlich bei belastender Anamnese bzw. bei Vorliegen verschiedener Risikofaktoren eher eine gewisse Zurückhaltung bezüglich des Geschlechtsverkehrs vor allem in risikoreichen Schwangerschaftsabschnitten empfohlen werden.

26.2.5 Nikotin

> Raucherinnen haben ein erhöhtes Risiko für einen frühen vorzeitigen Blasensprung, dieses wird je nach Untersucher bis auf den Faktor 2 höher als bei einem Normalkollektiv angegeben (Harger et al. 1990).

Einerseits übt das Rauchen einen hemmenden Effekt auf α_1-Antitrypsin, einen Proteinaseinhibitor, aus. Damit werden proteolytische Prozesse an den Eihäuten begünstigt. Andererseits werden Nikotin und sein Hauptmetabolit, das Cotinine, im Zervikalsekret angereichert und können so zu einer verminderten lokalen Makrophagenfunktion führen. Darüber hinaus weisen Raucherinnen einen verminderten Spiegel an sekretorischem IgA in Körpersekreten und damit auch im Zervix- und Vaginalsekret auf. Ferner haben sie meist einen reduzierten Serumspiegel an Aminosäuren, Fettsäuren und Vitamin B_{12}, was wiederum einen Risikofaktor für einen vorzeitigen Blasensprung darstellen könnte.

26.2.6 Vaginale Untersuchung

Die digitale vaginale Untersuchung scheint kein Risikofaktor für das Auftreten eines frühen vorzeitgen Blasensprungs zu sein, selbst wenn diese Untersuchungen wöchentlich durchgeführt werden. Zahlreiche prospektive Untersuchungen belegen diesen Umstand, weisen allerdings auch darauf hin, dass die routinemäßige digitale vaginale Untersuchung den Prozentsatz an Frühgeburten nicht senken kann und damit ein beträchtlicher Teil der Grundlage für diese Untersuchung fehlt.

Digitale vaginale Untersuchungen führen hingegen bei bereits bestehendem Blasensprung zu einer Verkürzung der Latenzperiode und erhöhen das Risiko für eine Infektion bei Mutter und Kind; sie sollten daher auf ein Minimum beschränkt werden (Schutte et al. 1983).

25.2.7 Blutungen in der Schwangerschaft

> Patientinnen, die in der frühen Schwangerschaft eine vaginale Blutung aufweisen, haben ein mehr als doppelt so hohes Risiko für einen frühen vorzeitigen Blasensprung (Harger et al. 1990).

Schwangere mit einem frühen vorzeitigen Blasensprung weisen, verglichen mit Frauen, die am Termin entbinden, etwa 5- bis 7-mal häufiger Blutungen im 1. oder 2. Trimenon auf. Dabei ist zu beachten, dass in dieser Gruppe ebenfalls zahlreiche andere

Risikofaktoren für einen vorzeitigen Blasensprung auftreten, die mit einer vaginalen Blutung einhergehen.

In diesem Zusammenhang weisen auch zahlreiche Untersuchungen darauf hin, dass operative Eingriffe an der Zervix mit einer erhöhten Rate an vorzeitigen Blasensprüngen einhergehen und zwar teilweise als direkte Komplikation beispielsweise bei einer Cerclage. Das Risiko steigt dabei mit zunehmender Dilatation der Zervix. Bei einer Erweiterung >3 cm zwischen der 18. und 24. SSW erhöht sich das Risiko auf 18–27%.

Auch ein operativer Eingriff an der Zervix vor der Schwangerschaft gilt als Risikofaktor. Bei einer Konisation kommt der Größe des abgesetzten Konus eine entscheidende Bedeutung zu. Einerseits bewirkt das fehlende Gewebe ein vermindertes Widerlager für die fetalen Membranen, andererseits kommt es durch die Entfernung von zervikalen Drüsen zu einer verminderten Produktion von Muzin, sekretorischem IgA und Leukozyten-Proteasen-Inhibitoren, die ihrerseits der Aszension von Bakterien entgegenwirken.

26.3 Diagnose

Da sich die Diagnosestellung eines frühen vorzeitigen Blasensprungs von der eines Blasensprungs am Termin nicht unterscheidet, wird auf Kap. 35 verwiesen.

26.4 Management des frühen vorzeitigen Blasensprungs

Das Management des frühen vorzeitigen Blasensprungs etwa zwischen der 22. SSW und der 32. SSW bedarf der intensiven Zusammmenarbeit zwischen Geburtshelfer und Neonatologen, so dass als primäre Forderung der intrauterine Transport in ein Perinatalzentrum zu verlangen ist. Nur dort kann durch die personelle sowie infrastrukturelle Gegebenheit eine optimale Versorgung dieser Hochrisikoschwangeren gewährleistet werden.

Die Indikationen zur Einweisung von Hochrisikoschwangeren in ein Perinatalzentrum sind in der Übersicht aufgelistet (Pollak 1995).

Indikationen zur Überweisung von Hochrisikoschwangeren in ein Perinatalzentrum
(nach Pollak 1995)

- Zu erwartende Frühgeburt bei einem Gestationsalter von ≤ 30 Wochen
- Drillings- und Vielfachschwangerschaften
- Feten mit pränatal erkannten (operationspflichtigen) Fehlbildungen
- Schwere maternale Erkrankungen, insbesondere, wenn sie den Feten gefährden (z. B. schwerer Diabetes mellitus, Autoimmunerkrankungen, Gerinnungsstörungen, Drogensucht)
- Schwere Schwangerschaftskomplikationen (z. B. Hypertonie, besonders bei Zusatzproblematik wie HELLP-Syndrom, Blutungen vor der 32. SSW, Präeklampsie, Eklampsie)
- Bekannte fetomaternale Probleme (z. B.: Morbus haemolyticus fetalis, intrauterine Infektionen)
- Schwere fetale Wachstumsretardierung, Oligohydramnion

> Die Latenzperiode, das Zeitintervall zwischen erstmaligem Fruchtwasserabgang und Geburt, kann durch Vermeidung einer digitalen vaginalen Untersuchung signifikant verlängert werden.

▶ Studienbox

Die digitale zervikale Untersuchung stellt einen wesentlichen Risikofaktor für eine Infektion der Mutter oder des Kindes dar und ist deshalb beim frühen vorzeitigen Blasensprung ohne Wehentätigkeit kontraindiziert (Schutte et al. 1983).

Für die diagnostische Bestätigung des Blasensprungs ist die sterile Spekulumeinstellung die Methode der Wahl

- Nachweis von Fruchtwasserabgang aus dem Zervikalkanal,
- visuelle Beurteilung der Muttermundweite und Portiolänge,
- Entnahme von Abstrichen für die Bakteriologie.
- Nachweis von Fibronektin und/oder IGF-bindendem Protein (IGFBP)

Die sterile Spekulumeinstellung ist der digitalen Untersuchung überlegen, da hierbei die Gefahr der Keimverschleppung in das fetale Kompartiment geringer ist.

Zur Sicherung der Diagnose eines vorzeitigen Blasensprungs (Lockwood 1994) und vorzeitiger Wehen liegen Untersuchungen bezüglich des onkofetalen Fibronektins und des IGF-bindenden Proteins (IGFBP) vor. Fibronektin ist ein Glykoprotein, das bei zahlreichen biologischen Prozessen eine Rolle spielt und auch als sog. Matrix-Fibronektin ein wichtiges Adhäsionsprotein darstellt. Ein positiver Nachweis von Fibronektin in Zervix- und Vaginalabstichen resultiert somit möglicherweise von einem Blasensprung oder einer vorzeitigen Wehentätigkeit mit konsekutiven Zell- bzw. Membranveränderungen im Bereich der Plazentahaftzotten und der Membranen. Damit könnte das Fibronektin eine diagnostische Hilfe bei vorzeitigem Blasensprung oder generell ein Vorhersageparameter für eine unmittelbar bevorstehende Geburt werden. Ob ein positiver fetaler Fibronektintest oder auch ein IGFBP-Abstrich allerdings tatsächlich den gängigen Untersuchungen überlegen sind und den doch beträchtlichen Mehraufwand rechtfertigen, lässt sich aus den bisher vorliegenden Untersuchungen nicht mit Sicherheit beurteilen. In ausgewählten klinischen Situationen scheinen sie zur Sicherung der Diagnose jedenfalls einen entsprechenden Wert aufzuweisen.

Der sonographische Nachweis eines ausgeprägten Oligo- oder Anhydramnions ist insofern bedeutend, als der Mangel an Fruchtwasser neben dem linearen Anstieg neonataler Sepsisfälle auch ein Risiko für die Abruptio placentae, eine neonatale pulmonale Hypoplasie, die Kompression der Nabenschnur und daraus resultierende fetale Hypoxie sowie fetale anatomische Deformitäten darstellt (siehe Kap. 26.5).

Früher vorzeitiger Blasensprung im 2. Trimenon (16.–26. SSW)

Etwa 60 % aller Schwangeren, die in der 16.–26. SSW einen Blasensprung erleiden, entbinden innerhalb einer Woche unabhängig vom gewählten Management (Major u. Kitzmiller 1990). Dabei besteht ein klarer Zusammenhang zwischen dem Zeitpunkt des frühen vorzeitigen Blasensprungs in der Schwangerschaft und der Latenzzeit zwischen Blasensprung und Geburt. Je früher der Blasensprung erfolgt, desto länger ist die mittlere Latenzzeit.

> Die Chance, dass es zu einem spontanen Verschluss der Öffnung kommt, liegt zwischen 7 und 9 %, wobei hierzu vor allem die Fälle der späten Amniozentese einen hohen Prozentsatz beitragen, bei denen es nur zu einem transienten Abgang von Fruchtwasser kommen kann.

Von entscheidender Wichtigkeit in dieser Gruppe ist die Verifizierung des Gestationsalters, da geringfügige Abweichungen die Prognose erheblich beeinflussen können. Der Ausschluss von Zusatzpathologien stellt einen weiteren wichtigen Punkt dar, da zusätzliche Pathologien natürlich beträchtliche Auswirkungen auf das Management haben.

▶ Studienbox

Die pränatale Beurteilung der Lebensfähigkeit sehr kleiner Frühgeburten durch den Geburtshelfer beeinträchtigt die tatsächlichen Ergebnisse wesentlich (Reuss u. Gordon 1995). In Grenzsituationen neigen Geburtshelfer dazu, die Überlebenschancen bei drohenden Frühgeburten zu unterschätzen, sodass die tatsächlichen Aussichten durch die damit verbundene negative Haltung möglicherweise verschlechtert werden (Schneider 1996).

- Bei einem vorzeitigen Blasensprung vor der 20. SSW, der nicht im Zusammenhang mit einer Amniozentese auftritt, muss die Prognose für den Feten als äußerst schlecht eingestuft werden, sodass vor allem bei einem ausgeprägten Oligohydramnion die Schwangerschaftsbeendigung in ausführlicher Weise mit der Mutter zu diskutieren ist.
- Von der 20. SSW bis zur SSW 22/6 soll ein individuelles Vorgehen gewählt werden. Die Prognose hinsichtlich des Kindes muss aber weiter als sehr kritisch eingestuft werden, da etwa 3 Viertel dieser Feten vor Beginn der Lebensfähigkeit entbunden werden.
- Die übrigen Schwangerschaften weisen je nach Untersuchung eine durchschnittliche Latenzperiode von bis zu 27 Tagen auf; dies bedeutet allerdings, dass diese Neugeborenen weiter in einer Hochrisikogruppe verbleiben.

Die Entscheidung zu einem konservativen abwartenden oder aktiven schwangerschaftsbeendenden Vorgehen ist abhängig von:
- verbliebener Fruchtwassermenge,
- Infektionsparametern,
- biophysikalischem Profil.

Diese Befunde und die derzeit zur Verfügung stehenden Daten über die Prognose der Frühgeborenen müssen in einem Gespräch mit den Eltern zu einer Festlegung des Managements führen, wobei auf die Ängste, Fragen und Vorstellungen der Eltern in hohem Maße Rücksicht genommen werden muss. Als Entscheidungshilfe für die Prognose dieser Frühgeborenen sind die Daten der Universitätsfrauenklinik Wien aus dem Jahr 2000 zusammengefasst (Tabelle 26.1).

▶ Empfehlung

Wenn man sich zur Fortführung der Schwangerschaft entschließt, sollte aufgrund der vielen positiven Untersuchungen ab der 24. SSW eine Lungenreife-Induktion durchgeführt werden. Die Strategien der meisten Zentren zielen in diesen frühen Schwangerschaftswochen auf eine maximale Verlängerung der Latenzperiode unter größtmöglicher Aufmerksamkeit gegenüber evtl. auftretenden Infektionen. Ein aktives Vorgehen und eine Entbindung nach Abschluss der Lungenreifung werden praktisch nur dann gewählt, wenn Infektionszeichen auftreten oder anderweitig am Wohlbefinden des Feten aufgrund eindeutiger Zeichen gezweifelt werden muss.

Tabelle 26.1. **Mortalitäts- und Morbiditätsstatistik der UFK Wien im Jahr 2000**[a]

Gewichtsklasse Frühgeburten [g]	Anzahl Frühgeburten	Anteil Mortalität [%]	Anteil schwerer Morbidität bei den überlebenden Kindern [%][b]
≤500	3	33	–
501–750	33	30	6
751–1000	56	13	7
1001–1500	77	–	3
1501–2500	127	2	–

[a] Schwere Fehlbildungen ausgeschlossen.
[b] Schwere Morbidität: IVH 3–4, periventrikuläre Leukomalazie, ROP 4–5, Taubheit, Zerebralparese oder psychomotorische Retardierung.

Management ab der vollendeten 24. SSW. Ab der 24. SSW steigt die Überlebensrate sprunghaft an, wobei der Anteil der schweren Morbidität bei den Neugeborenen allerdings hoch sein kann. Dieses Risiko nimmt mit dem Erreichen eines Geburtsgewichts von etwa 1 000 g rapide ab. Die Hauptursachen der Morbidität sind:

- intraventrikuläre Hämorrhagie,
- periventrikuläre Leukomalazie.

Vor allem durch den Einsatz der Lungenreifeprophylaxe mit Glukokortikoide, aber auch durch die postpartale Surfactant-Gabe konnte das Auftreten des Respiratory-distress-Syndroms (RDS) in dieser frühen Phase wesentlich reduziert werden. Damit wurden die Probleme von Seiten der Lungenunreife deutlich geringer.

Management bis zur vollendeten 28. SSW. Bis zu diesem Stadium scheint derzeit ein konservatives Vorgehen unter den folgenden Voraussetzungen Vorteile für den Feten zu bringen: ausreichende Fruchtwassermenge, entsprechendes biophysikalisches Profil, negative Entzündungsparameter, Verabreichung einer Lungenreifeprophylaxe unter Kurzzeittokolyse und antibiotischer Abschirmung.

> Jede Verlängerung der Latenzperiode um einen Tag erhöht die Überlebensrate um etwa 2 % und verkürzt den postpartalen stationären Aufenthalt des Neugeborenen um 2–3 Tage. Amerikanische Kosten-Nutzen-Untersuchungen unterstützen dies mit einer Verringerung der finanziellen Aufwendungen durch eine Verkürzung der Verweildauer des Neugeborenen in der neonatalen Intensiveinheit bei täglichen Kosten von 3 000–4 000 Dollar, jedoch nur dann, wenn keine Zeichen einer Infektion oder sonstigen Schädigung vorliegen (Alexander u. Cox 1996).

▶ Studienbox

Die Verlängerung der Latenzperiode scheint zu keiner Zunahme der fetalen Sepsisfälle in dieser Gruppe zu führen, da Schwangerschaften mit einem infektionsbedingten vorzeitigen Blasensprung mit einer äußerst kurzen Latenzperiode einhergehen (Schucker u. Mercer 1996).

Management nach vollendeter 32. SSW. Prospektive randomisierte Untersuchungen belegen ein verbessertes Ergebnis für Mutter und Kind, wenn ein aktives Management nach der 32. SSW gewählt wird. Die Geburtseinleitung führt zu einer verminderten Rate an Infektionen bei Müttern und Neugeborenen, wenngleich man sich diese Verbesserung durch eine leicht erhöhte Rate an operativen Entbindungen erkauft (Mercer et al. 1993).

Maternale Implikationen

Jede zweite Schwangere mit frühem vorzeitigem Blasensprung muss mit einer assoziierten Erkrankung rechnen. Die Rate an Chorioamnionitis ist bei jenen Schwangeren besonders hoch, die eine kurze Latenzperiode aufweisen, da offensichtlich die Infektion als auslösender Faktor des vozeitigen Blasensprungs in dieser Gruppe die entscheidende Rolle spielt.

In >10 % der Fälle kommt es nach der Geburt zu einer Plazentaretention, dies umso häufiger, je früher die Geburt stattfindet (Major u. Kitzmiller 1990). Die Patientinnen müssen sich postpartal dann einer manuellen Plazentalösung bzw. Kürettage unterziehen. Eine postpartale Endometritis tritt in einem ähnlich hohen Prozentsatz auf. In <1 % aller Fälle kommt es allerdings zu schwerwiegenden maternalen Problemen wie beispielsweise einer Sepsis.

Sonderfälle beim frühen vorzeitigen Blasensprung

Cerclage

Die zervikale prophylaktische Cerclage ist in einem Viertel aller Fälle mit einem frühen vorzeitigen Blasensprung vergesellschaftet.

> Bei 20 % aller Schwangeren, die sich einer Notcerclage unterziehen, ereignet sich innerhalb von 5 Tagen ein Blasensprung.

Ob eine prophylaktische Cerclage nach Auftritt eines Blasensprungs ohne massive Wehentätigkeit entfernt werden sollte, wird z. T. noch unterschiedlich beurteilt. In jüngsten Untersuchungen von allerdings kleinen Kollektiven hatte ein weiteres Verbleiben entweder keinen Einfluss oder aber sogar einen günstigen, was die weitere Latenzperiode betrifft (Jenkins et al. 2000).

Die weitere Prognose des Kindes unterscheidet sich dann nicht von der Prognose bei Schwangerschaften vergleichbarer Länge mit vorzeitigem Blasensprung ohne Cerclage.

Mehrlingsschwangerschaften

Mehrlingsschwangerschaften korrelieren mit einer erhöhten Rate an **vorzeitigen Blasensprüngen.** Bei einer Zwillingsschwangerschaft kompliziert ein Blasensprung in etwa 10 % der Fälle den Schwangerschaftsverlauf, in 1,5 % der Fälle bereits im 2. Trimenon. Die Zwillingsschwangerschaft per se stellt keinen isolierten Risikofaktor für eine verkürzte Latenzperiode dar und führt zu keiner erhöhten Rate an Chorioamnionitis. Allerdings ist die Rate an operativen Entbindungen erhöht und das Geburtsgewicht signifikant niedriger.

Beim Vergleich des Erst- und Zweitgeborenen ist die Rate an **Hyalinem-Membran-Syndrom** beim 2. Mehrling signifikant höher; Mehrlinge nach Blasensprung benötigen signifikant häufiger eine Sauerstofftherapie und zwar unabhängig vom Entbindungsmodus. Die Ursache für die verbesserte Lungenreife beim Zwilling mit Blasensprung scheint mit der erhöhten endogenen Kortisonausschüttung beim Auftreten eines Blasensprungs zusammenzuhängen.

Das seltene Auftreten eines **interamnialen Blasensprungs** bei gesicherten diamnioten Zwillingen ist mit einer äußerst schlechten Prognose verbunden, die mit der Prognose bei monoamnioten Zwillingen vergleichbar ist. Bezüglich des Managements nach Auftreten eines Blasensprungs bei Mehrlingen wird auf das Kapitel Mehrlingsschwangerschaft verwiesen.

25.4.1 Antibiotika

Die prophylaktische intravenöse Therapie mit Breitspektrumantibiotika bei frühem vorzeitigem Blasensprung bewirkt:

- Senkung der neonatalen Sepsis um etwa 2 Drittel (Verhinderung der Aszension von Bakterien vom unteren in den oberen Genitaltrakt),

- Reduktion von intraventrikulären Blutungen (Egarter et al. 1996).

Intraventrikuläre Blutungen entstehen nicht nur durch traumatische Einwirkungen auf den Feten, sondern als Folge der Unreife und Verletzlichkeit des peri- und intraventrikulären Gefäßsytems. Eine perinatale Hypoxie kann dies ebenso verursachen wie beispielsweise Gerinnungsstörungen im Verauf einer Sepsis. Inwieweit Zytokine bei der Entstehung intraventrikulärer Blutungen eine Rolle spielen, ist in Diskussion. Die Rate an nekrotisierender Enterokolitis wird durch den Antibiotikaeinsatz nicht erhöht (Egarter et al. 1996). Obwohl in zahlreichen Untersuchungen festgestellt wurde, dass der Einsatz von Antibiotika zu einer Verlängerung der Latenzperiode führt, hat diese Tragzeitverlängerung offenbar nur einen marginalen Einfluss auf die Verhinderung eines RDS. In diesem Zusammenhang scheint die gleichzeitige Verabreichung von Glukokortikoiden der entscheidende Therapieansatz zu sein.

Bezüglich der Dauer der Antibiose existierten keine einheitlichen Empfehlungen. Die Vorteile einer Antibiose vom Blasensprung bis zur Entbindung sind durch keine klinischen Studien belegt.

▶ Studienbox

Darüber hinaus bleiben allerdings weitere Fragen bisher noch nicht exakt beantwortbar, wie beispielsweise, welches Antibiotikum das optimale oder ob eine **orale** Therapie sinnvoll ist. Diesbezüglich gibt es eine rezente Arbeit (Kenyon et al. 2001), die in Form einer plazebokontrollierten, doppelblinden Studie 4826 Patientinnen untersuchte. Die Gesamtanalyse einschliesslich der Mehrlinge ergab eine Verlängerung der Latenzphase bis zur Geburt in den Gruppen, die eines der getesteten oralen Antibiotika-Regime (Erythromycin, Amoxicillin + Clavulansäure, Erythromcin + Amoxicillin + Clavulansäure) verglichen mit Plazebo erhielten. Auffallend ist jedoch, dass bei alleiniger Analyse der Einlinge keines der getesteten Antibiotika zu einer signifikanten Verlängerung der Latenz beitragen konnte.

Ein weiteres Ergebnis dieser Studie war, dass die kindliche Morbidität, gemessen an Sauerstoffbedarf >21 %, Surfactant-Gabe, positiver Blutkultur, kindlicher Mortalität während des stationären Aufenthaltes, ausgeprägte sonographische Pathologie des Gehirns und der Notwendigkeit der Behandlung auf einer Intensivstation, in der Gesamtanalyse einschließlich der Mehrlinge und bei der Separatanalyse der Einlinge durch die orale Gabe von Antibiotika teilweise gesenkt werden konnte. Die alleinige orale Antibiose mit Erythromycin schien dabei allen anderen Kombinationen, die Amoxicillin enthielten, überlegen, da die Rate an nekrotisierender Enterokolitis beim Kind nach Kombinationen mit Amoxicillin signifikant häufiger auftraten. Allerdings waren die absoluten Zahlen der Kinder mit dieser Komplikation in allen Gruppen sehr klein und vorangegangenen Metaanalysen konnten diesbezüglich keinen Zusammenhang herstellen.

Zusammengefasst bestätigt auch diese Untersuchung an einem großen Kollektiv den positiven Effekt einer oralen Antibiose auf die kindliche Morbidität nach frühem vorzeitigem Blasensprung. Betrachtet man die Ergebnisse der Separatanalyse ohne Mehrlinge, so kann nicht davon ausgegangen werden, dass die **orale** Antibiose mit den genannten Medikamenten zu einer signifikanten Verlängerung der Latenzperiode beiträgt. Nicht auszuschliessen ist hingegen, dass eine **intravenöse** Antibiose zu einer Verlängerung der Schwangerschaft führt, wie dies in anderen Studien nachgewiesen wurde. Bezüglich der nekrotisierenden Enterokolitis sollten weitere Studien für eine Klärung sorgen, bevor klinische Konsequenzen, wie der Verzicht auf Amoxicillin, gezogen werden.

In der Praxis sollte die antibiotische Behandlung einer Schwangeren mit frühem vorzeitigem Blasensprung auch bei fehlenden klinischen Zeichen einer intrauterinen Infektion wahrscheinlich erfolgen, um eine Aszension von Keimen und deren Vermehrung im Fruchtwasser bzw. in der choriodezidualen Grenzschicht zu verhindern. Wahrscheinlich sollte auch zumindest während der ersten 48 h der **intravenösen** Gabe der Vorzug gegeben werden. Welche Bedeutung der Wahl des Antibiotikums, wie z. B. Ampicillin, Amoxicillin + Clavulansäure, Erythromycin, Clindamycin, Piperacillin, Mezlocillin, Cephalosporine etc., zukommt, ist bis dato noch nicht eindeutig geklärt und somit individuell zu entscheiden. Makrolide zeichnen sich vor allem durch ihre gute Wirkung gegen Chlamydien und Mykoplasmen aus und sind bei deren Nachweis Therapie der ersten Wahl. Generell sollte bei der Wahl des Antibiotikums darauf geachtet werden, dass zunächst ein breites Keimspektrum abgedeckt wird und insbesondere auch die Anaerobier im Spektrum inkludiert sind. Die Ergebnisse der Zervixabstriche müssen natürlich in die bereits eingeleiteten Therapieschemata einfließen.

26.4.2 Glukokortikoide

Glukokortikoide stimulieren Typ-II-Alveolarzellen zur Produktion von Anti-Atelektasefaktor (Surfactant). Sie bewirken allerdings nicht nur die Freisetzung von Surfactant, sondern induzieren auch eine strukturelle Reifung der Lunge mit einer Zunahme des Lungenvolumens und einer rascheren Differenzierung der mesenchymalen Anteile der Lunge.

▶ Studienbox

Tierversuche zeigten, dass durch die Verabreichung von Steroiden auch andere fetale Organsysteme wie Gehirn, Niere oder Auge ebenfalls im Sinne einer früheren Differenzierung beeinflusst werden (Imseis u. Iams 1996).

Während der Einsatz von Glukokortikoiden bei vorzeitiger Wehentätigkeit ohne assoziiertem Blasensprung unumstritten ist, liegen über den Einsatz von Glukokortikoiden beim frühen vorzeitigen Blasensprung widersprüchliche Daten vor. Die Ursache dafür liegt wahrscheinlich in den äußerst heterogenen Patientenkollektiven.

Bei der Diskussion über den Einsatz von Glukokortikoiden stehen nicht die zu erwartenden **Nebenwirkungen** im Mittelpunkt, die bei fast allen prospektiven Untersuchungen als minimal eingeschätzt wurden, sondern die möglichen Vorteile bei der Prävention eines RDS. Die Angaben von Nebenwirkungen

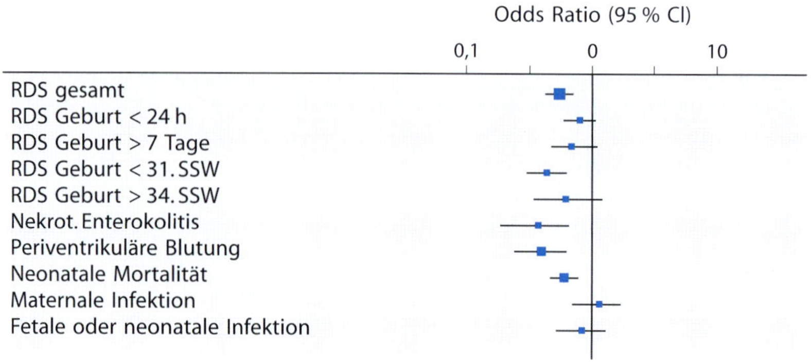

Abb. 26.2. Metaanalyse zum präpartalen Einsatz von Glukokortikoiden (nach Crowley 1995). Günstiger Einfluss auf verschiedene Morbiditäts-Parameter

von Glukokortikoiden beziehen sich ausschließlich auf Dosierungen, die deutlich höher sind als die Mengen, die zur fetalen Lungenreife-Induktion eingesetzt werden. So wurde bei Nachuntersuchungen von Kindern, die präpartal Betamethason zur Lungereifung erhielten, kein Einfluss auf das Wachstum sowie die neurologische oder psychosoziale Entwicklung gefunden (McArthur et al. 1981).

Die derzeit gültigen relativ niedrigen Dosierungen von Kortison zur Lungenreifung führen auch zu keiner fetalen Nebennierendepression. Bei Müttern kann es nach Applikation innerhalb von 12 h zu einer vorübergehenden Verminderung der endogenen Kortisolproduktion kommen, die allerdings spätestens nach 4 Tagen wieder auf einen normalen Level zurückkehrt. Bezüglich einer vorübergehenden Depression der fetalen Immunabwehr kann aus den vorliegenden Untersuchungen kein erhöhtes Risiko für die Frühgeborenen abgeleitet werden.

▶ Studienbox

Crowley (1995) stellte in einer Metaanalyse eine Senkung der Rate an RDS nach Verabreichung von Glukokortikoiden bei Neugeborenen mit frühem vorzeitigem Blasensprung fest. Dies wird von einem Konsensusbericht der National Institutes of Health unterstützt, in dem die Verabreichung von Glukokortikoiden auch beim frühen vorzeitigen Blasensprung ausdrücklich empfohlen wird (NIH 1995).

▶ Empfehlung

Zusammenfassend kann man festhalten, dass die Vorteile der Glukokortikosteroidapplikation beim frühen vorzeitigen Blasensprung im Sinne einer Reduktion der Mortalität und Morbidität beim Feten die in Diskussion stehenden möglichen Nebenwirkungen übertreffen, sodass auch beim frühen vorzeitigen Blasensprung der Einsatz empfohlen werden muss.

26.4.3 Tokolyse

Trotz des breiten Einsatzes von β-Sympathomimetika kam es in den letzten Jahren zu keiner Reduktion der Frühgeburtenrate (Husslein et al. 1995). Die euphorischen Berichte in den 70er-Jahren über den Erfolg dieser Substanzgruppe zur Wehenhemmung mussten leider relativ rasch zurückgenommen werden.

In prospektiven doppelblinden Untersuchungen wurde keine signifikante Verlängerung der Latenzperiode um mehr als einige Tage erzielt. Insbesondere wurde auch keine Reduktion der Mortalität des Kindes oder der Rate an RDS festgestellt.

Die Ergebnisse von i.v. verabreichtem Magnesiumsulfat sind denen von β-Sympathomimetika vergleichbar. Durch die Verabreichung von Magnesiumsulfat kann scheinbar das Risiko von Hirnschäden des Kindes vermindert werden.

Retrospektive Fallkontrollstudien von Kindern mit Zerebralparese haben gezeigt, dass der Einsatz von hochdosiertem Magnesium bei Präeklampsie sowie zur Tokolyse einen protektiven Effekt gegenüber der späteren Entwicklung einer Zerebralparese hat (Grether et al. 1996).

Auch unter diesem Aspekt sollte Magnesiumsulfat großzügig als Tokolytikum eingesetzt werden.

Der vorzeitige Blasensprung stellt ein ideales Einsatzgebiet für die Verwendung dieser Substanzen zur Kurzzeittokolyse dar. Beide Substanzgruppen können Wehen zumindest für einige Stunden hochsignifikant verzögern. Schwangere mit einem frühen vorzeitigen Blasensprung stellen eine Hochrisikogruppe für eine rasch auf dieses Ereignis folgende Geburt dar.

> Eine unmittelbar nach dem Blasensprung begonnene Tokolyse kann die Geburt zumeist für 48 h verzögern. In dieser Zeit kann die Lungenreifung des Feten durch die Zufuhr von Glukokortikoiden gefördert und dadurch die Rate an RDS hochsignifikant vermindert werden.

Diese Zeit muss aber auch genutzt werden, um die Schwangere in ein Perinatalzentrum zu verlegen. Der Einsatz von Tokolytika sollte in intravenöser Form stattfinden, da nur durch diese Applikationsform entsprechende Wirkspiegel und damit therapeutische Effekte erzielt werden können. Eine Fortsetzung der Tokolyse über 48 h hinaus ist in einer Vielzahl von Fällen nicht sinnvoll und notwendig.

26.4.4 Infektüberwachung

Beim Management des frühen vorzeitigen Blasensprungs spielt die Infektionsdiagnostik eine entscheidende Rolle, da der Nachweis oder der Verdacht auf ein Amnioninfektionssyndrom für den Feten von enormer prognostischer Bedeutung ist und den Geburtshelfer zu einem aktiven Management zwingt. Bei der Ätiologie wurde bereits darauf hingewiesen, dass als ursächlicher Faktor für einen frühen vorzeitigen Blasensprung aszen-

Tabelle 26.2. Fruchtwasserparameter zur Diagnose eines Amnioninfektionssyndroms (nach Romero et al. 1993)

	Sensitivität der Untersuchungen [%]	Spezifität der Untersuchungen [%]
Interleukin-6	80,9	75,0
Glukose	57,1	73,5
Leukozyten	57,1	77,9
Gram-Präparat	23,8	98,5

dierende Infektionen umso häufiger kausal beteiligt sind, je früher der Blasensprung auftritt.

Der Nachweis eines **Amnioninfektionssyndroms** (AIS) bedeutet für den Feten ein deutlich erhöhtes Risiko für eine Sepsis und in deren Folge eine erhöhte Rate an intraventrikulären Blutungen und eine erhöhte Rate an RDS. Bei Vorliegen einer **Chorioamnionitis** wird das Risiko einer Sepsis des Feten mit 10 % angegeben. Dieser Prozentsatz ist bei kleineren Gewichtsklassen deutlich höher.

Ein AIS kann mit Hilfe verschiedener Untersuchungen diagnostiziert werden:
- Temperaturerhöhung der Mutter (>38 °C)
- mütterliche oder fetale Tachykardie,
- übel riechendes, trübes Fruchtwasser,
- druckdolenter Uterus,
- erhöhte Leukozytenzahl bei der Mutter (>15 000).

Die Diagnosefindung stützt sich hier auf Spätparameter ab, die meist erst Tage nach dem eigentlichen Entzündungsbeginn erfasst werden. Diese Spätparameter stellen nicht nur für den Feten ein Alarmsymptom dar, sondern gehen auch mit einer deutlich erhöhten maternalen Morbidität einher.

Die Gewinnung von Fruchtwasser mittels Amniozentese ermöglicht den Nachweis der Infektion im fetalen Kompartiment in vielen Fällen bereits wesentlich früher.

Die Sensitivität und die Spezifität der einzelnen Untersuchungen sind in Tabelle 26.2 zusammengefasst (Romero et al. 1993). Allerdings liegt keine prospektiv-randomisierte Untersuchung vor, die den Nutzen einer Amniozentese zur Infektabklärung für den Schwangerschaftsverlauf bzw. für das neonatale Ergebnis nachweist. Daher müssen die Vorteile der Amniozentese gegenüber ihren bekannten Risiken, die inbesondere bei einem ausgeprägten Oligohydramnion vorliegen, im Einzelfall genau abgewogen werden.

Die Prävalenz der positiven Kultur aus dem Fruchtwasser bei vorzeitiger Wehentätigkeit liegt bei 38 % (Romero et al. 1991). Die Rate an effektiver Besiedelung mit Mikroorganismen scheint aber höher zu sein, da offensichtlich nur ein Teil der vorhandenen Bakterien in Kultur ein entsprechendes Wachstum zeigt. Beim vorzeitigen Blasensprung können in ähnlich hohen Frequenzen positive Fruchtwasserkulturen nachgewiesen werden, wobei die Rate an positiven Kulturen umso höher ist, je früher der Blasensprung auftritt.

Der Einsatz von speziellen Parametern wie Zytokinen zur Diagnose eines AIS werden routinemäßig derzeit meist nur in Zentren durchgeführt.

> Falls keine Amniozentese zur Diagnosefindung eines AIS herangezogen wird, sollten zumindest täglich CRP und Leukozyten bei der Mutter kontrolliert werden. Vor allem ein stärkerer Anstieg des CRP stellt ein gewisses Alarmsymptom dar. Die Chordozentese zur Abklärung einer Infektion des Feten kann derzeit nicht als Standardmethode angesehen werden.

Neben diesen aufgezeigten Laborparametern haben sich biophysikalisch erfassbare Parameter (s. Kap. 16) zur Vorhersage des Wohlbefindens des Feten etabliert.

26.5 Komplikationen

Trotz großer Fortschritte auf dem Gebiet der Perinatalmedizin bleibt die Frühgeburtlichkeit der Hauptfaktor vor allem für die perinatale Morbidität. Bei der Mortalitätsrate liegt die Grenze etwa bei der 24. SSW. Tritt der Blasensprung vor der 24. SSW auf, so kann nur in etwa einem Drittel mit einem Überleben des Kindes gerechnet werden. Kommt es hingegen nach der 24. SSW zum Fruchtwasserabgang, so steigt die Überlebensrate auf etwa 70 % an.

Neben der Morbidität, die durch die Unreife des Kindes hervorgerufen wird, spielt das Oligohydramnion oder die Anhydramnie und die damit verbundene pulmonale Hypoplasie eine entscheidende Bedeutung.

Die **pulmonale Hypoplasie** ist eine ernste Komplikation des vorzeitigen Blasensprungs, wobei eine Zunahme der Inzidenz bei sehr frühem Blasensprung und lang dauernden Perioden eines Oligohydramnions auftritt.

Studienbox

Auch hier scheint es einen Zusammenhang mit den deletären Wirkungen erhöhter Zytokinspiegel zu geben (Yoon et al. 1999). Eine retrospektive Kohortenstudie (Kurkinen-Raty et al. 1998) bei insgesamt 78 Frauen zeigte darüber hinaus, dass Überlebende bei sehr frühem vorzeitigen Blasensprung auch ein signifikant größeres Risiko in Bezug auf chronische Lungenerkrankungen im Alter von 1 Jahr aufweisen.

Als weitere Komplikation ist die Abruptio placentae zu nennen, deren Inzidenz beim vorzeitigen Blasensprung mit etwa 4–7% angegeben wird (Aria u. Tomich 1982). Eine Studie aus Schweden bei insgesamt 83 Frauen mit vorzeitigem Blasensprung fand eine noch höhere Frequenz von etwa 31% (Holmgren u. Olofsson 1997), wobei das Risiko bei sehr frühem vorzeitigen Blasensprung besonders stark ansteigt.

Ein Problem, das direkt mit der verminderten Fruchtwassermenge bei Patientinnen mit vorzeitigem Blasensprung einhergehen kann, ist die Kompression der Nabelschnur und daraus resultierende fetale Herzfrequenzalterationen bzw. eine fetale Hypoxämie. Aus diesem Grund hat man auch die Amnioninfusion als Behandlungsmöglichkeit bei Oligo- bzw. Anhydramnion vorgeschlagen (Garzetti et al. 1997). Eine etwa wöchentliche Infusion von 150–350 ml vorgewärmter NaCl-Lösung zeigte eine signifikante Verlängerung der Latenzperiode mit entsprechender Erhöhung der Herzfrequenzvariabilität sowie der fetalen Bewegungen. Allerdings kann man aufgrund mangelnder diesbezüglicher Untersuchungen noch keine abschließende Beurteilung der Amnioninfusion anstellen.

▶ Studienbox

Auch gelegentliche Publikationen (Quintero 1996) über den Versuch, durch Fibrin oder Thrombozytenaggregate das Loch in den fetalen Membranen zu verschließen, können nicht endgültig beurteilt werden und scheinen, was die Fetoskopie betrifft, doch mit einer massiven Invasivität einher zu gehen.

Bezüglich potenzieller maternaler Komplikationen insbesondere bei infektiös bedingtem Blasensprung ist auf die **postpartale** Endometritis hinzuweisen, die mit einer Häufigkeit von etwa 10% auftritt. In <1% aller Fälle kann allerdings eine maternale Sepsis u. U. mit schweren Gerinnungsstörungen (siehe Kap. »Gerinnungsstörungen in der Geburtshilfe«, W. Rath) die Folge einer intrauterinen Infektion sein.

Literatur

Alexander JM, Cox SM (1996) Clinical course of premature rupture of the membranes. Semin Perinatol 20/5: 369–374

Arias F, Tomich P (1982) Etiology and outcome of low birth weight and preterm infants. Obstet Gynecol 60: 277–281

Canadian Preterm Labor Investigators Group (1992) Treatment of preterm labor with the beta-adrenergic agonist ritodrine. N Engl J Med 327/5: 308–312

Crowley P (1995) Antenatal corticosteroid therapy: a meta-analysis of the randomized trials, 1972-1994. Am J Obstet Gynecol 173: 322–335

D'Alton M, Mercer B, Riddick E et al. (1992) Serial thoracic versus abdominal circumferences ratios for the prediction of pulmonary hypoplasia in preterm rupture of the membranes remote from term. Am J Obstet Gynecol 166: 658–663

Egarter CH, Leitich H, Karas H et al. (1996) Antibiotic treatment in preterm premature rupture of membranes and neonatal morbidity: a metaanalysis. Am J Obstet Gynecol 174: 589–597

Garzetti GG, De Cristofaro F, La marca N, Arduini D (1997) Prophylactic transabdominal amnioinfusion in oligohydramnios for preterm premature rupture of membranes: increase of amniotic fluid index during latency period. Gynecol Obstet Invest 44: 249–254

Georgakopoulos PA, Dodos D, Mechleris D (1984) Sexuality in pregnancy and premature labor. Br J Obstet Gynaecol 91: 891–893

Grether JK, Nelson KB, Emery E, Cummings SK (1996) Prenatal and perinatal factors and cerebral palsy in very low birth weight infants. J Pediatr 128: 407–414

Harger JH, Hsing AW, Tuomala RE et al. (1990) Risk factors for preterm premature ruputure of fetal membranes: a multicenter case-control study. Am J Obstet Gynecol 163: 130–137

Holmgren PA, Olofsson JI (1997) Preterm premature rupture of membranes and the associated risk for placental abruption. Inverse correlation to gestational age. Acta Obstet Gynecol Scand 76: 743–747

Husslein P, Reisenberger K, Leitich C (1995) Sinn und Unsinn der Tokolyse. Zentralbl Gynäkol 117: 300–303

Imseis HM, Iams JD (1996) Glucocorticoid use in patients with preterm premature rupture of the fetal membranes. Semin Perinatol 20/5: 439–450

Jenkins TM, Berghella V, Shlossman PA, McIntyre CJ, Maas BD, Pollock MA, Wapner RJ (2000) Timing of cerclage removal after preterm premature rupture of membranes: maternal and neonatal outcomes. Am J Obstet Gynecol 183: 847–852

Kenyon SL, Taylor DJ, Tarnow-Mordi W (2001) Broad-spectrum antibiotics for preterm, prelabour rupture of fetal membranes: the ORACLE I randomised trial. ORACLE Collaborative Group. Lancet 31: 357: 979–988

Klebanoff MA, Nugent RP, Rhoads GG (1984) Coitus during pregnancy: is it safe? Lancet ii: 914–917

Kurkinen-Raty M, Koivisto M, Jouppila P (1998) Perinatal and neonatal outcome and late pulmonary sequelae in infants born after preterm premature rupture of membranes. Obstet Gynecol 92: 408–415

Leeners B, Brandenburg U, Rath W (2000) Sexualität in der Schwangerschaft: Risiko- oder Schutzfaktor? Geburtsh Frauenheilk 60: 536–543

Lewis DF, Brody K, Edwards MS et al. (1996) Preterm premature ruptured membranes: a randomized trial of steroides after treatment with antibiotics. Obstet Gynecol 88: 8011

Lockwood CJ (1994) Recent advances in elucidating the pathogenesis of preterm delivery, the detection of patients at risk, and preventative therapies. Curr Opin Obstet Gynecol 6: 7–18

McArthur BA, Howie RN, Dezoete JA, Elkins J (1981) Cognitive and psychosocial development of 4-year old children whose mothers were treated antenatally with betamethason. Pediatrics 68:638–43

McGregor JA, French JI, Reller LB et al. (1986) Adjunctive erythromycin treatment for idiopathic preterm labor: results of a randomized, double blind, placebo controlled trial. Am J Obstet Gynecol 154: 98–103

Major CA, Kitzmiller JL (1990) Perinatal survival with expectant management of midtrimester rupture of membranes. Am J Obstst Gynecol 163: 838–844

Mercer BM, Crocker LG, Pierce WF et al. (1993) Clinical characteristics and outcome of twin gestation complicated by preterm premature rupture of the membranes. Am J Obstet Gynecol 168: 1467–1473

Naeye RL (1982) Factors that predipose to premature rupture of the fetal membranes. Obstet Gynecol 69: 93–98

Naeye RL, Ross S (1982) Coitus and chorioamnionitis: a prospective study. Early Hum Dev 6:91–97

NIH Consensus Development Panel, National Institutes of Health (1995) Effect of corticosteroids for fetal maturation on perinatal outcomes. JAMA 273: 413–418

Pollak A (1995) Empfehlungen der Österreichischen Gesellschaft für Prä- und Perinatalmedizin zur Einweisung der Hochrisikoschwangeren in ein Perinatalzentrum (PZ) und zur Organisation des Neugeborenentransports. Perinatal Med 7: 75–76

Quintero RA, Romero R, Dzieczkowski J, Mammen E, Evans MI (1996) Sealing of ruptured amniotic membranes with intraamniotic platelet-cryoprecipitate plug [letter]. Lancet 347: 1117

Reuss ML, Gordon HR (1995) Obstetrical judgements of viability and perinatal survival of extremly low birth weight infants. Am J Public Health 85: 362

Richards DS (1991) Complications of prolonged PROM and oligohydramnios. Clin Obstet Gynecol 34: 759–68

Romero R, Ghidini A, Mazor M et al. (1991) Microbial invasion of the amniotic cavity in premature rupture of the membranes. Clin Obstet Gynecol 34: 769–778

Romero R, Yoon BH, Mazor M et al. (1993) The diagnostic and prognostic value of amniotic fluid white blood cell count, glucose, interleukin-6, and gram stain in patients with preterm labor and intact membranes. Am J Obstet Gynecol 169: 805–816

Schneider H (1996) Sectio oder vaginale Entbindung bei sehr kleinen Frühgeburten. Gynäkologe 29: 187–193

Schutte MF, Treffers PE, Kloosterman GJ, Soepatmi S (1983) Management of premature rupture of membranes: the risk of vaginal examination of the infant. Am J Obstet Gynecol 146/4: 395–400

Spinillo A, Nicola S, Piazzi G et al. (1994) Epidemiological correlates of preterm premature rupture of membranes. Int J Gynecol Obstet 47: 7–15

Steiner H, Spitzer D, Diem A, Batka M, Staudach A (1993) Outcome nach artifizieller Fruchtwasserinstillation (AFI) bei früher Oligohydramnie. Geburtshilfe Frauenheilkd 52/8: 559–563

Yoon BH, Romero R, Kim KS, Park JS, Ki SH, Kim BI, Jun JK (1999) A systemic fetal inflammatory response and the development of bronchopulmonary dysplasia. Am J Obstet Gynecol 181: 773–779

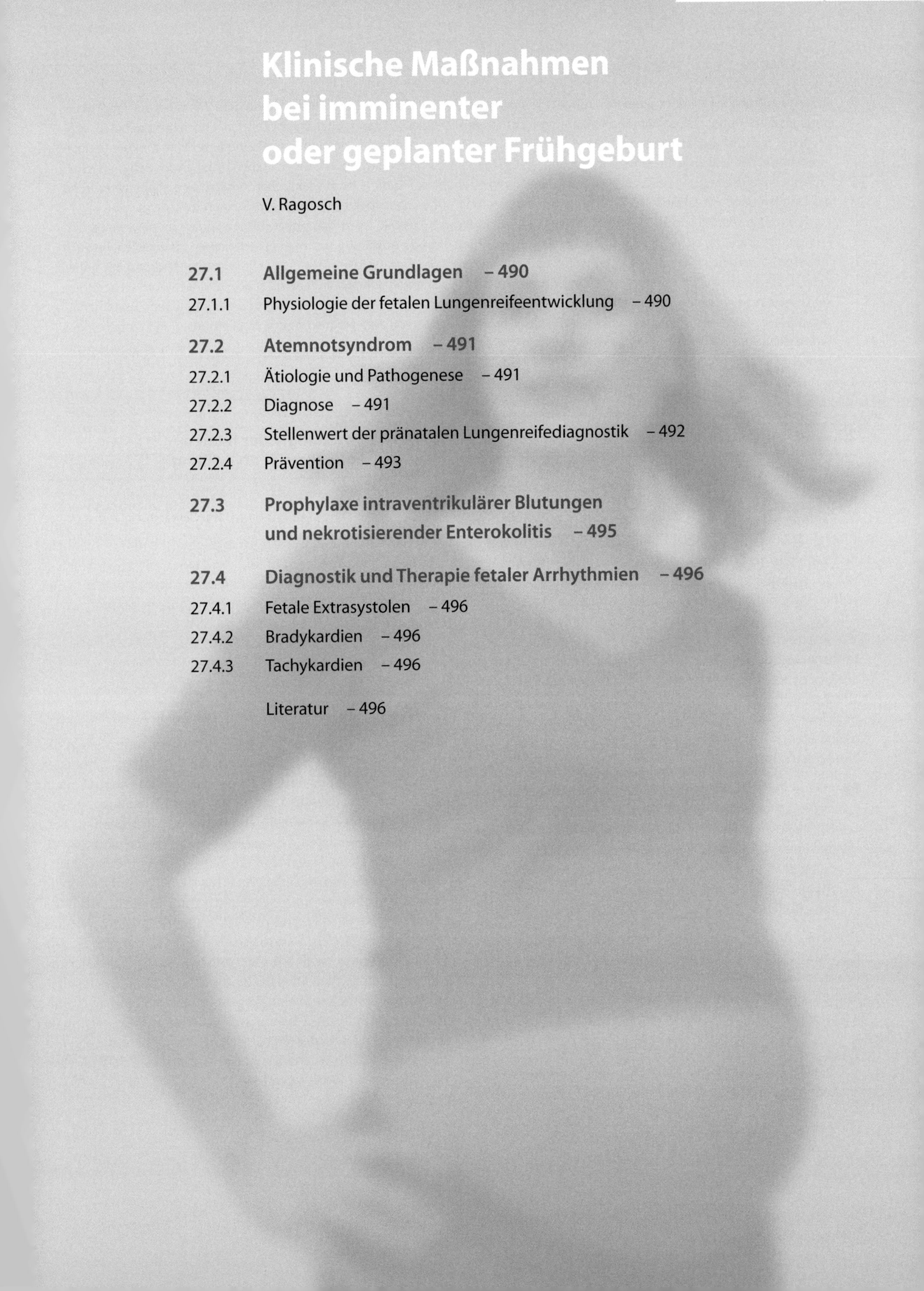

Klinische Maßnahmen bei imminenter oder geplanter Frühgeburt

V. Ragosch

Kurz-Überblick

Bei nicht aufzuhaltender oder geplanter Frühgeburt muss es vorrangiges Ziel sein, unreifebedingten Erkrankungen vorzubeugen. An erster Stelle ist an das Atemnotsyndrom zu denken. Die Diagnostik der fetalen Lungenreife hat dabei in den letzten Jahren immer mehr an Bedeutung verloren. Demgegenüber kommt der antenatalen Gabe von Glukokortikoiden eine große Bedeutung zu, die zwischen der 24. und 34. SSW grundsätzlich bei drohender Frühgeburt und ausgeschlossenem Amnioninfektionssyndrom verabreicht werden sollten. Hierdurch kommt es nicht nur zu einer deutlichen Reduktion eines Atemnotsyndroms, sondern es werden auch die intraventrikulären Blutungen und die Mortalität günstig beeinflusst. Nicht unumstritten ist die Applikation mehrerer Zyklen von Glukokortikoiden, die einer strengen Indikation bedarf.

Die Gabe von Phenobarbital und Vitamin K zur Prophylaxe einer IVH kann zum jetzigen Zeitpunkt noch nicht generell empfohlen werden. Hochdosierte Magnesiumsulfatgabe könnte einen Schutz vor hypoxisch-ischämischen Läsionen des Gehirns darstellen. Für diese prophylaktischen Ansätze sind aber eine Prüfung durch prospektiv randomisierte Studien zu fordern.

Fetale Herzrhythmusstörungen verlangen eine weiterführende Abklärung durch einen erfahrenen Spezialisten. Im Falle der Extrasystolen liegt eine sehr günstige Prognose mit hoher Spontanheilungstendenz vor. Brady- und Tachykardien bedürfen der intensiven Überwachung und der intensiven Zusammenarbeit von Perinatalmedizinern, Neonatologen und Kinderkardiologen und können von einer intrauterinen Therapie entscheidend profitieren.

27.1 Allgemeine Grundlagen

Die Frühgeburtenrate liegt in den industrialisierten Ländern bei 6–7%. Diese bezogen auf die Gesamtgeburten gesehen kleine Rate belastet jedoch zu über 80% die Morbiditäts- und Mortalitätsstatistiken. Epidemiologische Untersuchungen haben zwar für bestimmte Kollektive eine Erhöhung des Frühgeburtsrisikos ergeben, für die einzelne Schwangerschaft ist es jedoch bisher nicht gelungen, das Individualrisiko zu ermitteln und ggf. zu senken (Creasy 1993). Hinzu kommt, dass heute aktive intensivneonatologische Maßnahmen bei Kindern in Gestationsaltern durchgeführt werden, in denen noch vor kurzem ein Überleben unmöglich erschien. Bei diesen extrem unreifen Kindern weit unter 1500 g wird zwar über spektakuläre Erfolge berichtet. Bei einem relativ hohen Prozentsatz muss jedoch mit bleibenden, z. T. schweren Schäden oder mit dem Versterben der Kinder gerechnet werden (Hentschel et al. 2001).

> Für den Geburtshelfer und Neonatologen besteht deshalb die Hauptaufgabe in der Prophylaxe und Therapie der Folgeerscheinungen der Frühgeburtlichkeit. Dabei ist bei den unreifebedingten Erkrankungen, die in der Folge einer Frühgeburt entstehen können, in erster Linie das kindliche **Atemnotsyndrom** oder auch »respiratory distress syndrome« (**RDS**) zu nennen.

Die Qualität des Langzeitüberlebens scheint signifikant mit dem Auftreten, aber auch dem Schweregrad eines Atemnotsyndroms assoziiert zu sein. Aber auch intraventrikuläre Blutungen und eine nekrotisierende Enterokolitis sind schwere Folgeerkrankungen der Unreife, die es zu verhindern gilt.

Die wenigen bisherigen Möglichkeiten, diese unreifebedingten Erkrankungen zu beeinflussen, sind
- antenatale Diagnostik der fetalen Lungenreife,
- pharmakologische antenatale Reifeinduktion,
- postnatale Applikation von Surfactant

Das vorliegende Kapitel beschränkt sich auf die antenatalen Interventionsmöglichkeiten.

27.1.1 Physiologie der fetalen Lungenreifeentwicklung

Die Entwicklung der fetalen Lunge beginnt mit etwa 3 Wochen post conceptionem; die endgültige Ausreifung dauert bis zum 8. Lebensjahr. Dabei werden 5 morphologisch unterschiedliche Stadien unterschieden (DiFiore et al. 1994), zwischen denen es jedoch durch Variationen in der fetalen Entwicklung zum Teil zu beträchtlichen Überschneidungen kommen kann:
- pseudogländuläre Phase (6.–16. SSW),
- kanalikuläre Phase (16.–24. SSW),
- sakkuläre Phase (24. SSW bis Geburt),
- alvoläre Phase (Geburt bis zum ca. 8. Lebensjahr).

Nach der embryonalen Phase, in der es zur Entwicklung der ersten Generation subsegmentaler Bronchien kommt, folgt die **pseudogländuläre Phase**, die durch die Ausbildung terminaler Bronchiolen charakterisiert ist. In dieser Phase werden auch alle nichtrespiratorischen Anteile des Bronchialbaums angelegt. In der folgenden **kanalikulären Phase** entstehen erstmals respiratorische Einheiten, die von Typ-I- und Typ-II-Pneumozyten ausgekleidet sind. Dabei sind die Typ-I-Zellen für den Gasaustausch und die Typ-II-Zellen mit ihren »lamellar bodies« für die Surfactantsynthese und -sekretion verantwortlich. Am Ende dieser Phase ist die strukturelle Lungenreifung so weit abgeschlossen, dass ein Gasaustausch prinzipiell möglich ist. Die **sakkuläre Phase** ist durch eine vollständige Vaskularisierung der respiratorischen Oberfläche, eine Abflachung des respiratorischen Epithels und eine Vergrößerung der Lamina gekennzeichnet. Am Termin haben sich so etwa 20 Mio. terminale Sakkuli gebildet. In der letzten, der alvolären Phase, die erst mit der Geburt beginnt, werden aus den terminalen Sakkuli etwa 300 Mio. reife Alveolen gebildet.

27.2 Atemnotsyndrom

Definition

Das Atemnotsyndrom (»respiratory distress syndrome«, RDS) ist eine ursächlich durch Surfactantmangel bedingte akute pulmonale Erkrankung einer biochemisch, morphologisch und funktionell unreifen Lunge. Es tritt fast ausschließlich bei Neugeborenen unterhalb von 35 SSW auf, wobei mit abnehmendem Gestationsalter eine deutliche Zunahme zu verzeichnen ist.

Die Inzidenz des RDS liegt bei etwa 1%, bezogen auf alle Geburten. Abhängig vom Gestationsalter bestehen deutliche Unterschiede. Nach Angaben der Oxford-Vermont-Studie (Lucey et al. 1991) beträgt sie unter der 27. SSW über 80% und um die 29.–30. SSW immer noch etwa 60%. Oberhalb von 34 vollendeten SSW muss das Auftreten eines RDS als Rarität angesehen werden (Lewis et al. 1996). Das RDS ist nach wie vor die Hauptursache neonataler Sterblichkeit bei sehr unreifen Frühgeborenen. Die Letalität liegt bei etwa 20%. Als typische Begleit bzw. Folgeerkrankungen des RDS, die auch für die hohe Letalität verantwortlich sind, müssen angesehen werden:

- intraventrikuläre Blutungen (»intraventricular haemorrhage«, IVH),
- persistierender Ductus arteriosus (PDA),
- Pneumothorax,
- nekrotisierende Enterokolitis (NEC),
- bronchopulmunale Dysplasie (BPD).

27.2.1 Ätiologie und Pathogenese

Auch wenn einige Schritte im Entstehungsmechanismus des Atemnotsyndroms bislang nur hypothetisch geklärt sind, gilt die Unreife des Antiatelektase bildenden Systems (Surfactantsystem) als ursächlich für die Ausbildung der Erkrankung. **Surfactant** ist keine chemisch reine Substanz, sondern ein Gemisch aus Lipiden bzw. Phospholipiden, Proteinen und Kohlenhydraten. Der Phospholipidanteil beträgt etwa 90%, der Proteinanteil 5–10%, wobei es sich bei den Proteinen hauptsächlich um surfactantspezifische Apoproteine handelt.

Von den Surfactantapoproteinen sind bisher vier Subgruppen bekannt (Surfactantprotein A–D), denen wichtige Funktionen für die Oberflächeneigenschaften, Metabolisierung und Struktureigenschaften des Surfactant zukommen. Der Surfactant wird in den Pneumozyten Typ II gebildet. Das besondere morphologische Kriterium der Pneumozyten sind die im Durchmesser 0,2–2 µm großen Lamellenkörper (»lamellar bodies«), die etwa 18–24% des Zytoplasmas der Zellen ausmachen. Diese Lamellenkörper speichern den Surfactant und bei Bedarf werden diese Speichervesikel ins Alveolarlumen abgegeben. Der Surfactant (unter Zuhilfenahme der Surfactantproteine) kleidet auf der luminalen Oberfläche die Alveole mit einem monomolekularen Film aus.

Man nimmt an, dass der Surfactant bei der In- und Exspiration dynamisch die Oberflächenspannung an der Grenzfläche zwischen Luft und Gewebe senkt. Bei Surfactantmangel mit entsprechend hoher Oberflächenspannung wird am Ende der Exspiration bei immer kleiner werdendem Radius der Alveole nach dem Laplace-Gesetz der zentripetal gerichtete transpulmonale Druck so groß, dass ein Kollaps der Alveole die Folge ist. Jede neue Inspiration erfordert nun die Aufwendung eines hohen transpulmonalen Druckes, um die atelektatischen Bezirke wieder zu öffnen.

Hohe Atemfrequenzen und hohe Atemdrücke sind notwendig, um die alveoläre Ventilation aufrecht zu erhalten. Die ungleiche Verteilung der inspirierten Luft und der Perfusion atelektatischer Bezirke führt zu unzureichendem Gasaustausch und Hypoxämie. In diesem Circulus vitiosus verursacht die Hypoxämie eine Konstriktion der Lungengefäße, mit Erhöhung der pulmonalen Gefäßresistenz. Es kommt zu einem verstärkten Rechts-links-Shunt sowie zur Wiedereröffnung von Ductus arteriosus und Foramen ovale.

27.2.2 Diagnose

Die klassischen Symptome der Erkrankung treten unmittelbar nach der Geburt oder innerhalb der ersten sechs Lebensstunden auf. Die Kinder werden auffällig durch Tachypnoe (>60/min), Nasenflügeln, sternale und interkostale Einziehungen, exspiratorisches Stöhnen, abgeschwächtes Atemgeräusch und Zyanose.

Im weiteren Verlauf werden die Kinder zunehmend hypoton, reflex- und bewusstlos. In der Blutgasanalyse zeigen sich eine Hypoxämie und Hyperkapnie. Der Höhepunkt der Erkrankung ist am 2. bis 3. Lebenstag erreicht. Die Röntgenaufnahme des Thorax zeigt diffuse Atelektasen. Diese »klassische klinische Symptomatik« wird aber in der modernen Neonatalmedizin immer seltener gesehen, da bei Störungen der Lungenbelüftung, des Atemantriebes und der Kreislaufregulation sofort postpartal Therapiemaßnahmen eingeleitet werden und die Frühgeborenen schon intubiert und beatmet aufgenommen werden. Bei dieser veränderten Situation sind die wichtigsten postnatalen Diagnosekriterien der **zunehmende Sauerstoffbedarf** und die radiologischen Veränderungen im **Thoraxbild.** Der Schweregrad eines RDS kann dann z. B. anhand der inspiratorischen Sauerstoffkonzentration (FiO_2) und des Oxygenierungsindexes (paO_2/FiO_2) ermittelt werden (Tabelle 27.1).

Differenzialdiagnostisch muss immer auch an eine Pneumonie, eine »wet lung« und eine Lungenhypoplasie gedacht werden.

Tabelle 27.1. **Oxygenierungsindizes zur Klassifizierung eines RDS** (*FiO_2* Sauerstoffkonzentration in der Einatemluft, *paO_2* arterieller Sauerstoffpartialdruck)

	FiO_2	paO_2/FiO_2
Gesunde Lunge	0,21	1,0
Leichtes RDS	0,30	2,5
Mittelschweres RDS	0,60	15,0
Schweres RDS	0,90	30,0

27.2.3 Stellenwert der pränatalen Lungenreifediagnostik

Testprinzip und Methoden

Um sich schon vorgeburtlich ein Bild über den Reifestatus der kindlichen Lunge zu verschaffen, wurden Anfang der 1970er-Jahre Verfahren entwickelt, die durch Fruchtwasseruntersuchung eine Vorhersage eines RDS ermöglichten (Gluck et al. 1971). Das Prinzip der meisten Methoden beruht darauf, dass durch fetale Atembewegungen ins Fruchtwasser gelangte Surfactantbestandteile (hauptsächlich Phospholipide) gemessen werden. Die gebräuchlichste und am besten untersuchte Methode ist die dünnschichtchromatographische Bestimmung der **Lezithin/Sphingomyelin-(L/S-)Ratio.**

▶ Studienbox

Weitere Untersuchungen zeigten, dass auch andere Phospholipide, hauptsächlich das Phosphaditylglyzerol, als Vorhersageparameter geeignet sind (Hallman et al. 1977). Seitdem wurden zahlreiche biochemische und biophysikalische Methoden entwickelt, die entweder direkt durch Phospholipidmessungen oder indirekt durch Messung der Oberflächenspannung eine Vorhersage für das RDS ermöglichen (Cosmi u. DiRenzo 1989).

Insgesamt wurde zunehmend auf eine Vereinfachung der Handhabung und eine Verbesserung der Reproduzierbarkeit geachtet, sodass die Testdurchführung unabhängiger von der Ausstattung des Labors oder der Ausbildung des Personals wird.

Klinische Relevanz

Cave

Ein gravierendes Problem aller Verfahren ist, dass zwar bei Überschreiten des jeweiligen Lungenreifegrenzwertes das Auftreten eines RDS mit großer Sicherheit auszuschließen ist; falls mit der Methode aber keine Lungenreife nachgewiesen wird, heißt das in den meisten Fällen nicht, dass auch ein Atemnotsyndrom auftritt.

Diese falsch-positiven Ergebnisse (d.h. der Test zeigt Lungenunreife an, das Kind entwickelt aber kein RDS) sind mit Werten von 20–50 % eher schlecht (Lorenz et al. 1990). Erschwerend kommt hinzu, dass Erkrankungen in der Schwangerschaft, wie der Diabetes mellitus, aber auch Kontaminationen des Fruchtwassers mit Blut oder Mekonium die Messwerte beeinflussen können (Barkai et al. 1986; Dalence et al. 1995).

Außerdem ist die Aussage der Testmethoden in verschiedenen Gestationsaltern sehr unterschiedlich (Dubin 1992). Streng genommen wären gestationsalterabhängige Grenzwerte zu fordern. Erstaunlicherweise existieren aber fast keine Arbeiten, die untersuchen, welchen Einfluss das Gestationsalter auf die Messergebnisse hat, in welchen Gestationsaltern es überhaupt Sinn macht, diese Methoden anzuwenden und welche Konsequenzen für das geburtshilfliche Handeln aus dem Ergebnis gezogen werden können.

Diese Fragen sind umso wichtiger, als sich auf dem Gebiet der Perinatalmedizin in den letzten 10–15 Jahren entscheidende diagnostische und therapeutische Neuerungen vollzogen haben (z.B. Ultraschall-, Flow- und Farbdopplermessungen, Surfactanttherapie), sodass sich die Palette an Informationen, die dem Geburtshelfer für eine Entscheidungsfindung zur Verfügung stehen, deutlich verbreitert hat.

> Außerdem ist die Aussagekraft der Lungenreifebestimmungsmethoden vor der 30. SSW, in denen ein RDS am häufigsten auftritt, sehr begrenzt. In eigenen Untersuchungen (Ragosch 1997) konnte gezeigt werden, dass in diesen Gestationsalterbereichen in der Regel keine Lungenreife nachgewiesen wird.

Aber selbst dann ist die Lungenreife nur ein Reifeparameter bei Kindern, die eine generalisierte Organunreife aufweisen. Wenn die geburtshilfliche Situation es erlaubt, würde bei dieser extremen Unreife immer eine Schwangerschaftsverlängerung angestrebt werden.

Sinnvolle zusätzliche Informationen können zwischen der 30. und 34. vollendeten SSW gewonnen werden, wobei die **Diagnostik beim vorzeitigen Blasensprung** die Hauptindikation darstellen sollte. Bei dieser Schwangerschaftspathologie kann Fruchtwasser ohne einen zusätzlichen invasiven Eingriff gewonnen werden, und der Nachweis der Lungenreife kann die Entscheidung zur Entbindung bei der Abwägung zwischen drohender Amnioninfektion und Lungenunreife beeinflussen. Außerdem kann die Gabe von Glukokortikoiden bei nachgewiesener Lungenreife hier eventuell unterbleiben, da diese möglicherweise beim vorzeitigen Blasensprung zu einer erhöhten Infektgefährdung führt (Crowley 1995).

Wenn zwischen der 30. und 34. vollendeten SSW im Rahmen einer Amniozentese wegen anderer Indikation (z.B. Fruchtwasserinsulinbestimmung, Ausschluss eines Blasensprunges mittels »Blauprobe« o.Ä.) Fruchtwasser zu gewinnen ist, kann eine Lungenreifebestimmung ebenfalls durchgeführt werden. Auch hier kann das Ergebnis dieser Untersuchung eine zusätzliche Hilfestellung für das weitere Management sein.

▶ Empfehlung

Eine Amniozentese ausschließlich zur Überprüfung der Lungenreife kann nicht empfohlen werden, da das Komplikationsrisiko in keinem Verhältnis zum Informationsgewinn steht. Nach der vollendeten 34. SSW sollte keine Lungenreifediagnostik mehr durchgeführt werden, da kein klinisch relevantes Atemnotsyndrom mehr zu erwarten ist (Lewis et al. 1996).

▶ Studienbox

Neuere Publikationen zum Thema Lungenreifediagnostik werden immer seltener und kommen fast ausschließlich aus Nordamerika. Noch 1996 wurde von der ACOG der Nachweis der Lungenreife bei geplanten Entbindungen vor der 39. SSW gefordert. Abgesehen von dem Fehlen einer wissenschaftlich überzeugenden Begründung für dieses Vorgehen (s. oben) und den entstehenden Kosten, die in keinem Verhältnis zum Nutzen stehen, ist diese Empfehlung nicht mit dem im deutschsprachigen Raum praktizierten Vorgehen in Einklang zu bringen, da nach einer von uns durchgeführten Befragung (Ragosch et al. 1995) nur noch

▼

15 % der Kliniken in Deutschland überhaupt die Lungenreifebestimmung einsetzen. Die Zahl dürfte jetzt noch deutlich niedriger liegen. Wir selbst führen schon seit mehreren Jahren keine Lungenreifebestimmung mehr durch.

27.2.4 Prävention

Antepartale medikamentöse Lungenreifeinduktion

Der Ausbau der Kenntnis über Zusammenhänge im Regulationsmechanismus des komplexen Surfactantsystems hat bei der geburtshilflichen Leitung von Risikoschwangerschaften zu Therapien geführt, die den postpartalen Zustand reiferer aber auch extremer Frühgeborener deutlich verbessert hat. Bei den sehr frühen Schwangerschaftswochen (unterhalb von 30 SSW) kommt es aber trotz induktiver Behandlungsmaßnahmen in einem relativ hohen Prozentsatz zu einem Atemnotsyndrom, weil hier neben dem Surfactantmangel bzw. der inadäquaten Surfactantzusammensetzung auch eine anatomische bzw. morphologische Unreife der Lunge immer mehr in den Vordergrund tritt. Bei der Untersuchung und Entwicklung therapeutischer Maßnahmen zur antepartalen Reifungsförderung stellen sich deshalb folgende Fragen:

- Ab welcher SSW ist es überhaupt sinnvoll, induktive Maßnahmen durchzuführen?
- Wie werden die Reifungsprozesse reguliert?
- Welche Medikamente bzw. Hormone (oder auch deren Kombinationen) haben den günstigsten Einfluss auf diese Mechanismen?
- Werden andere unreifebedingte Erkrankungen (PDA, NEC, IVH etc.) ebenfalls günstig beeinflusst?
- Welche Kurz- und Langzeitnebenwirkungen bestehen?
- Welche Probleme ergeben sich bei einer mehrfachen Applikation von Glukokortikoiden?

Glukokortikoide

▶ **Studienbox**

Liggins und Howie haben 1972 erstmals in einer randomisierten placebokontrollierten Studie den Nutzen einer antenatalen Glukokortikoidgabe bei drohender Frühgeburt untersucht und eine signifikante Reduktion des RDS vor der 32. Schwangerschaftswoche und eine 5fache Reduktion der neonatalen Mortalität fesgestellt (Liggins et al. 1972). Danach wurden zahlreiche Studien durchgeführt, die diesen Effekt bestätigen konnten. Dies führte 1994 dazu, dass die National Institutes of Health (NIH) Empfehlungen zur Anwendung von Glukokortikoiden herausgegeben haben, um die Anwendungshäufigkeit zu erhöhen (NIH Consensus Conference 1995). Nach der Publikation dieser Empfehlungen konnte in den USA ein Anstieg der Anwendung bei Kindern unter 1500 g von ca. 15 % auf über 60 % nachgewiesen werden (Gardner et al. 1997). Nach eigenen Untersuchungen wurde 1995 in Deutschland sogar bei 91 % routinemäßig eine Behandlung durchgeführt (Ragosch u. Weitzel 1995). Da das NIH die Anwendung bei »Frühgeburtsbestrebungen« zwischen 24 und 34 Schwangerschaftswochen empfohlen hatte und das tatsächliche Risiko einer Frühgeburt im Einzelfall bekanntermaßen schwer abschätzbar ist, wurden in einem nicht unbeträchtlichen Maße Schwangere auch wiederholt im Verlaufe einer Schwangerschaft mit Kortikoiden behandelt, ohne dass es zu einer Frühgeburt gekommen ist. Diese Übertherapie wurde als unproblematisch akzeptiert, da zu dem damaligen Zeitpunkt keine Studien über gravierende Kurzzeitnebenwirkungen bekannt waren und auch Studien zur wiederholten Gabe im Vergleich zur Einmalgabe nicht vorlagen. Langzeitnebenwirkungen sind an 400 Kindern, deren Mütter mit Glukokortikoiden behandelt wurden, intensiv untersucht worden (MacArthur et al. 1982; Crowley et al. 1990; Smolders-de Haas et al. 1990). In 3-Jahres-, 6-Jahres und 10- bis 12-Jahresnachuntersuchungen wurden keine neuromotorischen Entwicklungsstörungen oder Wachstumsverzögerungen nach Kortikoidgabe im Vergleich zum Kontrollkollektiv festgestellt.

Die auch in Deutschland übliche Empfehlung zur Zykluswiederholung nach 7 bis 10 Tagen basierte auf der Annahme, dass die abnehmende Wirkung der ersten Kortikoidgabe nach 7 Tagen durch eine erneute Gabe verbessert werden kann.

Kürzlich wurden Arbeiten veröffentlicht, die **Nebenwirkungen vor allem bei wiederholter Gabe** nachwiesen. So konnte z. B. Vermillion in einer prospektiven, nicht randomisierten Studie zeigen, dass die repetitive Gabe von Glukokortikoiden beim vorzeitigen Blasensprung vor der 34. SSW signifikant mit einer Erhöhung der Sepsis-, Chorioamnionitis- und Endometritisrate verbunden war (Vermillon et al. 1999). French konnte in einer retrospektiven Observationsstudie über 3 Jahre zeigen, dass mit der Anzahl der Betamethasonzyklen das Geburtsgewicht und der Kopfumfang sanken. Eine Verbesserung des neonatalen Outcome wurde durch die Wiederholung nicht erzielt (French et al. 1999). Eine Erniedrigung des Kopfumfanges und eine Erhöhung der Endometritisraten konnte in einer retrospektiven Untersuchung von Abbasi ebenfalls nachgewiesen werden (Abbasi et al. 2000).

Aufgrund der vorliegenden Daten wurde im August 2000 eine zweite NIH-Konsensuskonferenz einberufen, um die Nutzen-Risiko-Abwägung einer wiederholten Kortikoidapplikation zu untersuchen (Antenatal Corticosteroids Revisited 2000). Zugrunde gelegt wurden die bis dato zur Verfügung stehenden Studien (Crowley 1999), wobei eine prospektiv randomisierte Studie für die wiederholte Gabe noch nicht existierte. Es wurde festgelegt, dass eine Wiederholung der Zyklen nur bei Schwangeren durchgeführt werden sollte, die in klinische Studien eingebracht werden. Eine Wiederholung von Zyklen außerhalb von Studien bedarf einer Aufklärung der Schwangeren über die potenziellen Risiken.

▶ **Studienbox**

In diesem Zusammenhang ist eine Studie von großem Interesse, die bisher als einzige prospektiv randomisierte Untersuchung der Frage der wiederholten Kortikoidgabe nachgegangen ist. Diese Studie von Guinn wurde 1996

▼

begonnen und es sollten 1000 Patientinnen aufgenommen werden (Guinn et al. 2001). Unter dem Einfluss der oben genannten Konferenz wurde jedoch eine neue Nutzen-Risiko-Kalkulation durchgeführt und die Studie wurde dann 2000 mit 500 eingeschlossenen Patientinnen terminiert. Als Ergebnis zeigte sich, dass die wöchentliche Gabe die RDS-Häufigkeit nicht signifikant senkte. Allerdings traten auch keine gehäuften Nebenwirkungen wie Sepsis oder verringerter Kopfumfang auf. Nur die schweren RDS-Raten konnten signifikant gesenkt werden, wobei dies jedoch keinen Einfluss auf Entwicklung einer bronchopulmonalen Dysplasie oder die Dauer des Krankenhausaufenthaltes hatte. Neurologische Langzeitentwicklungsdaten liegen aus dieser Studie natürlich noch nicht vor.

Es bleibt zu hoffen, dass diese unklare Datenlage nicht dazu führt, dass laufende Studien, welche die wichtige Frage der Kurz- und Langzeitnebenwirkungen bei wiederholten Kortikoidgabe untersuchen (z. B. TEAMS-Studie), abgebrochen oder dass aus Angst vor Nebenwirkungen gar keine Kortikoide mehr appliziert werden. Daher werden nachfolgend nochmals die Wirkungen, Indikationen und Kontraindikationen zusammengefasst, die bei der Lungenreifeinduktion mit Kortikoiden derzeit gelten.

▶ Empfehlung

- Antenatal verabreichte Kortikosteroide senken signifikant die RDS-Rate, die neonatalen Todesfälle und die Rate an intraventrikulären Blutungen.
- Zwischen der 24. und 34. SSW sollten alle Schwangeren mit drohender Frühgeburt eine Prophylaxe erhalten. Hierzu zählen auch Schwangere mit einem vorzeitigen Blasensprung ohne Anzeichen einer Chorioamnionitis, wobei nach den NIH die Induktion nur bis zur 32. SSW durchgeführt werden sollte.
- Die Entscheidung über die Gabe sollte unabhängig von Rasse, Geschlecht oder Verfügbarkeit einer postpartalen Surfactanttherapie sein.
- Es sollten 2-mal 12 mg Betamethason intramuskulär in einem Abstand von 24 h oder 4-mal 6 mg Dexamethason intramuskulär in einem Abstand von 12 h appliziert werden.
- Das optimale Behandlungs-Entbindungs-Intervall liegt zwischen 24 h und 7 Tagen. Aber auch wenn eine Entbindung vor 24 h nach Verabreichung erwartet wird, sollten Kortikoide appliziert werden.
- Die Verwendung von Kortikoiden ist mit keiner signifikanten maternalen oder fetalen Nebenwirkung assoziiert.
- Die wiederholte Gabe von Kortikoiden scheint nach dem jetzigen Kenntnisstand keine Vorteile gegenüber der Einmalgabe zu haben. Die Indikation zur wiederholten Gabe sollte deshalb sehr streng gestellt werden und die Schwangere sollte über die unklare Datenlage und mögliche Nebenwirkungen aufgeklärt werden. Wenn möglich, sollten diese Patientinnen in Studien aufgenommen werden.
- Bei Verdacht auf oder klinisch manifester Chorioamnionitis sollten Kortikoide nicht verwendet werden.

Glukokortikoidgabe bei vorzeitiger Wehentätigkeit

Die NIH-Empfehlungen sehen zwar bei »drohender Frühgeburt« eine Prävention mit Steroiden vor. Die Schwangeren mit vorzeitiger Wehentätigkeit sind hierbei aber eine besonders wichtige Subgruppe, da sie mit etwa einem Drittel der Schwangeren die größte Gruppe darstellen und das tatsächliche Frühgeburtsrisiko oftmals nur schwer eingeschätzt werden kann. Neben dem oft unnötigen Tokolytikaeinsatz (Hueston 1998), wird auch mit Glukokortikoiden in einem nicht unbeträchtlichen Teil der Fälle übertherapiert.

In der Abschätzung eines tatsächlichen Frühgeburtsrisikos sollte man neben der digitalen vaginalen Untersuchung der Zervix auch die sonographische Zervixbeurteilung mit Längenmessung und Ausschluss einer Trichterbildung zu Hilfe nehmen. Unter Berücksichtigung der potenziellen Nebenwirkungen vor allem der mehrfachen Applikation ist daher bei Schwangeren ohne Auswirkungen der Wehentätigkeit auf die Zervix die sofortige Glukokortikoidgabe nicht zwingend notwendig. Voraussetzung für dieses Vorgehen ist aber eine zeitnahe Verlaufskontrolle.

Glukokortikoide bei Diabetes

Schwangere mit insulinpflichtigem Diabetes oder Gestationsdiabetes sind bisher nicht in prospektiv randomisierten Studien zur antenatalen Lungenreifeinduktion untersucht worden. Daher gibt es keine evidenzbasierten Daten, welche Sicherheit und Nutzen einer Glukokortikoidgabe in dieser speziellen Situation nachweisen. Da Kortikoide diabetogen wirken, könnte ihr Nutzen durch die steroidinduzierte **Hyperglykämie** wieder zunichte gemacht werden. Andererseits sind Feten diabetischer Mütter oftmals in besonderem Maße von einer Organunreife vor allem der Lunge betroffen. Aus diesem Grunde führen wir trotz der unsicheren Datenlage zwischen der 24. und 34. SSW bei den oben genannten Indikationen eine Lungenreifeinduktion unter strenger Kontrolle der Blutzuckerwerte durch.

Glukokortikode beim vorzeitigen Blasensprung

Das Management des vorzeitigen Blasensprunges wird in den Empfehlungen der Deutschen Gesellschaft für Gynäkologie dargestellt (Ragosch et al. 2000). Darin wird auch eine Lungenreifeinduktion bei Ausschluss eines Amnioninfektes bis zur 32. SSW empfohlen. Da aber gerade der Nachweis eines beginnenden Amnioninfektes häufig Schwierigkeiten bereitet, spielen häufig das Schwangerschaftsalter und die Latenz von Blasensprung bis zur Gabe von Kortikoiden in der Nutzen-Risiko-Abwägung der Lungenreifeinduktion eine Rolle und fließen in die Entscheidungen des Geburtshelfers im Individualfall mit ein. In frühen Gestationsaltern sind die Kinder hauptsächlich durch Unreife bedroht, später ist naturgemäß das Infektionsrisiko höher einzuschätzen.

▶ Studienbox

In diesem Zusammenhang ist die Arbeit von Harding hilfreich (Harding et al. 2001). An einer Metanalyse von über 1400 Patientinnen mit vorzeitigem Blasensprung konnte gezeigt werden, dass die Kortikoidgabe nicht nur die RDS-Häufigkeit, sondern auch die Rate an intraventrikulären Blutungen und die Rate an nekrotisierender Enterokolitis signifikant senkt. Ebenfalls konnte nachgewiesen werden,

▼

dass das Infektionsrisiko für Mutter und Kind nicht gesteigert wird. Diese Aussagen sind unabhängig von der Dauer des Blasensprunges. Nach Ansicht von Harding sind diese Aussagen so stichhaltig, dass weitere Untersuchungen zu dieser Fragestellung nicht mehr gerechtfertigt erscheinen.

Schilddrüsenhormone

Auf der Suche nach einer effektiveren Prophylaxe sind auch die Schilddrüsenhormone in das Interesse der Forschung gerückt. Hierbei kann die maternale Applikation nicht vorgenommen werden, da weder T3 noch T4 plazentagängig sind. Erste Untersuchungen, welche die fetale Schildrüsenhormonproduktion durch die maternale Gabe des plazentagängigen TRH indirekt anregen, haben in Kombination mit Glukokortikoiden im Vergleich zur alleinigen Kortioidgabe ermutigende Ergebnisse gezeigt (Moya et al. 1993).

▶ Studienbox

Die neueste Metaanalyse der Cochrane Database zu diesem Thema zeigt jedoch, dass die zusätzliche Gabe von TRH in Kombination mit Glukokortikoiden keinen signifikanten Vorteil ergibt, sodass diese Therapie nicht empfohlen werden kann (Crowther et al. 1999).

Alternative Möglichkeiten zur Lungenreifeinduktion

Die Wirksamkeit von **Ambroxol** zur Prävention des RDS ist vielfach diskutiert worden. Haupteinsatzgebiet ist die Bronchosekretolyse.

▶ Studienbox

In einer groß angelegten Multizenterstudie (Wauer et al. 1982) war ein Effekt auf die Senkung der RDS-Inzidenz nicht nachweisbar. In einer anderen Studie, in der Ambroxol gegen eine Steroidgabe untersucht wurde (Luerti et al. 1987), war ein günstiger Effekt von Ambroxol, bezogen auf die Verhinderung eines RDS, auf Signifikanzniveau zu verzeichnen (13,3% vs. 31,4%). Diese Ergebnisse konnten in einer weiteren Untersuchung (Salzer et al. 1987) jedoch nicht bestätigt werden.

Aus den vorliegenden Daten für dieses Medikament kann **keine Empfehlung** für den klinischen Einsatz für die Hochrisikogruppen unterhalb der 30. Schwangerschaftswoche gegeben werden, zumal die Behandlung über 5 Tage fortgesetzt werden muss. Nachteilig sind auch die subjektiven Nebenwirkungen mit Kopfschmerzen, Übelkeit und Erbrechen bei der Mutter und das Ansteigen der fetalen Herzfrequenz. Das Bundesgesundheitsamt sieht in seiner empfehlenden Monographie (Hildebrandt 1992) keinen Einsatz dieses Medikamentes zur pränatalen Lungenreifeinduktion vor.

Für **Aminophyllin** ist ebenfalls eine Wirkung auf die fetale Lungenreifung beschrieben. Der Effekt wird vermutlich indirekt über eine Stimulation von endogenem cAMP hervorgerufen. Klinische Daten hierfür liegen jedoch auch noch nicht vor.

Für **β-Mimetika**, die geburtshilflich zur Behandlung vorzeitiger Wehen großen Einsatz finden, sind in der Literatur ebenfalls Hinweise einer präventiven Wirkung in Bezug auf das RDS zu finden. Kontrollierte Studien liegen allerdings hierfür nicht vor (Hildebrandt u. Ragosch 1994). Die Hauptwirkung in Bezug auf die Prävention eines RDS durch β-Mimetika ist wohl indirekt in dem Zeitgewinn durch den tokolytischen Effekt zu sehen, den der Geburtshelfer benötigt, um mit Glukokortikoiden die Lungenreife zu induzieren.

27.3 Prophylaxe intraventrikulärer Blutungen und einer nekrotisierenden Enterokolitis

Wie oben ausgeführt, kommt es unter der Applikation von Glukokortikoiden zu einem signifikant geringeren Auftreten von intraventrikulären Blutungen.

Die intraventrikuläre Blutung ist nach wie vor bei Kindern unter 1500 g eine führende Komplikation mit Inzidenzen von 20–50 %. Auch wenn die leichteren Verlaufsformen (Grad I und II) in der Regel folgenlos bleiben, sind die schwereren Grade (Grad III und IV) mit einer hohen Mortalität und mentalen sowie motorischen Entwicklungsverzögerungen vergesellschaftet. Als antenatale prophylaktische Therapien kommt neben den Glukokortikoiden die Applikation von **Phenobarbital** und **Vitamin K** in Betracht. Für Vitamin K haben sich in drei großen randomisierten kontrollierten Studien (Zusammenstellung siehe Abdeb Rahman 1994) sehr unterschiedliche Resultate ergeben, so dass zum jetzigen Zeitpunkt keine generelle Empfehlung gegeben werden kann.

▶ Studienbox

Die Applikation von **Phenobarbital** scheint hier erfolgversprechender zu sein. In vier ebenfalls randonisierten kontrollierten Studien konnte ein Effekt nachgewiesen werden, wobei in Summation aller Studien eine Reduktion von schwergradigen Blutungen von 16,4% auf 2,9% erzielt werden konnte (Abdeb Rahman 1994). In einer Arbeit, in der die Kombination von Phenobarbital und Vitamin K im Vergleich zu einer Kontrolle untersucht wurde, konnte allerdings keine signifikante Reduktion erzielt werden (Thorp et al. 1994).

An dieser Stelle sei noch die hoch dosierte Gabe von **Magnesiumsulfat** erwähnt. Die pränatale maternale Applikation in Fällen drohender Frühgeburt oder Präeklampsie soll zu einer verminderten Inzidenz von peri- bzw. intraventrikulären Blutungen und spastischen Zerebralparesen führen (Stigton u. Kjellmer 1997;Grether et al. 1996). Der protektive Effekt des Magnesiums ist möglicherweise durch die kalziumantagonistische Wirkung zu erklären, obwohl der tatsächliche Mechanismus bisher unbekannt ist. Bevor ein breiter Einsatz von Magnesium in Fällen drohender Frühgeburt empfohlen werden kann, sind jedoch auch hier Ergebnisse von prospektiv randomisierten Studien zu fordern.

Zur Prophylaxe einer nekrotisierenden Enterokolitis (NEC) stehen antenatal nur die **Glukokortikoide** zur Verfügung.

▶ **Studienbox**

Die metaanalytische Untersuchung von Crowley (1995) zeigte eine signifikante Reduktion der NEC nach Glukokortikoidgabe, wohingegen im NIH Consensus Statement keine eindeutige Aussage dazu gemacht wird. Die oben aufgeführte Metaanalyse von Harding (Harding et al. 2001) zeigt eine Reduktion des NEC-Raten unter Glukokortikoiden beim vorzeitigen Blasensprung. In einer Übersichtsarbeit von Neu wird ebenfalls der positive Effekt unterstrichen (Neu 1996), wobei als Wirkungsmechanismus die vorzeitige Reifung der Mikrovilli angegeben wird.

27.4 Diagnostik und Therapie fetaler Arrhythmien

Fetale kardiale Arrhythmien fallen meist zufällig im Rahmen der Schwangerenvorsorge auf. Am häufigsten finden sich Extrasystolen, aber auch fetale **Tachykardien** [>200 beats per minute (bpm)] oder **Bradykardien** (<100 bpm) werden diagnostiziert. Durch Kindsbewegungen verursachte Akzelerationen der fetalen Herzfrequenz übersteigen selten 200 bpm und persistieren nicht über längere Zeit.

> Beim Nachweis einer Tachy- oder Bradykardie ist eine umgehende Abklärung durch eine fetale Echokardiographie mittels Farbdoppler, M-mode-Untersuchung und gepulstem Doppler sowie eine spezialisierte Ultraschalluntersuchung des gesamten Feten erforderlich, da diesen Störungen gehäuft ein struktureller Defekt des Herzens zugrunde liegt. Auch bei Extrasystolien sollte eine fetale Echokardiographie veranlasst werden.

27.4.1 Fetale Extrasystolen

Fetale Extrasystolen sind meist **supraventrikulären Ursprungs** (Entezami et al. 1995). Sie verschwinden fast immer im weiteren Schwangerschaftsverlauf oder der frühen Neonatalperiode spontan und sind benigne, wenn ein begleitendes Herzvitium sonographisch ausgeschlossen wurde. Koffein und β-Sympathikomimetika (Fenoterol) können Extrasystolen auslösen und sollten in diesen Fällen möglichst gemieden werden.

In 0,5 % der Fälle können Extrasystolen in eine Tachykardie übergehen, die eine Herzinsuffizienz und einen Hydrops fetalis zur Folge haben können (Copel et al. 1997). Deshalb ist eine wöchentliche Kontrolle der Herzfrequenz zu empfehlen, um gegebenenfalls therapeutisch eingreifen zu können.

27.4.2 Bradykardien

Etwa bei der Hälfte der fetalen Bradykardien liegt eine **immunologische Erkrankung der Mutter** ursächlich zugrunde (Lupus erythematodes, Sjögren-Syndrom u.a.; Entenami et al. 1995). Die Autoantikörper Anti-Rho und Anti-LA treten dabei transplazentar in die fetale Zirkulation über und schädigen das fetale Reizleitungssystem des Herzens. Daraus resultiert häufig ein AV-Block II–III. Grades. Zusätzlich können diese Antikörper das fetale Myokard direkt angreifen. Wenn Bradykardien durch eine Autoimmunerkrankung verursacht sind, kann eine hochdosierte Kortisontherapie oder eine Plasmapherese positive Wirkungen erzielen (Buyon et al. 1995).

Nahezu 50 % der verbleibenden Bradykardien werden durch einen **strukturellen Herzfehler** bedingt, der mit einer Fehlentwicklung des Reizleitungssystems einhergeht (z. B. AV-Kanal, korrigierte Transposition der großen Gefäße; Schmidt et al. 1991). In diesen Fällen entsteht nur selten intrauterin eine Herzinsuffizienz oder ein Hydrops fetalis und die Kinder gedeihen trotz einer Frequenz von nur 70 bpm gut. Die Überwachung während der Geburt ist jedoch erschwert und muss z. B. durch wiederholte Mikroblutuntersuchungen oder die Pulsoxymetrie ergänzt werden. Die Bradykardie allein ist aber kein Grund eine primäre Sectio caesarea durchzuführen. Die effektive Therapie der Bradykardie besteht in diesen Fällen in einer Schrittmacherbehandlung post partum. Versuche, bei Fällen von Bradykardien mit fetalem Hydrops intrauterin eine Schrittmacherbehandlung durchzuführen, sind bisher gescheitert.

27.4.3 Tachykardien

Tachykardien des Feten können außer durch **Kindsbewegungen** (s. oben) auch durch **mütterliches Fieber** verursacht werden. Diese verschwinden dann aber nach Fiebersenkung schnell.

Am häufigsten sind supraventrikuläre Tachykardien, seltener treten Vorhofflattern oder ventrikuläre Tachykardien auf.

Persistierende fetale Tachykardien über 220 bpm können zum **Hydrops fetalis** und zum Tode des Feten durch eine **Herzinsuffizienz** führen. In der Nähe des errechneten Entbindungstermins wird deshalb die vorzeitige Entbindung in einem Perinatalzentrum und die intensivmedizinische postnatale Therapie empfohlen. Vor der 35. Schwangerschaftswoche ist in den meisten Fällen eine intrauterine Therapie z. B. mit Digitalis, β-Blockern oder Kalziumantagonisten vorzuziehen (Kleinmann et al. 1996), die über die Mutter transplazentar auf den Feten einwirken. Liegt jedoch ein Hydrops fetalis vor, ist häufig eine schnelle und effektive Therapie über die Mutter nicht möglich, sondern die direkte Gabe des Medikamentes (z. B. Amiodarone) in die Nabelvene des Feten effektiver.

Fetale Herzrhythmusstörungen verlangen eine weiterführende Abklärung durch einen erfahrenen Spezialisten.

- Extrasystolen haben eine sehr günstige Prognose mit hoher Spontanheilungstendenz.
- Brady- und Tachykardien bedürfen der intensiven Überwachung und der intensiven Zusammenarbeit von Perinatalmedizinern, Neonatologen und Kinderkardiologen und können von einer intrauterinen Therapie entscheidend profitieren (Gembruch et al. 1989).

Literatur

Abbasi S, Hirsch D, Davis J, Tolosa J, Stouffer N, Debbs R, Gerdes JS (2000) Effect of single versus multiple course of antenatal corticosteroids an maternal and neonatal outcome. Am J Obstet Gynecol 182: 1243–1249

Abdel-Rahman AM, Rosenberg AA (1994) Prevention of intraventricular hemorrhage in the premature infant. Clin Perinatol 21: 505–521

Antenatal Corticosteroids Revisited (2000) Repeated courses. NIH Consensus Statement 2000. intro.htm.

ACOG (1996) Assessment of fetal lung maturity. ACOG Educational Bulletin 230: 1–7

Barkai G, Mashiach S, Reichman B, Modan M, Meir E, Goldman B (1986) Effect of blood contamination an the fluorescence polarization value of amniotic fluid lamellar bodies. Obstet Gynecol 68: 379–381

Buyon JP, Waltuck J, Kleinman CS, Copel JA (1995) In uteri identification and therapy of congenital heart block. Lupus 4: 116–121

Copel JA, Friedman AH, Kleinman CS (1997) Management of fetal cardiac arrhythmias. Obstetrics and Gynecology Clin North Am 24: 201–211

Cosmi EV, Di Renzo GC (1989) Assessment of foetal lung maturity. Eur Respir J 1: 40s–49s

Creasy RK (1993) Preterm birth prevention: where are we? Am J Obstet Gynecol 168: 1223–1230

Crowley P, Chalmers I, Keirse MJNC (1990) The effect of corticosteroid administration before preterm delivery: an overview of the evidence from controlled trials. Br J Obstet Gynaecol 97: 11–25

Crowley PA (1995) Antenatal corticosteroid therapy: a meta-analysis of the randomized trials, 1972 to 1994. Am J Obstet Gynecol 173: 322–335

Crowley P (1999) Prophylactic corticosteroids for preterm delivery (Cochrane review). In: The Cochrane Library, Issue 3. Update Software, Oxford

Crowther C, Alfirevic Z, Haslam R (1999) Prenatal thyrotropin-releasing hormone (TRH) for preterm birth (Cochrane review). In: The Cochrane Library, Issue 3. Update Software, Oxford

Dalence CR, Bowie LJ, Dohnal JC, Farrell EE, Neerhof MG (1995) Amniotic fluid lamellar body count: a rapid and reliable fetal lung maturity test. Obstet Gynecol 86: 235–239

DiFiore JW, Wilson JM (1994) Lung development. Seminars in Pediatric Surgery 3: 221–232

Dubin SB (1992) Assessment of fetal lung maturity by laboratory methods. Clin Lab Med 12: 603–620

Entezami M, Becker R (1995) Fetaler Thorax. In: Becker R, Fuhrmann W, Holzgreve W, Sperling K (Hrsg) Pränatale Diagnostik und Therapie. Wissenschaftliche Verlagsgesellschaft, Stuttgart, S 157–164

French NP, Hagan R, Evans SF, Godrey M, Newham JP (1999) Repeated antenatal corticosteroids: size at birth and subsequent development. Am J Obstet Gynecol 180: 114–121

Gardner MO, Papile LA, Wright LL (1997) Antenatal corticosteroids in pregnancies complicated by preterm premature rupture of membranes. Obstet Gynecol 90: 555–564

Gembruch U, Manz M, Bald R, Ruddel H, Redel DA, Schlebusch H, Nitsch J, Hansmann M (1989) Repeated intracascular treatment with amiodarone in a fetus with refractory supraventricular tachycardia and hydrops fetalis. Am Heart J 118: 1335–38

Gluck L, Kulovich MV, Borer RC, Brenner PH, Anderson GG, Spellacy WN (1971) Diagnosis of the respiratory distress syndrome by amniocentesis. Am J Obstet Gynecol 109: 440–445

Grether JK, Nelson KB, Emery ES 3rd, Cummins SK (1996) Prenatal and perinatal factors and cerebral palsy in very low birth weight infants. J Pediatr 128: 407–414

Guinn DA, Atkinson MW, Sullivan L et al. (2001) Single vs. weekly courses of antenatal corticosteroids for women at risk of preterm delivery. JAMA 286:1581–1587

Hallman M, Feldman BH, Kirkpatrick E, Gluck L (1977) Absence of phosphatidylglycerol (PG) in respiratory distress syndrome in the newborn. Study of the minor surfactant phospholipids in newborns. Pediatr Res 11: 714–720

Harding, JE, Pank J, Knight DB, Liggins GC (2001) D antenatal corticosteroids help in the setting of preterm rupture of membranes? Am J Obstet Gynecol, 184: 131–139

Hentschel J, Arlettaz R, Bührer C (2001) Überlebenschancen und Langzeitprognose bei Geburt in der Grauzone der Lebensfähigkeit. Gynäkologe 34: 697–707

Hildebrandt A (1992) Bekanntmachung über die Zulassung und Registrierung von Arzneimitteln. Monographie Ambroxol. G VII 7460–00–4747/92

Hildebrandt R, Ragosch V (1994) Interaktion von Tokolyse und fetaler Lungenreifung. In: Wolff z (Hrsg) Standortbestimmung der Tokolysebehandlung. Steinkopf, Darmstadt

Hueston WJ (1998) Preterm contractions in community settings: I. Treatment of preterm contractions. Obstet Gynecol 92: 38–43

Kleinman CS, Copel JA (1996) Fetal arrhythmias in ultrasound and the fetal heart. In: Wladimiroff JW, Pilu G (eds) Progress in obstetric and gynecological sonography series. Parthenon, London, p 93

Lewis DF, Futayyeh S, Towers CV, Asrat T, EdwardsS, Brooks GG (1996) Preterm delivery from 34 to 37 weeks of gestation: is respiratory distress syndrome a problem? Am J Obstet Gyncol 174: 525–528

Liggins GC, Howie RN (1972) A controlled trial of ante, partum glucocorticoid treatment for prevention of the respiratory distress syndrome in premature infants. Pediatrics 50: 515–525

Lorenz U, Ragosch V, Weitzel H (1990) Diagnostik der fetalen Lungenreife. Gynäkologe 23: 284–288

Lucey J, Soll R, Horbar J (1991) Vermont-Oxford Trial Network, 52 Overlake Park, Burlington, VT 05401

Luerti M, Lazzarin A, Corbella E Zavattini G (1987) Alternative to steroids for prevention of respiratory distress syndrome (RDS): multicenter controlled study to compare ambroxol and betamethasone. J Perinat Med 15: 227–238

MacArthur BA, Howie RN, Dezoete JA, Elkins J (1982) School progress and cognitive development of 6-year old children whose mothers were treated antenatally with betamethasone. Pediatrics 70: 99105

Moya FR, Groß I (1993) Combined hormonal therapy or the prevention of respiratory distress syndrome and its consequences. Semin Perinatol 17: 67–274

Neu J (1996) Necrotizing enterocolitis. The search for a unifying pathogenic therapy leading to prevention. Pediatr Clin North Am 2: 409–432

NIH Consensus Conference (1995) Effect of corticosteroids for fetal maturation an perinatal outcomes. JAMA 273: 413–418

Ragosch V, Hundertmark S, Fuhr N, Hopp H, Weitzel 11 (1995) Management des frühen vorzeitigen Blasensprungs an geburtshilflichen Abteilungen in Deutschland. Z Geburtshilfe Neonatol 199: 236–242

Ragosch V, Weitzel H (1995) Derzeitiger Stand der Lungenreifeinduktion zur Vermeidung eines neonatalen Atemnotsyndroms. Gynäkologe 28: 203–210

Ragosch V (1997) Fetale Lungenreife: Klinische Untersuchungen zu diagnostischen Methoden und tierexperimentelle Untersuchungen zur pharmakologischen Beeinflussung. Habilitationsschrift

Ragosch V, Dudenhausen W, Grauel L, Schneider KTM, Vetter K, Weitzel H (2000) Empfehlungen zum Vorgehen beim vorzeitigen Blasensprung. Frauenarzt 41: 271–272

Salzer H, Weidinger H, Simbruner G, Vytiska-Binstorfer E (1986) Ambroxol versus Betamethason zur Förderung der antepartalen Lungenreife – eine multizentrische Studie. Z Geburtsh Periat 190: 49–59

Schmidt KG, Ulmer HE, Silverman NH, Kleinman CS, Copel JA (1991) Perinatal outcome of fetal complete atrioventricular block: A multicenter experience. J Am Coll Cardio191: 1360–66

Smolders-de Haas H, Neuvel J, Schmand B, Treffers PE, Koppe JG, Hoeks J (1990) Physical development and medical history of children who were treated antenatally with corticosteroids to prevent respiratory distress syndrome: a 10- to 12-year follow up. Pediatrics 86: 65–70

Stigson L, Kjellmer I (1997) Serum levels of magnesium at birth related to complications of immaturity. Acta Paediatr 86: 991–994

Thorp JA, Parriott J, Ferrette-Smith D, Meyer BA, Cohen GR, Johnson J (1994) Antepartum vitamin k and phenobarbital for preventing intraventricular hemorrhage in the premature newborn: a randomized, double-blind, placebo-controlled trial. Obstet Gynecol 83: 70–76

Vermillion ST, Soper DE, Chasedunn RJ (1999) Neonatal sepsis after betamethasone administration to patients with preterm premature rupture of membranes. Am J Obstet Gynecol 181: 320–327

Wauer RR, Schmalisch G, Menzel K et al. (1982) The antenatal use of ambroxol (bromhexine metabolite VIII) to prevent hyaline membrane disease: a controlled double-blind study. Biol Res Preg 3:84–91

Intrauterine Wachstumsretardierung (IUWR)

H. Schneider und K.T.M. Schneider

Kurz-Überblick

Ein Geburtsgewicht < 10. Perzentil der für das Gestationsalter gegebenen Normalverteilung ist als »small for gestational age« (SGA) definiert und kann Ausdruck verschiedener konstitutioneller Faktoren wie Geschlecht des Kindes, Gewicht und Körpergröße der Mutter sowie Gewichtszunahme während der Schwangerschaft, ethnische Zugehörigkeit u. a. sein. Nur bei etwa der Hälfte dieser Kinder bestehen Hinweise auf eine intrauterine Wachstumspathologie. Eine intrauterine Wachstumsretardierung (IUWR) kann Folge einer intrinsischen (Chromosomenanomalien) oder extrinsischen (virale Infektionen, Toxine, Strahlen) Schädigung des für die Wachstumskontrolle verantwortlichen Genmaterials oder Folge einer chronischen Versorgungsstörung sein.

Während die Prognose der genetisch bedingten IUWR generell schlecht und therapeutisch nicht beeinflussbar ist, kann bei den auf Mangelversorgung basierenden Formen die Prognose durch eine sorgfältige Überwachung mit dem Ziel der rechtzeitigen Entbindung und einer optimalen perinatalen Versorgung deutlich verbessert werden. Die chronische Plazentarinsuffizienz basiert einerseits auf einer Schädigung der uteroplazentaren Gefäße, andererseits auf einer Pathologie der Plazentazotten. Störungen der Angiogenese sowie Zottenreifung sind mit besonders früh auftretenden und schweren Formen der IUWR mit ausgeprägter Widerstandserhöhung im Umbilikalkreislauf verbunden.

Von verschiedenen Screeninguntersuchungen hat sich die Ultraschallbiometrie verschiedener Körpermaße des Fetus wie der Abdomenumfang und der Kopfdurchmesser zusammen mit der Beurteilung der Fruchtwassermenge am besten für die Früherkennung von Wachstumsstörungen bewährt. Bei Verdacht auf SGA ist eine detaillierte Diagnostik zum Ausschluss von Chromosomenanomalien, Fehlbildungen, viralen Infekten angezeigt; dabei ist die Plazentabiopsie Methode der Wahl für die Gewinnung des für die rasche Diagnostik erforderlichen Materials.

Neben der Diagnostik kommt der Zustandsbeurteilung des Fetus und dem rechtzeitigen Entscheid für die Entbindung zentrale Bedeutung zu. Ziel einer vorzeitigen Schwangerschaftsbeendigung ist die Vermeidung der Schädigung fetaler Organe durch chronische Gewebshypoxie und Azidose, die Grundlage verschiedener Entwicklungsstörungen sein können, die sich teilweise auch erst im Erwachsenenalter manifestieren. Andererseits ergeben sich bei zu früher Intervention die Gefahren der Frühgeburtlichkeit.

Eine serienmäßige dopplersonographische Beurteilung der Plazentagefäße sowie verschiedener Gefäße des Fetus ist allen anderen Überwachungsmethoden für die Verlaufsbeobachtung eindeutig überlegen. Ein enddiastolischer Strömungsstopp oder ein negativer Fluss in der Nabelschnurarterie sind mit einem beträchtlich erhöhten Azidoserisiko verbunden, wobei bei pathologischen Dopplermustern im venösen Gefäßbereich – vor allem im Ductus venosus – eine unmittelbare Bedrohung des Fetus vorliegt. Die zeitliche Dynamik der Dekompensation des Herz-Kreislauf-Systems variiert beträchtlich; hier muss bei begleitenden Präeklampsie mit einer raschen Progredienz gerechnet werden. Die Latenzzeit zwischen dem Auftreten einer Umverteilung des arteriellen Blutflusses in den fetalen Organen bis zur Dopplerpathologie im venösen System verkürzt sich mit fortschreitendem Gestationsalter.

Bei Fällen mit sehr ungünstiger Prognose wie einer schweren IUWR bei einem Gestationsalter von < 28 SSW und fortgeschrittenen Zeichen der Herzinsuffizienz oder aber bei Nachweis von Chromosomenanomalien oder Organfehlbildungen muss im Einzelfall auch der Verzicht auf eine operative Schwangerschaftsbeendigung und das Abwarten des natürlichen Verlaufes diskutiert werden. Diese schwierige Entscheidung ist in enger Abstimmung mit den Eltern zu treffen.

28.1 Allgemeine Grundlagen

28.1.1 Terminologie

Das Geburtsgewicht ist ein wichtiges Beurteilungskriterium des Neugeborenen, da Abweichungen von der Norm mit einer Zunahme der Morbidität und der Mortalität verbunden sind. Da das Gestationsalter die wichtigste Einflussgröße für das Geburtsgewicht darstellt, können Rückschlüsse auf das intrauterine Wachstum nur im Abgleich mit Gewichtskurven, basierend auf der Normalverteilung von Geburtsgewichten bei unterschiedlichem Schwangerschaftsalter gezogen werden. Die erste international gebräuchliche Kurve stammte von Lubchenko und wurde in Denver/Colorado erstellt, wobei bei der Verwendung dieser Kurve ein systematischer Einfluss der Höhe auf das Gewicht zu beachten ist (Lubchenco et al. 1963).

Definition

Ausgehend von den Gewichtskurven werden die Neugeborenen in 3 Gewichtsklassen eingeteilt:

- für das Gestationsalter zu kleine Neugeborene (»small for gestational age«, SGA), definiert durch Geburtsgewichte unterhalb des 10. Perzentils,
- normalgewichtige Neugeborene,
- für das Gestationsalter zu große Neugeborene (»large for gestational age«, LGA), definiert durch Geburtsgewichte oberhalb des 90. Perzentils.

▶ Studienbox

Auch für den deutschsprachigen Bereich liegen verschiedene Wachstumskurven ausgehend von Neugeborenengewichten vor (Largo et al. 1980; Weller u. Jorch 1993; Kyank et al. 1977). Neuere Normkurven wurden basierend auf den Daten von 560 000 Einlingsgeburten aus der Perinatalerhebung in Deutschland, publiziert (Voigt et al. 1997; ◻ Abb. 28.1, Tabelle 28.1).

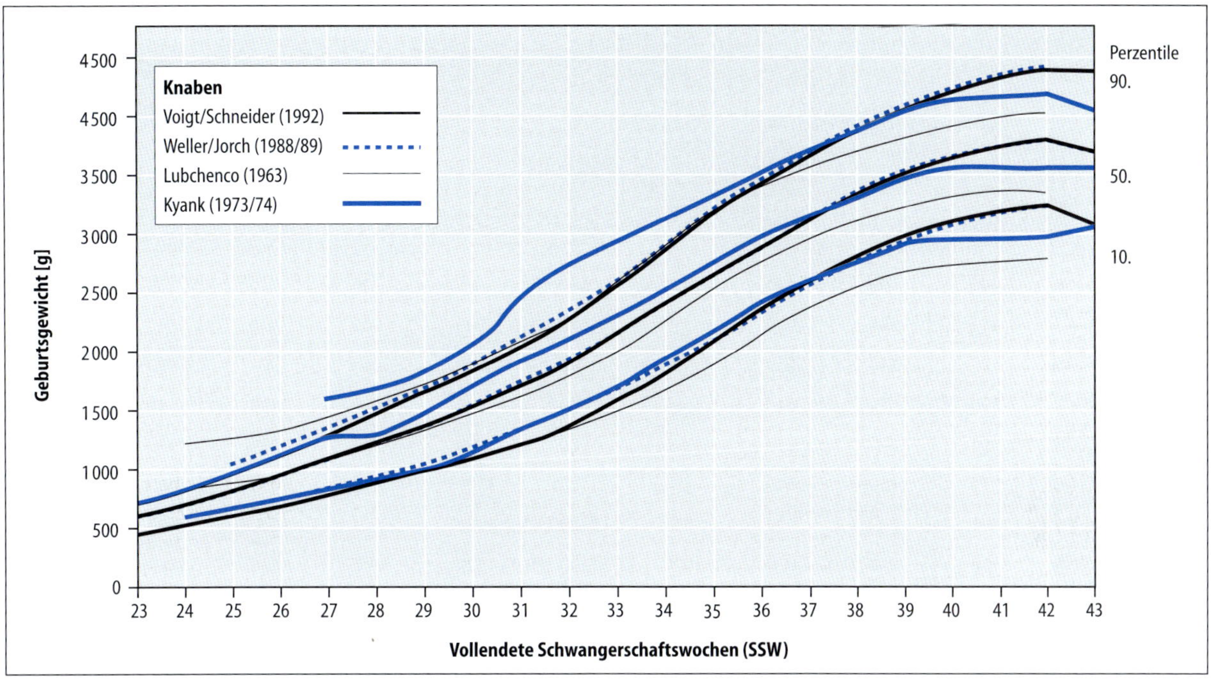

Abb. 28.1. **Wachstumskurven nach Voigt/Schneider, Weller/Jorch, Lubchenco und Kyank** (aus Voigt et al. 1996)

Bei all diesen Normkurven ist zu berücksichtigen, dass sie auf Neugeborenengewichten basieren und dass ein überproportional hoher Anteil von Kindern mit intrauteriner Wachstumsretardierung bei den Frühgeburten eine gewisse Verlagerung der Werte zu niedrigeren Geburtsgewichten in diesem Bereich zur Folge hat. Neben dem Gestationsalter haben andere Faktoren wie das Geschlecht (Mädchen sind am Termin im Durchschnitt um 150 g leichter als Knaben), ethnische Zugehörigkeit sowie verschiedene maternale Einflussfaktoren wie z. B. die Körpergröße der Mutter und ihr Gewicht zu Beginn der Schwangerschaft einen systematischen Einfluss auf das Geburtsgewicht (Tabelle 28.2).

Aus den Daten der Perinatalerhebungen konnte mithilfe linearer Regression pro Zentimeter mütterlicher Körpergröße eine Zunahme des Geburtsgewichtes um durchschnittlich 17 g abgeleitet werden.

- Die Gewichtszunahme der Mutter während der Schwangerschaft führt bei Schwangeren mit einem Ausgangsgewicht von ≤58 kg zu einer Erhöhung des Geburtsgewichtes um 23 g pro kg.
- Bei einem höheren Ausgangsgewicht ist die Auswirkung auf das Geburtsgewicht geringer.
- Bei einem Körpergewicht der Mutter zwischen 59 kg und 67 kg ist lediglich ein Mehr von 14 g pro kg bzw. bei Müttern mit ≥68 kg von 4 g zu verzeichnen (Voigt et al. 1997).

Die vielfach angeführte Korrelation zwischen dem Geburtsgewicht und der Parität erklärt sich vor allem durch das zunehmende Alter der Mutter und das damit verbundene erhöhte Ausgangsgewicht.

> Die Klassifizierung eines Neugeborenen als SGA ist nicht gleichbedeutend mit einem pathologischen Wachstum, sondern kann Ausdruck von genetisch bedingten Unterschieden im normalen Wachstum sein.

Die Abgrenzung zwischen kleinen, aber normal gewachsenen Neugeborenen gegenüber Kindern mit pathologischem Wachstum (intrauterine Wachstumsretardierung, IUWR) ist von großer klinischer Bedeutung, da nur in der pathologischen Gruppe mit einer erhöhten Morbidität und Mortalität zu rechnen ist und ein entsprechender Mehraufwand an diagnostischen, prophylaktischen und therapeutischen Maßnahmen gerechtfertigt ist. Auf die Möglichkeiten der diagnostischen Unterscheidung wird im Folgenden noch ausführlicher eingegangen.

Je vollständiger die Normalisierung des Geburtsgewichtes gegenüber systematischen Einflussfaktoren wie Schwangerschaftsalter, Geschlecht des Neugeborenen, ethnische Herkunft und maternale Faktoren ist, desto direkter kann bei Überschreitung des normalen Streubereiches auf eine Wachstumspathologie geschlossen werden; bei Feststellung eines SGA-Kindes verbessert sich der positive Vorhersagewert für eine intrauterine Wachstumsretardierung (IUWR; Voigt et al. 1997; Gardosi et al. 1992).

Auf die mögliche praktische Bedeutung der Verwendung korrigierter Gewichtskurven unter Berücksichtigung verschiedener konstitutioneller Faktoren wurde kürzlich hingewiesen (Leeson u. Aziz 1997).

In einem retrospektiven Vergleich bevölkerungsbasierter Wachstumskurven mit korrigierten Wachstumskurven zur Differenzierung zwischen SGA und IUWR wurde gezeigt, dass 28 % der mit Hilfe der konventionellen Gewichtskurven als zu klein (< 10. Gewichtsperzentil für das Gestationsalter) und 22 % der als zu groß (> 90. Gewichtsperzentil) eingestuften Feten tatsächlich innerhalb des Normalbereiches der korrigierten Geburtsgewichte lagen. Umgekehrt waren 24 % der SGA- und 26 % der zu großen Kinder anhand der konventionellen Gewichtskurven als normal eingestuft worden (Gardosi et al. 1992).

Prospektiv randomisierte Vergleichsstudien müssen zeigen, wie weit durch den Einsatz entsprechend angepasster Gewichtskur-

Tabelle 28.1. Geburtsgewichtsperzentilen aus den 563.480 Einlingsgeburtsgewichten des Jahrgangs 1992 der BRD (aus Voigt et al. 1996)

SSW	Geburtsgewicht (Perzentilen)									
	5.		10.		50.		90.		95.	
	♀	♂	♀	♂	♀	♂	♀	♂	♀	♂
23 + 0 – 23 + 6	400	420	430	450	580	600	700	720	750	770
24 + 0 – 24 + 6	460	480	490	510	670	690	800	840	860	880
25 + 0 – 25 + 6	520	540	560	600	760	800	930	970	990	1030
26 + 0 – 26 + 6	590	610	640	680	880	940	1060	1120	1140	1180
27 + 0 – 27 + 6	650	690	710	770	1000	1080	1220	1280	1300	1360
28 + 0 – 28 + 6	710	750	800	860	1120	1220	1390	1450	1460	1520
29 + 0 – 29 + 6	790	830	900	960	1250	1350	1570	1630	1650	1710
30 + 0 – 30 + 6	900	940	990	1070	1420	1520	1770	1830	1850	1910
31 + 0 – 31 + 6	1010	1070	1100	1180	1590	1690	1960	2020	2050	2110
32 + 0 – 32 + 6	1140	1200	1260	1340	1790	1890	2180	2260	2280	2360
33 + 0 – 33 + 6	1300	1360	1470	1550	2030	2130	2470	2550	2610	2690
34 + 0 – 34 + 6	1530	1600	1710	1790	2270	2390	2770	2850	2920	3000
35 + 0 – 35 + 6	1790	1870	1980	2060	2550	2640	3060	3140	3230	3320
36 + 0 – 36 + 6	2060	2140	2230	2330	2760	2860	3290	3390	3460	3550
37 + 0 – 37 + 6	2290	2400	2460	2570	2970	3090	3500	3620	3660	3770
38 + 0 – 38 + 6	2500	2620	2660	2780	3160	3300	3690	3840	3850	4000
39 + 0 – 39 + 6	2670	2790	2820	2950	3320	3470	3850	4010	4020	4180
40 + 0 – 40 + 6	2800	2910	2940	3070	3450	3600	4000	4170	4180	4350
41 + 0 – 41 + 6	2890	3010	3050	3160	3540	3700	4100	4290	4300	4470
42 + 0 – 42 + 6	2900	3030	3050	3200	3580	3760	4180	4350	4360	4520
43 + 0 – 43 + 6	2770	2860	2920	3040	3530	3670	4130	4340	4340	4510

ven einerseits das Ergebnis insgesamt verbessert und andererseits unnötiger diagnostischer und therapeutischer Aufwand bei falsch eingestuften Fällen vermieden werden kann.

▶ Studienbox

Generell kann man davon ausgehen, dass knapp die Hälfte aller SGA-Kinder Folge einer intrauterinen Wachstumsbeeinträchtigung sind und somit als pathologisch eingestuft werden müssen. Nur etwa ein Drittel aller SGA-Kinder sind Termingeburten (Pollack u. Divon 1992; Villar u. Belizan 1986; Wladimiroff 1991; Zimmer u. Divon 1992; Resnik 2002). Bei Vorliegen einer intrauterinen Wachstumsretardierung ist das Frühgeburtsrisiko gegenüber normosomen Feten um das 2–3fache erhöht (Lackman et al. 2001).

28.1.2 Ätiologie der intrauterinen Wachstumsretardierung (IUWR)

Für die intrauterine Wachstumsretardierung, die auf eine Vielzahl unterschiedlicher Ursachen zurückgeführt werden kann, wurden verschiedene Einteilungen vorgeschlagen. Die Differenzierung der IUWR nach verschiedenen Ätiologien ermöglicht eine differenzierte Beurteilung des klinischen Verlaufes, des Schweregrades sowie auch der Prognose. Angesichts der zentralen Bedeutung einer ausreichenden Versorgung des Fetus mit den für das Wachstum erforderlichen Substanzen empfiehlt sich die grundsätzliche Unterteilung in

- Formen, die primär auf fetaler Pathologie basieren bei weitgehend ungestörter Versorgung, und
- Formen mit einer Beeinträchtigung der Versorgung (s. Übersicht).

Tabelle 28.2. Zehnte Perzentilwerte des Geburtsgewichtes für Mädchen und Knaben unter Berücksichtigung von Körpergewicht und -länge der Mutter (aus Voigt et al. 1997)

Körpergewicht der Mutter (kg)	37–58						59–67						68–120					
Körperlänge der Mutter (cm)	140–160		161–165		166–190		140–164		165–169		170–190		140–167		168–172		173–190	
SSW	♀	♂	♀	♂	♀	♂	♀	♂	♀	♂	♀	♂	♀	♂	♀	♂	♀	♂
33	1440	1520	1450	1530	1460	1540	1460	1540	1460	1550	1480	1560	1480	1560	1490	1570	1500	1580
34	1650	1730	1670	1750	1690	1770	1700	1780	1720	1800	1740	1820	1730	1810	1760	1840	1760	1870
35	1900	1980	1930	2010	1960	2040	1980	2060	2000	2080	2020	2100	2010	2090	2040	2120	2040	2160
36	2130	2230	2170	2270	2210	2310	2240	2340	2270	2370	2300	2400	2270	2370	2320	2420	2320	2480
37	2340	2450	2390	2500	2440	2550	2450	2560	2500	2610	2550	2660	2500	2610	2560	2670	2560	2750
38	2520	2640	2590	2710	2640	2760	2640	2760	2690	2810	2750	2870	2690	2810	2780	2900	2780	2970
39	2670	2800	2740	2870	2790	2920	2790	2920	2850	2980	2900	3030	2840	2970	2940	3070	2940	3130
40	2790	2920	2840	2970	2900	3030	2910	3040	2960	3090	3010	3140	2970	3100	3060	3190	3060	3250
41	2870	3010	2920	3060	2960	3100	2970	3110	3030	3170	3090	3230	3030	3170	3130	3270	3130	3330
42	2860	3010	2920	3070	2970	3120	2970	3120	3060	3210	3130	3280	3070	3220	3150	3300	3150	3350
43	2750	2810	2810	2930	2860	2980	2860	2980	2930	3050	3000	3120	2990	3110	3060	3180	3060	3240

Ätiologische Einteilung verschiedener Formen von intrauteriner Wachstumsretardierung (IUWR)

Primär fetal (ungestörte Versorgung)

- **Endogen**
  - Fehlbildungen
  - Chromosomenanomalien: Trisomie 13, 18, 21
  - Stoffwechselerkrankungen
- **Exogen**
  - Intrauterine Infektionen: Röteln, Zytomegalie, Toxoplamose, Herpes
  - Strahlenexposition

Gestörte Versorgung

- **Präplazentar**
  - O_2-Mangel (Höhenexposition)
  - Hyperthermie
  - Mangelernährung
  - Toxische Einflüsse, Nikotin, Alkohol, Drogen
- **Maternale Störungen/Erkrankungen**
  - Anämie
  - Hypertonie/Präeklampsie
  - Chronische Nierenleiden
  - Zyanotische Herzvitien
  - Systemischer Lupus erythematodes
  - Diabetes mellitus
- **Plazentar**
  - Plazenta praevia
  - Chromosomen Mosaik
  - Gestörte Plazentation (mit oder ohne Uteruspathologie)

Der Anteil der **endogenen, primär fetal bedingten Wachtumsstörungen**, die auch als intrinsische Störungen extrinsischen Beeinträchtigungen gegenüber gestellt werden, beträgt 10–20 %. Diese Wachstumsstörungen sind mit Chromosomenanomalien sowie Fehlbildungen assoziiert:

- Besonders bei der Trisomie 18 findet man gehäuft frühe und schwere symmetrische Wachstumsretardierungen;
- die Trisomie 13 weist oft ebenfalls eine schwere Wachstumsretardierung auf, ohne dass ein bestimmtes Retardierungsmuster typisch wäre.
- Für eine Trisomie 21 spricht neben der auffälligen Brachyzephalie eine verkürzte Femurlänge.
- Röteln, Zytomegalie, Toxoplasmose, Herpes und andere infektiöse Erreger bewirken ebenfalls zu einem hohen Prozentsatz eine fetale Wachtumsverzögerung und gehören gemeinsam mit der Strahlenbelastung zu den extrinsischen Störungen.

Die für die **Gruppe der gestörten Versorgung** vorgeschlagene Unterteilung in präplazentare Störungen, maternale Störungen bzw. Erkrankungen und plazentare Pathologie im engeren Sinne ist sicher unvollkommen, da erhebliche Überlappungen bestehen. Gemeinsames und zentrales Merkmal ist eine Beeinträchtigung der Zufuhr von Sauerstoff und Nahrungsstoffen mit dem mütterlichen Blut in das uteroplazentare Gefäßgebiet.

Die **präplazentaren Störungen** wie ein chronischer O_2-Mangel, Exposition gegenüber hohen Umgebungstemperaturen,

Mangelernährung sowie verschiedene maternale Erkrankungen beeinflussen einerseits die Zusammensetzung des Blutes der Mutter und können sich andererseits auch negativ auf die uteroplazentare Perfusion auswirken. So ist bei einer chronischen Mangelernährung eine ungenügende Zunahme des zirkulierenden Blutvolumens mit fehlender oder ungenügender Anpassung der Flusseigenschaften durch Blutverdünnung typisch. Lokale Gefäßveränderungen, die vorbestehend sein können oder im Zusammenhang mit Schwangerschaftserkrankungen – wie insbesondere der Präeklampsie – entstehen, sind häufig für Störungen der uteroplazentaren Perfusion verantwortlich.

Sowohl die als präplazentar bezeichneten Versorgungsstörungen als auch krankheitsbedingte Veränderungen im mütterlichen Organismus können zusätzlich störend auf das Wachstum und die Entwicklung der Plazenta einwirken. Die Plazenta wirkt durch die Freisetzung von Proteinen und Peptiden ihrerseits regulierend auf den maternalen Stoffwechsel. Stellvertretend für eine Vielzahl von Substanzen seien hier lediglich 6F (Sheikh et al. 2001) und das plazentare Wachstumshormon (PLGH) genannt. Somit besteht eine enge Wechselwirkung mit gegenseitiger Beeinflussung zwischen Umgebungsfaktoren, dem maternalen Organismus und der Plazenta; die Versorgungslage des Fetus kann durch die Einwirkung von Störungen auf jeder dieser 3 Ebenen gefährdet werden.

Von besonderer Bedeutung sind **maternale Erkrankungen** mit Auswirkungen auf das uteroplazentare Gefäßsystem, allen voran die **schwangerschaftsinduzierte Hypertonie** (SIH). Bei vorbestehender Hypertonie, Nierenpathologie oder Lupus erythematodes treten gehäuft die Zeichen der Propfpräeklampsie auf, und in bis zu 42% der Fälle wird eine Wachtumsbeeinträchtigung des Fetus beobachtet (Droste 1992). Die Wachstumsretardierung kann dabei den klinischen Zeichen der Präeklampsie vorausgehen.

▶ Studienbox

Wie sich verschiedene Graduierungen der hypertensiven Gestose auf das zu erwartende Geburtsgewicht auswirken, wurde über einen 3-Jahres-Zeitraum an 12804 Entbindungen ermittelt, von denen 307 Frauen Präeklampsiesymptome entwickelten (Odegard et al.). Eine beginnende Präeklampsie war mit einem um 5% reduzierten Geburtsgewicht assoziiert. Bei schwerer Präeklampsie betrug die Reduktion 12% bei frühem Beginn dieser Erkrankung sogar 23%. Gegenüber Kontrollschwangerschaften war das Risiko für die Entwicklung eines SGA-Feten 4-mal höher (relatives Risiko = 4,2; 95% CI 2,2, 8,0; Odegard et al. 2000).

Nicht selten ist die maternale Grundkrankheit unbekannt, und erst die Dekompensation während der Schwangerschaft führt zur Entdeckung der vorbestehenden Organpathologie.

- Bei maternalen zyanotischen Herzfehlern ist der Anteil der Feten mit intrauteriner Wachstumsretardierung mit 52% außerordentlich hoch;
- bei schwerer Nierenerkrankung muss in etwa 25% der Fälle mit einer IUWR gerechnet werden.
- Drogenkonsum wie Heroin und Kokain sind in bis zu 55% der Fälle mit Wachstumsretardierung verbunden. Der direkte Einfluss der Drogen auf das Wachstum wird häufig durch Zusatzfaktoren wie eine schlechte Ernährung, ungünstige soziale Verhältnisse, gleichzeitiger Nikotinabusus etc. verstärkt.
- Auch für den Zigarettenkonsum werden multiple Angriffspunkte für die Beeinflussung des Wachstums diskutiert, z.B. eine direkte Schadstoffeinwirkung von Nikotin sowie die Bildung von Methämoglobin, Karbonmonoxyd und anderen schädlichen Komponenten. Dazu kommt der Einfluss von Kofaktoren wie eine gestörte Ernährung und chronischer Stress. Für den Nikotinabusus konnte eine deutliche Dosisabhängigkeit für die Entwicklung einer Wachstumsretardierung gezeigt werden.
- Auch der Medikamenteneinnahme der Mutter wird eine gewisse Bedeutung für die Entstehung einer intrauterinen Wachstumsretardierung zugeschrieben, wobei der Effekt vom Einfluss der Grunderkrankung meist nicht eindeutig abgrenzbar ist. Eine Beeinträchtigung des fetalen Gewichtes wurde vor allem für Folsäureantagonisten, Tetrazyklin, Antikoagulanzien und Antiepileptika beschrieben.

> In 40% aller Fälle mit IUWR lassen sich keine klaren Ursachen der Wachstumsretardierung ermitteln; klinisch spricht man von idiopathischen Ausprägungen von Wachstumsretardierungen, die meist asymmetrisch sind (Wladimiroff 1991; Resnik 2002).

28.2 Pathophysiologie des fetalen Wachstums

Das Gewebewachstum basiert auf der Vermehrung der Zellzahl durch Teilung (Hyperplasie) und Zunahme des Zellvolumens (Hypertrophie). Das embryonale Wachstum ist vor allem Folge von Zellvermehrung, während im letzten Schwangerschaftsdrittel ein hypertrophisches Wachstum im Vordergrund steht bei begrenzter Zunahme der Zellzahl. Im mittleren Schwangerschaftsdrittel sind Hyperplasie wie auch Hypertrophie gleichermaßen am Gewebewachstum beteiligt.

Das intrauterine Wachstum wird im Wesentlichen von 2 Einflussfaktoren bestimmt:

- dem genetisch determinierten Wachstumspotential,
- der Zufuhr von Sauerstoff, Nahrungsstoffen, Vitaminen, Mineralien und Spurenelementen.

Es gibt zahlreiche Hinweise darauf, dass das intrauterine Wachstum stärker durch die Versorgung mit Nahrungsstoffen determiniert ist als durch das genetische Wachstumspotential, während das postnatale Wachstum des Kindes und des Adoleszenten stark von der genetischen Komponente geprägt wird.

▶ Studienbox

Kreuzungsversuche in der Tierzucht zeigen, dass die Körpergröße des Muttertieres einen sehr viel stärkeren Einfluss auf die Abmessungen des Neugeborenen hat als die Größe des Vaters (Walton et al. 1938). Bei Untersuchungen von Schwangerschaften nach Eispende konnte keine Beziehung zwischen dem Gewicht und der Körpergröße der Spenderin und dem Geburtsgewicht erhoben werden, während die

▼

entsprechenden Maße der Empfängerin deutlich mit den Abmessungen des Neugeborenen korreliert waren (Brooks et al. 1995).

Wenn auch beim Menschen die Körpergröße und das Gewicht des Neugeborenen relativ schlecht mit den entsprechenden Maßen der Eltern übereinstimmen, so ist die Korrelation zu den Körpermaßen der Mutter insgesamt besser als zu denen des Vates (Gardosi et al. 1992; Voigt 1991). Auch die Beobachtung, dass Gewicht und Größe von Halbgeschwistern der gleichen Mutter besser übereinstimmen als bei gleichem Vater, zeigt in diese Richtung (Gluckman et al. 1984).

28.2.1 Wachstum der verschiedenen Körperteile des Fetus

Das Wachstum der verschiedenen Körperteile des Fetus wird unterschiedlich reguliert und je nachdem, zu welchem Zeitpunkt in der Schwangerschaft eine Störung wirksam wird, ist die Auswirkung auf das Wachstum unterschiedlich.

- Bei **frühzeitig einsetzenden Wachstumsstörungen** ist das Längenwachstum am stärksten betroffen; zwischen der Beeinträchtigung des Längenwachstum und des Körpergewichtes sowie des Kopfumfanges besteht eine enge Korrelation (Largo et al. 1997). Diese früh einsetzenden Formen einer intrauterinen Wachstumsretardierung sind am stärksten ausgeprägt und weisen generell die schwerste perinatale Pathologie auf.
- Bei den erst **später** im Schwangerschaftsverlauf wirksam werdenden Engpässen in der Versorgung sind das Längenwachstum sowie das Wachstum des Kopfes weniger stark betroffen; hier schlägt sich die Mangelversorgung vor allem in einer **verminderten Anlage** von **subkutanem Fettgewebe** nieder, sodass die Abweichung von den Normwerten beim Gewicht am stärksten ist.

Entsprechend ist bei einer intrauterinen Wachstumsretardierung in der Spätschwangerschaft sowie auch bei Termingeburten die Korrelation zwischen Körperlänge und Körpergewicht sehr viel schlechter als bei den frühzeitig intrauterin manifest werdenden Formen. Der Quotient aus Kopf- und Abdomenumfang ist erhöht, während der Index von Körpergewicht zu Körperlänge (Ponderal- oder Body-mass-Index) reduziert ist.

28.2.2 Symmetrische und asymmetrische Formen der IUWR

> Eine **symmetrische** IUWR findet sich gehäuft bei Karyotypanomalien, Nikotin- und Drogenabusus sowie viralen Infektionen (Clark 1992; Platt 1988).

Dennoch reflektiert die Einteilung der Wachstumsstörungen in einen vorwiegend symmetrischen Typ mit gleichförmiger Beeinträchtigung von Längenwachstum, Kopfumfang und Körpergewicht und eine **asymmetrische** Form nicht so sehr Unterschiede in der Ätiologie, sondern spiegelt vielmehr den Zeitpunkt des Beginns der Wachstumsstörung wider. Auch eine symmetrische Wachstumsretardierung kann Ausdruck einer intrauterinen Versorgungsstörung sein, die besonders schwerwiegend ist und frühzeitig während der Schwangerschaft zum Tragen gekommen ist.

Der Erstellung des anthropometrischen Profils, d. h. der Proportionalität der verschiedenen Körperteile, kommt insbesondere bei den spät einsetzenden Formen von intrauteriner Wachstumsretardierung für die Abgrenzung gegenüber genetisch kleinen Neugeborenen eine gewisse Bedeutung zu.

28.2.3 Genetisch bedingte Störungen

Störungen des genetisch determinierten Wachstumspotenzials können endogener Natur sein und sind mit Chromosomenanomalien sowie verschiedenen Fehlbildungen assoziiert. Auch exogene Noxen wie Infektionen, Strahlen oder verschiedene toxische Substanzen können sich schädigend auf das genetisch programmierte Wachstum auswirken.

Generell sind die genetisch bedingten Wachstumsstörungen vom symmetrischen Typ. Sie haben eine schlechte Prognose, wobei praktisch keine Möglichkeiten zur therapeutischen Beeinflussung bestehen.

28.2.4 Intrauterine Mangelversorgung

Eine Beeinträchtigung der Versorgung des Fetus führt zu einem Ungleichgewicht zwischen Bedarf und Zufuhr von Sauerstoff, Nahrungsstoffen, Vitaminen, Mineralien und Spurenelementen, das sich früher oder später als eine Verlangsamung des Wachstums bemerkbar macht. Die **Hemmung des Zellwachstums**, das von Wachstumsfaktoren wie inbesondere IGF-I und Insulin reguliert wird, stellt eine frühe Adaptation des Fetus an die Mangelversorgung dar.

Nach neueren Erkenntnissen wirkt der verminderte Zustrom von Sauerstoff, Glukose, Aminosäuren direkt hemmend auf die Synthese von **IGF-I** bei gleichzeitiger Erhöhung der Produktion des entsprechenden Bindungsproteins in der fetalen Leber.

▸ Studienbox

Nach In-vitro-Versuchen mit fetalen Leberzellen ist der Mangel an Sauerstoff das kritische Signal für die Stimulation der Synthese von IGF-Bindungsprotein (Tazuke 1998).
Bei diskordantem Wachstum konnte bei Zwillingsschwangerschaften eine unterschiedliche Expression von Wachstumsfaktoren IGF-I bw. IGF-II/IGFBP-1 festgestellt werden (Westwood et al. 2001).

Neben IGF-I wirkt **Insulin** als Wachstumshormon regulierend auf die Synthese von Proteinen sowie auf andere für das Wachstum zentrale Vorgänge im Zellstoffwechsel. Die Insulinproduktion der β-Zellen des fetalen Pankreas wird vor allem durch das Angebot an Aminosäuren reguliert, sodass eine Einschränkung der Aminosäurenversorgung über die Abnahme der Insulinproduktion ebenfalls hemmend auf das Zellwachstum wirkt. Insulin hemmt darüber hinaus die Expression von IGF-Bindungsprotein in den fetalen Leberzellen und spielt in dem komplexen Regulationsprozess eine zentrale Rolle. Durch die auf zellulärer Ebene stattfindende Feinabstimmung zwischen Wachstumsstimulation bzw. -hemmung und der Verfügbarkeit an Substrat wird zumindest in der kompensierten Phase der Mangelversorung ein Ungleichgewicht verhindert, sodass die Konzentrationen verschiedener für den Zellstoffwechsel und das Wachstum kritischer Substanzen wie Aminosäuren, Glukose und Sauerstoff im fetalen Blut in der Frühphase einer intrauterinen Mangelversorgung noch normal sind (Clapp 1996). Vor allem im letzten Schwangerschaftsdrittel verschärft sich wegen des exponenziellen Bedarfs der fetalen Gewebe das Ungleichgewicht, was schließlich zur Dekompensation der Versorgungslage führt.

Ähnlich wie bei den genetischen Wachstumsstörungen sind die **therapeutischen Interventionsmöglichkeiten** bei Wachstumsretardierungen in Folge einer Versorgungsstörung außerordentlich begrenzt. Andererseits bietet ein verbessertes Verständnis der pathophysiologischen Abläufe und die darauf basierende differenzierte Diagnostik und Überwachung des Fetus neue Möglichkeiten zur Festlegung des optimalen Zeitpunktes für die Entbindung zur Vermeidung von Dauerschäden fetaler Organe als Folge von chronischem Mangel von Sauerstoff und anderen Substraten. Gleichzeitig muss durch die Vermeidung einer zu frühen Entbindung den durch die Unreife der Organe bedingten Risiken Rechnung getragen werden.

Den **diagnostischen Möglichkeiten** zur Erfassung der drohenden Dekompensation der Versorgung mit Entwicklung einer Hypoxie und Azidose der Gewebe kommt wegen der hohen Gefährdung von kleinen Frühgeburten mit IUWR große Bedeutung zu (Zimmer u. Divon 1992; Spinillo et al. 1997; Resnik 2002).

Von besonderer Aktualität ist der Zusammenhang zwischen einer intrauterinen Mangelversorgung und Dauerschäden fetaler Organe als Grundlage für die **im Erwachsenenalter** manifest werdenden **Erkrankungen des Herz-Kreislauf-Systems und des Stoffwechsels** wie Hyperlipidämie und Diabetes mellitus des Typs 2 (Barker 1990; Law 1993). Die Ergebnisse weiterer Forschung, insbesondere die Abklärung der Zusammenhänge und Risikofaktoren müssen zeigen, wie weit durch das perinatale Management auf die Schädigung verschiedener Organe durch chronische Mangelversorgung und die Risiken entsprechender Spätfolgen Einfluss genommen werden kann.

119 monozygotische and 86 dizygotische Zwillingspaare aus dem Perinatal Collaborative Project 1959–1966 wurden bis zum 7. Lebensjahr nachverfolgt. Zwischen den Zwillingspaaren bestand zum Zeitpunkt der Geburt ein Gewichtsunterschied >300 g. Im Alter von 7 Jahren fand sich zwischen den Paaren kein signifikanter Unterschied in der Rate höherer Blutdruckwerte, die als Spätfolge einer IUWR-Situation postuliert wurden (Zhang et al. 2001).

Die durch chronische intrauterine Mangelversorgung bedingten Wachstumsstörungen sind für gut 2 Drittel aller Fälle mit IUWR verantwortlich. Wegen der Beeinflussbarkeit des neonatalen »outcome«, insbesondere durch die Wahl des optimalen Entbindungszeitpunktes und durch eine intensive perinatale Betreuung kommt diesen Formen von Wachstumsstörungen besondere Bedeutung zu. Im Folgenden soll daher das Schwergewicht auf die Pathogenese sowie das klinische Management dieser Formen der IUWR gelegt werden.

28.3 Plazentainsuffizienz

Zwischen Störungen der Implantation mit Auswirkungen auf die Entwicklung der Plazenta und verschiedenen Schwangerschaftspathologien wie Fehlgeburt, intrauterine Wachstumsretardierung, Präeklampsie sowie vorzeitige Plazentalösung besteht eine enge Beziehung (s. Übersicht).

Schwangerschaftspathologien als Folge von Plazentationsstörungen

- Interaktionsstörung von Trophoblast und Dezidua (Proliferation, Invasion des interstitiellen/intravasalen Trophoblasten)
  - IUWR
  - Präeklampsie
- Hyperinvasives/-proliferatives Trophoblastwachstum
  - Trophoblasterkrankungen
  - Placenta accreta
  - Placenta percreta
- Zottenreifung (Hemmung der Angiogenese)
  - IUWR (frühe, schwere Form)
- Vorzeitige Plazentalösung
  - Abort
  - Frühgeburt (vaginale Blutung, vorzeitige Wehen)
  - Abruptio placentae

In einer Studie von 7508655 Einlingsschwangerschaften in den Jahren 1995 und 1996 in den Vereinigten Staaten wurde eine Abruptio placentae in 6,5/1000 Geburten beobachtet. Die perinatale Mortalität war dabei mit 11,9% gegenüber 0,8% um mehr als das 14fache erhöht. Extreme untergewichtige Kinder wiesen dabei im Vergleich zu schwergewichtigten Kindern ein 9fach höheres Risiko für eine Abruptio placentae auf (Ananth et al. 2001).

Ein Teil dieser Pathologien führt zu Frühgeburten, sei es in Folge vorzeitiger Wehentätigkeit oder wegen vorzeitiger Schwangerschaftsbeendigung aufgrund fetaler oder maternaler Indikation (Schneider et al. 1994). Die für diese Pathologien typische Kombination von Frühgeburtlichkeit mit intrauteriner Wachstumsretardierung ist mit einer besonders hohen Perinatalsterblichkeit sowie Morbidität – einschließlich Beeinträchtigung der Langzeitentwicklung – verbunden (Spinillo et al. 1997). Die mit der IUGR-Situation verknüpfte Plazentapathologie scheint die Freisetzung präinflammatorischer Zytokine wie TNF-alpha zu begünstigen, das seinerseits zu einer Vasokonstriktion des vaskularen Plazentabettes führt (Holcberg et al. 2001).

Von zentraler Bedeutung für die Funktion der Plazenta als Versorgungsorgan des Fetus ist eine normale Entwicklung der uteroplazentaren und der fetoplazentaren Gefäßgebiete, über die eine ausreichende Zufuhr maternalen und fetalen Blutes in die Austauschregion der Plazenta sichergestellt wird.

Der **Trophoblast**, der fetalen Ursprungs ist, und als Oberflächenstruktur der Plazentazotten unmittelbar von dem maternalen Blut umspült wird, ist der wichtigste morphologische Bestandteil der Plazentarmembran, die die Trennwand zwischen maternalem und fetalem Blut bildet. Die spezifischen zum Teil energieabhängigen Transportsysteme, die die Aufnahme von Aminosäuren, Glukose, Elektrolyten und Vitaminen aus dem maternalen Blutkreislauf sicherstellen, sind Teil des Trophoblasten. Ein beträchtlicher Anteil dieser Nahrungsstoffe wird für den Eigenstoffwechsel der Plazenta benötigt, während der andere Teil über die im basalen Bereich des Trophoblasten lokalisierten spezifischen Transportsysteme an das fetale Blut in den Zottenkapillaren abgegeben wird.

Im Folgenden sollen die Grundlagen der normalen Entwicklung und auch die wichtigsten Störungen und ihre Bedeutung für die intrauterine Mangelversorgung beschrieben werden.

28.3.1 Uteroplazentarer Kreislauf

Einzelheiten der physiologischen Adaptation des uteroplazentaren Kreislaufes und der entsprechenden Pathologie wurden ausführlich in Kap. 1 dargestellt.

Die bei der **Präeklampsie** typische Einschränkung der Blutzufuhr zum intervillösen Raum kann bereits im 2. Schwangerschaftstrimenon durch pathologische Dopplerflussmuster in den uterinen Arterien und deren Verzweigungen festgestellt werden (Bewley et al. 1991).

> ▶ **Studienbox**
>
> Das Persistieren des frühdiastolischen Notches ist ein typischer Hinweis auf das Ausbleiben der Dilatation und der Widerstandsabnahme in den Spiral- sowie Radialarterien (Bower et al. 1993; Matijevich et al. 1995). Bereits vor 20 Jahren konnte anhand von Plazentabettbiopsien von Präeklampsiefällen gezeigt werden, dass sich die typischen Veränderungen der Spiralarterien nur in den dezidualen Gefäßabschnitten entwickeln, während die myometranen Anteile den enggestellten Gefäßen des nichtschwangeren Uterus entsprechen mit Erhaltung der muskulären sowie elastischen Bestandteile der Gefäßwand (Brosens et al. 1972; s. ◘ Abb. 1.3).

Heute besteht weitgehend Einigkeit darüber, dass die 2. Welle der endovaskulären Trophoblastinvasion bei Präeklampsie weitgehend ausbleibt und darüber hinaus auch die physiologische Anpassung der dezidualen Abschnitte der Spiralarterien unvollständig ist (Khong et al. 1986). Die fehlende physiologische Umwandlung der Spiralarterien muss nicht unbedingt eine Folge einer Schwangerschaftshypertonie sein, da ähnliche Störungen auch bei Schwangerschaften mit IUWR bei normalem Blutdruck beobachtet werden.

Bei vorbestehender Hypertonie findet man in den Spiralarterien gehäuft proliferative Veränderungen im Sinne einer fortgeschrittenen **Arteriosklerose** als Ausdruck einer Vorschädigung dieser Gefäße (Robertson et al. 1967).

Eine weitere Form der gestörten Entwicklung der uteroplazentaren Gefäße wird als **akute Atherose** mit fibrinoiden Nekrosen im Bereich der Arterienwand mit perivaskulärer Lymphozyteninfiltration und Anreicherung von lipidhaltigen Zellen in den geschädigten Gefäßwänden bezeichnet.

> ▶ **Studienbox**
>
> Diese Form der Arteriopathie wurde sowohl bei Präeklampsie, intrauteriner Wachstumsretardierung sowie insbesondere bei Fällen mit systemischem Lupus erythematodes beschrieben (Labarrere 1988; Khong 1991). Die Atherose bedingt eine starke Einengung bzw. weitgehende Verlegung der Gefäßlumina durch Lipophagen, Endothelzellschädigung und Thrombosen (Khong u. Mott 1993).

Die dadurch gegebene hochgradige Beeinträchtigung der uteroplazentaren Blutzufuhr führt nicht selten zu ausgedehnten Deziduanekrosen und vorzeitiger Plazentalösung, antepartalen Blutungen sowie Plazentainfarkten.

Die Verschiedenartigkeit der Arteriopathien, die im Bereich des Plazentabettes im Zusammenhang mit Präeklampsie sowie IUWR beobachtet werden, ist ein Hinweis darauf, dass der unter dem Oberbegriff der **Schwangerschaftshypertonie** zusammengefasste Komplex maternaler Erkrankungen und die damit verbundene Beeinträchtigung des fetalen Wachstums Ausdruck sehr unterschiedlicher pathogenetischer Störungen sein kann.

28.3.2 Wachstum der Plazenta und Entwicklung der Zottengefäßstrukturen

Der lineare Verlauf der Gewichtskurve der Plazenta ist Ausdruck einer weitgehend konstanten Wachstumsrate während der Schwangerschaft. Im Gegensatz dazu steht die exponentielle Gewichtszunahme des Fetus in der 2. Schwangerschaftshälfte mit einer starken Zunahme des Quotienten zwischen Fetusgewicht und Plazentagewicht, der am Termin im Mittel bei 7 liegt.

> ▶ **Studienbox**
>
> Mithilfe des Ultraschalls lässt sich die Volumenzunahme der menschlichen Plazenta longitudinal verfolgen; bei entsprechenden Untersuchungen zeigte sich, dass das geschätzte Plazentavolumen sowie die Wachstumsrate der Plazenta im 2. Trimenon eng mit dem Geburtsgewicht des Kindes korrelieren (Clapp et al. 1995). Die vergleichsweise geringe Zunahme der Plazentagewebsmaße in der 2. Schwangerschaftshälfte wird durch tiefgreifende morphologische und funktionelle Anpassungsvorgänge (»remodelling«) kompensiert, sodass trotz begrenztem Wachstum eine erhebliche Steigerung der funktionellen Kapazität ermöglicht wird (Schneider 1996).

»Auch die Besonderheiten der Entwicklung des Zottengefäßapparates wurden im Kapitel 1 eingehend besprochen. Für die Regulation der frühen Vaskulogenese sowie der Angiogenese kommt der lokalen Sauerstoffkonzentration im intervillösen Raum, angiogenetischen Faktoren wie VEGF, PLGF und Angiopoietin sowie auch mechanischen Einflüssen auf die Gefäßwand zentrale Bedeutung zu. Früh einsetzende Formen von IUWR mit vermindertem oder fehlendem enddiastolischem Fluss in der Nabelschnurarterie werden als Folge einer frühen Störung der Zottenentwicklung mit starker Beeinträchtigung des Verzweigungswachstums der Gefäße angesehen. Diese fetoplazentare Form der IUWR ist mit einer erhöhten Sauerstoffkonzentration in der Umgebung der Zotten als Folge eines gestörten

Tabelle 28.3. Klassifizierung der verschiedenen Störungen der Oxygenierung in der fetoplazentaren Einheit und ihre Auswirkung auf die Sauerstoffspannung in der Plazenta sowie die Adaptationsmechanismen

- Präplazentar
  - Aufenthalt in großer Höhe
  - Mütterliche Anämie

  Hypoxie → plazentare Adaptation durch Hypervaskularisierung
- Uteroplazentar
  - Präeklampsie, IUWR mit spätem Beginn
  - Vaskulopathie der uteroplazentaren Gefäße bei mütterlicher Vorerkrankung

  Hypoxie → plazentare Adaptation durch Hypervaskularisierung
- Fetoplazentar
  - IUWR mit frühem Beginn
  - Verminderter Abtransport von Sauerstoff durch den fetoplazentaren Kreislauf

  Hyperoxie → primäre Störung der Zottenvaskularisierung → Hypovaskularisierung
- Postplazentar
  - Anstieg des fetalen Verbrauchs (physiologisch bei fortgeschrittener Schwangerschaft, pathologisch bei Diabetes mellitus – Makrosomie)

  Hypoxie → plazentare Adaptation durch Hypervaskularisierung

Abtransportes von Sauerstoff aus dem intervillösen Raum zum Feten assoziiert und ist mit einer hohen perinatalen Mortalität belastet (s. Tabelle 28.3).

Präplazentare Störungen sowie uteroplazentare Gefäßpathologien führen zu einer Erniedrigung der Sauerstoffkonzentration im intervillösen Raum. Die chronische Zottenhypoxie bewirkt eine reaktive Stimulation des Verzweigungs- und Längenwachstums der Zottengefäße mit Hypervaskularisierung. Diese hypoxische Variante der Zottenpathologie wird vermehrt bei späten Formen von IUWR mit tendenziell erhöhter Blutströmung in der Nabelschnurarterie gesehen.

28.4 Pathophysiologie der fetoplazentaren Adaptation an eine chronische Versorgungsstörung

Bei einem Ungleichgewicht zwischen dem Bedarf der fetalen Gewebe und der Versorgung, das sich insbesondere im letzten Schwangerschaftsdrittel in Folge des exponentiellen Anstiegs des fetalen Gewichtes entwickeln kann – und das das charakteristische Merkmal einer Plazentarinsuffizienz ist –, zeichnen sich grundsätzlich 2 Kompensationsmechanismen ab:
- eine Steigerung der Zufuhr von Substrat,
- eine Einschränkung des Bedarfs bzw. des Verbrauches.

Bei der Beschreibung der morphologischen Veränderungen der Plazenta wurde bereits darauf hingewiesen, dass vor allem bei der späten Form der Plazentarinsuffizienz Adaptationsmechanismen wie insbesondere eine Hypervaskularisierung und eine frühzeitige Ausreifung der Endzotten zu einer Funktionssteigerung der Plazenta führen können.

▶ Studienbox

Die bei einem Teil der Fälle von IUWR nachgewiesene Abnahme des Gewichtsquotienten zwischen Plazenta und Fetus ist ein indirekter Hinweis auf eine derartige Steigerung der funktionellen Kapazität des Plazentagewebes (Molteni 1984). Tierexperimentell konnte eine Substratumverteilung zwischen Plazenta und Fetus mit einer Einschränkung des Verbrauches durch die Plazenta als zusätzlicher Kompensationsmechanismus in Situationen ungenügender Versorgung gezeigt werden (Owens et al. 1989).

Die **Adaptationsmechanismen des Fetus** basieren auf einer Einschränkung des Verbrauches von Substrat, um eine chronische Hypoxie und die daraus folgende metabolische Azidose mit entsprechenden Gewebsschäden zu vermeiden. Tierexperimentelle Befunde sowie klinische Beobachtungen lassen eine typische Sequenz verschiedener Adaptationsstufen erkennen, die mit dem Schweregrad bzw. der Dauer der Mangelversorgung korreliert sind:
- Die 1. Stufe der Adaptation ist die Anpassung des Zellstoffwechsels mit Verlangsamung der Wachstumsrate, die auf einem komplexen Regelmechanismus basiert.
- Als 2. Stufe wird in der Regel die Umverteilung im arteriellen Kreislauf des Fetus mit bevorzugter Perfusion lebenswichtiger Organe wie des Gehirns, des Herzens und der Nebennieren angesehen (Jaffe et al. 1987; Itskovitz et al. 1983; Wladimiroff et al. 1986; Campbell 1991). Die Anpassung im Herz-Kreislauf-System des Fetus ist mit einem Anstieg von Katecholaminen im Plasma verbunden, die über vasokonstriktorische Einwirkungen die Blutzufuhr zu peripheren Körperpartien einschließlich der Muskulatur sowie zur Niere und dem Darmtrakt drosseln. Für diese Reaktion scheint eine Hypoxie im Bereich des Hirnstammes verantwortlich zu sein (Jensen et al. 1987; Cohen et al. 1982). Bei IUWR-Feten finden sich außerdem signifikant mehr Retkulozyten, die wohl der drohenden Hypoxämie durch eine vermehrte Bereitstellung von Sauerstoffträgern entgegenwirken sollen (Simchen et al. 2001).

▶ Studienbox

Eine Einschränkung der fetalen Bewegungsaktivität ist eine weitere Stufe des Sauerstoffsparprogrammes des Fetus (Harding et al. 1993). Messungen im Tierversuch haben eine Zunahme des fetalen Sauerstoffverbrauches um 20–30% in Phasen fetaler Atembewegungen gezeigt (Rurak u. Gruber 1983).

Mithilfe von Überwachungsmethoden wie Dopplersonographie, Real-time-Utraschall und CTG-Registrierung können die Adaptationen des Fetus klinisch verfolgt werden, was wichtige Rückschlüsse auf den fetalen Zustand erlaubt.

28.5 Screening

Am Anfang der Diagnostik steht die Entdeckung des SGA-Fetus. Grundvoraussetzung für diese Diagnose ist die exakte Kenntnis des Gestationsalters. Bei fehlenden oder ungenauen Angaben zur Regel- bzw. Konzeptionsanamnese hat sich für die Bestimmung des Gestationsalters und für die Festlegung des Entbindungstermines die Scheitel-Steiß-Längen-Messung beim 1. Ultraschallscreening (9.–12. SSW) besonders bewährt.

Für die **fetale Gewichtsschätzung** führt die kombinierte Messung von Kopf- und Abdomenumfängen zu den besten Ergebnissen. Bei der Verwendung von Standardwachstumskurven ist weiterhin zu beachten, dass die ethnische Herkunft, der sozioökonomische Status, das Ausgangsgewicht und die Körperlänge der Mutter sowie das Geschlecht des Kindes (Mädchen haben durchschnittlich ein geringeres Geburtsgewicht als Knaben) erhebliche Einflussgrößen darstellen und für Unterschiede im Schätzgewicht von mehr als 500 g verantwortlich sein können (Sarmandal 1990; Villar u. Belizan 1986; Voigt 1991; Wladimiroff 1991). Die Grenzziehung beim 10. Gewichtsperzentil, die in erster Linie epidemiologischen Ansprüchen gerecht wird, ist willkürlich, wobei die Einstufung als SGA keine Unterscheidung zwischen einem normal ernährten, aber konstitutionell kleinen Fetus, und einem IUWR-Fetus ermöglicht. Umgekehrt kann ein schlanker, aber langer Fetus, über dem 10. Gewichtsperzentil liegen und damit als normalgewichtig für das Gestationsalter eingestuft werden, obwohl in Wirklichkeit eine Unterernährung mit den entsprechenden Risiken vorliegt.

Definition

Die IUWR wird allgemein als Unterschreitung des genetischen Wachstumspotenzials definiert; da Letzteres jedoch nicht fassbar ist, kann die Diagnose einer IUWR nicht aufgrund des Gewichtes gestellt werden. Durch die Verwendung des »Ponderal-Index« = Geburtsgewicht (g)/Geburtslänge (cm)^3 × 100, der unabhängig von Rasse und Geschlecht ist, kann die Verdachtsdiagnose einer IUWR gestellt werden (Sarmandal 1990).

Auch eine **Abnahme der Wachstumsrate** weist u. U. auf eine Gefährdung des Fetus hin, selbst wenn das Schätzgewicht noch über dem 10. Gewichtsperzentil liegt. Ein Fetus mit konstant niedriger Wachstumsrate und Gewichtsschätzungen unterhalb des 10. Perzentils ist dagegen nicht besonders gefährdet. Auf die Bedeutung angepasster Wachstumskurven unter der Be rücksichtigung konstitutioneller und anderer systematischer Einflussfaktoren wurde bereits ausführlich hingewiesen.

28.5.1 Klinische Untersuchung

Der Messung des **Symphysen-Fundus-Abstandes** kommt auch heute noch als Screeninguntersuchung für die Entdeckung von SGA-Feten eine große Bedeutung zu (Leeson u. Aziz 1997). Eine Einzelmessung nach 32–34 SSW hat eine Sensitivität von 69–85 % bei einer Spezifität von 96 % (Belizan et al. 1978; Quaranta et al. 1981; Warsof et al. 1983). Durch serienmäßige Bestimmungen kann auch eine Abflachung der Wachstumsgeschwindigkeit erfasst werden. Die Einzelmessung des fetalen **Abdomenumfanges** im 3. Trimenon mit Hilfe des Ultraschalls korreliert allerdings deutlich besser mit dem Ultraschallschätzgewicht wie auch mit dem Geburtsgewicht als der klinisch erfasste Höhenstand des Fundus uteri. Mit der Ultraschallmessung des fetalen Abdomenumfanges werden 83–96 % der Kinder mit einem Geburtsgewicht <10. Perzentil erfasst (Warsof et al. 1983; Neilson et al. 1980; Effer 1976).

▶ Studienbox

Wenn auch die Sensitivität für die Erkennung eines SGA-Fetus bei der Messung des fetalen Abdomenumfanges mittels Ultraschall besser ist als bei der Höhenstandsmessung des Fundus, so wird der Ultraschall als Screeninginstrument zur Entdeckung der Wachstumsretardierung nur als geringfügig überlegen angesehen (Lindhard et al. 1990; Secher et al. 1991; Pearce u. Campbell 1987).

Daher wird empfohlen, alle Schwangerschaften weiterhin durch serienmäßige Symphysen-Fundus-Abstands-Messungen zu überwachen und bei Verdacht auf Wachtumsretardierung eine Bestimmung des fetalen Abdomenumfanges mittels Ultraschall ergänzend vorzunehmen. Dieses kombinierte Vorgehen ermöglicht eine Entdeckung von 93 % aller Feten mit Wachstumsretardierung bei einem positiven Vorhersagewert von 85 % (Pearce u. Campbell 1987).

28.5.2 Ultraschallbiometrie

Die pränatale Erkennung eines SGA-Fetus gelingt am zuverlässigsten mit der fetalen **Gewichtschätzung** basierend auf ultrasonographisch gewonnenen biometrischen Messdaten. In den neuen Mutterschaftsrichtlinien ist hierfür der 2. und 3. Screeningzeitpunkt (um die 20. bzw. 30. SSW) vorgesehen (Mutterschaftsrichtlinien 1995). Auf die Notwendigkeit des genau zu ermittelnden Gestationsalters wurde bereits hingewiesen. Mit ultrasonographischen Abgriffen von Kopf- (biparietaler, frontookzipitaler Durchmesser, Kopfumfang) und Körpermaßen (Thoraxquerdurchmesser, -anterior/posterior; Abdominalumfang) sowie der Messung der langen Röhrenknochen (z. B. Femur) können bis zu 89 % der SGA-Feten entdeckt werden.

Weitere Maße wie der Durchmesser des Cerebellum korrelieren bis zur 24. SSW gut mit dem Gestationsalter. Der additive Stellenwert der Cerebellummessung bei der Beurteilung des SGA-Fetus ist allerdings noch unklar. Als singulärer Prädiktor des fetalen Wachstums scheint der **Abdominalumfang am besten geeignet** zu sein, wenngleich er auch schlechter reproduzierbar ist als der Kopfumfang (Chang et al. 1992; Divon et al. 1988; Sarmandal 1990; Owen Et al. 2001). Zur exakten Messung des Abdomenumfanges ist es sinnvoll, den manuellen Druck auf den Ultraschalltransducer zurückzunehmen, um eine iatrogene Kompression des Thorax zu vermeiden. Durch wiederholte Messungen wird die Wachstumsgeschwindigkeit erfasst; dabei ist eine unterhalb von 10 mm liegende Zunahme des Abdomenumfanges beim Vergleich zweier Messungen im Abstand von 2 Wochen hochgradig sensitiv für die Entwicklung eines untergewichtigen Fetus. In einer prospektiven Untersuchung wurden bei diesem Vorgehen nur 15 % der IUWR-Feten übersehen (Divon et al. 1988). Noch zuverlässiger scheinen Messungen zu sein, deren Intervall 4 Wochen auseinanderliegt (Owen et al. 2001). Allerdings bergen derart lange Abstände die Gefahr des Übersehens einer drohenden Dekompensation. In der Übersicht sind wichtige prädiktive klinische und ultrasonographische Hinweiszeichen zusammengefasst.

> Da aber insgesamt etwa 12 % der zeitgerecht entwickelten Feten falsch als untergewichtig eingestuft werden, beträgt die richtige Vorhersage eines niedrigen Geburtsgewichtes nach den Ergebnissen einer Metaanalyse der prospektiven Studien nur 45 %.

Von den verschiedenen Parametern erreichen nur das Oligohydramnion und ein Unterschreiten des 10. Perzentils insbesondere des Abdomenumfanges einen positiven Vorhersagewert von über 50 % (Schneider 1993). Andere Parameter wie die Plazentatextur sind wesentlich schlechtere Prädiktoren (Grading). Eine stark verkalkte Typ-III-Plazenta korreliert in Terminnähe besser mit einer fortgeschrittenen Lungenreife als mit einem niedrigen Geburtsgewicht. Auch unter Einsatz der Parameter mit dem besten prädiktiven Wert wie Kopf-/Abdomenumfang und eine pathologisch verminderte Fruchtwassermenge bleiben 25–50 % aller SGA-Feten nach wie vor unentdeckt.

Bemerkenswert ist aber, dass etwa 75 % der Patientinnen mit SGA-Feten leicht zu diagnostizierende **prädisponierende Risiken** wie eine belastete Anamnese, eine schwangerschaftsinduzierte Hypertonie, einen fortgeschrittenen Diabetes mellitus, einen starken Nikotinabusus oder eine unzureichende Gewichtszunahme im letzten Trimenon aufweisen (Ewigman et al. 1993; Pollack u. Divon 1992). In einem derart präselektionierten Kollektiv – insbesondere bei nachgewiesener Hypertonie – führt das Ultraschallscreening zu deutlich besseren Ergebnissen (Divon et al. 1988; Larson et al. 1992).

Wichtige prädiktive klinische und ultrasonographische Hinweiszeichen für die Erkennung des wachstumsretardierten Fetus

- Klinische Hinweiszeichen
  - Reduzierter Symphysen-Fundus-Abstand (serielle Messung!)
  - „Kleiner Bauch", geringe Gewichtszunahme
  - Zustand nach IUWR
  - Hypertensive Schwangerschaftserkrankung
  - Nikotin- bzw. Drogenabusus
- Ultrasonographische bzw. andere Hinweiszeichen
  - Reduzierter Abdomenumfang (serielle Messung!)
  - Oligohydramnion
  - Pathologische Dopplerflussmessung
  - Pathologisches Herzfrequenzmuster
  - Pathologisches Bewegungs-/biophysikalisches Profil

28.5.3 Dopplersonographie

Die Erkennungsrate des SGA-Fetus mittels Dopplersonographie variiert von Studie zu Studie erheblich. Dies mag durch unterschiedliche Definitionen für SGA wie auch für die pathologischen Flussmuster bedingt sein.

▶ Studienbox

Dennoch zeigt die Mehrzahl der Studien, dass die Wahrscheinlichkeit für die Geburt eines SGA-Fetus erhöht ist, wenn das Dopplerflussmuster in maternalen bzw. fetalen Gefäßen pathologisch ist (Anyaegbunam et al. 1991; Arabin et al. 1994; Arduini et al. 1987; Bates et al. 1996). Dabei ist die durchschnittliche Sensitivität in einem Risikokollektiv mit Begleitpathologie wie z. B. einer schwangerschaftsinduzierten Hypertonie signifikant besser (Schneider 1993).

Die Wertigkeit der Dopplersonographie als Screeninguntersuchung bleibt umstritten. Die Untersuchung der uteroplazentaren Gefäße erwies sich für die Erkennung von IUWR bzw. Präeklampsie wenig sensitiv und hat die Erwartungen nicht vollständig erfüllt (Campbell et al. 1986; Zimmermann et al. 1997).

In einer neueren Untersuchung mit systematischer Dopplersonographie der uterinen sowie Umbilikalarterien vor 16 SSW konnte allerdings eine später auftretende Präeklampsie mit vergleichsweise gutem Erfolg vorhergesagt werden, während die Vorhersage eines SGA-Fetus mäßig gut war (Harrington et al. 1997). In einer prospektiven Untersuchung von 2097 Einlingsschwangerschaften wurde der Gefäßwiderstand in der A. umbilicalis in der 28., 34. und 38. SSW überprüft. In diesem Risikokollektiv mit einer SGA-Prävalenz von 20 % betrug die Sensitivität der Erkennung des SGA-Fetus abhängig vom Gestationsalter und dem gewählten Widerstandsindex maximal 43 % (Beattie u. Dornan 1989). Andere Studien berichten über Sensitivitäten von lediglich 17–22 % (Gnirs 1995; Schneider 1993).

35% der Schwangeren mit einmalig auffälligem Strömungsprofil in den Uterinarterien in der 23. SSW entwickeln in der Spätschwangerschaft eine Präeklampsie. In 21% werden IUWR Feten beobachtet (Albaiges et al. 2000).

Eine Metaanalyse von 17 prospektiven Studien an 4759 Patienten ergab eine durchschnittliche »odds ratio« von 8,8 für die Entwicklung einer IUWR, wenn der Gefäßwiderstand in der A. umbilicalis erhöht war (Divon 1996). Dabei gibt es offenbar in der Aussagekraft der 3 gebräuchlichsten Gefäßwiderstandsindizes (A/B-Ratio, Puilsatilitätsindex und Resistance-Index) keine signifikanten Unterschiede. Eine erhöhte A/B-Ratio in der A. umbilicalis >3,0 wurde bei lediglich 49% der SGA-Feten festgestellt (Jacobson et al. 1990).

Fasst man die Ergebnisse aller prospektiven Studien zusammen, ist bei unselektionierten Kollektiven die Ultraschallbiometrie, die das fetale Wachstum wesentlich direkter erfasst, der Dopplersonographie deutlich überlegen. Der kombinierte Einsatz von Real-time-Ultraschall und Doppler zeigt, dass der beste Prädikator für SGA das fetale Ultraschallschätzgewicht ist, aufgrund dessen 87% der SGA-Feten entdeckt werden.

28.5.4 Plazentaassoziierte Risikofaktoren

Ausgehend von der Überlegung, dass Störungen im Wachstum und der Entwicklung der Plazenta sowie in der Anpassung der Durchblutung der Manifestation einer Wachstumsbeeinträchtigung des Fetus zeitlich vorausgehen, wurde nach Screeningsmöglichkeiten im frühen 2. Schwangerschaftsdrittel hinsichtlich des Risikos einer späteren IUWR-Entwicklung gesucht.

▶ **Studienbox**

Die Bestimmung des Plazentavolumens mithilfe des Ultraschalls ergab zwar eine gute Korrelation zwischen den Werten um 20–24 SSW und dem Gewicht des Kindes bei der Geburt, jedoch fehlen bislang Studien über die diagnostische Wertigkeit dieser Untersuchung als Vorhersage für eine IUWR (Clapp et al. 1995).

Auf den begrenzten klinischen Wert dopplersonographischer Untersuchungen der uteroplazentaren und umbilikalen Gefäße zur Erfassung von Risikofällen im unausgewählten Kollektiv wurde bereits hingewiesen. Auch die Bestimmung von Proteinen fetalen oder plazentaren Ursprungs [AFP, »pregnancy associated placenta protein« (PAPP-A) und HCG] im peripheren Blut der Mutter wurden als frühe Indikatoren für eine Störung der Entwicklung bzw. der Funktion der Plazenta eingesetzt.

> Bei Nachweis eines erhöhten AFP-Wertes im maternalen Blut zwischen 16 SSW und 18 SSW war das Risiko einer später auftretenden IUWR 5- bis 10fach erhöht.

▶ **Studienbox**

Während der Zusammenhang zwischen erhöhten maternalen HCG-Werten im 2. Trimenon und einem erhöhten Risiko der Entwicklung einer Präeklampsie im weiteren Schwangerschaftsverlauf gesichert erscheint, bleibt die diagnostische Wertigkeit der AFP-Bestimmung in diesem Zusammenhang umstritten (Luckas et al. 1998).

Eine breite klinische Anwendung dieser Methoden im Sinne eines generellen Screenings oder bei bestimmten Risikogruppen ist aufgrund der bislang vorliegenden klinischen Studien nicht gerechtfertigt.

Bereits vor mehreren Jahrzehnten wurde die Bestimmung von **Estriol** und **HPL** im maternalen Blut als Indikatoren für die Stoffwechselleistung der Plazenta bzw. der fetoplazentaren Einheit bei Verdacht auf Plazentarinsuffizienz eingeführt. Die HPL-Konzentration im maternalen Blut ist in der Spätschwangerschaft mit dem Plazentagewicht assoziiert und wurde als Screeningparameter zur Erkennung von IUWR-Fällen verwendet. Die Sensitivität betrug jedoch lediglich 25 %. Die Bestimmung des freien Estriols im Plasma der Mutter, das zu 90 % fetalen Ursprungs ist, hat sich vor allem wegen der diurnalen Schwankungen sowie anderer Störmöglichkeiten als nicht bewährt und gilt mittlerweile, wie auch die HPL-Bestimmung, als obsolet.

▶ **Studienbox**

Vergleichende Untersuchungen haben die Überlegenheit der Dopplersonographie für die Beurteilung des Hypoxierisikos des Fetus gegenüber der Bestimmung von Östriol und HPL zweifelsfrei zeigen können (Beley et al. 1992; Pfeiffer 1990; Thorpe-Beeston 1992).

28.6 Diagnostik und Überwachung

Wie bereits erwähnt, reflektiert eine fetale Wachstumskurve, die unterhalb der Norm verläuft, nicht notwendigerweise fetale Pathologie. Bei Verdacht auf SGA muss als erstes eine **Ursachenabklärung** (fetaler Infekt, Fehlbildungen, Karyotypisierung, gefäßrelevante maternale Erkrankungen) vorgenommen werden. Als zweites ist die **Überwachung** des eigentlich hypoxiegefährdeten IUWR-Kollektives zentraler Bestandteil des klinischen Managements, um den optimalen Entbindungszeitpunkt festlegen zu können.

> Bei Vorliegen einer IUWR liegt das Risiko einer Chromosomenanomalie bei 2–8 %. Bei Kindern mit Fehlbildungen findet sich in 22 % der Fälle eine intrauterine Wachstumsretardierung. Die Wahrscheinlichkeit für eine IUWR beträgt bei einer Fehlbildung 20 % gegenüber 60 % bei >9 Defekten (Khoury et al. 1988).

Da Fehlbildungen nahezu jedes Organs mit Wachstumsretardierung assoziiert sein können (z. B. Fallot-Tetralogie, singuläre Nabelschnurarterie etc.), sollte neben der genetischen Abklärung intensiv nach diesen Fehlbildungen gefahndet werden (Droste 1992). Nicht geklärt ist, ob die IUWR sekundäre Folge einer Malformation ist oder ursächlich bei der Entstehung der Malformation von Bedeutung ist. Letztlich können Malformation und IUWR auf gemeinsame ätiologische Faktoren zurückgehen und daher gehäuft zusammen auftreten.

28.6.1 Cordozentese: Chromosomenanomalien, Infektion, Plazentarinsuffizienz

Die **Nabelschnurpunktion** erlaubt eine Fetalblutanalyse mit rascher Karyotypisierung innerhalb von 72 h, eine Beurteilung der Blutgase mit Einblick in den fetalen Metabolismus und die Diagnostik wichtiger Infektionen (wie z. B. Zytomegalie, Toxoplasmose; Bilardo et al. 1990; Khoury et al. 1988; Meizner u. Glezerman 1992; Nicolaides et al. 1989; Soothill u. Campbell 1993; Weiner u. Williamson 1989).

▶ **Studienbox**

Dabei gibt es keine signifikanten Unterschiede des Säure-Basenstatus zwischen symmetrischer und asymmetrischer Wachstumsretardieruung (Blackwell et al. 2001).

Cave

Bei IUWR-Feten werden jedoch gehäuft bei versehentlicher Punktion der Arterien ein Vasospasmus und in 10 % der Fälle fetale Bradykardien beobachtet, sodass für die Karyotypisierung die Plazentese vorzuziehen ist.

Die als Folge des Eingriffes zu verzeichnende Verlustrate liegt bei der Nabelschnurpunktion bei IUWR-Feten bei hoher praktischer Erfahrung zwischen 0,3 % und 1,9 % (Meizner u. Glezerman 1992). Cordozenteseergebnisse bei IUWR-Feten zeigen im Vergleich zu zeitgerecht entwickelten Feten in 40–60 % der

Fälle eine Hypoxämie (Bilardo et al. 1990; Soothill u. Campbell 1993; Weiner u. Williamson 1989; Blackwell et al. 2001). Dabei ist zu beachten, dass sowohl die pH- als auch die pO_2-Werte im Verlaufe der Schwangerschaft abnehmen (▫ Abb. 28.2).

Die bei SGA-/IUWR-Feten in Nabelschnurblutproben festgestellten biochemischen Normabweichungen sind in ▫ Tabelle 28.4 wiedergegeben.

- Die Hyperkapnie und Hypoxie führen zu vermehrt anaerober Glykolyse mit Laktatanstieg und Abfall des pH-Wertes.
- Die Hypoglykämie ist auf den Verbrauch der fetalen Glykogenspeicher, eine beschränkte Glukoneogenese und einen ungenügenden Glukosetransfer durch die Plazenta zurückzuführen.
- Der Anstieg der Katecholamine erklärt möglicherweise die geringere Inzidenz schwerer Atemnotsyndrome durch eine Selbstinduktion der Lungenreife, wobei die Sinnhaftigkeit der Verabfolgung einer Lungenreifungsinduktion und bei IUWR-Feten außer Zweifel steht.
- Die erhöhte Konzentration von $PGF_{2\alpha}$ steht mit der häufig auftretenden vorzeitigen Wehentätigkeit bei nutritiver Depriviation in Zusammenhang.

In einer prospektiven Case-control-Studie sind Schaap et al. (2001) der Frage nachgegangen, welche Auswirkung eine antenatale Lungenreifungstherapie auf das Langzeit-Follow-up von IUWR-Feten hat. Eingeschlossen wurden 60fallkontrollierte »matched pairs«, wobei eine Gruppe maximal 7 Tage vor der Entbindung eine Lungenreifungsinduktion erhielt, die andere hingegen nicht. Im korrigierten Alter von 2 Jahren wies die steroidbehandelte Gruppe eine signifikant niedrigere Handikap-Rate (OR 3,2) auf, allerdings im Schulalter eine gegenüber der Kontrollgruppe signifikante Wachstumsverzögerung (OR 5,1).

- Eine gesteigerte Blutneubildung kann als kompensatorische Maßnahme für die Hypoxämie gewertet werden; Ausdruck einer solchen hypoxisch bedingten Blutneubildung sind die Polyzythämie sowie der Anstieg von Erythropoetin u. Retikulozyten.

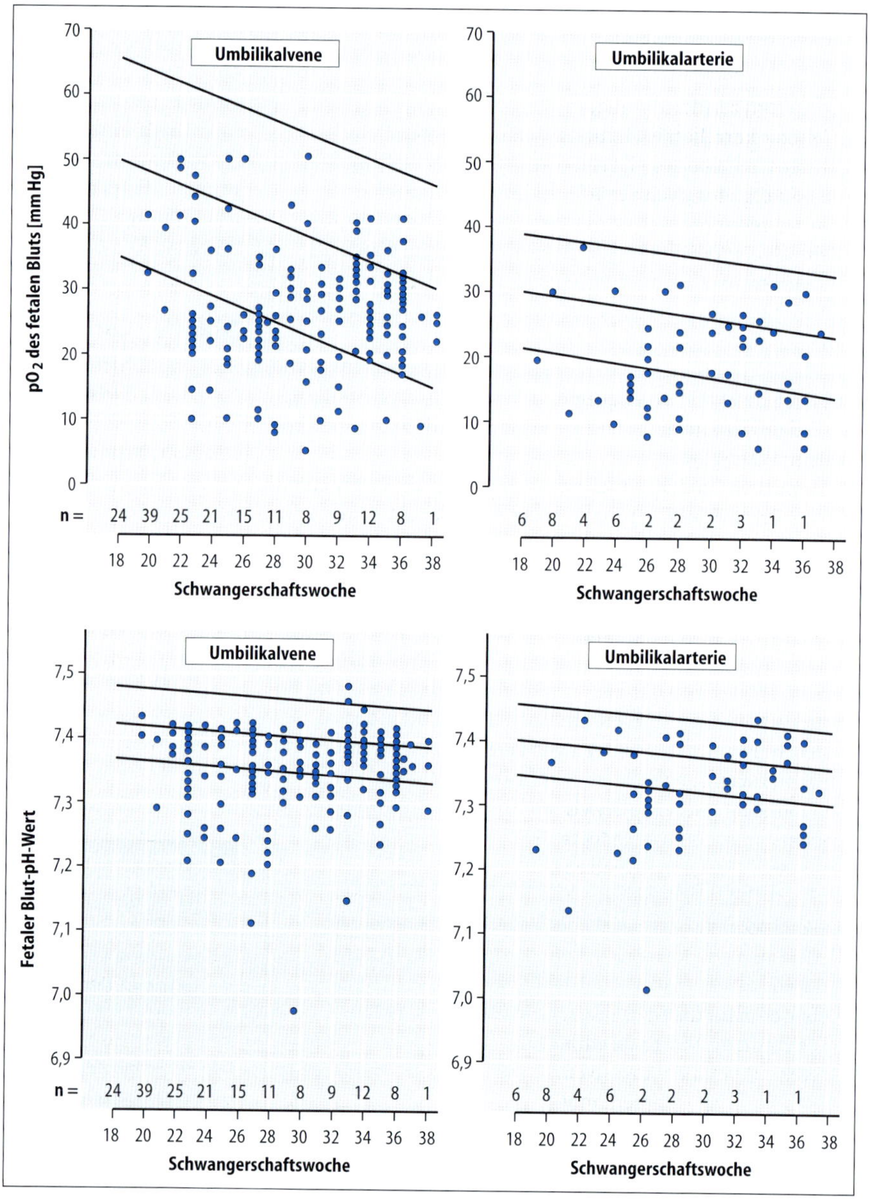

▫ Abb. 28.2. **Referenzbereiche (Median und 95 % Konfidenzintervall) des pO_2 und pH-Wertes in der Nabelvene und -arterie.** Wachstumsretardierte Feten weisen bei Nabelschnurpunktionen signifikant reduzierte Werte auf (nach Nicolaides et al. 1989).

Tabelle 28.4. **Median und Standardabweichung von Blutgasen, pH-Wert und Laktat in normosomen (AGA) und untergewichtigen (SGA) Feten aus Nabelschnurblutanalysen. AGA-Feten (n=208), SGA-Feten (n=196); UV=Umbilikalvene, UA = Umbilikalarterie** (modifiziert nach Nicolaides et al. 1989)

Parameter	Median	SD	Median	SD
UV pO_2 [mmHg][a]	42,7	7,4	31,5	10
UV pCO_2 [mmHg][a]	34,9	3,8	41,0	9,9
UV pHa	7,41	0,03	7,35	0,08
UV Laktat [mmol/l]	0,99	0,32	2,31	1,1
UA pO_2 [mmHg][a]	18,0	4,2	20,8	8,0
UA pCO_2 [mmHg][a]	35,0	2,0	47,3	10,1
UA pH[a]	7,3	0,03	7,32	0,07
UA Laktat [mmol/l]	0,92	0,21	2,05	1,04

[a] Wegen Abhängigkeit vom Gestationsalter wurden die Werte auf die 25. SSW adjustiert.

- Die Triglyzeriderhöhung, die mit dem Schweregrad der Hypoxie korreliert ist, ist bei gestörtem Plazentatransfer am ehesten auf eine gesteigerte Lipolyse mit Nutzung der eigenen Energiereserven zurückzuführen.
- Das Verhältnis essenzieller zu nicht essenziellen Aminosäuren (Glycin/Valin-ratio) steigt bei Malnutrition an und korreliert dabei signifikant mit dem Grad der Hypoxämie (Meizner u. Glezerman 1992; Nicolaides et al. 1989; Simchen et al. 2001).

Wie bereits erwähnt, wird bei einem Ungleichgewicht zwischen dem Bedarf der fetalen Gewebe und der Versorgung als erster Schritt in einer Sequenz verschiedener Adaptationsmaßnahmen eine »Down-Regulation« des Stoffwechsels und der Wachstumsrate der Gewebe beobachtet, sodass der Bedarf bzw. Verbrauch an Substrat der Versorgung angepaßt wird und die Konzentrationen von Sauerstoff, Glukose und den anderen für den Stoffwechsel und das Wachstum der Gewebe wichtigen Stoffe im Blut des Fetus zunächst konstant bleiben.

▶ Studienbox

Der Nachweis von Normwerten schließt eine Mangelversorgung nicht aus, während bei pathologischen Werten dagegen bereits eine Dekompensation des Systems vorliegt (Clapp 1996). Interessanterweise konnten bei nutritiv mangelversorgten Feten erniedrigte Aminosäurespiegel bei noch unauffälligem pO_2 und vor Entwicklung einer Pathologie des Blutströmungsverhaltens gezeigt werden (Ferrazi et al. 1995).

Generell kann für die Diagnostik der Gefährdung des Fetus und die Bestimmung des Entbindungszeitpunktes angesichts der Aussagekraft der nicht invasiven Überwachungsmethoden wie insbesondere der Dopplersonographie auf die Cordozentese mit der punktuellen Fetalblutanalyse verzichtet werden, zumal die nicht invasiven Methoden auch eine Verlaufsdiagnostik ermöglichen (Nicolini et al. 1990).

28.6.2 Dopplersonographie

Bei der Beurteilung von dopplersonographisch erfassten Blutströmungskurven haben sich ebenfalls Perzentilwerte zur Einteilung in normale und pathologische **Blutströmungsmuster** durchgesetzt. Als pathologisch gelten Gefäßwiderstände >90. (95.) Perzentil/Gestationsalter für die maternalen bzw. fetalen Gefäße. Eine Ausnahme stellen die fetalen Zerebralgefäße dar. Bei diesen ist eine Abnahme des Gefäßwiderstandes <10. (5.) Perzentil im Sinne einer gesteigerten Perfusion pathologisch und gilt als Hinweis auf eine drohende fetale Gefährdung.

Darüber hinaus gibt es pathognomonische Flussmusterveränderungen, die eine weitere Einschränkung der fetalen Versorgung signalisieren

- eine Sauerstoffsparschaltung zugunsten des Gehirns (z. B. Gefäßwiderstand in der Aorta fetalis >90. Perzentil, in der A. cerebri media <10. Perzentil)
- ein enddiastolischer Flussverlust (»zero flow«), bzw. eine Flussumkehr (»reverse flow«) in der Diastole
- eine hochpulsatile Veränderung in der V. umbilicalis und V. cava ist ebenso wie ein diastolischer Flussverlust bzw. eine Flussumkehr im Ductus venosus Zeichen einer zunehmenden Rechtsherzbe- und überlastung des Fetus (Hecher et al. 1995).
- Die Dilatation des rechten Ventrikels, der intrauterin 60 % des Herzminutenvolumens beisteuert, wird als sekundäre Folge einer pulmonalen Hypertension bei vorliegender Polyzythämie und erweitertem Ductus arteriosus angesehen (DeVore 1988; Hecher et al. 1995).

Über die Veränderungen im Widerstandsverhalten der Gefäße des uteroplazentaren sowie des umbilikalen Kreislaufes wurde bereits ausführlich berichtet. Die Erhöhung von Gefäßwiderständen im prä- bzw. postplazentaren Kreislauf sowie die in der 2. Schwangerschaftshälfte bei stärkerer Versorgungseinschränkung zu beobachtende Blutumverteilung in fetalen Organen sind mithilfe der nicht invasiven Dopplersonographie diagnostizierbar.

Im Gehirn ist der diastolische Flussanteil zu jedem Gestationsalter niedriger als in den Aa. umbilicales (Arbeille 1991; Arduini et al. 1987). Eine Widerstandsabnahme in der A. cerebri media zeigt die Notwendigkeit der Blutumverteilung infolge einer Vasomotorenantwort (Vasodilatation) auf eine Hypoxie (»brain-sparing«) auf.

▶ Studienbox

In einer prospektiven Studie mit IUGR-Feten fanden Sterne et al. eine enge Korrelation zwischen einer pathologischen MCA/UA-S/D-Ratio, niedrigem Gestationsalter und ungünstigem Outcome. Diese Dopplerbefunde waren ebenfalls mit einer häufigeren Notfallentbindung assoziiert.

Die Messung des fetalen zerebralen Gefäßwiderstandes nach Sauerstoffapplikation via Mutter wurde als Test für die Reagilibität des fetalen Kreislaufes bzw. für einen gestörten Plazentatransfer propagiert. Bei fehlender Kreislaufantwort des Fetus im Sinne einer Zunahme des Gefäßwiderstandes im Gehirn wurde eine fetale Azidose mit einer Sensitivität von 70% diagnostiziert.

In Terminnähe und im Bereich der Übertragung sind diese Blutumverteilungsvorgänge allerdings als physiologisch zu betrachten und bieten in diesem Zeitraum keine gute Korrelation mit einer fetalen Gefährdung.

▶ Studienbox

Eine frühzeitige Abnahme des Gefäßwiderstandes in den umbilikalen Gefäßen vor der 20. SSW und unauffällige Widerstandsmuster der fetalen Gefäße auch in Terminnähe und im Bereich der Übertragung sind als Rückversicherung für eine ungestörte Perfusion von gewisser Bedeutung, während »pathologische« Werte in diesen Zeitabschnitten vielmehr Ausdruck physiologischer Veränderungen sind (Divon 1992; Vintzileos et al. 1991). Ein Anstieg der fetalen Herzfrequenz führt zu einer Verkürzung der diastolischen Füllungszeit und dadurch zum scheinbaren Anstieg der diastolischen Flussgeschwindigkeiten. Durch Bildung des Verhältnisses (»ratio«) zwischen Gefäßwiderstand in der Peripherie und im Gehirn kann der Einfluss der fetalen Herzfrequenz weitgehend eliminiert werden (Arduini 1991).

Von besonderer diagnostischer Aussagekraft sind ein **diastolischer Flussverlust** bzw. eine **Flussumkehr** in den arteriellen Gefäßen.

Bei einer Analyse von über 600 in der Literatur publizierten Fällen von enddiastolischem Flussverlust bzw. Flussumkehr lag in 83% der Fälle eine intrauterine Wachstumsretardierung und in knapp der Hälfte der Fälle eine schwangerschaftsinduzierte Hypertonie vor. Fetalblutanalysen ergaben beim diastolischen Flussverlust in ca. 80% der Fälle eine Hypoxie und in ca. der Hälfte der Fälle eine Azidose. Umgekehrt konnte gezeigt werden, dass bei einem normalen dopplersonographischen Flussmuster keine Pathologie in der Fetalblutanalyse zu erwarten ist (Weiner u. Williamson 1989).

Bei der diastolischen Flussumkehr wiesen nahezu alle Feten eine Hypoxie bzw. Azidose auf. IUWR-Feten mit diesem Flussmuster entwickelten in der Folge in 35% der Fälle ein schweres neurologisches Handikap vs. 0% in der Gruppe mit unauffälligem Dopplerflussmuster (Valcamonico et al. 1994). In über 2 Drittel der Fälle erfolgte die Entbindung im Bereich der Frühgeburtlichkeit durch Sectio wegen drohender Asphyxie des Kindes.

In einer prospektiven Multicenterstudie fand sich eine Gesamtmortalität bei 204 Fällen mit diastolischem Flussverlust bzw. diastolischem Rückfluss (= ARED »flow«) von 28%. Verglichen mit gestationsaltersgleichen Feten war die Rate der perinatalen Mortalität in der Gruppe mit fehlendem diastolischem Fluss um das 4,0fache (»odds ratio«), bei Flussumkehr um das 10,6fache (»odds ratio«) erhöht (Karsdorp et al. 1994). Bei ARED -Flow stieg die Verlegungsrate auf die neonatologische Intensivstation, die Rate der Hypoglykämien und der Hirnblutungen signifikant an. Diese Zahlen unterstreichen die pathognomonische Bedeutung dieser Flussmuster.

Der Frage, inwieweit das Auftreten pathologischer venöser Blutströmungsmuster das perinatale Ergebnis beeinflusst sind Baschat et al. (2000) nachgegangen. In einer prospektiven Untersuchung konnten sie einer Gruppe mit IUWR-Feten mit erhöhtem Widerstand in der A. umbilicalis (n=42) eine Gruppe mit 29 IUWR-Feten, die eine Umverteilung zum Gehirn aufwiesen, und eine weitere Gruppe von 50 IUWR-Feten mit pathologischem Ductus venosus >2 SD bzw. venösen Pulsationen gegenüberstellen. Ein ARED-Flow fand sich in 9,5% in der Gruppe I, in 34,5% in Gruppe II und in 78% in Gruppe III.

Hofstaetter et al. (2001) beobachteten bei IUWR-Feten einzelne (57 Feten) und auch doppelte (26 Feten) Pulsationen in der Vena umbilicalis während eines Herzzyklus. Traten »doppelte« Pulsationen auf, war das perinatale Outcome signifikant schlechter.

❯ Die Falsch-positiv-Rate eines diastolischen Flussverlustes bezüglich Hypoxie bzw. Azidose ist mit 1% gegenüber der bis zu 60% betragenden Falsch-positiv-Rate des CTG extrem gering (Flynn et al. 1982b; Nicolaides et al. 1989; Weiner u. Williamson 1989).

Bei einer Pathologie der Strömungsmuster im venösen System wie der Umbilikalvene, der V. cava inferior und dem Ductus venosus ist die perinatale Mortalität zusätzlich erhöht.

Da die Überwachung des IUWR-Fetus in erster Linie die frühzeitige Erkennung der Hypoxie und Verhinderung der Azidose zum Ziel hat, muss die Methode der Dopplersonographie sich an den etablierten Überwachungsverfahren messen lassen. In der Erkennung des SGA-Fetus ist – wie schon erwähnt – die Ultraschallbiometrie der Dopplersonographie überlegen.

▶ Studienbox

Umgekehrt belegen prospektive Untersuchungen eindeutig die Überlegenheit der dopplersonographischen Messung von Blutströmungsmustern gegenüber allen anderen Verfahren in der antepartalen Erkennung der fetalen Asphyxie (Soothill u. Campbell 1993; Alfirevic u. Neilson 1995; Divon u. Ferber 2001).

Eine erhöhte Rate chromosomaler Aberrationen von durchschnittlich 8% bei dopplersonographisch nachgewiesenem diastolischem Flussverlust erfordert eine intensive Fehlbildungssuche und weitere diagnostische Abklärungen (Wenstrom et al. 1991; Snijders et al. 1993; Rizzo et al. 1994). Bei Feten mit strukturellen (chromosomalen) Anomalien wird allerdings häufig keine Blutumverteilung zum Gehirn beobachtet (Wladimiroff 1991).

> Die Dopplersonographie ist mittlerweile die Methode der Wahl in der Triage zwischen SGA- und IUWR-Feten sowie in der Früherkennung der chronisch hypoxischen Gefährdung. Dies schlägt sich auch in den Indikationen zu dieser Untersuchung im Rahmen der neuen Mutterschaftsrichtlinien nieder (Mutterschafts-Richtlinien 1995). Die vorliegenden prospektiven Studien zeigen, dass bei unauffälligem Ausfall der Dopplersonographie auch bei biometrisch »kleinem Fetus« bei unauffälliger Zusatzdiagnostik (insbesondere Ausschluss von Fehlbildungen) die ambulante Überwachung gerechtfertigt ist.

Hierdurch lassen sich unnötige Belastungen für die Eltern, aber auch Kosten für das Gesundheitswesen einsparen.

In einer Gruppe von 179 SGA-Feten <5. Gewichtsperzentil trat bei normalem Flussmuster kein Todesfall auf; auch lagen wichtige Eckdaten wie Frühgeburt, Notfallsectio, Verlegung auf die Kinderintensivstation signifikant niedriger als in der Gruppe mit pathologischem Flussverhalten (Burke et al. 1990). Andere prospektive Untersuchungen kamen zu ähnlichen Ergebnissen (Almström et al. 1992; Jacobson et al. 1990; Weiss et al. 1989). In einer schwedischen Multicenterstudie wurden prospektiv randomisiert jeweils 214 IUWR-Feten nur dopplersonographisch (A. umbilicalis) bzw. nur mittels CTG überwacht.

▶ Studienbox

Bei gleichem Gestationsalter zum Zeitpunkt der Geburt zeigten sich bei rein dopplersonographischer Überwachung gegenüber der CTG-Überwachung die folgenden Vorteile:
- signifikant weniger Kontrollen: 4,1-mal bei Doppleruntersuchung vs. 8,2-mal bei CTG,
- weniger Hospitaleinweisungen: 68 (31,3%) vs. 97 (45,8%),
- weniger Geburtseinleitungen: 22 (10,3%) vs. 46 (21,7%),
- weniger Kaiserschnitte wegen Fetal distress: 11 (5,1%) vs. 30 (14,2%) und
- weniger Verlegungen auf die neonatologische Intensivstation.
- In der dopplersonographisch überwachten Gruppe verstarb kein Kind, während in der CTG-überwachten Gruppe 3 Feten verstarben.

Bei den übrigen Outcome-Kriterien bestanden keine signifikanten Unterschiede zwischen den beiden Gruppen (Almström et al. 1992).

> Die Dopplersonograpie der A. umbilicalis besitzt gegenüber der CTG-Überwachung einen besseren Vorwarneffekt und ist weniger zeitaufwändig und besser reproduzierbar (Almström et al. 1992).

Die Frage, inwieweit die weitere Überwachung von SGA-Feten durch die Dopplersonographie klinischen Nutzen bringt, wurde in einer prospektiv-randomisierten Studie untersucht. Bei vergleichbaren Kollektiven wurden 500 Schwangere wiederholt dopplersonographisch untersucht, während in dem randomisierten Kontrollkollektiv darauf verzichtet wurde. Der Anteil von IUWR-Feten war mit 10% in beiden Kollektiven vergleichbar. Die dopplersonographisch verfolgte Gruppe zeigte eine signifikant niedrigere IUWR-spezifische Morbidität wie Asphyxie, Hypoglykämie bzw. Polyzythämie und eine niedrigere Rate neonatologischer Intensiv- und Beatmungspflichtigkeit (Schneider et al. 1991).

28.6.3 Fruchtwassermenge

Bei der Bestimmung der Fruchtwassermenge hat der **»amniotic fluid index«** (AFI) eine weit reichende klinische Akzeptanz gefunden. Der Uterus wird in 4 Quadranten eingeteilt und das maximal vertikal abgreifbare Fruchtwasserdepot der einzelnen Quadranten summiert. Der Messstreckenabgriff wird unabhängig von interponierter Nabelschnur oder kleinen kindlichen Teilen vorgenommen.
- Bei einem AFI <15 cm gilt die Fruchtwassermenge als vermindert.
- AFI-Indizes <5 cm (Oligohydramnion) zeigen eine gute Korrelation mit der fetalen Gefährdung.
- Reduzierte AFI-Indizes findet man bei etwa 70% der IUWR-Feten; 30% weisen deutlich reduzierte Werte im Sinne eines Oligohydramnions auf (Arduini 1991; Nicolaides et al. 1990).
- Ferner besteht eine gute Korrelation mit den dopplersonographisch gefundenen erhöhten Gefäßwiderständen: Je niedriger der AFI ist, desto höher sind die gemessenen Gefäßwiderstände und desto geringer ist die uteroplazentare Perfusion (Arduini 1991).
- Im Rahmen von Hypoxämien kommt es infolge erhöhter Gefäßwiderstände in den Aa. renales zu einer verminderten Nierenperfusion mit Reduktion der fetalen Urinproduktion.
- Die stündliche Urinproduktion ist bei IUWR-Feten signifikant geringer als bei normosomen Kindern, korreliert allerdings nicht direkt mit dem Ausmaß der Hypoxie (Nicolaides et al. 1990).

28.6.4 Biophysikalisches Profil

Zur Feststellung bzw. zum Ausschluss einer antepartualen Hypoxie ist der Einsatz des CTG mit seinen Testvarianten (NST = **Non-Stress-Test**, OBT = **Oxytozinbelastungstest**) und des biophysikalischen Profils weit verbreitet. Zahlreiche Studien haben auf die mangelnde inter- und intraindividuelle Reproduzierbarkeit der Interpretation des CTG aufmerk sam gemacht. Insbesondere bei der Verwendung mehrparametriger Scores nimmt die Fehlerbreite in der Beurteilung zu.

▶ Studienbox

Vor diesem Hintergrund ist es nicht verwunderlich, dass alle 4 bisher vorliegenden prospektiv kontrollierten Studien zur routinemäßigen CTG-Anwendung selbst im Hochrisikokollektiv mit einem hohen IUWR-Anteil weder für die Diagnostik noch für das klinische Management einen Benefit nachweisen konnten (Flynn et al. 1982 b; Schneider 1993; Shalev u. Weiner 1993; Thacker et al. 1986).

Aus diesem Grund wurden Zusatztests entwickelt, in denen entweder durch Wehenprovokation oder durch Kreislaufbelastung der Mutter die uteroplazentare Perfusion auf ihre Reservekapazität getestet wird. Beim Non-Stress-Test oder beim biophysikalischen Profil werden noch weitere Kriterien in die Zustandsbeurteilung miteinbezogen.

Möglicherweise tragen künftig zusätzliche Informationen wie z. B. die Registrierung der Kindsbewegungen parallel zur Herzfrequenz zu einer Reduktion der hohen Falsch-positiv-Rate des CTG bei.

▶ Studienbox

Die Dauer der Kindsbewegungen ist im Sinne einer Ökonomisierung bei IUWR-Feten gegenüber normosomen Feten signifikant verkürzt (Gnirs 1995).

28.7 Therapieansätze, Prävention

Wirkungsvolle therapeutische Ansätze zur Verbesserung der intrauterinen Versorgungssituation des Fetus fehlen bisher. Die einzigen klinisch sinnvollen »Therapiekonzepte« stellen die Ausschaltung von Noxen (z. B. Rauchen), vor allem aber die perfusionssteigernde Wirkung der Bettruhe dar, die gelegentlich zu einer Normalisierung der bei IUWR beobachteten Disproportion der Blutverteilung zwischen rechtem und linkem Ventrikel führt (DeVore 1988). Die biochemischen Analysen der Fetalblutproben bieten gewisse Hinweise auf die Ernährungssituation des IUWR-Fetus. Daraus wurden Überlegungen zum Versuch einer Hyperalimentation abgeleitet, die in ihrem Nutzen jedoch bislang nicht erwiesen sind.

Cave

Die Substitution von Aminosäuren kann einen Anstieg von Ammoniak und Harnstoff und einen Abfall des pO_2 und des pH-Wertes zur Folge haben. Durch eine exzessive Gabe bestimmter Aminosäuren können darüber hinaus die Aufnahme anderer Aminosäuren beeinträchtigt und das fetale Wachstum zusätzlich eingeschränkt werden. Durch ein derartiges Vorgehen wurden vermehrt Frühgeburten und ein Anstieg der perinatalen Mortalität beobachtet (Harding et al. 1992; Kurjak 1992).

Auch intravenös an die Mutter oder direkt via Nabelschnur im Übersschuss angebotene **Glukose** kann über einen für die Verstoffwechselung benötigten Sauerstoffmehrverbrauch einen Laktatanstieg und damit eine Azidämie des Fetus verursachen (Harding et al. 1992).

Cave

Wegen der möglichen Gefahren bei fehlendem oder fragwürdigem Nutzen müssen alle Vesuche der direkten oder indirekten Hyperalimentation zum jetzigen Zeitpunkt als kontraindiziert angesehen werden.

Eine direkte **Sauerstoffapplikation** bei Schaffeten führte nur bei mäßig – nicht aber bei schwer retardierten Feten – zu einer Anhebung des Sauerstoffpartialdruckes, wobei diese möglicherweise nicht mehr in der Lage sind, das Mehrangebot an O_2 zu utilisieren (Harding et al. 1992; Meizner u. Glezerman 1992).

Cave

Beim menschlichen IUWR-Fetus wurden nach Absetzen des via Mutter angebotenen O_2 vermehrt Dezelerationen der fetalen Herzfrequenz beobachtet (Bekedam et al. 1990).

▶ Studienbox

Nach 50 %iger O_2-Gabe konnte ein Anstieg des maternalen pO_2 von 79 mmHg auf 158 mmHg und eine um 100 % höhere Fetal-breathing-Aktivität als unter Raumluft festgestellt werden. Die beobachteten Veränderungen scheinen für die Differenzierung von SGA- und IUWR-Feten jedoch nicht geeignet. Die alterierten Herzfrequenz- und Bewegungsmuster von IUWR-Feten, die sich mit O_2-Gabe nicht reversibel beeinflussen lassen, sind möglicherweise Ausdruck einer gestörten ZNS-Entwicklung (Gagnon u. Vijan 1990).

Andere Autoren fanden während einer Hyperoxigenation der Mutter eine Normalisierung der gegenüber normosomen Feten erhöhten Blutflussgeschwigkeit in der Aorta, nicht aber in der Pulmonalarterie (Rizzo et al. 1990). Daher wurde vorgeschlagen, dass eine O_2-Langzeittherapie nur bei Feten, die nach maternaler O_2-Gabe eine Reduktion der enddiastolischen Flussgeschwindigkeit in der A. cerebri media erkennen lassen, sinnvoll ist (Arduini et al. 1987).

Durch eine Hämodilution (z. B. mittels Hydroxyäthylstärke) gelingt es in der Regel, einen erhöhten maternalen Hämatokrit in den Normalbereich zu korrigieren.

Wenngleich verschiedene Publikationen aus der verbesserten Hämorheologie einen klinischen Nutzen ableiten, so gilt auch für diesen Ansatz wie für alle oben angeführten Verfahren, dass prospektiv-randomisierte kontrollierte klinische Studien mit ausreichenden Fallzahlen fehlen, die einen eindeutigen Vorteil für diese therapeutische Maßnahme belegen (Kurjak 1992).

Die CLASP Studie konnte an relativ großen Fallzahlen zeigen, dass der Einsatz von »low-dose« Aspirin als Prävention gegenüber IUWR nicht effektiv ist (CLASP 1994).

In einer randomisierten Multcenterstudie wurde bei 3317 Schwangeren mit niedrigem Risiko in der 20–24. SSW eine Dopplersonographie in den Aa. uterinae durchgeführt. Frauen mit pathologischem Testergebnis erhielten bis zur 35. SSW 100 mg Aspirin/Tag. Gegenüber der Kontrollgruppe war die Inzidenz einer späteren IUWR Rate nicht signifikant unterschiedlich (Goffinet et al. 2001).

Da Erfolg versprechende therapeutische Interventionen nicht in Aussicht sind, basiert die größte Hoffnung für diese Feten auf der Überwachung mit dem Ziel der Schwangerschaftsbeendigung zum optimalen Zeitpunkt.

28.8 Festlegung des Entbindungszeitpunktes

Das Spektrum der Schädigungen als Folge einer chronischen intrauterinen Mangelversorgung reicht von einem verzögerten Wachstum mit nur geringfügiger Beeinträchtigung der Vitalität über die Schädigung verschiedener Organe mit Akut- sowie Langzeitmorbidität bei den Überlebenden bis hin zum perinatalen Tod als Folge von schwerer Hypoxie auf der Basis einer Unterernährung.

Der klinische Einsatz der differenzierten Möglichkeiten der Zustandsbeurteilung des Fetus muss nicht nur die Vermeidung der perinatalen Mortalität, sondern auch von Hirnschäden mit neuromotorischen Entwicklungsstörungen zum Ziel haben (Spinillo et al. 1997; Zimmer u. Divon 1992; Divon u. Ferber 2001; ACOG 2001). Die Entbindung muss somit vor dem Eintreten entsprechender Organschäden vorgenommen werden. Bei frühzeitig in der Schwangerschaft auftretender Dekompensation der fetalen Versorgung stellt das Abwägen des Risikos bleibender Organschäden gegenüber den Problemen der Unreife der Organe eine besondere Herausforderung dar. Im Folgenden sollen die Grundlagen für die Entscheidungsfindung erläutert werden.

Die oben geschilderte Pathophysiologie der Adaptation des Fetus an die chronische Mangelversorgung stellt die Basis für die klinische Überwachung dar. Mithilfe der nicht invasiven Methoden der modernen Überwachung wie dem Real-time-Ultraschall und der Dopplersonographie der uteroplazentaren, umbilikalen und verschiedener fetaler Gefäße gelingt es, die Entwicklung einer Sequenz von Veränderungen beim Fetus zu verfolgen und daraus den Entscheid für den Entbindungszeitpunkt abzuleiten (Arduini et al. 1993; Ribbert et al. 1993). Longitudinaluntersuchungen bei Fällen von IUWR zeigen, dass die Zentralisation des arteriellen Kreislaufs des Fetus mit präferenzieller Blutzufuhr zum Gehirn, zum Herzen und den Nebennieren eine frühe Adaptation darstellt, gefolgt von einer zunehmenden Einschränkung der fetalen Körperbewegungen.

▶ Studienbox

Die Beobachtung, dass Veränderungen der Blutflussmuster in den verschiedenen fetalen Gefäßen einschließlich der Nabelschnurarterie einen früheren und sensitiveren Prädikator der fetalen Gefährdung darstellen als Veränderungen der Bewegungsaktivität oder der Herzfrequenzmuster, hat die **Dopplersonographie** zur **Überwachungsmethode der Wahl** für die Risikoschwangerschaften werden lassen (Almström et al. 1992; Arabin et al. 1994; Bekedam et al. 1990; Gaudoin 1992; Gnirs 1995; Kurjak 1992; van Vugt 1991; Weiss et al. 1989).

Auch Befunde zur neurophysiologischen Entwicklung belegen, dass Abweichungen vom normalen fetalen Bewegungsverhalten verglichen mit dopplersonographisch messbaren Veränderungen der fetalen Gefäßwiderstände erst relativ spät manifest werden. Fetale Hirnfunktionen, die bereits in frühen Schwangerschaftswochen nachweisbar sind wie die Tonisierung der Muskulatur (Beugetonus) oder die Kindsbewegungen sind gegenüber Hypoxie relativ resistent, so dass der späte Ausfall dieser Funktionen eine kürzere Vorwarnzeit vermittelt.

Auch die Einschränkung der Nierendurchblutung ist Teil der Sparschaltung und ist als verminderte Urinproduktion mit verminderter Fruchtwassermenge leicht nachweisbar.

Für die fetalen Atembewegungen konnte im Rahmen der Dekompensation bei longitudinaler Beobachtung kein einheitliches Muster festgestellt werden. Eine computergestützte Auswertung ermöglicht die genaue Erfassung der Variationen der fetalen Herzfrequenz, definiert als Schwankungen des Zeitintervalls zwischen 2 verschiedenen Herzaktionen, jeweils gemittelt über 1 min. Eine Abnahme der Variationen ist ein frühes Zeichen, das bald nach Ausbildung der Zentralisation des Kreislaufes auftritt (Ribbert et al. 1993).

> Die Endphase der Dekompensation ist durch einen negativen enddiastolischen Fluss sowie eine weitere Abnahme der Herzfrequenzvariationen zusammen mit den typischen CTG-Veränderungen wie ein silentes Muster mit angedeuteten Dezelerationen im Sinne präterminaler Veränderungen charakterisiert.

Die Zeitintervalle vom Beginn der Zentralisierung des fetalen Kreislaufes bis zur präterminalen Phase der Dekompensation, die eine rasche Schwangerschaftsbeendigung notwendig macht, variieren individuell beträchtlich.

▶ Studienbox

Eine multivariate Analyse ergab bei einer Variation von 1–26 Tagen eine Beziehung zwischen Zeitintervall und Gestationsalter. Je frühzeitiger in der Schwangerschaft pathologische Flussveränderungen auftraten, desto länger war das Zeitintervall bis zur Dekompensation (Arduini et al. 1993).

Bei klinischen Zeichen der Hypertonie bzw. Präeklampsie sowie bei dem Nachweis eines pulsatilen Flusses in der Nabelschnurvene war das Intervall bis zur Dekompensation generell verkürzt. Der Nachweis eines pulsatilen Flusses in der Umbilikalvene stand in enger Beziehung zu dem Auftreten eindeutig pathologischer Herzfrequenzmuster.

In einer longitudinalen Untersuchung an einer Gruppe von 56 schwer wachstumsretardierten Feten (< 5. Gewichtsperzentil) wurde diese zeitliche Sequenz des Auftretens der unterschiedlichen pathologischen Befunde verschiedener Überwachungs- und Testverfahren weitgehend bestätigt (s. Kap. 16; Gnirs 1995). Der mediane Abstand zwischen Dopplerpathologie und Auftreten von fetaler Herzfrequenzpathologie betrug 15 Tage, was mit anderen Untersuchungen gut übereinstimmt (Bekedam et al. 1990). Über eine ähnliche Kaskade der Pathologieanzeige verschiedener Überwachungsverfahren berichten Machnitt et al. (2000). Sie fanden bei einem longitudinal verfolgten IUWR-Feten zunächst in der 27. SSW einen erhöhten Gefäßwiderstand in der Umbilikalarterie und einen Notch in beiden Uteringefäßen. 19 Tage vor der Entbindung traten eine Widerstandserniedrigung in der A. cerebri media und ein enddiastolischer Flussverlust in der Umbilikalarterie auf, der sich nach weiteren 8 Tagen zu einem Reverse-flow-Muster entwickelte. Zur gleichen Zeit kam es zu einer Erhöhung des Gefäßwiderstandes im Ductus venosus sowie zu einem Abfall der Kurzzeitvariation des computerisierten CTG von 6 auf 4 ms. Zu dieser Zeit zeigte die Patientin auch erste Präeklampsiezeichen. Einen Tag vor der dann durchgeführten Sectio caesarea trat ein Reverse Flow im Ductus venosus auf, die Koronararterien wurden durch Weitstellung sichtbar, im CTG fanden sich jetzt Spätdezelerationen.

▶ Studienbox

Konkrete klinische Empfehlungen zum Entbindungszeitpunkt müssen zum jetzigen Zeitpunkt vorläufig sein, da auch von Experten sehr unterschiedliche Meinungen vertreten werden. Schwangerschaften mit extremer und frühzeitiger Wachstumsretardierung scheinen nur von intensivierter Überwachung und der Durchführung der Lungenreifung zu profitieren, nicht jedoch von einem längerfristigen exspektativen Vorgehen (Chammas et al. 2000). Der bislang noch nicht abgeschlossene »growth restriction intervention trial« kann hier möglicherweise die Grundlage für entsprechende Richtlinien liefern (GRIT Study Group 1996). In einer neu aufgelegten Multicenterstudie (Truffle study 2002) wird das venöse Dopplerergebnis in den Interventionsplan miteinbezogen. Bei fehlendem enddiastolischen Fluss oder bei negativem Fluss ist wegen der deutlich erhöhten Mortalität die Schwangerschaftsbeendigung generell zu diskutieren.

Bei einem Gestationsalter >32 SSW ist bei entsprechender Dopplerpathologie die unverzügliche Schwangerschaftsbeendigung angezeigt. Bei Zeichen von Präeklampsie ist diese Grenze bei 28 SSW anzusetzen. Zusätzlich zu der serienmäßig mindestens 2- bis 3mal pro Woche vorzunehmenden Dopplersonographie der Umbilikalarterie und der fetalen Gefäße liefert in diesen kritischen Situationen die dopplersonographische Untersuchung der Herzfunktion ein zusätzliches Beurteilungskriterium. Diese Zusatzbeurteilung wird besonders dann bedeutungsvoll, wenn die unmittelbare Schwangerschaftsbeendigung wegen zu geringem Gestationsalter noch keine Option ist oder aber wegen der Verabreichung von Kortikosteroiden zur Lungenreifung noch einige Tage hinausgezögert werden soll.

▶ Studienbox

Bei einer normalen Flussgeschwindigkeit in der Ausstrombahn des linken Herzens sowie unauffälligem Dopplermuster im venösen System ist eine schwerwiegende metabolische Azidose des Fetus noch weitgehend ausgeschlossen (Ferrazzi et al. 1995; Kiserud et al. 1994; Hecher et al. 1995; Hecher u. Hackelöer 1997; Divon u. Ferber 2001).

Bei 48 longitudinal verfolgten IUWR-Feten (<5. Perz.) korrelierte die Visualisierung der Koronararterien mit einer unmittelbar bevorstehenden Dekompensation. Gegenüber den Feten ohne Sichtbarwerden der Koronararterien (n=28) waren Geburts-pH, Nabelschnur-pO_2 und Geburtsgewicht in der Studiengruppe signifikant niedriger (Baschat et al. 2000).

Bei einer geringgradigen fetalen Hypoxämie sind nachteilige Effekte für die Langzeitentwicklung eher unwahrscheinlich, während bei einer persistierenden metabolischen Azidose doch mit entsprechenden Langzeitfolgen gerechnet werden muss (Scherjon et al. 1996; Gaudier et al. 1994).

Besonders schwierig ist der Entscheid für einen Verzicht auf eine Intervention zugunsten des Fetus wegen schlechter Prognose. Wegen dem bereits erwähnten deutlich erhöhten Risiko von Chromosomenanomalien bei Feten mit schwerer IUWR und Dopplerpathologie der Nabelschnurarterie ist neben der intensiven Suche nach weiteren morphologischen Zeichen für entsprechende Anomalien eine möglichst rasche Abklärung des Karyotyps vorzunehmen, wobei für die Materialgewinnung wegen des geringeren Risikos der Plazentabiopsie der Vorzug gegenüber einer Nabelschnurpunktion gegeben wird. Die Abklärung des Karyotyps sollte – wenn möglich – abgeschlossen werden, bevor Zeichen der intrauterinen Hypoxie bzw. Azidose wie Rechtsherzversagen und Pathologie des Blutflusses im venösen System eine notfallmäßige Kaiserschnittentbindung notwendig machen.

▶ Empfehlung

Bei nachgewiesener Chromosomenanomalie sollten die Konsequenzen für das Überleben und die Entwicklung des Kindes mit den Eltern ausführlich besprochen werden. Die Option des Verzichtes auf eine Schwangerschaftsbeendigung durch Kaiserschnitt mit Abwarten des natürlichen Verlaufes ist in diesen Situationen vertretbar und sollte den Eltern angeboten werden.

▶ Studienbox

Auch bei normalem Karyotyp, aber schwerer intrauteriner Wachstumsretardierung mit Zeichen der Dekompensation, muss der Nutzen einer operativen Intervention zur vorzeitigen Entbindung des Fetus zumindest in Frage gestellt und mit den Eltern diskutiert werden (Kingdom et al. 1997).

Die Chancen für ein Überleben und für eine normale Entwicklung sind außerordentlich gering bei einem Gestationsalter von <28 SSW und einem Schätzgewicht unterhalb des 5. Perzentils für das Gestationsalter mit Zeichen einer Azidose wie Erweiterung des Rechtherzens mit Trikuspidalinsuffizienz, pathologischem Ductus-venosus-Fluss, Flussumkehr in der Nabelschnurarterie sowie spontanen Herzfrequenzdezelerationen.

In einem Kollektiv von 17 Feten mit entsprechend desolater Ausgangssituation betrug die Mortalität 100% (Guzman et al. 1996). Bei überlebenden Frühgeburten mit schwerer intrauteriner Wachstumsretardierung und fehlendem enddiastolischem Fluss in der Nabelschnurarterie ist das Risiko schwerer neuromotorischer Entwicklungsstörungen hoch und wurde mit 1 auf 3 Fälle angegeben (Valcamonico et al. 1994).

23 überlebende Kinder mit intrauterinem Null- bzw. Reverse-Flow und IUWR wurden im Schulalter nachverfolgt, und mit einer Matched-pair-Gruppe (gleiches Gestationsalter, aber normosom und unauffälliger Doppler) verglichen. Vier verschiedene anerkannte neurologische Entwicklungstests kamen dabei zum Einsatz. Die intellektuelle Entwicklung war dabei in der Studiengruppe signifikant niedriger. Neuromotorische Tests zeigten in 20% der untersuchten Items in der Studiengruppe ebenfalls schlechtere Resultate (Wienerroither et al. 2001).

In weiteren prospektiven Follow-up-Studien müssen bessere Prognosekriterien für das Überleben sowie für die Entwicklung von schweren Behinderungen in diesen Hochrisikosituationen erarbeitet werden. Jedoch kann es nicht das Ziel perinatologischer Bemühungen sein, einen intrauterinen Tod um den Preis eines Todes in der Neonatalphase oder ein Überleben mit schwerer Behinderung zu vermeiden. Diese schwierigen klinischen Entscheidungen können sicher nur auf individueller Basis und unter direktem Mitcinbeziehen der betroffenen Eltern nach entsprechend ausführlicher Information getroffen werden.

28.9 Langzeitentwicklung

Neben den akuten Problemen der Perinatalphase tritt die Bedeutung von Auswirkungen eines pathologischen intrauterinen Wachstums auf die spätere Entwicklung zunehmend in das allgemeine Bewusstsein. Besonders augenfällig und folgenschwer sind **neuromotorische Bewegungsstörungen** im Sinne der Zerebralparese, die gehäuft mit intrauteriner Wachstumsretardierung assoziiert sind (Blair et al. 1992; Stanley et al. 1992). Detailierte Untersuchungen über die Entwicklung und das Verhalten haben bereits in der Neugeborenen- sowie Säuglingsphase gehäuft Auffälligkeiten ergeben. Im Kindes- und Adoleszentenalter manifestieren sich vermehrt **Verzögerungen der sprachlichen Entwicklung, Lernschwierigkeiten sowie Verhaltensstörungen** (Pryor 1996).

Bei einer beträchtlichen Anzahl der von einer intrauterinen Wachstumsstörung Betroffenen bleibt auch im Kindes- und Adoleszentenalter ein Gewichts- sowie Größenrückstand erkennbar. Durch die immer deutlicher werdenden Zusammenhänge zwischen einer Pathologie des intrauterinen Wachstums und der **Morbidität im Erwachsenenalter** wie insbesondere Hypertonie, Herz-Kreislauf-Erkrankungen, Hyperlipidämie und Diabetes mellitus des Typs II erhält diese Schwangerschaftspathologie eine weitere gesundheitspolitische Dimension (Barker 1990; Law 1993).

Literatur

ACOG (2001) Intrauterine growth restriction. Clinical management guidelines for obstetrician-gynecologists. Int J Gynaecol Obstet 72: 85–96

Ahmed A, Whittle MJ, Khaliq A (1997) Differential expression of placenta growth factor (PlGF) and vascular endothelial growth factor (VEGF) in abnormal placentation. J Soc Gynecol Invest 4: 246 A

Albaiges G, Missfelder-Lobos H, Lees C, Parra M, Nicolaides KH (2000) One-stage screening for pregnancy complications by color Doppler assessment of the uterine arteries at 23 weeks' gestation. Obstet Gynecol 96: 559–564

Alfirevic Z, Neilson JP (1995) Doppler ultrasonography in highrisk pregnancies. Systematic review with metaanalysis. Am J Obstet Gynecol 172: 1379–1387

Almström H, Cnattingius S, Ekman G, Maesel A, Ulmsten U, Årström K, Marsal K (1992) Comparison of umbilical-artery-velocimetry and cardiotocography for surveillance of small-for-gestational-age fetuses. Lancet 340: 936–940

Ananth CV, Wilcox AJ (2001) Placental abruption and perinatal mortality in the United States. Am J Epidemiol 153: 332–337

Anyaegbunam A, Brustman L, Langer O (1991) A longitudinal evaluation of the efficacy of umbilical Doppler velocimetry in the diagnosis of intrauterine growth retardation. Int J Gynaecol Obstet 34: 121–125

Arabin B, Mohnhaupt A, Vollert W, Weitzel HK (1994) Prediction of fetal distress and poor outcome in prolonged pregnancy using Doppler ultrasound and fetal heart rate monitoring combined with stress tests (II). Fetal Diagn Ther 9: 1–6

Arbeille P (1991) Cerebral Doppler in the assessment of IUGR and the fetal hypoxia. J Matern Fetal Invest 1: 51–56

Arduini D (1991) Fetal renal artery velocity waveforms and amniotic fluid volume in growth-retarded and post-term fetuses. Obstet Gynecol 77/3: 370–373

Arduini D, Rizzo G, Romanini C (1993) The development of abnormal heart rate patterns after absent and diastolic velocity in umbilical artery – analysis of risk factors. Am J Obstet Gynecol 168: 43–50

Barker DJD (1990) Fetal and placental size and risk of hypertension in adult life. Br Med J 301: 259–262

Baschat AA, Gembruch U, Reiss I, Gortner L, Weiner CP, Harman CR (2000) Relationship between arterial and venous Doppler and perinatal outcome in fetal growth restriction. Ultrasound Obstet Gynecol 16: 407–413

Baschat AA, Gembruch U, Gortner L, Reiss I, Weiner CP, Harman CR (2001) Coronary artery blood flow visualization signifies hemodynamic deterioration in growth-restricted fetuses. Ultrasound Obstet Gynecol 16: 425–431

Bates JA, Evans JA, Mason G (1996) Differentiation of growth retarded from normally grown fetuses and prediction of intrauterine growth retardation using Doppler ultrasound. Br J Obstet Gynecol 103: 670–675

Beattie RB, Dornan JC (1989) Antenatal screening for intraut erine growth retardation with umbilical artery Doppler ultrasonography. Br Med J 298: 631–635

Bekedam DJ, van der Zee AGJ, Snijders RJM, Poelmann-Weesjes G (1990) Abnormal velocity waveforms of the umbilical artery in growth retarded fetuses: relationship to antepartum late heart rate decelerations and outcome. Early Hum Dev 24: 79–89

Beley S, Chard, Grudzinskas G, Cooper D, Campbell S (1992) Early prediction of uteroplacental complications of pregnancy using Doppler ultrasound, placental function tests and combinating testing. Ultrasound Obstet Gynecol 2: 333–337

Belizan JM, Villar J, Nardin JC, Malamud J, Sainz De Vicuna L (1978) Diagnosis of intrauterine growth retardation by a simple clinical method: measurement of uterine height. Am J Obstet Gynecol 131: 643–646

Benirschke K, Kaufmann P (1995) Pathology of the human placenta, 3rd edn. Springer, Berlin Heidelberg New York Tokyo

Bewley S, Cooper D, Campbell S (1991) Doppler investigation of utero placental blood flow resistance in the 2nd trimester: a screening study for pre-eclampsia and intrauterine growth retardation. Br J Obstet Gynaeocl 98: 871–879

Bilardo CM, Nicolaides KH, Campbell S (1990) Doppler measurements of fetal and uteroplacental circulations: relationship with umbilical venous blood gases measured at cordocentesis. Am J Obstet Gynecol 162: 115–120

Blackwell SC, Moldenhauer J, Redman M, Hassan SS, Wolfe HM, Berry SM (2001) Relationship between the sonographic pattern of intrauterine growth restriction and acid-base status at the time of cordocentensis. Arch Gynecol Obstet 264: 191–193

Blair, E, Stanley F (1992) Intrauterine growth and spastic cerebral palsy. II The association with morphology at birth. Early Hum Dev 28: 91–96

Bower S, Bewley S, Campbell S (1993) Improved prediction of preeclampsia by 2 stage screening of uterine arteries using the early diastolic notch and color doppler imaging. Obstet Gynecol 82: 78–83

Brooks AA, Johnson MR, Steer PJ, Pawson ME, Abdalla HI (1995) Birth weight: nature or nurture? Early Hum Dev 42: 29–35

Brosens I, Robertson WB, Dixon HG (1972) The role of the spiral arteries in the pathogenesis of pre-eclampsia. Obstet Gynecol Annual 1: 177–191

Burke G, Stuart B, Crowley P, Scanaill S, Drumm J (1990) Is intrauterine growth retardation with normal umbilical artery blood flow a benign condition? Br Med J 300: 1044–1045

Burton GJ, Reshetnikova OS, Milovanov AP, Teleshova OV (1996) Stereological evaluation of vascular adaptations in human placental villi to differing forms of hypoxic stress. Placenta 17: 49–55

Campbell S, Pearce JM, Hackett G, Cohen-Overbeck T, Hernandez C (1986) Qualitative assessment of uteroplacental blood flow: early screening test for high-risk pregnancies. Obstet Gynecol 68: 649–653
Campbell S, Vyas S, Nicolaides KH (1991) Doppler investigation of the fetal circulation. J Perinat Med 19: 21–26
Cantle SJ, Kaufmann P, Luckhardt M, Schweikhart G (1987) Interpretation of syncytial sprouts and brigdes in the human placenta. Placenta 8: 221–234
Castellucci M, Scheper M, Scheffen I, Celona A, Kaufmann P (1990) The development of the human placental villous tree. Anat Embryol (Berl) 181: 117–128
Chang TC, Boys RJ, Spencer JA (1992) Prediction of the small for gestational age infant: which ultrasonic measurement is best? Obstet Gynecol 80: 1030–1038
Chang TC, Robson SC, Spencer JA, Gallivan S (1994) Prediction of perinatal morbidity at term in small fetuses: comparison of fetal growth and doppler ultrasound. Br J Obstet Gynecol 101: 422–427
Chammas MF, Nguyen TM, Li MA, Nuwayhid BS, Castro LC (2000) Expectant management of severe preterm preeclampsia: is intrauterine growth restriction an indication for immediate delivery? Am J Obstet Gynecol 183: 853–858
Clapp JF (1996) The clinical significance of asymmetric intrauterine growth retardation. Pediatr Ann 25: 223–227
Clapp YF, Rizk KH, Appleby-Wineberg SK, Krass JR (1995) Second-trimester placental volumes predict birthweight at term. J Soc Gynecol Invest 2: 19–22
Clark SL (1992) Patterns of intrauterine growth retardation: case examples. Clin Obstet Gynecol 35: 194–201
CLASP (1994): a randomised trial of low-dose aspirin for the prevention and treatment of pre-eclampsia among 9364 pregnant women. Lancet 343: 619–629
Cohen WR, Piasecki GJ, Jackson BT (1982) Plasma catecholamines during hypoxemia in fetal lamb. Am J Physiol 243: R520–R525
DeVore GR (1988) Examination of the fetal heart in the fetus with intrauterine growth retardation using M-Mode echocardiography. Semin Perinatol 12/1: 66–79
Divon MY (1992) Maternal and fetal blood flow velocity waveforms in intrauterine growth retardation. Am J Obstet Gynecol 35/1: 156–171
Divon MY (1996) Umbilical artery Doppler velocimetry clinical utility in high risk pregnancies. Am J Obstet Gynecol 174, 10–14
Divon MY, Guidetti DA, Braverman JJ (1988) Intrauterine growth retardation: a prospective study of the diagnostic value of real-time sonography combined with umbilical artery flow velocimetry. Obstet Gynecol 72: 611–614
Divon MY, Ferber A (2001) Umbilical artery Doppler velocimetry-an update. Semin Perinatol 25: 44–47
Dixon HG, Robertson WB (1958) A study of the vessels of the placental bed in normotensive and hypertensive women. J Obstet Gynecol Br Emp 65: 803–809
Droste S (1992) Fetal growth in aneuploid conditions. Clin Obstet Gynecol 35/1: 119–125
Effer SB (1976) Perinatal intensive care: obstetrical considerations. In: Goodwin JW, Godden JO, Chance GW (eds) Perinatal medicine. Williams & Wilkins, Baltimore, pp 578–592
Ewigman BG, Frigoletto FD, LeFevre ML, Bain RP, McNellis D, RADIUS Study Group (1993) Effect of prenatal ultrasound screening on perinatal outcome. New Engl J Med 329/12: 821–827
Ferrazzi E, Bellotti M, Marconi AM, Flisi L, Barbera A, Pardi G (1995) Peak velocity of the outflow tract of the aorta: correlations with acid-base status and oxygenation of the growth-retarded fetus. Obstet Gynecol 85: 663–668
Fisk NM, MacLachlan N, Ellis C, Tannirandorn Y, Tonge HM, Rodeck CH (1988) Absent end-diastolic flow in first trimester umbilical artery. Lancet II: 1256–1257
Flynn AM, Kelly J, Mansfield H, Needham P, O'Conor M, Viegas O (1982a) A randomized controlled trial of non-stress antepartum cardiotocography. Br J Obstet Gynaecol 89: 427–433
Flynn AM, Kelly J, Matthews K, O'Conor M, Viegas O (1982b) Predictive value of, and observer variablity in, several ways of reporting antepartum cardiotocographs. Br J Obstet Gynaecol 89: 434–440
Fox H (1964) The villous cytotrophoblast as an index of placental ischemia. J Obstet Gynecol Br Commonw 71: 885–893
Fox H (1967) The incidence and significance of Hofbauer cells in the mature human placenta. J Path Bact 93: 710–717
Gagnon R, Vijan CH (1990) The effect of maternal hyperoxia on behavioral activity in growth-retarded human fetuses. Am J Obstet Gynecol 163: 1894–1899
Gardosi J, Chang A, Kalyan B, Sahota D, Symonds EM (1992) Customised antenatal growth charts. Lancet 339: 283–287
Gaudier FL, Goldenberg RL, Nelson KG, Peralta-Carcelen M, Johnson SE, DuBard MB, Roth TY, Hauth JC (1994) Acid-base status at birth and subsequent neurosensory impairment in surviving 500–1000 g infants. Am J Obstet Gynecol 170: 48–53
Gaudoin MR (1992) Cardiotocography and Doppler velocimetry for surveillance of small-for-gestational-age fetuses. Lancet 340: 1348–1349
Giles WB et al. (1985) Fetal umbilical artery flow velocity wave forms and placental resistance: pathologic correlation. Br J Obstet Gynaecol 92: 31–38
Gluckman PD, Liggins GC (1984) The regulation of fetal growth. In: Beard RW, Nathanielsz PW (ed) Marcel Dekker, New York. Fetal Physiol Med 2: 511–558
Goffinet F, Aboulker D, Paris-Llado J, Bucourt M, Uzan M, Papiernik E, Breart G (2001) Screening with a uterine Doppler in low risk pregnant women followed by low dose aspirin in women with abnormal results: a multicenter randomised controlled trial. BJOG 108: 510–518
Gnirs J (1995) Kinetokardiotokographie – automatische Detektion der fetalen Bewegungsaktivität als integraler Bestandteil antepartualer CTG-Registrierungen und ihre Bedeutung für die fetale Zustandsdiagnostik. Habilitationsschrift, TU München
GRIT Study Group (1996) When do obstetricians recommend delivery for a high risk preterm growth-retarded fetus? Europ J Obstet Gynecol Reprod Biol 67: 121–126
Guzman ER, Benito CW, Vintzileos AM (1996) Intrauterine growth restriction prior to 24 weeks of gestation associated with abnormal uterine and umbilical artery Doppler velocimetry. J Soc Gynecol Invest 3: 240 A
Harding JE, Robinson JS (1992) Should we try to supplement the growth retarded fetus? A cautionary tale. Br J Obstet Gynaecol 99: 707–710
Harding R, Sigger JN, Wickham PJD (1993) Fetal and maternal influences on arterial oxygen levels in the sheep fetus. J Dev Physiol 5: 267–276
Harrington K, Carpenter RG, Goldfrad C, Campbell S (1997) Transvaginal Doppler ultrasound of the uteroplacental circulation in the early prediction of pre-eclampsia and intrauterine growth retardation. Br J Obstet Gynaecol 104: 674–681
Hecher K, Hackelöer BJ (1997) Cardiotokogram compared to Doppler investigation of the fetal circulation in the premature growth retarded fetus: longitudinal observations. Ultrasound Obstet Gynecol 9: 152–156
Hecher K, Campbell S, Doyle P, Harrington K, Nicolaides K (1995) Assessment of fetal compromise by Doppler ultrasound investigation of the fetal circulation. Arterial, intracardiac, and venous blood velocity studies. Circulation 91: 129–138
Hendricks S, Sorensen TK, Wang KY, Bushnell JM, Seguin EM, Zingheim RW (1989) Doppler umbilical artery wave form indices – normal values from 14–42 weeks. Am J Obstet Gynecol 161: 761–765
Hitschold T, Weiss E, Beck T, Huntefering H, Berle P (1993) Low target birth weight or growth retardation? Umbilical doppler velocity wave forms and histometric analysis of feto-placental vascular tree. Am J Obstet Gynecol 168: 1260–1264

Hitschold T, Müntefering H, Ulrich S, Berle P (1996) Does extremly feto-placental impedant as estimated by umbilical artery doppler velocimetry also indicate fetuses at risk? Ultrasound Obstet Gynceol 8: 39
Hofstaetter C, Dubiel M, Gudmundsson S (2001) Two types of umbilical venous pulsations and outcome of high-risk pregnancy. Early Hum dev 61: 111–117
Holcberg G, Huleihel M, Sapir O, Katz M, Tsadkin M, Furman B, Mazor M, Myatt L (2001) Increased production of tumor necrosis factor-alpha TNF-alpha by IUGR human placentae. Eur J Obstet Gynecol Reprod Biol 94: 69–72
Itskovitz J, LaGamma EF, Rudolph AM (1983) The effect of reducing umbilical blood flow on fetal oxygenation. Am J Obstet Gynecol 145: 813–818
Jackson MR, Walsh N, Morraw W, Mullen JB, Lye SJ, Ritchie JW (1995) Reduced placental villous tree elaboration in small-for-gestational-age pregnancies: relationship with umbilical doppler wave forms. Am J Obstet Gynecol 172: 518–525
Jacobson SL, Imhof R, Manning N, Mannion V, Little D, Rey E, Redman C (1990) The value of Doppler assessment of the uteroplacental circulation in predicting preeclampsia or intrauterine growth retardation. Am J Obstet Gynecol 162: 110–114
Jaffe H, Parer JT, Block BS, Llanos AJ (1987) Cardiorespiratory responses to graded reductions of uterine blood flow in the sheep fetus. J Dev Physiol 9: 325–336
Jauniaux E, Jurkovic D, Campbell S, Hustin J (1992) Doppler ultrasonographic features of the developing placental circulation: correlation with anatomic findings. Am J Obstet Gynecol 166: 585–587
Jensen A, Hohmann M, Künzel W (1987) Redistribution of fetal circulation during repeated asphyxia in sheep: effects on skin blood flow, transcutaneous pO_2 and plasma catecholamines. J Dev Physiol 9: 41–55
Jones CP, Fox H (1997) Syncytial knots and intervillous brigdes in the human placenta: an ultrastructural study. J Anat 124:275–286
Karsdorp VHM, van Geijn HP, Kostense PJ, Arduini D, Montenegro N, Todros T (1994) Clinical significance of absent or reversed end-diastolic velocity wave forms in umbilical artery. Lancet 334: 1664–1668
Kaufmann P (1982) Development and differentiation of the human placental villous tree. Bibl Anat 22: 29–39
Kaufmann P, Burton G (1994) Anatomy and genesis of the placenta. In: E Knobil, JD Neill (eds) The physiology of reproduction. Raven Press, New York, pp 441–483
Kaufmann P, Luckhardt M, Leiser R (1988) Three dimensional representation of the fetal vessel system in the human placenta. Trophoblast Res 3: 113–137
Kay HH, Dahmus M, Killam AP (1991). Sonographic measurements with umbilical and uterine artery Doppler analysis in suspected intrauterine growth retardation. J Reprod Med 36: 65–68
Khong TY (1991) Acute atherosis in pregnancies complicted by hypertension, by small for gestational age infants, and by diabetes mellitus. Arch Pathol Lab Med 115: 722–725
Khong TY (1995) Placental changes in fetal growth retardation. In: Spencer JA, Rodeck C (eds) Fetus and neonate, vol. 3. Growth. Cambridge University Press, pp 177–200
Khong TY, Mott C (1993) Immunohistologic demonstration of endothelial disruption in acute atherosis in pre-eclampsia. Eur J Obstet Gynecol Reprod Biol 51: 193–197
Khong TY, DeWolf F, Robertson WB, Brosens I (1986) Inadequate vascular response to placentation in pregnancies complicated by pre-eclampsia and by small-for-gestational age infants. Br J Obstet Gynaecol 93: 1049–1059
Khoury MJ, Errickson JD, Cordero JF, McCarthy BJ (1988) Congenital malformations and intrauterine growth retardation: a population study. Pediatrics 82: 83–90
Kingdom JCP, Kaufmann P (1997) Oxygen and placental villous development: origins of fetal hypoxia. Placenta 18: 613–621
Kingdom JCP, Rodeck CH, Kaufmann P (1997) Umbilical artery Doppler – more harm than good? Br J Obstet Gynaeocl 104: 393–396
Kiserud T, Eik-Nes SH, Blaas S, Hellevik (1994) Ductus venosus blood velocity and the umbilical circulation in the seriously growth-retarded fetus. Ultrasound Obstet Gynecol 4: 109–114
Krebs C, Macara L, Leiser R, Bowman AW, Greer IA, Kingdom JCP (1996) Intrauterine growth restriction with absent end-diastolic flow velocity in the umbilical artery is associated with maldevelopment of the terminal placental villous tree. Am J Obstet Gynecol 175: 1534–1543
Kurjak A. (1992) Antepartum and intrapartum management of the growth-retarded fetus. Clin Obstet Gynecol 35/1: 185–193
Kyank H, Kruse HJ, Adomßent S, Plesse R (1977) Standardwerte für Geburtsgewicht und Geburtslänge in der DDR. Zentralbl Gynakol 99: 461–465
Labarrere CA (1988) Acute atherosis – a histological hallmark of immunaggression? Placenta 9: 95–108
Lackman F, Capewell V, Richardson B, daSilva O, Gagnon R (2001) The risks of spontaneous preterm delivery and perinatal mortality in relation to size at birth according to fetal versus neonatal growth standards. Am J Obstet Gynecol 184: 946–953
Largo RH, Wälli R, Duc G, Fanconi A, Prader A (1980) Evaluation of perinatal growth. Helv Pädiatr Acta 35: 419
Largo RH, Siebenthal K von, Etter K, Morales C, Bucher HU, Duc G (1997) Body proportionality in growth retarded infants. J Perinat Med 25: 17–25
Larsen T, Petersen S, Greisen G (1992) Detection of small-for-gestational-age fetuses by ultrasound screening in a high risk population: a randomized controlled study. Br J Obstet Gynaecol 99: 469–474
Law CM (1993) Initiation of hypertension in utero and its amplification throughout life. Br Med J 306: 24–27
Leeson S, Aziz N (1997) Customised fetal growth assessment. Br J Obstet Gynecol 104: 648–651
Lindhard A, Nielsen PV, Mouritsen LA, Zachariassen A, Sørensen HU, Rosenø H (1990) The implications of introducing the symphyseal-fundal height-measurement. A prospective randomized controlled trial. Br J Obstet Gynaecol 97: 675–680
LubchenkoLO, Hansmann C, Dressler M, Boyd E (1963) Intrauterine growth as estimated from liveborn birth weight data at 24 to 42 weeks of gestational age. Pediatrics 32: 793–801
Luckas MJM, Sandland R, Hauwe J, Neilson JP, McFadyen IR, Meekiens JW (1998) Fetal growth retardation and second trimester maternal serum human chorionic gonadotrophin levels. Placenta 19: 143–147
Macara LM, Kingdom JCP, Kaufmann P, Kohnen G, Hair J, More IAR, Lyall F, Greer IA (1996) Structural analysis of placental terminal villi from growth-restrictive pregnancy with abnormal umbilical doppler wave forms. Placenta 17: 37–48
Machlitt A, Wauer RR, Chaouri R (2001) Longitudinal observation of deterioration of Doppler parameters, computerized cardiotocogram and clinical course in a fetus with growth restriction. J Perinat Med 29: 71–76
Matijevich R, Meekines JW, Walkinshaw SA, Nielson JP, McPadyen IR (1995) Spiral artery blood in the central und peripheral areas of the placental bed in the second trimester. Obstet Gynecol 86: 289–292
Mayhew TM, Jackson MR, Boyd PA (1993) Changes in oxygen diffusive conductances of human placentae during gestation (10–41 weeks) are commensurate with the gain in fetal weight. Placenta 14: 51–61
Meizner I, Glezerman M (1992) Cordocentesis in the evaluation of the growth-retarded fetus. Clin Obstet Gynecol 35:126–137.
Molteni RA (1984) Placental growth and fetal-placental weight (F/P) ratios throughout gestation. Their relationship to patterns of fetal growth. Semin Perinatol 8: 94
Mutterschafts-Richtlinien (1995) Ultraschall-Doppler. Deutsches Ärzteblatt 92: 233–35
Neilson JP, Whitfield CR, Aitchison TC (1980) Screening for the small for dates fetus: a two stage ultrasonic examination schedule. BMJ 1: 1203–1206

Nicolaides KH, Economides DL, Soothill PW (1989) Blood gases, pH, and lactate in appropriate- and small-for-gestational-age fetuses. Am J Obstet Gynecol 161: 996–1001

Nicolaides KH, Vyas S, Rabinowitz R, Rosen DJD, Campbell S (1990) Relation of rate of urine production to oxygen tension in small-for-gestational-age fetuses. Am J Obstet Gynecol 162: 387–391

Nicolini U, Niocolaides KH, Fisk NM, Caoughan JI, Gleeson R, Rodeck CH (1990) Limited role of fetal blood sampling in prediction of outcome in intrauterine growth retardation. Lancet 336: 768–772

Odegard RA, Vatten LJ, Nilsen ST, Salvesen KA, Austgulen R (2000) Preeclampsia and fetal growth. Obstet Gynecol 96: 950–955

Ogawa S, Leavy J, Clauss M, Koga S, Shreenivas R, Joseph-Silverstein J, Furie M, Stern D (1991) Modulation of endothelial (EC) function in hypoxia: alterations in cell growth and the response to monocyte derived mitogenic factors. J Cell Biochem 15 F (Suppl): 213

Owens JA, Owens PC, Robinson JS (1989) Experimental fetal growth retardation: metabolic and endocrine aspects. In: Gluckman PD, Johnston WM, Nathanielsz PW (eds) Advances in fetal physiology. Reviews in honour of DC Liggins. Perinatal Press, Ithaca, pp 263–268

Owen P, Maharaj S, Khan KS, Howie PW (2001) Interval between fetal measurements in predicting growth restriction. Obstet Gynecol 97: 499–504

Pearce JM, Campbell S (1987) A comparison of symphysis-fundal height and ultrasound as screening tests for light for gestational age infants. Br J Obstet Gynaecol 94: 100–104

Pfeiffer KH (1990) Die Erfassung der fetalen Wachstumsretardierung durch apparative und biochemische Überwachungsmethoden. Z Geburtshilfe Perinatol 194: 99–103

Pjinenborg R, Bland JM, Robertson WB, Brosens I (1983) Utero placental arterial changes related to interstitial trophoblast migration in early human pregnancy. Placenta 4: 397–414

Platt LD (1988) Genetic factors in intrauterine growth retardation. Semin Perinatol 12/1: 11–16

Pollack RN, Divon MY (1992) Intrauterine growth retardation: definition, classification, and etiology. Clin Obstet Gynecol 35: 99–107

Pryor J (1996) The identification and longterm effects of fetal growth restriction. Br J Obstet Gynaecol 103: 1116–1122

Quaranta P, Curell R, Redman CWG (1981) Prediction of small-for dates infants by measurement of symphyseal fundal height. Br J Obstet Gynaecol 88: 115–119

Resnik R (2002) Intrauterine growth restriction. Obstet Gynecol 99: 490–496

Ribbert LSM, Visser GHA, Mulder EJH, Zonneveld MF, Morssink LP (1993) Changes with time in fetal heart rate variation, movement indices and hemodynamics in intrauterine growth retarded fetuses – a longitudinal approach to the assessment of fetal well being. Early Hum Dev 31: 195–208

Rizzo G, Romanini DAC, Mancuso S (1990) Doppler echocardiographic assessment of time to peak velocity in the aorta and pulmonary artery of small for gestational age fetuses. Br J Obstet Gynaecol 97: 603–607

Rizzo G, Pietropolli A, Capponi A, Arduini D, Romanini C (1994) Chromosomal abnormalities in fetuses with absent end-diastolic volicity in umbilical artery: analysis of risk factors for an abnormal karyotyp. Am J Obstet Gynecol 171: 827–831

Robertson WB, Brosens I, Dickson HG (1967) The pathophysiological response of the vessels of the placental bed to hypertensive pregnancy. J Pathol Bacteriol 93: 581–592

Robertson WB, Khong TY, Brosens I, DeWolf F, Sheppard BL, Bonnar J (1986) The placental bed biopsy. A review from 3 European centers. Am J Obstet Gynaecol 155: 401–412

Rurak DW, Gruber NC (1983) Increased oxygen consumption associated with breathing activity in fetal lambs. J Appl Physiol 54: 701–707

Sarmandal P (1990) Effectiveness of ultrasound determination of fetal abdominal circumference and fetal ponderal index in the diagnosis of asymmetrical growth retardation. Br J Obstet Gynaecol 97: 118–123

Schaap AH, Wolf H, Bruinse HW, Smolders-De Haas H, Van Ertbruggen I, Treffers PE (2001) Effects of antenatal corticosteroid administration on mortality and long-term morbidity in early preterm, growth-restricted infants. Obstet Gynecol 97: 954–960

Scherjon SA, Oosting H, Ongerboer de Visser BW, Wilde T, Zondervan HA, Kok JH (1996) Fetal brain sparing is associated with accelerated shortening of the visual evoked potential latensies during early infancy. Am J Obstet Gynecol 175: 1569–1575

Schneider H (1996) Ontogenic changes in the nutritive function of the placenta. Placenta 17: 15–26

Schneider H, Naiem A, Malek A, Hänggi W (1994) Ätiologische Klassifizierung der Frühgeburt und ihre Bedeutung für die Prävention. Geburtshilfe Frauenheilkd 54: 12–19

Schneider KTM (1993) IUGR-Probleme der Diagnostik. In: Schmidt W (Hrsg) Jahrbuch der Gynäkologie und Geburtshilfe 1992/93. Biermann, Zülpich, S 113–123

Schneider KTM, Amberg-Wendland D, Renz S, Fürstenau U (1991) Prospektiv randomisierte Untersuchung zum klinischen Wert der Dopplersonographie als Screeningverfahren. Gynäkol Rundsch 31: 139–140

Secher NJ, Lundbye-Christensen S, Qvist I, Bagger P (1991) An evaluation of clinical estimation of fetal weight and symphysis fundal distance for detection of SGA infants. Eur J Obstet Gynecol Reprod Biol 38: 91–96

Shalev E, Weiner E (1993) A comparison of the nonstress test, oxytocin challenge test, Doppler velocimetry and biophysical profile in predicting umbilical vein pH in growth-retarded fetuses. Int J Gynecol Obstet 43: 15–19

Sheikh S, Satoskar P, Bhartiya D (2001) Expression of insulin-like growth factor-I and placental growth hormone mRNA in placentae: a comparison between normal and intraauterine growth retardation pregnancies. Mol Hum Reprod 7: 287–292

Simchen MJ, Barkai G, Lusky A, Guetta E (2001) Fetal hemoglobin-expressing nucleated red blood cell frequencies in pregnancies with intrauterine growth restriction. Prenat Diagn 21: 31–35

Snijders RJM, Sherrod C, Gosden CM, Nicolaides KH (1993) Fetal growth retardation: associated malformations and chromosomal abnormalities. Am J Obstet Gynecol 168: 547–555

Soothill PW, Campbell S (1993) Predicition of morbidity in small and normally grown fetuses by fetal heart rate variability, biophysical profile score and umbilical artery Doppler studies. Br J Obstet Gynaecol 100: 742–745

Spinillo A, Capuzzo E, Piazzi G, Baltaro F, Stronati M, Ometto A (1997) Significance of low birthweight for gestational age among very preterm infants. Br J Obstet Gynaecol 104: 668–673

Stanley F, Watson L (1992) Trends in perinatal mortality and cerebral palsy in Western Autralia 1967–1985. Br J Med J 304: 1658–1663

Sterne G, Shields LE, Dubinsky TJ (2001) Abnormal fetal cerebral and umbilical Doppler measurements in fetuses with intrauterine growth restriction predicts the severity of perinatal morbidity. J Clin Ultrasound 3: 146-155

Sunderkotter C, Steinbrink K, Goebbeler M, Bhardwaj R, Sorg C (1994) Macrophages and angiogenesis. J Leucocyte Biol 55: 410–422

Tazuke SI (1998) Hypoxia regulation of insulin-like growth factor binding protein-1 (IGFBP-1): potential mechanisms for growth regulation of the IUGR. J Soc Gynecol Invest 5: 160 A

Tenney B, Parker B (1940) The placenta in toxemia of pregnancy. Am J Obstet Gynecol 39: 1000–1005

Thacker SB, Berkelman RL (1986) Assessing the diagnostic accuracy and efficacy of selected fetal surveillance techniques. Obstet Gynecol Surv 41: 121–141

Thorpe-Beeston JG (1992) Serum prolactin concentration in normal and small for gestational age fetuses. Br J Obstet Gynaecol 99: 981–984

Valcamonico A, Danti L, Frusca T, Soregaroli M, Zucca S, Abrami F, Tiberti A (1994) Absent end-diastolic velocity in umbilical artery: risk of neonatal morbidity and brain damage. Am J Obstet Gynecol 170: 796–801

Villar J, Belizan JM (1986) The evaluation of the methods used in the diagnosis of intrauterine growth retardation: review. Obstet Gynecol Surv 41: 187–199

Vintzileos AM, Rodis JF,. McLean DA, Fleming AD, Scorza WE (1991) The relationship between fetal biophysical assessment, umbilical artery velocimetry, and fetal acidosis. Obstet Gynecol 77: 622–626

Voigt M (1991) Zur Variabilität von Perzentilwerten der Körpermaße Neugeborener (unter besonderer Berücksichtigung des Körpergewichtes). Ärztl Jugendkd 82: 139–165

Voigt M, Schneider KTM, Jährig K (1996) Analyse des Geburtengutes des Jahrgangs 1992 der Bundesrepublik Deutschland. Teil 1: Neue Perzentilmaße für die Körpergewichte Neugeborener. Geburtshilfe Frauenheilkd 56: 550–558

Voigt M, Schneider KTM, Jährig K (1997) Analyse des Geburtengutes des Jahrgangs 1992 der Bundesrepublik Deutschland. Teil 2: Mehrdimensionale Zusdammenhänge zwischen Alter, Körpergewicht und Körperhöhe der Mutter und dem Geburtsgewicht. Geburtshilfe Frauenheilkd 57: 246–255

Vugt JMG van (1991) Validity of umbilical artery blood velocimetry in the prediction of intrauterine growth retardation and fetal compromise. J Perinat Med 19: 15–20

Walton A, Hammond Y (1938) The maternal effects on growth and conformation in Shier Horse Shetland Pony crosses. Proc Roy Soc London 125: 311–335

Warsof SL, Pearce JM, Campbell S (1983) The present place of routine ultrasound screening. Clin Obstet Gynecol 10: 445–457

Weiner CP, Williamson RA (1989) Evaluation of severe growth retardation using cordocentesis: hematologic and metabolic alterations by etiology. Obstet Gynecol 73: 225–229

Weiss E, Müntefering H, Berle P (1989) Dopplersonographie der Art. umbilicalis: Differenzierte Diagnostik bei der intrauterinen Mangelentwicklung. Geburtshilfe Frauenheilkd 49: 466–471

Weller U, Jorch G (1993) Aktuelle Perzentilkurven für Körpergewicht, Körperlänge und Kopfumfang von Neugenorenen ab 26 SSW. Monatsschr Kinderheilkd 141: 1–5

Wenstrom KD, Weiner CP, Williamson RA (1991) Diverse maternal and fetal pathology associated with absent end-diastolic flow in the umbilical artery of high risk fetuses. Obstet Gynecol 77: 374–381

Westwood M, Gibson JM, Sooranna SR, Ward S, Neilson JP, Bajoria R (2001) Genes or placenta as modulator of fetal growth: evidence from the insulin-like growth factor axis in twins with discordant growth. Mol Hum Reprod 7: 387–395

Wheeler T, Elcock CL, Anthony FW (1995) Angiogenesis and the placental environment. Placenta 16: 289–296

Wienerroither H, Steiner H, Tomaselli J, Lobendanz M, Thun-Hohenstein L (2001) Intrauterine blood flow and long-term intellectual, neurologic, and social development. Obstet Gynecol 97: 449–453

Wladimiroff JW (1991) A review of the etiology, diagnostic techniques and management of IUGR, and the clinical application of Doppler in the assessment of placental blood flow. J Perinat Med 19: 11–13

Wladimiroff JW, Tonge HM, Steward PA (1986) Doppler assessment of cerebral blood flow in the human fetus. Br J Obstet Gynaecol 93: 471–475

Zhang J, Brenner RA, Klebanoff MA (2001) Differences in birth weight and blood pressure at age 7 years among twins. Am J Epidemiol 15: 779–782

Zimmer EZ, Divon MY (1992) Sonographic diagnosis of IUGR – macrosomia. Clin Obstet Gynecol 35: 172–184

Zimmermann P, Eirio V, Koskinen J, Kujansuu E, Ranta T (1997) Doppler assessment of the uterine and uteroplacental circulation in the second trimester in pregnancies at high risk for pre-eclampsia and/or intrauterine growth retardation: comparison and correlation between different Doppler parameters. Ultrasound Obstet Gynecol 9/5: 330–338

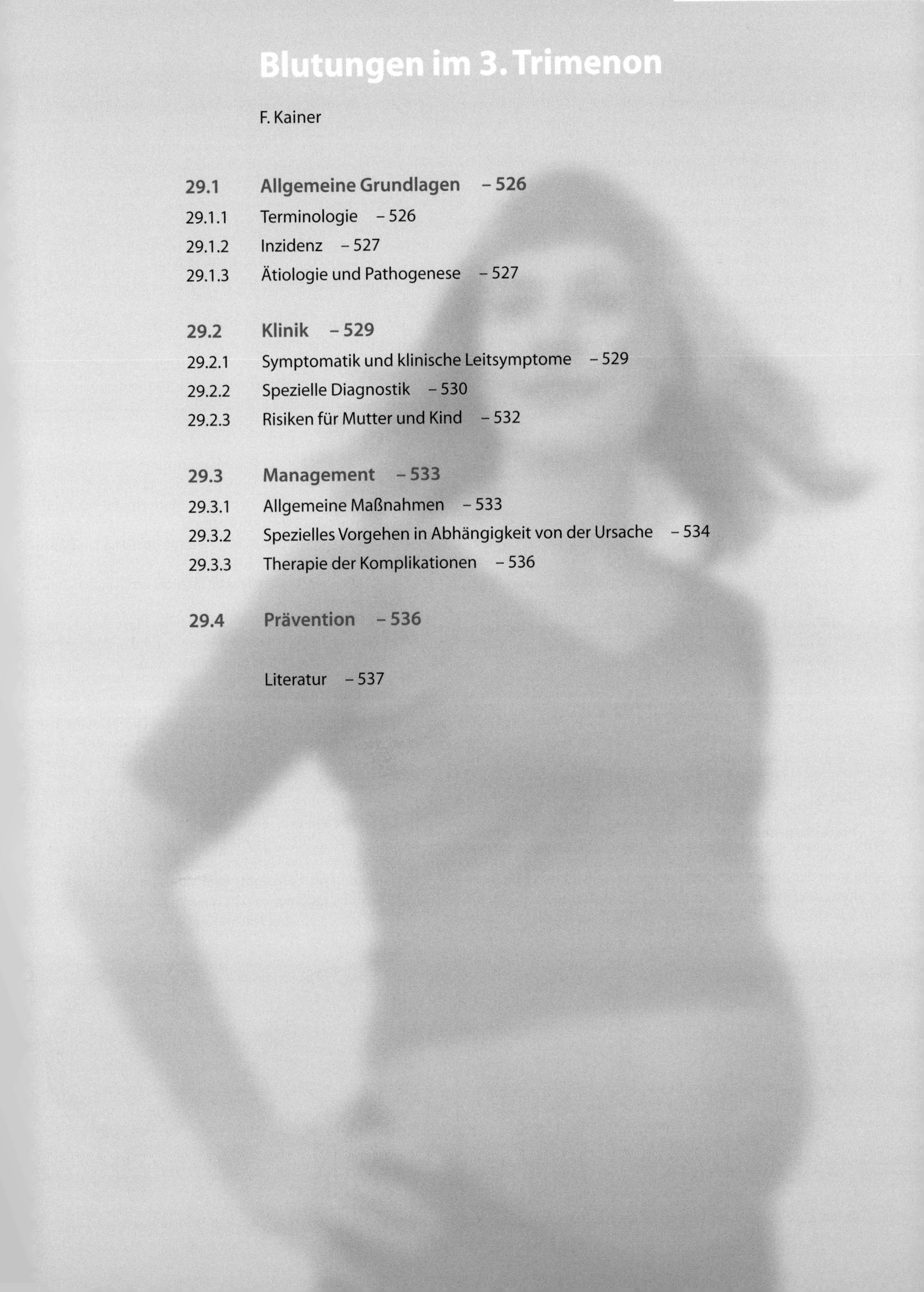

Blutungen im 3. Trimenon

F. Kainer

Kurz-Überblick

Blutungen im 3. Trimenon sind relativ häufig (2–10%) und können zu schwerwiegenden Komplikationen bei Mutter und Kind führen. In den meisten Fällen ist der Blutverlust gering; jedoch kann auch eine geringe Blutung ein erster Hinweis auf eine später folgende lebensbedrohliche Blutung sein.

Schwere Blutungen im 3. Trimenon sind auch in Ländern mit ausreichender medizinischer Versorgung eine der Hauptursachen für mütterliche Todesfälle; in Entwicklungsländern sind sie hierfür die häufigste Ursache. Zusätzlich wird die kindliche Morbidität und Mortalität durch Blutungskomplikationen entscheidend belastet.

Grundsätzlich muss zwischen schwangerschaftsbedingten und nichtschwangerschaftsbedingten Ursachen unterschieden werden. Nicht durch die Schwangerschaft hervorgerufene Ursachen gehen meist mit einem geringeren Risiko für Mutter und Kind einher. Schwere schwangerschaftsbedingte Blutungen führen meist zu einem Blutverlust von mehr als 1 000 ml und werden zu 40–70% durch eine Placenta praevia oder eine vorzeitige Plazentalösung hervorgerufen. Ausschließlich fetale Blutungen sind selten und können z. B. durch eine Ruptur von Vasa praevia verursacht werden.

Da die Prognose für den weiteren Schwangerschaftsverlauf schwer eingeschätzt werden kann, ist primär eine stationäre Überwachung angezeigt. Die klinische Untersuchung und die Sonographie ermöglichen in den meisten Fälle sehr rasch eine Beurteilung, ob die Beendigung der Schwangerschaft erforderlich ist oder nicht.

Auch bei leichten Blutungen ist eine vorübergehende stationäre Überwachung erforderlich. Bei schweren Blutungen steht – neben den allgemeinen Richtlinien der Notfallmedizin – die unverzügliche Beendigung der Schwangerschaft im Vordergrund.

29.1 Allgemeine Grundlagen

29.1.1 Terminologie

Definition

Eine Blutung im 3. Trimenon ist definiert als genitale Blutung ab 24 SSW vor dem Auftreten einer regelmäßigen Wehentätigkeit. Eine klare Abgrenzung zu Blutungen im 2. Trimenon ist nicht gegeben, da die Ursachen für eine Blutung ab 20 SSW bis zur Geburt praktisch identisch sind. Ebenso ist eine Abgrenzung von prä- und intrapartalen Blutungen nur aus didaktischen Gründen sinnvoll.

Die beiden häufigsten Ursachen einer Blutung im 3. Trimenon sind die Placenta praevia und die vorzeitige Plazentalösung.

Placenta praevia

Hierunter versteht man die vollständige oder teilweise Implantation der Plazenta im unteren Uterinsegment unter Einbeziehung des inneren Muttermundes. Die Plazenta inseriert normalerweise im oberen bis mittleren Drittel des Corpus uteri. In Abhängigkeit von der Lage der Plazenta zum inneren Muttermund können folgende Befunde erhoben werden (Abb. 29.1):

- Placenta praevia totalis: Der innere Muttermund wird vollständig von der Plazenta überdeckt.
- Placenta praevia partialis: Die Plazenta überdeckt teilweise den inneren Muttermund.
- Placenta praevia marginalis: Die Plazenta erreicht den inneren Muttermund.
- Tiefreichende Plazenta: Implantation der Plazenta im unteren Uterinsegment, bei der der Plazentarand nicht mehr als 5 cm vom inneren Muttermund entfernt ist.

Vorzeitige Plazentalösung

- Vollständige vorzeitige Plazentalösung: Die Plazenta hat sich vollständig von der Uterushaftfläche abgelöst. Eine mütterliche Perfusion der Plazenta ist nicht mehr gewährleistet.
- Teilweise vorzeitige Plazentalösung: Die Plazenta hat sich nur teilweise von der Haftfläche gelöst. In Abhängigkeit von der Größe der Ablösung kann eine Versorgung des Fetus gewährleistet sein. Das Hämatom kann sich zentral (zentrales retroplazentares Hämatom) oder randständig entwickeln. Eine Blutung nach außen tritt typischerweise bei der randständigen vorzeitigen Plazentalösung auf.

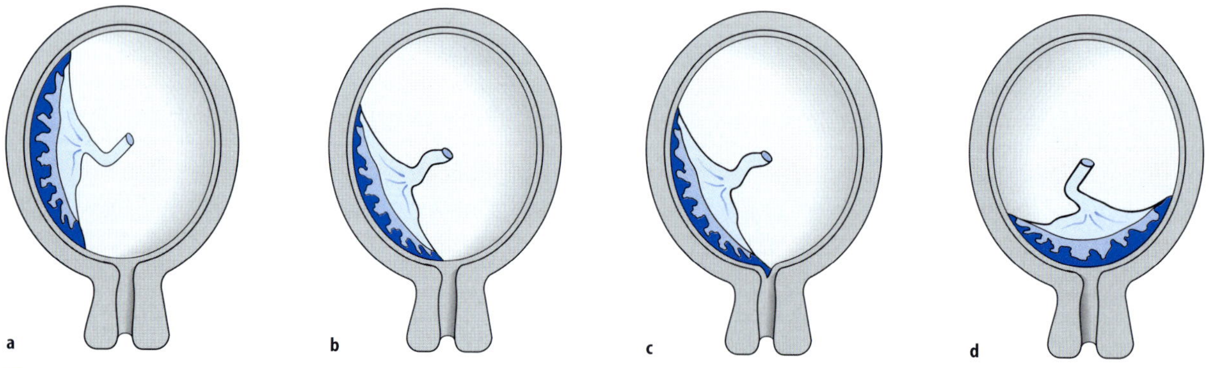

Abb. 29.1 a–d. **Placenta praevia: Befunde in Beziehung zum inneren Muttermund.** **a** Tief reichende Plazenta, **b** Placenta praevia marginalis, **c** Placenta praevia partialis, **d** Placenta praevia totalis

Vasa-praevia-Blutungen

Hierbei handelt es sich um Blutungen aus Nabelschnurgefäßen, die bei velamentösem Nabelschnuransatz im Bereich des unteren Uterinsegments in den Eihäuten liegen. Es kann bei einem spontanen Blasensprung oder nach Amniotomie durch Gefäßverletzungen zu einer für den Fetus lebensbedrohlichen Blutung kommen.

Uterusruptur

- Komplette Uterusruptur: Vollständige Zerreißung der Uteruswand mit Eröffnung des Peritoneum viscerale. Der Fetus (bzw. die Plazenta) liegt in der freien Bauchhöhle.
- Gedeckte Uterusruptur: Dehiszenz einer Uterusnarbe nach vorheriger Operation ohne offene Verbindung mit der Bauchhöhle. Da die Dehiszenz meist ohne Beschwerden einhergeht, spricht man auch von einer »stillen« Ruptur.
- Fetomaternale Blutung: Übertritt von fetalem Blut in den mütterlichen Kreisauf durch ein Trauma (Pearlman et al. 1990) oder durch spontan auftretende rezidivierende Blutungen.

29.1.2 Inzidenz

► Studienbox

Die Häufigkeit von Blutungen in der Spätschwangerschaft wird mit 2–10% angegeben (Pernoll 1991), wovon zu 2–3% schwere Blutungen (>800 ml Blutverlust) auftreten. Die Plazenta ist in 40–70% der Fälle für die Blutung verantwortlich. Eine Placenta praevia tritt bei 0,3–0,5% aller Schwangerschaften auf (Crenshaw 1973). Mit 17 Schwangerschaftswochen kann in 5 bis 15% der Fälle Plazentagewebe im Bereich des inneren Muttermundes gefunden werden (Rizos 1979). In 90% der Fälle ist der innere Muttermund im dritten Schwangerschaftsdrittel jedoch wieder frei von Plazentagewebe. Dieses »Hochwandern« der Plazenta entsteht durch das Wachstum des unteren Uterinsegmentes, wodurch sich sonographisch am inneren Muttermund befindliches Plazentagewebe, das dort nicht implantiert ist, scheinbar nach oben verschiebt. Ist es zur Implantation der Plazenta im Bereich des inneren Muttermundes gekommen, dann handelt es sich in 20% der Fälle um eine Placenta praevia totalis, in der Hälfte der Fälle um eine tief sitzende Plazenta und in ca. 30% um eine Placenta praevia partialis. Eine vorzeitige Plazentalösung tritt in 0,2–2,6% der Fälle auf (Wilson 1983).

Schwere Verlaufsformen (mit intrauterinem Fruchttod) haben eine Inzidenz von 1:500–750 Geburten. Das Wiederholungsrisiko nach einer vorzeitigen Plazentalösung beträgt 6–17% (Paterson 1979). Die Häufigkeit einer Uterusruptur beträgt 1:1500 Geburten (Tabelle 29.1).

29.1.3 Ätiologie und Pathogenese

Die primäre Ursache einer vorzeitigen Plazentalösung, einer Placenta praevia oder anderer Blutungsursachen ist meist unbekannt; es gibt jedoch verschiedene Faktoren, die bei Blutungen im 3. Trimenon vermehrt gefunden werden.

Tabelle 29.1. Blutungen im 3. Trimenon: Ursachen und Häufigkeit (mod. nach Crenshaw 1973)

Blutungsursache	Häufigkeit [%]
Unbekannt	30–50
Plazentarandblutung	17–33
Placenta praevia	12–24
Abruptio placentae	15–26
»Zeichnungsblutung«	15–20
Uterusruptur	0,8
Vasa praevia	0,5
Schwangerschaftsunabhängig	6–10

Placenta praevia

Die Ursache ist in den meisten Fällen unklar. Eine gestörte Implantation der Plazenta kann durch eine verminderte Vaskularisation des Endometriums sowie durch Vernarbungen nach Traumen (Kürettage) oder Entzündungen hervorgerufen werden.

► Studienbox

Ein kausaler Zusammenhang ist durch die Anzahl vorausgegangener Kürettagen (Schwangerschaftsabbrüche) sowie durch eine vorangegangene Sectio caesarea gegeben (Kelly u. Iffy 1981; Macones et al. 1997). Es besteht eine direkte Korrelation zwischen der Anzahl der Sectiones und der Häufigkeit einer Placenta praevia (Ananth et al. 1997).

Ältere Multiparae und Schwangere mit Zwillingsschwangerschaften haben ein erhöhtes Risiko für die Entwicklung einer Placenta praevia. Bei Zwillingsschwangerschaften ist die vergrößerte Implantationsfläche der Plazenta eine logische Erklärung für das gehäufte Auftreten einer Lokalisation der Plazenta im unteren Uterinsegment.

► Studienbox

Chronischer Nikotinabusus wurde in früheren Arbeiten als Risikofaktor für das Auftreten einer Placenta praevia angesehen (Naeye 1980). Während der Zusammenhang zwischen der Einnahme von Kokain und dem Auftreten einer Placenta praevia heute als erwiesen gilt, konnte ein Zusammenhang mit Nikotinabusus jedoch nicht mehr gezeigt werden werden (Macones et al. 1997).

Vorzeitige Plazentalösung

Unterschiedliche Faktoren sind mit einer vorzeitigen Lösung der Plazenta assoziert, wenngleich die primäre Ursache unbekannt ist.

Primär sind für die Ablösung der Plazenta pathologische Veränderungen von kleinen arteriellen Gefäßen in der Dezidua verantwortlich. Die Ansammlung von Blut zwischen Dezidua und Chorion begünstigt diesen Prozess bis hin zur vollständigen Lösung.

Die Versorgung des Fetus wird einerseits durch die verminderte Durchblutung der Plazenta, andererseits durch Kompression des intervillösen Raums beeinträchtigt. Es kann durch die Blutung auch direkt Plazentagewebe zerstört werden. Bei kleinen Hämatomen kann der Prozess zum Stillstand kommen, in den meisten Fällen jedoch führt das Hämatom selbst zur weiteren Ablösung der Plazenta.

Die Blutung kann die Zervix erreichen und eine vaginale Blutung bewirken; durch ein Einreißen der Eihäute kann es jedoch auch zu einer Blutung in die Fruchthöhle kommen (blutiges Fruchtwasser, Aspirationsgefahr für den Fetus). Des Weiteren kann sich die Blutung auch in das Myometrium bis zum Peritoneum ausbreiten (Couvelaire-Zeichen, Apoplexia uteri), was zu einer Beeinträchtigung der Kontraktilität des Uterus führt. Die Auswirkung auf Mutter und Kind hängt direkt von dem Ausmaß der Lösung ab.

Prädisponierende Faktoren

Trauma. Ein Trauma (Verkehrsunfall, äußere Wendung bei Lageanomalien, Amniozentese, Nabelschnurpunktion, Fetoskopie) von unterschiedlicher Stärke kann eine vorzeitige Lösung in Gang setzen (Pearlman et al. 1990; Feinkind et al. 1990). Ein plötzlicher intrauteriner Druckabfall nach Amniotomie, Abpunktion eines Hydramnions oder nach der Geburt des ersten Zwillings in Zusammenhang mit einer großen Volumenabnahme des Uterus kann eine vorzeitige Plazentalösung provozieren.

Uterusanomalien, kurze Nabelschnur. Eine Uterusanomalie oder ein Myom kann zu einer Störung der Implantation der Plazenta führen. Eine extrem kurze Nabelschnur kann nach Blasensprung und Tiefertreten des Fetus eine mechanische Ablösung der Plazenta verursachen.

Hypertension. Je ausgeprägter der Schweregrad der Plazentalösung ist, um so häufiger findet man eine Hypertension der Mutter. Bei einem leichtem Grad der vorzeitigen Plazentalösung wurde eine Hypertension in 13,9 %, bei einem mittelmäßigem Grad in 25,7 % und bei einem schweren Grad in 52,1 % aller Fälle beschrieben (Golditch u. Boyce 1970).

Vorzeitiger Blasensprung. Bei einem vorzeitigen Blasensprung, vor allem in Zusammenhang mit einer Hypertension, besteht ein eindeutig erhöhtes Risiko für eine vorzeitige Plazentalösung (Ananth et al. 1996).

Nikotinabusus. Mütterlicher Zigarettenkonsum führt zu Deziduanekrosen. Eine Korrelation mit einer vorzeitigen Plazentalösung wäre daher nicht verwunderlich (Naeye 1980). Nach neueren Literaturangaben konnte jedoch kein Zusammenhang gefunden werden (Macones et al. 1997).

Multiparität. Unabhängig vom mütterlichen Alter nimmt das Risiko der vorzeitigen Lösung nach dem zweiten Kind signifikant zu. Eine Mehrgebärende hat im Vergleich zu einer Erstgebärenden ein 3fach höheres Risiko einer vorzeitigen Plazentalösung.

Rasch aufeinanderfolgende Schwangerschaften erhöhen ebenfalls die Inzidenz einer vorzeitigen Plazentalösung.

Mangelernährung. Eine intrauterine Wachstumsretardierung ist häufig mit einer vorzeitigen Plazentalösung assoziiert. Vor allem eine kalorienarme, Vitamin-A- und kalziumarme Ernährung begünstigen eine vorzeitige Plazentalösung.

Kokainabusus. Die vasoaktiven Eigenschaften von Kokain könnten für das gehäufte Auftreten von vorzeitigen Plazentalösungen in diesem Risikokollektiv verantwortlich sein.

Vena-cava-Kompressionssyndrom. Ein V.-cava-Kompressionssyndrom kann zu einer Drucksteigerung im intervillösen Raum führen. Einzelne Fallberichte beschreiben in diesem Zusammenhang eine vorzeitige Lösung. Es gibt jedoch keine größeren Studien, die dies bestätigen.

Eröffnungsblutung bei drohender Frühgeburt

Der Abgang von blutig tingiertem Schleim bei Eröffnung der Zervix (»Zeichnen«) tritt meist in Zusammenhang mit vorzeitiger Wehentätigkeit auf. Dies entspricht dem Ausstoßen des Schleimpfropfes aus der Zervix.

Uterusruptur

Die häufigste Ursache einer Uterusruptur ist eine vorangegangene Operation am Uterus.

Cave

Bei einer Sectio mit korporalem Längsschnitt (»klassische Schnittführung«) ist in 3–4 % der Fälle mit einer Ruptur zu rechnen, bei isthmischem Querschnitt beträgt das Rupturrisiko lediglich 0,25 %.

Myomenukleationen und Operationen bei Uterusanomalien (Strassmann-Operation bei Uterusdoppelfehlbildungen) haben ein erhöhtes Risiko für eine spätere Ruptur. Vor allem nach laparoskopischen Myomabtragungen ist durch die teilweise nicht optimale Nahtversorgung das Risiko für eine Uterusruptur deutlich erhöht.

Spontanrupturen können bei Lageanomalien (Querlage) oder bei einem Missverhältnis zwischen Kopf und Becken (fetaler Hydrozephalus) auftreten. Sie sind insgesamt sehr selten, da meist rechtzeitig interveniert wird. Eine Verlegung des Geburtskanals durch einen Tumor (Ovarialtumor, Myom) oder ein fortgeschrittenes Zervixkarzinom können ebenfalls die Ursache für eine spontane Uterrusruptur sein. Eine Spontanruptur findet sich hauptsächlich bei Mehrgebärenden (>90 %). Narbenbildungen bei vorangegangenen Geburten und rasch aufeinanderfolgende Geburten spielen hier ursächlich eine wichtige Rolle.

Traumatische Zerreißungen des Uterus können bei starker äußerer Gewalteinwirkung (Verkehrsunfall) auftreten. Uterusrupturen im Rahmen von äußeren Wendungen und bei Zangengeburten sind beschrieben, insgesamt jedoch extrem selten.

Tabelle 29.2. Klinische Differenzialdiagnose der häufigsten Blutungsursachen in der Spätschwangerschaft

Symptomatik	Placenta praevia	Vorzeitige Plazentalösung	Zeichnungsblutung
Blutung	Geringe oder starke helle Blutung nach außen (annoncierende Blutung, langsam einsetzend)	Dunkelrote Schmierblutung nach außen, starke Blutung nach innen (plötzlich auftretend)	Gering, blutig-schleimig
Schmerzen	Keine	Uteriner Druckschmerz bis heftige Dauerschmerzen	Wehenabhängig
Uterustonus	Weich	Erhöht bis bretthart	Wehenabhängig
Wehen	Gering bis fehlend	Vorhanden mit Dauertonus	Regelmäßig
CTG	Meist normal	Pathologisch, Hypoxiezeichen	Normal
Lage des Fetus	Häufig Lagenanomalie (35% Beckenendlage), kein vorangehender Kindsteil tastbar	Vorangehender Kindsteil oft ins Becken eingetreten	Vorangehender Kindsteil meist ins Becken eingetreten
Zervixbefund	Unreif	Unreif	Geburtsreif
Kreislauf	Gute Korrelation zwischen Blutverlust und mütterlichem Zustand	Diskrepanz zwischen geringem Blutverlust nach außen und mütterlichem Schockzustand	Normale Kreislaufverhältnisse
Blutgerinnung	Meist normal	Gestört	Normal

29.2 Klinik

29.2.1 Symptomatik und klinische Leitsymptome

Die klinische Symptomatik ist in Abhängigkeit von der Grunderkrankung unterschiedlich (Tabelle 29.2).

Placenta praevia

Leitsymptom der Placenta praevia ist die Blutung, die bei völligem Wohlbefinden der Schwangeren auftritt. Die Patientin hat keine Schmerzen und verspürt meist keine Wehentätigkeit. Anamnestisch ist nach vaginalen Untersuchungen und einem Koitus zu fragen. Selten ist bereits die intiale Blutung lebensbedrohlich, sondern es kommt diskontinuierlich (»annoncierende Blutung«) immer wieder zu Blutungen. In 10% der Fälle geht eine Blutung bei Placenta praevia mit einer gleichzeitigen vorzeitigen Plazentalösung einher, so dass die Symptomatik vielschichtig sein kann.

Vorzeitige Plazentalösung

Die Symptomatik bei der vorzeitigen Plazentalösung ist von der Größe und Lokalisation des Hämatoms abhänig. Typisch ist das plötzliche Einsetzen von starken abdominalen Schmerzen. In der Hälfte der Fälle ist eine Wehentätigkeit vorhanden, die charakteristischerweise mit Tachysystolie und erhöhtem Uterustonus einhergeht. Manche Patientinnen leiden zusätzlich unter innerer Unruhe mit Schwäche, Ängstlichkeit, Durstgefühl und Übelkeit. Bei starkem Blutverlust zeigt sich das Vollbild eines klinischen Schockzustandes mit Tachykardie, schwach palpablem Puls, kaltschweißiger Haut, Blässe oder Zyanose. Es findet sich das klinische Bild eines akutes Abomens mit gleichzeitiger Schocksymptomatik. Es besteht eine uterine Dauerkontraktion (Tetanus uteri), die bei 80% der Patientinnen mit einer vaginalen Blutung einhergeht.

Die **vaginale Blutung** ist dunkel; das Blut gerinnt bei schweren Verlaufsformen nicht. **Seröse Flüssigkeit** aus der Vagina kann bei einem retroplazentarem Koagel mit einem Fruchtwasserabgang verwechselt werden. Anamnestisch ist nach einem Trauma zu fragen (Verkehrsunfall, Sturz, Schlag). In 20–30% der Fälle geht eine vorzeitige Plazentalösung ohne klinische Symptome für die Schwangere einher, sie ist nur sonographisch und aufgrund der fetalen Beeinträchtigung zu diagnostizieren. Klinisch unterscheidet man 4 verschiedene Grade (Tabelle 29.3).

Die **Zeichnungsblutung** tritt gemeinsam mit einer Wehentätigkeit auf und geht mit einem geburtsreifen Zervixbefund einher. Typisch sind schleimig-blutige Abgänge aus dem Zerikalkanal. Bei einer **Plazentarandblutung** ist die Blutung stärker, der Zervixbefund vielfach noch unreif.

Uterusruptur

Symptome bei drohender Uterusruptur. Charakteristischerweise erhöht sich die Wehenfrequenz bis zum Wehensturm (Tetanus uteri). Bei starker Zunahme der Schmerzhaftigkeit der Wehen (die Schwangere hat das Gefühl, »als ob etwas zerreißen würde«) kommt es zu innerer Unruhe und Angstzuständen, sodass die Patientin kaum mehr zu beruhigen ist. Es gibt keine Erholungsphasen in der Wehenpause.

- Das untere Uterinsegment ist meist stark druckschmerzhaft. Typischerweise ist die Druckschmerzhaftigkeit auch außerhalb der Wehentätigkeit vorhanden.
- Es kommt zu einem Geburtsstillstand. Bei der vaginalen Untersuchung ist der vorangehende Kindsteils fest im Beckeneingang fixiert.
- Wenn in kurzer Zeit die »Bandl-Furche« (Kontraktionsring an der oberen Grenze des unteren Uterinsegments) über Na-

Tabelle 29.3. Klinische Einteilung der vorzeitigen Plazentalösung nach verschiedenen Schweregraden (nach Page et al. 1954)

Grad 0	Asymptomatisch; die Diagnostik wird sonographisch oder aber meist erst postnatal gestellt. Keine fetale Beeinträchtigung
Grad 1	Geringe Blutung nach innen oder außen. Geringe Druckschmerzhaftigkeit des Uterus mit geringer Tonuserhöhung. Keine Beeinträchtigung der mütterlichen Kreislaufsituation. Eine fetale Beeinträchtigung ist selten, jedoch möglich
Grad 2	Mittelschwere Blutung nach innen oder nach außen mit kompensierter mütterlicher Kreislaufsituation. Zeichen einer fetalen Gefährdung
Grad 3	Schwere Blutung nach innen oder außen. Extrem druckschmerzhafter Uterus mit abdominaler Abwehrspannung. Der mütterliche Schockzustand geht zu 30% mit einer Gerinnungsstörung einher. Das Kind ist immer abgestorben

belhöhe steigt, so kann dies ebenfalls ein Hinweis für eine bevorstehende Uterusruptur sein.

- Die Symptome bei einer Narbenruptur sind meist nicht so ausgeprägt oder können völlig fehlen (»stille Ruptur«).
- Eine Hämaturie ist ein wichtiger zusätzlicher Hinweis auf eine bevorstehende Uterusruptur.
- Die sonographische Beurteilung der Sectionarbe dagegen ist im klinischen Management nicht sehr hilfreich, da die Untersuchungsmethode hier nicht sensitiv genug ist.

Symptome bei eingetretener Uterusruptur. Ein Abfall der fetalen Herzfrequenz (fetale Asphyxie) kann das erste Anzeichen einer Uterusruptur darstellen. Es kommt zum schlagartigen Aufhören der Wehentätigkeit. Charakteristisch ist der Gegensatz zwischen der vor der Ruptur meist außergewöhnlich schmerzhaften Wehentätigkeit und dem plötzlichen Sistieren der Wehen.

Der **Zeitpunkt der Ruptur** (Rupturschmerz) kann von der Patientin meist angeben werden (sie hat das Gefühl, dass »etwas gerissen« ist). Es kommt zu einer abdominellen Abwehrspannung. Die peritoneale Reizung muss nicht unmittelbar nach der Ruptur auftreten, vor allem bei Narbenrupturen kann sich die Abwehrspannung erst nach Stunden oder Tagen einstellen.

Infolge der meist vorhandenen Blutung finden sich typische **Schocksymptome** mit Tachykardie, Blässe, Kaltschweißigkeit und Atemnot. Bei Narbenrupturen können die Syptome deutlich abgeschwächt sein, da der Blutverlust deutlich geringer ist als bei Zerreißungen der intakten Uteruswand.

Das Ausmaß der **vaginalen Blutung** ist unterschiedlich und vor allem bei Narbenrupturen nur gering. – Bei der vaginalen Untersuchung ist der vorangehende Kindsteil wieder leicht aus dem Beckeneingang zu schieben. Der Fetus kann direkt unter der Bauchdecke palpiert werden.

▶ Empfehlung

In Zweifelsfällen ist die Ultraschalluntersuchung eine wichtige zusätzliche Untersuchungsmethode. Sie dient zum Ausschluss von fetalen Fehlbildungen (Hydrozephalus, große Teratome, Makrozephalie) und von mütterlichen Tumoren (Myome, Ovarialtumoren) im kleinen Becken.

Wenn die Diagnose der Uterusruptur klinisch nicht eindeutig gestellt werden kann, wird sie präoperativ mit der Sonographie gesichert (Flüssigkeit, Fetus in der freien Bauchhöhle).

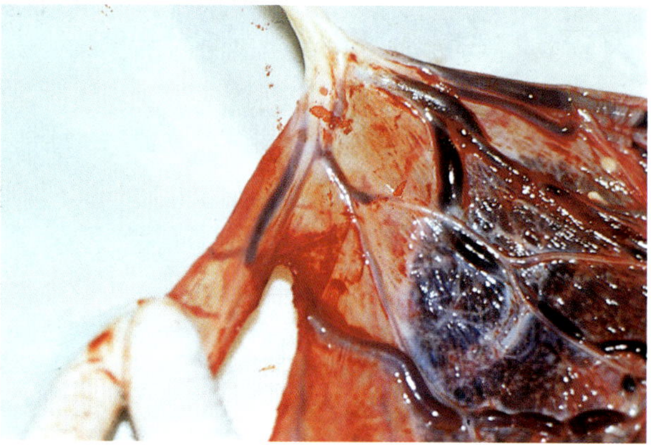

Abb. 29.2. **Plazenta nach Notsectio mit massiver Blutung nach Amniotomie** (Ruptur des Gefäßes bei 9 Uhr)

Vasa-praevia-Blutung

Diese Komplikation steht meist in Zusammenhang mit einer Amniotomie oder einem Blasensprung. Sie ist durch äußerst starke Blutungen gekennzeichnet, die rasch zu einer Hypoxie des Fetus führen (Abb. 29.2).

29.2.2 Spezielle Diagnostik

Klinischer Status

Wichtige Kriterien zur Beurteilung sind Blutdruck, Puls, Atmung, Hautfarbe und Urinausscheidung. Die typische Schocksymptomatik (Unruhe, kaltschweißige Extremitäten, blasses Hautkolorit) ist vor allem bei einem Blutverlust nach innen vielfach der entscheidende Hinweis.

Die Palpation des Abdomens mit Erheben des Fundusstandes, des Uterustonus sowie schmerzhafte Uteruspalpationen verkürzen in vielen Fällen entscheidend die Zeit bis zur therapeutischen Intervention.

Vaginale Untersuchung

Eine vaginale Untersuchung erfolgt erst nach vorheriger sonographischer Abklärung (Ausschluss einer Placenta praevia).

Vor einer vaginalen digitalen Untersuchung ist eine Spekulumuntersuchung durchzuführen: Es werden die Blutungsstärke sowie die Farbe des Bluts (Fruchtwasser, Schleimbeimengungen) beurteilt. Alte Blutkoagula werden entfernt, um die Stärke einer frischen Blutung zu verifizieren. Ist eine Placenta praevia ausgeschlossen, so wird palpatorisch der Zervixbefund erhoben.

Cave

Bei einer Placenta praevia ist eine digitale vaginale Untersuchung kontraindiziert. Ausnahmsweise vorsichtige Erhebung des Zervixbefundes, wenn dies durch die Inspektion nicht möglich ist.

Ultraschalluntersuchung

Neben der klinischen Untersuchung spielt die Sonographie in der Diagnostik eine entscheidende Rolle. Bei Blutungen sollte daher möglichst rasch eine Sonographie durchgeführt werden. Es muss ein aktueller Ultraschallbefund erhoben werden, da sich die Lage der Plazenta während der Schwangerschaft verändern kann.

► Studienbox

Während man vor 24 SSW zu 30% und bei 24 SSW zu etwa 18% eine tief liegende Plazenta findet, beträgt die Häufigkeit am Termin nur mehr 3% (Chapman et al. 1989).

Die Diagnose einer Placenta praevia wird in 95% der Fälle mit der transabdominalen Sonographie richtig gestellt (Schlenkser 1976). Die Untersuchung kann durch Adipositas, eine leere mütterliche Harnblase oder durch den Schallschatten des vorangehenden Kindsteiles erschwert sein. Eine verdickte Uteruswand, Uterusfehlbildungen oder ein Myom sind differentialdiagnostisch auszuschließen. In Zweifelsfällen ist eine vorsichtige Vaginosonographie indiziert (Farine et al. 1989).

Bei der **Ultraschalldiagnostik** der vorzeitigen Plazentalösung sind falsch-positive und falsch-negative Befunde häufig. Echoarme Areale am Plazentarand können dopplersonographisch einem erweiterten Randsinus zugeordnet werden. Auch bei der Abgrenzung von Plazentatumoren ist die Farbdopplersonographie hilfreich.

Der Ultraschallbefund einer vorzeitigen Lösung kann sonographisch ein sehr unterschiedliches Bild zeigen. Es findet sich meist nicht die vielfach erwartete echoleere Raumforderung hinter der Plazenta, sondern die Ausbildung von Blutkoagula führt zu einem sonographischen Bild, das bei oberflächlicher Betrachtung der Plazentastruktur ähnlich ist (Abb. 29.3 bis 29.6).

Das Ultraschallbild ist von Fall zu Fall unterschiedlich, je nachdem wie lange die Ablösung zurückliegt und wie groß die Ausdehnung des Hämatoms ist. Ein frisches Hämatom ist echoarm, und die Echodichte nimmt im Laufe der Zeit zu. Im Hämatom fehlt die geordnete Strukturzeichnung der Plazenta, aufgrund der geringeren Echodichte gut von der Uteruswand abzugrenzen ist. Es findet sich ein teils zystischer, teils solider Tumor hinter der Plazenta – ohne die typische Sonomorphologie der Plazenta.

Die **Farbdopplersonographie** erleichtert die Diagnose, da im Hämatom keine Perfusion darstellbar ist. Bei gleichzeitigem Vorliegen einer Placenta accreta fehlt die echoarme Randzone zwischen Plazenta und Uteruswand. Anstelle des echoarmen Randsaums (Dezidua) finden sich große echoarme Areale. In

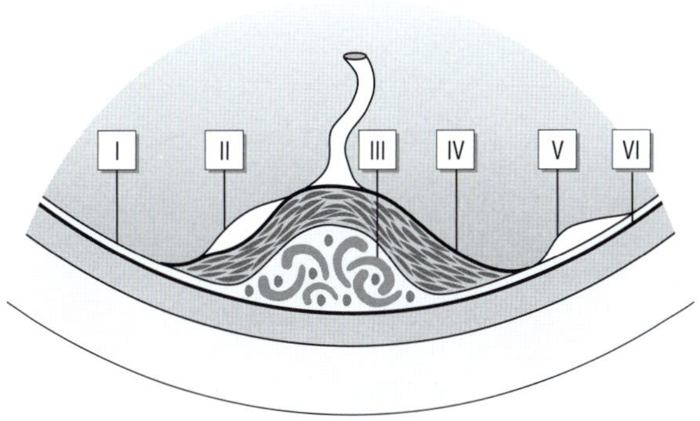

Abb. 29.3. **Ultraschalldiagnostik der vorzeitigen Plazentalösung.** *I* Uteruswand, *II* präplazentares Hämatom, *III* retroplazentares Hämatom, *IV* Plazenta, *V* subchoriales Hämatom, *VI* Dezidua

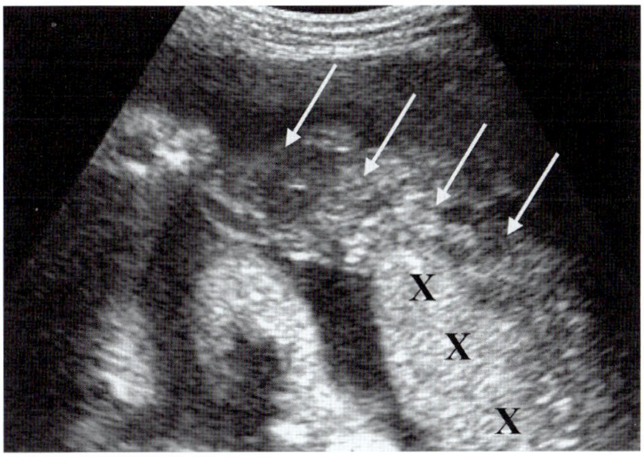

Abb. 29.4. **Vorzeitige Plazentalösung.** X = Plazenta; ↙ = vorzeitige Plazentalösung

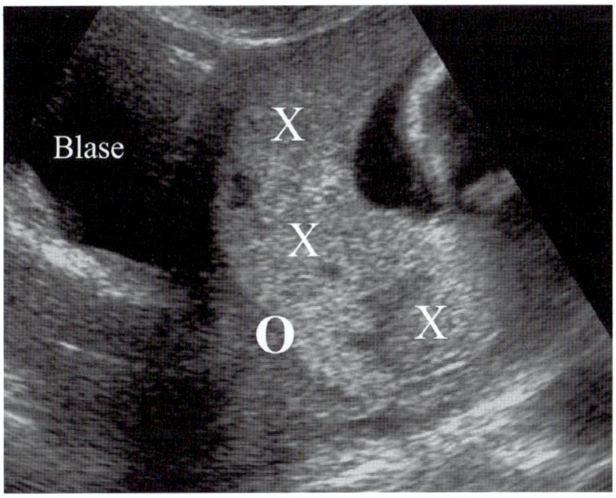

Abb. 29.5. **Placenta praevia (transabdominal).** O = innerer Muttermund; X = Plazenta

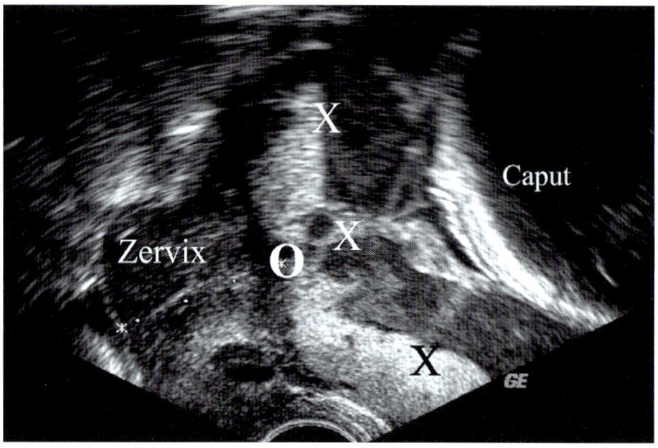

Abb. 29.6. **Placenta praevia (transvaginal).** O = innerer Muttermund; X = Plazenta

der Farbdopplersonographie zeigt sich eine verstärkte Vasularisation des betroffenen Bezirks (Hoffmann-Tretin et al. 1992).

Labordiagnostik

Neben den üblichen Parametern wie Blutbild mit Hb, Hkt, Leukozyten, Blutgasanalyse ist der Gerinnungsstatus von besonderer Bedeutung (Tabelle 29.4).

Beim **Clot-observation-Test** (Bedside-Diagnostik) werden wenige Milliliter Blut in ein Glasröhrchen gegeben, und normalerweise kommt es innerhalb von 10 min zu einer Gerinnung. Bei abnormalen Befunden bleibt die Gerinnung aus, oder an die primäre Gerinnselbildung schließt sich innerhalb von 2 h eine Fibrinolyse an. Der Test ermöglicht eine rasche Orientierung über die Gerinnungssituation, bevor die gerinnungsspezifischen Laborparameter zur Verfügung stehen.

Die **Untersuchung auf Fibrinspaltprodukte** ist ein sensitiver Indikator für eine begleitende Gerinnungsstörung bei einer vorzeitigen Plazentalösung. Als Verlaufsparameter ist die Bestimmung des Fibrinogenspiegels (oder der Thrombinzeit) und die Thrombozytenzahl angezeigt.

Eine Messung der Gerinnungsparameter ist 4-stündlich bis zur Geburt indiziert; häufigere Untersuchungen sind bei deutlicher klinischer Verschlechterung oder bei erforderlicher massiver Transfusionsbehandlung notwendig.

29.2.3 Risiken für Mutter und Kind

Die Risiken sind von der Ursache und Schwere der Blutung abhängig. Die mütterliche oder fetale Gefährdung wird zusätzlich von der Grunderkrankung beeinflusst.

Placenta praevia

Cave

Das mütterliche Hauptrisiko bei einer starken Blutung bei Vorliegen einer Placenta praevia besteht in einer Verblutung im irreversiblen Kreislaufschock.

Die mütterliche Mortalität liegt bei rechtzeitiger Diagnostik (und den damit gegebenen Möglichkeiten der Intensivmedizin) unter 0,1 %.

Durch den ineffizienten Verschluss von venösen Gefäßen im unteren Uterinsegment kann es zu bedrohlichen postpartalen Blutungen kommen. Intraoperative Komplikationen treten vor allem bei dicker Plazenta im unteren Uterinsegement auf. Eine schlechte Kontraktilität des unteren Uterinsegments

Tabelle 29.4. **Tests zur Diagnostik von Gerinnungsstörungen** (*DIC* disseminierte intravaskuläre Gerinnung)

Test	Bedeutung, Ziel	Normalwerte	Werte bei DIC
Blutgerinnungszeit	Schnelle oberflächliche Information über das endogene Gerinnungssystem, Thrombozytenfaktoren	6–12 min	Verlängert
Thromboplastinzeit (TPZ, Quick-Wert)	Maß für den Gehalt an Faktoren des exogenen Gerinnungssystems	70–120 % (10–12 s)	Erniedrigt
Partielle Thromboplastinzeit (PTT)	Defekte des exogenen und endogenen Gerinnungssystems	28–40 s	Verlängert
Thrombinzeit (TZ)	Suchtest auf Fibrinbildungsstörung, gestört bei Fibrinogenmangel	17–24 s	Verlängert
Antithrombin III	Wichtigster Gerinnungsinhibitor, Thrombosegefährdung bei AT-III-Mangel	80–120 %	Vermindert
Fibrinogen	Suchtest bei Verdacht auf Gerinnungsstörung	200–450 mg/dl	Erniedrigt
Fibrinogenspaltprodukte (D-Dimer)	Spaltprodukte des Fibrinogens bei V. a. Hyperfibrinolyse	< 10 µg/ml	Erhöht
Thrombozytenzahl	Erniedrigt bei Verbrauchskoagulopathie	> 140 000/mm³	Erniedrigt
Blutaustrich	Fragmentozyten sind Indikator für eine DIC	Fehlen	Vorhanden
Haptoglobin	Bindet freies Hämoglobin	34–200 mg/dl	< 34 mg/dl
Kleihauer-Test	Bestimmung der fetalen Erythrozyten im mütterlichen Blut	–	> 0,1 ‰

kann die Blutung noch verstärken. Das Risiko für das Auftreten einer Placenta accreta ist besonders bei einer Vorderwandplazenta und vorausgegangener Sectio deutlich erhöht. Durch die Eröffnung der venösen Sinus im Plazentabett besteht ein erhöhtes Risiko für eine Luftembolie. Die verminderte Kontraktilität des Uterus und ein aufgerauhtes unteres Uterinsegment begünstigen aszendierende postpartale Infektionen.

Das Wiederholungsrisiko, bei einer weiteren Schwangerschaft erneut eine Placenta praevia zu bekommen, beträgt 4–8%.

Das fetale Risiko bei Vorliegen einer Placenta praevia ist vor allem durch die Frühgeburtlichkeit aufgrund der vielfach notwendigen vorzeitigen Entbindung bestimmt.

▶ Studienbox

In 16% der Fälle ist mit einer Wachstumsretardierung zu rechnen, wobei bei wiederholten Blutungen während der Schwangerschaft die Inzidenz höher ist (Varma 1973). Durch eine mütterliche Anämie und Hypovolämie kann es zu einer fetalen Hypoxie und zum Fruchttod kommen. Die perinatale Mortalität beträgt 4–8% (Mabie 1992; Sliver et al. 1984).

Vorzeitige Plazentalösung

Cave

Das mütterliche Risiko bei einer vorzeitigen Plazentalösung besteht insbesondere im hypovolämischen Schock.

In 10% der Fälle tritt eine **disseminierte intravasale Gerinnungsstörung** (DIC) auf. Durch die Einschwemmung von gerinnungsaktivierenden Substanzen aus dem retroplazentarem Hämatom kommt es zu einer Gerinnselbildung in der terminalen Strombahn von zahlreichen Geweben. Die Aktivierung der Gerinnungskaskade führt zu einem Verbrauch von Thrombozyten und Gerinnungsfaktoren (◘ Abb. 29.7). Dieser Prozess wird erst gestoppt, wenn das retroplazentare Hämatom entfernt wird.

Eine gleichzeitig vorhandene **erhöhte Fibrinolyseaktivität** bewirkt primär eine rasche Auflösung der intravaskulären Gerinnsel. Die entstehenden Fibrinspaltprodukte wirken als Antithrombin, und es resultiert daraus eine komplexe Gerinnungsstörung, die durch einen Fibrinogenmangel, den Mangel von weiteren Gerinnungsfaktoren mit Thrombozytopenie bei gleichzeitiger Hyperfibrinolyse gekennzeichnet ist. Die Gerinnungsstörung kann augenscheinlich werden, wenn es aus Venenpunktionsstellen permanent blutet oder wenn intraoperativ keine Blutstillung erkennbar ist. Meist wird die Diagnose jedoch erst durch eine differenzierte Labordiagnostik gestellt (s. ◘ Tabelle 29.4).

Eine verstärkte postpartale Blutung wird entweder durch die Gerinnungsstörung oder durch die Atonie des Uterus (Couvelaire-Uterus) verursacht.

Die **mütterliche Mortalität** liegt bei 1%. Der Tod kann durch den massiven Blutverlust oder durch eine DIC mit Nierenversagen und Verblutung hervorgerufen werden. Die fetomaternale Blutung führt zu einer Sensibilisierung bei Rh-negativen Patientinnen.

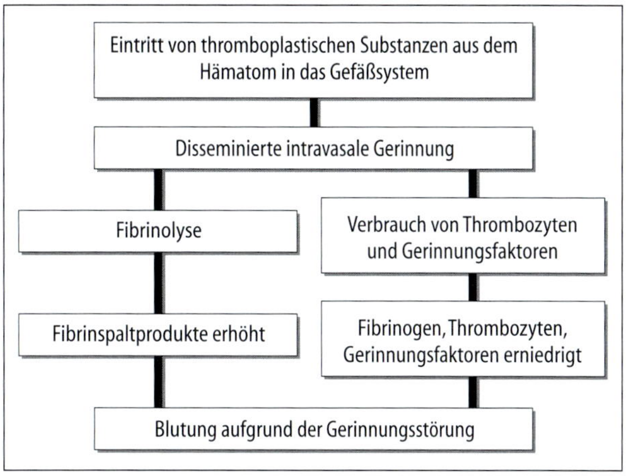

◘ Abb. 29.7. **Pathogenese der Gerinnungsstörungen bei vorzeitiger Plazentalösung**

Die **perinatale Mortalität** wird in Abhängigkeit vom Schweregrad bei vorzeitiger Plazentalösung mit 10–67% angegeben (Okonofua u. Olatobosun 1985). Die Hälfte der Kinder versterben bereits intrauterin. Die Haupttodesursachen sind fetale Hypoxie, Verblutung und Frühgeburtlichkeit. Die Mortalität ist eng mit dem Gestationsalter korreliert. Bei einem Geburtsgewicht >2500 g beträgt die Überlebensrate bereits 98%.

Eine intrauterine Wachstumsretardierung wird in bis zu 80% der Fälle gefunden. Eine fetale Blutung kann zu einer ausgeprägten Anämie führen, aber es sind auch vorübergehende Gerinnungsstörungen bei Neugeborenen beschrieben worden (Green 1989).

Das Wiederholungsrisiko nach einer vorzeitigen Plazentalösung beträgt 5–17%, steigt aber auf 25% nach 2-maliger Plazentalösung. Bei einem Drittel der Frauen mit vorzeitiger Plazentalösung führen auch weitere Schwangerschaften nicht zu dem ersehnten Überleben eines Kindes (Hibbard u. Jeffcoate 1966).

29.3 Management

Die antepartalen Blutungen sind unvorhersehbar, und es kann innerhalb kürzester Zeit zu schwersten Komplikationen bei Mutter und Kind kommen. Es ist daher bei jeder Blutung eine möglichst rasche stationäre Abklärung erforderlich. Die Einweisung sollte in ein Zentrum mit Möglichkeiten einer intensivmedizinischen Betreuung für Mutter und Kind erfolgen.

29.3.1 Allgemeine Maßnahmen

Das primäre Vorgehen ist unabhängig von der Blutungsursache bei allen Schwangeren gleich.

Klinische Untersuchung

- Mütterliche Pulsfrequenz, Blutdruck, Atemfrequenz;
- Hinweiszeichen auf Schockzustand (Unruhe, Blässe, kaltschweißige Extremitäten);
- Palpation des Abdomens (Fundusstand, Wehentätigkeit, Schmerzen, Dauertonus);
- vaginale Spekulumuntersuchung (Blutungsstärke, Blutungsursache);
- Erhebung des Zervixbefunds (kontraindiziert bei Placenta praevia);
- Kontrolle der Urinmenge;
- Ultraschalluntersuchung.

Allgemeine therapeutische Maßnahmen

- Intravenöser Zugang (großlumige Kanüle, evtl. zentralen Venenkatheter);
- Blutabnahme für die Labordiagnostik (Blutbild, Blutgerinnung, Leberfunktion, Elektrolyte);
- Bereitstellen von Erythrozytenkonzentraten;
- Volumensubstitution;
- Atemwege freihalten (evtl. Sauerstoffmaske).

Das weitere Vorgehen ist von der Blutungsstärke, der Ursache der Blutung, dem Zustand des Fetus und vom Gestationsalter abhängig zu machen.

29.3.2 Spezielles Vorgehen in Abhängigkeit von der Ursache

Placenta praevia

Aktives Vorgehen

Sectio. Bei lebensbedrohlicher Blutung ist unabhängig vom Gestationsalter die Entbindung indiziert. Bei gesicherter Placenta praevia totalis ist auch <24 SSW eine Schnittenbindung erforderlich. Von einem vaginalen Vorgehen im Sinne einer vaginalen Sectio parva ist abzuraten, da aufgrund der Blutung nur eine schlechte Darstellung des Operationsgebiets möglich ist. Andererseits ist aufgrund des frühen Gestationsalters das untere Uterinsegment nicht entfaltet, so dass die Entfernung von Plazenta und Fetus durch die kleine Uterotomie äußerst erschwert ist.

Bei **reifem Kind** und Placenta praevia totalis oder partialis wird auch bei geringer Blutung die Sectio möglichst umgehend durchgeführt. Auch ohne Blutung wird bei reifem Kind die primäre Schnittentbindung vor dem Einsetzen von regelmäßigen Wehen durchgeführt.

> Da mit verstärkten Blutungen bei der Entwicklung des Kindes sowie bei der Lösung der Plazenta zu rechnen ist, sollte der **Allgemeinnarkose** vor einer lokalen Anästhesie der Vorzug gegeben werden (Moir 1980).

Die **Inzision** am Uterus erfolgt in der Regel transversal. Die Schnittführung ist von der Lokalisation der Plazenta abhängig; es wird bereits präpartal mit der Sonographie das wahrscheinliche Eingehen in die Fruchthöhle festgelegt. Weiterhin ist die Schnittführung von der Vaskularisation und der Entfaltung des unteren Uterinsegmentes abhängig zu machen. Nach Möglichkeit ist ein Durchgehen durch die Plazenta für die Entwicklung des Kindes zu vermeiden. Bei breiter Vorderwandplazenta, wenn sich ein Durchgehen durch die Plazenta nicht vermeiden lässt, sollte dieser Operationsschritt rasch durchgeführt werden, um den fetalen Blutverlust gering zu halten. Die Abnabelung soll rasch erfolgen, wobei die Nabelschnur zum Kind hin ausgestrichen wird.

Myerscough (1982) empfiehlt ein Aufsuchen des Plazentarandes mit anschließendem Eröffnen der Fruchthöhle. Dieses Vorgehen wird jedoch bei breiter Vorderwandplazenta vielfach durch Blutungen erschwert, führt zu einer Plazentalösung und einer daraus folgenden intrauterinen Asphyxie. Das transplazentare Vorgehen scheint hier sinnvoller, da eine rasche Entwicklung des Kindes möglich ist.

Bei noch nicht entfaltetem unteren Uterinsegment wird die Schnittführung im Sinne eines J-oder U-förmigen Schnittes verlängert. Bei ausgeprägter Vaskularisation im unteren Uterinsegment kann in seltenen Fällen eine klassische Schnittführung (korporaler Längsschnitt) erforderlich werden.

Durch die verminderte Kontraktionsfähigkeit des unteren Uterinsegments kommt es zu einer verstärkten **Blutung aus dem Plazentabett.** Die Umstechung der blutenden Gefäße führt meist zu einer adäquaten Blutstillung. Bei lokal nicht beherrschbarer Blutung hat sich primär die Umstechung der aszendierenden und deszendierenden Äste der A. uterina bewährt (Hänggi et al. 1997).

Eine lokale intramyometrane Injektion von $PGF_{2\alpha}$ kann durch die Kontraktion die Blutstillung unterstützen. Gelingt die Blutstillung nicht, so sind als weitere Maßnahmen entweder die Ligatur der A. iliaca interna oder die Hysterektomie durchzuführen.

Das gleichzeitige Vorhandensein einer Placenta accreta führt zu einer deutlichen Erhöhung von Blutungskomplikationen. Es sollte daher bei Verdacht auf Placenta accreta eine ausreichende Menge von Erythrozytenkonzentraten bereitstehen, und die Patientin muss in der Aufklärung auf eine eventuell notwendige Hysterektomie vorbereitet werden. Der Eingriff sollte von einem erfahrenen Geburtshelfer durchführt werden.

Vaginale Entbindung. Bei tief reichender Plazenta oder Placenta praevia marginalis kann mit dem Tiefertreten des vorangehenden Kopfes nach Amniotomie und Oxytozininfusion die Blutung sistieren, und die vaginale Entbindung kann angestrebt werden. Die Amniotomie darf nur unter Sectiobereitschaft durchgeführt werden. In Zweifelsfällen und bei zunehmender Blutung ist jedoch die Indikation zur Sectio großzügig zu stellen.

Abwartendes Vorgehen

Bei geringer Blutung und Frühgeburtlichkeit ist primär ein abwartendes Vorgehen indiziert, zumal die Blutungen selten beim ersten Auftreten zu ernsten mütterlichen oder fetalen Komplikationen führen. Die Blutungen kommen unter **Bettruhe** meist zum Stillstand. Bei einem Teil der Fälle (Placenta praevia marginalis, partialis) ist zu einem späteren Zeitpunkt sogar eine vaginale Geburt möglich.

Bei gleichzeitigem Auftreten einer vorzeitigen Wehentätigkeit wird nach Ausschluss einer vorzeitigen Plazentalösung eine **parenterale Tokolyse** durchgeführt. Gleichzeitig wird mit der Lungenreifeinduktion (Glukokortikoide) begonnen.

Die Gabe von **Erythrozytenkonzentraten** ist bei Hämoglobinwerten <8 g/dl sinnvoll. Erythrozytenkonzentrate sind darüber hinaus laufend bereitzustellen, und das Blutbild wird regelmäßig kontrolliert.

Für die fetale Überwachung und zur Kontrolle der Wehentätigkeit wird engmaschig die Kardiotokographie durchgeführt, bis die Blutung sistiert.

Nach Sistieren der Blutung über mehrere Tage und nach Abschluss der Lugenreifeinduktion ist nach ausreichender Information eine ambulante Betreuung der Schwangeren möglich (Cotton et al. 1980). Der Transport in eine geburtshilfliche Abteilung sollte aber jederzeit gewährleistet sein; seine Zeitdauer sollte nicht mehr als 15–30 min betragen. Sind diese Bedingungen nicht gegeben und handelt sich um eine Placenta praevia totalis, so ist die stationäre Betreuung bis zur Geburt vorzuziehen (D'Angelo u. Irwin 1984).

Vorzeitige Plazentalösung

Das klinische Management ist von dem Schweregrad der vorzeitigen Lösung, dem klinischen Zustand der Schwangeren, dem fetalen Wohlbefinden sowie vom Gestationsalter abhängig.

Aktives Vorgehen

Vaginale Entbindung. Bei bereits **abgestorbenem Fetus** wird primär die vaginale Entbindung mit Amniotomie und Oxytozininfusion angestrebt. Da ein abgestorbener Fetus für eine ausgeprägte vorzeitige Plazentalösung spricht, ist eine engmaschige Überwachung der mütterlichen Gerinnungsparameter erforderlich. Die Kontraktionsbereitschaft des Uterus kann durch eine Blutung in das Myometrium (Couvelaire-Uterus) beeinträchtigt sein. Bei einer Überstimulation des Uterus ist sogar eine Ruptur möglich.

Bei **lebendem Fetus** steht ein vaginaler Entbindungsversuch nur in seltenen Fällen, wenn das Kardiotokogramm normal und die Geburt in wenigen Stunden absehbar ist, zur Diskussion. Das mütterliche Risiko ist zwar prinzipiell bei einer vaginalen Entbindung geringer, durch eine lange Geburtsdauer kann sich jedoch eine Gerinnungsstörung entwickeln, die die Prognose für die Mutter beeinträchtigt. In Fällen mit nur geringgradiger vorzeitiger Lösung (Grad 0, Grad I) kann die Geburtseinleitung (in Sectiobereitschaft) auch bei unreifem Zervixbefund mit Prostaglandinen versucht werden. Eine kontinuierliche fetale Überwachung ist erforderlich, und eine uterine Überstimulation sollte vermieden werden.

Sectio. Bei lebenden Feten verschlechtert sich in Fällen mit höhergradiger vorzeitiger Lösung und fetaler Beeinträchtigung durch eine unnötige zeitliche Verzögerung bis zur Entbindung die Prognose für den Fetus entscheidend (Hibbard 1988). Die Sectio sollte möglichst ohne Verzögerung nach Stabilisierung der mütterlichen Kreislaufsituation erfolgen.

Die **perinatale Mortalität** ist bei einer primären Sectio im Vergleich zum vaginalen Entbindungsversuch deutlich niedriger (16 % vs. 52 %, Okonofua u. Olatbosun 1985). Die derzeit vorhandenen klinischen Studien sprechen für eine Sectio bei lebendem Kind (Hurd et al. 1983).

Besteht bereits eine schwere Beeinträchtigung des mütterlichen Wohlbefindens (starke abdominelle Schmerzen, Schockzustand, Gerinnungsstörung) und ist eine vaginale Geburt nicht absehbar (unreifer Zervixbefund), so ist auch bei totem Kind umgehend die Sectio durchzuführen. Vielfach bestehen dann bereits Zeichen eines Couvelaire-Uterus, die sich jedoch spontan zurückbilden, solange sich der Uterus noch gut kontrahiert.

> Bei nicht beherrschbarer Uterusatonie ist frühzeitig die Indikation zur Hysterektomie zu stellen.

Abwartendes Vorgehen

Bei Frühgeburtlichkeit kann ein abwartendes Verhalten gerechtfertigt sein, wenn sich dadurch die Prognose für den Fetus deutlich verbessert und kein Risiko für die Mutter eingegangen wird (Combs et al. 1992). Ein solches Vorgehen ist nur bei Fällen mit geringer Lösung (Grad 0, Grad 1) möglich, wenn die Schmerzsymptomatik bei der Patientin gering ist, die Kreislaufverhältnisse stabil sind und keine Zeichen einer fetalen Gefährdung vorliegen.

Die **Überwachung** erfolgt primär stationär, um bei einer Verschlechterung des Befundes rechtzeitig reagieren zu können. Eine fetale Wachtumsretardierung sollte ausgeschlossen sein, und die Fruchtwassermenge sollte im Normbereich liegen. Eine Größenzunahme der vorzeitigen Lösung kann mit der B-Bild-Sonographie gut erfasst werden. Die Dopplersonographie der uterofetoplazentaren Gefäße dient der Erfassung einer häufig vorhandenen Beeinträchtigung der uteroplazentaren Perfusion. Die Ultraschalluntersuchung wird etwa 2-mal pro Woche durchgeführt.

Anfangs ist eine möglichst engmaschige Überwachung des fetalen Wohlbefindens erforderlich (mehrmals täglich Kardiotokographiekontrollen). Eine Lungenreifeinduktion mit Glukokortikoiden ist indiziert. Kommt es im weiteren Verlauf der Schwangerschaft zu keiner weiteren Ablösung der Plazenta, bessern sich die klinischen Zeichen der Patientin und besteht keine fetale Wachtumsretardierung, so kann die weitere Überwachung auch ambulant durchgeführt werden (Wing et al. 1996).

> **▶ Studienbox**
>
> Die tokolytische Therapie wird bei vorzeitiger Plazentalösung kontrovers beurteilt. So konnte gezeigt werden, dass bei geringer Ausdehnung des Befundes eine Wehenhemmung zur erfolgreichen Verlängerung der Schwangerschaft führte (Sholl 1987). Es sind jedoch weitere Untersuchungen erforderlich, um diese Vorgehen generell empfehlen zu können.

Kommt es zu wiederholten Episoden mit Blutung und Schmerzen oder treten Zeichen einer fetalen Gefährdung auf, so ist die Schwangerschaft zu beenden.

> Beim konservativen Vorgehen ist der Nutzen durch die Verlängerung der Schwangerschaft gegenüber der Gefahr einer plötzlichen fortschreitenden Lösung mit akuter Asphyxie oder Absterben des Fetus abzuwägen.

Uterusruptur

Drohende Uterusruptur

Nach einer notfallmäßigen intravenösen Tokolyse (Fenoterol, Ritodrine) sollte bei eindeutigen klinischen Hinweiszeichen unverzüglich die Schnittentbindung durchgeführt werden. Der Eingriff sollte umgehend, jedoch nicht unter Bedingungen einer

Notfallsectio durchgeführt werden; es wird eine Pfannenstiel-laparotomie in Regionalanästhesie empfohlen.

Bei totem Kind mit Hydrozephalus kann die vaginale Entbindung nach Perforation des fetalen Kopfs versucht werden. Von weiter reichenden zerstückelnden Operationen ist abzuraten, da dadurch eine unnötige Gefährdung der Mutter entsteht.

Eingetretene Uterusruptur

Die akute Bedrohung für Mutter und Kind erfordert eine notfallsmäßige Schnittentbindung. In dieser Situation ist die mediane Unterbauchlaparotomie angezeigt, einerseits um Zeit zu sparen, andererseits um die Exploration des Abdomens nach Entfernung des Kindes und der Plazenta zu erleichtern.

Die Uteruswunde kann direkt versorgt werden, wenn keine ausgedehnte Verletzung des Myometriums vorliegt. Bei schwer beherrschbarer Blutung und Zerstörung der Uteruswand durch Hämatombildungen und mehrfache Einrisse ist die Hysterektomie unvermeidlich. Die weitere Familienplanung sollte bei der definitiven Entscheidung mit berücksichtigt werden.

Bei diffuser Blutung vor allem im Bereich der Zervix sollte nicht unnötig lange mit lokalen Umstechungsnähten (Ureterunterbindung!) versucht werden, die Blutung zu stillen, sondern es wird eine ipsilaterale Ligatur der A. iliaca interna durchgeführt.

Vasa praevia

Bei Verdacht auf diese Gefäßanomalie kann die Farbdopplersonographie zu dieser selten bekannten Diagnose führen. Meist kommt es zu einer massiven Blutung in Zusammenhang mit der Amniotomie oder einem Blasensprung, und der Fetus verblutet aus den Nabelschnurgefäßen. Die Durchführung einer Notsectio ist die einzige Möglichkeit, das Leben des Fetus zu erhalten.

29.3.3 Therapie der Komplikationen

Cave

Bei schwerwiegenden Blutungen entwickelt sich ein hämorrhagischer Schockzustand mit Gerinnungsstörungen.

Hämorrhagischer Schockzustand

Bei einem Blutverlust von >1000 ml ist mit dem Auftreten eines Schockzustands zu rechnen. Vor allem bei einer vorzeitigen Plazentalösung wird der Schweregrad der Blutung vielfach unterschätzt.

> Für eine rasche klinische Einschätzung des Blutverlusts ist die Faustregel **Blutverlust in ml = Volumen der Blutkoagula × 3** hilfreich.

Durch die Hypovolämie kommt es zu einer Hypoperfusion von verschiedenen Organen, wobei in erster Linie die Perfusion der Nieren und der Plazenta gefährdet ist.

Neben der Überwachung der Kreislaufparameter ist die stündliche Urinausscheidung zu messen (optimale Ausscheidung >60 ml/h). Vor allem bei begleitender Präeklampsie ist die zusätzliche Überwachung des zentralen Venendrucks sinnvoll (optimaler Bereich: 12–15 cm H_2O).

▶ Empfehlung

Bei einem Blutverlust <30% werden kolloidale und Elektrolytlösungen in ausreichender Menge verabreicht. Beträgt der Blutverlust >30%, so sind Erythrozytenkonzentrate indiziert.

Gerinnungsstörungen

Entscheidend für eine erfolgreiche Therapie ist die Beseitigung der primären Ursache für die Gerinnungsstörung, d. h. eine möglichst rasche Entleerung des Uterus. Die Behandlung erfolgt in enger Kooperation mit dem Anästhesisten und dem Gerinnungsspezialisten.

Eine intensive Volumenersatztherapie und ein ausreichender Ersatz des Erythrozytenmangels (Erythrozytenkonzentrate) ist die entscheidende Therapie. Die Indikation für eine Substitution von Thrombozyten ist bei einer Thrombozytenzahl <50 000/mm³ gegeben. Fresh-frozen-Plasma enthält alle Gerinnungsfaktoren sowie Fibrinogen, jedoch keine Thrombozyten. Es ist vor allem bei schwerer Gerinnungsstörung mit Fibrinogenmangel indiziert.

Cave

Heparin ist bei einer disseminierten Gerinnungsstörung aufgrund einer vorzeitigen Plazentalösung kontraindiziert. Als Ausnahme gelten schwere periphere Gefäßverschlüsse ohne Hinweis für eine verstärkte Blutung.

Ebenso ist der Einsatz von Medikamenten, z. B. Aprotinin (Trasylol) oder Aminomethylcyclohexancarbonsäure (Ugurol), zur Hemmung der Fibrinolyse nur ausnahmsweise erforderlich. Bei Gabe dieser Substanzen besteht die Gefahr einer unkontrollierten intravaskulären Gerinnung mit Infarktbildung, und sie sollten darum, zusammen mit Heparin, nur in Ausnahmefällen von Gerinnungsspezialisten verwendet werden.

Nach Beendigung der Schwangerschaft kommt es meist zu einer spontanen Rückbildung der Gerinnungsstörung. Der Fibrinogenspiegel steigt nach Entfernung der Plazenta meist um 9 mg/100 ml/h an. Die Thrombozytenzahl braucht mehrere Tage bis zur vollständigen Normalisierung.

29.4 Prävention

Die Ätiologie von Blutungen im 3. Trimenon ist in vielen Fällen unklar, sodass es kaum effiziente präventive Maßnahmen gibt:

- Da ein Zusammenhang mit dem Zigarettenkonsum bei vorzeitiger Plazentalösung und Placenta praevia nicht auszuschließen ist, steht hier eine Kosten sparende Maßnahme zur Verfügung.
- Inwieweit eine Low-dose-**Aspirin**therapie tatsächlich zu einer Reduktion von Präeklampsien und damit einer Reduktion von vorzeitigen Plazentalösungen führt ist noch nicht sicher geklärt.

Wird die Diagnose einer Placenta praevia gestellt, so ist die Schwangere aus dem Arbeitsprozess zu nehmen. Bei Bedarf kann eine kurzfristige stationäre Überwachung sinnvoll sein. Geschlechtsverkehr sollte vermieden werden. Da eine Mangelernährung zu maternoplazentaren Gefäßläsionen führen kann, sollte während der Schwangerschaft für eine ausgewogene Ernährung mit großzügiger Vitaminsubstitution (Folsäure) gesorgt werden.

Eine Uterusruptur kann durch optimale geburtshilfliche Betreuung in den meisten Fällen vermieden werden. Nach vorangegangenen Operationen im Korpusbereich des Uterus sollte die primäre Schnittenbindung durchgeführt werden. Eine Überdosierung von Wehenmitteln ist vor allem bei protrahierten Geburtsverläufen unbedingt zu vermeiden.

Bei Operationen am Uterus muss eine sorgfältige Versorgung der Uterotomie erfolgen. Große Myome sollten nicht laparoskopisch entfernt werden, da eine sorgfältige Nahttechnik eine eventuell später auftretende Ruptur verhindern kann.

Literatur

Ananth CV, Savitz DA, Williams MA (1996) Placental abruption and its association with hypertension and prolonged rupture of membranes: a methodologic review and meta-analysis. Obstet Gynecol 88: 309–318

Ananth CV, Smulin JC, Vintzileos AM (1997) The association of placenta praevia with history of cesarean delivery and abortion: a meta-analysis. Am J Obstet Gynecol 176: 144

Chapman MG, Furness ET, Jones WR, Sheat JH (1989) Significance of the location of placenta site in early pregnancy. Br J Obstet Gynaecol 86: 846–848

Combs CA, Njberg DA, Mack LA, Smith JR, Benedetti CJ (1992) Expectant management after sonographic diagnosis of placenta abruptio. Am J Perinatol 9: 170–174

Cotton DB, Read JA, Paul RH, Quilligan EJ (1980) The conservative aggressive management of placenta praevia. Am J Obstet Gynecol 137: 687–695

Crenshaw C (1973) Placenta previa: a survey of twenty years' experience with improved perinatal survival by expectant therapy and cesarean delivery. Obstet Gynecol Surv 28: 461

D'Angelo LJ, Irwin LF (1984) Conservative management of placenta praevia: a cost benefit analysis. Am J Obstet Gynecol 149: 320–323

Farine D, Fox HE, Jacobson S, Timor-Tritsch IE (1989) Is it really placenta previa? Eur J Obstet Gynecol Reprod Biol 331: 103–108

Golditch IM, Boyce NE (1970) Management of abruptio placentae. JAMA 212: 2888

Feinkind L, Nanda D, Delke I, Minkoff H (1990) Abruptio placentae after percutaneous umbilical cord sampling: a case report. Am J Obstet Gynecol 162: 1203

Green JR (1989) Placenta abnormalities: Placenta praevia and abruptio placentae. In: Creasy RK, Resnik R (eds) Maternal-fetal medicine : principles and practise. Saunders, Philadelphia

Hänggi W, Schwaller K, Mueller MD (1997) Intra- und postoperative Komplikationen bei Sectio caesarea. Gynäkologe 10: 762–768

Hibbard BM (1988) Bleeding in late pregnancy. In: Hibbard BM (ed) Principles of obstetrics. Butterworth, London

Hibbard BM, Jeffcoate TNA (1966) Abruptio placentae. Obstet Gynecol 27: 155–167

Hoffmann-Tretin JC, Koenigsberg M, Rabin A, Anyaegbunam A (1992) Placenta accreta. Additional sonographic observations. J Ultrasound Med 11: 29–34

Hurd WW, Miodovnik M, Lavin JP (1983) Selective management of abruptio placentae: A prospective study. Obstet Gynecol 61: 467–473

Kelly JV, Iffy L (1981) Placenta praevia. In: Iffy L, Kaminetzky HA (eds) Principles and practise of obstetrics and perinatology, vol 2. Wiley, New York

Mabie WC (1992) Placenta praevia. Clin Perinatol 19: 425–435

Macones GA, Sehdev HM, Parry S, Jackson GM, Morgan MA (1997) The association between maternal cocaine use and placenta praevia. Am J Obstet Gynecol 176: S159 (SPO Abstract 557)

Moir DD (1980) Obstetric anaesthesia and analgesia, 2nd edn. Bailliere Tindall, London

Myerscough PR (1982) Munro Kerr's operative obstetrics, 10th edn. Bailliere Tindall, London

Naeye RL (1980) Abruptio placentae and placenta previa: frequency, perinatal mortality and cigarette smoking. Obstet Gynecol 55: 701

Okonofua FE, Olatubosun OA (1985) Caesarean versus vaginal delivery in abruptio placentae associated with live fetuses. Int J Gynecol Obstet 23: 471–474

Page EW, King EB, Merrill JA (1954) Abruptio placentae; dangers of delay in delivery. Obstet Gynecol 3: 385

Paterson M (1979) The aetiology and outcome of abruptio placentae. Acta Obstet Gynaecol Scand 58: 31

Pearlman MD, Tintinalli JE, Lorenz RP (1990) A prospective controlled trial of outcome after trauma during pregnancy. Am J Obstet Gynecol 162: 1502–1510

Pernoll ML (1991) Third-trimester hemorrhage. In: Pernoll ML (ed) Current obstetric and gynecologic diagnosis and treatment. Appleton & Lange, Stamford/CT, p 388

Rizos N, Doran T, Miskin M (1979) Natural history of placenta previa ascertained by diagnostic ultrasound. Am J Obstet Gynecol 133: 287–293

Schlenkser KH (1976) Ultraschallplazentographie. Gynäkologe 9: 156–165

Sholl JS (1987) Abruptio placentae: clinical mangement in nonacute cases. Am J Obstet Gynecol 156: 40–51

Sliver R, Depp R, Sabbagha RE, Dooley SL, Socol ML, Tamura RK (1984) Placenta previa: aggressive expectant management. Am J Obstet Gynecol 150: 15–22

Varma TR (1973) Fetal growth and placental function in patients with placenta praevia. J Obstet Gynaecol Br Commonwealth 80: 311–315

Wilson JR (1983) Bleeding during late pregnancy. In: Wilson JR et al. (eds) Obstetrics and gynecology. Mosby, St. Louis

Wing DA, Paul RH, Millar LK (1996) Management of the symptomatic placenta praevia: a randomized, controlled trial of in-patient versus out-patient expectant management. Am J Obstet Gynecol 175: 806–811

Antepartale Überwachung

K. T. M. Schneider und J. Gnirs

Kurz-Überblick

Aufgrund der vorliegenden prospektiv-randomisierten Studien hat die elektronische **fetale Herzfrequenzregistrierung** (CTG) als das am häufigsten antepartal eingesetzte Überwachungsverfahren die in die Methode gesetzten Erwartungen nicht erfüllt. Selbst bei konsequentem Einsatz in Hochrisikokollektiven konnten weder die perinatale Morbidität noch die Mortalität signifikant gesenkt werden. Um so mehr ist es auch volkswirtschaftlich kaum sinnvoll, dass diese Methode unreflektiert nahezu bei jeder, d.h. auch bei Schwangeren ohne Risiko, angewandt wird. Gründe für die enttäuschende Bilanz sind neben den zahlreichen bei der Interpretation meist nicht berücksichtigten Einfluss- und Störgrößen auch die uneinheitlichen Interpretationskriterien.

Eine Verbesserung der Interpretation fetaler Herzfrequenzmuster ist durch die gleichzeitige Aufzeichnung und Beurteilung der Kindsbewegungen (z.B. Kinetokardiotokographie) möglich. Hiermit sowie durch computerisierte Analysen der fetalen Herzfrequenz kann eine Verbesserung der Reproduzierbarkeit und insbesondere eine Steigerung der Spezifität der Methode erreicht werden. Dabei ist es notwendig, dass weitere wesentliche Einflussfaktoren auf die fetale Herzfrequenz wie die Reifung des Sympathikotonus, der Einfluss von Pharmaka, die Körperhaltung/-aktivität der Mutter und die fetalen Verhaltenszustände Berücksichtigung finden.

CTG-basierte Provokationstests, welche die Reservefunktion der uteroplazentaren Einheit testen wie der Wehenbelastungstest, können ebenso wie der Non-Stress-Test bei unauffälligem Testresultat sehr viel zuverlässiger eine Gefährdung des Kindes ausschließen als bei auffälligem Ergebnis eine fetale Gefährdung prognostizieren.

Besser scheint die synoptische Betrachtung verschiedener Qualitäten im Sinne eines biophysikalischen Profils (Beurteilung der Fruchtwassermenge, der Plazentatextur, des fetalen Herzfrequenzmusters und der Kindsbewegungen) bei pathologischem Ausfall eine Gefährdung des Kindes anzuzeigen.

Die **dopplersonographische Messung** von Blutströmungsgeschwindigkeiten besitzt gegenüber den CTG-basierten Testverfahren eine wesentlich bessere Reproduzierbarkeit. Sie reflektiert das Gefäßwiderstandsverhalten im nachgeschalteten Stromgebiet. Zusammen mit einer typischen Blutumverteilung im Fetus zugunsten lebenswichtiger Organe ergeben sich bei plazentarer Minderversorgung charakteristische Flussmusterprofile. Diese machen – früher und mit einer höheren Treffsicherheit als jedes andere Überwachungsverfahren – auf eine chronische Minderversorgung des Fetus aufmerksam.

Während die Dopplersonographie der uteroplazentaren Gefäße wegen der noch nicht abgeschlossenen Trophoblastinvasion vor der 20. SSW und wegen des sog. »Termineffektes« in der Nähe des Entbindungstermins weniger Aussagekraft hat, stellt sie von der 20. bis etwa zur 37. SSW das valideste Verfahren in der frühzeitigen Entdeckung und Graduierung der chronischen Plazentainsuffizienz dar.

Allerdings ist die Effizienz dieser Diagnostik wie die aller Zustandstests wesentlich von der vorherigen Erkennung bzw. Präselektionierung des Risikokollektivs abhängig. Für diese Risikoermittlung sind die Untersuchungen im Rahmen der Vorsorge nach den Mutterschaftsrichtlinien (Anamnese, Wachstumsbiometrie, Fruchtwassermenge, Plazentagrading, Erkennung eines mütterlichen Hypertonus) geeignet.

Durch entsprechenden Einsatz dieser Methode in den Hochrisikokollektiven und Anwendung eines geeigneten Behandlungskonzeptes lässt sich die perinatale Mortalität um nahezu die Hälfte senken. Daher ist die Dopplersonographie in Deutschland seit 1995 mit einem Indikationskatalog in den Mutterschaftsrichtlinien verankert und wurde in die Perinatalerhebungen aufgenommen.

Die früher in Risikosituationen häufig durchgeführte Bestimmung des »**human placenta lactogen**« (HPL) und des gemeinsam in der fetalen Nebenniere und der Plazenta synthetisierten Estriols im Blut der Mutter gelten mittlerweile als obsolet. Die fetale Blutanalyse durch Cordozentese bringt wertvolle Zusatzinformationen, der Einsatz der Methode bleibt jedoch wegen des Eingriffsrisikos und der nur punktuellen Einsatzmöglichkeit auf bestimmte Fragestellungen beschränkt.

30.1 Ziele der antepartalen Überwachung

Das primäre Ziel der antepartalen Überwachung liegt zunächst in der Erkennnung bzw. im Ausschluss von Schwangerschaftsrisiken, die zu einer Gefährdung der Schwangerschaft führen können. **Anamnestische Risiken** mit Wiederholungscharakter, wie z.B. Zustand nach intrauterinem Fruchttod, Small-for-date-Kind, Zustand nach Präeklampsie, Gestationsdiabetes sollten Anlass für eine über die vorgeschriebenen Untersuchungsintervalle hinausgehende zeitlich und methodisch intensivierte Vorsorge sein.

Cave

Neben der Registrierung beobachteter Auffälligkeiten im Mutterpass müssen auch konkrete Empfehlungen ausgesprochen werden, da nur zu oft die Pathologie zwar registriert, aber daraus keine Konsequenzen abgeleitet werden.

Bei Zustand nach HELLP-Syndrom (s. Kap. 18) wären z. B. ab der 6.–12. SSW eine Low-dose-Aspirinprophylaxe (1 mg/kg KG) bis etwa zur 36. SSW, ab der 20. SSW eine Doppleruntersuchung der Uteringefäße, eine großzügige Befreiung von Arbeitsbelastungen, des Weiteren eine intensivierte Überwachung sowie bei klinischen Symptomen (z. B. Hypertonie, Hyperreflexie) eine stationäre Einweisung diskutable Vorgehensweisen.

Weiterhin sind **Befundrisiken** in die Planung der weiteren Schwangerenvorsorge miteinzubeziehen, die sich sowohl auf die Mutter als auch auf den Fetus beziehen können.

So sollten bei einem Gestationsdiabetes die diätetische Stoffwechseleinstellung und Selbstkontrolle vermittelt werden (s. Kap. 22) sowie der Erfolg dieser Einstellung anhand der Laborwerte, aber auch der fetalen und plazentaren Entwicklung (Sistieren des makrosomen Wachstums, Normalisierung der Fruchtwassermenge) überprüft werden.

> Im antepartalen Zeitraum wird das geburtsmedizinische Ergebnis ganz wesentlich vorherbestimmt. Etwa 2 Drittel der Zerebralparesen und 2 Drittel der perinatalen Mortalität lassen sich auf diesen Zeitraum zurückführen (Schneider 1993b). Eine fetale Notsituation ist dabei fast immer Ausdruck eines gestörten maternofetalen Stoffaustausches, der mit einer Verminderung des Substrat- und Sauerstoffangebots einhergeht. Alle Methoden zur Überwachung des Fetus dienen dem Ziel, eine intrauterine Gefährdung möglichst treffsicher und frühzeitig zu erkennen oder auszuschließen. Die geburtshilfliche Entscheidung soll hierdurch dahingehend optimiert werden, dass eine Notsituation des Fetus abgewendet und ein bleibender Schaden vermieden werden kann.

Ein Großteil der schwerwiegenden Zerebralparesen (etwa 50 %) sind allerdings nicht Folge einer fehlerhaften antepartalen Überwachung mit dem Übersehen von fetalen Versorgungsengpässen, sondern gehen auf genetische Ursachen (z. B. Hirnanomalien) zurück (s. auch Kap. 32). Dagegen sind etwa 20–30 % der antepartalen intrauterinen Todesfälle vermeidbar, da es sich hierbei meist um nicht erkannte intrauterine Mangelentwicklungen und zu 60 % um Feten mit einem neonatologisch quoad vitam weitgehend unbedenklichen Gestationsalter oberhalb der 34. SSW handelt (Schneider 1993a).

Die Folgen einer nutritiven Minderversorgung des Fetus äußern sich in verschiedenen Anpassungsvorgängen und Auffälligkeiten, die mit geeigneten Überwachungsmethoden festgestellt werden können. Das Hauptaugenmerk der Überwachung liegt dabei in der **frühzeitigen Erkennung und Vermeidung einer fetalen Hypoxie und Azidose** (Tabelle 30.1), die je nach Schwere und zeitlicher Dauer mit einer Zunahme der neurologischen Handicap-Rate und peri-/neonatalen Mortalität verknüpft sind.

30.2 Fetale Herzfrequenz und uterine Kontraktionen

30.2.1 Einfluss- und Störgrößen der fetalen Herzfrequenz

Gestationsalter

Das Herz des Embryos beginnt bereits am 21. Tag nach der Konzeption zu schlagen. Ab der 5. SSW ist die fetale Herzfrequenz (FHF) dann ultrasonographisch detektierbar. Die basale Herzfrequenz liegt zu diesem Zeitpunkt noch bei etwa 120 Schlägen pro min (Spm), steigt dann aber bis zur 9. SSW auf >170 Spm an (Robinson u. Shaw-Dunn 1973).

Bis zur 15. SSW kommt es dann zu einem rapiden Abfall der FHF auf etwa 150 Spm. Danach sinkt die FHF um etwa 1 Schlag pro Woche, d. h. z. B. von 150 Spm auf 125 Spm in der 40. SSW ab. Gleichzeitig findet sich mit zunehmender Ausreifung des Sympathikotonus eine höhere Herzfrequenzvariabilität mit einer kontinuierlichen Zunahme der Oszillationsamplitude. Im 3. Trimenon kommt in dem typischen undulatorischen Oszillationsmuster (10–25 Spm) die mittlerweile gewonnene Anpassungsfähigkeit des fetalen Herzens an verschiedene Füllungszustände des Herzens (Frank-Starling-Mechanismus) zum Ausdruck.

Die Dauer und Amplitude von sporadischen **Herzfrequenzakzelerationen** steigt ebenfalls bis zum Ende der Schwangerschaft langsam an, wobei die Akzelerationen zunächst häufig nur Amplituden um 10 Spm und eine Dauer von 10 s erreichen. Akzelerationen finden sich um die 20. SSW in maximal 50 %, zu Beginn des 3. Trimenons in 75 % der Registrierungen. Eine Assoziation mit fetaler Bewegungsaktivität ist bereits mit 24 SSW deutlich erkennbar. Die Koppelung von FHF-Akzelerationen mit fetalen Körperbewegungen sowie das Ausmaß solcher FHF-Alterationen nimmt im weiteren Schwangerschaftsverlauf deutlich zu und ist im letzten Trimenon besonders stark ausgeprägt (Gnirs u. Schneider 1996).

Bei gesunden Feten und selbst bei Risikoschwangerschaften (z. B. fetale Wachstumsretardierung) werden Akzelerationen zu 90–95 % durch Kindsbewegungen ausgelöst (Gnirs 1995; Gnirs u. Schneider 1994). Sporadische Akzelerationen gelten als prognostisch günstig, da sie eine physiologische (sympathikotone)

Tabelle 30.1 **Kompensationsmaßnahmen und Dekompensationszeichen bei Feten mit plazentarer Minderversorgung einschließlich der Registriermethodik**

Kompensationsmaßnahmen des Fetus bei plazentarer Mindervorsorgung	Messmethode
Reduktion der Dauer von Kindsbewegungen (Ökonomisierung zur Einsparung von O_2)	K-CTG
Adaptation der FHF auf geringes O_2-Angebot (Häufung »silenter« Muster, evtl. Tachykardie)	CTG
Umverteilung des Blutvolumens zugunsten von Herz, Nebennieren und Gehirn	Doppler
Vermehrung von Sauerstoffträgern (Retikulozyten)	Fetalblut
Wachstumsretardierung und -stillstand bei Oligo-/Anhydramnion	Ultraschall
Dekompensationszeichen des Fetus bei plazentarer Minderversorgung	
Auftreten von Spätdezelerationen	CTG
Auftreten von venösen Pulsationen (V. umbilicalis) bzw. arteriellem »reverse flow« (A. umbilicalis)	Doppler
Metabolische Azidose	Fetalblut
Tonusverlust, Abnahme der Anzahl der Kindsbewegungen	Ultraschall, K-CTG

Reaktion darstellen, die aufgrund der spontanen Bewegungsaktivität des Fetus zustande kommt und auf eine intakte Adaptation an endogene oder exogene (stimulierte) Belastungen schließen lässt. Adäquate Bewegungsmuster und damit assoziierte »reaktive« fetale Herzfrequenzmuster finden sich in der Regel bei noch ausreichend kompensierter uteroplazentarer Perfusion.

Dagegen tritt bei Fetal distress eine »Ökonomisierung« des Energie- und Sauerstoffangebotes im Sinne verkürzter und abgeschwächter Kindsbewegungen auf, die in vielen Fällen zu einem Verlust der FHF-Reaktivität, d. h. zum Verschwinden von Akzelerationen führt.

Dezelerationen finden sich unter physiologischen Bedingungen auch bei unreifen Feten (20.–30. SSW) und werden mit zunehmendem Gestationsalter immer seltener. Jenseits der 30. SSW liegt das Verhältnis von Akzelerationen zu Dezelerationen bei 3:1 (Abb. 30.1).

Würde man für das Herzfrequenzmuster eines Fetus in der 24. SSW daher die gleichen Beurteilungskriterien verwenden wie für den Fetus am Termin, käme es zwangsläufig zu einem Anstieg falschpathologischer Einstufungen.

Zustand und Körperhaltung der Mutter

Die fetale Herzfrequenz wird weiterhin durch plazentagängige herz- und kreislaufwirksame Medikamente, die maternale Kreislaufsituation und auch durch die maternale Körperhaltung beeinflusst (Weber et al. 1988). Die Gabe von Sympathomimetika, maternales Fieber bzw. körperliche Aktivität der Mutter führen zu einer Beschleunigung der fetalen Herzfrequenz. Die Einnahme von Tranquilizern bzw. hoch dosierte Magnesiumgaben führen zu einer Einengung der Oszillationsamplitude der FHF. Für die Registrierung der FHF wird die kreislaufstabile halblinke bzw. linke Seitenlage empfohlen. In dieser Körperhaltung ist eine Kompression der mehr rechts liegenden V. cava weitgehend ausgeschlossen. Diese Position reflektiert allerdings nur einen kleinen Ausschnitt der im normalen Tagesablauf eingenommenen Körperhaltungen und spiegelt lediglich die uteroplazentare Situation unter Optimalbedingungen wider (Abb. 30.2).

Kindsbewegungen und fetale Verhaltenszustände

Fetale Bewegungen sind physiologisch (s. 30.3.1) und führen im Regelfall zu einer Akzeleration der fetalen Herzfrequenz. Bei einer Abnahme der Dauer und Anzahl der Kindsbewegungen finden sich entsprechend seltener Akzelerationen der fetalen Herzfrequenz. Eine andere Ursache des Ausbleibens fetaler Herzfrequenzakzelerationen sind z. B. Tiefschlafzustände, die im Rahmen der im letzten Trimenon zu beobachtenden fetalen Verhaltenszustände (s. 30.3) ebenfalls als physiologisch einzustufen sind und definitionsgemäß nicht mit länger andauernden Kindsbewegungen einhergehen.

Sauerstoffangebot

Unter physiologischen wie auch pathophysiologischen Bedingungen wird das fetale Herzfrequenzmuster in seiner Variabilität und Frequenz vom Sauerstoffangebot im intervillösen Blutpool beeinflusst (s. auch Kap. 32). Eine normale Herzfrequenzvariation ist Ausdruck einer konstanten O_2-Versorgung; das bedeutet, dass jede Minderung des O_2-Angebotes zur Alteration der fetalen Herzaktion führt. Die für den Fetus verfügbare O_2-Menge ist abhängig vom O_2-Gehalt des maternalen Blutes

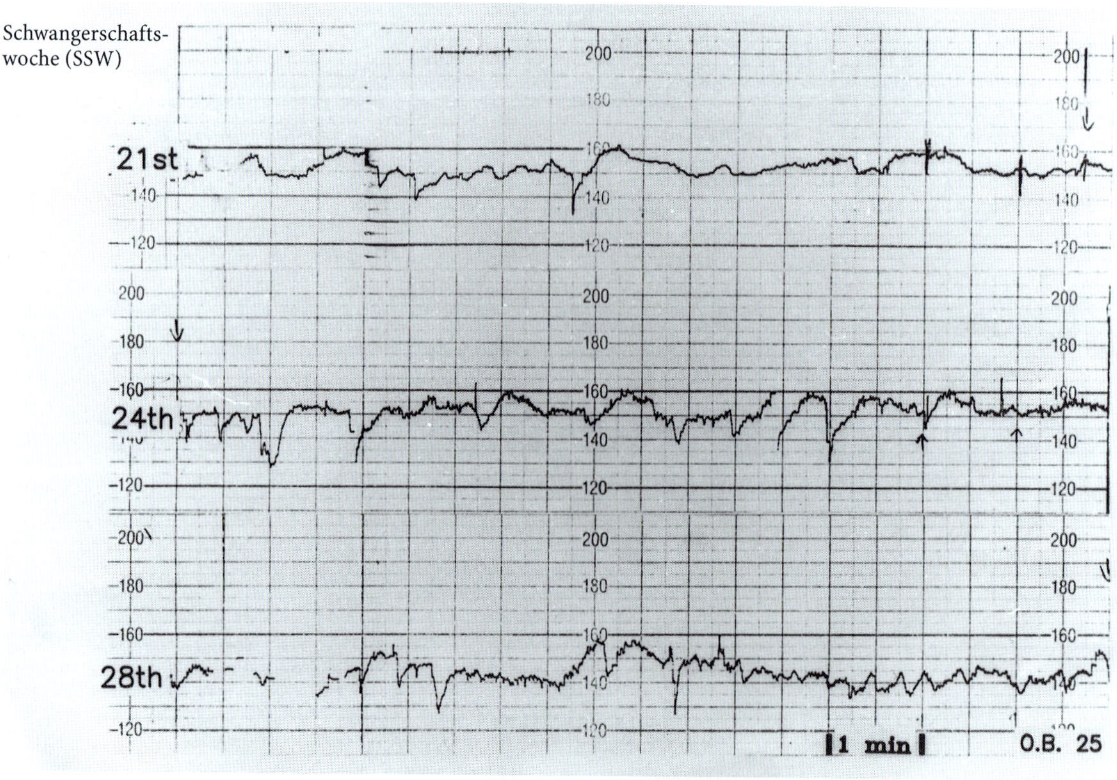

Abb. 30.1. **Entwicklung des Herzfrequenzmusters bei einer ungestörten Schwangerschaft in der 21., 24. und 28. SSW**

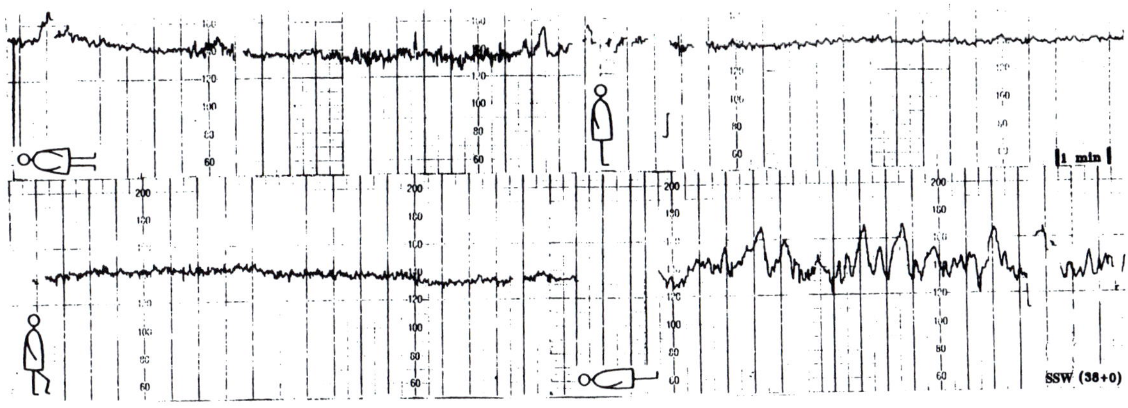

Abb. 30.2. **Instantane Auswirkung einer Änderung der maternalen Körperhaltung auf die kontinuierlich registrierte fetale Herzfrequenz bei einer unkomplizierten Schwangerschaft in Terminnähe**

und der uteroplazentaren Durchblutung. Außer bei einer durch systemische Erkrankungen bedingten maternalen Hypoxämie kann es vor der Geburt durch zahlreiche Stör- und Einflussgrößen auf die uteroplazentare Durchblutung zu Einschränkungen der fetalen Versorgung kommen, die allerdings oft erst durch Zusatztests der fetoplazentaren Einheit (Wehen, bzw. Belastung des maternalen Kreislaufs) erkannt werden können.

Die Parameter der fetalen Herzfrequenz sowie ihre Bewertung unter eingeschränkter Oxygenierung sind ausführlich in Kap. 32 dargestellt.

30.2.2 Uterine Kontraktionen

Der Uterus weist als kontraktiles Hohlorgan in der gesamten Schwangerschaft Kontraktionen auf. Jede auch noch so leichte Uteruskontraktion kann durch Rückwirkung auf den uteroplazentaren Blutfluss den fetalen Oxygenierungsstatus beeinflussen. Das fetale Herzfrequenzmuster muss daher immer vor dem Hintergrund seiner Beeinflussbarkeit durch uterine Kontraktionen beurteilt werden. Die Häufigkeit uteriner Kontraktionen nimmt mit steigendem Gestationsalter, d. h. mit zunehmender Volumenbelastung (Dehnung) des Uterus zu. Entsprechend führen Mehrlingsschwangerschaften bzw. das Vorliegen eines Polyhydramnions zu einer deutlichen Steigerung der Kontraktionsfrequenz und zu einer vermehrten Frühgeburtsgefahr. Zusätzlich beeinflusst die Körperhaltung der Mutter die Inzidenz spontan auftretender Uteruskontraktionen: Die Kontraktionsfrequenz ist im Stehen und Gehen um den Faktor 2–3 höher als im Liegen (Abb. 30.3; Schneider et al. 1985, 1993).

In der Schwangerschaft lassen sich **Alvarez-Wellen** und **Braxton-Hicks-Kontraktionen** unterscheiden.

- Als **Alvarez-Wellen** bezeichnet man kleine, wellenförmige Uteruskontraktionen, die aus unregelmäßigen lokalen Verkürzungen des Uterusmuskels resultieren. Bei ihrem Auftreten lässt sich eine signifikante Zunahme elektrischer Potenzialänderungen feststellen. Diese Kontraktionen lassen sich ab der etwa 20. SSW registrieren, haben eine geringe Amplitude und treten in Abständen von etwa 1 min auf. Ein gehäuftes Auftreten dieses Kontraktionstyps korreliert mit einer erhöhten Wehenbereitschaft (s. Kap. 29). Gegen Ende der Schwangerschaft kommt es zu einer Häufigkeitsabnahme und einer Intensitätszunahme auf etwa 10 mmHg (Göschen 1997).
- Ebenfalls ab der 20. SSW, insbesondere aber in Terminnähe »konfluieren« lokale Muskelkontraktionen zu **Braxton-Hicks-Kontraktionen** mit einer Amplitude von 10–15 mmHg, denen häufig eine längere Kontraktionspause folgt. Im Gegensatz zu Alvarez-Wellen werden dabei größere Regionen der Uterusmuskulatur erfasst. Ihre Frequenz ist niedrig (etwa 1–3 Kontraktionen/h). Nach der 30. SSW ist eine

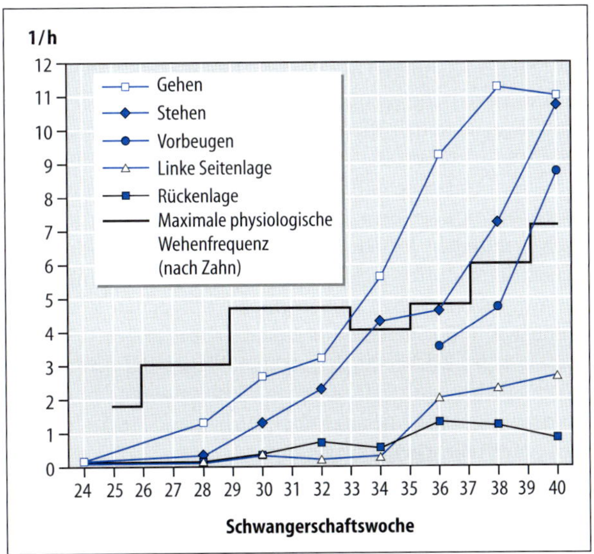

Abb. 30.3. **Spontane Kontraktionshäufigkeit pro Stunde (Braxton-Hicks-Kontraktionen) in einem unselektierten Niedrigrisikokollektiv in der Schwangerschaft in Abhängigkeit von der maternalen Körperhaltung.** Die eingezeichnete Treppenkurve charakterisiert den nach Zahn mit einer Frühgeburtsgefährdung einhergehenden Grenzwert, der an liegenden Schwangeren validiert wurde (nach Zahn 1984).

Zunahme der Frequenz und Amplitude der Braxton-Hicks-Kontraktionen physiologisch (früher als »**Vor-**« oder »**Senkwehen**« bezeichnet). In den letzten Wochen vor der Geburt erfassen diese Kontraktionen den gesamten Uterus (»**Reifungswehen**«) und erreichen allmählich Druckamplituden wie in der frühen Eröffnungsperiode (**Eröffnungswehen**).

Im Falle lebhafter Kindsbewegungen finden sich bei externer Tokographie unabhängig von Uteruskontraktionen häufig »Spikes«, die über den Uterus und die Bauchdecke an das Tokodynamometer vermittelt werden und starken Arm-, Bein- oder Körperbewegungen entsprechen.

30.2.3 Registrierung der fetalen Herzfrequenz und der Wehen

Auskultation und Phonokardiographie der fetalen Herzfrequenz

Die ersten Berichte über die **Auskultation** fetaler Herztöne stammen von Mayor 1818. Kergaradec verwendete 4 Jahre später mit dem Laënnec-Stethoskop bereits ein technisches Hilfsmittel und erkannte die klinische Relevanz der Herztöne für die Diagnose der intakten Schwangerschaft, die damit verbundene Erkennungsmöglichkeit von Mehrlingsschwangerschaften sowie die Bestimmung des kindlichen Zustands und der Lage des Fetus.

Die Auskultation der fetalen Herztöne hat zumindest im Rahmen der antepartalen Überwachung nicht zuletzt auch wegen der eingeschränkten Praktikabilität (personalintensiv, keine kontinuierliche Aufzeichnung) mittlerweile nur noch historischen Stellenwert. Allerdings war noch bis in die Mitte der 60er-Jahre das Pinard-Holzstethoskop das am häufigsten benutzte Überwachungsinstrument, mit dem die fetale Herzfrequenz akustisch verstärkt werden konnte. Die Hauptaussage der Auskultation beschränkte sich auf den Nachweis der kindlichen Vitalität zum Zeitpunkt der Untersuchung.

Die elektrische Verstärkung und Aufzeichnung der fetalen Herzfrequenz mittels der **Phonokardiographie** geht auf Pestalozza (1890) zurück. Bei dieser Methode erfolgt die Ableitung der fetalen Herztöne mithilfe eines Mikrophons via maternale Bauchdecken über dem Punctum maximum der auskultatorisch ermittelten fetalen Herztöne. Die durch die kindliche Herzaktion induzierten Schallimpulse werden aufgefangen, die Zeitintervalle zwischen den aufeinanderfolgenden Herztönen verglichen und von Schlag zu Schlag (»beat-to-beat«) auf die Frequenz pro Minute hochgerechnet. Wegen der zahlreichen Störmöglichkeiten (Gefäß-, Darm-, Umweltgeräusche, starke Kindsbewegungen) gelangt aber auch diese Methode nicht mehr zur praktischen Anwendung.

Elektrokardiographie

Hon u. Hess (1957) beschrieben als erste die Ableitung des fetalen elektrischen Herzpotentials mittels EKG-Elektroden über die maternalen Bauchdecken. Vier Jahre später stellte Hon (1963) erstmals hierauf basierende Schlag-zu-Schlag-Kurven vor. Trotz aufwändiger elektronischer Signalverarbeitung fand diese Methode aufgrund zahlreicher Störeinflüsse (Überlagerung durch maternales EKG, maternale Muskelpotenziale etc.) keine allgemeine Verbreitung.

Die Störgrößen wie Muskelpotenziale, vor allem aber das maternale EKG lassen sich mittlerweile weitgehend eliminieren (z. B. sind die fetalen R-Zacken bei fetaler Schädellage den maternalen entgegengerichtet). Zu Beginn des 3. Trimenons wirkt die Vernix caseosa jedoch als elektrischer Isolator und erschwert die Registrierung. Bei hypotrophen Feten, denen die Vernix caseosa fehlt, ist dagegen die Ableitung erleichtert, die ultrasonographische Verdachtsdiagnose kann somit unterstützt werden. Ungeeignet ist die abdominale Ableitung bei Zwillingsschwangerschaften, da neben den maternalen R-Zacken noch 2 fetale R-Zacken unterschiedlicher Frequenz auftreten, die eine eindeutige Zuordnung unmöglich machen.

> Eine »Hypervoltage« (große R-Zacke) deutet auf einen vollständigen Verlust der Vernix und eine mögliche Übertragung hin.

Aufgrund der erwähnten Einschränkungen wird auf diese Methode nur noch an wenigen Zentren mit sehr begrenzter Indikationsstellung zurückgegriffen.

Unter der Geburt ist der Einsatz der direkten Herzfrequenzregistrierung via Kopfschwartenelektrode zugunsten der nichtinvasiven FHF-Registrierung mittels Dopplerprinzip (s. unten) ständig zurückgegangen. Die fetale Skalpelektrode wird im Wesentlichen nur bei mangelhafter externer Registrierung (z. B. Adipositas permagna) verwendet.

Dopplersonographische fetale Herzfrequenzregistrierung und elektronische Wehenschreibung

Die elektronische kontinuierliche Registrierung der fetalen Herzfrequenz wurde Mitte der 60er-Jahre entwickelt. Grundlegende Arbeiten zur methodischen und klinischen Evaluation der Kardiotokographie einschließlich der Abschätzung des fetalen Zustandes sowie der Wehenregistrierung gehen auf Hammacher, Hon, Kubli bzw. Caldeyro-Barcia zurück (Brown et al. 1982; Flynn et al. 1982; Kidd et al. 1985; Haverkamp et al. 1976; Lumley et al. 1983; Porst 1986). Auf das Messprinzip und die Analyse der Signale wird ausführlich in Kap. 32 eingegangen.

Wehenregistrierung

Parallel zur elektronischen Herzfrequenzregistrierung wurde die manuelle Beurteilung der Wehenhäufigkeit und -qualität durch die lückenlose graphische Darstellung der Wehentätigkeit mittels eines Druckaufnehmers, der über die maternalen Bauchdecken das aufrichtende Moment des Uterus unter einer Kontraktion erfasst (**Tokographie**), ersetzt. Ein solcher Druckaufnehmer (Statham-Element) wandelt nach mechanoelektrischem Prinzip die extern gemessenen Zustandsänderungen in elektrische Spannungswerte um und ermöglicht eine sichere Registrierung der Wehenfrequenz und vororientierend auch der Wehenform. Die Messung erlaubt jedoch keine Aussage über den absoluten Basaltonus und die Wehenintensität (Amplitude). Um Letztere extern zu erfassen, bedarf es weiterhin der zusätzlichen Beurteilung durch die flach aufgelegte Hand.

Durch die Trennung der Herzfrequenz- und Wehentransducer kann die Wehenregistrierung im Zuge der Überwachung immer an derselben Stelle über dem Fundus uteri erfolgen und vergleichbare Tokogramme liefern. Ab der 24. SSW können bei über 70 % der Schwangeren technisch einwandfreie CTG-Kurven aufgezeichnet werden. Eine exaktere Information über die

Erregungsausbreitung in der Gebärmutter erhält man über das Prinzip der externen Mehrkanaltokometrie. Dabei werden die Signale mehrerer Druckaufnehmer, die über verschiedenen Quadranten des Uterus plaziert werden, registriert (Spätling et al. 1994). Bei der Applikation nur eines Druckaufnehmers ist es sinnvoll, diesen über dem rechten Fundusbereich zu platzieren, da dort die meisten Wehen registrierbar sind (»Wehenschrittmacher«).

Die **Kardiotokographie** (CTG) – mit simultaner Registrierung der fetalen, momentanen Herzfrequenz und der Uteruskontraktionen – gibt Aufschluss über die aktuelle fetale O_2-Versorgung. Sie ist damit eine Methode mit relativ kurzer Vorwarnzeit vor einer drohenden Dekompensation.

Wie bereits erwähnt, konnte für die routinemäßige Anwendung der CTG-Überwachung als Teil der Vorsorge in der Spätschwangerschaft kein Nutzen gezeigt werden. Von der Deutschen Gesellschaft für Perinatalmedizin wurde eine Anzahl relativer und absoluter Indikationen für die Anwendung des CTGs als Teil der antenatalen Überwachung zusammengestellt (s. Übersicht).

Relative und absolute Indikationen zur antepartalen CTG-Überwachung nach Auffassung Deutscher Fachgesellschaften.
(Deutsche Gesellschaft für Perinatalmedizin, Rüttgers 1989)

- Relative Indikationen
  - Z.n. Sterilitätsbehandlung
  - Verstorbenes/geschädigtes Kind in Anamnese
  - Erstpara < 18 Jahre, > 34 Jahre
  - Mehrgebärende > 39 Jahre
- Absolute Indikationen
  - Oligo-, Polyhydramnion
  - Subjektiv abnehmende Kindsbewegungen
  - Terminüberschreitung
  - Insulinpflichtiger Diabetes mellitus
  - Rhesusinkompatibilität
  - V.a. Plazentainsuffizienz
  - Mehrlingsgravidität
  - Vorzeitige Wehen, drohende Frühgeburt
  - Z.n. Trauma
  - Placenta praevia
  - Blutung in der 2. Schwangerschaftshälfte
  - Mekoniumhaltiges Fruchtwasser

> Der Nutzen des Einsatzes der antenatalen CTG-Überwachung bei den als »relativ« bezeichneten Indikationen ist allerdings nicht belegt und erscheint eher fragwürdig. Auch bei den absoluten Indikationen konnte der Nachweis eines Nutzens nicht für alle der aufgezeigten Situationen eindeutig erbracht werden.

Weitere methodische Hinweise, eine ausführliche Musterbeschreibung sowie die Interpretation der Veränderungen einzelner Herzfrequenzparameter sind in Kap. 32 dargestellt.

30.2.4 CTG-Scores und andere Beurteilungskriterien

Der Versuch einer standardisierten Beurteilung prognostisch wesentlicher CTG-Kriterien im Sinne eines Scores wurde von verschiedenen Autoren vorgenommen. Ziel dieser Scores ist es – neben der Vereinheitlichung der Interpretation – auf das kombinierte Auftreten pathologischer Konstellationen einzelner CTG-Beurteilungsparameter aufmerksam zu machen. Während der **Kubli-Score** (1971) und der detailliertere **Hammacher-Score** (1994) für die ante- und intrapartale Überwachung entwickelt wurden, wurde der **Fischer-Score** (1976) nur für den antepartalen Zeitraum validiert (Göschen 1997).

Der **Kubli-Score** berücksichtigte lediglich die Oszillationsamplitude und das Vorhandensein wehenabhängiger Spätdezelerationen (z. B. durch einen Oxytozinbelastungstest ausgelöst) in Abhängigkeit von der Häufigkeit ihres Auftretens innerhalb einer Registrierdauer von 30 min. Das Auftreten von Spätdezelerationen bzw. einer Bandbreite der FHF unter 5 Spm in über 75 % der Registrierdauer stellte dabei das Maximum der Pathologie mit entsprechend ungünstiger Prognose dar.

Der von **Hammacher** entwickelte **Score** berücksichtigt daneben noch wesentlich mehr Kriterien der fetalen Herzfrequenz, konnte sich wegen seiner Komplexität im klinischen Alltag jedoch nicht durchsetzen (Tabelle 30.2). Vielfach wird der einfachere **Fischer-Score** bevorzugt, der sich hinsichtlich der Bewertung an das Apgar-Schema anlehnt (Tabelle 30.3). Bei der Bestimmung von 5 Kriterien (Basalfrequenz, Nulldurchgänge, Amplitude, Akzelerationen, Dezelerationen) können im günstigsten Fall 10 Punkte vergeben werden. Eine fetale Gefährdung wird bei einem Score < 4 angenommen.

Die Anwendung von Scores erweist sich durch die systematische Analyse des fetalen Herzfrequenzmusters als durchaus nützlich für die Ausbildung; prospektive Untersuchungen weisen jedoch darauf hin, dass die Reproduzierbarkeit eines Scores umso geringer wird, je komplexer er aufgebaut ist (Hage 1985).

> Die größte Reproduzierbarkeit in der Beurteilung des CTGs wird durch eine Score-unabhängige Beurteilung mit der Fragestellung Handlungsbedarf »Ja« oder »Nein«, erzielt.

Computerisierte fetale Herzfrequenzregistrierung

► Studienbox

Unterschiedliche Bewertungskriterien, die Abhängigkeit der fetalen Herzfrequenz von zahlreichen Einfluss- und Störgrößen, die unterschiedlich gehandhabte Registrierdauer sowie die Reproduzierbarkeitsprobleme der visuellen Analyse mögen zu der niedrigen Sensitivität und hohen Falsch-positiv-Rate der CTG-Bewertung beitragen. Mithilfe eines elektronischen Erfassungssystems (»arteficial neural network«) lässt sich die Falsch-positiv- wie die Falsch-negativ-Rate jedoch senken (Farmakides u. Weiner 1995, Ulbricht 1998).

Ein ähnliches Verfahren zur besseren Objektivierung stellt die computerisierte Analyse nach Dawes et al. (1992 a, b) dar. Unter Berücksichtigung der jeweiligen SSW wird das aktuell eingelesene CTG mit einer Datenbank von über

▼

Tabelle 30.2 Hammacher-Score, Registrierdauer 30 min. Sind mehrere Merkmale in einem der Kriterien vorhanden, wird nur das mit der höheren Punktezahl bei der Addition berücksichtigt. In der rechten Spalte ist der CTG-Score dargestellt. Die angegebenen Baseline-Zeiten müssen kontinuierlich aufgetreten sein, dagegen können die bei der Fluktuationsbewertung zu ermittelnden prozentualen Anteile gleichwertiger Oszillationstypen aus Teilstrecken des 30-minütigen CTGs addiert werden

Anzahl Punkte	Baseline (BL)	Floatingline (FL)	Fluktuation/ Oszillationstyp	CTG-Score
6	>90% kongruent mit FL	Und/oder 100% FL-kongruent	100% Oa–IIIa	12 11
5	<80 Spm >10 min	100% Dip II	>90% Oa–IIIa (Weckversuch negativ)	10 Pathologisch 9
4	<80 Spm >3 min	≥2 schwere variable Dezelerationen	>60% Oa–IIIa	8
3	>180 Spm >30 min	≥5 variable Dezelerationen, 1 schwere variable Dezeleration ? Dip II	>30% Oa–IIIa	7 6 Präpathologisch
2	>180 Spm >10 min <100 Spm >10 min	≥5 Dip 0 ≥5 Dip I, ≥2 variable Dezeleration	< 90% Ob-Oc	5 4 Suspekt
1	>160 Spm >10 min <120 Spm >10 min	≥3 Dip 0 ≥3 Dip I ≥3 Dip I 1 variable Dezeleration V.-cava-Syndrom	< 50% IIb	3 2 1 Normal
0	120–160 Spm	≤2 Dip 0 ≤2 Dip 0	>50% IIb	0
Technisch	+ ± –	+ ± –	+ ± –	

Tabelle 30.3. Fischer-Score. Bei einer Registrierdauer von 30 min werden jeweils die ungünstigsten Muster berücksichtigt. Die grau hinterlegten Merkmale der basalen Herzfrequenz müssen mindestens 10 min vorliegen, um berücksichtigt zu werden. Ein Zustandsindex von 8–10 gilt als physiologisch, von 5–7 als suspekt und <4 als bedrohlich (nach Fischer 1981)

Basale FHF	Parameter	Punkte			Score-Summe
		0	1	2	
	Niveau [Spm]	<100 >180	100–120 >160–180	>120–160 120–160	
	Oszillationsamplitude (Bandbreite) [Spm]	<5 <5	5–10 >30	10–30 10–30	
	Oszillationsfrequenz (Nulldurchgänge/min)	<2	2–6	>6	
FHF-Akzelerationen	Akzelerationen	Keine	Periodische	Sporadische	
	Dezelerationen	Späte, variable mit prognostisch ungünstigen Zusatzkriterien	Variable	Keine sporadische, Dip 0	
Zustandsindex					

48 000 CTG-Aufzeichnungen verglichen, wobei bereits nach 10 min eine erste Analyse der wichtigsten Parameter ausgegeben werden kann. In Abhängigkeit vom Analyseergebnis, das sich an den Dawes-Redman-Kriterien orientiert, erhält der Anwender eine Empfehlung, die Aufzeichnung zu beenden oder fortzufahren. Durch die Computeranalyse wird die bei der CTG-Beurteilung immer wieder kritisierte Inter- und Intra-Observer-Varianz deutlich reduziert (Farmakides u. Weiner 1995) (◘ Tabelle 30.4).

Insbesondere die durch die Computeranalyse ermittelte Kurzzeitvariabilität korreliert eng mit dem fetalen Outcome (Dawes et al. 1992 a, b; Farmakides u. Weiner 1995). Die Kurzzeitvariabilität ist ein von der SSW unabhängiger Parameter, der automatisiert aus einer systemspezifischen Mittelung fetaler Herzfrequenzparameter berechnet wird. Die Wahrscheinlichkeit einer metabolischen Azidose oder eines intrauterinen Fruchttods liegt bei einer Kurzzeitvariabilität >5 ms bei 0%, <2,5 ms jedoch bei 72% (Dawes et al. 1992a). (◘ Tabelle 30.5).

◘ Tabelle 30.4. **Dawes-Redman-Kriterien** (Auswahl)

Parameter	Normalwerte	Pathologie
Signalverlust [%]	<20	≥20
Fetale Bewegungen/h	≥12	<12
Basale Herzfrequenz [Spm]	115–160	≤115 ≥160
Akzelerationen/h bei 60 min Aufzeichnung	≥8	<8
Variation [ms]	≥30	<20
Kurzzeitvariation [ms]	≥6	≤3

◘ Tabelle 30.5. **Kurzzeitvariabilität in Abhängigkeit vom fetalen Zustand**

Fetaler Zustand	Kurzzeitvariabilität [ms]
Normal	≥6
Fraglich	4–5,5
Chronische Hypoxämie	<4
Präterminal	≤3
Terminal	≤2,5

30.2.5 CTG-basierte Tests der uteroplazentaren Einheit

Wehenbelastungstests

Theoretischer Hintergrund

Uterine Kontraktionen führen durch die Kompression der zuführenden Arterien zu einer Reduktion der uteroplazentaren Durchblutung und damit der Oxygenierung. Bei reduzierter, aber unter Ruhebedingungen noch grenzwertig ausreichender plazentarer Leistung, kann unter dem Einfluss spontaner wie auch medikamentös induzierter Kontraktionen die Oxygenierung ungenügend werden, und die fetale Hypoxämie wird an den Spätdezelerationen der fetalen Herzfrequenz erkennbar.

▸ Studienbox

Persistierende Spätdezelerationen lassen in etwa 20% der Fälle bereits eine azidotische Stoffwechsellage erwarten und sind mit einer signifikant geringeren Oxygenierung des Fetus verknüpft (Myers et al. 1973). Aufgrund von Nabelschnurkompressionen können insbesondere bei Vorliegen eines Oligohydramnions variable Dezelerationen auftreten, deren klinische Wertigkeit kontrovers diskutiert wird. Ray et al. (1972) entwickelten aus diesem Zusammenhang heraus 1972 den Kontraktions-Stress-Test, der im Unterschied zum Non-Stress-Test (s. unten) – der Hinweise auf eine adäquate neurologische Reizantwort untersucht – die uteroplazentare Reservekapazität testet.

Durchführung

Für die Durchführung eines Wehenbelastungstests hat sich die standardisierte Infusion von Oxytozin durchgesetzt. Dieser Test wird auch als Oxytozinbelastungstest (OBT) bzw. Oxytozinchallenge-Test (OCT) bzw. Contraction-stress-Test (CST) bezeichnet.

Die Schwangere befindet sich idealerweise in halblinker bzw. linker Seitenlage. Ein externes CTG wird über mindestens 15 min geschrieben. Bei der oxytozininduzierten Wehentätigkeit beträgt die initiale Oxytozindosis 0,5 mIE/min (5 IE Oxytozin in 500 ml 0,9% NaCl = 3 ml/h) und wird alle 10 min um 3 ml/h bis maximal 60 ml/h gesteigert. Die definierten Belastungskriterien sind erreicht, wenn in einem 10-Minuten-Intervall mindestens 3 Kontraktionen von 40 s Dauer auftreten. Wird diese Frequenz spontan erreicht (wie z. B. beim Stehstress-Test, s. unten) ist eine medikamentöse Weheninduktion nicht erforderlich. In einzelnen Fällen muss, wenn dieses Ziel nicht erreicht wird, der Test abgebrochen werden. Für das Erreichen von 3 Kontraktionen innerhalb von 10 min werden bei Vorgehen nach obigem Protokoll durchschnittlich 90 min benötigt.

> Nebenwirkungen wie Polysystolien und Dauerkontraktionen treten insbesondere bei höheren Einzeldosierungen und Verkürzung der Dosierungsintervalle auf. Eine nachfolgende CTG-Kontrolle sollte bis zum völligen Sistieren der Wehen, mindestens jedoch über 30 min durchgeführt werden.

Alternative Verfahren zur Weheninduktion

Alternativ zur intravenösen Verabfolgung von Oxytozin ist auch die Provokation einer endogenen Oxytozinausschüttung über eine Stimulation der Brustwarzen durch die Schwangere selbst möglich (»**Brustwarzenstimulationstest**«, »**nipple stimulation test**«). Durch 2-minütiges Frottieren der Brustwarzen werden dabei zu einem hohen Prozentsatz (etwa 70–80 %) Kontraktionen erzeugt (ACOG 1994; Hill et al. 1984). Nach der ersten Stimulation wird zunächst 5 min abgewartet, ob Kontraktionen einsetzen und danach eine erneute Stimulation durchgeführt. Wenngleich für diese Maßnahme auf Medikamente verzichtet werden kann, sollte eine konsequente Überwachung und eine Bereitstellung von β-Sympathikomimetika erfolgen, da einzelne prospektive Untersuchungen ein gehäuftes Auftreten uteriner Überstimulationen zeigten (Viegas et al. 1984).

Eine ebenfalls schlechte Steuerbarkeit besitzen die Applikation von Oxytozin via Nasenspray sowie die lokale Applikation von Prostaglandinen.

Als relative Kontraindikationen für den OBT gelten vorzeitige Wehentätigkeit bzw. Risiken für vorzeitige Wehen, uteriner Längsschnitt, Placenta praevia, vorzeitiger Blasensprung bzw. uterine Blutung.

Interpretation des OBT

Die Ergebnisse des OBT werden wie folgt interpretiert (differenziertere Beurteilung s. Übersicht):
- negativ, d. h. unauffällig, wenn keine Spätdezelerationen auftreten,
- positiv, d. h. pathologisch, wenn ≥2 (bzw. >50 %) der Kontraktionen mit Spätdezelerationen einhergehen.

In einer Serie von 1 500 OBTs wurde in einer Gruppe von 600 Risikoschwangerschaften für eine Plazentainsuffizienz nur 1 Todesfall innerhalb einer Woche nach negativem (unauffälligem) Testausfall beobachtet. (Freeman 1982). Die Rate falsch-positiver Befunde dieses Tests beträgt jedoch 25–75 % (Gauthier et al. 1979), mit dem beträchtlichen Risiko iatrogen induzierter Frühgeburtlichkeit.

Beurteilungskriterien beim Oxytozinbelastungstest
- Normal
  - FHF 120–160 Spm, undulatorische Oszillation, sporadische Akzelerationen bei Kindsbewegungen
- Suspekt
  - FHF <120 >160 Spm, nur vereinzelte späte oder variable Dezelerationen ohne ungünstige Zusatzkriterien; Oszillation normal, eingeengt undulatorisch oder saltatorisch; Akzelerationen bei Kindsbewegungen können fehlen
- Pathologisch
  - Bei mehreren Wehen späte oder variable Dezelerationen mit ungünstigen Zusatzkriterien; Oszillation <10 Spm, Nulldurchgänge <2/min; keine Akzelerationen bei Kindsbewegungen
- Nicht beurteilbar
  - Überstimulierung ≥5 Wehen/10 min und/oder Wehendauer >90 s → Wiederholung nach 12–24 h. Treten bei Überstimulation keine späten Dezelerationen auf, ist der Test als normal zu beurteilen

> Eine an 217 Hochrisikoschwangeren durchgeführte Untersuchung mit insgesamt 435 OBTs, bei denen das Ergebnis dem Kliniker nicht bekannt war, ergab dass bei einer Falsch-positiv-Rate von etwa 2 Drittel und einer Falsch-negativ-Rate von 15 % die gefährdeten Feten nicht mit ausreichender Treffsicherheit erkannt wurden (Staisch et al. 1980).

Die bisher vorliegenden prospektiv-randomisierten Untersuchungen ergaben keinen Benefit dieses breit eingesetzten Testverfahrens bezüglich des perinatalen Ergebnisses.

Körperliche Belastungstests

Aufgrund der nicht privilegierten uterinen Blutversorgung kommt es bei körperlicher Belastung der Schwangeren zu einer Umverteilung des Blutes in die beanspruchte Muskulatur. Bei gerade noch kompensierter uteriner Versorgung kann so eine larvierte Plazentainsuffizienz anhand pathologischer Herzfrequenzmuster als Folge der durch die Belastung erzeugten uterinen Minderperfusion festgestellt werden.

Vorgeschlagene Methoden sind hierfür z. B. der **Treppensteigetest nach Stembera** oder der **Kniebeugenbelastungstest nach Saling** (Schneider et al. 1987; Stembera 1969). In beiden Fällen soll die Schwangere sich deutlich bzw. grenzwertig belasten. Problematisch für beide Tests ist die unbefriedigende Qualität der fetalen Herzfrequenzregistrierung durch die exzessiven Bewegungen der Schwangeren. Die Registrierung erfolgt aus diesem Grunde meist erst nach der Belastung, d. h. in der Erholungsphase unter Ruhebedingungen.

Bisher liegen keine prospektiven Ergebnisse bezüglich des Benefits dieser Methoden für das geburtsmedizinische Ergebnis bzw. deren Überlegenheit gegenüber anderen Testverfahren vor.

Stehstress-Test (SST)

Theoretischer Hintergund

Über 60 % der Schwangeren zeigen im letzten Trimenon im Stehen eine signifikant gesteigerte uterine Kontraktionsfrequenz (Steigerung gegenüber der liegenden Position um das 2- bis 3fache). Gleichzeitig lässt sich dopplersonographisch eine venöse Rückflussbehinderung aus den unteren Extremitäten, mit Abfall des Schlagvolumens und Anstieg der maternalen Herzfrequenz nachweisen (Schneider et al. 1993). Ursache dieser, klinisch meist nicht evident werdenden präschockähnlichen Symptomatik, die als »**uterovaskuläres Syndrom**« bezeichnet wird, ist ein Kompressionseffekt der schwangeren Gebärmutter auf das pelvine Gefäßbett.

Eine Entlastung (z. B. durch Vorbeugen, Knie-Ellenbogen-Lage bzw. Einnehmen der Seitenlage) führt zu einer Abschwächung der beobachteten Symptome und einer Verbesserung des venösen Rückstromes aus der Peripherie. Im Stehen führt das spontane Auftreten uteriner Kontraktionen mit einer Lage- und Positionsänderung des Uterus während der Kontraktion ebenfalls zu einer Verbesserung der ventrikulären Füllung und damit zu einer Vermeidung der orthostatischen Dysregulation. Etwa 50 % der in der aufrechten Körperhaltung auftretenden Kontraktionen scheinen im Zusammenhang mit der orthostatischen Regulation zu stehen.

Die doppelte Anforderung, die die aufrechte Körperhaltung an die uteroplazentare Perfusion stellt, nämlich die mütterliche Kreislaufbelastung und die gleichzeitig gehäuft auftretenden Kontraktionen, führten zur Entwicklung des Stehstress-Tests.

Durchführung

Zunächst wird ein CTG bei der Schwangeren in liegender Körperhaltung registriert. Die Schwangere richtet sich anschließend auf, um ohne Unterstützung ruhig zu stehen. Die Testdauer enspricht mit 10 min durchaus Situationen wie sie auch im Alltag auftreten können (z. B. Berufe, die vorwiegend im Stehen ausgeübt werden, Stehen in einer Warteschlange).

Interpretation

Die Bewertung des SST erfolgt wie die des OBT (s. oben), wenn mindestens 3 spontane Kontraktionen auftreten (dies wird bei etwa 30 % der Patientinnen erreicht). Wenn <3 bzw. keine Kontraktionen auftreten, wird der SST nach den Kriterien des Non-Stress-Tests (NST) (s. unten) bewertet, d. h., er gilt als reaktiv, wenn in der 10-minütigen Registrierphase (die Hälfte der Zeitdauer des Non-Stress-Tests) mindestens **eine** mit einer Herzfrequenzakzeleration einhergehende Kindsbewegung festgestellt wird.

▶ Studienbox

In einer prospektiven Vergleichsuntersuchung, in der konsekutiv bei Hochrisikoschwangeren ein Non-Stress-Test, ein Stehstress-Test und ein Oxytozinbelastungstest (OBT) durchgeführt wurde, war hinsichtlich der Prüfkriterien (operative Entbindung wegen Fetal distress und/oder Nabelschnurarterien-pH-Wert <7,20) der SST bezüglich der Sensitivität dem OBT überlegen und dem NST ebenbürtig. Hinsichtlich der Spezifität aber war der SST dem OBT vergleichbar und dem NST überlegen. Prospektive Untersuchungen anderer Autoren kamen zu ähnlichen Ergebnissen (Riehn et al. 1990).

Der Vorteil des SST ist das Ausnutzen einer physiologischen Situation bei guter Registriermöglichkeit. Die Untersuchungszeit ist gegenüber dem NST halbiert, gegenüber dem OBT um mehr als 80 % verkürzt, entsprechend hoch ist die Patientencompliance (◻ Abb. 30.4).

Non-Stress-Test (NST)

Theoretischer Hintergund

Der NST basiert auf der Annahme, dass ein nichtazidotischer Fetus seine Herzfrequenz über autonome Einflüsse des sympathischen bzw. parasympathischen Nervensystems via Hirnstammimpulse moduliert. Die Schlag-zu-Schlag(»beat-to-beat«)-Variabilität der fetalen Herzfrequenz unterliegt ebenfalls autonomen Steuerungsmechanismen (Matsuura et al. 1996). Die Herzfrequenzsteuerung des nichtazidotischen und neurologisch nichtdeprimierten Fetus beantwortet die physiologisch auftretenden Kindsbewegungen mit einer Akzeleration der fetalen Herzfrequenz.

Abgesehen von Schlafphasen, bei denen ein Verlust der Akzelerationshäufigkeit als physiologisch zu betrachten ist, da hierbei keine Kindsbewegungen auftreten, können nichtreaktive CTG-Muster Hinweise auf eine fetale Hypoxämie mit neurologischer Depression geben. Mit einem nichtreaktiven CTG-Muster ist das Ausbleiben einer Steigerung der fetalen Herzfrequenz bei Kindsbewegungen gemeint, das häufig auch mit einer signifikanten Abnahme der Beat-to-beat-Variabilität verknüpft ist. Auch zentral dämpfende Medikamente (z. B. hochdosierte Magnesiumgaben!) können ähnliche Herzfrequenzmuster erzeugen.

▶ Studienbox

Basierend auf der Erkenntnis dieser Zusammenhänge wurde die Non-Stress-Beurteilung des CTG zur Einschätzung des fetalen Zustands eingeführt (Freeman et al. 1982).

In den angloamerikanischen Ländern und später auch in Europa hat sich dieser Test wegen seiner leichten Durchführbarkeit, der Nichtinvasivität und nicht zuletzt aus Zeit- und Kostengründen als Methode der ersten Wahl zur fetalen Zustandsbeurteilung etabliert.

Durchführung des NST

Der NST wird wie der OBT idealerweise in halblinker bzw. linker Seitenlage mittels externer dopplersonographischer Registrierung der fetalen Herzfrequenz durchgeführt. Wegen einer möglichen Testverfälschung sollte die Patientin vor dem Test nicht geraucht haben. Empfehlenswert ist die Testdurchführung nach der Einnahme einer Mahlzeit, da danach häufiger Kinds-

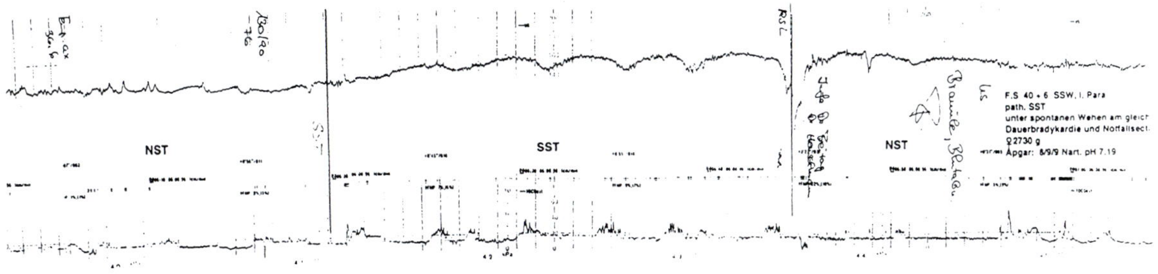

◻ Abb. 30.4. **Hochpathologischer SST nach einem noch weitgehend unauffälligen NST.** Nach nicht sicher beurteilbarem NST, der u. U. als rückversichernd hätte gewertet werden können, kommt es nach Aufrichten der Schwangeren in die aufrechte Körperhaltung zum Auftreten von mehr als 3 Kontraktionen/10 min, die mit Spätdezelerationen und einer deutlichen Einschränkung der Oszillationsamplitude einhergehen. Die erneute Einnahme der Seitenlage führt zu einer Verbesserung des Herzfrequenzmusters, das jetzt keine Dezelerationen mehr aufweist. *RSL* rechte Seitenlage bewegungen beobachtet werden. Zur objektiveren Detektion von Kindsbewegungen empfiehlt sich der Einsatz eines K-CTG-Gerätes (s. unten).

Durch vibroakustische Stimulation, z. B. mit Hilfe eines Elektrolarynxgerätes auf dem Bauch der Schwangeren, können fetale Herzfrequenzakzelerationen ausgelöst und damit die Zeitdauer des Tests abgekürzt werden (s. vibroakustische Stimulation).

Interpretation des NST

Während einer 20-minütigen Registrierung werden mindestens 2 in Zusammenhang mit Kindsbewegungen registrierte Herzfrequenzakzelerationen (>15 Spm und länger als 15 s Dauer) erwartet, um das Muster als reaktiv und den Test als unauffällig zu werten (ACOG 1994). Tritt in dieser Zeit kein derartiges Muster auf, sollte die Testdauer auf mehr als 40 min verlängert werden, da hiermit die meist maximal 40 min dauernden physiologischen fetalen Schlafphasen ausgeschlossen werden können. Eine Registrierung der fetalen Herzfrequenz über 40 min ohne Akzelerationen wird als nicht reaktiv, d. h. pathologisch betrachtet.

► Studienbox

Auch der Nachweis von fetalen Herzfrequenzakzelerationen ohne Kindsbewegungen ist ausreichend, um die Nichtgefährdung des Fetus anzunehmen (Devoe et al. 1990).

Nabelschnurblutgasanalysen zeigten bei Feten mit reduzierten Herzfrequenzakzelerationen niedrigere PO_2-Werte im Vergleich zu Feten mit normaler Akzelerationsfrequenz. Unter Berücksichtigung des fetalen Outcome scheint als Kriterium für die Reaktivität aber auch 1 fetale Herzfrequenzakzeleration (s. auch SST, dort allerdings nur 10 min Untersuchungsdauer) auszureichen (Smith et al. 1986).

Die **Akzelerationshäufigkeit** nimmt als Ausdruck der zunehmenden Reife des autonomen Nervensystems mit fortschreitender Schwangerschaft stetig zu. Mindestens eine mit Kindsbewegungen korrelierte fetale Herzfrequenzakzeleration findet sich bei unkomplizierten Schwangerschaften in der 20. SSW nur in etwa 35 % der Fälle, in der 24. SSW in etwa 55 % und erst ab der 32. SSW in nahezu 100 % (Pillai u. James 1990). Für den klinischen Einsatz bedeutet dies, dass der NST erst im letzten Trimenon valide eingesetzt werden kann. Die Falsch-positiv-Rate des Tests ist relativ hoch und wird in einigen Arbeiten mit bis zu 90 % angegeben (Devoe et al. 1990). Zum falsch-negativen Testergebnis tragen insbesondere Akutereignisse unter der Geburt wie Nabelschnurkomplikationen und Mekoniumaspiration bei (Smith et al. 1986).

Neben dem Akzelerationsverlust ist insbesondere der Lang- und Kurzzeitvariation der fetalen Herzfrequenz Beachtung zu schenken. Ein »silentes« Oszillationsmuster mit einer Amplitude <5 Schläge/min mit Verlust der Beat-to-beat-Variabilität und gleichzeitiger Abwesenheit von Akzelerationen (evtl. noch verknüpft mit späten Dezelerationen) ist bei längerem Bestehen (>80 min) mit einer extrem hohen Morbidität (Plazentainfarkten, IUGR 75 %, Mekoniumabgang 30 %, fetale Azidose 40 %) und einer drastisch erhöhten perinatalen Mortalität verknüpft (40 %) (Gnirs 1995; Gnirs et al. 1993; Gnirs u. Schraag 1992; Rochard et al. 1976).

Die **Fruchtwassermenge** reflektiert im späten 2. und im 3. Trimenon die fetale Urinproduktion. Da eine Einschränkung der Nierenfunktion auf eine chronische plazentare Minderfunktion hinweist, wird in einigen Protokollen zur fetalen Zustandsbeurteilung der NST als Kurzzeitindikator für den fetalen Säure-Basen-Status und der Amniotic-fluid-Index (s. 16.4.2) als Langzeitparameter für die plazentare Funktion interpretiert. Dieses kombinierte Vorgehen scheint im Vergleich zu dem komplexeren biophysikalischen Profil ähnliche bzw. sogar überlegene Resultate in der Vorhersage des nicht kompromittierten Fetus zu liefern (Clark et al. 1989).

Cave

Die Analyse der 4 bisher vorliegenden prospektiven randomisierten Untersuchungen zum Einsatz des antepartalen Non-Stress-CTGs zeigen allerdings selbst bei Hochrisikoschwangerschaften keinen erkennbaren Benefit bei herkömmlichen Prüfkriterien, sodass die breite Anwendung des antepartalen CTGs, vor allem hinsichtlich der Detektion des gefährdeten Fetus als alleinige Überwachungsmethode kritisch überdacht werden muss (Brown et al. 1982; Flynn et al. 1982; Kidd et al. 1985; Lumley et al. 1983; Mohide u. Keirse 1991).

Fetale Stimulationstests

Externe Stimulationen des Fetus können durch Schütteln, extern applizierte Schall- oder Lichtreize erfolgen. Anhand dieser Stimulationstests können gerade die mit fetalen Tiefschlafperioden assoziierten nichtreaktiven oder eingeengten FHF-Muster abgeklärt werden. Die reproduzierbarste Reizantwort lässt sich durch Elektrolarynxgeräte erzielen wie sie als Sprechhilfe für Kehlkopflose Verwendung finden. Dabei führt die **direkte vibroakustische Stimulation (VAS)** durch Aufsetzen des Gerätes auf das maternale Abdomen über dem Fetus zu einer guten akustischen Ankoppelung (s. Kap. 32; Gnirs u. Schneider 1996).

Durch intrauterin eingebrachte Mikrofone konnte festgestellt werden, dass niedrigere Frequenzen weniger abgeschwächt werden als hohe Frequenzen. Hintergrundgeräusche wie maternaler Herzschlag, Darmaktivität bzw. externe Geräusche verursachen einen Geräuschlevel von etwa 60 dB. Mit Hilfe vibroakustischer Stimulationen lassen sich Schallpegel bis 110 dB erzielen (120 dB entsprechen Düsenjetlärm). Im Gegensatz zu anderen Stimulationsverfahren wechseln gesunde Feten nach vibroakustischer Stimulation in 86 % der Fälle von einem Tiefschlafzustand zu einem anderen Aktivitätsmuster mit »reaktivem« CTG.

Auch beeinträchtigte Kinder (z. B. Feten mit IUGR) zeigen im Stadium der Kompensation häufig kurzfristige Alterationen der FHF (>80 %), während eine länger andauernde Änderung des Aktivitätsniveaus nur in 27 % aller Stimulationen registriert wurde. Eine ausbleibende Reaktion des Fetus (FHF-Akzelerationen, Zunahme der Bewegungsaktivität) trotz solcher Reizapplikationen spricht für fehlende Kompensationsmöglichkeiten und eine unmittelbare Gefährdung des Kindes.

Ein weiteres Diagnosekriterium bei Anwendung von Stimulationstests ist der Nachweis einer **Reizadaptation des Fetus.** Gesunde Feten zeigen initial ausgeprägtere Reaktionen (Alteration der FHF und Bewegungsaktivität) sowie eine schnellere

Abschwächung der Reizantwort als beeinträchtigte Kinder. Die fetale Reaktivität wird außerdem von der Stärke des applizierten Stimulus und dessen Wiederholungsrate bestimmt. Die Gewöhnung an wiederholte Reize entspricht einem Lernprozess, der bei normaler Ausreifung und Funktion des ZNS zu einer charakteristischen Abnahme stimulationsbedingter Reaktionen führt. Bei hypoxämischen Feten wird eine solche Reizadaptation nicht beobachtet (Gnirs u. Schneider 1996).

Obwohl einheitliche Standards fehlen, werden im Allgemeinen 1–3 Stimulationen von wenigen Sekunden (1–5 s) Dauer in einem 5- bis 10-Minuten-Intervall verabfolgt und dabei die Reaktion der fetalen Herzfrequenz registriert. Für eine fetale Antwort scheinen sowohl die Frequenz als auch die Dauer der Applikation eine Rolle zu spielen.

▶ Studienbox

Der additive Einsatz der Methode erfolgt insbesondere bei einem nicht reaktiven NST (s. oben). Der Einsatz von Stimulationstests führt zu einer Reduktion falsch-positiver CTG-Befunde um 16–64%, insbesondere wird die Inzidenz nichtreaktiver FHF-Muster um 48% reduziert und die Untersuchungszeit um etwa 20% verkürzt (Smith et al. 1986, Tannirandorn et al. 2001).

Neben dem vermehrten Auftreten von Akzelerationen kommt es zu einem generellen Anstieg der fetalen Herzfrequenz, der insbesondere bei Feten in Terminnähe häufig zu passageren Tachykardien führt (15–20 min). Das darauf folgende Herzfrequenzmuster ist meistens unauffällig. In Einzelfällen treten auch Dezelerationen der fetalen Herzfrequenz, z. B. als Folge von Nabelschnurkompressionen oder vagalen Reaktionen, auf (Johnson 1992). Ferner wurde eine signifikante Zunahme unsynchronisierter Aktivitätszustände nach vibroakustischer Reizapplikation beobachtet, was auf eine zeitlich begrenzte Desorientierung der zentralnervösen fetalen Koordination hinweisen könnte (Gnirs 1995).

Obwohl externe Stimulationen (vibroakustisch oder mittels Skalpstimulation) heute insbesondere in den USA zur empfohlenen klinischen Praxis (ACOG 1995) gehören, sollte aus den erwähnten Gründen der Einsatz eines Elektrolarynx nicht unreflektiert erfolgen.

In 3 prospektiv-randomisierten Studien konnte gezeigt werden, dass durch die vibroakustische Stimulation nicht reaktive CTG-Muster und hierdurch begründete Entbindungen signifikant reduziert werden können (Gnirs 1995; Gnirs u. Schneider 1994).

Cave

Durch vibroakustische Stimulationstests können bis zu 50% fraglich pathologische CTG-Muster abgeklärt werden. Der Einsatz der vibroakustischen Stimulation sollte jedoch nur gezielt zur Vermeidung unnötiger invasiver Abklärungs- oder Behandlungsmaßnahmen erfolgen.

30.3 Kindsbewegungen (Atem- und Körperbewegungen)

30.3.1 Entwicklung

Fetale Atembewegungen

Die Lungen des Fetus sind normalerweise flüssigkeitsgefüllt. Der Austausch von Lungen- und Amnionflüssigkeit scheint dabei für die Lungenentwicklung essentiell zu sein, obwohl die Zusammenhänge wissenschaftlich noch nicht vollständig geklärt sind. Die Atembewegungen laufen beim Fetus paradox zu denen beim Neugeborenen bzw. Erwachsenen ab. Bei der Inspiration wird der Brustkorb eingezogen und das Abdomen erweitert (Johnson et al. 1992).

Fetale Atembewegungen (»fetal breathing«) treten episodisch auf und werden in den letzten 10 SSW durch Apnoephasen von maximal 2 h Dauer unterbrochen. Beeinflusst durch maternale und evtl. fetale Kortisolspiegel findet sich eine zirkadiane Periodik dieser Bewegungen mit einer signifikanten Zunahme zwischen 4^{00} und 7^{00} Uhr. Im letzten Trimenon sind sie über mehr als 30% der Untersuchungszeit zu beobachten.

Fetale Atembewegungen unterliegen keiner peripheren Kontrolle, werden aber durch Stimulation zentraler Chemorezeptoren (Atemzentrum) beeinflusst. Hier kommt den jeweiligen CO_2-Spiegeln eine wichtige Rolle als »Triebfeder« intrauteriner Atemexkursionen zu, wogegen der pO_2 nur eine untergeordnete Bedeutung hat. Sowohl eine experimentelle als auch eine mehr oder weniger physiologische Hypokapnie (maternale Hyperventilation) führen bereits mit 24 SSW zum nahezu vollständigen Sistieren kindlicher Atembewegungen.

Ferner besteht eine inverse Korrelation zwischen fetaler Atemaktivität und den bei Hypoxie signifikant ansteigenden Plasma-Adenosin-Konzentrationen. Diese zunächst im Tierexperiment beobachteten Zusammenhänge wurden inzwischen auch bei menschlichen wachstumsretardierten Feten mittels Cordozentese gesichert.

Eine Hyperoxygenierung der Mutter hat meist keinen Einfluss auf die Bewegungsaktivität des Fetus. Allerdings führt eine akute Verminderung des verfügbaren Sauerstoffs zur Triggerung inhibitorischer zentraler Mechanismen, was eine Hemmung aller Bewegungen (Körper- und Atembewegungen) und der spinalen Reflexe zur Folge hat. Außer einer fetalen Hypoxie bzw. einer maternalen/fetalen Hypokapnie führt auch Alkoholkonsum zu einer signifikanten Verminderung der Atembewegungen des Fetus. Dagegen bewirken Glukoseapplikationen (Mahlzeiten) oder z. B. eine Hyperkapnie der Mutter eine Zunahme fetaler Atembewegungen.

Fetale Körperbewegungen

Unkoordinierte Kindsbewegungen lassen sich bereits ab der 7. SSW erkennen. Zwischen der 20. und 30. SSW werden diese zunehmend koordinierter. Leichte Bewegungen werden zunehmend durch stärkere ersetzt, wobei die Frequenz der Bewegungen bis zur 32. SSW zunimmt und dann gegen Ende der Schwangerschaft wieder abnimmt. Möglicherweise sind hierfür die abnehmende Fruchtwassermenge, der dadurch verminderte intrauterine Bewegungsspielraum und die verbesserte zentralnervöse Koordination aller Bewegungsabläufe verantwortlich.

Ganzkörperbewegungen treten in Analogie zur Ausbildung fetaler Ruhe- und Aktivitätszustände (s. Kap. 15) episodisch auf, wobei auch bei gesunden Feten bewegungsfreie Intervalle von bis zu 40 min normal sein können. In den späten Abendstunden kommt es zu einer deutlichen Bewegungszunahme. Bis zu 95 % solcher Bewegungen sind mit FHF-Akzelerationen assoziiert (Gnirs u. Schneider 1996), was wiederum längere Phasen nicht reaktiver CTG-Muster während fetaler Ruheperioden erklärt.

Nahe am Geburtstermin finden sich die gleichen Bewegungsmuster wie zu Beginn des 2. Trimenons. Allerdings überwiegen dann Streckbewegungen des Kopfes und des Körpers sowie globale Rotationsbewegungen, die meist mit gleichartigen Extremitätenbewegungen kombiniert sind. Ein Kennzeichen der neuromotorischen Ausreifung ist die »Individualisierung«, d. h. der Variantenreichtum aller Bewegungen. Im Tierexperiment wurde beobachtet, dass der Fetus bei Hypoxämie/Hypoxie durch Aktivitätsverminderung Energie »einsparen« bzw. seinen Sauerstoffbedarf verringern kann. Alleine durch die Reduzierung fetaler Körperbewegungen (neuromuskuläre Blockade) fällt der Sauerstoffverbrauch um bis zu 17 % (Gnirs u. Schneider 1996).

> Bei Einschränkungen der nutritiven Bedingungen bzw. der Sauerstoffversorgung kommt es zunächst zu einer Verkürzung der Dauer der Kindsbewegungen und erst präterminal zu einer Abnahme der Anzahl der Bewegungen.

30.3.2 Registrierung

Registrierung fetaler Atembewegungen

Bereits im Real-time-Ultraschallbild lassen sich fetale Brustwand- und Abdomenbewegungen beobachten, die den Flüssigkeitaustausch zwischen Amnion und Fetus fördern. Die mit Farbdoppler- und gepulster Dopplertechnik registrierten fetalen Atembewegungen und nasalen Flüssigkeitsverschiebungen zeigen eine Abnahme bis zur 36. SSW bei gleichzeitiger Zunahme des inspirierten Flüssigkeitsvolumens, korrelierend mit einer Verbesserung der fetalen Lungenreife (Badalian et al. 1993).

> Fetale Atembewegungen sind kurz vor und unter der Geburt sowie unter hypoxämischen Zuständen reduziert.

Da fetale Atembewegungen episodisch auftreten, einer zirkadianen Rhythmik unterliegen sowie auch durch Nahrungsaufnahme der Mutter beeinflusst werden können (s. oben), ist der Rückschluss auf eine fetale Gefährdung insbesondere bei nur punktuellem Nachweis fehlender Atembewegungen problematisch. Innerhalb der antepartalen Überwachung weist das sonographisch erkennbare Sistieren fetaler Atemexkursionen dennoch eine hohe Sensitivität für eine fetale Hypoxie auf. Die Spezifität und der positive Vorhersagewert sind mit 64 % und 35 % aufgrund der häufig falschpositiven Befunde deutlich niedriger (Gnirs u. Schneider 1996). Aus diesen Gründen sind fetale Atembewegungen Bestandteil der im biophysikalischen Profil zusammengefassten Zustandsbeschreibungen des Fetus (s. 30.4.2).

Registrierung fetaler Körper- und Extremitätenbewegungen

Verschiedene Methoden zur Bewegungsregistrierung

Lange Zeit lieferte nur die maternale Perzeption von Kindsbewegungen oder deren Palpation durch einen Untersucher Hinweise auf einen lebenden Fetus. Die diagnostische Wahrnehmung akustischer Phänomene während fetaler Bewegungen nutzte erstmals Wrisberg 1766, der durch Ohrauflegen auf das Abdomen der Schwangeren einen Tumor hydropicus differenzialdiagnostisch ausschließen konnte (Porst 1986).

Die Evaluierung der fetalen Bewegungsaktivität kann isoliert oder als Ergänzung zu anderen Überwachungsverfahren eingesetzt werden. Inzwischen gibt es eine Vielzahl verschiedener Verfahren zur Registrierung der fetalen Bewegungsaktivität, deren diagnostischer Wert in Abhängigkeit von ihrer Registriergenauigkeit stark variiert (s. Übersicht).

Die **maternale Perzeption fetaler Bewegungen und die Tokodynamometrie** (»Spikes« im Tokogramm) sind mit einer Sensitivität von 38 % bzw. 37 % und einer Rate falschpositiver Registrierungen von 31 % und 44 % im Vergleich zur sonographischen Bewegungsregistrierung relativ unzuverlässig. Die ebenfalls unbefriedigende subjektive Perzeption von Kindsbewegungen durch die Mutter mag auch daran liegen, dass sich zahlreiche Kindsbewegungen von wenigen Sekunden Dauer aufzeichnen lassen, die Mutter aber deutlich besser Kindsbewegungen von längerer (> 20 s) Dauer wahrnimmt (Johnson et al. 1992). Die Perzeption von Kindsbewegungen durch die Mutter wird u. a. durch ihre Körperhaltung, die Plazentalokalisation, Adipositas, den Sozialstatus und das psychosoziale Umfeld beeinflusst. Oft wird z. B. Darmaktivität mit Kindsbewegungen verwechselt.

Registriermöglichkeit fetaler Bewegungsaktivität

- Maternale Perzeption
- Palpation durch Untersucher
- Kymographie
- Tokodynamometrie
- Phonogramm
- Totale akustische Phonographie
- Piezoelektrischer Sensor
- Photoelektrischer Plethysmograph
- Elektromyogramm
- Elektromagnetische Ableitung
- Real-time-Ultraschall
- Tococinon
- Aktokardiographie
- Kinetokardiotokographie

In einer großen randomisierten Untersuchung an über 68 000 Schwangeren wurde die eine Hälfte der Schwangeren aufgefordert, die Zeitdauer zu notieren, bis sie im Verlauf eines Tages 10 Kindsbewegungen verspürt hatten. Dies wurde im Mittel nach 2,7 h erreicht. Die andere Hälfte des Studienkollektives wurde konventionell überwacht und nur informell über Kindsbewegungen aufgeklärt. Die Rate der intrauterinen Fruchttode war in beiden Gruppen nicht signifikant unterschiedlich (in Gnirs u. Schneider 1996).

Die Metaanalyse aller prospektiven Untersuchungen zur Zählung subjektiv von der Mutter wahrgenommener Kindsbewegungen zeigte selbst in randomisierten klinisch kontrollierten Vergleichsstudien keine Reduktion intrauteriner Fruchttode, sodass eine standardisierte Erfassung von Kindsbewegungen z. B. nach dem »Zähle-bis-10-Schema« keine Verbesserungen des geburtsmedizinischen Ergebnisses erbringt. Die Aufforderung, die Kindsbewegungen zu beobachten und zu zählen, führt dagegen zu einer gehäuften Angabe reduzierter Kindsbewegungen, häufigerem Einsatz zusätzlicher Überwachungstechniken, einer größeren Anzahl von Hospitalisierungen und einer gesteigerten Rate elektiver Entbindungen wegen reduzierter Kindsbewegungen (Keirse 1989).

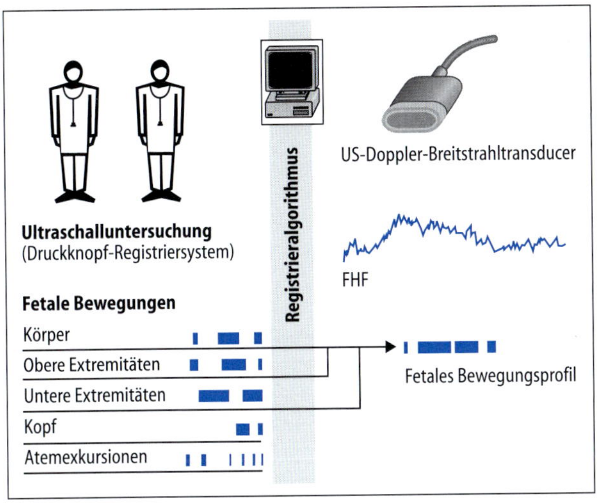

Abb. 30.5. **Darstellung der ursprünglich für die Entwicklung der Kinetokardiotokographie durch 2 Untersucher erfassten Untersuchungsvariablen (fetale Körperbewegungen, Arm- und Beinbewegungen, Atembewegungen, Kopfbewegungen), von denen letztlich fetale Körper- und Extremitätenbewegungen im Bewegungsprofil ausgegeben werden** (nach Gnirs 1995).

> Die Bewegungserfassung anhand des Tokogramms zeigt v.a. Fehlregistrierungen infolge von Uteruskontraktionen, starker maternaler Atmung oder fetalem Schluckauf.

Kinetokardiotokogramm (K-CTG)

Das inzwischen allgemein verfügbare **fetale Bewegungsprofil** bietet die Möglichkeit einer fortlaufenden Bewegungsregistrierung, solange das CTG extern abgeleitet wird. Das Verfahren basiert auf der automatischen Detektion fetaler Körper- und Extremitätenbewegungen, die zeitsynchron zur Ableitung des Kardiotokogramms erfolgt. Hierfür wird ein Ultraschall-Doppler-Breitstrahltransducer zur gleichzeitigen Erfassung der fetalen Herzfrequenz und Bewegungsaktivität genutzt. Durch nachgeschaltete Elektronik wird das Dopplersignal so verarbeitet, dass simultan das CTG und das fetale Bewegungsprofil ausgegeben werden können (Abb. 30.5).

Für die korrekte Bewegungserfassung liegt die Sensitivität dieser Methode bei 81 %, die Spezifität bei 98 %, der positive und negative Vorhersagewert bei 84 % bzw. 95 %. Diese Ergebnisse sind weitgehend unabhängig vom Gestationsalter, der Fruchtwassermenge, der Lage und den biometrischen Messparametern des Fetus (Gnirs 1995).

Ein ähnliches Konzept verfolgt die »**Aktokardiographie**«, die allerdings keine weite Verbreitung gefunden hat. Bei diesem Verfahren wird das unverarbeitete Rohsignal des Dopplerspektrums zusammen mit dem Kardiogramm wiedergegeben, weshalb die Interpretation stärker von der Erfahrung des Untersuchers abhängig ist. Der für die klinische Routine zu personal- und zeitintensive Untersuchungsaufwand der Registrierung von Kindsbewegungen mittels **Real-time-Sonographie** lässt sich durch den Einsatz dieser Methode umgehen.

Bei 80 % aller Registrierungen ist eine korrekte Klassifizierung fetaler Verhaltenszustände alleine aufgrund des FHF-Musters und der zugehörigen Körperbewegungen möglich. Mit Kenntnis der fetalen Bewegungen können bewegungsassoziierte Herzfrequenzakzelerationen als solche erkannt und z.B. bei periodischen Akzelerationen die basale fetale Herzfrequenz richtig festgelegt werden. In eigenen wie auch in anderen prospektiven Untersuchungen gelang es, die Rate falschpositiver CTG-Muster um etwa die Hälfte zu senken (Gnirs 1995).

> Die fetale Bewegungsaktivität ist als pathologisch einzustufen, sofern das 5. Perzentil der bei unauffälligen Schwangerschaften ermittelten Referenzkurven (s. Abb. 30.6) für mindestens zwei konsekutive 10-Minuten-Intervalle unterschritten wird.

Infolge der relativ großen inter- und intraindividuellen Streubreite des Bewegungsspektrums ist eine fetale Zustandsverschlechterung in der Regel früher anhand von Verlaufskontrollen der zugrundeliegenden Basisaktivität als mit Hilfe von Normwertkurven zu erkennen.

> Die Verkürzung der Kindsbewegungsdauer ist ein Frühwarnparameter, der im Mittel 12–14 Tage vorher die drohende fetale Dekompensation anzeigt. Dagegen sind Verringerungen der Zahl der Kindsbewegungen wie auch pathologische CTG-Veränderungen spät auftretende Vorwarnzeichen (0–3 Tage vor der Dekompensation).

30.4 Fetale Verhaltenszustände

30.4.1 Entwicklung von fetalen Verhaltenszuständen

In der zweiten Schwangerschaftshälfte bilden sich zunehmend typische Ruhe- bzw. Aktivitätsperioden aus (»fetal behavorial states«). Nijhuis et al. (1982) konnten in ihren Studien 4 verschiedene Verhaltenszustände definieren (s. Abb. 30.7).

Der Fetus verbringt etwa 40 % des Tages in Ruhezuständen. Eine sich nicht an den fetalen Verhaltenszuständen orientierende Interpretation des CTG erklärt so großteils die bekannt hohe Rate falsch-pathologischer Einstufungen des FHF-Musters. Die fetalen Schlafphasen sind völlig unabhängig vom maternalen Schlaf-Wach-Rhythmus.

> Die Kenntnis des fetalen Verhaltenszustandes ist eine wesentliche Voraussetzung für die richtige Interpretation des fetalen Herzfrequenzmusters. Fehlen hierfür die apparative Ausstattung bzw. die klinische Erfahrung, genügt es in den meisten Fällen, den Registrierzeitraum auf mehr als 40 min auszudehnen, da fetale Schlafphasen in der Regel kürzer sind und das fetale Herzfrequenzmuster sich danach entsprechend ändert.

In der 36. SSW sind reproduzierbare fetale Verhaltenszustände (»fetal behavioral states«) bei 80 % der normal entwickelten Feten etabliert (Nijhuis et al. 1982). Ihre Entwicklung ist ein Hinweis auf die zentralnervöse Ausreifung und neuromotorische Integrität des Fetus.

Der Fetus verbringt 25–35 % des Tages im Tiefschlaf (1F), 56–66 % im Aktiv-Schlaf (REM-Schlaf, 2F), 1–3 % im Ruhig-Wach- (3F) und 6–8 % im Aktiv-Wach-Zustand (4F). Das von Nijhuis u. Prechtl 1982 vorgeschlagene Klassifizierungsschema

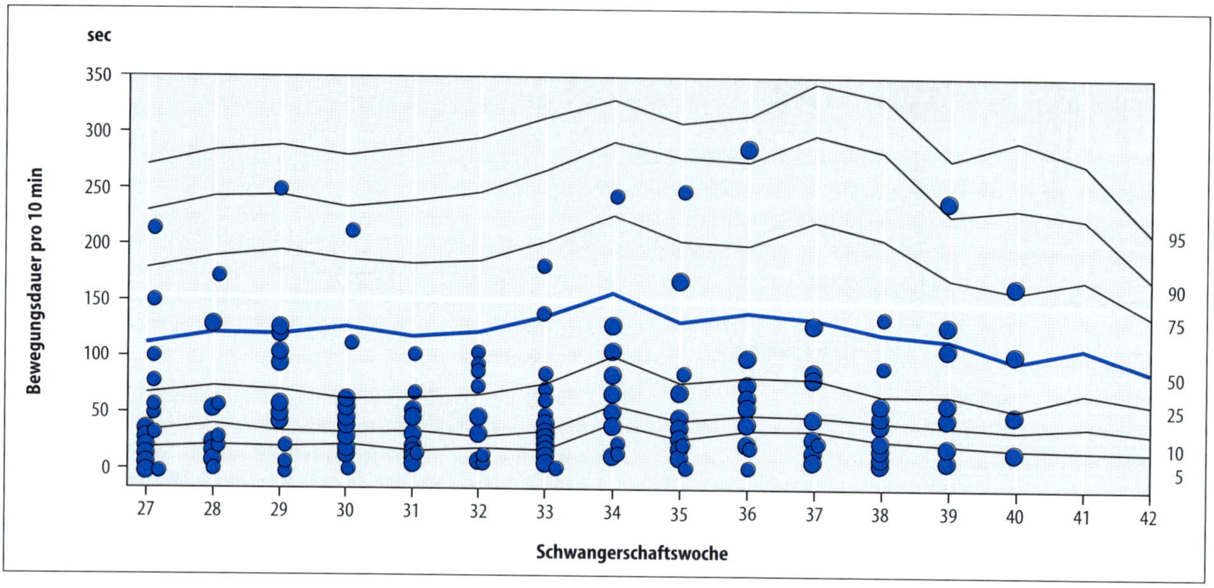

Abb. 30.6. Perzentilenkurve für die Dauer fetaler Bewegungen im K-CTG bei unauffälligen Schwangerschaften, jeweils bezogen auf 10-Minuten-Intervalle (Median). Gleichzeitig wurden die Messwerte eines Vergleichskollektivs mit IUGR (< 5. Perzentil) dargestellt (schwarze Punkte)

Zustand **Häufigkeit (ca.)**	Tiefschlaf (1 F) ≈ 30%	Aktiv-(REM-)Schlaf (2 F) ≈ 60%	Ruhig-wach (3 F) 1–3%	Aktiv-wach (4 F) 6–8%
Körperbewegungen	Ruhig, gelegentlich	Häufig, periodisch	Keine	Heftig, lange
Augenbewegungen	Keine	Konstant präsent	Präsent	Präsent
Fetale Herzfrequenz				
– Baseline	Normfrequent	Normfrequent	Normfrequent	Wechselnd
– Variabilität	Gering	Groß	Mäßig	Wechselnd
– Akzelerationen	Keine	Kleinere	Keine	Große, lange
– FHF-Muster	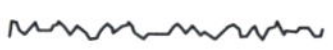 A	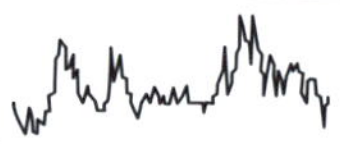 B	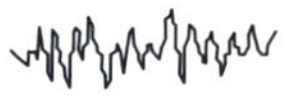 C	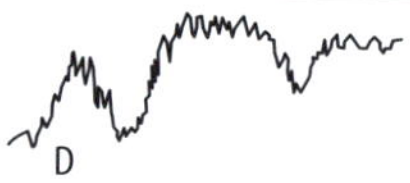 D

Abb. 30.7. Fetale Verhaltenzustände (modifiziert nach Nijuis et al. 1982)

führt zu gut reproduzierbaren Ergebnissen (Inter- und Intra-Observer-Variabilität ≤15%).

In Terminnähe dauern Tiefschlafzustände (1F) im Mittel 23 min und sind selten länger als 40 min (Ausnahmen bis 75 min). Diesen Verhaltenszuständen lassen sich nicht nur unterschiedliche Herzfrequenzmuster, sondern auch eine durch veränderte Nierenperfusion unterschiedliche fetale Urinproduktion zuordnen. So konnte im 1F-Zustand ein Anstieg und im 2F-Zustand eine reduzierte Urinproduktion nachgewiesen werden (Oosterhof et al. 1993).

Mit zunehmendem Schwangerschaftsalter gewinnen Kindsbewegungen an perzipierter Stärke und werden durch die Mutter subjektiv besser wahrgenommen. Die Anzahl registrierter Kindsbewegungen steigt von 200 (in 12 h) in der 20. SSW auf 575 in der 32. SSW an und fällt anschließend bis zum Termin wieder ab. In der 40. SSW sind im Mittel noch 282 Kindsbewegungen zu registrieren (Gnirs u. Schneider 1996; Sadovski u. Yaffe 1973). Möglicherweise ist die in Terminnähe und im Bereich der Übertragung dann zu beobachtende Abnahme der fetalen Bewegungsaktivität mit der reduzierten Fruchtwassermenge und der damit räumlich eingeengten Bewegungsmöglichkeit korreliert (Sherer et al. 1996).

Fetale Tiefschlafperioden weisen vor allem hinsichtlich der FHF große Ähnlichkeit mit den Mustern auf, die bei einer fetalen Hypoxie oder Asphyxie beobachtet werden können (eingeengte bis silente Oszillationsamplitude). Bei längeren Verläufen ist daher eine Differenzierung durch Weckversuche (z.B. vibroakustische Stimulation) oder eine Abklärung durch additive Untersuchungsverfahren (z.B. Dopplersonographie) zu empfehlen. Umgekehrt führt jedoch auch eine (evtl. chronische) Hypoxie des Fetus zur Störung zentralnervöser Regulationsmechanismen und damit zu einer Desorganisation der fetalen Verhaltenszustände. Schwer wachstumsretardierte Feten (Geburtsgewicht <5. Perzentil) zeigen z.B. selbst nahe am Geburtstermin in mehr als 50% der Registrierungen unkoordinierte Aktivitätsmuster (»No-coincidence-Zustände«; Gnirs u. Schneider 1996). Auch fetale Aktiv-Wach-Zustände gehen häufig mit eher suspekten FHF-Variationen (Tachykardie, sehr lange Akzelerationen, saltatorische Muster) einher, die allerdings in der Regel aufgrund sehr heftiger und lange andauernder fetaler Bewegungsaktivität identifizierbar sind.

> Sowohl die durch Stimulationstests bedingten als auch die durch eine Hyperkapnie oder Hypoxie hervorgerufenen kompensatorischen Reaktionen des Fetus (FHF, Atemexkursionen, Körperbewegungen) werden durch die verschiedenen Verhaltenszustände stark beeinflusst. Im Tierexperiment ließ sich ein signifikanter Zusammenhang zwischen der Amplitude und Dauer variabler FHF-Dezelerationen und den zugrundeliegenden Schlaf-Wach-Zuständen des Fetus nachweisen.

Fetale Hypoxämie/Azidose

Nach Ausschluss fetaler Tiefschlafzustände weist eine signifikante Reduktion **fetaler Körper- und Extremitätenbewegungen** für die Erkennung einer fetalen Hypoxie eine Sensitivität von 50%, eine Spezifität von 96%, einen positiven Vorhersagewert von 71% und einen negativen Vorhersagewert von 91% auf (Gnirs u. Schneider 1996). Da die fetale Bewegungsfrequenz (= Bewegungsanzahl) meist erst mit Auftreten einer Azidose (pH-Wert <7,20) zurückgeht bzw. Kindsbewegungen nur bei fortgeschrittener Azidose sistieren, ist dieser Parameter als Diagnostikum einer drohenden Beeinträchtigung wegen der fehlenden Vorwarnzeit wenig geeignet.

Die Beobachtung, dass wachstumsretardierte Feten wesentlich seltener Aktiv-wach-Zustände (4F) aufweisen als unauffällige Schwangerschaften, kann als Hinweis auf eine Kompensation bei leichter bzw. chronischer Hypoxämie durch Einschränkung der Bewegungsaktivität interpretiert werden. Umgekehrt werden die fetalen Reaktionen auf eine Hyperkapnie/Azidose in hohem Maße von den zugrunde liegenden fetalen Verhaltenszuständen beeinflusst. Während eine experimentelle Hyperkapnie in fetalen Tiefschlafzuständen zu allenfalls geringen Veränderungen führt, ändert sich dies dramatisch nach spontanem Wechsel in REM-Schlaf-Perioden. Dies spricht für eine Abschwächung oder Modifikation biochemischer oder biophysikalischer Reflexe des Fetus in Abhängigkeit vom jeweiligen Verhaltenszustand.

30.4.2 Biophysikalisches Profil

Zur Verbesserung der Sensitivität und Spezifität für die Erkennung bzw. den Ausschluss einer fetalen Gefährdung wurde 1980 die Kombination verschiedener Variablen vorgeschlagen (Manning et al. 1996). Durch den Verbund von Überwachungsmethoden im Sinne eines **biophysikalischen Profils** mit Überprüfung unterschiedlicher fetaler Regulations- und Adaptationsmechanismen sollte die prognostische Aussagekraft gegenüber den genannten Einzelverfahren signifikant verbessert werden (Tabelle 30.6).

Für jede Untersuchungsvariable werden 0–2 Punkte vergeben, das Gesamtergebnis wird in Analogie zum Apgar-Score bewertet. Als Rückversicherung für den ungefährdeten Fetus gelten:

- innerhalb eines 30-minütigen Untersuchungszeitraums sonographisch über mindestens 30 s nachweisbare fetale Atembewegungen,

Tabelle 30.6. **Biophysikalisches Profil** (nach Manning et al. 1996)

Untersuchungsparameter	Score 2	Score 0
Fetale Atembewegungen	≥30 s anhaltende Atembewegungen innerhalb von 30 min Beobachtungszeit	<30 s anhaltende Atembewegungen innerhalb von 30 min Beobachtungszeit
Fetale Körperbewegungen	≥3 große Körperbewegungen innerhalb von 30 min Beobachtungszeit (simultane Körper- u. Extremitätenbewegung)	≤2 große Körperbewegungen innerhalb von 30 min Beobachtungszeit
Fetaler Muskeltonus	≥1 Extremitäten-Beuge-Streck-Beuge-Bewegung	Fetus in Extensionsstellung
Fetale Reaktivität	≥2 FHF-Akzelerationen >15 Spm, >15 s innerhalb von 20 min Beobachtungszeit	0 FHF-Akzelerationen >15 Spm, >15 sec innerhalb von 20 min Beobachtungszeit
Fruchtwassermenge	≥1 cm Fruchtwassernische in in 2 vertikalen Ebenen	<1 cm Fruchtwassernische in 2 vertikalen Ebenen

- 3 oder mehr simultane Extremitäten- und Rumpfbewegungen,
- mindestens eine Beuge-Streck-Beuge-Folge der Extremitäten,
- ein reaktiver NST (s. 16.2.5)
- sowie 2 oder mehr vertikale Fruchtwassernischen ≥ 2 cm.

Bei der Bewertung jedes einzelnen der 5 Kriterien gilt ein Score von 2 als normal, von 1 als suspekt, von 0 als pathologisch. Ein Gesamtscore-Ergebnis von 8–10 Punkten gilt als normal, von <6 als leicht, von <4 als hochpathologisch. Werte dazwischen veranlassen zur Wiederholung des Tests innerhalb von 12–24 h. Liegt gleichzeitig ein Oligohydramnion vor, sollten zusätzliche Überwachungsmethoden (z. B. Doppler) zum Einsatz kommen (ACOG 1994).

In neuerer Zeit wird teilweise zusätzlich das Plazentagrading mit einbezogen, wobei die Einteilung nach der von Grannum et al. (1979) beschriebenen Klassifikation (s. 30.5.3) erfolgt. Damit erhöht sich die maximal mögliche Bewertung des »biophysical profile score« auf 12 Punkte.

Der Einsatz der Real-time-Sonographie ermöglicht die Untersuchung des unmittelbar mit der Bewegungsaktivität assoziierten und im biophysikalischen Profil miterfassten **fetalen Muskeltonus**. Ein normaler Tonus liegt vor, sofern während einer Registrierung von 30 min Dauer zumindest eine Episode aktiver Streckung und Beugung der fetalen Extremitäten und/oder Öffnen und Schließen der Hand dargestellt werden kann, bzw. wenn für mindestens 30 min die Hand des Fetus geschlossen bleibt.

Wie die zuvor genannten Bewegungsvariablen unterliegt der **fetale Muskeltonus** zentralnervösen Regulationsmechanismen, die allerdings erst durch eine ausgeprägte fetale Hypoxie alteriert werden. Nach neueren Untersuchungen geben die kortikalen und subkortikalen Zentren bei schwerer Depression des Fetus in umgekehrter zeitlicher Abfolge ihre Funktion auf, als sie sich während der Embryonal- und Fetalperiode entwickelt hatten (Gnirs 1995). Da das Funktionsareal für den Muskeltonus mit 7–8 SSW als Erstes aktiv wird, ist es das Letzte, das bei fetaler Asphyxie seine Funktion einstellt. Ein Verlust des Muskeltonus tritt erst bei asphyktischen Zuständen ein, die zu einem arteriellen Nabelschnur-pH-Wert von <7,10 führen (◘ s. Abb. 30.8).

Das **biophysikalische Profil** wird in den angloamerikanischen Ländern vielfach bei pathologischem Ausfall eines Non-Stress-Tests nachgeschaltet. Weitere Indikationen sind Hypertonie, Diabetes, abnehmende Kindsbewegungen, vorausgegangene Totgeburten, Verdacht auf intrauterine Wachstumsretardierung, vorzeitige Wehentätigkeit, Rhesuserkrankung und Übertragung. In Übereinstimmung verschiedener Autoren wird für dieses Untersuchungsverfahren bezüglich des Prüfkriteriums »fetale Hypoxie/Azidose« eine Sensitivität von 90 %, eine Spezifität von 96 %, ein positiver Vorhersagewert von 82 % sowie ein negativer Vorhersagewert von 98 % angegeben (Gnirs u. Schneider 1996).

Die genannten Ergebnisse dürften durch die Kombination von Verfahren zu erklären sein, die eine chronische Zustandsverschlechterung (Fruchtwassermetrik) wie eine akute Dekompensation des Fetus (NST, Quantifizierung fetaler Atemexkursionen, Evaluation des fetalen Muskeltonus) anzeigen. Der

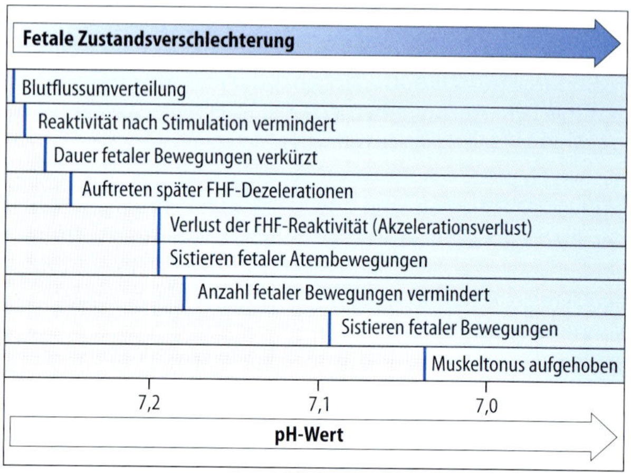

◘ Abb. 30.8. **Fetale Zustandsdiagnostik.** Veränderung verschiedener biophysikalischer Überwachungsparameter bei mittels Cordozentese oder FSBA gesicherter Hypoxämie/Azidose des Fetus (aus Gnirs 1995)

Nachweis eines Oligohydramnions führt hierbei grundsätzlich und unabhängig von den anderen Parametern des biophysikalischen Profils zu einem pathologischen Testresultat. Die Fruchtwassermetrik erfasst am sensitivsten die Feten, die später wegen drohender Asphyxie (pathologisches CTG) operativ entbunden werden müssen.

Mit zunehmend pathologischen Testergebnissen nehmen die Morbidität und Mortalität sprunghaft zu und liegen z. B. bei einem Score von 2 bei 15–20 % bzw. bei einem Score von 0 bei 48–60 %. Andererseits weist dieses Verfahren je nach Prüfkriterium eine z. T. hohe Rate falschpositiver Befunde auf (im Mittel 67 %). Insbesondere während fetaler Tiefschlafzustände (1F) wurde bei unbeeinträchtigten Feten signifikant häufiger ein pathologisches Testresultat (44 %) gefunden als in REM-Schlaf- (2F) oder Aktiv-wach-Zuständen (4F), die durchschnittlich nach 3–5 min zu einem normalen Scorewert (≥8) führten. Durch Verlängerung der Registrierdauer auf maximal 48 min erreichen alle wegen fetaler Ruhezustände auffälligen biophysikalischen Profile normale Scorewerte.

Bei der Testung von 19 221 Schwangerschaften mit dem BPP wurden bei 97 % unauffällige Testresultate erzielt, die Falsch-negativ-Rate betrug 1/1 000 intrauterine Fruchttode innerhalb 1 Woche im Anschluss an ein negatives Testresultat (Manning et al. 1987). In einer Serie von 493 High-risk-Feten (20 % IUGR) zeigte eine unmittelbar vor einer Nabelschnurblutanalyse durchgeführte Beurteilung des BPP eine enge Korrelation zwischen BPP-Score und Nabelschnurvenen-pH-Wert. Bei einem Score <2 fand sich in allen Fällen bereits eine fortgeschrittene Azidose (pH-Wert <7,10) (Manning et al. 1996).

► **Studienbox**

Eine andere Gruppe kam bei Tests, die das BPP und die Doppleruntersuchung in der Umbilikalarterie in einem Intervall <3 Tage zur Geburt umfassten, allerdings zu dem Schluss, dass die beobachtete fetale Morbidität und Mortalität eher mit dem erreichten Gestationsalter und der Schwere der Wachstumsretardierung bzw. dem Geburts-

▼

gewicht als mit dem Ausmaß des pathologischen Testausfalles korreliert (Weiner et al. 1996).

Die mit etwa 45 min relativ lange durchschnittliche Testzeit für das BPP konnte durch ein modifiziertes BPP auf 10 min verkürzt werden (Clark et al. 1989).

Ein mit vibroakustischer Stimulation verknüpfter NST sowie die Anwendung eines AFI (Pathologie <5 cm) erbrachten bei 2686 Einlingsschwangerschaften keinen unerwarteten Todesfall. Der modifizierte Test wurde in 17429 Untersuchungen an 2774 Frauen eingesetzt (Nageotte et al. 1994). Bei pathologischem Testausfall wurde als Backup-Test randomisiert in einer Gruppe ein komplettes BPP, in der anderen Gruppe ein OBT durchgeführt. Bei Anwendung des OBT war die Interventionsrate aufgrund eines falsch-positiven Testergebnisses erhöht (Nageotte et al. 1994).

Verglichen mit der alleinigen CTG-Bewertung kann bei kritischer Analyse der vorliegenden prospektiven randomisierten Studien allerdings kein eindeutiger Benefit durch Einsatz von Zusatzuntersuchungen abgeleitet werden. Aufgrund der sehr niedrigen Fallzahlen der beiden einzigen bisher vorliegenden validen Studien (n = 654) sind weitere Untersuchungen mit deutlich größeren Fallzahlen erforderlich, um abschließend zu klären, ob die multifunktionelle Betrachtung gegenüber einem singulären Messparameter Vorteile bietet [The Cochrane Pregnancy and Childbirth Database (2002, Issue 1) in (Gnirs u. Schneider 1996; Keirse 1989)].

30.5 Fetales Wachstum, Fruchtwassermenge, Plazentagrading

30.5.1 Fetales Wachstum

Im Rahmen der Mutterschaftsrichtlinien werden in Deutschland zur Festlegung der fetalen Entwicklung auch bei der Nichtrisikoschwangerschaft 3 Ultraschalluntersuchungen durchgeführt (s. Kap. 12). Insbesondere dient dabei die 3. Screeninguntersuchung um die 30. SSW der Ermittlung des **fetalen Schätzgewichtes** aufgrund von Regressionsmodellen aus 2 oder mehr fetalen Biometriewerten (Messung von langen Röhrenknochen, Kopf, Abdomen). Durch entsprechende Schätzformeln gelingt es, das Fetalgewicht mit einem Vertrauensintervall von 95% und einer Abweichung von 15–20% vorauszusagen. Unglücklicherweise ist diese Trennschärfe gerade in den besonders interessierenden Randbereichen des makrosomen (>90. Perzentil) bzw. des mangelentwickelnden Fetus (<10. Perzentil) nicht erzielbar (s. auch Kap. 15). Hier müssen erheblich größere Fehler in der Gewichtsschätzung in Kauf genommen werden. Unter Berücksichtigung mütterlicher Determinanten für das Fetalgewicht (Körperhöhe, Körpergewicht) lässt sich der Prädiktionswert solcher Formeln verbessern. Aufgrund der mit dem Gestationsalter abflachenden Wachstumskurve und der Berücksichtigung des Messfehlers bei der ultrasonographischen Biometrie sind ab der 28. SSW bei seriellen Messungen Untersuchungsintervallabstände von <2 Wochen nicht sinnvoll.

30.5.2 Fruchtwassermenge

Entwicklung der Fruchtwassermenge

> Das Auftreten eines Polyhydramnions bzw. Oligohydramnions korreliert mit einer erhöhten Inzidenz kongenitaler Anomalien, Stoffwechselstörungen, Auftreten von intrauteriner Wachstumsretardierung und einer erhöhten perinatalen Mortalität.

Die Messung bzw. Schätzung der Fruchtwassermenge bringt insbesondere bei Vorliegen einer fetalen Wachstumsretardierung eine wichtige Zusatzinformation.

Das Fruchtwasservolumen nimmt von durchschnittlich 200 cm^3 mit 16 SSW kontinuierlich auf 980 cm^3 mit 34–35 SSW zu und bis zum Geburtstermin wieder auf 800 cm^3 ab. Bei Terminüberschreitung (42 SSW) beträgt die mittlere Fruchtwassermenge schließlich noch 540 cm^3. Nach 20 SSW stellen die Nieren des Fetus bzw. dessen Urin sowie exsudative Prozesse in den Lungenalveolen die hauptsächliche Produktionsquelle für das Fruchtwasser dar. Dessen Verminderung deutet daher bei Ausschluss anderer Ursachen (z.B. vorzeitiger Blasensprung) auf eine fetale Kreislaufadaptation infolge chronischer Versorgungsdefizite hin.

Bis zur 7. SSW ist das Fruchtwasser vorwiegend maternaler Herkunft, während von der 7.–20. SSW das Fruchtwasser mehr dem fetalen als dem maternalen Serum ähnelt. Die Mechanismen der Aufrechterhaltung und Regulation des Wasser- und Stoffaustausches zwischen maternalem und fetalem Kompartiment sind dabei noch nicht vollständig geklärt. Nach der 20. SSW wird die Fruchtwassermenge zunehmend von der fetalen Urinproduktion mitbestimmt. In Terminnähe beträgt diese 25,3 ml/h. Die gleichzeitig vom Fetus in dieser Zeit geschluckte Fruchtwassermenge von etwa 20 ml/h trägt wahrscheinlich maßgeblich zur Balance des Fruchtwasservolumens in der 2. Schwangerschaftshälfte bei. Aus diesem Grunde wird verständlich, dass Störungen der fetalen Urinproduktion zu einer Verminderung des Fruchtwasservolumens führen, dagegen eine Beeinträchtigung des Schluckaktes – wie bei 76% der fetalen Anomalien zu beobachten – mit einem Polyhydramnion einhergeht. Weitere Austauschmöglichkeiten bestehen durch die fetale Haut, Amnionmembranen, Nabelschnurblutgefäße sowie durch das fetale Bronchialsystem.

Pathologische Fruchtwassermengen (Dyshydramnie)

Der Verdacht auf pathologische Fruchtwasseransammlungen gelingt relativ gut reproduzierbar durch die Ultraschalluntersuchung. In zahlreichen Fällen lässt sich die gestörte Regulation auf fetale bzw. maternale Störungen zurückführen.

Polyhydramnion

Je nach Definition wird ein Polydramnion in 0,3–0,7% der Schwangerschaften beobachtet. **Klinische Zeichen** sind ein nicht dem Gestationsalter entsprechender Fundusstand und ein sehr beweglicher Fet, dessen Herzfequenz schwer registrierbar ist. Im Ultraschall korrespondiert hiermit eine Fruchtwassermenge von >2 l, eine vertikale Fruchtwassernische von >8 cm bzw. ein Amniotic-fluid-Index (Erklärung s. unten) von ≥24 cm.

Ein Polyhydramnion kann aber auch dadurch charakterisiert werden, dass die Fruchtwassermenge ultrasonographisch den Eindruck vermittelt, der Fetus habe ein zweites Mal Platz in der Amnionhöhle.

In einer Studie fanden sich bei 66% der Polyhydramnionfälle fetale bzw. maternale Auffälligkeiten, von denen nur 34% idiopathisch waren. In 24% der Fälle fanden sich eine diabetische Stoffwechsellage der Schwangeren, in 20% kongenitale Anomalien, in 11,5% eine fetale Erythroblastose, in 8,5% Mehrlingsschwangerschaften (Queenan u. Gadow 1970). Ein akut auftretendes Polyhydramnion, das meist vor der 24. SSW innerhalb von 2 Wochen zu einer beträchtlichen Zunahme des Leibesumfanges führt und häufig mit klinischem Beschwerdebild einhergeht, tritt in 1,7% aller Fälle auf (häufig fetofetales Transfusionssyndrom). Unbehandelt führt dieses Bild meist zur extremen Frühgeburt.

> Das Ausmaß des Polyhydramnions spiegelt die Schwere der maternalen Stoffwechselstörung wider.

Rhesusbedingte Hydropssituationen sind meist ab der 29. SSW, ein kongenital malformationsbedingtes Polyhydramnion meist ab der 32. SSW und das in 30–60% feststellbare idiopathische Polyhydramnion ab der 36. SSW zu beobachten.

Neben maternalen Beschwerden, wie Atemnot, Bauchspannen, vorzeitige Wehentätigkeit, ist das Risiko eines vorzeitigen Blasensprungs, eines Nabelschnurvorfalls, einer Abruptio placentae, von Lageanomalien und einer Frühgeburt des Fetus deutlich erhöht.

In der **Diagnostik** sollte neben der Durchführung eines Glukosetoleranztests ein Ultraschall der Stufen II–III (s. Kap. 15) durchgeführt werden sowie großzügig die Indikation zur Karyotypisierung gestellt werden.

Da die unkorrigierte perinatale Mortalität mit 32,9/1000 gegenüber 4,7/1000, wie auch die um Fehlbildungen korrigierte Mortalität mit 4,12/1000 gegenüber 1,97/1000 deutlich erhöht ist, ist eine engmaschige Überwachung dieser Schwangerschaften angezeigt (Chamberlain et al. 1984).

In extremen Fällen ist neben der stationären Aufnahme mit Bettruhe und symptomatischen Maßnahmen eine Amniondrainage sinnvoll. Zur Vermeidung einer Abruptio placentae sind maßvolle Entlastungen mit <1000 ml/Sitzung zu empfehlen.

Oligohydramnion

Ein Oligohydramnion tritt bei 2,9–3,9% aller Schwangerschaften auf. Klinische Hinweise ergeben sich durch ein gegenüber dem Gestationsalter zurückbleibendes Uteruswachstum (reduzierter Symphysen-Fundus-Abstand). Bereits mit der subjektiven Einschätzung der ultrasonographisch nachweisbaren Fruchtwassermenge gelingt es, sich einen relativ guten Aufschluss über vorhandene Fruchtwasserdepots zu verschaffen.

Ein Oligo- bzw. Anhydramnion fällt alleine durch die schlechte Visualisierbarkeit des Fetus (Fehlen der Wasservorlaufstrecke) auf. Besser reproduzierbar ist allerdings die Bestimmung der Fruchtwassermenge mit Hilfe des **Amniotic-fluid-Indexes** (AFI). Dabei wird der Uterus bei der liegenden Patientin auf Nabelhöhe in 4 gleiche Quadranten eingeteilt und die Summe aus den 4 jeweils tiefsten vertikalen Fruchtwassernischen in Zentimeter ermittelt. Bei der Ermittlung der vertikalen Tiefe einer Nische bleiben die interponierte Nabelschnur bzw. Extremitäten des Fetus unberücksichtigt. Werte <5 cm geben Hinweise auf ein Oligohydramnion, Werte ≥24 cm auf ein Polyhydramnion (s. auch Kap. 15). Der Amniotic-fluid-Index weist bis zur 25. SSW ansteigende Werte auf und erreicht hier im Mittel Werte von 15 cm, anschließend fällt er bis zum Termin leicht, dann stärker ab und erreicht in der 40. SSW im Mittel Werte um 13 cm (Moore 1990).

▸ Studienbox

Andere Untersuchungen weisen allerdings darauf hin, dass es für die Definition der Oligohydramnie ausreichend ist, wenn nirgendwo eine Fruchtwassernische mit einer vertikalen Eindringtiefe >2 cm (bzw. >1 cm) gefunden werden kann (**Single-pocket-Methode**). Bei der Übertragung konnten mit der Single-pocket-Methode in einer prospektivrandomisierten Vergleichsuntersuchung zum Amniotic-fluid-Index signifikant weniger falsch-positive Befunde bezüglich des fetalen Outcome und daraus resultierende Geburtseinleitungen bei sonst vergleichbarem Ergebnis gefunden werden (Alfirevic et al. 1997).

Unter den möglichen renalen **Ursachen** für ein Oligohydramnion verursacht die Pottersequenz in Form einer bilateralen Nierenagenesie die auffälligste Verminderung der Fruchtwassermenge. Da kein fetaler Urin produziert wird, resultiert hieraus ein Anhydramnion mit konsekutiver Lungenhypoplasie. Weiterhin ist die Oligohydramnie gehäuft vergesellschaftet mit Chromosomenanomalien, dem Vorliegen einer intrauterinen Wachstumsretardierung (s. Kap. 27) sowie der Übertragung. Als weitere Ursache sollte grundsätzlich ein vorzeitiger Blasensprung ausgeschlossen werden.

Die Feststellung eines Oligohydramnions alleine korreliert mit einer 4fach höheren Wahrscheinlichkeit einer Wachstumsretardierung und einem 10fach höheren Risiko eines Fetal distress unter der Geburt und einer verzögerten neonatalen Adaptation. Bei Vorliegen einer maximalen Fruchtwassernische <1 cm muss ferner mit einer 40- bis 50fach höheren perinatalen Mortalität gerechnet werden. Bereits bei einer weniger ausgeprägten Verminderung der Fruchtwassermenge nimmt die perinatale Mortalität um das 10- bis 15fache zu. Mögliche Ursachen dieser Risikoerhöhung sind Nabelschnurkompressionen, insbesondere unter Wehentätigkeit (Loy u. Queenan 1989).

Nicht zuletzt aus diesen Gründen ist die Beurteilung der Fruchtwassermenge ein essenzieller Baustein im biophysikalischen Profil. Im modifizierten BPP ist sie neben dem Non-Stress-Test der wichtigste Parameter zur fetalen Zustandsbeurteilung. Bei der Übertragung rechtfertigt das Auftreten eines Oligohydramnions wegen der hiermit verbundenen Komplikationen und der niedrigen Falsch-positiv-Rate eine Schwangerschaftsbeendigung (s. Kap. 36). Eine Amnioninfusion kann die Rate derartiger Komplikationen vermindern helfen (s. Kap. 32).

> Das Auftreten eines **Oligohydramnions** in der Schwangerschaft ist mit einer signifikant erhöhten Fetal-distress- und Mortalitätsrate verknüpft. Unter den »Langzeitmarkern« ist es mit der wichtigste Parameter. Das **Polyhydramnion** ist häufig mit fetalen Fehlbildungen bzw. gestörtem maternalen Blutzuckerstoffwechsel verknüpft und mit einer erhöhten Frühgeburtsrate korreliert.

30.5.3 Plazentagrading

Die vorzeitige Reifung der Plazenta, die zu entsprechenden ultrasonographisch sichtbaren Verkalkungen führt, ist assoziiert mit Nikotinabusus der Mutter, intrauteriner Wachstumsretardierung und Fetal distress unter der Geburt. Die Kenntnis des Plazentagradings nach Grannum et al. (1979) führt nach einer einzigen prospektiven Studie (Proud u. Grant 1987) in Verbindung mit entsprechend klinisch-aktivem Vorgehen zu einer signifikanten Verbesserung der perinatalen Ergebnisse mit reduzierter Mekoniumrate, höherem 5-Minuten-Apgar und geringerer perinataler Mortalität. Allerdings wurden diese Befunde für die 30.–36. SSW erhoben. Im Bereich der Übertragung korreliert dagegen eine Typ-III-Plazenta besser mit der vorhandenen Lungenreife als mit einer erwarteten Einschränkung der plazentaren Funktion.

30.6 Plazentare Hormone und fetale Blutgase

30.6.1 Plazentare Hormone

Die Plazenta ist ein endokrines Organ, das eine Vielzahl von Steroid-, Proteo- und Peptidhormonen produziert. Für die Überwachung in der Schwangerschaft wurden vornehmlich das »**human placenta lactogen**« (**HPL**) und das **Estriol** aus dem maternalen Serum untersucht.

Das HPL besitzt neben seiner laktogenen Eigenschaft auch eine chemische Verwandtschaft zu Wachstumshormonen und wurde deshalb zunächst auch »chorionic growth hormone« genannt. Das Polypeptid ist im Synzytio-, aber auch im Trophoblasten bereits in den ersten SSW nachweisbar. Die im maternalen Serum nachweisbare HPL-Konzentration steigt korrelierend mit dem Plazentagewicht stetig bis zur etwa 36. SSW an.

▶ Studienbox

Obwohl sich in einigen Studien (Spellacy 1979) bei niedrigen HPL-Werten gehäuft Plazentainsuffizienzen fanden, ist die **Treffsicherheit** dieser Methode **sehr gering**. Bezüglich der möglichen Erkennung einer fetalen Gefährdung finden sich z. B. bei maternalem Diabetes (hohes Plazentagewicht bei hydropischer Plazenta) oder bei Mehrlingsschwangerschaften falsch-hohe Werte. Zudem können auch bei völliger HPL-Defizienz Schwangerschaften erfolgreich ausgetragen werden (Nielsen et al. 1979).

Der Fetus bildet in seinen Nebennieren große Mengen (bis zu 90 %) von Östrogenpräkursoren, die im Synzytiotrophoblasten aromatisiert und in der Leber der Mutter hydroxyliert werden. Damit trägt er wesentlich zum maternalen Hyperöstrogenismus in der Schwangerschaft bei. Entsprechend werden im maternalen Urin und Serum hohe Östriolkonzentrationen gefunden. Deren Bestimmung wurde genutzt, um über einen Östriolabfall evtl. Hinweise auf eine Verminderung der Syntheseleistung des Fetus und damit auf eine mögliche Mangelversorgung zu erhalten.

Die Treffsicherheit in der Erkennung bzw. im Ausschluss einer fetalen Gefährdung wird erheblich durch die diurnalen Schwankungen der Östriolwerte insbesondere im mütterlichen Urin beeinträchtigt. Bei Umgehung dieser Problematik durch Untersuchung des 24-h-Sammelurins wird das Testergebnis jedoch zusätzlich verzögert. Das im Serum bestimmte unkonjugierte Estriol unterliegt ähnlichen Problemen. Die einzige prospektive kontrollierte Untersuchung kam zu dem Ergebnis, dass die klinische Einschätzung der Schwangerschaft ein größeres Potenzial hat, die perinatale Mortalität bzw. Morbidität zu reduzieren, als die Messung plazentarer Hormone wie z. B. die Estriolbestimmung (Duenhoelter et al. 1976).

Cave

HPL- wie Estriolbestimmungen gelten wegen des wissenschaftlich nicht nachweisbaren Nutzens mittlerweile als obsolet. Diesem Sachverhalt ist bereits durch die Herausnahme dieser Items aus der Perinatalerhebung in Deutschland Rechnung getragen worden.

30.6.2 Fetale Blutgase

Mit der von Daffos et al. (1983) initial zur Toxoplasmosediagnostik entwickelten Technik der perkutanen Punktion der Nabelschnur eröffnete sich erstmals ein direkter Zugang zum Fetus. Damit konnten neue Kenntnisse über die Physiologie des Säure-Basen-Status in der Schwangerschaft sowie ein genereller Einblick in die blutchemischen Parameter des Fetus gewonnen werden.

Die umbilikalvenösen pO_2-Werte nehmen im Schwangerschaftsverlauf ab (20. SSW etwa 50 mmHg, 28. SSW etwa 40 mmHg und 38. SSW etwa 30 mmHg). Die vermehrte O_2-Aufnahme des Fetus führt mit zunehmender Schwangerschaftsdauer zu einer Zunahme der pO_2-Differenz zwischen Umbilikalarterie und Umbilikalvene. In einem früheren Gestationsalter liegt auch der venöse pH-Wert höher als am Termin (22. SSW etwa 7,42, 30. SSW etwa 7,40, 38. SSW etwa 7,38). Aus diesem Grunde müssen bei Frühgeborenen andere Bewertungsmaßstäbe angelegt werden als beim reifen Fetus (Schneider et al. 1994).

Insbesondere bei wachstumsretardierten Feten zeigt sich ein gehäuftes Auftreten hypoxischer, hyperkapnischer, hyperlaktämischer und azidotischer Zustände (s. auch Kap. 27). Der Zugang via Cordozentese gestattet auch die Bestimmung von Aminosäuren als Hinweis auf eine Malnutrition bzw. die Bestimmung der Retikulozyten als Indikator der Erythropoese bei einer Anämie bzw. Hypoxämie. Die Gewinnung von Blutzellen ermöglicht eine rasche Karyotypisierung. Aufgrund der nur punktuell möglichen Diagnostik, des methodenspezifischen Komplikationsrisikos von etwa 1 % (Infektion, Blutungsrisiko, Letalität) und der nur ungenügenden Korrelation fetaler Blutgase mit der neurologischen Langzeitentwicklung sollte diese Methode nur sehr restriktiv indiziert werden.

Gerade IUGR-Feten reagieren häufig mit Vasospasmen und einer damit verbundenen akuten Zustandsverschlechterung auf die Punktion der Umbilikalgefäße (Schneider et al. 1994).

30.7 Blutströmung in uteroplazentaren und fetalen Gefäßen

30.7.1 Physiologie und Pathophysiologie des Blutströmungsverhaltens

Physiologischerweise sinkt der Gefäßwiderstand in den Spiralarterien, Aa. arcuatae und den Uteringefäßen bis zum Abschluss der 2. Trophoblastinvasion, d. h. bis etwa zur 20.–24. SSW. Dieser sinkende Gefäßwiderstand findet vor allem in einer Erhöhung der diastolischen Flussgeschwindigkeiten seinen Niederschlag. Histomorphologisch kommt es durch einen Abbau der Muskuloelastika in den Spiralarterien zu einer erheblichen Dilatation, sodass das maternale Blut ohne nennenswerten Strömungswiderstand in den intervillösen Raum gelangt.

In der A. umbilicalis nimmt – aufgrund einer stetigen Zunahme der tertiären Stammzotten und der damit verbundenen Querschnittsverbreiterung – der Widerstand im nachgeschalteten plazentaren Strombett bis zum Termin ebenfalls ab. Um den Geburtstermin und danach wird in diesem Gefäß ein Abfall der diastolischen Flussgeschwindigkeiten (= Wiederanstieg des Widerstandes) bei gleichzeitiger Zunahme des diastolischen Flusses im fetalen Gehirn (= Termineffekt) beobachtet. Ansonsten bleibt der Gefäßwiderstand in der fetalen Aorta und im fetalen Gehirn bei ungestörter Versorgung durch zentralnervöse Regulationsmechanismen weitgehend konstant. Das Blutströmungsmuster in einzelnen Gefäßen gibt jeweils Informationen über das nachgeschaltete Gefäßbett.

Im Falle einer ausgeprägten uteroplazentaren Minderperfusion kommt es im Fetus, vermittelt durch Chemorezeptoren im Aortenbogen, zu einer Blutumverteilung zugunsten lebenswichtiger Organe wie dem Gehirn, den Herzkranzgefäßen und den Nebennieren. Andere Organe wie z. B. Intestinum bzw. Nieren werden dagegen minderperfundiert. Die Unterversorgung der Nieren führt wiederum über eine verminderte Urinausscheidung zum Bild des Oligohydramnions. Diese Umverteilungsvorgänge resultieren meist aus einer chronisch nutritiven Plazentainsuffizienz und können bei zusätzlichen Belastungen (z. B. Wehen) eine rasche Dekompensation des Fetus zur Folge haben. Ziel ist es daher, diese Veränderungen zu erfassen, um das fetale Gefährdungsrisiko richtig einschätzen zu können.

30.7.2 Dopplersonographische Messung der Blutströmung

Seit den ersten Arbeiten von Fitzgerald u. Drumm 1977 hat der Einsatz des Dopplerverfahrens zur Prüfung des Blutströmungsverhaltens der fetoplazentomaternalen Einheit zunehmend an Bedeutung gewonnen.

Diese Technik macht sich zunutze, dass der Unterschied zwischen einer bekannten emittierten Ultraschall-(Doppler-) Frequenz und der von den bewegten Blutbestandteilen reflektierten Schallfrequenz (Dopplershift) proportional der Flussgeschwindigkeit des Blutes ist:

$$\text{fd (Dopplershift)} = 2\,\text{fo}\,\frac{\text{v}\cos\theta}{\text{c}}$$

bzw.

$$\text{v} = \frac{\text{fdxc}}{2\ \text{fox}\cos\theta}$$

Dieser Effekt wurde von dem österreichischen Physiker Christian Doppler zunächst für die Bewegung von Sternen beschrieben. Dabei ist fo die bekannte emittierte Ultraschallfrequenz (gewöhnlich 3–5 Mhz), v ist die Blutströmungsgeschwindigkeit im untersuchten Gefäß, q ist der Insonationswinkel und c die Geschwindigkeit der Ultraschallausbreitung im Gewebe (1540 m/s).

Da der Insonationswinkel einer Cosinusfunktion unterliegt, ist bei steilem Insonationswinkel der Cosinus nahe 1, bei abgeflachtem Winkel nähert er sich Null, womit auch das Produkt Null wird. Für eine gute Reproduzierbarkeit sollte der Insonationswinkel des Dopplerstrahls zum Blutgefäß unter 60° liegen.

Diese Untersuchungsmethode erlaubt sowohl eine direkte Bestimmung des **Blutflussvolumens pro Zeiteinheit** als auch eine indirekte **Hüllkurvenanalyse** von Blutströmungsmustern, die für jedes Gefäßgebiet charakteristisch sind. Aus Gründen der besseren Reproduzierbarkeit wird heute die Hüllkurvenanalyse, bei der die Maximalgeschwindigkeiten in der Systole und Enddiastole zueinander in rechnerische Beziehung gesetzt werden, bevorzugt.

Cave

Häufige Fehlerquellen bei der Messung sind:
- Wahl eines zu flachen Einfallwinkels (ideal: <60° Dopplereinfallsrichtung zu Gefäßlängsachse),
- ein zu hoher Gefäßwandfilter (ideal: <100 Hz) bzw. Messung während hoher kindlicher Aktivität (Atem-, Körperbewegungen),
- Brady- bzw. Tachykardie.

Bei der Bradykardie kommt es zu einer scheinbaren »Verschlechterung«, bei Tachykardie aufgrund der verkürzten diastolischen Füllungszeit zu einer scheinbaren »Verbesserung« des Gefäßwiderstandsindex. Bei zu starkem Druck auf den Ultraschalltransducer kann in der Art. cerebri media die diastolische Blutströmung bis zum Nullfluss reduziert werden.

Wegen der physiologischen Veränderungen in der ersten Schwangerschaftshälfte, die als pathologische Muster fehlgedeutet werden können, und auch aus Sicherheitserwägungen heraus sind Messungen am Fetus erst ab der 20. SSW unter bestimmten Indikationen (s. unten) sinnvoll.

► Studienbox

Mit der gepulsten Dopplersonographie werden im diagnostischen Bereich die bisher höchsten Schallenergien appliziert. Dabei gelten die für das B-Bild, den cw-Doppler und die Farbkodierung emittierten Schallenergien als weitgehend unbedenklich. Zu den möglichen Bioeffekten zählt vor allem die Gewebserwärmung, insbesondere bei Knocheninterposition. Wenngleich bisher noch kein Fall einer

▼

fetalen Schädigung durch fetale Gewebserwärmung bekannt wurde und eine solche bei maternalem Fieber wesentlich wahrscheinlicher ist, sollte der Einsatz der gepulsten Dopplersonographie nur indiziert (Mutterschaftsrichtlinien) nach dem ALARA-Prinzip (»as low as reasonable achievable«, d.h. mit der niedrigsten Schallenergie, so kurz als möglich) erfolgen (Schneider 1997).

Hüllkurvenanalyse

Die beste Reproduzierbarkeit wird durch eine Beurteilung der Hüllkurve des Blutflussspektrums (= Analyse der Maximalgeschwindigkeiten) erreicht. Dabei werden Indizes verwendet, die das Verhältnis von den systolischen zu den enddiastolischen Maximalgeschwindigkeiten ermitteln (▣ Abb. 30.9). Die hiermit erzielbaren Reproduzierbarkeitsfehler liegen je nach untersuchtem Gefäß <10 % und sind damit bedeutend geringer als die bei der CTG-Interpretation bekannten Fehler (40–90 %) (Schneider 1997).

Bei dem am einfachsten aufgebauten Index wird die maximale systolische Geschwindigkeit durch die maximale enddiastolische Geschwindigkeit geteilt (A/B-Ratio). Gemeinsam mit dem Resistance-(Pourcelot-)Index wird die Auflösung dieser Indizes unschärfer, je niedriger die enddiastolischen Geschwindigkeiten sind. Der komplexer aufgebaute Pulsatilitätsindex kann jedoch auch bei hochpulsatilen Gefäßen noch eine gute Auflösung liefern.

> Grundsätzlich gilt: Je niedriger die diastolischen Maximalgeschwindigkeiten sind, desto höher ist der nachgeschaltete Gefäßwiderstand.

Flussmuster und Messtechnik in einzelnen Blutgefäßen

Jeder Gefäßabschnitt weist ein typisches physiologisches Flussmuster auf. Die dopplersonographische Untersuchung kann mit einem cw- (»continuous wave«) oder einem gepulsten (pw = »pulsed wave«) Dopplergerät erfolgen. Bei Verdacht auf plazentare Funktionsstörungen wird die Untersuchung in der Regel

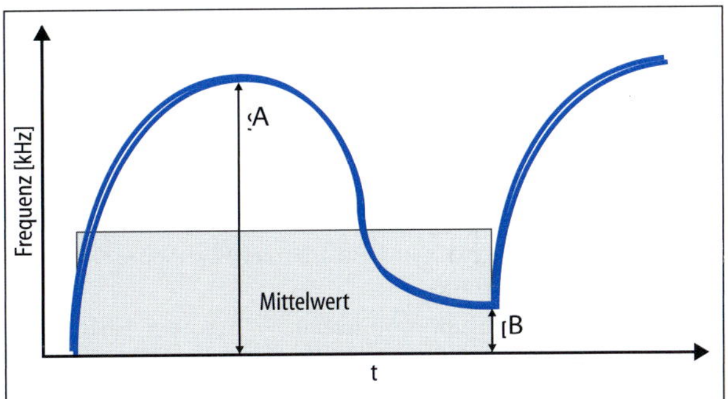

$$\text{A/B-Ratio} = \frac{A}{B}$$

$$\text{RI-Index (Pourcelot)} = \frac{(A-B)}{A} \qquad \text{PI-Index (Pulsatilitätsindex)} = \frac{(A-B)}{\text{Mittelwert}}$$

▣ Abb. 30.9. **Ableitung der am häufigsten verwendeten Gefäßwiderstandsindizes aus der Hüllkurve der Dopplerfrequenzspektren** *A* maximale systolische Geschwindigkeit, *B* maximale enddiastolische Geschwindigkeit, *RI* Resistance-Index

transabdominal bei der in Seitenlage befindlichen Patientin in der 2. Schwangerschaftshälfte durchgeführt.

Essenziell für eine qualitiativ valide Untersuchung ist zunächst einmal die exakte Einstellung des zu untersuchenden B-Bildes. Dann erst wird das Dopplerfenster gefäßdeckend platziert und – sofern der Insonationswinkel <60° liegt – der Doppler zugeschaltet. Nach einer Frequenzspektrumanalyse kann das erhaltene Dopplersonogramm bei gepulsten Dopplergeräten gleichzeitig mit dem B-Bild dargestellt werden (Duplexbetrieb). Durch minimale Veränderung in der Neigung des Schallkopfes wird das Dopplersignal sowohl nach akustischen wie nach optischen Kriterien optimiert bis mindestens 3–5 gleichförmige Herzzyklen aufgezeichnet sind (ACOG 1992; Gonser 1996; Schneider 1997).

A. iliaca externa

Die A. iliaca externa dient als Leitgefäß für das Aufsuchen der Aa. uterinae, die selbst aus den Aa. iliacae internae stammen. Diese Gefäße besitzen physiologischerweise einen »reverse flow« in der Diastole, der allenfalls nach kompletter Smypathikolyse (z. B. Periduralanästhesie) verschwindet. Nach Aufsetzen des Schallkopfes an der Lateralkante des Uterus oberhalb der Spina iliaca anterior superior kann durch Kippen des Schallkopfes nach medial der aufsteigende Ast der aus der A. iliaca interna kommenden A. uterina in einem günstigen Winkel erfasst werden.

Uterinarterien und Aa. arcuatae

Die uterine Durchblutung steigt von 50 ml/min kurz nach der Konzeption auf etwa 500 ml am Termin an. Die diastolischen Flussgeschwindigkeiten sind dabei hoch. Ein Ausbleiben dieser Widerstandsabsenkung in Kombination z. B. mit einer doppelseitigen Inzisur (Notch) gibt einen Hinweis auf die Entwicklung einer späteren Hypertonie mit nachfolgender intrauteriner Wachstumsretardierung (Spellacy 1979). Umgekehrt ist eine solche Entwicklung bei unauffälligem Flussmuster weitgehend auszuschließen. Insbesondere bei lateral inserierender Plazenta ist wegen des dann deutlich unterschiedlich ausfallenden Widerstandsverhaltens (plazentanah niedrigere Widerstände) die Messung beider Uteringefäße mit Mittelwertbildung zu bevorzugen.

> Die Messung der Aa. arcuatae (Arkadenarterien) ist aufgrund der deutlich schlechteren Reproduzierbarkeit mittlerweile in den Hintergrund getreten.

Die Verwendung der Farbkodierung (»color flow mapping«) erleichtert bzw. ermöglicht häufig erst das Auffinden der uterinen Gefäße.

Aa. umbilicales

Die beiden Aa. umbilicales kommunizieren meist in der Basalplatte der Plazenta und weisen so ähnliche Gefäßwiderstände auf. Der Messort sollte wegen möglicher Turbulenzen und niedrigerer Widerstände in Plazentanähe am besten in einer frei liegenden Schlinge in einem steilen Winkel zum Dopplereinfallswinkel fetusnah durchgeführt werden. Bestimmungen von Hüllkurvenindizes in den Umbilikalarterien weisen die beste Reproduzierbarkeit auf (Schneider 1997).

Umbilikalvene

In der Umbilikalvene sind die Flussverhältnisse relativ konstant, sodass hier eine Volumenmessung sinnvoller ist als eine Indexmessung. Mit zunehmendem Gestationsalter werden geringere Blutflüsse gemessen (in Terminnähe 108–153 ml/kg Fetalgewicht (Gerson et al. 1987). Fluktuationen über mehrere Herzzyklen sind meist Hinweise auf fetale Atembewegungen. Sie müssen unterschieden werden von herzfrequenzsynchronen venösen Pulsationen (s. unten).

Fetale Aorta

Die fetale deszendierende Aorta weist ein hochpulsatiles Flussmuster auf. Dieses Gefäß ist wegen der Längslage des Fetus in Terminnähe oft schwierig in einem günstigen Insonationswinkel zu erfassen. Hilfsmöglichkeiten sind das »Abkippen« des Schallkopfes auf dem maternalen Abdomen bzw. der Versuch über die Kurvatur des Uterus vom Fundus her kommend, günstigere Winkelverhältnisse zu erreichen.

Ductus venosus

Etwa 80 % des oxygenierten Blutes erreichen über diesen Shunt unter Umgehung der Leber nach Einmündung in die V. cava inferior das rechte und über das offene Foramen ovale das linke Herz, von dort via A. carotis direkt das Gehirn. Dieses wenige Millimeter messende Gefäß ist bei einem Fetus z. B. im Längsschnitt knapp unterhalb des Zwerchfells und ventral der V.-cava-Einmündungsstelle in der Farbkodierung durch eine Grünverfärbung (hohe Flussgeschwindigkeiten, Turbulenzen) darstellbar (Hecher et al. 1995).

Das Gefäß weist physiologischerweise während des gesamten Herzzyklus eine Vorwärtsströmung mit einer typischen »2-zipfeligen« Kurve auf. Der erste Peak (S) wird in der Systole erreicht, gefolgt von einem schwächer ausgeprägten Peak in der Diastole (D) und einem Nadir (niedrigste Geschwindigkeit) während der Vorhofkontraktion (= a). Mögliche Formeln zur Kalkulation des Gefäßwiderstandes sind:

- Ratio = (S–a) : D,
- Ratio = (S–a) : TAMX (über die Zeit gemittelte Maximalgeschwindigkeit).

> Je weiter entfernt vom Herzen das venöse Blutströmungsmuster pathologisch ist, desto größer ist die fetale Dekompensationsgefahr: V. umbilicalis >V. hepaticae > V. cava inferior > Ductus venosus.

Zerebraler Blutfluss

Die Messung der A. carotis wurde zunehmend zugunsten der Messung der schallkopfnahen meist im günstigen steilen Winkel befindlichen A. cerebri media ersetzt. Dieses Gefäß ist wesentlich leichter erfassbar als die bei einer Blutumverteilung ebenfalls besser versorgten Koronarien und Nebennieren und soll aus Sicherheitsgründen in der schallkopfnahen Hemisphäre gemessen werden.

Cave

Durch eine Kompression des fetalen Schädels mit dem Schallkopf können artifiziell hochpulsatile Muster bis hin zum »reverse flow« erzeugt werden. Dadurch kann eine Widerstandserniedrigung unbemerkt bleiben, weshalb gerade über dem Schädel der Auflagedruck des Transducers so niedrig wie möglich gewählt werden sollte.

Indikationsstellung

Die antepartale dopplersonographische Messung des maternalen bzw. fetalen Blutströmungsverhaltens ist eine nichtinvasive Methode zur Abschätzung einer chronischen intrauterinen Hypoxie. In den bisher vorliegenden Studien ist für die Methode im Screeningeinsatz an unausgewählten Patientenkollektiven kein Benefit zu erkennen (ACOG 1992; Alfirevic u. Neilson 1995, 1996).

Bei folgenden Indikationsstellungen erlaubt die Methode eine Selektion gefährdeter Fälle (seit 1. 4. 1995 Bestandteil der Mutterschaftsrichtlinien in Deutschland; modifizierte Wiedergabe):

Indikationen zur Messung des maternalen bzw. fetalen Blutströmungsverhalten

- Verdacht auf intrauterine Wachstumsretardierung (IUGR), bzw. anamnestisches IUGR-Risiko, bzw. intrauteriner Fruchttod,
- schwangerschaftsinduzierte Hypertonie/Präeklampsie/Eklampsie bzw. anamnestisches Risiko dieser Erkrankungen,
- diskordantes Mehrlingswachstum,
- begründeterVerdacht auf fetale Fehlbildung insbesondere Herzvitium-/Erkrankung,
- Auffälligkeiten der fetalen Herzfrequenzregistrierung.

Weitere sinnvolle, nicht in den Richtlinien enthaltene Indikationen wären:

- generell alle Mehrlingsschwangerschaften,
- gefäßrelevante maternale Erkrankungen (z. B. systemischer Lupus erythematodes).

> Die Dopplersonographie ist nicht geeignet, akute Risiken wie eine durch Blutdruckabfall der Mutter bedingte Minderperfusion, Plazentalösungen oder später erfolgende Nabelschnurkomplikationen anzuzeigen.

Wahl der Blutgefäße und Interpretation der Messung

Die aussagekräftigsten und reproduzierbarsten Gefäßgebiete sind mütterlicherseits die Aa. uterinae, die A. umbilicalis, beim Fetus die Aorta fetalis (allerdings oft schwierig im richtigen Winkel einzustellen) sowie die A. cerebri media.

Als pathologisch gelten gewöhnlich Gefäßindizes über dem 90. bzw. 95. Perzentil für die uterinen und umbilikalen Gefäße sowie für die fetale Aorta. Im Gehirn deutet dagegen eine Widerstandabsenkung unter das 10. bzw. 5. Perzentil auf eine Kompensationsnotwendigkeit hin.

Insbesondere weisen eine Abnahme bzw. ein Verlust der enddiastolischen Strömungsgeschwindigkeit (Synonyma: diastolischer Block, »zero flow«) auf einen erhöhten Gefäßwiderstand in der nachgeschalteten Strombahn und damit auf eine Perfusionsbeeinträchtigung hin. Nach neueren Untersuchungen weisen Gefäßwiderstandserhöhungen im venösen System (z. B. Ductus venosus) auf eine bevorstehende fetale Dekompensation im Sinne einer Rechtsherzinsuffizienz hin (Hecher et al. 1995).

In der Pathologiekaskade kommt es zunächst zu einer Abnahme der diastolischen Flussgeschwindigkeiten in den peripheren Gefäßen. Zusätzlich kann ab der 24. SSW eine persistierende **frühdiastolische Inzisur (»Notch«) in beiden Uteringefäßen** auf eine Widerstandserhöhung in der uterinen Strombahn und auf die Gefahr der späteren Entwicklung einer schwangerschaftsspezifischen Hypertonie hinweisen, während ein unauffälliges uterines Strömungsmuster dieses Erkrankungsbild auch für die spätere Schwangerschaft nahezu ausschließt.

Definition

Vor der 20.–24. SSW ist eine frühdiastolische Inzisur (Notch) in den Uterinarterien häufig noch physiologisch (noch nicht abgeschlossene 2. Trophoblastinvasion)!

In Terminnähe (>37. SSW) korrelieren pathologische Flussmuster in arteriellen Gefäßen nicht mehr signifikant mit einer fetalen Gefährdung!

Bei Vorliegen einer **Blutumverteilung (Sauerstoffsparschaltung bzw. Brain-sparing-Effekt)** zugunsten des fetalen Gehirns sind die uteroplazentaren Reserven bereits wesentlich eingeschränkt; eine intensive Überwachung (im frühgeburtlichen Bereich in einem Perinatalzentrum) ist daher angezeigt.

Bei zunehmender Dekompensation stellen ein **Flussverlust** oder eine **Flussumkehr** in den Umbilikalarterien bzw. in der Aorta fetalis terminale und präfinale Blutströmungsmuster dar, die mit einer hohen Schädigungs- und Mortalitätsrate des Kindes verbunden sind.

Bei frühem Gestationsalter lässt sich der Entbindungszeitpunkt mit Kenntnis der **venösen Flussmuster** u. U. noch ohne Gefährdung des Kindes hinauszögern. Sind allerdings die bei einer terminalen Rechtsherzinsuffizienz typischen Bilder von herzfrequenzsynchronen **venösen Pulsationen** in der Nabelvene bzw. V. cava oder ein Null- bzw. Rückwärtsfluss im Ductus venosus festzustellen, ist die unmittelbare Entbindung angezeigt, sofern ein überlebensfähiges Gestationsalter erreicht ist und eine neonatologische Intensivbetreuung unmittelbar post partum verfügbar ist (Perinatalzentrum).

Bereits bei einer persistierenden Blutumverteilung muss mit rezidivierenden Hypoxien gerechnet werden. Eine stationäre Einweisung erscheint bereits in dieser noch kompensierten Phase ratsam.

Cave

Bei extremer Zentralisation mit Zero- bzw. Reverse-flow-Mustern in der Peripherie und einer Widerstandsabsenkung im fetalen Gehirn ist ein Wiederanstieg des Widerstandes im Gehirn bei sonst unveränderter peripherer Perfusion kene Verbesserung, sondern der indirekte Hinweis auf eine Dekompensation (»Dezentralisation«), die u. U. durch das Auftreten eines Hirnödems erklärt werden kann.

Bei »zero« bzw. »reverse flow« steigt die Rate bereits azidotischer Kinder drastisch an. Die Gefahr eines intrauterinen Absterbens innerhalb einer Woche nach Feststellung wird in der Literatur zwischen 15% und 50% angegeben! Gleichzeitig wird bei diesen Flussmustern eine deutlich erhöhte Rate (bis 12%) an Herz- und weiteren Fehlbildungen einschließlich Chromosomenanomalien beobachtet (Gonser 1996; Schneider 1997).

> Falls nicht schon primär die entdeckte Fehlbildung Indikation zur Doppleruntersuchung war, sollte bei Vorliegen von hochpathologischen Blutströmungsmustern nach Fehlbildungen gefahndet und bei Nachweis von Malformationen eine rasche Karyotypisierung am besten via Plazentazentese durchgeführt werden.

► Studienbox

Die bisher vorliegenden prospektiv randomisierten Studien zum Einsatz der Dopplersonographie im unselektierten Nichtrisikokollektiv zeigen übereinstimmend keine Verbesserung der perinatalen Morbidität bzw. Mortalität (ACOG 1992).

Ein auf die Durchführung antepartaler Doppleruntersuchungen der Aa. umbilicales und der Aa. uterinae gestütztes Überwachungskonzept führt dagegen in Hochrisikokollektiven zu einer Absenkung der perinatalen Mortalität um 30–45% ohne erhöhte Interventionsraten (Alfirevic u. Neilson 1995, 1996; Gnirs u. Schneider 1996; Schneider 1997).

In der europäischen Multicenterstudie (Karsdorp et al. 1994) betrug die perinatale Mortalität bei 245 Feten mit »zero« bzw. »reverse flow« in der Umbilikalarterie 28%, und 96–98% der Neugeborenen mussten auf die Intensivstation verlegt werden. Gegenüber »matched pairs« mit gleichem Entbindungsalter, aber unauffälligem Dopplerflussmuster, war die perinatale Mortalität bei Vorliegen eines Zero-flow-Musters unabhängig vom Gestationsalter durchschnittlich um das 4fache, bei Vorliegen eines Reverse-flow-Musters um das 11fache erhöht (Abb. 30.10).

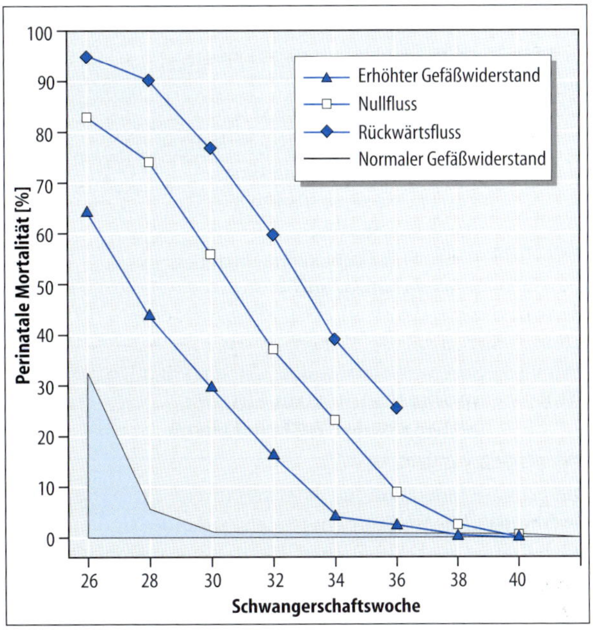

Abb. 30.10. **Abhängigkeit der perinatalen Mortalität vom Gestationsalter** bei Vorliegen eines diastolischen Rückwärtsflusses (»reverse flow«), eines Nullflusses (»zero flow«) bzw. eines pathologisch erhöhten Gefäßwiderstandes (PI = Pulsatilitätsindex) in der A. umbilicalis

Bei 212 dopplersonographisch (A. umbilicalis) untersuchten Feten (bei 10 % der Feten bestand ein enddiastolischer Flussverlust) wurde das Ergebnis nur in der Hälfte der Fälle bekanntgegeben (Pattinson et al. 1994). In dieser Gruppe trat 1 Todesfall, gegenüber 6 Todesfällen in der Vergleichsgruppe auf, in der das Dopplerresultat für das klinische Management nicht zur Verfügung stand. In einer Übersicht von 20 randomisierten kontrollierten Studien zum Wert der umbilikalen Doppleruntersuchung als fetalem Zustandstest konnte ein klarer Nutzen der Dopplersonographie bei Einsatz in Hochrisikokollektiven festgestellt werden (Alfirevic u. Neilson 1995, 1996; Divon 1996). Damit besteht ein Widerspruch zum ACOG-Statement in dem nach Sichtung der damals vorhandenen Studien kein Nutzen für den Einsatz der Dopplersonographie auch in Hochrisikokollektiven festgestellt wurde (ACOG 1992).

Aufgrund der Daten von Nabelschnurblutanalysen kann geschlossen werden, dass bei unauffälligen Dopplerflussbefunden insbesondere im Bereich der extremen Frühgeburtlichkeit, der Fetus sich noch in einer kompensierten Situation befindet und so eine iatrogen induzierte Frühgeburtlichkeit im Einzelfall vermieden werden kann.

Indikationen für den Einsatz antepartaler Testverfahren

- Fetale Anamneserisiken
  - Unerklärter Fruchttod/IUGR/Schädigung
- Maternale Anamneserisiken
  - Maternale Erkrankungen (s. Befundrisiken)
- Fetale Befundrisiken
  - Intrauterine Mangelentwicklung
  - Mehrlingsschwangerschaft
  - Oligohydramnion
  - Abnehmende Dauer und Anzahl der Kindsbewegungen
  - Übertragung
  - Isoimmunisierung (mittel/schwer)
- Maternale Befundrisiken
  - Hypertensive Erkrankung
  - Diabetes mellitus/Gestationsdiabetes
  - Chronische Nierenerkrankung
  - Zyanotische Herzerkrankung
  - Hämoglobinopathie
  - Systemischer Lupus erythematodes
  - Hyperthyreoidismus

30.8 Indikationen zum Einsatz antepartaler Testverfahren

Die primäre Indikation für biophysikalische antepartale Testverfahren zur Beurteilung des fetalen Zustandes sind maternale bzw. fetale Risikosituationen, die zu einer uteroplazentaren Mangelversorgung führen können bzw. bereits einen Folgezustand dieser Situation charakterisieren. In der Übersicht sind wichtige fetale bzw. maternale Anamnese- und Befundrisiken aufgezeigt, die einen Testeinsatz rechtfertigen.

Der am häufigsten eingesetzte Test ist der **Non-Stress-Test (NST)**. Nach der Bayerischen Perinatalerhebung wurde 2000 bei 98,1 % (!) der Schwangerschaften ein CTG unter Non-Stress-Bedingungen durchgeführt, gefolgt vom Wehenbelastungstest (OBT, Oxytozinbelastungstest) mit einer Anwendungshäufigkeit von 5,8 % (Bayrische Perinatalerhebung 2000). Das in den deutschen Perinatalerhebungen nicht erfasste **biophysikalische Profil (BPP)** hat sich in Europa wohl wegen des Untersuchungsaufwandes nicht in ähnlicher Weise durchgesetzt wie in den angloamerikanischen Ländern, in denen dieser Test entwickelt wurde. Dagegen gewinnt die automatisierte Detektion fetaler Kindsbewegungen, die wesentliche Teilinformationen des BPP enthält, zunehmend an Bedeutung.

30.9 Auswahl bzw. Abfolge verschiedener Testverfahren

Aufgrund des unterschiedlichen Intervalles zwischen Durchführung der Tests und dem Geburtszeitpunkt, der Wahl teilweise unterschiedlicher Prüfkriterien und der ungenügenden Korrelation unmittelbar postpartal erhobener Kriterien zur Zustandsbeurteilung des Neugeborenen mit der langzeitneurologischen Entwicklung, ist es schwierig, einzelne Testverfahren miteinander zu vergleichen. Bis heute existieren keine ausreichend großen randomisierten Studien, die die relative Wertigkeit der Testverfahren im gegenseitigen Vergleich an ausreichend großen Fallzahlen belegen.

Wünschenswert sind Testverfahren, die – möglichst nichtinvasiv – eine relativ lange Vorwarnzeit erlauben, bevor eine Dekompensation eintritt. Dies ist z. B. durch die **Dopplersonographie**, durch die Beurteilung der **Fruchtwassermenge** und der Reduktion der Kindsbewegungsdauer gegeben. Bei zunehmend sich verschlechternder Situation ist ein additives Überwachungsverfahren, das Einblick in akut eintretende neurologische Depressionszustände gestattet, wie NST oder SST wünschenswert. Die gleichzeitige Kombination dieses Verfahrens mit einem automatischen Algorithmus zur Detektion von Kindsbewegungen (K-CTG) gibt einen zusätzlichen Parameter an die Hand, sodass auch diese Testabfolge als modifiziertes biophysikalische Profil betrachtet werden kann.

> Grundsätzlich gelingt es mithilfe antepartaler Testverfahren mit einer höheren Treffsicherheit den ungefährdeten als den gefährdeten Fetus zu erkennen. Ein unauffälliges Testergebnis gibt so eine relativ gute Rückversicherung für einen noch ungefährdeten Fetus. Bei pathologischem Testausfall sollten jedoch insbesondere im Bereich der Frühgeburtlichkeit geburtshilfliche Entscheidungen von der klinischen Gesamteinschätzung und nicht nur vom Testergebnis abgeleitet werden.

Gemeinsam ist den Testverfahren eine relativ hohe Rate falschpositiver Befunde, die beim NST mit bis zu 90 % (reduzierbar durch Verlängerung der Testdauer bzw. Anwendung akustischer Stimulationstests) und beim OBT und BPP mit >50 % angegeben wird, d. h., der Fetus toleriert nach pathologischem Testausfall die Wehentätigkeit unter der Geburt ohne signifikante Verschlechterung des geburtsmedizinischen Ergebnisses (Clark et al. 1989; Smith et al. 1986). Dies bedeutet auch, dass die Entscheidung für eine vorgezogene Entbindung – insbesondere im Bereich der Frühgeburtlichkeit – selbst bei pathologischem Testausfall sorgsam bedacht werden muss und nur unter Berücksichtigung des klinischen Gesamtbildes getroffen werden sollte. Eine relativ geringe Falsch-positiv-Rate besitzen insbesondere hochpathologische Dopplerflussbefunde wie ein persistierend vorhandener »zero flow« in der Umbilikalarterie (<1%).

> Je pathologischer ein Testausfall insbesondere bei ausgeprägtem Befundrisiko (z. B. IUGR, Oligohydramnion) ist, desto geringer ist die Falsch-positiv-Rate dieses und auch jedes additiven Tests, desto wahrscheinlicher ist eine fetale Gefährdung und desto kürzer ist die Vorwarnzeit vor einer drohenden Dekompensation.

Die Rate der falschnegativen Befunde wird z. B. anhand der Totgeburten innerhalb einer Woche nach unauffälligem Testergebnis ermittelt:

▶ Studienbox

In den größten und jüngsten Studien beträgt diese Rate nach Abzug nicht überlebensfähiger kongenitaler Anomalien für den NST (n=5861) 1,4/1000, für den OBT (n=12656) 0,4/1000, für das BPP (n=26257) 0,6/1000 und das modifizierte BPP (NST+AFI) (n=5973) 0,1/1000 (Manning et al. 1987; Miller et al. 1996; Loy u. Queenan 1989) (Anmerkung: Die unkorrigierte Rate der Totgeburten betrug in Bayern 3/1000).

Da die Unterschiede der falschnegativen Befunde der verschiedenen Testverfahren gering sind, können hieraus kaum Überlegenheiten einzelner Tests abgeleitet werden. Damit erhält aber die Rate falschpositiver Testergebnisse mit möglicherweise hieraus resultierenden unnötig frühzeitigen Entbindungen entscheidende Bedeutung als Vergleichskriterium der verschiedenen Testverfahren (◻ Abb. 30.11).

Auch Kosten- und Zeitaufwand müssen bei einem Vergleich von Tests berücksichtigt werden. Unter Berücksichtigung dieser Aspekte zeichnet sich ab, dass die antepartale Überwachung mittels Dopplersonographie gegenüber der CTG-Überwachung mit und ohne Zusatzparameter (wie das BPP) erhebliche Vorteile bietet, da bei mindestens gleicher diagnostischer Validität die Anzahl falschpositiver Befunde und auch der mit dem Test verbundene Aufwand deutlich geringer sind.

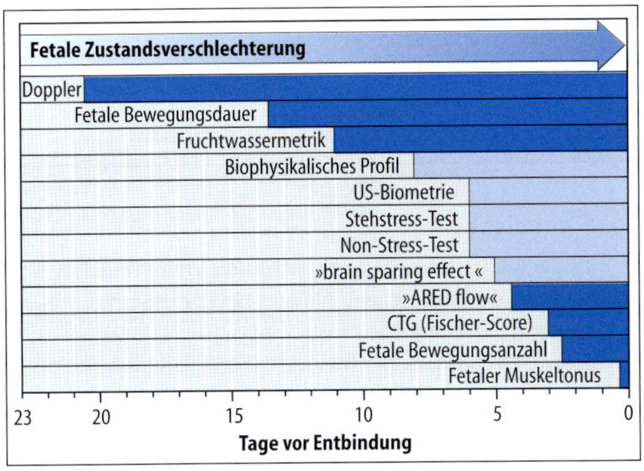

◻ Abb. 30.11. **Vergleich von Methoden zur antepartalen Überwachung.** Erstes pathologisches Testergebnis verschiedener Testverfahren bei intrauteriner Wachstumsretardierung des Fetus. IUGR <5. Perzentil (n = 56) (aus Gnirs 1995)

> Obwohl anzunehmen ist, dass diagnostische Methoden, welche die perinatale Mortalität reduzieren können, auch dazu beitragen, das langzeitneurologische Ergebnis zu verbessern, fehlt hierfür bisher der Nachweis durch überzeugende Studien.

30.10 Beginn und Wiederholungsfrequenz antepartaler Testverfahren

Der zeitliche Beginn der Zustandsbeurteilung des Fetus bzw. seiner Versorgung ist keinesfalls auf den Zeitraum potenzieller Überlebensfähigkeit zu beschränken, wenngleich auch die meisten Testverfahren erst im letzten Trimenon zum Einsatz kommen. Mithilfe der Dopplersonograhie gelingt es bei Vorliegen anamnestischer Risiken wie Zustand nach IUGR bzw. Präeklampsie bereits ab der 20.–24. SSW durch den Nachweis einer doppelseitigen Inzisur in beiden Uteringefäßen, auf das Risiko einer erneuten maternalen/fetalen Gefährdung aufmerksam zu werden bzw. dieses bei unauffälligem Blutströmungsmuster weitgehend auszuschließen. In Hochrisikoschwangerschaften können ab der 26.–28. SSW weitere Verfahren wie das BPP bzw. der NST eingesetzt werden.

Bei unauffälligem Testausfall (d. h. unauffälligem Dopplerflussbefund, unauffälligem K-CTG, unauffälliger Fruchtwassermenge, normalem BPP) sollten die Tests bis zur Entbindung als Rückversicherung für die fetale Nichtgefährdung wiederholt werden. Bei unauffälligem Testausfall wird im Allgemeinen ein Wiederholungsintervall von 1 Woche akzeptiert (Clark et al. 1989; Freeman et al. 1982; Manning et al. 1987). Allerdings sollten bei klinischer Verschlechterung der maternalen Situation (z. B. Zunahme einer Präeklampsie) bzw. bei Hochrisikoschwangerschaften wie insulinpflichtiger Diabetes mellitus, Rhesusimmunisierung, Übertragung, das Testintervall verkürzt und die Intervention erwogen werden.

▶ Studienbox

In einer Studie an 700 insulinpflichtigen Schwangeren konnte eindrucksvoll nachgewiesen werden, dass es mit Hilfe eines 2-mal pro Woche durchgeführten NST gelingt, innerhalb dieses Kollektivs die Rate der Totgeburten weiter zu minimieren (Kjos et al. 1995).

Prolongierte (>1 min) und tiefe (<90 Spm) Dezelerationen scheinen unabhängig von ihrer Konfiguration (variabel oder spät) bei Vorliegen von Risikosituationen einen deutlichen Hinweis für intrapartalen Distress und damit die Indikation zur Schwangerschaftsbeendigung des reifen Fetus zu liefern (Anyaegbunam et al. 1986; Druzin et al. 1981). In 2 von 8 Fällen wurde nach derartigen ausprägten Dezelerationen ein intrauteriner Fruchttod beobachtet (Bourgeois et al. 1984). Variable Dezelerationen weisen auf ein gleichzeitig vorliegendes Oligohydramnion hin. In Übereinstimmung mit der Tatsache, dass beide Merkmale positiv miteinander korreliert sind, fanden andere Untersucher bei einer deutlich reduzierten Fruchtwassermenge (AFI <5 cm) schwere variable Dezelerationen, die in 75% der Fälle eine Sectio caesarea zur Folge hatte (Hoskins et al. 1991).

> **Empfehlung**
>
> Bei pathologischem OBT bzw BPP <4 sollte bei reifem Fetus die unmittelbare Entbindung erwogen werden. Gleiches gilt für hochpathologische Dopplerflussmuster.
>
> Jeder nicht beurteilbare bzw. suspekte NST, SST, OBT bzw. BPP sollte innerhalb von 24 h wiederholt werden.

> **Studienbox**
>
> Die wegen eines falschpositiven Testbefundes iatrogen erzeugte Frühgeburtlichkeit <37. SSW liegt bei einem NST kombiniert mit AFI (modifiziertes BPP) bei 1,5% von 54615 getesteten Schwangeren. Die Fasch-Positiv-Rate betrug dabei 41% (Miller et al. 1996).

Im Bereich der Frühgeburtlichkeit sollte unter Einbeziehung aller verfügbarer Überwachungsmethoden abgewogen werden, ob noch eine Lungenreifungsinduktion durchgeführt werden kann. Bei Fehlen geburtshilflicher Kontraindikationen kann je nach klinischem Zustand des Fetus und pathologischem Ausfall des Testresultates u.U. noch eine Geburtseinleitung in Sectiobereitschaft indiziert werden. In diesen Fällen ist die vorsichtige Wehenaugmentation unter kontinuierlicher fetaler Überwachung angezeigt.

30.11 Grundsätzliche Überlegungen zur Wertung unterschiedlicher Überwachungsmethoden

Das Hauptanwendungsgebiet für die antepartale Überwachung des Fetus ist die durch Störung der Plazentaentwicklung und insbesondere durch Beeinträchtigung der uteroplazentaren Perfusion bedingte Plazentainsuffizienz. Neben der Diagnostik der Plazentapathologie geht es vor allem darum, im Sinne einer Verlaufsbeobachtung die allmähliche Verschlechterung der Versorgungssituation des Fetus zu erfassen und den optimalen Zeitpunkt für die Entbindung festzulegen.

Bei der Festlegung des **Entbindungszeitpunktes** müssen die durch das Gestationsalter zum Zeitpunkt der Entbindung gegebenen Risiken des Neugeborenen den mit zunehmender Verschlechterung der Versorgung bei Verlängerung der Schwangerschaft gegebenen Gefahren gegenübergestellt werden. Die rechtzeitige Beendigung der Schwangerschaft bei zunehmender Beeinträchtigung der Versorgungssituation des Fetus kann nicht nur die Vermeidung des intrauterinen Fruchttodes zum Ziel haben, sondern auch die Vermeidung von irreversiblen Organschäden, wie insbesondere Hirnschäden.

Entscheidend für die **Validierung von Überwachungsmethoden** ist neben der diagnostischen Zuverlässigkeit im Sinne von hoher Sensitivität auch die Spezifität der Befunde. Mangelnde Spezifität mit einem hohen Prozentsatz falschpositiver Befunde führt zu unnötigen Interventionen mit frühzeitigen Schwangerschaftsbeendigungen und den Risiken der Frühgeburtlichkeit.

Für die Erfassung und Überwachung der Plazentainsuffizienz könnte das in der Übersicht aufgezeigte Stufenkonzept in Zukunft an Bedeutung gewinnen (s. Übersicht).

Die Wertigkeit der CTG-Überwachung zusammen mit der Beurteilung der Bewegungen sowie des fetalen Verhaltens muss wegen der Komplexität der Beurteilung sowie der Gefahr falschpositiver Befunde und der entsprechenden Fehlinterventionen zunehmend kritischer gesehen werden.

Bei nicht primär vaskulär bedingter Plazentainsuffizienz wie Terminüberschreitung oder Diabetes mellitus darf das erwähnte Stufenprogramm allerdings nicht auf die Dopplersonographie fokussiert sein, sondern erfordert dann auch den Einsatz anderer Beurteilungskriterien wie CTG mit Bewegungsverhalten und Abschätzung der Fruchtwassermenge.

Stufenkonzept zur Erfassung und Überwachung der Plazentainsuffizienz

1. Allgemeines Screening im Rahmen der Schwangerenvorsorge zur Erfassung von anamnestischen und Befundrisiken
2. Biometrisches Screening zur Erfassung der intrauterinen Wachstumsretardierung
3. Dopplersonographie bei Risikofällen (s. 1. und 2.) mit Untersuchung der uterinen Arterien, der Umbilikalarterie und der A. cerebri media
4. Erfassen von Doppleränderungen im Sinne einer Zentralisierung des arteriellen Kreislaufes als Frühform der Adaptation des Organismus des Fetus an eine Mangelsituation
5. Die Konsequenzen aus einer Zentralisierung des arteriellen Kreislaufes hängen ab vom Schweregrad der Zentralisierung (diastolischer Nullfluss bzw. Flussumkehr in der A. umbilicalis bzw. fetalen Aorta) sowie vom Gestationsalter

Bei einem Gestationsalter ≥32 SSW ist die Entbindung nach abgeschlossener Induktion der Lungenreife in einem Perinatalzentrum angezeigt. Bei niedrigerem Gestationsalter wird die Diagnostik des Ductus venosus als Entscheidungskriterium herangezogen. Es scheint, dass ein abwartendes Verhalten bis zum Auftreten pathologischer Veränderungen im Ductus venosus (Abnahme der Flussgeschwindigkeit bzw. Nullfluss oder Flussumkehr am Ende des Herzzyklus) ohne erhebliche Zunahme der fetalen Gefährdung möglich ist (Hecher et al. 1995)

30.12 Auswirkung der Überwachung

> **Studienbox**
>
> Bei der Auswertung von mehr als 200000 im Los Angeles County Hospital zwischen 1971 und 1985 betreuten Schwangeren konnte bei einem Vergleich von 17000 getesteten Hochrisikoschwangerschaften gegenüber nicht getesteten Schwangeren eine signifikante Reduktion der perinatalen Todesfälle in der getesteten Gruppe festgestellt werden (Platt et al. 1987). Thacker u. Berkelman (1986) konstatierten bei einer Review von 600 Veröffentlichungen zur antepartalen Überwachung nur 4
>
> ▼

prospektiv randomisierte Untersuchungen zum NST. Die Fallzahl war in diesen Studien zu klein, um einen Benefit aufzuzeigen. Ähnlich verhält es sich mit validen Studien zum OBT.

▶ **Studienbox**

Zum SST liegt bisher keine prospektiv randomisierte Untersuchung vor. Generell fehlen randomisierte Vergleichsstudien mit Kontrollgruppen, in denen der zu prüfende Test nicht eingesetzt wurde (Mohide u. Keirse 1991).

Eine andere unbeantwortete Frage bleibt, ob die Erkennung eines asphyxiegefährdeten Fetus durch die verschiedenen Tests früh genug erfolgt, um insbesondere einen Hirnschaden zu vermeiden (Nelson et al. 1996).

Bei dem Vergleich der kognitiv-neurologischen Entwicklung bei Kindern im Alter von 2 Jahren mit antepartal abnormalem Doppler- bzw NST-Befund fanden sich in der Gruppe mit pathologischem NST schlechtere neurologische Ergebnisse als in der Gruppe mit pathologischem Dopplerresultat (Todd et al. 1992). Hieraus kann vorsichtig geschlossen werden, dass der pathologische Ausfall einiger Testverfahren u. U. bereits den irreparablen Schaden anzeigt und in diesen Fällen die optimierte geburtshilfliche Weichenstellung nur von beschränkter Wirkung ist.

In einer prospektiven Untersuchung der Inzidenz der Zerebralparese bei 22 336 Hochrisikoschwangerschaften, die mit seriellen BPP Untersuchungen überwacht wurden (verglichen mit 30 224 Niedrigrisikoschwangerschaften ohne derartige Überwachung) war im Lebensalter von 3 Jahren die Rate an Zerebralparesen signifikant mit einem niedrigen BPP-Score korreliert (Manning et al. 1996). Bei hochpathologischem Score mit 0 Punkten betrug die Rate an Zerebralparesen 250/1000, bei unauffälligem Score dagegen nur 0,8/1000.

Aufgrund der vorliegenden Studien ist es sinnvoll und angesichts der erheblichen Folgelasten bei geschädigten Kindern auch volkswirtschaftlich vertretbar, das nach Präselektion durch die Mutterschaftsvorsorge ermittelte Risikokollektiv einer intensivierten Überwachung zu unterziehen.

Literatur

ACOG Committee Opinion no 116 (1992) Use of antepartum Doppler for estimating fetal umbilikal and uterine artery flow. Int J Gynaecol Obstet 41: 320–322

ACOG Techn Bull no 188 (1994) Antepartum fetal surveillance. Int J Gynaecol Obstet 44: 289–294

ACOG Techn Bull no 207 (1995) Fetal heart rate patterns: monitoring, interpretation, and management. Int J Gynaecol Obstet 51: 65–74

ACOG Techn Bull, no 187 (1994) Ultrasonography in pregnancy. Int J Gynaecol Obstet 44: 173–183

Alfirevic Z, Luckas M, Walkinshaw SA, McFarlane M, Curran R (1997) A randomised comparison between amniotic fluid index and maximum pool depth in the monitoring of post-term pregnancy. Br J Obstet Gynaecol 104: 207–211

Alfirevic Z, Neilson JP (1995) Doppler ultrasonography in high risk pregnancies: systematic review with meta-analysis. Am J Obstet Gynecol 172: 179–187

Alfirevic Z, Neilson JP (1996) The current status of Doppler sonography in obstetrics. Curr Opin Obstet Gynecol 8: 114–118

Anyaegbunam A, Brustman L, Divon M, Langer O (1986) The significance of antepartum variable decelerations. Am J Obstet Gynecol 155: 707–710

Badalian SS, Chao CR, Fox HE, Timor-Tritsch IE (1993) Fetal breathing related nasal fluid velocity in uncomplicated pregnancies. Am J Obstet Gynecol 141: 563–567

Bayerische Perinatalerhebung (2000) BAQ-Jahresbericht 2000, Kommission für Perinatologie und Neonatologie, Bayerische Landesärztekammer und Kassenärztliche Vereinigung Bayerns. Zauner, Dachau

Bourgeois FJ, Thiagarajah S, Harbert GN (1984) The significance of fetal heart rate decelerations during nonstress testing. Am J Obstet Gynecol 150: 213–216

Brown VA, Sauer RS, Parson RJ, Duncan SLB, Cooke ID (1982) The value of antenatal carditocography in the management of high risk pregnancy: a randomized controlled trial. Br J Obstet Gynaecol 89: 716–722

Chamberlain PF, Manning MD, Morrison MB, Harman CR, Lange IR (1984) Ultrasound evaluation of amniotic fluid volume. II. The realtionship of increased amniotic fluid to perinatal outcome. Am J Obstet Gynecol 150: 250–255

Clark SL, Sabey P, Jolley K (1989) Nonstress testing with acoustic stimulation and fluid volume assessment: 5973 tests without unexpected fetal death. Am J Obstet Gynecol 160: 694–697

Daffos F, Capella-Pavlovsky M, Forestier F (1983) A new procedure of fetal blood sampling in utero: preliminary results of 53 cases. Am J Obstet Gynecol 146: 985–987

Dawes GS, Lobb M, Moulden M, Redman CWG, Wheeler T (1992 a) Antenatal cardiotocogram quality and interpretation using computers. Br J Obstet Gynaecol 99: 791–797

Dawes GS, Moulden M, Redman CWG (1992 b) Short-term fetal heart rate variation, decelerations, and umbilical flow velocity waveforms before labor. Obstet Gynecol 80: 673–678

Devoe LD, Gardner P, Dear C, Castillo RA (1990) The diagnostic values of concurrent nonstress testing, amniotic fluid measurement, and Doppler velocimetry in screening a general high-risk population. Am J Obstet 163: 1040–1048

Divon MY (1996) Umbilical artery Doppler velocimetry: clinical utility in high-risk pregnancies. Am J Obstet Gynecol 174: 10–14

Druzin ML, Grataco's J, Keegan KA, Paul RH (1981) Antepartum fetal heart rate testing. VIII. The significance of fetal bradycardia. Am J Obstet Gynecol 139: 194–198

Duenhoelter JH, Whalley PJ, MacDonald PC (1976) An analysis of the utility of plasma immunoreactive estrogen measurements in determining delivery time of gravidas with a fetus considered at high risk. Am J Obstet Gynecol 125: 889–898

Farmakides G, Weiner Z (1995) Computerized analysis of the fetal heart rate. Clin Obstet Gynecol 38: 112–20

Fischer WM (1981) Grundlagen und klinische Wertigkeit der Kardiotokographie. In: Fischer WM (Hrsg) Kardiotokographie. Thieme, Stuttgart, S 91–310

Fitzgerald DE, Drumm JE (1977) Noninvasive measurement of the fetal circulation using ultrasound: a new method. BMJ 2: 1450–1451

Flynn AM, Kelly J, Mansfield H, Needham P, O'Connor M, Viegas O (1982) A randomized controlled trial of non-stress-antepartum cardiotocography. Br J Obstet Gynaecol 89: 427–433

Flynn AM, Kelly J, Matthews K, O'Connor M, Viegas O (1982) Predictive value of, and observer variability in, several ways of reporting antepartum cardiotocographs. Br J Obstet Gynaecol 89: 434–440

Freeman RK (1975) The use of the oxytocin challenge test for antepartum clinical evaluation of uteroplacental respiratory function. Am J Obstet Gynecol 121: 481–489

Freeman RK (1982) Contraction stress testing for primary fetal surveillance in patients with high risk for placental insufficiency. Clin Perinat 9: 265–270

Freeman RK, Anderson G, Dorchester W (1982) A prospective multi-institutional study of antepartum fetal heart rate monitoring. II. Contraction stress test versus nonstress test for primary surveillance. Am J Obstet Gynecol 143: 778–781

Gauthier RJ, Evertson LR, Paul RH (1979) Antepartum fetal heart rate testing. 2. Intrapartum fetal heart rate observation and newborn outcome following a positive contraction stress test. Am J Obstet Gynecol 133: 34–39

Gerson AG, Wallace DM, Stiller RJ, Paul D, Weiner S, Bolognese RJ (1987) Doppler evaluation of umbilical venous and arterial flow in the second and third trimester of normal pregnancy. Obstet Gynecol 70: 622–626

Gnirs J (1995) Kineto-Kardiotokographie: automatische Detektion der fetalen Bewegungsaktivität als integraler Bestandteil antepartualer CTG-Registrierungen und ihre Bedeutung für die fetale Zustandsdiagnostik. Habilitationsschrift, München

Gnirs J, Schelling M, Kolben M, Schneider KTM (1998) Referenzkurven für das fetale Bewegungsprofil. Geburtsh Frauenheilkd 58: 355–362

Gnirs J, Schneider KTM (1994) Fetale Verhaltenszustände und Bewegungsaktivität. Gynäkologe 27: 136–145

Gnirs J, Schneider KTM (1996) Diagnostik der fetalen Bewegungsaktivität, fetaler Stimulationstests und der Komplexitätsanalyse des fetalen EKGs als Ergänzung der intrapartalen CTG-Überwachung. Gynäkologe 29: 22–27

Gnirs J, Schneider KTM, Möhrling D, Wilhelm O, Graeff H (1993) Dopplersonographie, Kineto-Kardiotokographie und fetale Stimulationstests bei Risikoschwangerschaften. Gynakol Geburtshilfliche Rundsch 33 (Suppl 1): 309–310

Gnirs J, Schraag M (1992) Kineto-Kardiotokographie. Ein neues Verfahren zur automatischen Detektion der totalen fetalen Bewegungsaktivität zeitsynchron zum konventionellen Kardiotokogramm. Medizintechnik 112: 209–226

Gonser M (1996) Dopplersonographie in der Schwangerenvorsorge. Z Geburtshilfe Neonatol 200: 69–71

Göschen K (1997) Kardiotokographie – Praxis, 5. Aufl. Thieme, Stuttgart

Grannum P, Berkowitz RI, Hobbins JC (1979) The ultrasonic changes in the maturing placenta and their relation to fetal pulmonic maturity. Am J Obstet Gynecol 133: 915–922

Hage ML (1985) Interpretation of nonstress tests. Am J Obstet Gynecol 153: 470–495

Hammacher K (1962) Neue Methode zur selektiven Registrierung der fetalen Herzschlagfrequenz. Geburtshilfe Frauenheilkd 22: 1552–1555

Haverkamp AD, Thompson HE, McFee JG (1976) The evolution of continuous fetal heart rate monitoring in high risk pregnancy. Am J Obstet Gynecol 125: 310–317

Hecher K, Campbell S, Doyle P, Harrington K, Nicolaides K (1995) Assessment of fetal compromise by Doppler ultrasound investigation of the fetal circulation. Arterial, intracardiac and venous blood flow velocity studies. Circulation 91: 129–138

Hill WC, Moenning RK, Katz M, Kitzmiller JL (1984) Characteristics of uterine activity during the breast stimulation test. Obstet Gynecol 64: 489–492

Hon EH (1963) Instrumentation of fetal heart rate and fetal electrocardiography. Am J Obstet Gynecol 86: 772–784

Hon EH, Hess OW (1957) Instrumentation of fetal electrocardiograhy. Sci 125: 553–554

Hoskins IA, Frieden FJ, Young BK (1991) Variable decelerations in reactive nonstress tests with decreased amnionic fluid index predict fetal compromise. Am J Obstet Gynecol 165: 1094–1098

Johnson MJ, Paine LL, Mulder HH, Cezar C, Gregor C, Johnson TRB (1992) Population differences of fetal biophysical and behavioral characteristics. Am J Obstet Gynecol 166: 138–142

Johnson TRB (1992) Vibratory acoustic stimulation as an adjunct to fetal testing. Postgrad Obstet Gynecol 7: 1–4

Karsdorp VHM, van Vugt JMG, van Geijn HP, Kostense PJ, Arduini D, Montenegro N, Todros T (1994) Clinical significance of absent and reversed enddiastolic flow velocity waveforms in umbilical artery. Lancet 344: 1664–1668

Keirse MJNC (1989) Effective care in pregnancy and childbirth. Oxford University Press, Oxford, pp 477–492

Kidd LC, Patel NB, Smith R (1985) Non-stress antenatal cardiotocography – a prospective randomized clinical trial. Br J Obstet Gynaecol 92: 1156–1159

Kjos SL, Leung A, Henry OA, Victor MR, Paul RH, Medearis AL (1995) Antepartum surveillance in diabetic pregnancies. Predictors of fetal distress in labor. Am J Obstet Gynecol 173: 1532–1539

Kol S, Thaler I, Paz N, Shmueli O (1995) Interpretation of nonstress tests by an artificial neural network. Am J Obstet Gynecol 172: 1372–1379

Lumley J, Lester A, Anderson I, Renou P, Wood C (1983) A randomized trial of weekly cardiotokography in high-risk obstetric patients. Br J Obstet Gynaecol 90: 1028–1026

Manning FA, Harman C, Menticoglou S (1996) Fetal biophysical score and cerebral palsy at age 3 years. Am J Obstet Gynecol 174: 319

Manning FA, Morrison I, Harmann CR, Lange IR, Menticoglou S (1987) Fetal assessment based on fetal biophysical profile scoring: Experience in 19.221 referred high risk pregnancies. 2. An analysis of false negative fetal deaths. Am J Obstet Gynecol 157: 880–884

Matsuura M, Murata Y, Hirano T, Nagatti N, Doi S, Suda K (1996) The effects of developing autonomous nervous system on FHR variabilities determined by the power spectral analysis. Am J Obstet Gynecol 174: 380

Meis PJ, Ureda JR, Swain M, Kelly RT, Penry M, Sharp P (1986) Variable decelerations during nonstress tests are not a sign of fetal compromise. Am J Obstet Gynecol 154: 586–590

Miller DA, Rabello YA, Paul RH (1996) The modified biophysical profile: antepartum testing in the 1990s. Am J Obstet Gynecol 174: 812–817

Mohide P, Keirse MJNC (1991) Biophysical assessment of well-being. In: Chambers I, Erkin M, Keirse MJNC (eds) Effective care in pregnancy and childbirth, vol I. Pregnancy. Oxford University Press, Oxford, pp 57–66

Moore TR (1990) Superiority of the four-quadrant sum over the single-deepest-pocket technique in ultrasonographic identification of abnormal amniotic fluid volumes. Am J Obstet Gynecol 163: 762–767

Myers RE, Mueller-Heubach E, Adamsons K (1973) Predictability of the state of fetal oxygenation from quantitative analysis of the components of late deceleration. Am J Obstet Gynecol 115: 1083–1094

Nageotte JP, Towers CV, Asrat T, Freeman RK (1994) Perinatal outcome with the modified biophysical profile score. Am J Obstet Gynecol 170: 1672– 1676

Nelson KB, Dambrosia JM, Ting TY, Grether JK (1996) Uncertain value of electronic fetal monitoring in predicting cerebral palsy. N Engl J Med 334: 613–618

Nielsen PV, Pedersen J, Kampmann EM (1979) Absence of human placental lactogen in an otherwise uneventful pregnancy. Am J Obstet Gynecol 135: 322–326

Nijhuis JG, Prechtl HFR, Martin CB jr, Bots RSGM (1982) Are there behavioural states in the human fetus? Early Hum Dev 6: 177–195

Oosterhof H, an der Stege JG, Lander M, Prechtl HFR, Aarnoudse JG (1993) Urine production rate is related to behavioural states in the near term fetus. Br J Obstet Gynaecol 100: 920–922

Patrick J, Campbell K, Carmichael L, Natale R, Richardson B (1980) Patterns of human fetal breathing during the last 10 weeks of pregnancy. Obstet Gynecol 56: 24–30

Pattinson RC, Norman K, Odendaal HJ (1994) The role of Doppler velocimetry in the management of high risk pregnancies. Br J Obstet Gynaecol 101: 114–120

Pillai M, James D (1990) The development of fetal heart rate patterns during normal pregnancy. Obstet Gynecol 76: 812–816

Platt LD, Paul RH, Phelan J, Walla Ca, Broussard P (1987) Fifteen years of experience with antepartum fetal testing. Am J Obstet Gynecol 156: 1509–1515

Porst S (1986) Zur Geschichte der fetalen Herztonaufzeichnung in Deutschland. In: Bech L (Hrsg) Zur Geschichte der Gynäkologie und Geburtshilfe. Springer, Berlin Heidelberg New York Tokyo, pp 119–132

Proud J, Grant AM (1987) Third trimester placental grading by ultrasonography as a test of fetal well being. Br Med J 294: 1641–1647

Queenan JT, Gadow EC (1970) Polyhydramnios: chronic versus acute. Am J Obstet Gynecol 108: 349–357

Ray M, Freeman R, Pine S, Hesselgesser R (1972). Clinical experience with the oxytocin challenge test. Am J Obstet Gynecol 114: 1–6

Riehn A, Sarembe B, Riehn F, Szendzielarz D (1990) Die fetale Herzfrequenzüberwachung bei der stehenden Schwangeren. Zentralbl Gynäkol 112: 1519–1523

Robinson HP, Shaw-Dunn J (1973) Fetal heart rates as determined by sonar in early pregnancy. Br J Obstet Gynaecol 80: 805–809

Rochard F, Schifrin BS, Goupil F, Legrand H, Blottiere J, Sureau C, (1976) Nonstressed fetal heart rate monitoring in the antenatal period. Am J Obstet Gynecol 126: 699–706

Rooth G, Huch A, Huch R (1987) FIGO News: guidelines for the use of fetal monitoring. Int J Gynecol Obstet 25: 159–167
Rüttgers H (1989) Kardiotokographie. Standards in der Perinatalmedizin. Perinat Med 1: 9–14
Sadovski E, Yaffe H (1973) Daily fetal movement recording and fetal prognosis. Obstet Gynecol 41: 845–850
Schmidt W, Gnirs J (1990) Fetale Bewegungsaktivität und akustische Stimulation. Gynäkologe 23: 289–297
Schneider H (1993b) Bedeutung der intrapartalen Asphyxie für die Entstehung von kindlichen Hirnschäden. Geburtshilfe Frauenheilkd 53: 369–378
Schneider KTM (1997) Standards in der Perinatalmedizin – Doppler-Sonographie in der Schwangerschaft. Frauenarzt 38: 452–458
Schneider KTM, Bung P, Weber St, Huch A, Huch R (1993) An orthostatic uterovascular syndrome – a prospective, longitudinal study. Am J Obstet Gynecol 169: 183–189
Schneider KTM, Deckardt R, Graeff H, Huch A, Huch R (1987) Ist mütterliches Stehen ein physiologischer fetaler Streßtest? Arch Gynecol Obstet 242: 733–735
Schneider KTM, Huch R, Huch A (1985) Premature contractions: are they caused by maternal standing? Acta Genet Med Gemellol 34: 175–178
Schneider KTM, Kaisenberg C von, Holzgreve W (Hrsg) (1994) Manual der fetalen Medizin mit Referenzwerten für den klinischen Anwender. Springer, Berlin Heidelberg New York Tokyo
Schneider, KTM (1993a) IUGR-Probleme der Diagnostik. In: Schmidt, W (Hrsg) Jahrbuch der Gynäkologie und Geburtshilfe 1992/93. Biermann, Zülpich, S 113–123
Sherer DM, Spong CY, Ghidini A, Salafia CM, Minior RK (1996) In preterm fetuses decreased amniotic fluid is associated with decreased fetal movements. Am J Obstet Gynecol 174: 344
Smith CV, Phelan JP, Platt LD, Broussard P, Paul RH (1986) Fetal acoustic stimulation testing. II. A randomized clinical comparison with the nonstress test. Am J Obstet Gynecol 155: 131–134
Spätling L, Fallenstein F, Danders R, Hasenberg A (1994) External four-channel tocography during delivery. Int J Gynecol Obstet 46: 291–295
Spellacy WN (1979) The use of human placental lactogen in the antepartum monitoring of pregnancy. Obstet Gynecol 6: 245–249
Staisch KJ, Westlake JR, Bashore RA (1980) Blind oxytocin challenge test and perinatal outcome. Am J Obstet Gynecol 138: 399–403
Stembera ZK (1969) Fetal tolerance to maternal exercise hypoxia, Perinatal factors affecting human development. Pan American Health Organization, Scientif Publ no 186
Tannirandorn Y, Kittipibul V (2001) Short fetal acoustic stimulation test for rapid antepartum assessment of fetal well-being. J Med Assoc Thai 84: 520–524
Thacker SB, Berkelman RL (1986) Assessing the diagnostic accuracy and efficacy of selected fetal surveillance techniques. Obstet Gynecol Surv 41: 121–141
Todd AL, Tridinger BJ, Cole MJ, Cooney GH (1992) Antenatal tests of fetal welfare and development at age 2 years. Am J Obstet Gynecol 167: 66–71
Ulbricht C, Dorffner G, Lee A (1998) Neural networks for recognizing patterns in cardiotocograms. Artif Intell Med 12: 271–284
Viegas OAC, Arulkumuran S, Gibb DMF, Ratnam SS (1984) Nipple stimulation in late pregnancy causing uterine hyperstimulation and profound fetal bradycardia. Br J Obstet Gynaecol 91: 364–366
Weber S, Schneider KTM, Bung P, Huch A, Huch R (1988) Antenatale fetale Herzfrequenz unter besonderer Berücksichtigung der mütterlichen Körperhaltung. Geburtshilfe Frauenheilkd 48: 35–40
Weiner Z, Divon MY, Katz N, Minior VK, Nasseri A, Girz B (1996) Multivariant analysis of antepartum fetal test in predicting neonatal outcome of growth retarded fetuses. Am J Obstet Gynecol 174: 338
Zahn V (1984) Uterine contractions during pregnancy. J Perinat Med 56: 36–40

Geburt

Normale Geburt

K. M. Chalubinski und P. Husslein

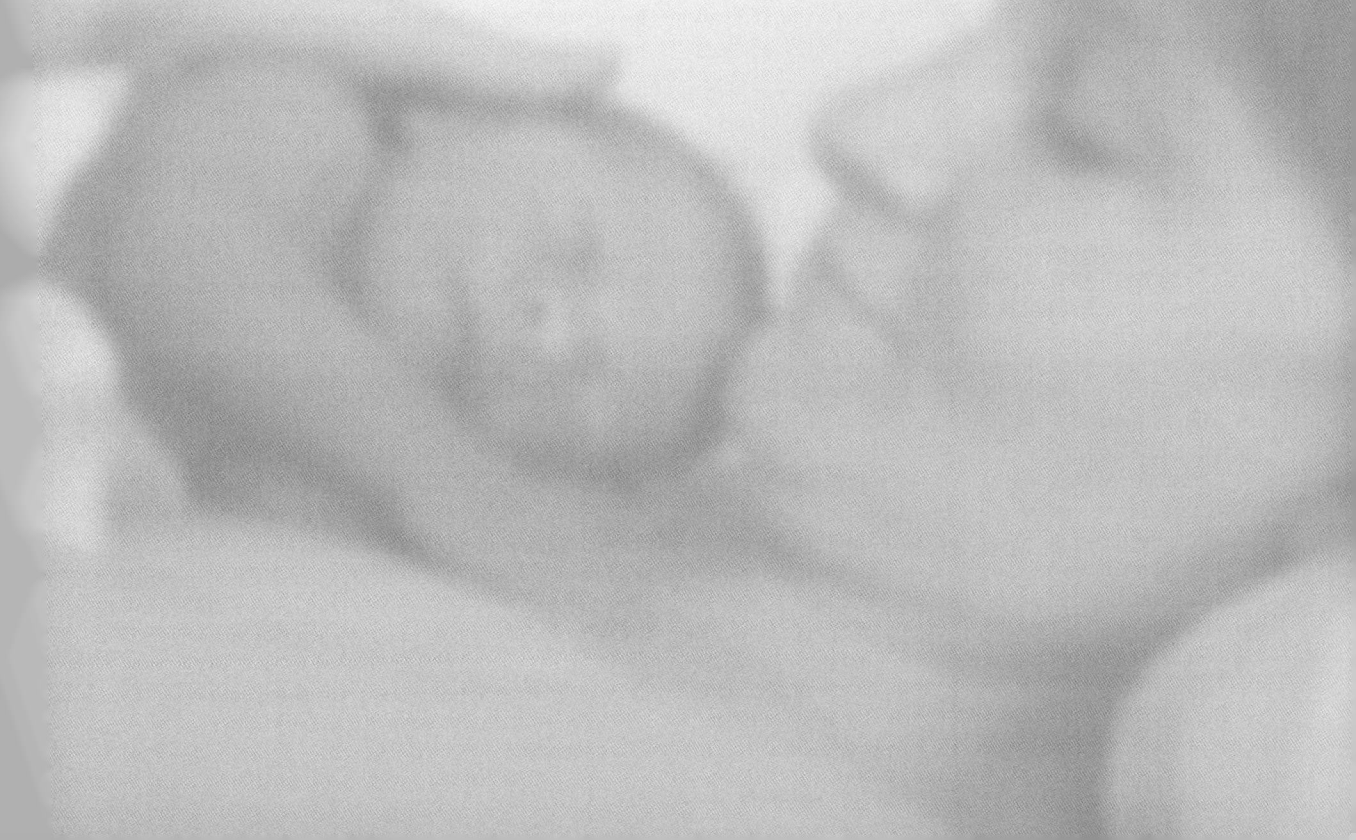

Kurz-Überblick

Die Geburt ist ein natürlicher Vorgang, und es ist die Aufgabe des Geburtshelfers, unter Berücksichtigung der individuellen geburtsmechanischen, physiologischen und auch psychischen Gegebenheiten eine Begleitung und risikoadaptierte Überwachung der Schwangeren und des Kindes zu gewährleisten.

Eine Häufigkeitsberechnung der »normalen Geburt« ist aufgrund der Dehnbarkeit der Definition und somit unterschiedlichen Auslesekriterien nicht möglich. Starke Verteilungsschwankungen ergeben sich zudem zwischen den einzelnen Kliniken als Folge einer risikoorientierten Selektion und Betreuung in Abteilungen mit unterschiedlichem Behandlungspotential.

Die Aufnahmeuntersuchung in den Kreißsaal erlaubt eine prognostische Beurteilung des Geburtsverlaufs. Nach Ergänzung der anamnestischen Daten erfolgt routinemäßig eine allgemeine und geburtshilfliche Begutachtung der Gebärenden sowie eine CTG-Kontrolle. Zusätzliche diagnostische Maßnahmen (Ultraschall, Labor) werden fakultativ je nach erhobenem Risiko angeordnet. Während der Entbindung wird analog vorgegangen, wobei die Untersuchungsfrequenz auf ein notwendiges Minimum beschränkt bleiben sollte.

Eine intermittierende kardiotokographische Überwachung des Feten während der Eröffnungsperiode und ein kontinuierliches Monitoring in der Austreibungsphase der Geburt sind zu empfehlen.

Eine aktive Geburtsleitung mit routinemäßigem Einsatz von hochdosiertem Oxytocin und der Durchführung einer Amniotomie werden als unnötige »Technisierung« der Geburt angesehen. Eine lange Geburtsdauer kann zur fetalen Hypoxämie und Azidämie führen; diese Veränderungen können jedoch rechtzeitig durch Auffälligkeiten des Kardiogramms und durch Mikroblutgasanalyse erkannt werden. Ein sich schon während der frühen Geburtsphase abzeichnender potenziell pathologischer Verlauf sollte durch großzügige Sectioindikation vermieden werden.

In der modernen Geburtshilfe sollte die überlange Geburtsdauer auch als ein maternales Problem angesehen werden. Der Abbau von Angst und Stress, die Optimierung der Analgesie und der gezielte Einsatz von wehenfördernden Mitteln sind bevorzugte Maßnahmen zur aktiven Beeinflussung der Geburtsdauer.

Die Inzidenz der Episiotomie variiert stark; verschiedene Studien weisen darauf hin, dass ihre routinemäßige Durchführung abzulehnen ist. Zweckmäßig ist sie dagegen zur Verkürzung der Austreibungsperiode bei fetaler Gefährdung und/oder zur Erleichterung einer vaginal-operativen Entbindung.

Der posthämorrhagische Schock in der Plazentarperiode gehört immer noch zu den häufigsten maternalen Todesursachen, jedoch bedeutet die routinemäßige Prophylaxe eine unnötige Medikalisierung der geburtshilflichen Abläufe und wirkt sich negativ auf die Sorgfalt der postpartalen Kontrolle aus. Die Verabreichung von Uterotonika ist indikationsgebunden, während die routinemäßige Applikation Risikopatientinnen (z.B. belastete Anamnese, Hydramnion, Makrosomie, Mehrlingsschwangerschaften, prolongierter Geburtsverlauf) vorbehalten bleibt.

Die Erstversorgung des Neugeborenen soll vor allem durch entsprechende Lagerung und die Wahl des Abnabelungszeitpunkts einen unnötigen Blutverlust des Kindes verhindern.

Das Freimachen der Atemwege durch Absaugen ist erst in Rahmen der primären Reanimation angebracht. Der kindliche Zustand, der allgemein nach dem Apgar-Score beurteilt wird, erlaubt keinen Rückschluss auf die Ursache einer Anpassungsstörung und darf nicht als prognostischer Faktor für die spätere Entwicklung des Kindes verwendet werden. Nur eine anhaltende Depression des Neugeborenen als Ausdruck eines schweren Sauerstoffmangels, der durch eine ausgeprägte metabolische Azidose charakterisiert ist, kann zu hypoxischen Gewebsschäden führen. Deswegen ist die Bestimmung des Nabelarterien-pH-Werts ein wichtiger Teil der Erstversorgung. Dieser Wert dient als objektiver Indikator für den kindlichen Zustand.

Die Geburt ist für die meisten Frauen der wohl beglückendste Moment in ihrem Leben. Auch für den betroffenen Partner, für die ganze Familie stellt sie ein zentrales Ereignis dar, dessen Bedeutung weit über die medizinischen Aspekte hinaus geht. Aus einer Zweierpartnerschaft wird eine Familie mit Kind. Das Interessenzentrum der Frau verlagert sich von ihrem eigenen Leben, von ihrer Beziehung zu ihrem Partner mehr oder weniger ausgeprägt auf ihr Kind. Ihre Rolle als Ehe- oder Karrierefrau erfährt einen dramatischen Einschnitt; es werden die Jahrmillionen alten Verhaltensformen der Natur wirksam, die letztlich auf die Reproduktion abzielt.

Die Natur hat aber den Menschen im Zuge der Evolution nicht gerade bevorzugt, was die Geburt anbelangt. Der aufrechte Gang brachte die Lendenlordose mit sich, wodurch der Durchtritt des Kopfes durch das knöcherne Becken erschwert wurde. Auch die einmalige Zunahme des Gehirnvolumens – zweifelsohne ein entscheidender Schritt auf dem Weg zum Homo sapiens –, als dessen Folge zwangsläufig die Kopfgröße zunehmen musste, führte ihrerseits zu einer Verkomplizierung der Geburt.

Die problematische Entwicklung des Geburtsmechnismus beim Menschen ist seit jeher als hartes Schicksal für die Menschheit erkannt worden. »Unter Schmerzen sollst Du gebären« ist schon im Alten Testament zu lesen. Schließlich war in früherer Zeit die Geburt auch durch eine ungeheure Mortalität und Morbidität belastet, und es kann zweifelsohne als Aufgabe der Zivilisation verstanden werden, diese »evolutionäre Erblast« zu korrigieren, was in diesem Jahrhundert auch tatsächlich eindrucksvoll gelungen ist.

Was allen Spezies bei der Geburt gemeinsam ist, ist der Wunsch, sich für diesen wichtigen Schritt im Leben an einen abgeschiedenen Ort zurückziehen, an dem man sich wohl fühlt. Dies zu erkennen ist auch für uns Geburtshelfer eine vordringliche Aufgabe, der gerade in den letzten Jahren erfreulicherweise Rechnung getragen werden konnte. Die Atmosphäre entsteht aber nicht nur durch eine angenehme Einrichtung des Raumes, sondern vor allem durch die Zuwendung des medizinischen Personals und durch das Verständnis, das den Frauen für dieses für sie so einmalige Ereignis entgegengebracht wird.

> Wichtig ist es, die Geburt trotz ihrer Einzigartigkeit als einen natürlichen Vorgang und keinen krankhaften Zustand zu verstehen.

Die Rolle des Geburtshelfers gemeinsam mit der Hebamme muss einerseits in der Begleitung und Überwachung dieser natürlichen Vorgänge gesehen werden, ohne einzugreifen, solange sie regelrecht ablaufen, andererseits aber in der Erkennung von Risiken sowie in einer raschen und geübten Intervention bei drohender Gefahr für Mutter und Kind.

Als Qualitätskriterium einer modernen Geburtshilfe sind die klassischen Parameter, wie maternale und perinatale Mortalität sowie auch Morbidität nicht mehr ausreichend. Darüber hinaus muss auch der Zufriedenheitsgrad der Mutter bezüglich des Geburtserlebnisses in die Qualitätsevaluation mit einbezogen werden.

31.1 Allgemeine Grundlagen

31.1.1 Terminologie

Definition

Per definitionem wird die Geburt als ein komplexer physiologischer Ablauf bezeichnet, der dazu dient, das Kind (Geburtsobjekt) aus dem Uterus auszutreiben (Pschyrembel 1998). Der Geburtsvorgang gilt als regelrecht, wenn er den statistischen Normen entspricht, der Ablauf spontan erfolgt, der vorangehende Teil der flektierte kindliche Schädel ist und die zulässige Geburtsdauer nicht überschritten wird (Kilpatrick u. Laros 1989).

In 94 % aller Geburten nimmt der kindliche Kopf eine dorsoanteriore Beugehaltung an; somit wird dieser Geburtsmechanismus als regelrecht bezeichnet, obwohl die Geburt auch bei okzipitoposteriorer Haltung (1 %) ohne maternale und fetale Gefährdung spontan verlaufen kann. Die Geburtsdauer ist im Vergleich zur okzipitoanterioren Haltung zwar deutlich verlängert, überschreitet in vielen Fällen jedoch nicht die zulässige Dauer. Hingegen führt eine Deflexionshaltung (1 %) in den meisten Fällen zur Verzögerung bzw. zu einem Stillstand der zuerst spontan ablaufenden Entbindung (s. Kap. 38).

Eine exakte Zeitgrenze für die **Dauer** der regelrechten Geburt kann nicht angegeben werden, da die normale Streuung sich in zu weiten Grenzen bewegt. Bei der Festlegung der zulässigen Geburtsdauer wurden statistische Daten der zeitabhängigen Frequenzzunahme der maternalen und fetalen Gefährdung herangezogen (s. Kap. 31.1.6).

Eine landesweite **Inzidenzberechnung** der »normalen Geburt« ist aufgrund der Dehnbarkeit der Definition – und somit unterschiedlichen Auslesekriterien – nicht möglich. Würde man statistische Daten der zentralen städtischen Ämter zugrunde legen, wäre nur eine Häufigkeitsangabe von **nicht operativ entbundenen reifen Kindern** möglich; diese Zahl beinhaltet jedoch auch viele atypische Verläufe. Starke Schwankungen in der Häufigkeitsverteilung der normalen Geburt ergeben sich außerdem zunehmend zwischen den einzelnen Kliniken, als Folge einer risikoorientierten Selektion und Betreuung in Abteilungen mit unterschiedlichem Behandlungspotenzial.

31.1.2 Zentralisierung und Regionalisierung der Geburtshilfe

Der Übergang von der Hausgeburtshilfe zur Entbindung im Krankenhaus und der medizinische Fortschritt führten zu einer eindrucksvollen Reduktion der perinatalen Mortalität und Morbidität. Die Perinatalsterblichkeit alleine ist als Parameter der geburtshilflichen Leistung inzwischen allerdings nur noch beschränkt aussagekräftig. Im Zentrum der Bemühungen steht heute die prospektive Erfassung von Risikofällen, um eine vermeidbare maternale und neonatale Morbidität zu eliminieren.

In Kliniken mit geburtshilflichen Abteilungen, an denen entsprechende personelle, technische und organisatorische Anforderungen nicht zu realisieren sind, muss mit Versorgungslücken gerechnet werden. Daher hat die Deutsche Gesellschaft für Gynäkologie und Geburtshilfe (DGGG) 1995 die erforderlichen Grundvoraussetzungen zur Neuschaffung bzw. Erhaltung von geburtshilflichen Abteilungen beschrieben. Den Erfordernissen entsprechend soll außer einer Mindestgeburtenfrequenz auch die medizinische Versorgung auf einem gleichen und etablierten Niveau forensisch unangreifbar sichergestellt sein. Da diese strukturellen Faktoren für kleinere Krankenhäuser oft schwer oder gar nicht zu erfüllen sind bzw. kaum finanziert werden können, wird dies in Zukunft wahrscheinlich zur Verlagerung der Normalgeburten in große Geburtskliniken führen (Zentralisierung).

Zusätzlich zur Erfüllung der angegebenen Mindestanforderungen an die jeweiligen geburtshilflichen Abteilungen wurde von der DGGG eine verpflichtende Weiterleitung von Hochrisikofällen, deren Bewältigung die Möglichkeiten des Krankenhauses übersteigt, an dafür ausgerüstete Zentren verlangt (Regionalisierung). Letztes entspricht der Empfehlung des Vorstandes der DGGG von 1991, eine graduelle und dem Bedarf angepasste Verschiebung von Risikofällen in die nächsthöhere Versorgungsstufe durchzuführen (DGGG 1995):
- Grundversorgung,
- Schwerpunktkrankenhaus,
- Krankenhaus mit Maximalversorgung – Perinatalzentrum.

Als Preis für diese Maßnahmen, die zur Qualitäts- und Effizienzsteigerung beitragen sollen, wird aber der Verlust der individuellen Betreuung befürchtet.

▶ Studienbox

Nach einer Befragung zur Einstellung der Frauen zu einer Zentralisierung haben sich 90,4 % der Frauen gegen eine allgemeine Zentralisierung ausgesprochen, für eine Regionalisierung waren 52,1 %. Am wichtigsten war für die befragten Frauen das Gefühl des Geborgenseins, die Vertrautheit der Umgebung und die Entfernung vom Wohnort zum Krankenhaus. Der Sicherheitsaspekt spielte dagegen eine untergeordnete Rolle, und die subjektive Befindlichkeit hatte den höchsten Stellenwert (Roemer u. Ramb 1996).

Um den Bedürfnissen der Frauen zu entsprechen, ohne die geburtshilfliche Sicherheit zu vernachlässigen, bedarf es einer weiteren Suche nach Kompromissen. Eine überzeugende Aufklärung der Schwangeren über die Vorteile einer großen Geburtsklinik und die Zulassung des sog. sanften geburtshilflichen Managements – auch an großen Perinatalzentren – wäre möglicherweise die erstrebenswerte Lösung. Dieses beinhaltet nicht nur die Möglichkeit alternativer Geburtsmethoden, sondern vor allem die Änderung der unpersönlichen Atmosphäre eines Großkrankenhauses durch Intensivierung der persönlichen Zuwendung und Betreuungskontinuität während der Schwangerschaft und Entbindung.

31.1.3 Anatomie und Entwicklung des Geburtskanals

Der Geburtskanal besteht aus:
- dem knöchernen Becken,
- dem Weichteilrohr
  - der Zervix,
  - der Vagina,
  - dem Beckenboden,
  - der Vulva.

Die geburtsmechanisch bedeutenden Bereiche des **knöchernen Beckens** sind (Abb. 31.1):
- **Beckeneingangsraum** – mit Begrenzung durch Promontorium und oberen Symphysenrand mit querovaler Form, deren gerader Durchmesser 11 cm und deren querer Durchmesser 13 cm beträgt.
- **Beckenmitte** – die Verbindungsfläche, die durch die Mitte der hinteren Symphysenfläche und des 3. Kreuzbeinwirbels sowie seitlich durch die Innenfläche der Acetabula begrenzt wird; alle Durchmesser betragen 12–13 cm, wodurch die Beckenmitte rund imponiert.
- **Beckenenge** – eine Ebene, die begrenzt wird durch unteren Symphysenrand, Articulus sacrococcygeus und Spinae ischiadicae; der gerade Durchmesser beträgt 11 cm, der quere Durchmesser 10,5 cm.
- **Beckenausgangsraum** – mit Begrenzung durch den unteren Symphysenrand, das Steißbein und die Tubera ischiadica – mit längsovaler Form, die im geraden Durchmesser 11,5 cm und im queren Durchmesser 11 cm misst.

Der Anteil des **Weichteilrohrs**, der die wesentlichste geburtshilfliche Bedeutung hat, ist der Beckenboden; daher ist die Erhaltung seiner Struktur eine wichtige Aufgabe des Geburtshelfers. Der Beckenboden bildet den kaudalen Verschluss des kleinen Beckens und besteht aus 3 Schichten dachziegelartig übereinander gefugter Faszien- und Muskelverbindungen (Abb. 31.2):
- **äußere Schließmuskelschicht** (M. ischiocavernosus, M. transversus perinei superficialis, M. bulbospongiosus, M. sphincter ani externus);
- **Diaphragma urogenitale** (M. transversus perinei profundus, Teile des Sphincter urethrae externus);
- **Diaphragma pelvis** (M. levator ani).

Der **Geburtskanal** ist kein starrer, vorgegebener Raum, sondern entwickelt sich sukzessive im Verlauf der verschiedenen Geburtsabschnitte. Der fetale Schädel bzw. zuerst die Fruchtblase dilatieren durch das Tiefertreten des Kopfes das untere Uterinsegment, das Vaginalrohr und den Introitus vaginae (Abb. 31.3).

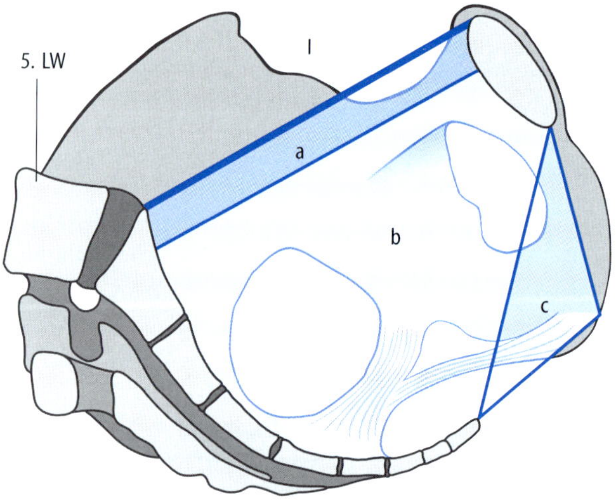

Abb. 31.1. **Beckenräume des kleinen Beckens.** *a* Beckeneingangsraum, *b* Beckenhöhle, *c* Beckenausgangsraum, Balken Conjugata vera anatomica

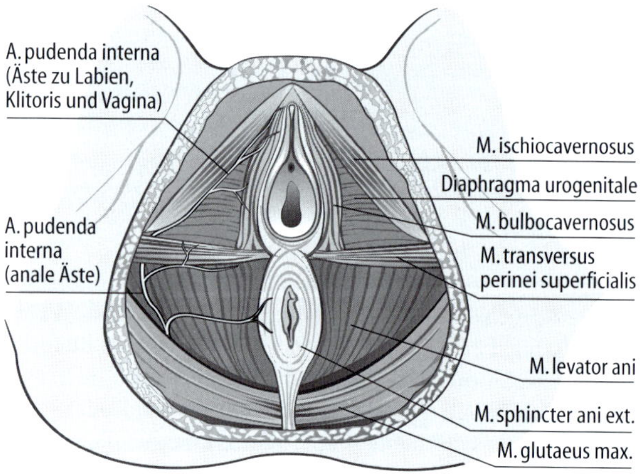

Abb. 31.2. **Anatomie des Beckenbodens** (nach Käser)

Basierend auf röntgenologischen Aufnahmen konnte gezeigt werden, dass bei Beginn der Wehentätigkeit nicht nur der Muttermund gedehnt, sondern auch die Zervix um 1–6 cm nach kaudal verschoben wird. Nach vollständiger Eröffnung und Durchtritt des Schädels durch den äußeren Muttermund zieht sich dieser in kranialer Richtung unter Verminderung der Dilatation zurück (Fochem u. Narik 1955).

Da die Vaginalwände sehr nachgiebig sind, wird durch die Geburt auch z. T. das darunter liegende Gewebe beeinflusst. Somit kommt es auch zur Verbreiterung des Levatorenschlitzes und zur Lageveränderung des Blasenhalses. Der voll entwickelte Geburtskanal stellt topographisch ein am Beckeneingang beginnendes und im obersten Anteil gerade verlaufendes Rohr dar, das wenige Zentimeter oberhalb der Spinae ischiadicae in ventraler Richtung abbiegt. Im unteren Teil des Kanals nimmt diese Biegung zu (sog. Knie) und reicht bis zum Beckenboden.

Im Bereich des **knöchernen Beckens** kommt es während der Geburt ebenfalls zu Verformungen, wobei nur die Iliosakralgelenke und die Symphyse betroffen sind. Im letzten Schwanger-

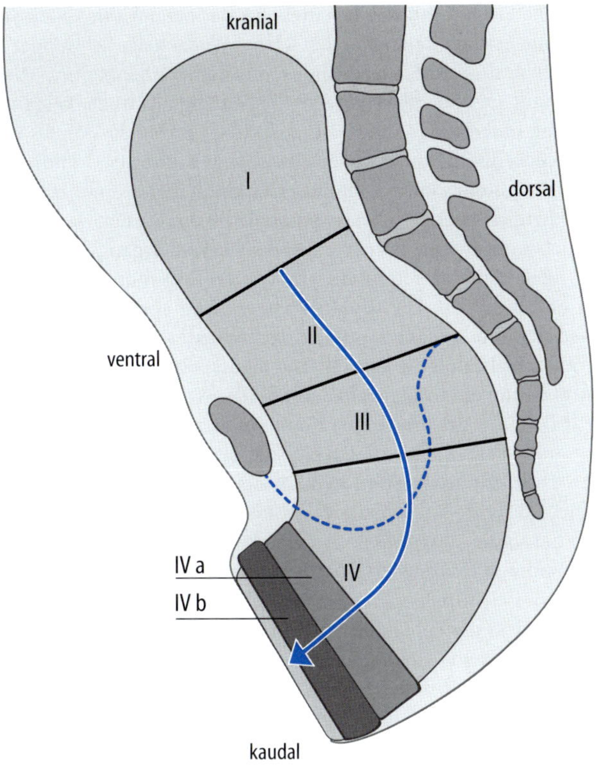

Abb. 31.3. **Form des Geburtskanals.** *I* Kontraktiler Teil des Uterus, *II* unteres Uterinsegment, *III* Cervix uteri, *IV* Weichteilansatzrohr: *IVa* Diaphragma pelvis, *IVb* Diaphragma urogenitale

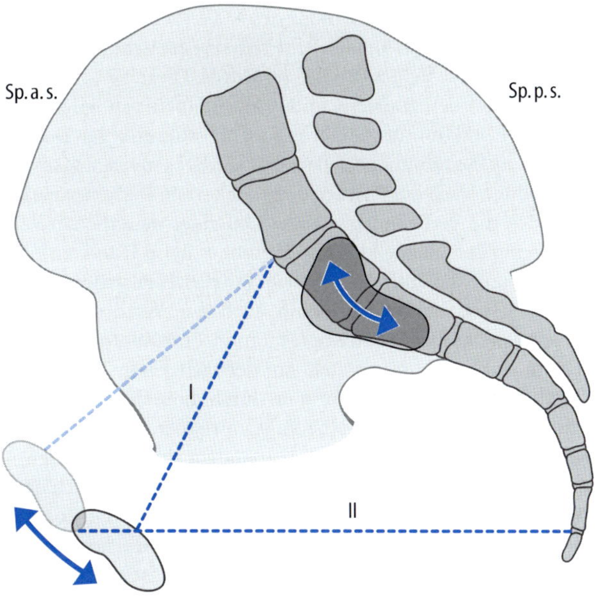

Abb. 31.4. **Verlagerung der Symphyse unter der Geburt.** Größenveränderung der Conjugata vera (*I*) und des Beckenausgangdurchmessers (*II*)

schaftsdrittel kommt es zu einer Auflockerung und röntgenologisch nachweisbaren Verbreiterung der Symphyse um 3–5 mm, die sich post partum innerhalb von 5 Monaten vollständig zurückbildet (Borell u. Fernström 1957c). Die Rotationsbewegung in den Iliosakralgelenken beeinflusst die Lage der Symphyse, die zur Größenveränderung des sagittalen Durchmessers führt. Bei Umlagerung der Frau aus der normalen Rückenlage in Steinschnittlage kann der Beckenausgangsdurchmesser um bis zu 2 cm verlängert werden (Abb. 31.4).

Analoges gilt für die Hockstellung, die einer extremen Steinschnittlage entspricht (Borell u. Fernström 1957a). Zusätzlich konnte nachgewiesen werden, dass der fetale Kopf sowie auch das Pressen der Frau – durch eine Kontraktion der Rektusmuskulatur – zu einer Verschiebung der Symphyse in kranialer Richtung führen (Abb. 31.4).

31.1.4 Anatomie und geburtsbedingte Verformung des kindlichen Schädels

Der geburtsmechanisch bedeutende Bereich des kindlichen Kopfes ist die Kalotte, die folgendermaßen zusammengesetzt ist:

- zwei Ossa frontalia,
- zwei Ossa parietalia,
- zwei Ossa temporalia,
- ein Os occipitale.

Diese Schädelknochen werden durch bindegewebige Nähte verbunden:

- Sutura frontalis – Naht zwischen Ossa frontalia,
- Sutura sagittalis – Naht zwischen Ossa parietalia,
- Sutura cornaria – Naht zwischen Ossa temporalia und parietalia,
- Sutura lambdoidea – Naht zwischen Ossa parietalia und Os occipitale.

Die knochenfreien Bereiche, die durch das Zusammentreffen der Nähte enstehen, werden als Fonticulus anterior (große Fontanelle) sowie Fonticulus posterior (kleine Fontanelle) bezeichnet (Abb. 31.5).

Während der Geburt kommt es zu einer **Niveauverschiebung der Schädelknochen.** Röntgenologisch konnte nachgewie-

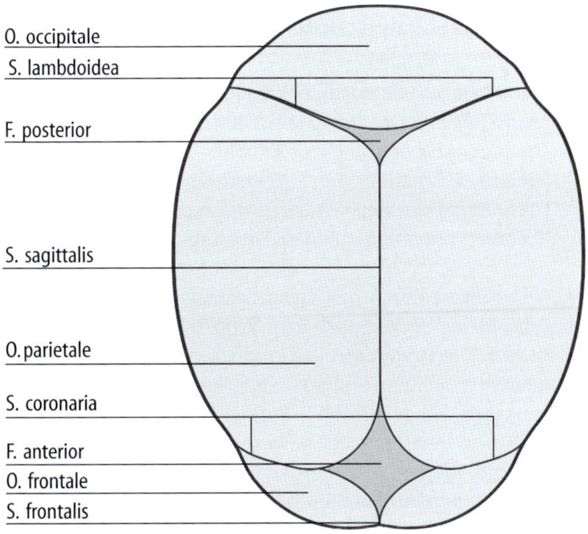

Abb. 31.5. **Schematische Darstellung des knöchernen Schädels eines Neugeborenen**

sen werden, dass die Verformung des fetalen Schädels nur durch die Vorschiebung der beiden Scheitelbeine entsteht, wobei kein Übereinanderschieben beobachtet wurde. Diese Verschiebung ist aufgrund der Trapezform des Scheitelbeins möglich. Die stärkste Konfigurationsänderung wurde während der Durchschreitung des führenden Teils durch den Beckenausgangsraum beobachtet. Nach der Passage des knöchernen Beckens verringert sich die Verformung deutlich. Zu einer neuerlichen Verschiebung der Schädelknochen kommt es beim Durchtritt des Kopfes durch den Introitus vaginae (Borell u. Fernström 1957b).

Die Geburtsmechanik kann auch zur Verformung der **Weichteile des kindlichen Kopfes** führen. Eine **Kopfgeschwulst** (Caput succedaneum) entsteht am tiefstgelegenen Teil, der als Leitstelle bezeichnet wird, und ist durch die Behinderung des Blut- und Lymphabflusses bedingt, mit einer Flüssigkeitsansammlung zwischen dem Periost und dem subkutanen Gewebe. Zu dieser ödematösen Stase kommt es meist erst nach dem Blasensprung, wenn der kindliche Kopf im direkten Kontakt zum Muttermund steht und dieser einen beträchtlichen Gegendruck ausübt. Die Größe der Kopfgeschwulst ist proportional zum Geburtswiderstand. Post partum wird das Ödem innerhalb von 1–2 Tagen resorbiert.

Ein **Zephalhämatom** ist nicht durch Stauung bedingt, sondern entsteht aus einer Blutung zwischen dem Schädelknochen und dem Periost. Das subperiostale Hämatom ist – im Gegensatz zur Kopfgeschwulst – nur auf einen Knochen begrenzt und überschreitet nie die Nahtlinien. Es nimmt in den ersten Lebenstagen zu und bleibt über 2–3 Monate unverändert bestehen.

Während der Passage des **Thorax** durch das kleine Becken kommt es zu einer milden Kompression der Rippen zur Brustwirbelsäule. Nach dem Durchtritt des Kopfes befindet sich der Thorax im engsten Raum des Beckens, und der Druck führt zu einer Sekretauspressung aus den kindlichen Luftwegen. Durch die Retraktion der Weichteile nach dem Austritt des Kopfes verkürzt sich der Geburtskanal, so dass der kindliche Körper keine ventrale Biegung mehr durchmacht und in fast rein kaudaler Richtung geboren wird (Borell u. Fernström 1957b).

31.1.5 Geburtsmechanismus bei okzipitoanteriorer Flexionshaltung

Der Geburtsmechanismus bei okzipitoanteriorer Flexionshaltung kann folgendermaßen dargestellt werden:

1. Drehung = Flexion } (= Eintritts- und Durch-
2. Drehung = Rotation } trittsmechanismus),
3. Drehung = Deflexion = Austrittsmechanismus,
4. Drehung = Rotation = äußere Drehung.

Beim Durchtritt durch den Geburtskanal passiert der fetale Kopf das kleine Becken nach dem Prinzip des geringsten Widerstandes. Die Drehungen des kindlichen Kopfes sind durch Röntgenuntersuchungen objektiviert worden (Borell u. Fernström 1957b). Am querovalen Beckeneingang stellt sich der ebenfalls ovale fetale Schädel so ein, dass sein längster Durchmesser dem queren Diameter des Beckeneingangs entspricht. Die Einstellung der Pfeilnaht am Beckeneingang ergibt folgende Häufigkeitsverteilung: im queren Durchmesser 63,4 %, im schrägen Durchmesser 33,1 % und im geraden Durchmesser 1,6 % (Steele u. Javert 1942).

Die **Einstellung des Schädels** im Beckeneingang vollzieht sich bei Erstgebärenden in den letzten Wochen der Schwangerschaft und bei Mehrgebärenden mit dem Wehenbeginn. Die Haltung des Schädels ist am Beckeneingang noch keinem Zwang unterworfen, und erst nach dem Eintritt des Kopfes in die Beckenhöhle kommt es zu einer Beugehaltung (1. Drehung). Die erste Rotation (2. Drehung) des kindlichen Kopfes erfolgt vor Erreichen des Beckenbodens. Die Pfeilnaht steht dann parallel zum geraden Durchmesser des Beckenausgangs. Das Zustandekommen der Rotation wird von der Beckenbodenmuskulatur beeinflusst. Die Levatoren begrenzen eine Öffnung des Beckenbodens, deren sagittaler Durchmesser größer ist als der transversale, und die ventral schmäler ist als dorsal. Durch die Anpassung des ovalen Schädels an diese Strukturen kommt es zur Drehung des kindlichen Kopfes in den geraden Durchmesser unmittelbar nach der Passage des Levatorenspaltes.

Die okzipitoanteriore Stellung wird vermutlich dadurch erreicht, dass die Nackenpartie einen geringeren Querdurchmesser hat als die übrigen Teile des Schädels und somit besser in den schmäleren ventralen Teil der Levatorenöffnung paßt. Die Passage des Geburtskanals in einer Flexionshaltung entsteht dadurch, dass der subokzipitobregmatische Umfang der kleinste und somit der vorteilhafteste ist. Beim Durchtritt kommt es zu einer Haltungsänderung des kindlichen Kopfes und durch Streckbewegung zu einer Deflexionshaltung (3. Drehung). Unmittelbar nach dem Austritt des Kopfes folgt eine 90°-Rotation (4. Drehung), sodass die Pfeilnaht wieder im queren Durchmesser verläuft. Dadurch kann der kindliche Körper während der Beckenpassage die gleiche Rotationsbewegung ausführen (Abb. 31.6).

31.1.6 Geburtsstadien

Der Geburtsverlauf erfolgt in 3 Stadien, die einer zusätzlichen Teilung unterliegen:

- **1. Geburtsphase:** **Eröffnungsperiode**
  - Latenzphase
  - Aktivitätsphase
    Akzelerationsperiode
    Dezelerationsperiode
- **2. Geburtsphase:** **Austreibungsperiode**
  - Frühe Austreibungsperiode
  - Pressperiode
- **3. Geburtsphase:** **Plazentarperiode**

Die **Eröffnungsperiode** ist die Zeit vom Geburtsbeginn (Wehenbeginn) bis zur vollständigen Eröffnung des Muttermundes. Friedman (1954) stellte den Verlauf graphisch dar, indem er die Dilatation der Zervix und das Tiefertreten des vorangehenden Teils gegen die Zeit auftrug. Bei normalem Geburtsverlauf ergibt sich für die Zervixdilatation eine Kurve mit S-förmigem Verlauf, die in eine **Latenzphase** mit einer kontinuierlichen Verkürzung der Zervix bei nur geringer Eröffnung des Muttermundes und eine **Aktivitätsphase** mit der Periode der **Akzeleration** und **Dezeleration** unterteilt wird (Abb. 31.7).

In der Akzelerationsperiode kommt es zur rasch zunehmenden Dilatation und in der darauf folgenden Dezelerationsperiode zur vollständigen Eröffnung des Muttermundes. Diese zusätzliche Unterteilung wird allerdings von einigen Autoren

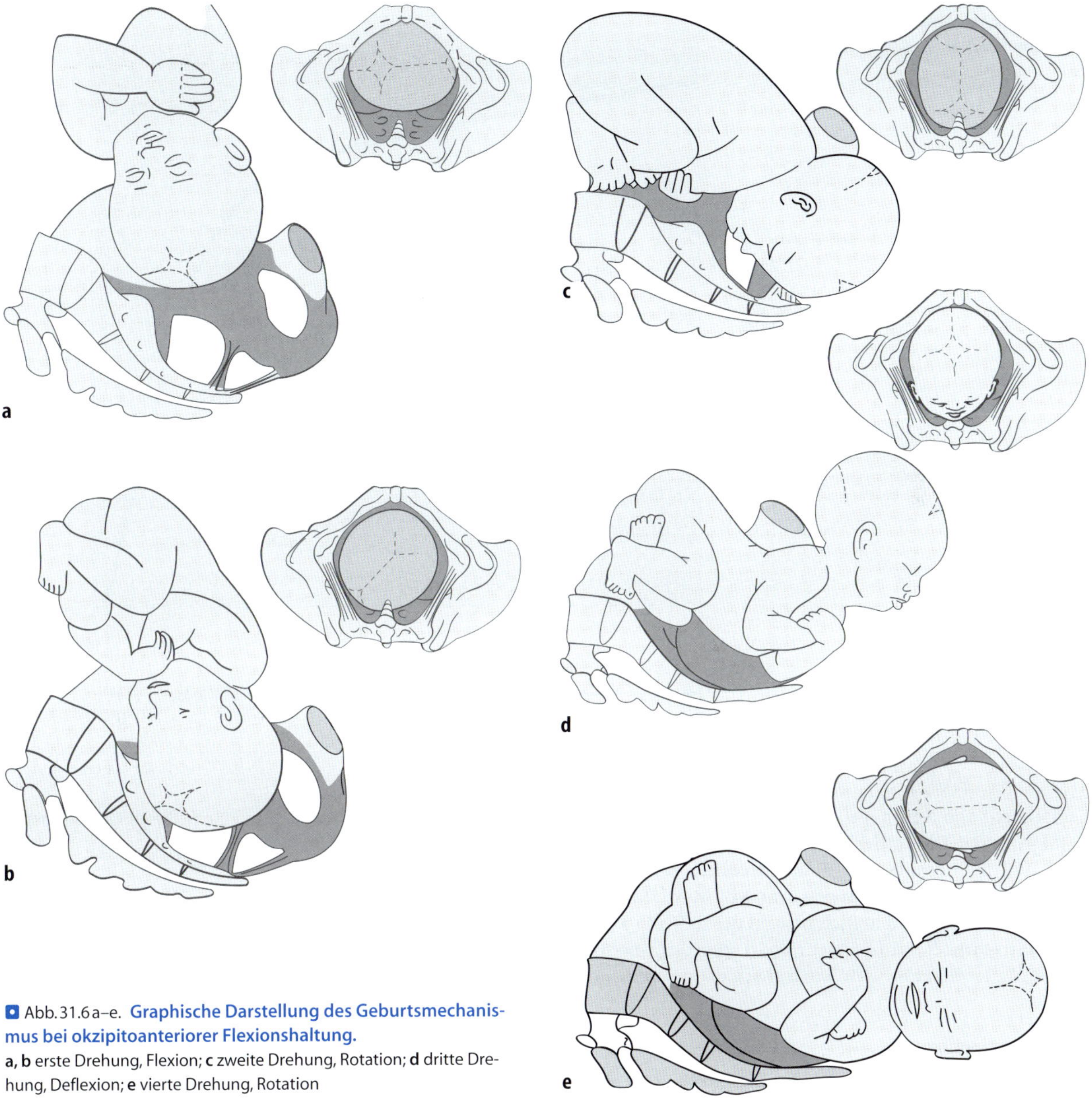

Abb. 31.6 a–e. Graphische Darstellung des Geburtsmechanismus bei okzipitoanteriorer Flexionshaltung.
a, b erste Drehung, Flexion; **c** zweite Drehung, Rotation; **d** dritte Drehung, Deflexion; **e** vierte Drehung, Rotation

nicht anerkannt. Das in England übliche Partogramm stellt den zeitlichen Verlauf der Muttermunderöffnung tatsächlich auch als eine gerade Linie dar (DuJardin et al. 1993).

Der **Beginn der Geburt** ist schwer zu erkennen, weil der Übergang von Schwangerschafts- zu Geburtswehen oft fließend erfolgt. Die passive Zervixverkürzung, das **Verstreichen**, ist erst nach einer aktiven Reifungsphase möglich, und das Ende der ersten Geburtsphase ist nur durch häufige vaginale Untersuchungen feststellbar. Da die beiden Endpunkte nur approximativ ermittelt werden können, divergieren auch die Zeitangaben. Die mittlere Dauer der Eröffnungsperiode wird bei der Nullipara mit 7,7 h und bei der Multipara mit 5,6 h angegeben. Von der prolongierten ersten Geburtsphase wird erst gesprochen, wenn bei der Erstgebärenden 17,5 h und bei der Mehrgebärenden 13,8 h überschritten werden (Kilpatrick u. Laros 1989; Albers 1999;). Nach Friedman (1973) sind 1,45 % der Erstgebärenden und 0,33 % der Mehrgebärenden davon betroffen.

Für die verlängerte Latenzphase wird ätiologisch bei der Nullipara die Unreife der Zervix zu Beginn der Wehentätigkeit angegeben. Bei Mehrgebärenden handelt es sich häufig um eine Fehldiagnose (»false labor«), denn bei mehr als 50 % dieser Fälle befinden sich die Schwangeren noch im Stadium der Vorwehen.

> Der Verlauf der Aktivitätsphase ist regelrecht, wenn die Wehen bei einer Nullipara eine Zervixdilatation um > 1,2 cm/h und bei einer Multipara um > 1,5 cm/h bewirken.

Das Aufbrauchen der Zervix wird durch Parität, fetale Größe und Lage, Zustand der Fruchtblase, Gewebsbeschaffenheit des unteren uterinen Abschnitts und vor allem durch die Aktivität des Corpus uteri selbst beeinflusst. Die effektive Dilatation kommt erst zustande, wenn der Wehendruck den Gewebswiderstand übertrifft. Es wurde nachgewiesen, dass erst bei einem intraamnialen Druck von > 25 mmHg sowie einer We-

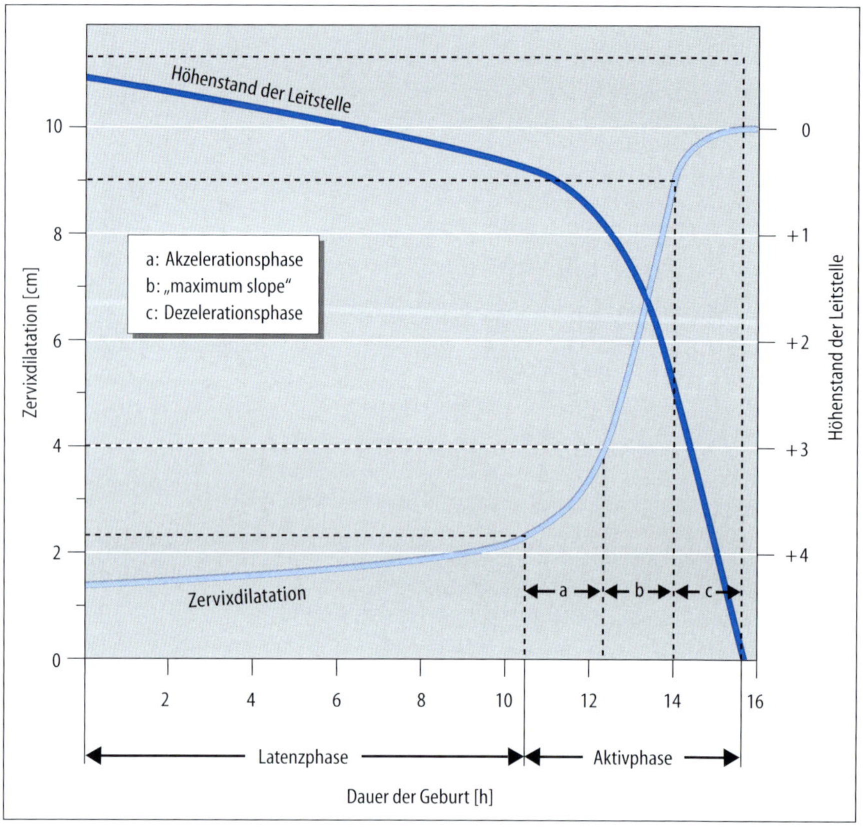

Abb. 31.7. **Schematische Darstellung des Geburtsverlaufs** (nach Friedman)

henfrequenz von >20/h die Zervixeröffnung beginnen kann (Lindgren 1973). Die Art der Eröffnung des Zervixkanals ist bei Erst- und Mehrgebärenden unterschiedlich. Während bei Erstgebärenden die Eröffnung am inneren Muttermund beginnt und anschließend in Richtung auf den äußeren Muttermund fortschreitet, wird bei Mehrgebärenden der innere und äußere Muttermund in allen Teilen gleichzeitig auseinandergezogen.

▶ Studienbox

Bei 2–4 % aller Geburten kommt es zu einer protrahierten Aktivitätsphase bzw. zum **Geburtsstillstand**, der im Partogramm graphisch zum Ausdruck kommt. Ursächlich kommen die regelwidrigen Einstellungen des fetalen Schädels, ein Schädel-Becken-Missverhältnis bzw. eine Wehenschwäche und/oder eine Leitungsanästhesie in Frage (Sokol et al. 1977). Im Vergleich zum Gesamtgeburtengut wurde bei einer protrahierten Aktivitätsphase eine doppelt hohe Sectiorate und die 6fache Zahl vaginal-operativer Entbindungen nachgewiesen (Friedman 1973).

Wenn selbst unter Wehenstimulation kein adäquater Geburtsfortschritt erzielt werden kann, ist die Wahrscheinlichkeit einer komplikationsarmen vaginalen Entbindung so niedrig, dass eine Indikation zur Sectio frühzeitig und nicht erst nach einem Geburtsstillstand in der Austreibungsperiode gestellt werden sollte.

Die **Austreibungsperiode** beginnt mit der vollständigen Eröffnung des Muttermundes und wird mit der Geburt des Kindes beendet. Dieser Abschnitt wird in eine **frühe Austreibungsperiode** sowie eine **Pressphase** unterteilt.

▶ Studienbox

Die Dauer der Austreibungsperiode liegt durchschnittlich bei 54 min für Erstgebärende und bei 18 min für Mehrgebärende. Die zulässige Dauer der Austreibungsperiode beträgt bei Nulliparae 2 h und soll bei Mulitparae 1 h nicht überschreiten, außer wenn eine Leitungsanästhesie angewendet wurde (Albers 1999; Sokol et al. 1977). Trifft Letzteres zu, kann die Dauer um zusätzlich 1 h überschritten werden; diese Zeitangabenänderung wurde vom American College of Obstetricians and Gynecologists (ACOG) 1995 vorgenommen.

Das Tiefertreten des fetalen Schädels erfolgt nach der vollständigen Retrahierung des Muttermundes über den Schädel deutlich rascher und soll bei Nulliparae >1,0 cm/h und bei Multiparae >2,0 cm/h betragen.

Die **Pressperiode** beginnt, wenn der Schädel die Beckenmitte passiert hat und es durch den Druck auf den P. lumbosacralis zum reflektorischen Preßdrang kommt. In der Austreibungsperiode erreicht die Wehentätigkeit ihr Maximum. Durch den zusätzlichen Einsatz der Bauchpresse kann sich der intrauterine Druck verdoppeln. Bei einem Anstieg des intrauterinen Drucks auf >100 mmHg sistiert die Perfusion des intervillösen Raums, und die plazentare Sauerstoffaufnahme wird unterbunden. Zu einer fetalen Hypoxämie kommt es allerdings nur, wenn keine Kompensationsmöglichkeit in der Wehenpause vorhanden ist. Die kindliche Azidose hängt daher von der Dauer der Pressperiode und von der Wehenfrequenz ab.

> Die Pressperiode sollte bei einer Erstgebärenden 30 min, bei der Mehrgebärenden 20 min nicht überschreiten (Sokol et al. 1977). Diese Zeitangabe darf jedoch nicht als striktes Limit verstanden werden. Eine vaginal-operative Entbindung bei einem nicht ausrotierten Kopf in Beckenmitte kann für das Kind schädlichere Auswirkungen haben als eine Spontangeburt nach verlängerter Pressperiode.

Bei verlangsamtem Tiefertreten des fetalen Schädels kommen ätiologisch folgende Faktoren in Betracht:
- regelwidrige Einstellung des Schädels,
- Schädel-Becken-Missverhältnis,
- insuffiziente Austreibungskräfte,
- Regionalanästhesie.

In der **Nachgeburtsperiode** kommt es zur Lösung und Ausstoßung der Plazenta. Die Uteruskontraktionen gehen von der 2. Geburtsphase (Austreibungsperiode) unmittelbar in die 3. Geburtsphase (Plazentarperiode) über. Die Aufgabe der Nachgeburtswehen ist die Lösung und die Ausstoßung der Plazenta. Die Lösung beginnt entweder schon gegen Ende der Austreibungsperiode als Folge der Uterusretraktion oder mit dem Einsetzen der Nachgeburtswehen (McPherson et al. 1956).

Die unmittelbare Lösung selbst resultiert aus der Disproportion der größenmäßig unveränderten Plazentafläche und der deutlich verkleinerten Implantationsfläche des kontrahierten Uterus. Die Ablösung erfolgt in der Decidua spongiosa, und die dort verlaufenden Gefäße werden aufgerissen. Dabei kommt es zu einer physiologischen Lösungsblutung mit einem Volumen von etwa 200–400 ml. Ein Teil dieses Bluts fließt während und nach der Lösung der Plazenta nach außen ab, der Rest haftet in Form von Koageln der maternalen Seite der Plazenta an.
- Die häufigste Art der Ablösung (80 %) beginnt in der Mitte der Plazenta, wobei das sich bildende retroplazentare Hämatom durch seine Größenzunahme die Ablösung der Plazenta von ihrer Unterlage von zentral nach lateral bewirkt, sodass bei der Ausstoßung zuerst die Mitte der fetalen Oberfläche der Plazenta in der Vulvaebene erscheint (**Modus Schultze**).
- Bei der deutlich selteneren Art der Lösung nach dem **Modus Duncan** (20 %), beginnt die Lösung exzentrisch, und der laterale Bereich der Plazenta wird zuerst ausgestoßen. Bei dieser Art der Lösung blutet es während der ganzen Plazentarperiode kontinuierlich, der gesamte Blutverlust ist größer als beim Modus Schulze.

> Die Dauer der medikamentös nicht beeinflussten Ausstoßung der Plazenta wird mit 10–15 min angegeben (Prendiville et al. 2002; Sokol et al. 1977).

Die **physiologische Blutstillung** ist abhängig von der Kontraktion und Retraktion der myometranen Muskelfasern, die zur Gefäßabklemmung führen, sowie vom Freiwerden des Thromboplastins, das die Thrombosierung der uteroplazentären Gefäße fördert. In der frühen Plazentarperiode wurden die höchsten Spiegel der $PGF_{2\alpha}$- und PGE_2-Metaboliten nachgewiesen, die zusammen mit der Volumenabnahme für die Kontraktion des Uterus post partum verantwortlich sind, wodurch es zu einer Verkleinerung der Haftfläche der Plazenta und somit zur deren Lösung kommt (Husslein u. Sinzinger 1984).

Der **Blutverlust** während der Geburt wird im Vergleich zu einem Blutverlust bei einer Nichtgraviden deutlich besser kompensiert. Dies erklärt sich einerseits aus der während der Schwangerschaft entstandenen Hypervolämie, andererseits durch die postpartale Aufhebung der relativen Vena-cava-Kompression und die Mobilisierung eines beträchtlichen Blutvolumens, das für den zentralen Kreislauf im Sinne einer Autotransfusion wirkt.

31.2 Evaluation

31.2.1 Anamnese

Um die Aufnahme der Patientin in den Kreißsaal wenig belastend zu gestalten, ist es sinnvoll, die anamnestischen Daten und Untersuchungsbefunde der Schwangerschaftskontrollen im Kreißsaal aufzubewahren, um bei der Aufnahme nur noch ergänzende Fragen stellen zu müssen. Ein Vorbereitungsgespräch, in dem alle Wünsche der Frau bezüglich der Geburtsgestaltung vermerkt werden, sollte vor der 38. SSW stattfinden. Frauen, die sich schon unter der Geburt befinden, empfinden es als besonders unangenehm, mit vielen Fragen bzw. Angeboten überwältigt zu werden, da sie sich zu diesem Zeitpunkt hauptsächlich nach Geborgenheit sehnen, keine Auskünfte mehr erteilen und möglichst wenige Entscheidungen treffen wollen. Die anamnestischen Fragen sollten sich daher nur auf den Verlauf der letzten Wochen sowie auf die Symptomatik und den Zeitpunkt des Geburtsbeginns beschränken.

Um eine rechtzeitige medizinische Überwachung in Anspruch nehmen zu können, wird jede Schwangere darauf hingewiesen, bei Auftreten von regelmäßigen Wehen und bei Abgang von blutig tingiertem Zervixschleim bzw. Fruchtwasser, die Klinik unverzüglich aufzusuchen. Dabei kann es vorkommen, dass eine Schwangere bei schmerzhaften Schwangerschaftswehen die Klinik frühzeitig aufsucht und anschließend wieder entlassen wird. Dieser Nachteil ist unbedeutend gegenüber dem Vorteil, möglichst viele Schwangere rechtzeitig in den Kreißsaal aufzunehmen, vorzubereiten und von Beginn der Geburt an überwachen zu können.

31.2.2 Befunderhebung bei Aufnahme in den Kreißsaal und während der Entbindung

Nach der Ergänzung der Anamnese wird die Schwangere allgemein und geburtshilflich untersucht. Die Aufnahmeuntersuchung ermöglicht eine prognostische Beurteilung des Geburtsverlaufs. Im Anschluss an die klinische Untersuchung wird routinemäßig ein Aufnahme-CTG durchgeführt. In Abhängigkeit von den erhobenen Befunden werden zusätzliche diagnostische Maßnahmen, wie eine Ultraschalluntersuchung sowie Labordiagnostik, angeordnet (Abb. 31.8).

Klinische Untersuchung

Die **äußere Untersuchung** der Gebärenden gibt relativ wenig Hinweise auf den Verlauf der Entbindung. Durch die Untersuchung des maternalen Abdomens mittels **Leopold-Handgriffen**

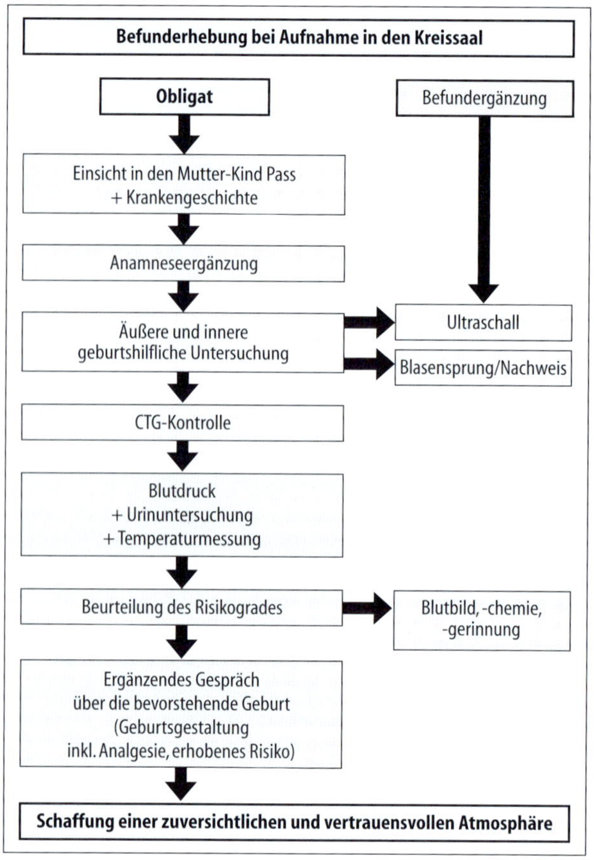

Abb. 31.8. **Befunderhebung bei Aufnahme in den Kreissaal**

ist lediglich eine Beurteilung der Lage des Kindes möglich, die Überprüfung des Fundusstandes erlaubt eine grobe Einschätzung der fetalen Größe. Die Messwerte für den Fundusstand sollten mit einer standardisierten Kurve verglichen werden, die nach Messungen an unauffälligen Schwangeren erstellt wurde. Bei Verwendung der **Graphik von Belizan** liegt die Inzidenz falsch-positiver Resultate für zu kleine Feten lediglich bei 10 % (Belizan et al. 1978).

Die **Regel nach Westin** hat eine vergleichbare Spezifität, die ab der SSW 31 anwendbar ist: Das errechnete Gestationsalter (SSW) minus 3 sollte den gemessenen Symphysen-Fundus-Abstand (SF in cm) ergeben (Kindt et al. 1986). Bei Abweichungen von >2 cm wird eine sonographische Untersuchung angeschlossen.

Bei Verdacht auf ein Schädel-Becken-Missverhältnis soll zusätzlich die Schädelprominenz über der Symphyse (**Zangemeister-Zeichen**) geprüft werden. Auf die Bedeutung der kombinierten abdominal-vaginalen Untersuchung wird später eingegangen.

Die **vaginale Untersuchung** hat eine wesentliche prognostische Bedeutung, da sie eine zuverlässige Auskunft über die geburtsmechanische Situation sowie den Geburtsfortschritt gibt. Diese Untersuchung sollte unter Beachtung der notwendigen Asepsis durchgeführt werden und die Anzahl auf ein Minimum beschränkt bleiben. Bei einem raschen Geburtsverlauf genügen nur wenige innere Untersuchungen, wie bei der Aufnahme der Patientin in den Kreißsaal, nach dem Blasensprung sowie am Beginn der Pressperiode. In den meisten Fällen sind jedoch häufigere Untersuchungen notwendig.

Die **Befunderhebung bei vaginaler Untersuchung** wird nach einem festen Schema durchgeführt und in die Dokumentation des Geburtsverlaufs, das sog. Partogramm, eingetragen:
- Zervix- bzw. Muttermundbefund,
- Zustand der Fruchtblase,
- Art und Höhenstand des vorangehenden Kindsteils,
- Haltung und Einstellung des Schädels,
- Besonderheiten des Geburtskanals.

Bei Beurteilung der **Zervix** sollte die Länge, die Konsistenz, der Stand der Portio im kleinen Becken sowie die Muttermundweite beschrieben werden. Es ist wichtig, evtl. vorhandene Narben sowie das Verhalten der Zervix in der Wehe zu beurteilen. Ein fehlender Druck des fetalen Schädels auf den Muttermund bzw. ein Schrumpfen der Zervix nach der Amniotomie/Blasensprung können Hinweis auf ein Missverhältnis bzw. Wehenschwäche sein. (s. Kap. 33).

Bei aufgebrauchter Zervix wird außer der absoluten Weite der verbliebene Muttermundsaum auf Gewebsreichtum und Dehnbarkeit beurteilt.

Im Anschluss an die Beurteilung der Zervix bzw. des Muttermundes sollte der Zustand der **Fruchtblase**/Vorblase beschrieben werden. Eine prall gefüllte Vorblase schließt einen hohen Blasensprung nicht aus.

Ein **Fruchtwasserabgang** ist meist auch ohne Hilfsmittel zu erkennen. Zur Verifizierung eines unklaren Blasensprungs können pH-Indikatoren (Bromthymol, Lackmus) bzw. immunchemische Tests (z.B. Amni Check, Fa. Mast Diagnostica) angewendet werden, wobei die ersten nur einen unspezifischen pH-Anstieg anzeigen.

Nach erfolgtem Blasensprung/Amniotomie ist vor allem auf die **Farbe des Fruchtwassers** zu achten, da sie wichtige Hinweise auf aktuelle sowie auch länger zurückliegende intrauterine Ereignisse geben kann.
- Klares Fruchtwasser mit Vernixflocken entspricht einem regelrechten Befund.
- Eine frische Blutbeimischung kann ein Hinweis auf plazentare und/oder fetale Blutung sein.
- Alte Blutung verfärbt das Fruchtwasser bernsteinfarben und kommt auch bei Rhesusinkompatibilität vor.
- Gelb-trübe, übelriechende Amnionflüssigkeit spricht für eine Chorioamnionitis.
- Grün-missfarbiges Aussehen spricht für vorzeitigen Mekoniumabgang – ein Hinweis auf stattgefundene fetale Hypoxie.

Die sichere Identifikation des Kopfes als **führenden Teil** basiert auf der Austastung der Pfeilnaht und der Fontanellen. Der **Höhenstand** des fetalen Schädels wird in Bezug auf die Interspinallinie angegeben und wurde von De Lee beschrieben. Der Kopf ist eingetreten, d.h., er hat mit dem größten Umfang den Beckeneingang passiert, wenn der tiefste knöcherne Punkt des flektierten Schädels in der Höhe der Interspinallinie steht (Abb. 31.9a). Zusätzlich kann, vor allem bei großer Kopfgeschwulst, die Höhenstandsdiagnose nach Hodge benützt werden, in der nicht nur die Interspinalebene, sondern auch der obere und untere Symphysenrand als Begrenzungsebene zur Höhenbeurteilung benutzt wird (Abb. 31.9b).

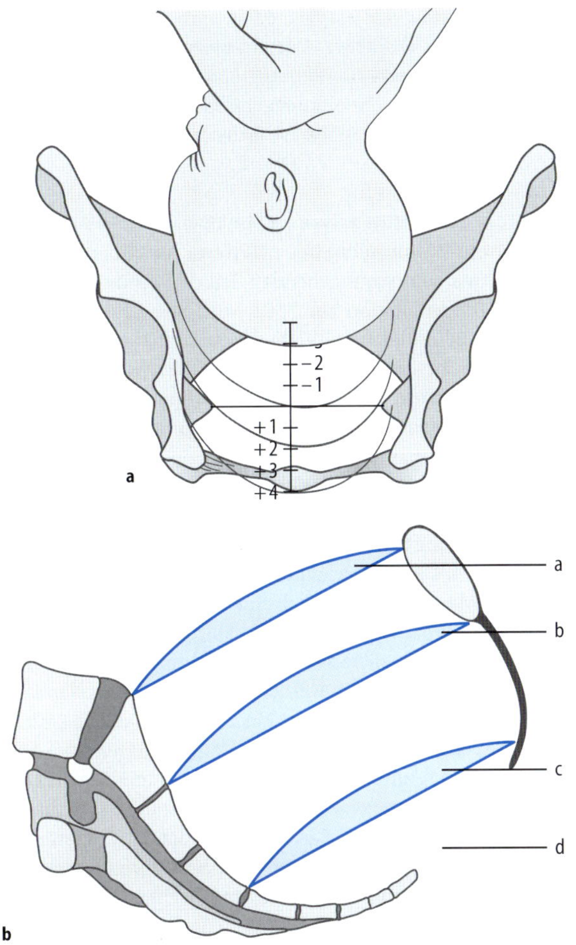

Abb. 31.9 a, b. Höhenstand des fetalen Schädels nach De Lee (a) und Hodge (b). **a** Höhenstandsangaben in cm, die die Distanz des vorangehenden Teils von der Interspinalebene (= 0 cm) wiedergeben; **b** Parallelebenen: a obere Schoßfugenrandebene, b untere Schoßfugenrandebene, c Interspinalebene, d Beckenboden

Die **Haltung** des kindlichen Kopfes wird nach dem Fontanellenstand erkannt, wobei bei der regelrechten Geburt die kleine Fontanelle führen soll, was der Flexionshaltung des fetalen Schädels entspricht. Werden beide Fontanellen auf gleicher Höhe getastet, handelt es sich um eine indifferente Haltung. Bei einer Deflexionshaltung ist die große Fontanelle, die Stirn oder das kindliche Gesicht zu palpieren (s. Kap. 38). Die Beziehung des vorangehenden Teils zum Geburtskanal wird als **Einstellung** bezeichnet, und der Grad der **Rotation** des kindlichen Kopfes im kleinen Becken wird nach der Pfeilnaht beurteilt. Neben dem Verlauf der Pfeilnaht wird auch die Beziehung zu der Führungslinie begutachtet, da ein Abweichen von dieser auf eine asynklitische Einstellung hinweisen kann. Ferner gibt eine Untersuchung während der Wehe einen Hinweis auf die Drehtendenz des fetalen Schädels.

> Die Beschaffenheit des fetalen Kopfes, Bildung einer Kopfgeschwulst oder starke Verlagerung der Schädelknochen (»molding«) sind lediglich als Befundergänzung zu werten.

Besonderheiten des Geburtskanals sollen Beachtung finden, obwohl ihr diagnostischer Wert eingeschränkt ist. Eine starke Prominenz der Spinae ischiadicae, oder die Straffheit der Weichteile können einen prolongierten Geburtsverlauf vermuten lassen.

Eine kombinierte **abdominal-vaginale Untersuchung**, der Hillis-Müller-Test, ist eine der zuverlässigsten Methoden zur Erkennung eines Schädel-Becken-Missverhältnisses. Während eines Wehenmaximums schiebt die freie Hand durch einen Fundusdruck den fetalen Schädel in das Becken. Die vaginal untersuchende Hand überprüft, ob der vorangehende Teil tiefertritt. Bei negativem Testergebnis ist mit hoher Wahrscheinlichkeit eine Disproportion anzunehmen.

Die **allgemeine Untersuchung und Überwachung der Schwangeren** umfasst die Kontrolle von Kreislauf, Körpertemperatur und Ausscheidung.

Der **Blutdruck** verändert sich während der Entbindung nur gering, und beim Fehlen von anamnestischen Risikofaktoren werden Blutdruckkontrollen in 4- bis 5-stündlichen Abständen durchgeführt. **Pulskontrolle** wird in analogen Abständen empfohlen. Diese Kontrollen sind dem individuellen klinischen Zustand der Patientin anzupassen und spielen in der Routine eine untergeordnete Rolle. Eine Tachykardie in der Eröffnungsperiode ist ungewöhnlich und kann ein Hinweis auf ein Vena-cava-Kompressionssyndrom oder eine vorzeitige Lösung der Plazenta sein bzw. iatrogen durch Medikamentengabe entstehen. Dagegen kommt es in der 2. Geburtsphase aufgrund der Zunahme des Herz-Minuten-Volumens zu einer physiologischen Steigerung der Herzfrequenz der Mutter.

Durch den gesteigerten Energieumsatz sind subfebrile **Temperaturen** normal, sollten jedoch 38 °C nicht übersteigen. Körpertemperaturen > 38 °C sind in erster Linie als Zeichen einer Amnionitis zu werten. Vor allem nach erfolgtem Blasensprung sollte die Temperaturmessung im Zweifel in 2-stündlichen Abständen erfolgen.

Um die **Ausscheidung** beurteilen zu können, wird die Patientin in 3- bis 4-stündlichen Abständen zur Blasenentleerung angehalten.

Spezielle Diagnostik

Die Überwachung des Feten durch die Auskultation der Herztöne mit Stethoskop bzw. Dopplergerät ist durch die kontinuierliche apparative Registrierung der fetalen Herztöne mit gleichzeitiger Wehenaufzeichnung, das **Kardiotokogramm** (CTG), ersetzt worden. Es gibt nur wenige Studien über den Wert der **intermittierenden Auskultation** als Überwachungsmethode des Feten sub partu, und der prädiktive Wert dieses Verfahrens zur Diagnostik fetaler Asphyxie ist nicht bekannt. Die meisten Erkenntnisse stammen aus Untersuchungen, in denen diese Methode mit dem kontinuierlichen elektronischen Monitoring verglichen wurde. Sie zeigten, dass durch die intermittierende Auskultation eine fetale Notsituation nicht vorhersehbar ist (Benson et al. 1968).

▶ Studienbox

Eine Überlegenheit des kontinuierlichen Monitorings gegenüber der intermittierenden Auskultation im Sinne einer verminderten Mortalität und Morbidität konnte jedoch in prospektiv-randomisierten Studien nicht nachgewiesen werden. Lediglich eine Steigung des relativen Risikos zere-

▼

braler Anfälle (rr = 0,51) wurde beobachtet, wobei die neurologische Langzeitentwicklung der Kinder keine vergleichbare Tendenz zeigte. Die elektronisch überwachte Gruppe zeigt zudem eine erhöhte Inzidenz von operativen Entbindungen wegen irrtümlicher Diagnosen fetaler Notsituationen (ACOG 1989; Thackev 2002; Shy et al. 1990). Dieser Unterschied besteht auch bei Untersuchungen, in denen suspekte CTG-Muster mittels fetaler Skalpblutanalyse abgeklärt wurden (Shy et al. 1990).

Angesichts dieser Daten wird von der ACOG die Überwachung durch Auskultation befürwortet und erst bei beunruhigendem Befund ein kontinuierliches Monitoring und eine Mikroblutgasanalyse empfohlen (ACOG 1989).

Bei der Kontroverse um das Nutzen-Schaden-Verhältnis der routinemäßigen kontinuierlichen CTG-Überwachung während der Geburt sind grundsätzlich 2 Aspekte zu beachten:

- Der Nachweis des Nutzens der CTG-Überwachung setzt einen guten Kenntnisstand der Interpretation des CTG voraus. Es ist nicht auszuschließen, dass der mangelnde Nachweis des Nutzens nicht so sehr der Methode als vielmehr deren Anwendern anzulasten ist.
- Die Gleichwertigkeit der intermittierenden Auskultation für die fetale Überwachung wurde unter Studienbedingungen mit strikter Einhaltung eines definierten Protokolls für die intermittierende Auskultation erreicht.

> Im deutschsprachigen Raum wird das kontinuierliche Monitoring als das Verfahren der Wahl zur intrapartalen Überwachung betrachtet, da es fetales Wohlbefinden bzw. Notsituationen zuverlässig anzeigt und zugleich dokumentiert.

Bei Aufnahme der Patientin in den Kreißsaal wird routinemäßig eine CTG-Registrierung über 30 min durchgeführt. Eine weitere Überwachung hängt von dem Aufnahmebefund ab und kann bei unauffälliger fetaler Herzfrequenz in der Eröffnungsperiode intermittierend erfolgen. Die Registrierungspausen werden von den Frauen genutzt, um beispielsweise ein Entspannungsbad zu nehmen bzw. im Bereich des Kreißsaal spazieren zu gehen. In der Austreibungsperiode ist eine kontinuierliche Überwachung empfehlenswert (Leveno et al. 1986).

Ob die Ableitung der fetalen Herzfrequenz extern oder mittels Skalpelektrode erfolgt, hängt von der Verwertbarkeit der CTG-Kurve ab. Mit der direkten Ableitung vom Feten werden zwar die qualitativ besseren Aufzeichnungen erzielt, jedoch ist diese wegen der Invasivität nur dann gerechtfertigt, wenn extern keine adäquate Überwachung möglich ist. Die Verwendung externer Ableitungsmethoden, solange sie eine gut verwertbare Aufzeichnung liefern und die fetale Herzfrequenz keine Alterationen aufweist, ist prinzipiell ausreichend.

Die Beurteilung des Kardiotokogramms sowie die Anwendung anderer, nicht im Routinebetrieb einsetzbarer Methoden zur ante- und intrapartalen Überwachung sind den Kap. 30 und 33 zu entnehmen.

Die **Tokographie** wird in der klinischen Routine extern durchgeführt. Mit dieser Methode ist zwar eine intrauterine Druckmessung nicht möglich, jedoch ist die Information der externen Wehenregistrierung über die Wehenfrequenz und -dauer im klinischen Bereich völlig ausreichend.

> Die Tokographie wird mit Veränderungen des Kardiogramms zeitlich korreliert, um den fetalen Zustand bei Belastung zu beurteilen. Die Registrierung der Wehentätigkeit erlaubt somit auch die Interpretation auffälliger Herzfrequenzmuster und darf daher nie fehlen bzw. mangelhaft angelegt sein.

Die **Fetale Skalpblutanalyse** (FSBA)/Mikroblutgasuntersuchung ist die Bestimmung des pH-Werts im Blut nach einer Blutentnahme vom vorangehenden Teil des Kindes sub partu (Kap. 33). Die Indikation zur FSBA wird vorwiegend bei unklaren CTG-Befunden gestellt. Die Dignität unklarer Tachykardien, Fluktuationseinschränkungen oder Dezelerationsmuster lässt sich meist mittels FSBA klären. Wegen der bekanntermaßen ungenügenden Spezifität dieser Auffälligkeiten ist der klinische Zusammenhang zu berücksichtigen; die Indikation für eine FSBA ist vor allem bei Progredienz der Veränderungen sowie bei Risikosituationen, wie IUWR (intrauterine Wachstumsretardierung), Dysmaturität mit Oligo-/Anhydramnie, progredientem Geburtsverlauf etc., zu stellen.

Die **pH-Messung** ist lediglich eine Momentaufnahme eines dynamischen Prozesses und gewinnt an diagnostischer Aussagekraft, wenn durch wiederholte Untersuchungen eine Tendenz des pH-Verlaufs festgestellt werden kann. pH-Werte im präazidotischen Bereich erfordern eine kurzfristige Kontrolle (ACOG 1989). Eine pH-Messung bei hochpathologischen Herzfrequenzmustern ist von fraglichem Wert und führt zu unnötigem Zeitverlust im Hinblick auf eine operative Entbindung. Eine zusätzliche Erhebung des Säure-Basen-Status oder die isolierte Bestimmung vom Laktat wurde von einigen Autoren empfohlen um eine Trennung zwischen der respiratorischen Azidose zu ermöglichen. Diese Messungen führten jedoch zu keiner signifikanten Verbesserung des neonatalen Outcomes (ACOG 1994, Westgren et al. 1998).

Zwischen verschiedenen Kliniken bestehen erhebliche Unterschiede in der Anwendungshäufigkeit der FSBA, die nicht durch Unterschiede im Risikokollektiv, in der operativen Entbindungsrate oder im kindlichen Outcome zu erklären sind. Es sollte daher diese invasive Untersuchung auf tatsächlich indizierte Fälle beschränkt werden, deren Anzahl – auch bei einem Risikokollektiv – bei kritischer Betrachtung sehr gering ist.

Bei Aufnahme der Gebärenden ist eine **Ultraschalluntersuchung** angezeigt, wenn der palpatorische Befund unklar ist bzw. ein von der Norm abweichender Befund erhoben wird. Dies trifft vor allem auf die Erkennung von Makrosomie bzw. fetaler Dystrophie (Fundusstand!) sowie Haltungs- und Einstellungsanomalien (auffälliger Palpationsbefund) zu. Sehr selten ist es für den unerfahrenen Geburtshelfer notwendig, die fetale Lage sonographisch bestimmen zu müssen. Missbildungen des Kindes als Geburtshindernis, wie z. B. Hydrozephalus, Myelomeningozele, werden zunehmend pränatal erkannt und nur selten erst intrapartal als Ursache einer Dysproportion festgestellt.

> Der diagnostische Wert des Ultraschalls im Kreißsaal wird vorwiegend in Akutfällen genutzt zur Abklärung von Blutungen, Differenzierung fetaler Bradykardien, Lage und Stellung des 2. Zwillings sowie ggf. zur Beurteilung der fetoplazentaren Hämodynamik mittels Dopplerultraschall.

Laboruntersuchungen

Die Nieren- und Stoffwechselfunktion wird bei der Aufnahme durch eine **Urinuntersuchung** erfasst. Beurteilt werden Protein-, Glukose-, Acetonkonzentration sowie Nitritgehalt. Eine geringgradige Proteinurie tritt unter der Geburt häufig auf und sollte 30 mg/100 ml nicht überschreiten. Da der Energieumsatz unter der Geburt verdoppelt wird, kann es bei protrahierten Geburten zu einer katabolen Stoffwechsellage kommen. Durch die Bestimmung von Aceton kann eine Stoffwechselstörung grob erfasst und durch eine rechtzeitige parenterale Gabe von Glukose- und/oder Elektrolytlösung ausgeglichen werden.

Bei fehlenden maternalen Risikofaktoren wird eine Kontrolle von **hämatologischen Parametern** sowie der **Blutchemie** bei regelrechtem Geburtsverlauf nur selten benötigt. Lediglich für die Durchführung einer Leitungsanästhesie ist die normale Blutgerinnung eine Voraussetzung (s. Kap. 45). Bei Risikoschwangerschaften und/oder prognostisch ungünstigem Geburtsverlauf wird zusätzlich ein Blutbild und eine Untersuchung der Blutchemie angeordnet.

31.3 Management

31.3.1 Leitung der Eröffnungs- und Austreibungsperiode und aktives Management

Die **Leitung der Eröffnungsperiode** erstreckt sich auf die Überwachung von:
- Geburtsfortschritt,
- Wehentätigkeit,
- fetalem Wohlbefinden,
- Kontrolle der vitalen Funktion der Mutter.

Um die Abweichung von der Norm auf einen Blick erkennen zu können, hat es sich bewährt, alle Befunde in ein **Partogramm** einzutragen. An vielen Kliniken wird ein eigens dafür erstelltes Formular verwendet. Eines der genauesten Partogramme stammt von Philpott. Dieses Formular dient der graphischen Aufzeichnung des Geburtsverlaufs und beinhaltet zusätzlich Angaben über die fetale Herzfrequenz, Blasensprung, Fruchtwasserbeschaffenheit, Konfiguration des vorangehenden Teils, Zervixweite, Höhenstand des vorangehenden Teils, Wehentätigkeit, Medikamente, Blutdruck, Pulsfrequenz, Temperatur und Urinbefund.

Das im deutschsprachigen Raum gebräuchlichste Formular lehnt sich an das von Friedman konzipierte Schema an. Auf der Vorderseite des Partogramms werden alle für die Geburt wichtigen anamnestischen Daten und Befunde eingetragen. Auf der Rückseite wird der Geburtsmodus, der Verlauf der Nachgeburtsperiode mit der Beurteilung der Plazenta, das Vorhandensein von Verletzungen der Weichteile und ihre Versorgung sowie der unmittelbare postpartale kindliche Zustand eingetragen.

Die Registrierung des Geburtsverlaufs wird auf der inneren Doppelseite eingetragen, wo auch eine Graphikerstellung (Partogramm im engeren Sinn) möglich ist. Diese Dokumentation beinhaltet: Muttermundbeschaffenheit und -weite, Zustand der Fruchtblase, Präsentation des führenden Kindsteils mit Beurteilung der Haltung und Einstellung sowie der Höhe der Leitstelle in Bezug auf die Interspinallinie, CTG-Beurteilung sowie das Prozedere.

Die Erstellung des Partogramms wird teilweise computerunterstützt durchgeführt, die Inhalte sind mit der Innenseite des Schemas von Friedman vergleichbar (Abb. 31.10).

Bei regelrechtem Geburtsverlauf und unauffälligen vitalen Funktionen der Mutter empfiehlt es sich, die Gebärende in der **Eröffnungsperiode** aufstehen und im Bereich der Entbindungsstation spazierengehen zu lassen. Der Geburtsfortschritt sowie das fetale Wohlbefinden sollen in 1- bis 2-stündlichen Abständen kontrolliert werden. Die intermittierende CTG-Kontrolle sollte sich in der Eröffnungsperiode über mindestens 30 min erstrecken. Vor allem in der Latenz- und der frühen Aktivphase empfinden es die Gebärenden als entspannend und erleichternd, ein warmes Bad zu nehmen.

Wegen der während der Geburt verzögerten gastralen Entleerung mit vermehrter Neigung zum Erbrechen sollte die orale Zufuhr – auch flüssiger Substanzen – ab dem Beginn der Aktivphase unterbleiben, vor allem dann, wenn an eine operative Geburtsbeendigung gedacht werden muss. Bei einer allenfalls notwendigen Narkose besteht die Gefahr der Aspiration. Die notwendige Flüssigkeits- und Glukosezufuhr bzw. auch medikamentöse Therapie kann parenteral erfolgen.

Die Überwachung der Gebärenden umfasst auch die Kontrolle der Blasen- und Darmfunktion. In der Eröffnungsphase kann die Blasenentleerung in der Regel spontan erfolgen, Katheterisieren ist nur ausnahmsweise in der Pressperiode nötig. Die Darmentleerung kann bei Aufnahme der Patientin in den Kreißsaal durch die Verabreichung von Clysmol gefördert werden.

Ist die Eröffnung regelrecht erfolgt, so ist auch ein ungestörter Verlauf der frühen **Austreibungsperiode** zu erwarten. In dieser Phase verbleibt die Patientin im Entbindungsraum und der fetale Zustand wird dauerüberwacht. Die Rückenlage sollte wegen der Möglichkeit der Vena-cava-Kompression sowie wehenabschwächender Wirkung vermieden werden. Seitenlage bzw. die halbsitzende Stellung ist für die Gebärende in dieser Phase am bequemsten und zudem für den Geburtsverlauf vorteilhaft. Bei verzögertem Tiefertreten, mangelhafter Rotation des Schädels bzw. bei CTG-Alterationen wirkt häufig ein Lagewechsel günstig. Auf die Lagerung der Patientin während der Geburt wird in einem gesonderten Kapitel eingegangen (s. Kap. 32).

> Die Pressperiode ist für Mutter und Kind die Phase der stärksten Belastung. Um eine Reoxygenation des Feten zu ermöglichen, sollte die Anzahl der Presswehen 3–4 in 10 min nicht übersteigen. Zu frühes Mitpressen belastet das Kind zusätzlich und führt zur vorzeitigen Erschöpfung der Mutter.

Beim Pressen ist eine zu starke Flexion der Hüftgelenke und Abduktion der Beine aufgrund der drohenden Schädigung des Bandapparats im Bereich der Symphyse und der Iliosakralgelenke zu vermeiden. Beim Sichtbarwerden des Kopfes wird die Genitoanalgegend desinfiziert und das notwendige Instrumentarium bereitgestellt.

Die Technik des **Dammschutzes** wird als bekannt vorausgesetzt. Die Vorteile eines Dammschutzes liegen in:
- Steuerung der Geschwindigkeit des Kopfaustritts,
- Beibehaltung der Flexion des kindlichen Kopfes.

Allgemeines Krankenhaus der Stadt Wien - Univ.Klinik für Frauenheilkunde

Klin.Abt.f.Geburtshilfe und Gynäkologie
Leiter: Univ.Prof. Dr. P. Husslein

Patientin Partogramm, 22-09-1972
Patientenzahl: 901/20311/98/001085

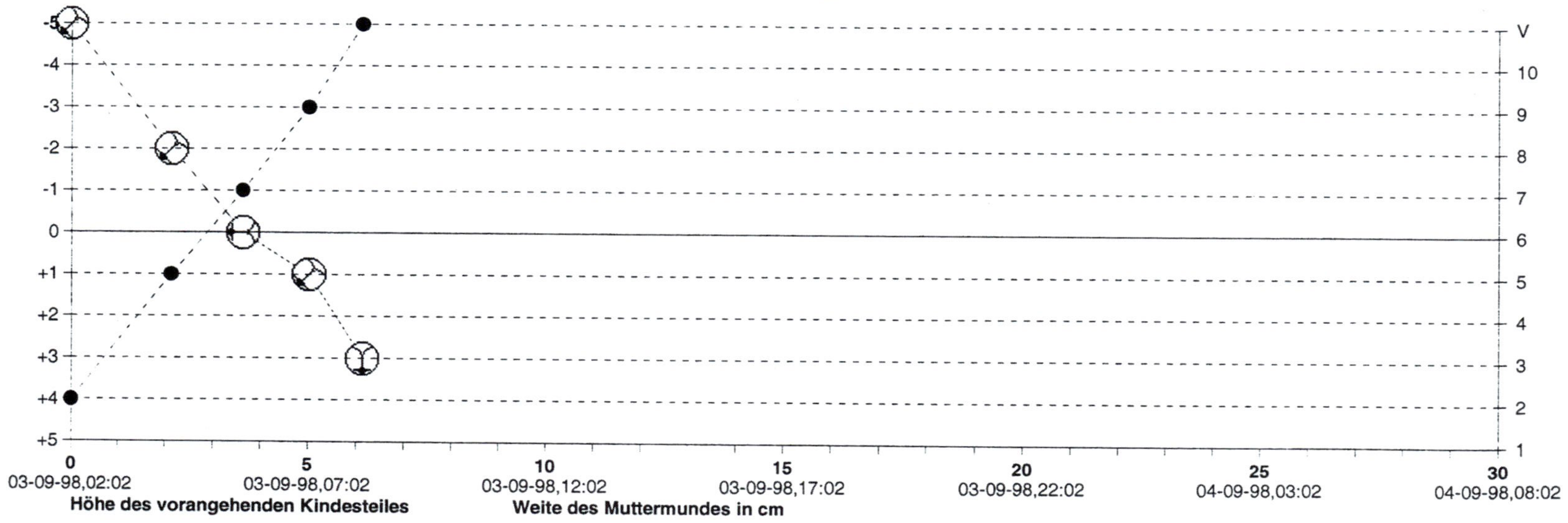

Zeit	Arzt	Hebamme	Kons.	Dicke	Blase	Wehen	Herz	Diag.	Bemerkung	Procedere
02:02	CHA	RED	R	DI	E	5"	140	1	Entspannungsbad	zuwarten
04:10	CHA		S	MI	E	5"	145	1		PDA
05:40		RED	D	MI	E	5"	138	1		zuwarten
07:03	CHA	RED	D	DU	G	10"	140	1	Blasensprung um 6:30 Uhr, Synthocinon	Medikation
08:10		RED	D	DU	G	5"	135	1		zuwarten

Abb. 31.10. Computerunterstützt erstelltes Partogramm

Ob dieser Handgriff bzw. eine intrapartale Dehnung und Massage der Perinealgegend vor Verletzung, Inkontinenz und Dyspareunie zu schützen vermag, ist fraglich (Stamp et al. 2001).

Nach dem Austritt des Kopfes erfolgt die Entwicklung der Schultern, wobei meist mit der vorderen Schulter begonnen wird, indem man mit einem Finger vom kindlichen Rücken her in die Achselhöhle eingeht. Auf diese Weise wird ein zu starker Zug am Kopf und somit die Gefahr der Plexusschädigung bzw. eine Klavikulafraktur vermieden. In Analogie dazu wird die hintere Schulter geboren.

Aktives Management

Für die Oxytozinstimulation ist die Beurteilung der Wehentätigkeit unter Berücksichtigung der Normwerte für Frequenz, Dauer und Intensität der Wehen und deren Veränderungen im Verlauf der verschiedenen Geburtsabschnitte von Bedeutung (Kap. 33).

Die Wirksamkeit von synthetischem **Oxytozin** auf die Frequenz und Intensität der Wehen ist durch klinische Beobachtungen bewiesen worden, daher ist die Anwendung zur Geburtseinleitung, Wehenstimulation und zur postpartalen Uterusinvolution weit verbreitet. Die häufigste Nebenwirkung ist die Möglichkeit einer Hyperstimulation, die in Folge zur fetalen Hypoxie führen kann. Da jedoch die Halbwertszeit von Oxytozin in vitro 3–5 min beträgt, genügt oft die Unterbrechung der Zufuhr, um eine Normalisierung der Wehenfrequenz zu erreichen. Bei einem alarmierenden Kardiogramm kann auch die Wehentätigkeit durch die Verabreichung eines β-Mimetikums unterbrochen werden. Die Gefahr der Uterusruptur bei Pluripara besteht auch ohne Überstimulation der Uterusmuskulatur (Satin et al. 1992).

Aufgrund seiner strukturellen Ähnlichkeit mit Vasopressin wirkt Oxytozin in hohen Dosen antidiuretisch, die Gefahr einer Hyperhydratation ist jedoch nur bei längerer Verabreichung von Dosen > 40 mIE/min beschrieben worden (Whalley u. Pritchard 1963).

Basierend auf einer Studie im Parkland Hospital mit 21.602 oxytozinbeeinflussten Geburten wurden folgende Punkte erarbeitet, die bei der geplanten Oxytozintherapie beachtet werden sollten (Satin et al. 1992):

- Während der Geburtsleitung mit Oxytozin sollte eine Pflegeperson bei der Gebärenden anwesend sein.
- Ein kontinuierliches Monitoring der fetalen Herzfrequenz und der Uterusaktivität muss gewährleistet sein.
- Ein Schädel-Becken-Missverhältnis muss ausgeschlossen sein. Bei von der Norm abweichender Haltung und Einstellung des fetalen Schädels ist Oxytozin nur mit großer Vorsicht zu verabreichen.
- Eine relative Kontraindikation stellt ein über die Norm gedehnter Uterus dar, wie es beim Hydramnion, exzessiver Makrosomie bzw. Mehrlingsschwangerschaften vorkommt.
- Bei sehr hoher Parität (> 6) soll Oxytozin aufgrund der Gefahr der Uterusruptur nicht angewendet werden.

Von der selben Arbeitsgruppe wurde eine von Beginn an höher dosierte Oxytozinanwendung – wenn indiziert – empfohlen: ein Beginn mit 6 mIE/min und die Steigerung um jeweils 6 mIE/min alle 40 min bis maximal 42 mIE/min. Bei Anzeichen einer Hyperstimulation wird die Dosis um die Hälfte reduziert bzw. die Zufuhr unterbrochen.

▶ **Studienbox**

Die gesamte Geburtsdauer konnte im Vergleich zur nicht oxytozinstimulierten Patientinnengruppe um durchschnittlich 3 h verkürzt werden. Die Rate der abdominal-operativen Entbindungen wegen **Fetal distress** war gegenüber dem Vergleichskollektiv erhöht, jedoch war die Frequenz der durch einen protrahierten Verlauf indizierten Sectiones deutlich niedriger (Satin et al. 1994).

Über ähnliche positive Erfahrungen mit der Oxytozinanwendung von 4 mIE/min und 15-minütlicher Steigerung um jeweils 4 mIE wird von weiteren Autoren berichtet (Xenakis et al. 1995).

Bei einer prolongierten Aktivitätsphase und/oder bei verzögertem Tiefertreten des fetalen Schädels in der Austreibungsperiode ist – bei Beachtung der oben angeführten Punkte – eine Wehenstimulation mittels Oxytozin sinnvoll.

Mit einer Infusionspumpe wird eine Oxytozinlösung (10 IE in 1000 ml Ringer-Lösung) intravenös verabreicht, wobei eine Steigerung der Zufuhr bis zur gewünschten Wehenaktivität erfolgt. Die herkömmlich niedrig dosierte Oxytozingabe besteht in der Regel aus einer Anfangsdosis von 0,5–2,0 mIE/min, die alle 30–60 min um 1–2 mIE/min erhöht wird. Für die Wehenstimulation bei mangelndem Geburtsfortschritt ist eine höhere Dosierung von Oxytozin vorteilhaft, während bei der Geburtseinleitung eher die konventionelle niedrige Dosierung angewendet werden sollte.

▶ **Studienbox**

Eine intramuskuläre bzw. eine intravenöse Bolusverabreichung ist wegen der Gefahr schwer steuerbarer Überstimulation abzulehnen (ACOG 1995). Oxytozin soll nur über wenige Stunden verabreicht werden. Bei fehlendem Geburtsfortschritt in der Eröffnungsperiode ist eine abdominal-operative Entbindung vorzunehmen (Cohen u. Friedman 1983).

Eine lange Geburtsdauer kann zwar zur fetalen Hypoxämie und Azidämie führen, jedoch werden diese Veränderungen meist rechtzeitig durch Veränderungen des Kardiogramms sowie durch die Mikroblutgasanalyse erkannt und können durch eine operative Geburtsbeendigung vermieden werden (s. Kap. 38). Im Gegensatz zum fetalen Risiko wird die maternale Folgemorbidität – die nicht nur eine physische, sondern auch psychische Komponente beinhaltet – nicht rechtzeitig wahrgenommen bzw. unterschätzt. Daher sollte in der modernen Geburtshilfe die überlange Geburtsdauer auch als ein maternales Problem angesehen werden.

In einer kontrolliert-randomisierten Studie wurde gezeigt, dass Stress und Angst eine β-adrenerge wehenhemmende Wirkung haben und die Geburtsdauer prolongieren. Durch eine gute Geburtsvorbereitung wurde die Anspannung der Gebärenden deutlich vermindert. Eine einfühlsame Begleitung der Patientin wirkte sich unterstützend positiv auf den Geburtsverlauf aus (Kennell et al. 1991). Bei ängstlichen, verspannten Patientinnen mit Wehenschwäche bewirkte der kombinierte Einsatz von β-Blockern (Propranolol) und einer milden Oxytozingabe eine gute Stimulation der Wehen. Mit dieser Art der Beeinflussung der Geburtsdauer konnte die Sectiorate gesenkt werden. Als zusätzliche Unterstützung war eine angemessene Analgesie von Vorteil (Sanches-Ramos et al. 1996).

> Der Abbau von Angst und Stress, die Optimierung der Analgesie und der gezielte Einsatz von Wehen fördernden Mitteln können als Maßnahme zur aktiven Beeinflussung der Geburtsdauer empfohlen werden.

Die Effizienz der **Amniotomie** zur Geburtseinleitung ist bei reifer Zervix bewiesen, jedoch sind die Meinungen über die geburtsbeschleunigende Wirkung geteilt, da experimentelle Hinweise auf eine Aktivierung der Wehentätigkeit fehlen. Lediglich über positive klinische Erfahrungen zur Beeinflussung der verzögerten Eröffnungsgeschwindigkeit wurde berichtet. Eine wesentliche Änderung eines regelrechten Geburtsverlaufs ist nicht zu erwarten (Cammu u. Van Eckhout 1996; Sadler 2000).

Auf die Bedeutung und Anwendung der geburtshilflichen **Analgesie** soll hier nicht näher eingegangen werden (s. Kap. 45). Von der heutigen Geburtshilfe wird erwartet, dass sie zu einem schmerz- und angstarmen, beglückenden Erlebnis verhelfen kann. Jedoch gerade in diesem Bereich ist der Individualität der Gebärenden in besonderem Maße Rechnung zu tragen. Es gehört zu der hohen Kunst der Geburtshilfe, im Einzelfall herauszufinden, inwieweit der schmerzfreie Zustand gegenüber weniger interventionistischen Maßnahmen der Schmerzerleichterung angezeigt ist.

Richtungsweisend für die Gestaltung der Geburt – und dazu gehören auch die Ansätze zur Schmerzerleichterung – sollten das Wohlbefinden der Gebärenden und die Erfüllung ihrer Erwartungen sein. Allzu oft wird der Fehler gemacht, dass bei der Gestaltung des Geburtsgeschehens nicht die Erwartungen der Frau, sondern die Idealvorstellungen des Betreuungsteams zum Tragen kommen. Die damit mögliche Konfliktsituation kann sich jedoch belastend auf das gesamte Geschehen auswirken.

Zur Erleichterung des Wehenschmerzes stehen zahlreiche analgetische, anästhesiologische, komplementäre und auch psychologische Möglichkeiten zur Verfügung. Ein Konzept der Geburtsvorbereitung wurde entwickelt, bei dem das Angst-Spannung-Schmerz-Syndrom psychologisch überwunden und dadurch eine schmerzarme Entbindung erreicht werden kann (Read 1944). Die medikamentöse Geburtserleichterung kann durch zentral wirkende Substanzen bzw. mit Lokalanästhetika erzielt werden. Eine vollständige Schmerzausschaltung unter der Geburt erfolgt durch verschiedene Formen der Leitungsanästhesie, die immer häufiger in Anspruch genommen wird und auch zusätzliche Vorteile bietet, wie z. B. bessere Versorgung des Feten bei plazentarer Insuffizienz, Senkung der Gewebsrigidität und vor allem die Umgehung der Allgemeinnarkose bei operativen Eingriffen. Folgende Nachteile der Epiduralanästhesie wurden nachgewiesen: Verlängerung der gesamten Geburtsdauer, höhere Rate der fetalen Haltungsanomalien und eine Zunahme vaginal-operativer Entbindungen (Howell 2002).

Zur Vermeidung der protrahierten Geburt wird von einigen Autoren eine **aktive Beeinflussung** der Geburtsgeschwindigkeit als **Routinemaßnahme** empfohlen (»active management« im engeren Sinn).

▶ Studienbox

Die Gruppe von Dublin hat durch die frühzeitige Verabreichung von hoch dosiertem Oxytozin und die routinemäßig durchgeführte Amniotomie erhebliches Aufsehen erregt, zumal dadurch eine erstaunlich niedrige Sectiofrequenz erzielt werden konnte (O'Driscoll et al. 1969).

Prospektiv durchgeführte randomisierte Studien der letzten Jahre ergaben bei aktiver Beinflussung tatsächlich eine geringgradige Verkürzung der Geburtsdauer, jedoch keine Änderung der Schnittentbindungsrate, der maternalen Zufriedenheit sowie der neonatalen Morbidität (Cammu u. Van Eckhout 1996; Sadler 2000). Es sind vielmehr verschiedene Faktoren eines intensiven Betreuungskonzeptes, die für eine geringe Sectiorate verantwortlich sind. Ein routinemäßiger Einsatz von hochdosiertem Oxytozin und Amniotomie sollte als unnötige »Technisierung« der Geburt vermieden werden.

Es bleibt das besondere Verdienst der Geburtshelfer aus Dublin, auf die Bedeutung der klaren Trennung zwischen der Latenz- und der Aktivitätsphase der Eröffnungsperiode hingewiesen zu haben, da Fehlbeurteilungen in diesem Bereich eine Grundlage für falsche Maßnahmen bilden. Während in der Latenzphase wegen schmerzhafter, aber nicht effizienter Wehentätigkeit, Entspannung und auch Analgetika angezeigt sind, sollte der verzögerte Geburtsfortschritt in der aktiven Phase frühzeitig erkannt und durch Einsatz von Oxytozin effektiv behandelt werden.

31.3.2 Episiotomie

Die **Inzidenz** der Episiotomie variiert nicht nur in den europäischen Ländern, sondern zeigt sogar in Abhängigkeit von Gepflogenheiten der einzelnen Kliniken eine breite Streuung. Die Häufigkeit wird in der Literatur zwischen 8 % (Niederlande) und 90 % (England) angegeben (Klein et al. 1994). Bei Durchführung des Dammschnitts nach strenger Indikationsstellung betrug die Häufigkeit 14,37 % (Perinatalzentrum AKH-Wien 2001). Verschiedene Studien weisen darauf hin, dass die routinemäßige Durchführung eines Dammschnitts abzulehnen ist (Klein et al. 1992, 1994; Carroli 2002).

Indikationen

Die Episiotomie wird bei maternaler und/oder fetaler Indikation angelegt. Als Prophylaxe schwerer perinealer Traumen könnte sie einem drohenden Dammriss zuvorkommen und die nachfolgende Wundversorgung erleichtern. Ob jedoch die Wundheilung im Vergleich zu einem Dammriss begünstigt wird, ist bisher durch keine kontrolliert-randomisierten Untersuchungen belegt worden.

▶ Studienbox

Offenbar heilt ein Dammriss der Grade III/IV, der ohne Episiotomie entstanden ist, ebenso gut wie ein medianer Dammschnitt – eine adäquate Versorgung vorausgesetzt (Carroli 2002; Venkatesh et al. 1989).

▼

Durch zahlreiche Studien wurde bewiesen, dass eine Episiotomie ein zusätzliches perineales Trauma nicht verhindern kann. Der mediane Schnitt steigert das Risiko von Dammrissen III. und IV. Grades, mindert aber die Verletzungsfrequenz im Bereich der Labien und der Urethra. Die mediolaterale Episiotomie reduziert die Häufigkeit beider Traumata, ohne sie vollständig zu eliminieren (Klein et al. 1992, 1994; Carroli 2002).

Der Wert des Dammschnitts zur Prävention einer späteren Insuffizienz des Beckenbodens ist umstritten und nur durch eine prospektive Studie belegt worden (Gainey 1955). Bei Spontangeburten ohne Dammschnitt fanden sich signifikant schwerere Schäden an den anatomischen Strukturen der Geburtswege. In einer anderen Studie entwickelten 10% der untersuchten Frauen trotz durchgeführter Episiotomie eine transitorische Harninkontinenz, die unabhängig von der Schnittführung war, und 6–7 Wochen anhielt. Als mögliche Ursache wurde eine Zerreißung im Bereich der Fascia cervicovesicalis mit Veränderung des vesikoureteralen Winkels angeführt (Duerr u. Roemer 1996). Die postpartale Funktion der Beckenbodenmuskulatur scheint um so besser, je intensiver die Frau in ihrer Jugend Sport ausübte; ein Zusammenhang zwischen der perinealen Intaktheit und der Überdehnung der Muskulatur besteht offenbar nicht (Klein et al. 1997).

Eine Episiotomie zur Verkürzung der Austreibungsperiode bei fetaler Gefährdung und/oder zur Erleichterung einer vaginal-operativen Entbindung wird befürwortet. Ein sich schon während der frühen Geburtsphase abzeichnender potenziell pathologischer Verlauf ist durch großzügige Sectioindikation zu vermeiden (Carroli 2002).

Schnittführung

Die Schnittführung muss je nach Indikation gewählt werden. Bei unkomplizierter Spontangeburt wird zwecks Erweiterung des Introitus, bzw. zur Geburtsbeschleunigung eine mediane Episiotomie bevorzugt.

Bei **medianem** Schnitt wird der Damm in der Mitte des bindegewebigen Centrum tendineum unter Schonung der perinealen Nerven und Gefäße durchtrennt. Die Vorteile sind: geringe Blutung und weniger postpartale Beschwerden. Der Nachteil der eingeschränkten Erweiterungsmöglichkeit und einer potenziellen Begünstigung eines Dammrisses III. bis IV. Grades muss bei der Indikationsstellung beachtet werden (Carroli 2002; Venkatesh et al. 1989).

Die **mediolaterale** Episiotomie schafft am meisten Platz und kann erweitert werden, deshalb sollte diese bei überdurchschnittlich großem Raumbedarf, vor allem bei Erstgebärenden mit zu erwartendem großem biparietalem Durchmesser des fetalen Schädels, bei Haltungsanomalie des kindlichen Kopfes, bei vaginal-operativen Eingriffen sowie bei niedrigem und narbigem Damm bevorzugt werden. Der mediolaterale Schnitt führt zur Durchtrennung des M. transversus perinei superficialis und des M. bulbospongiosus. Dies verursacht stärkere Beschwerden und einen signifikant höheren Blutverlust (Klein et al. 1992, 1994).

Der **Dührssen-Schuchardt**-Schnitt hat inzwischen eine eher historische Bedeutung. Dieser Schnitt, der eine Verlängerung der mediolateralen Episiotomie darstellt und bei dem auch die tiefen Beckenbodenmuskeln (M. transversus perinei profundus, Teil des M. levator ani) durchtrennt werden, kam zur Anwendung, wenn eine möglichst rasche Verkürzung des Geburtskanals mit deutlicher Erweiterung der Scheide notwendig war.

Zeitpunkt der Episiotomie

Zwecks Erfüllung der doppelten Indikation – Reduzierung des Drucks auf den Beckenboden durch den kindlichen Kopf und Schonung des Damms – sollte die Episiotomie angesetzt werden, bevor eine Überdehnung des Gewebes eingetreten ist. Andererseits führt ein zu früher Dammschnitt zu einem unnötig großen Blutverlust. Die Gefahr des Weiterreißens ist außerdem größer, wenn der Schnitt angelegt wird, bevor eine gewisse Dammdehnung besteht. Der richtige Zeitpunkt ist im Allgemeinen erreicht, wenn das Durchschneiden des Kopfes in den nächsten 2–3 Wehen zu erwarten ist.

Naht der Episiotomiewunde

Die operative Versorgung erfolgt unmittelbar nach der vollständigen Entleerung des Uterus. Die Wundversorgung sollte immer in Lokalanästhesie des unteren vaginalen Abschnitts und des Vulvabereichs erfolgen, außer wenn vorher aus anderen Gründen eine Allgemeinnarkose bzw. Leitungsanästhesie vorgenommen wurde (Kapitel 47). Bei der Wundversorgung sollte eine Hohlraumbildung vermieden werden, da Wundtaschen eine Infektion begünstigen. Die Versorgung des Scheidenwundrands erfolgt mit Einzelknopfnähten oder fortlaufend bis zum Hymenalsaum. Die subkutane Adaptation des Septum rectovaginale soll durch einige tiefe Nähte erfolgen, anschließend wird die Haut adaptiert. Eine Hautversorgung mit einer intrakutanen Nahttechnik soll bevorzugt werden, da sie eine bessere Heilungstendenz hat und geringeren Wundschmerz verursacht. Als Nahtmaterial werden resorbierbare Kunststofffäden empfohlen (Kettle et al. 2002a, b).

Forensische Aspekte

Nach Gaisbauer (1991) ist eine Einverständniserklärung der Schwangeren zur Vornahme einer Episiotomie nicht erforderlich, da es sich um einen Standardeingriff bei Geburten handelt, mit dem die Schwangere rechnen muss. Im Zweifelsfall können geburtshilfliche Formulare nach Weissauer verwendet werden, in denen erwähnt wird, dass Nebeneingriffe erforderlich sein können. Auch den Empfehlungen der DGGG ist zu entnehmen, dass bei problemlosem Verlauf der Schwangerschaft und ohne konkreten Anlass der Arzt nicht verpflichtet ist, mit der Schwangeren rein fürsorglich über mögliche Komplikationen und etwaige operative Eingriffe zu sprechen (DGGG 1996).

Bei einem Aufklärungsgespräch in der 38. SSW sollten nicht nur die Vorstellungen der Patientin bezüglich der Geburtsgestaltung erfragt werden, sondern – vor allem bei Patientinnen aus dem Risikokollektiv – auch die etwaige Möglichkeit eines operativen Eingriffs (inkl. Episiotomie) besprochen werden. Die Zusammenfassung dieses Gesprächs soll in der Krankengeschichte vermerkt werden.

31.3.3 Leitung der Plazentar- und Postplazentarperiode

Das Hauptziel bei der Leitung der 3. Geburtsphase ist die Vermeidung größerer Blutverluste. Verschiedene mehr oder weniger zuverlässige Lösungszeichen der Plazenta werden in der Literatur angegeben. Die zuverlässigsten sind:

- Die Form- und Größenveränderung des Uterus,
- das Tiefertreten der Nabelschnur,
- das Küstner-Zeichen (s. unten).

> Das einzig sichere Lösungszeichen ist die Ausstoßung der Plazenta.

Um eine frühzeitige Uterusentleerung zu erreichen und somit die Plazentarperiode abzukürzen, wird von vielen Geburtshelfern eine medikamentöse Blutungsprophylaxe sowie manuelle Unterstützung der Lösung durch Fundusdruck und Zug an der Nabelschnur angewandt. In der Literatur gibt es unterschiedliche Auffassungen, ob eine medikamentöse Prophylaxe immer oder nur indiziert durchgeführt werden soll. Die Empfehlung einer aktiven Leitung entstammt schon Untersuchungen der 60er-Jahre.

► Studienbox

Basierend auf einer Literaturübersicht (Metaanalyse 1951–1985) konnte festgestellt werden, dass eine prophylaktische Gabe von Oxytozin das Risiko einer postpartalen Blutung um 40 % reduzierte (Prendiville 2002; Rogers et al. 1998). Diese Ergebnisse wurden kürzlich durch einen Vergleich zwischen routinemäßiger Oxytozin- vs. Plazeboapplikation bestätigt. In der Oxytozingruppe fand sich eine signifikante Reduktion von Nachgeburtsblutungen. Für die Hospitalisationsdauer und die Häufigkeit manueller Plazentalösungen konnte kein statistischer Unterschied festgestellt werden. Diese kontrolliert-randomisierte Untersuchung umfasste auch Frauen mit einem anamnestischen Risiko postpartaler Hämorrhagien (Nordström et al. 1997). Nach dem Ausschluss des Risikokollektivs wird durch die prophylaktische Gabe von Oxytozin/Ergotamin nicht der Blutverlust selbst, sondern lediglich die Dauer der Plazentarperiode günstig beeinflusst (Thilaganathan et al. 1993).

Bei gewissenhafter Überwachung in der Nachgeburtsperiode kann eine postpartale Blutung ausreichend rasch erkannt und durch eine medikamentöse Intervention in den meisten Fällen auch behoben werden. Mit der Einführung der Prostaglandine steht eine besonders wirksame Medikamentengruppe zur Therapie einer Uterusatonie zur Verfügung. Die routinemäßige Prophylaxe stellt eine unnötige Medikalisierung der geburtshilflichen Abläufe dar und wirkt sich negativ auf die Sorgfalt der postpartalen Kontrollen aus.

> Die Verabreichung von Uterotonika sollte auf Indikation erfolgen, während die routinemäßige Applikation Risikopatientinnen (z. B. belastete Anamnese, Hydramnion, Makrosomie, Mehrlingsschwangerschaften, prolongierter Geburtsverlauf) vorbehalten bleibt.

Auch bei der Wahl der zu verabreichenden Substanz sowie bei der Applikationsart gibt es unterschiedliche Auffassungen. Da Mutterkornalkaloide durch ihre chemische Verwandschaft mit Bromokriptin einen Galaktopoese hemmenden Effekt haben können, wird zur Prophylaxe mehrheitlich die Verabreichung von Oxytozin empfohlen; Ergotamin sollte nur in der Therapie der postpartalen Blutung Anwendung finden (Prendiville 2002). Eine prophylaktische Verabreichung einer Oxytozinlösung in die Nabelschnurvene unmittelbar nach dem Abklemmen erscheint aufwändig und wurde nicht vergleichend geprüft (Reddy u. Carey 1989).

Die **manuellen Techniken** sollen der Überwachung bzw. Unterstützung des physiologischen Plazentaabgangs und nicht einer aktiven Lösungsbeschleunigung dienen, da dies zu verstärkter Blutung, Nabelschnurabriss oder sogar Inversio uteri führen könnte. Eine relativ zuverlässige Überprüfung, ob die noch im Uterus befindliche Plazenta gelöst ist, ist das **Küstner-Zeichen** (s. auch Kap. 45): Wenn durch einen Handdruck knapp oberhalb der Symphyse promontoriumwärts ein Zurückziehen der aus der Vagina ragenden Nabelschnur verursacht wird, ist die Plazenta noch nicht gelöst. Das Ausstoßen einer schon gelösten Plazenta wird durch leichten Druck auf den Fundus uteri und Zug an der Nabelschnur unterstützt, während die Patientin mitpresst. Die noch adhärenten Eihäute können mit einer glatten Klemme gefasst und durch einen leichten Zug entfernt werden.

Dauert die 3. Geburtsphase länger als 30 min, ohne dass eine verstärkte vaginale Blutung eintritt oder die Klinik der Mutter auf einen Akutzustand hinweist, sollte der **Füllungszustand der Harnblase überprüft** werden, da eine volle Blase die Kontraktilität des Uterus beeinträchtigen kann. Bei Bedarf kann eine Verabreichung von Syntocinon, Methergin bzw. beides kombiniert erfolgen. Ein klar definierter Zeitpunkt, von dem an man von einer Retention sprechen kann, besteht nicht. In älteren Literaturangaben wurde diese Frist bei 1 h gesetzt, heute wird diese Periode auf 15–30 min reduziert. Tatsächlich ist die Nachgeburtsperiode bei richtiger Leitung mit ggf. medikamentöser Beeinflussung bei 98 % der Gebärenden innerhalb von 10 min beendet (Thilaganathan et al. 1993).

Nach der Ausstoßung der Plazenta erfolgt ihre makroskopische Inspektion. Begutachtet werden:

- Plazentagröße, -form und -beschaffung,
- die Eihäute und der Gefäßverlauf im Bereich der Eihäute,
- der Nabelschnuransatz und die Nabelschnurgefäße.

Die **Plazentagröße** und das **Plazentagewicht** stehen meistens in proportionaler Beziehung zur Kindsgröße, jedoch kann diese Proportion deutlichen Schwankungen unterliegen. Das durchschnittliche Gewicht beträgt ~500 g. Besonders schwere Nachgeburten findet man bei Diabetes mellitus, Rhesusinkompatibilität, Lues und kleine Nachgeburten – bei chronischer Plazentainsuffizienz bzw. bei einer Placenta membranacea.

Zu abweichenden Plazentaformen zählt die inkomplett geteilte **Placenta bipartita/bilobata** sowie die aus unzusammenhängenden Lappen aufgebauten **Placenta duplex/triplex**, die durch Hauptgefäße der Nabelschnur versorgt werden, im Gegensatz zu der **Placenta succenturiata**, die durch ein von der Hauptplazenta ausgehendes Gefäß verbunden ist. Wenn die Eihäute nicht direkt vom Plazentarand abgehen, sondern der Rand einen freien Bezirk bildet, handelt es sich um eine **Placenta extrachorialis**. Wenn dieser Rand zusätzlich Fibrinablagerungen aufweist und aufgeworfen ist (**Placenta circumvallata**), kann dies die Ursache von rezidivierenden Blutungen in der Schwangerschaft gewesen sein, da das überstehende Zottengewebe leichter zu einer Randlösung führen kann. Die Ursache dieser Plazentaform ist nicht bekannt. Ein gehäuftes Auftreten von fetalen Missbildungen und intrauterinem Fruchttod wird im Zusammenhang mit der **Placenta circumvallata** beschrieben (Bernischke u. Kaufmann 1995).

Wenn die Schicht der funktionierenden Villi die nahezu gesamte Amnionoberfläche bedeckt, handelt es sich um **Placenta membranacea/diffusa**, die Ursache schwerer intrapartaler Blutungen sein kann.

> Die **Vollständigkeit** der Plazenta soll erst nach Abwischen der anhaftenden Koageln überprüft werden. Fehlt ein Stück Plazentagewebe, muss wegen der Blutungs- und Infektionsgefahr unabhängig von der Größe nachgetastet werden, auch wenn die Patientin zu diesem Zeitpunkt asymptomatisch ist.

Als Nebenbefund können im Plazentagewebe **Infarkte** vorkommen, die in geringer Anzahl typisch für die Plazenta am Termin sind. Die Infarkte werden nach 2 ursächlichen Faktoren unterteilt:
- Veränderungen in Zusammenhang mit Trophoblastalterung (weiße Infarkte), Fibrinablagerung in nekrotischen Plazentabezirken,
- Störungen der uteroplazentären Durchblutung (rote Infarkte), Thrombosierungen der villösen Gefäße.

Als Ursache der Obliteration werden hauptsächlich immunologische Faktoren, jedoch auch Infekte in der Frühschwangerschaft angegeben. Bei großer Ausdehnung der Infarkte zeigt das Neugeborene oft Dysmaturitätszeichen. Die kindliche Mortalität und Morbidität hängen von dem Ausmaß der betroffenen Plazentaareale ab (Bernischke u. Kaufmann 1995).

Eine **Hyperplasie** der Choriongefäße (Choriangiom) kommt selten vor, und die Diagnose kann schon sonographisch gestellt werden. Ein großes Hämangiom der Plazenta kann die Ursache eines Polyhydramnions sowie einer Herzhypertrophie des Fetus sein. Andere Tumoren der Plazenta sind selten. Ebenfalls selten in der Plazenta sind Metastasen maligner Tumoren. Melanom, Leukämie- sowie Lymphomabsiedelungen sind in dieser Reihenfolge die häufigsten (Dildy et al. 1989).

Eine **mikroskopische Beurteilung** der Plazenta wird vom College of American Pathologists empfohlen, obwohl keine zuverlässigen Daten diese Empfehlung unterstützen. Die histologische Untersuchung sollte vor allem bei Frühgeburten sowie bei IUWR durchgeführt werden (ACOG 1993).

Bei **Unvollständigkeit der Eihäute** sind Kontraktionsmittel im Wochenbett indiziert. Eine Indikation zur Nachtastung besteht nur bei abgerissenen Gefäßen am Rande der Eihaut, da sie ein Hinweis auf eine im Uterus verbliebene **Nebenplazenta** (Placenta succenturiata) sein können.

Eine **Trübung der Amnionhäute**, die durch leukozytäre Infiltration verursacht wird, könnte auf ein Amnioninfektionssyndrom hinweisen. Eine grün-gelbliche Verfärbung sieht man bei einem länger zurückliegenden Mekoniumabgang bzw. bei einer Hyperbilirubinämie.

Die Bedeutung des **Nabelschnuransatzes** ist nur bei Insertio velamentosa von praktischer Bedeutung, da das Vorhandensein von Vasa praevia zur Gefäßruptur beim Blasensprung und somit zum Verbluten des Feten führen kann. Eine hohe Fehlbildungstendenz, Retardierung und Frühgeburtlichkeit werden beim Fehlen oder bei einer rudimentären Anlage einer **Nabelschnurarterie** angegeben, die in etwa 1 % der Fälle bei Einlingen und in 5 % der Fälle bei Zwillingen vorkommt (Herrmann u. Sidiropoulus (1988). Außer echten **Nabelschnurknoten**, die durch die Mobilität des Fetus in utero entstehen können, werden oft auch falsche Knoten gesehen, die durch eine Disproportion zwischen der Nabelschnurhülle und den darin verlaufenden Gefäßen gebildet werden. Eine pathologische Bedeutung kommt diesen nicht zu. Die durchschnittliche **Länge der Nabelschnur** beträgt 55 cm. Abnorme Länge und Kürze der Nabelschnur können Ursache geburtshilflicher Komplikationen sein.

Am Beginn der **Postplazentarperiode** findet eine Inspektion des äußeren Genitales, des Introitus sowie des unteren Vaginaldrittels statt. Jede über eine oberflächliche Schürfung hinausgehende Verletzung sollte chirurgisch versorgt werden. Nach vaginal-operativen Eingriffen, bei auffallend kurzer Geburtsdauer und bei vaginalen Blutungen, die nicht mit einem Tonusverlust des Uterus erklärt werden können, wird eine Spiegeleinstellung der Zervix empfohlen. Jeder Zervixriss >1 cm muss chirurgisch versorgt werden.

> In den ersten 3 h post partum sollte die Patientin wegen Blutungsgefahr sorgfältig überwacht werden. Die Überwachung bezieht sich vor allem auf den Blutabgang, den Kontraktionszustand des Uterus sowie den klinischen Allgemeinzustand. In unkomplizierten Fällen kann die Wöchnerin nach Ablauf von 2–3 h vom Kreißsaal auf die Station verlegt werden (DGGG 1997).

31.3.4 Erstversorgung und Beurteilung des Neugeborenen

Die primäre Verantwortung für das Neugeborene liegt beim Geburtshelfer, jedoch besteht vor allem an großen Perinatalzentren die Tendenz, diese an den Neonatologen weiterzuleiten. Gerade in diesem Bereich ist eine gute interdisziplinäre Zusammenarbeit von großer Bedeutung, und der Geburtshelfer sollte die unmittelbar postnatale Betreuung – auch von Risikoneugeborenen – beherrschen. Im folgenden Kapitel wird lediglich auf die routinemäßige Erstversorgung des Neugeborenen eingegangen. Die primäre neonatologische Reanimation wird im Kapitel 48 besprochen.

Unmittelbar nach der Geburt wird das Kind horizontal zwischen den Beinen der Mutter gelagert. Wird das Neugeborene der Mutter auf den Bauch/die Brust bzw. bei Geburten in sitzender Position oberhalb der Vulvaebene gelegt, bevor die Nabelschnur ligiert wird, kommt es zu Blutvolumenverschiebungen zwischen Plazenta und Kind. Bei tiefer Lagerung eines Kindes mit einer noch erhaltenen Nabelschnurzirkulation, beträgt die transfundierte Blutmenge 40–60 ml, wobei ein zusätzliches Ausstreichen der Nabelschnur diese Menge um etwa 20 ml erhöht. Eine analoge Blutmenge geht dem Neugeborenen bei einer Lagerung oberhalb der maternalen Bauchdecke verloren.

Bezüglich des günstigsten **Abnabelungszeitpunkts** gibt es bis heute widersprüchliche Angaben. Intrauterin beträgt der

Hämoglobingehalt 16 g/dl. Nach der Frühabnabelung steigt bei einem tief gelagerten Kind der Hämoglobingehalt auf 20–21 g/dl und nach Spätabnabelung auf 24 g/dl. Diese Hämokonzentration kann zu einer Mehrbelastung des kindlichen Kreislaufs führen (Yao u. Lind 1974).

▶ Empfehlung

Basierend auf neueren Erkentnissen wurde 1997 eine Leitlinie bezüglich des Abnabelungszeitpunkts erstellt (DGGG 1997). Durch dieses Vorgehen soll eine plazento-neonatale Übertransfusion wie auch ein neonatoplazentarer Blutverlust vermieden werden. Dies wird durch die Abnabelung eines reifen vaginal geborenen Kindes nach Sistieren der Nabelschnurpulsationen, d.h. nach 1–1 $^{1}/_{2}$ min post partum erreicht, ohne dass die Nabelschnur ausgestrichen wird. Eine raschere Abnabelung soll bei Geburt in sitzender/hockender Stellung sowie vor allem bei azidotischen Kindern, die bereits bei der Geburt eine Hämokonzentration aufweisen, vorgenommen werden. Ein Ausstreichen der umbilikalen Gefäße wird bei Nabelschnurumschlingung und/oder -knoten und bei einer Sectioentbindung eines nicht hypoxischen Kindes empfohlen.

Es gibt zahlreiche **Methoden des Abnabelns**; alle Methoden, die eine Asepsis garantieren und Nachblutungen mit großer Sicherheit verhindern, sind annehmbar (Zupan 2002). Die gebräuchlichste Art ist eine provisorische Unterbindung mit breiten Péan-Klemmen und die anschließende definitive Versorgung mit Plastikklemmen. Dabei sollte ein zusätzliches etwa 10–15 cm langes Stück für die Blutgasanalyse isoliert werden.

Ein **Freimachen der Atemwege** ist bei einem vitalen Neugeborenen, das nach 5–10 s zu schreien beginnt und dessen Fruchtwasser klar ist, nicht notwendig. Unnötiges Absaugen kann zu Schleimhautläsionen und reflektorischen Bradykardien/Apnoen (Vagusreiz) führen (DGGG 1997). Eine gründliche Reinigung der Atemwege wird nur im Rahmen der primären Reanimation durchgeführt.

Der kindliche Zustand wird allgemein nach dem von Virginia Apgar 1952 entwickelten Schema beurteilt.

Der **Apgar-Wert** setzt sich aus 5 Komponenten zusammen:
- Herzschlag,
- Atmung,
- Muskeltonus,
- Reflexverhalten,
- Hautfarbe.

Für jeden Teilbefund werden nach 1, 5 und 10 min 0, 1 oder 2 Punkte vergeben, deren Summe den entsprechenden Minutenscore ergibt.

Der Hauptnutzen dieses Schemas liegt in der schnellen Erfassung von Adaptationsstörungen und der daraus resultierenden neonatologischen Maßnahmen. Ein erniedrigter Apgar-Wert ist lediglich ein Ausdruck einer gestörten Anpassung und kann verschiedene Ursachen haben. Tonus, Farbe und Reflexverhalten sind vom physiologischen Reifezustand des Neugeborenen abhängig. Eine intrapartale Medikation der Mutter kann den postpartalen kindlichen Zustand beeinflussen und betrifft vor allem Herzfrequenz, Atmung und Tonus des Kindes. Der Wert allein erlaubt keinen Rückschluss auf die Ursache der Anpassungsstörung und darf nicht als prognostischer Parameter für die spätere Entwicklung des Kindes verwendet werden. (ACOG 1998; Ruth u. Rairio 1988).

> Eine zunehmende Fehlinterpretation bzw. ein Missbrauch des Apgar-Wertes im forensischen Bereich hat zu einer Richtigstellung durch das ACOG geführt (ACOG 1996). Niedrige 1- und 5-Minuten-Apgar-Werte rechtfertigen auch bei einem zerebralgeschädigten Kind nicht die Annahme einer hypoxisch-ischämischen Enzephalopathie im Zusammenhang mit der Geburt. Nur eine anhaltende Depression des Neugeborenen als Ausdruck eines schweren Sauerstoffmangels, der durch eine ausgeprägte metabolische Azidose charakterisiert ist, kann zu hypoxischen Gewebsschäden führen (ACOG 1998). Diese machen sich bereits in der Neonatalphase durch klinische Zeichen des Versagens verschiedener Organe sowie neurologische Auffälligkeit bemerkbar.

Die Bestimmung des **Nabelarterien-pH-Werts** ist ein wichtiger Teil der Erstversorgung. Dieser Wert dient vor allem als objektiver Indikator des kindlichen Zustandes. Der ACOG Empfehlung folgend ist nach jeder Geburt eine routinemäßige Abklemmung eines Nabelschnurstücks notwendig; eine pH-Wert- und Säure-Basen-Bestimmung wird allerdings nur dann durchgeführt, wenn der Geburtsverlauf pathologisch war und/oder der 5-Minuten-Apgar < 3 Punkte beträgt (ACOG 1994).

Im deutschsprachigen Raum wird eine **routinemäßige pH-Wert-Bestimmung** aus der Nabelarterie und -vene gefordert – unabhängig vom Apgar-Wert und Geburtsverlauf (DGGG 1997).

> Bei reifen Neugeborenen sind pH-Werte > 7,15 (doppelte Standardabweichung) als normal zu bewerten, und von einer Azidose wird bei pH-Werten < 7,10 gesprochen (ACOG 1994). Eine genaue Interpretation der fetalen Azidose und der daraus folgenden Neugeborenenmorbidität ist dem Kapitel 46 zu entnehmen.

Literatur

ACOG (American College of Obstetricians and Gynecologists) (1989) Intrapartum fetal heart rate monitoring. ACOG Techn Bull 132

ACOG (American College of Obstetricians and Gynecologists) (1993) Placental Pathology. Com Opinion 125

ACOG (American College of Obstetricians and Gynecologists) (1994) Utility of Umbilical Cord Blood Acid-Base Assessment. Com Opinion 138

ACOG (American College of Obstetricians and Gynecologists) (1995) Dystocia and the augmentation of labor. Techn Bull 218

ACOG (American College of Obstetricians and Gynecologists) (1996) Use and abuse of the Apgar score. Com Opinion 174

ACOG (American College of Obstetricians and Gynecologists) (1998) Inappropriate Use of the terms Fetal Distress and Birth Asphyxia. Com Opinion 197

Albers LL (1999) The duration of labor in healthy women. J Perinatol 19: 114

Belizan JM, Villar J, Nardin JC et al. (1978) Diagnosis of IUGR by a simple clinical method: measurement of uterine hight. Am J Obstet Gynecol 131: 643

Benson RC, Shubeck F, Deutschberger J et al. (1968) Fetal heart rate as a predictor of fetal distress: a report from the Collaborative Project. Obstet Gynecol 32: 259

Bernischke K, Kaufmann P (1995) Pathology of the human placenta. Springer, Berlin Heidelberg New York Tokyo

Borell U, Fernström I (1957 a) The movements at the sacroiliac joints and their importance to changes in the pelvic dimensions during parturition. Acta Obstet Gynecol Scand 36: 42

Borell U, Fernström I (1957b) The movements in the mechanism of disengagement with special reference to the attitude of the foetal head. Acta Obstet Gynecol Scand 36: 347

Borell U, Fernström I (1957c) A pelvimetric method for the assessment of pelvic mouldability. Acta Radiol 47: 365

Cammu H, Van Eckhout E (1996) A randomized controlled trial of early versus delayed use of amniotomy and oxytocin infusion in nulliparous labor. Br J Obstet Gynaecol 103: 313

Carroli G, Belizan J (2002) Episiotomy for vaginal birth (Cochrane Review). Cochrane Library 1. Oxford: Update Software

Cohen W, Friedman EA (1983) Management of labor. Univ Park Press, Baltimore

DGGG (Deutsche Gesellschaft für Gynäkologie und Geburtshilfe) (1982–95) Empfehlungen und Stellungnahmen. Gahmig, Gießen

DGGG (Deutsche Gesellschaft für Gynäkologie und Geburtshilfe) (1996) Mitteilungen: Empfehlungen zu den ärztlichen Beratungs- und Aufklärungspflichten während der Schwangerenbetreuung und bei der Geburtshilfe. Frauenarzt 37: 525

DGGG (Deutsche Gesellschaft für Gynäkologie und Geburtshilfe) (1997) Stellungnahme: Leitlinien zur Betreuung des gesunden Neugeborenen im Kreißsaal und während des Wochenbettes der Mutter. Frauenarzt 38: 227

Dildy GA, Moise KJ Jr, Carpenter RJ, Klima T (1989) Maternal malignancy metastatic to the products of conception: a rewiew. Obstet Gynecol Surv 44: 535

Duerr R, Roemer VM (1996) Die mediane Episiotomie – Pro und Contra. Hebamme 9: 134

DuJardin B, De Schampheleir I, Sene H, Ndiaj F (1993) Value of the alert and actionlines on the partogram. Lancet 339: 1336

Fochem K, Narik G (1955) Röntgenologische Untersuchungen des Geburtsmechanismus. Geburtshilfe Frauenheilkd 15: 401

Friedman EA (1954) The graphic analysis of labor. Am J Obstet Gynecol 68: 1568

Friedman EA (1973) Patterns of labor as indicators of risk. Clin Obstet Gynec 16: 172

Gainey HL (1955) Postpartum observation of pelvic tissue damage: further studys. Am J Obstet Gynecol 70: 765

Gaisbauer R (1991) Der Dammschnitt im Spiegel der Rechtssprechung. Frauenarzt 32: 509

Herrmann UJ, Sidiropoulus D (1988) Single umbilical artery: prenatal findings. Prenat Diagn 8: 275

Howell CJ (2002) Epidural versus non-epidural analgesia for pain relief in labour (Cochrane Review). Cochrane Library 1. Oxford: Update Software

Husslein P, Sinzinger H (1984) Concentration of 13.14-dihydro-15-keto-prostaglandin E2 in the maternal peripheral plasma during labour of spontaneous onset. Br J Obstet Gynaecol 91: 228

Kennell J, Klaus M, McGrath S et al. (1991) Continuous emotional support during labor in US hospital: a randomised trial. JAMA 265: 2197

Kettle C, Johanson RB (2002a) Continous versus interrupted sutures for perineal repair (Cochrane Review). Cochrane Library 1. Oxford: Update Software

Kettle C, Johanson RB (2002b) Absorbable synthetic versus catgut suture material for perineal repair (Cochrane Review). Cochrane Library 1. Oxford: Update Software

Kilpatrick SJ, Laros RK (1989) Characteristics of normal labor. Obstet Gynecol 74: 85

Kindt J, Retzke U, Machold U, Keusche U, Ketscher KD (1986) Schwangerenbetreuung mit dem Gravidogramm nach Westin. Zentralbl Gynakol 108: 155

Klein MC, Gauthier RC, Jorgensen SH et al. (1992) Does episiotomy prevent perineal trauma and pelvic floor relaxation? Online J Curr Clin Trials 10: 821

Klein M, Gauthier R, Robbins J et al. (1994) Relation of episiotomy to perineal trauma and morbidity, sexual dysfunction, and pelvic floor relaxation. Am J Obstet Gynecol 171: 591

Klein M, Janssen P, MPH, MacWilliam et al. (1997) Determinants of vaginal-perineal integrity and pelvic floor functioning in childbirth. Am J Obstet Gynecol 176: 403

Leveno KJ, Cunningham FG, Nelson S et al. (1986) A prospective comparison of selective and universal electronic fetal monitoring in 34.995 pregnancies. New Engl J Med 315: 615

Lindgren L (1973) The influence of uterine motility upon cervical dilatation in labor. Am J Obstet Gynecol 117: 530

McPherson J, Wilson JK (1956) A radiological study of the placental stage of labor. J Obstet Gynecol Br Emp 63: 321

Nordström L, Fogelstam K, Fridman G et al. (1997) Routine oxytocin in the third stage of labour: a placebo controlled randomised trial. Br J Obstet Gynaecol 104: 781

O'Driscoll K, Jackson JA, Gallagher JT (1969) Prevention of prolonged labour. BMJ 2: 477

Prendiville WJ, Elbourne D, McDonald S (2002) Active versus expectant management in the third stage of labour (Cochrane Review). Cochrane Library 1. Oxford: Update Software

Pschyrembel W (1998) Klinisches Wörterbuch. De Gruyter, Berlin

Read GD (1944) Childbirth without fear. Heinemann, New York

Reddy VV, Carey JC (1989) Effect of umbilical vein oxytocin on puerperal blood loss and length of the third stage of labor. Am J Obstet Gynecol 160: 206

Roemer VM, Ramb S (1996) Zentralisierung in der Geburtshilfe: Pro und Contra. Z Geburtshilfe Neonatol 200: 2

Rogers J, Wood J, McCandlish R, Ayers S, Truesdale A, Albourne D (1998) Active versus expectant management of third stage of labour: the Hinchingbrooke randomised controlled trial. Lancet 351: 693

Ruth VJ, Rairio KO (1988) Perinatal brain damage: predictive value of metabolic acidosis and the Apgar score. Br Med J 297: 24

Sadler LC, Davison T, McCowan LM (2000) A randomised controllen trial and meta-analysis of active management of labour. BJOG 107: 909

Sanches-Ramos L, Quillen MJ, Kaunitz AM (1996) Randomized trial of oxytocin alone and with propranolol in the management of dysfunctional labor. Obstet Gynecol 88: 517

Satin AJ, Leveno KJ, Sherman ML et al. (1992) High- versus low-dose oxytocin for labor stimulation. Obstet Gynecol 80: 111

Satin AJ, Leveno KJ, Sherman ML, MClntire DD (1994) High-dose oxytocin: 20- versus 40-minute dosage interval. Obstet Gynecol 83: 234

Shy KK, Luthy DA, Bennett FC et al. (1990) Effects of electronic fetal-heart-rate monitoring, as compared with periodic auscultation, on the neurologic development of premature infants. New Engl J Med 322: 588

Stamp G, Kruzins G, Crowther C (2001) Perineal massage in labour and prevention of perineal trauma: randomised controlled trial. BMJ 322: 1277

Sokol RS, Stojkov J, Chik L et al. (1977) Normal and abnormal labor progress: quantative assessment and survey ot the literature. J Reprod Med 18: 47

Steele KB, Javert CT (1942) Mechanism of labor for transvers positions of the vertex. Surg Gynecol Obstet 75: 477

Thacker SB, Stroup D, Chang M (2002) Continous electronic heart rate monitoring for fetal assessment during labor (Cochrane Review). Cochrane Library 1. Oxford: Update Software

Thilaganathan B, Cutner A, Latimer J, Beard R (1993) Management of third-stage of labour in women with low risk of postpartum haemorrhage. Eur J Obstet Gynecol Reprod Biol 48: 19

Venkatesh KS, Ramanujan PS, Larson DM et al. (1989) Anorectal complications of vaginal delivery. Dis Colon Rectum 32: 1039

Westgren M, Kruger K, Ek S, Grunevald C, Kublickas M, Naka K, Wolff K, Persson B (1998) Lactate compared with pH analysis at fetal scalp blood sampling: a prospective randomised study. BJOG 105: 29

Whalley PJ, Pritchard JA (1963) Oxytocin and water intoxication. JAMA 186: 601

Xenakis EMJ, Langer O, Piper JM et al. (1995) Low-dose versus high-dose oxytocin augmentation of labor – a randomized trial. Am J Obstet Gynecol 173: 1874

Yao AC, Lind J (1974) Placental transfusion. Am J Dis Child 127: 128

Zupan J, Garner P (2002) Topical umbilical cord care at birth (Cochrane Review). Cochrane Library 1. Oxford: Update Software

Gebärhaltung

R. Ahner und P. Husslein

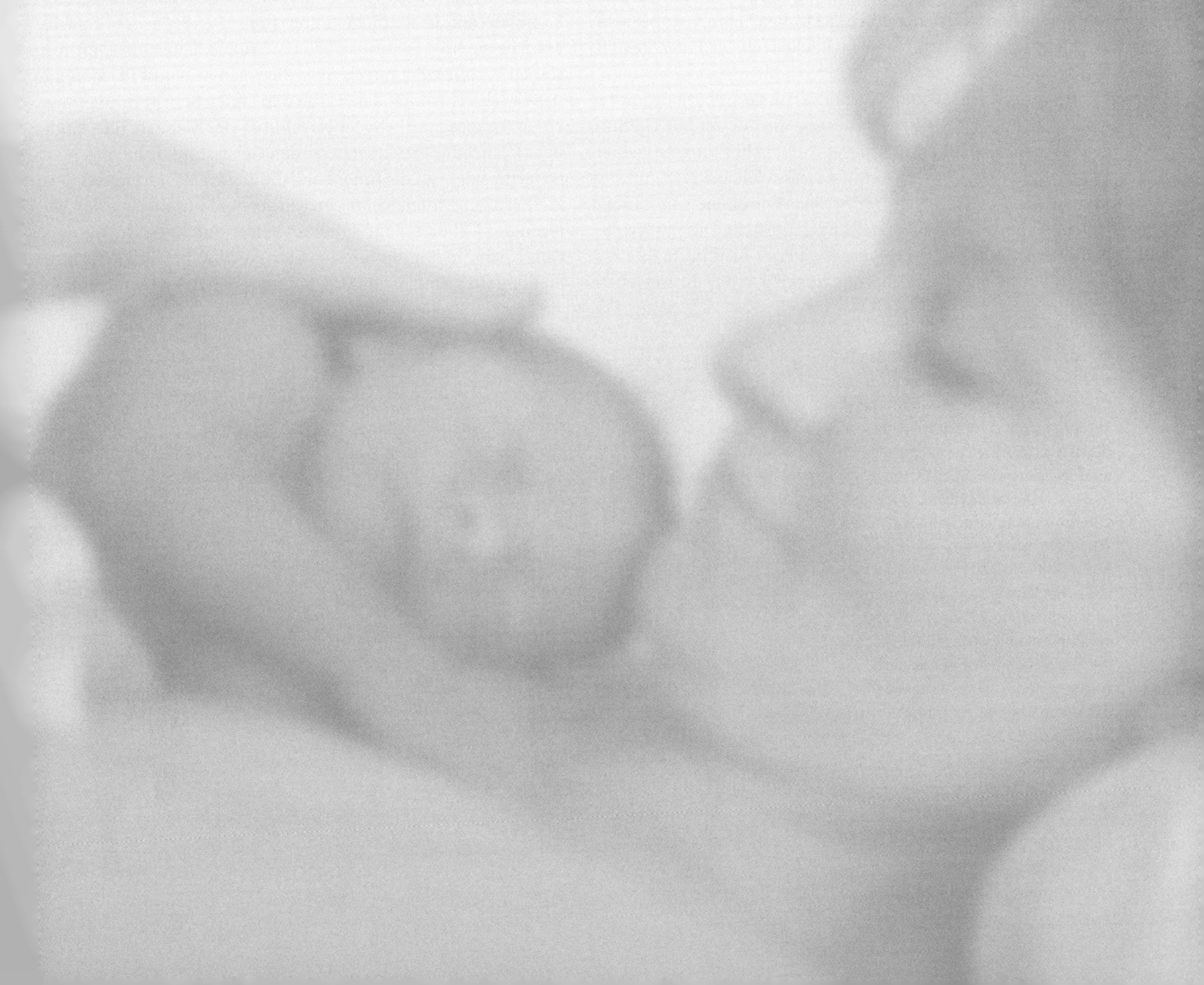

Kurz-Überblick

Bis zum Beginn des 18. Jahrhunderts gebaren Frauen aller Kulturen üblicherweise in vertikaler Haltung. Zunehmende ärztliche Intervention brachte in der Folge jedoch auch Veränderungen in der Gebärposition mit sich. Selbst bei komplikationslosem Verlauf nahm die Frau bei der Geburt immer häufiger die Rückenlage ein. Erst die intensive Beschäftigung mit den Vorteilen einer natürlichen, selbstbestimmten Geburt, wie sie seit Anfang der 80er-Jahre von einer wachsenden Zahl von Geburtshelfern und Hebammen vertreten wurde, machte es Frauen wieder möglich, die für sie angenehmste Gebärhaltung auszuwählen.

Auf dem Rücken liegend zu gebären, wird von vielen Frauen nicht nur subjektiv als wenig vorteilhaft empfunden, sondern birgt auch beträchtliche medizinische Nachteile für Mutter und Kind. Die aufrechte Haltung der Mutter begünstigt dagegen Atmung und Blutversorgung, bedient sich der Schwerkraft, um die Wehentätigkeit zu unterstützen, und hat daher eine merkliche Erleichterung des Pressvorgangs zur Folge. Alle diese Faktoren haben eine unmittelbare, positive Auswirkung auf den Zustand des Ungeborenen.

32.1 Geschichtliche Entwicklung

In den letzten Jahren hat sich in unserem Kulturkreis die Einstellung gegenüber der Geburt stark geändert. Während in den 70er-Jahren das Hauptaugenmerk noch primär auf der Überwachung des Feten lag – ein Vorgehen, das durch die neugewonnenen technische Möglichkeiten begünstigt wurde – so stand man schon Anfang der 80er-Jahre einem Überhandnehmen der Technik in der Geburtshilfe zunehmend kritisch gegenüber. Dabei entwickelte sich ein vermehrtes Interesse an der natürlichen, selbstbestimmten Geburt, wobei auch die klassische Gebärposition in Rückenlage in Frage gestellt wurde.

Historisch betrachtet, war die vertikale Gebärhaltung bis ins 18. Jahrhundert die Regel, während die horizontale Haltung die Ausnahme darstellte. Altägyptische Abbildungen zeigen Frauen, die ihre Kinder im Sitzen zur Welt bringen, und in Szenen aus der griechisch-römischen Mythologie sind Frauen bei der Geburt in kniender Haltung dargestellt. Das natürliche, instinktive Verhalten der gebärenden Frau resultierte in einer Vielzahl differenzierter Gebärpositionen. Die Erfahrung lehrte die Frauen, dass durch den Wechsel der Stellung die Geburt beschleunigt werden konnte (Kuntner 1994).

Auch aus dem europäischen Mittelalter sind Abbildungen von Geburten in vertikaler Haltung erhalten, wobei häufig Gebärstühle unterschiedlichster Konstruktion Verwendung fanden (◘ Abb. 32.1). Bis heute ist es in zahlreichen Kulturen nach wie vor selbstverständlich, in aufrechter Haltung zu gebären.

Anfang des 18. Jahrhunderts vollzog sich in der Geschichte der Geburtshilfe eine wichtige Wende: der Übergang von der Hebammen- auf die ärztliche Geburtshilfe. Der Franzose Francois Mauriceau (1637–1708), selbst als Geburtshelfer tätig, tat mit seinen Veröffentlichungen über die Anatomie und Physiologie der Geschlechtsorgane der Frau den ersten Schritt in Richtung einer wissenschaftlichen Betrachtung der Geburtshilfe. Ende des 17. Jahrhunderts ersetzte er den Gebärstuhl durch das Bett. Eingriffe wie etwa die innere und die äußere Wendung, das Zerkleinern eines toten Kindes im Körper der Mutter sowie das Anlegen der Geburtszange, konnten besser durchgeführt werden, wenn sich die Frau in horizontaler Position befand. War diese Stellung ursprünglich nur bei pathologischen Verläufen üblich,

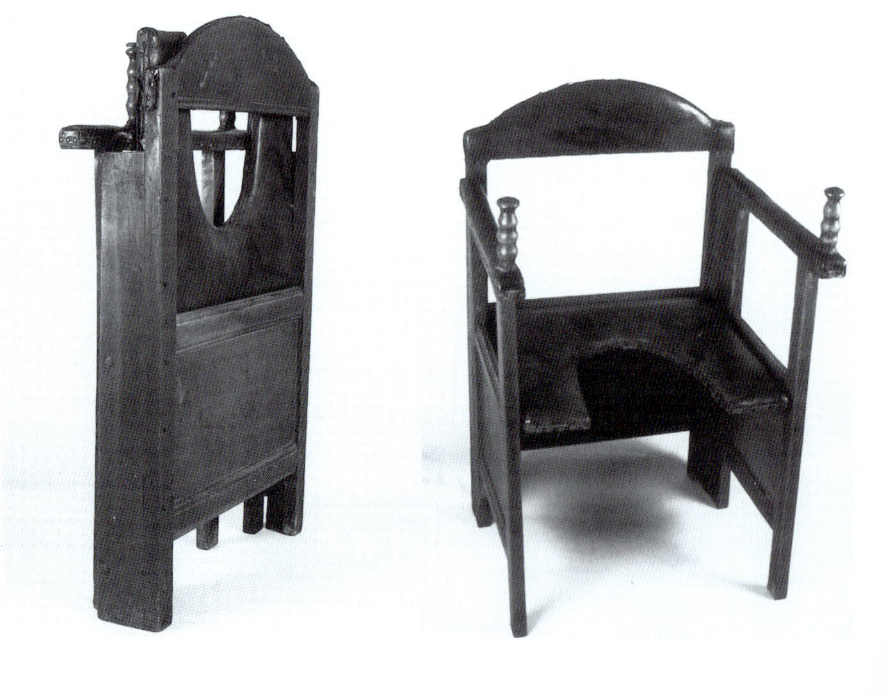

◘ Abb. 32.1. **Gebärstuhl (Kreißsaalstuhl, »birth chair«, »parturition chair«) aus dem 18. bzw. frühen 19. Jahrhundert mit den für den deutschen Sprachraum typischen, an den Enden der Armlehnen angebrachten Handgriffen.** Es handelt sich um ein tragbares, zum leichteren Transport bzw. zur platzsparenden Aufbewahrung zusammenlegbar konstruiertes Modell aus Buchenholz mit Lederpolsterung auf der Sitzfläche, der Rückenlehne und den Armlehnen. Die Sitzfläche weist einen von der vorderen Kante ausgehenden tiefen, halbelliptischen Ausschnitt auf (Thompson 1919)

wurden immer häufiger auch normale Geburten in der Rückenlage durchgeführt.

Heute, fast zweihundert Jahre danach, bildet sich unter Ärzten und Hebammen ein erneutes Bewusstsein für die Vorteile der vertikalen Geburt. In immer mehr Spitälern und Geburtshäusern werden Alternativen zum Bett angeboten, wie der Gebärhocker oder das Gebärrad. Auch gibt es keinen medizinischen Grund, eine Frau bei unauffälligem Geburtsverlauf »an das Bett zu fesseln«. Im Gegenteil, die Betreuer sollten sie ermuntern, sich auch während der schmerzhaften Phasen durch Bewegung Erleichterung zu verschaffen. Untersuchungen haben gezeigt, dass Frauen bei freier Wahl der Gebärposition am seltensten die horizontale Lage einnehmen. Die meisten Gebärenden bevorzugen die Hocke, die Knie-Ellenbogen-Lage oder aber die Seitenlage. Ärzte und Hebammen sollten diesen Vorstellungen im Rahmen der medizinischen Möglichkeiten verstärkt Rechnung tragen.

In einer amerikaweiten Fragebogenaktion wurden 800 Hebammen zum Thema Gebärpositionen interviewt. Die während der Austreibungsphase am häufigsten angewandte Position war die Sitzende. Die Rückenlage wurde selten von den Frauen in Anspruch genommen. Die Ergebnisse dieser Befragung spiegeln die Vorlieben der Frauen wider (Hanson 1998).

32.2 Physiologische Grundlagen

32.2.1 Atmung und Lungenfunktion

Dem in der Schwangerschaft steigendem Sauerstoffkonsum wird durch eine Zunahme der Ventilation Rechnung getragen, was sich in einem vergrößertem Atemminutenvolumen ausdrückt. Dies führt trotz kleinerem Residualvolumen der Lunge zu einer effektiveren Durchmischung in der Alveole. Im Stehen und Sitzen werden die Lungenvolumina und daher die Vitalkapazität sowie die Atemreserven um 10% verbessert. Dies ist besonders bei komprimierten Lungen, wie sie in der Schwangerschaft durch das hochgestellte Zwerchfell bedingt werden, von entscheidender Bedeutung.

In einer Untersuchung über den Einfluss der Körperlage auf die Lungenvolumina in der Spätschwangerschaft konnte eindeutig gezeigt werden, dass es im Vergleich zum Sitzen und Stehen, in der Rückenlage zu einer deutlichen Abnahme der funktionellen Residualkapazität kommt (Schneider et al. 1983).

> In der Rückenlage wird das erforderliche Atemminutenvolumen vor allem durch das Zwerchfell geleistet, erst durch eine Entlastung des Thorax über das Abstützen der Arme kommt auch die Atemhilfsmuskulatur optimal zum Einsatz. Der Atemvorgang wird so für die Gebärende wesentlich erleichtert, was von unmittelbaren Vorteil für das Ungeborene ist.

32.2.2 Hämodynamik

In Rückenlage kommt es bei etwa einem Drittel der Schwangeren zu einem Abfall des Blutdrucks um 30 mmHg bei gleichzeitiger Zunahme der Herzfrequenz. Wahrscheinlich ist dies die Folge einer mechanischen Einwirkung auf den venösen Rückfluss der V. cava durch den graviden Uterus. In der vertikalen Haltung wird der Druck auf die Aorta und die V. cava verringert. Die unmittelbare Folge ist ein günstiger Einfluss auf das Befinden des Kindes durch

- eine Vermeidung des V.-cava-Kompressionssyndroms,
- ein größeres Blutangebot für das Kind,
- eine höhere Sauerstoffsättigung des kindlichen Blutes.

▶ Studienbox

In einer randomisierten, kontrollierten Studie wurde die Hypothese untersucht, inwieweit die Rückenlage bei der Geburt für das Kind gefährlich sein könnte. In der Gruppe der liegenden Frauen trat bei zwei von 20 eine signifikante fetale Asphyxie auf (Humphrey et al. 1980).

32.2.3 Wehentätigkeit

In mehreren Untersuchungen wurde gezeigt, dass der Wechsel der Stellungen während der Geburt direkten Einfluss auf die Kontraktilität des Uterus nimmt (Caldero-Barcia et al. 1960). Bei der vertikalen Position nimmt die Wehenfrequenz sowohl während der Eröffnungs- als auch während der Austreibungsphase ab, die Intensität der Wehen jedoch signifikant zu. Auf diese Weise kann die Geburtsdauer insgesamt (stark) verkürzt werden.

▶ Studienbox

In einer Studie an 20 Frauen wurden die uterine Kontraktionsbereitschaft, der weheninduzierte Schmerz und das Wohlbefinden der Frau in horizontaler Rückenlage und im Stehen verglichen. Bei 15 von 20 Frauen war die Stärke der Kontraktionen im aufrechten Stand signifikant erhöht. Die Häufigkeit der Wehen verringerte sich im Stehen, und der begleitende Schmerz war deutlich geringer. Die Frauen empfanden die aufrechte Position als wesentlich angenehmer (Mendez-Bauer et al. 1974).

32.2.4 Pressvorgang

In aufrechter Haltung wirkt beim Pressen die Schwerkraft mit. Der Kopf des Kindes drückt bei vollständig geöffnetem Muttermund stärker nach unten, und die Frau spürt den Pressdrang deutlicher. Auf diese Weise kann sie ihm ganz natürlich nachgeben. Die vorherrschende Presstechnik, bei Beginn tief einzuatmen, die Luft anzuhalten und dann forciert zu pressen, ist aus mehreren Gründen nicht sinnvoll. Durch den forcierten Pressvorgang kann es nach einer Kette von Reaktionen zu Bradykardie und Blutdruckabfall kommen (Ganong 1972). Je länger die durch den Pressvorgang verursachte Apnoe bei der Mutter andauert, desto stärker ist der PO_2-Abfall sowie der PCO_2-Anstieg im arteriellen Blut. Dies führt gehäuft zu pathologischen Veränderungen der fetalen Herzfrequenz, zu niedrigen Apgar-Scores sowie zu azidotischen pH-Werten im Nabelschnurblut (Gennaro 1994).

Lässt man die Frau spontan mitpressen, dauert der Pressvorgang wesentlich kürzer, ist aber nicht minder effektiv (Caldeyro-Barcia et al. 1979). Zusätzlich wird durch eine aufrechte Haltung das in liegender Position notwendige Kopfanheben vermieden. Die Frau kann den Pressvorgang selbst regulieren und vermeidet so das kräfteraubende Pressen in Hals und Kopf.

> Beim natürlich reflektorisch gesteuerten Mitpressen – ein weniger als 6 s andauerndes Anspannen der Bauchmuskulatur – behält die Frau ihre normalen Ein- und Ausatembewegungen bei. Zu Beginn der Presswehe fordert man sie auf, in Form von nichtforciertem Blasen durch die Lippen auszuatmen. Dieser Mechanismus hat ein verstärktes Einatmen zur Folge, der physiologische Atemrhythmus wird jedoch nicht gestört. Der Pressvorgang ist für Frau und Kind weniger anstrengend und wirkt sich günstiger auf die Sauerstoffversorgung des Kindes aus.

32.2.5 Beckenbeweglichkeit

Der Geburtsfortschritt in der Austreibungsperiode hängt neben der guten Wehentätigkeit von der Beweglichkeit des Beckens ab. Durch den hormonellen Einfluss kommt es bereits in der Schwangerschaft zu einer Auflockerung des Gewebes. Dadurch werden auch die Ligamente, die die Gelenke des Beckens zusammenhalten, weicher und dehnbarer. Es handelt sich also nicht mehr um ein starres Gefüge, sondern um ein bewegliches Ganzes.

Durch die Beweglichkeit des Beckenringes – Iliosakralgelenke und Symphyse – nach kranial und kaudal kann der Beckenausgang um 1,5 cm erweitert werden (Gupta et al. 1989) Durch die richtige Körperhaltung kann somit essenzieller Raum geschaffen werden:

- Durch die aufrechte Position wird die Längsachse des Geburtskanals gestreckt und somit das Tiefertreten des kindlichen Kopfes erleichtert.
- Beim Hocken wird das Sakrum gestreckt und abgeflacht. Der sagittale (anterioposteriore) Durchmesser des Beckenausgangs vergrößert sich (Russel 1969).
- Werden die Oberschenkel im Hüftgelenk möglichst weit gespreizt und gebeugt, dehnt sich die weichgewordene Symphysenfuge. Der Beckeneingang wird weiter, die Distanz zwischen beiden Spinae ischiadicae vergrößert sich. Ultraschalluntersuchungen zeigten eine deutliche Zunahme bei der hockenden Position (Gardosi 1992; Abb. 32.2).

> Durch Beugen des Rumpfes und Spreizen der Oberschenkel kann das Becken möglichst weit geöffnet werden.

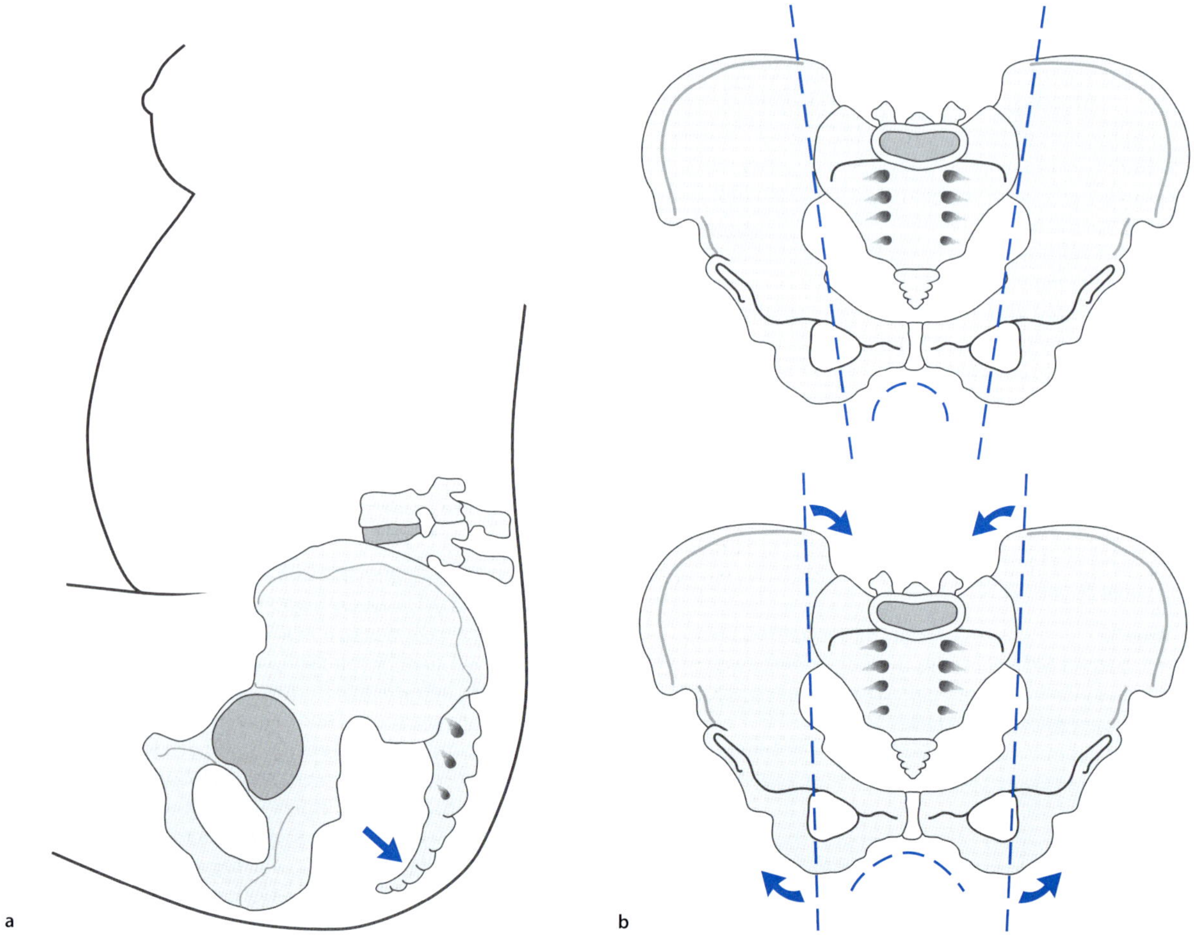

Abb. 32.2 a, b. **Mit Hilfe des Hockens kann unter der Geburt durch verschiedene Beckenbewegungen vermehrt Raum geschaffen werden.** **a** Der untere Teil des Steißes bewegt sich nach hinten, der Abstand zwischen der Vorder- und Hinterseite des Beckenausganges wird so vergrößert. **b** Werden die Oberschenkel im Hüftgelenk möglichst weit gespreizt und gebeugt, dehnt sich die weichgewordene Symphyse, der Beckeneingang wird geräumiger.

32.2.6 Weichteile

Während des Pressens ist es wichtig, dass die Beckenbodenmuskulatur entspannt ist. Die richtige Körperhaltung führt zu einer Herabsetzung der reflektorischen muskulären Spasmen der lumbalen Muskeln, der Beckenbodenmuskulatur und der Adduktoren. Durch die hockende Position wird der Musculus levator ani passiv ausgeweitet.

Liegt die Frau am Rücken, drückt der Kopf des Kindes vor allem auf den hinteren Anteil des Beckenbodens, das Gebiet um den After. In aufrechter Haltung drückt das Gewicht in Richtung Scheidenausgang. Aus diesem Grund kommt es in dieser Haltung offenbar seltener zu Episiotomien bzw. Dammrissen (Jong et al. 1997).

Die etwas häufiger vorkommenden kleinen Risse im vorderen Bereich der Schamlippen stellen kein Problem dar, da sie ohne Narbenbildung abheilen.

> ▶ **Studienbox**
>
> In der Cochrane Database 2000 zeigte eine Metaanalyse von 18 Studien zum Thema Gebärpositionen, dass bei Frauen, die ihre Kinder in aufrechter Position zur Welt brachten, die Episiotomierate eindeutig reduziert werden konnte (OR 0,73; 95% CI 0,64–0,84; Gupta 2000).
>
> Immer mehr Studien zeigen, dass ein routinemäßiges Durchführen von Episiotomien nicht nur den ursprünglich erhofften Effekt nicht erzielt – die Prävention von Inkontinenz in späteren Jahren – sondern im Gegenteil sogar ursächlich zu einer Schwächung des Beckenbodens führen kann. Frauen mit intaktem Perineum leiden weniger an sexueller Dysfunktion, postpartalem Schmerz sowie Inkontinenz (Klein 1994).

Diese Erkenntnisse unterstreichen umso mehr die Notwendigkeit, die klassische Gebärposition in Frage zu stellen.

32.3 Vor- und Nachteile verschiedener Gebärpositionen

Klassische Gebärposition im Liegen

Die Frau ist in Rückenlage, greift mit ihren Armen unter die gespreizten, angewinkelten Beine und zieht diese an ihren Körper heran.

- **Vorteil:**
  - Ausgleich der Lordose der Lendenwirbelsäule, allerdings nur, wenn die Frau das Kinn an die Brust drückt,
  - Becken wird geöffnet,
  - für medizinische Interventionen wie Forzeps oder Vakuum gut geeignet.
- **Nachteil:**
  - Frau muss gegen Schwerkraft pressen,
  - passive Körperhaltung,
  - Beckenbodenmuskulatur reflektorisch angespannt,
  - Sauerstoffversorgung des Kindes schlechter.

Seitenlage

Die Frau liegt auf der Seite, das obere Bein wird angewinkelt und an den Körper herangezogen.

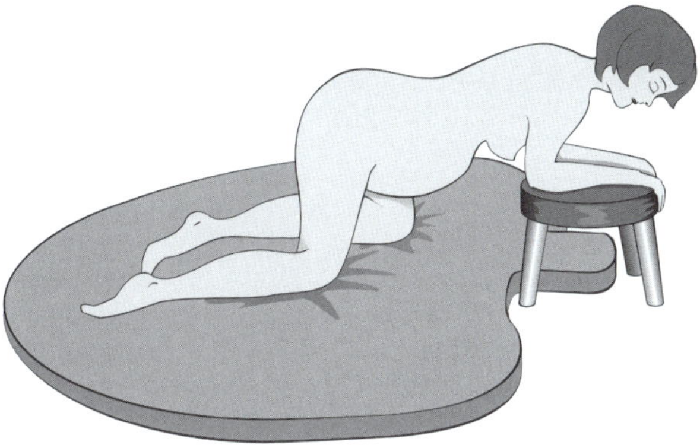

Abb. 32.3. **Knie-Ellenbogen-Lage. Erleichterung der Eröffnungsphase** (nach Kuntner 1994)

- **Vorteil:**
  - Becken hat große Beweglichkeit,
  - in der linken Seitenlage wird das V.-cava-Syndrom vermieden,
  - bequem, entspannend in der Wehenpause.
- **Nachteil:**
  - Schwerkraft wirkt nicht mit,
  - Pressvorgang etwas schwieriger als in aufrechter Haltung.

Knie-Ellenbogen-Lage, Knielage (Abb. 32.3)

Die Frau kniet und stützt sich auf beiden Ellbogen ab.

- **Vorteil:**
  - Vorteile der vertikalen Gebärhaltung, besonders für Mehrgebärende geeignet, da der Druck auf Muttermund dosiert ist.
- **Nachteil:**
  - keine bekannt.

Hockgeburt, unterstützte Hockgeburt (Abb. 32.4 und 32.5)

Die Frau ist in tiefer Hocke, der Partner kann sie unterstützen, indem er hinter ihr sitzt und so ihr Gewicht abfängt. Weitere Hilfsmittel zum Halten und Stützen sind Stangen, Sprossen oder Seilschlingen (Kuntner 1991).

- **Vorteil:**
  - Schwerkraft wird optimal ausgenutzt,
  - Frau ist in aktiver Haltung,
  - Einsatz der auxiliären Atemmuskeln,
  - Schultergürtel wird fixiert,
  - Beweglichkeit des Beckens ist optimal,
  - Entlastung des Beckenbodens, daher weniger Episiotomien.
- **Nachteil:**
  - ohne Partner manchmal zu anstrengend.

Gebärstuhl, -hocker (Abb. 32.6)

Die Geburt erfolgt in aufrechter sitzender Haltung.

- **Vorteil:**
  - Vorteile wie Hockgeburt, allerdings weniger anstrengend, da unterstützt.
- **Nachteil:**
  - Kreuz- und Steißbein können bei Gebärstuhl nicht nach hinten ausweichen,

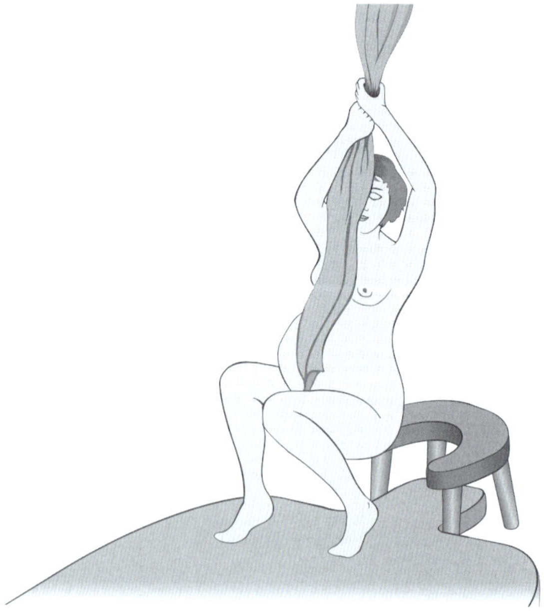

Abb. 32.4. **Hockstellung mit Halt an Tuch oder Seil** (nach Kuntner 1991)

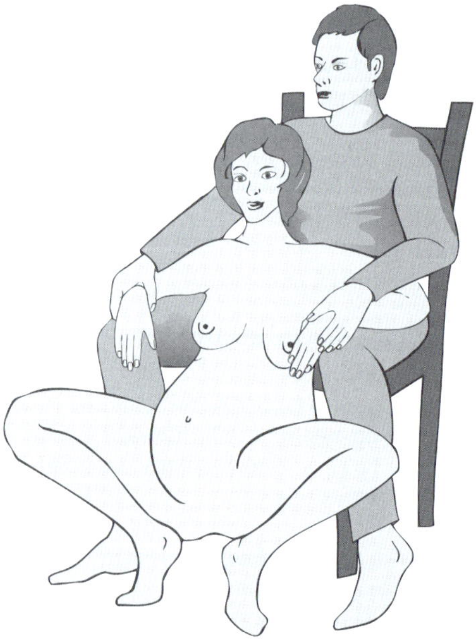

Abb. 32.5. **Hockstellung von hinten gestützt** (nach Kuntner 1991)

- Oberschenkel sind meist nicht weit genug gespreizt,
- in einigen Untersuchungen kam es vermehrt zu Vulvaödemen,
- subjektiver Blutverlust etwas erhöht.

Roma-Geburtsrad

Das Roma-Geburtsrad bietet der Gebärenden die Möglichkeit, verschiedenste Positionen einzunehmen. Durch eine spiralenförmige Aufhängevorrichtung sowie zwei Antriebsmotoren ist ein schrittweiser Wechsel zwischen vertikaler und horizontaler Lage gegeben (Rohrbacher 1998).

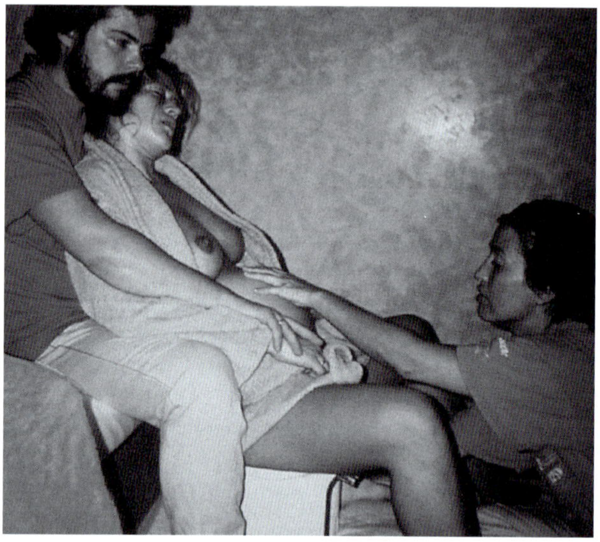

Abb. 32.6. **Frau am Gebärhocker** (Foto Geburtshaus Nußdorf)

- **Vorteil:**
  - Geburt in vertikaler Haltung möglich, unterstützt,
  - bequem,
  - vaginal-operative Eingriffe möglich,
  - für betreuendes Personal gut zugänglich, gute Alternative zu Bett.
- **Nachteil:**
  - Frau ist relativ immobil, kein Bodenkontakt,
  - falls nicht richtig eingestellt, kein Unterschied zu Geburt in horizontaler Lage.

32.4 Psychologischer Aspekt

In unserem Kulturkreis ist die Geburt heute für viele Frauen zu einem nur einmal vorkommenden Ereignis geworden. Umso essenzieller ist es daher, welche Erfahrungen sie dabei machen. Wird es ihr ermöglicht, ihr Kind aktiv und selbstbestimmt zur Welt bringen, stärkt dies ihr weibliches Selbstverständnis. Das Gefühl, das Kind aus eigener Kraft geboren zu haben, ohne Hilfsmittel oder medizinischer Intervention, trägt dazu in hohem Ausmaß bei.

In einer Befragung an 486 Wöchnerinnen über ihr Geburtserlebnis waren jene Frauen signifikant zufriedener, bei denen keine medizinische Intervention erfolgen musste. Auch Schmerzmittel und die Epiduralanästhesie wurden als medizinische Intervention erfasst (Ahner et al. 1999).

Einen wesentlichen Beitrag zum positiven Geburtserlebnis leistet die selbstgewählte Körperhaltung. Das viel zitierte Beispiel eines »am Rücken liegenden Käfers, der hilflos mit den Beinchen strampelt«, führt anschaulich vor Augen, wie sich die gebärende Frau in dieser Position fühlen mag. Psychologisch gesehen, nimmt die Gebärende dabei eine ungeschützte Haltung ein, in der sie ihren Intimbereich ihr völlig unbekannten Menschen ausliefert. Für viele Frauen, besonders solche, die aus dem islamischen Kulturkreis stammen, ist dieser Vorgang beschämend und in hohem Maße verunsichernd. Hinzu kommt, dass in der passiven, liegenden Haltung die aktive Steuerung und Kontrolle des Bewegungsvorganges beeinträchtigt ist.

Nur in aufrechter Haltung ist es dem Menschen möglich, sich mit Hilfe optischer, taktiler und akustischer Sinneswahrnehmungen von seinem Körper aus zu orientieren (Kuntner 1980). Die Frau hat Blickkontakt mit ihrer Umgebung und fühlt sich auch unter der Geburt als gleichwertiger Partner.

Es ist verständlich und nachvollziehbar, dass man sich von einer fast zweihundert Jahren alten Tradition schwer trennt. Der Wunsch nach Änderung ruft wie in allen Lebensbereichen natürlich auch hier Ängste hervor. Hinzu kommt, dass die horizontale Gebärposition für das betreuende Personal in den meisten Fällen einen geringeren Aufwand darstellt.

Die Körperhaltung der Frau sollte aber nicht den Vorlieben des Arztes oder der Hebammen entsprechen. Ganz im Gegenteil: Frauen sollten von den Betreuern dazu ermutigt werden, die Position ihrer Wahl einzunehmen.

Verschiedene Untersuchungen haben gezeigt, dass die Fixierung ans Bett weder in der Eröffnungs- noch in der Austreibungsphase medizinisch gesehen einen Vorteil bringt. Der Gebärenden eine ihr unangenehme Position aufzudrängen, ist nur dann gerechtfertigt, wenn es der Gesundheit von Mutter und Kind dient.

Literatur

Ahner R (1999) Demands on obstetric care in the urban environment: postpartal survey. J Psychosom Obstet Gynaecol 20: 191–197

Caldero-Barcia R, Noriega-Guerra L, Cibilis L et al. (1960) Effect of positions changes on the intensity and frequency of uterine contractions during labour. Am J Obstet Gynecol 80: 284

Caldeyro-Barcia R (1979) Physiological and psychological bases for the modern and humanized management of normal labor. Scientific Publication Nr. 858, of the Centro Latinamericano de Perinatologia y Desarrollo Humano, Montevideo, Uruguay

Gennaro S (1994) Research Utilization: An overview. JOGNN 23: 313–319

Ganong WF (1972) Medizinische Physiologie. Springer, Berlin, Heidelberg, New York

Gardosi J (1992) The physiology of squatting during labour. Am J Obstet Gynecol 166: 341 (Abstract 232)

Gupta JK, Nikodem VC (2000) Woman's position during second stage of labour. Cochrane Database Syst Rev CD002006

Hansen L (1998) Second-stage positioning in nurse-midwifery practices. Part 1: Position use and preferences. J Nurse Midwifery 43: 320–325

Humphrey M, Hounslow D, Morgan S (1980) The influence of maternal posture at birth on the fetus. J Obstet Gynecol Brit Cwlth 80:1075–1080

Jong P, Johanson R, Baxen P et al. (1997) Randomised trial comparing the upright and supine positions for the second stage of labour. Br J Obstet Gynecol 104: 567–571

Klein MC, Gauthier RJ, Robbins JM et al. (1994) Relationship of episiotomy to perineal trauma and morbidity, sexual dysfunction, and pelvic floor re;axation. Am J Obstet Gynecol 171: 591–598

Kuntner L (1980) Über die Gebärhaltung der Frau. Gynäk Rdsch 20: 162–170

Kuntner L (1991) Neue Erkenntnisse und Ansichten über die Gebärhaltung. Der Gebärhocker Maia, 2. Aufl. Hans Marseille, München

Kuntner L (1994) Die Gebärhaltung der Frau, 4. Auf. Hans Marseille, München

Mendez-Bauer C, Arroyo J, Ramos C et al. (1975) Effects on standing positions on spontaneous uterine contractility and other aspects of labor. J Perinat Med 3: 89–100

Russel JGB (1969) Moulding of the pelvic outlet. J Obstet Gynaecol Brit Cwlth 76: 817–820

Rohrbacher A, Salzer H (1998) Roma-Geburtsrad: 1 Jahr klinische Erfahrung an einem Schwerpunktkrankenhaus. Gynaekol Geburtshilfliche Rundsch 38: 158–163

Schneider KT et al. (1983) Der Einfluss der Körperhaltung auf die Lungenfunktion in der Spätschwangerschaft. Atemwegs-Lungenerkr 9: 205

Thompson CJS (1919) The parturition chair: its history and use. Proc R Soc Lond Med 12. Sect Hist Med. Longmans & Green, London, Paternoster Row 1919, pp 13–20

Geburtsüberwachung

J. Gnirs

Kurz-Überblick

Die Kardiotokographie (CTG) ist heute das Standardverfahren für die Überwachung des Fetus sub partu. Dem Vorteil einer hohen Sensitivität bezüglich der Azidoseerkennung stehen allerdings eine hohe Inter- und Intra-Observer-Variabilität sowie eine nur begrenzte Spezifität gegenüber. Letztere ist vor allem durch die ebenfalls hohe Rate falsch-positiver Befunde erklärbar. Würde man die geburtshilfliche Entscheidung alleine von den Ergebnissen der CTG-Beurteilung abhängig machen, so würden etwa 50% aller wegen drohender fetaler Asphyxie indizierten operativen Entbindungen erfolgen, obwohl der Fetus tatsächlich gar nicht beeinträchtigt war.

Die geburtshilflichen Fachgesellschaften empfehlen deshalb zur Abklärung suspekter oder pathologischer CTG-Befunde die Durchführung einer fetalen Skalpblutanalyse (FSBA), durch deren Einsatz die Anzahl operativer Entbindungen aufgrund pathologischer CTG-Muster reduziert werden kann.

Wenngleich inzwischen auch andere intrapartale Überwachungsverfahren (Pulsoxymetrie, computerisierte Analysen des fetalen EKGs etc.) entwickelt wurden, ist deren klinischer Nutzen noch nicht ausreichend gesichert. Sie sollten nach aktuellem Kenntnisstand derzeit nicht als alleinige Basis für klinische Entscheidungen herangezogen werden.

Die »klassische« Methode der intrapartalen Auskultation fetaler Herztöne ist eine personalintensive und damit von den meisten geburtshilflichen Abteilungen kaum noch zu realisierende Alternative zur kontinuierlichen CTG-Registrierung. Die zu fordernde engmaschige Überwachung des Fetus kann nur bei permanenter Anwesenheit einer Hebamme pro Geburt gewährleistet werden. Berücksichtigt man die Entwicklung der forensischen Problematik in Deutschland, so kann heute auf eine den Standardempfehlungen entsprechende CTG-Überwachung nicht mehr verzichtet werden.

Die Rate kindlicher Zerebralparesen ist in den letzten Dekaden mit 2–3‰ nahezu konstant geblieben und wurde durch die allgemeine Etablierung der Kardiotokographie nicht wesentlich beeinflusst. Da die überwiegende Zahl kindlicher Hirnschäden bereits vor und nicht erst während der Geburt entsteht, ist dies auch verständlich. Die Geburtsasphyxie ist letztlich nur einer von zahlreichen Risikofaktoren für deren Entstehung und wurde hinsichtlich ihrer Bedeutung bei der Frage eines Kausalzusammenhangs in der Vergangenheit weit überschätzt. Am stärksten gefährdet sind sehr kleine Frühgeborene, deren Schädigungsrisiko gegenüber Termingeburten 50- bis 100fach erhöht ist. Ein tatsächlicher Kausalzusammenhang mit dem Geburtsereignis kann mit an Sicherheit grenzender Wahrscheinlichkeit nur angenommen werden, sofern andere mögliche Ursachen ausgeschlossen wurden, Hinweise auf eine schwerste Geburtsasphyxie mit früh auftretenden asphyxietypischen Symptomen einer neonatalen Enzephalopathie bestehen und gleichzeitig ein Multiorganversagen vorliegt.

Die intrapartale Reanimation dient der schnellen Behebung einer fetalen Hypoxie durch Ausschaltung möglicher Noxen. Sie stützt sich vorrangig auf die Wehenhemmung (Tokolyse), die Korrektur einer maternalen Hypotonie (Volumensubstitution, Antihypotonika) und die Beseitigung einer Nabelschnurkompression (Lagewechsel der Mutter). Im weiteren Sinne zählt auch die Amnioninfusion zu den Maßnahmen, die geeignet sind, den Zustand des Kindes wieder zu verbessern, sofern der fetalen Gefährdung ein Oligohydramnion mit resultierenden Nabelschnurkomplikationen zugrundeliegt. Kommt es gleichzeitig zu einem Mekoniumabgang, so kann durch den Verdünnungseffekt auch das Risiko einer schweren Mekoniumaspiration signifikant vermindert werden.

33.1 Historischer Rückblick

Die geburtshilflichen Leistungsziffern haben sich in der 2. Hälfte dieses Jahrhunderts drastisch gewandelt. Lag 1950 die Müttersterblichkeit noch bei mehr als 2‰ und die perinatale Mortalität bei nahezu 5% (Wulf 1988), so konnten maternale und perinatale kindliche Todesfälle inzwischen auf 0,066‰ und 5,5‰ reduziert werden (Bayerische Perinatalerhebung 2000).

Die Geburt ist im menschlichen Leben auch heute noch eine der risikoreichsten Situationen. Trotz umfassender Verbesserungen im Bereich der Perinatalmedizin versterben immerhin noch 0,5–1‰ aller Kinder sub partu. Gravierende neuromotorische Schäden und die forensisch besonders problematischen spastischen Zerebralparesen sind zwar viel seltener als lange Zeit angenommen wurde auf ein Geburtstrauma zurückzuführen, aber bei immerhin 10–15% solcher Schädigungen ist eine schwere intrapartale Hypoxie des Fetus der einzige bzw. bedeutendste ätiologische Faktor (Nelson u. Ellenberg 1986).

Lange Zeit lieferten nur die mütterliche Perzeption von Kindsbewegungen oder deren Palpation durch einen Untersucher Hinweise auf eine bestehende Schwangerschaft. Rückschlüsse auf eine fetale Stresssituation waren allenfalls durch das Erkennen eines Mekoniumabgangs möglich. Die ersten Berichte über den akustischen **Nachweis fetaler Herztöne** stammen von Mayor (1818). Kergaradec (1822) verwendete das Laennec-Stethoskop zur Auskultation und erkannte die klinische Relevanz der Herztöne für die Diagnose einer Schwangerschaft, die Erkennung von Mehrlingsschwangerschaften sowie die Bestimmung des kindlichen Zustands und der Kindslage. 1833 folgten von einander unabhängige systematische Untersuchungen der fetalen Herzfrequenz durch Hohl und Kennedy. Experimentelle Beiträge zur Pathophysiologie der Herzfrequenzalterationen unter der Geburt stammen von Schwartz (1858), Schultze (1871) und Seitz (1903).

Die **Phonokardiographie** der akustischen Herzaktion des Fetus geht auf Pestalozza (1890) zurück. Die damals vorgestellte Methodik und ihre weiteren Entwicklungen konnten sich ebensowenig durchsetzen wie das am Kopf des Geburtshelfers fixierte binaurale Stethoskop nach DeLee (1922).

Bis vor etwa 40 Jahren war das Pinard-Holzstethoskop das einzig etablierte Instrument zur Überwachung des Fetus. Die **Entwicklung** der **Kardiotokographie** basierte zunächst auf zwei unterschiedlichen Konzepten. Hon und Hess beschrieben 1957 die Ableitung des fetalen EKGs über die Bauchdecke der Mutter. Hon und Wohlgemuth stellten dann erstmals 1961 hierauf basierende Schlag-zu-Schlag-Kurven vor. Trotz aufwendiger elektronischer Signalverarbeitung fand diese Methode aufgrund zahlreicher Störeinflüsse (Überlagerung durch maternales EKG, elektrische Isolierung des Fetus durch Vernix caseosa, maternale Muskelpotenziale etc.) keine allgemeine Verbreitung (Hon 1958). Dies änderte sich erst mit Einführung der direkten EKG-Ableitung über eine fetale Skalpelektrode (Hon 1963). Da hierfür jedoch ein leicht geöffneter Muttermund und eine Eröffnung der Fruchtblase notwendig sind, kam die Methode nur für die intrapartale Überwachung in Betracht.

Hammacher gelang 1962 die Aufzeichnung der fetalen Herzfrequenz (FHF) mithilfe der Phonokardiographie, wobei er den Herzschall von Schlag zu Schlag registrierte (Hammacher 1962). Das nichtinvasive Verfahren war grundsätzlich auch für den Einsatz vor der Geburt geeignet. Seit Einführung der externen Ultraschalldopplerregistrierung (»Ultrasonokardiographie«), die den Dopplereffekt zur Bestimmung der Herzfrequenz anhand der Herzklappen- und Herzwandbewegungen nutzt, konnte die Methode problemlos vor und während der Geburt eingesetzt werden. Substantielle Arbeiten zur Entwicklung und klinischen Evaluation der Kardiotokographie sowie zur Abschätzung des fetalen Zustandes gehen u. a. auf Hammacher, Hon, Cadeyro-Barcia und Kubli zurück. Die bei Einführung der Kardiotokographie (CTG) erwarteten Vorteile (kontinuierliche Aufzeichnung, einfache Handhabung, geringerer Personalbedarf) und apparative Verbesserungen führten sehr schnell zu einer allgemeinen Etablierung dieser Methode, die heute ante- und intrapartal bei nahezu allen Schwangeren eingesetzt wird.

Ein weiteres, nur wenig invasives und leicht zu handhabendes Verfahren der intrapartalen Überwachung ist die 1962 von Saling vorgestellte **fetale Skalpblutanalyse** (FSBA). Die FSBA kommt insbesondere bei suspekten oder eindeutig pathologischen FHF-Mustern zum Einsatz und gibt Auskunft über den aktuellen Säure-Basen-Status des Kindes. Sie ist inzwischen ein allgemein akzeptierter Bestandteil der Geburtsüberwachung, sofern das CTG keine Rückversicherung für einen unbeeinträchtigten Fetus liefert.

33.2 Kardiotokographie (CTG)

> **Definition**
>
> Der Begriff »Kardiotokographie« (abgekürzt CTG) bezeichnet die simultane Registrierung der fetalen Herzfrequenz und der Wehentätigkeit. Ziel dieser Untersuchungsmethode ist die Erkennung fetaler Gefahrenzustände vor oder während der Geburt. Grundsätzlich gibt es 2 Ableitungsverfahren: die externe und die interne Kardiotokographie.

33.2.1 Technische Aspekte

Externes CTG

Die externe CTG-Ableitung basiert auf der dopplersonographischen Messung der fetalen Herzfrequenz (FHF), bei der die Herzwand- bzw. Herzklappenbewegungen mit Hilfe eines Ultraschalltransducers erfasst und algorithmisch durch nachgeschaltete Elektronik in die Herzfrequenzkurve des CTGs umgesetzt werden (▫ Abb. 33.1). Diese zeigt kontinuierlich die Schlag-zu-Schlag-Variabilität hochgerechnet auf Schläge pro Minute (bpm) an. Als physikalische Grundlage wird hierbei der **Dopplereffekt** genutzt:

> **Definition**
>
> Trifft Ultraschall auf bewegte Oberflächen, ergibt sich eine Verschiebung der Schallfrequenz reflektierter Schallwellen. Diese Frequenzverschiebung (f) ist abhängig von der Geschwindigkeit (v) des bewegten Objektes sowie proportional zum Cosinus des Einfallswinkels (α) der Schallwellen zur Objektoberfläche ($f \sim v \times \cos \alpha$).

Im Körpergewebe (Schallgeschwindigkeit c etwa 1580 m/s) wird z. B. eine Grundschallfrequenz von 1 MHz um etwa 13 Hz verändert, sofern die Schallwellen durch ein Objekt mit einer exakt in Schallrichtung weisenden Oberflächenbewegung von v = 1 cm/s reflektiert werden. Bei anderen Einfallswinkeln (α) ist die resultierende Frequenzverschiebung kleiner. Anhand der Frequenzverschiebung lässt sich die Geschwindigkeit der Herzbewegungen und damit die Herzfrequenz ermitteln.

Handelsübliche Ultraschallmesseinrichtungen benutzen als Sender und Empfänger der Schallwellen Piezokristalle. Bei dem im Rahmen der Kardiotokographie angewandten **Puls-Echo-Verfahren** werden die Piezokristalle in schnellem zyklischem Wechsel als Sender und Empfänger genutzt, wobei die Kristalle durch elektrische Impulse zur Emission von Ultraschallwellen angeregt werden. Nach einer definierten Wartezeit wird der reflektierte Ultraschall durch die über auftreffende Schallwellen in Schwingung versetzten Kristalle in elektrische Signale rückgewandelt. Im Kardiotokographen werden die interessierenden Dopplersignalkomponenten der fetalen Herzfrequenz elektronisch herausgefiltert und mit Hilfe von Signalverarbeitungsalgorithmen interpretiert. Störsignale werden unterdrückt, das Eingangssignal dagegen verstärkt und in einen elektrischen Impuls umgesetzt (»Triggerung«).

Aus dem Zeitintervall zwischen 2 gemessenen Herzaktionen (= Periodendauer) kann fortlaufend die augenblickliche, **instantane** fetale Herzfrequenz berechnet werden:

> **Definition**
>
> FHF = 60 s/Periodendauer in Sekunden (Schläge pro Minute)

Für die geräteinterne Signalverarbeitung werden unterschiedliche Verfahren angewandt. Eine Möglichkeit besteht in der oben genannten Triggerung, wobei 2 Triggermechanismen unterschieden werden können:

- Bei der **Schwellenwerttriggerung** wird ein FHF-Signal erst registriert, wenn ein definierter Schwellenwert, z. B. eine Schwellenspannung, erreicht wird.
- Dagegen wird die **Spitzentriggerung** durch die größte Signalamplitude ausgelöst.

Beide Verfahren können infolge der physiologischen FHF-Variabilität zu Triggerunsicherheiten bezüglich der Signalerkennung führen. Hieraus resultiert eine breite Streuung der Herzfrequenzangabe, die als **»jitter«** (= Nervosität) bezeichnet wird und nicht mit der tatsächlichen FHF-Oszillation verwechselt werden darf.

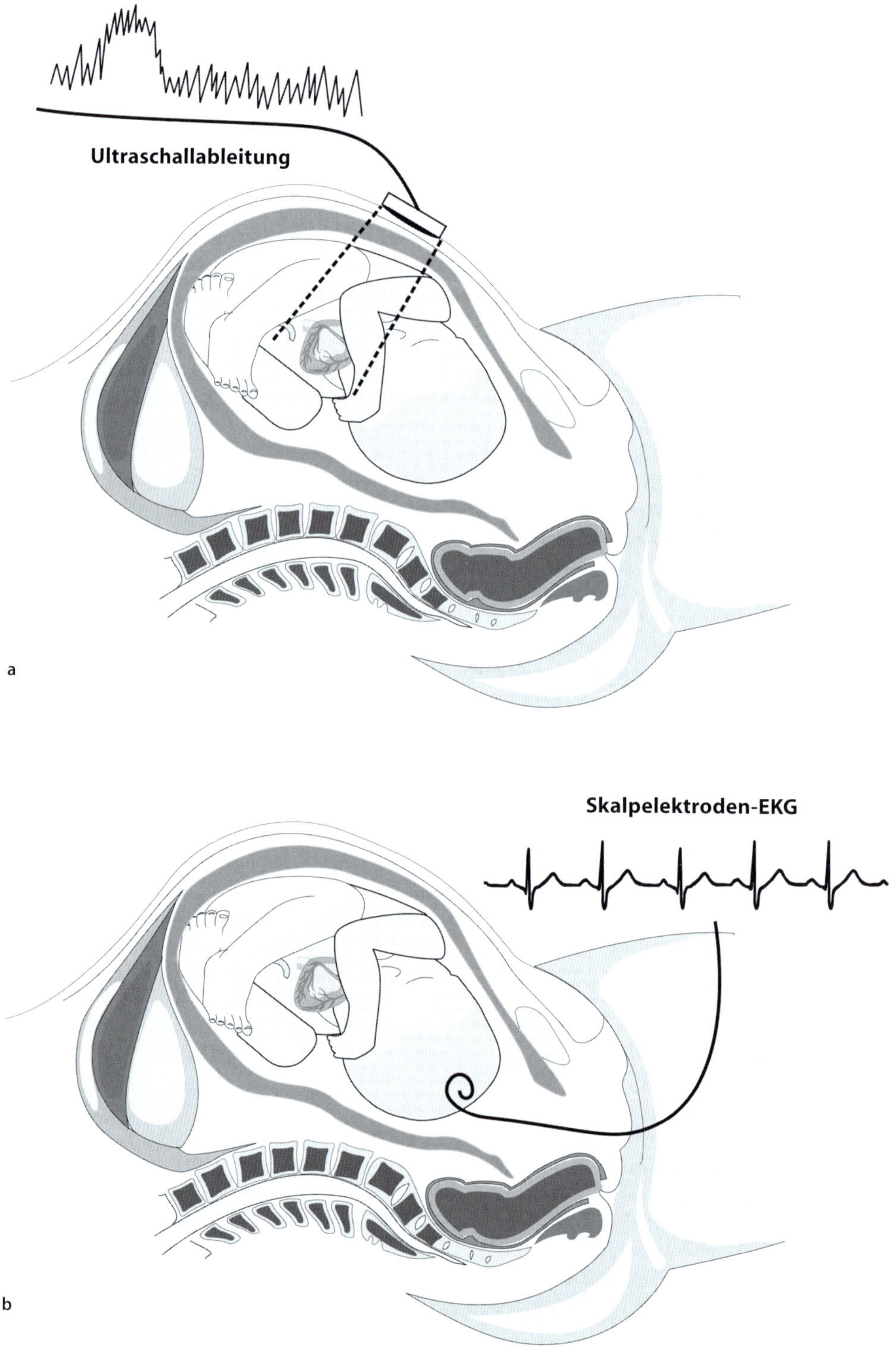

Abb. 33.1 a, b. **Intrapartales CTG.** **a** Transabdominale Ultraschall-Dopplerregistrierung, **b** Ableitung des fetalen EKGs über eine Skalpelektrode

Bei neueren Kardiotokographen wird deshalb zur Verbesserung der kontinuierlichen CTG-Aufzeichnung die **Autokorrelation** genutzt. Hierbei wird jedes neu gewonnene Signal eines Herzschlages bzw. die daraus resultierenden Werte mit der statistischen Korrelation der über die Zeit analysierten Struktur der bereits aufgezeichneten und nachfolgenden Schlagsignale verglichen. Nur bei guter Übereinstimmung der neuen Messwerte mit dem Streubereich der anderen Signaldaten wird das Signal akzeptiert und als Triggerimpuls für die Herzfrequenzregistrierung genutzt. Der letzte Meßwert wird z. B. für 3 s gehalten und als Bezugswert für die nächste Plausibilitätskontrolle herangezogen.

In den modernsten Kardiotokographen werden die Autokorrelationsmaxima selbst nochmals einer erneuten Prüfung unterzogen, da ein »jittering« bei alleiniger Triggerung dieser Maxima immer noch möglich wäre. Durch einen Autokorrelationsalgorithmus kann so sehr fehlerarm die Herzfrequenz registriert werden. Ein gewisser Nachteil dieser »**Logik**« liegt in der künstlichen »Glättung« der Kurve, da evtl. auch physiologisch auftretende größere Frequenzsprünge oder Arrhythmien/Extrasystolen nicht aufgezeichnet werden, und somit z. B. die registrierte Variabilität der FHF etwas geringer als die tatsächliche sein kann. In diesen Fällen muss die Logik ausgeschaltet werden. Eine andere Fehlermöglichkeit besteht in der fälschlichen Registrierung des maternalen Pulses (Verwechslungen mit der fetalen Herzfrequenz wurden in Fällen mit intrauterinem Fruchttod beschrieben), weshalb in Zweifelsfällen die maternale Herzfrequenz zusätzlich aufgezeichnet werden sollte.

Zum Zwecke der kontinuierlichen FHF-Registrierung kann außerdem der Herzschall durch ein auf der Bauchdecke angebrachtes Mikrophon (Phonokardiographie) oder die Ableitung elektrischer Aktionspotenziale (Registrierung der genau definierten R-Zacke) extern über abdominale Klebeelektroden bzw. bei gesprungener Fruchtblase direkt über eine fetale Skalpelektrode (Elektrokardiographie) verwendet werden (s. Übersicht). Da bei der abdominalen fetalen Elektrokardiographie Störungen durch maternale Muskelpotenziale auftreten können, ist dieses Verfahren zumindest während der Austreibungs- bzw. Pressperiode nicht geeignet. Diese Verfahren, insbesondere die Phonokardiographie, werden inzwischen zugunsten der Ultraschalldopplerregistrierung der FHF immer seltener eingesetzt.

Skalpelektroden-EKG, intern abgeleitetes CTG

Spezielle Schraub- oder Clipelektroden werden für die direkte Ableitung des fetalen EKGs am vorangehenden Teil, in der Regel also an der Kopfschwarte des Fetus, fixiert (◘ Abb. 33.1). Hierbei wird wie bei einer vaginalen Untersuchung der Kopf getastet und mittels einer röhrenförmigen Führungshilfe die noch völlig bedeckte Schraubelektrode über die tastenden Finger an die Kopfschwarte gebracht. Dann wird die Elektrode etwas vorgeschoben, so dass deren spiralig geformte Spitzen durch Drehung des Applikatorgriffes mit der freien Hand im Uhrzeigersinn sehr leicht an der Kopfhaut angebracht werden können. Als Alternative zu den Schraubelektroden können auch Clipelektroden verwendet werden.

Die R-Zacken des EKGs stellen das Rohsignal der elektronisch ermittelten Herzfrequenzkurve dar. Überlagerungen durch die immer miterfassten maternalen EKG-Potenziale lassen sich durch algorithmische Nachverarbeitung und Filterung bei der Aufzeichnung problemlos unterdrücken.

Dem Nachteil einer grundsätzlich nötigen Eröffnung der Fruchtblase und einer theoretisch möglichen Infektion (<1%) bei ungenügender Asepsis steht die hohe Zuverlässigkeit und Exaktheit dieser Herzfrequenzregistrierung gegenüber, die auch bei unruhiger Patientin oder Lageveränderungen von Mutter oder Kind gewährleistet ist.

▶ Empfehlung

Die Anwendung dieser Methode unter der Geburt ist stets zu empfehlen, sofern mit externen Verfahren keine lückenlose Aufzeichnung des CTGs möglich ist oder zu viele Artefakte auftreten.

Kontraindikationen für diese Ableitungsmethode sind ernste maternale Infektionen, insbesondere durch HBV, HCV, HGV, HIV und HSV.

Mit zunehmender Verbesserung der externen Kardiotokographie und des verständlichen Wunsches der Eltern, auf invasivere Maßnahmen zu verzichten, wird das direkte fetale EKG inzwischen nur noch bei etwa 16% aller Geburten eingesetzt (Bayrische Perinatalerhebung 2000).

Telemetrie

Sowohl externe als auch interne CTG-Ableitungen können mithilfe spezieller Telemetrieeinheiten auch ohne Verbindungskabel über Funk von der Schwangeren zum Gerät übertragen werden (**externe** und **interne Telemetrie**). Gerade bei Langzeitüberwachungen oder falls die Gebärende möglichst große Mobilität wünscht, kann so der Fetus dennoch sicher und lückenlos überwacht werden.

Externe Tokographie

Die klinische **Palpation** von Uteruskontraktionen ist möglich, sofern der intraamniale Druck 20 mmHg übersteigt. Allerdings lässt diese Methode nur eingeschränkt Rückschlüsse auf die Dauer, Frequenz und Intensität der Wehen zu. Eine exakte Zuordnung des Wehendruckmaximums (**Wehenakme**) zu bestimmten fetalen Herzfrequenzmustern oder eine aussagekräftige Beurteilung des uterinen Basaltonus ist dagegen kaum möglich.

Methoden der CTG-Registrierung

Extern
- Ultrasonokardiographie → Aufzeichnung mit der Ultraschalldopplermethode
- Phonokardiographie → Mikrophonaufzeichnung des Herzschalls
- Abdominales EKG → Ableitung des fetalen EKGs über die maternalen Bauchdecken
- Externe Tokographie → Ableitung des Tokogramms über die maternalen Bauchdecken
- Externe Telemetrie → Funkübertragung der externen CTGs zum Gerät

Intern
- Skalpelektroden-EKG → Ableitung des fetalen EKGs über Kopfschwartenelektrode
- Interne Tokographie → Intrauterine Messung des Wehendruckes und -verlaufes
- Interne Telemetrie. → Funkübertragung des internen CTGs zum Gerät

Die Aufzeichnung der Wehentätigkeit über elektromechanische »**Tokodynamometer**« ermöglicht insbesondere eine genauere zeitliche Analyse der unmittelbar wehensynchron auftretenden FHF-Muster. Hierbei wird ein Wehenaufnehmer mit einem Gurt oder Bauchstrumpf möglichst in der Nähe des Fundus uteri auf dem Abdomen fixiert. Dieser überträgt mithilfe eines Taststifts die wehenvermittelten Hubänderungen nach Umwandlung in elektrische Signale an ein Messgerät, das die Werte für die simultan zur Herzfrequenz ausgedruckte Wehendruckkurve ausgibt.

Die externe Tokographie zeigt letztlich jedoch nur die über die Bauchdecken vermittelte Änderung der Wandspannung und -dicke an. Darüber können Rückschlüsse auf die Wehenfrequenz, die Wehendauer und -form, die relative Wehenstärke sowie die zeitliche Beziehung wehenbedingter Änderungen der Herzfrequenz in Bezug zu den Uteruskontraktionen gezogen werden. Die Bestimmung von absoluten intrauterinen Druckverhältnissen inklusive des uterinen Basaltonus und der echten Wehenamplitude ist im Gegensatz zur internen Registrierung mit diesem Verfahren nicht möglich. Die Qualität der externen Wehenaufzeichnung wird vor allem durch die korrekte Platzierung des Transducers und die Dicke der maternalen Bauchdecken bestimmt.

Unter experimentellen Bedingungen werden inzwischen vereinzelt **4-Kanal-Systeme** für die externe Kardiotokographie eingesetzt, die die Ausbreitung der Uteruskontraktionen und deren Entstehungsort über 4 auf dem Abdomen verteilte Tokotransducer wiedergeben (Spätling et al. 1994). Die Systeme sind allerdings bislang nur bis zum Prototypenstadium entwickelt worden und eignen sich aufgrund des höheren apparativen Aufwandes eher für perinatalphysiologische Untersuchungen.

Ebenfalls neu, allerdings noch im Entwicklungsstadium, sind Systeme zur **transabdominalen elektromyographischen Ableitung uteriner Muskelpotenziale.** Sie ermöglichen die Evaluierung der Uteruskontraktilität vor und während der Geburt, wurden hinsichtlich ihres klinischen Wertes jedoch noch nicht überprüft.

Interne Tokographie

Bei der inzwischen weitgehend verlassenen internen Tokographie erfolgt die Wehendruckmessung über einen nach Amniotomie oder spontanem Blasensprung intrakavitär gelegten wassergefüllten Schlauch. Das System muss jeweils vor dem Einsatz geeicht werden. Als Indikationen für dieses Verfahren galt früher die Geburt bei Zustand nach einer Sectio caesarea oder bei stimulierter Wehentätigkeit. Allerdings zeigt die klinische Praxis, dass in solchen Fällen eine adäquate Überwachung auch mit der externen Methode erfolgen kann. Die eher theoretischen Risiken der Methode liegen in der Verletzung von Plazenta oder Myometrium sowie der Einschleppung von Keimen. Bei regelrechtem Vorgehen sind diese Komplikationen selten.

33.2.2 Grundbegriffe der Kardiotokographie

Herzfrequenzregistrierung

Unter physiologischen Bedingungen werden die Intervalle zwischen den Herzzyklen durch vagale und sympathische Einflüsse ständig variiert (längere Periodendauer – Abfall, kürzere Periodendauer – Zunahme der instantanen FHF). Dies bedingt u. a. die **Variabilität** der FHF, aus der bei graphischer Darstellung der Herzfrequenzkurve Schwingungen um einen Mittelwert resultieren. Für die Beurteilung der fetalen Herzfrequenzregistrierung wurden Konventionen und Normwerte definiert (FIGO 1987, s. Übersicht).

Langfristige fetale Herzfrequenzalterationen

Die **Grundfrequenz (Basalfrequenz = Baseline)** entspricht der mittleren, über einen Zeitraum von mindestens 10 min beobachteten Herzfrequenz **ohne** Berücksichtigung von Akzelerationen oder Dezelerationen (s. unten). Die normale Grundfrequenz (**Normokardie**) liegt zwischen 110 bpm und 150 bpm. Ein Anstieg der Frequenz auf über 150 bpm für mehr als 10 min wird als **Tachykardie**, ein Abfall der Basalfrequenz auf unter 110 bpm für mehr als 3 min als **Bradykardie** bezeichnet (▣ Abb. 33.2). Tritt im Endstadium einer fetalen Zustandsverschlechterung eine dauerhafte Bradykardie auf, so wird diese als **terminale Bradykardie** bezeichnet.

Mittelfristige fetale Herzfrequenzalterationen

Ausgehend von der zugrundeliegenden Basalfrequenz kann es zu folgenden mittelfristigen Änderungen der fetalen Herzfrequenz kommen:

- **Akzeleration der FHF:** Beschleunigung mit anschließend vergleichbar schnellem Abfall zurück zur Basalfrequenz (Amplitude $\geq$ 15 bpm, Dauer $\geq$ 15 s $\leq$ 10 min) oder

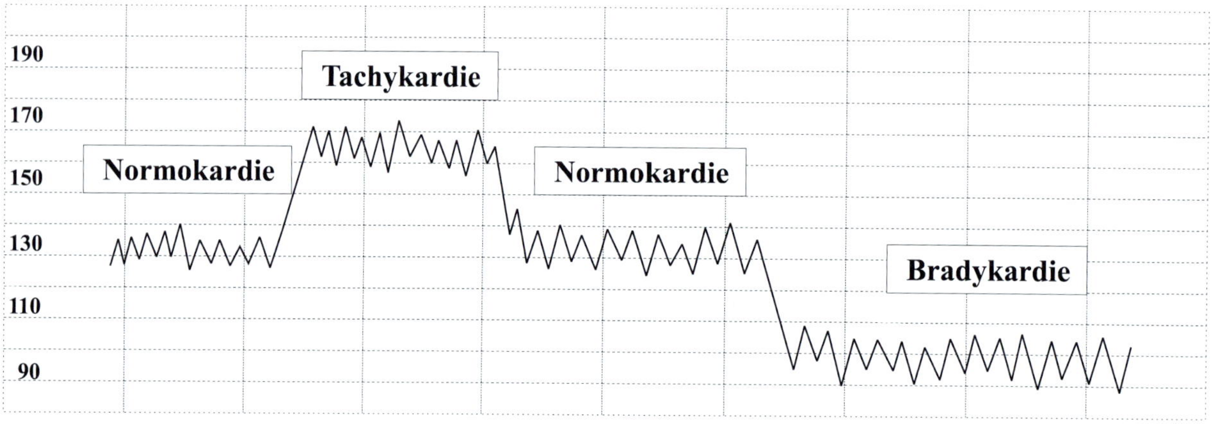

▣ Abb. 33.2. Langfristige FHF-Veränderungen: fetale Herzfrequenz und Frequenzanomalien

Grundbegriffe der CTG-Beurteilung und deren Definition (nach FIGO-Richtlinien)

Langfristige FHF-Veränderungen	
– Baseline = Basalfrequenz = Grundfrequenz	Mittelwert der FHF über längere Zeit (Abb. 33.2)
– Floatingline	Langfristige Oszillationsmittellinie
– Normokardie	Normale Grundfrequenz (110–150 bpm) (Abb. 33.2.)
– Tachykardie	Anstieg der Grundfrequenz >150 bpm für >10 min;
schwere Tachykardie >170 bpm	
– Bradykardie	Abnahme der Grundfrequenz <110 bpm für >3 min;
schwere Bradykardie <100 bpm	
Mittelfristige FHF-Veränderungen	
– Akzeleration	FHF-Beschleunigung > 15 bpm, > 15 s < 10 min (Abb. 33.3)
– Dezeleration	FHF-Abnahme > 15 bpm, > 10 s < 3 min
– Leichte Dezeleration	< 30 bpm, < 30 s
– Mittelschwere Dezeleration	30–60 bpm, ≤ 60 s
– Schwere Dezeleration	> 60 bpm, > 60 s
– DIP 0 (Spikes)	Kurzfristige FHF-Abnahme < 30 s
Kurzfristige FHF-Veränderungen	
– Fluktuation = Oszillation	Schwingungen der FHF-Kurve um die Baseline
– Gipfelpunkte	Umkehrpunkte
– Nulldurchgänge	Schnittpunkte mit der Floatingline
– Oszillationsamplitude = Bandbreite	Maximalausschlag (Minimum bis Maximum) pro Zeiteinheit
– Oszillationsfrequenz	Frequenz der Schwingungen um die Floatingline = 1/2 Anzahl der Nulldurchgänge oder Zahl der Gipfelpunkte
– Makrofluktuation = Langzeitfluktuation	Variation der Oszillationsfrequenz und Oszillationsamplitude
– Mikrofluktuation = Kurzzeitfluktuation = Irregularität	Schlag-zu-Schlag-Variabilität

- **Dezeleration der FHF:** Verlangsamung mit anschließender Rückkehr zur Basalfrequenz (Amplitude ≥15 bpm, Dauer ≥10 s ≤3 min) (s. Abb. 33.3).
  Je nach Ausmaß der Dezelerationen differenziert man:
  - leichte Dezelerationen (Amplitude ≤30 bpm, Dauer ≤30 s),
  - mittelschwere Dezelerationen (Amplitude 30–60 bpm, Dauer ≤60 s),
  - schwere Dezelerationen (Amplitude >60 bpm, Dauer >60 s).

Eine Sonderform der schweren Dezelerationen ist die **prolongierte Dezeleration**, die 1–3 min anhält und fließend in eine andauernde Bradykardie übergehen kann. Sie hat meist die Form einer Wanne und ist nahezu immer einem auslösenden Ereignis wie z. B. einer Dauerkontraktion, einem Vena-cava-Okklu-

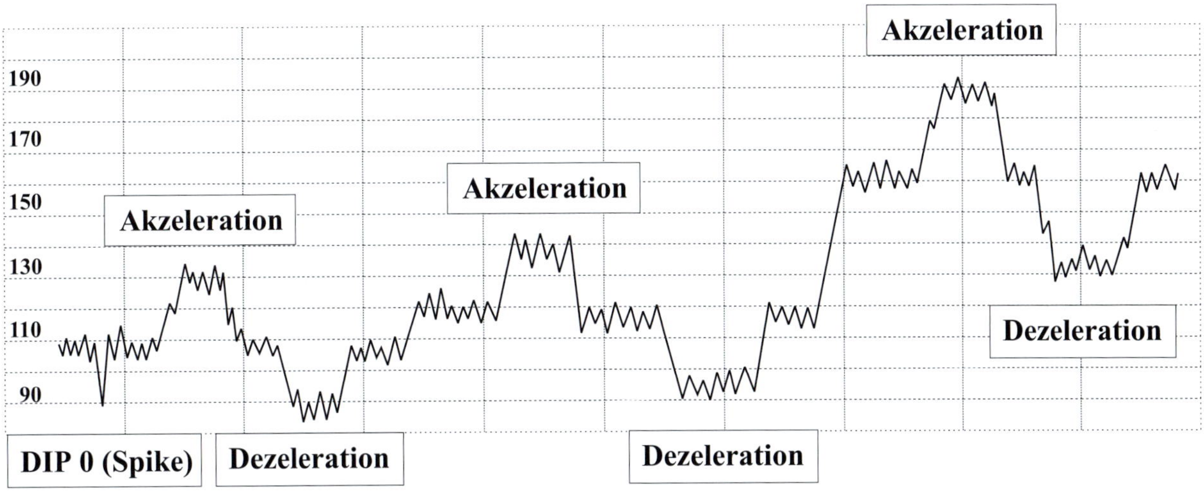

Abb. 33.3. **Mittelfristige FHF-Veränderungen und deren Beziehung zur Grundfrequenz**

sionssyndrom oder einem maternalen Blutdruckabfall zuzuordnen.

Mischformen verschiedener Dezelerationstypen mit sehr variabler Form finden sich in bis zu 15% der Fälle (**nicht klassifizierbare Dezelerationen**).

Definition

Ein kurzer und steiler Abfall der FHF von weniger als 30 s mit ebenso steilem Wiederanstieg, meist verursacht durch kurze Nabelschnurkompression bei starken Kindsbewegungen, wird als **DIP** 0 oder (**Spike**) bezeichnet.

Von besonderer Bedeutung für die Evaluation von FHF-Dezelerationen ist deren zeitliche Beziehung zur Wehenakme (Abb. 33.4):

- **Frühe Dezelerationen (DIP I)** sind durch das periodisch wiederkehrende, zeitlich synchrone Zusammentreffen des tiefsten Punktes der Dezeleration mit der Wehenakme gekennzeichnet. Beide Kurven verlaufen etwa spiegelbildlich.
- **Späte Dezelerationen (DIP II)** verlaufen dagegen zeitlich versetzt, d. h. mit einer Zeitverschiebung von 20–90 s zum Wehendruckmaximum. Diese periodisch wiederkehrenden Dezelerationen beginnen meist während der Wehenakme.
- **Variable Dezelerationen** weisen sowohl in ihrer Beziehung zur Wehe als auch hinsichtlich ihrer Form ein wechselndes Bild auf und beginnen in der Regel mit einem steilen Frequenzabfall.

Abhängig von ihrer Ursache können auch FHF-Akzelerationen weiter differenziert werden:

- **Sporadische Akzelerationen** sind bei unauffälligen Schwangerschaften weitaus am häufigsten. Sie werden durch fetale Körper- und Extremitätenbewegungen ausgelöst, die entweder Folge der spontanen Aktivität des Fetus oder externer Stimulationen durch den Untersucher sein können.
- **Periodische Akzelerationen** sind durch regelmäßige Wiederkehr im Zusammenhang mit mindestens 3 konsekutiven Wehen charakterisiert. Ihre Form ist variabel, entweder spiegelbildlich zur Wehe, mit steilem Anstieg und Abfall, oder kombiniert mit einer Dezeleration.

Kurzfristige fetale Herzfrequenzalterationen

Ferner können die auskultatorisch kaum erfassbaren **kurzfristigen** Änderungen der FHF beurteilt werden, die für die Abschätzung des fetalen Oxygenierungsstatus besonders bedeutend sind.

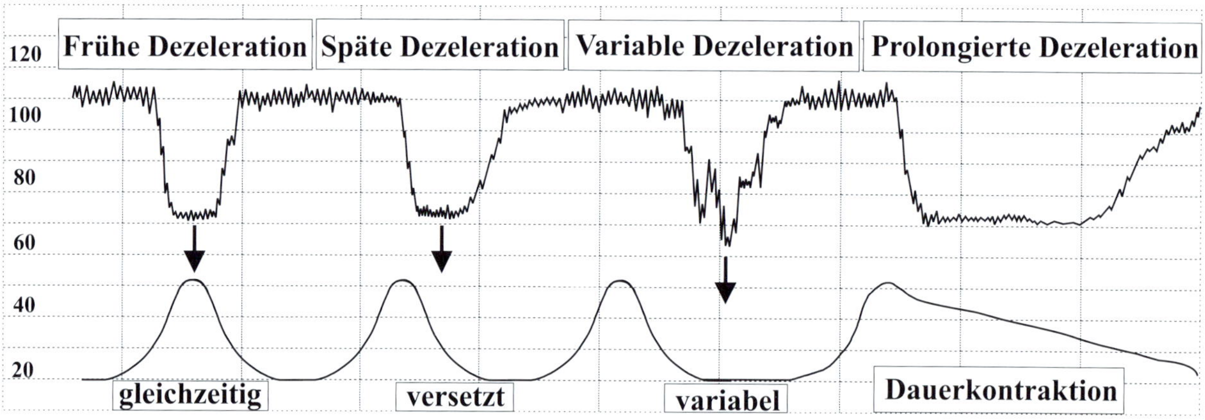

Abb. 33.4. **Dezelerationstypen der FHF und deren Beziehung zur Wehentätigkeit**

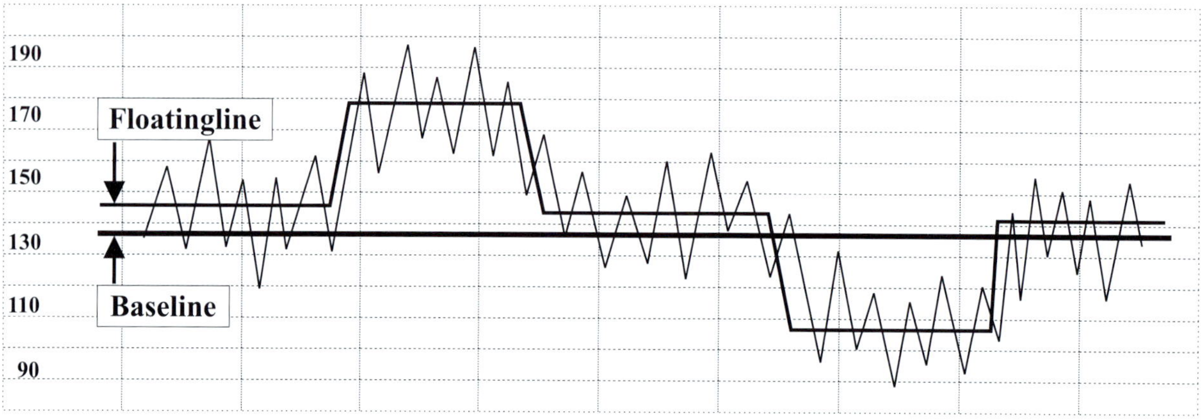

Abb. 33.5. **Langfristige FHF-Veränderungen: Bestimmung der »Baseline« und »Floatingline«** (zur Veranschaulichung versetzt dargestellt)

Im Gegensatz zur Baseline schließt die **Floatingline** bei kontinuierlicher Aufzeichnung als virtuelle Mittellinie alle lang-, mittel- und kurzfristigen Herzfrequenzalterationen ein (■ Abb. 33.5).

Als **Oszillation** oder **Fluktuation** werden die graphisch dargestellten Schwingungen infolge der kurzfristigen FHF-Schwankungen bezeichnet, wobei **Gipfelpunkte** (Umkehrpunkte), **Nulldurchgänge** (Schnittpunkte mit der Floatingline) und die **Bandbreite** bestimmt werden können. Die Frequenz der Schwingungen um die Floatingline wird als **Oszillationsfrequenz** bezeichnet, deren Maximalausschlag pro Zeiteinheit als **Oszillationsamplitude** (= Bandbreite = Amplitudenabstand der höchsten und niedrigsten Umkehrpunkte). Aus diesen über die Zeit bestimmbaren Veränderungen des **Oszillationsmusters** ergibt sich die **Langzeitfluktuation (Makrofluktuation)**. Dagegen wird die echte Schlag-zu-Schlag-Variabilität (»beat-to-beat-variability«) als **Irregularität** oder **Kurzzeitfluktuation** (**Mikrofluktuation**) bezeichnet.

Die **Oszillationsfrequenz** (**Makrofluktuation**) liegt bei 2–6 Oszillationen pro min und lässt sich durch Auszählen der Gipfelpunkte (2–6) oder Nulldurchgänge (5–13) bestimmen (■ Abb. 33.6). Werden zur Bestimmung der Oszillationsfrequenz Nulldurchgänge gezählt, so muss deren Anzahl durch 2 geteilt werden. Ein weiteres Beurteilungskriterium ist die **Oszillationsamplitude** (**Bandbreite**):

- Das **saltatorische** Oszillationsmuster umfasst Frequenzverläufe mit sehr großer Amplitude (>25 bpm),
- das **undulatorische** ist sehr variabel mit Amplitudensprüngen zwischen 10 bpm und 25 bpm,
- das **eingeengt undulatorische** zeigt Maximalausschläge zwischen 5 bpm und 10 bpm, und
- **silente** Verläufe haben eine Bandbreite von höchstens 5 bpm (■ Abb. 33.7).

Wehenregistrierung

Uteruskontraktionen treten nicht nur im Zusammenhang mit dem Geburtsereignis, sondern bereits im Verlauf der Schwangerschaft in Erscheinung. Jede Kontraktion kann prinzipiell den fetalen Oxygenierungsstatus beeinflussen und muss im Rahmen der Kardiotokographie diesbezüglich bewertet werden. Außer regelrechten Geburtswehen lassen sich **Alvarez-Wellen** und **Braxton-Hicks-Kontraktionen** unterscheiden.

> **Definition**
>
> Als **Alvarez-Wellen** bezeichnet man das tokographische Bild kleiner und unregelmäßiger Uteruskontraktionen, die aus lokalen Muskelverkürzungen resultieren. Sie sind etwa ab der 20. SSW zu beobachten, haben eine geringe Amplitude und treten in Abständen von etwa 1 min auf (■ Abb. 33.8).

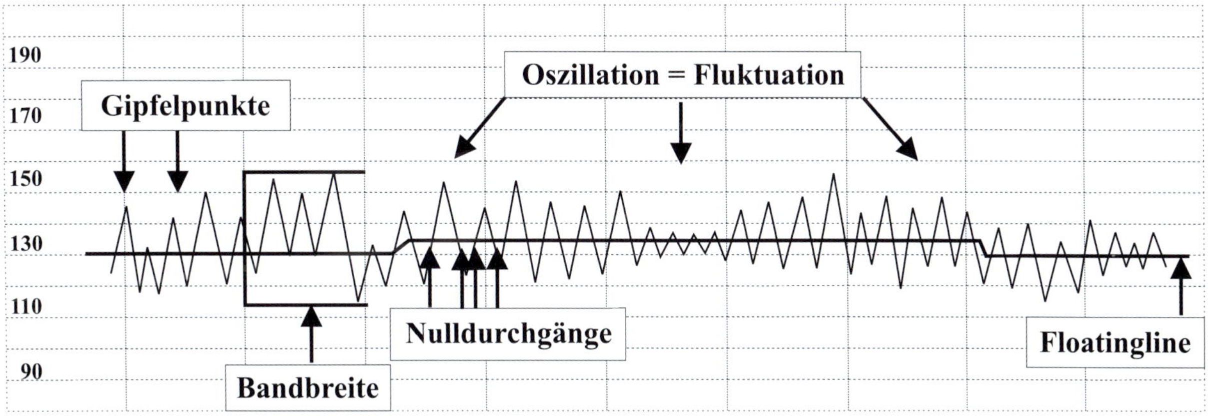

■ Abb. 33.6. **Definition kurzfristiger FHF-Veränderungen**

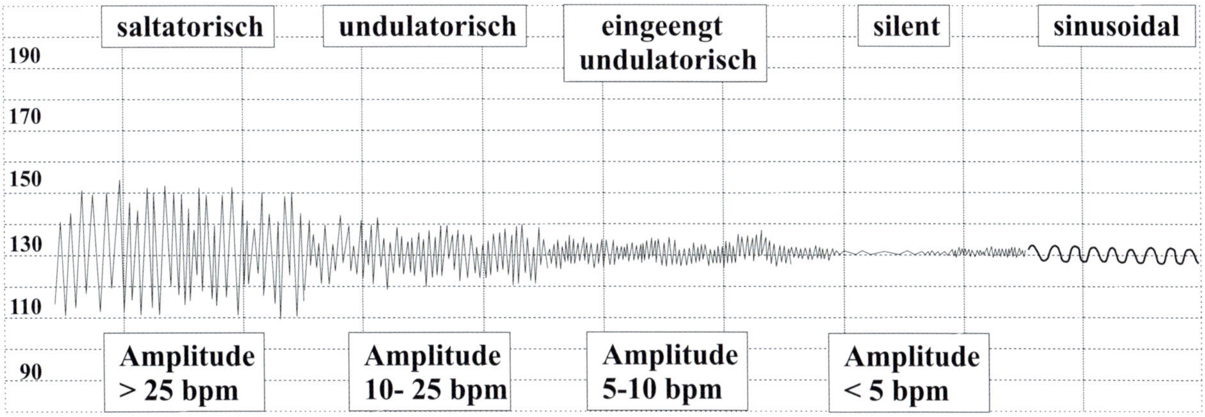

■ Abb. 33.7. **Oszillationsmuster der fetalen Herzfrequenz**

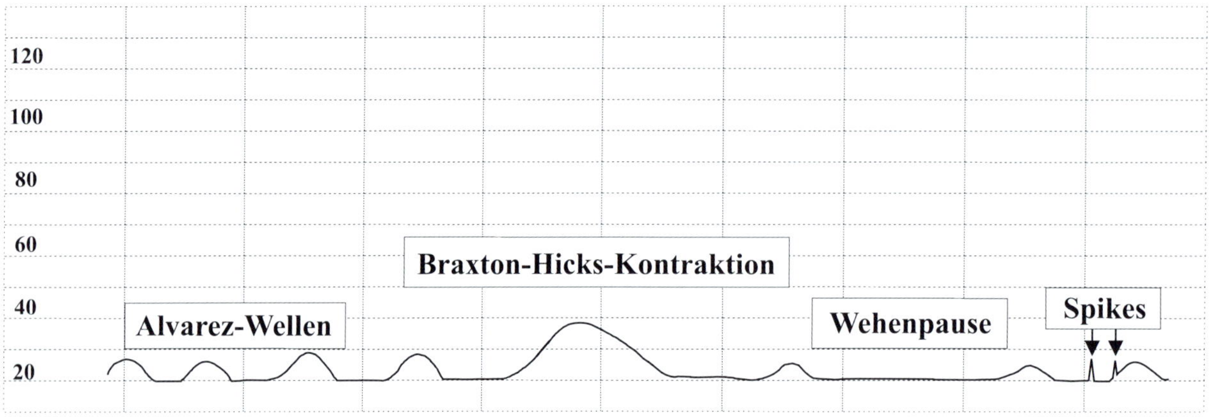

Abb. 33.8. **Tokogramm mit verschiedenen Formen von Uteruskontraktionen sowie »Spikes« im Tokogramm bei heftigen Kindsbewegungen**

Gegen Ende der Schwangerschaft kommt es zu einer Abnahme ihrer Häufigkeit auf 4–5/10 min und zu einer Zunahme ihrer Intensität auf etwa 10 mmHg (Goeschen 1997). In der vorgeburtlichen Situation korreliert das gehäufte Auftreten dieses Kontraktionstyps mit einer erhöhten Wehenbereitschaft (drohende Frühgeburt, s. Kap. 27). Die genannten Veränderungen gehen mit einer signifikanten Zunahme elektrischer Potenzialänderungen der Uterusmuskulatur einher, die ihr Maximum schließlich unter der Geburt erreichen.

Definition

Jenseits von 20 SSW und mit steigendem Gestationsalter »konfluieren« lokale Muskelkontraktionen immer häufiger zu **Braxton-Hicks-Kontraktionen** mit einer Amplitude von 10–15 mmHg, denen häufig eine längere Kontraktionspause folgt (s. Abb. 33.8).

Im Gegensatz zu Alvarez-Wellen dehnen sie sich damit auf größere Regionen der Uterusmuskulatur aus. Ihre Frequenz ist niedrig (etwa 1–3 Kontraktionen/h). Nach 30 SSW ist eine Zunahme der Frequenz und Amplitude von Braxton-Hicks-Kontraktionen auf bis zu 5/h physiologisch (früher als »**Vor**«- oder »**Senkwehen**« bezeichnet). In den letzten Wochen vor der Geburt erfassen diese Kontraktionen den ganzen Uterus (**Reifungswehen**) und erreichen allmählich Druckamplituden wie in der frühen Eröffnungsperiode (**Eröffnungswehen**).

Im Falle lebhafter Kindsbewegungen finden sich bei der externen Tokographie unabhängig von Uteruskontraktionen häufig **Spikes** (s. Abb. 33.8), die über den Uterus und die maternale Bauchdecke an das Tokodynamometer vermittelt werden und starken Arm-, Bein- oder Körperbewegungen entsprechen.

Für die intrapartale CTG-Überwachung und das Geburtsmanagement ist die Beurteilung der Wehentätigkeit unabdingbar. Hierbei werden qualitative und quantitative Kriterien unterschieden.

- Zu Beginn der Geburt weisen die **Geburtswehen** häufiger (80 %) einen langsamen Druckanstieg und nach Erreichen des Druckmaximums (Wehenakme) einen steilen Druckabfall auf (**Wehentyp I** nach Baumgarten 1966, Abb. 33.9). Dieser Wehentyp ist in der Austreibungsperiode selten.
- Bei knapp einem Drittel der Wehen verlaufen der Druckanstieg und -abfall nahezu spiegelbildlich (**Wehentyp II**), wobei dieses Muster vorzugsweise zwischen früher und später Eröffnungsperiode auftritt.
- Zum eigentlichen Geburtsfortschritt scheinen besonders Wehen mit schnellem Druckanstieg und langsamem -abfall beizutragen (**Wehentyp III**). Im Laufe der Geburt steigt der Anteil solcher Uteruskontraktionen auf über 90 % an.
- Ferner hat sich gezeigt, dass unter physiologischen Bedingungen die meisten und vor allem effektivsten Wehen vom rechten oberen Segment des Uterus ausgehen (Spätling et al. 1994). Sie breiten sich mit einer Geschwindigkeit von etwa 2 cm/s über das Corpus und den Isthmus uteri bis hin zur Zervix aus.

Im weiteren Sinne zählt zu den qualitativen Kriterien der Wehentätigkeit auch deren **Koordination.** Während bei Geburtsbeginn die Wehen häufig noch unregelmäßig sind, ist ein Merkmal für einen normalen Geburtsverlauf das **Auftreten regelmäßiger Geburtswehen,** die von der frühen Eröffnungsperiode bis zum Geburtsende in der Regel an Stärke und Frequenz zunehmen. Ein besonderes Charakteristikum koordinierter Wehentätigkeit ist der vom Fundus uteri bis zur Zervix **3fach absteigende Gradient** (»tripple descending gradient«):

1. Absteigende Erregungsausbreitung (Richtung: vom Fundus uteri zur Zervix),
2. abnehmende Dauer der Muskelkontraktion (Dauer: Fundus > Isthmus > Zervix),
3. abnehmende Wehenintensität (Stärke: Fundus > Isthmus > Zervix).

In der Summe führen diese Mechanismen zu einer eingipfeligen Wehenkurve bei **fundaler Dominanz.** Obwohl die Wehe im Fundusbereich entsteht und die Verzögerungszeit bis zur Ausbreitung der »Erregungswelle« auf den Zervixbereich überbrückt werden muss, resultiert so eine gleichmäßige und koordinierte Muskelspannung.

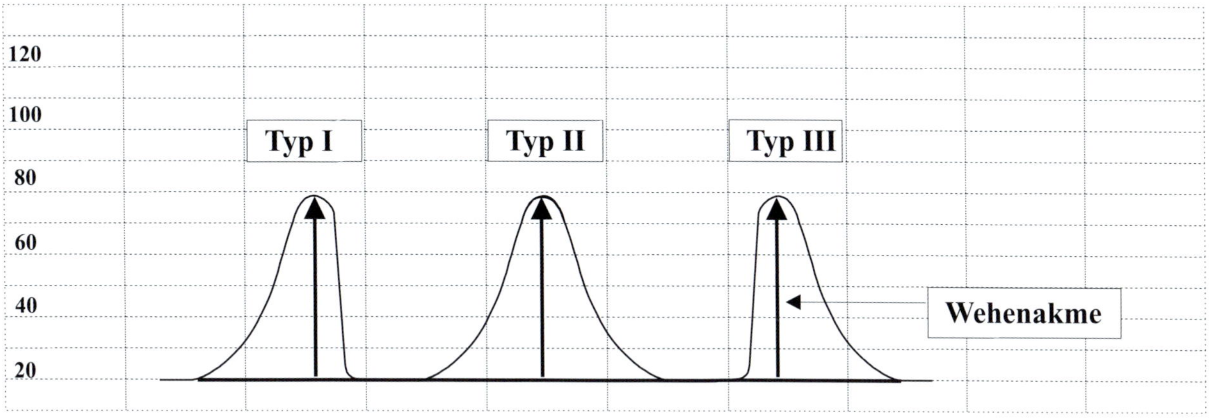

Abb. 33.9. **Wehentypen.** *Typ I*: langsamer Druckanstieg und nach Erreichen des Druckmaximums (*Wehenakme*) steiler Druckabfall; *Typ II*: langsamer Druckanstieg und nahezu spiegelbildlicher Druckabfall; *Typ III*: schneller Druckanstieg und langsamer Druckabfall (nach Baumgarten 1966)

> Eine gute Geburtsüberwachung erfordert insbesondere eine fortlaufende quantitative Beurteilung der Uterusmotilität.

Jede Uteruskontraktion kann eine vorübergehende Verminderung oder sogar Unterbrechung der uteroplazentaren Zirkulation verursachen (Störung des maternalen Blutzu- und -abflusses zum intervillösen Raum). Zwischen Beginn der Eröffnungsperiode (EP) und dem Geburtsende (**Presswehen**) nimmt die Wehentätigkeit kontinuierlich zu. Dabei steigt die **Druckamplitude** von etwa 25 mmHg auf durchschnittlich 50 mmHg in der späten Eröffnungsperiode, 60 mmHg in der Austreibungsperiode und bis zu mehr als 100 mmHg während der Presswehen an (nur bei interner Tokographie beurteilbar!) (ACOG 1995).

Unter klinischen Gesichtspunkten ist die Überwachung der **Wehenfrequenz** allerdings weit wichtiger. Diese steigt analog zur Druckamplitude von 3 Wehen pro 10 min (frühe EP) auf 4 pro 10 min (späte EP) bzw. in der Austreibungsperiode (AP) auf bis zu 5 Wehen pro 10 min an. Wenngleich dies nur Richtwerte sind, die individuell variieren können, erfordert eine uterine Hyperaktivität im Sinne einer spontanen **Polysystolie** (Frequenz **>5 Wehen pro 10 min**; Rüttgers 1989) zumindest dann Gegenmaßnahmen (Bolus- oder Basistokolyse, s. Kap. 33.6.1), wenn im CTG Zeichen einer fetalen Belastung vorhanden sind, da bei längerem Anhalten dieses Zustandes infolge zu kurzer Erholungspausen des Kindes mit einer fetalen Hypoxämie und konsekutiven Azidose zu rechnen ist. Tritt eine Polysystolie nach Wehenstimulation auf, so ist primär die Dosis zu reduzieren oder die Applikation zu unterbrechen bzw., falls dies nicht ausreicht, eine Tokolyse zu verabreichen. Grundsätzlich müssen bei solcher Wehentätigkeit der fetale Zustand und die Reserven des Kindes äußerst kritisch abgeschätzt werden.

▶ Studienbox

Nach Auffassung eines FIGO-Expertenkomitees (Gardosi 1995) muss sogar bereits bei einer länger bestehenden Wehenfrequenz von >4 Wehen pro 10 min eine Gefährdung des Kindes angenommen werden.
▼

Von ähnlicher Relevanz für die uteroplazentare Perfusion und fetale Oxygenierung ist die Dauer der einzelnen Wehen. Die plazentare und fetale Reservekapazität reicht unter normalen Bedingungen aus, um eine Wehe von 60–120 s zu kompensieren (Eskes 1993).

Die **Wehendauer** nimmt im Geburtsverlauf zu. Man unterscheidet kurze Wehen (<20 s) und lange Wehen (>45 s). Die physiologische Kontraktionsdauer liegt bei 20–60 s. Individuelle Abweichungen bis zu einer Dauer von 90–100 s sind möglich. Grundsätzlich sollte das Verhältnis von Uteruskontraktionsarbeit (Wehenfläche) zu Uterusentspannung (Ruhefläche) mindestens 1:2 betragen. Für die fetale Versorgung sind vor allem zu lange Wehen kritisch, die als **Dauerkontraktion** mehrere Minuten anhalten können (s. Abb. 33.5). Falls der Fetus erkennbare Zeichen einer Sauerstoffdeprivation (Bradykardie, Dezeleration) zeigt, ist die umgehende Durchführung einer Bolustokolyse erforderlich.

Schließlich umfasst die quantitative Beurteilung der Uterusmotilität noch den **Basaltonus**. Dieser auch in den Wehenpausen bestehende uterine Grundtonus beträgt antepartal etwa 6 mmHg und steigt unter der Geburt normalerweise auf 10–15 mmHg an.

Caldeyro-Barcia (1957, in Goeschen 1997) entwickelte als Maß für die Uterusmotilität die »**Montevideo-Einheit**« (**ME**), das Produkt aus Wehenfrequenz (Anzahl pro 10 min) und -intensität (mittlere Kontraktionsamplitude in mmHg). In der klinischen Routine wird dieses Maß heute nur selten genutzt.

33.2.3 CTG-Beurteilung

Physiologie der fetalen Herz-Kreislauf-Regulation

Herzfrequenz

Aufgrund der in der letzten Dekade vor allem im Bereich der Neugeborenenintensivmedizin erzielten Verbesserungen hat sich das Konzept des geburtshilflichen Vorgehens deutlich

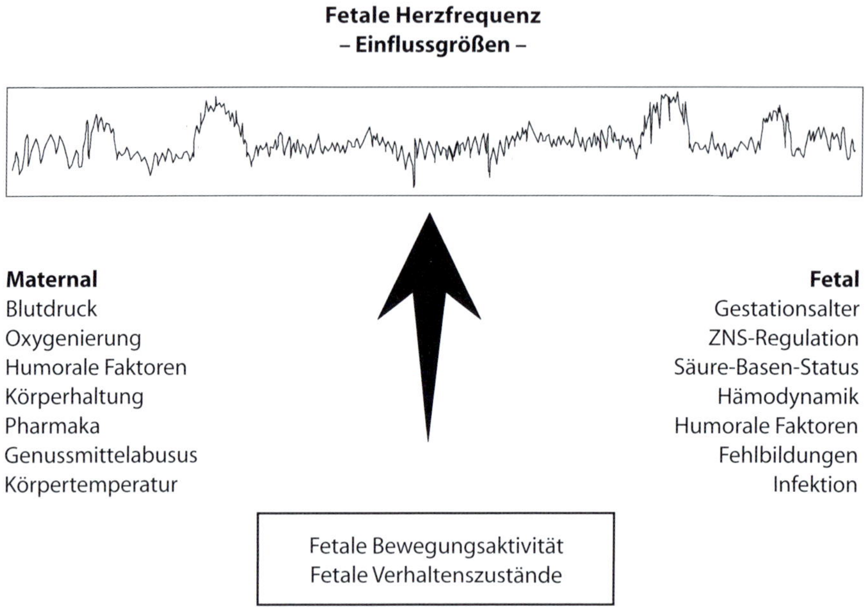

Abb. 33.10. **Endogene und exogene Einflüsse auf die fetale Herzfrequenz**

gewandelt. Zumindest in Perinatalzentren wird bei entsprechender Indikation (z. B. extreme Frühgeburt) bereits nach Vollendung von 24 SSW und damit prinzipiell gegebener Lebensfähigkeit des Kindes aktiv interveniert (s. Kap. 27 u. 25). Die geburtshilfliche Intensivüberwachung erfolgt in diesen Fällen zwar analog zu Risikogeburten nahe am Geburtstermin, eine suffiziente Beurteilung des fetalen Zustandes setzt jedoch die Kenntnis der dem Reifegrad der Kinder entsprechenden physiologischen Herzfrequenzmuster voraus.

Die fetale Herzfrequenz unterliegt zahlreichen Einflussgrößen (Abb. 33.10), deren Kenntnis und Berücksichtigung für eine adäquate CTG-Beurteilung unerlässlich ist. Auf maternaler Seite sind v. a. die Lage und Belastungssituation (Rückenlage, Seitenlage, Stehen, körperliche Belastung, Fieber, s. Kap. 30) sowie evtl. applizierte Pharmaka wie Opiate, Benzodiazepine, Barbiturate, β-Sympathomimetika, β-Blocker, Anästhetika) wichtig. Auf seiten des Kindes kommen dem Gestationsalter, der fetalen Bewegungsaktivität und den fetalen Verhaltenszuständen besondere Bedeutung zu.

Das Herz des Embryos beginnt am 21. Tag nach der Konzeption zu schlagen. Mit 5–6 SSW sind embryonale Herzaktionen relativ langsam. Die **basale FHF** liegt zu diesem Zeitpunkt noch bei etwa 120 bpm, steigt dann allerdings bis zur 9. SSW auf über 170 bpm an. Bis zur 15. SSW kommt es zu einer rapiden (etwa 150 bpm), dann langsamen Abnahme der FHF, die gegen Ende der Gravidität meist zwischen 120 bpm und 140 bpm liegt (Gnirs 1995).

Die **Oszillationsamplitude** der FHF nimmt im Verlauf der Schwangerschaft zu und erreicht ihr Maximum am Geburtstermin.

> Im 3. Trimenon ist ein undulatorisches Oszillationsmuster (10–25 bpm), das letztlich die Anpassungsfähigkeit des fetalen Herzens an die unterschiedlichen Leistungsanforderungen beweist, ohne Einschränkung als physiologisch zu erachten.

Die bei der FHF-Registrierung zu beobachtende schrittweise Anpassung an die Kreislaufbelastung und die damit wechselnden Blutverteilungsmuster führen zu zentralnervös induzierten Frequenzänderungen von Herzschlag zu Herzschlag. Diese werden unter physiologischen Bedingungen von fetalen Atemexkursionen, Körperbewegungen und den fetalen Verhaltenszuständen sowie dem autonomen Nervensystem beeinflusst. Überlagerungseffekte durch kortikale Zentren und den Hirnstamm sind wahrscheinlich, jedoch noch nicht ausreichend untersucht. Allerdings konnte eine Abnahme der Kurz- und Langzeitvariabilität bei Applikation zentral sedierender Medikamente (z. B. Morphinderivate) nachgewiesen werden. Auch ein bei fetaler Hypoxämie auftretender fetaler Blutdruckabfall führt meist zur Steigerung der FHF und Abnahme der Oszillationsamplitude.

Die Dauer und Amplitude **sporadischer** Herzfrequenz-**Akzelerationen** steigt ebenfalls bis zum Ende der Schwangerschaft langsam an, wobei die Akzelerationen zunächst häufig nur Amplituden um 10 bpm und eine Dauer von 10 s erreichen. Eine Assoziation mit fetaler Bewegungsaktivität ist bereits mit etwa 24 SSW deutlich erkennbar. Die Koppelung von FHF-Akzelerationen mit fetalen Körperbewegungen sowie das Ausmaß solcher FHF-Alterationen nehmen im weiteren Schwangerschaftsverlauf deutlich zu und sind im letzten Trimenon besonders stark ausgeprägt (Gnirs u. Schneider 1996). Bei gesunden Feten und selbst bei Risikoschwangerschaften (z. B. mit fetaler Wachstumsretardierung) werden Akzelerationen in 90–95% der Fälle durch Kindsbewegungen ausgelöst (Gnirs 1995).

> Sporadische Akzelerationen gelten als prognostisch günstig, da sie eine physiologische (sympathikotone) Reaktion darstellen, die aufgrund der spontanen Bewegungsaktivität des Fetus zustande kommt und auf eine intakte Adaptation an endogene oder exogene (stimulierte) Belastungen schließen lässt.

Adäquate Bewegungsmuster und damit assoziierte »reaktive« FHF-Muster finden sich in der Regel bei noch ausreichend kompensierten Kindern. Dagegen tritt bei fetalem »distress« eine »Ökonomisierung« des Energie- und Sauerstoffangebots im Sinne verkürzter und abgeschwächter Kindsbewegungen auf, die in vielen Fällen zu einem Verlust der **FHF-Reaktivität**, d.h. zum Verschwinden von Akzelerationen führt (s. ◘ Abb. 32.11). Die Anzahl der Akzelerationen erreicht ihren Höhepunkt gegen Ende der Schwangerschaft. Mit 20 SSW weisen maximal 50 % der Registrierungen Akzelerationen auf, während dieser Anteil zu Beginn des 3. Trimenons auf etwa 75 % ansteigt.

Dezelerationen finden sich auch unter physiologischen Bedingungen bei den meisten unreifen Feten (20–30 SSW) und werden im Verlauf der Schwangerschaft immer seltener. Nach 30 SSW liegt das Verhältnis von Akzelerationen zu Dezelerationen bei 3:1.

Fetale Verhaltenszustände

Fetale Verhaltenszustände sind durch periodisch wiederkehrende und in sich stabile Verlaufsmuster verschiedener **biophysikalischer Parameter** (fetale Bewegungsaktivität, FHF) charakterisiert (Nijhuis et al. 1982). In etwa 80 % der Registrierungen nahe am Geburtstermin finden sich als Hinweis auf die zentralnervöse Ausreifung und neuromotorische Integrität des Fetus eindeutig klassifizierbare Verhaltenszustände (Gnirs u. Schneider 1996; s. ◘ Abb 30.7).

Bedeutung fetaler Verhaltenszustände für die CTG-Beurteilung

Fetale Tiefschlafperioden (1F) sind durch eine eingeengte bis silente Oszillationsamplitude charakterisiert. Damit weisen sie große Ähnlichkeit mit den FHF-Mustern auf, die bei einer fetalen Hypoxie oder Asphyxie beobachtet werden können. Da solche Zustände im Mittel 10–40 min (Median 2 min), in Einzelfällen sogar bis zu 80 min andauern können, führt deren Auftreten vor allem unter der Geburt gelegentlich zu Interpretationsproblemen. Auch **fetale Aktiv-Wach-Zustände** gehen häufig mit eher suspekten FHF-Variationen (Tachykardie, sehr lange Akzelerationen, saltatorische Muster) einher, die allerdings in der Regel aufgrund sehr heftiger und lange andauernder Kindsbewegungen identifizierbar sind.

Grundsätzlich zeigen reife Feten auch unter der Geburt wechselnde Verhaltenszustände, die mit entsprechendem Untersuchungsaufwand differenziert werden können (Griffin et al. 1985, in Gnirs u. Schneider 1996). Mit fortschreitendem Geburtsbefund – insbesondere in der Austreibungsperiode – werden die zugehörigen FHF-Muster allerdings in zunehmendem Maße von den unmittelbaren Einflüssen durch die Wehentätigkeit und geburtshilfliche Maßnahmen (Untersuchungen, FSBA, Pharmaka) überlagert, sodass in der Praxis fetale Verhaltensmuster nur in ausgewählten Fällen während der frühen Eröffnungsperiode zur Zustandsbeurteilung beitragen können.

Pathophysiologie der fetalen Herz-Kreislauf-Regulation

Bradykardie

Neben den vergleichsweise seltenen fetalen Herzvitien und Rhythmusstörungen (AV-Block) sind die **häufigsten Ursachen** für eine fetale Bradykardie: länger dauernde Nabelschnurkompressionen, ein gestörter Gasaustausch in der Plazenta, ein Vena-cava-Syndrom, Dauerkontraktionen, die Parazervikal-

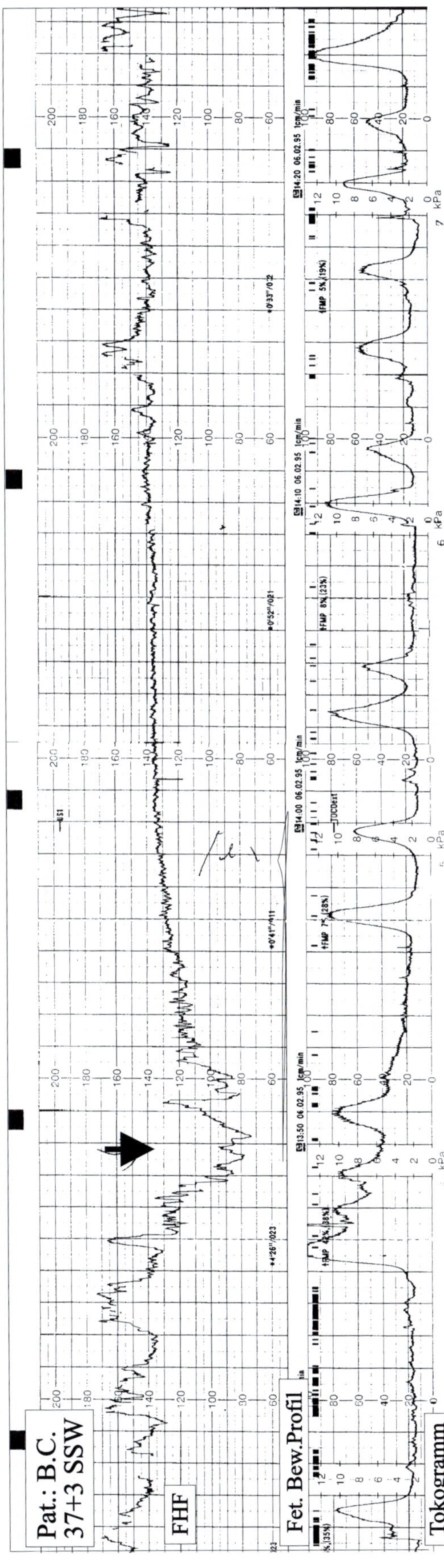

◘ **Abb. 33.11. Ausschnitt eines Kinetokardiotokogramms bei pathologischem Geburtsverlauf in der Eröffnungsperiode (Geminigravidität, 37+3 SSW).** Passagere Hypoxämie des 1. Zwillings infolge pathologischer Wehentätigkeit: Initial reaktives CTG-Muster mit lange anhaltenden Kindsbewegungen im fetalen Bewegungsprofil. Nach Einwirken der Noxe (Dauerkontraktion) schwere Dezeleration mit langsamem Wiederanstieg der FHF und Oszillationsverlust unter Bolustokolyse (*Pfeil*). Gleichzeitig signifikante Verminderung und langanhaltende Verkürzung fetaler Bewegungen (»Ökonomisierung« der fetalen O_2-Reserve). Nach Beseitigung der uteroplazentaren Perfusionsstörung langsame Erholung des Fetus mit Normalisierung der Bewegungsaktivität und Wiederkehr der hiermit assoziierten FHF-Akzelerationen blockade oder – post festum – eine bereits persistierende kindliche Azidose (Goeschen 1997; Katz et al. 1990).

Nach Untersuchungen von Römer u. Fritz (1989) fällt der pH-Wert um 0,006 Einheiten pro Minute einer schweren (terminalen) fetalen Bradykardie ab.

Cave

Damit wird verständlich, warum jede Bradykardie von mehr als 15 min zwangsläufig zu einer metabolischen Azidose des Fetus führen muss. Diese Zeitspanne darf auch bei guten fetalen Reserven nicht überschritten werden; bei bereits zuvor nachgewiesener Zustandsverschlechterung sollte spätestens nach 5 min entbunden werden.

Gleiches gilt, sofern es während der Bradykardie innerhalb von 3 min zu einem Oszillationsverlust der FHF kommt, oder dieser für mehr als 4 min anhält, da dann das Azidoserisiko nach neueren Untersuchungen besonders hoch ist (Gull et al. 1996). Ziel des geburtshilflichen Vorgehens muss jedoch zunächst die möglichst umgehende Beseitigung der Ursache des Frequenzabfalls sein (Zeitfaktor!, s. Kap. 33.6.1).

> Pro Minute einer schweren Bradykardie fällt der Blut-pH-Wert um etwa 0,006 Einheiten ab!

Tachykardie

Eine Tachykardie kann außer im Rahmen der physiologischen fetalen Aktivität u. a. durch maternale Faktoren wie Hypotonie, Azidose (maternal), Fieber (cave: Amnioninfektionssyndrom) und insbesondere β-Sympathomimetika oder Atropin bedingt sein. Im Regelfall ist das Kind unter diesen Bedingungen, die eher mit einer leichten Tachykardie bis 170 bpm einhergehen, nicht unmittelbar gefährdet.

Als Manifestation pathophysiologischer Mechanismen ist die Tachykardie auf kindlicher Seite vor allem dann **prognostisch ungünstig**, wenn sie durch eine schwere fetale Anämie, eine intrauterine Infektion oder eine fetale Hypoxämie/Azidose verursacht wird. In diesen Fällen kann die FHF auf mehr als 180 bpm ansteigen. Wie bei allen prognostisch ungünstigen Herzfrequenzveränderungen zeigt ein zusätzlicher Oszillationsverlust (eingeengtes oder silentes CTG-Muster) eine gravierende Gefährdung an.

> Eine Tachykardie von mehr als 200 bpm ist meist bei fetalen Arrhythmien zu beobachten (z. B. supraventrikuläre Tachykardie) und sollte bereits in der antepartalen Situation therapiert werden (s. Kap. 10).

Das geburtshilfliche Vorgehen hat sich nach der Ursache der Tachykardie zu richten. Pharmakologisch vermittelte FHF-Beschleunigungen, z. B. nach Bolus-/Basistokolyse mit β-Sympathomimetika können selbst über Stunden hinweg toleriert werden, sofern andere Ursachen ausgeschlossen wurden. Maternales Fieber erfordert eine kausale oder bei viralen Infektionen eine symptomatische Therapie. Eine Erhöhung der Körperkerntemperatur auf mehr als 39 °C führt zu einem erhöhten Grundumsatz und letztlich erhöhtem O_2-Bedarf, der gerade während des Geburtsereignisses ungünstig wäre.

Empfehlung

Bei Vorliegen eines Amnioninfektionssyndroms (antibiotische Therapie!) oder einer fetalen Anämie sollte die Geburt möglichst schnell beendet werden. In diesen Fällen ist das Risiko einer entsprechenden Folgemorbidität deutlich erhöht.

Die Tachykardie nimmt meist allmählich zu und kann zunächst noch mit günstigen Zusatzkriterien (»gute Fluktuation«, sporadische Akzelerationen, Fehlen von Dezelerationen) einhergehen.

Bei passagerer Hypoxämie repräsentiert die Tachykardie zumindest noch vorhandene Kompensationsreserven des Kindes. Normalisiert sich in solchen Fällen die Herzfrequenz nicht, so spricht dies für ein Fortbestehen der O_2-Deprivation.

> Kinder, die sub partu über längere Zeit eine Tachykardie aufweisen, haben ein bis zu 4-mal höheres Hirnblutungsrisiko. Dies gilt auch, wenn die fetalen Blutgase sub partu normal waren (Brand u. Saling 1984, in Goeschen 1997). Auch das Risiko einer kindlichen Zerebralparese nimmt bei intrapartaler Tachykardie zu (Taylor et al. 1985).

Sofern eine baldige vaginale Geburt nicht zu erwarten ist, sollte die Sectio caesarea favorisiert werden. Falls möglich, sollte mithilfe einer FSBA eine fetale Hypoxämie/Azidose ausgeschlossen werden.

Periodische FHF-Akzelerationen

Während sporadische Akzelerationen bzw. ein »reaktives« CTG-Muster prognostisch günstig sind, können die mit Wehentätigkeit vergesellschafteten **periodischen Akzelerationen** ein Hinweis auf eine eingeschränkte plazentare Reserveleistung sein, die allerdings noch ausreichend vom Fetus kompensiert wird und dem Ausgleich eines passageren O_2-Mangels dient. Sofern diese Situation andauert, sind durch Steigerung der basalen Herzfrequenz Übergänge in tachykarde Zustände möglich, die dann als Hinweis auf eine fetale Gefährdung gewertet werden müssen.

Periodische Akzelerationen, die in ihrer Form den Wehenverlauf widerspiegeln, werden v. a. über Stimulation der Chemorezeptoren infolge der Hypoxämie vermittelt (Überwiegen sympathischer Einflüsse). Akzelerationen mit steilem Anstieg und Abfall der FHF werden dagegen durch Stimulation von Pressorezeptoren bei isolierter Kompression der V. umbilicalis ausgelöst. Hierbei führt das O_2-Defizit zu einem Blutdruckabfall, dem der Organismus durch Steigerung der Herzfrequenz begegnet.

> Dezelerationen, die mit periodischen Akzelerationen beginnen und enden, sind prognostisch günstiger einzustufen als Dezelerationen ohne solche Kompensationszeichen.

Sporadische Dezelerationen

Diese treten unabhängig von Uteruskontraktionen auf. Zeigen sie die Form einer nach unten gerichteten Spitze (**Spike, DIP** 0), so kommen sie infolge einer Vagusreizung bei abrupter Kompression der Nabelschnur während heftiger Kindsbewegungen zustande. Daneben sind sie gelegentlich bei fetalem Schluckauf mit ruckartigen Zwerchfellkontraktionen zu beobachten. Sofern die Spikes nicht im weiteren Verlauf in variable Dezelerationen übergehen (evtl. früher Hinweis auf eine Nabelschnurumschlingung), sind sie als **harmlos** einzustufen.

Prolongierte sporadische Dezelerationen sind Ausdruck einer akuten plazentaren Minderperfusion mit konsekutiver Hypoxämie bei initial ungestörtem uteroplazentaren und fetomaternalen Gasaustausch. Der Sympathikus wird gehemmt, der gesteigerte Vagotonus führt zur Manifestation der Dezeleration. Da die auslösenden Ereignisse in der Regel gut zu identifizieren sind (Dauerkontraktion, Vena-cava-Okklusionssyndrom, Parazervikalanästhesie, maternale Hypotonie etc.) können geeignete Gegenmaßnahmen eingeleitet werden. Die Erholung des Fetus ist häufig mit einer kompensatorischen Tachykardie vergesellschaftet. Bei ausgeprägter Depression des Fetus kann dieser Kompensationsmechanismus allerdings ausbleiben. Das CTG-Muster ist während der Erholungsphase häufig eingeengt und nicht reaktiv (◻ Abb. 33.11).

Cave

Führt die intrauterine Reanimation (s. Kap. 33.6.1) nicht zu einer Besserung, so besteht die Gefahr einer gravierenden metabolischen Azidose des Fetus. In diesem Falle ist die Indikation zur notfallmäßigen Sectio caesarea gegeben.

Periodische Dezelerationen

Zu den periodischen Dezelerationen zählen alle Dezelerationstypen, die einen zeitlichen Bezug zu Uteruskontraktionen aufweisen (s. oben).

Frühe Dezelerationen

Diese Dezelerationen werden durch vagale Einflüsse ausgelöst – meist infolge einer **stärkeren Kopfkompression** während der Wehe. Sie finden sich bei 2–20 % aller Geburten, in der Austreibungsperiode auch häufiger. Die intrakranielle Drucksteigerung verursacht eine Reduzierung des zerebralen Blutflusses. Aufgrund der hypoxämiebedingten Störung des empfindlicheren Sympathikuszentrums überwiegt der Vagotonus, was zu einer Verlangsamung der FHF führt. Dieser wehensynchron zunehmende Effekt klingt mit Nachlassen des Wehendrucks wieder ab und die Herzfrequenz erreicht wieder ihr Ausgangsniveau. Andere Auslösemechanismen wie eine **umbilikale Kompression** werden ebenfalls diskutiert. Gewöhnlich ist dieser Dezelerationstyp nicht mit einer globalen fetalen Hypoxämie oder einer konsekutiv auftretenden Azidose vergesellschaftet. Lediglich bei schweren Dezelerationen mit einem Abfall von mehr als 60 bpm, insbesondere wenn diese über eine Zeitspanne von mehr als 30 min wiederholt auftreten, sollte eine **fetale Skalpblutanalyse** (FSBA; s. Kap. 33.4) durchgeführt und bei Bedarf wiederholt werden, sofern sich das Herzfrequenzmuster während des Geburtsverlaufs nicht bessert.

> Persistieren die geburtsmechanisch ausgelösten frühen Dezelerationen, so ist insbesondere in der Eröffnungsperiode eine Basistokolyse indiziert.

Späte Dezelerationen

Späte Dezelerationen sind ein ernst zu nehmender Hinweis auf eine **unzureichende uteroplazentare O_2-Versorgung**. In aller Regel wiederholen sie sich bei jeder Wehe, sie können jedoch auch vereinzelt oder intermittierend auftreten. Dieser Dezelerationstyp findet sich bei 4–10 % der Feten sub partu (Goeschen 1997). Verantwortlich sind biochemische Veränderungen, die zur Stimulation der Chemorezeptoren im zentralen Strombett, insbesondere im Aortenbogen, führen oder eine unmittelbare myokardiale Depression durch Gewebshypoxie im Rahmen einer metabolischen Azidose (Harris et al. 1982). Die zugrunde liegenden Stoffwechselalterationen werden durch eine uteroplazentare Minderperfusion oder einen gestörten Gasaustausch auf plazentarer Ebene, z. B. bei Plazentareifungsstörungen, verursacht. Zu denken ist auch an eine vorzeitige Plazentalösung oder einen fetalen Blutverlust. Bei unzureichender Kompensation der resultierenden Hypoxämie werden die Chemorezeptoren in der zentralen Strombahn stimuliert, deren Ansprechen im Vergleich zu direkten sympathischen und parasympathischen Reaktionen verzögert erfolgt. Während reflektorisch über das ZNS vermittelte späte Dezelerationen mit zunehmender Azidität des Fetus an Amplitude zunehmen, besteht bei ausgeprägter metabolischer Azidose mit Herzmuskelhypoxie eine solche Korrelation nicht mehr (ACOG 1995).

Cave

Persistierende späte Dezelerationen sind als ungünstig zu bewerten. Bei längerem Bestehen solcher FHF-Muster muss zumindest so lange die Gefahr einer fetalen Azidose angenommen werden (Kubli et al. 1969), bis durch Blutgasanalysen mittels einer FSBA das Gegenteil bewiesen ist (in diesem Falle wäre das CTG falsch-pathologisch).

Besonders bei Auftreten dieses Dezelerationstyps sind bei unverändertem CTG-Befund **weitere Kontrollen obligat.** Einige Untersucher beschrieben einen linearen Zusammenhang zwischen der Häufigkeit später Dezelerationen und dem Säure-Basen-Status. Im Durchschnitt wurde pro Dezeleration eine Abnahme des pH-Wertes um 0,014 Einheiten und eine Zunahme des Basendefizits um 0,8 mmol/l ermittelt. Kommt es im Anschluss an die späte Dezeleration zu einem Oszillationsverlust oder zu einem nur langsamen Wiederanstieg der Herzfrequenz, so finden sich signifikant niedrigere pH-Werte als bei schneller Erholung und guter Oszillationsamplitude (Paul et al. 1975).

> Sofern späte Dezelerationen die Folge einer uteroplazentaren Versorgungsstörung sind, ist pro Dezeleration eine mittlere Abnahme des fetalen Blut-pH-Wertes um 0,014 Einheiten und eine Zunahme des Basendefizits um 0,8 mmol/l zu erwarten. Als ungünstige Zusatzkriterien sind ein Oszillationsverlust und ein verzögerter Frequenzanstieg anzusehen.

Variable Dezelerationen

Variable Dezelerationen sind geradezu typisch für **umbilikale Perfusionsstörungen**, können aber auch durch Kompression des fetalen Kopfes ausgelöst werden. Sie werden deutlich **häufiger** beobachtet als die anderen Dezelerationstypen (im Mittel bei 25–30 % aller Geburten). Ihre Frequenz nimmt in der Regel von der Eröffnungsperiode bis zur Austreibungsperiode zu. Das Perfusionshindernis kann auf Seiten der Plazenta liegen, dann gewöhnlich im kapillären Strombett, oder direkt durch Kompression der Nabelschnur (z. B. bei Nabelschnurumschlingung, Nabelschnurknoten) zustande kommen. Der damit einherge-

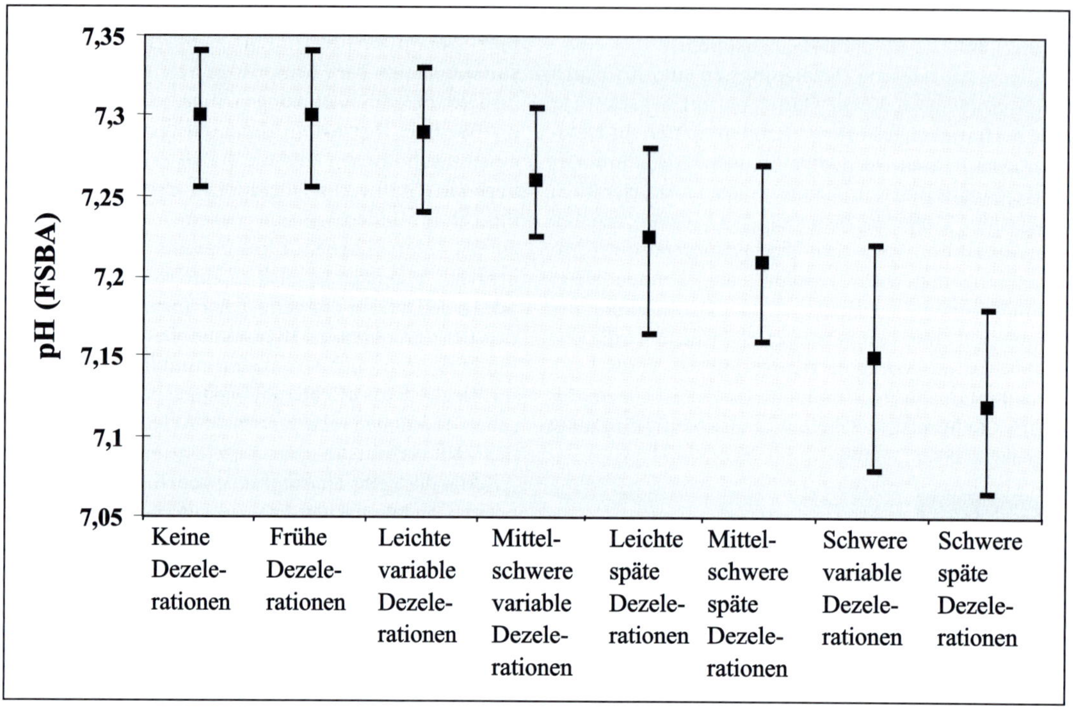

Abb. 33.12. **pH-Werte bei fetalen Skalpblutanalysen in Abhängigkeit vom Dezelerationstyp** (nach Kubli et al. 1969)

hende Vagusreflex wird durch die Kombination einer Stimulation von Chemorezeptoren (Frühphase der Dezeleration) und von Barorezeptoren (sekundär während der Dezeleration) vermittelt (Ball u. Parer 1992).

Die zunächst verminderte Zufuhr O_2-haltigen Blutes zum rechten Vorhof bedingt einen Blutdruckabfall. Sie resultiert aus der anfänglich alleinigen Kompression der weniger widerstandsfähigen V. umbilicalis. Die Stimulation von Barorezeptoren führt zu einer sympathischen Aktivierung und hierüber häufig zu einer initialen und terminalen Akzeleration. Werden mit dem intrauterinen Druck zunehmend auch die Nabelschnurarterien bis hin zur vollständigen Okklusion komprimiert, dann steigt der periphere Widerstand bis auf das Doppelte an. Gewissermaßen als **Schutzreaktion** hinsichtlich einer kardialen Überlastung wird über Pressorezeptoren ein **Herzfrequenzabfall** ausgelöst, wodurch rasch und effektiv das Herzzeitvolumen reduziert werden kann. Dies ist vor allem vor dem Hintergrund des gleichzeitig auftretenden akuten O_2-Mangels im Sinne einer maximalen kardialen Überlebenszeit sinnvoll. Bei noch ausreichender Kompensationsreserve des Fetus kommt es mit nachlassender Kompression der Nabelgefäße zu einer schnellen Normalisierung der Herzfrequenz.

- Bei persistierenden mittelschweren und schweren variablen Dezelerationen wird der fetale Säure-Basen-Status signifikant alteriert (Abb. 33.12).
- Leichte variable Dezelerationen, die jedoch im Verlauf der Geburt gravierender werden können, führen nur selten zu einer fetalen Zustandsverschlechterung (Kubli et al. 1969).
- Dezelerationen, die einen allmählichen Wiederanstieg, einen Oszillationsverlust, eine Doppelung der Dezeleration oder einen Verlust initialer Akzelerationen zeigen, müssen als prognostisch ungünstig gewertet werden.
- Auch Übergänge in eine kompensatorische Akzeleration oder das Unterschreiten der ursprünglichen Grundfrequenz vor der Dezeleration während der Erholungsphase weisen auf eine Zustandsverschlechterung hin.

Diese Muster sind ein Hinweis auf hypoxisch bedingte Myokardveränderungen.

Besonders wichtig ist der additive Einfluss der uterinen Aktivität. Eine Polysystolie und in noch stärkerem Maße ein erhöhter Basaltonus beschleunigen die respiratorische Insuffizienz des Fetus. Bei ausreichend langen Wehenintervallen mit entsprechenden Erholungsphasen des Kindes können auch schwere Dezelerationen ohne Effekt auf die respiratorische Situation bleiben.

▶ Empfehlung

Alleine aufgrund des CTG-Musters darf die Entscheidung für oder gegen das Fortführen der vaginalen Geburt nicht getroffen werden. Die Absicherung sollte mithilfe der fetalen Skalpblutanalyse erfolgen.

Kurzfristige Herzfrequenzalterationen

Ein längerer Sauerstoffmangel führt zu einer Zentralisation der Blutvolumina mit Widerstandserhöhung in der Kreislaufperipherie, den Verhältnissen im Schockzustand beim Erwachsenen vergleichbar. Das präkardiale Volumenangebot wird hierdurch auf einem relativ konstanten Niveau gehalten, woraus eine sehr gleichförmige Schlag-zu-Schlag-Sequenz resultiert. Die FHF-Variabilität geht deutlich zurück bis hin zu **silenten** (»**strichförmigen**«) **Oszillationsmustern.**

Während die Umkehrpunkte beim nicht kompromittierten Fetus eine spitze Form aufweisen, können diese unter dem Einfluss zentral depressorischer Pharmaka oder chronischer Hypoxämien verrunden.

Cave

Besonders ungünstig ist die zusätzliche Abnahme der Oszillationsfrequenz auf weniger als 2/min. In solchen Fällen ist größte Vorsicht geboten, da sich bei gleichzeitigem Akzelerationsverlust ein terminales CTG-Muster ankündigt.

Silentes FHF-Muster

Eine eingeengte Oszillationsamplitude kann Folge eines physiologischen fetalen Tiefschlafzustandes sein, der im Durchschnitt 20– 40 min, im Extremfall jedoch bis zu 80 min anhält. Andererseits führt neben zentral sedierenden Medikamenten wie Dolantin auch eine längere Hypoxie zu solchen Verläufen.

▶ Empfehlung

Zur weiteren Abklärung ist ein Weckversuch (z. B. durch vibroakustische Stimulation mit einem Elektrolarynx) sinnvoll. Zumindest bei frustraner Stimulation und längeren Verläufen ist eine Skalpblutanalyse zu empfehlen.

Als Sonderfall des silenten Oszillationsmusters ist das »**sinusoidale CTG**« zu betrachten (s. ▫ Abb. 33.7), das durch Verrundung der Umkehrpunkte bei gleichzeitigem Oszillationsverlust (≥10 min, 3–5 Zyklen/min, Amplitude 5–15 bpm, Kurzzeitvariabilität fehlt meist) zustande kommt. Wenngleich durchaus physiologische Auslöser (Daumenlutschen oder Saugbewegungen des Fetus) bekannt sind, kann dies auch ein präterminales Muster bei schwerer fetaler Anämie oder kindlichen Fehlbildungen sein, das unbedingt einer weiteren Abklärung (sonographisch bzw. bei passivem Fetus FSBA/Chordozentese zur Bestimmung des Säure-Basen-Status und der Hämoglobinkonzentration) bedarf.

Cave

Liegt die Frequenz der Schwingungen unter 2/min, dann muss mit einem baldigen Absterben des Fetus, zumindest aber mit einem metabolisch und respiratorisch schwer beeinträchtigten Kind gerechnet werden.

Eingeengt undulatorische FHF-Muster

Die Ätiologie entspricht dem silenten Oszillationsmuster, wobei die Ausprägung der Kreislaufalteration im Sinne einer Übergangsphase noch nicht so gravierend ist.

Saltatorisches FHF-Muster

Dieser Oszillationstyp findet sich im Zustand der Kompensation des Herz-Kreislauf-Systems v. a. bei **umbilikalen** oder **plazentaren Perfusionsstörungen**, aber auch bei kompressionsbedingter **intrakranieller Drucksteigerung** oder **heftigen Kindsbewegungen**. Dementsprechend kann er evtl. ein Risiko anzeigen und sollte Anlass zu einer intensivierten Überwachung geben, sofern die physiologische Ursache einer lebhaften fetalen Bewegungsaktivität nicht gegeben ist (Ultraschallkontrolle oder fetales Bewegungsprofil, s. Kap. 33.5.5). Der pathophysiologische Hintergrund ist eine simultane sympathische und parasympathische Aktivierung, in deren Folge große Variationen des Blutvolumens mit erhöhter Schlag-zu-Schlag-Variabilität der FHF auftreten.

Besteht eine saltatorische Oszillation in der Austreibungsperiode über längere Zeit, so kann dies ein Zeichen für eine Azidosegefährdung sein. Je nach Geburtsbefund sollte die Geburt zügig beendet werden oder zumindest eine Abklärung mittels FSBA erfolgen.

▶ Studienbox

Einige Autoren berichten über einen möglichen Zusammenhang zwischen dem Auftreten dieses Musters und der Applikation von Ephedrin im Rahmen einer Periduralanästhesie (Katz et al. 1990). Während bei unreifen Feten ≤32 SSW die Oszillationsamplitude im Vergleich zu reifen Feten eher eingeengt ist, finden sich bei Frühgeborenen, die eine periventrikuläre Leukomalazie entwickeln, zumindest ante partum signifikant gehäuft saltatorische Muster, die mit Tachykardien und überlagerten Dezelerationen einhergehen (Flip-flap-Muster; Okamura et al. 1997).

CTG-Score

Treten verschiedene ungünstige CTG-Befunde kombiniert auf, so ist dies meist Ausdruck einer zunehmenden fetalen Gefährdung. Score-Systeme für die CTG-Beurteilung wurden entwickelt, um einerseits die möglichen Befundkonstellationen gewichten und mit anderen quantitativen statistischen Parametern korrelieren zu können, andererseits aber vor allem, um eine einheitlichere, **standardisierte** Interpretationsgrundlage zu schaffen. Alle Scores vergeben in Abhängigkeit vom FHF-Muster Punkte, die dann zum Gesamtergebnis addiert werden. Sie zwingen den Untersucher zur systematischen Analyse aller Beurteilungskriterien, was nicht zuletzt für Ausbildungszwecke durchaus Vorteile hat. Entsprechend der wissenschaftlichen Validierung dieser CTG-Scores wird je nach Punktzahl das Ausmaß der fetalen Gefährdung abgeschätzt.

❯ Der Fischer-Score (1976) wurde nur für die antepartale Situation validiert, der stärker diversifizierende Hammacher-Score (1974) und der nur späte Dezelerationen und die Oszillationsbandbreite evaluierende Kubli-Score (1971) für die ante- und intrapartale Überwachung (s. Kap. 30). Dem Fscher-Score sehr ähnlich, aber auch für die intrapartale Überwachung validiert, ist der Meyer-Menk-Score (1976, s. ▫ Tabelle 33.1) und der Krebs-Score (1979, s. ▫ Tabelle 33.2).

Seit 1987 existieren **FIGO-Richtlinien** (Fédération Internationale de Gynécologie et d'Obstétrique) für die Interpretation des CTGs sub partu, die hinsichtlich der inzwischen aktualisierten Normwerte etwas abweichen (Rooth et al. 1987). Wie in Studien zur Evaluierung der Inter- und Intra-Observer-Variabilität der CTG-Beurteilung gezeigt werden konnte (s. Kap. 33.3), ist die Reproduzierbarkeit um so besser, je globaler die CTG-Analyse erfolgt. Die Beurteilung des CTGs nach den FIGO-Richtlinien (s. ▫ Tabelle 33.3) differenziert **normale** (keine unmittelbare Konsequenz), **suspekte** (kontrollbedürftig: intensivierte Beobachtung, ggf. Stimulationstest → Verlängerung der Untersuchung → bei Besserung kurzfristige Wiederholung, sonst CTG-Dauerüberwachung) und **pathologische**

Tabelle 33.1. **Meyer-Menk-Score für das ante- und intrapartale CTG**

Parameter	0	1	2
Grundfrequenz [bpm]	< 100 > 180	≥ 100 < 120 > 160 ≤ 180	≥ 120 ≤ 160
Bandbreite [bpm] der Irregularität	≤ 5 sinusoidal	> 5 ≤ 10 > 25	> 10 ≤ 25
Irregularitätsfrequenz [n/min]	< 1 sinusoidal	≥ 1 ≤ 2	> 2
Dezelerationen	≥ 25 % späte, schwere variable, schweres Vena-cava-Syndrom	< 25 % späte, leichte/mittelschwere, variable, frühe	keine, vereinzelte leichte variable
Akzelerationen	fehlen, auch bei Stimulation	atypische Form, stimulierbar	spontane, bei Kindsbewegungen

Tabelle 33.2. **Krebs-Score für das intrapartale CTG**

Parameter	0	1	2
FHF-Baseline [bpm]	< 100	100–119	120–160
FHF-Variabilität Amplitude [bpm]	< 3	3–5	6–25
Oszillations-frequenz/min	< 3	> 25 3–6	> 6
Akzelerationen/ 30 min	0	1–4	> 4
Dezelerationen	späte, schwere variable, atypische variable	mittlere variable	keine, frühe

Herzfrequenzmuster (unmittelbarer Handlungsbedarf: FSBA/ Entbindung). Diese Klassifizierung ist für den klinischen Routinegebrauch gut geeignet.

In Fallkontrollstudien war das Risiko einer neonatalen Enzephalopathie zumindest bei retrospektiver Analyse intrapartaler CTGs in einem Risikokollektiv nur im Falle einer pathologischen FIGO-Klassifikation, nicht jedoch bei Anwendung des Krebs-Scores signifikant erhöht (Spencer et al. 1997).

Die Beurteilung des CTGs erfordert die Berücksichtigung von

- Gestationsalter (SSW),
- Lagerung der Mutter bei der CTG-Registrierung,
- Art und Dosis verabreichter Medikamente,
- Papiergeschwindigkeit (1–3 cm/min; sollte innerhalb einer Klinik einheitlich sein).

Tabelle 33.3. **FIGO-Richtlinien für die CTG-Beurteilung**

Parameter	Normal	Suspekt	Pathologisch
FHF-Baseline [bpm]	110–150	< 110 > 150	< 100 > 170
Oszillationsamplitude (Bandbreite) [bpm]	5–25	5–10 (> 40 min) >25	<5 (> 40 min) Sinusoidales CTG
FHF-Akzelerationen	≥ 2 pro 10 min	keine (> 40 min)	
FHF-Dezelerationen	keine, sehr kurze sproradische milde (inklusive DIP 0)	sporadische [jeder Typ, außer schwere]	alle periodischen, sporadische: prolongierte, schwere variable, wiederholt schwere frühe, späte

FHF-Akzeleration: Amplitude ≥ 15 bpm, Dauer ≥ 15 s.
FHF-Dezeleration: Amplitude ≥ – 15 bpm, Dauer ≥ 10 s.
Sinusoidale FHF: < 6 Zyklen/min, Amplitude ≥ 10 bpm, ≥ 20 min.

Empfehlungen der Standardkommission Kardiotokographie der Deutschen Gesellschaft für Perinatale Medizin zur intrapartalen Überwachung (1989)

- CTG-Überwachung → Generell bei allen Geburten
- Aufnahme-CTG → (mindestens 30 min)
- Diskontinuierliche CTG-Überwachung
  → In der frühen Eröffnungsperiode bei noch stehender Fruchtblase und Fehlen geburtshilflicher Risiken
- Kontinuierliche CTG-Überwachung
  → In der frühen Eröffnungsperiode bei allen Risikoschwangerschaften und Fällen mit vorausgegangenem suspekten/pathologischen CTG-Befund bzw. Abweichungen vom normalen Geburtsverlauf, inklusive frühzeitigem Blasensprung
  → In der späten Eröffnungs- und Austreibungsperiode bei allen Schwangerschaften
- Interne CTG-Ableitung
  → Immer bei unzureichender Aufzeichnungsqualität oder unklarem CTG-Befund
  → In der Austreibungsperiode empfohlen (bei guter externer Aufzeichnung aus heutiger Sicht nicht mehr obligat)
- Interne Wehenmessung
  → Nur in Einzelfällen empfohlen bei Status nach Sectio (z. B. bei gleichzeitiger Periduralanästhesie) oder protrahiertem Geburtsverlauf mit Wehenpathologie und Oxytozinstimulation
- Abklärung durch fetale Skalpblutanalyse (FSBA)
  → Bei suspekten/pathologischen CTG-Mustern, insbesondere vor Indikationen zur operativen Entbindung
  → Bei fetalen pH-Werten zwischen 7,20 und 7,29 auch Bestimmung des maternalen Säure-Basen-Status empfohlen

Ferner ist jeder CTG-Streifen mit dem Namen der Patientin, Datum und Uhrzeit, der Lagerung/Position der Mutter und dem Gestationsalter zu beschriften (Dokumentationspflicht). Am Ende einer Registrierung ist umgehend eine Bewertung vorzunehmen und vom Untersucher zu unterschreiben. Geburtshilfliche Maßnahmen wie eine vaginale Untersuchung in Rückenlage oder die Durchführung einer FSBA müssen auf dem CTG-Streifen markiert und dokumentiert werden.

Einsatz des CTGs sub partu

Die Standardkommission Kardiotokographie der Deutschen Gesellschaft für Perinatale Medizin empfiehlt:

- Die generelle CTG-Überwachung sub partu **bei allen Geburten** (Rüttgers 1989; s. Übersicht).
- Bei Aufnahme in die Klinik obligat ein **Aufnahme-CTG** mit einer Dauer von mindestens 30 min.
- **In der frühen Eröffnungsperiode** muss bei Schwangerschaften ohne Risiko und bei noch stehender Fruchtblase die Registrierung nicht kontinuierlich erfolgen. Intermittierende CTG-Kontrollen von mindestens 30 min Dauer sind akzeptabel. Dabei sollten die Intervalle zwischen den Untersuchungen in Abhängigkeit von Geburtsfortschritt und klinischem Befund so festgelegt werden, dass ein vertretbarer Kompromiss zwischen Sicherheitsbedürfnis und mütterlicher Belastung gefunden wird. Dies schließt einen möglichst natürlichen Geburtsablauf mit ausreichender Bewegungsfreiheit der Gebärenden mit ein.
- Alle Risikoschwangerschaften und Fälle mit vorausgegangenen suspekten oder pathologischen CTG-Befunden bzw. mit Blasensprung müssen auch in der frühen Eröffnungsperiode kontinuierlich überwacht werden.
- **In der späten Eröffnungs- und Austreibungsperiode** sollte aufgrund des deutlich höheren fetalen Risikos grundsätzlich eine fortlaufende CTG-Überwachung erfolgen.

Risikofaktoren, die primär eine kontinuierliche CTG-Ableitung oder einen sekundären Wechsel zu dieser erforderlich machen, sind (Schneider 1996)

- belastete Anamnese (perinataler Fruchttod, perinataler Hirnschaden),
- Status nach Sectio,
- hypertensive Schwangerschaftserkrankung,
- Diabetes mellitus,
- Frühgeburt,
- Mehrlinge,
- Beckenendlage,
- intrauterine Wachstumsretardierung,
- Blutung im letzten Schwangerschaftsdrittel,
- Terminüberschreitung (≥42 SSW),
- verminderte Fruchtwassermenge,
- Geburtseinleitung,
- vermehrter Blutabgang in der Eröffnungs- oder Austreibungsperiode,
- Mekoniumabgang,
- protrahierter Geburtsverlauf mit Wehenstimulation,
- pathologischer CTG-Befund.

Solange die Aufzeichnungsqualität gut ist, genügt die externe Registrierung. Bei nicht interpretierbarem Kardiotokogramm oder Unsicherheit bezüglich der Validität der Herzfrequenzregistrierung sollte die Fruchtblase eröffnet und eine interne **Ableitung über eine Kopfschwartenelektrode** (KSE) durchgeführt werden. Dies betrifft relativ häufig die Austreibungsperiode.

Die Wehenmessung kann grundsätzlich extern erfolgen. Eine **interne Wehenregistrierung** wird vereinzelt noch zur Überwachung bei Zustand nach Sectio (besonders bei gleichzeitiger Periduralanästhesie) oder bei protrahierten Geburtsverläufen mit Wehenpathologie und Oxytozinunterstützung empfohlen.

> Das CTG ersetzt nicht die Hebamme. Die kontinuierliche CTG-Überwachung entlastet diese vielmehr gegenüber

der in streng vorgegebenen Intervallen vorzunehmenden Auskultation mit Auszählung der Herztöne (s. Kap. 33.3.3), sodass eine intensivere Betreuung der Gebärenden möglich ist.

Wenngleich die klinische Praxis häufig anders ist, darf die CTG-Dokumentation kein Alibi dafür sein, dass Hebammen eingespart werden und eine Hebamme mehrere Frauen gleichzeitig unter der Geburt betreut. Dies ist alleine schon deshalb nachteilig, weil während der Registrierung jedes intrapartale Kardiotokogramm (FHF **und** Wehentätigkeit) ständig beobachtet und evaluiert werden muss (bei unauffälligem Geburtsverlauf mindestens alle 15 min)! Hierbei sind die möglichen Auswirkungen der uterinen Aktivität besonders zu berücksichtigen. Eine Wehenfrequenz von mehr als 5 Kontraktionen pro 10 min kann zu einer Zustandsverschlechterung des Kindes beitragen. In der Pressphase ist die Belastung des Kindes am größten. Zu forciertes Mitpressen während der Wehe kann zu einer unnötigen Erschöpfung der Mutter und nachteiligen Auswirkungen auf das Kind führen (s. Kap. 31 und Kap. 38).

Abweichend von den Empfehlungen der deutschen Standardkommission Kardiotokographie halten sowohl das American College of Obstetricians and Gynecologists (ACOG 1995) als auch ein Expertenkomitee der FIGO (FIGO Committee Opinion; Gardosi 1995, Rooth et al. 1987) bei risikoarmen Schwangerschaften und Geburten die Auskultation oder nur intermittierende CTG-Registrierung für ausreichend.

Klassifikation nach Melchior

Diese Klassifikation (modifiziert nach Piquard et al. 1988) gibt aufgrund umfangreicher Untersuchungen in Abhängigkeit von verschiedenen CTG-Befunden Empfehlungen für das Zeitlimit in der Pressphase bis zur Geburt (Melchior u. Bernard 1985). Zielsetzung für die zeitliche Begrenzung ist die Vermeidung eines Nabelschnurarterien-pH-Wertes <7,20. Die Zeitangaben gelten für Feten mit guten Kompensationsreserven:

- *Typ 0*: keine Dezelerationen → kein Zeitlimit
- *Typ 1*: variable Dezelerationen bei jeder Presswehe → Zeitlimit 15–20 min
- *Typ 2a*: Bradykardie 90–120 bpm mit oder ohne variablen Dezelerationen bei jeder Wehe → Zeitlimit 15 min
- *Typ 2b*: Bradykardie <90 bpm, evtl. mit Oszillationsverlust → Zeitlimit 5–10 min
- *Typ 3*: Bradykardie mit Akzelerationen bei jeder Wehe → Zeitlimit 5–15 min
- *Typ 4*: terminale Bradykardie <90 bpm → Zeitlimit 5–(10) min.

33.3 Grenzen der CTG-Überwachung, Sensitivität, Spezifität

33.3.1 Grenzen der CTG-Überwachung

Die Kardiotokographie ist heute das Standardverfahren für die Überwachung des Fetus unter der Geburt. Inwieweit die im Zeitraum ihrer allgemeinen Etablierung beobachtete Senkung der perinatalen Mortalität tatsächlich auf Verbesserungen der Geburtsüberwachung zurückzuführen ist, kann nicht sicher beantwortet werden. Schließlich haben sich gleichzeitig die medizinische Vorsorge, die Möglichkeiten der Neugeborenenintensivmedizin, aber auch die sozialen und individuellen Lebensbedingungen positiv entwickelt.

► Studienbox

Die seit Einführung der intrapartalen CTG-Überwachung durchgeführten prospektiven randomisierten Studien (s. Kap. 33.3.3) ergaben im Vergleich zur einfachen Auskultation keinen signifikanten Vorteil bezüglich perinataler Morbidität und Mortalität. Dagegen stieg bei Anwendung der Kardiotokographie die Rate operativer Entbindungen teilweise bis auf das Doppelte an.

Diese Resultate sind wahrscheinlich einerseits auf deren schlechte Reproduzierbarkeit infolge einer relativ hohen **Inter- und Intra-Observer-Variabilität** von bis zu 74% bzw. 29% (Ciblis 1996) zurückzuführen, die unabhängig vom Ausbildungsstand (selbst bei »CTG-Experten«) und der Interpretationsbasis (CTG-Score/globale Beurteilung des FHF-Musters) zu beobachten ist. Ferner weist das CTG je nach Prüfparameter (Apgar, Nabelschnur-pH-Wert, neurologische Morbidität, Mortalität) eine hohe Rate falsch-positiver Befunde von 40–99,8% auf (Gnirs u. Schneider 1996; Nelson et al. 1996; Schneider 1993).

33.3.2 Sensitivität und Spezifität des CTGs

Die CTG-Überwachung ist ein intrapartales Screeningverfahren, das **sehr sensitiv** eine **fetale Zustandsverschlechterung** anzeigt. Bei Interpretation durch Experten liegt die Sensitivität der Hypoxie-/Azidosevorhersage zwischen 80% und 91%. Diesem Vorteil steht die **geringe Spezifität** (9–63%) der Methode gegenüber, die vor allem in der großen Zahl falsch-positiver Befunde zum Ausdruck kommt. Entsprechend niedrig ist auch der positive Vorhersagewert pathologischer CTG-Befunde, bei denen sich nur in etwa 15–20% der Fälle tatsächlich Geburtsazidosen finden (Dumler et al. 1993; Steer et al. 1989). Eine isoliert erniedrigte FHF-Variabilität korrespondiert lediglich in etwa 5% der Fälle mit einer fetalen Azidose. Selbst bei kombiniertem Auftreten scheinbar eindeutig pathologischer CTG-Muster wie Tachykardie/Dezelerationen mit zusätzlichem Oszillationsverlust liegt der positive Vorhersagewert allenfalls bei 30%. Dagegen ist der negative Vorhersagewert hoch (80–96%).

Das intrapartale CTG zeigt zuverlässiger den unbeeinträchtigten als den azidosegefährdeten Fetus an.

Pathognomonische FHF-Muster mit hoher Treffsicherheit lassen sich weder für die neurologische Akut- noch für die Langzeitmorbidität identifizieren (Gnirs u. Schneider 1996; Schneider 1996; Steer et al. 1989). Zwar findet sich bei zerebral geschädigten Kindern mit einem Geburtsgewicht ≥ 2500 g signifikant gehäuft ein Geburts-CTG mit rezidivierenden späten Dezelerationen oder reduzierter Schlag-zu-Schlag-Variabilität, doch die Falsch-positiv-Rate ist mit 99,8 % extrem hoch (Nelson et al. 1996). Auch pathologische Befunde bei Anwendung von CTG-Scores sind infolge der geringen Prävalenz solcher Schäden von geringem prädiktiven Wert (Spencer et al. 1997). Die klinische Entscheidung für eine operative Geburtsbeendigung kann deshalb nicht alleine aufgrund pathologischer FHF-Alterationen getroffen werden.

Die geringe Spezifität der Kardiotokographie wird durch die große Zahl möglicher Einflussgrößen verständlich, auf die bereits in Kap. 33.2.3 hingewiesen wurde. CTG-Muster, die per definitionem suspekt oder pathologisch sind, finden sich nahezu regelmäßig bei Schwangerschaften niedrigeren Gestationsalters (< 30 SSW). Die Mehrzahl kardiotokographischer Beurteilungskriterien besitzt z. B. bei extremen Frühgeburten (24–26 SSW) kaum prognostische Bedeutung bezüglich späterer Morbidität oder Mortalität. Prospektive Untersuchungen an naturgemäß eher kleinen Fallzahlen ergaben bei neonatalen Todesfällen in diesem Gestationsalter lediglich eine signifikante Korrelation mit kurz vor der Geburt auftretenden fetalen Tachykardien oder Bradykardien (Burrus et al. 1994).

Verschiedene Pharmaka führen zu FHF-Alterationen, ohne dass diese mit einer Gefährdung des Kindes korrelieren. Der wohl größte Anteil falsch-pathologischer CTG-Interpretationen ist auf die Ausbildung fetaler Ruhe- und Aktivitätszustände zurückzuführen (s. Kap. 30.4). Vor allem fetale Tiefschlaf- und Aktiv-Wach-Zustände sind mit Herzfrequenzmustern vergesellschaftet, die prinzipiell auch pathologisch sein können. Nahe am Geburtstermin finden sich ante- **und** intrapartal speziell diese Verhaltenszustände während 31–43 % aller Registrierungen.

> Zur ungenügenden Spezifität des CTGs trägt die bei dessen Interpretation häufig fehlende Information über das zugrunde liegende fetale Aktivitätsniveau ebenso bei wie der uneinheitliche Standard seiner Bewertung und Terminologie.

Ferner haben apparative Veränderungen wie die Einführung der Autokorrelation für die algorithmische Verarbeitung extern abgeleiteter Dopplersignale zu geringfügigen Informationsverlusten bezüglich der FHF-Variabilität bzw. Oszillationsamplitude geführt, die klinisch jedoch kaum Bedeutung haben.

Die Treffsicherheit einer Untersuchungsmethode ist grundsätzlich von der Prävalenz des Prüfkriteriums (Azidose, neurologische Morbidität) abhängig. Diese ist in unselektierten Kollektiven naturgemäß niedrig und limitiert so den Vorhersagewert entsprechender CTG-Befunde. Bei Zusatzpathologie (IUGR, Blutungen, Amnioninfektion, Mekoniumabgang) sind die CTG-Befunde schwerer zu gewichten als bei sonst unauffälligen Schwangerschaften. Da die CTG-Überwachung die Standardmethode für alle Geburten ist und gleichzeitig deren Schwächen bekannt sind, ergeben sich verschiedene Ansätze zur Qualitätsverbesserung:

- Risikoselektion (die Spezifität des CTGs steigt bei erhöhtem Basisrisiko an).
- Konsequente Aus- und Weiterbildung des medizinischen Personals (Mustererkennung unter Berücksichtigung der fetalen Verhaltenszustände sub partu bzw. der Progredienz suspekter oder pathologischer Merkmale).
- Verbesserte Interpretation der CTG-Muster durch Berücksichtigung von Zusatzvariablen (Kindsbewegungen, biochemische Überwachungsparameter etc., s. Kap. 33.4 u. 33.5) und der klinischen Gesamtsituation.
- Zusatzabklärungen wie die FSBA sollten v. a. bei anhaltend suspekten/pathologischen CTG-Mustern erfolgen.

Cave

Bei komplikationslosen Terminschwangerschaften mit zeitgerecht gewachsenem Fetus und unauffälligem Geburtsverlauf sind »suspekte/pathologische« Herzfrequenzmuster mit großer Wahrscheinlichkeit falsch-positiv: strenge Indikationsstellung bezüglich einer operativen Geburtsbeendigung (in Zweifelsfällen FSBA). Die Progredienz der Muster ist prognostisch entscheidend.

Trotz dieser Einschränkungen ist das CTG für die intrapartale Überwachung heute alleine schon deshalb unverzichtbar, weil der für die **Auskultation** (s. Kap. 33.3.3) geforderte Personalschlüssel (eine Hebamme pro Patientin) in den meisten geburtshilflichen Abteilungen kaum noch realisierbar ist.

33.3.3 Intermittierende Auskultation – heute noch eine Alternative?

Die Auskultation fetaler Herztöne war lange Zeit das einzige Überwachungsverfahren, das unter der Geburt direkte Hinweise auf den Zustand des Kindes liefern konnte. Zunächst durch die Verbreitung der Kardiotokographie in den Hintergrund gedrängt, findet die Auskultation vor allem in den USA wieder größere Beachtung, wo sie als gleichwertige Alternative zur Kardiotokographie gleichermaßen bei unauffälligen wie Risikoschwangerschaften empfohlen wird (ACOG 1995).

Das »klassische« Instrument für die Auskultation ist das **Holzstethoskop** nach **Pinard**. Daneben ist vor allem in den USA das binaurale Stethoskop nach DeLee im Einsatz. Bei deren Anwendung ist die zuverlässige Beurteilung der kindlichen Herztöne stark von der Erfahrung des Untersuchers und den Untersuchungsbedingungen (maternale Adipositas) abhängig. Schwierigkeiten bereitet vor allem die Differenzierung der verschiedenen Auskultationsgeräusche:

- fetale Herztöne (Doppelschläge 110–150/min, Betonung des 1. Herztons → »Tick-tack-Ton«),
- pulsatile Strömungsgeräusche in der Nabelschnur (110–150/min),
- Kindsbewegungen (sporadisch und nicht gleichförmig),
- maternaler Puls in der Aorta (60–100/min),
- pulsatile Strömungsgeräusche der uteroplazentaren Gefäße (A. uterina, 60–100/min),
- maternale Darmgeräusche (unregelmäßig).

Die Lokalisation des Punctum maximum der Herztöne ist von der Position des Fetus in utero abhängig (s. Abb. 33.13).

Analog zur kardiotokographischen Ultraschalldopplerregistrierung der fetalen Herzfrequenz wurden auch einfache und kostengünstige unidirektionale Dopplergeräte entwickelt. Diese leicht zu handhabenden Geräte können anstelle des Stethoskops zum Vitalitätsnachweis, aber auch zur Geburtsüberwachung genutzt werden, falls ein strenges Überwachungsprotokoll eingehalten wird.

Bei Anwendung der Auskultation sub partu gelten folgende Empfehlungen (ACOG 1995)

- Personalschlüssel bei Auskultation: pro Geburt je eine Hebamme
- Überwachungsfrequenz:
  - ohne Risiko: Eröffnungsperiode ≤ alle 30 min, Austreibungsperiode ≤ alle 15 min
  - Risikogeburten: Eröffnungsperiode < alle 15 min, Austreibungsperiode < alle 5 min
- Dokumentation nach jeder Untersuchung:
  Das Auszählen der Herztöne hat während und direkt nach der Wehe (> 30 s) zu erfolgen, insgesamt über mindestens 1 min. Als pathologisch bzw. abklärungsbedürftig gelten:
  - eine mittlere Herzfrequenz < 100 bpm zwischen den Wehen
  - eine Herzfrequenz < 100 bpm 30 s nach der Wehe
  - eine nicht anderweitig erklärbare Tachykardie > 160 bpm zwischen den Wehen, insbesondere wenn diese 10–15 min oder während 3 Wehen fortbesteht.

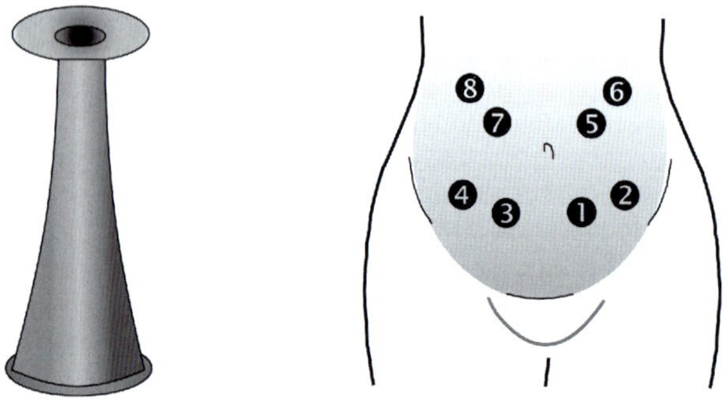

Abb. 33.13. **Holzstethoskop nach Pinard und Punctum maximum der Herztöne in Abhängigkeit von der Lage des Fetus**
1 erste (linke) vordere Hinterhauptslage, *2* erste (linke) hintere Hinterhauptslage, *3* zweite (rechte) vordere Hinterhauptslage, *4* zweite (rechte) hintere Hinterhauptslage, *5* erste (linke) vordere Beckenendlage, *6* erste (linke) hintere Beckenendlage, *7* zweite (rechte) vordere Beckenendlage, *8* zweite (rechte) hintere Beckenendlage

Die **klassische Definition** »schlechter Herztöne« beinhaltete nach Pschyrembel eine anhaltende fetale Bradykardie (< 100 bpm) in 3 aufeinander folgenden Wehenpausen. Als deren Vorboten wurden eine Beschleunigung der Herzfrequenz auf > 160 bpm, eine Schwankung der Herzfrequenz um > 40 bpm, die Wahrnehmung von Nabelschnurgeräuschen und Mekoniumabgang bei Schädellagen gewertet.

> Bei einer mittels Auskultation festgestellten Gefährdung des Kindes ist eine Abklärung durch Einsatz der kontinuierlichen Kardiotokographie bzw. evtl. der FSBA notwendig!

► Studienbox

Seit Einführung der intrapartalen CTG-Überwachung vor mehr als 30 Jahren existieren 12 prospektiv-randomisierte und kontrollierte Studien zu deren klinischer Wertigkeit – 5 in Hochrisikokollektiven, 3 in Niedrigrisikokollektiven, 4 in unselektierten Kollektiven (Thacker et al. 2002). Anders als bei der herkömmlichen Auskultation vor der CTG-Ära, erfolgte diese im Rahmen der Studien nach einem strengen Protokoll. Bei der **Metaanalyse** dieser Untersuchungen war im Vergleich zur einfachen Auskultation kein Vorteil bezüglich perinataler Morbidität und Mortalität belegbar. Lediglich Krämpfe in der Neonatalperiode waren in der Auskultationsgruppe, wenngleich insgesamt selten, so doch bei den gegebenen Fallzahlen signifikant gehäuft. Dagegen stieg bei Anwendung der Kardiotokographie die Rate operativer Entbindungen teilweise bis auf das Doppelte an.

Man muss davon ausgehen, dass die Kardiotokographie hinsichtlich der genannten Endpunkte zumindest keine bahnbrechenden Vorteile bringt. Allerdings scheint man bei adäquater CTG-Überwachung und ggf. additivem Einsatz der FSBA durch frühzeitigere Erfassung einer Gefährdung des Kindes zumindest in Einzelfällen gravierende Folgemorbidität vermeiden zu können. Die Häufung neonataler Krampfanfälle in der Auskultationsgruppe könnte ein indirekter Hinweis auf eine Zunahme schwerer Asphyxien sein. Nachuntersuchungen der betroffenen Kinder ergaben zwar keine Häufung bleibender Schäden, wie spastischer Zerebralparesen; allerdings sind ausreichend große Fallzahlen in einzelnen Studien kaum zu erreichen, um eine Morbiditätszunahme bei Ereignissen so geringer Prävalenz wirklich sicher beurteilen zu können. Andererseits besteht kein Zweifel, dass das mütterliche Risiko infolge der erhöhten operativen Entbindungsfrequenz bei CTG-Überwachung zunimmt. Inwieweit dies tatsächlich zu Lasten der Methode oder der Anwender geht, lässt sich anhand der vorliegenden Vergleichsstudien nicht eruieren, da der Ausbildungs- und Kenntnisstand der Betreuer hinsichtlich der CTG-Interpretation in den verschiedenen Studien nicht standardisiert war. Wenngleich unbestreitbar ist, dass die genannten Vergleichsstudien gerade hinsichtlich des Interventionsprotokolls für beide Überwachungsverfahren durchaus relevante und kritikwürdige Unterschiede aufwiesen, sollten die aufgezeigten Schwächen der Kardiotokographie nicht ignoriert werden.

Schon früh wurde gezeigt, dass durch die Abklärung pathologischer FHF-Muster mittels FSBA das Sectiorisiko signifikant gesenkt werden kann. Dennoch bleibt dieses höher als bei Anwendung der Auskultation. Die Auskultation ist dabei nicht genauer als die Kardiotokographie; sie erfasst vielmehr stichprobenartig nur einen singulären Parameter des gesamten Herzfrequenzspektrums. Da mit dieser Methode fast nur gravierende FHF-Alterationen erkannt werden können (nur 1–2 % der durch das CTG erhältlichen Information), sind die weniger ausgeprägten, aber dennoch potentiell pathologischen Muster kaum beurteilbar.

Zahlreiche bei Belastung des Kindes ebenfalls eintretende Veränderungen (z. B. der Oszillationsamplitude, Mikrofluktuation etc.) werden nicht berücksichtigt und führen damit auch nicht zu einer Intervention. Dies hat zwangsläufig eine geringere Zahl operativer Eingriffe sowie iatrogen induzierter Morbidität und Mortalität zur Folge. Dieser Aspekt war in der Zeit, als die meisten der oben genannten Studien durchgeführt wurden, von Bedeutung, weil die Neugeborenenintensivmedizin nach Abschluss der Studien gerade bei der Versorgung extrem Frühgeborener noch einmal wesentliche Verbesserungen erfuhr. Auch die Auskultation weist bei Abgleich mit der fetalen Skalpblutanalyse in bis zu 30 % der Fälle falsch-positive Befunde auf.

Berücksichtigt man die Entwicklung der **forensischen Situation in Deutschland**, so sollte heute auf eine den Standardempfehlungen entsprechende CTG-Überwachung schon alleine wegen des Vorteils einer lückenlosen Dokumentation nicht verzichtet werden. Einige Gerichtsgutachten kamen zu dem Schluss, dass die Auskultation ungenau (z. B. fehlende Information zur Makro- und Mikrofluktuation), unzuverlässig und nicht mehr zeitgemäß sei. Dieser Auffassung schließen sich die Gerichte an und sehen insbesondere bei Risikogeburten in der alleinigen Geburtsüberwachung mit dem Stethoskop einen Mangel an erforderlicher ärztlicher Sorgfaltspflicht (OLG Oldenburg, 3 U 127/87 vom 28.10.1987). In diesem Zusammenhang bleibt festzuhalten, dass der positive Vorhersagewert anamnestischer oder klinischer Risikofaktoren bezüglich einer Geburtsasphyxie aufgrund zahlreicher falsch-positiver Befunde nur 3 % (!) beträgt (Low et al. 1995). Auch die Bemühungen um eine Kostenreduzierung im Gesundheitswesen machen eine akzeptable Überwachung mittels Auskultation nahezu unmöglich, da heute kaum eine geburtshilfliche Abteilung das geforderte Verhältnis von einer Hebamme pro Geburt gewährleisten kann. Selbst in Institutionen, in denen unter standardisierten Studienbedingungen primär für eine adäquate personelle Besetzung des Kreißsaals gesorgt wurde, waren die oben genannten Qualitätsanforderungen in 93 % der Fälle nicht zu erfüllen und ein Wechsel zur CTG-Überwachung notwendig (Morrison et al. 1993).

> Nicht zuletzt aus forensischen Gründen sollte den Standardempfehlungen entsprochen und zur Geburtsüberwachung das CTG sowie zur Abklärung pathologischer FHF-Muster ggf. die FSBA genutzt werden.

33.4 Fetale Skalpblutanalyse (FSBA)

Ein normaler CTG-Befund ist eine gute Rückversicherung für fetales Wohlbefinden. Andererseits konnte gezeigt werden, dass abnormale FHF-Muster infolge der hohen Rate falsch-positiver Befunde häufig Anlass zu unnötigen operativen Interventionen geben. Hier bedarf es einer möglichst spezifischen Interpretationshilfe.

> **Empfehlung**
>
> Die Standardkommission Kardiotokographie der Deutschen Gesellschaft für Perinatale Medizin empfiehlt zur Abklärung suspekter bzw. pathologischer FHF-Muster sub partu die fetale Skalpblutanalyse (FSBA). Voraussetzung für diese früher auch »Mikroblutuntersuchung« (MBU) genannte Überwachungsmethode ist ein bereits auf mindestens 2–3 cm eröffneter Muttermund sowie die Erreichbarkeit des vorangehenden Kindsteils und eine gesprungene oder eröffnete Fruchtblase.

Für die Durchführung der FSBA sollte die Schwangere in Steinschnittlage gelagert werden. Es folgt die Desinfektion des Introitus. Der Eingriff muss unter sterilen Bedingungen durchgeführt werden. Anschließend wird das größtmögliche Spekulum bzw. Amnioskop in die Vagina eingebracht und der vorangehende Teil (Kopf oder Steiß) eingestellt.

Nach Entfernen von Schleim, Blut und Vernix wird die Inzisionsstelle abgetrocknet und dann mit sterilem Paraffinöl benetzt, was durch Veränderung der Oberflächenspannung die Tropfenbildung des austretenden Blutes fördert. Manche Untersucher benutzen Chloräthyl oder Finalgon zur Hyperämisierung der Skalphaut.

Mit einer Lanzette wird schließlich eine 2–3 mm tiefe Stichinzision oder Skarifizierung der Kopfhaut vorgenommen. Das austretende Blut wird mit Hilfe einer Saugpipette oder heparinisierten Glaskapillare blasenfrei aufgefangen. Die Punktionsstelle wird mit einem Stieltupfer komprimiert und die Blutgasanalyse an einem geeigneten Gerät durchgeführt.

33.4.1 Fehlermöglichkeiten und Komplikationen der FSBA

Die FSBA erfordert eine entsprechende apparative und instrumentelle Ausrüstung sowie geübtes Personal (Gardosi 1995). Bei korrekter Anwendung ist die fetale Skalpblutanalyse sehr zuverlässig. Falsch-positive Ergebnisse (Kapillar-pH-Wert der Kopfhaut niedriger als arterieller Blut-pH-Wert) können bei ungenügender Hyperämisierung des Gewebes, z. B. bei Entnahme aus einer größeren Kopfgeschwulst mit Stauungsödem, zustande kommen. Auch eine Verunreinigung der Probe durch Fruchtwasser (mittlerer Fruchtwasser-pH-Wert mit 38–42 SSW: $7{,}13 \pm 0{,}066$) oder der Zusatz zu großer Heparinmengen (Senkung des pH-Wertes um bis zu 0,002 Einheiten) kann zur Messung azidotischer Werte bei tatsächlich normazidem Kind führen. Falsch-negative Befunde sind extrem selten, jedoch bei langem und großflächigem Kontakt des Blutes mit atmosphärischer Luft möglich. Die metabolischen Parameter bleiben hierbei konstant, der pCO_2 wird niedriger, und der pH-Wert steigt.

Komplikationen wie schwerwiegende Verletzungen oder Blutungen des Kindes, Hämatombildung oder Infektionen sind sehr selten.

Die gelegentlich angeführten Vorbehalte seitens der Eltern lassen sich erfahrungsgemäß nach der gebotenen Aufklärung über die Notwendigkeit einer FSBA (mehr Sicherheit für das Kind, Vermeidung einer unnötigen Operation) fast immer entkräften. Eine u. U. vermeidbare Sectio caesarea ist wesentlich invasiver und mit einer deutlich höheren (v. a. maternalen) Morbidität vergesellschaftet (bis zu 24 %; Bayrische Perinatalerhebung 2000).

Cave

Der gravierendste Nachteil der FSBA liegt nach eigenen Untersuchungen darin, dass in etwa 20 % der Fälle mit pathologischem CTG eine FSBA gar nicht durchführbar ist (noch zu geringe Muttermundweite, Frühgeburten, 2. Zwilling; Dumler et al. 1993).

33.4.2 Indikationen und Kontraindikationen

Die FSBA ist heute der »**Goldstandard**« für die Überprüfung des fetalen Säure-Basen-Status und die Verifizierung einer Hypoxämie/Azidose. Sie bietet nicht nur die Möglichkeit, den pH-Wert zu bestimmen, sondern auch die Gesamtpufferbasen und den Basenüberschuss (Base excess).

Indikationen für die Durchführung einer FSBA sind

- Anhaltende unklare oder pathologische CTG-Muster, insbesondere unklare Bradykardien, persistierende mittelschwere und schwere variable Dezelerationen, leichte, mittelschwere und schwere späte Dezelerationen, eine andauernde Tachykardie, längerfristige Abnahme der Oszillationsfrequenz < 2/min oder Oszillationsamplitude < 10 bpm, anhaltende saltatorische Oszillation ohne lebhafte fetale Bewegungsaktivität, sinusoidale FHF-Muster sowie Kombinationen dieser Herzfrequenzalterationen. Die genannten CTG-Befunde sind vor allem bei fehlender fetaler oder maternaler Pathologie mit großer Wahrscheinlichkeit falsch-positiv und deshalb dringend abklärungsbedürftig.
- Sehr protrahierter Geburtsverlauf bei unklarem CTG-Muster.
- Grünes Fruchtwasser (nur bei dickem Mekonium oder suspektem/pathologischem CTG).
- Verdacht auf Anämie oder Thrombozytopenie des Kindes (Hb-Bestimmung, Thrombozytenzählung).

Cave

Klinische Entscheidungen sollten stets die geburtshilfliche Gesamtsituation berücksichtigen! Durch die FSBA darf in Notfallsituationen die Entbindung nicht verzögert werden.

Die FSBA ist eine diskontinuierlich einzusetzende Methode. Eine einmalige Punktmessung kann nur eine »Momentaufnahme« sein, die bei anhaltend pathologischer FHF keine Aussage über den Trend einer kindlichen Zustandsverschlechterung zulässt. Deshalb muss in solchen Fällen die Untersuchung in sinnvollen Intervallen (je nach Schweregrad der Pathologie und abhängig vom Geburtsfortschritt 20–30–60 min) wiederholt werden. Es gibt Situationen, bei denen die Entscheidung für eine umgehende Entbindung alleine aufgrund des CTG-Musters getroffen werden muss.

Die FSBA kann nicht durchführt werden bei

- noch verschlossenem Muttermund,
- pathologischem CTG des 2. Zwillings,
- Frühgeburt < 34 SSW (größere Verletzbarkeit des kindlichen Schädels).

Die FSBA ist nicht indiziert bei

- terminaler Bradykardie (Zeitfaktor),
- vorangehendem Teil auf Beckenboden,
- anhaltender Tachykardie ohne Geburtsfortschritt.

Echte **Kontraindikationen** für die Anwendung der FSBA sind schwere genitale/amniale Infektionen oder andere Risikofaktoren wie eine kongenitale Koagulopathie (Gefahr anhaltender Blutungen aus dem fetalen Skalp), die allerdings per se zur primären Sectio caesarea Anlass geben sollten. Eine FSBA sollte ferner bei maternaler Infektion durch HSV, HBV, HCV, HGV, und HIV vermieden werden, um die Gefahr einer vertikalen Übertragung der Infektion nicht zu vergrößern.

33.4.3 Beurteilungskriterien und klinische Konsequenz

Zur Aufdeckung einer Hypoxiegefährdung eignet sich die pH-Wert-Messung besser als die stärkeren Kurzzeitvariationen ausgesetzten Messungen des pO_2 oder pCO_2. Nach Saling kann die Azidität des Fetus in verschiedene Schweregrade unterteilt werden:

- pH-Wert ≥ 7,30: normaler Zustand,
- pH-Wert 7,29–7,25: reduzierter Zustand,
- pH-Wert 7,24–7,20: Präazidose,
- pH-Wert 7,19–7,15: leichte Azidose,
- pH-Wert 7,14–7,10: mittelgradige Azidose,
- pH-Wert 7,09–7,0: fortgeschrittene Azidose,
- pH-Wert < 7,0: schwere Azidose.

Anhand des Basenüberschusses (Base excess) kann außerdem zwischen einer respiratorischen und metabolischen Störung oder Kompensation unterschieden werden. Die Differenzierung erfolgt gemäß der Angaben in der ■ Tabelle 33.4.

Zugunsten einer noch **ausreichenden Reaktionszeit** (intrapartale Reanimation, Sectio caesarea) wird häufig in der Eröffnungsperiode ein pH-Wert von 7,25, in der Austreibungsperiode ein pH-Wert von 7,20 als Grenze für die Indikation zur operativen Intervention angesehen (s. Kap. 34). Von klinischer Relevanz sind möglicherweise erst Geburtsazidosen mit einem pH-Wert

Tabelle 33.4. **Säure-Basen-Status bei respiratorischen und metabolischen Veränderungen** (Huch u. Huch 1984, modifiziert nach Retzke 1996)

	pH-Wert	pCO_2	pO_2	Bikarbonat	Base excess
Normal	≥ 7,25	≤ 50 mmHg	≥ 20 mmHg	≥ 20 mmol/l	< –6 mmol/l
Respiratorische Azidose	Erniedrigt	Erhöht	Erniedrigt	Normal	Primär normal
Metabolische Azidose	Erniedrigt	Normal	Variabel	Erniedrigt	Erniedrigt
Gemischte Azidose	Erniedrigt	Erhöht	Erniedrigt	Erniedrigt	Erniedrigt
Respiratorische Alkalose	Erhöht	Erniedrigt	Primär normal	Normal	Primär normal
Metabolische Alkalose	Erhöht	Primär normal	Normal	Erhöht	Erhöht

von unter 7,15, weshalb von manchen Geburtshelfern eine umgehende Entbindung auch erst bei Unterschreiten dieses Grenzwertes gefordert wird.

Prinzipiell rechtfertigt ein singulärer Wert im Normbereich nicht das Fortführen der Geburt. Der intrapartale Säure-Basen-Status ändert sich in 81 % der Fälle nur langsam, in 15 % mittelschnell und in 4 % perakut. Bei Nachweis einer fetalen Azidämie hängt die Dringlichkeit der Geburtsbeendigung vom Ausmaß der Azidose ab. Eine **vorübergehende Tokolyse** (s. Abschn. 33.6.1) ist bei erkennbarer Zustandsverschlechterung sinnvoll, da durch Wehen das Fortschreiten einer Hypoxämie/Azidose akzeleriert werden kann. Sofern diese noch im präazidotischen Bereich erfolgt und evtl. unter Applikation einer Basistokolyse ein Geburtsfortschritt erkennbar wird, ist in zahlreichen Fällen sogar eine problemlose Spontangeburt möglich.

Da in Einzelfällen kindliche Azidosen auch maternogen bedingt sein können, sollte dies zumindest bei fetalen pH-Werten unter 7,30 und Fehlen anderer Pathomechanismen überprüft werden. Der maternale pH-Wert variiert sub partu zwischen 7,40 und 7,50, der pCO_2 zwischen 25 mmHg und 37 mmHg sowie der Base excess zwischen –4,5 mmol/l und +4,5 mmol/l. Eine pH-Differenz Mutter/Kind von ≤ 0,15 spricht für eine über die Mutter vermittelte Störung, die als **Transfusionsazidose** bezeichnet wird und bezüglich der Gefährdung des Kindes als weniger gravierend einzustufen ist.

33.4.4 Bedeutung der FSBA

► Studienbox

Im Rahmen prospektiver randomisierter Studien konnte gezeigt werden, dass sich die Rate operativer Entbindungen wegen drohender Asphyxie durch additiven Einsatz der FSBA auf fast die Hälfte verringern lässt (Grant 1993).

Bezüglich der Azidosevorhersage (Nabelschnurarterien-pH-Wert < 7,20) liegt die Spezifität deutlich über 90 %.

Diesen Resultaten stehen die Ergebnisse einer allerdings retrospektiven Studie gegenüber, nach der bei initial schon niedriger FSBA-Rate (1,76 %) durch deren weitere Reduzierung (auf 0,03 %) kein negativer Effekt bezüglich operativer Entbindungen oder klinisch (nicht laborchemisch) diagnostizierter Geburtsasphyxien zu beobachten war (Goodwin 1994).

33.5 Weitere Methoden

33.5.1 Zustandsbeurteilung des Fetus zu Beginn der Geburt

Dopplersonographie sub partu

Da die FSBA nur bei direktem Zugang zum Fetus einsetzbar ist, war die Anwendung der Dopplersonographie zur Abklärung pathologischer CTG-Muster naheliegend.

► Studienbox

Verschiedene Untersuchungen zeigten, dass sich das Blutströmungsverhalten unter der Geburt durch Wehen zwar signifikant verändert, in wehenfreien Intervallen dagegen den Verhältnissen in der antepartalen Situation entspricht (Fendel et al. 1987, Stuart et al. 1981, in Schneider u. Gnirs 1996).

Berücksichtigt man die Ergebnisse aller bisher vorliegenden Studien so ergibt sich, dass die intrapartale Dopplersonographie bezüglich der Vorhersage einer Geburtsazidose zwar eine höhere Spezifität als das CTG besitzt, der FSBA (Spezifität je nach Cut-off-Wert 91–98 %) aber deutlich unterlegen ist. Bei nahezu simultanem Abgleich mit der FSBA fanden sich selbst bei fortgeschrittener Azidose **falsch-negative Befunde!**

Derzeit ist es nicht möglich, durch diese Methode invasiv diagnostische Maßnahmen unter der Geburt einzusparen, oder die FSBA sogar ganz zu ersetzen. Immerhin scheint die Dopplersonographie zumindest die Feten identifizieren zu können, bei denen eine verminderte Kompensationsreserve vorliegt und ein erhöhtes Risiko einer Geburtsasphyxie besteht. Eine solche Untersuchung zu Beginn der Geburt könnte evtl. zu einer noch besseren Risikoselektion beitragen (»labour admission test«).

Farbdopplersonographie

Kindliche Nabelschnurumschlingungen sind bei bis zu einem Drittel aller Geburten festzustellen. Sie verursachen 12–40 % aller pathologischen CTG-Veränderungen – insbesondere variable Dezelerationen – und sind zumindest bei eingeschränkter fetaler Kompensationsreserve häufig mit Geburtsazidosen vergesellschaftet (Herbst et al. 1997). Die farbkodierte Dopplersonographie weist bezüglich der korrekten intrapartalen Diagnose einer Nabelschnurumschlingung mit einer Sensitivität von 96 % und Spezifität von 100 % eine **hohe Treffsicherheit** auf. Inwieweit durch solche Untersuchungen jedoch Azidosen oder gar die Langzeitmorbidität betroffener Kinder verbessert werden können, wurde bislang nicht anhand geeigneter Studien überprüft.

Biophysikalisches Profil sub partu

Durch den Verbund verschiedener Überwachungsmethoden im Rahmen des **biophysikalischen Profils des Fetus** und die hiermit mögliche Überprüfung unterschiedlicher fetaler Regulations- und Adaptationsmechanismen konnte die prognostische Aussagekraft gegenüber den genannten Einzelverfahren signifikant verbessert werden (Gnirs u. Schneider 1996; s. Kap. 30).

> Die Fruchtwassermetrik (Oligo-/Anhydramnion) erfasst am sensitivsten die Feten, die später wegen drohender Asphyxie (pathologisches CTG) operativ entbunden werden müssen.

Wenngleich der »biophysical profile score« für die antepartale Überwachung entwickelt wurde, ergeben sich unmittelbar geburtsrelevante Aspekte. So ist nach Ausschluss eines vorzeitigen Blasensprunges und urogenitaler Fehlbildungen eine verminderte Fruchtwassermenge meist Ausdruck einer fetalen Mangelversorgung mit dem Risiko schneller Zustandsverschlechterungen unter der Belastung durch regelmäßige Wehentätigkeit (s. Kap. 28 und 30).

▶ Studienbox

Auch finden sich häufig Nabelschnurkompressionen mit entsprechenden CTG-Veränderungen und Mekoniumaspirationen (Lin u. Sheikh 1993, in Gnirs u. Schneider 1996). Das sonographische Bild ausgeprägter plazentarer »Alterungsprozesse« (Grad III nach der von Grannum 1979 beschriebenen Klassifikation) ist in 44 % der Fälle mit dem Auftreten pathologischer FHF-Muster sub partu und in bis zu 15 % der Fälle mit vorzeitigen Plazentalösungen assoziiert (Vintzileos et al. 1987, in Gnirs u. Schneider 1996).

Cave

Ein bereits vor Blasensprung bestehendes Oligohydramnion ist oft ein Hinweis auf eine chronische fetale Versorgungsstörung (chronischer »Verlaufsmarker«). Das Risiko von Geburtskomplikationen ist damit deutlich erhöht.

Das biophysikalische Profil beinhaltet zwar 2 Parameter mit sehr hoher Sensitivität (90–100 %) bezüglich einer fetalen Hypoxämie/Azidose, ist aber wegen des großen Untersuchungsaufwandes in erster Linie für die initiale Zustandsbeurteilung des Fetus bei Geburtsbeginn von Bedeutung (Basisuntersuchung). Es sollte dementsprechend eher als Hinweis auf die Belastbarkeit des Fetus und mögliche Komplikationen im Geburtsverlauf genutzt werden.

Amnioskopie

Die 1961 erstmals von Saling beschriebene Amnioskopie wurde peripartal vor allem zum Nachweis oder Ausschluss grünen (mekoniumhaltigen) Fruchtwassers genutzt.

Mithilfe eines Amnioskops und einer am eipolfernen Ende angebrachten Lichtquelle ist auch bei noch nahezu verschlossenem Muttermund die Beurteilung der Eihäute, der Farbe und Menge des Fruchtwassers sowie evtl. vorhandener Vernixflocken möglich.

> Eine Grünfärbung des Fruchtwassers durch Mekonium galt lange als pathognomonisches Zeichen einer fetalen Asphyxie.

Die sympathische Innervierung des Rektums führt zu einer Kontraktion des inneren Sphinkters, vagale Reize steigern die Aktivität des Kolons und lösen eine Relaxierung des Schließmuskels aus. Entsprechend haben Nabelschnurkompressionen bzw. eine fetale Dekompensation infolge einer gesteigerten Aktivität des Vagus einen Abgang von Mekonium ins Fruchtwasser zur Folge.

Im Vergleich zu den heute verfügbaren perinatalen Überwachungsverfahren ist der effektive klinische Nutzen dieser Methode gering.

▶ Studienbox

Das Auftreten grünen Fruchtwassers ist durchaus kein seltenes Ereignis und findet sich in bis zu 20 % der Fälle mit Terminüberschreitung. Die bei Mekonium im Fruchtwasser teilweise erhöhte perinatale Mortalität ist großteils auf die Komplikationen bei Mekoniumaspiration zurückzuführen, die auch in 30 % aller intrauterinen Fruchttode beobachtet wird (Smith 1990; Nathan et al. 1994, in Gnirs 1995).

Eine signifikante Assoziation von Mekonium im Fruchtwasser mit einer fetalen Azidose ließ sich nicht nachweisen (Steer et al. 1989). In bis zu 57 % der Fälle ist die Amnioskopie falsch-negativ. Selbst bei schwersten metabolischen Azidosen liegt die Falsch-negativ-Rate bei 32 %, die Rate falsch-positiver Befunde sogar bei 95 %. In Fällen, bei denen der Mekoniumnachweis zur Geburtseinleitung führte, ließ sich die Häufigkeit entsprechender kindlicher Komplikationen nicht reduzieren (Levran et al. 1988, Stanley 1994, in Gnirs 1995).

Cave

Die vorgenannten Erkenntnisse haben dazu geführt, dass die Amnioskopie in der klinischen Routine kaum noch Verwendung findet.

33.5.2 Kontinuierliche transkutane Messung des pO_2, pCO_2 und pH-Wertes

Die transkutanen Messmethoden wurden entwickelt, um im Gegensatz zur FSBA fortlaufende Informationen über den fetalen Zustand unter der Geburt zu erhalten (Künzel 1990). Sie haben allerdings klinisch aufgrund des hohen Untersuchungsaufwandes, der unausgereiften Technik und zu großer Streubreite der Messwerte keine größere Bedeutung erlangt.

33.5.3 Nahinfrarotspektroskopie (NIRS)

Die Nahinfrarotspektroskopie (= Laserspektroskopie) ermöglicht die kontinuierliche und nicht invasive Direktmessung der

Gewebeoxygenierung im fetalen Gehirn. Hierbei wird Licht bekannter Intensität und Wellenlänge (700–1000 nm) in das Gewebe eingestrahlt und das nach Streuung und Absorption reflektierte Licht photometrisch gemessen. Die Absorption wird vor allem durch das Hämoglobin bestimmt, das in oxydiertem und reduziertem Zustand unterschiedliche Absorptionsspektren aufweist.

Entscheidend für die kontinuierliche Messung der fetalen Gehirnoxygenierung ist die Änderung der Absorptionskurve bei Konzentrationsänderung des oxydierten **Zytochroms aa_3** (Maximum der Kurve bei 805 nm), das als Redoxkatalysator am Ende der intrazellulären Atmungskette steht.

Sub partu ergab sich beim menschlichen Fetus eine signifikante Korrelation ($r = 0{,}94$, $p < 0{,}01$) zwischen NIRS (Zytochrom aa_3) und fetaler Skalpblutanalyse (pO_2). Im Abgleich mit der Kardiotokographie war ein Abfall des Zytochroms aa_3 in 92 % der Fälle mit einem suspekten CTG-Muster assoziiert, umgekehrt konnte nur in 14 % aller suspekter CTGs eine Abnahme der zerebralen Oxygenierung nachgewiesen werden.

Das Verfahren wird derzeit vor allem im Rahmen tierexperimenteller perinatalphysiologischer Untersuchungen eingesetzt. Gegen eine allgemeine Etablierung spricht v. a. dessen fehlende Überprüfung in ausreichend großen prospektiv-randomisierten Studien (Mozurkewich u. Wolf 2002).

33.5.4 Pulsoxymetrie

Die Pulsoxymetrie ist ein weiteres Verfahren zur kontinuierlichen Überwachung des fetalen Zustands unter der Geburt. Der Messparameter ist hierbei die fetale Sauerstoffsättigung (S_{O_2}) im arteriellen Gefäßsystem, die photometrisch anhand der unterschiedlichen Absorptionsspektren von Hämoglobin und Oxyhämoglobin bestimmt wird:

$$S_{O_2}(\%) = \frac{[O_2Hb]}{[O_2Hb] + [Hb]} \cdot 100$$

$[O_2Hb]$: Konzentration von Oxyhämoglobin.
$[Hb]$: Konzentration von Desoxyhämoglobin.

> Oxygeniertes Hämoglobin absorbiert rotes Licht (660–735 nm) stärker als desoxygeniertes Hämoglobin, im infraroten Bereich (890–940 nm) kehren sich die Verhältnisse um.

Nach Streuung und Absorption wird emittiertes Licht von einem Photodetektor empfangen und in elektrische Signale umgewandelt. Während der Systole nimmt der Blutfluss im arteriellen Gefäßbett zu, während der Diastole dagegen ab, wodurch sich jeweils mit dem Hämoglobingehalt auch die Absorption ändert (pulsatiles plethysmographisches Signal). Die Absorption von Haut, Knochen, anderem Gewebe und nicht pulsierendem Blut im venösen Gefäßschenkel addiert sich als konstante Komponente zur Gesamtabsortion. Durch entsprechende Steuerung der Lichtemission und nachgeschaltete Signalverarbeitung gelingt im Abgleich mit einer Kalibrationskurve die Bestimmung der Sauerstoffsättigung. Die Messungen ergeben Relativ-, keine Absolutwerte.

Zur Zeit kommen 2 Verfahren zum Einsatz:

- Die **Reflexionspulsoxymetrie** nutzt atraumatische Sensoren, bei denen die Lichtquelle und der Photodetektor nebeneinander liegen. Gemessen wird das nach Streuung und Absorption reflektierte Licht.
- Bei der **Transmissionspulsoxymetrie** wird ein Gewebeareal durchleuchtet und der durchtretende Lichtanteil auf der gegenüberliegenden Seite gemessen. Solche Sensoren sind in der Regel in Spiralelektroden integriert, die direkt in das Gewebe, z. B. die Kopfhaut eingebracht werden und zugleich für die Ableitung des Skalpelektroden-EKGs genutzt werden können. Bei letzteren ist die Gefahr der Dislokation des Systems geringer. Die Angaben über eine ausreichende Aufzeichnungsqualität variieren zwischen 58 % und 100 % (im Mittel 65 % der Untersuchungen) (Lurie et al. 1996).

► Studienbox

Nach Angabe verschiedener Arbeitsgruppen liegen die gemessenen S_{O_2}-Werte in der Eröffnungsperiode im Mittel bei 50–68 % und in der Austreibungsperiode bei 49–65 %. Die Streuung der Messwerte ist erheblich und erreicht bis zu 95 % (Chua et al. 1997; Dildy et al. 1996; Luttkus et al. 1997). Im Vergleich zur FSBA liegt die pulsoxymetrisch gemessene Sauerstoffsättigung im Median um +6 % höher, wobei Abweichungen von mehr als 20 % vorkommen. Sättigungsabfälle korrelieren zumindest teilweise mit pathologischen CTG-Mustern (Goeschen u. Butterwegge 1996; s. ◘ Abb. 33.14).

Die Mehrzahl der bisher vorliegenden Studien lieferten Hinweise, dass länger andauernde oder wiederholt auftretende S_{O_2}-Werte unter 30 % die Entstehung einer fetalen Azidose widerspiegeln (Carbonne et al. 1999). Hier ergibt sich aber zugleich das grundsätzliche Problem der Pulsoxymetrie. Alle Systeme sind bezüglich der Messgenauigkeit für Sättigungswerte zwischen 70 % und 100 % gut validiert, jedoch im niedrigen Sättigungsbereich durch eine erhebliche Fehlertoleranz bzw. Streuung der Messwerte belastet. Trotz einer fetalen Azidose können auch Sättigungswerte über 30 % beobachtet werden (Luttkus et al. 1997).

Zwar scheint durch Einsatz der Pulsoxymetrie in gewissem Umfang die Zahl operativer Entbindungen wegen drohender fetaler Asphyxie reduziert werden zu können (Garite et al. 2000). Nach neueren Untersuchungen ist der diagnostische Wert dieser Methode jedoch bezüglich einer Azidosevorhersage unabhängig von den gewählten Grenzbereichen nur gering (Alshimmiri et al. 1997; Stiller et al. 2002). Die teilweise großen Differenzen hinsichtlich der intrapartalen S_{O_2}-Messungen verschiedener Arbeitsgruppen ergeben sich z. T. aufgrund der nicht einheitlichen Kalibrierung der Systeme. Andere Fehlermöglichkeiten betreffen die Dislokation des Sensors, unterschiedliche Anpressdrucke der Sonde im Geburtsverlauf (falsch hohe Sättigungswerte während der Wehe), Störungen durch eine Kopfgeschwulst (falsch niedrige Werte), Mekonium, Haare und nicht mit dem Puls synchronisierte Messungen. Im klinischen Routinebetrieb zeigt die Pulsoxymetrie selbst bei einem SpO_2-Grenzwert < 30 % einen zu geringen positiven Vorhersagewert (17 %) bzw. eine zu schwache Korrelation hinsichtlich einer fetalen Azidose ($r = 0{,}04$; Schmidt et al. 2000; Rijnders et al. 2002).

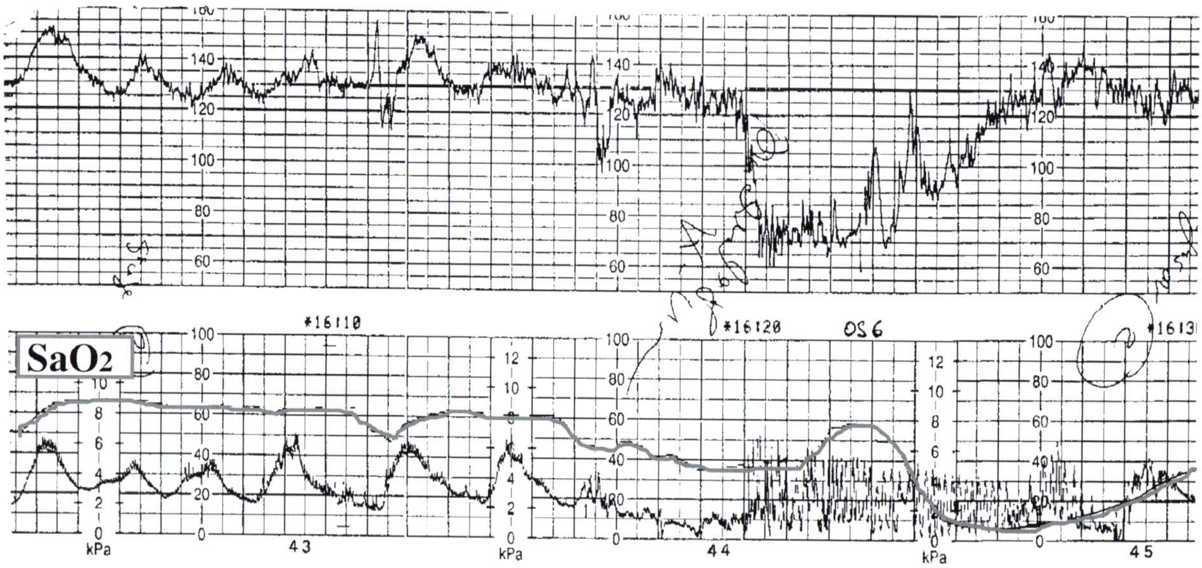

Abb. 33.14. **Beispiel für die intrapartale Pulsoxymetrie** (nach Butterwegge 1995). Erst langsame, dann in Rückenlage signifikante Abnahme der O_2-Sättigungswerte (SaO_2) bei gleichzeitigem Auftreten einer schweren FHF-Dezeleration

Wenngleich heute bereits verschiedene Geräte auf dem Markt erhältlich sind, bleibt der klinische Nutzen der Methode fraglich. Die Pulsoxymetrie mag additive Informationen über den Zustand des Fetus liefern. Im Einklang mit der aktuellen Empfehlung des American College of Obstetriciums and Gynecologists (ACOG 2001) muss jedoch davor gewarnt werden, heute klinische Entscheidungen von pulsoxymetrischen S_{O_2}-Messung abhängig zu machen.

33.5.5 Intrapartale Registrierung der fetalen Bewegungsaktivität und Verhaltenszustände

Fetale Bewegungsmuster sub partu

Wenngleich fetale Bewegungsmuster und Verhaltenszustände vor allem für die antepartale Überwachung große Bedeutung erlangt haben (s. Kap. 30), ist deren Beurteilung auch unter der Geburt hilfreich. Allerdings findet sich eine Reduktion der Kindsbewegungen erst kurz vor oder während des Eintretens einer Hypoxämie/Azidose.

> ▶ **Studienbox**
>
> Da nach neueren Untersuchungen die kortikalen und subkortikalen Zentren bei schwerer Depression des Fetus in umgekehrter zeitlicher Abfolge ihre Funktion aufgeben, in der sie sich während der Embryonal- und Fetalperiode entwickelt hatten (Porto 1987 in Gnirs 1995), ist ein Ausfall des Muskeltonus erst bei schweren Geburtsasphyxien (arterieller Nabelschnur-pH-Wert < 7,10) zu beobachten.

Eine pathologische Abnahme der fetalen Bewegungsfrequenz und des Muskeltonus tritt sub partu meist erst unmittelbar während einer kindlichen Zustandsverschlechterung auf (»Akutmarker« mit geringer Vorwarnzeit).

Möglichkeiten der intrapartalen Bewegungsregistrierung

Die Registrierung der fetalen Bewegungsaktivität (s. Kap. 30) erfolgt heute nur in Ausnahmefällen sonographisch. Die **maternale Perzeption fetaler Bewegungen** ist schon ante partum im Vergleich zur sonographischen Bewegungsregistrierung relativ unzuverlässig (s. Kap. 30.3.2). Während der Geburt eignet sich die Methode nur in wenigen Fällen zur Ergänzung kardiotokographischer Untersuchungen.

Die ebenfalls ungenaue Bewegungserfassung anhand der **Tokodynamometrie** (»Spikes« im Tokogramm) zeigt v. a. Fehlregistrierungen infolge von Uteruskontraktionen, starker maternaler Atmung oder fetalem Schluckauf. Letztlich liefert heute neben der personal- und zeitintensiven **Real-time-Sonographie** die **Kinetokardiotokographie (KCTG)** die exakteste Wiedergabe des tatsächlichen fetalen Bewegungsspektrums.

Kinetokardiotokographie (KCTG) sub partu

Das inzwischen allgemein verfügbare **fetale Bewegungsprofil** bietet die Möglichkeit einer fortlaufenden Bewegungsregistrierung, solange das intrapartale CTG extern abgeleitet wird (s. Kap. 30).

Soll das KCTG unter der Geburt eingesetzt werden, so müssen Bewegungen der Mutter und Nachjustierungen des Ultraschalltransducers sorgfältig dokumentiert werden, da infolge dieser Störeinflüsse die Zahl von Artefakten stark zunehmen kann. Während der Eröffnungsperiode liegt die Rate einer falsch-positiven Bewegungsanzeige im Mittel bei 4 % (maximal 10 %), dagegen in der Austreibungsperiode bei 33 %. Uteruskontraktionen per se führen nur selten zu Fehlregistrierungen.

Wie vor der Geburt ist die fetale Bewegungsaktivität als pathologisch einzustufen, sofern das 5. Perzentil der bei unauffälligen Schwangerschaften ermittelten Referenzkurven (Abb. 30.6) unterschritten wird. Nahe am Geburtstermin (37–40 SSW) liegt diese Grenze bei einer Anzahl von 3–5 fetalen Bewegungen sowie einer Bewegungsdauer von 16–25 s pro 10 min (Gnirs et al. 1998). Signifikant reduzierte Bewegungen

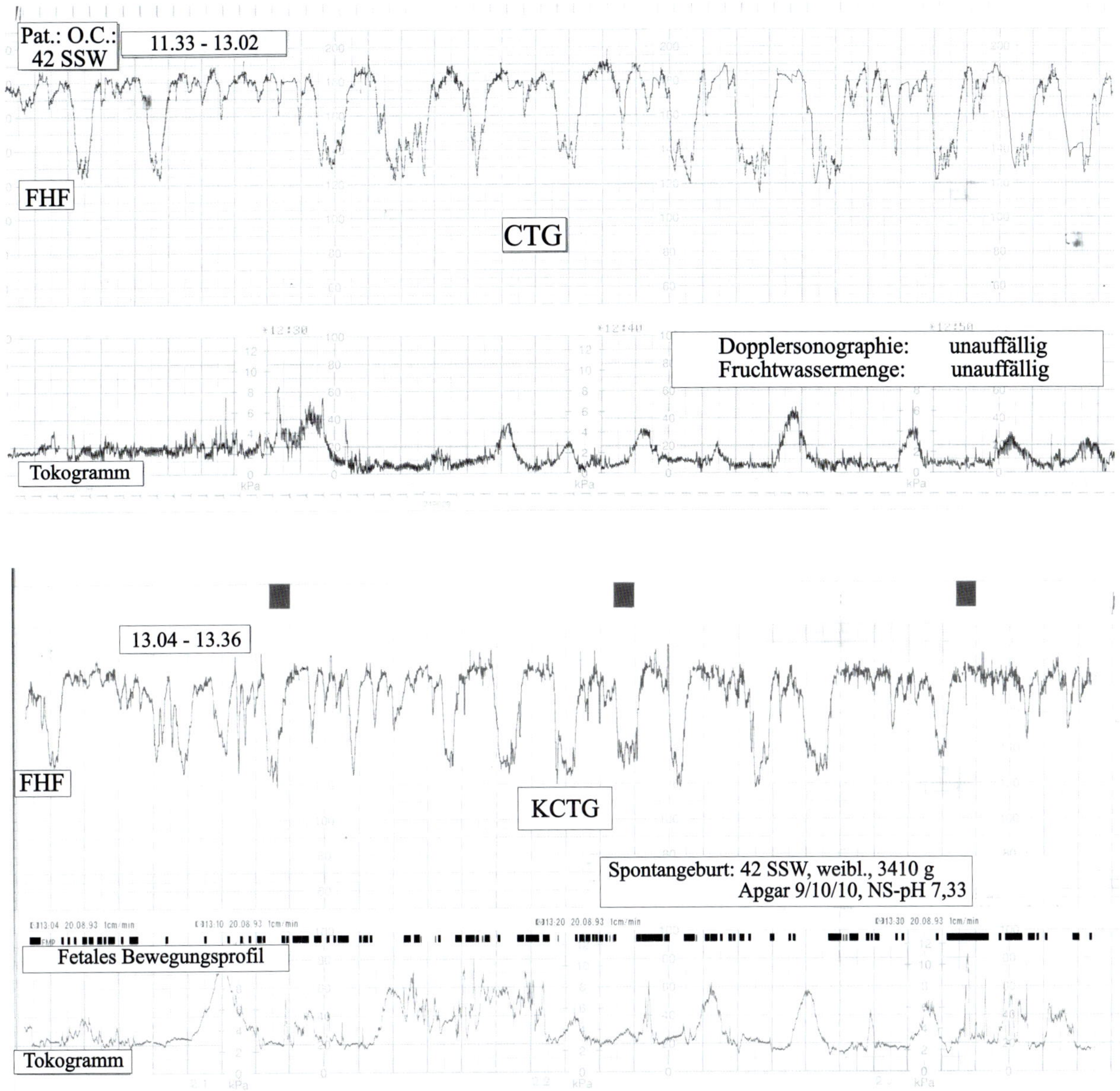

Abb. 33.15. Verbesserung der Interpretation fraglich pathologischer CTG-Muster durch das fetale Bewegungsprofil. Ohne Kenntnis der assoziierten Bewegungsaktivität (a) unklare Zuordnung der FHF-Baseline, mit fetalem Bewegungsprofil (b, fortlaufend geschrieben) eindeutige Zuordnung der Floatingline anhand der bei Kindsbewegungen im KCTG nachgewiesenen FHF-Akzelerationen. Korrekte »Baseline« bei 130 bpm. Die bei fetalem Aktiv-Wach-Zustand lange anhaltenden Akzelerationen könnten zu einer Fehleinschätzung der Baseline bei einem Niveau um 180 bpm und zur Deutung eines dezelerativen FHF-Musters führen.

des Fetus finden sich in der Eröffnungsperiode deutlich seltener (4 %) als in der Austreibungsperiode (32 %).

Eine »Ökonomisierung« der fetalen Sauerstoffreserve bei beginnender Hypoxämie des Fetus wird im KCTG ähnlich der antepartalen Situation durch eine signifikante Verkürzung der Bewegungsdauer angezeigt (s. Abb. 33.11, Kap. 33.2.3), wodurch die Indikation zu einer FSBA bzw. operativen Intervention erhärtet werden kann.

Der wesentlichste Vorteil der Kinetokardiotokographie unter der Geburt liegt jedoch in der Verbesserung der CTG-Interpretation. Durch die zusätzliche Information des gleichzeitig aufgezeichneten fetalen Bewegungsprofils kann in der Eröffnungsperiode die Rate falsch-positiver Befunde um 40 % gesenkt werden (Gnirs u. Schneider 1996; s. Abb. 33.15).

Cave

Bei fortgeschrittenem Geburtsbefund sollte das fetale Bewegungsprofil im KCTG aufgrund der häufiger auftretenden Registrierartefakte nicht mehr zur CTG-Beurteilung oder zur klinischen Entscheidungsfindung herangezogen werden.

33.5.6 Fetale Stimulationstests sub partu

Anhand fetaler Stimulationstests (z. B. manuelle Stimulation, akustische und lichtoptische Verfahren) können gerade die mit fetalen Tiefschlafperioden assoziierten nichtreaktiven oder eingeengten FHF-Muster abgeklärt werden. Heute werden meist **vibroakustische Stimulationen (VAS)** mit einem Elektrolarynx zur Beurteilung der fetalen Reaktivität eingesetzt (s. Kap. 30), weil diese am zuverlässigsten zu einer objektiv beurteilbaren »Reizantwort« führen (Schmidt u. Gnirs 1990, in Gnirs u. Schneider 1996). Eine ausbleibende Reaktion des Fetus (FHF-Akzelerationen, Zunahme der Bewegungsaktivität) trotz solcher Reizapplikationen spricht für fehlende Kompensationsmöglichkeiten und eine unmittelbare Gefährdung des Kindes.

In der frühen Eröffnungsperiode können nach vibroakustischer Stimulation bis zu 4 fetale Reaktionsformen beobachtet werden (5 s Stimulationsdauer, s. ◻ Tabelle 33.5). Die Reaktionsmuster II und III werden als abnormal angesehen. Bei suspektem CTG vor Stimulation und pathologischer Reaktion (Typ III) nach Reizapplikation ist im weiteren Verlauf der Geburt in 75 % der Fälle mit einer fetalen Beeinträchtigung (operative Entbindung wegen pathologischer FHF und/oder 5-min-Apgar < 7) zu rechnen. Eine adäquate fetale Reaktion spricht mit hoher Sicherheit für ausreichende Kompensationsreserven, entsprechend hoch sind die Spezifität (94–98 %) und der negative Vorhersagewert dieses Testverfahrens (94–98 %). Da die Sensitivität und der positive Vorhersagewert mit 31–33 % bzw. 14–36 % eher gering sind, eignet sich dieses Überwachungsverfahren nicht als Screeningmethode (◻ Tabelle 33.5).

Bei Abgleich vibroakustischer Stimulationstests mit fetalen Skalpblutanalysen fanden sich bei Feten, die keine Reaktion zeigten oder auf die Stimulation mit dezelerativen FHF-Mustern reagierten, signifikant niedrigere Blut-pH-Werte (pH-Wert 7,22, p < 0,05) als bei Feten mit normaler Reizantwort (pH-Wert 7,30; Ingemarrson u. Arulkumaran 1989, in Gnirs u. Schneider 1996). Nach den Angaben verschiedener Untersucher liegt der positive Vorhersagewert hinsichtlich einer mittels FSBA diagnostizierten Azidose (pH ≤ 7,20) nur bei 10–16 %, der negative Vorhersagewert erreicht dagegen bis zu 99,5 %. Da falsch-positive Befunde mit 23–27 % relativ häufig sind (Irion et al. 1996), sollten pathologische Testresultate mittels FSBA abgesichert werden.

Gesunde Kinder zeigen außerdem initial ausgeprägtere Reaktionen (Alteration der FHF und Bewegungsaktivität) sowie eine schnellere Abschwächung der Reizantwort als hypoxämische Feten (Gnirs u. Schneider 1996). Untersuchungen sub partu zeigen, dass es selbst in Hochrisikokollektiven seltener zu Geburtskomplikationen kommt, wenn die Feten primär adäquat auf die Stimulation reagieren und anschließend Zeichen einer Gewöhnung aufweisen.

Der Einsatz von Stimulationstests führt zu einer Reduktion falsch-positiver CTG-Befunde um 16–64 %, insbesondere wird die Inzidenz nicht reaktiver FHF-Muster um 48 % reduziert und die Untersuchungszeit bei diskontinuierlicher CTG-Registrierung verkürzt. Ferner können bei suspekten FHF-Veränderungen fetale Skalpblutanalysen in 50 % vermieden werden (Smith et al. 1986, in Gnirs u. Schneider 1996). Insgesamt ist die Einbindung fetaler Stimulationstests eine Interpretationshilfe, durch die vor allem die **Spezifität** der CTG-Untersuchung **gesteigert** werden kann.

Für die Geburtsüberwachung ist von Bedeutung, dass eine negative Korrelation zwischen stimulationsbedingter Reaktivität des Fetus und dem Geburtsbefund (Muttermundweite, Blasensprung/Amniotomie) besteht. Nachuntersuchungen von Kindern, die in utero vibroakustisch stimuliert worden waren, ergaben keinerlei Anhalt für eine Schädigung infolge eines Schalltraumas. Jedoch ist nicht auszuschließen, dass z. B. bei bereits bestehender Nabelschnurumschlingung und reizinduzierter Aktivitätszunahme in Ausnahmefällen intrauterine Notsituationen auftreten können.

Externe Stimulationen (vibroakustisch oder mittels Skalpstimulation) gehören heute insbesondere in den USA zur empfohlenen klinischen Praxis (ACOG 1995), dennoch sollte der Einsatz eines Elektrolarynx nicht unreflektiert erfolgen. Untersuchungen hinsichtlich der Wirkung einer externen Stimulation ergaben bei Anwendung handelsüblicher Geräte eine signifikante Zunahme unsynchronisierter Aktivitätszustände nach vibroakustischer Reizapplikation, was auf eine zeitlich begrenzte Desorientierung der zentralnervösen fetalen Koordination hinweisen könnte. Inzwischen ist ein speziell für die geburtshilfliche Anwendung optimierter Elektrolarynx verfügbar (FEVAS), der bei gleicher Wirksamkeit mit halber Lautstärke arbeitet und nicht zu solchen Alterationen führt (Gnirs 2002). Trotzdem sollten Stimulationstests nur bei entsprechender Indikationsstellung und in medizinischen Institutionen durchgeführt werden, die eine umgehende operative Intervention sicherstellen können (Gnirs u. Schneider 1994).

Prospektive randomisierte Studien zum klinischen Nutzen intrapartaler Stimulationstests liegen bisher nicht vor. In 7 entsprechenden antepartalen Untersuchungen konnte gezeigt werden, dass sich durch die vibroakustische Stimulation nichtre-

◻ Tabelle 33.5. **Vibroakustische Stimulation des Fetus sub partu** (nach Ingemarsson et al. 1989)

Reaktionsmuster der FHF	Charakteristik
Typ IA	Andauernde Periode mit Akzelerationen (> 15 bpm, > 3 min)
Typ IB	Einzelne Akzelerationen (> 15 bpm, > 1 min) oder ≥ 2 Akzelerationen (> 15 bpm, > 15 s)
Typ II	Biphasische Reaktion mit Akzeleration(en) und konsekutiver Dezeleration
Typ III	Keine Reaktion oder prolongierte Dezeleration (> 60 bpm, > 1 min)

FHF-Akzeleration: Amplitude ≥ 15 bpm, Dauer ≥ 10 s.
FHF-Dezeleration: Amplitude ≥ –15 bpm, Dauer ≥ 10 s.

aktive CTG-Muster und hierdurch begründete Entbindungen signifikant um 40–50 % reduzieren lassen (Tan u. Smyth 2001; Gnirs 2002).

> Durch vibroakustische Stimulationstests können bis zu 50 % der fraglich pathologischen CTG-Muster abgeklärt werden. Ihr Einsatz sollte jedoch nur gezielt zur Vermeidung sonst notwendiger invasiver Abklärungs- oder Behandlungsmaßnahmen erfolgen.

33.5.7 Signalanalysen des fetalen EKGs sub partu: T/QRS-Ratio und PR-Intervall-Analyse

Zur Steigerung der Spezifität konventioneller CTG-Registrierungen wurden Verfahren entwickelt, die durch EKG-Signalanalysen kontinuierlich Zusatzinformationen über den Zustand des Fetus liefern. Diese fokussieren im Besonderen auf die Morphologie und den Zeitverlauf des intrapartalen fetalen EKGs.

ST-Analyse (STAN)

Die ST-Analyse stützt sich auf die bei einer Hypoxie auftretenden Alterationen der elektrischen Herzaktivität, die durch Veränderungen des EKG-Signals charakterisiert sind.

Im Zustand der Hypoxie erfolgt im Herzmuskel zum Zwecke der Energiegewinnung ein Wechsel zu anaerober Glykolyse. Das Herz muss dabei auf myokardiale Glykogenspeicher zurückgreifen, um seine Funktion aufrechterhalten zu können. Dies führt zur Produktion von Laktat und zur Abnahme des Gewebe-pH-Wertes. Durch Freisetzung von Kaliumionen und Alteration der Natriumpumpe verändern sich die zellulären Membranpotentiale im Herzmuskel. Da das ST-Segment und die T-Welle des EKGs die elektrische Aktivität der Ventrikelrepolarisation repräsentieren, ändert sich bei einer Gewebshypoxie dieser Anteil des EKG-Signals in besonderem Maße. In tierexperimentellen Untersuchungen (Schaf, Guineaschwein) konnte gezeigt werden, dass es bei fetaler Hypoxie/Azidose noch vor Auftreten signifikanter FHF-Alterationen zur Anhebung des ST-Segments sowie zur Anhebung oder Invertierung der T-Welle kommt. Dagegen bleibt der QRS-Komplex weitgehend unverändert.

Durch geeignete Monitore kann zeitsynchron zur konventionellen Herzfrequenzregistrierung über eine Kopfschwartenelektrode das zugrundeliegende EKG-Signal ausgegeben und als Maß für die kardiale Gewebeoxygenierung die T/QRS-Ratio bestimmt werden. Die Angaben zu Referenzwerten für die Methode schwanken je nach Signalverarbeitung und Untersuchungskollektiv.

Artefakte und eine Verminderung der Aufzeichnungsqualität sind vor allem in der Austreibungsperiode zu beobachten. Auch bei Auftreten einer fetalen Tachykardie ist die Interpretation der STAN-Registrierungen deutlich erschwert.

Die T/QRS-Ratio korreliert nicht sicher mit dem CTG-Befund; aber auch die Abhängigkeit vom aktuellen Blut-pH-Wert wird kontrovers diskutiert. Bezüglich einer experimentellen Hypoxie oder Azidose bei Schafsfeten war die Rate falsch-negativer Befunde mit 36,8 % und 34,1 % jedenfalls hoch. In prospektiv-randomisierten Studien konnte andererseits eine signifikante Reduktion metabolischer Azidosen (relatives Risiko 0,47; p = 0,02) bzw. operativer Entbindungen (relatives Risiko 0,83; p = 0,047) bei additivem Einsatz der ST-Analyse gegenber der alleinigen CTG-Überwachung sub partu nachgewiesen werden (Amer-Wahlin et al. 2001; Westgate et al. 1992).

PR-Intervall-Analyse

Die Ursache für teilweise diskrepante Ergebnisse beim Einsatz der ST-Analyse und der Angabe von Referenzwerten dürfte in unterschiedlichen Methoden der Signalverarbeitung, noch viel mehr jedoch in der Problematik einer exakten Analyse morphologischer EKG-Veränderungen begründet sein. Dies gilt im Besonderen für die späte Eröffnungs- und Austreibungsperiode, in der die Signalamplitude um bis zu 30 % abnehmen kann, wodurch der relative Fehler der Amplitudenmessung zunimmt. Im Gegensatz dazu sind die Zeitverläufe des EKG-Signals (»Timing«) wesentlich genauer zu ermitteln. Hier unterliegt vor allem das PR-Intervall deutlichen Einflüssen des autonomen Nervensystems. Dieses repräsentiert die atrioventrikuläre Erregungsüberleitung, die sensitiv gegenüber dem Vagotonus ist.

Die im Tierexperiment (van Wijingaarden et al. 1996b) gesicherte positive Korrelation zwischen PR- und RR-Intervall (positiver Überleitungsindex = »conduction index«) besteht auch beim gesunden menschlichen Fetus. Sinkt der pH-Wert im Skalp- oder Nabelschnurblut ab, kehren sich die Verhältnisse um: Trotz Verlängerung des RR-Intervalls, die sich in einer Dezeleration oder Bradykardie manifestiert, wird das PR-Intervall kürzer (negativer Überleitungsindex). Gleichzeitig steigt der Katecholaminspiegel an. Damit ergibt sich prinzipiell die Möglichkeit, zwischen nicht hypoxiebedingten, reflektorischen Dezelerationen (Vagusreizung) und hypoxisch metabolisch bedingten (Stimulation des Sympathikus) zu unterscheiden (Deans u. Steer 1994).

▸ Studienbox

Im Rahmen einer prospektiv randomisierten Studie konnte gezeigt werden, dass sich die Häufigkeit fetaler Skalpblutanalysen durch zusätzlichen Einsatz der PR-Intervall-Analyse im Vergleich zur konventionellen CTG-Überwachung signifikant vermindern lässt (van Wijingaarden et al. 1996a). In der nur kardiotokographisch überwachten Kontrollgruppe fanden sich häufiger Geburtsazidosen (14 % vs. 9,5 %), wenngleich die Unterschiede nicht Signifikanzniveau erreichten. Die PR-Analyse korrelierte besser mit dem pH-Wert der FSBA als pathologische FHF-Muster (Falsch-positiv-Rate 60 % vs. 96 %). Die bezüglich der ST-Analyse genannten Einschränkungen gelten auch für die PR-Intervall-Analyse. Auch nach weiterer Validierung des Verfahrens ist nicht zu erwarten, dass durch diese Methode die FSBA vollständig ersetzt werden kann.

33.5.8 Anwendung nichtlinearer Analyseverfahren

Die bei der CTG-Registrierung erfasste fetale Herzfrequenzvariabilität (HRV) ist das messbare Signal eines komplexen biologischen Regelsystems. Ursprünglich wurden **Komplexitätsmaße** aus dem Bereich der adulten Kardiologie als diagnostisches Hilfsmittel eingeführt, z. B. für die Früherkennung und Risikobestimmung bei Patienten, die durch den plötzlichen Herztod bedroht sind. Die hierbei entwickelten Verfahren waren den Standardverfahren der EKG- und HRV-Analysen überlegen. Entsprechende Untersuchungen zeigten, dass diese Methoden auf das intrapartale EKG/CTG übertragbar sind (Gnirs et al. 1995).

Komplexitätsdiagnostik der fetalen Herzfrequenzvariabilität

Die bei der Komplexitätsanalyse des fetalen EKGs/CTGs besonders berücksichtigte Variabilität der fetalen Herzfrequenz gibt die dynamische Balance der sympathischen und parasympathischen Anteile des autonomen Nervensystems wieder.

Dabei werden nach mathematischen Modellen spezifische **Komplexitätsmaße** berechnet, die eine quantitative Aussage über den globalen Zustand des kardiovaskulären Systems ermöglichen (Atmanspacher et al. 1992, Wackerbauer et al. 1994; in Gnirs u. Schneider 1996).

Das bisher noch experimentelle Verfahren weist sub partu hinsichtlich einer Geburtsazidose (Nabelschnur-pH-Wert < 7,20) eine Spezifität von 80 % und einen negativen Vorhersagewert von 84 % auf. Die Methode wird derzeit im Rahmen perinatalphysiologischer Untersuchungen eingesetzt und ist noch nicht allgemein verfügbar (Gnirs u. Schneider 1996).

33.5.9 Computerisierte CTG-Überwachung

In den letzten Jahren wurden zunehmend Systeme zur computerisierten CTG-Interpretation entwickelt, die meist die gleichen Beurteilungskriterien wie bei visueller Analyse durch einen Untersucher nutzen. Es ist einleuchtend, dass unter diesen Voraussetzungen keine wesentliche Verbesserung gegenüber der konventionellen Geburtsüberwachung erzielt werden kann. Der Vorteil solcher Systeme liegt vor allem in der tatsächlich standardisierten Anwendung eines Beurteilungsschemas, wodurch die bei visueller CTG-Interpretation hohe Inter- und Intra-Observer-Variabilität vermieden und die Rate falsch-positiver Befunde reduziert werden können (Devoe et al. 2000). Da geburtshilfliche Entscheidungen letztlich jedoch immer vom Untersucher unter Berücksichtigung der klinischen Befunde getroffen werden müssen, fließt dessen Interpretation erneut als Faktor in die CTG-Diagnostik ein.

Cave

Kreißsaalüberwachungssysteme können nicht den betreuenden Geburtshelfer bzw. die Hebamme ersetzen!

Andere CTG-Interpretationsprogramme, die zusätzlich auch visuell nur schwer erfassbare Parameter der FHF-Variabilität berücksichtigen und Trendanalysen durchführen können, befinden sich noch im Stadium der Erprobung. Einzelne Studien mit allerdings kleinen Fallzahlen ergaben bezüglich einer Azidose des Kindes eine Steigerung der Spezifität des intrapartalen CTGs auf 75–80 %. »Intelligente« Expertensysteme (neurale Netzwerke) sind lernfähig und dadurch in der Lage, anhand von sub partu (z. B. CTG-Muster, Geburtsbefund) und post partum (Morbidität/Mortalität) gewonnenen Informationen ihre diagnostische Leistungsfähigkeit weiter zu verbessern. Bislang wurde der klinische Nutzen solcher Systeme für die Geburtsüberwachung nicht ausreichend evaluiert.

33.6 Intrapartale Reanimation, Amnioninfusion

33.6.1 Intrapartale Reanimation

Alle intrapartalen Überwachungsmethoden sind darauf ausgerichtet, eine fetale Gefährdung infolge asphyktischer Zustände frühzeitig zu erkennen und geeignete Gegenmaßnahmen zu ergreifen. Der **»Leitbefund«** für die Notwendigkeit einer intrauterinen Reanimation ist in der Regel ein **hochpathologisches CTG-Muster**. Insbesondere bei akuten Ereignissen (z. B. schwere fetale Bradykardie) muss die Hilfeleistung schnell und umfassend erfolgen, damit die Zeit bis zur sicheren operativen Entbindung überbrückt oder eine so weitgehende Erholung des Kindes erreicht werden kann, dass die Fortführung der vaginalen Entbindung ohne Risiko möglich wird. Oft ist der unmittelbare **Auslöser einer fetalen Depression** nicht sofort zu identifizieren. Deshalb muss die intrapartale Reanimation in der Akutsituation möglichst **alle denkbaren Ursachen** zu beseitigen suchen. Dies sind:

- **Maternale Ursachen:**
  - Vena-cava-Okklusionssyndrom
  - maternale Hypotonie oder Dehydratation mit Reduzierung der uteroplazentaren Perfusion
  - maternale Hypoxämie (falsche Atemtechnik, zu langes Pressen, Krampfanfall, Fruchtwasserembolie, Lungenödem etc.)
  - Parazervikalanästhesie (wurde inzwischen weitgehend verlassen)
- **Uteroplazentare Ursachen:**
  - vorzeitige Plazentalösung
  - Versorgungsstörung bei Plazentainsuffizienz unter Wehenbelastung
  - Uterusruptur
  - progressive fetale Hypoxämie/Hypoxie bei Polysystolie oder uteriner Dauerkontraktion
- **Intrauterine und fetale Ursachen:**
  - Nabelschnurkomplikationen (Nabelschnurkompression, -knoten, -umschlingung, -vorfall; sehr selten Verlegung der Gefäße bei Nabelschnurthrombose/-hämatom)
  - akutes fetales Kreislaufversagen (fetomaternale Transfusion, fetale Blutung bei Nabelschnurruptur/Insertio velamentosa, hypoxischer Schock)
  - fetale Herzrhythmusstörungen (z. B. AV-Block).

Die intrauterine Reanimation soll dazu beitragen, den maternofetalen Sauerstofftransfer zu verbessern und die Gefahr einer Mekoniumaspiration zu reduzieren.

Die notwendigen Sofortmaßnahmen umfassen:

- vaginale Untersuchung zum Ausschluss eines Nabelschnurvorfalls (evtl. Amnioskopie), ggf. Entlastung durch Hochschieben des kindlichen Kopfes, Beckenhochlagerung, Bestimmung des Muttermundbefundes,

▼

- linke Seitenlagerung (Vena-cava-Okklusionssyndrom),
- Unterbrechung einer evtl. laufenden Oxytozininfusion bzw. Entfernung einer Prostaglandin-E_2-Tablette (sofern noch möglich),
- Bolustokolyse,
- Blutdruckkontrolle bei der Mutter, bei Hypotonie Volumensubstitution, evtl. Antihypotonika,
- Sauerstoffgabe, möglichst über eine Maske,
- abhängig vom Geburtsbefund Herstellen der Sectiobereitschaft oder Vorbereitung einer vaginal-operativen Entbindung,
- evtl. Amnioninfusion.

Bei Auftreten einer Blutung (z.B. bei tiefem Plazentasitz bzw. Placenta praevia marginalis) müssen großkalibrige venöse Zugangswege und die Voraussetzungen für eine Volumensubstitution bzw. Bluttransfusion geschaffen werden (Kreuzblut). Wie in jedem Fall einer intrauterinen Reanimation muss die umgehende Sectiobereitschaft hergestellt werden. Blutungskomplikationen erfordern in der Regel die Schnittentbindung, insbesondere wenn sie mit einer erkennbaren Zustandsverschlechterung des Kindes einhergehen. Eine vitale Bedrohung des Kindes **mit gleichzeitiger Gefährdung der Mutter** durch starke Blutungen (bei Placenta praevia, vorzeitiger Plazentalösung), Uterusruptur, septischen Schock oder Eklampsie ist selten und bedarf einer sofortigen Entbindung unter Anwendung der für diese Krankheitsbilder spezifischen Therapiemaßnahmen (s. Kap. 29, 18 und 21).

Sollte bei anderer Genese der kindlichen Notlage die Erholung des Fetus nicht innerhalb von maximal 5 min erkennbar werden, so ist auch hier die Geburt schnellstmöglich zu beenden (Vorbereitungszeit!).

Cave

Bei der intrapartalen Reanimation müssen unter Berücksichtigung der notwendigen Vorbereitungszeit die Voraussetzungen für eine schnelle operative Entbindung geschaffen werden.

Nach erfolgreicher Reanimation muss der Fetus während des weiteren Geburtsverlaufes besonders intensiv überwacht werden, da die Gefahr einer erneuten Zustandsverschlechterung besteht. Der Säure-Basen-Status sollte nicht während der Notfallsituation, aber nach der erkennbaren Erholung des Fetus mittels FSBA überprüft werden, um die Belastbarkeit des Kindes für den weiteren Verlauf abschätzen zu können. Eine Ausnahme stellt nur die Reanimation in der Austreibungsperiode dar, sofern in Kürze mit der Geburt gerechnet werden kann. Die intrauterine Reanimation ist grundsätzlich zu jedem Zeitpunkt der Geburt sinnvoll – also auch in der Austreibungsperiode –, sofern nicht die Voraussetzungen für eine schnelle und gefahrlose Geburtsbeendigung bereits gegeben sind (Ende der Austreibungsperiode, s. Abb. 33.16). Alle Maßnahmen, die einen Gefahrenzustand des Kindes in der Eröffnungsperiode zu beseitigen vermögen, sind während der Austreibungsphase ähnlich effektiv.

> Die intrauterine Reanimation ist in der Eröffnungs- **und** Austreibungsperiode wirksam.

▶ Studienbox

Neugeborene wiesen nach intrapartaler Reanimation signifikant bessere Blutgas- und Apgar-Werte sowie eine niedrigere Rate vaginal-operativer Entbindungen auf als reanimationspflichtige Kinder, bei denen entsprechende Maßnahmen unterblieben (Kastendieck et al. 1982, in Künzel 1990).

Umlagerung der Gebärenden

Definition

Gegen Ende der Schwangerschaft ist das Risiko der Entstehung eines **Vena-cava-Okklusionssyndroms** erhöht. Der Uterus komprimiert hierbei die V. cava inferior, wenn sich die Mutter in Rückenlage befindet (cave: längere Rückenlagerung bei vaginaler Untersuchung sub partu!).

Durch die Zuflussbehinderung aus der unteren Körperhälfte zum rechten Herzen reduziert sich der kardiale Füllungszustand und das Auswurfvolumen. Zusätzlich kann durch den Uterus auch die Aorta descendens komprimiert werden, was die Kreislaufalteration noch aggraviert. Hieraus resultiert eine signifikante **arterielle Hypotonie** mit **kompensatorischer Tachykardie** (positiver Schockindex), die bis zum Kollaps mit Bewußtlosigkeit führen kann. Weitere Symptome sind Blässe, Schwitzen, Übelkeit, gelegentlich sogar Krämpfe. Die Veränderungen bewirken letztlich eine **Reduktion** der **uteroplazentaren Perfusion** und eine Abnahme des Sauerstofftransfers zum **Fetus**, der häufig eine **anhaltende Bradykardie** entwickelt. Eine anästhesiebedingte Hypotonie der Mutter bei Narkose oder Epi-/Periduralanästhesie kann diese Vorgänge noch beschleunigen oder verstärken. Bei bereits tief ins Becken eingetretenem vorangehendem Teil oder während einer Wehe (Aufrichten des Uterus) wird der Kompressionseffekt abgeschwächt oder ganz aufgehoben.

Eine weitere seltene Ursache für eine utero-plazentare Perfusionsstörung entsteht durch den **Poseiro-Effekt:** Die rechte A. iliaca communis entspringt auf Höhe des 4. Lendenwirbelkörpers aus der Aorta und überquert dabei die Lendenwirbelsäule. Sie kann während einer Wehe vom Uterus gegen dieses Widerlager gedrückt und komprimiert werden, was zur Minderperfusion ihrer Versorgungsgebiete, u.a. der rechten A. uterina, führt. Die Folge können transitorische fetale Hypoxämien sein, die zu einem progressiven Verlust fetaler Kompensationsreserven führen. Symptomatisch ist eine Abnahme des systolischen Blutdrucks auf das Niveau der diastolischen Werte in den unteren Extremitäten (vorzugsweise rechts, Palpation der Fußpulse!).

▶ Empfehlung

Durch Umlagerung der Patientin in linke Seitenlage lässt sich dieser Effekt beseitigen.

Verschiedene FHF-Alterationen, insbesondere variable Dezelerationen, treten infolge von Nabelschnurkompressionen auf. Das Perfusionshindernis kann dabei solche Ausmaße anneh-

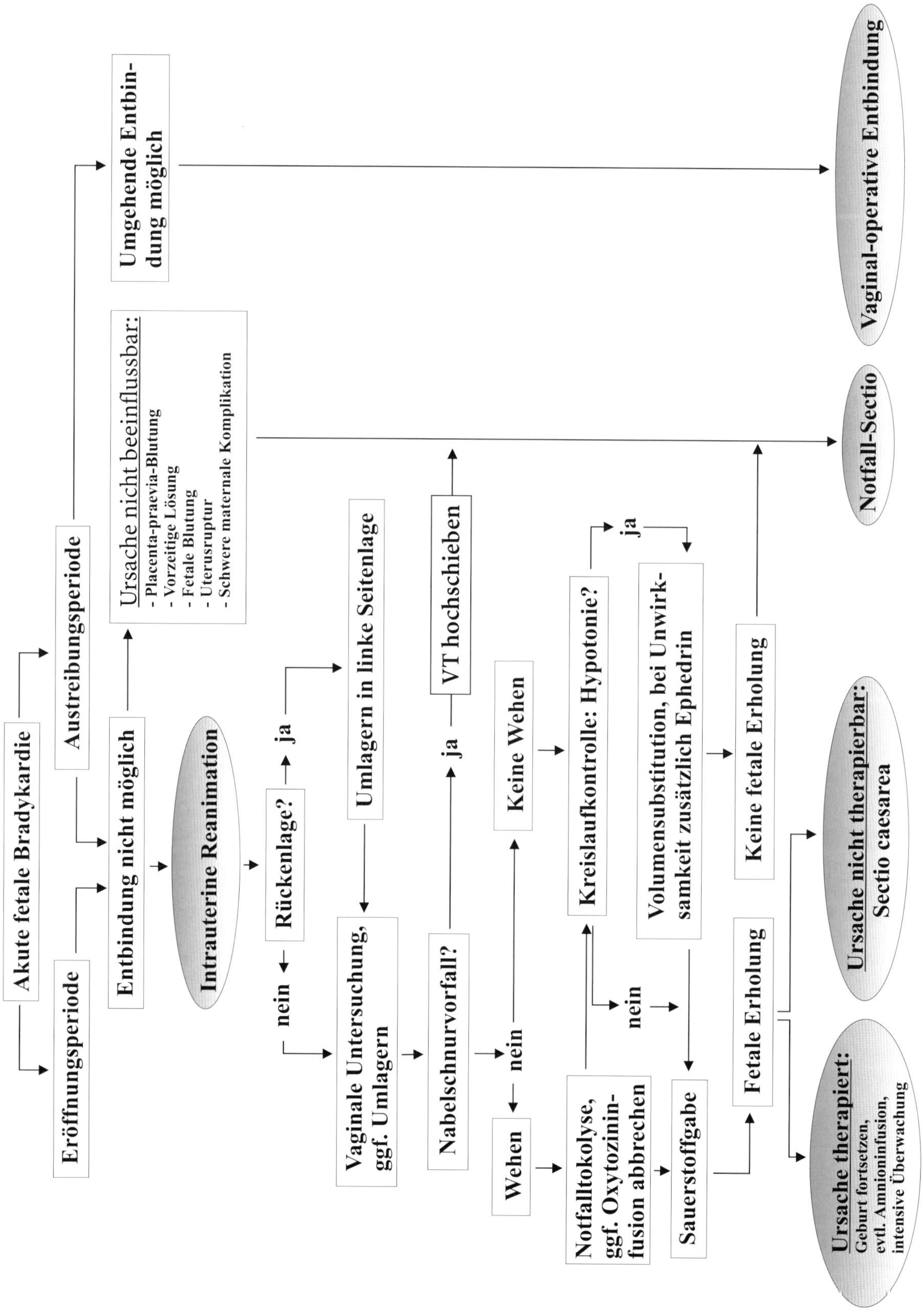

Abb. 33.16. Empfohlenes Vorgehen bei der intrauterinen Reanimation

men, dass eine fetale Notsituation entsteht. Je nachdem, in welcher Position die Gebärende sich befand, als die Nabelschnurkompression auftrat, muss die Patientin zur Entlastung der Nabelschnur in linke oder rechte Seitenlage, Beckenhochlage oder Knie-Ellenbogen-Lage umgelagert werden (zum Nutzeffekt der Amnioninfusion s. Kap. 33.6.2).

Unterbrechung der Applikation von Uterotonika

Eine uterine Hyperaktivität tritt bei 17% aller Geburten auf und kann wesentlich zu einer Zustandsverschlechterung des Fetus beitragen. Dauerkontraktionen führen zu einem akuten Sauerstoffdefizit und müssen mittels Notfalltokolyse (s. Kap. 33.6.1) beseitigt werden. Auch eine Polysystolie (Wehenfrequenz >5/10 min) ist behandlungsbedürftig (Basistokolyse). Bei Anwendung von Prostaglandin-E_2 treten diese pathologischen Wehenformen gehäuft auf (PGE_2-Gel: Polysystolien in 4–8%, Dauerkontraktionen in 0,4–3,7% der Fälle; PGE_2-Vaginaltablette: Polysystolien in 2–6%, Dauerkontraktionen in 1–3% der Fälle), wobei auch die Phase zervixwirksamer Wehentätigkeit deutlich verkürzt ist und pathologische Wehenformen in einem kürzeren Zeitfenster zu beobachten sind.

Aufgrund der geringen Halbwertszeit von Oxytozin in Plasma (etwa 3 min) und uterinem Gewebe (etwa 15 min) kann eine Oxytozindauerinfusion (5 IE Oxytozin in 500 ml Lösung; 1 mIE/min = 6 ml/h, Maximaldosis 30 mIE/min = 180 ml/h) gut gesteuert werden. Bei hierunter auftretender uteriner Hyperaktivität ist die Dosis zu reduzieren. Sofern aufgrund zu geringer Wehenstärke nicht vollständig auf Oxytozin verzichtet werden kann, ist in manchen Fällen die Verlängerung der Wehenpausen durch gleichzeitige Applikation einer niedrig dosierten Basistokolyse möglich. Bei akutem fetalem »distress« muss die Oxytozininfusion ganz unterbrochen und ggf. eine Bolustokolyse verabreicht werden.

Notfalltokolyse

Eine pathologische Wehentätigkeit kann zu einer erheblichen Belastung des Fetus bis hin zu dessen Dekompensation führen. Ein schnell einsetzender Herzfrequenzabfall signalisiert eine akute fetale Hypoxie oder Anoxie. Selbst in Fällen, bei denen eine akute Geburtsasphyxie nicht primär durch die Wehen ausgelöst wird, kann durch diese die fetale Hypoxie verstärkt oder in ihrem Verlauf beschleunigt werden. Deshalb gehört die Tokolyse im Rahmen der intrauterinen Reanimation zu den vordringlichsten Maßnahmen. Sie beseitigt die weheninduzierte Nabelschnurkompression und verbessert außerdem die uteroplazentare Perfusion. Als äußerst effektiv hat sich die **Bolustokolyse** mit dem in Deutschland am häufigsten eingesetzten β_2-Sympathomimetikum Fenoterol erwiesen.

Hierbei werden 10–20 μg Fenoterol langsam intravenös appliziert. Eine höhere Dosierung (z.B. 50 μg) beschleunigt nicht den Wirkungseintritt und verlängert die Wirkungsdauer nur um 2–3 min. Dafür nehmen aber die kardiovaskulären Nebenwirkungen sprunghaft zu. Fenoterol hat eine Plasmahalbwertszeit von etwa 15 min; bei Verabreichung von 25–30 μg hält der tokolytische Effekt für 5–15 min an. Er kann durch intravenöse Applikation von Oxytozin innerhalb weniger Minuten aufgehoben werden. Nach mehrmaliger Verabreichung kann es zu einem Wirkungsverlust kommen, der höhere Dosierungen nötig macht.

Sollte eine Fortführung der Tokolyse – präoperativ oder bei Fortführung der vaginalen Geburt und Tendenz zu gesteigerter uteriner Grundaktivität – erforderlich sein, so kann eine Dauerinfusion (**Basistokolyse**) angewandt werden. Sinnvoll ist es, mit einer effektiven Dosis von 1,5–2 μg/min zu beginnen, um eine adäquate Wirkung zu erzielen, und diese dann langsam bis zum Erreichen der gewünschten Wehenfrequenz und -stärke zu reduzieren.

> Eine uterine Hyperaktivität sollte niemals über längere Zeit toleriert, sondern durch Tokolyse reguliert werden.

▶ Empfehlung

Akuttokolyse:
- 1 Amp. (1 ml) Partusisten intrapartal (= 25 μg Fenoterol) in 4 ml Glukose 5%; Bolusapplikation von 2–4 ml langsam i.v. (= 10–20 μg Fenoterol mit 10 μg/min), Einzeldosis kann nach 3 min noch einmal wiederholt werden

Basistokolyse:
- 2 Amp. (je 10 ml à 0,5 mg Fenoterol) Partusisten (= 1 mg Fenoterol) in 500 ml Trägerlösung; 1 μg/min = 15 ml/h = 5 Trpf./min; Beginn mit 1–2 μg/min = 15–30 ml/h = 5–10 Trpf./min, Steigerung in Einzelfällen bis maximal 4 μg/min = 60 ml/h = 20 Trpf./min; Zusatz eines kardioselektiven β-Blockers (z. B. 10 mg Beloc) ist möglich (Nutzen nicht gesichert).

Auch bei nur kurzfristiger Verabreichung von β_2-Sympathomimetika sollten deren **Nebenwirkungen** für Mutter und Kind beachtet werden. Im Rahmen der Akuttokolyse sind häufig Übelkeit und Erbrechen, Schweißausbrüche, Tremor, Unruhezustände und eine Tachykardie zu beobachten. Eine Bolusinjektion von 25 μg Fenoterol führt zu einer maternalen Herzfrequenzsteigerung um etwa 30 Schläge/min sowie zu einer durch die periphere Vasodilatation verursachte Senkung des systolischen (10 mmHg) und diastolischen (20 mmHg) Blutdrucks. Der Blutdruckabfall setzt 2–3 min nach Injektion ein und dauert etwa 15 min an (Zahn et al. 1977). Dieser kann bei schon vorbestehender Kreislaufalteration (Vena-cava-Okklusionssyndrom, Narkose, Epi-/Periduralanästhesie, antihypertensive Therapie) zu einer erheblichen Einschränkung des uteroplazentaren Sauerstofftransfers führen. In jedem Falle gehört zu einer regelrecht durchgeführten intrapartalen Reanimation stets die Kontrolle der maternalen Kreislaufparameter. Ferner kann es unter dem Einfluss von β-Sympathomimetika zu einer Hypokaliäme sowie zur Erhöhung des Blutzuckerspiegels kommen. Vor allem die Tachykardie und der Tremor werden von den Schwangeren als unangenehm empfunden. Bei starker Ausprägung oder Verdacht auf eine Überdosierung können u. U. additiv kardioselektive β_1-Rezeptoren-Blocker (z. B. Metoprolol) gegeben werden, deren Nutzen allerdings kontrovers diskutiert wird.

Cave

Eine Akuttokolyse erfordert stets auch die Überwachung der maternalen Kreislaufparameter.

Im Regelfall reagiert der Fetus auf den transplazentaren Übertritt von β_2-Sympathomimetika wie die Mutter mit einem pharmakologisch induzierten Anstieg der Herzfrequenz, der über das normale Frequenzniveau hinausgeht (s. Kap. 27). Dieser beim Fetus nur gering ausgeprägte Effekt tritt bei einer fetalen Bradykardie ganz in den Hintergrund. Vielmehr nimmt nach erfolgreicher intrapartaler Reanimation der Sauerstoffgehalt im fetalen Blut wieder zu. Dies führt zu einer nahezu simultanen Erholung der Herzfrequenz, die auch mit der Normalisierung des pH-Wertes und des Base excess einhergeht. **Der Erfolg der Notfalltokolyse wird anhand des FHF-Musters beurteilt.**

Cave

Kontraindikationen für eine Akuttokolyse, die jeweils gegen die akute fetale Gefährdung abgewogen werden müssen, sind:
- Herzerkrankungen, insbesondere mit Insuffizienzzeichen oder tachykarden Rhythmusstörungen (ansonsten nach Risikoabwägung),
- Thyreotoxikose,
- entgleister Diabetes mellitus,
- Hypokaliämie,
- Glaukomerkrankung (je nach Risikoabwägung),
- schwere Leber- und Nierenerkrankungen (je nach Risikoabwägung),
- Vena-cava-Okklusionssyndrom (bei Kombination mit Dauerkontraktion nach Risikoabwägung),
- Unverträglichkeit gegenüber β-Sympathomimetika,
- lebensbedrohliche uterine Blutungen.

Lebensbedrohliche uteroplazentare Blutungen sind eine Kontraindikation für die Notfalltokolyse, weil diese durch die Vasodilatation und Uterusrelaxierung noch verstärkt würden. Andererseits kann bei geringeren Blutungen aufgrund einer Placenta praevia oder vorzeitigen Plazentalösung durch eine kurzfristige Tokolyse eine weitere Ablösung evtl. vermieden und die Zeit bis zur Schnittentbindung überbrückt werden. Hier bedarf es der Berücksichtigung des klinischen Gesamtbildes.

Andere für die Notfalltokolyse geeignete Substanzen sind die vorzugsweise im angloamerikanischen Sprachraum eingesetzten β-Sympathomimetika Terbutalin (z. B. Bricanyl) und Ritodrin (Pre-par) sowie Hexoprenalinsulfat (Tokolysan) und Magnesiumsulfat. Terbutalin ist in Deutschland nicht explizit für Tokolysezwecke zugelassen, unterdrückt jedoch bei Bolusinjektion von 250 µg innerhalb von 2 min die Uteruskontraktionen. Dieser Effekt hält für 15–28 min an (Lin 1993).

▶ Empfehlung

Die Dosierungen für Ritodrin bzw. Terbulatin betragen:
- Ritodrin: Kurzinfusion 150–350 µg/min für 2–5 min oder 1,5 mg/min für 2 min,
- Terbutalin: 0,25 mg subkutan oder 0,125–0,25 mg langsam i. v.

Verschiedene Untersuchungen ergaben, dass Magnesiumsulfat (Bolus bis zu 4 g i. v.!) ähnlich effektiv wie die β-Sympathomimetika ist, jedoch keine negativen Auswirkungen auf die Herzfrequenz und den Glukosestoffwechsel von Mutter und Kind zeigt. Bei längerfristiger Applikation höherer Dosierungen (≥1 g/h) ist allerdings eine intensive Überwachung der Schwangeren notwendig, da z. B. bei Ausfall der Reflexe mit einer deutlichen Atemdepression gerechnet werden muss. Auch die bei Anwendung von Fenoterol und Ritodrin beobachtete Abnahme des uterinen und umbilikalen Gefäßwiderstandes tritt bei Magnesiumapplikation nicht auf.

Für alle Tokolytika gilt, dass die fetale Erholung um so vollständiger und schneller erfolgt, je früher die Therapie einsetzt. Bei bereits bestehender schwerer Azidose des Fetus muss mit einer weitaus längeren Erholungsphase gerechnet werden, die auch dann nicht zur vollständigen Normalisierung des Säure-Basen-Status führt (Lin 1993).

Im Rahmen prospektiver randomisierter Studien war durch die tokolytische Notfalltherapie eine signifikante Verbesserung des fetalen und neonatalen Zustandes (pH-Wert, Base excess, Apgar) zu erzielen.

Volumensubstitution

Ein maternaler Blutdruckabfall bis hin zur Schocksymptomatik kann z. B. durch eine akute geburtshilfliche Blutung, ein Vena-cava-Okklusionssyndrom, anästhesiologische Maßnahmen (Sympathikolyse), aber auch durch Dehydration verursacht werden. Er führt zwangsläufig zu einer Verminderung der uteroplazentaren Durchblutung und kann eine fetale Hypoxämie oder Hypoxie zur Folge haben. Deshalb müssen im Rahmen einer intrapartalen Reanimation die Kreislaufparameter überwacht und ggf. ein Plasmaexpander (z. B. 1 l Ringer-Lösung, evtl. 500 ml HAES 6–10 %) verabreicht werden. Initial sollte die Kreißende in Kopftieflage gebracht werden.

▶ Empfehlung

Zusätzlich kann bei nicht ausreichender Kreislaufstabilisierung ein indirektes Sympathomimetikum als Antihypotonikum (z. B. Ephedrin = Ephedrine Hydrochloride BP 2,5–10 mg, maximal 30 mg langsam i.v.; evtl. auch Cafedrin + Theodrenalin = Acrinor 5–10 mg langsam i. v.) gegeben werden.

Dabei ist zu beachten, dass durch Ephedrin, abhängig von der Dosis und unabhängig vom fetalen Säure-Basen-Status, die Herzfrequenz und deren Variabilität über die fetale Erholungsphase hinaus zunehmen kann. Nach Epiduralanästhesie finden sich prolongierte Dezelerationen mit einer Häufigkeit von 7,9–12,5 %, die selbst nach Ausbleiben einer systemischen Hypotonie durch eine uterine Tonussteigerung bedingt sein können.

Wenngleich die maternale Hämoglobinkonzentration durch den Verdünnungseffekt bei Volumensubstitution abnimmt, steigt der plazentare Sauerstofftransfer zum Fetus durch Verbesserung der uteroplazentaren Perfusion deutlich an. Gleichzeitig wird die periphere Vasokonstriktion bei drohendem Schockzustand der Mutter vermieden, die auch den Uterus betreffen würde. Die Verbesserung der fetalen Oxygenierung ist an der Normalisierung des CTG-Musters zu erkennen.

▶ Empfehlung

Falls bei der Gebärenden ein Schock eintritt, stützt sich die Diagnostik auf die Überwachungsparameter Blutdruck,

▼

Blutdruckamplitude, Herzfrequenz, Sauerstoffsättigung, zentraler Venendruck, Urinausscheidung sowie auf subjektivere Kriterien wie Hauttemperatur und Perfusion des Nagelbetts der Finger.

Sauerstoffinhalation der Mutter

Der arterielle Sauerstoffpartialdruck des Fetus beträgt unter Normalbedingungen nur ein Viertel des arteriellen pO_2 der Mutter. Aufgrund der hohen Sauerstoffaffinität (die fetale Sauerstoffbindungskapazität ist bei gleichem pO_2 höher als die maternale) und Hämoglobinkonzentration kann das fetale Blut dennoch große Mengen an Sauerstoff über die Plazenta aufnehmen.

Die Verabreichung von Sauerstoff an die Mutter hat gegenüber den zuvor genannten Maßnahmen geringere Bedeutung, sofern nicht kardiopulmonale Störungen, die zur Erniedrigung des pO_2 führen, für die maternale und fetale Hypoxämie verantwortlich sind (reduzierter plazentarer Sauerstofftransfer). Diese Komplikationen sind aber nur selten zu beobachten. Bei reiner Sauerstoffatmung kann im zuvor bereits voll oxygenierten maternalen Blut der Sauerstoff nur physikalisch gelöst und damit der O_2-Gehalt um 5–10 % (1–2 Vol.-%) erhöht werden.

► **Studienbox**

Während einer wehenbedingten uteroplazentaren Perfusionsstörung ist dieser Effekt eher gering. So fällt während einer Dauerkontraktion oder während eines Vena-cava-Okklusionssyndroms trotz einer Steigerung des maternalen pO_2 der plazentare Sauerstofftransfer ab (Künzel 1990).

Nach erfolgreicher Tokolyse nehmen der fetale pO_2 dagegen im arteriellen Strombett um 3–4 mmHg bzw. die Sauerstoffsättigung um 15–20 % zu. Tierexperimentelle Untersuchungen ergaben sogar eine Verbesserung der fetalen Oxygenierung um 30–40 %. Hierdurch kann zumindest die fetale Erholung nach erfolgreicher intrauteriner Reanimation beschleunigt werden. Einzelne Untersuchungen bei Schafsfeten zeigten bei Langzeitapplikation einer Sauerstofftherapie auch unter reduzierter uteriner Durchblutung einen messbaren Benefit (Bartnicki u. Saling 1994).

Die Sauerstoffatmung der Mutter ist nur sinnvoll in Verbindung mit Maßnahmen, die eine Verbesserung der uteroplazentaren Perfusion bewirken, nicht jedoch als alleinige Reanimationsbehandlung.

Eine exzessive Hyperventilation mit Sauerstoff birgt theoretische Risiken. Im Abgleich mit fetalen Skalpblutanalysen zeigte sich, dass bei Hyperventilation mit Abnahme des maternalen pCO_2 (von 22,0 mmHg auf 13,6 mmHg) der fetale pO_2 von 24,8 mmHg auf 19,3 mmHg zurückgeht. Die Gebärende sollte deshalb nicht zu forcierter Atmung angehalten werden, da die resultierende respiratorische Alkalose über eine Vasokonstriktion im uteroplazentaren Strombett zur Perfusionsverminderung beitragen kann. Gerade bei asphyktischen Feten wird als Abbauprodukt von Adenosinmonophosphat (AMP) vermehrt Hypoxanthin gebildet. Unter Zufuhr hoher Sauerstoffkonzentrationen wird dieses zu Harnsäure oxydiert und ein Teil des Sauerstoffs zu freien Radikalen reduziert, die zu Zellschäden, Blutungen und Ödembildung in den betroffenen Organen führen können.

► **Empfehlung**

Sauerstoff sollte während einer intrapartalen Reanimation über eine Maske mit einer Dosierung von 8–10 l/min verabreicht werden (ACOG 1995). Verschiedene Untersucher gaben positive Effekte auch schon bei 2–6 l/min an (Bartnicki u. Saling 1994). Für die übliche Dauer einer Geburt sind unter diesen Bedingungen bislang keine für den Fetus nachteiligen Effekte festgestellt worden.

Andere Maßnahmen

Glukoseinfusion

Die maternalen und fetalen Glukosekonzentrationen weisen eine hohe Korrelation auf. Unter pathophysiologischen Gesichtspunkten ist zumindest die Zufuhr hypertoner Glukoselösungen (Glukose 10 %) zur Verbesserung des fetalen Zustandes nicht sinnvoll. Infolge der Abhängigkeit von Glukosespiegel und fetalem Basendefizit sowie der Hemmung der Insulinfreisetzung bei Azidose des Kindes nimmt die Glukosekonzentration im Geburtsverlauf grundsätzlich zu (gestörte Glukoseutilisation). Dies wirkt sich gerade bei einer fetalen Hypoxie eher ungünstig aus, da dann die sauerstoffabhängige Glukosemetabolisierung nur in begrenztem Maße möglich ist.

► **Studienbox**

Andauernde Glukoseinfusionen bewirken im Tierexperiment eine Azidoseentwicklung, die allerdings beim menschlichen Fetus bisher kaum zu belegen war (Feige et al. 1976; Künzel 1990).

Andererseits konnte im Rahmen einer prospektiv-randomisierten Studie gezeigt werden, dass die kontinuierliche intrapartale Infusion 5 %iger Glukoselösung (Ringer-Laktat mit Glukose 5%) bei unauffälligen Schwangerschaften gegenüber reiner Ringer-Laktat-Lösung zu niedrigeren pCO_2-Werten im Nabelschnurblut und zu einem geringeren Azidoserisiko führt. Diese Ergebnisse sind durch die Vermeidung einer katabolen Stoffwechselsituation bei der Mutter erklärbar, die im Extremfall zu einer fetalen Azidämie führen kann (Fisher u. Huddleston 1997). Zur Beseitigung einer **akuten** Gefährdung des Fetus ist diese Maßnahme nicht geeignet.

Eine Glukoseinfusion ist keine wirksame intrapartale Reanimationsmaßnahme.

Bikarbonatinfusion

Der plazentare Bikarbonattransfer beruht auf freier Diffusion und einem spezifischen Transportsystem, das trägervermittelt CO_2 und Wasser gegen Laktat oder Laktat gegen Bikarbonat austauscht (Moll et al. 1980). Während der Geburt steigen bei Mutter und Fetus die Laktatkonzentrationen an, während die

Pufferbasen abnehmen. Dies ist auch unter physiologischen Bedingungen durch die ständige Muskelarbeit des Uterus sowie die Belastung während der Austreibungsperiode auf maternaler Seite und durch kurzfristige Hypoxien während der Wehen auf der fetalen Seite erklärbar. In beiden Fällen kann die Milchsäure nicht mehr ausreichend verstoffwechselt werden. Da der Laktataustausch über die Plazenta ein Konzentrationsgefälle erfordert, kann das überschüssige Laktat des Fetus in dieser Situation nicht adäquat »entsorgt« werden.

Umgekehrt kann eine zunächst einseitige maternale Azidose bei entsprechender Konzentrationsdifferenz zur sog. Infusionsazidose führen, die von einer hypoxiebedingten fetalen Azidose durch Bestimmung des maternalen Säure-Basen-Status bzw. der pH-Differenz (Mutter/Kind $\leq$0,15 pH-Einheiten) abgegrenzt werden kann. Nur bei einer aufgrund der geringen pH-Differenz nachgewiesenen maternogenen Azidose kann in Einzelfällen mit Hilfe einer Bikarbonatinfusion die fetale Azidose gebessert und die vaginale Geburt fortgeführt werden (FSBA-Kontrollen!) (Kastendieck u. Künzel 1979). Diese Maßnahme ist jedoch umstritten und ihr klinischer Nutzen nicht anhand größerer Studien belegt.

▶ Empfehlung

Die angegebenen Dosierungen betragen bei Natriumhydrogenkarbonatlösung 8,4 %:

- initial 10 mmol/min für 5 min (in Abhängigkeit vom Säure-Basen-Status der Mutter),
- Fortführung der Infusion mit 1–5 mmol/min bis zur Geburt unter strenger Kontrolle der Blutgase von Mutter und Fetus.

Vor Durchführung einer Pufferung muss stets der Säure-Basen-Status bestimmt und die Dosis nach folgendem Schema angepasst werden: Dosis $NaHCO_3$ in Milliliter = (Base excess × kg Körpergewicht × 0,3).

> Bikarbonatinfusionen können in den seltenen Fällen einer Infusionsazidose hilfreich sein (engmaschige Blutgasanalysen bei Mutter und Fetus).

Cave

Eine »Blindpufferung« ist gefährlich und nur beim Kreislaufstillstand indiziert.

Symptomatische Fiebersenkung

Beim Fetus liegt die Körperkerntemperatur um etwa 0,5 °C höher als bei der Mutter. Aufgrund des Temperaturgradienten kann der Fetus seine Wärme zu 84,5 % über die Plazenta an die Mutter abgeben (Künzel 1990). Eine maternale Hyperthermie kann sich prinzipiell auf die uteroplazentare Perfusion auswirken. Bis zu einer Temperatursteigerung von 1 °C bleibt die Durchblutung noch konstant. Nimmt die Temperatur jedoch weiter zu, so nimmt die uterine Durchblutung linear ab, während die maternale Herzfrequenz und der Grundumsatz steigen. Hieraus resultiert häufig eine kompensatorische Anhebung der fetalen Herzfrequenz, um durch erhöhte umbilikale Perfusion die Wärmeabgabe und die Sauerstoffaufnahme über die Plazenta zu verbessern.

▶ Empfehlung

Sofern ein Amnioninfektionssyndrom ausgeschlossen werden kann, ist aufgrund dieser Überlegungen z. B. bei grippalen Infekten eine Fiebersenkung durch Paracetamol (250–1000 mg) und physikalische Maßnahmen auch unter der Geburt als präventive Maßnahme (keine Akuttherapie) durchaus sinnvoll.

33.6.2 Amnioninfusion

Ein Oligohydramnion ist signifikant gehäuft mit pathologischen FHF-Mustern, dick-grünem Fruchtwasser, einer fetalen Azidose, Notfallsectiones und Verlegungen auf eine Neugeborenenintensivstation assoziiert. Dies gilt nicht nur für Risikoschwangerschaften mit IUGR oder vorzeitigem Blasensprung, sondern prinzipiell für alle Fälle mit einer signifikanten Fruchtwasserverminderung während des Geburtsverlaufs. Hier sind vor allem variable Dezelerationen infolge von Nabelschnurkompressionen zu beobachten, die letztlich zu einer fetalen Hypoxie oder Azidose führen können. Kommt es dabei zu Mekoniumabgang, dann steigt die Konzentration von Mekonium durch die Verminderung der Fruchtwassermenge und damit das Risiko einer Mekoniumaspiration deutlich an. Aus tierexperimentellen Untersuchungen ist bekannt, dass variable Dezelerationen nach Reinstillation zuvor abgelassenen Fruchtwassers wieder verschwinden.

> In den USA wird die Amnioninfusion in 96 % aller universitären Zentren, die an einer Umfrageaktion teilnahmen, eingesetzt (3,5 % der Geburten). Die häufigsten Indikationen sind hierbei:
> - Auftreten variabler FHF-Dezelerationen,
> - grünes Fruchtwasser,
> - Nachweis eines Oligohydramnions.

Intrapartale Bestimmung der Fruchtwassermenge

Neben der sonographischen Vermessung (vertikaler Durchmesser) des größten Fruchtwasserdepots (»Single-pocket-Methode«) wird heute in der klinischen Routine häufig der besser reproduzierbare »Amniotic Fluid Index« (AFI) eingesetzt (Inter- und Intra-Observer-Variabilität 3–15,4 %), der in Abhängigkeit vom Gestationsalter anhand von Referenzkurven interpretiert werden kann. Beide Verfahren weisen gewisse Ungenauigkeiten auf, sind jedoch bezüglich der Diagnose eines Oligohydramnions relativ zuverlässig und nahezu gleichwertig (Gnirs 1995).

> Je nach zugrunde gelegter Messtechnik und untersuchtem Kollektiv wird als Kriterium für die Diagnose einer pathologisch verminderten Fruchtwassermenge ein maximales Fruchtwasserdepot < 2 cm oder ein AFI von $\leq$ 5,0–6,9 cm angegeben.

▶ Studienbox

Wenngleich **bei intrapartaler Bestimmung** des »Amniotic Fluid Index« die Inter-Observer-Variabilität insgesamt zunimmt, ist die Reproduzierbarkeit der Diagnose eines Oligo-

▼

hydramnions gut (Robson et al. 1992). Bei zweidimensionaler Messung der größten Fruchtwassernische (horizontaler und vertikaler Durchmesser) scheint die Genauigkeit noch etwas verbessert zu werden. In den betroffenen Fällen ist eine signifikante Zunahme der Geburtsrisiken, jedoch nicht der Rate deprimierter Neugeborener nachweisbar (Chauhan et al. 1996). Wird der AFI bei Auftreten variabler Dezelerationen zur Abschätzung des Nutzens einer Amnioninfusion verwandt, so nimmt der Vorhersagewert mit dem Schweregrad der Fruchtwasserverminderung zu. Bei ausgeprägter Oligohydramnie (AFI 0–4 cm) lässt sich in 76% der Fälle, dagegen bei grenzwertigen Befunden (AFI 8–12 cm) nur in 33% der Fälle eine signifikante Reduzierung variabler Dezelerationen (≥50%) erreichen. Je größer das verbliebene Fruchtwasservolumen bei Auftreten entsprechender Herzfrequenzmuster ist, umso häufiger werden diese FHF-Alterationen durch Nabelschnurumschlingungen und -knoten anstatt durch einfache Kompression verursacht (Spong et al. 1996).

Die semiquantitative Bestimmung der Fruchtwassermenge ist vor wie unter der Geburt ein biophysikalischer Parameter, der Rückschlüsse auf mögliche Geburtskomplikationen liefern kann. Das durchschnittliche Fruchtwasservolumen liegt am Geburtstermin bei etwa 800 cm^3. Bei Terminüberschreitung nimmt die Fruchtwassermenge wöchentlich um etwa ein Drittel ab.

Cave

Ein Oligohydramnion ist nie physiologisch und weist auf ein erhöhtes Geburtsrisiko hin!

Maßnahmen, die zu einem Verlust von Fruchtwasser führen, beeinflussen den Geburtsverlauf eher ungünstig.

So wurden im Rahmen einer prospektiv-randomisierten Studie bei früh in der Eröffnungsperiode durchgeführter Amniotomie wesentlich häufiger schwere variable und späte Dezelerationen sowie operative Entbindungen wegen drohender Asphyxie beobachtet (Goffinet et al. 1997).

> Eine frühzeitige Amniotomie zu Beginn der Eröffnungsperiode sollte aufgrund des Fruchtwasserverlustes nur in Ausnahmefällen indiziert, ansonsten jedoch möglichst vermieden werden.

Methodik der Amnioninfusion

Die (prophylaktische) Amnioninfusion vor Geburtsbeginn (z.B. vor Geburtseinleitung) kann transabdominal mittels sonographisch kontrollierter Amniozentese erfolgen. Für die intrapartale Therapie nach Blasensprung oder Amniotomie eignet sich jedoch weit besser die transzervikale Applikation über einen Katheter, der gewöhnlich für die intrauterine Wehendruckmessung eingesetzt wird. Dieser wird am fetalen Kopf vorbei in das Cavum uteri vorgeschoben. Das Uteruscavum wird hierbei mit isotoner Salzlösung (z.B. isotone Kochsalzlösung 0,9% oder Ringer-Laktat-Lösung) aufgefüllt. Hinweise auf Störungen des fetalen bzw. neonatalen Elektrolythaushaltes fanden sich bei entsprechenden Untersuchungen bisher nicht. Verschiedene Arbeitsgruppen setzten auch Normofundin, Aminosäurelösungen oder Mischungen aus Ringer-Laktat-Lösung mit 10% Dextrose ein, wobei deren Einfluss auf die Elektrolytspiegel des Kindes nicht genauer überprüft wurde. Inzwischen wurden auch spezielle Ballonkatheter für die Behandlung bei vorzeitigem Blasensprung im Bereich der Frühgeburtlichkeit (22–32 SSW) entwickelt, die in die Zervix eingebracht und zur Flüssigkeitsinstillation genutzt werden können, um die Entstehung einer fetalen Lungenhypoplasie zu verhindern. Für die intrapartale Anwendung eignen sich die **Bolusinfusion** und die **kontinuierliche Infusion** (Wendel 1996).

▶ Empfehlung

Bolusinfusion: Die Bolusinfusion sollte aufgrund ihres schnelleren Wirkungseintritts vor allem zur Therapie rezidivierender FHF-Dezelerationen sub partu eingesetzt werden. Hierbei wird die Lösung (z.B. isotone Kochsalzlösung 0,9%, Ringer-Laktat-Lösung oder Normofundin) mit 10–15 ml/min verabreicht, bis die Dezelerationen zurückgehen. Dann können nochmals zusätzlich 250 ml bis zum Erreichen der Obergrenze von 800 ml Gesamtvolumen infundiert werden. Erfahrungsgemäß tritt eine Besserung nach Applikation von 600–800 ml (in 20–30 min) ein. Die Bolusinfusion kann bei Abgang größerer Flüssigkeitsmengen infolge maternaler Lagewechsel oder aufgrund von Pressversuchen bzw. bei erneutem Auftreten von Dezelerationen wiederholt werden. Ansonsten kann anschließend auch eine Erhaltungsdosis von 180 ml/h kontinuierlich weiter infundiert werden. Die Einschätzung des Volumenverlustes kann durch sonographische Messungen ergänzt werden.

Wird die Bolusinfusion prophylaktisch vor Geburtseinleitung eingesetzt, so erfolgt diese unter den Bedingungen einer permanent sonographisch kontrollierten Amniozentese mit einer 20-G-Spinalnadel (Vergani et al. 1996).

Kontinuierliche Infusion: Wird die Amnioninfusion eher prophylaktisch eingesetzt (Verdünnung des Fruchtwassers bei Mekoniumabgang), dann eignet sich ebenso die langsamer wirksame kontinuierliche Infusion.

Hierbei wird zunächst für 1 h eine Flüssigkeitsmenge von 10 ml/min verabreicht (Füllungsdosis). Dann wird die Infusionsmenge auf 3 ml/min reduziert (Erhaltungsdosis). Eine Infusionspumpe ist hilfreich und exakter zu dosieren, jedoch nicht unbedingt notwendig (ACOG 1995). Intermittierend sollte die Infusion unterbrochen werden, um den uterinen Basaltonus zu messen. Alternativ können auch doppellumige Katheter oder ein zweiter einfacher Katheder für die simultane intrauterine Druckmessung während der kontinuierlichen Amnioninfusion benutzt werden.

▶ Studienbox

In einigen Studien wurde untersucht, welche Bedeutung der Temperatur intrauterin instillierter Flüssigkeiten zukommt (z.B. fetale Bradykardie infolge eines Vagusreizes).
▼

Dabei hat sich gezeigt, dass die Temperaturunterschiede je nach Art der Aufwärmtechnik (Wasserbad, Bluterwärmer etc.) erheblich sein können. Zumindest bei reifen Kindern ist Raumtemperatur für die Infusionslösung ausreichend. Wenngleich bei Früh- wie Termingeburten das Aufwärmen der Flüssigkeit keinen erkennbaren Vorteil bringt, sollte dieses bei unreifen Feten dennoch erwogen werden. Etwa 78% aller Anwender der Amnioninfusion bevorzugten aufgewärmte Lösungen (Umfrageergebnis).

Cave

Grundsätzlich muss vor Verabreichung der Infusion deren Temperatur gemessen und dokumentiert werden.

Indikationen für die Amnioninfusion

Die Amnioninfusion kann prophylaktisch und therapeutisch eingesetzt werden.

Indikationen für die Amnioninfusion sind:

- vorbestehende Oligohydramnie (Amnioninfusion bei Geburtsbeginn, evtl. transabdominal mittels Amniozentese),
- Auftreten variabler Dezelerationen während der Eröffnungsperiode, sofern ein Oligohydramnion besteht (Amnioninfusion transcervical),
- Auftreten grünen Fruchtwassers zur Vermeidung einer schweren Mekoniumaspiration im Verlauf der Geburt (Amnioninfusion transcervical).

▶ Studienbox

Einige Arbeitsgruppen nutzten die Amnioninfusion zur prophylaktischen oder therapeutischen Instillation von Antibiotika (Ampicillin, Cefotaxim etc.) (Lameier u. Katz 1993).

Anhand einer prospektiv-randomisierten Studie konnte jedoch gezeigt werden, dass sich bei erhöhtem Infektionsrisiko (lange bestehender Blasensprung) durch den »Spüleffekt« bei Amnioninfusion auch ohne Zusatz von Antibiotika die Rate aufsteigender Infektionen signifikant senken lässt. In keinem Fall kam es zu einer neonatalen Sepsis (Monahan et al. 1995).

Nach Absicherung der Ergebnisse an noch größeren Fallzahlen wäre eine Erweiterung des Indikationsspektrums in diesem Sinne vorstellbar.

Risiken der Amnioninfusion

Vorsicht ist vor allem hinsichtlich einer Überdehnung des Uterus geboten. Schon nach Infusion von lediglich 250 ml wurden eine Zunahme des uterinen Basaltonus und eine plötzliche Verschlechterung der FHF berichtet. Deshalb ist es notwendig, während der Amnioninfusion die uterine Aktivität mit objektiven Verfahren zu überwachen. Da eine Verbesserung des CTG-Befundes unter Amnioninfusion erst nach mindestens 20–30 min eintritt, besteht die Gefahr, dass eine notwendige Schnittentbindung verzögert wird und damit bei ausbleibendem Erfolg die Gefährdung des Kindes noch zunimmt. Deshalb müssen bereits während einer Amnioninfusion die fetale Überwachung intensiviert und die umgehende Sectiobereitschaft hergestellt werden.

Einzelfälle wurden beschrieben, bei denen es infolge nicht aufgewärmter Infusionslösung zu einer fetalen Bradykardie sowie infolge einer Überdehnung bei kontinuierlicher Infusion zu einer Dehiszenz von Uterusnarben gekommen ist. Bisher wurden Einzelfälle mit einem Nabelschnurvorfall, mit einer Ateminsuffizienz (Lungenödem) und mit einer Fruchtwasserembolie während der intrapartalen Amnioninfusion casuistisch berichtet. Bei unsachgemäßer Handhabung besteht die Gefahr einer amnialen Infektion. Wenngleich das Verfahren unter Berücksichtigung der insgesamt großen Zahl von Anwendungen ($\geq$22 833 Anwendungen pro Jahr alleine in den an einer Umfrage beteiligten Kliniken in den USA) als sicher und einfach zu handhaben angesehen werden kann, ist eine intensive Überwachung von Mutter und Kind obligat.

Die folgenden Komplikationen sind bei einer Amnioninfusion möglich:

- Nabelschnurvorfall,
- Überdehnung des Uterus,
- uterine Hyperaktivität,
- Dehiszenz von Uterusnarben,
- maternales Lungenödem,
- Amnionitis/Amnioninfektionssyndrom,
- Fruchtwasserembolie,
- fetale Bradykardie.

Cave

Bei Amnioninfusion muss stets die Sectiobereitschaft hergestellt werden! Es ist unbedingt sicherzustellen, dass durch die Anwendung dieses Verfahrens die erforderliche Überwachung des Fetus nicht beeinträchtigt oder eine notwendige Intervention verzögert wird.

Gesicherter klinischer Nutzen der Amnioninfusion

Die Amnioninfusion wirkt sich nicht nachteilig auf die Geburtsdauer oder das maternale bzw. fetale Infektionsrisiko aus.

In zahlreichen, u.a. prospektiven randomisierten Studien konnte der klinische Nutzen dieser Methode belegt werden. So führt die intrauterine Infusion bei fetalem Mekoniumabgang zu einer Verdünnung und damit zu einer signifikanten Reduzierung klinisch relevanter Mekoniumaspirationen des Neugeborenen. Man nimmt an, dass außerdem durch die Vermeidung von Nabelschnurkompressionen die Gefahr einer vagalen Stimulation des Fetus mit weiterem Mekoniumabgang geringer wird.

Ferner gilt als gesichert, dass intrapartal auftretende variable Dezelerationen in bis zu 81% der Fälle und prolongierte Dezelerationen in bis zu 86% der Fälle nach Amnioninfusion zurückgehen, sofern zuvor ein Oligohydramnion bestand (Wendel 1996). Geringer fällt der Nutzeffekt bezüglich einer Verbesserung der perinatalen Kurzzeitmorbidität (Apgar, pH-Wert, Notwendigkeit einer neonatalen Behandlung oder Überwachung) und der Rate operativer Entbindungen wegen drohender Asphyxie aus. Hier erreichten die Unterschiede zur Kontrollgruppe nur in einigen prospektiv-randomisierten Studien Signifikanzniveau.

Bei Metaanalyse sämtlicher prospektiv-randomisierter Studien, die eine Beurteilung anhand entsprechend größerer Fallzahlen erlaubt, konnte letztlich auch hinsichtlich dieser Prüfparameter sowie bezüglich der Rate postpartaler Endometritiden eine signifikante Verbesserung nachgewiesen werden (Hofmeyr 2002).

Verschiedene Arbeitsgruppen evaluierten den Effekt der prophylaktischen Amnioninfusion vor Geburtsbeginn bei Schwangeren mit Oligohydramnie. Die Mehrzahl der Studien ergaben eine signifikante Reduzierung variabler Dezelerationen, sowie teilweise eine geringere Rate operativer Interventionen und Geburtsazidosen. Allerdings war in einer nahezu gleichen Zahl von Studien dieser Benefit nicht nachweisbar. Da in unbehandelten Kontrollgruppen mit einem Oligohydramnion nur in 22 % der Fälle Dezelerationen auftreten, werden vermutlich bei rein prophylaktischer Amnioninfusion die Mehrzahl der Schwangerschaften »unnötig« behandelt und den zumindest theoretischen Risiken dieser Methode ausgesetzt. Deshalb sollte nach derzeitigem Kenntnisstand speziell diese Indikation streng gestellt werden.

Literatur

ACOG Technical Bulletin 1995 no 207 (1995) Fetal heart rate patterns: monitoring, interpretation, and management. Int J Gynecol Obstet 51: 65–74

ACOG Technical Bulletin 1995 no 218 (1996) Dystocia and the augmentation of labor. Int J Gynecol Obstet 53: 73–80

ACOG Committee Opinion. Number 258, Sept 2001. Fetal pulse oximetry (2001) Obstet Gynecol 98: 523–524

Alshimmiri M, Bocking AD, Gagnon R, Natale R, Richardson BS (1997) Prediction of umbilical artery base excess by intrapartum fetal oxygen saturation monitoring. Am J Obstet Gynecol 177: 775–779

Amer-Wahlin I, Hellsten C, Noren H, Hagberg H, Herbst A, Kjellmer I, Lilja H, Lindoff C, Mansson M, Martensson L, Olofsson P, Sundstrom A, Marsal K (2001) Cardiotocography only versus cardiotocography plus ST analysis of fetal electrocardiogram for intrapartum fetal monitoring: a swedish randomised controlled trial. Lancet 358: 534–538

Ball RH, Parer JT (1992) The physiologic mechanisms of variable decelerations. Am J Obstet Gynecol 166: 1683–1688

Bartnicki J, Saling E (1994) The influence of maternal oxygen administration on the fetus. Int J Gynecol Obstet 45: 87–95

Baumgarten K (1966) Über eine transzervikale Methode zur inneren Druckmessung sub partu. Z Geburtshilfe Gynäkol 165: 113

Bayerische Perinatalerhebung (2002) Bayerische Arbeitsgemeinschaft für Qualitätssicherung in der stationären Versorgung (BAQ). Qualitätsbericht Krankenhaus Bayern 2000/2001. Zauner, Dachau

Burrus DR, O'Shea TM jr, Veille JC, Mueller-Heubach E (1994) The predictive value of intrapartum fetal heart rate abnormalities in the extremely premature infant. Am J Obstet Gynecol 171: 1128–1132

Carbonne B, Langer B, Goffinet F, Audibert F, Tardif D, Le Goueff F, Laville M, Maillard F (1999) Clinical importance of fetal pulse oximetry. II. Comparative predictive values of oximetry and scalp pH. Multicenter study. J Gynecol Obstet Biol Reprod 28: 137–144

Chauhan SP, Cowan BD, Magann EF, Roberts WE, Morrison JC, Martin JN jr (1996) Intrapartum amniotic fluid index. A poor diagnostic test for adverse perinatal outcome. J Reprod Med 41: 860–866

Chua S, Yeong SM, Razvi K, Arulkumaran S (1997) Fetal oxygen saturation during labour. Br J Obstet Gynaecol 104: 1080–1083

Cibils LA (1996) On intrapartum fetal monitoring. Am J Obstet Gynecol 174: 1382–1389

Deans AC, Steer PJ (1994) The use of the fetal electrocardiogram in labour. Br J Obstet Gynaecol 101: 9–17

Devoe L, Golde S, Kilman Y, Morton D, Shea K, Waller J (2000) A comparison of visual analyses of intrapartum fetal heart rate tracings according to the new national institute of child health and human development guidelines with computer analyses by an automated fetal heart rate monitoring system. Am J Obstet Gynecol 183: 361–366

Dildy GA, Clark SL, Loucks CA (1996) Intrapartum fetal pulse oximetry: past, present, and future. Am J Obstet Gynecol 175: 1–9

Dumler EA, Gnirs J, Kolben M, Schneider KTM (1993) Anwendbarkeit und Relevanz der fetalen Skalpblutanalyse. Kritische Betrachtung von 83 Fällen im Jahr 1992. Gynäkol Geburtshilfliche Rundsch 33 (Suppl 1): 155–156

Eskes TKAB (1993) Uterine contractions and their possible influence on fetal oxygenation. Gynäkologe 26: 39–45

Feige A, Künzel W, Cornely M, Mitzkat HJ (1976) Die Beziehung zwischen Glukosekonzentration und Säure-Basen-Status im maternen und fetalen Blut während der Geburt. Geburtshilfe Perinatol 180: 106–111

Fisher AJ, Huddleston JF (1997) Intrapartum maternal glucose infusion reduces umbilical cord acidemia. Am J Obstet Gynecol 177: 765–769

Gardosi J (1995) FIGO News – intrapartum surveillance: recommendations on current practice and overview of new developments. FIGO Study Group on the Assessment of New Technology. Int J Gynecol Obstet 49: 213–221

Garite TJ, Dildy GA, McNamara H, Nageotte MP, Boehm FH, Dellinger EH, Knuppel RA, Porreco RP, Miller HS, Sunderji S, Varner MW, Swedlow DB (2000) A multicenter controlled trial of fetal pulse oximetry in the intrapartum management of nonreasuring fetal heart rate patterns. Am J Obstet Gynecol 183: 1049–1058

Gnirs J (1995) Kineto-Kardiotokographie: Automatische Detektion der fetalen Bewegungsaktivität als integraler Bestandteil antepartaler CTG-Registrierungen und ihre Bedeutung für die fetale Zustandsdiagnostik. Habilitationsschrift, München

Gnirs J, Schneider KTM (1994) Fetale Verhaltenszustände und Bewegungsaktivität. Gynäkologe 27: 136–145

Gnirs J, Schneider KTM (1996) Diagnostik der fetalen Bewegungsaktivität, fetaler Stimulationstests und der Komplexitätsanalyse des fetalen EKGs als Ergänzung der intrapartalen CTG-Überwachung. Gynäkologe 29: 28–44

Gnirs J, Bunk W, Schneider KTM, Morfill GE, Graeff H (1995) Komplexitätsanalyse und intrapartuales CTG. Gynäkol Geburtshilfliche Rundsch 35 (Suppl 1): 36–41

Gnirs J, Schelling M, Kolben M, Schneider KTM (1998) Referenzkurven für das fetale Bewegungsprofil. Geburtshilfe Frauenheilkd 58: 355–362

Gnirs J (2002) Lässt sich durch vibroakustische Stimulation des Feten die Zuverlässigkeit der Kardiotokographie verbessern? Gynäkol Prax 26

Goeschen K (1997) Kardiotokographie – Praxis, 5. Aufl. Thieme, Stuttgart

Goeschen K, Butterwegge M (1996) Stellenwert der Fetalblutanalyse und Messung der Sauerstoffsättigung am Feten. Gynäkologe 29: 22–27

Goffinet F, Fraser W, Marcoux S, Bréart G, Moutquin JM, Daris M, the Amniotomy Study Group (1997) Early amniotomy increases the frequency of fetal heart rate abnormalities. Br J Obstet Gynaecol 104: 548–553

Goodwin TM, Milner-Masterson L, Paul RH (1994) Elimination of fetal scalp blood sampling on a large clinical service. Obstet Gynecol 83: 971–974

Grannum P, Berkowitz RI, Hobbins JC (1979) The ultrasonic changes in the maturing placenta and their relation to fetal pulmonic maturity. Am J Obstet Gynecol 133: 915–922

Grant AM (1993) Fetal blood sampling as adjunct to heart rate monitoring. In: Enkin MW, Keirse MJNC, Renfrew MJ, Neilson JP (eds) Pregnancy and childbirth module. Cochrane Database of Systematic Reviews, Issue 2

Gull I, Jaffa AJ, Oren M, Grisaru D, Peyser MR, Lessing JB (1996) Acid accumulation during end-stage bradycardia in term fetuses: how long is too long? Br J Obstet Gynaecol 103: 1096–1101

Hammacher K (1962) Neue Methode zur selektiven Registrierung der fetalen Herzschlagfrequenz. Geburtshilfe Frauenheilkd 22: 1552

Harris JL, Krueger TR, Parer JT (1982) Mechanisms of late decelerations of the fetal heart rate during hypoxia. Am J Obstet Gynecol 144: 491–496

Herbst A, Wölner-Hanssen P, Ingemarsson I (1997) Risk factors for acidemia at birth. Obstet Gynecol 90: 125–130

Hofmeyr GJ (2002) 1. Amnioinfusion for umbilical cord compression in labour (Cochrane Review). 2. Amnioinfusion for meconium-stained liquor in labour. The Cochrane Library, Issue 3, Oxford: Update Software

Hon EH (1958) The electronic evaluation of the fetal heart rate. Preliminary report. Am J Obstet Gynecol 75: 1215

Hon EH (1963) Instrumentation of fetal heart rate and fetal electrocardiography. Am J Obstet Gynecol 86: 772

Huch R, Huch A (1984) Maternal and fetal acid-base balance. In: Beard RW, Nathanielsz PW (eds) Fetal physiology and medicine. Dekker, New York, pp 713–756

Irion O, Stuckelberger P, Moutquin JM, Morabia A, Extermann P, Béguin F (1996) Is intrapartum vibratory acoustic stimulation a valid alternative to fetal scalp pH determination? Br J Obstet Gynaecol 103: 642–647

Kastendieck E, Künzel W (1979) Der Einfluss des diaplazentaren Bicarbonattransfers auf die metabolische Azidose des Feten. Experimentelle Ergebnisse und klinische Bedeutung für Diagnose und Therapie der fetalen Azidose. Geburtshilfe Perinatol 183: 35–44

Katz M, Meizner I, Insler V (1990) Assessment of fetal well-being in labor. In: Fetal well-being, physiological basis and methods of clinical assessment. CRC, Boston, pp 129–148

Kubli F, Hon EA, Khazin AF, Takemura H (1969) Observations on heart rate and pH in the human fetus during labor. Am J Obstet Gynecol 104: 1190–1206

Künzel W (1990) Einfluss der Wehentätigkeit auf Mutter und Fetus. Überwachung des Feten während der Geburt. In: Künzel W, Wulf KH (Hrsg) Klinik der Frauenheilkunde und Geburtshilfe, Bd 7/I. Physiologie und Pathologie der Geburt I, 2. Aufl. Urban & Schwarzenberg, München, S 67–134

Lameier LN, Katz VL (1993) Amnioinfusion: a review. Obstet Gynecol Surv 48: 829–837

Lin CC (1993) Intrauterine fetal resuscitation. In: Lin CC, Verp MS, Sabbagha RE (eds) The high-risk fetus. Pathophysiology, diagnosis, and management. Springer, Berlin Heidelberg New York Tokyo, pp 292–326

Low JA, Simpson LL, Tonni G, Chamberlain S (1995) Limitations in the clinical prediction of intrapartum fetal asphyxia. Am J Obstet Gynecol 172: 801–804

Lurie S, Weissman A, Blumberg G, Hagay Z (1996) Fetal oximetry monitoring: a new wonder or another mirage? Obstet Gynecol Surv 51: 498–502

Luttkus A, Friedmann W, Dudenhausen JW (1997) Möglichkeiten und Grenzen der Pulsoximetrie am Feten. Zwei fetale Sensorgenerationen im Vergleich. J Perinat Med 9: 18–21

Melchior J, Bernard N (1985) Incidence and pattern of fetal heart rate alterations during labor. In: Künzel W (ed) Fetal heart rate monitoring. Springer, Berlin Heidelberg New York Tokyo, pp 73–81

Moll W, Kastendieck E, Girard G (1980) Transfer of bicarbonate in a hemochorial placenta. In: Bauer C, Gros C, Bartels H (eds) Biophysics and physiology of carbon dioxide. Springer, Berlin Heidelberg New York, pp 390–398

Monahan E, Katz VL, Cox RL (1995) Amnioinfusion for preventing puerperal infection. A prospective study. J Reprod Med 40: 721–723

Morrison JC, Chez BF, Davis ID, Martin RW, Roberts WE, Martin JN jr, Floyd RC (1993) Intrapartum fetal herat rate assessment: monitoring by auscultation or electronic means. Am J Obstet Gynecol 168: 63–66

Mozurkewich E, Wolf FM (2002) Near-Infrared spectroscopy for fetal assessment during labour (Cochrane Review). In: The Cochrane Library, Issue 3. Oxford: Update Software

Nelson KB, Ellenberg JH (1986) Antecedents of cerebral palsy. Multivariate analysis of risk. N Engl J Med 315: 81–86

Nelson KB, Dambrosia JM, Ting TY, Grether JK (1996) Uncertain value of electronic fetal monitoring in predicting cerebral palsy. N Engl J Med 334: 613–618

Nijhuis JG, Prechtl HFR, Martin CB jr, Bots RSGM (1982) Are there behavioural states in the human fetus? Early Hum Dev 6: 177–195

Okamura M, Itakura A, Kurauchi O, Hayakawa F, Mizutani S, Tomoda Y (1997) Fetal heart rate patterns associated with periventricular leukomalacia. Int J Gynecol Obstet 56: 13–18

Paul RH, Suidman AK, Yeh SY, Schifrin BS, Hon EH (1975) Clinical fetal monitoring. III. The evaluation and significance of intrapartum baseline fetal heart rate variability. Am J Obstet Gynecol 123: 206–210

Piquard F, Hsiung R, Mettauer M, Schaefer A, Haberey P, Dellenbach P (1988) The validity of fetal heart rate monitoring during the second stage of labor. Obstet Gynecol 72: 746–751

Rijnders RJ, Mol BW, Reuwer PJ, Drogtrop AP, Vernooij MM, Visser GH (2002) Is the correlation between fetal oxygen saturation and blood pH sufficient for the use of fetal pulse oximetry? J Matern Fetal Med 11: 80–83

Robson SC, Crawford RA, Spencer JAD, Lee A (1992) Intrapartum amniotic fluid index and its relationship to fetal distress. Am J Obstet Gynecol 166: 78–82

Römer VM, Fritz U (1989) Fetal bradycardia in labor. J Perinat Med 17: 237–243

Rooth G, Huch A, Huch R (1987) FIGO News: guidelines for the use of fetal monitoring. Int J Gynecol Obstet 25: 159–167

Rüttgers H (1989) Kardiotokographie. Standards in der Perinatalmedizin. Perinat Med 1: 9–14

Schmidt S (1996) Die Laserspektroskopie. Eine Direktmethode zur Erfassung der Oxygenierung des fetalen Gehirns. Gynäkologe 29: 57–63

Schmidt S, Koslowski S, Sierra F, Meyer-Wittkopf M, Heller G (2000) Clinical usefulness of pulse oximetry in the fetus with non-reassuring heart rate pattern? J Perinat Med 28: 298–305

Schneider H (1993) Bedeutung der intrapartalen Asphyxie für die Entstehung von kindlichen Hirnschäden. Geburtshilfe Frauenheilkd 53: 369–378

Schneider H (1996) Kritische Evaluation des CTG. Gynäkologe 29: 3–11

Schneider KTM, Gnirs J (1996) Stellenwert der Dopplersonographie sub partu. Gynäkologe 29: 45–51

Spätling L, Fallenstein F, Danders R, Hasenberg A (1994) External four-channel tocography during delivery. Int J Gynecol Obstet 46: 291–295

Spencer JAD, Badawi N, Burton P, Keogh J, Pemberton P, Stanley F (1997) The intrapartum CTG prior to neonatal encephalopathy at term: a case-control study. Br J Obstet Gynaecol 104: 25–28

Spong CY, McKindsey F, Ross MG (1996) Amniotic fluid index predicts the relief of variable decelerations after amnioinfusion bolus. Am J Obstet Gynecol 175: 1066–1067

Steer PJ, Eigbe F, Lissauer TJ, Beard RW (1989) Interrelationships among abnormal cardiotocograms in labor, meconium staining of the amniotic fluid, arterial cord blood pH, and Apgar scores. Obstet Gynecol 74: 715–721

Stiller R, von Mering R, König V, Huch A, Huch R (2002) How well does reflectance pulse oximetry reflect intrapartum fetal acidosis? Am J Obstet Gynecol 186: 1351–1357

Taylor DJ, Howie PW, Davidson J, Davidson D, Drillien CM (1985) Do pregnancy complications contribute to neurodevelopmental disability? Lancet 1: 713–716

Thacker SB, Stroup D, Chang M (2002) Continuous electronic heart rate monitoring for fetal assessment during labor (Cochrane Review). The Cochrane Library, Issue 3, Oxford: Update Software

Vergani P, Ceruti P, Strobelt N, Locatelli A, D'Oria P, Mariani S (1996) Transabdominal amnioinfusion in oligohydramnios at term before induction of labor with intact membranes: a randomized clinical trial. Am J Obstet Gynecol 175: 465–470

Wendel PJ (1996) The current state of amnioinfusion. Postgrad Obstet Gynecol 16: 1–6

Westgate J, Harris M, Curnow JSH, Greene K (1992) Randomised trial of cardiotocography alone or with ST waveform analysis for intrapartum monitoring. Lancet 340: 194–198

Wijngaarden WJ van, Sahota DS, James DK, Farrell T, Mires GJ, Wilcox M, Chang A (1996a) Improved intrapartum surveillance with PR interval analysis of the fetal electrocardiogram: a randomized trial showing a reduction in fetal blood sampling. Am J Obstet Gynecol 174: 1295–1299

Wijngaarden WJ van, Haan HH de, Sahota DS, James DK, Symonds EM, Hasaart THM (1996b) Changes in the PR interval-fetal heart rate relationship of the electrocardiogram during fetal compromise in chronically instrumented sheep. Am J Obstet Gynecol 175: 548–554

Wulf KH (1988) Geburtshilfe im Wandel. Dtsch med Wochenschr 47: 3342–3350

Zahn V, Bittner S, Zach HP (1977) Notfalltokolyse. Geburtshilfe Frauenheilkd 37: 207–215

Intrapartale Asphyxie

H. Schneider und J. Gnirs

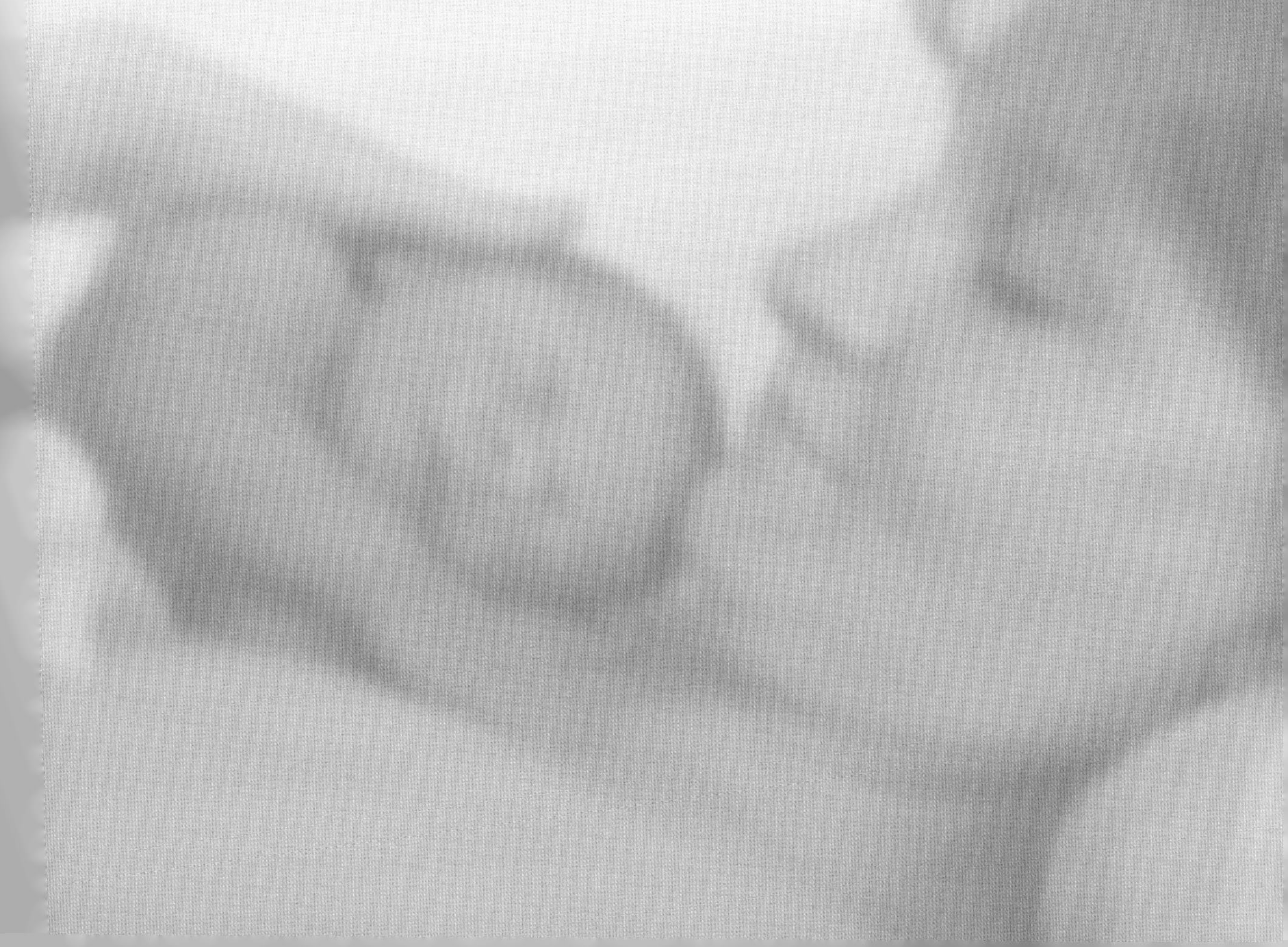

Kurz-Überblick

Die Geburtsasphyxie wird definiert als schwerer Sauerstoffmangel des Feten, der während der Eröffnungs- und Austreibungsphase der Geburt entsteht. Beim Neugeborenen macht sich die Asphyxie bemerkbar durch eine schwere, v. a. metabolische Azidose im Nabelschnurblut, einen anhaltend erniedrigten Apgar-Score sowie durch funktionelle Störungen, die Ausdruck hypoxischer Schäden verschiedener Organe einschließlich des zentralen Nervensystems sind. Neben der Morbidität und Mortalität in der Neonatalphase sind auch die Langzeitfolgen von erheblicher Bedeutung. Die Zerebralparese, eine typische postasphyktische psychomotorische Beeinträchtigung im Kindesalter, ist allerdings nur in 10–15% aller nach einer Termingeburt auftretenden Fälle Folge einer bei der Geburt entstehenden hypoxischen Enzephalopathie. Verschiedene Schwangerschaftspathologien können zu Hirnschäden führen, die ebenfalls mit den typischen Symptomen einer Zerebralparese verbunden sind.

Akute Sauerstoffversorgungsstörungen können durch eine Kompression der Nabelschnur, eine vorzeitige Lösung der Plazenta oder eine Uterusruptur entstehen und sind in der Regel unschwer an den typischen klinischen Begleiterscheinungen sowie der plötzlich auftretenden Bradykardie der fetalen Herzfrequenz erkennbar. Wenn es gelingt, die Entbindung innerhalb von 15–20 min nach Einsetzen der Versorgungsstörung vorzunehmen, kann die Entstehung eines hypoxischen kindlichen Hirnschadens in der Regel verhindert werden. Die allmählich während des Geburtsverlaufes entstehende Hypoxie stellt dagegen diagnostisch ein sehr viel größeres Problem dar. Die Kardiotokographie (CTG) ist als Überwachungsmethode des Feten in der Zuverlässigkeit wie auch in der Validität zur Erkennung eines sich entwickelnden Sauerstoffmangels umstritten. Bei eindeutig pathologischen Veränderungen des Herzfrequenzmusters findet man in einem Teil der Fälle bereits einen hypoxischen Schaden, sodass der Zeitpunkt für die Schwangerschaftsbeendigung verpasst wurde. Suspekte Herzfrequenzalterationen dagegen sind relativ häufig und nur in einem kleinen Prozentsatz entwickelt sich eine ernst zu nehmende Bedrohung des Feten. Auch für die Kombination der kontinuierlichen Herzfrequenzaufzeichnung mit diversen Zusatzuntersuchungen konnte ein Nutzen im Sinne der Vermeidung von hypoxischen Schäden bislang nicht zweifelsfrei gezeigt werden.

Zukünftige Anstrengungen müssen sich auf die Zuverlässigkeit der Mustererkennung, die Validierung der CTG-Befunde sowie den Nachweis des Nutzens der Überwachung des Feten während der Geburt zur Vermeidung schwerer Hypoxien mit entsprechenden Folgeerkrankungen konzentrieren.

34.1 Einleitung

Eine Asphyxie kann während der Schwangerschaft oder im Verlauf der Geburt zu einer Bedrohung für die Gesundheit und das Leben des Feten werden. Während der Schwangerschaft kann sich eine Asphyxie als ein schwerer Sauerstoffmangel im Rahmen einer chronischen Störung der Versorgung durch die Placenta entwickeln, oder sie ist Folge eines akuten Ereignisses wie einer Nabelschnurumschlingung, eines Nabelschnurvorfalles oder einer vorzeitigen Plazentalösung. In der Mehrzahl der Fälle wird eine chronische Versorgungsstörung im Sinne einer Plazentainsuffizienz bei der Schwangerschaftsvorsorge frühzeitig erkannt, wobei heute eine Reihe von bewährten Technologien wie Ultraschall in Kombination mit der Dopplersonographie zur Überwachung des uteroplazentaren sowie fetoplazentaren Gefäßappartes für eine differenzierte Zustandsbeurteilung des Feten zur Verfügung steht. Ein optimales Überwachungsprogramm zur Erkennung von Risikomerkmalen für die Entwicklung irreversibler Schäden vor der Geburt ist allerdings immer noch Gegenstand intensiver klinischer Forschung. Auf Einzelheiten der antepartalen Überwachung wird in Kap. 30 ausführlich eingegangen.

Bei einer **chronischen Plazentainsuffizienz** mit progredienter Verschlechterung der Versorgungslage des Feten stellt die Bestimmung des optimalen Zeitpunktes für die Entbindung eine besondere Herausforderung dar. Bei einer frühzeitigen Entbindung muss das Risiko für die Entwicklung von schweren Schäden als Folge einer Dekompensation der intrauterinen Versorgung gegenüber den Gefahren der Frühgeburtlichkeit sorgfältig abgewogen werden. Ein intrauterines Absterben des Feten als Folge einer chronischen Plazentainsuffizienz wird in der Zeit der modernen Geburtsmedizin nur noch selten beobachtet. Akute Versorgungsstörungen als Folge einer Nabelschnurumschlingung oder einer Abruptio placentae entwickeln sich nicht selten ohne Warnzeichen. Trotz Intensivierung der Schwangerschaftsvorsorge ist für den durch einen unerwarteten intrauterinen Fruchttod bedingten Teil der perinatalen Mortalität seit mehr als 10 Jahren kein Rückgang zu verzeichnen (Künzel 1997).

Die Diagnostik und Prävention der **Geburtsasphyxie**, also des schweren intrapartal auftretenden Sauerstoffmangels, ist seit vielen Jahren Gegenstand einer heftigen Kontroverse. Nicht zuletzt wegen der forensischen Implikationen soll im Folgenden auf die wichtigsten Aspekte dieser Auseinandersetzung sowie auf die Perspektiven für die zukünftige Entwicklung näher eingegangen werden.

34.2 Entstehung der Asphyxie

Die zur fetalen Asphyxie führenden Versorgungsstörungen können unterschiedliche Ursachen haben:

Entstehung der intrauterinen Asphyxie

- Mangelhafte O_2-Versorgung durch eine gestörte uteroplazentare Perfusion (z. B. mütterliche Anämie, respiratorische Insuffizienz, Kreislaufschock, Vena-cava-Okklusionssyndrom, erhöhter intraaminaler Druck bei Polyhydramnion) – **präplazentar**
- Gestörter Gasaustausch in der Plazenta (z. B. uteroplazentare Vaskulopathie, Plazentainfarkte, Plazentalösung) – **intraplazentar**
- Störung des O_2-Transportes zum Feten (z. B. Nabelschnurknoten/-umschlingung/-vorfall/-kompression, akuter Blutverlust, schwere chronische Anämie, Herz-Kreislauf-Stillstand) – **postplazentar**

Zu den postplazentaren Formen gehört auch der durch übermäßigen Verbrauch bedingte O_2-Mangel, wie etwa bei mütterlichem Diabetes mellitus mit fetaler Makrosomie.

Die ante- sowie intrapartal auftretenden Störungen der Sauerstoffversorgung lassen sich in chronische und akute Formen unterteilen (Dürig u. Schneider 1998).

- Akute Unterbrechungen können in der Spätschwangerschaft oder während der Geburt Folge einer Nabelschnurkompression, eines Nabelschnurvorfalles, einer vorzeitigen Plazentalösung, eines mütterlichen Schockes oder eines Narkosezwischenfalles sein.
- Chronische oder subakute Formen entwickeln sich während der Geburt durch eine Störung der uteroplazentaren oder fetoplazentaren Zirkulation im Zusammenhang mit einer pathologischen Wehentätigkeit mit ungenügender Wehenpause oder bei protrahierten Geburtsverläufen. Die durch die Wehentätigkeit bedingte Beeinträchtigung der uteroplazentaren Durchblutung entsteht nicht selten auf dem Boden einer vorbestehenden Plazentainsuffizienz.

Im Einzelfall hängt der Schweregrad, der durch den Sauerstoffmangel verursachten Schädigung neben der Beeinträchtigung der Versorgung auch von der individuellen Empfindlichkeit bzw. Resistenz des Feten ab. Die durch den fetalen Sauerstoffmangel verursachten Schäden reichen je nach Schweregrad von leichten Störungen des Zellstoffwechsels bis hin zu einer mehr oder weniger ausgedehnten Gewebszerstörung in verschiedenen Organen. Hypoxische Organschäden werden vor allem im Zusammenhang mit schweren Formen von Sauerstoffmangel beobachtet und manifestieren sich beim Neugeborenen durch entsprechende klinische Symptome als Folge von Funktionsstörungen der geschädigten Organe.

34.3 Diagnostik der Asphyxie beim Neugeborenen

34.3.1 Blutgasanalyse in Nabelschnurblutproben

Das Ausmaß des bei der Geburt entstandenen Sauerstoffmangels lässt sich indirekt aus der Blutgasanalyse von Proben, die nach Abnabelung des Kindes getrennt aus der Arterie und Vene der Nabelschnur entnommen werden, ableiten. In der Regel ist die Störung der Sauerstoffzufuhr mit einer Beeinträchtigung der Abgabe von CO_2 an den mütterlichen Kreislauf verbunden und die Anreicherung von CO_2 im fetalen Blut führt zu einem Abfall des pH im Sinne einer respiratorischen Azidämie. Diese Untersuchung gehört heute zum Standard der modernen Geburtshilfe, da durch pathologische Blutgaswerte Risikoneugeborene, die einer sorgfältigen Beobachtung und möglicherweise Abklärung bedürfen, schnell entdeckt werden können. Die Häufigkeit pathologischer Blutgaswerte dient auch als Qualitätsparameter beim Vergleich verschiedener Kollektive. Für die Beschreibung und Erfassung von Veränderungen der Nabelschnurblutgaswerte haben sich folgende Begriffe allgemein bewährt:

Definition

- **Azidämie:** erhöhte Konzentration von Wasserstoffionen im Blut mit Erniedrigung des pH-Wertes;
- **Azidose:** erhöhte Konzentration von Wasserstoffionen im Gewebe;
- **Hypoxämie:** erniedrigter Sauerstoffgehalt im Blut;
- **Hypoxie:** erniedrigter Sauerstoffgehalt im Gewebe;
- **Asphyxie:** die Asphyxie kann als Kombination einer schweren Hypoxie mit einer metabolischen Azidose definiert werden (ACOG-Technical Bulletin No. 127, 1989).

► Studienbox

Zu den Grenzwerten für die Definition einer Azidämie finden sich in der Literatur unterschiedliche Angaben. Der mittlere pH in einer Nabelschnurarterienblutprobe liegt bei lebensfrischen Neugeborenen bei 7,26 mit einer durch zwei Standardabweichungen vorgegebenen unteren Grenze von 7,12 (Helwig et al. 1996). Entscheidend für die Festsetzung des pathologischen Bereiches ist bei Laborwerten jedoch nicht die statistische Verteilung in einem großen Untersuchungskollektiv, sondern vielmehr der Bezug zu der Manifestation von Krankheitssymptomen. Eine systematische Untersuchung mit Unterteilung der erniedrigten pH-Werte in 5 Untergruppen (7,15–7,19; 7,10–7,14; 7,05–7,09; 7,00–7,04; < 7,00) ergab, dass erst beim Unterschreiten der Grenze von 7,00 Asphyxiezeichen wie eine anhaltende Störung der Adaptation (1- und 5-min- Apgar von < 3), eine deutlich erhöhte metabolische Komponente der Azidämie sowie eine Zunahme von Krämpfen und ein Anstieg der Mortalität in der Neugeborenenphase signifikant gehäuft beobachtet wurden (Goldaber et al. 1991). Auch in anderen Untersuchungen wurde der Wert von 7,00 als kritische Grenze für den **Nabelschnurarterien-pH** bestätigt (Gilstrap et al. 1989; Goodwin et al. 1992). Der früher häufig genannte Grenzwert von 7,20, der dem mittleren Nabenschnurarterien-pH minus einer Standardabweichung entspricht, ist für die Diskriminierung zwischen dem klinisch normalen und pathologischen Bereich nicht geeignet und führt unweigerlich zu einer unvertretbar hohen Anzahl falsch-positiver Befunde mit unnötigen operativen Geburtsbeendigungen (Winkler et al. 1991).

Selbst bei einer schweren Azidämie mit einem Nabelschnurarterien-pH von <7,00 erholen sich 2/3 aller Neugeborenen sehr rasch ohne Hinweise auf eine gravierende Morbidität (Van den Berg et al. 1996; Gilstrap et al. 1989; Goodwin et al. 1992). Zur Aufrechterhaltung des Energiehaushaltes der Zelle kommt es bei einer Hypoxie zu einer Aktivierung des anaeroben Stoffwechsels und zur Abgabe von Laktat in den Blutstrom, was die zunächst nur durch Anreicherung von CO_2-bedingte Azidämie verstärkt. Diese metabolische Komponente der Azidämie wird bei der Blutgasmessungen durch das Basendefizit erfasst.

Multivariate Analysen haben gezeigt, dass von allen Parametern der Blutgasmessung vor allem die **metabolische Komponente** der **Azidämie** mit schwerer Neugeborenenmorbidität oder -mortalität assoziiert ist (Andres et al. 1999). Die systematische Untersuchung der Funktion verschiedener Organsysteme bei Neugeborenen, die in Abhängigkeit von den Basendefizitwerten in der Nabelschnurarterie in verschiedene Gruppen unterteilt wurden, ergab einen Schwellenwert von 12 mmol/l mit einer signifikanten Zunahme von klinisch nachweisbaren Störungen des Zentralnervensystems und der Atmung bei Überschreitung dieses Wertes (Low et al. 1997). Für Störungen des Herz-Kreislauf-Systems und der Nieren lag der Schwellenwert mit 16 mmol/l noch deutlich höher. Bei diesen Schwellenwerten handelt es sich lediglich um Mittelwerte und im Einzelfall kommt der Vulnerabilität des betreffenden Feten gegenüber Sauerstoffmangel beträchtliche Bedeutung zu.

> Aufgrund der Daten der neueren Literatur werden als Grenzwerte für ein deutlich erhöhtes Asphyxierisiko ein Nabelschnurarterien-pH-Wert von 7,00–7,10 und ein Basendefizit von ≥12 mmol/l allgemein akzeptiert (Andres et al. 1999). Diese Blutgaspathologie findet sich in einem nicht selektionierten Kollektiv mit einer Inzidenz von 2,5 % (Helwig et al. 1996). Unter Berücksichtigung von zeitlichen Verzögerungen sollte der Entscheid für eine operative Geburtsbeendigung idealerweise getroffen werden, bevor diese Werte erreicht werden.

34.3.2 Apgar-Score

Der nach Virginia Apgar benannte Score für die klinische Zustandsbeurteilung des Neugeborenen hat eine weite Verbreitung gefunden. Bei der Interpretation wird auch heute noch häufig übersehen, dass ein erniedrigter Wert nicht immer Folge eines Sauerstoffmangels sein muss, sondern viele andere Einflüsse wie die Verabreichung von Medikamenten oder Anästhesie an die Mutter während der Geburt, das Gestationsalter oder andere fetale Pathologien, wie Fehlbildungen oder Infektionen, zu einem erniedrigten Apgar-Wert führen können.

> Weniger als 1/3 aller Neugeborenen mit einem 5-min-Apgar von <7 haben einen pH-Wert von <7,11, d. h. bei 2/3 aller Neugeborenen mit einem erniedrigten Apgar handelt es sich nicht um einen Sauerstoffmangel (Sykes et al. 1982). Erst bei einer Verknüpfung eines niedrigen Apgar mit einer Nabelschnurarterienazidämie und einer starken metabolischen Komponente darf von einer Geburtsasphyxie gesprochen werden, bei der das Risiko für entsprechende Organschäden mit den typischen funktionellen Symptomen signifikant erhöht ist.

Bei der Manifestation von klinischen Symptomen wie insbesondere von neurologischen Auffälligkeiten, ist in einem erheblichen Prozentsatz mit Langzeitschäden im Sinne einer Zerebralparese zu rechnen (AAP u. ACOG 1996; Martin-Ancel et al. 1995).

34.4 Kindlicher Hirnschaden als Folge der Geburtsasphyxie

Im 3. Trimenon können **Hirnblutungen und -nekrosen** im Zusammenhang mit thromboembolischen Ereignissen zu Hirnschäden führen.

Zahlreiche Untersuchungen der letzten 2 Jahrzehnte haben deutlich gemacht, dass kindliche Hirnschäden nur selten Folge einer Geburtsasphyxie sind und viel häufiger auf andere Ursachen zurückgeführt werden müssen (Schneider 1993). Wichtigste Ursachen für frühkindliche Hirnschäden sind (Diemer u. Beck 1992).

Ursachen für frühkindliche Hirnschäden

- Kongenitale Anlagestörungen (genetisch, familiär)
- Pränatale Einflüsse (Frühgeburt, IUGR, Infektionen, teratogene Noxen)
- Peri- und intrapartale Einflüsse
- Postnatale Einflüsse
- Soziale und emotionale Einflüsse
- Nicht eruierbare Störungen

Die wichtigsten für frühkindliche Hirnschäden typischen Entwicklungsstörungen sind motorische Störungen wie spastische Lähmungen (Zerebralparese), epileptische Anfälle und geistige Behinderungen.

- Etwa die Hälfte aller geistigen Behinderungen hat eine genetische Grundlage (insbesondere Chromosomenanomalien), 1/5 ist mit Fehlbildungen assoziiert und 1/10 kann auf teratogene Einflüsse sowie Infektionen oder Alkoholabusus zurückgeführt werden. Außerdem besteht eine Korrelation mit einem niedrigen Sozialstatus und einem erniedrigten Intelligenzniveau der Eltern.
- Hirnschäden als Folge einer Geburtsasphyxie manifestieren sich vor allem durch spastisch motorische Bewegungsstörungen, die mit Epilepsie oder geistiger Behinderung verknüpft sein können.
- Ein epileptisches Anfallsleiden oder eine geistige Behinderung ohne spastisch motorische Bewegungsstörungen ist in der Regel nicht Ausdruck einer Geburtsasphyxie.
- Die spastisch motorischen Bewegungsstörungen im Sinne der **Zerebralparese** (CP), die sich nach einer schweren Geburtsasphyxie entwickeln können, sind nicht spezifisch für einen hypoxisch asphyktischen Schaden, sondern können verschiedene Ursachen haben, die in der antenatalen, intrapartalen oder postnatalen Phase wirksam werden können (Mac Lennan 1999).

Multifaktorielle Analysen unter Berücksichtigung von verschiedenen Faktoren, einschließlich Genetik und Sozialstatus zeigen, dass die Geburtspathologie im engeren Sinne nur für einen kleinen Teil der Hirnschäden, und hier wiederum nur für die mit spastisch-motorischen Bewegungsstörungen verbundenen Formen, verantwortlich gemacht werden kann (Nelson u. Ellenberg 1986).

34.4.1 Hypoxisch-ischämische Enzephalopathie

Wegen des deutlich erhöhten Risikos für Langzeitschäden im Sinne der CP sind die im Rahmen einer Geburtsasphyxie auftretenden Gewebsschädigungen im Gehirn besonders gefürchtet. Die neurologischen Auffälligkeiten, die auch als neonatales Durchgangssyndrom bezeichnet werden, reichen von Störungen des Muskeltonus wie allgemeine Übererregbarkeit und Krämpfe bis hin zum Stupor bzw. Koma, einschließlich Apnoe und Bradykardie (Jorch u. Schulte 1998). Ähnlich wie bei dem Agpar-Score ist die ätiologische Bedeutung der Geburtsasphyxie für die Entstehung einer Neugeborenenenzephalopathie mit den entsprechenden neurologischen Symptomen lange überschätzt worden.

▶ Studienbox

Nach neueren Untersuchungen ist die Enzephalopathie in der Neugeborenenphase in 64 % der Fälle Folge einer antenatalen Pathologie, lediglich 8 % können eindeutig auf eine intrapartale Pathologie zurückgeführt werden und bei 32 % wurde eine kombinierte Ätiologie beschrieben (Badawi et al. 1998). Der Begriff der Postasphyxieenzephalopathie wurde daher verlassen und weitgehend durch den Begriff der »neonatalen Enzephalopathie mit frühem Beginn« ersetzt (Bax u. Nelson 1993).

Sofern keine Malformationen mit fehlender oder gestörter Entwicklung von Hirnstrukturen vorliegen, sind Hirnschäden das Resultat einer Gewebszerstörung. Diese kann Folge einer Hypoxie, toxischer Einflüsse, Blutungen oder thromboembolischer Ischämien sein. Aufgrund des hohen zerebralen Sauerstoffbedarfs und von fehlender O_2-Speicherkapazität führt eine totale Anoxie des Gehirns bereits nach weniger als 2 min zu einer **neuralen Dysfunktion**, die schnell in irreversible Schäden mit Zelluntergang übergeht. Die größte Vulnerabilität weisen hierbei Regionen des Hippokampus, Teile des Neokortex und des Nucleus caudatus sowie des Kleinhirns auf. Ein perinataler Hirnschaden mit zerebraler Ischämie ist durch eine selektive neuronale Nekrose, exzessive Myelinisierung der Nervenfasern in den Basalganglien, parasagittale Schäden und andere Formen der Enzephalopathie charakterisiert (Longo u. Packianathan 1997). Ferner kann eine Perfusionsstörung zu einer Infarzierung von Gehirngewebe mit Zeichen der periventrikulären Leukomalazie sowie nach sekundärer Reperfusion zu einer hämorrhagischen Leukomalazie führen. Steht die Schädigung der germinalen Matrix im Vordergrund, so resultiert im Rahmen der Reperfusion des Gewebeareals häufig eine intraventrikuläre Blutung.

Die hypoxisch-ischämisch bedingte hirnorganischen Veränderungen entwickeln sich innerhalb von 1–3 Wochen mit einer typischen Sequenz, die auch sonographisch nachweisbar ist:
- zunächst Hirnschwellung mit Verengung der Seitenventrikel
- dann erhöhte Echogenität des Großhirnparenchyms
- ab dem 7. Tag zunehmender Rückgang der Hirnschwellung mit Normalisierung der Ventrikelgröße und beginnenden Veränderungen im Bereich der Stammganglien mit atypischer Echogenität als Hinweis auf eine Neurolyse
- die chronische Phase ist nach mehr als 1 Monat an Zeichen der Hirnatrophie erkennbar (Schulte 1992).

Die Lokalisierung der strukturellen Veränderungen, die im Zusammenhang mit der Gewebsschädigung auftreten, lassen Rückschlüsse auf den Entstehungszeitpunkt zu:
- Defekte in der Umgebung der Seitenventrikel sind meist vor der 32. SSW entstanden, wie etwa durch eine vasospastisch bedingte Ischämie bei Chorioamnionitis. Dieses Gebiet ist bis zu dem Zeitpunkt noch unvollständig vaskularisiert und damit gegenüber einer Minderperfusion besonders anfällig.
- Die in der Spätschwangerschaft erfolgten Schäden finden sich häufiger in den kortikalen und subkortikalen Bereichen mit besonderer Gefährdung der parasagittalen Region sowie der Basalganglien.
- Die Auflösung von Gewebsnekrosen mit Ersatz durch Flüssigkeit und Ausbildung zystischer Läsionen lässt darauf schließen, dass das schädigende Ereignis mindestens 3 Wochen zurückliegt.

34.4.2 Klinisches Bild der hypoxisch-ischämischen Enzephalopathie

Das klinische Bild der hypoxisch-ischämisch bedingten Enzephalopathie ist in der Regel Ausdruck einer Multiorganschädigung infolge eines intrapartal aufgetretenen hypoxischen Insultes. Die Schädigung der verschiedenen Organsysteme, die auch als **Postasyphyxiesyndrom** bezeichnet wird, können zu folgenden Veränderungen und Symptomen führen:

Postasphyktische Organschäden
- **Lunge** (Mekoniumaspiration bei dickgrünem oder erbsbreiartigem Fruchtwasser, Schocklunge mit sekundärem Surfactantmangel, Lungenödem oder -blutung, persistierender fetaler Kreislauf mit Rechts-links-Shunt, Atemnotsyndrom)
- **ZNS** (hypoxisch-ischämische Enzephalopathie, Hirnödem, intra- und periventrikuläre Blutungen, Krämpfe)
- **Herz** bzw. das kardiovaskuläre System (kardiogener Schock, reduzierte Kontraktilität durch Abnahme der Glykogenspeicher und Papillarmuskelnekrosen)
- **Nieren** (prä- und intrarenales Nierenversagen, gesteigerte ADH-Sekretion, Tubulusnekrosen, Nierenvenenthrombosen)
- **Gastrointestinaltrakt** (nekrotisierende Enterokolitis, Darmperforation, Lebernekrosen, Perfusionsverminderung im Mesenterium)
- **Stoffwechsel** (Laktatazidose, Störungen des Glukosestoffwechsels mit Hypo- oder Hyperglykämie, Hypokalzämie, Hyponatriämie, gestörte Temperaturregulation)
- **Gerinnungssystem** (disseminierte intravasale Gerinnung, Blutungen)

Wegen der Auswirkungen auf die Langzeitprognose und der Gefahr der Entwicklung einer CP ist die **Enzephalopathie** besonders gefürchtet. Deren Schweregrad wird in die Kategorien gering, mäßig und schwer unterteilt:
- Die geringe Enzephalopathie macht sich durch Zittern und gesteigerte allgemeine Erregbarkeit bemerkbar.
- Die mäßige Form ist durch eine Lethargie mit einem pathologischen Muskeltonus gekennzeichnet.
- Bei der schweren Form herrschen Koma, pathologischer Muskeltonus und rezidivierende Krämpfe vor (Sarnat u. Sarnat 1976; Low et al. 1997; van de Riet et al. 1999).

Aus diesem **Sarnat-Score** kann auch auf den Schweregrad der intrapartalen Asphyxie geschlossen werden (Tabelle 34.1)

Tabelle 34.1. **Klassifizierung des Schweregrades einer intrapartalen Asphyxie** (nach Low et al. 1997)

Schweregrad der Asphyxie	Metabolische Acidose (Basendefizit ≥12 mmol/l)	Enzephalopathie[a]			Organkomplikationen[b] (kardiovaskulär, respiratorisch, renal)	
		Gering	Mäßig	Schwer	Gering	Mäßig/schwer
Gering	+	±			±	
Mäßig	+		+			±
Schwer	+			+		+

[a] *Gering:* Zittern und gesteigerte Erregbarkeit, *mäßig:* Lethargie oder abnormaler Tonus, *schwer:* Koma, abnormaler Tonus und häufige Krämpfe.
[b] Kardiovaskuläre Komplikationen (*gering:* Bradykardie oder Tachykardie, *mäßig:* Hypotonie oder Hypertonie, *schwer:* EKG- oder Echokardiographie abnormal).
Respiratorische Komplikationen (*gering:* Sauerstoffbedarf, *mäßig:* Beatmung <24 h oder CPAP, *schwer:* Beatmung >24 h).
Renale Komplikationen (*gering:* Hämaturie, *mäßig:* Serumkreatinin >100 µmol/l, *schwer:* Oligurie <1 ml/kg KG/h).

Auch wenn kindliche Hirnschäden als Folge einer Geburtspathologie bezogen auf die Gesamtgeburtenzahl sehr selten sind, stellen sie für die Lebensprognose des betroffenen Kindes und für die Eltern eine enorme Belastung dar. Es ist menschlich durchaus verständlich, dass Fragen nach Ursache und möglicher Schuld gestellt werden.

> In allen Fällen, in denen aufgrund der Blutgaswerte sowie eines anhaltend erniedrigten Apgar-Scores der Verdacht auf eine Geburtsasphyxie besteht, ist eine sehr sorgfältige Abklärung auf verschiedene Organbeteiligungen mit Klassifizierung des Schweregrades vorzunehmen (Low et al. 1997).

Im Einzelnen werden für die Diagnostik dieser Neugeborenen folgende Abklärungen gefordert:

Diagnostische Abklärungen bei einem asphyktischen Neugeborenen

- Kontinuierliche postnatale Überwachung,
- Klinische Untersuchung mehrmals täglich mit Temperaturmessungen, Blutgasanalysen, Blutdruckmessungen, Kontrolle von Glukose, harnpflichtigen Substanzen und Elektrolyten
- EKG und Atemgasmonitor (Pulsoxymeter)
- Infektionsdiagnostik
- Neurologische Untersuchung
- Ausschluss anderer hypoxisch bedingter Organschäden
- Diagnostik und Überwachung des Gehirns durch den seriellen Einsatz bildgebender Verfahren (Schädelsonographie, Kernspintomographie, evtl. Computertomographie, Dopplersonographie), sonographische Verlaufskontrollen
- Exakte Dokumentation aller Befunde (z. B. Krämpfe in der 1. Lebenswoche, Infektionen etc.)

34.4.3 Diagnostik von Hirnschäden durch bildgebende Verfahren beim Neugeborenen

Bei der weiterführenden Abklärung kommt den bildgebenden Verfahren eine besondere Bedeutung zu. Die **Schädelsonographie** ist heute das primär eingesetzte Standardverfahren, das insbesondere auch die Abgrenzung gegenüber perinatal bzw. länger vor der Geburt entstandenen Hirnschäden ermöglicht. Speziell bei Frühgeborenen und wachstumsretardierten Kindern, die mit Zeichen einer Asphyxie geboren werden, ist diese Untersuchung dringend angezeigt. Durch den Nachweis von Veränderungen im Sinne der periventrikulären Leukomalazie mit zystischen Veränderungen kann eindeutig gezeigt werden, dass die Schädigung antenatal erfolgt ist und nicht dem Geburtsereignis angelastet werden kann.

Die Sonographie erfolgt mit hochauflösenden Schallköpfen über die große Fontanelle in koronarer und sagittaler Schnittrichtung. Typische Veränderungen wie Hirnödem, peri- oder intraventrikuläre Hirnblutungen, Subarachnoidalblutungen, eine Asymmetrie oder Erweiterung der Seitenventrikel, eine periventrikuläre Leukomalazie mit Entwicklung von Pseudozysten im Sinne der Porenzephalie, ein posthämorrhagischer Hydrozephalus sowie auch strukturelle Fehlbildungen des Gehirns liefern wichtige Hinweise auf die Ätiologie und den Entstehungszeitpunkt einer Hirnschädigung.

Hirnblutungen stellen sich als umschriebene, echoreiche Formationen dar und werden in drei Schweregrade eingeteilt:

Einteilung von Hirnblutungen (Jensen et al. 1992)

- Grad I (leicht): alleinige subependymale Blutung mit oder ohne Ventrikeleinbruch
- Grad II (mittelschwer): wie Grad I, zusätzlich Ventrikelerweiterung
- Grad III (schwer): wie Grad I plus II, zusätzlich deutliche Einblutung ins Parenchym

Bei Hirnblutungen Grad I und II ist die Gefahr der Entwicklung von Langzeitschäden, insbesondere von psychomotorischen Entwicklungsbeeinträchtigungen, gering. Leichte bis mittelschwere Hirnblutungen sind insbesondere bei Frühgeburten ein vergleichsweise häufiger Befund (Jensen 1992; Longo u. Packianathan 1997). In seltenen Fällen können sonographisch bereits pränatal fetale Hirnblutungen diagnostiziert werden (Vergani et al. 1996).

Abhängig von den sonographischen und klinischen Befunden muss die Abklärung durch ein CT oder NMR ergänzt werden. Der Erfassung morphologischer Veränderungen des Gehirns durch die bildgebenden Verfahren in den ersten Lebensstunden bzw. -tagen sowie der Progredienz der Veränderungen kommt für die Zuordnung des Entstehungszeitpunktes sowie der Ätiologie besondere Bedeutung zu.

> Gelegentlich können die neurologischen Symptome der Neugeborenenenzephalopathie unbemerkt verlaufen und Entwicklungsstörungen sich erstmals im Verlaufe des ersten Lebensjahres oder danach bemerkbar machen.

Bei Fehlen der **Brückensymptome** in der Neonatalphase fehlt nicht selten die neuroradiologische Abklärung in den ersten Lebenstagen. Die Erstuntersuchung zu einem späteren Zeitpunkt nach Manifestwerden von Entwicklungsstörungen ist jedoch für die Erfassung der Ätiologie der Schädigung, insbesondere auch für den Ausschluss eines signifikanten asphyktischen Hirnschadens, weniger aussagekräftig.

34.4.4 Zerebralparese (CP)

Bereits im Jahr 1843 beschrieb der englische Orthopäde Little die kausale Verknüpfung von Geburtstraumata, einem neonatalen Sauerstoffmangel sowie Frühgeburtlichkeit mit spastischen Lähmungen verbunden mit geistiger Behinderung (Little 1843). Gemäß neueren epidemiologischen Untersuchungen beträgt die **Prävalenz** der Zerebralparese (CP) 2–3 pro 1000 Lebendgeburten und ist über die Jahre weitgehend konstant geblieben (Blair u. Stanley 1988; Paneth u. Kiely 1984).

> Typisch ist die spastisch motorische Diplegie, wobei vermehrt die unteren Extremitäten betroffen sind. Dazu kommen dyskinetische Bewegungsstörungen und in einem Teil der Fälle besteht gleichzeitig eine geistige Behinderung.

► Studienbox

Umfangreiche klinisch epidemiologische Studien der letzten Jahrzehnte haben zweifelsfrei gezeigt, dass die Geburtsasphyxie als Ursache einer CP lange überbewertet wurde und die Mehrzahl der Fälle durch Störungen verursacht wird, die ihren Ursprung bereits während der Schwangerschaft, d. h. lange vor der Geburt haben (Blair u. Stanley 1993; Nelson u. Ellenberg 1986; Palmer et al. 1995).

Nur bei etwa 10–20 % aller Fälle mit kindlicher CP können eindeutige Zeichen der Geburtsasphyxie nachgewiesen werden und damit das Geburtsereignis als wahrscheinliche Ursache für den Gehirnschaden angeschuldigt werden. Neben Frühgeburtlichkeit und intrauteriner Wachstumsrestriktion kommen Infektionen, fetale Gerinnungsstörungen oder Blutungen vor Geburtsbeginn, Beckenendlage, perinatale Traumata sowie diverse Fehlbildungen und Stoffwechselanomalien als weitere Ursachen in Frage.

► Studienbox

Vor einigen Jahren hat eine internationale CP-Task-Force einen Konsensus zur Terminologie und Definition, den Ursachen sowie dem Zeitpunkt der Entstehung der Enzephalopathie als Grundlage einer CP publiziert. Ferner wurden typische Merkmale zu der Erkennung einer akuten intrapartalen Hypoxie beschrieben (McLennan 1999). Für die häufig bei forensischen Abklärungen gestellte Frage nach dem Zusammenhang eines ungünstigen Geburtsverlaufes und der Entstehung der CP ist die Definition der Kriterien, die für den Kausalzusammenhang zwischen einer Geburtsasphyxie und einer CP erfüllt sein müssen, von besonderer Bedeutung. Gemäß dem Konsensus wurden die in der folgenden Übersicht zusammengestellten essenziellen Kriterien und Zusatzkriterien definiert.

Kriterien für die Definition eines akuten intrapartalen hypoxischen Ereignisses als Ursache einer Zerebralparese

Essenzielle Kriterien:

1) Metabolische Azidose in einer intrapartal gewonnenen fetalen Blutprobe, in der Nabelschnurarterie oder in einer sehr frühen neonatalen Probe (pH< 7,00 und Basendefizit ≥ 12 mmol/l)
2) Frühe Symptome einer schweren oder mäßig schweren Enzephalopathie bei Neugeborenen ≥ 34 Schwangerschaftswochen
3) Zerebralparese vom spastisch-quadriplegischen oder dyskinetischen Typ

Zusatzkriterien:

4) Hypoxisches Ereignis als Sentinel unmittelbar vor Beginn oder während der Wehentätigkeit
5) Eine plötzliche und anhaltende Bradykardie der fetalen Herzfrequenz bei initial normalem Muster, in der Regel im Anschluss an das hypoxische Ereignis
6) Apgar von 0–3 über mehr als 5 min
7) Frühe Symptome eines Multiorganbefalls
8) Frühe Auffälligkeiten des Hirngewebes bei bildgebenden Untersuchungen

Nur wenn die drei essenziellen Kriterien erfüllt sind, kommt ein intrapartaler Sauerstoffmangel als Ursache für die CP in Betracht. Durch die Zusatzkriterien wird die Diagnose erhärtet. Für sich allein genommen besteht für diese Kriterien nur ein schwacher Bezug zu einer intrapartalen Hypoxie, die zu Hirngewebsschädigung führen kann. Mit Ausnahme des »**Sentinel-Ereignisses**«, wie einer vorzeitigen Plazentalösung, eines Nabelschnurvorfalls, einer Unterusruptur oder eines mütterlichen Kreislaufkollapses, sind die Zusatzkriterien wenig spezifisch und können auch Folge einer Infektion sein.

Cave

Frühgeburtlichkeit ist mit einem 6fach höheren Risiko für die Entstehung einer CP assoziiert, und 25–30 % aller CP-Fälle entwickeln sich nach einer Frühgeburt.

Wegen eines im Vergleich zu Termingeburten 50- bis 100fach erhöhten CP-Risikos bei sehr kleinen Frühgeborenen mit einem Geburtsgewicht von ≤1500 g, hat die deutliche Verbesserung der Überlebenschancen zu einer Zunahme von Überlebenden mit CP geführt (Hagberg et al. 1996; Pharoah et al. 1987; Stanley u. Watson 1992). Etwa 85% aller Kinder mit einem Geburtsgewicht von ≤1500 g überleben und 5–15% entwickeln schwere spastische Bewegungsstörungen (Longo u. Packianathan 1997). Für die Entstehung sind einerseits Komplikationen bei der Geburt, andererseits die Auslöser der Frühgeburt – insbesondere eine Chorioamnionitis oder Fehlbildungen des Zentralnervensystems – für die Entstehung des Hirnschadens und die daraus resultierende Langzeitmorbidität verantwortlich (Schneider 1993).

> Insgesamt spielen bei den kleinen Frühgeborenen Störungen der Perinatalphase für die Entstehung der Hirnschädigung eine vorrangige Rolle, während bei älteren Frühgeburten und Termingeburten die Schädigung in der Mehrzahl der Fälle in die antenatale Phase fällt.

Dennoch hat auch bei kleinen Frühgeburten der Geburtsverlauf eine eher geringe Bedeutung. So hatten 73% aller Kinder mit frühkindlichem Hirnschaden einen 5-min-Apgarwert von ≥7. Andererseits zeigten >50% der überlebenden Kinder nach einer schweren Geburtsasphyxie eine völlig normale Entwicklung. Selbst bei einem pH-Wert von 6,8–7,0 war die Entwicklung noch bei einem Drittel der Kinder normal (Van den Berg et al. 1996). Bei reif geborenen Kindern betrug die Häufigkeit bleibender Hirnschäden lediglich 10%.

Als **Prognosefaktor** für die Entwicklung einer CP kommt der früh einsetzenden neonatalen Enzephalopathie (1.–3. Lebenstag) eine hohe Bedeutung zu. Bei Symptomen einer leichten Enzephalopathie sind Spätschäden allerdings selten, während bei mittlerem Schweregrad das Krankheitsrisiko auf 20–27% und bei schweren Störungen sogar auf 60–72% ansteigt (Low et al. 1997).

34.5 Intrapartale Diagnostik und Prävention der Geburtsasphyxie

Mit der Entwicklung von Technologien wie der **Kardiotokographie** (CTG) und der fetalen **Skalpblutgasanalyse** wurden in den 60er- und frühen 70er-Jahren erstmals Instrumente zur Früherkennung der drohenden Asphyxie während der Geburt verfügbar.

▶ Studienbox

Die ersten retrospektiven Untersuchungen zur Anwendung der Kardiotokographie sub partu schienen zu belegen, dass mit dieser Methode fetale Hypoxien frühzeitig erkannt und bei entsprechend schneller Geburtsbeendigung intrapartale Todesfälle verhindert werden können. Retrospektive Untersuchungen ergaben, dass die Anzahl der intrapartal versterbenden Feten mit der Einführung des CTGs auf ein Drittel der herkömmlichen Zahl gesenkt werden konnte (Parer 1979; Yeh et al. 982). Diese viel versprechenden Ergebnisse lösten hohe Hoffnungen und Erwartungen für die Früherkennung und Vermeidung der Asphyxie während der Geburt aus (Quilligan u. Paul 1975). Die später durchgeführten prospektiv randomisierten Untersuchungen zum Vergleich der CTG-Überwachung mit einer intermittierenden Auskultation der Herztöne des Feten schienen allerdings die anfänglichen Hoffnungen nicht zu bestätigen, da kein Unterschied für verschiedene Zustandsparameter des Neugeborenen gezeigt werden konnte. Diese enttäuschende Bilanz wird durch eine signifikante Zunahme der operativen Geburtsbeendigungen in der CTG-überwachten Gruppe zusätzlich belastet (Thacker et al. 2001). Für die Diskrepanz zwischen den retrospektiven und prospektiv randomisierten Studien zur Evaluation der intrapartalen Überwachung gibt es verschiedene Erklärungen (Schneider 2001).

Während die klinische Beurteilung des Neugeborenen nach der Geburt, ergänzt durch die Messung der Blutgaswerte in Nabelschnurblutproben, sowie weitere Abklärungen eine vergleichsweise präzise Erfassung des Ausmaßes der Asphyxie und eine gute Beurteilung der Prognose für Langzeitschäden ermöglichen, stellt die intrapartale Erkennung der drohenden Asphyxie nach wie vor ein weitgehend ungelöstes Problem dar. Auf die Grenzen der CTG-Überwachung wie schlechte Reproduzierbarkeit der Musterbeschreibung und Interpretation durch den gleichen sowie verschiedene Untersucher, die mangelnde Spezifität der Veränderungen für einen Sauerstoffmangel des Feten, eine hohe Rate falsch-positiver Befunde und dadurch verursachter unnötiger operativer Geburtsbeendigungen wird in Kap. 33 ausführlich eingegangen.

Grundsätzlich lässt sich der **Zustand des Feten während der Geburt** abhängig vom Ausmaß des Geburtsstresses sowie der individuellen Toleranz gegenüber Sauerstoffmangel in drei Kategorien unterteilen:

Unterschiedliche Kategorien des fetalen Zustandes während der Eröffnung- bzw. Austreibungsphase

- Ungestörtes Wohlbefinden
- Kompensierter Stress
- Distress infolge von Dekompensation mit Zeichen der mehr oder weniger fortgeschrittenen Asphyxie beim Neugeborenen

Die Erkennung eines normalen Musters, das durch eine Frequenz im Normbereich mit ausreichenden Oszillationen und sporadischen Akzelerationen definiert ist, bereitet in der Regel keine Schwierigkeiten und das normale CTG darf als spezifisch für einen Feten in gutem Zustand betrachtet werden. Andererseits sind die eindeutig pathologischen Veränderungen wie ein Verlust der Oszillationen, das Fehlen von Akzelerationen und das Auftreten von Dezelerationen in hohem Masse sensitiv für eine Hypoxie (Parer u. King T 2000; National Institute of Child Health and Human Development Research Planning Workshop 1997). Allerdings haben die pathologischen Muster ein begrenztes Maß an Spezifität und können in Einzelfällen falsch-positiv sein. Ferner ist bei pathologischen Mustern schwer abschätzbar, ob es sich bereits um eine fortgeschrittene Asphyxie handelt und der optimale Zeitpunkt für die Intervention zur Geburtsbeendigung bereits verpasst wurde.

Zwischen der normalen und der eindeutig pathologischen Gruppe befindet sich eine große Grauzone von Veränderungen, die nicht klar zugeordnet werden können und im angloamerikanischen Sprachgebrauch auch als »**non-reassuring**« bezeichnet werden (Dellinger et al. 2000). Diese Veränderungen sind vielfältig und umfassen mäßige bis schwere variable sowie auch späte Dezelerationen bei normalem oder eingeschränktem Oszillationsmuster in unterschiedlichen Kombinationen. Derartige CTG-Veränderungen werden auch bei risikoarmen **Terminschwangerschaften** in etwa 30 % vor allem während der letzten Stunde vor der Geburt beobachtet.

▶ Empfehlung

Die Abgrenzung des physiologischen Geburtsstresses von einer drohenden oder beginnenden Asphyxie ist auch für den Experten außerordentlich schwierig, sodass keine verbindlichen Empfehlungen bezüglich des Managements abgegeben werden können (National Institute of Child Health and Human Development Research Planning Workshop 1997).

Trotz der insgesamt enttäuschenden Bilanz des Nutzens der intrapartalen CTG-Überwachung für die Vermeidung der Asphyxie, zeigen retrospektive Analysen von Einzelfällen mit asphyktisch bedingter Enzephalopathie in der Neugeborenenphase oder Symptomen der Zerebralparese im Kindesalter, dass in einem Teil der Fälle eine ungenügende Überwachung während der Geburt, Fehldeutung von CTG-Veränderungen und ungenügende klinische Maßnahmen für den ungünstigen Ausgang verantwortlich gemacht werden müssen (Gaffney et al. 1994; Westgate et al. 1999). Auch die in England regelmäßig durchgeführten Audituntersuchungen von intrapartalen Todesfällen machen deutlich, dass bei einem Teil dieser Fälle der Nutzen der CTG-Überwachung durch unterlassene Anwendung oder fehlerhafte Interpretation nicht ausgeschöpft wurde (Maternal and Child Health Consortium 1994).

▶ Studienbox

Die Diskussion um den tatsächlichen Nutzen der CTG-Überwachung während der Geburt für die Prävention der Geburtsasphyxie und ihrer Folgen ist sicher noch nicht abgeschlossen. Die metaanalytische Auswertung der bislang durchgeführten prospektiv-randomisierten Untersuchungen muss in ihren Schlussfolgerungen als fragwürdig bzeichnet werden. Durch eine ungenügende Standardisierung der Erfassung der CTG-Veränderungen und eine mangelnde Festlegung von verbindlichen Entscheidungsgrundlagen in Zusammenhang mit bestimmten CTG-Befunden und definierten klinischen Begleitumständen fehlen die Grundvoraussetzungen für die prospektive Prüfung des Nutzens der Überwachungsmethode (Parer u. King 1979; Grant 1999). Ferner ergibt sich dadurch ein hohes Maß an Heterogenität der verschiedenen Studien, so dass eine Metaanalyse eigentlich nicht zulässig ist. In den Diskussionen um die CTG-Überwachung ist den negativen Aspekten ▼ wie insbesondere der Zunahme von unnötigen operativen Geburtsbeendigungen besondere Beachtung geschenkt worden, während Erklärungsmöglichkeiten für den fehlenden Nachweis des Nutzens im Sinne der Prävention der Geburtsasphyxie zuwenig Gewicht beigemessen wurde (Mongelli et al. 1997).

Im Zeitalter der evidenzbasierten Medizin ist es unvermeidlich, dass die Frage nach der Effektivität der CTG-Überwachung in Kombination mit verschiedenen Zusatzuntersuchungen oder isoliert durch prospektiv-randomisierte Untersuchungen erneut überprüft wird, wobei der Standardisierung der CTG-Beurteilung sowie auch der Abstimmung klinischer Entscheidungen auf der Basis der Überwachungsergebnisse besondere Aufmerksamkeit geschenkt werden muss (National Institute of Child Health and Human Development Research Planning Workshop 1997).

Abschließend kann festgestellt werden, dass die Geburtsasphyxie nicht die lange propagierte vorrangige Bedeutung als Ursache von Akutmorbidität in der Neonatalphase oder von Langzeitschäden wie der Zerebralparese hat. Andererseits muss zur Kenntnis genommen werden, dass die Prävention der Geburtsasphyxie durch einen mangelhaften Einsatz der Überwachung des Feten oder aber durch Fehler bei der Interpretation der Befunde und den klinischen Entscheiden in Einzelfällen versagt. Eine weitere Optimierung der Geburtsüberwachung und deren konsequenter Anwendung sind Gegenstand intensiver klinischer Forschung und haben die Reduktion oder Elimination aller vermeidbaren Fälle einer intrapartalen Asphyxie zum Ziel. Gleichzeitig muss durch eine Verbesserung der Validität der Überwachungsbefunde die Anzahl falsch-positiver Ergebnisse mit unnötigen operativen Geburtsbeendigungen reduziert werden.

Literatur

AAP Committee on Fetus and Newborn, ACOG Committee on Obstetric Practice (1996) Use und abuse of the Apgar-Score. Pediatrics 98: 141–142

Andres RL, Saade G, Gilstrap LC, Wilkins I, Witlin A, Slatnik F, Hankins GV (1999) Association between umbilical bloodgas parameters and neonatal morbidity and death in neonates with pathologic fetal acedimia. Am J Obstet Gynecol. 181: 867–871

Badawi N, Kurniczuk JJ, Keogh JM, Alessandri LM, O'Sullivan F, Burton PR, Pemberton PJ, Stanley FJ (1998) Intrapartum risk factors for newborn encephalopathy: the Western Australian case-control study. Brit Med J 317: 1554–1558

Bax M, Nelson KB (1993) Birth asphyxia: a statement: World Federation of Neurology Group. Dev Med Child Neurol 35: 1022–1024

Blair E, Stanley FJ (1988) Intrapartum asphyxia: A rare cause of cerebral palsy. J Pediatr 112: 515–519

Blair E, Stanley FJ (1993) When can cerebral palsy be prevented? The generation of causal hypotheses by multivariate analysis of a case-controlled study. Pediatr Perinat Epidemiol 7: 272–301

Dellinger EH, Boehm FH, Craine MN (2000) Electronic fetal heart rate monitoring: early neonatal outcomes associated with normal rate, fetal stress and fetal distress. Am J Obstet Gynecol, 182: 214–220

Diemer HP, Beck L (1992) Überwachung des Kindes während Schwangerschaft und Geburt. Rückschlüsse zur Kausalität frühkindlicher Hirnschäden. Gynäkologe 25: 187–190

Dürig P, Schneider H (1998) Diagnostik und Möglichkeiten der Prävention der geburtsassoziierten Asphyxie als Ursache der hypoxischen ischämischen Encephalopathie. Gynäkologe 31: 680–689

Gaffney G, Flavell VN, Johnson M et al. (1994) Model to identify potentially preventable cerebral palsy of intrapartum origin. Archiv Dis Childh 73: 106–108

Gilstrap LC, Kenneth JL, Burris J, Williams ML, Little BB (1989) Diagnosis of birth asphyxia on the basis of fetal pH, Apgar score, and newborn cerebral dysfunction. Am J Obstet Gynecol 161: 825–830

Goldaber KGD, Gilstrap LC, Leveno JK, Dax JS, McIntire DD (1991) Pathologic fetal acidemia. Obstet Gynecol 78: 1103–1107

Goodwin TM, Belay I, Hernandez P, Durand M, Paul RH (1992) Asphyxial complications in the term newborn with severe umbilical acidemia. Am J Obstet Gynecol 167: 1506–1512

Grant JM (1999) The reliability of fetal monitoring (Editorial). Br J Obstet Gynaecol 106: VII

Hagberg B, Hagberg G, Olow I, van Wendt L (1996) The changing panorama of cerebral palsy in Sweden. VII. Prevalence and origin in the birth year period 1987–90. Acta Paediatr 85: 954–960

Helwig JT, Parer JT, Kilpatrick SJ, Laros RJ Jr (1996) Umbilical cord blood acid base state: what is normal? Am J Obstet Gynecol 174: 1807–14

Jensen A (1992) Das Hirnblutungsrisiko bei Früh- und Reifgeborenen. Geburtshilfe Frauenheilk 52: 6–20

Jorch G, Schulte FJ (1998) Die Folgen der perinatalen Asphyxie. Gynäkologe 31: 690–696

Künzl W (1998) Intrauterine fetal death during pregnancy: limitations of fetal surveillance. J Obstet Gynaecol Res 24: 453–460

Little WJ (1843) Course of lectures on the deformities of the human frame. Lancet I: 318–320

Longo LD, Packianathan S (1997) Hypoxia-ischaemia and the developing brain: hypotheses regarding the pathophysiology of fetal-neonatal brain damage. Br J Obstet Gynaecol 104: 652–662

Low MD, James A, Brian G, Lindsay BE, Derrick EJ (1997) Threshold of metabolic acidosis associated with newborn complications. Am J Obstet Gynecol. 177: 1391–1394

McLennan A for the International Cerebral Palsy Task Force (1999) A template for defining a causal relation between acute intrapartum events and cerebral palsy: international consensus statement. Br Med J 319: 1054–1059

Martin-Ancel A, Garcia-Alix A, Cabañas FGA, Burgueros M, Quero J (1995) Multiple organ involvement in perinatal asphyxia. J Pediatr 127: 786–793

Maternal and Child Health Consortium (1994) Confidential enquiry into stillbirth on deaths in infancy. Annual Report, HMSO, London, p 5

Mongelli M, Chung TKH, Chang AMZ (1997) Obstetric intervention and benefit in conditions of very low prevalence. Br J Obstet Gynaecol 104: 771–774.

National Institute of Child Health and Human Development Research Planning Workshop (1997) Electronic fetal heart rate monitoring. Research guidelines for interpretation. Am J Obstet Gynecol 177: 1385–1390

Nelson KB, Ellenberg HJ (1986) Antecedents of cerebral palsy. Multivariate analysis of risk. N Engl J Med 315: 81–86

Palmer L, Blair E, Petterson B, Burton P (1995) Antenatal antecedents of moderate and severe cerebral palsy. Pediatr Epidemiol 171–194.

Paneth N, Kiely J (1984) The frequency of cerebral palsy: a review of population studies in industrial nations since 1980. In: Stanley FJ, Alberman E (eds) The epidemiology of the cerebral palsies. JB Lippincott, Philadelphia, pp 46–56

Parer JT (1979) Fetal heart rate monitoring. Lancet 2: 632–633

Parer JT, King T (2000) Fetal heart rate monitoring: Is it salvageable? Am J Obstet Gynecol 181: 982–987

Pharoah POD, Cooke T, Rosenblom L, Cooke RWI (1987) Effects of birth weight, gestational age, and maternal obstetric history on birth prevalence of cerebral palsy. Arch Dis Child 62: 1035–1040

Quilligan EJ, Paul RH (1975) Fetal monitoring: Is worth it? Obstet Gynecol 45: 96–100

Van de Riet JE, Vandenbussche FPHA, Le Cessie S, Keirse MJNC (19991) Newborn assessment and long-term adresse outcome: A systematic review. Am J Obstet Gynaecol 180: 1024–1029

Sarnat HB, Sarnat MS (1976) Neonatal encephalopathy following fetal distress. A clinical and electroencephalographic study. Arch Neurol 33: 696–705

Schneider H (1993) Bedeutung der intrapartalen Asphyxie für die Entstehung von kindlichen Hirnschäden. Geburtshilfe Frauenheilk 53: 369–378

Schneider H (2001): Geburtsasphyxie – ein immer noch ungelöstes Problem der Perinatalmedizin. Geburtsh Neonatol 205: 205–212

Schulte FJ (1992) Perinatale Hirnschäden. Rückschlüsse zur Ätiologie. Gynäkologe 25: 169–175

Stanley FJ, Watson L (1992) Trends in perinatal mortality and cerebral palsy in Western Australia 1967–1985. Br Med J 304: 1658–1663

Sykes GS, Johnson P, Ashworth F, Molloy PM, Gu Wei, Stirrat GM, Turnbull AC (1982) Do Apgar scores indicate asphyxia? Lancet 1: 494–496

Thacker SB, Stroup DF, Chang M (2001) Continuous electronic heart rate monitoring for fetal assessment during labour. Cochrane Review in The Cochrane Library 2. Oxford: Update Software

Van den Berg PP, Nelen WL, Jongsma HW (1996) Neonatal complications in newborns with umbilical artery pH less than 7,00. Am J Obstet Gynecol. 175: 1152–1157

Vergani P, Strobelt N, Locatelli A, Paterlini G, Tagliabue P, Parravicini E, Ghiaini A (1996) Clinical significance of fetal intracranial hemorrhage. Am J Obstet Gynecol 175: 536–543

Westgate JA, Gunn AJ, Gunn TR (1999) Antecedents of neonatal encephalopathy with fetal acidemia at term. Br J Obstet Gynecol 106: 774–782

Winkler CL, Hauth JC, Tucker JM, Owen J, Brumfield CG (1991) Neonatal complications at term as related to the degree of umbilical artery acidemia. Am J Obstet Gynecol. 164: 637–641.

Yeh SJ, Diaz F, Paul R (1982) Ten year experience of intrapartum fetal monitoring in Los Angeles County/University of Southern California Medical Center. Am J Obstet Gynecol 143: 496–500

Geburtseinleitung

P. Husslein und C. Egarter

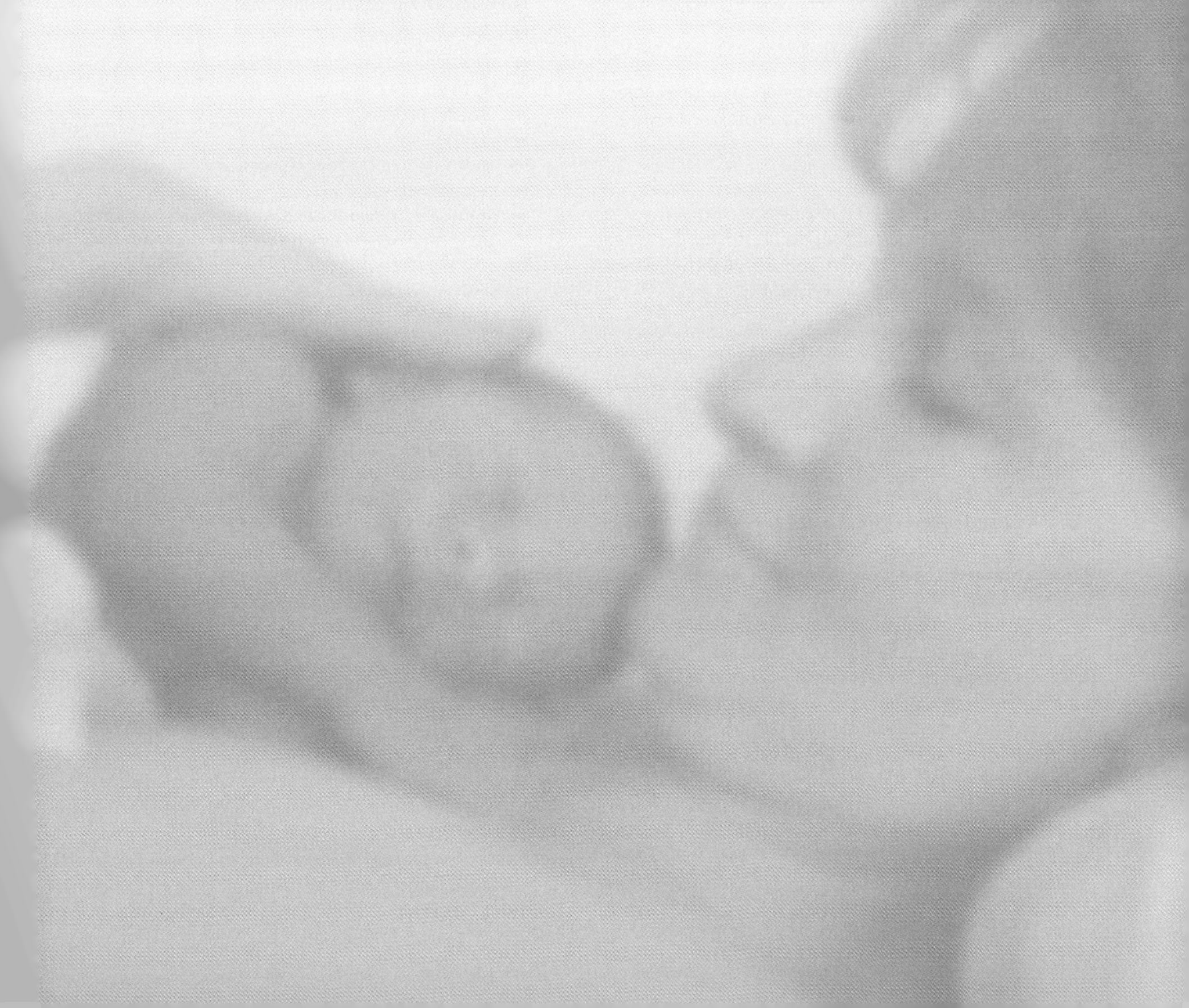

Kurz-Überblick

Jede Geburtseinleitung bedarf einer Indikation, die besonders bei unreifer Zervix streng zu stellen ist. Oxytozin wird als kontrollierte intravenöse Infusion bei reifer Zervix, vor allem bei klarer medizinischer Indikation angewendet; Prostaglandine können endozervikal und intravaginal als Gel oder Tabletten in unterschiedlicher Dosierung sowohl bei reifer als auch unreifer Zervix angewendet werden. Durch die lokale Applikation kommt es zu keinen nennenswerten systemischen Nebenwirkungen. Die besondere Wirkung vor allem von PGE_2 bei der unreifen Zervix erklärt, dass die Anwendung dieser Substanz zur Geburtseinleitung in dieser klinischen Situation gegenüber Oxytozin deutliche Vorteile mit sich bringt.

Um Überstimulationen zu vermeiden, dürfen diese beiden Substanzen niemals gleichzeitig, sondern nur hintereinander mit einem Sicherheitsabstand von 6 h verabreicht werden – der gleiche Sicherheitsabstand, der zwischen mehrmaligen Prostaglandinapplikationen einzuhalten ist. Weder ein spontaner Blasensprung noch ein Zustand nach Sectio sind prinzipielle Kontraindikationen; bei Letzterem ist aber die Indikation zur Einleitung besonders streng zu stellen und in jedem Fall eine Kombination von Prostaglandinen mit Oxytozin zu vermeiden.

Jede Geburtseinleitung bedarf einer kardiotokographischen Überwachung, deren Intensität vom klinischen Einzelfall abhängig ist.

Eine Hyperstimulation, die bei den verschiedenen Einleitungsverfahren unterschiedlich häufig auftritt, kann immer durch die intravenöse Gabe eines β-Sympatikomimetikums zumindest kurzfristig durchbrochen werden. Andere Nebenwirkungen der Geburtseinleitung sind insbesondere bei der lokalen Anwendung von Prostaglandinen selten.

In letzter Zeit sind Berichte über das synthetische PGE_1-Analogon Misoprostol erschienen, das vor allem wegen seiner geringen Kosten eine attraktive Substanz darstellen könnte.

35.1 Allgemeine Grundlagen

Definition

Unter der Geburtseinleitung versteht man das Ingangsetzen des Vorgangs der Geburt, im Wesentlichen durch Auslösen von Wehen.

Die Geburtseinleitung hat eine sehr lange Geschichte. Bereits im Altertum wurde bei Frauen mit engem Becken die Geburt vorzeitig in Gang gesetzt, um Schwierigkeiten bezüglich eines Schädel-Becken-Missverhältnisses zu vermeiden.

35.2 Indikationen

Durch die verbesserte Diagnostik möglicher intrauteriner fetaler Gefährdung, aber auch durch die Entwicklung wirksamer und nebenwirkungsarmer Methoden der Geburtseinleitung hat sich die Indikation zur vorzeitigen Beendigung einer Schwangerschaft in den letzten Jahren deutlich erweitert (s. Übersicht). Da eine Geburtseinleitung zweifellos einen Eingriff in den natürlichen Ablauf der Ereignisse darstellt, ist eine solche Indikation unerlässlich.

Die Wirksamkeit einer Geburtseinleitung hängt vornehmlich von der Dauer der Schwangerschaft und dem Reifezustand der Zervix ab (Bishop 1964; Husslein 1992), die beide mit der Empfindlichkeit des Myometriums gegenüber Wehenmitteln korrelieren. Bei vorzeitig notwendiger Geburtseinleitung oder Wehenauslösung bei noch unreifer Zervix ist die Einleitung häufig frustran und die Rate operativer Geburtsbeendigungen hoch. Außerdem kommt es in diesen Fällen nicht selten zu protrahierten Geburten. Deshalb ist hier die Indikation besonders streng zu stellen.

Umgekehrt kann bei günstigen Einleitungskriterien erwartet werden, dass eine Wehenauslösung mit hoher Wahrscheinlichkeit erfolgreich sein wird, häufig zu kürzeren Geburtszeiten

Indikationen zur Geburtseinleitung

Mütterliche Indikationen

- Hypertensive Schwangerschaftserkrankung (Präeklampsie)
- Diabetes mellitus
- Pyelonephritis
- Andere mütterliche Erkrankungen
- Intrauteriner Fruchttod
- Logistische Gründe (Risiko einer überstürzten Geburt, große Entfernung vom Spital etc.)

Kindliche Indikationen

- Chronische Plazentainsuffizienz
- Fetale Wachstumsstörung
- Vorzeitiger Blasensprung, Chorioamnionitis
- Rhesusinkompatibilität
- Übertragung/Terminüberschreitung
- Diabetogene Fetopathie
- Mehrlingsschwangerschaften

führt und kaum mit einer Belästigung der Schwangeren einhergeht. In solchen Fällen ist auf die Wünsche der Schwangeren und ihres Ehemannes, u. U. auch bei Fehlen klarer medizinischer Gründe, einzugehen. Dies wird als sog. elektive Geburtseinleitung bezeichnet.

Möglicherweise kann auch der Nachweis von **fetalem Fibronektin** im Zervikalsekret ein Entscheidungskriterium zur Geburtseinleitung sein (Ahner et al. 1995). Fetales Fibronektin wurde bisher zwar hauptsächlich bei vorzeitigen Wehen bzw. vorzeitigem Blasensprung untersucht, scheint aber auch am Termin durch eine leichte unbemerkte Wehentätigkeit in die Zervixsekretion abgesondert zu werden, sodass ein entsprechender Nachweis einen günstigen prognostischen Parameter darzustellen scheint.

Auf jeden Fall erfordert die Durchführung einer Geburtseinleitung eine entsprechende Aufklärung der betroffenen Frau sowie eine genaue Evaluierung und Dokumentation der geburtshilflichen Ausgangssituation wie Kardiotokogramm und Erhebung des Zervixscores.

Cave

Bei unklarer Schwangerschaftsdauer sollte nur in kindlichen oder mütterlichen Notfällen eine Geburtseinleitung vorgenommen werden, um Probleme bezüglich der kindlichen Reife zu vermeiden.

▶ Empfehlung

Grundsätzlich gibt es außer einer Kontraindikation gegen eine vaginale Geburt an sich keine spezielle Kontraindikation gegen eine Geburtseinleitung. Bei hohem kindlichen Risiko und ungünstigen Einleitungskriterien sollte jedoch primär eine Sectio caesarea angestrebt werden.

Schon aus forensischer Sicht wird jede eingeleitete Geburt zu einer Risikogeburt, die einer intensiveren Geburtsüberwachung bedarf. Das Ausmaß der Überwachung wird vom klinischen Einzelfall abhängen, jedenfalls ist eine Geburtseinleitung nur unter stationärer klinischer Beobachtung und Dokumentation des Verlaufs durchzuführen.

35.3 Methoden

Den historischen Maßnahmen zur Geburtseinleitung, wie z. B. Fasten, Durchführung von Scheidenspülungen und heißen Bädern, Einlagen von Laminariastiften etc., kommt keine Bedeutung mehr zu. Heute steht den Geburtshelfern neben den mechanischen Maßnahmen wie der Lösung des unteren Eipols im Rahmen einer vaginalen Untersuchung und der Amniotomie vor allem die Gabe der wehenauslösenden Hormone Oxytozin und Prostaglandin (PG) zur Verfügung.

Nachdem gezeigt werden konnte, dass alle Manipulationen an der Zervix und auch eine Blasensprengung nur über eine Stimulation der körpereigenen Prostaglandinsynthese wirken und PGE_2 auch direkt appliziert werden kann, sollten die mechanischen Maßnahmen auch nur mehr eine untergeordnete Rolle spielen, insbesondere weil z. B. eine frühzeitige Blasensprengung einen ungünstigen Zeitdruck auf den weiteren Ablauf der Geburt ausübt.

Eine Ausnahme bildet die relativ seltene klinische Situation, in der die Patientin ohne klinische Zeichen einer Wehentätigkeit eine Muttermundseröffnung von mehr als 3–4 cm aufweist. Hier kann bei Schädellage ohne großes Risiko eine Amniotomie zur Wehenauslösung vorgenommen werden. Falls der Schädel noch keine feste Beziehung zum Becken aufweist, besteht allerdings die Gefahr des Nabelschnurvorfalls; u. U. muss hier das Fruchtwasser kontrolliert abgelassen werden.

Aus dem Verständnis des komplexen Geburtsmechanismus ergibt sich, dass eine Geburtsauslösung kurz vor dem Einsetzen von spontanen Wehen, also am Termin oder in Terminnähe, bei geburtsbereiter Zervix leichter, Erfolg versprechender und mit weniger Komplikationen verbunden ist als eine frühzeitige Induktion lange vor dem Geburtstermin bei noch unreifer Zervix. Deshalb müssen diese beiden klinischen Situationen streng voneinander getrennt werden.

35.3.1 Geburtseinleitung bei reifer Zervix

In dieser klinischen Situation kann man davon ausgehen, dass die Reifungsvorgänge der Natur vor ihrem Abschluss stehen und somit eine hohe Empfindlichkeit gegenüber Wehenmitteln besteht. Bis vor kurzem galt **Oxytozin** als klassisches wehenauslösendes Agens. Nach anfänglichen Versuchen, Oxytozin lokal, intranasal, bukkal bzw. intramuskulär zu verabreichen, kommt zur Geburtseinleitung nur mehr die kontrollierte Oxytozininfusion mittels Tropfenzähler oder Infusionspumpe in Frage.

▶ Empfehlung

Zur intravenösen Infusion ist z. B. eine Lösung von 5 IE Oxytozin in 500 ml 5–10%iger Glukoselösung zu empfehlen. Bei reifer Zervix und korrelierend dazu einer hohen Oxytozinempfindlichkeit genügen Dosen zwischen 2 und 10 mIE/min, um eine erwünschte Wehentätigkeit zu induzieren und zu unterhalten. Initial sollte mit 1–2 mIE/min begonnen und etwa alle 30 min bis zum Erreichen einer klinisch befriedigenden Wehentätigkeit gesteigert werden. Die Steigerungsdosis beträgt üblicherweise 1–2 mIE/min (gelegentlich auch rascher).

Eine elektronische Steuerung auf der Basis intrauteriner Druckmessungen hat keine Vorteile gegenüber einer manuellen Steuerung ergeben; auch die pulsatile Verabreichung (in Anlehnung an den physiologischen Sekretionsmechanismus; Chard 1995) hat sich klinisch nicht als überlegen erwiesen.

Verschiedene Autoren haben empfohlen, von vornherein mit einer höheren Dosierung von Oxytozin zu beginnen und auch die Dosis rascher zu steigern. Die Ergebnisse sind allerdings nicht überzeugend, und das Risikopotenzial ist zweifellos größer.

> Aus dem Verständnis des Geburtsmechanismus ergibt sich die Konsequenz, Oxytozin nur zur Geburtseinleitung am Termin bei vorhandener Zervixreife zu applizieren – zu einem Zeitpunkt, an dem man annehmen kann, dass ausreichend Oxytozinrezeptoren im Myometrium vorhanden sind (Fuchs et al. 1984). Die Nichtbeachtung dieser Regel führt meist zur Notwendigkeit, besonders hohe Dosen von Oxytozin zu verabfolgen, mit der Möglichkeit einer Überstimulation und pathologischen Wehenformen, einem erhöhten Basaltonus und letztlich einer negativen Beeinflussung des Kindes.

Oxytozin kann naturgemäß auch zur Verstärkung oder Aufrechterhaltung einer bereits in Gang gekommenen Wehentätigkeit verwendet werden (s. auch Kap. 30). Sehr häufig äußern Schwangere aber den Wunsch nach einem möglichst natürlichen Ablauf der Geburt. Eine Geburtseinleitung mit Oxytozin ist mit einer intravenösen Infusion bzw. Bettlägerigkeit verbunden. Deshalb sollte man diese Einleitungen nur bei klarer medizinischer Indikation vornehmen. In diesen Fällen wird die Schwangere für den apparativen Aufwand aufgrund des besonderen medizinischen Risikos meist Verständnis aufbringen.

In den 70er-Jahren begann für die Geburtshilfe die Ära der **Prostaglandine.** Sie stellen u. a. zentrale Hormone des Geburtsmechanismus beim Menschen dar. Sie wirken als lokale Hormone, die unmittelbar nach ihrer Wirkung zu inaktiven Metaboliten abgebaut werden.

► Studienbox

Sowohl nach spontanem Wehenbeginn als auch nach Geburtseinleitungen mit Oxytozin, durch Amniotomie, sogar nach exogener PG-Zufuhr kommt es zu einem dramatischen Anstieg der Metaboliten von PGE_2 und $PGF_{2\alpha}$ im peripheren mütterlichen Blut (Husslein 1984).

Der Grund für die zentrale Rolle der Prostaglandine für den Geburtsmechanismus beim Menschen stellt ihre mehrfache Wirkung dar.

► Studienbox

Einerseits lösen Prostaglandine Kontraktionen im Myometrium aus, andererseits bewirken sie eine Fülle von biophysikalischen und biochemischen Veränderungen im Bereich der Zervix, die klinisch zu einer Erweichung und einer Reduktion des zervikalen Widerstandes führen (Rath et al. 1994). Zu guter Letzt induzieren PG noch sog. Gap junctions – elektronenmikroskopisch nachweisbare Zellbrücken, die für eine koordinierte Erregungsübertragung von Muskelzelle zu Muskelzelle unabdingbar notwendig sind (Garfield et al. 1980).

Diese 3 Wirkungen ergänzen sich in idealer Weise, um eine Fruchtausstoßung herbeizuführen (Egarter u. Husslein 1992, 1997) (◘ Abb. 35.1).

Deshalb war es nahe liegend, Prostaglandine auch zur Geburtseinleitung zu verwenden. Bei exogener systemischer Zufuhr wirken Prostaglandine aber nicht nur auf das Myometrium und die Zervix, sondern auch auf die glatte Muskulatur des Magen-Darm-Trakts und der Gefäße. Daraus erklärt sich, dass die zunächst eingeführte intravenöse bzw. orale Applikation die in diese Substanzgruppe gesetzten Hoffnungen nicht erfüllen konnte; einerseits war die Wirkung auf die Zervix dabei ungenügend, andererseits kam es zu einer hohen Rate von vornehmlich gastrointestinalen Wirkungen wie Übelkeit und Erbrechen.

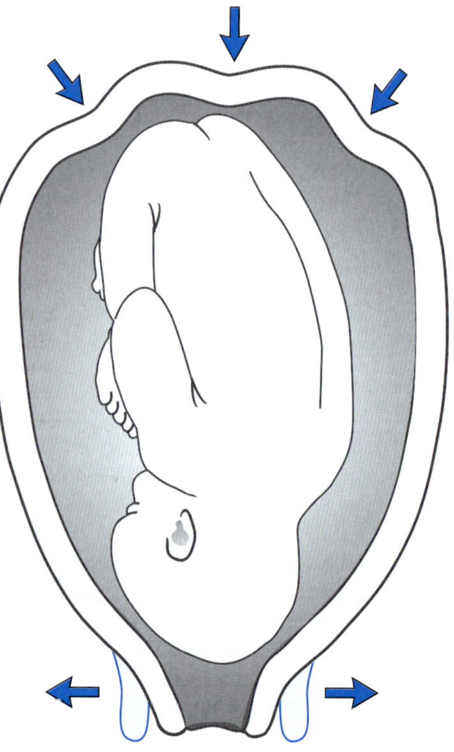

◘ Abb. 35.1. **Wirkungen der Prostaglandine auf Korpus (Myometrium) und Zervix (Bindegewebe)**

Erst die Einführung **lokaler Applikationsverfahren** hat der Anwendung von Prostaglandinen in der Geburtshilfe zum Durchbruch verholfen. Dabei sind systemische Nebenwirkungen eher selten zu beobachten.

PGE-Metabolitbestimmungen im peripheren mütterlichen Blut konnten zeigen, dass die üblicherweise zur intravenösen Geburtseinleitung verwendete Dosis eine um Größenordnungen höhere Resorption bewirkt als die klinisch etablierten lokalen Verabreichungsformen.

Die z.T. immer noch diskutierte Frage, ob es sich bei der Anwendung von Prostaglandinen um eine echte Geburtseinleitung oder nur um eine Vorbereitung der Zervix im Sinne eines **Zervixprimings** handelt, ist insofern klinisch unbedeutend, da meist ohnehin eine eher rasche und komplikationslose Beendigung der Schwangerschaft gewünscht wird. Zudem ist der Übergang zwischen beiden pharmakologischen Eigenschaften der Prostaglandine fließend.

Es muss allerdings hervorgehoben werden, dass die durch Prostaglandine verbesserte Zervixwirkung bzw. die bei der Geburtseinleitung im 3. Trimenon praktisch vollständig fehlende Belastung des Gesamtorganismus durch einen Mangel an Steuerbarkeit erkauft werden musste.

Die ersten Erfahrungen wurden mit der extraamnialen Instillation einer $PGF_{2\alpha}$-Lösung, später auch von PGF_2-haltigem Gel erzielt (Übersicht bei Calder 1986). Heute – gut 25 Jahre nach Einführung dieser Substanzen in die klinische Routine – haben sich einige **klinische Anwendungsrichtlinien** herauskristallisiert (Haller et al. 1988; Goeschen 1994; Husslein 1996):

- Nachdem von den synthetisch hergestellten Prostaglandinderivaten mit längerer Halbwertszeit befürchtet werden muss, dass dadurch die Steuerbarkeit einer Geburtseinleitung noch weiter herabgesetzt ist und außerdem auf den Fetus übertretendes Prostaglandin unter Umständen zu Nebenwirkungen beim Kind führen könnte, sollten zur Geburtseinleitung bei lebendem Kind nur natürliche Prostaglandine eingesetzt werden. Diese Vorsichtsmaßnahme scheint u. U. für die niedrigdosierte Anwendung von Misoprostol (s. unter 35.5) nicht zu gelten.
- Da PGE_2 über eine stärkere Wirkung auf den Bereich der Zervix verfügt und diese Überlegenheit auch klinisch untermauert werden konnte, sollte PGE_2 dem $PGF_{2\alpha}$ zur Geburtseinleitung vorgezogen werden.
- Außerdem muss die deutliche Zunahme der Prostaglandinempfindlichkeit während der Schwangerschaft beachtet werden. Daraus ergibt sich, dass Einleitungsschemata für das 3. Trimenon bzw. für den Termin nicht auf frühere Schwangerschaftsabschnitte übertragen werden können.
- Die Resorption ist stark von der anatomischen Lokalisation des PG-Depots abhängig: je uterusnäher, desto stärker die Resorption. Auch die Galenik spielt für die Resorption eine große Rolle: Sie ist aus Gelen ausgeprägter als aus Tabletten oder Suppositorien.

▶ Empfehlung

Zur Geburtseinleitung bei reifer Zervix hat sich die intravaginale Verabfolgung einer PGE_2-haltigen Tablette (Gordon-Wright u. Elder 1979; Kofler et al. 1986) oder eines PGE_2-haltigen Gels durchgesetzt (Rath u. Heyl 1996).

Zur Anwendung der PGE_2-Vaginaltablette gibt es zum heutigen Zeitpunkt wesentlich mehr klinische Erfahrung; die Galenik des Vaginalgels dürfte jedoch eine gleichmäßigere Resorption mit sich bringen, was zumindest theoretisch ein Vorteil ist.

In den letzten Jahren sind auch Studien über ein vaginal einzuführendes System (Propess®) durchgeführt worden, bei dem über eine semipermeable Membran PGE_2 (Dinoproston) freigesetzt wird. Ursprünglich wurde dieses Vaginalinsert zur Zervixreifung entwickelt und deshalb gibt es hauptsächlich Vergleiche mit Plazebo (Rayburn 1997) bzw. Prostaglandin-Gel. In einer eigenen Untersuchung (Rabl et al. 2002) haben wir dieses System auch mit der Anwendung von PGE_2-Vaginaltabletten zur Geburtseinleitung verglichen und klinisch eine ähnliche Effizienz wie bei 2-mal 3 mg PGE_2 festgestellt. Ein Vorteil von Propess ist sicherlich die Möglichkeit, es beispielsweise bei Überstimulation (siehe Kap. 35.5) anhand des Bändchens zu entfernen, eine Möglichkeit, die meist bei anderen Applikationsformen nicht besteht. Aufgrund der extem kurzen Halbwertszeit der Prostaglandine sistiert die Wirkung nach Entfernung des stimulatorischen Agens relativ rasch (Rabl et al. 2001).

Bei einer Geburtseinleitung durch intravaginale Verabreichung einer 3 mg PGE_2 enthaltenden Tablette wird diese im Rahmen einer vaginalen Untersuchung in den hinteren Scheidenfornix appliziert (▪ Abb. 35.2). Die Schwangere ist im Anschluss daran sofort mobil. Aufgrund der verzögerten Resorption, die zur Folge hat, dass Wehen zumeist erst 2–3 h danach auftreten, empfiehlt es sich, die erste kardiotokographische Kontrolle routinemäßig nach etwa 2 h bzw. bei Auftreten von Kreuzschmerzen oder von der Patientin verspürter Wehen durchzuführen. Eine Wiederholung der Tablettenapplikation kann nach einem Intervall von 6–12 h, je nach klinischer Situation, ins Auge gefasst werden.

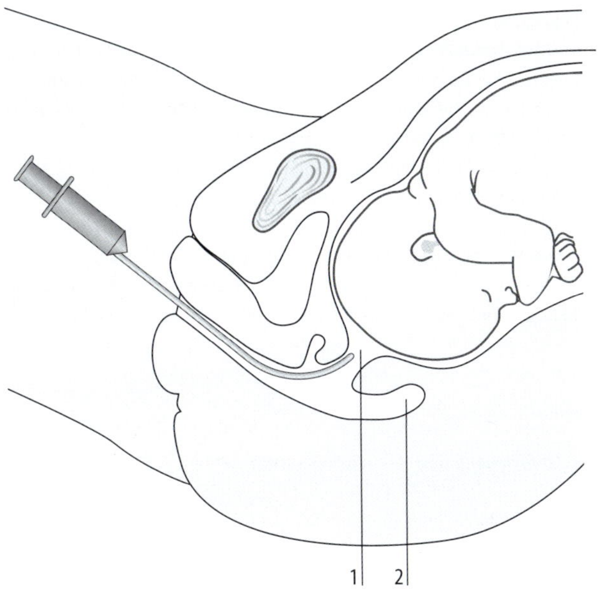

▪ Abb. 35.2. **Schematische Darstellung der anatomisch korrekten endozervikalen Instillation des PGE_2-haltigen Gels (*1*) und der intravaginalen Applikation der PGE_2-Tablette (*2*)**

▪ Tabelle 35.1. **Methoden zur Geburtseinleitung in Terminnähe bei reifer Zervix** (nach Haller et al. 1988)

Medikament	Effektivität	Steuerbarkeit	Akzeptanz
Oxytozin	++	+	–
PGE_2-Tablette	++	–	++

Das Vaginalinsert wird ebenfalls in den hinteren Scheidenfornix gelegt und – um ein unbeabsichtigtes Herausziehen zu vermeiden – das Bändchen ebenfalls intravaginal appliziert.

Ziel der PGE_2-Verabreichung ist es, Wehen auszulösen, die schließlich zur Geburt führen. Eine nachfolgende Gabe von Oxytozin ist zunächst nicht vorgesehen. Erst bei Auftreten einer sekundären Wehenschwäche oder aber bei Versagen der Einleitung kann die i.v.-Verabfolgung von Oxytozin in Betracht gezogen werden.

> Vergleichsuntersuchungen von Geburtseinleitungen mit PGE_2 gegenüber Oxytozin bei reifer Zervix haben gezeigt, dass zwar das Intervall zwischen Einleitung und Entbindung bei Oxytozin kürzer ist, insgesamt aber beide Verfahren einander medizinisch gleichwertig sind. Wegen der Mobilität der Schwangeren ist die Akzeptanz der Prostaglandintablette allerdings wesentlich höher (▪ Tabelle 35.1).

Ein besonderer Vorzug der Geburtseinleitung mittels vaginaler Prostaglandin-Applikation liegt im kurzen Intervall zwischen Blasensprung (spontan oder induziert) und Geburt. Bei der Geburtseinleitung mittels Oxytozin muss oft zusätzlich noch eine Amniotomie durchgeführt werden. Davon kann man sich eine Reduktion der Rate an Infektionen erhoffen. Da es sich bei der Applikation von Prostaglandin bei reifer Portio um ein risikoarmes und relativ wirksames Verfahren zur Geburtseinleitung handelt – Überstimulationen sind zwar beschrieben worden, aber relativ selten – kann nach entsprechender Aufklärung der Schwangeren die Indikation zur Geburtseinleitung in solchen Fällen weiter gestellt werden.

▶ Studienbox

Hierzu konnte beispielsweise gezeigt werden, dass am Termin bei Fehlen von Risiken und bei günstigem Zervixscore eine Geburtseinleitung mit PGE_2-Vaginaltabletten dem kontrollierten Zuwarten auf den spontanen Wehenbeginn zumindest ebenbürtig ist, sodass es sich anbietet, bei dieser »elektiven« Geburtseinleitung auf die Vorstellungen der Schwangeren mehr einzugehen und sie stärker in den Entscheidungsprozess einzubeziehen (Hannah et al. 1992).

Möglicherweise ist – wie oben erwähnt – ein noch besseres prädiktives Kriterium als ein günstiger Zervixscore ein positiver zervikaler Fibronektinabstrich (Ahner et al. 1995). Dieser könnte einerseits dabei helfen, den tatsächlichen Geburtsbeginn besser einzugrenzen, und andererseits eine zusätzliche Entscheidungshilfe in bezug auf eine Geburtseinleitung darstellen.

Probleme bei Anwendung der 3 mg PGE_2-Vaginaltabletten können durch die schlechte Steuerbarkeit entstehen; und das Risiko einer uterinen Überstimulation, das zwar insgesamt nicht allzu groß ist (Egarter et al. 1990), muss bedacht werden.

Hier ist durch die Applikation eines entfernbaren Vaginalinserts zumindest bei Überstimulation ein theoretischer Vorteil gegeben. Da die Überstimulation generell eher selten auftritt, sind hier allerdings noch größere kontrollierte Studien abzuwarten.

Eine nicht zu unterschätzende Rolle spielt auch die Erwartungshaltung der Schwangeren auf einen raschen Erfolg. Eine daraus resultierende Verkürzung der Applikationsintervalle oder Dosissteigerung kann dann natürlich gehäuft zu gefährlichen Überstimulationen führen.

Bezüglich der vaginalen Verabfolgung eines PGE_2-haltigen Gels, von der man sich eine verbesserte und gleichmäßigere Resorption erhofft, bestehen auch derzeit wenig Vergleichsstudien (Hales et al. 1994). Ziel wäre es, die oft unverhältnismäßig und unberechenbar lange Latenzphase zwischen Applikation der Tablette und Einsetzen von Wehen zu reduzieren und berechenbarer zu machen, sodass beispielsweise die Frage der Überwachung klarer und schematischer zu regeln wäre. Aufgrund der rascheren Resorption sollte initial ein 1 oder 2 mg PGE_2 enthaltendes Gel verabreicht werden, mit einer neuerlichen Applikation von 1 oder 2 mg nach etwa 6 h.

35.3.2 Geburtseinleitung bei unreifer Zervix

Eine Geburtseinleitung bei unreifer Zervix ist mit einer höheren Rate an Versagern, mit mehr Komplikationen und mit einer höheren Inzidenz protrahierter Geburten vergesellschaftet und stellt somit einen wesentlich stärkeren medizinischen Eingriff dar; deshalb – und weil es sich zumeist um eine Einleitung vor Erreichen des Geburtstermins handelt – erfordert eine solche Vorgangsweise eine wesentlich härtere Indikation (Husslein 1996).

▶ Studienbox

Würde man bei unreifer Zervix die Geburt durch reine Weheninduktion einleiten, so wäre dies mit einer hohen Rate von Zervixdystokien, sehr langen Geburtszeiten, häufiger mütterlicher Erschöpfung und nicht selten fetalem Distress verbunden. Deshalb ist zumindest theoretisch eine Zervixvorbehandlung – ein Priming – sinnvoll, um zunächst den Widerstand der Portio zu vermindern bzw. um die Abläufe nachzuvollziehen, die die Natur vorsieht, bevor es zum Einsetzen spontaner Wehen kommt (Calder 1986).

Aus diesen Gründen und weil Oxytozin wegen der zu geringen Konzentration der Oxytozinrezeptoren oft gar nicht wirksam ist, hat es immer schon Versuche gegeben, z.T. mit mechanischen Mitteln eine Zervixreifung zu erzielen (Übersicht bei Calder 1986). Allerdings hat erst die Einführung der Prostaglandine zu einer wesentlichen Bereicherung des therapeutischen Vorgehens geführt.

Zunächst wurde der retroamniale Weg zur **lokalen Prostaglandinapplikation** gewählt. Dabei wurde die Vermischung von PGE_2 mit Tylose-Gel verwendet, um eine einmalige Applikation zu ermöglichen. Die Erfolge einer solchen Vorbehandlung der Zervix mit 0,5 mg PGE_2 gegenüber Plazebo mit nachfolgender Oxytozingabe in beiden Gruppen waren überwältigend; die Sectiorate, die Häufigkeit mütterlicher Infektionen und die Inzidenz niedriger Apgarwerte wurden gesenkt (Calder 1986).

In der Folge wurden noch andere Methoden der lokalen Prostaglandinapplikation entwickelt.

▶ Empfehlung

Wegen der geringen Invasivität und des theoretisch gegenüber der retroamnialen Applikation verminderten Infektionsrisikos hat sich die endozervikale Instillation eines PGE_2-Gels als Methode der Wahl bei unreifer Zervix durchgesetzt (Tabelle 35.2). Als optimale endozervikale Dosierung gilt auch hier 0,5 mg PGE_2.

Die im Vergleich zur Vaginaltablette scheinbar niedrigere Dosierung ergibt sich aus der verstärkten Resorption aus dem endozervikalen Raum.

Ziel dieses Verfahrens war es primär, ohne Auslösung von Wehen eine Verbesserung des Reifegrades der Zervix zu erzielen und anschließend mit einer höheren Erfolgsrate die Geburt mittels intravenöser Oxytozininfusion einzuleiten. Deshalb wurde ursprünglich empfohlen, ein solches Priming am Abend vor einer geplanten Einleitung durchzuführen.

Grundsätzlich konnte diese Wirkung auch in Metaanalysen nachgewiesen werden: Im Vergleich zu allen anderen Substanzen bzw. zu Plazebo führte nur die endozervikale Prostaglandin E_2-Gel-Gabe zu

Tabelle 35.2. **Methoden zur Geburtseinleitung in Terminnähe bei unreifer Zervix** (nach Haller et al. 1988)

Medikament	Effektivität	Steuerbarkeit	Risikopotenzial	Nebenwirkungen	Akzeptanz
PGE_2-Gel endozervikal	+++	–	++	–	+
PGE_2 Tablette	++	–	+++	–	++
PGE_2 i.v.	+	++	+	+++	–
Oxytozin	(+)	+++	+	–	–

signifikant kürzeren Einleitungs-Entbindungsintervallen mit weniger Einleitungsversagern, geringeren Sectio- und vaginal-operativen Entbindungsraten (Keirse 1993).

Relativ bald zeigte sich aber, dass durch die endozervikale Applikation des 0,5 mg PGE_2 enthaltenden Tylose-Gels auch bei unreifer Zervix bei bis zu 30 % aller Frauen regelmäßige Wehen induziert werden. Wiewohl dies zunächst als unerwünschte Nebenwirkung eingestuft wurde, setzte sich bald die Vorstellung durch, dass das letztendliche Ziel – die Geburt – auch mit dieser »Nebenwirkung« besser erzielt werden konnte.

Aus dieser Überlegung entwickelten sich die unterschiedlichsten Empfehlungen, was die **Abstände** zur **Reapplikation** anbelangt. Einigkeit bestand nur darin, dass ein Sicherheitsabstand von 6 h zwischen den Applikationen einzuhalten ist. Manche Autoren empfahlen, die endozervikale Gelapplikation nach 6 h zu wiederholen, andere bevorzugten 12-, wieder andere 24-stündige Intervalle.

Es steht außer Zweifel, dass die Zervixreifung biochemisch ohne Myometriumkontraktionen abläuft. Beispielsweise führt die endozervikale Instillation von Prostaglandin-Gel auch bei gleichzeitiger Wehenhemmung mit β-Sympathomimetika zu einer Verbesserung des Zervixscores. Klinisch scheinen die beiden Effekte Zervixreifung und Weheninduktion allerdings nicht so deutlich voneinander zu trennen zu sein.

Das Hauptproblem bei dieser Applikationsform ist die relative Schwierigkeit der endozervikalen Instillation. Nicht nur ist sie technisch anspruchsvoller, sie ist auch für die Patientin unangenehmer und führt nicht selten zu unkontrolliertem Ausrinnen entweder in den retroamnialen Raum mit der Gefahr der Überstimulierung oder in die Scheide mit dem Risiko des Wirkungsverlusts.

> Die endozervikale Instillation kann nur bei anatomisch vorhandener Zervix Anwendung finden, so dass diese Methode sich auf die eher unreife Zervix beschränken muss.

Zwar ist mit einer fraktionierten endozervikalen Verabreichung von beispielsweise zweimal 0,5 mg PGE_2 keine Verbesserung der Ergebnisse zu erzielen, u. U. kann aber vor allem in solchen Fällen, bei denen keine sofortige Beendigung der Schwangerschaft notwendig ist, auch eine tägliche Prostaglandininstillation bis zum Erweichen des Muttermunds zielführend sein, sodass immer erst unter optimalen Bedingungen die Geburt entweder mit intravenösem Oxytozin oder intravaginalem Prostaglandin eingeleitet wird (Goeschen 1994). Dies würde im besonderen Maß auf die Notwendigkeit Rücksicht nehmen, gerade bei vorzeitiger Geburtseinleitung – beispielsweise wegen fetaler Wachstumsretardierung – die Geburt zwar langsam, aber möglichst schonend ablaufen zu lassen.

35.3.3 Vergleichende kritische Betrachtung

Wiewohl die 3 mg PGE_2 enthaltende Vaginaltablette grundsätzlich für eine Geburtseinleitung bei reifer Zervix konzipiert und auch nur für diese klinische Situation vom Bundesinstitut für Arzneimittelsicherheit zugelassen ist, wurde sie doch immer wieder – auch in klinischen Studien – bei der unreifen Zervix eingesetzt. Dabei schnitt die PGE_2-Tablette – sicherlich in Abhängigkeit vom Zervixscore – unterschiedlich ab. Bei einem durchschnittlichen Bishop-Score von 5 Punkten kam es beispielsweise in einer Studie von Mink et al. (1994) zu einer häufigeren Entbindung innerhalb von 24 h nach Tablettenapplikation – allerdings zu einer besseren Reifung der Zervix in der Gelgruppe.

▶ Studienbox

Vergleichsstudien zwischen verschiedenen Methoden zur Geburtseinleitung sind sehr komplex. Folgende Parameter können dabei in unterschiedlichen Variationen wirksam werden: Parität, Zervixscore, Schwangerschaftsdauer, Einleitungsindikation (medizinische Indikation oder elektives Vorgehen am oder nach dem Termin), einfache oder mehrfache Applikation und unterschiedliche Intervalle bei Mehrfachapplikation, Art der Prostaglandindosis und Galenik der Applikation (vornehmlich in früheren Studien), nachfolgende Vorgangsweise (Oxytozin, Amniotomie, Zuwarten), Ausschluss bzw. Einschluss verschiedener Risikofaktoren (vorzeitiger Blasensprung, Zustand nach Sectio, Mehrlinge) etc. Auch die Endpunkte der Studien (Priming, Wehenauslösung, Geburt) können unterschiedlich sein.

Neben diesen verschiedenen Ausgangs- und Beurteilungsbedingungen unterscheiden sich die vorliegenden Untersuchungen noch in ihrem Design: retrospektive Berichte, Vergleiche, prospektive Untersuchungen mit oder ohne Plazebo, randomisiert, nicht randomisiert, offen vs. einfach oder doppelblind etc. Somit ist es nicht erstaunlich, dass es trotz 25 Jahren Prostaglandinforschung praktisch keine 2 gleich lautenden Vergleichsuntersuchungen in der Literatur gibt (Lyndrup et al. 1991; Hales et al. 1994).

Dementsprechend sind die Meinungen zur optimalen Applikationsform sehr unterschiedlich und werden oft wenig sachlich, sondern dogmatisch vorgetragen. Diese Meinungen werden – zumindest aus der Sicht der Autoren – noch von 2 weiteren Faktoren geprägt.

- Erfahrung bzw. Identifikation mit einer bestimmten Vorgehensweise: Wer eine bestimmte Methode mitentwickelt und sich u. U. sogar damit habilitiert hat, wird zwangsläufig damit viel Erfahrung haben und im Zweifel diese Methode auch gegen andere propagieren.
  Wenn andererseits beispielsweise in England oder Österreich jahrelang nur die PGE_2-Vaginaltablette registriert war, das Gel hingegen mühselig und risikoreich in den Apotheken selbst hergestellt werden musste, wird in diesen Ländern – ebenso zwangsläufig – mehr Erfahrung mit der Vaginaltablette vorliegen und diese dann öfter zur Anwendung kommen.
- Auch die grundsätzliche Einstellung zur Geburtseinleitung findet ihren Niederschlag in der Präferenz der einen oder anderen Methode. Wer prinzipiell eine strenge medizinische Indikation zur Geburtseinleitung fordert, wird zur Anwendung des endozervikalen Gels neigen, weil dieses bei unreifer Zervix wahrscheinlich wirksamer ist. Bei reifer Zervix und hohem medizinischem Risiko wird ein solcher Autor aus Sicherheitsgründen die Anwendung von Oxytozin fordern – beim selben günstigen Zervixbefund bei fehlendem Risiko die Geburtseinleitung insgesamt ablehnen. Wer hingegen eine weite – nicht streng medizinische – Indikation akzeptiert (z. B. bei Erreichen des Termins), wird

häufig bei reifer Zervix einleiten und dafür eine einfache Methode bevorzugen, nämlich die intravaginale Verabfolgung der PGE_2-Vaginaltablette.

Daraus ergeben sich in der Literatur 3 Standpunkte:

- Verfechter des »Primings« (mit endozervikalem PGE_2-Gel). Die typische Argumentation lautet hier: Die endozervikale Applikationsform ist – was die Effizienz anbelangt – die wirksamste. Mit Einführung der endozervikalen PG-Anwendung konnte die Sectiorate deutlich reduziert werden, insbesondere wenn man bei gegebener klinischer Konstellation mehrfach – bis zu 15-mal – ein solches Priming durchführt. Bei korrekter Anwendung ist außerdem die Überstimulationsrate außerordentlich gering (Calder 1986; Keirse 1993; Goeschen 1994).
- Unterstützer des vaginalen Zugangs (PGE_2-Vaginaltablette). Das Credo der so eingestellten Kliniker lautet: Die endozervikale Gelapplikation ist zu kompliziert. Sämtliche vaginale Applikationsformen sind der endozervikalen Instillation mehr oder weniger gleichwertig, viel einfacher anzuwenden und für die Frauen weniger beschwerlich (Gordon-Wright u. Elder 1979). Argumenten gegen die schlechte Löslichkeit der Tablette bzw. die – zumindest theoretisch – ungleichförmige Resorption wird durch Hinweise begegnet, dass in Zukunft aller Wahrscheinlichkeit nach die 3-mg-PG-Vaginaltablette ohnehin durch das 2 mg enthaltende PG-Vaginalgel bzw. das Vaginalinsert ersetzt werden wird. Bisherige Studien haben zumindest Gleichwertigkeit der endozervikalen Verfahren untermauert.
- »Differenzierer«: Basierend auf einigen Untersuchungen, die bei unreifer Zervix eine höhere Wirksamkeit und eine geringere Rate an Überstimulationen bei der Anwendung des endozervikalen Gels nachzuweisen glauben, argumentiert diese Gruppe – der sich auch die Autoren dieses Beitrages anschließen –, dass bei unreifer Zervix das endozervikale Gel, bei reifer Zervix eine vaginale Applikationsform (3-mg-PGE_2-Vaginaltablette oder Vaginalinsert) zur Anwendung kommen sollen (Husslein 1996; Rabl et al. 2002).

Wiewohl es sich immer wieder gezeigt hat, dass die Variabilität der Zervixscorebeurteilung zwischen unterschiedlichen Untersuchern relativ groß ist, wird trotzdem eine über die »Reif-unreif-Unterscheidung« hinausgehende weitere Unterdifferenzierung empfohlen:

> Bei einem Bishop-Score unter 5 sollte die endozervikale Gelinstillation, bei einem Bishop-Score von 5–8 die 3-mg-PGE_2-Vaginaltablette und bei einem Bishop-Score >8 Oxytozin zur Anwendung gelangen (Wischnik u. Rath 1994).

Die bereits erwähnte Metaanalyse (Keirse 1993) konnte generell jedenfalls zeigen, dass ein schlechter Zervixscore weniger häufig nach Behandlung mit Prostaglandinen auftritt. Darüber hinaus kommt es signifikant häufiger zur Induktion von Wehen bzw. zur Geburt während des beabsichtigten Reifungsvorganges mittels Prostaglandinen und die Anzahl der nach 12 bzw. 24 Stunden nicht Entbundenen ist dementsprechend reduziert. Die PGE_2-Applikation ist im Vergleich zu Plazebo bzw. keiner Therapie mit einer statistisch signifikanten Abnahme der vaginal-operativen Entbindungen und einer signifikanten Reduktion der Sectiofrequenz verbunden (▣ Abb. 35.3).

35.4 Besonderheiten und Komplikationen

Ein spontaner Blasensprung stellt prinzipiell keine Kontraindikation für eine lokale PGE_2-Applikation dar. Gerade bei unreifer Portio kann die Erfolgsquote einer Geburtseinleitung durch endozervikale PGE_2-Gel-Instillation deutlich erhöht werden (Ray u. Garite 1992). Das theoretische Infektionsrisiko dürfte hier keine Rolle spielen.

Bei Anwendung der Vaginaltablette muss allerdings berücksichtigt werden, dass durch eine Änderung des Scheidenmilieus durch vermehrten Fruchtwasserabgang eine verstärkte PGE_2-Resorption, aber auch eine Ausschwemmung der Wirksubstanz möglich ist. Bei reifer Portio und Blasensprung ist deshalb die Vaginaltablette der intravenösen Oxytozingabe klinisch unterlegen. Eventuell ist auch bei einer Indikation aus theoretischen Überlegungen die Applikation des Vaginalinserts mit seiner über die semipermeable Membran konstanten Freisetzung von PGE_2 vorzuziehen.

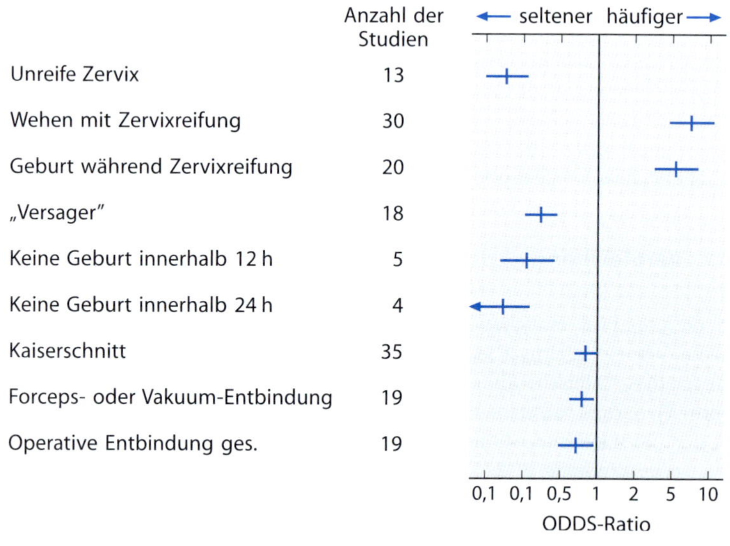

▣ Abb. 35.3. **Metaanalyse der Wirkung von Prostaglandinen** (mod. nach Keirse 1993)

Zur **Geburtseinleitung bei Zustand nach Sectio** konnten zahlreiche Untersuchungen zeigen, dass grundsätzlich keine Kontraindikation gegen die Anwendung von Prostaglandinen besteht. Das Risiko einer Uterusruptur ist in diesem Kollektiv zwar vorhanden, aber doch sehr niedrig.

▶ Studienbox

So wurden in einer Studie, die das größte Kollektiv untersucht hat, vereinzelt Dehiszenzen und nur eine einzige echte Uterusruptur gefunden (McKenzie et al. 1984). Auffallend in ihrem Kollektiv war, dass alle echten klinischen Probleme bei der Kombination von Prostaglandinen und Oxytozin aufgetreten waren. Auch zeigen ihre Ergebnisse, dass gerade bei unreifer Zervix die Indikation zur Geburtseinleitung bei Zustand nach Sectio sehr streng zu stellen ist. Daraus erklärt sich auch die in manchen Untersuchungen gefundene Azidosefrequenz in diesem Hochrisikokollektiv. Auf all diese Punkte ist in einem Aufklärungsgespräch zur PGE_2-Geburtseinleitung bei Zustand nach Sectio ebenfalls hinzuweisen (Schneider et al. 1994).

Cave

Generell führt die gleichzeitige Gabe von Oxytozin und Prostaglandinen durch eine prostaglandininduzierte Erhöhung der Oxytozinsensibilität häufiger zur Überstimulation und ist daher unbedingt zu vermeiden. Deshalb sollte keine Oxytozingabe innerhalb von mindestens 6 h nach der letzten Prostaglandinapplikation erfolgen.

Trotz Beachtung dieser Richtlinien kann es auch bei alleiniger Anwendung eines der beiden Wehenmittel zur Überstimulation kommen. Deshalb ist insbesondere bei entsprechender Wehentätigkeit eine zumindest diskontinuierliche kardiotokograpische Überwachung bei jeder Geburtseinleitung zwingend vorgeschrieben.

Das Risiko für die Ausbildung einer **Hyperstimulation** besteht grundsätzlich bei jedem Wehenmittel. Die therapeutische Bandbreite von Oxytozin ist aber wesentlich größer als die der Prostaglandine. Deshalb darf beispielsweise bei intravenöser Prostaglandinapplikation die Dosis nicht wie bei Oxytozin verdoppelt, sondern lediglich langsam erhöht werden (Husslein 1992). Vor allem nach lokaler PGE_2-Applikation bei unreifer Zervix kann es zu hochfrequenten Wehen zumeist niedriger Amplitude kommen, die meist auch keinerlei Geburtsfortschritt bewirken. Die zu kurzen Intervalle zwischen den einzelnen Wehenspitzen können gelegentlich auch zu einer Erhöhung des Basaltonus und zu einer Verminderung der plazentaren und fetalen Durchblutung mit entsprechenden CTG-Alterationen führen (◘ Abb. 35.4).

▶ Studienbox

Aus umfangreichen retrospektiven Studien weiß man, dass die Rate an Hyperstimulation für intravaginale PGE_2-Tabletten etwa bei 7 % und für intravaginales PGE_2-Gel bei nur 3 % liegt. Mit einer endozervikalen Gelapplikation von 0,5 mg PGE_2 werden entsprechende Hyperstimulationen nur in 0,5 % der Fälle beobachtet (Egarter et al. 1990).

Aus dem physiologischen Verständnis der Uteruskontraktion lassen sich diese Überstimulationen am ehesten dadurch erklären, dass zu diesem Zeitpunkt noch kein dominantes Erregungszentrum im Fundus uteri vorliegt, sodass Kontraktionen von verschiedenen Zentren des Corpus uteri ausgehen und unter anderem durch einen Mangel an Gap junctions zu unkoordinierten Kontraktionen führen. Auch der erhöhte Widerstand der Zervix dürfte hier eine gewisse Rolle spielen.

Das **therapeutische Vorgehen** bei Überstimulationen richtet sich im Wesentlichen nach dem fetalen Kardiogramm:

- Liegen keine Hypoxiezeichen vor, so sollte grundsätzlich zugewartet werden; zumeist schlägt diese Wehenform innerhalb kurzer Zeit in ein normofrequentes Wehenmuster mit hoher Amplitude und niedrigem Basaltonus um. Sind fetale Herzfrequenzalterationen zu beobachten, so muss in Abhängigkeit von der fetalen Ausgangssituation eingeschritten werden. Dabei kann eine **Amniotomie** die Normalisierung des pathologischen Kardiotokogramms bewirken.
- Ist aus klinischen Gesichtspunkten keine Amniotomie erwünscht, so führt die intravenöse Gabe eines β-Sympathomimetikums (z. B. 10 μg Hexoprenalin oder 20 μg Fenoterol langsam intravenös) zumindest kurzfristig in praktisch allen Fällen (Husslein 1992) zu einer Unterbrechung des hyperkinetischen Wehenmusters (s. ◘ Abb. 35.4 a). Häufig genügt eine einmalige intravenöse Gabe; gelegentlich ist es allerdings notwendig, eine intravenöse Dauerinfusion zu verabfolgen (◘ Abb. 35.4 b; s. auch Kap. 33).
- Nur in seltensten Fällen ist auf der Basis einer solchen Hyperstimulation allein eine Indikation zur operativen Geburtsbeendigung gegeben.

> Die Wehentätigkeit der Hyperstimulation wird gelegentlich als außerordentlich schmerzhaft empfunden, und wegen der fehlenden Erholungspause verlieren solche Frauen dann die Kontrolle. Für diese seltenen Fälle kann eine Tokolyse auch aus mütterlichem Blickwinkel indiziert sein.

Es gibt vereinzelt Literaturberichte über intrauterine Fruchttode nach Prostaglandinapplikation (Simmons u. Savage 1984). Inwieweit dies dem Einleitungsverfahren oder der Ausgangssituation mit erheblich erhöhtem fetalen Risiko angelastet werden muss, bleibt vorläufig offen.

Ob oxytozin- bzw. prostaglandininduzierte Wehen denen nach spontanem Wehenbeginn ähneln oder sich davon unterscheiden, ist in der Literatur breit diskutiert worden. Ein Störfaktor bei der Durchführung solcher Vergleichsstudien besteht in der Tatsache, dass man bei einer Geburtseinleitung per definitionem nicht dieselben physiologischen Bedingungen vorfindet, was z. B. die Reife des Wehenmechanismus anbelangt, sonst hätten ja spontane Wehen bereits eingesetzt. Dies erklärt aller Wahrscheinlichkeit nach auch das immer wieder beobachtete Phänomen, dass Frauen nach einer Geburt durch Einleitung die dabei verspürten Wehen im Vergleich mit einer vorausgegangenen Geburt mit spontaner Wehentätigkeit als besonders schmerzhaft empfinden.

Die meisten Studien zeigen allerdings, dass vor allem die in der aktiven Geburtsphase induzierten Wehen von spontan aufgetretenen nicht zu unterscheiden sind. So konnte durch intrauterine Druckmes-

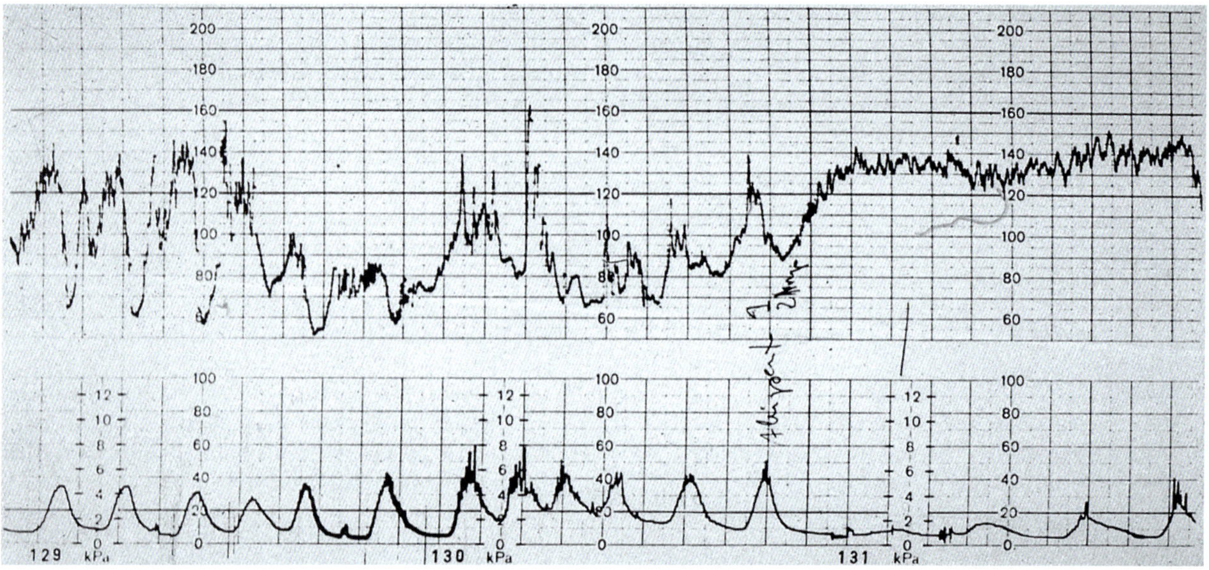

a

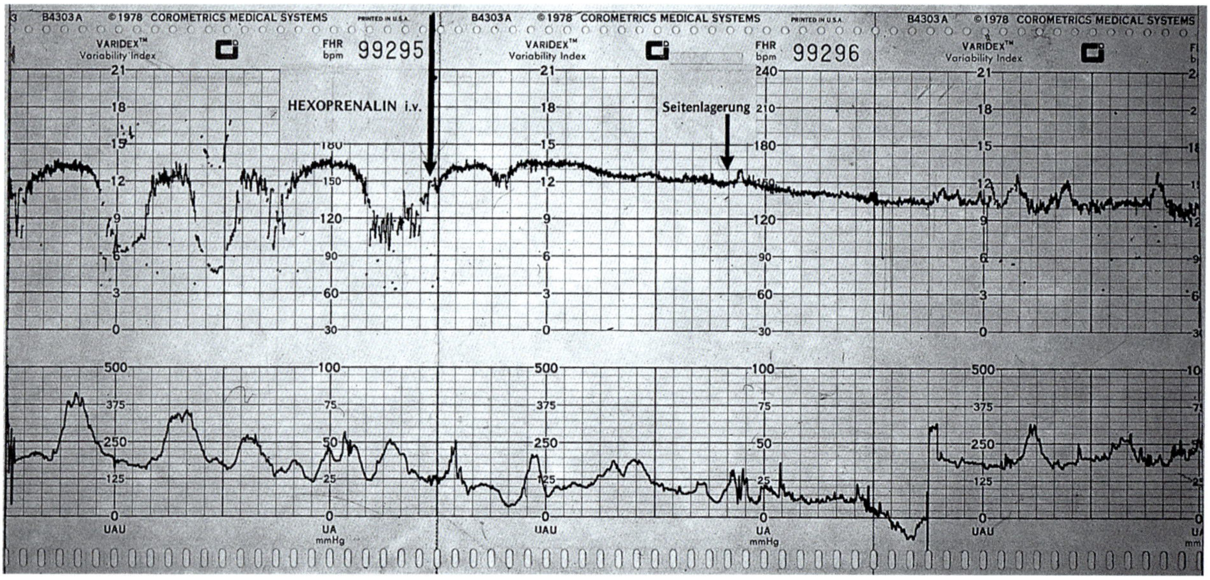

b

Abb. 35.4. Überstimulation nach lokaler PGE_2-Applikation. Schlagartige Verminderung der Wehentätigkeit und Besserung des Kardiotokogramms nach intravenöser Gabe von Hexoprenalin. Gelegentlich hält eine einmalige intravenöse Bolusgabe nur kurz an. Hier kann eine kurzfristige kontinuierliche intravenöse Applikation indiziert sein

sungen belegt werden, dass zwischen $PGF_{2\alpha}$-induzierten und spontanen Wehen kein Unterschied bestand, dass durch Oxytozin ausgelöste Wehen allerdings in ihrer Dauer etwas kürzer waren.

Auch durch intrauterine Druckmessung ging man der Frage nach, warum vor allem bei reifer Zervix die Geburtszeiten nach Geburtseinleitung mit der 3-mg-PGE_2-Vaginaltablette durchschnittlich etwas kürzer sind als nach spontanem Wehenbeginn. Die Wehenform prostaglandininduzierter Wehen war denen nach spontanem Wehenbeginn bzw. Oxytozineinleitung ähnlich, insgesamt wurden aber höhere Montevideo-Einheiten nach PGE_2-Einleitung erzielt.

Eine endgültige Aussage erscheint hier schwierig, weil zu viele Faktoren auf die Untersuchungsergebnisse einen Einfluss nehmen können, wie beispielsweise Zeitpunkt der Geburtseinleitung, Art der Medikamente, Dosis, Applikationsform, Zustand der Zervix oder Parität.

Wiewohl die meisten Berichte von **Uterusrupturen** nach PG-Anwendung sich auf eine nicht gerechtfertigte Anwendung von hoch dosierten PG-Suppositorien, die zur Fruchtausstoßung im 2. Trimenon registriert sind, am Termin beziehen, gibt es in Ausnahmefällen offenbar auch Uterusrupturen nach Anwendung der niedrigdosierten Vaginaltablette oder von endozervikalem Gel. Es handelt sich aber hierbei um außergewöhnlich seltene Fälle, aus denen sich zwangsläufig keine klinische Konsequenz ergeben kann (Elder 1984).

Obwohl von PGE_2 bekannt ist, dass es zu einer Temperatursteigerung führen kann, sind dazu die zur Geburtseinleitung vor allem bei lokaler Applikation verwendeten Dosen nicht ausreichend. Beobachtet man somit nach lokaler PGE_2-Applikation eine Zunahme der Körpertemperatur, so darf dies nicht auf die zugeführte Medikation zurückgeführt werden, sondern es muss an die Möglichkeit einer Infektion gedacht werden. Wegen der geringen resorbierten Menge von Prostaglandinen bei lokaler Applikation zur Geburtseinleitung sind die allgemeinen Kontraindikationen gegen eine Prostaglandinapplikation (z.B. Asthma bronchiale) für eine Geburtseinleitung meist nicht relevant.

Dass eine Geburtseinleitung mit Prostaglandinen zu einer niedrigeren Rate an kindlichen Hyperbilirubinämien im Vergleich zu Geburtseinleitungen mit Oxytozin führt, ist zwar behauptet worden, die Inzidenz dieses Problems dürfte aber eher vom Ausmaß der fetalen Reife abhängen als vom Wehen auslösenden Agens.

▶ **Studienbox**

In nahezu allen Studien wurde auch der Einfluss einer Geburtseinleitung und speziell der von Prostaglandinen auf die Lebensfunktionen der Neugeborenen untersucht. In keiner dieser Studien konnte ein negativer Einfluss nachgewiesen werden (Übersicht bei Lange 1986). Es wurden sogar psychomotorische Nachuntersuchungen bis 30 Monate nach der Geburt durchgeführt, ohne Auffälligkeiten zu entdecken (Coster u. Goethals 1976).

35.5 Studienergebnisse zu neueren Verfahren (Relaxin, Misoprostol)

In letzter Zeit sind Versuche unternommen worden, Substanzen in die klinische Praxis einzubeziehen, von denen man seit jeher angenommen hat, dass sie den physiologischen Zervixreifungsprozess mit beeinflussen, z.B. **Relaxin** (McLennan et al. 1986). Eine klinische Studie über rekombinantes Relaxin hat aber bei intravaginaler Verabfolgung in Gelform keinerlei Effekt auf den Zustand der Zervix ergeben (Brennand et al. 1997).

▶ **Studienbox**

Studien zur Anwendung von **Progesteronantagonisten** haben zwar gezeigt, dass es möglich ist, mit solchen Substanzen die Geburt erfolgreich einzuleiten, durchschlagende klinische Erfolge konnten aber zumindest mit den bisher verwendeten Anwendungsprotokollen nicht erzielt werden (Frydman et al. 1992).

Die Verwendung des synthetischen PGE_1-Analogons **Misoprostol** könnte hingegen u. U. tatsächlich eine Bereicherung der therapeutischen Möglichkeiten zur Geburtseinleitung darstellen, insbesondere aus Kostengründen, da dieses synthetische PG-Derivat offenbar äußerst preiswert herzustellen ist.

▶ **Studienbox**

In ersten Studien konnte zwar eine gute Wirkung erzielt werden, allerdings noch zum Preis einer hohen Rate von Überstimulationen mit möglicher kindlicher Gefährdung (Wing et al. 1995).

Durch eine Reduktion der Misoprostoldosis auf 25 µg alle 3 h bis zu einer Gesamtdosis von 200 µg scheint dieses ▼ Problem aber gelöst zu sein. In einer Metaanalyse gelangten Sanchez-Ramos et al. (1997) anhand von 8 prospektiv randomierten Studien mit unterschiedlichen Kontrollgruppen bei insgesamt 996 Patientinnen zu dem Ergebnis, dass Misoprostol ein wirksames und offenbar – bei entsprechend vorsichtiger Dosierung – ungefährliches Medikament zur Geburtseinleitung darstellt.

Ein wesentlicher Nachteil von **Misoprostol** ist derzeit allerdings noch, dass es nicht für die Indikation Geburtseinleitung zugelassen ist. Es besteht zwar für jeden Arzt Behandlungsfreiheit, solange er sich im Rahmen vorgegebener ethischer Grundsätze bewegt. Medikamente, die für bestimmte Indikationen nicht (oder noch nicht) zugelassen sind, können von jedem Arzt im Rahmen seiner eigenen Verantwortung für andere Indikationen verwendet werden. Allerdings sollten forensische Probleme diesbezüglich bedacht werden, da sich im Haftungsfall die pharmazeutische Industrie wahrscheinlich darauf berufen würde, dass es sich um einen bestimmungswidrigen Gebrauch eines Arzneimittels handelt.

> Es empfiehlt sich bei einem eventuellen Einsatz von Misoprostol in jedem Fall eine sehr gründliche Aufklärung der Patientin auch im Hinblick auf die fehlende Indikationsangabe des Herstellers.

▶ **Studienbox**

Dies ist insbesondere deshalb wichtig, weil bei Einsatz von Misoprostol zum Schwangerschaftsabbruch auch einige Kasuistiken eine einzigartige Malformation des frontalen und temporalen Schädelknochens bei weiterbestehenden Schwangerschaften beschrieben haben (Fonseca et al. 1991). Unter Umständen sind diese Malformationen pathogenetisch ähnlich zu erklären, wie die bei sehr hoher Dosierung von Misoprosol auftretenden Eckchymosen (Zahradnik 1992). Obwohl noch keine umfangreichen Untersuchungen bezüglich der Effekte von Misoprostol auf das Neugeborene vorliegen, dürften zumindest diese beschriebenen Nebenwirkungen bei der Geburtseinleitung nicht von großer Relevanz sein. Hier ist eher den noch nicht optimierten Dosierungsfragen Aufmerksamkeit zu schenken (Wing et al. 1995 a, b). In einer rezenten Vergleichsstudie (Shetty et al. 2001) zwischen 50 µg oralem oder vaginalem Misoprostol zeigte die in letzter Zeit zunehmend favorisierte vaginale Applikation eine höhere Überstimulationsrate. Wegen der enorm zunehmenden Haftungsfragen sollte man Misoprostol wahrscheinlich derzeit nur unter Studienbedingungen anwenden.

Literatur

Ahner R, Egarter C, Kiss H, Heinzl K, Zeilinger R, Schatten C, Dormeier A, Husslein P (1995) Fetal fibronectin as a selection criterion for induction of term labor. Am J Obstet Gynecol 173: 1513–1717

Bishop EH (1964) Pelvic scoring for elective induction. Obstet Gynecol 24: 266–268

Brennand JE, Calder AA, Leitch CR, Greer IA, Chou MM, McKenzie IZ (1997) Recombinant human relaxin as a cervical ripening agent. Br J Obstet Gynaecol 104: 775–780

Calder AA (1986) Cervical ripening. In: Bygdeman M, Berger G, Keith L (eds) Prostaglandins and their inhibitors in clinical obstetrics and gynecology. MTP, Lancaster

Chard T (1995) Oxytocin in human parturition. In: Chard T, Grudzinskas JG (eds) The Uterus. Cambridge University Press, p 268

Coster W de, Goethals A, Vandierendonck, Thiery M, Derom R (1976) Labor induction with prostaglandin $F_{2\alpha}$: Influence of psychomotor evolution of the child in the first 30 months. Prostaglandins 12: 559

Egarter C, Husslein P, Rayburn WF (1990) Uterine hyperstimulation after low-dose PGE_2 therapy: Tocolytic treatment in 181 cases. Am J Obstet Gynecol 163: 794

Egarter C, Husslein P (1992) Biochemistry of myometrial contractility. Baillieres Clin Obstet Gynaec 6: 755

Egarter C, Husslein P (1997) Geburtsregulation und Wehensteuerung – Physiologie, Pathophysiologie und klinische Implikationen. Wissenschaftliche Verlagsgesellschaft, Stuttgart (Edition Gynäkologie und Geburtsmedizin)

Elder MG (1984) Uterine ruptur with the use of vaginal PGE_2 (letter). Am J Obstet Gynecol 150: 342

Fonseca W, Mota FSB, Coelho HLL (1991) Misoprostol and congenital malformations. Lancet 338: 56

Frydman R, Lelaidier C, Baton-Saint-Mleux C, Fernandes H, Vial M, Bourget P (1992) Labor induction in women at term with mifepristone (RU 486): A double blind, randomised, placebo-controlled study. Obstet Gynecol 80: 972

Fuchs AR, Fuchs F, Husslein P, Fernström M, Soloff MS (1984) Oxytocin receptors in pregnant human uterus and the regulation of oxytocin action during pregnancy and parturition. Am J Obstet Gynecol 150: 734

Garfield RE, Kannan MS, Daniel EE (1980) Gap-junction formation in myometrium: control by estrogens, progesterone and prostaglandins. Am J Physiol 238: C81

Goeschen K (1994) Wie sollten Prostaglandine zur Geburtseinleitung angewendet werden? Gyne 2: 29

Gordon-Wright AP, Elder MG (1979) Prostaglandin E_2 tablets used intravaginally for the induction of labor. Br J Obstet Gynaecol 86: 32–36

Hales KA, Rayburn WF, Turnbull GL, Christensen HD, Patanian E (1994) Double-blind comparison of intracervical and intravaginal prostaglandin E_2 for cervical and induction of labor. Am J Obstet Gynecol 171: 1087–1091

Haller E, Kubli F, Husslein P (1988) Prostaglandine in der Gynäkologie und Geburtshilfe. Springer, Berlin Heidelberg New York Tokyo

Hannah ME, Hannah WJ, Hellmann J, Hewson S, Milner R, Willan A (1992) Induction of labour compared with serial antenatal monitoring in postterm pregnancy. New Engl J Med 326: 1587

Husslein P (1984) Die Bedeutung von Oxytocin und Prostaglandinen für den Geburtsmechanismus beim Menschen. Wien Klin Wochenschr 22 [Suppl 155]: 1–32

Husslein P (1991) Use of prostaglandins for induction of labor. Semin Perinatol 15: 173–181

Husslein P (1992) Geburtseinleitung. In: Martius G (Hrsg) Therapie in Geburtshilfe und Gynäkologie, Bd 1. Thieme, Stuttgart, S 137–146

Husslein P (1996) Prostaglandine zur Geburtseinleitung: Gel oder Tablette ? Gynäkologe 29: 194–199

Keirse MJNC (1993) Prostaglandins in preinduction cervical ripening. Meta-analysis of worldwide clinical experience. J Reprod Med 38: 89

Kofler E, Egarter C, Husslein P (1986) Erfahrungen an 2132 Geburtseinleitungen durch intravaginale Applikation von PGE_2 Tabletten. Geburtsh Frauenheilkd 46: 863

Lange AP (1986) Induction of labor. In: Bygdeman M, Berger G, Keith L (eds) Prostaglandin and their inhibitors in clinical obstetrics and gynecology. MTP, Lancaster

Lyndrup J, Nickelsen C, Guldbaek E, Weber T (1991) Induction of labor by prostaglandin E_2: intracervical gel or vaginal pessaries ? Eur J Obstet Gynecol Reprod Biol 42: 101–109

McKenzie IZ, Bradley S, Embrey MR (1984) Vaginal PG and labour induction for patients previously delivered by caesarean section. Br J Obstet Gynaecol 91: 7

McLennan AH, Green RC, Grant P (1986) Ripening of the human cervix and induction of labour with intracervical purified porcine relaxin. Obstet Gynecol 68: 598–601

Mink J, Boos R, Heiss C, Schmidt W (1994) PGE_2-Gel und PGE_2-Vaginaltabletten zur Geburtseinleitung – eine prospektive randomisierte Studie. Geburtsh Frauenheilkd 54: 409–413

Rabl M, Jura E, Yüksel M, Egarter Ch (2002) A randomized trial of vaginal prostaglandin E_2 for induction of labor: Insert versus tablet. J Reprod Med 47: 115

Rath W, Heyl W (1996) Probleme der prostaglandin-induzierten Geburtseinleitung – Ist das Prostaglandin E_2 Vaginalgel eine »neue« Alternative? Geburtsh Frauenheilkd 56: 536

Rath W, Osmers R, Stuhlsatz HW, Adelmann-Grill BC (1994) Biochemische Grundlagen der Zervixreifung und Muttermundseröffnung. Z Geburtsh Perinatol 198: 186

Ray DA, Garite TJ (1992) Prostaglandin E_2 for induction of labor in patients with premature rupture of membranes at term. Am J Obstet Gynecol 166: 836–843

Rayburn, WF (1997) Clinical experience with a controlled-release, prostaglandin E_2 intravaginal insert in the USA. Br J Obstet Gynaecol 104 [Suppl 15]: 8–12

Sanchez-Ramos L, Kaunitz AM, Wears RL, Delke I, Gaudier FL (1997) Misoprostol for cervical ripening and labor induction: A meta-analysis. Obstet Gynecol 89: 633–642

Schneider KTM, Lüftner D, Rath W, Thurmayr GR (1994) Prostaglandin-Geburtseinleitung bei Zustand nach Sectio caesarea. Zentralbl Gynäkol 116: 461–467

Shetty A, Danielian P, Templeton A (2001) A comparison of oral and vaginal misoprostol tablets in induction of labour at term. Br J Obstet Gynaecol 108: 238–243

Simmons K, Savage W (1984) Neonatal death associated with induction of labour with intravaginal PG E_2. Case report. Br J Obstet Gynaecol 91: 958

Wing DA, Jones MM, Rahall A, Goodwin TM, Paul RH (1995 a) A comparison fo misoprostol and prostaglandin E_2 gel for preinduction cervical ripening and labor induction. Am J Obstet Gynecol 172: 1804–1810

Wischnik A, Rath W (1994) Zur Geburtseinleitung mit Prostaglandin E_2 bei Terminüberschreitung – Ergebnisse einer Multizenterstudie. Zentralbl Gynäkol 116: 537–543

Zahradnik HP (1992) Missbrauch von Misoprostol zur Abortinduktion. Dtsch Med Wschr 117: 1735

Vorzeitiger Blasensprung am Termin

K. Reisenberger und P. Husslein

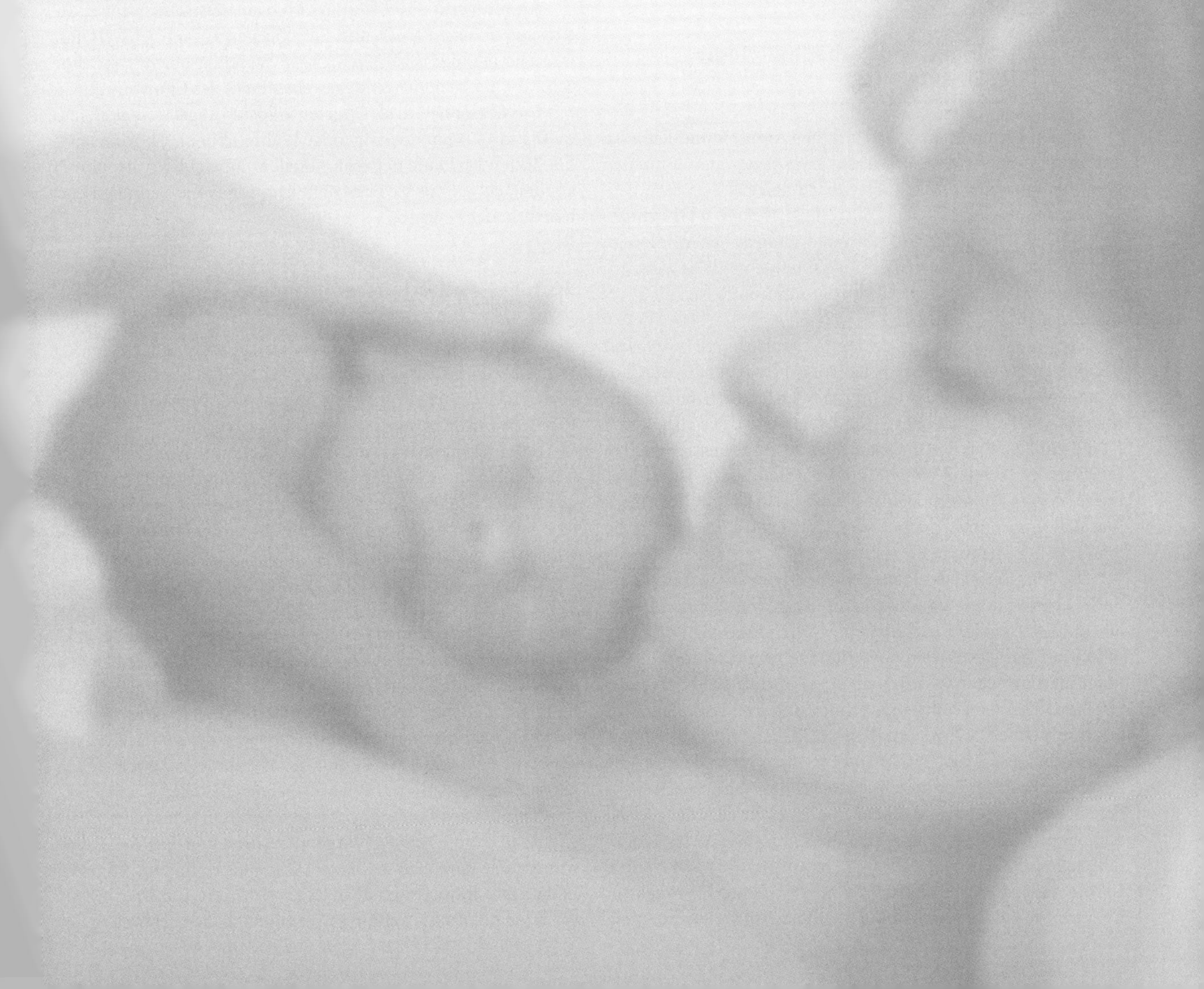

Kurz-Überblick

Etwa 8–10 % aller Schwangerschaften werden durch einen vorzeitigen Blasensprung am Termin kompliziert. Für die Diagnose eines vorzeitigen Blasensprungs haben sich neben gängigen Untersuchungsverfahren wie dem Nitrazintest biochemische Tests etabliert, die das fetale Fibronektin oder das IGF-bindende Protein im Fruchtwasser nachweisen.

Bei Vorliegen eines reifen Zervixbefundes, der mittels steriler Spekulumeinstellung erhoben werden soll, stellt die Geburtseinleitung nach einem Intervall von etwa 6 h die Therapie der Wahl dar. Einzig bei Nullipara und sehr unreifem Zervixbefund ist ein Zuwarten bei engmaschiger Kontrolle der Entzündungsparameter und Vermeidung digitaler vaginaler Untersuchungen möglicherweise von Vorteil, da die Anzahl operativer Entbindungen reduziert werden kann. Bei einem Intervall von mehr als 12 h zwischen Blasensprung und Geburt sollte eine Antibiotikaprophylaxe durchgeführt werden.

36.1 Allgemeine Grundlagen

Ein vorzeitiger Blasensprung am Termin betrifft etwa 8–10 % aller Schwangerschaften. Als Latenzperiode wird das Zeitintervall zwischen Blasensprung und dem Einsetzen regelmäßiger Wehentätigkeit bezeichnet. Je früher in der Schwangerschaft ein vorzeitiger Blasensprung auftritt, desto länger ist die Latenzperiode. Wird die Geburt nicht eingeleitet, setzt bei 70–80 % der betroffenen Schwangeren die spontane Wehentätigkeit innerhalb von 24 h ein, bei etwa 95 % innerhalb von 72 h.

36.1.1 Anatomie und Pathophysiologie der Eihäute

Die fetalen Membranen setzen sich aus Amnion und Chorion zusammen, die vor der 12. SSW aus zwei getrennten Einheiten bestehen und dann miteinander verschmelzen.

Das **Amnion** enthält keine Blutgefäße, Nerven oder Lymphgefäße. Durch die fehlende Gefäßversorgung ist das Amnion im Stoffwechsel und Gasaustausch auf das umgebende Gewebe angewiesen, wobei der Hauptteil von der Amnionflüssigkeit übernommen wird.

Der Anteil des Amnions an der mechanischen Belastbarkeit der fetalen Membranen ist 7-mal so groß wie jener des Chorions, wobei die Dicke der Membran offensichtlich keinen Einfluss auf die Festigkeit hat (Oxlund et al. 1990). Die Druckwerte, die zum Reißen der intakten Eihäute aufgewendet werden müssen, sind deutlich höher als der physiologische Druck, der durch uterine Kontraktionen ausgelöst werden kann. Vor einem Blasensprung müssen deshalb Veränderungen auftreten, die die Stabilität der Membran herabsetzen.

Das Amnion ist aus einem einschichtigen kubischen bis zylindrischen Epithel aufgebaut, das die Amnionhöhle auskleidet. Die Epithelzellen sind untereinander durch zahlreiche sog. Gap junctions und Desmosomen verbunden, womit einerseits ein guter mechanischer Zusammenhalt gewährleistet, andererseits ein Eindringen von Mikroorganismen und Entzündungszellen erschwert wird. Die Amnionzellen sind durch zahlreiche Hemidesmosomen mit der Basalmembran fest verbunden. An die Basalmembran der Epithelzellschicht schließt eine unterschiedlich dicke Bindegewebsschicht an, die durch ihren hohen Anteil an Kollagen für einen Großteil der mechanischen Widerstandsfähigkeit der fetalen Membranen verantwortlich ist. Weitere Bestandteile dieser Zellschicht sind das fetale Fibronektin, Integrin, Fibrillin, Laminin und zahlreiche Proteoglykane. Diese Substanzen unterliegen einem permanenten enzymatischen Auf- und Abbau (Woessner 1991).

Gegen Ende der Schwangerschaft überwiegen katabole Prozesse, die mit einem Abbau der extrazellulären Matrix einhergehen. Mit zunehmender Schwangerschaftsdauer führt die Abnahme des Kollagengehalts der fetalen Membranen zu einer Abnahme der mechanischen Belastbarkeit. Dieser Rückgang des Kollagengehalts, der durch eine zunehmende Aktivität von Kollagenasen und Proteasen ausgelöst wird, ist in den letzten SSW besonders ausgeprägt (Skinner et al. 1981). Zu den biochmischen Abläufen beim vorzeitigen Blasensprung siehe auch Kap. 26.

Amnion und Chorion sind durch eine Zwischenschicht, die sich aus Kollagenfasern und Fibroblasten zusammensetzt, nur lose miteinander verbunden. Diese Zwischenschicht geht ohne scharfe Grenze in die Bindegewebsschicht des Chorions über.

Das **Chorion** wird als Chorion villosum angelegt, das gleichmäßig mit Zotten überzogen ist. Während beim Chorion laeve die Zotten im Laufe der embryonalen Entwicklung atrophisch werden, entwickelt sich aus dem Chorion frondosum der Zottenbaum der Plazenta.

36.1.2 Pathogenese

Bei epidemiologischen und klinischen Untersuchungen wurden zahlreiche Einzelfaktoren analysiert, die mit einer erhöhten Rate vorzeitiger Blasensprünge einhergehen. Auf einen Teil dieser Faktoren wurde bereits im Kap. 26 eingegangen.

Bei einer Inkubation von fetalen Membranen mit Kollagenasen oder Elastasen wurde eine signifikante Abnahme der mechanischen Belastbarkeit der Membranen nachgewiesen (McGregor et al. 1987). Ein wichtiger Ursprung für **proteolytische Enzyme** sind Bakterien sowie damit verbundene Entzündungsvorgänge. Die Zugabe von aktivierten neutrophilen Granulozyten zu Eihäuten bewirkt ebenfalls eine Aufweichung der Membranen, wobei dieser Effekt noch gesteigert wird, wenn gleichzeitig Bakterien zugeführt werden. Der Aktivität proteolytischer Enzyme wirken Proteaseinhibitoren wie α_1-Antitrypsin entgegen. Die Funktionsfähigkeit der fetalen Membranen bedarf eines Zusammenspiels zahlreicher Faktoren, wobei die degenerativen Prozesse, die schließlich zur Ruptur der Membranen führen, in den allermeisten Fällen im zervikalen Bereich des Uterus ablaufen.

Amnionzellen unterliegen gegen Ende der Schwangerschaft ebenfalls degenerativen Vorgängen; die Funktion der Ribosomen und damit die Fähigkeit, Proteine zu bilden, ist gegen Ende der Schwangerschaft deutlich reduziert. Darüber hinaus verlieren die Amnionzellen in Terminnähe die Verbindung zur

Basalmembran und werden damit hinsichtlich des Epithelaufbaus inhomogener (Lei et al. 1996).

Die Drücke, die zur Ruptur der Eihäute aufgewendet werden müssen, sind von den Scherkräften abhängig, denen sie ausgesetzt waren. Kontraktionen bewirken Zugkräfte an den Membranen und setzen die Belastbarkeit deutlich herab.

> ▶ **Studienbox**
>
> Bei In-vitro-Versuchen wurde gezeigt, dass durch wiederholtes Dehnen von Chorion und Amnion die für ein Reißen der Membranen erforderliche Kraft um bis zu 45 % reduziert werden konnte (Toppozada et al. 1970).

Beim vorzeitigen Blasensprung scheinen die aufgezeigten Veränderungen nicht die gesamte fetale Membran zu betreffen, sondern nur kleinere Bezirke. Man findet dabei zu einem hohen Prozentsatz inflammatorische Prozesse, was insgesamt die Bedeutung der Infektion oder biochemischer Vorgänge, die den Infektionsmechanismen sehr ähnlich sind, als ätiologische Faktoren widerspiegelt.

> ▶ **Studienbox**
>
> Einige Untersuchungen beziehen sich auch auf meteorologische Risikofaktoren, die eine Ruptur begünstigen sollen. Fallende Luftdruckwerte bedingen demzufolge innerhalb weniger Stunden eine erhöhte Rate an Rupturen; allerdings werden diese Untersuchungen auch kontrovers diskutiert (Polansky et al. 1985). Wie sich biochemische Veränderungen an der Zervix oder endokrine Signale des Kindes möglicherweise auf das Auftreten einer Ruptur auswirken, ist derzeit Gegenstand zahlreicher Untersuchungen.

36.2 Diagnose

Die Diagnose eines vorzeitigen Blasensprungs kann in Einzelfällen äußerst schwierig sein, da keiner der angeführten Parameter eine annähernd 100 %ige Aussagekraft aufweist. Der Anamnese kommt üblicherweise eine ganz entscheidende Bedeutung zu. Ein plötzlicher Abgang von Flüssigkeit, der in der Folge meist in geringerem Ausmaß weiterbesteht, weist auf die Diagnose hin, und der Blasensprung lässt sich dann auch in etwa 90 % der Fälle mit einfachen Mitteln verifizieren. Da beim vorzeitigen Blasensprung vor allem die richtige Diagnose das weitere Management entscheidend beeinflusst, gibt es eine Reihe zusätzlicher Untersuchungen.

> ▶ **Empfehlung**
>
> Der gängigste Parameter, der **Nitrazintest**, basiert auf dem **Nachweis einer alkalischen pH-Wert-Veränderung** im abfließenden Fruchtwasser (pH 7,0–7,5) und diagnostiziert den Blasensprung durch die Blauverfärbung einer auf eine Vorlage oder einen Tupfer aufgebrachten Nitrazinlösung.

Der Nachteil dieser Methode besteht darin, dass der pH-Wert des Vaginalsekrets auch durch eine bakterielle Vaginose, Trichomoniasis, Urin oder Blut in den alkalischen Bereich verschoben werden kann und es dadurch zur falsch-positiven Diagnose eines vorzeitigen Blasensprungs kommen kann. Falsch-negative Ergebnisse sind meist durch die Abnahmetechnik bedingt. Die untersuchte Flüssigkeit sollte aus dem hinteren Fornixbereich gewonnen werden, der mittels einer sterilen Spekulumeinstellung entfaltet wird. Diese Einstellung ermöglicht auch die Visualisierung der Zervix und lässt gelegentlich einen Flüssigkeitsabgang aus der Zervix erkennen. Bei dieser Untersuchung sollten beim frühen vorzeitigen Blasensprung auch die entsprechenden mikrobiologischen Abstriche abgenommen werden.

Zum **Nachweis des Farnkrautphänomens** wird ein Ausstrich mit Sekret aus dem hinteren Fornix luftgetrocknet und auf die typische Kristallisierung des Fruchtwassers untersucht. Fehlerquellen, z. B. Fingerabdrücke, die dem Farnkrautphänomen sehr ähnlich sind, lassen sich durch eine entsprechende Abnahmetechnik leicht vermeiden (Lodeiro et al. 1989).

Die **sonographische Untersuchung der Fruchtwassermenge** bestätigt meist nur den Verdacht durch den Nachweis eines Oligohydramnions oder einer Anhydramnie. Jedoch weisen auch einige Schwangere mit gesichertem Blasensprung normale Fruchtwassermengen auf, sodass die Ultraschalluntersuchung ebenfalls kein optimales Verfahren zum Ausschluss eines vorzeitigen Blasensprunges ist.

> ▶ **Studienbox**
>
> Untersuchungen von Schwangeren am Termin mit und ohne vorzeitigem Blasensprung ergaben keinen signifikanten Unterschied in der Fruchtwassermenge (Robson et al. 1990).

Beim frühen vorzeitigen Blasensprung ist der sonographische Nachweis eines ausgeprägten Oligo- oder Anhydramnions insofern bedeutend, als der Mangel an Fruchtwasser neben dem linearen Anstieg neonataler Sepsisfälle auch ein Risiko für die Abruptio placentae, eine neonatale pulmonale Hypoplasie, die Kompression der Nabelschnur und daraus resultierende fetale Hypoxie sowie fetale anatomische Deformitäten darstellt (s. Kap. 26.5).

Eine weitere Untersuchung zur Diagnose eines Blasensprungs basiert auf dem **mikroskopischen Nachweis fetaler Zellen oder von Lanugohaaren.** Dabei sind verschiedene Färbemethoden beschrieben worden, die infolge einer geringen Sensitivität bei fehlendem Nachweis einen Blasensprung keinesfalls ausschließen und deshalb in der Praxis eine untergeordnete Rolle spielen.

Die angeführten Untersuchungsverfahren sind teilweise schon seit mehr als 50 Jahren im Einsatz. In einer Reihe von neueren Tests werden biochemische Substanzen wie **onkofetales Fibronektin oder das IGF-bindende Protein** (IGFBP) zu Hilfe genommen, um einen Blasensprung zu diagnostizieren. Die Sensitivität beider Untersuchungen scheint relativ hoch zu sein und dürfte bei über 95 % liegen. Die Spezifität ist beim IGFBP mit etwa 85 % von allen Testverfahren die höchste (Ragosch et al. 1993).

Fetales Fibronektin kann nicht nur bei einem vorzeitigen Blasensprung im Zervix- bzw. Vaginalsekret nachgewiesen werden, sondern auch bei vorzeitiger Wehentätigkeit, da fetales Fibronektin auch im Amnionbindegewebe eingelagert ist und bei Verschiebungen zwischen Amnion und Chorion freigesetzt wird.

Ob diese Methoden den gängigen Untersuchungen überlegen sind und den doch beträchtlichen finanziellen Mehraufwand rechtfertigen, lässt sich aus den bisher vorliegenden Untersuchungen nicht mit letzter Sicherheit beurteilen. Sie scheinen allerdings in ausgewählten klinischen Situationen zur Sicherung der Diagnose eines vorzeitigen Blasensprungs von Nutzen zu sein.

Cave

Die Instillation von Indigokarmin durch die Amniozentese wird nicht zuletzt aufgrund des invasiven Vorgehens als obsolet angesehen.

36.3 Management des vorzeitigen Blasensprungs am Termin

Ist die Diagnose eines vorzeitigen Blasensprungs gesichert, so ist der **Reifezustand der Zervix** von besonderem Interesse. Da die digitale zervikale Untersuchung einer der Hauptrisikofaktoren für die Infektionsmorbidität ist, sollte die Beurteilung der Zervix mittels einer sterilen Spekulumeinstellung vorgenommen werden (Wagner et al. 1989; Schutte et al. 1983). Lässt sich aus der visuellen Begutachtung kein sicherer Schluss über den Reifezustand der Zervix treffen, so sollte nur bei dringlicher Indikation eine digitale Untersuchung angeschlossen werden (Duff 1996). Letztlich ist der daraus gewonnene Informationsvorteil im Vergleich zum dadurch verursachten Risiko als gering einzustufen. Bei der digitalen Untersuchung wird ein reifer Zervixbefund als ein Bishop-Score von ≥ 6 definiert.

Der Zervixbefund ist als reif einzustufen, wenn die Zervix zentral eingestellt, stark verkürzt und zumindest 2 cm geöffnet ist.

Bei Verlängerung des Zeitintervalls zwischen Blasensprung und Beginn regelmäßiger Wehentätigkeit kommt es zu einer Zunahme der Inzidenz kindlicher und maternaler Infektionen, wobei die Angaben über die Häufigkeit in den einzelnen Publikationen stark schwanken. Ein Grund für die große Schwankungsbreite liegt sicherlich in der unterschiedlichen Definition des Begriffs »Infektion«.

Aus diesem Grund wird kurz nach dem Auftreten eines vorzeitigen Blasensprungs bei Ausbleiben spontaner Wehentätigkeit meist eine **Geburtseinleitung** empfohlen. Diesen Empfehlungen steht eine möglicherweise erhöhte Rate operativer Entbindungen, vor allem bei unreifen Zervixbefunden, entgegen. Bei der Geburtseinleitung mit Prostaglandinen scheint dies jedoch nicht mehr im gleichen Ausmaß gegeben zu sein wie bei der alleinigen Einleitung mit Oxytozin.

Wann der optimale Zeitpunkt für die Einleitung ist bzw. wie lange diese vermieden werden kann, wird im Einzelfall von der Reife des Zervixbefunds, der Parität, der Anzahl der digitalen zervikalen Untersuchungen sowie der Beschaffenheit des Fruchtwassers und auch von der Einstellung der Schwangeren abhängig sein.

Bei 70–80 % der Schwangeren mit einem vorzeitigen Blasensprung setzen innerhalb von 24 h spontane Wehen ein.

Durch ein **abwartendes Verhalten** kann möglicherweise bei einem beträchtlichen Prozentsatz der Schwangeren die Einleitung vermieden werden. Voraussetzung für eine abwartende Haltung sind engmaschige Kontrollen der Infektionsparameter, keine digitale vaginale Untersuchung und der ausdrückliche Wunsch der Patientin. Bei positiven Infektionszeichen muss eine Geburtseinleitung empfohlen werden.

► Studienbox

Die Argumente für ein **abwartendes Management** leiten sich aus Studien ab, nach denen die fetale und maternale Infektionsrate nicht signifikant erhöht ist, wenn ein zuwartendes Verhalten eingeschlagen wird (Hjertberg et al. 1996; Ladfors et al. 1996).

Die **Geburtseinleitung** nach einem vorzeitigen Blasensprung am Termin weist gegenüber dem abwartenden Verhalten einige Vorteile auf. Allerdings stellt sich die Frage nach dem optimalen Zeitpunkt. Eine sofortige Einleitung bewirkt, dass ein Großteil der Interventionen unnötig ist, da bei vielen Frauen die Wehentätigkeit spontan einsetzt. Dieses Management bringt deshalb nur jenen Frauen Vorteile, bei denen das Zeitintervall Blasensprung – Geburt möglichst kurz gehalten werden soll.

Zahlreiche Untersuchungen befassten sich mit dem Einfluss des **Einleitungszeitpunktes** auf verschiedene Parameter. Bei einer Einleitung nach 12 h gegenüber 24 h bei Primipara mit reifem Zervixbefund und vorzeitigem Blasensprung am Termin fand sich kein Unterschied in der kindlichen und mütterlichen Morbidität; die Sectiorate (4 %) und die vaginal-operative Entbindungsrate (21 %) waren in beiden Gruppen gleich. In der 12-h-Gruppe wurde bei 47 % der Schwangeren, in der 24-h-Gruppe bei 17 % eine Einleitung durchgeführt (Hjertberg et al. 1996).

In einer ähnlichen Untersuchung hatten Frauen mit Einleitungen nach 6 h gegenüber jenen mit Einleitung nach 24 h einen längeren Krankenhausaufenthalt, und die Neugeborenen erhielten signifikant häufiger Antibiotika. Bei diesen Schwangeren mit vorzeitigem Blasensprung wurde allerdings bei Aufnahme eine digitale Untersuchung der Zervix vorgenommen (Wagner et al. 1989).

Bei einer prospektiven Untersuchung an 566 Frauen mit vorzeitigem Blasensprung wurden die Auswirkungen einer Einleitung mit Oxytozin nach 12 h bzw. 72 h verglichen. Dabei zeigte sich kein statistisch signifkanter Unterschied bezüglich maternaler und neonataler Infektionsmorbidität. In der frühen Einleitungsgruppe unterzogen sich 55 % einer Einleitung, hingegen nur 17,5 % in der späten Einleitungsgruppe. Dabei bestand kein Unterschied bezüglich der Sectiorate. Die stationäre Aufenthaltsdauer sowie die Kosten waren in der späten Einleitungsphase signifikant höher (Shalev et al. 1995).

► Studienbox

In der bisher größten prospektiv-randomisierten Studie zu diesem Thema wurden bei über 5000 Frauen mit vorzeitigem Blasensprung am Termin folgende Einleitungsschemata verglichen (Hannah et al. 1996):

- sofortige Einleitung mit Oxytozin oder Prostaglandinvaginaltabletten bzw.

▼

- abwartendes Verhalten für 4 Tage und anschließende Einleitung mit Oxytozin oder Prostaglandintabletten.

Bei der sofortigen Einleitung ergaben sich gegenüber dem abwartenden Verhalten eine reduzierte Rate an Chorioamnionitis, eine geringere Rate an Antibiotikagaben beim Kind und bei der Mutter und eine reduzierte Rate an postpartalem Fieber; 4 Kinder aus der abwartenden Gruppe verstarben im Intervall zwischen Blasensprung und Geburt.

Das durchschnittliche Intervall zwischen Blasensprung und Geburt betrug in der abwartenden Gruppe 33 h, in der Oxytozin-Einleitungsgruppe 17 h und in der Prostaglandin-Einleitungsgruppe 23 h. Bei knapp 2 Drittel aller in die Studie einbezogenen Frauen wurde keine vaginale Untersuchung bis zum Beginn regelmäßiger Wehentätigkeit vorgenommen. Die Sectiorate lag in allen Gruppen bei Nulliparae um ca. 14 %, bei Multiparae um 4 %, die vaginal-operative Entbindungsfrequenz bei Nulliparae um 25 %, bei Multiparae um 7 %.

Eine weitere Fragestellung bezog sich auf die Zufriedenheit der Schwangeren bezüglich der Einleitung. Knapp 70 % aller Frauen waren mit der frühen Einleitung zufrieden, hingegen nur etwas mehr als 10 % der Frauen, bei denen vorerst ein abwartendes Management gewählt wurde, obwohl diese Frauen im Durchschnitt nach 33 h entbunden hatten.

Ein **abwartendes Management** nach vorzeitigem Blasensprung am Termin ist unter gewissen Bedingungen eine mögliche Vorgehensweise, wenn dies die Schwangere ausdrücklich wünscht bzw. ein sehr unreifer Zervixbefund bei einer Nullipara vorliegt. **Voraussetzung** ist, dass keine Zeichen eines Amnioninfektionssyndromes oder andere Risikofaktoren wie Retardierung oder Streptokokkenbesiedelung vorliegen.

> Nach Möglichkeit sollte im Intervall zwischen Blasensprung und regelmäßiger Wehentätigkeit keine digitale zervikale Untersuchung durchgeführt werden. Die Infektionsparameter müssen zumindest einmal täglich kontrolliert werden, und selbst bei Verdacht auf eine beginnende Infektion muss die Geburt eingeleitet werden.

Werden diese Einschränkungen nicht vorgenommen, so muss man mit einer erhöhten Rate fetaler und maternaler Morbidität rechnen.

Durch abwartendes Management lässt sich bei Mehrgebärenden die Zahl operativer Entbindungen nicht reduzieren, und es entsteht überdies ein beträchtlicher Mehraufwand an personellen und finanziellen Ressourcen. Nur bei Nulliparae und unreifem Zervixbefund bietet ein abwartendes Management unter den angeführten Sicherheitsvorkehrungen einen Vorteil, indem die Zahl operativer Entbindungen gesenkt wird.

Kosten-Nutzen-Analysen belegen darüber hinaus eindeutig, dass bei abwartendem Management unabhängig von Parität und Reifezustand der Zervix die Kosten durch die aufwendigere Betreuung steigen, vor allem aber durch die verlängerte Krankenhausliegedauer.

▶ Empfehlung

Da bei einem reifen Zervixbefund durch eine Ausdehnung der Latenzperiode meist wenig gewonnen wird, ist die Geburtseinleitung nach einem Intervall von etwa 6 h oder spätestens am nächsten Morgen die Therapie der Wahl.

Erfolgt der Blasensprung am Abend, ist es durchaus sinnvoll, die Geburt erst am nächsten Tag einzuleiten, da dadurch eine unnötige Erschöpfung der Schwangeren vermieden wird.

> Wichtig ist, dass möglichst wenige digitale Untersuchungen durchgeführt werden und insbesonders keine doppelten Untersuchungen durch Arzt und Hebamme stattfinden.

Eine exakte Dokumentation der Untersuchungen gerade bei Schwangeren mit vorzeitigem Blasensprung sollte in allen Fällen erfolgen.

Durch die geplante Einleitung nach einem kürzeren Zeitintervall kommt es einerseits bei einem Teil der Schwangeren zum spontanen Wehenbeginn, andererseits können sehr lange Latenzzeiten und damit ein Anstieg der Probleme und Kosten vermieden werden. Darüber hinaus bevorzugen die meisten Frauen eine kurze Latenzperiode, was die Entscheidung für die Einleitung weiter unterstützt.

Bezüglich der Verwendung von **Oxytozin** bzw. **Prostaglandinderivaten** sind der Reifezustand der Zervix bzw. die Parität die Entscheidungsgrundlagen. Während bei der Einleitung mit Oxytozin die empfohlenen Dosierungen meist sehr ähnlich sind, unterscheiden sich diese bei den Prostaglandinen z. T. beträchtlich (s. Kap. 35).

Bei unreifer Zervix ist die Einleitung mit Prostaglandinderivaten der Einleitung mit Oxytozin überlegen, da sie zu einem kürzeren Intervall zwischen Einleitung und Entbindung führt und zu einer verminderten Rate operativer Entbindungen per Sectio caesarea. Ursprünglich wurde die endozervikale Gabe von 0,5 mg PGE_2 zum Priming der Zervix verwendet. Das PGE_2-Gel führt aber selbst bei sehr unreifer Zervix bei 30 % der Schwangeren zum Einsetzen regelmäßiger Wehen (Husslein 1996).

> Wenn das Intervall Blasensprung – Geburt länger als 12 h ist bzw. eine Besiedlung mit Streptokokken der Gruppe B vorliegt sollte eine Antibiotikaprophylaxe durchgeführt werden (ACOG 1992), wobei ein Standardpenicillin bzw. Cephalosporin ausreichend ist.

Die Dauer der Antibiotikagabe richtet sich nach der tatsächlichen Latenzperiode, nach Entzündungszeichen sowie nach anderen Risikofaktoren wie Anzahl der digitalen vaginalen Untersuchungen oder Blutverlust.

36.4 Risiken

36.4.1 Amnioninfektionssyndrom

Die digitale vaginale bzw. zervikale Untersuchung ist beim vorzeitigen Blasensprung der Hauptrisikofaktor für das Auftreten eines Amnioninfektionssyndroms. Der Pathomechanismus scheint dabei die Überwindung der Zervixbarriere und die mechanische Einbringung von Keimen aus dem unteren Genitaltrakt in die Umgebung des unteren Eipoles zu sein.

> **▶ Studienbox**
>
> Zahlreiche Untersuchungen belegen, dass mit der ersten digitalen Untersuchung die Rate an Infektionen ansteigt und diese umso höher ist, je häufiger untersucht wird (Shalev et al. 1995; Duff 1996).

Das klinische Amnioninfektionssyndrom (AIS) ist durch maternales Fieber, Leukozytose, fetale und maternale Tachykardie sowie durch einen druckschmerzhaften Uterus gekennzeichnet. Viel häufiger scheint allerdings ein subklinischer Verlauf zu sein, der mitunter zur vorzeitigen Wehentätigkeit oder zu einem vorzeitigen Blasensprung führt. Man kann davon ausgehen, dass etwa 0,5–2% aller Termingeburten von einem AIS betroffen sind. Risikofaktoren für eine Chorioamnionitis sind:

- vorzeitiger Blasensprung,
- häufige digitale vaginale Untersuchungen,
- Cerclage oder Amniozentese,
- Besiedelung der Zervix mit Chlamydien, Gonokokken oder
- Streptokokken,
- das Vorliegen einer bakteriellen Vaginose.

> **▶ Studienbox**
>
> In zahlreichen Studien findet sich bei vorzeitiger Wehentätigkeit bezüglich Erregerspektrum und Häufigkeitsverteilung der Erreger am untern Eipol und im Fruchtwasser eine weitgehende Übereinstimmung (Brandt Niebelschütz et al. 1992; Yoon et al. 1996; siehe Übersicht).

Nachweis von Keimen am unteren Eipol bei vorzeitiger Wehentätigkeit in absteigender Häufigkeit

- Koagulasenegative Staphylokokken
- Vergrünende Streptokokken
- Streptokokken der Gruppe D
- Ureaplasma urealyticum
- Mycoplasma hominis
- Korynebakterien
- Klebsiellen
- Nichthämolysierende Streptokokken

Da man davon ausgehen kann, dass ein Großteil der Keime auf aszendierendem Wege ins Cavum uteri gelangt, bedeutet eine Störung der Vaginalflora durch pathogene Keime einen Risikofaktor für die Entwicklung einer Chorioamnionitis. Allerdings ist nicht geklärt, wie die Keime die normalerweise sehr gut funktionierende Barriere der Zervix überwinden.

> Die digitale vaginale bzw. zervikale Untersuchung ist beim vorzeitigen Blasensprung am Termin der Hauptrisikofaktor für das Auftreten eines Amnioninfektionssyndroms.

Der Pathomechanismus scheint dabei die Überwindung der Zervixbarriere und die mechanische Einbringung von Keimen aus dem unteren Genitaltrakt in die Umgebung des unteren Eipoles zu sein.

> **▶ Studienbox**
>
> Zahlreiche Untersuchungen belegen, dass mit der ersten digitalen Untersuchung die Rate an Infektionen ansteigt und diese umso höher ist, je häufiger untersucht wird (Shalev et al. 1995; Duff 1996).
>
> Wenn sich Keime im Bereich des unteren Eipols befinden, so können sie in wenigen Stunden die Eihäute durchwandern und in das fetale Kompartiment eindringen (Gyr et al. 1994).

Die Diagnose eines AIS ergibt sich aus dem klinischen Erscheinungsbild, das sich allerdings hauptsächlich aus Spätsymptomen zusammensetzt. Auch die Amniozentese wurde zum Nachweis von Bakterien, Leukozyten oder verminderter Glukosespiegel vor allem beim frühen vorzeitigen Blasensprung oder vorzeitiger Wehentätigkeit empfohlen. Der kulturelle Nachweis von Bakterien scheint dabei nur in einem Teil der Fälle mit AIS zu gelingen. Der Nachweis von erhöhtem Interleukin-6 und Interleukin-8 im Fruchtwasser zählt zu den Markern mit der höchsten Spezifität und Sensitivität, bedingt allerdings, dass eine Amniozentese durchgeführt werden muss (s. Kap. 26). Beim vorzeitigen Blasensprung am Termin spielt diese Untersuchung allerdings keine Rolle.

Die Wertigkeit des C-reaktiven Proteins im mütterlichen Serum wird von verschiedenen Arbeitsgruppen unterschiedlich eingeschätzt (Watts et al. 1993; Potkul et al. 1985). Ein Anstieg des C-reaktiven Proteins ohne Vorliegen einer anderen ersichtlichen Infektionsquelle bedeutet fast immer ein Alarmsymptom und muss unter den verfügbaren Parametern als jener mit der größten klinischen Wertigkeit eingestuft werden.

Frauen mit Verdacht auf ein AIS müssen eine antibiotische Therapie erhalten und es soll bereits bei den ersten Verdachtszeichen mit der Therapie begonnen werden. Da es sich beim Erregerspektrum häufig um eine polymikrobielle Infektion handelt, stellen intravenös verabreichte Breitbandantibiotika die Therapie der Wahl dar. Die Fortführung der Antibiotikatherapie nach der Geburt richtet sich nach dem klinischen Erscheinungsbild der Mutter. Bei klinischer Beschwerdefreiheit scheint eine Therapieverlängerung nach der Geburt für ein bis zwei Tage ausreichend.

> **▶ Studienbox**
>
> Studien, die beim AIS eine sofortige Antibiotikatherapie mit einem Therapiebeginn nach der Geburt verglichen, zeigten eine signifikante Abnahme an neonataler Sepsis und Pneumonien bei bereits intrapartaler Antibiotikagabe (Gibbs 1988).

Tritt ein AIS während einer spontanen vaginalen Entbindung auf, so kann der Geburtsmodus beibehalten werden, falls sich keine zusätzliche kindliche oder mütterliche Indikation zur sofortigen Geburtsbeendigung ergibt. Aus einem sofort durchgeführten Kaiserschnitt leitet sich für das Neugeborene kein Vorteil ab, hingegen steigt die mütterliche Infektionsmorbidität an. Die Zeitdauer zwischen Diagnose eines AIS und der Geburt darf allerdings 12 Stunden nicht übersteigen, da es dann doch zu einer Zunahme an neonataler Infektionsmorbidität kommt.

▶ Empfehlung

Streptokokkenbesiedelung und Blasensprung
Wenn zum Zeitpunkt der Geburt eine Besiedlung der Mutter mit Streptokokken der Gruppe B (Streptococcus agalactiae) vorliegt, muss beim Eintreten eines vorzeitigen Blasensprunges mit der Antibiotikatherapie begonnen werden. Als Therapie der Wahl dient Penicillin G Natrium 5 Mega I.E. als Kurzinfusion i.v., anschließend alle 4 h 2,5 Mega I.E. i.v. bis zur Geburt. Bei Vorliegen einer Penicillinallergie kann alternativ Erythromycin 500 mg alle 6 h bis zur Geburt oder Dalacin C-Phosphat 900 mg alle 8 h bis zur Geburt verwendet werden.

36.4.2 Nabelschnurvorfall

Nabelschnurkomplikationen nach einem vorzeitigen Blasensprung können sich aus einem Vorfall oder durch Nabelschnurkompression aufgrund eines Oligohydramnions ergeben. Der Nabelschnurvorfall tritt häufiger bei Feten auf, die sich nicht in Schädellagen befinden.

Während der Nabelschnurvorfall ein akutes Ereignis ist, das unmittelbar durch eine Sectio caesarea unter Notfallbedingungen gelöst werden muss, sind variable Dezelerationen meist Hinweise auf eine Nabelschnurkompression. Dezelerationen werden bei bis zu 70 % der Schwangeren mit vorzeitigem Blasensprung gefunden, führen dann allerdings im weiteren Verlauf der Geburt nicht zwangsläufig zur fetalen Asphyxie (Weiner et al. 1988).

36.4.3 Endometritis, Endomyometritis

Eine postpartale Infektion des Uterus kann mit oder ohne Vorbestehen eines Amnioninfektionssyndroms auftreten.

▶ Studienbox

Beim vorzeitigen Blasensprung ist die Sectio caesarea der Hauptrisikofaktor für das Auftreten einer Endomyometritis (Daikoku et al. 1982). Zahlreiche Untersuchungen belegen, dass sich dieses Risiko durch die Verabreichung einer perioperativen Prophylaxe mit einem Breitbandantibiotikum signifikant vermindern lässt.

Ein weiterer Risikofaktor sind die vaginalen Untersuchungen, verbunden mit langer Latenzperiode. Die Diagnose stützt sich auf das klinische Erscheinungsbild mit Fieber, druckdolentem Uterus, übelriechendem Lochialfluß und das subjektive Krankheitsgefühl ohne andere offensichtliche Ursachen.

Laborparameter sind bei der Diagnose einer postpartalen Endometritis oder Endomyometritis meist nur bedingt hilfreich. Die Therapie mit Antibiotika, die wegen der höheren Gewebespiegel i.v. verabreicht werden sollten, muss vor allem auch die anaeroben Keime in das Spektrum miteinschließen.

Bei Besiedlung der Scheide bzw. Zervix mit Streptokokken der Gruppe B sollte in allen Fällen eine peripartale Antibiotikatherapie durchgeführt werden, da dadurch nicht nur die Morbidität des Kindes, sondern auch die Rate an postpartalen maternalen Infektionen gesenkt werden.

> Die generelle Antibiotikaprophylaxe beim vorzeitigen Blasensprung wird kontrovers dikutiert. Dem möglichen Nutzen im Sinne einer Reduktion der maternalen und kindlichen Morbidität stehen Nachteile gegenüber, z. B. eine Allergie oder die Selektion von resistenten Bakterienstämmen. Vor allem bei neonataler Sepsis sind resistente Keime nach Verabreichung von Penicillinen ein therapeutisches Problem.

Literatur

ACOG, American College of Obstetricians and Gynecologists (1992) Group B streptococcal infections in pregenancy. ACOG Techn Bull no 170

Brandt-Niebelschütz S, Saling E, Küchler R (1992) Weitere Erfahrungen mit der Eipol-Lavage im Zusammenhang mit der Vermeidung von Frühgeburten. Z Geburtshilfe Perinatol 196: 229–237

Daikoku NH, Kaltreider DF, Khouzami VA, Spence M, Johnson JWC (1982) Premature rupture of membranes and spontaneous labor: maternal endometritis risk. Obstet Gynecol 59: 13–20

Duff P (1996) Premature rupture of the membranes in term patients. Semin Perinatol 20: 410–418

Gibbs RS, Dinsmoor MJ, Newton ER, Rmamurthy RS (1988) A randomized trial of intrapartum versus immediate postpartum treatment of women with intra-amniotic infection. Obstet Gynecol 72: 823–828

Gyr TN, Malek A, Mathez Loic F, Altermatt HJ, Bodmer T, Nicolaides K, Schneider H (1994) Permeation of human chorioamniotic membranes by Escherichia coli in vitro. Am J Obstet Gynecol 170: 223–227

Hannah ME, Ohlsson A, Farine D et al. (1996) Induction of labor compared with expectant management for prelabor rupture of the membranes at term. N Engl J Med 334: 1005–1010

Hjertberg R, Hammarström M, Moberger B, Nordlander E, Granström L (1996) Premature rupture of the membranes (PORM) at term in nulliparous women with a ripe cervix: a randomized trial of 12 or 24 hours of expectant management. Acta Obstet Gynecol Scand 75: 48–53

Husslein P (1996) Prostaglandine zur Geburtseinleitung: Gel oder Tablette. Gynäkologe 29: 194–199

Ladfors L, Mattson LA, Eriksson M, Fall O (1996) A randomised trial of two expectant managements of prelabor rupture of the membranes at 34 to 42 weeks. Br J Obstet Gynaecol 103: 755–562

Lei H, Furth EE, Kalluri et al. (1996) A program of cell death and extracellular matrix degradation is activated in the amnion before the onset of labor. J Clin Invest 98: 1971–1978

Lodeiro JG, Hsieh KA, Byers JH et al. (1989) The fingerprint, a false positive fern test. Obstet Gynecol 73: 873–874

McGregor JA, French JI, Lawellin D et al. (1987) Bacterial protease-induced reduction of chorioamniotic membrane strength and elasticity. Obstet Gynecol 69: 167–174

Oxlund H, Helmig R, Halaburt JT, Uldbjerg N (1990) Biomechanical analysis of human chorioamniotic membranes. Eur J Obstet Gynecol Reprod Biol 34: 247–255

Polansky G, Varner MW, O'Gorman T (1985) Premature rupture of the membranes and barometric pressure changes. J Reprod Med 30: 189–191

Potkul RK, Moawad AH, Ponto L (1985) The association of subclinical infection with preterm labor: the role of c-reactive protein. Am J Obstet Gynecol 153: 642–645

Ragosch V, Hundertmark S, Hopp H et al. (1993) Insulin like growth factor binding protein 1 (IGFBP-1) und fetales Fibronectin in der Diagnostik eines vorzeitigen Blasensprunges. Geburtshilfe Frauenheilkd 56: 291–296

Robson MS, Turner MJ, Stronge JM, O'Herlihy C (1990) Is amniotic fluid quantitation of value in the diagnosis and conservative management of prelabour membrane rupture at term. Br J Obstet Gynaecol 97: 324–328

Schutte MF, Treffers PE, Kloosterman GJ et al. (1983) Management of premature rupture of membranes: the risk of vaginal examination to the infant Am J Obstet Gynecol 146: 395–400
Shalev E, Peleg D, Eliyahu S, Nahum Z (1995) Comparison of 12- and 72-hour expectant management of premature rupture of membranes in term pregnancies. Obstet Gynecol 85: 766–768
Skinner SJ, Campos GA, Liggins GC (1981) Collagen content of human amniotic membranes: effect of gestation length and premature rupture. Obstet Gynecol 57: 487–489
Toppozada MK, Sallam NA, Gaafar AA, El-Kashlan KM (1970) Role of repeated stretching in the mechanism of timely rupture of membranes. Am J Obstet Gynecol 108: 243–249
Wagner MV, Chin VP, Peters CJ, Drexler B, Newman LA (1989) A comparison of early and delayed induction of labor with spontaneous rupture of membranes at term. Obstet Gynecol 74: 93–97
Watts DH, Krohn MA, Hillier SL, Wener MH, Kiviat NB, Eschenbach DA (1993) Characteristics of women in preterm labor associated with elevated c-reactive protein levels. Obstet Gynecol 82: 509–514
Weiner CP, Renk K, Klugman M (1988) The therapeutic efficacy and cost-effectiveness of aggressive tocolysis for premature labor associated with premature rupture of the membranes. Am J Obstet Gynecol 159: 216–222
Woessner JF Jr (1991) Matrix metalloproteinases and their inhibitors in connective tissue remodeling. FASEB J 5: 2145– 2154
Yoon BH, Jun JK, Park KH, Syn HC, Gomez R, Romero R (1996) Serum C-reactive protein, white blood cell count, and amniotic fluid white blood cell count in women with preterm premature rupture of membranes. Obstet Gynecol 88: 1034–1040

Übertragung

H. Schneider

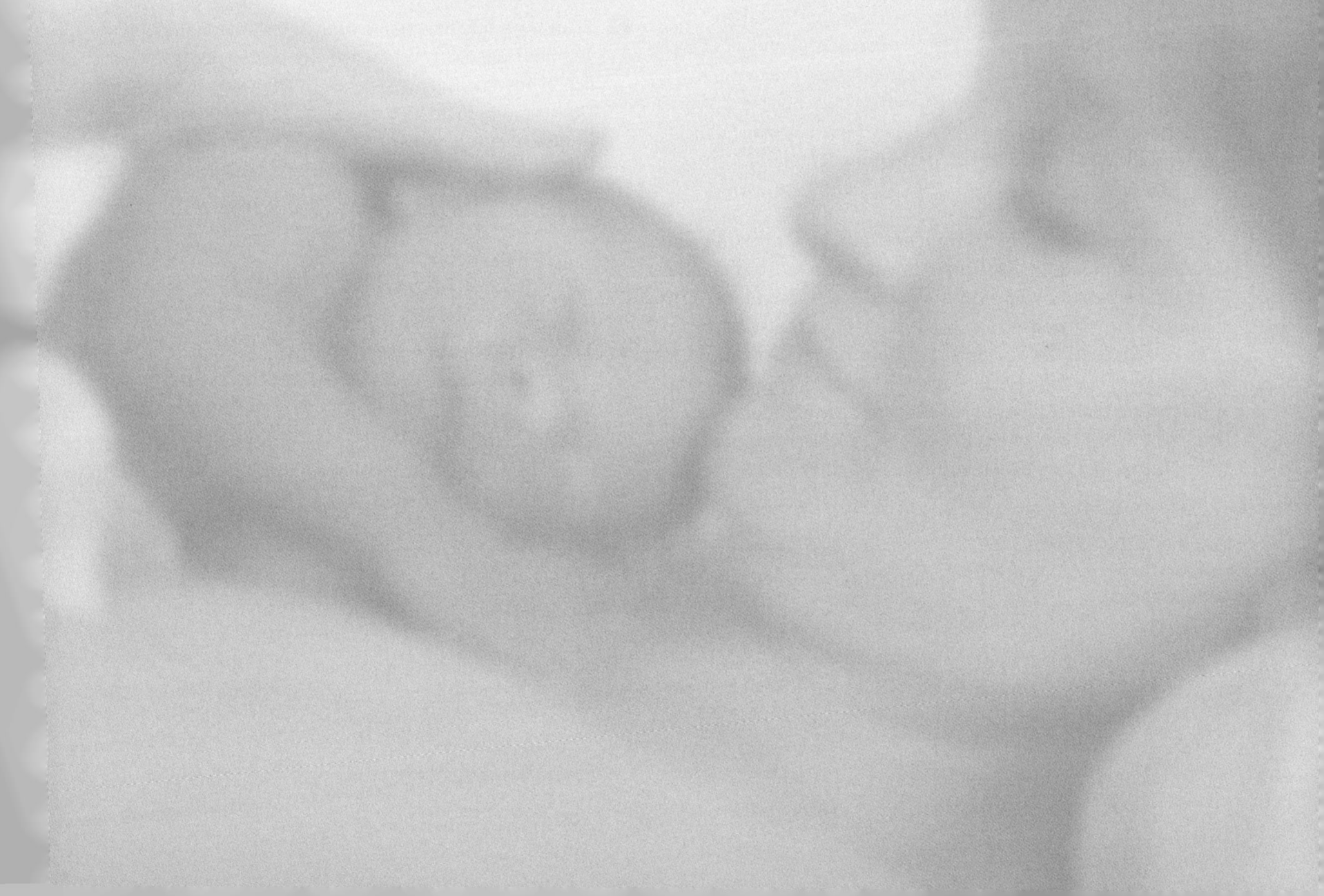

Kurz-Überblick

Bei gesichertem Geburtstermin ist die Übertragung (Schwangerschaftsdauer ≥42 Wochen) sehr viel seltener als ursprünglich angenommen; sie findet sich bei weniger als 5 % aller Geburten.

Verschiedene Störungen des Fetus oder der Plazenta können zu einer Übertragung führen, deren Ursache in der Mehrzahl der Fälle nicht geklärt ist. Die Folgen der Übertragung für den Fetus hängen von der Auswirkung auf die Plazenta ab. In der Mehrzahl ist ihre Versorgungsfunktion ungestört, und die Fortdauer des Wachstums führt häufig zu makrosomen Feten. Nur bei einem kleinen Teil kommt es zur Plazentainsuffizienz mit Zeichen der Mangelernährung und Dysmaturität.

Die klinische Problematik der verlängerten Schwangerschaft ist bei makrosomen Feten vorwiegend durch geburtsmechanische Komplikationen mit Risiken eines kindlichen oder mütterlichen Traumas bedingt. Bei 20–25 % aller Geburten jenseits der 42. Woche liegt das Geburtsgewicht über 4000 g, eine Makrosomie findet sich 3-mal so häufig wie bei Geburten vor der 41. Woche. Mangelernährte und dysmature Feten sind peripartal durch Asphyxie und Mekoniumaspiration gefährdet und weisen eine beträchtliche Mortalität und Morbidität auf.

Das Management der Übertragung bewegt sich zwischen einem aktiven Vorgehen mit Geburtseinleitung und einer zuwartenden Haltung mit Überwachung des Fetus. Die Metaanalyse von 18 prospektiv randomisierten Studien zeigt, dass durch eine generelle Einleitung nach 41 Wochen die perinatale Mortalität gesenkt werden kann, ohne dass damit eine erhöhte Sectiofrequenz verbunden ist.

Bei vermindertem Fruchtwasser und Abgang von Mekonium ist besondere Vorsicht bei der Geburt geboten. Hier ist frühzeitig die Indikation zur Sectio zu stellen.

37.1 Allgemeine Grundlagen

37.1.1 Terminologie

Definition

Ausgehend von der normalen Schwangerschaftsdauer und ihrer biologischen Variabilität ist die Übertragung definiert als Verlängerung der Schwangerschaftsdauer um ≥14 Tage auf ≥42 Wochen. Bei der Berechnung des Geburtstermins wird eine mittlere Schwangerschaftsdauer von 266 Tagen post conceptionem bzw. 280 Tagen post menstruationem bei einer Zyklusdauer von 28 Tagen zugrunde gelegt. Erst wenn das Gestationsalter <37 Wochen oder ≥42 Wochen beträgt, handelt es sich um Abweichungen von der Norm. Man spricht von **Frühgeburt** oder **Übertragung** (▣ Abb. 37.1).

Zwischen der Dauer der Schwangerschaftsverlängerung und den Auswirkungen auf den Fetus – in Form von Morbidität oder Mortalität – besteht kein unmittelbarer Zusammenhang. Entscheidend ist, ob und wann es zu einer Funktionseinschränkung der Plazenta als Versorgungsorgan des Fetus kommt. In der Mehrzahl der Fälle ist die Funktion ungestört, und das fetale Wachstum dauert unvermindert an, sodass ein makrosomer Fetus mit dem potenziellen Risiko eines Geburtstraumas entsteht. Nur in wenigen Fällen kommt es zu einer beträchtlichen Funktionseinschränkung im Sinne einer Plazentainsuffizienz. Das Neugeborene weist die typischen Zeichen der chronischen Mangelernährung, der Überreife oder der Dysmaturität auf:

- vermindertes subkutanes Fettgewebe,
- Grünfärbung und Abschilferung der Haut,
- überstehende Fingernägel,
- Fehlen von Vernix und Lanugobehaarung,
- »Waschfrauenhände«.

Bei diesen Kindern besteht ein hohes Risiko für eine perinatale Asphyxie.

> **Schwangerschaftsverlängerung** ist ein übergeordneter Terminus, der nicht zwischen diesen beiden gegensätzlichen Auswirkungen auf den Fetus differenziert. Der Begriff **Übertragung** sollte für die wenigen Fälle mit Plazentainsuffizienz und Dysmaturität des Fetus verwendet werden, bei denen peripartal vermehrt Todesfälle sowie schwere Formen von perinataler Morbidität – einschließlich Langzeitschäden im Sinne von psychomotorischen Entwicklungsstörungen – auftreten.

37.1.2 Inzidenz – Bedeutung der Gestationsalterbestimmung

Die Angaben zur Häufigkeit der Schwangerschaftsverlängerung variieren in der Literatur zwischen 4 und 14 %, wobei die höhe-

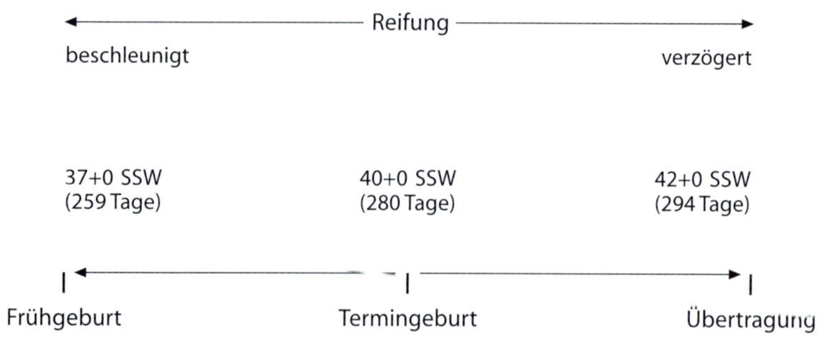

▣ Abb. 37.1. **Reifung des Feten als Basis für den termingerechten Geburtsbeginn**

ren Zahlen in der Regel älteren Publikationen entstammen und eine beträchtliche Anzahl von Terminfehlern einschließen.

Die Festlegung des Geburtstermins erfolgt einerseits rechnerisch, ausgehend von der letzten Periode, andererseits basierend auf der Ultraschallmessung der Scheitelsteißlänge des Embryos im I. Trimenon. Bei einer Diskrepanz von mehr als einer Woche stimmt der tatsächliche Geburtstermin besser mit dem Ultraschalltermin als mit dem rechnerischen Termin überein.

▶ Studienbox

Die trifft auch zu, wenn genaue Angaben zur letzten Periode vorhanden sind und der Zyklus regelmäßig ist (Campbell et al. 1993). Je größer die Abweichung im Gestationsalter zwischen den beiden Bestimmungsmethoden ist, desto eher ist der mit Hilfe der Ultraschallmessung ermittelte Geburtstermin korrekt (Roweland u. Royston 1993). Diskrepanzen zwischen dem errechneten und dem ultasonographisch – in der 1. Schwangerschaftshälfte – bestimmten Gestationsalter von mehr als einer Woche spiegeln sich im tatsächlichen Geburtstermin wider (Kramer et al. 1988):

- Bei einem nach Ultraschall niedrigeren Gestationsalter erfolgt die Geburt in der Regel **nach** dem rechnerischen Termin,
- Bei einem nach Ultraschall höheren Gestationsalter erfolgt die Geburt in der Regel **vor** dem rechnerischen Termin.

Für die Unterschiede zwischen dem errechneten und dem sonographisch bestimmten Gestationsalter gibt es verschiedene Erklärungen:

- Ungenauigkeiten in den Angaben zur letzten Periode,
- Zyklusunregelmäßigkeiten mit Schwankungen im Ovulationszeitpunkt,
- biologische Unterschiede im Wachstum in den ersten Schwangerschaftswochen,
- inhärenter Fehler der Naegele Regel (s. unten).

Es darf nicht vergessen werden, dass systematische Unterschiede im Wachstum in der 1. Schwangerschaftshälfte (z. B. durch das Geschlecht bedingt) in die meisten Ultraschallnormkurven – die üblicherweise für die Bestimmung des Gestationsalters verwandt werden – bislang noch keinen Eingang gefunden haben.

In einer Gruppe mit bekannter letzter Periode fanden sich bei den weiblichen gegenüber den männlichen Neugeborenen 13% mehr Frühgeburten, wenn man das anhand des biparietalen Durchmessers in der 1. Schwangerschaftshälfte bestimmte Gestationsalter zugrunde legt. Ausgehend von der letzten Periode bestand dagegen kein Unterschied in der Frühgeborenenrate. Gleichzeitig war der Anteil der Schwangerschaftsverlängerungen, basierend auf dem sonographisch bestimmten Gestationsalter, bei männlichen höher als bei weiblichen Feten (Henriksen et al. 1995). Auch wenn diese Einschränkung der Genauigkeit des Ultraschalls für die Gestationsalterbestimmung durch systematische Wachstumsunterschiede in Abhängigkeit vom Geschlecht des Fetus sowie von anderen Parametern nicht außer acht zu lassen ist, so konnte die Gesamtzahl der Schwangerschaftsverlängerungen durch eine systematische Ultraschalluntersuchung in der Frühschwangerschaft deutlich reduziert werden (Eik-Nes et al. 1984).

> Bei Übereinstimmung des mithilfe der letzten Periode und des Ultraschalls – in der 1. Schwangerschaftshälfte – festgelegten Gestationsalters (±7 Tage) treten bei kaum mehr als 5% Schwangerschaftsverlängerungen ≥42 Wochen auf, von denen nur etwa 40% eine Plazentainsuffizenz mit den Zeichen eines Übertragungssyndroms entwickeln.

37.1.3 Ätiologie und Pathogenese

Die Auslösung der Geburtswehen ist die Folge eines komplexen Zusammenspiels von endokrinen, para- bzw. autokrinen Reaktionen, die sich im Wesentlichen auf drei verschiedenen Ebenen abspielen: Hypothalamus-Hypophyse (HH), Nebennierenrinde (NNR) des Fetus und im Bereich der plazentomaternellen Grenzzone, wo Trophoblast bzw. Chorion und mütterliches Gewebe in Form von Dezidua aufeinanderstoßen. Am Ende der Kettenreaktion stehen Veränderungen in den Erfolgsorganen wie Myometrium, Zervix und Eihäuten, die mit der Synthese und Verstoffwechselung von Eikosanoiden, Zytokinen, Oxytozin u. a. assoziiert sind (s. Abschn. 24.1 bis 24.4). Die Triggerung des Geschehens setzt **Reifungsprozesse** voraus, die in ihrem zeitlichen Ablauf genetisch programmiert sind. Die genetische Programmierung ist mit einer biologischen Uhr vergleichbar und erklärt die interindividuelle Variation der normalen Schwangerschaftsdauer. Wieweit die Schwangerschaftsuhr in den Organen des Feten, wie insbesondere im Hypothalamus-Hypophysen-Bereich oder aber in der plazentomaternalen Grenzzone lokalisiert ist, ist bislang noch nicht geklärt (McLean et al. 1995)

Longitudinalmessungen haben einen Zusammenhang zwischen dem mütterlichen CRH-Spiegel (Kortikotropin-releasing-Hormon) in der ersten Schwangerschaftshälfte und der Schwangerschaftsdauer gezeigt. Bei einer verspäteten Geburt war der CRH-Spiegel in der ersten Schwangerschaftshälfte signifikant erniedrigt. Es wurde postuliert, dass die CRH-Synthese im Trophoblasten bestimmend für die Schwangerschaftsdauer sein soll.

Die **Ursachen** für eine **Übertragung** lassen sich in unterschiedliche Kategorien unterteilen, die in ihrer Auswirkung auf den Fetus und damit auf den Schwangerschaftsausgang sehr unterschiedlich zu bewerten sind (▣ Tabelle 37.1). Vor der Ultraschallära waren fehlerhafte Terminbestimmungen eine häufige Ursache von Übertragungen und haben zu einer Vielzahl un-

▣ Tabelle 37.1. Verschiedene Ursachen der Übertragung und ihre Erklärung

- Terminfehler
- Genetisch determinierte SS-Dauer von ≥42 SSW
- Übertragung: Morphologisch-anatomische sowie biochemische Defekte in der Achse HH-NNR – Plazenta/Eihäute – Zervix/Dezidua – Myometrium, z. B. Anenzephalus, Sulfatasemangel der Plazenta, andere genetische Störungen
- Exogene Einflüsse: Umweltgifte wie Ethylenoxid, PG-Synthesehemmung durch chronische Aspirineinnahme, Fischöl

nötiger Geburtseinleitungen geführt. Einzelne Schwangerschaften dauern, bedingt durch die genetische Programmierung der Reifungsprozesse, länger als 42 Wochen. In der Mehrzahl dieser Fälle ist die Dauer über die physiologische Länge von 40 Wochen hinaus mit einer normalen Plazentafunktion verknüpft, sodass gehäuft Makrosomien des Feten beobachtet werden.

Definition

Die Übertragung im engeren Sinne ist definiert als eine Störung des Triggerungsmechanismus für das Geburtsgeschehen zu dem genetisch vorgesehenen Zeitpunkt.

Diese Störungen können eine morphologisch-anatomische Grundlage in Form von Fehlbildungen, wie etwa ein Anenzephalus, haben. Es kann sich aber auch um genetisch bedingte Defekte auf den verschiedenen Stufen der Kaskade HH-NNR, der plazentomaternalen Grenzzone sowie des Myometriums handeln. Am besten bekannt ist der **Sulfatasemangel** des **Plazentagewebes**. Bedingt durch die Redundanz der Kontrollmechanismen, die für alle mit der Fortpflanzung zusammenhängenden Vorgänge typisch ist, können verschiedene genetische Defekte entweder zu einem absoluten Stopp oder aber lediglich zu einer Verzögerung des Ablaufs der Reaktionskette führen. Neben dem gut bekannten Sulfatasemangel gibt es sicher eine Reihe verschiedener anderer genetischer Defekte, die als Ursache für eine Übertragung oder für einen verlangsamten Geburtsprozess im Sinne einer Wehendystokie verantwortlich sind.

Auch exogene Einflüsse wie Ethylenoxid, ein Umweltgift oder die chronische Einnahme von Medikamenten mit einer Synthesehemmung von Prostaglandinen sowie der Konsum von Fischöl werden mit dem verzögerten Geburtstermin in Zusammenhang gebracht.

Bei Überschreiten des genetisch programmierten Geburtstermins infolge eines Defektes bei der Triggerung des Geburtsgeschehens ist zumindest in einem Teil der Fälle mit einer zunehmenden Beeinträchtigung der Funktion der Plazenta mit Entwicklung von Dystrophiezeichen beim Fetus und einem erhöhten Asphyxierisiko während der Geburt mit Aspiration von Mekonium zu rechnen.

Im Gegensatz zu der sehr heterogenen Ätiologie der Frühgeburtlichkeit sind die Ursachen der Störfaktoren für das Triggering des Geburtsgeschehens, die einer echten Übertragung mit Entwicklung einer Plazentarinsuffizienz zugrunde liegen, sehr viel weniger gut untersucht. Bei der Übertragung scheinen vermehrt, bislang nicht näher bekannte, endogene Störungen von Bedeutung zu sein.

37.1.4 Auswirkung auf den Fetus

Die möglichen Folgen einer Schwangerschaftsverlängerung sind für den Fetus vielfältig und werden wesentlich von der Auswirkung auf die Funktion der Plazenta bestimmt (◻ Tabelle 37.2). Während das Wachstum der Plazenta im letzten Trimenon stark verlangsamt ist, nimmt ihre funktionelle Kapazität als Versorgungsorgan durch verschiedene Anpassungsmechanismen – z. B. die Ausdehnung der Austauschoberfläche, eine verstärkte Vaskularisierung der Zotten, die Zunahme der uterinen und umbilikalen Blutzufuhr, die Abnahme des Diffusionswiderstandes – exponentiell zu. Auch bei einer Verlängerung der Schwangerschaft über den errechneten Geburtstermin hinaus bleibt die Versorgung des Fetus in der Mehrzahl der Fälle vollständig erhalten, sodass sich dessen Wachstum unvermindert fortsetzt. Bei 20–25% aller Geburten jenseits der 42. SSW liegt das Geburtsgewicht über 4000 g; eine fetale Makrosomie findet sich 3-mal häufiger als bei Geburten vor der 41. SSW.

Die möglichen Gefahren der **fetalen Makrosomie** sind:
- mütterliches Trauma,
- fetales Trauma, bedingt durch protrahierten Geburtsverlauf und erschwerte operative Entbindung,
- Schulterdystokie mit neurologischen Verletzungen, schwerer Asphyxie, intrapartalem oder neonatalem Tod.

◻ Tabelle 37.2. **Folgen der Übertragung für die Versorgungsfunktion der Plazenta und Auswirkungen auf Fetus, Ultraschall, CTG und Geburtsverlauf**

Plazentafunktion	Auswirkungen auf		
	Fetus	Ultraschall und CTG	Geburtsverlauf
Unverändert	Andauer des Wachstums → Makrosomie	Biometrie ↑	Protrahierter Verlauf → Mütterliches Trauma Fetales Trauma mit neurologischen Verletzungen
Beginnende Insuffizienz	Kreislaufanpassung Urinproduktion ↓ Fruchtwasser ↓ Nabelschnurkompression	Maximales Fruchtwasserdepot ↓ CTG reaktiv, mit variablen Dezelerationen	Erhöhtes intrapartales Asphyxierisiko
Schwere Insuffizienz	Oligohydramnion Dickes Mekonium Dystrophie Asphyxie	Maximales Fruchtwasserdepot ↓↓ CTG nicht reaktiv, mit oder ohne Dezelerationen	Intrapartale Asphyxie → Intrauteriner Fruchttod Mekoniumaspiration

Bei einem kleinen Teil der Fälle mit Verlängerung der Schwangerschaftsdauer verhindert ein morphologisch-anatomischer oder biochemischer Defekt – die Triggerung des Geburtsgeschehen zum genetisch programmierten Zeitpunkt.

Nicht selten kommt es dann zu einer mehr oder weniger schweren Beeinträchtigung der Plazentafunktion.

Histologisch gibt es keine Anzeichen für eine generelle Alterung der Plazenta. Der Gesamt-DNA-Gehalt steigt als Ausdruck anhaltender Zellteilung auch jenseits der 40. SSW (Fox 1979). Makroskopisch findet man jedoch vermehrt Kalkeinlagerungen sowie Infarkte. Im Ultraschall werden gehäuft Veränderungen der Echostruktur entsprechend einem Reifegrad 3 beobachtet.

Die **Abnahme** der **Fruchtwassermenge** ist ein **früher Hinweis** auf eine beginnende Plazentainsuffizienz. Physiologisch kommt es in den letzten Wochen der Schwangerschaft zu einer Verminderung des Fruchtwassers; in der 42. SSW beträgt die mittlere Fruchtwassermenge noch 250 ml (maximales Fruchtwasservolumen in der 34.–36. SSW etwa 1000 ml).

Durch systematische Doppleruntersuchungen des fetalen Herzens und der großen Gefäße konnte bei Übertragungen mit Oligohydramnion oder pathologischem Herzfrequenzmuster eine Beeinträchtigung der Herzfunktion mit erniedrigter Spitzengeschwindigkeit der Blutströmung in der Aorta gezeigt werden. Gleichzeitig war das Produkt aus Herzfrequenz und Geschwindigkeits-Zeit-Integral in der Ausstrombahn der Aorten- und Mitralklappen erniedrigt (Weiner et al. 1996).

Doppleruntersuchungen der fetalen Nierenarterie zeigten bei Fällen mit vermindertem Fruchtwasser ein deutlich erhöhtes Widerstandsmuster (Veille et al. 1993).

Als Folge der kardialen Funktionseinschränkung sowie einer Umverteilung innerhalb des fetalen Kreislaufs kann es zu einer Abnahme der Blutzufuhr zu den fetalen Nieren und folglich zu einer verminderten Urinproduktion kommen. Hieraus resultiert ein **Oligohydramnion.** Das Risiko eines Oligohydramnions liegt in der Kompression der Nabelschnur, die vor Geburtsbeginn oder auch intrapartal zu einer Bedrohung für den Fetus werden kann.

Diskutiert wird auch ein Zusammenhang zwischen intermittierenden Episoden einer Nabelschnurkompression bei vermindertem Fruchtwasser mit pathologischem CTG und später auftretenden Symptomen eines Hirnschadens im Sinne einer Zerebralparese (Mann 1986).

Ein Oligohydramnion wird häufig durch die Anreicherung von dickem Mekonium kompliziert. In dieser Phase besteht für den Fetus die **Gefahr** einer **schweren intrauterinen Asphyxie**, die noch vor Geburtsbeginn zum intrauterinen Fruchttod führen kann. Geburtsstress, intrauterine Asphyxie und Mekoniumaspiration bedeuten für den Fetus eine schwere Bedrohung, die mit einer hohen Mortalität bzw. Langzeitmorbidität verbunden ist. Bei länger andauernder Plazentainsuffizienz kann es zu einer Verminderung des subkutanen Fettgewebes bei gleichzeitigem Verbrauch der Glykogenspeicher in der Leber des Fetus kommen. Beim Neugeborenen findet sich das klassische Bild der Dystrophie.

37.1.5 Bedeutung für die perinatale Mortalität

▶ Studienbox

Gemäß der Perinatalerhebung für das Bundesland Hessen in den Jahren 1990–1995 betrug die perinatale Mortalität 0,75 %. Insgesamt entfällt mit 0,33 % der größte Anteil auf die antenatale Sterblichkeit, gefolgt von 0,20 bzw. 0,04 % für die neo-, respektive intrapartale Mortalität (Künzel 1998).

Mit steigender Schwangerschaftsdauer gewinnt die **antepartale Sterblichkeit** zunehmend an Bedeutung. Bei der Frühgeburtlichkeit macht sich die Pathologie durch entsprechende Symptome bei der Mutter oder dem Feten in der Regel frühzeitig bemerkbar, und durch den Einsatz von Überwachungsmethoden kann der Zeitpunkt für die Entbindung des Fetus so gewählt werden, dass antepartale Todesfälle vermieden werden können. Die neonatale Mortalität im Zusammenhang mit den sehr frühen Frühgeburten unter 25 SSW hat sicher eine gewisse Grenze erreicht, und es stellt sich grundsätzlich die Frage, ob eine weitere Senkung der Sterblichkeit angesichts des hohen Prozentsatzes von schweren bleibenden Schäden bei den Überlebenden anzustreben ist. In Terminnähe stehen antepartale Todesfälle im Vordergrund, die vor allem auch bei Schwangerschaften ohne bekannte Risikofaktoren oder klinische Hinweise auf eine Bedrohung des Fetus auftreten.

Während die antepartalen Todesfälle nach 41 SSW zumindest teilweise durch sorgfältige Überwachung der Schwangerschaften und eine frühzeitige Einleitung der Geburt vermieden werden können, stellen die Todesfälle zwischen 37 und 41 SSW ein ungelöstes Problem dar. Sicher muss ein Teil dieser Fälle den Übertragungen im biologischen Sinne zugerechnet werden. Wenn bei einer »frühreifen Schwangerschaft« wegen einer bislang unbekannten Störung die rechtzeitige Triggerung des Geburtsbeginns ausbleibt, kann ein antepartaler Tod auch vor 41 SSW Folge einer Übertragung sein.

Die absolute Zahl der antepartalen Todesfälle steigt mit zunehmendem Gestationsalter an und ist in der **40. SSW am höchsten.** Annähernd 40 % der antepartalen Todesfälle treten nach der 38. SSW auf und bei etwa 50 % finden sich keine bekannten Risikofaktoren einschließlich Fehlbildungen.

▶ Studienbox

Daten aus Schottland der Jahre 1985–1996 weisen in eine ähnliche Richtung und zeigen, dass das perinatale Mortalitätsrisiko in der 38. SSW am niedrigsten ist und zwischen der 39. und 42. SSW linear ansteigt (Smith 2001).

Die Unterschiede im perinatalen Mortalitätsrisiko sind in den verschiedenen Wochen durch eine Zunahme der antepartalen Todesfälle bedingt, die bei Erstgebärenden deutlich häufiger auftreten als bei Mehrgebärenden. Auffällig ist die **Konstanz** der **antepartalen Mortalität** seit 1985 trotz einer allgemeinen Intensivierung der Überwachung in der Spätschwangerschaft, die deshalb in ihrer jetzigen Form als ungenügend bezeichnet werden muss. Diese Konstanz der antepartalen Mortalität in der Spätschwangerschaft steht in **krassem Gegensatz** zu dem steilen **Rückgang der Gesamtperinatalsterblichkeit.**

> Eine Verbesserung der Erkennung der drohenden in intrauterinen Todesfälle in Terminnähe, von denen ein Teil biologisch als Übertragung mit Plazentainsuffizienzien angesehen werden müssen, ist somit eine echte Herausforderung für die Perinatalmedizin der Zukunft.

Die Problematik ergibt sich durch die geringe Prävalenz dieser Fälle, sodass nur mit einem breiten Überwachungsprotokoll im Sinne eines Screenings aller Schwangerschaften nach 38 SSW eine Problemlösung erreicht werden kann. Dazu ist jedoch eine einfache, kostengünstige, sensitive sowie hochgradig spezifische Methode erforderlich, um die Gefahr einer hohen Zahl falsch-positiver Fälle zu vermeiden.

37.2 Klinische Beurteilung

37.2.1 Überprüfung des Geburtstermins

Ein Teil der vermuteten Übertragungen erklärt sich durch Fehler bei der Bestimmung des Gestationsalters sowie des voraussichtlichen Geburtstermins. Angaben aus der Frühschwangerschaft liefern wichtige Anhaltspunkte für den Schwangerschaftsbeginn:
- Datum der letzten Periode,
- Blutungsanomalien,
- Zyklusverhalten,
- Einnahme von Substanzen zur Hemmung oder Stimulation der Ovulation.

Die retrospektive Analyse einer Gruppe unkomplizierter Schwangerschaften mit genauen Angaben zur letzten Periode bei regelmäßigem Zyklus und spontanem Geburtsbeginn ergab für Erstgebärende eine mittlere Verlängerung der Schwangerschaftsdauer von +7 Tagen und für Mehrgebärende von +3 Tagen (Mittendorf et al. 1990). Außer der Parität wirken sich auch das Alter der Mutter sowie die ethnische Herkunft auf die Schwangerschaftsdauer aus (Mittendorf et al. 1993).

Klassischerweise erfolgt die Berechnung des Geburtstermins nach der **Naegele-Regel**, einem Heidelberger Geburtshelfer des 19. Jahrhundert. Diese Regel geht von einer mittleren Schwangerschaftsdauer von 280 Tagen aus, und die Berechnung bezieht sich auf das Datum der letzten Periode. Verschiedene neuere Untersuchungen zeigen, dass die mittlere Schwangerschaftsdauer mit 280 Tagen wahrscheinlich zu kurz veranschlagt ist. Aus der Originalpublikation von Naegele ist nicht ersichtlich, ob der Anfang oder das Ende der letzten Periode die Berechnungsgrundlage für die Regel ist. Kürzlich wurde die Vermutung geäußert, dass Naegele für seine Regel nicht von dem Anfang der letzten Periode, sondern vielmehr von deren Ende ausgegangen ist. Dadurch würde eine bessere Übereinstimmung der Geburtstermine, basierend auf den zwei Bestimmungsmethoden, nämlich der letzten Periode einerseits und der Ultraschallmessung im ersten Trimenon andererseits, untereinander und mit dem tatsächlichen Geburtstermin erreicht. (Baskett u. Nagele 2000).

Neben den anamnestischen Angaben haben die dokumentierten klinischen Befunde aus der Frühschwangerschaft eine besondere Bedeutung. Die Palpation des Uterus im 1. Trimenon gilt auch heute noch für die Abschätzung der Schwangerschaftsdauer als relativ zuverlässig. Die Aussagekraft der klinischen Untersuchung hängt von verschiedenen Faktoren ab:
- Erfahrung des Untersuchers,
- Adipositas,
- Myome,
- Mehrlingsschwangerschaft.

> Die Ultraschalluntersuchung im 1. Trimenon ist heute als Goldstandard für die Festlegung des Gestationsalters unbestritten. Für die Messung der Scheitel-Steiß-Länge beträgt der 90%-Vertrauensbereich ±3 Tage, während die Abmessung des biparietalen Durchmessers sowie der Femurlänge während des 2. Trimenons die Festlegung des Gestationsalters mit einer Genauigkeit von ±7 Tagen zulässt (Romero u. Jeanty 1984).

Eine möglichst genaue Festlegung des Gestationsalters ist für das Management von folgenden klinischen Zuständen besonders wichtig:
- Schwangerschaftsverlängerung,
- drohende Frühgeburt,
- andere Schwangerschaftskomplikationen, die eine vorzeitige Entbindung notwendig machen.

Einer sorgfältigen Erhebung und Aufzeichnung der oben genannten Daten und Befunde in einem Mutterpass ist besondere Beachtung zu schenken.

37.2.2 Befunde

Die für den Fetus mit einer Schwangerschaftsverlängerung verbundenen Risiken ergeben sich durch:
- Makrosomie und mögliche Komplikationen bei der Geburt,
- Plazentainsuffizienz mit den Gefahren der Asphyxie und einer Mekoniumaspiration.

Makrosomie

Systematische Untersuchungen von verlängerten Schwangerschaften mit gesicherter Schwangerschaftsdauer haben ergeben, dass die Wahrscheinlichkeit einer fetalen Makrosomie erheblich größer ist als das Risiko einer Plazentainsuffizenz mit fetaler Dysmaturität (McLean et al. 1991). Sowohl die klinische Untersuchung (Leibesumfang, Fundusstand) wie auch die Ultraschalliometrie bieten bei der Erkennung der fetalen Makrosomie nur ein begrenztes Maß an Zuverlässigkeit.

Die sonographische Gewichtsschätzung basiert auf der Messung des Abdomenumfangs und der Femurlänge (Hadlock et al. 1985). Sowohl bei Untersuchungen am Termin als auch bei Übertragungen liegt die Sensitivität für die Diagnose einer Makrosomie (>4000 g) lediglich bei 50–60% mit einem positiven Vorhersagewert von <70% (Pollack et al. 1992). Offenbar kann durch die Bestimmung des Quotienten zwischen dem subkutanen Fettgewebe im Bereich des Femurs und der Femurlänge eine verbesserte Sensitivität von >80% bei guter Spezifität erreicht werden (Santolaya-Forgas et al. 1994).

Plazentainsuffizienz

Nur in wenigen Fällen mit verlängerter Schwangerschaftsdauer entwickelt sich eine Plazentainsuffizienz mit Zeichen chronischer Mangelversorgung und Hypoxie bis hin zur Asphyxie. Diese Fälle sind mit einer hohen perinatalen Morbidität und Mortalität belastet. Es gibt keine sicheren klinischen Hinweiszeichen auf eine Plazentainsuffizienz und für die Erkennung haben sich Ultraschall und CTG am besten bewährt (◘ Tabelle 37.2).

Ultraschall

Eine starke Verminderung der Fruchtwassermenge, die mithilfe des Ultraschalls erfasst werden kann, ist ein zuverlässiger Parameter der beginnenden Plazentainsuffizienz. Die sonographische Beurteilung der Fruchtwassermenge kann mit 2 Methoden erfolgen:

- Aufsetzen des Schallkopfs senkrecht zur Uteruswand und Bestimmung des vertikalen Durchmessers des größten Fruchtwasserdepots (<2 cm bzw. >8 cm: diagnostischer Hinweis auf ein Oligo- bzw. Polyhydramnion) (Crowley et al. 1984).
- Beurteilung der maximalen Depots in den 4 Quadranten der Uterushöhle mit Summation der vertikalen Durchmesser. Die Summe ergibt den Fruchtwasserindex: <4 cm wird als pathologisch, 5–8 cm als grenzwertig und >8 cm als normal gewertet. Ein Index von >20 cm entspricht einem Polyhydramnion (Phelan et al. 1987).

> Insgesamt ist die diagnostische Zuverlässigkeit der sonographischen Bestimmung der Fruchtwassermenge begrenzt, und zwischen den genannten Methoden bestehen keine eindeutigen Unterschiede. Für die Diagnostik eines Oligohydramnions scheint eine zweidimensionale Messung des maximalen Depots mit Bestimmung des vertikalen und horizontalen Durchmessers die größte Genauigkeit zu liefern (Magann et al. 1994).

Eine differenzierte Beurteilung des fetalen Zustands erlaubt das aus den Befunden der Sonographie und dem CTG ermittelte biophysikalische Profil nach Manning (fetale Bewegungsaktivität, Atemexkursionen, CTG-Registrierung; Manning et al. 1980).

► Studienbox

Bei ungestörtem Wachstum des Fetus und normalem Fruchtwasser zeigen Dopplerindizes der Umbilikalarterie sowie der uteroplazentaren Arterien und der A. cerebri media mit zunehmendem Gestationsalter zwischen 41 und 43 Wochen keine signifikanten Veränderungen (Jörn et al. 1993).

Die höchste diagnostische Genauigkeit für die Erkennung von perinatalen Komplikationen bei Schwangerschaften von 41 und mehr Wochen ergab sich beim Vergleich von Fruchtwasserindex, CTG, biophysikalischem Profil und Doppler für den Quotienten der Indizes der A. cerebri media und der Umbilikalarterie. Der Dopplerquotient hat einen positiven Vorhersagewert von 80% und einen negativen Wert von 95% (Divine et al. 1994).

CTG

Der Kardiotokographie kommt für die fetale Überwachung im Rahmen der verlängerten Schwangerschaft zusammen mit dem Ultraschall eine besondere Bedeutung zu. Der aktuelle Zustand des Fetus kann mithilfe der folgenden CTG-Kriterien beurteilt werden:

- die basale Herzfrequenz (KHF),
- die Kurzzeitvariabilität der KHF in Form von Oszillationen,
- kurzfristige Beschleunigungen der KHF: Akzelerationen,
- Abfall der KHF-Dezelerationen.

Die Beurteilung des Herzfrequenzmusters gewinnt durch das Vorhandensein von Kontraktionen des Myometriums an Aussagekraft, sodass für die Zustandsbeurteilung des Fetus ein **Oxytozinbelastungstest** (OBT) empfohlen wurde (die intravenöse Oxytozindosierung wird schrittweise gesteigert, bis 3 Kontraktionen/10 min erreicht sind). Ein normaler OBT lässt mit großer Zuverlässigkeit auf ein Wohlbefinden des Fetus schließen, und die Rate der falsch-negativen Testergebnisse, bei denen trotz negativem Belastungstest eine akute Bedrohung des Fetus innerhalb der nächsten 7 Tage eintritt, ist extrem niedrig (Freeman et al. 1981). Allerdings sind bis zu 30% der OBT in der Auswertung nicht schlüssig, sodass eine Wiederholung innerhalb von 24 h notwendig wird.

Wegen des erheblichen Aufwandes und dem hohen Prozentsatz falsch-positiver Testergebnisse kommt der OBT nur noch vereinzelt zum Einsatz.

Die einfache CTG-Registrierung ohne Wehenbelastung (15–20 min), der **Non-Stress-Test** (NST), ist im Vergleich zum OBT weniger aufwändig. Bei der Auswertung wird zwischen einem reaktiven Muster, das durch 2 oder mehr Kindsbewegungen mit Akzelerationen der Herzfrequenz um ≥15 Schläge/min definiert ist, und einem nicht reaktiven Muster, bei dem während einer verlängerten Registrierdauer von 40 min die Kriterien des reaktiven Verhaltens nicht erfüllt sind, unterschieden.

► Studienbox

Bei wöchentlicher Widerholung des NST wurde bei verlängerten Schwangerschaften eine deutlich höhere Rate falsch-negativer Tests im Vergleich zum OBT festgestellt (Miyazaki u. Miyazaki 1981).

Diese falsch-negativen Testresultate können mehrheitlich durch eine Nichtbeachtung variabler Dezelerationen erklärt werden. Variable Dezelerationen sind häufig Ausdruck von vermindertem Fruchtwasser mit partieller Nabelschnurkompression und können somit ein Hinweis auf eine **beginnende Plazentainsuffizienz** sein. Sie bedürfen einer weiteren Abklärung mittels Ultraschall, und der Fetus muss engmaschig überwacht werden.

► Studienbox

Eine kombinierte Untersuchung des Fetus mit dem NST und der sonographischen Beurteilung der Fruchtwassermenge 2-mal wöchentlich ist mit der diagnostischen Zuverlässigkeit eines OBT vergleichbar (Eden et al. 1982). Auch durch eine computerisierte Auswertung der Schlag-zu-Schlag-Frequenzvariation wird mit dem NST eine zuverlässige Überwachung des fetalen Zustands bei Schwangerschaftsverlängerung erreicht (Weiner et al. 1994).

Bei einem Vergleich zwischen computerisierter Analyse der fetalen Herzfrequenzvariationen, Dopplerultraschall der Nabelschnurarterie und biophysikalischem Profil zur fetalen Zustandsbeurteilung bei

Schwangerschaften nach 41 Wochen mit Wiederholung der Tests alle 2–4 Tage ergab die Herzfrequenzanalyse den besten Vorhersagewert für eine fetale Bedrohung während der Geburt oder eine Azidose im Nabelschnurarterienblut (Weiner et al. 1994).

37.3 Management: Geburtseinleitung oder Überwachung

Auch wenn der Terminfehler als Erklärung der Schwangerschaftsverlängerung bei einer zeitgemäßen Schwangerschaftsvorsorge vermeidbar sein sollte, bleibt die Abgrenzung der wenigen durch eine Plazentainsuffizienz bedrohten Fälle einer echten Übertragung von den Schwangerschaftsverlängerungen bei ungestörter Versorgungsfunktion der Plazenta ein ungelöstes, diagnostisches Problem. Für das Management stellt sich bei Erreichen einer Schwangerschaftsdauer von 41 Wochen ohne Anzeichen des bevorstehenden Geburtsbeginns die Alternative zwischen der Geburtseinleitung oder dem Abwarten des spontanen Geburtsbeginns mit Überwachung des Feten (◘ Abb. 37.2). Die Geburtseinleitung ist insbesondere bei unreifem Zervixbefund mit Risiken wie ein pathologischer Geburtsverlauf mit operativer Entbindung des Feten durch Sectio oder Forzeps bzw. Vakuum verbunden. Bei einer abwartenden Haltung sind seltene Fälle mit einer rasch einsetzenden Plazentainsuffizienz, im schlimmsten Fall verbunden mit einem intrauterinen Fruchttod, oder aber der Entwicklung einer Asphyxie während der Geburt nicht mit letzter Sicherheit auszuschließen.

37.3.1 Geburtseinleitung

Die Geburtseinleitung ist unbestritten indiziert bei
- vermindertem Fruchtwasser,
- pathologischem CTG,
- suspektem biophysikalischem Profil.

Die elektive Einleitung als Prophylaxe einer Makrosomie oder einer Plazentainsuffizienz wird kontrovers diskutiert.

▶ Studienbox

Die meisten klinischen Studien mit vergleichender Untersuchung einer aktiven Intervention, im Sinne einer Geburtseinleitung und einer kontinuierlichen Überwachung der Schwangerschaft, zielen auf die Population von ≥41 SSW. Die beiden wichtigsten prospektiv randomisierten Studien, haben keinen eindeutigen Unterschied bezüglich des Zustandes des Neugeborenen ergeben (Hannah et al. 1992; NICHD-Trial 1994). In der kanadischen Studie war die Sectiorate in der überwachten Gruppe signifikant höher als in der Vergleichsgruppe mit Geburtseinleitung. Dieser Unterschied war vor allem durch Sectioentbindungen wegen fetalem Distress bedingt. Obwohl bezüglich Zustand des Feten auch in der kanadischen Studie kein Unterschied bestand, kommen die Autoren zu dem Schluss, dass dem aktiven Vorgehen mit Geburtseinleitung ab 41 SSW der Vorzug zu geben ist. Diese Schlussfolgerung stützt sich auf eine Metaanalyse von 11 Studien (bis zum Jahre 1994), die eine signifikant höhere Anzahl antepartaler Todesfälle bei konservativ überwachten Schwangerschaften mit Terminüberschreitung zeigt. Die Metaanalyse verliert an Aussagekraft dadurch, dass die älteste Studie aus dem Jahre 1969 datiert und zwei der Todesfälle in der konservativ betreuten Gruppe auf diese Studie entfallen. In einer retrospektiven Untersuchung von über 8000 Fällen mit verlängerter Schwangerschaft, die konservativ mit systematischer Überwachung des Feten betreut wurden, fanden sich 9 fetale Todesfälle, was einer Sterblichkeit von 1,12/1000 entspricht (Grubb et al. 1992). Eine klare Evidenz für eine generelle Einleitung bei 41 SSW als Methode der Wahl lässt sich aus den beiden randomisierten Studien nicht ableiten (Carites 1994).

Angesichts der fehlenden Evidenz kommt der **Mitsprache** durch die Schwangere bzw. das Paar für die Festlegung des Vorgehens im Einzelfall besondere Bedeutung zu. Die Möglichkeit der Mitsprache bei der Entscheidung ist wesentlich für die Akzeptanz der geplanten Maßnahmen und für eine gute Kooperation zwischen der Schwangeren und dem Geburtshelfer. Voraussetzung ist allerdings eine ausführliche Information.

Die Präferenz zwischen aktivem Vorgehen mit Einleitung der Geburt und einer abwartenden Haltung ist individuell sehr unterschiedlich. Der Bevorzugung von natürlichen Abläufen im Zusammenhang mit dem Geburtsgeschehen und der Abneigung gegenüber operativen Entbindungen als Folge von Einleitungen, stehen Ängste vor Gefahren für den Feten bei plötzlich einsetzender Plazentainsuffizienz gegenüber. Bei einem reifen Zervixbefund sind die Risiken der Geburtseinleitung sehr viel kleiner und der Entscheid für diese Option fällt generell leichter.

Bei Erstgebärenden steigt die Sectiorate auch bei spontanem Geburtsbeginn mit zunehmendem Gestationsalter zwischen 39 und >42 SSW kontinuierlich an, was nicht durch die Zunahme des Geburtsgewichts erklärt ist. Als Folge davon nimmt der Unterschied in der Sectiorate zwischen Einleitungen

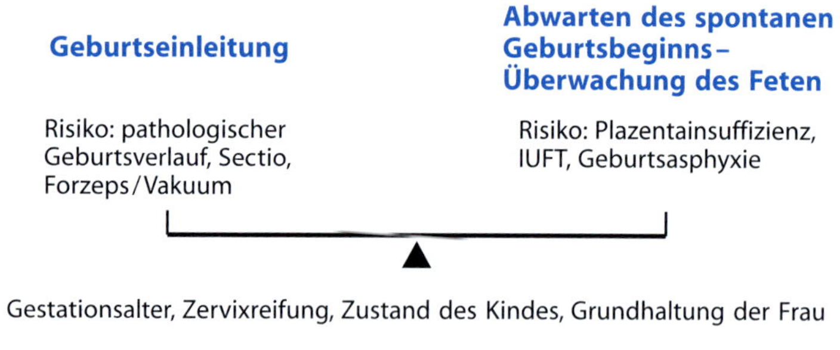

◘ Abb. 37.2. Geburtseinleitung. Abwarten des spontanen Geburtsbeginns versus Überwachung des Feten

und spontanem Wehenbeginn mit zunehmendem Gestationsalter ab; bei mehr als 42 SSW ist die Sectiorate gleich hoch, unabhängig davon, ob die Geburt eingeleitet wird oder spontan beginnt (Boyd et al. 1988; Saunders u. Patterson 1991).

Diese Informationen muss der beratende Geburtshelfer klar und verständlich an das Paar bzw. die Schwangere weitergeben. Sollten sich die Betroffenen mit der Entscheidung zugunsten einer Einleitung schwer tun, dann muss ebenso deutlich gemacht werden, dass bei Verzicht auf eine Einleitung das Risiko der perinatalen Mortalität sehr niedrig ist, wenn der Fetus systematisch überwacht wird und keine zusätzlichen mütterlichen oder fetalen Risiken – wie etwa Gestationsdiabetes, Hypertonie oder Verdacht auf Wachstumsretardierung – vorliegen. In der überwachten, nicht eingeleiteten Gruppe betrug die Sterblichkeit in der erweiterten Metaanalyse 2,4/1000.

Cave

Bei Verdacht auf Makrosomie wird die Geburtseinleitung zur Vermeidung von Komplikationen nicht empfohlen!

Auf die Fehlerquote der Ultraschalldiagnostik bei fetaler Makrosomie wurde oben bereits hingewiesen. Ferner beeinflusst die Verdachtsdiagnose Makrosomie die Geburtsleitung ungünstig.

▶ Studienbox

Bei falsch-positiver Ultraschalldiagnose einer Makrosomie besteht eine erhöhte Tendenz zur Sectio, verglichen mit einer Kontrollgruppe mit vergleichbarem tatsächlichem Gewicht, aber ohne vorherigen Verdacht auf Makrosomie (Levine et al. 1992). Die Ultraschallbiometrie liefert somit für das Management der verlängerten Schwangerschaft keinen nützlichen Beitrag, da auch die Schätzung eines Gewichts von ≥4500 g wegen einer hohen Falsch-positiv-Rate nicht für sich allein als Indikation für eine primäre Sectio gelten kann (O'Reily-Green 1996).

Auf die verschiedenen mechanischen und medikamentösen Methoden zur Geburtseinleitung wurde in Kap. 35 ausführlich eingegangen. In ◘ Tabelle 37.3 werden die Methoden für die Zervixreifung zusammenfassend dargestellt.

▶ Studienbox

Auf den möglichen Nutzen einer Lösung des unteren Eipols als wenig belastende Maßnahme sei hier nur kurz hingewiesen. In mehreren prospektiv randomisierten Untersuchungen hat sich die Methode zur Einleitung oder zur Erleichterung der Einleitung bei Fällen mit Terminüberschreitung bewährt (Grant 1993). So kam es nach einer Lösung des Eipols um 360° bei fingerdurchgängiger Zervixöffnung nach 40 SSW in 2 Dritteln der Fälle innerhalb von 3 Tagen zum spontanen Wehenbeginn, während in der Kontrollgruppe nur in einem Drittel der Fälle spontane Wehen auftraten (Allott u. Palmer 1993). Auch die Kombination von Eipollösung mit ambulanter intravaginaler Verabreichung von Prostaglandin-E2-Gel bei Schwangerschaften von 41 Wochen wurde als sicher und effektiv mit deutlicher Verkürzung des Intervalls bis zur Geburt beschrieben (Doany 1996).

Die Bestimmung von **fetalem Fibronektin im Zervikovaginalsekret** am Termin hat einen gewissen Vorhersagewert für die Latenzzeit bis zum spontanen Geburtsbeginn und erleichtert auch die Abschätzung der Erfolgschancen einer Geburtseinleitung. Es ist denkbar, dass sich die Bestimmung von Fibronektin bei Frauen mit 41 SSW in Zukunft als hilfreich für eine individuelle Planung des weiteren Vorgehens erweisen könnte.

37.3.2 Überwachung des Fetus

Bei den durch Metaanalyse ausgewerteten Vergleichsstudien war lediglich der Zeitpunkt der systematischen Einleitung in den untersuchten Gruppen standardisiert. Die Art der fetalen Über-

◘ Tabelle 37.3. **Geburtseinleitung: Zervixreifung**

Methode	Präparate	Nebenwirkungen	Kontraindikationen
Mechanisch: »Eipollösung«, Laminaria-Stifte Ballonkatheter		Wochenbett-, neonatale Infektionen	Vorzeitiger Blasensprung
PGE_2-Gel intrazervikal	Prepidil, Cerviprost, 0,5 mg/2,5 ml, Wiederholung nach 6 h	Hyperstimulation[a], Kosten	(Vorzeitiger Blasensprung), Cx>50% verstrichen (Status nach Sectio)
PGE_2-Gel intravaginal	Apothekenzubereitung, 1–2 mg/5 ml, Wiederholung nach 12 h	Hyperstimulation[a]	(Status nach Sectio)
PGE_2-Tablette intravaginal (als Pessar)	Propes, 10 mg/0,3 mg/h, Wiederholung nach 12 h	Hyperstimulation[a], Kosten	(Status nach Sectio)
PGE_2-Tablette intravaginal	Prostin E2, 3 mg	Hyperstimulation[a]	(Status nach Sectio)
PGE_2-Analogtablette, intravaginal	Misoprostol/Cytotec, 25–50 µg (1/4 Tablette), Wiederholung nach 4 h	Hyperstimulation[a]	Status nach Sectio

[a] Am stärksten nach Misoprostoltabletten.

wachung, die in der Kontrollgruppe zur Anwendung kam, variierte zwischen den verschiedenen Studien jedoch erheblich. Der Zeitpunkt des Überwachungsbeginns sowie die Intervalle bis zu einer Wiederholung der Tests waren nicht einheitlich. Somit kann nicht ausgeschlossen werden, dass einzelne Überwachungsmethoden anderen überlegen sind. Mögliche Überwachungsmethoden des Fetus bei Schwangerschaftsverlängerung sind:

- CTG-Registrierung (NST, OBT),
- sonographische Bestimmung der Fruchtwassermenge,
- Bestimmung des biophysikalischen Profils,
- biochemische Überwachung (Östriol, HPL),
- Amnioskopie.

Es besteht Übereinstimmung darin, dass ein Beginn der Überwachung <41 Wochen angesichts des damit verbundenen Aufwands und der ausgelösten Ängste und Unsicherheiten bei der Schwangeren nicht sinnvoll ist obwohl ein Teil der antenatalen Todesfälle zwischen 38 und 41 SSW als biologische Übertragungen eingestuft werden müssen (s. 37.1.5).

> In der Regel wird eine Wiederholung des gewählten Tests 2-mal/Woche empfohlen. Die am häufigsten eingesetzte Überwachung besteht aus der Kombination einer CTG-Aufzeichnung im Sinne des NST mit der sonographischen Kontrolle der Fruchtwassermenge (Phelan et al. 1984).

Eine prospektiv-randomisierte Studie von unkomplizierten Schwangerschaften mit 42 Wochen verglich die Standardüberwachung (CTG und Messung des maximalen Fruchtwasserdepots im Ultraschall) mit einer umfangreicheren Überwachung in Form eines modifizierten biophysikalischen Profils, bestehend aus einer computerisierten Analyse des CTG, dem Fruchtwasserindex und einer Erfassung der fetalen Atmung, des Muskeltonus und der Körperbewegungen (Alfirevic u. Walkinshaw 1995). Es zeigte sich, dass durch die komplexere Überwachung häufiger pathologische Testresultate registriert wurden, die besonders durch den Fruchtwasserindex verursacht wurden, verbunden mit einem Trend zu vermehrten geburtshilflichen Interventionen. Gemessen an den Nabelschnurblutgaswerten sowie dem Zustand des Neugeborenen bestand jedoch kein Unterschied im Ergebnis.

Einzelheiten zur Überwachung durch Ultraschallabschätzung der Fruchtwassermenge sowie mit Hilfe des CTG wurden bereits ausführlich beschrieben (s. 37.2.2).

▶ Studienbox

Für das modifizierte biophysikalische Profil konnte durch den zusätzlichen Einsatz der akustischen Stimulation bei nichtreaktivem NST eine hohe Zuverlässigkeit in der Überwachung bei Übertragung erzielt werden (Clark et al. 1989; Grubb et al. 1992).

Die biochemische Überwachung mit Bestimmung der Plazentahormone Östriol und HPL war vor Beginn der Ära der biophysikalischen Überwachung (CTG plus Ultraschall) sehr verbreitet. Es besteht zwar eine Beziehung zwischen der Hormonkonzentration im peripheren mütterlichen Blut und der Größe sowie funktionellen Kapazität der Plazenta. Wegen der Vielfalt zusätzlicher Variablen, die die Östriol-HPL-Konzentration beeinflussen, resultieren jedoch viele falsch-positive und falschnegative Resultate, sodass diese Parameter für die klinische Diagnostik einer Plazentainsuffizienz nicht geeignet sind und nicht mehr verwendet werden sollten.

Auch die Amnioskopie ist angesichts der Überwachungsmöglichkeiten mit CTG und Ultraschall überholt.

Die Prinzipien des Managements bei verlängerter Schwangerschaftsdauer (≥41 SSW) und in ◘ Tabelle 37.4 zusammengefasst.

Ähnliche Richtlinien zum Vorgehen bei Terminüberschreitung wurden von einem Expertengremium für den deutschsprachigen Raum formuliert (Rath 1995).

37.3.3 Spezielle Maßnahmen bei der Geburt

Bei einer verlängerten Schwangerschaft kommt den folgenden Maßnahmen sowohl bei Einleitung als auch bei spontanem Wehenbeginn besondere Bedeutung zu:

◘ Tabelle 37.4. **Maßnahmenplan bei verlängerter Schwangerschaftsdauer** (*NST* Non-Streß-Test, *US* Ultraschall)

<table>
<tr><td colspan="2">Bei Termin + 7 Tage = 41 Wochen:
– Überprüfung des Geburtstermins mit Revision der anamnestischen Daten und Befunde aus der Frühschwangerschaft
– Ultraschallmessung des vertikalen Durchmessers des maximalen Fruchtwasserdepots (FW)</td></tr>
<tr><th>Fruchtwasser vermindert</th><th>Fruchtwasser normal (> 2 cm)</th></tr>
<tr><td>Einleitung

Bei unreifer Zervix[a]:
– Prostaglandinpriming
– Eipollösung

Bei NST suspekt oder pathologisch und unreifer Zervix:
➪ primäre Sectio</td><td>Alternative zwischen Einleitung oder Abwarten mit Überwachung

Überwachung:
– NST + US 2-mal pro Woche

Wenn FW vermindert (< 2 cm):
➪ Einleitung, bei unreifer Zervix (s. Anmerkung)

Bei NST suspekt oder pathologisch und unreifer Zervix
➪ primäre Sectio</td></tr>
</table>

[a] Evtl. Wiederholung nach 1–3 Tagen, falls NST unauffällig.

- kontinuierliche CTG-Überwachung mit Beginn in der frühen Eröffnungsphase,
- großzügige Indikation für Fetalblutanalysen,
- großzügige Sectioindikation,
- Amnioninfusion,
- Absaugen des kindlichen Nasen-Rachen-Raums nach Austritt des Kopfes bei mekoniumhaltigen Fruchtwasser.

Besonders bei Verdacht auf eine Plazentainsuffizienz mit vermindertem Fruchtwasser, mekoniumhaltigem Fruchtwasser oder suspekten oder pathologischen Überwachungstests ist die Toleranz gegenüber dem Wehenstress deutlich vermindert, und bei zusätzlichen Zeichen eines Fetal distress sollte die schonende operative Geburtsbeendigung ohne Verzögerung vorgenommen werden.

Die Beschreibung einer plötzlichen Verschlechterung des fetalen Zustands mit intrapartalem oder neonatalem Tod, ohne vorausgegangene typische CTG-Veränderungen wie persistierende späte Dezelerationen, Tachykardie und Verlust von Oszillationen, ist besonders beunruhigend (Ciblis u. Votta 1993). Das Fehlen von späten Dezelerationen im CTG ist als günstiges prognostisches Kriterium weniger zuverlässig als der Nachweis von Akzelerationen.

> Bei fehlenden Akzelerationen im CTG und Vorhandensein anderer Risikofaktoren – wie vermindertes Fruchtwasser und Mekonium – sollte eine Fetalblutgasanalyse oder die operative Beendigung der Geburt vorgenommen werden (Shaw u. Clark 1988).

In letzter Zeit wurde wiederholt die transzervikale Infusion von physiologischer Kochsalzlösung zur Behebung schwerer variabler Dezelerationen wie auch zur Prophylaxe einer Mekoniumaspiration beschrieben. Die Maßnahme wurde sowohl prophylaktisch bei Oligohydramnion als auch nach Auftreten von variablen Dezelerationen als therapeutische Intervention eingesetzt. Im deutschsprachigen Schrifttum wurde bislang nur vereinzelt über Erfahrungen mit dieser Methode berichtet.

▶ Studienbox

In einer prospektiv randomisierten Untersuchung von 170 Terminfällen wie auch Übertragungen mit Oligohydramnion und Mekonium konnte durch den Einsatz der Amnioninfusion sowohl die Häufigkeit von fetalem Distress, Sectiones wegen fetalem Distress als auch von Mekoniumaspiration deutlich gesenkt werden (Macri et al. 1992).

▶ Empfehlung

Die Empfehlungen zum Absaugen bei mekoniumhaltigem Fruchtwasser sind nicht einheitlich. Ein rasches Absaugen des Nasen-Rachen-Raums nach Austritt des Kopfes sollte generell durchgeführt werden. Die Darstellung des Larynx und das intratracheale Absaugen nach Entwicklung und Abnabelung des Kindes wird in der Regel bei dickem Mekonium, insbesondere bei Zeichen einer Asphyxie gefordert (Committee on neonatal ventilation-meconium-chest compressions 1992).

37.4 Prävention

Zur Vermeidung der Schwangerschaftsverlängerung mit ihren möglichen Risiken forderte man eine Zeitlang die generelle Geburtseinleitung am rechnerischen Termin oder kurz danach. Diese klinische Praxis wurde in verschiedenen prospektiv randomisierten Studien geprüft; es liegt eine Metaanalyse von insgesamt 8 Studien vor, die in den Jahren 1975–1989 durchgeführt wurden (Cochrane Database 1995).

▶ Studienbox

Nach prospektiver Randomisierung wurde die routinemäßige Geburtseinleitung zwischen 39 und 41 SSW mit entsprechenden Kontrollkollektiven verglichen mit der Frage, ob sich durch die routinemäßige Einleitung die perinatale Mortalität und Morbidität günstig beeinflussen lassen. In der Metaanalyse konnte kein Unterschied in der Häufigkeit von pathologischen Herzfrequenzmustern, eines erniedrigten Apgar-Scores oder eines Neugeborenenikterus gezeigt werden. Die routinemäßige Einleitung führte geringfügig seltener zu einer Mekoniumverfärbung des Fruchtwassers. Dafür war die Häufigkeit operativer Entbindungen leicht erhöht. Für die Beurteilung eines Einflusses auf die Perinatalsterblichkeit waren die Zahlen der Metaanalyse nicht ausreichend. Die Verweigerung einer Teilnahme nach erfolgter Randomisierung war im Einleitungskollektiv erheblich höher als in der Gruppe mit abwartender Betreuung.

> Aus dieser Metaanalyse kann geschlossen werden, dass eine routinemäßige Einleitung bei 39 oder 40 Wochen in der Regel eine schlechte Akzeptanz und keinen erkennbaren Nutzeffekt hat und somit nicht zu empfehlen ist.

Auch die Möglichkeit einer Prävention von Schwangerschaftsverlängerungen durch eine regelmäßige wöchentliche Lösung des Eipols beginnend mit 38 Wochen wurde in einer prospektiv randomisierten Studie geprüft (Berghella et al. 1996). Im Vergleich zu einer Kontrollgruppe, in der lediglich eine wöchentliche Untersuchung der Zervix vorgenommen wurde, konnte durch Eipollösung die Anzahl der verlängerten Schwangerschaften reduziert werden. Nachteilige Folgen der wiederholten Eipollösung ließen sich nicht feststellen. Dieses Ergebnis bedarf sicher einer Bestätigung durch weitere Untersuchungen, und selbst wenn es sich bestätigen sollte, dürfte diese Maßnahme als Prophylaxe sicher nur speziellen Fällen wie etwa bei einer Übertragung in einer vorausgegangenen Schwangerschaft vorbehalten bleiben.

Literatur

Alfirevic Z, Walkinshaw SA (1995) A randomized controlled trial of simple compared with complex antenatal fetal monitoring after 42 weeks of gestation. Br J Obstet Gynaecol 102: 638–643

Allott HA, Palmer CR (1993) Sweeping the membranes: a valid procedure in stimulating the onset labor? Br J Obstet Gynaecol 100: 898–903

Baskett TF, Naegele F (2000) Nägele's rule: a reappraisal. Br J Obstet Gynaecol 107: 1433–1435

Berghella V, Rogers RA, Lescale K (1996) Stripping of membranes as a save method to reduce prolonged pregnancies. Obstet Gynecol 87: 927–931

Boyd ME, Usher RH, McLean FH, Kramer MS (1988) Obstetric consequences of postmaturity. Am J Obstet Gynecol 158: 334–338

Campbell S, Chervenak FA et al. (eds) (1993) Ultrasound in obstetrics and gynecology, vol. 1. Little & Brown, Boston, pp 305–310

Cibils LA, Votta R (1993) Clinical significance of fetal heart rate patterns during labor IX: prolonged pregnancy. J Perinat Med 21: 107–116

Clark SL, Sabey P, Jolley K (1989) Nonstress testing with acoustic stimulation and amniotic fluid volume assessment: 5973 tests without unexplained fetal death. Am J Obstet Gynecol 160: 694–697

Cochrane pregnancy and childbirth database, issue 2 (1995)

Committee on neonatal ventilation-meconium-chest compressions (1992) Proceedings of the National Conference on Cardiopulmonary Resuscitation and Emergency Cardiac Care, sponsered by the American Heart Association. Dallas, feb. 22–25, 1992

Crowley P (1991) Elective induction of labour at 41 + weeks gestation. In: Chalmers I (ed) Oxford database of perinatal trials, version 1.2, disk issue 6, record 4144

Crowley P, O'Herlihy C, Boylan P (1984) The value of ultrasound measurement of amniotic fluid volume in the management of prolonged pregnancies. Br J Obstet Gynaecol 91: 444

Divine PA, Brazero LA, Lysikiewicz A, Evans R, Womack S, Byrne DW (1994) Middle cerebral to umbilical artery Doppler ratio in postdate pregnancies. Obstet Gynecol 84: 856–860

Doany W (1996) Outpatient management of postdate pregnancy with intravaginal prostaglandine E2 and membrane stripping. Am J Obstet Gynecol 174:351

Eden RD, Gergely RZ, Schifrin BS, Wade ME (1982) Comparison of antepartum testing schemes for management of the postdate pregnancy. Am J Obstet Gynecol 144: 683

Eik-Nes SH, Okland O, Aure JC, Ulstein M (1984) Ultrasound screening in pregnancy: a randomized controlled trial. Lancet 1: 1347

Fox H (1979) The placenta as a model for organ ageing. In: Baconsfield P, Villee C (eds) Placenta – a neglected experimental animal. Pergamon, Oxford, pp 351–378

Grant JM (1993) Sweeping of the membranes in prolonged pregnancy. Br J Obstet Gynaecol 100: 889–890

Grubb DK, Rabello YA, Paul RH (1992) Postterm pregnancy: fetal death rate with antepartum surveillance. Obstet Gynecol 79: 1024–1026

Hadlock FH, Harrist RB, Fearneyhouhg TC, Deter RL, Bark SK, Rossavik IK (1985) Use of femur length – abdominal circumference ratio in detecting the macrosomic fetus. Radiology 154: 503–505

Hannah ME, Hannah WJ, Hellmann J, Hewson S, Milner R, Willan A (1992) Induction of labor as compared with serial antenatal monitoring in postterm pregnancy: a randomized controlled trial. N Engl J Med 326: 1587–1592

Henriksen TB, Wilcox AJ, Hedegaard M, Secher NJ (1995) Bias in studies of preterm and postterm delivery due to ultrasound assessment of gestational age. Epidemiology 6: 533–537

Jörn H, Funk A, Fendel H (1993) Doppler-Ultraschall. Diagnostik bei Terminüberschreitung. Geburtsh Frauenheilkd 53: 603–608

Kramer MS, McLean FH, Boyd ME, Usher RH (1988) The validity of gestational age estimation by menstrual dating in term, preterm, and postterm gestations. JAMA 260: 3306–3308

Künzel W (1998) Intrauterine fetal death during pregnancy: limitations of fetal surveillance. J Obstet Gynaecol Res 24: 453–460

Lagrew DC, Freeman RK (1990) Contraction stress test in assessment and care of the fetus. In Eden RD, Boehm FH (eds) Assessment and care of the fetus: physiology, clinical and medico-legal principles. Appleton and Lange, East Norwalk, p 351

Levine AB, Lockwood CJ, Brown B, Lapinski R, Berkowitz RL (1992) Sonographic diagnosis of the large for gestational age fetus at term: does it make a difference? Obstet Gynecol 79: 55–58

Macri CJ, Schrimmer DB, Leung A, Greenspoon JS, Paul RH (1992) Prophylactic amnioninfusion improves outcome of pregnancy complicated by thick meconium and oligohydramnions. Am J Obstet Gynecol 167: 117–121

Magann EF, Morton ML, Nolan TE, Martin JN, Whitworth NS, Morrison JC (1994) Comparative efficacy of 2 sonographic measurements for the detection of abberations in the amniotic fluid volume and the effect of amniotic fluid volume of pregnancy outcome. Obstet Gynecol 83: 959–962

Mann LJ (1986) Pregnancy events and brain damage. Am J Obstet Gynecol 155: 6–9

Manning FA, Blatt LG, Sipos L (1980) Antepartum fetal evaluation. Development of a fetal biophysical profile score. Am J Obstet Gynecol 136: 787– 795

McLean SH, Boyd ME, Usher RH, Kramer MS (1991) Postterm infants: too big or too small. Am J Obstet Gynecol 164: 619–624

McLean A, Bisiets A, Davies J, Woods R, Lawry P, Smith R (1995) A placental clock controlling the length of human pregnancy. Nat Med 1: 460–463

Mittendorf R, Williams MA, Berkey CS, Cotter PF (1990) The length of uncomplicated human gestation. Obstet Gynecol 75: 929–932

Mittendorf R, Williams MA, Berkey CS, Lieberman E, Monson RR (1993) Predictors of human gestational length. Am J Obstet Gynecol 168: 480–484

Miyazaki FS, Miyazaki BA (1981) False reactive non-stress test in postterm pregnancies. Am J Obstet Gynecol 140: 269

National Institute of Child Health and Human Development Network of Maternal-Fetal Medicine Units (1994) A clinical trial of induction of labor versus expectant management in postterm pregnancy. Am J Obstet Gynecol 170: 716–723

O'Reilly-Green C (1996) Positive and negative predictive value of estimated fetal weight for macrosomia in postdates patients. Am J Obstet Gynecol 174: 350

Phelan JP, Smith CV, Broussard P, Small M (1987) Amniotic fluid volume assessment with the 4-quadrant technique at 36 to 42 weeks gestation. J Reprod Med 32: 540

Pollack RN, Hauer-Pollack G, Divon MY (1992) Macrosomia in postdates pregnancies: the accuracy of routine ultrasonographic screening. Am J Obstet Gynecol 167: 7–11

Rath W (1995) Geburtshilfliches Vorgehen bei Terminüberschreitung. Geburtshilfe Frauenheilkd 55: X–XII

Romero R, Jeanty P (1984) Obstetrical ultasound. McGraw-Hill, New York

Roweland S, Royston B (1993) Estimated date of delivery from last menstrual period and ultrasound scan: which is more accurate? Br J Gen Pract 43: 322–325

Santolaya-Forgas J, Meyer WJ, Gauthier DW, Kahn D (1994) Intrapartum fetal subcutaneous tissue-femur length ratio: an ultrasonographic clue to fetal macrosomia. Am J Obstet Gynecol 171: 1072–1075

Sanders N, Patterson C (1991) Effect of gestational age on obstetrics performance: when is »term« over? Lancet 338: 1190–1192

Shaw K, Clark SL (1988) Reliability of intrapartum fetal heart rate monitoring in the postterm fetus with meconium passage. Obstet Gynecol 72: 868–889

Smith GCS (2001) Life-table analyses of the risk of perinatal death at term and post term in singleton pregnancies. Am J Obstet Gynaecol 184: 489–496

Veille JC, Penry M, Mueller-Heubach E (1993) Fetal renal pulsed Doppler waveform in prolonged pregnancies. Am J Obstet Gynecol 169: 882–884

Weiner Z, Farmakides G, Schulman H, Kellner L, Plancher S, Maulik D (1994) Computerised analysis of fetal heart rate variation in postterm pregnancy: prediction of intrapartum fetal distress ans fetal acedosis. Am J Obstet Gynecol 171: 1132–1138

Weiner Z, Farmakides G, Schulman H, Casale A, Itskovitz-Eldor J (1996) Central and peripheral hemodynamic changes in postterm fetuses: correlation with oligohydramnions and abnormal fetal heart rate pattern. Br J Obstet Gynaecol 103: 541–546

Zimmermann P, Alback T, Koskinen J, Vaalamo P, Tuimala R, Ranta T (1995) Doppler flow velocimitry of the umbilical artery, utero-placental arteries and fetal middle cerebral artery in prolonged pregnancy. Ultrasound Obstet Gynecol 5: 189–187

Pathologische Geburt

G. Drack, H. Schneider

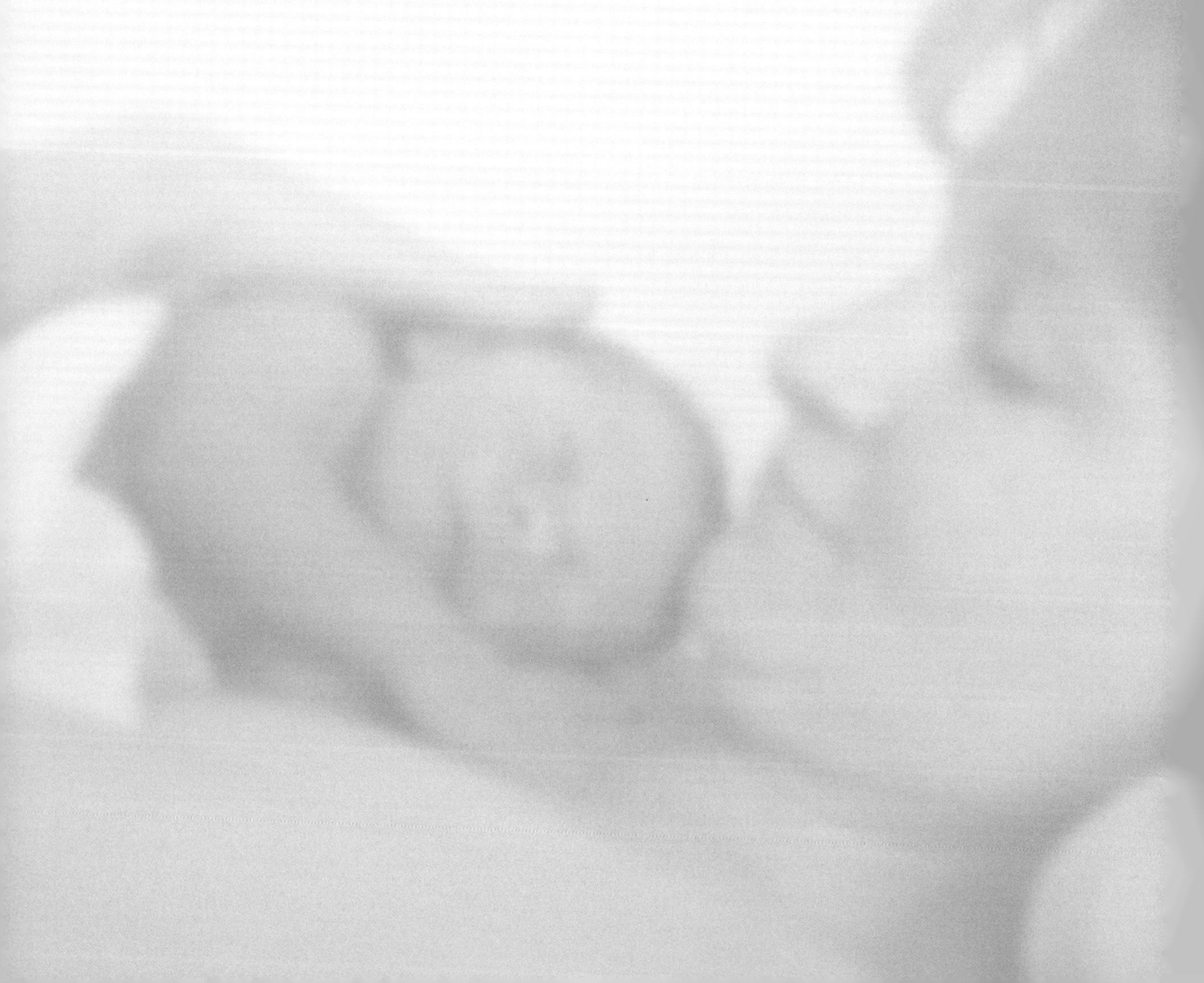

38.1 Allgemeine Grundlagen

Prophylaxe, Diagnose und Therapie von Störungen des Geburtsablaufes gehören zu den zentralen geburtsmedizinischen Aufgaben. Die Vielzahl möglicher Störfaktoren des Geburtsablaufes lässt das Thema »Pathologische Geburt« komplex erscheinen. Das vorliegende Kapitel ist nach pathogenetischen wie auch praktisch wichtigen Problemstellungen gegliedert. In dieser Gliederung spiegelt sich die herkömmliche Gruppierung von Störungen des Geburtsablaufes nach den Faktoren **Wehen**, **Kind** und **Geburtsweg** (»power«, »passenger«, »passage«). Die Interdependenz dieser drei Faktoren ist groß. Sie schließt eine einfache Dreiteilung des gesamten Kapitels aus.

Definition

Dystokie ist ein anderer Begriff für pathologische Geburt. Dystokie umfasst der ursprünglichen Bedeutung nach alle Störungen einer Geburt (gr. τοκος = das Gebären). Gelegentlich wird in der Fachliteratur mit Dystokie eine Störung des Geburtsablaufes als Folge einer ineffizienten Wehentätigkeit bezeichnet. Im vorliegenden Kapitel wird der Terminus Dystokie im ursprünglichen Sinne als gestörter Geburtsablauf ohne Bezug zu einer spezifischen Ursache gebraucht; kausal zugeordnete Störungen werden entsprechend präzisiert, z. B. Wehendystokie, Zervixdystokie, Weichteildystokie.

Hinter einer **Ineffizienz der Wehen** steht eine Vielzahl möglicher Ursachen. Dies ist beispielhaft für die Interdependenz potenzieller Störfaktoren einer Geburt. Ineffiziente Wehen führen sehr häufig zu protrahierten Geburtsverläufen. Diesen kommt, unabhängig von der primären Ursache, eine so hohe Bedeutung im Hinblick auf die mütterliche und kindliche Morbidität zu, dass darauf in einem gesonderten Abschnitt eingegangen wird (s. 38.2.1).

Für didaktische, aber kaum je für klinische Zwecke finden sich gelegentlich ältere Begriffe, deren Definition hier dem modernen Verständnis der Geburtsleitung angepasst wird: Als **»atypisch«** wird eine Geburt bezeichnet, die »regelwidrig« abläuft und ein erhöhtes Gefahrenpotential für Mutter oder Kind birgt, bei der aber dennoch eine annehmbare Chance für eine komplikationslose Spontangeburt besteht. Als **»pathologisch«** wird eine Geburt bezeichnet, bei der die Abweichungen von der Norm Mutter und Kind erheblich gefährden und somit die Notwendigkeit operativer Interventionen absehbar ist.

38.2 Abnorme Dauer der Geburt

Zusammenfassung

Die Angaben in der Literatur zur normalen Dauer der Geburt und ihrer einzelnen Perioden sind wegen der Schwierigkeiten der Definition und der Erfassung des Geburtsbeginns, des Übergangs von der Latenz- zur Aktivphase und des Beginns der Austreibungsperiode widersprüchlich. Die Werte der Gesamtdauer wie auch der Einzelperioden zeigen keine Normalverteilung, und die Mittelwerte betragen weit weniger als die Hälfte der oberen Norm.

Für die geburtshilfliche Praxis werden anstelle statistischer Normwerte besser gerundete Richtwerte als obere Limits verwendet: bei der **Erstgebärenden** für die gesamte Geburt maximal 24 h, für die Aktivphase der Eröffnungsperiode maximal 15 h, für die Austreibungsperiode maximal 2 h; bei der **Mehrgebärenden** für die gesamte Geburt maximal 18 h, für die Aktivphase der Eröffnungsperiode maximal 10 h, für die Austreibungsperiode maximal 1 h. Als überschnell oder zu kurz wird eine Geburt mit Dauer von weniger als 3 h bezeichnet.

Protrahierte und überschnelle Geburten sind mit erhöhter Morbidität von Mutter und Kind belastet. Die Ursachen der protrahierten Geburt sind multifaktoriell und gehen fast ausnahmslos mit einer primären oder sekundären Wehenschwäche (Wehendystokie) einher.

38.2.1 Protrahierte Geburt

Definition

Es besteht keine allgemein anerkannte Definition der protrahierten Geburt oder der Dauer der einzelnen Geburtsabschnitte. Die in der Literatur beschriebenen Grenzwerte für die normale Geburtsdauer variieren erheblich.

Bei Angaben zur Geburtsdauer ist zu beachten, worauf sich die jeweiligen Werte beziehen und wie sie ermittelt wurden: Kriterium für den Geburtsbeginn, Einbezug oder Ausschluss der Latenzphase, Beschreibung des Beobachtungskollektivs. Des Weiteren ist zu beachten, ob es sich bei »Normwerten« um statistisch ermittelte Normwerte oder um klinische Richtwerte im Hinblick auf ein Behandlungskonzept handelt.

Beginn der Geburt

Definition

Zur Definition des Geburtsbeginns finden sich Formulierungen wie »**Beginn einer regelmäßigen, schmerzhaften und anhaltenden Wehentätigkeit**«, »Beginn einer portiowirksamen Wehentätigkeit« oder auch »Zeitpunkt des völligen Verstreichens der Portio«. Keiner dieser Vorschläge vermag alle möglichen Situationen abzudecken. Hier wird der erstgenannten Formulierung der Vorzug gegeben.

Abnorme Dauer der Perioden und Phasen der Geburt

Gemäß älteren Angaben erfolgen 95% der Geburten bei Erstgebärenden innerhalb von 24 h, bei Mehrgebärenden innerhalb von 18 h. Das Wissen um die Probleme protrahierter Geburten hat Untersuchungen zu diesem Thema in jüngerer Zeit aus ethischen Gründen erschwert. Resultate einer neueren Untersuchung zur Dauer von Geburten ohne medikamentöse oder ope-

Tabelle 38.1. **Statistische Normwerte zur Geburtsdauer** (mittlere Dauer und obere zeitliche Normwerte der Geburt)

	Erstgebärende		Mehrgebärende	
	Mittelwert	Obere Limits	Mittelwert	Obere Limits
Gesamtgeburtsdauer (ohne Latenzphase)		24 h[a]		18 h[a]
Eröffnungsperiode (ohne Latenzphase, d.h. Aktivphase)	7,7 h	17,5 h[b]	5,6 h	13,8 h[b]
Austreibungsperiode (ohne Periduralanalgesie)	54 min	146 min[b]	18 min	64 min[b]

[a] 95% des Kollektivs; [b] Mittelwert + 2 Standardabweichungen.

Tabelle 38.2. **Zeitlimits als Richtwerte für die geburtshilfliche Tätigkeit; gerundete Zeitangaben (h)**

	Erstgebärende	Mehrgebärende
Gesamtgeburtsdauer	24	18
Aktivphase (Eröffnungsperiode)	15	10
Austreibungsperiode	2	1

rative Eingriffe und mit gutem Ausgang weisen ebenfalls in Richtung dieser Werte und stellen die in der jüngeren Vergangenheit gelehrten kürzeren Zeitlimits in Frage. Die aus der Literatur greifbaren Daten sind, für praktische Zwecke gerundet, in der Tabelle 38.1 und 38.2 zusammengefasst.

Geburten bei Erst- und Mehrgebärenden weisen in der Gesamtdauer wie auch in den einzelnen Phasen unterschiedliche Normwerte auf. Die Berücksichtigung dieser Differenzen ist nicht nur aus theoretischen Gründen gerechtfertigt. Erfahrungsgemäß stehen hinter einem protrahierten Geburtsverlauf bei **Mehrgebärenden** potenziell risikoträchtige Faktoren wie Fehleinstellungen des kindlichen Kopfes mit oder ohne sekundärer Wehenschwäche, während bei der **Erstgebärenden** häufiger eine Wehenschwäche anzutreffen ist. So besitzt die eingehende Beschreibung von zeitlichen Normwerten eine praktisch sehr relevante Seite: Die Überschreitung zeitlicher Normen soll Anlass zu einer Analyse der Geburtssituation geben; sie dient dagegen nicht a priori der Indikationsstellung irgendwelcher Interventionen.

Die in Tabelle 38.1 und 38.2 genannten Werte der **Eröffnungsperiode** gehen vom Beginn der Aktivphase der Eröffnungsperiode aus, definiert als eine Weite des Muttermundes von 4 cm (Albers 1999). Die Problematik dieser Definition wird weiter unten dargelegt. Sie ist gerechtfertigt, weil damit wenigstens ein nachvollziehbarer Anfangspunkt formuliert ist. Die uneinheitlichen Kriterien zum Geburtsbeginn sind der Grund für die unterschiedlichen Zeitangaben in der Literatur. In der Regel wird die frühe Eröffnungsperiode (Latenzphase) ausgeklammert – wahrscheinlich zu Unrecht, wenn die oft schon erhebliche Belastung der Gebärenden in Betracht gezogen wird.

> Angesichts der vielfältigen Risiken lang dauernder Geburten ist es gerechtfertigt, den weiten statistischen Normwerten etwas knapper gehaltene praktische Richtwerte gegenüberzustellen: **15 h bei der Erstgebärenden und 10 h bei der Mehrgebärenden** (Künzel u. Link 1996).

Die Gleichsetzung der Zeitangaben zu Eröffnungsperiode und Aktivphase erfolgt hier einzig aus pragmatischen Erwägungen. Die Unterteilung der Eröffnungsperiode in Latenz- und Aktivphase wurde von Friedman 1954 beschrieben. Er hat, ausgehend von der graphischen Darstellung der Muttermundseröffnung, die Aktivphase in eine Akzelerationsphase, eine Phase mit maximaler Steigung und eine Dezelerationsphase eingeteilt (s. Abb. 38.1 oder das Partogramm in Kap. 31; Friedman 1978). Von Friedman wurden 20 h für die Erstgebärende und 14 h für die Mehrgebärende als obere Zeitlimits (MW + 2 SD) der Latenzphase angegeben.

Theoretisch müsste der Beginn der **Latenzphase** dem Beginn der Eröffnungsperiode bzw. der Geburt gleichgesetzt werden. Im Rahmen der geburtshilflichen Tätigkeit ist dies aber nur für einen Teil der Gebärenden relevant. Viele Gebärende erscheinen erst etwa mit Beginn der Aktivphase in der geburts-

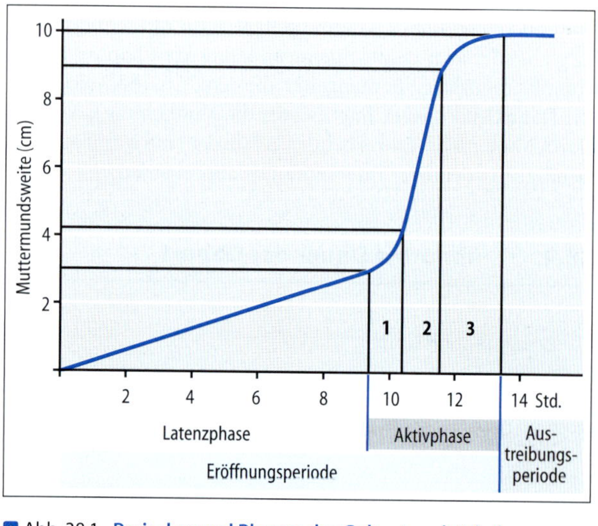

Abb. 38.1. **Perioden und Phasen der Geburt nach Friedman**
1 Akzelerationsphase, *2* Phase der maximalen Steigung (Eröffnungsgeschwindigkeit), *3* Dezelerationsphase

hilflichen Institution. Die Zeit davor entzieht sich einer verlässlichen Beschreibung. Aus praktischer Sicht ist eine gesonderte Betrachtung der Dauer der Latenzphase nur dann von Bedeutung, wenn sie zum Problem für die Gebärende wird.

Auf unterschiedliche Definitionen des Beginns der **Aktivphase** wurde bereits hingewiesen. Man findet Formulierungen wie »Zeitpunkt des Beginns der maximalen Steigung der Zervixdilatation« oder »Zeitpunkt des Schnittpunktes der langsamen und der maximalen Steigung der Zervixdilatation« oder, stark vereinfacht, »Zeitpunkt des Erreichens einer Muttermundsweite von 4 cm«. Die Definition des Beginns der Aktivphase bei einer Muttermundsweite von 4 cm wird oft gebraucht, entspricht aber nicht der ursprünglichen Formulierung. Von Friedman wurden 12 h für die Erstgebärende und 6 h für die Mehrgebärende als obere Zeitlimits (MW + 2 SD) der Aktivphase angegeben.

Der Zeitaspekt der **Dezelerationsphase** als »Phase der zunehmenden Abflachung der maximalen Steigung der Zervixdilatation« besitzt keine eigenständige Bedeutung. Nur von einzelnen Autoren werden separate Zeitlimiten angegeben (≥3 h für Erstgebärende, ≥1 h für Mehrgebärende).

Die Angaben zur zeitlichen Norm der **Austreibungsperiode** variieren ebenfalls, wenn auch weniger ausgeprägt. Zwar bietet die Erfassung des Beginns Schwierigkeiten, da der Zeitpunkt des ersten Untersuchungsbefunds nach vollständiger Eröffnung des Muttermundes dem wirklichen Zeitpunkt der vollständigen Eröffnung meistens um eine unbekannte Zeitspanne nachhinkt. Einzelne Autoren verlängern den »Normbereich« der Austreibungsperiode nach Anlegen einer Periduralanalgesie je um eine weitere Stunde.

Ältere Beschreibungen einer erhöhten perinatalen Mortalität bei verlängerter Austreibungsperiode treffen nach neueren Untersuchungen nicht zu, solange das fetale Monitoring unauffällig ist. Die Indikationsstellung zur Geburtsbeendigung leitet sich deshalb nicht mehr von der Zeit allein, z. B. einem Limit von 2 h, sondern in erster Linie vom Zustand des Feten und der Mutter ab. Dennoch sollten die Ursachen der abnorm langen Dauer evaluiert werden, wenn die Limits von 2 h bzw. 1 h überschritten sind.

Unbestritten ist die Bedeutung des zeitlichen Faktors für den zweiten Teil der Austreibungsperiode, die **Pressphase**.

> Die Kenntnisse um den engen Zusammenhang zwischen der Anzahl der Presswehen und der Azidämie des Kindes hat zu weithin anerkannten oberen zeitlichen Begrenzungen der Pressphase geführt: **30 min**, entsprechend **maximal** etwa **12 Presswehen**. Diese Werte gelten für die Erstgebärende. Bei der Mehrgebärenden sollte eine gut geleitete Pressphase nicht mehr als 20 min dauern bzw. maximal etwa 8 Presswehen umfassen.

Diese oberen Limits der Pressphase sind nicht als statistische Normwerte definiert, sondern aufgrund klinischer und blutgasanalytischer Befunde bei den Neugeborenen einerseits und empirischer Werte andererseits formuliert worden (Fischer 1981b; Künzel u. Link 1996).

Geburtsstillstand

Definition

Von einem Geburtsstillstand kann nur gesprochen werden, wenn die Aktivphase der Geburt begonnen hat. Geburtsstillstand ist definiert als das Fehlen eines Geburtsfortschrittes während eines definierten Zeitraumes. Kriterien für den Fortschritt sind in der Eröffnungsperiode die Weite des Muttermundes und in der Austreibungsperiode der Höhenstand des vorangehenden Teils des Kindes. In der Eröffnungsperiode kann auch bei konstanter Weite des Muttermundes ein Tiefertreten des vorangehenden Teils des Kindes als Fortschritt gewertet werden.

Als **Geburtsstillstand in der Eröffnungsperiode** wird das Fehlen eines Geburtsfortschritts während 2 h, unabhängig von der Parität, bezeichnet (Tabelle 38.3).

Die Diskussion über die Bedeutung des Geburtsstillstandes wird durch uneinheitliche Kriterien erschwert. Ein Geburtsstillstand liegte erst dann vor, wenn die allgemein anerkannten Maßnahmen zur Förderung einer Spontangeburt wie Analgesie, Anregung der Wehen (oder auch Einschalten einer therapeutischen Pause), Eröffnung der Fruchtblase und Lagerungswechsel (inkl. Herumgehen) ausgeschöpft wurden.

Solange diese Kriterien nicht erfüllt sind, sollte lediglich von **protrahiertem Geburtsverlauf** oder von **fehlendem Geburtsfortschritt** gesprochen werden. In der angelsächsischen Literatur wird diese Problematik unter »arrest disorders« gruppiert. Die strenge Definition des Geburtsstillstandes wird dem Umstand gerecht, dass das Fehlen eines Geburtsfortschrittes auch ein vorübergehendes Phänomen bei Ermüdung der Mutter sein kann und dass sich nach einer Erholungsphase spontan wieder ein Geburtsfortschritt einstellen kann. Jede Form von protrahiertem Verlauf sollte früh erfasst und in ihrer Bedeutung evaluiert werden.

Für die Diagnose **Geburtsstillstand in der Eröffnungsperiode** haben folgende 6 Kriterien erfüllt zu sein:
- fehlende Erweiterung des Muttermundes,
- fehlender Deszensus des vorangehenden Teiles,
- Aktivphase erreicht,
- gute oder bestmöglich stimulierte Wehen,
- offene Fruchtblase (gesprungen oder nach Möglichkeit eröffnet),
- Dauer von mindestens 2 h.

Tabelle 38.3. **Kriterien der protrahierten Geburt** (nach ACOG 1995)

Geburtsfortschritt	Erstgebärende	Mehrgebärende
Protrahierter Verlauf		
Eröffnungsperiode (Dilatation)	<1,2 cm/h	<1,5 cm/h
Austreibungsperiode (Deszensus)	<1,0 cm/h	<2,0 cm/h
Geburtsstillstand		
Eröffnungsperiode	>2 h	>2 h
Austreibungsperiode	>1 h	>1 h

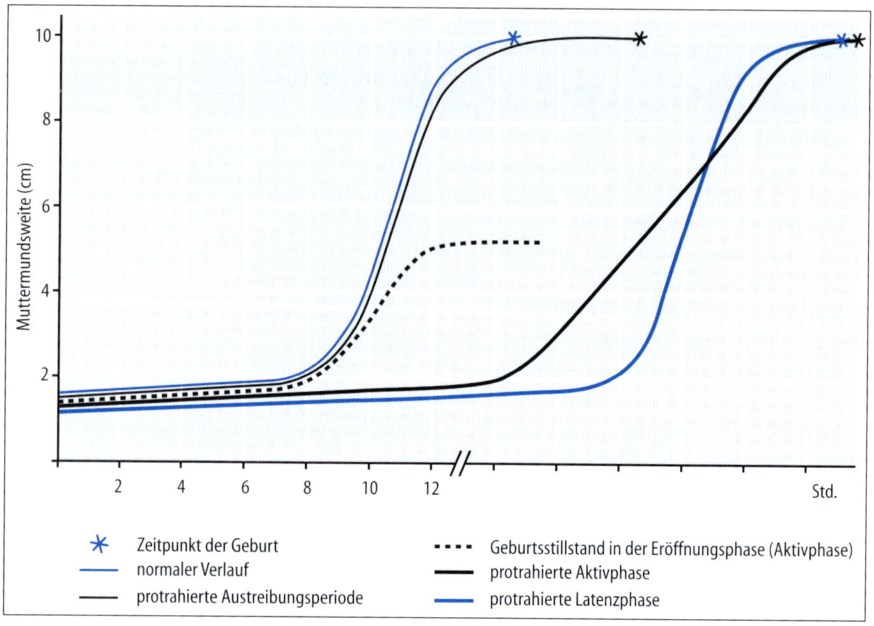

Abb. 38.2. **Partogrammschema mit Vergleich eines normalen und abnormer Geburtsverläufe**

Das Zeitlimit für den **Geburtsstillstand in der Austreibungsperiode** liegt bei 1 h (s. Tabelle 38.3) und Kriterium dafür ist das **Fehlen eines Deszensus** des vorangehenden Teiles. Von einem Geburtsstillstand sollte erst nach Ausschöpfung der vorstehend erwähnten nichtoperativen Therapieoptionen gesprochen werden.

Einteilung der Störungen des Geburtsablaufes

Es wird zwischen primär vorhandenen und sekundär eintretenden Störungen unterschieden. Primäre Störungen stellen eine diagnostische Herausforderung bezüglich des Geburtsbeginns dar und sind oft nur unsicher von lang anhaltenden Vorwehen abzugrenzen (»false labor« oder »slow starter«). Sekundäre Störungen können alle Phasen der Geburt betreffen (s. Abb. 38.2).

Häufigkeit der protrahierten Geburt

Angaben zur Häufigkeit der protrahierten Geburt schwanken entsprechend den verwendeten klinischen und biostatistischen Kriterien. Meistens werden 5–7 % beschrieben.

Die Häufigkeit eines »protrahierten Geburtsverlaufs« als Indikation für eine operative Intervention ist davon abzugrenzen. Sie dürfte in Zukunft angesichts der stärkeren Gewichtung mütterlicher Belastungsmomente ansteigen.

Ätiologie, Pathophysiologie, Pathogenese

Die Ursachen einer abnorm langen Geburt können folgendermaßen gruppiert werden:

- uterine Dystokie,
  - Wehendystokie,
  - Zervixdystokie,
  - Sakkulation,
- Weichteildystokie,
- Kopf-Becken-Missverhältnis aufgrund abnorm verengter Beckenmasse,
- Kopf-Becken-Missverhältnis aufgrund von Einstellungsanomalien oder hohem Geburtsgewicht (belegt für Gewichte ab 4000 g).

Oft spielen mehrere Faktoren gleichzeitig eine Rolle. Auf diese Faktoren wird in den Abschn. 38.3 bis 38.7 eingegangen.

Bedeutung für die perinatale Mortalität und Morbidität

Die Erkenntnis von gravierenden Auswirkungen protrahierter Geburtsverläufe prägte die geburtshilflichen Aktivitäten im letzten Drittel des 20. Jahrhunderts (Dudley 1997). Aus diesen und nachfolgenden Untersuchungen resultierte eine verstärkte Beachtung des Zeitfaktors bei der Geburtsleitung.

Tatsächlich korreliert die Dauer der Geburt beim Kind mit einem fortschreitenden Abfall von pH und pO_2 und einem Anstieg des pCO_2. Pathologische pH- und pO_2-Werte bedeuten aber noch nicht Hypoxie oder Azidose als Ausdruck einer ungenügenden Sauerstoffversorgung des Gewebes mit nachfolgender anaerober Glykolyse. Eine hypoxische Gewebeschädigung ist in der Regel nicht eine Folge der protrahierten Geburtsdauer per se oder der Art der Geburtsbeendigung.

> Prognostisch gravierende Hypoxien treten vielmehr nach akuten Notfallsituationen wie anhaltender Kompression der Nabelschnur, vorzeitiger Lösung der Plazenta, Uterusruptur oder Fruchtwasserembolie auf (Schneider u. Beller 1997).

Die Befunde über eine Beziehung zwischen der Dauer der Austreibungsperiode und der fetalen Azidämie führten zu einer zeitlichen Limitierung der Austreibungsperiode, meist auf 2 h. Nachfolgende Untersuchungen konnten keine Rechtfertigung für ein derartig generell gesetztes Zeitlimit finden.

Bedeutung für die mütterliche Morbidität und Mortalität

Protrahierte Geburten bergen eine Vielzahl von Risiken für die Mutter. Seit langem ist die **erhöhte Infektmorbidität** bei langen Geburtsverläufen bekannt, und Fieber sub partu und im Wochenbett tritt besonders häufig nach langem Intervall (über 18 h) zwischen Blasensprung und Geburt auf; dabei besteht ein direkter Zusammenhang mit der Anzahl der digitalen Zervixuntersuchungen. Ein **erhöhter Blutverlust** infolge Atonie findet sich ebenfalls häufiger nach protrahiertem Verlauf.

Protrahierte Geburten bergen zudem ein erhöhtes Risiko der **operativen Intervention.** »Dystokie« (dystocia) stellt mit ca. 30 % die häufigste Indikation für eine erste Sectio in den USA dar, etwa doppelt so häufig wie in andern Ländern mit vergleichbarem Gesundheitssystem; indirekt, d. h. unter Mitberücksichtigung auch der Resectiones, ist diese Indikation für rund die Hälfte aller Sectiones verantwortlich. Zudem sind diese Frauen in vermehrtem Maße auch den Risiken operativer Eingriffe wie Gewebeschädigung (vor allem belastend im Bereiche des Beckenbodens bei vaginal-operativen Geburten), Anästhesiekomplikationen (inkl. der seltenen Komplikationen von Regionalanalgesien), zusätzlichen Blutungs- und Infektgefahren in den Wundgebieten, Ileus, Adhäsions- und Narbenbildungen, thromboembolischen Komplikationen und Schädigungen pelviner Nerven bei vaginal-operativen Geburten ausgesetzt.

Traumatische Schädigungen der Geburtswege als Folge von Spontangeburten in Form von Fistelbildungen durch Drucknekrosen sind in der westlichen Geburtshilfe kaum noch anzutreffen. In Ländern mit schlechter medizinischer Infrastruktur bilden sie dagegen auch heute noch schwerwiegende Komplikationen mit erheblichen Folgen wie Invalidität und sozialer Isolierung. In unseren Gegenden werden Fisteln im Dammbereich selten nach Rissen oder Episiotomien beobachtet. Neuropathien nach Spontangeburten sind selten und haben bei nur kurz dauernder Druckeinwirkung in der Regel eine gute Prognose. Für das detaillierte Studium der Auswirkungen des Geburtsgeschehens auf die Funktion des Beckenbodens wird auf Kap. 40 verwiesen.

Des Weiteren sind Frauen nach protrahierten Geburtsverläufen in erhöhtem Maße dem Risiko von chronischen Schmerzen im Bereiche von Damm und Vagina ausgesetzt. Eine ernste Folge davon kann die Beeinträchtigung des Sexuallebens sein.

Schließlich stellt die emotionale Belastung durch die Erinnerung an eine protrahierte Geburt ein in der Literatur lange Zeit wenig beachtetes, jedoch speziell schwieriges Problem dar.

Bei der Betreuung der protrahierten Geburt treten also die mütterlichen Aspekte immer mehr in den Vordergrund. Damit kommt der frühzeitigen Erkennung eines dystoken Verlaufes schon aus präventiver Sicht gegenüber der vielschichtigen mütterlichen Morbidität eine große Bedeutung zu. Umso mehr werden diagnostische Methoden mit großem prädiktiven Wert für den weiteren Geburtsverlauf benötigt.

Therapie und Prävention

»No one can treat prolonged labour« (Beazley 1995). Die korrekte Behandlung einer protrahierten Geburt muss von der zugrunde liegenden Ursache ausgehen. Die Darstellung der therapeutischen und präventiven Konzepte verteilt sich deshalb auf die Abschnitte 38.3 bis 38.7.

38.2.2 Überschnelle Geburt

Definition

Die klinische Erfahrung lässt auch ein unteres zeitliches Limit der Geburtsdauer als sinnvoll erscheinen. Traditionell wird sie bei 3 h angenommen, obwohl dies angesichts der stark variierenden Angaben zur Häufigkeit (1–17 %) statistisch schlecht belegt ist (Käser u. Richter 1981).

Ursächlich steht ein ungewöhnlich geringer Weichteilwiderstand, oft in Form einer isthmozervikalen Insuffizienz, im Vordergrund. Sensible Ausfälle aufgrund neurologischer Erkrankungen, als Unfallfolgen oder wegen operativ bedingter Defizite (Nervenresektionen) können selten auch eine abnorm kurze Geburtsdauer vortäuschen.

Die Morbiditätsrisiken von Mutter und Kind sind erhöht. Für die Mutter bestehen die Gefahren erheblicher Verletzungen im Bereiche des ganzen Geburtsweges und atonischer Blutungen. Beim Kind werden asphyxiebedingte oder traumatische zerebrale Schädigungen bei Hyperaktivität des Uterus beschrieben (Käser u. Richter 1981). Klinisch eindrücklich ist nach sehr schnellen Geburten die Hypotonie des Kindes mit tiefen Apgarwerten und protrahierter Adaptation bei normalen Blutgaswerten.

Prophylaktisch wird bei anamnestisch bekannter Neigung zu **überschnellen Geburten** die elektive Geburtseinleitung empfohlen. Der Nutzen einer Drosselung der Wehentätigkeit mit β-Mimetika für einen schonenden Kopfdurchtritt ist nicht belegt; gewaltsames Zurückhalten des Kopfes kann möglicherweise mit Gefahren verbunden sein. Nach einer überschnellen Geburt ist die Revision der Geburtswege indiziert. Untersuchungen der überschnellen Geburten zeigen eine deutliche Reduktion der mütterlichen und kindlichen Risiken bei einer Geburtsleitung unter infrastrukturell guten Voraussetzungen (Beazley 1995).

Von der überstürzten Geburt ist die **Sturzgeburt** abzugrenzen. Entgegen dem allgemeinen Sprachgebrauch wird mit Sturzgeburt eine Geburt mit tatsächlichem Fall des Kindes bezeichnet. Daraus erwachsen dem Kind Verletzungsgefahren.

38.3 Wehendystokie (ineffiziente Wehentätigkeit)

Zusammenfassung

Dystokien im umfassenden Sinne des Wortes können in mütterliche Faktoren (uterine Dystokie mit Wehendystokie, Zervixdystokie und Sakkulation; Weichteildystokie; verengtes Becken), kindliche Faktoren (Einstellungsanomalien, abnorme Größe) und kombiniert mütterlich-kindliche Faktoren (Kopf-Becken-Missverhältnis) unterteilt werden. Unter dem Begriff der Wehendystokie werden verschiedene Störungen der Wehentätigkeit zusammengefasst wie uterine Hypoaktivität, uterine Hyperaktivität, hypertone Motilität und unkoordinierte Wehentätigkeit. Der Zusam-

▼

menhang mit der protrahierten Geburt und der mit ihr verbundenen mütterlichen und kindlichen Morbidität ist eng. Neben allgemein unterstützenden Maßnahmen bilden, abhängig vom Reifezustand der Zervix und dem Stand der Geburt, die medikamentöse Wehenstimulation und die Amniotomie die wichtigsten Therapieansätze.

38.3.1 Allgemeine Grundlagen

Einteilung

Uterine Störungen sind zu unterteilen in Dystokien des Corpus uteri und der Cervix uteri. Bei den korporalen Dystokien steht die Wehendystokie, also die Störung der korporalen Aktivität, im Vordergrund. Organisch erklärbare Korpusdystokien und die Zervixdystokie werden unter 38.4.1 dargestellt. Die Beobachtung der Wehen nimmt bei der Geburtsleitung eine derart zentrale Stellung ein, dass der Wehendystokie das vorliegende eigene Unterkapitel gewidmet wird.

Wehenstörungen manifestieren sich in Form von

- Hypoaktivität,
- Hyperaktivität,
- hypertoner Motilität,
- Inkoordination.

Die Einteilung erfolgt klinisch durch die Beurteilung von Rhythmus und Frequenz, evtl. durch subjektives Ertasten des Grundtonus. Wird eine Geburt mittels intrauteriner Tokographie überwacht, so können zusätzlich Basaltonus und Druckamplitude (Kontraktionsamplitude) gemessen werden.

> Wehenstörungen sollten nur dann therapeutisch angegangen werden, wenn sie mit einem protrahierten Geburtsfortschritt oder einer Gefährdung des Fetus einhergehen.

Uterine Hypoaktivität. Für die uterine Hypoaktivität sind eine Wehenfrequenz von weniger als 2 pro 10 min und eine Druckamplitude von weniger als 30 mmHg charakteristisch. Der Grundtonus ist meistens normal, d.h. er liegt unter 15 mmHg. In der geburtshilflichen Praxis wird die Wehenaktivität nicht weiter quantifiziert; wird eine solche Quantifizierung in Montevideo-Einheiten (ME) vorgenommen, so beträgt sie weniger als 100 ME. Als Montevideo-Einheit (ME) ist das Produkt aus mittlerer Kontraktionsamplitude und Wehenzahl pro 10 min definiert.

Derartige Wehenschwächen können primär oder sekundär als Folge von Uterusüberdehnung bei Mehrlingen, Polyhydramnion, übergewichtigen Kindern, Pluriparität, bei Erschöpfung des Uterus wegen mechanischen Hindernissen oder durch zentral wirksame Analgetika auftreten. Hypoaktivitäten des Uterus werden selten bei Fehlbildungen des Organs und bei (Elektrolyt-) Stoffwechselstörungen des Myometriums beobachtet.

Uterine Hyperaktivität. Die uterine Hyperaktivität zeichnet sich durch eine gesteigerte Wehenfrequenz und/oder eine gesteigerte Kontraktionsintensität aus. Die Wehenzahl übersteigt 5 pro 10 min, die Druckamplitude 50 mmHg, der Basaltonus liegt jedoch unter 15 mmHg. Die Wehenaktivität beträgt mehr als 250 ME. Häufigste Ursache ist eine Überdosierung von Wehenmitteln. Als weitere Ursachen einer gesteigerten Wehenaktivität kommt mechanischen Hindernissen eine gewisse Bedeutung zu.

Hypertone Motilität. Bei der hypertonen Motilität sind weniger Wehenfrequenz und Druckamplitude verändert als vielmehr der Basaltonus. Dieser übersteigt das Limit von 15 mmHg. Die Aktivität des Uterus beträgt weniger als 100 ME. Die Diagnose lässt sich bei der vaginalen Untersuchung vermuten, wenn der Muttermund während einer Wehe enger wird (»Blendenmechanismus«).

Die hypertone Motilität stellt eine besonders ernste Bedrohung des Fetus dar, da durch den Hypertonus der uterine Blutfluss, primär im venösen Niederdruckbereich, beeinträchtigt wird. Häufigste Ursache ist auch hier eine Überdosierung von Wehenmitteln; eine Parazervikalblockade spielt dagegen heutzutage kaum noch eine Rolle. Die hypertone Motilität kann auch Folge einer zervikalen Dystokie sein. Als Synonyma werden unter anderem genannt: Tetanus uteri, Krampfwehen, Bandl-Kontraktionsring, pathologischer Retraktionsring, »obstructed labor«, »utérus de bois« (Fischer 1981a).

Inkoordination der Wehentätigkeit. Von Inkoordination der Wehentätigkeit wird bei einer Umkehr des sog. »dreifach absteigenden Gradienten« oder bei einer multifokalen Erregungsbildung gesprochen.

Vollständige Inversionen des »dreifach absteigenden Gradienten« sind sehr selten, partielle Formen häufiger. Die Diagnose lässt sich konventionell-tokographisch nicht sichern, evtl. aber in der bisher experimentellen Mehrkanaltokographie. Klinisch entsteht der Verdacht bei anhaltend schmerzhafter Wehentätigkeit ohne Dilatation der Zervix.

Multifokale Erregungsbildungen hingegen lassen sich tokographisch gut erkennen. Sie kommen durch eine Schrittmachertätigkeit sowohl in der linken wie in der rechten Fundushälfte oder durch Schrittmacheraktivitäten in verschiedenen Segmenten des Uterus zustande. Einen Spezialfall stellen scheinbar regelmäßige Verdoppelungen dar (»coupling of uterine contractions«; »Kamelwehen«). Auch diese atypischen Wehenmuster sind oft mit anderen Problemen wie geburtsmechanischen Störungen vergesellschaftet. Die Frage nach Ursache und Folge ist in solchen Fällen nicht einfach zu beantworten.

▶ Studienbox

In der jüngeren Literatur wird die Differenzierung der Wehenpathologie in die verschiedenen Typen kaum noch erwähnt. Die verschiedenen Wehentypen werden unter dem Begriff der »ineffizienten Wehentätigkeit« (»inefficient uterine activity«) zusammengefasst.

38.3.2 Ätiologie, Pathophysiologie, Pathogenese

Genetische Faktoren

Für verschiedene Dystokieformen konnte eine genetische Prädisposition gezeigt werden (Dizon-Townson u. Ward 1997), z. B.

Wehendystokien als Folge bestimmter Weichteilstrukturen. So ist ein hoher Kollagen- und Hyaluronsäuegehalt in der Zervix mit protrahierten Geburtsverläufen assoziiert.

Alter der Mutter; Schwangerschaftsintervalle

Der Einfluss des mütterlichen Alters auf die Geburtsdauer wird unterschiedlich beurteilt. Belegt ist eine signifikante Differenz zwischen Erst- und Mehrgebärenden ab 35 Jahren nur für die Austreibungsperiode. Deutlich erhöht sind die Raten vaginal- und abdominal-operativer Entbindungen bei Erstgebärenden über 40 Jahren (Ragosch et al. 1997). Es scheint, dass dafür eine »defensivere« bzw. operationsbereitere Art der Geburtsleitung zumindest mitverantwortlich ist. Interessant ist allerdings auch die Beobachtung, dass die Zunahme des Bedarfs an Wehenmitteln, der Länge der Austreibungsperiode sowie der Raten abdominal- und vaginaloperativer Eingriffe kontinuierlich über die ganze Dauer des reproduktiven Alters ansteigt (Main et al. 2000).

> Die lange Zeit überlieferte Annahme, dass eine Geburt nach einem Intervall von zehn und mehr Jahren zu einer vorausgegangenen Geburt wieder wie bei einer Erstgebärenden verlaufe, ist nicht aufrecht zu erhalten.

Medikamentöse Einflüsse

Einfluss von Analgetika. Der Einfluss von Analgetika auf den Geburtsverlauf ist noch nicht eindeutig geklärt. Häufig tritt nach der Applikation eines Analgetikums, unabhängig von der gewählten Form, eine kurzzeitige Abnahme der Wehenaktivität ein, gefolgt von einer Steigerung der Wehentätigkeit. Diese Steigerung wird einer Abnahme der mütterlichen endogenen Katecholamine zugeschrieben.

Zentral wirksame Analgetika vermögen die Latenzphase zu verlängern, vor allem in hoher Dosierung und in Kombination mit Antihistaminika. Demgegenüber wurde für die Aktivphase keine Hemmung oder sogar eine Steigerung der uterinen Aktivität festgestellt, besonders bei niedriger Dosierung und langsamer Applikation, mit oder ohne Einsatz von Oxytozin. Weniger ist über den Einfluss von Medikamenten mit agonistischer und antagonistischer Wirkung auf Opiatrezeptoren bekannt (Nalbuphin).

Lokalanästhetika können im Tierexperiment Muskelspasmen und eine Verminderung der uterinen Perfusion bewirken.

In den für die Periduralanalgesie verwendeten Dosierungen beeinflussen Lokalanästhetika die uterine Aktivität in der Aktivphase nicht. Dagegen scheinen Latenzphase und Austreibungsperiode in Abhängigkeit von der gewählten Konzentration des Lokalanästhetikums verlängert zu werden. **Adrenalinzusatz** verstärkt zwar die analgetische Wirkung, hemmt jedoch seinerseits die uterine Aktivität.

Cave

Im Vergleich mit zentral wirksamen Analgetika kommt es bei Regionalanalgesien signifikant häufiger zu verlängerten Eröffnungs- wie Austreibungsperioden, Einstellungsanomalien und zu einer erhöhten Sectiorate, aber mit dem Vorteil einer viel besseren Schmerzlinderung.

Offen ist noch immer die Frage, ob das Anlegen einer Regionalanalgesie vor Eröffnung des Muttermundes auf 4–5 cm oder bei noch über der Interspinallinie stehendem vorangehenden Teil des Kindes mit einem höheren Risiko einer Dystokie und einer Sectio verbunden ist oder ob diese Beobachtung auf einer Selektion dystoker Geburtsverläufe beruht (s. auch Kap. 47).

Über **Lachgas** (NO_2) liegen keine Berichte hinsichtlich einer Verlängerung der Geburtsdauer vor.

Austreibungsperiode

Die genannten Formen der Wehendystokie betreffen vorwiegend – aber nicht nur – die Eröffnungsperiode. Als Risikofaktoren einer protrahierten Austreibungsperiode wurden beschrieben: eine Periduralanalgesie, eine lange Dauer der Aktivphase, die Parität, die Körpergröße der Mutter, das Geburtsgewicht, der Höhenstand des vorangehenden Teils zum Zeitpunkt der vollständigen Eröffnung des Muttermundes und das Alter der Mutter. Diese Faktoren können allerdings nur einen kleinen Teil der Variabilität der Dauer der Austreibungsperiode erklären.

Häufig diskutierte Situationen ohne geburtsverlängernden Effekt

Magnesiumsulfat, das auch als Tokolytikum eingesetzt wird, scheint – gemäß dem Vergleich mit Phenytoin in einer Kohortenstudie bei Präeklampsiepatientinnen – keinen geburtsverlängernden Einfluss zu besitzen. Ein Zustand nach Cerclage nach McDonald beeinflusst den Geburtsverlauf nicht.

38.3.3 Evaluation

Anamnese

Die Familienanamnese bzw. Geburtenanamnese der Mutter der Gebärenden wird kaum systematisch erhoben, obwohl sie vermutlich als Prognosefaktor eine gewisse Bedeutung besitzt. Informationen zu eigenen vorausgegangenen Entbindungen sind demgegenüber einfacher zu erhalten und aussagekräftiger.

Klinische Untersuchung

Die Diagnosestellung stützt sich auf die klinische und apparative Überwachung einer Geburt, wie dies in den Kapiteln 30 und 33 eingehend beschrieben ist.

Zur Beurteilung der Dauer einer Geburt hat sich das von Friedman zu Beginn der 50er-Jahre eingeführte **Weg-Zeit-Partogramm** bewährt (überarbeitet in: Friedman 1978). Die WHO hat dieses Partogramm übernommen und mit einem Behandlungsschema verbunden (WHO 1994).

Für die Überwachung der meisten Geburten genügt ein externes Monitoring. Die interne Tokographie ist an den meisten Orten aufgegeben worden. Die 3 Kriterien Frequenz, Dauer und Rhythmus können durch eine externe Tokographie ausreichend erfasst werden. Es fehlt lediglich die Beurteilbarkeit der Druckamplitude.

▶ Studienbox

Bisher fehlt der Nachweis, dass durch eine intrauterine Tokographie die Sectioraten reduziert oder die Resultate in bezug auf die kindliche Morbidität verbessert werden können; dies trifft auch für oxytozinunterstützte Geburten zu (ACOG 1995; Vanner u. Gardosi 1996).

Es wäre für die Betreuung protrahierter Geburten äußerst hilfreich, über einen Indikator mit einem guten prädiktiven Wert für den definitiven Geburtsmodus zu verfügen. Der intrauterine Druck kann diese Funktion wegen der Vielzahl von Einflussfaktoren wie Wehenstärke, Weichteilwiderstand, Größe, Einstellung und Verformbarkeit des kindlichen Kopfes und Weite des Geburtskanals nicht erfüllen. Die myometrale Kontraktionsstärke lässt sich in vivo nicht messen. Hingegen könnte die gleichzeitige Messung der **Kopf-Zervix-Kraft** (»head-to-cervix force«) und des intrauterinen Druckes brauchbare Aussagen liefern. Die Krafteinwirkung des kindlichen Kopfes auf die Zervix lässt sich mit einer Sonde lokal bestimmen. Es besteht zwar zwischen intrauterinem Druck und der vektoriellen Kraft des Kopfes auf die Zervix ein linearer Zusammenhang; die Streubreite ist jedoch so groß, dass der Druckmessung allein nicht die gleiche Aussagekraft zukommt wie dem Vergleich der beiden Größen.

> Nach den bisherigen Resultaten bedarf es einer minimalen Kraft zur erfolgreichen Dilatation der Zervix. Wenn die sog. Kopf-Zervix-Kraft durch spontane Wehen nicht genügend groß wird und gleichzeitig ein nur geringer intrauteriner Druck vorliegt, so sind gute Voraussetzungen für eine erfolgreiche Wehenstimulation gegeben (Allman et al. 1996a, b).

Klinische Beurteilung der einzelnen Perioden und Phasen. Für die prognostisch richtige Beurteilung einer Geburt ist die Berücksichtigung der unterschiedlichen Dynamik der einzelnen Etappen wesentlich.

Die zeitliche Variabilität der **Latenzphase oder frühen Eröffnungsperiode** ist groß, und die klinische Beurteilung des Beginns der Aktivphase ist oft nicht einfach. Hinter einem protrahierten Verlauf der Latenzphase können verschiedene Faktoren stehen wie ineffiziente Wehen, eine Fehleinstellung des Kopfes oder ein Kopf-Becken-Missverhältnis.

> Die **Latenzphase** ist aber ein Indikator für eine eventuelle Dystokie: Je länger sie dauert und je später im Verlauf der Muttermundseröffnung die Akzelerationsphase bzw. die Aktivphase einsetzt, desto größer ist das Risiko für eine insgesamt protrahierte Geburt.

Für die Praxis bedeutet dies, dass allein aufgrund einer langsamen Eröffnung des Muttermundes bis zu einer Weite von 4–5 cm keine operative Intervention angezeigt ist. Hingegen ist eine dem Reifezustand der Zervix angepasste medikamentöse Unterstützung der Wehentätigkeit zu erwägen. Tatsächlich ist die Frage nach dem optimalen Management der verlängerten Latenzphase noch nicht beantwortet (s. 38.3.4 bei »Spezielle Methoden«).

Der voraussichtliche zeitliche Verlauf der **Aktivphase** lässt sich durch die Beobachtung der Eröffnungsgeschwindigkeit im Anschluss an die Akzelerationsphase abschätzen.

> Als untere Grenzwerte der Zervixdilatationsgeschwindigkeit in der **Aktivphase** hat die ACOG die ursprünglichen Befunde von Friedman übernommen (s. Tabelle 38.3): **Erstgebärende 1,2 cm/h, Mehrgebärende 1,5 cm/h.**

Als klinischer Parameter zur Beurteilung eines zeitgerechten Verlaufs der **Austreibungsperiode** dient die Geschwindigkeit des Tiefertretens des vorangehenden Teils.

> Die minimale Geschwindigkeit des Deszensus in der **Austreibungsperiode** wird bei **Erstgebärenden bei 1 cm/h, bei Mehrgebärenden bei 2 cm/h** angesetzt (s. Tabelle 38.3, ACOG 1995).

38.3.4 Klinisches Management/Therapie der ineffizienten Wehentätigkeit

Im Folgenden wird ein besonderes Gewicht auf die Unterstützung der Wehentätigkeit mittels Oxytozika und Amniotomie gelegt. Viele Fragen zu dieser Therapie sind noch offen. Es ist unbestritten, dass es eine Vielzahl weiterer Optionen zur Behandlung einer Dystokie wie homöopathische Rezepturen, Akupressur, Fußzonenreflexmassage, Stimulation der Brustwarze etc. gibt. Der Nachweis des Nutzens dieser Methoden und ihr Stellenwert im Vergleich zu den etablierten Therapieansätzen bleibt künftigen Untersuchungen vorbehalten.

Allgemeine Maßnahmen

Die Diagnose eines protrahierten Verlaufs einer Geburt infolge einer Wehenschwäche verlangt eine umgehende Gesamtbeurteilung der Geburt.

Bei einer **Wehenschwäche** ohne Hinweise auf eine relevante geburtsmechanische Obstruktion ist die Indikation zur medikamentösen Wehenstimulation gegeben. Eine sekundäre Wehenschwäche kann auch Ausdruck einer Ermüdung der Mutter sein, der dann evtl. mit dem Einlegen einer Pause am besten gedient wird. Im Einzelfall können sogar Sedation oder Wehenhemmung angebracht sein. Auch eine Nährstoffzufuhr, wie Traubenzuckertabletten, kohlenhydratreiche bzw. fett- und proteinarme Nahrung oder die Applikation einer Mischinfusion kann sinnvoll sein.

> Wichtig ist eine genügende Flüssigkeitszufuhr, sei es oral oder bei protrahierten Geburten über die Infusion physiologischer Kochsalz- oder Ringerlösungen.

Die **Vorteile** der **aufrechten Körperhaltung** zur Unterstützung der Wehentätigkeit und für das subjektive Befinden der Mutter, aber auch für das Befinden des Kindes (gemäß Apgar- und Blutgaswerten) sind seit längerem bekannt. Bewegung im Sinne eines Umhergehens mag der Gebärenden subjektive Linderung verschaffen; ein bisher angenommener günstiger Effekt auf die Geburtsdauer konnte nicht bestätigt werden.

Auch wenn gesicherte Daten über einen therapeutischen Effekt bei Wehendystokien fehlen, sind bei hypokinetischer Wehenschwäche und auf Wunsch der Gebärenden derartige Behandlungsversuche gerechtfertigt (Johnson et al. 1991).

Die besondere Bedeutung der Versorgung der gebärenden Frau mit Nährstoffen und Flüssigkeit wie auch die Unterstützung der aufrechten Haltung der Gebärenden liegt vor allem im Bereiche der Prävention (s. 38.3.5).

Spezielle Methoden

Die folgenden Ausführungen betreffen vor allem die Aktivphase. Sie gelten aber auch für die Austreibungsperiode, sofern nicht die vaginal-operative Entbindung indiziert ist (s. Kap. 39).

Für die **protrahierte Latenzphase** existiert bis heute kein überzeugendes Konzept. Empfohlen werden Bewegung, Sedation, ein Entspannungsbad oder ein Darmeinlauf. Vielerorts wird auch Oxytozin eingesetzt, doch ist dessen Rolle zumindest in der frühen Latenzphase noch nicht geklärt: Oxytozin scheint bei einer »unreifen« Zervix Kontraktionen auslösen und damit den Übergang zur Aktivphase verzögern zu können (Olàh et al. 1993). Angesichts dieser Unsicherheit sollte bei einem Bishop-Score <4 Oxytozin nur zurückhaltend eingesetzt werden. Von möglichem Nutzen ist allenfalls eine niedrige Dosierung zum Priming, z. B. mehrstündig über Nacht. Vorsicht ist während der Latenzphase auch gegenüber einer Amniotomie wegen des erhöhten Infektrisikos geboten. Hingegen besteht in der Regel kein Anlass, die Entscheidung zur Geburtsbeendigung mittels Sectio allein aufgrund eines protrahierten Verlaufs der Latenzphase, d.h. vor Beginn der Aktivphase bzw. vor einer Muttermundsweite von wenigstens 4–5 cm, zu fällen.

Amniotomie. Es gibt zahlreiche Untersuchungen zur Amniotomie als Mittel der Wehenunterstützung; ihre Ergebnisse sind kontrovers. Leider fehlen weitgehend randomisierte klinische Studien zur Amniotomie als eigenständiger Therapieoption bei protrahiertem Geburtsverlauf. Die vorhandenen Studien wurden fast ausschließlich zum Vergleich einer frühen routinemäßigen vs. einer späteren selektiven Amniotomie oder im Zusammenhang mit der Diskussion um das »active management of labor« (AML; s. weiter unten) durchgeführt.

Empfehlungen zur therapeutischen Amniotomie leiten sich deshalb vorwiegend aus Analogieschlüssen von Untersuchungen mit ähnlicher Fragestellung ab: Beim Vergleich von »früher« vs. »später« Amniotomie ist die Dauer der Geburt kürzer (sowohl innerhalb wie außerhalb von AML-Protokollen), der Bedarf an Wehenmitteln geringer, die Rate an Periduralanalgesien erhöht, eine CTG-Abnormität wegen vermuteter Nabelschnurkompression häufiger, das Befinden des Kindes bei der Geburt und die Rate operativer Entbindungen identisch, aber auch die mütterliche Infektmorbidität erhöht.

Auf die Problematik der Reihenfolge von Amniotomie und medikamentöser Unterstützung der Wehentätigkeit wird weiter unten im Abschnitt »Besondere Aspekte der Wehenstimulation«, auf die routinemäßige Anwendung der Amniotomie unter 38.3.5 (Prävention) eingegangen.

Wehenstimulation mit Oxytozin. Im Zentrum der medikamentösen Behandlung einer Dystokie steht das synthetisch hergestellte Oxytozin.

> ▶ **Studienbox**
>
> Während Fragen zur Oxytozindosierung für die Wehenstimulation relativ gut untersucht sind, gibt es nur wenige klinische Trials, die sich mit dem Einsatz von Oxytozin bei protrahierten Geburten im Vergleich zu Plazebo oder einer anderen Wehen stimulierenden Maßnahmen beschäftigen. Oxytozin hat jedoch einen derart festen Platz bei der Behandlung protrahierter Geburten infolge ineffizienter Wehen erlangt, dass die Durchführbarkeit solcher Trials schwierig geworden ist.

Bei der Wehenstimulation erhöht extern zugeführtes Oxytozin zuerst die Wehenfrequenz und dann die Druckamplitude, worauf eine stabile Phase der Uterusaktivität erreicht wird. Eine weitere Steigerung der Oxytozindosis führt zu einem Anstieg des Basaltonus und einer weiteren Erhöhung der Wehenfrequenz mit gleichzeitigem Absinken der Druckamplitude, führt schließlich aber doch zur Überstimulation (Vanner u. Gardosi 1996; zum Oxytozin s. auch Kap. 24).

> ▶ **Empfehlung**
>
> Die Indikation zur Wehenstimulation kann in jeder Phase der Geburt gegeben sein. Für die Latenzphase empfiehlt das ACOG (1995) eine Stimulation bei einem »slow progress«, die WHO (1994) nach 8 h Dauer. Für die Aktivphase und für die Austreibungsperiode ergibt sich die Indikation aus der Diagnose eines protrahierten Verlaufes oder eines »Geburtsstillstands« gemäß ◘ Tabelle 38.3.

Entscheidend für die **Indikation** für eine **Wehenstimulation** bleibt in der geburtshilflichen Routine die palpatorische vaginale Beurteilung des Geburtsfortschrittes. Diese Untersuchung kann weder durch eine alleinige äußerliche Wehenbeurteilung noch durch eine intrauterine Druckmessung ersetzt werden, da die Beziehung dieser Befunde zum tatsächlichen Geburtsfortschritt eine zu große Streuung aufweist.

Es wurden zahlreiche **Dosierungsschemata** für den Einsatz von Oxytozin zur Behandlung einer ineffizienten Wehentätigkeit entwickelt. Sie variieren in Bezug auf die Initialdosis und die Dosissteigerung (Konzentration, arithmetische, geometrische oder kombinierte Steigerung) und Zeitintervall. Die klinische Erfahrung spricht für eine sehr unterschiedliche Ansprechbarkeit des Uterus, was eine nach Sensibilität des Uterus abzustimmende Dosierung erforderlich macht (◘ Tabelle 38.4).

Die uterine Reaktion auf Oxytozin ist abhängig von vorbestehender uteriner Aktivität und »uteriner Sensitivität«, Parität, Gestationsalter und Muttermundsweite. Es ist bis jetzt aber noch nicht gelungen, eine Art von »Reaktionsprofil« zu erarbeiten, das für die individuelle Dosisfindung klinisch nützlich wäre. Tendenziell zeigen verschiedene Untersuchungen weniger Nebenwirkungen (Überstimulationen, evtl. mit Fetal distress) bei niedrigen Oxytozindosierungen, wenn auch zum Preis einer höheren Quote an ineffizienten Wehen. Die Ursache für diese Wehendystokien ist unklar; diskutiert wird eine schlechtere Ansprechbarkeit des Myometriums auf Oxytozin infolge metabolischer Azidose bei länger dauernder Aktivität.

Die jüngere Literatur favorisiert für die Therapie ineffizienter Wehen die Verwendung sog. **Hochdosisschemata mit Initialdosen und Dosissteigerungen von 4–6 mE/min und Intervallen der Steigerung von 15–30 min,** wenn auch nicht unwidersprochen (Merrill u. Zlatnik 1999). Mit den niedrigen Dosierungen werden vor allem Gebärende mit hoher Sensitivität des Uterus erfolgreich behandelt. Da bei protrahierten Verläufen in der Eröffnungs- oder Austreibungsperiode die uterine Sensitivität gegenüber Oxytozin eher vermindert ist, empfiehlt sich in diesen Situationen die hohe Dosierung.

> ▶ **Empfehlung**
>
> Die **Oxytozinapplikation** erfolgt in einer Infusionslösung, vorzugsweise von Ringer-Laktat oder physiologischer Kochsalzlösung mit 1 E Oxytozin pro 100 ml Trägerlösung. Glukoseinfusionen, zumindest in reiner Form, sind wegen des Risikos von mütterlichen und kindlichen Hyponatriä-
>
> ▼

Tabelle 38.4. **Wehenstimulation mit Oxytozin: Beispiele für niedrig und hoch dosierte Schemata** (nach ACOG 1995)

Schema	Anfangsdosis [mE/min]	Dosissteigerung [mE/min]	Intervall [min]	Maximaldosis[b] [mE/min]
Niedrig dosiert	0,5–1	1	30–40	20
	1–2	2	15	40
Hoch dosiert	6	6	15	40
	6	6 (3/1)[a]	20–40	42

[a] Die Dosissteigerung wird nach einer Überstimulation auf 3 mE/min beschränkt, bei wiederholt aufgetretener Überstimulation auf 1 mE/min.

[b] Im Practice Bulletin Nr. 10 von 1999 erwähnt die ACOG zur Wehen*induktion*, dass keine Maximaldosis festgelegt wurde.

mien zu vermeiden. Die Kontrolle über einen Infusomaten stellt eine zwingende Voraussetzung jeder Oxytozinverabreichung vor der Abnabelung des Kindes dar. Die Überwachung der uterinen Aktivität erfolgt durch Palpation oder apparativ (externe Tokometrie). Außerhalb von Studien besteht keine Indikation zur intrauterinen Druckmessung.

Die Überwachung des Kindes erfolgt in der Regel durch die Kardiotokographie; nach den Empfehlungen des ACOG genügt auch ein intermittierendes Zählen der fetalen Herzfrequenz alle 15 min während der Eröffnungsperiode und alle 5 min während der Austreibungsperiode.

Jede geburtshilfliche Einrichtung, in der Oxytozin eingesetzt wird, muss über die Möglichkeit der sofortigen Durchführung einer Kaiserschnittentbindung verfügen.

Mittels intrauteriner Druckmessung konnte gezeigt werden, dass durch Stimulation eine Wehenaktivität von mehr als 200 Montevideo-Einheiten (und bei 8% der Frauen mehr als 300 ME) während mindestens 2 h in der Aktivphase erreicht werden sollte, bevor die Indikation zur Schnittentbindung wegen ineffizienter Wehen gestellt werden kann (Owen u. Hauth 1992).

Nebenwirkungen der Oxytozinstimulation sind: Überstimulation des Myometriums, Hyponatriämie als Folge der antidiuretischen Eigenschaft von Oxytozin, insbesondere in der Anwendung verdünnter Lösungen in hypotonen (Glukose-)Infusionen, Fetal distress (mit oder ohne Überstimulation, in Abhängigkeit von der funktionellen Kapazität der Plazenta), vorzeitige Lösung der Plazenta, selten Ruptur des Myometriums.

Als **Überstimulation** gelten:

- mehr als 5 Wehen pro 10 min,
- Kontraktionen von 2 min und länger,
- normal lange Wehen mit weniger als 1 min Pause dazwischen.

Empfehlung

Zur Behandlung der Überstimulation wird die Oxytozinzufuhr unterbrochen, Sauerstoff über eine Maske gegeben und die Gebärende in Seiten- oder Trendelenburg-Lagerung gebracht; zusätzlich kann bei Hinweisen auf Fetal distress eine Notfalltokolyse mit einem β-Mimetikum (z. B. Fenoterol 0,05–0,1 mg i.v. oder Hexoprenalin 5–10 μg i.v.) oder mit Magnesiumsulfat 2–6 g i.v. durchgeführt werden.

Gefährdet bezüglich **Uterusruptur** sind vor allem Vielgebärende, am Uterus voroperierte Frauen, Schwangere mit Querlage des Kindes oder überdehntem Uterus (zur Geburtsleitung bei Zustand nach Sectio s. 38.9.4). Bei der Erstgebärenden mit einem nicht vorgeschädigten Organ ist die Uterusruptur ein äußerst seltenes Ereignis.

Unbestritten ist, dass die Nebenwirkungen von Oxytozin **dosisabhängig** sind. Bei adäquater Überwachung, die unabhängig vom gewählten Dosierungsschema erforderlich ist, kann jedoch auf eine Überstimulation rechtzeitig und effizient reagiert werden (Dudley 1997). Für den Erfolg der Oxytozinstimulation **und** die Vermeidung von Nebenwirkungen ist also weniger das Dosierungsschema an sich als die sorgfältige Überwachung von Bedeutung (Owen u. Hauth 1992). Da fetale Gefährdungen oder Wehenstörungen schon bald nach Beginn einer Oxytozintherapie auftreten können, ist die **frühzeitige und anhaltende Überwachung** von Mutter und Kind unerlässlich.

Noch unbeantwortet ist auch die eigentlich naheliegende Frage gleicher oder verschiedener Dosierungen bei Geburtseinleitungen und Wehenstimulation.

Studienbox

Interessant ist der Ansatz einer Wehenstimulation mit pulsatiler Oxytozinapplikation. Als Dosierung wird die Gabe von 1 mE pro 8 min mit Verdoppelung alle 24 min empfohlen. Bisherige Untersuchungen zeigen einen geringeren Gesamtverbrauch an Oxytozin. Diese Applikationsart hat sich aber bisher nicht durchzusetzen vermocht.

Wichtigste **Kontraindikationen** einer Wehenstimulation sind ein mechanisches Geburtshindernis und eine abnorme Lage des Kindes. Weitere Kontraindikationen sind wie bei der Geburtseinleitung: Placenta praevia, Vasa praevia, Vorliegen der Nabelschnur, Status nach Sectio mit korporalem Längsschnitt oder Status nach Myomektomie mit Eröffnung des Uteruskavums, ein aktiver Herpes genitalis, Pathologie der Beckenanatomie oder ein invasives Zervixkarzinom (ACOG 1995).

Besondere Aspekte der Wehenstimulation

Der Respekt vor einer unangemessenen Wehenstimulation in Verkennung eines **Kopf-Becken-Missverhältnisses** war für die Zurückhaltung gegenüber Oxytozin in den vergangenen Jahrzehnten verantwortlich. Das moderne Monitoring von Mutter und Kind erlaubt eine Ausschöpfung der Möglichkeiten zur Wehenstimulation. Ein definitiver Geburtsstillstand infolge eines relativen Kopf-Becken-Missverhältnisses ist bei rund 40% der wegen eines fehlenden Fortschrittes adäquat unterstützten Geburten zu erwarten. Ein absolutes Kopf-Becken-Missverhältnis im Sinne eines pathologisch verengten Beckens bildet nur bei etwa 1% aller Geburten die Ursache eines Geburtsstillstands.

Die Frage nach der zeitlichen Reihenfolge von Amniotomie oder Oxytozininfusion ist nicht pauschal zu beantworten. In der Annahme, dass nach Amniotomie in vielen Fällen die Oxytozingabe vermieden oder die notwendige Oxytozinmenge klein gehalten werden kann, besteht allgemein die Tendenz bei protrahiertem Verlauf und im Becken fixiertem Kopf eine Amniotomie vor einer evtl. medikamentösen Wehenstimulation vorzunehmen. Bei noch hoch stehendem Kopf wird jedoch einer Oxytozingabe der Vorzug gegeben.

▶ Empfehlung

Bringt die medikamentöse Wehenstimulation nicht den gewünschten Erfolg, wird bei hochstehendem Kopf unmittelbar am Ende einer Wehe und bei Hochlagerung des Beckens die Fruchtblase eröffnet. Bei fehlendem Bezug des Kopfes zum Beckeneingang erfolgt die Amniotomie amnioskopisch durch Anstechen des Fruchtblase, um das Fruchtwasser langsam abfließen zu lassen und so ein Mitschwemmen der Nabelschnur zu verhindern.

> Es sei nochmals darauf hingewiesen, dass die Amniotomie bis zum Ende der Eröffnungsperiode bzw. der Aktivphase als eine Intervention mit Indikationsbedarf anzusehen ist.
> - Wegen der gelegentlich heftigen Verstärkung des Wehenschmerzes ist von einer Amniotomie bei normalem Geburtsfortschritt abzusehen.
> - Eine routinemäßige Amniotomie sollte erst in der Dezelerationsphase oder in der Austreibungsperiode praktiziert werden, vorausgesetzt, dass der vorangehende Teil wenigstens in der Beckenmitte steht.

Anspannung infolge von Angst und Schmerz stehen in enger Beziehung zum protrahierten Geburtsverlauf, und eine suffiziente **Analgesie** trägt zur Unterstützung der Wehentätigkeit bei (s. Kap. 47).

Als ein Erfolgversprechender Ansatz zur Behandlung ineffizienter Wehen könnte sich die medikamentöse **Beeinflussung der adrenergen Rezeptoren** im Myometrium erweisen (Sanchez-Ramos et al. 1996). Eine Stimulation der α-Rezeptoren steigert Uterustonus und Kontraktionstätigkeit; eine Stimulation der β-Rezeptoren, wie etwa durch Katecholamine als Folge von Angst, wirkt wehenhemmend.

Eine besondere Herausforderung bildet die **unkoordinierte Wehentätigkeit** als Ursache einer Wehendystokie. Dafür werden entweder die alleinige Wehenstimulation, die Amniotomie oder beides kombiniert empfohlen, oder auch die Kombination von intravenöser Tokolyse (mit β-Mimetika oder Magnesiumsulfat) und Wehenstimulation mit Oxytozin. Kontrollierte Studien bestehen allerdings keine. Auch eine Verstärkung der Analgesie oder eine Verbesserung der Atemtechnik können hilfreich sein.

»Active management of labor«

Die Diskussionen über das Active management of labor (**AML**; vgl. auch Kap. 31) und dessen wissenschaftliche Grundlagen haben die Entwicklung der klinischen Geburtshilfe im letzten Viertel des 20. Jahrhunderts mit beeinflusst. Das Aufkommen einer mehr individuelle Bedürfnisse berücksichtigenden Geburtshilfe im Laufe der 80er-Jahre stellte sich der weiteren Verbreitung des recht rigiden, interventionistischen AML entgegen. Zu dieser grundsätzlichen Auseinandersetzung gesellte sich die Beobachtung der fehlenden Evidenz einiger vermuteter Vorteile.

Allerdings gehören zum ursprünglichen Gesamtkonzept des AML einige wesentliche Komponenten, die in den Diskussionen zu Amniotomie und Oxytozingabe oft übersehen werden, die aber teilweise pionierhafte Leistungen darstellten und weiterhin größte Beachtung verdienen: die vorgeburtliche Information der Schwangeren über die Geburtsleitung in der zur Entbindung vorgesehenen Institution, die permanente persönliche Betreuung sub partu, die frühzeitige Erfassung und die adäquate Behandlung protrahiert verlaufender Geburten sowie das interne »peer review« problematischer Geburtsverläufe.

38.3.5 Prävention

Vorbereitungskurse auf die Geburt und soziale Unterstützung wirken durch Abbau von Ängsten und Schmerz präventiv gegenüber einem protrahierten Geburtsverlauf (ACOG 1995). Präventive Maßnahmen sub partu unterstehen ganz besonders dem Gebot des »primum nil nocere«. Aufrechte Körperhaltung und Umhergehen erleichtern erfahrungsgemäß den Umgang mit dem Wehenschmerz, wenn auch Untersuchungen zum Einfluss auf die Dauer der Geburt uneinheitliche, in neuerer Zeit eher negierende Resultate lieferten. Der Prävention von Ketose durch freie Nahrungszufuhr und von Exsikkose durch Flüssigkeitsgabe wird zunehmend Bedeutung beigemessen (Keirse 1989; O'Sullivan 1994; Garite et al. 2000).

> Gesichert ist die kürzere Geburtsdauer und der geringere Verbrauch an Oxytozika bei permanenter persönlicher Betreuung durch eine Begleitperson.

Die Studien (RCT zur Rolle der Doula) wurden in Umgebungen durchgeführt, in denen die **Permanenz einer persönlich zugeteilten Hebamme** nach mitteleuropäischen (Ideal-)Vorstellungen fehlte (Keirse 1989; Chalmers u. Wolman 1993). Dieser bedeutsame Faktor erfolgreicher Geburtshilfe muss in der Personalplanung geburtshilflicher Abteilungen auch in Zeiten stärkeren ökonomischen Druckes gebührend berücksichtigt werden.

Uneinheitlich ist die Praxis einer routinemäßigen Amniotomie in der Latenz- und frühen Aktivphase. Zwar wurden in einer Metaanalyse und weiteren klinischen Trials die bereits bekannte kürzere Geburtsdauer (Eröffnungsperiode um 30–90 min kürzer), der geringere Oxytozinverbrauch sowie auch ein besserer 5-min-Apgar-Wert bei routinemäßiger früher Amniotomie bestätigt. Eine Reduktion der Sectiorate konnte dagegen nicht gezeigt werden (Fraser et al. 2001). Recht konsistent ist der Befund häufigerer Herzfrequenzalterationen nach Amniotomie. Ein Trend zu höheren Sectioraten nach routinemäßiger Amniotomie zeigt sich zumindest in Institutionen, in denen die Diagnose »Fetal distress« allein auf die Kardiotokographie abgestützt wird. Kontrovers sind die Angaben zur Schmerzhaftigkeit der Wehen nach Amniotomie.

Zusammenfassend ist festzuhalten, dass es keine Argumente für eine **routinemäßige** Amniotomie gibt, d. h. dass die Amniotomie zumindest vor dem Ende der Aktivphase Geburten mit protrahiertem Verlauf oder mit Hinweisen auf eine fetale Gefährdung (CTG, Blutung) vorbehalten bleiben sollte.

38.4 Dystokie durch Organpathologie der Geburtswege

Zusammenfassung

Organische Pathologien des Uteruskorpus führen entweder über Störungen der Wehenausbreitung oder mechanisch durch eine Passagebehinderung im isthmischen Bereich zu Dystokien. Für die Zervixdystokien besteht keine einheitliche Klassifikation; organische und funktionelle Ursachen greifen z. T. ineinander über. Einzelne Formen kongenitaler vaginaler Septen und erworbene Stenosierungen von Vagina und Vulva können geburtsmechanisch relevante Probleme bilden.

38.4.1 Uterus

Uteruskorpus

Kongenitale Formanomalien des Uterus führen paradoxerweise umso weniger zu Wehendystokien, je ausgeprägter sie sind, d. h., dass bei einem Uterus duplex die Wehenentwicklung kaum gestört ist. Bei anderen Formanomalien finden sich gehäuft Lageanomalien des Kindes, habituelle Aborte, Spätaborte, Frühgeburten und Lösungsanomalien der Plazenta.

- **Myome** behindern den Geburtsablauf in der Regel nur bei zervikaler Lokalisation. In solchen Fällen ist die abdominale Schnittentbindung unumgänglich. Bei einem Zusammentreffen von Myomen und unkoordinierter Wehentätigkeit wird schnell ein Kausalzusammenhang postuliert.
- Störungen des Wehenablaufs können sich auch aus **Lageveränderungen des Uterus** ergeben. In seltenen Fällen kann eine extreme Hyperanteflexion die Achseneinstellung des Kindes stören und die Wirkung der Wehen beeinträchtigen.
- **Retroversion und Retroflexion des Uterus** korrigieren sich zu Beginn des 2. Trimenons in der Regel spontan: Eine Persistenz führt zu Beschwerden wie Harnverhaltung, Schmerzen oder einem Spätabort. Therapeutisch wird zur Behandlung der persistierenden Retroflexion die bimanuelle Aufrichtung, meistens anlässlich einer Katheterisierung wegen Harnverhaltens oder bei Bedarf in Narkose, angegeben; die Sicherung des Eingrifferfolgs soll durch Bauchlage erhöht werden. Inwieweit auch ein Pessar diese Erfolgssicherung zu unterstützen vermag, ist unklar.
- Bei der modernen Schwangerschaftsvorsorge dürfte die in älteren Lehrbüchern beschriebene **fixierte Retroflexion** kaum mehr vorkommen. Sie führt zu einer exzentrischen Lage der Zervix. Der Kopf des Kindes liegt im Fundus uteri im kleinen Becken; die Uterusvorderwand ist massiv überdehnt, die Harnblase ins Abdomen hochgezogen und die Zervix befindet sich kaum ertastbar hinter der Symphyse (hintere Sakkulation). Die Gefahr einer Uterusruptur ist groß und Therapie der Wahl ist die Sectio. Bei der Schnittentbindung ist die starke Veränderung der Topographie zu beachten.
- Etwas häufiger lässt sich eine scheinbar analoge Situation ertasten mit einer »**vorderen Sakkulation**« des Isthmus uteri und nach dorsal und kranial verlagerter Zervix. Diese Situation korrigiert sich oft spontan, erfahrungsgemäß begünstigt durch eine Regionalanalgesie.
- Ein weiteres sehr seltenes Geburtshindernis ist die **Torsion des Uterus im Isthmusbereich.** Die Diagnose wird meist erst bei der Sectio gestellt.

Zervix

Definition

Als **Zervixdystokie** wird eine Situation definiert, bei der trotz guter Wehentätigkeit die Dilatation der Zervix ausbleibt.

Es werden Narbendystokie und Konglutination der Zervix unterschieden. Beides sind seltene Ereignisse.

Nach Operationen an der Zervix wie Konisation, Emmet-Operationen, traumatisierenden Cerclagen oder totalem Muttermundsverschluss können **Vernarbungen** der Zervix auftreten, die die Dilatation von Beginn an oder im Laufe der Eröffnung behindern.

Zur Behandlung werden verschiedene Maßnahmen diskutiert:

- Als erster Therapieversuch bietet sich die vorsichtige digitale Dilatation an; eine forcierte Dilatation der Zervix ist obsolet.
- Kommt es erst gegen Ende der Eröffnungsperiode zu einer Geburtsbehinderung und steht der Kopf schon tief im Beckeneingang, so kann mittels Inzisionen (Dührsen-Inzisionen) von maximal 2,5 cm Länge bei 2 und bei 10 Uhr (evtl. auch bei 6 Uhr) die vollständige Eröffnung der Zervix erreicht werden.

Das Risiko weitergehender Verletzungen bei noch hochstehendem Kopf ist beträchtlich, und eine anschließende vaginal-operative Entbindung muss mit gebührender Vorsicht und sehr langsam vorgenommen werden. Im Anschluss an die Geburt wird die Zervix sorgfältig inspiziert und Risse werden genäht. Meistens ist die abdominale Schnittentbindung angezeigt, insbesondere bei geringer Muttermundsweite oder einem hohen Stand des vorangehenden Teils.

Die **Konglutination** des äußeren Muttermundes stellt eine idiopathische Variante der Narbendystokie dar, bei der kein Trauma (Operation) in der Anamnese gefunden werden kann. Die Ätiologie ist nicht geklärt. Das untere Uterinsegment und die Zervix sind stark gedehnt. Der als feine Eindellung tastbare äußere Muttermund wird dabei häufig nicht erkannt, und das scheinbare Fehlen des Muttermundes wird als dessen vollständige Eröffnung fehlinterpretiert. Für die Sicherung der Diagnose ist oft die Spekulumeinstellung notwendig. Therapeutisch wird die Konglutination mit einer vorsichtigen Dilatation mit dem Untersuchungsfinger oder mit einer Sonde gelöst, worauf die Dilatation in der Regel sehr schnell erfolgt.

Gelegentlich werden die **indirekte Zervixdystokie** und die **idiopathische (hypertone) Zervixdystokie** als weitere Formen von Zervixdystokien angeführt.

- Bei der indirekten Zervixdystokie ist in der Regel ab einer Muttermundsweite von etwa 8 cm die vordere Muttermundslippe zwischen dem kindlichen Kopf und der Symphyse eingeklemmt. Dadurch kommt es zu einer Behinderung der Zirkulation, bei längerer Dauer mit ödematöser Schwellung der Muttermundslippe. Therapeutisch werden Beckenhochlagerung und Knie-Ellenbogen-Lage, evtl. unterstützt durch eine Kurzzeittokolyse, empfohlen. Es kann auch eine Reposition der Muttermundslippe in einer Wehenpause mit anhaltendem Hochdrücken während der nachfolgenden Wehe vorgenommen werden. Bei der Erstgebärenden soll eine Reposition erst versucht werden, wenn vom Muttermund fast nur noch der eingeklemmte Teil zu ertasten ist.
- Die **idiopathische oder hypertone Zervixdystokie** ist bei spontanem Wehenbeginn ein seltenes Phänomen: Während das Uteruskorpus Geburtswehen entwickelt, verharrt die Zervix mangels genügendem Kollagenabbau in einem biochemisch unreifen Zustand. In praxi ist die Situation oft kaum von einem »slow starting« oder einer protrahierten Latenzphase zu unterscheiden. Zur Therapie bietet sich die medikamentöse Reifung (Priming) der Zervix an, am ehesten mittels Prostaglandingel, evtl. mittels länger dauernder, niedrig dosierter Oxytozinzufuhr (vgl. 38.3.4 bei »Spezielle Methoden«) oder Laminaria.

38.4.2 Weichteile des Geburtsweges

Die Darstellung dieser wenig häufigen Pathologien stützt sich auf klinische Erfahrungen, wie sie in diversen Lehrbüchern beschrieben werden (Käser u. Richter, 1981; Pritchard et al. 1985; Beazley 1995; Künzel und Link 1996).

Vagina

Die **Vagina duplex** bildet kein geburtsmechanisch relevantes Problem. Ein partielles Septum in der Mittellinie der kranialen oder kaudalen Hälfte der Vagina stört die Passage des Kindes kaum und kann bei Bedarf zur Seite geschoben werden. Die Entfernung soll erst nach Abschluss der puerperalen Involution durchgeführt werden; während der Schwangerschaft ist der Blutverlust unnötig hoch.

Selten ist ein **kongenitales ringförmiges Band der Vagina**, das im Laufe der Schwangerschaft zunehmend elastisch wird und nur selten sub partu inzidiert werden muss.

Ein **transversales Septum im oberen Drittel der Vagina** kann diagnostische Probleme sub partu bieten, indem die vordere Fläche als Scheidengewölbe und die enge Öffnung als Muttermund verkannt wird. Die sorgfältige Palpation erlaubt die Erkennung des Muttermundes hinter dem Septum. Falls das Septum die Passage des Kopfes verhindert, kann es digital dilatiert oder bei Bedarf inzidiert werden. Die Vagina muss im Anschluss an die Geburt inspiziert und blutende Wunden müssen versorgt werden.

Strikturen im oberen Drittel der Vagina, traumatisch oder kongenital bedingt, sind ein Geburtshindernis. Sie stellen bei vaginaler Entbindung eine erhebliche Gefährdung der Mutter dar, weshalb eine elektive Sectio indiziert ist.

Bei **Zustand nach Harninkontinenzoperation oder Versorgung einer vesikovaginalen Fistel** wird eine elektive Sectio empfohlen. Eine nicht operierte Zystozele stellt keine Kontraindikation für eine vaginale Entbindung dar; bei Bedarf wird sie durch Katheterisieren entleert. Auch nach Sanierung einer rektovaginalen Fistel wird eine Sectio empfohlen.

> Ob durch eine Episiotomie bei Zustand nach dritt- oder viertgradiger Dammverletzung eine weitere Beeinträchtigung der Analsphinkterfunktion verhindert werden kann, ist nicht bekannt.

Raritäten sind Tumoren der Vaginalwand oder benachbarter Strukturen.

Analog dem Vaginismus der nicht schwangeren Frau wird eine tetanische Kontraktion des M. levator ani beschrieben, die als zirkuläre Struktur in der Mitte der Vagina tastbar ist. Als Therapie wird die Allgemeinanästhesie genannt.

Vulva

Alle Vulvaveränderungen mit Störung der Gewebeelastizität bergen das Risiko ausgedehnter Verletzungen bei der vaginalen Entbindung. Durch Episiotomien können in solchen Situationen größere Schädigungen vermieden werden.

Als Passagehindernis können sich **Vernarbungen** erweisen. Unelastische Narben nach Episiotomien und Dammläsionen erfordern in der Regel einen erneuten Schnitt. Bei der seltenen Entbindung bei Zustand nach Vulvektomie wegen Karzinoms ist mit Episiotomie die vaginale Passage möglich.

Je nach den Herkunftsländern von Immigranten sind zunehmend auch Frauen mit **Zustand nach Zirkumzision** zu betreuen. Besonders bei der ausgedehnten Form der weiblichen Beschneidung, der **Infibulation**, bedarf es einer genügend großen Episiotomie, um den Durchtritt des Kopfes zu ermöglichen und weitere Zerreißungen zu vermeiden. Selten ist bei anterioren Verwachsungen bereits eine präpartale chirurgische Behandlung notwendig.

Bartholin-Pseudozysten werden kaum so groß, dass sie die Passage des Kindes stören könnten.

Ovar

Große **Ovarialzysten** im kleinen Becken hemmen den Deszensus des Kindes. In der Schwangerschaft können sie durch Torsion (vor allem im 1. Trimenon) und Ruptur Probleme bereiten. Eine operative Entfernung wird aber erst für die Zeit des 2. Trimenons empfohlen, und auch dann nur beim klinischen Bild eines akuten Abdomens oder wenn sie mehr als 8 cm messen, wenn sie multilokulär, mit verdickten Septen oder mit soliden Anteilen aufgebaut sind. Zysten von weniger als 6 cm Durchmesser sind meistens Corpus-luteum-Zysten. In einer größeren Serie von Ovarialtumoren in der Schwangerschaft waren 2,4% maligne.

Verschiedenes

Beckennieren und **transplantierte Nieren** können die Geburt eines normal großen Kindes behindern und durch den Deszensus des Kindes gefährdet werden, so dass, außer bei sehr kleinen Kindern, die primäre Sectio indiziert ist.

Die Wehen hemmende Wirkung einer **überfüllten Blase** entspricht alter geburtshilflicher Erfahrung. Seltene Raumforderungen anderer Genese sind: Zysto- und Rektozelen, Blasentumoren, Splenomegalien mit Protrusion bis ins kleine Becken, Echinokokkuszysten, alte Extrauteringraviditäten, Enterozelen, Neoplasien wie Ganglioneurome oder Chordome.

38.5 Kopf-Becken-Missverhältnis

Zusammenfassung

Kopf-Becken-Missverhältnisse sind Folge einer ungünstigen Konstellation von Größe, Form, Verformbarkeit und Einstellung des Kopfes sowie Größe, Architektur und Dehnbarkeit des Beckens. Bei rund 40% der sekundären Sectiones wegen Dystokie wird ein Kopf-Becken-Missverhältnis als Ursache angenommen, eine pathologische Beckenverengung nur in rund 1% aller Geburten.

Als Formvarianten des weiblichen Beckens finden sich (in abnehmender Häufigkeit) das gynäkoide Becken, das androide Becken, das anthropoide Becken (identisch oder ähnlich dem sog. langen Becken) und das platypelloide Becken.

Die wichtigsten Beckenmaße sind die Conjugata vera obstetrica und die Interspinallinie (Norm je etwa 11 cm). Die häufigsten geburtsbehindernden Beckenanomalien sind heute Varianten der Sakrumarchitektur und mäßiggradige Verengungen der Beckenmitte.

38.5.1 Allgemeine Grundlagen

Ein »Kopf-Becken-Missverhältnis« wird häufiger als Ursache eines gestörten Geburtsablaufs angenommen als aufgrund pelvimetrischer Abklärungen belegt werden kann. Im Einzelfall ist die tatsächliche ursächliche Bedeutung eines vermuteten Kopf-Becken-Missverhältnisses schwer abzuschätzen. Dies gilt besonders dann, wenn zusätzlich eine Wehendystokie angenommen wird. In diesen Fällen sind von den Faktoren »power, passenger, passage« alle 3 mit in die Beurteilung einzubeziehen.

38.5.2 Beckenanomalie als Hauptfaktor eines Kopf-Becken-Missverhältnisses

Für die vielfältigen Beckenanomalien sind verschiedene Einteilungen gebräuchlich, bei denen entweder die Zuordnung der Anomalie zu einer der 3 Hauptebenen oder die Veränderung der Beckenform als Ganzes im Vordergrund steht.

Bei den Beckenanomalien ist von großer praktischer Bedeutung, auf welcher Höhe oder Etage des Beckens die Anomalie vorliegt. Neben Verkürzungen der pelvimetrisch relevanten Durchmesser kann auch eine abnorme Architektur des Beckens, d.h. eine ungünstige Konfiguration und Stellung verschiedener Beckenknochen, Anlass zur Störung des Geburtsablaufs sein. Bevor die gebräuchlichen Begriffe der verschiedenen Beckentypen zur Darstellung kommen, werden deshalb die Pathologien nach den einzelnen Beckenräumen aufgelistet.

Die normale Anatomie der Geburtswege ist in Kap. 31.1 beschrieben, die pelvimetrischen Maße sind weiter unten in den ◻ Tabellen 38.5–38.9 aufgeführt. Als Arbeitshilfe für den Alltag dürfte es nützlich sein, einige geringfügig gerundete Werte als Orientierungshilfen beizubehalten; eine künftige Korrektur der bisher tradierten Normwerte in Richtung größerer Durchmesser aufgrund säkularer Veränderungen des Körperbaues ist allerdings wahrscheinlich (Wischnik et al. 1992; Krauss et al. 1997). Die Bedeutung der Pelvimetrie für die klinische Entscheidungsfindung wird unter 38.6 diskutiert.

Es wird herkömmlich zwischen absoluten und relativen Kopf-Becken-Missverhältnissen unterschieden:

- »**Absolut**« bedeutet in diesem Zusammenhang die anatomisch bedingte Unmöglichkeit einer Passage trotz Anpassungsmechanismen auf Seiten des Kopfes wie des Beckens.
- »**Relativ**« bezeichnet eine Passagestörung infolge ungenügender Ausschöpfung der Anpassungsmöglichkeiten von Kopf, Becken oder Wehenkraft.

> Wichtig ist die Beachtung der funktionellen Dimension dieser Definition: **Letztlich bedeutet »Kopf-Becken-Missverhältnis« immer eine Dysproportion eines bestimmten Kopfes (mit dessen jeweiliger Einstellung) zu einem bestimmten Becken (»dieser Kopf in diesem Becken«).**

Pathologie der Beckenräume

Verengungen des Beckeneingangs. Von einem verengten Beckeneingang wird gesprochen, wenn entweder die **Conjugata vera** weniger als 10 cm (plattes Becken) **oder** der **Diameter transversalis** weniger als 12 cm (querverengtes Becken) oder die Summe dieser beiden Durchmesser nicht wenigstens 22 cm beträgt. Eine in praxi kritische Größe ist eine Conjugata vera von weniger als 11 cm.

Verengungen der Beckenmitte. Die Verengungen der Beckenmitte sind weniger eindeutig definiert. Dies hängt vermutlich mit der komplexeren und damit variantenreicheren räumlichen Struktur der Beckenmitte zusammen.

> Als grenzwertig werden eine Interspinallinie von weniger als 10 cm und ein gerader Durchmesser in der Beckenenge von weniger als 11 cm definiert. Eine Interspinallinie von weniger als 9 cm und ein gerader Durchmesser in der Beckenenge von weniger als 10 cm gelten dagegen als pathologisch. Eine relevante Verengung der Beckenmitte muss angenommen werden, wenn die Summe der Beckenmittenmasse 20 cm oder weniger beträgt.

Der **gerade Durchmesser der Beckenenge** (oft auch als gerader Durchmesser der Beckenmitte schlechthin bezeichnet) ist definiert als die Strecke, die vom Unterrand der Symphyse mit einem Schnittpunkt auf der Interspinallinie zum Sakrum führt. Sie erreicht dieses im Bereiche des 4. Sakralwirbels und weist eine mittlere Länge von 11,5 cm auf (Pritchard et al. 1985).

Als zusätzliches Engenmaß kann der **hintere gerade Durchmesser**, nämlich die Distanz vom Schnittpunkt des geraden Durchmessers der Beckenenge mit der Interspinallinie bis zum Sakrum, angesehen werden; als untere Norm dieser Strecke werden 4,5 cm angegeben. Der hintere gerade Durchmesser der Beckenenge wird wegen der geringen Präzision der bildlichen Feststellung allerdings selten verwendet.

Ebenfalls nur selten wird die **Beckenweite** angeführt. Sie reicht von der Mitte der Symphysenhinterfläche zur Mitte des 3. Sakralwirbels. Ihre Verengung kann insbesondere bei geringer oder fehlender Wölbung der Sakralhöhle geburtsmechanisch relevant werden. Von einzelnen Autoren wird die Beckenweite statt der Beckenenge als Beckenmitte bezeichnet.

Verengungen des Beckenausgangs. Beim **Beckenausgangsraum** scheinen Normabweichungen einzelner Durchmesser eine geringere Rolle zu spielen als in den kranialer gelegenen Etagen des Beckens, da die Kompensationsmöglichkeiten größer sind. So wird für den Intertubarabstand, bei einem Mittelmaß von 11,5 cm, eine Verkürzung auf weniger als 10 cm als kritische und auf weniger als 9 cm als pathologische Querverengung des Beckenausganges bezeichnet.

Der gerade Durchmesser im Beckenausgang liegt nahe beim geraden Durchmesser der Beckenenge. Er beginnt wie dieser am dorsalen Teil des Symphysenunterrandes und reicht zur Sakrumspitze.

Definition

Auch für den Beckenausgang ist eine Summengröße aus dem geraden Durchmesser im Beckenausgang, dem Interspinal- und dem Intertubardurchmesser definiert worden; eine Verengung muss bei einer Summe von weniger als 30 cm angenommen werden.

Die Definition des **geraden Beckenausgangs** vom Symphysenunterrand an die Sakrumspitze entspricht der funktionellen Bedeutung dieser Strecke unter der Geburt, obwohl anatomisch der dorsale Endpunkt an der Kokzyxspitze liegt. Das Steißbein spielt geburtsmechanisch nur bei meist posttraumatisch entstandenen Versteifungen im Sakrokokzygealgelenk und stark nach vorne gerichteter Stellung eine Rolle. Bei der Pelvimetrie wird es deshalb nur ausnahmsweise bei sub partu gefertigten Aufnahmen berücksichtigt, wenn es vom bereits tief in der Beckenmitte stehenden vorangehenden Teil dorsalwärts gedrückt ist.

Der **Intertubarabstand** verbindet in der hier verwendeten Leseart die beiden radiologisch sichtbaren kaudalen Spitzen der Sitzbeinhöcker, wie unter 38.6 dargestellt; bei Ablesen des Intertubarabstandes von der Knocheninnenseite sind 1–1,5 cm abzuziehen.

Der **hintere gerade Durchmesser des Beckenausgangs** beginnt in der Mitte der Verbindungslinie der radiologisch nie genau übereinander projizierbaren kaudalen Ränder der Sitzbeinhöcker und erstreckt sich zur Sakrumspitze (Normmaß ≥7 cm).

Verschiedene Beckentypen

Bei Versuchen zu einer systematischen Gliederung der verschiedenen Beckenformen wird meistens auf die von Caldwell und Moloy vorgenommene Einteilung zurückgegriffen. In der deutschsprachigen Fachliteratur finden sich häufig auch die Begriffe des allgemein verengten Beckens, des Trichterbeckens, des langen Beckens und des platten Beckens. Es handelt sich um rein beschreibende Begriffe, auf die im Folgenden zuerst eingegangen wird. Die dabei beschriebenen geburtsmechanischen Probleme gelten analog für die betreffenden Beckenformen in der Klassifikation von Caldwell und Moloy.

Allgemein verengtes Becken. Der Begriff des allgemein verengten Beckens bezieht sich auf ein in mehreren oder allen Dimensionen pathologisch verkleinertes Becken. Geburtsmechanische Probleme stellen sich beim allgemein verengten Becken in der Regel bereits im Beckeneingang ein.

Der kindliche Kopf wird früher als beim ungestörten Geburtsablauf gezwungen, die erste Anpassungsbewegung, die Flexion, vorzunehmen. Dadurch tritt der Kopf mit der kleinen Fontanelle in der Führungslinie und mit der kleineren Circumferentia suboccipitobregmatica parallel zur Beckeneingangsebene, also in einer bereits maximalen Beugehaltung, in das kleine Becken ein (Roederer-Einstellung). Außerdem wird der Kopf gleichzeitig zu der zweiten Anpassungsbewegung, der inneren Rotation, veranlasst, und er erfährt durch die Enge des Beckeneinganges eine erhebliche Längsstreckung zulasten der seitlichen Durchmesser.

Trichterbecken. Trichterbecken ist ein Sammelbegriff für jene Beckenformen, bei denen die Querdurchmesser von kranial nach kaudal kürzer werden. Damit ist nicht zwingend auch eine Verkleinerung der geburtshilflich relevanten Beckenebenen verbunden. Auf dem Röntgenbild mit anteroposteriorem Strahlengang (Frontalbild, sog. Colcher-Sussman-Aufnahme, s. unter 38.6) kann dies pelvimetrisch dokumentiert oder schon visuell abgeschätzt werden. Die Seitenwände des kleinen Beckens stehen normalerweise nur leicht mediangerichtet mit einem virtuellen Schnittpunkt etwa auf Kniehöhe; im Falle des Trichterbeckens konvergieren die Seitenwände stärker.

Ein Trichterbecken findet sich gehäuft in Verbindung mit einem langen Becken bzw. einem anthropoiden Becken.

Eine geburtshilfliche Pathologie kann sich, wenn nicht schon durch einen gestörten »Auffangmechanismus« im Beckeneingang, so in der Beckenmitte oder typischerweise im Beckenausgang einstellen.

Langes Becken. Das lange Becken entspricht recht genau dem anthropoiden Becken nach Caldwell und Moloy. Es ist mit seinen in der Regel mindestens normal großen Einzelparametern ein gutes Beispiel dafür, dass nicht nur Einzelmasse, sondern auch deren Beziehung zu einander, also die Beckenarchitektur, für die Geburtsmechanik von Bedeutung ist (Kirchhoff 1974; Krauss et al. 1997).

Den Thesen von Kirchhoff zufolge führen 2 Pathomechanismen zum langen Becken:

- die Einbeziehung des letzten Lumbalwirbels in den Geburtskanal
- oder das Verharren der Beckenform auf einer präadulten Entwicklungsstufe (das Sakrum erfährt seine im Laufe der Adoleszenz erfolgende typische Wölbung nicht).

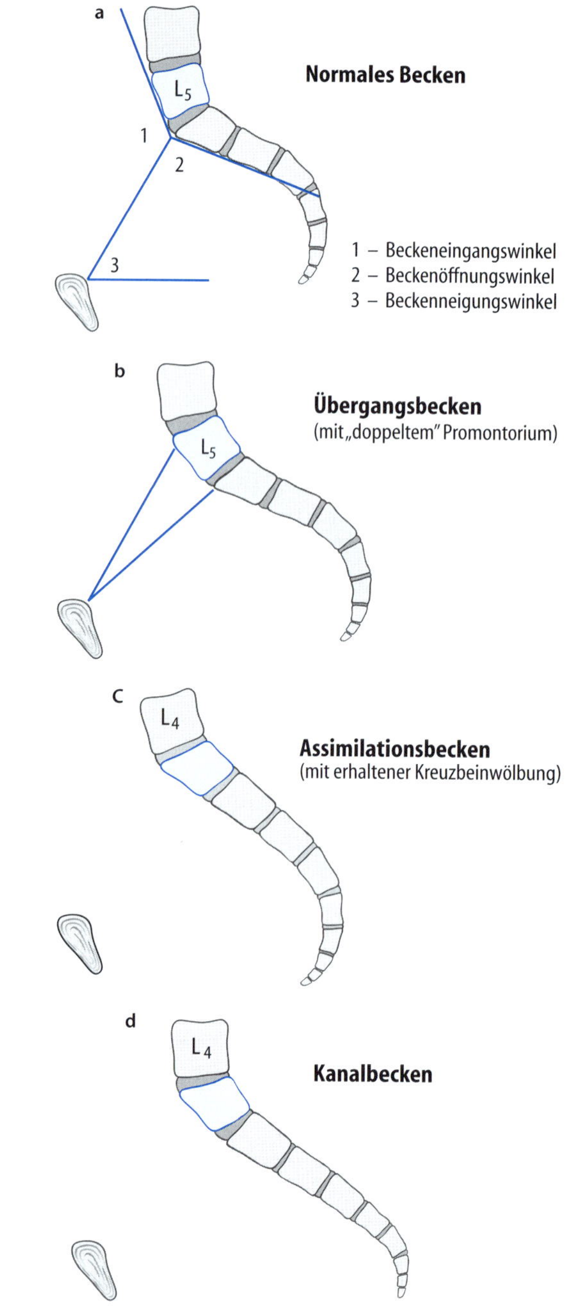

▪ Abb. 38.3 a–d. **Normales Becken und Formen des langen Beckens nach Kirchhoff.** **a** Normales Becken (*1* Beckeneingangswinkel, *2* Beckenöffnungswinkel, *3* Beckenneigungswinkel), **b** Übergangsbecken (mit »doppeltem« Promontorium), **c** Assimilationsbecken (mit erhaltener Kreuzbeinwölbung), **d** Kanalbecken

Nach Kirchhoff lässt sich das lange Becken, basierend auf den radiologischen Beckenbildern des lateralen Strahlenganges, in 3 Gruppen unterteilen (▪ Abb. 38.3):

- Übergangsbecken (Gruppe I):
  - Formanomalie durch Schrägstellung des 5. Lumbalwirbels, dem sog. Übergangswirbel, und dadurch sog. »2. Promontorium«;
  - funktionelle Verlängerung des kleinen Beckens um die Strecke dieses einen Wirbelkörpers und steiler Beckeneingang;
  - Kreuzbeinhöhle normal gewölbt.
- Assimilationsbecken (Gruppe II):
  - vollständige »Assimilation« des 5. Lumbalwirbels ans Sakrum, dadurch hochstehendes Promontorium zwischen L_4 und L_5 bzw. Sakrum;
  - lange Kreuzbeinhöhle und steiler Beckeneingang;
  - Kreuzbeinhöhle weitgehend normal gewölbt.
- Kanalbecken (Gruppe III):
  - gestreckte Form des Sakrums und Assimilation des 5. Lendenwirbels;
  - lange Kreuzbeinhöhle, steiler Beckeneingang;
  - im geraden (und oft auch im queren) Durchmesser verengte Beckenmitte.

Geburtsmechanische Folgen des langen Beckens können sich sowohl im Beckeneingang wie auch in der Beckenmitte einstellen:

- Der durch das hochstehende Promontorium steile Beckeneingang ist für die Störung des sog. Auffangmechanismus für den kindlichen Kopf verantwortlich. Man nimmt an, dass der an der Symphyse erschwerte und verlangsamte Deszensus die beiden ersten Anpassungsbewegungen des Kopfes und dessen synklitische Einstellung in die Führungslinie im Beckeneingang hemmt. Dadurch kommt es entweder zu einem **hohen Geradstand oder** zu einer **hinteren Scheitelbeineinstellung.** Der hohe Geradstand wird auch als »Reiten des Kopfes auf der Symphyse« bezeichnet.
- Die zweite typische geburtsmechanische Störung des langen Beckens ergibt sich am Übergang zur Beckenmitte. Bei einer Streckform des Sakrums, d. h. beim Kanalbecken, fehlt die Beckenweite, die für den Ablauf der zweiten Anpassungsbewegung des Kopfes, nämlich der inneren Rotation in den geraden Durchmesser, von Bedeutung ist. »**Transverse arrest**« wird in der angelsächsischen Fachliteratur jene Störung des Geburtsablaufs genannt, bei der es unter Ausbleiben der inneren Rotation zum Geburtsstillstand zumeist in der Beckenmitte kommt.

Plattes Becken. Eine ausgeprägte Verkürzung des geraden Durchmessers im Beckeneingang charakterisiert das platte Becken. Die übrigen Stigmata sind beim »platypelloiden Becken« nach Caldwell und Moloy, mit dem es sich deckt, aufgezählt.

In Bestätigung älterer Beobachtungen haben radiologische Untersuchungen gezeigt, dass bei mäßiger Verkürzung der Conjugata vera der Kopf in leichter Streckhaltung (Scheiteleinstellung, »indifferente Haltung«) ins kleine Becken eintritt (Borell u. Fernström 1981). Dabei liegt der bitemporale Durchmesser des Kopfes (8 cm) zwischen Symphyse und Promontorium, der breitere biparietale Durchmesser (9,5 cm) liegt seitlich davon. Zusätzlich nimmt der Kopf oft eine asynklitische Haltung ein, meistens in Form eines vorderen Asynklitismus (vordere Scheitelbeineinstellung).

Stärkere Verkürzungen der Conjugata vera bedingen zur Passage des Beckeneinganges weitere Anpassungen des kindlichen Kopfes, wie eine Einstellung der Pfeilnaht im schrägen Durchmesser und eine gleichzeitige starke Konfiguration der

Schädelknochen solcherart, dass die beiden Tubera parietalia je links und rechts der Mittellinie zu liegen kommen. Die massive Verformung des Kopfes lässt diesen eine Nierenform analog derjenigen des platten Beckens annehmen.

Schwerere und seltene pathologische Beckenformen. Schwerwiegende Formveränderungen des Beckens resultieren aus Pathologien der Extremitäten oder der Wirbelsäule, die konstitutionell, metabolisch oder traumatisch bedingt sein können. Patientinnen mit Beckenfehlformen und Beckenfehlhaltungen als Folge allgemein-internistischer Erkrankungen, kyphotischer oder skoliotischer Wirbelsäulenformen, ein- oder beidseitiger Hüftgelenkpathologien oder von Unfällen bedürfen in jedem Fall einer präpartal, besser noch prägravid vorzunehmenden Abklärung. Auf Einzelheiten kann hier nicht eingegangen werden. Die in älteren Lehrbüchern aufgeführte Fülle von Formpathologien wird in der einheimischen Bevölkerung kaum noch angetroffen.

Die Geburtsabläufe werden vor allem von den Adaptations- bzw. Konfigurationseigenschaften des fetalen Kopfes geprägt. Der Beckeneingang kann am ehesten noch in einer Scheitelbeineinstellung passiert werden. Geht das vordere Scheitelbein in Führung (vorderer Asynklitismus, Naegele-Obliquität), so besteht eine gute Chance für eine vaginale Geburt, weil der Kopf in Richtung der Kreuzbeinhöhle ausweichen und so die Beckenmitte passieren kann. Übernimmt dagegen das hintere Scheitelbein über oder im Beckeneingang die Führung (hinterer Asynklitismus, Litzmann-Obliquität), so kommt es durch das Anstoßen des Kopfes hinter der Symphyse meistens zum Geburtsstillstand.

Klassifikation der Beckenformen nach Caldwell und Moloy

Caldwell und Moloy publizierten ab 1933 Arbeiten zur Klassifikation der verschiedenen Formen des weiblichen Beckens (Caldwell u. Moloy 1933; Pritchard et al. 1985). Sie definierten 4 Hauptgruppen, wobei eine beträchtliche Zahl der von ihnen untersuchten Fälle nur tendenziell klassifizierbar war (■ Abb. 38.4).

Wichtigstes Unterscheidungskriterium war die Lage des größten queren Durchmessers im Beckeneingang in Bezug zum anteroposterioren Durchmesser. Der quere Durchmesser unterteilt das Becken in ein vorderes und ein hinteres Segment.

Gynäkoides Becken. In der Aufsicht ist der Beckeneingang dieses Prototyps des weiblichen Beckens nahezu rund, d. h. gerader und querer Durchmesser sind fast gleich lang, und der vom queren Durchmesser gebildete hintere Abschnitt des geraden Durchmessers ist nur wenig kürzer als der vordere Abschnitt. Die Seitenwände des hinteren Abschnitts sind fast ideal rund. In der Frontalansicht stehen die Seitenwände nahezu senkrecht. Die Spinae sind wenig prominent, und die Winkel zwischen Kreuzbein und Sitzbein (»Incisurae sacrosciaticae«, eine topographische Erweiterung der Incisurae ischiadicae maiores) sind weit.

> Die gynäkoide Form fand sich bei etwa der Hälfte des ursprünglichen Untersuchungskollektivs.

Androides Becken. Die typische herzförmige Aufsicht des Beckeneingangs kommt durch den kürzeren Anteil des hinteren

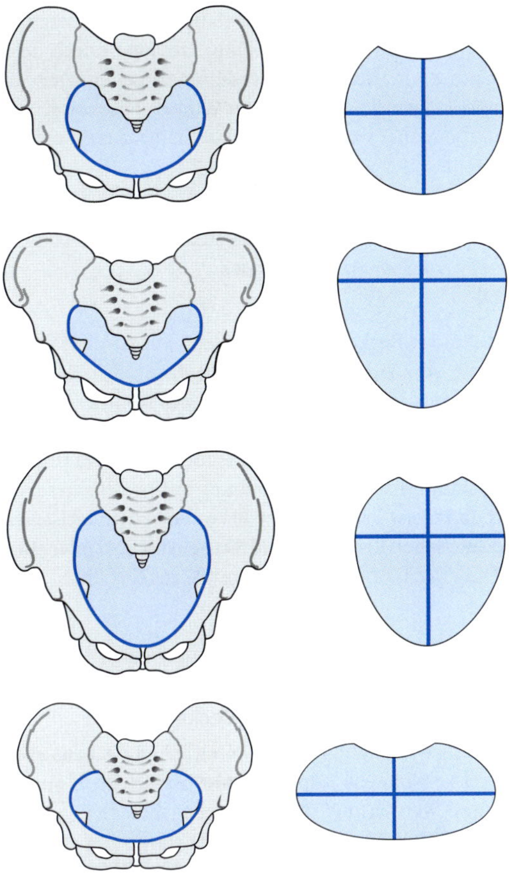
a
b
c
d

■ Abb. 38.4 a–d. **Beckentypen nach Caldwell und Moloy.** **a** Gynäkoides Becken, **b** androides Becken, **c** anthropoides Becken, **d** platypelloides Becken

Abschnitts des geraden Durchmessers und eine mehr dreieckige als runde Form des vorderen Abschnitts zustande. Die Seitenwände weisen eine nach kaudal stärkere Konvergenz auf, der Schambogenwinkel ist etwas spitzer, und häufig sind auch die Spinae ischiadicae prominenter. Der Winkel zwischen Kreuzbein und Sitzbein ist eher klein. Das Sakrum ist leicht ins Becken hinein verschoben und weist tendenziell eine Streckung auf.

Je nach Ausprägungsgrad kann der Geburtsmechanismus leicht bis erheblich gestört sein. Bereits der kleinere dorsale Raum im Beckeneingang lässt dem kindlichen Kopf weniger Freiheiten für die Drehbewegungen, ebenso die verkürzten geraden Durchmesser von Beckenmitte und Beckenausgang. Vaginal-operative Entbindungen können sehr schwierig sein.

> Die Prävalenz des androiden Beckens wird mit rund einem Drittel bei weißen und rund einem Sechstel bei nichtweißen Frauen angegeben.

Anthropoides Becken. Das anthropoide Becken besitzt einige Charakteristika des androiden Beckens wie den schmaleren Anteil des Beckeneingangsraums dorsal des Querdurchmessers, die konvergenten Seitenwände und evtl. eine Streckung des Sakrums. Die Beckeneingangsebene weist in der Aufsicht eine ovale Form mit längerem geraden als queren Durchmesser auf. Das Sakrum ist durch den mehr oder weniger starken Einbezug des 5. Lendenwirbels verlängert (»langes Becken« nach Kirchhoff); angeblich soll es auch »lange Becken« durch den Einbezug des kranialsten Steißbeinsegments geben. Der Schambogenwinkel ist leicht verengt, der Winkel zwischen Kreuzbein und Sitzbein eher weit, die Spinae ischiadicae sind tendenziell prominent.

> Das anthropoide Becken wurde von Caldwell und Moloy bei etwa einem Viertel der weißen und in rund der Hälfte der nichtweißen Frauen gefunden.

Platypelloides Becken. Diese Beckenform ist charakterisiert durch die Verkürzung des vorderen Abschnitts des geraden Durchmessers im Beckeneingang. Daraus resultiert eine in der Aufsicht betont querovale Form des Beckeneingangs. Die Seitenwände sind gerade, die Spinae ischiadicae nicht prominent. Das Sakrum weist eine gute Wölbung auf, ist oft stärker dorsal rotiert und meist eher kurz. Der Schambogenwinkel ist weit, der Winkel zwischen Kreuzbein und Sitzbein normal oder ebenfalls weit. Die Prävalenz wurde mit etwa 3% angegeben.

38.5.3 Epidemiologie

Prävalenz der pathologischen Beckenformen

Hochgradige Verengungen des mütterlichen Beckens als Ursache eines »absoluten« Kopf-Becken-Missverhältnis sind heute selten und werden mit rund 1% angegeben (Künzel u. Link 1996). Als Grund für den Rückgang der stark verengten Becken wird die weit geringere Prävalenz der rachitischen Becken gegenüber früher betrachtet. Geburtsmechanisch suboptimale Beckenformen spielen wahrscheinlich eine quantitativ weit größere Rolle. Die von Caldwell und Moloy gefundenen Prävalenzen mögen lediglich als Größenordnungen dienen. Zeitgenössische repräsentative Prävalenzstudien fehlen. Normwerte des Beckens sind für jede ethnische Gruppierung separat zu erfassen. Die zunehmende ethnische Durchmischung der Bevölkerung spiegelt sich auch im Kollektiv der gebärenden Frauen wider. Es scheint sich zudem eine säkulare Veränderung der Beckenmasse und Beckenproportionen abzuzeichnen.

▶ Studienbox

Interessant sind Beobachtungen einer Verlängerung der Conjugata vera obstetrica und der Verkürzung des Diameter transversalis im Beckeneingang sowie in geringerem Ausmaß auch des Interspinalabstandes im Laufe des 20. Jahrhunderts (Wischnik et al. 1992; Krauss et al. 1997).

Diese Veränderungen könnten auf eine langsam zunehmende Prävalenz der von Kirchhoff beschriebenen Entwicklungsformen bzw. des anthropoiden Beckens hinweisen.

Inzidenz von Kopf-Becken-Missverhältnissen

Die Häufigkeit von Kopf-Becken-Missverhältnissen als primäre Ursache eines gestörten Geburtsablaufes ist, wie erwähnt, schwer zu erfassen. Nach Angaben aus Zeiten mit restriktiverer Sectiopraxis als in der Gegenwart sind bei etwa 5% aller Geburten mechanisch bedingte Dystokien zu erwarten. Ein Anstieg von Fällen mit Kopf-Becken-Missverhältnissen ist in den letzten Jahren Folge einer Zunahme ethnisch gemischter Paare. Die Konstellation von Vätern europäischer (weißer) und Müttern asiatischer (vor allem philippinischer) Herkunft ist für ein Kopf-Becken-Missverhältnis besonders prädisponiert.

38.5.4 Klinische Beurteilung

Anamnese und Allgemeinstatus

Wesentliche Hinweise auf eine mögliche Beckenanomalie erwachsen aus der Anamnese. Auch die äußere Erscheinung der Frau, d. h. Normabweichungen bei Körperhaltung, Körperlänge, Wirbelsäule, Beinen und Gang lassen auf potenzielle Formstörungen des Beckens schließen.

Beckenaustastung

Im Gegensatz zur äußeren Beckenbeurteilung mit dem Beckenzirkel oder zur Beurteilung der Michaelis-Raute kann die innere Beckenaustastung durch einen geübten Untersucher verlässliche Informationen über die geburtshilflich relevante Weite des kleinen Beckens geben (Spörri et al. 1994).

Die Untersuchung ist für die Frau zweifellos unangenehm; bei vorheriger Erläuterung von Bedeutung und Vorgehen wird sie aber erfahrungsgemäß gut toleriert. Die Reihenfolge der aufzusuchenden Orientierungsstellen wird von verschiedenen Autoren unterschiedlich angegeben (Abb. 38.5).

Die Schwangere liegt mit hochgezogenen Knien und leicht seitwärts gestellten Beinen auf der Untersuchungsliege. Der Untersucher führt Zeige- und Mittelfinger in die Vagina ein.

- Zunächst wird die Erreichbarkeit des Promontoriums geprüft. Die untersuchenden Finger liegen dabei analog der Conjugata diagonalis. Wenn die Fingerspitzen, ohne übermäßigen Druck der Hand auf die Vulva, das Promontorium erreichen, so ist bei normaler Handgröße eine Verkürzung des geraden Durchmessers im Beckeneingang anzunehmen. Die Distanzschätzung ist noch genauer, wenn mit dem Zeigefinger der äußeren Hand die Stelle des Introitus vaginae auf dem untersuchenden Fingerpaar markiert wird und die Länge bis zur Fingerspitze gemessen wird.

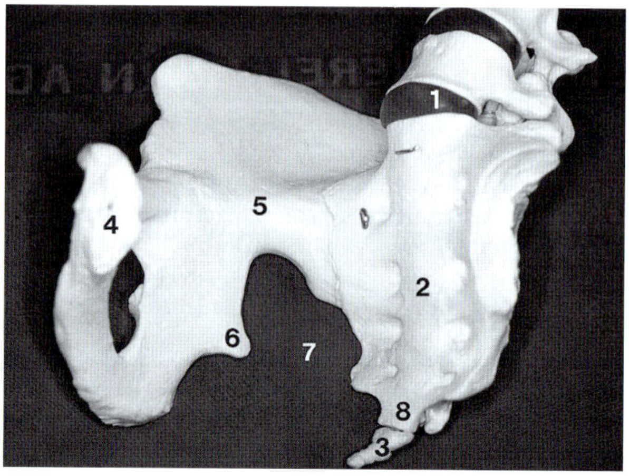

Abb. 38.5. **Wichtige Punkte der inneren Beckenaustastung**
1 Promontorium, *2* Vorderwand des Os sacrum, *3* Os coccygis, *4* Symphyse, *5* Linea terminalis, *6* Spinae ossis ischii, *7* Foramen ischiadicum maius, *8* Articulatio sacrococcygea

- Als nächstes wird von kranial nach kaudal die Vorderwand des Sakrums abgetastet, wobei dessen Wölbung und etwaige Unebenheiten (Exostosen) sowie die Stellung und Beweglichkeit des Steißbeins registriert werden. Normalerweise können, ohne übermäßiges Eindrücken des Dammes durch die untersuchende Hand, nur etwa die drei kaudalen Wirbel des Sakrums ertastet werden.
- Anschließend werden die Lineae terminales aufgesucht; bei deren Ertasten ist eine Verkürzung des queren Durchmessers des Beckeneinganges anzunehmen.
- Danach werden die Weite der Knochenlücke (Foramen ischiadicum maius) und die Elastizität der Weichteile zwischen Kreuzbein und Sitzbein beurteilt.
- Ein besonders wichtiger Punkt der Untersuchung ist die Palpation der Sitzbeinstachel (Spinae ischiadicae) und die Abschätzung der Interspinaldistanz.

Für die **Untersuchung des Beckenausganges** dreht sich die Schwangere in Seitenlage und zieht die Oberschenkel an. Der Intertubarabstand wird durch das Anlegen des Rückens der zur Faust geschlossenen Hand abgeschätzt; eine normale Faust misst nicht mehr als etwa 8 cm und lässt sich mühelos zwischen die Sitzbeinhöcker vorschieben (querer Durchmesser des Beckenausganges).

- Mit dem Zeigefinger im Rektum kann die Stellung des Steißbeins zwischen Zeigefinger und Daumen ertastet werden.
- Mit dem gleichzeitig in die Vagina eingeführten Mittelfinger wird das Sakrokokzygealgelenk gesucht. Ein starr antevertiertes Steißbein oder die im Normalfall nicht mögliche Erreichbarkeit des Sakrokokzygealgelenkes durch den Mittelfinger sprechen für eine Verkürzung des geraden Durchmessers im Beckenausgang.

Hinweise aus Störungen des Geburtsablaufs

An die Möglichkeit des Vorliegens einer pelvinen Verengung oder Formanomalie ist immer bei der Feststellung einer Einstellungsanomalie des kindlichen Kopfes zu denken. Ferner ist ein enges Becken mit folgenden Befunden assoziiert: Hyperanteflexion des Uterus, vorzeitiger Blasensprung (präziser: »sehr frühzeitiger« Blasensprung), Hochstand des vorangehenden Teiles bei Erstgebärenden am Termin, ein starker Asynklitismus sub partu, eine ödematöse Schwellung des Muttermundes, eine große Geburtsgeschwulst und ein verzögerter Geburtsverlauf, insbesondere ein verzögerter Deszensus des Kopfes (Käser u. Richter 1981).

Pelvimetrie

Für die genaue Diagnostik ist die Bildgebung, meist in Form der geburtshilflichen Pelvimetrie, unerlässlich. Sie wird unter 38.6 ausführlich behandelt.

38.5.5 Dystokien durch Fehlbildungen des Kindes

Störungen des Geburtsablaufs durch erhebliche Formentstellungen des Kindes sind seit dem breiten Einsatz der Ultraschalldiagnostik im Rahmen der Schwangerschaftsvorsorgeuntersuchungen selten geworden. Vor dieser Ära wurde die Prävalenz solcher Neugeborener mit 2‰ angegeben, mit Störungen des Geburtsablaufs in einem Drittel dieser Fälle (Käser u. Richter 1981). Weil die Behandlung dieser Pathologien unter besonderer Berücksichtigung der Überlebenschancen des Kindes in der Regel pränatal interdisziplinär zu planen ist, treten Störungen der Geburtsmechanik in den Hintergrund und werden nur summarisch dargestellt. An dieser Stelle wird nicht auf Diskussionen über den prognostisch besten Geburtsmodus bei den verschiedenen Krankheitsbildern eingegangen.

Einflüsse der **Form** des kindlichen Kopfes auf die Entstehung von Einstellungsanomalien und von mechanischen Geburtsproblemen werden in der Literatur der letzten Jahre kaum noch erörtert. Ältere Untersuchungen entbehren häufig der notwendigen Kontrollkollektive. Für Interessierte sei auf die Darstellungen z. B. bei Martius (1985) verwiesen.

Hydrozephalus. Der (nicht erkannte) Hydrozephalus mit Makrozephalie führt zum Geburtsstillstand, gewöhnlich im Beckeneingang. Die Risiken für die Mutter erwachsen aus der Rupturgefahr oder durch falsch indizierte Eingriffe zur Geburtsbeendigung. Bei infauster Prognose kann die Punktion des kindlichen Kopfes transabdominal oder transvaginal vorgenommen werden, um die Beckenpassage des Kopfes zu ermöglichen. Bei Kindern mit infauster Prognose in Beckenendlage ist die Punktion der hinteren Schädelgrube nach der Geburt des Rumpfes möglich. Eine Punktion des Kopfes kann bei Extremformen von Hydrozephalus auch bei einer Sectio vor der Uterotomie angezeigt sein, um schwere Zerreißungen des Uterus, auch bei weiter Uterotomie, zu vermeiden.

Perforation und Ausräumung des Schädels gehören in unserem Umfeld nicht zum klinischen Erfahrungsgut, denn die Eingriffe sind nicht nur für das Kind fatal, sondern gefährden in erheblichem Maße auch die Mutter.

Anenzephalie. Bei der Anenzephalie besteht ein erhöhtes Risiko für Schulterdystokie im unvollständig eröffneten Muttermund. Als Therapie wird die Fraktur des Schlüsselbeines empfohlen.

Inienzephalie. Bei der Inienzephalie werden als Folge der Fehlbildung mit extrem lordosierter Halswirbelsäule schwere geburtsmechanische Störungen mit Notwendigkeit zur Sectio bei normgewichtigen Kindern und einer Neigung zu Schulterdystokien bei vaginaler Entbindung beschrieben.

Vergrößerungen des Rumpfes. Ferner sind geburtsmechanische Störungen als Folge von Vergrößerungen des Rumpfes bei generalisiertem Hydrops mit ausgeprägtem Hautödem, isoliertem Aszites, großen Zystennieren, überfüllter Harnblase, Tumoren von Abdominalorganen oder des kaudalen Körperpols (Lipome, Fibrome, Teratome) bekannt. Körperhöhlenergüsse können durch eine Punktion entleert werden. Extern gelegene Teratome bedürfen wegen der Einblutungsgefahr der Schnittentbindung.

Doppelfehlbildungen. Bei Doppelfehlbildungen (siamesische Zwillinge) ist die Störung der Geburtsmechanik abhängig von der Größe der Kinder, der Art und der Beweglichkeit der Verbindung und dem Umstand, ob sie lebend oder tot sind (Käser u. Richter 1981). Schwangerschaften bei siamesischen Zwillingen dauern selten bis zum Termin (Pritchard et al. 1985). Geburtsverzögerungen stellen sich in der Regel erst in der Austreibungsperiode ein. Bei Verbindung in der Längsachse ist eine vaginale Geburt grundsätzlich möglich. Diese dürfte bei Lebensfähigkeit der Kinder heute aber eine extreme Seltenheit bilden.

> Solche Situationen sind heute insgesamt rar geworden. Zum Beispiel dürfte die einst wichtige Differenzialdiagnose sub partu zwischen einer Schulterdystokie oder einem Steißteratom der jetzigen Generation von Geburtshelfern kaum noch geläufig sein. Dass diese äußerst belastenden Überraschungen im Alltag eines Gebärsaals zu Seltenheiten geworden sind, stellt unzweifelhaft ein großes Verdienst der pränatalen Sonographie dar. Daraus darf man auf eine verbesserte Prognose für die betroffenen Kinder hoffen, und den Eltern und dem geburtshilflichen Team können sehr schwierige Situationen erspart werden.

38.6 Pelvimetrie

Zusammenfassung

Neben der klinischen Beurteilung des Beckens (Beckenaustastung) werden seit Jahrzehnten bildgebende Verfahren zur prospektiven Erfassung eines Kopf-Beckenbzw. fetomaternalen Missverhältnisses eingesetzt. Der klinische Stellenwert der zweidimensionalen Pelvimetrie ist seit längerem umstritten und wird zunehmend stärker in Frage gestellt.

Neuere Techniken mit verstärkter Berücksichtigung der Mehrdimensionalität der Körperstrukturen scheinen vielversprechende Ansätze zu bieten, fordern allerdings einen größeren technischen Aufwand und befinden sich noch in der Evaluationsphase.

38.6.1 Aktuelle Praxis

Die große Vielfalt von Indikationsstellungen und Techniken ist zweifellos Ausdruck der Unsicherheit in Bezug auf die klinische Bedeutung der Pelvimetrie.

Die Bewertung der Methode reicht von der völligen Verwerfung der bildlichen Darstellung des Beckens bis zur großzügigen Verwendung als Teil einer defensiven Medizin. Dazwischen liegen Varianten für einen begrenzten Einsatz:

- nur sub partu, um dadurch andere mechanisch bedeutsame Faktoren wie Anpassungsmechanismen des kindlichen Kopfes und des mütterlichen Beckens mit einzubeziehen;
- Beschränkung auf Beckenendlagen;
- Beschränkung auf die präpartuale Geburtsplanung bei Zustand nach Sectio;
- Beschränkung auf das Wochenbett nach Sectioentbindung (einer Erstgebärenden) zur Vermeidung der Strahlenexposition des Kindes bei einer nachfolgenden Schwangerschaft.

In der Diskussion um den klinischen Stellenwert der Pelvimetrie ist immer zu beachten, dass 5 Faktoren den Geburtsmechanismus prägen:

- Weite und Form des knöchernen Beckens,
- Größe des kindlichen Kopfes,
- Stärke der Wehen,
- Verformbarkeit des kindlichen Kopfes,
- Einstellung und Stellung des kindlichen Kopfes (Mengert 1948, zit. bei Pritchard et al. 1985 und Thurnau et al. 1992).

Nur der erstgenannte dieser Faktoren kann durch die konventionelle Pelvimetrie beurteilt werden, was den geringen prädiktiven Wert der konventionellen Pelvimetrie erklärt.

Zur **Vermeidung** einer **übertriebenen Defensivhaltung** in der Medizin hat das American College of Obstetricians and Gynecologists bereits 1979 festgehalten: »X-ray pelvimetry provides limited additional information to physicians involved in the management of labor and delivery. It should not be a prerequisite to clinical decisions concerning obstetrical management. Reasons for requesting X-ray pelvimetry should be individually established« (zit. nach Pritchard et al. 1985).

38.6.2 Technische Aspekte

Während Jahrzehnten war die biplane Darstellung des Beckens nach der Beschreibung von Colcher und Sussman aus dem Jahre 1944 Standardpraxis (dargestellt bei Thurnau et al. 1992). Weitere im deutschen Sprachraum gebräuchliche Projektionstechniken wurden von Martius (anteroposteriorer Strahlengang bei nach vorne gekipptem Becken zur besseren Darstellung des Beckeneingangs) und Guthmann (lateraler Strahlengang) angegeben. Daneben sind vor allem im angelsächsischen Raum weitere Methoden und Berechnungspraxen bekannt (z. B. nach Thoms, Ball).

Die **Aufnahmetechnik** ist insofern einfach, als für anteroposteriore wie laterale Aufnahmen je nur ein Bild mit einem in die jeweils relevante Ebene platzierten Maßstab erforderlich ist. Durch den Film-Fokus-Abstand von 120 cm werden Verzerrungen und damit Fehlmessungen minimiert. Um Projektionsfehler weiter zu verringern, haben Borell und Fernström eine Aufnahmetechnik mit zwei seitlich leicht versetzten Frontalaufnahmen entwickelt (Westin 1987).

> Teilweise wird die » Aufnahme nach Colcher-Sussman« als Synonym für die anteroposteriore Projektion und die »Aufnahme nach Guthmann« als Synonym für die laterale Projektion verwandt – unabhängig von der Aufnahmetechnik.

Bei den konventionellen Bildgebungen kann der Geburtshelfer die von ihm gewünschten Durchmesser selber berechnen, die Beckenarchitektur beurteilen und vor allem Störungen im lumbosakralen Übergang besser erfassen.

Für den zunehmenden Einsatz der **Computertomographie** (◻ Abb. 38.6) spricht die angeblich um etwa 50 % geringere Strahlenexposition gegenüber der herkömmlichen Pelvimetrie. Die Validität der Technik wird bislang noch unterschiedlich beurteilt (Spörri et al. 1994). Für die Beurteilung des Sakrums scheint die Programmierung des CT-Gerätes auf die Darstellung von Knochen gegenüber einer Darstellung von Weichteilen trotz etwas größerer Strahlenbelastung vorzuziehen zu sein. Als ein Vorteil der CT-Technik gegenüber der konventionellen Radiographie könnte sich die Möglichkeit zur Auswertung dreidimensionaler Strukturen erweisen (s. unten).

Diese Eigenschaft kommt auch der **Magnetresonanztomographie** zu (◻ Abb. 38.7). Eine rasche technische Entwicklung

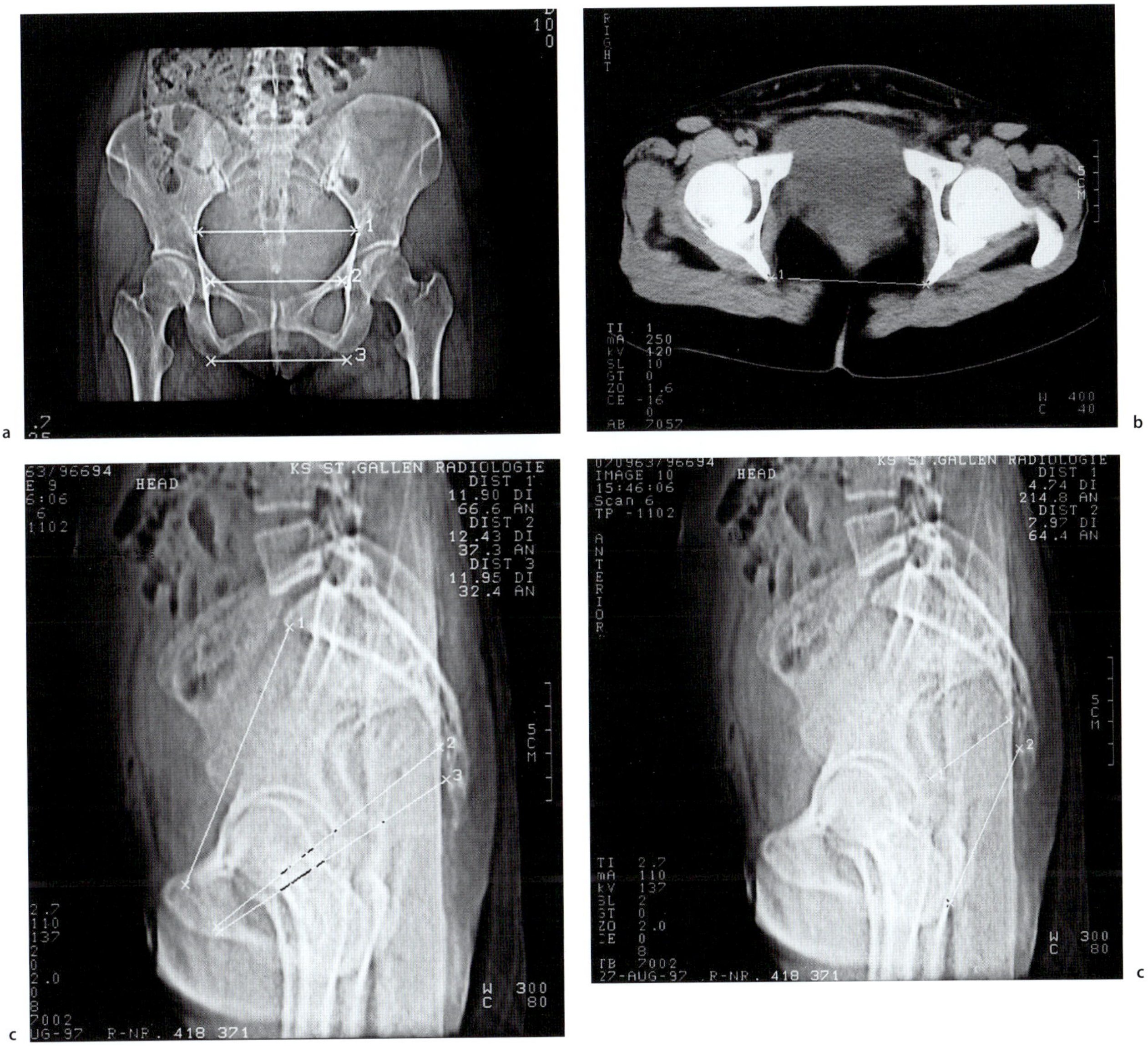

■ Abb. 38.6 a–d. **Pelvimetrie mittels Computertomographie** (Bilder: Institut für Radiologie, KS St. Gallen) **a** Frontal (*1* querer Durchmesser des Beckeneingangs, *2* Interspinallinie, *3* querer Durchmesser des Beckenausgangs). **b** Axial (*1* Interspinallinie). **c** Lateral (*1* Conjugata vera obstetrica, *2* gerader Durchmesser der Beckenenge, »Beckenmitte«, *3* gerader Durchmesser des Beckenausgangs). **d** Lateral (*1* hinterer gerader Durchmesser der Beckenenge, *2* hinterer gerader Durchmesser des Beckenausgangs)

brachte in den letzten Jahren kürzere Untersuchungszeiten und tiefere Preise, wodurch diese Technologie möglicherweise neue Standards in der geburtshilflichen Pelvimetrie setzen wird. Auch bei der MRT steht die klinische Validierung für diese Fragestellung noch aus.

38.6.3 Risiken

Der wichtigste Vorbehalt bei der Pelvimetrie betrifft die Strahlenexposition. In einer Reihe von Studien wurde ein erhöhtes Leukämie- oder Malignomrisiko der betroffenen Kinder zumindest teilweise bestätigt (Risikofaktor von 2). In anderen Arbeiten konnte kein signifikanter Unterschied zwischen exponierten und nicht exponierten Kindern gefunden werden. Die Strahlendosis beträgt je nach Methode 2–9 mGy, bei der CT-Technik ist sie bis zu 50 % niedriger (Spörri et al. 1994).

38.6.4 Pelvimetrische Maße

Die verschiedenen Durchmesser wurden bereits im Unterkapitel 38.5 beschrieben. Die Beschränkung auf Conjugata vera und Interspinallinie bei gleichzeitiger qualitativer Beurteilung der Beckenform hat sich für den klinischen Gebrauch bewährt, und der Nutzen der Auswertung weiterer Durchmesser ist umstritten.

Referenzwerte für geburtshilfliche Beckenmaße sind in den ■ Tabellen 38.5–38.8 aufgeführt. Sie divergieren geringgradig in der Literatur, abhängig von Aufnahmetechnik, ethnischer Zu-

Tabelle 38.5. Referenzwerte für radiologisch und kernspintomographisch ermittelte gerade und quere Beckendurchmesser (Spörri et al. 1994)

Beckenebene	Durchmesser	Radiologische Pelvimetrie Mittelwert (cm)	SD	MRT-Pelvimetrie Mittelwert (cm)	SD
Beckeneingang	Gerade (CVO)	11,8	1,1	11,9	0,84
	Quer	12,8	0,76	13,3	0,86
Beckenmitte	Gerade, Grenzwert	11,5	–	11,5	–
	Quer (ISL)	10,4	0,86	11,6	0,89
Beckenausgang	Gerade	11,6	1,1	11,9	0,94
	Quer	12,4	1,11	12,3	1,15

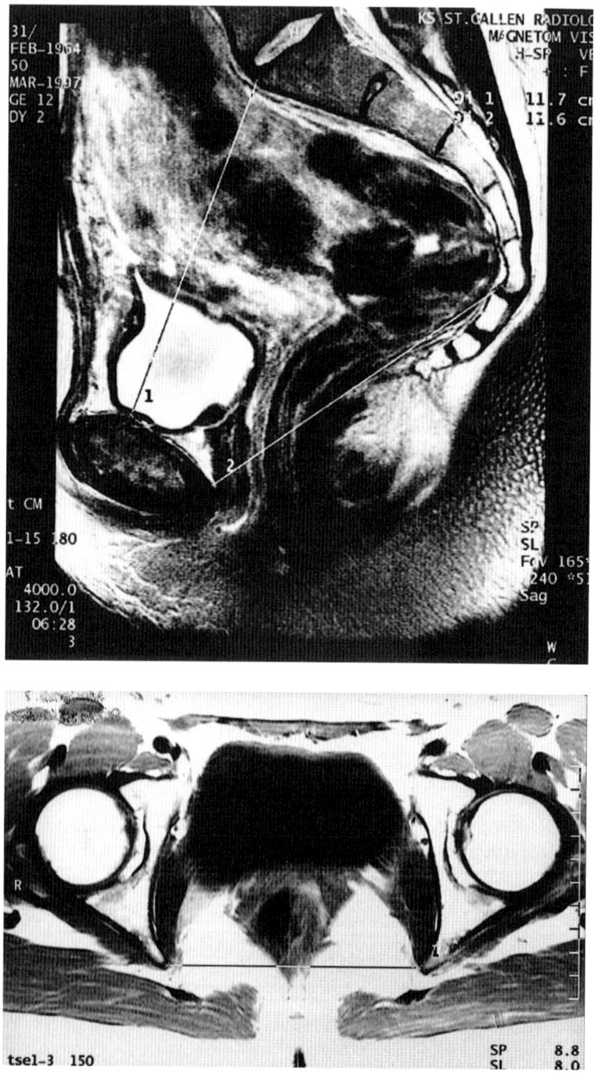

a

b

Abb. 38.7 a, b. Pelvimetrie mittels Magnetresonanztomographie (Bilder: Institut für Radiologie; KS St. Gallen)

Tabelle 38.6. Referenzwerte der Summenmaße im Beckeneingang und in der Beckenmitte nach Colcher und Sussmann (Spörri et al. 1994)

Beckenebene	Durchmesser	Referenzwerte (cm)
Beckeneingang	Gerade + quer	>22
Beckenmitte	Gerade + quer	>20

Die Summen berechnen sich aus den zugehörigen geraden und queren Durchmesser, für den Beckeneingang aus der Conjugata vera obstetrica und dem Transversaldurchmesser, für die Beckenmitte aus dem geraden Durchmesser der Beckenenge und der Interspinallinie.

Tabelle 38.7. Referenzwerte der Summenmaße im Beckenausgang nach Borell und Fernström (Spörri et al. 1994)

Beurteilung	Summe der Beckenausgangsmaße [cm]
Kein Missverhältnis	>31,5
Gefahr für Missverhältnis	29,5–31,5
Missverhältnis	<29,5

Die Summe der Beckenausgangsmaße berechnet sich durch Addition des geraden Durchmessers im Beckenausgang mit dem Interspinal- und dem Intertubardurchmesser.

Tabelle 38.8. Referenzwerte der Beckenwinkel (Spörri et al. 1994)

Beckenwinkel	Referenzwert
Schambogenwinkel	90–120°
Beckeneingangswinkel	115–150°
Beckenöffnungswinkel	80–120°
Beckenneigungswinkel	55–65°

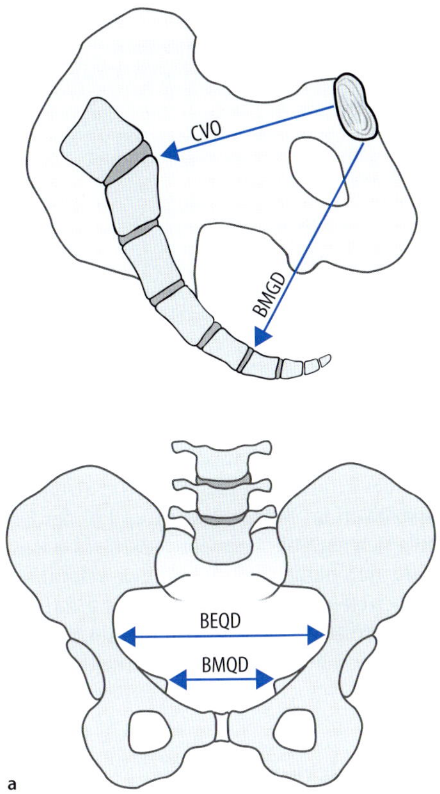

a

Fetale Ultraschallmaße		
Fetaler Kopf (cm)		
BPD	FROD	KU
Fetales Abdomen (cm)		
AQD	VDD	AU

Radiologische Beckenmaße		
Beckeneingang (cm)		
CVO	BEQD	BEU
Beckenmitte (cm)		
BMQD	BMGD	BMU

Umfänge (U) = (anteroposteriorer Durchmesser + querer Durchmesser) x 1,57

Fetopelvine Umfangdifferenzen

Kopf-Becken-Differenzen		Abdomen-Becken-Differenzen	
KU-BEU	KU-BMU	AU-BEU	AU-BMU

Fetopelviner Index (FPI) Summe der 2 größten (positiven oder am nächsten bei Null liegenden) Umfangdifferenzen

+	Vorliegen eines fetopelvinen Mißverhältnisses
–	Fehlen eines fetopelvinen Mißverhältnisses

c

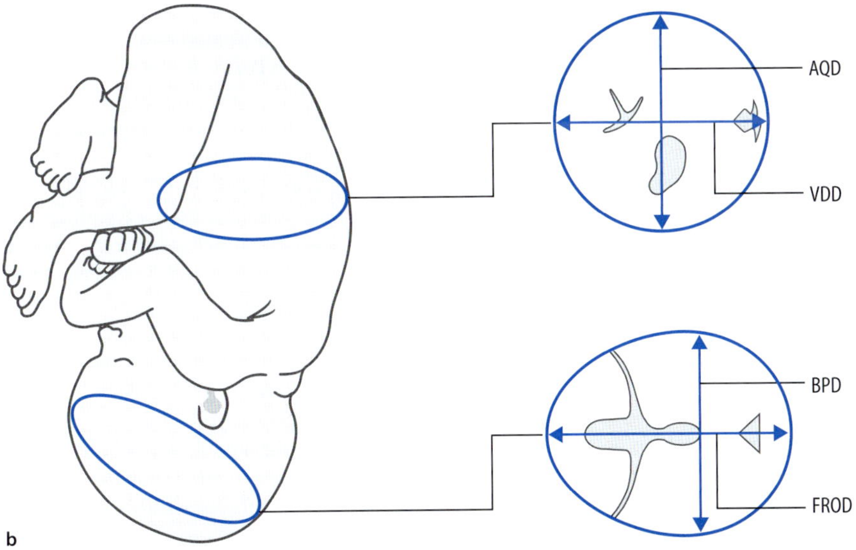

b

Abb. 38.8. **a** **Beckenmaße** und **b** **fetale Maße für den fetopelvinen Index nach Morgan und Thurnau** (Thurnau et al 1992). **c** Formular zur Berechnung des fetopelvinen Index (Thurnaus et al 1992). Abkürzungen: *AQD* querer Durchmesser des Abdomens, *AU* Abdomenumfang, *BEQD* querer Durchmesser des Beckeneingangs, *BEU* Umfang des Beckeneingangs, *BMGD* gerader Durchmesser der Beckenmitte, *BMQD* querer Durchmesser der Beckenmitte, *BMU* Umfang der Beckenmitte, *BPD* biparietaler Durchmesser des Kopfes (beachte: BPD ist hier in einer sog. Außen-außen-Messung des Kopfes definiert), *CVO* Conjugata vera obstetrica, *FROD* frontookzipitaler Durchmesser, *KU* Kopfumfang, *VDD* ventrodorsaler Durchmesser des Abdomens sammensetzung des Kollektivs und Erhebungszeit im Verlaufe des 20. Jahrhunderts (Wischnik et al. 1992).

38.6.5 Fetopelviner Index

Wegen der geringen Vorhersagekraft aller herkömmlichen pelvimetrischen Methoden wurde nach Möglichkeiten zum antepartualen Vergleich kindlicher und mütterlicher Parameter gesucht. Ein recht erfolgreicher Ansatz ist der fetopelvine Index (»feto-pelvic index«), bei dem radiologisch ermittelte Umfänge von Beckeneingang und Beckenmitte mit sonographisch erfassten Umfängen von kindlichem Kopf und Abdomen zu einander in Beziehung gesetzt werden (Thurnau et al. 1992; ◻ Abb. 38.8).

Das Konzept wurde von Morgan und Thurnau entwickelt und in verschiedenen Situationen mit erhöhtem Risiko für ein Kopf-Becken-Missverhältnis überprüft: Verdacht auf Makrosomie, vor indizierten Geburtseinleitungen, bei Wehenstimulation und bei geplanter vaginaler Entbindung bei Zustand nach Sectio.

Das Prinzip basiert auf der Bestimmung der Umfänge von 4 Ebenen: bei der Mutter der Beckeneingang (BEU) sowie die Beckenmitte (BMU) gemäß der radiologischen Pelvimetrie und beim Kind Kopfumfang (KU) sowie Abdomenumfang (AU) aus der sonographischen Biometrie. Dazu werden die queren und anteroposterioren (bzw. »geraden«) Durchmesser verwendet und die Umfänge nach der Formel: **(Anteroposteriorer + querer Durchmesser) × π/2** berechnet. Die Umfänge der mütterlichen Strukturen werden von beiden Umfängen der kindlichen Strukturen abgezogen, d. h. KU – BEU, KU – BMU, AU – BEU, AU – BMU. Die 2 größten Umfangsdifferenzen dieser 4 Parameter werden addiert und bilden so den fetopelvinen Index.

Weist das Resultat einen positiven Wert auf, so ist der Fetus »größer« als das mütterliche Becken, d. h. es besteht ein Kopf-Becken-Missverhältnis; bei einem negativen Wert ist ein Missverhältnis unwahrscheinlich.

Für die Validität der Methode bei den verschiedenen Risikokollektiven wurden folgende Ergebnisse erzielt:

- Sensitivität der Diagnose eines Kopf-Becken-Missverhältnisses zwischen 71 % (sekundäre Wehenschwäche) und 94 % (makrosome Kinder);
- Spezifität zwischen 94 % (makrosome Kinder) und 100 % (vaginaler Entbindungsversuch bei Zustand nach Sectio);
- positiver Vorhersagewert zwischen 94 % (sekundäre Wehenschwäche) und 100 % (Geburtseinleitungen und Entbindungsversuch bei Zustand nach Sectio);
- negativer Vorhersagewert zwischen 75 % (sekundäre Wehenschwäche) und 95 % (Geburtseinleitung).

Die Nachprüfung durch andere Untersucher steht noch aus.

Ein mindestens ebenso viel versprechender Ansatz liegt in der Berücksichtigung der Dreidimensionalität von mütterlichem Becken und kindlichem Kopf. In einem ersten Untersuchungsansatz wurden die sog. Beckenkapazitäten des Beckeneingangs und der Beckenmitte zum Volumen des fetalen Kopfes in Beziehung gesetzt. Diese Größen waren retrospektiv errechnet worden: für die Beckenkapazitäten mittels post partum durchgeführter MRT, für die fetalen Köpfe aufgrund von Biometriedaten der ante partum durchgeführten Routinesonographien. Dabei konnte eine gute Korrelation zwischen fetomaternalen Dysproportionen und mechanisch bedingten Störungen des Geburtsablaufes gefunden werden (Spörri et al. 1997).

◻ Tabelle 38.9. **Berechnung der Beckenkapazität und des Kindskopfvolumens nach Friedmann und Taylor** (Spörri et al. 1994)

Beckenkapazität	Kindskopfvolumen
$BEK/BMK = \pi \times D^3/6$	$KV = C^3/6 \times \pi^2$

BEK Beckenkapazität im Beckeneingang, *BMK* Beckenkapazität in der Beckenmitte, *D* gerader oder querer Durchmesser (berücksichtigt wird der jeweils kürzere), *C* kindlicher Kopfumfang, *KV* Volumen des kindlichen Kopfes.

Die Beckenkapazitäten im Beckeneingang und in der Beckenmitte errechnen sich nach der Formel $\pi \times D^3/6$; als D wird der jeweils kleinere der beiden geburtshilflich relevanten Durchmesser in der betreffenden Ebene eingesetzt, d. h. de facto bei nicht deutlich abnormer Beckenkonfiguration im Beckeneingang die Conjugata vera und in der Beckenmitte die Interspinallinie (◻ Tabelle 38.9).

38.6.6 Neuere Entwicklungen und Aufgaben der Forschung

Nach jahrzehntelanger, im Ganzen wenig befriedigender Verwendung der Pelvimetrie gilt es in Form von prospektiv randomisierten Studien sinnvolle Indikationen für eine Pelvimetrie zu definieren. Außerdem sind methodische Verbesserungen zu erarbeiten.

Techniken wie der fetopelvine Index, die CT- oder MRT-gestützte Beurteilung von Beckenkapazität und Kopfvolumen und die Vaginalsonographie müssen durch weitere Untersuchungen validiert werden. Dabei werden auch Fragen zu Kosten und technischer Verfügbarkeit zu prüfen sein. Eine bessere prädiktive Aussagekraft der Pelvimetrie wird insbesondere bei Zuständen mit Geburtsstillstand in oder gar unterhalb der Beckenmitte benötigt, dort also, wo sich Erfolg oder Misserfolg eines Versuchs zur vaginalen Entbindung erst spät erkennen lassen.

Im Interesse von Mutter und Kind ist die Vermeidung protahierter Geburtsverläufe bei Situationen ohne realistische Chancen für eine vaginale Entbindung wünschenswert, ohne dass es dadurch zu einem weiteren Anstieg der Sectiorate kommt.

38.7 Deflexionshaltungen/Einstellungsanomalien

Zusammenfassung

Zu den Einstellungsanomalien gehören:

- alle okzipitoposterioren Rotationen und alle okzipitoanterioren Deflexionshaltungen,
- hoher Geradstand und tiefer Querstand,
- pathologische Lateralflexionen.

Definition

Unter dem Begriff »okzipitoposterior« (o.p.) werden alle Einstellungen subsumiert, bei denen der Hinterkopf des Kindes dem Rücken der Mutter zugewandt ist.

Bezüglich der Haltung des Kopfes wird damit keine Aussage gemacht. Ursächlich spielen vorwiegend mütterliche pelvine, ausnahmsweise weichteilbedingte Anomalien der Geburtswege, seltener fetale Faktoren eine Rolle.

In der modernen Geburtsleitung vermeidet man so lange als möglich vaginale Interventionen, und als konservative therapeutische Maßnahmen werden der Lagewechsel der Gebärenden und die Periduralanalgesie angewandt. Mutter und Kind sind durch die verlängerte Geburtsdauer und mehr noch durch die deutlich häufigeren Interventionen erhöhten Risiken ausgesetzt.

38.7.1 Terminologie

Im alltäglichen Sprachgebrauch wird zwischen den Begriffen Lage, Haltung und Einstellung nur unscharf unterschieden. Für die Systematik sollte aber die genaue Definition beachtet werden.

Definition

- Der Begriff **Lage** umschreibt das Verhältnis zwischen der Längsachse des kindlichen und der Längsachse des mütterlichen Körpers.
- Unter **Haltung** wird die Beziehung der einzelnen Teile des kindlichen Körpers zueinander verstanden. Der Kopf kann grundsätzlich drei Haltungen einnehmen: Flexion, indifferente Haltung, Deflexion. Deflexionshaltungen werden in solche leichteren und höheren Grades unterteilt.
- Die **Einstellung** beschreibt die Beziehung des vorangehenden Teils des Kindes zum Geburtskanal. Die verschiedenen Einstellungen werden jeweils nach jener Stelle des kindlichen Körpers benannt, die bei der geburtshilflichen Untersuchung in der Führungslinie des Geburtskanals getastet wird.

Die **Deflexionshaltung** bezeichnet eine Streckhaltung des Kopfes und bezieht sich auf die Abschnitte der Geburt, in denen der Kopf normalerweise eine Beugehaltung zeigt, d.h. ab dem Beginn des Eintritts ins kleine Becken bis nach dem Durchtritt durch die Beckenmitte. Im anschließenden Teil der Geburt, der unterhalb des Knies des Geburtskanals beginnt und dem Austritt aus dem kleinen Becken vorausgeht, nimmt der Kopf physiologischerweise eine Streckhaltung ein (Borell u. Fernström 1981).

Einstellungsanomalien sind Abweichungen der Beziehung des Kopfes zum mütterlichen Becken von den physiologischerweise bei einem bestimmten Höhenstand des Kopfes gegebenen Einstellungen. Es ist wichtig, sich den physiologischen Wechsel der verschiedenen Haltungen, Drehbewegungen und Seitwärtsneigungen des kindlichen Kopfes im Ablauf der Geburt zu vergegenwärtigen. Angaben zur Einstellung und Haltung des Kopfes sind nur in Bezug zum Stand der Geburt bedeutungsvoll.

Einstellungsanomalien sind die Folge von:
- Haltungsanomalien des kindlichen Kopfes oder
- Störungen der inneren Rotation oder
- einer abnormalen Seitwärtsneigung des Kopfes (Lateralflexion; asynklitische Einstellung).

Einstellungsanomalien mit einem dem Sakrum der Mutter zugewendeten Hinterkopf des Kindes werden in Entlehnung eines angelsächsischen Begriffes als **okzipitoposteriore Rotationen** oder kurz **o.p.-Rotationen** zusammengefasst. Im Laufe der Geburt festgestellte o.p.-Rotationen können vorübergehend sein (»occiput posterior presentation«) oder sie persistieren, d.h. bei der Entwicklung des Kopfes zeigt das Hinterhaupt nach posterior (o.p.-Einstellungen; »persistent occiput posterior position«). O.p.-Einstellungen können aber auch, womöglich sogar in ihrer Mehrheit, erst sekundär aus einer ursprünglichen o.a.-Rotation heraus entstehen. Diese Unterscheidung ist für das Verständnis der Geburtsmechanik und bei der Geburtsleitung von großer Bedeutung.

Okzipitoposteriore Einstellungen sind häufig **mit Deflexionshaltungen** vergesellschaftet. Deflexionshaltungen werden in Formen leichteren und höheren Grades unterteilt. Die Begründung für eine derartige Gruppierung liegt in den geburtsmechanischen Auswirkungen der verschiedenen Grade von Deflexion. Bei der Vorderhaupteinstellung (leichtgradige Deflexion) kann im Laufe der Geburt häufig ein Wechsel zu einer Flexion beobachtet werden, wohingegen sich bei der höhergradigen Deflexion mit Stirneinstellung eher eine zunehmende Verstärkung der Deflexion hin zu einer Gesichtseinstellung entwickelt, was sich geburtsmechanisch günstig auswirkt.

Zu den Einstellungsanomalien gehören ferner:
- der hohe Geradstand (Verlauf der Pfeilnaht im geraden Durchmesser des Beckeneingangs),
- der tiefe Querstand (Verlauf der Pfeilnaht im queren Durchmesser des Beckenausgangs).

Bei der Terminologie der Einstellungsanomalien gilt es einige Gewohnheiten der geburtshilflichen Alltagssprache zu beachten: Stellt sich im Verlauf der Geburt die kleine Fontanelle in die Führungslinie und dreht sich das Hinterhaupt nach vorne hinter die Symphyse, so entspricht dies der gewöhnlichen Hinterhaupteinstellung, die den Normalfall darstellt (über 90% aller Geburten).

Davon abzugrenzen ist die **hintere Hinterhaupteinstellung** (hi HHE). Während bei der Flexionshaltung die Drehung meistens nach vorne, d.h. in Richtung Symphyse, erfolgt, ist bei den Deflexionshaltungen die Drehung in der großen Mehrzahl nach hinten, d.h. sakralwärts, gerichtet, sodass okzipitoposteriore Einstellungen die Regel sind. Liegt selten doch einmal eine okzipitoanteriore Deflexionshaltung vor, so ist notwendigerweise diese Einstellung zu präzisieren, z.B. als »vordere Stirneinstellung«.

> Dazu hat sich eine Ausnahme eingebürgert: Die **okzipitoanteriore Gesichtseinstellung** wird nicht als »vordere Gesichtseinstellung«, sondern als »mentoposteriore Gesichtseinstellung« bezeichnet.

Für Deflexionshaltungen und Einstellungsanomalien haben sich inkonsequenter Weise feste Begriffe mit dem Suffixoid »-lage« eingebürgert. Das zuletzt erwähnte Beispiel etwa wird landläufig »mentoposteriore Gesichtslage« genannt. Derartige Fehlverwendungen bedürfen der Korrektur. (Zu den einzelnen Benennungen s. 38.7.4).

Völlig separat bleiben die Benennungen des hohen Gerad- und des tiefen Querstandes.

38.7.2 Inzidenz

Für okzipitoposteriore Einstellungen wird ein Inzidenzbereich von 8–16 % angegeben (z. B. bei Käser u. Richter 1981; Künzel u. Link 1996). Eine korrigierende Anterotation sub partu findet sich in 70–90 % der Fälle, wonach 1–2 % der Geburten eine persistierende o. p.-Rotation bzw o. p.-Einstellung aufweisen.

▶ **Studienbox**

In neueren Untersuchungen werden höhere Inzidenzen um 4 % angegeben (Pearl et al. 1993; Sizer u. Nirmal 2000). Bemerkenswert sind die kurz vor oder bei Geburtsbeginn wesentlich höher liegenden Inzidenzen, die in der Literatur allerdings sehr unterschiedlich im Bereich von 11–37 % angegeben werden.

38.7.3 Ursachen der okzipitoposterioren Einstellung

Wie z. T. unter 38.5 bereits dargelegt wurde, beruhen die Beschreibungen des Geburtsmechanismus bei normalem wie bei gestörtem Ablauf auf einer Vielzahl von Untersuchungen älteren Datums, die akribische Beurteilungen von Massen und Proportionen des mütterlichen Beckens wie auch des kindlichen Kopfes enthalten. Diesen Untersuchungen fehlt jedoch häufig die statistische Erhärtung anhand des Vergleichs mit Kontrollkollektiven.

Neuere Untersuchungen zum Geburtsablauf konzentrieren sich weniger auf Fragen der Geburtsmechanik als vielmehr auf die Beurteilung des Ausgangs, d. h. des Befindens von Mutter und Kind am Ende der Geburt.

Mütterliche Faktoren

Die Bedeutung der Beckenform und vor allem des verfügbaren Raumes im vorderen Beckensegment wird gemäß älteren Untersuchungen durch die Häufigkeitsverteilung der o.p.-Rotationen bei den verschiedenen Beckentypen deutlich.

Für das anthropoide Becken werden o.p.-Rotationen bei 67 % der Geburten, für das gynäkoide Becken bei 6 % und für das platypelloide Becken nur ausnahmsweise angegeben (Hochuli u. Kaufmann 1959, zit. bei Käser u. Richter 1981). Zur Persistenz einer o.p.-Rotation oder zur sekundären o.p.-Einstellung kommt es bei enger Interspinaldistanz, aber genügend weiter Sakralhöhle.

Als weitere mütterliche Faktoren, die die o.p.-Rotation begünstigen, werden Multiparität, Weichteiltumoren und Uterusfehlbildungen angegeben.

Belegte Assoziationen sind ein höherer Anteil von Wehenstimulationen und von Periduralanalgesien; bei diesen beiden Faktoren stellt sich aber die Frage nach Ursache und Folge (Sizer u. Nirmal 2000).

Bedeutung von Plazenta, Nabelschnur und Fruchtwasser

Die Bedeutung von Plazenta, Nabelschnur oder Fruchtwasser für die Entwicklung von Deflexionshaltungen ist nicht gesichert. Der Tiefsitz einer seitlich gelegenen Plazenta oder eine Vorderwandplazenta sollen eine o.p.-Rotation begünstigen (Käser u. Richter 1981). Die gleiche Unsicherheit gilt für die Assoziationen von Nabelschnurumschlingungen oder Polyhydramnion mit Deflexionshaltungen.

Kindliche Faktoren

Die Bedeutung verschiedener kindlicher Faktoren für die Entwicklung von o.p.-Rotation und Deflexionshaltungen ist unterschiedlich gut belegt. Gesichert ist die Häufung von o.p.-Rotation und Deflexionshaltungen bei **Frühgeburtlichkeit**, wohl infolge einer größeren Bewegungsfreiheit des noch kleinen Kopfes. Gesichert erscheint der Bezug zum **Geburtsgewicht:** Es besteht eine positive Korrelation zwischen dem Anteil an o.p.-Rotationen und dem Geburtsgewicht bei Einlingen von Erstgebärenden im Terminbereich, unabhängig von der Schwangerschaftswoche (Sizer u. Nirmal 2000).

- Unklar ist die Beziehung zwischen einer o.p.-Rotation und einem vorzeitigen Blasensprung.
- Die Theorie eines Einflusses der Schulterrotation auf die innere Rotation als zweite Anpassungsbewegung des Kopfes ist in radiologischen Untersuchungen widerlegt worden (Borell u. Fernström 1981).
- Die Kausalität gewisser Kopfformen für die Entwicklung von Einstellungsanomalien erscheint zwar plausibel (Hecker, 1869, zit. bei Bumm 1919; Martius 1985), doch ist offen, ob nicht die Einstellungsanomalien ihrerseits bestimmte Formen des Kopfes prägen (Bumm 1919). Die Vorderhaupteinstellung kommt angeblich häufiger bei brachyzephalen Köpfen vor. Seltene Ursachen von Deflexionshaltungen können eine kongenitale Struma und Fehlbildungen im Bereich der Halswirbelsäule und des Kraniums sein.

38.7.4 Einteilung

Die detaillierte Einteilung der Einstellungsanomalien unterscheidet zwischen:

1) Einstellungsanomalien infolge einer Deflexionshaltung und/oder einer o.p.-Rotation:
   - Einstellungsanomalien mit Flexions-, mittlerer oder leichtgradiger Deflexionshaltung: hintere Hinterhaupteinstellung (Flexionshaltung, Einstellungsanomalie wegen o.p.-Rotation), Vorderhaupteinstellung (leichte Deflexionshaltung);
   - Einstellungsanomalien mit Deflexionshaltungen höheren Grades: Stirneinstellung, Gesichtseinstellung;
2) Einstellungsanomalien mit Pfeilnaht im geraden Durchmesser im Beckeneingang:
   - okzipitoanteriorer hoher Geradstand,
   - okzipitoposteriorer hoher Geradstand;
3) Einstellungsanomalien mit Pfeilnaht im queren Durchmesser im Beckenausgang:
   - I. tiefer Querstand,
   - II. tiefer Querstand;

4) Einstellungsanomalien infolge einer Lateralflexion:
   - vordere Scheitelbeineinstellung,
   - hintere Scheitelbeineinstellung.

▶ Studienbox

Es bestehen in der Literatur divergierende Definitionen einzelner Deflexionseinstellungen. Einige Autoren negieren überhaupt das Vorkommen einer Flexionshaltung bei o.p.-Rotation, d.h. einer hinteren Hinterhaupteinstellung. Sie gehen immer von einer leichten Streckhaltung aus und sprechen dabei von Scheiteleinstellung. Wir grenzen aus funktionellen Gründen die hintere Hinterhaupteinstellung als Flexionshaltung von der Vorderhaupteinstellung als einer leichten Deflexionshaltung ab und verzichten auf den Begriff der Scheiteleinstellung.

Wenn man bedenkt, wie schwierig die genaue Festlegung des führenden Punktes am vorangehenden Teil sein kann und wenn man sich die Stufenlosigkeit der Übergänge der verschiedenen Beugungs- und Streckungs-»Grade« vergegenwärtigt, kann man die in der Literatur vorhandenen Unterschiede bei der Bezeichnung einzelner Deflexionshaltungen nachvollziehen.

Im Rahmen des Partogramms einer Geburt ist die Dokumentation der Einstellung des kindlichen Kopfes insbesondere bei Einstellungsanomalien angezeigt. Hinweise zu einfachen, eindeutigen Skizzen finden sich in ◘ Abb. 38.9.

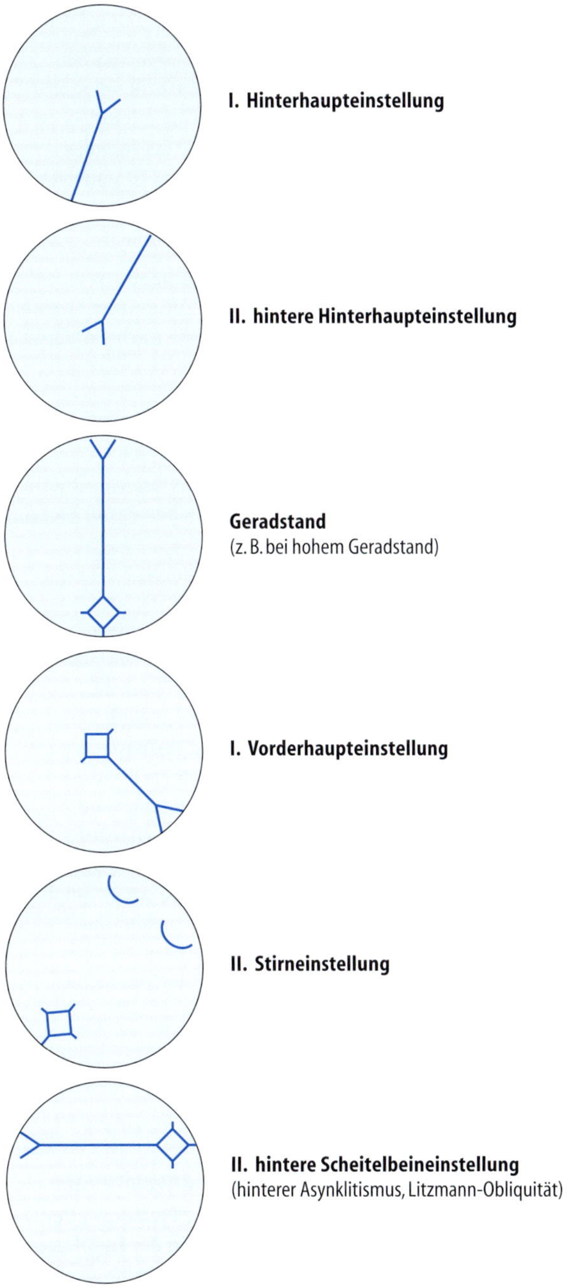

◘ Abb. 38.9. **Partogrammskizzen zu den Einstellungen des Kopfes im Becken (Beispiele)**

38.7.5 Bedeutung für Mutter und Kind

Operationsfrequenzen

Angaben zu Operationsfrequenzen bei o.p.-Rotationen reflektieren den Wandel der geburtshilflichen Philosophie verschiedener Institutionen in unterschiedlichen Untersuchungszeiträumen.

Im Laufe des 20. Jahrhunderts hat sich, laut Kommentar einer größeren Studie aus den USA, nach einer Periode recht interventionsfreudigen Verhaltens gegenüber der »face-to-pubes position« eine betont zurückhaltende Politik für die Eröffnungsperiode breitgemacht. Dennoch zeichnet sich die Gesamtheit der o.p.-Rotationen durch eine hohe operative Entbindungsfrequenz aus.

Die optimale Behandlungsmethode für die Austreibungsperiode und für die Entwicklung der Kinder bei o.p.-Einstellung, unter Berücksichtigung der hohen perinealen Verletzungsgefahr und der perinatalen Morbidität, bleibt umstritten. Es ist mehrfach gezeigt worden, dass weniger als die Hälfte der Kinder mit einer o.p.-Einstellung spontan vaginal geboren werden. Denkbar ist, dass eine o.p.-Einstellung künftig vermehrt als Indikation zur Sectio betrachtet wird. Der Beweis, dass dies insgesamt mit einer geringeren Morbidität für Mütter und Kinder verbunden ist, muss noch erbracht werden.

▶ Studienbox

Sizer et al. (2000) haben ein Partogramm für die Austreibungsperiode vorgestellt. Es handelt sich um einen Score auf der Basis von Höhenstand und Einstellung des Kopfes.
▼

Ein tiefer Score zu Beginn der Austreibungsperiode und ein über die Zeit nur langsam ansteigender Score erwiesen sich als aussagekräftig bezüglich der Notwendigkeit einer operativen Entbindung. Der Studie ging es nicht um eine Prüfung der Folgen einer o.p.-Rotation, sondern um die Erarbeitung einer Grundlage zur prospektiven Abschätzung einer potentiell gefährlichen operativen Entbindung. Deren Risiken sind bei einer o.p.-Rotation bekanntermaßen erhöht. Der klinische Nutzen dieses Scores steht noch aus.

Morbidität bei der Mutter

> Entbindungen bei o.p.-Rotation des Kindes führen bei den Müttern im Vergleich zu Entbindungen aus o.a.-Rotation zu signifikant längeren Geburten, häufigeren operativen Entbindungen, höheren Blutverlusten, mehr Episiotomien, mehr Dammverletzungen 3. und 4. Grades und zu längerem Klinikaufenthalt (Pearl et al. 1993).

Diese Unterschiede bleiben auch beim separaten Vergleich von spontanen und vaginal-operativen Entbindungen aus o.p.-Einstellung signifikant. Beim Vergleich von Vakuum- und Forzepsextraktionen ist die mütterliche Morbidität nach Forzepsextraktionen signifikant höher.

Morbidität beim Kind

Auch die kindlichen Morbiditätsparameter nach Geburt bei o.p.-Rotation fallen insgesamt schlechter als bei o.a.-Rotation aus. Allerdings sind die Differenzen der üblichen Parameter nur selten signifikant.

▶ Studienbox

Gemäß der bereits wiederholt zitierten retrospektiven Untersuchung aus den USA bestanden signifikante Unterschiede vor allem für interventionsbedingte Traumata. Schulterdystokien waren zwar bei o.a.- und o.p.-Rotationen mit je 2% gleich häufig, aber bei Forzepsextraktion wurden sie bei o.p.-Rotation häufiger beobachtet. Obere Plexusparesen wurden nur bei Geburten bei o.p.-Rotation und dort nur bei Forzepsextraktionen gefunden. Auch Fazialisparesen fanden sich nach Geburt nach o.p.-Rotation signifikant häufiger und traten sowohl nach o.a.- wie o.p.-Rotation nur im Zusammenhang mit einer Forzepsextraktion auf. Unterschiede der Apgar-Werte und der Nabelschnur-pH-Werte fielen lediglich tendenziell zuungunsten der Geburten aus o.p.-Rotation aus (Pearl et al. 1993).

38.7.6 Geburtsverlauf

Okzipitoposteriore Rotationen/Deflexionshaltungen

Ob der kindliche Kopf im Geburtskanal eine Flexions- oder Deflexionshaltung einnimmt, entscheidet sich in der Regel bereits beim Eintritt in den Beckeneingang. Die Zunahme einer Deflexion im Laufe des Deszensus von der Stirn- zur Gesichtseinstellung ist ebenso wie die Korrektur einer leichten Deflexion zur Flexion mit der inneren Rotation verknüpft.

Besteht zu Beginn der Geburt eine Streckhaltung, so führt die innere Rotation meistens zu einer o.p.-Einstellung (Borell u. Fernström 1981). Bei der Flexionshaltung passt sich der schmale Nacken, bei o.p.-Einstellungen die schmale Partie um Kinn und Hals in den schmalen vorderen Teil des von den Levatoren gebildeten Spaltes ein. Diese Hypothese geht davon aus, dass die innere Rotation vorwiegend durch die Weichteile des Geburtskanals, d.h. an dieser Stelle durch die Levatorenschenkel, bestimmt wird. In jedem Falle von o.p.-Rotation besteht jedoch ein höherer Reibungswiderstand zwischen dem vorangehenden Teil und den Weichteilen des Geburtskanals.

Aufgrund ähnlicher Geburtsverläufe können hintere Hinterhaupt- und Vorderhaupteinstellung in einer Gruppe zusammengefasst werden, während Stirn- und Gesichtseinstellungen eigener Erörterungen bedürfen. Offenbar mehr als bisher vermutet ist die Entwicklung von o.p.-Einstellungen getrennt davon zu sehen. Nach einer neueren ultraschallkontrollierten Studie von Gardberg et al. (1998) entwickeln sich die 2 Drittel der o.p.-Einstellungen durch eine Malrotation aus einer ursprünglichen o.a.-Rotation (s. unten). Diese Erkenntnis ändert nichts an den Feststellungen über die Häufigkeit von o.p.-Rotationen bei Deflexionshaltungen.

Hintere Hinterhaupteinstellung und Vorderhaupteinstellung

Der Geburtsverlauf bei hinterer Hinterhaupt- und Vorderhaupteinstellung lässt 3 Varianten erkennen (Käser u. Richter 1981; Gardberg et al. 1998):

- O.a.-Rotation (85–90%). Nach dieser Korrektur, sei sie spontan oder Folge einer Lagerungstherapie der Gebärenden, verläuft die Geburt in der Regel ungestört weiter.
- Übergang zur persistierenden o.p.-Einstellung (10–15%), d.h. Rotation um 45° nach hinten. Weit weniger als die Hälfte dieser Kinder werden spontan geboren.
- Gelegentlich Übergang in einen tiefen Querstand infolge unvollständiger Rotation des Hinterkopfes nach vorne.

Bei Wehenbeginn ist der Kopf mit Deflexionshaltung als Folge des größeren funktionellen Umfanges oft noch nicht ins Becken eingetreten. Aber auch ein vorzeitiger Blasensprung scheint bei noch indifferenter Kopfhaltung die Entwicklung einer o.p.-Einstellung durch die frühe Konfiguration des Kopfes zu begünstigen. Die Ausbildung einer Kopfgeschwulst zwischen den Fontanellen würde nach dieser Theorie die spätere Flexion des Kopfes behindern.

> Die Dauer ist gegenüber einer Geburt mit regelrechter o.a.-Einstellung verlängert. Dies betrifft vor allem die Eröffnungsperiode mit rund 90 min bei Erstgebärenden und 60 min bei Mehrgebärenden. Für die durchschnittliche Verlängerung der Austreibungsperiode finden sich Angaben von 10–15 min. Die längere Geburtsdauer wird in plausibler Weise mit einem erhöhten Reibungswiderstand zwischen kindlichem und mütterlichem Gewebe erklärt.

Hintere Hinterhaupteinstellungen machen etwa die Hälfte der o.p.-Rotationen oder rund 2% aller Geburten aus. Das mechanisch günstige Planum suboccipitobregmaticum bestimmt wie bei der (vorderen) Hinterhaupteinstellung die Dehnung des Geburtskanals. Die dritte Anpassungsbewegung erfolgt gegen das sog. Biegungsdiffizillimum. Als Folge dieser eingeschränkten Bewegung wird bei der hinteren Hinterhaupteinstellung, entgegen Aussagen älterer Lehrbücher, das größere Planum frontooccipitale mit einem Umfang von 34–35 cm zum funktionellen Planum (Borell u. Fernström 1981).

Bei einem Teil der sog. hinteren Hinterhaupteinstellungen führt dann genau genommen nicht die kleine Fontanelle, sondern ein benachbarter Punkt der Pfeilnaht. Deshalb wird gelegentlich von einer Scheiteleinstellung gesprochen. Die Unterscheidung zwischen hinterer Hinterhaupteinstellung und Scheiteleinstellung ist mehr theoretischer Natur, denn beide Begriffe beziehen sich auf eine o.p.-Einstellung mit Flexionshaltung des Kopfes, und geburtsmechanisch sind keine Unterschiede auszumachen. Stemmpunkt des kindlichen Kopfes ist der Bereich der Haargrenze an der Stirne. Der Austritt aus dem Geburtskanal ist bei o.p.-Rotation nur unter beträchtlicher Aufdehnung und damit Gefährdung des mütterlichen Dammes möglich.

Die **Vorderhaupteinstellung** stellt die Streckhaltung geringsten Grades dar. Sie wird mit 0,8% aller Geburten angegeben. Definiert wird sie durch die Lage der großen Fontanelle in der Führungslinie. Funktionelles Planum ist wiederum das Planum frontooccipitale, allerdings schon während der Beckenpassage und nicht erst bei der Überwindung des Knies des Geburtskanals wie bei der hinteren Hinterhaupteinstellung. Der Geburtsverlauf ist im Übrigen mit jenem der hinteren Hinterhauptseinstellung fast identisch.

Eine **vordere Vorderhaupteinstellung**, also eine leichte Streckhaltung bei o.a.-Rotation, ist ein ausgesprochen seltenes Ereignis.

Diagnostik

Hinweise auf das Vorliegen einer o.p.-Rotation ergeben sich aus einem verzögerten Geburtsverlauf oder der frühen Angabe von Pressdrang. Bei einer über 1 h dauernden Austreibungsperiode muss das Vorliegen einer o.p.-Rotation in Erwägung gezogen werden.

> Charakteristisch ist das frühe Auftreten eines Pressdrangs, oft noch vor der vollständigen Eröffnung des Muttermundes oder bei erst knapp in der Beckenmitte stehendem Kopf. Als Ursache dafür könnte die starke Dehnung des unteren Uterinsegmentes infrage kommen (Künzel u. Link 1996).

Die eigentliche Diagnose ergibt sich aus dem **Palpationsbefund**: Bei der hinteren Hinterhaupteinstellung führt die kleine Fontanelle oder ein benachbarter Punkt der Pfeilnaht, und die Lambdanaht zeigt nach hinten; bei der Vorderhaupteinstellung wird die große Fontanelle in der Führungslinie lokalisiert. Gelegentlich wird die Diagnose erst durch eine sonographische Untersuchung gesichert. Bei einer stärkeren Kopfgeschwulst kann die palpatorische Beurteilung schwierig sein.

Geburtsleitung

Wegen der empirisch gewonnenen Einsichten, vor allem hinsichtlich der mütterlichen verletzungsbedingten Morbidität, und basierend auf den Resultaten retrospektiver Kohortenstudien ist die Geburtsleitung bei o.p.-Rotation in den letzten Jahrzehnten betont konservativ geworden. Es liegen keine Daten prospektiver Untersuchungen zur Geburtsleitung bei o.p.-Rotation vor. Empfohlen werden Lagewechsel der Gebärenden, speziell in Seitenlage mit oder ohne Beachtung der überlieferten sog. Lagerungsregel: »Die Gebärende wird auf die Seite gelagert, auf der der Teil des Kopfes liegt, der die Führung übernehmen, tiefer treten und sich nach vorne drehen soll.« (Dudenhausen u. Pschyrembel 2001). Gute Erfahrungen werden auch mit der Knie-Ellenbogen-Lage bzw. dem Vierfüßlerstand berichtet.

Der Nutzen diverser Rotationsmanöver, entweder manuell oder mittels Forzeps, basiert ebenfalls nur auf Fallberichten. Forzepsrotationen werden mit normal geschlossenem Anlegen beider Löffel oder mit Ein-Blatt-Techniken durchgeführt. Es werden auch verschiedene Kombinationen wie manuelle Rotation und anschließende instrumentelle Extraktion, zweizeitige »Rotationszange« (»Scanzoni-Zange«) oder Forzepsrotation und Spontangeburt beschrieben.

Cave

Die »Rotationszange« nach Scanzoni soll nicht bei einer Deflexionshaltung angewendet werden. Mit dieser Rotation soll bei gegebener Flexion eine regelrechte Hinterhaupteinstellung erreicht werden.

► Empfehlung

Empfehlenswert scheint auf jeden Fall eine abwartende Haltung mit Lagewechseln zu sein, falls der Zustand des Kindes und der Mutter es erlauben. Immerhin vollziehen sich in der Austreibungsphase noch 20% der Spontandrehungen des Hinterkopfes nach vorne (Käser u. Richter 1981). Für den bei o.p.-Rotationen charakteristischen frühen Pressdrang kann mit Leitungsanalgesien, wie insbesondere dem Pudendusblock, der Gebärenden eine erhebliche Erleichterung verschafft werden (Künzel u. Link 1996).

Im Falle einer Indikation zur vaginal-operativen Entbindung ist die Vakuumextraktion bei fast allen Einstellungsanomalien der Forzepsextraktion aus Gründen der mütterlichen Gefährdung vorzuziehen. Die Forzepsextraktion in geübter Hand ist deswegen jedoch nicht obsolet; auch die Vakuumextraktion birgt spezifische Risiken.

Bei der Forzepsextraktion bei o.p.-Rotation sollen folgende praktische Hinweise beachtet werden:
- Keine Zangenoperation ohne genaueste vaginale Untersuchung.
- Zangenoperation bei hinterer Hinterhaupteinstellung möglichst nur, wenn der Kopf den Beckenboden schon erreicht hat.
- »Die langsamste Zange ist die beste« (Pschyrembel).

► Empfehlung

Die Forzepsextraktion bei o.p.-Rotation wird folgendermaßen ausgeführt: Nach Schließen der Zange wird zuerst in Richtung der Griffe, d. h. geradeaus und wenig nach oben, gezogen, bis die Leitstelle gut in der Vulva erscheint. In einem zweiten Schritt werden die Zangengriffe angehoben zur Entwicklung des Hinterhaupts, evtl. zuerst des Vorderhaupts; dabei werden ein exakter Dammschutz und ein **sehr langsames Vorgehen** empfohlen. In der letzten Phase werden die Zangengriffe zur vollständigen Entwicklung des Kopfes, d.h. des Gesichts, gesenkt.

Okzipitoposteriore Rotationen mit Deflexionshaltungen höheren Grades: Stirneinstellung, Gesichtseinstellung (»Stirnlage«, »Gesichtslage«)

Stirn- und Gesichtseinstellungen sind seltene Ereignisse und die Angaben von Sammelstatistiken liegen unter 0,4% aller Geburten. Am seltensten finden sie sich bei gesunden Kindern am Termin. Für die Stirneinstellung wird eine Inzidenz von weniger als 0,1%, für die Gesichtseinstellung von knapp 0,3% angegeben. Diese Angaben beziehen sich auf den Moment der Geburt.

Da sich die Kopfhaltung bei einer während der Geburt feststellbaren Stirneinstellung häufig zu einer leichter- oder höhergradigen Deflexionshaltung ändert, liegt der Anteil der Stirneinstellungen umso höher, je großzügiger die Indikation zu einer operativen Geburtsbeendigung gestellt wird, d.h., je früher die Geburt beendet wird (Käser u. Richter 1981).

Für die **Diagnose** ist der Tastbefund maßgebend. Die Erhebung des Tastbefundes gestaltet sich bei wenig geöffnetem Muttermund schwierig, was zu Fehlinterpretationen wie Beckenendlage führen kann. Verdachtsmomente können sich aus der äußeren Untersuchung ergeben: Hochstand des Kopfes mit vorspringendem Hinterhaupt (bei o.a.-Einstellung), schlecht tastbarer Rücken durch die Streckhaltung der Wirbelsäule, Herztöne auf der Seite der Extremitäten. Bei Verdacht auf eine höhergradige Deflexion kann die Bestätigung sonographisch vorgenommen werden.

Die **Prognose** für Mutter und Kind wird durch die Dauer der Geburt und die Risiken therapeutischer Interventionen geprägt. Die Verletzungsgefahr der Mutter im Falle einer vaginal-operativen Entbindung ist besonders bei der Stirneinstellung deutlich erhöht. Auch die puerperale febrile Morbidität tritt gehäuft auf. Die perinatale Mortalität wird wesentlich von den bei Deflexionen vermehrt vorkommenden Fehlbildungen beeinflusst. Die spärlichen neueren Daten zu Mortalität und Morbidität unterscheiden sich allerdings kaum vom Gesamtgeburtenkollektiv (Quiel 1991).

Stirneinstellung. Die Stirneinstellung lässt sich je nach Rotation in nasoanteriore (am häufigsten), nasoposteriore oder nasotransversale Einstellungen differenzieren. Da persistierende Stirneinstellungen heute meistens die Indikation zu einer Schnittentbindung bilden, ist diese Unterscheidung kaum noch von Bedeutung.

> Grundsätzlich gilt die nasoposteriore, also okzipitoanteriore Stirneinstellung wie die mentoposteriore Gesichtseinstellung als absolutes Hindernis für eine vaginale Geburt.

Verzögerungen des Geburtsverlaufs insbesondere in der späten Eröffnungsperiode und in der Austreibungsperiode sind typisch. Als Grund dafür werden einerseits korporale Dystokien infolge einer ungenügenden Beziehung zwischen Kopf und unterem Uterinsegment, anderseits geburtsmechanische Störungen bei Deszensus und Rotation des Kopfes angenommen. Störend dürfte sich vor allem das ungünstige, große funktionelle Planum zygomaticoparietale mit 36 cm Umfang auswirken (evtl. Planum mentoparietale oder mentobregmaticum, jedenfalls nicht, wie früher gelehrt, das Planum mentooccipitale; Borell u. Fernström 1981). Stemmpunkt bei den seltenen vaginalen Geburten ist der Bereich des Oberkiefers.

> Geburtsmechanisch von besonderer Bedeutung ist, dass das funktionelle Planum die **Beckeneingangsebene** erst passiert hat, wenn die **Leitstelle unterhalb der Interspinallinie** zu tasten ist. Diese Tatsache ist von großer Tragweite, speziell bei der Entscheidungsfindung zu vaginal-operativen Entbindungen.

Oft erschwert eine Geburtsgeschwulst die Beurteilung maßgeblich. In solchen Situationen hat sich der Geburtshelfer sehr exakt über den Höhenstand des vorangehenden Teiles zu vergewissern.

Cave

Konkret heißt dies, dass die knöcherne Leitstelle und keinesfalls nur die Kopfgeschwulst deutlich unterhalb der Interspinallinie zu tasten sein muss, damit die Passage des funktionellen Planums durch die Beckeneingangsebene angenommen werden kann. Ein aufgrund einer falsch-tiefen Einschätzung des Höhenstands unternommener vaginaler Entbindungsversuch kann schwerwiegende Folgen zeitigen.

Bei rund der Hälfte aller Stirneinstellungen ändert sich die Deflexionshaltung im Laufe der Geburt, und 2 Drittel gehen in eine Hinterhaupteinstellung und ein Drittel in eine Gesichtseinstellung über. Angaben zu teilweise spektakulären manuellen Haltungskorrekturen entstammen älteren Arbeiten (Borell u. Fernström 1981) und werden heute ablehnend beurteilt.

Bei gutem Befinden des Kindes und bei günstigen Platzverhältnissen wird ein Zuwarten im Hinblick auf eine mögliche spontane Haltungsänderung empfohlen. Heute dürfte der Anteil an Schnittentbindungen bei Stirneinstellungen sehr hoch sein, so wie dies bereits seit längerem empfohlen wird (Käser u. Richter 1981). Entscheidet man sich unter besonders günstigen Voraussetzungen ausnahmsweise doch zu einer vaginal-operativen Geburt, so ist der Vakuumextraktion der Vorzug zu geben: Sie ermöglicht bei exzentrischem Anlegen der Glocke eine Flexion des Kopfes und belastet das mütterliche Gewebe weniger als eine Extraktion mit Forzeps.

Gesichtseinstellung. Die Gesichtseinstellung ist die Folge einer maximalen Streckung des Kopfs. Mentoanteriore und mentoposteriore Einstellungen scheinen je knapp zur Hälfte, mentotransverse Formen nur ausnahmsweise vorzukommen. Die Häufigkeitsangaben variieren mit dem Zeitpunkt der Beurteilung. Wie bereits erwähnt, geht der Gesichtseinstellung oft eine Stirneinstellung des Kopfes beim Eintritt ins Becken voraus. Funktionelles Planum ist das Planum tracheloparietale mit einem Umfang von 34 cm. Auch bei der Gesichtseinstellung, wie bei der Stirneinstellung, muss die Leitstelle deutlich unterhalb der Interspinallinie zu tasten sein bis eine erfolgreiche Passage des funktionellen Planums durch die Beckeneingangsebene angenommen werden kann.

Die Geburtsdauer ist bei mentoanteriorer Gesichtseinstellung, also bei o.p.-Rotation, gegenüber derjenigen bei regelrechter Hinterhaupteinstellung nur wenig verlängert. Die Verzögerung wird 2 Faktoren zugeschrieben:
- dem relativen Missverhältnis zwischen Kopf und Becken, also ähnlich der Situation bei Stirneinstellung,
- dem geringeren Druck auf die Zervix mit nachfolgender hypokinetischer Wehenschwäche.

Bei mentoanteriorer Gesichtseinstellung kann die vaginale Geburt, spontan oder mit Beckenausgangszange, abgewartet werden. Stemmpunkt ist die Kehlkopfgegend.

Bei jeder anderen Rotation drängt sich im Falle einer Gesichtseinstellung bei lebensfähigem Kind die Schnittentbindung auf. Für die seltene Situation einer Ablehnung der abdominalen Schnittentbindung durch die Gebärende wurde auch eine erfolgreiche bimanuelle Drehung des Kopfes unter Tokolyse beschrieben. Die Schwellung des Gesichts ist eindrücklich, bildet sich jedoch innerhalb weniger Tage zurück.

Hoher Geradstand

Der hohe Geradstand stellt eine Einstellungsanomalie im Beckeneingang dar. Ätiologisch gelten nur pelvine Faktoren als gesichert; Weichteilanomalien (Myome, Placenta praevia) oder ein Armvorfall werden in Ausnahmefällen als Ursachen angenommen.

Becken mit längsovalem oder querverengtem Eingang, wie beim anthropoiden Becken bzw. beim langen Becken, fördern eine Einstellung der Pfeilnaht im geraden Durchmesser des Beckeneingangs als »physiologische« Anpassung. Vor der Geburt beträgt das Verhältnis der okzipitoanterioren zur okzipitoposterioren Rotation etwa 3:1, unter der Geburt noch 2:1. Insgesamt findet sich ein hoher Geradstand bei etwa 0,5–1% (Käser u. Richter 1981).

Es ist anzunehmen, dass mehr als die Hälfte der im geraden Durchmesser ins Becken eintretenden Köpfe eine Rotation in der Führungslinie, also die zweite Anpassungsbewegung, vollziehen; in den meisten dieser Fälle wird der hohe Geradstand gar nicht diagnostiziert. Nach den Verhältniszahlen der o.a.- und o.p.-Einstellungen vor und bei Geburt zu schließen, scheint die Chance einer Rotation bei o.p.-Rotationen etwas geringer zu sein. Dennoch wurde auch bei dieser Einstellung in den meisten Fällen eine Korrektur beobachtet: Es kommt zu einer Rotationsbewegung des Hinterhaupts nach vorne und zu einer Geburt aus regelrechter Hinterhaupteinstellung (Borell u. Fernström 1981). Oft erfolgt der Durchtritt des Kopfes aber auch ohne eine Rotationsbewegung, also konstant im geraden Durchmesser. Wie oft bei Einstellungsanomalien mit schlechtem Kontakt zwischen Kopf und Zervix stellt sich häufig eine hypokinetische Wehentätigkeit ein.

> Der hohe Geradstand wird erst zu einer Einstellungsanomalie, wenn sich daraus ein Geburtsstillstand entwickelt. Risikobehaftet ist der hohe Geradstand zusätzlich durch die Gefahr eines Nabelschnurvorfalles bei oder nach erfolgtem Blasensprung.

Die **Diagnose** des hohen Geradstandes kann aufgrund der äußeren Untersuchung vermutet werden: Der hochstehende, schmal wirkende Kopf beim dritten Leopold-Handgriff, der hochstehende kindliche Körper, evtl. die Delle periumbilikal wegen der kleinen Teile des Kindes, die weit kranial zu auskultierenden Herztöne oder der Verdacht auf ein Kopf-Becken-Missverhältnis bei der Prüfung mit dem Handgriff nach Zangemeister. Die Diagnose ergibt sich durch die vaginale Tastuntersuchung und wird im Zweifelsfalle durch die Sonographie bestätigt. Bei starker Konfiguration des Kopfes kann die Leitstelle bis auf etwa einen Zentimeter an die Interspinallinie heranreichen.

Die **Prognose** von Mutter und Kind hängt von der Dauer der Geburt und von allfälligen Interventionen ab.

Zur **Geburtsleitung** empfiehlt sich nach der Diagnosestellung zuerst ein Abwarten. Bleibt der Kopf auch nach Therapie einer Wehenschwäche und bei offener Fruchtblase während mehr als 2 h über dem Beckeneingang stehen, so ist die Chance für einen weiteren vaginalen Geburtsfortschritt schlecht und das Kriterium des Geburtsstillstandes erfüllt.

Da von einem Geburtsstillstand nur bei offener Fruchtblase gesprochen werden kann, wird für den Bedarfsfall eine vorsichtige Amniotomie empfohlen: Kopftieflage der Gebärenden und »Stichelung« der Fruchtblase in einer Wehenpause sollen den Geburtsfortschritt unterstützen, aber dennoch das Fruchtwasser nicht zu schnell abfließen lassen und so einen Nabelschnurvorfall vermeiden helfen. Diese Vorsichtsmaßnahme beruht allerdings auf reiner Empirie. Werden ein Missverhältnis und damit eine mechanische Obstruktion festgestellt, so bleibt als einzige vertretbare Maßnahmen die Sectio übrig. Versuche zu manuellen Wendungsmanövern bewähren sich nicht.

Tiefer Querstand

Von einem tiefen Querstand wird gesprochen, wenn der Kopf mit der Pfeilnaht im queren Durchmesser auf oder höchstens knapp über dem Beckenboden steht. Befindet sich das Hinterhaupt auf der linken Seite der Mutter, spricht man von einem I., befindet es sich rechts, von einem II. tiefen Querstand.

Meistens weist der Kopf dabei eine leichte Streckhaltung (»indifferente Haltung«) auf. Das Auftreffen der Leitstelle auf Beckenboden bei im queren Durchmesser stehender Pfeilnaht ist nicht ungewöhnlich; pathologisch wird der tiefe Querstand erst durch die Persistenz mit der Entwicklung eines Geburtsstillstands.

Die Angaben zur Inzidenz schwanken erheblich, wahrscheinlich abhängig von der Geduld zur Behandlung des noch nicht pathologischen Zustandsbildes. Nach Daten der hessischen Perinatalerhebung liegt die Inzidenz des tiefen Querstandes bei 0,2% (Künzel u. Link 1996).

Als **Ursachen** des tiefen Querstandes stehen pelvine Faktoren im Vordergrund. Alle Beckenformanomalien mit einem verminderten Raumangebot in der Sakrumhöhle, also mit einer Verkürzung der hinteren geraden Durchmesser (Beckenmitte: Verkürzung der Distanz zwischen Sakrum und Spinae ischiadicae; Beckenausgang: Verkürzung der Distanz zwischen Sakrum und Tubera ischiadica) können den Ablauf der inneren Rotation des Kopfes stören und so die Entstehung eines tiefen Querstandes begünstigen. Dies betrifft das platypelloide, das androide und ausnahmsweise das anthropoide Becken (Trichterbecken). Da der Anstoß zu dieser Rotationsbewegung vom Kontakt des Kopfes mit dem muskulären Beckenboden ausgeht, kann ein Verlust von dessen Elastizität ebenfalls Anlass zu einem tiefen Querstand geben: Sowohl die übermäßige Nachgiebigkeit der Beckenbodenmuskulatur wie auch eine ungewöhnliche Rigidität können das Eintreten des Kopfes in den Weichteilspalt behindern. Als weitere mögliche Ursache wird auch die Wehenschwäche diskutiert, und die häufige Kombination von rigidem Beckenboden und Wehenschwäche bei Erstgebärenden erklärt die höhere Inzidenz.

Der spontane **Geburtsverlauf** kann in 4 Varianten erfolgen: Geburt nach Rotation des Hinterkopfes nach vorne, ausnahmsweise nach hinten, selten mittels Lateralflexion aus tiefem Querstand, oder aber es entwickelt sich ein Geburtsstillstand.

Die **Diagnose** ergibt sich aus der vaginalen Untersuchung.

Als **prophylaktische Maßnahmen** zur Vermeidung eines Geburtsstillstands wird bei Feststellung eines tiefen Querstands die Seitenlagerung empfohlen, wobei die Wahl der Seite keine Rolle spielt. Bei gleichzeitiger Wehenschwäche ist die Wehenstimulation angezeigt.

▶ Empfehlung

Weist die fetale Herzfrequenzkurve auf eine Gefährdung des Kindes hin oder zeichnet sich eine Erschöpfung der Mutter ab, so erscheint die Beendigung der Geburt gerechtfertigt. Mittel der Wahl ist die Vakuumextraktion. Durch Anlegen der Glocke in der Gegend der kleinen Fontanelle kann durch den Zug eine gleichzeitige Flexion des Kopfes bewirkt werden.

Ebenfalls möglich ist die **Forzepsextraktion**, vorzugsweise mit einem geraden Forzeps wie der Kjelland-Zange. Die Zange wird, mit dem Ziel einer Rotation des Hinterkopfes nach vorne, in einen schrägen Durchmesser des Beckens und »diagonal über den Kopf« gebracht. Erfahrungsgemäß wird das Anlegen der Zange erleichtert, wenn, unabhängig von der Seite, der hinten liegende Löffel zuerst eingeführt wird. Durch das Einführen des ersten Löffels kann oft eine erste Rotation des Kopfes in einen schrägen Durchmesser erreicht werden. Das Schließen der Zange wird erleichtert, wenn beim Einlegen des ersten oder auch des zweiten Löffels der Kopf sanft nach kranial gestoßen wird.

Manuelle Rotationen können in Einzelfällen erfolgreich sein. Grundsätzliche Vorteile sind aber nicht bekannt.

> Ob Traktion und Rotation zeitlich versetzt oder gleichzeitig zu erfolgen haben, wird in renommierten Hand- und Lehrbüchern auffällig widersprüchlich formuliert (Käser u. Richter 1981, Dudenhausen u. Pschyrembel 2001). Sicher richtig ist der Hinweis, dass die Forzepsextraktion »Gefühlssache« ist.

Lateralflexionen

Lateralflexionen zeichnen sich durch ein Abweichen der quer verlaufenden Pfeilnaht nach hinten oder vorne von der Führungslinie aus.

- Weicht die Pfeilnaht nach hinten aus, so befindet sich das vordere Scheitelbein in der Führungslinie und man spricht von einem **vorderen Asynklitismus**, im deutschen Sprachraum auch von der **Naegele-Obliquität**.
- Geht durch ein Ausweichen der Pfeilnaht nach vorne das hintere Scheitelbein in Führung, so wird vom **hinteren Asynklitismus** oder der **Litzmann-Obliquität** gesprochen.
- Als physiologische Seitwärtsbewegungen des Halses sind der **hintere Asynklitismus** unmittelbar beim Eintritt des Kopfes ins kleine Becken und der **vordere Asynklitismus** vor Erreichen der Beckenmitte zu betrachten. Beide Lateralflexionen können durch ihr Ausmaß (»verstärkte Naegele-Obliquität«; »verstärkte Litzmann-Obliquität«) und vor allem durch eine eventuelle Persistenz pathologisch werden.

Ursache für einen **persistierenden hinteren Asynklitismus** im Beckeneingang kann ein Assimilationsbecken mit hochstehendem Promontorium und steilem Beckeneingang sein. Ein hinterer Asynklitismus tief im Beckeneingang findet sich seltener, am ehesten ebenfalls beim langen Becken mit Kanalform, d. h. fehlender Kreuzbeinwölbung. Die so verkürzte Beckenweite behindert die zweite Anpassungsbewegung oder innere Rotation des Kopfes. Die vordere Scheitelbeineinstellung im Beckeneingang oder in der Beckenmitte ist prognostisch günstiger.

Cave

Bei Persistenz einer der beiden Lateralflexionen in Beckenmitte verbieten sich heutzutage auch im seltenen Falle einer vollständigen Eröffnung des Muttermundes sämtliche denkbaren Versuche zur vaginalen Entbindung wegen der Gefährdung von Mutter und Kind.

Die Lateralflexion auf Beckenboden stellt eine große Rarität dar und bildet eine seltene Möglichkeit zur Spontangeburt aus tiefem Querstand.

38.8 Nabelschnurvorfall und Vorfall kleiner Teile

Zusammenfassung

Von einem Nabelschnurvorfall spricht man, wenn nach Eröffnung der Eihäute ein Teil der Nabelschnur vor dem führenden Teil des Kindes liegt.

Dadurch entsteht für das Kind eine höchst dringliche Notfallsituation. Von Repositionsversuchen wird abgeraten. Die einzige vertretbare Notfallmaßnahmen ist eine raschestmögliche Entbindung: bei optimalen Voraussetzungen ausnahmsweise vaginal, meistens jedoch durch eine Notsectio (»Blitzsectio«) nach sofortigem, bis zum Operationsbeginn ununterbrochenen Hochschieben des führenden kindlichen Teiles, evtl. unterstützt durch eine Notfalltokolyse.

38.8.1 Terminologie

Im deutschsprachigen Schrifttum wird zwischen Vorliegen und Vorfallen der Nabelschnur vor dem vorangehenden kindlichen Teil unterschieden (»prolapse of the cord« in der angelsächsischen Literatur). Von Vorliegen der Nabelschnur wird bei stehender Fruchtblase gesprochen, von Vorfallen nach deren Eröffnung. Beim Nabelschnurvorfall wird zudem der okkulte vom manifesten Vorfall abgegrenzt. Während bei ersterem die Nabelschnur nur neben dem vorangehenden Teil im Zervikalkanal ertastet werden kann, liegt die Nabelschnur beim manifesten Vorfall in der Vagina oder vor der Vulva. Analog dazu werden Vorliegen und Vorfallen kleiner Teile unterschieden (»compound presentation«).

Häufigkeit und Risikofaktoren

Die Angaben in der Literatur reichen von 1,2–4‰.

▶ Studienbox

Nach neueren, retrospektiven Studien sind Lageanomalien (fast die Hälfte; Beckenendlage 34%, Querlage 9%), niedriges Geburtsgewicht unter 2500 g (rund ein Drittel, davon ein Fünftel unter 1000 g), Zwillingsschwangerschaft (rund ein Viertel, insbesondere Zwilling B, Verhältnis ca. 2:1 zu Zwilling A), Frühgeburtlichkeit und Pluriparität dokumentierte Risikofaktoren für einen Nabelschnurvorfall (Critchlow et al. 1994; Murphy u. MacKenzie 1995).

Für das Polyhydramnion, in Lehrbüchern herkömmlicherweise als Risikofaktor erwähnt, wurde in diesen Untersuchungen keine statistisch signifikante Assoziation gefunden. Diese Frage sei hier offen gelassen.

Bei 8 % der Kinder erfolgte der Nabelschnurvorfall vor Wehenbeginn, bei 60 % nach Einsetzen spontaner und bei 32 % nach Einsetzen induzierter Wehen (was der Einleitungsfrequenz des untersuchten Kollektivs entsprach). Bei gut der Hälfte der betroffenen Kinder fiel die Nabelschnur innerhalb von 5 min nach Blasensprung vor, bei 5% dagegen erst nach mehr als 24 h. Bei einem Viertel der Geburten war der Muttermund vollständig eröffnet, bei knapp der Hälfte nur gering und bei 2 Dritteln der Kinder stand der vorangehende Teil noch hoch. Die Inzidenz des Nabelschnurvorfalls weist in der erwähnten Studie im Laufe des Untersuchungszeitraumes nur eine geringe Schwankung auf, scheint also von Veränderungen in der geburtshilflichen Praxis kaum abhängig zu sein (Murphy u. MacKenzie 1995).

Zur Pluriparität als möglicher Risikofaktor eines Nabelschnurvorfalles ist die Beobachtung des bei Vielgebärenden typischen Geburtsmechanismus aufschlussreich: Der Deszensus des kindlichen Kopfes vollzieht sich in der Regel erst bei relativ weit geöffnetem Muttermund (»verzögertes Tiefertreten«), und auch die innere Rotation bleibt häufig unvollständig (Juntunen u. Kirkinen 1994).

38.8.2 Pathogenese

Bei ungenügender Abdichtung des kleinen Beckens durch den vorangehenden Teil und Vorliegen der Nabelschnur wird dieselbe entweder bei vorzeitigem Blasensprung oder unter Einwirkung von Wehen in die Vagina vorgeschoben. Begünstigt werden derartige Situationen mütterlicherseits durch zu enge oder zu weite Becken, kindlicherseits durch kleine Köpfe, Fehleinstellungen des Kopfes oder Lageanomalien.

38.8.3 Risiken für das Kind

Das Risiko für das Kind liegt in der drohenden Hypoxie als Folge der **Nabelschnurkompression.** Bei gutem Management sind die Chancen für ein schadloses Überstehen dieser gefährlichen Situation aber gut. Die Gefahr für das Kind ist umso größer, je größer und härter der vorangehende Teil ist, also am bedeutendsten bei Kopflage, geringer bei Beckenendlagen (geringere Kompression durch den weichen Steiß), am geringsten bei Querlagen, sofern nicht gleichzeitig ein Arm und eine Schulter ins Becken eintreten.

Die unbereinigte perinatale Mortalität liegt bei rund 10 %. Die unterschiedlichen Häufigkeitsangaben von Asphyxie (14 %) bzw. Zerebralparese (0,8 %) könnten auch unterschiedliche Definitionen dieser Zustandsbilder zum Ausdruck bringen. Die Morbidität der betroffenen Kinder ist noch nicht genügend untersucht; sie wird durch die hohe Frequenz von assoziierten Risiken (Frühgeburtlichkeit, Mehrlingsschwangerschaften) erhöht.

38.8.4 Diagnosestellung

In der akuten Phase basiert die Diagnostik auf der klinischen Untersuchung, sei es bei einer Kontrolluntersuchung unter dem Verdacht einer Nabelschnurkompression wegen eines pathologischen fetalen Herzfrequenzmusters, sei es als Zufallsbefund. Nicht jeder Nabelschnurvorfall führt sofort zur Nabelschnurkompression. Da ein Nabelschnurvorfall in jeder Phase der Geburt auftreten kann, ist die sofortige Kontrolle der fetalen Herzaktion unmittelbar im Anschluss an einen Blasensprung unverzichtbar. Bei noch nicht fest im Becken stehendem Kopf oder bei Bradykardie nach Blasensprung ist außerdem immer eine sofortige vaginale Untersuchung angezeigt, ebenso bei anhaltenden frühen oder variablen Dezelerationen.

> Die pulsierende Nabelschnur stellt einen charakteristischen Palpationsbefund dar, wenn sie nicht sogar in der Vulva sichtbar ist. Bei der Hälfte der mit CTG überwachten Kinder fiel dieses pathologisch, bei einem weiteren Sechstel der Kinder suspekt aus (Murphy u. MacKenzie 1995).

Hinweise aus der Literatur auf eine Diagnosestellung mit Hysteroskop oder Duplexsonographie können angesichts des imperativen Zeitfaktors wohl kaum als generelle Empfehlungen aufgefasst werden.

Bei einem **Nabelschnurvorfall** ist die gesamte Geburtssituation rasch zu überdenken unter Berücksichtigung von Parität, Weite des Geburtskanals, Weite des Muttermundes, Lage des Kindes, Einstellung und Höhenstand des vorangehenden Teils sowie Zustand des Kindes mit Einbezug des Gestationsalters.

38.8.5 Behandlung

Hochlagerung des mütterlichen Beckens und Hochschieben des vorangehenden Teils im Geburtskanal zur Entlastung der Nabelschnur sind die anerkannten Notfallmaßnahmen nach Feststellung eines Nabelschnurvorfalls. Dies geschieht manuell oder, gemäß neueren Berichten, durch eine rasche Füllung der Harnblase mittels Instillation von 500–700 ml NaCl 0,9 % über einen Katheter (Katz et al. 1988), verbunden mit einer Notfalltokolyse bis zur abdominal-operativen Entbindung. Die Erfahrungen mit dieser neueren Empfehlung sind bislang begrenzt.

▶ Empfehlung

Das Behandlungskonzept der Wahl sind das ununterbrochene Hochschieben des vorangehenden Teils bei Trendelenburg-Lagerung der Gebärenden, die Gabe eines β-Mimetikums und die raschestmögliche Sectio.

Von Repositionsversuchen wird im Allgemeinen abgeraten. Wegen der Gefahren provozierter Nabelschnurkompressionen durch die Reposition und der hohen Rezidivquote kann dieses Vorgehen jedenfalls nicht empfohlen werden, es sei denn in Ausnahmefällen unter einem »double set-up« im Operationssaal.

Versuche zur **vaginalen Geburtsbeendigung** kommen nur bei günstigen Voraussetzungen in Betracht, wie eine vollständige Eröffnung des Muttermundes und große Erfahrung der anwesenden Geburtshelfer.

Steht der Kopf **im Beckenausgang,** wird bei der Mehrgebärenden die rasche Spontangeburt angestrebt, evtl. mit Hilfe des Handgriffs nach Kristeller. Bei der Erstgebärenden ist ein

Nabelschnurvorfall bei so tief stehendem Kopf ein äußerst seltenes Ereignis.

Bei Kopf **in Beckenmitte** kann bei der Mehrgebärenden durch einen erfahrenen Geburtshelfer die Vakuumextraktion ausgeführt werden. Bei der Erstgebärenden ist die eilige Schnittentbindung unumgänglich. Bis zum Operationsbeginn wird der vorangehende Teil von vaginal her ununterbrochen hochgeschoben.

Das Hineindrücken des **noch hochstehenden Kopfes** in das Becken und die anschließende Vakuumextraktion dürfte nur in Ausnahmesituationen bei Mehrgebärenden in Frage kommen. Die Wendung auf den Steiß mit ganzer Extraktion bei vollständig eröffnetem Muttermund ist in der modernen Geburtshilfe obsolet; vertretbar ist ein solches Wendungsmanöver allenfalls noch bei einem nachfolgenden Zwilling.

Bei der Beckenendlage sind die Chancen für einen erfolgreichen Entbindungsversuch auf vaginalem Wege (Parität, geburtshilfliche Anamnese, Höhenstand, Größe und Einstellung des Kindes) gegenüber dem Zeitbedarf für eine Sectio abzuschätzen. Bei Querlage gibt es zur Sectio keine Alternative. Beim toten Kind in Längslage wird die Spontangeburt abgewartet.

Im außerklinischen Bereich stehen vor der Verlegung der Frau in die Klinik folgende Maßnahmen zur Verfügung: Beckenhochlagerung, in der Regel in Rücken- oder Seitenlage, evtl. in Knie-Ellenbogen-Lage, unterstützt durch eine tokolytisch-analgetische Medikation (β-Mimetikum, lytischer Cocktail). Möglicherweise bietet sich gerade für solche schwierigen Situationen die oben beschriebene Technik mit der Füllung der Harnblase zum Hochschieben des vorangehenden kindlichen Teiles an.

38.8.6 Prävention

Die Geburt außerhalb der Klinik sollte generell vermieden werden, speziell jedoch bei Verdacht auf Kopf-Becken-Missverhältnis, bei Frühgeburtlichkeit, Lageanomalien oder Mehrlingsschwangerschaften.

Cave

Bei gegebener Indikation zur Eröffnung der Fruchtblase vor Fixierung des vorangehenden kindlichen Teiles im Becken werden folgende Vorsichtsregeln empfohlen:
- Beckenhochlagerung,
- Abwarten der dekreszenten Phase einer Kontraktion,
- (wiederholte) Stichelung der Fruchtblase, womit ein rasches Abfließen des Fruchtwassers mit sogbedingtem Mitschwemmen der Nabelschnur vermieden werden soll,
- Evtl. als Alternative: Belassen der zur Faust geschlossenen Hand in der Vagina, um das Abfließen des Fruchtwassers zu verlangsamen

Als präventive Maßnahmen gegenüber dem drohenden Nabelschnurvorfall ist die **Behandlung des Vorliegens der Nabelschnur** anzusehen. Der Blasensprung soll bis zur vollständigen Eröffnung des Muttermundes hinausgezögert werden. Dafür werden die starke Beckenhochlagerung (am wirkungsvollsten in Knie-Ellenbogen-Lage oder mit Kissen), die Seitenlagerung (auf die der Nabelschnur entgegengesetzte Seite), ein Pressverbot und eine intravenöse Tokolyse empfohlen (Dudenhausen u. Pschyrembel 2001). Bei Auffälligkeiten im Kardiotokogramm ist gleich vorzugehen wie beim Nabelschnurvorfall. Nach vollständiger Dilatation der Zervix wird die Fruchtblase eröffnet. Wird dabei noch die Nabelschnur getastet, so wird der Kopf hochgeschoben und die Nabelschnur am Kopf vorbei reponiert. Bei erfolgreicher Reposition wird abgewartet, ansonsten wie beim Nabelschnurvorfall vorgegangen.

38.8.7 Vorliegen und Vorfallen kleiner Teile

Definition

Analog zur Nabelschnur kann auch eine Hand (Synonym: unvollkommener Armvorfall) oder ein Arm (vollkommener Vorfall) vor den vorangehenden Teil zu liegen kommen. Je nach Zustand der Fruchtblase wird auch in diesen Fällen zwischen Vorliegen und Vorfallen unterschieden.

Vermutlich handelt es sich bei lebendem Kind weniger um ein Vorfallen, als um aktive Streckbewegungen der Extremitäten (Käser u. Richter 1981).

Vorliegen oder Vorfallen von kleinen Teilen sind auch in Kombination mehrerer Extremitäten möglich. Das Vorliegen oder Vorfallen einer Hand neben dem Kopf ist am häufigsten und es besteht eine hohe Tendenz zur spontanen Korrektur. Das Vorliegen eines Armes ist dagegen selten, dasjenige eines Beines bei Kopflage noch seltener. Diese Ereignisse dürften mit Abnahme der Pluriparität inzwischen noch rarer geworden sein.

Ätiologisch ist der Vorfall einer Extremität ebenso wie der Vorfall der Nabelschnur auf eine ungenügende Abdichtung des Geburtsweges durch den Kopfumfang zurückzuführen. Auch die Risikofaktoren sind die gleichen.

Als Behandlungsmöglichkeit bei **Vorliegen eines Armes** wird die Umlagerung mit gleichzeitiger Beckenhochlagerung der gebärenden Frau empfohlen, so dass das Kind den Arm zurückziehen kann (Dudenhausen u. Pschyrembel 2001). Die Behandlung soll zuerst mit Umlagerung auf die dem vorliegenden Arm entgegengesetzte Seite der Gebärenden versucht werden; bei Ausbleiben des Erfolges versucht man die Umlagerung auf die Gegenseite. Nur in Ausnahmefällen kommt es zum Geburtsstillstand; vor allem bei gleichzeitigem Verdacht auf ein Kopf-Becken-Missverhältnis ist dann die unverzügliche Schnittentbindung angezeigt.

Zu Interventionen besteht bei Vorliegen eines Armes im Allgemeinen jedoch kein Anlass. Die meisten dieser Geburten gehen ungestört voran, ob das Kind die vorgestreckte Extremität zurückzieht oder ausnahmsweise auch nicht.

Bei **Vorfallen eines Armes** werden, ohne Angaben zu Erfolgsraten und Komplikationen, folgende Behandlungsmöglichkeiten empfohlen (Dudenhausen u. Pschyrembel 2001):
- bei hochstehendem Kopf und nicht vollständig eröffnetem Muttermund: Sectio;
- bei hochstehendem Kopf und vollständig eröffnetem Muttermund: zuerst Reposition des Armes, dann bimanuelles Eindrücken des Kopfes in den Beckeneingang von den Bauchdecken her (»Hofmeier-Impression«) und Wehenstimulation;

- bei ins Becken eingetretenem Kopf, unabhängig von der Muttermundsweite: vorerst Abwarten, Wehenstimulation unter Beachtung der Uterusrupturgefahr;
- bei sicherem Geburtsstillstand nach vollständiger Eröffnung: Reposition des Armes in Knie-Ellenbogen-Lage der Frau (»Vierfüßlerstand«, unterstützt durch Kissen unter den Knien);

Technik der Reposition: Kindliche Hand mit vier Fingern des Geburtshelfers (auf der Seite des Bauchs des Kindes) über den Hals hinaus hochschieben, Hochhalten des Arms bis zu dessen sicheren Hochbleiben, langsame Rücklagerung der Frau, »Hofmeier-Impression« und Wehenstimulation, evtl. gleich anschließend Vakuumextraktion. Die früher alternativ zur Reposition in Knie-Ellenbogen-Lage empfohlene Reposition in Narkose dürfte heute nur in einem »double set-up«, d.h. in Sectiobereitschaft im Operationssaal, mit anschließender Extraktion des Kindes vertretbar sein.

Die **Prognose** für Mutter und Kind wird nicht durch das Vorliegen einer Extremität an sich als vielmehr durch die Begleitumstände wie Frühgeburtlichkeit oder gleichzeitigen Nabelschnurvorfall (bei rund einem Viertel der Fälle mit Extremitätenvorfall) oder aber durch Komplikationen eventueller Interventionen bestimmt (Käser u. Richter 1981).

38.9 Geburtsleitung bei Status nach Sectio

Zusammenfassung

Die Erfolgschancen einer vaginalen Geburtsleitung bei Zustand nach Sectio (VGNS) liegen insgesamt bei 60–80%. Das Vorliegen einer uterinen Narbe birgt verschiedene Risiken für Mutter und Kind. Die Sicherheit einer vaginalen Geburt nach vorangegangener Schnittentbindung ist dennoch gut belegt. Risikofaktoren einer möglichen Ruptur sind definiert und in der Regel für eine Gebärende individuell erfassbar. Auch eine Geburtseinleitung – je nach Reifezustand der Zervix mit oder ohne Priming – ist vertretbar.

> Unabdingbare Voraussetzung für die Leitung einer vaginalen Geburt bei Zustand nach Sectio ist eine Klinikinfrastruktur mit fachlich erfahrenem Personal und der Möglichkeit zur unmittelbaren Durchführung einer Notfallsectio. Die vorgeburtliche Entscheidung in der Wahl des Geburtsmodus liegt bei der gut informierten Schwangeren.

Ab Wehenbeginn wird eine kontinuierliche Überwachung von Kind und uteriner Aktivität empfohlen, wobei ein externes Monitoring genügt. Leitungsanalgesien sind einsetzbar. Für die postpartuale Überwachung genügt die externe klinische Kontrolle der Kontraktion des Uterus und der Blutungsstärke unter Verzicht auf die Kontrolle der Narbe.

38.9.1 Terminologie

Für die Besprechung des Themas ist das einheitliche Verständnis folgender Begriffe wesentlich:

- »Versuch einer vaginalen Geburt nach Sectio« beinhaltet die Entscheidung für und mindestens den Beginn einer vaginalen Geburt, unabhängig vom Ausgang. Nicht dazu gehört ein spontaner Geburtsbeginn bei geplanter primärer Resectio, die dann möglichst rasch durchgeführt wird.
- »Zustand nach Sectio« bedeutet lediglich, dass eine Frau mindestens einmal einen Kaiserschnitt hatte, ohne dass Zusatzangaben wie die Anzahl der Sectiones oder etwaige vorangegangene vaginale Entbindungen in der Aussage enthalten wären.
- Für die Beschreibung der verschiedenen Rupturformen der Uterusnarbe wird folgende Einteilung verwendet (Pridjian 1992; für den deutschsprachigen Gebrauch ergänzt):
  - Narbendehiszenz: Eröffnung der alten Narbe, mit Erhalt des bedeckenden viszeralen Peritoneums (Perimetrium, Serosa uterina); **kein Austreten von uterinem Inhalt** (Synonyma: »gedeckte Ruptur«, »Fenster«; häufigste Form der »stillen Ruptur«, als Zufallsbefund anlässlich einer primären Resectio).
  - Unvollständige Ruptur: Eröffnung der alten Narbe, mit Erhalt des bedeckenden viszeralen Peritoneums; **Austritt von Uterusinhalt in den Extraperitonealraum, meist ins Lig. latum** (Synonyma: »Teilruptur« oder »partielle Ruptur«).
  - Vollständige Ruptur: Eröffnung der alten Narbe und des darüber liegenden Peritoneum viscerale, **mit Austritt von Uterusinhalt in die Peritonealhöhle.**

38.9.2 Problemstellung

In der Geburtsplanung bei Zustand nach Sectio gilt es 2 Fragen zu prüfen:

- Wie groß sind die Chancen für eine komplikationsfreie vaginale Entbindung,
  - um Mutter und Kind zu einer natürlichen Geburt und dem damit verbundenen Erlebnis zu verhelfen,
  - um operationsbedingte Morbidität zu vermeiden und
  - um Kosten zu sparen?
- Welchen Risiken werden Mutter und Kind bei einem Versuch einer VGNS mit evtl. sekundärer Resectio im Vergleich zur primären Resectio ausgesetzt?

Der vor allem nach 1960 erfolgte kräftige Anstieg der Sectiorate hat die alte Frage der optimalen Geburtsleitung bei Zustand nach Kaiserschnitt auch quantitativ zu einer bedeutenden Frage werden lassen.

► Studienbox

Ende der 1970er-Jahre wurde die überwiegende Mehrheit dieser Frauen resektioniert; mehr als ein Drittel aller Sectiones sind heute noch Resectiones, und »Zustand nach Sectio« bildet die häufigste Indikation zur Resectio (Dürig

▼

u. Schneider 2001). Nach den Perinatalerhebungen in Deutschland erfolgen 4–6 % der Geburten nach einer vorangegangenen Schnittentbindung, und in größeren Kliniken machen Resectiones 20–30 % aller Kaiserschnittoperationen aus (Wulf 1996).

Untersuchungen der 1980er-Jahre haben gezeigt, dass – bei nicht repetitiver Indikation – die Chance für eine vaginale Entbindung bei einer Frau mit Zustand nach Sectio fast gleich hoch ist wie bei einer Frau ohne vorangegangene Sectio, insgesamt 60–80 %. Die Chancen für den Erfolg eines vaginalen Entbindungsversuchs sind insgesamt günstiger, wenn die Frau bereits einmal vaginal geboren hat. Nach der Erkenntnis der hohen Erfolgschancen der VGNS insgesamt sind heute wieder vermehrt Fragen um die Sicherheit von Mutter und Kind ins Zentrum der Debatte gerückt.

38.9.3 Bedeutung für Mutter und Kind

Komplikationen nach Entbindungsmodus

Bei der Risikoabwägung der Geburtsleitungen bei Zustand nach Sectio sind die mütterlichen und kindlichen Risiken einer elektiven Resectio nicht denjenigen einer vaginalen Entbindung, sondern denjenigen eines Versuchs zur vaginalen Entbindung gegenüberzustellen. Diesem Versuch haften die Risiken der Notfallresectio an.

Bei der Analyse von **Morbiditätsrisiken** stehen sich die Befunde verschiedener großer Sammelstatistiken gegenüber.

▶ Studienbox

Laut einer Metaanalyse von 31 Studien mit 11 000 Geburten ist bei primärer Resectio das **Risiko febriler Komplikationen** (Wundinfekte, Amnioninfekte, Harnwegsinfekte, Endomyometritis) größer als bei einem Versuch einer VGNS; febrile Verläufe treten nach primärer Resectio rund 5-mal häufiger auf als nach einer VGNS, aber nur halb so häufig wie nach einem abgebrochenen Versuch einer VGNS bzw. einer sekundären Resectio (Rosen et al. 1991). Leider fehlen Angaben zur perioperativen Infektionsprophylaxe in den einzelnen Studien.

1996 wurde die bis dahin größte Multicenterstudie zum Vergleich der mütterlichen Morbidität und Mortalität und der kindlichen Mortalität bei einer Entbindung bei Zustand nach einer Sectio (aber unterschiedlicher Anzahl vorausgegangener vaginaler Entbindungen) mit über 6000 Geburten aus den Jahren 1986–1992 publiziert (McMahon et al. 1996). Insgesamt waren beide Kohorten in gleichem Maße von Komplikationen betroffen. Bei Frauen mit einem Versuch einer VGNS traten die schweren Komplikationen aber doppelt so häufig wie bei Frauen mit primärer Resectio auf. Dabei waren vor allem Frauen mit Status nach Notfallsectio betroffen. Es verstarb keine Mutter. Zwei kindliche Todesfälle wurden (ohne genauere Beschreibung) einer Uterusruptur zugeschrieben, ansonsten war die Differenz der perinatalen Mortalität nicht signifikant. Zur neonatalen Morbidität fehlen Daten. Die Studie ist zwar durch die Größe des Kollektivs ernst zu nehmen, hingegen bestehen Fragen zur Homogenität der beiden Kohorten. Die Autoren weisen in ihrer Schlussfolgerung darauf hin, dass Frauen mit guten Chancen für einen erfolgreichen Versuch einer VGNS künftig noch besser definiert werden sollten (s. unter 38.9.5).

In einer retrospektiven Analyse von 29 046 Geburten aus der Datenbank der Arbeitsgemeinschaft Schweizerischer Frauenkliniken zeigte sich, dass die mütterlichen Komplikationen beim Versuch einer vaginalen Geburt im Vergleich zur elektiven Sectio signifikant niedriger sind mit Ausnahme der Uterusruptur (0,4 % vs. 0,19 %; Rageth et al. 1999).

Belastendere Resultate für die Versuche einer VGNS fand eine retrospektive Kohortenstudie von 20 095 Entbindungen von Zweitgebärenden mit Zustand nach Sectio im Staate Washington: Rupturrisiko bei elektiver Resectio 0,16 %, bei spontanem Wehenbeginn 0,52 %, bei Geburtseinleitung ohne Prostaglandin 0,77 % bzw. 2,45 % mit Prostaglandinpräparaten; die geprüften postoperativen Komplikationen waren in der Gruppe der Wöchnerinnen mit einem Versuch zur VGNS durchwegs erhöht und die perinatale Mortalität lag um den Faktor 10 höher (Lydon-Rochelle et al. 2001). Die suggestiv formulierte Schlussfolgerung des Editorials, dass die primäre Resectio unzweideutig die sicherste Geburt für das Kind darstelle, wird in dieser generellen Form von den Autoren des vorliegenden Kapitels für unangemessen gehalten. Erfolgsentscheidend dürften vielmehr Umsicht und Erfahrung bei der Selektion der Fälle und bei der Geburtsleitung sowie die infrastrukturellen Bedingungen sein.

Die **Sectiomortalität** liegt, nach verschiedenen Quellen, bei 0,3–0,5 ‰; im Vergleich dazu liegt die mütterliche Mortalität bei der vaginalen Entbindung unter 0,1 ‰ (s. Kap. 57).

Relevant wäre hier der Vergleich der Sterberisiken von Frauen mit einer primären (geplanten) Sectio und aller Frauen mit einem erfolgreichen oder abgebrochenen Versuch zur vaginalen Entbindung. Vermutlich haben sich die Sterberisiken dieser beiden Kollektive einander angeglichen. Angesichts der Seltenheit mütterlicher Todesfälle dürfte es kaum sinnvoll sein, das Sterberisiko als Argument für oder gegen einen bestimmten Geburtsmodus bei Zustand nach Sectio zu verwenden (s. Kap. 57).

› Bei der Diskussion um die Geburtsleitung bei Zustand nach Sectio muss bedacht werden, dass die Studien, die die vertretbare Sicherheit einer VGNS belegen, in der Regel in Kliniken mit guter personeller und apparativer Infrastruktur durchgeführt wurden (»tertiary care centers and university settings«) (Kobelin 2001). Es ist denkbar, dass dies ein Grund für die scheinbare Diskrepanz zu den teilweise weniger günstigen Resultaten von Sammelstatistiken ist. Jede Klinik hat diese Voraussetzung für sich selber zu prüfen.

Risiken für die Mutter

Narbenruptur. Die Möglichkeit einer Ruptur der alten Sectionarbe mit allen daraus resultierenden Komplikationen stellt wie bereits erwähnt das zentrale Problem der Geburtsleitung bei Zustand nach Sectio dar.

Tabelle 38.10. Inzidenz der Narbenruptur (unvollständig oder vollständig, ohne Dehiszenzen) in Abhängigkeit von der Schnittführung der vorangegangenen Uterotomie (Pridjian 1992; Lieberman 2001)

Schnittführung	Inzidenz der Ruptur [%]
Quere isthmische Uterotomie	0,2–0,8
»Tiefer Längsschnitt«	0,5–6,5; 1,0%
»Klassisch« (d.h. längs korporal)	4,3–8,8
T-Inzision	>4,3–8,8

Das Risiko einer **Ruptur** in Abhängigkeit von der Schnittführung am Uterus ist in Tabelle 38.10 dargestellt, aus der die Überlegenheit der queren isthmischen Uterotomie gegenüber jeder Form eines Längsschnitts eindeutig hervorgeht.

Diese Liste enthält allerdings keine Narbendehiszenzen, die nach einer queren isthmischen Uterotomie in etwa 2–4% der Fälle auftreten (Pridjian 1992). Kaum höher als bei der queren isthmischen Uterotomie scheint die tiefe longitudinale Schnittführung zu liegen, jedenfalls bei gesicherter Unterlassung einer Verlängerung in Richtung Corpus uteri. Vergleichsweise hoch ist die Rupturgefahr einer T-förmigen Erweiterung der Uterotomie, die gelegentlich bei erschwerter Entwicklung des Kindes angewandt wird. Für diese Situation empfiehlt sich vielmehr die vorsichtig, d.h. nicht zu gefäßnah geführte laterale »L-förmige« Erweiterung der Uterotomie.

Laut verschiedenen Studien werden Narbendehiszenzen und -rupturen bei primärer Resectio gleich häufig wie nach dem Versuch einer VGNS gefunden. Es muss dahingestellt bleiben, ob hinter dieser Beobachtung ein Selektionsbias steht, d.h. dass bei einem erfolgreichen Versuch einer VGNS weniger Dehiszenzen erfasst werden. Zweifellos entsteht aber ein beträchtlicher Anteil der Narbenläsionen vor Einsetzen von Geburtswehen.

▶ Studienbox

Eine höhere Rate an Narbenläsionen ist bei Zustand nach mehr als einer Sectio zu beobachten. Je nach Studie werden um 2- bis 5fach höhere Raten an Narbenläsionen angegeben. Auch ein Zustand nach 3 oder mehr Sectiones schließt eine VGNS nicht aus, doch sind die Daten klein (Zinberg 2001).

Risiken für das Kind

Auch für das Kind erwachsen die Gefahren vor allem aus einer Läsion der Uterusnarbe. Die Aussagen über einen Zusammenhang der perinatalen Mortalität (PNM) mit der Art des primär gewählten Geburtsweges sind widersprüchlich.

▶ Studienbox

Pridjian (1992) fand in ihrer Literaturzusammenstellung keinen Unterschied der PNM, Stone et al. (2000) in einer epidemiologischen Arbeit ebenfalls nicht. Rageth et al. (1999) fanden eine knapp signifikant höhere perinatale Mortalität ▼ für Kinder über 28 Wochen beim Versuch einer VGNS (RR 2,14; 95% CI 1,07–4,27, p=0,031), hingegen keinen signifikanten Unterschied der PNM beim Vergleich der durch sekundäre Sectio und der vaginal geborenen Kinder (RR 1,28; 95% CI 0,82 – 2,02, p = 0,28). Ein 11-mal höheres Risiko für einen postnatalen Tod des Kindes im Falle einer Uterusruptur beschreiben Lydon-Rochelle et al. (2001) in ihrer ebenfalls retrospektiven Risikoanalyse zur Entbindung bei Zustand nach Sectio (100 von 20.004 vs. 5 von 91 Kindern bzw. 0,5% vs. 5,5%). Allerdings sind die Mortalitätsangaben aller dieser Arbeiten nicht korrigiert bezüglich kindlicher Fehlbildungen.

Aussagen zur neonatalen Morbidität sind wegen der schmalen Datenlage noch unsicherer. Bezüglich der Asphyxie zeigte sich, dass sich bei sorgfältiger Selektion der Frauen mit guten Erfolgschancen für eine vaginale Geburt das Risiko auf tragbare 0,6‰ im Vergleich zu 0,2‰ bei Schwangeren ohne vorausgegangenen Kaiserschnitt verringert (Dürig u. Schneider 2001).

38.9.4 Geburtsverlauf und Geburtsleitung

Die Dynamik des Geburtsverlaufes bei Zustand nach Sectio hängt davon ab, ob eine Frau zuvor bereits einmal vaginal geboren hat. Das heißt, dass der Geburtsverlauf bei einer Frau mit vorausgegangener Sectio, aber ohne vaginale Geburt, demjenigen einer Erstgebärenden gleicht. Dabei spielt es keine Rolle, wie weit der Muttermund im Falle einer vorangegangenen sekundären Sectio dilatiert, oder ob er evtl. sogar vollständig eröffnet war.

Äußere Rahmenbedingungen

Die Empfehlungen zur Geburtsleitung basieren auf Expertenmeinungen (z.B. des ACOG 1999). Zwingende Voraussetzung für die Betreuung einer Gebärenden mit Zustand nach Sectio ist die Fähigkeit zur raschen operativen Intervention (mindestens innerhalb von 30 min nach der Operationsentscheidung, idealerweise innerhalb von weniger als 20 min). Kliniken mit Geburtsleitungen bei Zustand nach Sectio wird die Aufstellung eines Protokolls empfohlen (Beispiel bei Beckett u. Regan, 2001), ebenso das gelegentliche Einüben der Abläufe bei einer »Crash«- oder »Blitzsectio«.

Uterines Monitoring

Bei Voroperationen am Myometrium wie eine Sectio oder eine intramurale Myomektomie wird von einigen Geburtshelfern eine intrauterine Druckmessung empfohlen. Tatsächlich kann ein Druckabfall, in einzelnen Fällen allerdings auch ein Anstieg der Druckgrundlinie, Hinweis auf eine Läsion der uterinen Narbe sein. Technische Probleme der Druckmessung müssen dabei ausgeschlossen werden. Umgekehrt sind unauffällige Druckmessungen keine Gewähr für die Unversehrtheit der Gebärmutterwand. Angesichts dieser Vorbehalte kann die intrauterine Druckmessung nicht als obligate Überwachungsmethode gefordert werden.

› Auffälligkeiten des Herzfrequenzmusters, ein mangelhafter Geburtsfortschritt auch nach vorsichtiger Wehenstimulation und trotz guter Analgesie, Auffälligkeiten der mütterlichen Schmerzempfindung und eine subpartale Blutung sind klinische Zeichen, die den Abbruch des Versuches nahelegen sollten.

Cave

In der Reihenfolge ihrer Häufigkeit sind die **Symptome** einer Narbenruptur: Auffälligkeiten im CTG (50–70%; variable Dezelerationen, übergehend in späte Dezelerationen oder in eine Bradykardie), Narbenschmerzen in der Wehenpause, Blutungen (vaginal oder im Urin als Zeichen einer Blasenläsion); dann auch Sistieren der Wehentätigkeit, das Hochrutschen des vorangehenden Teils des Kindes oder gar der Tod des Kindes.

Die Diagnostik der Ruptur kann allerdings auch sehr schwierig sein. Gerade die vielzitierten Narbenschmerzen sind weder ein sensitives noch spezifisches Zeichen der Narbenruptur (Flamm 2001).

Fetales Monitoring

Bei Zustand nach Sectio ohne weitere Risikofaktoren scheint es gerechtfertigt, die routinemäßige fetale Überwachung mit Kardiotokographie einzusetzen, d.h. in der frühen Eröffnungsperiode (Latenzphase) intermittierend, in der Aktivphase und in der Austreibungsperiode kontinuierlich. Bei irgendwelchen Zusatzrisiken ist frühzeitig ein kontinuierliches Monitoring indiziert.

Geburtseinleitung

▶ Studienbox

Studien zur Rate an Narbenrupturen bei Einsatz von Prostaglandin E_1 oder E_2 ergaben unterschiedliche Resultate. Eine große retrospektive Kohortenstudie beschreibt einen deutlichen Anstieg der mütterlichen und fetalen Gefährdung bei Geburtseinleitung nach vorausgegangener Sectio (Lydon-Rochelle et al. 2001). Demgegenüber weisen die Befunde zahlreicher klinischer Trials auf eine »genügende Sicherheit« der Geburtseinleitung bei Zustand nach Sectio hin (Kobelin 2001).

»Genügende Sicherheit« kann in diesem Zusammenhang aber nur heißen, dass auch nach Einsatz von Wehenmitteln dank adäquater Überwachung und Handlungskompetenz im Falle von Hinweisen auf eine Uterusruptur die richtigen Maßnahmen innerhalb nützlicher Frist getroffen werden können.

Auch das Zervixpriming, in Mitteleuropa vor allem mit Prostaglandingel, hat sich in diesem Sinne als gut durchführbar erwiesen. Als kontraindiziert bei Zustand nach Sectio ist vorläufig noch Misoprostol zum Priming oder zur Einleitung zu betrachten, trotz einiger, meist eher kleiner, anders lautender Trials; die Rupturgefahr nach Einsatz von Misoprostol in dieser Situation scheint unverhältnismäßig hoch zu sein (Kobelin 2001; Lieberman 2001). Zu Mifepriston liegen erst wenige Berichte vor (Kobelin 2001). (Zur Geburtseinleitung s. auch Kap. 35).

Wehenstimulation

Der Zustand nach Sectio an sich stellt keine Kontraindikation gegen eine Wehenstimulation mit Oxytozin dar. Das Risiko einer Narbenruptur liegt bei vaginalen Entbindungsversuchen mit und ohne Oxytozinstimulation im gleichen Bereich von knapp 1%, außer bei Verwendung hoher Oxytozindosen (bis 3%) (Merrill u. Hunter 1995; Kobelin 2001). Der Therapieerfolg, d.h. der Geburtsfortschritt, hat sich allerdings umgehend einzustellen. Andernfalls ist der Versuch zur VGNS wegen erhöhter Rupturgefahr abzubrechen.

Leitungsanalgesien

Die Periduralanalgesie ist bei Zustand nach Sectio nicht kontraindiziert. Sie kann auch bei einer Wehenstimulation sicher eingesetzt werden. Der sog. Narbenschmerz ist kein verlässliches Zeichen einer drohenden Ruptur, und nach Fallberichten wird der rupturbedingte Dauerschmerz durch eine Periduralanalgesie in der üblichen Medikation nicht maskiert. Der aufmerksamen Beachtung der Geburtsdynamik dürfte für die Sicherheit von Mutter und Kind nach Anlegen einer Periduralanalgesie eine viel wichtigere Rolle zukommen.

Postpartale Kontrolle des Uterus und Vorgehen bei Läsion der uterinen Narbe

Die routinemäßige Uterusaustastung nach einer vaginalen Geburt zum Ausschluss einer möglichen Uterusruptur wird bei Fehlen einer atonischen Symptomatik nicht mehr praktiziert. Die palpatorische Beurteilung des Myometriums ist wenig zuverlässig. Das Infektrisiko hingegen wird durch die Untersuchung deutlich erhöht. Dazu kommt, dass eine asymptomatische, das heißt nicht blutende Uterusruptur keiner chirurgischen Intervention bedarf. Eine häufig empfohlene mehrstündige prophylaktische medikamentöse Tonisierung des Uterus erscheint sinnvoll, auch wenn Nutzen und Notwendigkeit nicht belegt sind.

Bei einer **atonischen Nachblutung** gelten die allgemeinen Behandlungsregeln für diese Pathologie, nämlich eine Revision der Geburtswege, bei der auch die Narbenregion ertastet wird, und eine physikalische (Kälteapplikation) und medikamentöse Tonisierung des Uterus. Wenn lediglich eine **Narbendehiszenz** ertastet wird und sich die Blutung bei der anschließenden Tonisierung normalisiert, ist keine operative Intervention angezeigt. Bei gegebener Notwendigkeit einer chirurgischen Intervention ist fast immer eine Versorgung der Ruptur möglich, und nur selten ist die Hysterektomie unvermeidbar.

Der Verzicht auf eine routinemäßige Austastung der alten Sectionarbe führt zwangsläufig zu einer Dunkelziffer solcher Narbenläsionen. Es werden so lediglich die klinisch symptomatischen und die bei Resectiones beobachteten Läsionen erfasst.

38.9.5 Risikobeurteilung

Risikofaktoren für Narbenrupturen

- Schnittführung: Längsschnitte im Bereiche des Corpus uteri wie die »klassische Sectio« oder die T-förmige Erweiterung einer queren isthmischen Uterotomie erreichen **Rupturrisiken von mehr als 5% und gelten als absolute Kontraindikationen** für den Versuch einer VGNS.

- Zustand nach früherer Läsion einer Sectionarbe: Das Risiko einer erneuten Läsion wird mit 6% angegeben, sofern die Läsion nur den Bereich der isthmischen Narbe, und mit 32%, falls die Läsion auch kranialere Partien des Corpus uteri betroffen hatte (Pridjian 1992). Die frühere Läsion einer Sectionarbe bildet also ebenfalls eine absolute Kontraindikation für einen Versuch einer VGNS.
- Mehr als eine vorausgegangenen Sectio: Es werden sehr unterschiedliche Rupturrisiken angegeben. Insgesamt muss von einer Risikoerhöhung um den Faktor 4–5, d. h. von rund 4% bei der queren isthmischen Uterotomie, im Vergleich zum Zustand nach einer vorausgegangenen Sectiones ausgegangen werden (Zinberg 2001).
- Geburtseinleitung mit oder ohne Zervixreifung: Das Rupturrisiko scheint ca. 2–5-mal höher zu liegen als bei spontanem Geburtsbeginn (Lieberman 2001; Lydon-Rochelle et al. 2001).
- Präpartuale sonographische Beurteilung der Myometriumdicke: Die Methode ist eingehend untersucht worden. Sie kann wegen erheblicher Unsicherheiten für die Praxis nicht empfohlen werden (Flamm 2001).
- Andere Uterusoperationen: Erhöht rupturgefährdet scheinen auch Frauen mit einer nichtsectiobedingten Hysterotomie in der Anamnese zu sein, z. B. nach intramyometraler Myomektomie (Enkin 1989).
- Febriles Wochenbett bei der vorausgegangenen Sectio: Das Wochenbettfieber als Indikator einer möglichen Wundheilungsstörung wurde schon seit längerem als Risikofaktor einer Narbenruptur geschildert. Aufgrund neuerer Daten muss von einem Faktor von 3–4 ausgegangen werden (Lieberman 2001).
- Kurzes Geburtenintervall: Bei einem Geburtenintervall von 18 Monaten oder weniger erhöht sich das Rupturrisiko 2–3fach (Lieberman 2001).
- »Makrosomie« des Feten (meist definiert als Neugeborenes über 4000 g): Die Relevanz bezüglich Erhöhung der Rupturgefahr ist umstritten (Lieberman 2001).

Weitere Situationen mit nur gering erhöhtem Risiko für eine Komplikation im Falle eines Versuchs einer VGNS sind (Reihenfolge in einer Schätzung des aufsteigenden Rupturrisikos) (Pridjian 1992; Adair et al. 1996; Zinberg 2001):
- Beckenendlage,
- Zwillingsschwangerschaft,
- unbekannte Uterotomie,
- tiefer, d. h. isthmokorporaler Längsschnitt.

Diese Situationen sind individuell zu beurteilen. Angesichts der Diskussion um die Sicherheit der VGNS und der besonders bei Notfallsectiones erhöhten Gefahren dürfte es angebracht sein, die Indikationen für die VGNS nicht zu weit zu fassen (Beckett u. Regan 2001).

Spezielle operative Risiken

Probleme können sich aus einer Implantation der Plazenta im Bereich der Narbe ergeben. Dabei sind auch Implantationsstörungen mit Placenta accreta, increta oder percreta beschrieben worden, wobei diese zu Lösungsstörungen sowohl bei vaginaler wie bei abdominaler Entbindung führen können.

> **Cave**
>
> Plazentaimplantationen an der Vorderwand mit Tiefsitz oder Placenta praevia stellen bei vorausgegangener Sectio ein spezielles Risiko dar.

Erfolgschancen einer VGNS

Es sind Scoring-Typen entwickelt worden, um die Erfolgschancen eines Versuchs zur VGNS zu objektivieren. Die Aussagekraft dieser Skalen scheint die Einschätzung einer erfahrenen Person kaum zu übersteigen (Flamm 2001).

Dokumentierte Faktoren mit guten Erfolgschancen für den Versuch einer VGNS sind:
- frühere vaginale Entbindung (bester einzelner Prognosefaktor),
- gewisse Indikationen für die vorausgegangene Sectio wie Fehleinstellungen (vor allem Beckenendlagen) oder hypertensive Erkrankungen in der Schwangerschaft (HES),
- Alter der Mutter < 40 Jahre,
- reife Zervix, d. h. Bishop-Score ≥ 4.

Faktoren mit geringer Aussagekraft über den Erfolg eines Versuchs einer VGNS dagegen sind ein
- angebliches Kopf-Becken-Missverhältnis oder Geburtsstillstand als Indikation für die Sectio (mehr als die Hälfte dieser Frauen kann gemäß vieler Studien vaginal gebären, mit Ausnahme der Anamnese eines Geburtsstillstands in der Austreibungsperiode),
- höheres mütterliches Alter.

Als ungünstige Faktoren für eine VGNS gelten:
- Zustand nach Sectio wegen Geburtsstillstands in der Austreibungsperiode (13% Erfolgschance),
- morbide Adipositas (15% Erfolgschance; hier zudem deutlich erhöhte Infektmorbidität),
- Geburtseinleitung,
- suspektes CTG bei Klinikeintritt.

Diese Erkenntnisse sind bei der vorgeburtlichen Beratung mit einzubeziehen.

Maßnahmen zur Prävention einer Narbenruptur

- Beachtung der als absolut geltenden Kontraindikationen für einen Versuch der VGNS wie Zustand nach Längsschnitt oder T-Schnitt oder nach früherer Narbenläsion, evtl. auch nach einem febrilen Wochenbett anlässlich der vorausgegangenen Sectio; dabei frühzeitige Ansetzung einer primären Resectio;
- Abbruch eines Versuchs der VGNS bei schleppendem Geburtsfortschritt oder bei uteriner Dystokie;
- primäre Resectio bei sonographisch festgestelltem Sitz der Plazenta im Bereich der uterinen Narbe (oder zumindest Information der Schwangeren über das erhöhte Risiko einer Plazentalösungsproblematik mit evtl. notwendiger Hysterektomie).

Cave

In diesen Situationen sind ausreichende Mengen von Blut bereitzustellen und bei ungünstiger Blutgruppenkonstellation (z.B. Blutgruppe B oder AB, Rhesus negativ) ist entsprechende Vorsorge zu treffen.

38.9.6 Kriterien zur vorgeburtlichen Entscheidungsfindung

Die Beratung der Schwangeren ist in einer nachfolgenden Schwangerschaft möglichst früh vorzunehmen. Wie üblich sollte sich der Umfang der Beratung dem Informationswunsch und dem Aufnahmevermögen der Frau anpassen.

Es kann – situationsabhängig – auf das niedrige Risiko einer revisionsbedürftigen Ruptur (<1%) und das noch niedrigere Risiko weiterer Komplikationen wie Blutungen, Infektionen, Notwendigkeit zur Hysterektomie und die Gefährdung des Kindes hingewiesen werden.

Auch wenn eine frühzeitige Beratung sinnvoll ist, sollte die Entscheidung über die Geburtsleitung selber erst im 3. Trimenon gefällt werden. Auch der Wunsch der Frau nach Erhaltung des Uterus im Falle einer Rupturversorgung ist festzuhalten, zumal eine Schwangerschaft nach Läsion einer Uterusnarbe grundsätzlich vertretbar ist.

Auch bei Verdacht auf Kopf-Becken-Missverhältnis oder bei Annahme eines großen Kindes sollte nicht zwingend die Indikation für eine primäre Resectio gestellt werden. Bei erneuter Kopflage des Kindes und etwa gleich groß geschätztem Kind darf – selbstverständlich nach Information der schwangeren Frau und auf ihren Wunsch – der Versuch einer VGNS gemacht werden, solange der palpatorische Befund eines erfahrenen Geburtshelfers oder die pelvimetrisch erhobenen Beckenmasse (s. 38.6.4) die anerkannten Grenzwerte nicht eindeutig unterschreiten. Die konventionelle Pelvimetrie ist als Standardabklärung bei Zustand nach Sectio wegen ihres geringen positiven Vorhersagewertes nicht angezeigt (Krishnamurty et al. 1991).

Einzelne Studien sind der Frage einer VGNS bei Verdacht auf ein hohes Geburtsgewicht nachgegangen. Beim Vergleich der Geburtsmodi von Kindern unter und über 4000 g konnten keine signifikanten Differenzen bei der perinatalen und maternalen Morbidität gefunden werden.

Frauen mit einer vorangegangenen Sectio wegen Verdacht auf Kopf-Becken-Missverhältnis oder »Dystokie« haben das größte Risiko für eine sekundäre Resectio. Dennoch kann laut vielen Studien auch bei dieser Gruppe zu mehr als der Hälfte eine vaginale Geburt erreicht werden. Wenn eine Beckenendlage Indikation für die vorausgegangene Sectio war, sind die Chancen für einen erfolgreichen Versuch einer VGNS am besten.

Literatur

ACOG (1995) Dystocia and the augmentation of labor. ACOG Technical Bulletin Nr. 218, December 1995

ACOG (1999) Vaginal birth after previous cesarean delivery. Practice Bulletin Nr. 5, July 1999

ACOG (1999) Induction of Labor. Practice Bulletin Nr. 10, November 1999

Adair CD, Sanchez-Ramos L, Whitaker D, McDyer DC, Farah L, Briones D (1996) Trial of labor in patients with a previous lower uterine vertical cesarean section. Am J Obstet Gynecol 174: 966–970

Albers LL (1999) The duration of labor in healthy women. J Perinatol 19(2): 114–119

Allman ACJ, Genevier ESG, Johnson MR, Steer PJ (1996a) Head-to-cervix force: an important physiological variable in labour. 1. The temporal relation between head-to-cervix force and intrauterine pressure during labour. Br J Obstet Gynaecol 103: 763–768

Allman ACJ, Genevier ESG, Johnson MR, Steer PJ (1996b) Head-to-cervix force: an important physiological variable in labour. 2. Peak active force, peak active pressure and mode of delivery. Br J Obstet Gynaecol 103: 769–775

Asakura H, Myers SA (1995) More than one previous cesarean delivery: a 5-year experience with 435 patients. Obstet Gynecol 85: 924–929

Beazley JM (1995) Special circumstances affecting labour. In: Whitfield CR (eds) Dewhurst's textbook of obstetrics and gynaecology for postgraduates. 5th edn. Blackwell, Oxford, pp 312–332

Beckett VA, Regan L (2001) Vaginal birth after cesarean: The European experience. Clin Obstet Gynecol 44: 594–603

Borell U, Fernström I (1981) Der Geburtsmechanismus. In: Käser O, Friedberg V, Ober KG, Thomsen K, Zander J (Hrsg) Gynäkologie und Geburtshilfe, 2. Aufl, Bd II/2. Thieme, Stuttgart, S 10.57–10.81

Bumm E (1919) Grundriss zum Studium der Geburtshilfe, 12. Aufl. Bergmann, Wiesbaden

Caldwell WE, Moloy HC (1933) Anatomical variations in the female pelvis and their effect in labor with a suggested classification. Am J Obstet Gynecol 26: 439

Chalmers B, Wolman W (1993) Social support in labor – a selective review. J Psychosom Obstet Gynaecol 14: 1–15

Chazotte C, Madden R, Cohen WR (1990) Labor patterns in women with previous cesareans. Obstet Gynecol 75: 350–355

Chibbar R, Miller FD, Mitchell BF (1993) Synthesis of oxytocin in amnion, chorion, and decidua may influence the timing of human parturition. J Clin Invest 91: 185–192

Colcher AE, Sussmann W (1994) A practical technique for roentgen pelvimetry with a new positioning. Am J Roentgenol 51: 207–214

Critchlow CW, Leet TL, Benedetti TJ, Daling JR (1994) Risk factors and infant outcomes associated with umbilical cord prolapse: a population-based case-control study among births in Washington State. Am J Obstet Gynecol 170: 613–618

Crowther C, Enkin M, Keirse MJNC, Brown I (1989). Monitoring the progress of labour. In: Chalmers I, Enkin M, Keirse MJNC (eds) Effective care in pregnancy and childbirth, vol 2. Oxford University Press, pp 833–845

Dizon-Townson D, Ward K (1997) The genetics of labor. Clin Obstet Gynecol 40: 479–484

Dudenhausen JW, Pschyrembel W (2001) Praktische Geburtshilfe mit geburtshilflichen Operationen, 19. Aufl. De Gruyter, Berlin

Dudley DJ (1997) Oxytocin: Use and abuse, science and art. Clin Obstet Gynecol 40: 516–524

Dürig P, Schneider H (2001) Einmal Sectio caesarea immer Sectio caesarea: Wieder zutreffend? In: Huch A, Chaoui R, Huch R (Hrsg) Sectio caesarea. Uni-Med, Bremen

Enkin M (1989) Labour and delivery following previous caesarean section. In: Chalmers I, Enkin M, Keirse MJNC (eds) Effective care in pregnancy and childbirth, vol 2. Oxford University Press, pp 1196–1215

Fischer WM (1981a) Formen der Uterusmotilitätsstörungen. In: Fischer WM (Hrsg) Kardiotokographie. Diagnostische Methoden in der Perinatologie. Thieme, Stuttgart, S 120–124

Fischer WM (1981b) Herzfrequenzmuster in der Austreibungsperiode und ihre klinische Signifikanz. In: Fischer WM (Hrsg) Kardiotokographie. Diagnostische Methoden in der Perinatologie. Thieme, Stuttgart, S 269–278

Flamm BL (2001) Vaginal birth after caesarean (VBAC). Best Practice & Research Clin Obstet Gynaecol 15: 81–92

Fraser WD, Turcot L, Krauss I, Brisson-Carrol G (2001) Amniotomy for shortening spontaneous labour. Cochrane Database of Systematic Reviews. Issue 2

Friedman EA (1978) Labor: Clinical evaluation and management, 2nd edn. Appleton-Century-Crofts, New York

Gardberg M, Laakkonen E, Sälevaara M (1998) Intrapartum sonography and persistent occiput posterior position: a study of 408 deliveries. Obstet Gynecol 91: 746–749

Garite TJ, Weeks J, Peters-Phair K, Pattillo C, Brewster WR (2000) A randomized controlled trial of the effect of increased intravenous hydration on the course of labor in nulliparous women. Am J Obstet Gynecol 183:1544–1548

Harlass FE, Duff P (1990) The duration of labor in primiparas undergoing vaginal birth after cesarean delivery. Obstet Gynecol 75: 45–47

Johnson N, Johnson VA, Gupta JK (1991) Maternal positions during labor. Obstet Gynecol Surv 46: 428–434

Juntunen K, Kirkinen P (1994) Partogram of a grand multipara: different descent slope compared with an ordinary parturient. J Perinat Med 22: 213–218

Käser O, Richter R (1981) Geburt aus Kopflage. In: Käser O, Friedberg V, Ober KG, Thomsen K, Zander J (Hrsg) Gynäkologie und Geburtshilfe, 2. Aufl, Bd II/2, Thieme, Stuttgart, S 12.30–12.65

Katz Z, Shoham Z, Lancet M, Blickstein I, Mogilner BM, Zalel Y (1988) Management of labor with umbilical cord prolapse: a 5-year study. Obstet Gynecol 72: 278–281

Keirse MJNC (1989) Augmentation of labour. In: Chalmers I, Enkin M, Keirse MJNC (eds) Effective care in pregnancy and childbirth, vol 2. Oxford University Press, pp 951–966

Kirchhoff H (1974) Der Geburtsmechanismus beim »Langen Becken«. Geburtshilfe Frauenheilkd 34: 418–425

Kirchhoff H (1983) Beckenanomalien – ihre klinische Bedeutung heute. Diagnostik und Konsequenzen. Gynäkol Prax 7: 19–28

Kobelin CG (2001) Intrapartum management of vaginal birth after cesarean section. Clin Obstet Gynecol 44: 588–593

Krauss T, Osmers R, Westerfeld S, Metzger I, Puchta J, Kuhn W (1997) Die Bedeutung des Langen Beckens nach Kirchhoff in der heutigen Geburtshilfe. Z Geburtshilfe Neonatol 201: 247–252

Krishnamurty S, Fairlie F, Cameron AD, Walker JJ, Mackenzie JR (1991) The role of postnatal x-ray pelvimetry after cesarean section in the management of subsequent delivery. Br J Obstet Gynaecol 98: 716–718

Künzel W, Link G (1996) Überwachung und Leitung der Geburt aus Schädellage. In: Künzel W, Wulf KH (Hrsg) Geburt I. Klinik der Frauenheilkunde und Geburtshilfe, 3. Aufl, Bd 6. Urban & Schwarzenberg, München, S 165–189

Lieberman E (2001) Risk factors of uterine rupture during a trial of labor after cesarean. Clin Obstet Gynecol 44: 609–621

Lydon-Rochelle M, Holt VL, Easterling TR, Martin DP (2001) Risk of uterine rupture during labor among women with a prior cesarean delivery. New Engl J Med 345: 3–8

Main DM, Main EK, Moore DH (2000) The relationship between maternal age and uterine dysfunction: A continuous effect throughout reproductive life. Am J Obstet Gynecol 182: 1312–1320

Martius G (1985) Lehrbuch der Geburtshilfe, 11. Aufl. Thieme, Stuttgart

McMahon MJ, Luther ER, Bowes WA, Olshan AF (1996) Comparison of a trial of labor with an elective second cesarean section. New Engl J Med 335: 689–695 (Comments: New Engl J Med 1997, 336: 658– 659)

Merrill DC, Hunter SK (1995) Use of oxytocin for induction and augmentation of labor. Postgrad Obstet Gynecol 15: 1–6

Merrill DC, Zlatnik FJ (1999) Randomized, double-masked comparison of oxytocin dosage in induction and augmentation of labor. Obstet Gynecol 95:472–473

Murphy DJ, MacKenzie IZ (1995) The mortality and morbidity associated with umbilical cord prolapse. Br J Obstet Gynaecol 102: 826–830

Olàh KS, Gee H Brown JS (1993) Cervical contractions: the response of the cervix to oxytocic stimulation in the latent phase of labour. Br J Obstet Gynaecol 100: 635–640

O'Sullivan G (1994) The stomach – fact and fantasy: eating and drinking during labor. Int Anesthesiol Clin 32: 31–44

Owen J, Hauth JC (1992) Oxytocin for induction and augmentation of labor. Clin Obstet Gynecol 35: 464–475

Pearl ML, Roberts JM, Laros RK, Hurd WW (1993) Vaginal delivery from the persistent occiput posterior position. J Reprod Med 38: 955–961

Pridjian G (1992) Labor after prior cesarean section. Clin Obstet Gynecol 35: 445– 456

Pritchard JA, MacDonald PC, Gant NF (1985) Williams Obstetrics. 17th edn. Appleton-Century-Crofts, Norwalk/CT

Quiel V (1991) Gesichtslagengeburten. Zentralbl Gynäkol 113: 1384–1387

Rageth JC, Juzi C, Großenbacher H (1999) Delivery after previous cesarean: a risk evaluation. Swiss Working Group of Obstetric and Gynecologic Institutions. Obstet Gynecol 93: 332–337

Ragosch V, Altinöz H, Hundertmark H, Entezami M (1997) Einfluss des mütterlichen Alters auf den Geburtsverlauf – Analyse bei Frauen über 40 Jahre. Z Geburtsh Neonatol 201: 86–90

Rosen MG, Dickinson JC, Westhoff CL (1991) Vaginal birth after Cesarean: a meta-analysis of morbidity and mortality. Obstet Gynecol 77: 465–470

Sanchez-Ramos L, Quillen MJ, Kaunitz AM (1996) Randomized trial of oxytocin alone and with propranolol in the management of dysfunctional labor. Obstet Gynecol 88: 517–520

Schneider H, Beller FK (1997) Die Bedeutung des Hypoxierisikos bei der Geburt – eine Neubeurteilung. Der Frauenarzt 38: 324–330

Sizer AR, Nirmal DM (2000) Occipitoposterior position: Associated factors and obstetric outcome in nulliparas. Obstet Gynecol 96: 749–752

Sizer AR, Evans J, Bailey SM, Wiener J (2000) A second-stage partogram. Obstet Gynecol 96: 678–683

Spörri S, Gyr T, Schollerer A, Werlen S, Schneider H (1994) Methoden, Techniken und Beurteilungskriterien der geburtshilflichen Pelvimetrie. Z Geburtshilfe Perinatol 198: 37–46

Spörri S, Hänggi W, Braghetti A, Vock P, Schneider H (1997) Pelvimetry by magnetic resonance imaging as a diagnostic tool to evaluate dystocia. Obstet Gynecol 89: 902–908

Stone C, Halliday J, Lumley J, Brennecke S (2000) Vaginal births after cesarean (VBAC): a population study. Paediatr Perinat Epidemiol (England) 14: 340–348

Thurnau GR, Hales KA, Morgan MA (1992) Evaluation of the fetal-pelvic relationship. Clin Obstet Gynecol 35: 570–581

Vanner T, Gardosi J (1996) Intrapartum assessment of uterine activity. Baillière's Clin Obstet Gynaecol 10: 243–257

Westin B (1987) X-ray pelvimetry. In: Langnickel D (Hrsg) Problems of the pelvic passageway. Springer, Berlin Heidelberg New York Tokyo, pp 3–14

WHO (1994) World Health Organization partograph in management of labour. World Health Organization Maternal Health and Safe Motherhood Programme. Lancet 343: 1399–1404. (Comment in: Lancet 344:193)

Wischnik A, Lehmann KJ, Zahn K, Georgi M, Melchert F (1992) Veränderungen der pelvinen Anatomie in 8 Jahrzehnten – Computertomographische Untersuchungen zu geburtshilflich relevanten Beckenmassen. Z Geburtsh Perinatol 196: 49–54

Wulf KH (1996) Operative Entbindungsverfahren: Abdominale Schnittentbindung. In: Künzel W, Wulf KH (Hrsg) Geburt I. Klinik der Frauenheilkunde und Geburtshilfe, 3. Aufl, Bd 6. Urban & Schwarzenberg, München S 267–283

Zinberg S (2001) Vaginal delivery after previous cesarean delivery: a continuing controversy. Clin Obstet Gynecol 44: 561–570

Vaginal-operative Entbindung

H. K. Weitzel und H. Hopp

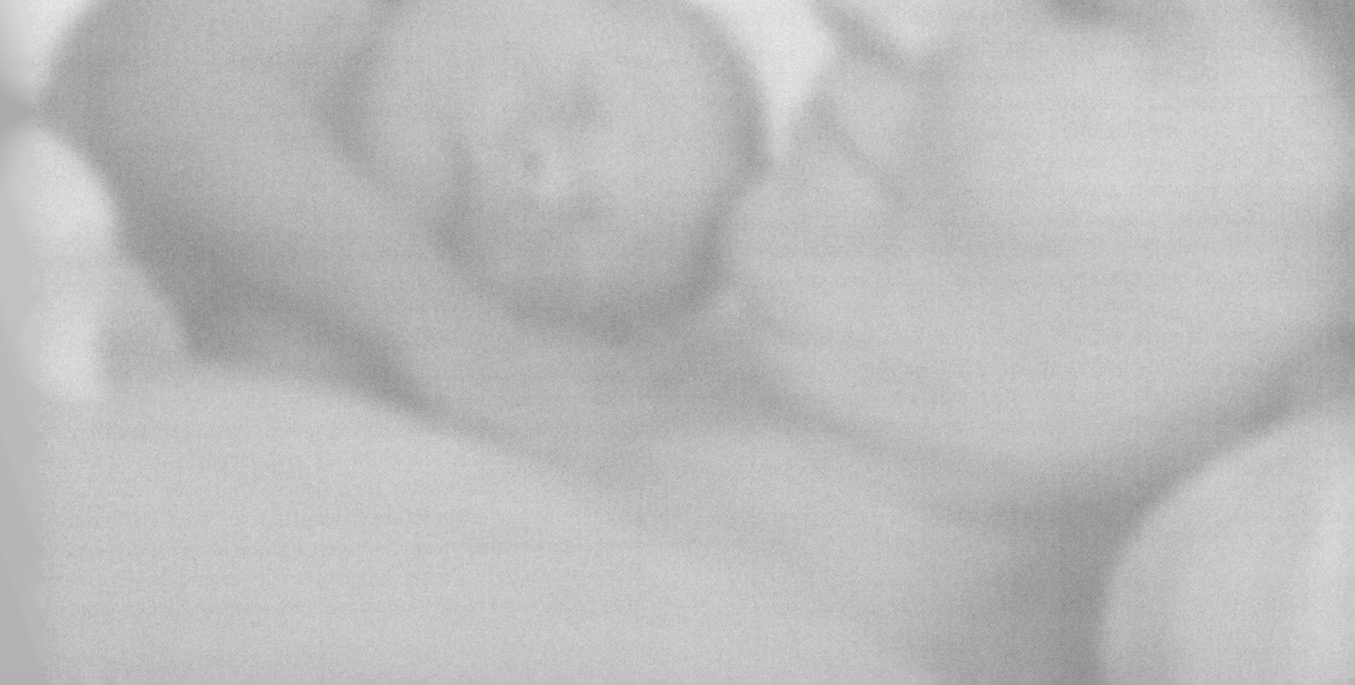

Kurz-Überblick

Voraussetzung für eine vaginal-operative Geburt ist die exakte Bestimmung des Höhenstandes, der Haltung und der Einstellung des kindlichen Kopfes, ein vollständiger Muttermund, eine gesprungene Fruchtblase, der Ausschluss eines Missverhältnisses und ein lebendes Kind.

Bei der Beurteilung des Höhenstandes sollte von der Leitstelle ausgegangen und auf den Höhenstand des Durchtrittsplanums in »Beckeneingang« oder in »Beckenmitte« geschlossen werden, weil nur die Leitstelle nach vaginaler Untersuchung durch Angabe von Zentimetern oberhalb (–) bzw. unterhalb (+) der Interspinallinie gut zu verfolgen ist. Der Höhenstand »Beckenboden« ist erreicht, wenn sich die Leitstelle auf Beckenboden (+4) befindet. Eine vaginal-operative Entbindung sollte nur aus Beckenmitte (Leitstelle 0 bis +3 bei Hinterhauptseinstellung) oder von Beckenboden erfolgen, nicht jedoch aus Beckeneingang.

Kontraindiziert ist die instrumentelle Entbindung bei einer Hinterhauptseinstellung und einem Höhenstand der Leitstelle über 0 sowie bei Deflexionshaltungen mit einem Höhenstand der Leitstelle über +2. Nur bei rotierter Pfeilnaht ist bei Hinterhauptseinstellung und einem Höhenstand über +2 die instrumentelle Entbindung sehr erfahrenen Geburtshelfern risikoarm durchzuführen. Vor einer vaginal-operativen Geburt ist ein Kopf-Becken-Missverhältnis bei protrahiertem Verlauf auszuschließen. Fehlbeurteilungen durch Nichtberücksichtigung von Deflexionshaltungen, Veränderungen der Kopfform durch eine stärkere Konfiguration und Kopfgeschwulst sind wesentliche Ursachen für misslungene vaginal-operative Entbindungsversuche.

Aufklärungsplicht des Arztes: Sobald sich unter der Geburt die Möglichkeit abzeichnet, dass ein operativer Eingriff notwendig werden kann, soll der Geburtshelfer das Aufklärungsgespräch mit der Patientin führen. Die Entscheidung zur Vakuumextraktion oder Zangenentbindung sollte vor allem davon bestimmt werden, welches Instrument der Geburtshelfer am besten beherrscht, und nicht vom Höhenstand des Kopfes.

Für die vaginal-operative Geburt wird die Schmerzausschaltung und die Relaxation der Beckenmuskulatur durch Periduraloder Pudendusanästhesie gefordert.

Das Anlegen des Instruments und die Korrektur einer bestehenden Haltungs- oder Einstellungsanomalie muss unter Berücksichtigung der palpierten geburtsmechanischen Situation erfolgen. Wenn erst während der Operation eine Fehlbeurteilung des Höhenstandes oder der Einstellung des Kopfes erkannt wird, darf die vaginal-operative Entbindung nicht erzwungen werden. Folgt der Kopf dem Zug nicht, lässt die Vakuumtraktion nicht die Tendenz zur Beugung und Drehung des Kopfes erkennen oder gelingt die Rotation mit der Zange nicht leicht, so ist der Versuch einer instrumentellen Entbindung abzubrechen und die Sectio caesarea unverzüglich durchzuführen. Die Anwendung vaginal-operativer Entbindungsverfahren wird angesichts der zentralen Bedeutung der Patientenzufriedenheit und einer erhöhten Gefährdung durch – grundsätzlich vermeidbare – Beckenbodenschäden zunehmend kontrovers diskutiert.

39.1 Voraussetzungen der vaginal-operativen Geburt

39.1.1 Indikationen

Die Indikationsstellung zur operativen Entbindung hat sich von der ausschließlich vitalen zu einer zunehmend präventiven gewandelt. Voraussetzung dafür war die Verringerung des Risikos der entbindenden Operationen durch Fortschritte der anästhesiologischen und perioperativen Betreuung.

Die Entscheidung zu einer präventiven Beendigung der Geburt basiert auf der Anwendung einer mit hoher Wahrscheinlichkeit eintretenden Gefahr, ist also abhängig von der Sicherheit diagnostischer Maßnahmen und der Erfahrung des Geburtshelfers. Allerdings lässt die fetale Zustandsdiagnostik eine sichere Aussage zum neonatalen Zustand nur begrenzt zu, sodass präventive Operationsentscheidungen eher großzügig getroffen werden.

Die Durchführung einer operativen Entbindung kann maternal, fetal oder kombiniert indiziert sein, wobei die mütterliche Indikation (kardiopulmonale Erkrankungen) den fetalen Zustand nur selten unbeeinträchtigt lässt.

Indikationen zur operativen Entbindung

- Fetale Indikation (»Asphyxie«):
  - Diagnostik mittels CTG, Fetalblutanalyse, Pulsoxymetrie.
- Maternale Indikation:
  - Erschöpfung der Mutter,
  - kardiopulmonale, zerebrovaskuläre Erkrankungen).
- Kombinierte Indikation (»Geburtsstillstand«):
  - Protrahierung mit/ohne Haltungs-, Einstellungsanomalie,
  - schwere Präeklampsie).

Bei wehenabhängigen **akuten fetalen Gefahrenzuständen** gelingt meistens eine Zustandsverbesserung durch die **intrapartale Tokolyse.** Die Zeit bis zur operativen Geburtsbeendigung kann überbrückt werden, ohne dass eine weitere Verschlechterung eintritt. In vielen Fällen können so überstürzte Notoperationen vermieden werden. – Die Entscheidung zur Geburtsbeendigung bei dramatischen Veränderungen der fetalen Herzfrequenz hat zum Ziel, die drohende fetale Hypoxie und Azidose (»Asphyxie«) abzuwenden. Eine sichere Voraussage der blutgasanalytischen Veränderungen kann aber aus der CTG-Befundung alleine nicht getroffen werden. Das gilt auch für die letzte Phase der Geburt, wo bei zangengerecht stehendem Kopf die Abkürzung der Pressperiode durch eine vaginal-operative Entbindung die Entstehung einer Azidose bei hochpathologischem CTG verhindern soll.

Die zweite Hauptindikation der vaginal-operativen Entbindung und die **protrahierte Austreibungsperiode** oder der **Geburtsstillstand in der Austreibungsperiode.** Nicht selten führen Haltungsanomalien (Vorderhauptslage) und Einstellungsanomalien (hintere HHL, tiefer Querstand) zu einem protrahierten Geburtsverlauf. Geburtsmechanisch verzögernd wirken der größere Kopfumfang und das bei der Entwicklung weit nach dorsal gedrängte Hinterhaupt. Zusätzlich wird häufig die Erschöpfung der Mutter als Indikation mit angeführt.

Cave

Von größerer Bedeutung als die Zeitdauer der Austreibungsperiode ist der Geburtsfortschritt, gemessen am Tiefertreten und der Rotation des kindlichen Kopfes. Unglücklicherweise wird ein mangelnder Geburtsfortschritt fast immer mit einer für den Geburtsfortschritt nicht ausreichenden Wehentätigkeit gleichgesetzt (»Wehenschwäche«). Die dann indizierte Wehenmittelinfusion in der Austreibungsperiode führt häufig, bei nicht ausreichender Kontrolle, zur Überstimulation. Wehenintervalle unter 1,5 min müssen als Alarmsignal hinsichtlich der Beendigung weiterer Wehenmittelgaben angemahnt werden. Diese pathologische Wehenfrequenz kann auch mit externer Wehenregistrierung gut erkannt werden.

Durch intrauterine Druckmessung konnte nachgewiesen werden, dass es bei einer zu hohen Wehenfrequenz überwiegend zu einer Abflachung der Wehenamplitude kommt und eine **Wehentätigkeit** mit **geringerer Effektivität** resultiert (Heinrich u. Seidenschnur 1988). Die Verkürzung der Wehenpausen führt zudem zu einer zunehmenden Beeinträchtigung des Gasaustausches in der Plazenta und in der Folge zur fetalen Hypoxämie und Azidämie.

Bei gutem Zustand des Kindes und ausreichenden Reserven der Mutter wurden von der ACOG (1994) folgende maximale Zeitgrenzen für die Austreibungsperiode festgesetzt:

- Erstgebärende: 3 h mit bzw. 2 h ohne Regionalanästhesie,
- Mehrgebärende: 2 h mit bzw. 1 h ohne Regionalanästhesie.

Um die Mutter und das Kind vor bleibenden Schäden zu bewahren, ist häufig auch bei **schwerer Präeklampsie** die operative Beendigung der Geburt indiziert.

39.1.2 Technik

Definition

Das Prinzip der vaginal-operativen Geburtsbeendigung besteht in einer Extraktion des Kindes durch Zug am kindlichen Kopf, ggf. mit Korrektur der Haltung und Einstellung.

Neben der Indikationsstellung ist die Beherrschung der operativen Technik die Voraussetzung dafür, dass die operativen Maßnahmen sowohl für das Kind wie auch für die Mutter so schonend wie möglich ausgeführt werden.

Dem Operationsbeginn geht eine nochmalige exakte Befunderhebung voraus, bei der folgende Parameter kontrolliert werden:

- Vollständigkeit des Muttermundes,
- Höhenstand des Kopfes,
- Haltung und Einstellung,
- Amnioneröffnung,
- Ausschluss eines Missverhältnisses,
- fetaler Zustand (das Kind muss leben),
- Aufklärung der Mutter.

39.1.3 Höhenstand des Kopfes

Für die vaginal-operative Entbindung ist eine exakte Höhenstandsbestimmung, die Erkennung einer noch ausstehenden geburtsmechanischen Adaptation und die Einschätzung der Möglichkeit einer operativen Korrektur von entscheidender Bedeutung (ACOG 1994; Hopp et al. 1999).

Der Höhenstandsdiagnose werden definierte Beckenebenen zugrunde gelegt. Für das Verständnis des Höhenstandes ist zu beachten, dass der **Beckeneingang** mit der Conjugata vera als engster Stelle annähernd als eine Ebene definiert werden kann. Dagegen stellt die **Beckenmitte** einen großen gekrümmten Raum mit unterschiedlich hoher Vorder- und Hinterwand dar, der von der Terminalebene des Beckeneingangs bis zur Beckenausgangsebene reicht (Weitzel und Hopp 1998, Abb. 39.1). Der **Beckenboden** entspricht anatomisch dem Diaphragma pelvis, das den vom knöchernen Becken umschlossenen Beckenausgangsraum nach kaudal begrenzt.

Durch die klinische Diagnostik wird der Höhenstand des Kopfes exakt bestimmt und vor dem operativen Eingriff dokumentiert:

- Beckeneingang (Durchtrittsplanum im Beckeneingang),
- Beckenmitte (Durchtrittsplanum in Beckenmitte),
- Beckenboden (Leitstelle auf Beckenboden, Durchtrittsplanum parallel zur Beckenausgangsebene in Höhe der Spinae; s. Abb. 39.4).

Während das Durchtrittsplanum mittels vaginaler Untersuchung nicht bestimmbar ist, kann die **Leitstelle** durch Angabe

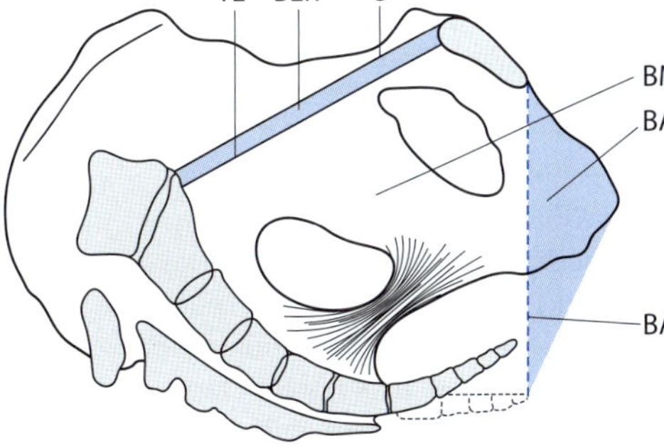

Abb. 39.1. **Die Räume des kleinen Beckens.** BER Beckeneingangsraum, BMR Beckenmitte (Beckenhöhle), BAR Beckenausgangsraum, O Obere Schoßfugenrandebene, TE Terminalebene, BA Beckenausgangsebene

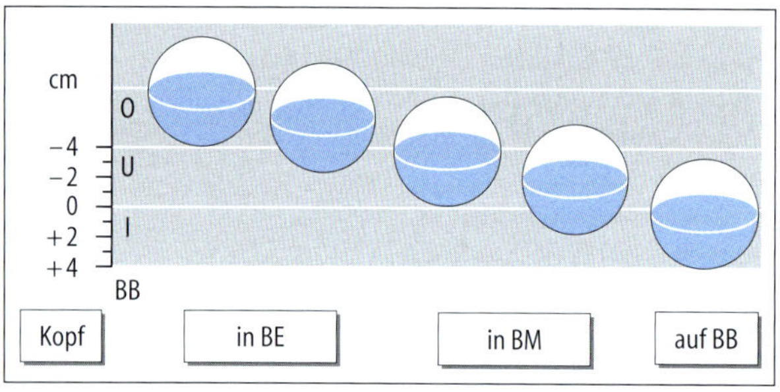

Abb. 39.2. **Höhenstandsbestimmung von Leitstelle und Durchtrittsplanum nach den Hodge-Parallelebenen und nach De Lee.** **BE** Beckeneingang, **BM** Beckenmitte, **BB** Beckenboden, **O** obere Schoßfugenrandebene, **U** untere Schoßfugenrandebene, **I** Interspinalebene, **BB** Beckenbodenebene

von Zentimetern oberhalb (–) bzw. unterhalb der Interspinallinie (+) gut verfolgt werden. Diese Einteilung nach De Lee (1921) geht von der Interspinalebene als 0-Ebene aus und ermöglicht gemeinsam mit dem Parallelebenensystem nach Hodge die Höhenstandsbestimmung von Leitstelle und Durchtrittsplanum (Abb. 39.2). Damit kann von der Beurteilung des Höhenstandes der Leitstelle ausgegangen und auf den Höhenstand des Durchtrittsplanums in Beckeneingang oder Beckenmitte geschlossen werden.

Dieses Vorgehen ist möglich, weil bei Hinterhauptseinstellung der Abstand von der kleinen Fontanelle bis zum geburtsmechanisch wirksamen Kopfumfang 4 cm beträgt. Bei Deflexionshaltungen ist zu berücksichtigen, dass sich das Durchtrittsplanum mehr als 4 cm über der Leitstelle befindet. Auch bei Veränderungen der Kopfform durch eine stärkere Konfiguration kann das Durchtrittsplanum weiter als 4 cm von der knöchernen Leitstelle entfernt sein. Das ist deswegen so wichtig, weil folgenschwere Fehleinschätzungen des Höhenstandes unbedingt zu vermeiden sind.

> Eine vaginal-operative Entbindung sollte nur bei klinisch gesichertem Höhenstand des Kopfes in Beckenmitte oder auf Beckenboden erfolgen.

Kopf in Beckenmitte

Definition

Der Kopf steht bei Hinterhauptseinstellung in Beckenmitte, wenn das Hinterhaupt vollständig in das Becken eingetreten ist.

Das Durchtrittsplanum hat den Beckeneingang mit der engsten Stelle in Höhe der Conjugata vera passiert und befindet sich 4 cm oberhalb der Interspinallinie. Die knöcherne Leitstelle hat in der Führungslinie die Interspinallinie (0) erreicht (Abb. 39.3). Die Beckenmittenposition endet, wenn die Leitstelle auf dem Beckenboden (+4) steht. Daraus ergibt sich, dass man von einem Höhenstand des Kopfes in Beckenmitte spricht, wenn die knöcherne Leitstelle zwischen **0 und +3** tastbar ist (Tabelle 39.1).

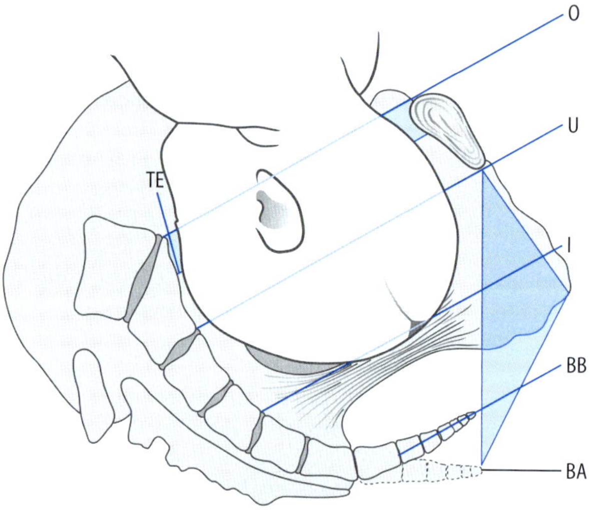

Abb. 39.3. **Höhenstand des Kopfes in Beckenmitte.** **TE** Terminalebene, **O** obere Schoßfugenrandebene, **U** untere Schoßfugenrandebene, **I** Interspinalebene, **BB** Beckenbodenebene, **BA** Beckenausgangsebene

Tabelle 39.1. **Einteilung der vaginal-operativen Entbindungen nach dem Höhenstand des Kopfes bei Hinterhauptseinstellung**

Entbindung	Leitstelle	Durchtrittsplanum
Beckenmitte (BM)	Zwischen 0 und +3	Zwischen −4 und −1
Beckenboden (BB)	+4 (in der Tiefe sichtbar)	0 (parallel zur BA-Ebene)
Beckenausgang (BA)	>+4 (in der Wehenpause sichtbar)	Zwischen +1 und BA-Ebene

Kopf auf Beckenboden

Definition

Der Kopf steht auf Beckenboden, wenn die knöcherne Leitstelle den Beckenboden (+4) erreicht hat (Abb. 39.4).

Das Durchtrittsplanum steht parallel zur Beckenausgangsebene in Höhe der Spinae. Bei der inneren Untersuchung sind die Spinae und die Kreuzbeinhöhle nicht mehr zu tasten. Der Kopf ist in der Tiefe zu sehen, und die Pfeilnaht ist in den meisten Fällen ausrotiert oder weicht nur geringfügig vom geraden Durchmesser ab (Ausnahme: tiefer Querstand). Die Entbindungen von Beckenboden stellen die große Mehrzahl der instrumentellen Entbindungen dar.

Definition

Tritt der Kopf in den Introitus und bleibt er auch in der Wehenpause sichtbar (Einschneiden des Kopfes), so erreicht das Durchtrittsplanum in der letzten Phase des Austrittsmechanismus (Durchschneiden des Kopfes) den Bereich der Beckenausgangsebene (Tabelle 39.1).

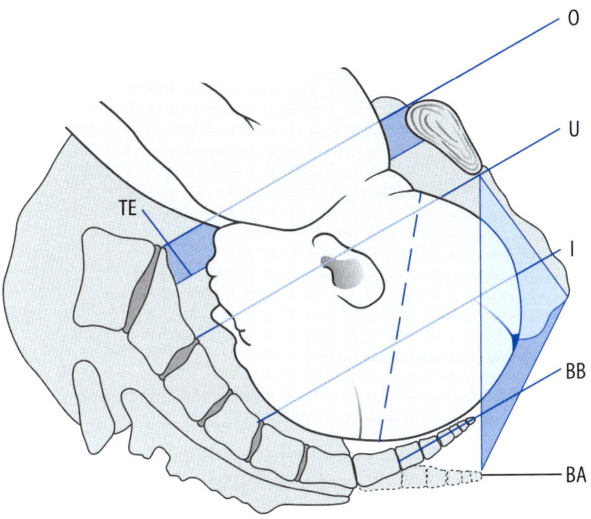

Abb. 39.4. Höhenstand des Kopfes auf Beckenboden. **TE** Terminalebene, **O** obere Schoßfugenrandebene, **U** untere Schoßfugenrandebene, **I** Interspinalebene, **BB** Beckenbodenebene, **BA** Beckenausgangsebene

Gelingt die spontane Entwicklung des kindlichen Kopfes in dieser Situation nicht, wird die operative Entbindung von dieser Position als Beckenausgangs-VE oder Beckenausgangs-Zange bezeichnet. Die operative Entbindung von Beckenausgang hat vor allem unterstützende Funktion bei Erschöpfung der Mutter.

Zur **ACOG-Klassifikation** der Zangenentbindungen (Tabelle 39.2) ergeben sich Unterschiede, weil **zusätzlich** zum **Höhenstand** des **Kopfes** auch die **Rotation** der **Pfeilnaht** in die Definition eingeht (ACOG 1994). Zum einen wird die operative Entbindung bei einer Rotation des Kopfes > 45° und einem Höhenstand des Kopfes in Beckenausgang als Low forceps definiert, zum anderen kommt es zu einer Überlappung des Höhenstandes »Beckenmitte« (0 bis +3) mit der für den Low forceps angegebenen Position (> +2). Bei einem Höhenstand des Kopfes in Beckenmitte ist in der Regel auch die Rotation noch nicht vollendet und stellt entsprechende Anforderungen an den geburtshilflichen Operateur. Der Schwierigkeitsgrad der operativen Entbindung erhöht sich bei einem Höhenstand der Leitstelle über + 2, aber auch bei einer Abweichung der Pfeilnaht von der anteroposterioren Position über 45°. Das wird in der ACOG-Definition des **Midforceps** und **Low forceps** ausdrücklich berücksichtigt (Tabelle 39.2).

39.1.4 Kontraindikationen

Cave

Kontraindiziert ist die Durchführung einer vaginal-operativen Entbindung bei hinreichendem Verdacht auf ein Kopf-Becken-Missverhältnis. Wenn nach effektiver, u. U. maximal stimulierter Wehentätigkeit kein weiterer Geburtsfortschritt erreicht wird, muss ein absolutes oder relatives Missverhältnis angenommen werden.

Bei sehr protrahiertem Tiefertreten des kindlichen Kopfes und klinischem Verdacht oder sonographischem Hinweis auf Makrosomie des Kindes ist die Entscheidung zur vaginal-operativen Entbindung problematisch, auch wenn der Kopf die Beckenmitte bereits erreicht hat. Im Zweifelsfall ist der Sectio caesarea der Vorzug zu geben.

Die Einschätzung der Durchführbarkeit einer instrumentellen Entbindung wird entscheidend von der **persönlichen Erfahrung** des **Geburtshelfers** beeinflusst. Fehlbeurteilungen durch Nichtberücksichtigung von Deflexionshaltungen, Veränderungen der Kopfform durch eine stärkere Konfiguration und Kopfgeschwulst sind wesentliche Ursachen für misslungene vaginal-operative Entbindungen. Es ist zu berücksichtigen, dass bei einem Stand des Kopfes in Beckenmitte die geburtsmechanische Adaptation in Form der Haltungs- und Einstellungsveränderungen selten abgeschlossen ist, insbesondere bei einem Höhenstand der Leitstelle über + 2.

> Als obere Grenze der vaginalen Entbindungsfähigkeit aus Beckenmitte gilt bei Hinterhauptseinstellung der Höhenstand, bei dem das Durchtrittsplanum die 4 cm oberhalb der Interspinalebene liegende untere Schoßfugenrandebene erreicht hat, d.h., die Leitstelle steht bei Hinterhauptseinstellung in der Interspinalebene (0).

Kontraindiziert ist damit die instrumentelle Entbindung bei einer Hinterhauptseinstellung mit einem Höhenstand der Leitstelle über 0 sowie bei Deflexionshaltungen mit einem Höhenstand der Leitstelle über +2. Wegen des größeren Abstandes zwischen Durchtrittsplanum und Leitstelle hat bei Deflexionshaltungen das Durchtrittsplanum bei einem Höhenstand der Leitstelle von 0 den Beckeneingang mit der engsten Stelle in Höhe der Conjugata vera noch nicht passiert. Bei einem Höhenstand der Leitstelle oberhalb von +2 ist die vaginal-operative Entbindung nur bei rotierter Pfeilnaht erlaubt und muss dem

Tabelle 39.2. ACOG-Klassifikation der Zangenentbindungen (nach ACOG 1994)

Art der Entbindung	Höhenstand	Rotation
Outlet forceps	Kopf sichtbar im Introitus bei ungespreizten Labien. Kopf auf Beckenboden	Pfeilnaht in a.-p.-Position mit Rotation ≤45°
Low forceps	Leitstelle ≥+2 und nicht auf Beckenboden	– Vordere oder hintere HHL mit Rotation ≤45° – Rotation >45°
Midforceps	Leitstelle <+2, aber Kopf eingetreten	Keine Angabe

erfahrenen und in der Technik ausgebildeten Geburtshelfer vorbehalten sein (s. Übersicht).

> Unabhängig von der Wahl des Instruments ist die Grenze der instrumentellen Entbindungsfähigkeit zu berücksichtigen. Allein die leichtere Platzierbarkeit der Vakuumglocke kann die Überschreitung der Beckenmittengrenzen nach oben für eine vaginal-operative Entbindung nicht rechtfertigen.

Kontraindikationen der vaginal-operativen Entbindung

- Höhenstand der Leitstelle
  - über »0« bei Hinterhauptseinstellung
  - über + 2 und quer verlaufende Pfeilnaht
  - über + 2 bei Deflexionshaltung
- Kopf-Becken-Missverhältnis
  - protrahierter Geburtsverlauf
  - Makrosomie des Kindes

39.2 Durchführung der Operation

39.2.1 Zangenentbindung

Instrumentarium

Die geburtshilfliche Zange besteht aus 2 Blättern, die im Schloss gekreuzt (Naegele, Simpson, Kjelland) oder parallel (Shute, Bamberger-Divergenzzange) zusammengefügt werden. Jedes Blatt besteht aus dem Löffel, dem Halsteil und dem Zangengriff. Die Löffel weisen eine Kopfkrümmung auf, mit der der kindliche Schädel umfasst werden kann. Die Anpassung an den Verlauf der Führungslinie des Beckens wird durch die Beckenkrümmung erreicht, die je nach Zangenmodell unterschiedlich ausgeprägt ist.

Die **Kjelland-Zange** mit nur angedeuteter Beckenkrümmung und in Längsrichtung verschieblichem Schloss erscheint besonders geeignet für die Extraktion des noch nicht ausrotierten Kopfes aus Beckenmitte. Die Möglichkeit der Verschiebung der Blätter in Längsrichtung erleichtert das biparietale Anlegen und Schließen der Zange.

Die ungekreuzten Blätter der **Parallelzangen** erlauben eine bessere Anpassung an den kindlichen Kopf. Im geschlossenen Zustand verhindert das Zangenschloss die instrumentelle Kopfkompression über die Zangengriffe. Diese als **»kontrollierte Kompression«** bezeichnete Schutzfunktion der Parallelzangen führte zu der Empfehlung, sie zur schonenden Entbindung von Frühgeburten einzusetzen.

Technik

Nach Feststellung der geburtsmechanischen Situation durch die präoperative Untersuchung folgt das Zusammensetzen und Hinhalten der geschlossenen Zange. Die geschlossene Zange wird mit beiden Händen so vor die Vulva gehalten, wie sie am kindlichen Kopf angelegt werden soll, um eine biparietale Lage zu erreichen. Bei Kreuzzangen fasst die **linke Hand** den **Griff** des **linken Blattes**, dessen Löffel zur linken Seite der Schwangeren zeigt. Die **rechte Hand** fasst den **Griff** des **rechten Blattes**.

Im Einzelnen besteht die Zangentechnik aus folgenden Schritten:
- Hinhalten der geschlossenen Zange,
- Einführen des linken Löffels,
- Einführen des rechten Löffels,
- Wandernlassen eines Zangenlöffels,
- Schließen der Zange,
- Nachtasten und Probezug,
- Traktionen wehensynchron,
- Änderung der Traktionsrichtung,
- Entwicklung des Kopfes.

Einführen des linken Löffels

Der linke Löffel wird immer zuerst eingelegt. Zunächst wird möglichst tief mit der rechten Hand in leichter Suppinationsstellung zwischen Vaginalwand und kindlichem Kopf eingegangen. Der aufgestellte Daumen bleibt draußen. Der mit der linken Hand senkrecht vor die Vulva gehaltene Löffel wird zwischen eingeführtem Zeige- und Mittelfinger aufgesetzt und gleitet zuerst kreuzbeinhöhlenwärts und durch Senken des Griffes entlang der eingeführten Finger weiter in den Geburtskanal (Abb. 39.5 a).

Einführen des rechten Löffels

Eingehen mit der linken Hand in gleicher Weise, die rechte Hand hält den rechten Löffel senkrecht vor die Vulva und lässt ihn durch Senken des Griffs entlang der eingeführten Finger und des aufgestellten Daumens zwischen Vaginalwand und Kopf hineingleiten.

Wandernlassen des Zangenlöffels

Bei nicht ausrotiertem Kopf wird durch das Hinhalten der Zange die Entscheidung getroffen, welcher Löffel »wandern«, d. h. symphysenwärts verschoben werden muss. Die Zange kann bei nicht gerade stehender Pfeilnaht nur im ersten schrägen oder zweiten schrägen Durchmesser des kleinen Beckens biparietal angelegt werden. Die Zangenspitzen sind auf den kindlichen Teil zu richten, der durch die Drehung nach vorn zu bringen ist. Der symphysenwärts zu verschiebende Löffel wird wie beschrieben kreuzbeinhöhlenwärts in die Scheide eingeführt. Durch Senken des Griffs über die Horizontale hinaus nach dorsal und einer synchronen Bewegung der inneren (schützenden) Hand wird eine Aufwärtsbewegung des Löffels erreicht (Abb. 39.5 b).

Dabei kann der aufgestellte Daumen der inneren Hand als Drehpunkt am unteren Rand des Zangenblattes dienen.

Schließen der Zange

Beide Griffe werden mit der entsprechenden Hand voll gefasst, und das Instrument wird im Schloss zusammengefügt (Abb. 39.5 c).

Nachtasten und Probezug

Es wird das Anlegen des Instrumentes am kindlichen Kopf kontrolliert, gleichzeitig ist das Einklemmen von Weichteilen auszuschließen. Der Probezug erfolgt mit der linken Hand, die das Schloss im Obergriff umfasst und eine kurze Traktion ausführt. Die rechte Hand kontrolliert das Tiefertreten des Kopfes während der Traktion. Nur, wenn es zu einem Tiefertreten in der Wehe und beim Probezug kommt, ist die instrumentelle Entbindung schonend und erfolgreich durchzuführen.

Extraktion durch wehensynchrone Traktionen

Umfassen der Zangengriffe mit beiden Händen. Die linke Hand umfasst die Griffe von oben her. Die rechte Hand legt sich bei den klassischen Zangenmodellen über die Busch-Zughaken. Dauerzug und seitliches Hebeln sind nicht erlaubt.

Bei der **vorderen Hinterhauptslage mit vollendeter Rotation (tiefer Geradstand)** ist bei der Extraktion aus der Beugung allmählich in die Streckung überzugehen. Nach biparietalem Anlegen wird zunächst in horizontaler Richtung (in Richtung der Zangengriffe) gezogen, bis der Stemmpunkt (Nackenhaargrenze) den unteren Symphysenrand erreicht hat (◘ Abb. 39.5 d).

Mit zunehmendem Tiefertreten werden die Griffe immer mehr gehoben. Die Entbindung des Kopfes wird mit fast senkrecht stehenden Zangengriffen vollendet. Dabei tritt der Operateur auf die linke oder rechte Seite der Kreißenden hinüber – abhängig von der Hand, die die Zange über dem Schloss gefasst hat – und führt den Dammschutz mit der freien Hand am besten selbst aus (◘ Abb. 39.5 e).

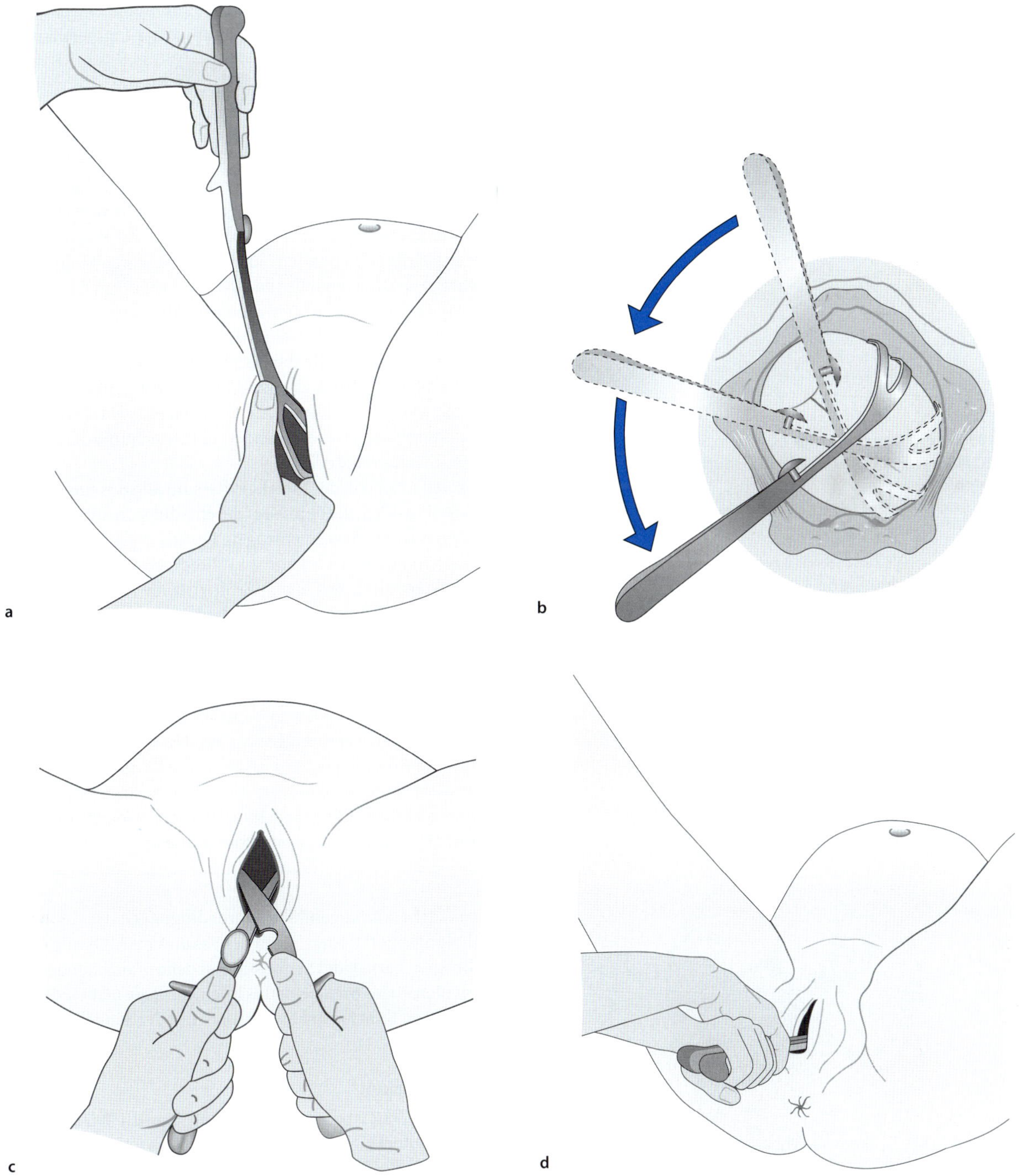

◘ Abb. 39.5 a–d. **Technik der Zangenentbindung. a** Einführen des linken Zangenlöffels. **b** Wandernlassen des Zangenlöffels. **c** Schließen der Zange. **d** Traktion in Richtung der Zangengriffe

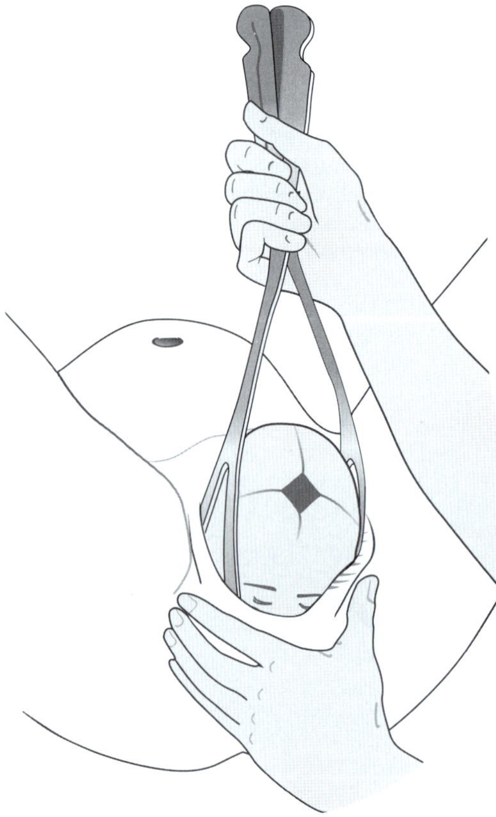

■ Abb. 39.5 e. **e Fassen der Zange über dem Schloss mit der rechten Hand.** Traktion senkrecht nach oben und Dammschutz mit der linken Hand

Eine ausgiebige Episiotomie reduziert die notwendige Zugkraft und Kopfkompression.

Die Zangenextraktion **bei tiefem Schrägstand einer vorderen Hinterhauptslage** hat die noch fehlende Beugung und Drehung des Kopfes nachzuholen. Die Zangenlöffel werden biparietal angelegt, indem der linke Löffel beim II. tiefen Schrägstand und der rechte beim I. tiefen Schrägstand symphysenwärts »wandern« muss (■ Abb. 39.6). Mit der ersten Traktion wird die noch nicht ausreichende Beugung nachgeholt und der Kopf durch vorsichtige Rotation in den tiefen Geradstand gebracht. Für eine schonende Entwicklung des Kindes soll nur der unbedingt erforderlicher Zug angewendet werden. Dem Kopf wird dabei keine bestimmte Rotationsrichtung aufgezwungen, sondern die Traktion erfolgt in die Richtung mit dem geringsten Widerstand. Es folgen die weiteren Traktionen wie zur Entwicklung der vorderen Hinterhauptslage.

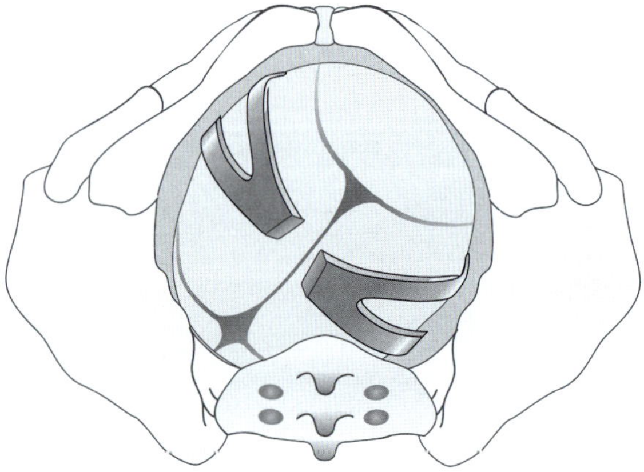

■ Abb. 39.6. **Wandernlassen des rechten Löffels und biparietales Anlegen der Zange bei I. tiefem Schrägstand**

Die Zangenentbindung **bei tiefem Querstand, hinterer Hinterhauptslage und Vorderhauptslage** hat den geburtsmechanischen Gegebenheiten Rechnung zu tragen. Der Austrittsmechanismus der jeweiligen Haltungsanomalie ist bei der Extraktion nachzuahmen. Vaginal-operative Entbindungen aus Stirn- oder Gesichtslage sind wegen der Traumatisierungsgefahr nicht erlaubt.

39.2.2 Vakuumextraktion

Die zahlreichen historischen Versuche, ein Extraktionsinstrument durch Erzeugung eines Unterdrucks am vorangehenden Teil zu fixieren, fanden ihren Abschluss mit der Konstruktion einer ausreichend haftenden Vakuumglocke durch Malmström im Jahre 1954. Die ausreichende Haftung wurde durch eine Ausweitung der Saugglocke oberhalb der Öffnungsebene erreicht. Die zahlreichen Modifikationen der **Metallglocke** haben dieses Prinzip beibehalten. Mit dem Aufbau des Vakuums wird das Glockenvolumen durch die kindlichen Weichteile ausgefüllt. Über die so erzeugte künstliche Geburtsgeschwulst wird eine Ankopplung an den vorangehenden Teil erreicht, die die Extraktion des Kindes ermöglicht.

Abweichend von der Metallglocke sind **Silikonsaugglocken** entwickelt worden, die dem Kopf durch Adhäsion anhaften und kein Caput succedaneum erzeugen. Daraus ergibt sich als Vorteil ein schnellerer Druckaufbau. Allerdings ist die mögliche Zugkraft reduziert, daher empfiehlt sich die Anwendung vor allem für Extraktionen von Beckenboden.

▶ Studienbox

Im Cochrane-Review von 9 Studien zum Effekt von »Soft cups versus rigid vacuum extractor cups« kommen Johanson und Menon (2001) zu der Schlussfolgerung, dass Metallglocken für okzipito-posteriore, transverse und schwierige okzipito-anteriore Positionen geeigneter sind. Soft cups führen seltener zur erfolgreichen vaginalen Geburtsbeendigung, sind aber mit weniger Skalpverletzungen assoziiert.

Neben den bereits angeführten Vorbedingungen der vaginalen Entbindungsoperationen ist bei der Vakuumextraktion zusätzlich die Anlegbarkeit der Saugglocke an den vorangehenden Teil zu beachten. Beim Anenzephalus ist eine Anlage nicht möglich. Gesichts- und Stirnlagen können nicht mit der Saugglocke entwickelt werden.

Instrumentarium

Hauptbestandteil ist die auf den vorangehenden Teil aufzusetzende **Saugglocke.**

- Öffnungsdurchmesser der Metallglocken: 60 mm, 50 mm, 40 mm.
- Öffnungsdurchmesser der Silikonglocken: 60 mm, 50 mm.

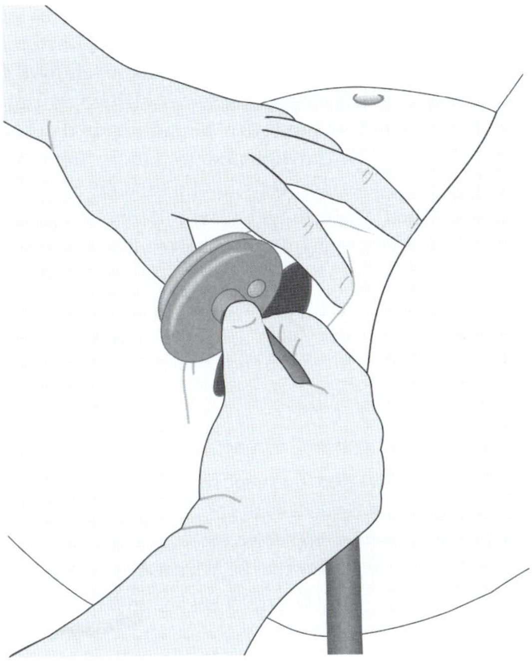

Abb. 39.7. **Einführen der Metallsaugglocke**

Das Schlauchsystem stellt die Verbindung zur Vakuumflasche und Vakuumpumpe her. Über eine innen geführte Zugkette und einen Kreuzgriff kann die Extraktion nach Erreichen des Unterdrucks von 0,6–0,8 kg/cm² erfolgen.

Bei den Silikonsaugglocken entfallen Kette und Kreuzgriff, da der Zug über einen integrierten Griff direkt auf die Glocke übertragen wird.

Technik

Die Glocke wird über die Kante eingeführt, um 90° gedreht und auf den kindlichen Schädel aufgesetzt (Abb. 39.7). Es sollte möglichst nur die größte Glocke angewandt werden, um Verletzungen des Kindes weitgehend zu vermeiden.

Der Glockenansatz erfolgt bei ausrotiertem Kopf im Bereich der Leitstelle in der Führungslinie, und zwar:

- bei vorderer Hinterhauptslage im Bereich der kleinen Fontanelle,
- bei Vorderhauptslage im Bereich der großen Fontanelle.

Das Ansaugen der Glocke erfolgt möglichst über einen Zeitraum von 2 min in mehreren Stufen. Nach der ersten Stufe wird der Sitz nochmals kontrolliert und das Mitfassen mütterlicher Weichteile ausgeschlossen bzw. korrigiert. Nach Fixierung der Glocke mit einem Unterdruck von 0,6–0,8 kg/cm² wird mit dem Probezug geprüft, ob der Kopf bei der Traktion folgt:

- Ansatz der Glocke,
- Fixierung,
- Nachtasten und Probezug,
- Traktionen wehensynchron,
- Wechsel der Traktionsrichtung,
- Entwicklung des Kopfes.

Extraktion durch wehensynchrone Traktionen

Die Traktionen dürfen nur wehensynchron, unter gleichzeitigem Mitpressen der Kreißenden, mit ansteigender und wieder nachlassender Kraft erfolgen. Unterstützt werden kann die Extraktion durch den Kristeller-Handgriff.

Tiefer Geradstand. Bei einer vorderen Hinterhauptslage mit abgeschlossener Rotation (tiefer Geradstand) erfolgen die Traktionen in der Führungslinie mit entsprechendem Wechsel der Traktionsrichtung (Abb. 39.8). Die rechte Hand fasst den Kreuzgriff der Metallglocke bzw. den Griff der Silikonsaugglocke, die linke Hand prüft als Kontakthand das Tiefertreten und ggf. die angestrebte Änderung der Haltung und Drehung des kindlichen Kopfes. Während des Durchschneidens des Kopfes wird der Dammschutz im Sinne einer temporegulierenden Wirkung ausgeführt. Dazu kann der Operateur zur linken Seite der Kreißenden treten und den Damm mit der Kontakthand schützen. Eine Episiotomie erleichtert dem Kind die Überwindung des Weichteilansatzrohres.

Nach der Entwicklung des Kopfes wird die Vakuumpumpe abgestellt. Die Glocke kann nach dem Druckausgleich, während der Entwicklung von Schultern und Rumpf, leicht vom Kopf abgenommen werden. Die manchmal beträchtliche Kopfgeschwulst bildet sich nach 12–24 h zurück.

Abb. 39.8. **Traktionsrichtungen der Vakuumextraktion bei vorderer Hinterhauptslage**

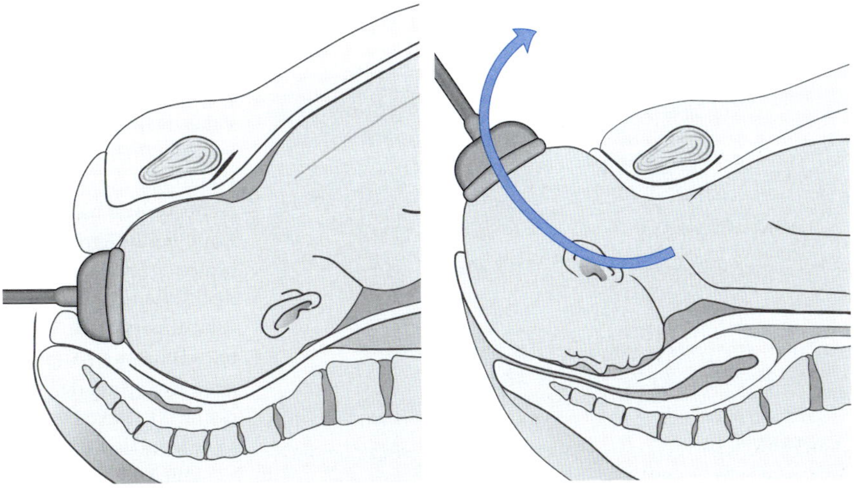

Cave

Zu schweren Abschürfungen am kindlichen Kopf kann es bei langer Extraktionsdauer, bei Dauerzug und beim Abreißen der Metall-, aber auch der Silikonsaugglocke kommen.

Bei nicht abgeschlossener Haltungsänderung und Rotation wird die Vakuumglocke über dem Teil des Kopfes angelegt, der durch Beugung oder Streckung die Führung übernehmen und sich symphysenwärts drehen soll. Nach der nochmaligen sorgfältigen Befunderhebung wird in diesen Fällen die exzentrische Anlage der Vakuumglocke und die erforderliche Traktionsrichtung festgelegt. Der richtige Ansatzpunkt und die Traktionsrichtung bestimmen die Dauer der Operation und die geburtsmechanische Belastung des Kindes.

Bei noch ausstehender Haltungsänderung wird nach exzentrischem Anlegen der Glocke und Traktion zur gegenüberliegenden Seite versucht, die Haltungsänderung operativ zu erreichen. Die noch fehlende Rotation tritt meistens nach der Haltungsänderung und dem Tiefertreten des Kopfes ein.

39.3 Wahl des Instruments

Der Erfolg vaginal-operativer Entbindungen aus Beckenmitte hängt vor allem von der Indikationsstellung sowie dem Zustand des Kindes bei Operationsbeginn ab und davon, ob die Technik beherrscht wird. Der dominierenden Stellung der Vakuumextraktion im deutschsprachigen Raum steht in den USA die Häufigkeit der Zangenentbindungen (seit der Empfehlung von De Lee zur prophylaktischen Zangenentbindung im Jahre 1921) entgegen. Die Entscheidung zur Vakuumextraktion oder zur Zangenentbindung wird vor allem von der geburtshilflichen Schule und der daraus resultierenden Vertrautheit mit dem Instrument bestimmt.

Für Kliniken, die in beiden Methoden ausbilden, kann der differenzierte Einsatz entsprechend den Vorteilen empfohlen werden (▪ Tabelle 39.3). Hinsichtlich der traumatischen Gefährdung reifer Kinder gibt es keinen gesicherten Unterschied zwischen beiden Methoden. Die aufgeführten Vor- und Nachteile berücksichtigen die Ergebnisse prospektiv randomisierter Studien (Williams et al. 1991; Johanson et al. 1993; Bofill et al. 1996) und wurden in den Empfehlungen der Deutschen Gesellschaft für Gynäkologie und Geburtshilfe zur vaginal-operativen Entbindung aus Beckenmitte zusammengefasst (Hopp et al. 1999).

Die Entscheidung »Zange oder Vakuum« ist in den letzten Jahren möglicherweise durch neuere technische Entwicklungen der Vakuumglocke (soft cups, M-cup) und die höhere Rate von mütterlichen Verletzungen sowie deren Langzeitauswirkungen bei Anwendung der Zange beeinflusst worden. Als Trend lässt sich bei der Wahl des Instruments für vaginal-operative Geburten erkennen – und zwar auch in Ländern mit bevorzugtem Einsatz der Zange (Drife 1996; Meniru 1996) –, dass die Vakuumextraktion progressiv ansteigt, bei gleichzeitigem Abfall der Zangenentbindungsfrequenz.

▪ Tabelle 39.3. **Instrumentelle Vor- und Nachteile von Vakuumextraktion und Zange** (Stellungnahme der Deutschen Gesellschaft für Gynäkologie und Geburtshilfe: Vaginal-operative Entbindungen aus Beckenmitte; Hopp et al. 1999)

Vakuum	Zange
Leichter platzierbar	Schneller anlegbar
Weniger Raumbedarf	Technisch schwieriger
Passive Rotation	Aktive Rotation
Erfolgreiche Beendigung seltener	Schnelle Geburtsbeendigung
Weniger mütterliche Lazerationen	Kontrollierte Kompression (Frühgeburt)

► Studienbox

Als Schlussfolgerung des Cochrane Reviews (Johanson und Menon 2001) wird zur Reduktion der maternalen Morbidität die Vakuumextraktion empfohlen, gleichzeitig betonen die Autoren als kompensatorisches Benefit der Forzepsentbindung die Reduktion von Kephalhämatomen und retinalen Hämorrhagien.

39.4 Instrumentelle Entbindung aus Beckenmitte

In Abhängigkeit von der palpierten geburtsmechanischen Situation hat das Anlegen des Instruments und die Korrektur der Haltungs- und Einstellungsanomalie zu erfolgen. Die instrumentelle Entwicklung des Kopfes hat die raumsparende Adaptation nachzuholen – zumeist die Herstellung der Beugehaltung mit Geradstand des Kopfes –, um die mechanische Belastung des Kindes gering zu halten.

Bei der hinteren Hinterhauptslage hat sich der gebeugte Kopf mit dem Hinterhaupt kreuzbeinwärts gedreht. Bei noch nicht ausrotiertem und nicht auf Beckenboden stehendem Kopf wird mit dem angelegten Instrument der Abschluss der Beugung angestrebt. Während der Traktion mit der Vakuumglocke wird die passive Drehung unterstützt, mit der Zange wird die Drehung aktiv vollendet. Dabei ist für eine schonende Entwicklung des Kindes nur der unbedingt erforderlicher Zug anzuwenden. Dem Kopf darf keine bestimmte Rotationsrichtung aufgezwungen werden, sondern die Traktion erfolgt in die Richtung mit dem geringsten Widerstand.

Vakuumextraktion bei I./II. hinterer Hinterhauptslage. Nach exzentrischem Anlegen der Vakuumglocke über der kleinen Fontanelle erfolgen die Traktionen bei I. hinterer HHL nach rechts ventral bis zum Abschluss der Beugung und geben dem Kopf damit Gelegenheit zur Drehung. Diese kann um 45° nach hinten erfolgen, dann wird aus hinterer HHL extrahiert. Mit der großen Fontanelle als Stemmpunkt wird durch stark nach ventral gerichtete Traktionen eine extreme Beugung erreicht und das Hinterhaupt über den Damm geleitet. Danach erfolgt nach Änderung der Traktionsrichtung durch eine leichte Streckung die Geburt von Stirn und Gesicht:

- exzentrisches Anlegen der Glocke über der kleinen Fontanelle;

- Traktionen nach rechts ventral bei I. hinterer HHL, nach links ventral bei II. hinterer HHL;
- passive Drehung um 45° nach hinten (Entwicklung aus hinterer HHL), um 135° nach vorn (Entwicklung aus vorderer HHL).

Dreht sich die kleine Fontanelle um 135° nach vorn, so erfolgt die Umwandlung in die geburtsmechanisch günstigere vordere Hinterhauptslage. Weitere Traktionen in Führungslinie führen zur Entwicklung des Kopfes.

Forzeps bei I./II. hinterer Hinterhauptslage. Bei der Zangenextraktion aus hinterer Hinterhauptslage wird zunächst die Zange biparietal angelegt und die kleine Fontanelle während der Traktionen nach hinten gebracht, dabei erfolgt eine Drehung um 45°. Mit der großen Fontanelle als Stemmpunkt wird zunächst das Hinterhaupt über den Damm entwickelt, dann werden durch eine leichte Streckbewegung Stirn und Gesicht des Kindes geboren.

- Entbindung aus hinterer HHL: Traktionen mit aktiver Drehung um 45°. Stemmpunkt: große Fontanelle.
- Entbindung aus vorderer HHL: doppeltes Anlegen der Zange nach Scanzoni. Traktion mit aktiver Drehung um 135°.

Um aus der hinteren Hinterhauptslage die geburtsmechanisch günstigere vordere Hinterhauptslage zu erreichen, kann mit dem doppelten Anlegen der Zange nach Scanzoni der Kopf aktiv in diese Position gedreht werden. Dabei wird mit der biparietal angelegten Zange unter gleichzeitigem Zug nach unten die kleine Fontanelle in 2 Schritten nach vorn gedreht, zunächst bis zum tiefen Querstand, aus dem nach erneutem Anlegen der Zange die Entwicklung wie beim tiefen Querstand erfolgt (◻ Abb. 39.9). Mit dem doppelten Anlegen der Zange nach Scanzoni ist beim Schrägstand der hinteren Hinterhauptslage eine Rotation um 135°, beim Geradstand um 180° zu vollziehen. Mit der Umwandlung in eine vordere Hinterhauptslage verringert sich die Zugkraft und damit die Kopfkompression.

Cave

Wegen der Gefahr von Verletzungen des Kindes und der Mutter durch das doppelte Anlegen und die zirkulären Gewebsspannungen während der Drehung wird die Scanzoni-Zangenoperation nur noch selten durchgeführt und kann nicht empfohlen werden.

39.5 Sectio versus vaginal-operative Entbindung

Die instrumentelle Entbindung aus Beckenmitte wird zur Beseitigung einer akuten fetalen Bedrohung oder eines Geburtsstillstandes in der Austreibungsperiode indiziert. Bei einer persistierenden fetalen Bradykardie in der Austreibungsperiode wird von einem erfahrenen Geburtshelfer die vaginal-operative Entbindung wegen der schnelleren Entwicklung des Kindes in der Regel bevorzugt. Primär als schwer einzuschätzende Beckenmittenentbindungen sollten in solchen Situationen unbedingt unterbleiben. Wegen der kindlichen Komplikationen ist vor forcierten Vakuumextraktionen in derartigen Situationen zu warnen. Ein zu schneller Aufbau des Vakuums, ein Abreißen der Glocke und die damit verbundenen intrakraniellen Druckschwankungen gehen mit dem zu hohen Risiko einer zerebralen Blutung einher. Diese Leitlinie geburtshilflichen Handelns, zunächst die vaginal-operative Entbindung anzustreben und gegen die sekundäre Sectio abzuwägen, wird nicht mehr allgemein akzeptiert. Unter der Prämisse, dass schwere mütterliche und kindliche Traumen nach vaginal-operativen Entbindungen grundsätzlich vermieden werden können, und wegen der erhöhten Gefahr einer Beckenbodenschädigung mit bleibender Funktionseinschränkung (Harninkontinenz bis zu 30 % und Analinkontinenz bis zu 10 %) werden die instrumentelle Entbindung und im zweiten Schritt die vaginale Geburt in Frage gestellt. Angeführt wird auch die zentrale Bedeutung der Patientenzufriedenheit, nach der die vaginal-operative Geburtsbeendigung heute zunehmend als unerwünschte Form der Geburt angesehen wird (Husslein 1998). Ebenso unerwünscht ist aber auch die sekundäre Sectio nach einem längeren Geburtsverlauf in der Austreibungsperiode. Bestimmte Veränderungen des anterioren Beckenbodenkompartiments (Paravaginaldefekt) sind in einem hohen Prozentsatz bereits eingetreten und die Morbidität und Mortalität ist nach Sectio gegenüber der Vaginalgeburt immer noch mehrfach erhöht.

Die Entbindung aus Beckenmitte, insbesondere bei einem Höhenstand der Leitstelle oberhalb von +2, muss dem erfahrenen und in der Technik ausgebildeteten Geburtshelfer vorbehalten sein. Schon die Einschätzung der Durchführbarkeit einer instrumentellen Entbindung aus Beckenmitte wird entscheidend beeinflusst von der persönlichen Erfahrung des Geburtshelfers. Besonders hervorzuheben ist, dass das Risiko der Verletzung von Mutter und Kind um so höher ist, je höher der Kopf steht und um so mehr die Pfeilnaht von der anteroposterioren Position abweicht, dass es also gerade diese Operationen sind, die mit größter Zurückhaltung zu indizieren oder besser zu vermeiden sind.

> In Grenzsituationen, wie sie bei einem Höhenstand der Leitstelle über + 2 oder einer Abweichung der Pfeilnaht über 45° bestehen, und bei einer akuten fetalen Bedrohung (fetale Bradykardie) ist die sofortige Sectio caesarea vorzunehmen, insbesondere bei diagnostizierter fetaler Wachstumsretardierung.

Auch wenn erst während der Operation eine Fehlbeurteilung des Höhenstandes oder der Einstellung des Kopfes erkannt wird, darf die vaginal-operative Entbindung nicht erzwungen werden. Daher müssen die generellen organisatorischen Voraussetzungen für die sofortige Durchführung einer Notfallsectio bei der Entscheidung zu einer vaginal-operativen Entbindung erfüllt sein.

In besonderen Fällen kann die Durchführung einer vaginal-operativen Entbindung (Trial Forzeps/Vakuum) in Anwesenheit von Anästhesie- und Operationspersonal im Operationssaal erforderlich sein; allerdings sollte diese Situation, der Versuch einer vaginal-operativen Entbindung in absoluter Sectiobereitschaft, eine Ausnahme bleiben.

39.6 Instrumentelle Entbindung von Beckenboden

Die vaginal-operative Entbindung von Beckenboden wird als sicher angesehen. Der Eingriff weist die geringste Gefährdung für die Mutter und das Kind auf. Daher wird in vielen Lehrbüchern diese geburtsmechanische Situation als Voraussetzung für die vaginal-operative Entbindung gefordert.

Eine Ausnahme stellt die Problematik des **tiefen Querstandes** dar. Das Verharren des Kopfes mit querer Pfeilnaht auf Beckenboden erfordert vom Geburtshelfer die genaue Kenntnis der geburtsmechanischen Situation und die kunstgerechte operative Korrektur dieser Haltungs- und Einstellungsanomalie.

Beim tiefen Querstand ist die fehlende Rotation auf die ausgebliebene Beugung zurückzuführen. Der Kopf steht mit querer Pfeilnaht auf Beckenboden. Die Fontanellen finden sich aufgrund der ausgebliebenen Beugung auf gleicher Höhe.

Vakuumextraktion bei tiefem Querstand. Dem exzentrischen Anlegen der Saugglocke über der kleinen Fontanelle folgen die primären Traktionen zur anderen Seite und dorsal, bis der tiefe Geradstand hergestellt ist. Der zunehmenden Beugung des Kopfes folgt die Drehung ohne weiteres Zutun. Die weiteren Traktionen erfolgen in der Führungslinie mit entsprechendem Wechsel der Traktionsrichtung:
- exzentrisches Anlegen über der kleinen Fontanelle,
- Zug zur anderen Seite und nach dorsal,
- zunehmende Beugung des Kopfes,
- passive Drehung in den tiefen Geradstand,
- weitere Traktionen in der Führungslinie.

Forzeps bei tiefem Querstand. Die Zange ist im zweiten schrägen Durchmesser des kleinen Beckens beim ersten tiefen Querstand und im ersten schrägen Durchmesser beim zweiten tiefen Querstand anzulegen. Sie liegt damit nicht bipartal, sondern schräg am Kopf. Während der Extraktion muss mit der Zange gleichzeitig eine Drehbewegung ausgeführt werden, und zwar in der Richtung, dass die kleine Fontanelle unter die Symphyse dirigiert wird. Die so erreichte vordere Hinterhauptslage wird ohne Veränderung der Zangenstellung durch Traktionen in der Führungslinie entwickelt (Abb. 39.9):
- Anlegen im I. oder II. schrägen Durchmesser,
- Traktion und Drehung der kleinen Fontanelle unter die Symphyse,
- Entwicklung aus vorderer HHL ohne Veränderung der Zangenstellung.

39.7 Komplikationen

Die Gefahr von Verletzungen erhöht sich mit dem Schwierigkeitsgrad der vaginal-operativen Entbindung. Das Anlegen der Zange gelingt bei einem Höhenstand über +2 nur selten optimal und führt damit relativ häufig zu Hämatomen und Abschürfungen an der Haut des Kindes. Bei nicht vollendeter Rotation der Pfeilnaht kann die aktive Drehung während der Extraktion zu zirkulären Gewebsspannungen mit erheblichen Verletzungen führen. Die technischen Gegebenheiten der Vakuumextraktion können zu bestimmten Komplikationen führen, die bei Beachtung der Spezifik dieser Operation vermieden werden können.

Cave

Die verminderte Haftfähigkeit bei exzentrischer Anlage der Glocke und die verlängerte Extraktionsdauer bei notwendiger Haltungs- und Einstellungskorrektur erhöhen die Gefahr des Abreißens der Glocke, was zu kurzfristigen intrakraniellen Druckschwankungen (bis zu 50 mmHg) führen kann.

39.7.1 Kindliche Verletzungen

Wegen der kindlichen Komplikationen ist vor forcierten Vakuumextraktionen bei akuter fetaler Bedrohung zu warnen. Ein zu schneller Aufbau des Vakuums, ein Abreißen der Glocke und die damit verbundenen intrakraniellen Druckschwankungen können zur Ausbildung einer zerebralen Blutung beitragen (Castillo u. Fordham 1995).

Sichtbare Folgen vaginal-operativer Entbindungen sind **Kephalhämatome**, die in der Klinik der Autoren bei 3% der 1672 Zangenentbindungen und 12% der 371 Vakuumextraktionen vorkamen. Eine 10fache Erhöhung der Häufigkeit von Kephalhämatomen trat bei der Indikation »drohende Asphyxie« zur Vakuumextraktion auf. Als Ursache kann ein überstürzter Aufbau des Vakuums bei sichtbarer fetaler Gefährdung angenommen werden.

Nach Bewertung von 10 randomisierten Studien kamen Johanson und Menon (Cochrane-Review 2001) zu der Aussage, dass Kephalhämatome und Retinablutungen bei Vakuumextraktionen häufiger auftreten. Die pathogenetische Deutung der Retinablutungen ist bis heute unklar, Langzeitauswirkungen sind nicht bekannt.

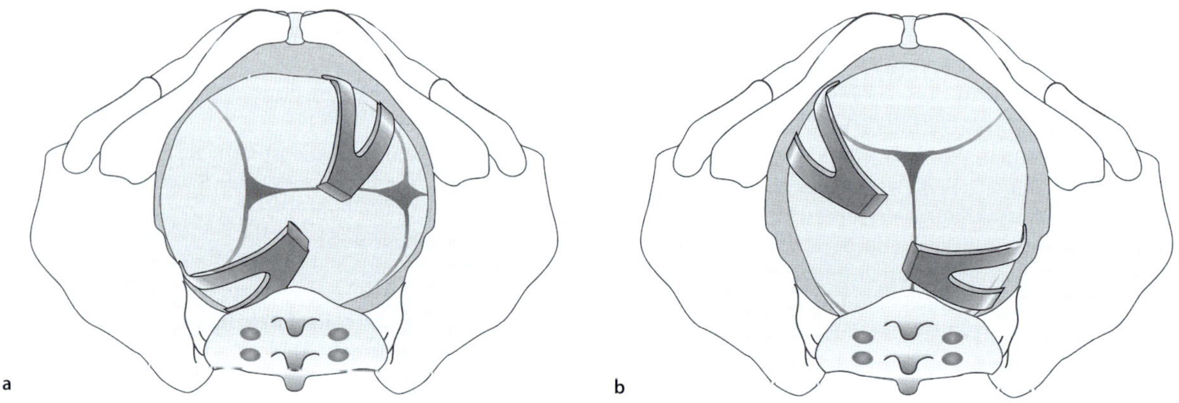

Abb. 39.9a, b. Anlegen der Zange bei II. tiefem Querstand in den I. schrägen Durchmesser des Beckens (a) und Entwicklung aus vorderer Hinterhauptslage nach Rotation in den Geradstand (b)

Als Folge von Hautverletzungen sind narbenbedingte Alopezien nach Vakuumextraktionen beschrieben worden. Kindliche Verletzungen nach Zangenentbindung sind Abschürfungen der Haut, Hämatome und passagere Paresen des N. facialis. Schädelfrakturen und intrakranielle Blutungen sollten bei richtiger Operationstechnik bei beiden Methoden nicht vorkommen.

▶ Studienbox

Die neonatale Frühmorbidität bei vaginal-operativen Entbindungen aus Beckenmitte unterscheidet sich trotz der höheren operativen Belastung des Kindes (der Kopf hat den Beckenboden noch nicht erreicht, die Haltungsänderung und Rotation sind nicht abgeschlossen) nicht von der der instrumentellen Entbindung von Beckenboden (Weitzel u. Hopp 1996).

Der Vergleich mit dem Ausgang nach Sectio caesarea als alternativem Entbindungsverfahren bei Beckenmittenposition ergab bei gleicher Indikationsstellung keinen Unterschied hinsichtlich des neonatalen Adaptationsverhaltens sowie der Häufigkeit von sprachlichen und neuromotorischen Entwicklungsverzögerungen (Dierker et al. 1986).

39.7.2 Mütterliche Verletzungen

Mütterliche Verletzungen wie Damm-, Scheiden- und Zervixrisse werden von der Wahl des Instruments beeinflusst. In besonderem Maße sind sie aber auch von der Qualifikation des Operateurs abhängig. Nach Johanson und Menon (Cochrane-Review 2001) werden durch Vakuumextraktionen signifikant seltener schwere mütterliche Verletzungen als durch Zangenentbindungen verursacht. Sie sind assoziiert mit einer niedrigeren Anwendung von Regional- und Allgemeinanästhesien, mit weniger Schmerzen unter der Geburt und 24 Stunden danach.

▶ Studienbox

Während kein Unterschied zur Häufigkeit des Auftretens von Scheidenrissen festzustellen war, 25 % bei Entbindung durch Forzeps und 23 % bei Vakuumextraktion, kam es mit 7,4 % bei Zangenentbindungen, insbesondere aus der Beckenmittenposition, und 1,7% bei Vakuumextraktionen signifikant häufiger zu Dammrissen III. und IV. Grades (Weitzel u. Hopp 1996). Ähnliche Zahlen werden auch von Johanson et al. (1993) angegeben. Die Häufigkeit okkulter Analsphinkterverletzungen (35% bei Spontangeburten) ist nach Zangenentbindung nahezu doppelt so hoch (Sultan et al. 1993). In einer neueren Untersuchung fand die gleiche Arbeitsgruppe (Chaliha et al. 2001), dass die vaginale Geburt, insbesondere die instrumentelle Geburt, mit einem Abfall des Analdrucks und einem Anstieg des Sphinktertraumas assoziiert ist, unabhängig von der Art des Instrumentes.

Das Risiko der Verletzung für die Mutter und das Kind ist um so höher, je höher der Kopf steht und um so mehr die Pfeilnaht von der anteroposterioren Position abweicht (ACOG 1994; Hankins u. Rowe 1996). Angesichts der häufig auftretenden Verletzungen ist es erforderlich, dass nach jeder vaginal-operativen Entbindung eine Inspektion der gesamten Scheide sowie auch der Zervix in ihrem vollen Umfang erfolgt, um diese Verletzungen frühzeitig zu diagnostizieren und chirurgisch zu versorgen.

▶ Studienbox

Ergebnisse von Befragungen weisen auf unerträglichen Schmerz unter der Geburt bei 18 % der durch Vakuumextraktion Entbundenen und 27 % in der Forzepsgruppe hin, während solche Schmerzen im Dammbereich am 4. Tag von 7 % bzw. 18 % angegeben wurden (Johanson et al. 1993; Drife 1996). Nicht völlig unerwartet kommen Garcia et al. (1985) aus der Sicht betroffener Frauen zu folgender Aussage: »Verglichen mit der Zangenentbindung haben Frauen, die durch Vakuumextraktion entbunden wurden, weniger Schmerzen, aber mehr Ärger mit ihren Babys«.

39.8 Analgesie

Für die vaginal-operative Geburt wird neben der Schmerzausschaltung auch die Relaxation der Beckenmuskulatur durch Pudendusanästhesie oder Periduralanästhesie gefordert. Die Pudendusanästhesie ist als transvaginale Leitungsanästhesie einfach durchzuführen (▣ Abb. 39.10), entfaltet eine gute analgetische Wirkung und erlaubt die aktive Teilnahme der Kreißenden am Geburtsprozess.

Durchführung. Das Lokalanästhetikum (10 ml 1%iges Lidokain oder Bupivacain 0,25 %) wird von der Scheide aus beidseits in den Bereich des N. pudendus injiziert. Dazu wird unmittelbar unterhalb des die Spina tastenden Fingers (1 cm kaudal von der Spina ischiadica) mit einer langen, durch eine Hülse ge-

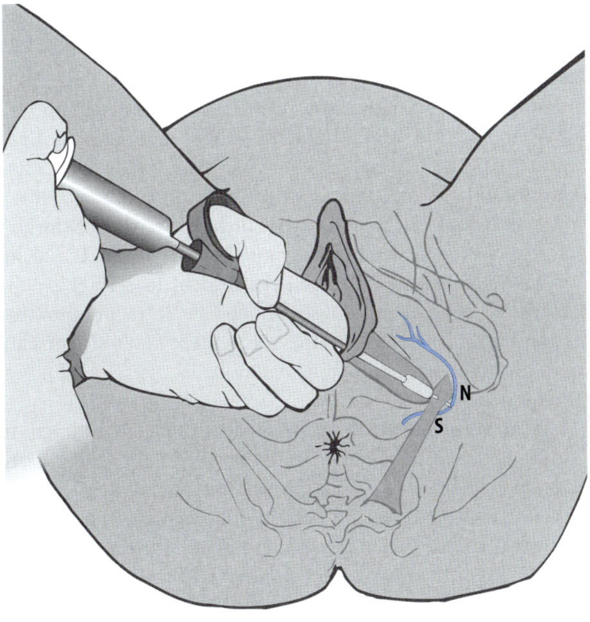

▣ Abb. 39.10. **Transvaginale Technik der Pudendusanästhesie** Spitze der Nadel nach Durchstechen des Lig. sacrospinale (**S**) am N. pudendus (**N**)

schätzten Kanüle die Scheidenhaut und das Lig. sacrospinale bis zu einer Tiefe von 1–1,5 cm durchstochen und das Lokalanästhetikum in das lockere Gewebe injiziert. Vor der Injektion muss aspiriert werden, um eine versehentliche intravasale Applikation zu vermeiden.

Indikation. Die Pudendusanästhesie eignet sich zur Schmerzausschaltung in der Austreibungsperiode bei Spontangeburten, Geburten aus Beckenendlage und vaginal-operativen Entbindungen. Von der ACOG (1994) wird die Pudendusanästhesie ausschließlich für den Outlet forceps als adäquate Analgesie angesehen, während für die Zangenentbindung aus Beckenmitte die Peridural- oder Spinalanästhesie gefordert wird. Auch für die komplette Darstellung der Zervix und des Scheidengewölbes wird diese Form der Schmerzausschaltung als nicht ausreichend erachtet und eine Allgemeinanästhesie empfohlen. Die Durchführung einer Vakuumextraktion benötigt in den meisten Fällen weniger Anästhesie als eine Zangenentbindung.

V

39.9 Aufklärungspflicht

Die Rechtsprechung stellt immer strengere Anforderungen an die Aufklärungspflicht des Arztes. Sobald sich unter der Geburt die Möglichkeit abzeichnet, dass ein operativer Eingriff notwendig werden kann, soll der Geburtshelfer das Aufklärungsgespräch mit der Patientin führen und sie um ihre Entscheidung bitten. Je früher dies geschieht, desto eher ist damit zu rechnen, dass die Patientin noch einwilligungsfähig ist. Das bedeutet, dass sie dem Aufklärungsgespräch noch folgen und das Für oder Wider der empfohlenen Behandlung abwägen kann:
- Einwilligungsfähigkeit,
- Notsituation/Voraussehbarkeit,
- Behandlungsalternativen,
- Eingriffsverzögerung,
- Entbindungsversuch in Sectiobereitschaft,
- Basisinformation über geburtshilfliche Eingriffe.

Liegen Anzeichen dafür vor, dass die normale vaginale Entbindung nicht zu Ende geführt werden kann, sondern die Indikation für eine vaginal-operative oder abdominale Entbindung besteht, dann ist der geburtsleitende Arzt verpflichtet, die erforderliche Aufklärung so rechtzeitig vor Eintritt einer (voraussehbaren) Notsituation vorzunehmen, dass der Schwangeren noch eine Risikoabwägung möglich ist. Der Arzt braucht der Patientin jedoch im Allgemeinen nicht ungefragt zu erläutern, welche Behandlungsmethoden in Betracht kommen und was für oder gegen die eine oder andere Methode spricht, denn die Wahl der Behandlungsmethode ist primär Sache des Arztes.

Wenn verschiedene Behandlungsalternativen allerdings zu jeweils unterschiedlichen Belastungen der Patientin führen oder unterschiedliche Erfolgschancen bieten und diese Unterschiede von Bedeutung sind, besteht eine Verpflichtung zur Aufklärung über die Behandlungsalternativen. Insbesondere bei der Beckenmittenposition des kindlichen Kopfes ist die Aufklärung über die verschiedenen geburtshilflichen Methoden: Vakuum, Zange und Sectio von Bedeutung, da die Gefahren für Mutter und Kind bei diesen Verfahren gänzlich unterschiedlich sind und daher nach der Rechtssprechung die Mutter die Entscheidung zu treffen hat, ob sie den Interessen des Kindes oder ihren eigenen Interessen den Vorzug gibt.

Zwischen dieser juristischen Forderung und der geburtshilflichen Realität besteht eine erhebliche Diskrepanz, die sich daraus ergibt, dass die Gebärende in der gegebenen Situation mit der Entscheidung zu den verschiedenen Alternativen absolut überfordert ist. Aus diesem Konflikt zwischen der Beachtung der Patientenautonomie und der Fürsorgepflicht des Arztes ist abzuleiten, dass die Aufklärung sehr individuell zu erfolgen hat und sehr bestimmt wird von der Einschätzung der Durchführbarkeit der Operation.

Es gilt der Grundsatz: Um so dringlicher die Situation, um so kürzer die Aufklärung.

Ist eine wirksame Aufklärung in einer Notsituation zwar noch möglich, wirkt sie aber eingriffsverzögernd (Hinausschieben eines dringlichen Eingriffes), so haftet der Arzt bei einer Schädigung ebenfalls (Hopp et al. 1999). Bei zu erwartenden Schwierigkeiten vaginal-operativer Entbindungen (Entbindungsversuch in Sectiobereitschaft), muss die Patientin über das höhere fetale Risiko orientiert werden. Es ist zu empfehlen, den Patientinnen schon in der Schwangerschaft eine Basisinformation über vaginale und abdominale geburtshilfliche Eingriffe zugängig zu machen, um auch in dringlichen Situationen ein ausreichendes Verständnis für das dann notwendigerweise sehr verkürzte Aufklärungsgespräche zu erzielen. Angesichts der hohen Rate von Beckenbodenschädigungen mit bleibender Funktionsbeeinträchtigung auch bei vaginalen Spontangeburten stellt sich die Frage, ob diese Problematik im Patientengespräch vor der Geburt nicht in angemessener Weise erörtert werden muss, auch wenn die Möglichkeit einer weiteren Zunahme des Wunschkaiserschnitts damit initiiert werden könnte.

Literatur

ACOG (1994) Operative vaginal delivery. ACOG-Technical Bulletin 196. Int J Gynaecol Obstet 47: 179–185

Bofill JA, Rust OA, Schorr SJ, Brown RC, Martin RW, Martin JN, Morrison JC (1996) A randomized prospective trial of the obstetric forceps versus the M-cup vacuum extractor. Am J Obstet Gynecol 75: 1325–1330

Castillo M, Fordham LA (1995) MR of neurologically symptomatic newborns after vacuum extraction delivery. Am J Neuroradiol 16: 816–818

Chaliha CH, Sultan AH, Bland JM, Monga AK, Stanton SL (2001) Anal function: Effect of pregnancy and delivery. Am J Obstet Gynecol 185: 427–432

De Lee JB (1921) The prophylactic forceps operation. Am J Obstet Gynecol 1: 34–37

Dierker LJ, Rosen MG, Thompson K, Lynn P (1986) Midforceps deliveries: Long-term outcome of infants. Am J Obstet Gynecol 154: 764–768

Drife JO (1996) Choice and instrumental delivery. Br J Obstet Gynaecol 103: 608–611

Garcia J, Anderson J, Vacca A, Elbourne D, Grant A, Chalmers I (1985) Views of women and their medical and midwifery attendants about instrumental delivery using vacuum extraction and forceps. J Psychosom Obstet Gynaecol 4: 1–9

Hankins GDV, Rowe TF (1996) Operative vaginal delivery – Year 2000. Am J Obstet Gynecol 175: 275–282

Heinrich H, Seidenschnur G (1988) Praktische Kardiotokographie. Barth, Leipzig

Hopp H, Dudenhausen JW, Martius G, Schneider H, Schneider KTM, Ulsenheimer K, Weitzel H (1999) Stellungnahme: Vaginal-operative Entbindungen aus Beckenmitte. Deutsche Gesellschaft für Gynäkologie und Geburtshilfe (DGGG). Frauenarzt 40: 1471–1473

Husslein P (1998) Perspektiven in der Geburtshilfe. Geburtsh Frauenheilk 58: M50–M54

Johanson RB, Menon BKV (2001) Vacuum extraction versus forceps for assisted vaginal delivery. The Cochrane Library, Issue 4: 1–7

Johanson RB, Menon BKV (2001) Soft versus rigid vacuum extractor cups for assisted vaginal delivery. The Cochrane Library, Issue 4: 1–8

Johanson RB, Rice C, Doyle M et al. (1993) A randomised prospective study comparing the new vacuum extractor policy with forceps delivery. Br J Obstet Gynaecol 100: 524–530

Malmström T (1954) The vacuum-extractor. Indications and results. Acta Obstet Gynecol Scand 43 [Suppl 1]: 9–42

Meniru GI (1996) An Analysis of recent trends in vacuum extraction and forceps delivery in the United Kingdom. Br J Obstet Gynaecol 103: 168–170

Sultan AH, Kamm MA, Hudson CN, Thomas JM, Bartram CI (1993) Anal-sphincter disruption during vaginal delivery. N Engl J Med 329: 1905–1911

Weitzel HK, Hopp H (1998) Wann steht der Kopf zangengerecht – vakuumgerecht? Gynäkologe 31: 742–750

Weitzel HK, Hopp H (1996) Zangen- versus Vakuumextraktion. In: Künzel W, Kirschbaum M (Hrsg) Gießener Gynäkologische Fortbildung 1995. Springer, Berlin Heidelberg New York Tokyo, S 219–227

Williams MC, Knuppel RA, Weiss A, Kanarek N, O'Brien WF (1991) A prospective randomised comparison of forceps and vacuum assisted vaginal delivery. Am J Obstet Gynecol 164: 323–328

Geburt und Beckenboden

C. Anthuber, J. Wisser, C. Dannecker, P. Stosius

Kurz-Überblick

Das Hauptziel der Geburtshilfe ist die Reduktion der maternalen und perinatalen Mortalität und Morbidität. Während der vergangenen Jahrzehnte fiel die mütterliche Mortalität in den entwickelten Ländern dramatisch und hat heute in Mitteleuropa eine Rate von 5–8/100.000 Lebendgeborenen erreicht (Saunders 1997). Parallel zur Einführung der kontinuierlichen, subpartalen fetalen Überwachung, der konsequenten Schwangerenvorsorge und der Verbesserungen der neonatalen Intensivmedizin reduzierte sich die perinatale Mortalität und Morbidität. In den zentraleuropäischen Ländern hat sich die perinatale Mortalität auf 5–10 pro 1000 Lebendgeborenen eingependelt.

Im Gegensatz zu diesen Anstrengungen blieb die mütterliche Langzeitmorbidität nach vaginaler Geburt lange Zeit vernachlässigt, obwohl die vaginale Entbindung als eine der Ursachen für das Auftreten einer Harninkontinenz bekannt war (▪ Tabelle 40.1). Das Problem der Harninkontinenz hat sich jedoch in den vergangenen Jahren durch die zunehmende Lebenserwartung der Frauen verschärft. Derzeit müssen wir davon ausgehen, dass 5–14% der amerikanischen Frauen, die älter als 60 Jahre sind, an einer Harninkontinenz leiden (Thom et al. 1997). Milsom konnte klar aufzeigen, dass Frauen, die geboren haben, häufiger von einer Harninkontinenz betroffen sind als Nulliparae (Milsom et al. 1993).

Darüber hinaus kommt es nach einer vaginalen Entbindung in 4–6% zu einer Stuhlinkontinenz (MacArthur et al. 1997; Ryhammer et al. 1996). Diese Symptomatik wird auf meist nichterkannte Defekte des Beckenbodens in Folge einer vaginalen Geburt zurückgeführt. Da eine effiziente Therapie zur Verfügung steht, erscheint es sinnvoll, diese okkulten Verletzungen des analen Verschlussapparats zu erkennen (Sultan et al. 1999).

Diese Erkenntnisse haben eine heftige Diskussion darüber ausgelöst, ob zur Vermeidung von Geburtsschäden ein elektiver Kaiserschnitt gerechtfertigt ist. Die zunehmende Wahrnehmung geburtstraumatischer Folgen für die Weichteile des mütterlichen Beckens hat darüber hinaus zu wesentlichen Veränderungen im geburtshilflichen Handeln geführt. Ein Beispiel hierfür ist die heute weltweite Forderung nach einer möglichst niedrigen Dammschnittrate. Auch die Indikation zur Zangengeburt wird derzeit zum Schutz des mütterlichen Beckenbodens deutlich restrikter gestellt als früher.

Es sollte daher das Ziel einer modernen Geburtshilfe sein, Frauen, die ein erhöhtes Risiko für eine Schädigung des Beckenbodens durch eine vaginale Geburt aufweisen, frühzeitig zu erkennen. Deshalb wird derzeit wissenschaftlich untersucht, ob sich Risikofaktoren für eine erschwerte und möglicherweise traumatische Geburt für Mutter und Kind definieren lassen. Unter anderem wird geprüft, ob z.B. neben der ultrasonographischen Bestimmung des kindlichen Gewichts auch die exakte Erfassung der knöchernen Beckenmaße der Mutter durch Kernspinpelvimetrie eine Rolle spielen könnte. Der Abgleich von mütterlicher Anatomie und kindlichen Messwerten würde dann eine Voraussage des wahrscheinlichen Geburtsverlaufs zulassen. Die Beschreibung der morphologischen und funktionellen Veränderungen nach vaginaler Geburt und der wichtigsten Maßnahmen zur Vermeidung von Geburtsschäden sollen deshalb im vorliegenden Kapitel skizziert werden.

▪ Tabelle 40.1. **Prävalenz von Harn- und Stuhlinkontinenz bei Erstgebärenden** (Chaliha et al. 1999)

Symptom	Vor Gravidität (n = 549) [%]	Während Gravidität (n = 549) [%]	Nach Gravidität (n = 549)[a] [%]
Harninkontinenz	3,6	43,7	14,6
Stressharninkontinenz	3,1	35,7	12,4
Dranginkontinenz	0,5	8,0	2,2
Stuhlinkontinenz	0,7	6,0	5,5
Stuhldrang	1,1	8,7	6,2
Stuhlschmieren	0,4	0,5	0,9
Inkontinenz für Winde	0,5	6,0	4,9
Inkontinenz für flüssigen Stuhl	0,2	0,9	0,5
Inkontinenz für festen Stuhl	0,2	0,2	0,4
Stuhldrang und Inkontinenz	1,6	12,7	8,6

[a] Mehrfachnennungen möglich

40.1 Anatomie des weiblichen Beckenbodens

Der weibliche Beckenboden ist eine komplexe anatomische Struktur, die aus Bindegewebe und Muskulatur aufgebaut ist. Die endopelvine Faszie fixiert die inneren Genitalorgane an der seitlichen Beckenwand. Der Levator ani schließt das knöcherne Becken nach kaudal ab und ist in der Lage, die Hohlorgane, die durch diesen Muskel passieren, zu komprimieren. Die endopelvine Faszie, die den Uterus und die Scheide am knöchernen Becken fixiert, ist ein Gefäß führendes Bindegewebsblatt. Dessen kraniale Anteile enthalten die A. uterina und werden klinisch als **Parametrium** mit dem Lig. cardinale und den

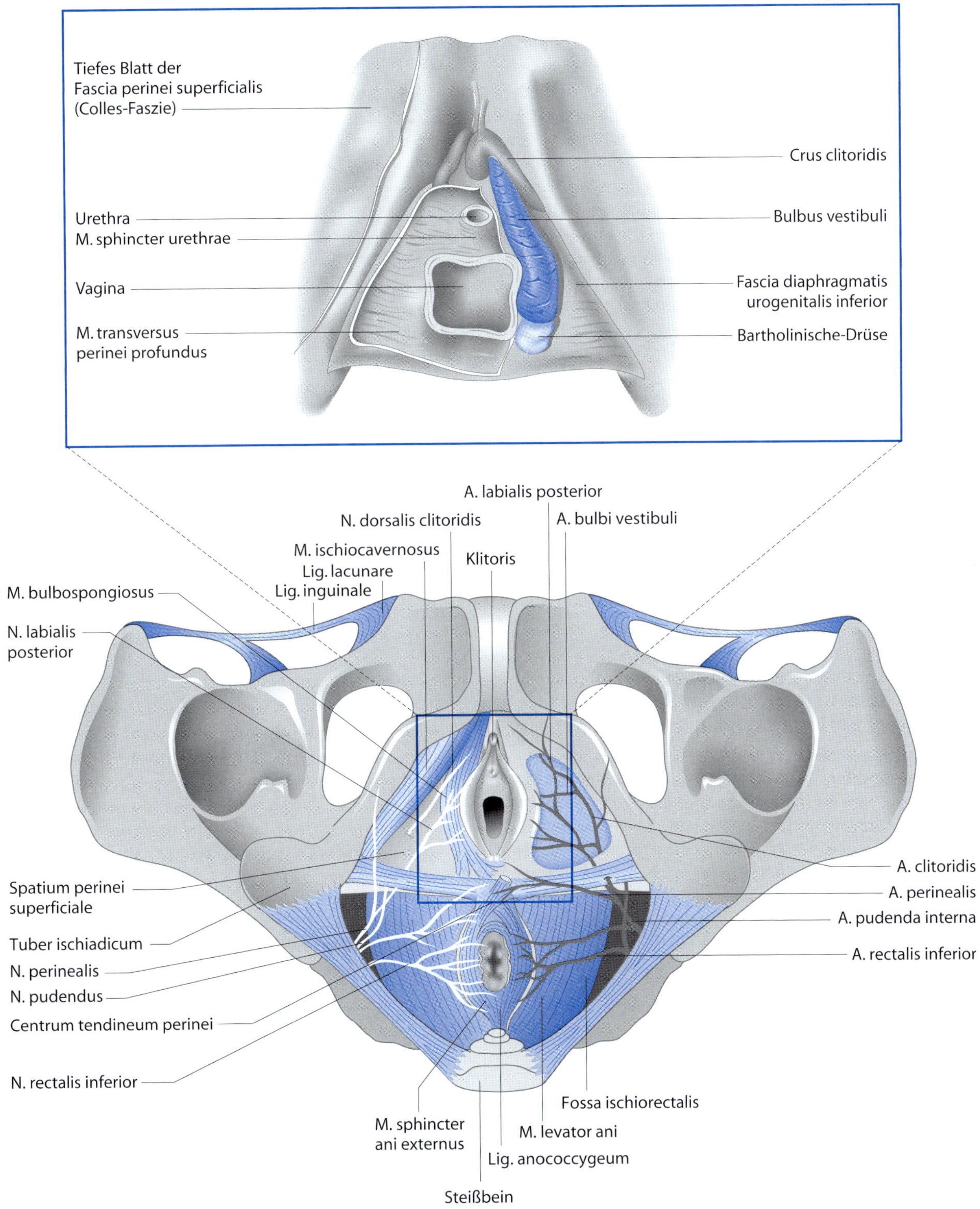

Abb. 40.1. **Beckenboden: Muskulatur und Faszien, Gefäß-** (*rechts*) **und Nervenverläufe** (*links*)

Sakrouterinligamenten bezeichnet. Der kaudale Anteil der endopelvinen Faszie, das **Parakolpium**, verbindet die Vagina mit der seitlichen Beckenwand und reicht kaudal bis zum Beckenboden, wo die Vagina vom Levator ani umschlossen wird.

Aktive Stützung gegen den konstanten Zug an der endopelvinen Faszie wird durch die Muskelgruppe des **Levator ani** gewährt. Dieser besteht aus dem puboviszeralen Muskel und dem M. iliococcygeus, die den muskulären Beckenboden bilden (◘ Abb. 40.1). Letzterer ist ein paariger Muskel, der beidseits vom Arcus tendineus entspringt und sich nach median hinter dem Rektum mit dem kontralateralen Anteil zur medianen Raphe verbindet, die ihrerseits zum Os coccygeum reicht. Der Muskel verschließt den posterioren Anteil des Beckenbodens. Anterior bilden der puboviszerale Muskel mit dem M. pubococcygeus und dem M. puborectalis eine U-förmige Schlinge um das Rektum. Die Fasern des puboviszeralen Muskels inserieren in die Seitenwand von Vagina und Rektum (DeLancey 1988, 1994; Handa et al. 1996).

Der Levator ani wird vom Nervus pudendus innerviert. Der intakte Levator ani erhält einerseits den konstanten Basaltonus, andererseits kann er durch aktive Kontraktion erhöhtem intraabdominalem Druck standhalten. In vivo ist der intakte Beckenboden eher wie ein Dom und nicht wie ein Bassin geformt (Hjartardottir et al. 1997; Hugosson et al. 1991) und ermöglicht die Passage von Urethra, Vagina und des Rektums.

> Ein intakter Beckenboden verhindert den Prolaps der Beckenorgane und ist gemeinsam mit den urethralen und analen Sphinkteren verantwortlich für den Erhalt der urethralen und analen Kontinenz. Neben der intakten Morphologie ist eine funktionierende sensorische und motorische Innervation für die Kontrolle der Kontinenz notwendig. Abnormalitäten von einer dieser drei Komponenten können zur Inkontinenz führen.

40.1.1 Anatomische Strukturen des anterioren Kompartiments

Die Öffnung im puboviszeralen Anteil des Levator ani, durch die Urethra und Vagina hindurchtreten, wird als **Hiatus urogenitalis** bezeichnet. Die anatomischen Strukturen des anterioren Beckenbodenanteils spielen eine wichtige Rolle im Erhalt der Harnkontinenz. Diese wird durch den urethralen Sphinkter (DeLancey et al. 1997), unterstützt durch die endopelvine Faszie und die Muskulatur des Levator ani, gewährleistet. Die Urethra liegt der endopelvinen Faszie und der vaginalen Wand auf (◘ Abb. 40.2). Diese Faszie ist am Arcus tendineus fixiert, einem fibrösen Band in Erweiterung der Faszie des M. obturatorius internus, und reicht beidseitig vom Schambein zum Sitzbein.

Die Komposition des urethralen Supports variiert entlang der Länge der Urethra. Im Bereich des Blasenhalses ist die endopelvine Faszie spärlich und der urethrale Support ist im Wesentlichen durch Faserverbindungen der vaginalen Muskularis am Arcus tendineus gewährleistet. In der distalen Hälfte der Urethra ist die endopelvine Faszie ausgeprägter und als perineale Membrane beidseitig an den Schambeinen fixiert (DeLancey 1994).

Die Harnröhre, die bei der Frau nur eine funktionelle Länge von ca. 25–30 mm besitzt, wird bei erhöhtem intraabdominellen Druck (z. B. Hustenstoß) gegen die vordere Vaginalwand und die endopelvine Faszie gepresst. Nach DeLancey wirken diese wie ein Amboss (DeLancey 1988).

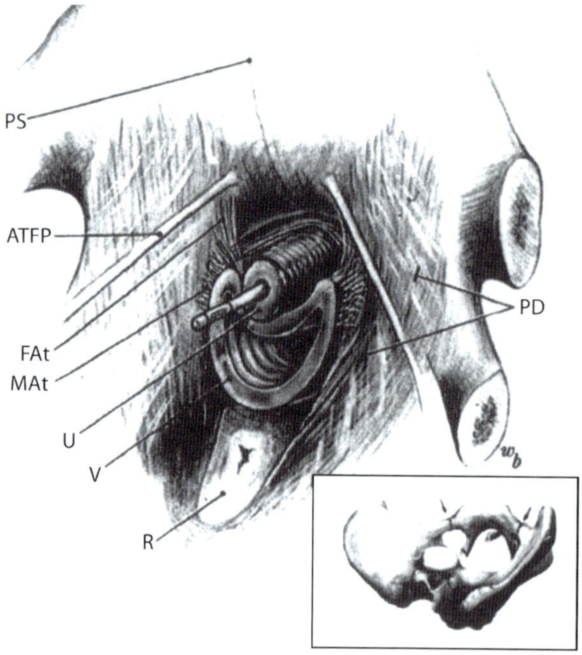

◘ Abb. 40.2. **Befestigung der lateralen Vaginalränder an der Beckenbodenseitenwand und proximaler extrinsischer Urethralsphinktermechanismus.** Urethra (*U*), Vagina (*V*) und Rektum (*R*) auf Höhe des Blasenhalses mit platziertem Katheter zur Orientierung. *ATFP* Arcus tendineus fasciae pelvi, *PD* Beckenboden, *PS* Schamfuge, *SFPD* obere Beckenbodenfaszie, FAt Faszie Arcus tendrineus, MAt muskluäre Befestigung (aus DeLancey 1988)

► Studienbox

Die Harnröhre ist im Diaphragma urogenitale verankert, einer membranartigen Faszie, die sub partu besonders belastet wird (DeLancey 1993; ◘ Abb. 40.3). Nach den Untersuchungen von Peschers et al. (1996), Meyer et al. (1996) und Demirci et al. (2001) ist die Harnröhre postpartal signifikant mobiler als präpartal. Es gilt heute als erwiesen, dass mit der Hypermobilität der Harnröhre auch postpartale Inkontinenzprobleme zunehmen. Die Arbeitsgruppe um Meyer et al. (1996) konnte zeigen, dass 9 Wochen postpartal mit der Zunahme der Beweglichkeit der Urethra die funktionell wirksame Harnröhrenlänge signifikant abnahm. Auch die ventralen (harnröhrennahen) Partien des muskulären Beckenbodens werden intrapartal geschädigt. Hier finden sich nach den histomorphologischen Studien von Dimpfl et al. (1998) ausgeprägte myopathische Veränderungen wie endomysiale Fibrose, Kaliberschwankungen der Muskelfasern und zentralständige Zellkerne.

Neuropathische Veränderungen als Hinweis für eine Denervierung und Reinnervierung sind hingegen laut anderer Studien bei Stressinkontinenz und Genitalprolaps vor allem im hinteren Anteil des M. pubococcygeus zu finden.

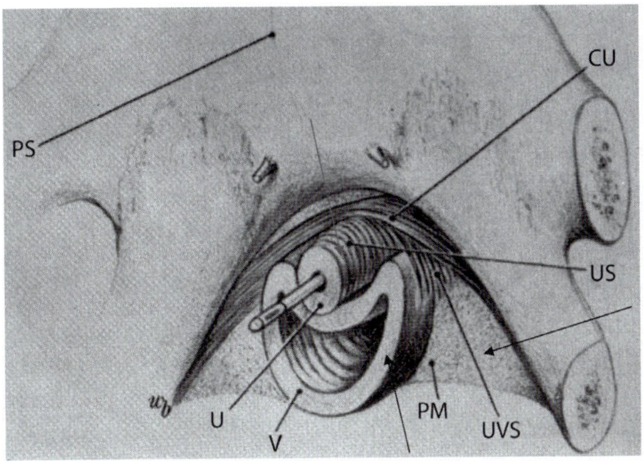

■ Abb. 40.3. **Durchtritt der Harnröhre und der Scheide durch das kleine Becken von innen gesehen.** Diaphragma urogenitale (*rechter Pfeil*) (aus DeLancey 1988)

40.1.2 Anatomische Strukturen des posterioren Kompartiments

Anatomische Strukturen des posterioren Kompartiments, die eine adäquate Funktion der analen Sphinktermuskulatur gewährleisten, sind der M. levator ani und die perineale Membran. Beide halten sowohl das Anorektum als auch die Vagina in Position und sind die bedeutendsten anatomischen Strukturen zur Prävention einer Rektozele (DeLancey 1999).

Der puborektale Anteil des Levator ani trägt wesentlich zur analen Kontinenzerhaltung bei. Mit seinem Ruhetonus zieht er den anorektalen Übergang nach anterior und bildet annähernd einen 90°-Winkel zwischen Analkanal und Rektum. Durch diesen Mechanismus wird fester Stuhl in der Ampulla recti zurückgehalten. Sowohl der interne als auch der externe anale Sphinkter sind für die Erhaltung der Kontinenz unterhalb des Levels des Levator ani verantwortlich. Im Besonderen sind die beiden Sphinktermuskeln für die Kontrolle der Kontinenz für Gas und flüssigen Stuhl zuständig (■ Abb. 40.4).

Der **interne anale Sphinkter** ist ein zylindrischer Ring glatter Muskulatur, einer Verdickung der glatten Muskulatur der Kolonwand, die sich über die gesamte Länge des Analkanals hinzieht und für etwa 75 % des Ruhetonus des Analkanals verantwortlich ist. Die gestreifte Muskulatur des **externen Sphinkters** trägt die restlichen 25 % der Ruhedrucks im Analkanal. Der externe Sphinkter ist immer deutlich kürzer als der interne Sphinkter und beginnt in vielen Fällen distal des internen (DeLancey et al. 1997; Toglia u. DeLancey 1994).

Die Innervation des M. puborectalis und des externen Sphinkters wird durch den **N. pudendus** gewährleistet, der bei der Geburt in Mitleidenschaft gezogen werden kann.

> Der weibliche Analsphinkter ist im Vergleich zum Mann ventral nur ein Drittel so hoch wie dorsal (■ Abb. 40.5). Geburtsbedingte Sphinkterläsionen (z. B. ein Dammriss III. Grades) sind fast immer in der ventralen Sphinkterhälfte lokalisiert.

▶ Studienbox

Unbestritten ist jedoch, dass das anale Verschlusssystem beim Durchtritt des kindlichen Köpfchens oft auf etwa 3–4 cm aufgedehnt wird. Dabei kommt es vermutlich zu zahlreichen muskulären Mikroläsionen. Die betroffenen Muskelfasern werden im Zuge der Reparatur durch funktionell minderwertigeres Bindegewebe ersetzt. Dies haben eigene Untersuchungen deutlich zeigen können (Anthuber et al. 1997; ■ Abb. 40.6).

Allerdings kommt Kontinenz nicht nur durch den unwillkürlichen Tonus des M. sphincter ani internus und den willkürlichen Tonus der Mm. sphincter ani externus und puborectalis zustande. Weitere wichtige kontinenzfördernde Komponenten des anorektalen Kontinenzorgans sind das Corpus cavernosum recti, die anale Sensibilität und die Speicherfunktion des Rektums. Erst das feine Zusammenspiel all dieser Bestandteile sichert Kontinenz. Der Nachweis von Östrogenrezeptoren in der Analhaut weist darüber hinaus auch auf eine Hormonabhängigkeit der Sphinkterfunktion hin. Dies mag erklären, warum ein bereits postpartal geschwächter Sphinkterapparat gelegentlich erst nach dem Versiegen der Ovarialfunktion durch manifeste Kontinenzeinbuße deutlich werden kann. Natürlich können sich bis dahin auch weitere Geburten, der Alterungsprozess und die Belastungen des körperlichen Lebens negativ auswirken.

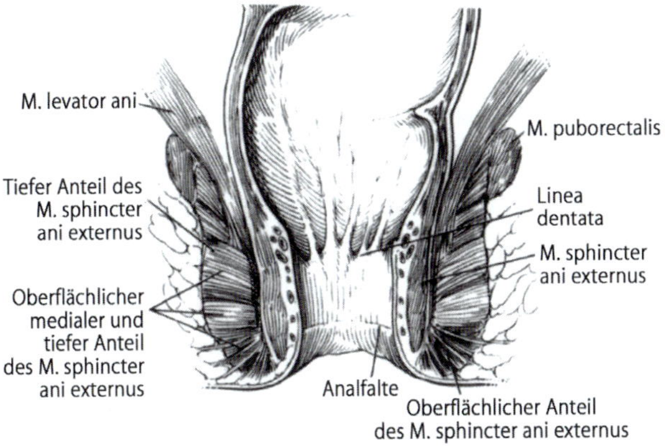

■ Abb. 40.4. **Morphologie des anorektalen Kontinenzorgans** (aus Toglia u. DeLancey 1994)

40.2 Traumatisierung des Beckenbodens durch die vaginale Geburt

Der Evolutionsprozess der Spezies Homo sapiens führte zu einem relativen Missverhältnis zwischen der Größe des maternalen Beckens, das sich an den aufrechten Gang zu adaptieren hatte, und dem fetalen Kopf. Als Folge dieser Entwicklung hat sich im späten mittleren Pleistozän der Mechanismus der Rotationsgeburt herausgebildet (Steer 1998). Der Kopf eines Feten am Termin füllt den überwiegenden Teil des weiblichen Beckens aus, sodass eine Adaptation des fetalen Kopfes an die Abmessungen des mütterlichen Beckens erforderlich ist. Dies geschieht zum einen durch einen komplexen Mechanismus mit Eintreten des kindlichen Kopfes in den Beckeneingang, dem Tiefertreten, der Flexion, der inneren Rotation, der Extension, der externer

Abb. 40.5. **Analsphinkterapparat** (Sagitalschnitt)

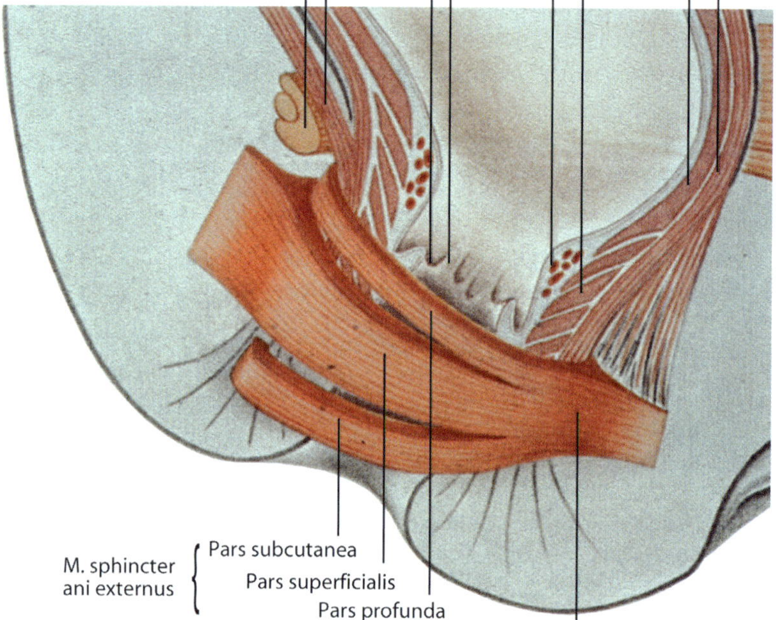

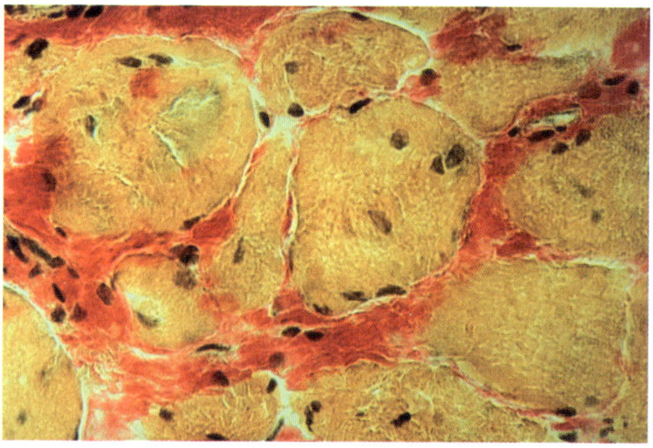

Abb. 40.6. **Myopathische Veränderungen der quer gestreiften Muskulatur des M. sphincter ani externus.** Vermehrte Bindegewebseinlagerung zwischen den Muskelfasern (*rot*), zentralständige Zellkerne. Van-Gieson-Färbung

Rotation und der Expulsion. Zum anderen wird der muskuläre Beckenboden sub partu nach kaudal ausgewalzt, um eine optimale Anpassung an das kindliche Köpfchen zu erzielen. Dadurch entwickeln sich Druck- und Dehnungskräfte auf den N. pudendus, die Beckenbodenmuskulatur, die analen und urethralen Verschlussstrukturen sowie das Bindegewebe des Beckenbodens.

Die Kräfte der vaginalen Geburt können zu anatomischen und funktionellen Veränderungen des Beckenbodens führen. Als Geburtshelfer sind uns die offenen Verletzungen nach vaginaler Geburt, wie die Verletzungen des analen Sphinkters und die Dammrisse, geläufig. Zudem ist die **Episiotomie**, entweder median oder mediolateral durchgeführt, eine iatrogene Schädigung des Damm-/Beckenbodenbereichs, die mit einer postpartalen Schwächung des Beckenboden einhergeht (Klein et al. 1994; Rockner et al. 1991).

Neben diesen offenen Verletzungen, die im Zusammenhang mit einer vaginalen Geburt auftreten können, gibt es klinisch unbemerkte Läsionen des Beckenbodens. Die angeborene mütterliche Gewebekonstitution, Größe und Einstellung des kindlichen Köpfchens, präexistente Gewebsschäden durch vorangegangene Geburten (z. B. Dammrisse III./IV. Grades) und das aktuelle Trauma an Damm und Beckenboden (Dammschnitt und/oder Dammriss) bestimmen das Ausmaß der intrapartalen Weichteilschädigung und damit das individuelle Risiko für eine Störung der Beckenbodenfunktion. Sie kann sich als Descensus genitalis und/oder als Descensus perinei mit oder ohne Funktionseinbuße der Verschlusssysteme von Blase und Darm manifestieren.

Geburtsbedingte Einflüsse auf den Nervus pudendus

► **Studienbox**

Neurophysiologische Untersuchungen des Beckenbodens konnten zeigen, dass sich nach vaginaler Geburt in 40–80 % Denervationsschäden des Levator ani und des externen analen Sphinkters nachweisen ließen (Allen et al. 1990; Snooks et al. 1984). Nach primärer Sectio konnten diese

▼

Denervationsschäden nicht beobachtet werden (Snooks et al. 1984, 1986), wohl jedoch nach sekundärem Kaiserschnitt (Allen et al. 1990).

> Denervationsschäden nach einer vaginalen Geburt korrelieren stark mit einer verlängerten Austreibungsperiode, einem großen Kind und einer Forzepsentbindung.

Obwohl die Inzidenz der neurologischen Schädigungen unmittelbar nach einer vaginalen Geburt recht hoch ist, kommt es in den meisten Fällen zwei Monate nach der Geburt zu einer Befundbesserung. Jedoch konnten neuromuskuläre Schädigungen des Beckenbodens bis zu 5 Jahre nach einer vaginalen Geburt klinisch nachgewiesen werden und das Ausmaß der Verletzungen kumuliert möglicherweise mit zunehmender Parität (Mallet u. Bump 1994; Snooks et al. 1990).

Der Verlauf des N. pudendus macht ihn unter der Geburt besonders anfällig für Druck- und Dehnungsbelastungen. Der Nerv entspringt aus den Sakralsegmenten S2–S4 und verläuft zunächst geschützt in einem derben Faszienkanal, dem **Alkock-Kanal.** Seine Äste verlaufen dann über weite Strecken frei an der Außenfläche des M. levator ani. Ein größerer Ast ist auf der Innenseite der Beckenbodenmuskulatur zu finden. Ungeklärt ist, ob überwiegend Nervenstamm, Nervenäste oder die neuromuskulären Verbindungen intrapartal geschädigt werden.

Irreversible Läsionen sind bereits bei einer Nervenüberdehnung um mehr als 10 % seiner Länge zu erwarten. Es ist leicht vorstellbar, dass der N. pudendus intrapartal in diesem Ausmaß überdehnt wird. Bei 16 % der Frauen ist postpartal eine passager verlängerte Leitgeschwindigkeit am N. pudendus nachweisbar, die nach Sultan bei einem Drittel persistiert.

▶ Studienbox

Als Risikofaktoren fand er eine protrahierte Austreibungsphase und ein Kindsgewicht >4000 g (Sultan et al. 1994). Andere Autoren sehen in der Forzepsentbindung und in langen Austreibungsphasen die größte Gefahr für einen Nervenschaden (Allen et al. 1990; Snooks et al. 1984, 1985). Sato et al. (2001) konnten eine verlängerte Nervenleitgeschwindigkeit vor allem in den oberen Anteilen des Analsphinkters auch noch 5 Monate nach vaginaler Geburt zeigen, während die Analdrücke zu diesem Zeitpunkt bereits wieder normal waren. Ob ein Nervenschaden durch weitere Geburten, zunehmendes Alter und chronische Beckenbodenbelastung fortschreitet, ist noch nicht hinreichend geklärt.

Man nimmt heute an, dass die idiopathische anorektale Inkontinenz bei ca. 10 % der Patientinnen nur auf einem Nervenschaden ohne strukturellen Muskeldefekt beruht (Cook u. Mortensen 1998). Noch ungeklärt ist die Frage, ob die akute Überdehnung sub partu oder die chronische Überdehnung (z. B. durch vermehrtes Pressen bei Stuhlentleerungsstörung) das längerfristige bzw. höhergradige Nerventrauma bewirkt.

Da eine suffiziente Inkontinenzdiagnostik oft erst Jahre nach der Geburt erfolgt, ist es vielfach unmöglich, den geburtsspezifischen Schaden festzulegen. Die Muskulatur kann dann durch altersbedingte, »physiologische Involution« der Innervationsdichte und myogene Atrophie zusätzlich verändert sein.

▶ Studienbox

Dies wurde in einer Studie von Zetterström besonders deutlich, die die klinischen Folgen einer vaginalen Entbindung mittels Befragung der Frauen erfassten: Das Risiko für die Entwicklung einer postpartalen anorektalen Inkontinenz war bei einer 30-jährigen Primipara im Vergleich zu einer 20-jährigen Primiparae 3fach höher. Außerdem fanden sie, dass 9 Monate nach der ersten vaginalen Geburt 27 % der Frauen über Stuhlinkontinenz (1 %) und Windinkontinenz (26 %) berichten. Risikofaktoren für das Auftreten einer analen Inkontinenz waren demnach das Alter und die durch Sphinkterverletzungen komplizierte Geburt. Eine verlängerte Austreibungsperiode und vaginaloperative Entbindungen waren Risikofaktoren klinisch relevanter Inkontinenz 5 Monate postpartal (Zetterström et al. 1999). 29,7 % der Frauen berichten 3 Monate nach ihrer ersten vaginalen Geburt über Symptome der Harninkontinenz. Dabei wurde der Body Mass Index als signifikanter Risikofaktor für das Auftreten einer Harninkontinenz ermittelt (Wilson et al. 1996).

> Erst die seit kurzem verfügbaren nichtinvasiven Techniken zum Studium der Beckenbodenmorphologie mittels Ultraschalldiagnostik ermöglichen eine systematische Untersuchung der Auswirkungen einer vaginalen Geburt auf den Beckenboden (s. Abschn. 40.5).

40.3 Weitere geburtsbedingte Schäden im Bereich des Beckenbodens

40.3.1 Deszensus/Prolaps genitalis nach vaginaler Geburt

Descensus vaginalis, Descensus uteri und Descensus perinei entstehen durch Schädigungen der endopelvinen Faszie und der Beckenbodenmuskulatur (▣ Abb. 40.7). Ob mit der Anzahl der vaginal geborenen Kinder auch das Risiko für einen Deszensus steigt, ist jedoch noch nicht endgültig geklärt. In einer Studie von Mant et al. (1997) hatten jedoch Frauen mit mehr als 3 vaginalen Geburten ein 11fach höheres Risiko. Eine mit der Parität einhergehende, lineare Zunahme von Harninkontinenz ist bislang nicht sicher belegt (Wilson et al. 1996). Einigkeit herrscht lediglich darüber, dass die erste vaginale Geburt einen entscheidenden Einfluss hat.

> Entgegen früherer Lehrmeinung wird auch zunehmend deutlich, dass die Episiotomie einen Deszensus nicht verhindern kann (Sleep u. Grant 1987).

Weitere unabhängige Risikofaktoren für die Entstehung eines Prolaps genitalis sind nach einer epidemiologischen Studie Alter, Parität, die Beckenbodenmuskelkraft und das höchste Kindsgewicht.

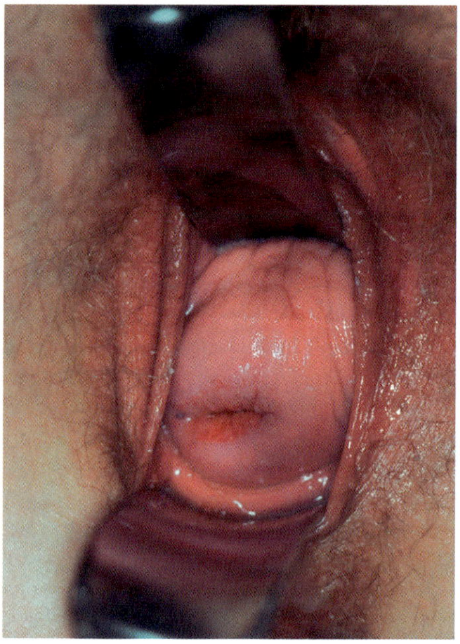

Abb. 40.7. **Senkung der Gebärmutter bis in den Scheideneingang nach der Spontangeburt des ersten Kindes**

40.3.2 Stressharninkontinenz nach vaginaler Geburt

Die Inzidenz von Stressharninkontinenz nach vaginaler Geburt liegt nach Literaturangaben zwischen 1 und 40 % (Morkved u. Bo 1999; Viktrup u. Lose 2001; Wilson et al. 1996). Sie beruht auf einer Schädigung des muskulären Sphinkterapparats, der bindegewebigen Aufhängestrukturen und der nervalen Elemente.

Dies macht sich an folgenden Befunden bemerkbar:
- verkürzte funktionelle Harnröhrenlänge,
- niedrigere Ruheposition des Blasenhalses,
- Hypermobilität der Harnröhre,
- verminderter urethraler Verschlussdruck,
- reduzierte Beckenbodenmuskelkraft (Peschers et al. 1996, 1997).

40.3.3 Geburtshilfliche Risikofaktoren

Elektrophysiologische, urodynamische und epidemiologische Studien haben gezeigt, dass eine postpartale Inkontinenz am ehesten durch eine elektive Sektio caesarea vermieden werden kann (Sultan et al. 1994; Wilson et al. 1996).

▶ Studienbox

Bemerkenswert ist jedoch, dass Viktrup u. Lose (2001) bei Frauen 5 Jahre nach vaginaler Geburt und nach Sectio keinen Unterschied mehr in der Prävalenz von Stressinkontinenz zeigen konnten. Allerdings war die Gruppe der Kaiserschnittpatientinnen relativ klein (n = 56) verglichen mit der Gruppe nach vaginaler Geburt (n = 249). Darüber hinaus wurde auch nicht zwischen primärer und sekundärer Sectio unterschieden.

Über die Bedeutung der Länge der Austreibungsphase, des kindlichen Kopfumfangs sowie Gewichts und die epidurale Anästhesie für die Entstehung der postpartalen Stressinkontinenz gibt es zurzeit kontroverse Literaturdaten (Samuelson et al. 2000).

Die **Episiotomie** ist hingegen eindeutig als Risikofaktor für die Entstehung einer postpartalen Stressinkontinenz identifiziert (Sleep u. Grant 1987). Mit der Episiotomie steigt darüber hinaus das Risiko für höhergradige Dammläsionen (z. B. Dammriss III. Grades) und eine verminderte Muskelkraft des Beckenbodens (Rockner et al. 1991). Daher wird heute empfohlen, die Indikation zur Episiotomie auf fetale Gefahrenzustände zu beschränken (z. B. drohende kindliche Asphyxie, Schulterdystokie).

Auch **vaginal-operative Entbindungen** steigern das Risiko für eine postpartale Kontinenzeinbuße. Nach Forzeps und Vakuumextraktion wurden eine verlängerte Leitgeschwindigkeit des N. pudendus und ein erhöhtes Risiko für Läsionen des Analsphinkters gezeigt (Snooks et al. 1984, 1986; Sultan et al. 1994; Tetzschner et al. 1995). Die Bedeutung der Vakuumextraktion für die Entstehung einer postpartalen Stressinkontinenz ist allerdings noch umstritten.

Groutz et al. (1999) konnten nach vaginal-operativer Entbindung keine erhöhte Rate an Stressinkontinenz zeigen. Multiparität (mehr als 5 Entbindungen) und ein hoher Body Mass Index waren hingegen mit einer Risikosteigerung verbunden. Die genetisch bedingte Kollagenqualität, indirekt bestimmt durch Messung der Gelenkbeweglichkeit und den Nachweis von Varikosis, Striae und Hernien, war in einer Studie von Chaliha et al. (1999) überraschenderweise nicht geeignet, eine postpartale Stressinkontinenz zuverlässig vorherzusagen. Die Frage nach dem Geburtsmodus bei präexistenter Stressharninkontinenz wurde von Dainer (1999) untersucht: 40 % der 304 befragten Mitglieder der American Urogynecology Society würden eine primäre Sectio caesarea bevorzugen.

40.3.4 Anorektale Inkontinenz nach vaginaler Geburt

Typische Symptome anorektaler Inkontinenz werden nur durch eine gezielte Anamnese erfasst. Da diese Beschwerden gerne verschwiegen werden, sind genügend Zeit und ein vertrauenswürdiger Rahmen wichtige Voraussetzungen für das Gespräch mit der Patientin. Am häufigsten werden folgende Beschwerden genannt:
- Inkontinenz für Winde oder dünnen Stuhl,
- eine verkürzte »Warnzeit«,
- eine mangelnde Diskrimination zwischen Winden und Stuhlanteilen,
- gelegentliches Stuhlschmieren.

▶ **Studienbox**

Nach eigenen Untersuchungen klagen 10% der Erstgebärenden noch 2 Jahre nach vaginaler Geburt ohne Dammriss III. Grades (DR III) über solche Symptome. Mit DR III waren es 20%.

In einer Studie von Zetterström et al. (1999) gaben 26% der Primiparae 9 Monate nach vaginaler Geburt Zeichen von Windinkontinenz an, 1% litt unter Abgang von Stuhlanteilen. Die wichtigsten Risikofaktoren waren ein mütterliches Alter über 30 Jahre, eine verlängerte Austreibungsphase, vaginal-operative Entbindung und eine bereits klinisch diagnostizierte Sphinkterverletzung. In der Literatur schwanken die Angaben von anorektaler Inkontinenz nach DR III zwischen 1 und 60% Kammerer-Doak et al. 1999; Sultan et al. 1999].

Die Prävalenz von Analinkontinenz liegt bei Frauen nach vaginaler Geburt auch ohne früheren Dammriss III. oder IV. Grades zwischen 3 und 16% (Faridi et al. 2000; Samuelson et al. 2000; Sultan et al. 1996). Die Häufigkeit übersehener Sphinkterverletzungen ist nicht bekannt. Mangelnde Erfahrung in der Einschätzung von Dammverletzungen, verstärkte Blutungen und fehlende Assistenz sind die wichtigsten Gründe für nichterkannte Läsionen. Nach Fynes et al. (1999) tragen Primiparae mit postpartal passageren Symptomen anorektaler Inkontinenz ein hohes Risiko für erneute Beschwerden nach einer weiteren vaginalen Geburt. Bei postpartal persistierenden Symptomen ist das Risiko für eine weitere Beschwerdezunahme deutlich erhöht.

Mit dem bloßen Auge nicht erkennbare, nur durch anale Endosonographie nachweisbare Muskelverletzungen werden als **okkulte Sphinkterdefekte** bezeichnet. Sie wurden erstmals von Sultan et al. bei 35% der Primiparae und 43% der Multiparae nachgewiesen (Sultan et al. 1993a,b). Weitere Untersucher konnten die Ergebnisse von Sultan im Wesentlichen bestätigen, allerdings war die Prävalenz »okkulter« Läsionen nicht so hoch.

> Die Existenz »okkulter« Läsionen und die in einer eigenen histomorphologischen Studie nachgewiesene Myopathie (endomysiale Fibrose, zentralständige Muskelzellkerne) im quer gestreiften M. sphincter ani externus weisen auf die Überdehnung des analen Sphinkterapparats beim Durchtritt des kindlichen Köpfchens hin (Anthuber et al. 1997).

Denervierungszeichen in Form von gruppierten quer gestreiften Muskelfasern vom Typ I (»slow twitch«) oder Typ II (»fast twitch«) fanden sich nicht. Typ-I-Fasern sorgen für einen lang dauernden Tonus, Typ-II-Fasern bewirken die kurzfristige Willkürkontraktion (Dimpfl et al. 1998). Zu gleichen Resultaten kamen Dimpfl et al. (1998) bei der Untersuchung der ventralen Anteile des M. levator ani.

Vaginale Spontangeburt mit Episiotomie

Nach Episiotomien kann die Inzidenz von Dammrissen III. und IV. Grades um den Faktor 2–5 und damit die Zahl von Patientinnen mit Inkontinenzsymptomen steigen (Klein et al. 1994). Eine Reduktion dieser Dammverletzungen durch eine großzügige Episiotomieindikation konnte bisher noch durch keine Untersuchung gefunden werden. Die weltweit größte, prospektiv randomisierte Studie zu dieser Frage (Argentine Episiotomy Trial Collaborative Group, n = 2606, 98% Spontangeburten) fand bei routinemäßiger (82%) und streng »selektiv indizierter« Episiotomie (30%) eine identische Rate an höhergradigen Dammverletzungen. Auch die Rate an Scheidenrissen, Wundschmerzen, Hämatomen und Wundheilungsstörungen war in beiden Gruppen gleich. Eine Episiotomierate über 20–30% ist daher derzeit wissenschaftlich nicht begründbar (Group 1993; Tabelle 40.2).

Vaginale Geburt mit Dammriss III. oder IV. Grades

Die Inzidenz von Dammrissen III. Grades liegt nach Literaturangaben zwischen 0,4 und 6%, im eigenen Krankengut zwischen 1 und 4% (Anthuber et al. 1995).

▶ **Studienbox**

Als wichtigste Risikofaktoren wurden in einer multiplen logistischen Regressionsanalyse von 41.200 Geburten Nulliparität, Forzepsentbindung, mediolaterale Episiotomie und Schulterdystokie beschrieben. Das mütterliche Alter, die Einstellung des kindlichen Köpfchens und die Dauer der Austreibungsphase waren hingegen nicht mit einem höheren Dammrissrisiko korreliert. In der bivariaten Analyse wurde auch Primiparität, das kindliche Geburtsgewicht, die hintere Hinterhaupts-, Stirn- und Gesichtslage und eine verlängerte Austreibungsphase als Risikofaktor eingestuft (Haadem et al. 1990). Eine mediane Episiotomie führt im Vergleich mit der mediolateralen Episiotomie zu einer noch höheren Rate an Sphinkterverletzungen (Klein et al. 1994; Thacker u. Banta 1980).

Die Korrelation von Dammrissen III. und IV. Grades mit postpartaler Inkontinenz ist bekannt, die Literaturangaben schwanken zwischen 1 und 60% (im Mittel etwa 20%). Die Definition eines Dammriss III. Grades umfasst sehr oberflächliche und funktionell kaum wirksame Läsionen und ausgedehntere Verletzungen mit vollständiger Durchtrennung der Muskelzirkumferenz. Dies erklärt vermutlich die große Schwankungs-

Tabelle 40.2. **Inzidenz von Dammrissen III. und IV. Grades bei Primiparae mit und ohne Episiotomie zwischen 1992 und 1994 (n = 4575; p < 0,01)** (nach Rockner et al. 1989)

Primiparae	DR III partiell	DR III	DR IV	Gesamt
Ohne Episiotomie	57 (1,3%)	22 (0,5%)	8 (0,2%)	87 (2,0%)
Mit Episiotomie	8 (2,6%)	8 (2,6%)	3 (1,0%)	19 (6,3%)

breite. Zwischen dem Ausmaß der Sphinkterverletzung und der Funktionseinbuße besteht jedoch kein zweifelsfreier Zusammenhang.

> ▶ **Studienbox**
>
> Bei einer 50%igen bzw. vollständigen Sphinkterdurchtrennung wurden in 40–47% Inkontinenzsymptome gefunden, bei oberflächlicher Sphinkterverletzung nur in 25%. Der Unterschied war jedoch statistisch nicht signifikant. In einer anderen Untersuchung wurden durchschnittlich 4,5 Jahre nach der Geburt mit DR III bei 48% (mit DR IV 88%) der Patientinnen Symptome partieller Inkontinenz nachgewiesen.

Die Art der Inkontinenzsymptome erlaubt einen Rückschluss auf die Lokalisation der Verletzung: Internusdefekte führen eher zu Inkontinenzsymptomen, Externusläsionen zu vermehrtem Stuhldrang [25].

> ▶ **Studienbox**
>
> Die Frage nach dem geeignetsten Geburtsmodus nach früherem Dammriss III. Grades wurde von Bek und Laurberg (1992) retrospektiv untersucht. Das Risiko für eine erneute Analinkontinenz war bei den Patientinnen mit persistierenden Inkontinenzbeschwerden nach der Geburt des ersten Kinds im Vergleich zu den Patientinnen mit nur passageren Beschwerden statistisch signifikant höher. Daher wird heute allgemein empfohlen, bei Frauen mit persistierender anorektaler Inkontinenz eine primäre Kaiserschnittentbindung vorzuziehen. Die Mehrzahl der wissenschaftlichen Studien empfiehlt diesen Geburtsmodus nach früherem DR III grundsätzlich und damit unabhängig vom aktuellen Beschwerdebild. Dies ist auch in Kenntnis der Tatsache verständlich, dass selbst nach Primärnaht eines DR III noch bei bis zu 85% der Frauen analsonographisch Sphinkterdefekte nachweisbar sind (Deen et al. 1993; Sultan et al. 1999).

Eine Analinkontinenz kann auch nach Sekundärheilung von perinealen Geburtsverletzungen und transsphinktären Rektum- oder Anoscheidenfisteln auftreten (Inzidenz ca. 1%).

Vaginal-operative Entbindungen und Dammriss III. Grades

Höhergradige Dammverletzung und ein nervales Trauma am Beckenboden sind **nach Forzepsentbindungen** häufig (Sultan et al. 1993a,b, 1994 1998). Der im Vergleich zur Vakuumglocke größere Platzbedarf der Zange führt zu einer stärkeren Überdehnung und Schädigung der Weichteile des Beckenbodens (Johanson u. Menon 2000). Robinson et al. (2000) wiesen nach unkomplizierter Spontangeburt eine DR-III-Rate von 8,7%, nach Vakuumextraktion von 29% und nach Forzepsgeburt von 53% nach. Eine verlängerte Pudendus-Latenzzeit korreliert allerdings nicht immer mit der Häufigkeit von Inkontinenzsymptomen (Faridi et al. 2000). Im Rahmen einer multiplen Regressionsanalyse von 2832 Forzeps- und Vakuumextraktionen wurden folgende **Risikofaktoren** für einen DR III identifiziert:

- asiatische Rasse,
- Nulliparität,
- hintere Hinterhauptseinstellung,
- Geburtsstillstand in der Austreibungsphase,
- Entbindung aus Beckenmitte,
- Forzepsentbindung,
- Lokalanästhesie,
- mediane Episiotomie.

Daher sollte zumindest bei erhöhtem Risiko für einen DR III die mediolaterale Episiotomie, die Vakuumextraktion und die Leitungsbetäubung bevorzugt werden. Die Bedeutung einer Periduralanästhesie (PDA) wird heute kontrovers beurteilt. Die Befürworter vermuten, dass die PDA-bedingte Relaxation der Beckenboden- und Perinealmuskulatur zu weniger Verletzungen führt, andere Untersucher konnten diese Vermutung nicht bestätigen. Ob präventive Maßnahmen bereits in der Schwangerschaft zu einer Senkung der DR-III- und -IV-Rate führen können, muss erst noch geprüft werden (Eason et al. 2000). Ein viel versprechender Ansatz könnte das Epi-No-Gerät sein, ein Geburtstrainer, mit dem die Damm- und Beckenbodenmuskulatur bereits während der Schwangerschaft gedehnt und auf die Geburt vorbereitet wird. Nach vorläufigen Ergebnissen lässt sich hiermit die Zahl der Episiotomien und damit auch die Rate an DR III und IV verringern (Hillebrenner et al. 2001). Auch Wassergeburten und die aufrechte Gebärposition sollen in diese Richtung wirken.

Okkulte Sphinkterdefekte

Okkulte Analsphinkterläsionen bleiben im Gegensatz zum DR III dem bloßen Auge verborgen, sie sind nur analsonographisch nachweisbar (Abb. 40.8). Sie treten nach Literaturangaben zwischen 6 und 40% der Frauen nach vaginaler Geburt auf (Chaliha et al. 1999; Faltin et al. 2000; Sultan et al. 1993b, 1999).

> ▶ **Studienbox**
>
> Der M. sphincter ani internus war in einer Studie von Sultan in 29%, der M. sphincter ani externus in 19% betroffen, beide Muskeln gleichzeitig in 13%. Okkulte Externusläsionen traten nur nach Dammriss oder Dammschnitt auf, Internusläsionen hingegen auch bei intaktem Damm. Ein protektiver Effekt durch die mediolaterale Episiotomie konnte auch hier nicht gezeigt werden, am häufigsten
>
> ▼

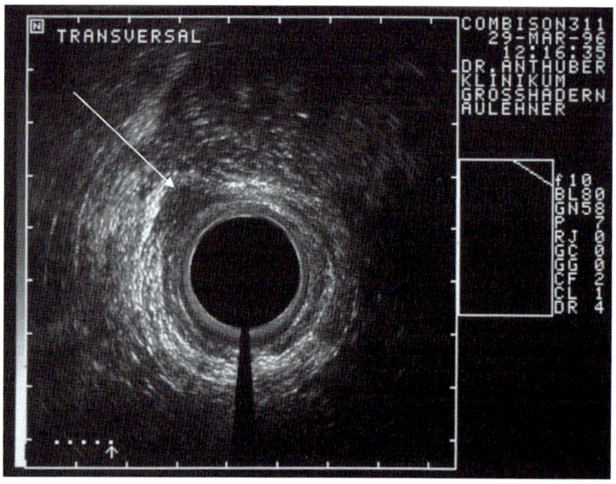

Abb. 40.8. **Okkulter Analsphinkterdefekt bei 11 Uhr**

waren die okkulten Defekte nach Forzepsgeburt. Sechs Monate postpartal war manometrisch ein erniedrigter Ruhe- und Kontraktionsdruck der Sphinktermuskulatur zu finden. 20% der Patientinnen hatten Inkontinenzbeschwerden, 36% vermehrten Stuhldrang. Okkulte Externusläsionen wurden meist links lokalisiert, bei vorbestehenden Episiotomie- und Dammrissnarben und häufiger nach Forzepsentbindung. 42% der Primiparae mit okkulten Sphinkterläsionen entwickeln nach Fynes et al. (1999) nach der vaginalen Geburt des 2. Kindes Symptome anorektaler Inkontinenz.

Die langfristige Bedeutung okkulter Sphinkterdefekte wurde von Burnett et al. (1991) vermutet: Bei anorektaler Inkontinenz wurden bei 90% Externus-, bei 65% Internusdefekte und bei 60% kombinierte Defekte nachgewiesen. Alle Läsionen lagen zwischen 9 und 12 Uhr. Da jedoch keine genauen Daten zur lange zurückliegenden Geburt vorlagen, waren sichere Rückschlüsse auf die Zahl und Art früherer Dammverletzungen nicht möglich. Die Lokalisation der Muskelläsionen lässt jedoch vermuten, dass sie intrapartal entstanden. Die Elektromyographie zeigte bei 11 von 13 sonographischen Patientinnen keine elektrische Aktivität im Defekt. Auch dies lässt auf die funktionelle Bedeutung dieser Läsionen rückschließen.

> Derzeit wird nur beim Nachweis einer okkulten Sphinkterläsion mit Beschwerden eine operative Korrektur (Sphinkterrekonstruktion) empfohlen. Bei fehlenden Symptomen wird sie derzeit nicht durchgeführt (Rieger et al. 1998).

40.4 Sonographische Methoden zum Studium der Morphologie des Beckenbodens

40.4.1 Perineale Sonographie

Untersuchungstechnik

Die Methode wird unter standardisierten Bedingungen mit 300 ml Blasenfüllung durchgeführt. In Steinschnittlage oder im Stehen wird ein 5-MHz-Curved-array-Schallkopf im Sagittalschnitt am Perineum platziert. Dadurch können im Real-time-Bild die Symphyse, die Urethra, der Blasenhals und die Blase dargestellt werden (Abb. 40.9). Die Messungen sind von Schaer et al. (1995) standardisiert worden, wobei die x-Achse als eine Linie zwischen der inferioren und der superioren Verbindungslinie durch die Symphyse definiert ist. Die y-Achse wird senkrecht dazu am Unterrand der Symphyse angelegt. In diesem Koordinatensystem können die Distanzen Dx and Dy, der Winkel β und der posteriore Urethrovesikalwinkel gemessen werden. (Abb. 40.10).

Klinische Ergebnisse

Mit dieser Methode wurde die Mobilität des vesikovaginalen Winkels nach vaginaler Geburt gemessen. Peschers et al. (1996) fanden im Gegensatz zu Frauen nach primärem Kaiserschnitt nach vaginaler Geburt unter Ruhebedingungen einen signifikant **tiefer stehenden Blasenhals** (Abb. 40.11). Des Weiteren

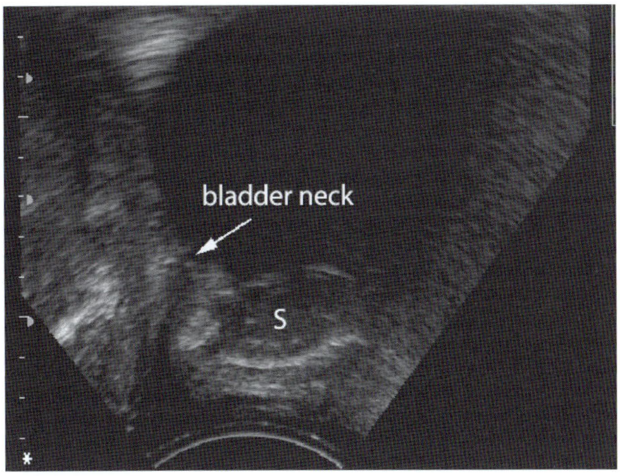

Abb. 40.9. **Perineales Sonogramm einer Patientin nach elektivem Kaiserschnitt.** Der urethrovesikale Übergang ist nicht deszendiert.

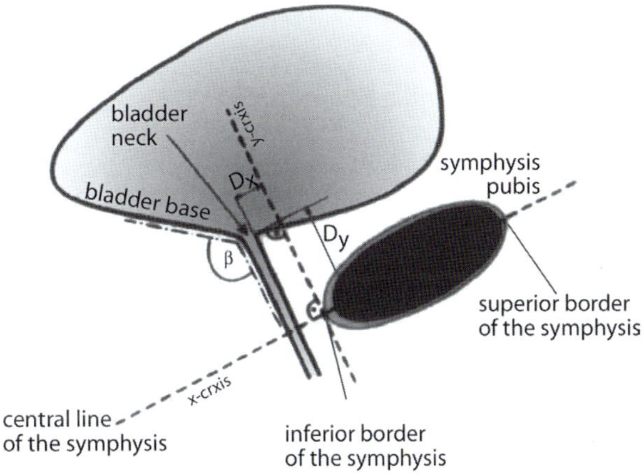

Abb. 40.10. **Standardisiertes Messschema für perinealen Ultraschall** (aus Schaer et al. 1995)

fanden die Autoren, dass die **Blasenhalsmobilität** nach vaginaler Geburt und unter Valsalva-Manöver **deutlich erhöht** ist. In einer weiteren Untersuchung wurde mittels dieser Methode die Stärke der Beckenbodenmuskulatur vor und nach der Geburt gemessen (Peschers et al. 1997). Die Autoren schlussfolgern, dass die Beckenmuskulatur kurz nach einer vaginalen Geburt geschwächt ist, sich aber in den darauf folgenden 2 Monaten rekonstituiert.

Kommentare. Die Auswertung der Befunde und die Messungen sind mühsam, da sie nicht direkt am Gerät erfolgen können, sondern »off-line« erfolgen müssen. Vorteilhaft ist die Anwendung von Standardgeräten, die in geburtshilflich-gynäkologischen Abteilungen zur abdominalen Sonographie genutzt werden. Obwohl es eine Arbeit über die Zuverlässigkeit des Verfahrens gibt, ist die Methode fehleranfällig in Bezug auf die Definition der Koordinaten und durch den variablen äußeren Druck auf das Perineum. Da in den Originalarbeiten die Verwendung des nicht durch Hygieneschutz bezogenen Schallkopfes beschrieben wird, weist die Methode ein potentielles Risiko der Infektionsübertragung von Patient zu Patient auf.

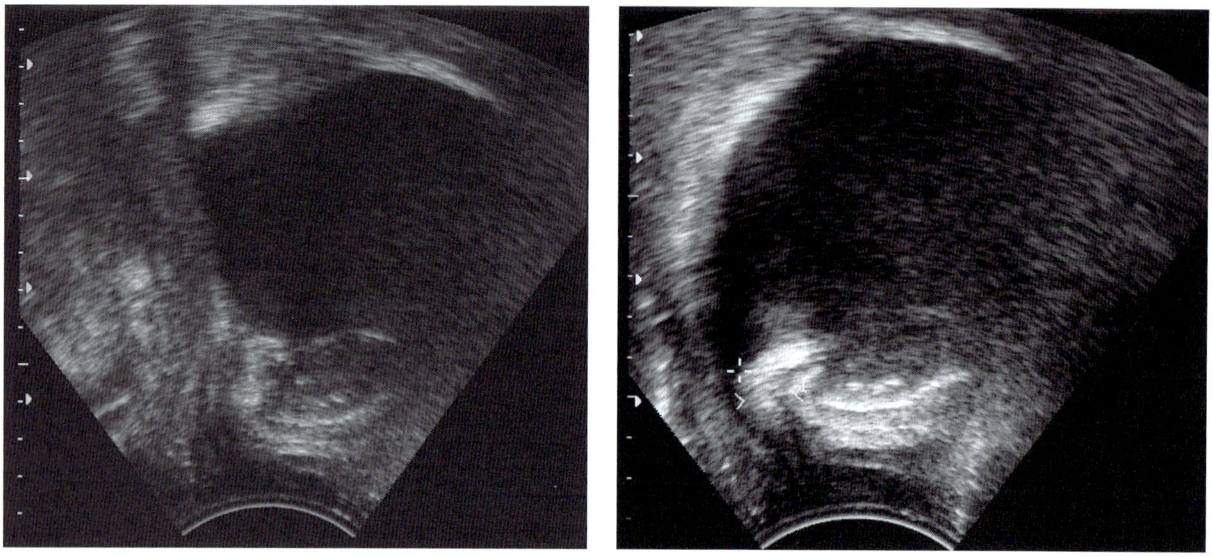

a b

Abb. 40.11 a, b. **Perineales Sonogramm nach vaginaler Geburt zeigt die Mobilität des Blasenhalses.** **a** In Ruheposition, **b** bei Valsalva-Manöver

40.4.2 Transanale Sonographie

Untersuchungstechnik

Die transanale Sonographie wird mit einer rotierenden mechanischen Ultraschallsonde durchgeführt, die einen 7-MHz-Transducer in einem Plastikkonus enthält, der zur akustischen Kopplung mit Wasser gefüllt ist. Die Patientin wird in linkslateraler Position gelagert und die anale Sphinktermorphologie durch Bewegung des Schallkopfes durch den Analkanal vom oberen zum unteren Anteil untersucht. Die Dicke des internen und externen analen Sphinkters werden gemessen und die Integrität der analen Verschlussmuskulatur kategorisiert (Abb. 40.12).

Klinische Ergebnisse

Es konnte nachgewiesen werden, dass die Schwangerschaft selbst nicht zu signifikanten Veränderung der analen Morphologie und Funktion führt. Nach einer vaginalen Entbindung zeigen jedoch 35 % aller Erstgebärenden eine sonographisch erkennbare Sphinkterläsion und 13 % berichten über anale Inkontinenz und Stuhldrang 6 Wochen nach der Geburt (Sultan et al. 1993b). Die Zangenentbindung ist mit signifikant höherer Rate an Sphinkterverletzungen und konsekutiven Defäkationsproblemen (Abb. 40.13) vergesellschaftet (Sultan et al. 1993a). Wenn im Rahmen einer vaginalen Geburt ein Dammriss III. Grades auftritt, so weisen 85 % aller Frauen einen persistierenden analen Sphinkterdefekt auf und 50 % der Frauen bleiben symptomatisch trotz primärer Versorgung des Defektes nach der Geburt (Kamm 1994).

Kommentare. Mit der transanalen Sonographie war erstmalig ein systematisches Studium der Sphinktermorphologie nach der Geburt möglich. Die Methode ist nach dem Wochenbett einfach anzuwenden, erfordert aber ein Spezialgerät. Der wesentlichste Nachteil dürfte in der Notwendigkeit bestehen, den Analkanal zu dilatieren. Demzufolge ist die Methode von eingeschränkter Bedeutung in der unmittelbaren Postpartalperiode.

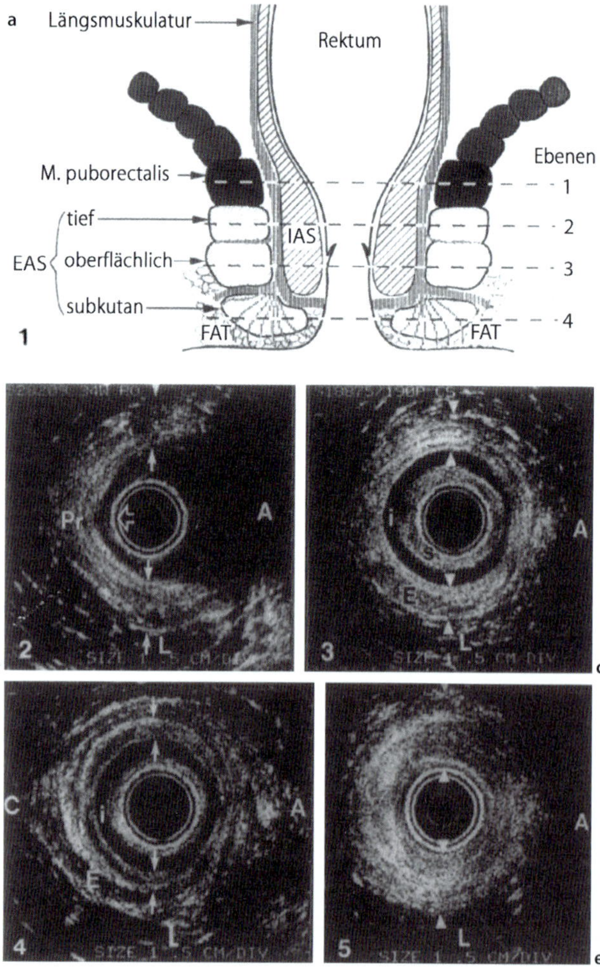

Abb. 40.12 a–e. **Wichtige anatomische Orientierungspunkte des sonographisch untersuchten Analkanals.** **a** *EAS* äußerer Analsphinkter, *IAS* innerer Analsphinkter. **b–e** *A* anterior, *L* links, *I* innerer Analsphinkter, *E* äußerer Analsphinkter (aus Sultan et al. 1993b)

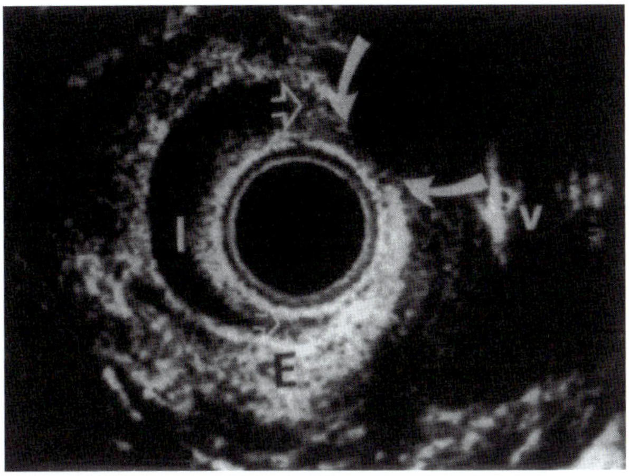

■ Abb. 40.13. **Transanales Sonogramm des inneren (*offene Pfeile*) und äußeren (*geschlossene Pfeile*) Analsphinkterdefekts nach Zangengeburt.** *V* Vagina, *E* externer Analsphinkter, *I* innerer Analsphinkter (aus Sultan et al. 1993 a)

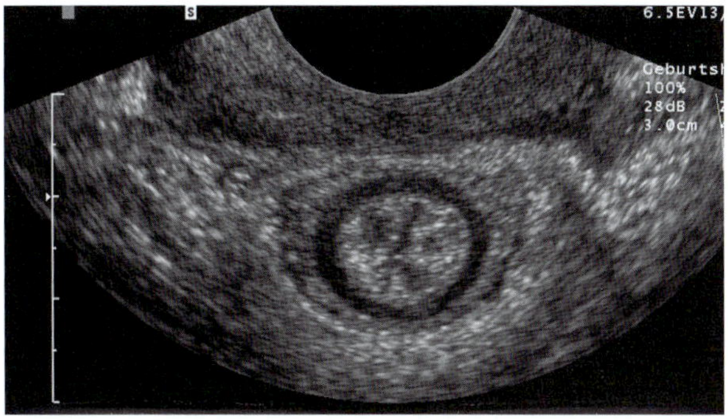

■ Abb. 40.14. **Vaginale Sonographie zur Darstellung des analen Verschlussapparates.** Der Horizontalschnitt zeigt den echoarmen internen Sphinkter, der die echodichte Mukosa umschließt. Der externe Sphinkter ist als echogene Struktur um den internen Sphinkter abgebildet.

Des Weiteren beschreibt die Methode lediglich die anale Sphinktermorphologie ohne Berücksichtigung der Suspensionstrukturen des Levator ani. Die transanale Sonographie untersucht somit nur Teile des hinteren Kompartiments.

40.4.3 Vaginale Endosonographie

Untersuchungstechnik

Im Jahre 1994 haben Sultan et al. erstmals die vaginale Endosonographie zum Studium der analen Morphologie beschrieben. Während Sultan die Endorektalsonde mit einem Rotationsschallkopf verwendet hat, benutzten Sandridge und Thorpe (1995) erstmals handelsübliche 5 MHz-Real-time-Vaginalsonden, die in den meisten geburtshilflichen Abteilungen verfügbar sind. Dabei wird die Vaginalsonde an der hinteren Kommissur direkt am Hymenalring platziert. Dies ermöglicht Bilder des analen Verschlussapparates ohne eine Dilatation der Struktur (■ Abb. 40.14). Danach wird die Sonde um 90° gedreht, so dass ein sagittaler Schnitt durch den Analkanal erreicht wird. (■ Abb. 40.15).

Diese Technik ist einfach zu erlernen und ermöglicht das Studium der analen Sphinktermorphologie unmittelbar

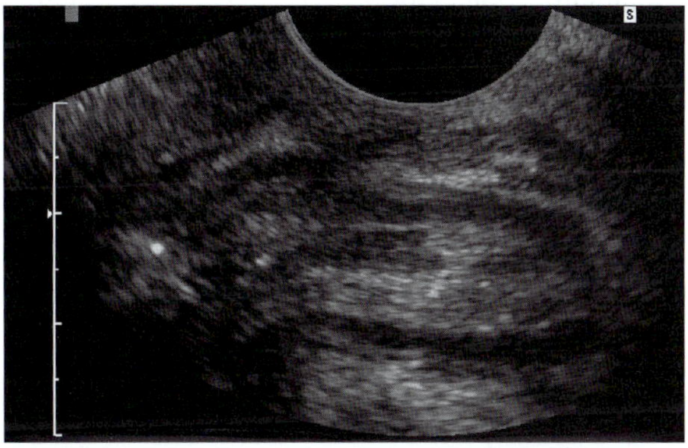

■ Abb. 40.15. **Sagitalschnitt durch den Analkanal mittels transvaginaler Sonographie.** Das Bild zeigt die Länge des internen analen Sphinkters.

nach einer vaginalen Geburt, auch bei Patientinnen, die einen Dammriss III. oder IV. Grades erlitten haben.

Vergleichbare Ergebnisse wurden auch mit einem konvexen Real-time-Schallkopf, der für die perineale Sonographie Anwendung findet (s. oben) beschrieben. Die klinische Anwendung der letzteren Methode scheint jedoch schwieriger, da der Transducer zur Ankoppelung in ein »Gel-Bett« platziert werden muss (Peschers et al. 1997).

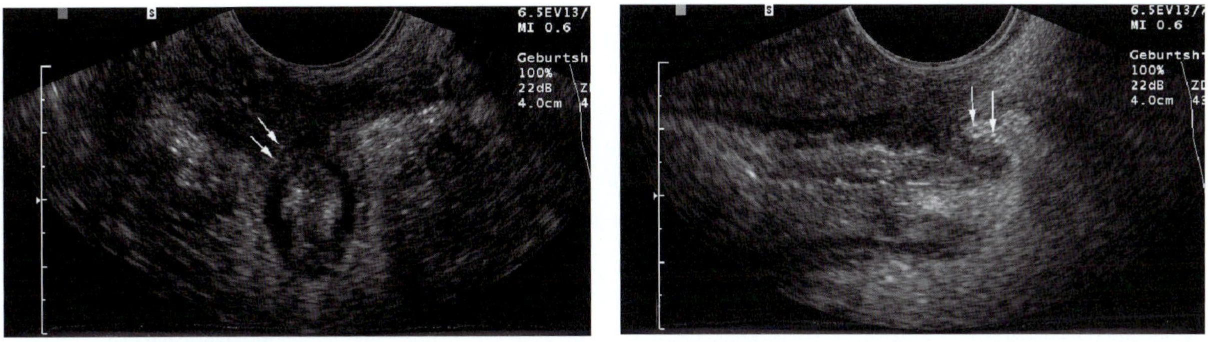

b

■ Abb. 40.16. **Vaginales Sonogramm eines Sphincter internus bei Dammriss III. Grades mit Nähten im Bereich des internen Sphinkters.** **a** Horizontalschnitt, **b** Sagitalschnitt

Klinische Ergebnisse

Obwohl die Anwendbarkeit der Methode beschieben wurde, hat sie keine weite Verbreitung in der Klinik gefunden. Unserer Meinung nach ist die Methode in der Evaluation des hinteren Kompartiments unmittelbar nach der Geburt hilfreich. Besonders bei Frauen, die einen Dammriss III. oder IV. Grades erlitten haben, gibt die Methode Aufschluss über das Ergebnis der chirurgischen Rekonstruktion des Defektes (◘ Abb. 40.16a,b).

Kommentare. Die Vorteile der vaginalen Endosongraphie lassen sich wie folgt zusammenfassen:

- Die Methode untersucht den analen Verschlussmechanismus in nicht dilatiertem und damit physiologischem Zustand und kann daher auch unmittelbar nach der Geburt und bei Frauen mit Dammrissen höheren Grades eingesetzt werden.
- Durch die Erfassung der Suspensionsstruktur des Levator ani ist im Vergleich zur endoanalen Sonographie eine noch komplettere Untersuchung des hinteren Kompartiments möglich.
- Die Apparatur ist in den meisten geburtshilflich gynäkologischen Abteilungen vorhanden.

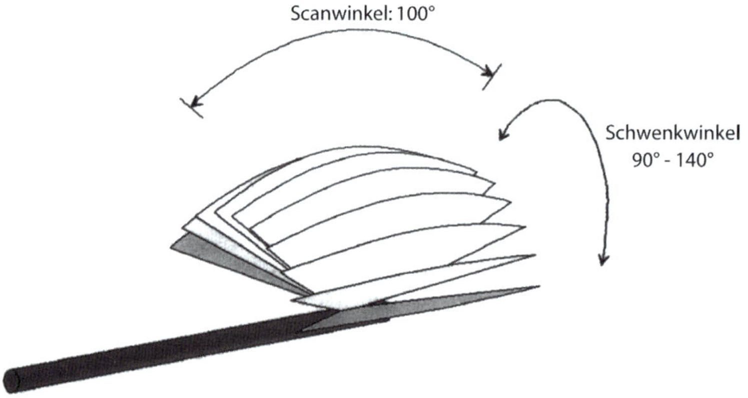

◘ Abb. 40.17. **Schematische Darstellung der Datenermittlung für die Volumensonographie.** Ein fächerartiges Muster der Abschnittsbilder wird in einer geometrisch exakten Form in einem Volumenblock gespeichert

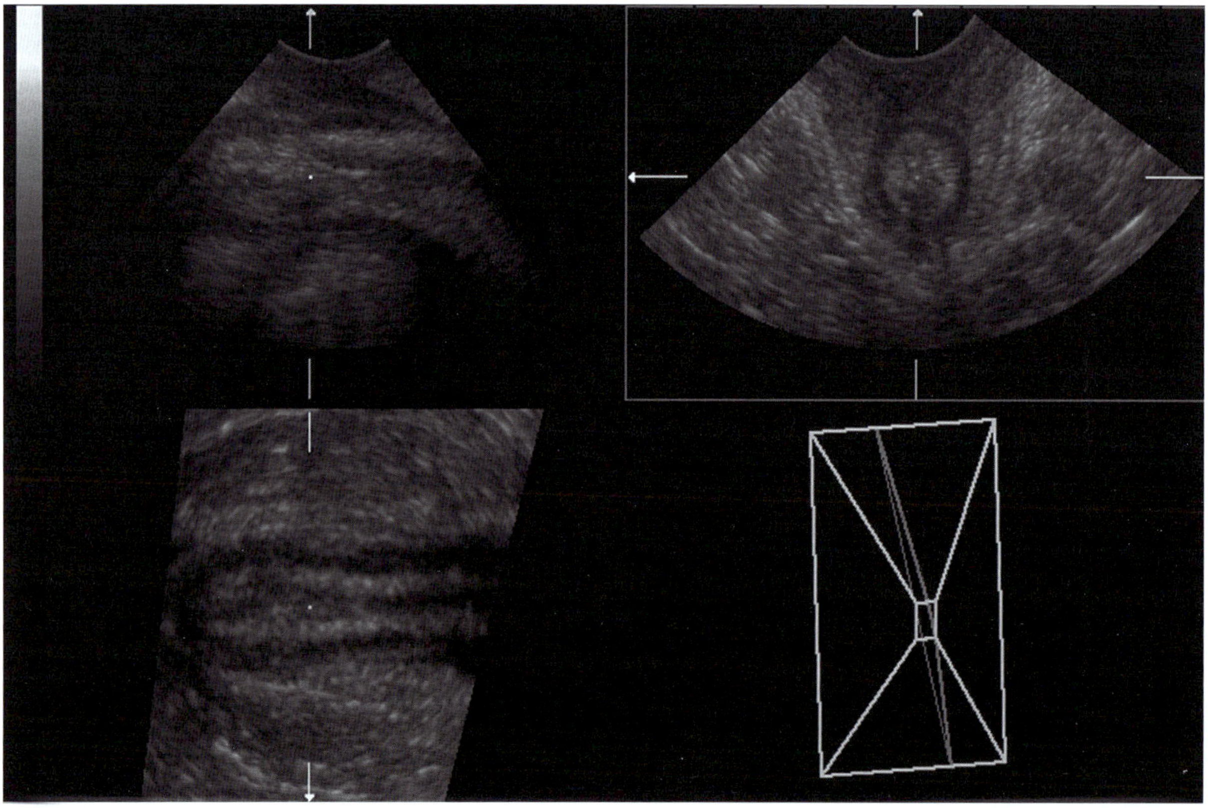

◘ Abb. 40.18. **Volumensonographie des analen Verschlussapparates nach elektivem Kaiserschnitt mittels der transvaginalen Volumensonde.** Das Bild zeigt die drei senkrecht zueinander stehenden Schnittebenen. *Oben rechts:* Horizontalschnitt; *oben links:* Sagittalschnitt; *unten rechts:* Frontalschnitt

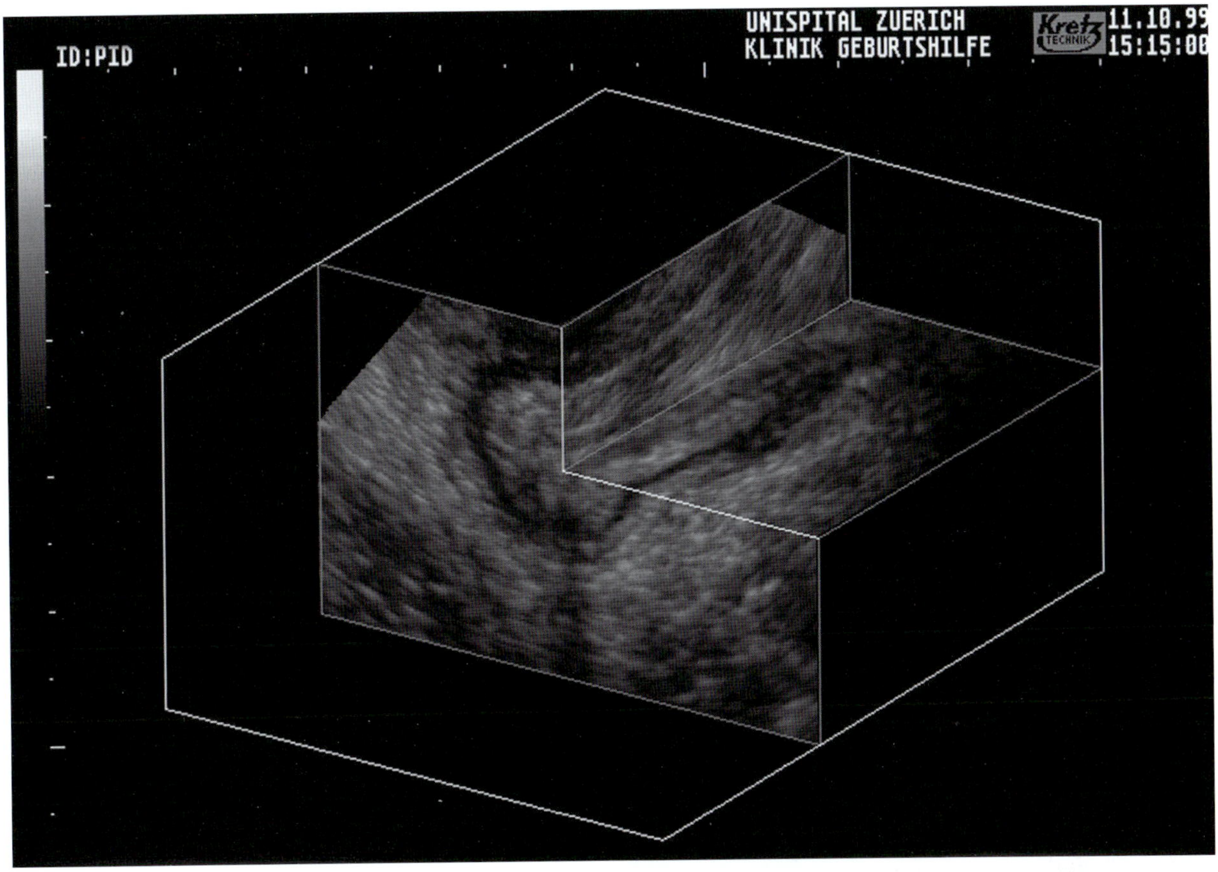

Abb. 40.19. **Morphologie des analen Verschlussapparates.** Der Volumenblock im sog. Niche-Modus gibt einen dreidimensionalen Eindruck der anatomischen Strukturen

- Der vaginale Transducer ist im Gegensatz zum abdominalen Konvexschallkopf immer mit einer sterilen Hülle überzogen.

40.4.4 Volumensonographie

Untersuchungstechnik

Die Volumensonographie mit transvaginalen Schallköpfen zur Untersuchung des analen Verschlussapparates und einer transrektalen Sonde zur Beurteilung der Urethra und ihrer Haltevorrichtung eröffnet neue Möglichkeiten des Studiums des Beckenbodens nach vaginaler Geburt. Mit jeder der Sonden kann eine Vielzahl von B-Bildern im Sektorformat in einem geometrisch exakten Volumenblock abgelegt werden (Abb. 40.17). Aus diesem Volumenblock können orthogonale Schnittebenen, von denen eine als Referenzebene senkrecht zum Lumen der Urethra oder des Analkanales ausgerichtet wird, dargestellt werden (Wisser et al. 1999). Daher sind reproduzierbare Bilder in Referenzebenen abbildbar, in denen Messungen und Winkelbestimmungen möglich sind (Abb. 40.18). Des Weiteren ergibt die Darstellung der Ultraschalldaten im Niche-Modus einen guten Eindruck der komplexen anatomischen Strukturen des Analkanales und der Urethra (Abb. 40.19). Die Untersuchung des anterioren Kompartiments mit der transrektalen Sonde ermöglicht das Studium der Urethra und der Scheide.

Die lateralen Scheidenwinkel sind bei Nulliparae an der seitlichen Beckenwand fixiert (Abb. 40.20). Die Scheide bildet gewissermaßen eine Hängematte, in der die Urethra fixiert ist.

Klinische Ergebnisse

Wir haben die Anwendbarkeit der Methode zur Untersuchung der Beckenbodenmorphologie in der ersten postpartalen Woche beschrieben und konnten Normalbefunde des Beckenbodens von Primiparae nach elektiver Kaiserschnittentbindung beschreiben (Wisser et al. 1999). Unsere ersten klinischen Ergebnisse zeigen in Übereinstimmung mit früheren Untersuchungen, dass Traumatisierungen des Beckenbodens abhängig vom Entbindungsmodus sind. Dies trifft sowohl für das posteriore (Abb. 40.21) wie für das anteriore Kompartiment (Abb. 40.22) zu.

Kommentare. Die Volumensonographie erfordert ein Volumensonographiegerät und ist deshalb derzeit noch nicht an allen Kliniken einsetzbar. Die Methode eignet sich jedoch hervorragend zur wissenschaftlichen Evaluation des Beckenbodentraumas nach vaginaler Geburt.

Nachteilig können sich der erhöhte Zeitaufwand der Untersuchung sowie der zeitgleiche Einsatz von zwei Sonden auswirken. Zu bedenken ist außerdem, dass diese Methode noch nicht ausreichend wissenschaftlich erforscht wurde.

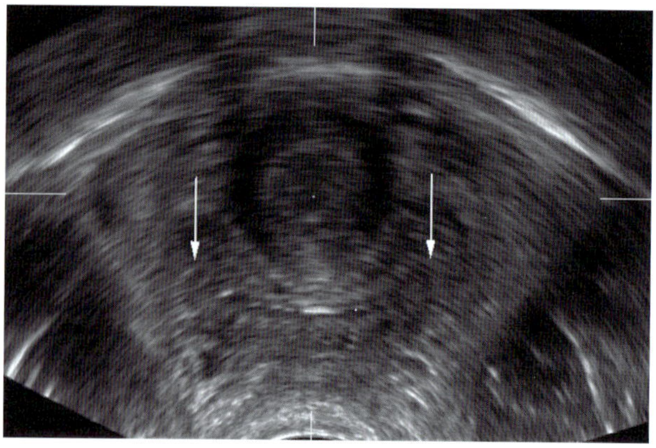

Abb. 40.20. **Transanales Volumensonogramm des vorderen Beckenbodenkompartiments mit der Urethra, deren Lumen durch den *Punkt* markiert ist.** Darunter ist die Kontur der Vagina sichtbar. Die lateralen Scheidenwinkel sind an der seitlichen Beckenwand oberhalb der suburethralen Vagina fixiert.

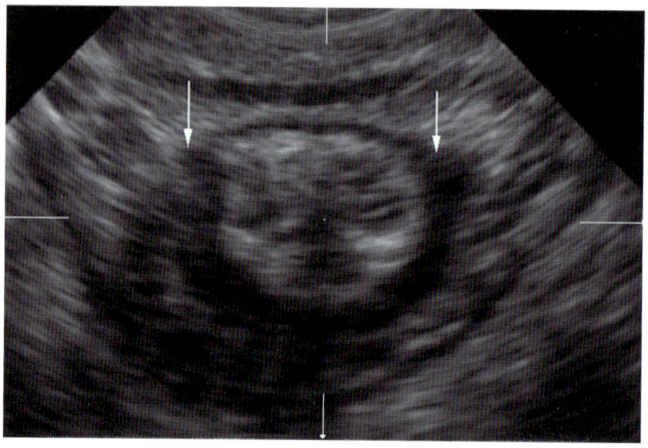

Abb. 40.21. **Anale Sphinktermorphologie nach Zangenentbindung.** Es zeigt sich eine Ausdünnung des anterioren Anteils des internen Sphinkters mit Asymmetrie der Levatorenschenkel.

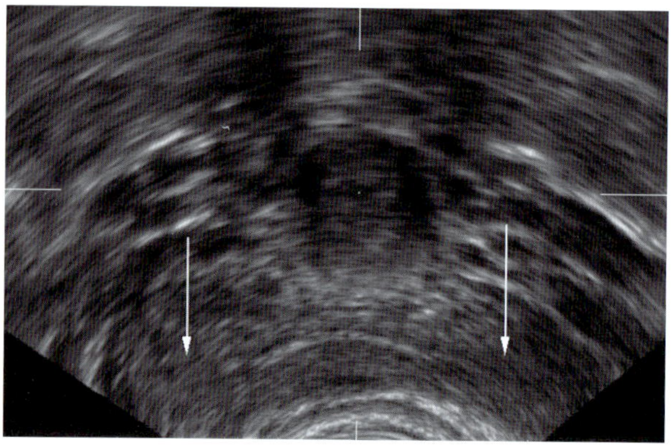

Abb. 40.21. **Volumensonogramm des vorderen Kompartiments nach Vakuumextraktion zeigt einen paravaginalen Defekt.** Die lateralen Scheidenwinkel sind unterhalb der suburethralen Vagina.

40.5 Wissenschaftliche und klinische Bedeutung der Untersuchung des Beckenbodens nach vaginaler Geburt

Die **sonographische** Evaluation des Beckenbodens nach vaginaler Geburt ermöglicht es, morphologische Veränderungen, die durch den Geburtsablauf bedingt sind, zu studieren. In den letzten Jahren wurden auch Magnetresonanzuntersuchungen (MRI) zur Untersuchung des Beckenbodens nach der vaginalen Geburt und bei Frauen mit Inkontinenz durchgeführt (Hjartardottir et al. 1997).

Die Vorteile der **MRI-Untersuchung** liegen in der hohen Detailauflösung von Weichteilkontrasten und in der Möglichkeit alle Beckenorgane in ihre Lagebeziehung zueinander abzubilden. Beispielhaft werden typische Befund nach vaginaler Geburt im Horizontal- und Sagittalschnitt abgebildet (Abb. 40.23, 40.24). Die neue Technologie mit ultraschnellen Sequenzen erlaubt eine dynamische Untersuchung. Andererseits ist durch die Schichtdicke von etwa 5 mm eine reduzierte dreidimensionale Auflösung gegeben. Der bedeutendste Nachteil der Methode ist die Tatsache, dass die Infrastruktur nach wie vor sehr teuer und daher nicht für alle geburtshilflichen Abteilungen verfügbar ist. Dies schränkt die klinische Anwendbarkeit deutlich ein. Daher reduziert sich die Anwendung der MRI-Untersuchung auf wissenschaftliche Studien zur Evaluation des Beckenbodens.

> Morphologische Veränderungen des Beckenbodens nach der Geburt sind nicht notwendigerweise mit klinischen Symptomen assoziiert. Folgeuntersuchungen 6 Monate nach der Geburt zeigen, dass morphologische Veränderungen, die unmittelbar nach der Geburt erkennbar sind, sich im Verlauf spontan zurückbilden können.

Beckenbodenschädigungen durch die vaginale Geburt sind ein wichtiges Thema moderner Geburtshilfe. Geburtshelfer sollten die Reduktion der mütterlichen Morbidität einschließlich der versteckten, langfristigen Morbidität durch geburtsbedingte Beckenbodentraumatisierung im Auge haben. Da die Symp-

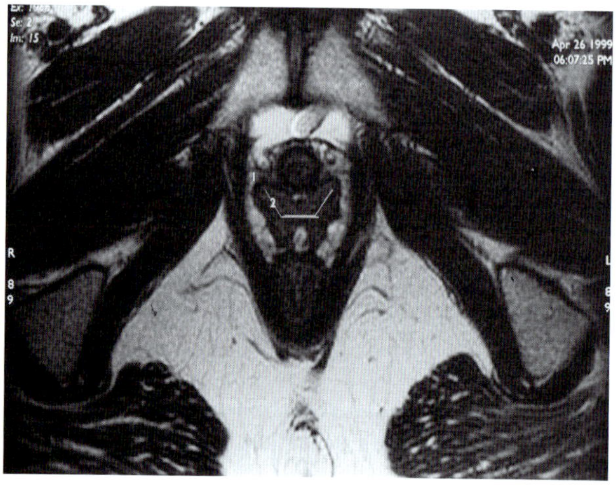

Abb. 40.23. **Magnetresonanztomographie des Beckenbodens nach elektiver Sektioentbindung.** Der Horizontalschnitt zeigt die Urethra, die Vagina und das Rektum. (Freundlicherweise zur Verfügung gestellt von PD Dr. R. Kubik-Huch, Klinik für Diagnostische Radiologie am Universitätsspital Zürich)

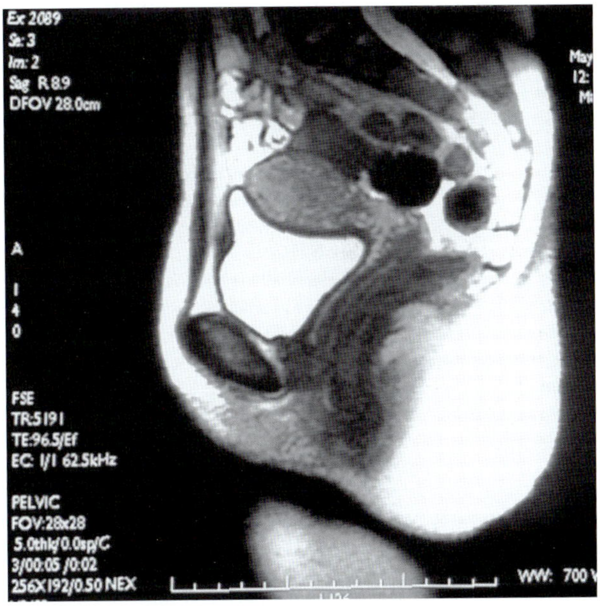

Abb. 40.24. **Magnetresonanztomographie des Beckenbodens nach elektiver Sektioentbindung.** Der Sagitalschnitt zeigt kein Tiefertreten der Zervix bei Valsalva-Manöver. (Freundlicherweise zur Verfügung gestellt von PD Dr. R. Kubik-Huch, Klinik für Diagnostische Radiologie am Universitätsspital Zürich)

tome der Harn- und Stuhlinkontinenz häufig Folge einer vaginalen Geburt sind, ist der Frauenarzt in einer einzigartigen und herausragenden Position, diese Symptome zu verhindern, zu diagnostizieren und zu behandeln.

Mit den oben beschriebenen sonographischen Techniken haben wir Methoden zur Verfügung, die noch nicht symptomatische Defekte des Beckenbodens aufzudecken vermögen. Ferner kann das durch diese Techniken erweiterte Wissen um die Morphologie des Beckenbodens für den Geburtshelfer hilfreich sein, Schwangere zu definieren, die ein erhöhtes Risiko eines Beckenbodentraumas haben. Ein neues Feld für geburtshilfliche Forschung kann sich hier auftun.

Die Fragen, die in nächster Zukunft zu beantworten sind, können wie folgt zusammengefasst werden:

- Welche morphologischen Auffälligkeiten, die wir unmittelbar postpartal erkennen, bilden sich spontan innerhalb von Monaten zurück?
- Welche morphologischen Defekte sind mit dem Auftreten von klinischen Symptomen wie Harn- und Stuhlinkontinenz auf lange Sicht vergesellschaftet?
- Ist das Beckenbodentraining in der Lage, nicht nur die klinische Symptomatik zu verändern (Bo et al. 1999; Jozwik u. Jozwik 1998), sondern auch morphologische Veränderungen zu bewirken?
- Können vor Geburtsbeginn Risikofaktoren definiert werden, die mit morphologischen Veränderungen des Beckenbodens und mit dem Auftreten klinischer Symptome nach vaginaler Geburt assoziiert sind?

Antworten auf diese Fragen werden dem Geburtshelfer eine wissenschaftliche Basis für die Indikationsstellung zur elektiven Schnittentbindung oder zur vaginalen Geburt geben.

Literatur

Allen RE, Hosker GL, Smith AR, Warrell DW (1990) Pelvic floor damage and childbirth: a neurophysiological study. Br J Obstet Gynaecol 97: 770–779

Al-Mufti R, McCarthy A, Fisk NM (1996) Obstetricians' personal choice and mode of delivery. Lancet 347: 544

Anthuber C, Anthuber S, Fost B et al. (1995) Manometric and clinical long-term outcome after grade III perineal rupture. Gynakol Geburtshilfl Rundsch 35 [Suppl 1]: 137–141

Anthuber C, Dimpfl T, Müller-Felber T, Schüssler B (1997) Parity and denervation of the external anal sphincter and puborectalis muscle: a histomorphological study. Neurourol Urodyn 15; 366–367

Bo K, Talseth T, Holme I (1999) Single blind, randomised controlled trial of pelvic floor exercises, electrical stimulation, vaginal cones, and no treatment in management of genuine stress incontinence in women. BMJ 318: 487–493

Burnett SJ, Speakman CT, Kamm MA et al. (1991) Confirmation of endosonographic detection of external anal sphincter defects by simultaneous electromyographic mapping. Br J Surg 78: 448–450

Chaliha C, Kalia V, Stanton et al. (1999) Antenatal prediction of postpartum urinary and fecal incontinence. Obstet Gynecol 94: 689–694

Cook TA, Mortensen NJ (1998) Management of faecal incontinence following obstetric injury. Br J Surg 85: 293–299

Dainer MJ (1999) Vaginal birth and natural outcome. Curr Opin Obstet Gynecol 11: 499–502

Deen KI, Kumar D, Williams JG et al. (1993) The prevalence of anal sphincter defects in faecal incontinence: a prospective study. Gut 34: 685–688

DeLancey JO (1988) Structural aspects of the extrinsic continence mechanism. Obstet Gynecol 72: 296–301

DeLancey JO (1993) Childbirth, continence, and the pelvic floor. N Engl J Med 329: 1956–1957

DeLancey JO (1994a) The anatomy of the pelvic floor. Curr Opin Obstet Gynecol 6: 313–316

DeLancey JO (1994b) Structural support of the urethra as it relates to stress urinary incontinence: The hammock hypothesis. Am J Obstet Gynecol 170: 1713–1723

DeLancey JO (1999) Structural anatomy of the posterior pelvic compartment as it relates to rectocele. Am J Obstet Gynecol 180: 815–823

Delancey JO, Toglia MR, Perucchini D (1997) Internal and external anal sphincter anatomy as it relates to midline obstetric lacerations. Obstet Gynecol 90: 924–927

Demirci F., Ozden S, Alpay Z et al. (2001) the effects of vaginal delivery and cesarean section on bladder neck mobility and stress urinary incontinence. Int Urogynecol Pelvic Floor Dysfunct 12: 129–133

Dimpfl TH, Schuessler B (1992) Incidence and cause of postpartum urinary incontinence. Europ J Obstet Gynecol Reprod Biol 43: 29–33

Eason E, Labrecque M, Wells G et al. (2000) Preventing perineal trauma during childbirth: a systematic review. Obstet Gynecol 95: 464–471

Faltin DL, Boulvain M, Irion O et al. (2000) Diagnosis of anal sphincter tears by postpartum endosonography to predict fetal incontinence. Obstet Gynecol 95: 643–647

Faridi A, Willis S, Schelzig P, Schumpelick V, Rath W (2000) Occult sphincter defects due to childbirth: a prospective study. Europ J Obstet Gynecol Reprod Biol 91: 19

Fynes M, Donnelly V, Behan M et al. (1999) Effect of second vaginal delivery on anorectal physiology and faecal continence: a prospective study. Lancet 354: 983–986

Group AETC (1993) Routine vs. selective episiotomy: a randomized trial. Lancet 342: 1517–1518

Groutz A, Fait G, Lessing JB et al. (1999) Incidence and obstetric risk factors of postpartum anal incontinence. Scand J Gastroenterol 34: 315–318

Haadem K, Dahlstrom JA, Lingman G (1990) Anal sphincter function after delivery: a prospective study in women with sphincter rupture and controls. Eur J Obstet Gynecol Reprod Biol 35: 7–13

Handa VL, Harris TA, Ostergard DR (1996) Protecting the pelvic floor: Obstetric management to prevent incontinence and pelvic organ prolapse. Obstet Gynecol 88: 470–478

Hickl E, Franzki H (2002) Indikationen zur Sectio caesarea – Zur Frage der sog. Sectio auf Wunsch. Gynäkologe 35: 197–202

Hillebrenner J, Wagenpfeil S, Schuchardt R et al. (2001) Initial experiences with primiparous women using a new kind of Epino labor trainer. Z Geburtshilfe Neonatal 205: 12–19

Hjartardottir S, Nilsson J, Petersen C, Lingman G (1997) The female pelvic floor: a dome: not a basin. Acta Obstet Gynecol Scand 76: 567–571

Hugosson C, Jorulf H, Lingman G, Jacobsson B (1991) Morphology of the pelvic floor [letter]. Lancet 337: 367

Johanson RB, Menon BK (2000) Vacuum extraction versus forceps for assisted vaginal delivery. Cochrane Database Syst Rev 2: CD000224

Jozwik M, Jozwik M (1998) The physiological basis of pelvic floor exercises in the treatment of stress urinary incontinence. Br J Obstet Gynaecol 105: 1046–1051

Kamm MA (1994) Obstetric damage and faecal incontinence. Lancet 344: 730–733

Kammerer-Doak DN, Wesol AB, Rogers RG et al. (1999) A prospective cohort study of women after primary repair of obstetric anal sphincter laceration. Am J Obstet Gynecol 181: 1317–1322

Klein MC, Gauthier RJ, Robbins JM et al. (1994) Relationship of episiotomy to perineal trauma and morbidity, sexual dysfunction, and pelvic floor relaxation. Am J Obstet Gynecol 171: 591–598

MacArthur C, Bick DE, Keighley MR (1997) Faecal incontinence after childbirth. Br J Obstet Gynaecol 104: 46–50

Mallett VT, Bump RC (1994) The epidemiology of female pelvic floor dysfunction. Curr Opin Obstet Gynecol 6: 308–312

Mant J, Painter R, Vessey M (1997) Epidemiology of genital prolapse: oberservations from the Oxford Family Planning Association Study. Br J Obstet Gynaecol 104: 579–585

Meyer S, Bacherlard O, De Grandi P (1998) Do bladder neck mobility and urethral sphincter function differ during pregnancy compared with during the non-pregnant state? Int Urogynecol J Pelvic Floor Dysfunct 9: 397–404

Milsom I, Ekelund P, Molander U, Arvidsson L, Areskoug B (1993) The influence of age, parity, oral contraception, hysterectomy and menopause on the prevalence of urinary incontinence in women. J Urol 149: 1459–1462

Morkved S, Bo K (1999) Prevalence of urinary incontinence duriong pregnancy and postpartum. Int Urogynecol J Pelvic Floor Dysfunct 10: 394–398

Peschers U, Schaer G, Anthuber C, Delancey JO, Schuessler B (1996) Changes in vesical neck mobility following vaginal delivery. Obstet Gynecol 88: 1001-1006

Peschers UM, Schaer GN, DeLancey JO, Schuessler B (1997) Levator ani function before and after childbirth. Br J Obstet Gynaecol 104: 1004–1008

Rieger N, Schloithe A, Saccone G et al. (1998) A prospective study of anal sphincter injury due to childbirth. Scand J Gastroenterol 33: 950–955

Robinson JN, Norwitz ER, Cohen AP et al. (2000) Predictors of episiotomy use at first spontaneous vaginal delivery. Obstet Gynecol 96: 214–218

Rockner G, Jonasson A, Olund A (1991) The effect of mediolateral episiotomy at delivery on pelvic floor muscle strength evaluated with vaginal cones. Acta Obstet Gynecol Scand 70: 51–54

Ryhammer AM, Laurberg S, Hermann AP (1996) Long-term effect of vaginal deliveries on anorectal function in normal perimenopausal women. Dis Colon Rectum 39: 852–859

Samuelson E, Ladfors L, Wennerholm UB et al. (2000) Anal sphincter tears: prospective study of obstetric risk factors. Bjog 107: 926–931

Sandridge DA, Thorp JM (1995) Vaginal endosonography in the assessment of the anorectum. Obstet Gynecol 86: 1007–1009

Sato T, Konishi F, Minakami H et al. (2001) Pelvic floor disturbance after childbirth: vaginal delivery damages the upper levels of sphincter innervation. Dis Colon Rectum 44: 1155–1161

Saunders N (1997) Pregnancy in the 21st century: back to nature with a little assistance. Lancet 349: sI7–sI9

Schaer GN, Koechli OR, Schuessler B, Haller U (1995) Perineal ultrasound for evaluating the bladder neck in urinary stress incontinence. Obstet Gynecol 85: 220–224

Shafik A (1998) A new concept of the anatomy of the anal sphincter mechanism and the physiology of defecation: mass contraction of the pelvic floor muscles. Int Urogynecol J Pelvic Floor Dysfunct 9: 28–32

Sleep J, Grant A (1987) West Berkshire perneal management trial: three year follow up. Br Med J (Clin Res Ed) 295: 749–751

Snooks SJ, Setchell M, Swash M, Henry MM (1984) Injury to innervation of pelvic floor sphincter musculature in childbirth. Lancet 2: 546–550

Snooks SJ, Swash M, Henry MM, Setchell M (1986) Risk factors in childbirth causing damage to the pelvic floor innervation. Int J Colorectal Dis 1: 20–24

Snooks SJ, Swash M, Mathers SE, Henry MM (1990) Effect of vaginal delivery on the pelvic floor: a 5-year follow-up. Br J Surg 77: 1358–1360

Steer P (1998) Caesarean section: an evolving procedure? Br J Obstet Gynaecol 105: 1052–1055

Sultan AH, Stanton SL (1996) Preserving the pelvic floor and perineum during childbirth – elective caesarean section? Br J Obstet Gynaecol 103: 731–734

Sultan AH, Kamm MA, Bartram CI, Hudson CN (1993a) Anal sphincter trauma during instrumental delivery. Int J Gynaecol Obstet 43: 263–270

Sultan AH, Kamm MA, Hudson CN, Bartram CI (1993b) Effect of pregnancy on anal sphincter morphology and function. Int J Colorectal Dis 8: 206-209

Sultan AH, Kamm MA, Hudson CN, Thomas JM, Bartram CI (1993c) Anal-sphincter disruption during vaginal delivery. N Engl J Med 329: 1905–1911

Sultan AH, Kamm MA, Hudson CN (1994a) Pudendal nerve damage during labour: prospective study before and after childbirth. Br J Obstet Gynaecol 101: 22–28

Sultan AH, Loder PB, Bartram CI, Kamm MA, Hudson CN (1994b) Vaginal endosonography. New approach to image the undisturbed anal sphincter. Dis Colon Rectum 37: 1296–1299

Sultan AH, Monga AK, Stanton SL (1996) The pelvic floor sequelae of childbirth. Br J Hosp Med 55: 575–579

Sultan AH, Monga AK, Kumar D, Stanton SL (1999) Primary repair of obstetric anal sphincter rupture using the overlap technique. Br J Obstet Gynaecol 106: 318–323

Tetzschner T, Sorensen M, Rasmussen OO et al. (1995) Pudendal nerve damage increases the risk of fecal incontinence in women with anal sphincter rupture after childbirth. Acta Obstet Gynecol Scand 74: 434–440

Thacker SB, Banta HD (1980) Benefits and risks of episiotomy : an interpretive review of the English language literature, 1860–1980. Obstet Gynecol Surv 38: 322–338

Thom DH, Van den Eeden SK, Brown JS (1997) Evaluation of parturition and other reproductive variables as risk factors for urinary incontinence in later life. Obstet Gynecol 90: 983–989

Toglia MR, DeLancey JO (1994) Anal incontinence and the obstetrician-gynecologist. Obstet Gynecol 84: 731–740

Viktrup L, Lose G (2001) The risk of stress incontinence 5 years after first delivery. Am J Obstet Gynecol 185: 82–87

Wilson PD, Herbison RM, Herbison GP (1996) Obstetric practice and the prevalence of urinary incontinence three months after delivery. Br J Obstet Gynaecol 103: 154–161

Wisser J, Schaer G, Kurmanavicius J, Huch R, Huch A (1999) New approach to assess obstetrical trauma to the pelvic floor with 3-D ultrasound. Ultraschall in der Medizin 20: 15–18

Zetterström JP, Lopez A, Anzen B, Dolk A, Norman M, Mellgren A (1999) Anal incontinence after vaginal delivery: a prospective study in primiparous women. Br J Obstet Gynaecol 106: 324–330

Sectio caesarea

A. Huch und R. Chaoui

Kurz-Überblick

Bis gegen Ende des 19. Jahrhunderts war der Kaiserschnitt eine Notmaßnahme zur Rettung der Mutter und stets eine tödliche Bedrohung von Mutter und Kind. Die Letalität der Mutter lag bei 60–100%. Die sinkende maternale Sectiomortalität hat neben den medizinischen, gesellschaftlichen und sozioökonomischen Faktoren eine neue Einstellung zur Sectioindikation entstehen lassen, die im Rahmen der Risiko-Güterabwägung zwischen vaginal-operativem und abdominalem Entbindungsweg zunehmend für den Letzteren entscheiden lässt.

Die technische Durchführung der Sectio ist abhängig von Gestationsalter, Kindslage, Größe, Kindszahl und vom fetalen und maternalen Zustand. Der Operateur ist daher gehalten, das technische Vorgehen entsprechend der jeweiligen klinischen Situation zu wählen. Zur Erzielung von geringen oder tragbaren Blutverlusten bei Vermeidung der Bluttransfusion gehören eine einfache Operationstechnik und kurze Operationszeiten.

Eine gewisse postoperative Morbidität wurde und wird noch heute gelegentlich als schicksalhaft angesehen. Ohne Antibiotikaprophylaxe werden Fieber, Wundinfekte, Endometritis und Harnwegsinfektionen mit einer Häufigkeit von bis zu 40% beobachtet. Durch rechtzeitige Gabe von Antibiotika kann das Infektrisiko begrenzt und die postoperative Morbidität um mehr als 50% gesenkt werden.

Mit der zunehmenden Frequenz von Schwangerschaften nach Kaiserschnittentbindung wurde ein drastischer Anstieg von pathologischen Plazentationen beobachtet. So ist sowohl die Placenta accreta, als auch die Placenta praevia gehäuft (25–44%) zu beobachten.

Der postoperative Verlauf bzw. das Wochenbett nach Sectio caesarea ist in den letzten Jahren dem Verlauf nach Spontangeburt immer ähnlicher geworden. Die verbesserte Anästhesietechnik mit der Tendenz zur Regionalanästhesie, der geringe Blutverlust, die Frühernährung und die perioperative Antibiotikaprophylaxe haben zu einer extrem kurzen Rekonvaleszenz geführt.

41.1 Historischer Rückblick bis zum Beginn der Moderne (ca. 1950)

In keinem Bereich der Frauenheilkunde werden die Veränderungen unseres Fachs und die sich verändernden Einstellungen des Arztes und der Patientin in der Geburtshilfe so verdeutlicht wie durch die sich wandelnden Indikationsstellungen zur Sectio caesarea.

Bis gegen Ende des 19. Jahrhunderts war der Kaiserschnitt eine äußerst selten durchgeführte Operation. Er war eine Notmaßnahme zur Rettung der Mutter und stets eine tödliche Bedrohung für Mutter und Kind. Hinweise auf dieses operative Verfahren finden sich bereits in der ägyptischen, der griechischen, der römischen und auch der arabischen Mythologie. Bereits im 7. Jahrhundert vor Christi Geburt erließ der König Numa Pompilius die Lex regia, die besagte, dass einer verstorbenen Schwangeren vor dem Begräbnis das Kind herauszuschneiden sei, um die Hoffnung auf ein lebendes Kind nicht zugleich mit der Schwangeren zu begraben.

Verlässliche Berichte über die Vornahme eines Kaiserschnitts an einer lebenden Frau liegen aus dem 16. und 17. Jahrhundert vor. Nur in seltenen Fällen konnte damals das Leben der Mutter oder des Kindes gerettet werden. Noch in der beginnenden zweiten Hälfte des 19. Jahrhunderts lag die Letalität der Mutter bei 60–100%.

Die Letalität konnte erst gesenkt werden, nachdem Porro seine Überlegungen zum Infektionsproblem erfolgreich umgesetzt hatte. 1876 entwickelte er das Kind unter Vorverlagerung des Uterus mit einem korporalen Schnitt und nahm nachfolgend eine supravaginale Amputation des Uterus unter Einnährung des Zervixstumpfes in die Bauchdecken zur Drainage vor. Hiermit konnte Porro mit den von ihm angewandten Desinfektionsmaßnahmen annehmbare Operationserfolge vorweisen.

Porros Ziel der Beherrschung und Beseitigung der Infektionsquelle wurde von Kehrer (1897) und Sänger (1882) durch die Einführung der bis dahin unüblichen Uterusnaht umgesetzt. Dies erwies sich zu Beginn des 20. Jahrhunderts als ein zunehmend annehmbarer Weg zur Rettung von Mutter und Kind. Eine erste größere Sammelstatistik wies 1901 eine maternale Mortalität von 25% und eine kindliche Mortalität von 22% aus, wobei nur jene Kaiserschnittfälle in die Statistik aufgenommen wurden, bei denen man keine vorbestehenden Infektionsquellen ausgemacht hatte. Dennoch verstarben diese so genannten »infektionsreinen« Sectiofälle überwiegend an einer Peritonitis, die von einer Endometritis ausging.

Der Versuch, das Infektionsrisiko durch veränderte Operationsverfahren besser zu beherrschen, führte zu unzähligen Variationen der Technik, bei der die von Latzko (1909) entwickelte extraperitoneale Durchführung des Kaiserschnitts über viele Jahrzehnte bis in die 40er-Jahre häufig und erfolgreich angewandt wurde. Einer der Gründe für das extraperitoneale Vorgehen war die historisch begründete Angst des Geburtshelfers vor nicht beherrschbaren Komplikationen bei der Mutter. Diese Angst hat in den ersten Jahrzehnten dieses Jahrhunderts die Geburtshilfe so geprägt, dass sich hieraus Verhaltensnormen entwickelten, die sich bis in die heutige Zeit auswirken.

41.2 Indikationen

41.2.1 Wertewandel in der Indikationsstellung

Während bis in die Mitte des 20. Jahrhunderts die Sectio caesarea eine Notmaßnahme zur Rettung der Mutter und erst in zweiter Linie des fast ausschließlich reifen Kindes war, treffen wir heute auf einen Wertewandel in der Indikationsstellung. Die Fortschritte der Perinatalmedizin, einhergehend mit den drastisch verbesserten gesundheitlichen Chancen – auch des extrem kleinen Frühgeborenen – und die nie zuvor erreichte niedrige Sectiomortalität der Mutter von 0,3–0,4‰ (in Mitteleuropa) haben den Einsatz der Sectio caesarea zu Gunsten des extrem kleinen Kindes, selbst bei schweren Befindlichkeitsstörungen der Mutter, in vielen Kliniken vertretbar werden lassen.

Demgegenüber war die klassische Geburtshilfe von dem Bewusstsein einer hohen »geburtshilflichen Kunst« der vaginal-operativen Entbindung geprägt, bei der hohe mechanische Belastungen der Weichteile und des Beckens und damit auch bleibende Schäden für die Frau akzeptiert werden mussten. Die Güterabwägung zwischen maternaler Sectiomortalität einerseits und fetalem und maternalem Morbiditätsrisiko bei vaginal-operativer Entbindung andererseits ließ bis in die 50er-Jahre dieses Jahrhunderts nie daran zweifeln, dass der vaginal-operative Weg bis zur letzten Konsequenz gegangen werden sollte.

Ab etwa 1950 setzten mit der Verbesserung der Operationsbedingungen eindrucksvolle Veränderungen ein. Die Verfügbarkeit von Blut und Blutersatzmitteln, das bessere Verständnis für gerinnungsphysiologische Probleme und schließlich die Verfügbarkeit von Antibiotika verminderten die Gefährdung der Mutter und eröffneten auch für den kleinen gefährdeten Fetus neue Chancen.

> Bis zu dieser Zeit waren niedrige Kaiserschnittraten, ungeachtet unterschiedlicher Randbedingungen der Kliniken, Ausdruck eines hohen geburtshilflichen Leistungsstandards der Kliniken; bis 1960 überstieg auch in den mitteleuropäischen Ländern die Kaiserschnittrate selten 3–5 %.

Die sinkende maternale Sectiomortalität in den letzten 30 Jahren hat in den Industrienationen weltweit neue Einstellungen zur Sectioindikation entstehen lassen, die im Rahmen der Risiko-Güterabwägung zwischen vaginal-operativem und abdominalem Entbindungsweg zunehmend für den Letzteren entscheiden lässt.

> Die heute beobachtete äußerst geringe Sectioletalität (Todesursache: Operation oder Anästhesie) wird zunehmend im Rahmen der abwägenden Beurteilung von Risiken unter dem Gesichtspunkt des individuellen relativen Risikos gesehen, wobei geburtshilfliche Risikofaktoren definiert werden (Welsch 1995) (Tabelle 41.1).

So konnte gezeigt werden (Lilford et al. 1990), dass das relative Risiko beträchtlich sinkt, wenn zwischen maternalen Todesfällen im Zusammenhang mit elektiver Sectio caesarea und Notfallsectio unterschieden wird. Anhand von Auswertungen der maternalen Mortalität der Jahre 1973–1979 in Schweden wurde berechnet, dass nach Korrektur der medizinischen Risikofaktoren die Mortalitätsrate bei 0,18 pro 1000 für die Notfallsectio und 0,04 pro 1000 für die elektive Sectio lag. Dies bedeutet ein Verhältnis von 5:1 zugunsten der elektiven Sectio. Demgegenüber liegt das Verhältnis des relativen Risikos einer Probegeburt gegenüber der elektiven Sectio bei 4:1, wenn eine Versagerquote von 20–30 % bei einer Probegeburt angenommen wird (Bingham u. Lilford 1987).

> Bei Anwendung des »relativen Risikodenkens« in der Praxis müsste bei entsprechender Gewichtung der Faktoren – hier beispielhaft für die Letalität – der elektiven Sectio caesarea gegenüber der Probegeburt der Vorzug gegeben werden (s. Übersicht).

Gründe für die Zunahme der Sectiofrequenz

- Patientinnenabhängige Faktoren
  - Mehr späte Erstgebärende
  - Sozioökonomische Faktoren
  - Wunsch nach Perfektion und Planbarkeit
  - Hohes Anspruchsniveau
  - Belastungsintoleranz in den letzten Schwangerschaftswochen
  - Geringe Belastungstoleranz von Frau und Lebenspartner unter der Geburt
  - (Wunsch nach Abkürzung der protrahierten natürlichen Geburt auf eine »erträgliche« Zeitdauer)
  - Verzicht auf den natürlichen Geburtsvorgang zu Gunsten eines intakten Beckenbodens
  - Verbesserte Chancen des unreifen Neonaten
  - Traumatische spontane Erstgeburt
  - Zufriedenheit nach erster Geburt mit Sectio
- Klinische und ärztliche Faktoren
  - Fetometrie (sehr große/extrem kleine Kinder)
  - CTG-Überwachung (ohne Mikroblutuntersuchung)
  - Mangelnde Erfahrung mit der Entbindung von Beckenendlagen
  - Mangelnde Erfahrung mit der vaginal-operativen Entbindung aus Beckenmitte
  - Furcht der Geburtshelfer vor Kunstfehlern (Zunahme der Haftpflichtfälle)
  - Planbarkeit z. B. bei fetalen Fehlbildungen
  - Zunahme der Mehrlingsschwangerschaften

Beispielhaft für diese Tendenz der Bewertung des maternalen Morbiditätsrisikos bei Sectio einerseits und des maternalen/fetalen Morbiditätsrisikos bei vaginal-operativer Entbindung andererseits ist die seit den 80er-Jahren in vielen Kliniken geübte und häufig grundsätzlich angewandte Sectio caesarea bei Beckenendlagen. Dies führt dazu, dass die geburtshilfliche

Tabelle 41.1. **Sectiomortalität und Sectioletalität im europäischen Vergleich** (nach Welsch 1995)

Autoren	Land	Zeitraum	Sectio	Mortalität [‰]	Letalität [‰]
Beck et al.	Österreich	1990	etwa 9000	0,3	
Cemd	UK	1988–90	278 500	0,33	
Hochuli	Schweiz	1987–92	25 700	0,31	0,08
Welsch	Bayern	1989–93	88 428	0,31	0,15

Weiterbildung an diesen Stätten soweit beeinträchtigt wird, dass schließlich auch risikoarme vaginal-operativ zu entbindende Beckenendlagen abdominal entbunden werden müssen. Es verbreitet sich also die Auffassung, dass die einfach zu beherrschende Kaiserschnittechnik sinnvoller in der Anwendung und eher im Interesse von Mutter und Kind sei als jedes andere mäßig schwierigere vaginal-operative Verfahren.

Mit dieser Entwicklung werden folgerichtig geburtshilfliche vaginal-operative Verfahren auf Beckenausgangszangen und Vakuumextraktionen reduziert werden, wobei die Entwicklung von Zwillingsschwangerschaften notwendigerweise überwiegend abdominal erfolgen wird (Huch 1997).

Die in Amerika verbreitete Tendenz, im Zweifelsfalle bei aufgetretenen Problemen des Neonaten oder auch bei maternalen Problemen den Geburtshelfer zu verklagen, hat zu einer allgemeinen Furcht vor Kunstfehlerprozessen und mithin zur Auffassung geführt, dass eine Sectio jeder schwierigen vaginalen Operation vorzuziehen ist. Beckenmittezangen und Vakuumextraktionen werden in Amerika deshalb zunehmend durch den Kaiserschnitt ersetzt (Placek et al. 1983).

Ohne Zweifel hat auch die fast 100 %ige CTG-Überwachung in Europa zu einer erhöhten Sectiofrequenz beigetragen, wenn diese nicht in Verbindung mit der Mikroblutuntersuchung nach Saling durchgeführt wird. Die hohe Sensitivität der Kardiotokographie in Verbindung mit der geringen Spezifität macht den Einsatz einer weiteren Methodik dringend notwendig. Hier hat die Mikroblutuntersuchung nach Saling weiterhin ihren Platz. Ob diese durch eine kontinuierliche oder semikontinuierliche Messung der Sauerstoffsättigung ergänzt oder verdrängt wird, kann z. Zt. aufgrund der vorliegenden Arbeiten noch nicht entschieden werden.

> Der heutige nahezu lückenlose Einsatz der Ultraschallfetometrie zusammen mit der klinischen Beurteilung und der Messung des Symphysenfundusstandes lässt den extrem schweren Fetus rechtzeitig erkennen. In der Literatur wird heute bei einem Schätzgewicht von >4000 g häufig die Sectio empfohlen. Aus berechtigter Angst vor Plexusparesen sowie Verletzungen von Mutter und Kind werden diese Feten zunehmend abdominal-operativ entbunden. Die abdominale Entbindung des unreifen gefährdeten Fetus ist heute selbstverständlich geworden, wobei nicht für jedes Gestationsalter und jede fetale Poleinstellung der Nutzen der Sectio caesarea für den Fetus ausreichend belegt werden kann.

Sozioökonomische Faktoren spielen zunehmend eine erhebliche Rolle bei der Entscheidung für einen Kaiserschnitt. Sowohl in England als auch in Amerika und besonders in Brasilien ist die Sectiofrequenz bei Privatpatientinnen signifikant höher als bei allgemein versicherten Patientinnen (Tabelle 41.2). Hohes Familieneinkommen und allgemein die gehobene Stellung der Frau in der Gesellschaft prädestinieren für die Durchführung einer Sectio caesarea. Der Kaiserschnitt ist für den Arzt und die Patientin zeitlich planbar, und die Risiken sind für die Beteiligten kalkulierbar.

Der augenscheinlich unaufhaltsame Anstieg der Sectiofrequenz ist nicht zuletzt auch durch die abnehmende Duldungsbereitschaft der Gebärenden und ihres Ehemanns oder Partners unter der Geburt bedingt. Protrahierte Geburtsverläufe werden zunehmend durch eine Sectio caesarea abgekürzt, wobei unübersehbar die Anwesenheit des Partners unter der Geburt einen Beitrag zur niedrigen Toleranzschwelle leistet.

Es überrascht keineswegs, dass sich die Indikationsstellung der Sectio caesarea in Bereiche ausdehnt, die weniger durch medizinische Notfallzwänge als durch Wertungen wie Lebensqualität und Komfortdenken auch unter der Geburt geprägt sind. Es ist nachgewiesen, dass sich heute unter den Diagnosen, die die Sectio caesarea veranlassten, vermehrt solche wie Geburtsstillstand, protrahierter Geburtsverlauf oder zervikale Dystokie befinden. Das zunehmende Wissen der Ärzte und auch der Patientin um das geburtsbedingte traumatische Morbiditätsrisiko des Beckenbodens und die Langzeitauswirkungen einer solchen Schädigung auf die Befindlichkeit der Frau beeinflusst bereits die Sectioindikation.

Allgemein ist so »die hohe Lehre von der geburtshilflich vaginal-operativen Kunst« als dem zunächst stets besseren der einzuschlagenden Wege der Geburtsbeendigung heute mehr und mehr obsolet geworden und dies keineswegs allein durch die

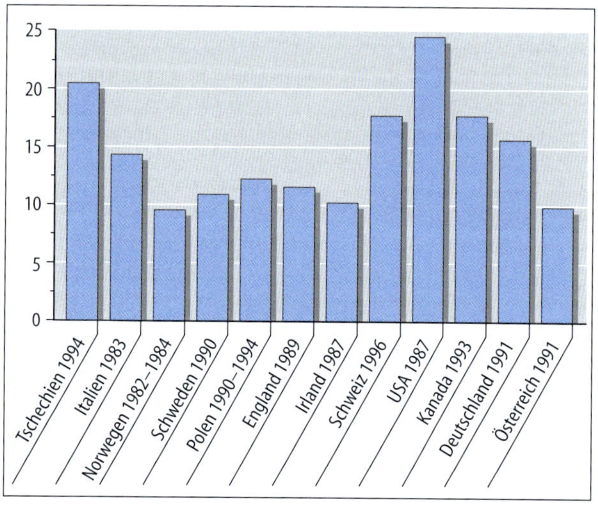

Abb. 41.1. **Sectioraten in verschiedenen Ländern**

Tabelle 41.2. **Operationsfrequenz und Versicherungsstatus**

	UK	Rio de Janeiro	Australien	USA
Allgemeinpatient	10,4% (NHS)	15%	15–17%	15,6%
Privatpatient	22,5% (»pay beds«)	80%	30–35%	29,1%
Autor	McFarlane 1988	Lins u. Fortney 1981	King 1993	Stafford 1990

zunehmend mangelnde vaginal-operative Erfahrung. Die Sectio caesarea wird daher in der westlichen Industriegesellschaft von der Patientin zunehmend als eine vermeintlich bessere Lösung angestrebt werden, wenn schwierige vaginal-operative Entbindungen alternativ zur Diskussion stehen (Abb. 41.1).

▶ **Studienbox**

Beispielhaft für diese Tendenz ist das Ergebnis einer Befragung von britischen Gynäkologinnen über ihre Einstellung zur elektiven Sectio (Al-Mufti et al. 1996). Auf die Frage, wie sie ihre eigene Entbindung nach komplikationsloser Schwangerschaft gestalten würden, antworteten 31 %, dass sie dazu neigten, sich durch elektive Sectio am Termin entbinden zu lassen. Ihre männlichen Kollegen beantworteten diese Frage in Bezug auf die Geburt bei ihrer eigenen Partnerin nur zu 8 % in der gleichen Weise.

41.2.2 Derzeitige Indikationen

Zu den häufigsten Indikationen gehören:
- der Zustand nach Sectio caesarea,
- der protrahierte Geburtsverlauf,
- die Beckenendlage und
- die drohende intrauterine Hypoxie.

Die ersten beiden Diagnosen finden sich bei mehr als der Hälfte aller durchgeführten Sectiones. Dies trifft sowohl für die westlichen europäischen Industriestaaten als auch für die USA zu. Etwa 85 % aller Sectiones werden unter diesen 4 Diagnosen durchgeführt.

Im angloamerikanischen Sprachgebiet war der Zustand nach Sectio bis Ende der 1970er-Jahre eine selbstverständliche Indikation zur Resectio. Grund hierfür war, dass die spontane Geburt nach klassischer uteriner Inzision in 12 % der Fälle zu einer Ruptur führte, die bei einem Drittel der Fälle bereits vor der Geburt eintrat. Mit der sehr frühen Einführung des tiefen Faszienquerschnitts war im europäischen Bereich die klinisch manifeste Ruptur nach Sectio caesarea ein außergewöhnlich seltenes Ereignis. In den meisten europäischen Kliniken wurde in mehr als 50 % der Fälle versucht, spontan zu entbinden, dies mit einer Erfolgsrate von 80 %. In einer prospektiven Studie mit 5000 Müttern bei Zustand nach Sectio und versuchter Probegeburt wurde in <1 % der Geburten eine uterine Ruptur beobachtet (Flamm et al. 1990).

Insgesamt ist das Risiko einer Uterusruptur gering, da asymptomatische Narbendehiszenzen genauso oft bei Zustand nach Probegeburt (1,8 %) wie bei der elektiven Sectio (1,9 %) beobachtet wurden. Die in der Literatur wiederholt beschriebenen fatalen Rupturverläufe sind so selten, dass damit eine Begründung für die grundsätzliche elektive Sectio nach Zustand einer vorangegangenen Sectio nicht gegeben ist (Leung et al. 1993). Auch nach zweimaliger Sectio kann die Spontangeburt angestrebt werden, wenn die physiologischen Voraussetzungen bei Mutter und Kind gegeben sind. Das Risiko einer Ruptur nach mehrfach vorangegangenen Sectiones ist um das 3fache höher als bei nur einer vorangegangenen Sectio.

Bei anamnestisch unbekannter Lage der uterinen Inzision und bei Operationen im Fundusbereich ist die abdominale Schnittentbindung zu empfehlen. Eine sorgfältige Risikoabklärung vor der Entscheidung zu einer Probegeburt muss in dieser speziell gefährdeten Gruppe besonders empfohlen werden. Aus diesen Gründen wird bei Patientinnen aus Entwicklungsländern, in denen gehäuft eine klassische vertikale Inzision vorgenommen wird, eine elektive Sectio durchgeführt.

41.2.3 Sectio Caesarea – eine Alternative zur Spontangeburt?

Die veränderte, die erweiterte Indikationsstellung der Sectio caesarea bis hin zu der Entstehung des Begriffes Wunschsectio wird bis heute von weiten Kreisen der Ärzteschaft als Paradigmawandel empfunden und ist – entsprechend der individuellen Grundhaltung des Arztes – emotional belegt.

Als **Wunschsectio** dürfen nur solche Operationen bezeichnet werden, bei denen weder anamnestische Erfahrungskrisen, noch schwere psychologische oder psychiatrische Veränderungen Auslöser für den Wunsch nach operativer Entbindung sind und somatische Störungen weder auf Seiten des Feten oder der Frau vorliegen.

Der Forderung der Frau nach Durchführung einer Wunschsectio entspricht ohne Zweifel dem heutigen Bild einer selbstbestimmenden Patientin in der partnerschaftlichen Gefahrengemeinschaft Patientin/Arzt, aber widerspricht in einigen Ländern bisher den standesrechtlichen Vorgehensweisen. Die Wunschsectio darf nur nach einer ausführlichen, wohl dokumentierten Aufklärung der Patientin über ihre mögliche Gefährdung und die des Neugeborenen vorgenommen werden.

Die Diskussion innerhalb der Ärzteschaft und der ärztlichen Gesellschaften offenbaren, dass zurzeit eine rein faktenoriente Entscheidungsfindung für oder gegen eine Wunschsectio nicht oder noch nicht möglich ist. Weder aufgrund der vorliegenden – vorzugsweisen retrospektiven – Studien ist zu belegen, dass die natürliche Geburt geringere Mortalitätsrisiken und Morbiditätsrisiken hat als die Entbindung durch Sectio caesarea, noch kann ein Protagonist der Sectio caesarea faktenorientiert eine vollständige Risikogleichheit behaupten. Die vorliegenden Studien zeigen eine Letalitätsrisikoerhöhung durch Kaiserschnitt von einem Faktor 3 (als Merkzahl der Letalität: Größenordnung 1:20 000 Sectio gegenüber 1:60 000 natürliche Geburt) zugunsten der natürlichen Geburt. Die letzten Jahre lassen jedoch nicht nur die Tendenz einer Verschiebung zugunsten der Sectio caesarea auf 2,3 (Hall Report, Wy Mothers Die 1997–1999) erkennen, sondern auch – von manchen erhofft, von anderen gefürchtet – eine Angleichung der Letalität der primär indizierten und primär durchgeführten Sectio caesarea bei der gesunden Frau an das Risiko der gesunden Frau mit Spontangeburt (pers. Mitteilung H. Welsch). So starben bei 135 000 Sectiones (1995–2000) der Bayrischen Perinatalstudie 5 Mütter, davon 1 Fall bei einer primär indizierten und 4 bei sekundär indizierten Sectiones. 50 % aller Sectiones waren primär und 50 % sekundär durchgeführt. Damit wäre die Letalität 1 auf 60 000 bei primärer Sectio und entspräche jener der Spontangeburt. Auch diese Zahlen aus einem Zeitraum der Bayrischen Perinatalstudie von sechs Jahren sollten jedoch zur Zeit noch mehr als Tendenz denn als Beweis angesehen werden.

Die Sectio caesarea mit ihren unterschiedlichen Morbiditätsrisiken im Vergleich zu den anders gearteten Risiken der Spontangeburt, beide mit ihren subjektiven und objektiven Vor- und Nachteilen, hat für die Frau auch in ihrer weiteren Lebensfolge sehr viele Facetten mit unterschiedlichen Gewichtungen aus der Sicht der Frau einerseits und der des Arztes andererseits, die durch ihre Vielfältigkeit vergleichende prospektive Untersuchungen dringend nahelegen, aber auch nahezu verunmöglichen. Das gilt jedoch auch für alle Folgeprobleme von ärztlichen, geburtshilflichen operativen Eingriffen. Eine eingehende Information ist hier geboten und von Huch et al. 2001 zusammengestellt. Vorläufig ist bei der Beratung davon auszugehen, dass die Morbidität der Frau durch und nach einer primären Sectio caesarea besonders im Hinblick auf die Folgeschwangerschaften deutlich erhöht sein kann und das neonatale, gelegentlich schwere Anpassungsstörungen gehäuft sind.

Die nächsten Jahre werden, so ist zu hoffen, zeigen, inwieweit die Vermeidung von Risiken der Spontangeburt durch die anders gearteten Risiken der primär indizierten und primär durchgeführten Sectio caesarea aufgewogen werden.

41.3 Operationstechnik

Die Durchführung der Sectio erfordert im Interesse einer niedrigen maternalen und fetalen Morbidität ein entschlossenes, geradliniges und standardisiertes Vorgehen. Wie nie zuvor ist heute vom Geburtshelfer prospektives Denken und Güterabwägung gefordert. Jede suboptimale klinische Entscheidung kann zu fatalen Auswirkungen für Mutter und Kind und damit zu entsprechenden juristischen Verwicklungen führen.

Die technische Durchführung ist abhängig von Gestationsalter, Kindslage, Größe, Anzahl der Feten und vom fetalen und maternalen Zustand. Der Operateur ist daher gehalten, das technische Vorgehen entsprechend der jeweiligen klinischen Situation zu wählen.

41.3.1 Vorbereitung der Patientin

Eine mögliche negative Auswirkung der Rückenlage auf den Kreislauf kann durch entsprechende Lagerung in linker Seitenlage, unterstützt durch ein hartes Kissen oder einen Sandsack, vermieden werden. Hierdurch wird der venöse Rückfluss erleichtert und die plazentare Versorgung aufrecht erhalten. Eine leichte Trendelenburg-Lagerung ist zu empfehlen, sie erleichtert den operativen Zugang und reduziert den Darmvorfall. Nur im Bereich der geplanten Schnittführung, wenige Zentimeter kranial und kaudal, werden die Haare entfernt; anschließend wird der gesamte umgebende Bereich mit einer antiseptischen Lösung desinfiziert.

Es ist außergewöhnlich wichtig, die Entfernung der Haare zeitlich so kurz wie möglich vor dem Kaiserschnitt vorzunehmen, da jede Rasur zu Hautinfektionen führen kann, die unweigerlich eine Wundinfektion zur Folge haben kann. Selbstklebende Plastikfolien zur Abdeckung des gesamten Wundgebiets haben sich weitgehend etabliert. Sie erlauben eine zügige technische Durchführung. Eine erhoffte Verbesserung bezüglich Wundinfektionen im Vergleich zur herkömmlichen Leinentuchabdeckung konnte jedoch nicht gezeigt werden (Alexander et al. 1985).

41.3.2 Schnittführung der Haut

Die Sectio caesarea ist der häufigste größere Eingriff bei jungen Patientinnen mit hohen Ansprüchen an das kosmetische Ergebnis der Sectionarbe. Der Operateur wählt die Lage und Größe der Schnittführung so, dass das Kind einerseits leicht entwickelt werden kann, andererseits den Bedürfnissen der Patientin entsprochen wird. Ohne Zweifel kann die Größe des Schnitts die Entwicklung des Kindes erleichtern oder erschweren, wie auch in einer prospektiven Studie mit einer signifikant negativen Korrelation zwischen Entbindungsschwierigkeiten und Inzisionsgröße gezeigt wurde (Ayers u. Morley 1987). Dabei ist nicht die Größe des Hautschnitts allein, sondern die Mobilisation von Faszie und Muskel entscheidend für den Verlauf der abdominalen Entbindung.

Der **suprapubische Pfannenstiel-Querschnitt** und die tiefe vertikale Schnittführung im Verlauf der Mittellinie zwischen Nabel und Symphyse haben sich in den letzten Jahrzehnten in der Operationstechnik eingebürgert. Jede der beiden Schnittführungen hat unterschiedliche Vorteile. Der Pfannenstiel-Querschnitt ergibt ein **besseres kosmetisches Resultat**, ist mit **weniger postoperativen Atembeschwerden** verbunden und hat eine **bessere Heilungstendenz** als die tiefe vertikale Schnittführung. Als Nachteil kann der Querschnitt bei unvorhergesehenen operativen Situationen und notwendiger Zugangserweiterung schlecht vergrößert werden. Ferner wird in der Regel subkutan eine größere Wundfläche geschaffen. Die Mittellinienschnittführung erlaubt dagegen einen schnellen operativen Zugang mit minimaler Zerstörung anatomischer Strukturen sowie einen besseren Einblick in den abdominalen Bereich und ist bei notwendiger Revision des gesamten Abdominalraums rasch erweiterbar.

Der Pfannenstiel-Querschnitt wird gewöhnlich 2 cm oberhalb der Symphyse gerade oder bogenförmig in einer Länge von 8–15 cm mit dem Skalpell bis auf die Faszie vorgenommen, und diese wird etwa in der Mittellinie etwa 2 cm durchtrennt. Unter Anhebung von Kutis und Subkutis wird sodann mit der Schere die Faszie beidseits quer eröffnet, der Muskel weitgehend stumpf separiert, wobei dieser nach kaudal nicht oder nur sehr wenig von seiner Umgebung getrennt werden sollte. Das nunmehr sichtbare Peritoneum wird mit Pinzetten abgehoben und mit dem Skalpell flach eröffnet. Zur Vermeidung von Blasenkomplikationen bei Blasenhochstand – trotz Katheterisierung – muss das **Peritoneum**, besonders bei Relaparotomien und Zustand nach protrahierten Geburtsverläufen, **so hoch wie möglich eröffnet** werden. Das Anheben des Peritoneums und eine flache Präparation bei durchschimmerndem Darm lässt Adhärenzen des Darms erkennen, wodurch entsprechende Verletzungen vermieden werden können.

Die **vertikale Schnittführung** erfolgt in der Mittellinie, beginnt 1 cm unterhalb des Nabels bis 2 cm oberhalb der Symphyse und wird bis auf die Faszie des M. rectus abdominis geführt. Das weitere Vorgehen entspricht dem bereits oben geschilderten. Nach Eröffnung des Bauchraums wurde traditionsgemäß der Darm mit feuchten Tüchern abgestopft.

> Die vertikale Schnittführung ist aufgegeben worden, da Vorteile nicht erkennbar waren.

Da sich bei geübten Operateuren bei beiden Techniken kein Unterschied in der Operationsdauer, der postoperativen Morbidität oder des Blutverlustes zeigt, scheint heute der tiefe Pfannenstiel-Querschnitt zu Recht den Mittellinienschnitt bei der einfachen Sectio caesarea verdrängt zu haben (Harri 1976).

Seit Mitte der 90er-Jahren hat die Operationstechnik, die erstmals von **Joel-Cohen** (1977) angegeben wurde, dank den Arbeiten von M. Stark eine Modifikation erlebt und große Verbreitung gefunden. Die als **Misgav-Ladach** bekannte Methode wird im deutschsprachigen Raum auch als »sanfte Sectio« genannt. Diese Methode wurde an anderer Stelle ausführlich beschrieben (s. M. Stark in Huch et al. 2001). Diese Technik, die primär für die Anwendung bei der Hysterektomie beschrieben worden ist, hat das Ziel, einerseits die Operationszeit zu reduzieren und andererseits eine gegenüber den klassischen Techniken geringere Traumatisierung des Gewebes sicherzustellen. Ein oberflächlicher querer Hautschnitt wird höher als der Pfannenstiel-Schnitt, etwa 2 cm unterhalb der Verbindungslinie zwischen den Spinae iliacae anteriores superiores, gesetzt. Der Schnitt wird in der Mitte vertieft, sodass die Faszie zu sehen ist, die etwa 3 cm eröffnet wird. Die Faszie und der subfasziale Raum werden sodann durch vertikalen und transversen Zug stumpf eröffnet. Um Blasenverletzungen zu vermeiden, wird das Peritoneum – im Gegensatz zur Methode nach Pfannenstiel – transvers eröffnet. Dieses Verfahren hat sich als **schnell** und **blutungsarm** erwiesen. Für die Eröffnung des Abdomens werden hierbei nur Skalpell und Schere benötigt. Bei dieser Technik wird das subkutane Fettgewebe wenig beachtet und die Faszie nur geringfügig vom Muskel separiert; der **Verschluss** der **Uteruswunde** erfolgt stets **einschichtig**, und auf eine **Versorgung** des **Peritoneums** wird **verzichtet**.

> ▶ **Studienbox**
>
> In den letzten Jahren wurde die Joel-Cohen-Technik in zahlreichen Studien mit der herkömmlichen Technik verglichen hinsichtlich der postoperativen Morbidität, der Operationsdauer und des Verbrauchs von Schmerzmitteln. Während sich in allen Studien eine geringfügig verkürzte Operationsdauer ergab, wurde die Frage der Wochenbettmorbidität durch die Studien nicht eindeutig beantwortet. So fand sich in einigen prospektiven randomisierten Studien (Hauth et al. 1992) kein Unterschied, während andere Autoren (Stark u. Finkel 1994; Nagele et al. 1996) eine geringere Morbidität beobachteten.

Zumindest hat diese Sectiotechnik zu der Einsicht geführt, dass das Offenlassen des Peritoneums liberal gehandhabt werden kann, ohne dass sich diese nachteilig auswirken würde. Die Lage des Schnitts und das kosmetische Resultat entsprechen jedoch nicht immer den Erwartungen der Patientinnen.

41.3.3 Uterusinzision

Während im europäischen Raum praktisch ausschließlich die tiefe quere Inzision vorgenommen wird, findet im nordamerikanischen Bereich die klassische vertikale Uterusinzision hin und wieder noch Anwendung. Die tiefe transverse Inzision wird jedoch heute mit Frequenzen von > 90% angegeben (Depp 1991).

Die Vorteile des tiefen queren Eingehens überwiegen gegenüber der vertikalen Inzision:
- Die Harnblase muss weniger abgeschoben werden, und eine uterine Ruptur nach Sectio kommt nur bei <1% aller Patientinnen vor, die eine normale vaginale Geburt angestrebt hatten (Committee on Obstetric Practice 1994).
- Bei sehr dickem unterem Uterinsegment – typisch für eine Patientin ohne vorangegangene Wehen, insbesondere bei extrem kleinen Frühgeburten – muss der tiefe Querschnitt ggf. durch einen Vertikalschnitt (T-Schnitt) ergänzt oder durch eine beidseits lateral nach oben gerichtete Schnittführung fischmaulförmig erweitert werden. Während stets die flache Eröffnung unter Präparation der Fruchtblase angestrebt wird und die stumpfe Erweiterung die Regel ist, muss die fischmaulförmige Erweiterung lateral nach oben aktiv mit der Schere vorgenommen werden.

Beide Techniken – der T-Schnitt oder auch die fischmaulförmige, lateral nach kranial durchgeführte Erweiterung des tiefen Querschnitts – geben mehr Platz für die Entwicklung des extrem kleinen Frühgeborenen am unreifen Uterus mit dickem Myometrium.

> ▶ **Studienbox**
>
> Bei einem Vergleich beider Vorgehensweisen – stumpfe oder scharfe Erweiterung der Inzision – gab es keine Unterschiede in Bezug auf die Schwierigkeit der Entwicklung des Kindes, die Operationsdauer, den geschätzten Blutverlust oder die postoperative Endometritis (Rodrigues et al. 1994). Auch die tiefe vertikale Inzision unterschied sich von der tiefen queren Inzision nicht hinsichtlich des Zustand des Kindes, der Apgarwerte, des postoperativen Hämatokritwertes, der Notwendigkeit einer Bluttransfusion oder der febrilen Morbidität im Wochenbett (Schneider 1996).

> **Cave**
>
> Die klassische vertikale Inzision, die bis in den Fundus uteri reicht, hat heute in der Praxis keinen Platz mehr, besonders weil eine vielfach höhere Rupturinzidenz bei nachfolgenden Schwangerschaften beobachtet wurde.

Die in den letzten Jahren propagierte **Staplertechnik** zur Eröffnung und zum Verschluss des Uterus, die einen geringeren Blutverlust und eine Zeitersparnis versprach, erwies sich als wenig praxisbezogen und hat sich gegenüber den Standardverfahren nicht bewährt (Villeneuve et al. 1990), sodass die sehr hohen Kosten nicht zu rechtfertigen sind.

41.3.4 Entwicklung des vorangehenden Teils

Die Entwicklung des Kopfes oder des vorangehenden Kindsteils erfolgt nach Eingehen mit der Hand oder Einlegen einer Zangenhälfte und durch Druck auf den Fundus. Nur der sehr tief im Geburtskanal befindliche vorangehende Teil bereitet Schwierigkeiten, sodass der vorangehende Teil von vaginal hochgeschoben und damit in den Bereich der Uterusinzision gebracht werden muss. Auch der sehr hoch stehende vorangehende Teil kann bei der Entwicklung Schwierigkeiten bereiten, was jedoch durch eine Erweiterung des Zugangs behoben werden kann. Die Anwendung des Vakuumextraktors oder auch der Zange ist von vielen Seiten beschrieben worden. Die Entwicklung des Kopfes unter Zuhilfenahme einer Zangenhälfte spart Platz und ist schonender für den Fetus.

41.3.5 Lösung der Plazenta

Ob die spontane Lösung der Plazenta abgewartet oder ob diese sofort manuell gelöst werden soll, ist lange Zeit kontrovers diskutiert worden.

▶ Studienbox

In einer randomisierten Studie mit 22 Kaiserschnittpatientinnen wurde die Morbidität bei Plazentalösung durch Nabelschnurtraktion mit der Morbidität bei der aktiven manuellen Lösung verglichen. Zumindest in dieser Untersuchung wies die Gruppe mit Cord-traction eine geringere Morbidität und weniger Blutverlust auf (McCurdy et al. 1992). Bei manueller Lösung der Plazenta war die Endometritisrate höher als bei der spontanen Lösung (31 vs. 21 %).

> Empfohlen wird nach der Entwicklung des Kindes eine sofortige Verabreichung von 5 IE Syntocinon (Oxytozin) i. m. und 5 IE i. v. Die Plazenta wird durch einen leichten Druck auf den Uterus, kombiniert mit Zug an der Nabelschnur, entwickelt.

41.3.6 Wundverschluss

> Gewebefreundliches Operieren bedeutet nichts anderes als Asepsis und präzise Wiederzusammenführung des Gewebes.

Ob für die postoperative Heilungstendenz der Uteruswunde Einzelknopfnähte oder fortlaufende Nähte besser sind, konnte bisher nicht schlüssig nachgewiesen werden (Hull u. Verner 1991). Entscheidend für den Heilungsprozess ist, dass das Gewebe nur so adaptiert wird, dass eine Durchblutung auch in der Nahtzone weitgehend aufrecht erhalten wird. Die schnellen Involutionsvorgänge des Uterus im Wochenbett sind einzigartig in der operativen Medizin; sie lassen es zumindest fraglich erscheinen, ob eine fortlaufende Naht über die ersten Stunden hinaus die gleiche Adaptation gewährleistet. Allerdings spricht die Verbreitung dieser Verschlusstechnik des Uterus dafür, dass bisher keine wesentlichen Nachteile aufgetreten sind.

Grundsätzlich sollte der Wundverschluss des Uterus in situ erfolgen. Nur bei schweren Blutungen, bei Myomenukleationen an der Hinterwand, bei Verdacht auf Endometrioseherde oder zur Lösung von Adhäsionen wird der Uterus ausnahmsweise vor die Bauchdecken luxiert.

41.3.7 Blutverlust

Um Blutverluste gering zu halten und eine Bluttransfusion zu vermeiden, ist eine einfache Operationstechnik erforderlich, die jede Artistik zu Lasten eines zügigen Vorgehens vermeidet. Eine großzügige Eröffnung des Abdomens und unnötige Schichtpräprationen grenzen an Kunstfehler, da diese Vorgehensweisen mit vermehrten Blutverlusten, Verlängerung der Operationsdauer und Folgekomplikationen verbunden sind. Kurze Operationszeiten von 20 min müssen selbstverständlich sein.

Es wird zu wenig beachtet, dass die »Regelsectio« lediglich die Entwicklung des Kindes zum Ziel hat und dass die somatischen Voraussetzungen der Schwangeren sich grundsätzlich von den Gegebenheiten bei anderen gynäkologischen Operationen unterscheiden.

- Die Gerinnungsfähigkeit des Blutes ist erhöht, und die Gefäße der Schwangeren sind reaktiver, sodass eine Blutstillung äußerst selten angebracht ist.
- Der Blutverlust ist bei zügiger Eröffnung des Abdomens entscheidend geringer als bei sog. sorgfältiger Blutstillung.
- Kleine abdominale Schnittführungen und der Verzicht auf Präparationen, die nur wenig zusätzlichen Platz schaffen, sind die Methoden der Wahl.
- Die stets vorliegende überhöhte Dehnbarkeit der Bauchdecken ermöglicht überdies Eingriffe über die Sectio caesarea hinaus, wie z.B. die Myomsanierung im Anschluss an die Entwicklung des Kindes und der Plazenta (s. Übersicht).

Wesentliche Merkmale einer »zeitgerechten« Operationstechnik für Kaiserschnitt

- Bauchdeckeneröffnung
  - Faszienquerschnitt mit kleinstmöglicher Eröffnung und stumpfer Erweiterung
  - Minimale Ablösung der Faszie
  - Geringes Abschieben der Harnblase
  - Keine Bauchtücher
  - Keine Blutstillung (natürliche Hyperkoagulation)
- Uterotomie und Verschluss
  - Flache Eröffnung auf 2 cm und Präparation der Fruchtblase
  - Stumpfe Erweiterung der Inzision
  - Verschluss der Uterotomie: einschichtig mit 7–10 Einzelknopfnähten
  - evtl. Situationsmatratzennaht (4 Stiche)
  - Verschluss des Peritoneum viscerale nicht zwingend
  - evtl. Verschluss des Peritoneum parietale mit fortlaufender Naht
  - Verschluss der Faszie fortlaufend
  - Subkutan einige Situationsnähte setzen
  - Haut mit Klammern schließen

Cave

Die Vermeidung von großen Blutverlusten ist auch deshalb ein Gebot der Zeit, weil die Risiken der Bluttransfusion in den letzten Jahren, nicht nur im Zusammenhang mit dem HIV-Problem, erkannt wurden.

Während noch 1980 und 1985 entsprechend den allgemeinen WHO-Richtlinien jede Schwangere mit einem Hb-Wert <10 g/dl grundsätzlich transfundiert worden war, wurde nach 1985 ein sehr strenges Regime eingeführt. Trotz eines hohen Risikokrankengutes konnte auf die Bluttransfusion weitgehend verzichtet werden (Huch 1991; Huch u. Huch 1994).

> Transfusionen werden erst bei Hb-Werten zwischen 5 und 7 g/dl in Abhängigkeit von der klinischen Situation durchgeführt.

▶ Empfehlung

Bei konsequenter enteraler und intravenöser Eisentherapie, ggf. zusammen mit der Verabreichung von rekombinantem humanem Erythropoetin (EPO), werden niedrige Hb-Werte in der genannten Größenordnung gut toleriert. Bei Eisengabe kann unter diesen Voraussetzungen mit einer raschen Blutbildung gerechnet werden; die zusätzliche Verabreichung von EPO kann sinnvoll sein. Bluttransfusionen sind nur noch in einer Frequenz von < 1 % bei einem hohen Anteil von Risikopatientinnen erforderlich und werden ausschließlich im Zusammenhang mit akut lebensbedrohlichen Situationen vorgenommen.

▶ Studienbox

Das angeblich unvermeidbare Risiko eines höheren Blutverlustes bei der Sectio caesarea muss unterschiedlich beurteilt werden. Es ist in hohem Maße von der Entschlusskraft des Operateurs und dessen Geschicklichkeit abhängig. So ist beschrieben worden, dass die Sectio caesarea bei einer Sectiofrequenz von 21 % einen Anteil von 67 % am Gesamtverbrauch der Blutkonserven hat (Combs et al. 1991; O'Leary 1995).

Bei der Überprüfung der Blutverluste unter den besonderen Bedingungen der Blut sparenden Maßnahmen zeigt sich, dass sich die Hb-Werte von Wöchnerinnen mit erhöhtem Blutverlust bei Sectio nicht signifikant von den Hb-Werten von Wöchnerinnen nach Spontangeburten oder nach vaginal-operativen Entbindungen unterscheiden (Breymann u. Huch, unveröffentlicht) (◘ Abb. 41.2).

Als präventive Maßnahme wird bei tief sitzender Plazenta oder bei Placenta praevia der gesamte Implantationsbereich der Plazenta mit tief greifenden Nähten umstochen (Cho et al. 1991). Von 49 Sectiones wegen Plazenta praevia konnten 8 anderweitig nicht beherrschbare Blutungen auf diese Weise unter Kontrolle gebracht werden.

Die Nähte werden so tief wie möglich mit einer Massenumstechung von 3 cm in 1-cm-Abständen zirkulär gelegt. Damit soll die Notwendigkeit der Hysterektomie wesentlich reduziert werden.

Die Anwendung dieser Technik wird immer dann empfohlen, wenn nach abdominaler Eröffnung des Bauchraums große Gefäße im Inzisionsbereich des Uterus zu sehen sind. Auch die Technik der Massenumstechung im Bereich der A. uterina, bei der ein großer Teil der arteriellen und venösen Äste mitgefasst werden, hat sich bewährt, und bei 265 Fällen musste nur 10-mal eine Hysterektomie durchgeführt werden (O'Leary 1995).

Im Universitätsspital Zürich wurde diese Technik wiederholt angewandt, wobei dort jedoch die bilaterale Ligatur der uterinen Arterien, die bekanntlich 90 % der Blutversorgung des Uterus gewährleisten, unter Darstellung der Gefäße als Methode der Wahl vorgezogen wird. Nur in Ausnahmefällen müssen die Aa. hypogastricae aufgesucht und unterbunden werden.

Die beiden erstgenannten Techniken haben keinerlei Nachteile für die spätere Versorgung des Uterus. Die Hysterektomie ist als Ultima ratio bei lebensbedrohlichen Situationen unverzichtbar. Jede Verzögerung der Entscheidung zur Hysterektomie bringt die Patienten unweigerlich in eine lebensbedrohliche Situation (Stanko et al. 1993; Cho et al. 1991). Alternativ zum direkten Vorgehen der Gefäßunterbringung ist in den letzten Jahren wiederholt über den Erfolg der Embolisierung der A. hypogastrica mit resorbierbarem Gelantineschwamm oder auch Cyancrilat berichtet worden (Gilbert et al. 1992; Glanz 1996; Walker 1996).

Es ist selbstverständlich, dass die Techniken der operativen Blutstillung beherrscht werden müssen, wenn Sectiones mit hohem Blutungsrisiko durchgeführt werden. Dazu zählen alle Zustände, bei denen mangelnde Kontraktionen der Wundflächen, Atonien oder Gerinnungsstörungen erwartet werden können. Dies ist bei Überdehnung des Uterus, hohen Paritäten, Amnionitis, Präeklampsien, Placenta praevia, vorzeitigen Plazentalösungen, Myomen oder auch bei angeborenen Gerinnungsstörungen der Fall.

41.4 Perioperative Antibiotikaprophylaxe

Eine gewisse postoperative Morbidität wie die aszendierende Blaseninfektion und die Wundheilungsstörung wird auch heute noch als schicksalhaft angesehen. Die »iatrogen« bedingten Infektiionen, die eng mit den körperlichen Abwehrmechanismen und individuellen Keimbesiedlungen in Zusammenhang ste-

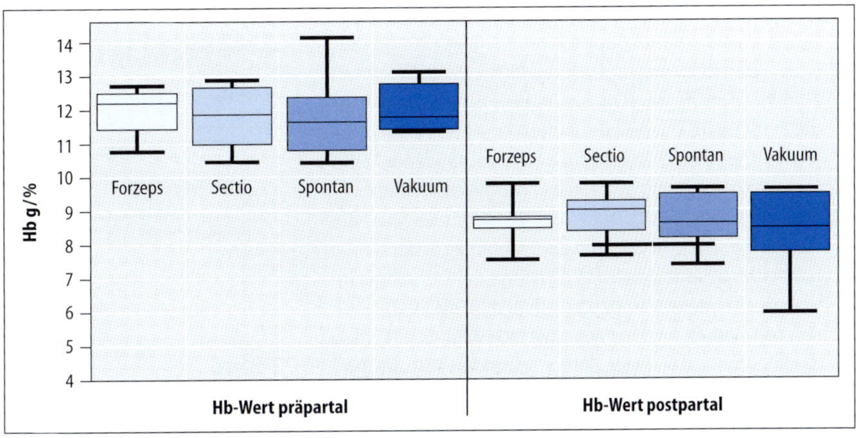

◘ Abb. 41.2. **Hb-Werte nach postpartaler Hämorrhagie unter Eisen- und EPO-Injektionen.** Hb-Werte prä- und postpartal in einem Kollektiv von 60 anämischen Wöchnerinnen vor Therapie mit Eisen i.v. oder Eprex und Eisen i.v. in Abhängigkeit vom Geburtsmodus. Mittlerer Blutverlust pro Gruppe 580 ml. Hb-Werte 24–48 h post partum (nach Breymann 1996).

hen, sind in den letzten 30 Jahren und hier besonders in den letzten 10 Jahren zunehmend Gegenstand eingehender Erörterung und Forschung geworden.

Die Einführung der perioperativen Antibiotikaprophylaxe zählt in diesem Zusammenhang zu den Meilensteinen der Präventivmedizin. Diese basiert weitgehend auf den 1961 von J.F. Burke (Burke 1973) geäußerten Ideen einer Präventiven Infektionsverhinderung durch rechtzeitige Antibiotikagabe. Aus seinen Arbeiten in den späten 1960er- oder frühen 1970er-Jahren geht hervor, dass jedes Operationsfeld oder jede künstlich gesetzte Gewebeläsion mit einer Latenz von etwa 3 h auf eingeschleppte Infektionsträger reagiert und dass sich die Mikroorganismen relativ ungehindert vermehren und ausbreiten können. Aus diesen Befunden wurde gefolgert, dass ein maximaler Nutzen von Antibiotika immer dann zu erwarten ist, wenn ausreichende präoperative Gewebespiegel vorhanden sind, sodass die Vermehrung der eingebrachten Mikroorganismen unmöglich wird.

Auch wenn die uneingeschränkte Vergleichbarkeit der Arbeiten von Burke nicht gegeben ist, da in dem Tiermodell mit einem einzigen Pathogen (Staphylococcus aureus) gearbeitet wurde, während das »Post-partum-Modell« ein offenes System ist, das sowohl mit der endozervikalen als auch mit der vaginalen Bakterienflora verbunden ist, so sind diese Prinzipien heute allgemein akzeptiert. Die vorgängig vorliegende polymikrobielle Besiedlung, die »fascilitating flora« oder erleichternde Flora, die durch die Verminderung des Oxydation-Reduktion-Potenzials den Boden für die Ausbreitung der Anaerobier bereitet, muss unterdrückt werden.

> Das Risiko einer postoperativen Infektmorbidität nach einer Sectio caesarea liegt bei 10–45 %, für eine Endometritis bei 29 %, für einen Wundinfekt bei 9,8 % und für einen Harnwegsinfekt bei 14,4 % der Fälle (Hirsch u. Neeser 1984). Durch rechtzeitige Gabe von Antibiotika kann das Infektrisiko begrenzt und die postoperative febrile Morbidität um mehr als 50 % gesenkt werden (Gibbs et al. 1972).

▸ Studienbox

In der Folgezeit wurde die Wirksamkeit der perioperativen Prophylaxe in zahlreichen Untersuchungen mit allerdings relativ kleinen Patientenzahlen (zwischen 50 und 100) bestätigt (Köppel u. Benz 1986).

Die Metaanalyse der Oxford Data Base (Cochrane Library 1995) bringt die Ergebnisse von behandelten Gruppen und Kontrollgruppen verschiedener Studien auf einen übersichtlichen und verständlichen Maßstab unter Zuhilfenahme der sog. Odds ratio, die nichts weiter ist als das statistische Ergebnis der Aufteilung eines Versuchskollektivs in eine behandelte Gruppe mit vorhandener Pathologie bzw. fehlender Pathologie im Vergleich zu einer Kontrollgruppe. Dividiert man das Verhältnis der Quotienten der Wahrscheinlichkeiten der Pathologie in der behandelten Gruppe durch das Verhältnis der Pathologie in der unbehandelten Gruppe, so erhält man die Odds ratio; rein rechnerisch folgt hieraus, dass jede Zahl < 1 ein Erfolg der Intervention und eine Zahl > 1 eine klare Aussage für die Nichtwirksamkeit der Maßnahme ist.

Die folgende Abbildung zeigt die Wirksamkeit von Cephalosporinen gegenüber einem Plazebo bezüglich der postoperativen Gesamtmorbidität (◻ Abb. 41.3). Aus der Darstellung der einzelnen Ergebnisse dieser 12 Untersuchungen wie auch aus der Darstellung der Streuung wird deutlich, dass an der Wirksamkeit von Cephalosporinen hinsichtlich der postoperativen febrilen Morbidität wenig Zweifel bestehen.

Die Ansprüche, die heute an Antibiotika für die perioperative Prophylaxe gestellt werden müssen, sind wohl definiert:
- Die Wirksamkeit gegen die häufigsten pathogenen Mikroben muss durch Doppelblindstudien nachgewiesen sein.
- Die Substanz darf nicht toxisch und muss preiswert sein.

Zahlreiche Antibiotika erfüllen diese Forderungen ganz oder teilweise. Der Erfolg einer Behandlungsmaßnahme ist jedoch auch von der allgemeinen Compliance in einer Klinik abhängig, d. h., dass nicht nur die spezifische Wirksamkeit einer Substanz entscheidend ist, sondern auch die Akzeptanz dieser Substanz und deren Anwendungsformen im klinischen Alltag durch das Personal: Komplizierte Anwendungen und/oder Mehrfachverabreichungen haben eine verminderte Compliance und eine hohe Störanfälligkeit. Substanzen für den Einsatz in der Präventivmedizin sollten im Prinzip nur einmal verabreicht werden. Sie sollten einen ausreichenden Gewebespiegel während der normalen Operationsdauer garantieren und sollten ggf. auch fortgesetzt verabreicht werden können (Fischbach et al. 1986).

> Eine Einzeldosis von Ceftriaxon ist einfach anwendbar, zuverlässig, wird gut toleriert, ist preiswert und sicher und hat sich für die Prophylaxe bei der Sectio caesarea besonders

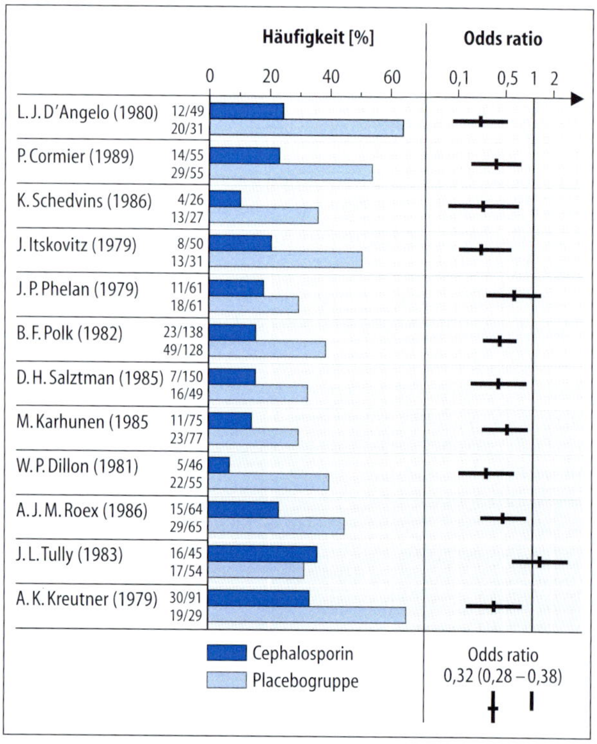

◻ Abb. 41.3. **Metaanalyse der Oxford Data Base.** Perioperative Antibiotikaprophylaxe bei Sectio caesarea bewährt (Mandach et al. 1989). Die vorliegenden Ergebnisse über die perioperative Antibiotikaprophylaxe lassen keinen Zweifel zu, dass diese auch bei Patientinnen mit niedrigem Risiko zu empfehlen ist.

41.5 Postoperative Komplikationen

41.5.1 Infektionen

Endometritis

Ohne Antibiotikaprophylaxe wird die Endometritis nach Kaiserschnitt mit einer Häufigkeit von bis zu 40 % beobachtet (Hirsch u. Neeser 1984; Duff 1987). In etwa 10 % der Fälle wird die Endometritis von einer Bakteriämie begleitet (Schwartz u. Grolle 1981).

> Zu den gefürchtetsten Komplikationen nach Kaiserschnitt gehört der pelvine Abzess, der septische Schock und die septische pelvine Thrombophlebitis. Bekanntlich prädestinieren hierfür der vorbestehende Blasensprung, häufige vaginale Untersuchungen, aber auch ein niedriger sozioökonomischer Status.

Zeichen der **Endometritis** entwickeln sich innerhalb von 24–48 h nach dem Eingriff. Die Hauptmanifestationen sind: Fieber, Tachykardie, Schmerzen im Unterbauch sowie uterine und adnexe Empfindlichkeit zusammen mit einem peritonealen Reiz. Gestützt auf entsprechende Laborbefunde, wird aufgrund der klinischen Symptome unverzüglich eine breite Antibiotikatherapie durchgeführt:

▶ Empfehlung

Bewährt hat sich die Dreierkombination von Augmentin, Dalacin und Netromycin i.v. in folgender Dosierung:
3-mal 1,2 g–2,2 g Amoxicillin/Clavulansäure (Augmentin),
4-mal 300–600 mg Clindamycin (Dalacin) und
6 mg/kg pro Tag Netilmicin (Netromycin) für 7–10 Tage.

Bei Nichtansprechen innerhalb von 48 h, spätestens aber nach 72 h ist eine Wundinfektion wahrscheinlich. Sobald die Ergebnisse der Blutkulturen vorliegen, wird die Behandlung entsprechend der Resistenztestung fortgesetzt, jedoch ist ein Wechsel des Antibiotikums nur selten erforderlich. Jede Wundinfektion wird selbstverständlich inzidiert und drainiert. Eine ständige Überprüfung der Patientin auf weitergehende Komplikationen ist notwendig, wenn klinische Maßnahmen nicht wirksam erscheinen. An eine Thrombophlebitis oder eine Ovarialvenenthrombose, aber auch an seltene Pilzinfektionen und virale Infektionen muss gedacht werden.

Wundinfektionen

Infekte nach Sectio caesarea werden mit einer Häufigkeit von 2,5–16,1 % angegeben (Mandach et al. 1989). Dabei treten Wundinfekte bei elektiven Sectiones 5-mal seltener auf als nach Notfallsectiones. Frappant ist der Unterschied zwischen Wundinfekten bei elektiver Sectio caesarea und sekundärem Kaiserschnitt (Mandach et al. 1987).

Die Inzidenz der Wundinfektion kann durch präoperative Desinfektion, durch Kürzen der Schamhaare statt Rasieren und durch Rasur des Operationsgebiets unmittelbar vor dem Eingriff gesenkt werden. Auch muss der negative Effekt von Massenligaturen (s. unter 41.2) auf die Durchblutung und damit auf die Infektmorbidität beachtet werden.

Geschlossene Dränagesysteme, soweit überhaupt notwendig, sind allen offenen Systemen vorzuziehen. Typischerweise sind Wundinfekte leicht an der Hautrötung, den lokalen Schmerzen, der Berührungsempfindlichkeit und schließlich an eitrigen Absonderungen erkennbar. Fieber und eine Leukozytose runden den Befund ab.

Grundsätzlich muss jede Wunde im Bereich der Entzündung geöffnet und eine Kultur des Wundabstrichs angelegt werden. Die Eröffnung der entzündeten Bereiche und die Entfernung von nekrotischem Gewebe sind entscheidend für den schnellen Erfolg. Grundsätzlich soll lokal mit Wasserstoffsuperoxid oder auch nur mit physiologischer Kochsalzlösung gespült werden. Sobald die Wunde ausreichend gereinigt ist und die Wundflächen mit Granulationsgewebe bedeckt sind, sollten die Wundränder wieder durch Sekundärnähte vereinigt werden. Systemische Antibiotika sind normalerweise bei einer einfachen Wundinfektion nicht erforderlich.

Eine ernsthafte Komplikation des Wundinfekts ist die gefürchtete **nekrotisierende Faszitis**. Hier ist ein großzügigeres Débridement zusammen mit einer Antibiotika-Dreierkombination für das Überleben entscheidend. Die Anwendung der hyperbaren Sauerstofftherapie wird von verschiedenen Autoren mit guten Resultaten propagiert.

41.5.2 Risiko einer Placenta praevia/accreta

Der anamnestische Narbenuterus bei Zustand nach Sectio caesarea prädestiniert für eine Placenta accreta. So wurde ein bis zu 22facher Anstieg der Fälle von Placenta accreta beobachtet, die eine Hysterektomie erforderlich machte (Nielsen et al. 1989). Jede anamnestische Operation am Uterus erhöht die Wahrscheinlichkeit einer Placenta praevia im Vergleich zum Normalkollektiv (To u. Leung 1995), wobei auch die Zahl der vorausgegangenen Eingriffe die Wahrscheinlichkeit für die Assoziierung einer Placenta praevia oder einer Placenta accreta um das 6fache ansteigen ließ (Chattopadhyay et al. 1993).

> Ein Alter > 35 Jahre oder eine vorangegangene Sectio caesarea sind unabhängige Risikofaktoren für die Placenta accreta (Miller et al. 1997).

So kann das Risiko einer Placenta accreta zwischen 2 % (bei Frauen < 35 Jahren ohne anamnestische Sectio) und 39 % (bei Frauen mit einem oder mehreren Kaiserschnitten) variieren. Die Inzidenz der Placenta praevia beträgt ohne Voroperation am Uterus 0,3 %, bei Zustand nach einmaliger Sectio erhöht sich die Inzidenz auf 0,8 % und steigt nach 2 Kaiserschnitten auf 2 % und nach 3 oder mehr Kaiserschnitten auf 4,2 % an.

Diverse Autoren gehen heute davon aus (Chattopadhyay et al. 1993; Fox 1972; Nielsen et al. 1989; Sturdy u. Rushton 1986; To u. Leung 1995), dass die zunehmende Inzidenz der Placenta praevia und Placenta accreta in **Zusammenhang** mit dem **Anstieg** der **Sectiofrequenz** steht. Die beiden Risikofaktoren Placenta accreta und Placenta praevia sind je nach Autor in 25–44 % der Fälle miteinander assoziiert.

41.5.3 Risiko der Uterusruptur

Frauen, die durch Sectio caesarea geboren haben, haben bei einer nächsten Schwangerschaft ein höheres Risiko für eine Uterusruptur. Dies sollte auch bei der Aufklärung zu einer elektiven Sectio caesarea (vor allem bei der Wunschsectio) miterwähnt werden. Hierbei ist die Schnittführung am Uterus von grosser Bedeutung. Vom American College of Obstetrics and Gynecology (1998) wurde folgende Häufigkeit angegeben: Umgekehrter T-Schnitt (z. B. bei Frühgeburt) ca. 4–9 %, Tiefer Längsschnitt 1–7 % und der tiefe Querschnitt 0,2–1,5 %. In einer multizentrischen Studie in der Schweiz (1983–1996) über Komplikationen nach Sectio fanden Rageth et al. (1999) u. a., dass bei einer nach einer Sectio caesarea folgenden Geburt das Risiko einer Ruptur 42fach höher lag als wenn die Frau keine Sectio in der Anamnese hatte. Interessant war, dass 24 % der Rupturen nicht im Zusammenhang mit einer geplanten vaginalen Geburt standen.

41.6 Sectio caesarea und Sterilisation

Mit der Einführung der Sectio caesarea wurde sehr bald eine Indikationsliste für die gleichzeitige Durchführung der Tubensterilisation aufgestellt, die letztlich eine Unterbindung der Tubendurchgängigkeit immer dann empfiehlt, wenn sich mit einer weiteren Schwangerschaft eine existenzielle Gefährdung der Frau verbindet. Beispielhaft hierfür seien die fortgeschrittene Krebserkrankung, die schwere kardiovaskuläre Erkrankung, der schwere Diabetes mellitus mit Organmanifestation und der Lupus erythematodes genannt (Pastorek u. White 1988).

In den letzten 20 Jahren wurde dieses Indikationskonzept erheblich erweitert, wobei der Wunsch der Frau nach einfacher und dauerhafter Familienplanung die häufigste Indikation für die gleichzeitig mit dem Kaiserschnitt vorgenommene Sterilisation ist.

▶ Studienbox

Diese Form der Familienplanung nimmt in den USA stark zu (Placek et al. 1981), besonders in jenen Gesellschaftsschichten, in denen die Sectio caesarea als die »sicherste und modernste Art« der Entbindung angesehen wird. So hat Brasilien, das sich in mancher Hinsicht an den USA orientiert, auch eine der höchsten Sectioraten der Welt, wobei der sozioökonomische Status und der Wunsch nach Sterilisation als wesentlicher Hintergrundfaktor angesehen werden (Barros et al. 1991).

Eine Kohortenstudie im Süden von Brasilien mit bekanntlich dem höchsten sozioökonomischen Status ergab, dass sich 9,4 % aller Frauen bei der Sectio caesarea sterilisieren ließen; von diesen gehörten 3,7 % der niedrigsten und 20 % der höchsten Einkommensschicht an.

Nur in wenigen Studien wurden bisher die gesundheitlichen Auswirkungen der Sterilisation bei Sectio caesarea untersucht. In einer asiatischen Population wurde die Tubenligatur bei Sectio mit der Tubenligatur per Minilaparotomie unmittelbar nach vaginaler Entbindung verglichen; in der Sectiogruppe war die Morbidität während der Hospitalisation zwar höher, aber dieser Unterschied ließ sich im frühen Follow-up nicht mehr nachweisen (Chi et al. 1989). In beiden Serien wurde in 89 % der Fälle die Pommeroy-Technik oder auch eine Modifikation angewandt. Dieses Ergebnis unterscheidet sich allerdings von Studien in westlichen Ländern (Chi et al. 1989; Wilson et al. 1973).

Bei der Studie aus Ostasien fanden sich in der Sectiogruppe mehr Frauen, die den Eingriff später bedauerten, mehr Frauen mit geringer Kinderzahl und mehr alleinstehende Frauen. In Europa wird der Eingriff im Allgemeinen bei abgeschlossener Familienplanung und entsprechend erkennbarer Urteilsfähigkeit der Frau empfohlen.

Die Hysterektomie in Verbindung mit der Sectio caesarea aus alleinigen Gründen der Familienplanung wird im Allgemeinen nicht durchgeführt, wenngleich diese Vorgehensweise in früheren Jahren im deutschsprachigen Raum sehr vehement vertreten wurde (Richter u. Eiermann 1983).

▶ Studienbox

Nur wenige Studien vergleichen die Sectio mit Tubenligatur einerseits mit der Sectio und Hysterektomie andererseits (Bey et al. 1993; Bukovsky et al. 1983). Bey et al. (1993) vom Louisiana Medical Center stellten erwartungsgemäß in der Gruppe mit Sectio/Hysterektomie einen größeren Blutverlust und eine längere Operationszeit fest. Andere bemerkenswerte Ergebnisse sind eine höhere febrile Morbidität bei der Sectio mit Tubenligatur als bei der Sectio mit Hysterektomie. Intra- und postoperative Komplikationen waren so selten, dass sich keine statistischen Unterschiede ergaben. Die Autoren folgern aus ihrer retrospektiven Analyse, dass eine elektive Sectio mit Hysterektomie immer dann zu vertreten sei, wenn eine entsprechende erweiterte Indikation gegeben ist.

41.7 HIV und Sectio

Jede Sectio caesarea beinhaltet ein akzidentielles Übertragungsrisiko einer HIV-Infektion von der Mutter nicht nur auf das Kind, sondern auch auf die beteiligten Operateure. Hierbei ist das absolute Risiko abhängig von der HIV-Prävalenz, die allerdings in Ballungszentren wie Zürich oder San Francisco ein Mehrfaches der Durchschnittszahlen beträgt. Diese basieren mangels eines systematischen Screenings oder einer repräsentativen Stichprobe auf Schätzungen, die von den zuverlässig erfassten Aidsfällen ausgehen.

▶ Studienbox

Nach Angaben der WHO (1997) wird die Prävalenz für Erwachsene in Westeuropa mit 0,3 % angenommen. Mit 61 kumulierten Aidsfällen auf 100 000 Einwohner 1994 rangiert die Schweiz nach Spanien (75 Aidsfälle auf 100 000 Einwohner) an 2. Stelle in Europa gegenüber den USA mit 131 Aidsfällen auf 100 000 Einwohner (Schneider ▼

1996). Der Anteil der von Aids betroffenen Frauen steigt ständig. Während 1987 nur 17% der Aidsfälle Frauen betrafen, waren es 1991 bereits 24%; nach einer im Dezember 1997 publizierten BAG-Statistik 26% (Bundesamt für Gesundheit 1997). Über 60% der von Aids betroffenen Frauen in der Schweiz sind im fertilen Alter, ein Anteil, der gegenüber den von Aids betroffenen Amerikanerinnen um ein Drittel höher liegt (Bundesamt für Gesundheit 1997; Schneider 1996).

Ob eine HIV-positive Patientin spontan oder durch Sectio entbunden werden soll, ist hart umstritten. Einige Arbeiten sehen die grundsätzliche Durchführung der Sectio caesarea als nicht oder noch nicht als ausreichend wissenschaftlich abgesichert an. (Johnstone 1996; Kind 1995; Landesmann et al. 1996; Packham u. Gibb 1985). In einer kürzlich erschienenen Übersicht (Johnstone 1996) wurde argumentiert, dass die Entbindung mittels Kaiserschnitt, bei dem der Fetus dem Blut der Mutter eher geringfügig exponiert ist, wahrscheinlich einen gewissen Schutz bieten kann, wenn man davon ausgeht, dass 2 Drittel der Übertragungen von der Mutter auf das Kind während der Geburt erfolgen. Eine Analyse der European Colloborative Study (European Collaborative Study 1994) lässt bei konsequenter Durchführung der Sectio caesarea eine 50%ige Reduktiion der kindlichen Infektionsrate erwarten.

41.7.1 Prophylaxe der vertikalen Transmission

Es wird inzwischen allgemein die These vertreten, dass das Kind und die operative Mannschaft bei bekannter HIV-Infektion der Schwangeren am besten durch eine **elektive Sectio caesarea** zu schützen seien, da die modernen Methoden der invasiven fetalen Überwachung und eine vaginal-operative Entbindung wegen der Gefahr der Infektionsübertragung auf das Kind nicht angewendet werden können. Zürich hat infolge der elektiven Sectio caesarea bei HIV-infizierten Schwangeren im Literaturvergleich stets die niedrigsten Übertragungsraten von der Mutter auf das Kind. Seit der systematischeren Anwendung der Chemoprophylaxe konnte nach den letzten 30 Geburten HIV-infizierter Schwangerer nur in einem Fall eine Infektion des Kindes nachgewiesen werden.

Die widersprüchlichen Resultate bislang publizierter Studien sind möglicherweise durch nicht vergleichbare inhomogene Kollektive bedingt. Die Übertragungsraten sind beim elektiven Kaiserschnitt mit den Resultaten bei Notfallkaiserschnitten und sekundären Sectiones mit unterschiedlich langer Eröffnungsperiode nicht identisch (Kind 1994; Landesmann et al. 1996; Tovo 1993).

Die neuesten Zahlen zeigen auf, dass die vertikale Transmission der HIV-Infektion in der Verbindung von elektiver Sectio mit virustatischer Prophylaxe weitgehend verhindert werden konnte. Das prophylaktische Vorgehen ist in den ◘ Tabellen 41.3 und 41.4 zusammengefasst (Lauper in Huch et al. 2001).

◘ Tabelle 41.3. **Prophylaktische Maßnahmen bei HIV-Infizierten**

Ab 14. SSW	Zidovudin (Retrovir) 2-mal 250 mg/Tag bis Entbindung
Sectio	Präoperativ Kurzinfusion: 2 mg/kg KG in 100 ml NaCl Dann Dauerinfusion: 1 mg/kg KG/h in 500 ml NaCl
Spontangeburt	Bei Geburtsbeginn (falls Sectio nicht möglich) Kurzinfusion: 2 mg/kg KG in 100 ml NaCl Dann Dauerinfusion: 1 mg/kg KG/h in 1 000 ml NaCl bis Verlegung ins Wochenbett
Kind	Ab 6–12 h postnatal Retrovir-Sirup 2 mg/kg KG alle 6 h während 6 Wochen; nicht stillen

◘ Tabelle 41.4. **Allgemeine Maßnahmen bei HIV-Infizierten**

Patientinnen	Einzelzimmer in Gebärabteilung und Stationen
Pflegepersonal	So wenig Personenwechsel wie möglich Handschuhe bei Untersuchungen und Blutentnahmen Operationskittel über den Arbeitskleidern tragen (im Zimmer lassen) Händedesinfektion beim Verlassen des Zimmers Augenschutz
Blut	Alles Blut ist prinzipiell als potenziell HIV-ansteckend zu betrachten und entsprechend vorsichtig zu handhaben
Desinfektion	Instrumente, Schuhe, Apparate, Zimmer gründlich reinigen und desinfizieren
Wäsche und Abfall	Doppelten Sack verwenden, Plazenta in Abfall
Absaugen	Elektrischer Absaugeapparat, nicht Mundabsauggerät!
Nabelschnur	Kindliches Blut für Tests entnehmen
Stillen	Abstillen (Kind wird nach der Geburt nicht angesetzt) Im Zweifelsfall (nach Absprache mit Neonatologie) Milch abpumpen/verwerfen, bis maternaler HIV-Status erhältlich

41.7.2 Infektionsrisiko des Personals

Jede Operation beinhaltet ein akzidenzielles Verletzungsrisiko der Operateure von 12–25% (Kesson u. Sorrell 1993). Das absolute Infektionsrisiko ist abhängig von der HIV-Prävalenz im Krankengut, die besonders in Ballungszentren wie San Francisco oder Zürich ausgesprochen hoch ist.

▶ Studienbox

Selbst bei einer niedrigen Serumprävalenz von 0,01% ergibt sich bei einer durchschnittlichen Berufszeit von 30 Jahren ein kalkuliertes Risiko von 1%, den HI-Virus im Rahmen der Berufstätigkeit zu akquirieren (McKinney u. Young 1990).

Um das Risiko zu verringern, bei der Sectio caesarea mit Blut kontaminiert zu werden, wurde vorgeschlagen, grundsätzlich Plexiglasscheiben als Masken zu tragen. Das Risiko von Blutspritzern im Gesicht des Operateurs liegt bei einer normalen Sectio in der Größenordnung um 50%. Weiterhin wird empfohlen, das Risiko von Stichen und Schnitten durch doppelte oder dickere Handschuhe zu verringern und darüber hinaus Manipulationen von Gewebe durch die Hände (z. B. digitale Erweiterung der Uterotomie oder manuelle Lösung der Plazenta) zu vermeiden.

Das Ausmaß der Gefährdung der geburtshilflichen Mannschaft sowohl bei Spontanentbindung als auch während der Sectio ist mehr verdrängt als wissenschaftlich evaluiert worden. Heute müssen Schutzmaßnahmen zumindest bei bekannter HIV-Infektion der Patientin selbstverständlich sein (Bessinger 1988). Da in Studien in 12–25% der Fälle Handschuhstichverletzungen und Kontaminationen durch die Operation nachgewiesen wurden, werden allgemein Doppelhandschuhe, Masken zur Abdeckung des gesamten Gesichts und der Schutz des Nackens empfohlen (Kesson u. Sorrell 1993; König et al. 1992).

▶ Empfehlung

Bei jeder Verletzung des Personals gehören das Abbluten der Wunde und die gründliche Desinfektion zu ersten Selbstverständlichkeiten. Bei jeder Kontamination mit möglicherweise infiziertem Material ist gründliches Waschen der Haut und Schleimhäute mit anschließender Alkoholdesinfektion angezeigt. Nach diesen Akutmaßnahmen muss aus versicherungsrechtlichen Gründen unverzüglich eine entsprechende Meldung veranlasst werden. Das HIV-Stadium der Patientin sollte abgeklärt werden; bei Unkenntnis des Serostatus der Quellenpatientin ist umgehend eine virostatische Behandlung durchzuführen. Zurzeit wird eine Dreierkombination empfohlen; die Behandlungsrichtlinien ändern sich jedoch in kurzen Abständen, sodass der zuständige Infektiologe die entsprechende Entscheidung treffen sollte (◘ Tabelle 41.5).

41.8 Postoperative Betreuung

Die postoperative Betreuung der Sectio caesarea ist mehr das Ergebnis von übernommenen, historisch traditionellen Ansichten als das Resultat von kritischen wissenschaftlichen Schlussfolgerungen (◘ Tabellen 41.6–41.8).

Mobilisation

Nach den heutigen Vorstellungen muss die volle Mobilisierung bereits innerhalb von 24 h erreicht sein. Sobald die Patientin nach Regionalanästhesie wieder ausreichend Kraft in den Beinen verspürt, steht sie unter Assistenz auf. Bei Allgemeinanästhesie sollte spätestens nach 6 h eine Mobilisierung unter Assistenz versucht werden.

Dränagen und Katheter

Der Blasenkatheter soll möglichst früh (spätestens nach 12 h) gezogen werden, zum gleichen Zeitpunkt auch Redon-Dränagen, wenn die Wundverhältnisse es erlauben. Routinemäßige

◘ Tabelle 41.5. **Maßnahmen nach HIV-Exposition**

Meldung	Sofort, möglichst innerhalb von 1–2 h Risikobeurteilung (Schweregrad der Exposition, Risikosituation der Quellenpatientin aufgrund der zu diesem Zeitpunkt erhältlichen, meist spärlichen, Angaben)
Risikofaktoren	Tiefe Verletzung, Nadelstich Sichtbares Blut am Gegenstand Nadel mit Gefäßkontakt Fortgeschrittenes Stadium der HIV-Infektion
Durchführung	Beginn einer prophylaktischen Behandlung bei gegebener Indikation sofort (auch in Unkenntnis des Serostatus der Quellenpatientin) So rasch wie möglich (innerhalb 1–2 h)
Weiterführung	Entscheidung über weiteres Procedere in Abhängigkeit vom Testresultat
Medikation	Derzeit über 4 Wochen: 4-mal 250 mg Zidovudin (Retrovir) und 2-mal 150 mg 3TC (Lamivudin) und 3-mal 800 mg Indinavir (Crixivan)
Probleme	Daten über effektivste Therapiemodalität und Kombinationen sowie die Toxizität bei Nicht-HIV-Infizierten fehlen noch

Tabelle 41.6. Checkliste zur Sectio

Allgemein	Aufklärungsgespräch OP-Vollmacht und Patienteninfo unterschreiben lassen Prämedikation nach Verordnung Anästhesie, OP-Schwester und Neonatologen benachrichtigen (Zeitpunkt, Schnitt, Indikation, Risiken)
Patientin	Abdomen in Schamgegend rasieren Künstliche Zähne sowie Schmuck entfernen Dauerkatheter einlegen Venösen Zugang legen Kompressionsstrümpfe (nach Maß) anziehen Thromboseprophylaxe 5000 IE Heparin s.c.
Kind	Kinder-Krankengeschichte ausfüllen (auf Reanimationstisch bereitlegen) Reanimationstisch vorbereiten Transportisolette bereitstellen
Labor/Blutentnahmen	Hb, Hk, Tc, Lc Differenzialblutbild (maschinell), CRP Quick-Test BG/Rh-Faktor, irreguläre AK (falls noch nicht bestimmt) 2 Beutel Blut testen lassen Na, K, Harnstoff, Kreatinin Hepatitis-, Rötelnserologie (falls noch nicht bestimmt) Luesserologie nur bei Risiko HIV-Risiko festlegen
Im OP	Sonicaid (nur bei suspektem/pathologischem CTG) Patientenakten Plazentaschüssel (steril)
Infektsuche	Primäre Sectio: Fruchtwasser ad allg. Bakteriologie Sekundäre Sectio: Port a germ für Fruchtwasserkultur
Antibiotikaprophylaxe	Rocephin 1 g i.v. nach Abnabelung des Kindes (Routine)

Tabelle 41.7. Thromboseprophylaxe bei Sectio in Allgemeinanästhesie

Vor Anästhesiebeginn	Unfraktioniertes Heparin
8 h p.o.	s.c. (Liquemin 5000 IE) Niedermolekulares Heparin s.c. (Low Liquemin 2500 IE), sofern die präoperative Prophylaxe durchgeführt wurde

Tabelle 41.8. Thromboseprophylaxe bei Sectio in Regionalanästhesie

Vor Operationsbeginn	(Nach Einlage des Epiduralkatheters bzw. nach der Spinalanästhesiepunktion) Unfraktioniertes Heparin s.c. (Liquemin 5000 IE)
8 h p.o.	Niedermolekulares Heparin s.c. (Low Liquemin 2500 IE), sofern präoperative Prophylaxe durchgeführt wurde

Dränagen sollten aufgrund umfangreicher Studien nicht mehr angewendet werden (Hilton 1988). Bei prophylaktischen Dräns empfiehlt es sich, diese spätestens 24–48 h post operationem zu ziehen. Dränagen bei Hämatomen, Abszessen oder Wundinfekten, d.h. therapeutische Dräns, werden entsprechend chirurgischer Regeln belassen und nach Abklingen der Symptome gezogen.

Wundpflege

Die Inzision wird täglich kontrolliert. Die Hautklammern oder die Hautnähte werden am 5. Tag p.o. entfernt. Grundsätzlich sollte die Inzisionsstelle nach 24 h nur noch locker oder gar nicht mehr bedeckt werden.

Ernährung

Die früher praktizierte aufwendige stufenweise Nahrungsadaptation hat sich als unangebracht erwiesen. Nach Periduralanästhesie können die Patientinnen umgehend nach der Operation essen und trinken, bei Intubationsnarkose, sobald sie ausreichend wach sind. Es besteht ein zunehmender Konsensus, dass ein **früher postoperativer Nahrungsaufbau** – besonders bei chirurgischen Hochrisikopatienten – die septische Morbidität senkt, die Immunitätslage verbessert und die Wundheilung fördert (Soriano et al. 1996; R. Stocker et al. in Huch et al. 2001).

Darmgeräusche treten bei Patientinnen, die sofort postoperativ essen dürfen, früher auf. Die Magen-Darm-Passage und die Darmmotilität sind gegenüber dem Kontrollkollektiv augen-

Tabelle 41.9. **Betreuung nach Sectio**

Infusion	Ringer-Laktat-Lösung 2000 ml/24 h (kein Liquemin) mit je 20 IE Syntocinon/l
Thromboseprophylaxe	Niedermolekulares Heparin (Low Liquemin) 2500 IE s.c. Einmal täglich (morgens) bis zur Entlassung. Beginn 8 h p.o. In der Regel keine Liqueminisierung bei Präeklampsie Ein Liquemin-Zusatz in die Infusion ist nicht notwendig.
Schmerzmittel	Vilan bei Bedarf (max. 3-stündlich 0,1–0,15 mg/kg KG)
Uterusrückbildung	2. postoperativer Tag: Ersatz von Syntocinon i.v. durch Methergin 3-mal 2 Drg./Tag p.o. für 3 Tage
Laborkontrollen	2. postoperativer Tag bei normalem Blutverlust und fehlenden Infektzeichen (bei Infektzeichen täglich): Hb, Hk, Lc diff., CRP 4. postoperativer Tag: Urinstatus, Urikult (Mittelstrahl)

Tabelle 41.10. **Postoperative Überwachung**

Kreislauf- und Uteruskontrolle	Innerhalb der ersten 24 h 4-stündlich
Puls	2-mal täglich und vor Austritt
Blutdruck, Temperatur	Täglich, je nach Indikation
Urinkatheter	Nach Abklingen der Anästhesie, spätestens 16 h p.o. ziehen
Dränagen	Sobald Blutung steht, spätestens 24 h p.o. ziehen (Blutungsneigung p.o. unauffällig <10 ml)
Ernährung	Sobald völlig wach: Vollkost; Trinken nach Belieben
Darmregulierung	Nach 48 h Agarol oder Paraffinemulsionen (Paragar 20 ml); falls nötig nach 72 h Glycerin-Supp. Practoclyss, falls >72 h kein Stuhlgang
Wundpflege	Sectionaht in den ersten 24 h mit Gaze locker verbinden (Pflaster nur seitlich); ab 2. Tag kein Verband mehr Am 5. Tag Klammern entfernen
Mobilisation	Mit Kompressionsstrümpfen 3–6 h p.o., dann schnell zu steigernde Mobilisation (muss innerhalb von 24 h erreicht sein)
Physiotherapie	Ab 2.–3. Tag (je nach Möglichkeit) Rückbildungsturnen
Radiologische Beckenmessung	Im Prinzip alle Patientinnen außer: Z. n. Spontangeburt (Kindsgewicht >3 000 g) Z. n. ≥2-mal Sectio Tubensterilisation bei der Sectio Schon vorhandene Beckenmaße
Entlassung	Ab 3. Tag p. o. (je nach Verfassung der Patientin)

scheinlich nicht beeinträchtigt. Die frühe enterale Ernährung erhält die physiologische Funktion des Magen-Darm-Trakts, beugt der Mukosazottenatrophie vor und dient gleichzeitig der Ulkusprophylaxe. Lästige Blähungen treten in den ersten 24 h häufig auf, unterscheiden sich jedoch in ihrer Häufigkeit nicht von der früherer Vorgehensweisen. Die Nahrungsaufnahme wird von den meisten Patientinnen am 1. Tag spontan reduziert; am 2. Tag essen sie wie gewohnt. Der schnelle Nahrungsaufbau wird von Wöchnerinnen außergewöhnlich geschätzt. Solches Essverhalten stützt die These, dass die Sectio caesarea »nur eine kurze Unterbrechung in der Normalität der Frau« sein darf.

Analgesie

Allen Patientinnen wird bei Bedarf 3-stündlich 0,1–0,15 kg/kg/KG Vilan verabreicht, um sie möglichst schmerzfrei zu halten. Antimimetika, z. B. Prometazin 25 mg, können verabfolgt werden (Tabelle 41.9).

Flüssigkeitsersatz

Bis die Patientin genügend trinkt, wird lediglich eine Ringer-Laktat-Lösung von 2000 ml/24 h infundiert, die Syntocinon 20 IE/L enthält.

Überwachung

Kreislauf, Konsistenz des Uterus, Fundusstand und Blutungen werden während der ersten 24 h alle 4 h kontrolliert. Danach wird der Puls 2-mal täglich ermittelt, und Blutdruck und Temperatur werden täglich gemessen (Tabelle 41.10).

Entlassung aus dem Krankenhaus

Bei normalem Wundheilungsverlauf kann die Entlassung **am 3.–5. Tag** erfolgen, sofern die häuslichen Verhältnisse es zulassen. Hierzu gehören ausreichende Unterstützung durch den Partner oder fremde Hilfe und, zumindest in der ersten Woche, die Sicherstellung der medizinischen Versorgung durch eine Hebamme.

Literatur

ACOG (1998) Vaginal Birth After Previous Cesarean Delivery Clinical management guidelines

Alexander JW, Aerni S, Plettner JP (1985) Development of a safe and effective one-minute preoperative skin preparation. Arch Surg 120: 1357–1361

Al-Mufti R, McCarthy A, Fisk NM (1996) Obstetricians' personal choice and mode of delivery. Lancet 347: 544

Ayers JW, Morley GW (1987) Surgery incision for C.S. Obstet Gynecol 70: 706–708

Barros FC, Vaughan JP, Victoria CG, Huttly SRA (1991) Epidemic of caesarean sections in Brazil. Lancet 338: 167–169

Bessinger CD Jr (1988) Preventing transmission of human immunodeficiency virus during operations. Surg Gynecol Obstet 167: 287–289

Bey WA, Pastorek II, Lu PY, Gabert H, Letellier RL, Miller JM (1993) Comparison of morbidity in cesarean section hysterectomy versus cesarean section tubal ligation. Surg Gynecol Obstet 177: 357–360

Bingham P, Lilford RJ (1987) Management of the selected term breech presentation: assessment of the risks of selected vaginal delivery versus cesarean section for all cases. Obstet Gynecol 69: 965–978

Breymann C, Zimmermann R, Huch R, Huch A (1996) Use of recombinant human erythropoietin in combination with parenteral iron in the treatment of postpartum anaemia. Eur J Clin Invest 26: 123–130

Bukovsky I, Schneider D, Weinraub Z, Arieli S, Schreyer P, Caspi E (1983) Sterilization at the time of cesarean section: tubal ligation or hysterectomy? Contraception 28: 349–356

Bundesamt für Gesundheit (1997) AIDS-Information. Bull 50

Burke JF (1973) Use of preventive antibiotics in clinical surgery. Am Surg 39: 6–11

Chattopadhyay SK, Kharif H, Sherbeeni MM (1993) Placenta previa and accreta after previous caesarean section. Europ J Obstet Gynecol Reprod Biol 52: 151–156

Chi I, Wilkens LR, Gates D, Lamptey P, Petrick T (1989) Tubal ligation at cesarean delivery in five asian centres: a comparison with tubal ligation soon after vaginal delivery. Int J Gynecol Obstet 30: 257–265

Cho JY, Kim SJ, Cha KY, Kay CW, Kim MI, Cha KS (1991) Interrupted circular suture: bleeding control during cesarean delivery in placenta previa accreta. Obstet Gynecol 78: 876–879

Combs AC, Murphy EL, Laros RK (1991) Factors associated with hemorrhage in cesarean deliveries. Obstet Gynecol 77: 77–82

Committee on Obstetric Practice (1994) Vaginal delivery after a previous cesarean birth. ACOG Committee Opinion 143: 1–3

Depp R (1991) Caesarean delivery and other surgical procedures. In: Gabbe SG, Niebyl JR, Simpson JL (eds) Obstetrics: normal and problem pregnancies. Churchill & Livingstone, New York, pp 643–645

Duff P (1987) Prophylactic antibiotics for cesarean delivery: a simple cost-effective strategy for prevention of postoperative morbidity. Am J Obstet Gynecol 157: 794–798

European Collaborative Study (1994) Caesarean section and risk of vertical transmission of HIV-1 infection. Lancet 343: 1464–1467

Fischbach F, Loos W, Thurmayr R, Michelson A, Bauernfeind A, Graeff H (1986) Perioperative Antibiotikaprophylaxe mit Cefoxitin bei Kaiserschnitt. Geburtshilfe Frauenheilkd 46: 706–709

Flamm BL, Newmann LA, Thomas SJ, Fallon D, Yoshida MM (1990) Vaginal birth after cesarean delivery: results of a 5-year multicenter collaborative study. Obstet Gynecol 76: 750–754

Fox H (1972) Placenta accreta, 1945–1969. Obstet Gynecol Surv 27: 475–490

Gibbs RS, De Cherney AH, Schwarz RH (1972) Prophylactic antibiotics in cesarean section: a double-blind study. Am J Obstet Gynecol 117: 419–422

Gilbert WM, Moore TR, Resnik R, Doemeny J, Chin H, Bookstein JJ (1992) Angiographic embolization in the management of hemorrhagic complications of pregnancy. Am J Obstet Gynecol 166: 493–497

Glanz H (1996) Perkutane Katheterembolisation bei lebensbedrohlicher geburtshilflicher Blutung – ein Fallbericht. Geburtshilfe Frauenheilkd 56: 504–507

Harri AD (1976) Comparison of transverse and vertical skin incision for C.S.S Afr Med J 52: 33–34

Hauth JC, Owen J, Davis RO (1992) Transverse uterine incision closure: one versus two layers. Am J Obstet Gynecol 167: 1108–1111

Hickl EJ (2002) Wandlungen in der Kaiserschnittindikation. Gynäkol Geburtsh Rundschau 42: 15–18

Hilton P (1988) Surgical wound drainage: a survey of practices among gynaecologists in the British Isles. Br J Obstet Gynaecol 95: 1063–1069

Hirsch HA, Neeser E (1984) Zur Wirksamkeit der perioperativen Antibiotika Prophylaxe bei Hysterektomie und abdominalen Schnittentbindungen. Geburtshilfe Frauenheilk 44: 8–13

Hohlfeld P (2002) Wunschsektio: eine Frage des gesunden Menschenverstandes. Gynäkol Geburtsh Rundschau 42: 19–21

Huch A (1991) Erythropoitein – its potentials in obstetrics. J Perinat Med 19, Suppl 2: 22

Huch A (1997) Geburtsleitung bei Mehrlingen. In: Kümzel W, Wulf KH (Hrsg) Frühgeburt. Urban & Schwarzenberg, München, S 167–173

Huch R, Huch A (1994) Erythropoietin in obstetrics. Hematol Oncol Clin North Am 8: 1021–1040

Huch A, Chaoni R, Huch R (2001) Sectio caesarea. UNI-MED, Bremen London Boston

Hull DB, Verner MW (1991) A randomized study of the closure of the peritoneum at cesarean delivery. Obstet Gynecol 77: 818–820

Husslein P (2002) Elektive Sectio. Gynäkol Geburtsh Rundschau 42: 22–24

Joel-Cohen S (1977) Abdominal und vaginal hysterectomy. New techniques based on time and motion studies. Lippincott & Raven, Philadelphia, pp 18–29

Johnstone FD (1996) HIV and pregnancy. Br J Obstet Gynaecol 103: 1184–1190

Kehrer FA (1897) Beiträge zur klinischen und experimentellen Geburtskunde und Gynäkologie. Roth, Gießen

Kesson A, Sorrell T (1993) Human immunodeficiency virus infektion in pregnancy. Baillieres Clin Obstet Gynaecol 7: 45–74

Kind C (1995) Mother-to-child-transmission of human immunodeficiency virus type 1: influence of parity and mode of delivery. Eur J Pediatr 154: 542–545

King JF (1993) Obstetric intervention and the economic imperative. Br J Obstet Gynecol 100: 303–306

König M, Bruha HA, Hirsch HA (1992) Handschuhperforationen bei gynäkologischen Operationen und abdominalen Schnittentbindungen. Geburtshilfe Frauenheilk 52: 109–112

Köppel R, Benz J (1986) Reduktion der postoperativen Morbidität bei Kaiserschnitt durch risikoangepaßte, perioperative, antibiotische Kurzzeitprophylaxe. Gynäkol Rundsch 26: 1–11

Landesman SH, Kalish SH, Burns DN et al. (1996) Obstetrical factors and the transmission of human immunodeficiency virus type 1 from mother to child. N Engl J Med 334: 1617–1623

Latzko W (1909) Der extraperitoneale Kaiserschnitt, seine Geschichte, seine Technik und seine Indikationen. Wien Klin Wochenschr 22: 477–482

Leung AS, Farmer RM, Leung EK, Medaeris AL, Paul RH (1993) Risk factors associated with uterine rupture during trial of labor after cesarean delivery: a case-control study. Am J Obstet Gynecol 168: 1358–1362

Lilford RJ, Van Coeverden, de Groot HA, Moore PJ, Bingham P (1990) The relative risks of caesarean section (intrapartum and elective) and vaginal delivery: a detailed analysis to exclude the effects of medical disorders and other acute preexisting physiological disturbances. Br J Obstet Gynaecol 97: 883–892

Lins FE, Fortney JA (1981) Caesarean section in four Rio de Janeiro Hospitals. Int J Gynecol Obstet 19: 27–34

Mandach U von, Fiedler R, Huch R, Huch A (1987) Ceftriaxin versus Cefoxitin in der antibiotischen Prophylaxe bei Kaiserschnitt mit erhöhtem Infektionsrisiko. Gynäkol Rundsch 27: 22–29

Mandach U von, Huch R, Huch A (1989) Die antibiotische Prophylaxe bei Kaiserschnitt: Ceftriaxon versus Cefoxitin. Arch Gynaecol Obstet 246 (Suppl): 109–110

McCurdy CM Jr, Magann EF, McCurdy CJ et al. (1992) The effect of placental management at cesarean delivery on operative blood loss. Am J Obstet Gynecol 167: 1363–1367

McFarlane AJ (1988) Holding back the tide of caesarean section. BMJ 297: 852

McKinney WP, Young MJ (1990) The cumulative probability of occupationally-acquired HIV infection: the risk of repeated exposures during a surgical career. Infect Control Hosp Epidemiol 11: 247

Mead P (1989) AIDS: risk to the health profession. Clin Obstet Gynecol 32: 485–496

Miller DA, Chollet JA, Goodwin TM (1997) Clinical risk factors for placenta previa – placenta accreta. Am J Obstet Gynecol 177: 210–214

Nagele F, Karas H, Spitzer D, Staudach A, Karasegh S, Beck A, Husslein P (1996) Closure or nonclosure of the visceral peritoneum at cesarean delivery. Am J Obstet Gynecol 174: 1366–1370

Nielsen TF, Hagberg H, Lyungblad U (1989) Placenta praevia and antepartum hemorrhage after previous cesarean section. Gynecol Obstet Invest 27: 88–90

O'Leary JA (1995) Uterine artery ligation in the control of postcesarean hemorrhage. J Reprod Med 40: 189–193

Pastorek II JG, White CA (1988) Surgical sterilization at the time of cesarean delivery. Obstet Gynecol Clin North Am 15: 771–781

Placek PJ, Taffel SM, Keppel KG (1983) Maternal and infant characteristics associated with cesarean section delivery. National Center for Health Statistics, Department of Health and Human Services, Hyattsville, MD; pub no 84, p 1232

Placek PJ, Taffel SM, Smith JC, Maze JM (1981) Postpartum sterilization in cesarean section and non-cesarean section deliveries: United States, 1970–75. Am J Public Health 71: 1258–1261

Peckham C, Gibb D (1985) Mother-to-child transmission of the immunodeficiency virus. N Engl J Med 333: 298–302

Rageth JC, Juzi C, Grossenbacher H (1999) Delivery after previous cesarean: a risk evaluation. Swiss Working Group of Obstetric and Gynecologie Institutions. Obstet Gynecol 93: 332–337

Richter K, Eiermann W (1983) Hysterektomiesektio oder Tubenkoagulation nach Kaiserschnitt – ein Vergleich. Geburtshilfe Frauenheilkd 43: 209–212

Rodrigues AI, Porter KB, O'Brien WR (1994) Blunt versus sharp expansion of the uterine incision in low segment cesarean section. Am J Obstet Gynecol 171: 1022–1025

Sänger M (1882) Der extraperitoneale Kaiserschnitt, seine Geschichte, seine Technik und seine Indikationen. Wien Klin Wochenschr 22: 477–482

Schneider RE (1996) HIV-Infektionen in der Schweiz. Internist (Berl) 37: 419–421

Schneider H (2002) Die Wunschsectio – Eine gleichwertige Alternative zur Spontangeburt? Gynäkol Geburtsh Rundschau 42: 4–11

Schneider KTM (2002) Sectio nach Wunsch – Muss man hinsichtlich der Morbiditätsrisiken umdenken? Gynäkol Geburtsh Rundschau 42: 12–14

Schuttermann EB, Grimes DA (1983) Comparative safety of the low vertical uterine incision for cesarean delivery of breech infants. Obstet Gynecol 61: 593

Schwartz WH, Grolle K (1981) The use of prophylactic antibiotics in cesarean section. J Reprod Med 26: 595–609

Soriano D, Dulitzki M, Keidar N, Barkai G, Mashiach S, Seidman DS (1996) Early oral feeding after cesarean delivery. Obstet Gynecol 87: 1006–1008

Stafford R (1990) Alternative strategies for controlling rising cesarean section rates. JAMA 263: 683–687

Stanko LM, Schrimmer DB, Paul RH, Mishell DR (1993) Emergency peripartum hysterectomy and associated risk factors. Am J Obstet Gynecol 168: 879–883

Stark M, Finkel A (1994) A comparison between the Joel-Cohen and the Pfannenstiel incisions in cesarean section. Eur J Obstet Gynecol Reprod Biol 53: 121–122

Sturdee DW, Rushton DI (1986) Caesarean and post-partum hysterectomy 1968–1983. Br J Obst Gynaecol 93: 270–272

To WWK, Leung WC (1995) Placenta previa and previous cesarean section. Int J Gynecol Obstet 51: 25–31

Tovo PA (1993) Caesarean section and perinatal HIV transmission: what next? Lancet 342: 630

Villeneuve MG, Khalife S, Marcoux S et al. (1990) Surgical staples in cesarean section: a randomized controlled trial. Am J Obstet Gynecol 163: 1641–1646

Walker WJ (1996) Case report: successful internal iliac artery embolisation with glue in case of massive obstetric haemorrhage. Clin Radiol 51: 442–444

Welsch H (1995) Mütterliche Sectio-Sterblichkeit – eine kritische Bilanz. Arch Gynecol Obstet 257: 206–215

WHO (1997) Report on the global HIV/AIDS epidemic

Wilson EA, Dilts PV, Simpson TJ (1973) Comparative morbidity of postpartum sterilization procedures. Am J Obstet Gynecol 115: 884–889

Mehrlinge

E. Krampl, K. Hirtenlehner und H. Strohmer

Kurz-Überblick

In den letzten 15–20 Jahren war in allen Industrieländern eine steigende Anzahl an Mehrlingsgeburten zu verzeichnen. Dieser Trend wird auf die zunehmende Anwendung der Methoden der assistierten Reproduktion und das steigende Lebensalter der Gebärenden zurückgeführt. In Mitteleuropa finden sich rund 110 Zwillings- und 2 Drillingsgeburten auf 10000 Lebendgeburten.

Die Unterscheidung von mono-und dichorialen Zwillingsschwangerschaften ist von zentraler Bedeutung für das Management und die Prognose von Zwillingsschwangerschaften. Es ist bis zur 14. SSW möglich, die Chorionizität von Mehrlingsschwangerschaften anhand des Erscheinungsbildes der Plazenta im Ultraschall zu bestimmen.

Neben dem besonderen Risiko durch mehrlingsassoziierte Syndrome besteht die klinische Problematik der Mehrlingsschwangerschaft vor allem in der erhöhten Rate an Frühgeburten und intrauteriner Wachstumretardierung, die wesentlich die erhöhte Morbidität und Mortalität dieser Schwangerschaften bedingen.

Die Problematik der speziellen Betreuung der Mehrlingsschwangeren liegt im Fehlen relevanter prospektiver Studien, sodass derzeit weder beim unauffälligen noch beim pathologischen Verlauf Konsens über die verbindliche Auswahl von Überwachungsmethoden und die Häufigkeit ihrer Anwendung besteht.

Der Geburtsmodus wird hauptsächlich durch die Lage der Feten und durch das zu erwartende Geburtsgewicht bestimmt. Während bei Schädellage beider Zwillinge prinzipiell die vaginale Geburt angestrebt wird, besteht bei allen anderen Varianten der Kindslagen ein zunehmender Trend, die primäre Sectio zu indizieren. Dies zeigt sich um so mehr für höhergradige Mehrlingsgeburten.

In Anbetracht der hohen Morbidität und Mortalität von höhergradigen Mehrlingen stellt die selektive Reduktion eine Alternative dar. In diesem Fall und bei Mehrlingsschwangeren insgesamt und den oftmals beobachteten mehrlingsassoziierten Pathologien ist die psychische Betreuung von besonderer Bedeutung.

42.1 Inzidenz und Ätiologie

Man unterscheidet die natürliche Rate an Mehrlingsschwangerschaften in einer Population von den in zunehmendem Maße an Bedeutung gewinnenden exogenen Mehrlingsgraviditäten, die aus der Behandlung mit Methoden der assistierten Reproduktion hervorgehen. Die Angaben zur Gesamtinzidenz variieren in Abhängigkeit vom Beobachtungszeitraum, von der Rasse und damit der einzelnen Nationen beträchtlich.

In ◘ Abb. 42.1 ist die Rate der Zwillings- und Drillingsgeburten in Österreich von 1941 bis einschließlich 1996 dargestellt, um repräsentativ den generellen Trend für Mitteleuropa in den letzten Jahrzehnten dieses Jahrhunderts aufzuzeigen (Österreichisches Statistisches Zentralamt 2002). Dabei ist eine fallende Rate an Zwillings- und eine gleichbleibende Rate an Drillingsgeburten vom Beginn des Beobachtungszeitraums bis zum Fünfjahresintervall 1976–1980 festzustellen. Danach steigt die Rate an Mehrlingsgeburten, wobei dieser Aufwärtstrend bei höhergradigen Mehrlingsgeburten stärker zum Ausdruck kommt. Im Jahr 1995 betrug in Österreich die Rate an Zwillingsgeburten rund 11/1000, an Drillingsgeburten 2/10 000 Geburten.

In Europa sind insgesamt rund 10–14 Zwillingsgeburten pro 1000 Geburten zu verzeichnen, in Japan reichen die Angaben von 4,3–7/1000, in den Vereinigten Staaten von 11/1000 bei der weißen Bevölkerung bis zu 16/1000 bei Afroamerikanern, hingegen beträgt in Nigeria die Rate 54/1000 Geburten. Zu diesen beträchtlichen Unterschieden trägt ausschließlich der Anteil an dizygoten Geburten bei, da die Rate an monozygoten Zwillingsgeburten weltweit gleichförmig mit rund 3,5–5 auf 1000 Geburten angegeben wird.

Um das Verhältnis dizygoter zu monozygoten Zwillingsgeburten zu erheben, wird häufig die Formel nach Weinberg herangezogen. Sie basiert auf der Annahme, dass alle dizygoten Zwillingspaare mit der gleichen Wahrscheinlichkeit verschie-

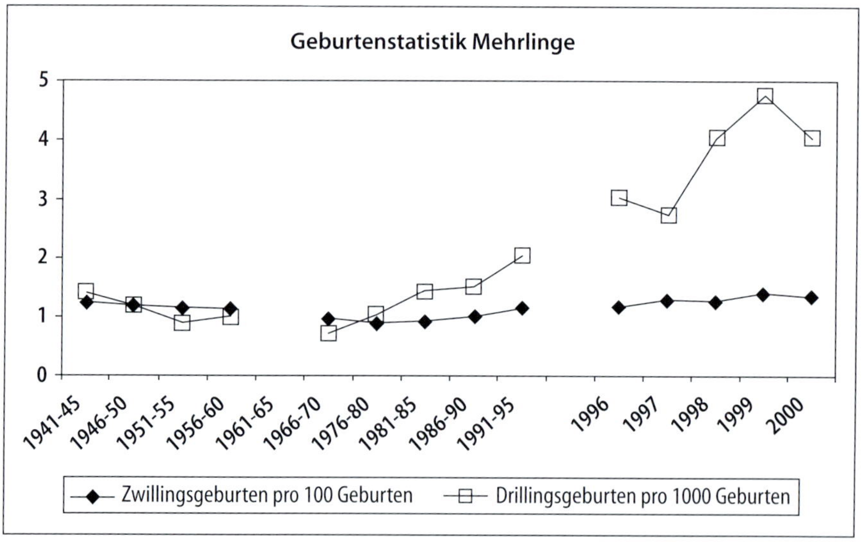

◘ Abb. 42.1. **Entwicklung der Mehrlingsgeburten in Österreich**
(In den Jahren 1961 bis 1964 wurden keine entsprechenden Daten erhoben.) (Statistik Austria)

den- oder gleichgeschlechtlich sind und sich daher die Anzahl der monozygoten Paare berechnen lässt, indem von der Gesamtzahl aller Zwillingspaare die doppelte Anzahl der verschiedengeschlechtlichen Paare subtrahiert wird. In Anbetracht der simplifizierten Annahme dieser Formel empfiehlt es sich jedoch, diese Berechnung nur an einem sehr großen Kollektiv anzuwenden.

▶ Studienbox

Die der Formel zugrunde liegende Annahme und damit deren Stellenwert stehen zunehmend im Mittelpunkt von Diskussionen, da von mehreren Autoren eine relativ zu den gleichgeschlechtlichen Geburten sinkende Rate an verschiedengeschlechtlichen dizygoten Zwillingsgeburten berichtet wurde (Derom et al. 1995 b). Darüber hinaus besteht die Vermutung, dass in diesem Jahrhundert ein stetiger Abfall der Rate an natürlichen dizygoten Zwillingsschwangerschaften insgesamt zu verzeichnen ist; dieser Abwärtstrend wird durch die zunehmende Zahl an iatrogenen Mehrlingsschwangerschaften der letzten beiden Jahrzehnte maskiert. Ein Abfall der natürlichen Fruchtbarkeit wird als mögliche Ursache diskutiert (Tong et al. 1997).

Im Jahr 1995 waren in Österreich 322 (30,7 %) der 1048 Zwillingsgeburten verschiedengeschlechtlich, sodass die Anwendung der Weinberg-Formel eine Rate an monozygoten Zwillingsgeburten von 38,5 % ergibt.

Die Angaben zur Rate an höhergradigen Mehrlingsgeburten reichen in Abhängigkeit vom Beobachtungszeitraum und der Population von 0,02–1,78 Drillings- und 0,001–0,004 Vierlingsgeburten pro 1000 Geburten.

42.2 Bedeutung der modernen Reproduktionsmedizin

Die Methoden der modernen Reproduktionsmedizin gehen mit einer erhöhten Rate an Mehrlingsschwangerschaften einher. Dies ist durch die Tatsache bedingt, dass es bei Anwendung der medikamentösen Ovulationsinduktion bzw. kontrollierten ovariellen Hyperstimulation mittels Clomifencitrat und/oder Gonadotropinen (luteinisierendes Hormon, LH und follikelstimulierendes Hormon, FSH) häufiger zum Auftreten von Polyovulationen und damit zum Freiwerden mehrerer Eizellen kommt.

> Bei Anwendung der In-vitro-Fertilisation (IVF) ergibt sich die höhere Rate an Mehrlingsschwangerschaften durch das Einbringen (Embryotransfer, ET) von mehr als einem Embryo in die Gebärmutter.

Dazu ist zu bemerken, dass nach Methoden der assistierten Reproduktion auch eine erhöhte Rate an monochorialen Mehrlingsschwangerschaften festgestellt wurde, i.e. 3,2 % aller Schwangerschaften und 9,8 % aller Mehrlingsschwangerschaften (Wenstrom et al. 1993). Mögliche Erklärungen hierfür sind einerseits eine Verzögerung der frühen Embryonalentwicklung und andererseits eine Schädigung der Zona pellucida, die zu einer pathologischen Abschnürung von Blastozystenanteilen führen könnte.

Im Vordergrund der Diskussion um die Bedeutung der modernen Reproduktionsmedizin im Zusammenhang mit Mehrlingsschwangerschaften stehen die nachfolgenden Fragen:

1. In welchem Ausmaß tragen diese Methoden zur Gesamtfrequenz der Mehrlingsschwangerschaften bzw. -geburten bei?

In einer Untersuchung aller Geburten in den Vereinigten Staaten der Jahre 1990 und 1991 betrug die Gesamtzahl der lebendgeborenen Mehrlingskinder 195 018 und somit 2,4 % der etwa 8,3 Mio. lebendgeborenen Kinder (Wilcox et al. 1996). Fortgeschrittene Methoden der assistierten Reproduktion (»assisted reproductive technology«, ART), wie IVF-ET sowie der Transfer von Gameten oder Zygoten in die Eileiter (»gamete/zygote intrafallopian transfer«, GIFT/ZIFT) kamen bei 2,4 % aller lebendgeborenen Zwillinge zur Anwendung, bei 22,2 % der Drillinge, bei 17,3 % der Vierlinge und bei 11,4 % der Fünflinge.

Ein Vergleich mit einem Kollektiv der Jahre 1972–1974 erbrachte einen Anstieg der Drillings- oder höhergradigen Geburten von 29,2 auf 85,0 pro 100 000 Lebendgeburten in der weißen Bevölkerung. Dieser Anstieg wird dabei zu 30 % auf das höhere durchschnittliche Gebäralter und zu 38 % auf die Anwendung der oben genannten Methoden zurückgeführt. In den verbleibenden Fällen wird die Anwendung der medikamentösen Ovulationsinduktion (OI) vermutet. Diese Studie enthält darüber hinaus eine zusammenfassende Darstellung der Untersuchungen über den prozentuellen Beitrag der Reproduktionsmedizin zu den Mehrlingsschwangerschaften, wobei Daten aus 3 europäischen Nationen enthalten sind, die auf Bevölkerungsdaten basieren (■ Tabelle 42.1).

2. Wie hoch ist die Rate an Mehrlingsschwangerschaften nach den verschiedenen Therapieformen, und welche Risikofaktoren bestehen jeweils?

Für die oben genannten fortgeschrittenen Methoden der ART waren in einem großen amerikanisch/kanadischen Kollektiv des Jahres 1994 (Society for Assisted Reproductive Technology 1996) nach IVF-ET 28,3 % Zwillings-, 5,9 % Drillings- und 0,6 % höhergradige Geburten festzustellen, nach GIFT betrugen die entsprechenden Angaben 29,2 %, 6,5 % und 0,6 %, nach ZIFT 27,7 %, 4,8 % und 0 %. Bei der Anwendung von Verfahren der Mikromanipulation (intrazytoplasmische Spermieninjektion, ICSI; »assisted hatching«, AHA) waren verglichen mit den anderen Methoden der ART keine Unterschiede in der Mehrlingsrate festzustellen (28,1 % Zwillingsgeburten, 4,8 % Drillingsgeburten).

Die Angaben zur Häufigkeit von Mehrlingen nach Stimulation mit Clomifencitrat betragen in der Literatur respektive 5–10 %, 0,5 % und 0,3 %, nach Stimulation mit Gonadotropinen 18–54 % (durchschnittlich 25–30 %), 5 % und 2 %. Die Angaben schwanken dabei in Abhängigkeit von den verschiedenen Stimulationsschemata und Patientenkollektiven.

Die begleitende Überwachung der medikamentösen Ovulationstimulation mittels Bestimmung des Serumöstradiols und/oder transvaginalem Ultraschall stellen derzeit den Standard in der Prävention der Mehrlingsschwangerschaft dar, wobei jedoch widersprüchliche Ergebnisse zum prädiktiven Wert dieser beiden Parameter vorliegen. Bei exzessiver Follikelbildung ist, nicht zuletzt zur Vermeidung eines ovariellen Hyperstimulationssyndroms, der Abbruch des Zyklus zu erwägen.

Tabelle 42.1. Beitrag der assistierten Reproduktion zur Frequenz von Mehrlingsschwangerschaften (nach Wilcox et al. 1996)

Nation	Gestationstyp	Gesamtanzahl	Spontan [%]	ART [%]	OI [%]
Großbritannien	3	144	33	35	31
	≥4	12		33	67
Frankreich	2	41342	kA	4	kA
	3	1168	kA	26	kA
	≥4	76	kA	13	kA
Ostflandern, Belgien	2	2480	82	4	14
	3	98	20	22	57

Gestationstyp Anzahl der Mehrlinge; *ART* fortgeschrittene Techniken der »assisted reproductive technology«; *OI* Ovulationsinduktion; *kA* keine Angabe

Der Zusammenhang zwischen niedrigem Lebensalter und erhöhter Mehrlingsrate bei der Behandlung mit IVF-ET konnte nicht in allen Studien nachvollzogen werden. In jedem Fall wird das **Risiko** einer **Mehrlingsschwangerschaft** von der **Anzahl** der **transferierten Embryonen** bestimmt. Während die Geburtenrate generell beim Transfer von 3–4 Embryonen ein Plateau erreicht und auch durch den Transfer einer größeren Anzahl an Embryonen nicht mehr zu steigern ist, steigt die Rate an Mehrlingsgeburten bei Transfer von 6 Embryonen auf bis zu 50 %.

Als Indikationen für eine derartig hohe Anzahl transferierter Embryonen finden sich in der Literatur ein höheres Lebensalter der Patientin sowie mehrere vorangegangene frustrane Versuche.

Cave

Die Rechtfertigung des Transfers mehrerer Embryonen mit dem Hinweis auf die Möglichkeit einer späteren Reduktion zur Vermeidung höhergradiger Mehrlingsschwangerschaften ist ethisch nicht nur fragwürdig, sondern abzulehnen.

Mit dem Blastozystentransfer ist die Zahl der implantierten Ebryonen pro transferierter Blastozyste noch deutlich höher als beim Transfer im Morulastadium.

3. Wie korreliert die Anzahl der in der Frühschwangerschaft diagnostizierten Feten mit der Anzahl der geborenen Kinder?

Die verhältnismäßig frühe Diagnose der Schwangerschaft und insbesondere der Anzahl der Gestationsanlagen mittels transvaginalem Ultraschall in ART-Programmen waren die Grundlage für Untersuchungen über die Inzidenz der Rückbildung bzw. des Abortus einzelner oder aller Feten bei Mehrlingsgestation.

In einer Untersuchung nach IVF-ET an 167 Mehrlingsfeten mit positiver Herzaktion kam es bei 9 (5,4 %) zur spontanen Rückbildung, bei weiteren 12 (7,2 %) zum Spontanabortus zwischen der 8. und 22. SSW (Kol et al. 1993). In einer Untersuchung an 227 Zwillingsschwangerschaften, die bereits im 1. Trimenon diagnostiziert wurden, wurde bei Frauen <30 Jahren ein Verschwinden eines Gestationssackes in 30 % bzw. beider Anlagen in 6,7 % der Fälle, bei Frauen ≥30 Jahren in 34 % bzw. in 14,8 % der Fälle festgestellt. Waren 2 Feten mit Herzaktion nachzuweisen, betrug die Chance einer Zwillingsgeburt altersabhängig 90 % bzw. 84 %, bei 3 lebenden Feten (n=19) kam es in 90 % bzw. 44 % der Fälle zu einer Drillingsgeburt. Zwischen spontanen und induzierten Zwillingsschwangerschaften (Clomifencitrat vs. humanes Menopausengonadotropin vs. IVF/GIFT) bestand hinsichtlich der Rate an Zwillingsgeburten bei ursprünglicher Diagnose von 2 Gestationssäcken kein Unterschied (Dickey et al. 1990).

In einer weiteren Untersuchung an 38 Patientinnen, bei denen 3 Gestationssäcke diagnostiziert wurden, kam es in 47,4 % der Fälle zu einer Drillings-, in 31,6 % der Fälle zu einer Zwillings- und in 18,4 % der Fälle zu einer Einlingsgeburt. Bei 3 Feten mit positiver Herzaktion betrugen die entsprechenden Angaben 69,2 %, 19,2 % und 11,6 %. Die Mehrzahl der Rückbildungen fand bis zur 7. SSW statt und keine nach der 14. SSW (Manzur et al. 1995).

Die Angaben aus diesen Studien sind dahingehend von Bedeutung, als einerseits bei früher Diagnose mehrerer Gestationssäcke Vorsicht geboten ist, diese Diagnose einer intakten Mehrlingsschwangerschaft gleichzusetzen und entsprechend der Patientin gegenüber zu äußern, wobei dies nicht nur für Schwangerschaften nach ART gilt. Andererseits findet selbst bei intakter Drillingsschwangerschaft in rund 30% der Fälle die Rückbildung mindestens eines Embryos statt, was in der Beratung dieser Patientinnen erwähnt werden sollte, die zwischen den 3 Alternativen Konservatives Vorgehen, Abbruch der Schwangerschaft und Reduktion entscheiden müssen.

4. Besteht nach vorangegangener Kinderwunschbehandlung im Vergleich zur spontanen Mehrlingsschwangerschaft ein erhöhtes geburtshilfliches Risiko?

▶ Studienbox

Assistierte Reproduktion führte bei den 137 000 registrierten Zyklen in den USA in den Jahren 1996 und 1997 in 23 % zu einer Lebendgeburt. Unter den Schwangerschaften waren 57 % Mehrlingsschwangerschaften, wobei der Prozentsatz an Kindern mit einem Geburtsgewicht unter

▼

2500 g und unter 1500 g nicht höher als bei spontanen Mehrlingsschwangerschaften war. Dies steht im Gegensatz zu Einlingsschwangerschaften, bei denen das Risiko für ein niedriges Geburtsgewicht nach assistierter Reproduktion 2-mal höher war als bei spontanen Schwangerschaften (Schieve et al. 2002).

Eine Studie aus Holland kam zu einem ähnlichen Ergebnis: es wurden 96 Zwillinge nach IVF mit 96 Zwillingen nach spontaner Konzeption verglichen, die in vielen Kriterien, darunter auch darin, ob sie mono- oder dizygot waren, übereinstimmten. Der Prozentsatz an Kindern mit einem Geburtsgewicht unter der 10. Perzentile war in den beiden Gruppen vergleichbar (Koudstaal et al. 2000).

5. Welche Kosten erwachsen dem Gesundheitssystem aus diesen Verfahren?

In einer Untersuchung wurden die Kosten einer Einlingsgeburt mit 9845 US$, einer Zwillingsgeburt mit 37947 US$ (18.974 US$ pro Kind) und einer Drillingsgeburt mit 109765 US$ (36.588 US$ pro Kind) berechnet (Callahan et al. 1994). Für den Fall, dass die Behandlung mit ART ausschließlich zu Einlingsschwangerschaften führen würde, wäre eine Kostenersparnis von 3 Mio. Dollar pro Jahr im untersuchten Krankenhaus zu erwarten.

Eine Berechnung, die ausschließlich auf IVF-Patientinnen basierte, erbrachte gleichlautende Kosten für eine Einlings- und Zwillingsgeburt in der Höhe von rund 39000 US $, jedoch von 343000 US $ für Drillings- und Vierlingsgeburten (Goldfarb et al. 1996). Eine abstrahierte Berechnung der Kosten, die anfallen, um »ein Kind nach IVF nach Hause nehmen zu können« (»baby take home«), ergab 66667 US $ für den 1. Zyklus und steigerte sich bis zu 114286 US $ für den 6. Zyklus (Neumann et al. 1994).

6. Welche Möglichkeiten der Prävention sind vorstellbar?

Der Prävention wurde dahingehend vom Gesetzgeber Rechnung getragen, als in **Deutschland** (Embryonenschutzgesetz §1) innerhalb eines Zyklus die Übertragung von mehr als 3 Embryonen auf eine Frau untersagt ist.

In **Österreich** (Fortpflanzungsmedizingesetz §10) richtet sich die Entscheidung danach, wieviele transferierte Embryonen nach dem Stand der medizinischen Wissenschaft und Erfahrung für eine aussichtsreiche und zumutbare medizinisch unterstützte Fortpflanzung notwendig sind. Basierend auf den oben erwähnten Hinweisen hinsichtlich Embryonenqualität werden mittlerweile in mehreren IVF-Zentren nur noch 2 Embryonen von »guter Qualität« eingesetzt. Dabei hat sich im Vergleich zum Transfer von 3 Embryonen eine gleichbleibende Rate an Einlings- und Zwillingsschwangerschaften, jedoch das Fehlen von Drillings- und Vierlingsschwangerschaften gezeigt (Staessen et al. 1993).

Auch die **Schweizerische Gesellschaft für Sterilität** (Fertilisation In Vitro National, FIVNAT) empfiehlt offiziell die Beschränkung auf maximal 2 Embryonen für den Transfer. In diesem Zusammenhang ist die Tatsache zu berücksichtigen, dass der Wunsch nach einer Zwillingsschwangerschaft von 67–90 % der betroffenen kinderlosen Paare und nach einer Drillingsschwangerschaft von 21 % dieser Paare geäußert wird und sich dieser Wunsch mit fortschreitendem Lebensalter noch verstärkt (Gleicher et al. 1995).

42.3 Plazentation

Die **dizygote** Zwillingsschwangerschaft entsteht nach Befruchtung von 2 verschiedenen Eizellen durch 2 verschiedene Samenzellen. Die beiden Eizellen können dabei aus einem oder verschiedenen Follikeln stammen. Die Polyovulation kann in einem Spontanzyklus stattfinden oder durch hormonelle Stimulation hervorgerufen sein, die überwiegend mittels Clomifencitrat und/oder Gonadotropinen (follikelstimulierendes Hormon, FSH und luteinisierendes Hormon, LH) durchgeführt wird. Die beiden Feten können zufällig gleichen oder verschiedenen Geschlechts sein und unterscheiden sich genetisch. Nach der Behandlung mit künstlicher Befruchtung (IVF) können dizygote Zwillingsschwangerschaften entstehen, wenn mehrere Embryonen in das Uteruscavum oder den Eileiter eingebracht werden. Die dizygote Schwangerschaft ist, von einzelnen Fallberichten abgesehen, stets dichorial-diamnial, die Trennmembran besteht aus 4 Schichten.

Von einer **Superfekundation** spricht man bei der Befruchtung von 2 oder mehr Eizellen durch Samenzellen verschiedener Ejakulate, die vom gleichen Mann oder verschiedenen Männern stammen können. Es wird vermutet, dass bei einer von 400 dizygoten Zwillingsschwangerschaften 2 verschiedene Väter vorliegen. Von einer Superfetatio spricht man, wenn die Befruchtung der zweiten Eizelle nach einem größeren zeitlichen Intervall nach der ersten Befruchtung stattfindet und somit u. U. bei bereits bestehender Schwangerschaft. Ein derartiges Ereignis konnte beim Menschen bisher nicht nachgewiesen werden, wurde jedoch bei Wachstumsdiskrepanz der beiden Feten als mögliche Ursache bereits diskutiert.

Nachstehende Faktoren sind mit einer erhöhten Disposition zur spontanen dizygoten Zwillingsschwangerschaft verbunden

- Rasse (Afrikaner > Kaukasier > Asiaten),
- Alter (35–39 Jahre),
- Körpergröße (kräftiger hochgewachsener Körperbau),
- höhere Parität,
- vorangegangene Zwillingsschwangerschaft in der Familie der Mutter.

In einer Untersuchung an 31586 Geburten bei Müttern die selbst Zwilling waren, zeigte sich bei Müttern, die dizygoter Zwilling waren, ein erhöhtes relatives Risiko (RR) einer Zwillingsgeburt von 1,3 (95 % Konfidenzintervall: 1,14–1,49). Bei Müttern, die monozygoter Zwilling waren, bestand ein erhöhtes relatives Risiko einer gleichgeschlechtlichen Zwillingsgeburt von 1,47 (1,1–1,97). Dies war auf eine erhöhte Geburtenrate monozygoter Zwillinge zurückzuführen (Lichtenstein et al. 1996).

Das Eintreten einer **monozygoten** Zwillingsschwangerschaft wird als zufälliges Phänomen angesehen, wobei nach der Befruchtung einer einzelnen Eizelle durch eine Samenzelle eine Teilung innerhalb der ersten 2 Wochen der Embryonalentwicklung stattfindet. Die Feten sind somit stets gleichen Geschlechts.

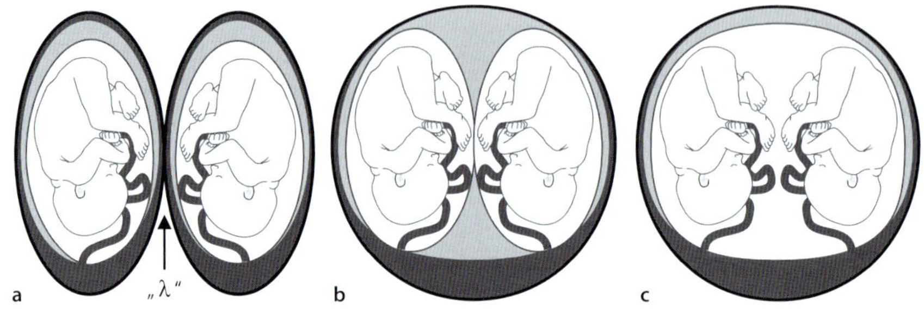

Abb. 42.2a–c. **Plazentationstypen.** a dichorial-diamnial; λ »lambda sign« oder »twin peak sign«; Ultraschallstruktur am Ursprung der Trennmembran durch das Vorhandensein von Choriongewebe zwischen den beiden Amnionhöhlen. b Monochorial-diamnial c monochorial-monoamnial

Die Theorien zur Entstehung dieser Form der Schwangerschaft und den dabei beobachteten verschiedenen Formen der Plazentation beziehen sich darauf, in welchem Stadium der Embryonalentwicklung nach der Befruchtung die Teilung stattfindet:

- Bei Teilung bis zum Erreichen des Morulastadiums, wobei eine Teilung bereits im Zweizellstadium innerhalb der Zona pellucida vorkommen kann, spricht man von einer **dichorial-diamnialen** monozygoten Gravidität (30 %). Die Plazenten können dabei in Abhängigkeit von der Implantationsstelle völlig getrennt oder am Rand verschmolzen sein. Dieser Plazentationstyp liegt darüber hinaus bei dizygoten Schwangerschaften vor. Die Membran, die die beiden Feten trennt, besteht aus den 4 Schichten: Amnion-Chorion-Chorion-Amnion (Abb. 42.2a).
- Erfolgt die Trennung im frühen Blastozystenstadium und umfasst die Spaltung die inneren Zellanteile (Embryoblast) bezeichnet man dies als **monochoriale-diamniale** monozygote Schwangerschaft (65 %); die beiden Embryonen verfügen über eine gemeinsame Plazenta und Chorionhülle, die Trennmembran besteht nur aus 2 Schichten: Amnion-Amnion (Abb. 42.2b).
- Erfolgt die Trennung nach Ausbildung der Amnionhöhle im Stadium der zweiblättrigen Keimscheibe liegt eine **monochoriale-monoamniale** monozygote Schwangerschaft (5 %) vor; die beiden Feten teilen sich eine Plazenta und besitzen eine gemeinsame Chorion- und Amnionhöhle (Abb. 42.2c).
- In seltenen Fällen (eine von 500 Zwillingsschwangerschaften) verläuft die Trennung der Embryonalanlage zu einem späteren Zeitpunkt und führt zu einer unvollständigen Trennung im Axialbereich der Keimanlage. Dies führt in Abhängigkeit von der Lokalisation der Verwachsung zur Ausbildung eines Kranio-, Pygo- oder Thorakopagus.

Die Angaben zur Inzidenz der Plazentationstypen variieren in Abhängigkeit von der zugrundeliegenden Population und dem dadurch unterschiedlichen Verhältnis monozygoter/dizygoter Graviditäten (Baldwin 1994):

- dichorial-diamnial: 38,8–91,8 % (72,1 %[1])
- monochorial-diamnial: 4,8–56,6 % (26,3 %[1])
- monochorial-monoamnial: 0,2–5,7 % (0,9 %[1])

[1] Angaben aus einer prospektiven Studie, die in Ostflandern, Belgien zwischen 1964 und 1991 an 3568 Zwillingsgeburten durchgeführt wurde, und die als relevanteste Aufarbeitung der Plazentationstypen angesehen wird. Diese Angaben können somit vor allem für die Verhältnisse in Europa als repräsentativ angesehen werden (Derom et al. 1995 a).

Postpartal stehen für die Bestimmung der Zygotie mehrere Untersuchungsansätze zur Verfügung, die sich in ihrer Aussagekraft, den anfallenden Kosten und der für die Durchführung notwendigen Expertise unterscheiden:

- **Geschlecht und morphologische Ähnlichkeit der Kinder:** Während verschiedenes Geschlecht für Dizygotie spricht, eignen sich morphologische Kriterien nicht für eine relevante Aussage hinsichtlich Zygotie.
- **Histologische Untersuchung der Plazenta:** Dabei ist zu beachten, dass das Ausmaß der Verschmelzung der beiden Plazentaanlagen bei dichorialer Plazenta keine Aussagen hinsichtlich Zygotie zulässt. Die Untersuchung sollte in jedem Fall die histologische Aufarbeitung der trennenden Membran umfassen.
- **Blutgruppenmerkmale:** Dafür stehen die erythrozytären Blutgruppensysteme und Isoenzyme und die Antigene des Histokompatibilitätskomplexes (HLA) an Leukozyten und Thrombozyten zur Verfügung.
- **Chromosomen und DNA-Analytik:** Neben dem Chromosomenpolymorphismus gilt die sog. DNA-fingerprint-Methode, bei der Restriktionsfragmente mittels Southern blot aufgetrennt und verglichen werden, als das Verfahren mit der größten Aussagekraft.

42.4 Ultraschalldiagnostik der Frühschwangerschaft

Die Ultraschalldiagnose einer frühen Mehrlingsschwangerschaft basiert auf der Darstellung von mehreren Gestationssäcken, die einen Dottersack enthalten bzw. ab der 6. SSW durch die Darstellung mehrerer Feten mit positiver Herzaktion. Ähnliche Flüssigkeitkeitsansammlungen ohne die erwähnten Strukturen finden sich differentialdiagnostisch bei Einlingsschwangerschaften im Uterus bicornis oder bei subchorialer Einblutung sowie nach der Rückbildung von Mehrlingsanlagen im Sinne eines »vanishing twin«.

> In Abhängigkeit vom jeweiligen Plazentationstyp bzw. von den Verhältnissen des Chorions und Amnions variieren die Morbidität und Mortalität des Kindes erheblich. Dies hat auch einen Einfluss auf die invasive Diagnostik oder Therapie und ist ein Grund dafür, warum der möglichst frühen antenatalen Diagnose des Plazentationstypus für das weitere klinische Management entscheidende Bedeutung zukommt.

Für die diesbezügliche antenatale Diagnose wurden bisher die nachstehenden Kriterien in der Literatur angeführt:

- **Geschlechtsbestimmung** der Feten: Verschiedengeschlechtliche Feten sprechen für eine **dichoriale diamniale dizygote** Schwangerschaft. Relevante Untersuchungen bezüglich einer korrekter Vorhersage des fetalen Geschlechts mittels Ultraschall wurden bisher nur an Einlingsschwangerschaften vorgenommen.
  Bei einer Untersuchung an 1091 Einlingen mittels transvaginalem Ultraschall zeigte sich, dass – entsprechende Erfahrung vorausgesetzt – zwischen der 13. und 14. bzw. 15. und 16. SSW in 80 % bzw. 97 % der Fälle eine Vorhersage möglich ist, wobei in 99,7 % der Fälle die männlichen und in 100 % die weiblichen Feten richtig vorhergesagt wurden (Bronshtein et al. 1990). Obwohl diese Daten nicht direkt auf Zwillingsschwangerschaften übertragen werden können, ist bei einem geübten Untersucher eine ähnliche Rate an korrekter Vorhersage für das Vorliegen einer verschiedengeschlechtlichen Zwillingsschwangerschaft zu erwarten.
- Auffinden **getrennter Plazenten**: spricht für **dichoriale-diamniale** Schwangerschaft unbekannter Zygotie.
- Auffinden einer **Trennmembran** zwischen den Feten: spricht für **diamniale** Schwangerschaft. Bei Darstellung von 4 Schichten und/oder Stärke der Membran ≥ 2 mm: **dichoriale** Schwangerschaft. Liegen 2 Schichten und/oder eine Stärke < 2 mm vor: **monochoriale** Schwangerschaft.
  Die Sensitivität, Spezifität sowie der positive und negative Vorhersagewert hinsichtlich Vorliegen einer dichorialen Schwangerschaft schwanken dabei in Untersuchungen, die im 2. und 3. Trimenon durchgeführt wurden, in Abhängigkeit von den angewandten Kriterien (**qualitativ:** »dünne« vs. »dicke« Trennmembran: 89–100 %, 54–91 %, 83–96 %, 83–100 %; **quantitativ:** Trennmembran < 2 mm vs. ≥ 2 mm: 91 %, 90 %, 95 %, 82 %; Trennmembran 2 vs. 4 Schichten: 94–98 %, 100 %, 100 %, 80–94 %) (Vayssiere et al. 1996).
- Darstellung einer Struktur am Ursprung der Trennmembran, die in der angloamerikanischen Literatur als »**twin peak sign**« oder »**lambda sign**« bezeichnet wird und durch das Vorhandensein von Choriongewebe zwischen den beiden Amnionhöhlen hervorgerufen wird: spricht für **dichoriale diamniale** Schwangerschaft (s. Abb. 42.2 a).
  Schon zwischen der 5. und 14. SSW war es mittels transvaginalem Ultraschall möglich, die Gestationssäcke und das Vorhandensein oder Fehlen dieser Struktur festzustellen und damit in allen 40 Zwillingsschwangerschaften eine richtige Diagnose hinsichtlich Chorion und Amnion zu stellen (Monteagudo et al. 1994). In einer prospektiven Studie war bei ursprünglichem Vorhandensein der Struktur zwischen der 10. und 14. SSW diese in der 20. Woche noch bei 74 % der Schwangerschaften mit separierter Plazenta und in 93 % der Schwangerschaften mit fusionierter Plazenta zu finden. Hingegen trat bei keiner der 53 Schwangerschaften, in denen die Struktur ursprünglich fehlte, diese zu einem späteren Zeitpunkt auf (Sepulveda et al. 1997).

> Obwohl das Auffinden einer die beiden Feten voneinander trennenden Membran das Vorliegen einer diamnialen Schwangerschaft beweist, ist das Fehlen dieser Membran im Ultraschallbefund nicht gleichbedeutend mit einer monoamnialen Schwangerschaft!

▶ Empfehlung

Um das Vorliegen einer monoamnialen Schwangerschaft mittels Ultraschall mit Sicherheit diagnostizieren zu können, müssen laut Rodis et al. (1987) alle nachstehenden Kriterien gegeben sein:
- Keine trennende Membran zwischen den Feten.
- Nur eine gemeinsame Plazentaanlage.
- Gleichgeschlechtliche Feten.
- Beide Feten sind von einer ausreichenden Fruchtwassermenge umgeben.
- Beide Feten können sich ungehindert im Uteruscavum bewegen.
- Die im Ultraschall sichtbare Verschlingung der beiden Nabelschnüre.

Historische diagnostische Kriterien wurden bisher in der Literatur erwähnt:
- Injektion von Farblösung mittels Amniozentese neben Fetus I und nachfolgende Aspiration gefärbten Fruchtwassers bei neuerlichem Einbringen der Nadel neben Fetus II, oder Reinjektion von Fruchtwasser, das durch Schütteln mit Luftbläschen angereichert wurde.
- Einbringen von Kontrastmittel in die Amnionhöhle und Nachweis im Gastrointestinaltrakt beider Feten nach 30 min mittels CT.

In Anbetracht der Seltenheit dieser Form der Zwillingsanlage können jedoch hinsichtlich des Vorhersagewerts all dieser Kriterien derzeit noch keine Angaben gemacht werden. In einzelnen Fällen wurde darüber hinaus die Ruptur der trennenden Membran bei ursprünglich diamnialen Schwangerschaften durch vorangegangene Amniozentese oder Nabelschnurpunktion, Infektion oder fetales Trauma beschrieben. Da pseudomonoamniale Schwangerschaften mit dem gleichen erhöhten Risiko verbunden sind wie ursprünglich monoamniale, wird empfohlen, eine Punktion durch die Membran nach Möglichkeit zu vermeiden.

42.5 Genetische Aspekte der Mehrlingsschwangerschaft

Die nachstehenden Formeln kommen für die Berechnung des **Aneuploidierisikos** bei Zwillingsschwangerschaften zur Anwendung (Meyers et al. 1997):
- ein dizygoter Fetus: $2\,(1/x) \cdot (y) \cdot ([x-1]/x)$;
- beide Feten, dizygot: $y\,(1/x) \cdot (1/x)$;
- beide Feten, monozygot: $(1-y) \cdot (1/x)$.

($1/x$ = Altersrisiko einer Einlingsschwangerschaft; y = Rate an dizygoten Schwangerschaften; $1-y$ = Rate an monozygoten Schwangerschaften; $[x-1]/x$ = Wahrscheinlichkeit, dass der zweite Zwilling normal ist).

Die Wahrscheinlichkeit, dass bei einer Zwillingsschwangerschaft unbekannter Zygotie zumindest ein Fetus von Aneuploidie betroffen ist, entspricht der Summe der 3 oben genannten Möglichkeiten:
- Ein oder beide Feten: $([y+1]x-y)/x^2$.

Für die tägliche Praxis bietet sich bei bekannter Chorionizität Folgendes an: Monochoriale Zwillinge sind immer monoyzgot, daher gilt das altersentsprechende Einlingsrisiko für beide Feten. Bei dichorioalen Zwillingen, die in 90 % dizygot sind, kann aufgrund der Zweieiigkeit aus mathematischen Gründen das doppelte Risiko für die Aneuploidie eines der beiden Feten angenommen werden. Das Risiko der beiden Kinder miteinander multipliziert ergibt das Risiko, dass beide Kinder betroffen sind.

Serum-Screening für Aneuploidien eignet sich für Mehrlingsschwangerschaften nur mäßig. Die Messung der fetalen Nackentransparenz ist hingegen ebenso aussagekräftig wie bei Einlingsschwangerschaften: es konnte eine Detektionsrate von 88 % bei einer Falsch-positiv-Rate von 7,7 % gezeigt werden (Sebire et al. 1996c). Dabei wird für jeden Mehrling das Risiko gemäß des Alters der Mutter, des Gestationsalters und der Nackentransparenz berechnet. Bei monochorialen Zwillingen ist zu beachten, dass eine erhöhte Nackentransparenz auch ein Frühzeichen eines fetofetalen Transfusionssyndroms sein kann.

Methoden der invasiven Diagnostik

Wünschen die Eltern eine Karyotypisierung, stehen 2 Möglichkeiten zur Verfügung: die **Choriozottenbiopsie** in der 11.–14. SSW und **die Amniozentese** ab der 16. SSW. Dabei scheint die Fehlgeburtenrate bei Choriozottenbiopsien etwas höher zu sein (Tabellen 42.2 und 42.3).

Die Vor- und Nachteile dieser Methoden müssen auch im Zusammenhang mit den Konsequenzen gesehen werden: Entscheiden sich die Eltern bei Diagnose einer Trisomie 21 für einen selektiven Fetozid, so hat dieser in der 12. SSW ein Fehlgeburtenrisiko von 8 %. Ein Viertel dieser Fehlgeburten finden innerhalb der ersten Woche statt, aber die verbleibenden 75 % sind auf 6–8 darauf folgende Wochen verteilt. Wird der selektive Fetozid in der 20. SSW durchgeführt, ist das Fehlgeburtenrisiko 20 %, und ein guter Teil findet nach der 24. SSW statt, führt also zu einer extremen Frühgeburt und allen damit verbundenen Komplikationen. Daher ist ein möglicher Weg das etwas höhere Fehlgeburtenrisiko der Choriozottenbiopsie bei einem Risiko für eine Chromosomenanomalie von über 1:50 in Kauf zu nehmen, um damit die Möglichkeit einer frühen Embryoreduktion zu haben (Sebire et al. 1996a; Sebire et al. 1996b).

42.6 Komplikationen und mehrlingsassoziierte Syndrome

42.6.1 Frühabortus eines Mehrlings (»vanishing twin«)

Insgesamt beruhen die Angaben zur Inzidenz von Mehrlingsschwangerschaften in den meisten Studien auf der Anzahl der Geburten und berücksichtigen daher nicht die größere Zahl der Mehrlingskonzeptionen. Hinsichtlich der Inzidenz der Mehrlingsschwangerschaft streuen die Angaben aus Untersuchungen, die mittels Ultraschall im 1. Trimenon durchgeführt

Tabelle 42.2. **Amniozentese in Zwillingsschwangerschaften** (Antsaklis et al. 2002)

	N	Untersuchungszeitraum	Gestationsalter	Spontane Fehlgeburt < SSW 24 [%]	Fehlgeburt + IUFT [%]
Elias et al. 1980	20	1975–80	>17	0	2,50
Bovicelli et al. 1983	13		2. Trimenon	7,69	
Palle et al. 1983	47	1973–79	2. Trimenon	12,76	
Goldstein et al. 1983	22	1978–82	2. Trimenon	0	18,18
Redwine et al. 1984	34		2. Trimenon	2,94	1,61
Librach et al. 1984	69	1973–84	16–17	8,69	26,08
Filkins et al. 1984	28	1976–82	2. Trimenon	7,14	21,42
Tabsh et al. 1985	48	1977–83	2. Trimenon	2,08	10,41
Pijpers et al. 1988	83	1980–85	16–20	1,20	6,62
Anderson et al. 1991	330	1971–91	2. Trimenon	3,57	4,91
Pruggmayer et al. 1991	98	1982–89	15–20	6,1	10,71
Wapner et al. 1993	71	1984–90	16–18	2,90	9,30
Ghidini et al. 1993	101	1987–92	14–20	1,98	3,50
Buscaglia et al. 1995	55	1985–94	14–18	0	1,81
Van Vugt et al. 1995	27			0	0
Sebire et al. 1996	176	1993–96	10–20	2,27	4
Kidd et al. 1997	254	1980–91	2. Trimenon	1,5	9,30
Jorgensen et al. 1998	20	1990–95	11–14	5	
Reid et al. 1999	50	1989–95	12–27	2	
Antsaklis et al. 2002	347	1977–2000	11–23	2,08	8,77

Tabelle 42.3. **Chorionzottenbiopsie bei Zwillingsschwangerschaften** (Antsaklis et al. 2002)

	N	Untersuchungs-zeitraum	Gestationsalter	Spontane Fehlgeburt <SSW 24 [%]	Fehlgeburt + IUFT [%]
Pergament et al. 1992	126	1983–89	9–12	2,38	4,10
Wapner et al. 1993	161	1984–90	<12	3,20	4,90
Appelman et al. 1999	28	1989–97	9–23	0	0
De Catte et al. 2000	262	1988–98	9–13	3,10	5,50
Brambati et al. 2001	198	1991–98	7–12	0,50	3,19
Antsaklis et al. 2002	44	1986–2000	9–15	2,27	10,22

wurden, von 0,9–9,5 %, wobei diese Streuung z. T. durch die unterschiedliche Definition der Mehrlingsanlage bedingt ist.

In einer Untersuchung an 1000 Schwangerschaften war in 3,29 % der Fälle eine Mehrlingsschwangerschaft gegeben, wobei in 21 % dieser Schwangerschaften eine Rückbildung einer Fruchtanlage zu finden war (Landy u. Nies 1995).

Der »vanishing twin« geht häufig mit einer vaginalen Blutung einher, allerdings schwanken hier die Angaben zur Häufigkeit dieses klinischen Symptoms von 7,8–76,5 %. Diese Zahlen stehen einer Blutungshäufigkeit von 18,5 % bei intakter fortschreitender Zwillingsschwangerschaft und von 7,2 % bei intakten Einlingsgraviditäten gegenüber. Als mögliche Ursache des Abortus oder der Resorption einer Mehrlingsanlage wird zunehmend eine chromosomale Diskrepanz der Mehrlingsanlagen diskutiert. Durch die Rückbildung der benachbarten Mehrlingsanlage während des ersten Trimenons konnten für das Schicksal des verbleibenden Fetus keine negativen Auswirkungen festgestellt werden.

42.6.2 Intrauteriner Fruchttod – Fetozid

Bei 0,5–6,8 % aller Zwillings-, und bei 14–17 % aller Drillingsschwangerschaften kommt es zum Absterben eines Fetus (intrauteriner Fruchttod, IUFT) in der zweiten Schwangerschaftshälfte. Hinsichtlich der Pathophysiologie ist dabei von besonderer Bedeutung, dass in der Mehrzahl der Studienkollektive eine erhöhte Rate an monochorialen Plazenten zu finden war. Dies stellt einen prädisponierenden Risikofaktor für die nachstehenden möglichen Todesursachen dar, die in diesem Zusammenhang bisher in der Literatur angeführt wurden:
- Nabelschnurkomplikationen (Insertio velamentosa, Fehlen der Wharton-Sulze, Nabelschnurumschlingung und -verknotung bei Monoamnialität),
- die Ausbildung eines fetofetalen Transfusionssyndroms,
- ausgedehnte Gefäßanastomosen.

Bei dichorialer Plazenta stellen die fetale Malformation, die intrauterine Wachstumsretardierung, die vorzeitige Plazentalösung oder die Präeklampsie mögliche Todesursachen dar.

Die betroffenen Schwangerschaften gehen mit einem erhöhten Morbiditäts- und Mortalitätsrisiko des zweiten Fetus von 17–46 % einher, wobei die erhöhte Rate an Frühgeburten eine wesentliche Rolle spielt. Im Vordergrund stehen dabei die neurologischen Schäden, deren Inzidenz zusammenfassend mit 12 % angegeben wird.

In einer retrospektiven Untersuchung waren nach IUFT eines Zwillings (n = 38) an 18 der überlebenden Feten eine Zerebralparese, Porenzephalie, generalisierte Krampfanfälle oder mentale Entwicklungsstörung zu verzeichnen. Sie werden auf die Exsanguination des überlebenden Fetus oder auf die Einschwemmung von Thromben oder gerinnungsaktiven Substanzen zurückgeführt. Eine erhöhte Inzidenz dieser Schäden konnte bei IUFT bei einem höheren Gestationsalter, bei einem kürzerem Intervall zwischen IUFT und Geburt und bei einem früheren Geburtszeitpunkt festgestellt werden. Als weitere Auffälligkeiten fanden sich bei den überlebenden Feten gastrointestinale, renale und pulmonale Infarkte (Liu et al. 1992).

Wenn auch in einzelnen Fallberichten das Auftreten einer disseminierten intravasalen Koagulopathie bei Müttern nach Absterben eines Fetus beschrieben wurde, konnte dieser Zusammenhang in größeren Kollektiven nicht bestätigt werden. Darüber hinaus finden sich in der Literatur Hinweise für eine erhöhte Rate an schwangerschaftsinduzierter Hypertonie bzw. Präeklampsie. Einen wesentlichen prognostischen Parameter stellt die erhöhte Frühgeburtlichkeit bei IUFT nach der 20. SSW dar, die in 34–80 % der Fälle zu verzeichnen war. Da keine prospektiv vergleichenden Studien vorliegen, besteht hinsichtlich des geburtshilflichen Managements dieser Risikoschwangerschaften derzeit kein Konsens. Unter diesem Gesichtspunkt ist auch die Wertigkeit der nachstehenden Maßnahmen zu sehen, die bisher in der Literatur angeführt wurden:
- Ultraschall: Kontrollen des fetalen Wachstums und der Fruchtwassermenge, Bestimmung der Chorialität, Ausschluss einer fetalen Malformation und gezielte Suche nach Veränderungen des ZNS;
- Kontrolle der maternalen Gerinnungsparameter;
- CTG-Kontrollen (bei IUFT im 3. Trimenon: 12- bis 24-stündige Dauerüberwachung unmittelbar nach Diagnosestellung).

> In jedem Fall sollte in der Betreuung der besonderen psychischen Belastung dieser Schwangeren Rechnung getragen werden.

Hinsichtlich des Geburtszeitpunkts besteht dahingehend Einigkeit, dass der IUFT alleine keine Indikation zur sofortigen

Schwangerschaftsbeendigung darstellt. Bei unauffälligem weiteren Verlauf war in der überwiegenden Zahl eine Entbindung zwischen der 29. und 37. SSW möglich, wobei von allen Autoren mindestens das Erreichen der Lungenreife angestrebt wurde. Die Angaben zum Geburtsmodus zeigen eine Sectiorate von 21–65 %, wobei die drohende intrauterine Asphyxie als Indikation im Vordergrund steht.

> In jedem Fall empfiehlt sich postpartal die pathologische Untersuchung der Plazenta und des betroffenen Fetus (inkl. Karyotyp, soweit dies möglich ist) sowie die genaue Untersuchung des überlebenden Zwillings auch bei klinisch vorerst unauffälligem Verlauf.

42.6.3 Monoamniale Zwillingsschwangerschaft

Diese Zwillingsanlage, die in rund 1 % aller Zwillingsschwangerschaften bzw. in 2/10 000 Schwangerschaften vorliegt, geht mit einer stark erhöhten perinatalen Mortalität einher, die gemäß Angaben in der Literatur bis zu 70 % betragen kann.

In einem großen homogenen europäischen Studienkollektiv betrug die Mortalität des ersten bzw. zweiten Zwillings bei Monoamnialität 30 % bzw. 23 %, hingegen bei monozygoten dichorialen Schwangerschaften nur 3,2 % bzw. 5,9 % und bei monochorialen-diamnialen 7,5 % und 9,6 % (Derom et al. 1995 a).

Wesentliche Komplikationen und oftmals Todesursache sind:
- vorzeitige Wehen und Blasensprung,
- Ausbildung eines fetofetalen Transfusionssyndroms,
- Nabelschnurverschlingung bzw. -verknotung.

Wesentlichster Faktor in der Prävention ist die möglichst frühzeitige antenatale Diagnose. Für die Überwachung der Schwangerschaft, den Zeitpunkt der Geburt sowie den sichersten Geburtsmodus besteht beim Fehlen von prospektiv-randomisierten Studien derzeit kein Konsens.

Neben Empfehlungen zu wochenlanger Hospitalisierung mitunter schon ab der 20. SSW wird in einer neueren Studie eine Leitlinie zum ambulanten Vorgehen beschrieben (Aisenbrey et al. 1995):
1. Ultraschall: Biometrie, Dopplerströmungsmessung und Kontrolle auf Vorliegen von Nabelschnurknoten oder -verschlingung mittels Real-time- oder Farbdopplersonographie bis zur 26. SSW, einmal pro Monat, danach 2-wöchentlich.
2. Bei Fehlen von Nabelschnurverschlingung CTG-Kontrolle, sowie Kontrolle der Kindslage und der Fruchtwassermenge, ab der 30. SSW 2-mal pro Woche.
3. Bei Hinweis auf Nabelschnurverschlingung CTG-Kontrollen über 2 h ab der 26. SSW, mindestens 2-mal pro Woche.
4. Hospitalisierung mit Dauerüberwachung bei Auftreten von variablen Dezelerationen oder bei auffälliger Dopplerströmungsmessung.
5. Wiederholte Amniozentese bis zum Erreichen der Lungenreife ab der 32. SSW in 1- bis 2-wöchigem Abstand und sobald das Lecithin/Sphingomyelin-Verhältnis > 2 ist, primäre Sectio bzw. bei Komplikationen bereits früher.

Obwohl bei diesem Vorgehen alle 9 betreuten Schwangerschaften erfolgreich beendet werden konnten, sind weitere Studien notwendig, um dieses ambulante Management zu bestätigen. Die prophylaktische Lungenreifestimulation durch Glukokortikoidgabe erscheint in Anbetracht des hohen Risikos vertretbar. Besteht dahingehend Übereinstimmung, dass derartige Schwangerschaften nicht später als in der 35.–36. SSW entbunden werden sollten, so liegen noch keine gesicherten Daten vor, die für die Vorzüge der abdominalen Entbindung sprechen. Bei der Wahl des Managements sind jedoch auch die jeweiligen Kindslagen zu berücksichtigen.

42.6.4 Intrauterine Wachstumsretardierung (IUWR)

> Bei Zwillingsschwangerschaften besteht im Vergleich zu Einlingsschwangerschaften eine höhere Rate an intrauteriner Wachstumsretardierung (12–47 % vs. 5–7 %).

Diese Wachstumsbeeinträchtigung stellt einen bedeutenden Faktor in der neonatalen Morbidität von Zwillingen dar, und es besteht eine 2,5fach höhere Mortalität im Vergleich zu eutrophen Zwillingen. Häufiger ist nur einer der beiden Zwillinge betroffen. Die Angaben zum diskordanten Wachstum reichen in der Literaur von 4–23 %. Mögliche Ursachen der IUWR sind Plazentainsuffizienz, Infektionen in der Frühschwangerschaft sowie chromosomale und konstitutionelle Faktoren.

Für die Beurteilung des intrauterinen Wachstums von Zwillingen wird im aktuellen ACOG Technical Bulletin empfohlen, dass Wachstumstabellen heranzuziehen sind, die auf Mehrlings schwangerschaften basieren. Andererseits hat sich gezeigt, dass keine signifikanten Unterschiede zwischen Einlings- und Zwillingsfeten in der Zunahme der Parameter biparietaler Kopfdurchmesser (BPD), Kopfumfang oder Femurlänge (FL) besteht (Reece et al. 1991). Basierend auf diesen Ergebnissen könnte auf die für Einlingsgraviditäten gültigen Normkurven zurückgegriffen werden.

▶ Studienbox

In einer großen retrospektiven Untersuchung waren erst ab der 36. SSW Unterschiede im Wachstum von Einlings- und Zwillingsfeten zu verzeichnen (Luke et al. 1993).

Der Fundusstand stellt keine geeignete Methode dar, um eine IUWR oder ein diskordantes Wachstum festzustellen.

▶ Empfehlung

Die regelmäßige Ultraschallbiometrie wird ab der 24.–26. SSW empfohlen, wobei das Intervall der Kontrollen in Abhängigkeit von der Plazentation und der Chorionizität variiert: bei dichorialen Schwangerschaften mindestens im Abstand von 4 Wochen, bei Monochorialität in 2- bis 3-wöchigem Abstand. Bei Hinweis auf Wachstumsdiskordanz oder intrauteriner Wachstumsretardierung eines Fetus sollte im Abstand von 1–2 Wochen ein Ultraschall erfolgen. Eine intrauterine Wachstumsretardierung liegt definitionsgemäß vor, wenn mittels Ultraschall ein Gewicht ≤10. Perzentile geschätzt wird, wobei bis zur 36. SSW Einlingsnormkurven verwendet werden können.

Für die Berechnung des Gewichts wird auf Formeln zurückgegriffen, die bei Einlingsschwangerschaften erhoben wurden. Eine vergleichende Prüfung von 4 derartigen Formeln bei 60 Zwillingsschwangerschaften hat gezeigt, dass eine größere Fehlerquote als bei Einlingsschwangerschaften zu verzeichnen ist (Campbell et al. 1990). Zusätzlich erschwerend für die Berechnung ist vor allem im 3. Trimenon die nicht befriedigende Erhebbarkeit der Biometrieparameter. Bei Verwendung des BPD und des Abdominalumfangs (AU) war nur in 63 % der Fälle und bei Verwendung des Abdominalumfangs und der FL hingegen in 98 % der Fälle eine Berechnung möglich (Rodis et al. 1990).

Bei beginnender Wachstumseinschränkung vermindert die Dopplerströmungsmessung der Arteria umbilicalis die perinatale Mortalität(Alfirevic u. Neilson 1996). Zur Bestimmung des optimalen Geburtszeitpunktes ist die Datenlage noch nicht so klar, es sind zurzeit engmaschige Doppleruntersuchungen des Ductus venosus und CTG-Kontrollen zu kombinieren (Hecher et al. 2001).

42.6.5 Diskordantes Wachstum

In einer umfangreichen Untersuchung an 15.066 Zwillingsgeburten zeigte sich hinsichtlich des Risikos eines perinatalen Todes eines oder beider Zwillinge bei gleichgeschlechtlichen im Vergleich zu verschiedengeschlechtlichen Zwillingen (Rydhström 1994):

- ein generell erhöhtes Risiko: RR (relatives Risiko) 2,3; 1,7–3,1;
- eine signifikante Risikoerhöhung bei geringerer absoluter Gewichtsdiskordanz (Tabelle 42.4);
- bezogen auf den schwereren Zwilling bestand ein derartiger Trend bereits bei 20% Diskordanz, der bei verschiedenem Geschlecht erst bei 40–50% Signifikanz erreichte.

Die klinische Bedeutung des diskordanten Wachstums ist angesichts dieser Daten offensichtlich. Bei monozygoten und damit gleichgeschlechtlichen Zwillingen wird die Häufigkeit des diskordanten Wachstums stark von der Chorialität bestimmt, und liegt bei monochorialer Plazenta bei 19–22 %, hingegen bei dichorialer Plazenta bei nur 6–12 %.

Mithilfe einer Expertenumfrage wurde versucht, einen Konsens hinsichtlich Definition, Diagnose und Management der wachstumsdiskordanten Zwillingsschwangerschaft, bei der kein Hinweis auf ein fetofetales Transfusionssyndrom besteht, zu erarbeiten (Blickstein 1991): Für die antenatale Diagnose wurde von 57,4 % der Befragten der Vergleich des geschätzten Geburtsgewichts herangezogen. Als Cutoff wurden von 14,7 % der Befragten eine geschätzte Gewichtsdiskordanz > 15 %, von 36 % der Befragten von > 20 % und von 32,8% der Befragten > 25 % angegeben. Bei 26,2 % der Befragten waren hingegen entsprechende Differenzen in mehr als einem biometrischen Parameter maßgeblich. Die Angaben waren die Grundlage für die in Tabelle 42.5 gegebene Empfehlung für das klinische Vorgehen in Abhängigkeit vom Schweregrad des zu erwartenden Gewichtsunterschieds.

Als häufig genannte diagnostische antenatale Ultraschallkriterien für eine Gewichtsdiskordanz finden sich in der Literatur eine Differenz des Abdominalumfangs von ≥ 18–20 mm, des geschätzten Geburtsgewichts von ≥ 15–25 % sowie des biparietalen Durchmessers von ≥ 5 mm. Ob die antenatale Diagnose selbst einer Gewichtsdiskordanz von ≥ 25 % mit Hilfe von Ultraschallparametern möglich ist, muss angezweifelt werden. Erst bei einer Differenz des Abdominalumfangs von ≥ 172 mm bzw. des geschätzten Geburtsgewichts von ≥ 112 % – dabei wird die absolute Gewichtsdifferenz als Prozent des Gewichts des schwereren Zwillings angegeben – war dies mit 90%iger Sicherheit möglich (Caravello et al. 1997).

> Hinsichtlich der prognostischen Bedeutung der Gewichtsdiskordanz liegen Hinweise vor, dass bei Fehlen einer intrauterinen Wachstumsretardierung des kleineren Fetus per se keine erhöhte neonatale Morbidität festzustellen ist (Bronsteen et al. 1989).

Hinsichtlich des Geburtsmodus bestand keine Einigkeit, da 49,2 % der Befragten das Vorliegen einer Wachstumsdiskordanz als Indikation zur Geburtsbeendigung mittels Sectio

Tabelle 42.4. **Perinatale Sterblichkeit und Gewichtsdiskordanz in gleich- und verschiedengeschlechtlichen Zwillingsschwangerschaften** (nach Rydhström 1994)

Diskordanz [g]	Gleichgeschlechtlich		Verschiedengeschlechtlich	
	Frequenz [%]	RR [KI]	Frequenz [%]	RR [KI]
0–249	51,1	1,0	45,7	1,0
250–499	27,8	1,3 (1,0–1,8)	28,8	0,5 (0,2–1,2)
500–749	12,8	2,1 (1,5–3,0)	15,1	0,3 (0,1–1,1)
750–999	5,1	3,5 (2,3–5,2)	6,1	1,1 (0,3–3,4)
≥ 1000	3,2	10,9 (8,4–14,2)	4,3	6,3 (3,5–11,3)

RR Relatives Risiko, *KI* Konfidenzintervall. In Bezug auf die Vergleichsgruppe (Gewichtsdiskordanz 0–249 g) besteht bei gleichem Geschlecht der Mehrlinge bereits bei einer Gewichtsdiskordanz von ≥ 250 g eine höhere perinatale Sterblichkeit, bei verschiedenem Geschlecht erst bei einer Diskordanz von ≥ 1000 g.

Tabelle 42.5. **Spezielle Schwangerenvorsorge bei diskordantem Wachstum** (nach Blickstein 1991)

	Milde Form	Schwere Form
Unterschiede im geschätzten Geburtsgewicht der beiden Feten	15–25%	>25%
Generelles antenatales Management	Ambulant	Stationär
Ultraschallbiometrie	2wöchentlich	2-wöchentlich
Biophysikalisches Profil (vgl. Kap. 25)	Einmal/Woche	1- bis 2-mal/Woche
Dopplerströmungsmessung	Einmal/Woche	Einmal/Woche
CTG ohne Wehenbelastung	Einmal/Woche	2-mal/Woche bis täglich

oder Weheneinleitung ansahen vs. 45,9% der Befragten, die ein abwartendes Vorgehen vorzogen. Als untere Grenze des Gestationsalters zur Schwangerschaftsbeendigung wurde von 53,3% der Befragten bei gegebener Lungenreife kein unteres Limit angegeben, die übrigen Angaben reichten von 28–35 SSW, sodass auch bezüglich des günstigsten Zeitpunkts für die Beendigung einer derartigen Schwangerschaft keine Übereinstimmung bestand (Blickstein 1991).

42.6.6 Fetofetales Transfusionssyndrom

Die Fehlgeburtenrate von Einlingsschwangerschaften zwischen der 12. und 24. SSW ist 1%, bei dichorialen Zwillingen 2% und bei monochorialen Zwillingen 12%. Die Ursache für diese 6fach höhere Fehlgeburtenrate ist das fetofetale Transfusionssyndrom.

30% aller monochorialen Zwillingsschwangerschaften zeigen in der 16. SSW folgende 3 Zeichen einer Imbalance:

1. ein Falten der Trennmembran, die im Ultraschall als Doppelmembran mit einem freien Ende sichtbar ist,
2. eine Diskrepanz in der Fruchtwassermenge,
3. eine Diskrepanz der fetalen Harnblasengröße (Sebire et al. 1997).

Davon entwickelt sich die Hälfte, also insgesamt 15% aller monochorialen Zwillingsschwangerschaften, zu einem schweren fetofetalen Transfusionssyndrom. Dieses ist gekennzeichnet durch die klassische Anhydramnion-Polyhydramnion-Sequenz und folgende charakteristische Blutflussmuster: einen ARED-Flow (»absent« oder »reverse end-diastolic flow«) in der Nabelschnurarterie des Donors, und einen Reverse Flow im Ductus venosus des Empfängers (Zikulnig et al. 1999). Beim schweren fetofetalen Transfusionssyndrom liegt die Mortalität bei 90%. Die Behandlungsmöglichkeiten sind entweder wiederholte Amniodrainage oder Laserkoagulation der kommunizierenden plazentaren Gefäße. Die Prognose des fetofetalen Transfusionssyndroms vor der 26. SSW ist sowohl im Hinblick auf Überlebensraten als auch auf neurologische Schäden nach Laserbehandlung signifikant bessere als nach Amniodrainage. Wird es nach der 26. SSW diagnostiziert, ist die bessere Behandlung Amniondrainage und Entbindung. Fetoskopische Laserablation der kommunizierenden Gefäße gilt nicht mehr als experimentell, sondern als beste Behandlung des fetofetalen Transfusionssyndroms (van Gemert et al. 2001).

Die Daten über die Langzeitprognose sind spärlich: Eine kleine Studie über die neurologische Entwicklung von Kindern nach Laserbehandlung im Alter von 6 Monaten bis zu 5 Jahren, beurteilt nach dem Griffiths-Score, zeigte insgesamt durchschnittliche Werte, außer in der lokomotorischen Untergruppe, wo Einlinge besser abschneiden als Zwillinge. Insgesamt war der Prozentsatz an Zelebralparesen 9%, davon 0% in den überlebenden Einlingen und 13,3% in den überlebenden Zwillingen (Sutcliffe et al. 2001).

42.6.7 Geburt von Mehrlingen in großem Zeitintervall

In der Literatur finden sich zunehmend Einzelfallberichte über Mehrlingsschwangerschaften, bei denen die einzelnen Mehrlinge in großem zeitlichem Abstand voneinander geboren wurden.

Die Zusammenfassung von 14 derartigen Berichten zeigte, dass keines der erstgeborenen Kinder überlebte, hingegen 13 der 17 zu einem späteren Zeitpunkt geborenen, wobei die Verlängerung von 4–99 Tage variierte. Bei allen Fällen wurde die Plazenta des ersten Kindes in utero belassen, ohne dass es zu Blutungen oder Zeichen einer Lösung kam. In 10 Fällen wurden Tokolytika und mit einer Ausnahme in allen Fällen Antibiotika nach der initialen Geburt verordnet, in 7 Fällen wurde eine Notfallcerclage durchgeführt (de Jong et al. 1992).

42.7 Spezielle Aspekte der Schwangerenvorsorge

Im Vergleich zur Einlingsschwangerschaft gehen die Zwillings- und höhergradigen Mehrlingsschwangerschaften mit einer erhöhten maternalen Morbidität und einer erhöhten perinatalen und neonatalen Morbidität und Mortalität einher. Dabei steigt die Rate der Komplikationen mit der Anzahl der Feten.

Die bedeutendsten maternalen Schwangerschaftskomplikationen sind

- schwangerschaftsinduzierte Hypertonie bzw. Präeklampsie,
- Anämie,
- Blutungen vor der Geburt.

Die wesentlichen fetalen Komplikationen sind

- intrauterine Wachstumsretardierung,
- diskordantes Wachstum,
- Absterben eines Fetus,
- Ausbildung eines fetofetalen Transfusionssyndroms,
- Polyhydramnion.

Letztlich kommt es bei Mehrlingsschwangerschaften gehäuft zu den nachstehenden allgemeinen geburtshilflichen Komplikationen, wobei die Häufigkeit eng mit der Anzahl der Feten korreliert:

- vorzeitige Wehen,
- Frühgeburt,
- Geburt von untergewichtigen Neugeborenen <1500 Gramm (»very low birth weight«, VLBW) bzw. <2500 Gramm (»low birth weight«, LBW),
- vorzeitige Plazentalösung,
- perinatale und neonatale Todesfälle,
- abdominale Schnittentbindung.

In Anbetracht der erhöhten Komplikationsrate ist es daher nicht verwunderlich, dass mit der Anzahl der Feten auch die Anzahl der Spitalstage vor der Geburt steigt.

Eine Metaanalyse von 4 prospektiv-randomisierten Studien hat keine signifikanten positiven Auswirkungen einer routinemäßigen Hospitalisierung hinsichtlich LBW, Notwendigkeit der postpartalen Intensivpflege oder perinataler Mortalität gezeigt. Im Gegenteil war eine signifikante Erhöhung der Frühgeburtlichkeit und der neonatalen Todesfälle zu verzeichnen (Newman u. Ellings 1995).

> Eine entscheidende Rolle spielt sicher die Gestationsperiode, in der die Hospitalisierung erfolgt, wobei die als Prävention der extremen Frühgeburtlichkeit zwischen der 28. und 32. SSW angesetzte Hospitalisierung sicher zu spät ist. Nach Hospitalisierung in der 23.–26. SSW waren positive Auswirkungen auf das Geburtsgewicht und die Anzahl der perinatalen Todesfälle zu verzeichnen.

Für derartige Überlegungen sollte eine Kosten-Nutzen-Überlegung angestellt werden.

Die Angaben zur Inzidenz der Präeklampsie variieren in der Literatur für Zwillingsschwangerschaften zwischen 6% und 37%, und bei Drillingsschwangerschaften zwischen 5% und 46%. Bei diesen Angaben ist zu berücksichtigen, dass in älteren retrospektiven Studien verschiedene Definitionen für Hypertension bzw. Präeklampsie zur Anwendung kamen.

► Studienbox

In einer kontrollierten Studie, in der 1253 Zwillingsschwangerschaften mit einer Kontrollgruppe von 5119 Einlingsschwangerschaften verglichen wurden, zeigte sich ein 2,5fach erhöhtes Risiko einer Hypertension (RR > 140/90 mmHg), die bei 12,5% der Mehrlingsmütter gefunden wurde (Spellacy et al. 1990). Darüber hinaus wurde ein 2,4fach erhöhtes Risiko einer Anämie (definitionsgemäß Hkt <30% oder Hb <10 g/dl) angegeben, deren Inzidenz studienabhängig zwischen 3,9% und 14,6% schwankt.

Weiterhin bestehen Hinweise, dass die Frequenz (i.e. Drillinge 6,1–23,1%) und das Ausmaß der Anämie bei höhergradigen Schwangerschaften steigt. Mögliche Ursachen sind einerseits die Verdünnungsanämie durch das gesteigerte Blutvolumen und andererseits Eisen-, Folsäure- oder Vitamin-B_{12}-Mangel sowie in selteneren Fällen Thalassämie, Sichelzellenanämie oder Glukose-6-Phosphatase-Mangel.

Nach der routinemäßigen Verabfolgung von Eisenpräparaten bei Einlingsschwangerschaften wurde zwar eine Verbesserung der hämatologischen Parameter festgestellt, jedoch konnten keine endgültigen Aussagen über positive oder negative Auswirkungen auf Mutter und Kind gemacht werden. Dementsprechend gibt es derzeit auch keine durch verbindliche Studien belegte Empfehlungen für die Handhabung bei Mehrlingsschwangerschaften. Bei dem beträchtlich vermehrten Gesamteisenbedarf und dem erhöhten Blutungsrisiko bei der Geburt erscheint die **frühzeitige Eisensubstitution** bei Mehrlingsschwangerschaft sinnvoll.

Bei Mehrlingsschwangerschaften findet sich eine **um den Faktor 3 häufigere Plazentalösung** (2,2%) als bei Einlingsschwangerschaften, eine Häufung der Placenta praevia ist hingegen nicht festzustellen. In 4% der Mehrlingsschwangerschaften war eine Uterusruptur nach vorangegangener Sectio zu verzeichnen. Darüber hinaus finden sich Angaben zu einer **gehäuften Frequenz** von **postpartalen Blutungen**, die mit der Überdehnung des Uterus erklärt werden, und die Anlass für eine engmaschige Überwachung post partum sein sollten.

Vorzeitige Wehen gehen **20–75% aller Mehrlingsgeburten** voraus, wobei mit der Anzahl der Feten die Inzidenz steigt und damit die durchschnittliche Gestationsdauer abnimmt. Darüber hinaus wurde ein 2fach erhöhtes Risiko eines vorzeitigen Blasensprungs festgestellt. Dementsprechende Auswirkungen sind auf das durchschnittliche Geburtsgewicht zu beobachten (▫ Tabelle 42.6).

Die Angaben stammen aus mehreren Studien, die exemplarisch ausgewählt wurden, um den allgemeinen Trend zu verdeutlichen. Somit können die Daten aus anderen Studien in Abhängigkeit vom untersuchten Zeitraum und dem beschriebenen Kollektiv abweichen, sie variieren jedoch nur in einem beschränkten Rahmen (Brambati u. Tului 1995; Seoud et al. 1992).

> In Anbetracht dieser Daten stellt die Verhinderung der Frühgeburt das vordringlichste Ziel in der Vorsorge von Mehrlingsschwangerschaften dar, wobei neben den positiven medizinischen Auswirkungen auch entsprechende Kosteneinsparungen zu erwarten wären (Papiernik u. Keith 1990).

► Studienbox

In einer Untersuchung über die Bedeutung der einzelnen Risikofaktoren für das Eintreten einer Frühgeburt fand sich bei 147 Zwillingsschwangerschaften im Vergleich zu Einlingsschwangerschaften für eine Vielzahl von klassischen Risikofaktoren keine erhöhte Prävalenz. Es fand sich jedoch häufiger eine Verkürzung der Zervix (≤25 mm) in der 24. SSW, die als einziger Risikofaktor signifikant mit einer spontanen Frühgeburt einherging (Goldenberg et al. 1996).

Tabelle 42.6. Geburtshilfliche/neonatologische Basisparameter in Abhängigkeit von der Mehrlingsanzahl (nach Botting et al. 1990; Papiernik 1991; Friedler et al. 1992; Seoud et al. 1992)

	Einlinge	Zwillinge	Drillinge	Vierlinge
Durchschnittliches Gestationsalter (Wochen)	40	37	34	31
Abortus ≤ 24 Wochen[1]	7,7	25,4	47,5	30,5
Mortalität				
Perinatal[a]	13,8	63,2	164,5	219,5
Neonatal[b]	7,4	43,9	135,0	207,5
Postneonatal[b]	4,3	9,1	12,7	12,6
Kind[b]	11,7	52,9	147,7	220,1
Durchschnittliches Geburtsgewicht [g]	–	2473 ± 745	1666 ± 441	1414 ± 368
Geburtsgewicht [g]				
< 500[c]	0%	0,5%	0,9%	0,9%
< 1000[c]	0,2%	3,3%	7,9%	18,4%
< 1500[c]	0,7%	9,0%	28,4%	52,3%
< 2500[c]	5,7%	48,6%	93,8%	99,1%
Frühgeburtenrate[d]	19,3%	52,7%	88,6%	–
Sectiorate[d]	41%	67,6%	85,7%	–

[a] Pro 1000 Geburten.
[b] Pro 1000 Lebendgeburten.
[c] Angaben in Prozent.
[d] Schwangerschaften nach IVF.

Von den nachstehenden Maßnahmen, die bisher im Rahmen der Schwangerschaftsvorsorge angewandt wurden, konnte bei einem Teil ein eindeutiger positiver Effekt festgestellt werden, für andere erscheint die Anwendung plausibel, während für die Mehrzahl kein signifikanter Einfluss auf die Frühgeburtlichkeit festgestellt wurde bzw. dieser kontrovers beurteilt wird.

- Die frühzeitige Verifizierung der Mehrlingsschwangerschaft mittels Ultraschall erbrachte eine Reduktion der neonatalen Mortalität von 65,8 auf 27,8 pro 1000 Zwillingsgeburten (Saari-Kemppainnen et al. 1990).
- Die frühzeitige Arbeitsfreistellung ist Teil einer Reihe von Vorsorgeprogrammen, obwohl es dazu noch zu wenige relevante Studien gibt. Generell wurde eine vergleichsweise erhöhte Frühgeburtenrate von 8% beschrieben, wenn mindestens 3 der nachstehenden Faktoren gegeben sind: überwiegend stehende Tätigkeit, Tragen von schweren Lasten, Arbeit am Fließband und körperlich anstrengende Tätigkeit. Ist ein derartiges Arbeitsumfeld gegeben, ist bei Mehrlingsschwangerschaften an entprechende Maßnahmen wie Arbeitsfreistellung bzw. frühzeitiger Mutterschutz zu denken (Gabbe u. Turner 1997).
- Für die prophylaktische Gabe von β-Sympathomimetika konnte kein positiver Effekt festgestellt werden.
- Basierend auf entsprechenden Metaanalysen stellt die prophylaktische Cerclage oder die Verabfolgung von Progestagenen keine geeignete Methode zur Prävention der Frühgeburt dar.
- Derzeit liegen keine Studien darüber vor, inwieweit eine prophylaktische Lungenreifestimulation mit Glukokortikoiden bei Mehrlingsschwangerschaften sinnvoll ist. In jedem Fall ist sie in Anlehnung an die Richtlinien für Einlingsschwangerschaften bei drohender Frühgeburt und erwarteter Latenz bis zur Geburt von mindestens 24 h bis höchstens 7 Tagen sowie bei einem Gestationsalter von 24–34 Wochen angezeigt. Die bisher vorliegenden Daten belegen die Anwendung auch bei vorzeitigem Blasensprung und zu erwartender Geburt innerhalb der nächsten 24 h. Es bedarf weiterer Studien, um zu klären, ob eine Dosiserhöhung von 2mal 12 mg Betamethason bei Mehrlingsschwangerschaften indiziert ist. Die generell propagierte Wiederholung nach jeweils 7 Tagen nach bereits erfolgter erster Gabe ist in ihrem Nutzen nicht belegt.
- Die CTG-Registrierung ohne Wehenbelastung ist als Bestandteil der Routinebetreuung der Mehrlingsschwangerschaft in ihrem Wert umstritten. In den wenigen speziell an Mehrlingsschwangerschaften durchgeführten Untersuchungen war bei nicht reaktivem Muster (s. Kap. 37) eine erhöhte Rate an geburtshilflichen Komplikationen festzustellen.
  In einer prospektiv-randomisierten Studie an 665 Zwillingsschwangerschaften war ein, wenn auch nicht signifikanter Trend zur Verringerung des intrauterinen Fruchttods durch die routinemäßige Durchführung von CTG-Kontrollen zu verzeichnen (Sherman et al. 1992). In jedem Fall besteht derzeit noch Bedarf für weitere große prospektiv-randomisierte Studien, um den Wert der einfachen CTG-Registrierung abzusichern.
- Einige Hinweise bestehen dafür, dass in hohem Ausmaß eine Synchronität zwischen den Feten hinsichtlich Akzelerationen und intrauterinem Verhalten besteht, wobei auch

hier weitere Studien notwendig sind, um einen etwaigen prognostischen Wert zu erarbeiten.

Bei einem Vergleich der verschiedenen z.T. oben genannten Überwachungsmethoden, wie CTG, Biometrie, Dopplerströmungsmessung und Fruchtwasserindex (Normwerte s. Porter et al. 1996) ergab sich eine ähnliche Genauigkeit für die Diagnose von Komplikationen, wie perinataler Todesfall, Fetal distress, neonatale metabolische Acidose, IUWR und Wachstumsdiskordanz, wobei durch die Kombination aller Verfahren nur eine geringe Sensitivitätssteigerung auf 53% zu erzielen war (Devoe u. Ware 1995). In dieser Untersuchung wurde bei 74 Zwillingsschwangerschaften das nachstehende Kontrollschema zwischen der 28. und 40. SSW angewendet:

- 2-wöchentliche CTG Kontrolle,
- wöchentliche Bestimmung des Fruchtwasserindex,
- wöchentliche Dopplerströmungsmessung der A. umbilicalis,
- 3-wöchentliche Biometrie.

Als weitere Überwachungsmethode findet sich in der Literatur die Erhebung des Zervixscores, der folgendermaßen berechnet wird: Zervixlänge in Zentimeter minus Zervixöffnung am inneren Muttermund in Zentimeter (Newman u. Ellings 1995).

> Bei einem Score von ≤0 vor der 35. SSW bestand ein positiver Vorhersagewert von 75% und ein 4fach erhöhtes Risiko für eine Frühgeburt.

Von besonderer Bedeutung ist es, ein Bewusstsein für das erhöhte Risiko dieser Schwangerschaften bei allen Personen zu schaffen, die in die Betreuung eingebunden sind. In noch stärkerem Ausmaß ist eine Verbesserung der Ergebnisse durch die Betreuung in speziellen Mehrlingseinrichtungen zu erzielen. Darüber hinaus ist zu bedenken, dass mitunter der Mehrlingsschwangerschaft eine langjährige Kinderwunschbehandlung vorangegangen ist, die sowohl bei der Schwangeren als auch beim behandelnden Arzt unterschwellig der Anlass zur besonderen Besorgnis und damit zur häufigen Kontrolle ist.

► Studienbox

Zusammenfassend muss festgestellt werden, dass in Anbetracht der vorliegenden Studien keine Übereinstimmung über die Auswahl und die Frequenz der einzelnen Überwachungsmethoden besteht. Dieser Umstand ist umso brisanter, als sich in einer Gegenüberstellung eines Kollektivs aus den Jahren 1952–1962 und den Jahren 1983–1993 ein Sinken des Gestationsalters und des Geburtsgewichts der untersuchten Zwillingsschwangerschaften gezeigt hat (Saacks et al. 1995).

Auch wenn dies z.T. auf die Regionalisierung dieser Risikoschwangerschaften zurückgeführt werden kann, lässt es bisher dennoch daran zweifeln, ob trotz des Wissenszuwachses in der Geburtshilfe eine Verlängerung dieser Schwangerschaften möglich ist. Die Tatsache einer geburtsgewichtsspezifischen Senkung der perinatalen Mortalität spricht also eher für eine Verbesserung der intensivneonatologischen Pflege als der geburtshilflichen Prävention.

42.8 Spezielle Aspekte der Geburt

Obwohl hinsichtlich der Lage und Poleinstellung der beiden Feten 10 verschiedene Konstellationen vorliegen können (Chervenak et al. 1985), ist eine vereinfachende Zusammenfassung in 3 klinisch relevante Gruppen möglich. Die Angaben zur Frequenz der verschiedenen Typen beziehen sich auf die Ergebnisse aus 8 Studien an insgesamt 4057 Zwillingsschwangerschaften (Zahlenangaben: Mittelwert; Variationsbreite) (Chauhan u. Roberts 1996):

- Beide Kinder in Schädellage: 44,3%; 30,6–47,3%.
- Erstes Kind in Schädellage, zweites nicht in Schädellage: 34,8%; 28,5–45,4%.
- Erstes Kind nicht in Schädellage: 20,9%; 12,6–29,9%.

Die Verteilung differiert dabei in Abhängigkeit vom Gestationsalter zum Zeitpunkt der Geburt. In einer der Untersuchungen, in der das durchschnittliche Gestationsalter 33 Wochen vs. 36–37 Wochen in den übrigen 7 Studien betrug, war eine abweichende Verteilung der Gruppen (30,6%, 39,4% bzw. 29,9%) festzustellen (Chauhan u. Roberts 1996).

Eine epidemiologische Untersuchung an 16.378 Zwillingsgeburten zeigte je nach Geburtsgewicht eine erhöhte oder reduzierte neonatale Mortalität für Zwillinge im Vergleich zu Einlingen (Kiely 1990):

- Geburtsgewicht <1250 g: Mortalität erhöht
- Geburtsgewicht 1250–2500 g: Mortalität reduziert
- Geburtsgewicht >3250 g: Mortalität dramatisch erhöht.

Zumal Empfehlungen hinsichtlich des Geburtsmodus insgesamt sowie vor allem für den zweiten Zwillings oftmals auf dem zu erwartenden Geburtsgewicht basieren, kommt der intrapartalen sonographischen Gewichtsschätzung besondere Bedeutung zu (ACOG).

In einer retrospektiven Untersuchung an 78 Zwillingsschwangerschaften erfolgte die Gewichtsschätzung innerhalb der letzten 72 h vor der Geburt. Es zeigte sich, dass eine verlässliche Vorhersage auch in der Kreißsaalroutine möglich ist, unabhängig von der Kindslage, einer etwaigen Gewichtsdiskordanz oder davon, ob das Geburtsgewicht weniger oder mehr als 1500 g betrug (Chauhan et al. 1993). Bei Verwendung nur eines Biometrieparameters war ein signifikant größerer Fehler zu verzeichnen als bei Verwendung von 2 oder mehr Parametern. Fand sich der zweite Zwilling nicht in Schädellage und betrug das Geburtsgewicht 1500 g oder weniger, war in allen Fällen mit einem geschätzten Geburtsgewicht von <1700 g eine korrekte Vorhersage durch Erhebung des BPD und AU oder AU und FL möglich (Chauhan et al. 1996).

Bei Zwillingsschwangerschaften besteht eine insgesamt signifikant erhöhte Inzidenz an intrapartalen Todesfällen. Diese Aussage ist dahingehend zu relativieren, als bei einem Geburtsgewicht <2500 g ein geringeres (RR: 0.43) und bei neugeborenen Zwillingen >2500 g ein erhöhtes Risiko (RR: 3,54) festgestellt werden konnte.

> In jedem Fall sollte beim Eintreffen einer Zwillingsschwangeren im Kreißsaal der Anästhesie- und Neonatologiedienst unter Vermittlung der relevanten Parameter informiert werden und danach stets in Bereitschaft sein.

Der angestrebte Geburtsmodus wird wesentlich von der Konstellation der beiden Feten zueinander in utero bestimmt:

Fall 1: Beide Kinder in Schädellage. Bei dieser Konstellation besteht weitestgehend Übereinstimmung, dass primär die vaginale Entbindung beider Kinder anzustreben ist, was auch in 63–77% der Fälle möglich ist.

Bei einer Studie an 372 Zwillingsschwangerschaften wurde bei 20,2% der Fälle eine Sectio durchgeführt, wobei die Indikationen denen für Einlingsschwangerschaften gleichen. In weiteren 0,8–3,9% der Fälle wurde nach ursprünglicher Schädellage der zweite Zwilling schließlich in Beckenendlage vorgefunden und mittels manueller Extraktion geboren. Eine abdominale Entbindung des zweiten Zwillings war in 1,3–10,3% der Fälle notwendig (Chauhan u. Roberts 1996).

Mögliche Indikationen sind geburtsmechanische Anomalien, drohende intrauterine Asphyxie, Nabelschnurvorfall oder sekundäre Wehenschwäche.

Hinsichtlich des anzustrebenden zeitlichen Intervalls zwischen der Geburt des ersten und zweiten Zwillings ist man von der ursprünglichen Empfehlung von höchstens 30 min abgekommen (ACOG), da sich gezeigt hat, dass keine Unterschiede hinsichtlich Apgar-Score, Geburtstrauma und neonataler Morbidität und Mortalität für reife Zwillinge bei einem Intervall von <15, 15–30 oder >30 min bestehen (Rayburn et al. 1984).

Jedoch wird empfohlen, bei unzureichenden Wehen die Oxytozingabe zu erwägen, wobei eine kontinuierliche Herztonüberwachung gewährleistet sein sollte und nach Eintreten des Schädels die Amniotomie vorzunehmen ist (ACOG).

Fall 2: Erstes Kind in Schädellage, zweites nicht in Schädellage. Obwohl weitestgehend Übereinstimmung hinsichtlich einer vaginalen Geburt des ersten Zwillings besteht, gibt es derzeit noch keinen Konsens über den Geburtsmodus des zweiten. Maßgeblich beeinflusst wird diese Entscheidung von folgenden Überlegungen (Chauhan u. Roberts 1996):
- Besteht bei Termingeburt nach vaginaler vs. abdominaler Entbindung eine erhöhte Morbidität?
- Wie weit ist die Durchführung einer äußeren Wendung in Schädellage möglich, und mit welcher Morbidität geht sie einher im Vergleich zu vaginaler/abdominaler Entwicklung?
- Ist der Erfolg der äußeren Wendung vom Gestationsalter abhängig?
- Wie sicher ist insgesamt unabhängig vom Gestationsalter oder Geburtsgewicht die vaginale Geburt?

▶ Studienbox

Bei 28,6% von insgesamt 542 derartiger Zwillingsschwangerschaften wurde die abdominale Entbindung beider Kinder gewählt, wobei die Angaben aus den einzelnen Studien von 7,7–50,9% variierten (Chauhan u. Roberts 1996). Die manuelle Extraktion des zweiten Zwillings wurde in durchschnittlich 51,7% (20,5–92,3%) der Fälle vorgenommen. In 8,9–13,3% der Fälle wurde nach der Geburt des ersten Zwillings eine erfolgreiche äußere Wendung des zweiten Fetus durchgeführt und dieser vaginal aus Schädellage entbunden. In rund 9% der Fälle erfolgte die Entbindung des zweiten Zwillings mittels Sectio.

In der Gegenüberstellung zwischen vaginaler und abdominaler Geburt des zweiten Zwillings fanden sich in mehreren Studien keine Unterschiede hinsichtlich der Inzidenz von Hirnblutungen (Grade III und IV), Atemnotsyndrom oder arteriellem pH-Wert, wenn das Geburtsgewicht >1500 g betrug (Chauhan u. Roberts 1996).

Eine zusammenfassende Darstellung der berichteten Fälle von versuchter Wendung erbrachte eine Gesamtrate an vaginalen Geburten von 59%, wobei die Angaben aus den einzelnen Studien von 46–80% streuen. In 6,8% der Fälle gelang die Wendung, wegen mangelnden Geburtsfortschrittes wurde jedoch schließlich sektioniert. In 10% der Fälle traten Komplikationen auf, vor allem Nabelschnurvorfall oder drohende intrauterine Asphyxie (Chauhan u. Roberts 1996).

Richtlinien für die äußere Wendung des zweiten Zwillings beeinhalten unter anderem
(Chauhan u. Roberts 1996)
- Sonographische Gewichtsbestimmung der beiden Feten; bei einer Gewichtsdiskordanz >500 g wird die Methode nicht empfohlen.
- Epiduralanästhesie als analgetische Methode der Wahl.
- Bereitschaft zur Durchführung einer manuellen Extraktion oder Notsectio.

Berichte über insgesamt 568 Fälle, in denen eine manuelle Extraktion versucht wurde, kommen zu einer Erfolgsrate von 98%, wobei die Komplikationsrate 1% betrug; angeführt wurden dabei Humerusfrakturen, drohende intrauterine Asphyxie und Nabelschnurvorfall (Chauhan et al. 1995). Insgesamt finden sich in der Literatur nur 62 Fälle von versuchter manueller Extraktion bei Kindern mit einem Geburtsgewicht ≤1500 g. Obwohl ein Bericht dieses Vorgehen befürwortet (Davison et al. 1992), wird von der Mehrheit der Autoren eine derartige grundsätzliche Empfehlung nicht unterstützt.

In Studien, in denen ein direkter Vergleich der Modalitäten Sectio, manuelle Extraktion oder Wendung vorgenommen wurde, zeigte sich, dass nach dem Versuch der äußeren Wendung im Vergleich zur manuellen Extraktion in 47% vs. 4% der Fälle bzw. 39% vs. 4% der Fälle letztlich die Durchführung einer Sectio notwendig war. Das neonatale Outcome war in allen Gruppen ähnlich (Chauhan et al. 1995; Gocke et al. 1989).

▶ Empfehlung

Anhand der vorliegenden Daten könnte ein mögliches Konzept darin bestehen, daß bei einem zu erwartenden Geburtsgewicht des zweiten Kindes von <1500 g oder vor der 32. SSW die Sectio oder die äußere Wendung durchgeführt wird, bei einem geschätzten Gewicht zwischen 1500 und 3500 g die vaginale Beckenendlageentwicklung. Die Entscheidung sollte dabei vor allem von der Erfahrung und dem geburtshilflichen Umfeld bestimmt sein. Bei der generell zunehmenden Sectiofrequenz ist zu erwarten, dass vor allem bei jungen Geburtshelfern sowie in der privaten Geburtshilfe die Sectio die Methode der Wahl ist. Dabei sollte durch eine entsprechende Uterotomie bei Frühgeburten eine atraumatische Kindesentwicklung gewährleistet werden.

Fall 3: Erstes Kind nicht in Schädellage. Nachdem die äußere Wendung bei dieser Konstellation keine relevante Option darstellt, ist zwischen der vaginalen Beckenendlagenentwicklung und Sectio zu entscheiden. Als mögliche Komplikation der vaginalen Geburt kann es zur Kollision, Verhakung sowie teilweisen und vollständigen Einkeilung kommen. In einer Übersicht zeigte sich, dass ein höheres Risiko gegeben ist, wenn der erste Zwilling in Beckenendlage, der zweite in Schädellage vorliegt. Bei dieser Konstellation war die höchste neonatale Sterberate zu verzeichnen, wobei überwiegend der erste Zwilling davon betroffen war. Obwohl ein Vergleich zwischen der vaginalen (n=24) mit der abdominalen Entbindung (n=35) keine Unterschiede hinsichtlich des perinatalen Outcome ergab, wird derzeit dennoch einhellig die Indikation der primären Sectio empfohlen, wenn der erste Zwilling nicht in Schädellage vorgefunden wird.

In der Frage nach dem günstigsten Geburtszeitpunkt von Mehrlingen gibt es kontroverse Ansichten. Die geringste perinatale Mortalität bei Zwillingen wurde mit einem Geburtsgewicht von ≥2500 g und einem Gestationsalter von 38 Wochen festgestellt. Dies hat häufig zu der Empfehlung einer elektiven Geburt aller Zwillinge bei Erreichen dieses Gestationalters geführt. Bei einer Fortführung der Schwangerschaft ist zu bedenken, dass bei einem Geburtsgewicht von >3250 g im Gegensatz zur Einlingsschwangerschaft die neonatale Mortalität ansteigt. In Anbetracht der vorliegenden epidemiologischen Daten ist bei einer Zwillingsschwangerschaft bereits ab der 39. SSW eine »Terminüberschreitung« gegeben, die mit einer zunehmenden Erhöhung der geburtshiflichen Komplikationen einhergeht. Bei vorangegangener Sectio besteht prinzipiell keine Kontraindikation gegen eine nachfolgende vaginale Mehrlingsgeburt.

Höhergradige Mehrlinge

Auch wenn hierzu keine prospektiven Studien vorliegen, wird derzeit in den meisten Fällen die primäre Sectio als Geburtsmodus gewählt. So betrug auch in einer Zusammenstellung eines großen Kollektivs an Drillingsgeburten die Sectiorate 93,9% (Newman et al. 1989).

42.9 Reduktion höhergradiger Mehrlingsschwangerschaften

Die Frühgeburt stellt unzweifelhaft die häufigste und relevanteste Komplikation der Mehrlingsschwangerschaft dar. Die durchschnittliche Schwangerschaftsdauer ist dabei indirekt proportional zu der Anzahl der Feten.

Die zusammenfassende Darstellung von 12 Studien über insgesamt 735 Drillingsschwangerschaften und 6 Studien über 105 Vierlingsschwangerschaften ergab eine durchschnittliche Schwangerschaftsdauer von 33,5 bzw. 31 Wochen, wobei in 88% bzw. 96% der Fälle die Geburt vor der 37. SSW und in 25% bzw. 55% der Fälle vor der 32. SSW stattfand. Das mittlere Geburtsgewicht betrug 1796 g bzw. 1416 g (Stone u. Berkowitz 1996).

Bemühungen, die Rate an perinataler Morbidität und Mortalität der höhergradigen Mehrlingsschwangerschaften zu senken, haben zur Etablierung verschiedener Techniken geführt, bei denen eine intrauterine Reduktion der Fetenanzahl vorgenommen wird. Die nachstehenden ultraschallgezielten Methoden kamen bisher zur Anwendung:

- transvaginale Punktion und Injektion von Kaliumchlorid (KCl) in den Thorax des Fetus,
- transabdominale Injektion von KCl.

Der geeignetste Zeitpunkt für eine Reduktion ist die 11.–14. SSW, da das Risiko für Chromosomenanomalien mittels Messung der fetalen Nackentransparenz bestimmt werden kann (Sebire et al. 1996c), und schwere Fehlbildungen, wie z. B. Anezephalus (Johnson et al. 1997), bereits diagnostizierbar sind. Erscheinen alle Feten normal, wird die Reduktion an dem am weitesten von der Zervix entfernt gelegenen Feten vorgenommen, um das Risiko für aufsteigende Infektionen möglichst gering zu halten. Bei normaler Nackentransparenz kann auf Chorionzottenbiopsien verzichtet werden.

Das Fehlgeburtenrisiko bei einer Reduktion von 3 auf 2 Feten beträgt 10%, davon finden nur 25% unmittelbar nach dem Eingriff statt, und 70% im Laufe der darauffolgenden 6–8 Wochen. Insgesamt ist die perinatale Mortalität durch eine Reduktion von 3 auf 2 Feten nicht zu verbessern, zurzeit ist das Risiko für Behinderung als Folge einer geringern Frühgeburtlichkeit jedoch durch eine Reduktion etwas geringer (Yaron et al. 1999). Da die Prophylaxe einer Frühgeburt durch Cerclagen eventuell zu verbessern ist und die Behandlung von Frühgeborenen ständig besser wird, wird dieser Unterschied wahrscheinlich immer geringer.

Für die Reduktion einer Vierlings- oder höhergradigen Mehrlingsschwangerschaft auf eine Zwillingsschwangerschaft scheint der Nutzen im Sinne einer Verbesserung der Überlebenschancen für 2 der Kinder gebenen zu sein.

Literatur

Aisenbrey GA, Catanzarite VA, Hurley TJ, Spiegel JH, Schrimmer DB, Mendoza A (1995) Monoamniotic and pseudoamniotic twins: sonographic diagnosis, detection of cord entanglement, and obstetric management. Obstet Gynecol 86: 218–222

Alfirevic Z, Neilson JP (1996) The current status of Doppler sonography in obstetrics. Curr Opin Obstet Gynecol 8: 114–118

American College of Obstetricians and Gynecologists (1989) Multiple Gestation. ACOG Techn Bull 131

American Society for Reproductive Medicine (1996) Assisted reproductive technology in the United States and Canada: 1994 results generated from the American Society for Reproductive Medicine/Society for Assisted Reproductive Technology Registry. Fertil Steril 66: 697–705

Antsaklis A, Daskalakis S, Souka A, Kavalakis J, Michalas S (2002) Second trimester amniocentesis versus chorionic villus sampling for prenatal diagnosis in multiple gestations. Ultrasound Obstet Gynecol 19

Baldwin VJ (1994 a) Pathology of multiple pregnancy. Springer, Berlin Heidelberg New York Tokyo, S 49

Baldwin VJ (1994 b) Pathology of multiple pregnancy. Springer, Berlin Heidelberg New York Tokyo, S 231

Botting BJ, Macfarlane AJ, Bryan E, Murphy GF, Richards MPM (1990) Background. In: Botting BJ, Macfarlane AJ, Price FV (eds) Three, four and more. A study of triplet and higher order births. HMSO, London, pp 15–30

Bronshtein M, Rottem S, Yoffe N, Blumenfeld Z, Brandes JM (1990) Early determination of fetal sex using transvaginal sonography: technique and pitfalls. J Clin Ultrasound 18: 302–306

Bronsteen R, Goyert G, Bottoms S (1989) Classification of twins and neonatal morbidity. Obstet Gynecol 74: 98–101

Callahan TL, Hall JE, Ettner SL, Christiansen CL, Greene MF, Crowley WF (1994) The economic impact of multiple-gestation pregnancies and the contribution of assisted-reproduction techniques to their incidence. N Engl J Med 331: 244–249

Campbell DM, Smith AP, Wilson AW (1990) Estimated fetal weight in twin pregnancy: how good are we? Acta Genet Med Gemellol 39: 395–399

Caravello JW, Chauhan SP, Morrison JC, Magann EF, Martin JN, Devoe LD (1997) Sonographic examination does not predict twin growth discordance accurately. Obstet Gynecol 89: 529–33

Chervenak FA, Johnson RE, Youcha S, Hobbins JC, Berkowitz RL (1985) Intrapartum management of twin gestation. Obstet Gynecol 65: 119–124

Chauhan SP, Washburne JF, Martin JN, Roberts WE, Roach H, Morrison JC (1993) Intrapartum assessment by house staff of birth weight among twins. Obstet Gynecol 82: 523–526

Chauhan SP, Roberts WE, McLaren RA, Roach H, Morrison JC, Martin JN (1995) Delivery of the nonvertex second twin: breech extraction versus external cephalic version. Am J Obstet Gynecol 173: 1015–1020

Chauhan SP, Cowan BD, Brost BD, Washburne JF, Magann EF, Morrison JC (1996) Estimating birth weight in twins. Comparison of eight sonographic models. J Reprod Med 41: 403–408

Chauhan SP, Roberts WE (1996) Intrapartum management. In: Gall SA (ed) Multiple pregnancy and delivery. Mosby, St. Louis, pp 243–280

Davison L Easterling TR, Jackson JC, Benedetti TJ (1992) Breech extraction of low-birth-weigth second twins: can cesarean section be justified? Am J Obstet Gynecol 166: 497–502

De Jong MW, Van Lingen RA, Wildschut J, Van Eijck J (1992) Delayed interval delivery of two remaining fetuses in quintuplet pregnancy after embryo reduction: report and review of the literature. Acta Genet Med Gemellol 41: 49–52

Derom R, Derom C, Vlietinck R (1995 a) Placentation. In: Keith LG, Papiernik E, Keith DM, Luke B (eds) Multiple pregnancy. Parthenon, Lancaster, pp 113–132

Derom R, Orlebeke J, Eriksson A, Thiery M (1995 b) The epidemiology of multiple births in Europe. In: Keith LG, Papiernik E, Keith DM, Luke B (eds) Multiple pregnancy. Parthenon, Lancaster, pp 145–162

Devoe LD, Ware DJ (1995) Antenatal assessment of twin gestation. Semin Perinat 19: 413–423

Dickey RP, Olar TT, Curole DN, Taylor SN, Rye PH, Matulich EM (1990) The probability of multiple birth when multiple gestational sacs or viable embryos are diagnosed at first trimester ultrasound. Hum Reprod 5: 880–882

Evans MI, Goldberg JD, Horenstein J et al. (1999) Selective termination for structural, chromosomal, and Mendelian anomalies: international experience. Am J Obstet Gynecol 181: 893–897

Friedler S, Mordel N, Lipitz S, Mashiach S, Glezerman M, Laufer N (1994) Perinatal outcome of triplet pregnancies following assisted reproduction. J Assist Reprod Genet 9: 459–462

Gabbe SG, Turner LP (1997) Reproductive hazards of the American lifestyle: work during pregnancy. Am J Obstet Gynecol 176: 826–832

Gleicher N, Campbell DP, Chan CL, Karande V, Rao R, Balin M, Pratt D (1995) The desire for multiple births in couples with infertility problems contradicts present practice patterns. Hum Reprod 10: 1079–1084

Gocke SE, Nageotte MP, Garite T, Towers CV, Dorcester W (1989) Management of the nonvertex second twin: primary cesarean section, exernal version, or primary breech extraction. Am J Obstet Gynecol 161: 111–114

Goldenberg RL, Iams JD, Miodovnik M, Van Dorsten JP, Thurnau G, Bottoms S et al. (1996) The preterm prediction study: risk factors in twin gestations. Am J Obstet Gynecol 175: 1047–1053

Goldfarb JM, Austin C, Lisbona H, Peskin B, Clapp M (1996) Cost-effectiveness of in vitro fertilization. Obstet Gynecol 87: 18–21

Hecher K, Bilardo CM, Stigter RH et al. (2001) Monitoring of fetuses with intrauterine growth restriction: a longitudinal study. Ultrasound Obstet Gynecol 18: 564–570

Johnson SP, Sebire NJ, Snijders RJ, Tunkel S, Nicolaides KH (1997) Ultrasound screening for anencephaly at 10–14 weeks of gestation. Ultrasound Obstet Gynecol 9: 14–16

Kiely JL (1990) The epidemiology of perinatal mortality in multiple births. Bull N Y Acad Med 66: 618–637

Kol S, Levron J, Lewit N, Drugan A, Itskovitz-Eldor J (1993) The natural history of multiple pregnancies after assisted reproduction: is spontaneous fetal demise a clinically significant phenomenon? Fertil Steril 60: 127–130

Koudstaal J, Bruinse HW, Helmerhorst FM, Vermeiden JP, Willemsen WN, Visser GH (2000) Obstetric outcome of twin pregnancies after in-vitro fertilization: a matched control study in four Dutch university hospitals. Reprod Hum 15: 935–940

Landy HJ, Nies BM (1995) The vanishing twin. In: Keith LG, Papiernik E, Keith DM, Luke B (eds) Multiple pregnancy. Parthenon, Lancaster, pp 59–72

Lichtenstein P, Olausson PO, Källen AJB (1996) Twin births to mothers who are twins: a registry based study. BMJ 312: 879–881

Liu S, Benirschke K, Scioscia AL, Mannino FL (1992) Intrauterine death in multiple gestation. Acta Genet Med Gemellol 41: 5–26

Luke B, Minogue J, Witter FR (1993) The role of fetal growth restriction and gestational age on length of hospital stay in twin infants. Obstet Gynecol 81: 949–953

Manzur A, Goldsman M, Stone SC, Frederick JL, Balmaceda JP, Asch RH (1995) Outcome of triplet pregnancies after assisted reproductive techniques: how frequent are the vanishing embryos? Fertil Steril 63: 252–257

Meyers C, Adam R, Dungan J, Prenger V (1997) Aneuploidy in twin gestations: when is maternal age advanced? Obstet Gynecol 89: 248–251

Monteagudo A, Timor-Tritsch IE, Sharma S (1994) Early and simple determination of chorionic and amniotic type in multifetal gestations in the first fourteen weeks by high-frequency transvaginal ultrasonography. Am J Obstet Gynecol 170: 824–829

Neumann PK, Gharib SD, Weinstein MC (1994) The cost of successful delivery with in vitro fertilization. N Engl J Med 331: 239–243

Newman RB, Hamer C, Miller MC (1989) Outpatient triplet management: a contempory review. Am J Obstet Gynecol 161: 547–555

Newman RB, Ellings JM (1995) Antepartum management of the multiple gestation: the case for specialized care. Semin Perinat 19: 387–403

Österreichisches Statistisches Zentralamt (1996) Demographisches Jahrbuch 1993/94/95. Österreichische Staatsdruckerei, Wien

Papiernik E, Keith LG (1990) The cost effectiveness of preventing preterm delivery in twin pregnancies. Acta Genet Med Gemellol 39: 361–369

Papiernik E (1991) Costs of multiple pregnancies. In: Harvey D, Bryan E (eds) The stress of multiple births. Multiple Birth Foundation, London, pp 22–34

Porter TF, Dildy GA, Blanchard JR, Kochenour NK, Clark SL (1996) Normal values for amniotic fluid index during uncomplicated twin pregnancy. Obstet Gynecol 87: 699–702

Rayburn WF, Lavin JP, Miodovnik M, Varner MW (1984) Multiple gestation: time interval between delivery of the first and second twins. Obstet Gynecol 63: 502–506

Reece EA, Yarkoni S, Abdalla M, Gabrielli S, Holford T, O'Connor TZ et al. (1991) A prospective longitudinal study of grwth in twin gestations compared with growth in singelton pregnancies. I. The fetal head et II. The fetal limbs. J Ultrasound Med 10: 439–443 et 445–450

Rodis JF, Vintzileos AM, Campbell WA, Deaton JL, Fumia F, Nochimson DJ (1987) Antenatal diagnosis and management of monoamniotic twins. Am J Obstet Gynecol 157: 1255–1257

Rodis JF, Vintzileos AM, Campbell WA, Nochimson DJ (1990): Intrauterine fetal growth in discordant twin gestations. J Ultrasound Med 9: 443–448

Rydhström H (1994) Discordant birthweight and late fetal death in like-sexed and unlike-sexed twin pairs: a population based study. Br J Obstet Gynaecol 101: 765–769

Saacks CB, Thorp JM, Hendricks CH (1995) Cohort study of twinning in an academic health center: changes in management and outcome over fourty years. Am J Obstet Gynaecol 173: 432–439

Saari-Kemppainen A, Karjalainen O, Ylostalo P, Heinonen OP (1990) Ultrasound screening and perinatal mortality: controlled trial of systematic one-stage screening in pregnancy. The Helsinki ultrasound trial. Lancet 336: 387–391

Schieve LA, Meikle SF, Ferre C, Peterson HB, Jeng G, Wilcox LS (2002). Low and very low birth weight in infants conceived with use of assisted reproductive technology. N Engl J Med 346: 731–737

Sebire NJ, Noble PL, Odibo A, Malligiannis P, Nicolaides KH (1996a) Single uterine entry for genetic amniocentesis in twin pregnancies. Ultrasound Obstet Gynecol 7: 26–31

Sebire NJ, Noble PL, Psarra A, Papapanagiotou G, Nicolaides KH (1996b) Fetal karyotyping in twin pregnancies: selection of technique by measurement of fetal nuchal translucency. Br J Obstet Gynaecol 103 : 887–890

Sebire NJ, Snijders RJ, Hughes K, Sepulveda W, Nicolaides KH (1996c) Screening for trisomy 21 in twin pregnancies by maternal age and fetal nuchal translucency thickness at 10–14 weeks of gestation. Br J Obstet Gynaecol, 103: 999–1003

Sebire NJ, Snijders RJ, Hughes K, Sepulveda W, Nicolaides KH (1997) The hidden mortality of monochorionic twin pregnancies. Br J Obstet Gynaecol 104: 1203–1207

Sepulveda W, Sebire NJ, Hughes K, Kalogeropoulos A, Nicolaides KH (1997) Evolution of the lambda or twin-chorionic peak sign in dichorionic twin pregnancies. Obstet Gynecol 89: 439–441

Sherman SJ, Kovacs BW, Medearis AL, Bear MB, Paul RH (1992) Nonstress test assessment of twins. J Reprod Med 37: 804–808

Spellacy WN, Handler A, Ferre C (1990) A case-control study of 1253 twin pregnancies from a 1982–1987 perinatal data base. Obstet Gynecol 75: 168–171

Stone J, Berkowitz (1996) Mulitple pregnancy reduction and selective termination. In Gall SA (ed) Multiple pregnancy and delivery. Mosby, St. Louis, pp 181–197

Sutcliffe AG, Sebire NJ, Pigott AJ, Taylor B, Edwards PR, Nicolaides KH (2001). Outcome for children born after in utero laser ablation therapy for severe twin-to-twin transfusion syndrome. Bjog 108: 1246–1250

Tong S, Caddy D, Short RV (1997) Use of dizygotic to monozygotic twinning ratio as a measure of fertility. Lancet 439: 843–845

van Gemert MJ, Umur A, Tijssen JG, Ross MG (2001) Twin-twin transfusion syndrome: etiology, severity and rational management. Curr Opin Obstet Gynecol 13: 193–206

Vayssiere CF, Heim N, Camus EP, Hillion YE, Nisand IF (1996) Determination of chorionicity in twin gestations by high-frequency abdominal ultrasonography: counting the layers of the dividing membrane. Am J Obstet Gynecol 175: 1529–1533

Wenstrom KD, Syrop CH, Hammitt DG, VanVoorhis BJ (1993) Increased risk of monochorionic twinning associated with assisted reproduction. Fertil Steril 60: 510–514

Wilcox LS, Kiely JL, Melvin CL, Martin MC (1996) Assisted reproductive technologies: estimates of their contribution to multiple births and newborn hospital days in the United States. Fertil Steril 65: 361–366

Yaron Y, Bryant-Greenwood PK, Dave N, Moldenhauer JS, Kramer RL, Johnson MP, Evans MI (1999) Multifetal pregnancy reductions of triplets to twins: comparison with nonreduced triplets and twins. Am J Obstet Gynecol 180: 1268–1271

Zikulnig L, Hecher K, Bregenzer T, Baz E, Hackeloer BJ (1999) Prognostic factors in severe twin-twin transfusion syndrome treated by endoscopic laser surgery. Ultrasound Obstet Gynecol 14: 380–387

Regelwidrigkeiten des Geburtsmechanismus: Poleinstellungsanomalien

U. Retzke

Kurz-Überblick

Regelwidrigkeiten des Geburtsmechanismus sind häufig Ursache für einen protrahierten Geburtsverlauf, für vaginal-operative Entbindungen, fetale und maternale Morbidität sowie Mortalität. Deshalb sollte der Klinikassistent und angehende Facharzt mit den Grundlagen der Geburtsmechanik und den Prinzipien des geburtshilflichen Managements bei den klinisch bedeutsamen Regelwidrigkeiten vertraut sein. Zu ihnen zählt nicht nur die spektakuläre Querlage. Mit ihr ist in 0,3–0,4 % aller ausgetragenen Einlingsschwangerschaften zu rechnen. Eine wesentlich höhere Inzidenz haben Beckenendlage (3–5 %), die hintere Hinterhauptlage (3,5 %) und die Deflexionslagen: Vorderhaupt-, Stirn- und Gesichtslage (1 %).

Für die Quer- und Beckenendlage hat die äußere Wendung heute einen noch nie zuvor gekannten Stellenwert. Ihre Erfolgsrate beträgt für Beckenendlagen 60–70 % und für Querlagen über 90 %. In einigen Ländern gibt es speziell ausgewiesene »Wendungskliniken«. Mit der erfolgreichen äußeren Wendung und anschließenden vaginalen Entbindung aus Schädellage vermeidet man viele Risiken, die mit der Beckenendlagengeburt verbunden sein können. Außerdem werden Behandlungskosten eingespart. Ein neuer Wendungs-Score gibt Auskunft über das zu erwartende Resultat des Wendungsversuches nach der vollendeten 37. SSW.

Hinsichtlich der Beckenendlagenentbindung hat die klinische Geburtshilfe sicherlich eine Fehlentwicklung durchgemacht. Durch Missinterpretation neonatologischer Zustandparameter wurde unterstellt, dass ausschließlich die Schnittentbindung eine schonende Kindsgeburt ermöglicht. Deshalb liegt die Sectiofrequenz bei Beckenendlage in einigen Kliniken über 80 %. Damit wird aber die vaginale Spontangeburt in unverantwortlicher Weise diskriminiert. Die vaginale Beckenendlagengeburt ist unter Einhaltung definierter Vorkehrungen (personelle, apparative und räumliche Voraussetzungen sowie gezielte Risikoselektion) genauso sicher wie die Geburt per sectionem.

Allerdings muss eingeräumt werden, dass wegen der hohen Sectiofrequenz die manuelle Erfahrung der Geburtshelfer mehr und mehr schwindet.

43.1 Allgemeine Grundlagen

43.1.1 Terminologie

Die menschliche Geburt verläuft regelrecht, wenn es sich um eine vordere Hinterhauptlage handelt. Dabei befindet sich das Kind in Längslage, der vorangehende Teil ist der Kopf. Dessen Haltung ist über dem Beckeneingang mehr oder weniger indifferent. Der weite Raum lässt dies zu. Beide Fontanellen sind etwa in gleicher Höhe. Mit dem Tiefertreten in die Beckenhöhle kommt es zunehmend zur Haltungsänderung des Kopfes, d.h. zur Beugung (Flexion). Sie ist Ausdruck der Anpassung an das knapper werdende Raumangebot. Schließlich dreht sich der kindliche Rücken um etwa 90° nach vorn, sodass die kleine Fontanelle führt. Bei der vorderen Hinterhauptlage ist sie über dem Beckenboden in der Führungslinie zu tasten.

Bei dem Geburtsmechanismus der vorderen Hinterhauptlage passt sich das Kind in optimaler Weise an den »Engpass Geburtskanal« an. Das Kind unterliegt dem geringsten Zwang, wenn dabei die Prinzipien der Form- und Abbiegungsübereinstimmung voll realisiert werden. Abweichungen von diesem regelrechten bzw. physiologischen Geburtsmechanismus werden als Regelwidrigkeiten bezeichnet (Martius 1994). Im Klinikjargon ist fälschlicherweise von Lageanomalien die Rede.

Bei korrekter Handhabung der geburtsmechanischen Nomenklatur darf der Terminus Lage nur in Verbindung mit Längs-, Quer- und Schräglage zur Anwendung kommen; bezeichnet doch die Lage der Frucht das Verhältnis der fetalen Körperachse zur Hauptachse des Geburtskanals (Führungslinie).

Ausdrücke wie Deflexions»lage« (z. B. Gesichtlage), hintere Hinterhaupt»lage« oder Beckenend»lage« sind eigentlich fehlerhaft. Richtig wäre es, bei Deflexion des kindlichen Kopfes (führender Teil entweder Vorderhaupt, Stirn oder Gesicht) von Regelwidrigkeit bzw. Anomalie der Haltung zu sprechen. Genauso ist die Beckenend»lage« keine Anomalie der Lage, sondern eine regelwidrige Poleinstellung und die hintere Hinterhaupt»lage« eine Einstellungsanomalie.

Man würde aber wohl an der Realität vorbeigehen, würde man diese seit über einem Jahrhundert fest verwurzelte (falsche) Terminologie ändern wollen. Sie ist immanenter Bestandteil der geburtshilflichen Praxis und nicht mehr auszurotten. Wenn also in den nachfolgenden Ausführungen z. B. wiederum von Gesichts»lage« die Rede ist, so wird damit eine an sich unkorrekte Sprachregelung weitergeführt. Dies geschieht unter dem genannten historischen Aspekt bewusst. Der Leser soll aber wissen, dass es sich bei der Übernahme alter (unkorrekter) Bezeichnungen um einen Kompromiss handelt, der anderweitiges Bemühen um eine korrekte Handhabung der geburtsmechanischen Begriffe wie Einstellung, Haltung, Stellung, Poleinstellung und Lage keinesfalls außer Kraft setzt.

43.1.2 Inzidenz

Bei ausgetragenen Schwangerschaften kommt es in 92–93 % der Fälle zur »regelrechten« Geburt aus vorderer Hinterhauptlage. Der verbleibende Teil sind jene Regelwidrigkeiten, die nachfolgend zur Diskussion stehen (s. ▣ Tabelle 43.1). Dazu gehören die hintere Hinterhauptlage (3,5 %), die Deflexionshaltungen (Vorderhaupt-, Stirn- und Gesichtslage) in 1 %, die Beckenendlage (3–5 %) und die Querlage in 0,3–0,4 % der Fälle.

Bei Frühgeburt ist die Frequenz geburtsmechanischer Regelwidrigkeiten deutlich höher: dorsoposteriore Schädellage etwa 10 %, Beckenendlage etwa 15 % und Querlage etwa 3 %. Demzufolge ist bei Frühgeburt die regelrechte vordere Hinterhauptlage nur in etwa 70 % der Fälle zu erwarten.

Tabelle 43.1. Häufigkeit regelrechter und regelwidriger Kindslagen

Kindslage	Häufigkeit [%]
Vordere Hinterhauptlage	92–93
Hintere Hinterhauptlage	Etwa 3,5
Deflexionshaltungen:	
Vorderhaupt-, Stirn- u. Gesichtslage	Etwa 1
Beckenendlage	3–5
Querlage	0,3–0,4

43.2 Quer- und Schräglage

Definition

Bei den Längslagen (Schädellage, Beckenendlage) verlaufen Längsachse des Kindes und Führungslinie des Geburtskanals parallel zueinander. Bilden beide Achsen einen rechten Winkel, besteht Querlage, bei spitzem Winkel spricht man von Schräglage. Für die Festlegung der Lage des Kindes ist vor allem die Lage des Rumpfes ausschlaggebend.

Die Schräglage ist so gut wie immer eine passagere Lageanomalie. Sobald regelmäßige Wehen einsetzen, kristallisiert sich entweder eine definitive Längslage oder eine definitive Querlage heraus. So erscheint es gar zu logisch, die Schräglage auch als »instabile« Lage zu bezeichnen. Sollte sie dennoch einmal bei regelmäßiger Wehentätigkeit bestehenbleiben, so gelten hinsichtlich Diagnostik, Therapie und Prognose die gleichen Grundsätze wie bei der Querlage. Vereinfachend ist deshalb fortan nur von Querlage die Rede.

43.2.1 Inzidenz

Die Inzidenz der Querlage wird – bezogen auf die Zahl der Entbindungen – bei Einlingsschwangerschaften mit 1:300 – 1:360 (= 0,3–0,4 %) beziffert. Dabei spielt die Parität eine entscheidende Rolle: Frauen mit 4 oder mehr Entbindungen in der Anamnese haben eine 10fach höhere Erwartungswahrscheinlichkeit einer Querlage als Nulliparae.

Prädisponierende Faktoren für die Querlage

- Multi- bzw. Pluriparität mit konsekutiver Überdehnung der vorderen Bauchwand (»Bauchdecken«). Identisch damit: schlaffes und weites Cavum uteri der Vielgebärenden
- Frühgeburt
- Placenta praevia
- Uterusanomalien: Uterus arcuatus sive subseptus
- Polyhydramnion
- Mehrlinge
- Tumoren (z. B. Myome) im kleinen Becken
- Fetale Fehlbildungen
- Enges Becken (selten)

43.2.2 Ätiologie

Die Querlage ist zu 90 % bei Mehr- und nur zu 10 % bei Erstgebärenden zu beobachten. Die häufigsten prädisponierenden Faktoren für diese Lageanomalie sind in der Übersicht aufgelistet.

Frauen mit 4 oder mehr Entbindungen in der Anamnese – vor allem bei rascher Aufeinanderfolge der Kindsgeburten – neigen zur Erschlaffung (Relaxation) der vorderen Bauchwand mit Ausbildung eines sog. Hängeleibs. Der gravide Uterus folgt dieser Deviation nach ventral, er fällt gewissermaßen in die Aussackung hinein. Als unausbleibliche Folge weicht nun die fetale Längsachse von der Beckenführungslinie ab und bildet mit ihr schließlich einen spitzen oder gar rechten Winkel. Beim Einsetzen von Wehen ist die Querlage dann ggf. definitiv. Eine vergleichbare Ursache-Wirkungs-Beziehung ergibt sich bei Placenta praevia, bei Tumoren, die den Beckeneingang verlegen (Myome) oder seltener bei engem Becken. Zu den Raritäten zählt es, wenn sich aus vorheriger Längslage sub partu eine Querlage entwickelt.

Prädisponierende Faktoren für die Ausprägung einer Querlage sind Multi- bzw. Pluriparität (Gemer u. Segal 1994). Oftmals gelingt es jedoch nicht, die Ätiologie der Querlage aufzuklären. Deshalb sollte man statt von »Ursachen« besser von »prädisponierenden Faktoren« sprechen.

43.2.3 Diagnose

Verdacht auf Querlage schöpft man aus der Inspektion und äußeren Untersuchung mit den Leopold-Handgriffen:
- querovales Abdomen mit breitem, niedrig stehendem Fundus uteri,
- querliegende Fruchtwalze,
- ballotierender Kopf seitlich,
- kein vorangehender Teil (3. u. 4. Leopold-Handgriff).

Bei der vaginalen Untersuchung ist das kleine Becken leer, die Sonographie bestätigt die Diagnose endgültig. Je nach Stellung des Kopfes wird zwischen I. Querlage (Kopf links) und II. Querlage (Kopf rechts) unterschieden. Je nach der Stellung des Rckens werden definiert:
- dorsoanteriore Querlage (Rücken vorn),
- dorsosuperiore Querlage (Rücken oben),
- dorsoposteriore Querlage (Rücken hinten),
- dorsoinferiore Querlage (Rücken unten).

Diese Einteilung war früher für die vaginalen Entbindungsoperationen bedeutungsvoll. Heute hat sie an Relevanz verloren, da die Entbindung per sectionem erfolgt. Bei jeder Variante der Querlage zentriert sich die Schulter auf den Beckeneingang, d. h., vorangehender Teil ist stets die Schulter.

Im Hinblick auf die mit dem Blasensprung bei Querlage verbundenen Gefahren ist zu beachten: Bei der dorsosuperioren Querlage kommt es häufiger als bei den anderen Stellungsvarianten zum Nabelschnurvorfall bzw. zum Vorfall kleiner Teile.

43.2.4 Geburtsverlauf

Voraussetzung für die Geburt eines reifen normalgroßen Kindes per vias naturales ist die Längslage der Frucht.

Bei Querlage besteht somit Unmöglichkeit zur Passage des Geburtskanals. Die Geburt eines lebenden reifen Kindes ist bei Querlage ohne operativen Eingriff nicht zu erwarten, d.h., die Querlage ist gebärunfähig! Für die Querlage sind folgende zusätzliche Geburtskomplikationen charakteristisch: vorzeitiger Blasensprung, Nabelschnurvorfall und Überdehnungsruptur des Uterus.

Die »Geburt« bei Querlage wird in 3 Phasen unterteilt:

- **Phase I:** Mit Beginn der Wehen und der konsekutiven Muttermunderöffnung kantet sich der Uterus seitlich ab, wodurch auch die Plazenta »abknickt«. Dadurch verschlechtert sich die uteroplazentare Hämodynamik, und von Wehe zu Wehe steigt das fetale Azidoserisiko an.
- **Phase II:** Sie beginnt mit dem Blasensprung. Wenn der Muttermund bereits etwas eröffnet ist, fallen mit dem Blasensprung in aller Regel Arm und/oder Nabelschnur vor. Ein Nabelschnurvorfall ist bei Querlage nicht ganz so gefährlich wie bei Schädellage. Trotzdem nimmt die vitale Bedrohung des Fetus in Phase II weiter zu: noch stärkere Einschränkung der uteroplazentaren Perfusion und zugleich progrediente Abknickung der kindlichen Halswirbelsäule mit Zirkulationsstörungen in den Vertebralisgefäßen. Ursache: Nach dem Blasensprung verkleinert sich das Cavum uteri, sodass die querliegende Frucht weiter in den Beckeneingang hineingepresst wird und auch die Schulter dabei einklemmt.
- **Phase III:** Sie beginnt mit dem Vollständigwerden des Muttermundes und wird als Katastrophenphase symbolisiert. Der Uterus richtet alle Anstrengungen darauf, die Frucht auszutreiben. Mit vehementer Kraft keilen die stärker werdenden Wehen die Schulter immer fester in das kleine Becken ein. Dabei wird das untere Uterinsegment vor allem auf der Seite des kindlichen Kopfes ausgezogen, verdünnt und zunehmend schmerzempfindlich. Der schräg nach oben verlaufende und bis in Nabelhöhe tastbare Retraktionsring (Bandl-Furche) kündigt das bevorstehende Fiasko der Uterusruptur an und verleiht der Gebärmutter die charakteristische Achterform.

Wenn die Einkeilung durch progrediente Überdehnung des unteren Uterinsegmentes maximal und das Kind nicht mehr drehfähig ist, spricht man von verschleppter Querlage (Abb. 43.1).

Cave

Bei einer »verschleppten Querlage« sind alle Manipulationen am Kind (etwaige Wendungs- oder Extraktionsmanöver) zu unterlassen! Durch sie wird eine Uterusruptur provoziert (sog. traumatische Uterusruptur), dann käme die Mutter in Lebensgefahr.

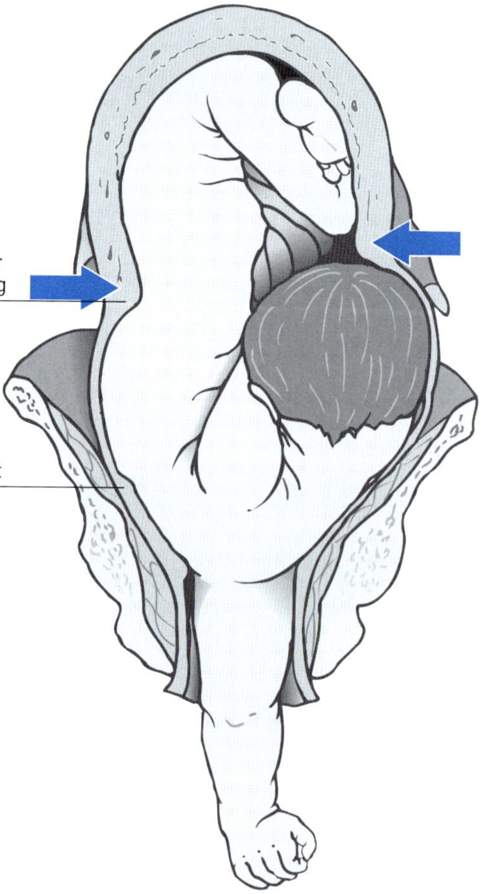

Abb. 43.1. **Verschleppte I. Querlage mit Vorfall des rechten Armes.** Das untere Uterinsegment ist stark ausgezogen, typische Achterform des Uterus. Ein pathologischer Retraktionsring (sog. Bandl-Furche) ist die Grenze zwischen dem ausgezogenen (rupturgefährdeten) unteren Uterinsegment und dem muskelkräftigen Corpus uteri

Bei verschleppter Querlage ist das Kind meistens intrauterin abgestorben. Sobald die Grenze der Dehnungsfähigkeit überschritten ist, kommt es unausweichlich zur spontanen **Uterusruptur.**

Mit **partus conduplicato corpore** bezeichnet man die Geburt bei Zusammenklappen der Querlage zu einer Art doppelten Fruchtwalze. Dies ist bei ausgetragener und lebender Frucht ausgeschlossen, ausnahmsweise aber bei sehr kleinen Feten mit Geburtsgewicht z.B. unter 800 g möglich.

43.2.5 Therapie

Expektatives Verhalten

Solange die Fruchtblase steht und keine regelmäßigen Wehen auftreten, kann es noch zur Spontanwendung in Längslage kommen. Bei expektivem Verhalten bis >37 SSW wurde bei 83% der Patientinnen eine Spontanwendung in Schädellage (52%) oder in Beckenendlage (31%) registriert (Phelan et al. 1986). Nur in 17% der Fälle blieb die vorher diagnostizierte Querlage bestehen. Das Risiko liegt im Nabelschnurvorfall, womit in 7–10% der Fälle zu rechnen ist, vor allem bei dorsosuperiorer Querlage (s. 43.2.3). Damit verbindet sich ein Anstieg der Morbidität bzw. Mortalität des Kindes (und auch der Mutter). Auf jeden Fall sollte ein solches Zuwarten bis > 37 SSW unter stationären Bedingungen erfolgen.

Äußere Wendung

Sie kommt infrage, solange die Fruchtblase steht und noch keine regelmäßigen Wehen aufgetreten sind. Das Prozedere entspricht grundsätzlich dem bei Beckenendlage (s. 43.3.6). Die Wendung gelingt am besten bei Polyhydramnion und bei Multi-/Pluriparae mit weitem und schlaffem Cavum uteri.

Zu den **Kontraindikationen** der äußeren Wendung bei Querlage zählen: Placenta praevia, Tumoren im kleinen Becken (z. B. Myome), Mehrlinge, fetale Fehlbildungen, Uterusanomalien, enges Becken usw. Hat bei stehender Fruchtblase gerade eben die Wehentätigkeit begonnen, so ist ein Wendungsversuch noch gerechtfertigt. Strittig ist der Zeitpunkt für die äußere Wendung: Sie sollte in der 34.–37. SSW vorgenommen werden (Hansen 1984). Erfolgt sie früher, riskiert man eine höhere Frequenz spontaner Rückdrehungen. Wartet man länger als bis zur 37. SSW, steigt die Gefahr von Nabelschnurvorfall und Uterusruptur.

> Deshalb empfiehlt sich folgender Kompromiss: Man wartet unter klinischen Bedingungen ab, bis die fetale Reife nachgewiesen, anzunehmen oder erfolgreich induziert ist. Danach versucht man die äußere Wendung.

Erfolgte dieses Prozedere vor der 37. SSW, wird man mit der Weheninduktion noch etwas zuwarten können. Die Gefahr der Rückdrehungen liegt unter 5 %. Maßnahmen zur Fixierung der erzielten Längslage mit seitlichen Tuchrollen und elastischen Binden sind an sich unnötig. Man kann sie höchstens bei Polyhydramnion mit besonders beweglicher Frucht oder bei extrem weitem Cavum uteri der Pluripara erwägen. Nach der 37. SSW ist im Anschluss an die äußere Wendung bei günstigem Zervixbefund die Weheninduktion mit Oxytozin möglich. Es spricht aber auch nichts dagegen, noch etwas abzuwarten, insbesondere bei sehr unreifer Zervix. Selbst interkurrente Entlassung aus der stationären Behandlung ist vertretbar. Voraussetzung: sichere Nachkontrollen. Sollte es (selten) zum Rezidiv der Querlage kommen, so ist meist ein erneutes Wendungsmanöver erfolgreich.

> Für die Nutzung des Behandlungsprinzips der äußeren Wendung ist es außerordentlich wichtig, dass die Diagnose Quer-/Schräglage **vor** Wehenbeginn und vor dem Blasensprung gestellt wird. Nur dann kann noch erörtert werden, ob eine äußere Wendung in Frage kommt. Bei regelmäßiger Wehentätigkeit und/oder nach Blasensprung ist bei Quer- bzw. Schräglage im Fall einer Einlingsschwangerschaft die abdominale Schnittentbindung die Therapie der Wahl.

Innere »kombinierte« Wendung

Sie ist heute bei Einlingsschwangerschaft nicht mehr akzeptabel. Einzige Ausnahme: kleines abgestorbenes Kind.

Bei Zwillingsschwangerschaft erfolgt die innere (kombinierte) Wendung wie folgt: Beginn des Wendungsmanövers unmittelbar nach Geburt des 1. Kindes und unverzügliche Entwicklung des gewendeten 2. Kindes bei noch aufgeweitetem Geburtskanal. Dazu geht man mit der ganzen Hand in das Uteruskavum ein. Sie schiebt den kindlichen Kopf in Richtung Fundus uteri, wo ihn die äußere Hand fixiert. Danach gleitet die »innere Hand« am Rumpf des Kindes nach unten und fasst den vorderen Fuß (oder beide Füße), um ihn bzw. beide Füße herauszuleiten. Aus unvollständiger bzw. vollständiger Fußlage wird das Kind zügig extrahiert. So ausgeführt sind innere Wendung und Extraktion des 2. Zwillings nicht mit einer besonderen Gefährdung verbunden.

Dennoch ist der Eingriff keine Anfängeroperation und stets vom Erfahrensten auszuführen! Selbst er wird mit der inneren kombinierten Wendung kaum Routine erworben haben. Man bedenke, wie selten eine solche geburtshilfliche Operation in Frage kommt.

Schnittentbindung

Sie ist beim lebenden Kind und nach erfolglosem oder nicht mehr durchführbarem Wendungsversuch bzw. bei Kontraindikationen zur äußeren Wendung die Methode der Wahl.

Bei der Sectio caesarea ist folgender technischer Aspekt zu beachten (Cunningham et al. 1997): Das untere Uterinsegment ist bei Querlage leer und deshalb nicht entfaltet. Von der üblichen tiefen isthmischen transversalen Uterotomie aus kann es u. U. schwierig werden, das nach »oben« abgedrängte Kind zu extrahieren. Dann empfiehlt sich eine vertikale Uterotomie, d. h. ein isthmischer oder gar bis ins Corpus uteri verlängerter Längsschnitt.

43.2.6 Prognose

Mütterliche und kindliche Morbidität sind bei Querlage auch bei bester Mutterschaftsvorsorge und Klinikbetreuung höher als bei regelrechter Längslage. Die Ursache dafür liegt in der Tatsache begründet, dass die Querlage nicht selten mit Placenta praevia, Nabelschnurvorfall, Frühgeburtlichkeit usw. assoziiert ist und oftmals eine abdominale Schnittentbindung erforderlich macht. Höchstes Risiko besteht für Mutter und Kind nach Beginn regelmäßiger Wehen und nach Blasensprung. Die meisten maternalen Todesfälle werden mit der Uterusruptur und ihren Folgen in Zusammenhang gebracht. Bei abgestorbener Frucht werden heute keine zerstückelnden Operationen (Dekapitation, Embryotomie) mehr vorgenommen. Die damit verbundenen Gefahren sind für die Mutter deutlich höher als die der Schnittentbindung.

43.3 Beckenendlage

43.3.1 Terminologie

Definition

Die Beckenendlage ist eine Längslage mit regelwidriger Poleinstellung. Führender Teil ist der Steiß, daher auch die synonyme Bezeichnung Steißlage. Der Rücken ist so gut wie immer nach vorn gerichtet. Je nach Haltung der Beine in Bezug auf Steiß und Rumpf werden 7 verschiedene Formen der Beckenendlage unterschieden (s. Übersicht).

Charakterisierung der 7 Formen der Beckenendlage
1 = Haltung der Beine; 2 = vorangehender Teil;
3 = größter Umfang im Bereich des kindlichen Steißes
(Modifiziert nach Martius 1994)

- Einfache (»reine«) Steißlage
  1. Beide Beine an der Vorderseite von Rumpf und Gesicht hochgeschlagen
  2. Steiß
  3. 28 cm
- Vollkommene Steiß-Fuß-Lage
  1. Beide Beine angehockt
  2. Steiß und daneben beide Füße
  3. 33 cm
- Unvollkommene Steiß-Fuß-Lage
  1. Ein Bein angehockt, das andere hochgeschlagen
  2. Steiß und daneben ein Fuß
  3. 30 cm
- Vollkommene Fußlage
  1. Beide Beine in Hüft- und Kniegelenk mehr oder weniger gestreckt
  2. Beide Füße
  3. 25 cm
- Unvollkommene Fußlage
  1. Ein Bein in Hüft- u. Kniegelenk mehr oder weniger gestreckt, das andere hochgeschlagen
  2. Ein Fuß
  3. 27 cm
- Vollkommene Knielage
  1. Beine im Hüftgelenk gestreckt, im Kniegelenk gebeugt (Betstellung)
  2. Beide Knie
  3. 25 cm
- Unvollkommene Knielage
  1. Ein Bein in der Hüfte gestreckt, nur im Kniegelenk gebeugt, das andere hochgeschlagen
  2. Ein Knie
  3. 27 cm

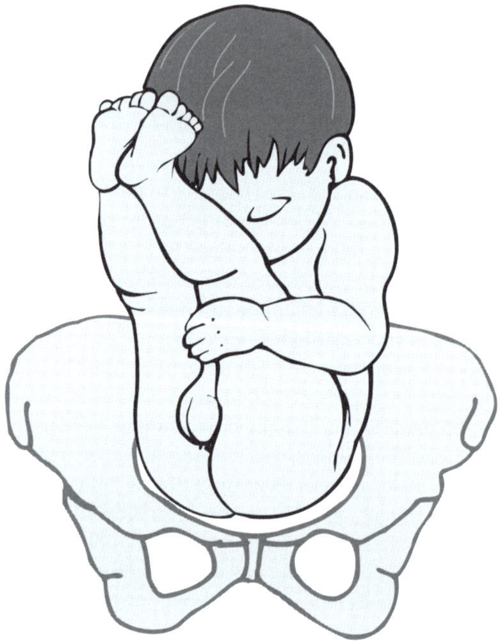

Abb. 43.2. **Reine Steißlage mit »extended legs«.** Aus didaktischen Gründen ist der kindliche Rücken nach hinten gekehrt

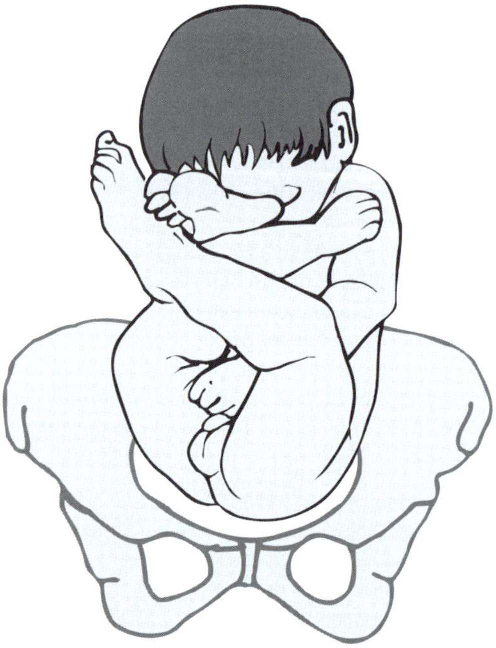

Abb. 43.3. **Reine Steißlage mit sich überkreuzenden Unterschenkeln, sodass die Füße nach oben oder zur Seite zeigen.** Aus didaktischen Gründen zeigt der Rücken nach hinten

Bei der reinen oder einfachen **Steißlage** (engl. »frank breech presentation«) sind die Oberschenkel im Hüftgelenk maximal flektiert. Die Beine können im Kniegelenk gestreckt sein (sog. »extended legs«) und liegen dann meist nebeneinander vor Abdomen, Thoraxvorderwand und Gesicht (Abb. 43.2). Häufig sind die Beine im Kniegelenk leicht gebeugt, sodass sich beide Unterschenkel überkreuzen (Abb. 43.3). Die Füße zeigen dabei nach oben oder zur Seite. Die Beckenendlage mit »extended legs« ist die geburtsmechanisch ungünstigste Variante, weil die gestreckten Beine den Rumpf schienen, dessen Abbiegung behindern und dadurch die Austreibungsperiode verzögern.

Bei der **Steiß-Fuß-Lage** sind die Oberschenkel wiederum im Hüftgelenk flektiert, die Unterschenkel »angehockt«, d. h. im Kniegelenk stark gebeugt, sodass die Füße nach unten zeigen (komplette oder vollkommene Steiß-Fuß-Lage (Abb. 43.4). Findet sich diese Haltung nur bei einem Bein und ist das andere hochgeschlagen, handelt es sich um eine inkomplette oder unvollkommene Steiß-Fuß-Lage. Geburtsmechanisch ist die komplette Steiß-Fuß-Lage günstiger.

Sind die Beine in Hüft- und Kniegelenk mehr oder weniger gestreckt, sodass die Füße die Führung übernehmen, spricht man von **Fußlage.** Auch in diesem Fall wird wiederum zwischen kompletter bzw. vollkommener und inkompletter bzw. unvollkommener Fußlage unterschieden. Bei der letztgenannten Variante ist ein Bein hochgeschlagen und liegt dann meist (wie bei den »extended legs«) gestreckt der Vorderwand des Rumpfes

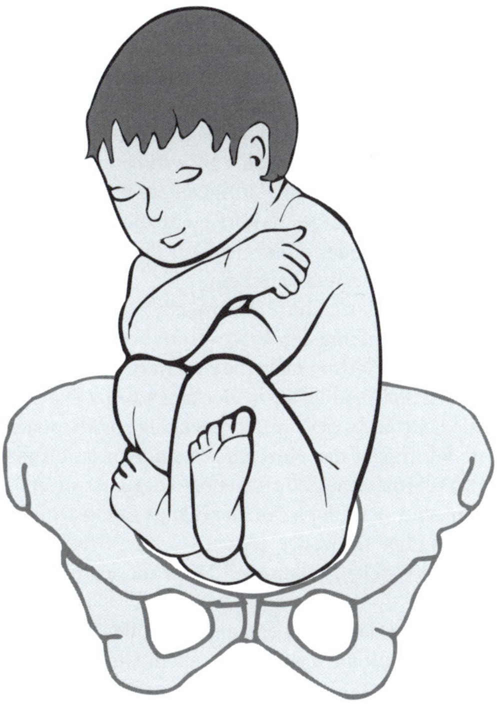

Abb. 43.4. **Komplette (vollständige) Steiß-Fuß-Lage.** Aus didaktischen Gründen zeigt der Rücken nach hinten

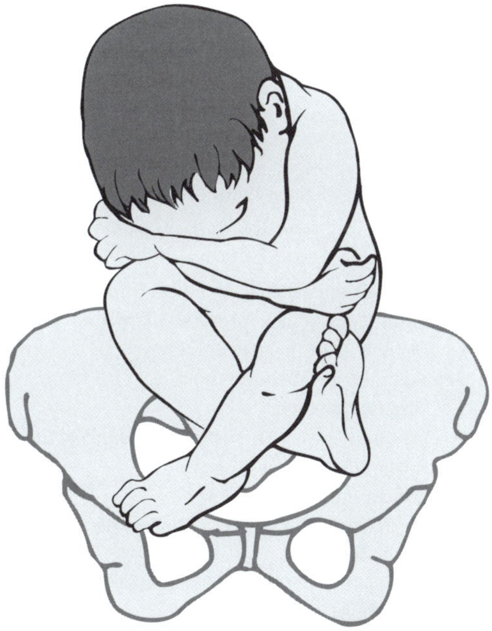

Abb. 43.5. **Unvollständige (inkomplette) Fußlage.** Aus didaktischen Gründen zeigt der Rücken nach hinten

und dem Gesicht an, bzw. es ist zur gegenüberliegenden Körperseite abgewichen (Abb. 43.5).

Eine seltene Variante der Beckenendlage ist die **Knielage.** Führen beide Knie, handelt es sich um eine komplette oder vollkommene Knielage. Führt nur ein Knie, während das andere Bein hochgeschlagen oder zur Seite abgewichen ist, besteht eine inkomplette oder unvollkommene Knielage.

Die Differenzierung dieser 7 Varianten mittels vaginaler und sonographischer Untersuchung ist nicht nur eine akademische, sondern für die Planung und Leitung der Geburt eine durchaus praxisrelevante Aufgabe. Bereits die in der Übersicht aufgeführten Umfänge des jeweils vorangehenden Teils sind bei den einzelnen Formen der Beckenendlage unterschiedlich und erlauben schon daher eine ungleiche Geburtsprognose. Sie ist bei den Fuß- und den seltenen Knielagen am ungünstigsten. Deshalb erfolgt hierbei die Entbindung meist per sectionem.

43.3.2 Inzidenz

Die Häufigkeit der Beckenendlage ist abhängig von der Tragzeit (Tabelle 43.2).

Bei sonographischen Untersuchungen von n=2276 Patientinnen für den Zeitraum der 21.–24. SSW wurde eine Inzidenz der Beckenendlage von 33,3 % ermittelt (Scheer u. Nubar 1976). Sie wird im weiteren Verlauf der Schwangerschaft immer geringer, sodass die Beckenendlage in der 40. SSW nur noch bei 5 % der Schwangeren nachweisbar ist. Die Analyse des Geburtenguts eines ganzen Jahrgangs der Niederlande bestehend aus 57819 computerregistrierten Einlingsschwangerschaften mit einem Anteil von 4628 Beckenendlagen ergab, dass die Beckenendlage in Schwangerschaftsmitte ausgesprochen häufig ist und dann zum Termin hin sukzessive abnimmt (Schutte et al. 1985; Tabelle 43.3).

Eine identische Entwicklung zeigt sich, wenn die Häufigkeiten von Schädellage sive Beckenendlage hinsichtlich verschiedener Geburtsgewichtsklassen aufgeschlüsselt werden (Tabelle 43.4). Wenn somit bei Frühgeburten häufiger als in Terminnähe eine Beckenendlage besteht, so liegt das an der noch nicht vollzogenen physiologischen Wendung.

> Die Inzidenz der Beckenendlage von 3–5 % bei Geburtsbeginn rechtfertigt es, diese als die bedeutendste geburtsmechanische Regelwidrigkeit zu bezeichnen.

43.3.3 Prädisponierende Faktoren

Die Bevorzugung der Schädellage durch die überwiegende Mehrzahl der Feten ergibt sich vor allem aus der Birnenform des Uterus: Er ist im Fundusbereich geräumiger und breiter als das

Tabelle 43.2. **Fetale Lage in utero in Abhängigkeit von der Tragzeit, Angaben in %** (nach Scheer u. Nubar 1976)

SSW	Becken-endlage	Schädel-lage	Andere
21–24	33,3	54,6	12,1
25–28	27,8	61,9	10,4
29–32	14,0	78,1	7,9
33–36	8,8	88,7	2,5
37–40	6,7	91,5	1,7

Tabelle 43.3. Inzidenz der Beckenend- und Schädellage bei Einlingsschwangerschaften unter Berücksichtigung der Tragzeit (nach Schutte et al. 1985)

SSW	Beckenendlage		Schädellage	
	n	[%]	n	[%]
16–27	236	43	314	57
28–32	199	25	602	75
33–37	356	11	3127	89
> 37	3520	7	43 234	93
Unbekannt	317	7	3914	93
Total	4628	8	53 191	92

Tabelle 43.4. Inzidenz der Beckenend- und Schädellage bei Einlingsschwangerschaften unter Berücksichtigung des Geburtsgewichtes (nach Schutte et al. 1985)

Geburts-gewicht	Beckenendlage		Schädellage	
	n	[%]	n	[%]
< 1000	319	46	371	54
1000–1499	140	25	419	75
1500–1999	157	16	842	84
2000–2499	348	12	2537	88
2500–3499	3404	7	43 290	93
3500–4499	202	4	4734	96
> 4500	28	3	857	97
Unbekannt	31	19	132	81
Total	4628	8	53 191	92

untere Uterinsegment. Steiß und flektierte untere Extremitäten (»podalic pole«) zusammen haben einen größeren Umfang als der Schädel. Der »podalic pole« benötigt durch die aktive Bewegung der Beine mehr Raum als der immobile »cephalic pole«. So ist es nicht erstaunlich, dass sich der massigere Steiß normalerweise in den geräumigen Fundus uteri und der Schädel in das engere untere Uterinsegment einfügt. Für die Korrektheit dieser Betrachtungsweise spricht die Häufigkeit der Beckenendlage bei ausgeprägtem Hydrozephalus: Der geräumige Fundus uteri nimmt den großen kindlichen Kopf auf.

Promotor der spontanen Wendung des Fetus sind zum Tragzeitende eine ansteigende uterine Aktivität und die Eigenbewegungen der Frucht, vor allem im Bereich der unteren, aber auch der oberen Extremitäten. Etwa um die 32. SSW ist das Fruchtwasservolumen derart groß, dass sich Uteruswände und Frucht kaum berühren und Zwangshaltungen des Kindes praktisch ausgeschlossen sind. Mit fortschreitender Tragzeitdauer nimmt das Amnionflüssigkeitsvolumen ab und zugleich die Kindsgröße zu. Die Kontaktflächen rücken jetzt näher aneinander, ein »crowding« ist unausbleiblich. So wird verständlich, dass sich die zunehmende uterine Aktivität gegen Tragzeitende hinsichtlich der Lagestabilisierung positiv auswirkt und bei der Birnenform des Uteruskavums die Häufigkeit der Schädellage am Ende deutlich überwiegt. Des Weiteren wird die Ansicht vertreten, der Fetus »stoße« oder »boxe« sich in die für ihn günstigere Schädellage gewissermaßen hinein.

Die Frage stellt sich nun: Warum bleibt bei einigen Frauen die definitive Wendung aus, bzw. warum besteht bei 3–5% der Schwangeren am Termin nicht die zu erwartende und zu bevorzugende Schädel-, sondern eine Beckenendlage? Die Übersicht nennt die Umstände, die zur Beckenendlage prädisponieren.

Eine Wertigkeit der einzelnen Positionen ist bisher nicht bekannt. Der erfahrene Geburtshelfer wird zuerst an fetale Fehlbildungen und neurologische Handikaps denken und gezielt danach fahnden (s. weiter hinten). Schließlich hängt hiervon auch die Weichenstellung im Bezug auf den Entbindungsmodus ab.

Die Häufung der Beckenendlage bei Frühgeburt bzw. SFGA- (»small for gestational age«)Baby, weitem Uteruskavum, Polyhydramnion und Mehrlingsschwangerschaft könnte man damit erklären, dass sich die uterine Aktivität unter den gegebenen Bedingungen nicht als Positionierungszwang auf die Frucht auswirkt. Bei Uterus subseptus bzw. arcuatus oder bei Myomen wird die Wendung der Frucht durch die anatomischen Gegebenheiten behindert oder unmöglich gemacht. Im Fall eines Hydrozephalus würde ein Verlassen der Beckenendlage nicht mit Raumgewinn für den »podalic pole« verbunden sein, deshalb das Verbleiben des großen Schädels im geräumigen Fundus uteri.

Prädisponierende Faktoren für die Beckenendlage

- Noch nicht erfolgte Wendung der Frucht
  - Frühgeburt
  - Mangelhafte Vitalität der Frucht (verminderte Kindsbewegungen, Plazentainsuffizienz)
  - Fetus mortuus
- Behinderung der Fruchtwendung
  - Oligohydramnion
  - Uterusanomalien: Uterusdoppelbildungen, Uterus subseptus/arcuatus
  - Uterustumoren (Myome)
  - Straffer Fruchthalter der späten Erstgebärenden
  - »Extended legs«
  - Muskuläre Hypotonie, Fehlbildungssyndrome
  - Mehrlinge
- Abnorme Beweglichkeit der Frucht
  - Polyhydramnion
  - Großes, weites, schlaffes Cavum uteri (Multi-Pluripara)
  - Frühgeburt
- Störungen des »Auffangmechanismus« des Kopfes
  - Abnorme Kopfform (Hyperdolichozephalie, Anenzephalus, Hydrozephalus)
  - Placenta praevia
  - Zervixmyom
  - Enges Becken (selten)

> In der Mehrzahl der Fälle findet sich keine Erklärungsmöglichkeit für die Beckenendlage. Das kann sogar für Frauen zutreffen, die alle ihre Kinder aus Beckenendlage geboren haben, ohne dass auch nur ein einziger Aspekt aus der vorstehenden Auflistung für sie gültig wäre.

Deshalb ist es nicht gerechtfertigt, von »Ursachen« für die Beckenendlage zu sprechen, besser scheint die Bezeichnung »prädisponierende Faktoren« zu sein. Dies wird durch folgendes Beispiel belegt: Bei Placenta praevia ist die Inzidenz der Beckenendlage erhöht. Dennoch findet sie sich bei Frauen mit Beckenendlage lediglich in einem verschwindend geringen Prozentsatz. Dasselbe gilt für das verengte Becken.

Auch der Tubeneckenplazenta könnte eine prädisponierende Bedeutung zukommen (Fianu u. Vaclavinkova 1978). Die Autoren stellten bei sonographischen Studien fest, dass sich ein Plazentasitz in der cornual-fundalen Region bei Beckenendlage in 72,6% der Fälle und bei Schädellage nur in 4,8% der Fälle findet. Die Tubeneckenplazenta engt das Lumen im Fundus uteri von der entsprechenden Seite her beträchtlich ein. Dann könnte das untere Uterinsegment geräumiger sein als der Fundus uteri. Unter diesen Bedingungen wählt der Fetus das untere Uterinsegment zur Aufnahme von Steiß und unteren Extremitäten.

Einige Autoren weisen darauf hin, dass die Beckenendlage auch Indiz für eine antenatale Vorschädigung des Kindes sein kann. In diesem Zusammenhang wird die Plazentainsuffizienz, in deren Gefolge es nicht nur zum Oligohydramnion kommt, sondern auch die aktiven Bewegungen der Frucht (»Kindsbewegungen«) nachlassen und vermindert sind, genannt (Martius 1994). Es ist gut vorstellbar, dass ein derart vitalitätsgemindertes Kind wenig(er) aktiv dazu beiträgt, die Wendung in Schädellage zu vollziehen.

Die **Plazentainsuffizienz** manifestiert sich in der Regel um die 30. SSW, also in jener Zeit, in der normalerweise die vorbestehende Beckenendlage zunehmend zugunsten der Schädellage aufgegeben wird. Außerdem ist ein Kausalzusammenhang zwischen chronisch hämodynamischer Plazentainsuffizienz und Hirnschädigung möglich. Dass bei zerebraler Vorschädigung Muskelaktivität und -tonus häufig vermindert sind, ist lange bekannt. Auf diese Weise ist die chronisch hämodynamische Plazentainsuffizienz nicht nur mitverantwortlich für die regelwidrige Poleinstellung während der intrauterinen Lebensphase der Frucht, sondern zugleich auch ein Mosaikstein für die bei Beckenendlagenkindern post natum vermehrt festgestellten Hirnschädigungen. Sie sind unabhängig vom Geburtsmodus und deshalb durch generelle Sectio caesarea nicht zu vermeiden.

Auch andere Autoren verweisen darauf, dass bei Beckenendlagenkindern **neurologische Defizite** und Handikaps häufiger vorkommen als bei Schädellage, und dass diese – weil durch erhöhte Sectiorate nicht zu mindern – Ausdruck eines pränatal zustandegekommenen Hirnschadens sind.

Bei 3,1 % der Beckenendlagenkinder bestanden anlässlich von Nachuntersuchungen am Ende des 1. Lebenjahres neurologische Abnormitäten und bei 10,6% motorische Retardierung (Berendes et al. 1965). Diese Frequenzen sind um 63% höher als bei Schädellagenkindern.

Bei Beckenendlagenkindern ist die Rate angeborener **Hüftgelenkluxationen** erhöht. Möglicherweise kommt hierfür eine verminderte bzw. ineffektive Bewegungsaktivität der unteren Extremitäten ursächlich in Frage. Sobald multiple Gelenkluxationen vorliegen, erhöht sich die Inzidenz der Beckenendlage. Sie ist dann – wie z. B. beim Larsen-Syndrom – 4-mal so hoch wie bei der isolierten Hüftluxation.

Bei intrauterinen (antepartalen) Todesfällen wegen **Asphyxie** ist die Beckenendlage doppelt so häufig wie die Schädellage. Werden Schwangere wegen Epilepsie antikonvulsiv therapiert, so ist die Inzidenz der Beckenendlage ebenfalls erhöht.

Extreme Häufigkeiten an Beckenendlagen sind bei **Dysmorphie** – und anderen Fehlbildungssyndromen – zu beobachten: Prader-Willi-Syndrom 50 %, Smith-Lemli-Opitz-Syndrom 40 %, Potter-Syndrom 36 %, Zellweger-Syndrom 27 %, myotische Dystrophie 21 %, Werdnig-Hoffmann-Syndrom 10 % und De-Lange-Syndrom ebenfalls 10 %.

Bei aller Unterschiedlichkeit dieser Krankheitsbilder wird folgender Pathomechanismus sichtbar: Die syndromassoziierte neuromuskuläre Dysfunktion bedeutet – ebenso wie muskuläre Hypotonie – mangelhafte Bewegungsaktivität der Frucht. Dadurch fehlt oder vermindert sich jener aktive Beitrag, den der Konzeptus zur Umwandlung der Beckenend- in Schädellage normalerweise zu leisten hat. Persistierende Beckenendlage ist die Folge.

> Nach übereinstimmenden Angaben des Schrifttums ist die Rate an Fehlbildungen bei Beckenendlagen 2- bis 3-mal höher als bei Schädellage. Diese primär morphologischen Abweichungen vom Normalen betreffen fast alle Organe und schließen das besonders empfindliche Zentralnervensystem mit ein.

Nach einer Multivarianzanalyse auf der Basis von 54 000 Schwangerschaftsverläufen und den Beobachtungsdaten von 45 559 Kindern bis zum 7. Lebensjahr wird folgendes Fazit gezogen (Nelson u. Ellenberg 1986): Für die infantile Zerebralparese (»cerebral palsy«) ist die Beckenendlage ein nicht unbedeutender Marker. Ein Drittel aller Beckenendlagenkinder mit »cerebral palsy« haben außerdem schwerwiegende nichtzerebrale Fehlbildungen.

Bei Beckenendlage sollte daher stets an möglicherweise bestehende Vorschädigungen (auch an solche des Gehirns) gedacht werden (Hytten 1982). Eine rhetorische Fragestellung »**Breech presentation: is it a bad omen?**« unterstreicht die Position, dass die Beckenendlage nicht a priori eine zufällige Abweichung von der regelrechten Poleinstellung (Schädellage) darstellt. Selbst die Feststellung, die als »fit« zu bezeichnenden Feten präsentierten sich in Schädel- und die »schwachen« in Beckenendlage, scheint bei dem skizzierten Pathomechanismus der Beckenendlage nicht grundsätzlich übertrieben (Schutte et al. 1985).

► Studienbox

In diesem Zusammenhang wird auch auf die juristischen Konsequenzen dieser Feststellung verwiesen (Martius 1996). Bei prozessualen Auseinandersetzungen sei bei vielen Fällen davon auszugehen, dass die Schädigung bereits vor Wehenbeginn bestanden hat und dass der Geburtsleitung meist eine geringere Bedeutung für das weitere Schicksal des Kindes zukommt als allgemein vermutet wird.

43.3.4 Diagnose

In vergangener Zeit war es keinesfalls eine geburtshilfliche Rarität, wenn beim Ein- oder Durchschneiden des vorangehenden Teils eine Steißlage entdeckt wurde. Solche »Überraschungen« dürfen heute nicht mehr vorkommen. Sie sind durch die klar definierten Standards der intrapartalen Betreuung, zu denen u. a. die Aufnahmesonographie gehört, 100 %ig ausgeschlossen. Hinweis auf eine möglicherweise bestehende Beckenendlage erhält man auch durch die Sonographie in der 30. SSW im Rahmen des 3-Stufen-Screenings. Natürlich kann sich zwischen der 30. SSW und der Kreißsaalaufnahme die Poleinstellung spontan gewandelt haben.

Diagnostische Mittel zur Erkennung einer Beckenendlage

- Äußere Untersuchung
  - Kein Ballotement über Beckeneingang beim 3. Leopold-Handgriff, wohl aber im Fundus uteri
  - Kindliche Herztöne in Nabelgegend
- Vaginale Untersuchung
  - Anstelle des von der »üblichen« Schädellage her gewohnten Tasteindrucks des glatten und harten Schädeldaches mit konfigurierten Nähten und typischer Fontanelle: bei Beckenendlage weiche, unregelmäßige Oberfläche mit Analfalte und Anus
  - Typische perlkettenartige, rauhe Linie über dem Os sacrum: Crista sacralis media
  - Ggf. kleine Teile
- Sonographie
  - Primär Abdominal- ggf. zusätzlich Vaginalsonographie
  - Aussagen zur Stellung des Rückens (I. oder II. Lage?), Flexion oder Deflexion des Kopfes? Haltung der Beine: »extended legs«? Steiß-Fuß-Lage? Fußlage?

Die diagnostischen Möglichkeiten zur Erkennung einer Beckenendlage sind in der Übersicht aufgelistet. Dazu zählen in erster Linie die Leopold-Handgriffe. Die kindlichen Herztöne hört man am deutlichsten am bzw. über dem Nabel, was für die Schädellage ungewöhnlich ist. Bei der vaginalen Untersuchung ist der Tasteindruck der Crista sacralis media über dem Os sacrum der auffälligste, der auch für den Anfänger wegweisend ist.

Cave

Die palpatorische Differenzierung zwischen Gesäßbacken und Schädel kann oftmals problematisch sein. Für die Unterscheidung »Mund sive After« sollten keine großen Bemühungen angestellt werden. Sie sind besser zu unterlassen. Cave: Traumatisierung der Sphinktermuskulatur!

Durch den Einsatz der geburtshilflichen **Sonographie** sind diese und andere gefährliche Tastprozeduren heute überflüssig geworden. Die Ultraschalldiagnostik dient nicht nur zur Bestätigung des klinischen Verdachtes einer Beckenendlage. Sie vermittelt auch exakte Aussagen über die Form der Beckenendlage (Position der Beine?), Flexion oder Deflexion des kindlichen Kopfes, Stellung des Rückens usw.

Wenn eine vaginale Entbindung aus Beckenendlage erwogen wird, kommt nach Ansicht der meisten Autoren eine Pelvimetrie mittels Kernspintomographie (synonym mit Magnetresonanztomographie) infrage. Diese Technik gibt nicht nur Informationen zur Metrik und Form des maternalen Beckens, sondern auch darüber, welche Variante der Beckenendlage (reine Steiß-, Steiß-Fuß-Lage usw.) vorliegt. Wenn von vornherein eine Schnittentbindung feststeht, wird auf diese bildgebenden Untersuchungsmethoden natürlich verzichtet.

43.3.5 Geburtshilfliche Pelvimetrie

Die geburtshilfliche Pelvimetrie mit einer bildgebenden Methode ist u. E. conditio sine qua non für die vaginale Entbindung bei Beckenendlage. Wenn einer Entbindungseinrichtung eine MRT nicht zur Verfügung steht, könnte die Schwangere vor Wehenbeginn einem entsprechend ausgerüsteten Diagnostikzentrum zugewiesen werden. Die Messwerte aus der Pelvimetrie müssen in Relation zu den fetometrischen Werten (vor allem denen des kindlichen Kopfes) gesehen und gewertet werden. Wer einmal bei der Beckenendlagenentbindung ernste Probleme mit der Entwicklung des nachfolgenden kindlichen Kopfes hatte (weil erst hinterher ein enger Beckeneingang verifiziert wurde) – der wird niemals wieder auf die Pelvimetrie verzichten.

Die klinische Beurteilung (Abschätzung) der Geräumigkeit des maternalen Beckens in Form der klinischen **Beckenaustastung** kann lediglich eine grobe Orientierung sein. Für die Schädellagengeburt oder die äußere Wendung mag diese Methode (◘ Abb. 43.6) ausreichen. Die Beckenendlagengeburt setzt aber exakte Messwerte voraus! Diese wurden früher mit konventioneller Röntgentechnik oder noch bis vor weniger als 10 Jahren mit der CT ermittelt (Herrmann et al. 1990). Jetzt steht die Magnetresonanztomographie als Messmethode ohne Röntgenstrahlen zur Verfügung. Sie kommt zum Einsatz:

- bei Nulliparae bzw. wenn zuvor noch keine vaginale Entbindung erfolgte,
- nach vorausgegangener vaginaler Kindsgeburt mit Komplikationen infolge zephalopelviner Disproportionen,
- wenn es sich bei der vorausgegangenen Entbindung um eine Frühgeburt bzw. ein SFGA-Baby gehandelt hat.

Bei der Beurteilung der Geräumigkeit des maternalen Beckens ist zwischen den Parametern des Beckeneingangs, der Beckenmitte und des Beckenausgangs zu unterscheiden.

Beckeneingang

Definition

Er gilt als verengt, wenn der kürzeste anteroposteriore Diameter (Conjugata vera obstetrica) < 10 cm und/oder der größte transversale Diameter (»querer Beckeneingang«) < 12 cm gemessen wird.

Einen orientierenden Hinweis auf die Conjugata vera obstetrica erhält man durch die bereits erwähnte klinische Austastung des

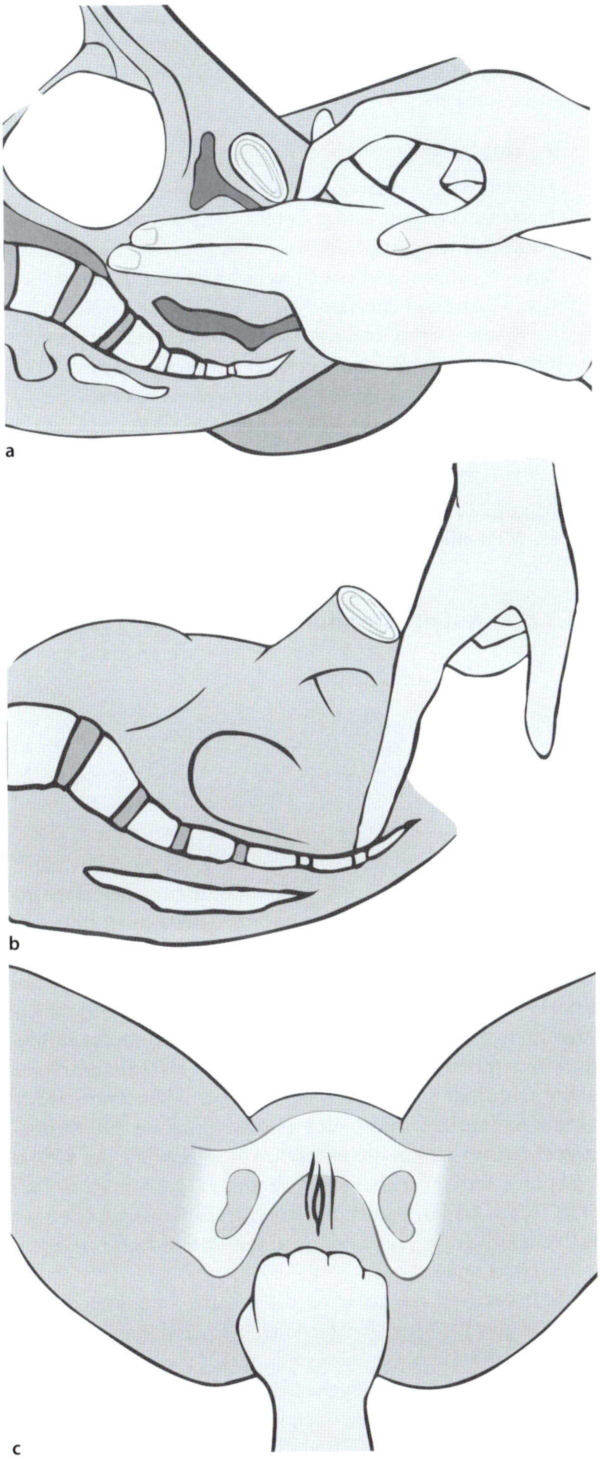

■ Abb. 43.6 a–c. **Klinische Beckenbeurteilung nach Westin (1981).** **a** Sagittaler Beckeneingang, **b** sagittaler Beckenausgang, **c** Intertubarabstand (aus Westin 1981)

Beckens (s. ■ Abb. 43.6 a). Von dem »Mess«wert der tastmäßig ermittelten Conjugata diagonalis werden 1,5 cm (Streubereich 1–2 cm) subtrahiert, um auf den etwaigen Wert für die Conjugata vera obstetrica zu kommen. Eine Beckeneingangsverengung muss angenommen werden, wenn die durch Tastuntersuchung »gemessene« Conjugata diagonalis < 11,5 cm beträgt. Diese Aussage geht davon aus, dass der biparietale Durchmesser allgemein 9,5–9,8 cm ausmacht. Deshalb kann ein (zumal nicht konfigurierter) Kopf den Beckeneingang mit einem anteroposterioren Diameter von < 10 cm nicht bzw. nicht problemlos passieren. Die gleiche Problematik besteht, wenn der größte transversale Diameter des Beckeneingangs < 12 cm beträgt. Sind beide Parameter eingeengt, so erhöht sich das Geburtsrisiko erheblich.

> Der quere Beckeneingangsdurchmesser kann klinisch (d. h. palpatorisch) nicht abgeschätzt werden.

Beckenmitte

Definition

Die Beckenmittenebene spannt sich zwischen unterem Symphysenrand, beiden Spinae ischiadicae und dem Spalt zwischen 4./5. Sakralwirbel aus.

Der quere Beckenmittendiameter (= transversaler Interspinalabstand) beträgt im Mittel 10,5 cm, der sagittale zwischen Unterrand der Symphyse und dem Übergang vom 4. zum 5. Sakralwirbel = 11,5 cm und der hintere (= posteriore) Sagittaldiameter (Abstand zwischen der Mitte der interspinalen Verbindungslinie zum Übergang 4./5. Sakralwirbel) = 5 cm.

Die Definition der »verengten« Beckenmitte ist nicht so präzise wie die des Beckeneingangs. Allgemein wird aber davon ausgegangen, dass der unterste Normalwert für den Interspinaldiameter 10 cm beträgt. Ein anderer, 2 Dimensionen berücksichtigender Messwert setzt sich wie folgt zusammen: Interspinalabstand (z. B. 10,5 cm) plus hinterer Sagittaldiameter (z. B. 5 cm) = 15,5 cm (normal). Diese Messwerte sind nur mit bildgebenden Verfahren zu ermitteln.

> Mit der klinischen Beckenaustastung erhält man zumindest einen Hinweis auf eine möglicherweise verengte Beckenmitte, wenn die Spinae ischiadicae als auffällig prominent zu tasten sind und/oder die seitlichen Beckenwände nach distal konvergierend verlaufen.

Beckenausgang

Definition

Von einer Beckenausgangsverengung spricht man, wenn der Abstand beider Tubera ossis ischii 8 cm oder weniger beträgt.

Dieser Diameter ist mit bildgebender Technik (■ Abb. 43.7), aber auch klinisch manuell bestimmbar (■ Abb. 43.6 c). Zugleich ist es gut möglich, den Schambogenwinkel abzutasten und abzuformen. Er sollte > 90° betragen. Bei < 90° besteht zumindest der Hinweis auf ein verengtes Becken. Der anteroposteriore Diameter (= »sagittaler Beckenausgang« – Abstand zwischen Unterrand der Symphyse und Articulatio sacrococcygea) misst im Mittel 14 cm. Bei z. B. auf 6 cm verringertem Intertubarabstand und engem Schambogenwinkel (< 90°) ist dennoch eine vaginale Entbindung möglich, wenn der anteroposte-

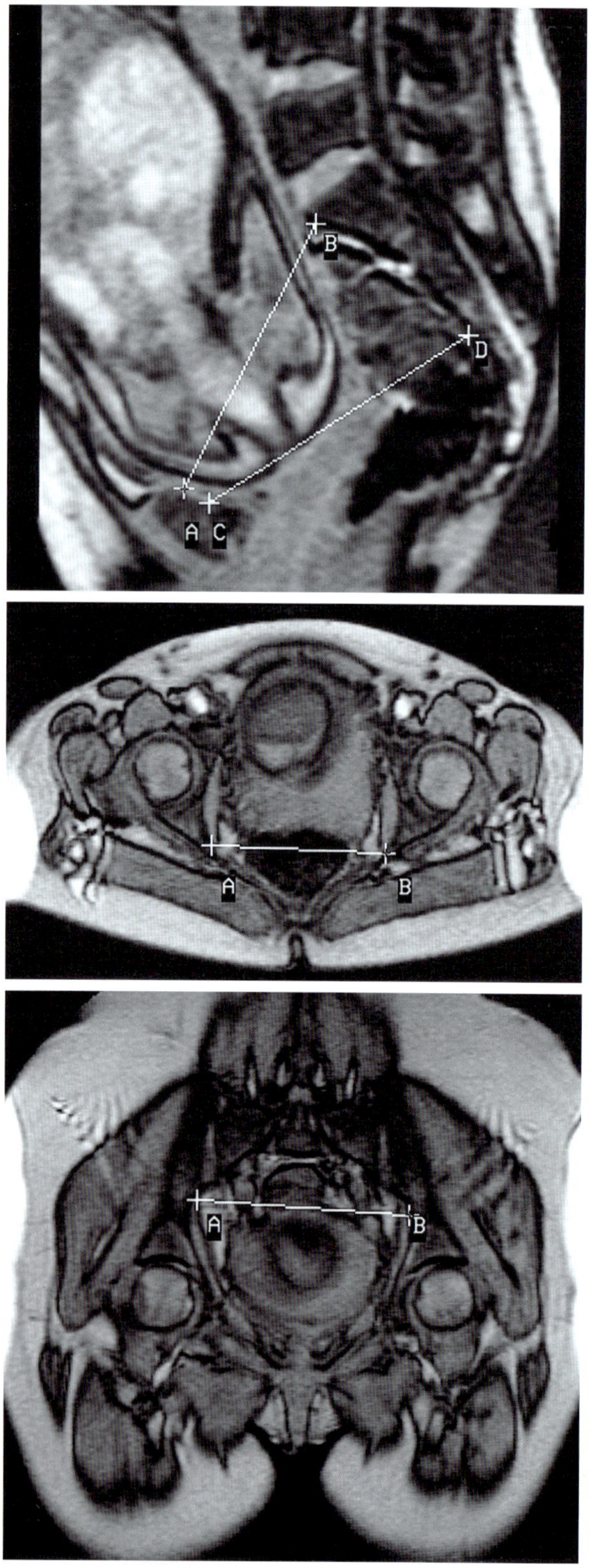

Abb. 43.7. **Magnetresonanztomogramm bei einer Patientin am Termin mit Beckenendlage (reine Steißlage).** *Oben* Sagittalschnitt, *Mitte* Transversalschnitt, *unten* Koronarschnitt. Wertung: normal weites Becken. Vaginale Beckenendlagengeburt anstreben. Biparietaler Kopfdurchmesser (sonographisch) 9,4 cm, MRT-Technik: T1TFE (TR26, TE9, Flip 30°)

riore Diameter auf z. B. 17–18 cm vergrößert ist. Das Maß des sog. sagittalen Beckenausgangs kann manuell in ähnlicher Weise wie die Conjugata diagonalis (s. dort, auch Abb. 43.6 b) ermittelt werden.

▶ Empfehlung

Absolute Sectioindikation besteht bei pelvimetrisch gemessener Conjugata vera obstetrica < 11,5 cm oder einer Differenz zwischen Conjugata vera obstetrica und biparietalem Kopfdurchmesser (BPD) von < 1,5 cm bei Nulliparae bzw. 1,0 cm bei Multiparae.

Darüber hinaus ist die primäre Sectio caesarea indiziert, wenn für den Beckenausgang (sagittaler Beckenausgang + Intertubarabstand + Interspinalabstand) ein Summenwert < 32,5 ermittelt wird (Albrechtsen et al. 1997).

In Abb. 43.7 sind einige der vorstehend skizzierten Parameter mittels MRT-Bild sichtbar gemacht worden.

43.3.6 Äußere Wendung

Definition

Mit »äußerer Wendung« bezeichnet man den Versuch, eine Quer- in Längslage bzw. eine Beckenendlage in Schädellage umzuwandeln.

Im Fall der Querlage befreit man damit die Leibesfrucht aus einer für Spontangeburt aussichtslosen Situation. Bei vorbestehender Beckenendlage geht es darum, einer Kindsgeburt aus Beckenendlage durch Herstellung einer Schädellage vorzubeugen. Im Hintergrund dieser Absicht stehen die Risiken, die mit einer vaginalen Beckenendlagengeburt verbunden sein können. Außerdem soll damit ein Beitrag zur Verminderung der entbindenden Operationen und insbesondere der abdominalen Schnittentbindungen geleistet werden. »Last not least« ist die äußere Wendung auch eine Maßnahme zur Kostendämpfung im Gesundheitswesen: Die Ausgaben für äußere Wendung und anschließende vaginale Spontangeburt aus Schädellage sind beträchtlich niedriger als für alle anderen bei Beckenendlage in Frage kommenden Entbindungsvarianten (Gürewitsch 1999).

Seit etwa 10 Jahren wird die äußere Wendung zunehmend in das Repertoire vieler Frauenkliniken aufgenommen. Dabei ist die Methode keinesfalls neu. Aristoteles wird der Überlieferung nach dahingehend zitiert, dass schon in seiner Zeit die Hebammen angewiesen wurden, im Fall von Beckenendlage »die Position des Kopfes so zu platzieren, damit er bei der Geburt führt«. Die wenigen einschlägigen Publikationen vergangener Jahrzehnte führten in aller Regel zu der Schlussfolgerung, dass die äußere Wendung der Beckenendlage für Mutter und vor allem Fetus lebensgefährlich und deshalb abzulehnen sei.

In Deutschland war **Erich Saling** der erste, der Mitte der 1970er-Jahre auf die gravierenden Vorteile einer präinterventionellen Tokolyse hinwies und dadurch den neuen Stellenwert des lange bekannten Verfahrens der äußeren Wendung für das klinische Management der Beckenendlage begründete.

Die äußere Wendung müsste an sich zu den prophylaktischen Maßnahmen gerechnet werden. Sie verläuft unblutig und wird (heute) ohne Narkose ausgeführt. Alle Manipulationen erfolgen ausschließlich von außen durch die Bauchdecken hindurch.

Damit unterscheidet sich die **äußere** grundlegend von der **inneren** Wendung. Letztere wird in Narkose vorgenommen und ist eine Operation, die heute nur noch bei Geburt des 2. Zwillings in Frage kommt. Wenn sich die äußere Wendung als bedeutsame prophylaktische und vor allem weitgehend ungefährliche Maßnahme etablieren soll, dann müssen die nachfolgend genannten Vorbedingungen, Kontraindikationen und Durchführungshinweise eingehalten werden.

Vorbedingungen

Das Wendungsmanöver sollte auf jeden Fall in der Klinik in Laparotomiebereitschaft erfolgen. Das schließt nicht aus, dass die Patientin anschließend nach Hause geht und der Eingriff damit als »ambulant« eingestuft wird.

Die Festlegung auf >37. SSW ist nicht zufällig, sondern stellt die Lungen-(Kinds-)Reife in den Vordergrund – für den Fall, dass sich nach oder infolge der Wendung eine Notfallsectio als unumgänglich erweist. Die Wendung soll eine segensreiche prophylaktische Maßnahme sein und nicht etwa durch »Provokation einer Frühgeburt« (<37 SSW bzw. <259 Tage p.m.) in Verruf kommen. Außerdem ist bei >37 SSW seltener als vor der 37. SSW mit spontaner Beckenendlagenwendung zu rechnen. Nach der 37. SSW nimmt die Fruchtwassermenge ab, der Steiß fügt sich in den Beckeneingang ein (»nimmt Beziehung auf«) und die Tonizität bzw. uterine Aktivität steigen an. Darum bestehen am Termin oder danach schlechtere Wendungsbedingungen und entsprechend geringere Erfolgschancen.

Cave

Bei regelmäßiger Wehenaktivität kommt die äußere Wendung nur noch ausnahmsweise infrage, ebenso nach Blasensprung.

Über erfolgreiche Wendungen intra partum in 11 von 15 bzw. in 7 von 13 Fällen wurde berichtet (Ferguson u. Dyson 1985; Fortunato et al. 1988). Das heißt: In mehr als der Hälfte der Fälle gelang der Wendungsversuch nach Beginn regelmäßiger Wehentätigkeit und konsekutiver Muttermunderöffnung bzw. Verstreichen der Cervix uteri. Wichtige Voraussetzung war zugleich, dass der Steiß noch nicht ins Becken eingetreten war, eine sog. »floating presentation«.

Trotz dieser Erfolgsmeldungen bleibt die intrapartale Wendung eine Ausnahme und ersetzt keineswegs das antepartale prophylaktische Wendungsmanöver in der >37. SSW.

▶ Studienbox

Bei einigen Patientinnen bestehen Kontraindikationen zur Tokolyse mit β-Mimetika. Dann kann ein Versuch mit Magnesium sulfuricum erfolgreich sein. Ein Wendungsmanöver hat nur dann einen Sinn, wenn nach Erzielung der Schädellage auch eine Spontangeburt per vias naturales möglich ist.

Zum Ausschluss eines zephalopelvinen Missverhältnisses genügen unter diesem Aspekt sonographische Fetometrie und orientierende Beurteilung der Geräumigkeit des maternalen Beckens: Erreichbarkeit des Promontoriums als etwaiges Korrelat der Conjugata diagonalis, Abstand der beiden Spinae ischiadicae voneinander (Hinweis auf Beckenmittenweite), Form des Schambogenwinkels usw. (s. 43.3.5).

▶ Empfehlung

Zur Einschätzung des fetalen Befindens sind vor der äußeren Wendung sowohl CTG als auch Dopplerwerte unverzichtbar. Ultrasonographisch bzw. dopplersonographisch dürfen keine Hinweise auf eine straffe Nabelschnurumschlingung bestehen! In bis zu 36% der Fälle werden ohnehin post interventionem fetale Bradykardien und Dezelerationen beobachtet. Deshalb ist ein ungestörtes fetales Befinden vor dem möglichen Stress der Wendung wichtig.

Die Voraussetzungen für die äußere Wendung der Beckenendlage in Schädellage sind in der Übersicht genannt.

Kontraindikationen

Die allgemein anerkannten Kontraindikationen sind in der Übersicht verzeichnet. Mit der Manipulation ist eine für den gesunden Fetus allgemein tolerable Beeinträchtigung seines Befindens verbunden (passagere Dezelerationen, Bradykardie). Wenn sich aber im CTG und in der Dopplerflussmessung schon Einschränkungen **vor** der möglichen Belastung verifizieren lassen oder Hinweise auf eine mehrfache bzw. straffe Nabelschnurumschlingung bestehen, dann darf kein Wendungsversuch unternommen werden.

Voraussetzungen für die äußere Wendung der Beckenendlage in Schädellage

- Sichere Tragzeit > 37 SSW
- Keine Kontraindikationen für Tokolyse, Wehentätigkeit und vaginale Entbindung aus Schädellage
- **Laparotomiebereitschaft**
  - Nüchterne Patientin > 6 h
  - Wendungsmanöver in der Nähe eines sofort zur Verfügung stehenden Operationssaales und -teams (E-E-Zeit <20 min)
  - Unterschriftliche Einwilligung zu Narkose und Operation für den Fall einer Wendungskomplikation
- **Präinterventionelle Diagnostik**
  - Mindestens 30-minütiger CTG-Streifen ohne Hinweise auf Pathologie, positiver Non-Stress-Test, negativer Kontraktionstest
  - Ausschluss vorbestehender hämodynamischer »Plazentainsuffizienz« bzw. fetaler Bedrohung: Normwerte in sonographischer Fetometrie und Dopplerflussmessung
  - Sonographische Diagnostik bezüglich Plazentalokalisation, Fruchtwassermenge, Nabelschnur (Vorliegen, Umschlingung), Position des kindlichen Rückens

Kontraindikationen zur äußeren Wendung der Beckenendlage in Schädellage

- Allgemein anerkannte Kontraindikationen
  - Umstände bzw. Faktoren, die auch ohne Beckenendlage eine Sectioindikation begründen würden: Placenta praevia, zephalopelvines Missverhältnis, schwere chronisch-hämodynamische Plazentainsuffizienz, intrauterine fetale Wachstumsretardierung
  - Präinterventionelles CTG: Hinweise auf akute fetale Gefährdung
  - Präinterventionelle (Farb-)Dopplersonographie: Hinweise auf pathologische Flussparameter, Verdacht auf mehrfache bzw. straffe Nabelschnurumschlingung
  - Rezidivierende Blutungen in der 2. Hälfte der Schwangerschaft
  - Schwere Präeklampsie, HELLP-Syndrom
  - Rh-Konflikt
  - Baustörungen des Uterus
  - Vorzeitiger Blasensprung
- Schwerwiegende fetale Fehlbildungen
- Relative Kontraindikationen
  - Oligohydramnie
  - Ausgeprägte Adipositas
  - Vorderwandplazenta
  - Zervixinsuffizienz
  - Vorausgegangene Uterotomie: Sectio caesarea, Myomenukleation
  - Vorliegen der Nabelschnur

Bei rezidivierenden Blutungen in der zweiten Hälfte der Schwangerschaft ist (nach Ausschluss anderer Ursachen) von Randsinusblutungen oder anderen Formen vorzeitiger partieller Plazentalösungen auszugehen. Alle Manipulationen an der Uteruswand können den Pathomechanismus dieser Blutungen verstärken. Dies ist vor allem bei Krankheitszuständen zu bedenken, die zur vorzeitigen Lösung der Plazenta prädisponieren: Präeklampsie, HELLP-Syndrom und Diabetes mellitus. Hier ist die äußere Wendung kontraindiziert. Bei ausgeprägtem Rh-Konflikt ist die fetoplazentare Hämodynamik infolge Anämie gestört bzw. insuffizient. Sollte sich nicht bereits daraus eine Sectioindikation ableiten, so ist auf jeden Fall die äußere Wendung ein unvertretbar hohes Risiko, d.h. kontraindiziert.

Die aufgeführten »relativen« Kontraindikationen sind allesamt in der neueren Literatur Gegenstand der Diskussion. Sie werden von einigen Autoren nicht mehr als Kontraindikationen anerkannt. So ist bei Oligohydramnie, Adipositas, Vorderwandplazenta, fortgeschrittener Zervixverkürzung und Muttermunderweiterung nach Erfahrungen vieler Autoren grundsätzlich eine erfolgreiche und gefahrlose Wendung möglich. Sie wirft aber mehr Probleme auf und rechtfertigt deshalb die relative Kontraindikation. Selbst Nabelschnurkomplikationen erwiesen sich nicht generell als ein dem positiven Wendungsverlauf entgegenstehendes Hindernis (Schmidt et al. 1997). Bei Vorderwandplazenta muss noch vorsichtiger als sonst manipuliert werden – Wendungen sind jedoch grundsätzlich möglich.

Wie noch näher ausgeführt wird, ist der Zustand nach Sectio caesarea bzw. nach Uterotomie aus anderen Ursachen (Myomenukleation) heute ebenfalls kein absolutes Wendungshindernis mehr. Bei Adipositas (Body-Mass-Index über 29) bzw. Körpergewicht > 100 kg gelingt die Wendung schwer, sie ist aber grundsätzlich möglich.

In mehreren Studien war der Wendungserfolg umgekehrt proportional zum fetalen Gewicht bzw. zur fetalen Größe. Offenbar ist die Manipulierbarkeit des Feten bei ca. 3500 g Fetalgewicht besonders günstig.

Praktische Durchführung

Die **Lagerung** der Patientin erfolgt in einem für die äußere Wendung vorgesehenen Raum in Nähe des Operationssaales. Zur Ausstattung des Wendungsraumes gehören u. a. Geräte für CTG, geburtshilfliche Sonographie, Infusionstherapie, O_2-Applikation und ein Kreißsaalbett mit verstellbarer Auflage, d.h. mit Kippmöglichkeit. Im OP-Saal besteht jederzeit Laparotomiebereitschaft, auch seitens der Anästhesie. Die Patientin muss > 6 h nüchtern, ihre Harnblase entleert sein.

Die Lagerung erfolgt 30 min vor der geplanten Wendung in angedeuteter Kopftief- und Seitenlage. Überragt der kindliche Kopf die mediane Sagittallinie (Mittellinie), dann empfiehlt sich die **Vorwärtsrolle** und eine entsprechende Seitenneigung in Richtung der kleinen Teile (Retzke et al. 1996). Erreicht der kindliche Kopf nicht die Mittellinie, so ist eine **Rückwärtsrolle** ratsam und eine entsprechende Seitenneigung in Richtung des kindlichen Rückens. Zur Stabilisierung der Halbseitenlage eignen sich Keilkissen o. Ä. Die unteren Extremitäten werden im Hüft- und Kniegelenk leicht angewinkelt gelagert. Das unterstützt die angestrebte Entspannung der Bauchdeckenmuskulatur.

Zur **Tokolyse** werden sowohl intravenöse Infusionen mit z. B. 2 µg/min Fenoterol bzw. 100 µg/min Ritodrin oder Einzelinjektionen von z. B. 250 µg Terbutalin s. c. bzw. 10 µg Hexoprenalin i. v. verabfolgt. Etwa 20 min post injectionem oder nach Infusionsbeginn erfolgen die Manipulationen für die äußere Wendung. Die Mehrzahl der Autoren sieht in der Tokolyse folgende Vorteile:

- Unterbrechung der physiologischen bzw. gesteigerten uterinen Aktivität,
- Relaxation des Uterus (»softening«), sodass nunmehr die kindlichen Teile durch die Bauchwand besser palpabel und zu bewegen sind.

Dies sind eigentlich die Voraussetzungen für den Start des Wendungsmanövers. In der Minderzahl sind jene Autoren, die auf eine Tokolyse primär verzichten und sie erst dann einsetzen, wenn der erste Wendungsversuch erfolglos blieb (z. B. Nohe et al. 1996). Andere Pharmaka als die zur Tokolyse sind für die äußere Wendung an sich nicht nötig.

▶ Studienbox

Im Einzelfall kann die Gabe von Midazolam, einem ante partum erlaubten und kurz wirksamen Sedativum (Briggs et al. 1994), erwogen werden. Auf Narkose und selbst Inhalationsanalgesie sollte man besser verzichten. Die wenigen in der Literatur mitgeteilten schweren maternalen Komplikationen sind häufig im Zusammenhang mit diesen Anästhesie- bzw. Analgesievarianten aufgetreten. Teilweise

▼

waren sie unmittelbar auf die Anästhesie zurückzuführen, andererseits verleitet die Narkose zum kräftigeren Manipulieren, wodurch dann wiederum die Komplikationen (vorzeitige Plazentalösung, fetomaternale Transfusion usw.) bei Mutter und Kind zunehmen. Lediglich eine Publikation verweist auf die Vorteile der Epiduralblockade hinsichtlich eines Erfolgs der äußeren Wendung (Schorr et al. 1997).

Vorwärtsrolle

Hierbei leitet man den Steiß aus dem maternalen Becken auf die dem kindlichen Rücken zugewandte Darmbeinschaufel der Mutter. In dieser Position wird der Steiß mit der flachen Hand gehalten, während die andere Hand den kindlichen Kopf vom Hinterhaupt aus auf die kontralaterale Seite drängt (◘ Abb. 43.8). Mit diesen Handgriffen wird nun versucht, das Kind Schritt um Schritt mit möglichst wenig Kraftaufwand im Sinne der Vorwärtsrolle in Schädellage zu drehen. Das Prozedere führt ein Operateur aus, ein Assistent kontrolliert intermittierend sonographisch den Bewegungsfortschritt und zugleich die fetale Herzfrequenz. Bei der von zwei Operateuren ausgeführten Wendung (»two-operater-technique«) manipuliert der eine den Steiß, während der andere den Kopf leitet. Bei uns hat sich die »one-operater-technique« bewährt.

Rückwärtsrolle

Hierbei leitet man den Steiß aus dem maternalen Becken auf die dem kindlichen Rücken entgegengesetzte Darmbeinschaufel der Mutter. Durch verhaltenen Druck gegen die kindliche Stirn drängt man den Kopf zu der Seite, auf der sich der kindliche Rücken befindet. Man unterbricht oder beendet die Manipulation bei Missempfindungen der Schwangeren, bei persistierendem Abfall der fetalen Herzfrequenz, bei Auftreten vaginaler Blutungen oder bei Erfolglosigkeit des Wendungsversuches.

Dauer der Manipulation

In der Mehrzahl der Fälle (55 %) ist bei dem oben genannten Management die äußere Wendung innerhalb 1 (!) min erfolgreich. ◘ Tabelle 43.5 informiert über die Dauer der Manipulationen bei n = 207 Patientinnen mit >37 SSW (Mahomed et al. 1991). Aus dieser Studie geht hervor, dass man das Bemühen um eine äußere Wendung nicht wesentlich länger als 5 min ausdehnen sollte. Bis dahin nicht gelungene Wendungsversuche haben auch bei fortgesetztem Bemühen keinen Erfolg mehr. Besser ist wohl ein neuer Versuch nach 1 oder 2 Tagen. Die Tabelle zeigt zugleich, dass die Wendung (korrekte Patientinnenselektion vorausgesetzt) in der Mehrzahl leicht gelingt oder nur wenig Probleme bereitet und dass die meisten Patientinnen keine oder nur mäßige Beschwerden hatten. Die Gesamterfolgsquote von 85 % liegt über dem Literaturdurchschnitt von etwa 60–70 %.

Nachkontrollen

Nach Beendigung des Wendungsmanövers wird die i. v.-Tokolyse sofort beendet und der Fetus mit Sonographie und mindestens 30 min CTG-Schreibung kontrolliert. Empfehlenswert ist eine weitere gleichartige Kontrolle nach 2 h, am Abend desselben und am Morgen des kommenden Tages.

Es spricht prinzipiell nichts dagegen, die Patientin schon 2 h nach Herstellung der regelrechten Poleinstellung nach Hause zu entlassen und die Wendung damit als ambulanten Eingriff zu werten. Natürlich müssen die oben genannten Kontrollen durch den behandelnden niedergelassenen Arzt abgesichert sein.

▶ Empfehlung

Jeder rh-negativen Schwangeren werden post interventionem 330 µg Anti-D-Immunglobulin verabreicht. Darauf ist lediglich zu verzichten, wenn die letzte Anti-D-Gabe vor weniger als 3 Wochen erfolgte und der Coombs-Test positiv ausfällt.

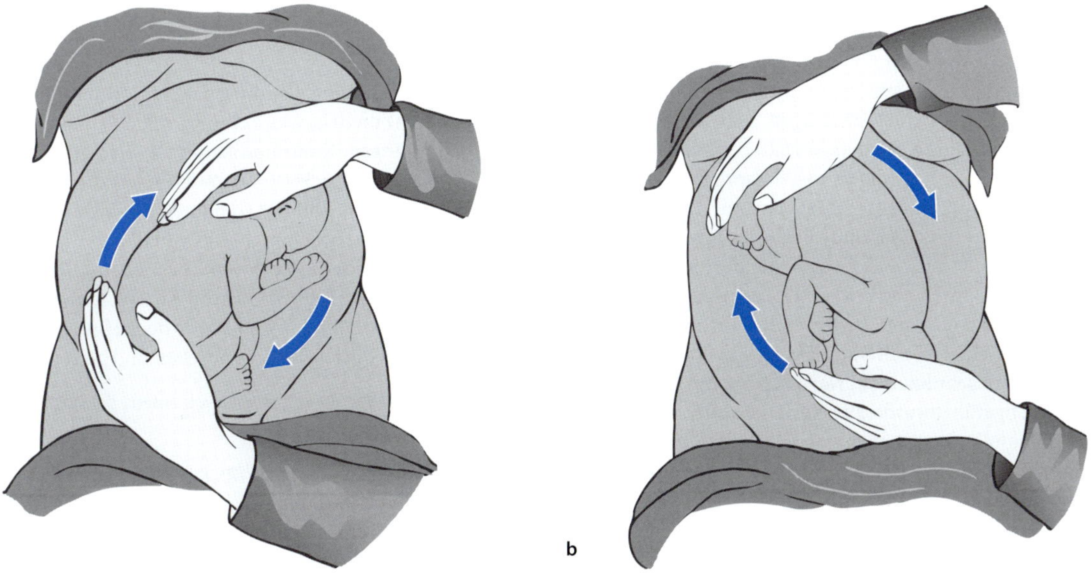

a b

◘ Abb. 43.8 a, b. **Äußere Wendung der Beckenendlage.**
a Bei der II. Steiß-Fuß-Lage überragt der kindliche Kopf die Mittellinie. Deshalb Entschluss zur »Rolle vorwärts«. Die linke Hand des Operateurs drängt den Steiß aus dem Becken, die rechte den Kopf ins Becken hinein. **b** Die Wendung ist fast vollendet. Mit beiden Händen wird die jetzt bestehende Schräglage in eine Schädellage überführt

Tabelle 43.5. Äußere Wendung der Beckenendlage. Wendungserfolge, Dauer und Schwierigkeitsgrad des Manipulierens sowie Diskomfort seitens der Patientin (aus Mahomed et al. 1991)

Beurteilungsparameter	n	[%]
Prozedur initial erfolgreich	180	87
Manipulationszeit [min]		
< 1	114	55
1–5	68	33
> 5	25	12
Schwierigkeitsgrad der Prozedur		
Leicht	151	73
Mittelmäßig	52	25
Schwer	4	2
Diskomfort bei der Patientin		
Keiner	122	59
Gering	58	28
Mäßig	27	13
Enderfolg der Prozedur	176	85

Erfolg – Misserfolg

In den 1970er-Jahren wurde durch Publikationen und Vorträge allgemeines Interesse an der äußeren Wendung des Kindes geweckt (Saling u. Müller-Holve 1975 a, b). Dabei wurde über erfolgreiche Wendungen in 75–80 % der Fälle berichtet. Ernste Komplikationen waren nicht aufgetreten, lediglich passagere fetale Herzfrequenzalterationen. Aber bereits 2 Jahre später kamen sehr kritische Äußerungen mit Warnungen vor dem Einsatz dieses Verfahrens (Hochuli 1977; Lehmann et al. 1977; Bänninger u. Schmid 1977).

Die Erfolgsquote der äußeren Wendungsversuche war damals sicherlich nicht entscheidend schlechter als heute, schwerwiegender war die hohe Komplikationsrate: intrauterine bzw. neonatale Todesfälle, fetomaternale Transfusionen mit ihren z. T. irreversiblen oder gar letalen Folgen, Nabelschnurkomplikationen (Umschlingung, Knoten, Vorfall), vorzeitiger Blasensprung und vorzeitige Plazentalösung. Entsprechend hoch war die Frequenz an Notfallsectiones. So verwundert es nicht, dass die Methode der äußeren Wendung Ende der 1970er-Jahre aufgegeben wurde, ehe sie sich allgemein etabliert hatte. Erst seit nunmehr etwa 10 Jahren erscheinen wieder Berichte über dieses Verfahren – jetzt aber mit deutlich besserer Bilanz.

Aus heutiger Sicht ist auffällig, dass die äußere Wendung in den 1970er-Jahren sehr häufig in Narkose bzw. mit Inhalationsanalgesie durchgeführt wurde. Dies verleitete offenbar zu kraftvollerem Manipulieren, was die oben genannten Komplikationen vielleicht begünstigt hat. Bei fetomaternaler Transfusion sowie vorzeitiger Plazentalösung ist ein solcher Kausalzusammenhang konstruierbar.

> Oberstes Prinzip der Wendung ist – aus heutiger Sicht unbestritten – die ausgesprochen zarte, schonende und in vielen Einzelschritten ausgeführte Wendung des Kindes.

Bleibt der Erfolg aus, so wird nicht etwa versucht, mit mehr Kraft mehr zur erreichen! Der Versuch ist zu beenden bzw. zu späterem Zeitpunkt zu wiederholen.

Die meisten Autoren nutzen die gleichzeitige Tokolyse, wie sie schon von Saling u. Müller-Holve (1975 a, b) empfohlen wurde. Dass die additive Tokolyse den Wendungserfolg begünstigt, ist inzwischen eindeutig belegt (Fernandez et al. 1996). Auf Narkose bzw. Inhalationsanalgesie oder Analgosedierung wird mehrheitlich verzichtet. Kürzlich wurde über den Gewinn durch Anwendung der Epiduralblockade berichtet (Schorr et al. 1997). Darüber hinaus sind die Auswahlkriterien zur Wendung jetzt deutlicher formuliert und auch allgemein akzeptiert.

> Die Wendung wird stets in absoluter Sectiobereitschaft und vorzugsweise in der 37.–38. SSW vorgenommen.

Die Komplikationsrate ist deutlich niedriger als früher. Es ist aber noch verfrüht zu behaupten, die neonatale Morbidität sei so niedrig wie die der elektiven Sectio.

Trotz dieser »Renaissance« wird die äußere Wendung noch immer nicht flächendeckend durchgeführt. Selbst einige große und renommierte Kliniken wenden sie nicht oder nur vereinzelt an. Das verwundert, denn nach der Literatur der letzten Jahre liegt die Erfolgsquote bei der Mehrheit der Autoren zwischen 60–70 %. Es gibt auch Spitzenergebnisse mit über 90 %. Allgemein ist die Chance einer erfolgreichen Wendung bei Multi- und Pluriparae größer als bei Nulliparae, ebenso in der 37.–38. SSW besser als am Termin oder danach. Zuweilen gelingt erst das 2. Wendungsmanöver nach einem Intervall von 1–2 Tagen. In Einzelfällen war erst ein 3. oder mehrfacher Versuch erfolgreich.

Spontane Wendungen in Schädellage nach erfolglosem Wendungsversuch kommen vor, sind aber selten. Andererseits muss man damit rechnen, dass es in 2–3 % der Fälle zur Rückdrehung in Beckenendlage kommt. Diese geringe »Rezidiv«-Quote rechtfertigt keine generelle Weheninduktion nach äußerer Wendung. Andererseits ist nach der Rückdrehung ein erneutes Wendungsmanöver in der Regel erfolgreich und deshalb erlaubt.

Risiko

Die Risiken der äußeren Wendung sind für Mutter und Kind nur dann vertretbar niedrig, wenn eine korrekte Patientenselektion (s. Vorbedingungen, Kontraindikationen) erfolgt, auf Narkose bei der Wendung verzichtet und andererseits die Tokolyse eingesetzt wird. Zudem sind die Standards der intra- und postinterventionellen Überwachung strikt einzuhalten (s. praktische Durchführung). Dies gilt auch (und besonders) für die ambulante Wendung. Im Übrigen müssen Komplikationen und Risiken der äußeren Wendung auch vor dem Hintergrund einer fortbestehenden Beckenendlage gesehen und gewertet werden.

> Ohne äußere Wendung beträgt die Inzidenz der Beckenendlage bei Wehenbeginn 3–5 %.

Sowohl die assistierte vaginale Beckenendlagengeburt als auch die abdominale Schnittentbindung sind mit Risiken für Mutter und Kind verbunden. Sie überwiegen diejenigen der äußeren Wendung bei weitem. In 3–36 % der Wendungen muss man mit fetalen Bradykardien rechnen. Sie sind meist passager und schon nach 1–2 min nicht mehr nachweisbar. Es gibt nur wenige Berichte über Bradykardien, die über Stunden andauerten.

Auf jeden Fall zeigen diese Bradykardien unabhängig von der Länge ihrer Dauer, dass die äußere Wendung nicht ganz ohne fetale Gefahren bzw. Risiken ist.

Die unterschiedlich schnelle – aber so gut wie immer komplette – Erholung der fetalen Herzfrequenz lässt erkennen, dass die Herztonalteration auf eine transistorische Hypoxie zurückzuführen ist. Die Manipulationen zum Zweck der äußeren Wendung führen durch anhaltende Kompression und Druckerhöhung zuweilen zur Beeinträchtigung der uteroplazentaren Perfusion. Sie ist letztlich die Ursache von passagerer Hypoxie und Dezeleration bzw. Bradykardie.

In der neueren Literatur finden sich keine Hinweise auf intrauterine Todesfälle infolge Wendung. Aber: Auch bei lege artis durchgeführtem Wendungsmanöver ist eine vorzeitige Lösung der richtig sitzenden Plazenta nicht ausgeschlossen.

▶ Studienbox

In einem kürzlich beschriebenen Fall kam es nach einer in 75 s erfolgreich und scheinbar völlig problemlos verlaufenen Wendung zu fetaler Bradykardie und vaginaler Blutung infolge Ablösung der Hinterwand(!)plazenta. Die Emergency-Sectio war für Mutter und Kind erfolgreich (Lau et al. 1997).

Noch vor 15 Jahren wurde von einer perinatalen Mortalität von 3/1000 Wendungen ausgegangen (Savona-Ventura, 1986). Diese Todesfälle sind im Wesentlichen auf vorzeitige Plazentalösung zurückzuführen.

- Geringe vaginale Blutungen in etwa 3% der Fälle haben prinzipiell die gleiche Ursache: partielle vorzeitige Lösung der Plazenta.
- In 3–5% der Fälle kommt es manipulationsbedingt zur fetomaternalen Transfusion, weswegen bei rh-negativen Frauen eine Anti-D-Immunprophylaxe sinnvoll ist. Extrem selten sind Uterusrupturen.
- In 0,5% der Fälle führt die Wendung zum vorzeitigen Blasensprung
- In etwa 1% der Fälle kommt es zur Auslösung von Wehen.

> Eine direkte traumatische Schädigung der Frucht durch die Wendungsmanipulation ist unwahrscheinlich.

▶ Studienbox

In der gesamten einschlägigen Literatur findet sich lediglich ein Fall von schwerster Rückenmarkläsion im Halswirbelsäulenbereich nach erfolglosem Wendungsversuch in der 36. SSW: Der 3360 g schwere Knabe wurde in zunächst gutem Zustand nach erfolglosem Wendeversuch geboren, zeigte dann aber schwere neurologische Ausfälle (Paresen) und verstarb. Es fanden sich keine ossären Läsionen, wohl aber schwerste Destruktionen im Zervikalmark. Als Ursache kam allein das Trauma der Wendung in Frage (Chapman et al. 1978).

Cave

Noch immer gilt die anamnestische Sectio caesarea als absolute Kontraindikation für die äußere Wendung.

▶ Studienbox

Nach der neueren Literatur ist das Risiko einer Uterusruptur nach vorausgegangener Schnittentbindung aber doch deutlich geringer als allgemein befürchtet.

Bei 56 Frauen mit Zustand nach ein oder zwei Kaiserschnitten wurden in der 36. SSW äußere Wendungen durchgeführt. In 82% der Fälle war die Wendung erfolgreich (Flamm et al. 1991). Bemerkenswert dürfte sein, dass die vorausgegangene Sectio in 41% der Fälle wegen Beckenendlage erfolgte. Es kam bei oder nach der Wendung zu keiner einzigen Uterusruptur oder zu anderen schwerwiegenden Komplikationen. Die Rate an Notfallsectio wegen Herztonalteration lag bei 1,8% und war damit gleich hoch wie in der Kontrollgruppe von Wendungen ohne Sectioanamnese.

Sofern bei der vorausgegangenen Schnittentbindung – wie allgemein üblich – eine isthmische transversale Uterotomie vorgenommen wurde, ist die äußere Wendung u. E. nicht mehr kontraindiziert. Die Chancen einer Wendung nach vertikaler (Längsschnitt-)Inzision des Isthmus bzw. des Corpus uteri wurden bisher nicht überprüft. Sofern aber ein Isthmuslängsschnitt ohne Verlängerung ins Corpus uteri vorliegt, bestehen für den vaginalen Entbindungsversuch (»trial of labor«) die gleichen Vorbedingungen und Überwachungsnotwendigkeiten wie bei vorausgegangener querer (transversaler) Uterotomie (Martin et al. 1997).

Mit gebotener Zurückhaltung kann diese Aussage auch auf die äußere Wendung bei Beckenendlage übertragen werden; d. h., sofern kein Corpuslängsschnitt (»klassische« Sectio caesarea) oder eine Kombination von isthmischem Quer- und Längsschnitt anzunehmen ist, könnte eine äußere Wendung erwogen werden. Bei nicht eruierbarer Schnittführung anlässlich vorausgegangener Sectio ist immer dann an eine Weiterführung der vertikalen Isthmusinzision ins Corpus zu denken, wenn die frühere Sectio wegen extremer Frühgeburt, Querlage oder in fremden Ländern mit unbekannter Operationstechnik erfolgte. Dann empfiehlt sich ein Verzicht auf die äußere Wendung.

Das Wendungsmanöver musste bei uns in 3/210 Fällen wegen eines Vena-cava-Kompressionssyndroms und in 1/210 Fällen wegen suspekter/pathologischer CTGs beendet werden. Das entspricht einer Komplikationsrate von 1,9%. Eine Notfallsectio wegen akuter fetaler oder maternaler Gefährdung war in keinem Fall indiziert. Die Erfolgsquote der äußeren Wendung betrug 60% (Schmidt et al. 1996).

Präinterventionelle Erfolgsabschätzung

Die meisten Autoren geben eine Erfolgsrate der äußeren Wendung von 60–70% an. Nach einer Literaturübersicht von Savona-Ventura (1986) reicht die Spannbreite von 8–97%. Eine präinterventionelle Erfolgsabschätzung bzw. -vorhersage ist im Interesse der Patientin und beeinflusst auch die ärztliche Indikationsstellung zu diesem Eingriff.

Für den Erfolg bzw. Misserfolg der äußeren Wendung sind mehrere Variablen von Bedeutung. Dazu zählen aus der klinischen Erfahrung (Reihenfolge unbedeutend): Tragzeit, Parität, Fruchtwassermenge, Höhenstand des vorangehenden Steißes, geschätztes Kindsgewicht, Plazentalokalisation (Vorderwand? Hinterwand? Tubenecke usw.), Reife der Cervix uteri und Muttermundweite, Körpergewicht der Mutter, Typ der Beckenendlage (reine Steiß-, Steiß-Fuß-Lage, Fußlage) usw.

▶ Studienbox

Diese und weitere Variablen wurden auf ihren Stellenwert hinsichtlich Wendungserfolg vs. Misserfolg anhand großer Patientenzahlen statistisch ausgewertet (Newman et al. 1993). Danach sind Parität, Muttermundweite, geschätztes Kindsgewicht, Plazentalokalisation und Höhenstand des Steißes die wichtigsten Einflussgrößen.

Jeder einzelne dieser 5 Parameter erhält 3 mögliche Bewertungspunkte (Tabelle 43.6). Ein darauf beruhender Score-Wert ist für den bei n = 266 Wendungen eingetretenen Wendungserfolg bzw. -misserfolg repräsentativ (Tabelle 43.7). Bei einem so ermittelten Score-Wert von < 2 gelang in keinem Fall und bei einem Score von > 9 bei allen Frauen die Wendung. Für den mittleren Bereich von Score 5–7 lag die Erfolgsquote bei 65 %. Unter Zugrundelegung dieser Ergebnisse kann man einer Patientin mit Beckenendlage und »Wendungs-Score« von 9–10 den Erfolg eines Wendungsversuches mit hoher Wahrscheinlichkeit voraussagen bzw. ankündigen. Das Gegenteil ist bei Werten 1–2 der Fall.

Für die Praxis ist folgende Empfehlung zu geben:
- Score 1–4: kein Erfolg zu erwarten, von Wendungsversuch eher abraten,
- Score 5–8: Erfolg möglich, Wendungsversuch berechtigt,
- Score 9–10: mit hoher Wahrscheinlichkeit Erfolg zu erwarten, Wendung zuversichtlich anraten.

Aus der Analyse von Newman et al. (1993) geht weiterhin hervor: Bei Frauen mit 2 oder mehr Geburten in der Anamnese gelang die Wendung in 87 % der Fälle, während sie stets erfolglos blieb, wenn der Steiß bereits bis zur Station –1 (Höhenstandsbestimmung nach De Lee) ins Becken eingetreten ist.

Der von Newman et al. (1993) empfohlene Score berücksichtigt nicht Parameter, die von anderen Autoren als erfolgs- bzw. misserfolgsprägend angesehen werden. Dazu zählen u. a.: Fruchtwassermenge (Oligohydramnion: Fruchtwassersee < 2 cm), Adipositas der Mutter (Body-Mass-Index > 29), dorsoposteriore Position des kindlichen Rückens, Typ der Beckenendlage (reine Steiß-, Steiß-Fuß- oder Fußlage) und Rasse.

Tabelle 43.6. Beurteilungsparameter und deren Wertigkeit für die präinterventionelle Abschätzung des Wendungserfolges bzw. -misserfolges (nach Newman et al. 1993)

Parameter	Punktwert		
	0	1	2
Parität	0	1	2
Muttermundweite	> 3 cm	1–2 cm	0 cm
Geschätztes Kindsgewicht	< 2500 g	2500–3500 g	> 3500 g
Plazentalokalisation	Anterior	Posterior	Lateral/fundal
Höhenstand des vorangehenden Steißes	> -1	-2	< 3

Tabelle 43.7. Zu erwartender Wendungserfolg in Abhängigkeit vom Wendungs-Score (nach Newman et al.1993)

Score-Wert	Zu erwartender Wendungserfolg [%]
1	0
2	0
3	14
4	35
5	60
6	64
7	70
8	80
9	100
10	100

▶ Studienbox

Bei Schwarzafrikanerinnen bestehen wesentlich bessere Wendungschancen als bei Weißen. Ursache: Bei Schwarzafrikanerinnen tritt der Steiß erst mit Wehenbeginn ins Becken ein, er bleibt bis dahin gut beweglich über dem Beckeneingang, auch bei Nulliparae. Bei Weißen gelingt die Wendung nach der 37. SSW meist schlechter, weil der Steiß dann schon ins Becken eingetreten ist oder zum Becken Beziehung aufgenommen hat (Hofmeyr et al. 1986). Den gleichen Unterschied in Abhängigkeit von der Hautfarbe bzw. von der ethnischen Zugehörigkeit wurde in China beobachtet (Lau et al. 1997).

Die Erfahrung des Operateurs scheint keinen Einfluss auf das Wendungsergebnis zu haben.

Einige Autoren bezweifeln die Bedeutung der von Newman et al. (1993) in den Vordergrund gestellten Parameter Parität, Plazentalokalisation, Kindsgewicht und Muttermundweite. Als Screening- bzw. Bewertungsparameter unbestritten ist der Höhenstand des vorangehenden Steißes. Alle bisherigen Stellungnahmen zeigen jedoch, dass es nicht ausreicht, ihn **allein** zur Prognoseabschätzung heranzuziehen. Welche Parameterkonstellation am Ende die zutreffendste ist, muss noch ermittelt werden und dürfte ein lohnenswertes Anliegen für die Wissenschaft sein.

Stellenwert der äußeren Wendung

Das erklärte Ziel der äußeren Wendung besteht in der Vermeidung einer Beckenendlagengeburt und der damit verbundenen Risiken für Mutter und Kind. So gesehen ist sie eine prophylaktische Maßnahme. Saling u. Müller-Holve (1975b) bezeichneten die äußere Wendung neben der vaginalen und abdominalen Entbindung als 3. Methode im Beckenendlagen-Management. Um sich als prophylaktisches Verfahren behaupten zu können, sollten 2 Voraussetzungen erfüllt werden:

- Die Risiken und Gefahren müssen für Mutter und Kind gering und
- der Nutzen muss in einer spürbaren Senkung der Zahl vaginaler und abdominaler Entbindungen bei bzw. wegen Beckenendlage nachweisbar sein.

Wenn bei der Patientenselektion die eingangs erläuterten Voraussetzungen und Kontraindikationen zur äußeren Wendung berücksichtigt werden und die praktische Durchführung nach den oben dargestellten Empfehlungen erfolgt, dann ist das fetale Risiko als vertretbar gering zu bezeichnen. Fetale Todesfälle sind seit 1980 selten und in den letzten Jahren gar nicht mehr vorgekommen. Das ist vor allem auf den Narkoseverzicht und die Vorteile der Tokolyse zurückzuführen. Die unmittelbaren Herztonalterationen sind in aller Regel passager und auf eine (infolge Wendungsmanöver) vorübergehend verminderte uteroplazentare Perfusion zurückzuführen. Inzidenz und Ausmaß fetomaternaler Transfusionen sind umstritten und dürften insgesamt eher gering sein. Im Übrigen gibt es heute eine wirksame Anti-D-Immunprophylaxe.

Das Risiko von Nabelschnurkomplikationen infolge Wendungsmanöver liegt unter 1,5% (Zhang et al. 1993). Nach vollzogener Wendung ist es geringer als bei fortbestehender Beckenendlage! Fazit: Das fetale Risiko der äußeren Wendung ist heute – im Gegensatz zu früher – als vertretbar gering einzuschätzen.

Risiken der Mutter standen schon immer hinter denen des Kindes zurück. Sie waren – wenn überhaupt – auf Narkosekomplikationen und vorzeitige Plazentalösungen zurückzuführen. Die Wendung erfolgt heute fast durchgängig ohne Narkose bzw. Inhalationsanalgesie; vorzeitige Lösungen sind extrem selten. Die meisten Befindlichkeitsstörungen (Schwächegefühl, Schweißausbruch, Herzklopfen usw.) sind durch die Tokolyse bedingt. Akute Hypotensionen sind Ausdruck eines Vena-cava-Kompressionssyndroms. Sie sind allesamt schnell rückläufig, können aber vereinzelt zum Abbruch des Wendungsversuches führen. Ein Risiko ist damit in der Regel nicht verbunden.

Der **Nutzen** hinsichtlich einer Senkung der Zahl vaginaler Beckenendlagen- und abdominaler Schnittentbindungen ist vielfach belegt und gilt als unstrittig.

▶ Studienbox

Durch subtile Analyse mehrerer Beobachtungsstudien mit insgesamt 1339 Beckenendlagenschwangerschaften wurde das in ◻ Abb. 43.9 dargestellte Flussbildschema entwickelt (Zhang et al. 1993). Es veranschaulicht den hypothetischen Verlauf von 100 Schwangerschaften, bei denen am Ende der Tragzeit (>35 SSW) ein Wendungsversuch vorgenommen wird. Unter Berücksichtigung aller Eventualitäten in Form der spontanen Rückdrehung nach ursprünglich erfolgreicher Wendung, der Spontanwendung in Schädellage nach vorausgegangenem erfolglosem Wendungsversuch, der primären und sekundären (Emergency-)Sectio ergibt sich, dass 63% der Frauen vaginal und 37% durch Sectio caesarea entbunden werden. Dieses hypothetische Ergebnis entspricht den Angaben in der neueren Literatur (Laros et al. 1995; Osenbrügge-Müller et al. 1996; Frank et al. 1996; Gürewitsch 1999).

Nach Angaben der Bayerischen Arbeitsgemeinschaft für Qualitätssicherung in der stationären Versorgung (BAQ) bestand im Jahr 2002 bei 4% der Einlingsschwangerschaften mit einer Tragzeit von 37–41 SSW eine Beckenendlage. In 77% erfolgte exklusiv wegen Beckenendlage die Entbindung durch primäre Sectio. Berücksichtigt man alle Kinder in Beckenendlage mit Geburtsgewichten von ≥1500 g, so erfolgte in Bayern im Jahr 2002 in 91% der Fälle die Kindsgeburt per sectionem (primäre, sekundäre und Resectio zusammen genommen).

Im Bundesland Thüringen bestand im gleichen Zeitraum bei 4,34% aller Einlingsschwangerschaften zwischen der 37.–41. SSW eine Beckenendlage. Ausschließlich wegen

▼

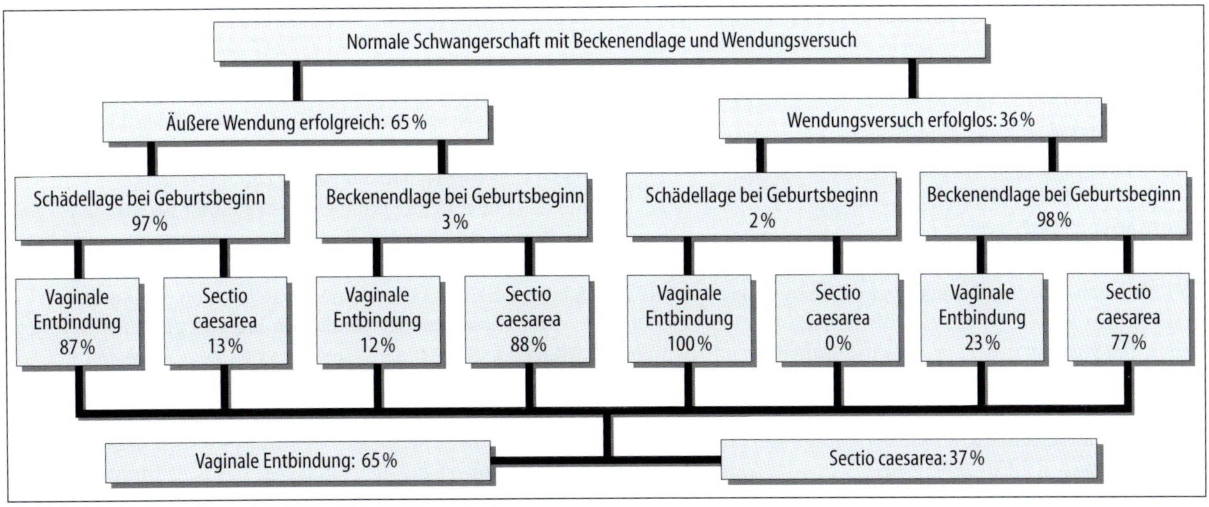

◻ Abb. 43.9. **Äußere Wendung der Beckenendlage in Schädellage.** Theoretisches Ergebniskonzept nach einer Literaturanalyse mit n = 1339 Beckenendlagen in der 35.–37. SSW (nach Zhang et al. 1993)

dieser Diagnose wurde jedoch »nur« in 60,9% eine primäre Sectio vorgenommen. Berücksichtigt man auch hier – wie in Bayern – alle Beckenendlagen mit Kindsgewichten von ≥1500 g so erfolgte in Thüringen die Kindsgeburt in 86,81% per sectionem. Dieser Zahlenwert entspricht in etwa dem internationalen Trend. Er weist aus, dass die Sectiorate in den USA allgemein bei 80–85% liegt und in zahlreichen renommierten Kliniken nicht mehr weit von 100% entfernt ist. Setzt man diesen Zahlen das von Zhang et al. 1993 ermittelte Ergebnis (37% Kaiserschnitte) entgegen, so wird der Nutzen der äußeren Wendung unübersehbar. Mit der signifikanten Verminderung der Zahl abdominaler Schnittentbindungen vermindern sich auch operationsbedingte maternale Morbidität und Mortalität, zudem werden Re-Sectiones bei nachfolgenden Schwangerschaften seltener.

Bei der relativ hohen Erfolgsquote der äußeren Wendung von 60–70% nimmt die Wahrscheinlichkeit, dass bei Wehenbeginn eine Beckenendlage besteht, erheblich ab. Selbst wenn man noch 10–15% Spontanwendungen in Schädellage nach der 37. SSW einberechnet, reduziert sich doch die Inzidenz der Beckenendlage um mehr als die Hälfte (50–70%). Damit wäre die zweite der eingangs gestellten Voraussetzungen für den Einsatz der äußeren Wendung als Prophylaxeverfahren auch erfüllt.

Die **Behandlungskosten** bei Beckenendlage verringern sich in spürbarem Maße, wenn die äußere Wendung generell zur Anwendung käme (vorausgesetzt es bestehen dafür keine Kontraindikationen, auch nicht für Wehentätigkeit bzw. vaginale Entbindung nach erfolglosem Wendungsversuch) (Gifford et al. 1995; Gürewitsch 1999). Außerdem würden dann auch weniger Kaiserschnitte als bei einer Renaissance der vaginalen Beckenendlagenentbindung ausgeführt. Nach Zhang et al. (1993) vermindern sich die Behandlungskosten durch Einführung der äußeren Wendung bei Beckenendlage um 12,3%.

> Die äußere Wendung der Beckenendlage in Schädellage in Terminnähe (> 37 SSW) ist ein für Mutter und Kind sicheres und darüber hinaus kostengünstiges Verfahren. Es senkt die Inzidenz dieser Poleinstellungsanomalie bei Geburtsbeginn und die damit verbundenen Risiken. Von der Reduktion der Sectiorate profitieren vor allem maternale Morbidität und Mortalität. Die Zahl der Re-Sectiones bei nachfolgenden Schwangerschaften ist herabgesetzt. Je höher die bisherige Sectiorate bei Beckenendlage ist, um so höher ist der Benefit durch Einführung der äußeren Wendung.

Alternative Verfahren

Als »alternativ« werden Vorgehensweisen bezeichnet, die von den üblichen bzw. »schulmäßigen« Behandlungen der Humanmedizin abweichen. Sie sind oftmals schon lange bekannt, haben ihre Wurzeln in der sog. Erfahrungsmedizin und nehmen für sich in Anspruch, in besonderem Maße menschen- und umweltfreundlich zu sein. Ihr Nachteil besteht darin, dass sie bislang wissenschaftlich meist nicht validiert wurden. Ein exakter Effektivitätsnachweis steht allgemein aus.

Für die Behandlung bzw. Prophylaxe der Beckenendlage werden von der Alternativmedizin die Moxibustion, die Zilgrei-Methode und die sog. indische Brücke empfohlen.

Moxibustion

Dieses ursprünglich chinesische Verfahren beruht auf ähnlichen Prinzipien wie die Akupunktur. Das Wort Moxibustion setzt sich aus **mogu sa** (jap.) = Brennkraut, Beifuß (Artemisa vulgaris) und dem Partizip **combustus** (lat.) = verbrannt zusammen. Angeblich wurde die Methode der Moxibustion von der Tang-Dynastie (618–907 n. Chr.) beschrieben.

Über den klassischen Akupunkturpunkten werden Zylinder von Beifußblättern abgebrannt. Die dabei entstehende Glut darf die Haut aber nicht direkt berühren oder gar verbrennen. Es darf lediglich die Wärme über 15–20 min zu spüren sein. Zur Begünstigung der spontanen Beckenendlagenwendung werden 2 Moxastäbchen (»Moxazigarren«) über dem Zhiyin-Punkt beider Füße angezündet und abgebrannt. Der Zhiyin-Punkt liegt 3 mm oberhalb des Nagelfalzes der 5. (»kleinen«) Zehe. Diese »Behandlung« wird für 7–10 Tage täglich einmal ausgeführt, bis es bei angeblich 90% der Fälle zu verstärkten Kindsbewegungen und zu gesteigerter Uterusaktivität mit nachfolgender spontaner Beckenendlagenwendung kommt.

> Die wenigen bisher publizierten Nachprüfungen in Europa haben die genannten chinesischen Ergebnisse nicht annähernd bestätigen können. Das Verfahren erfreut sich dennoch zunehmender Beliebtheit, sowohl bei Laien als auch bei Hebammen. Eine abschließende Effektivitätseinschätzung ist derzeit nicht möglich.

Zilgrei-Methode

Es handelt sich um eine spezielle Atemtechnik mit gezielten Korrektivkraftanwendungen, die im Liegen wie im Stehen ausgeführt werden können. Die Hände befinden sich mit ineinander »verzahnten« Fingern hängemattenartig auf der Symphyse und drängen den Leib während einer synchronisierten Einatmung nach oben. In dieser Position verbleiben sie während der Atempause und kehren erst bei der Exspiration zur Symphyse zurück. Der gleiche Algorithmus wird 5-mal hintereinander durchgeführt, etwa 3-mal am Tag.

> Über die Effizienz dieses Verfahrens liegen keine verlässlichen Untersuchungen vor.

Indische Brücke

Mit dieser gefahrlosen Lagerungsübung soll ebenfalls die Spontanwendung der Beckenend- in Schädellage begünstigt werden. Bei der klassischen Anwendungsvariante legt sich die Schwangere mit Hohlkreuz auf eine 30–35 cm erhabene Unterlage. Dabei bildet sich eine Hyperlordose der Lendenwirbelsäule. Kopf und Beine hängen herab, prominentester Punkt ist etwa der Nabel, die Beine sind gespreizt. Dieses Lagerungsmanöver wird 2-mal täglich über je 10 min ausgeführt. Währenddessen sind tiefe Atemexkursionen bei maximaler Relaxation erwünscht.

Von dieser Art der »indischen Brücke« gibt es auch Abweichungen in der Art der Lagerung und in der Auswahl des Lagerungskeils. Im Prinzip sind aber alle Vorgehensweisen gleich: Mit der indischen Brücke soll die Spontanwendung der Beckenendlage in die Schädellage begünstigt werden. Dass dies in gewissem Umfang möglich ist, belegt das Schrifttum (s. Kirschbaum u. Künzel 1996).

43.3.7 Geburt aus Beckenendlage

Solange die Fruchtblase steht und keine Wehen eingesetzt haben, kann grundsätzlich noch eine Spontanwendung der Beckenendlage in Schädellage erfolgen. Nach Wehenbeginn und Blasensprung ist dies unwahrscheinlich, d. h., intrapartale Wendungen aus Beckenend- in Schädellage sind Raritäten.

Wenn bei Schädellage der Kopf geboren ist, folgt der Rumpf in aller Regel – von wenigen Ausnahmen wie bei Schulterdystokie abgesehen – zügig nach. Anders jedoch bei Beckenendlage: Nach der Geburt des kompressiblen und damit modellierbaren Rumpfes ist ohne sachgerechte Assistenz nicht a priori zu erwarten, dass der kindliche Kopf in das Becken eintritt und dieses problemlos passiert. Dazu ist ärztliches Eingreifen im wahrsten Sinne des Wortes erforderlich.

Geburtsmechanismus bei Beckenendlage

Mit Beginn regelmäßiger Wehentätigkeit stellt sich der Steiß mit seinem größten Durchmesser, der sog. Hüftbreite (synonym mit bitrochantärer Achse), in einem der beiden schrägen Beckendurchmesser ein. Bei der **I. Beckenlage** ist die Hüftbreite im 2. schrägen Durchmesser, der Rücken zeigt nach links vorn. Im Fall einer **II. Beckenendlage** verläuft die bitrochantäre Achse im 1. schrägen Durchmesser, der kindliche Rücken ist vorn rechts. Wenn der Steiß auf dem Beckenboden ankommt, führt allgemein die vordere Gesäßhälfte. Der Widerstand des Beckenbodens veranlasst eine Drehung der Fruchtwalze um 45°, wonach sich die Hüftbreite im tiefen Geradstand befindet. Hierbei passt sich die vordere Gesäßhälfte genau in den Schambogenwinkel ein, die bitrochantäre Achse ist mit dem anteroposterioren Diameter deckungsgleich. Schließlich erscheint als Erstes die vordere Gesäßhälfte in der Vulva.

Je mehr die Fruchtwalze tiefer- und austritt, um so mehr zwingt die nach ventral konkave Abbiegung des Geburtskanals, das sog. »Knie des Geburtskanals«, dem Rumpf im Bereich der Lenden- und Brustwirbelsäule eine Lateralflexion auf (◘ Abb. 43.10). Sie wird bei der reinen Steißlage mit hoch geschlagenen Beinen (»extended legs«) erschwert, weil die gestreckten unteren Extremitäten den Rumpf funktionell schienen. So erklärt sich der bei einer Steißlage protrahierte Verlauf der Austreibungsperiode. Bei den anderen Beckenendlagenformen verläuft die Austreibungsperiode zunächst zügiger.

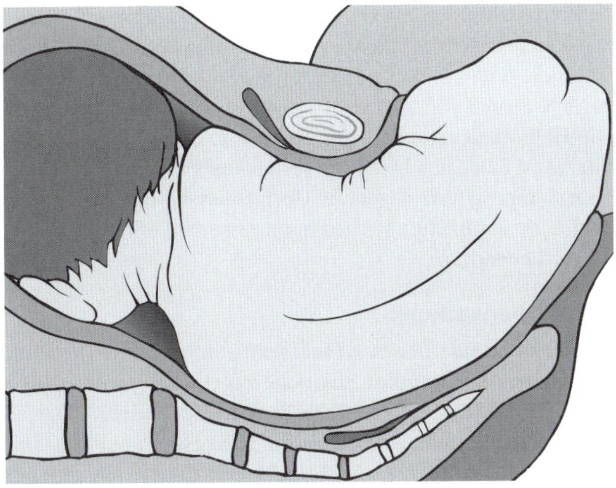

◘ Abb. 43.10. Lateralflexion des Rumpfes gemäß der nach ventral konkaven Abbiegung des Geburtskanals bei einer II. reinen Steißlage

Mit der Lateralflexion der Lenden- und Brustwirbelsäule verbindet sich ein weiterer funktionell bedeutsamer Aspekt: Unter der Wehe baut sich in diesem Bereich der Fruchtwalze eine Haltungsspannung auf, die sich gleich nach Wehenende wieder auflöst. Dadurch »federt« der vorangehende Steiß in der Wehenpause gewissermaßen zurück. Ein Teil des Geburtsfortschrittes, der während der Wehe erreicht wurde, geht dadurch immer wieder verloren. Dieses frustrane Vor- und Rückwärtsgleiten des Steißes verzögert natürlich die Austreibungsperiode. Dem wird bei der Geburtsleitung dadurch entgegengewirkt, dass man den Steiß in jener Position fixiert, die er am Ende der Wehe erreicht hat.

Wenn der Damm passiert ist, d. h., wenn Steiß und Beine geboren sind, wird automatisch die Lateralflexion aufgehoben. Die Schienung durch die hochgeschlagenen Beine entfällt, der Rücken dreht sich nach vorn, weil jetzt die Schulterbreite über einen schrägen (bzw. den queren) Durchmesser in den Beckeneingang eintritt. Der Steiß und der bereits geborene Teil des Rumpfes sind in Verlängerung der Führungslinie steil nach oben gerichtet. Dem kommt entgegen, dass sich die Wirbelsäule nach Geburt der Beine leichter nach hinten abbiegen lässt als zur Seite.

Bei der weiteren Passage des Beckens dreht sich die **Schulter** wieder in den geraden Durchmesser, aus dem sie mit der vorderen Schulter zuerst und nachfolgend mit der hinteren Schulter im »tiefen Schultergeradstand« austritt. Während also die Schulterbreite den sagittalen Beckenausgang (anteroposteriorer Diameter) passiert, beginnt zugleich der **Eintritt des Kopfes ins Becken.** Der kindliche Kopf ist üblicherweise flektiert, d. h., das Kinn berührt die vordere Thoraxwand. Die Arme sind unter dem Kinn auf der Thoraxvorderwand verschränkt. In einem der schrägen Durchmesser tritt der Kopf ins Becken ein und rotiert dann mit dem Hinterhaupt nach vorn unter die Symphyse, um dann unter beigehaltener Flexion auszutreten.

Diese beschriebenen Drehungen und Abbiegungen der Fruchtwalze sind bei der Beckenendlagengeburt gut zu verfolgen, sie »laufen vor unseren Augen ab« (Stoll 1996). Alles in allem dreht sich der Rücken 2-mal zur Seite hin, ebenfalls 2-mal dreht er sich nach vorn. Dass sich der **teilweise geborene Rumpf** steil nach oben richtet, ist auf das »Knie« des Geburtskanals zurückzuführen. In dieser Position muss die Fruchtwalze bei der Spontangeburt »gehalten« werden, will man den vorteilhaften Anpassungsmechanismus nicht stören. Wenn an der Fruchtwalze nicht gezogen wird, behalten die Arme ihre geschützte Position in der Nische zwischen Kinn und vorderer Thoraxapertur. Aus dieser Nische fallen (»prolabieren«) sie gewissermaßen heraus, wenn der **gesamte Rumpf** unter weiterer Dorsalkrümmung **geboren** wird. Für die **Kopfentwicklung** empfiehlt sich der Handgriff nach Mauriceau-Veit-Smellie (in der deutschsprachigen Literatur unkorrekterweise oft nur als Veit-Smellie-Handgriff bezeichnet; s. unten).

Befinden sich Hüft- bzw. Schulterbreite in einem schrägen Beckendurchmesser, zeigt der kindliche Rücken in aller Regel nach vorn-seitlich, also stets in Richtung Bauchwand der Mutter. Nehmen die beschriebenen inneren Drehungen ihren Ausgang vom queren Beckendurchmesser, dann beträgt die jeweilige Rotation nicht 45°, sondern 90°. Der Mechanismus ist prinzipiell der gleiche wie oben beschrieben.

Zu den Raritäten zählt der Fall, dass sich der kindliche Rücken nicht nach vorn, sondern nach hinten dreht. Diese Stellung birgt eine Gefahr in sich: Der geringste Zug an der Fruchtwalze deflektiert den kindlichen Kopf, was die Beckenendlagengeburt (vor allem des Kopfes) erheblich erschwert. Der Winkel, um den sich der kindliche Rumpf bei dieser Rotation (Rücken nach hinten) dreht, beträgt im Übrigen – je nach Drehrichtung – entweder 135° oder gar 225°.

Allgemeines Management der Beckenendlagengeburt

> Die Beckenendlage zählt zur Risikogeburt. Sie erfordert ein höheres Maß an personellen und apparativen Vorkehrungen als die Geburt aus Schädellage.

Wahl des Entbindungsverfahrens

Meistens sind die Patientinnen, wenn sie den Kreißsaal betreten, in allen Details über die Entbindung bei Beckenendlage informiert. Nur vereinzelt besteht noch Informationsbedarf zur Frage »vaginale vs. abdominale Entbindung«. Wenn eine Frau mit der festen Absicht zur Schnittentbindung in die Klinik kommt, ist es allgemein unmöglich, sie für eine vaginale Kindsgeburt umzustimmen. Selbst handfeste Argumente – vorgetragen vom erfahrenen Geburtshelfer – sind dann wirkungslos. Diesen Eindruck wird man sehr bald gewinnen und sollte dann auch keine weiteren frustranen Bemühungen anstellen. Selbst dann nicht, wenn die Sectio ungerechtfertigt erscheint! Sollte aber eine vaginale Entbindung angestrebt werden (engl. »planned vaginal birth« oder »trial of labour«), dann ist zu prüfen, ob alle nachfolgend skizzierten Voraussetzungen erfüllt bzw. erfüllbar sind. Diese Voraussetzungen oder Vorbedingungen betreffen in gleicher Weise geburtshilfliche, organisatorische und logistische Aspekte.

Der Ausdruck **»trial of labour«** könnte aus dem deutschen Sprachverständnis heraus missgedeutet werden. Dieser englische Terminus bedeutet, dass nach sorgfältiger Prüfung aller Vorbedingungen, Ausschluss anerkannter Kontraindikationen, Aufklärung und Einverständnis der Patientin usw. (s. unten) eine vaginale Beckenendlagengeburt angestrebt (= geplant) wird. Ein »trial of labour« ist also eine begründete Indikationsstellung. Bei unserem Sprachverständnis könnte man u. U. annehmen, es hieße »Probegeburt«. Das wäre aber unkorrekt und höchst gefährlich.

- Für die **Schädellage** könnte man den Begriff der Probegeburt gelten lassen, weil im Bedarfsfall die Sectio oder die Entbindung durch Forceps oder Vakuumextraktion immer möglich ist.
- Bei der **Beckenendlage** gibt es spätestens nach Geburt von Steiß oder der Beine den »way of no return«. Deshalb kann ein »trial of labour« nur begonnen werden, wenn die oben genannten Überlegungen für eine vaginale Beckenendlagenentbindung sprechen.

Aus dem deutschen Sprachverständnis heraus wäre die englische Bezeichnung »planned vaginal birth« viel besser. In der englischsprachigen Literatur ist nun aber der Terminus »trial of labour« eingebürgert, er wird von der Mehrzahl der Autoren verwendet und deshalb auch nachfolgend übernommen.

Personalbedarf

Für die Beckenendlagenentbindung gilt das Prinzip des **»one-on-one nursing«**; das heißt, eine approbierte Hebamme steht zur Verfügung, um ausschließlich die Patientin mit Beckenendlage zu betreuen. Sie sollte für keine weiteren Kreißenden zuständig sein! Des Weiteren ist abzusichern, dass sich alle für die Beckenendlagenentbindung erforderlichen Ärzte im »stand by« befinden. Dazu gehören: mindestens 2 Geburtshelfer (ggf. Sectio caesarea) sowie das Narkose- und neonatologische Reanimationsteam. Die ständige Verfügbarkeit eines Operationssaales und die räumlich/technischen Voraussetzungen zur neonatologischen Reanimations- und ggf. Intensivtherapie müssen gesichert sein. Wenn nicht, sollte – sofern geburtsmedizinisch verantwortbar – die Verlegung in ein perinatologisches Zentrum erfolgen.

Ausschluss eines zephalopelvinen Missverhältnisses

Die meisten Autoren empfehlen für die vaginale Entbindung bei Beckenendlage den sicheren Ausschluss eines zephalopelvinen Missverhältnisses durch exakte Fetometrie (vor allem Zephalometrie) und Pelvimetrie. Letztere erfolgte noch vor einigen Jahren mittels Computertomographie (CT). Heute wird die Magnetresonanztomographie (MRT) eindeutig favorisiert, weil sie ohne Röntgenstrahlenbelastung abläuft. Einige Autoren verzichten auf die Pelvimetrie und legen trotzdem beispielgebende Behandlungsergebnisse vor (z. B. Biswas u. Johnstone 1993; Krause et al. 1994, 1997; Feige et al. 1998).

> Allgemein wird gefordert, dass die Differenz zwischen Conjugata vera obstetrica und biparietalem Kopfdurchmesser bei Nulliparae 1,5 cm betragen sollte.

Zum Teil werden hier auch 2,0 cm Differenz gefordert (Halle 1994). Bei Multiparae wird man sich mit 1,0 cm begnügen können. Die Zephalometrie erfolgt per Sonographie. Sie hat bei der Beckenendlage bekanntlich eine etwas höhere Fehlerbreite, die in Grenzsituationen zu beachten ist. Mit Sicherheit muss jedoch ein Hydrozephalus erkannt bzw. ausgeschlossen werden.

Ausschluss von Hyperextension des kindlichen Kopfes

Der Literatur zufolge ist die Beckenendlagengeburt bei hyperextendiertem Kopf erschwert. Das Risiko für neurologische Langzeitschäden ist mit 22 % deutlich erhöht, noch mehr (bis zu 70 %) die Rate an Rückenmarkläsionen. Deshalb wird bei Hyperextension des fetalen Kopfes die Sectio caesarea empfohlen. Die Haltung des kindlichen Kopfes, d. h. ob Flexion oder Deflexion (= Extension bzw. Hyperextension), ist mittels Sonographie eindeutig festzulegen. Im Übrigen ist die Hyperextension auch eine ungünstige Vorbedingung für die äußere Wendung bei Beckenendlage.

Fetale Überwachung

An der kontinuierlichen CTG-Überwachung der Beckenendlagengeburt dürfen keine Abstriche zugelassen werden (FIGO 1994). Bei Beckenendlage ist das Risiko eines Nabelschnurvorfalls deutlich erhöht. Es wird für die reine Steißlage mit 0–2 %, für die Steiß-Fuß-Lage mit 5–10,5 % und für die Fußlage mit 8–10 % beziffert. Die höchste Rate findet sich bei unvollständigen Fußlagen mit 10–28,5 %. Bei Multiparae ist der Nabelschnurvorfall allgemein doppelt so häufig (6 %) wie bei Nulliparae

(3 %). Die perinatale Mortalität ist bei Nabelschnurvorfall deutlich erhöht (bis 38,5 %).

> Nach dem Blasensprung müssen bei Beckenendlage sofort (!) die kindlichen Herztöne kontrolliert werden, um einen okkulten Nabelschnurvorfall auszuschließen. Außerdem ist eine baldmögliche vaginale Untersuchung angeraten.

Prinzipien der Geburtsleitung bei vaginaler Entbindung

> Erste und wichtigste Voraussetzung für die Geburtsleitung ist die genaue Kenntnis des natürlichen Geburtsmechanismus bei Beckenendlage. Ihn ungestört ablaufen zu lassen, ist oberstes Gebot.

Bei den verschiedenen Drehungen aus einem schrägen (bzw. queren) in den geraden Durchmesser und umgekehrt – ablesbar an der Position des kindlichen Rückens – muss man sich in die Abläufe im Inneren des maternalen Beckens hineindenken können. Man beobachet oder tastet den vorangehenden Steiß und sollte dabei vor dem geistigen Auge ablaufen sehen, wie sich die Fruchtwalze, die Schultern oder den Kopf in der jeweiligen Beziehung zum querovalen Beckeneingang bzw. in der Passage durch die Beckenmitte und in Vorbereitung auf die Geburt aus dem längsovalen Beckenausgang verhalten.

Grundsätzlich ist eine Epiduralblockade von Vorteil. Sie mindert die Schmerzen in der meist etwas länger verlaufenden Eröffnungsperiode. Das Entscheidende ist aber wohl die Relaxation von Weichteilansatzrohr und Beckenboden. Wenn die Zangen- oder Klemmwirkung der Levatorschenkel wegfällt, schreitet das Vorrücken der Fruchtwalze nahezu ungehindert voran. Wenn eine Epiduralblockade (synonym mit Periduralblockade) aus organisatorischen Gründen nicht praktikabel ist, dann sollten wenigstens Pudendus- und ausgedehnte Dammanästhesie (Infiltrationsanästhesie) zur Anwendung kommen.

Man verfolgt den natürlichen Geburtsverlauf »gewissermaßen passiv« so lange, bis sich der Steiß kräftig an den Damm anstemmt. In der Wehenpause sinkt der Steiß meist wieder im Weichteilansatzrohr zurück (s. oben). Die folgende Wehe muss zumindest einen Teil ihrer Austreibungskraft dafür verwenden, den Steiß wieder bis dahin voranzutreiben, wo er bereits am Ende der vorhergehenden Wehe stand. Um dieses ineffektive Hin und Her zu vermeiden, empfiehlt es sich, den Steiß in der erreichten Austreibungsposition während der Wehenpause durch Einhaken der Zeigefinger in beide Leistenbeugen zu halten. Der Steiß wird lediglich gehalten – ohne zu ziehen. Alternativ hierzu wird eine kleine Vakuumglocke mit einem Durchmesser von 3 cm, die mit einem Unterdruck von 0,6 kg/cm^2 (60 kPa) an der vorderen Gesäßbacke angesaugt wird, empfohlen (Martius 1986).

Beide Vorgehensweisen sind äquieffektiv; jedoch wurden nach Verwendung der Vakuumglocke Hauthämatome beobachtet, die die Entbundenen beunruhigten. Deshalb wird das erstgenannte Vorgehen favorisiert.

Erst wenn der Steiß durchzuschneiden beginnt, sollte man ihn über 2–3 Wehen unter Zuhilfenahme einer angefeuchteten Windel zurückhalten und die Kreißende auffordern, die Wehe zu veratmen. Dabei baut sich eine kräftige Kontraktionsglocke des Corpus uteri um den kindlichen Kopf auf. Bei höchster Dammanspannung wird eine breite Episiotomie geschnitten. Die Fruchtwalze wird nun unter der Schubwirkung der Wehen auf die Schoßfuge der Mutter geführt, ohne daran zu ziehen.

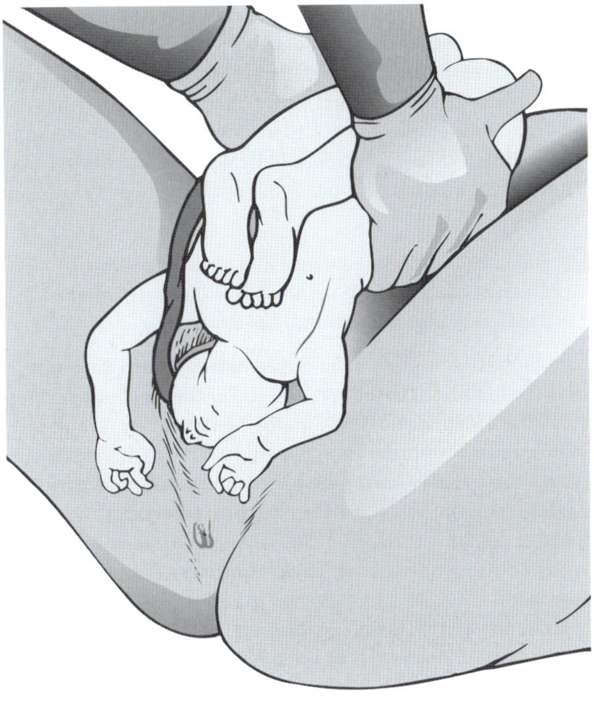

Abb. 43.11. **Fassen der Fruchtwalze mit beiden Händen.** Unter starker Lordose wird die Fruchtwalze zur Schoßfuge der Mutter geführt, wobei die Arme spontan herausfallen und der kindliche Kopf gleich nachfolgt

Mit der nächsten Wehe soll die vollständige Geburt des Kindes erfolgen. Indem die Fruchtwalze weiterhin in der starken Lordose gehalten wird, soll die Geburt der Arme, der Schultern und des Kopfes in einer einzigen Presswehe, d. h. einphasig erfolgen (Abb. 43.11). Tatsächlich fallen die Arme in der Regel bei dieser Geburtsleitung spontan heraus, sodass komplizierte Lösungsmanöver unnötig sind. Genauso spontan sollten und können Schultern und kindlicher Kopf nachfolgen, wenn an der Fruchtwalze nicht gezogen, sie lediglich in Richtung Schoßfuge, d. h. in deutlicher Lordose gehalten wird. Dabei erweist es sich als vorteilhaft, wenn mit dem Setzen der Episiotomie (s. oben) und vor dem aktiven Mitpressen 1,5–3 IE Oxytozin i. v. injiziert werden. Hiernach kommt es oftmals zu der gewünschten »letzten« Presswehe mit kompletter Kindsgeburt. Dieser relativ hohe Oxytozinbolus sollte auch verabfolgt werden, wenn zuvor schon eine Oxytozindauerinfusion lief.

Für diese Art der Geburtsleitung bei Beckenendlage ist die Bezeichnung **assistierte Spontangeburt** korrekt. Das Attribut »assistiert« betrifft primär das Halten der austretenden Fruchtwalze in der Führungslinie. Dadurch wird ein Herabsinken der Frucht verhindert, was eine Verzögerung der Austreibungsperiode nach sich ziehen würde.

Danach führt man die teilweise geborene Fruchtwalze aus der Führungslinie heraus in Richtung Schoßfuge. Hiermit begünstigt man die spontane Arm- und Kopfgeburt. Das Vorgehen erinnert an die Manualhilfe nach Bracht. Es unterscheidet sich aber von der Originalmethode, weil auf die Kompression »von oben« und auf eine Durchtrittsnarkose verzichtet wird. Auch aus dieser Sicht empfiehlt sich die Bezeichnung »assistierte Spontangeburt« der Beckenendlage.

Die beschriebenen Handgriffe zur Spontanentwicklung der Beckenendlage sind eine Art Hilfestellung zur Abkürzung der Austreibungsperiode. Sie erfordern keine Indikationsstellung und könnten in etwa mit dem obligaten Dammschutz sowie Ritgen-Hinterdammgriff bei Schädellagengeburt verglichen werden.

> Kommt es nicht zum spontanen Herausfallen der Arme, sind spezielle Handgriffe zur Armlösung und anschließenden Geburt von Schultern und Kopf erforderlich.

Am häufigsten werden dazu die **Armlösung nach Bickenbach** bzw. die Methode **Lövset** verwendet. Für die Kopfentwicklung steht das **(Mauriceau-)Veit-Smellie-Manöver** zur Verfügung. Mauriceau war wohl der erste, der eine solche Methode 1721 einführte. Sie fiel aber in Vergessenheit und wurde mit geringen Änderungen von Veit u. Smellie 150 Jahre später neu propagiert. Es wäre deshalb korrekter, nicht nur von Veit-Smellie, sondern von der Kopfentwicklung nach Mauriceau-Veit-Smellie zu sprechen.

Zur assistierten Spontangeburt befindet sich die Kreißende in Steinschnittlage. Sie ist mit den Beinstützen an den modernen Entbindungsbetten leicht einzunehmen. Für eine eventuelle Narkose müssen alle personellen und apparativen Voraussetzungen vorhanden sein. Der Anästhesist ist ebenso in »stand by« zu halten wie der Neonatologe. Befindet sich der Steiß auf dem Beckenboden – und kommt es in dieser Phase zu schweren fetalen Beeinträchtigungen – so kann immer noch die Schnittentbindung indiziert und mit kürzest möglicher »**Entschluss-Entwicklungs-Zeit**« (E-E-Zeit) ausgeführt werden. Bei vergleichbarer Geburtssituation in Schädellage (Stand auf Beckenboden) würde man sich zur Extraktion per forcipem entschließen. Ansonsten bliebe bei Beckenendlage neben der Sectio nur die ganze Extraktion übrig. Sie würde aber bedeuten, dass sich Hypoxie und mögliches geburtsmechanisch bedingtes Trauma für das Kind unheilvoll potenzierend auswirken. Deshalb ist eine ganze Extraktion unter diesen Prämissen der Emergency-Sectio unterlegen.

Cave

Allgemein gilt, dass das Kind von dem Moment an hypoxiegefährdet ist, wenn auf der Rückenseite der Angulus caudalis scapulae bzw. auf der Bauchseite der Nabelschnuransatz geboren ist. Von jetzt an sollte die Geburt zügig, am besten in einer nachfolgenden Wehe erfolgen.

Einige Autoren messen mittels Stoppuhr die Zeit, die zwischen Sichtbarwerden des Nabels und Geburt des Kopfes (**Nabel-Mund-Zeit**) vergeht. Sie soll weniger als 3–5 min betragen. Ggf. sind in dieser Geburtsphase Extraktionsoperationen mit Armlösung und Kopfentwicklung erforderlich. Die dazu empfohlenen Handgriffe bzw. Zangentechniken sind Gegenstand geburtshilflicher Operationslehren (z.B. Martius 1986, 1994).

Äußerst selten dreht sich der kindliche Rücken im Verlauf der Rumpfentwicklung nach dorsal (hinten). Dann ist das Gesicht symphysenwärts gerichtet. Sofern man den Mund erreichen kann, ist ein »**umgekehrter**« **(Mauriceau-)Veit-Smellie-Handgriff** gut möglich. Hierdurch wird die Flexion des Kopfes

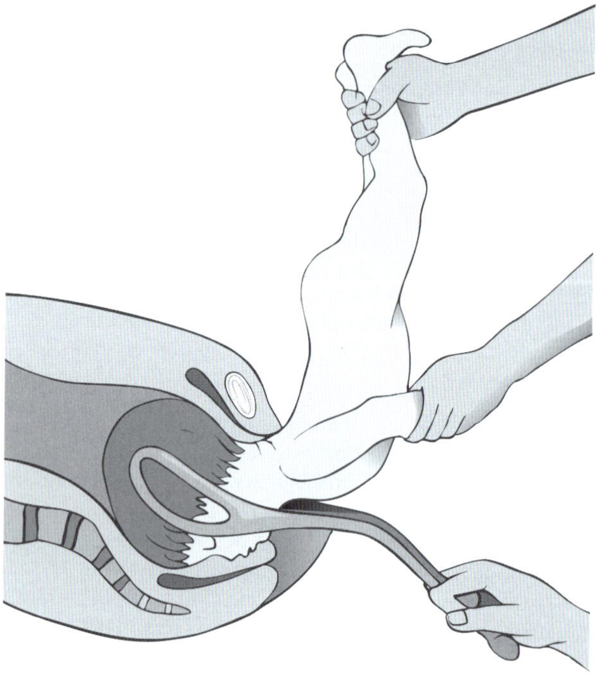

Abb. 43.12. **Zangenextraktion am nachfolgenden Kopf.** Ein Assistent hält Beine und Arme und führt den Rumpf mit angedeuteter Lordose in Richtung Schoßfuge der Mutter. Der Operateur hat die Zangenlöffel biparietal angelegt. Die Extraktionstechnik ist dann mit der bei Schädellage identisch

aufrechterhalten, die große Fontanelle ist Stemmpunkt am Unterrand der Symphyse. Die Fruchtwalze ruht auf dem Unterarm, wobei der Nacken gabelförmig umfasst und so extrahiert wird.

Lediglich bei stark deflektiertem Kopf steht der Mund hinter der Symphyse. Dann ist der umgekehrte Prager Handgriff indiziert. Die eine Hand des Geburtshelfers umfasst den Nacken gabelförmig, die andere schwenkt den Kindskörper in Richtung Unterbauch der Mutter. Dann gelingt es meist, den Kopf zu entwickeln. Stemmpunkt an der Symphyse ist der Kehlkopf.

Für die vereinzelt notwendige Zangenextraktion des nachfolgenden Kopfes verwendet man in den USA die Piper-Zange. Jedoch eignet sich hierfür genausogut die Zange nach Shute – oder Kielland. Das Kind muss dabei von der Assistenz senkrecht nach oben mit Rückenlordose gehalten werden (Abb. 43.12). Die Extraktion wirkt kompliziert, ist in praxi bei Anästhesie des Beckenbodens (s. oben) und ausgiebiger Episiotomie aber unproblematisch.

Maternale Prognose

Die vaginale Entbindung bei Beckenendlage des Kindes ist zweifellos mit einer geringeren maternalen Morbidität und Mortalität behaftet als die Entbindung per sectionem. Dennoch ist das Risiko für die Mutter nicht Null. Dies ist auf folgende Ursachen zurückzuführen:

- Infektionen durch die intravaginalen (und ggf. intrauterinen) Manipulationen, die bei Beckenendlage häufiger als sonst erforderlich sind,
- Uterusruptur bei ausgezogenem unterem Uterinsegment und schwieriger Kopfentwicklung,

- Zervixrisse, vor allem durch Kindsentwicklung bei noch nicht vollständiger Muttermundseröffnung,
- ausgedehnte Episiotomie (Perineotomie),
- uterine Atonie und konsekutiv erhöhte Blutverluste durch Relaxation des Uterus bei vorausgegangener Anästhesie.

Diese Einflussgrößen bedingen die Gesamtmorbidität der Mutter. Sie ist bei Entbindungen aus Beckenendlage höher als bei Schädellage des Kindes. Der Unterschied beruht darauf, dass bei Schädellage weniger oft intravaginal bzw. intrauterin manipuliert wird, dass das untere Unterinsegment bei der Kopfentwicklung nicht (mehr) gefährdet ist und dass weniger ausgedehnte Episiotomien notwendig sind.

> ▶ **Studienbox**
>
> Bezogen z. B. auf das gesamte Geburtengut in Bayern 1996 betrug die Müttersterblichkeit bei der Spontangeburt 0,0175‰ (2:113867), die Sectioletalität 0,2378‰ (5:21021), also das 13fache! Auch bei der Beckenendlage ist die Sectio caesarea stärker belastet als die vaginale Spontangeburt. Fieber post partum ist nach Sectio 6-mal häufiger als nach Spontangeburt (25 vs. 4%), die Transfusionsfrequenz ist 3-mal so hoch (6 vs. 2%).

- Auch Thromboembolien – insgesamt selten – sind nach der Sectio caesarea häufiger.
- Die stationäre Verweildauer ist post sectionem länger als nach vaginaler Beckenendlagenentbindung.
- Für die nachfolgende Schwangerschaft bedeutet die Schnittentbindung ebenfalls ein deutlich erhöhtes Risiko:
  - Re-Sectiones wegen der vorausgegangenen abdominalen Schnittentbindung,
  - Narbendehiszenz (Uterusruptur) und
  - Hysterektomie wegen Komplikationen durch Uterusruptur.
- Ob die Fertilität post sectionem vermindert ist, wurde bisher nicht eindeutig belegt.
- Die meisten Sectiohysterektomien werden wegen Uterusruptur nach vorausgegangener Schnittentbindung (Narbenruptur) ausgeführt.

Für viele Autoren ist die erhöhte Morbidität der Mutter nach Sectio caesarea einer der triftigsten Gründe, die zuweilen großzügige Sectioindikation bei Beckenendlage zu überdenken (Gifford et al. 1995). Dass heute mehr denn je auch die höheren Kosten der Schnittentbindung (gegenüber der vaginalen Spontangeburt) ins Gewicht fallen, wurde schon erwähnt.

Kindliche Prognose der Beckenendlage

Bis in die 1960er-Jahre war es international üblich, Patientinnen mit Beckenendlage vaginal zu entbinden. Dann aber mehrten sich die Mitteilungen, dass die »bekanntermaßen« schlechte Prognose der Beckenendlagenkinder im wesentlichen auf Hypoxie und Trauma zurückzuführen sei – beides eine Folge der vaginalen Geburt. Der Vorgang der vaginalen Entbindung prädisponiere sogar dafür, dass Hypoxie und Trauma gehäuft zusammentreffen und sich dann potenzierend unheilvoll auswirken. Am Ende steht ein »fetal outcome«, das nach vaginaler Beckenendlagengeburt überwiegend schlechter sei als nach Sectio caesarea. Für diese These sprächen die 3- bis 4fach erhöhte perinatale Mortalität, die schlechteren Apgar- und pH-Werte in der Nabelschnurarterie, die höhere Verlegungsrate zur neonatologischen Intensivtherapie und die bei vaginal geborenen Beckenendlagenkindern häufigere »cerebral palsy« (spastische Zerebralparese). Zu diesen und ähnlichen Einschätzungen kommen selbst noch Übersichtsartikel und Metaanalysen jüngeren Datums (z. B. Cheng u. Hannah 1993; Gifford et al. 1995).

So verwundert es nicht, wenn heute 70–85% der Frauen mit Beckenendlage per sectionem entbunden werden. In einigen Kliniken ist keine große Steigerung mehr erforderlich, um die 100-%-Marke zu erreichen. Dennoch werden gerade in den letzten Jahren die Zweifel immer lauter, ob denn die generelle Sectio wirklich berechtigt sei. Schließlich wird selbst von den oben genannten Autoren eingeräumt, dass die Aussage über das schlechtere »fetal outcome« nach vaginaler Beckenendlagenentbindung möglicherweise auf Erfassungsfehlern (»selection bias«), fehlender Randomisierung, unterschiedlicher Geburtsleitung und -überwachung, Vermischung von Termin- und Frühgeburten, Nichtberücksichtigung der geplanten Entbindungsvariante, Vermischung primärer und sekundärer Sectiones, uneinheitlicher Position zur geburtshilflichen Epiduralblockade usw., also auf methodologischen Fehlern beruhen könnte.

Wenn sich dieser Eindruck aber bewahrheitet, dann könnte sich das derzeitige Beckenendlagen-Managment u. U. grundlegend ändern und die Sectio ihren Stellenwert als »mit Abstand sicherste, den Fetus am meisten schonende und deshalb stets zu bevorzugende Entbindungsvariante« mehr und mehr verlieren.

> ▶ **Studienbox**
>
> Wie strittig der Sachverhalt ist, beweisen 2 Artikel, die in einem Heft des Arch Gynecol Obstet unmittelbar nacheinander publiziert wurden: Der eine wird überschrieben mit »Spontane Beckenendlagenentwicklung – Plädoyer für die Natürlichkeit« (Stoll 1996), der andere mit »Beckenendlagen – Plädoyer für die Entbindung durch Sectio caesarea« (Lorenz u. Drack 1996). Vor dem Hintergrund der gegebenen Verunsicherung sollen weitere Publikationen analysiert werden, die die o. g. methodologischen Fehler vermeiden:
>
> Feige und Krause (1994, 1997, 1998, 2002) streben bei Beckenendlage grundsätzlich die vaginale Entbindung an, solange keine absolute Sectioindikation besteht. Die Selektion erfolgt im Rahmen der Schwangerenbetreuung durch kompetente Klinikärzte. Zu den Selektionskriterien gehören vor allem klinische Beckenaustastung (keine bildgebenden Verfahren!) und fetale Biometrie mittels Ultraschall. Die Entbindung erfolgt unter Epiduralblockade, die Kindsentwicklung nach Bracht.
>
> Nach Auswertung von über 1200 Geburtsverläufen kamen die Autoren zu folgendem Resumé:
>
> - Bei etwa 2 Drittel aller Beckenendlagenschwangerschaften kann eine vaginale Kindsgeburt ohne Nachteile hinsichtlich Früh- und Spätmorbidität erfolgen.
> - Der Nabelarterien-pH-Wert ist nach vaginaler Beckenendlagengeburt häufiger abgesenkt. In den meisten Fällen handelt es sich aber um kurzfristig erworbene respiratorische Azidosen, die die Neonaten rasch kompensieren.
>
> ▼

- Bei Vorhandensein der aufgeführten personellen, apparativen und baulichen Voraussetzungen und nach gezielter Patientenselektion ist das »fetal outcome« der vaginalen Beckenendlagenentbindung nicht schlechter als nach Sectio caesarea.

Nach einem seit Jahren unverändert feststehenden Protokoll wurden n = 1212 Beckenendlagenschwangerschaften selektiert (Albrechtsen et al. 1997). Danach waren 66,9% der Patientinnnen für vaginale und 33,1% für abdominale Entbindung vorgesehen. Nach Abzug der intrapartal notwendigen Emergency-Sectiones verbleiben n = 639 (52,7%) vaginale Beckenendlagenentbindungen. Jedem vaginal und jedem durch Emergency-Sectio geborenen Kind wurde ein entsprechender Kontrollfall aus vaginaler Schädellagengeburt sowie eine Notfallsectio bei Schädellage zugeordnet. Bei n = 1144 Neonaten bestanden korrekte Auswertungsvoraussetzungen. Resümee:

- Die nach vaginaler Beckenendlagengeburt beobachtete Häufung von neonatalen Depressionszuständen (gemessen an < Apgar-Werten) hatte keinerlei Einfluss auf die Spätmorbidität.
- Die Rate intrakranieller Blutungen ist bei vaginaler Beckenendlagengeburt nicht höher als nach Geburt aus Schädellage.
- Die traumatische Morbidität – gemessen an Frakturen, Quetschungen, Hämatomen und Ödemen – ist bei vaginaler Beckenendlagengeburt höher als bei vaginaler Entbindung aus Schädellage (Verhältnis 3:1). Diese Läsionen stellen dennoch kein bedeutsames Problem dar und waren stets reversibel.
- Bei Vorhaltung der genannten personellen, apparativen und räumlichen Voraussetzungen ist die vaginale Beckenendlagengeburt ebenso sicher wie die Geburt per sectionem oder aus Schädellage.

▼

In einer anderen Studie wurden n = 1387 Beckenendlagengeburten einem Langzeit-follow-up bis zum Eintritt in das Schulalter unterzogen (Danielian et al. 1996). In 34,8% (n = 482) der Fälle handelte es sich um eine geplante abdominale und in 65,2% (n = 905) der Fälle um eine geplante vaginale Entbindung (Emergency-Sectio eingeschlossen). Bei n = 269 (19,4%) Kindern wurden Handikaps unterschiedlicher Schweregrade festgestellt. Der Anteil geplanter abdominaler (37,2%) und geplanter vaginaler Entbindungen (62,8%) entsprach der Relation im Gesamtkollektiv.

In ◘ Tabelle 43.8 sind die verschiedenen Handikaps im Bezug auf die jeweilige Entbindungsvariante aufgeschlüsselt. Resümee:

- Bei geplanter vaginaler Entbindung ist die Langzeitmorbidität nicht nennenswert höher als nach Geburt durch Sectio caesarea (20,7% vs. 18,7%).
- Auch schwere Handikaps kommen nach vaginaler Beckenendlagengeburt nicht wesentlich häufiger vor als nach abdominaler Schnittentbindung (2,9% vs. 1,4%).

Weitere Publikationen neueren Datums kommen zu der gleichen Aussage. Damit dürfte hinreichend belegt sein, dass die vaginale Beckenendlagengeburt nicht a priori mit einer schlechten Prognose assoziiert ist. Die bisher vorherrschende Meinung, daß die Sectio caesarea für das Beckenendlagenkind die schonendere Entbindungsvariante darstelle, die zugleich eine niedrige Früh- und Langzeitmorbidität garantiere, ist dringend revisionsbedürftig.

> Die fetale bzw. kindliche Prognose ist bei der vaginalen Beckenendlagengeburt unter den ausführlich erörterten Voraussetzungen (Screening, Management gemäß Protokoll, komplettes Equipment) keinesfalls schlechter als bei der abdominalen Schnittentbindung.

Deshalb gibt es u. E. keinen Grund, zur »Schonung« des Kindes die Sectiofrequenz weiter eskalieren zu lassen. Im Gegenteil: Sie

◘ Tabelle 43.8. **Häufigkeit der verschiedenen Handikaps nach geplanter abdominaler bzw. geplanter vaginaler Entbindung bei n = 1387 Beckenendlagen** (aus Danielian et al. 1996, Prozentzahlen in Klammern)

	Schwere Handikaps	Verzögerter Sprechbeginn	Wachstumsverzögerung	Allgemeiner Entwicklungsrückstand	Eingeschränkte Motorik	Krämpfe	Visusstörungen	Hörstörungen	Psychiatrische Auffälligkeiten	Handikaps insgesamt
Geplante elektive Sectio caesarea (n = 482)	14 (2,9)	28 (5,8)	4 (0,8)	13 (2,7)	3 (0,6)	15 (3,1)	18 (3,7)	18 (3,7)	13 (2,7)	100 (20,7)
Geplante vaginale Entbindung (n = 905)	13 (1,4)	44 (4,9)	8 (0,9)	13 (1,4)	1 (0,1)	13 (1,4)	25 (2,8)	42 (4,6)	17 (1,9)	169 (18,7)
Total (n = 1387)	27 (1,9)	72 (5,2)	12 (0,9)	26 (1,9)	4 (0,3)	28 (2,0)	43 (3,1)	60 (4,3)	30 (2,2)	269 (19,4)

sollte nur bei berechtigten Kontraindikationen zur vaginalen Entbindung eingesetzt werden. Die einst von Kubli (1975) aufgestellte Empfehlung zur »systematischen Schnittentbindung bei allen Beckenendlagen« – Reife vorausgesetzt–, gründete sich auf die inzwischen widerlegten Unterstellungen (s. oben) und sollte deshalb unwiderruflich der Vergangenheit angehören.

Juristische und Weiterbildungsaspekte

Die Mehrzahl der Frauen (70–85 %) wird zweifellos durch primäre elektive Sectio caesarea entbunden. Der Trend ist weiterhin ansteigend. Einige Kliniken haben sich bereits zur generellen Sectio bekannt. Andere empfehlen das Gegenteil: Wenn keine absolute Indikation zur Sectio besteht, sollte – wann immer möglich – eine vaginale Beckenendlagengeburt (»trial of labour« sive »planned vaginal birth«) angestrebt werden. In diesem Spannungsfeld zwischen 2 Extremen muss der praktizierende Geburtsmediziner seine Entscheidungen treffen und auch verantworten.

> Derzeit gibt es keine verbindliche Lehrmeinung für die Behandlung der Beckenendlage am Termin (> 37 SSW). »The management of labor in a woman with a breech presentation is different around the world« (Spellecy 1995).

Für diese Verwirrung und konsekutive Verunsicherung gibt es mehrere Ursachen. Eine davon ist die Fehldeutung der nach vaginaler Beckenendlagengeburt oftmals verminderten NA-(Nabelschnurarterien-)pH- und Apgar-Werte. Vor diesem Irrtum war auch kein Geringerer als F. Kubli (1975) gefeit. Heute wissen wir, dass die Messwerte der soeben genannten Parameter in aller Regel nichts anderes als eine passagere respiratorische Azidose angezeigt haben. Sie wird vom Neonaten rasch ausgeglichen bzw. kompensiert. Der unterstellte Zusammenhang mit schweren irreversiblen Zerebralschäden (»cerebral palsy«) besteht nicht! Das gilt heute als gesichert.

Weiterhin wurde nachgewiesen, dass sich die Langzeitmorbidität des Neonaten durch die abdominale Schnittentbindung **nicht** verbessern lässt. Die Sectio caesarea erhöht aber unzweifelhaft die Risiken und Gefahren für die Mutter, usw. An der Frauenklinik Suhl hat es sich bewährt, der Patientin ein Informationsblatt vorzulegen und danach die Entscheidung zum geburtshilflichen Vorgehen zu treffen (Abb. 43.13).

Wenn die Langzeitmorbidität der vaginal aus Beckenendlage Geborenen höher ist als bei Schädellagenkindern, so spiegelt sich darin auch ein ätiologischer Aspekt wider: das häufigere Vorkommen der Beckenendlage bei chronisch hämodynamischer Plazentainsuffizienz mit konsekutiver pränataler Beeinträchtigung (eingeschränkte Motorik, herabgesetzter Muskeltonus) sowie bei fetalen Erkrankungen.

Wenn dann post natum bzw. im Verlauf des 1. Lebensjahres neurologische oder andere körperliche bzw. psychische Abnormitäten auffallen, so dürfen sie **nicht** a priori dem Management bei der vaginalen Beckenendlagengeburt angelastet werden. Dies sollte – mehr als bisher geschehen – von der Rechtsprechung und vor allem von den medizinischen Gutachtern berücksichtigt werden! Es darf nicht sein, dass die Entscheidung zwischen vaginalem Entbindungsversuch vs. Sectio caesarea von der Furcht vor juristischen Konsequenzen geprägt wird.

> Längst ist von einer Art »Defensivmedizin« die Rede, die die geburtshilfliche Entscheidungsfreude und -bereitschaft paralysiert und die ärztliche Weiterbildung behindert. Wenn immer weniger Beckenendlagen vaginal entwickelt werden, nimmt die Erfahrung bei der manuellen Hilfeleistung unter der Geburt ab und reziprok die Unsicherheit zu.

Es wird davon ausgegangen, dass die zukünftigen Fachärzte bei der aktuellen Entwicklung der klinischen Geburtshilfe 10-mal mehr Erfahrung mit der Sectio caesarea als mit der vaginalen Beckenendlagenentwicklung sammeln (Spellecy 1995). Dieser Aspekt könnte das zukünftige Beckenendlagen-Management negativ prägen. Damit wird ein traditionelles Wirkungsfeld des Geburtshelfers preisgegeben. Außerdem besteht zunehmend die Gefahr, dass der Kliniker das Manual der Beckenendlagenleitung nicht beherrscht und somit auch im Notfall nicht einsetzen kann. Wie soll dann in Zukunft eine Kreißende ärztlich betreut werden, die mit durchschneidendem Steiß zur Entbindung eingeliefert wird? Wer entwickelt den 2. Zwilling, der sich nach vaginaler Schädellagengeburt des ersten in Beckenendlage befindet? Hier greifen also juristische und Ausbildungsaspekte ineinander.

43.3.8 Schlussfolgerungen für die geburtshilfliche Praxis

> ▶ **Empfehlung**
>
> Solange keine allgemein anerkannten Behandlungsempfehlungen formuliert sind, sollte jede Geburtsklinik nach einem eigenen Protokoll verfahren. Darin sind die Kriterien für die Patientenselektion, das intrapartale Management, die personellen, apparativen und räumlichen Voraussetzungen (Absprachen mit Anästhesist, Neonatologen, Bereithalten eines Operationssaales), die postnatalen und postpartalen Kontrollmechanismen usw. formuliert.

Die wichtigsten Festlegungen, nach denen in der Klinik für Frauenheilkunde und Geburtsmedizin in Suhl/Thüringen verfahren wird, sind die folgenden:

- **Patientenselektion:** Sie wird von einem kompetenten Klinikarzt (vorzugsweise Kreißsaalarzt, geburtshilflicher Oberarzt, Klinikchef) vorgenommen und stellt in den Vordergrund, ob eine vaginale Entbindung aufgrund der Vorbedingungen grundsätzlich möglich ist. Dazu werden als Beurteilungsparameter herangezogen: Parität, gesicherte Tragzeit (> 37 SSW), Einlingsschwangerschaft, Vitalität des Fetus, geburtshilfliche Anamnese (Blutungen in graviditate?), maternale Erkrankungen (Gestose, Diabetes, Gerinnungsstörungen), erklärter Wunsch (ggf. unumstößliche Absicht) der Patientin hinsichtlich Entbindungsmodus, Ausschluss eines zephalopelvinen Missverhältnisses (Sonographie, klinische Beckenaustastung, MRT), Ausschluss von Hyperextension des kindlichen Kopfes, Position der Beine (reine Steiß- oder Steiß-Fuß-Lage), geschätztes Kindsgewicht (< 4000 g), Ausschluss von asymmetrischer intrauteriner fetaler Retardierung, Stellung des kindlichen Rückens (hinten?), Lage der Plazenta (Vorderwand?), Ausschluss schwerwiegender fetaler Fehlbildungen, Fruchtwassermenge, Höhenstand des vorangehenden Steißes im Bezug auf den Beckeneingang, Kontraindikation für β-Mimetika und fetales Befinden (CTG, Doppler). Danach ist eine Vorent-

Die SRH-Gruppe

Zentralklinikum gGmbH,
Südthüringen

Akademisches Lehrkrankenhaus der
Friedrich-Schiller-Universität Jena

INFORMATIONSBLATT DER FRAUENKLINIK SUHL

Entbindung aus Beckenendlage

Klinik für
Frauenheilkunde und
Geburtsmedizin

Chefarzt
Prof. Dr. med. habil.
U. Retzke

Sehr verehrte Patientin,

wie Sie bereits wissen, befindet sich Ihr Kind im Mutterleib in einer Beckenendlage, auch Steißlage genannt. Das ist bei 3--5 % aller ausgetragenen Schwangerschaften der Fall. Im Verlauf der Schwangerschaft stellt der Frauenarzt anläßlich der Mutterschafts-Vorsorgeuntersuchungen wesentlich häufiger eine Beckenendlage fest. Zum Tragzeitende hin wird dann meist die Schädellage eingenommen. Die Gründe für das Ausbleiben dieser inneren Kindswendung („Drehung") können sowohl auf Seiten der Mutter -- aber auch des Kindes -- liegen. In der Mehrzahl lassen sich keine Ursachen aufdecken.

Wir gehören zu den Frauenkliniken, die in der 37. Schwangerschaftswoche -- also 3 Wochen vor dem Geburtstermin -- bei noch nicht erfolgtem Blasensprung, bei Wehenlosigkeit und Erfülltsein einiger anderer Voraussetzungen die „äußere Wendung" anbieten. Hierbei wird angestrebt, das ungeborene Kind mit bestimmten Handgriffen aus der Beckenendlage um 180° zu drehen und in Schädellage zu bringen. Diese Maßnahme ist schmerzlos, wird selbstverständlich ohne Narkose ausgeführt, und ist bei uns in ca. 60 % erfolgreich.

Wenn bei Ihnen, verehrte Patientin, eine solche äußere Wendung nicht erfolgreich war oder nicht versucht wurde, so muß nun entschieden werden, ob die Entbindung durch die Scheide (also vaginal) oder durch Kaiserschnitt erfolgen soll. Wir wollen Ihnen mit diesem Informationsblatt einige Erklärungen und damit Hilfestellung geben.

Die Ansichten zum Problem „vaginale Kindsgeburt oder primärer Kaiserschnitt" bei Beckenendlage des Kindes waren in den letzten Jahrzehnten keinesfalls einheitlich. Es gab und gibt Kliniken, die vorzugsweise, d. h., ohne eigentlichen medizinischen Grund den Kaiserschnitt empfehlen. Angeblich mindere man hiermit den Geburtsstreß für das Kind und verbessere dessen weitere Entwicklungschancen. Natürlich nimmt die Mutter dabei Risiken auf sich, die 3--5 mal höher sind als bei der vaginalen Kindsgeburt. Zu diesen Operationsrisiken zählen: Blutverlust mit ggfs. Notwendigkeit von Bluttransfusionen, Wundheilungsstörungen, Thrombose-Embolie, Infektionen, Spätkomplikationen durch innere Verwachsungen, erneuter Kaiserschnitt bei nachfolgender Schwangerschaft, längere stationäre Verweildauer usw.

Studien der letzten Jahre haben nun aber gezeigt, daß sich mit dem Kaiserschnitt keinesfalls grundsätzlich ein Vorteil für das Kind verbindet. Das lenkte

Seite 2

Die SRH-Gruppe

Zentralklinikum gGmbH,
Südthüringen

Akademisches Lehrkrankenhaus der
Friedrich-Schiller-Universität Jena

erneut die Aufmerksamkeit auf die vaginale Kindsgeburt. Eine Schnittentbindung muß nach Angaben des neueren Schrifttums und nach unseren eigenen langjährigen Erfahrungen begründet sein. Das ist z.B. bei einem engen mütterlichen Becken, bei unnormaler Lage des Mutterkuchens („Placenta praevia") usw der Fall. Auch bei geplanter vaginaler Kindsgeburt wird man immer auf einen Kaiserschnitt übergehen, wenn sich z.B. Komplikationen mit Sauerstoffmangel im Kind anbahnen. Wenn aber alle Voraussetzungen für eine vaginale Kindsgeburt erfüllt sind, dann sollte nicht von vorn herein ein Kaiserschnitt gewählt werden. Der Zustand des Neugeborenen und seiner weiteren Entwicklung ist nach Kaiserschnitt nicht grundsätzlich besser als nach vaginaler Kindsgeburt! Das ist zwischenzeitlich eindeutig belegt, auch durch unsere eigenen Erfahrungen.

Für die vaginale Kindsgeburt ist bei Beckenendlage allerdings ein höherer personeller, apparativer und organisatorischer Aufwand nötig als bei Schädellage. Dazu gehören z.B. die Anwesenheit von zwei Frauenärzten, die Bereitschaft von Kinder- und Narkosearzt, die Verfügbarkeit der Epiduralblockade, die grundsätzliche Ausführung eines Scheiden-Dammschnittes usw. Alle diese und weitere Voraussetzungen sind in der Frauenklinik Suhl erfüllt. Deshalb prüfen wir sorgfältig, ob die normale vaginale Kindsgeburt geplant werden und erfolgen kann. Wir teilen Ihnen das Ergebnis unserer ärztlichen Untersuchungen mit und geben Ihnen eine korrekte Begründung für den einzuschlagenden Weg, d. h., ob vaginale Kindsgeburt oder Kaiserschnitt. Wenn wir den vaginalen Geburtsweg anraten, dann können Sie sicher sein, daß ein Kaiserschnitt keinen Vorteil für Ihr Kind bedeuten würde, wohl aber die o.g. Risiken für Sie als Mutter.

Deshalb: Führen Sie ein Gespräch mit dem diensthabenden Kreißsaal- und Oberarzt bzw. Chefarzt, um mit Zuversicht und auch innerer Sicherheit der Kindsgeburt entgegen zu sehen. Wir tun alles dafür, daß Sie mit einem durch den Geburtsvorgang möglichst unbeeinträchtigten Kind bald wieder nach Hause können.

Prof.Dr.med.habil. U. Retzke
Chefarzt

Abb. 41.13. Informationsblatt der Frauenklinik Suhl

scheidung über den Entbindungsmodus (vaginal vs. abdominal) möglich. Ausführliche Aufklärung und Beratung der Patientin darüber, dass die vaginale Entbindung für das Kind **nicht** unsicherer bzw. risikoreicher als die Geburt per sectionem ist.

- **Angebot der äußeren Wendung:** Sofern keine Kontraindikationen für Wehen und vaginale Entbin-dung bestehen, wird der Patientin grundsätzlich die äußere Wendung empfohlen – aber nicht aufgedrängt. (Voraussetzungen s. oben). Das Wendungsmanöver wird vorzugsweise in der 37.–38. SSW ausgeführt.
- **Vaginale Entbindung (Indikation/Kontraindikation):** Die vaginale Kindsgeburt ist bei Beckenendlagen die stets zu bevorzugende Entbindungsvariante. Die Beckenendlage ist für sich allein keine Indikation zur Sectio caesarea, auch nicht bei Nulliparae! Sofern keine Kontraindikationen für Wehen und vaginale Beckenendlagengeburt bestehen, sollten der Patientin die Vorzüge der vaginalen Entbindung dargelegt werden. Wenn sie diese jedoch ablehnt, und wenn sie vom Vorbehandler auf Schnittentbindung eingestimmt wurde, sollte man die gewünschte Sectio nicht ablehnen. Die Epiduralblockade sollte für die Beckenendlagenentwicklung genutzt werden.
- **Elektive Schnittentbindung:** Sie ist indiziert bei zephalopelvinem Missverhältnis, Kontraindikationen zur vaginalen Beckenendlagengeburt, geschätztem Kindsgewicht > 4000 g, Hyperdolichozephalie bzw. Hyperextension des kindlichen Kopfes, Frühgeburt (nach einigen Autoren erst <33., nach anderen < 34. SSW) asymmetrischer intrauteriner fetaler Retardierung, eingeschränkter Kondition bzw. vitaler Bedrohung des Fetus (CTG, Doppler) und dorsoposteriorer Position.

Nach den Empfehlungen der Standardkommission »Beckenendlage« der Deutschen Gesellschaft für Gynäkologie und Geburtshilfe (1984) sollte nur bei einem Schätzgewicht < 3400 g eine vaginale Beckenendlagengeburt erwogen werden. Diese Gewichtsgrenze liegt aus heutiger Sicht eindeutig zu tief. Derzeit wird eine Grenze bei 4000 g gezogen.

- **Sekundäre Schnittentbindung:** Sie kommt in allen Notsituationen bei geplanter vaginaler Beckenendlagengeburt in Frage, z. B. bei Zeichen vitaler fetaler Gefährdung, -Nabelschnurvorfall, protrahiertem Geburtsverlauf und Retraktionsstörungen. Grundsätzlich ist sie indiziert, wenn dadurch Schäden abzuwenden sind, die bei vaginaler Beckenendlagenentbindung eintreten würden. Eine sekundäre Sectio ist auch noch möglich, wenn der Steiß auf dem Beckenboden steht, aber noch nicht geboren ist.
- **Extraktion des Kindes in Steißlage:** Sie ist eine der gefährlichsten geburtshilflichen Operationen mit gesteigerter Morbidität und Mortalität des Kindes. Deshalb werden für die Extraktionsoperationen spezielle Indikationen gefordert (Martius 1986). Solange der Steiß noch nicht auf dem Beckenboden steht, sollte besser eine schnelle Schnittentbindung erfolgen. Ist der Steiß bzw. die Fruchtwalze mehr oder weniger geboren und besteht in dieser Situation eine Indikation zur raschen Geburtsbeendigung, dann gibt es für eine Extraktionsoperation trotz aller ihrer Probleme (Hochschlagen der Arme, Probleme bei Schulter- und Kopfentwicklung) keine Alternative. Solche Eingriffe sollten vom Erfahrensten vorgenommen und stets gut dokumentiert werden (Operationsbericht). Des weiteren kommt eine solche Extraktion beim 2. Zwilling oder extrem selten bei intrauterinem Fruchttod in Frage.

43.3.9 Term Breech Trial (»Hannah-Studie«)

Unter der Schirmherrschaft der Universität Toronto hat M. E. Hannah mit ihrer »Term Breech Trial Collaborative Group« eine internationale randomisierte prospektive Multicenterstudie ausgeschrieben, die eine Laufzeit von 1997 bis Ende 2000 haben sollte. Unter Beteiligung von 121 geburtshilflichen Zentren aus 26 Ländern der Erde wurden 2083 Frauen mit Steißlage am Termin rekrutiert, randomisiert und ausgewertet. 1041 Frauen gehörten danach zur Gruppe der geplanten (elektiven) Sectio caesarea und 1042 zur geplanten vaginalen Entbindung (»trial of labour«).

Durch diese Studie sollte heraus gefunden werden, welcher der beiden Entbindungsmodi für das Neugeborene vorteilhafter ist. Am 21.04.2000 wurde die Studie wegen der angeblich schlechten Ergebnisse in der Gruppe der geplanten vaginalen Entbindung aus ethischen Beweggründen abgebrochen. Perinatale und neonatale Mortalität sowie schwere neonatale Morbidität waren in der Sectiogruppe signifikant niedriger als in der Gruppe mit beabsichtigter vaginaler Kindsgeburt ($p < 0{,}0001$).

In unzähligen Kliniken Deutschlands und in Übersee wurde dieses Resultat als endgültiger Beweis dafür gewertet, dass der eingeschlagene Weg in Richtung genereller Beckenendlagensectio richtig sei. Und doch ist dies eine verhängnisvolle fehlerhafte Schlussfolgerung: Die an der Hannah-Studie teilnehmenden »Zentren« gehörten überwiegend zu Ländern der 2. und 3. Welt, sie reichten von Argentinien bis Simbabwe. Wenn z. B. in Harare (Simbabwe) eine sekundäre Notsectio im Rahmen einer Spontangeburt nicht ohne Weiteres durchführbar ist, so fehlt eine der entscheidenden Vorbedingungen für die vaginale Beckenendlagengeburt. Wenn des Weiteren ein Zwillingskind anlässlich einer vaginalen Beckenendlagengeburt verstarb, so zeigt dies, dass die Hannah-Studie eklatante Selektionsfehler beinhaltet. Zwillingsschwangerschaften waren nicht studienkonform. Diverse andere methodische Mängel kommen hinzu, sodass die Schlussfolgerungen weit außerhalb von »evidence based medine« einzuordnen sind.

▶ Studienbox

In der von Feige und Krause 2000 vorgelegten Nürnberger Klinikstatistik beträgt die perinatale Mortalität der vaginal geborenen Kinder 1,3 ‰ und die Gesamtmortalität bei Beckenendlage 3,2 ‰. In der Hannah-Studie wird sie mit 7,7 ‰ beziffert! Auch im Geburtengut der Frauenklinik Suhl ist das »fetal outcome« der vaginal geborenen Kinder identisch mit dem nach Schnittentbindung.

Es ist somit unverantwortbar, aus einer Studie mit derart vielen methodischen Mängeln Schlussfolgerungen abzuleiten. Es kommt hinzu, dass die Ergebnisse in gesundheitlichen Versorgungsstrukturen ermittelt wurden, die untereinander gravierende Unterschiede in der geburtsmedizinischen Versorgung aufweisen. Schon deshalb verbietet sich eine Art Mittelwertsbildung, um daraus Standards oder Leitlinien für das jeweilige Teilnehmerland der Studie zu formulieren. Völlig ausgeschlossen sind Konsequenzen für die hochentwickelten Industrienationen Westeuropas und damit für Deutschland.

Die Forderung muss vielmehr lauten, Ergebnisse von Kliniken mit weitgehend identischen Gesundheitsstrukturen zu vergleichen. Zum anderen sollten mehr als bisher Frauen mit Beckenendlagenschwangerschaften bevorzugt in solchen Kliniken vorgestellt und entbunden werden, die gemäß Mutterschaftsrichtlinie Punkt B Ziffer 6 über »... die nötigen personellen und apparativen Möglichkeiten zur Betreuung von Risikogeburten oder Risikokindern verfügen ...«.

> Die kritiklose Anwendung der Kaiserschnittgeburtshilfe ist nicht nur bei der Beckenendlage die zweitbeste Lösung (Feige 2002).

Literatur

Albrechtsen S, Rasmussen S, Reigstad H, Markestad T, Irgens LM, Dalakar K (1997) Evaluation of a protocol for selecting fetuses in breech presentation for vaginal delivery or cesarean section. Am J Obstet Gynecol 177: 586–592

Bänninger U, Schmid J (1977) Die äußere Wendung aus Beckenendlage in Schädellage in Terminnähe. Z Geburtshilfe Perinatol 181: 189–192

Berendes HW, Weiss W, Deutschberger J, Jackson E (1965) Factors associated with breech delivery. Am J Public Health 55: 708–719

Biswas A, Johnstone MJ (1993) Term breech delivery: Does x-ray pelvimetry help? Aust NZ J Obstet Gynecol 33: 150–153

BAQ, Bayerische Arbeitsgemeinschaft für Qualitätssicherung in der stationären Versorgung. Jahresauswertung 2002

Briggs GG, Freeman RK, Yaffe SJ (1994) Drugs in pregnancy and lactation, 4th ed, Williams & Wilkins, Baltimore

Chapman GP, Weller RO, Normand ICS (1978) Spinal cord transsection in utero. Br Med J 2: 398

Cheng M, Hannah M (1993) Breech delivery at termin: a critical review of the literature. Obstet Gynecol 82: 605–618

Cunningham FG, MacDonald PC, Gant NF, Leveno KJ, Gistrap LC, Hankins GDV, Clark StL (1997) Williams obstetrics, 20th ed. Prentice-Hall, London

Danielian PJ, Wang J, Hall MH (1996) Long term outcome by method of delivery of fetuses in breech presentation at term: population based follow up. Br Med J 312: 1451–1453

Deutsche Gesellschaft für Gynäkologie und Geburtshilfe (1984) Bericht der Standardkommission »Beckenendlage«. Geburtshilfe Frauenheilkd 44: 406–408

Feige A (2002) Eine Antwort auf die Hannah-Studie. Geburtsh Frauenheilk 62: 500–504

Feige A, Krause M (1998) Beckenendlage. Urban & Schwarzenberg, München – Wien – Baltimore

Ferguson JE, Dyson DC (1985) Intrapartum external cephalic version. Am J Obstet Gynecol 152: 297–298

Fernandez CO, Bloom S, Wendel G (1996) A prospective, randomized, blinded comparison of Terbutaline versus placebo for singleton, term external cephalic version. Am J Obstet Gynecol 174: 326

Fianu St, Vaclavinkova VI (1978) The site of placental attachement as a factor in the aetiology of breech presentation. Act Obstet Gynecol Scand 57: 371–372

FIGO-News (1994) Recommendations of the FIGO-committee on perinatal health on guidelines for the management of breech delivery. Int J Gynecol Obstet 44: 297–300

Flamm BL, Fried MW, Lonky NM, Saurenman W (1991) External cephalic version after previous cesarean section. Am J Obstet Gynecol 165: 370–372

Fortunato StJ, Mercer LJ, Guzick DS (1988) External cephalic version with tocolysis: factors associated with success. Obstet Gynecol 72: 59–62

Frank U, Grumbrecht C, Stosiek U (1996) Erfahrungen bei der Aufnahme der äußeren Wendung bei Beckenendlage in das Angebot geburtshilflichen Handelns. Arch Gynecol Obstet 258 (Suppl 1): 126

Gemer O, Segal S (1994) Incidence and contribution of predisposing factors to transverse lie presentation. Int J Gynecol Obstet 44: 219–221

Gifford DS, Keeler E, Kahn KL (1995) Reductions in cost and cesarean rate by routine use of external cephalic version: A decision analysis. Obstet Gynecol 85: 930–936

Gifford DS, Morton SC, Fiske M, Kahn K (1995) A meta-analysis of infant outcomes after breech delivery. Obstet Gynecol 85: 1047–1054

Gürewitsch ED (1999) External cephalic version Postgrad. Obstet Gynecol 19: 1–6

Halle H (1994) Regelwidrige Geburt. In: Dudenhausen JW, Schneider HPG (Hrsg) Frauenheilkunde und Geburtshilfe. De Gruyter, Berlin, S 213–223

Hannah ME, Hannah WJ, Henson SA, Hodnett ED, Saigal S, Willan AR (2000) Planned caesarean section versus planned vaginal birth for breeche presentation at term: a randomised mulitcentre trial. Lancet 356: 1375–1383

Hansen GH (1984) Version of the fetus. In: Iffy EL, Charles D (eds) Operative perinatology, invasive obstetric techniques. Macmillan, New York, pp 471–476

Herrmann K, Ketscher KD, Siering U, Retzke U, Schmidt M (1990) Pelvimetrie mittels Computertomographie. Teil I: Theoretische und methodische Grundlagen. Zbl Gynäkol 112: 1209–1215

Hochuli E (1977) Kritik zur äußeren Wendung in Terminnähe bei Beckenendlage. Z Geburtshilfe Perinatol 181: 325–328

Hofmeyr GJ, Sadan O, Myer IG, Galal KC, Simko G (1986) External cephalic version and spontaneous version rates: ethnic and other determinants. Br J Obstet Gynaecol 93: 13–16

Hytten FE (1982) Breech presentation: is it a bad omen? Br J Obstet Gynaecol 89: 879–880

Kirschbaum M, Künzel W (1996) Wie die Beckenendlage zum besten wenden? Hebamme 9: 10–14

Krause M, Fischer Th, Feige A (1997) Welchen Einfluß hat die Stellung der Beine bei der Beckenendlage auf den Entbindungsmodus und die neonatale Frühmorbidität? Z Geburtshilfe Neonatol 201: 128–135

Krause M, Gerede A, Fischer Th, Feige A (1994) Vaginale Geburt aus Beckenendlage erhöht nicht die kindliche Frühmorbidität. Z Geburtsh Neonatol 198: 88–95

Krause M, Feige A (2002) Beckenendlage. Gynäl prax 26: 437–443

Kubli F (1975) Geburtsleitung bei Beckenendlagen. Gynäkologe 8: 48–57

Landesärztekammer Thüringen. Qualitätsbericht Geburtshilfe, Jahresauswertung 2002, Modul 16/1

Laros RK, Flanagan TA, Kilpatrick SJ (1995) Management of term breech presentation: a protocol of external cephalic version and selective trial of labor. Am J Obstet Gynecol 172: 1916–1925

Lau TK, Lo KWK, Rogers M (1997) Pregnancy outcome after successful external cephalic version for breech presentation at term. Am J Obstet Gynecol 176:218–223

Lehmann V, Rodt C, Criegern, T von (1977) Äußere Wendung aus Beckenendlage in Schädellage. Analyse von 51 Wendungsversuchen. Z Geburtshilfe Perinatol 181: 390–395

Lorenz U, Drack G (1996) Beckenendlagen; Plädoyer für die Entbindung durch Sectio caesarea. Arch Gynecol Obstet 259: 156–160

Mahomed K, Seeras R, Coulson R (1991) External cephalic version at term. A randomized controlled trial using tocolysis. Br J Obstet Gynaecol 98: 8–13

Martin JN, Perry KG, Roberts WE, Meydrech EF (1997) The case for trial of labor in the patient with prior low-segment vertical cesarean incision. Am J Obstet Gynecol 177: 144–148

Martius G (1986) Geburtshilflich-perinatologische Operationen. Thieme, Stuttgart

Martius G (1994) Regelwidrigkeiten des Geburtsmechanismus. Erkennung und Behandlung. Enke, Stuttgart

Martius G, Breckwoldt M, Pfleiderer A (1996) Lehrbuch der Gynäkologie und Geburtshilfe. Thieme, Stuttgart

Nelson KB, Ellenberg JH (1986) Antecedents of cerebral palsy. Multivariate analysis of risk. New Engl J Med 315: 81–86

Newman RB, Peacock BS, Van Dorsten JP, Hunt HH (1993) Predicting success of external cephalic version. Am J Obstet Gynecol 169: 245–250

Nohe G, Hartmann W, Klapproth CE (1996) Äußere Wendung des Feten als ambulanter Eingriff. Geburtshilfe Frauenheilkd 56: 328–330

Osenbrügge-Müller M, Ranke W, Mund-Hoym S (1996) Die äußere Wendung bei Beckenendlage. Geburtshilfe Frauenheilkd 56: 665–669

Phelan JP, Boucher M, Mueller E, McCart D, Horenstein J, Clark SL (1986) The nonlaboring transverse lie: a management dilemma. J Reprod Med 31: 184–186

Retzke U, Schmidt M, Graf H (1996) Die äußere Wendung bei Beckenendlage. Hebamme 9: 113–116

Saling E, Müller-Holve W (1975 a) Die äußere Wendung des Feten aus Beckenendlage in Schädellage unter Tokolyse. Geburtshilfe Frauenheilkd 35: 151–153

Saling E, Müller-Holve W (1975 b) External cephalic version under tocolysis. J Perinat Med 3: 115–122

Savona-Ventura C (1986) The role of external cephalic version in modern obstetrics. Obstet Gynec Surv 41: 393–400

Scheer K, Nubar J (1976) Variation of fetal presentation with gestational age. Am J Obstet Gynecol 125: 269–270

Schmidt M, Graf H, Retzke U (1996) Die äußere Wendung als sinnvolle Alternative zur primären Schnittentbindung und vaginalen Geburt bei Beckenendlage. Arch Gynecol Obstet 258 (Suppl 1): 125

Schmidt S, Wagner U, Vogt M, Schmolling J, Gembruch U, Hansmann M, Krebs D (1997) Erfolgskriterien für die äußere Wendung des Feten aus Beckenendlage in Schädellage. Z Geburtshilfe Neonatol 201: 30–34

Schorr SJ, Speights SE, Ross EL, Bofill JA, Rust OA, Norman PF, Morrison JC (1997) A randomized trial of epidural anestesia to improve external cephalic version success. Am J Obstet Gynecol 177: 1133–1137

Schutte MF, Hemel, OJS van, Berg, C van de, Pol, A van de (1985) Perinatal mortality in breech presentation as compared to vertex presentations in singleton pregnancies: an analysis based upon 57.819 computer-registered pregnancies in The Netherlands. Europ J Obstet Gynecol Reprod Biol 19: 391–400

Spellecy WN (1995) Point/Counterpoint: a viable fetus presenting as a breech in labor needs a cesarean delivery. Obstet Gynecol Surv 50: 761

Stoll W (1996) Spontane Beckenendlagenentwicklung. Plädoyer für die Natürlichkeit. Arch Gynecol Obstet 259: 152–155

Westin B (1981) Aktive Geburtsleitung mittels Partogramm. In: V. Bremer Perinatologisches Fortbildungsseminar, Wissenschaftliche Information, Milupa 7: 7–50

Zhang J, Bowes WA, Fortney JA (1993) Efficacy of external cephalic version: a review. Obstet Gynecol 82: 306–312

Schulterdystokie

J. Gnirs

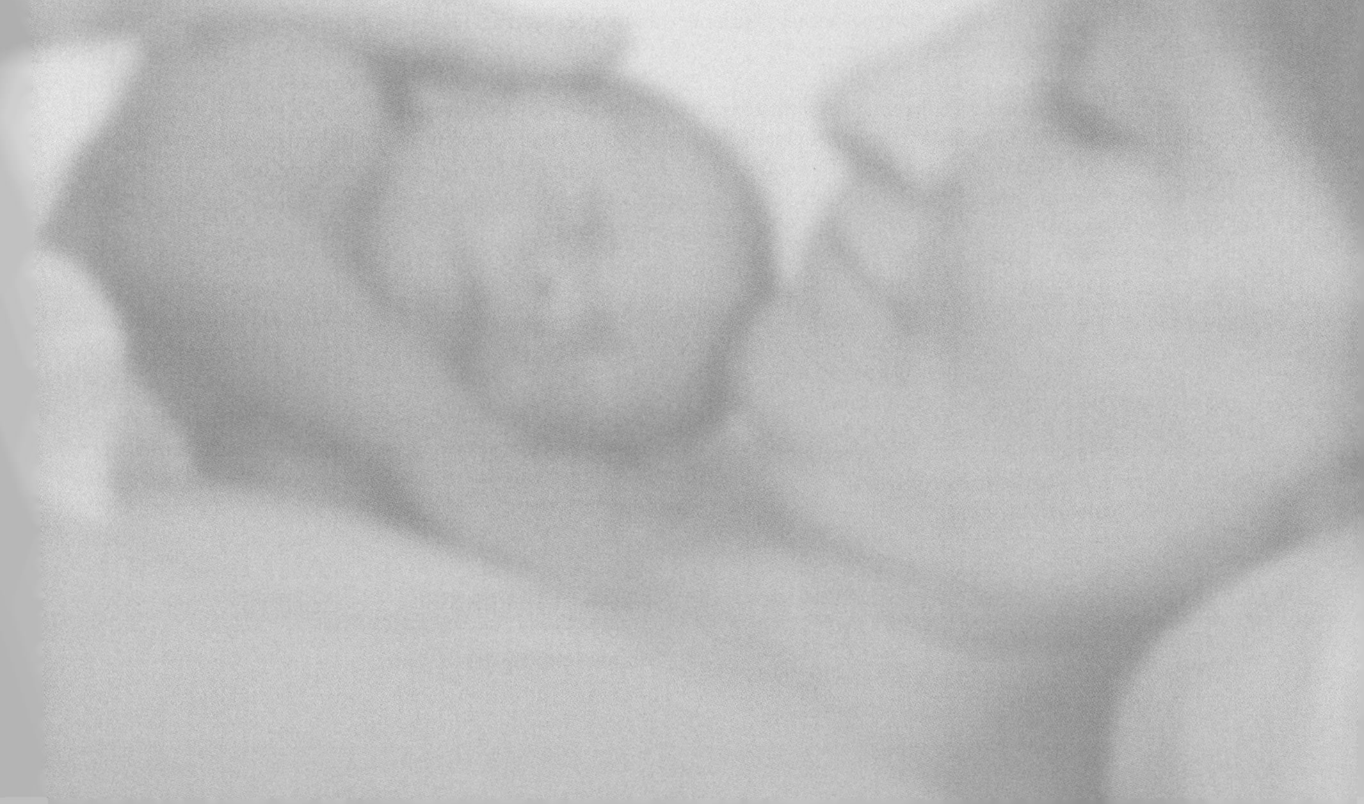

Kurz-Überblick

Die Schulterdystokie zählt mit einer mittleren Inzidenz von 0,7% (0,1–2,3%) zu den seltenen, aber besonders gefährlichen Geburtskomplikationen. Mangels klinischer Routineerfahrung kann das adäquate Vorgehen nur im Rahmen von Trainingsprogrammen mit ausreichender Sicherheit vermittelt werden.

Neben asphyxiebedingten Schäden stehen v.a. Frakturen und Armplexusparesen des Kindes im Vordergrund. Die fetale Makrosomie stellt zwar den bedeutendsten Risikofaktor für das Auftreten einer Schulterdystokie dar, ist aber nicht zuverlässig diagnostizierbar, da insbesondere Kindsgewichte von mehr als 4000 g häufig unterschätzt werden. Eine medizinisch sinnvolle Prävention, z.B. durch frühzeitigere Geburtseinleitungen, steht allenfalls bei erkannter fetaler Makrosomie in Kombination mit einem maternalen Diabetes oder Gestationsdiabetes zur Diskussion.

Die klinisch wie sonographisch zu unpräzise Makrosomiediagnostik stellt in der Regel keine ausreichende Indikation für eine primäre Sectio caesarea dar.

Für die Behandlung der Schulterdystokie wurden zahlreiche Verfahren empfohlen. Als prophylaktische Maßnahme eignet sich die frühzeitige äußere Überdrehung des kindlichen Kopfes. Bei manifester Schulterdystokie sollte zunächst das McRoberts-Manöver genutzt werden, da es wenig traumatisierend ist und häufig schon ohne additive Maßnahmen die Geburt der Schultern ermöglicht.

44.1 Ursachen, Häufigkeit, Diagnostik, Gefahren

44.1.1 Regelrechte Schultergeburt

Bei Schädellage des Kindes beginnt die Geburt der Schultern mit dem Tiefertreten und Austritt (**Durchschneiden**) des Kopfes im **tiefen Geradstand**. Die passive, wehenabhängige Schultergeburt verläuft in 2 Phasen:

- Zunächst drehen sich die Schultern aus dem sagittalen Durchmesser über dem querovalen Beckeneingang in den **hohen Querstand** und treten im weiteren Verlauf der Austreibungsperiode in das kleine Becken ein, während der Kopf auf seinem Weg nach unten eine innere Rotation aus dem queren Durchmesser in den tiefen Geradstand erfährt.
- Erreicht die Schulterbreite die unteren Anteile der Beckenhöhle, so erfolgt deren Drehung über den schrägen Durchmesser in den **tiefen Schultergeradstand** (bei 1. Stellung: Rücken des Kindes links über den 2. schrägen Durchmesser, bei 2. Stellung: Rücken rechts über den 1. schrägen Durchmesser).

Die Schulterdrehung ist an der Rückdrehung des ausgetretenen Kopfes erkennbar, bei 1. Stellung mit dem Hinterhaupt nach links, bei 2. Stellung mit dem Hinterhaupt nach rechts. Das Auftreten einer Schulterdystokie wird durch die auch unter physiologischen Bedingungen relativ spät einsetzende Drehung des Schultergürtels begünstigt. Steht der Kopf in der Interspinalebene, so ist die Schulterbreite in 60% aller Fälle noch im hohen Schultergeradstand, und nach Durchtritt des Kopfes findet man bei 40% der Geburten noch einen tiefen Schulterquerstand. Bei normalen Geburtsverläufen beträgt das Zeitintervall zwischen Geburt des Kopfes bis zur Entwicklung des Körpers maximal 60 s.

44.1.2 Erschwerte Schultergeburt (Schulterdystokie)

Definition

Als **Schulterdystokie** wird ein für den Fetus vital bedrohlicher Geburtsstillstand bei Geburt aus Schädellage bezeichnet, der nach Austritt des kindlichen Kopfes einsetzt.

Man unterscheidet die Schulterdystokie bei hohem Schultergeradstand und bei tiefem Schulterquerstand. Beim **hohen Schultergeradstand** befindet sich die Schulterbreite im Längsdurchmesser über dem Beckeneingang, der Kopf ist auf die Vulva aufgepresst oder sogar tief in diese eingezogen (»**Turtle-Phänomen**«). Beim **tiefen Schulterquerstand** befindet sich die Schulterbreite im queren Durchmesser, der Kopf ist schon vollständig geboren und nicht in die Vulva hineingezogen. Bei der Schulterdystokie ist die Zeit bis zur endgültigen Geburt des Körpers gegenüber normalen Verläufen signifikant verlängert (> 60 s).

44.1.3 Häufigkeit

Die Häufigkeit der Schulterdystokien wird mit 0,1–2,3% (im Mittel 0,7%) aller Geburten angegeben (Tabelle 44.1).

Eine Schulterdystokie trifft den Geburtshelfer nur bei etwa jeder 140. vaginalen Geburt. In Geburtskliniken mit 10 Geburtshelfern und 1000 Entbindungen pro Jahr sowie einer Sectiorate von 20% wird jeder Arzt also nur etwa alle 2 Jahre eine echte Schulterdystokie behandeln müssen. Auf Grund der Seltenheit dieses Ereignisses kann mangels klinischer Routineerfahrung nur im Rahmen von Trainingsprogrammen das adäquate Vorgehen mit ausreichender Sicherheit vermittelt werden.

Besonders wichtig ist die korrekte und frühzeitige Diagnose einer Schulterdystokie. Unerkannte und damit primär falsch behandelte Fälle weisen auf jeden Fall ein erhöhtes Risiko kindlicher Geburtsverletzungen infolge exzessiver intrapartaler Entwicklungsversuche auf (Gonik et al. 1991).

> Schulterdystokien sind mit einer Inzidenz von 0,7% seltene, aber äußerst gefährliche Geburtskomplikationen, für die in jeder Geburtsklinik ein Behandlungsplan erstellt und trainiert werden sollte.

44.1.4 Diagnostik

Hoher Schultergeradstand

Nach Austritt des kindlichen Kopfes bleibt die geburtsmechanisch notwendige Rotation der Schulterbreite in den hohen

Tabelle 44.1. **Geburtsgewicht und Häufigkeit von Schulterdystokien** (Literaturübersicht)

Untersucher	Geburten (n)	< 4000 g	4000–4500 g	> 4500 g
Benedetti u. Gabbe (1978)	8890	12/8 196 (0,15%)	21/694 (3,0%)	–
Golditch u. Kirkman (1978)	801	–	20/667 (3,0%)	11/134 (8,2%)
Modanlou et al. (1980)	571	1/284 (0,4%)	–	22/287 (7,7%)
Acker et al. (1985)	14 721	144/13 403 (1,07%)	113/1100 (10,3%)	52/218 (23,9%)
Gross et al. (1987)	7123	67/6729 (1,0%)	29/338 (8,6%)	20/56 (35,7%)
Sandmire u. O'Halloin (1988)	14 806	26/13 051 (0,20%)	25/1232 (2,03%)	22/523 (4,2%)
Keller et al. (1991)	120	7/75 (9,3%)	5/37 (13,5%)	3/8 (37,5%)
Langer et al. (1991)	75 523	176/69 801 (0,25%)	169/4839 (3,49%)	111/883 (12,6%)
Delpapa u. Mueller-Heubach (1991)	120	1/60 (1,7%)	3/52 (5,8%)	1/8 (12,5%)
Baskett u. Allen (1995)	40 518	96/35 136 (0,27%)	89/4565 (1,95%)	69/817 (8,5%)
Bleichenbacher u. Haenel (1995)	225 247	1174/222 336 (0,53%)	–	313/2911 (10,75%)
Gesamt	388 440	1704/369 071 (0,46%)	474/13 524 (3,51%)	624/5845 (10,68%)

Querstand und damit das Eintreten des Körpers in den Beckeneingang aus. Die hintere Schulter nimmt zwar meist eine platzsparende Position lateral des Promontoriums ein, die vordere Schulter steht jedoch weiterhin kranial der Symphyse, wird durch diese zurückgehalten und kann nicht entwickelt werden. Damit kann auch der Kopf nicht tiefertreten, wodurch dieser nach dem Durchschneiden in die Vulva eingezogen bleibt: Die Folge ist ein Geburtsstillstand (Abb. 44.1) mit dem Risiko gravierender Folgemorbidität bei Mutter und Kind. Für den Geburtshelfer wird die Schulterdystokie erkennbar, wenn sich der bereits geborene Kopf wieder in die Vulva zurückzieht und auch nach vorsichtiger Traktion nach kaudal-dorsal die vordere Schulter nicht folgt.

Tiefer Schulterquerstand

Die Schulterbreite dreht sich nach Eintritt in das kleine Becken nicht aus dem Querstand in den erforderlichen tiefen Schultergeradstand und ist gegen den längsovalen Beckenausgang fixiert (Abb. 44.2). Damit bleibt auch die äußere Drehung des durchgetretenen Kopfes aus, der allerdings nicht in die Vulva eingezogen ist. Wie beim hohen Schultergeradstand kann es auch hier, wenngleich weitaus seltener, als Folge der Schulterdystokie zu schwerer kindlicher Morbidität kommen.

Differenzialdiagnosen

In der Austreibungsperiode kommen neben der Schulterdystokie noch andere Störungen des Geburtsverlaufes in Betracht,

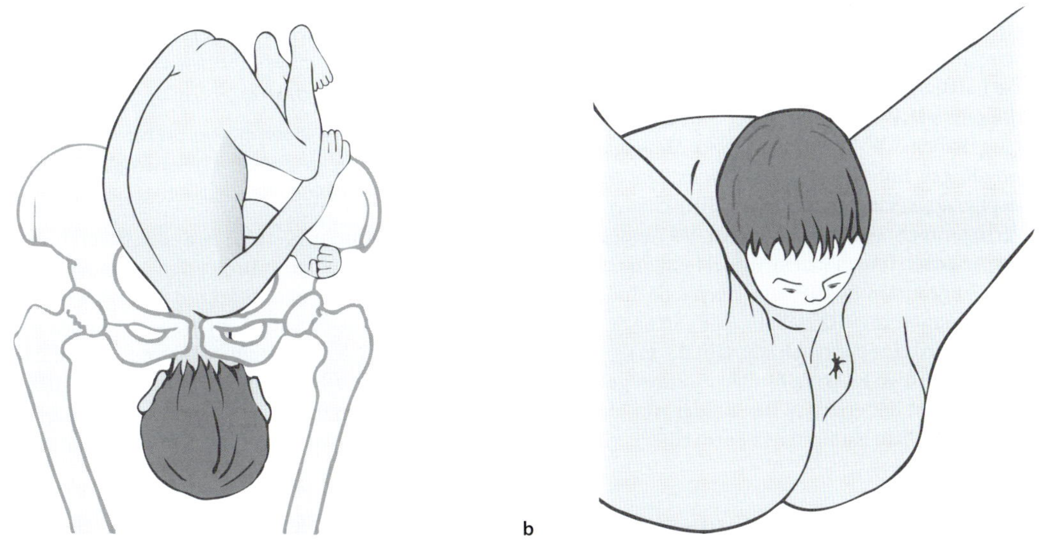

a

b

Abb. 44.1 a, b. **Klinische Symptomatik beim hohen Schultergeradstand.** **a** Hoher Schultergeradstand (2. Stellung). Infolge der ausgebliebenen Rotation der Schulterbreite nach links in den hohen Querstand steht die linke Schulter des Kindes oberhalb der Symphyse. **b** Typischer Befund bei hohem Schultergeradstand: Der Kopf ist tief in die Vulva eingezogen

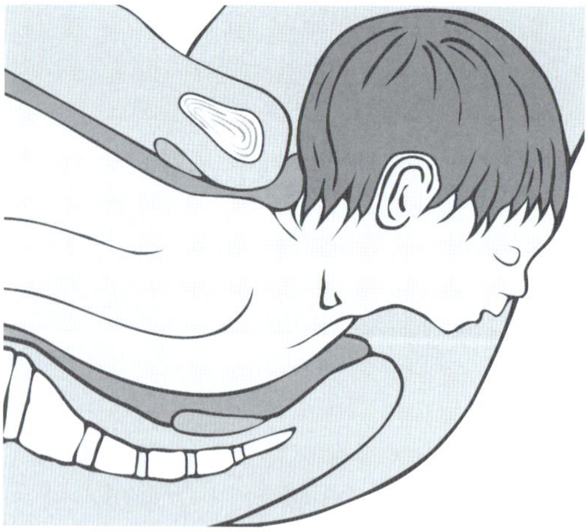

Abb. 44.2. **Klinische Symptomatik beim tiefen Schulterquerstand:** Der Kopf ist nicht in die Vulva eingezogenen, die Schulterbreite bei ausgebliebener Rotation in den tiefen Geradstand am Beckenausgang fixiert

die in die differenzialdiagnostischen Überlegungen einbezogen werden müssen:

- kurze Nabelschnur (absolut oder infolge von Nabelschnurumschlingungen),
- Vergrößerung des fetalen Thorax- oder Abdomenumfangs (z. B. Hydrops fetalis, Tumoren),
- Zwillingskollision,
- siamesische Zwillinge,
- ringförmiger Spasmus des unteren Uterinsegmentes (»Contraction-Ring«)

44.1.5 Gefahren

Neonatale Komplikationen

Da die Nabelschnurperfusion bei Auftreten einer Schulterdystokie durch Kompression unterbrochen wird, die Lungenatmung noch nicht möglich ist und zusätzlich meist noch die Wehentätigkeit stark zunimmt, kommt es infolge der unmöglich gewordenen Rumpfentwicklung schnell zu einer fetalen Hypoxie mit gleichzeitiger Stauung im Bereich des bereits geborenen Kopfes. Der Nabelschnur-pH-Wert fällt in dieser Situation pro Minute um etwa 0,04 Einheiten ab (Wood et al. 1973). Abhängig von der bis zur endgültigen Entwicklung des Kindes benötigten Zeit kann die Asphyxie zu einem hypoxischen Hirnschaden oder bei weiterer Verzögerung sogar zum Absterben des Kindes führen.

Schwere Azidosen finden sich in 4,3 %, Mekoniumaspirationen in 2,9 %, Totgeburten in 7,9 % und neonatale Todesfälle in 2,9 % der Fälle (Sandmire u. O'Halloin 1988). Je nach Untersuchungskollektiv wird eine perinatale Mortalität von 1,9–29 % angegeben. Auch vorzeitige Plazentalösungen werden gehäuft beobachtet. Generell ist bei etwa 3 % der Kinder mit bleibenden Schäden zu rechnen – am häufigsten in Form einer geringgradigen Armschwäche.

> Durch forcierte Versuche, die Rumpfentwicklung zu erzwingen (Traktion, »Kristellern«), steigt das Risiko schwerer sekundärer Geburtsverletzungen (s. Übersicht) mit etwa 30 % deutlich an.

Morbidität des Kindes und Komplikationen nach Auftreten einer Schulterdystokie

- Fetale Asphyxie/Azidose
- Mekoniumaspiration
- Vorzeitige Plazentalösung
- Klavikulafraktur (akzidentell oder operativ)
- Schulterblattfraktur
- Oberarmfraktur
- Epiphysenlösungen
- Distorsionen
- Schulterdislokation
- Obere oder untere Plexuslähmung
- Läsion des Halssympathicus mit Horner-Symptomtrias: Ptosis, Miosis, Enophthalmus
- Wurzelabriss mit bleibender Armlähmung
- Hämorrhagische Kontrakturen im Bereich des M. sternocleidomastoideus (Schiefhals)

Als besonders gravierende Komplikation sind die mit 4,7–15 % im Vergleich zu unselektierten Schwangerschaften (0,5–2,6 ‰) relativ häufigen **traumatischen Läsionen des Plexus brachialis** anzusehen, die vorrangig beim hohen Schultergeradstand entstehen. Hierbei dominiert die obere Plexuslähmung Typ Erb-Duchenne (Segment C5-C6) gegenüber der unteren vom Typ Klumpke (Segment C7-Th1), die sich nur in 2–3 % aller Plexusverletzungen findet. Lähmungen des rechten Armes sind häufiger als die des linken Armes, wohl infolge der größeren Häufigkeit der 1. Stellung des Fetus bei der Geburt. Seltener kommt es zu einer Mitbeiteiligung der Segmente C3–C4 mit zusätzlicher Schädigung des N. phrenicus oder zur kompletten Lähmung der Segmente C5–C8, die in 1 Drittel der Fälle mit einem Horner-Syndrom einhergeht (Basket u. Allen 1995; Nocon et al. 1993).

In etwa 80 % der Fälle mit oberer Plexusläsion ist innerhalb der ersten 3–6 Lebensmonate eine vollständige Ausheilung oder ein Persistieren allenfalls minimaler neuromuskulärer Ausfallerscheinungen zu beobachten, wogegen die Lähmungserscheinungen bei der unteren Plexuslähmung bei lediglich 40 % der Kinder innerhalb eines Jahres wieder verschwinden (Curran 1981; Gordon et al. 1973).

> Armplexuslähmungen müssen bei Persistenz über mehr als ein Jahr als irreversibel angesehen werden und finden sich bei etwa 3 von 100 Schulterdystokien.

Klavikulafrakturen (5–23 %) sind die nach einer Schulterdystokie am häufigsten auftretenden neonatalen Skelettverletzungen, treten aber auch bei 0,2–4,4 % aller sonstigen Geburten (inklusive Sectio caesarea) auf. Daneben finden sich Humerusfrakturen, Epiphysenlösungen, Distorsionen und Schulterluxationen, die meist Folge einer hinteren Armlösung sind. **Weichteilverletzungen** treten v. a. im Bereich des M. sternocleidomastoideus auf, wobei Einblutungen zu Kontrakturen (Schiefhals) führen können.

Maternale Komplikationen

Maternale Weichteilverletzungen wie Zervix-, Vaginal- Suburethral- und hochgradige Dammrisse (Grade III und IV) sind nach einer Schulterdystokie häufig zu beobachten. So finden sich z. B. Vaginalrisse 36-mal häufiger (19 % der Fälle) als bei Geburten ohne Schulterdystokie; bei etwa 10 % der Patientinnen treten Zervixrisse auf. Der geschätzte intrapartale Blutverlust übersteigt bei 68 % der Patientinnen 1000 ml, verstärkte Nachblutungen treten in 14 % der Fälle auf. Daneben werden maternale Infektionen und Harnblasenatonien berichtet. Das Höchstmaß maternaler Morbidität resultiert aber aus traumatischen Uterusrupturen (1 %).

44.2 Risikofaktoren und Vorhersehbarkeit der Schulterdystokie

Fetale Makrosomie

Wenngleich Schulterdystokien auch bei normalgewichtigen Kindern zu beobachten sind (s. ◘ Tabelle 44.1) und 48 % aller betroffenen Kinder ein Gewicht von unter 4000 g aufweisen (Gross et al. 1987 a), dominiert die fetale Makrosomie als prädisponierender Faktor gegenüber allen anderen Einflussgrößen (s. Übersicht u. ◘ Tabelle 44.2) (Keller et al. 1991).

Zahlreiche weitere Risikofaktoren weisen ebenfalls eine Beziehung zum Geburtsgewicht auf (Terminüberschreitung, Diabetes mellitus etc.). Bei einem Geburtsgewicht von mehr als 4000 g kommt es durchschnittlich in 3 % (15fach erhöhtes Risiko), bei einem Kindsgewicht von mehr als 4500 g in 11 % (55fach erhöhtes Risiko) und bei einem Gewicht von mehr als 5000 g in 40 % der Fälle (200fach erhöhtes Risiko) zu einer Schulterdystokie (Martius 1986; Sandmire u. O'Halloin 1988).

◘ Tabelle 44.2. **Fetale Makrosomie bei Fällen mit Schulterdystokie**

Studie	Schulterdystokien n =	Schulterdystokie n = (Geburtsgewicht > 4000 g)
Swartz (1960)	31	24 (77 %)
Seigworth (1966)	51	39 (77 %)
Benedetti u. Gabbe (1978)	33	21 (64 %)
Johnstone	47	33 (70 %)
Hopwood (1982)	92	30 (33 %)
Acker (1985)	309	165 (53 %)
Gross TL (1987)	116	49 (42 %)
Sandmire u. O'Halloin (1988)	73	47 (64 %)
Hassan (1988)	41	38 (93 %)
Al-Najashi et al. (1989)	56	33 (59 %)
Langer et al. (1991)	456	280 (61 %)
Morrison et al. (1992)	254	26 (11 %)
Nocon et al. (1993)	185	106 (57 %)
Baskett u. Allen (1995)	254	158 (62 %)
Gherman et al. (1997)	236	145 (61 %)
Gesamt	2234	1194 (52 %)

Prädisponierende Faktoren für das Auftreten einer Schulterdystokie

Antepartal
- Fetale Makrosomie > 4000 g
  - Adipositas der Mutter
  - Erhöhtes Alter der Mutter
  - Diabetes mellitus der Mutter/Gestationsdiabetes
  - Über der Norm liegende Gewichtszunahme während der Schwangerschaft
  - Terminüberschreitung
  - Vorausgegangene Geburt eines schweren Kindes
  - Männlicher Fetus
  - Vorausgegangene Geburt mit fetaler Makrosomie
- Vorausgegangene Geburt mit einer Schulterdystokie
- Maternale Beckenanomalien
- Multiparität (u. a. höheres Ausgangsgewicht der Mutter)

Intrapartal
- Gestörter Geburtsverlauf in der Eröffnungsperiode (insbesondere protrahierter Verlauf, Geburtsstillstand)
- Verlängerte Austreibungsperiode/Geburtsstillstand (Oxytozinunterstützung)
- Sehr schneller Geburtsverlauf
- Frühzeitiges »Kristellern«
- Vaginal-operative Entbindung aus Beckenmitte

Maternaler Diabetes mellitus

Bei Müttern mit Diabetes mellitus oder Gestationsdiabetes ist das Risiko einer Schulterdystokie bei gleichem Geburtsgewicht im Vergleich zu nicht diabetischen Kontrollkollektiven um den Faktor 5 erhöht. Selbst in der Gewichtsklasse von mehr als 4500 g weisen diabetische Schwangerschaften eine nahezu 3fach höhere Schulterdystokierate auf (22–50 %) (◘ Tabelle 44.3).

Im Vergleich zu nicht diabetischen Schwangerschaften steigt nach Auftreten einer Schulterdystokie die perinatale Mortalität von 5,2 % auf 28 % und die Rate der Geburtstraumata von 16,3 % auf 36 % an. Hierbei sind vor allem **makrosome** Kinder diabetischer Mütter gefährdet, da bei diesen das Verhältnis des Kopfumfanges zum Umfang der Schulterbreite besonders ungünstig ist. Dies mag ein Grund dafür sein, dass z. B. obere Armplexuslähmungen (Typ Erb-Duchenne) bei Kindern von Diabetikerinnen signifikant häufiger (10,5 ‰) als bei Schwangeren ohne Diabetes (0,56 ‰) zu beobachten sind (Acker et al. 1988). Selbst die durch Schulterdystokien verursachten perinatalen Todesfälle finden sich mehr als 5fach häufiger bei Schwangeren mit Diabetes mellitus oder Gestationsdiabetes (Christoffersson u. Rydhstroem 2002).

Es konnte gezeigt werden, dass sich Geburtskomplikationen und resultierende Folgeschäden durch eine straffe Stoffwechselführung und ggf. intensivierte Insulintherapie häufig vermeiden lassen (Coustan u. Imarah 1984). Während die Grunderkrankung beim Diabetes mellitus des Typs 1 zu Beginn der Gravidität bereits bekannt ist, lässt sich ein Gestationsdiabetes

Tabelle 44.3. **Schulterdystokien in Abhängigkeit vom Geburtsgewicht bei diabetischen und stoffwechselgesunden Schwangeren**

Geburtsgewicht (g)	Diabetes/Gestationsdiabetes n =			Kein Diabetes n =	
Acker et al. 1985					
2500–2999	0/18	(0%)		6/2794	(0,2 %)
3000–3499	0/47	(0%)		40/6252	(0,6 %)
3500–3999	4/43	(9%)	**	94/4249	(2,2 %)
4000–4499	6/26	(23%)	*	107/1074	(10,0 %)
> 4500	5/10	(50%)	*	47/208	(22,6 %)
Gesamt	15/144	(10,4%)	***	294/14.577	(2,0%)
Langer et al. 1991					
2500–3749	5/1002	(0,5%)	***	97/61.569	(0,2%)
3750–3999	3/251	(1,2%)		71/6979	(1,0%)
4000–4249	4/128	(3,0%)		86/3231	(2,6%)
4250–4499	6/81	(6,9%)	*	73/1399	(5,0%)
4500–4749	12/43	(21,8%)	***	43/528	(7,5%)
4750–4999	10/18	(35,7%)	***	26/176	(12,9%)
> 5000	10/16	(38,5%)	***	10/102	(8,9%)
Gesamt	50/1539	(3,3%)	***	406/73 984	(0,6%)

* p < 0,05.
** p < 0,005.
*** p = 0,0001.

nur mit Hilfe eines adäquaten Screenings frühzeitig erkennen, wie es von verschiedenen Fachgesellschaften empfohlen wird.

Maternale Adipositas

Bei adipösen Schwangeren scheint die durch das Fettgewebe bedingte Einengung der Weichteile des Geburtskanals ein zusätzliches Risiko darzustellen. Die Schulterdystokierate steigt von 0,2% bei normalgewichtigen Müttern auf 1,5% bei Gewichten über 90 kg (32% aller Schulterdystokien) und schließlich auf 5,1% bei mehr als 125 kg Körpergewicht an. Etwa 40% aller Schulterdystokien betreffen übergewichtige Frauen, wobei allerdings auch in dieser Risikogruppe das Kindsgewicht den stärksten Prädiktor darstellt.

Exzessive Gewichtszunahme während der Schwangerschaft

Zwischen Gewichtszunahme der Mutter und Geburtsgewicht des Kindes besteht eine lineare Korrelation. Die höheren Geburtsgewichte dürften die Ursache dafür sein, dass man in 14% der Fälle mit Schulterdystokie eine maternale Gewichtszunahme während der Schwangerschaft von mehr als 15 kg findet.

Terminüberschreitung

Nahezu die Hälfte aller Schulterdystokien entsteht bei Schwangerschaften mit einer Terminüberschreitung (> 41 SSW), wobei sich bei der überwiegenden Zahl betroffener Kinder eine Makrosomie findet. Nach dem Geburtstermin nimmt der Thoraxumfang stärker als der Kopfumfang zu. Da ein hohes Gestationsalter ohne Überschreitung eines Kindsgewichtes von 4000 g nur sehr selten zu einer Schulterdystokie führt, stellt dieses mit großer Sicherheit keinen unabhängigen Risikofaktor dar.

Fetales Geschlecht

Ähnlich erklärt sich die in einigen Studien beobachtete Prädominanz (67–72%) männlicher Feten bei Fällen mit einer Schulterdystokie, da deren Geburtsgewicht jenseits der 40. SSW im Mittel um etwa 150 g höher ist als bei weiblichen Feten.

Alter der Mutter

Wenngleich einige Untersucher gehäuft ein erhöhtes maternales Alter in Schulterdystokie-Kollektiven beobachteten, hält dieser Risikofaktor einer kritischen Analyse nicht stand. Vielmehr besteht eine Koinzidenz mit den gleichfalls erhöhten Körpergewichten und dem altersabhängig zunehmenden Risiko eines Gestationsdiabetes.

Schulterdystokie in der Anamnese

Das Wiederholungsrisiko einer Schulterdystokie liegt zwischen 9,8% und 16,7%. Wenngleich bei entsprechender Anamnese grundsätzlich häufiger Schulterdystokien vorkommen, sind adipöse Frauen bzw. solche mit großer Gewichtszunahme während der Schwangerschaft besonders gefährdet. In 82% der betroffenen Fälle findet sich ein höheres Kindsgewicht als bei der vorausgegangenen Schwangerschaft mit einer Schulterdystokie (Lewis et al. 1995; Ginsberg u. Moisidis 2001).

Vorausgegangene Geburt eines makrosomen Kindes

Makrosome Kinder in der Geburtsanamnese belegen in erster Linie das Risiko einer erneuten fetalen Makrosomie, die dann wiederum zur Schulterdystokie führen kann.

Maternale Beckenanomalien

Ein verengtes oder flaches Becken findet sich in retrospektiven Analysen von Schulterdystokien fast nur bei Kindern mit einem

Geburtsgewicht unter 4000 g, da andernfalls in der Regel schon während der Eröffnungs- oder frühen Austreibungsperiode ein Geburtsstillstand auftritt.

Intrapartale Risikofaktoren

Wenngleich 70 % der Schulterdystokien nach einem bis dahin völlig unauffälligen Geburtsverlauf auftreten, muss insbesondere eine protrahierte Austreibungsperiode oder ein Geburtsstillstand als Risikoindikator gewertet werden. Diese finden sich in 22–25 %, vaginal-operative Entbindungen von Beckenmitte sogar in 23–50 % der Schulterdystokien (Gefahr der ausbleibenden Schulterrotation) (Acker et al. 1985; Gross et al. 1987 a, b).

Die nur begrenzten Daten sprechen für eine höhere Rate von Schulterdystokien nach Einsatz des Vakuumextraktors, evtl. aufgrund der bei Forcepsentbindungen besseren Steuerbarkeit der Rotationsbewegungen und der größeren applizierbaren Traktionskräfte. Grundsätzlich kann ein signifikanter Zusammenhang zwischen Schulterdystokie und vaginal-operativer Entbindung von Beckenmitte nur bei makrosomen Feten angenommen werden. Eine Oxytozinunterstützung oder Periduralanästhesie kommt zwar bei Störungen des Geburtsverlaufes gehäuft zur Anwendung, jedoch besteht kein unmittelbarer kausaler Zusammenhang mit der Entstehung einer Schulterdystokie.

Gerade bei protrahierter Austreibungsperiode und erschwertem Durchtreten des Kopfes wird gelegentlich der **Kristeller-Handgriff** angewandt, der einen weiteren Risikofaktor darstellt. Durch den kräftigen Fundusdruck wird hierbei evtl. die oft verzögert einsetzende Schulterrotation durch Fixierung am Beckeneingang verhindert. Auch forcierte Traktionsmanöver am kindlichen Kopf vor Eintritt der Schulterrotation begünstigen erheblich die Fixierung einer Schulterdystokie.

Die meisten Risikofaktoren finden sich selbst in unselektierten Kollektiven derart häufig, dass sie mangels Sensitivität bzw. Spezifität nur von begrenztem klinischen Nutzen sind (ACOG 1989). Von allen Konstellationen beinhaltet die Kombination von Diabetes, Adipositas, Terminüberschreitung und exzessiver fetaler Makrosomie das größte Gefährdungspotential hinsichtlich einer Schulterdystokie.

> Eine zuverlässige Risikoselektion bezüglich späterer Schulterdystokien ist kaum möglich. Das höchste Gefährdungspotenzial weist die Kombination einer fetalen Makrosomie jenseits des Geburtstermins mit einem Diabetes/Gestationsdiabetes bei maternaler Adipositas bzw. mit einem Zustand nach Schulterdystokie auf.

44.3 Möglichkeiten der Prävention – Makrosomiediagnose als Grund für prophylaktische Einleitung?

Schulterdystokien können auch ohne Vorliegen eines erkennbaren Risikofaktors auftreten. Da andererseits gerade bei einer fetalen Makrosomie (>4500 g) sowie bei Kombination eines maternalen Diabetes/Gestationsdiabetes mit einem Kindsgewicht >4000 g das Schulterdystokierisiko stark zunimmt, wird diskutiert, ob durch ein gezieltes Screening und eine prophylaktisch indizierte Sectio caesarea oder Geburtseinleitung nach Vollendung von 37 SSW (Lurie et al. 1996) eine effektive Prävention möglich ist.

Makrosomiediagnostik

Mit Hilfe der Leopold-Handgriffe oder anhand von Symphysen-Fundus-Messungen ist gerade bei Kindsgewichten über 3600 g die Gewichtsschätzung sehr unpräzise. Ein Geburtsgewicht von mehr als 4000 g wird in 50 % der Fälle, ein Gewicht von mehr als 4500 g sogar in 80 % der Fälle um >500 g unterschätzt (ACOG 1991).

Neben der klinischen Untersuchung stellt die Ultraschalldiagnostik heute das wichtigste Verfahren zur fetalen Gewichtsschätzung dar (s. Kap. 16). Da die sonographische Gewichtsschätzung selbst bei realen Geburtsgewichten unter 3500 g mit einem Fehler von ± 10 % behaftet ist und die Fehlerbreite mit ansteigenden Gewichten nochmals drastisch zunimmt (maximal 15–20 %), können sich dennoch erhebliche Abweichungen ergeben. So kann bei einem Schätzgewicht von 4500 g das tatsächliche Kindsgewicht zumindest zwischen 4050 g und 4950 g liegen.

Die Sensitivität der Ultraschalldiagnostik bezüglich der Vorhersage eines Geburtsgewichtes von mehr als 4000 g liegt im Mittel bei 60–65 % (Spezifität >90 %), der positive Vorhersagewert bei 15–30 %.

> **Cave**
>
> Da eine adäquate Risikoselektion anhand der sonographischen Gewichtsschätzung kaum möglich ist, stellt sie bei nichtdiabetischen Schwangeren ohne zusätzliche Risikofaktoren keine ausreichende Sectioindikation dar (Rouse u. Owen 1999; Smith et al. 1997).

Etwas günstiger sind die Resultate bei präselektierten Risikoschwangerschaften mit Diabetes/Gestationsdiabetes.

Grundsätzlich ist zu berücksichtigen, dass die sonographische Makrosomiediagnostik letztlich vom Gestationsalter (>90. Perzentil), die geburtsmechanischen Risiken jedoch vom Absolutgewicht des Kindes abhängig sind. Da eine signifikante Zunahme der kindlichen und maternalen Morbidität erst bei Gewichten von mehr als 4500 g zu verzeichnen ist, sieht das American College of Obstetricians (ACOG 1991) eine fetale Makrosomie erst ab diesem Schätzgewicht als klinisch relevant an.

Die maternale Röntgenpelvimetrie (Beckeneingang und Beckenmitte) sowie computertomographische Messungen der fetalen Schulterbreite oder der Einsatz der Magnetresonanztomographie (MRT) können in Einzelfällen zur Risikoabschätzung beitragen, sind aber nicht zuletzt wegen des Untersuchungsaufwandes und der resultierenden Folgekosten als Standarduntersuchung nicht geeignet.

Prophylaktische Geburtseinleitung

Bei retrospektiver Analyse von Einleitungsversuchen wegen einer sonographisch diagnostizierten fetalen Makrosomie (>90. Perzentil) wurde eine signifikant erhöhte Sectiorate (57 %) im Vergleich zum exspektativen Vorgehen (31 %) gefunden, ohne dass hierdurch Schulterdystokien reduziert werden konnten (Combs et al. 1993). In Risikokollektiven mit Gestationsdiabetes ließen sich dagegen bei prophylaktischer Geburtseinleitung zwischen 38 und 39 SSW gegenüber Schwangerschaften mit Terminüberschreitung Schulterdystokien signifikant von 10,2 % auf 1,4 % reduzieren (Lurie et al. 1996). Die Ergebnisse sind am ehesten auf die Vermeidung von Kindsgewichten >4000 g (24,2 % vs. 9,4 %) zurückzuführen, ohne dass mit diesem Vorgehen eine Zunahme der Kaiserschnitte einhergeht.

> Bei diabetischen Schwangerschaften und sonographisch begründetem Verdacht auf eine fetale Makrosomie sollte mit 38/39 SSW eine Geburtseinleitung erwogen werden.

Prophylaktische Sectio caesarea

Da zahlreiche Schwangere mindestens einen entsprechenden Risikofaktor aufweisen, könnte nur durch drastische Steigerung der Sectiorate mit entsprechender Zunahme der maternalen Morbidität eine Reduzierung von Schulterdystokien erwartet werden.

Auch unter der unrealistischen Voraussetzung einer **exakten** präpartalen Gewichtsschätzung **in Hochrisikokollektiven** wären bei einer Gewichtsgrenze von 4000 g noch 6 Schnittentbindungen erforderlich, um eine Schulterdystokie zu vermeiden (Gross et al. 1987b, Sandmire 1987).

Bei der Kosten-Nutzen-Analyse der präventiven Schnittentbindung muss berücksichtigt werden, dass bei entsprechenden Risikoschwangerschaften Verletzungen des Kindes mit Langzeitfolgen selten sind.

Bei einem 25 %igen Schulterdystokierisiko liegt die Häufigkeit der besonders gefürchteten Armplexusläsionen lediglich um 8/1000 (Benedetti 1989). Bei einer Gewichtsgrenze von 4000 g müssten 950 zusätzliche Kaiserschnitte durchgeführt werden, ohne dass hierdurch eine dauerhafte Läsion verhindert werden könnte (Nocon et al. 1993). Bezogen auf die Prävalenz der Schäden, die tatsächlich durch eine Schulterdystokie bedingt sind, wären bei nichtdiabetischen Schwangerschaften zur Vermeidung einer einzigen permanenten Plexusparese mindestens 2345 (!) Kaiserschnitte notwendig (Rouse u. Owen 1999).

> Alleine aufgrund des Ultraschallbefundes sollte allenfalls bei einem erwarteten Gewicht >4500 g die Sectioindikation erwogen werden.

Das Risiko einer (meist reversiblen) Geburtsverletzung beträgt bei diesen Kindern nach vaginaler Geburt 9,3 %, nach Sectio caesarea nur 2,6 % (Spellacy et al. 1985). Allerdings lässt sich hochrechnen, dass bei geplanter Schnittentbindung ab einem geschätzten Kindsgewicht >4500 g 2 Drittel der zusätzlichen »prophylaktischen« Sectiones zu Lasten von sonographischen Fehleinschätzungen gehen würden.

Konzentriert man das operative Management auf die Hochrisikogruppe diabetischer Schwangerschaften mit makrosomen Kindern (>4000 g), so müssten bei genauer Kenntnis des Geburtsgewichtes immerhin im Mittel 489 (219–962) Kaiserschnitte zur Vermeidung einer einzigen bleibenden Plexusparese durchgeführt werden. Selbst bei einem Kindsgewicht von mehr als 5000 g sind noch bis zu 100 Sectiones notwendig, um einen Fall mit entsprechender Langzeitmorbidität zuverlässig zu verhindern (Ecker et al. 1997). Auch der ausschließliche Verzicht auf vaginal-operative Entbindungen bei makrosomen Kindern (>4000 g) würde inklusive der sonst vielleicht eintretenden Schulterdystokien noch 50–99 Kaiserschnitte pro vermiedener Geburtsverletzung erforderlich machen (Kolderup et al. 1997).

Trotz dieser eher ungünstigen Nutzenabwägung sollte jede Schwangere mit Risikofaktoren für das Auftreten einer Schulterdystokie nicht zuletzt aus forensischen Gründen über die Risikosituation und die Möglichkeit einer Schnittentbindung aufgeklärt werden.

▶ Empfehlung

Der adipösen Diabetikerin mit klinisch und sonographisch makrosomem Kind sollte geraten werden, spätestens im Falle eines Geburtsstillstandes in der Austreibungsperiode anstelle einer vaginal-operativen Entbindung aus Beckenmitte eine Sectio caesarea durchführen zu lassen. Unabhängig von der letztlich gewählten Entbindungsmethode bedarf es der Einwilligungserklärung seitens der Patientin.

Infolge der niedrigen Prävalenz von Schulterdystokien und den äußerst begrenzten Möglichkeiten ihrer Vorhersage lässt sich die neonatale Morbidität eher durch geeignetes Training aller Geburtshelfer als durch Steigerung der Operationsrate reduzieren.

44.4 Handgriffe, unterstützende Maßnahmen

Die Behandlung der Schulterdystokie erfordert größte Besonnenheit und Ruhe. Hektische Manöver verschlechtern die Situation unnötig.

Hieraus ergibt sich zwingend, dass alle operativen Maßnahmen **vom erfahrensten Geburtshelfer (Facharzt!) und der erfahrensten Hebamme** vorgenommen werden müssen, die zu diesem Zeitpunkt verfügbar sind (Notfallalarmierung!).

Zusätzlich sollte wegen der zu erwartenden neonatalen Morbidität und der eventuellen Notwendigkeit einer Narkose schnellstmöglich ein Neonatologe sowie ein Norkosearzt hinzugezogen werden. Das Eintreffen eines Facharztes darf aufgrund der vitalen Bedrohung des Kindes nicht abgewartet werden, vielmehr muss der erstverantwortliche Arzt im Rahmen seiner Möglichkeiten mit der weiterführenden Behandlung beginnen.

Initial kann bei Erkennen einer schwierigen Schulterentwicklung versucht werden, die Geburt durch sanfte Traktion und leichtes Mitpressen der Patientin zu beenden. Forcierte innere und äußere Krafteinwirkungen wie Zug am Kopf, »Kristellern« und ungebremste Wehentätigkeit (ggf. Tokolyse bis zur Lösung der Schulterdystokie) führen auf jeden Fall zur Verschlechterung der Situation. Sie stellen die Hauptursache für die erhöhte Folgemorbidität dar.

Bei Traktion durch den Geburtshelfer erreichen die applizierten Kräfte im Falle normaler Spontangeburten Spitzenwerte von weniger als 60 Newton (N), bei schwierigen Entwicklungen Werte von 60–90 N und bei Schulterdystokien von mehr als 90–100 N (>9,2 kp).

Cave

Bei Auftreten einer Schulterdystokie müssen alle Maßnahmen, die zu einer Fixierung der Schulter führen können, unbedingt unterbleiben. Forcierte Traktion am kindlichen Kopf und Fundusdruck (»Kristellern«) sind in dieser Situation absolut kontraindiziert. Erst nach Lösung der eingeklemmten Schulter darf der Entwicklungsversuch fortgesetzt werden.

Zwar wurden zahlreiche Behandlungsverfahren vorgeschlagen, ein zuverlässiges Patentrezept gibt es jedoch nicht. Vielmehr muss bei Eintreten dieses geburtshilflichen Notfalls schnell und flexibel gehandelt, d. h. bei Versagen einer Entwicklungsmethode zu einer anderen gewechselt werden. Hierbei sollte zunächst auf die Verfahren zurückgegriffen werden, die am aussichtsreichsten und am wenigsten traumatisierend sind. Bei Analyse der neonatalen Morbidität zeigt sich, dass kaum eine Methode bezüglich kindlicher Verletzungen klare Vorteile hat; lediglich reine Traktionsversuche führen zu einer starken Zunahme der kindlichen Gefährdung und verursachen letztlich 43–50 % aller Verletzungen.

> Beim Auftreten einer Schulterdystokie ist unverzügliches Handeln sowie Besonnenheit und Vorsicht oberstes Gebot. Diese Gefahrensituation erfordert den erfahrenen Geburtshelfer (Facharzt), eine erfahrene Hebamme und ggf. einen Neonatologen (Notfallalarmierung)!

Alle notwendigen Maßnahmen werden durch eine suffiziente Tokolyse (Bolustokolyse, s. Kap. 33) sowie eine gute Relaxierung des Beckenbodens und des Weichteilrohres wesentlich erleichtert. Eine evtl. laufende Oxytozininfusion muss sofort unterbrochen werden. Sofern nicht bereits eine suffiziente Periduralanästhesie gewährleistet ist, muss spätestens nach ausbleibendem Erfolg erster Lösungsversuche und damit eindeutig diagnostizierter Fixierung der Schulterdystokie umgehend eine Narkose eingeleitet werden (Vorlaufzeit!).

> Umgehende Tokolyse und Anästhesiebereitschaft, ggf. Intubationsnarkose.

44.4.1 Externe Maßnahmen

Großzügige Episiotomie

Erste operative Maßnahme bei einer Schulterdystokie ist das Anlegen einer großzügigen mediolateralen Episiotomie bzw. das Erweitern eines bestehenden Dammschnittes, um eine möglichst gute Beweglichkeit der kindlichen Körperteile im Weichteilrohr und Platz für operative Maßnahmen zu gewährleisten. Im Bedarfsfall muß zur Erweiterung der tiefe Scheiden-Damm-Beckenboden-Schnitt nach Schuchardt angelegt werden (s. Kap. 31). Die einfache mediane Episiotomie ist wegen der Gefahr eines Weiterreißens und der zu geringen Entlastung des Weichteilgewebes **nicht** geeignet. Statt dessen wird von einigen Autoren die Episioproktotomie empfohlen (Gherman et al. 1997). In Einzelfällen kann auch eine beidseitige mediolaterale Episiotomie hilfreich sein.

Cave

Bei Auftreten einer Schulterdystokie wird das Unterlassen einer Episiotomie als schwerer Behandlungsfehler eingestuft (s. unter 44.5).

Frühe äußere Überdrehung des fetalen Kopfes

Solange die Schulter beim hohen Schultergeradstand noch nicht im Beckeneingang oder beim tiefen Schulterquerstand am Beckenboden verkeilt ist, kann durch die äußere Überdrehung des Kopfes versucht werden, die ausgebliebene Rotation der Schulterbreite nachzuholen (Martius 1987). Grundvoraussetzung für den Erfolg dieser Maßnahme ist jeglicher Verzicht auf Traktion am kindlichen Kopf oder Fundusdruck mit Hilfe des Kristeller-Handgriffs (absolute Kontraindikation!). Die äußere Überdrehung kann darüber hinaus bei erkennbarem Risiko einer Schulterdystokie (großes Kind, sehr schnelle oder protrahierte Austreibungsperiode, vaginal-operative Entbindung aus Beckenmitte) präventiv eingesetzt werden, um diese von vornherein zu vermeiden. Bei fixierter Schulter können Rotationsversuche mit grober Kraft zu Verletzungen des Kindes führen.

> Die äußere Überdrehung bietet sich nur als präventive Maßnahme oder für die Fälle einer noch nicht fixierten Schulterdystokie an.

Vorgehen bei hohem Schultergeradstand

Wird der Kopf nach dessen Durchtritt nicht vom Weichteilrohr freigegeben, so muss an das Vorliegen eines hohen Schultergeradstandes gedacht werden. Für den erfolgreichen Einsatz der äußeren Überdrehung ist die genaue Kenntnis der Stellung des Rückens essentiell (2. Leopold-Handgriff während der Eröffnungsperiode, Stand der kleinen Fontanelle bei vaginaler Untersuchung, Ultraschalluntersuchung, s. Kap. 31).

Der Kopf wird ohne jeden Zug mit den seitlich flach am Kopf anliegenden Händen gleichmäßig und dosiert gedreht (s. Abb. 44.3). Hierbei wird die Rotation bei 1. Stellung (Rücken steht links, rechte Schulter über der Symphyse) mit dem Hinterhaupt nach rechts, bei 2. Stellung (Rücken rechts, linke Schulter über der Symphyse) mit dem Hinterhaupt nach links ausgeführt. Die Drehung wird vorsichtig so weit fortgesetzt, bis die Schulterbreite im hohen Querstand in den Beckeneingang »einrastet« und der Kopf tiefertritt. Durch vaginale Palpation der Schultern kann die erfolgreiche Rotation der Schultern bestätigt werden.

Da eine Kombination des hohen Schultergeradstandes mit dem tiefen Schulterquerstand durchaus nicht selten ist, wird an-

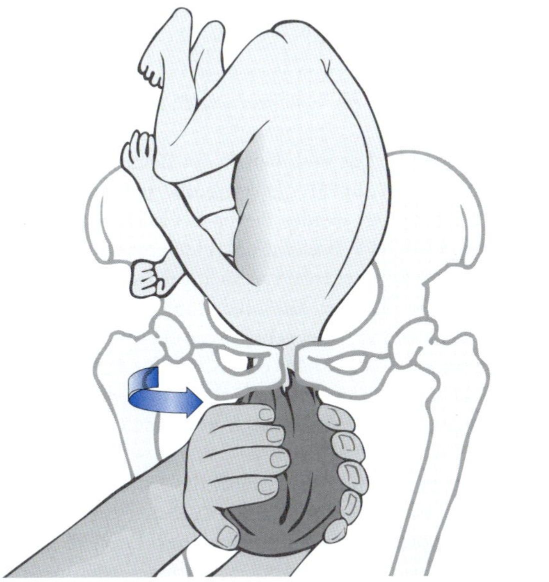

Abb. 44.3. **Behandlung des hohen Schultergeradstandes durch äußere Überdrehung des Kopfes, der flach mit den Händen gefasst wird**

schließend der Kopf in gleicher Weise wieder aktiv zurückgedreht (bei 1. Stellung mit dem Hinterhaupt nach links, bei 2. Stellung mit dem Hinterhaupt nach rechts), um die Schulterbreite in den tiefen Geradstand zu bringen. Erst nach dieser Maßnahme kann die Rumpfentwicklung ggf. durch »Kristellern« unterstützt werden.

Vorgehen bei tiefem Schulterquerstand

Da der Kopf beim tiefen Schulterquerstand bereits außerhalb der Weichteile des Geburtskanals liegt, kann dieser besser bewegt werden, was die äußere Überdrehung erleichtert. Weil in dieser Situation die Rückdrehung der Schulterbreite in den tiefen Geradstand ausgeblieben ist, wird in Analogie zum hohen Schultergeradstand bei 1. Stellung das Hinterhaupt nach links, bei 2. Stellung das Hinterhaupt nach rechts gedreht. Jede zu früh begonnene Traktion ist zu unterlassen, da es sonst zur Arretierung der Schultern auf dem Beckenboden kommt und deren angestrebte Rotation behindert wird. Gelingt eine ausreichende Drehung (eher >90°), dann wird die vordere Schulter durch synchrones »Kristellern« und Traktion des Kopfes nach kaudal und dorsal entwickelt.

McRoberts-Manöver, Stellungsänderung der Symphyse (nach Borell u. Fernström)

Zunächst werden die Beine der Gebärenden in der Hüfte so weit wie möglich gestreckt; dann lässt man die Oberschenkel in Steinschnittlage hochnehmen, was am besten durch 2 Hilfspersonen unterstützt wird. Durch Überstrecken der Beine wird die Conjugata vera des Beckeneingangs um etwa 0,5 cm erweitert und die Symphyse nach kaudal abgesenkt, während sich der Beckenausgang im geraden Durchmesser verkürzt.

Die Beugung bewirkt ein Anheben der Symphyse nach kranial, die dadurch bei hohem Schultergeradstand evtl. über die vordere Schulter gehebelt wird. Ferner verringert sich der Inklinationswinkel durch Streckung des Os sacrum gegenüber der Lendenwirbelsäule (◘ Abb. 44.4) (Gherman et al. 1997, 2000; McFarland et al. 1996). In der Endstellung wird der Beckeneingang enger, der Längsdurchmesser des Beckenausgangs dagegen um etwa 1,5 cm erweitert, was besonders beim tiefen Schulterquerstand von Vorteil ist. Diese Maßnahme ist im Längsbett zwar etwas erschwert, aber prinzipiell auch dort durchführbar.

Das Überstrecken und Beugen der Beine sollte mehrmals erfolgen und mit suprasymphysärem Druck auf die vordere Schulter kombiniert werden, bevor das Manöver als erfolglos eingestuft wird. Nach Drehung der Schulter vom geraden in den schrägen Durchmesser ist ein vorsichtiger Traktionsversuch am kindlichen Kopf erlaubt, damit die Schulter in das Becken eintreten kann. Erst wenn dies gelingt, darf das weitere Tiefertreten durch Druck auf den Fundus unterstützt, die Tokolyse beendet und Oxytozin appliziert werden. Solange die Schulter eingekeilt ist, sind diese Maßnahmen auch beim McRoberts-Manöver streng kontraindiziert.

Durch die alleinige Anwendung des McRoberts-Manövers gelingt in etwa 40% der Fälle die Lösung der Schulterdystokie. Führt dieses nicht unmittelbar zum Erfolg, kann es mit allen nachgenannten Verfahren kombiniert werden. Schließt man die zusätzliche Anwendung suprapubischen Druckes sowie eine ausgedehnte Episiotomie mit ein, so liegt die Erfolgsrate bei 54%.

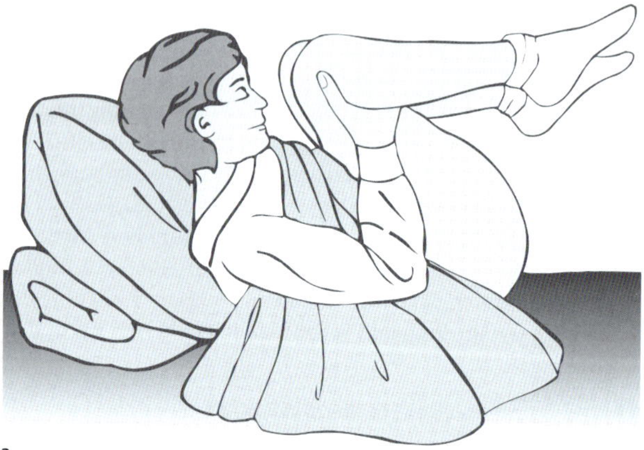

a

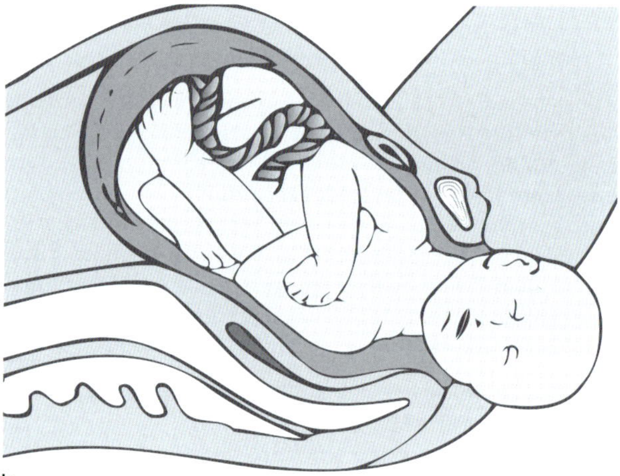

b

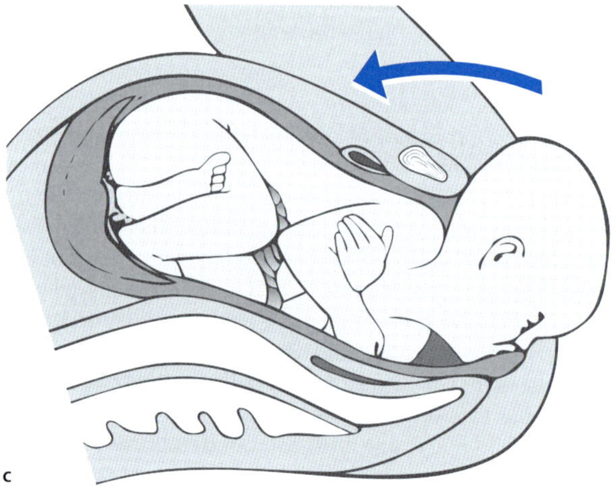

c

◘ Abb. 44.4 a–c. **Durchführung des McRoberts-Manövers.** Nach Streckung der Beine werden diese in der Hüfte gebeugt (**a**) (evtl. Unterstützung durch zwei Hilfskräfte), wodurch das Os sacrum gegenüber der Ausgangssituation (**b**) relativ zur Lendenwirbelsäule gestreckt und die Symphyse kranialwärts verlagert wird (**c**)

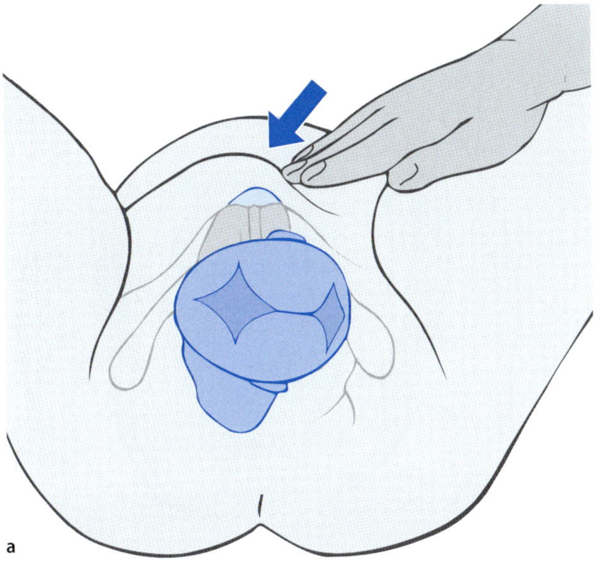

a

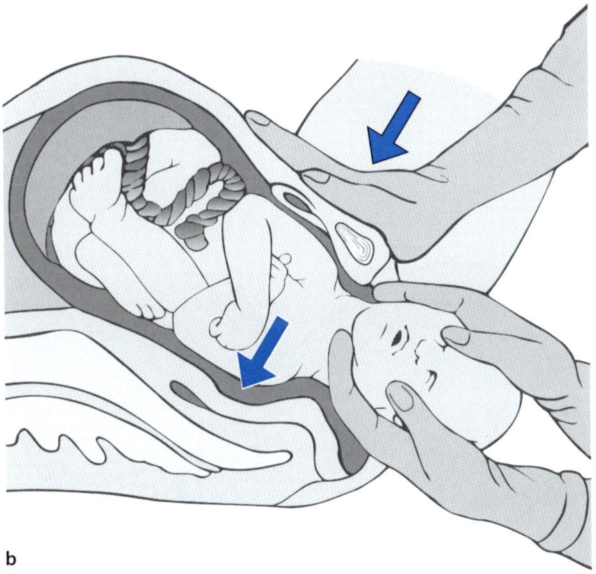

b

Abb. 44.5 a, b. **Suprasymphysäre Druckanwendung.**
a mit schräger Druckrichtung (evtl. Rütteln der Schulter). **b** mit direkt nach kaudal gerichtetem Druck auf die vordere Schulter

Suprasymphysärer Druck

Die Ausübung suprapubischen Druckes (Abb. 44.5) lässt sich einfach ausführen und sollte als eine der ersten Maßnahmen, am besten in Kombination mit dem McRoberts-Manöver, erfolgen (ACOG 1989; Morrison et al. 1992). Hierbei wird mit der Hand oder Faust versucht, die vordere Schulter durch rhythmischen Druck oder Rütteln hinter die Symphyse zu mobilisieren.

Wenngleich vereinzelt über Läsionen des Plexus brachialis bei Anwendung suprapubischen Druckes in Kombination mit dem Herabziehen des kindlichen Kopfes berichtet wurde, scheinen solche Verletzungen nicht unbedingt in kausalem Zusammenhang mit einer (dosierten) Druckanwendung zu stehen. Bis zu 73 % der Geburten, bei denen das McRoberts-Manöver alleine nicht erfolgreich war, lassen sich durch dessen Kombination mit zusätzlich angewandtem suprapubischem Druck erfolgreich beenden.

Fundusdruck

Der Einsatz des Kristeller-Handgriffs ist bei Auftreten einer Schulterdystokie oder erkennbarem Risiko einer solchen Komplikation grundsätzlich kontraindiziert. Von allen Maßnahmen führt der Fundusdruck zur weitaus höchsten Komplikationsrate (77 %), wobei eine weitere Fixierung der Schulter, Uterusrupturen, gravierende orthopädische und neurologische Läsionen sowie neonatale Todesfälle beobachtet wurden. Die Methode ist höchstens nach Rotation der Schultern und Lösung der eigentlichen Schulterdystokie zur Beendigung der Geburt akzeptabel.

44.4.2 Interne vaginal-operative Maßnahmen

Digitale Rotation der Schultern (Manöver nach Woods)

Vorgehen bei hohem Schultergeradstand

Ziel dieses Manövers ist die korkenzieherartige Rotation der Schultern vom geraden in den queren Durchmesser des Beckeneingangs. Hierbei wird prinzipiell die hintere Schulter von ventral mit 2 Fingern aufgesucht. Befindet sich das Kind in **2. Stellung**, dann erfolgt die angestrebte **Rückdrehung** der Schultern von vorn im Uhrzeigersinn, bei **1. Stellung** in umgekehrter Richtung. Bei Erfolg dieser Maßnahme, die unter suffizienter Analgesie in Steinschnittlage oder während des McRoberts-Manövers durchgeführt werden sollte, kann letztlich die hintere Schulter entwickelt werden (Abb. 44.6). Eine Sonderform der digitalen Schulterrotation stellt die Kombination externer und interner Maßnahmen dar. Dabei wird vom Operateur selbst (bessere Steuerbarkeit) gleichzeitig externer Fundusdruck ausgeübt. Als Alternative kann statt dessen die Anwendung suprasymphysären Druckes auf die vorn stehende Schulter angewandt werden.

Vorgehen bei tiefem Schulterquerstand

Beim tiefen Schulterquerstand wird die digitale Rotation durch eine Hilfsperson ausgeführt, falls durch die äußere Rückdrehung die Entwicklung der vorderen Schulter nicht umgehend

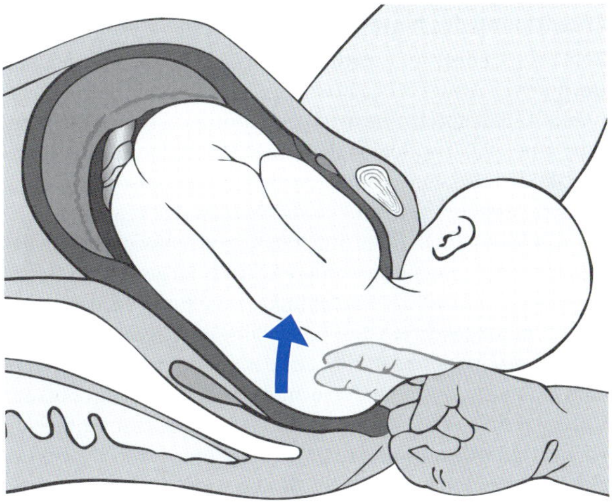

Abb. 44.6. **Manöver nach Woods.** Der ventrale Anteil der hinteren Schulter wird mit 2 in die Scheide eingeführten Fingern aufgesucht und bei 2. Stellung Druck im Uhrzeigersinn, bei 1. Stellung Druck in entgegengesetzter Richtung ausgeübt, bis die Schulterbreite im queren Durchmesser steht

möglich ist. Während vom Geburtshelfer weiter Zug am kindlichen Kopf nach dorsal und kaudal ausgeübt wird, geht die Hebamme oder ein zweiter Arzt mit 2 Fingern in die Scheide ein und drückt gegen die vordere Schulter bis die Schulterbreite im geraden Durchmesser steht. Schließlich wird die hintere Schulter über den Damm gehoben.

Wurde primär das McRoberts-Manöver durchgeführt, so lassen sich bei fortbestehender Schulterdystokie 33% der verbliebenen Fälle durch dessen Kombination mit der inneren Rotation erfolgreich behandeln (Gherman et al. 1997).

Digitale Rotation der Schultern (Manöver nach Rubin)

Neben der suprapubischen Druckausübung beschrieb Rubin auch die vaginale Adduktion der (besser erreichbaren) Schulter. Zunächst wird versucht, mit 2 vom fetalen Rücken her in die Scheide eingeführten Fingern die vordere Schulter zu erreichen. Dann wird Druck auf die Skapula ausgeübt (bezogen auf den Fetus von dorsal nach kranial und ventral), wobei keinesfalls Zug am bereits geborenen Kopf oder die Anwendung des Kristeller-Handgriffs erfolgen darf. Hierdurch wird eine effektivere Verringerung der Schulterbreite und ihres Umfangs erreicht als beim Woods-Manöver, das eher eine Abduktion der Schulter bewirkt (s. ◘ Abb. 44.7). Bleibt die Rotation aus, so lässt sich das Manöver an der hinteren Schulter wiederholen (umgekehrtes Woods-Manöver).

Instrumentelle Rotation der Schultern

Diese Methode bietet die Möglichkeit, größere Kraft als bei einfacher digitaler Manipulation anwenden zu können. Die Parallelzange wird über Brust und Rücken am fetalen Thorax angelegt. Die instrumentelle Rotation sollte in die Richtung erfolgen, der das Kind leichter folgt. Häufig ist dies die Seite, die zur dorsoanterioren Einstellung führt. Nachdem die Schulterbreite in den Beckeneingang eingetreten ist, lässt sich die Geburt meist durch kräftiges Absenken des Kopfes und gleichzeitiges »Kristellern« beenden. Die größte Schwierigkeit bei diesem Vorgehen besteht im Anlegen der Zange, die am fest in die Vulva eingezogenen Kopf vorbeigeführt werden muss.

Entwicklung des hinteren Armes über die Sakralhöhle

Bei Versagen interner Rotationsversuche kann die Entwicklung des hinteren Armes versucht werden. Spätestens zu diesem Zeitpunkt ist eine Intubationsnarkose zu fordern, sofern nicht bereits eine effektive Regionalanästhesie besteht. Für die Armextraktion wird der in der Kreuzbeinhöhle meist geringfügig größere Freiraum genutzt, um digital, von der ventralen Seite des Kindes kommend, den hinteren Arm zu entwickeln und dadurch mehr Raum für die vordere Schulter zu gewinnen. Befindet sich der Rücken des Kindes links (1. Stellung) wird die linke Hand, im umgekehrten Fall (2. Stellung) die rechte Hand benutzt. Zunächst wird der Ellbogen des dorsal stehenden Armes dem Humerus folgend aufgesucht, im Gelenk gebeugt und der Unterarm mit den Fingern gefasst. Der Arm wird schließlich vorsichtig am Thorax und Kopf vorbei in einer ventralwärts gerichteten Bewegung extrahiert (◘ Abb. 44.8). Schlägt dies fehl, dann muss die fetale Hand direkt an der ventralen Thoraxseite gefaßt und herabgezogen werden. Spätestens nach suprasymphysärer Druckanwendung kann durch die Verringerung des Schulterumfanges letztlich die vordere Schulter unter die Symphyse mobilisiert werden.

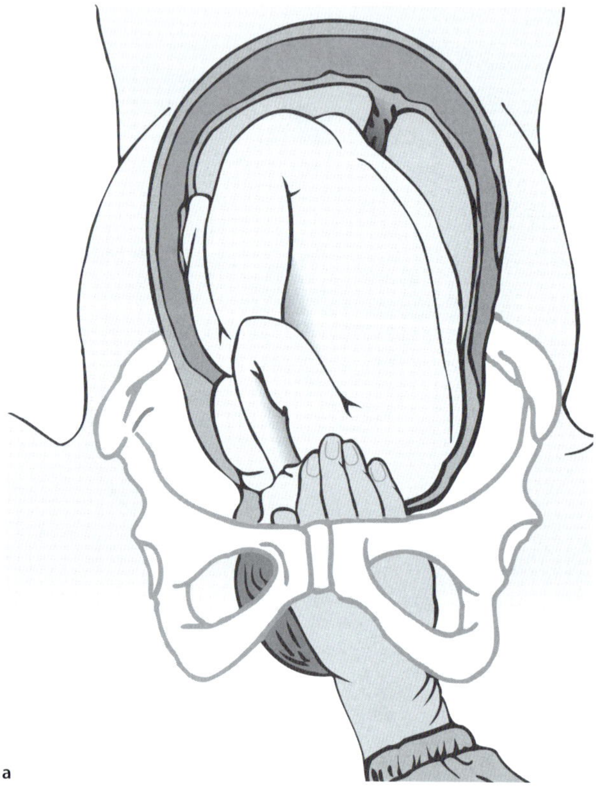

a

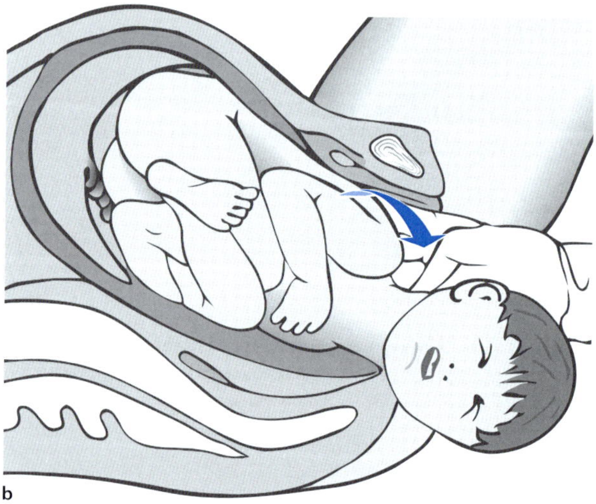

b

◘ Abb. 44.7 a, b. **Rubin-Manöver.** Aufsuchen der fetalen Skapula (a) und Druck nach ventral, wodurch eine Adduktion der Schulter mit Verkleinerung des Schulterumfangs erreicht wird, der die Rotation in den queren Durchmesser folgt (b)

Bei sehr schweren Kindern kann es notwendig werden, den extrahierten Arm und die Schulter um 180° zu rotieren, damit der 2. Arm in die Sakralhöhle gebracht und dort entwickelt werden kann. Allerdings führt diese Manipulation in bis zu 18% der Fälle zu Oberarm- und Klavikulafrakturen, weshalb sie keinesfalls als primäre Maßnahme, sondern nur bei Versagen weniger traumatisierender Verfahren eingesetzt werden sollte.

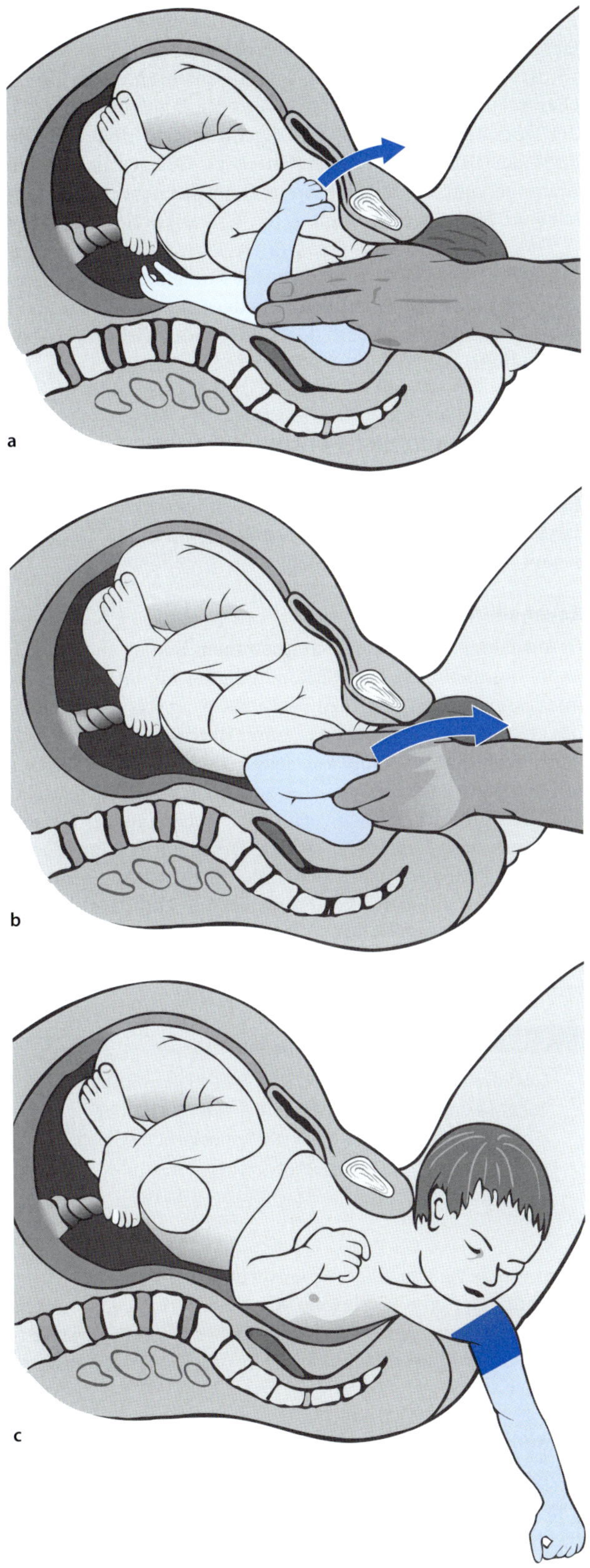

◻ Abb. 44.8 a–c. Entwicklung des hinteren Armes aus der Sakralhöhle. **a** Aufsuchen des Armes und Beugung im Ellenbogengelenk, **b** Fassen der Hand und Extraktion des Armes über die Brustwand, **c** Entwicklung der hinteren Schulter

In Kombination mit dem McRoberts-Manöver ist die hintere Armlösung als Zweitmaßnahme in 66% bzw. als Drittmaßnahme nach frustranem Einsatz der inneren Rotation in 55% der Fälle erfolgreich (Gherman et al. 1997).

Cave

Die Entwicklung des hinteren Armes führt häufig zu Oberarm- und Klavikulafrakturen. Sie sollte nur bei Versagen weniger traumatisierender Maßnahmen eingesetzt werden.

Frakturierung der vorderen Klavikula

Möglicherweise lässt sich die Schulterbreite durch eine operative Frakturierung des Schlüsselbeins etwas reduzieren. Genügt hierzu nicht ein entsprechend aufwärts gerichteter Druck mit dem von ventral eingeführten Zeigefinger gegen das mittlere Drittel der Klavikula, so kann dies mit einer hinter der Symphyse eingeführten und flach aufgelegten Gefäßklemme erfolgen.

Die zu erwartende Verringerung des Schulterdurchmessers darf jedoch nicht überschätzt werden, da in der Regel eine »Grünholzfraktur« zustande kommt, die ein stärkeres Zusammensinken der Schulter verhindert. Aufgrund der begrenzten Erfolgsaussichten und möglicher Weichteilverletzungen stellt die Frakturierung der Klavikula allenfalls eine additive Maßnahme bei fixierter Schulterdystokie dar.

Symphysiotomie

Die Symphysiotomie wird vor allem in der dritten Welt nach wie vor bei zephalopelvinem Missverhältnis eingesetzt, findet in den industrialisierten Ländern dagegen kaum noch Beachtung. Im Rahmen der operativen Maßnahmen bei fixierter Schulterdystokie hat dieser Eingriff im Sinne einer Ultima ratio noch seine Berechtigung (Hankins et al. 1995; Goodwin et al. 1997). Ziel der Symphysiotomie ist die Durchtrennung der knorpeligen Verbindung zwischen den Artikulationsflächen der Schambeine sowie der umgebenden Ligamente zum Zwecke einer Erweiterung des Beckenrings.

Die Patientin wird mit stark gebeugten Beinen in Steinschnittlage gebracht, wobei das Gesäß über das Kreißbett hinausragt. Die Oberschenkel sollten nicht um mehr als 80° abduziert werden, da der Versuch einer stärkeren Abduktion die sakroiliakalen Verbindungen schädigen könnte. Die Patientin wird wie für eine reguläre vaginal-operative Entbindung vorbereitet. Besteht keine Periduralanästhesie, so werden die Haut und das Weichteilgewebe über der Symphyse großzügig lokal infiltriert (z. B. 0,5–1% Lidokain). Die untere Begrenzung der Symphyse ist hierbei am schmerzempfindlichsten.

In die Harnblase wird ein Dauerkatheter gelegt, mit dem die Blase entleert und der Verlauf der Urethra identifiziert werden kann. Ist der Operateur Rechtshänder, so wird der Zeige- und Mittelfinger der linken Hand in die Scheide eingeführt und die durch den Katheter gut tastbare Urethra nach lateral disloziert (beim Linkshänder analoges Vorgehen mit der rechten Hand). Die Finger liegen dann direkt unter dem Symphysenknorpel (◻ Abb. 44.9), mit dem Daumen wird die vordere Verbindungsstelle getastet.

Mit der zum Operateur gerichteten Klinge eines kräftigen Skalpells wird die Haut über der Symphyse senkrecht inzidiert. Die knorpelige Verbindung wird in der Mittellinie der Symphyse durchtrennt bis die Spitze der Klinge von den vaginal einge-

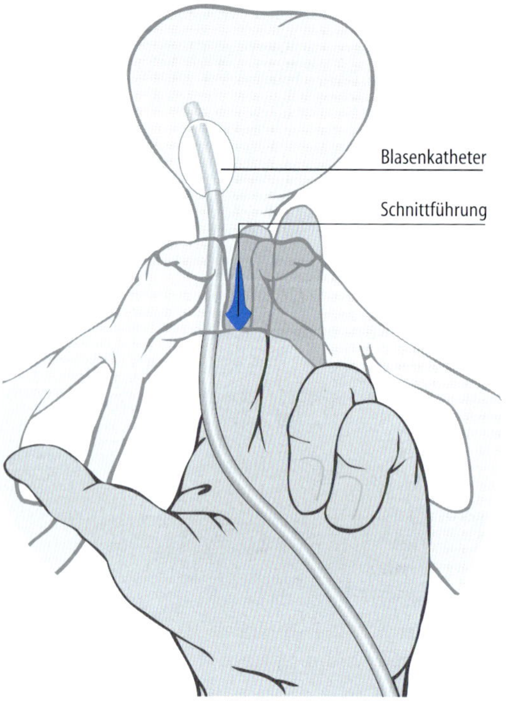

Abb. 44.9. **Vorgehen bei Durchführung einer Symphysiotomie.** Einlage eines Blasenkatheters. Die Urethra wird digital zur Seite gedrängt und die Symphyse in der Mittellinie unter Erhalt ihrer oberen Anteile durchtrennt. (Schnittführung **schwarz** markiert)

legten Fingern getastet werden kann. Dieser Schritt lässt sich ohne Mühe durchführen. Ergibt sich ein größerer Widerstand, so hat der Operateur nicht die Mittellinie getroffen. Während der obere Anteil der Symphyse erhalten wird, werden deren kaudale Anteile mit den darüber liegenden Ligamenten einschließlich der Ligg. arcuatae durchtrennt.

Gelingt es dem Operateur, den Daumen der vaginal eingeführten Hand in den so gewonnenen Spalt einzuführen (Zwischenraum etwa 2,5 cm), so ist dies in der Regel ausreichend. Bei größerem Platzbedarf ist es günstiger, weitere Anteile der Symphyse zu durchtrennen, anstatt die Oberschenkel weiter zu abduzieren. Der Zeitaufwand für den Eingriff liegt bei weniger als 2 min.

Nach Durchführung der Symphysiotomie, die in Kombination mit dem McRoberts-Manöver den Beckenraum um bis zu 25 % erweitert, sollte die Traktion in dorsal-kaudaler Richtung erfolgen, um die nun ungeschützt verlaufende Urethra und die vordere Vaginalwand weniger zu belasten. Falls der Blasenkatheter während der Entwicklung des Kindes entfernt wurde, so muss nach Versorgung sämtlicher Weichteilverletzungen ein neuer Verweilkatheter gelegt werden.

Die Syndesmose heilt unter Ausbildung einer Fibrose aus. Für die ersten 5 Tage sollte die Patientin Bettruhe in Seitenlagerung einhalten (Heparinisierung!). Grundsätzlich sollte eine Antibiotikaprophylaxe (z. B. Cephalosporine) sowie eine ausreichende analgetische Therapie verabreicht werden. Gelegentlich wurde empfohlen, die Oberschenkel durch Gazebinden aneinander zu fixieren. Sofern keine traumatisch bedingte Hämaturie auftritt, kann der Blasenkatheter nach 24–48 h entfernt werden. Nach 5 Tagen kann die Patientin wieder gehen (zunächst unter Anleitung eines Bewegungstherapeuten), wobei stärkere Aktivität für weitere 6 Wochen vermieden werden sollte.

Bei korrekter Ausführung ist die maternale Morbidität eher gering. Dies gilt insbesondere für langfristige Folgen der Operation. Eine ernstere Folgemorbidität findet sich in 8,1 % der Fälle (van Roosmalen 1987). Gelegentlich treten Blutungen auf, die durch Kompression meist gut beherrschbar sind. Eine Harninkontinenz (2,1 %), vesikovaginale Fisteln (1,7 %), Läsionen der Urethra (1,9 %), Gehbehinderungen/Schmerzen (1,8 %) und infektiöse Komplikationen (0,6 %) sind insgesamt selten, in der Hälfte der Fälle jedoch gar nicht durch den Eingriff, sondern durch die gestörte Geburtsmechanik bedingt.

44.4.3 Abdominale Entbindung

Im Regelfall ist eine Entwicklung des Kindes mittels Sectio caesarea nach Eintritt eines hohen Schultergeradstandes bei geborenem Kopf nicht mehr möglich.

Zavanelli-Manöver

In Ausnahmefällen kann nach frustranem Einsatz anderer Behandlungsmethoden die Rückdrehung des kindlichen Kopfes mit dessen Reposition in den Beckenausgang versucht werden, um anschließend eine Sectio caesarea durchzuführen. Hat sich der bereits geborene Kopf zur Seite gedreht, dann wird dieser mit der Hand gefasst und wieder so in Längsrichtung gedreht, dass das Hinterhaupt nach vorn zeigt. Nach manueller Flexion des Kopfes wird dieser unter sanftem Druck mit der Handfläche so weit wie möglich nach oben in den Geburtskanal gedrängt und dort durch einen Assistenten bis zur Schnittentbindung festgehalten (Abb. 44.10). In etwa 30 % der Fälle ist größere Kraftanwendung erforderlich; eine Narkose erleichtert den Eingriff.

Cave

Das Zavanelli-Manöver gelingt allenfalls unter suffizienter Tokolyse und sollte den Fällen vorbehalten bleiben, bei denen eine vaginale Geburtsbeendigung nicht mehr realisierbar erscheint, andererseits aber eine gravierende Schädigung des Kindes noch nicht zu erwarten ist.

Wenngleich verschiedene Arbeitsgruppen bei Einsatz dieser Methode über eine Erfolgsrate von 90 % berichteten, wurden vereinzelt Uterusrupturen mit anschließender Sectiohysterektomie sowie schwere Schädigungen des Kindes beobachtet (O'Leary 1993).

Abdominaler Rettungsversuch

Gelingt auch das Zavanelli-Manöver nicht, so bleibt als letzte Möglichkeit zur Rettung eines noch lebenden Kindes nur die notfallmäßige tiefe, quere Uterotomie (Abb. 44.11). Hierbei wird nach Eröffnen des Uterus die fetale Schulter in den queren Durchmesser und unter die Symphyse gedrückt und das Kind dann vaginal entwickelt (s. Abb 44.8) (O'Leary u. Cuva 1992).

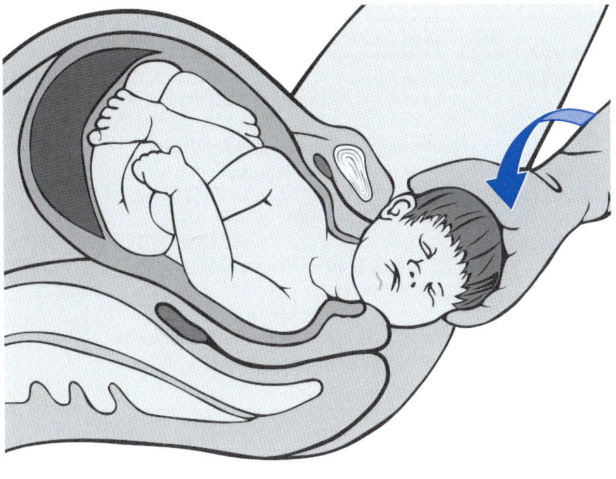

a

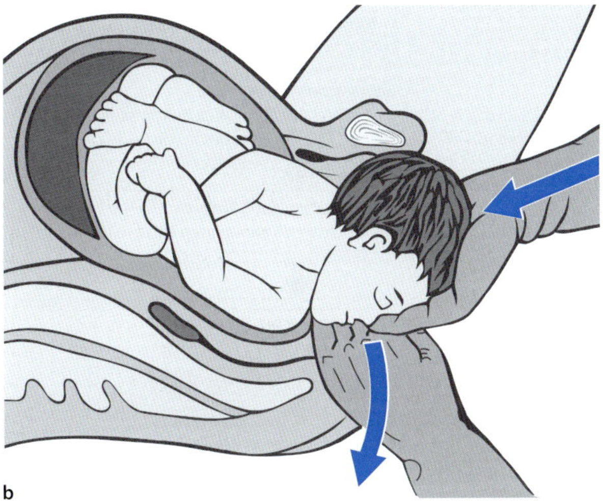

b

Abb. 44.10a, b. **Zavanelli-Manöver.** Zunächst erfolgt die Rückdrehung des kindlichen Kopfes in die okzipitoanteriore Position (a). Dann wird dieser unter manueller Flexion wieder so hoch wie möglich in die Vagina gedrängt (b) und dort bis zur Schnittentbindung festgehalten. Das Überwinden der Weichteilspannung an der Vulva kann hierbei durch nach unten gerichteten Zug mit den Fingern der anderen Hand erleichtert werden

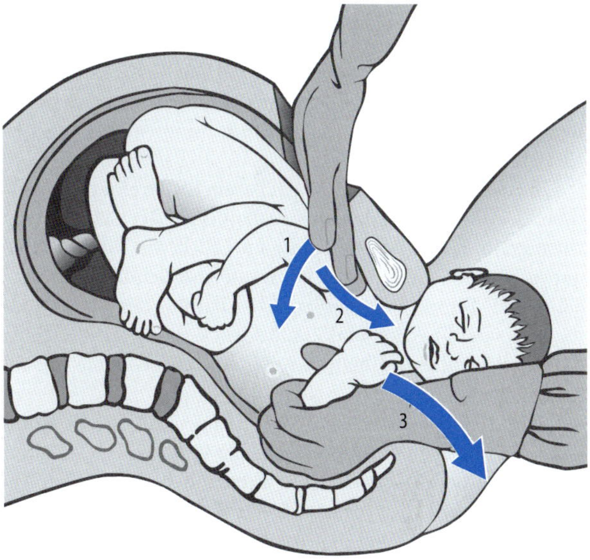

Abb. 44.11. **Abdominaler Rettungsversuch.** Nach Durchführung einer Uterotomie im Bereich des unteren Uterinsegmentes wird die vordere Schulter aufgesucht, in den queren Durchmesser und anschließend unter die Symphyse gedrückt. Nach Tiefertreten des Körpers kann von vaginal der hintere Arm entwickelt und die Geburt unter direkt abdominal appliziertem Druck beendet werden

Vorgehen im Falle eines Fruchttodes

Im Falle eines vor Eintritt der Schulterdystokie entstehenden oder in deren Folge nicht vermeidbaren Fruchttodes sollten alle Maßnahmen unterbleiben, die zu einer Verletzung maternaler Weichteile führen können. Hierzu zählen alle forcierten Manöver zur Rumpfentwicklung sowie die Kleidotomie.

Wohl nur noch in den Entwicklungsländern und unter historischen Gesichtspunkten von Bedeutung ist hierbei die **Dekapitation** des Fetus mit nachfolgendem Herunterholen beider Arme.

44.4.4 Geburtshilfliche Maßnahmen und Folgemorbidität

Unabhängig von den Erfolgsaussichten der verschiedenen Operationsverfahren zur Lösung einer Schulterdystokie gibt es hinsichtlich der kindlichen Folgemorbidität kein deutlich überlegenes Verfahren. Ein Trend zur Reduzierung von Armplexuslähmungen findet sich beim McRoberts-Manöver (10%) im Vergleich zur Lösung des hinteren Armes (35%). Die ungünstigeren Resultate der Armlösung müssen jedoch vor dem Hintergrund gesehen werden, dass diese Maßnahme fast immer erst bei Versagen anderer Methoden – also in besonders schwierigen Fällen – eingesetzt wird. Deshalb sollte auch dieses Manöver jedem Geburtshelfer bekannt sein.

Die Rate von Humerus- und Klavikulafrakturen steigt bei forcierter Traktion signifikant auf bis zu 33% an (ohne Traktionsmaßnahmen 5%) (Baskett u. Allen 1995; Nocon et al. 1993). Bis zu 15% aller Plexuslähmungen und bis zu 50% aller Frakturverletzungen finden sich auch ohne Auftreten einer Schulterdystokie, können also durchaus spontan zustande kommen. In verzweifelten Situationen muss der Geburtshelfer evtl. bewusst Frakturen oder Plexusläsionen des Kindes akzeptieren, um dauerhafte asphyxiebedingte Hirnschäden oder ein Absterben des Kindes zu vermeiden.

> Nach jeder Schulterdystokie ist die genaue Inspektion der Scheide und Zervix obligat, um Hämatome oder Risse auszuschließen. Bei ausgeprägten Nachblutungen oder instabilem Kreislauf muss an die Möglichkeit einer Uterusruptur gedacht werden.

44.4.5 Empfohlene Behandlungsstrategie bei Schulterdystokie

Da Schulterdystokien ebenso unvorhersehbar wie selten sind, sollte in jeder Klinik ein Managementprotokoll vorliegen. Dessen einzelne Behandlungsschritte sollten jedem Geburtshelfer bekannt sein (am besten schriftliche Dienstanweisung) und in regelmäßigen Intervallen vom gesamten geburtshilflichen Personal an einem Phantom geübt werden. Unter Berücksichtigung von Erfolgsaussichten und Folgemorbidität der beschriebenen Behandlungsverfahren kann folgende Empfehlung gegeben werden:

In erster Linie sollte bei erkennbarem Risiko einer Schulterdystokie versucht werden, das Festkommen der Schulter von vornherein zu vermeiden. In diesen Fällen wie für Geburten mit »schwerer Schulterentwicklung« (**leichte Schulterdystokie**) eignet sich die präventive äußere Überdrehung des fetalen Kopfes, wobei auf Traktion und Fundusdruck streng zu verzichten ist. Bereits in dieser Situation sollte eine ausgedehnte Episiotomie angelegt werden.

Zeigt sich bei ausbleibendem Erfolg der äußeren Überdrehung, dass die Schulterdystokie nur schwer lösbar ist (**Schulterdystokie mittleren Grades**), sollte aufgrund der hohen Erfolgsrate und der geringen Invasivität das McRoberts-Manöver als Methode der ersten Wahl eingesetzt werden (◻ Abb. 44.12). Diese und alle folgenden Maßnahmen erfordern eine suffiziente Tokolyse, um eine weitere Fixierung der Schulter zu vermeiden.

Ist das McRoberts-Manöver alleine nicht ausreichend, so kann dieses mit der Anwendung suprasymphysären Druckes kombiniert werden. Ist primär noch nicht ausreichend Hilfspersonal anwesend, so kann auch initial ein Entwicklungsversuch mittels suprapubischen Druckes erfolgen. Als weitere Maßnahme bietet sich die innere Rotation der Schultern an. Mit diesen Schritten sind 2 Drittel der Fälle erfolgreich zu behandeln.

Ist die Schulterdystokie derart fixiert, dass das Kind dennoch nicht entwickelt werden kann (**schwere fixierte Schulterdystokie**), so ist spätestens zu diesem Zeitpunkt eine Anästhesie einzuleiten, damit die weiteren Eingriffe unter bestmöglicher Relaxation erfolgen können. Erfolgversprechend, aber auch mit höherem kindlichen Verletzungsrisiko vergesellschaftet, ist die Lösung des hinteren Armes. Mit den genannten Maßnahmen kann die absolute Mehrzahl der Schulterdystokien behoben werden.

Im äußerst seltenen Falle einer nicht lösbaren Schulterdystokie (**inkurable Schulterdystokie**) bleibt als Option bei lebendem Fetus das Zavanelli-Manöver und/ oder die Symphysiotomie bzw. als Ultima ratio der abdominale Rettungsversuch.

Einige Autoren empfehlen, nach Durchtritt des kindlichen Kopfes die zugänglichen Atemwege freizumachen und ggf. intermittierend eine Maskenbeatmung durchzuführen, wodurch in Ausnahmefällen der Zeitverlauf einer fetalen Asphyxie günstig beeinflusst werden kann. Die Effektivität dieser Maßnahme dürfte jedoch insbesondere bei sehr großen Kindern begrenzt sein. Nur die schnellstmögliche Geburtsbeendigung kann eine adäquate Oxygenierung des Fetus sicherstellen.

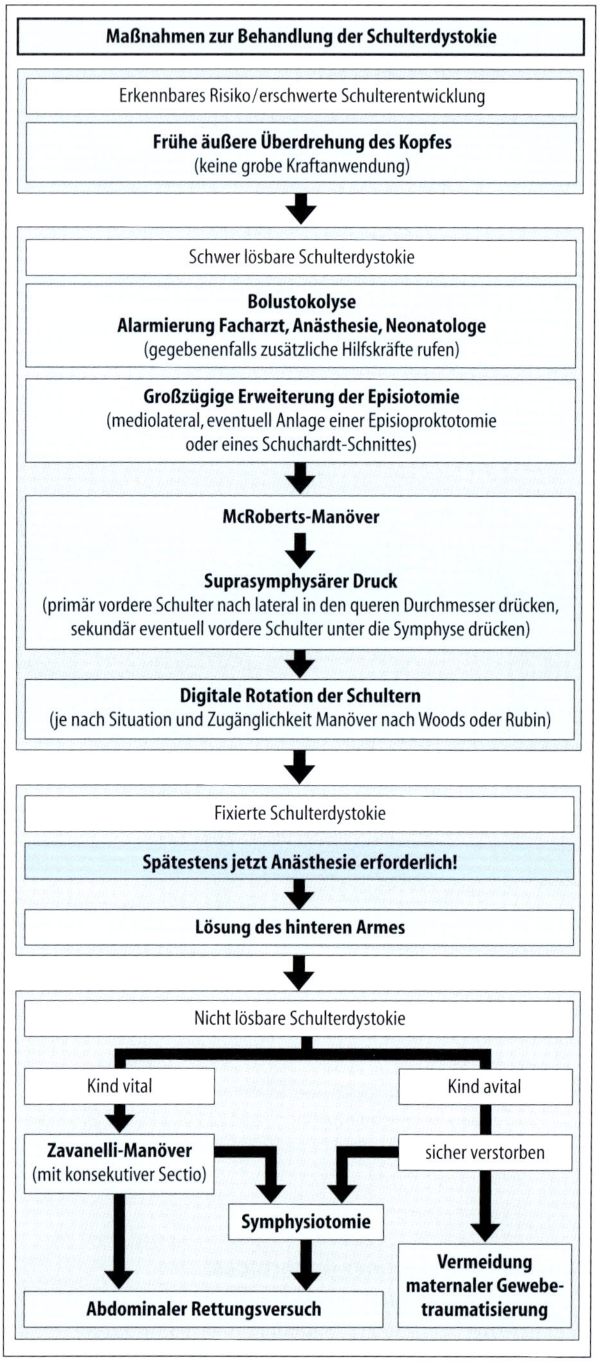

◻ Abb. 44.12. Behandlungsschema bei Auftreten einer Schulterdystokie

44.5 Forensische Aspekte der Schulterdystokie

> Selbst bei regelrechtem Vorgehen kommt es aufgrund einer Schulterdystokie gehäuft zu erheblicher Morbidität des Kindes und der Mutter, die auch der erfahrenste Geburtshelfer nicht sicher vermeiden kann. Aus diesem Grunde ergibt sich für das geburtshilfliche Personal (Ärzte **und** Hebammen) auch eine nicht zu vernachlässigende forensische Problematik.

Nach Literaturangaben (Gross et al. 1987b) stehen 7 % aller Gerichtsverfahren aus dem geburtshilflich-gynäkologischen Bereich im Zusammenhang mit einer Schulterdystokie. Dieser Anteil ist weit größer als aufgrund der Prävalenz dieser Geburtskomplikationen zu erwarten wäre. Ein teilweise nicht zu verhindernder, schicksalhafter Verlauf wird nur dann plausibel begründet werden können, wenn das geburtshilfliche Vorgehen den aktuellen juristischen Anforderungen tatsächlich genügt. Gegenwärtig müssen folgende Forderungen erfüllt sein:

- **Vor der Geburt:**
  - Generell muss ein Behandlungsplan vorliegen.
  - Bei Vorliegen eindeutiger Risikofaktoren für das Auftreten einer Schulterdystokie (z. B. Zustand nach vorausgegangener Schulterdystokie) müssen mit der Schwangeren möglichst bereits vor der Geburt das individuelle Risiko sowie geburtshilfliche Alternativen (Sectio caesarea) und deren Komplikationsmöglichkeiten im Vergleich zur erhöhten neonatalen Morbidität bei vaginaler Entbindung erörtert werden. Diese Aufklärung und das hierauf von der Patientin gewünschte und entsprechend festgelegte Verfahren müssen dokumentiert werden.
- **Auftreten einer Schulterdystokie:**
  - Diagnosestellung und Dokumentation des Zeitpunktes.
  - Sofortige Alarmierung eines Facharztes, einer erfahrenen Hebamme, eines Anästhesisten und möglichst eines Neonatologen.
  - Anlegen einer großzügigen Episiotomie [die bei Auftreten einer Schulterdystokie unterlassene Episiotomie wird als schwerer Behandlungsfehler eingestuft (Urteil OLG Oldenburg, 27.10.1992 – 5 U 63/92, s. unter 44.5).
  - Durchführung der geburtshilflichen Behandlungsmaßnahmen nach Behandlungsplan.
  - Minutiöse chronologische Dokumentation der Ausgangssituation (Kindslage, Stellung, primärer Geburtsmodus, Geburtsverlauf) und aller Maßnahmen mit Uhrzeit, Zeitintervall zwischen Geburt des Kopfes bis zur vollständigen Geburtsbeendigung, Angabe der Reihenfolge einzelner operativer Schritte und des jeweils aktiven Geburtshelfers mit Namen (Operationsbericht) nach dem Prinzip »Wahrheit, Klarheit und Vollständigkeit«.
  - Die alleinige Dokumentation »Schulterdystokie« oder »erschwerte Schulterentwicklung« genügt nicht.
  - Angaben zum Zustand des Neugeborenen (präpartales Schätzgewicht und tatsächliches Geburtsgewicht), Apgar, Nabelschnur-pH-Wert, Reflexstatus (Moro-Reflex), Zeichen einer Plexuslähmung oder Fraktur (vorhanden/nicht vorhanden).
  - Die Dokumentation sollte von allen Beteiligten (Ärzten und Hebammen) gemeinsam unterschrieben werden, soweit die dokumentierten Maßnahmen von diesen auch beobachtet wurden.

Aus gutachterlicher Sicht ist neben einer adäquaten Dokumentation die richtige Durchführung geburtshilflicher Maßnahmen entscheidend. Schäden des Kindes, die grundsätzlich bei einer Schulterdystokie auftreten können und noch nicht per se auf Behandlungsfehler schließen lassen, müssen ansonsten dem Arzt und der Hebamme zur Last gelegt werden (Martius 1995; Schwenzer 1994, 1997).

Bei Auftreten einer Schulterdystokie stellt die Durchführung einer Sectio caesarea keine Alternative mehr dar. Die präventive primäre Schnittentbindung kann mangels ausreichender Treffsicherheit der Risikoprädiktoren, insbesondere der sonographischen Gewichtsschätzung, nicht als Standard gefordert werden. Sie kommt allenfalls bei Zustand nach Schulterdystokie oder z. B. bei klinisch wie sonographisch sehr großem Kind einer Diabetikerin oder sehr kleinwüchsiger Mutter in Betracht. Bei der Erwägung einer Schnittentbindung muss berücksichtigt werden, dass diese gegenüber der vaginalen Geburt ein deutlich erhöhtes Morbiditäts- und Mortalitätsrisiko aufweist [OLG Stuttgart, VersR (1989) S. 189]. Die gefürchteten Plexuslähmungen können auch nach Kaiserschnitten wegen eines zephalopelvinen Missverhältnisses auftreten (Morrison et al. 1992). Auch ohne jedes mechanische Trauma treten vereinzelt solche Läsionen durch eine druckbedingte Neuropathie infolge von präpartalen Lageanomalien auf, z. B. bei Vorliegen eines Oligohydramnions (Dunn u. Engle 1985).

> Unter Berücksichtigung forensischer Aspekte ist eine lückenlose Dokumentation mit dem Nachweis richtig angewandter Behandlungsverfahren unbedingt notwendig.

Literatur

Acker DB, Gregory KD, Sachs BP, Friedman EA (1988) Risk factors for Erb-Duchenne palsy. Obstet Gynecol 71: 389–392

ACOG American College of Obstetricians and Gynecologists (1989) Dystocia. Techn Bull 137.

ACOG American College of Obstetricians and Gynecologists (1991) Fetal macrosomia. Techn Bull 159

Arbeitsgemeinschaft Medizinrecht, Deutsche Gesellschaft für Gynäkologie und Geburtshilfe e.V. (1998) Empfehlungen zur Schulterdystokie. Erkennung, Prävention und Management. Frauenarzt 9: 1369–1370

Baskett T, Allen A (1995) Perinatal implications of shoulder dystocia. Obstet Gynecol 86: 14–17

Benedetti TJ (1989) Added complications of shoulder dystocia. Contemp Obstet Gynecol 33: 150–161

Combs CA, Singh NB, Khoury JC (1993) Elective induction versus spontaneous labor after sonographic diagnosis of fetal macrosomia. Obstet Gynecol 81: 492–496

Coustan DR, Imarah J (1984) Prophylactic insulin treatment of gestational diabetes reduces the incidence of macrosomia, operative delivery, and birth trauma. Am J Obstet Gynecol 150: 836–842

Christoffersson M, Rydhstroem H (2002) Shoulder dystocia and bracial plexus injury: a population-based study. Gynecol Obstet Invest 53: 42–47

Curran JS (1981) Birth-associated injury. Clin Perinatol 8: 111–129

Dunn DW, Engle WA (1985) Brachial plexus palsy: intrauterine onset. Pediatr Neurol 1: 367–369

Ecker JL, Greenberg JA, Norwitz ER, Nadel AS, Repke JT (1997) Birth weight as a predictor of brachial plexus injury. Obstet Gynecol 89: 643–647

Gherman RB, Goodwin TM, Souter I, Neumann K, Ouzounian JG, Paul RH (1997) The McRoberts'maneuver for the alleviation of shoulder dystocia: how successful is it? Am J Obstet Gynecol 176: 656–661

Gherman RB, Tramont J, Muffley P, Goodwin TM (2000) Analysis of McRoberts' maneuver by x-ray pelvimetry. Obstet Gynecol 95: 43–47

Ginsberg NA, Moisidis C (2001) How to predict recurrent shoulder dystocia. Am J Obstet Gynecol 184: 1427–1429

Gonik B, Hollyer VL, Allen R (1991) Shoulder dystocia recognition: differences in neonatal risks for injury. Am J Perinatol 8: 31–34

Goodwin TM, Banks E, Millar LK, Phelan JP (1997) Catastrophic shoulder dystocia and emergency symphysiotomy. Am J Obstet Gynecol 177: 463–464

Gordon M, Rich H, Deutschberger J, Green M (1973) The immediate and long-term outcome of obstetric birth trauma. I. Brachial plexus trauma. Am J Obstet Gynecol 117: 51–56

Gross SJ, Shime J, Farine D (1987) Shoulder dystocia: predictors and outcome. A five-year review. Am J Obstet Gynecol 156: 334–336

Gross TL, Sokol RJ, Williams T, Thompsen K (1987) Shoulder dystocia: a fetal-physician risk. Am J Obstet Gynecol 156: 1408–1418

Hankins GDV, Clark SL (1995) Brachial plexus palsy involving the posterior shoulder at spontaneous vaginal delivery. Am J Perinatol 12: 44–45

Hankins GDV, Clark SL, Cunningham FG, Gilstrap III LC (1995) Symphysiotomy. Operative Obstetrics. Appleton & Lange, Norwalk, Connecticut (1995) pp 89–92

Keller JD, Lopez-Zeno JA, Dooley SL, Socol ML (1991) Shoulder dystocia and birth trauma in gestational diabetes: a five-year experience. Am J Obstet Gynecol 165: 928–930

Kolderup LB, Laros RK, Musci TJ (1997) Incidence of persistent birth injury in macrosomic infants: association with mode of delivery. Am J Obstet Gynecol 177: 37–41

Langer O, Berkus MD, Huff RW, Samueloff A (1991) Shoulder dystocia: should the fetus weighing greater than or equal to 4000 grams be delivered by caesarean section?Am J Obstet Gynecol 165: 831–837

Lewis DF, Raymond RC, Perkins MB, Brooks GG, Heymann AR (1995) Recurrence rate of shoulder dystocia. Am J Obstet Gynecol 172: 1369–1371

Lurie S, Insler V, Hagay ZJ (1996) Induction of labor at 38 to 39 weeks of gestation reduces the incidence of shoulder dystocia in gestational diabetic patients class A2. Am J Perinatol 13: 293–296

Martius G (1986) Operatives Vorgehen bei den Schulterdystokien. In: Martius G (Hrsg) Geburtshilflich-perinatologische Operationen. Thieme, Stuttgart, S 141–146

Martius G (1987) Die äußere Überdrehung des Kopfes zur Behandlung des hohen Schultergeradstandes. Geburtshilfe Frauenheilkd 47: 197–201

McFarland MB, Langer O, Piper JM, Berkus MD (1996) Perinatal outcome and the type and number of maneuvers in shoulder dystocia. Int J Gynecol Obstet 55: 219–224

Morrison JC, Sanders JR, Magann EF, Wiser WL (1992) The diagnosis and management of dystocia of the shoulder. Surg Gynecol Obstet 175: 515–522

Nocon J, McKenzie D, Thomas L, Hansell R (1993) Shoulder dystocia: an analysis of risks and obstetric maneuvers. Am J Obstet Gynecol 168: 1732–1739

O'Leary JA (1993) Cephalic replacement for shoulder dystocia: present status and future role of the Zavanelli maneuver. Obstet Gynecol 82: 847–850

O'Leary JA, Cuva A (1992) Abdominal rescue after failed cephalic replacement. Obstet Gynecol 80: 514–516

Roosmalen J van (1987) Symphysiotomy as an alternative to caesarean section. In J Gynaecol Obstet 25: 451–458

Rouse DJ, Owen J (1999) Prophylactic caesarean delivery for fetal macrosomia diagnosed by means of ultrasonography – A Faustian bargain? Am J Obstet Gynecol 181: 332–338

Sandmire HF (1987) Shoulder dystocia: a fetal-physician risk. Discussion. Am J Obstet Gynecol 156: 1414–1419

Sandmire HF, O'Halloin TJ (1988) Shoulder dystocia: its incidence and associated risk factors. Int J Gynaecol Obstet 26: 65–73

Schwenzer T (1994) Die Schulterdystokie und ihre forensischen Aspekte. Gynäkologe 27: 222–228

Schwenzer T, Beck L (1997) Ist die Plexusparese nach Schulterdystokie vermeidbar? Gynäkologe 30: 381–382

Smith GCS, Smith MFS, McNay MB, Fleming JEE (1997) The relation between fetal abdominal circumference and birthweight: findings in 3512 pregnancies. Br J Obstet Gynaecol 104: 186–190

Spellacy WN, Miller S, Winegar A, Peterson PQ (1985) Macrosomia – maternal characteristics and infant complications. Obstet Gynecol 66: 158–161

Wood C, Ng KH, Hounslow D, Benning H (1973) Time – an important variable in normal delivery. J Obstet Gynaecol Br Commonw 80: 295–300

Pathologie der Plazentarperiode

C. Brezinka

Kurz-Überblick

Die Minuten und Stunden nach der Geburt des Kindes sind für die Mutter die gefährlichsten der ganzen Schwangerschaft. Die Pathologie der Plazentarperiode, die vor allem geprägt ist durch erheblichen Blutverlust, ist so gravierend, dass sie meist nur durch raschen und massiven Einsatz aller technischen und labormedizinischen Mittel und durch das reibungslose Zusammenspiel unterschiedlicher Fachdisziplinen bewältigt werden kann. Hauptursache für postpartale Blutungen sind die Uterusatonie mit und ohne Plazentaretention sowie Rissverletzungen im Bereich der Geburtswege. Auf starken Blutverlust propft sich geradezu gesetzmäßig eine Gerinnungsstörung auf, die nur mit dem Einsatz von Blutprodukten und Gerinnungsfaktoren beherrscht werden kann. Eine wesentliche Rolle kommt der Prävention zu: Die aktive Leitung der Nachgeburtsperiode mit Oxytozin führt zu wesentlich geringerem Blutverlust als die abwartende Haltung in der Nachgeburtsperiode. Genaue Anamnese, Risikoeinschätzung und rechtzeitige Vorbereitung auf den möglichen Notfall bei gefährdeten Patientinnen ersparen Überraschungen. Ebenso gehört die genaue Beobachtung der Wöchnerin in den Stunden nach der Geburt zu den Pflichten eines geburtshilflichen Teams, außerdem die sachgerechte und griffbereite Lagerung der Uterotonika Oxytozin, Prostaglandin und Methylergometrin, die im Bedarfsfall rasch zubereitet und verabreicht werden müssen.

45.1 Allgemeine Grundlagen

Definition

Die Plazentarperiode (»third stage of labor«) umfasst den Zeitabschnitt von der Geburt des Kindes bis zur Geburt der Plazenta. Die Postplazentarperiode beinhaltet den Zeitraum bis etwa 2 h danach, in dem eine genaue Überwachung der Wöchnerin notwendig ist.

Geschichte und Epidemiologie

Die Pathologie der Plazentarperiode ist in erster Linie geprägt durch Blutungen, außerdem durch Infektionen der Geburtswege, die bis zur puerperalen Sepsis gehen, sowie durch thromboembolische Ereignisse. Die Plazentarperiode stellt die gefährlichste Phase der Schwangerschaft und Geburt dar und bis vor wenigen Jahrzehnten, als auch in den entwickelten Industrienationen die mütterliche Mortalität noch wesentlich höher lag, waren rund 80% der maternalen Todesfälle in den Stunden und Tagen nach der Geburt des Kindes zu verzeichnen (Loudon 1992). In den Ländern der dritten Welt sind es bis heute vor allem die postpartalen Blutungen, die für die Müttersterblichkeit verantwortlich sind (Abouzahr et al. 2001).

45.2 Postpartale Blutungen (»postpartum haemorrhage«, PPH)

45.2.1 Terminologie

Definition

Ein Blutverlust von >500 ml in den 24 h nach der Geburt wird als pathologisch angesehen. Eine späte postpartale Blutung (»secondary postpartum haemorrhage«) liegt vor, wenn mehr als 24 h zwischen der Geburt des Kindes und dem Blutungsbeginn liegen. Das ACOG definiert PPH als »entweder eine 10%ige Abnahme des Hämatokrits zwischen der Aufnahme und der Postpartalperiode oder die Notwendigkeit von Blutkonserven« (ACOG 1998).

► Studienbox

Diese Definitionen sind umstritten: Ein Blutverlust von 600 ml wird auch bei unauffälliger Geburt und gutem Befinden der Mutter rasch erreicht, außerdem ist die objektive Einschätzung des verlorenen Blutvolumens unter der Geburt außerordentlich schwierig. In allen publizierten Studien neigten auch erfahrene Kliniker zu deutlicher Unterschätzung der Höhe des Blutverlustvolumens. In mehreren Studien wurde unmittelbar nach der Geburt des Kindes der Frau eine Art flache Bettpfanne unter das Gesäß gelegt. Die darin sich ansammelnden Koagel und das frische Blut wurden gemessen, außerdem Bettwäsche, Tupfer und Abdecktücher eine Stunde nach der Geburt gewogen und davon das Trockengewicht subtrahiert. So kam es zu Empfehlungen, nicht mehr 500 ml, sondern 1000 ml als Grenzwert zu nehmen, ab dem ein interventionsbedürftiger exzessiver Blutverlust angenommen wird (Jouppila 1995). In einem britischen Kollektiv von über 37000 Frauen betrug die Inzidenz von postpartalem Blutverlust von 1000 ml und mehr 1,33% (Stones et al. 1993)

Wichtiger als die Festlegung von Grenzwerten ist das Prinzip, dass jeder postpartale Blutverlust, der das Befinden und die hämodynamische Stabilität der Mutter beeinträchtigt, rasch abgeklärt und therapiert werden muss. Während die dramatische Blutung sofort auffällt und zu entsprechenden ärztlichen Maßnahmen führt, kann eine kontinuierliche, über Stunden gehende Sickerblutung zu einem erheblichen Blutverlust führen, der erst spät bemerkt wird. Dies kann nur durch genaue Beobachtung der Wöchnerin nach der Geburt vermieden werden.

Ursachen für postpartalen Blutverlust

- Uterusatonie
  - Oft in Verbindung mit traumatischen und plazentaren Blutungsursachen
- Traumatische Ursachen durch Geburtsakt
  - Dammriss
  - Blutung aus Episiotomie
  - Scheidenriss

▼

- Zervixriss
- Uterusruptur
- Hämatombildung paravaginal/pararektal
- Plazentare Ursachen für die Blutung
  - Plazentaretention
  - Unvollständige Plazentalösung
  - Placenta accreta, increta, percreta
- Gerinnungsstörungen
  - Primäre Gerinnungsstörungen
  - Plasmatische Gerinnungsstörung als Folge des Blutverlustes

45.2.2 Sofortmaßnahmen

Die ersten Schritte, die sofort unternommen werden müssen, sobald der Verdacht auf eine verstärkte postpartale Blutung geäußert wird, sind unabhängig von der möglichen Blutungsursache und zielen darauf ab, den sich eventuell schon abzeichnenden hypovolämischen Schock zu vermeiden und zu beherrschen. Alle Mitarbeiterinnen und Mitarbeiter im Kreißsaal müssen dahingehend ausgebildet und motiviert sein, im entsprechenden Fall rasch von der Gestaltung einer möglichst idyllischen Nachgeburtsperiode oder der möglichst exakten statistischen Erfassung der Geburt auf eine dem Notfall adäquate Handlungsweise umzuschalten. Es empfiehlt sich auch, im Kreißsaal-Kühlschrank ständig eine »Alarmbox Blutung« griffbereit zu haben, in der die für die Therapie eines Blutungsnotfalls wesentlichen Medikamente bereit liegen, sodass im Ernstfall nicht lange im Medikamentenschrank gesucht werden muss.

Sofortmaßnahmen bei postpartaler Blutung, unabhängig von der Ursache

- Legen mindestens einer i.v.-Leitung (Braunüle) mit möglichst großem Lumen
- Rasche Blutabnahme für Blutbild und Gerinnungsstatus
- Abnahme einer Blutprobe für die Blutbank, Anmelden eines möglicherweise raschen Bedarfes von passenden Blutkonserven
- Legen einer Blutdruckmanschette, regelmäßige Druck- und Pulskontrolle
- Legen eines Harnkatheters

45.3 Uterusatonie

Die Uterusatonie stellt die häufigste Ursache für schwerwiegenden Blutverlust in der Plazentarperiode dar. Nach Lösung der Plazenta muss die große Wundfläche im Cavum uteri rasch verkleinert werden. Eine wesentliche Rolle kommt dabei der **Vasokompression** durch das **Myometrium** zu. Durch den spezifischen überkreuzten Verlauf der Muskelfasern des Myometriums, »den lebenden Ligaturen des Uterus«, werden durch deren Kontraktion die zum Plazentabett führenden Gefäße im Normalfall wirkungsvoll abgeklemmt. Daneben muss die Vasokonstriktion der Gefäßwände selbst und schließlich die Blutgerinnung funktionieren. Diese müssen in den Wehenpausen zwischen den Nachwehen für eine wirkungsvolle Hämostase sorgen.

Mangelnder Muskeltonus im Myometrium führt zu einer insuffizienten Verkleinerung des Organs, zur mangelnden Kompression der Spiralarterien, damit zum Fortbestand eines großen Teils des Blutflusses, der vor Lösung der Plazenta in Richtung des Plazentabettes ging.

Eine Uterusatonie kann sich zwar auch nach unauffälliger Schwangerschaft und problemloser Geburt ohne Vorwarnung entwickeln, pathologische Schwangerschafts- und Geburtsverläufe sollten den Geburtshelfer schon vor der Geburt des Kindes an die Möglichkeit einer postpartalen Uterusatonie denken lassen.

Risikofaktoren, die das Entstehen postpartaler Blutungen begünstigen

- Überdehnung des Uterus durch Mehrlingsschwangerschaft, Hydramnion, makrosomes Kind
- Hohe Parität der Mutter
- Operative Geburt (Vakuum, Forzeps, Sectio)
- Jede Form der Plazentapathologie (s. unten)
- Überstürzte Geburt
- Ungewöhnlich lang dauernde Geburt
- Wehenaugmentation mit Oxytozin unter der Geburt
- Infektionen, Chorioamnionitis
- Verwendung von halogenierten Anästhetika unter der Geburt
- Myome und Fehlbildungen des Uterus

Besonderer Stellenwert kommt hier der geburtshilflichen Anamnese zu, da Blutungen nach vorhergehenden Geburten ein wesentlicher prädiktiver Faktor für erneute Blutungsprobleme in der Plazentarperiode der jetzigen Geburt sind (Faridi et al. 1996)

45.3.1 Klinischer Befund

> Der gesunde, gut kontrahierte Uterus sollte nach der Geburt hart sowie der Fundusstand knapp oberhalb und etwas neben der Nabelhöhe gut tastbar sein.

Der atone Uterus dagegen ist auffallend weich, der Fundus uteri liegt weit über dem Nabel, knapp unter dem Rippenbogen, vor allem bei adipösen Patientinnen ist er kaum zu tasten. Es kommt wenige Minuten nach der Geburt zum schwallartigen Abgang von eher dunklem Blut.

Aktive Leitung der Nachgeburtsperiode – Prävention

Es gibt grundsätzliche Unterschiede in der geburtshilflichen Vorgangsweise bei der Leitung der Nachgeburtsperiode: Beim **aktiven Management** (aktive Leitung nach Leinzinger; »active management of third stage of labor«) werden, beginnend mit der Geburt des Kindes, eine Reihe invasiver Maßnahmen gesetzt mit dem Ziel, durch eine rasche Lösung der Plazenta den postpartalen Blutverlust so gering wie möglich zu halten und katastrophale Blutverluste zu verhindern (Baskett 2000). Beim »**expektativen**«, »pyhsiologischen«oder »konservativen« **Management** wird die Lösung der Plazenta abgewartet (Prendiville et al. 2000).

Kernstück der aktiven Leitung ist die Injektion kontraktionsfördernder Medikamente möglichst rasch nach dem Durchtritt der Schultern des Kindes. Damit soll einerseits die Geburt der Plazenta beschleunigt und andererseits eine atone Nachblutung verhindert werden. Verabreicht werden Oxytozin, in Dosierungen von 5 bis 10 IE und in einigen europäischen Ländern, Südafrika und Australien, eine Kombination von **Oxytozin** mit **Methylergometrin** »Syntometrin«. Der Vorteil der Mischung von Oxytozin mit Methylergometrin liegt in einer etwas besseren Blutungshemmung gegenüber Oxytozin alleine, der Nachteil in signifikant vermehrten Nebenwirkungen, vor allem Brechreiz und Blutdruckerhöhung (de Groot et al. 1998).

▶ Studienbox

In einer randomisierten kontrollierten Studie, bei der Oxytozin entweder gleich nach der Geburt der Schultern oder erst nach der Geburt der Plazenta gegeben wurde, zeigte sich kein Vorteil für das frühe Oxytozin, in der »frühen« Gruppe war auch die Zahl der Plazentaretentionen nicht geringer als in der Gruppe, die das Oxytozin erst nach der Geburt der Plazenta bekam (Jackson et al. 2001).

In einem systematischen Cochrane-Review der Studien, die aktives und expektatives Vorgehen bei der Leitung der Nachgeburtsperiode verglichen, zeigte sich, dass die aktive Leitung eine signifikante Reduktion der Inzidenz von schwerwiegenden postpartalen Blutungen, Anämie und Blutkonservenbedarf im Wochenbett mit sich brachte. Die Nachteile der aktiven Leitung der Nachgeburt liegen vor allem in den Nebenwirkungen – Nausea, Erbrechen, Kopfschmerzen und Bluthochdruck – vor allem, wenn Methylergometrin allein oder in Kombinationen benutzt wurde. Entschließt man sich an einer Abteilung zur aktiven Leitung der Nachgeburt, sei es als Leitlinie für alle Gebärenden, sei es für ein determiniertes Risikokollektiv, ist es von großer Wichtigkeit festzulegen, in welcher Dosierung Oxytozin verwendet wird und ob es als Syntometrin in Kombination mit Methylergometrin verabreicht wird.

▶ Studienbox

In einem systematischen Review von McDonald zeigte sich eine signifikante Reduktion der postpartalen Blutungen von über 500 ml, wenn statt einer Injektion von 5 IU Oxytozin eine Kombination von Oxytozin mit Methylergometrin (Syntometrin) nach der Geburt der Schultern i. v. verabreicht wurde. Beim Vergleich von Syntometrin mit 10 IU reinem Oxytozin ergab sich bei Verwendung der kombinierten Substanz eine etwas geringere Inzidenz von Blutverlusten in der Größenordnung von 500 ml, bei den Blutverlusten von 1000 ml und mehr war die Wirkung beider Substanzen gleich. Verglich man die Wirkung einer Injektion von 5 IU Oxytozin mit 10 IU Oxytozin, so ergab sich bei der höheren Dosierung ein signifikant geringerer Blutverlust gegenüber der Dosierung mit 5 IU. In Fällen mit Plazentaretention, manueller Plazentalösung und Blutverlust über 1000 ml ▼ ergab die Analyse keinen Vorteil für eines der drei Regimes der aktiven Leitung. Syntometrin erhöhte die Inzidenz von Bluthochdruck und Nausea. Auf das Stillverhalten, d. h. den Anteil der Frauen, die bei Entlassung voll stillten, hatte die Medikation der Nachgeburtsleitung keinen Einfluss.

Somit ergibt sich kein Vorteil für die Verwendung von 5 IU Syntocinon, während die Verabreichung von 10 IU Syntocinon i. v. im Vergleich zu Syntometrin i. m. mehr von der Beurteilung und Gewichtung der Nebenwirkungen abhängt (McDonald et al. 2000).

Berechnet man die NNT (»number needed to treat«), so kommt man zu folgendem Ergebnis: Wenn 100 Frauen mit Oxytozin und Methylergometrin (Syntometrin) behandelt werden, so hat man in diesem Kollektiv gegenüber dem reinen Oxytozin drei Fälle von Blutverlust über 500 ml eingespart, dafür aber zusätzlich einen Fall von hohem Blutdruck und 10 Fälle von Nausea und Erbrechen (Hofmeyr et al. 2001).

Auch **Prostaglandine** wurden zur aktiven Leitung der Nachgeburtsperiode verwendet. In Kollektiven, denen statt Oxytozin oder Methylergometrin Prostaglandin injiziert wurde, zeigte sich eine Reduktion der postpartalen Blutverluste von über 1000 ml (Gulmezoglu 2000). Diesen Vorteilen steht das prostaglandintypische Nebenwirkungsspektrum gegenüber – Erbrechen, Durchfall, Oberbauchschmerzen waren im Prostaglandinkollektiv häufiger.

Der Einsatz von oralem **Misoprostol** (Cyprostol) in der Nachgeburtsperiode stellt einen im Beipackzettel nicht vorgesehenen »off label-use« dar. Misoprostol ist für Magenulzera zugelassen, nicht für gynäkologisch-geburtshilfliche Anwendung, obwohl weltweit zahlreiche ermutigende Erfahrungen und mehrere WHO-Studien vorliegen (El Refaey et al. 2000). Von Seiten der Herstellerfirmen ist keine Erweiterung der Indikation zu erwarten, aus Angst vor den enorm kostspieligen Boykotten und Attentaten der militanten US-Abtreibungsgegner.

Zusammenfassend lässt sich sagen, dass der Einsatz der aktiven Leitung 40–60 % der postpartalen Blutungen verhindert. Frühes Anlegen des Neugeborenen zeigte keinen Effekt bei der Verminderung postpartaler Blutungen, ebenso wenig die unmittelbar postpartale Mamillenstimulation (Bullough et al. 1989; Irons et al. 1994). Auch der Einsatz von unmittelbar nach Geburt des Kindes verabreichten Methylergometrin ergab keinen Effekt, der nur annähernd an den von Syntocinon heranreichte (de Groot et al. 1996)

Aktive Leitung der Nachgeburtsperiode
(Prendiville 1996)

- i. v.-Injektion von Oxytozin unmittelbar nach Geburt des Kindes
- Rasches Abbinden der Nabelschnur
- Geburt der Plazenta unter leichtem Zug an der Nabelschnur bei gleichzeitigem Zurückhalten des Fundus uteri

Der Nutzen der aktiven Leitung steht zwar außer Zweifel, ungeklärt ist aber die Frage, ob den Frauen eher mit einem standardisierten Protokoll oder mit einem individualisierten Vorgehen geholfen ist. Beim aktiven Management werden 100 % der Frauen Unannehmlichkeiten durch Nebenwirkungen bereitet, um 2 % vor stärkerem Blutverlust zu bewahren.

> Das erhebliche Wiederholungsrisiko, dass Probleme in der Nachgeburtsperiode bei der nächsten Geburt erneut auftreten können, darf nicht unterschätzt werden und muss bei der Planung der folgenden Geburt mit bedacht werden.

45.3.2 Behandlung der Uterusatonie

Cave

Eine Blutung nach der Geburt ist ein Alarmzeichen, das zu einem Aktivitätsschub der betreuenden Personen führen muss. Ian Donald schrieb 1966, dass die Atonie des Personals genauso gefährlich sei wie die Atonie des Uterus: »beware therefore of inertia, not only in the uterus, but also in the attendant« zitiert bei (Baskett 1999).

Hat man sich versichert, dass die Plazenta vollständig geboren wurde, d. h. besteht kein Grund, den Uterus auf mögliche Plazentareste zu explorieren, so ist die naheliegende erste Maßnahme, zu der jede(r) im Kreißsaal Tätige fähig sein sollte, die **kräftige Massage** des **Fundus uteri**. Gleichzeitig sollten 10 internationale Einheiten **Oxytozin** (2 Ampullen Syntocinon) als **Bolus i. v.** gegeben werden, eine **Kurzinfusion** mit bis zu 4 Ampullen Oxytozin (20 iE) in 500 ml 0,9 %iger NaCL Lösung soll vorbereitet und verabreicht werden. Methylergometrin 0,2 mg (Methergin) kann i. m. (Wirkungseintritt 2–4 min) oder i. v. (Wirkungseintritt 30–60 s) gegeben werden, wobei bei Patientinnen mit Hochdruckerkrankungen größte Zurückhaltung zu empfehlen ist. Weiterhin empfiehlt es sich, bei der i. v.-Anwendung von Methergin dieses möglichst langsam zu spritzen, allerdings wird die Ausdehnung der Injektionsdauer auf mindestens 60 s, wie die Fachinformation es empfiehlt, bei einer 1-ml-Ampulle kaum zu realisieren sein. Oxytozin hat einen nicht zu unterschätzenden antidiuretischen Effekt, wodurch – gerade im Zuge von forcierter Volumenzufuhr im Rahmen der Schockbekämpfung – eine Wasserintoxikation auftreten kann.

Kommt die Blutung mit Oxytozin und Methergin nicht zum Stillstand, müssen Prostaglandine eingesetzt werden. Mit dem uterusselektiven PGE_2-Derivat Sulproston (Nalador) steht ein rasch wirksames Prostaglandinpräparat zur Verfügung, das griffbereit im Kühlschrank eines jeden Kreißsaales gelagert sein sollte.

Cave

Sulproston und Oxytozin dürfen nicht kombiniert werden! Sulproston darf wegen der Gefahr der Druckerhöhung im Lungenkreislauf keinesfalls als i.v.-Bolus verabreicht werden, es empfiehlt sich die Gabe von 0,5 mg (1 Ampulle) Sulproston in einer 250 ml NaCl- Infusion.

Bei atoner Nachblutung kann die Infusionsgeschwindigkeit von 120 ml/min kurzfristig bis auf 480 ml/min gesteigert werden. Vom Hersteller ausdrücklich nicht dafür zugelassen ist die direkte intramyometrale Injektion, die mithilfe einer Iowa-Trompete intramyometral zwischen 11 und 1 Uhr in die Zervix erfolgt. Unter Schallkontrolle kann die Injektion ggf. auch transabdominal direkt in den schlaffen Uterus erfolgen, wobei die versehentliche intravasale Verabreichung die Hauptgefahr darstellt.

Die Rücknahme dieses bei der atonen Nachblutung äußerst wirksamen Anwendungsmodus erfolgte im Jahr 1992 zwar aufgrund von Komplikationen bei Aborteinleitungen im 2. Trimenon, dennoch sollte dieser »off label-use« heute nur Anwendung finden, wenn andere Methoden, die Blutung zu beherrschen, keine Wirkung zeigen. In jedem Fall sollte ein kurzes Protokoll dieser Anwendung verfasst (z. B. »nach Rückstellung rechtlicher Bedenken wird aufgrund der immer bedrohlicher werdenden Blutungssituation um 02.30 Uhr durch OA X eine intramyometrale Direktinjektion von … mg Sulproston vorgenommen« etc.) und der Krankengeschichte beigelegt werden (Husslein 1997).

Häufige **Nebenwirkungen** der Prostaglandintherapie sind Spasmen im Ober- und Mittelbauch, Übelkeit und Erbrechen, in Einzelfällen Blutdruckabfall und Bradykardie. Prostaglandine sollten nur in Kliniken mit intensivmedizinischen Einrichtungen zur Anwendung gelangen. Kontraindiziert sind sie bei Frauen mit Asthma, schlecht eingestelltem Diabetes mellitus, kardialen und vaskulären Vorerkrankungen sowie bei starken Raucherinnen.

Zusammenfassend kann man sagen, dass Oxytozin und Methylergometrin sich ergänzen und auch gleichzeitig verwendet werden können. Oxytozin und Prostaglandin dürfen nicht zeitgleich verwendet werden. Wegen der kurzen Halbwertszeit des Oxytozin steht einer raschen Zufuhr des Prostaglandins nach dem Abhängen des Oxytozin im Notfall nichts im Wege. Alle Medikamente müssen griffbereit und richtig gelagert jederzeit im Kreißsaal verfügbar sein, im Akutfall soll jeder Arzt und jede Hebamme sofort die gewünschte Infusionslösung zusammenstellen können (▫ Tabelle 45.1).

Tamponade des Uterus

Es gibt eine Reihe weiterer Anwendungsmöglichkeiten von Prostaglandinpräparaten, wobei zur Abortinduktion bzw. zur Geburtseinleitung hergestellte Präparate zur Tonisierung des postpartalen Uterus umfunktioniert werden können. PGE_2 (Minprostin-Gel in Deutschland und Österreich) kann mit 30 ml NaCl angerührt werden, darin wird ein etwa 10 cm breites und bis zu 5 m langes Tamponadetuch getränkt, womit dann der Uterus austamponiert wird. Nicht nur mit Prostaglandinlösungen, sondern auch Thrombin-(Faktor IIa-)getränkte Tamponadestreifen wurden erfolgreich zur Therapie der atonen Nachblutung eingesetzt (Bobrowski et al. 1995). Obwohl die Uterustamponade engagierte Befürworter hat (Mischler et al. 1997), muss doch Hussleins Meinung, dass es sich um einen Eingriff handelt, der die erwünschte Kontraktion des Uterus eher behindert, bedacht werden, bevor man sich zu dieser Maßnahme entschließt (Husslein 1997). Auch kann bezweifelt werden, ob das improvisierte »Anrühren« der Prostaglandin- bzw. Thrombinmischung für die Tamponade unter sterilen Kautelen möglich ist.

Eine weitere Form der mechanischen Tamponade ist das Einbringen einer Sengstaken-Ballonsonde in den Uterus und

Tabelle 45.1. **Medikamentöse Therapie der atonen Nachblutung des Uterus; Oxytozin und Methergin ergänzen sich und werden zeitgleich verwendet.** Die Dosierungen der Prostaglandine stützen sich auf Huch (1997), wobei entweder Dinoproston oder Sulproston zur Anwendung kommen sollen. Sulproston und Oxytozin dürfen nicht kombiniert werden

	Stufe 1		Stufe 2	
	Oxytozin (Syntocinon)	Methylergometrin (Methergin)	Dinoproston (Prostin E2) Ampulle mit 0,75 ml	Sulproston (Nalador) Ampulle mit 0,5 mg
Sofort	2 A mit 5 iE i.v.	1 A mit 0,2 mg i.m.	4 A Prostin E2 (=3 mg) in 1000 ml 0,9% NaCl; Anfangsdosis: 17 Tr./min, max. 34 Tr./min	i. v.-Infusion von 1 A in 250 ml 0,9% NaCl; Anfangsdosis 40 Tr./min, maximal 80 Tr/min
Bei mangelnder Wirkung (Weiterbluten)	Infusion von 4 A mit 5 iE in 500 ml 0,9% NaCl		Kurzzeitig Steigerung der Tropfenzahl der Infusion auf 68 Tr./min	2 A Nalador (1 mg) in 5 ml 0,9% NaCl (doppelte Dosierung) **oder**: Steigerung der Infusion auf 160 Tr/min
Ultima ratio bei Lebensgefahr			Intramyometral 1 A Prostin E2 mit 5 ml 0,9% NaCl	Intramyometral (in die Zervix mit Iowa-Trompete) 1 A Nalador in 5 ml 0,9%NaCl
Nach Beherrschung der Akutsituation zur Stabilisierung des Uterustonus	Infusion von 1 A mit 5 iE in 1000 ml	1 A mit 0,2 mg s.c.		Langsame Infusion, max. 40 Tr./min = 4 µg/min

das Anfüllen des unteren Ballons mit 300 ml Flüssigkeit, die 24 h später langsam abgelassen wird (Katesmark et al. 1994). Gute Erfolge wurden auch von dem urologischen Rüsch-Katheter berichtet sowie beim Einsatz von speziell dafür entwickelten Tamponadensonden (Bakri et al. 2001; Johanson et al, 2001).

Keine Bedenken betreffend der Sterilität gibt es bei der Verabreichung von PGE_1-Analoga, die als **Gememprost-Cergem-Prostaglandinpessare** auf dem Markt sind (Barrington et al. 1993). Diese werden vaginal verabreicht – wobei aber gerade bei bestehender Blutung der Grad der erfolgreichen Resorption schwierig einzuschätzen ist. Ein bis zwei Pessare sollten möglichst weit intrauterin geschoben werden und hierbei der Uterus eleviert werden, was zu einer Dehnung und Minderdurchblutung der Aa. uterinae führt.

Operative Techniken bei therapierefraktärer atoner Nachblutung

Kommt es nach Verabreichung aller verfügbaren Medikamente zu keinem Stillstand der Blutung, wird die chirurgische Intervention in Allgemeinnarkose unvermeidlich.

> War früher die abdominale Hysterektomie die unweigerliche Konsequenz, so wurden in den letzten Jahren eine Reihe uteruserhaltender Methoden vorgestellt und mit Erfolg eingesetzt.

Grundsätzlich sind drei Vorgehensweisen möglich: das Anbringen von Kompressionsnähten, die Ligatur der zuführenden Blutgefäße oder die Embolisation dieser Gefäße.

1997 erstmals beschrieben wurde die **B-Lynch-Technik**, ursprünglich als Uterus erhaltender Eingriff, wenn bei einer Sectio eine nicht medikamentös zu stillende atone Nachblutung auftritt. Sie kann auch bei gleicher Indikation nach Vaginalgeburt angewendet werden, wenn vor der Hysterektomie ein konservativer Therapieversuch unternommen werden soll. Voraussetzung ist, dass eine bimanuelle Kompression des Uterus im Rahmen der Laparotomie gelingt und es unter der Kompression zu einer Abnahme der Blutung kommt. Im Anschluss daran wird, während die Assistenz den Uterus weiter komprimiert, mit einem 90 cm langen, resorbierbaren Faden auf der Ventralseite des Uterus 3 cm medial der lateralen Uteruskante und 3 cm kaudal der Uterotomieecke (im Falle einer Sectio, sonst an entsprechender Stelle) eingegangen, der Faden durch das Kavum geführt und 3 cm kranial der Uterotomie ausgestochen (Abb. 45.1). Von hier wird der Faden an der Uterusaußenwand nach oben über den Fundus geführt und auf der Rückseite in Höhe des ventralen Ausstichs eingegangen. Entlang der Rückwand wird der Faden waagrecht durchs Kavum und links auf gleicher Höhe ausgestochen. Nun wird – parallel zur anderen Seite – der Faden außen auf der Rückwand über den Fundus uteri geführt und an der Vorderseite 3 cm oberhalb der Uterotomie eingestochen und im Cavum bis zum Ausstich 3 cm unterhalb der Uterotomie geführt. Hier wird er nun mit dem anderen Fadenende verknüpft.

Sowohl beim Nähen als auch beim Knüpfen muss der Uterus durch die Assistenz ständig komprimiert werden, sonst schneidet der Faden durch. Der Faden muss nicht mehr gelöst werden, in publizierten Fällen wurden Frauen in den folgenden Jahren wieder erfolgreich schwanger (Ferguson et al. 2000).

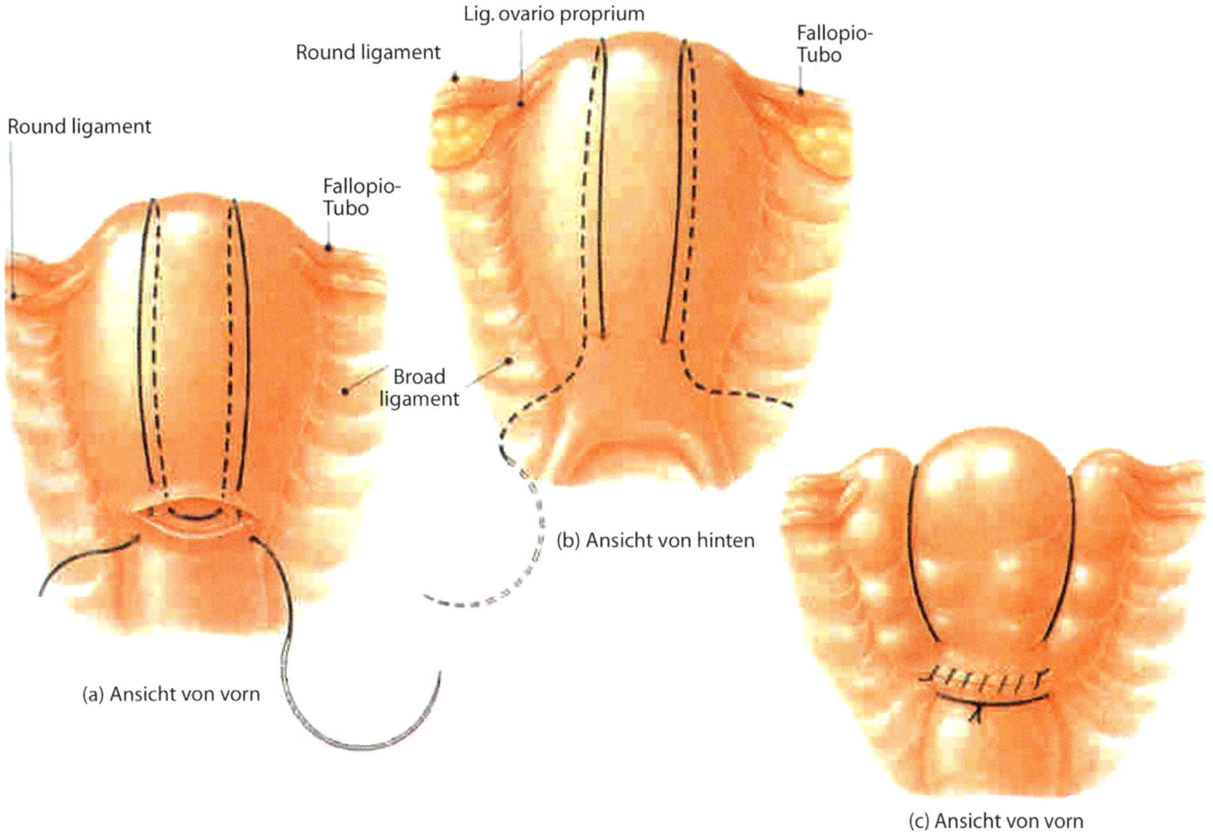

Abb. 45.1. **B-Lynch-Technik** (aus Crombach 2000)

▶ Studienbox

Von einer koreanischen Arbeitsgruppe wurde die ähnliche Technik des »haemostatic multiple square suturing« publiziert, bei der Vorderwand und Hinterwand des Uterus mit großen durchgreifenden Nähten mit einer geraden Nadel unter Kompression aneinander genäht werden. Mit Einstich- und Ausstich an Vorder- und Rückseite wird ein Viereck gebildet, es werden mindestens zwei und insgesamt bis zu fünf dieser Vierecke gesetzt. Befindet sich das blutende Areal im unteren Uterinsegment, so wird zuvor die Blase etwas hinunterpräparariert, dann werden in diesem Bereich die Vierecke gesetzt (Abb. 45.2). Auch diese Fäden müssen nicht entfernt werden und die aus Korea berichteten Ergebnisse sind ermutigend (Cho et al. 2000).

Mittels starker Funduskompressionsnähte, die am folgenden Tag mittels einer Relaparotomie entfernt werden müssen, gelang einer Schweizer Arbeitsgruppe die Erhaltung des Uterus (Abb. 45.3; Schnarwyler et al. 1996).

Da der Großteil der arteriellen Durchblutung des Uterus über die A. uterina erfolgt, ist die gezielte Unterbindung dieses Gefäßes ein naheliegender Schritt bei nicht zu beherrschenden postpartalen Blutungen, zu dem seit den 50er-Jahren eine Reihe von Kasuistiken und kleine Serien publiziert worden sind: Bei einer Sectio wird 2–3 cm unterhalb der Uterotomie und 2–3 cm medial der seitlichen Uteruskante von ventral nach dorsal durch das Myometrium gestochen und von dorsal wieder nach ventral zurückgeführt. Ziel ist es, die aufsteigenden Uterinagefäße zu ligieren, aber nicht zu durchtrennen (Crombach 2000).

Im Gegensatz zur einfachen Ligatur werden bei der stufenweisen **Ligatur der Arteria-uterina** Gefäße konsekutiv einzeln ligiert und der Eingriff dann beendet, wenn die Blutung zum Stillstand gekommen ist. Im ersten Schritt erfolgt – unterhalb der Uterotomie bei Sectio – die Umstechung des aufsteigenden Astes der A. uterina, wobei von ventral nach dorsal durch das Lig. latum eingegangen und die Nadel dann 2 cm medial davon von dorsal nach ventral durch das Myometrium geführt und der Faden geknüpft wird. Steht die Blutung daraufhin nicht, wird in gleicher Weise auf der anderen Seite verfahren. Bei Fortbestehen der Blutung wird die Blase mobilisiert und 3–5 cm unterhalb der ersten Naht in gleicher Weise die A. uterina erst auf der einen, dann auf der anderen Seite umstochen. Bei Fortbestehen der Blutung wird das Lig. infundibulopelvicum mit den darin verlaufenden Gefäßen umstochen.

Deutlich schwieriger und risikoreicher ist die **Ligatur der Aa. iliacae internae** (frühere Bezeichnung Aa. hypogastricae). Sie ist die Ultima ratio der uteruserhaltenden Maßnahmen. Der Eingriff ist erfahrenen Operateuren vorbehalten, die im retroperitonealen Operieren geübt sind, die notwendige exakte Darstellung des Ureters und der A. iliaca externa kann bei Hämatomen und Blutung ausgesprochen schwierig sein. Zunächst wird das Lig. infundibulopelvicum über die Bifurkation der A. iliaca communis eröffnet, die A. iliaca interna wird über 3–4 cm freigelegt und mit Overholt-Klemmen von lateral umfahren und an zwei getrennten Stellen ligiert, aber nicht durchtrennt. Die Er-

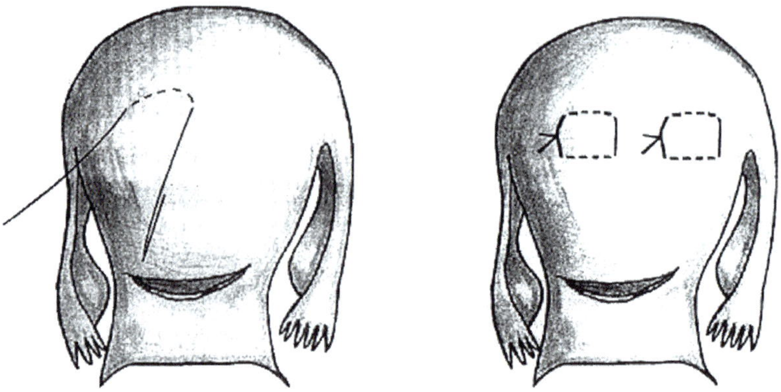

Abb. 45.2. **Die koreanische Viereckmethode** (aus Cho et al. 2000)

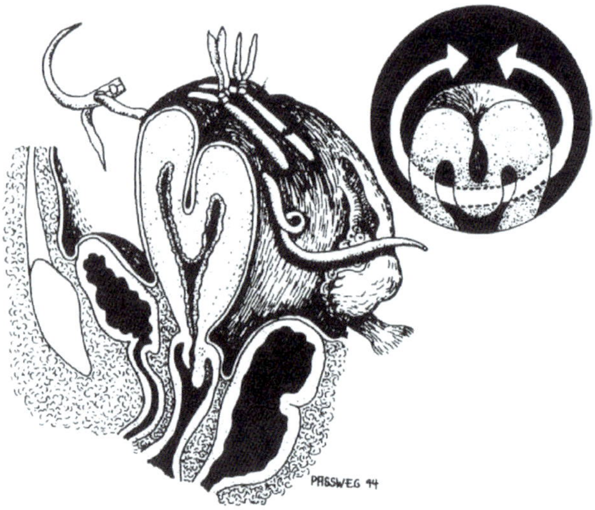

Abb. 45.3. **Funduskompressionsnähe nach Schnarwyler** (aus Schnarwyler et al. 1996)

folge des Eingriffs sind mäßig, nur in 48 % wurde die Hysterektomie verhindert, da der Uterus – in diesem Falle leider – durch ein Netzwerk hervorragender Anastomosen versorgt wird. Die sekundäre Hysterektomie nach Ligatur Aa. iliacae interna ist mit mehr Komplikationen verbunden als die primäre.

> ▶ **Studienbox**
>
> Eine Fülle von Berichten ist in den letzten Jahren zu Erfahrungen mit der Embolisation der uterinen Gefäße erschienen (Pelage et al. 1999; Deux et al. 2001).
>
> Voraussetzung dafür ist die räumliche und organisatorische Nähe der Gebärabteilung zu einer radiologischen Abteilung, die einen ständigen interventionellen Dienst in Bereitschaft hat und wo entsprechende Erfahrungen mit der Embolisation von Myomen im gynäkologischen Bereich bestehen. Der Eingriff dauert bei einem erfahrenen Team etwa 60 min. In dieser Zeit ist – meist mit Überwachung durch den Anästhesisten – für hämodynamische Stabilität der Patientin zu sorgen. Statt mit Gelfoam wurden auch mit Ballonkathetern, die unter radiologischer Kontrolle in die rechte und linke A. iliaca interna eingebracht wurden und dort über 48 h belassen wurden, gute Ergebnisse erzielt (Oei et al. 2001).

Mit den oben geschilderten Methoden ist die Indikation zur **akuten Hysterektomie** wegen unstillbarer postpartaler Blutung selten geworden, die Inzidenz wird heute mit einem Fall bei 2000 Geburten angegeben (Wenham et al. 2001). Wenn man sich, nach Versagen der anderen Methoden, zu diesem Schritt entscheidet, ist die totale abdominale Hysterektomie die Therapie der Wahl – die supravaginale Uterusamputation hat den Nachteil, dass es bei der sich immer aufpropfenden plasmatischen Gerinnungsstörung, besonders aber bei Placenta praevia cervicalis, aus dem Zervixstumpf weiter bluten kann (Engelsen et al. 2001).

45.4 Plazentaretention

Wird eine verstärkte postpartale Blutung festgestellt und ist die Plazenta noch nicht gelöst, so richten sich die Bemühungen primär auf Lösung der Plazenta. Auch wenn an einer Abteilung die aktive Leitung der Nachgeburtsperiode mit einem Oxytozinbolus bei Durchtritt der Schultern des Kindes Standard ist, soll man sich vergewissern, ob diese Injektion tatsächlich verabreicht oder in der Hektik vergessen wurde. Dies müsste dann nachgeholt werden. Der **Credé-Handgriff** muss bewusst und niemals am schlaffen Uterus eingesetzt werden: Ein möglichst große Anteil des Fundus uteri muss, nach »Anreiben« einer Kontraktion, zangenartig zwischen Daumen und Finger umfasst und dann gedrückt werden. Bei adipösen Patientinnen wird dies kaum in der gewünschten Intensität gelingen. Da der richtig ausgeführte Credé-Handgriff unangenehm und schmerz-

Tabelle 45.2. **Diagnostisches Vorgehen bei Notfalltransfusionen** (nach Pötzsch et al. 1997)

Zeitpunkt	Laborparameter
Vor Substitution	Blutgruppe, Blutbild, PTT, Quick, Fibrionogen, Elektrolyte, Kreatinin, Blutgase, Kreuzprobe
Alle 15–30 min in der Akutsituation	Blutbild, PTT, Quick, Elektrolyte, Blutgase
Mindestens stündlich in der Akutsituation	Fibrinogen, Thrombinzeit, Faktor-V-Aktivität

Tabelle 45.3. Kritische Grenzwerte bei akuten Blutungskomplikationen (nach Pötzsch et al. 1997)

Parameter	Grenzwert
Thrombozytenzahl	50.000
Quick-Wert	<40%
PTT	>1,5fache Verlängerung des Normalwertes
Fibrinogen	<1 g/l

haft ist, führt dies bei der Patientin zu begreiflicher Abwehrspannung. Der Zug an der Nabelschnur (»cord traction«) darf nur am kontrahierten Uterus und unter Zurückhaltung des Uterus mit der anderen Hand (Handgriff nach Brandt-Andrews) vorgenommen werden.

> Die »cord traction« darf keinesfalls übertrieben werden, da sie bei ungenügend gelöster Plazenta meist zum Abriss der Nabelschnur und in Einzelfällen auch zur Inversio uteri (s. unten) führen kann. Da im Rahmen dieser Versuche jederzeit das Verspritzen größerer Mengen Blutes möglich ist, sollte, in Anbetracht des Hepatitis-C- und HIV-Risikos, das Tragen von OP-Kleidung, Handschuhen und Mundschutz selbstverständlich sein.

▶ Studienbox

Versuche, die Lösung der Plazenta durch direkte Injektion von Oxytozin (Huber et al. 1991) oder Prostaglandin F2 (Bider et al. 1992) in die Nabelvene zu erleichtern, brachten keinen Erfolg – das pharmakologische Zielorgan ist das Myometrium, nicht die Plazenta.

45.4.1 Rolle des Ultraschalls

Das Ultraschallgerät im Kreißsaal ist vielerorts schon selbstverständlich geworden und kann zur Beurteilung des postpartalen Uterus sehr hilfreich sein. Es empfiehlt sich, sich mit Zustimmung der Patientinnen bei einigen normalen Geburten über den sonographischen Anblick des postpartalen Uterus kundig zu machen, um dann leichter einen pathologischen Verlauf als solchen erkennen zu können. Gleich nach der Geburt nimmt die plazentafreie Uteruswand an Dicke zu, während die Wand, an der die Plazenta haftet, dünn (<1 cm) bleibt. In Folge verdickt sich die Uteruswand, an der die Plazenta anliegt, auf über 2 cm. Es ist diese Verdickung, die die eigentliche Lösung der Plazenta bewirkt. Im Ultraschall gibt die im Cavum uteri liegende gelöste Plazenta, umgeben von Blutkoageln, ein sehr variables Bild, wichtig ist, dass es von der am Uterus festhaftenden Plazenta unterschieden werden kann (Edwards et al. 2000; Herman, 2000).

Das Gebiet, wo die Plazenta dem Myometrium anhaftet, soll im Ultraschall genau durchgemustert werden.

- Das Fehlen eines retroplazentaren Strombettes, also einer echoarmen Schicht zwischen Myometrium und Plazenta mit direktem Übergang der Plazenta ins Myometrium, muss den Verdacht auf eine mögliche Placenta accreta, increta oder percreta entstehen lassen. Weitere Alarmzeichen sind große »schweizerkäseartige« Lakunen in der Plazenta.
- Das oben erwähnte auffallend dünne Myometrium im Bereich der Plazentaadhäsion sagt nur aus, dass die Plazenta noch nicht gelöst ist, nicht jedoch, ob ein invasives Plazentawachstum besteht.

45.4.2 Manuelle Plazentalösung

Cave

Die Entscheidung zur manuellen Lösung der Plazenta in Allgemeinnarkose sollte bei starker postpartaler Blutung rasch erfolgen und auch bei geringer Blutungsintensität innerhalb von 30 min nach Geburt des Kindes und Versagen der anderen Methoden fallen. Die Komplikationsrate steigt bei längerem Abwarten rapide an.

Gestattet das Gebärbett eine optimale Umlagerung, so kann der Eingriff darauf erfolgen, besser sollte die manuelle Plazentalösung auf einem regulären OP-Tisch stattfinden. Da die Infektionsgefahr durch die Größe der Wundfläche und die Art der Manipulation wesentlich größer ist als bei einem routinemäßigen vaginalen gynäkologischen Eingriff, muss mindestens so steril und exakt wie im gynäkologischen OP abgedeckt werden. Kundige Assistenz, entweder durch eine OP-Schwester oder eine Hebamme, genügend Licht sowie die physische Präsenz eines Facharztes, wenn ein Assistent in Ausbildung den Eingriff übernimmt, müssen heute gefordert werden. Vor dem Eingriff ist ein erneuter Harnröhrenkatheterismus indiziert, außerdem muss der Bereich des äußeren Genitales rasiert und suffizient desinfiziert werden. Der Anästhesist ist über die voraussichtliche Dauer des Eingriffes zu informieren, vor allem wenn auf die manuelle Plazentalösung folgend noch ein Dammriss bzw. eine Episiotomie versorgt werden müssen. Der Operateur muss eine gründliche Händedesinfektion durchführen, ein überlanger Handschuh in der passenden Größe, wie er in der Veterinärmedizin Verwendung findet, ist vorzuziehen. Es empfiehlt sich nicht, mehrere Handschuhe übereinander anzuziehen. Die optimale Relaxation der Patientin ermöglicht die Palpation des Fundus uteri durch die Bauchdecke. Prinzipiell sollte eine Hand immer von abdominal auf den Uterus drücken, um einen Riss im Lig. latum zu vermeiden, während die andere Hand im Genitale exploriert.

Der Operateur tastet sich mit zwei Fingern zunächst die Nabelschnur entlang zur Zervix und beginnt die Zervix zunächst mit zwei, dann mit mehr Fingern zu dehnen. Ziel ist es, möglichst viel von der Hand ins Cavum uteri zu bekommen und eine Stelle zu finden, an der man die Finger zwischen Myometrium und Plazenta bekommt. Es kann notwendig sein, den gesamten Plazentarand zu umrunden, bis die geeignete Stelle gefunden ist. Wenig erfolgversprechend ist der Versuch, die Nabelschnur auszureißen und ausgehend von dieser Öffnung die Plazenta in Einzelstücken herauszureißen. Hat man die richtige Schicht am Plazentarand gefunden, darf die Hand nicht herausgezogen werden, bevor man sich nicht sicher ist, dass die Plazenta zur

Gänze gelöst ist. Die so gewonnene Plazenta wird der bereitstehenden Assistenz in einem Tuch gegeben, anschließend wird rasch noch einmal eingegangen und die Uteruswand auf eventuelle Reste untersucht. Der Uterus sollte nun deutlich kontrahiert sein.

Nun erfolgt der Wechsel beider Handschuhe und es beginnt die gründliche Inspektion von Zervix, Vagina und Damm. Durch die manuelle Lösung kann ein Zervixriss entstehen, ein bestehender Damm- bzw. Scheidenriss vergrößert werden und eine vor Geburt des Kindes angelegte Episiotomie weiterreißen.

> Für die Plazentaretention besteht bei erneuter Schwangerschaft ein erhebliches Wiederholungsrisiko von über 30%.

45.4.3 Retention der bereits gelösten Plazenta

Im Einzelfall kann die stark gefüllte Blase dafür die Ursache sein, ein Problem, das sich mit Einbringen eines Einmalkatheters rasch lösen lässt. Eine häufigere und weniger leicht zu beseitigende Ursache ist eine starke Kontraktion der Zervix, die die bereits im Uterus cavum liegende Plazenta dort blockiert. Dies kommt vor allem nach vaginalen Frühgeburten vor und macht eine manuelle Lösung der Plazenta in Allgemeinnarkose nötig.

45.5 Unvollständige Plazenta

Die **gründliche Inspektion** der Plazenta ist eine Selbstverständlichkeit. Die fetale Seite soll vor allem auf mögliche aberrante Gefäße, die auf eine zurückgebliebene Nebenplazenta weisen, untersucht werden, die maternale Seite auf unvollständige Areale, wenn Teile von Kotyledonen oder ganze Kotyledonen im Uterus zurückgeblieben sind.

Beim kleinsten Verdacht auf Unvollständigkeit ist nachzutasten. Zuvor kann man sich anhand der Schwangerenultraschallaufzeichnungen versichern, auf welcher Seite des Uterus die Plazenta gelegen war. Hierbei wird prinzipiell wie bei der Lösung einer retinierten Plazenta vorgegangen, wobei der Zervikalkanal für den Anfänger ohne die Leitstruktur der Nabelschnur manchmal schwieriger zu finden ist. Das Cavum uteri ist systematisch auszutasten, Plazentareste fühlen sich auf der rauen Oberfläche der Uteruswand als fleischig-zottig tastbare Gebilde an. Sie sind durch Fassen zwischen Daumen und Zeigefinger zu lösen. Ganze Kotyledonen oder Nebenplazenten sind leichter zu fassen, aber oft schwierig zu lösen. Eine vorsichtige Nachkürettage mit der breiten Schlinge nach Bumm kann bei gut tonisiertem Uterus unternommen werden und bringt manchmal auch Gewebeanteile zum Vorschein, die mit der Hand nicht gelöst werden konnten. Wir selbst haben in den meisten Fällen ohne Nachteil für die Patientin auf die Nachkürettage verzichtet, um spätere uterine Amenorrhöen zu vermeiden, andere nehmen sie routinemäßig vor.

Eine wichtige Rolle kommt bei der Diagnostik eines eventuellen Plazentarestes dem Ultraschall zu. Im normalen postpartalen Uterus ist 5 min nach Lösung der Plazenta das Cavum uteri maximal 1,5 cm breit und stellt einen hypoechoischen Streifen vom Fundus zur Zervix dar. Da gerinnendes Blut sich sehr rasch von flüssig-hypoechoisch in solide-hyperechoisch wandelt, kann dieser Streifen alle Schattierungen von schwarz bis weiß annehmen. Ein Plazentarest hat kein typisches Erscheinungsbild im Ultraschall, er imponiert als Unregelmäßigkeit im Kavum, wobei echodichte und echoarme Bereiche dicht nebeneinander liegen. Eihäute sind vom zurückgebliebenen Plazentagewebe kaum zu unterscheiden. Erst nach einigen Tagen wird der Plazentarest im Uterus so demarkiert, dass er ein symmetrisch-ornamenthaftes Erscheinungsbild annimmt.

45.6 »Alphabetische Invasion« der Plazenta: Accreta – Increta – Percreta

Im Uterus ohne Vorschädigung sorgt eine intakte Deziduaschicht dafür, dass sich das Trophoblastgewebe zu einer Plazenta differenziert, die sich nach der Geburt problemlos löst. Jede Vorschädigung des Endometriums begünstigt eine unvollständige Entwicklung der Dezidua: Spontanaborte, Schwangerschaftsabbrüche und diagnostische Kürettagen in der Anamnese, Narben nach Operationen am Uterus, vor allem nach Sectio, außerdem manuelle Plazentalösungen nach früheren Geburten und durchgemachte Endomyometritis prädisponieren zu einem invasiven Wachstum des Trophoblasten in das Myometrium. In den letzten Jahren wird durch die weltweite Zunahme der Schnittentbindungen eine stetige Zunahme der Fälle von invasivem Plazentawachstum beobachtet (Tabelle 45.4).

Tabelle 45.4. **Die alphabetische Invasion der Plazenta A → I → P, Ausdehnung und Konsequenz**

Plazentalösungsstörung (Retentio placentae)	Ausdehnung	Therapie
Placenta accreta	Die gesamte Plazenta oder Teile davon sind ins Myometrium eingedrungen	Chancen für konservative Behandlung, sonst Hysterektomie
Placenta increta	Plazentagewebe wuchert im Myometrium bis an die Serosa	Abhängig von Ausdehnung und Eindringtiefe meist Hysterektomie
Placenta percreta	Plazentagewebe wuchert durch das Myometrium und die Serosa durch in benachbarte Organe (meist Blase)	Da meist Blase mitbetroffen, Sectio durch den Fundus uteri und ausgedehnte Operation mit Urologen erforderlich

45.6.1 Placenta accreta

Zwei Drittel aller Fälle von Placenta accreta treten bei Placenta praevia auf, rund 10 % der Fälle von Placenta praevia werden durch dieses pathologische Wachstum der Plazenta kompliziert, ein wesentlicher Kofaktor sind bestehende Narben einer oder mehrerer Kaiserschnitte (Craigo 1997). Da die Placenta praevia ohnehin eine Sectioindikation darstellt, sollte im Zuge der sonographischen Untersuchungen die Plazenta auch auf Verdachtszeichen einer Plazenta accreta untersucht werden. Bei der Placenta praevia ist es vor allem der **Vaginalultraschall mit Farbkodierung**, mit dessen Hilfe der intensive und turbulente Blutfluss von der Plazenta in Richtung des uterinen und zervikalen Gewebes dargestellt werden kann, der den Untersucher auf die alarmierende Möglichkeit einer Placenta accreta aufmerksam macht. Dies muss eine entsprechende Aufklärung der Patientin, dass bei der Sectio möglicherweise eine Hysterektomie nötig sein wird, zur Folge haben, außerdem die Bereitstellung der notwendigen Blutprodukte vor dem Eingriff. Steht kein Farbdopplergerät zur Verfügung, so können eindrucksvolle **große Lakunen** (»schwarze Seen«, »Schweizerkäse-Löcher«) in dem Bereich der Plazenta, der dem Myometrium dicht anliegt, als Warnhinweis gelten, ebenso das Fehlen der retroplazentaren echoarmen Zone und statt dessen ein direkter Übergang von Plazentagewebe in den Uterus. Eine deutliche Erhöhung des maternalen Serum-AFPs kann als weiterer Hinweis dafür gelten, dass die Schranke zwischen fetaler und maternaler Zirkulation im Bereich der Trophoblastinvasion insuffizient ist.

▶ Studienbox

Neben der oft unvermeidlichen Hysterektomie sind, vor allem bei jungen erstgebärenden Frauen, auch konservative Behandlungsversuche berichtet worden. Die direkte intramyometrale Injektion des stark vasokonstriktorischen antidiuretischen Hormons Vasopressin [1 ml (5 IU) in 19 ml 0,9 % NaCl] war in einem Fall erfolgreich, in der nach Anwendung von Oxytozin, Methergin und Prostaglandin selbst die Ligatur der Uterinarterien und der hypogastrischen Arterien keinen Blutungsstopp gebracht hatte (Lurie et al. 1996). Die Belassung von Plazentagewebe im Uterus und die systemische Behandlung mit Methotrexat über mehrere Wochen wurde – mit unterschiedlichem Erfolg – ebenfalls versucht (Mussalli et al. 2000).

45.6.2 Placenta praevia cervicalis

Eine Placenta praevia cervicalis ist meist akret bis inkret. Sie steht bei den Ursachen für den mütterlichen Verblutungstod neben der Uterusruptur an vorderster Stelle. Die Therapie besteht in der unverzüglichen Entfernung des gesamten Uterus, eine Belassung der Zervix kann die lebensbedrohliche Situation nicht beseitigen und zwingt fast immer zur Relaparotomie, die dann nicht selten unter den Bedingungen einer Gerinnungsstörung erfolgen muss.

45.6.3 Placenta increta und Placenta percreta

Diese Zwischenstufe der Plazentainvasion, wobei das Trophoblastgewebe tief ins Myometrium eindringt, nicht aber nach außen durchbricht, wird zwar stets zwischen Placenta accreta und Placenta percreta aufgeführt, klinisch ist der Unterschied von wenig Relevanz.

Bei der Placenta percreta wuchert das Trophoblastgewebe oft schon früh in der Schwangerschaft durch den Bereich einer Sectionarbe in die Blase. Die Verdachtsdiagnose einer Placenta percreta kann heute mittels Ultraschall gestellt werden, gerade hier ist ein hervorragendes Einsatzgebiet für den 3-D-Ultraschall (Chou et al. 2001). Bereits bei Verdacht auf eine Placenta percreta ist eine Kontrolle mit Zystoskopie zu fordern. Die unvermeidliche Sectio sollte im Beisein eines urologisch kundigen Operateurs erfolgen, der die eventuell nötige Blasenteilresektion vornimmt.

45.7 Inversio uteri

Eine Erwähnung der Inversio uteri findet sich bereits in den Schriften des Hippokrates, sie stellt einen **dramatischen geburtshilflichen Notfall** dar. Die Inzidenz variiert zwischen 1:5000 und 1:20.000 Geburten, je nach dem Grad der traumatischen Geburtshilfe, insbesondere des Zuges an der Nabelschnur bei nichtkontrahiertem Uterus. Kurz nach der Geburt kommt es zu einem Ausstülpen des Uterus in die Scheide (inkomplette Inversion) und weiter (komplette Inversion). Ursache ist nahezu immer äußere Druckeinwirkung in Verbindung mit der Bauchpresse – sei es durch Zug an der Nabelschnur von unten, sei es durch Druck auf den Uterus von der Bauchdecke her. Begünstigt wird die Inversion durch konstitutionelle Faktoren wie Bindegewebsschwäche, leptosomen Habitus sowie Uterushypoplasie (Dapunt et al. 1964). Die relativ dünne Uteruswand an der Plazentahaftstelle bildet ein »Inversionszentrum«. Eine vollständige Inversio uteri ist eine offensichtliche Diagnose, allerdings kann der invertierte Uterus auch in der Scheide liegen, wo er als diffuse blutige Masse sichtbar ist. Das Geschehen ist sehr schmerzhaft, in Kombination mit dem Blutverlust führt dies rasch zum Schock.

Die **Therapie** besteht in einer möglichst raschen, möglichst vollständigen **Reposition.** Falls noch haftend, wird zunächst die Plazenta vom umgestülpten Uterus gelöst. Der Uterus wird dann »wie eine Kegelkugel« in die Hand gefasst, komprimiert und durch die Scheide zurückgeschoben, wobei die Überwindung des zervikalen Schnürringes am Schwierigsten ist. Der Uterus soll so weit ins Becken geschoben werden bis der Bandapparat maximal gespannt ist. Dabei müssen die Geburtshelferhand und zwei Drittel des Unterarmes in der Scheide verschwinden. Die Gabe von β-Mimetika (Gynipral) im Bolus und/oder Atosiban führt zur notwendigen Relaxierung. Ist die Reposition geglückt, muss durch rasche Uterustonsierung mittels Prostaglandininfusion eine Wiederholung der Inversion vermieden werden. Mechanisch lässt sich eine Wiederholung kurz nach Reposition auch durch die oben beschriebene Tamponade des Uterus verhindern. Gelingt die Reposition nicht, kommen operative Verfahren zur Anwendung: aufgrund der besseren Übersicht wird heute der abdominelle Weg zur Spaltung des Inversionsringes empfohlen.

> »Bleeding despite a firm uterus should raise the suspicion of a genital tract laceration«.

Zervixscheidenrevision im Anschluss an die Nachtastung

Im Anschluss an eine manuelle Lösung der Plazenta bzw. eine Nachtastung erfolgt die **Inspektion** der **Zervix** und der **Scheide**. Auch zuvor völlig intakte Geburtswege können durch die notwendigen Manipulationen bei der Nachtastung verletzt werden.

Die Revision geschieht in der schon für die manuelle Lösung/Nachtastung bestehenden Allgemeinnarkose, mit kundiger Assistenz, unter Verwendung von möglichst breiten Spekula und zwar »von oben nach unten«, von der Zervix zum Damm. Die Zervix wird eingestellt und untersucht. Unmittelbar nach Geburt und Nachtastung macht die Zervix einen unübersichtlichen, »zerfledderten« Eindruck. Mit einem Stieltupfer wird sie im Uhrzeigersinn durchgemustert, wobei besonders der bei 6 Uhr gelegene untere Anteil durch das aus dem Uterus heruntersickernde Blut Schwierigkeiten bei der Beurteilung verursachen kann. Da auch ein größerer Zervixriss unmittelbar nach einer erfolgreichen Plazentalösung durch die dann erfolgende Kontraktion des Uterus nicht bluten kann, bewährt sich das Durchmustern der Zervix mit Hilfe von zwei gewebeschonenden stumpfen Fasszangen, die im Abstand von 1 cm angebracht werden und mit denen übergreifend im Uhrzeigersinn die Zervix umrundet wird. Gerade der Bereich, in dem evtl. Cerclagenähte angebracht waren, ist besonders zu beachten. Wird ein Riss entdeckt, so erfolgt die Adaptation der Wundränder und die Versorgung mit Einzelknopfnähten. Nun beginnt in gleicher Weise die Untersuchung der Scheide. Die Naht erfolgt entweder mit Einzelknopfnähten oder fortlaufend, die Wundränder sollten breitflächig aneinander zu liegen kommen.

Wenn die Zeit des Eingriffes – von manueller Plazentalösung, Drainage von Hämatomen und Versorgung von Rissen – ungewöhnlich lang gedauert hat und die Frau über mehrere Stunden die Beine auf Stützen in der Steinschnittlagerung hatte, so ist an die Entwicklung eines **Kompartmentsyndroms** zu denken, einer potenziell lebensgefährlichen Reperfusionserkrankung nach länger dauernder Ischämie der Beinmuskeln.

> Postoperative Parästhesien, schmerzhafte und geschwollene Beine und erhöhte Kreatininkinase im Serum sollten Warnhinweise sein, auf die hin eine gründliche Abklärung, evtl. auch mit MRI, bei der die Muskelödeme sehr deutlich zu sehen sind, erfolgen sollte.

Die Therapie erfolgt durch den Chirurgen und besteht in einer Fasziotomie des betroffenen Muskels und in der Prävention des Nierenversagens, das durch die Rhabdomyolyse droht (Jyothi et al. 2000).

45.8 Probleme nach Episiotomie – Damm- und Scheidenrisse

Etwa 70 % der Frauen werden nach der Geburt eine mehr oder minder ausgedehnte operative Versorgung der Verletzungen der Geburtswege benötigen – sei es nach Episiotomie oder nach einem Riss. Blutungen aus dem Bereich der Episiotomie bzw. eines Risses haben einen wesentlichen Anteil am postpartalen Blutverlust. **Spätfolgen** der geburtstraumatisch und iatrogen bedingten Verletzungen können Schmerzen, Dyspareunie, Harn- und Stuhlinkontinenz und Fistelbildungen sein. Da die Frage der Episiotomie, ihre Vor- und Nachteile sowie die Indikationsstellung ausführlich anderweitig behandelt wird, beschränken wir uns hier auf spezifische Komplikationen.

In dem Maße, in dem die Frequenz der geplanten Episiotomien zurückgeht, steigt die Anzahl der spontanen Risse im Bereich des Dammes, der Labien und der Vagina (Woolley 1997). Allerdings kommt es auch häufig zu Rissen, die von einer zu klein, zu früh oder zu spät geschnittenen Episiotomie ausgehen. Gute Exposition und Klarheit über die Wundverhältnisse sind gerade bei diesen Fällen einer Kombination von Episiotomie und Riss für das Ergebnis von großer Wichtigkeit. In jedem Fall darf eine chirurgische Versorgung von Verletzungen der Geburtswege nur bei optimaler Lagerung der Patientin, entsprechender Beleuchtung und verfügbarer Assistenz begonnen werden. Die Probleme – Hämatom, Dehiszenz, Fistelbildung – die durch eine insuffiziente Wundversorgung entstehen können, stehen in keinem Verhältnis zu der kurzfristigen Unterbrechung des postpartalen Idylls bei der Patientin. Das Einbringen eines gerollten Vaginaltampons in den Fornix vaginae (»Maus«, »Mops« – je nach Kreißsaaljargon) erleichtert zwar die Versorgung eines Dammrisses oder einer Episiotomie, da die irritierende Blutung aus dem sich kontrahierenden Uterus gestoppt wird. Allerdings muss man die Versorgung des oberen Wundwinkels vor Einbringen der »Maus« durchführen, um sich zu versichern, dass man tatsächlich das Ausmaß der Verletzungen in der Scheide überblickt.

Große Bedeutung kommt bei der Versorgung der Nahttechnik und dem Nahtmaterial zu. Seit einigen Jahren wird statt Catgut meist atraumatisch eingeschweißtes Vicryl oder Dexon verwendet, beides sind resorbierbare Polyglykolsäurepolymere. Die Entscheidung, ob Einzelknopfnähte gesetzt werden oder ob fortlaufend genäht wird, hängt von der Erfahrung des Operateurs und der Art der geburtstraumatischen Verletzung ab. Im Vordergrund der Versorgung von Episiotomie und/oder Rissen stehen die Stillung der Blutung und die anatomisch-funktionell korrekte Rekonstruktion.

45.8.1 Dehiszenz der Episiotomie und versorgter Dammrisse

Dehiszente Episiotomien werden meist in den Tagen unmittelbar nach der Geburt durch Schmerzen evident, spätestens bei der Entfernung der Hautnähte, bzw. einer Inspektion des Dammes etwa 1 Woche nach der Geburt. Meist klaffen die Wundränder über einen Teil des Wundgebietes, manchmal ist die gesamte Episiotomie betroffen. Da eine Infektion des Wundbereiches meist die Ursache, sonst auf jeden Fall die Folge der Dehiszenz ist, muss sofort nach Stellung der Diagnose mit einer systemischen antibiotischen Therapie begonnen werden. Reinigung der Wundfläche, tägliche Sitzbäder und größtmögliche Körperhygiene der Patientin sind die Voraussetzung für eine erfolgreiche Sekundärnaht. Diese darf erst erfolgen, wenn die eitrigen Beläge verschwunden sind und sich Granulationsgewebe gebildet hat.

Bei einer Dehiszenz nach Dammriss III. Grades ist vor allem auf gute Darstellung des M. sphincter ani externus zu achten, da dieser sich weit aus dem Wundgebiet zurückzieht. Nur bei entsprechender Readaptation des M. sphincter ani externus ist die Kontinenz der Patientin gewährleistet (Homsi et al. 1994)

45.8.2 Fistelbildung

Rektovaginale Fisteln sind ein gefürchtetes, in unseren Breiten seltenes Problem, das vor allem nach Dammrissen IV. Grades, meist nach Geburten mit Schulterdystokie entsteht. Erste Symptome sind der Abgang von Winden und das Absetzen von Stuhl durch die Scheide, meist einige Stunden nach der Geburt. Wird die Fistel innerhalb von 24 h nach der Geburt bemerkt, sollte ein rascher Verschluss angestrebt werden (Drukker 1995). Hierbei muss zunächst die kurz zuvor versorgte Episiotomie bzw. der versorgte Dammriss wieder geöffnet und alle Nähte entfernt werden. Gründliche Spülung des Wundgebietes und hochdosierte antibiotische Abschirmung sind entscheidend für den Erfolg des Eingriffs. Das Gewebe muss angefrischt werden, so dass gesundes Gewebe für die Sekundärnaht zur Verfügung steht. Es entsteht ein neuer Dammriss IV. Grades, der nun schrittweise, meist im Beisein eines Chirurgen, versorgt wird. Die Versorgung der Fistelöffnung beginnt von oben nach unten. Zunächst wird die Wand des Rektums mit Einzelknopfnähten versorgt, dann muss der Sphincter ani adaptiert werden. Mit diätetischen Maßnahmen und gegebenenfalls Medikamenten wie Agaffin ist dafür zu sorgen, dass in den folgenden Tagen weiche Stühle abgesetzt werden. Die antibiotische Abschirmung sollte ebenfalls für einige Tage aufrecht erhalten werden.

45.9 Das geburtstraumatische Hämatom

Hämatome bilden sich durch die Beschädigung tiefer gelegener Blutgefäße im Zuge der Geburt, wobei das darüber liegende Gewebe oft intakt bleibt. Die Inzidenz von Hämatomen über 4 cm Durchmesser beträgt ca. 1:1000 Geburten. In 80 % der Fälle gehen sie von einer Episiotomie aus, in rund 50 % entstehen sie in Folge einer vaginal-operativen Geburt (Vakuum, Forzeps). Allerdings treten 20% der Hämatome bei Frauen nach Spontangeburt mit intaktem Damm auf (Lees 2000).

In der Lokalisation unterscheidet man die wesentlich häufigeren Hämatome unterhalb des M. levator ani, die im Bereich der Vulva, des Perineums, paravaginal und in der Fossa ischiorectalis liegen, von den Hämatomen oberhalb des Levator, die sich ins Lig. latum und nach dorsal in den retroperitonealen Raum ausdehnen (◻ Abb. 45.4).

> Ein Vulvahämatom kann leicht diagnostiziert werden, ein paravaginales Hämatom und erst recht ein retroperitoneales Hämatom werden jedoch oft nicht bemerkt, bis sich Hinweiszeichen wie Blutdruckabfall und Tachykardie bei unklarem Blutverlust mehren.

Während vaginale, rektale und abdominale Untersuchung bereits Hinweiszeichen geben können, wird erst ein **bildgebendes Verfahren**, und hier eher der CT als der Ultraschall, eine Hämatombildung erkennen lassen.

Die **chirurgische Therapie** besteht aus der Inzision, Aufsuchen einer möglichen Blutungsquelle, Umstechung des Gefäßes, Ausräumung des Hämatoms, Einlegen einer Drainage und Anbringen eines vaginalen Druckverbandes. Hierzu muss auf

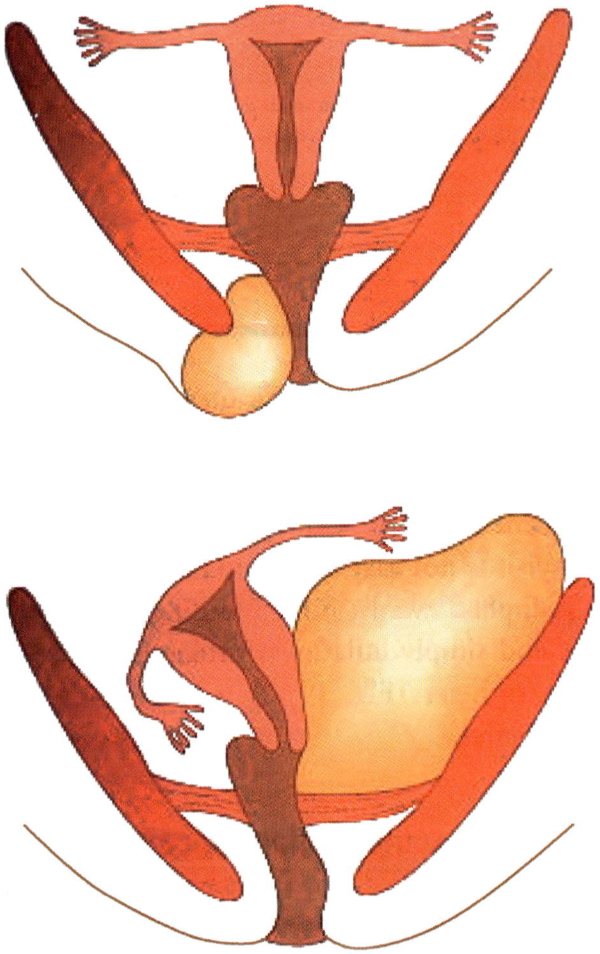

◻ Abb. 45.4. **Lokalisation der Hämatome unterhalb und oberhalb des Levator** (aus Lees 2000)

jeden Fall ein Dauerkatheter gelegt werden. Hat das Hämatom einen Durchmesser von mehr als 5 cm, so wird sich die chirurgische Ausräumung nicht vermeiden lassen. Bei einer Größe unter 5 cm kann ein **konservativer Therapieversuch** mit straffer Tamponade der Scheide, Eisbeutel sowie Heparinsalbenflecken außen und die Beobachtung, ob die Größe nicht zunimmt, erfolgen. Auch hier ist die Miktion nur über einen Dauerkatheter möglich, solange die Scheidentamponade liegt. Mit einer in einen sterilen Handschuh eingelegten Blutdruckmanschette, die nach Einbringen in die Scheide auf 300 mmHg aufgeblasen wurde, konnte eine dänische Arbeitsgruppe gute Erfolge bei therapieresistenten Vulvahämatomen sammeln (Pinborg et al., 2000)

Bei jedem Hämatom besteht **Infektionsgefahr**, vor allem in der mit Bakterien reich besiedelten Dammregion. Problematisch sind Hämatome in der Tiefe, die postpartal nicht auffallen und deren spätere Symptomatik dann fälschlich dem orthopädischen Formenkreis angelastet wird: Bei jeder Wöchnerin mit ischiasartigen Schmerzen muss auch nach einem möglichen paravaginalen Hämatom gefahndet werden, wobei sich die Computertomographie als besonders hilfreich erwiesen hat. Der bei nicht behandelter Infektion geradezu unvermeidliche Abszess bewegt sich entlang des Lig. latum zum Verlauf des

Nervus ischiadicus: Inzision, Drainage und Entfernung des nekrotischen Gewebes sind unvermeidlich. Die gefürchtetste Komplikation der Abszessbildung in diesem Bereich ist die nekrotisierende Fasziitis, die auch den Tod der Patientin zur Folge haben kann (Hausler et al. 1994).

Literatur

Abouzahr C, Wardlaw T (2001) Maternal mortality at the end of a decade: signs of progress? Bull World Health Organ 79: 561–568

ACOG (1998) ACOG educational bulletin. Postpartum hemorrhage. Number 243, January 1998 (replaces No. 143, July 1990). American College of Obstetricians and Gynecologists. Int J Gynaecol Obstet 61: 79–86

Bakri YN, Amri A, Abdul JF (2001) Tamponade-balloon for obstetrical bleeding. Int J Gynaecol Obstet 74: 139–142

Barrington JW, Roberts A (1993) The use of gemeprost pessaries to arrest postpartum haemorrhage. Br J Obstet Gynaecol 100: 691–692

Baskett TF (1999) Complications of the third stage of labour. In: Essential management of obstetric emergencies. Clinical Press, Bristol, pp 196–216

Baskett TF (2000) A flux of the reds: evolution of active management of the third stage of labour. J R Soc Med 93: 489–493

Bider D, Ben Rafael Z, Dulitzky M, Menashe Y, Mashiach S, Barkai G (1992) Effect of intraumbilical prostaglandin F2 alpha injection on the third stage of labor. J Reprod Med 37: 317–319

Bobrowski RA, Jones TB (1995) A thrombogenic uterine pack for postpartum hemorrhage. Obstet Gynecol 85: 836–837

Bullough CH, Msuku RS, Karonde L (1989) Early suckling and postpartum haemorrhage: controlled trial in deliveries by traditional birth attendants. Lancet 2: 522–525

Cho JH, Jun HS, Lee CN (2000) Hemostatic suturing technique for uterine bleeding during cesarean delivery. Obstet Gynecol 96: 129–131

Chou MM, Tsen g JJ, Hwang JI, Ho ES, Lee YH (2001) Sonographic appearance of tornado blood flow in placenta previa accreta/increta. Ultrasound Obstet Gynecol 17: 362–363

Craigo S (1997) Placenta praevia with suspected accreta. Curr Opin Obstet Gynecol 9: 71–75

Crombach G (2000) Operative Behandlung schwerwiegender postpartaler Blutungen. Gynäkologe 33: 286–287

Dapunt O, Schwarz P (1964) Inkomplette puerperale Uterusinversion mit konsekutiver Hypofibrinogenämie. Wien Klin Wochenschr 76: 588–595

de Groot AN, van Dongen PW, Vree TB, Hekster YA, van Roosmalen J (1998) Ergot alkaloids. Current status and review of clinical pharmacology and therapeutic use compared with other oxytocics in obstetrics and gynaecology. Drugs 56: 523–535

de Groot AN, van Roosmalen J, van Dongen PW, Borm GF (1996) A placebo-controlled trial of oral ergometrine to reduce postpartum hemorrhage. Acta Obstet Gynecol Scand 75: 464–468

Deux JF, Bazot M, Le Blanche AF, Tassart M, Khalil A, Berkane N, Uzan S, Boudghene F (2001) Is selective embolization of uterine arteries a safe alternative to hysterectomy in patients with postpartum hemorrhage? AJR Am J Roentgenol 177: 145–149

Drukker BH (1995) Postpartum rectovagina fistula – When to repair? Future delivery – vaginal or Cesarean? In: Nichols DH, DeLancey JOL (eds) Clinical problems, injuries, and complications of gynecologic and obstetrics surgery. William & Wilkins, Baltimore, pp 413–416

Edwards A, Ellwood DA (2000) Ultrasonographic evaluation of the postpartum uterus. Ultrasound Obstet Gynecol 16: 640–643

El Refaey H, Nooh R, O'Brien P, Abdalla M, Geary M, Walder J, Rodeck C (2000) The misoprostol third stage of labour study: a randomised controlled comparison between orally administered misoprostol and standard management. BJOG 107: 1104–1110

Engelsen IB, Albrechtsen S, Iversen OE (2001) Peripartum hysterectomy-incidence and maternal morbidity. Acta Obstet Gynecol Scand 80: 409–412

Faridi A, Rath W (1996) Die postpartale Atonie. Z Geburtshilfe Neonat 200: 76–78

Ferguson JE, Bourgeois FJ, Underwood PB (2000) B-Lynch suture for postpartum hemorrhage. Obstet Gynecol 95: 1020–1022

Gulmezoglu AM (2000) Prostaglandins for prevention of postpartum haemorrhage. Cochrane Database Syst RevCD000494

Hausler G, Hanzal E, Dadak C, Gruber W (1994) Necrotizing fasciitis arising from episiotomy. Arch Gynecol Obstet 255: 153–155

Herman A (2000) Complicated third stage of labor: time to switch on the scanner. Ultrasound Obstet Gynecol 15: 89–95

Hofmeyr GJ, Gülmezoglu AM (2001) New developments in the management of postpartum haemorrhage. In: Bonnar J (ed) Recent advances in obstetrics and gynecology. Churchill Livingstone, Edinburgh, 55–66

Homsi R, Daikoku NH, Littlejohn J, Wheeless CR Jr (1994) Episiotomy: risks of dehiscence and rectovaginal fistula. Obstet Gynecol Surv 49: 803–808

Huber MG, Wildschut HI, Boer K, Kleiverda G, Hoek FJ (1991) Umbilical vein administration of Oxytozin for the management of retained placenta: is it effective? Am J Obstet Gynecol 164: 1216–1219

Huch A (1997) Frühe postpartale Blutung. In: Pflichtenheft-Leitfaden, Departement für Frauenheilkunde, Klinik und Poliklinik für Geburtshilfe. Universitäts-Spital, Zürich, S 179–180

Husslein PW (1997) Postpartale Blutungen. Gynäkologe 30: 769–774

Irons DW, Sriskandabalan P, Bullough CH (1994) A simple alternative to parenteral oxytocics for the third stage of labor. Int J Gynaecol Obstet 46: 15–18

Jackson KW Jr, Allbert JR, Schemmer GK, Elliot M, Humphrey A, Taylor J (2001) A randomized controlled trial comparing Oxytozin administration before and after placental delivery in the prevention of postpartum hemorrhage. Am J Obstet Gynecol 185: 873–877

Johanson R, Kumar M, Obhrai M, Young P (2001) Management of massive postpartum haemorrhage: use of a hydrostatic balloon catheter to avoid laparotomy. BJOG 108: 420–422

Jouppila P (1995) Postpartum haemorrhage. Curr Opin Obstet Gynecol 7: 446–450

Jyothi NK, Cox C (2000) Compartment syndrome following postpartum haemorrhage. BJOG 107: 430–432

Katesmark M, Brown R, Raju KS (1994) Successful use of a Sengstaken-Blakemore tube to control massive postpartum haemorrhage. Br J Obstet Gynecol 101: 259–260

Lees C (2000) Operative Interventions in Obstetrics. In: Campbell S, Lees C (eds) Obstetrics by ten teachers. Arnold, London, pp 282–302

Loudon I (1992) Death in childbirth. An international study of maternal care and maternal mortality (1850–1950). Oxford University Press, Oxford

Lurie S, Appelman Z, Katz Z (1996) Intractable postpartum bleeding due to placenta accreta: local vasopressin may save the uterus. Br J Obstet Gynecol 103: 1164

McDonald S, Prendiville WJ, Elbourne D (2000) Prophylactic syntometrine versus Oxytozin for delivery of the placenta. Cochrane Database Syst RevCD000201

Mischler C, Hänggi W, Schneider H (1997) Die Uterustamponade als einfache und effiziente Therapie der schweren postpartalen Blutung. Geburtsh Frauenheilk 57: 305–309

Mussalli GM, Shah J, Berck DJ, Elimian A, Tejani N, Manning FA (2000) Placenta accreta and methotrexate therapy: three case reports. J Perinatol 20: 331–334

Oei SG, Kho SN, ten Broeke ED, Brolmann HA (2001) Arterial balloon occlusion of the hypogastric arteries: a life-saving procedure for severe obstetric hemorrhage. Am J Obstet Gynecol 185: 1255–1256

Pelage JP, Le Dref O, Jacob D, Soyer P, Herbreteau D, Rymer R (1999) Selective arterial embolization of the uterine arteries in the management of intractable post-partum hemorrhage. Acta Obstet Gynecol Scand 78: 698–703

Pinborg A, Bodker B, Hogdall C (2000) Postpartum hematoma and vaginal packing with a blood pressure cuff. Acta Obstet Gynecol Scand 79: 887–889

Pötzsch B, Madlener K, Unkrig C, Müller-Berghaus G (1997) Therapie mit Blutkomponenenten und Plasmaderivaten in der Geburtshilfe. Gynäkologe 30: 782–789

Prendiville WJ (1996) The prevention of post partum haemorrhage: optimising routine management of the third stage of labour. Eur J Obstet Gynecol Reprod Biol 69: 19–24

Prendiville WJ, Elbourne D, McDonald S (2000) Active versus expectant management in the third stage of labour. Cochrane Database Syst RevCD000007

Schnarwyler B, Passweg D, von Castelberg B (1996). Erfolgreiche Behandlung einer medikamentös refraktären Uterusatonie durch Funduskompressionsnähte. Geburtshilfe Frauenheilkd 56: 151–153

Stones RW, Paterson CM, Saunders NJ (1993) Risk factors for major obstetric haemorrhage. Eur J Obstet Gynecol Reprod Biol 48: 15–18

Wenham J, Matijevic R (2001) Post-partum hysterectomies: revisited. J Perinat Med 29: 260–265

Woolley RJ (1997) Benefits and risks of episiotomy: A review of the English-language literature since 1980. Parts I and II. Obstet Gynecol Surv 50: 806–835

Gerinnungsstörungen in der Geburtshilfe

W. Rath

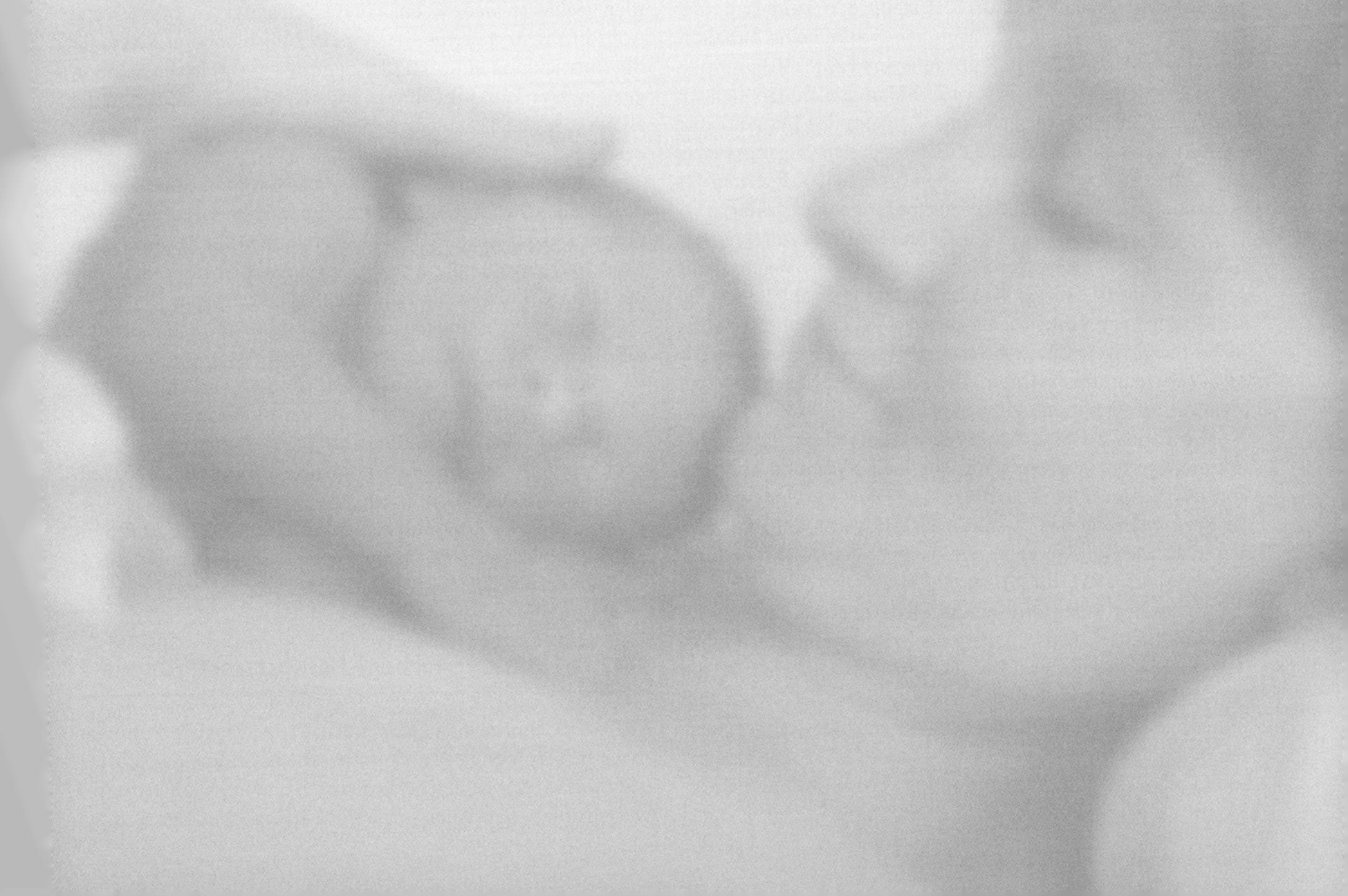

Kurz-Überblick

Gerinnungsstörungen in Schwangerschaft und Wochenbett gehören noch heute zu den gefährlichsten und lebensbedrohlichen Komplikationen.

Die Verlust-(Verdünnungs-)koagulopathie, bedingt durch Blutverlust und inadäquate Volumensubstitution ist die häufigste Gerinnungsstörung (z. B. nach postpartaler Atonie). Die realistische Einschätzung des Blutverlustes, die sofortige Diagnosestellung und Beseitigung der Blutungsursache, die rechtzeitige laborchemische Erfassung einer Gerinnungsstörung und die sofortige Substitution von Erythrozytenkonzentraten und Gefrierplasma bei Blutverlusten ≥20–30% des zirkulierenden Blutvolumens sind zur Vermeidung typischer Blutungskomplikationen unverzichtbar. Durch verschiedene geburtshilfliche Pathologien kann es zur Entwicklung einer disseminierten intravasalen Gerinnung (DIG) mit konsekutiver Verbrauchskoagulopathie kommen. Neben der rechtzeitigen Erkennung dieser Komplikation im Gerinnungslabor ist eine umgehende Beseitigung der Krankheitsursache erforderlich, darüber hinaus eine bilanzierte Volumensubstitution und bei Eintritt einer Hämostasestörung die rechtzeitige Gabe von Erythrozytenkonzentraten und Gefrierplasma unter Verzicht auf Heparin. Präeklampsien/HELLP-Syndrom, vorzeitige Lösung, Dead-fetus-Syndrom, Fruchtwasserembolie und septische Komplikationen sind typische mit DIG einhergehende Erkrankungen. Chronisch erworbene Hämostasestörungen wie die Autoimmunthrombozytopenie und die thromboisch-thrombozytopenische Purpura sowie die angeborenen Gerinnungsstörungen wie Hämophilie A und B und das von-Willebrand-Syndrom erfordern eine differenzierte Gerinnungsanalytik und ein interdisziplinäres Vorgehen mit spezieller Substitutionstherapie intra- und post partum.

46.1 Die Hämostase in der physiologischen Schwangerschaft

Die physiologische Schwangerschaft ist durch den Zustand der **Hyperkoagulabilität** gekennzeichnet, die durch schwangerschaftsinduzierte Veränderungen der plasmatischen Gerinnungsfaktoren, der Fibrinolyse und der Thrombozytenfunktion zustande kommt. Sie beruht vor allem auf einem progredienten Anstieg der Faktoren VII, VIII, X und des Fibrinogens ab etwa der 20. SSW. Prothrombin (Faktor II), Faktor V und Faktor IX zeigen keine oder nur geringgradige Konzentrationsanstiege in der Schwangerschaft, Faktor XIII steigt erst zum Ende der Gravidität hin an. Longitudinalstudien ergaben eine Zunahme von Fibrinogen und Faktor X um 20% und Faktor VII um 50%. Noch deutlichere Konzentrationserhöhungen finden sich für den Faktor VIII; hier steigt Faktor VIIIc um das Doppelte und Faktor VIIIAg um das Dreifache des jeweiligen Ausgangswertes an (Stirling et al. 1984). Die Ursachen für diese Aktivierung des Gerinnungssystems sind bisher nicht hinreichend geklärt.

Zu den Veränderungen der **Gerinnungsinhibitoren** in der Gravidität liegen unterschiedliche Ergebnisse vor. Während die Antithrombin-III-Spiegel bis zum Termin eher abfallen, steigt die Aktivität von Protein C an, andererseits kommt es zu einer Abnahme des freien Protein S bzw. der Protein-S-Aktivität. Die APC-Resistenz sinkt während der normalen Schwangerschaft bis zum Termin physiologischerweise ab.

Diese, den Zustand der Hyperkoagulabilität fördernden Faktoren werden noch verstärkt durch eine **Verminderung der fibrinolytischen Aktivität** ab der 11.–15. SSW, insbesondere durch die Verminderung der Plasminogen-Aktivator-Konzentrationen (tPA) und eine Erhöhung der Plasminogen-Aktivator-Inhibitor-Aktivität (PAI) für PAI-1 und PAI-2.

Als Ausdruck der **Gerinnungsaktivierung mit gesteigerter Fibrinbildung** nehmen vor allem die D-Dimerkonzentrationen (terminales Lyseprodukt des quervernetzten Fibrins) in der Schwangerschaft kontinuierlich zu, ohne dass allerdings bisher eindeutige Normwerte für die Schwangerschaft definiert wurden. Simultan zum Anstieg der D-Dimere zeigt sich eine Erhöhung der Thrombin-Antithrombin-Konzentrationen als Indikator für eine gesteigerte Thrombinbildung.

Als thrombosefördernder Faktor muss auch die erhöhte **Thrombozytenaggregabilität** infolge einer veränderten Thrombozytenfunktion in der Spätschwangerschaft angesehen werden. In diesem Zusammenhang wurden vor allem erhöhte Konzentrationen von Thromboxan AII und Plättchenfaktor IV nachgewiesen, das Plasma-β_2-Thromboglobulin steigt im Verlauf der Schwangerschaft kontinuierlich auf das Dreifache seines Ausgangswertes an; demgegenüber bleiben die absolute Thrombozytenzahl und die Thrombozytenüberlebenszeit in der physiologischen Gravidität im Allgemeinen unbeeinflusst, allerdings treten bei 4–8% aller Schwangeren Thrombozytopenien unklarer Genese auf. Diese Schwangeren mit »Gestationsthrombozytopenie« weisen ein 7,4fach höheres Risiko für die Entwicklung eines HELLP-Syndrom im weiteren Schwangerschaftsverlauf auf (Minakami et al. 1998). Der Zustand der Hyperkoagulabilität bleibt in den ersten 6 Wochen post partum bestehen.

Kompensiert wird diese **Low-grade-Gerinnungsaktivierung** durch die schwangerschaftsinduzierte Hämodilution (überproportionaler Anstieg des Plasmavolumens im Vergleich zum Erythrozytenvolumen, Abfall des Hämatokrit mit Steigerung der Mikrozirkulation und der kapillären Perfusion).

Grundsätzlich sind folgende Hämostasestörungen zu unterscheiden:

1. **Akut erworbene Hämostasestörungen**: Verlust-(Verdünnungs-)koagulopathie und disseminierte intravasale Gerinnung (DIG) mit Verbrauchskoagulopathie.
2. **Chronisch erworbene Hämostasestörungen**: vor allem thrombozytäre hämorrhagische Diathesen.
3. **Angeborene Koagulopathien**: z. B. von-Willebrand-Syndrom, plasmatische Gerinnungsstörungen (Hämophlie A, Hämophilie B).

46.2 Akut erworbene Hämostasestörungen

Für jeden Geburtshelfer gehören schwere peripartale Blutungen meist in Verbindung mit akut erworbenen Hämostasestörungen nach wie vor zu den gefährlichsten und unkalkulierbarsten Notfallsituationen. Auch heute noch stehen derartige Komplikationen vor und vor allem nach der Geburt mit einem Anteil von 18–22 % gemeinsam mit Thromboembolien an erster Stelle der mütterlichen Todesursachen. Weltweit kosten geburtshilfliche Blutungen pro Jahr etwa 150 000 Frauen das Leben, in den USA und Europa muss mit 1–2 mütterlichen Todesfällen pro 100 000 Lebendgeborener gerechnet werden. Gemeinsame Endstrecke der unbehandelten peripartalen Blutungen unterschiedlicher Genese ist die Verlust-(Verdünnungs-)koagulopathie und/oder Verbrauchskoagulopathie (Rath 2001).

Der Geburtshelfer muss als derjenige, der die entscheidenden Weichen in der Akutversorgung stellt und der für das Gesamtbehandlungskonzept dieser Patientinnen verantwortlich ist, die Diagnose und Therapie dieser lebensbedrohlichen Hämostasestörungen beherrschen, da von seinem raschen und fachkundigen Handeln im Einzelfall das Schicksal der Frau entscheidend abhängt.

46.2.1 Verlust-(Verdünnungs-)koagulopathie

Sie ist die häufigste Ursache für eine peripartale Gerinnungsstörung. Auslösend sind massive Blutverluste; dabei sind heute Verlustkoagulopathien infolge von Abortblutungen, nach Ruptur einer Extrauteringravidität oder bei Placenta praevia extrem selten; am häufigsten treten derartige Koagulopathien bei postpartaler Uterusatonie, die 75–82 % aller postpartalen Blutungskomplikationen ausmacht, nach schweren geburtstraumatischen Verletzungen einschließlich Uterusruptur und vor allem nach Lösungsstörungen der Plazenta auf. Bei der vorzeitigen Lösung kann es zu einer Kombination aus Verlust- und Verbrauchskoagulopathie kommen (s. S. 877).

Pathophysiologie

Als Folge der Zunahme von Plasma- und Erythrozytenvolumen resultiert in der Schwangerschaft eine Steigerung des zirkulierenden Blutvolumens um durchschnittlich 1,5–1,8 l.

Als Faustregel kann gelten, dass das Blutvolumen einer Schwangeren 8,5–9 % ihres Körpergewichts beträgt.

Diese »protektive Hypervolämie« in graviditate kann in Verbindung mit einer raschen postpartalen Mobilisierung eines erheblichen venösen Blutvolumens durch die kontraktionsinduzierte Verengung des Gefäßquerschnittes im Bereich der venösen Uterusplexus, sowie durch die Aufhebung der Vena-cava-inferior-Kompression nach der Geburt zunächst einen unterschiedlich und individuell hohen Blutverlust, beispielsweise aus der Plazentahaftfläche oder aus geburtstraumatischen Verletzungen, kompensieren. Dabei besteht bis zu einen Blutverlust von etwa 20% des zirkulierenden Blutvolumens eine »physiologische Pufferkapazität« ohne signifikante Veränderung des Blutdrucks und des Pulsverhaltens. Bei einem Blutverlust über 20 % des zirkulierenden Blutvolumens kann dieser kompensierte Zustand plötzlich und für den Geburtshelfer oft überraschend in einen dekompensierten Zustand mit Volumenmangelschock übergehen, hämodynamisch erkennbar an einem Anstieg der Herzfrequenz >100/min, gefolgt von einem systolischen Blutdruckabfall (Roberts 1995).

Die notwendige initiale Volumensubstitution mit kristallinen/kolloidalen Lösungen kann zwar den Schock mit Zentralisation verhindern, führt aber neben einer akuten Volumenbelastung zu einer starken Verdünnung der Hämostasefaktoren (vor allem der Thrombozyten und des Fibrinogens), die dann quantitativ für eine effektive Hämostase nicht mehr ausreichen (s. folgende Übersicht). Sinkt beispielsweise der Fibrinogenspiegel unter 100 mg/dl ab, so besteht zumindest im Reagenzglas keine effektive Blutgerinnung mehr.

Klinisches Vorgehen und Diagnostik

Ziel des klinischen Vorgehens ist immer die **Vermeidung des Volumenmangelschocks** und einer durch Verlust und Verdünnung entstehenden **Koagulopathie** durch folgende geburtshilfliche Maßnahmen:

- Antizipieren von Risikofaktoren: z. B. nach Überdehnungszuständen des Uterus → Gefahr der postpartalen Atonie → Uterotonika in Griffnähe bereitstellen!
- Realistische Einschätzung des Blutverlustes: Angaben zum peripartalen Blutverlust sind grundsätzlich kritisch zu bewerten, da dieser häufig nicht gemessen oder um 30–50 % unterschätzt wird (Roberts 1995). Dies gilt auch für den Kaiserschnitt, bei dem etwa 20 % des Blutverlustes, selbst beim Messen desselben, nicht berücksichtigt werden. **Daher**: Bei verstärkter Blutung immer Blutverlust messen! Cave: unerkannte Blutverluste in Tüchern, Bettlaken, auf dem Fußboden usw.
- Rasche Diagnosestellung und Beseitigung der Blutungsursache: z. B. rechtzeitige Applikation von Prostaglandinen bei postpartaler Uterusatonie, unverzügliche und adäquate chirurgische Versorgung von geburtstraumatischen Verletzungen.
- Bei akuten Blutverlusten (>1,2 l): sofort Kreuzprobe, Blutbild und Gerinnungslabor mit Bestimmung des Quick-Wertes, der aPTT, des Fibrinogens und der Thrombozytenzahl durchführen lassen! In Abhängigkeit von der Blutungsstärke bzw. klinischen Situation sollten Blutbild und Gerinnungsstatus engmaschig kontrolliert werden (s. Übersicht).

Verlust-/Verdünnungskoagulopathie

- Häufigste Hämostasestörung
- Ab Blutverlust von 1,2–1,5 l
- Akuter Blutverlust + inadäquate Zufuhr kristalliner/kolloidaler Lösungen
  - »Verdünnung« des Hämostasepotenzials
  - Keine effektive Hämostase (z. B. mangelnde Gerinnungsfähigkeit des Blutes im Operationssitus)
  - Daher rechtzeitig: Kreuzprobe, Blutbild, Gerinnungsstatus, evtl. Wiederholung nach 30, 60, 120 min.

Die kritischen Grenzwerte bei akuten Blutungskomplikationen im Hinblick auf eine manifeste Koagulopathie sind in Tabelle 46.1 dargestellt (Pötsch et al. 1997), wobei in unserer Klinik bereits eine Verminderung des Fibrinogens <120 mg/dl und der Thrombozytenzahl <80 000/µl als therapeutisch richtungsweisend gelten.

Im Gegensatz zur DIG fehlt bei der Verlustkoagulopathie i. A. eine Erhöhung der D-Dimere.

Tabelle 46.1. Kritische Grenzwerte bei akuten Blutungskomplikationen

Parameter	Grenzwert
Hämoglobin	<8,5 g/l bei persistierender Blutung
Thrombozytenzahl	50000/µl
Quick-Wert	<40%
aPTT	>1,5fache Verlängerung des Normwertes
Fibrinogen	<100 mg/dl

Auch ohne das Vorliegen einer Gerinnungsanalyse kann mit dem **Clot-observation-Test** im Glasröhrchen (2–5 ml Venenblut bei Raumtemperatur) eine orientierende Aussage zur Hämostase getroffen werden. Wenn sich nach im Mittel 10 min ein stabiler »Gerinnungsthrombus« bildet, kann von Fibrinogenwerten >100 mg/dl ausgegangen werden, es besteht dann i. A. keine klinisch relevante Koagulopathie.

Therapie

Bei einem initialen Blutverlust bis zu 20% des Blutvolumens ist eine adäquate Volumensubstitution unter engmaschiger Kreislaufkontrolle meist ausreichend. Adäquate Volumensubstitution bedeutet, dass 1 ml Blutverlust initial durch 3 ml kristalline Lösungen zu ersetzen sind, um den Volumenmangelschock einschließlich Zentralisation und Mikrozirkulationsstörungen zu vermeiden, die ihrerseits Gerinnungsstörungen im Sinne der DIG triggern können. Bekanntermaßen ist die Prognose der Patientin neben Alter und Vorerkrankungen, die bei den meist gesunden Schwangeren in der Regel nicht vorliegen, vor allem von der Dauer und dem Ausmaß des Schockzustandes abhängig (Cave: protrahierter Volumenmangelschock!).

Cave

Bei der Gabe von Dextranen sollte berücksichtigt werden, dass diese neben anaphylaktoiden Reaktionen in 0,03–1% der Fälle die Thrombozytenaggregation sowie die Aktivität der Gerinnungsfaktoren V und VIII hemmen können. Weniger eingreifend in die Hämostase ist Hydroxyethylstärke (HAES) oder die kombinierte Gabe von Elektrolytlösungen und Humanalbumin.

Blutverluste über 20–30% des Blutvolumens erfordern die rasche Gabe von **Erythrozytenkonzentraten** und **Gefrierplasma** (»fresh frozen plasma«, FFP), das sämtliche Gerinnungsproteine einschließlich Antithrombin III in physiologischer Zusammensetzung enthält, initial in einem Verhältnis von 2:1 bzw. 3:1, um die Entwicklung oder den Fortgang einer Verlustkoagulopathie zu vermeiden (s. Übersicht). Bei persistierenden Blutungen ist ein Hämoglobinspiegel von 8,5 g% therapeutisch richtungsweisend für den Beginn der Substitution mit Erythrozytenkonzentraten (Pötsch et al. 1997). Im Notfall (fehlende Blutgruppenbestimmung, fehlende Kreuzprobe) können 0 Rhesus negatives Blut und Gefrierplasma der Blutgruppe AB gegeben werden.

> Faustregel: 1 Erythrozytenkonzentrat erhöht den Hämoglobinspiegel bei einer 70 kg schweren Patientin um 1–1,5 g%.

Therapie der akuten Hämostasestörung (Blutung)

- Bis zu 20 % des Blutvolumens: Volumen! (kristalline/kolloidale)
- > 20 (30)% des Blutvolumens
  - Erythrozytenkonzentrate: 2 (3)
  - FFP: 1
- Persistierende Blutungen (FFP nicht ausreichend/nicht vorhanden)
  - Antithrombin-III-Konzentrate: 25 IE/kg KG
  - Quick-Wert <40%: PPSB-Präparate (25 IE/kg KG)
  - Fibrinogen <100 mg/dl: Fribrinogenkonzentrate (50 mg/kg KG)
- Bei überschießender Fibrinolyse (postpartal) und lebensbedrohlicher Blutung: Aprotinin
- Kein Heparin, solange es blutet oder erhöhte Blutungsneigung besteht
- Notfall (keine Blutgruppenbestimmung/Kreuzprobe möglich → nachkreuzen)
  - Erykonzentrate: Blutgruppe 0 Rh. neg.
  - FFP der Blutgruppe AB

Ist eine prophylaktische Substitutionstherapie unterblieben und wird aus der frühzeitigen Bestimmung der Globalgerinnung eine hämostaserelevante Verminderung des Gerinnungspotentials erkennbar (z. B. Fibrinogen <100 mg/dl), ist unverzüglich blutgruppengleiches Gefrierplasma zu applizieren. Steht bei starker und anhaltender Blutung nicht rechtzeitig Gefrierplasma zur Verfügung oder werden trotz FFP-Gabe die kritischen Grenzwerte (s. Tabelle 46.1) unterschritten, ist die Substitution mit Gerinnungsfaktorkonzentraten zu empfehlen: z. B. bei einem Fibrinogenspiegel <100 mg/dl durch die Substitution von Fibrinogen in einer Dosierung von 50 mg/kg Körpergewicht (s. Übersicht oben; Pötsch et al. 1997).

Bei Verminderung der Thrombozytenzahl auf unter 30 000/µl wird die Gabe von Thrombozytenkonzentraten empfohlen (Graeff u. Deckardt 1989). Auch wenn erst bei einer Thrombozytopenie <20 000/µl mit dem Auftreten von Spontanblutungen zu rechnen ist, entscheiden wir uns, vor allem vor operativen Revisionen in Folge von Nachblutungen (z. B. nach Kaiserschnitt), schon bei einem Thrombozytenabfall auf 50 000/µl für die Gabe von Thrombozytenkonzentraten.

Unter dieser Substitutionstherapie sind zunächst Kontrollen der Gerinnungsparameter in 30- bis 60-minütigen Abständen unerlässlich.

> Die rasche Verfügbarkeit von Blutbild und Gerinnungslabor sowie von Erythrozytenkonzentraten und Gefrierplasma ist heute unverzichtbare Voraussetzung für jede geburtshilfliche Tätigkeit.

Schwangere mit hohem peripartalen Blutverlust, erschwerter Plazentalösung und ausgedehnten geburtstraumatischen Verletzungen sind hinsichtlich thromboembolischer Komplikationen im Wochenbett besonders gefährdet. Daher empfiehlt sich nach Stabilisierung der Gerinnungssituation (Fibrinogen >200 mg/dl, Thrombozyten >100 000/µl) eine medikamentöse Thromboseprophylaxe, am besten mit niedermolekularen Heparinen.

46.2.2 Disseminierte intravasale Gerinnung (DIG) und Verbrauchskoagulopathie

Definition

Die disseminierte intravasale Gerinnung (DIG) ist eine systemische, thrombohämorrhagische Komplikation in Verbindung mit gut definierten klinischen Situationen und dem laborchemischen Nachweis einer Aktivierung des Gerinnungs- und Fibrinolysesystems, eines Verbrauchs von Inhibitoren und eines Endorganschadens oder -versagens (Bick 1995). Die DIG ist keine eigenständige Krankheitsentität sondern ein Prozess oder ein intermediärer Krankheitsmechanismus, der durch unterschiedliche Pathologien hervorgerufen werden kann (s. Übersicht).

Lebensbedrohliche Blutungen durch disseminierte intravasale Gerinnung (DIG)/Verbrauchskoagulopathie

- Vorzeitige Plazentalösung
- Fruchtwasserembolie
- Septische Zustände (Chorionamnionitis, Puerperalsepsis)
- Schwere hypertensive Schwangerschaftskomplikationen (Präeklampsie/Eklampsie/HELLP-Syndrom)
- Intrauteriner Fruchttod (Dead-fetus-Syndrom)
- Ausgedehnte Gewebetraumatisierung

Pathophysiologie

Als »Initialzünder« der systemischen akzelerierten intravasalen Gerinnungsaktivierung kommen in Abhängigkeit von der Ätiologie als Triggersysteme in Frage:

- die direkte Einschwemmung von thromboplastischem Material in die mütterliche Zirkulation, z. B. Fruchtwasserembolie, vorzeitige Plazentalösung;
- indirekt: die Freisetzung eines Gewebefaktors (»tissue factor«) bei Gewebstraumatisierung oder seiner Exposition auf der Oberfläche von Endothelzellen oder Monozyten nach deren vorheriger Aktivierung durch Endotoxin oder Zytokine, wie z. B. bei septischen Erkrankungen.

Klinischer Verlauf

Klinisch kommt es als Folge der systemischen Gerinnungsaktivierung (gesteigerte Thrombinbildung und -aktivität → Aktivierung der Gerinnungskaskade → Hyperkoagulabilität) zu einer Thrombosierung der Mikrostrombahn durch die thrombininduzierte Bildung von Fibringerinnseln sowie zu einem Verbrauch von Gerinnungsfaktoren, Thrombozyten (Thrombozytopenie) und von Inhibitoren (z. B. Antithrombin). Die gleichzeitig eingeleitete plasmininduzierte Aktivierung des Fibrinolysesystems führt zum proteolytischen Abbau von Fibrin (Fibrinabbauprodukte, z. B. Anstieg der D-Dimere) und von prokoagulatorischen Gerinnungsfaktoren (reaktive Fibrinolyse). Als Folge der Mikrothrombosierung treten oft rasch progredient funktionelle Beeinträchtigungen verschiedener Organsysteme auf (vor allem Niere, Lunge). Erster Hinweis ist meist eine Verminderung der Urinausscheidung, ggf. eine pathologische Blutgasanalyse.

> Durch eine fibrininduzierte Schädigung der Erythrozyten in der terminalen Strombahn kann eine Hämolyse entstehen: Verminderung des Haptoglobins, peripherer Blutausstrich mit Nachweis von Fragmentozyten, evtl. Erhöhung des Bilirubins.

Der Übergang in eine hämorrhagische Diathese mit diffusen Blutungen als Ausdruck einer klinisch manifesten **Verbrauchskoagulopathie** kann sich bei foudroyanten Verläufen (z. B. schwere vorzeitige Lösung, HELLP-Syndrom), innerhalb von Stunden vollziehen, jetzt erkennbar an deutlichen Veränderungen der globalen Gerinnungstests und einem Abfall des Fibrinogenspiegels. Die Aktivierung des Komplementsystems führt zu einer erhöhten Gefäßpermeabilität mit Hypotonie und Schock.

Die klinischen Phasen der DIG sind in der folgenden Übersicht und deren Auswirkungen auf verschiedene Organsysteme auf S. 874 und in Abb. 46.1 dargestellt (Seifried 1995).

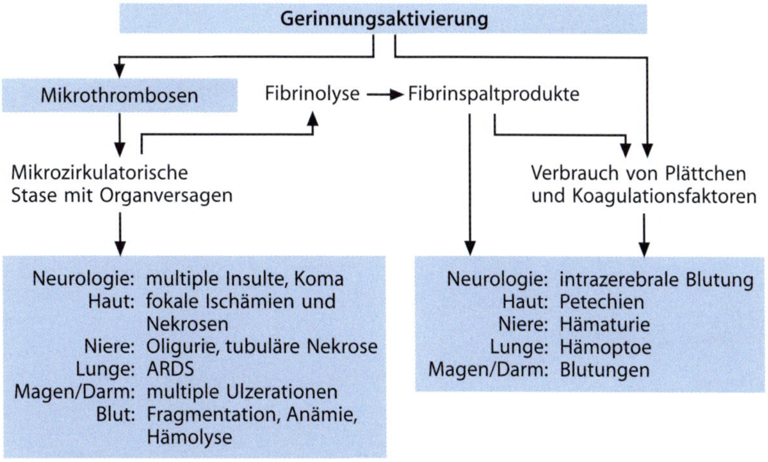

Abb. 46.1. **Klinische Folgen einer DIG für verschiedene Organsysteme** (aus Rath u. Heilmann 1999)

Klinische Phasen der disseminierten intravasalen Gerinnung

1. Aktivierung der Gerinnung (Hyperkoagulabilität)
2. Disseminierte intravasale Gerinnung (lösliches Fibrin ± Verbrauch an Gerinnungsfaktoren und -inhibitoren, reaktive Hyperfibrinolyse)
3. Verbrauchskoagulopathie, Blutung und/oder Mikro-/Makrothrombosierung
4. Organversagen, Blutung

Diagnose

Die Diagnose gründet sich auf die Anamnese, die Art der Grunderkrankung, die klinischen Symptome sowie auf die laborchemischen Befunde.

> Entscheidend ist immer, an die Möglichkeit einer DIG zu denken! Daher: Rechtzeitige Bestimmung der Hämostaseparameter und engmaschige Kontrollen (Verlaufsbeobachtung oft richtungsweisend!), intensive klinische Überwachung: Blutdruck, Puls, stündliche Urinausscheidung, Pulsoxymetrie, Blutgase. Vorrangiges Ziel ist es, ein Multiorganversagen bzw. eine tödliche Koagulopathie zu vermeiden!

Tabelle 46.2 zeigt einen Stufenplan zur Diagnostik der DIG sowie die kritischen Grenzwerte, die bereits ein ernstes Warnsignal darstellen. Von klinischer Relevanz sind darüber hinaus folgende Hinweise:

- Zu Beginn einer DIG kann die intravasale Gerinnungsaktivierung/Hyperkoagulabilität mithilfe der im Routinelabor angebotenen globalen Gerinnungstests nicht mit Zuverlässigkeit erfasst oder als klinisch irrelevant eingestuft werden.
- Unter Berücksichtigung klassischer Untersuchungen wie Quick-Wert, aPTT, Thrombinzeit, Fibrin-Fibrinogen-Spaltprodukte, Thrombozytenzahl und Fibrinmonomere finden sich in 43–96% dieser Fälle pathologische Werte bei geringer Sensitivität der Einzelparameter (mit Ausnahme der Thrombozytenzahl; Bovill 1993).
- Noch am ehesten spiegelt sich diese Phase der DIG in einer Verkürzung der aPTT (später Verlängerung), einem Abfall der Thrombozytenzahl und evtl. einem Abfall der Antithrombinspiegel wieder, das Fibrinogen ist initial als Akutphasenprotein häufig erhöht.

Wünschenswert wären für die Akutdiagnostik geeignete Testverfahren, welche eine intravasale Gerinnungsaktivierung noch vor Eintritt einer Koagulopathie erkennen. Zu diesen sensitiven Aktivierungsmarkern der Hämostase zählen prinzipiell folgende Bestimmungen:

- Prothrombinfragmente F 1 und 2 (Thrombinbildung),
- Thrombin-Antithrombin-Komplex, TAT (Thrombinhemmung),
- Fibrinmonomere (lösliches Fibrin, Thrombinwirkung),
- D-Dimere (beginnende Fibrinolyse).

Es empfiehlt sich, im klinikumseigenen Labor zu erfragen, welche Tests in welcher Zeit für die Akutdiagnostik der DIG zur Verfügung stehen. Beispielsweise ist eine quantitative Bestimmung der D-Dimere labortechnisch heute innerhalb weniger Minuten durchführbar (z. B. Tina-Quant D-Dimer-Boehringer, BCD-Dimer-Mikro, Dade Behring), andere Testverfahren (z. B. TAT-Komplex, Prothrombinfragmente) sind auch derzeit noch aufwendig und mit einer für die Akutdiagnostik kaum akzeptablen Analysedauer verbunden.

Da das Stadium der intravasalen Gerinnungsaktivierung über eine klinisch noch inapparente und mit den globalen Gerinnungsparametern oft nicht erfassbare Phase der intravasalen Fibrinbildung fließend und für den Geburtshelfer ohne Kenntnis sensitiver Aktivierungsparameter in eine klinisch manifeste

Tabelle 46.2. **Stufenplan zur Diagnostik der DIG und kritische Grenzwerte**

	Kritische Werte	Tendenz ohne Therapie
Basisdiagnostik		
Prädisponierende Grunderkrankung	–	–
Blutbild, evtl. Differenzialblutbild	–	–
Haptoglobin, LDH (Hämolyse)	–	↓/↑
Thrombozytenzahl (cave: dynamischer Abfall!)	< 100 000/µl	↓
Quick-Wert	< 50%	↓
Partielle Thromboplastinzeit	> 1,5fache Verlängerung	↑
Thrombinzeit	> 21 s	↑
Fibrinogen	< 100 mg/dl	↓
Antithrombin	< 50%	↓
Spezielle Diagnostik		
D-Dimere	> 600 ng/ml	↑
Fibrinmonomere (lösl. Fibrin)	Erhöht	↑

Tabelle 46.3. **Hämostaseveränderungen in verschiedenen Phasen der DIG**

Klinik	Hyperkoagulabilität	Fibrinbildung	Mikro-/Makro-thrombosierung/Blutung	Organversagen/ Blutung
Quick	→↑	→	↓	↓↓
PTT	↓	→	↑	↑↑
PTZ	→	→	↑	↑↑
Fibrinogen	↑	→	↓	↓↓
Thrombozyten	→↓	↓	↓↓	↓↓↓
AT III	→↓	↓	↓↓	↓↓↓
TAT	↑	↑↑	↑↑↑	↑↑↑
Fibrinomere	↑	↑	↑↑	↑↑↑
D-Dimere	→↑	↑	↑↑	↑↑↑

Koagulopathie übergehen kann, ist eine laborchemische Verlaufskontrolle zunächst alle 1–2 h unerlässlich.

Die Hämostaseveränderungen in den verschiedenen Phasen der DIG sind in Tabelle 46.3 dargestellt.

Therapie

Die Behandlung besteht zunächst in der korrekten Diagnose und Beseitigung der zugrunde liegenden Pathologie, im Allgemeinen in der unverzüglichen Beendigung der Schwangerschaft, ggf. durch Sectio caesarea (z. B. bei schwerer vorzeitiger Plazentalösung oder ausgeprägtem HELLP-Syndrom). Zur Behandlung einer Hämostasestörung kann neben der rechtzeitigen Laboranalyse die sofortige **Bereitstellung von Erythrozytenkonzentraten** (Kreuzprobe) und blutgruppengleichem Gefrierplasma lebensrettend sein! Diese Maßnahme hat unverzüglich mit der Diagnosestellung zu erfolgen, um nicht unnötig Zeit bis zur Verfügbarkeit der Präparate zu verlieren, zumal der Eintritt einer klinisch manifesten Koagulopathie mit lebensbedrohlicher Blutung vom Geburtshelfer zeitlich nicht sicher abzuschätzen ist.

Eine bilanzierte **Volumensubstitution** unter Kontrolle des zentralen Venendrucks kann initial das Ausmaß der Organmanifestationen und die Präzipitation von Fibrin in der terminalen Strombahn durch Aufrechterhaltung einer ausreichenden Mikrozirkulation verhindern und die begleitende metabolische Azidose korrigieren (s. folgende Übersicht). Entscheidend ist die rechtzeitige Gabe von Erythrozytenkonzentraten und vor allem von Gefierplasma.

▶ Empfehlung

Auch wenn im Allgemeinen die Faustregel, auf 3 Einheiten Erythrozytenkonzentrat 1 Einheit Gefrierplasma zu geben, seine Gültigkeit haben mag, steht doch die Applikation von Gefrierplasma im Vordergrund der Therapie. Nach eigenen Erfahrungen und entgegen den Leitlinien der Bundesärztekammer (2001) kann in dieser Situation durch die rechtzeitige Verabreichung von mindestens 2 Einheiten Gefrierplasma die Koagulopathie vermieden werden, vor allem, wenn bei der Sectio caesarea bereits Hinweise auf eine herabgesetzte Gerinnungsfähigkeit des Blutes bestehen. Dabei ist zu berücksichtigen, dass zu diesem Zeitpunkt die Parameter der Globalgerinnung nur geringgradig verändert bzw. noch im Normbereich liegen können oder aber noch nicht zur Verfügung stehen.

Therapie der akuten Hämostasestörung

- Volumengabe (ZVD, Urinflow, Hb, Hk)
  - Aufrechterhaltung der Mikrozirkulation
  - Korrektur der metabolischen Azidose
- FFP und Erythrozytenkonzentrate, evtl. 2 FFP »prophylaktisch«
- Persistierende Blutung (FFP nicht ausreichend/nicht vorhanden)
  - Antithrombinkonzentrate: 25 IE kg/KG
  - Quick-Wert < 40 %: PPSB-Präparate (25 IE/kg KG)
  - Fibrinogen < 100 mg/dl: Fibrinogenkonzentrat (50 mg/kg KG)
- Überschießende Fibrinolyse/lebensbedrohliche Blutung (vor allem post partum)
  - Aprotinin (z. B. Trasylol): initial 500 000 KIE/h
- Kein Heparin, solange es blutet oder eine erhöhte Blutungsgefahr besteht

Im Einzelfall durch Gefrierplasma nicht korrigierbare Antithrombindefizite müssen ausgeglichen werden, da ein Antithrombinmangel durch Verlust der inhibitorischen Kontrolle die Umsatzsteigerung des Gerinnungssystems unterhalten kann. Dabei stellt der Wiederabfall des Antithrombins nach Substitution einen guten Verlaufsparameter für den Schweregrad der Verbrauchskoagulopathie dar.

Cave

Bei der Anwendung von PPSB-Präparaten (enthalten Vitamin-K-abhängige Gerinnungsfaktoren II, VII, IX, X sowie Protein C und Protein S) ist Vorsicht geboten, da diese Präparate einen unterschiedlich hohen Anteil bereits aktivierter Gerinnungsfaktoren enthalten können mit der Gefahr schwerer thromboembolischer Komplikationen. Daher ist vor der Anwendung von PPSB-Präparaten die Gabe von Antithrombin unerlässlich (s. obige Übersicht). Für die Gabe von Thrombozytenkonzentraten gelten die gleichen Maßstäbe wie bei der Verlustkoagulopathie (s. S. 872).

Mit Nachdruck ist darauf hinzuweisen, dass Heparin (auch niedrig dosiertes) solange es blutet oder eine erhöhte Blutungsgefahr besteht, keinen Platz in der Therapie akuter geburtshilflicher Verbrauchskoagulopathien hat; dies gilt auch und vor allem für das HELLP-Syndrom und die schwere Präeklampsie.

Bei schweren postpartalen Gerinnungsstörungen (z. B. nach Fruchtwasserembolie) wird die ausgeprägte hämorrhagische Diathese nicht selten durch eine überschießende Fibrinolyse und Fibrinogenolyse bestimmt (cave: lebensbedrohliche postpartale Blutungen), eine Situation, die sich entweder aus der Analyse der Hämostaseparameter oder aus der »Therapieresistenz« auf die oben genannten Maßnahmen ergibt. Dann ist die Anwendung von Antifibrinolytika nach oder während der Substitutionsbehandlung indiziert, am besten mit dem polyvalenten Proteinaseinhibitor Aprotinin (z. B. Trasylol) in einer Initialdosierung von 500 000 KIE (Kallikrein-Inhibitor-Einheiten) intravenös, gefolgt von 200 000 KIE über 4–6 h oder bis zum Erreichen einer adäquaten Hämostase.

Eine medikamentöse Thromboembolieprophylaxe mit niedrig dosiertem Heparin (vor allem nach Kaiserschnitt) sollte erst nach laborchemisch nachgewiesener Konsolidierung der Gerinnungssituation (Fibrinogen >120 mg/dl, Thrombozytenzahl >100 000/µl) begonnen werden.

46.2.3 Hämostaseprobleme bei speziellen Krankheitsbildern

Es besteht der Eindruck, dass die klassischen, mit einer DIG einher gehenden Krankheitsbilder (wie z. B. vorzeitige Plazentalösung, septischer Abort) in den letzten 10 Jahren vor allem durch eine Verbesserung der Diagnostik (u. a. Sonographie) zahlenmäßig in den Hintergrund getreten sind, während das Problem der DIG bei schweren hypertensiven Schwangerschaftserkrankungen und vor allem bei HELLP-Syndrom eine »Renaissance« erfahren hat.

Präeklampsie/HELLP-Syndrom

▶ Studienbox

Nach einer aktuellen mütterlichen Letalitätsstatistik treten heute tödliche Blutungen in Folge einer DIG bei schwerer Präeklampsie und beim HELLP-Syndrom häufiger auf als z. B. nach vorzeitiger Plazentalösung (Welsch 1998).

Im Gegensatz zur physiologischen Schwangerschaft mit einer funktionellen Kompensation der Hyperkoagulabilität durch Hämodilution und hämodynamische Faktoren (s. S. 870) besteht bei der Präeklampsie eine »gesteigerte« Hyperkoagulabilität mit Hämokonzentration und Erhöhung des rheologischen Widerstandes. Bei leichten Verlaufsformen der Präeklampsie ist diese Konstellation aus subklinischer chronischer DIG und noch inapparenter Mikrozirkulationsstörung im Allgemeinen kompensiert, allerdings kann bei Persistenz des Circulus vitiosus aus endothelialer Dysfunktion und intravasaler Gerinnungsaktivierung dieses kompensierte Stadium fließend und für den Geburtshelfer nur schwer erkennbar in einen dekompensierten Zustand mit Störung der Globalgerinnung und Multiorganversagen übergehen.

Die DIG spiegelt demnach einen sekundären pathophysiologischen Prozess der Grunderkrankung wider, der in ausgeprägter Form (als Verbrauchskoagulopathie) Folge einer zu spät diagnostizierten und/oder therapierten Präeklampsie ist. In Abhängigkeit von der Latenz zwischen Diagnosestellung und Schwangerschaftsbeendigung muss daher mit einer klinisch relevanten DIG in bis zu 21% der Fälle beim HELLP-Syndrom und bei bis zu 7% der Schwangeren mit einer Präeklampsie gerechnet werden. Zum Zeitpunkt der Diagnosestellung finden sich nur bei 10–42% dieser Patientinnen pathologische Veränderungen in der Globalgerinnung. Nach unseren Erfahrungen sind der dynamische Abfall der Thrombozyten und der progrediente Anstieg der D-Dimere richtungsweisend für einen schweren Krankheitsverlauf und damit eine wichtige Entscheidungshilfe im Sinne einer raschen Schwangerschaftsbeendigung (Rath et al. 2000).

Diskutiert wurde in diesem Zusammenhang immer wieder die Anwendung von **Heparin**. Trotz dieses auf den ersten Blick logischen Therapieansatzes sollte nach unseren und den Erfahrungen anderer auf die Gabe von Heparin bei schwerer Präeklampsie und HELLP-Syndrom verzichtet werden. Zum einen handelt es sich in derartigen geburtshilflichen Situationen – vor allem, wenn mit hoher Wahrscheinlichkeit ein Kaiserschnitt zu erwarten ist – um ein offenes Gefäßsystem mit hoher Blutungsgefahr, zum anderen gilt die Warnung vor Heparin im besonderen Maße im Hinblick auf die bekannten, unvorhersehbaren Komplikationen des HELLP-Syndroms und der schweren Präeklampsie, wie zerebrale Blutungen, Leberruptur und vorzeitige Lösung.

Darüber hinaus ist zweifelhaft, ob in Fällen einer foudroyanten DIG die resultierende Hämostasestörung überhaupt durch eine niedrig dosierte Heparingabe effektiv kompensiert werden kann, zumal ohne detaillierte Kenntnisse spezifischer Gerinnungsparameter weder der Beginn noch der Schweregrad der Verbrauchsreaktion abgeschätzt werden kann. Demzufolge ist die Definition einer adäquaten Heparindosis und des effektiven Applikationszeitpunktes schwierig, sodass einerseits Überdosierungen mit zusätzlicher Blutungsgefährdung der Schwangeren oft unvermeidbar sind, andererseits bei bereits defizitärem Hämostasesystem das Blutungsrisiko unkalkulierbar erhöht wird. Für diese Überlegungen sprechen nicht zuletzt deletäre klinische Verläufe nach Anwendung von Heparin bei schwerer Präeklampsie und beim HELLP-Syndrom (Rath et al. 1994).

Daher ist auch bei derartigen Blutungskomplikationen die rechtzeitige Gabe von Gefrierplasma die Methode der ersten Wahl, wobei allerdings die zusätzliche Volumenbelastung bei

■ Abb. 46.2. **Pathophysiologie der Hämostasestörung bei vorzeitiger Plazentalösung**

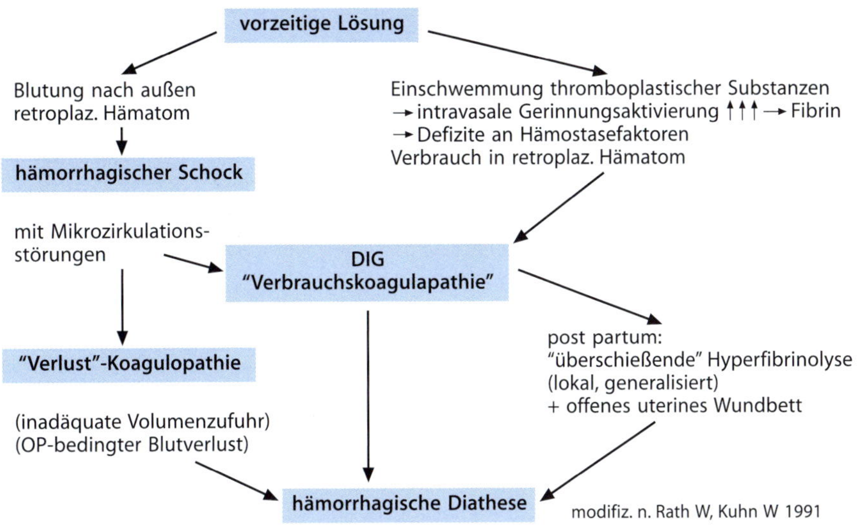

reichlicher Anwendung von Gefrierplasma zu berücksichtigen ist, die gerade bei schwerer Präeklampsie in Verbindung mit einer inadäquaten Flüssigkeitszufuhr zum Lungenödem führen kann.

Vorzeitige Plazentalösung

Bei der vorzeitigen Plazentalösung (■ Abb. 46.2) hängt das Ausmaß der Hämostasestörung entscheidend vom Schweregrad der Ablösung, bei schweren Verlaufsformen aber auch von der Latenzzeit zwischen Diagnosestellung und Schwangerschaftsbeendigung ab. Dementsprechend liegt die Rate an Gerinnungsstörungen bei Abruptio placentae zwischen 0,5 und 20 %.

Pathophysiologisch kommt es bei vorzeitiger Lösung nicht selten in unterschiedlicher Reihenfolge zu einer Kombination aus Verlust- und Verbrauchskoagulopathie in Folge einer DIG (Rath u. Kuhn 1991). Das Problem ergibt sich im Einzelfall aus den Blutverlusten nach außen und durch das retroplazentare Hämatom mit hämorrhagischem Schock und konsekutiven Mikrozirkulationsstörungen sowie aus der Verdünnung des Hämostasepotentials bei inadäquater Volumenzufuhr. Andererseits besteht die Gefahr der Einschwemmung thromboplastisch wirksamer Substanzen aus dem Uteroplazentarbett bzw. dem retroplazentaren Hämatom über eröffnete venöse Gefäße des Endometriums in die mütterliche Zirkulation mit der Folge einer thrombininduzierten generalisierten und unterschiedlich schnell ablaufenden Aktivierung der intravasalen Gerinnung und dem ständigen Verbrauch und Abbau an Gerinnungsfaktoren, die schließlich zur Aufrechterhaltung einer effektiven Hämostase nicht mehr ausreichen. Diese Vorgänge können in Verbindung mit einer postpartal überschießenden Fibrinolyse (Fibrogenolyse) und dem offenen uterinen Wundbett innerhalb von 1–2 h zu einer klinisch manifesten hämorrhagischen Diathese führen (Rath u. Heilmann 1999).

Dead-fetus-Syndrom

Definition

Definitionsgemäß versteht man hierunter eine bei Retention der abgestorbenen Frucht eher schleichend verlaufende Gerinnungsstörung mit einem Fibrinogenabfall unter 150 mg/dl und einer Thrombozytopenie < 100 000/µl, wobei ein ausgeprägter Thrombozytenabfall eher selten ist. Eine Verlängerung der aPTT tritt meistens erst auf, wenn das Fibrinogen unter 100 mg/dl abgefallen ist (Heyl u. Rath 1999).

Heute stellt die Gerinnungsstörung bei intrauterinem Fruchttod ein seltenes Ereignis dar (ca. 1–2 %), da die Diagnose durch die Intensivierung der Schwangerenvorsorge unter Einbeziehung sonographischer Verfahren frühzeitig gestellt wird und das aktive Vorgehen nach Diagnosesicherung zu einer raschen Schwangerschaftsbeendigung führt.

Da das Intervall zwischen dem Absterben des Kindes und dem Behandlungsbeginn häufig unklar ist, sollte immer zum Ausschluss einer Hämostasestörung sofort nach der Diagnosesicherung des intrauterinen Fruchttods ein kompletter Gerinnungsstatus mit Bestimmung des Fibrinogens, der Thrombozyten, des Antithrombin III sowie der aPTT und des Quick-Wertes durchgeführt werden.

Fruchtwasserembolie

Definition

Die Fruchtwasserembolie (FWE) ist eine seltene, akut lebensbedrohliche Komplikation (1 : 6000 bis 1 : 80 000 Geburten), die durch Übertritt von »abnormem« (z. B. mekoniumhaltigem) Fruchtwasser bzw. Fruchtwasserbestandteilen über Defekte des Amnions in der Nähe venöser Gefäße, vor allem der Zervix, des unteren Uterinsegmentes oder der Plazentahaftfläche, in die mütterliche Strombahn ausgelöst wird. Folgen sind anaphylaktoide Reaktionen und die Entwicklung einer DIG mit Koagulopathie.

Die mütterliche Letalität liegt zwischen 22–61 %, die kindliche Mortalität wurde bei antenataler FWE zwischen 21–40 % angegeben.

Pathophysiologie. Infolge der anaphylaktoiden Reaktion mit Freisetzung verschiedener Mediatoren (u. a. Histamin, Bradykinin, Leukotriene) kommt es über einen Vasospasmus bzw. eine Vasokonstriktion der Lungengefäße und Obstruktion der pulmonalen Mikrozirkulation mit zumindest passagerer pulmonaler Hypertonie und akuter Rechtsherzbelastung zu einer **kardiorespiratorischen Insuffizienz** mit Abfall des Herzzeitvolumens und **arterieller Hypotension** (Rath 1999).

Die Störung der Koordination von Ventilation und Perfusion führt zu einer schweren **Hypoxie** (neurologische Störungen, Koma), wobei der Dysfunktion des linken Ventrikels bis hin zum **Linksherzversagen** eine entscheidende Bedeutung zukommen soll.

Als auslösende Mechanismen der **Hämostasestörung** werden diskutiert: Die prokoagulatorische Aktivität des Fruchtwassers (steigende Konzentrationen von Tissue factor im Verlauf der Schwangerschaft), die Deportation von thromboplastinreichen Trophoblastzellen in die mütterliche Strombahn, die unter Wehen gesteigerte Produktion von Leukotrienen und Arachidonsäuremetaboliten und deren hämodynamische/prokoagulatorische Wirkungen. Allerdings fehlt bisher eine einheitliche und überzeugende Erklärung für die Pathogenese der Hämostasestörung bei der FWE.

Klinischer Verlauf und Symptome. Die FWE tritt meist in engem zeitlichen Zusammenhang mit der Geburt (70 % prä-/peripartal, 30 % postpartal), in 10–20 % der Fälle allerdings auch bei stehender Fruchtblase und ohne nachweisbare Wehentätigkeit auf. In Einzelfällen kann sie sich aber auch bis zu 20 h nach Sectio, nach transabdominaler Amniozentese, Amnionauffüllung, nach Schwangerschaftsabbrüchen bzw. Abortausräumungen, nach Geburtseinleitung mit Prostaglandinen oder spontan bei unauffälligem Schwangerschaftsverlauf im II. Trimenon entwickeln (Clark et al. 1995).

In der Initialphase der Erkrankung sind meist aus voller Gesundheit (ohne Prodromi) folgende Symptome klinisch richtungsweisend:
- Dyspnoe/Tachypnoe,
- Agitiertheit und Angstzustände,
- Zyanose und Blutdruckabfall bis hin zum Atem-/Herzstillstand.

Darüber hinaus sind in wechselnder Häufigkeit zu beobachten:
- Grand-mal-Anfälle (10–20 %),
- profuse Blutungen aus Punktionsstellen, operativen Wunden oder aus dem Uterus (cave: postpartale Atonie),
- sekundäres nicht kardiogenes Lungenödem (24–70 %).

Eine **Koagulopathie** tritt bei 30–45 % der die Initialphase der Erkrankung überlebenden Schwangeren – 36 % der Frauen überleben die ersten 2 h nach dem akuten Ereignis nicht – in einem Zeitintervall zwischen 30 min bis zu 9 h (selten später) auf. Das Spektrum der Hämostasestörungen reicht dabei von einer leichten Thrombozytopenie und einem Anstieg der löslichen Fibrinmonomerkomplexe bis hin zu deletären Verlaufsformen einer DIG mit postpartal überschießender Fibrino(geno)lyse (Clark et al. 1995).

Diagnostik. Die Diagnose der FWE stützt sich in erster Linie auf den **biphasischen Verlauf** der klinischen Symptome. Das Fehlen des thorakalen Schmerzen gilt als differenzialdiagnostisches Kriterium in Abgrenzung zur Lungenembolie.

> Es gibt kein zuverlässiges, rasch verfügbares und klinisch etabliertes Diagnoseverfahren zum sicheren Ausschluss oder Nachweis einer FWE. Der Nachweis fetaler Fruchtwasserbestandteile im mütterlichen Lungengefäßsystem als definitiver Diagnosebeweis gelingt nur bei der Autopsie.

Die biochemische und apparative Diagnostik kann nur »unspezifische« Hinweise für die Symptome einer FWE liefern und dazu beitragen, andere Erkrankungen mit ähnlicher Symptomatik (z. B. Lungenembolie, septischer Schock, Herzinfarkt, eklamptische und epileptische Anfälle, Pneumothorax) differenzialdiagnostisch abzugrenzen. Daher dienen die folgenden diagnostischen Verfahren weniger der Diagnosesicherung als vielmehr der Überwachung der betroffenen Patientin (Rath 1999):
- Blutdruck, Puls,
- stündliche Urinausscheidung,
- Elektrokardiogramm (Arrhythmien, Bradykardie, Tachykardie),
- Röntgenthorax (Lungenödeme bis zu 70 % der Fälle, seltener: Kardiomegalie),
- Atemfrequenz/Blutgasanalyse/Pulsoxymetrie (plötzlicher Abfall der Sauerstoffsättigung)
- laborchemische Untersuchungen vor allem der Hämostaseparameter einschließlich »clot observation test« (■ Abb. 46.3).

Sofern in der Eile der Situation möglich, sollte ein Pulmonaliskatheter gelegt werden, um die klinisch relevanten hämodynamischen Parameter zu bestimmen (pulmonaler Kapillardruck, linksventrikulärer enddiastolischer Druck und Sauerstoffsättigung) und die Volumenzufuhr im Hinblick auf die rechtzeitige Erkennung eines Lungenödems permanent zu überwachen.

Obligat ist die kontinuierliche Überwachung des Kindes mittels Kardiotokographie.

Therapie. Bereits bei Verdacht auf eine FWE ist eine sofortige und koordinierte Zusammenarbeit mit Intensivmedizinern, Anästhesisten und der Transfusionsmedizin mit folgenden Therapiezielen erforderlich:
1. Aufrechterhaltung der Oxygenation,
2. Herstellung eines normalen Blutdrucks und einer adäquaten Herzleistung,
3. Korrektur einer etwaigen Koagulopathie,
4. rechtzeitige Entbindung.

Im Einzelnen sind folgende Maßnahmen zu treffen (s. ■ Abb. 46.3):
- Sofern erforderlich: kardiopulmonale Reanimation → endotracheale Intubation und Ventilation mit positiv-endspiratorischem Druck (FiO_2 1,0), Kontrolle durch Blutgasanalysen;
- Therapie der Hypotension: initial hohe Volumenzufuhr mit kristalloiden/kolloidalen Lösungen, wenn möglich unter

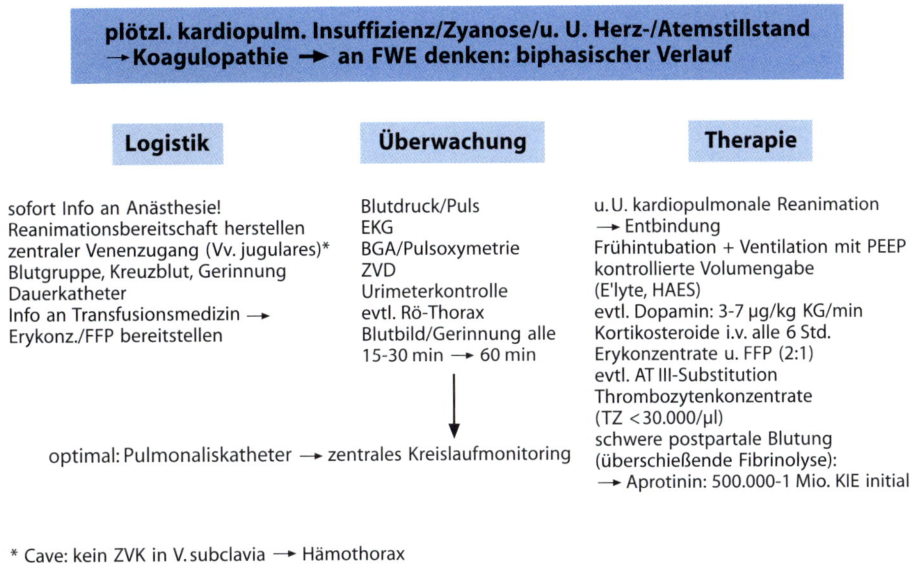

Abb. 46.3. **Vorgehen bei Verdacht auf Fruchtwasserembolie**

zentralem Kreislaufmonitoring, evtl. zusätzlich Dopamin: 3–7 µg/kg Körpergewicht/min;
- intravenöse Applikation von Glukokortikoiden z. B. 500 mg Hydrokortisonnatriumsuccinat alle 6 h;
- Behandlung der akuten Gerinnungsstörung: Auch in dieser kritischen Situation gilt, kein Heparin, solange es blutet oder eine erhöhte Blutungsgefahr besteht. Die Therapie der Hämostasestörung richtet sich nach den auf S. 875 dargestellten Prinzipien, wobei die in der Übersicht S. 874 aufgeführten kritischen Grenzwerte zu beachten sind. Bei lebensbedrohlicher postpartaler Gerinnungsstörung wird die ausgeprägte hämorrhagische Diathese gerade bei der FWE nicht selten durch eine überschießende Fibrinolyse und Fibrinogenolyse bestimmt: Wiederauflösung des »Gerinnungsthrombus« im »clot observation test« und »Therapieresistenz« auf die oben genannten Substitutionsmaßnahmen. In dieser Situation ist die intravenöse Gabe des Proteinaseinhibitors Aprotinin (z. B. Trasylol) unerlässlich (s. Übersicht S. 876).
- **Rechtzeitige Entbindung:** Besonders schwierig gestaltet sich die Entscheidung hinsichtlich des Zeitpunktes der Schwangerschaftsbeendigung, die vor allem von der Stabilisierbarkeit des mütterlichen Zustandes und dem Befinden des Kindes in utero abhängt. Nach notfallmäßiger Versorgung der Mutter wird mehrheitlich empfohlen, unverzüglich die Entbindung vaginal (sofern möglich) oder durch Sectio caesarea vorzunehmen, bei Herzstillstand durch notfallmäßige Schnittentbindung unter Reanimationsbedingungen.

Septische Krankheitsbilder

Hierzu zählen vor allem die Endomyometritis nach Sectio caesarea oder nach (komplizierter) vaginaler Entbindung, andere prä- oder peripartale operative Eingriffe, wie septische Ovarialvenenthrombose, Infektionen der ableitenden Harnwege, der septische Abort sowie das Amnioninfektionssyndrom, wobei 80 % der Fälle mit Sepsis im Wochenbett auftreten und meist Folge einer Infektion des Uterus sind. Auf die Definition der Sepsis und die Pathophysiologie wird in anderen Kapiteln eingegangen.

Störungen der Hämostase treten bei der Sepsis und beim septischen Schock häufig schon in der Frühphase der Erkrankung auf und sind von ausschlaggebender prognostischer Bedeutung. Dabei kommt es bereits zu Beginn zu einer gesteigerten Thrombozytenaggregation mit nachfolgendem Thrombozytenabfall, der Ausdruck der Schwere der Infektion ist und das Ausmaß der Endotoxinfreisetzung widerspiegeln soll. Die Störung der Hämostase ist Folge des Endothelschadens, der durch die Endotoxinwirkung und die daraus resultierende Freisetzung von zahlreichen Mediatoren, insbesondere von TNF-α, verursacht wird.

Entgegen früheren Auffassungen wird heute mehrheitlich angenommen, dass die initiale Aktivierung der Gerinnung bei der Sepsis vor allem durch das exogene System (»extrinsic system«) ausgelöst wird; dabei ist die durch Endotoxin und Zytokine induzierte Expression von Tissue factor v. a. durch Monozyten/Makrophagen und Endothelzellen, die unter physiologischen Bedingungen dieses Protein nicht freisetzen, von besonderer pathophysiologischer Bedeutung. Tissue factor bindet und aktiviert Faktor VII, mit dem dieser den TF/VII(VIIa)-Komplex bildet. Der TF/VIIa-Komplex führt zu einer Aktivierung der Faktoren IX und X. Im nächsten Schritt kommt es dann zur Umwandlung von Prothrombin in Thrombin und schließlich zur Fibrinbildung (Bajaj u. Bajaj 1997).

Die Bedeutung der Aktivierung des endogenen Gerinnungssystems (»intrinsic system«) liegt vor allem in der durch die Freisetzung von Bradykinin (Vasodilatator) bedingten Hypotension und ist nicht entscheidend für die Entstehung einer DIG.

Die Therapie der Hämostasestörung richtet sich nach den gleichen wie auf S. 875 dargestellten Prinzipien.

46.3 Chronisch erworbene Hämostasestörungen

Zu den chronisch erworbenen Hämostasestörungen zählen vor allem folgende thrombozytäre hämorrhagische Diathesen: Autoimmunthrombozytopenie (ATP/ITP), die thrombotisch-thrombozytopenische Purpura (TTP) sowie medikamenten-bedingte Thrombozytopathien (vgl. Kap. 20).

46.3.1 Autoimmunthrombozytopenie (idiopathische thrombozytopenische Purpura)

Definition

Die Autoimmunthrombozytopenie ist definiert als isolierte Thrombozytopenie ohne klinisch apparente Begleiterkrankungen oder andere Ursachen für eine Verminderung der Blutplättchen (z. B. systemischer Lupus erythematodes, HIV, Medikamente) und ist der häufigste Grund für eine Thrombozytopenie im 1. und 2. Trimenon (Häufigkeit: 3–4% aller Schwangerschaften).

Pathogenese

Diese Form der Thrombozytopenie ist charakterisiert durch Autoantikörper der Klasse IgGgegen die Glykoproteine IIb/IIIa und Ib/IX der zirkulierenden Thrombozyten und ihrer Vorstufen . Die mit Immunglobulin beladenen Plättchen werden durch die Sequestierung in der Milz zerstört. Bei der akuten Form sind in Folge viraler Infektionen hauptsächlich Kinder betroffen, bei der chronischen Form (**Werlhof-Krankheit**) in der Mehrheit Erwachsene, insbesondere Frauen. Die Inzidenz beträgt insgesamt 1–13 auf 100 000 Personen. Erstmanifestationen in der Schwangerschaft sind eher selten.

Klinik und Diagnostik

Klinisch imponieren **petechiale Blutungen** der Haut, im Bereich der Beine, Arme und in der Brust-Nacken-Region sowie der Schleimhäute (Abb. 46.4). Intrauterine Blutungen sind unwahrscheinlich.

> Bei einer ITP besteht nur ein geringgradig erhöhtes Risiko für postpartale Blutungskomplikationen; allerdings ist auf eine optimale chirurgische Blutstillung bei der Episiotomie und bei geburtshilflichen Verletzungen zu achten!

Die Diagnostik umfasst:
- ausführliche Anamnese (Thrombozytopenie vor der Schwangerschaft?),
- körperliche Untersuchung,
- Erhebung des Gerinnungsstatus (PTT, Quick, Antithrombin III, Fibrinogen, Fibrin-/Fibrinogenspaltprodukte),
- Bestimmung der Blutungszeit,
- ggf. einen Blutausstrich (erhöhter Anteil von großen Blutplättchen).

Blutbild und Gerinnungsparameter sind im Allgemeinen bis auf eine Thrombozytopenie im Normbereich; im Serum der

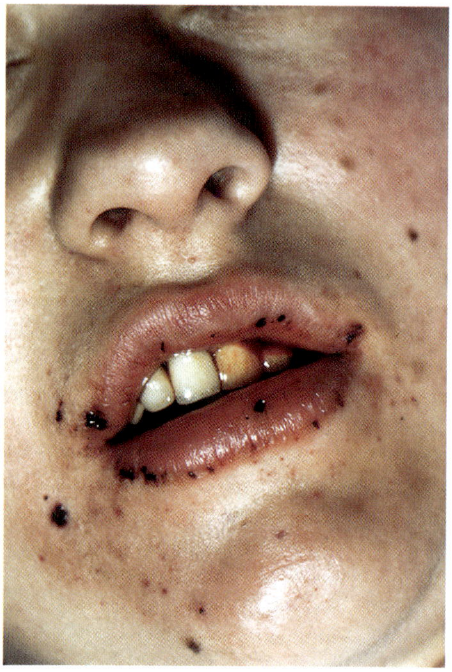

Abb. 46.4. **Petechien und Schleimhautblutungen bei einer Schwangeren mit Morbus Werlhof** (aus Rath u. Heilmann 1999)

Mutter lassen sich in bis zu 90% der Fälle plättchenassoziierte Immunglobuline (PAIgG, PAIgM) nachweisen.

> Zur Zeit existiert kein geeigneter Test, um eine Autoimmunthrombozytopenie eindeutig zu beweisen.

Therapie

Schwangere mit Thrombozytenzahlen von >50 000/µl weisen weder in der Schwangerschaft noch unter der Geburt ein signifikant erhöhtes Blutungsrisiko auf, eine routinemäßige Behandlung ist daher nicht erforderlich.

▶ Empfehlung

Eine Behandlungsindikation besteht erst bei einer Thrombozytopenie < 10 000/µl, abhängig vom Schwangerschaftsalter sowie bei Schwangeren im 2. und 3. Trimenon mit Thrombozytenwerten zwischen 10 000/µl und 30 000/µl oder bei Blutungen, da Patientinnen mit chronischer ITP an sehr niedrige Thrombozytenzahlen adaptiert sind.

Die Medikamente der ersten Wahl sind (George 1997):
- **Immunglobuline** in einer Dosierung von 400 mg/kg/Tag über 5 Tage oder 1 g/kg über 8 h;
- der Einsatz von **Glukokortikoiden** (z. B. Prednisolon 1–2 mg/kg/Tag) ist insbesondere dann zu empfehlen, wenn kurzfristig eine Erhöhung der Thrombozytenzahl erreicht werden muss (z. B. peripartal, vor einem operativen Eingriff, vor einer Periduralanästhesie oder bei erhöhter Blutungsgefahr) oder wenn die Immunglobulingabe nicht erfolgreich war.
- Versagen alle medikamentösen Maßnahmen einschließlich der Gabe von Immunsuppressiva empfiehlt sich die Sple-

nektomie vor dem 3. Trimenon als Ultima Ratio bei symptomatischen (blutenden) Schwangeren mit Thrombozytenwerten <10 000/μl.

Geburtshilfliches Vorgehen (Letsky u. Greaves 1996)

- Bei mütterlichen Thrombozytenzahlen >50 000/μl kann die vaginale Geburt angestrebt werden, da im Allgemeinen kein erhöhtes Blutungsrisiko für die Mutter besteht.
- Bei mütterlichen Thrombozytenzahlen <10 000/μl unabhängig vom Schwangerschaftsalter sowie bei Schwangeren im 2. und 3. Trimenon mit Thrombozytenwerten zwischen 10 000–30 000/μl oder bei Blutungen sollten Immunglobuline und/oder Glukokortikoide verabreicht werden.
- Aufgrund des geringen Risikos für das Auftreten einer schweren fetalen Thrombozytopenie (≤10 %) und damit assoziierter Blutungen sollte eine Sectio caesarea nur aus geburtshilflichen Gründen indiziert werden.
- Weder die Nabelschnurpunktion noch die Blutuntersuchung von der fetalen Kopfschwarte unter der Geburt sind geeignet, eine verlässliche Aussage über die fetale Thrombozytenzahl zu machen.
- Unmittelbar nach der Geburt muss eine Bestimmung der Thromobzytenzahl aus der Nabelschnur erfolgen, um eine Thrombozytopenie rechtzeitig zu erkennen (neonatale Hirnblutung).
- Auf eine optimale Uteruskontraktion post partum ist zu achten (evtl. Uterotonika)!
- Es besteht kein Stillverbot!

46.3.2 Thrombotisch-thrombozytopenische Purpura (TTP, Moschkowitz-Syndrom)

Definition

Die TTP ist eine thrombotische Mikroangiopathie auf dem Boden eines Endothelzellschadens, die grundsätzlich alle Organsysteme betreffen kann.

Die TTP tritt in 90 % der Fälle antepartal auf, bei 58 % der Patientinnen bis zur 24. SSW. In 10–25 % der Fälle wird die Erkrankung in der Schwangerschaft manifest, sodass diese als prädisponierender Faktor gilt. Die mütterliche Letalität wird in Abhängigkeit vom Einsatz der Plasmapherese/Plasmatransfusion mit 18–44 %, die Fehl- und Totgeburtenraten mit 30–80 % angegeben.

Pathophysiologie

Sie ist im Wesentlichen noch unbekannt. Es wird derzeit davon ausgegangen, dass bei prädisponierten Patientinnen durch bestimmte Noxen (auch durch eine Schwangerschaft) ein Endothelzellschaden verursacht wird. Über die vermehrte Bildung von übergroßen Faktor-VIII-, von-Willebrand-Multimeren und eines plättchenaggregierenden Faktors (PAF) kommt es zur Thrombozytenaggregation bzw. -adhäsion, die zu einer Mikroangiopathie mit Obstruktion der Gefäße und den daraus resultierenden Veränderungen führt.

Klinik und Diagnostik

Als klassische klinische Symptome der TTP gelten neben der schweren Coombs-negativen mikroangiopathisch-hämolytischen Anämie (→ Schistozyten), die Thrombozytopenie, Fieber bei 60 % der Patientinnen, neurologische Symptome wie Krämpfe oder passagere Hemiparesen sowie Nierenfunktionsstörungen, wobei sich allerdings alle 5 Symptome nur bei 40 % der Patientinnen nachweisen lassen, während die Trias Anämie, Thrombozytopenie und neurologische Symptome in etwa 75 % der Fälle auftritt.

> Im Gegensatz zur ITP mit diaplazentarer Übertragung antithrombozytärer IgG-Antikörper auf den Feten und konsekutiver kindlicher Thrombozytopenie weisen die Neugeborenen von an TTP erkrankten Müttern keine Anämie und keine Thrombozytopenie auf.

Die TTP ist eine klinische Diagnose, da zurzeit keine spezifischen Tests zur Verfügung stehen. Die meist frühzeitig auftretenden neurologischen Symptome sind diagnostisch richtungsweisend, eine DIG ist eine seltene Komplikation, Gerinnungszeit und Fibrinogenspiegel sind im Allgemeinen im Normbereich.

Differenzialdiagnostik

Die Diagnose einer TTP ist besonders dann schwierig, wenn sie im 3. Trimenon oder im Wochenbett auftritt, da bei den meisten Patientinnen die Thrombozytopenie das einzige Symptom ist. Daher kommt der differenzialdiagnostischen Abgrenzung, vor allem gegenüber dem HELLP-Syndrom aber auch anderen seltenen Schwangerschaftskomplikationen und Erkrankungen, eine besondere Bedeutung zu (Faridi u. Rath 1996; ◘ Tabelle 46.4).

Therapie

In jedem Fall ist bei Verdacht auf eine TTP die interdisziplinäre Kooperation mit einem Hämatologen unerlässlich. Die Methode der Wahl ist die Plasmaaustauschtherapie, die zu einer Heilungsrate von 80–90 % führt.

> Die Gabe von Thrombozytenkonzentraten ist nur bei einer lebensgefährlichen Blutung indiziert, Glukokortikoide sind nicht von Nutzen.

46.4 Angeborene Gerinnungsstörungen

46.4.1 Hämophilien

Definition

Hämophilie A ist eine X-chromosomal-rezessiv vererbte Erkrankung mit einem Mangel an Faktor VIII C, der gerinnungsaktiven Komponente des Faktor-VIII-Molekülkomplexes. Bei der Hämophilie A (–) fehlt der Faktor VIII C völlig (90 % der Fälle), bei der Hämophilie (+) ist der Faktor VIII C funktionell defekt (10 % der Fälle).

Die **Hämophilie B** ist ebenfalls eine X-chromosomal-rezessiv vererbte Erkrankung, bei der eine Verminderung des Gerinnungsfaktors F IX vorliegt.

Tabelle 46.4. Differenzialdiagnose der thrombotischen Mikroangiopathien und anderer Erkrankungen mit Thrombozytopenien (mod. n. Faridi u. Rath, 1996)

Parameter	TTP	ITP	HUS	APS	HELLP	SLE	akute Schwangerschaftsfettleber
Thrombozytopenie	+++	+++ Antikörper!	+++	++	++	+(+)	sekundär
Hämolyse	+++	–	+++	+	++	+(+)	
Leberenzyme	(+)	–	(+)	–	++	–	++
Hypertonie	–	–	sekundär	sekundär	++ (kann fehlen)	sekundär	–
Proteinurie	+	–	++	sekundär	+++ (kann fehlen)	++	–
Entzündungszeichen	++ (Fieber)	–	+ (Fieber)	–	–	+++ (Fieber)	+++
Nierenbeteiligung	+	–	+++	möglich	+, selten +++	+++	sekundär
zentrale Symptome	+++	–	sekundär	–	+ → ++	+	initial
Ikterus	+	–	++	–	(+)	–	+
andere Kriterien		I. u. II. Trimenon	häufig postpartal	Antiphospholipid Antikörper Thrombosen	III. Trimenon postpartal	antinukleäre Antikörper bei > 90 % Anamnese	sek. Gerinnungsstörung

Aufgrund des Vererbungsmodus erkranken nur Männer, während Frauen das kranke Gen als Konduktorinnen vererben.

Die Inzidenzen der Hämophilie A und B betragen 1–2/10 000 bzw. 1–2/100 000 Individuen. Wenn eine Frau ein normales Gen eines Elternteils erbt, ist der Gerinnungsfaktor mit etwa 50 % der Norm ausreichend für eine effiziente Gerinnung, bei 10–20 % dieser Frauen wird allerdings nur eine Aktivität von < 40 % gemessen, so dass ein Blutungsrisiko besteht.

Diagnose und Klinik

Abhängig von der Restaktivität des Faktors VIII C bei der Hämophilie A kommt es zu einer entsprechend verlängerten PTT bei normalem Quick-Wert und normaler Thrombozytenzahl. Wegweisend ist die erniedrigte Faktor-VIII-Aktivität bei normaler Blutungszeit (< 5 min). Bei der Hämophilie B besteht ebenfalls eine verlängerte PTT, bedingt durch das Fehlen des Faktors IX; die Gerinnungszeit ist bei beiden Hämophilien verlängert.

> In der Schwangerschaft kommt es bei einer Frau mit Hämophilie zu einem signifikanten Anstieg des Faktors VIII, während der Faktor IX keine relevanten Veränderungen aufweist!

In jedem Fall ist eine gemeinsame Betreuung der Schwangeren mit einem Hämatologen/Hämostaseologen sinnvoll.

▶ Empfehlung

- Eine Faktorenbestimmung empfiehlt sich bei der ersten Konsultation sowie zwischen der 28.–32. SSW. Darüber hinaus sind eine Gerinnungsanalyse und Bestimmung der Gerinnungsfaktoren unter der Geburt indiziert. Ist eine aktuelle Faktorenanalyse nicht möglich, sollte der letzte Befund aus dem 3. Trimenon herangezogen werden. Bei Werten <50 IE/dl muss eine adäquate Substitution vorgenommen werden (Kadir et al. 1997).
- Geburtsverletzungen sollten so gering wie möglich gehalten werden, ein invasives fetales Monitoring (z. B. eine Skalpelektrode) ist ebenso zu vermeiden wie eine Vakuumextraktion.
- Die Inzidenz von Hirnblutungen bei hämophilen Neugeborenen liegt zwischen 1–4 %, das Risiko einer schweren Blutung (Hirnblutung) im Zusammenhang mit einer vaginalen Geburt ist gering und die routinemäßige Indikation zum Kaiserschnitt nicht gerechtfertigt.
- Eine Spinal-/Periduralanästhesie ist bei Faktorenwerten > 50 IE/dl und normaler Gerinnung möglich.
- Nach der Geburt sollte Nabelschnurvenenblut innerhalb von 2 h einer Gerinnungsanalyse zugeführt werden.

Therapie

Patientinnen mit einer mittelschweren bis schweren Hämophilie A oder B benötigen fast ausschließlich hochgereinigte Faktor-VIII- oder Faktor-IX-Konzentrate. Der erforderliche Substitutionsbedarf an Faktorenkonzentraten berechnet sich nach der Formel, dass 1 Einheit pro kg Körpergewicht die messbare Aktivität um 1 % anhebt.

> Stehen in einer akuten Situation keine Faktorenkonzentrate zur Verfügung, ist ausnahmsweise die Applikation von PPSB indiziert.

Die meisten Patientinnen mit einer milden Hämophilie A oder einem von-Willebrand-Syndrom Typ I können, abgesehen von bedrohlichen Blutungen oder größeren operativen Eingriffen, mit Desmopressin (Minirin), einem synthetischen Analogon des antidiuretischen Hormons (Vasopressin), behandelt werden. Diese Substanz bewirkt u. a. in höherer Dosierung die endogene Freisetzung des Gerinnungsfaktors F VIII.

Bei der leichten oder mittelschweren Hämophilie A steigt unter einer Therapie mit Desmopressin die Faktor-VIII-Konzentration um das 2- bis 6fache, während es bei der schweren Hämophilie zu keinem Anstieg kommt (leere Speicher). Desmopressin wird in einer Dosierung von 0,3–0,4 µg/kg KG über 3 min empfohlen (Lethagen 1997).

46.4.2 von-Willebrand-Syndrom

Definition

Das von-Willebrand-Syndrom ist eine autosomal-dominant vererbte multifaktorielle Erkrankung mit verschiedenen Subtypen und einer Prävalenz von 0,8% (Sadler 1994) (Tabelle 46.5).

Pathogenese

Der Faktor VIII besteht aus dem Faktor VIII C (in der Leberzelle synthetisiert) und dem Faktor-VIII-assoziierten Protein (FVIIIAP; im Endothel und in den Megakaryozyten synthetisiert). Der Defekt beim von-Willebrand-Syndrom liegt primär im FVIIIAP, dem Träger der von-Willebrand-Aktivität, das eine entscheidende Rolle bei der Thrombozytenaggregation spielt. Das FVIIIAP kann völlig fehlen oder funktionell inaktiv sein. Es vermittelt die Adhäsion der Thrombozyten mit dem aktivierten Endothel und fördert dadurch die Bildung von Thromben.

Klinik und Diagnostik

Die klassischen Laborbefunde sind:
- verlängerte Blutungszeit,
- verminderte Faktor-VIII-Aktivität (FVIIIC und vWF),
- häufig verlängerte PTT.

Tabelle 46.5. Einteilung der von-Willebrand-Erkrankung (zit. n. Sadler 1994)

Typ 1	partieller quantitativer Mangel an vWF (ca. 70 % d. F.)
Typ 2	Qualitativ veränderter vWF
2A	Fehlen der großen und intermediären vWF-Multimeren
2B	überschießende Reaktion auf Ristocetion
2M	Qualitative Variante mit verminderter Plättchenbindung
2N	Qualitative Variante mit verminderter FVIII: C-Bindung
Typ 3	völliges Fehlen von vWF

Der Test mit der größten Sensitivität ist die Bestimmung der **Ristocetin-Kofaktoraktivität** (Bestimmung der Aktivität des WF durch Zusatz des Antibiotikums Ristocetin, das in vitro eine Plättchenaggregation herbeiführt). Bei Patientinnen mit einem von-Willebrand-Syndrom besteht eine verminderte Bindungsfähigkeit des WF an die Thrombozyten.

> Nicht selten wird die Erkrankung erstmals über die Labordiagnose »Thrombozytopenie in der Schwangerschaft« entdeckt.

Richtungsweisend ist auch die **typische Anamnese**: anhaltende Blutungen nach Bagatelltraumen, Menorrhagien oder posttraumatische Blutungen und Hämorrhagien nach chirurgischen Eingriffen.

Da es in der Schwangerschaft zu einem physiologischen Anstieg des Faktor-VIII-Komplexes kommt, kann sich die Blutungszeit normalisieren. Bei der Mehrzahl der Betroffenen ist der Defekt mild ausgeprägt oder klinisch asymptomatisch.

Von besonderer Bedeutung ist die unmittelbar post partum oder am 7.–10. Tag nach der Geburt auftretende Blutungskomplikation ohne geburtshilfliche Ursache, die das erste Zeichen eines von-Willebrand-Syndroms sein kann.

Therapie (Castaman u. Rodeghiero 1995)

- Patientinnen, die zum Zeitpunkt des Geburtsbeginns eine Faktor-VIII-Aktivität von >50 % aufweisen und asymptomatisch sind, bedürfen keiner Therapie (mehrheitlich Typ I).
- Nur bei geringerer Aktivität (<50 %) sollte eine Faktor-VIII-Substitution bei Geburtsbeginn bzw. vor einem Kaiserschnitt durchgeführt werden.
- Bis auf die von-Willebrand-Syndrom-Untergruppen Typ IIb und III ist das Medikament der Wahl bei dieser Erkrankung **Desmopressin**, das in einer Dosierung von 0,3–0,4 µg/kg KG über 30 min gegeben wird. Beim Typ IIb kann durch Desmopressin eine bestehende Thrombozytopenie sogar verstärkt werden und ist daher bedingt kontraindiziert.
- Eine verstärkte postpartale Blutung in der Anamnese ist eine Indikation für die Gabe von Desmopressin unmittelbar nach der Geburt und 24 h später.

Sollte diese Therapie nicht greifen oder handelt es sich um die von-Willebrand-Untergruppen IIb und III, stehen WF-haltige Faktor-VIII-Konzentrate (z. B. Haemate HS) oder WF-Konzentrate (aus gepooltem humanem Plasma) zur Verfügung. Als Dosierungen sub partu und im Wochenbett wurden empfohlen: 30–40 IE/kg als Initialdosis, 15–25 IE/kg alle 12 h für die ersten 3–5 Tage, 15–25 IE/kg alle 24 h für weitere 5–7 Tage (Montgomery 2001). Bei kritisch niedrigen Thrombozytenwerten (unter 20 000/µl) kann unter dem Schutz von substitutiertem WF die Gabe von Thrombozytenkonzentraten erwogen werden.

> - Bisher liegen keine Hinweise dafür vor, dass aufgrund einer etwaigen Blutungsgefährdung des Feten bzw. Neugeborenen die Sectio caesarea Vorteile im Vergleich zur vaginalen Entbindung bietet. Allerdings sollten protrahierte Geburtsverläufe oder schwierige vaginal-operative Entbindungen vermieden werden.
> - Abhängig von den laborchemischen Ergebnissen der Gerinnungsanalyse und unter entsprechender Faktorensubstitution wurde über problemlose Regionalanästhesien bei von-Willebrand-Patientinnen berichtet.

Literatur

Bajaj MS, Bajaj SP (1997) Tissue factor pathway inhibitor: potential therapeutic applications. Thromb Haemost 78: 471–477

Bick RL (1995) Disseminated intravascular coagulation: Objective criteria for clinical and laboratory diagnosis and assessment of therapeutic response. Clin Appl Thromb Haemost 1: 1–31

Bovill EG (1995) Disseminated intravascular coagulation: Pathophysiology and laboratory diagnosis. Fibrinolyse 7 [Suppl 2]: 17

Castaman G, Rodeghiero F (1995) Current management of von Willebrand's disease. Drugs 5: 602

Clark SL, Hankins GD, Dudley DA, Dildy GA, Porter TF (1995) Amniotic fluid embolism: analysis of the national registry. Am J Obstet Gynecol 172: 1155

Faridi A, Rath W (1996) Differenzialdiagnose des HELLP-Syndroms. Z Geburtsh Neonatol 200: 88

George JN (1997) Clincial guideline: Diagnosis and treatment of idiopathic thrombocytopenic purpura. Ann Intern Med 126: 319

Graeff H, Deckardt R (1989) Blutung – Schock – Sepsis: Pathophysiologie, Diagnose und Therapie. Arch Gynecol Obstet 245: 801

Heyl W, Rath W (1999) Intrauteriner Fruchttod. In: Rath W, Heilmann L (Hrsg) Gerinnungsstörungen in Gynäkologie und Geburtshilfe. Thieme, Stuttgart New York

Kadir RA, Economides DL, Braithwaite J, Lee CA (1997) The obstetric experience of carriers of haemophilia. Br J Obstet Gynecol 104: 803

Lethagen S (1994) Desmopressin: a hemostatic drug: state of the art review. Eur J Anaesth 14: 1

Letsky EA, Greaves M (1996) Guidelines on the investigation and management of thrombocytopenia in pregnancy and neonatal alloimmune thrombocytopenia. Br J Hematol 95: 21

Minakami T, Koimura Y, Isumi A, Watanaba T, Matsubara S, Sato J (1998) Relations between gestational thrombocytopenic and the HELLP syndrome. Gynecol Obstet Invest 46: 41

Montgomery RR (2001) Structure and function of von Willebrand factor. In: Colman RW, Hirsh J et al. (eds) Haemolysis and thrombosis: Basic principles and clinical practice. Lippincott Williams & Williams, Philadelphia

Pötsch B, Madlener K, Unkrig C, Müller-Berghaus G (1997) Therapie mit Blutkomponenten und Plasmaderivaten in der Geburtshilfe. Gynäkologe 30: 782

Rath W, Kuhn W (1991) Blutungen nach der Geburt des Kindes. Gynäkologe 24: 160

Rath W, Loos W, Kuhn W (1994) Das HELLP-Syndrom. Zentralbl Gynäk 116: 195

Rath W (1999) Fruchtwasserembolie. In: Rath W, Heilmann L (Hrsg) Gerinnungsstörungen in Gynäkologie und Geburtshilfe. Thieme, Stuttgart New York

Rath W, Heilmann L (1999) Vorzeitige Plazentalösung. In: Rath W, Heilmann L (Hrsg) Gerinnungsstörungen in Gynäkologie und Geburtshilfe. Thieme, Stuttgart New York

Rath W, Faridi A, Dudenhausen JW (2000) HELLP syndrome. J Perinat Med 28: 249

Rath W (2001) Perioperative Blutungs- und Thromboembolieprophylaxe. In: Huch A, Chaoui R, Huch R (eds) Sectio caesarea. Uni-med, Bremen London Boston

Roberts WF (1995) Emergent obstetric management of postpartum hemorrhage. Obstet Gynecol Clin North Am 22: 283

Sadler EJ (1994) A revised classification of von Willebrand disease. Haemostas 71: 520

Seifried E (1995) Disseminierte intravasale Gerinnung – Diagnostik und Therapie in der klinischen Praxis. Haemostaseologie 15: 87

Stirling Y, Woolf L, North WRS, Seghatchian MJ, Meade TW (1984) Haemostasis in normal pregnancy. Thromb Haemost 52: 176

Vorstand und wissenschaftlicher Beirat der Bundesärztekammer (2001) Leitlinien zur Therapie mit Blutkomponenten und Plasmaderivaten. Deutscher Ärzteverlag, Köln

Welsch M (1998) Müttersterblichkeit und perinatale Sterblichkeit. In: Martius G, Rath W (Hrsg) Geburtshilfe und Perinatologie, Thieme, Stuttgart New York

Geburtshilfliche Anästhesie und Analgesie

B. von Hundelshausen und F. Hänel

Kurz-Überblick

Die geburtshilfliche anästhesiologische Tätigkeit umfasst zum einen die Betreuung von Patientinnen im Kreißsaal, zum anderen die Durchführung von Anästhesien zur Sectio im Operationssaal.

Die Behandlung des Geburtsschmerzes mittels Periduralanästhesie (PDA) hat in den letzten Jahren eine Modifizierung erfahren. Kamen hier früher ausschließlich Lokalanästhetika zum Einsatz, so scheint sich inzwischen eine peridural applizierte Kombination dieser Pharmaka mit Opioiden durchzusetzen. Damit kann die Gesamtmenge des Lokalanästhetikums deutlich reduziert werden, und in der Austreibungsphase bleibt die motorische Kraft beim Pressen der Schwangeren weitgehend erhalten. Es gibt Hinweise dafür, dass durch die Kombination von Lokalanästhetikum und Opioid die Zahl der Entbindungen mittels instrumenteller Hilfe reduziert werden kann.

Die systemische Anwendung von Opioiden bleibt davon unberührt und behält ihren unveränderten Stellenwert, obwohl sie in ihrer Wirksamkeit der PDA deutlich unterlegen ist. Sie hat bei der Gebärenden einen meist unerwünschten sedierenden Effekt und birgt die Gefahr einer Atemdepression des Neugeborenen.

Die Frage, ob eine PDA die Frequenz der Schnittentbindungen erhöht, wird wahrscheinlich auch in Zukunft unbeantwortet bleiben müssen. Die bisher vorliegenden Studien kommen zu unterschiedlichen Ergebnissen und lassen keinen kausalen Zusammenhang zwischen dem Einsatz der PDA und einem Anstieg der Sectiorate erkennen.

Im operativen Bereich hat sich bezüglich der Sectio caesarea in den vergangenen Jahren eine Entwicklung abgezeichnet, die einen Trend zum vermehrten Einsatz von rückenmarknahen Leitungsanästhesieverfahren erkennen lässt. Dieser Trend ist darauf zurückzuführen, dass nach wie vor die anästhesiologisch bedingte Mortalität bei der Sectio hauptsächlich durch Hypoxie und Aspiration im Rahmen der Narkoseeinleitung einer Allgemeinanästhesie bestimmt wird.

Die Spinalanästhesie hat gegenüber der PDA bei diesem Eingriff Vorteile wie schnelle Anschlagzeit, sichere sensible Blockade und eine geringere Versagerquote. Die Weiterentwicklung von atraumatischen Punktionskanülen lassen den früher gefürchteten postpunktionellen Kopfschmerz als vernachlässigbar erscheinen. Der Nachteil dieses Verfahrens besteht in dem gehäuften Auftreten einer Hypotension bei der Mutter, die aber bei adäquater Therapie keine gravierende Komplikation darstellt.

Hinsichtlich der kontinuierlichen Katheterspinalanästhesie liegen noch keine ausreichenden Studien mit großen Fallzahlen vor. Vom theoretischen Ansatzpunkt scheint die Methode insofern Vorteile zu bieten, als eine titrierte Gabe von Lokalanästhetika und Opioiden eine individuelle Dosisanpassung erlaubt.

Akutsituationen wie die Notfallsectio, bedrohliche postpartale Blutungen, die Eklampsie und das HELLP-Syndrom stellen die Hauptrisiken der anästhesiologischen Tätigkeit in der Geburtshilfe dar. Zu ihrer Beherrschung ist die Bewältigung logistischer Probleme und ein abgestimmtes verständnisvolles interdisziplinäres Zusammenarbeiten von Geburtshelfer und Anästhesisten unverzichtbar.

Die anästhesiologische Betreuung von schwangeren Patientinnen im Rahmen von geburtshilflichen Eingriffen gehört zu den schönsten, dankbarsten, aber auch zu den anspruchsvollsten Aufgaben des Fachgebiets. Sie ist in zunehmender Weise von forensischer Bedeutung und stellt dadurch eine zusätzliche Herausforderung für den Anästhesisten dar.

Der Umgang mit diesen Patientinnen setzt die Kenntnis der physiologischen Veränderungen während der Schwangerschaft ebenso voraus wie das Wissen um die Kinetik und die Interaktion der verschiedenen zur Anwendung kommenden Pharmaka. Hierbei sind nicht nur die Auswirkungen auf den maternalen Organismus zu berücksichtigen, sondern auch die Effekte, die diese Pharamaka nach transplazentarem Übertritt auf den Feten und das Neugeborene ausüben. Das Phänomen, dass der Anästhesist sich bei diesen Eingriffen zwei Patienten gegenübergestellt sieht, ist in diesem Fachgebiet einzigartig.

Häufig ist die anästhesiologische Tätigkeit in der Geburtshilfe durch Zeitmangel geprägt. Dieser Zeitdruck birgt gleichzeitig die Gefahr eines fehlerhaften Verhaltens mit katastrophalen Folgen für Mutter und Kind. Dies ist umso bedeutsamer, als in der heutigen Gesellschaft eine vorwiegend komplikationslose Schwangerschaft und Geburt erwartet wird.

47.1 Geburtsschmerz

Das Geburtsereignis kann zu einem der schmerzvollsten Erlebnisse im Leben einer Frau gehören. Es ist der einzige physiologische Vorgang, der mit Schmerzen verbunden ist. Neben religiösen Vorstellungen wird der Geburtsschmerz auch als ein Phänomen betrachtet, das die Schwangere auf die bevorstehende Geburt aufmerksam macht. In diesem Zusammenhang soll der Schmerz ein naturgegeben richtiges Verhalten der Mutter während des Geburtsvorgangs steuern.

Im 19. Jahrhundert hatte man sich von der Vorstellung frei gemacht, dass eine Frau unter Schmerzen ihr Kind gebären müsse. Seit 1847 Äther und Chloroform zum ersten Mal bei einer Geburt zum Einsatz kamen, gibt es eine Anästhesie im Kreißsaal.

Die Weiterentwicklung der geburtshilflichen Anästhesie ist entscheidend durch die Einführung der Lokalanästhetika geprägt worden. Die Entwicklung neuer Punktionstechniken und Kanülen sowie der Lokalanästhetika haben zu einer großen Sicherheit und damit weiteren Verbreitung der Leitungsanästhesieverfahren im Kreißsaal beigetragen.

Neurologische Grundlagen

Der Geburtsschmerz wird nach Erregung zervikaler, korporaler und peritonealer Nozizeptoren des Uterus und anderer Organe des kleinen Beckens über afferente Bahnen fortgeleitet. Afferente Fasern von Tube, Ovar, Fundus und Corpus uteri ziehen zusammen mit Fasern des P. ovaricus zum Rückenmark (Th_{10}–L_1). Von der Zervix allgemein und insbesondere vom inneren Muttermund ziehen afferente Fasern durch den P. uterovaginalis und den P. hypogastricus vornehmlich zu den thorakalen Segmenten Th_{10}–Th_{12}. Sensible Fasern ziehen auch mit den

Nn. splanchnici pelvis zum Sakralmark S_2–S_5. Das untere Drittel der Vagina, die Vulva und der Damm werden schließlich sensibel vom N. pudendus versorgt, dessen Fasern auf Höhe der Segmente S_2–S_4 ins Rückenmark gelangen.

> Der Geburtsschmerz entsteht sowohl durch eine Ischämie der Beckenweichteile, als auch durch eine Dehnung und Zerreißung von Gewebe.

In der **Eröffnungsphase** werden die unteren Uterussegmente und die Zervix gedehnt, wobei die Schmerzleitung vorwiegend über marklose, langsam leitende C-Fasern zu den dorsalen Wurzeln in die Rückenmarksegmente Th_{10}–Th_{12} erfolgt. Dabei handelt es sich um einen Schmerz vom viszeralen Typ, den die Patientinnen als dumpf bis kolikartig empfinden; er ist diffus und damit schlecht lokalisierbar, in seiner Intensität variierend und von vegetativen Reaktionen begleitet. Eine Schmerzausschaltung durch eine rückenmarknahe Leitungsanästhesie muss in dieser Phase die thorakolumbalen sensiblen Nervenendigungen erreichen.

Der zervikale Dehnungsschmerz bei **fortschreitender Geburt** wird einerseits über die thorakolumbalen Segmente, andererseits aber auch über die sakralen Segmente fortgeleitet.

In der **Austreibungsphase** steht die schmerzhafte Dehnung der perinealen Faszie, der Vagina, des Perineums, des subkutanen Gewebes und der Haut im Vordergrund. Die Schmerzleitung erfolgt vorwiegend über sensible Fasern des N. pudendus (rasch leitende myelinisierte A-δ-Fasern) zu den sakralen Wurzeln S_3 und S_4 des Rückenmarks. Deshalb muss die Anästhesie in dieser Geburtsphase die Sakralsegemente erreichen. Der Schmerz in dieser Geburtsphase ist vom somatischen Typ; er ist von starker Intensität, wird als scharf und stechend empfunden und ist sehr gut zu lokalisieren.

Die zentrale Schmerzleitung läuft über die Wurzeln zum Hinterhorn des Rückenmarks. Hier werden die sensiblen und sensorischen Impulse erstmals verarbeitet. Vom Hinterhorn aus werden Impulse auf spinaler Ebene direkt an das Vorderhorn weitergeleitet. Von dort ausgehend kommt es, über spezielle Neurone vermittelt, zu einer Hemmung der Magen-Darm-Motilität, einer Vasokonstriktion und einem erhöhten Muskeltonus. Des Weiteren werden Impulse nach zentral über den Tractus spinothalamicus zum Hirnstamm, limbischen System, zentralen Höhlengrau, Hypothalamus und Kortex weitergeleitet. Hier erfolgt die zentrale Verarbeitung des Schmerzereignisses und die Auslösung einer reflektorischen Hyperventilation, Steigerung der Herzfrequenz, des Blutdrucks und des peripheren Gefäßwiderstandes mit konsekutivem Anstieg des Sauerstoffverbrauchs.

Folgen

> Die Aktivierung motorischer und sympathischer Reflexbahnen hat Auswirkungen auf die Physiologie von Mutter und Kind.

Während der schmerzhaften Uteruskontraktionen kommt es zu einer ausgeprägten maternalen Hyperventilation ($paCO_2$ von 15–20 mmHg) und einer respiratorischen Alkalose. Dies führt zu Übelkeit, Blässe, Schwitzen, Parästhesien, u. U. auch zu Verwirrtheit und Desorientierung. Darüber hinaus steigt der Sauerstoffverbrauch an infolge der erhöhten maternalen Katecholaminspiegel, der vermehrten Atemarbeit und des erhöhten Herzminutenvolumens. Hohe Katecholaminspiegel führen neben den unerwünschten Kreislaufeffekten auch zu unkoordinierten und schwach ausgeprägten Uteruskontraktionen. Durch eine adäquate Analgesie können die oben genannten Symptome und deren Folgen vermieden werden.

Die metabolischen Auswirkungen erhöhter Katecholaminspiegel münden in eine Hyperglykämie, eine vermehrte Freisetzung von freien Fettsäuren sowie in erhöhte Laktatspiegel im Blut mit metabolischer Azidose, die sich auf den Feten überträgt (»Transfusionsazidose«). Eine Epiduralanästhesie vermindert diese Blutspiegel und kann zu einer verbesserten Perfusion des Uterus beitragen.

Gesichert sind die negativen Auswirkungen des Schmerzes auf die Funktion des Gastrointestinaltrakts durch Aktivierung des autonomen Nervensystems. Die Magenentleerung ist verzögert, das Volumen und der Säuregehalt des Mageninhalts nehmen zu. Dieser Befund aggraviert eine mögliche bronchopulmonale Aspiration im Rahmen anästhesiologischer Maßnahmen.

47.2 Behandlung des Geburtsschmerzes

Abgesehen von den nicht pharmakologischen Möglichkeiten der geburtshilflichen Anästhesie wie Akupunktur, transkutane elektrische Nervenstimulation, Hydrotherapie und Entspannungstherapie, stehen im wesentlichen folgende Verfahren zur Verfügung:

1. Systemische Analgesie (intravenös oder intramuskulär),
2. Leitungsanästhesie,
   - Parazervikalblockade
   - Pudendusblock
   - Periduralanästhesie,
   - kontinuierliche Spinalanästhesie,
   - kombinierte Spinal-Epidural-Anästhesie.

47.2.1 Opiate und Opioide

Neben den in der Natur vorkommenden Opiaten unterscheidet man halbsynthetische und vollständig synthetisierte Analgetika mit morphinähnlicher Wirkung, die man als Opioide bezeichnet.

Hilfreich für das Verständnis der Wirkungsweise dieser Pharmaka ist die Kenntnis der Opiatrezeptoren, die an prä- und postsynaptischen Stellen des Nervensystems vorkommen. Als bekannteste Orte ihres Vorkommens zählen der Kortex, das limbische System, der Hypothalamus, das periaquäduktale Höhlengrau des Hirnstamms, die Substantia gelatinosa des Rückenmarks sowie die sympathischen präganglionären Neurone. Man unterscheidet verschiedene Arten von Opiatrezeptoren. Sie sind topographisch inhomogen verteilt und für unterschiedliche Wirkungen verantwortlich (s. Übersicht).

Physiologisch werden die Opiatrezeptoren durch Endorphine aktiviert. Opiate und Opioide binden an diese Rezeptoren und modulieren das schmerzleitende und schmerzverarbeitende System. Ein Opioid bindet mehr oder weniger selektiv an verschiedene Rezeptoren gleichzeitig. Dabei werden 2 Charakteristika unterschieden:

- Die Affinität eines Opioids zu dem jeweiligen Rezeptor ist ein Maß für seine Bindungsstärke.

Opiatrezeptoren und durch sie vermittelte Wirkungen

μ-Rezeptor (μ1 und μ2)
: Supraspinale und spinale Analgesie, Atemdepression, Euphorie, Entstehung von Toleranz und Entzugssymptomen, Bradykardie, Miosis und Harnverhaltung

δ-Rezeptor
: Spinale Analgesie, Atemdepression, Toleranz, Entzugssymptome, hypotone Kreislaufreaktionen

κ-Rezeptor
: supraspinale und spinale Analgesie, Sedierung, Dysphorie, Diurese, Miosis

σ-Rezeptor
: Dysphorie, Tachykardie, Hypertonie, Mydriasis, Exzitation

- Als zweites wird ein Opioid durch seine intrinsische Aktivität, die es am Rezeptor besitzt, beschrieben. Sie ist die Fähigkeit des Opioids, nach der Bildung eines Komplexes mit dem Rezeptor einen Effekt auszulösen. Dies geschieht durch Umwandlung des Rezeptormoleküls mit folgender Öffnung eines Ionenkanals. Diese sehr wichtige intrinsische Aktivität bestimmt das Ausmaß des größtmöglichen Effekts, der mit dieser Substanz zu erreichen ist.

Eine Substanz reagiert mit verschiedenen Rezeptortypen und kann somit unterschiedliche Wirkungen entfalten. Diese unterschiedlichen Effekte haben zu einer **Unterteilung der Opioide** in reine Agonisten, partielle Agonisten, Antagonisten sowie gemischt wirkende Agonisten/Antagonisten geführt. Morphin beispielsweise bewirkt durch seine Interaktion mit dem μ-Rezeptor eine Atemdepression, reagiert aber auch mit dem κ-Rezeptor und führt somit zu einer Sedierung. Da seine Affinität zum μ-Rezeptor jedoch wesentlich stärker ist als zum κ-Rezeptor, tritt eine Atemdepression bereits bei geringen Dosierungen auf; dagegen wird der sedierende Effekt erst bei höheren Dosierungen beobachtet.

Als nahezu **μ-selektive Opioide** gelten Morphin, Pethidin, Piritramid, Alfentanil, Fentanyl, Sufentanil und Remifentanil. Sie entfalten ihre Wirkung besonders in der Hirnstammregion, da dort die größte Dichte dieser Rezeptoren anzutreffen ist. Da die Zentren für Atem- und Kreislaufregulation in enger Nachbarschaft liegen, ist es leicht verständlich, dass solche Pharmaka mit hoher μ-Rezeptoraffinität diese vitalen Funktionen beeinflussen können.

κ-Rezeptoren finden ihre größte Dichte dagegen im Kortexbereich, sodass diejenigen Substanzen, die vorwiegend an diese Rezeptoren binden, weniger zu einer Beeinträchtigung von Atmung und Kreislauf führen als eine ausgeprägte Sedierung, gefolgt von einer Analgesie. Pharmaka, die über diese Rezeptoren wirken, sind die gemischt wirkenden Agonisten/Antagonisten (z. B. Pentazocin, Fortral). In hoher Dosierung reagieren diese Substanzen auch mit den **σ-Rezeptoren**, die für Dysphorie, Hypertonie, Tachykardie und Halluzinationen verantwortlich sind.

Buprenorphin (Temgesic) wird als partieller Agonist, von manchen Autoren auch als Agonist/Antagonist angesehen, und verfügt über eine ausgeprägte intrinsische Aktivität am μ-Rezeptor, hat eine hohe Affinität zu diesem und vermittelt somit einen Teil der für Morphin typischen Analgesie und Atemdepression. In seiner Eigenschaft als Konkurrent um den μ-Rezeptor wirkt es antagonistisch gegenüber den reinen μ-Agonisten Morphin und Fentanyl. Derartige Analgetika vom Typ der Agonisten/Antagonisten weisen hinsichtlich ihrer analgetischen Wirkung einen »Ceiling-Effekt« auf. Dies bedeutet, dass nur innerhalb eines bestimmten Dosisbereichs eine Verstärkung der Analgesie zu erreichen ist. Dosissteigerungen führen dagegen nicht zu der erwünschten vermehrten Analgesie, sondern bewirken eine Zunahme unerwünschter Nebenwirkungen wie Dysphorie, Unruhe und Halluzinationen.

Reine Antagonisten, wie z. B. **Naloxon** (Narcanti), sind ebenfalls durch eine hohe Affinität zum μ-Rezeptor gekennzeichnet, verfügen jedoch über keine intrinsische Aktivität, d. h. führen zu keiner Umwandlung des Rezeptormoleküls und somit zu keiner Öffnung des Ionenkanals. Durch ihre Affinität zum Rezeptor können sie jedoch einen dort haftenden Agonisten kompetitiv verdrängen, ohne einen Effekt, in diesem Falle eine Analgesie, auszulösen.

▶ Empfehlung

Für den klinischen Alltag ist es wichtig, die Gruppe der **μ-Agonisten** (Morphin, Pethidin, Piritramid, Fentanyl, Sufentanil, Alfentanil, Remifentanil) von der Gruppe der **gemischt wirkenden Agonisten/Antagonisten** (Buprenorphin, Nalbuphin, Pentazocin) zu trennen. Substanzen beider Gruppen dürfen bei der analgetischen Behandlung nicht abwechselnd verabreicht oder gar gemischt werden, da der analgetische Effekt eines reinen μ-Agonisten durch ein Pharmakon der gemischt wirkenden Gruppe aufgehoben werden kann.

Cave

Die gefährlichste Nebenwirkung aller Opioide, nämlich die Atemdepression, kann bei keiner Substanz ausgeschlossen werden. Das Ausmaß der Atemdepression korreliert mit der Qualität der Analgesie. Das bedeutet, dass bei ausgeprägter opioidinduzierter Analgesie auch die Atemdepression ausgeprägt ist.

Die **intramuskuläre Verabreichung** von Opioiden bietet hinsichtlich des Wirkungsbeginns, des analgetischen Effekts und der Wirkungsdauer eine schlechte Steuerbarkeit. Die unkalkulierbare Gewebsperfusion bei unterschiedlicher Ausprägung des subkutanen Fettgewebes führt dazu, dass die Verteilung und Wirkung eines intramuskulär gegebenen Analgetikums schlecht vorhersehbar ist. So kommt es infolge einer schlechten Steuerbarkeit zu Überdosierungen mit möglicher Atemdepression von Mutter und Kind oder auch zu Unterdosierungen mit unzureichender Analgesie.

Besser steuerbar als die intramuskuläre Gabe ist die **intravenöse Verabreichung**, bei der die Dosis langsam so lange titriert wird, bis eine ausreichende Schmerzfreiheit erreicht ist. Als typisches Beispiel einer solchen Titrierung ist die patientenkontrollierte Analgesie (PCA) anzusehen.

Analgetische Potenz verschiedener Opioide im Vergleich zu Morphin (Morphin = 1)

Pentazocin	0,4
Pethidin	0,1
Piritramid	0,7
Buprenorphin	30–40
Alfentanil	50
Fentanyl	300
Remifentanil	200
Sufentanil	1000

Agonisten

Morphin

Morphin dient bezüglich seiner analgetischen Potenz im Vergleich zu den anderen Opioiden als Referenzsubstanz (s. Übersicht.)

Im Rahmen der Geburtshilfe wird diese Substanz nur selten benutzt, obwohl die **Nebenwirkungen** im Vergleich zu den anderen Opioiden bei äquianalgetischer Dosierung nicht stärker ausgeprägt sind. Besonders im ersten Stadium der Geburt haben 5 mg i.v. oder 10 mg i. m. einen guten analgetischen Effekt. Aufgrund seiner vasodilatatorischen und Histamin freisetzenden Wirkung kann es zur orthostatischen Hypotension kommen. Unmittelbar präpartal gegeben, besteht die Gefahr einer ausgeprägten Atemdepression beim Neugeborenen. Im angelsächsischen Bereich wird Morphin erfolgreich epidural und intraspinal zur Behandlung des Geburtsschmerzes eingesetzt. Dabei werden Dosierungen von 3–5 mg epidural bzw. 0,3–0,5 mg intrathekal gegeben (also 1/10 der üblicherweise i. v. verabreichten Dosis), ohne dass bei dieser Dosierung nachteilige Wirkungen auf das Neugeborene beschrieben wurden.

> Bei intramuskulärer Gabe wird das Maximum der analgetischen Wirkung nach 1–2 h erzielt, während es bei intravenöser Applikation bereits nach 20 min erreicht wird. Die Wirkungsdauer beträgt 4–6 h.

Wie alle Opioide passiert Morphin die Plazentaschranke leicht, jedoch gibt es bisher keine Hinweise dafür, dass dieses Analgetikum beim Neugeborenen eine stärkere Atemdepression als andere Opioide in äquipotenten Dosierungen ausübt.

Pethidin (Dolantin)

Pethidin ist das am häufigsten in der Geburtshilfe verwendete Opioid. Es handelt sich um eine vollständig synthetisch hergestellte Substanz, deren analgetische Wirkung etwa 5- bis 10-mal schwächer als die des Morphins ist, und die gleichzeitig einen atropinartigen, parasympatholytischen Effekt aufweist, der für Nebenwirkungen wie Mundtrockenheit, Gesichtsrötung und Pulsbeschleunigung verantwortlich ist.

> Das Wirkungsmaximum tritt bei intramuskulärer Gabe nach etwa 30–40 min ein, bei intravenöser Applikation bereits nach 5–10 min; der analgetische Effekt hält 2–4 h an.

Ungefähr zwei Drittel des Pethidins sind an maternale Plasmaproteine gebunden, ein Drittel bleibt frei und kann leicht die Plazentaschranke passieren. Bereits wenige Minuten nach der Verabreichung von Pethidin wird es im fetalen Blut nachgewiesen, und in kurzer Zeit ist ein Gleichgewicht zwischen maternaler und fetaler Plasmakonzentration erreicht.

Pethidin hat das Morphin aus der Geburtshilfe weitgehend verdrängt, zum einen, weil es weniger Übelkeit verursacht, zum anderen, weil es die Blut-Hirn-Schranke des Feten weniger vollständig überwindet als Morphin. Dennoch kann es zur Atemdepression des Neugeborenen kommen, die dann besonders ausgeprägt ist, wenn die Geburt in die Zeitspanne von 2–4 h nach der letzten intravenösen Gabe von Pethidin fällt. Eine Beeinträchtigung des Neugeborenen ist aber erst zu erwarten, wenn der Mutter innerhalb von 6–8 h >100 mg Pethidin gegeben werden.

Hauptverantwortlich für die **Nebenwirkungen** ist das Abbauprodukt **Norpethidin**, dessen Eliminationshalbwertszeit beim Neugeborenen über 60 h beträgt (McMorland u. Douglas 1986). Veränderungen, die beim Neugeborenen gefunden werden können, sind eine verminderte Herzfrequenz, ein Abfall der Sauerstoffsättigung und des Atemminutenvolumens und damit einhergehend niedrige Apgar-Werte. Das Ausmaß der Neugeborenendepression ist abhängig von der Gesamtdosis der Substanz, vom Gestationsalter und von einer u. U. bereits bestehenden Asphyxie.

Der Grund für die verzögerte, mehrere Stunden nach der letzten Gabe von Pethidin auftretende Depression des Kindes ist darin zu sehen, dass der aktive Metabolit Norpethidin zunächst im Organismus der Mutter gebildet wird, ehe er auf den Feten übertritt. Norpethidin hat neben einer langen Halbwertszeit auch einen stärkeren atemdepressiven Effekt als Pethidin und ist durch Naloxon nur schwer zu antagonisieren. Darüber hinaus hat auch Pethidin selbst beim Neugeborenen eine sehr lange Halbwertszeit von etwa 20 h (bei der Mutter beträgt diese 3 h), die durch eine verzögerte Metabolisierung bedingt ist. Auf die Uterusaktivität hat die Substanz keinen nachteiligen Effekt.

Piritramid (Dipidolor)

Piritramid ist eine synthetisch hergestellte Substanz, deren analgetische Potenz größer als die des Pethidins und etwas geringer als die des Morphins ist.

> Die Analgesie setzt nach wenigen Minuten ein und hält im Mittel 6 h an.

Unerwünschte Kreislaufreaktionen wie beim Morphin oder Pethidin sind in üblichen Dosierungen von 15 mg i. m. oder 4–6 mg i. v. nicht zu erwarten, ebenso wird eine geringere Inzidenz von Nausea, Erbrechen, gestörter Darmmotilität und erschwerter Diurese beschrieben.

Aufgrund seiner stärkeren analgetischen Potenz, dem schnelleren Wirkungseintritt, der längeren Wirkdauer und der weniger ausgeprägten Nebenwirkungen bei der Mutter scheint die Substanz dem weitverbreiteten Pethidin überlegen. Da jedoch bisher keine klinischen Untersuchungen hinsichtlich der Anwendung von Piritramid im Kreißsaal vorliegen, zudem die Auswirkungen auf das Neugeborene nicht bekannt sind und keine Bestimmungen von Plasmaspiegeln bei der Schwangeren und beim Neugeborenen durchgeführt wurden, kann die Anwendung dieses Opioids im Kreißsaal zum gegenwärtigen Zeitpunkt nicht empfohlen werden.

Fentanyl

Fentanyl zählt ebenfalls zu den synthetisch hergestellten Opioiden.

> Ebenso wie Sufentanil und Alfentanil hat Fentanyl im Kreißsaal für die systemische Applikation wegen des ausgeprägten atemdepressiven Effekts keine Bedeutung.

Aus diesem Grund sollen diese 3 am stärksten wirksamen Analgetika nur kurz erwähnt werden. Im angelsächsischen Bereich ist Fentanyl im Rahmen der Geburtshilfe erfolgreich bei der epiduralen Anästhesie eingesetzt worden.

Fentanyl hat seine große Bedeutung für die Anästhesie dadurch erlangt, dass es vorwiegend im Rahmen einer balancierten Anästhesie als Ergänzung zu den Inhalationsanästhetika eingesetzt wird. Es zeichnet sich neben einer hohen analgetischen Potenz, die 100–300 mal größer als die des Morphins ist, durch eine ausgezeichnete kardiovaskuläre Stabilität aus. Seine gute Fettlöslichkeit ist u.a. verantwortlich für den raschen analgetischen Wirkungseintritt, wobei das Maximum der Analgesie bereits nach 5 min erreicht wird. Sein etwa nach 30–60 min eintretender Wirkverlust ist nicht durch Metabolisierung, sondern vielmehr durch Umverteilung bedingt. Durch Kumulation nimmt die Wirkdauer bei langfristiger Gabe zu. Die Plazentaschranke passiert es rasch, jedoch ruft es bei Dosierungen von etwa 1 µg/kg i. v. zur Sectio beim Neugeborenen keine nachteiligen Effekte hinsichtlich Atemdepression, Blutgasen aus der Umbilikalarterie oder Apgar-Werten hervor.

Sufentanil (Sufenta)

Beim Sufentanil handelt es sich um einen synthetischen Fentanylabkömmling, dessen Fettlöslichkeit etwa doppelt so hoch wie die des Fentanyls ist.

> In Deutschland ist Sufentanil derzeit das einzige für die PDA in der Geburtshilfe zugelassene Opioid.

Die hohe Fettlöslichkeit bedingt eine schnelle Aufnahme ins ZNS. Die Wirksamkeit wird jedoch wie beim Fentanyl durch eine rasche Umverteilung in das 2. und 3. Kompartiment, z.B. Fettgewebe und Muskulatur, begrenzt.

Die pharmakokinetischen und pharmakodynamischen Aspekte seien hier nur gestreift, da eine systemische Gabe während der Geburt wegen des atemdepressiven Effekts wie beim Fentanyl ebenso nicht in Betracht gezogen werden kann:

- Die Eliminationshalbwertszeit liegt bei 2–3 h und ist damit geringer als die des Fentanyls, jedoch hält der analgetische Effekt länger an und beträgt bei Sufentanil etwa 180 min.
- Es hat im Vergleich zu Morphin ein geringeres Verteilungsvolumen, u.a. bedingt durch eine über 90%ige Plasmaproteinbindung.
- Der Abbau erfolgt in der Leber zu überwiegend inaktiven Metaboliten.
- Aufgrund seiner Fettlöslichkeit wird unverändert über den Urin ausgeschiedenes Sufentanil vollständig tubulär reabsorbiert.
- Die µ-Rezeptoraffinität ist wesentlich höher als die des Fentanyls, wodurch sein sehr rascher Wirkungseintritt und die erforderlichen niedrigen Dosierungen zu erklären sind. Die analgetische Wirkung übertrifft die des Fentanyls um den Faktor 10.
- Seitens des Kreislaufs sind Bradykardie und Hypotension typische Nebenwirkungen.

Alfentanil (Rapifen)

Das kurz wirksame, synthetisch hergestellte Analgetikum Alfentanil ist ebenfalls dem Fentanyl verwandt und besitzt eine hohe Affinität zum µ-Rezeptor. Seine analgetische Wirkung beträgt etwa ein Drittel bis ein Fünftel des Fentanyls.

> Die Analgesie setzt innerhalb von 1–2 min ein, hält aber nur 15–20 min an.

Diese kurze Analgesiedauer hat große Vorteile im Rahmen der Allgemeinanästhesie für kurze postpartale Eingriffe, wie z.B. Nachräumung und manuelle Plazentalösung. Zur Behandlung des Geburtsschmerzes im Kreißsaal kommt dieses Opioid nicht in Betracht.

Remifentanil (Ultiva)

Die Esterstruktur des Opioids Remifentanil ermöglicht einen raschen Abbau durch unspezifische Esterasen. Das Pharmakon wird deshalb auch als »esterase metabolized opioid« (EMO) bezeichnet. Durch den kontinuierlichen, von der Leber- und Nierenfunktion unabhängigen Abbau dieses Opioids kommt es zu keiner Kumulation von Remifentanil. Damit bewegen sich sowohl seine Wirkdauer wie auch seine Nebenwirkungen in einem engen Zeitraum und verändern sich auch nach längerer kontinuierlicher Gabe nicht. Dadurch ist eine hervorragende Steuerbarkeit dieses Pharmakons gegeben. Nebenwirkungen zeigen sich in erster Linie in Form einer Atemdepression und Bradykardie, des Weiteren sind Muskelrigidität, Hypotonie und Übelkeit weitere unerwünschte Begleiteffekte.

Den inzwischen zahlreichen klinischen Erfahrungsberichten zufolge ist Remifentanil intraoperativ sehr gut steuerbar und sicher anwendbar. Dennoch kann es zum jetzigen Zeitpunkt aufgrund fehlender Studien mit großen Fallzahlen noch nicht für den routinemäßigen Einsatz in der geburtshilflichen Anästhesie empfohlen werden. Erst zukünftige Untersuchungen werden zeigen, welchen Stellenwert die Substanz im Kreißsaal aufgrund seiner sehr kurzen Halbwertszeit und einer dem Fentanyl vergleichbaren analgetischen Potenz einnehmen wird. Theoretisch denkbar ist seine Anwendung im Rahmen von postpartalen, kurz dauernden Eingriffen (z.B. manuelle Plazentalösung, Zervixnaht), aber auch zur Schmerzbehandlung unter der Geburt, wenn Kontraindikationen die Anlage einer rückenmarknahen Anaesthesie verbieten.

Cave

Da die Galenik von Remifentanil die Aminosäure Glycin enthält, die als ein exzitatorischer Neurotransmitter gilt, darf es weder für die Spinal- noch Periduralanästhesie verwendet werden.

Agonisten/Antagonisten

Buprenorphin (Temgesic)

Buprenorphin wird halbsynthetisch aus Thebain hergestellt, ist sehr lipophil und hat eine hohe intrinsische Aktivität sowie eine hohe Affinität zum µ-Rezeptor. Von manchen Autoren wird es als Agonist/Antagonist angesehen, von anderen als partieller Agonist. Sobald es den µ-Rezeptor besetzt hat, bleibt es lange an diesen gebunden und entfaltet dort seine lang anhaltende analgetische Wirkung. Ausgeprägt ist aber auch sein atemdepressiver Effekt, der durch Naloxon nicht oder nur in hohen Dosierungen zu antagonisieren ist. Wird es nach der Gabe reiner μ-Agonisten wie Morphin, Fentanyl oder Sufentanil verabreicht, so hebt es durch seinen kompetitiven Antagonismus an diesem Rezeptor die Wirkung dieser Analgetika auf.

Seine analgetische Potenz ist mit Morphin verglichen etwa 30-mal größer, sodass 0,3 mg Buprenorphin i. v. etwa 10 mg Morphin i. v. entsprechen.

> Der analgetische Effekt setzt bei parenteraler Gabe erst nach 45–60 min ein; dabei ist die Wirkungsdauer sehr unterschiedlich und variiert zwischen 3 h und 14 h, im Durchschnitt liegt sie bei etwa 8 h.

Wie zuvor erwähnt, ist bei allen Agonisten/Antagonisten, somit auch bei Buprenorphin, ein »Ceiling-Effekt« zu beobachten. Dieser Effekt ist ab einer Dosierung von etwa 1,2 mg/70 kg KG zu erwarten.

Pentazocin (Fortral)

Pentazocin ist ein vollständig synthetisch hergestelltes Pharmakon. Es bindet ebenfalls an den μ-Rezeptor, entfaltet dort aber keine intrinsische Aktivität und verhindert die Anlagerung reiner μ-Agonisten wie z. B. Morphin.

Die Substanz kann als μ-Antagonist bezeichnet werden. Demgegenüber wirkt sie am κ- und σ-Rezeptor als Agonist, ist also in der Lage, hierüber eine gewisse Analgesie, aber auch Atemdepression hervorzurufen. Bei hohen Dosierungen (60 mg) können, σ-Rezeptor-vermittelt, Symptome wie Mydriasis, Dysphorie und Halluzinationen entstehen. Der schon beim Buprenorphin beschriebene »Ceiling-Effekt« ist bei dieser Substanz ebenfalls nachweisbar. Die Wirkstärke beträgt etwa ein Drittel der des Morphins. Die Eliminationshalbwertszeit beträgt etwa 2 h.

> Die üblicherweise unter der Geburt angewendeten Dosierungen liegen bei 20–30 mg i. m. oder 10–20 mg i. v., wobei die Analgesie rasch, innerhalb weniger Minuten, einsetzt.

Vorteile gegenüber anderen Opioiden werden in der geringeren Inzidenz von Übelkeit und Erbrechen gesehen.

Nebenwirkungen kommen durch eine Katecholaminfreisetzung mit folgendem Herzfrequenz- und Blutdruckanstieg sowie Erhöhung des pulmonalen und peripheren Widerstandes zustande. Dies führt zu einer Zunahme des myokardialen Sauerstoffverbrauchs und kann bei Patientinnen mit vorbestehender Herzerkrankung eine Gefährdung darstellen.

Cave

Nach lang dauernder Anwendung und anschließendem plötzlichen Absetzen der Substanz kann es zu schwer beherrschbaren Entzugssymptomen kommen.

Zusammenfassung

Systemische therapeutische Dosierungen von Opioiden führen zu einer Abschwächung der Wehentätigkeit und können den Geburtsvorgang verzögern. Eine uterine Hyperaktivität dagegen wird sich durch die Gabe von Opioiden abschwächen lassen.

▼

Dies kann eine Beschleunigung des Geburtsvorgangs in einer derartigen Situation herbeiführen. Möglicherweise stellt der Zeitpunkt der Opioidapplikation eine entscheidende Rolle für den Geburtsverlauf dar. Eine Gabe zu Beginn der Eröffnungsphase kann die Zervixdilatation verzögern. Erfolgt die Gabe jedoch bei bereits eröffnetem Muttermund, kann zu diesem Zeitpunkt der Geburtsverlauf durch die Beseitigung von Angst und Schmerz günstig beeinflusst werden. Der gelegentlich die Geburt verzögernde Effekt der Opioide wird weniger bei den Multiparae als bei den Erstgebärenden beobachtet, und er wird auch dann seltener beobachtet, wenn der Blasensprung bereits erfolgt ist. Allgemein besteht die Gefahr, dass Über- und Unterdosierungen einen negativen Einfluss haben können. Dies unterstreicht die Wichtigkeit der individuellen, auf den vorliegenden Einzelfall abgestimmten Dosierung.

Von entscheidender Bedeutung bei der Schmerzbehandlung mit Opioiden ist die Berücksichtigung des Zeitintervalls zwischen Verabreichung und Entbindung. Wenn der pharmakologische Effekt bei der Mutter noch zum Geburtszeitpunkt vorhanden ist, dann wird er beim Neugeborenen ebenso nachweisbar sein. Beim Kind ist die atemdepressive Wirkung der einzige schwerwiegende Nachteil, der zu erwarten ist.

Wenn eine derartige Atemdepression auftritt, wird sie primär durch assistierte Beatmung und gleichzeitige Gabe von 0,01 mg/kg Naloxon intramuskulär behandelt. Naloxon sollte dagegen auf keinen Fall denjenigen Neugeborenen verabreicht werden, deren Mütter opiatabhängig sind. In einem derartigen Fall werden Entzugssymptome beim Kind hervorgerufen.

Festzuhalten bleibt, dass eine vollständige Analgesie mit Opioiden ohne Nebenwirkungen, wie Sedierung, Benommenheit oder auch Übelkeit, auf systemischem Weg nicht zu erreichen ist. Der in einer neueren Arbeit (Olofsson et al. 1996) vertretenen Ansicht, dass es aus diesem Grund unethisch sei, Patientinnen unter der Geburt Pethidin zu verabreichen, kann man sich nicht anschließen, da bei einer adäquaten Dosierung und einem günstig gewählten Zeitpunkt positive Effekte auf die Schmerzbehandlung und den Geburtsverlauf nachgewiesen sind.

Das Ziel bei der Opioidgabe muss das Erreichen möglichst gleichmäßiger Plasmaspiegel sein.

Bei der großen Auswahl der zur Verfügung stehenden Substanzen hat als oberster Grundsatz zu gelten, dass der Geburtshelfer jenes Analgetikum wählt, das ihm hinsichtlich seiner Wirkung und Nebenwirkungen am besten vertraut ist und das in der jeweiligen Abteilung oder Klinik am häufigsten verwendet wird.

47.2.2 Nichtopioid-Analgetika und Spasmolytika

Nichtopioid-Analgetika, früher auch als peripher wirkende Analgetika bezeichnet, finden während der Geburt kaum Anwendung. Hierzu zählen Substanzen wie Azetylsalizylsäure, Paracetamol sowie Pyrazolonderivate wie das Metamizol. Allen gemeinsam ist, dass sie die Prostaglandinsynthese hemmen und somit u. U. einen vorzeitigen Verschluss des Ductus arteriosus und eine pulmonale Hypertonie beim Neugeborenen verursachen können. Eine Beeinträchtigung der Hämostase durch Aggregationshemmung der Thrombozyten sowie Störungen der Nierenfunktion sind weitere Nebenwirkungen dieser Substanzen.

Der Einsatz von Spasmolytika wie Buscopan (N-Butylscopolaminiumbromid) mit ihrer Krampf lösenden Wirkung ist in der Geburtshilfe umstritten. Da die Cervix uteri vornehmlich aus Bindegewebe und nur zu einem kleinen Teil aus glatter Muskulatur besteht, ist eine pharmakodynamische Wirkung dieser Pharmaka zur Beseitigung des Eröffnungswiderstandes im Bereich der Zervix kaum erklärbar, denn krampflösende Pharmaka vermögen nur auf die glatte Muskulatur einzuwirken, nicht aber auf Bindegewebe. Dennoch werden diese Substanzen häufig von den Hebammen zu Beginn der Geburt in Form von Dragees, Suppositorien oder systemisch verabreicht. Aufgrund der geringen Nebenwirkungen dieser Pharmaka ist dagegen nichts einzuwenden.

47.2.3 Stickoxydul (Lachgas)

Obwohl Lachgas seit mehr als 100 Jahren in der Geburtshilfe eingesetzt wurde, ist seine Wirksamkeit in diesem Einsatzbereich durch kontrollierte Studien nicht belegt. Dennoch ist es auch heute noch in zahlreichen geburtshilflichen Institutionen eine weit verbreitete Methode, dass die Gebärenden während der Wehen intermittierend 50 % Lachgas als Analgetikum einatmen, wobei sie sich die Maske meist selbständig vor das Gesicht halten. Kritisiert wird diese Vorgehensweise, da in den Wehenpausen ein Abfall der maternalen Sauerstoffsättigung beobachtet wurde.

► Studienbox

In einer älteren Untersuchung fand sich jedoch keine Verschlechterung der maternalen Oxygenierung bei intermittierender Einatmung eines Gemischs von 50 % Lachgas und 50 % Sauerstoff (Carstoniu et al. 1994). Allerdings erwies sich der analgetische Effekt von Lachgas auch in dieser Studie als unzureichend.

Vermutlich ist der Grund für den Einsatz von Lachgas eher in einem subjektiven Gefühl des Wohlbefindens der Mütter durch die euphorisierende Wirkung dieser Substanz als in seinem analgetischen Effekt zu sehen. Ein weiterer Diskussionspunkt ist durch eindeutige Befunde entstanden, die eine Hemmung der Methioninsynthetase durch Lachgas beweisen, ein Effekt, der auch bei Neugeborenen nachgewiesen wurde, deren Mütter nur 30 min lang Lachgas inhaliert hatten.

Über Neuropathien und Störungen der Hämatopoese als Folge des Methioninmangels beim Neugeborenen gibt es zwar keine Berichte, dennoch scheint eine lang dauernde Verabreichung von Lachgas im Kreißsaal nicht mehr angebracht, während seine kurzfristige Anwendung unter gleichzeitiger Gabe von 50 % Sauerstoff nach derzeitigem Kenntnisstand als vertretbar angesehen werden kann.

47.2.4 Periduralanästhesie

> Von allen Möglichkeiten, den Geburtsschmerz zu verhindern oder zu erleichtern, ist die Periduralanästhesie als das Verfahren der Wahl anzusehen.

Für die Geburtshilfe kommt im Grunde genommen nur die Katheter-PDA infrage. Lediglich bei Sectio wird auch eine PDA ohne Katheter mittels einer einmalig verabreichten Dosis (»Single-shot-Technik«) angewendet.

Prinzip

Das Prinzip des Verfahrens besteht darin, dass ein Lokalanästhetikum oder in neuerer Zeit auch eine Kombination bestehend aus einem Lokalanästhetikum und einem Opioid in den **Epiduralraum** (auch Periduralraum genannt) injiziert wird.

- Im Falle der **ausschließlichen Verwendung eines Lokalanästhetikums** wird die Fortleitung der afferenten Schmerzimpulse durch Blockade der durch den Periduralraum ziehenden Nervenfasern unterbrochen.
- Wird **zusätzlich** ein **Opioid** gegeben, so entfaltet dieses seinen analgetischen Effekt zum einen zentral nach systemischer Resorption, zum anderen wohl auch nach Diffusion durch die Dura über eine direkte Wirkung an den Opiatrezeptoren des Rückenmarks.

Neuere Untersuchungen haben gezeigt, dass sich die Kombination beider Substanzklassen, die ihren Angriffspunkt an unterschiedlichen Strukturen haben, günstig auf den Geburtsverlauf auswirkt.

Analgetische Wirkung

Wenn die PDA sachgerecht durchgeführt wird, kann in 80 % der Fälle eine vollkommene Analgesie während der Uteruskontraktionen erreicht werden. In weiteren 10–15 % der Fälle wird zumindest eine deutliche Erleichterung der Wehenschmerzen bewirkt.

- Ein Teil der Patientinnen wird keine vollkommene Erleichterung verspüren: Dies kann dadurch bedingt sein, dass die segmentale Ausbreitung unvollständig ist, oder es besteht die Möglichkeit, dass die Analgesie nur einseitig vorhanden ist, während auf der kontralateralen Seite der volle Wehenschmerz verspürt wird.
- Eine weitere Reihe von Patientinnen wird während der Endphase des zweiten Stadiums der Geburt keine ausreichende perineale Analgesie haben. Das hat zur Folge, dass das Schmerzereignis während der Austreibungsphase besonders dann intensiv erlebt wird, wenn eine instrumentelle Hilfe zur Entbindung – sei es durch Forzeps oder Vakuumextraktion – notwendig wird.
- Schließlich kommt es bei etwa 5 % der Gebärenden vor, dass vor allem im Rücken, aber auch an den Flanken oder im Abdomen während jeder Uteruskontraktion ein unangenehmes schmerzhaftes Druckgefühl vorhanden ist, manchmal sogar ein konstant anhaltender Rückenschmerz auch während der Wehenpausen. Diese zuletzt genannten schmerzhaften Ereignisse kommen besonders häufig bei abnormen Geburtslagen vor.

▶ **Empfehlung**

Der günstigste Zeitpunkt, eine Epiduralanästhesie einzusetzen, ist die aktive Phase der Geburt, wenn die Patientin bereits mittlere bis heftige Schmerzen während der Uteruskontraktionen verspürt (Malone et al. 1996). Die Wehen sollten regelmäßig und von deutlicher Intensität sein; der vorangehende Teil des Kindes hat sich im Beckeneingang eingestellt, und die Zervix ist bereits auf einen Umfang von 3 cm dilatiert (Beck 1996; Robinson et al. 1996).

Dessen ungeachtet ist bekannt, dass diejenigen Patientinnen, die bereits zu Beginn der Eröffnungsperiode stärkste Schmerzen haben, einen oft protrahierten Geburtsverlauf mit lang dauernder Eröffnungs- und Austreibungsphase erleben. Dies ist verbunden mit einer Zunahme instrumenteller Entbindungen. Hier kann eine frühzeitig angelegte PDA von Vorteil sein. Andere Gründe, dieses Verfahren schon zu Beginn der Geburt, also vor dem Auftreten von starken Wehenschmerzen anzuwenden, sind kardiale Vorerkrankungen der Mutter oder eine Frühgeburt.

Indikationen

Neben der Ausschaltung des Geburtsschmerzes in der Eröffnungs- und Austreibungsperiode ist der Einsatz der PDA bei folgenden Situationen in Erwägung zu ziehen (s. Übersicht) (Dailland 1996).

Indikationen für eine Periduralanästhesie zur Geburt

- Kardiale und pulmonale Vorerkrankung der Mutter
- Plazentainsuffizienz
- Frühgeburt
- Diabetes mellitus
- Präeklampsie und Eklampsie
- Zwillingsschwangerschaft
- Vaginale Beckenendlagengeburt

Vorbereitung

Sollte noch genügend Zeit für ein Prämedikationsgespräch sein, ist es für den Anästhesisten wichtig, sich einen Eindruck von der Anatomie des Rückens der Patientin zu verschaffen (Adipositas, Skoliose oder Versteifungen der Lendenwirbelsäule). An Laboruntersuchungen reicht neben einem Blutbild einschließlich der Thrombozytenzahl die Bestimmung der plasmatischen Gerinnung aus (s. Übersicht).

Kontraindikationen für eine Periduralanästhesie zur Geburt

- Nichteinwilligung der Patientin
- Angeborene oder erworbene Störungen der Blutgerinnung
- Infektionen im Bereich der Punktionsstelle oder generalisierte Infektion (Sepsis)
- Instabile Kreislaufverhältnisse (z. B. Hypovolämie im Rahmen einer Blutung)

Technik

> In früheren Zeiten war es durchaus üblich, dass die PDA vom Geburtshelfer selbst durchgeführt wurde. Aufgrund von Absprachen zwischen den Fachgesellschaften der Anästhesiologie und Gynäkologie/Geburtshilfe und medikolegaler Gesichtspunkte ist dies seit einigen Jahren jedoch zunehmend die Ausnahme geworden.

Dennoch bleibt es für den im Kreißsaal tätigen Geburtshelfer nützlich, sich mit der Technik dieser Methode vertraut zu machen. Aus diesem Grund sei die Vorgehensweise bei der Anlage dieser rückenmarknahen Leitungsanästhesie etwas genauer beschrieben:

Unabdingbare **Voraussetzung** für die Durchführung einer PDA ist die Bereitstellung von Intubationszubehör, Narkosegerät, Defibrillator sowie von Notfallmedikamenten und intravenösen Anästhetika. Desgleichen ist die Anwesenheit eines in der Behandlung von Komplikationen versierten Anästhesisten erforderlich.

Da bei allen Schwangeren eine Anfälligkeit für arterielle Blutdruckabfälle nach rückenmarknahen Leitungsanästhesieverfahren besteht, werden vor Anlage der Anästhesie 500–1 000 ml einer Elektrolytlösung innerhalb von 20–30 min infundiert, obwohl hierdurch nicht immer Hypotensionen vermieden werden können.

OP-Haube, Mundschutz, sterile Handschuhe sowie das Tragen eines sterilen Kittels gehören ebenso zu den hygienischen Voraussetzungen wie die sorgfältige Hautdesinfektion und das Abdecken der Rückenpartie mit sterilen Klebetüchern. Zur **Punktion** selbst wird die Patientin auf die Seite gelagert; in vielen Fällen – besonders bei adipösen Patientinnen – gelingt die Punktion in sitzender Position jedoch leichter, da die Mittellinienstruktur im Verlauf der Dornfortsätze besser identifizierbar ist. Als **Punktionsstelle** wird in der Regel der Zwischenwirbelraum L 2/3 oder L 3/4 gewählt, wobei als Orientierung die Verbindungslinie beider Beckenkämme dient, die den Dornfortsatz des 4. Lendenwirbelkörpers oder den Raum zwischen L 4/5 schneidet. Die **Lokalanästhesie** der Haut und des Punktionsweges geschieht mit einem kurz wirksamen Lokalanästhetikum (z. B. Mepivacain 1 %). Die Punktion des Periduralraums erfolgt meist mit einer Tuohy-Nadel (16–18 gg.), die durch Haut, subkutanes Gewebe und Lig. interspinale vorgeschoben wird.

Als wichtiger anatomischer Bezugspunkt dient das **Lig. flavum**. Zu dessen Identifizierung dient eine mit steriler Kochsalzlösung gefüllte 10-ml-Spritze, die auf die Tuohy-Nadel nach Durchdringen des Lig. interspinale aufgeschraubt und an ihrem seitlich angebrachten Flügel von der rückennahen Hand (in der Regel die linke) millimeterweise vorgeschoben wird, während die andere Hand einen konstanten Stempeldruck auf die Spritze ausübt. In dem Augenblick, in dem das Lig. flavum erreicht wird, lässt sich der Spritzenstempel auch durch stärkeren Druck nicht mehr bewegen und ein deutlicher, manchmal fast knöchern wirkender Widerstand ist zu spüren, oft verbunden mit einem »knirschenden Geräusch«.

Unter extrem vorsichtigem weiterem Vorschieben der Nadel – wobei sich der Rücken der die Punktionsnadel führenden und schiebenden Hand an der Patientin abstützt – wird das in der Regel zähe Lig. flavum überwunden, das im lumbalen Bereich eine Stärke von etwa 5–6 mm aufweist, und die Nadelspitze dringt in den Periduralraum ein. In diesem Augenblick lässt der dem Stempeldruck entgegenwirkende Widerstand abrupt nach. Die in der Spritze vorhandene Kochsalzlösung kann ohne jeglichen Gegendruck (»loss of resistance«) in den Periduralraum injiziert werden, und das **Einführen des Katheters** ist möglich. Dieser wird auf eine Strecke von nicht >3 cm in den Periduralraum vorgeschoben, anschließend die Punktionsstelle steril verbunden und der Katheter auf dem Rücken der Patientin mit Klebefolie oder Pflaster fixiert.

Nach einem **Aspirationsversuch**, der zum Ausschluss von Blut- oder Liquoraspiration dient und am besten noch vor dem Aufsetzen eines Bakterienfilters erfolgen sollte, kann die **Testdosis von 10 mg Bupivacain** in einer 0,25 %igen Lösung injiziert werden. Treten innerhalb von 3–5 min nach Applikation der Testdosis keine Zeichen einer Spinalanästhesie (Warmwerden der unteren Extremitäten, »Kribbeln in den Beinen«) oder einer intravasalen Lage des Katheters (Bradykardie, metallischer Geschmack auf der Zunge, Schwindel, Übelkeit) auf, wird eine **Gesamtdosis von 15–25 mg Bupivacain** (z. B. 10 ml einer 0,25 %igen Lösung) epidural verabreicht. Diese Menge des Lokalanästhetikums reicht in der Regel für eine sensorische Blockade der Segmente Th_{11}–L_1 aus.

Weitere **Nachinjektionen** in der Eröffnungsphase, die im Abstand von 2–3 h notwendig sein können, beinhalten die Gabe von **jeweils etwa 15–20 mg Bupivacain** entsprechend einer Menge von 6–8 ml der 0,25 %igen Lösung.

Da die bei der Testdosis verabreichte Menge des Lokalanästhetikums (in der Regel 10 mg) selbst bei versehentlicher intravasaler Injektion keine eindeutigen Symptome hervorrufen muss, wird von verschiedenen Autoren die Beimischung einer kardiovaskulär aktiven Substanz, wie z. B. Adrenalin, empfohlen. Eine nach versehentlicher intravasaler Injektion auftretende Tachykardie wird dann als Indikator für eine intravasale Katheterfehllage herangezogen. Die Methode ist jedoch in ihrer Aussagekraft unsicher (▫ Abb. 47.1).

Komplikationen

> Die Aufklärung hinsichtlich möglicher Komplikationen sollte bereits während der Schwangerenvorsorge erfolgen.

Unter der Geburt, zumal bei heftigsten Schmerzzuständen, sind die Möglichkeiten einer Aufklärung durch den Anästhesisten mit allen medikolegalen Konsequenzen begrenzt. Bei schmerzbedingter eingeschränkter Kooperationsfähigkeit der Patientinnen ist das Ausfüllen des üblicherweise vorgelegten Prämedikationsbogens schlechthin unzumutbar, sodass in derartigen Fällen wie in einer Notfallsituation gehandelt werden muss.

Neben einer arteriellen maternalen Hypotension, die nach einer PDA selten stark ausgeprägt ist, können **systemtoxische Reaktionen bei versehentlicher intravasaler Injektion oder** infolge einer **Überdosierung** eintreten. Bedrohlich ist die totale hochsitzende Spinalanästhesie bei versehentlicher Injektion der großen, für die peridurale Applikation gedachten Lokalanästhetikamenge, in den Intrathekalraum. Diese führt durch Sympathikolyse zu einem gravierenden Blutdruckabfall, zu Bradykardie durch Hemmung der zum Herzen ziehenden Nn. accelerantes und zur Ateminsuffizienz infolge Lähmung des Zwerchfells (N. phrenicus) und der Atemhilfsmuskulatur.

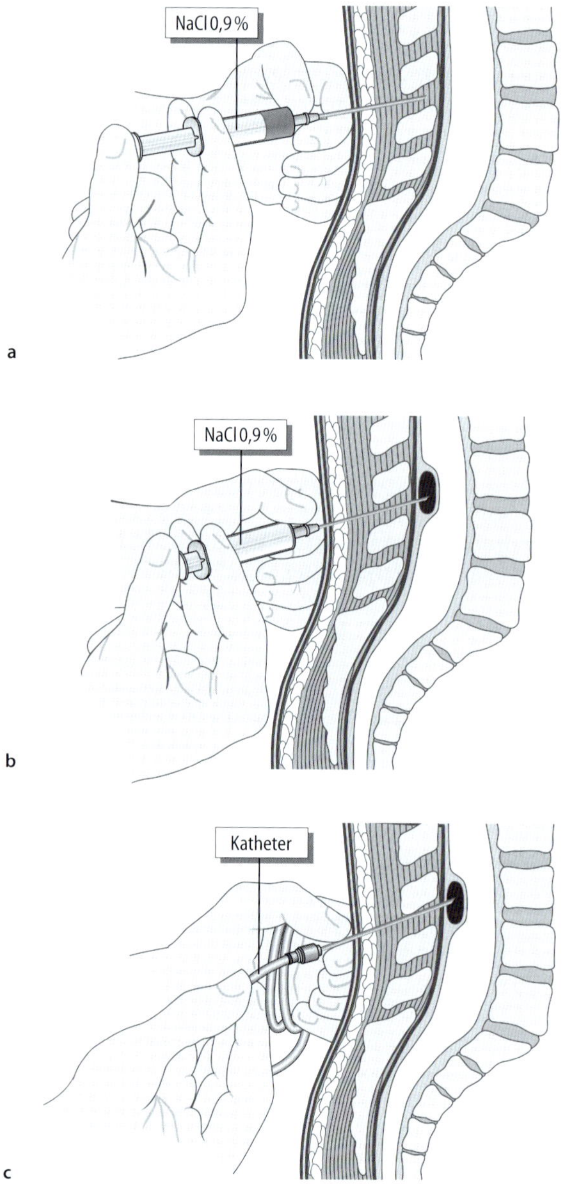

▫ Abb. 47.1a–c. **Technik der Periduralanästhesie mit der Widerstandsverlustmethode. a** Die mit einer aufgesetzten Kochsalzspritze versehene Tuohy-Nadel wird in den Periduralraum vorgeschoben. **b** Die Kanüle hat das Lig. flavum durchstochen, es tritt ein schlagartiger Widerstandsverlust auf. **c** Über die Periduralnadel wird ein Katheder etwa 2–4 cm in den Periduralraum vorgeschoben. (Nach Kretz et al. 1996)

Cave

Als häufigste Komplikation mit einer Häufigkeit von 1–1,5 % der Fälle ist die Duraperforation anzusehen, die schwerste postpunktionelle Kopfschmerzen nach sich ziehen kann.

Diese Kopfschmerzen halten in der Regel 1–2 Wochen an, in seltenen Fällen auch länger. Sie stellen insofern einen ernst zu nehmenden Krankheitszustand dar, als sie nicht nur schwer behandelbar sind, sondern auch zur Bettlägerigkeit der Mütter mit allen Folgen der Immobilisation führen.

Im Vergleich zu anderen Patienten ist die Inzidenz des postpunktionellen Kopfschmerzes bei Gebärenden erhöht. Möglicherweise ist dies durch die zahlreichen Pressversuche unter der Geburt bedingt. Sie steigern den Druck im Intrathekalraum und führen über die Perforationsstelle zu einem vermehrten Liquorverlust. Die postpartal einsetzende vermehrte Diurese mit Dehydratation der Patientin wird die Symptome des Liquorverlustes aggravieren.

Bei einer versehentlichen Duraperforation mit einer 16-G-Nadel treten bei 80 % der Fälle Kopfschmerzen auf (Shnider u. Levinson 1994). Die Behandlung dieser Komplikation ist nach wie vor schwierig. Sie besteht in Bettruhe (Rückenlage oder Seitenlage mit leicht nach unten gesenktem Oberkörper), ausreichender Flüssigkeitszufuhr und der Gabe von Nichtopioid-Analgetika (z. B. Paracetamol). Die Anlage eines epiduralen Blutpatches zählt zu den gängigen Behandlungsmethoden: Hierbei werden unter streng sterilen Kautelen nach erneuter Punktion des Periduralraums 15–20 ml Vollblut in den Bereich der Perforationsstelle appliziert, in der Annahme, dass die Duraverletzung durch koaguliertes Blut verklebt. Präventiv kann bei erfolgter Duraperforation der Periduralkatheter nach erneuter Punktion an anderer Stelle eingeführt werden, um nach der Entbindung über ihn 40–60 ml einer Elektrolytlösung zu verabreichen.

Sehr selten vorkommende Zwischenfälle nach einer PDA sind Blutungen mit der Entwicklung eines epiduralen Hämatoms, Abscheren des Katheters oder Infektionen mit möglicher Ausbildung eines epiduralen Abszesses (Besmer et al. 2001).

Pharmaka zur Periduralanästhesie

Sieht man von den α_2-Agonisten ab, kommen Lokalanästhetika oder/und Opioide zur Anwendung.

Lokalanästhetika

Lokalanästhetika blockieren reversibel die Fortleitung der Aktionspotenziale der Nervenfasern und verhindern somit die Schmerzempfindung. Sie unterbrechen die Permeabilität der Nervenfasern für Natriumionen, sodass die nach der Stimulation der Nervenfaser fortgeleitete Erregungswelle, Aktionspotential genannt, die Nervenmembran nicht mehr zu depolarisieren vermag. Der mit der Depolarisation einhergehende Na^+-Einstrom in die Nervenzelle und der nachfolgende K^+-Ausstrom werden blockiert. Die Folge ist zunächst eine Verlangsamung der Erregungsleitung und eine verlängerte Refraktärzeit, schließlich eine vollständige Aufhebung der Nervenleitung.

Die verschiedenen Typen von Nervenfasern zeigen eine unterschiedliche Empfindlichkeit gegenüber Lokalanästhetika: Dünne Fasern werden schneller blockiert als dicke. Somit ist es erklärbar, dass die Funktion der dicken motorischen A-α-Fasern später ausfällt als die der dünnen, Schmerz leitenden C-Fasern. Besonders empfindlich sind die postganglionären Fasern des sympathischen Nervensystems. Dies spielt vor allem im Rahmen der häufig bei Sectio durchgeführten Spinalanästhesie eine große Rolle: Die Blockade der Sympathikusfasern bewirkt eine Vasodilatation und damit u. U. ausgeprägte Blutdruckabfälle.

Nebenwirkungen

Da die Lokalanästhetika grundsätzlich die Erregungsbildung und -leitung an allen erregbaren Nervenmembranen verhindern können, sind Zwischenfälle – abgesehen von den allergisch bedingten Komplikationen – durch Beeinflussung dieser Strukturen an Herz und ZNS pathophysiologisch erklärbar.

> Erste Zeichen einer Intoxikation mit Beeinträchtigung des ZNS infolge einer Überdosierung oder versehentlicher intravasaler Injektion sind:
> - Unruhe,
> - Schwindel,
> - starke Erregung,
> - Übelkeit,
> - Erbrechen,
> - metallischer Geschmack auf der Zunge.
>
> Späte Zeichen sind:
> - Muskelzuckungen,
> - klonische Krampfzustände,
> - Koma,
> - zentral bedingte Atemdepression.

Von seiten des kardiovaskulären Systems können bei Intoxikationen eine verminderte Inotropie, Bradykardien, eine Verlängerung der Überleitungszeit mit AV-Block bis hin zum Herzstillstand auftreten. Der vasodilatatorische Effekt der Lokalanästhetika wirkt sich bei diesem kardiogenen Schockzustand besonders schwerwiegend aus.

> Die Therapie der Intoxikation durch Lokalanästhetika besteht in:
> - Sauerstoffgabe, bei Krampfanfall Beatmung;
> - Sedierung (Barbiturate, Benzodiazepine);
> - Volumensubstitution;
> - Sympathomimetika (Effortil 2–20 mg; Akrinor 50–100 mg; Suprarenin 1 : 1 000, 5–10 µg);
> - Atropin (0,5–1,0 mg).

Charakterisierung einiger in der Geburtshilfe verwendeter Lokalanästhetika

Bupivacain (Carbostesin)

Wie nahezu alle in der Geburtshilfe eingesetzten Lokalanästhetika gehört auch diese Substanz zum **Amidtyp**. Im Gegensatz zur Esterbindung bei anderen Lokalanästhetika ist diese Amidbindung einer hydrolytischen Spaltung durch die Plasmacholinesterase nicht zugänglich, sodass die Verstoffwechselung erst in der Leber erfolgt. Durch Verlängerung der Seitenkette am aromatischen Molekülanteil ist die Substanz stark fettlöslich und weist eine lange Wirkdauer von 4–6 h auf. Die hohe Eiweißbindung bewirkt, dass trotz der guten Fettlöslichkeit nur ein kleiner Teil der verabreichten Menge die Plazentaschranke passiert.

Da jedoch die Proteinbindungsrate nicht als konstante Größe anzusehen ist, sondern sich in Abhängigkeit vom pH-Wert, von der Temperatur und von der Gesamteiweißkonzentration im Plasma verändert, ist es möglich, dass der freie, nicht an Plasmaproteine gebundene Anteil unerwünschte Wirkungen bei Mutter und Fetus auslöst. Da eine Azidose oder Hypoxie zu einer Verminderung der Proteinbindungsrate und damit zum Anstieg der freien, nicht gebundenen Substanz führt, ist es verständlich, dass bei derartigen Zuständen mit erniedrigtem pH-Wert des Plasmas die Toxizität aller Lokalanästhetika zunimmt.

Bupivacain, das über mehr als 20 Jahre nicht nur in der Geburtshilfe erfolgreich eingesetzt wurde und einen festen Platz als **lang wirksames Lokalanästhetikum** eingenommen hat, ist durch aufsehenerregende Berichte Anfang der 80er-Jahre in den Mittelpunkt des Interesses gerückt. Nach Überdosierung dieses Pharmakons – häufig war es die 0,75 %ige Lösung – oder versehentlicher intravasaler Injektion war es u. a. auch bei seiner Anwendung zur Sectio zu schwer therapierbaren Herzstillständen gekommen, die nach frustraner Reanimation z.T. auch einen letalen Ausgang hatten.

Die **hohe Fettlöslichkeit** der Substanz verhindert eine relevante systemische Resorption. Bei einer versehentlichen direkten intravasalen Injektion wird der sich toxischen Plasmaspiegeln entgegenstellende Resorptionsweg ausgeschaltet. Sobald Bupivacain in ausreichend hoher Dosierung direkt in eine Vene verabreicht wird und auf diesem Weg Herzmuskelzelle und ZNS rasch erreicht, wird es aufgrund des hohen Konzentrationsgradienten die lipidartigen Strukturen des Na-Ionenkanals besetzen und diese aufgrund seiner Lipophilie nur langsam wieder verlassen. Kardial kommt es dann zu den oben genannten Komplikationen; seitens des ZNS treten Krämpfe, Atemstillstand und Koma auf.

Die im Vergleich zu anderen Lokalanästhetika **höhere Kardio- und ZNS-Toxizität** von Bupivacain sollte zum jetzigen Zeitpunkt keinen Anlass dazu geben, diese Substanz aus der Geburtshilfe zu verbannen. Gegen eine Applikation von Bupivacain in niedrigen Konzentrationen (0,125 % oder 0,25 %) für die PDA unter der Geburt ist bei sachgemäßer Anwendung – und diese schließt eine versehentliche intravasale Injektion aus – nur wenig einzuwenden. Für die intrathekale Anwendung bei Sectio wird es ohnehin zunächst seinen Einsatzbereich bewahren.

▶ Empfehlung

Dabei gelten folgende Dosierungsempfehlungen:
- Für die **vaginale Entbindung** ist eine Anfangsdosis von 10–14 ml der 0,25 %igen Lösung ausreichend, entsprechend 25–30 mg. Für notwendige Nachinjektionen sind 6–8 ml dieser Konzentration erforderlich.
- Zur **Sectio** sind wesentlich höhere Dosierungen notwendig. Hier wird meist die 0,5 %ige Lösung angewendet, wobei die Dosis im Regelfall etwa 100 bis maximal 120 mg peridural beträgt, entsprechend 20–24 ml der 0,5 %igen Lösung.

Ropivacain (Naropin)

Auf der Suche nach einem **weniger fettlöslichen Lokalanästhetikum** mit **geringerer Kardio- und ZNS-Toxizität** ist diese dem Bupivacain sehr ähnliche Substanz entwickelt worden, die zum gegenwärtigen Zeitpunkt für die peridurale, nicht aber für die intrathekale Verabreichung zugelassen ist.

Handelt es sich beim Bupivacain um ein razemisches Gemisch einer links- und rechtsdrehenden Form des Moleküls, so ist beim Ropivacain die isolierte Herstellung nur einer einzigen optisch aktiven Form gelungen: das sog. S-Enantiomer, d. h. die linksdrehende Variante des Moleküls. Die physikochemischen Eigenschaften wie Molekulargewicht und Proteinbindungsrate sind dem Bupivacain sehr ähnlich, die Fettlöslichkeit ist dagegen deutlich niedriger. Es besetzt den Natriumionenkanal der Nervenzelle ebenso schnell wie Bupivacain, verlässt ihn aber auch rascher in der Phase der Repolarisation. Dies erklärt seine geringere Kardio- und ZNS-Toxizität, die in der Mitte zwischen Bupivacain und Lidocain liegt. Letzteres gilt als Vertreter eines Lokalanästhetikums mit geringer Kardiotoxizität.

Im Vergleich zu Bupivacain entfaltet Ropivacain seinen Effekt an den A-δ-und C-Fasern bereits bei geringeren Konzentrationen. Damit kann die Behandlung des Wehenschmerzes mit geringerer Beeinflussung der für die Austreibung wichtigen motorischen Kraft durchgeführt werden.

Bei äquipotenter Dosierung setzt die motorische Blockade im Vergleich zu Bupivacain etwas langsamer ein, ist weniger ausgeprägt und von etwas geringerer Dauer, wobei diese Unterschiede klinisch ohne wesentliche Relevanz sind.

Etwa 3000 Patienten sind bisher mit diesem neueren Lokalanästhetikum behandelt worden, und zahlreiche kontrollierte Studien haben das Wirkprofil und die Sicherheit der Substanz untersucht. Die Häufigkeit und der Schweregrad von Zwischenfällen waren bei chirurgischen Patienten und bei Schwangeren unter der Geburt bei einer Behandlung mit Ropivacain geringer als bei einer Behandlung mit Bupivacain. Selbst bei versehentlicher intravasaler Injektion einer größeren Substanzmenge traten keine schwerwiegenden Symptome einer Kardiotoxizität auf. Dies ist nach dem derzeitigen Kenntnisstand als entscheidender Vorteil anzusehen.

Hinsichtlich der beschriebenen, im Vergleich zu Bupivacain größeren Differenzierung von motorischer und sensibler Blockade, die für die Geburtshilfe von großer Bedeutung ist, liegen noch keine großen Fallzahlen vor. Sollte die Zahl instrumenteller Entbindungen unter einer PDA mit Ropivacain niedriger als unter der Gabe von Bupivacain sein, könnte dies zu einem vermehrten Einsatz von Ropivacain im Kreißsaal führen.

▶ Empfehlung

- Zur PDA im Rahmen der **vaginalen Entbindung** beträgt die Anfangsdosis etwa 10–15 ml der 0,2 %igen Lösung, entsprechend 20–30 mg.
- Für die PDA zur **Sectio caesarea** werden 15–20 ml der 0,75 %igen Lösung empfohlen, entsprechend 113–150 mg.

Mepivacain (Scandicain)

Mepivacain ist das am häufigsten angewendete Lokalanästhetikum für die Hautinfiltration vor Anlage einer Spinalanästhesie bzw. PDA. Die Substanz weist bei der Mutter eine relativ **kurze Halbwertszeit** von 1,5 h auf. Die Eiweißbindung im maternalen Blut liegt bei etwa 65 %, die **Lipophilie** ist **extrem niedrig**.

Als 4 %ige hyperbare Lösung wird die Substanz intrathekal im Rahmen der Sectios angewendet. Für die geburtshilfliche PDA eignet sich dieses Pharmakon nicht, da aufgrund der kurzen Wirkdauer zu hohe Dosierungen notwendig werden und die Substanz darüber hinaus beim Neonaten eine sehr lange Halbwertszeit hat.

Lidocain

In 5 %iger hyperbarer Lösung wird Lidocain bei der Sectio angewendet. Hinsichtlich der Wirkdauer und der Eiweißbindung ist es dem Mepivacain vergleichbar.

Epidurale Anwendung von Opioiden

Die ersten Erfahrungen mit der epiduralen Anwendung von Opiaten zur Schmerzbehandlung wurden mit **Morphin** gemacht. Dabei stellte sich jedoch heraus, dass die Substanz in 0,1–1 % der Fälle eine Atemdepression hervorrief. Als Erklärung für die noch in einem Abstand von mehreren Stunden nach der Applikation auftretende Atemdepression wird die rostrale Verteilung der hydrophilen Substanz im Liquorraum angesehen, die nach Erreichen des Atemzentrums im Hirnstamm ihren atemdepressiven Effekt entfaltet.

Zur Verminderung dieser Komplikationsrate wurden in der Folge die synthetischen lipophilen Opioide **Fentanyl** und **Sufentanil** eingesetzt, von denen das Sufentanil die höchste Fettlöslichkeit aufweist, einen sehr schnellen Wirkungseintritt besitzt und eine ausgezeichnete analgetische Wirkung auch bei epiduraler Anwendung hervorruft. Da eine Atemdepression bei der Mutter – und nach transplazentarer Passage auch beim Neugeborenen – nicht ausgeschlossen werden kann, wird **Sufentanil in Kombination mit Bupivacain** in niedriger Dosierung bei der PDA im Kreißsaal eingesetzt. Damit werden 2 Vorteile erreicht:

- Erstens führt der sich gegenseitig verstärkende Effekt beider Substanzarten zu einer nunmehr möglichen Verminderung der Gesamtdosis beider Pharmaka und dadurch zur Verringerung der Nebenwirkungsrate.
- Zweitens zeigt sich, dass die Kombination von niedrig dosiertem Lokalanästhetikum und Opioid eine stärkere analgetische Wirkung entfaltet als dies bei alleiniger Verabreichung einer der beiden Substanzarten der Fall war (Reynolds 1989).

Bei **alleiniger Verwendung eines Lokalanästhetikums** zur PDA unter der Geburt erreicht man zwar eine lang dauernde und ausgezeichnete Analgesie, jedoch wird dieser Effekt durch eine Beeinträchtigung der muskulären Kraft der Schwangeren erkauft. Dies ließ den Verdacht aufkommen, dass diese Methode verantwortlich für eine höhere Rate an instrumentellen Entbindungen sei.

Durch den **Zusatz eines Opioids zum Lokalanästhetikum** lässt sich die motorische Blockade vermeiden: Die Patientinnen sind in der Lage, während der Austreibungsphase aktiv die Bauchmuskulatur zu betätigen, eine instrumentelle Hilfe bei der Entbindung wird seltener benötigt (Vertommen et al. 1991). Derartige Untersuchungen liegen in ausreichender Zahl vor, wobei sich eine Kombination mit Sufentanil in einer Gesamtdosierung von nicht mehr als 30 µg über den gesamten Geburtsverlauf hinweg mit 0,125 %igem Bupivacain als wirkungsvoll erwies, ohne die Sicherheit für Mutter und Feten zu gefährden. Als Nebenwirkung der periduralen Opioidgabe wird der Pruritus angegeben.

▶ Empfehlung

In der Praxis werden in eine Perfusorspritze 30 µg Sufentanil (entsprechend 6 ml Sufenta mite) zusammen mit 20 ml 0,25 %igem Bupivacain und 14 ml physiologischer Kochsalzlösung aufgezogen, sodass ein Volumen von insgesamt 40 ml entsteht. In 10 ml dieser Gesamtlösung befinden sich demnach 7,5 µg Sufentanil und 12,5 mg Bupivacain. Sollten diese 40 ml, entsprechend 4 Bolusgaben von je 10 ml, nicht über den gesamten Geburtsverlauf hinweg ausreichen, wird die PDA unter alleiniger Verwendung von Bupivacain weitergeführt, um die Gesamtmenge von Sufentanil nicht weiter erhöhen zu müssen.

Peridural verabreichtes Sufentanil tritt nach systemischer Resorption transplazentar auf den Feten über, dennoch scheint die Gefahr einer klinisch relevanten Atemdepression des Neugeborenen nach bisherigen Untersuchungen mit dieser Dosierung nicht gegeben zu sein.

> Die kombinierte peridurale Anwendung von Opioid und Lokalanästhetikum zur Behandlung des Geburtsschmerzes hat inzwischen weite Verbreitung gefunden. Die Vorteile gegenüber der alleinigen Anwendung von Lokalanästhetika liegen nicht nur in dem schnell einsetzenden Wirkungsbeginn, der besseren Analgesiequalität und der längeren Wirkdauer, sondern vor allem in einer Dosisreduktion des Lokalanästhetikums. Darüber hinaus hat sich gezeigt, dass der perineale Schmerz in der Austreibungsphase durch die zusätzliche periduale Gabe eines Opioids leichter beherrschbar ist. Das Auftreten eines Pruritus als einzige Nebenwirkung einer Opioidgabe erscheint angesichts ihrer Vorteile vertretbar.

Einfluss der Periduralanästhesie auf den Geburtsverlauf

Wenn auch unbestritten ist, dass die PDA aus der Geburtshilfe nicht mehr wegzudenken ist, seien doch einige Überlegungen zu ihrem Einfluss auf den Geburtsverlauf angeführt. Allgemeine Übereinstimmung scheint darin zu bestehen, dass durch eine PDA die **Wahrscheinlichkeit einer instrumentellen Hilfe** bei der Entwicklung des Kindes **steigt** und dass sich die **Austreibungsphase verlängert** (McGrady 1997). Allerdings gibt es keine Studie, die diese Behauptung stichhaltig untermauern würde. Ganz ähnlich verhält es sich mit der Frage, ob die PDA die Häufigkeit von Sectiones beeinflusst. Hierzu gibt es Untersuchungen, die zu ganz unterschiedlichen Ergebnissen kommen (Chestnut et al. 1994, Thorp et al. 1993).

Die Schwierigkeit der Beweisführung liegt darin, dass aus verschiedenen praktischen und ethischen Gesichtspunkten groß angelegte randomisierte Doppelblindstudien schwierig, wenn nicht gar unmöglich durchzuführen sind (Dewan u. Cohen 1994). Verständlicherweise werden sich wenige Frauen bereit erklären, in eine von vornherein festgelegte Methode der Schmerzbehandlung unter der Geburt einzuwilligen. Außerdem scheint es ethisch nicht vertretbar, ihnen bei bestehender geburtshilflicher Indikation die PDA vorzuenthalten.

▶ Studienbox

Die zahlreichen, nicht randomisierten Untersuchungen, die zeigen, dass eine PDA mit längeren Geburtsverläufen, häufigeren vaginal-operativen Entbindungen und einem Anstieg der Sectiorate verbunden sind, können nicht belegen, dass hier ein kausaler Zusammenhang besteht (Liebermann et al. 1996; McGrady 1997). Dessen ungeachtet gibt es Studien, die darauf hinweisen, dass eine zunehmende Zahl von Periduralanästhesien nicht zwangsläufig zum Anstieg der Sectiofrequenz und der instrumentellen Entbindungen führt (Hemminki u. Gissler 1996).

Die unüberwindbare Schwierigkeit bei allen Studien besteht darin, dass es nicht vertretbar erscheint, eine doppelblinde Randomisierung vorzunehmen. Somit sind die Patientenkollektive der bisherigen Studien nicht vergleichbar, denn diejenigen

Frauen, die wegen stärkster Schmerzzustände unter der Geburt eine PDA benötigen, werden auch diejenigen sein, die längere und schmerzhaftere Geburtsverläufe aufweisen und bei denen die Wahrscheinlichkeit einer operativen Entbindung höher ist als bei den Frauen, die keine PDA benötigen. Welche Auswirkung die PDA an sich auf den Geburtsverlauf haben wird, ist nicht vorhersehbar.

Es gibt Hinweise dafür, dass die PDA während der Austreibungsphase die endogene Oxytozinproduktion und die Kontraktilität des Uterus vermindert. Gezeigt wurde auch, dass eine Verminderung der Uteruskontraktionsstärke durch Infusion von 1000 ml einer Elektrolytlösung vor der PDA auftrat und dieser Effekt 10–20 min anhielt (Cheek et al. 1996). Einen für den Geburtsverlauf entscheidenden Faktor stellen diese Beobachtungen jedoch nicht dar.

> Unbestritten bleibt also, dass die PDA den Geburtsverlauf beeinflusst, im einen Fall vorteilhaft, im anderen Fall möglicherweise auch ungünstig. Für die Behauptung, dass dieses Verfahren entscheidend zu einer Zunahme der Sectiorate beiträgt, gibt es bislang keinen Beweis. Auch in Zukunft wird diese Methode der Schmerzbehandlung ihren festen Platz in der Geburtshilfe einnehmen, denn sie ist in ihrer analgetischen Potenz allen anderen verfügbaren Verfahren – sieht man von der kontinuierlichen Spinalanästhesie ab – zum jetzigen Zeitpunkt überlegen.

47.2.5 Kontinuierliche Spinalanästhesie

Die einmalige intrathekale Gabe eines Lokalanästhetikums und/oder Opioids bewirkt eine rasche und vollständige Aufhebung des Geburtsschmerzes, kann jedoch häufig keine ausreichende Analgesie über den gesamten Geburtsverlauf gewährleisten. Über einen intrathekalen Katheter kann die erforderliche Dosis des Lokalanästhetikums und/oder Opioids im Gegensatz zu einer einmaligen intrathekalen Gabe jedoch titriert nachinjiziert werden. Dazu wird bei der kontinuierlichen Spinalanästhesie nach Punktion des Subarachnoidalraumes mit einer 22- oder 24-Gauge-Kanüle ein dünnlumiger Katheter (27–32 G) durch die Punktionskanüle 2 cm weit in den Intrathekalraum vorgeschoben. Die derzeit im Handel befindlichen Kathetersets beinhalten in der Regel die Anwendung einer 22-G-Punktionskanüle mit bleistiftartig geformter Spitze, durch die ein 28-G-Katheter 2 bis max. 3 cm in den Intrathekalraum platziert wird. Dünnlumigere Kanülen und Katheter sind zwar erhältlich, die Katheter (32 G) lassen sich jedoch kaum führen und die Liquoraspiration über diese extrem dünnen Systeme ist nicht möglich. Daher sollte auf die Kathetersets zurückgegriffen werden, die 22-G-Kanülen und 28-G-Katheter enthalten. Die Häufigkeit des postpunktionellen Kopfschmerzes bei Verwendung dieser Methode liegt leider hoch (etwa 10 %) Im Vergleich zur versehentlichen Duraperforation bei der Periduralanästhesie mit der Tuohy-Nadel (16–18 G-) sind diese Kopfschmerzen jedoch von unvergleichbar niedrigerer Intensität und die Patientinnen sind in ihrem Allgemeinbefinden weitaus weniger beeinträchtigt.

Bei der **kontinuierlichen Spinalanästhesie** sind im Vergleich zur Periduralanästhesie wesentlich geringere Dosierungen von Lokalanästhetika und Opioiden notwendig. Der Vorteil des Verfahrens besteht darin, dass auch ein dringend notwendiger Kaiserschnitt mit Hilfe des bereits liegenden Katheters durchgeführt werden kann, da die Ausbildung einer vollständigen motorischen und sensiblen Blockade nach intrathekaler Verabreichung eines Lokalanästhetikums nur wenige Minuten beträgt. Vorteile scheinen sich auch bei der Patientengruppe zu ergeben, bei denen die sich die Punktion des Periduralraumes sehr schwierig gestaltet (z. B. Patienten mit schwierigen anatomischen Verhältnissen wie bestehenden Wirbelsäulendeformationen, extrem adipöse Patienten).

Die Vorteile dieses Verfahrens liegen aber nicht nur in der einfacheren Punktionstechnik, sondern auch in der zu beobachtenden Tatsache, dass Spinalkatheter weniger leicht dislozieren und die Anästhesie sehr selten einseitig oder unvollständig ausgebildet ist; zudem gestaltet sich die »Titration« der für eine Analgesie ausreichenden Dosis des Lokalanästhetikums und/oder Opioids einfacher. In Betracht zu ziehen ist das Verfahren der kontinuierlichen Spinalanästhesie auch bei Patientinnen mit kardialen Vorerkrankungen, die zur Sectio caesarea anstehen. Blutdruckabfälle, wie sie bei Single-shot-Spinalanästhesie häufig auftreten und die für derartige Patientinnen eine unter Umständen vitale Bedrohung darstellen, lassen sich hier durch langsame Titration der Applikation des Lokalanästhetikums leichter vermeiden (Möllmann 1997).

Dennoch muss betont werden, dass aufgrund der hohen Kopfschmerzrate das Verfahren der kontinuierlichen Spinalanästhesie zur Schmerzerleichterung unter der Geburt und auch beim Kaiserschnitt derzeit keine Routinemethode sein kann, zumal die Betreuung dieser Katheter einen sofort bereit stehenden Anästhesisten voraussetzt. In den Fällen jedoch, in denen eine Punktion des Periduralraumes zur Anlage der weiterhin standardmäßig empfohlenen Periduralanästhesie nicht gelingt, sollte die Möglichkeit der Anwendung eines Spinalkatheters in Erwägung gezogen werden (◻ Abb. 47.2).

Nebenwirkungen zeigen sich bei der Anwendung von Opioiden im regelmäßigen Auftreten von Juckreiz, des Weiteren in Übelkeit und Erbrechen.

Cave

Die gleichzeitige Existenz zweier grundsätzlich unterschiedlicher Leitungsanästhesieverfahren wie die Spinalanästhesie und die PDA birgt die Gefahr einer Verwechselung. Die bei periduraler Gabe gewählten Dosierungen von Lokalanästhetika und Opioiden werden bei versehentlicher intrathekaler Injektion zu lebensbedrohlichen Komplikationen führen.

Bei einem zu weiten Vorschieben des Katheters kann es infolge von Knoten- und Schlingenbildung zur Verletzung der intraspinal verlaufenden Nervenfasern kommen. Blutungen durch Kontakt des Katheters mit der gefäßreichen Pia mater spinalis, Infektionen sowie Abscheren des dünnen Katheters sind weitere **Komplikationen**. Bei der kontinuierlichen Spinalanästhesie sollten nur isobare Lokalanästhetika angewendet werden, da bei Verwendung hyperbarer Lösungen lokal nerventoxische Reaktionen mit Ausbildung eines Cauda-equina-Syndroms beschrieben wurden.

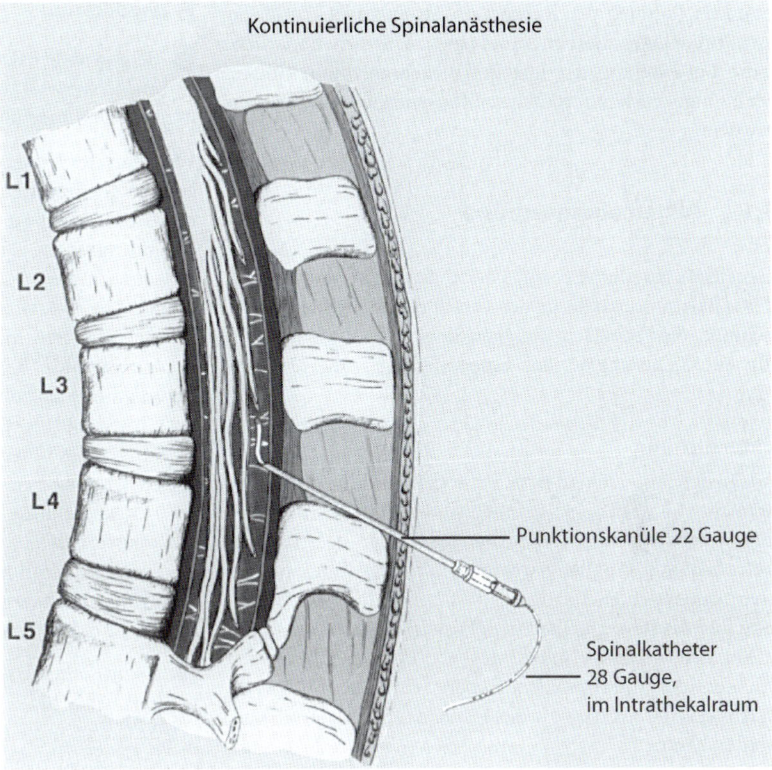

Abb. 47.2. **Kontinuierliche Spinalanästhesie**

47.2.6 Kombinierte Spinal-Epiduralanaesthesie

Da diese Methode vor allem im englischsprachigen Raum weit verbreitet ist, soll das Prinzip des Verfahrens hier kurz beschrieben werden. Letzlich werden die beiden Formen der rückenmarknahen Anaesthesie (Single-shot-Spinalanaesthesie und Katheterperiduralanaesthesie) kombiniert (Abb. 47.3). Nach Punktion des Periduralraumes in üblicher Technik mit einer speziellen Tuohy-Nadel, die an ihrem Ende zwei Öffnungen hat, wird durch die untere kleine Öffnung eine Spinalkanüle in den Liquorraum vorgeschoben, das Lokalanaesthetikum und/oder Opioid injiziert, anschließend die Spinalkanüle entfernt. Jetzt wird der Periduralkatheter über die noch liegende Tuohy-Nadel platziert, diese dann nach Einführen des Katheters entfernt. Der theoretiche Vorteil liegt darin, den schnellen Wirkungeintritt intrathekal verabreichter Medikamente mit der im weiteren Geburtsverlauf notwendigen Analgesie über den Periduralkatheter fortzusetzen. Im deutschsprachigen Raum wird diese Methode eher selten angewendet.

47.3 Anästhesie bei Sectio caesarea

Die Frequenz der Schnittentbindungen hat in den letzten Jahren weltweit zugenommen. Verantwortlich dafür sind u. a. eine bessere Geburtsüberwachung und zunehmend forensische Gesichtspunkte.

Die maternale peripartale Mortalität in Westeuropa ist nicht genau bekannt, da die offiziellen Mortalitätszahlen nicht der Realität entsprechen (Welsch 1995), sie dürfte bei einer Größenordnung von 20 maternalen Todesfällen pro 100 000 Lebendgeborenen liegen. Die Sectiomortalität, also die Todesfälle in zeitlichem Zusammenhang mit der Sectio, ist deutlich höher. Der anästhesiologisch verursachte Anteil der maternalen Sterblichkeit bei Sectiones ist ebenso schwer zu erfassen. Er ist vorwiegend auf Aspiration und Hypoxie nach Intubationsschwie-

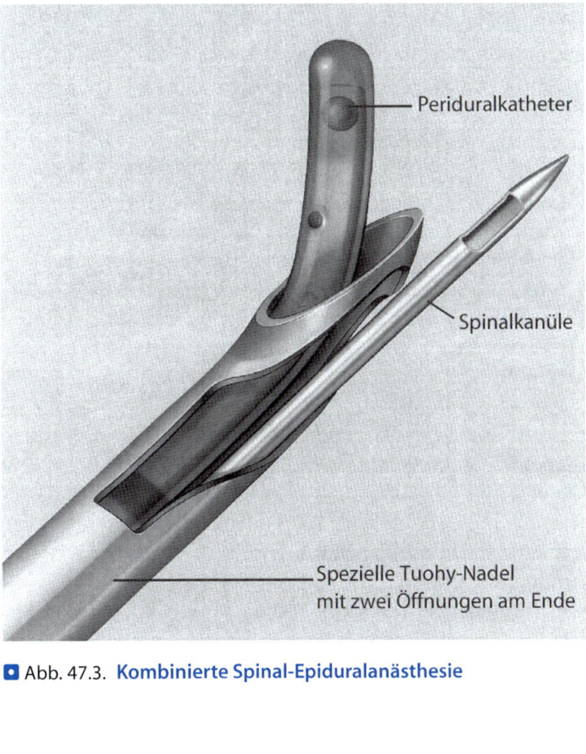

Abb. 47.3. **Kombinierte Spinal-Epiduralanästhesie**

rigkeiten im Rahmen der Narkoseeinleitung zurückzuführen (Chestnut 1997). Aus diesem Grund ist es nicht verwunderlich, dass die Entwicklung der letzten Jahrzehnte dahin führte, immer häufiger rückenmarknahe Leitungsanästhesieverfahren einzusetzen.

47.3.1 Allgemeinanästhesie

Im Gegensatz zu den Leitungsanästhesieverfahren besteht bei der Inhalationsanästhesie der Vorteil der schnellen Narkoseeinleitung. Sie verursacht weniger Blutdruckabfälle und beinhaltet eine Sicherung der Luftwege unter kontrollierter Beatmung.

Voruntersuchung

Grundsätzlich unterscheidet sich die präoperative Untersuchung nicht von derjenigen bei nichtgeburtshilflichen Patienten. Besonderes Augenmerk wird man jedoch gerade bei diesen Patientinnen auf möglicherweise auftretende Intubationsschwierigkeiten richten. Dazu zählt die Überprüfung der Mundöffnung und die Beweglichkeit der Halswirbelsäule, besonders beim Versuch, diese zu überstrecken. Ein zurückliegender Unterkiefer oder/und vorstehende obere Schneidezähne geben einen Hinweis darauf, dass die Sicherung der Luftwege schwierig werden kann.

Ein einfach durchzuführender Test, der es dem Anästhesisten ermöglicht, frühzeitig Intubationsschwierigkeiten vorherzusagen, soll kurz beschrieben werden: Die vor dem Untersucher sitzende Patientin wird aufgefordert, den Mund so weit wie möglich zu öffnen und die Zunge herauszustrecken. Lassen sich hierbei Gaumensegel und Uvula nicht oder nur teilweise erkennen, sind Intubationsprobleme zu erwarten.

Weitere wertvolle Hilfen für das Erkennen derartiger Schwierigkeiten sind die Bestimmung der **thyreomentalen Distanz** (<6,5 cm) und des **sternomentalen Abstands** (<12,5 cm) bei vollkommen überstreckter Halswirbelsäule. Besonders bei sehr adipösen Patientinnen wird man diese Untersuchungen gründlich vornehmen, da eine Maskenbeatmung bei nicht möglicher Intubation extrem erschwert, wenn nicht gar unmöglich ist.

> **▶ Empfehlung**
>
> Sind aufgrund der bei der präoperativen Untersuchung erhobenen Befunde Intubationsprobleme zu erwarten, so stellt die fiberoptische Intubation der wachen Patientin das sicherste Verfahren dar. Diese Vorgehensweise sollte dann in allen Einzelheiten bei der Prämedikation erklärt werden.

Trotz aller präoperativ sorgfältig erhobener Befunde wird es immer wieder vorkommen, dass unerwartet während der Narkoseeinleitung die Intubation nicht gelingt. In derartigen Fällen wird man zunächst versuchen, die Patientin über eine Maske mit reinem Sauerstoff zu beatmen oder eine Larynxmaske einzuführen. Sollte auch dadurch keine Oxygenierung möglich sein, verbleibt als Ultima ratio nur die Notkoniotomie. Aus diesem Grund ist die Bereitstellung eines dafür geeigneten Instrumentariums grundsätzlich erforderlich.

Prämedikation

> Bei den maternalen Todesfällen, die im Rahmen der Allgemeinanästhesie auftreten, stellt die Aspirationspneumonie die Hauptursache dar.

Während des letzten Trimenons und besonders unter der Geburt ist die Magenentleerung verzögert. Durch den vergrößerten Uterus wird der Magen nach oben geschoben, wodurch der intragastrale Druck ansteigt; zusätzlich nimmt der Tonus des unteren Ösophagussphinkters ab. Die Motilität des Magen-Darm-Traktes wird durch erhöhte Progesteronspiegel, verminderte Motilinspiegel und evtl. peripartal verabreichte Opioide herabgesetzt. Darüber hinaus nimmt das Volumen des sauren Magensaftes unter der Einwirkung des auch von der Plazenta gebildeten Gastrins zu. Ultraschalluntersuchungen des Magens haben ergeben, dass bei etwa der Hälfte der Schwangeren am Termin noch 8–24 h nach der letzten Nahrungsaufnahme feste Nahrungsbestandteile im Magen vorhanden waren.

All diese Veränderungen erhöhen die Gefahr der Regurgitation und bronchopulmonalen Aspiration mit ihren möglicherweise deletären Folgen.

> Die physiologischen Veränderungen im Gastrointestinaltrakt haben dazu geführt, dass jede Schwangere ab der 20. SSW als nicht nüchtern angesehen wird. Das heißt, die sonst üblicherweise als ausreichend anzusehende Zeit von 6 h nach der letzten Nahrungsaufnahme kann hier nicht als Nüchternheitsgrenze gelten.

Deshalb hat die Prämedikation auch zum Ziel, die Menge (<25 ml) und die Azidität des Magensaftes zu vermindern (pH-Wert >2,5), um bei einer Aspiration die verheerenden Folgen einer Pneumonie, die schon seit langem unter dem Begriff des Mendelson-Syndroms bekannt ist, zu vermeiden.

Folgende medikamentöse Maßnahmen werden empfohlen:

- H_2-Rezeptor-Antagonisten reduzieren zuverlässig Volumen und Azidität des Magensaftes. Sie entfalten ihre Wirkung aber erst 1–2 h nach oraler Verabreichung, bzw. 45–60 min nach intravenöser oder intramuskulärer Gabe. Ranitidin wird als Mittel der Wahl angesehen, da es die Leberperfusion nur unwesentlich beeinflusst und keine Hemmung der Leberenzyme verursacht. Für die elektive Sectio empfiehlt es sich, am Abend vor dem Operationstag 150 mg Ranitidin oral zu geben und die gleiche Dosis 2 h präoperativ zu verabreichen.
- Bewährt hat sich auch die Gabe von Natriumcitrat 0,3 molar, das bei 95 % der Patienten eine Anhebung des pH-Werts auf >2,5 bewirkt. Da es nur kurz wirksam ist, darf diese Substanz in einer Menge von 20–30 ml nicht früher als 30 min vor Narkosebeginn gegeben werden.
- Schließlich erreicht man durch die Gabe von Metoclopramid in einer Dosierung von 10 mg 15 min vor dem Eingriff eine Tonussteigerung des unteren Ösophagussphinkters. Obwohl die Effektivität dieser Substanz bei geburtshilflichen Eingriffen im Hinblick auf einen Aspirationsschutz nicht sicher erwiesen ist, wird sie von Anästhesisten bei sehr adipösen Patientinnen und solchen mit einer Neigung zur Regurgitation eingesetzt. Nebenwirkungen auf das Neugeborene sind nicht beschrieben.

Cave

Sedativa, insbesondere Benzodiazepine, sollten nicht zur Prämedikation eingesetzt werden. Sie passieren die Plazentaschranke leicht und verursachen beim Neugeborenen Störungen der Temperaturregulation, des neurologischen Verhaltens und der Atmung. Dies gilt auch für das kurz wirksame Midazolam.

Lagerung

Trotz des erhöhten Herzminutenvolumens (HMV) und des erhöhten Blutvolumens neigt die Schwangere am Geburtstermin zur Hypotonie. In Rückenlage werden die V. cava inferior und die Aorta durch den großen, schweren Uterus in Höhe des 3.–4. Lendenwirbels gegen die Wirbelsäule gedrückt und dabei erheblich komprimiert. Die Obstruktion der V. cava bewirkt zum einen durch den verminderten Blutrückstrom zum Herzen einen Abfall des HMV mit einem kompensatorischen Anstieg der maternalen Herzfrequenz und einem Abfall des arteriellen Mitteldrucks. Die Obstruktion behindert den venösen Abfluss des Uterus mit der Herabsetzung seiner Perfusion.

Die Kompression der Aorta findet oberhalb ihrer Bifurkation statt. Da die Uterinarterien distal der Bifurkation aus den hypogastrischen Gefäßen ihren Ursprung nehmen, ist deren Blutfluss u. U. erheblich vermindert und kann zur Asphyxie des Kindes führen. Der an der A. brachialis gemessene Blutdruck kann dabei unverändert bleiben. Dieses Phänomen kann durch Palpation des Femoralispulses erkannt werden, der sich durch die Kompression der Aorta deutlich schwächer anfühlt, aber nach manueller Linksverlagerung des Uterus und bei einer Linksseitenlage der Patientin um 20–30 seine normale Pulsqualität wieder annimmt. Die Kompression der Aorta verursacht bei der Mutter keine klinischen Symptome, wie sie die Kompression der V. cava hervorruft (Blässe, Schwitzen, Übelkeit, Erbrechen).

Für den Anästhesisten ist diese Kenntnis deshalb wichtig, weil volatile Anästhetika, aber auch Hypnotika die Symptome der aortokavalen Kompression durch eine Vasodilatation und negative Inotropie verstärken. Bei den rückenmarknahen Leitungsanästhesieverfahren wie der Spinalanästhesie und PDA ist die Vasodilatation durch Sympathikolyse besonders ausgeprägt und aggraviert die Folgen der aortokavalen Kompression. Die zuvor genannten therapeutischen Lagerungsmaßnahmen sind nur in einem Teil der Fälle geeignet, Blutdruckabfälle zu verhindern.

Präoxygenierung

Im Verlauf der Schwangerschaft erhöht sich der Sauerstoffbedarf um bis zu 20 % als Folge des gesteigerten maternalen Metabolismus und der erhöhten Atem- und Herzarbeit. Die Sauerstoffbindungskurve ist mit fortschreitender Schwangerschaft zunehmend nach rechts verschoben. Damit wird eine verminderte Affinität des Sauerstoffs zum Hämoglobin beschrieben. Auf der einen Seite wird die Abgabe von Sauerstoff an die Gewebe erleichtert, auf der anderen Seite ist die Sauerstoffbindung an das Hämoglobin erschwert.

Die Verminderung der funktionellen Residualkapazität (d. h. die Summe von exspiratorischem Reservevolumen und Residualvolumen) bewirkt eine Verminderung der Sauerstoffreserve. Bei Intubationsproblemen wird eine Hypoxämie schnell erreicht, mit anderen Worten, die Apnoephase nach Verabreichung des Hypnotikums und anschließender Muskelrelaxation darf nur kurz sein.

> Für die Praxis heißt das: Vor der Narkoseeinleitung bei einer Schwangeren muss eine ausreichende Präoxygenierung gewährleistet sein. Eine 3- bis 5-minütige Einatmung von reinem Sauerstoff mittels dicht auf das Gesicht aufgesetzter Maske, gefolgt von einigen maximal tiefen Atemzügen, führt zum Auswaschen des im Blut vorhandenen Stickstoffs und zum Füllen der funktionellen Residualkapaziät mit Sauerstoff.
>
> Folgendes Beispiel soll dies verdeutlichen: Eine einminütige Apnoe nach vorheriger Präoxygenierung führt bei nichtschwangeren Frauen zu einer Verminderung des arteriellen pO_2 um 50 mmHg, dagegen bei Schwangeren am Termin zu einem Abfall von 150 mmHg.

Narkoseeinleitung

Thiopental

Thiopental ist die am häufigsten verwendete Substanz (3–4 mg/kg KG) für die Narkoseeinleitung bei Sectio. Sie hat sich seit mehr als 50 Jahren bewährt, und unzählige schwangere Patientinnen sind hiermit behandelt worden, ohne dass nachteilige Effekte auf das Neugeborene beschrieben wurden. Das Barbiturat tritt schnell diaplazentar über. Da die Spitzenkonzentration in der Nabelvene bereits nach 1 min, in der Nabelarterie nach 2–3 min erreicht wird, ist die Substanz zum Zeitpunkt der Entwicklung regelmäßig auf das Neugeborene übergetreten. In der angegebenen Dosierung bis zu 4 mg/kgKG ist das fetale Gehirn jedoch keinen nachteiligen Konzentrationen ausgesetzt. Das von der Plazenta kommende arterialisierte Blut passiert zunächst die Leber des Kindes. Durch das gleichzeitig aus der unteren Extremität und den viszeralen Organen zurückströmende Blut wird die Plasmakonzentration von Thiopental reduziert.

Ketamin

Ketamin (2–3 mg/kg KG) führt zu einer Sympathikusaktivierung mit einem Anstieg des Blutdrucks und der Herzfrequenz. Deshalb ist es geeignet für eine Anwendung bei hypovolämischen Schockzuständen oder aufgrund seiner bronchodilatatorischen Wirkung bei Patienten mit obstruktiven Ventilationsstörungen, wie beispielsweise Asthma bronchiale. Kontraindiziert ist die Substanz wegen ihrer sympathomimetischen Wirkung bei einer bestehenden Präeklampsie oder Eklampsie.

Schwere postoperative Unruhezustände und Halluzinationen, die häufig mit Alpträumen verbunden sind, werden bei hoher Dosierung und fehlender Begleitmedikation in Form eines Benzodiazepins beschrieben. Niedrige Apgar-Werte und ein erhöhter Muskeltonus des Neugeborenen können ebenfalls die Folge einer Überdosierung sein.

Propofol

Propofol ist ein in neuerer Zeit entwickeltes Hypnotikum. Aufgrund der Unlöslichkeit in wässrigen Lösungen wird es als Fettemulsion hergestellt und besitzt dadurch ein milchartiges Aussehen. Vorteilhaft ist seine kurze Anschlag- und Eliminationshalbwertszeit mit einer geringen Inzidenz von Übelkeit und Erbrechen. Eine Reihe von Studien haben Propofol mit Thiopental zur Narkoseeinleitung bei Sectio verglichen. Hypotensionen und transplazentarer Übertritt beider Pharmaka waren dabei vergleichbar, ebenso der Zustand der Neugeborenen, gemessen an Apgar-Werten, Blutgasen und neurologischem Status. In einigen Untersuchungen wurde jedoch über erniedrigte Apgar-Werte, muskuläre Hypotonie und verminderte Vigilanz der Neugeborenen nach Propofolgabe berichtet.

Die Erfahrungen mit dieser Substanz bei der Sectio sind im Vergleich zum Thiopental noch zu gering, als dass man Propofol für die routinemäßige Anwendung zur Narkoseeinleitung bei der Sectio empfehlen könnte.

Intubation

Während der Schwangerschaft ist das Kapillarbett der Schleimhäute im gesamten Respirationstrakt hyperämisiert. Dies verursacht eine Schwellung von Nasopharynx, Oropharynx, Larynx und Trachea. Daher ist bei allen Manipulationen an den oberen Luftwegen mit Schleimhautblutungen zu rechnen. Diese Komplikation, durch unvorsichtige Vorgehensweise bei der Intubation oder beim Absaugen hervorgerufen, entsteht sehr leicht und führt möglicherweise zur Blutaspiration. Blutungen im Nasen-Rachen-Raum behindern die Sicht bei der Laryngoskopie und erschweren somit die Intubation. Wegen der Schwellung der Schleimhäute im Bereich des Kehlkopfs und der Trachea wird für die Intubation ein Tubus mit kleinerem Innendurchmesser gewählt.

Als Muskelrelaxans kommt für die Intubation bei fehlenden Kontraindikationen nur das kurz wirksame, depolarisierende **Succinylcholin** infrage, da es bis heute noch die Substanz mit dem schnellsten Wirkungseintritt ist. Die Präcurarisierung mit einem nicht depolarisierenden Präparat wird unterschiedlich gehandhabt. Sie dient der Vermeidung von durch Succinylcholin hervorgerufenen Muskelfaszikulationen, die zum Anstieg des intragastralen Drucks und damit zu einer Regurgitation führen können. Auf der anderen Seite erfordert die Präcurarisierung eine Dosiserhöhung des Succinylcholins, um eine vollständige Relaxation der Patientin und damit bestmögliche Intubationsbedingungen zu erreichen.

In den Fällen, in denen sich eine Verwendung von Succinylcholin verbietet, wie z. B. bei bestimmten Muskelerkrankungen oder bei einer Prädisposition zur malignen Hyperthermie, ist neben den Leitungsanästhesieverfahren die fiberoptische Intubation als ein sicheres Vorgehen anzusehen.

Aufrechterhaltung der Narkose

Da eine Aufrechterhaltung der Narkose durch wiederholte Injektionen der Einleitungshypnotika zwar möglich, aber aufgrund ihrer Kumulation pharmakologisch nicht sinnvoll ist, werden zur Fortführung der Anästhesie **Inhalationsanästhetika** verwendet. Zu ihnen zählt das Lachgas sowie die übrigen volatilen Anästhetika Halothan, Enfluran, Isofluran, Desfluran und Sevofluran. Allen gemeinsam ist, dass sie aus dem Alveolarraum in das Blut aufgenommen werden und nach Erreichen des ZNS in ihrer freien, ungebundenen Form ihre anästhetische Wirkung erzielen. Die ausgedehnte Alevolaroberfläche sorgt für einen raschen Gasaustausch in beide Richtungen.

Hinsichtlich der physikochemischen Eigenschaften bestehen beträchtliche Unterschiede zwischen den einzelnen Substanzen. Sie betreffen u.a. die Eigenschaft des Anästhetikums, sich in genau definierbaren Mengen im Blut, in den Geweben und im Körperwasser zu lösen. So kann man zur Ermittlung verschiedener Verteilungskoeffizienten gelangen, wie beispielsweise dem Blut-Gas- oder dem Fett-Blut-Verteilungskoeffizienten. Gut steuerbare volatile Anästhetika wie Desfluran und Sevofluran weisen eine niedrige Blutlöslichkeit auf, ein schlechter steuerbares, wie das Halothan, dagegen eine hohe.

Die **anästhetische Wirkstärke** ist u. a. abhängig von der Fettlöslichkeit. Lachgas mit seiner sehr niedrigen Fettlöslichkeit besitzt eine zu niedrige anästhetische Wirksamkeit, als dass damit allein eine ausreichende Narkosetiefe zu erreichen wäre. Isofluran, Enfluran und Halothan dagegen sind gut fettlöslich und gelten als potente Inhalationsanästhetika. Zur Definition der anästhetischen Potenz eines gasförmigen Anästhetikums wurde der Begriff der **minimalen alveolären Konzentration** (MAC) eingeführt. Man versteht darunter diejenige alveoläre Konzentration des Anästhetikums in reinem Sauerstoff, bei der 50 % der Patienten auf einen definierten Schmerzreiz keine Reaktion mehr zeigen. Je höher also der MAC-Wert eines Inhalationsanästhetikums ist, desto niedriger ist seine anästhetische Wirksamkeit.

Alle volatilen Anästhetika fluten aufgrund der bei der schwangeren Patientin erniedrigten funktionellen Residualkapazität rasch an, d. h., der Partialdruckausgleich des Narkosegases zwischen maternaler Alveole und maternalem Blut findet schneller statt als bei nichtschwangeren Patientinnen.

> Alle gebräuchlichen volatilen Anästhetika können in Konzentrationen ab etwa 1,5 MAC die Uteruskontraktion aufheben.

Die so induzierte Uterusatonie ist durch Oxytozin nicht zu antagonisieren. Diese Wirkung ist auch nach Absetzen der Inhalationsanästhetika nachweisbar. In niedrigeren Konzentrationen verabreicht (Halothan 0,5 Vol %, Enfluran 1,0 Vol %, Isofluran 0,75 Vol %) bewirken sie eine gewisse Uterusrelaxation, die oft erwünscht ist, da sie die Uterusperfusion und die fetale Sauerstoffversorgung verbessern können. Der Blutverlust scheint bei diesen niedrigen Konzentrationen nicht verstärkt zu sein, und der Uterus reagiert auf die Oxytozinverabreichung. Lachgas besitzt keinen nachteiligen Effekt auf die Uterusaktivität.

Da alle halogenierten Inhalationsanästhetika gut fettlöslich sind, überwinden sie die Plazentaschranke rasch. Aufgrund seiner etwas geringeren Fettlöslichkeit scheint Isofluran vom Neugeborenen schneller abgeatmet zu werden als Halothan oder Enfluran. Über die Anwendung von Sevofluran zur geburtshilflichen Anästhesie gibt es zum jetzigen Zeitpunkt nur wenige abgeschlossene Untersuchungen. Die niedrige Fettlöslichkeit, die schnelle Anflutung und die geringe Beeinträchtigung der myokardialen Funktion scheinen von der theoretischen Überlegung her für diesen Einsatzbereich möglicherweise gewisse Vorteile mit sich zu bringen. Die meisten Erfahrungen bestehen jedoch mit Halothan, Enfluran und Isofluran.

> Die oben genannten volatilen Anästhetikakonzentrationen in 50 % Lachgas führen bei der Mutter zu einer sicheren Amnesie und Analgesie. Dagegen ist damit eine Anästhesie des Neugeborenen unwahrscheinlich, wenn die Applikationsdauer bis zur Kindsentwicklung nicht > 15 min beträgt. Die volatilen Anästhetika werden vom Kind rasch abgeatmet. Für den postpartalen Zustand des Neugeborenen ist

nicht so sehr die Dauer der Anästhesie bis zur Entwicklung entscheidend, als vielmehr die Zeitspanne zwischen Uterusinzision und Abnabelung.

Bei zu niedrig gewählter Dosis des Einleitungshypnotikums oder des Inhalationsanästhetikums sind maternale intraoperative Wachheitszustände beschrieben worden. Dabei existieren Schilderungen, in denen Mütter glaubhaft berichten, dass sie die Sectio in relaxiertem Zustand bei vollem Bewusstsein miterlebt haben. Zeichen von intraoperativer Wachheit können weite Pupillen, Tränensekretion, Schwitzen, Tachykardie und Blutdruckanstiege sein. Das Auftreten unkoordinierter Bewegungen der Extremitäten, Grimassieren, Schlucken oder Husten, die als sichere Zeichen einer zu flachen Narkose gewertet werden können, sind selbstverständlich erst dann zu erwarten, wenn die Wirkung der Muskelrelaxanzien abgeklungen ist.

Beatmung

Die verminderte funktionelle Residualkapazität der Schwangeren erleichtert eine versehentliche Hyperventilation mit der Gefahr einer fetalen Hypoxämie. Ein Abfall des maternalen arteriellen CO_2-Partialdrucks mit folgender Alkalose bewirkt einen Abfall des Blutflusses in den Umbilikalgefäßen. Darüber hinaus führt eine Linksverschiebung der maternalen Sauerstoffbindungskurve über eine Zunahme der Affinität des maternalen Hämoglobins zum Sauerstoff zu einer erschwerten Abgabe von Sauerstoff an die Gewebe. Ein gesunder Fetus kann diese Situation besser kompensieren als ein asphyktischer.

Deshalb ist bei der Beatmung der Schwangeren eine Hyperventilation, die sehr leicht mithilfe des endexspiratorisch gemessenen CO_2 erkannt wird, zu vermeiden. Hinsichtlich des inspiratorischen Sauerstoffanteils ist – abgesehen von den Fällen mit beeinträchtigter maternaler Lungenfunktion – eine Beatmung mit 50 % Sauerstoff als ausreichend anzusehen. Die Beatmung mit reinem Sauerstoff ist selbstverständlich grundsätzlich möglich, beinhaltet aber, dass kein Lachgas verwendet werden kann und damit die Konzentration des volatilen Anästhetikums erhöht werden muss, um eine ausreichende Narkosetiefe zu erreichen. Damit ist aber die Gefahr einer Uterusatonie mit u. U. ausgeprägtem Blutverlust verbunden.

Narkoseausleitung

Nach der Entwicklung des Kindes wird die Konzentration des Inhalationsanästhetikums reduziert; die Gabe eines stark wirksamen Opioids ist nach Abnabelung möglich und führt zu einer intra- und postoperativ anhaltenden Analgesie. Die Extubation der Patientin nach Beendigung des Eingriffs wird erst dann durchgeführt, wenn die Schutzreflexe wieder zurückgekehrt sind, um eine mögliche Aspiration zu verhindern.

Für die Überwachung der Vitalfunktionen bei der Inhalationsanästhesie zur Sectio kommt das in der Übersicht beschriebene Standardmonitoring zum Einsatz (s. Übersicht).

Monitoring bei Allgemeinanästhesie zur Sectio caesarea

- Blutdruck (systolisch und diastolisch, MAP) nicht invasiv
- EKG
- Pulsoximetrie
- Kapnometrie (endexspiratorisches CO_2)
- Inspiratorische O_2-Konzentration
- Narkosegaskonzentration
- Diurese
- Temperatur

47.3.2 Spinal- und Periduralanästhesie

Beide Leitungsanästhesieverfahren werden zunehmend bei der Sectio eingesetzt. Der Hauptgrund ist die Vermeidung von Intubationsschwierigkeiten als gravierendste Komplikation der Allgemeinnarkose mit folgender Hypoxämie von Mutter und Kind. Darüber hinaus sind diese Verfahren auch für den Operateur von Vorteil: Er steht bei der Präparation des Uterus nicht unter Zeitdruck, da die Gefahr einer Depression des Neugeborenen durch Übertritt von volatilen und intravenösen Anästhetika nicht gegeben ist. Schließlich beinhaltet die rückenmarknahe Leitungsanästhesie als einzige Methode die Möglichkeit, dass die Mutter die Geburt ihres Kindes miterleben kann.

Die Komplikationen der Spinalanästhesie waren bereits unmittelbar nach ihrem ersten Einsatz offenkundig. Neben Blutdruckabfällen waren starke postpunktionelle Kopfschmerzen, die über mehrere Tage anhielten und meist mit Übelkeit und Erbrechen verbunden waren, die schwerwiegendsten Nebenwirkungen. Großlumige Punktionskanülen, die mit ihrem scharfen Schliff die Durafasern durchtrennten und zum anschließenden Liquorverlust aus der Perforationsstelle führten, werden dafür verantwortlich gemacht.

Punktionsnadeln mit scharfem Quincke-Schliff sind heute weitgehend durch Spezialkanülen mit nicht scharf geschliffener Spitze (bleistiftartig geformtes Kanülenende) abgelöst worden. Der Vorteil liegt darin, dass die Durafasern bei Verwendung derartiger Punktionsnadeln nicht durchschnitten, sondern auseinander gedrängt werden und sich die Punktionsstelle wieder rasch verschließt, sodass kein Liquorverlust größeren Ausmaßes entsteht (◻ Abb. 47.4).

In einer Studie an 110 Patientinnen mit Spinalanästhesie zur Sectio caesarea zeigte sich, dass in der Gruppe von 55 Patientinnen, bei der die Punktionsnadel mit stumpfem Ende (Sprotte-Kanüle, 24 gg.) verwendet wurde, in keinem Fall postpunktionelle Kopfschmerzen auftraten. Im Vergleichskollektiv, bei dem eine Whitacre-Kanüle mit 25 gg. eingesetzt wurde, lag die Kopfschmerzrate dagegen bei 14,5 % (Cesarini et al. 1990).

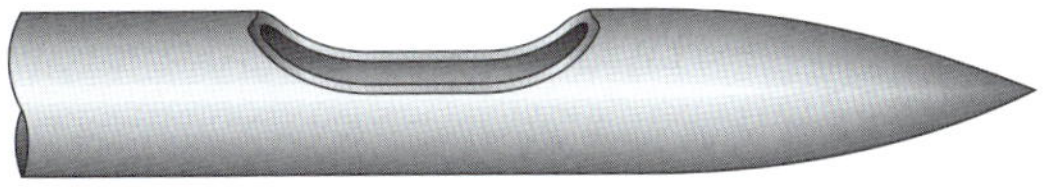

◻ Abb. 47.4. **Spinalkanüle nach Sprotte mit vorne konischer Nadel und seitlicher Öffnung** (nach Kretz et al. 1996)

Ungelöst dagegen ist nach wie vor das Problem des Blutdruckabfalls bei der Spinalanästhesie, der für das Kind eine Gefahr darstellt. Insbesondere bei schwerer fetaler Hypertrophie und uteroplazentarer Minderperfusion sollten die anästhesiologischen Verfahren auch hinsichtlich der potentiellen Gefahren eines Blutdruckabfalles intensiv zwischen Geburtshilfe und Anästhesie abgesprochen werden.

Bei Schwangeren am Termin ist eine geringere Lokalanästhetikamenge erforderlich, um eine ausreichende Anästhesiehöhe und eine vollständige motorische und sensible Blockade zu erreichen (Striebel u. Schwagmeier 1994).

Durch Kompression der V. cava in Rückenlage wird venöses Blut der unteren Körperhälfte über kollaterale Gefäße (interossäre Vertebralvenen, Paravertebralvenen und Venenplexus des Periduralraums) zum Herzen geleitet. Kernspintomographische Untersuchungen zeigen, dass diese Kollateralen den Peridural- und Subarachnoidalraum infolge der druckbdedingten Blutüberfüllung vor allem des extraduralen Venenplexus verkleinern (Hirabayashi et al. 1996).

Des Weiteren haben Versuche gezeigt, dass die Nervenfasern von Schwangeren entweder empfindlicher gegenüber Lokalanästhetika sind und/oder dass eine verbesserte Diffusion dieser Substanzen zu ihrem Wirkort, den Ionenkanälen, stattfindet.

Der rasche Blutdruckabfall wird durch eine Sympathikolyse sehr dünner sympathischer Nervenfasern mit folgender Vasodilatation verursacht. Werden Segmente oberhalb von Th_4 blockiert, sind die zum Herzen führenden Nn. accelerantes mitbetroffen, sodass die dadurch auftretende Bradykardie den Druckabfall verstärkt.

Ein systolisch <100 mmHg liegender Blutdruck oder ein arterieller Mitteldruck von 60 mmHg können bei schwangeren Patientinnen bereits zu einer Minderperfusion des Uterus führen. Da die uteroplazentaren Gefäße eine maximale Vasodilatation am Geburtstermin aufweisen und über keine Autoregulation verfügen, erfolgt die Uterusperfusion druckpassiv. Der effektive Perfusionsdruck ist also die Differenz zwischen arteriellem Mitteldruck und venösem Druck. Letzterer wird durch den Uterustonus beeinflusst.

> Es ist allgemein anerkannt, dass ein mittlerer arterieller Blutdruck von 70 mmHg eine ausreichende Perfusion des Uterus gewährleistet. Dabei ist zu beachten, dass der an der A. radialis oder A. brachialis gemessene Blutdruck nicht zwangsläufig mit dem in der unteren Aorta vorhandenen Blutdruck übereinstimmen muss.

Jede Hypotension, sei sie Folge einer Spinal-, Peridural- oder Allgemeinanästhesie, bedeutet für den Feten eine bedrohliche Situation. Ein Abfall des maternalen systolischen Blutdrucks um 20% oder mehr sowie ein Abfall unter 100 mmHg systolisch muß durch medikamentöse Maßnahmen unverzüglich behandelt werden.

Die Infusion einer Elektrolytlösung zur Verhinderung des Blutdruckabfalls unmittelbar vor Anlage der Spinalanästhesie wird kontrovers diskutiert.

Bei einer Patientenstudie wurde gefunden, dass die Gabe von 20 ml Ringer-Laktat/kg KG weder die Inzidenz von Blutdruckabfällen (RR systolisch <100, oder <20% vom Ausgangswert) noch deren Schweregrad, deren Beginn und deren Dauer im Vergleich zu einer unbehandelten Kontrollgruppe senken konnte (Rout et al. 1993). Beide Gruppen benötigten die gleiche Menge Ephedrin, und auch der klinische Zustand und die pH-Werte der Neugeborenen unterschieden sich nicht. Die Untersuchung zeigt, dass die Vorgabe von Ringer-Laktat allein die Hypotonie nicht sicher verhindern kann.

> Die Hauptkomplikation der Spinalanästhesie ist die maternale arterielle Hypotension.

Da der uteroplazentare Kreislauf über keine Autoregulation verfügt, führt ein über längere Zeit bestehender Blutdruckabfall bei der Mutter zur Minderversorgung des Feten mit folgender Hypoxie und Azidose des Neugeborenen. Die Hypotonie ist dann besonders gravierend, wenn sie stark ausgeprägt ist und über längere Zeit (3–4 min) bestehen bleibt. Besonders gefährdet werden Feten durch eine gleichzeitig bestehende Plazentainsuffizienz oder bei einer intrauterinen Wachstumsretardierung.

Zur Vermeidung einer Hypotension der Mutter ist weniger die Volumenauffüllung entscheidend als vielmehr die konsequente Linksseitenlage und die rechtzeitige Gabe von Sympathomimetika (z. B. Ephedrin) und/oder Parasympatholytika (Atropin). Deshalb ist die kurzfristige, in Abständen von 30 s stattfindende Blutdruckmessung bei der Mutter unmittelbar nach Anlage der Anästhesie besonders wichtig (Abb. 47.5).

► Studienbox

Vergleicht man das Outcome der Neugeborenen zwischen Allgemein-, Spinal- und Epiduralanästhesie, zeigt sich, dass die Apgar-Werte nach 5 min sowie die unmittelbar nach der Geburt gemessenen pH-Werte der Neugeborenen von Müttern mit elektiver Sectio gleich gut waren; lediglich der 1-Minuten-Apgar-Wert war bei den Neugeborenenvon Müttern mit PDA geringfügig besser als bei den Neugeborenen von Müttern mit Allgemeinanästhesie (Ratcliffe u. Evans 1993). Zu vergleichbaren Ergebnissen kommt auch eine andere Untersuchung (Riley et al. 1995).

In der gleichen Studie werden aber auch die Komplikationen beschrieben, die bei Anlegen der PDA auftraten. Bei 47 Periduralpunktionen wurden 6 Komplikationen registriert: eine Duraperforation, eine intrathekale Lage des Periduralkatheters, eine intravasale Lage der Punktionskanüle und 3-mal eine unzureichende Anästhesie.

Bei einer multizentrischen retrospektiven Untersuchung von insgesamt 4700 Periduralanästhesien zur Spontangeburt oder zur Sectio kamen 74 Duraperforationen vor, das sind 1,6% aller Fälle und stellt eine im Vergleich mit anderen Untersuchungen realistische Komplikationsrate dar. Das Entscheidende an dieser Untersuchung ist aber, dass die Beschwerden nach versehentlicher Perforation über mehr als 6 Wochen, teilweise sogar über mehrere Monate bestehen blieben (Kopfschmerzen in 13% der Fälle mit Halssteifigkeit und Schulterschmerzen) (MacArthur et al. 1993).

Ein Vergleich der Vorteile der Spinal- gegenüber der PDA zeigt, dass Blutdruckabfälle bei der Spinalanästhesie häufiger sind, aber keine schwerwiegende Komplikation darstellen, wenn sie sofort behandelt werden. Der postspinale Kopfschmerz stellt heute eine seltene Komplikation dar, während ihm nach versehentlicher Duraperforation im Rahmen einer PDA ein echter Krankheitswert zukommt. Der postpartale Status der Neugeborenen ist – was den klinischen Zustand, den pH-Wert und

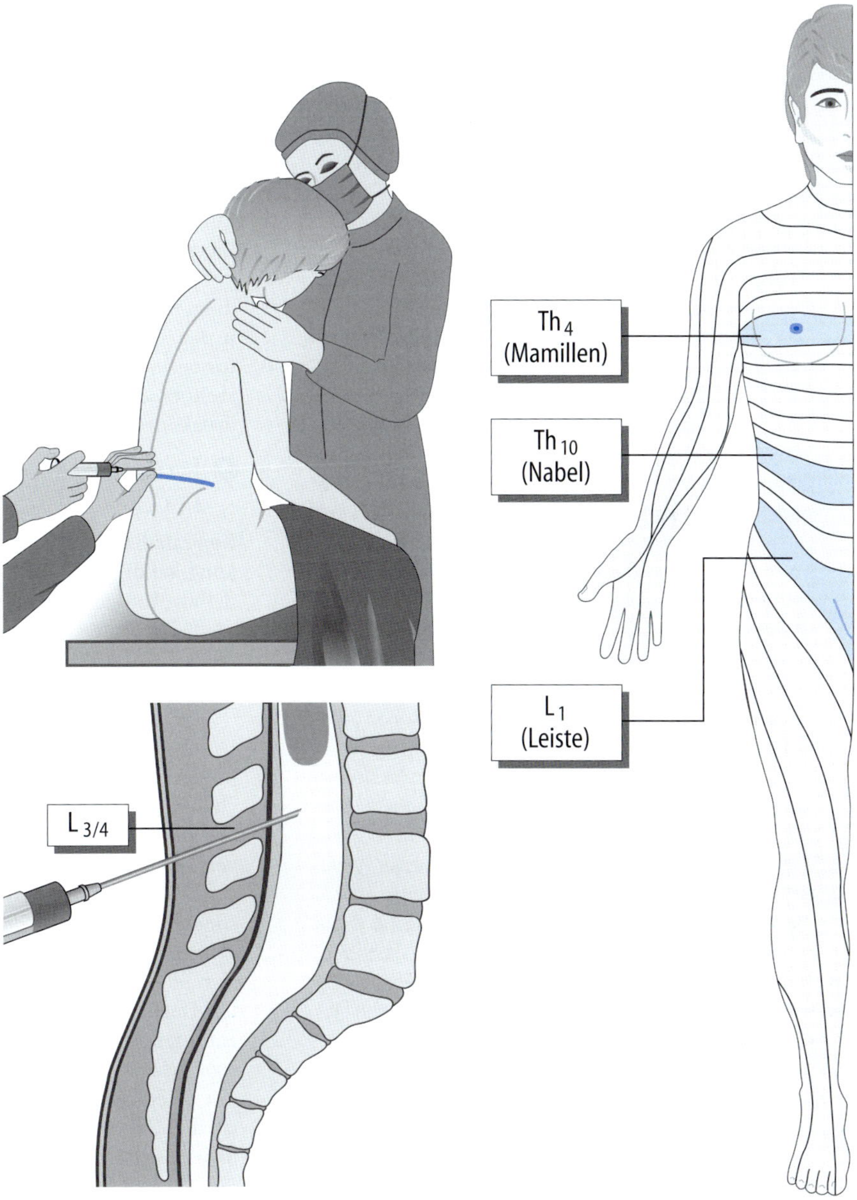

Abb. 47.5. **Technik der Spinalanästhesie und segmentale Innervation** (nach Kretz et al. 1996)

auch die Katecholaminkonzentrationen im Blut anbelangt – bei beiden Anästhesieformen ohne nennenswerten Unterschied.

Gegenüber der PDA bietet die Spinalanästhesie folgende Vorteile:

- Sie ist technisch einfacher durchzuführen.
- Die Anschlagzeit ist kürzer, damit kommt sie auch bei dringlichen Sectiones zur Anwendung.
- Die unvollständigen Blockaden mit fehlenden Segmenten oder eine einseitige, nicht vollständige Blockade sind seltener.
- Die Patientinnen benötigen eine geringere sedierende und anxiolytische Komedikation, weil die sensible Blockade vollständig ist.
- Unter ökonomischen Gesichtspunkten betrachtet, ist die Zeit zwischen Beginn der Anästhesie und Hautschnitt natürlich bei der Spinalanästhesie wesentlich kürzer als bei der PDA, wodurch sich auch die gesamte Zeit im Operationssaal verkürzt und diese Anästhesieform damit kostengünstiger ist.

Der letztgenannte Punkt ist sicherlich von nebensächlicher Bedeutung und soll bei der Entscheidungsfindung, welcher der beiden Anästhesiearten – spinal oder peridural – der Vorzug zu geben ist, kein Gewicht haben.

Die PDA bietet Vorteile bei

- bestehendem Bluthochdruck,
- bei Herzerkrankungen der Schwangeren,
- immer dann, wenn sich eine längere postoperative Schmerzbehandlung über den liegenden Periduralkatheter anbietet.

Wenn im Rahmen einer vorgesehenen Spontangeburt ein Periduralkatheter gelegt wurde und eine Sectio erforderlich wird, dann sollte – wenn irgend möglich – über diesen Katheter auch die Anästhesie zur Sectio durchgeführt werden.

Welchen Stellenwert in Zukunft die kontinuierliche Spinalanästhesie zur Sectio haben wird, die eine bessere Dosisanpassung erlaubt, werden künftige Untersuchungen zeigen.

Zusammenfassung

Rückenmarknahe Regionalanästhesieverfahren haben gegenüber der Allgemeinanästhesie bei der Sectio den Vorteil, dass sie das Risiko einer Aspiration von Magensaft als Hauptursache der anästhesiebedingten maternalen Mortalität und Morbidität reduzieren (Hawkins et al. 1997).

Darüber hinaus erleben die Mütter bei den regionalen Anästhesieverfahren die Geburt ihres Kindes, was aus psychologischer Sicht für diese Form der Anästhesie spricht. Ob und bei welchen geburtshilflichen Konstellationen der PDA oder der Spinalanästhesie der Vorzug zu geben ist, wird in der Literatur nicht eindeutig beantwortet.

Die Vorteile der Spinalanästhesie liegen in dem geringeren zeitlichen Aufwand, der Einsetzbarkeit auch bei dringlichen Sectiones, der leichteren technischen Durchführbarkeit, der geringen Versagerquote und der geringen systemischen Toxizität. Nachteilig ist eine höhere Inzidenz von Blutdruckabfällen mit der Gefahr einer Minderperfusion des Uterus und konsekutiver Beeinträchtigung des Feten. Dies gilt insbesondere für Patientinnen mit EPH-Gestose. Der Gefahr eines Blutdruckabfalls kann im Routinefall durch frühzeitige Gabe von Atropin und/oder Ephedrin und adjuvanter Volumengabe begegnet werden. Inzidenz und Schweregrad postpunktioneller Kopfschmerzen sind nach Einführung atraumatischer Nadeln zu vernachlässigen.

Der Vorteil der PDA liegt in der Möglichkeit der titrierenden Gabe von Lokalanästhetika über den Katheter, der auch für die postoperative Schmerztherapie benutzt werden kann. Blutdruckabfälle treten im Gegensatz zur Spinalanästhesie nur selten auf. Nachteile sind eine höhere Versagerquote bei der Punktion und Positionierung des Katheters und die Gefahr lebensbedrohlicher Zwischenfälle bei akzidenteller intravasaler oder intrathekaler Verabreichung eines Lokalanästhetikums. Ferner ist der postpunktionelle Kopfschmerz nach versehentlicher Duraperforation eine subjektiv schwer beeinträchtigende Komplikation.

Wie in den USA ist in den letzten Jahren auch in Europa ein Trend zum vermehrten Einsatz von Regionalanästhesieverfahren, speziell der Spinalanästhesie zur Sectio caesarea, erkennbar.

47.4 Anästhesiologische Bedeutung geburtshilflicher Pharmaka

47.4.1 Vasopressoren

Diese Medikamentengruppe von Sympathikomimetika hat ihren Einsatzbereich vor allem bei den rückenmarknahen Leitungsanästhesieverfahren. Besonders im Rahmen der Spinalanästhesie ist eine unverzügliche Anhebung eines erniedrigten arteriellen Mitteldrucks nur mit Hilfe dieser Substanzen möglich.

Sympathikomimetika, die den Blutdruck durch eine periphere Vasokonstriktion anheben (Phenylephrin und Noradrenalin), sind wegen ihrer überwiegenden α-Rezeptorstimulierung eher ungeeignet. Sie verursachen eine prolongierte Vasokonstriktion der Aa. uterinae. Dadurch wird die Uterusdurchblutung eingeschränkt und kehrt lange nicht auf den Ausgangswert vor der Hypotension zurück, obwohl der arterielle maternale Blutdruck bereits wieder Normalwerte erreicht hat.

Pharmaka, die den Blutdruck dadurch anheben, indem sie positiv inotrop und chronotrop wirken, verbessern die Uterusdurchblutung. Dazu zählen Suprarenin (Adrenalin) in niedriger Dosierung, aber auch das Ephedrin, ein indirektes Sympathomimetikum. Beide Medikamente haben α- und β-mimetische Eigenschaften.

Adrenalin vermindert zwar den Uterustonus, führt allerdings in höherer Dosierung zu einer Zunahme des Widerstandes in den Uteringefäßen und damit zu einem Abfall der Uterusperfusion. Isoproterenol, ein reines β-Sympathomimetikum verursacht eine Vasodilatation, einen Abfall des arteriellen Mitteldrucks und somit auch eine Reduktion des uterinen Blutflusses.

> Nur Ephedrin hebt den maternalen Blutdruck an, ohne die Uterusperfusion zu vermindern.

Kontraindiziert ist es bei Schwangeren mit schwerer Herzerkrankung, bei denen eine durch β-Stimulation vermittelte Zunahme des myokardialen Sauerstoffverbrauchs zu vermeiden ist.

47.4.2 Magnesiumsulfat

Durch seinen Effekt an der neuromuskulären Endplatte verhindert Magnesiumsulfat dort die Entleerung der Acetylcholin enthaltenden Vesikel, schwächt die depolarisierende Wirkung des Acetylcholins ab und verursacht direkt eine verminderte Erregbarkeit der Muskelzelle. Magnesium verstärkt somit die Wirkung der Muskelrelaxanzien und insbesondere die der nicht depolarisierenden Relaxanzien. Für alle geburtshilflichen Eingriffe bedeutet dies, dass die depolarisierende Relaxierung zur Intubation mit einer unveränderten Dosierung von Succinylcholin (1–1,5 mg/kg KG) durchzuführen ist. Sie erfolgt ohne Präcurarisierung, und eine weitere Relaxation mit nicht depolarisierenden Relaxanzien ist mit einer deutlich reduzierten Dosis vorzunehmen. Deshalb ist die Überwachung der neuromuskulären Blockade mithilfe eines Nervenstimulators das Mittel der Wahl, eine vollständige Rückkehr der muskulären Kraft vor der Extubation zu erfassen.

Cave

Die Symptome einer Magnesiumüberdosierung zeigen sich in:
- muskulärer Schwäche,
- Vasodilatation,
- Hypotension,
- Hypothermie,
- Bewusstseinstrübung bis hin zum Koma.

Hinsichtlich der kardialen Funktion treten verlängerte PQ-Intervalle, ein verbreiterter QRS-Komplex, Bradykardie bis hin zum Herzstillstand auf. Magnesium besitzt neben seiner Wirkung an der muskulären Endplatte einen zentral vermittelten sedierenden Effekt. Auf erhöhte Blutspiegel wird mit einer Dosisreduzierung intravenöser und inhalativ verabreichter Anästhetika reagiert.

47.4.3 Prostaglandine

Hinsichtlich der pharmakodynamischen Eigenschaften handelt es sich bei den Prostaglandinen um keine einheitliche Substanzgruppe. Jede Einzelsubstanz besitzt eine für sie charakteristische Wirkung. Die zwei wichtigsten in der Geburtshilfe verwendeten Pharmaka dieser Gruppe sind das Prostaglandin $F_{2\alpha}$ und das Prostaglandin E_2.

$PGF_{2\alpha}$ verursacht neben einer Uterus-, Vaso- und Bronchokonstriktion eine Aktivierung der glatten Muskulatur des Gastrointestinaltraktes. Im Gegensatz dazu bewirkt PGE_2 am Uterus und am Magen-Darm-Trakt zwar auch eine Kontraktion der glatten Muskulatur, führt aber zur Bronchodilatation und hat einen nur geringen Effekt auf die Gefäßmuskulatur. Unabhängig von seiner kontraktilen Aktivität besitzt es für die Geburtshilfe einen besonderen Wert dadurch, dass es eine Dilatation der Zervix uteri herbeiführt.

Die kardiovaskulären und respiratorischen Nebenwirkungen von $PGF_{2\alpha}$ haben anästhesiologische Bedeutung: Es führt zur Verminderung der Vitalkapazität und zum Abfall des Einsekundenwertes (FEV 1) und bewirkt einen Anstieg des Pulmonalarteriendrucks. Damit ist seine Anwendung bei Patienten mit Asthma bronchiale und kardialen Vorerkrankungen mit hohen Risiken verbunden. Hypertensive Krisen bei systemischer Anwendung sind beschrieben.

Dinoproston, ein synthetisches PGE_2-Derivat, wird bei geburtshilflicher Indikation sowohl intravenös als auch lokal verabreicht. Die durch PGE_2 hervorgerufene Uteruskontraktion hat einen schnelleren Wirkungseintritt und ist stärker ausgeprägt als die durch Oxytozin vermittelte. In unmittelbarem zeitlichem Zusammenhang mit seiner Gabe sind erhebliche Blutdruckabfälle, Übelkeit, Fieber und Hyperalgesie beschrieben worden. Da Prostaglandine der E-Gruppe die Noradrenalinfreisetzung aus den Vesikeln des sympathischen Nervensystems zu hemmen scheinen, ist damit die schlechte Wirksamkeit des Ephedrins bei der Behandlung der Blutdruckabfälle zu erklären. In einer hypotonen Kreislaufsituation – wie sie während einer Spinalanästhesie zur Sectio auftreten kann – wird der durch die Leitungsanästhesie hervorgerufene sympathikolytische, vasodilatierende Effekt durch die gefäßerweiternde Wirkung des PGE_2 verstärkt.

47.4.4 Oxytozin

Die Aktivierung myometrialer Oxytozinrezeptoren führt einerseits direkt zur Uteruskontraktion, andererseits auch indirekt durch Stimulation von dezidualen Rezeptoren mit folgender Ausschüttung von Prostaglandinen, die die Uterusaktivität steigern. In den myometrialen Zellen scheint der Wirkmechanismus über eine vermehrte Freisetzung von Kalzium aus den intrazellulär liegenden Speichern vermittelt zu werden.

> Oxytozin wird durch eine bei Schwangeren in hoher Blutkonzentration vorliegende Peptidase rasch abgebaut, seine Halbwertszeit im maternalen Blut liegt bei etwa 10 min.

Oxytozin besitzt eine antidiuretische Wirkung: hauptsächlich über eine Aktivierung renaler Vasopressinrezeptoren führt es zur Retention freien Wassers und senkt damit den kolloidosmotischen Druck. Dies hat vor allem für die postpartale Phase Bedeutung, wenn das bei der Schwangeren ohnehin erhöhte Blutvolumen zusätzlich deutlich vermehrt wird durch die Kontraktion des Uterus, durch die Abnahme der venösen Kapazität und durch die Flüssigkeitseinschwemmung aus dem Extrazellulärraum. Dadurch kann das Herzminutenvolumen auf das Doppelte des Ausgangswerts ansteigen. Bei kardial vorgeschädigten Patientinnen droht die Gefahr eines Lungenödems, dessen Entstehung durch den gleichzeitigen Abfall des kolloidosmotischen Drucks in dieser Phase begünstigt wird. Für den Anästhesisten ist es deshalb von Wichtigkeit, sich über den Volumen- und Elektrolytstatus einen Überblick zu verschaffen, um nicht durch weitere Zufuhr kristalloider oder kolloidaler Infusionen die Entstehung eines Lungenödems zu fördern.

Cave

- Oxytozin besitzt einen, wenn auch nur kurzfristigen, vasodilatatorischen Effekt. Bei akutem Blutverlust durch eine Uterusatonie ist dies von Bedeutung, da eine Bolusverabreichung bei bestehender Hypovolämie über die Vasodilatation einen hämorrhagischen Schockzustand auslösen kann.
- In hoher Dosierung (z. B. > 10 I. E. als Bolus i. v.) kann es aufgrund des negativ inotropen und negativ chronotropen Effekts in Zusammenhang mit der Vasodilatation zu Blutdruckabfällen kommen. Im Gegensatz dazu führt die gleichzeitige Verabreichung von Smpahomimetika (z. B. Akrinor®, Ephedrin®, Effortil®) und Oxytocin unter Umständen zu einer prolongierten arteriellen Hypertonie, daher müssen Patienten, die mit Antihypertensiva vorbehandelt sind, besonders sorgfältig überwacht werden.
- Auch die gleichzeitige Gabe von Oxtocin und Methylergometrin (z. B. Methergin®) ist bei Hypertonikern äußerst problematisch, da Blutdruckanstiege mit der Gefahr einer Hirnblutung drohen.

47.4.5 Mutterkornalkaloide

Bei dieser Substanzgruppe handelt es sich um α-adrenerge Agonisten, die Frequenz und Stärke der Uteruskontraktionen steigern und eine Vasokonstriktion hervorrufen. Bei EPH-Gestosen und Erkrankungen des Herz-Kreislauf-Systems dürfen sie nicht angewendet werden, da sie ausgeprägte Blutdruckanstiege hervorrufen können, in deren Verlauf es zur akuten Herzinsuffizienz, zum Myokardinfarkt sowie zu intrazerebralen Blutungen kommen kann. Hat eine Patientin bereits während der Anästhesie ein Sympathikomimetikum (z. B. Ephedrin) erhalten, so kann der synergistische Effekt beider Substanzen eine hypertensive Krise auslösen.

Andere, äußerst unangenehme Begleiterscheinungen dieser Medikamente sind Kopfschmerzen, Übelkeit, Erbrechen, Benommenheit und eine allgemeine Schwäche.

Mutterkornalkaloide sollten nicht intravenös verabreicht werden.

47.4.6 Kalziumantagonisten

Der Wirkmechanismus dieser Substanzen, die zur Hochdrucktherapie, zur Behandlung der koronaren Herzerkrankung und als Antiarrhythmika eingesetzt werden, liegt in der Aufhebung des transmembranösen Kalziumtransports, in dessen Folge es zum Abfall der intrazytoplasmatischen Kalziumkonzentration kommt.

Bei der Aktivierung der kontraktilen Strukturen von Herz und Gefäßen spielt Kalzium eine entscheidende Rolle. Je weniger Kalzium vorhanden ist, desto weniger Strukturen können aktiviert werden. Die Folgen sind u.a. eine Vasodilatation und negative Inotropie.

Nifedipin hat sich als sichere Substanz in der Geburtshilfe erwiesen, wo es nicht nur als Antihypertensivum, sondern auch als Tokolytikum eingesetzt wird.

> Hinsichtlich der Verminderung der Uterusaktivität ist Nifedipin ebenso wirksam wie die β_2-Mimetika, jedoch ist die Häufigkeit und Schwere von Nebenwirkungen im Vergleich zu diesen geringer (Childress u. Katz 1994). Bei Patientinnen mit kardialen Vorerkrankungen, bei denen sich die Anwendung von β_2-Mimetika verbietet, ist Nifedipin als sinnvolle Alternative anzusehen.

Die **Nebenwirkungen** sind durch eine arterioläre Dilatation und einen verminderten peripheren Widerstand bedingt. Sie beinhalten Hautrötung, Kopfschmerzen, Übelkeit und einen verminderten diastolischen Blutdruck. Hypotensionen sind bei alleinigem Einsatz in der Geburtshilfe bisher nicht beschrieben, wohl aber dann, wenn es in Kombination mit Magnesium angewendet wurde.

Von anästhesiologischer Seite ist der vasodilatierende Effekt der Kalziumantagonisten mit folgendem Abfall des peripheren Widerstandes bedeutsam. Besonders bei Einsatz der Spinalanästhesie wird diese nachteilige Wirkung durch die Sympathikolyse verstärkt und kann gravierende Blutdruckabfälle hervorrufen.

47.4.7 Betamimetika

Die tokolytische Wirkung der β-adrenergen Substanzen wird durch die Aktivierung der Adenylatzyklase und dem damit verbundenen Anstieg von intrazellulärem zyklischem Adenosinmonophosphat erklärt. Werden die β-Rezeptoren über längere Zeit durch diese Pharmaka stimuliert, nimmt ihre Populationsdichte ab, womit sich die Wirkung der β-Mimetika reduziert.

Sie sind Derivate des Adrenalins, wodurch sich ihre Nebenwirkungen erklären. Bis heute ist es nicht gelungen, ein selektives β_2-Mimetikum zu synthetisieren, immer werden auch gleichzeitig die β_1-Rezeptoren stimuliert. Dies führt zur Steigerung der Herzfrequenz, zum Anstieg der myokardialen Kontraktilität und des Herzminutenvolumens und bewirkt einen erhöhten kardialen Sauerstoffverbrauch. Aufgrund der durch die β_2-Wirkung hervorgerufenen Vasodilatation fällt der diastolische Blutdruck, während der systolische durch den Anstieg des Herzminutenvolumens erhöht ist; der arterielle Mitteldruck bleibt gleich.

Ernsthafte Komplikationen betreffen das kardiovaskuläre System durch myokardiale Ischämien und Arrhythmien. Das Lungenödem stellt jedoch die häufigste Komplikation dar und kommt bei etwa 1–5% der Patientinnen vor, die β-Mimetika erhalten. Es entwickelt sich typischerweise 36–72 h nach Therapiebeginn und ist mitverursacht durch die Wasser- und Natriumretention aufgrund der über β_2-Rezeptoren vermittelten vermehrten Reninfreisetzung, dem Anstieg des Vasopressins sowie durch einen Abfall der glomerulären Filtrationsrate und damit verminderter Diurese. Der durch die β-Mimetika hervorgerufene Anstieg des hydrostatischen Drucks und der Abfall des kolloidosmotischen Drucks sind jedoch die wichtigsten Ursachen der Flüssigkeitseinlagerung in das Lungeninterstitium.

Dies bedeutet, dass es unter gleichzeitiger Flüssigkeitszufuhr zu einer Hyperhydratation bis hin zum Lungenödem kommen kann.

Für die anästhesiologische Vorgehensweise sind diese Kenntnisse von Bedeutung: Die üblicherweise vor einem regionalen Anästhesieverfahren zur Vermeidung des Blutdruckabfalls durchgeführte Infusion von Elektrolytlösungen ist während einer Therapie mit β-Mimetika mit hohen Risiken verbunden.

> ▶ **Empfehlung**
>
> Der Inhalationsanästhesie ist bei Patientinnen unter Tokolyse der Vorzug zu geben, da unter Beatmung mit reinem Sauerstoff die bestmögliche Oxygenierung zu erzielen ist. Bei Verdacht auf ein beginnendes interstitielles Lungenödem wird zusätzlich zum intraoperativ durchgeführten Monitoring ein zentraler Venenkatheter sowie ein arterieller Zugang gelegt, um Oxygenierung, Ventilation und Volumenzustand der Patientin adäquat überwachen zu können.

47.4.8 Prostaglandinsynthesehemmer

Diese Pharmaka wirken über eine Hemmung der Zyklooxygenase und verhindern somit die Synthese aller Prostaglandine. Da sie die Plazenta passieren, üben sie den gleichen Effekt beim Feten aus.

Indometazin gilt als Vertreter dieser Substanzgruppe, die nicht als Mittel erster Wahl in der tokolytischen Therapie anzusehen ist. Es wird entweder oral eingenommen oder rektal als Suppositorium verabreicht. Seine ungünstige Wirkung auf den Feten besteht in einer Konstriktion des Ductus arteriosus und in einer Einschränkung der Nierenfunktion mit verminderter Urinproduktion.

Nebenwirkungen bei der Mutter zeigen sich im Auftreten von Übelkeit, Erbrechen, gelegentlichem Nasenbluten und makulopapulösen Hautveränderungen. Hyperkaliämie, Hypernatriämie und eine Einschränkung der glomerulären Filtrationsrate mit Anstieg des Kreatinins wurden bei Schwangeren beschrieben. Sie sind bedingt durch den Einfluss der Substanz auf die Funktion des proximalen und distalen Tubulus der Niere. Von besonderer Bedeutung für die Anästhesie ist nicht nur die eingeschränkte Nierenfunktion, sondern die durch die Zyklooxygenasehemmung bewirkte Aggregationshemmung der Thrombozyten. Aus diesem Grund ist für das Erkennen einer thrombozytär bedingten Koagulopathie weniger die Ermittlung der Thrombozytenzahl hilfreich, als vielmehr neben einer Thrombelastographie die einfach durchzuführende Bestimmung der subaqualen Blutungszeit.

Cave

Unumgänglich ist die Verabreichung von Antazida vor Anästhesiebeginn wegen einer möglichen Gastritis mit Einschränkung der gastrointestinalen Motilität, die durch die Einnahme von Indomethazin ausgelöst wird.

Die laborchemischen präoperativen Vorbereitungen umfassen neben einem Blutbild einschließlich Thrombozytenzahl und Blutungszeit die Bestimmung des Kreatinins, der Leberenzyme und des Bilirubins, da nach länger dauernder Einnahme Leberfunktionsstörungen auftreten können.

47.4.9 Nitroglyzerin

Die Applikation volatiler Anästhetika stellt eine anästhesiologische Möglichkeit zur Uterusrelaxation dar. Um hierdurch jedoch eine ausreichende Relaxierung zu erreichen, sind hohe Konzentrationen notwendig, die u. U. über eine Kardiodepression und Vasodilatation zu einer hämodynamischen Instabilität führen können.

Adjuvant wird auch Nitroglyzerin zu diesem Zweck eingesetzt. Primär wird diese Substanz zur Behandlung der Angina pectoris im Rahmen kardiovaskulärer Erkrankungen zur Senkung der Vorlast verwendet. Es ist aber auch erfolgreich zur Relaxation des Uterus bei bestimmten geburtshilflichen Komplikationen angewendet worden.

Intravenös verabreicht führt es in Dosierungen von 50–500 µg innerhalb 1 min zur Erschlaffung des Uterus durch direkten Angriff an dessen glatter Muskulatur, wobei seine Wirkung etwa 2 min anhält. Die hauptsächliche Indikation für den Einsatz von Nitroglyzerin ist bei manueller Plazentalösung gegeben. Erfolgreich ist es darüber hinaus bei der Uterusinversion und bei der Schnittentbindung von Zwillingen bei kontrahiertem Uterus eingesetzt worden (Chan et al. 1995).

Cave

Aufgrund seiner vasodilatatorischen Wirkung darf diese Substanz bei hypovolämen Patientinnen initial nur mit äußerster Vorsicht angewendet werden.

47.4.10 Antihypertensiva

Zur Behandlung der Hypertonie in der Schwangerschaft wird **Hydralazin** (Nepresol) seit vielen Jahren weit verbreitet eingesetzt. Es wirkt direkt vasodilatierend auf das arterielle Gefäßsystem durch direkte Erschlaffung der glatten Muskulatur der Arteriolen, dabei kommt es reflektorisch zum Anstieg der Herzfrequenz, des Schlagvolumens und Herzminutenvolumens.

Als Folge des erhöhten Herzminutenvolumens und der Vasodilatation wird eine Verbesserung des uterinen Blutflusses beschrieben. Ob diese aber in jedem Falle zu einer günstigen Beeinflussung der fetoplazentaren Durchblutung führt, bleibt weiterhin unklar. Die Größen der fetoplanzentaren Durchblutung werden maßgeblich vom Ausmaß der morphologischen Veränderungen der Plazenta beeinflusst (Öney 1992).

Der Wirkungseintritt bei intravenöser Gabe von **Dihydralazin** setzt erst nach 10–20 min ein, wobei die Wirkdauer bei 2–4 h liegt. Nach einer initialen Bolusverabreichung von etwa 5–10 mg wird die weitere Applikation je nach Blutdruckverhalten über einen Perfusor titriert erfolgen.

> Toxische Nebenwirkungen auf den Feten oder das Neugeborene sind nicht beschrieben.

47.4.11 Natriumnitroprussid

> Diese Substanz ist das wirksamste und am besten steuerbare Pharmakon zur Behandlung akuter Bluthochdruckkrisen.

Der Wirkmechanismus besteht ebenso wie beim Hydralazin in einer Erschlaffung der glatten Muskulatur des Gefäßsystems.

Aufgrund der bekannten Zyanidtoxizität, die im Tierexperiment in einem hohen Prozentsatz zum Absterben der Feten führte, ist bei der Anwendung von Natriumnitroprussid in der Schwangerschaft größte Vorsicht geboten. Ausgenommen mögen solche Fälle sein, bei denen durch Gabe eines anderen Antihypertensivums keine Blutdrucksenkung erreicht werden kann und bei denen die Mütter durch ein Linksherzversagen mit Ausbildung eines Lungenödems vital bedroht sind. In diesen Situationen kann die vor- und nachlastsenkende Wirkung von Natriumnitroprussid für die Patientin lebensrettend sein.

Der antihypertensive Effekt tritt innerhalb von wenigen Sekunden ein und ist wenige Minuten nach Beendigung der Zufuhr aufgehoben.

Cave

Die perioperative Therapie mit dieser Substanz sollte nur auf einer Intensivstation erfolgen und erfordert die kontinuierliche invasive Messung des arteriellen Blutdrucks.

47.5 Anästhesie bei Frühgeburt

Vaginale Entbindung

Für die vaginale Entbindung ist die **tief sitzende** (Th_{10}–Th_{12}), d. h. nicht wie bei der Sectio weit hinauf reichende (Th_4–Th_6) **Spinalanästhesie oder PDA**, ein bewährtes Verfahren. Blutdruckabfälle lassen sich vermeiden, wenn das sensible Niveau nicht zu weit nach kranial ausgedehnt ist. Beide Verfahren führen zu einer sehr guten Erschlaffung der Beckenbodenmuskulatur und des Damms. Damit wird der sich dem Kopf des Kindes entgegensetzende Widerstand des Perineums vermindert und eine langsame kontrollierte Entwicklung des Kindes möglich.

Die regionalen Anästhesiemethoden bieten auch beste Bedingungen für die Anwendung der Zange, die häufig eingesetzt wird, da der weiche Kopf des Kindes und die leicht einreißende Dura die Gefahr einer intrakraniellen Blutung bei spontaner Entbindung mit sich bringen. Darüber hinaus ist bei der Spinalanästhesie oder PDA keine systemische Anwendung von Analgetika notwendig. Das unreife Kind ist besonders den Nebenwirkungen von Analgetika und Anästhetika ausgesetzt, bedingt durch niedrige Proteinspiegel und verminderte Eiweißbindung, durch die nicht ausgereifte Blut-Hirn-Schranke und den damit verbundenen hohen Konzentrationen dieser Pharmaka im ZNS sowie durch die eingeschränkte Fähigkeit, diese Pharmaka zu metabolisieren und auszuscheiden.

Nebenwirkungen von Tokolytika

Häufig stehen die Patientinnen unter der Medikation von Tokolytika, die mit den Anästhetika interagieren. Die Nebenwirkungen beinhalten:

- Tachykardien;
- Arrhythmien;
- Blutdruckabfälle;
- Hyperglykämie;
- Abfall des Serumkaliumspiegels durch intrazellulären Einstrom von K^+-Ionen; Eine Kaliumsubstitution ist in der Regel nicht erforderlich, da die Serumkaliumspiegel wenige Stunden nach Beendigung der Zufuhr von β-Mimetika ihren Normalwert erreichen.
- Myokardiale Ischämien werden in Verbindung mit dem Einsatz von β-Mimetika vermutet, da etwa 60 % der Patientinnen über thorakale Schmerzen klagen und S-T-Streckensenkungen beschrieben sind, ohne dass jedoch ein Anstieg der spezifischen Herzmuskelenzyme beobachtet wurde (Zuckerman 1994).

Weniger sind es die Zeichen einer myokardialen Ischämie als die auftretenden Rhythmusstörungen mit Sinustachykardie oder ventrikulärer Extrasystolie, die neben der routinemäßigen EKG-Überwachung der Patientinnen die besondere Aufmerksamkeit des Anästhesisten erfordern.

> Der Anästhesiebeginn sollte so lange aufgeschoben werden, bis die Nebenwirkungen der Tokolytika abgeklungen sind.

Dies wird in nur seltenen Fällen möglich sein. Blutdruckabfälle werden wegen der Gefahr eines Lungenödems nicht durch Volumensubstitution, sondern durch Vasopressoren behandelt. In jedem Fall ist eine wiederholte Auskultation der Lungen angezeigt, um frühzeitig das Auftreten von feuchten Rasselgeräuschen zu erfassen. Die Pulsoximetrie gehört ohnehin zur Standardüberwachung, wobei in diesem Zusammenhang ein Abfall der Sauerstoffsättigung auf 95 % bereits als Alarmzeichen gewertet werden muss.

Auch postpartal sind diese Überwachungsmethoden angezeigt, da ein Lungenödem auch noch verzögert nach Beendigung der Tokolyse auftreten kann.

▶ Empfehlung

Treten Zeichen einer pulmonalen Insuffizienz auf, sind unverzüglich die Gabe eines Diuretikums, von Nitroglyzerin und die Verabreichung von Sauerstoff notwendig. In schwerwiegenden Fällen sind eine Intubation und kontrollierte Beatmung unumgänglich.

Sectio caesarea

Bei der Entbindung durch Sectio wird man die Vor- und Nachteile von **Leitungsanästhesieverfahren** gegenüber der **Inhalationsanästhesie** abwägen. Blutdruckabfälle bei der Mutter nach Einsatz regionaler Methoden werden vom Frühgeborenen schlecht toleriert, auf der anderen Seite können volatile Anästhetika eine zentral verursachte Depression des Kindes hervorrufen. Die Möglichkeit einer besseren Oxygenierung der Mutter ist ohne Zweifel im Rahmen der Allgemeinanästhesie gegeben und wird auch zur guten Sauerstoffversorgung des Kindes beitragen, solange ein ausreichender uteriner Blutfluss gewährleistet und die Plazentafunktion nicht gestört ist. Dennoch wird in den meisten Fällen – von Notsituationen selbstverständlich abgesehen – bei der Sectio zur Entwicklung des Frühgeborenen ein Leitungsanästhesieverfahren bevorzugt, um das auch im früheren Schwangerschaftsstadium bestehende maternale Risiko einer Aspiration oder Hypoxie während der Narkoseeinleitung zur Allgemeinanästhesie gering zu halten. Im Hinblick auf den Zustand des Kindes haben beide Verfahren ihre spezifischen Vor- und Nachteile.

47.6 Anästhesie bei Präeklampsie und Eklampsie

Der Einsatz von rückenmarknahen Leitungsanästhesieverfahren bei diesen Krankheitsbildern ist nach wie vor umstritten. Das Hauptargument gegen deren Anwendung liegt in der Tatsache, dass der uteroplazentare Blutfluss durch die Blockade des Sympathikus und den damit verbundenen Blutdruckabfall bei der Mutter eingeschränkt werden kann. Es gibt jedoch Hinweise dafür, dass durch die schmerzbedingte Ausschüttung von Adrenalin und Noradrenalin die Uterusperfusion vermindert wird und dass dieser Effekt durch eine PDA verhindert werden kann. Aufgrund der Fähigkeit, damit eine vollständige Schmerzfreiheit zu erreichen, günstige Bedingungen für eine vaginal-operative Entbindung zu schaffen und eine möglicherweise notwendige Sectio unter Zuhilfenahme des bereits liegenden Periduralkatheters durchführen zu können, muss dieses Verfahren als vorteilhaft bewertet werden (ACOG 1996, Mushambi et al. 1996). Ausgenommen sind selbstverständlich die Fälle von maternaler Hypovolämie, bei denen regionale Anästhesieverfahren grundsätzlich kontraindiziert sind.

Blutanalysen und -messungen vor Anlage der PDA

Da die schwere Eklampsie oft mit Beeinträchtigung der Hämostase verbunden ist, die eine pathologisch erniedrigte Thrombozytenzahl und eine eingeschränkte Funktion der Blutplättchen einschließt, muss zumindest die **Thrombozytenzahl** vor Anlage der PDA bestimmt werden, wobei Werte von <100 000 Thrombozyten/µl Blut gegen den Einsatz dieses Verfahrens sprechen. Neben der **Thrombelastographie** ist die zusätzliche Messung der subaqualen Blutungszeit sicherlich hilfreich, wird aber in ihrer Aussagekraft hinsichtlich einer vorhersagbaren Blutung unterschiedlich beurteilt (Orlikowski et al. 1996).

Therapie bei Abfall des arteriellen Mitteldrucks

In der geburtshilflichen Anästhesie wird üblicherweise ein Abfall des **arteriellen Mitteldrucks** auf einen Wert, der um 20–30 % niedriger als der Ausgangswert liegt, als behandlungsbedürftig angesehen. Dies gilt auf keinen Fall für Patientinnen mit Eklampsie, bei denen ohnehin eine verminderte uteroplazentare Perfusion vorliegt. Hier würde ein Blutdruckabfall des oben genannten Ausmaßes vom Feten nicht toleriert. Daher ist in solchen Fällen die kontinuierliche Überwachung der **Herzfrequenz des Kindes** mit Beginn der anästhesiologischen Maßnahmen unabdingbar. Bei auftretenden Bradykardien des Feten als Folge einer Asphyxie wird man auch bei nur geringfügigem Blutdruckabfall der Mutter durch entsprechende Gegenmaßnahmen reagieren, die die Gabe von Sauerstoff, die manuelle Verlagerung des Uterus und eine rasche Volumenzufuhr beinhalten.

> ▶ **Empfehlung**
>
> Da Patientinnen mit Eklampsie sehr empfindlich auf die Verabreichung von Vasopressoren reagieren, genügt oft eine kleine Dosis von 2,5–5 mg Ephedrin, um den arteriellen Mitteldruck anzuheben.

Notfallsectio

Bei Auftreten einer Indikation zur Notfallsectio bleibt für ein Leitungsanästhesieverfahren selbstverständlich keine Zeit. Die Vorgehensweise bei der dann notwendigen Allgemeinanästhesie erfährt nur insofern eine Veränderung, als auf eine Präcurarisierung im Rahmen der Narkoseeinleitung verzichtet wird, da die Patientinnen mit Eklampsie meist unter der Medikation von Magnesiumsulfat stehen. Wenn im weiteren Verlauf der Operation Muskelrelaxanzien verabreicht werden, geschieht dies unter der Kontrolle eines neuromuskulären Monitorings. Eine zu geringe Narkosetiefe bei Einleitung und während des operativen Eingriffs kann zu ausgeprägten Blutdruckanstiegen führen und birgt die Gefahr intrakranieller Blutungen.

> ▶ **Empfehlung**
>
> Der üblicherweise mit der Intubation verbundene Blutdruckanstieg kann durch die vorherige Gabe eines stark wirksamen Opioids vermindert werden.

47.7 Akute Blutungen

> Der hämorrhagische Schock stellt eine der führenden Ursachen maternaler Todesfälle während der Geburt und nach der Entbindung dar.

Der Blutverlust im Rahmen der Geburt beträgt normalerweise mindestens 500 ml. Als bedrohlich wird jene Menge an verlorenem Blut angesehen, die zu hämodynamischer Instabilität der Mutter führt und damit eine vitale Gefährdung darstellt.

Ursachen und Therapie der Uterusatonie

Die Atonie des Uterus ist hauptsächlich verantwortlich für die postpartale Hämorrhagie und hat zahlreiche Gründe:

- die hoch dosierte Tokolyse mit schlechter Kontraktionsfähigkeit des Uterus.
- die uterine Überdehnung bei großem Fetus oder Zwillingen.
- der protrahierte Geburtsverlauf mit mehrstündiger Oxytozinunterstützung.
- Von anästhesiologischer Seite müssen die Inhalationsanästhetika in Betracht gezogen werden, die in hoher Konzentration ausnahmslos eine derartige Atonie verursachen können.
- Jeder Blutdruckabfall, sei es im Rahmen einer Leitungsanästhesie oder bedingt durch eine Abnahme des Herzminutenvolumens, führt zur Minderperfusion des Myometriums, das sich aufgrund der Ischämie und der damit verbundenen Sauerstoffminderversorgung nicht mehr kontrahieren kann.

Nach Ausschluss einer traumatischen Läsion besteht die medikamentöse **Therapie** zunächst in der hochdosierten Gabe von Oxytozin. Ist auch dadurch keine ausreichende Uteruskontraktion zu erzielen, kommen intravenös verabreichte Prostaglandine zum Einsatz. Das vasokonstriktorisch wirkende $PGF_{2\alpha}$ hat eine sehr kurze Halbwertszeit und die Nebenwirkungen, wie Bronchokonstriktion und Anstieg des Pulmonalarteriendrucks, sind nach Beendigung der Zufuhr rasch reversibel. Das $PGF_{2\alpha}$ wird in einer Dosierung von 100–150 μg über 2 h als Infusion verabreicht. Auch die intrakavitäre Instillation dieser Substanz ist möglich. Ebenso wirksam scheint die systemische Behandlung der Uterusatonie mit PGE_2 zu sein (Diemer u. Beck 1989).

Therapie bei Zerreißungen

Auch können Zerreißungen der Gewebe an Vagina, Uterus und Perineum zu beträchtlichen Blutverlusten führen, die eine sofortige operative Intervention zur Blutstillung durch den Geburtshelfer erfordern. Liegen bereits Zeichen einer Kreislaufinstabilität mit Abfall des mittleren arteriellen Drucks und Tachykardie als typische Schocksymptome vor, so weisen sie auf einen schwerwiegenden Blutverlust hin und sind späte Zeichen. Bevor eine Schwangere derartige Symptome entwickelt, können bereits 30–40 % des Blutvolumens, d. h. unter Umständen 2,5–3 l Blut verloren sein. Leitungsanästhesieverfahren verbieten sich in derartigen Situationen. Patientinnen mit diesen Symptomen werden nach den gleichen Richtlinien anästhesiert wie bei einer Notfallsectio, wobei sich als Einleitungshypnotikum das Ketamin bewährt hat, da es durch seine sympathomimetische Wirkung zur Stabilisierung der hämodynamischen Verhältnisse beitragen kann.

Therapie des hämorrhagischen Schocks

Die oft dramatischen Begebenheiten, die durch einen Blutungsschock ausgelöst werden, erfordern ein enges interdisziplinäres Zusammenarbeiten aller Beteiligten. Logistische Herausforderungen, die ohne Zeitverzug gelöst werden müssen sind:

- das Bereitstellen einer ausreichenden Zahl von Blutkonserven und tiefgefrorenem Frischplasma,
- die Bereitstellung von funktionstüchtigen Transfusionspumpen und Blutwärmegeräten
- sowie eine zügige Herrichtung des Operationssaals.

Das anästhesiologische Vorgehen geschieht nach den grundsätzlichen Regeln der Schockbehandlung, wie sie auch in anderen operativen Disziplinen bei Blutungskomplikationen oder im Rahmen der Primärversorgung von Polytraumen zu erfolgen hat. Oberstes Prinzip ist die **ausreichende Oxygenierung** der Patientin sowie die **schnellstmögliche Volumensubstitution** über großlumige Venenverweilkanülen, die solange mit kolloidalen Volumenersatzmitteln durchgeführt werden muss, bis Blutkonserven zur Verfügung stehen. Die Transfusion nicht angewärmten Blutes führt unweigerlich zur Hypothermie und beeinträchtigt nachhaltig die Hämostase, führt zur Kardiodepression mit Bradykardie und folgendem weiterem Blutdruckabfall. Deshalb gilt der Grundsatz, daß alle Blut- und Plasmakonserven über geeignete Wärmegeräte verabreicht werden müssen.

Literatur

American College of Obstetricians and Gynecologists (1996) Obstetric Analgesia and Anesthesia. ACOG Technical Bulletin 225: 1–11

Beck L (1996) Lokal- und Leitungsanästhesien in der Geburtshilfe. Gynäkologe 29: 515–520

Besmer I, Schüpfer G, Hodel D, Jöhr M (2001) Neurologische postpartale Komplikationen nach geburtshilflicher Periduralanästhesie. Anaesthesist 50: 852–855

Carstoniu J, Levytam Sh, Norman P, Daley D, Katz J, Sandler AN (1994) Nitrous oxide in early labor. Anesthesiology 80: 30–35

Chan AS, Ananthanarayan C, Rolbin SH (1995) Alternating nitroglycerin and syntocinon to facilitate uterine exploration and removal of an adherent placenta. Can J Anaesth 42: 335–337

Cheek TG, Samuels P, Miller F, Tobin M, Gutsche BB (1996) Normal saline i.v. load decreases uterine activity in active labour. Brit J Anaesth 77: 632–635

Chestnut DH, McGrath JM, Vincent RD, Penning DH, Choi WW, Bates JN, McFarlane C (1994) Does early administration of epidural analgesia affect obstetric outcome in nulliparous women who are in spontaneous labor? Anesthesiology 80: 1201–1208

Chestnut DH (1997) Anesthesia and maternal mortality. Anesthesiology 86: 273–276

Childress CH, Katz VL (1994) Nifedipine and its indications in obstetrics and gynecology. Obstet Gynecol 83: 616–624

Dailland P, Chaussis P, Landru J, Belkacem H (1996) Epidural anesthesia for labor. Cah Anesthésiol 44: 127–143

Dewan DM, Cohen SE (1994) Epidural analgesia and the incidence of cesarean section. Anesthesiology 80: 1189–1192

Hawkins JL, Koonin LM, Palmer SK, Gibbs CP (1997) Anesthesia-related deaths during obstetric delivery in the United States, 1979–1990. Anesthesiology 86: 277–284

Hemminki E, Gissler M (1996) Epidural analgesia as a risk factor for operative delivery. Int J Gynecol Obstet 53: 125–132

Hirabayashi Y, Shimizu R, Fukuda H, Saitoh K, Igarashi T (1996) Soft tissue anatomy within the vertebral canal in pregnant women. Br J Anaesth 77: 153–156

Lieberman E, Lang JM, Cohen A, D´Agostino R, Datta S, Frigoletto FD (1996) Association of epidural analgesia with cesarean delivery in nulliparas. Obstet Gynecol 88: 993–1000

Malone FD, Geary M, Chelmow D, Stronge J, Boylan P, d´Alton ME (1996) Prolonged labor in nulliparas: Lessons from the active management of l-abor. Obstet Gynecol 88: 211–215

McArthur C, Lewis M, Knox EG (1993) Accidental dural puncture in obstetric patients and long term symptoms. Br J Med 306: 883–885

McGrady EM (1997) Extradural analgesia: does it affect progress and outcome in labour? Br J Anaesth 78: 115–117

McMorland GH, Douglas MJ (1986) Systemic medication in labour and delivery. Clin Anaesthesiol 4: 81–91

Möllmann M (1997) Die kontinuierliche Spinalanaesthesie Anaesthesist 46: 616–621

Mushambi MC, Halligan AW, Williamson K (1996) Recent developments in the pathophysiology and management of pre-eclampsia. Br J Anesth 76: 133–148

Olofsson C, Ekblom A, Ekman-Ordeberg G, Hjelm A, Irestedt L (1996) Lack of analgesic effect of systemically administered morphine or pethidine on labour pain. Br J Obstet Gynaecol 103: 968–972

Orlikowski CEP, Rocke DA, Murray WB, Gouws E, Moodley J, Kenoyer DG, Byrne S (1996) Thrombelastography changes in pre-eclampsia and eclampsia. Br J Anaesth 77: 157–161

Ratcliffe FM, Evans JM (1993) Neonatal well-being after elective caesarean delivery with general, spinal, and epidural anaesthesia. Eur J Anaesthesiol 10: 175–181

Riley ET, Cohen SE, Macario A, Desai JB, Ratner E (1995) Spinal versus epidural anesthesia for cesarean section: A comparison of time efficiency, costs, charges, and complications. Anesth Analg 80: 709–712

Robinson CA, Macones GA, Roth NW, Morgan MA (1996) Does station of the fetal head at epidural placement affect the position of the fetal vertex at delivery. Am J Obstet Gynecol 175: 991–994

Rout CC, Rocke DA, Levin J, Gouws E, Reddy D (1993) A reevaluation of the role of crystalloid preload in the prevention of hypotension associated with spinal anesthesia for elective cesarean section. Anesthesiology 79: 262–269

Shnider M, Levinson G (1994) Anesthesia for obstetrics. In: Miller RD (Hrsg) Anesthesia. Churchill Livingstone, Edinburgh, pp 2031–2076

Striebel HW, Schwagmeier R (1994) Physiologie und Pathophysiologie der Schwangerschaft aus anästhesiologischer Sicht. Anästh Intensivmed 35: 261–268

Thorp JA, Hu DH, Albin RM, McNitt J, Meyer BA, Cohen GR, Yeast JD (1993) The effect of intrapartum epidural analgesia on nulliparous labor: A randomized, controlled, prospective trial Am J Obstet Gynecol 169: 851–858

Vertommen JD, Vandermeulen E, van Aken H, Vaes L, Soetens M, van Steenberge A, Mourisse P, Willaert J, Noorduin H, Devlieger H, Assche AF van (1991) The effects of the addition of Sufentanil to 0,125 % Bupivacaine on the quality of analgesia during labor and on the incidence of instrumental deliveries. Anesthesiology 74: 809–814

Welsch H (1995) Mütterliche Sectio-Sterblichkeit – eine kritische Bilanz. Arch Gynecol Obst 257: 206–215

Zuckerman RL (1994) Anesthesia for preterm labor and delivery. Postgrad Obst Gynecol 14: 1–7

VI

Postpartum/Wochenbett/Stillzeit

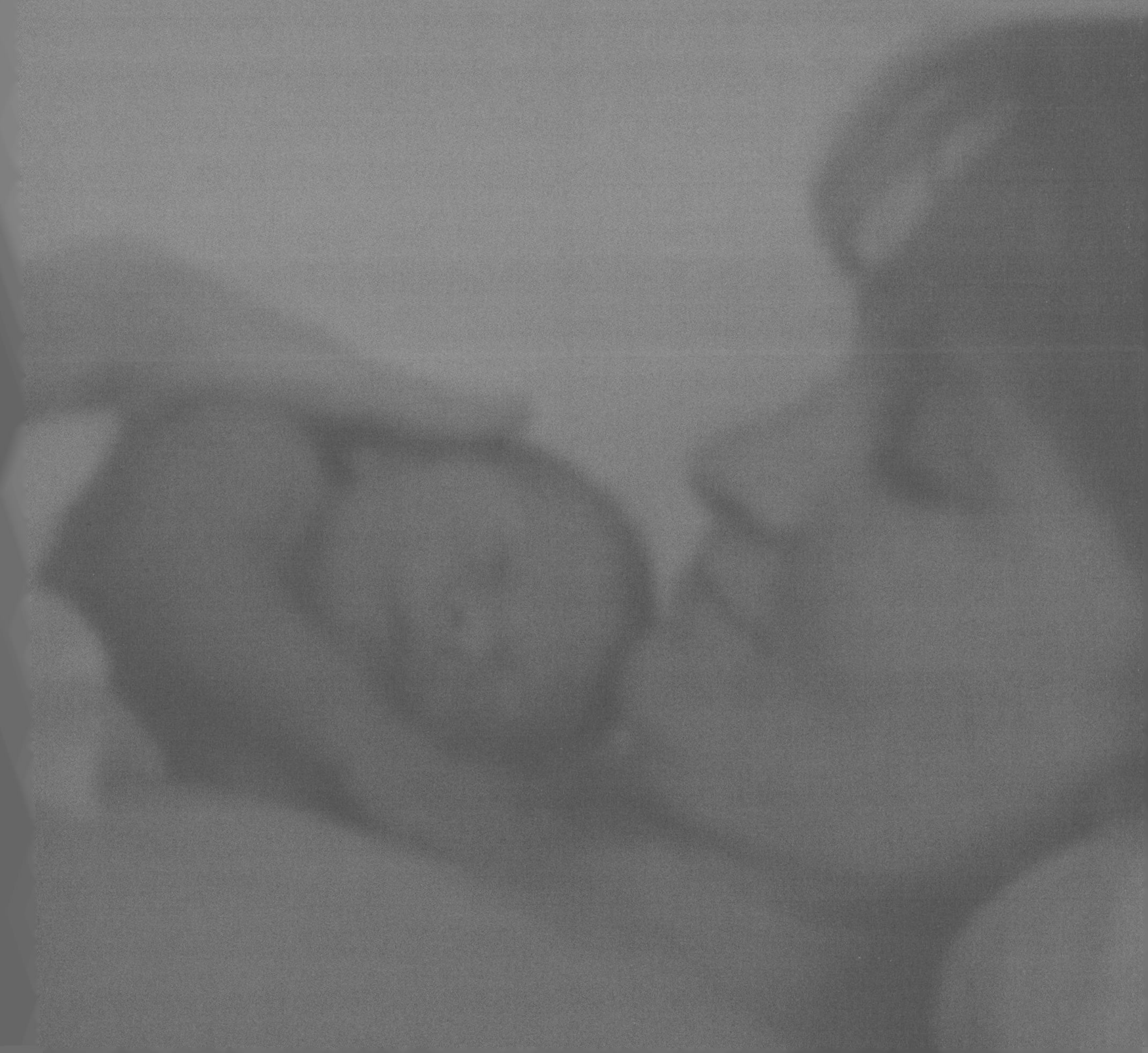

Versorgung des Neugeborenen

A. Zimmermann

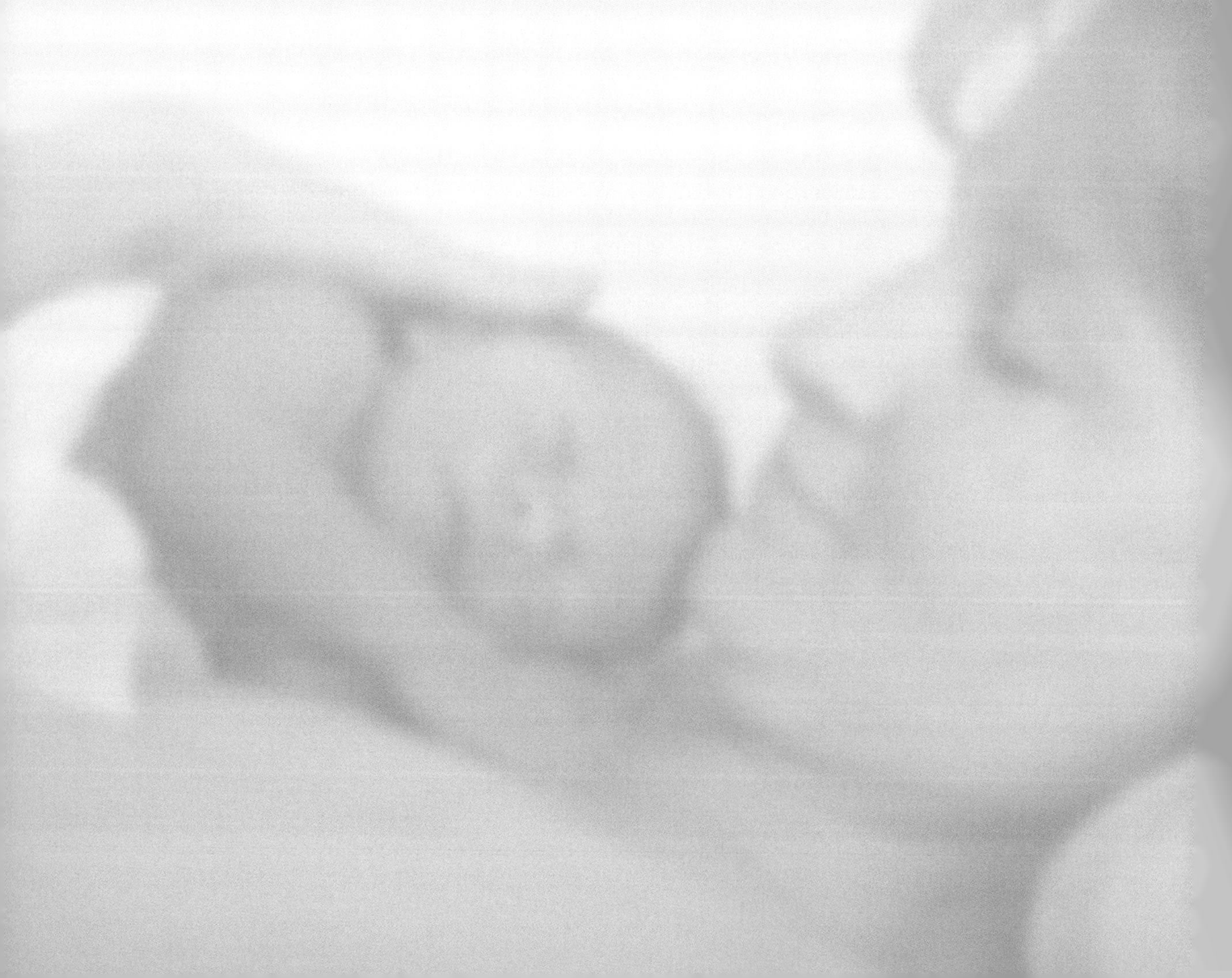

Kurz-Überblick

Rund 95 % der reifen Neugeborenen passen sich nach Geburt rasch und unauffällig an. Da die Geburt eines Kindes für Mutter und Kind ein sehr prägendes und gefühlsintensives Erlebnis ist, sollte unter sorgfältiger Beobachtung der kindlichen Adaptation so wenig wie möglich und nur so viel wie nötig in das physiologische Geschehen eingegriffen werden. Damit andererseits aus einer unerwarteten Anpassungsverzögerung keine lebensbedrohliche oder organgefährdende Hypoxiesequenz mit Folgeschäden entsteht, ist ein pathophysiologisch begründetes und rasches Handeln gefordert.

Unmittelbar nach Geburt erfolgt eine Soforteinschätzung des Neugeborenen anhand der Parameter Atmung, Herzschlag und Hautfarbe, um über die Notwendigkeit von Reanimationsmaßnahmen entscheiden zu können. Das unauffällige Neugeborene wird nach Abnabeln und Abtrocknen zur ersten Kontaktaufnahme und zum ersten Anlegen der Mutter übergeben. Der Geburtshelfer führt nach 1, 5 und 10 min den Apgar-Test und im Alter von rund 15 min die Erstuntersuchung U1 durch.

Verschiedene Schweregrade der Anpassungsstörungen sind gekennzeichnet durch verzögertes Einsetzen der Atmung, Bradykardie, Blässe oder Zyanose, reduzierten Muskeltonus und verzögerte oder fehlende Reflexe. Eine in rund 1 % der Geburten vorkommende perinatale Asphyxie ist durch die biochemischen Folgen von Hypoxie und Hyperkapnie infolge Unterbrechen der Atmung und gleichzeitige schwere klinische Beeinträchtigung mit neurologischen Folgen gekennzeichnet.

Das anpassungsgestörte Neugeborene wird nach dem Abnabeln abgetrocknet, abgesaugt und stimuliert. Abhängig vom Einsetzen der Atmung und der Normalisierung des Hautkolorits wird Sauerstoff vorgehalten oder per Maske beatmet. Bei schwerster Anpassungsstörung oder Asphyxie muss eine pulmonale oder kardiopulmonale Reanimation mit Herzdruckmassage und Intubation sowie Adrenalingabe und Volumensubstitution erfolgen. Krankheitsbilder wie die Aspiration, die Zwerchfellhernie und akuter Blutverlust müssen erkannt und Sofortmaßnahmen eingeleitet werden.

Frühgeborene sind aufgrund ihrer Organunreife prädisponiert für eine Maladaptation mit Folgeschäden. Gelingt die antepartale Verlegung der Schwangeren in ein Perinatalzentrum nicht mehr, müssen beim unreifen Kind Hypoxie, Azidose, Unterkühlung und Hypoglykämie vermieden werden. Untergewichtige Neugeborene müssen wegen ihrer Neigung zu Trinkschwäche, Hypoglykämie, Hypokalzämie, Hypothermie, verstärkter Gewichtsabnahme und erhöhtem Infektionsrisiko besonders gut überwacht werden.

Das gesunde Neugeborene verbleibt in der Regel in den ersten Lebenstagen mit der Mutter im Krankenhaus. Die bevorzugte Ernährung ist die Brusternährung. Jedes Neugeborene sollte eine Vitamin-K- und Vitamin-D-Prophylaxe erhalten und ein Stoffwechselscreening durchlaufen. Bevor die Mutter mit ihrem Neugeborenen nach Hause geht, sollte sie über Ernährung, Pflege, Schlaflage, Vitamingabe und weitere Vorsorgeuntersuchungen beraten werden.

48.1 Allgemeine Grundlagen der postnatalen Anpassung

Definition

Als postnatale Anpassung oder Adaptation des Neugeborenen wird die durch den Abbruch der Plazentafunktion unmittelbar nach Geburt einsetzende Umstellung der kindlichen Vitalfunktionen bezeichnet. Sie umfasst die Umstellung der Atmung, des Kreislaufs, des Stoffwechsels, der Wärmeregulation und der Infektabwehr.

Eine **ungestörte Anpassung** liegt vor, wenn:
- das Neugeborene innerhalb weniger Sekunden nach Geburt eine Herzfrequenz >100/min aufweist,
- eine regelmäßige, nicht angestrengte Atmung mit einer Frequenz von 40–60/min einsetzt,
- die initiale Zyanose einem gleichmäßig rosa Hautkolorit mit einer diskreten Akrozyanose weicht.

Bereits in den ersten Minuten reagiert das Neugeborene spontan oder auf Reiz mit Saugbewegungen und weist einen lockeren Beugetonus auf.

Bei der **gestörten Adaptation**, die auch als Anpassungsverzögerung, respiratorische oder kardiorespiratorische Depression und Maladaptation bezeichnet werden kann, ist die Umstellung verzögert oder gelingt nicht. Sie ist in unterschiedlichem Ausmaß gekennzeichnet durch:
- unzureichende oder ganz fehlende Atmung,
- kindliche Bradykardie mit einer Herzfrequenz <100/min oder Asystolie,
- blasses oder zyanotisches Hautkolorit,
- reduzierten oder fehlenden Muskeltonus,
- reduzierten oder fehlenden Saugreflex.

Um potenzielle Folgeschäden zu vermeiden, muss der Geburtshelfer eine Gefahrensituation beim Neugeborenen frühzeitig erkennen und nach Ausmaß der Störung gestaffelte Erstversorgungsmaßnahmen einleiten.

Definition

»Asphyxie«, in wörtlicher Übersetzung »Pulslosigkeit«, umfasst den Folgezustand von Sauerstoffmangel oder Hyperkapnie mit biochemischen (Azidose) und klinischen (Depression) Konsequenzen nach Unterbrechung der Atmung.

Die Diagnose kann bei Vorliegen folgender Kriterien gestellt werden (Carter et al. 1993):
- schwere Nabelarterienazidose mit einem pH-Wert <7,00,
- persistierend niedriger Apgar-Wert <3 für 5 min und länger,
- neurologische Symptome wie Krampfanfälle, Bewusstlosigkeit oder Muskelhypotonie,
- Funktionsstörung verschiedener Organe wie Herz, Darm, Niere oder Lunge.

Cave

Keinesfalls sollte der Terminus »Asphyxie« für das isolierte Vorliegen eines niedrigen Nabelarterien-pH-Wertes oder eines niedrigen 1-Minuten-Apgar-Wertes verwendet werden!

48.1.1 Prognose der Asphyxie

Eine Asphyxie oder eine inadäquate Reanimation kann eine hypoxisch ischämische Enzephalopathie (HIE) und Versagen weiterer Organe zur Folge haben. Die HIE ist charakterisiert durch das Vorliegen neurologischer Symptome wie Bewusstseinsstörung, Krämpfe, Muskelhypotonie oder Übererregbarkeit, Apnoen oder Schluckstörungen. Spätfolgen können mentale Retardierung (MR), Anfallsleiden oder Zerebralparese (CP) sein.

Mittels moderner geburtshilflicher Methoden können heute intrapartale Ursachen für Zerebralparese und mentale Retardierung weitgehend ausgeschaltet werden. Die Inzidenz der CP, bezogen auf alle Neugeborenen, bleibt konstant bei etwa 1–2 ‰.

▶ Studienbox

Nur bis zu 10 % dieser CP-Fälle sind mit einer perinatalen Asphyxie verknüpft, die restlichen 90 % sind durch Anlagestörungen oder pränatale Ereignisse bedingt (Carter et al. 1993). Das Risiko der Entwicklung einer HIE oder einer CP steigt auf > 50 %, wenn ein Apgar-Score von 3 und weniger für 5 min und länger besteht oder wenn ein Neugeborenes 15 min lang auf effektive Reanimationsmaßnahmen nicht mit einem Anstieg der Apgar-Punkte anspricht (Carter et al. 1993; Nelson u. Emery 1993).

Keine gesicherte Korrelation besteht zwischen einem isoliert niedrigen 1-Minuten-Apgar-Score zwischen 0 und 3, der nach 5 min auf >3 angestiegen ist, einer isolierten Nabelarterienazidose ohne klinisches Korrelat und neurologischen Spätfolgen (Nelson u. Emery 1993).

48.1.2 Organisatorische Vorkehrungen

Bei drohender fetaler Gefährdung sind Mutter oder Eltern zu beraten, und entsprechend der Indikationsliste der Deutschen Gesellschaft für Gynäkologie und Geburtshilfe muss rechtzeitig eine In-utero-Verlegung veranlasst werden.

Erscheint eine postnatale Verlegung nicht möglich, die Möglichkeit einer Anpassungsstörung bei den in der Übersicht angeführten Risikokonstellationen aber gegeben, sollte ein rechtzeitig informierter Pädiater die Versorgung des Neugeborenen im Kreißsaal übernehmen.

Bei rund 5 % der Geburten kommt es allerdings nach ungestörter Schwangerschaft völlig unvorhergesehen zu leichten bis schweren Anpassungsstörungen beim reifen Neugeborenen (Opladen 1995; Kattwinkel 2000). Deshalb muss jeder Kreißsaal nicht nur über eine funktionstüchtige Notfallausrüstung für Neugeborene verfügen, sondern es muss auch bei jeder Geburt jemand anwesend sein, der ein vital bedrohtes Neugeborenes primärversorgen kann, und es muss ein in der Neugeborenenreanimation geschulter Anästhesist innerhalb weniger Minuten verfügbar sein (Hickl 1997). Bei Indikation ist ein Neugeborenennotarzt mit einem neonatologischen Team notfallmäßig zu rufen. Bis die Verantwortung für das Kind an Neonatologen oder Anästhesisten übertragen wird, ist der Geburtshelfer verantwortlich.

Kann eine antenatale Verlegung nicht durchgeführt werden oder zeichnet sich für den Geburtshelfer unerwartet ein behandlungs- oder abklärungsbedürftiger Befund beim Neugeborenen ab, muss eine postnatale Verlegung in eine Kinderklinik durchgeführt werden (Grauel 1996a) (s. Übersichten).

Risikokonstellation für Anpassungsstörungen

- Risikofaktoren vor der Geburt
  - Diabetes mellitus oder Gestationsdiabetes
  - Präeklampsie, Hochdruck, HELLP-Syndrom
  - Anämie oder Isoimmunisierung
  - Intrauteriner Fruchttod in der Anamnese
  - Chronische, den Fetus bedrohende Erkrankungen der Mutter
  - Oligo- oder Polyhydramnion
  - Unreife oder Übertragung
  - Mehrlingsgravidität
  - Fetales Unter- oder Übergewicht
  - Versorgungsrelevante Fehlbildung
  - Medikamente oder Drogeneinnahme der Mutter
  - Abgang von missfarbenem oder dickgrünem Fruchtwasser
  - Doppler- oder CTG-Pathologie
  - Fehlende Schwangerschaftsvorsorge
- Risikofaktoren unter der Geburt
  - Notsectio
  - Vaginal-operative Entbindung
  - Lageanomalien
  - Vorzeitige Plazentalösung
  - Placenta praevia
  - Beginnende oder manifeste Amnioninfektion
  - Vorzeitiger Blasensprung
  - Fetale Bradykardie, Tachykardie, Rhythmusstörungen
  - Nabelschnurumschlingung oder -vorfall
  - Morphinderivate in den letzten 4 Stunden vor Geburt

Absolute Indikationen zur Verlegung eines Neugeborenen

- Unreife unter 35 abgeschlossenen SSW
- Fetale Wachstumsretardierung ≤ 3. Perzentile
- Atemstörung jeglicher Genese
- Nabelarterien-pH-Wert < 7,0
- Fehlbildung oder Verdacht darauf zur weiteren Diagnostik und/oder Therapie
- Angeborene Stoffwechselstörung oder Verdacht darauf
- Hypoglykämie
- Diabetische Fetopathie
- Endokrinopathie oder Verdacht darauf
- Morbus haemolyticus neonatorum
- Polyglobulie mit einem venösen Hämatokrit > 70 %

▼

- Anämie mit einem venösen Hämatokrit <35 % in der 1. Lebenswoche
- Hyperbilirubinämie (Ikterus am ersten Lebenstag; Bilirubin >20 mg/dl trotz Phototherapie beim gesunden Neugeborenen und >17 mg/dl beim Neugeborenen mit Risikofaktoren)
- Morbus haemorrhagicus
- Krampfanfälle
- Intrakranielle Blutung oder Verdacht darauf
- Zyanose
- Infektion oder Verdacht darauf
- Neugeborenes drogenabhängiger Mutter

48.1.3 Anforderung an die Kreißsaalausstattung

Bei jeder Geburt müssen zur Versorgung des Neugeborenen neben Apgar-Uhr, einem vorwärmten, gut ausgeleuchteten Untersuchungstisch mit vorgewärmten saugfähigen Tüchern, Stethoskop, Absauger, Nabelschere, Nabelklemme, sterilen Handschuhen stets ein am Sauerstoff-Flowmeter angeschlossener Beatmungsbeutel mit Maske sowie ein Laryngoskop mit Spatel und Tubus bereitstehen.

Um auch ein schwer anpassungsgestörtes Kind versorgen und reanimieren zu können, sollten die in der Übersicht aufgeführten Vorrichtungen zur Verfügung stehen (Stannigel u. Lemburg 1997; Wimmer 1994).

Nicht nur die Geräte müssen täglich auf ihre Funktionsfähigkeit kontrolliert werden, um im seltenen Ernstfall einsatzbereit zu sein, sondern auch die tätigen Geburtshelfer und Hebammen sollten in regelmäßigen Übungen ihr theoretisches Wissen und die Reihenfolge der Erstversorgungs- und Reanimationsmaßnahmen am Modell trainieren.

Relative Indikationen zur Verlegung eines Neugeborenen

- Unreife ≥35 SSW
- Fetale Wachstumsretardierung 3.–10. Perzentile
- Kind diabetischer Mutter
- Hyperbilirubinämie
- Polyglobulie mit einem venösen Hämatokrit zwischen 66 % und 70 %
- Neurologische Auffälligkeiten
- Verdacht auf Infektion
- Fehlbildungen mit aufgeschobener Dringlichkeit
- Herzrhythmusstörungen
- Ernährungsstörungen

Anforderungen an die Kreißsaalausstattung zur Erstversorgung und Reanimation Neugeborener
(nach Stannigel u. Lemburg 1997)

- Allgemeines
  - Uhr
  - Stethoskop
  - Nabelklemmen, sterile Kompresse, Nabelschere
  - Untersuchungstisch mit Wärmelampe
  - Warme, trockene, saugfähige Tücher, mindestens 2 pro Kind
- Absauger
  - Absaugegerät mit einstellbarem Sog von –200 mbar
  - Mundabsauger bzw. mobiler Absauger (zum Absaugen am Damm)
  - Absaugkatheter (8 Charr und 10 Charr)
  - Starrer Absaugkatheter (Jankauer)
- Atmung und Beatmung
  - Neugeborenenbeatmungsbeutel mit PEEP-Ventil, Reservoirbeutel, Sauerstoffverbindungsleitung
  - Gesichtsmasken mit weichem Rand, Größen 0 und 1
  - Funktionierendes Laryngoskop mit Spateln der Größen 0 und 1 (nach Miller)
  - Endotracheale Tuben mit Innendurchmessern von 2,0, 2,5, 3,0 und 3,5 mm
  - Führungsdraht
  - Kleine und große Magill-Zange
- Überwachung
  - Formblatt zur Dokumentation der Befunde und durchgeführten Maßnahmen
  - Pulsoximeter
  - Herz-Atem-Monitor
  - Wünschenswert: oszillometrisches Blutdruckmessgerät
- Zugang und Blutentnahme
  - Blutzuckermessgerät mit Teststreifen
  - Kapillaren und Einmalkanülen zur Blutentnahme für Blutgase und Hämatokrit
  - Venenverweilkanülen der Größe 24 G und 26 G, Verbindungsleitung, Perfusorspritzen, Perfusorleitung, Spritzenpumpe
  - Nabelkatheter (Größe 5 Charr), je 2 große und 2 kleine sterile anatomische Pinzetten, steriles Skapell, sterile Nabelbändchen, sterile puderfreie Handschuhe, Pflaster oder Nahtmaterial
- Medikamente
  - Adrenalin (Suprarenin)
  - Natriumbicarbonat 8,4 %
  - Aqua destillata
  - Naloxon (Narcanti neonatal)
- Infusionslösung
  - Physiologische Kochsalzlösung
  - Glukose 10 %
- Sonstiges
  - Magensonde Größe 8 Charr
  - 1- und 2-ml-Spritzen
  - Glukometer und/oder Blutzuckerteststreifen

48.2 Reifes unauffälliges Neugeborenes

48.2.1 Physiologie der ungestörten Anpassung

Intrauterin nimmt die flüssigkeitsgefüllte fetale Lunge nicht am Gasaustausch teil. Der pulmonale Blutfluss ist gering, weil rund 90% des rechtsventrikulären Blutvolumens infolge des erhöhten pulmonalen Gefäßwiderstandes über den Ductus arteriosus Botalli und das Foramen ovale an der Lunge vorbeigeführt werden. Der sytemische Gefäßwiderstand ist niedrig. Mit den ersten Atemzügen werden die Alveolen mit Luft gefüllt und die funktionelle Residualkapazität der kindlichen Lunge etabliert. Dafür werden inspiratorische negative Drücke bis zu 60–80 mmHg aufgewandt. Die fetale Lungenflüssigkeit wird über Lungenkapillaren und Lymphbahnen abtransportiert. Der sinkende pulmonale Gefäßwiderstand ermöglicht einen raschen Anstieg der Lungendurchblutung und einen Anstieg der Oxygenierung.

Der Anstieg der arteriellen Sauerstoffspannung führt zum funktionellen Verschluss des Ductus arteriosus. Der systemische Gefäßwiderstand steigt nach Abklemmen der Nabelschnur und hat einen funktionellen Verschluss des Foramen ovale zur Folge (Kattwinkel 2000).

48.2.2 Thermoregulation

Die normale rektale Temperatur des Neugeborenen beträgt 36,5–37,5 °C. Infolge seiner relativ großen Körperoberfläche verliert das Neugeborene rasch an Wärme, insbesondere wenn es nach Geburt noch feucht vom Fruchtwasser und an die intrauterine Wärme adaptiert ist. Durch körpereigene Wärmeproduktion kann der Bedarf nicht voll gedeckt werden. Unterkühlung führt zu einem erhöhten Kalorienverbrauch mit der Gefahr von Hypoglykämie, erhöhtem Sauerstoffverbrauch, Mikrozirkulationsstörungen sowie Azidose und kann beim gestressten anpassungsgestörten Kind eine pulmonale Vasokonstriktion begünstigen. Deshalb sind in jedem Kreißsaal bei jeder Geburt ein vorgewärmter Untersuchungstisch und vorgewärmte Tücher zum Abtrocknen des Kindes bereitzuhalten.

Bei allen Erstversorgungs- und Reanimationsmaßnahmen muss auf eine eingeschaltete Wärmelampe, auf einen temperierten Erstversorgungsraum ohne Zugluft und auf die Abdeckung des Kindes geachtet werden. Auch das gesunde Neugeborene, das bei seiner Mutter im Arm liegt, kann auskühlen und muss ausreichend abgetrocknet und in genügend warme Tücher eingehüllt werden. Ein Frühgeborenes ist infolge seines geringeren subkutanen Fettgewebes und seiner noch größeren relativen Körperoberfläche besonders sensibel gegenüber einer Unterkühlung.

48.2.3 Maßnahmen nach Geburt

Setzen erste notwendige **Reanimationsmaßnahmen** erst mit der Erhebung des ersten Apgar-Wertes nach 1 min ein, kann bereits wertvolle Zeit verloren sein. Deshalb erfolgt unmittelbar nach Geburt eine Soforteinschätzung des Neugeborenen anhand der Parameter Atmung, Herzschlag und Hautfarbe durch den Geburtshelfer (Stannigel u. Lemburg 1997) (Tabelle 48.1).

Die **Abnabelung** erfolgt nach Auspulsieren der Nabelschnur, in der Regel etwa 1–1,5 min nach Geburt, ohne dass die Nabelschnur zusätzlich ausgestrichen wird (Stockhausen u. Albrecht 1997; Linderkamp 1984). Ist das Neugeborene unauffällig, wird es mit einem vorgewärmten Tuch abgetrocknet und der Mutter auf die Brust gelegt.

Ein **Absaugen** des gesunden Neugeborenen mit klarem Fruchtwasser und unauffälliger Anpassung ist nicht erforderlich, da die Lungenflüssigkeit nach wenigen Atemzügen resorbiert ist und durch das Absaugmanöver Schleimhautläsionen gesetzt und Reflexbradykardien ausgelöst werden können (Stockhausen u. Albrecht 1997).

48.2.4 Zustandsbeurteilung

Apgar-Schema

Zur klinischen Zustandsdiagnostik ist das von V. Apgar entwickelte Apgar-Schema nach wie vor sinnvoll (Apgar 1953). Im Alter von 1, 5 und 10 min werden die Vitalparameter durch Hebamme oder Geburtshelfer erfaßt und dokumentiert. Dabei werden die Herzfrequenz auskultiert oder an der Nabelschnur palpiert, die Lunge des Kindes abgehört und die Atmung beobachtet, die Hautfarbe und der Muskeltonus beurteilt und der Saugreflex ausgelöst. Für jeden Parameter werden 0–2 Punkte vergeben (Tabelle 48.2).

> Ein vitales und lebensfrisches Neugeborenes weist Apgar-Werte von ≥8 in der 1. Minute und ≥9 nach 5 min und 10 min auf.

Tabelle 48.1. **Soforteinschätzung nach Geburt** (nach Stannigel u. Lemburg 1997)

	Unauffällig	Mäßiggradige Anpassungsstörung	Schwere Anpassungsstörung, Asphyxie
Atmung	Regelmäßig, schreit	Unregelmäßig, flach, fehlend	Fehlend
Herzfrequenz	>100	>100 oder knapp <100	Deutlich <100, fehlt
Hautfarbe	Rosig, Akrozyanose	Zyanose, Blässe	Tiefe Zyanose, tiefe Blässe
Maßnahmen	Bis auf Abtrocknen und Wärmezufuhr keine Maßnahmen nötig. Absaugen bei Indikation	Abtrocken, Wärmezufuhr, absaugen. Stabilisiert sich mit Unterstützung	Reanimationsmaßnahmen nötig

Tabelle 48.2. **Apgar-Schema** (nach Apgar 1953)

	2 Punkte	1 Punkt	0 Punkte
Herzschlag	>100	<100	Fehlt
Atmung	Regelmäßig, schreit	Unregelmäßig, unzureichend	Fehlt
Hautfarbe	Rosig	Akrozyanose	Zyanose oder Blässe
Reaktion beim Absaugen	Grimassiert	Wenig	Fehlt
Muskeltonus	Beugetonus	Reduzierter Tonus	Schlaff

Beim Frühgeborenen, dessen Vitalfunktionen stark vom Gestationsalter abhängig sind, ist die Aussagekraft eingeschränkt und die Korrelation zum Überleben gering (Obladen 1995). Der 5- und der 10-Minuten-Apgar erlauben eine gewisse Aussage über die Prognose und werden im Neugeborenen-Untersuchungsheft festgehalten (Stockhausen u. Albrecht 1997; Hickl 1997).

Mutter und Kind bleiben in den ersten 2 h nach Geburt im Kreißsaal. Besonders wichtig ist während dieser Zeit die Beobachtung auch des gesunden, im Arm der Mutter liegenden Neugeborenen durch die verantwortliche Hebamme oder den Geburtshelfer.

> Bei Anpassungsverzögerungen, die sich als Punkteabzug im Apgar-Score zeigen, muss der kindliche Zustand wiederholt untersucht werden und gründlich anhand des Apgar-Schemas auf Hautfarbe, Atmung, Herzfrequenz, Muskeltonus und Saugreflex kontrolliert werden, bis eine Normalisierung eingetreten ist (Stockhausen u. Albrecht 1997). Diese Kontrollen sollten im eigenen Interesse schriftlich dokumentiert werden (Hickl 1997). Tritt keine Verbesserung des kindlichen Zustandes auf, muß ein Neonatologe hinzugezogen werden.

Nabelarterien-pH-Wert

Neben der Erfassung der Vitalparameter ist der Säure-Basen-Status im Nabelarterienblut ein weiteres Kriterium für die Zustandsbeurteilung. Dabei korrelieren Nabelarterien-pH-Wert und Apgar-Wert nur locker miteinander.

Normale mittlere Nabelarterien-pH-Werte, wie sie bei Reifgeborenen nach unkomplizierter Spontangeburt ermittelt wurden, liegen bei 7,27–7,28 mit einer doppelten Standardabweichung nach unten bis 7,15.

Trotzdem wird bereits ab einem pH-Wert von <7,20 von fetaler Azidose gesprochen. Ein pH-Wert von 7,20–7,10 gilt als leichte Azidose, die bei unauffälliger Anpassung zu keinen neurologischen Folgeproblemen führt. Zwischen 7,10 und 7,00 liegt eine mittelgradige und unter 7,00 eine schwere Azidose vor (ACOG Technical Bulletin 1995).

Eine schwere Nabelarterienazidose weist auf einen Sauerstoffmangel unter der Geburt hin. Das Risiko neurologischer Spätfolgen steigt dann, wenn eine Azidose mit einer schweren klinischen Anpassungsstörung einhergeht (Carter et al. 1993), wobei zwischen Nabelarterien-pH-Wert und Grad der Anpassungsstörung keine feste Korrelation besteht.

> Liegt eine Nabelarterienazidose bei einem vitalen, unauffälligen Kind vor, sind keine Maßnahmen zu ergreifen. Um bei späteren elterlichen Vorwürfen oder juristischen Fragen abgesichert zu sein, muss der gute klinische Zustand sorgfältig dokumentiert werden. Gegebenenfalls kann eine pH-Kontrolle aus der Ferse des Kindes sinnvoll sein.

48.2.5 Untersuchung

Maße

Innerhalb der ersten beiden Lebensstunden sollten Geburtsgewicht, Länge und frontookzipitaler Kopfumfang des Neugeborenen exakt gemessen werden.

> Ein reifes Neugeborenes von 40 SSW weist ein Gewicht zwischen 2800 g und 4000 g und eine Länge zwischen 48 cm und 54 cm auf.

Anhand von gestationsalterbezogenen Normalverteilungen ist zu ersehen, ob das Gewicht des Kindes zwischen dem 10. und 90. Perzentil liegt und das Kind damit als normgewichtig (»appropriate for gestational age«, AGA) einzustufen ist. Die Kinder, deren Gewicht unter dem 10. Perzentil liegt, werden als für das Gestationsalter zu leicht (»small for gestational age«, SGA) bezeichnet und die, deren Gewicht über dem 90. Perzentil liegt, als zu groß für das Gestationsalter (»large for gestational age«, LGA) (Voigt et al. 1996). Das Geburtsgewicht kann keinesfalls zur Reifebestimmung herangezogen werden.

Bestimmung des Gestationsalters

Ausreichende Anhaltswerte für die Reifebestimmung jenseits von 30 SSW liefert der **Petrussa-Index**. In diesen gehen die Dicke und Durchsichtigkeit der Haut, die Größe der Brustwarzen, die Reife des Genitales, die Festigkeit des Ohrmuschelknorpels und die Fußsohlenfalten ein. Darüber hinaus ist auf Übertragungszeichen wie Waschfrauenhände, trockene Haut, Hautabschilferungen und geringes Unterhautfettgewebe zu achten (Tabelle 48.3).

Eine genauere Einschätzung insbesondere bei kleinen Frühgeborenen ist mit den Untersuchungen nach Dubowitz (1981) oder Ballard (1991) möglich. Hier werden zusätzlich die Venenzeichnung, die Behaarung, die Fingernägel und die Haltung betrachtet.

Tabelle 48.3. Petrussa-Index

	0 Punkte	1 Punkt	2 Punkte	Summe
Haut	Hellrot, durchscheinend, ödemig	Rosig, fester, gering ödemig	Fest, sichtbare Fältelung, Hautabschilferung	
Mamillen	Kaum Drüsengewebe	Tastbares Drüsengewebe, Mamillenvorhof erkennbar	Brustdrüsen über dem Hautniveau, Drüsenkörper und -vorhof palpabel	
Ohr	Kaum Profil, weich, kaum Knorpelgewebe	Knorpel in Tragus und Antitragus	Ausgebildeter Helixknorpel, sofortiger Faltenausgleich	
Fußsohle	Glatt, Fältelung im vorderen Drittel	Fältelung im vorderen und mittleren Drittel	Fältelung über der gesamten Fußsohle	
Genitale	Testes noch ingiunal, Labia majora kleiner als Labia minora	Testes evtl. noch ingiunal, Labia minora gleich Labia majora	Testes im Skrotum, Labia mjora größer als Labia minora	

Schwangerschaftsdauer in Wochen: erzielte Punkte plus 30

Erstuntersuchung U1

Die Erstuntersuchung des Neugeborenen, die rund 10–15 min nach Geburt durchgeführt wird, gehört zu den Aufgaben des Geburtshelfers und sollte die Herz- und Lungenauskultation, die Palpation des Abdomens, die Inspektion der Genitalien, der Haut, der Hände und Füße, der Augen und Ohren, die Palpation des harten Gaumens und die Beurteilung des Muskeltonus umfassen und so sorgfältig erfolgen, dass der Geburtshelfer der erwartungsvollen Mutter oder den Eltern versichern kann, »dass alles in Ordnung ist«.

Bei einem unklaren oder pathologischen Befund sollten die Eltern bereits im Kreißsaal schonend aufgeklärt und beruhigt werden und eine konsiliarische pädiatrische Untersuchung und Beratung veranlasst werden. Nach vaginal-operativer Geburt ist eine besonders eingehende Untersuchung des Kindes, insbesondere auf neurologische Auffälligkeiten oder Verletzungen notwendig. Ist der Zustand des Kindes gut, muss nicht in jedem Fall eine pädiatrische Konsiluntersuchung erfolgen (Hickl u. Berg 1989).

Geburtsverletzungen

Unter einem **Kephalhämatom** ist ein tastbares, unter den palpierenden Fingern fluktuierendes Kopfschwartenhämatom zu verstehen, das die Schädelnähte nicht überschreitet. Maßnahmen sind nicht erforderlich. Eine **Geburtsgeschwulst** dagegen imponiert als weiche, nicht fluktuierende Schwellung, überschreitet die Schädelnähte und ist nicht als Geburtsverletzung aufzufassen.

Klavikulafrakturen können häufig, allerdings nicht immer, bereits im Kreißsaal ertastet werden. Sie können sich auch erst nach einigen Tagen durch eine Schonhaltung oder schmerzhafte Schwellung zeigen und erfordern keine chirurgische Intervention. **Hämatome im Bereich des M. sternocleidomastoideus** sind meist nach einigen Tagen als schmerzhafte Schwellung im Bereich des betreffenden Muskels zu tasten. **Plexusparesen** nach einer Geburt mit schwerer Schulterentwicklung treten mit einer Häufigkeit von rund 1‰ auf (Rennie u. Robertson 1999). Das Neugeborene lässt den betreffenden Arm schlaff hängen.

Traumatisch, hypoxisch oder durch Fehlbildungen bedingte **Gehirnblutungen** beim reifen Neugeborenen treten nur selten auf, sind aber von großer prognostischer Bedeutung. Die Blutungslokalisation kann subdural, subarachnoidal, intraventrikulär oder intrazerebral sein. Symptome einer schweren subduralen Blutung können Krampfanfälle, Bewusstseinsstörungen und schwere Beeinträchtigung sofort nach Geburt sein, während sich bei geringer Ausdehnung diskrete neurologische Hinweise finden. Die Entwicklung eines chronischen subduralen Ergusses ist möglich. Subarachnoidalblutungen können asymptomatisch verlaufen oder Krampfanfälle verursachen. Neben Trauma, Asphyxie und Fehlbildung kann selten auch Vitamin-K-Mangel bei intraventrikulärer und intrazerebraler Blutung eine pathogenetische Rolle spielen. Neurologische Symptome sind Krämpfe, Übererregbarkeit, Erbrechen und Anoe. Bei bis zu 4% der Neugeborenen können sonographisch kleine subependymale Blutungen gefunden werden, die in der Regel asymptomatisch bleiben und folgenlos abheilen (Volpe 1987).

Kleine Schnittwunden nach Sectioentbindung werden je nach Befund mit einer Naht oder einem sterilen Pflaster adaptiert.

> Alle Geburtsverletzungen sollten eine kinderärztliche Beratung zur Folge haben. Bei neurologischen Symptomen ist eine sofortige pädiatrische Untersuchung und Verlegung angezeigt.

Fehlbildungen

Unbedingt muss auf Fehlbildungen aller Art, insbesondere aber auf versorgungsrelevante Fehlbildungen geachtet werden und gegebenenfalls eine fachliche Weiterbetreuung veranlasst werden. Ein **Pes equinovarus** erfordert eine orthopädische Gipsbehandlung im Lauf des ersten Lebenstages. Gesichtsasymmetrien oder Haltungsanomalien des Kopfes oder Fehlhaltung der Füße im Sinne von Sichel-, Knick- und Hackenfüßen sind keine Fehlbildung, sondern in der Regel Folge einer intrauterinen Zwangshaltung.

Bei jedem Neugeborenen sollte mit einem Finger der **Gaumen** abgetastet sowie die **Lippen** inspiziert und im Falle einer **Spaltbildung**, die in leichter oder schwerer Form bei einem von 500 Neugeborenen auftritt, ein Kieferchirurg hinzugezogen werden. Eine **Choanalatresie** sollte ausgeschlossen werden.

Wenn Hinweise auf eine **Ösophagusatresie** vorliegen, wie Polyhydramnion, vermehrtes Speicheln oder Atemstörung, muss der Ösophagus sondiert werden. Dies ist bei einem unauffälligen Neugeborenen nicht zwingend, erscheint jedoch zum Ausschluss einer Atresie und zur Prophylaxe der dann möglichen Aspiration beim ersten Anlegen sinnvoll. Wegen einer möglichen vagusinduzierten Bradykardie ist die Sondierung frühestens nach 5 min und spätestens vor der ersten Mahlzeit vorzunehmen.

Eine **Analatresie** wird durch die Messung der rektalen Temperatur ausgeschlossen, hierzu sind aus Sicherheitsgründen digitale Thermometer zu bevorzugen.

Bei Vorliegen einer **Meningomyelozele, Omphalozele** oder **Gastroschisis** wird sofort nach Geburt ein steriler Plastiksack angelegt und oberhalb des Defektes verschlossen. Die Verlegung des Kindes erfolgt unmittelbar aus dem Kreißsaal in eine kinderchirurgische Fachabteilung.

Ein **Zwerchfelldefekt** sollte pränatal erkannt und die Entbindung in einem Perinatalzentrum mit angeschlossener Kinderchirurgie durchgeführt werden. Das Vorgehen bei Geburt eines Kindes mit vorgeburtlich nicht erkanntem Zwerchfelldefekt ist unter 48.4.2 beschrieben.

Über Befunde aus der pränatalen ultrasonographischen Diagnostik wie fetale **Harntransportstörungen** oder **Hydrozephalus** wird der Pädiater informiert, damit weitere kinderärztliche Untersuchungen eingeleitet werden können.

Weitere Maßnahmen

Im Anschluss an die Untersuchung wird der Nabelschnurrest bis auf 1–2 cm gekürzt und mit einer Klemme versehen. Blut- und Mekoniumreste werden entfernt und das Kind abgetrocknet, wobei – wenn möglich – die Vernix belassen werden sollte. Das Baden des Neugeborenen bereits im Kreißsaal ist aus medizinischen Gründen nicht notwendig, kann jedoch durchgeführt werden, wenn es gewünscht wird (Stockhausen u. Albrecht 1997). Ein Namensbändchen zur Identifikation des Kindes sollte sinnvollerweise in Gegenwart der Eltern angelegt werden. Das gesunde Neugeborene beginnt bald nach Geburt an den Fingern zu saugen und kann bereits innerhalb der ersten 20–30 min nach Geburt an die maternale Brust angelegt werden, wenn die Mutter stillen möchte. Die Stillfähigkeit der Mutter wird dadurch besonders gefördert.

Da die ersten Stunden des Kennenlernens von Mutter bzw. Eltern und Kind besonders bedeutsam für die weitere Mutter-/Eltern-Kind-Beziehung sind, sollte auf eine ruhige und freundliche Atmosphäre geachtet werden.

Credé-Augenprophylaxe

Die Durchführung der Gonoblennorrhöprophylaxe war bis 1986 gesetzlich vorgeschrieben und wird seit 1994 von der Kommission Credésche Prophylaxe des Bundesgesundheitsamtes empfohlen (Tietze 1994). Eine **Gonoblennorrhö** zeigt sich 2–3 Tage nach Geburt als schwere eitrige Konjunktivitis, die nicht oder falsch behandelt zur Blindheit führen kann, während sie bei rechtzeitiger fachgerechter Therapie komplikationslos abheilt. Die Augenprophylaxe, auf die weiterhin nicht verzichtet werden sollte, sieht möglichst innerhalb der ersten 10 Lebensminuten eines Neugeborenen nach Reinigung der Augen die Verabreichung je eines Tropfens einer bakteriziden Flüssigkeit, wie 1%ige Silbernitrat- oder 1%ige Silberacetatlösung in beide Bindehautsäcke vor. 0,5%ige Erythromycinlösung oder 1%ige Tetrazyklinlösung kann alternativ verwandt werden, wobei die Effektivität weniger gesichter ist. Durch die Anwendung von Silbernitratlösung werden Chlamydien, die bis zu 20% der Neugeborenenkonjunktivitiden verursachen, nicht sicher erreicht.

Hat die werdende Mutter regelmäßig an Schwangerschaftsvorsorgeuntersuchungen teilgenommen, kommt sie aus einem überschaubaren sozialen Milieu, weist sie keine anamnestischen Hinweise auf eine durchgemachte Gonorrhö auf und ist in den ersten Tagen nach Geburt eine regelmäßige kinderärztliche Überwachung und Beobachtung der Neugeborenen gewährleistet, kann auf die generelle Augenprophylaxe verzichtet werden zugunsten einer gezielten Anwendung bei dem Risikokollektiv, bei dem die genannten Voraussetzungen nicht zutreffen (Chen 1992; Hammerschlag 1993).

> In jedem Fall müssen Mutter oder Eltern über die Augenprophylaxe informiert werden, und die Durchführung muss angeboten werden (Deutsche Gesellschaft für Infektiologie 2000).

Hypoglykämie

Nach Unterbrechen der gleichmäßigen Glukosezufuhr durch die Nabelschnur sinkt beim Neugeborenen nach Geburt der Blutzuckerspiegel rasch ab. Durch Glukoneogenese und exogene Zufuhr können die meisten reifen Neugeborenen den Blutzuckerspiegel auf ausreichendem Niveau halten, trotzdem kommt es bei rund 5% der Kinder zu meist asymptomatischen Hypoglykämien.

Cave

Ein vielfach erhöhtes Hypoglykämierisiko haben untergewichtige Kinder <10. Perzentil, übergewichtige Kinder >90. Perzentil, anpassungsgestörte Kinder, Kinder von Gestationsdiabetikerinnen und insulinpflichtigen Diabetikerinnen sowie Frühgeborene <37 abgeschlossenen SSW.

Deshalb muss bei diesen Kindern innerhalb der ersten beiden Lebensstunden vor Verlassen des Kreißsaales eine Blutzuckerbestimmung durchgeführt werden.

Der Grenzwert für eine Hypoglykämie liegt

- innerhalb der ersten 3 h nach Geburt ≤35 mg/dl,
- zwischen 3 h und 24 h ≤40 mg/dl,
- ab 24 h bei ≤45 mg/dl,
- ab dem 2. Lebenstag ≥45 mg/dl (Srinivasan et al. 1986).

Bei niedrigeren Werten sollte eine 10%ige Glukoselösung oder eine 25%ige Maltodextrinlösung oral angeboten, der Blutzucker kontrolliert und ein Pädiater hinzugezogen werden, falls die Werte nicht ansteigen oder Symptome der Hypoglykämie wie Zittrigkeit, Apathie oder anfallsähnliche Zustände auftreten. Das Risiko neurologischer Spätfolgen steigt bei rezidivierendem oder symptomatischem Unterzucker an. Kinder von insulinpflichtigen Diabetikerinnen sind wegen der Hypoglykämiegefahr in einem Perinatalzentrum zu entbinden.

48.3 Erstversorgung des reifen anpassungsgestörten Neugeborenen und primäre Reanimation

48.3.1 Respiratorische Anpassungsstörung

In der Neugeborenenperiode steht ein relativ leistungsfähiges Herz-Kreislauf-System einem eher störanfälligen respiratorischen System gegenüber. Ein primär kardiales Versagen kommt äußerst selten bei kongenitalen Herzrhythmusstörungen vor.

Häufig dagegen sind primäre respiratorische Störungen. Sie werden begünstigt durch etwaige Verzögerungen des physiologischen ersten Atemzuges, durch die Kleinheit der anatomischen Lungenstrukturen, die Reaktion der Lungenarteriolen auf bestimmte Trigger und mögliche Verlegung der Atemwege durch blutiges oder mekoniumhaltiges Fruchtwasser und Sekret.

48.3.2 Pathophysiologie der Asphyxie

Bei der im Tierversuch erzeugten akuten Asphyxie sind pathophysiologische Abläufe untersucht worden, die den Veränderungen beim Fetus und Neugeborenen im Verlauf eines schweren Sauerstoffmangels entsprechen. Kurz nach Eintritt einer Hypoxie setzt eine Periode vermehrter Atembemühungen ein, bis schließlich die Atmung sistiert, die Herzfrequenz fällt und der Muskeltonus sinkt. Der etwa einminütige Atemstillstand wird als »primäre Apnoe« bezeichnet.

Stimulation, Freimachen der Atemwege und **Sauerstoffangebot** führen zu diesem Zeitpunkt in den meisten Fällen zum raschen Wiedereinsetzen der Atmung. Bei anhaltender Hypoxie folgen nach der primären Apnoe für 4–5 min tiefe, aber unregelmäßige und schnappende Atemzüge, der Blutdruck beginnt bei anhaltender Bradykardie zu fallen, der Muskeltonus nimmt weiter ab. Nach einem letzten tiefen Atemzug tritt eine »sekundäre Apnoe« auf. Herzfrequenz, Sauerstoffsättigung und Muskeltonus fallen weiter ab. Wenn nicht sofort gezielte Reanimationsmaßnahmen mit Sauerstoffbeatmung nach Freimachen der Atemwege einsetzen, ist der Verlauf letal (Klaus u. Fanaroff 1993).

Kommt ein bradykardes apnoisches Kind zur Welt, kann klinisch nicht zwischen primärer oder sekundärer Apnoe differenziert werden, sodass in jedem Fall unverzüglich symptomatische Maßnahmen ergriffen werden müssen (Kattwinkel 2000).

48.3.3 Persistierende pulmonale Hypertension des Neugeborenen (PPHN)

Hypoxie und Azidose, aber auch Hypothermie, Hypoglykämie und Sepsis stellen Triggerreize dar, die über vasoaktive Mediatoren zu einer reaktiven pulmonalen Vasokonstriktion mit Erhöhung des pulmonalen Gefäßwiderstandes und konsekutiv zu einer persistierenden fetalen Zirkulation mit einem Rechts-links-Shunt über Ductus Botalli und Foramen ovale führen können. Gehäuft betroffen sind Neugeborene mit Polyzythämie, Zwerchfelldefekt und Aspiration.

Folge der persistierenden pulmonalen Hypertension ist eine Sauerstoffunterversorgung der Organe.

Cave

Da das Vollbild der PPHN mit einer signifikanten Letalität behaftet ist, ist besonders auf Neugeborene zu achten, die im Anfangsstadium lediglich Zeichen der protrahierten Anpassungsstörung mit Tachypnoe und Blässe aufweisen, im weiteren Verlauf jedoch eine zunehmende Tachydyspnoe und Zyanose zeigen.

Eine pulmonale Vasokonstriktion kann sich entwickeln. Frühzeitig sollte ein Neonatologe hinzugezogen werden, um Azidose, Infektion oder Hypoglykämie auszuschließen und die Entwicklung einer PPHN zu verhindern.

Intensivmedizinische Therapieverfahren der PPHN sind maschinelle Beatmung, Kreislauftherapie, antibiotische Behandlung, inhalative Stickoxidgabe (NO) und extrakorporale Membranoxygenierung (ECMO) (Opladen 1995; Hammerman 1989).

48.3.4 Leicht und mäßig anpassungsgestörtes Neugeborenes

Klinik

> Zu erkennen ist die leicht bis mäßig ausgeprägte Anpassungsstörung an der nicht innerhalb von wenigen Sekunden postnatal einsetzenden ausreichenden Atmung, an der Herzfrequenz, die entweder >100/min oder knapp <100/min liegt, und am Hautkolorit, das blau oder blass bleibt.

Ein derart anpassungsgestörtes Neugeborenes wird sofort abgenabelt und auf den Untersuchungstisch unter die Wärmelampe gelegt, kurz abgetrocknet und oral abgesaugt. Beim Abnabeln ist auf eine ausreichende Länge des Nabelstumpfes von rund 5 cm zu achten, falls Nabelkatheter gelegt werden müssen. Der 1-Minuten-Apgar liegt zwischen 4 und 7, durch Punktabzug je nach Befund bei Atmung, Hautkolorit und Herzfrequenz.

Absaugen

Während das unauffällige Neugeborene nicht mit unnötigen Absaugmanövern belastet wird, muss jedes Kind mit einem verzögerten Einsetzen der Atmung oder mit verfärbtem Fruchtwasser abgesaugt werden. Absaugen von Rachen und Nase ist auch erforderlich bei Polyhydramnion, nach Sectioentbindung, bei Amnioninfektionssyndrom und Infektionsverdacht sowie bei Frühgeborenen (s. Übersicht).

Das Absaugen erfolgt mit einem großlumigen weichen 10-Charr-Absaugkatheter mit einem Sog von –200 mbar tief im Rachen. Häufig muss dazu der Mund des Kindes mit dem Zeigefinger geöffnet werden. Zu beachten ist, dass als erstes der Rachen des Kindes abgesaugt werden muss. Das Absaugen der Nase regt über sensible Rezeptoren die Atmung an, sodass Gefahr besteht, dass im Rachen befindliches Sekret durch einsetzende Atemzüge aspiriert wird. Nach tiefem Absaugen des Rachens wird die Nase mit einem 8-Charr-Absaugkatheter ge-

Indikationen zum Absaugen

- Verzögertes Einsetzen der Atmung
- Flache oder beschleunigte Atmung
- Polyhydramnion
- Sectio
- Grünliches, grünes, trübes oder blutiges Fruchtwasser
- Frühgeborenes
- Amnioninfektionssyndrom und Verdacht darauf

reinigt. Da mit heftigen und zu langen Absaugmanövern über einen Vagusreflex Bradykardien, Schleimhautverletzungen und Laryngospasmus provoziert werden können, sollte ein Absaugvorgang nicht länger als 5 s dauern (Kattwinkel 2000).

Stimulation der Atmung

Nach Absaugen wird das Kind erneut abgetrocknet, nach Entfernen des nassen Tuches in ein trockenes warmes Tuch gehüllt und durch Bestreichen und Abreiben des Rückens und der Fußsohlen taktil stimuliert und beobachtet, ob innerhalb der nächsten 15–30 s die Herzfrequenz >100/min angesteigt, eine ausreichende Eigenatmung einsetzt und das Hautkolorit rosig wird. Dies trifft bei der Mehrzahl der Kinder zu. In den nächsten Stunden sollten sie aufmerksam von Geburtshelfern, Hebammen oder Kinderschwestern beobachtet und der klinische Zustand dokumentiert werden.

Sauerstoff

Ist die Herzfrequenz >100/min, bleibt die Atmung jedoch unzureichend und wird das Kind innerhalb von 15–30 s nicht ausreichend rosig, sollte vorübergehend Sauerstoff angeboten werden. Mehrfaches Absaugen kann notwendig werden. Das Sauerstoffangebot erfolgt entweder über eine Sonde, die an ein auf 5 l/min eingestelltes Flowmeter angeschlossen ist und dem Kind in etwa 5 cm Entfernung vorgehalten wird, oder über den angeschlossenen und vorgelegten Beatmungsbeutel (▪ Abb. 48.1).

Cave

Da Sauerstoff als Medikament zu bezeichnen ist, das nur bei Indikation gegeben werden darf, ist – insbesondere bei unreifen Kindern – streng darauf zu achten, dass sofort nach Verbesserung der Oxygenierung die Sauerstoffzufuhr reduziert wird. Die Verbesserung der Oxygenierung zeigt sich am rosigen Hautkolorit und kann rasch mittels Pulsoxymetrie überprüft werden.

Maskenbeatmung

Setzt trotz Absaugen, Stimulation und Sauerstoffangebot keine ausreichende Atmung ein, wird die Hautfarbe nicht rosig und bleibt die Herzfrequenz <100/min, muss die Lungenbelüftung mittels Maskenbeatmung verbessert werden. Sobald zur Stabilisierung eines Kindes Maskenbeatmung indiziert ist, sollte ein zweiter Helfer hinzugerufen werden.

Zwei Typen von Beatmungsbeuteln für Neugeborene stehen zur Verfügung: selbstaufblähende Beatmungsbeutel nach Ruben oder Beatmungsbeutel nach Kuhn.

Für die Anwendung beim Neugeborenen ist – trotz einiger Nachteile – der selbstaufblähende Beatmungsbeutel wegen der einfacheren Handhabung zu bevorzugen. Der Beutel hat ein Druckventil zur Vermeidung überhöhter Spitzendrücke. Bei geöffnetem Ventil werden Spitzendrücke bis rund 20 mmHg, bei geschlossenem Ventil bis rund 40 mmHg erreicht. Ein Ventil im Expirationsteil, das in der Regel auf +3 mmHg eingestellt wird, erlaubt die Anwendung eines erhöhten endexpiratorischen Druckes (»positive endexpiratory pressure, PEEP«).

Bei angeschlossenem Reservoirbeutel werden nahezu 100 % Sauerstoff abgegeben. Ist der Reservoirbeutel nicht angeschlos-

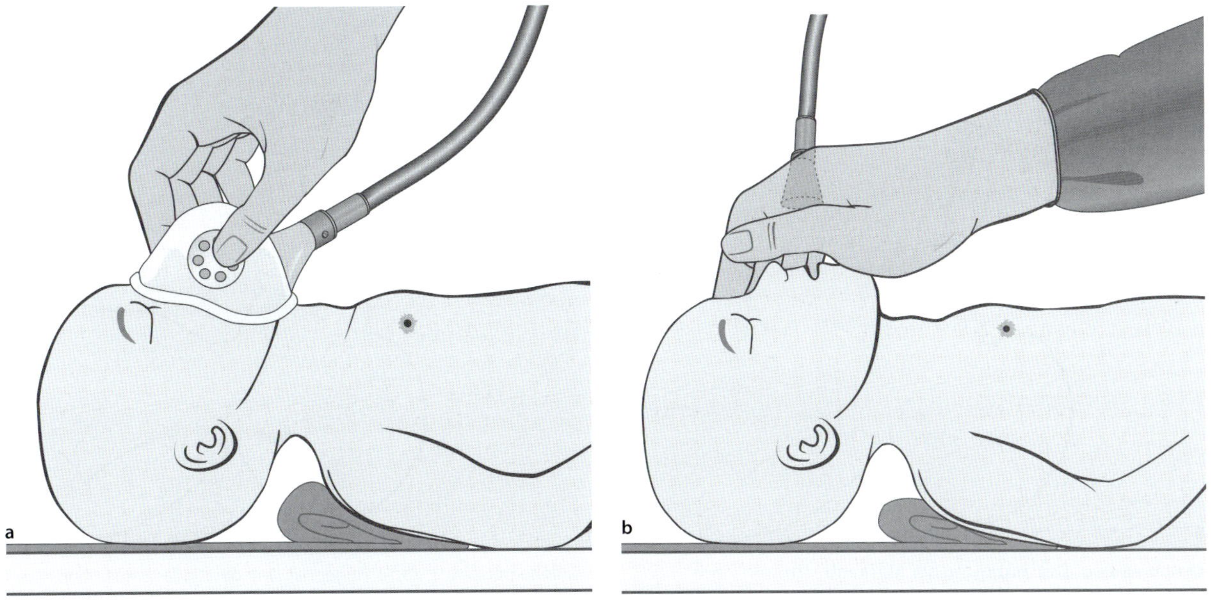

▪ Abb. 48.1a,b. **Sauerstoffangebot (Kattwinkel 2000).** Bis zu 100% Sauerstoff kann über eine an ein Sauerstoff-Flowmeter angeschlossene und vor Mund und Nase des Kindes gehaltene Sauerstoffleitung angeboten werden

Indikation und Kontraindikation zur Maskenbeatmung

Indikationen

- Atmung bleibt unzureichend trotz Absaugen, Stimulation und Sauerstoffangebot
- Atmung fehlend, unabhängig von der Herzfrequenz
- Herzfrequenz < 100/min, unabhängig von der Atmung

Kontraindikationen

- Zwerchfelldefekt
- Aspiration von Mekonium oder Blut

sen, strömt über das offene distale Ansatzstück Raumluft nach, und es werden rund 40 % Sauerstoff abgegeben.

> Zur Neugeborenenreanimation wird nach den amerikanischen Richtlinien nach wie vor die Verabreichung von 100 % Sauerstoff empfohlen, obwohl auch die Anwendung geringerer Konzentrationen bis hin zu Raumluft diskutiert wird (Siddarth et al. 1993).

VI

Ist **Maskenbeatmung** beim Neugeborenen indiziert, wird der Patient mit einem Herz-Atem-Monitor überwacht und/oder eine Sauerstoffsättigungsmessung mittels Pulsoxymeter durchgeführt (Abb. 48.2).

Das Kind liegt in gerader Haltung mit dem Kopfende zum Arzt auf dem vorgewärmten Untersuchungstisch unter einer Wärmelampe. Im Gegensatz zum Erwachsenen ist eine Überstreckung des Kopfes in jedem Fall zu vermeiden, es kann jedoch eine Windel unter die Schultern gelegt werden. Eine weiche Maske, die Nase und Mund umschließt, wird auf das Gesicht des Neugeborenen aufgesetzt. Gut geeignet sind runde Silikonmasken. Daumen und Zeigefinger der linken Hand umschließen die Maske und drücken sie vorsichtig auf das Gesicht des Kindes, zugleich wird mit dem 4. und 5. Finger das Kinn des Kindes angehoben, um ein Zurückfallen der Zunge zu verhindern. Der passende Sitz der Maske muss wiederholt überprüft werden, da bei kleinen Neugeborenen ein unerwünschter Druck auf die Augen ausgeübt werden kann und bei undichtem Abschluss eine nur ineffektive Beatmung durchgeführt wird.

Mit Daumen und 2 Fingern der rechten Hand wird der **Beatmungsbeutel** mit einer Frequenz von 40–60/min zusammengedrückt und beobachtet, ob die Maske dicht sitzt und ob sich der Thorax hebt. Die ersten 2 Atemhübe sollten dabei mit einer prolongierten Inspirationszeit von etwa 4 s und einem Druck von 30–40 mmHg verabreicht werden, um durch eine ausreichende Entfaltung der Lunge die Etablierung einer funktionellen Residualkapazität zu erreichen. Um die Gefahr von Überblähung und Pneumothorax zu reduzieren, werden die weiteren Atemhübe mit einem inspiratorischen Druck von etwa 20 mmHg verabreicht und die Frequenz stets an die etwaige einsetzende Eigenatmung des Kindes angepasst.

Nach 15–30 s wird die Maskenbeatmung zur **Effektivitätskontrolle** unterbrochen und beobachtet, ob die Eigenatmung des Kindes einsetzt und das Hautkolorit rosig wird. Ist dies der Fall, kann die Maskenbeatmung reduziert und unter Beobachtung der Eigenatmung des Kindes und des Hautkolorits abgebrochen werden. Ein Vorhalten von Sauerstoff für einige Minuten kann anschließend notwendig werden.

Erweist sich die Maskenbeatmung bei einer ausgeprägten Anpassungsstörung als nicht effektiv genug, so kann die Beatmung mit einem durch die Nase in den Rachen vorgeschobenen Tubus erleichtert werden. Hierzu wird das Kind wie zur Maskenbeatmung gelagert. Der **Beatmungstubus** passender Größe wird durch ein Nasenloch eingeführt, mit Zeigefinger und Daumen der linken Hand bei Zentimeter 4–5 am Naseneingang

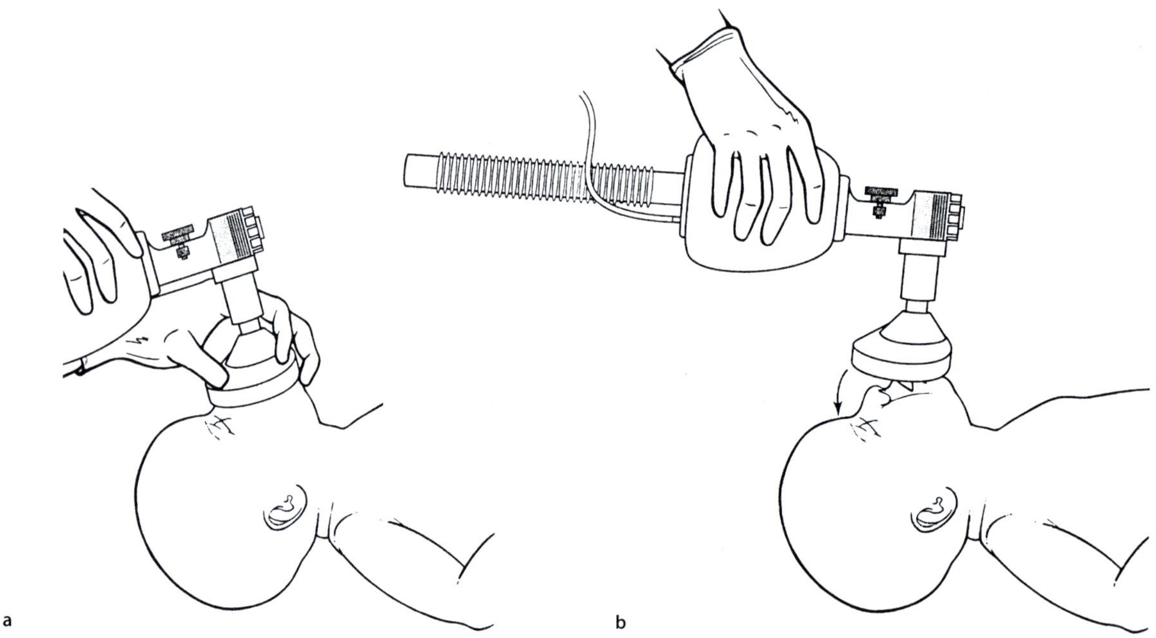

Abb. 48.2a, b. **Durchführung der Maskenbeatmung** (nach Kattwinkel 2000). Bei der Maskenbeatmung des Neugeborenen wird die Maske über Mund und Nase aufgesetzt. Daumen und Zeigefinger der linken Hand umschließen die Maske und fixieren sie schonend, während mit dem 3. und 4. Finger das Kinn des Kindes angehoben wird. Mit der rechten Hand wird der Beatmungsbeutel komprimiert. Die Beatmung ist effektiv, wenn sich der Thorax hebt und das Kind rosig wird

festgehalten, der Beatmungsbeutel aufgesetzt und mit einer Frequenz von 40–60/min handbeatmet. Mit dem 3. und 4. Finger der linken Hand wird dabei der Mund geschlossen. Der Nutzen von Larynxmasken zur effektiven Beatmung vor endotrachealer Intubation muss noch in weiteren Studien geklärt werden (Vadhera 1997).

Nach einer Maskenbeatmung von >2 min sollte zur Entblähung des Magens eine **Magensonde** gelegt werden, da ein luftgefüllter Magen die Lungenbelüftung beeinträchtigen und zu Erbrechen und Aspiration von Magensaft führen kann. Die Einführtiefe der Magensonde entspricht der Distanz Nase – Ohr plus Ohr – Xiphoid. Nach Einführung über die Nase kann die korrekte Lage im Magen mit einem pH-Papier oder auskultatorisch überpüft werden, indem mit einer 2-ml-Spritze Luft in den Magen gefüllt wird.

Verlaufsbeobachtung

Besteht Unsicherheit in der Einschätzung des kindlichen Zustandes oder setzt eine angestrengte, beschleunigte oder stöhnende Atmung ein, werden die Blutgase und Blutzucker des Kindes kapillär, arteriell oder venös kontrolliert. Nur unter pädiatrischer Überwachung kann das Kind in den nächsten Stunden in einem Inkubator mit angefeuchteter und angewärmter Luft gelagert werden, ansonsten ist eine Verlegung in eine pädiatrische Abteilung anzustreben.

> Wenn ein Neugeborenes eine respiratorische Anpassungsstörung mit anhaltend blassem oder grauem Hautkolorit bei guter Herzfrequenz zeigt, muss umgehend ein neonatologisch versierter Kinderarzt hinzugerufen werden, um Volumenmangel, nasse Lunge, Aspiration, Infektion oder Herzfehler auszuschließen. Das Symptom Hautblässe, insbesondere in der Verbindung mit kühlen Extremitäten, ist immer ernst zu nehmen, da es auf eine verminderte Hautperfusion als Folge einer Umverteilung des Blutflusses auf die lebenswichtigen Organe Herz und Hirn hinweist. Bleibt trotz Sauerstoffbeatmung eine anhaltende zentrale Zyanose bei guter Herzfrequenz und vitalem Zustand bestehen, ist ein zyanotisches Vitium auszuschließen.

Zustand des Kindes, Befunde, getroffene Maßnahmen mit Uhrzeit und die behandelnden Personen sind genau zu dokumentieren.

48.3.5 Schwer und schwerst anpassungsgestörtes Neugeborenes

Klinik

Beim stark beeinträchtigten Neugeborenen setzt postnatal keine oder eine unzureichende Atmung ein, die Herzfrequenz liegt deutlich <100/min oder fehlt, das Hautkolorit ist blass oder zyanotisch.

Maßnahmen

Dieses Kind wird sofort lang abgenabelt und auf den vorgewärmten Untersuchungstisch gelegt. Mindestens 2 in neonatologischen Reanimationsmaßnahmen geschulte Helfer werden sofort benötigt. Wünschenswert ist eine 3. Hilfe zum Anreichen, Telefonieren und Dokumentieren. Nach sofortigem tiefen Absaugen wird eine **Maskenbeatmung** mit 100% Sauerstoff durchgeführt. Der Helfer trocknet das Kind ab, hört Herzfrequenz und Atmung ab und schließt einen Herz-Atem-Monitor und/oder ein Pulsoxymeter an.

Kardiopulmonale Reanimation (s. auch Abb. 48.4)

Liegt die Herzfrequenz <60/min trotz effektiver Maskenbeatmung vor, muss eine Herzdruckmassage, die besser als Thoraxkompression bezeichnet werden sollte, durchgeführt werden, da eine schwere Bradykardie zu einer Einschränkung des Herzzeitvolumens führt.

Zur **Herzdruckmassage** wird der Zangengriff bevorzugt, indem der Thorax des Kindes umfasst und beide Daumen übereinander oder nebeneinander knapp unterhalb der Kreuzungslinie zwischen Sternum und Intermamillarlinie aufgesetzt werden. Alternativ kann die Herzdruckmassage durch Aufsetzen des 2. und 3. Fingers längs des Sternums unterhalb der Intermamillarlinie durchgeführt werden. Der Brustkorb des Kindes wird etwa 1–2 cm tief eingedrückt, um so das Herz des Kindes zwischen Wirbelsäule und Sternum auszupressen. Bei adäquater Durchführung kann bis zu 30% des Herzzeitvolumens ausgeworfen werden und die Perfusion von Herz und Hirn annähernd aufrechterhalten werden (Abb. 48.3).

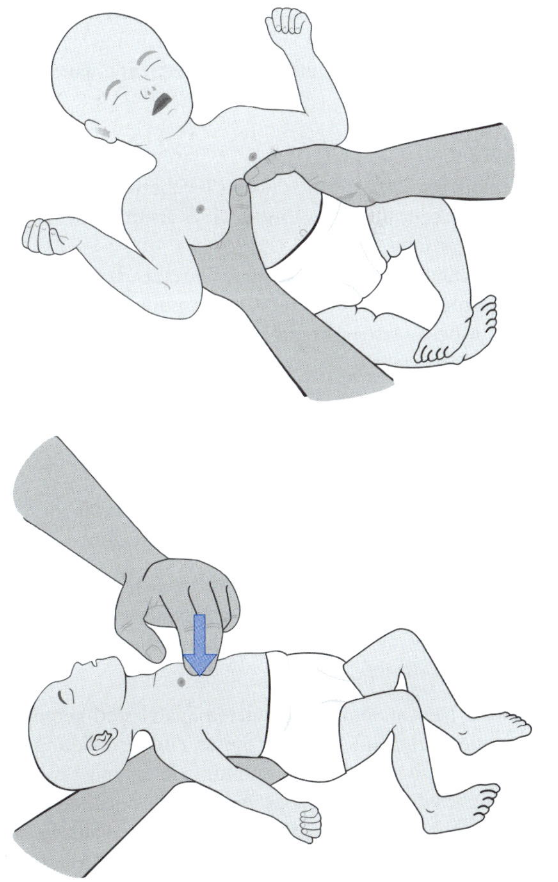

a

b

Abb. 48.3a, b. **Herzdruckmassage. a** Zur Herzdruckmassage wird der kindliche Thorax mit beiden Händen umfasst und beide Daumen übereinander oder nebeneinander knapp unter die Kreuzungslinie zwischen Sternum und Intermamillarlinie aufgesetzt. **b** Alternativ kann Herzdruckmassage durch Aufsetzen des 2. und 3. Fingers längs des Sternums unterhalb der Intermamillarlinie durchgeführt werden (nach Stannigel u. Lemburg 1997)

Cave

Risiken der Herzdruckmassage sind Rippenfraktur, Pneumothorax, Blutung oder Verletzung der Leber durch Anwendung eines zu tiefen Druckpunktes auf dem Processus xiphoideus.

Beatmung und Herzmassage werden koordiniert, indem nach 3-maliger Herzmassage ein Beatmungshub gegeben wird, sodass in einem 3:1-Rhythmus pro Minute 90-mal Herzdruckmassage und 30-mal Beatmung verabreicht werden (Kattwinkel 2000). Alternativ kann ein 5:1-Rhythmus gewählt werden (Bundesärztekammer 1991). Es gibt keine Untersuchungen, die Vor- oder Nachteil einer Methode belegen. Wichtig ist die Koordination der Maßnahmen in der Regel durch den Erfahrensten des Teams, der durch lautes Zählen den Rhythmus vorgibt, Effektivitätskontrollen durchführt, den Zeitverlauf beachtet und weitere Maßnahmen veranlasst. Nach 30 s wird überprüft, ob sich der Thorax hebt, ob Herzaktionen einsetzen oder die Herzfrequenz ansteigt und ob das Hautkolorit rosig wird. Die Herzdruckmassage wird beendet, wenn die Herzfrequenz auf >60/min ansteigt (Kattwinkel 2000).

Erholt sich das Kind, kann die Masken- oder Rachentubusbeatmung reduziert werden und unter Beobachtung des kindlichen Zustandes auf eine reine Sauerstoffvorlage übergegangen werden. Bei anhaltender Hautblässe, reduziertem Muskeltonus oder verminderter Vitalität sollte eine Infusion gelegt und die Verlegung des Kindes in eine weiterbetreuende Kinderklinik veranlasst werden.

Intubation

Die Indikation zur endotrachealen Intubation kann zu verschiedenen Zeitpunkten während einer Reanimation gestellt werden:

- bei nicht oder nicht ausreichend einsetzender Atmung
- bei erforderlicher fortgesetzter Beatmung
- bei insbesondere während Herzdruckmassage ineffektiver Maskenbeatmung
- bei andauernd niedriger Herzfrequenz niedrig
- bei erforderlicher Gabe von Adrenalin
- bei Notwendigkeit für tracheales Absaugen
- bei Verdacht auf einen Zwerchfelldefekt
- Der Zeitpunkt einer endotrachealen Intubation wird auch von der Erfahrung des Intubierenden bestimmt.

> Bei geringem Übungsstand sollte der Fokus auf eine effektive Masken- oder Rachentubusbeatmung gelegt werden, um keine Zeit mit frustranen Intubationsversuchen zu verlieren (Kattwinkel 2000).

Die in der Neonatologie verwendeten Spatel sind gerade und haben eine Kaltlichtquelle an der Spitze. Zur Vermeidung unerwünschter Verzögerung bei Notfallintubationen muss die Funktionsfähigkeit des Laryngoskops im Kreißsaal regelmäßig überprüft werden. Die ungeblockten Tuben bestehen aus weichem Silikonmaterial und haben eine 2 cm lange schwarze Markierung an der abgeschrägten Spitze. Die passende Tubusgröße richtet sich nach dem Gewicht des Kindes. Beim reifen Neugeborenen kann in der Regel ein Tubus mit einem Innendurchmesser von 3 mm genommen werden (Tabelle 48.4).

Tabelle 48.4. **Wahl der passenden Tubusgröße**

Geburtsgewicht [g]	Innendurchmesser [mm]
<etwa 800	2,0
>etwa 800–2000	2,5
2000–>3000	3,0
>3500	3,5

Abhängig vom Erfahrungsstand des Arztes kann eine **nasotracheale** oder **orotracheale** Intubation durchgeführt werden. Insbesondere, wenn eine längerfristige Beatmung zu erwarten ist, wird bevorzugt nasotracheal intubiert, da Befestigung der Tuben und pflegerische Maßnahmen einfacher durchzuführen sind.

Das Kind wird in gerader Haltung ohne Überstreckung des Kopfes vor den Intubierenden positioniert. Die Schulter kann mit einer Windel leicht unterpolstert werden. Zur nasotrachealen Intubation wird der Tubus durch ein Nasenloch mit einer leichten Drehbewegung parallel zum Nasenboden vorsichtig in den Rachen eingeführt. Nach Einführung des Laryngoskopspatels über einen Mundwinkel wird die Zunge ohne Ausübung einer Hebelwirkung in Richtung Mundboden zurückgedrängt und der Spatel eingeführt, bis die Epiglottis sichtbar wird. Dies kann erleichtert werden, indem der Helfer einen leichten Druck auf den Kehlkopf ausübt. In der Regel wird der Spatel ohne Aufladen der Epiglottis in die Vallecula epiglottica eingeführt und die Stimmritze eingestellt. Ist diese durch Sekret verlegt, muss abgesaugt werden. Die schwarze, am Gaumenbogen sichtbare Tubusspitze wird mit der Magill-Zange gefasst und soweit durch die Stimmritze geschoben, bis die Markierung gerade verschwindet. Beim reifen Neugeborenen entspricht dies in der Regel der 11-cm-Tubusmarkierung am Naseneingang.

> Einem Unerfahrenen kann eine Intubation im Kreißsaal infolge der Kleinheit der anatomischen Strukturen und der Dringlichkeit der Situation Schwierigkeiten bereiten. Ein erfolgloser Intubationsversuch sollte nach spätestens 20 s abgebrochen werden, um Hypoxie und Bradykardie zu vermeiden. Das Kind kann über den zurückgezogenen Rachentubus oxygeniert werden und ein neuer Versuch durchgeführt werden.

Da die gebräuchlichen Silikontuben zu weich sind, um über den Mund in die Trachea vorgeschoben zu werden, ist zur oralen Intubation in der Regel ein Führungsdraht, der unter keinen Umständen die Tubusspitze überschreiten darf, in den Tubus einzuführen. Damit kann der Tubus unter Sicht gezielt und ohne Magill-Zange in die Stimmritze eingeführt werden. Alternativ können starre Tuben mit dem Nachteil eines größeren Verletzungsrisikos der Stimmbänder und Trachea genommen werden.

Sofort nach Intubation wird der Tubus am Naseneingang gehalten, der Beatmungsbeutel auf den Tubuskopf aufgesetzt, handbeatmet und die Lunge auskultiert. Das Atemgeräusch muss seitengleich zu hören sein, der Thorax muss sich heben, die Herzfrequenz ansteigen und das Hautkolorit rosig werden. Ist dies der Fall, wird die Oberlippe mit Benzin entfettet und der Tubus mit Pflasterzügeln so befestigt, dass er weder nach distal noch nach proximal dislozieren kann.

Bis zum Eintreffen eines neonatologischen Teams wird eine an die Eigenatmung des Kindes angepasste Handbeatmung mit einer Frequenz von 30–60/min, einem inspiratorischen Druck von etwa 20 mmHg, einem PEEP von etwa 3 mmHg unter pulsoxymetrisch überprüfter Sauerstoffzufuhr und Herzfrequenzmonitoring durchgeführt.

Cave

Wegen der erheblichen Atelektasenneigung der neonatalen Lunge darf ein intubiertes Neugeborenes nicht ohne die Anwendung eines PEEP oder gar spontan über den Tubus atmend belassen werden.

Ob in der Reihenfolge der Maßnahmen zuerst Maskenbeatmung mit Herzdruckmassage und dann die Intubation oder eine Sofortintubation mit anschließender Herzdruckmassage durchgeführt wird, hängt vom Erfahrungs- und Trainingsstand der Helfenden ab. Vor einem Intubationsversuch soll eine Präoxygenierung erreicht werden.

▶ Empfehlung

Steigt die Herzfrequenz nach erfolgreicher Intubation nicht >60/min an, werden 0,2 ml/kg Körpergewicht einer auf 1:10 000 verdünnten Adrenalinlösung in den Tubus gegeben und sofort mit Handbeatmung in der Lunge verteilt. Rasche Resorption führt in der Regel zu einem sofortigen Anstieg der Herzfrequenz. Ist dies nicht der Fall, so kann die angegebene Adrenalindosis repetitiv bis zu 3-mal endotracheal verabreicht werden.

Zugang

Das Legen eines **venösen Zugangs** kann für den neonatologisch Unerfahrenen ein Problem darstellen, da die anatomischen Strukturen klein sind und die Haut eines Neugeborenen mit Vernix bedeckt, weich und verschiebbar ist. Kleine Venenverweilkanülen der Größe 24 G und 26 G können in periphere **Venen an Hand- oder Fußrücken** oder an der Kopfschwarte gelegt werden und über eine Verbindungsleitung an eine Infusion angeschlossen werden.

Gelingt der peripher-venöse Zugang nicht, kann in einer vital bedrohlichen Situation unter sterilen Bedingungen ein **Nabelvenenkatheter** – beim reifen Neugeborenen Größe 5 Charr – gelegt werden. Komplikationen des Nabelvenenkatheterismus können schwere Infektionen, Lebernekrosen oder Pfortaderthrombosen sein. Deshalb muss steril mit puderfreien Handschuhen gearbeitet werden. Nach Desinfektion, steriler Abdeckung und Anlegen eines sterilen Nabelbändchens wird die Nabelschnur mit einem Skalpell in ca 1–2 cm Distanz vom Hautnabel durchgetrennt. In der Regel sind 3 Gefäßquerschnitte erkennbar, von denen die beiden Arterien klein, weiß und fest erscheinen und die Nabelvene ein größeres, leicht klaffendes dünnwandiges Lumen hat. Der mit steriler NaCl-Lösung gefüllte Katheter wird mit einer Pinzette etwa 4–5 cm tief eingeführt, sodass gerade Blut aspiriert werden kann. Das Nabelbändchen wird zur Vermeidung von Nachblutungen fest zugezogen und der Nabelkatheter mit Pflaster oder mit einer Naht befestigt, sodass er weder hinein- noch hinausgleiten kann. Die Einführtiefe des Katheters muss dokumentiert werden.

Eine Alternative, allerdings nur beim reifen Neugeborenen, ist der **intraossäre Zugang**, der mit einer speziellen intraossären 18-Gauge-Nadel etwa 1–2 cm medial und distal der Tuberositas tibae mit einer Dreh- oder Schraubbewegung in die Tibia gelegt wird. Notfallmedikamente und Infusionslösungen, mit Ausnahme hyperosmolarer Lösungen, können gegeben werden (Stannigel u. Lemburg 1997).

Medikamente und Infusionslösungen

Bei Bradykardie des Kindes <60/min ist die Gabe von Adrenalin in einer Verdünnung von 1:10.000 indiziert. Bevor ein venöser Zugang liegt, wird Adrenalin in einer Verdünnung von 1:10.000 endotracheal in einer Dosierung von 0,2 ml/kg Körpergewicht mit einer Toleranzbreite von 0,1–0,3 ml/kg Körpergewicht (0,01– 0,03 mg/kg) verabreicht. Die intravenöse Dosierung beträgt 0,1 ml/kg Körpergewicht und kann alle 3–5 min wiederholt werden.

Beim **Neugeborenen im Schockzustand** ist nach kardiopulmonaler Reanimation die Gabe von Volumen erforderlich. Zu bevorzugen ist physiologische Kochsalzlösung in einer Dosierung von 10 ml/kg Körpergewicht, die in einer lebensbedrohlichen Situation langsam über 10 min gegeben oder über 30–60 min mit einer Spritzenpumpe verabreicht wird. Alternativ kann Ringer-Lactat gegeben werden. Plasmaexpander wie HAES (Hydroxyäthylstärke) oder Dextran sind in der Neugeborenenperiode nicht zu empfehlen, albuminhaltige Lösungen sollten nicht Mittel der Wahl zur initialen Volumentherapie sein (Gervais 2000).

Anschließend wird wegen der unzureichenden Glukosereserven des Neugeborenen mit der Gefahr einer Hypoglykämie eine 10 %ige Glukoselösung mit einer Laufgeschwindigkeit von 3 ml/kg/h angehängt.

Bei schwerer Anämie wird gegen Blut der Mutter gekreuztes Erythrozytenkonzentrat der Blutgruppe 0 negativ in einer Dosierung von 10–20 ml/kg über eine Spritzenpumpe in 30–60 min gegeben.

Die Gabe von Natriumbicarbonat verbessert den Reanimationserfolg nicht und weist einige unerwünschte Nebenwirkungen auf, daher ist die Indikation streng zu stellen. Natriumbicarbonatlösung kann bei lange anhaltenden Reanimationsbemühungen bei Erfolglosigkeit aller anderen Maßnahmen oder bei blutgasanalytisch nachgewiesener schwerer metabolischer Azidose gegeben werden.

▶ Empfehlung

Es werden 1–2 ml Natriumbicarbonat pro kg KG 1:1 mit Aqua destillata verdünnt als 4,2 %ige Lösung sehr langsam über mindestens 2 min oder besser als Kurzinfusion über 10–30 min streng i.v. infundiert (Gervais 2001; Kattwinkel 2000).

Der Opiatantagonist Naloxon wird in einer Dosierung von 0,1 mg/kg KG s.c., i.m., endotracheal oder langsam i. v., gegeben. Keinesfalls ist Naloxon beim Kind einer drogenabhängigen Mutter zu verabreichen, da rasche Entzugserscheinungen provoziert werden können (Kattwinkel 2000).

Das Ende der Reanimationsbemühungen kann erwogen werden, wenn eine schwerste Bradykardie oder Asystolie trotz Einsatz von Sauerstoffbeatmung, Herzmassage und medikamentöser Reanimation über mehr als 45 min besteht (Bundesärztekammer 1991).

48.4 Besondere Reanimationssituationen

48.4.1 Mekoniumaspiration

Das Auftreten von mekoniumhaltigem Fruchtwasser wird bei 12% aller Geburten, insbesondere bei übertragenen Neugeborenen, beobachtet.

Zu einer Aspiration von mekoniumhaltigem Fruchtwasser oder Mekonium, die gekennzeichnet ist durch ein schweres Atemnotsyndrom, kommt es dagegen bei 1–2% der Geburten (Wimmer 1994). Die Aspiration von Mekonium, aber auch von Blut, führt zu einer Obstruktion der kleinen Luftwege; die Folge sind überblähte und atelektatische Zonen sowie eine chemische Pneumonitis. Die Kinder sind vital bedroht und entwickeln durch Hypoxie, Azidose und pulmonale Vasokonstriktion nicht selten eine persisitierende pulmonale Hypertension, die die ungünstige Prognose des Mekoniumaspirationssyndroms mit einer Letalität von 36% auf bis zu 78% verschlechtern kann. Der Einsatz von Hochfrequenzbeatmung, inhalativem Stickstoffoxid und extrakorporale Membranoxygenierung können notwendig werden (Schranz 1993).

Mekonium kann abgesetzt werden, wenn infolge Hypoxie vor oder unter der Geburt ein reduzierter gastrointestinaler Blutfluss mit verstärkter fetaler Darmperistaltik auftritt. Das Fruchtwasser kann nur leicht grünlich verfärbt und flüssig bleiben oder aber dickflüssig und erbsbreiähnlich werden.

Wird vom Geburtshelfer Abgang von grün verfärbtem oder dick-grünem Fruchtwasser beobachtet, muss umgehend ein neonatologisch versierter Arzt hinzugezogen werden.

Der Absauger ist bereits vor Eintreffen des Neonatologen erneut auf Funktionstüchtigkeit zu überprüfen, ein starrer Absaugkatheter ist anzuschließen, Laryngoskop, Magill-Zange, passender Tubus und Beatmungsbeutel sind bereitzulegen.

Alle Maßnahmen zielen darauf ab, vor dem ersten Atemzug und ohne Anwendung von Maskenbeatmung mekoniumhaltiges Fruchtwasser aus dem Rachen und ggf. aus der Trachea zu entfernen, um eine Aspiration von Mekonium zu vermeiden und eine Intubation und Beatmung zu umgehen (s. Abb. 48.5).

Sofort nach Geburt des Kopfes wird der Rachen des Kindes noch am Damm gründlich abgesaugt. Hält das Neugeborene den Mund dabei fest geschlossen, muss unbedingt mit einem Finger der Mund geöffnet werden, um ein tiefes Absaugen zu gewährleisten. Erweist sich das mekoniumhaltige Fruchtwasser als wässrig und nur grünlich verfärbt und ist das Neugeborene vital, wird nach Geburt erneut tief pharyngeal abgesaugt und auf ein Einstellen der Stimmritze verzichtet (Klaus u. Fanarsoff 1993).

Bei **dickem, grünen Fruchtwasser** und/oder beeinträchtigtem Kind wird nach sofortiger Abnabelung ohne vorheriges Abtrocknen oder Stimulieren mit dem Laryngoskop die Stimmritze eingestellt und mit dem starren Absauger gründlich vor und hinter der Stimmritze abgesaugt. Ist dabei tracheal nichts oder wenig abzusaugen und das Kind adaptiert sich zufriedenstellend, muss noch der Magen abgesaugt und das Kind im Kreißsaal unter pädiatrischer Aufsicht überwacht und beobachtet werden.

Ist tracheal jedoch reichlich dickes grünes Material abzusaugen und das Kind schwer beeinträchtigt, darf es keinesfalls per Maske beatmet, sondern muss sofort intubiert und wiederholt gründlich tracheal abgesaugt werden. Bei schwerer kindlicher Depression und Bradykardie muss im Einzelfall die Dauer des Absaugmanövers gegen die notwendige Sauerstoffzufuhr und Beatmung abgewogen werden (Wimmer 1994) (Abb. 48.5).

Aspiration von Blut und Sekret

Die Aspiration von Blut, massiv blutigem Fruchtwasser und von Sekret führt zu ähnlichen pathophysiologischen Folgen wie die Mekoniumaspiration und muss durch ein sofortiges Absaugen nach Geburt des Kopfes und vor dem ersten Atemzug verhindert werden. Beim beeinträchtigten Neugeborenen wird die Stimmritze eingestellt und abgesaugt.

48.4.2 Zwerchfelldefekt

Durch einen angeborenen einseitigen pleuroperitonealen Defekt im Zwerchfell oder eine Zwerchfellhernie können ein oder mehrere Abdominalorgane in den Thorax prolabieren.

Die Prognose ist abhängig vom Grad der ipsilateralen Lungenhypoplasie, der Ausbildung eines pulmonalen Hochdrucks und den Folgen etwaiger Hypoxie und Azidose, von nicht selten kombinierten Begleitfehlbildungen und dem präoperativen Zustand des Kindes. Der Defekt tritt mit einer Häufigkeit von rund 1:3000 auf und sollte in der pränatalen Diagnostik erfasst werden können. Die betroffenen Eltern sollten über die Risikosituation und die notwendige Operation ihres Kindes aufgeklärt werden, und die Entbindung in einem Perinatalzentrum mit der Möglichkeit unmittelbarer postnataler intensivmedizinischer Behandlung und angeschlossener Kinderchirurgie sollte geplant werden.

Kommt es unvorbereitet zur Geburt eines Kindes mit Zwerchfelldefekt, stellt sich in unterschiedlichen Schweregraden eine kardiorespiratorische Anpassungsstörung mit Dyspnoe, Bradykardie und Hautblässe dar. **Hinweisende Symptome** sind eingefallener Bauch und abgeschwächtes Atemgeräusch auf der betroffenen Seite.

Ein solches Kind darf nicht per Maske beatmet, sondern muss sofort intubiert werden, da die in den (im Thorax liegenden) Magen gelangte Luft die Kompression der gesunden Seite verstärkt. Eine sofortige Verlegung des intubierten, beatmeten, mit Infusion versehenen Kindes mit dem Neugeborenennotarzt auf eine Neugeborenen-intensivstation ist indiziert.

Die Operation wird nicht als Notfalloperation durchgeführt, sondern nach Stabilisierung des kindlichen Zustandes (Nakayama et al. 1991; Obladen 1995; Schranz 1993).

48.4.3 Akuter Blutverlust

Ursachen für einen akuten Blutverlust können vorzeitige Plazentalösung, Blutung bei Placenta praevia oder ein Nabelschnureinriss sein.

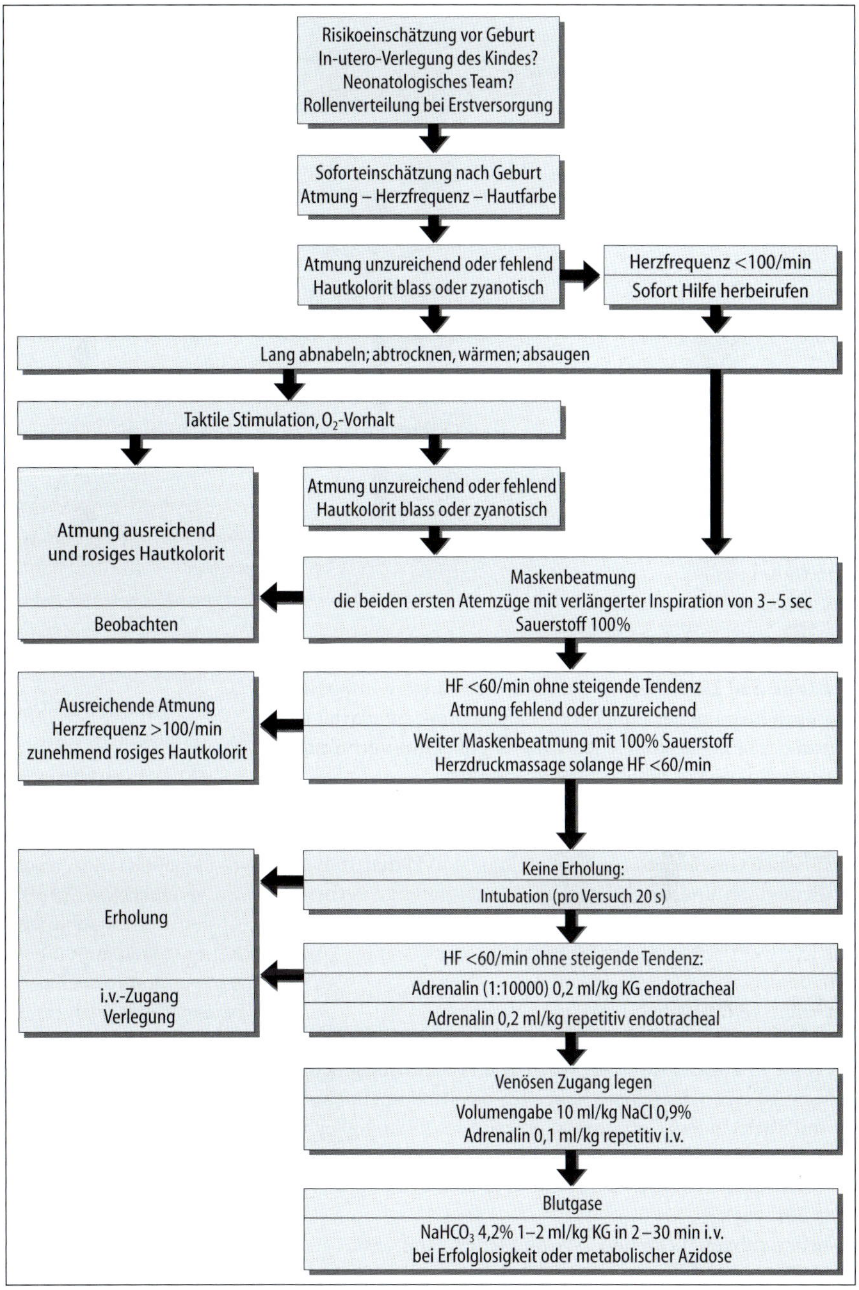

Abb. 48.4. Reanimation des Neugeborenen

Klinisch zeigt sich ein Neugeborenes, das extrem blass oder aber noch rosig sein kann und eine unterschiedlich ausgeprägte kardiorepiratorische Anpassungsstörung mit beschleunigter Atmung, Tachykardie – in fortgeschrittenem Stadium auch Bradykardie – mit schwer tastbaren Pulsen und schlechter Mikrozirkulation aufweist. Ein akuter Blutverlust kann zu einem fehlenden Ansprechen auf eine kardiopulmonale Reanimation führen (Obladen 1995).

Der Neugeborenennotarzt ist notfallmäßig zu rufen. Bis 0-negatives Erythrozytenkonzentrat zur Transfusion verfügbar ist, kann zur Volumensubstitution überbrückend physiologische Kochsalzlösung gegeben werden. Dabei ist unbedingt zu beachten, dass vor der Transfusion kindliches Blut zur Blutgruppenbestimmung gewonnen werden muss.

48.5 Frühgeborenes

Definition

Als Frühgeborene werden unabhängig vom Gewicht alle Kinder bezeichnet, die vor abgeschlossenen 37 SSW geboren werden. Kinder mit einem Gestationsalter von < 32 abgeschlossenen SSW werden als sehr kleine Frühgeborene bezeichnet und haben in der Regel ein Geburtsgewicht < 1500 g. Extrem kleine Frühgeborene werden nach < 28 SSW entbunden und weisen meist ein Geburtsgewicht < 1000 g auf.

Wegen der speziellen Risiken Surfactantmangel und Atemnotsyndrom, Kreislaufinsuffizienz, Hirnblutung, Infektion, Hypo-

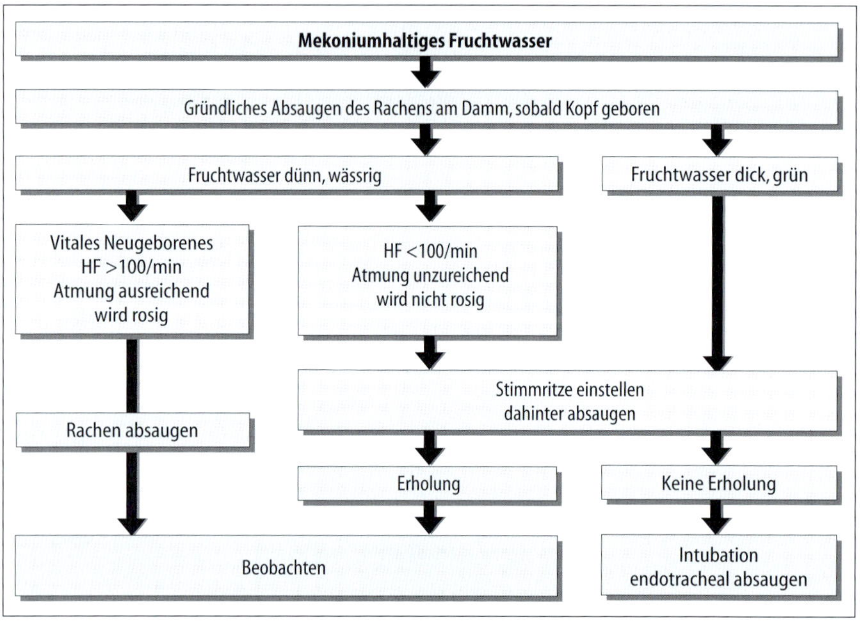

Abb. 48.5. **Vorgehen bei mekoniumhaltigem Fruchtwasser**

glykämie und Hypothermie sollte die Schwangere unbedingt, ggf. nach begonnener Lungenreifebehandlung, antepartal verlegt und alle geburtshilflichen Anstrengungen unternommen werden, um die Schwangerschaft zu erhalten.

Zur antepartalen Verlegung einer Schwangeren in eine Klinik der Maximalversorgung wurde von der Deutsch-Österreichischen Gesellschaft für Neonatologie und Pädiatrische Intensivmedizin und der Deutschen Gesellschaft für Perinatale Medizin eine Indikationsliste aufgestellt (s. Übersicht).

48.5.1 Prognose

Ab rund 24 abgeschlossenen Wochen und rund 500 g Schätzgewicht ist eine Überlebenschance für das Kind anzunehmen, die mit wachsendem Gestationsalter steigt. In Abhängigkeit von der neonatologischen Intensivversorgung ergeben sich folgende Anhaltszahlen quoad vitam (Allen et al. 1993; Hack et al. 1995; Obladen 1995):

- Mit 24 abgeschlossenen SSW überleben rund 50 %.
- Mit 25 abgeschlossenen SSW überleben rund 60 %.
- Mit 26 abgeschlossenen SSW überleben rund 70 %.
- Mit 27 abgeschlossenen SSW überleben rund 80 %.
- Zwischen 28 SSW und 32 SSW überleben rund 90–95 %.

Obwohl die sehr kleinen Frühgeborenen mit einem Gestationsalter von <32 abgeschlossenen SSW nur etwa 1 % aller Geburten ausmachen, tragen sie zu rund 50 % der neonatalen Todesfälle bei. Mortalität und Morbidität, insbesondere das Hirnblutungsrisiko, werden erheblich reduziert, wenn das Kind nach Geburt nicht transportiert werden muss, sondern nach pränataler Behandlung und Beratung der Mutter in einem Perinatalzentrum entbunden und postnatal intensivmedizinisch versorgt wird (Obladen et al. 1994). Ein überlebendes Kind <1000 g hat eine 80- bis 90 %ige Chance für ein Überleben ohne schwere geistige oder körperliche Behinderung (Stjernqvist 1993; Obladen 1995).

Indikationen zur Verlegung Schwangerer in ein Perinatalzentrum (Grauel 1996 b)

- Drohende Frühgeburt <32+0 SSW ohne weiteres Risiko
- Frühgeburt 32+0 SSW bis 34+0 SSW mit zusätzlichem Risiko wie Amnioninfektionssyndrom
- Zwillinge <34+0 SSW
- Höhergradige Mehrlinge
- Intrauterine Infektionen
- Morbus haemolyticus fetalis
- Fetale Brady- und Tachyarrhythmien
- Intrauterine Mangelentwicklung <5. Perzentil einer gestationsalterabhängigen Ultraschallschätzgewichtskurve
- Pränatal diagnostizierte versorgungsrelevante Fehlbildungen
- Schwere schwangerschaftsassoziierte Erkrankungen
- Chronische Infektionen der Mutter, wenn sie den Fetus bedrohen
- Insulinpflichtiger Diabetes mellitus
- Chronische Erkrankungen der Mutter, wenn sie den Fetus bedrohen
- Drogenabhängigkeit

Ein wichtiger prognostischer Faktor ist das Auftreten einer Hirnblutung (ICH, »intracranial hemorrhage«) oder einer periventrikulären Leukomalazie (PVL). Eine Hirnblutung kann subependymal, intraventrikulär oder intrazerebral lokalisiert sein und in unterschiedlicher Ausprägung bei bis zu 20 % der Kinder <32 SSW und <1500 g nachgewiesen werden (Obladen 1995). Die PVL ist typischerweise periventrikulär im Parenchym gelegen und wird als Folge von lokaler Perfusionsstörung, z. T. mit konsekutiver Einblutung und Nekrosebildung angesehen. Sie ist wie die schwere ICH mit einem erheblichen Risiko neurologischer Folgeschäden belastet.

48.5.2 Vorgehen bei der Erstversorgung Frühgeborener

Kommt es unerwartet und notfallmäßig zur Entbindung eines kleinen Frühgeborenen, wird nach Geburt bis zum Eintreffen des neonatologischen Teams symptomatisch vorgegangen. Das Kind wird sofort abgenabelt, abgetrocknet, abgesaugt und wegen der zarten und verletzlichen Haut schonend stimuliert. Mit einer passenden kleinen Maske wird die Lunge des Kindes vorsichtig gebläht. Bei allen Maßnahmen ist ausreichende Wärmezufuhr von größter Bedeutung, da eine Temperatur <36 °C zu erhöhtem Sauerstoffverbrauch, metabolischer Azidose und damit zu erhöhtem Hirnblutungsrisiko und erhöhter Sterblichkeit führt.

Ein Pulsoxymeter wird angeschlossen und bei Indikation Sauerstoff verabreicht. Bei Zeichen des schweren Atemnotsyndroms mit Tachydyspnoe und hohem Sauerstoffbedarf oder bei schwerer Bradykardie <80/min wird über Maske oder Rachentubus präoxygeniert und anschließend intubiert. Hier gilt wie beim Reifgeborenen, dass der Unerfahrene mittels korrekter Maskenbeatmung oder Rachentubusbeatmung ein Frühgeborenes in der Regel bis zum Eintreffen des Neonatologen ausreichend oxygenieren kann. Ein Zugang sollte gelegt werden und 3 ml 10%ige Glukose/kg Körpergewicht und Stunde gegeben werden. Höchste Zurückhaltung ist wegen der Hirnblutungsgefahr bei der Pufferung geboten.

> Bei allen Frühgeborenen, die vor abgeschlossenen 37 SSW geboren werden, sollte unabhängig vom Gewicht ein Neonatologe hinzugezogen werden.

Zeigt ein Kind >35 abgeschlossenen Wochen eine ausreichende kardiorespiratorische Anpassung, hat es im Normbereich liegende Blutzuckerwerte, kann es ausreichend trinken und reicht die körpereigene Wärmeproduktion aus, so kann es unter intensiver Beobachtung und pädiatrischer Betreuung im Neugeborenenzimmer bleiben.

48.6 Untergewichtiges Neugeborenes

Definition

Als SGA (»small for gestational age«) wird ein hypotrophes Neugeborenes bezeichnet, dessen Gewicht unter dem 10. Perzentil seines gestationsalterbezogenen Geburtgewichtes liegt.

Konstitutionell niedriges Gewicht kann der pathologischen intrauterinen Wachstumsretardierung gegenübergestellt werden, die auf Chromosomenaberrationen und Syndromen, auf intrauterinen Infektionen oder Nikotin-, Alkohol- und Drogenkonsum beruhen kann oder auf plazentaren Funktionseinschränkungen bei mütterlichen Erkrankungen wie Präeklampsie oder Hypertonus. Für den Wachstumsrückstand verantwortliche Ursachen sollten abgeklärt werden.

48.6.1 Prognose

Liegen der intrauterinen Mangelentwicklung beim reifen untergewichtigen Neugeborenen keine schweren Fehlbildungen oder chromosomale Störungen zugrunde, ist die Prognose gut. Das Hirnblutungsrisiko ist gering. Bei langer und ausgeprägter intrauteriner Mangelernährung nicht sicher auszuschließende neurologische Spätfolgen werden durch gezielte kinderärztliche Untersuchungen erkannt.

48.6.2 Besondere Probleme

> Bei der Geburt eines hypotrophen Neugeborenen sollte ein neonatologisch versierter Kinderarzt anwesend sein, da ein höheres Risiko postnataler Anpassungsstörungen besteht.

Unmittelbar postnatal und in den ersten Lebenstagen besteht ein erhöhtes Risiko einer Hypoglykämie, Hypothermie und Polyglobulie. Eine Frühfütterung mit 10%iger Glukose- oder 25%iger Maltodextrinlösung und Blutzuckerkontrollen bereits im Kreißsaal sowie ausreichende Wärmezufuhr sind zu empfehlen.

Trinkt das Kind eine ausreichende Milchmenge, hat es eine ausreichende Blutzucker- und Thermoregulation, so kann es unter kinderärztlicher Betreuung auf der Neugeborenenstation bleiben. Liegt das Gewicht des Kindes unter dem 3. Perzentil oder <2000 g, ist eine Verlegung in eine Kinderklinik nicht zu umgehen.

48.7 Die Betreuung des gesunden Neugeborenen in den ersten Lebenstagen

48.7.1 Rooming-in

Bei einem gesunden, reifen Neugborenen ist die gemeinsame Unterbringung von Mutter und Kind in einem Rooming-in-Zimmer zu empfehlen, um einen ständigen engen Kontakt zu ermöglichen und die Stillfähigkeit zu verbessern. Die Teilnahme am Rooming-in ist freiwillig, und die Mutter übernimmt weitgehend die Verantwortung für ihr Kind (Stockhausen u. Albrecht 1997). Ist die Mutter jedoch frisch operiert oder mitgenommen, sollte das Kind tags, nachts oder stundenweise durch Kinderkrankenschwestern versorgt werden können.

48.7.2 Überwachung

Da sich in der sensiblen Neugeborenenperiode Störungen oder Erkrankungen erstmals manifestieren können, sollte auf die Überwachung bestimmter grundlegender Parameter nicht verzichtet werden. Erster Stuhl- und Urinabgang sollten spätestens nach 24 h erfolgt sein. Hautfarbe, Atmung, Trinkverhalten, Allgemeinzustand, die einmal pro Tag gemessene Rektaltemperatur und das tägliche Gewicht des Neugeborenen werden dokumentiert. Stillproben dagegen sind nur stichprobenweise im Einzelfall indiziert. Während wiederholtes Spucken kleiner Milchmengen beim unauffälligen Neugeborenen ohne pathologische Bedeutung ist, sollte bei Erbrechen, insbesondere von grün verfärbtem Mageninhalt, ein Kinderarzt konsultiert werden.

48.7.3 Laboruntersuchungen

Bei unauffälligen Neugeborenen sind, abgesehen von der Nabelarterienblutgasanalyse, keine Laboruntersuchungen angezeigt.

- Eine Blutzuckerkontrolle wegen des Hypoglykämierisikos sollte bei Kindern mit einem Gewicht <10. oder >90. Perzentil, bei Frühgeborenen <37 abgeschlossenen Wochen, bei Kindern von Gestationsdiabetikerinnen und Diabetikerinnen, nach schweren Anpassungsstörungen sowie bei neurologischer Auffälligkeit noch im Kreißsaal erfolgen und bei Indikation wiederholt werden.
- Bei chronischer Plazentainsuffizienz kann es zur fetalen Hypoxämie kommen, die durch vermehrte Blutbildung kompensiert wird. Deshalb ist in diesen Fällen ebenso wie beim Blutverlust des Kindes eine venöse Hämatokritkontrolle durchzuführen.
- Kinder, die nach vorzeitigem Blasensprung oder bei maternalen Infektionshinweisen ein erhöhtes Infektionsrisiko haben, sollten einem Kinderarzt vorgestellt werden. Bei Indikation sind Infektionsparameter zu entnehmen.

48.7.4 Ikterus

Über die Hälfte der gesunden Neugeborenen entwickeln einen nicht behandlungsbedürftigen Ikterus, der auf einem Anstieg des indirekten Bilirubins infolge niedriger neonataler Glukuronyltransferasespiegel, verkürz-ter Überlebensdauer der HbF-haltigen Erythrozyten und erhöhter enterohepatischer Bilirubinzirkulation beruht.

- Ein erhöhtes Risiko einer Hyperbilirubinämie besteht bei Neugeborenen mit AB0-Konstellation, bei Frühgeborenen, Kindern mit Stauungszyanose, Kephalhämatom und Hyperbilirubinämie beim vorangegangenen Geschwisterkind (AAP 1994).
- Pädiatrisch abklärungsbedürftig sind Ikterus am 1. Lebenstag, Rhesuskonstellation mit positivem Coombs-Test, ein steiler Bilirubinanstieg und hohe Bilirubinwerte, die nicht auf Phototherapie ansprechen.

Ob überhöhte Bilirubinwerte beim reifen gesunden Neugeborenen ohne Hämolyse zum Kernikterus führen, ist umstritten (Newman u. Maisels 1992). Um unnötige, schmerzhafte Blutentnahmen zu vermeiden, kann orientierend mit einem transkutanen Bilirubinometer ein nichtinvasives Bilirubinscreening durchgeführt und bei hohem Index Blut entnommen werden (Stockhausen u. Albrecht 1997).

Bei Überschreiten der angegebenen Grenzwerte ist die **Phototherapie** indiziert, bei der es durch Bestrahlung der Haut mit blauem Licht der Wellenlänge um 460 nm zu einer Isomerisation des Bilirubinmoleküls kommt, das dadurch wasserlöslich wird. Die Bestrahlung kann im Inkubator oder im Bettchen mit der Lichtquelle von oben oder von unten durchgeführt werden. Nachteile sind Trennung von Mutter und Kind, möglicher Wasser- und Elektrolytverlust, Dermatitis solaris und Netzhautschäden bei unzureichender Abdeckung der Augen. Nach den Empfehlungen der Amerikanischen Akademie für Kinderheilkunde gelten die in Tabelle 48.5 genannten Richtlinien (AAP 1994).

Ein Unterbrechen des Stillens wegen einer Hyperbilirubinämie ist nicht gerechtfertigt, während eine Supplementierung erwogen werden kann (AAP 1994).

Bevor ein ikterisches Neugeborenes in die häusliche Pflege entlassen wird, sollte entweder der Höhepunkt der Hyperbilirubinämie überschritten oder zumindest der Anstieg des Ikterus absehbar und die weitere kinderärztliche Betreuung gesichert sein.

48.7.5 Neugeborenenscreening

- Für alle Neugeborenen in Deutschland wird die Durchführung eines Stoffwechselscreenings zur Früherkennung einer angeborenen Hypothyreose, Galaktosämie und Phenylketonurie empfohlen.
- Sinnvoll, jedoch nur in einigen Bundesländern möglich, ist ein Screening auf Biotinidasemangel und adrenogenitales Syndrom.
- Eine Erweiterung des Screeningangebots auf weitere Stoffwechselerkrankungen und Endokrinopathien ist geplant.
- Als optimal wird eine Blutentnahme, bei der in der Regel Kapillarblut aus der Ferse gewonnen wird, nach 72 Lebensstunden, spätestens am 7. Lebenstag angesehen. Bei Blutentnahmen innerhalb der ersten 48 Lebensstunden, etwa bei

Tabelle 48.5. **Indikation zur Phototherapie bzw. Austauschtransfusion beim reifen gesunden Neugeborenen** (Gesamtbilirubinwerte in μmol/l (mg/dl) (AAP 1994)

Alter [h]	An Phototherapie denken	Phototherapie	Phototherapie; wenn kein Abfall um 20–30 mmol/l bzw. 1–2 mg/dl in 4–6 h → Austausch	Austauschtransfusion
≤24	Sichtbarer Ikterus[b]	[b]	[b]	[b]
25–48	≥170 (12)[a]	>260 (15)	≥340 (20)[b]	≥430 (25)[b]
49–72	>260 (15)[a]	>310 (18)	430 (25)[b]	≥510 (30)[b]
≥72	≥290 (17)[a]	>340 (20)	≥430 (25)[b]	≥510 (30)[b]

[a] Kinderärztliche Beurteilung; Phototherapie in begründeten Einzelfällen.
[b] Kinderärztliche Abklärung angezeigt.

Frühentlassung, muss wegen der zu diesem Zeitpunkt bestehenden diagnostischen Unsicherheit ein Zweitscreening veranlasst werden, während dies bei Probeentnahme zwischen 48 und 72 Lebensstunden empfohlen wird. Von den Screeninglaboratorien sollte der Befundrücklauf zum Einsender innerhalb einer Woche erfolgen, sodass eine Kontrolluntersuchung beim Neugeborenen veranlasst werden kann.

Der Einsender (das das Neugeborene betreuende Krankenhaus, der Arzt oder die Hebamme) ist für Durchführung, Dokumentation in der Krankenakte sowie im Kinderuntersuchungsheft und ggf. Veranlassung von Kontroll- oder weiterführenden Untersuchungen verantwortlich (Harms 1997).

48.7.6 Vitamin-K-Prophylaxe

Infolge niedriger Vitamin-K-Spiegel kann in den ersten Lebenstagen der **Morbus haemorrhagicus neonatorum** auftreten, der mit Blutungen aus dem Gastrointestinaltrakt und in seltenen Fällen auch schweren Hirnblutungen einhergehen kann. Ursache ist neben der schlechten Plazentagängigkeit des Vitamins K die Tatsache, dass Muttermilch, die einen niedrigen Vitamin-K-Spiegel aufweist, in der Regel erst am 2.–4. Tag nach Geburt zur Verfügung steht.

Zur Prophylaxe des Vitamin-K-Mangels wird seit 1986 in Deutschland Vitamin K verabreicht und seit 1992 in oraler Form empfohlen. Die Dosisempfehlung wurde 1995 geändert (Ernährungskommission der Deutschen Gesellschaft für Kinderheilkunde). Am ersten Lebenstag, an einem Tag im Zeitraum vom 3.–10. Lebenstag (U2) und bei der U3 mit 4–6 Wochen werden jeweils 2 mg Vitamin-K-Lösung oral verabreicht. Bei Frühentlassung muss auf die Wiederholung der Vitamin-K-Prophylaxe hingewiesen werden. Bei kranken Neu- und Frühgeborenen, insbesondere bei Vorliegen von enteralen Resorptionsstörungen, wird Vitamin K parenteral verabreicht.

48.7.7 Vitamin-D- und Fluorprophylaxe

Bei allen Neugeborenen wird ab dem 5. Lebenstag eine tägliche orale Rachitis- und Kariesprophylaxe mit 500 IE Vitamin D und 0,25 mg Fluor empfohlen. Sie sollte ein Jahr durchgeführt und nicht im Herbst oder Winter, sondern im darauffolgenden Frühjahr beendet werden (Stockhausen u. Albrecht 1997).

48.7.8 Hepatitis-B-Impfung

Alle Kinder einer HBsAG-positiven Mutter sind bereits im Kreißsaal, spätestens innerhalb von 12 h aktiv und passiv gegen Hepatitis B zu impfen. Hierdurch kann in >90% der Fälle die Ausbildung eines HBsAG-Carrierstatus beim Neugeborenen verhindert werden. Diese Kinder können gestillt werden.

Ist der HbsAG-Status einer Mutter bei Entbindung unbekannt, so ist das Neugeborene innerhalb der ersten 12 h aktiv zu impfen, und die Bestimmung des mütterliche Antikörperstatus zu veranlassen. Bei positiven HbsAG-Nachweis folgt die passive Immunisierung des Kindes innerhalb von bis zu 7 Tagen (Robert Koch Institut. Epidemiologisches Bulletin 14.1.00/ Nr 2).

48.7.9 Ernährung

Stillen des Neugeborenen ist grundsätzlich zu empfehlen und wird in Kap. 50 besprochen.

48.7.10 Nabelpflege

Der Nabelschnurrest fällt in der Regel mit 1–2 Wochen ab und ist bis dahin trocken und frei von Stuhl- oder Urinkontamination zu halten. Die tägliche Nabelpflege umfasst in der Regel tägliches Abtupfen mit sterilem Wasser ohne Anlegen eines Verbandes oder einer Nabelbinde. Eine desinfizierende Lösung oder adstringierender Puder können angewandt werden. Die Nabelklemme kann nach 1–2 Tagen entfernt werden. Bevor die Mutter mit ihrem Neugeborenen nach Hause entlassen wird, muss sie in der Nabelpflege unterrichtet werden (Stockhausen u. Albrecht 1997).

48.7.11 Ultraschalluntersuchung der Hüfte

Spätestens bei der Vorsorgeuntersuchung U3 mit 4–6 Wochen sollte die Ultraschalluntersuchung der Neugeborenenhüfte durchgeführt sein. Mit ihr kann die angeborene Hüftdysplasie, die mit einer Häufigkeit von rund 2% auftritt, sowie Hüftreifungsverzögerungen erkannt und Behandlung oder Kontrolluntersuchungen eingeleitet werden. Häufig wird der Hüftultraschall bereits in der Entbindungsklinik durch konsiliarisch hinzugezogene Orthopäden durchgeführt. Dies dient sowohl Ausbildungszwecken als auch einer möglichst frühen Therapieeinleitung (Stockhausen u. Albrecht 1997). Gleichzeitig können krankengymnastische Maßnahmen bei Haltungsanomalien von Kopf oder Füßen besprochen werden.

48.7.12 Plötzlicher Säuglingstod

> Das Risiko eines gesunden und unauffälligen Kindes, im 1. Lebensjahr an plötzlichem Säuglingstod (SID, »sudden infant death«) zu versterben, beträgt in Deutschland rund 1 ‰.

- Ein erhöhtes Risiko wird gefunden, wenn ein Elternteil oder beide Eltern rauchen, das Kind nicht gestillt, es zu warm bekleidet wird und in Bauchlage schläft (Spranger 1992).
- Ein höheres Risiko tragen ebenfalls sehr kleine Frühgeborene mit einem Geburtsgewicht <1500 g.

Seit 1992 wird von der American Academy of Pediatrics für alle Neugeborenen die Rückenlage als Regelschlaflage empfohlen, wobei das Aspirationsrisiko nicht größer als in Bauchlage ist. Die seitliche Lagerung von Säuglingen kann toleriert werden (AAP Task Force 1992; Spranger 1992).

48.7.13 Vorsorgeuntersuchung U2

Die wichtige Screeninguntersuchung U2 ist zwischen dem 3. und 10. Lebenstag vorgesehen und sollte von einem neonatologisch erfahrenen Kinderarzt sinnvollerweise vor Entlassung aus dem Krankenhaus durchgeführt werden.

48.7.14 Entlassung von Mutter und Kind

Nach komplikationsloser vaginaler Entbindung bleiben Mutter und Kind meist 3–5 Tage in der Klinik, können jedoch auf Wunsch auch 4 h nach Geburt die Klinik verlassen. Voraussetzung für die Entlassung von Mutter und Kind ist der gute und unauffällige Allgemeinzustand des Kindes, die Information der Mutter über Ernährung, Pflege, Schlaflage des Kindes, Stoffwechselscreening, Hüftultraschall, Vitamin-K- und -D-Prophylaxe und die weiteren Vorsorgeuntersuchungen durch den Kinderarzt (Stockhausen u. Albrecht 1997).

Literatur

ACOG Technical Bulletin Nr. 216-November 1995

AAP, American Academy of Pediatrics (1992) Positioning and SIDS. Pediatrics 89: 1120–1126

AAP, American Academy of Pediatrics (1994) Practice parameter: management of hyperbilirubinemia in the healthy term newborn. Pediatrics 4: 558–565

Allen MC, Donohue PK, Dusman AE (1993) The limit of viability. N Engl J Med 329: 1597–1601

Apgar V (1953) A proposal for a new method of evaluation of the newborn infant. Anaesth Analg 32: 260–267

Ballard JL, Khoury JC, Wedig K, Wang L, Eilers-Walsman BL, Lipp R (1991) New Ballard score, expanded to include extremely premature infants. J Pediatr 119: 417–423

Bundesärztekammer (1991) Reanimation. Deutscher Ärzte Verlag, Köln

Bundesärztekammer (Hrsg) (1991) Reanimation. Deutscher Ärzte Verlag, Köln

Carter BS, Haverkamp AD, Merenstein GB (1993) The definition of acute perinatal asphyxia. Clin Perinatol 20: 287–304

Chen J (1992) Prophylaxis of ophthalmia neonatorum: comparison of silver nitrate, tetracycline, erythromycin and no prophylaxis. Pediatr Infect Dis J 11: 1026–1030

Dubowitz L, Dubowitz V (1981) The neurological assessment of the preterm and fullterm infant. Clin Develop Med 79. Heinemann, London

Ernährungskommission der Deutschen Gesellschaft für Kinderheilkunde (1995) Vitamin-K-Prophylaxe für Neugeborene. Monatsschr Kinderheilkd 143: 93

Gervais HM (2001) Reanimation im Neugeborenen- und Kindesalter. Neue Algorithmen. Monatsschr Kinderheilkd 149: 452

Grauel L und die Vorstände der Deutsch-Österreichischen Gesellschaft für Neonatologie und Pädiatrische Intensivmedizin und der Deutschen Gesellschaft für Perinatale Medizin (1996a) Leitlinie: Verlegung Neugeborener aus Geburtskliniken in Kinderkliniken. AWMF online http://www.uni-duesseldorf.de/WWW/AWMF/II/pneon–02.htm

Grauel L und die Vorstände der Deutsch-Österreichischen Gesellschaft für Neonatologie und Pädiatrische Intensivmedizin und der Deutschen Gesellschaft für Perinatale Medizin (1996 b) Leitlinie: Antepartaler Transport von Risikoschwangeren. AWMF online http://www. uni-duesseldorf.de/WWW/AWMF/II/pneon–01.htm

Harms, Grüters, Jorch, Machill, Muche, Przyrembel, Rauterberg, Roscher (1997) Leitlinie: Organisation und Durchführung des Neugeborenenscreenings auf angeborene Stoffwechselstörungen und Endokrinopathien in Deutschland. AWMF online http://www.rz.uni-duesseldorf.de/WWW/AWMF/II/pneon-12.htm

Hack M, Wright L, Shankaran S, Tyson J, Horbar J, Bauer C, Younes N (1995) Very-low-birth-weight outcomes of the National Institute of Child Health and Human Development Neonatal Network, November 1989 to October 1990. Am J Obstet Gynecol 172: 457–464

Hammerman C, Yousefzadeh D, Jung-Hwan C, Kim-chi B (1989) Persistent pulmonary hypertension of the newborn. Clin Perinatol 16: 137–155

Hickl E (1997) Das Neugeborene im Bereich der Geburtshilfe. Gynäkologe 30: 3–6

Hickl EJ (1989) Empfehlungen und Stellungnahmen Deut-sche Gesellschaft für Gynäkologie und Geburtshilfe 1982–1995

Hickl EJ, Berg D (1989) Stellungnahme der Deutschen Gesellschaft für Gynäkologie und Geburtshilfe. Frage der Notwendigkeit pädiatrischer Untersuchungen nach vaginal-operativer Entbindung. Deutsche Gesellschaft für Gynäkologie und Geburtshilfe 1982–1995

Kattwinkel J (ed) (2000) Neonatal resuscitation Textbook. American Academy of Pediatrics and American Heart Association

Klaus HM, Fanaroff AA (1993) Care of the high risk neonate, 4th ed. Saunders, Philadelphia

Linderkamp O (1984) Frühabnabelung oder Spätabnabelung? Gynäkologe 17: 281–288

Nakayama D, Motoyama E, Tagge E (1991) Effect of preoperative stabilization on respiratory system compliance and outcome in newborn infants with congenital diaphragmatic hernia. J Pediatr 118: 793–799

Nelson KB, Emery ES (1993) Birth asphyxia and the neonatal brain: what do we know and when do we know it? Clin Perinatol 20: 327–344

Newman T, Maisels M (1992) Evaluation and treatment of jaundice in the term newborn: a kinder, gentler approach. Pediatrics 89: 809–818

Obladen M (1995) Neugeborenenintensivpflege. Springer, Berlin Heidelberg New York Tokyo

Obladen M, Luttkus A, Rey M, Metze B, Hopfenmüller B, Dudenhausen J (1994) Differences in morbidity and mortality according to type of referral of very low birthweight infants. J Perinat Med 22: 53–64

Rennie J, Roberton N (eds) (1999) Textbook of neonatology. Churchill Livingstone, Edinburgh London New York Philadelphia Sydney Toronto

Robert Koch Institut. Epidemiologisches Bulletin 14.1.00/Nr. 2

Schranz D (1993) Pädiatrische Intensivpflege. Fischer, Stuttgart

Siddarth R, Sanjiv A,Thiruparam S, Rootwelt T, Rooth G, Saugstad O (1993) Resuscitaion of asphyxic newborn infants with room air or 100% oxygen. Pediatric Research 34: 809–812

Spranger J (1992) Bauchlage und plötzlicher Säuglingstod. Kinderarzt 4: 713

Srinivasan G, Pildes RS, Cattamanchi G, Voora S, Lilien LD (1986) Plasma glucose values in normal neonates: a new look. J Pediatr 109: 114–117

Stannigel H, Lemburg P (1997) Reanimation des Neugeborenen. Gynäkologe 30: 24–28

Sternquist K, Svenningsen NW (1993) Extremely low-birth-weight infants less than 901 g. Growth and development after one year of life. Acta Pediatr 82: 40–44

Stockhausen HB von, Albrecht K (1997) Empfehlungen für die Betreuung des gesunden Neugeborenen im Kreißsaal und während des Wochenbettes der Mutter. Perinatal Medizin 9: 61–64

Tietze K (1994) Die Credé-Prophylaxe. Ophthalmologe 91: 551–552

Vadhera RB (1997) The use of LMA in newborn resuscitation. The Internet Journal of Anesthesiology Vol 1 N4: http://www.ispub.com/journals/IJA/Vol1N4/lma.htm

Voigt M, Schneider KTM, Jährig K (1996) Analyse des Geburtengutes des Jahrgangs 1992 der Bundesrepublik Deutschland. Geburtshilfe Frauenheilkd 56: 550–558

Volpe JJ (1987) Neurology of the newborn, 2nd edn. Saunders, Philadelphia

Wimmer JE (1994) Neonatal resuscitation. Pediatr Rev 15: 255–265

Wochenbett

U. Lauper

Kurz-Überblick

Das normale Wochenbett beinhaltet Vorgänge wie Uterusrückbildung, Wundheilung und das Zustandekommen der Laktation. Später kommt die Wiederaufnahme der Ovarialtätigkeit hinzu. Die tägliche Visite im Wochenbett dient der Früherkennung und Therapie von möglichen fatal verlaufenden Abweichungen der physiologischen Veränderungen.

Bei fieberhaften Verläufen und/oder plötzlich auftretender Verschlechterung des Allgemeinzustandes muss immer an eine Infektion gedacht werden. Die Einführung von Asepsis, Antisepsis und Antibiotikatherapie brachte eine deutliche Reduktion der Wochenbettfieberfälle mit einer drastischen Senkung der Müttersterblichkeit. Die durch Streptococcus pyogenes und Staphylococcus aureus verursachte Puerperalsepsis kann in einem letal verlaufenden toxischen Schocksyndrom enden. Neben der Früherkennung muss eine medikamentöse Kombinationstherapie mit großzügiger operativer Entfernung des Infektionsherdes erfolgen. Die systemischen Sepsismanifestationen bedürfen der üblichen intensiv-medizinischen Maßnahmen mit Kreislaufunterstützung, mechanischer Beatmung und allenfalls Nierenersatzverfahren. Die Therapie der septischen Ovarialvenenthrombose beinhaltet neben der intravenösen Antikoagulation ebenfalls eine breite antibiotische Abschirmung.

Bei den psychischen Veränderungen im Wochenbett ist, außer beim »maternity blues«, meist eine psychiatrisch begleitete medikamentöse Therapie notwendig.

49.1 Normale Rückbildung, Lochien

Das Wochenbett oder Puerperium nennt man die Zeit nach der Geburt, in der sich die durch die Schwangerschaft und Geburt entstandenen Veränderungen wieder zurückbilden. Dieser Prozess nimmt etwa 6–8 Wochen in Anspruch, wobei die folgenden Voränge nebeneinander ablaufen:

- Rückbildung,
- Wundheilung,
- Ingangkommen und Aufrechterhaltung der Laktation,
- Wiederaufnahme der Ovarialtätigkeit.

Rückbildungsvorgänge am Uterus

Verschiedene Kontraktionsarten des Uterus (postpartale Dauerkontraktion sowie Nachwehen und Stillwehen) führen zur Rückbildung und zur Verminderung der Blutversorgung der Uterusmuskulatur. Diese Kontraktionsischämie führt 1. zur Degeneration und Autolyse der überflüssigen Muskelfasern und 2. zur Blutstillung der Plazentahaftstelle. Diese wird zusätzlich noch durch lokale Thrombenbildung unterstützt. Das ausgestoßene Wundsekret nennt man **Lochien.**

Das **Gewicht des Uterus** beträgt unmittelbar nach der Geburt etwa 1000 g und nach Abschluss der Rückbildung (6–8 Wochen nach der Geburt) etwa 70 g. Der **Fundus uteri** befindet sich postpartal etwa auf Nabelhöhe und tritt täglich einen Querfinger tiefer. Am 5. Wochenbettstag ist er etwa in der Mitte zwischen Nabel und Symphyse, am 10. Wochenbettstag etwa 2 Querfinger über der Symphyse zu finden. Nach einer Sectio kann der Fundusstand etwas verzögert tiefer treten. Am 3. Wochenbettstag ist die **Portio** zum großen Teil wieder formiert und der Zervikalkanal weitgehend verengt. Am 10. Wochenbettstag sollte auch der innere Muttermund nur noch so weit geöffnet sein, dass der Sekretabfluss gewährleistet ist.

Durch die Laktations- oder Stillwehen wird, bedingt durch den Saugreiz an der Brustwarze, vermehrt Wehen anregendes Oxytozin aus dem Hypophysenhinterlappen ausgeschüttet.

Die puerperale Uterusinnenfläche weist eine gut handtellergroße Wundfläche auf. An dieser Plazentahaftstelle befinden sich Gewebsreste, die ausgestoßen werden müssen. Zum endgültigen Verschluss der großen uteroplazentaren Gefäße führt neben der Dauerkontraktion der Uterusmuskulatur die Bildung lokaler Thromben, die später ebenfalls abgestoßen werden. Die physiologische Säuberung und Heilung der Wunde erfolgt durch Einwanderung von Granulozyten, Lymphozyten und Phagozyten. Die korpuskulären Blutbestandteile bilden zusammen mit Massen von Fibrin den sog. Wundschutzwall, der sich bis tief in die bindegewebigen Septen der Uterusmuskulatur hinein erstreckt. Dieser Schutzwall ist die erste und wichtigste Schutzvorrichtung des Uterus zur Abwehr von möglichen aszendierenden Keimen. Später setzt die Epithelialisierung und Regeneration des Endometriums ein.

Lochien

In der 1. Woche sind diese meist noch rein blutig (**Lochia rubra**). Am Ende der 1. Woche werden sie bräunlich und dünnflüssiger (**Lochia fusca**). Am Ende der 2. Woche ist die Farbe schmutziggelb (**Lochia flava**). Dabei handelt es sich meist um nekrotisches verflüssigtes Zellmaterial von der Uterusinnenwand. Am Ende der 3. Woche nimmt die Lochienmenge wesentlich ab, und es bilden sich mit zunehmender Wundepithelialisierung grauweiße, wässrig-seröse Lochien (**Lochia alba**). Nach 4–6 Wochen sollte der Lochienfluss sistieren. Der Geruch der Lochien ist fade und nicht übelriechend.

> Durch die Kontamination mit der physiologischen Vaginalflora sind diese Lochien hochinfektiös.

Laktation

Das Ingangkommen und die Aufrechterhaltung der Laktation ist ein komplexer Vorgang. Nach abgeschlossener Mammagenese kommt es während der Schwangerschaft zur Laktogenese. Dabei wird die Milchdrüse auf die spätere Laktation vorbereitet.

Nach Ausstoßung der Plazenta tritt die **Galaktogenese** ein. Durch den Wegfall des hemmenden Effektes hoher Östrogenspiegel auf die sekretorische Leistung des Drüsenepithels wird die Milchsekretion ausgelöst. Dieser Vorgang wird durch den Saugreiz unterstützt. Die Wirkung des Prolaktins zeigt sich am 2.–4. Wochenbettstag durch den sog. Milcheinschuss.

Die **Galaktopoese** dient der Aufrechterhaltung der bestehenden Laktation im Wochenbett. Sie ist durch endokrine Faktoren bedingt. Von größter Bedeutung ist der Saugakt an der Brustwarze. Durch ihn wird ein nervaler Reflex über die Hypophyse ausgelöst, wodurch die Prolaktinproduktion und damit die dauernde Milchsekretion ausgelöst wird. Zusätzlich wird vermehrt Oxytozin ausgeschüttet, was der besseren Entleerung der Milch durch Kontraktion der Myoepithelien der Alveolarwände und der feinen Milchgänge dient. Durch diese Muskelkontraktion wird die Milch besser ausgepresst.

Die vermehrte Oxytozinausschüttung während des Stillens fördert auch die Rückbildung des Uterus (Pschyrembel u. Dudenhausen 1991).

49.2 Fieber im Wochenbett

Definition

Unter Fieber im Wochenbett versteht das amerikanische Committee on Maternal Welfare eine Temperaturerhöhung auf 38,0 °C an 2 Tagen während der ersten 10 Tage post partum unter Ausschluss der ersten 24 h nach der Geburt und bei 4-mal täglicher oraler Messung.

Ursachen für Infektionen im Wochenbett sind Infektionen des Genitaltraktes, der Mammae, eventueller Wundbereiche, der harnableitenden Wege, der Beinvenen, der Lungen, des Herzens, des Gastrointestinaltraktes und des zentralnervösen Systems. Daher ist in jedem Fall eine orientierende körperliche Untersuchung aller Organsysteme erforderlich (Sweet 1995) (s. Übersicht).

Ursachen für einen fieberhaften Wochenbettverlauf

(Nach Sweet 1995)

- Inneres Genitale
  - Endometritis
  - Ovarialvenenthrombose
  - Tuboovarialabszess
  - Paravaginales Hämatom
  - Toxisches Schocksyndrom
- Wundbereich
  - Sectionarbe
  - Episiotomienarbe
- Mammae
  - Milcheinschuss
  - Mastitis puerperalis
- Extremitäten
  - Tiefe Beinvenenthrombose
- Abdomen
  - Gastroenteritis, Hepatitis
  - Appendizitis
  - Pyelonephritis
- Thorax
  - Pneumonie
  - Endokarditis
- Zentrales Nervensystem
  - Meningitis
- HNO-Bereich
  - Sinusitis
  - Otitis media

49.3 Subinvolutio, Endomyometritis

Nach einer unauffälligen Spontangeburt weist bei zwei Dritteln der Patientinnen das Cavum uteri keine bakterielle Besiedelung auf (Henrich 1993). Dennoch ist bei etwa 1 % der Patientinnen mit einer Endomyometritis zu rechnen. Demgegenüber ist nach einer Sectio caesarea das Cavum uteri bei 90 % der Patientinnen kontaminiert, wodurch das Risiko einer Endomyometritis mit 30–40 % deutlich erhöht ist.

> Der Status nach Sectio caesarea ist der wichtigste prädisponierende Faktor für das Auftreten einer Endomyometritis post partum.

Daneben spielen noch die Dauer des Blasensprungs, die bakterielle Besiedelung der Amnionhöhle und die Zahl der vaginalen Untersuchungen eine Rolle. Das Erregerspektrum bei Endomyometritis umfasst grampositive Keime (Streptokokken, Staphylokokken, Diphtheroides, Enterokokken), gramnegative Erreger (E. coli, Gardnerella, Enterobacter, Proteus), Anaerobier (Bacteroides, Peptostreptokokken und Clostridien), Mykoplasmen und Chlamydia trachomatis.

Diagnose

Die Endomyometritis ist die häufigste Ursache für Fieber im Wochenbett. Die Diagnose wird im Allgemeinen klinisch gestellt bei Fieber, druckdolentem Uterus, vermindertem Lochialfluss und purulenten, übel riechenden Lochien. Daneben sollten durch eine orientierende Untersuchung andere Ursachen für das Fieber im Wochenbett (s. oben) ausgeschlossen werden. Auch bei anhaltend subfebrilen Temperaturen ist bei Vorliegen von prädisponierenden Faktoren aus dem Geburtsverlauf an eine Endomyometritis zu denken und eine weitere Klärung zu veranlassen. Dazu zählen ein rotes und weißes Blutbild, CRP (C-reaktives Protein), ein Gerinnungsstatus, Blutkulturen und ein Zervixabstrich.

Therapie

Die Behandlung besteht in der **Applikation** von **Antibiotika** und **Uterotonika.** Bewährt hat sich primär die Kombination von Ampicillin und Clavulansäure oder eines Penicillins mit einem Aminoglykosid. Führt diese Therapie nicht binnen 48 h zum Erfolg oder aggraviert sich das Krankheitsbild, sollte das Anaerobierspektrum durch Clindamycin oder Metronidazol und zusätzlich durch ein Aminoglykosid erweitert werden, bzw. die Behandlung entsprechend der Erregeraustestung umgestellt werden. Als Monotherapie sind auch Carbapeneme einsetzbar.

Komplikationen

Die Endomyometritis darf auch heute nicht bagatellisiert werden. Ernsthafte Komplikationen, wie ein pelviner Abszess, eine septische Thrombophlebitis, eine Ovarialvenenthrombose oder gar eine Sepsis, können durch eine Endomyometritis bedingt sein. Gefürchtet ist die Anaerobiersepsis durch Clostridium perfringens, die foudroyant mit Hämolyse und neurologischen Symptomen verlaufen kann. Im Zusammenhang mit dem maternalen Krankheitsbild treten auch heute noch maternale Todesfälle auf. Sie sind jedoch in den letzten Jahrzehnten durch eine konsequente Behandlung der postpartalen pelvinen Infektionen glücklicherweise zurückgegangen. Neue virulente Erreger lassen jedoch ein Ende der notwendigen weiteren Bemühungen noch nicht absehen.

49.4 Puerperalsepsis – Streptokokken A, Staphylokokken

▶ Studienbox

Im Fünfjahreszeitraum 1983–1988 hat die Sepsis hinter den Genitalblutungen und Thromboembolien den dritten Platz der maternalen Mortalität eingenommen (Welsch 1997). In der Schweiz starben zwischen 1985 und 1994 8 von 100000 Müttern an einer Infektion. Die Ursachen waren: nekrotisierende Fasziitis (1 Fall), Streptokokken-A-Sepsis (1 Fall), E.-coli-Sepsis (2 Fälle), Clostridium difficile (1 Fall) und toxisches Schocksyndrom ohne Erregerkenntnis (3 Fälle).

> Die Puerperalsepsis ist die schwerste Infektion, die eine Mutter nach der Geburt treffen kann.

Seltene, doch besonders gefährliche Keime sind die Streptokokken der Gruppe A. Wegen des oft atypischen und raschen Verlaufs kommen sowohl der klinischen Untersuchung als auch der Veränderung von Laborparametern, wie z. B. Leukopenie oder Leukozytose mit Vermehrung junger Granulozyten (Linksverschiebung), CRP-Bestimmung und der frühzeitigen Gabe von Antibiotika, große Bedeutung zu.

Cave

Beim Vollbild der Sepsis kann wegen der Endotoxinproduktion und der ausgedehnten Gewebezerstörung die alleinige antibiotische Therapie den oft letalen Krankheitsverlauf kaum mehr aufhalten.

Es kommt zur Schocklunge, zum Kreislaufkollaps, zu Gerinnungsstörungen und zum Multiorganversagen. Häufiger, aber weniger dramatisch sind Sepsisverläufe, die durch Escherichia coli, Staphylococcus aureus, β-hämolysierende Streptokokken B und Anaerobier verursacht werden (s. Übersicht). Die Infektion befindet sich meist im Uterus und an den Adnexen sowie im Bereich der Sectiowunde oder der Episiotomie.

Erreger und klinische Bedeutung

Grampositiv
- Streptokokken Gruppe A (S. pyogenes)
  - <1 % in der Vagina
  - Puerperalsepsis
  - Nekrotisierende Fasziitis, Erysipel, Phlegmone
  - Toxisches Schocksyndrom (Streptokokken-TSS)
  - Eitrige Pharyngitis/Tonsillitis, Scharlach
  - Folgekrankheiten: rheumatisches Fieber, Glomerulonephritis
- Streptokokken Gruppe B (S. agalactiae)
  - Bei 5–35 % aller Schwangeren in der Vagina
  - Endomyometritis, Bakteriämie
  - Harnwegsinfektionen
  - Sepsis
  - Neonatale Sepsis, Pneumonie, Meningitis
- Staphylokokken, z. B. S. aureus
  - Bei 5–10 % aller Schwangeren in der Vagina
  - Wundinfektionen
  - Mastitis puerperalis
  - Toxisches Schocksyndrom (Staphylokokken-TSS)

Gramnegativ
- Escherichia coli
- Enterobacterium spp.
- Proteus mirabilis
- Gardnerella vaginalis

Grampositive oder gramlabile Stäbchen
- Listeria monocytogenes

Weitere Streptokokken (nicht Gruppe A oder B)
- S. pneumoniae
- S. viridans
- S. intermedius

Anaerobier
- Bacteroides ssp.
- Peptostreptokokken

Andere Erreger
- Mycoplasma hominis
- Ureaplasma urealyticum
- Chlamydia trachomatis

49.5 Endotoxinschock

Cave

Infektionen mit Streptokokken der Gruppe A (GAS) und Stapylococcus aureus können innerhalb von wenigen Tagen oder selten von Stunden zu foudroyanten lebensbedrohlichen Verlaufsformen führen.

Dafür verantwortlich sind die ihnen eigenen Virulenzfaktoren, wie Streptolysine (O und S), die Streptokinase, das M-Protein und die Hyaluronidase. Die Gewebeinvasion wird durch die Hyaluronidase begünstigt. Die Exotoxine A und B regen Monozyten zur vermehrten Bildung von Tumor-Nekrose-Faktor an. Für die erhöhte systemische Virulenz von GAS wird hauptsächlich das pyrogene Exotoxin A (SPE-A) verantwortlich gemacht. SPE-A zeigt im Tierversuch die stärksten zytotoxischen und inflammatorischen Eigenschaften (Musser 1991).

Das in der Zellwand lokalisierte M-Protein trägt durch seine antiphagozytäre Wirkung zusätzlich zur Invasivität bei. Ein wichtiger pathogenetischer Faktor ist die Tatsache, dass sowohl SPE-A als auch die M-Proteine als sog. Superantigene wirken können. Diese Superantigene aktivieren unter anderem Lymphozyten 10000mal stärker als übliche Antigene (Fleischer 1996). Daraus resultiert eine massive Ausschüttung von Zytokinen, d. h. Interleukin-1 und -2, TNF (Tumor-Nekrose-Faktor), α-, β- und γ-Interferon, und zwar sowohl durch Makrophagen als auch durch T-Lymphozyten. Dies führt zu einer massiven

Ankurbelung der Entzündungskaskade mit allen Folgen auf Kreislauf, Gerinnung, Komplementsystem und Organe.

Klinik

Die klinische Manifestation des **toxischen Schocksyndroms** ist oft unspezifisch und einerseits durch die auslösende lokale Infektion, anderseits durch die systemische Entzündungsreaktion gekennzeichnet. Häufig findet sich als **Erstsymptom** ein **plötzlich auftretender starker Schmerz**, der wenig auf übliche Analgetika anspricht. Vorangehend oder gleichzeitig besteht in etwa 20 % der Fälle ein grippeartiges Syndrom mit Fieber, Myalgien, Schüttelfrost und Diarrhö. Die Erkrankung schreitet dann oft fulminant fort, und es entwickelt sich innerhalb von Stunden ein häufig therapierefraktärer septischer Schock mit Multiorganversagen. Die **Letalität** beträgt rund 30 % beim Streptokokken-TSS und 5 % beim Staphylokokken-TSS (Wolf 1995).

Klinisch ist das toxische Schocksyndrom definiert durch:

- Fieber (Temperatur ≥38,9 °C),
- flushartiges fleckförmiges Exanthem,
- Desquamation (Spätzeichen nach 1–2 Wochen bei Überlebenden),
- Hypotonie (systolischer BD ≤90 mmHg),
- Mitbeteiligung von 3 oder mehr Organsystemen:
  - Gastrointestinaltrakt: Erbrechen oder Diarrhö, Abdominalschmerzen,
  - Muskeln: Myalgie oder Kreatinphosphokinase ≥2-mal Normwert,
  - Schleimhaut: Hyperämie vaginal, oropharyngeal, Konjunktiva,
  - Nieren: Kreatin ≥2-mal Normwert,
  - Leber: SGOT oder SGPT ≥2-mal Normwert,
  - Blut: Thrombozyten ≤100 000/µl (Thrombopenie) oder DIC, Leukozytose oder Leukopenie,
  - ZNS: Verwirrtheit, Bewusstseinstrübung,
  - Herz, Lunge: Lungenödem, ARDS, Herzrhythmusstörungen (MMWR 1982),
- kulturellen Nachweis von Streptococcus pyogenes oder Staphylococcus aureus aus Wundsekret, Blutkultur etc.

Therapie und Überwachung

GAS sind empfindlich auf Penicillin und andere β-Lactam-Antibiotika. Die Monotherapie mit β-Lactam-Antibiotika zeigt jedoch oftmals nicht das erwartete unmittelbare Ansprechen, wenn es nach einer gewissen Latenzperiode nach der Infektion eingesetzt wird. Dies rührt daher, dass diese Antibiotika vorwiegend die Wandsynthese der sich teilenden Bakterien in der Wachstumsphase hemmen, während sie in der stationären Phase, in der weiter Exotoxine gebildet werden können, praktisch ohne Einfluss bleiben. Im Gegensatz dazu können Substanzen, wie Clindamycin, die die Proteinsynthese hemmen, auch in dieser Phase wirksam sein (s. Übersicht).

Cave

Der optische Eindruck der Wöchnerin mit ihrem guten, rosigen Aussehen vertuscht oft die beginnende heimtückische Infektion.

Therapie des toxischen Schocksyndroms

- Antibiotika hochdosiert
  - als Zweierkombination, z. B. Amoxicillin-Clavulansäure 3-mal 2,2 g/Tag i. v. oder Ceftriaxon 1 g/Tag i. v. plus Clindamycin 4-mal 300–600 mg/Tag i. v.
  - als Dreierkombination, z. B. Amoxicillin-Clavulansäure 3-mal 2,2 g/Tag i. v. oder Ceftriaxon 1 g/Tag i. v. plus Clindamycin 4-mal 300–600 mg/Tag i. v. plus Netilmicin 1-mal 300 mg oder 2-mal 150 mg/Tag i. v. – cave: Niereninsuffizienz!
- Volumengabe, Substitution von Gerinnungsfaktoren
- Herz-Kreislauf-Unterstützung: z. B. Dopamin
- Atmung: evtl. Intubation mit mechanischer Beatmung
- Chirurgische Intervention: Débridement, breite Eröffnung, evtl. Hysterektomie
- Frühverlegung auf eine Intensivstation
- Zentrale Leitung, Pulmonaliskatheter
- Ausscheidungskontrolle, Bilanzierung
- Dauermonitoring: EKG, BD etc.

Nekrotisierende Fasziitis

Die Erkrankung kann eine **lebensbedrohliche Komplikation** eines **geburtshilflichen Eingriffs** bedeuten. Im Frühstadium können die sichtbaren Hautveränderungen mit Ödembildung, Schwellung, gelegentlich Krepitationen nur gering ausgebildet sein. Die Patientin zeigt jedoch ausgeprägte Allgemeinsymptome mit Tachykardie, Hämolyse, Desorientiertheit und Schock. Die Diagnose kann nur bei der zu therapeutischen Zwecken durchgeführten Wundrevision mit großflächigem Débridement gestellt werden. Dabei zeigt sich eine entzündliche Infiltration des subkutanen Fettgewebes, die auf die Faszie übergegriffen hat, so dass die Faszie ihre Widerstandskraft verloren hat und brüchig ist. Dieser therapeutische Eingriff wird unter dem Schutz einer Breitspektrumantibiose durchgeführt, um bei dieser polymikrobiell bedingten Erkrankung eine Septikämie zu verhindern (Calhoun 1995; Summers 1994).

49.6 Infektionen der Episiotomie

Für die Episiotomie gelten prinzipiell die gleichen Komplikationen wie für alle abdominellen Wunden. Durch die topographische Nähe der Wunde zur Vagina und zum Enddarm ist die Episiotomie einem deutlichen Infektionsrisiko ausgesetzt.

Die oberflächliche Infektion der Episiotomie umfasst Haut- und Subkutangewebe und manifestiert sich durch Spannungsgefühl, Rötung und Schwellung.

Therapie

Die Behandlung besteht in einer Spreizung der Wunde mit Drainage, der Entfernung von störendem Nahtmaterial und dem Abtragen nekrotisierten Gewebes. Die Wundheilung erfolgt durch Granulation. Eine eventuelle sekundäre operative Wundversorgung sollte erst nach mehrtägiger lokaler antiinfektiver Wundsäuberung, z. B. mit NaCl oder Betadine und Kamillosan- oder Eichenrindensitzbädern, erfolgen.

Hat sich die Infektion flächenhaft entlang der oberflächlichen Perinealfaszie ausgebreitet, so besteht die Gefahr einer generalisierten Infektion, die neben der chirurgischen Wundrevision mit großzügigem Débridement eine breite antibiotische Therapie erfordert.

49.7 Ovarialvenenthrombose

Die septische puerperale Ovarialvenenthrombose (SPOVT) ist eine **seltene, aber gefährliche Komplikation** des Wochenbettes mit einer Inzidenz von 1:600–1:6000 Geburten.

Die Erkrankung zeigt sich zunächst durch unspezifische Symptome wie Dysurie, Blähungen, rechtsseitiger Unterbauchschmerz (Differenzialdiagnose: Appendizitis, stielgedrehte Ovarialzyste, Endomyometritis). Das Allgemeinbefinden der Patientin ist initial meist gut. Als Risikofaktoren für die Entstehung der SPOVT gelten eine lange Geburtsdauer, Sectio caesarea, lange vorbestehender Blasensprung u. a.

Diagnose

Die Diagnose erfolgt häufig klinisch und erst spät, wenn therapieresistente septische Fieberschübe, ein akutes Abdomen oder der typische Palpationsbefund einer strang- oder walzenförmigen Druckdolenz im rechten Unterbauch bis in die Flanke reichend auftreten. Neben der Klinik kann die Diagnose durch die Ultraschalluntersuchung erhärtet werden. Dort zeigt sich eine verdickte Adnexe und mit der Dopplersonographie das Fehlen des venösen Flussmusters. Oft ist aber diese Region durch Darmgase überlagert. Ein CT sichert die Diagnose. Eine noch bessere Diagnostik bringt ein MR-Angiogramm (Huch et al. 1998).

Therapie

Eine frühe und kausal wirkende **antibiotische Therapie** (Zweier- oder Dreierkombination mit Amoxicillin-Clavulansäure 3-mal 1,2 g/Tag bis 3-mal 2,2 g/Tag, Clindamycin 4-mal 300 mg/Tag und ggf. Netilmicin nach Serumspiegeln, initial 200 mg/Tag) sowie eine **volle intravenöse Antikoagulation** können die hohe Morbidität und Mortalität der SPOVT reduzieren. In seltenen Fällen ist eine operative Sanierung des infizierten Herdes (Adnexektomie, Thrombektomie durch die Ovarialvene bis nahe an die V. cava inferior heran, links bis zur V. renalis, evtl. Hysterektomie bei zusätzlicher Endomyometritis) erforderlich.

49.8 Harnverhaltung

Die Harnverhaltung mit Restharnbildung hat verschiedene Ursachen. Durch protrahierte Geburtsverläufe oder operativ beendete Geburten kommt es im Bereich des Blasenhalses bzw. der Urethra zur **Ödembildung** und zur **Blasenatonie**. Möglicherweise spielt auch ein reflektorischer Sphinkterkrampf eine Rolle (Martius 1985). Es besteht die Gefahr einer Zystitis bzw. eines aufsteigenden Harnwegsinfekts.

Therapie

Abrieselung der Vulva mit handwarmer Flüssigkeit. Frühzeitige Gabe von antiphlogistischen Medikamenten, wie Ponstan (= Mefenaminsäure) oder Diclofenac und/oder Spasmolytika, wie Buscopan. Zur Blasentonisierung kann ein Parasympathikomimetikum, wie Doryl, verabreicht werden. Beim Versagen dieser konservativen Maßnahmen kann bei deutlicher Restharnbildung die Blase durch ein- oder mehrmaliges Katheterisieren entleert werden. In seltenen Fällen wird ein Dauerkatheter benötigt.

49.9 Inkontinenz

Die kausale **Therapie** der Urininkontinenz besteht im Training des Blasenverschlussapparates durch Beckenbodengymnastik. Der Behandlungserfolg kann durch medikamentöse Relaxierung des Blasendetrusors und Tonisierung des Spinkters mit Parasympathikomimetika verbessert werden. Ein geeignetes Medikament ist z. B. Cetiprin 3-mal täglich 1–2 Tbl. Generell sollte nach jeder Geburt eine mehrere Wochen dauernde fachgemäße Rückbildungsgymnastik unter Einbeziehung des Beckenbodens empfohlen werden.

49.10 Harnwegsinfekt (HWI)

Harnwegsinfektionen gehören neben den vulvovaginalen Pilzinfektionen zu den häufigsten Urogenitalinfektionen in der Schwangerschaft. Die klinischen Hinweise auf einen unkomplizierten Harnwegsinfekt sind Dysurie, Algurie und Pollakisurie. In der Schwangerschaft verlaufen etwa 6% der Bakteriurien asymptomatisch. Unbehandelt führen diese in 40% zu einer Pyelonephritis (Kass 1973). Im **Wochenbett** persistieren die physiologischen Veränderungen im Urogenitaltrakt noch für eine gewisse Zeit und dadurch auch die **Prädisposition** zu **asymptomatischen** wie auch zu febrilen **symptomatischen Harnwegsinfektionen**. Durch Traumatisierung der Urethra durch die Geburt oder durch vermehrtes Katheterisieren können asymptomatische HWI im Wochenbett symptomatisch werden. Die häufigsten Keime sind E. coli. (in 80–90% der Fälle), Klebsiella, Proteus, Enterobacter und grampositive Erreger, wie Staphylococcus saprophyticus und hämolysierende Streptokokken der Gruppe B.

Die Analyse des Mittelstrahlurins zeigt bei unsachgemäßer Entnahme oft eine Kontamination durch die Lochien. Eine unklare Pyurie bei einer Bakteriurie mit $\geq 10^5$ Keimen/ml sollte aber in jedem Falle, evtl. durch eine einmalige Katheterisierung, abgeklärt und ggf. behandelt werden.

> Bei unklarem Fieber im Wochenbett ist differenzialdiagnostisch immer an eine Infektion der Harnwege zu denken.

Therapie

Die Therapie richtet sich nach der Klinik. Bei unkomplizierten Harnwegsinfektionen kann eine **resistenzgerechte 3-tägige Antibiotikatherapie** mit Augmentin oder Bactrim per os verabreicht werden. Bei febrilem Zustandsbild mit Verdacht auf Pyelonephritis ist eine resistenzgerechte perorale Antibiotikagabe über 7–10 Tage indiziert. Die Klinik und die sinkenden Infektparameter sollen über die Dauer und Art der Antibiotikagabe entscheiden.

49.11 Hämorrhoiden

Durch die Progesteronwirkung und die Kompression im kleinen Becken durch den größer werdenden Uterus bilden sich während der Schwangerschaft oftmals lästige Hämorrhoiden. Die Belastung des Beckenbodens unter der Geburt kann die Hämorrhoiden zusätzlich verstärken.

Prophylaxe und Therapie

Als Prophylaxe und auch zur schmerzfreieren Defäkation sollte schon während der Schwangerschaft wie auch später im Wochenbett für einen **geregelten Stuhlgang** gesorgt werden. Magnesiocard-Granulat (2- bis 3-mal täglich ein Beutel) hilft oft für eine regelmäßige Defäkation. In hartnäckigen Fällen soll zusätzlich Paragol 20 ml per os ein- bis 3-mal/Tag zusammen mit einem Glycerinsuppositorium verabreicht werden. Selten wird ein Practo-Clyss-Klistier benötigt. Zur lokalen Hämorrhoidenbehandlung werden Scheriproct-Salbe und Scheriproct-Suppositorien empfohlen.

> Wichtig ist eine gute Analhygiene mit regelmäßigem Waschen mit gewöhnlichem Wasser nach dem Stuhlgang. Oft helfen auch Sitzbäder mit Eichenrindenextrakt.

Ein schmerzhafter frischer Hämorrhoidalthrombus sollte nach Lokalanästhesie inzidiert werden. Anschließend werden täglich 2–3 Sitzbäder mit Eichenrindenextrakt oder Kamillosan verordnet.

49.12 Psychische Veränderungen, Depressionen

> Die Postpartalperiode dauert je nach Autor und wahrscheinlich auch nach der Dauer der Stillzeit zwischen 6 Wochen und 6 Monaten nach der Geburt.

In dieser Phase können verschiedene psychische Störungen und Erkrankungen auftreten. In den meisten neueren Arbeiten werden 3 Hauptformen beschrieben:
- die Post-partum-Verstimmung, auch als »maternity blues« oder »baby blues« bekannt,
- die Post-partum-Depression,
- die Puerperalpsychose.

Als Ursache und oder Auslöser werden die hormonellen Belastungen während der Schwangerschaft und der Hormonentzug nach der Entbindung unter Berücksichtigung einer individuellen Prädisposition diskutiert. Obwohl die spontane Prognose bei den meisten Störungen günstig ist, kann der Krankheitsverlauf durch verschiedene Therapieverfahren abgekürzt oder gemildert werden. Die psychiatrische Konsultation soll bei der diagnostischen und therapeutischen Entscheidung helfen. In unklaren und schwierigen Fällen ist die stationäre psychiatrische Behandlung indiziert.

»Maternity blues« oder »baby blues«

Die Prävalenz variiert zwischen 30 % und 70 % (Dewi 1996). Als **mögliche Ursache** wird der **rasche Abbau** des **Progesteronspiegels** angenommen (Harris et al. 1994). Die Symptome wie Müdigkeit, Schlaflosigkeit, Kopfschmerzen, Tendenz zum Weinen, Konzentrationsschwäche, milde depressive Verstimmung und Ängstlichkeit treten in den ersten 72 h nach der Geburt auf und veschwinden meist in den ersten 10 Tagen.

Post-partum-Depression (PPD)

Die Häufigkeit einer postpartalen Depression variiert zwischen 3 % und 20 % aller psychischen Verstimmungszustände im Wochenbett. Im Unterschied zum post partum »blues« dauert sie bedeutend länger und unterscheidet sich in der Symptomatik wenig von depressiven Episoden ohne Zusammenhang mit Schwangerschaft und Wochenbett.

Im Gegensatz zum »maternity blues« gibt es bei der PPD **Risikofaktoren**, wie das Alter und die Beziehung zum Partner. Ältere wie auch junge Mütter zeigen ein erhöhtes Risiko. Mütter mit unkooperativen Partnern oder in Konfliktsituationen haben ebenso ein erhöhtes Risiko wie Frauen, die anamnestisch schon früher ähnliche Episoden mit depressiver Verstimmung hatten. Das Geburtserlebnis scheint kein Risikofaktor zu sein. Als auslösende Ursache kann in einigen Fällen eine Unterfunktion der Schilddrüse gefunden werden.

Klinik

Depressive Verstimmung, Interesselosigkeit, Gewichtsverlust oder Gewichtszunahme, Schlafstörungen, Energielosigkeit, Schuldgefühle, Denk- und Konzentrationsschwäche, Gefühl der Nutzlosigkeit etc. Die Symptome beginnen meist in den ersten 4 Wochen nach der Geburt. Eine echte Suizidalität besteht selten (Jermain 1995; Dewi 1996).

Therapie

Eine antidepressive Therapie mit trizyklischen Antidepressiva oder selektiven Serotoninwiederaufnahmehemmern ist in manchen Fällen unumgänglich. Fluoxetin (Fluctin) tritt nur in geringen Mengen in die Muttermilch. Bei der Verabreichung von Lithiumsalzen ist das Abstillen unumgänglich. Eine Mitbetreuung durch den Psychiater ist ratsam. Die Applikation von transdermalem Östrogen ist z. Z. ebenfalls in Diskussion (Gregoire et al. 1996).

Puerperalpsychose

Dabei handelt es sich um eine absolut ernstzunehmende psychiatrische Erkrankung mit 1–2 Fällen pro 1000 Geburten. In schweren Fällen befinden sich die Mutter wie auch das Kind in ernster Gefahr und bedürfen der **psychiatrischen Therapie**.

49.13 Mastitis

Häufigster Erreger der Mastitis ist der penicillinempfindliche Staphylococcus aureus.

Therapie

Bei der akuten Mastitis puerperalis genügt oft ein konservatives Vorgehen mit Abpumpen der betroffenen Brust, lokalen antiphlogististischen Maßnahmen und, sofern nach 12–24 h keine Entfieberung stattfindet, zusätzlicher Antibiotikagabe.

Bei einem Mastitisabszess ist die Inzision und Gegeninzision mit sauberer Spülung der Abszesshöhle und Drainage indiziert. Dabei lohnt es sich, eine Drainage zu verwenden, die über mehrere Tage zur zweimaligen Spülung mit NaCl belassen werden kann. Je nach Klinik und Verlauf können zusätzlich Antibiotika und/oder Medikamente zum Abstillen (Prolaktinhemmer) verabreicht werden.

Bei Therapieresistenz, einem Rezidiv oder bei der Mastitis nonpuerperalis muss immer ein Mammakarzinom ausgeschlossen werden.

Literatur

Calhoun BC, Brost B (1995) Emergency management of sudden puerperal fever. Obstet Gynecol Clin N Am 22: 357–367

Fleischer B (1996) Bakterielle Infektionen: Superantigene als Ursache eines Schocks. Gelbe Hefte 36: 226–236

Gilstrap LC, Faro S (1990) Infections in pregnancy. Wiley & Liss, New York

Gregoire AJP, Kumar R, Everitt B, Henderson AF, Studd JWW (1996) Transdermal oestrogen for treatment of severe postnatal depression. Lancet 347: 930

Harris B, Lovett L, Newcombe RL et al. (1994) Maternity blues and major endocrine changes: the progesterone factor. BMJ 308: 949–953

Henrich W, Wagner J, Dudenhausen JW (1993) Bakterielle Keimbesiedlung des Uterus im Wochenbett. Geburtshilfe Frauenheilkd 53: 568–573

Huch Böni RA, Hebisch G, Huch R, Hilfiker P, Krestin GP (1998) The role of color Doppler ultrasound, CT and MRI in the diagnosis of postpartum septic ovarian vein thrombosis. Abdom Imaging

Jermain DM (1995) Treatment of postpartum depression. Am Pharm NS 35/1: 33–38

Kass EH, Zinner SH (1973) Bacteriuria and pyelonephritis in pregnancy. In: Charles D, Finland M (eds) Obstetric and perinatal infections. Lea & Febiger, Philadelphia, pp 407–446

Martius G (1985) Lehrbuch der Geburtshilfe. Thieme, Stuttgart, S 430

MMWR (1982) Toxic shock syndrome – United States, 1970–1982. MMWR 31: 201

Musser J, Hauser A, Kim M (1991) Streptococcus pyogenes causing toxic shock-like syndrome and other invasive diseases: clonal diversity and pyrogenic exotoxin expression. Proc Natl Acad Sci USA 88: 2668–2672

Pschyrembel W, Dudenhausen JW (1991) Das normale Wochenbett. In: Dudenhausen JW (Hrsg) Praktische Geburtshilfe. De Gruyter, Berlin

Sanford JP, Gilbert DN, Sande MA (1996) Guide to antimicrobial therapy

Pritchard DB, Harris B (1996). Aspects of perinatal psychiatric illness. Br J Psychiatry 169: 555–556

Summers PR (1994) Surgical aspects of peripartal infections. Clin Obstet Gynecol 37: 324–336

Sweet RL, Gibbs RS (1995) Infectious diseases of the female genital tract, 3rd ed. Williams & Wilkins, Baltimore

Welsch H (1997) Gynäkologe 30: 742–756

Wolf JE, Rabinowitz LG (1995) Streptococcal toxic shock-like syndrome. Arch Dermatol 131: 73–77

Stillen

R. Huch[1]

[1] Mitglied der Nationalen Stillkommission (Deutschland) am Bundesinstitut für Risikobewertung (BfR) in Berlin.

Kurz-Überblick

Stillen hat nachweislich große Vorteile für Mutter und Kind. Die Muttermilch ist in idealer Weise an die Bedürfnisse des Kindes angepasst und reich an spezifischen und unspezifischen Abwehrstoffen, die das Kind vor Infektionen mit Erregern aus dem mütterlichen Umfeld, besonders vor gastrointestinalen Infektionen schützen. Der Vermeidung von Fremdeiweißen beim ausschließlichen Stillen wird ein hoher präventiver Charakter beim atopischen Formenkreis zugesprochen. Bei ausgewogener mütterlicher Ernährung ist das ausschließliche Stillen 4–6 Monate lang möglich. Stillen fördert eine liebevolle Mutter-Kind-Bindung.

Die hormonellen Veränderungen beim kindlichen Saugen an der Mamille sind auch für den mütterlichen Organismus vorteilhaft. Die so induzierte Oxytozinausschüttung führt zu uterinen Kontraktionen, die die Blutstillung und Uterusrückbildung fördern. Der Energiebedarf für das Stillen kann eine willkommene Unterstützung beim gewünschten Abnehmen bedeuten. Ausschließliches und häufiges bzw. langes Stillen stellt einen relativ sicheren kontrazeptiven Schutz dar.

Weltweit und auf nationaler Ebene werden große Anstrengungen unternommen, die Motivation zum Stillen zu erhöhen und die Kenntnisse über das Stillen – die Physiologie und praktische Aspekte – zu verbessern. Den Geburtskliniken wird eine Weichenstellung für den Stillerfolg zugesprochen, weil der Stillbeginn unmittelbar nach Geburt eine entscheidende Voraussetzung ist. Mit »10 Schritte zum erfolgreichen Stillen« haben WHO und UNICEF weitere Voraussetzungen für einen langfristigen Stillerfolg formuliert.

Einige Situationen erschweren oder verunmöglichen kindlicher- oder mütterlicherseits das Stillen. Die Kenntnis praktischer Hilfen kann das Stillen von Mehrlingen und Frühgeborenen erleichtern, so wie erfahrene Stillberatung Probleme wie Milchstau, Rhagadenbildung oder Mastitis vermeiden helfen kann. Es bleiben wenige echte Kontraindikationen für das Stillen. Schätzungsweise 97 % der Wöchnerinnen sind stillfähig.

50.1 Bedeutung des Stillens

50.1.1 Generelle Vorteile

Stillen ist die natürliche und optimale Ernährung des Neugeborenen. Das deutsche Wort für diese natürliche Ernährungsform – Stillen – lässt darüber hinaus unschwer erkennen, dass die Bedeutung nicht nur in der Befriedigung des kindlichen Nahrungsbedarfs liegt, sondern auch die Bedürfnisse nach Zuwendung, Nähe, Wärme **stillt**. Die Erfahrung zeigt, dass praktisch jede Frau stillen kann. Etwa 97 % der weiblichen Bevölkerung sind stillfähig (ACOG 2001; Neville 2001; Zetterström 1998).

In der Regel ist Stillen zu jeder Zeit und an jedem Ort möglich und ist damit ungleich der Situation bei der Flaschennahrungszubereitung von äußeren Gegebenheiten unabhängig. Die Frauenmilch ist kostenlos, in der Regel bakterienfrei und immer richtig temperiert verfügbar. Da die Milch nicht erwärmt werden muss, entfällt das Risiko einer Eiweißdenaturierung. Besonders in unterentwickelten und in sehr heißen Ländern ist von großer Bedeutung, dass die Muttermilchernährung nicht die gleiche hygienische Sorgfalt erfordert wie die Zubereitung und Aufbewahrung der Flaschennahrung. In diesen Ländern ist auch heute noch – ähnlich wie weltweit in vergangener Zeit – der Zusammenhang zwischen ausschließlicher Muttermilchernährung und einer geringeren Mortalität und Morbidität als bei Flaschennahrung sehr eng.

50.1.2 Vorteile für das Kind

Wie später noch zu schildern ist, ändert sich die Zusammensetzung der Frauenmilch qualitativ und quantitativ in Abhängigkeit vom Gestationsalter, während der Laktationsphase und innerhalb der einzelnen Stillmahlzeiten. Sie ist damit in idealer Weise den jeweils momentanen Bedürfnissen des Kindes angepasst. Die arteigene Zusammensetzung für die reifenden Stoffwechselfunktionen und für den Schutz gegen Infektionen machen die Muttermilch trotz der großen Fortschritte bei der Herstellung der künstlichen Säuglingsnahrung unnachahmbar und unersetzbar.

> Klinisch von größter Bedeutung ist der Unterschied zwischen Frauen- und Kuhmilch durch den Gehalt der Frauenmilch an spezifischen und unspezifischen Abwehrstoffen. Besonders hoch im Kolostrum konzentriert enthält die Frauenmilch Makrophagen, Leukozyten, Lymphozyten sowie spezifische Immunglobuline, die den immunologischen Schutz des gestillten Kindes vorzugsweise gegen das Erregerspektrum aus dem mütterlichen Umfeld ausmachen (Heinig 2001).

Unter den zahlreichen unspezifischen Abwehrstoffen sind **Laktoferrin**, ein eisenbindendes Protein, und **Lysozym**, ein Polypeptid, zu erwähnen. Die spezifischen **Immunglobuline** und die **Makrophagen** sind in der Lage, nutritive Allergene von der Darmwand fernzuhalten und zu eliminieren.

> Laktoferrin entzieht den Darmbakterien Eisen für ihr Wachstum, Lysozym kann gemeinsam mit Immunglobulinen Bakterienwände spalten (Schmidt 1990). In den ersten Lebensmonaten gestillte Kinder haben signifikant seltener gastrointestinale Infektionen.

Der Vermeidung von Fremdeiweißen beim ausschließlichen Stillen in den ersten Lebensmonaten kommt ein hoher präventiver Wert beim atopischen Formenkreis (atopisches Ekzem, Neurodermitis, allergische Rhinitis und allergisches Asthma) zu, und es mehren sich die Befunde, dass in späteren Zeiten andere Erkrankungen wie der insulinabhängige Diabetes mellitus oder die multiple Sklerose bei Flaschenkindern viel häufiger gefunden werden (Davis 2001; Gdalevich et al. 2001).

Der hohe Reichtum der Frauenmilch an langkettigen mehrfach ungesättigten Fettsäuren, die essenziell für das sich entwickelnde Nervengewebe sind und die in der Kuhmilch nicht in dieser Konzentration gefunden werden, wird zur Erklärung der Befunde einer besseren intellektuellen Entwicklung bei gestillten Kindern im Vergleich zu flaschengenährten Kindern herangezogen (Lucas et al. 1992; Reynolds 2001).

Stillen bzw. die spezifische Art des kindlichen Saugens an der Brust hat positive Auswirkungen auf die Formung des kindlichen Unterkiefers, schützt vor Zahnfehlstellungen und hilft das durch die Flaschenernährung geförderte Daumenlutschen zu vermeiden (Lutz 1997a).

Die rein nutritiven Bedürfnisse des wachsenden Kindes werden in den ersten Lebensmonaten durch die mütterliche Milch voll erfüllt, wenn die stillende Frau gesund ist und sich ausgewogen ernährt. In den ersten 4–6 Wochen ist es sogar ratsam, jede Zugabe von Fremdsubstanzen zu vermeiden. Ausnahmen sind das Vitamin D und u. U., je nach Fluoridierung des Trinkwassers und/oder des Speisesalzes, das Fluorid. Erst nach 4–6 Monaten ist die Zufütterung von Beikost notwendig.

> Das ausschließliche Stillen hat in den ersten Lebensmonaten den großen Vorteil, dass Einseitigkeit oder andere Fehler in der Ernährung des Kindes ausgeschlossen sind.

Stillen fördert durch den intimen Haut- und Körperkontakt zwischen Mutter und Kind das Entstehen und Wachsen einer liebevollen Mutter-Kind-Bindung. Die besondere Phase der hohen Sensitivität in den ersten Stunden und Tagen nach der Geburt bei Mutter und Kind führt mit ihrem reflexartigen Aufeinanderreagieren zu einer einzigartigen Symbiose, die auch in der Kunst oft verherrlicht wurde (Abb. 50.1).

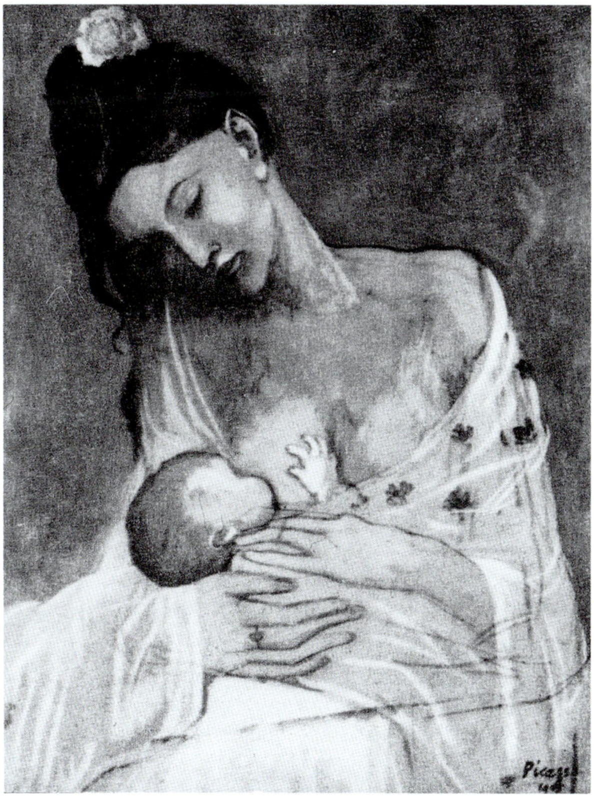

Abb. 50.1. **Mutter-Kind-Symbiose durch Stillen – verherrlicht durch Pablo Picasso, Maternité**

50.1.3 Vorteile für die Mutter

Neben dem Gewinn an emotioneller Bindung zum Kind hat Stillen auch für den mütterlichen Organismus eindeutige Vorteile. Der Saugreiz an der Mamille bewirkt durch vermehrte Ausschüttung von Oxytozin aus dem Hypophysenhinterlappen die Auslösung uteriner Kontraktionen, die die **Blutstillung, Ausstoßung der Wundsekrete aus dem Uterus** und die **Uterusrückbildung** fördern. Dies bedeutet Schutz vor Infektionen und Anämie oder Eisenmangel. Die frühe Mobilisierung schützt vor Thrombosen.

Der Zusammenhang zwischen Laktation und Suppression der Ovulation durch hohe Prolaktinwerte beim Stillen ist bereits lange bekannt. Kontrovers diskutiert wird hierbei nur die individuelle Sicherheit der **kontrazeptiven Wirkung** des Stillens. Die Konsensus-Konferenz in Bellagio (Consensus Statement 1988, s. auch S. 954) hat auf der Basis der experimentellen und epidemiologischen Studien die Voraussetzungen formuliert, die die LAM-Technik (»Lactational Amenorrhoea Method«) zu einer relativ sicheren Antikonzeption für einige Monate werden lassen. Bei einer stillenden amenorrhöischen Frau ist das relative Risiko einer Ovulation vor Einsetzen der Menstruation klein, wenn Stillfrequenz und/oder die tägliche Gesamtstilldauer hoch sind und keine Zufütterung erfolgt. Stillen gestattet unter diesen Voraussetzungen eine quasi natürliche Antikonzeption. Die Phase der Amenorrhö trägt ebenfalls zur Reduktion der postpartalen Anämie und des Eisenmangels bei.

Da in der Schwangerschaft die Gewichtszunahme der Mutter oft beträchtlich größer ist, als die physiologischen Bedürfnisse es erfordern, wirkt sich das Energie verbrauchende Stillen oft vorteilhaft beim gewünschten Abnehmen aus.

Ein Schutz vor Endometrium- und Brustkarzinom durch Stillen ist sehr wahrscheinlich (ACOG 2001).

50.1.4 Nachteile durch Stillen

In der Muttermilch sind unerwünschte Verunreinigungen enthalten. Die Diskussionen um das Ausmaß und die gesundheitliche Bewertung der **Rückstände** in der Muttermilch haben viele Stillende und Beratende verunsichert. Während durch gesundheitsbewusstes Verhalten der stillenden Frau einige dieser Rückstände vermieden werden können, kann sie sich gegen die Kontamination der Umwelt nur bedingt schützen.

Der Mensch stellt das Endglied der Nahrungskette dar und lagert besonders die langlebigen fettlöslichen Organochlorverbindungen wie Pestizide (z. B. DDT), polychlorierte Biphenyle (PCB) und polychlorierte Dibenzodioxine und -furane im Körperfett und in der Muttermilch in höherer Konzentration ein als andere Spezies. Man weiß aus Unfällen mit hoher Exposition über die Schädlichkeit dieser Substanzen.

Die Maßnahmen, die man in Erkenntnis der hohen Konzentrationen vor rund 20 Jahren zur Verminderung der Produktion und des Einsatzes der Schadstoffe getroffen hat, haben Erfolg gezeigt, sodass die als Richtwerte formulierten Schadstoffgrenzkonzentrationen in der Regel wieder unterschritten werden.

> Die Nationale Stillkommission in Deutschland empfiehlt (zu ihrer Funktion s. später) ohne Rücksicht auf noch vorhandene Rückstände Stillen mit uneingeschränkter Dauer,

d. h. ausschließliches Stillen in den ersten 4–6 Lebensmonaten und beliebiges Stillen zusätzlich zur Beikost nach den Wünschen von Mutter und Kind (Przyrembel 1996).

Stillen mit all seinen Funktionen ist selten delegierbar und erfordert einen hohen zeitlichen Aufwand seitens der Stillenden. Für Frauen mit weiteren Kindern und/oder Berufstätigkeit kann die große zeitliche und körperliche Belastung nachteilig sein.

50.2 Stillsituation heute

50.2.1 Wie häufig und wie lange wird heute gestillt?

Erstaunlicherweise ist die von der Natur vorgegebene Form der Ernährung des Säuglings keine Selbstverständlichkeit. Zu allen Zeiten war Stillen mehr oder weniger »Mode« – man denke nur an die Delegierung der mütterlichen Pflichten an hierfür bezahlte Ammen in sozial höheren Gesellschaftsschichten in der Vergangenheit oder an den Tiefpunkt der Stillbereitschaft in unserer Zeit. 1975 haben in Deutschland nur knapp 60 % der Frauen in der ersten Lebenswoche gestillt, davon nur ein Drittel voll (Hormann u. Nehlsen 1997). Danach hat eine deutliche Stillrenaissance eingesetzt.

▶ Studienbox

Diese positive Tendenz wird weltweit in den frühen 90er-Jahren durch die WHO/UNICEF-Initiative (s. später) verstärkt. In der letzten Dekade des 20. Jahrhunderts kommt es überall zu markanten Anstiegen der Stillraten, insbesondere beim Stillbeginn (Wright 2001; Zetterström 1998). Für Deutschland liegen ganz neue Erhebungen vor (Kersting u. Dulon 2002), nachdem in den zurückliegenden 40 Jahren nur sporadische Daten zur Stillsituation verfügbar waren. Erstmalig wurden mit der vom Forschungsinstitut für Kinderernährung Dortmund im Zeitraum 1997 bis 1998 durchgeführten Studie »Stillen und Säuglingsernährung« (»SuSe«) bundesweit repräsentative Daten zur Stillsituation in Geburtskliniken und bei Müttern, die in diesen Kliniken entbunden worden sind, erhoben. Gemäß dieser Analyse stillen 1997/1998 in Deutschland 91 % der Frauen bei Geburt. Bei Spitalentlassung beträgt die Rate des **ausschließlichen** Stillens (nach WHO-Definition nur Brustmilch, keine anderen Flüssigkeiten) 73 % (bzw. 78 % **überwiegendes** oder **Vollstillen**) und kommt der von der WHO geforderten Rate – 75 % ausschließliches Stillen bei Klinikentlassung in den sog. stillfreundlichen Kliniken (s. später) – schon sehr nahe, erreicht aber nicht die hohen skandinavischen und schweizerischen Anteile (Zetterström 1998; Huch et al. 1996). Enttäuschend sind die Follow-up-Daten der SuSe-Studie, die zeigen, dass die Stillfrequenzen nach Klinikentlassung sehr rasch abfallen (ausschließliches Stillen/Vollstillen nach 14 Tagen 60 bzw. 75 %, nach 2 Monaten 42 bzw. 57 %, nach 4 Monaten 33 bzw. 44 %, nach 6 Monaten 10 bzw. 13 %, obwohl die Empfehlungen zum ausschließlichen Stillen 6 Monate lauten).

50.2.2 Bedingungen in den Geburtskliniken für den Stillbeginn

Basierend auf den Empfehlungen der WHO und der Nationalen Stillkommission (s. später) wurden in der SuSe-Studie auch die Stillbedingungen an deutschen Geburtskliniken untersucht und die Fakten analysiert, die das Stillverhalten beeinflussen. Die ◘ Abb. 50.2 zeigt, in welchem Ausmaß die Empfehlungen für die

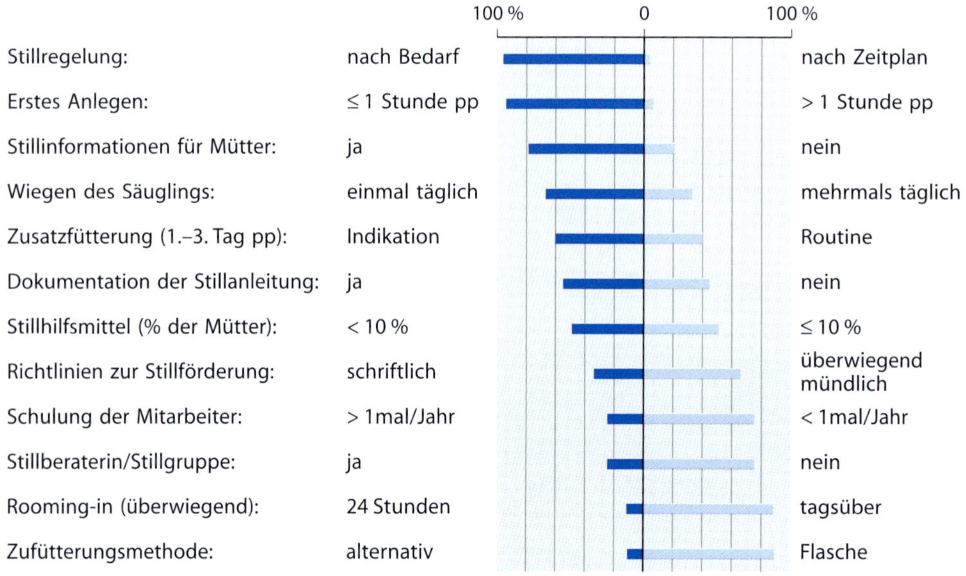

◘ Abb. 50.2. **Realisierung von Empfehlungen für die Stillförderung in deutschen Kliniken (linke Seite stillfördernde Ausprägung, rechte Seite nichtstillfördernde Ausprägung)** (aus Dulon u. Kersting 2000)

Stillförderung in den einzelnen Geburtskliniken (n = 177) realisiert werden. Mit einer Stilldauer von nur 4 Monaten und weniger waren mit abnehmender Signifikanz die folgenden Faktoren, auf die eine Klinik Einfluss haben kann, assoziiert:
- fehlende Stillerfahrung der Mutter,
- Zusatzfütterung des Säuglings innerhalb der ersten 3 Lebenstage,
- Stillprobleme während der ersten 14 Tage pp,
- Tages-Rooming-in während des Klinikaufenthaltes,
- erstes Anlegen des Kindes später als in der ersten Lebensstunde.

Das macht deutlich, dass in deutschen Geburtskliniken noch zahlreiche Verbesserungen bei der Anwendung stillfördernder Maßnahmen möglich sind und dass diese insbesondere kurz nach Klinikentlassung verstärkt werden müssen, um den langfristigen Stillerfolg zu verbessern.

50.3 Stillförderung

50.3.1 Zielsetzungen der Stillförderung

Da fast alle Frauen stillfähig sind, ist es erklärte Zielsetzung aller Maßnahmen, die Stillmotivation der Frauen zu steigern und sie zu überzeugen, dass in den ersten 4–6 Lebensmonaten die Muttermilch qualitativ die optimale Form der Ernährung des Säuglings darstellt. Voll gestillte Kinder brauchen zum normalen Gedeihen keine zusätzliche Nahrung oder Getränke. Die mütterlichen Milchmengen sind ausreichend, wenn Stillen nach Bedarf von Anfang an ermöglicht wird.

50.3.2 Stillgruppen

Bereits in den frühen 1970er-Jahren wurde realisiert, dass nicht nur das leichte Ausweichen auf die immer besser werdende Muttermilchersatznahrung und die entsprechende Werbung der Säuglingsnahrungshersteller daran Schuld hatten, dass die sich mehrenden wissenschaftlichen Erkenntnisse der großen gesundheitlichen Vorteile für das Kind durch ausschließliches Stillen in den ersten Lebensmonaten sich nur schwer umsetzen ließen.

Jungen erstgebärenden Frauen fehlten auch fundierte Anleitungen zum Stillen, nachdem es kaum noch eine Stilltradition in den Familien gab. Daher galt es zu lernen und zu lehren, wie richtiges Stillen weiterverbreitet, etabliert und gefördert werden könnte. Dies führte zur Gründung von Stillhilfegruppen. Der Gründung der La-Leche-Liga, einer internationalen Stillgruppenorganisation von ehrenamtlich arbeitenden stillerfahrenen Müttern in den frühen 70er-Jahren, schloss sich 1976 die Gründung einer deutschen Sektion an und die Bildung zahlreicher freier Stillgruppen (heute Arbeitsgemeinschaft Freier Stillgruppen e. V.).

Eine neue Qualifikation im Gesundheitswesen entwickelte sich durch den Einsatz von Laktationsberaterinnen (IBCLC, »International Board Certified Lactation Consultant«). Neben den organisierten Gruppen befassen sich in zunehmendem Maße Hebammen, Wochenbett- und Kinderkrankenschwestern sowie ärztliches Personal mit der wichtigen Aufgabe der Stillberatung. Gemäß der bisherigen Erfahrung ist der Bedarf an kompetenter Beratung nicht gedeckt (Hormann u. Nelson 1997).

50.3.3 WHO und UNICEF

In Anbetracht des weltweiten Rückgangs des Stillens und der besonders in Drittweltländern sehr aggressiven Werbemethoden für Muttermilchersatzprodukte haben die Weltgesundheitsorganisation (WHO) und die UNICEF über die Länderregierungen Initiativen zur Unterstützung des Stillens gestartet. Dies erfolgte zunächst in Form eines internationalen Kodex für die Vermarktung von Muttermilchersatzprodukten, der dazu führte, dass sich die Kindernährmittelhersteller einige Beschränkungen in der Werbung für die Säuglingsanfangsnahrung auferlegt haben. Später wurde auf der Basis der Innocenti-Deklaration 1990 die Initiative »Stillfreundliches Krankenhaus, Babyfriendly Hospital« lanciert.

Die **Innocenti-Deklaration** strebt an, es allen Müttern zu ermöglichen, ihre Säuglinge 4–6 Monate ausschließlich zu stillen und die Länderregierungen zu verpflichten, diese Zielsetzung durch die Bildung nationaler Stillkommissionen zu unterstützen. Mit **10 Schritte zum erfolgreichen Stillen** wendet sich die Initiative an stillfreundliche Krankenhäuser, um Voraussetzungen zum erfolgreichen Stillbeginn und langfristigen Stillerfolg zu schaffen (s. Übersicht). Vorbildliche Umsetzung dieser 10 Schritte durch die Geburtskliniken wird mit der Verleihung einer Plakette honoriert.

10 Schritte zum erfolgreichen Stillen

Alle Einrichtungen, in denen Entbindungen stattfinden und Neugeborene betreut werden, sollten folgende 10 Anforderungen erfüllen:
1. Schriftliche Richtlinien zur Stillförderung, die dem gesamten Pflegepersonal in regelmäßigen Abständen nahegebracht werden
2. Das gesamte Mitarbeiterteam in Theorie und Praxis so schulen, dass es diese Richtlinien zur Stillförderung mit Leben erfüllen kann
3. Alle schwangeren Frauen über die Vorteile und die Praxis des Stillens informieren
4. Müttern ermöglichen, ihr Kind innerhalb der ersten halben Stunde nach der Geburt anzulegen
5. Den Müttern das korrekte Anlegen zeigen und ihnen erklären, wie sie ihre Milchproduktion aufrechterhalten können, auch im Falle einer Trennung von ihrem Kind
6. Neugeborenen zusätzlich zur Muttermilch weder Flüssigkeit noch sonstige Nahrung geben, wenn es nicht aus gesundheitlichen Gründen angezeigt scheint
7. Rooming-in praktizieren – Mutter und Kind erlauben zusammenzubleiben – 24 h am Tag
8. Zum Stillen nach Bedarf ermuntern
9. Gestillten Säuglingen keinen Gummisauger oder Schnuller geben
10. Die Entstehung von Stillgruppen fördern und die Mütter bei der Entlassung aus der Klinik oder Entbindungseinrichtung mit diesen Gruppen in Kontakt bringen

50.3.4 Nationale Stillkommission in Deutschland

1994 hat sich in Deutschland die Nationale Stillkommission auf Weisung des Bundesministers für Gesundheit konstituiert. Die Aufgaben dieser Kommission wurden wie folgt definiert: Beratung der Bundesregierung, Initiativen zu politischem Handeln zur Beseitigung bestehender Stillhindernisse, Koordinierung der Durchführung von Maßnahmen zur Stillförderung, Hilfe bei der praktischen Umsetzung von Rechtsverordnungen, Richtlinien, Empfehlungen (z. B. Marketing-Code), Leistung von Überzeugungsarbeit innerhalb der Berufsorganisation, Evaluation und Berichterstattung.

Diese Kommission, zur Zeit beim Bundesinstitut für Risikobewertung (BfR) in Berlin angesiedelt, mit Mitgliedern aus verschiedenen medizinischen und sozialen Bereichen und Vertretern der erwähnten Stillgruppen tagt seither regelmäßig und hat zahlreiche Empfehlungen und Strategien entwickelt, die die Förderung der Stillkultur in Deutschland zur Zielsetzung haben. Sie sind via Internet von der Webseite des BfR – www.bfr.bund.de (Suche: Nationale Stillkommission) – teils in mehreren Sprachen – abrufbar.

50.3.5 Ärztliche Aufgaben

Wie die Übersicht zeigt, weist die WHO/UNICEF-Initiative der geburtshilflichen Disziplin eine entscheidende Rolle und Verantwortung bei der Erreichung der gestellten Ziele zu. Ärztliche Aufgaben sind es, bereits in der Schwangerschaft ausführliche Informationen über die Vorteile und die Praxis des Stillens zu vermitteln und in den Kliniken das Umfeld zu schaffen, das die notwendige intime Nähe von Mutter und Kind ermöglicht. Bei der Ausbildung von Medizinstudenten und Fachärzten sind mehr als bisher Informationen über die Bedeutung des Stillens, über die Praxis des Stillens und Kenntnisse über die Physiologie und Pathophysiologie zu vermitteln.

50.4 Entwicklung der Brustdrüse und der Physiologie der Laktation

50.4.1 Anatomische Voraussetzungen, Mammogenese

Milchganganlagen sind embryonal bei beiden Geschlechtern vorgesehen. Bei Geburt haben männliche und weibliche Neugeborene Brustdrüsen mit Milchgängen ohne Acini. Die eigentliche Mammogenese beginnt unter dem Einfluss der ovariellen Steroide in der Pubertät mit der Thelarche, der Brustknospung und Brustdrüsenentwicklung. Östrogene stimulieren das Gangwachstum, Östrogene und Progesteron zusammen führen zur vollen duktalazinären Entwicklung (Peters 1987).

50.4.2 Mammogenese in der Schwangerschaft und Laktogenese

In der Schwangerschaft kommt es zu einem kräftigen Wachstumsschub und einer Drüsendifferenzierung in erster Linie durch die plazentaren Hormone (Östrogene, Progesteron). Die Bedeutung des plazentaren Laktogens (HPL) beim Menschen wird immer noch kontrovers diskutiert. Zahlreiche andere Hormone (Relaxin, Prolaktin, Thyroxin, Insulin) haben ebenfalls Anteil an der Brustdrüsendifferenzierung und Vorbereitung der Sekretionsfähigkeit der Zellen (Laktogenese). Diese sekretorischen Zellen kleiden die Alveolen aus, in deren Lumen sich zunächst das Kolostrum und nach der Geburt die Milch bilden.

Die Alveolen und die von den Alveolen ausgehenden Milchgänge sind von einem Netz kontraktiler Zellen umgeben, die der Milchejektion dienen. Die Vorbereitung für die Milchbildung ist in der zweiten Schwangerschaftshälfte soweit ausgebildet, dass die Laktation nach einer Fehl- oder Frühgeburt in Gang kommen kann.

> Beim Menschen hat das HPL neben der möglichen Rolle bei der Mammogenese eine Bedeutung bei der Induktion und gleichzeitigen Blockierung von Prolaktinrezeptoren, wodurch Prolaktin gehindert wird, während der Schwangerschaft die Laktation zu initiieren (Peters 1987).

50.4.3 Milchbildung, Galaktogenese

Das Ingangkommen der Laktation ist hormonell gesteuert. Durch den Wegfall der hohen Spiegel der in der Plazenta gebildeten Sexualhormone entfällt der hemmende Effekt und die Blockade der Prolaktinrezeptoren, sodass Prolaktin wirksam werden kann. Parallel zur Clearance der plazentaren Hormone aus dem mütterlichen Organismus steigt die Zahl der Prolaktinrezeptoren steil an, mit einem Maximum am 2. Tag nach der Geburt, im vollen Umfang allerdings nur, wenn der physiologische Saugreiz durch das Kind in den ersten Stunden nach Geburt erfolgt (Bohnet et al. 1988).

Unter dem Einfluss von Prolaktin wird das Alveolarepithel zu Milch bildenden und -sezernierenden Zellen umgebildet, was bis zur vollen Funktion 2–3 Tage erfordert.

50.4.4 Aufrechterhaltung der Milchbildung und Abgabe der Milch, Galaktopoese und Galaktokinese

> Die wirksamsten Stimuli für die Milchproduktion und -abgabe sind der **Saugreiz** an der Mamille und die regelmäßige und **vollständige Entleerung der Brüste**.

Die produzierte Milchmenge nimmt einerseits ab, wenn diese Entleerung nicht erfolgt, andererseits können Frauen über den kindlichen Bedarf hinaus Milch produzieren, wenn regelmäßig an der Brust getrunken wird. Die hormonellen Voraussetzungen für die Milchbildung und -abgabe entstehen durch das Anlegen und vorhandene oder sich durch das Stillen ausbildende kindliche und mütterliche Reflexe. Kindlicherseits sind dies die **Such-** (oder Rooting-), **Saug- und Schluckreflexe**, die sich bereits in der ersten Schwangerschaftshälfte entwickeln und im 3. Trimenon auch beim Frühgeborenen bereits funktionieren. Such- und Saugreflex haben in den ersten Lebensminuten ein erstes Maximum.

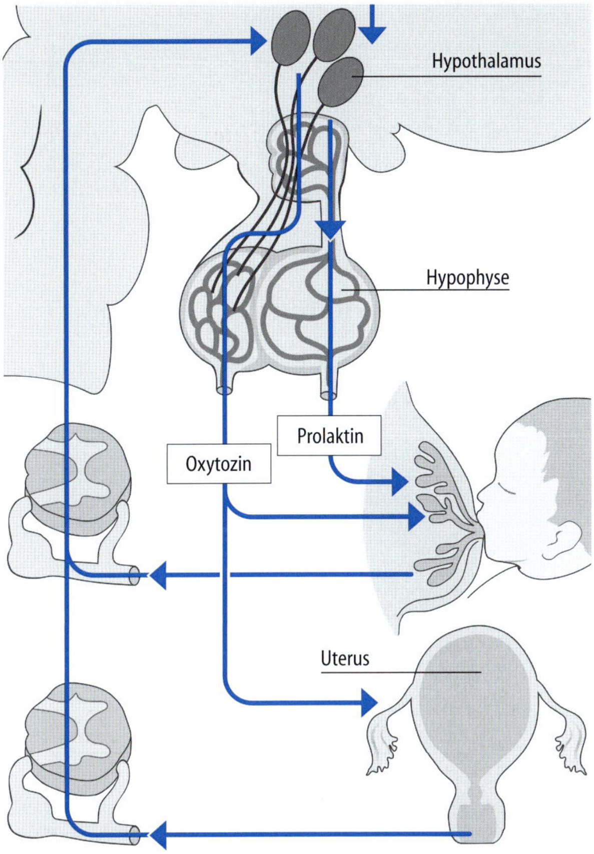

Abb. 50.3. **Schema der durch Saugen an der mütterlichen Brust entstehenden Regelkreise** (mod. nach Netter 1981)

Der Saugreiz an der Mamille induziert durch einen neurohumoralen Reflex die Bildung und Ausschüttung von Prolaktin (Hypophysenvorderlappen) und Oxytozin (Hypothalamus bzw. Hypophysenhinterlappen). Der Reiz wird von afferenten Nervenendigungen der Mamille über das Rückenmark und Mittelhirn zum Hypothalamus geleitet (Abb. 50.3). So entsteht ein **Regelkreis,** in dem Prolaktin den **Milchbildungsreflex** für die Milchsynthese und Oxytozin den **Milchejektionsreflex** oder **Let-down-Reflex** durch Kontraktionen der glatten perialveolären Muskelfasern für die Beförderung der Milch in die Milchgänge auslöst. Ein weiterer mütterlicher Reflex, der **Erektionsreflex der Brustwarze,** erleichtert das kindliche Umfassen der Brustwarze. Dass auch höhere Zentren als die im Schema dargestellten (Abb. 50.3) für den Stillvorgang eine Rolle spielen, ist erwiesen. Bereits das Weinen eines hungrigen Kindes führt zur Ausschüttung der für den Stillvorgang wichtigen Hormone (Peters 1987).

Umgekehrt ist bekannt, dass Angst und Stress das Stillen verunmöglichen können über die Hemmung der Oxytozinausschüttung. Die mit jeder Stillperiode ansteigenden Prolaktinwerte sowie auch die basalen Prolaktinwerte nehmen in der Post-partum-Phase trotz steigender Milchproduktion kontinuierlich ab. Diese vermeintliche Diskrepanz dürfte auf Rezeptorebene eine Erklärung haben (Peters 1987). Auch die episodische Ausschüttung von Oxytozin führt in den ersten 2–3 Monaten der Laktationsphase zu höheren Spiegeln als in der späteren Stillphase (Peters 1987). Wie Abb. 50.3 schematisch zeigt, hat das durch den Saugreiz induzierte Oxytozin einen weiteren Ansatzpunkt: am Uterus. Dieser physiologische Mechanismus erklärt den geschilderten mütterlichen Vorteil einer beschleunigten Uterusinvolution durch stilleninduzierte Uteruskontraktionen.

50.4.5 Kindliches Saugen an der Brust

Rooting- und Saugreflex bewirken, dass die Lippen, Kiefer und Zunge des Kindes die mütterliche Brustwarze und den Warzenhof voll umfassen und mit den Lippen luftdicht abschließen. Durch dieses luftdichte Abschließen entsteht beim Saugen in der kindlichen Mundhöhle ein Unterdruck, der die Milch in die mamillennahen Milchgänge befördert. Durch weiteren Sog und unterstützt durch den Druck der Zunge und das Zusammenpressen der Kiefer wird die Milch aus den Milchgängen in die Mundhöhle gepreßt. Diese Füllung des Mundes schließlich triggert den Schluckreflex.

50.4.6 Zusammensetzung der Frauenmilch

> Im Vergleich zur Kuhmilch ist die Frauenmilch eiweißarm, kohlenhydratreich (besonders Laktose) und mineralarm (Tabelle 50.1). Im Fettgehalt unterscheidet sich die reife Frauenmilch nicht von der Kuhmilch. Nur das Kolostrum, die Vormilch, ist fettarm. Das spiegelt sich auch im Brennwert wider.

Wie Tabelle 50.1 zeigt, verändert sich die Milchzusammensetzung während der Laktationsphase:
- In den ersten 3–4 Tagen nach der Geburt ist das eiweißreiche und fett- und kohlenhydratarme **Kolostrum** verfügbar. Diese **Vormilch** ist energiearm und leicht verdaulich und führt dem Kind die wichtigen Globuline zur passiven Immunisierung zu. Durch den hohen Karotingehalt ist das Kolostrum von gelblicher Farbe.
- Etwa weitere knapp 14 Tage lang wird die sog. **transitorische Frauenmilch** oder **Übergangsmilch** gebildet. In dieser Zeit nimmt der Eiweißgehalt ab, die Kohlenhydrat- und Fettkonzentrationen nehmen zu.
- Danach wird die **reife Frauenmilch** gebildet.

Neben den in Tabelle 50.1 aufgelisteten Nähr- und Mineralstoffen zeichnet sich die Frauenmilch gegenüber Kuhmilch durch höhere Konzentrationen an langkettigen ungesättigten Fettsäuren aus. Sie sind bedeutsam als Vorstufen der Prostaglandine und spielen eine wichtige Rolle bei der Entwicklung des kindlichen Immunsystems, beim Aufbau von Zellmembranen und bei der Myelinisierung im ZNS (Neville 2001). Schutz gegen Infektionen stellen auch die in der Muttermilch vorhandenen Zucker dar. Die Laktose fördert das Wachstum bestimmter Stämme der Laktobazillen und verhindert das Überwuchern anderer Darmkeime (Peters 1987). Einer der stickstoffhaltigen Zucker ist der Bifidusfaktor, der besonders das Wachstum des Lactobacillus bifidus anregt.

Während einer Mahlzeit wird dem Kind quasi ein »3-Gänge-Menü« angeboten: Vordermilch, Hauptmilch und »gemischte Milch« (Lutz 1997b):

Tabelle 50.1. **Zusammensetzung der Frauenmilch im Vergleich zur Kuhmilch** (aus Peters 1987)

	Protein [g/100 g]	Fett [g/100 g]	Kohlenhydrate [g/100 g]	Asche [g/100 g]	Wasser [g/100 g]	Energie [kJ/100 ml]	Na [mg/dl]	K [mg/dl]	Ca [mg/dl]	Cl [mg/dl]	P [mg/dl]	I [mg/dl]
Kolostrum	2,7	2,9	5,3	0,33	83–90	226	40	75	32	90	15	12
Transitorische Frauenmilch	1,6	3,6	6,5	0,24	84–90	259	30	65	34	55	17	4
Reife Frauenmilch	1,2	3,8	6,9	0,21	83–90	280	15	55	34	40	20	4–9
Kuhmilch	3,3	3,5	4,8	0,72	86–90	276	47	150	120	103	95	7,5

Tabelle 50.2. **Empfohlene Nährstoffzufuhr pro Tag für die voll stillende Frau** (Deutsche Gesellschaft für Ernährung 1991)

Eiweiß [g]	Kalzium [mg]	Magnesium [mg]	Eisen [mg]	Iod [mg]	Zink [mg]	Vitamin A [mg] RÄ[a]	Vitamin D [mg]	Vitamin E [mg] TÄ[b]	Vitamin K [mg]	Vitamin B1 [mg]	Vitamin B2 [mg]	Folsäure [mg][c]	Vitamin C [mg]
63	1300	375	20	260	22	1,8	10	17	65	1,7	2,3	450	125

[a] Retinoläquivalent.
[b] Tokopheroläquivalent.
[c] Berechnet auf »Gesamtfolat«.

- Die 1. Portion, die **Vordermilch**, ist wässrig, fettarm und durstlöschend.
- Etwa 2–3 Minuten nach dem Anlegen folgt die sog. **Hinter- oder Hauptmilch**, die fett- und energiehaltiger ist.
- Wird das Kind anschließend an der 2. Brust angelegt, erhält es dort die sog. **gemischte Milch**, die Mischung aus Vorder- und Hauptmilch.

Darüber hinaus ist weiterhin gesichert, dass die **Art der mütterlichen Ernährung die Milchzusammensetzung** beeinflusst. Hierdurch ändern sich besonders der Vitamingehalt und die Lipidzusammensetzung der Milch.

> - Die täglich produzierte Milchmenge nimmt entsprechend dem Bedarf und der Häufigkeit des Anlegens bzw. der Brustentleerung zu. Als Faustregel für die täglich benötigte Trinkmenge in den ersten 3–8 Lebenstagen kann gelten: Lebenstage minus 1 mal 70 ml [(z. B. Tag 5: (5–1) × 70 = 280 ml] (Lutz 1997b).
> - Ab der 2. Lebenswoche und bis zum 4. Lebensmonat soll der Tageskonsum 1 Sechstel bis 1 Fünftel des kindlichen Gewichts in Milliliter betragen (z. B. 8. Tag, Gewicht 3500 g: Bei 1 Sechstel ergeben sich 580 ml).
> - Mit diesen Trinkmengen nimmt das Kind im 1. Vierteljahr täglich 25–30 g Gewicht zu und im 2. Vierteljahr 20–25 g. Damit hat sich das Geburtsgewicht nach 4 Monaten verdoppelt (Peters 1987).

50.5 Praktische Aspekte des Stillens

50.5.1 Vorbereitung auf das Stillen in der Schwangerschaft

Wie die Schritte 1–3 der Übersicht vermitteln, beginnt die Weichenstellung für erfolgreiches Stillen bereits in der Schwangerschaft durch **kompetente und ausführliche Beratung**, die ein Vorbereiten auf das Stillen ermöglicht. Dabei gilt es, werdende Mütter und Eltern über die Vorteile und praktischen Aspekte des Stillens zu informieren und zum 4- bis 6-monatigen ausschließlichen Stillen zu motivieren.

Da es in der Gesellschaft und den Familien keine Stilltradition mehr gibt, übernimmt das medizinische Fachpersonal eine führende Rolle beim Wiederaufbau einer Stillkultur.

> Wichtig ist die Einheitlichkeit der Information, die vom medizinischen Fachpersonal der jeweiligen Klinik an die Schwangeren weitergegeben wird. Gefordert wird ein schriftlich vorliegender Pflegestandard Stillen (Nationale Stillkommission; www.bfr.bund.de).

Auch die werdenden Eltern sollen mit objektivem Informationsmaterial (z. B. Stillinformationen im Mutterpass, wie es z. B. die Nationale Stillkommission vorbereitet hat) versorgt werden. Dazu hat eine Klinik idealerweise einen Stillbeauftragten (Experten), sowohl verantwortlich für die Beratung und Betreuung der stillenden Frauen wie auch für die Erarbeitung von Stillrichtlinien, die Organisation der Weiterbildung und die Durchführung der Qualitäts- und Erfolgskontrolle in der jeweiligen Klinik.

Gewisse körperliche Vorbereitungen, Massagen und Abhärtungen der Brust, mögen in einzelnen Fällen sinnvoll sein. Vor sehr intensiven Übungen wird aber gewarnt, da – wie bereits geschildert – Berührungen der Warze und des Warzenhofes über neurohumorale Reflexbögen Oxytozinausschüttungen und uterine Kontraktionen triggern können. Sanftes Reiben mit einem Frotteehandtuch, Abwaschen mit kaltem Wasser oder kalt-warme Wechselduschen mit anschließendem Trocknen an der Luft können die Warzenhaut kräftigen. Flach- und Hohlwarzen können durch das Tragen von Brustwarzenformern und durch einige Übungen unter kundiger Anleitung günstig beeinflusst werden. Bereits in der Schwangerschaft sollten Stillpositionen und geschicktes Halten des Kindes geübt werden.

50.5.2 Beginn des Stillens bei Geburt

Sofern es außergewöhnliche Umstände nicht verbieten, soll das erste Stillen im Gebärsaal erfolgen, bevor das Kind gemessen, gewogen und gebadet wird. Dazu wird das Kind der Mutter – sofern sie keine anderen Wünsche äußert – in Herzhöhe auf den Bauch gelegt und an die Brustwarze angelegt.

> **Die Vorteile des frühen Anlegens im Gebärsaal sind** (Lutz 1997b)
> - Förderung der Mutter-Kind-Beziehung,
> - Ausnutzung der großen Saugbereitschaft in den ersten Lebensstunden (s. oben),
> - schnelleres Ingangkommen der Milchsekretion,
> - Nutzung des wertvollen Kolostrums und Anregung des kindlichen Verdauungstraktes,
> - physiologische Unterstützung der Plazentalösung durch Triggerung der Oxytozinausschüttung (s. oben und Abb. 50.3),
> - aus gleichen Gründen Verringerung der Nachblutung aus der Plazentahaftstelle.

Während der Geburt an die Mutter verabreichte Analgetika können das physiologische Stillverhalten nachteilig beeinflussen. Die Nationale Stillkommission betont daher in ihren Empfehlungen die Notwendigkeit, die gebärende Frau bei der Auswahl geburtserleichternder Medikamente über eventuelle Einflüsse auf ihr Befinden und die Agilität ihres Neugeborenen zu unterrichten und in die Entscheidung mit einzubeziehen. Frauen nach Kaiserschnittentbindung sollten, sobald sie ansprechbar sind, den ersten körperlichen Kontakt haben und stillen. Hier bietet die Periduralanästhesie offensichtliche Vorteile.

50.5.3 Stillen nach (kindlichem) Bedarf

Es ist eine generelle Erfahrung, dass das gesunde reife Neugeborene keinerlei Zufütterung braucht, wenn es selbst den Zeitpunkt der Nahrungsaufnahme bestimmen kann, d. h. gestillt wird, wenn es hungrig schreit (»self demand feeding«). Diese Art des Stillens fördert die Milchbildung und das gute Gedeihen des Kindes und vermeidet viele der sonst üblichen Stillschwierigkeiten. Nach einigen Wochen stellt sich automatisch ein Stillrhythmus mit längeren Pausen bei längeren Stillzeiten ein, und der kindliche Organismus synchronisiert sich trotz des anfänglichen nächtlichen Stillens auf einen Tag-Nacht-Rhythmus.

Ein 24-h-Rooming-in in den ersten Lebenswochen des Kindes ist dafür eine entscheidende organisatorische Voraussetzung. Die Nationale Stillkommission plädiert sogar für ein Bedding-in in den ersten Tagen im Spital (Mutter und Kind in einem Bett), um die Einheit von Mutter und Kind nicht durch räumliche Trennung zu gefährden.

50.5.4 Technik des Stillens

Eine wichtige Aufgabe des Pflegepersonals ist es, den Müttern die richtige Stilltechnik in korrekter mütterlicher und kindlicher Position zu zeigen. Die stetige Hilfe im Wochenbett ist für viele Frauen unverzichtbar, um Selbstvertrauen im Umgang mit dem Kind und zum eigenen Körper zu bekommen. Am Anfang auf der Wochenbettstation und besonders in der Nacht schätzen viele Frauen das Stillen im Liegen. Seiten- und Rückenlage der Frau sind möglich. Später wird in der Regel die sitzende Position vorgezogen. Körperlicher Komfort in diesen Positionen mit Abstützung durch Kissen muss angeleitet werden. Dies ist ebenso wichtig wie Zeit und innerliche Ruhe der Frau, um entspannt stillen zu können.

> Das Anlegen des Kindes soll in den ersten Lebenstagen immer an beiden Brüsten erfolgen. In der Regel soll die erste Brust die sein, die beim letzten Stillvorgang die letzte war. Da 90% der Milch in den ersten 4–7 min getrunken werden (Peters 1987), jedoch 2–3 min vergehen müssen, bis der Milchfluss durch den Let-down-Reflex entsteht, ist eine 10- bis 15-minütige Stilldauer an einer Brustseite in der Regel die gebräuchliche Empfehlung.

Brust- und Brustwarzenpflege soll Wundwerden und Rhagadenbildung im Brustwarzenbereich vermeiden und Keimansammlungen verhindern, die Ausgangsstelle für eine Mastitis werden könnten. Bei sehr empfindlichen Brustwarzen ist es u. U. notwendig, durch variierende Haltung des Kindes eine punktuelle Druckbelastung zu verringern. Daneben sind tägliches Duschen oder Waschen mit seifenfreiem Wasser, Verzicht auf desinfizierende Lösungen o. Ä., Antrocknenlassen des letzten Tropfens Muttermilch auf der Mamille und Abdeckung der Brustwarzen mit trockenen Stilleinlagen wichtig.

50.5.5 Ernährung der stillenden Frau

Der Energiebedarf einer stillenden Frau ist im Vergleich zu demjenigen einer Schwangeren um den Energieanteil der abgegebenen Milch und den Energieaufwand zur Produktion dieser Milch erhöht. Nach den entsprechenden Empfehlungen sind das maximal 2100 kJ täglich.

> Für 1 l Muttermilch sind etwa 3700–4200 kJ erforderlich.

Wird dieser Mehrbedarf an Energie nicht durch die Nahrung gedeckt, können die in der Schwangerschaft in der Regel angelegten Fettdepots zur Energiegewinnung genutzt werden; dies ist für viele Frauen in gutem Ernährungszustand auch eine (willkommene) Möglichkeit abzunehmen.

Qualitativ unterscheidet sich die wünschenswerte Nahrungszusammensetzung für die Frau in der Stillzeit wenig von der für die Frau in der Schwangerschaft. Hier wie dort besteht ein Mehrbedarf an Proteinen, Kalzium, Spurenelementen und Vitaminen. ▫ Tabelle 50.2 listet die von der Deutschen Gesellschaft für Ernährung (1991) empfohlene Nährstoffzufuhr pro Tag für die stillende Frau auf. Die Einhaltung dieser Empfehlungen hat zwar positive Auswirkungen auf die Milchzusammensetzung, verhindert aber in erster Linie eine Entleerung der mütterlichen Speicher zu Gunsten der produzierten Milch.

> Generell wird empfohlen, in der Stillzeit viel zu trinken. Trinkt die stillende Frau reichlich Milch, kann sie den Mehrbedarf an Kalzium und Flüssigkeit gleichzeitig decken.

50.5.6 Antikonzeption während des Stillens

Stillen hat einen hemmenden Einfluss auf die reproduktiven Vorgänge.

> In der Regel treten in den ersten 4–5 Wochen post partum – auch wenn nicht gestillt wird – weder Menses noch Ovulationen auf.

In den ersten 3 Wochen post partum besteht eine physiologische Infertilität, in der Ovarien und Hypophyse offenbar refraktär gegen physiologische Stimuli sind. Als wahrscheinlichste Ursache für diesen hypogonadotropen Zustand werden endogene mütterliche Opiate diskutiert.

Später sind die **hohen Prolaktinspiegel** für die **Laktationsamenorrhö** verantwortlich. Wie geschildert, sind die Basis-Prolaktinwerte bei stillenden Frauen höher als bei nichtstillenden Frauen, und mit jedem Stillgang erhöht sich das mütterliche Prolaktin phasenhaft. Als Mechanismen werden eine Senkung des LH und FSH und eine Veränderung der GnRH-Pulsatilität diskutiert (Bohnet et al. 1988) Eine Schwangerschaft wird verunmöglicht durch anovulatorische Zyklen oder eine insuffiziente Lutealphase.

Es ist wichtig, für die Beratung die Voraussetzungen zu kennen, die Stillen zum sicheren kontrazeptiven Schutz machen.

> 1988 hat das Konsensus-Treffen in Bellagio auf der Basis von 13 prospektiven Studien diese Voraussetzungen definiert. Die Voraussetzungen sind: ausschließliches Stillen, eine Amenorrhö, häufiges Anlegen (mindestens 5-mal pro Tag) und lange Stilldauer (mindestens 10 min pro Stillen). Der Schutz vor einer unerwünschten Schwangerschaft ist so größer als 98%. Danach ist Stillen, richtig angewandt, als Kontrazeptivum 6 Monate post partum gleich effektiv wie andere kontrazeptive Maßnahmen post partum.

Werden die Voraussetzungen nicht erfüllt oder ist eine zuverlässigere Verhütung notwendig oder erwünscht, müssen andere Formen der Antikonzeption erwogen werden. Ohne Einfluss auf Milchqualität und -quantität sind chemische und mechanische Verhütungsmethoden und Intrauterinspiralen. Hier sollten in der Regel die Beendigung des Wochenflusses und Rückbildungsvorgänge abgewartet werden bzw. Dehnung und Größenverhältnisse der Scheide nach Geburt berücksichtigt werden, wenn bereits vor der Schwangerschaft mechanische Antikonzeptiva (Diaphragma) angewandt wurden.

Viel diskutiert wurde die Unbedenklichkeit hormoneller Kontrazeptiva, da Östrogene einerseits laktationshemmende Eigenschaften haben und andererseits negative Auswirkungen auf das kindliche Gedeihen durch in die Milch übertretende Hormone gefürchtet werden, Letzteres, obwohl ein relativ großer Gradient zwischen Milch- und mütterlichem Serumspiegel für Steroide existiert.

▶ Empfehlung

Relativ unumstritten ist die reine Gestagenpille (Minipille) oder entsprechend neueren Erkenntnissen die niedrig dosierte Kombinationspille (Mikropille) für die Post-partum-Kontrazeption, die idealerweise 6–8 Wochen nach der Geburt begonnen wird.

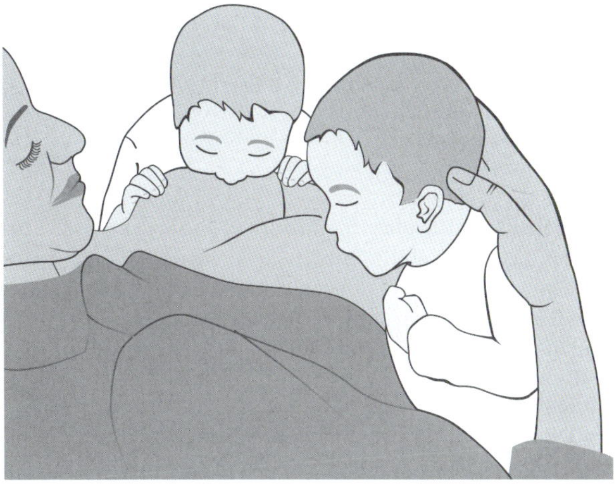

Abb. 50.4. **Günstige Stillposition beim gleichzeitigen Stillen von Zwillingen** (aus Lutz 1997b)

50.6 Stillprobleme

50.6.1 Stillprobleme oder -besonderheiten von Seiten des Kindes

Stillen von Zwillingen

Zwillinge können ausreichend gestillt werden, sofern sie nicht zu früh geboren werden. Für die Zwillingsmutter können sich anfängliche Schwierigkeiten ergeben. Diese bestehen in der Mehrbeanspruchung der Brustwarzen, der Sorge um die ausreichende Milchmenge für beide Kinder, der Technik des Anlegens beider Kinder und der Organisation des Stillens nach Bedarf für beide Kinder (Lutz 1997b). Es ist eine allgemeine Erfahrung, dass das Milchvolumen sich dem Mehrbedarf anpasst, dass aber das Stillen eine große, auch körperliche Beanspruchung der Frau darstellt. Ausreichende Ernährung, emotionale Unterstützung durch die Umgebung und viel Ruhe sind für die stillende Frau hier besonders zu fordern.

Da 2 Kinder die Brustwarzen mehr beanspruchen, sind Vorbereitung, Pflege der Brustwarzen und korrekte Anlegetechnik der Kinder besonders wichtig für Zwillingsmütter. Es wird empfohlen, am Anfang die Kinder einzeln zu stillen, damit die Mutter Übung erhält und die individuellen Besonderheiten der Kinder erkennen lernt (Lutz 1997b). Mit einer gewissen Erfahrung können Zwillinge sehr gut gleichzeitig gestillt werden. Eine sehr bequeme mütterliche Position dazu ist das Sitzen und die Haltung der Kinder in der in Abb. 50.4 wiedergegebenen Position (Lutz 1997b). Die Kinder werden dabei mit dem Körper dem mütterlichen Körper zugewandt wie Brotlaibe unter den rechten und linken Arm der Mutter genommen und die Köpfe mit Unterstützung an die Brüste herangebracht. Mit Kissen kann die Position erleichtert werden.

Stillen von Frühgeborenen

Das Lösen der Schwierigkeiten, die beim Stillen von Frühgeborenen auftreten können, erfordert zum Teil größere Anstrengungen. Einerseits hat für die körperliche und geistige Entwicklung des Frühgeborenen die Muttermilch eine besonders große Bedeutung, andererseits sind zahlreiche Stillhindernisse zu überwinden. Die Saugkraft von sehr kleinen Frühgeborenen ist oft nicht ausreichend, den mütterlichen Milchfluss ausreichend in Gang zu bringen, der ohnehin im frühen Gestationsalter geringer ist. Meist müssen durch Massagen, feuchtwarme Wickel, manuelles oder elektrisches Abpumpen die Milchproduktion unterstützt werden und der Nachteil in Kauf genommen werden, daß das Kind durch 2 Fütterungstechniken verwirrt werden kann.

Die Flaschen- oder Sondenfütterung ist allerdings ohnehin unerlässlich, wenn das Frühgeborene wegen Unreife oder Krankheit auf einer Pflegestation liegt und die räumliche Trennung zwischen Mutter und Kind groß ist. Ist das Frühgeborene in der Lage, selbst an der mütterlichen Brust zu trinken, soll eine Stillposition gewählt werden, in der das Frühgeborene so aufrecht wie möglich gehalten werden kann. Damit ist Verschlucken der Milch bei noch unkoordiniertem Schluck- und Saugverhalten des Kindes zu vermeiden (Lutz 1997b).

Andere kindliche Stillhindernisse oder -probleme

Neben Unreife bzw. Erkrankungen, die häufig mit Unreife assoziiert sind, gibt es weitere allgemeine oder lokale Hindernisse für das Stillen. Bei Herzfehlern und Atemwegserkrankungen z. B. riskiert eine Interferenz des Saugens und Schluckens mit der Atmung bzw. der erhöhte Sauerstoffverbrauch durch die Aktivität Trinken eine Verschlechterung der Sauerstoffversorgung. Lokale Hindernisse sind Mikrognathie und Spaltbildungen der Mundhöhle. In diesen Fällen muss auf Flaschen- oder Sondenernährung ausgewichen werden.

50.6.2 Stillprobleme oder -besonderheiten von Seiten der Mutter

Nicht ausreichende Milchmengen

Bei sehr ängstlichen Frauen, bei Frauen mit starken Schmerzen nach der Geburt, wenn das Stillen nicht in Ruhe und im geschützten Raum stattfinden kann, wenn die Beratung lieblos und inkompetent erfolgt und – selten (Peters 2000) – wenn eine Agalaktie oder primäre Hypogalaktie besteht, kann die Situation entstehen, dass wegen nicht ausreichender Milch nicht ausschließlich bzw. nicht ausschließlich von Beginn an gestillt werden kann.

Cave

Es entsteht ein Circulus vitiosus, der im raschen Abstillen endet. Unsicherheit und Ängstlichkeit (Adrenalin- und Endorphinausschüttung) hemmen die Oxytozinsekretion und Milchejektion.

Mangelhafte Brustentleerung, Milchstau und abgeflachte Brustwarzen führen zu einem unzufriedenen Kind, wunden Brustwarzen und Missempfindungen beim Stillen. Die folglich notwendige Flaschennahrung reduziert die Prolaktinausschüttung und die Milchbildung (Peters 1987).

Stillprobleme bei schmerzhaften und wunden Brustwarzen, bei Milchstau und Mastitis

Wunde Brustwarzen mit blutigen Einrissen und Rhagaden im Warzenhof sind nicht nur sehr schmerzhaft, sondern stellen auch **Eintrittspforten für Keime** dar, sodass einem Milchstau und einer Mastitis Vorschub geleistet werden kann. Neben Pflegefehlern und fehlerhaftem Stillmanagement (z. B. zu langes Stillen an einer Brustseite) sind falsches Saugen und falsches Anlegen Hauptursachen dieses Problems (Lutz 1997b). Auch Hohl-, Schlupf- oder Flachwarzen können durch erschwertes Trinken des Kindes an der Brust wund und gereizt werden. Die nicht vollständige Brustentleerung begünstigt einen Milchstau.

▶ Empfehlung

Empfohlen wird, durch Wärme und Massage, u. U. Oxytozinspray, die Milchbildung anzuregen, das Kind zunächst auf der weniger schmerzhaften Seite anzulegen, durch Wechseln der Stillposition weitere einseitige Belastungen zu verringern und evtl. Stillhütchen wie bei Hohlwarzen zu verwenden. Abpumpen kann eine hilfreiche phasenhafte Überbrückung darstellen, falls die Schmerzen nicht tolerabel sind. Die Brustwarzen sollten trocken gehalten werden, indem Salben sparsam zur Anwendung kommen und einige Tropfen Muttermilch bei Sonne und Luft auf dem Warzenareal antrocknen können.

Die vorher geschilderte Vorbereitung zur Abhärtung der Brustwarzen bereits in der Schwangerschaft ist eine gute Prophylaxe für diese Art der Stillbeeinträchtigung.

Milchstau kann bei mangelhafter Brustentleerung entstehen, wenn das Kind nicht genügend trinkt, zuviel Milch gebildet oder der Milchfluss durch beengende Kleidung (BH) durch Kompression behindert wird. Vorhandene Rhagaden erleichtern den Keimeintritt, und die Stauung fördert die Keimvermehrung. Der Übergang vom Milchstau mit strangartigen Verhärtungen über den Milchstau mit Entzündungszeichen (Rötung der Haut, Schmerzen, Temperaturen) zur Stauungsmastitis mit erhöhtem Leukozytengehalt, grippalen Symptomen und Schüttelfrost ist fließend (Lutz 1997b).

▶ Empfehlung

Leukozytenkonzentrationen bis zu 10^6/ml Milch gelten noch als normal (Peters 1987). Auch hier gilt, vor dem Anlegen durch feuchtwarme Kompressen, Massagen und ggf. Oxytocinspray den Milchfluss anzuregen und für die Brustentleerung zu sorgen. Nach dem Anlegen ist lokale Kälteanwendung (kalte Kompressen, Quarkauflagen, Eiswürfelpackungen) ratsam (Lutz 1997b).

Bei **infektiöser Mastitis** (Leukozyten über 10^6/ml, Keime über 10^3/ml Milch; Peters 1987) wird das Stillen in der Regel verunmöglicht. In der Majorität der Fälle erfolgt die Infektion mit Staphylococcus aureus (Peters 1987), wobei sie von den Milchgängen ausgehen kann und erst anschließend das umgebende Parenchym beteiligt oder ihren Ausgangspunkt – wie erwähnt – von den keimbesiedelten Brustwarzenrhagaden nimmt und sich lymphogen ausbreitet.

▶ Empfehlung

Zunächst kann versucht werden, die Mastitis durch Abpumpen, Eisblasenanwendung und Brusthochbinden zu behandeln. Gelingt das nicht, sollte eine Prolaktinsuppression mit Dopaminagonisten angeschlossen werden, die eine spätere Wiederaufnahme des Stillens u. U. ermöglicht. Im fortgeschrittenen Stadium und bei Abzessbildung kommen Rotlicht, staphylokokkenwirksame Antibiotika, chirurgische Maßnahmen und Abstillen zur Anwendung (Huch 2001).

▶ Studienbox

Neuere Erfahrungen zeigen, dass entgegen den bisherigen Lehrbuchaussagen die Abzessbildung keine absolute Indikation zum Abstillen darstellt (R. Brun del Re 1998; G. Drack, persönliche Mitteilung).

Stillhindernisse durch mütterliche Erkrankungen und unter medikamentöser Therapie

Cave

Wöchnerinnen mit schweren konsumierenden Erkrankungen, HIV-Positivität und bei langzeitiger Einnahme milchgängiger Medikamente, deren Auswirkungen auf das Kind nachteilig sind, sollten nicht stillen. Hier ist ein primäres Abstillen angezeigt (s. später).

▶ Studienbox

Die derzeitige begrenzte Datenlage für Hepatitis C (HCV) macht es unwahrscheinlich, dass durch den Stillvorgang eine Virusübertragung erfolgt, schließt sie aber auch nicht aus. Eine allgemeine Stillempfehlung für HCV-RNA-positive Mütter kann daher nicht gegeben werden (Nationale Stillkommission 2002).

Der **Übertritt** der **Medikamente** aus dem mütterlichen Plasma in die Milch **(Milchgängigkeit)** wird von der Höhe der Konzentration im mütterlichen Blut, von der Lipidlöslichkeit, der Plasmaeiweißbindung und vom pH-Wert bestimmt. Der vom Neugeborenen aufgenommene Medikamentenanteil aus der Milch hängt neben der Konzentration in der Milch und der Trink-

Tabelle 50.3. **Beobachtete Wirkungen einiger Medikamentengruppen auf das Neugeborene** (nach Knörr et al. 1989; Schneider 1993)

Medikamentengruppe	Beobachtete Auswirkungen auf das Neugeborene	Besonderheiten
Analgetika, Antipyretika, Antirheumatika	Schläfrigkeit, verminderter Muskeltonus, Trinkschwäche, metabolische Azidose u. Störungen der Thrombozytenfunktion (Salizylate)	Hohe Dosen, chronische Einnahme
Antiasthmatika	Erregbarkeit, Tachykardie (Theophyllin); Unterdrückung der Schilddrüsenfunktion (iodhaltige Präparate); Unterdrückung der Nebennierenfunktion (Kortikosteroide)	Hohe Dosen, chronische Einnahme
Antiinfektiva	Knochenmarkdepression (Chloromycetin); Zahnverfärbung, Einfluss auf Knochenwachstum (Tetrazykline); Ikterus (Sulfonamide), Hämolyse bei G-6-P-D-Mangel (Nitrofurantoin); Erbrechen, Blutbildveränderung, neurologische Auffälligkeiten (Metronidazol)	Risiko theoretisch, da geringe Milchgängigkeit; bei Einmaltherapie Stillen 24–48 h aussetzen
Antikoagulanzien	Keine (Heparine) bzw. keine, wenn gleichzeitig Vitamin K (orale Antikoagulation)	Keine Milchgängigkeit; fraktioniertes und unfraktioniertes Heparin
Antikonvulsiva	Schläfrigkeit, Trinkschwäche (Phenobarbital), sonst keine	Keine Milchgängigkeit; Phenytoin u. Valproinsäure
Diuretika, Kardiaka	Verstärkter Ikterus (Chlorothiazid, Furosemid); Sedierung (Reserpin)	Risiko Chlorothiazid theoretisch, da Milchgängigkeit gering
Laxanzien	Bauchkrämpfe, Diarrhöen	–
Psychopharmaka	Muskelhypotonie, Schläfrigkeit	Hohe Dosen, chronische Einnahme
Thyreostatika	Unterdrückung der Schilddrüsenfunktion	–

menge von der Resorption im kindlichen Magen-Darm-Trakt ab. Daneben bestimmen die Verteilung im Körper des Neugeborenen und die (oft verzögerte) Verstoffwechslung die pharmakologische Wirkung (Schneider 1993). Bei chronischer Einnahme durch die Mutter kann es so zu einer Akkumulation mit der Erreichung von therapeutischen oder sogar toxischen Konzentrationen beim Neugeborenen kommen (Schneider 1993).

Tabelle 50.3 gibt für die wichtigsten Medikamentengruppen einen Überblick über beobachtete Auswirkungen auf das gestillte Kind. In Abhängigkeit von der Dosierung und Dauer der notwendigen Einnahme stellen einige Medikamente im Interesse der mütterlichen Behandlung eine Kontraindikation für das Stillen dar, d. h., es muss abgestillt werden.

Stillen bei mütterlichem Suchtverhalten und Genussmittelabusus

Cave

Sucht erzeugende Drogen (Opiate, Kokain und Crack, Cannabisprodukte u. a.) haben eine große Milchgängigkeit und stellen bei mütterlicher Abhängigkeit eine absolute Kontraindikation für das Stillen dar.

Da die Kinder in der Regel diesen Drogen in der Schwangerschaft in höherer Konzentration ausgesetzt waren, kann das anfängliche Stillen mit schrittweisem Ausschleichen genutzt werden, um die oft schweren Entzugssymptome dieser Kinder nach der Geburt zu mildern.

Nachteilig für die Milchqualität ist auch **mütterlicher Zigaretten-** und **Alkoholkonsum** während der Stillperiode. Nikotin und andere Schadstoffe aus der Zigarette sowie Alkohol gehen rasch in die Milch über. Zum Thema Rauchen hat die Nationale Stillkommission mit einer Publikation Stellung bezogen (2001) und für die Beratung folgende praktische Hinweise gegeben:

- Ideal ist, während der Monate des Stillens nicht zu rauchen.
- Wenn geraucht wird, sollte sich die Stillende um ständige Reduktion der Zigarettenzahl bemühen. Ein sehr starker Konsum ist mit der Stillfähigkeit und dem Gedeihen des Kindes schlecht vereinbar.
- Angesichts der Möglichkeit der passiven Aufnahme von Rauchbestandteilen sollte in der Nähe des Kindes nie geraucht werden.
- Die Belastung der Milch mit einigen der schädlichen Stoffe kann die Mutter durch bewusste Rauchpausen vor dem Stillen reduzieren. Ein typisches Beispiel ist das Nikotin, dessen Konzentration in der Milch während einer einstündigen Rauchpause deutlich abnimmt.

Die Milchalkoholkonzentration (MAK) gleicht sich der mütterlichen Blutalkoholkonzentration (BAK) an, wobei die MAK theoretisch nie höher als 4 Promille werden kann.

Ab einem Tageskonsum von 20 Zigaretten und bei hoher mütterlicher BAK wurden Erbrechen, Durchfall, Unruhe bzw. Somnolenz (Alkohol) und Abnahme der kindlichen Saugkraft beobachtet. Alkohol wirkt in geringen Mengen fördernd und in großen Mengen hemmend (durch eine reduzierte Oxytozinsekretion) auf die Milchejektion. Nikotin senkt die Prolaktinspiegel und reduziert so die Milchmenge.

Eine Empfehlung zum Stillverzicht beim Rauchen erscheint in Anbetracht der geschilderten Vorteile des Stillens als nicht sinnvoll. Auch bei mäßigem Alkoholkonsum wird das Stillen empfohlen.

Cave

Bei hohem Konsum (1–2 g/Tag/kg Körpergewicht) sollte nicht gestillt werden. Das Kind selbst ist allerdings über die Muttermilch nicht zu alkoholisieren.

Nähme eine Frau z. B. auf nüchternen Magen 20 g Alkohol zu sich, was zu BAK und MAK von rd. 0,6 Promille führt, so enthalten 100 g Milch 0,06 g Alkohol. Auf ein Körpergewicht von 3000 g verteilt führt dies beim Kind zu einer BAK von 0,02 Promille (0,04 Promille bei einer Trinkmenge von 200 g).

Beendigung des Stillens

Die natürliche Beendigung des Stillens erfolgt **schrittweise**, indem nach den empfohlenen 4–6 Monaten des ausschließlichen Stillens – bzw. ggf. früher – die Beikostzufütterung beginnt. Entsprechend der geschilderten Stillphysiologie reduziert das Kind selbst die Trinkmengen dadurch, dass es bei den Beikostmahlzeiten nicht angelegt wird und sich die Milchproduktion parallel zum abnehmenden Bedarf verringert.

Dieses **natürliche Abstillen** kann unterstützt und beschleunigt werden durch kalte Umschläge, Einschränken der mütterlichen Trinkmenge und das Trinken von Salbeitee, der sich negativ auf die Milchproduktion auswirken soll (Lutz 1997b). Ein Milchstau kann durch Ausstreichen der Milch vermieden werden.

Primäres Abstillen ist notwendig bei Totgeburt, Weggabe des Kindes zur Adoption, einigen schweren mütterlichen Erkrankungen und Langzeiteinnahme milchgängiger Medikamente, die das Kind gefährden können, und **sekundäres Abstillen** bei ausgeprägten Mastitiden und Abszessen, beim Versterben des Kindes oder einigen post partum auftretenden mütterlichen Erkrankungen. Obwohl theoretisch die weitere Milchbildung durch eine Stauungsinvolution verhindert werden kann, ist dies Verfahren wegen der Schmerzhaftigkeit wenig akzeptiert.

In der Regel wird heute **medikamentös** abgestillt, ggf. mit physikalischen Maßnahmen unterstützt (Hochbinden der Brüste, verminderte Trinkmenge der Mutter). Mittel der Wahl bei den Medikamenten sind Hemmer der Prolaktinsekretion (Dopaminagonisten bzw. Serotoninantagonisten).

50.7 Gesetzliche Regelungen zum Schutz von Stillenden

Das Mutterschutzgesetz ist die rechtliche Grundlage zum Schutz von stillenden Frauen vor gesundheitlichen Schäden und Nachteilen am Arbeitsplatz. Es liefert auch die Basis für die Möglichkeit, trotz Berufstätigkeit stillen zu können. Im Einzelnen sind dies:

1. Mutterschutzfrist (geregelt in §6) 6 Wochen vor und 8 Wochen nach einer normalen Entbindung, 12 Wochen bei Frühgeburten und Mehrlingen.
2. Arbeitsschutz für stillende Mütter (§6, Absatz 2 und 3), Stillende dürfen nicht über ihre Leistungsfähigkeit hinaus gefordert werden (ärztliches Attest). Körperlich anstrengende oder schädigende Tätigkeiten dürfen nicht ausgeübt werden.
3. Stillpausen (geregelt in §7) ... auf Verlangen die zum Stillen erforderliche Zeit, mindestens aber zweimal täglich eine halbe Stunde freizugeben. Durch Stillzeiten darf kein Verdienstausfall eintreten, Vor- oder Nacharbeiten der Stillpausen ist nicht gestattet.
4. Mehrarbeit, Nacht- und Sonntagsarbeit (§8): Stillende dürfen nicht mit Mehrarbeit, nicht in der Nacht zwischen 20 und 6 Uhr und nicht an Sonn- und Feiertagen beschäftigt werden. Ausnahmeregelungen sind möglich.

Literatur

ACOG educational bulletin No. 258 (2001) July 2000/International Journal of Gynecology & Obstetrics 74: 217–232. Breastfeeding: Maternal and infant aspects

Bohnet HG, Hansen E, Schneider HPG (1988) Laktation. In: Schneider HPG, Lauritzen C, Nieschlag E (Hrsg.) Grundlagen und Klinik der menschlichen Fortpflanzung. De Gruyter, Berlin, S 823–856

Brun del Re R (1998) Puerperale und nonpuerperale Mastitis. Geburtshilfe Frauenheilkd 58: M3–M7

Consensus Statement (1988) Breastfeeding as a family planning method. Lancet II: 1204–1205

Davis MK (2001) Breastfeeding and chronic disease in childhood and adolescence. Ped Clin N Am 48: 125–141

Deutsche Gesellschaft für Ernährung (1991) Empfehlungen für die Nährstoffzufuhr. Umschau, Frankfurt, S 146–149

Dulon M, Kersting M (2000) Stillen und Säuglingsernährung in Deutschland – die SuSe-Studie. In: Ernährungsbericht 2000. Deutsche Gesellschaft für Ernährung (Hrsg) Henrich, Frankfurt am Main; S 81–95

Gdalevich M, Mimouni D, David M, Mimouni M (2001) Breast-feeding and the onset of atropic dermatitis in childhood: A systematic review and meta-analysis of prospective studies. J Am Acad Dermatol 45: 520–527

Heinig MJ (2001) Host defense benefits of breastfeeding for the infant. Ped Clin N Am 45: 105–123

Hormann E, Nehlsen E (1997) Die aktuelle Stillsituation in Deutschland und europaweit. In: Siebert W, Stögmann W, Wündisch GF (Hrsg) Stillen – einst und heute. Marseille, München, S 7–16

Huch A (2001) Leitfaden/Pflichenheft der Klinik und Poliklinik für Geburtshilfe, Neuauflage. Universitätsspital Zürich

Huch R, Bergmann R, Kersting M, Schneider HPG, Schubinger G (1996) Stillen – nur wegen des babyfreundlichen Krankenhauses? Perinatal Med 8: 123–132

Kersting M, Dulon M (2002) Assessment of breast-feeding promotion in hospitals and follow-up suvey of mother-infant pairs in Germany: the SuSe Study. Public Health Nutrition 5: 547–552

Knörr K, Knörr-Gärtner H, Beller FK, Lauritzen C (1989) Geburtshilfe und Gynäkologie. Springer, Berlin Heidelberg New York Tokyo, S 287–294

Lucas A, Morley R, Cole TJ, Lister G, Leeson-Payne C (1992) Breast mild and subsequent intelligence quotient in children born preterm. Lancet 339: 261–264

Lutz M (1997a) Laktation und Stillen. In: Mändle C, Opitz-Kreuter S, Wehling A (Hrsg) Das Hebammenbuch. Schattauer, Stuttgart, S 339–363

Lutz M (1997b) Die Praxis des Stillens. In: Mändle C, Opitz-Kreuter S, Wehling A (Hrsg) Das Hebammenbuch. Schattauer, Stuttgart, S 367–391

Nationale Stillkommission Deutschlands (2001) Stillen und Rauchen. Kinderärztliche Praxis 6: 378–379

Nationale Stillkommission Deutschlands (2002) Hepatitis C und Stillen. Gynäkol Prax 26, 1: 31–34

Netter FH (1981) The Ciba Collection of Medical Illustrations 4
Neville MC (2001) Anatomy and physiology of lactation. Ped Clin N Am 48: 13–24
Peters F (1987) Laktation und Stillen. Enke, Stuttgart
Peters F (2000) Störungen des Stillens. Frauenarzt 41: 1116–1118
Przyrembel H (1996) Stillen – heute noch empfehlenswert oder nicht? Bundesgesundheitsbl 9: 343–347
Reynolds A (2001) Breastfeeding and brain development. Ped Clin N Am 48: 159–171
Schneider H (1993) Ernährung, Medikamente und Genußmittel während der Stillzeit. Perinatal Med 5: 1–4
Wright AL (2001) the rise of breastfeeding in the United States. Ped Clin N Am 48: 1–12
Zetterström R (1998) Foreword. Biol Neonate 74: 80–83

Nachuntersuchung

F. Kainer

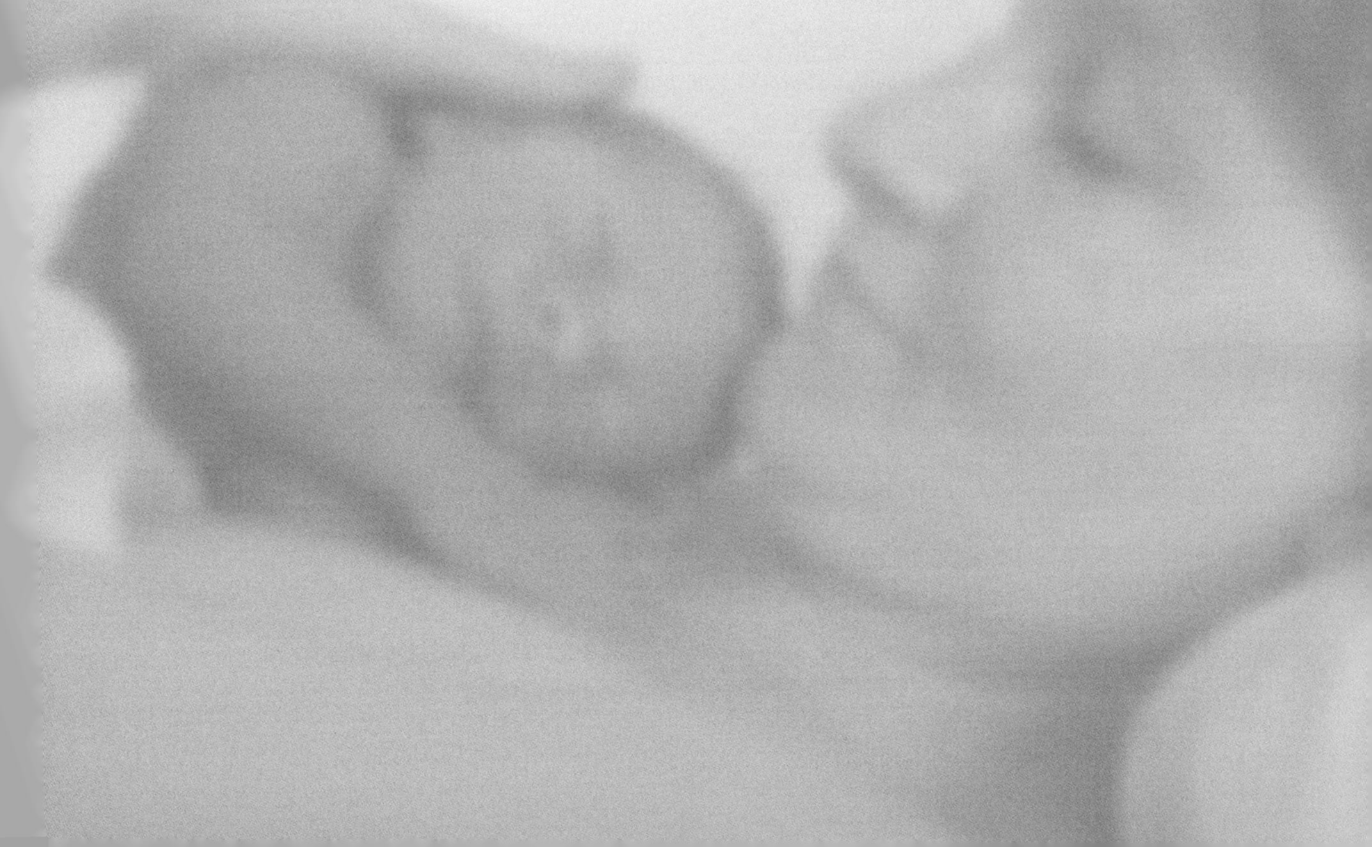

Kurz-Überblick

Vier bis 6 Wochen nach der Geburt ist eine routinemäßige gynäkologische Untersuchung der Frau zu empfehlen. Die Rückbildungsvorgänge der Gebärmutter sind nach dieser Zeit abgeschlossen. Entscheidend in dieser Phase ist eine entsprechende Still- und Kontrazeptionsberatung.

Bei voller Stilltätigkeit und bei bestehender Amenorrhö ist in den ersten 6 Monaten nach der Geburt ein hoher kontrazeptiver Schutz gegeben.

Ein gleichzeitiges Verabreichen von Gestagenpräparaten erhöht den Kontrazeptionsschutz ohne wesentliche nachteilige Wirkungen auf die Stilltätigkeit. Das Legen eines Intrauterinpessares (IUP) im Wochenbett ist möglich, sollte jedoch nach Möglichkeit im Intervall erfolgen. Aufgrund der fehlenden Nebenwirkung für das Kind ist das IUP während der Stillzeit ein idealer reversibler Konzeptionsschutz.

Bei entsprechender Indikation ist die Sterilisation anlässlich einer Sectio ein Eingriff, der zu keiner erhöhten Komplikation der Sectio führt. Die Sterilisation im Wochenbett kann unter bestimmten Voraussetzungen ohne wesentliches Risiko für die Frau und ohne Verlängerung der Aufenthaltsdauer im Krankenhaus durchgeführt werden.

51.1 Allgemeine Grundlagen

Nach 4–6 Wochen sind die Rückbildungsvorgänge von Uterus und Geburtskanal abgeschlossen. Außer bei Stilltätigkeit ist die hormonelle Ausgangssituation vor der Schwangerschaft wieder hergestellt. Erkrankungen, die durch die Schwangerschaft ausgelöst wurden (Gestationsdiabetes, Hypertension) sind normalerweise abgeheilt.

Da die **Kontrazeption** vor allem nach der Geburt einen hohen Stellenwert hat, ist eine sichere Schwangerschaftsverhütung wichtig. Innerhalb von 6 Wochen nach der Geburt kommt es bei 15% der nicht stillenden Mütter zur Ovulation und von diesen würde jede 5.–10. Frau ohne Kontrazeption schwanger werden. Da viele Frauen bereits vor der routinemäßigen Kontrolle nach 6 Wochen Geschlechtsverkehr haben, sollten Fragen der Kontrazeption rechtzeitig erörtert werden. Die Wiederaufnahme des Geschlechtsverkehrs nach der Geburt ist von der physischen und psychischen Situation sowie von kulturellen Faktoren abhängig.

Das **Sexualverhalten** ist in den ersten Wochen nach der Geburt aus verschiedenen Gründen verändert. Die Libido ist herabgesetzt, was vielfach mit der psychischen und körperlichen Überforderung in den ersten Wochen zusammenhängt. Nach Abschluss der Wundheilung (Episiotomie, Uterus) und Sistieren des Wochenflusses kann der Geschlechtsverkehr nach 2–3 Wochen wieder aufgenommen werden. Die Lubrikation der Vagina ist in den ersten Wochen noch herabgesetzt, die Intensität des Orgasmus ist nach etwa 12 Wochen wieder so wie vor der Schwangerschaft. Eine umfassende Beratung zu Fragen der Sexualität und Kontrazeption sollte bei der Entlassung aus dem Krankenhaus erfolgen.

51.2 Postpartale Kontrolle

Die postpartale Kontrolle wird etwa 6 Wochen nach der Geburt durchgeführt. Neben einer gynäkologischen Routineuntersuchung wird vor allem auf eventuelle Stillschwierigkeiten und Fragen der Kontrazeption eingegangen.

51.2.1 Anamnese

Stillschwierigkeiten, Schlafstörungen, Erschöpfungszustände beeinträchtigen in den ersten Wochen nach der Geburt vielfach das allgemeine körperliche Wohlbefinden und daher ist gezielt danach zu fragen. Eine ausführliche Anamnese ist erforderlich, um evtl. Hilfestellungen anbieten zu können.

Neben den Fragen nach noch vorhandenen Schmerzen (Episiotomie, Symphyse) ist eine möglicherweise vorhandene Harn- oder Stuhlinkontinenz zu erfragen.

51.2.2 Klinische Untersuchung und weiterführende Diagnostik

Körpergewicht

Das Ausgangsgewicht sollte wieder erreicht sein. Bei übermäßiger Gewichtszunahme während der Schwangerschaft bleibt das Körpergewicht ohne Ernährungsumstellung vielfach deutlich über dem Niveau des Idealgewichtes.

Blutdruck

Die Blutdruckwerte sind nach einer Hypertension während der Schwangerschaft wieder im Normbereich. Bei weiterhin erhöhten Blutdruckwerten ist von einer chronischen Hypertension auszugehen, die vielfach in der Schwangerschaft erstmals diagnostiziert wird.

Bei wiederholten Harnwegsinfekten oder bei einer Präeklampsie während der Schwangerschaft ist die Untersuchung des Urins auf Eiweiß sowie eine Harnsedimentuntersuchung erforderlich. Eine weiterführende nephrologische Diagnostik ist bei positiven Befunden in die Wege zu leiten.

Labordiagnostik

Bei einer Anämie während der Schwangerschaft sollte das Blutbild wieder im Normbereich sein. Pathologische Befunde während der Schwangerschaft (Leber-/Nierenfunktion, Schilddrüsenfunktion) sollten ebenfalls wieder im Normbereich sein.

Glukosetoleranztest

Wenn während der Schwangerschaft ein pathologischer Zuckerbelastungstest gefunden wurde, ist erneut ein oraler Glukosebelastungstest durchzuführen. Dabei gelten wieder die Normwerte außerhalb der Schwangerschaft.

Brustuntersuchung

Die Untersuchung der Brust umfasst die Inspektion (Rhagaden) und die Palpation (Knotenbildung).

Gynäkologische Untersuchung

Bei der gynäkologischen Untersuchung sind folgende Punkte besonders zu beachten:

- Inspektion des Abdomens (Narbe nach Sectio, Hernien, Hiatushernie, Muskeltonus der Bauchdecke) sowie von Vulva und Vagina,
- Beurteilung der Episiotomienarbe und eventueller Narben nach Geburtsverletzungen (Dammriss),
- Beurteilung von Senkungszuständen von Vagina (Zysto-/Rektozelenbildung) und Uterus (pressen lassen nach Spreizung der kleinen Labien),
- Inspektion der Vaginalwände auf Entzündungen, Ulzera und Narben,
- Inspektion der Portio auf Blutungen, Entzündungen, Zervixrisse. Dabei sollten folgende Befunde erhoben werden:
- Nativabstrich aus dem hinteren Fornix (Soor, Reinheitsgrad, Trichomonaden),
- zytologische Abstriche zur Krebsvorsorge (Färbung nach Papanicolaou); nach Möglichkeit anschließend Kolposkopie mit Nativkolposkopie, Essigprobe (3 % Essigsäure über mindestens 30 s einwirken lassen) und Schiller-Jodprobe. Bei verdächtigen Befunden gezielte Biopsie zur histologischen Abklärung),
- Palpation (nach Spreizen der Labien bimanuelle Palpation des Uterus und der Adnexgegend),
- Ultraschalluntersuchung: Bei klinischen Hinweiszeichen auf Plazentareste oder unklaren Palpationsbefunden ist die Sonographie die Untersuchungsmethode der ersten Wahl.

51.2.3 Therapeutische Richtlinien bei abnormen Befunden

Bei abnormen Befunden gelten folgende Richtlinien

- **Hypertension:** Eine Überweisung zur weiteren internistischen Kontrolle und Therapie ist angezeigt.
- **Adipositas:** Kalorienbewusste Ernährung, nach Möglichkeit unter Anleitung einer Diätassistentin, da während der Stillzeit eine ausgewogene, vitaminreiche Nahrungszufuhr erforderlich ist. Von »Hungerkuren« ist abzuraten.
- **Pathologischer Glukosetoleranztest:** Da durch eine Diätbehandlung die Manifestation eines Diabetes um Jahre hinausgeschoben werden kann, ist eine Behandlung mit anfangs kurzfristiger internistischer Kontrolle zu empfehlen. Bei pathologischem Zuckerbelastungstest während der Schwangerschaft und normalem Testergebnis 6 Wochen nach der Geburt ist eine jährliche Kontrolle sinnvoll.
- **Harn-Stuhl-Inkontinenz:** Nach genauer Abklärung der Grunderkrankung (Stress-Urge-Inkontinenz) wird primär eine konservative Therapie durchgeführt. Eine kompetente physiotherapeutische Therapie ist einer primär operativen Therapie vorzuziehen. Erst nach erfolglosen konservativen Therapieversuchen ist eine operative Korrektur angezeigt.
- **Entzündungen:**
  - **Vaginalmykose:** lokale Therapie mit Vaginalsupositorien und -creme [Clotrimazol (Canesten), Miconazol (Gyno-Daktar), Econazol (Gyno-Pevaryl), Nystatin (Moronal) etc.]; Therapie mit Partnerbehandlung.
  - **Trichomonadenkolpitis:** orale Stoßtherapie mit Metronidazol (Clont, Flagyl), Tinidazol (Simplotan), Ornidazol (Tiberal) etc; empfohlen wird eine Einmaldosis von 2 g mit 24 h Stillpause; Partnerbehandlung obligat;.
  - **Bakterielle Kolpitis:** Lokaltherapie mit Metronidazol (Clont), Tetrazyklin (Mysteclin); orale Therapie nur bei Rezidivkopitis.

6–12 Monate nach der ersten postpartalen Kontrolle wird die nächste gynäkologische Untersuchung empfohlen.

51.3 Postpartale Kontrazeption und Sterilisation

Unter bestimmten Voraussetzungen ist durch das Stillen ein relativ sicherer Konzeptionsschutz gegeben (s. Kap. 50.5.6). Durch den Saugreflex erhöht sich der Prolaktinspiegel bei der Mutter. Dieser bleibt bei ausreichender Stillfrequenz und Stillintensität auf gleichbleibend erhöhtem Niveau und verhindert die pulsatile Sekretion von Gonatropin-Releasinghormonen. Die Follikelbildung und die Östrogensekretion im Ovar bleiben aus, was zu einer Amenorrhö führt.

Der vorübergehende Östrogenmangel ist die Ursache für die bei Stillenden vorhandene Trockenheit der Scheide und von Dyspareunien. Beim Abstillen fällt der Prolaktinspiegel rasch in den Normbereich ab, und meist findet in den nächsten 2–4 Wochen eine Ovulation statt.

51.3.1 Kontrazeption und Stillen

▶ Studienbox

Bei ungeschütztem Geschlechtsverkehr wurden während der Stillzeit 1,7 % der Frauen in den ersten 6 Monaten, 7 % in den ersten 12 Monaten und 13 % in den ersten 24 Monaten schwanger (Short et al. 1991).

In einer Studie von Diaz et al. (1991) betrugen die Schwangerschaftsraten in den ersten 6 Monaten 0,9 %, nach 12 Monaten 17 %. Das Konsensusmeeting von Bellagio gibt das Risiko einer Schwangerschaft in den ersten 6 Monaten mit 2 % an, wenn voll gestillt wird und gleichzeitig eine Amenorrhö vorhanden ist (Kennedy et al. 1989).

Tritt während des Stillens eine Blutung auf, so steigt das Risiko für eine Schwangerschaft steil an (Gray et al. 1990). Wenn nicht ausschließlich gestillt wird, nimmt das Risiko für eine Schwangerschaft ebenfalls zu. Ein 100 %iger Schutz vor einer Schwangerschaft bei nahezu voll stillenden Müttern besteht nur in den ersten 10 Wochen nach der Geburt.

> Ist eine 100 %ige Sicherheit auch nach 3 Monaten erwünscht, ist im 3. Monat mit einer zusätzlichen kontrazeptiven Maßnahme zu beginnen.

Auf jeden Fall ist eine zusätzliche kontrazeptive Maßnahme erforderlich, wenn folgende Bedingungen nicht mehr erfüllt sind:
- Stilldauer < 6 Monate,
- volle Stilltätigkeit (Intervall zwischen dem Stillen < 6 h, Stilldauer > 40 min),
- Amenorrhö.

Bei den zusätzlichen kontrazeptiven Maßnahmen sind reversible und irreversible Methoden zu unterscheiden. Die Auswahl der geeigneten Methode ist individuell sehr unterschiedlich und von verschiedenen Faktoren abhängig.

51.3.2 Barrieremethoden

Kondom

Das Kondom ist die am häufigsten angewendete kontrazeptive Methode nach der Geburt. Bei gleichzeitigem Stillen der Frau sind keine zusätzlichen spermiziden Substanzen erforderlich. In Zusammenhang mit dem Stillen ist das Kondom ein zuverlässiger Konzeptionsschutz, der bereits beim ersten Verkehr nach der Geburt zu empfehlen ist. Da die Vagina vielfach noch nicht so gut durchblutet und feucht ist, sind lokal Gleitmittel zu empfehlen.

Scheidendiaphragma

Das Scheidendiaphragma besteht aus einer mit Gummi überzogenen runden Drahtspirale. Es ist in verschiedenen Größen erhältlich und muss der Frau primär angepasst werden. Der Sitz ist dann richtig, wenn der hintere Rand im hinteren Scheidengewölbe liegt und wenn sich der vordere Rand hinter der Symphyse legt, dabei muss die Portio innerhalb des Spiralringes zu tasten sein. Wird ein zu kleiner Durchmesser gewählt, so ist die Abdichtung durch das Diaphragma unzuverlässig, dagegen verursacht ein zu großes Diaphragma ein dauerndes Druckgefühl. Wurde bereits vor der Geburt ein Diaphragma verwendet, so muss es postpartal neu angepasst werden, da anfangs meist ein größerer Durchmesser erforderlich ist. Dies sollte bei der ersten postpartalen Kontrolle nach 4–6 Wochen erfolgen.

Das Diaphragma wird abends eingeführt und morgens herausgenommen. Die Liegedauer soll nicht mehr als 12 h betragen. Beim Auftreten der ersten Menstruation ist das Diaphragma erneut anzupassen. Im Gegensatz zur Anwendung des Kondoms, soll beim Diaphragma auch beim Stillen eine spermizide Creme verwendet werden.

> Die Versagerquote beträgt 2–4 Schwangerschaften pro 100 Anwendungsjahre bei zusätzlicher Anwendung einer spermiziden Creme (Döring u. Schicketanz 1986).

Cave

Bei starker Retroversio uteri und bei ausgeprägtem Deszensus sowie bei Entzündungen ist das Diaphragma kontraindiziert.

Portiokappe

Die Portiokappe besteht aus Zelluloid- oder Plastikmaterial; sie saugt sich bei sachgerechter Applikation auf der Portio fest und bildet so einen relativ zuverlässigen Abschluss der Vagina gegenüber dem Uterus. Die Kappe wird einige Tage vor der zu erwartenden Menstruationsblutung entfernt. Die Versagerquote liegt bei 7 auf 100 Anwendungsjahre.

Wurde bereits vor der Schwangerschaft eine Portiokappe verwendet, so ist die Größe nach der Geburt neu festzulegen, da es durch die Geburt zu einer Größenveränderung der Zervix kommt. Die Anpassung erfolgt wie beim Diaphragma 4–6 Wochen nach der Geburt. Da das Einsetzen und Entfernen jedoch meist an einen Arzt gebunden ist, hat sich diese Methode nicht durchgesetzt.

Cave

Kontraindiziert ist die Anwendung bei Zervixrissen, ausgedehnten Portioerosionen und Ovula Nabothi. Bei Vorhandensein einer Endometritis, Adnexitis ist die Portiokappe ebenfalls kontraindiziert.

Scheidenkondom

Neue Barrieremethoden sind die »femshields«, die in Analogie zum Kondom die Scheide vollständig auskleiden. Aufgrund der Größe des Produktes (lea contraceptivum) wird der Muttermund immer ausreichend bedeckt. Das aus Silikongummi hergestellte Material kann 48 h in situ verbleiben, ohne dass dadurch seine Wirkung beeinträchtigt wird. Das Einsetzen und Entfernen kann problemlos von der Frau selbst durchgeführt werden.

Ein individuelles Anpassen ist nicht erforderlich, da sich das Kondom in seiner Größe automatisch der Anatomie anpasst. Es kann daher auch ohne Probleme post partum verwendet werden. Eine gleichzeitige Verabreichung von spermiziden Cremes wird empfohlen, ist aber nicht unbedingt erforderlich.

51.3.3 Intrauterinpessar

▶ Studienbox

Bei entsprechender Erfahrung ist auch bei Einlage innerhalb von 48 h nach der Geburt mit keiner erhöhten Rate von Infektionen, Blutungen und Perforationen zu rechnen (O'Hanley u. Huber 1992; Xu et al. 1994). Der Hauptnachteil einer Einlage unmittelbar postpartal ist die erhöhte Expulsionsrate (6–15 %), die geringer ist, wenn die Einlage innerhalb der ersten 10 min nach der Ausstoßung der Plazenta erfolgt (Cole et al. 1984).

> Bei Einsetzen eines IUPs während einer Sectio ist die Expulsionsrate niedriger als bei der unmittelbar postpartalen Anwendung. Bei prothahierten Geburtsverläufen oder nach einem vorzeitigen Blasensprung sollte aufgrund des erhöhten Infektionsrisikos kein IUP gelegt werden.

Die Einlage eines IUPs 1–4 Wochen post partum scheint mit einer erhöhten Perforationsrate verbunden zu sein (Sivan 1984). Üblicherweise ist daher eine Applikation 5–6 Wochen nach der Geburt im Rahmen der vorgeschriebenen Nachuntersuchung zu empfehlen.

Es gibt keinen negativen Einfluss auf die Menge oder Qualität der Muttermilch durch kupferhaltige oder gestagenhaltige IUPs. Die Gestagenspiegel in der Muttermilch sind sehr niedrig und haben keine nachteiligen Folgen auf das Kind (Heikkilä et al. 1984).

Wirkungsweise

Das IUP inaktiviert die Spermatozoen und reduziert die Spermienrate in den Eileitern. Die erhöhte Konzentration von Kupferionen oder das lokal verabreichte Gestagen sind in erster Linie für die spermizide Wirkung verantwortlich.

Einsetzen des IUP

Vor dem Einlegen ist eine gynäkologische Palpation des inneren Genitale durchzuführen, wobei in unklaren Fällen eine Sonographie zur Beurteilung der Größe und Lage des Uterus durchgeführt wird.

Nach Desinfektion und Entfaltung der Vagina mit Spekula ist es in den meisten Fällen erforderlich, die Portio anzuhaken und und in die Vagina hereinzuziehen. Eine Sondierung des Cavums (Uterussondenlänge) ist meist ohne Dilatation des Zervikalkanals möglich, ansonsten wird eine Dilatation mit Hegar-Stiften bis Stärke 4 durchgeführt. Nach Einführen eines Applikators wird das IUP vorsichtig in das Cavum uteri plaziert. Schwierigkeiten beim Einlegen können durch eine extreme Hyper- oder Anteflexion des Uterus hervorgerufen werden. Die praktische Durchführung der Insertion ist vom Typ des IUPs abhängig. Der IUP-Faden wird auf eine Länge von 2 cm gekürzt.

Bei einer Einlage unmittelbar nach der Entwicklung der Plazenta ist aufgrund der **Perforationsgefahr** auf eine Sondierung zu verzichten. Bei T-förmigen IUPs ist die Öffnung der beiden Arme der Spirale bereits bei Erreichen des inneren Muttermundes zu empfehlen und die Spirale im geöffneten Zustand zum Fundus hochzuschieben, wodurch erneut die Perforationsgefahr herabgesetzt werden kann.

Das Einlegen eines IUPs im Rahmen einer Sectio ist problemlos durch die Uterotomiewunde möglich, wobei hier der Vorteil besteht, dass das IUP unter visueller Kontrolle exakt im Fundus platziert werden kann.

Kontrolle des IUPs

Nach der Einlage ist der korrekte Sitz durch eine Sonographie zu überprüfen. Der Pessar-Fundus-Abstand soll <2 cm betragen. Die Sonographie ermöglicht auch den Ausschluss einer eventuellen Perforation des Uterus durch das IUP.

Eine Kontrolle des IUPs wird nach der ersten folgenden Blutung durchgeführt. Wird das IUP unmittelbar nach der Geburt gelegt, erfolgt die erste Kontrolle nach 5–6 Wochen.

Formen von Intrauterinpessaren (IUP)

Gräfenberg-Ring, Lippes-Schleife. Die Vorläufer der modernen IUPs, deren Wirkung in einer lokalen Entzündung bestand, werden aufgrund ihrer Nebenwirkungen (Entzündungen, Schmerzen, Blutungsstörungen) nicht mehr eingesetzt.

Kupferhaltige IUPs. Die Einführung von kupferhaltigen IUPs in den 60er-Jahren führte zu einer Erhöhung der kontrazeptiven Verlässlichkeit; die Größe der IUPs konnte reduziert werden, was die Nebenwirkungen (Schmerzen, Entzündungen, Expulsion) deutlich verringerte. Die Kupferionen wirken hemmend auf Spermien, sodass das IUP nicht als Abortivum wirkt, sondern primär die Schwangerschaft verhindert. Die Liegezeit beträgt je nach Produkt 4–8 Jahre.

Die verschiedenen Typen sind unterschiedlich in ihrer Form und ihrem Kupfergehalt (Nova-T, TCu-380 Ag, Multiload 250, Multiload 375). Die Zahl steht für die Größe der Kupferoberfläche, Ag weist auf den Silberkern der Spirale hin (Tabelle 51.1).

Gestagenhaltige IUPs. Gestagenmedizierte IUPs vereinigen die Wirkungsweise der klassischen Spirale mit der Gestagenkon-

Tabelle 51.1. **Verschiedene Typen von Intrauterinpessaren**

Name	Material	Form	Liegedauer
TCu-380 A	Polyäthylen, bariumsulfathaltig; Kupferdraht (314 mm^2)	T-förmig	Bis zu 10 Jahre
Nova-T	Polyäthylen, bariumsulfathaltig; Kupferdraht (200 mm^2) mit einem Silberkern	Y-förmig	5 Jahre
CuNova-T	380 mm^2 Kupfer, ansonsten wie Nova-T	Y-förmig	5 Jahre
Cu-Safe 300	Polyäthylen, bariumsulfathaltig; Kupferdraht 300 mm^2	T-förmig mit flexiblen Armen	5 Jahre
Multiload-250	Polyäthylen mit 2 flexiblen Armen, 250 mm^2 Kupferdraht (2 Größen)	Gebogene Arme mit Sporen	5 Jahre
Multiload-375	375 mm^2 Kupferdraht, ansonsten wie Multiload 250	Gebogene Arme mit Sporen	5 Jahre
Progestasert-IUD	Äthylenvinylacetat, 38 mg Progesteron, Bariumsulfat, 65 µg Progesteron/Tag	T-förmig	2 Jahre
Norgestrel-IUP, Mirena; Levonova	Polyäthylen, 52 mg Levonorgestrel (=20 µg Levonorgestrel/Tag)	Y-förmig	5 Jahre
GyneFix	Polypropylenfaden, 6 Kupferhüllen, 330 mm^2	Länglich, flexibel	5 Jahre

trazeption. Die Liegedauer ist kürzer als bei kupferhaltigen Produkten.

Um die Expulsionsrate zu veringern, wurden spezielle IUPs entwickelt, die kein eigenes Gerüst haben, wo mehrere (6) kupferhaltige Hüllen übereinander liegen und wobei ein Fadenende mit einem speziellen Insertionsinstrument im Fundus des Uterus verankert wird (GyneFix™, FlexiGard 330, CuFix330).

Zum gleichen Zweck wurde ein IUP mit flexiblen T-förmigen Haltearmen konstruiert (CuSAFE 300), die das IUP bei Uteruskontraktionen funduswärts drücken (Kurz u. Meier-Oehlke 1991).

Komplikationen

Ein erhöhtes Risiko einer Perforation besteht vor allem bei Zustand nach Sectio und retroflektiertem Uterus. Weiterhin ist ein stark anteflektierter Uterus mit dem Risiko einer Perforation an der Hinterwand verbunden. Das Einlegen des IUPs verursacht bei sachgerechter Durchführung kaum Beschwerden, sodass bei stärkeren Beschwerden immer an eine Perforationsverletzung gedacht werden muss.

Bei unmittelbar post partum gelegtem IUP ist die Expulsionsrate erhöht, jedoch treten keine verstärkten postpartalen Blutungen oder Involutionsstörungen des Uterus auf.

▶ Studienbox

Das IUP-assoziierte Infektionsrisiko wird in neueren Studien (Buchan et al. 1990) geringer eingestuft als in den früheren Arbeiten (Faulkner u. Ory 1976). Entzündungen des inneren Genitale hängen vor allem mit der Einlage selbst zusammen, ansonsten ist kein erhöhtes Langzeitrisiko bei IUP-Trägerinnen festgestellt worden. Es besteht keine erhöhte Inferilitätsrate bei IUP-Trägerinnen nach Entfernung desselben (Skjeldestad 1992).

Kommt es durch ein disloziertes IUP zu einer Schwangerschaft, ist mit einer erhöhten Rate von Eileiterschwangerschaften und Fehlgeburten zu rechnen.

Cave

Kontraindikationen unmittelbar post partum sind Entzündungen sowie verstärkte Blutungen oder eine fraglich vollständige Plazenta. Bei einer postpartalen Endometritis soll die Einlage erst nach Ausheilen der Entzündung nach 3 Monaten erfolgen. Ansonsten gelten die gleichen Kontraindikationen wie bei einer Einlage 6 Wochen nach der Geburt. Dazu zählen ein Uterus myomatosus, Uterusfehlbildungen, Blutungen unklarer Genese, Kupferallergie sowie eine Antikoagulanzientherapie.

Insgesamt ist das IUP als sicheres Kontrazeptivum in der Stillperiode anzusehen und hat vor allem den Vorteil, dass keine Nebenwirkungen für das Kind vorhanden sind. Es ist vor allem bei Frauen geeignet, die noch keine endgültige Kontrazeption (Sterilisation) wünschen.

Die Versagerquote ist vom Modell sowie von der Dauer der Anwendung abhängig und wird mit <1–2 auf 100 Anwendungsjahre angegeben.

51.3.4 Postpartale hormonelle Kontrazeption

Kombinationspräparate

Cave

Die Gabe von Kombinationspräparaten (Östrogen, Gestagen) gilt in der Stillperiode als kontraindiziert, da Östrogene die Milchproduktion negativ beeinflussen. Sie verringern die Milchproduktion und beeinflussen die Qualität der Muttermilch. Ebenso wird ein kleiner Anteil der Steroide über die Milch ausgeschieden, sodass auch niedrig dosierte orale Kontrazeptiva nicht als Mittel der ersten Wahl in Frage kommen.

Gestagenpille

Ist die orale Kontrazeption indiziert, so erfolgt die Verabreichung eines ausschließlich gestagenhaltigen Präparates [Levonorgestrel 0,03 mg (Microlut, Mikro-30 Wyeth, 28 mini), Norethisteron 0,35 mg (Micronovum)]. Die Milchsekretion wird nicht negativ beeinflusst, und es sind auch keine negativen Einflüsse auf das Kind durch niedrige Gestagenspiegel in der Milch bekannt. Für einen zuverlässigen Schutz ist die tägliche Einnahme zur gleichen Tageszeit eine wichtige Voraussetzung. Zwischenblutungen können auch bei vorschriftsmäßiger Einnahme auftreten.

Gestagenmonopräparate führen nur in etwa 50 % der Fälle zur Ovulationshemmung; die wesentliche kontrazeptive Wirkung besteht in einer Veränderung des Zervixschleimes (Viskositätserhöhung, Abnahme der Spinnbarkeit), die zur einer verminderten Penetration der Spermien führt. Teilweise kommt es auch zu Implantationsstörungen durch Veränderungen des Endometriums.

Die Zuverlässigkeit der Minipille ist geringer als bei Kombinationspräparaten; da Stillen die Fertilität jedoch zusätzlich reduziert, ist mit einem zuverlässigen Konzeptionsschutz zu rechnen.

Depotgestagenpräparate

Depotgestagenpräparate [Medroxyprogesteronacetat (Depot-Clinovir), Norethisteronenantat (Noristerat)] werden intramuskulär in 3-monatlichen Abständen verabreicht und gewährleisten einen sicheren Konzeptionsschutz durch eine gleichzeitig vorhandene Ovulationshemmung neben den peripheren Gestagenwirkungen.

Da die Hormonspiegel in der Milch jedoch deutlich höher sind und beim Kind ähnliche Spiegel wie bei der Mutter gefunden werden, kann die Verabreichung nur in Ausnahmefällen empfohlen werden. Für Gestagenimplantate gelten die gleichen Einschränkungen wie für die intramuskulär verabreichten Präparate. Das Gestagenimplantat Implanon (Etonogestrel) hat bei einer subkutanen Insertion in den ersten 3 Wochen nach der Geburt einen Konzeptionsschutz von 100 %. Daten zur Sicherheit bei der Anwendung während der Stillzeit sind derzeit nicht zur Verfügung. Nach Aufklärung der Entbundenen und Überwachung des Neugeborenen ist die subkutane Implantation jedoch eine sehr zuverlässige Methode mit geringen Nebenwirkungen.

51.3.5 Natürliche Familienplanung

Die Methoden der natürlichen Familienplanung sind in der Stillzeit nur begrenzt einsetzbar. Die **Temperaturmethode** ist **nicht anwendbar**, da eine ausreichende Nachtruhe meist nicht gewährleistet ist, sodass zusätzliche Temperaturschwankungen bestehen.

Hat die Frau bereits Erfahrung mit der Zervixschleimbeurteilung, dann kann diese Methode mit Einschränkung auch in der postnatalen Phase angewendet werden. Allerdings kann sich der Zervixschleim auch verändern, ohne dass dies mit einer Ovulation in Zusammenhang steht; die Methode ist daher erst wieder zuverlässig einsetzbar, wenn regelmäßige Menstruationsblutungen auftreten.

51.4 Postpartale Sterilisation

Die Sterilisation als Methode der Schwangerschaftsverhütung ist erst seit dem 19. Jahrhundert bekannt. Die erste Sterilisation im Rahmen einer Sectio wurde 1881 von Lungren beschrieben, durchgeführt wurde die Methode jedoch bereits im ersten Drittel des 19. Jahrhunderts. Seit der Erstbeschreibung sind über 200 verschiedene Methoden zur Sterilisationen bei der Frau beschrieben worden (Siegler u. Grunebaum 1980). Die Sterilisation der Frau oder des Mannes ist weltweit die häufigste Methode der Kontrazeption.

Der Hauptvorteil der Sterilisation im Wochenbett ist die Tatsache, dass die Frau die Zeit im Krankenhaus für einen Eingriff nutzen kann, für den sie sonst erneut stationär aufgenommen werden müsste. Die laparoskopische Sterilisation im Intervall ist prinzipiell zu bevorzugen; ein Eingriff im Wochenbett ist jedoch zu befürworten, wenn ein späterer Termin kaum eingehalten werden kann. Vor allem im Rahmen einer Sectio kann der Eingriff ohne zusätzliches Risiko durchgeführt werden.

51.4.1 Vorbedingungen

Die Entscheidung zu einer Sterilisation sollte bereits während der Schwangerschaft getroffen werden. Nach entsprechender Aufklärung wird eine schriftliche Einverständniserklärung eingeholt. Das Einverständnis des Partners ist nicht erforderlich, er sollte jedoch in die Beratung mit involviert werden, bei der vor allem die einfacher durchzuführende Sterilisation des Mannes angesprochen werden sollte. In mehreren Gesprächen ist zu klären, inwieweit die Frau trotz anderer Alternativen die Sterilisation wünscht, da der Wunsch nach Refertilisation vor allem bei einer Sterilisation im Wochenbett deutlich höher (bis 10 %) ist als bei einer Sterilisation im Intervall (Chi-I et al. 1992).

Cave

Ist die Frau unsicher oder befindet sie sich in einem psychisch labilen Zustand, sollte keine Sterilisation im Wochenbett durchgeführt werden. Die Familienplanung muss abgeschlossen sein. Die Frau sollte älter als 30 Jahre sein, jedoch ist der Eingriff in individuellen Fällen auch bei jüngeren Frauen indiziert. Vor allem bei Frauen zwischen 25 und 30 Jahren, bei unstabiler Partnerbeziehung sowie nach dem ersten oder zweiten Kind ist das Risiko groß, den Eingriff später zu bereuen.

Die Narkosetauglichkeit muss gegeben sein, wobei vor allem zusätzliche Belastungen durch einen protrahierten Geburtsverlauf oder ein vermehrter Blutverlust mit einzubeziehen sind. Bei erhöhtem Thromboserisiko ist eine effiziente Thromboseprophylaxe durchzuführen.

51.4.2 Operationsmethoden

Generelle Richtlinien

Eine Sterilisation 4–6 Wochen nach der Geburt wird laparoskopisch durchgeführt, und die Koagulation der Tuben erfolgt üblicherweise mit der Elektrokauterisation.

Für die **Sterilisation im Wochenbett** wird eine **Minilaparotomie** (Subumbilikalschnitt, kleine mediane Unterbauchlaparotonmie) bevorzugt eingesetzt. Ein laparoskopisches Vorgehen wurde auch für die Sterilisation im Wochenbett beschrieben; aufgrund der möglichen Komplikationen (Uterusperforation, Darmverletzungen) und der Zuverlässigkeit und Sicherheit des traditionellen Vorgehens wird derzeit der Minilaparotomie der Vorzug gegeben (Green u. Laros 1980; McDonell 1980).

Die subumbilikale Lokalisation ist einerseits aus kosmetischen Gesichtspunkten sinnvoll, andererseits ist die Bauchwand hier sehr dünn. Ein bogenförmiger Hautquerschnitt (alternativ: kurzer Längsschnitt) von 3–5 cm ist ausreichend. Vor dem Eingriff ist darauf zu achten, ob aufgrund des Fundusstandes ein problemloses Aufsuchen der Adnexe möglich ist. Der Hautschnitt wird primär möglichst klein ausgeführt, bei Problemen soll aber großzügig von einer Erweiterung des Hautschnittes Gebrauch gemacht werden.

Der Operationserfolg und die Operationsdauer sollen nicht unnötig durch eine zu kleine Laparotomie beeinträchtigt werden. Durch die Schlaffheit der Bauchdecken unmittelbar postpartal kann der Eingriff jedoch meist durch kleine Inzisionen (3 cm) durchgeführt werden. Das subkutane Fettgewebe wird bis zur Faszie durchtrennt. Anschließend wird die Faszie und das Peritoneum längs gespalten. Mit einem Bauchdeckenhalter oder durch kleine Spekula wird die Wunde gespreizt, um den Fundus uteri und die Tuben darzustellen. Die Tube wird mit einer atraumatischen Klemme gefasst, bis zum Fimbrienende verfolgt und die Unterbindung nach einer Methode durchgeführt, mit der der Operateur ausreichend Erfahrung hat. Die Laparotomie wird schichtweise verschlossen. Eine besondere Diät oder Schonung aufgrund des Eingriffes ist nicht erforderlich.

Elektrokoagulation

Mit der bipolaren Koagulationszange wird die Tube in einem Bereich von etwa 3 cm durch **mehrmaliges** Koagulieren zerstört. Dabei sollte darauf geachtet werden, dass Gefäße in der Mesosalpinx nach Möglichkeit nicht miterfasst werden.

> Thermokoagulation und Laserkoagulation der Tube zeigten keinen Vorteil gegenüber der Elektrokoagulation.

Clipsterilisation

Heute werden meist Kunststoffclips verwendet. Die Clips werden im Bereich des Isthmus der Tube plaziert und haben den Vorteil, dass nur ein kleiner Tubenanteil zerstört wird, sodass eine evtl. gewünschte Reanastomose größere Aussichten auf einen Erfolg hat.

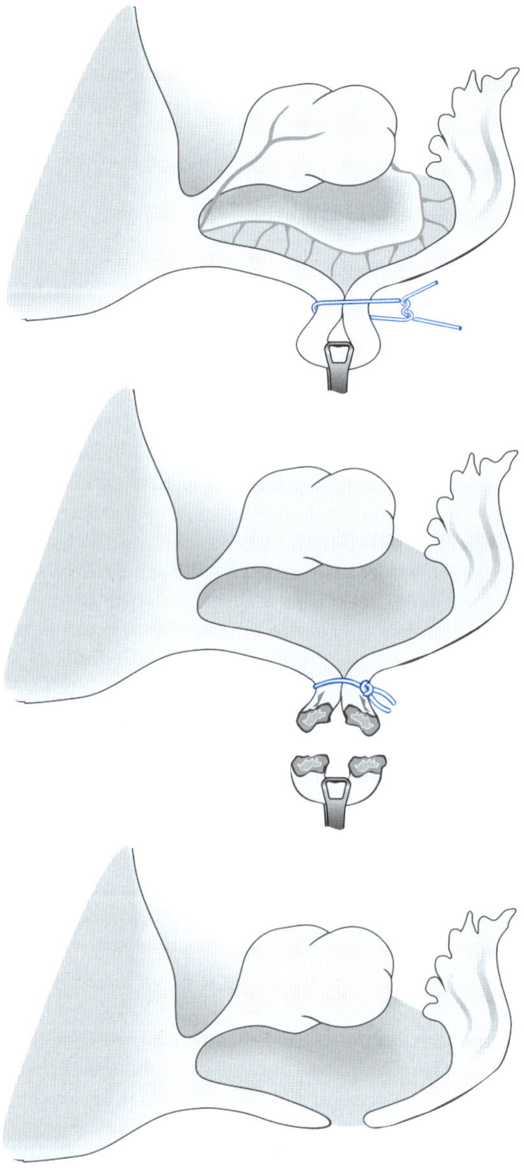

a b c

◘ Abb. 51.1 a–c. Tubensterilisation nach Pomeroy. a Ligatur im mittleren Anteil der Tube mit resorbierbarem Nahtmaterial. **b** Resektion der unterbundenen Tubenanteile. **c** Auseinanderweichen der Stumpfenden nach Resorption des Nahtmaterials

Chirurgische Methoden

Unter den chirurgischen Methoden haben 2 größere Bedeutung erlangt: die einfache Methode nach **Pomeroy** und die etwas kompliziertere nach **Labhardt-Uchida.**

Methode Pomeroy

Die Methode ist einfach, rasch durchführbar und hat eine weite Verbreitung gefunden.

Im gefäßarmen mittleren Anteil wird die Tube mit einer Klemme hochgehoben, die dadurch entstandene Schlinge wird mit einem resorbierbaren Faden an der Basis doppelt ligiert und durchtrennt (◘ Abb. 51.1). Dabei ist darauf zu achten, dass sowohl das distale als auch das proximale Lumen eindeutig identifiziert werden und dass die Durchtrennung nicht zu nahe an der Ligatur erfolgt. Nach Kontrolle auf ausreichende Blutstillung ist der Eingriff beendet.

Nach Resorption des Nahtmaterials weichen die beiden Stumpfenden auseinander, und eine Peritonealisierung der Wundränder führt zum Verschluss der Tube. Eine Koagulation der Tubenenden soll nicht durchgeführt werden, da dadurch das Auseinanderweichen der Tubenenden verhindert werden und eine eventuelle Neukanalisation entstehen kann. Auch darf keinesfalls nichtresorbierbares Nahtmaterial verwendet werden.

> Die Versagerquote wird mit 2–4 auf 1000 Eingriffe angegeben. Bei sachgerechter Durchführung ist die Versagerquote im Rahmen einer Sectio nicht höher als im Intervall (Husbands et al. 1970).

Methode nach Labhardt-Uchida

Die Methode dauert etwas länger als die von Pomeroy, ist jedoch auch mit einer Minilaparotomie durchführbar.

Nach Darstellung der Tube werden 1–2 ml physiologische Kochsalzlösung im Bereich des lateralen Tubendrittels in die Mesosalpinx injiziert. Dadurch wird das Herausschälen der Tube aus der Mesosalpinx nach antimesenterieller Spaltung des Peritoneums (2 cm) erleichtert. Ein Tubenanteil von mehreren Zentimetern wird aus der Mesosalpinx herausgeschält, am proximalen und distalen Ende ligiert (resorbierbares Nahtmaterial) und ein Teilstück von 1–2 cm reseziert. Das proximale Ende der Tube wird durch die Peritonealisierung zwischen die Blätter der Mesosalpinx versenkt, während das distale Tubenende zur Bauchhöhle hin offen bleibt (◘ Abb. 51.2). Eine **Rekanalisation** ist dadurch **nicht mehr möglich.**

Ein **Vorteil** der Methode ist, dass die ovarielle Gefäßversorgung in der Mesosalpinx kaum beeinträchtigt wird und andererseits von einer hohen Zuverlässigkeit ausgegangen werden kann (Uchida 1975). Wenn nur ein kurzes Tubenstück entfernt wurde, kann eine spätere Refertilisierungsoperation versucht werden.

Zahlreiche weitere Operationsmethoden werden seltener durchgeführt oder haben nur mehr historischen Wert:

- Bei der **Methode nach Madlener** wird der Tubenanteil im isthmischen Anteil angehoben, die Basis dieses Schleifenstückes mit einer Klemme gequetscht und mit einem nichtresorbierbaren Nahtmaterial unterbunden. Aufgrund der hohen Versagerquote gilt diese Methode heute als obsolet.
- Bei der **Methode nach Irving** wird nach Durchtrennung der Tube der proximale Anteil in eine Inzision an der Uterushinterwand eingenäht. Der distale Anteil wird in die Mesosalpinx versenkt. Die Methode zeichnet sich durch eine hohe Zuverlässigkeit aus, es kann jedoch zu schwer zu stillenden Blutungen an der Einnähungsstelle am Uterus kommen. Eine Anwendung dieser Technik mit einer Minilaparotomie ist kaum möglich, sie wird vor allem im Rahmen einer Sectio eingesetzt.
- Die **Fimbriektomie nach Kroener** (Kroener 1969) ist einfach und rasch durchführbar. Dabei wird das distale Tubenende doppelt unterbunden (nicht resorbierbares Nahtmaterial) und reseziert. Die Methode ist irreversibel, wobei jedoch mit einer höheren Versagerquote (6 ‰) zu rechnen ist. Die Versagerquote kann verbessert werden, wenn das Tubenende in das Ligamentum latum eingenäht wird.

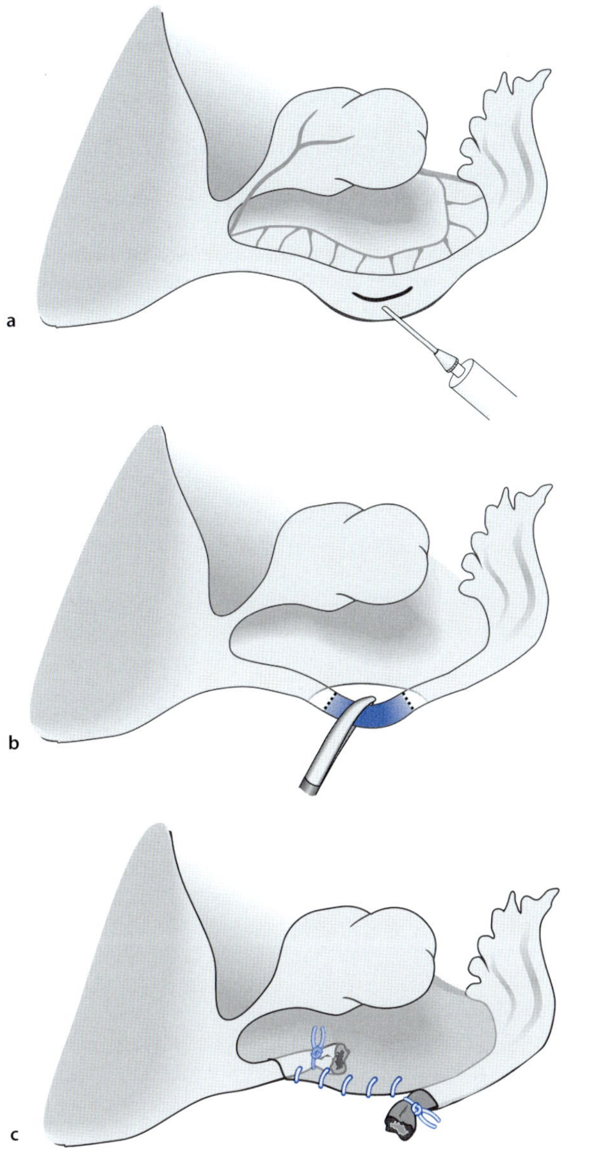

Abb. 51.2a–c. **Tubensterilisation nach Labhardt-Uchida.** **a** Inzision der Tubenserosa nach vorheriger Infiltration mit Kochsalzlösung. **b** Herauslösen der Tube aus der Mesosalpinx und Resektion von ca. 2 cm nach vorheriger Unterbindung. **c** Versenkung des uterusnahen Tubenanteiles zwischen die Peritonealblätter der Mesosalpinx

- Die **Resektion der gesamten Tube** ist mit einer etwas höheren Komplikationsrate verbunden, beeinträchtigt die ovarielle Blutversorgung in der Mesosalpinx und ist irreversibel.

Neuere Techniken der Sterilisation, die **hysteroskopisch** durchgeführt werden, sind **unmittelbar postpartal nicht anwendbar.** Dabei werden **Kunststoffkörper** (Silikon) oder chemische Substanzen (**Quinakrin-Pellets**) hysteroskopisch in die Tubenostien eingebracht (Houck et al. 1983). Ausreichende Ergebnisse über Erfolgsraten und Nebenwirkungen stehen noch nicht zur Verfügung.

51.4.3 Anästhesie

Der Eingriff wird in Regional- (Spinalperiduralanästhesie) oder Allgemeinnarkose durchgeführt. Nach Möglichkeit ist die **Regionalanästhesie** aufgrund der **geringeren Komplikationsrate** zu bevorzugen. Eine Lokalanästhesie spielt in den westlichen Ländern keine Rolle, und es gibt keine sinnvollen Indikation für dieses Vorgehen.

51.4.4 Komplikationen

Die **Letalität** (0,2 ‰) im Rahmen der Tubensterilisation ist vor allem auf das **Narkoserisiko** zurückzuführen. Ein großer Anteil der Sterblichkeit (bis 2 Drittel der Fälle) ist durch eine Regionalanästhesie vermeidbar. Chirurgische Komplikationen werden in erster Linie durch **Blutungen** und **Infektionen** hervorgerufen, dabei spielen vor allem nicht rechtzeitig erkannte Schädigungen der Darmwand und von großen Gefäßen eine wichtige Rolle.

Nach Tubensterilisation ist bei Eintritt einer Schwangerschaft der Anteil ektoper Schwangerschaften erhöht. Langzeiteffekte nach Tubenligaturen werden nach wie vor kontrovers diskutiert. Ein Einfluss auf die Ovarialfunktion, prämenstruelle Symptome, Unterbauchschmerzen, Sexualverhalten konnte in Langzeitstudien nicht nachgewiesen werden (Rojansky u. Halbreich 1991).

Literatur

Buchan H, Villard-Mackintosh L, Vessey M, Yeates D, McPherson K (1990) Epidemiology of pelvic inflammatory diseases in parous women with special reference in uterine device. Br J Obstet Gynaecol 97: 780–788

Chi-I C, Gates D, Thapa S (1992) Performing tubal sterilizations during womens' postpartum hospitalisation: a review of the United States and international experiences. Obstet Gynecol Surv 47: 71–79

Cole LP, Edelmann DA, Potts DM, Wheeler RG, Laufe LE (1984) Postpartum insertion of modified intrauterine devices. J Reprod Med 29/9: 677–682

Diaz S, Aravena R, Cardenas H, Casado ME, Miranda P, Schiappacase V, Croxatto HB (1991) Contraceptive efficacy of lactational amenorrhoea in urban Chilean women. Contraception 43: 335

Döring GK, Schicketanz R (1986) Über die Zuverlässigkeit des Scheidendiaphragma als kontrazeptive Methode. Geburtshilfe Frauenheilkd 46: 33–36

Faulkner W, Ory HW (1976) Intrauterine devives and acute inflammatory disease. JAMA 235: 1851–1853

Gray RH, Campbell OM, Apelo R, Eslami SS et al. (1990) Risk of ovulation during lactation. Lancet 335: 25

Green LR, Laros RK (1980) Postpartum sterilization. Clin Obstet Gynecol 23: 647–659

Heikkilä M, Haukkamaa M, Luukkainen T (1984) Contraception with a levonorgestrel-releasing IUD: effect on lactation and child development. In: Zatuchni G, Goldsmith A, Shelton JD, Sciarra JJ, Osborn CK (eds) Long-acting contraceptive delivery systems. Harper & Row, Philadelphia, p 64

Houck RM, Cooper JM, Rigberg HS (1983) Hysteroscopic tubal occlusion with formed-in-place silicon plugs: a clinical review. Obstet Gynecol 62: 587–591

Husbands ME, Pritchard JA, Pritchard SA (1970) Failure of tubal sterilization accompanying cesarean section. Am J Obstet Gynecol 107: 966–967

Kennedy KI, Rivera R, McNeilly AS (1989) Consensus statement on the use of breastfeeding as a family planning method, Bellagio, Italy. Contraception 39: 477

Kroener WF (1969) Surgical sterilization by fimbriectomy. Am J Obstet Gynecol 104: 247–254
Kurz KH, Meier-Oehlke PA (1991) The Cu Safe 300 IUD, a new concept in intrauterine contraception. Adv Contracept 7: 291–300
Lungren SS (1881) A case of cesarean section twice successfully performed on the same patient, with remarks on the time, indications, and details of the operation. Am J Obstet Gynecol 14: 76–94
McDonell CF (1980) Puerpal laparoscopic sterilization. Am J Obstet Gynecol 137: 910–913
O'Hanley K, Huber DH (1992) Postpartum IUDs: key for success. Contraception 45: 351–361
Rojansky N, Halbreich U (1991) Prevalence and severity of premenstrual changes after tubal sterilisation. J Reprod Med 36: 551–555
Skjeldestad FE (1992) Conceptio rates post removal. A new look at IUDs. In: Stoneham MA (ed) Advancing contraceptive choices. Butterworth-Heinemann, New York, p 43
Short RV, Lewis PR, Renfree MB, Shaw G (1991) Contraceptive effects of extended lactational amenorrhoea: beyond the Bellagio Consensus. Lancet 337: 715
Siegler AM, Grunebaum A (1980) The 100th anniversary of tubal sterilization. Fertil Steril 34: 610–613
Sivan I (1984) The intrauterine device and uterine perforation. Obstet Gynecol 64: 744–746
Uchida H (1975) Uchida tubal sterilization. Am J Obstet Gynecol 121: 153–158
Xu JX, Reusche A, Burdan A (1994) Immediate postplacental insertion of the intrauterine device: a review of Chinese and the worlds experiences. Adv Contracept 10: 71–82

Qualitätssicherung/ Ethik/Psychosomatik

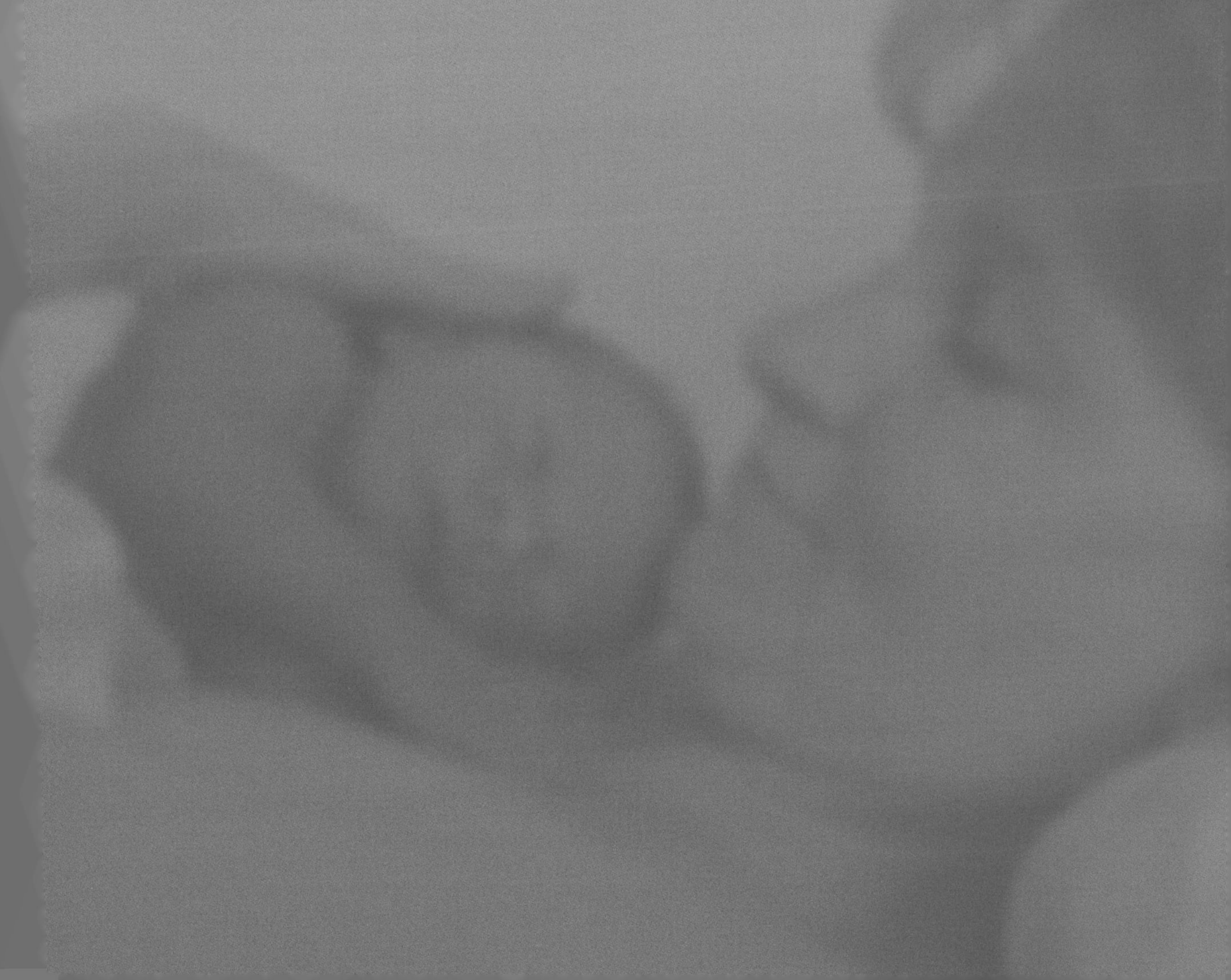

Qualitätssicherung in der Geburtshilfe

N. Pateisky, M. Geraedts und N. Lack

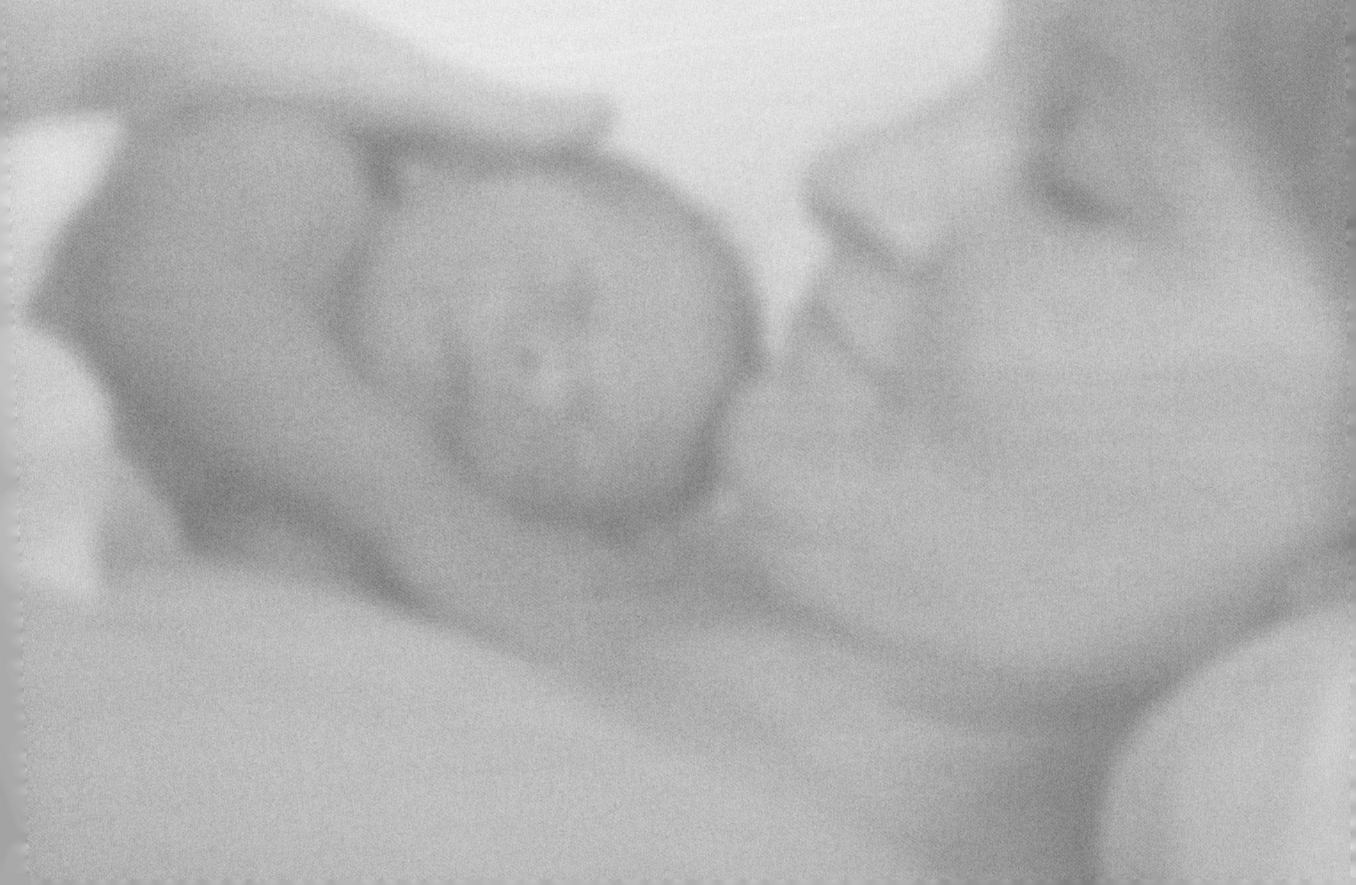

Kurz-Überblick

Der Begriff Qualitätssicherung (QS) wird nirgendwo öfter falsch angewandt als in der klinischen Medizin. Andererseits bedingen die gesetzliche Verpflichtung und der Verteilungskampf um die knappen Ressourcen zunehmend ein professionelles Verständnis der Materie. Nicht zuletzt sollte man dabei auch den zunehmenden forensischen Druck, unter dem die Medizin und die Geburtshilfe im Besonderen steht, erwähnen.

Es scheint daher notwendig und sinnvoll, im Rahmen eines zeitgemäßen Lehrbuches – gleich welcher Subspezialität – die Beschreibung der Grundprinzipien professioneller QS mit aufzunehmen. Dies insbesondere auch deshalb, da das entsprechende Wissen weder in der universitären, noch in der postpromotionellen Ausbildung ausreichend vermittelt wird.

Ein adäquates Verständnis der Materie sollte helfen, Missverständnisse zu vermeiden und QS schließlich so zu betreiben, dass das verfolgte Ziel – d.h. das Halten und die kontinuierliche Verbesserung des Qualitätsniveaus – zum Vorteil aller am Gesundheitssystem Beteiligter erreicht werden kann.

52.1 Grundlagen

52.1.1 Qualitätsmanagement (QM): Qualitätssicherung, Qualitätsplanung, Qualitätsverbesserung

Qualitätssicherung kann ausschließlich im Kontext mit Qualitätsmanagement (QM) gesehen und besprochen werden, da QS einen integrativen Teil von QM-Systemen darstellt. Ohne QM als Überbau kann QS weder richtig verstanden werden, noch effektiv zur Anwendung kommen. Das hat auch in den ISO-Normen seinen Niederschlag gefunden.

> Die ISO-9000-Serie stellt ein Set von 5 Standards dar, die sich auf Qualitätsmanagement (QM) beziehen.

Definition

Mögliche Definition von QM: Es handelt sich um ein Prozessmanagement, um die Kundenzufriedenheit bei optimalem Ressourceneinsatz zu maximieren.

> QM stellt eine Hilfe für Organisationen dar, jene Elemente in effektiver Art zu dokumentieren, die ein effizientes Qualitätssystem ermöglichen.

Diese Standards, die 1987 erstmals publiziert wurden, sind unspezifisch und gelten für jede Art von Betrieb, Produkt und Dienstleistung. Sie wurden von der ISO (International Organization for Standardization) auf Basis nationaler Standards aus 91 Ländern erstellt.

> Die **Europäische Norm EN ISO 8402: 1995** hat den Status einer Deutschen Norm. Die deutsche Fassung dieser Norm wurde zwischen den Normenorganisationen Deutschlands, Österreichs und der Schweiz abgestimmt. Die jeweiligen, sehr allgemein gehaltenen Definitionen sind dort nachzulesen.

Einen oft in diesem Zusammenhang gebrauchten Begriff stellt das **Total-quality-Management (TQM)** dar. Dieses beschreibt jenen Ansatz für Qualitätsverbesserung, der den Langzeiterfolg durch Kundenzufriedenheit anstrebt. Dabei wird zwischen »externen« und »internen« Kunden unterschieden.

Auf das Gesundheitswesen und dort auf das Krankenhaus bezogen bedeutet dies:

- **Externe Kunden** sind alle Personengruppen und Institutionen, die Leistungen vom Spital erwarten:
  Patienten, niedergelassene Ärzte/innen, Angehörige, Krankenhausträger, Versicherungen, politische Einrichtungen, etc.
- **Interne Kunden** sind alle im Krankenhaus Beschäftigten aller Berufsgruppen:
  ärztlicher Dienst, Verwaltung, Pflege, medizinisch-technischer Dienst, etc.

Der TQM-Ansatz basiert auf der Einbindung »aller« Mitglieder einer Organisation, um Prozesse, Produkte, Dienstleistungen und die Organisationskultur zu verbessern.

► Studienbox

Eine hilfreiches Konzept zum Verständnis der Zusammenhänge bietet in jedem Fall die **Juran-Trilogie** (Juran 1986). Joseph Juran selbst gilt als einer der Väter professioneller QS. Seine Bücher können als Standardwerke der QS angesehen werden (Juran 1992). Immer wieder auftretende Einwände, professionelles QM – und daher auch QS – könne nicht auf die Medizin übertragen werden, konnten durch das National Demonstration Project, das Ende der 1980er-Jahre in den Vereinigten Staaten durchgeführt und dokumentiert wurde, widerlegt werden (Berwick et al. 1990).

> Im Wesentlichen lässt sich QM laut Juran-Trilogie in 3 Bereiche einteilen:
> - Qualitätssicherung,
> - Qualitätsplanung,
> - Qualitätsverbesserung.

Qualitätssicherung: kontinuierliche Messung von Schlüsselprozessen, wobei im Gefolge davon die Reduzierung unerwünschter und inadäquater Abweichungen von Ergebnissen (Bandbreite, Variabilität) angestrebt wird. Beispiel: Sammeln von Informationen bezüglich der Angemessenheit von Mikroblutgasanalysen (= Schlüsselprozess), um schwere Azidosen (= Ergebnis) zu vermeiden. **Prozess** wird hierbei verstanden als Abfolge von Aufgaben, Arbeitsschritten und Informationsübergaben, die zu einem spezifischen Ergebnis (»result«, »output«) führen. Beispiel: notwendige Schritte, bevor es zum Hautschnitt bei einer geplanten Sectio kommt. Als **Schlüsselprozesse** sind dabei Arbeitsabläufe anzusehen, die als Resultat jene Ergebnisse liefern, die der jeweiligen Kernleistung entsprechen.

Qualitätsplanung: eine Reihe definierter Planungsinstrumente und Techniken, um Arbeitsabläufe – hier im medizinischen Bereich – festzuschreiben, die in dieser Form noch nicht existieren. Als sichtbare Zeichen stehen am Ende von Qualitätsplanungsarbeit oft Flussdiagramme, Leit- u. Richtlinien oder ganze Handbücher, wie sie beispielsweise im Flugverkehr verwendet werden. Solche Arbeit wäre in der Medizin unter anderem bei der Einführung neuer diagnostischer oder therapeutischer Maßnahmen erforderlich.

Qualitätsverbesserung: Set von Messinstrumenten und Techniken, die es den jeweiligen Leistungserbringern (Ärzte/innen, Pflege, technischer Dienst etc.) ermöglicht, in der QS festgestellte Mängel gezielt zu bearbeiten.

Notwendige Verbesserungen werden dabei »Schritt für Schritt« erreicht.

Berufsgruppenübergreifende Teams arbeiten zu diesem Zweck in so genannten Qualitätszirkeln zusammen. Die Qualitätsverbesserung betrifft in der Medizin die laufende Messung relevanter Ergebnisparameter, die möglichst mit Hilfe der Methoden **statistischer Prozesskontrolle (SPC)** erfasst werden sollten. Die Monitormethoden der SPC beinhalten als wichtigsten Bestandteil graphische Datendarstellungen, die helfen, positive oder negative Trends frühzeitig zu erkennen. Als wichtigstes Instrument ist hier das »Control Chart« zu nennen. Diese Form der Datendarstellung wurde in der 1. Hälfte unseres Jahrhunderts von W. Shewart entwickelt und perfektioniert und wird seither erfolgreich angewandt. (Shewhart 1986, 1939; Joiner et al. 1990, Wheeler 1993). Bis dato gibt es keine bessere Methode, um laufende Prozesse hinsichtlich ihrer Leistungsqualität richtig einschätzen zu können.

52.1.2 Qualitätssicherung (Qualitätsindikatoren, Qualitätsbegriff, Qualitätsdimensionen)

Im Folgenden soll es hauptsächlich um die Belange der Qualitätssicherung gehen. Dazu ist es notwendig sich den Begriffen **Qualitätsindikatoren, Qualitätsbegriff, Qualitätsdimensionen** sowie den Zusammenhängen zwischen **Prozessen und Ergebnissen** zu widmen.

Während in den letzten Jahrzehnten ausschließlich Ärzte selbst die Qualität der von ihnen erbrachten Arbeit beurteilten, tun dies in anderen Dienstleistungsbranchen in erster Linie die Kunden. Vor dem Hintergrund knapp werdender Ressourcen bricht diese Zeit jetzt auch im Gesundheitswesen an.

Während Krankenhausträger, Versicherungen und andere öffentliche Einrichtungen zunehmend Daten einfordern über

- **Effizienz** (Schlüsselfrage: Werden die richtigen Dinge getan?) und
- **Effektivität** (Schlüsselfrage: Werden die Dinge richtig getan? – auch im Hinblick auf die Kosten-Nutzen-Relation),

müssen auch den Patienten gegenüber qualitätsrelevante Daten bereit gehalten werden. In unserem Fach werden wir in diesem Sinn zunehmend mit der Frage werdender Mütter nach Sectiofrequenzen, Episiotomieraten und Ähnlichem konfrontiert. Während so manche Diskussion dabei medizinisch bedenklich erscheint, ist dies im Allgemeinen ein guter und verständlicher Trend. Dies alles macht eine Einigung zwischen internen und externen Kunden (Trägern, Leistungserbringern, Patienten etc.) darüber, was medizinische Qualität im Einzelfall eigentlich ist, unabdingbar. Da solche Einigungen mehr als schwierig zu erzielen sind, ist es notwendig, Indikatoren zu entwickeln, die unstrittig sind und helfen, Qualität »sichtbar« zu machen.

> **Definition**
>
> **Qualitätsindikator:** quantitatives Maß, das imstande ist, Qualität zu monitieren und zu beurteilen.

Beispiel: Unter der Voraussetzung, dass Einigkeit darüber besteht, bis zu welchem Anteil an Neugeborenen mit einem Nabelschnurarterien-pH-Wert <7,10 gute Qualität der Geburtsbetreuung gegeben ist, wäre der Prozentsatz an Kindern mit einem arteriellen pH-Wert unter 7,10 ein Qualitätsindikator.

Indikator Azidosefrequenz = Anzahl aller Kinder mit pH <7,10/Anzahl aller lebend geborener Kinder.

Qualitätsbegriff

Während es einerseits von Fall zu Fall schwierig ist, sich über die Qualität der erbrachten Leistung zu einigen, gibt es andererseits zwei Definitionen aus dem angloamerikanischen Sprachraum, die an Klarheit kaum zu übertreffen sind. Qualität ist **»fitness for use«** stammt von J. Juran, während Deming auf die Frage, wie Qualität zu erreichen ist die Antwort **»do the right thing the first time«** parat hat. Das Statement von Deming impliziert vor allem das Vermeiden von Nacharbeit, Ressourcenverbrauch und Reklamationen.

Beiden Statements ist kaum etwas hinzuzufügen, außer dass die beiden Erwähnten zu den »QS-Gurus« der ersten Stunde gehören und ihr Gedankengut für den Höhenflug vieler erfolgreicher Firmen und Dienstleistungsbetriebe verantwortlich waren und sind.

Eine weitere Voraussetzung, um QS-Maßnahmen gezielt einsetzen zu können, ist die Kenntnis der drei von A. Donabedian beschriebenen Qualitätsdimensionen:

- **Strukturqualität,**
- **Prozessqualität,**
- **Ergebnisqualität.**

Im Folgenden werden die Definitionen aufgeführt sowie die daraus sich ergebenden Folgerungen für den klinischen Alltag am Beispiel der Geburtshilfe:

Strukturqualität. Hierunter sind zu subsumieren:

- die apparativen und baulichen Voraussetzungen,
- der Ausbildungsstand der Mitarbeiter,
- strukturierte Weiterbildungsmöglichkeiten,
- Personalstand,
- Patientengut u. v. a. m.

Beispiele aus der Geburtshilfe:

- Technische Ausstattung der Abteilung,
- strukturierte Aus und Weiterbildung des Personals (Ärzte, Hebammen, Schwestern),
- Vorhandensein eines eigenen Sektio-OP,
- geburtshilfliche Anamnese,
- Begleiterkrankungen der Schwangeren,
- Sozialstatus der Schwangeren,
- Abteilungsbudget u. v. a. m.

Prozessqualität. Sie umfasst die diagnostischen und therapeutischen Abläufe vom Eintritt des Patienten in das Krankenhaus (Portier bzw. Ambulanz) bis zur Überweisung an den niedergelassenen Arzt

Beispiele aus der Geburtshilfe:

- Timing der Ultraschalluntersuchungen,
- Anzahl der Vorsorgeuntersuchungen,
- Art der CTG-Schreibung (kontinuierlich, intermittierend),
- Indikationsstellung zu jeglichem Vorgehen in der Schwangerschaft (Lungenreifung, Antibiose, stationäre Aufnahme, PDA, Vakuum, Sectio, Tokolyse, Einleitung etc.) u. v. a. m.

Ergebnisqualität. Damit werden letztendlich alle Ergebnisse bezeichnet, die an Mutter und Kind abzulesen sind.

Beispiele aus der Geburtshilfe:

- Gewicht,
- Länge,
- pH-Wert,
- Größe,
- Apgar-Score etc.

Die **Strukturqualität** kann durchaus auch als die Summe jener Rahmenbedingungen verstanden werden, unter denen die geforderte Qualität erbracht werden soll. Normalerweise sind diese Bedingungen kaum rasch zu ändern und erfordern oft bugdetäre Mittel.

Nicht selten hört man bei evidenten Qualitätsproblemen den Satz: »Wenn wir mehr Personal bzw. Geld zur Anschaffung dieser oder jener Geräte hätten ...«. Allzuoft aber liegen die wahren Ursachen im Bereich der Ablauforganisation und sind demzufolge den Problemen der Prozessqualität zuzuordnen. Diese Probleme können dann oft aufgrund mangelnder Kenntnisse der Instrumente und Techniken zur QS, Qualitätsplanung und Qualitätsverbesserung weder gefunden, noch **auf Dauer** ausgeräumt werden.

Die **Prozessqualität** scheint in vielen Fällen der erfolgreichste Angelpunkt zur Qualitätsverbesserung zu sein – schon alleine deshalb, weil sie meist im eigenen Einflussbereich liegt.

Werden im Bereich der **Ergebnisqualität** offensichtliche Mängel evident, kann man auf gesichertes Wissen zurückgreifen, wie Prozessabläufe evaluiert und analysiert werden, um dann Lösungsmöglichkeiten zu erarbeiten. An dieser Stelle sei mit Nachdruck auf die Zusammenhänge zwischen Prozess und Ergebnis hingewiesen. Da jedes Ergebnis am Ende eines mehr oder weniger langen Prozesses steht, können die wahren Ursachen für schlechte Ergebnisse in den allermeisten Fällen nur dann gefunden werden, wenn Prozessmanagement in geeigneter Weise betrieben wird.

Auch scheinbar simple Arbeitsabläufe zeigen bei näherer Betrachtung komplexe Strukturen. Als Beispiel sei hier das Besorgen von Blutkonserven in akuten Fällen genannt. Die in den diversen geburtshilflichen EDV-Erhebungsbögen erfassten Parameter stellen eine Mischung aus Parametern der Struktur, Prozess und Ergebnisqualität dar. Will man daraus einen Rückschluss auf die Qualität der geburtshilflichen Arbeit ziehen, ist eine differenzierte Betrachtung der Parameter (oder im Idealfall der QU-Indikatoren) notwendig, wobei Parametern der Strukturqualität eingeschränkte Bedeutung zukommt, da diese, wie erwähnt, meist nicht direkt beeinflusst werden können.

Für die Qualitätsbeurteilung sind folgende Fragen zu stellen, wobei der enge gegenseitige Bezug zwischen Prozess und Ergebnis in Betracht zu ziehen ist:

1. Welches Ergebnis in Bezug auf den jeweiligen Ergebnisparameter wird für gute Qualität gehalten?
2. Wo steht man diesbezüglich ?
3. Ist Verbesserungsbedarf gegeben ?

Üblicherweise werden zur Beantwortung der zweiten Frage Zählstatistiken (Azidosefrequenzen, Prozent der Frühgeborenen, perinatale Mortalität etc.) verwendet, die jedoch einen großen Teil der Information nicht enthalten. Demgegenüber sind graphische Methoden zur Ergebnisdarstellung aus dem Bereich der statistischen Prozesskontrolle (siehe auch Abschnitt Qualitätsverbesserung) vorzuziehen. Weichen die beobachteten Ergebnisse von der Antwort auf Frage eins ab, ist Verbesserungsbedarf gegeben.

Wie darauf zu reagieren ist, hängt vom Einzelfall ab und sollte vor dem Hintergrund eines impementierten QM-Systems geschehen. Auf diese Weise ist es möglich, in optimaler Weise auf diverse Ergebnisse zu reagieren (Goonan 1995). Voraussetzung dafür stellt allerdings zumindest einen Basisausbildung **aller** an den jeweiligen Prozessen beteiligten in Sachen professioneller Qualitätssicherung dar.

> ▶ **Studienbox**
>
> Als nicht zielführend hat sich der Versuch herausgestellt, einzelne Personen mit den Aufgaben des QM zu beauftragen, ohne »die Mannschaft« einer Grundausbildung zu unterziehen (Juran 1986).

52.2 Qualitätsmanagement in der Geburtshilfe durch Versorgungsmonitoring

52.2.1 Anforderungen an die Datenerhebung

Wenn auch einzelne Verbesserungsoptionen bzw. »Schwachstellen« der geburtshilflichen Versorgung durch Spontanmeldungen engagierter Mitarbeiter bekannt werden, bleiben trotzdem die größten Potentiale für eine kontinuierliche Verbesserung der Versorgung zumeist verborgen. Nur ein prospektives, strukturiertes Monitoring der laufenden Versorgungsprozesse verhilft dazu, zeitnah Verbesserungsoptionen zu erkennen und anschließend mit Hilfe von Qualitätsmanagementtechniken kontinuierlich umzusetzen.

Ziel des Monitorings sollte die o. g. (statistische) Prozesssteuerung sein, bei der während der laufenden Versorgungsprozesse Fehlentwicklungen erkannt und möglichst behoben werden, bevor Auswirkungen bei den »Kunden« der Versorgung zu erwarten sind. Wie aber ist ein solches strukturiertes Monitoring aufzubauen, damit es nicht als zusätzliche Dokumentationslast in der Flut sowieso schon in der Geburtshilfe praktizierter Dokumentationen empfunden wird?

Voraussetzung dafür, dass eine spezielle Dokumentation zur Unterstützung des geburtshilflichen Qualitätsmanagements angenommen wird, ist eine methodisch einwandfreie **Planung** unter Berücksichtigung der von Selbmann et al. (1989) vorgeschlagenen Prinzipien sowie aller vorhandenen Dokumentationen und Daten (s. Übersicht). Doppeldokumentationen sollten unbedingt vermieden werden. Die Daten sollten idealerweise einem vorhandenen Datenpool entstammen, anstatt extra für Qualitätsmanagementzwecke erhoben zu werden. Der erdenklich günstigste Fall wäre ein vorhandenes Klinikinformationssystem, das durch eine entsprechende Datenaufbereitung alle für das Qualitätsmanagement notwendigen Daten liefert.

Da bisher nur in wenigen geburtshilflichen Abteilungen ein solches umfassendes System vorhanden ist, muss meistens ein neues **Dokumentationsinstrument** entwickelt werden, das – als Erhebungsbogen oder als PC-Software – bei möglichst geringem Aufwand für die Dokumentierenden ein unverzerrtes Abbild der Realität und gleichzeitig ein Höchstmaß an qualitätsrelevanter Informationsdichte bietet.

Prinzipien für Erhebungsinstrumente als Basis eines Versorgungsmonitorings (nach Selbmann et al. 1989)

- Zielorientierte inhaltliche Gestaltung nach Abgleich mit vorhandenen Datenquellen und Vortestung
- Bezug zur Qualitätssicherung durch Abgleich mit vorhandenen wissenschaftlichen Leitlinien für optimale Qualität und Auswahl relevanter Versorgungsfragen u. a. zur Struktur-, Prozess und Ergebnisqualität
- Logische und exakte formelle Gestaltung
- Einbeziehung anderer klinikinterner Verwertungsmöglichkeiten (Arztbrief etc.)
- Mögliche Einbeziehung epidemiologischer Fragestellungen
- Beachtung hoher Datenqualität (Validität, Reliabilität, Vergleich- und Überprüfbarkeit, Plausibilitätsprüfungen)
- Berücksichtigung der Machbarkeit (Erreichbarkeit der Daten und Akzeptanz durch Dokumentierende u. a. durch Kleinhalten der Item- und Kataloganzahl).

Eine inhaltlich zielorientierte Gestaltung einer Dokumentation als Basis eines Versorgungsmonitorings und zur Unterstützung des Qualitätsmanagements lässt sich insbesondere dann erreichen, wenn die Dokumentation auf einem Satz von Qualitätsindikatoren (s. oben) basiert. Denn weil die Qualität komplexer medizinischer Leistungen bekanntlich nicht direkt messbar ist, müssen Indikatoren definiert werden, die jeweils Teilbereiche der Gesamtqualität abbilden. Bei der Entwicklung von Qualitätsindikatoren finden bisher vorrangige Aspekte der Struktur-, Prozess- und Ergebnisqualität ärztlichen Handelns Berücksichtigung. Für das immer stärker an Bedeutung gewinnende Konzept des umfassenden Qualitätsmanagements (UQM/TQM) stehen darüber hinaus Aspekte der Kundenzufriedenheit, Effektivität und Effizienz der gesamten Leistungserbringung im Vordergrund.

Für den Kliniker sind jedoch zunächst die Indikatoren besonders einsichtig, die den Versorgungsprozess fokussieren und dabei überprüfen, ob die aktuellen Versorgungsprozesse dem »state of the art« entsprechen. Beispiele für solche Qualitätsindikatoren aus dem Bereich der Geburtshilfe finden sich u. a. in den »Standards for obstetric-gynecologic services« des American College of Obstetricians and Gynecologists (ACOG 1989), im Bericht über die WHO-Konsensus-Konferenz zu Qualitätsindikatoren in der Perinatologie (Lindegaard et al. 1994) oder aber in der Datenbank »CONQUEST 2.0« der Agency for Health Care Research and Quality (CONQUEST Fact Sheet 2001). Das allgemein anerkannteste Entwicklungsschema für Qualitätsindikatoren hat die Joint Commission on Accreditation of Health Care Organizations veröffentlicht, in deren Publikationen weitere Indikatoren aufgeführt sind (JCAHO 1990).

Wenn nun für alle diejenigen Versorgungsprozesse, die einem strukturierten Monitoring unterzogen werden sollen, Qualitätsindikatoren formuliert wurden, dann bilden die für die Berechnung dieser Qualitätsindikatoren notwendigen Daten das Grundgerüst der Dokumentation. Um dieses Grundgerüst werden zusätzliche Daten gruppiert, mit denen die Zusammensetzung des Patientenguts sowie die strukturellen Spezifika der Leistungserbringer beschrieben werden können. Diese Daten werden benötigt, um damit die longitudinalen Daten einer Klinik oder die Querschnittsdaten verschiedener Kliniken mit dem Verfahren der statistischen Adjustierung der qualitätsbezogenen Daten zu standardisieren. Denn nur dann können sinnvolle klinikinterne, longitudinale Vergleiche oder aber externe, klinikübergreifende Vergleiche geburtshilflicher Versorgungsprozesse durchgeführt werden, wenn tatsächlich homogene Patienten- bzw. Geburtenkollektive und nicht Äpfel mit Birnen verglichen werden.

Wenn ein solcher externer Vergleich dazu verwendet wird, die jeweils besten geburtshilflichen Abteilungen für einzelne Versorgungsprozesse zu identifizieren, um von deren Erfolgen zu lernen, spricht man heute von »**Benchmarking**«. Damit aber Benchmarking als Methode zur Qualitätsverbesserung verschiedener geburtshilflicher Abteilungen in Zukunft möglich wird, sollten die zum Monitoring verwendeten Indikatoren bzw. Daten zumindest über eine gemeinsame Grundmenge verfügen, die in den einzelnen Kliniken durch zusätzliche Indikatoren ergänzt werden kann.

Als wahrscheinlich weltweit flächendeckendstes, einheitliches Versorgungsmonitoring in der Geburtshilfe wird im Folgenden auf die Perinatalerhebungen in Deutschland eingegangen.

52.2.2 Perinatalerhebungen in Deutschland: Beispiel eines geburtshilflichen Versorgungsmonitorings

Für die Dokumentation qualitätsrelevanter Daten aus der Geburtshilfe wurde im Rahmen der Münchner Perinatal-Studie 1975–1977 (Selbmann et al. 1980) ein Erhebungsinstrument entwickelt, das die oben genannten methodischen Prinzipien erfüllte. Der Schwerpunkt der Erfassung lag im Bereich ärztlich erbrachter Leistungen, deren Prozess- und Kurzzeitergebnisqualität anhand der Daten überwacht werden konnte.

Ausgehend von den positiven Erfahrungen der Münchner Perinatal-Studie haben sich die Perinatalerhebungen in der Bundesrepublik flächendeckend als freiwillige Maßnahme zur Qualitätssicherung in der Geburtshilfe verbreitet. Unterrepräsentiert in den Erhebungen waren nur Geburten in sehr kleinen Geburtskliniken und ambulante Geburten. Bisher sammelten die größtenteils auf Landesebene organisierten perinatologischen Arbeitsgemeinschaften die Klinikdaten und werteten sie jährlich aus. Viele Kliniken verwendeten anstatt Erhebungsbögen Computerprogramme zur Datenerfassung, die gleichzeitig auch Funktionen wie z.B. die Arztbriefschreibung und die Geburtsprotokollierung unterstützen. Die Perinatalbögen enthalten in anonymisierter Form Identifikationsfelder, soziodemographische Daten zur Schwangeren, Angaben zur Schwangerschaft, zur Entbindung und zum perinatalen Ergebnis bei Kind und Mutter.

Effekte des Versorgungsmonitorings im Rahmen der Perinatalerhebungen

Im klinischen Bereich haben die Perinatalerhebungen insbesondere dazu verholfen, dass klinikintern Qualitätsverbesserungen durch den Vergleich mit anderen geburtshilflichen Kliniken angeregt wurden. Statistiken, die solche Vergleiche von Versorgungsprozessen anhand objektiver Daten zur Qualität des eigenen geburtshilflichen Managements ermöglichen, sind nun einmal ohne eine strukturierte Dokumentation nicht berechenbar. Die Erhebungen haben zudem die Verminderung der perinatalen kindlichen und mütterlichen Morbidität und Mortalität auch in einzelnen Kliniken und Regionen deutlich gemacht. Manche Kliniken sind so weit gegangen, für die einzelnen Geburtshelfer anonyme Statistiken zur Qualität der Versorgung zu erstellen, mit denen schon kurzfristig wesentliche Verbesserungen des geburtshilflichen Managements und der fetalen Ergebnisse erzielt werden konnten (Schneider et al. 1991). Weiterhin lieferten die Perinatalerhebungen Argumente, mit denen der Regionalisierung der Geburtshilfe Vorschub geleistet werden konnte. Die Daten der Perinatalerhebungen zeigten nämlich deutlich, bei welchen anamnestischen Risiken eine intensive geburtshilfliche Betreuung anzuraten ist, wie hoch das Wiederholungsrisiko für Früh- oder Mangelgeburten ist oder in welchen Fällen eine gemeinsame postpartale Betreuung durch Geburtshelfer und Neonatologen geplant werden sollte (s. die entsprechenden Kapitel des vorliegenden Buches). Aus diesen Erkenntnissen ergaben sich oft klare Hinweise für Änderungen des geburtshilflichen Managements. Die Leitlinien der Fachgesellschaft zur geburtshilflichen Versorgung und die Mutterschafts-Richtlinien des Bundesausschusses der Ärzte und Krankenkassen, der über Inhalt und Umfang der Schwangerschafts- und Geburtsversorgung bei gesetzlich krankenversicherten Frauen in Deutschland zu entscheiden hat, konnten demnach mit den Daten der Perinatalerhebungen empirisch hinterfragt und aktuell angepasst werden.

Aber nicht nur die Versorgungsprozesse, sondern auch die strukturellen Bedingungen in den geburtshilflichen Kliniken haben sich durch die Perinatalerhebungen verändert. Hier ist einerseits die oftmals optimierte Zusammenarbeit von Geburtshelfern und Neonatologen zu nennen. Andererseits verbesserte sich in vielen Kliniken die Ausstattung, z.B. mit Blutgasanalysatoren. Ein Indikator der Perinatalerhebungen misst nämlich den Anteil an Neugeborenen, bei denen der Nabelschnurarterien-pH gemessen wurde. Welcher Verwaltungsdirektor konnte nun dem Argument widerstehen, dass in fast allen Kliniken einer Region Fetalblutanalysen durchgeführt wurden, die eigene Klinik aber nicht mal ein geeignetes Gerät vorweisen konnte? Entsprechend erhöhte sich dann beispielsweise bei der Perinatalerhebung in Baden-Württemberg der Anteil von Neugeborenen mit gemessenem Nabelschnurarterien-pH von 82,2% im Jahr 1988 auf 94,4% im Jahr 1993.

Ein Nebeneffekt der Vorhaltung dieser Geräte bestand zudem darin, dass nun auch intrapartal Fetalblutanalysen möglich waren, die zu einer weiteren Verbesserung der Prozessqualität der Perinatalversorgung führen konnten.

> Trotz aller positiven Erfahrungen mit den Perinatalerhebungen in Deutschland ist höchste Vorsicht bei der Interpretation der Daten anzuraten. Schon in der Erläuterung der Ergebnisse der Münchner Perinatal-Studie wies Selbmann darauf hin, dass mit dem praktizierten Studiendesign einer unkontrollierten Interventionsstudie keine Kausalschlüsse über den Zusammenhang vorliegender Risiken und bestimmte Geburtsergebnisse gezogen werden können (Selbmann et al. 1980).

Auch lassen sich keine Kausalschlüsse über die Wirksamkeit der Qualitätssicherungsmaßnahme »Perinatalerhebung« ziehen, obwohl eine stetige Abnahme der perinatalen Mortalität in Deutschland bis hin zur aktuellen europäischen Spitzenposition mit rund 5‰ beobachtet werden konnte (Selbmann et al. 1995).

Zudem muss die **Datenqualität** berücksichtigt werden. Während für die klinischen Daten der Perinatalerhebungen davon ausgegangen werden konnte, dass die Datenqualität für weitergehende Analysen ausreichte, musste dies für die soziodemographischen Daten bezweifelt werden (Jahn et al. 1996).

Trotzdem dienten die Perinatalerhebungen als reiche Quelle zur Generierung von Hypothesen zur Verbesserung des geburtshilflichen Managements in einzelnen Kliniken und auch ganzen Regionen (Gissler et al. 1997). Darüber hinaus konnte der von der Öffentlichkeit berechtigterweise zunehmend geforderten Transparenz der Qualität der Geburtshilfe nachgekommen werden. Betrachtet man zudem die Kosten für diese Maßnahme, die pro Fall auf etwa 5 € oder 0,3% der Kosten einer Geburt geschätzt wurden, dann handelte es sich auch noch um eine im Vergleich zur Industrie billige Maßnahme zur Qualitätsförderung.

Diese Argumente sprechen deutlich für den Erhalt der repräsentativen Perinatalerhebungen mit einer möglichst wahrheitsgetreuen, freiwilligen Beteiligung aller Geburtshelfer zur eigenen Qualitätsverbesserung. Umso unverständlicher scheint, dass die jüngsten gesundheitspolitischen Entwicklungen in Deutschland weg von einem vor allem ärztlich organisierten, freiwilligen Qualitätsmanagement hin zu einer durch die Kostenträger dominierten, zwangsweisen Qualitätskontrolle zeigen.

Mit dem Hintergrund dieser Entwicklungen und deren möglichen Folgen für das Qualitätsmanagement in der Geburtshilfe beschäftigt sich der nächste Abschnitt.

52.3 Stand der geburtshilflichen Qualitätssicherung in Deutschland

52.3.1. Hintergrund

Zentralistische Gesundheitspolitik

Mit der in Deutschland im fünften Sozialgesetzbuch in § 137 SGB V in Verbindung mit § 112 SGB V geregelten Zuständigkeit für die Durchführung stationärer Qualitätssicherung primär bei den Spitzenverbänden der Krankenkassen und der Deutschen Krankenhausgesellschaft unter Beteiligung der Bundesärztekammer wurden die Weichen auch für die weitere Zukunft der bisherigen Perinatalerhebung gestellt. Mit der Einrichtung einer Bundesgeschäftsstelle für Qualitätssicherung (BQS) in

Form einer GmbH als Dachorganisation für die Koordinierung der neuen Aufgaben wird auch in diesem Bereich der Trend zur Zentralisierung in der Gesundheitspolitik seit dem Regierungswechsel 1998 abermals verdeutlicht. Dies wird nicht zuletzt auch durch die damit verknüpfte sanktionsbewehrte ausschließlich EDV-basierte Dokumentationspflicht bei sämtlichen stationären Qualitätssicherungsmaßnahmen belegt. Eine vorübergehende Kopplung der Qualitätssicherungsdokumentation an die Entgeltform (Qualitätssicherung bei Fallpauschalen und Sonderentgelten) lässt erkennen, dass ökonomische Interessen zunehmend eine zentrale Rolle spielen.

Paradigmenwechsel

Somit erleben wir in der vor gut über 20 Jahren eingeführten Perinatalerhebung einen Paradigmenwechsel. Das Prinzip der freiwilligen Teilnahme und Dokumentation, das jahrelang als Garant für eine valide Befundung und einen offenen Umgang mit den Ergebnissen stand, ist durch einen strafbewehrten budgetrelevanten **Dokumentationszwang** ersetzt worden. Kriterien für die indikationsbezogene Notwendigkeit und die Qualität der im Rahmen der Krankenhausbehandlung durchgeführten diagnostischen und therapeutischen Leistungen sowie Vergütungsabschläge für zugelassene Krankenhäuser, die ihre Verpflichtungen zur Qualitätssicherung nicht einhalten, rücken in den Vordergrund. Angesichts des allgemeinen wirtschaftlichen Trends der demographischen Entwicklung sowie des technischen Fortschritts in der Medizin darf dieser Wandel andererseits nicht überraschen. Stattdessen muss geprüft werden, welche Auswirkungen diese neuen Strukturen und Dokumentationsauflagen auf die Behandlung unserer Patienten haben und welche Bewertung der Ergebnisse sich daraus ableiten lässt.

52.3.2 Auswirkungen der neuen Strukturen und Dokumentationsauflagen

Formale Strukturen

Primäre Konsequenzen ergeben sich durch die zentrale Koordination über die BQS. Hierbei ist ein gewisser administrativer Overhead nicht ganz vermeidbar. So wurden sowohl auf Bundesebene wie auch teilweise auf Landesebene Fachgruppen und Facharbeitskreise eingesetzt, die jeweils für die Pflege und weitere Entwicklung des Qualitätssicherungsverfahrens sowie für die regionale Umsetzung vor Ort verantwortlich sind. Nach mehrjährigem harten Ringen ist es dabei im Bereich der Geburtshilfe und operativen Gynäkologie offenbar endlich gelungen, ausgewiesene und unter der bisherigen Föderalstruktur engagierte und bewährte Fachleute als Experten in diese Fachgruppen auf Bundesebene mit einzubeziehen. Durch die Einbettung der Qualitätssicherung »Geburtshilfe« in das Gesamtkonzept stationärer Qualitätssicherung ergeben sich dagegen jetzt längere Kommunikationswege als unter der vorherigen föderalen Struktur, da Anregungen zur Weiterentwicklung des Verfahrens erst durch verschiedene Gremien passieren müssen, um auf Bundesebene realisiert werden zu können. Die Spezifikation für die neuen perinatologischen Datensätze sowie deren Prüfregeln sind in der jüngsten Version 5.0 stark parametrisiert und weitgehend redundanzfrei aufbereitet worden, sodass sie für die Hersteller entsprechender Dokumentationssysteme deutlich leichter umsetzbar wurden.

Schwächung der Landesebene

Die auf Bundesebene vertraglich vereinbarte und auf Landesebene durchweg nachvollzogene Finanzierung der Qualitätssicherung im stationären Bereich sieht pro dokumentierter Prozedur einen fixen Betrag für das dokumentierende Krankenhaus als auch für die Bundesgeschäftsstelle vor. Zusätzlich zu diesem Betrag kommt ein weiterer fixer Betrag im Falle der Inanspruchnahme des ebenfalls auf Bundesebene angesiedelten zentralen Datenservice (ZDS) für statistische Auswertungen. Zusätzliche finanzielle Regelungen zur Unterstützung der jeweiligen Geschäftsstellen auf Landesebene müssen dagegen unabhängig vereinbart werden. Konsequenz dieser Regelung ist, dass sich eine deutliche Schwächung der Länderebene herausbildet. Dies wiederum bedeutet, dass der lokale Bezug zu den Daten vor Ort nicht mehr in dem Maße wie bislang gepflegt werden kann und somit die Qualität der individuellen Klinikberatung nicht zuletzt auch aus Kapazitätsgründen darunter leiden muss.

Veränderung der EDV-Landschaft

Die neuen Vorgaben und Strukturen haben zu einer radikalen Veränderung der EDV-Landschaft in den Krankenhäusern geführt. Zusätzlich zur Routinedokumentation kommen neben den gestiegenen Anforderungen bei der Abrechnung (künftig DRGs) nun auch abteilungsübergreifende Qualitätssicherungsdokumentationen auf die Häuser zu. Ein typisches Krankenhaus in Deutschland muss heute idealerweise den Spagat zwischen der Einführung eines umfassenden klinischen Informationssystems (KIS) und andererseits umgehender EDV-gestützter Qualitätssicherungsdokumentation bestehen. Dies führt weitgehend zu der abstrusen Situation, dass die finanziellen Ausgaben für die Programmierung aufwendiger und individueller Schnittstellen zwischen Host und Subsystemen in die Höhe steigen und parallel dazu unabhängige EDV-Systeme zum Einsatz kommen. Es darf nicht verwundern, dass in einigen Fällen solche Herausforderungen kleinere Häuser teilweise vor existenzielle Probleme stellen und letztlich auch in sich strukturelle Veränderungen allein aufgrund der Einführung solcher EDV-Systeme herbeiführen können.

Aufgrund der Wettbewerbsfreiheit finden wir zudem einen Markt, auf dem eine Vielfalt diverser Produkte angeboten wird. Durch die nicht ausbleibende und auch nicht zu verhindernde unterschiedliche Interpretation der EDV-technischen Vorgaben durch die Softwarehersteller kommt es unweigerlich zu Artefakten in den Datensätzen, die aus solchen Systemen generiert werden. Aus der Erfahrung bei der bisherigen auf Erhebungsbögen gestützten Dokumentation in der Perinatalerhebung weiß man recht gut, dass ein neues Erhebungsinstrument frühestens nach einer Einführungsphase von mindestens zwei Jahren stabile Ergebnisse liefern kann. Anfang der 90er-Jahre durchgeführte Untersuchungen an verschiedenen Dokumentationssystemen belegen ebenfalls diese systematischen Artefakte.

Wohlwissend um solche Effekte entstand 1997 der Bedarf nach einem unabhängigen Plausibilitätsprüfungsmodul sowohl für den Einsatz in der Klinik als auch als Hilfestellung für die Softwarehersteller zur Kalibrierung ihrer Produkte. Unter der föderalen Struktur haben die Bundesländer 1998 gemeinschaftlich eine entsprechende Software in Auftrag gegeben und programmieren lassen. Die Verfügbarkeit eines solchen Moduls hat sich nach bisheriger Erfahrung bewährt. Da die Erfüllung sämtlicher Plausibilitätskriterien zwar ein notwendiges, aber noch nicht hinreichendes Kriterium dafür ist, ob ein Erfassungsprogramm die geforderten Vorgaben auch im intendierten Sinne umgesetzt hat, wird zunehmend dem Ruf nach einer Zertifizierung für die Erfassungsprogramme nachgegangen. Derzeit wird eine gemeinschaftlich von der BQS und den entsprechenden Herstellern finanzierte Zertifizierung durch eine unabhängige Firma diskutiert.

Wesentliches Charakteristikum der neuen Spezifikation im Vergleich zur bisherigen Perinatalerhebung ist das Fehlen jeglicher automatischer Ergänzungen der Dateninhalte durch das Erfassungsprogramm. Dies soll unter anderem die Differenzierung zwischen einem Befund und einem Risiko (z. B. Alter der Schwangeren unter 18 Jahren) ermöglichen. Mit der Einbindung der jeweiligen Qualitätssicherungsdokumentationen in klinische Informationssysteme werden aus organisatorischen Gründen zunehmend Teilbereiche der jeweiligen Datensätze systematisch von unterschiedlichen Personen dokumentiert. Beispielsweise werden Name, Alter und Datum während der Aufnahme, die Basisanamnese durch eine Hebamme oder Stationsschwester sowie die ärztlichen Befunde durch den behandelnden Arzt separat erfasst. Hierzu ist es erforderlich, dass ein solches KIS an den unterschiedlichen Stationen diese diversen benutzerspezifischen Datenteilsichten (»views«) ermöglicht. Die Entwicklung solcher Oberflächen erfolgt derzeit noch weitgehend unabhängig für einzelne Häuser separat und ist in der Regel sehr aufwendig. Großer Vorteil der Generierung von QS-Datensätzen aus Routinedaten sowie der dezentralen Verfügbarkeit besteht darin, dass zumindest theoretisch die Option für lokale Analysen im eigenen Haus unter anderem zum Zwecke der internen Qualitätssicherung nun flächendeckend durchführbar sein sollten.

52.3.3 Auswertung und Bewertung

Neues statistisches Auswertungskonzept

Im November 1997 wurde erstmalig das statistische Auswertungskonzept, basierend auf dem kurz zuvor definierten neuem Datensatz von der Bayerischen Kommission für Perinatologie und Neonatologie, auf der Münchner Perinatalkonferenz vorgestellt (Berg u. Lack 1998). Das damalige Rohkonzept beinhaltete gleich von Anfang an direkte Vergleichsmöglichkeiten eigener Klinikwerte sowohl mit Zahlen aus dem Gesamtkollektiv als auch von Subpopulationen strukturähnlicher Häuser. Ferner waren die von der Arbeitsgruppe Geburtshilfe in den frühen 90er-Jahren konzipierten Qualitätsindikatoren zentraler Bestandteil des Konzepts. Im Anschluss an die Perinatalkonferenz 1997 wurde das Konzept von der Arbeitsgruppe Geburtshilfe übernommen und modifiziert, in Folge der Überleitung des Verfahrens an die BQS dort aufgegriffen und in Detailbereichen weiterentwickelt.

Hiermit wurde die Basis geschaffen, künftig wie bisher auch eine bundeseinheitliche statistische Auswertung zu erzielen. Ergänzende, ebenfalls von der Arbeitsgruppe Geburtshilfe vorgesehene parallele summarische Darstellungen des Gesamtkollektives ohne Klinikbezüge sowie eine Synopse der Qualitätsindikatoren durch die BQS (Bundesauswertung) sind ebenfalls vorgesehen. Die Veröffentlichung einer Spezifikation der diesen Statistiken zugrunde liegenden Rechenregeln wurde durch die BQS bereits in Aussicht gestellt. Angesichts der Komplexität, die sich durch die Verlagerung der automatischen Ergänzungen in weiten Bereichen vom Zeitpunkt der Dokumentation auf den Zeitpunkt der Statistikberechnung ergeben hat, dürfte eine solche transparente Statistikspezifikation hierbei unter anderem auch für die Softwarehersteller in sofern interessant sein, als auch im Bereich der dezentral durchführbaren Auswertung ein höherer Grad an Einheitlichkeit erzielt werden dürfte.

Grenzen der Aussagefähigkeit

Bedauerlicherweise haben sich seit 1997 mehrfach Änderungen in den dokumentationsbezogenen Klassifikationsschlüsseln wie ICD10 und OPS § 301 und ferner auch in den Prüfregeln für den neuen Datensatz. Konsequenz hiervon ist – gekoppelt mit der Erfahrung, dass aktualisierte Versionen von Erfassungsprogrammen nicht zuverlässig, zeitgleich und flächendeckend in den einzelnen Häusern zur Anwendung kommen – eine ausgeprägte Heterogenität in den Datensatzständen. Zum Teil ist es möglich, durch geschickt geschriebene Auswertungsprogramme unterschiedliche Versionen von Klassifikationsschemata auf gemeinsame Ziffern abzubilden. Hierdurch wird jedoch nur ein Teil des Problems beseitigt.

> Zentrales Werkzeug in der Methodik der Qualitätssicherung ist die Longitudinalanalyse, die einzelnen Einheiten oder Individuen erst durch die Betrachtung im Zeitverlauf die kritische Bewertung eigenen Handels ermöglicht. Angesichts der zwischen 1999 und 2001 nahezu jährlich wechselnden Datendefinition und Prüfregeln muss daher damit gerechnet werden, dass vorübergehend in der Qualitätssicherung Geburtshilfe bestenfalls Querschnittsvergleiche und auch diese nur mit erheblichen Einschränkungen im Vergleich zu bisherigen Jahren möglich sein werden. Auch die Migration von Datensätzen älterer Genese auf neue löst das Problem nicht, da hier nur eine scheinbare Kompatibilität hergestellt wird und über begleitende Artefakte beim Wechsel des Erhebungsinstruments nur hinweg getäuscht werden kann.

Ein weiterer derzeit noch offener Problembereich liegt in dem Umgang mit so genannten Auffälligkeiten. Zwar besteht Einigkeit darüber, dass Kliniken in Randlagen bei den Qualitätsindikatoren dadurch entsprechend »gute« bzw. »schlechte« Qualität dokumentieren und das diese Informationen rückkoppelnd im Sinne eines Benchmarking bzw. einer Verhaltenskorrektur verwendet werden sollten. Ebenso gibt es zwar recht formale Vorgaben, die über ein abgestuftes System, beginnend mit anonym geschriebenen Briefen, über kollegiale Gespräche mit Vertretern der Fachkommission schließlich bis hin zur Aufdeckung der Anonymität betreffender Abteilungen in dem jeweiligen Lenkungsgremium auf Landesebene führen, aber bis dato liegen hier noch keine gesicherten und umfangreichen Erfahrungen mit diesem Ansatz vor, wodurch Fragen der Validität somit ebenso noch offen sind.

Zentrale Auswertungen

Parallel zur Schwächung der Landesebene durch eine effektive Kürzung der dort verfügbaren Mittel, ist generell ein Trend hin zur Vergabe der Auswertung individueller Klinikdaten in vielen

Ländern an den **Zentraldatenservice (ZDS)** zu verzeichnen. Potentere Länder, in der Regel Flächenstaaten mit hohen Geburtenzahlen, haben sich aufgrund der hohen Priorität, die sie mit der Beratung von Kliniken auf der Basis guter Kenntnis der lokalen Daten einräumen, zusammengeschlossen und in eine Infrastruktur zur regionalen Datenhaltung und Datenauswertung gemeinschaftlich investiert. Auf dieser Plattform sind 1998 und 1999 erstmals die statistischen Auswertungen für die geburtshilfliche Qualitätssicherung gemäß dem neuen Konzept entstanden (Lack 2001a,b).

52.3.4 Ausblick

Technische Verbesserungen

In technischer Hinsicht wird man in fünf Bereichen künftig mit Änderungen rechnen müssen. Zunächst muss festgehalten werden, dass es nicht reicht, wenn ein KIS-Hersteller einem Krankenhaus die Basisinstallation übergibt und dann der EDV-Abteilung mit Hinweis auf die Programmierumgebung für die Erstellung von entsprechenden Masken die lokale Anpassung an die externen Bedürfnisse (z. B. Informationen an die Krankenkassen gemäß § 301, Qualitätssicherungsdokumentation) überlässt. Vielmehr wäre es zu begrüßen, wenn zumindest die führenden KIS-Hersteller, gegebenenfalls auch der Dachverband der Hersteller von Krankenhausinformationssystemen (VHK), die derzeitige Lage als Initiative interpretieren würde, aus sich heraus Lösungen für den krankenhausübergreifenden Einsatz gemeinschaftlich zu entwickeln. Hierzu könnte auch die BQS einen entscheidenden Impetus geben.

Mehrjährige Erfahrungen in der Plausibilitätsprüfung und statistischen Auswertung von den neuen Datensätzen des Moduls 16/1 (Geburtshilfe) der Qualitätssicherungsmaßnahme bei Fallpauschalen und Sonderentgelten haben wiederholt gezeigt, dass die informationstheoretisch zwar folgerichtige, jedoch praktisch nur schwer verlässliche umsetzbare separate Datenhaltung für mutterbezogene und kindbezogene Informationen in getrennten Dateien höchst problematisch sein kann. Ferner ist die Zuordnung bestimmter Merkmale durch diese Trennung bedingt faktisch falsch (beispielsweise die Zuordnung der Geburtsrisiken zu dem Mutterdatensatz, was im Fall von Mehrlingen zu Widersprüchen führen kann). Hier wäre künftig die Rückkehr zu dem über zwei Jahrzehnte bewährten singulären Datensatz wünschenswert.

Da derzeit die Daten weitestgehend noch per Diskette übermittelt werden, ist künftig mit einer deutlichen Zunahme der Übermittlung über elektronische Datenwege zu rechnen und zu fördern. In dem Maße, in dem sich durch die dezentrale Dokumentation die Korrekturschleifen verkürzt haben, ist auch damit zu rechnen, dass inhaltliche Informationen zur Qualität der klinikeigenen Leistung auch früher vor Ort verfügbar sein dürften. Schließlich darf gehofft werden, dass aufgrund der Erfahrungen der letzten Jahre der unregelmäßigen und periodisch versetzten Aktualisierungen der Vorgaben künftige Systemwechsel durch die BQS stringenter gehandhabt werden.

Validität und Wirksamkeit

Auf der inhaltlichen Ebene ist davon auszugehen, dass zunehmend der Fokus auf zentrale Qualitätsindikatoren gelegt wird und dass diese auch weitaus stärker als bisher handlungsrelevant werden. Aufgrund des formalen Ansatzes dürfte dagegen die Anpassung der Inhalte sowie die Berücksichtigung neuer Techniken verzögert erfolgen. Beispielsweise hat sich trotz der kürzlich intensiv geführten Diskussion um die elektive Sectioentbindung bislang noch keine Aktualisierung der betreffenden Qualitätsindikatoren ergeben. Hier wird man vermutlich warten müssen, bis seitens der betreffenden Expertengruppe ein entsprechendes Konzept vorgelegt wird. Ebenso wird vermutlich die Integration einer Dokumentation zur außerklinischen Geburtshilfe, die nicht nur die Hausgeburten umfasst, auf sich warten müssen.

Blickt man zurück in die frühen Anfangsjahre der bundesweiten Perinatalerhebung, so werden diejenigen, die bereits damals aktiv waren, vielleicht überrascht feststellen, dass die schon in den frühen 80er-Jahren gestellte Frage nach dem Wirksamkeitsnachweis von Perinatalerhebungen heute genauso aktuell ist wie damals. Wenn wir heute von »Validierung« oder »Zertifizierung« reden, möchten wir genauso wie damals wissen, ob sich der Aufwand lohnt und effektiv ist. Einziger Unterschied zu damals ist, dass wir heute einen weitaus aufwendigeren und formaleren Apparat haben, um die Erhebungen durchzuführen. Umso wichtiger und entscheidender ist es daher auch, dass wir zeitnah die positive Bestätigung über den gerechtfertigten Einsatz dieser hohen finanziellen Mittel und zeitkonsumierenden Dokumentation für das prospektive Versorgungsmonitoring in der Geburtshilfe bekommen.

Literatur

American College of Obstetricians and Gynecologists, Committee on Professional Standards (ed) (1989) Standards for obstetric-gynecologic services, 7th edn. The American College of Obstetricians and Gynecologists, Washington

Berg D, Lack N (1998) Aktueller Stand und künftige Entwicklung der Qualitätssicherung in der Geburtshilfe und Gynäkologie. Frauenarzt 39: 1660–1669

Berwick DM (1990) Curing health care – new strategies for quality improvement. Jossey-Bass, San Francisco

CONQUEST Fact Sheet (1999) COmputerized Needs-Oriented QUality Measurement Evaluation SysTem. AHCPR Publication No. 99-P001, March 1999. Agency for Health Care Policy and Research, Rockville, MD. http://www.ahrq.gov/qual/conqfact.htm

Gissler M, Geraedts M, Hemminki E, Buekens P (1998) Insufficient prenatal care in Finland and Germany – characteristics of women and infant outcome. Eur J Publ Health 8: 227–231

Goonan KJ (1995) The Juran prescription – clinical quality management. Joy Bass Publishers, San Francisco

Jahn A, Berle P (1996) Zur Qualität antepartaler Daten in der Hessischen Perinatalerhebung. Geburtsh Frauenheilkd 56: 132–138

Joiner BL, Gaudard MA (1990) Variation, management and W. Edwards Deming. Quality Progress 29–37

Joint Commission on Accreditation of Healthcare Organizations (ed (1990) Primer on indicator development and application. Measuring quality in health care. JCAHO, Chicago

Juran JM (1986) The quality trilogy: a universal approach to managing for quality. Quality Progress 19–24

Juran JM (1992) Der neue Juran – Qualität von Anfang an. Verlag moderne Industrie

Lack N (2001a) Aktuelle Entwicklungen bei der Perinatalerhebung: Modulares Datenbank gestütztes Auswertemodul. Zentralbl Gynkol 123: 460–464

Lack N (2001b) Vor welcher Neuerungen steht die Qualitätssicherung in der Geburtshilfe? Frauenarzt 42

Lidegaard O, Krumpaszky HG, Langhoff Roos J, Staehr Johansen K (1994) European Consensus Conference on Quality Indicators for Perinatal Care. A Report on a joint WHO/EURO – Institute for Medical Information Processing Meeting. WHO-EURO, Kopenhagen

Schneider KTM, Oettle W, Dumler EA, Schöffel J, Selbmann HK, Graeff H (1991) Klinikinterne, individuelle Leistungserfassung und geburtshilfliche Qualitätssicherung. Geburtsh Frauenheilkd 51: 431–436

Selbmann HK, Brach M, Eiser H, Holzmann K, Johannigmann J, Riegel K (1980) Münchner Perinatal-Studie 1975–1977. Daten, Ergebnisse, Perspektiven. Deutscher Ärzte-Verlag, Köln

Selbmann HK, Eißner HJ, Warnke W (1989) Qualitätssicherung in der Geburtshilfe. Materialien und Berichte der Robert Bosch Stiftung. Band 25. Bleicher, Gerlingen

Selbmann HK (1995) Qualitätssicherung und Evaluation. In: Selbmann HK (Hrsg) Evaluation qualitätssichernder Maßnahmen in der Medizin. Beiträge zur Gesundheitsökonomie 30. Schriftenreihe der Robert Bosch Stiftung. Bleicher, Gerlingen

Shewhart WA (1986) Statistical method from the viewpoint of quality control. Quality Press, Milwaukee

Wheeler DJ (1993) Understanding variation – the key to managing chaos. SPC Press, Knoxville

Ethische Probleme

Martin Langer

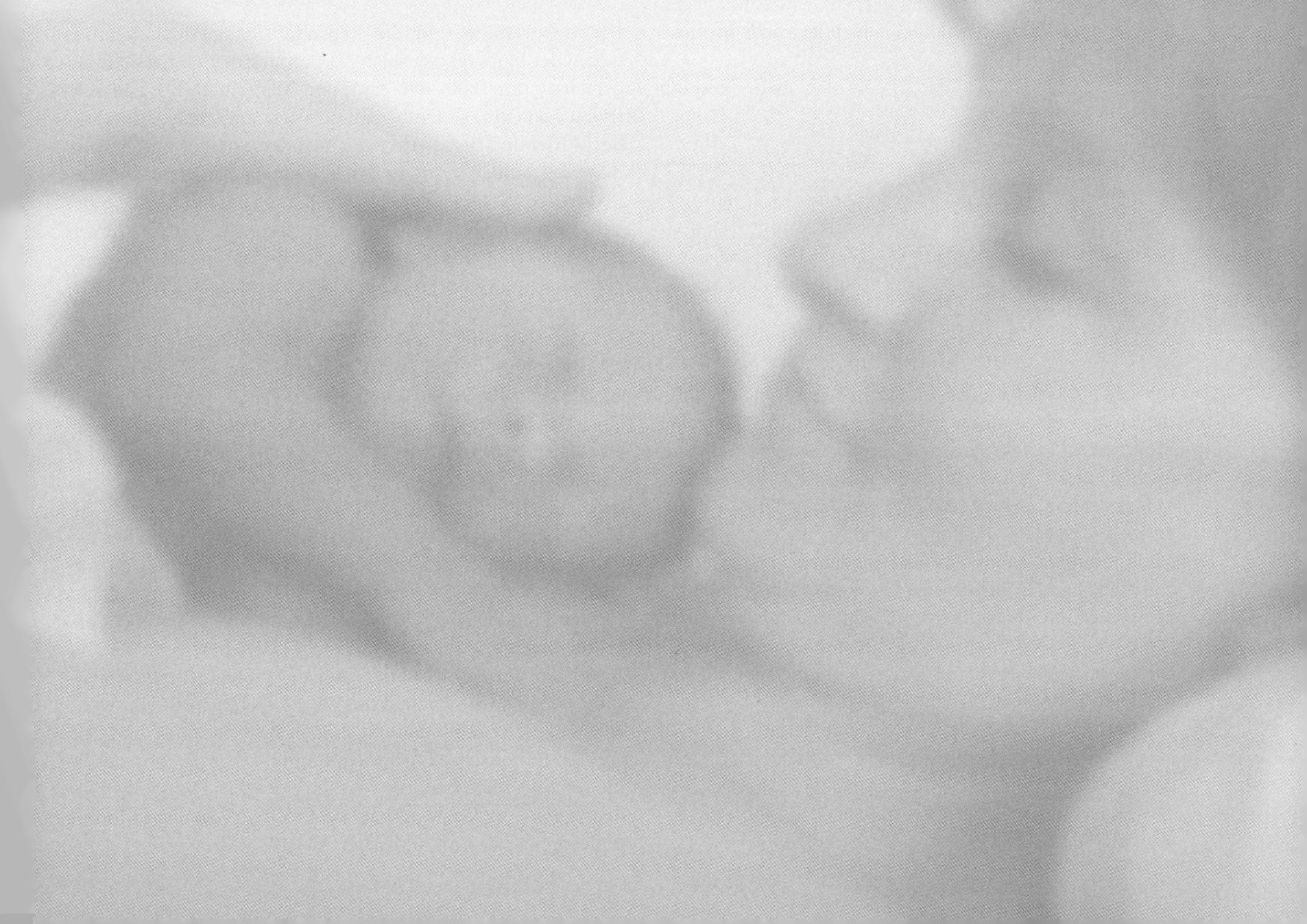

Kurz-Überblick

Ethische Probleme in der Geburtshilfe haben eine berechtigte Aktualität gewonnen. Durch technische Verbesserungen in Pränataldiagnostik, Geburtshilfe und Neonatologie sehen sich Patientinnen und Ärzte vor neue Entscheidungssituationen gestellt; darüber hinaus müssen andere, bereits bekannte Konflikte im Rahmen einer partnerschaftlichen Arzt-Patienten-Beziehung anders als bisher gelöst werden. Weitere Einflussfaktoren sind die multikulturelle Zusammensetzung der Patientinnen und die stark angestiegene Bereitschaft zu Rechtsklagen bei tatsächlichen oder vermeintlichen Behandlungsfehlern.

Zur Bewältigung der meist komplexen Entscheidungsdilemmata wird eine **Diskursethik** als grundsätzlicher Zugangsweg vorgeschlagen, mit Qualitätsanforderungen an den Entscheidungs**prozess** und nicht an dessen Ergebnis. Die Hauptprinzipien, nach denen vorgegangen werden sollte bzw. mit denen es Konflikte geben kann, sind die **Benefizienz** (Vorteil/Nutzen) einer Therapie für Schwangere und Kind sowie die **Autonomie** der Patientin. In einer mehrdimensional-geflechtartigen Argumentationsweise können noch Überlegungen zur Verhältnismäßigkeit (Proportionalität) einer Therapie, Interdisziplinarität und Transparenz der Vorgänge sowie zur sozial gerechten Verteilung von Ressourcen herangezogen werden.

Die Operationalisierung von Benefizienz kann auf Konzepte der Personalität zurückgreifen; für die Herstellung und Überprüfung einer situationsbezogenen Handlungsautonomie der Patientinnen in der Arzt-Patienten-Beziehung dient der »**Informed-consent-Vorgang**« in ausführlicher oder abgekürzter Form.

Die Vorgangsweise einer diskursiven Ethik wird anhand typischer klinischer Konstellationen diskutiert; Beispiele für Benefizienzkonflikte wären »extreme Frühgeburtlichkeit« und »Schwangerschaftsabbruch im II./III. Trimenon«, für Autonomiekonflikte »Verweigerung einer Sectio« oder »Schwangerschaft bei permanent vegetativem Status der Schwangeren«

Die **Konfliktprävention** sollte entstehende Probleme frühzeitig antizipieren. Ärzte sind aufgefordert, flexibel und kreativ nach Lösungen zu suchen, durch betont ausführliches Durchsprechen des Informed-consent-Prozesses sowie evtl. durch Gesprächspausen oder durch Einbeziehen eines bis dahin nicht involvierten Dritten zu einer Deeskalation beizutragen.

VII

Die Behandlung ethischer Probleme stellt für ein geburtshilfliches Lehrbuch eine notwendige Neuerung dar. Das neue Interesse an ethischen Fragestellungen erklärt sich dadurch, dass

- viele der ethischen Dilemmata, denen sich Schwangere und die betreuenden Ärzte in der modernen Geburtshilfe gegenübersehen, früher überhaupt nicht oder nicht in dieser Schärfe existierten oder
- wenn sie bestanden, in anderer, heute nicht mehr akzeptabler Form gelöst wurden.

▶ Studienbox

Die Auseinandersetzung mit ethischen Problemen ist für den Arzt notwendig, weil sie nicht philosophisch abstrakten Diskursen, sondern praktischer Realität entspringen und jeden klinisch tätigen Geburtshelfer bis an die persönlichen Grenzen herausfordern.

Die typischen Konstellationen wie der späte Schwangerschaftsabbruch wegen einer kindlichen Missbildung, das Umgehen mit sehr kleinen Frühgeborenen oder die Verweigerung einer vorgeschlagenen Therapie durch die Patientin sind bekannte, emotionell sehr belastende professionelle Aufgaben des Kreißsaalpersonals. Zwei Entwicklungen sind für die neuen Dilemmata und Konflikte verantwortlich (Husslein u. Langer 1996):

- Die **medizinische Technologie** hat in der Geburtshilfe, der neonatalen Intensivmedizin und der pränatalen Diagnostik (PND) völlig neue Entscheidungssituationen geschaffen, die wiederum neue Bewältigungsstrategien von Seiten aller Betroffenen erfordern.
- Die **Arzt-Patienten-Beziehung** hat sich grundlegend von einem paternalistischen zu einem partnerschaftlichen Modell gewandelt, in dem die Autonomie der Patientin beim Zustandekommen einer Therapieentscheidung eine wesentliche Rolle spielt.
- Weitere Kofaktoren für ethische Konflikte sind die multikulturelle Zusammensetzung der Patientinnen und die gestiegene Bereitschaft, tatsächliche oder vermeintliche medizinische Fehler einzuklagen.

Die Geburtshilfe und die Reproduktionsmedizin nehmen wegen der biopsychosozialen Ausnahmesituation der Schwangerschaft innerhalb der gesamten Medizinethik einen zentralen Platz ein. Güterabwägungen wie zwischen Autonomie der Mutter und Nutzen für das Kind oder innerpsychische Konflikte der Mutter selbst zwischen einander widersprechenden Bedürfnissen sind eben nur in der besonderen Phase der Verantwortung für zwei Individuen möglich. Darüber hinaus ist die überragende soziokulturelle Bedeutung von Schwangerschaft und Geburt in allen Kulturkreisen Ursache für Wertkonflikte.

Manifeste ethische Konflikte zwischen Patientin und Arzt sind zwar absolut und relativ zu der großen Zahl von konsensuellen Arzt-Patienten-Interaktionen selten; wenn sie jedoch eintreten, bedeuten sie eine massive Belastung für alle Beteiligten. Darüber hinaus lassen sich aus diesen seltenen, paradigmatischen Zuspitzungen auch Erfahrungen für andere, weniger dramatische Situationen ziehen.

Das Ziel dieses Kapitels ist es, den spezifisch ethischen Gehalt einer Konfliktsituation zu definieren und Strategien vorzuschlagen, nach denen mit diesen Dilemmata umgegangen werden kann. Fertige Lösungen können und sollen nicht angeboten werden, weil sie dann nicht existieren, wenn sich die Beteiligten auf die Vielschichtigkeit des Problems einlassen. Gesucht wird also die **Qualität des Weges**, nicht jene des Zieles. So verstanden, ist Ethik dann auch kein Bevormunden und kein »großer moralischer Entwurf mit moralischem Pathos, dessen die Medizin nicht bedarf« (Wiesing 1996). Die Vorgangsweise der folgenden Überlegungen wird sich auf die Verknüpfung philosophischer und klinischer Ansätze stützen, wobei deren

Verbindung mithilfe der Zuordnung der ethischen Konflikte zu Leitprinzipien geschaffen wird.

53.1 Grundlagen medizinischer Ethik

53.1.1 Diskursethik

Entscheidungskonflikte in der Geburtshilfe sind meist komplexe, vielschichtige Probleme, bei denen Aspekte aus verschiedenen Bereichen berücksichtigt werden müssen. Bei manchen Problemstellungen überwiegen eindeutig entweder medizinische, forensische oder psychosoziale Aspekte bzw. eine Kombination daraus. Lässt sich eine Situation vollständig oder weitgehend durch Argumente aus diesen Bereichen erklären, dann kann und muss sie nach den jeweiligen Richtlinien dieser Gebiete gelöst werden. In anderen Situationen bleibt trotz eines »state-of-the-art«-medizinischen, legal korrekten und psychosozial orientierten Vorgehens ein gemeinsames, eben ethisches Entscheidungsdilemma für Arzt und Patientin übrig, das nicht oder nicht befriedigend mittels der anderen Denkmodelle angegangen oder gelöst werden kann.

Es wird daher vorerst die Frage nach der »Differenzialdiagnose« zwischen einer ethischen Problematik und jenen mit anderen Charakteristika zu stellen sein. Es wäre der Klarheit und einer adäquaten Behandlung nicht dienlich, ethische Fragen zu unterstellen, wenn sie gar nicht existieren, ebenso wie sie nicht zu erkennen, wenn sie der Schlüssel zum Verständnis sind.

Woran lässt sich der spezifisch ethische Gehalt einer Entscheidungssituation erkennen?

Definition

In erster Näherung lässt sich ein ethisches Problem dann konstatieren, wenn zwischen Patientin und Arzt ein Konflikt über die Durchführung einer medizinischen Maßnahme besteht (**Autonomiekonflikt**) oder wenn der Nutzen einer Therapie für die Patientin und/oder das Kind grundsätzlich in Frage steht (**Benefizienzkonflikt**).

Vor einer Erörterung dieser beiden medizinethischen Begriffe sollen einige allgemeine Termini der Ethik als der Philosophie dessen, »was zu tun sei« (Schmidt 1969), besprochen werden. Prinzipiell können zum Problemverständnis und zur -lösung zwei Wege beschritten werden:

- von allgemeinen Prinzipien zum Einzelfall, also deduktiv oder »top-down«, oder
- vom konkreten Problem ausgehend, somit induktiv oder »bottom-up«.

Die Spannung zwischen streng deduktiven Anwendungsmodellen und puren Einzelfall- oder kasuistischen Modellen wird von mehreren Autoren zu lösen versucht. Das **Kohärenzmodell** (Bayertz 1991) sucht eine Synthese zwischen beiden Zugängen und fordert »kontextsensitives moralisches Urteilen im Licht einer essentiell unvollständigen Theorie.« Danach sollte sowohl von »oben nach unten« (von der Theorie zum Einzelfall) und als auch von »unten nach oben« (Kasuistik wirkt ein auf Neuformulierung der Theorie) argumentiert werden (Schöne-Seifert 1996). Sass (1994) spricht von einer Differentialethik in Analogie zur Differenzialdiagnose, weil »konkrete Fälle immer ein Test für die Gültigkeit hoher und hehrer genereller Theorien, oft ein Test für ihre Unbrauchbarkeit in der speziellen Situation sind«.

Eine von vornherein festgelegte Tugendethik, die nur noch auf ein konkretes Problem angewendet werden müsste, setzt einem Konsens über die ihr zugrunde liegenden Werte oder Prinzipien voraus. In einer wertpluralistischen Gesellschaft jedoch finden metaphysisch abgeleitete, ethische Letztbegründungen keine zureichende Akzeptanz mehr, weil heute nicht mehr hierarchisch-vertikal, sondern nur noch mehrdimensional-geflechtartig argumentiert werden kann (Schöne-Seifert 1996).

Daher wurde der Versuch unternommen, **ethische Prinzipien der »mittleren Ebene«** einzuführen (Rawls 1975), die in der spezifischen Einzelsituation miteinander gemischt (Sass) und vernetzt werden müssen. Diese Prinzipien werden als Qualitätskriterien nicht an das Ergebnis, sondern vielmehr an den zu einem Ergebnis führenden Prozess oder Diskurs angelegt. Das adäquate ethische Paradigma für medizinische Entscheidungen wird daher ein analytisch-diskursives und kein deduktiv-normatives sein (Viefhaus 1994), also eine **Diskursethik** (Habermas 1991) und keine Gesinnungsethik. Mit anderen Worten: Aus einer ethischen Problemsituation heraus sind mehrere Lösungen möglich, die alle gültig sein können; ausschlaggebend sind die Qualitäten des Entscheidungsweges, auf dem man zu dem Ergebnis gelangt ist. Dieser Diskurs sollte einerseits die Entscheidungen rational begründen können und andererseits sie auch jenen, die sie nicht teilen, nachvollziehbar machen (Viefhaus 1994).

53.1.2 Medizinethik und ihre Nachbargebiete

Praktische Fragen der Medizinethik grenzen an und werden beeinflusst von somatisch-medizinischen, forensischen, psychosozialen und theologischen Fragen, wobei jedoch der ethische Gehalt einer Situation eigenständig ist und nicht als Teilgebiet eines anderen subsumiert werden kann. Ethische Dilemmata sind zwar manchmal auch rein medizinisch schwierig, weil sie häufig neue und in Entwicklung begriffene Techniken enthalten. Die Unsicherheit der Konsequenzen einer Entscheidung im Einzelfall und das Umgehen damit lassen sich aber nicht durch noch so gute Literatur- oder medizinische Sachkenntnis auflösen.

Die jeweilige nationale Rechtsordnung, das Straf- und das ärztliche Standesrecht geben einen Rahmen vor, innerhalb dessen die Ausübung der Medizin zu geschehen hat. Dabei ist zu bedenken, dass forensische und ethische Bewertung nicht unbedingt zusammenfallen müssen: Nicht alles, was rechtlich verboten ist bzw. geahndet wird, ist unethisch; nicht alle Verstöße gegen ethische Richtlinien sind ungesetzlich.

Psychosomatik und **psychotherapeutisches Denken** können wichtige Hilfestellungen für die Arzt-Patienten-Beziehung (A-P) leisten (Strotzka 1983). So kann das Verständnis der Interaktionen in der A-P-Beziehung und die in der Psychotherapie ausformulierte Notwendigkeit für den Arzt, Grenzen zu setzen, einem »burn-out« vorbeugen. Einem tugendethischen Modell der A-P-Beziehung, das mit Selbstverleugnung und ständiger Bereitschaft des Arztes argumentiert (Pellegrino 1983), ist hingegen die Gefahr der Überforderung schon inhärent. Anhand der Diskussion über die Behandlung HIV-positiver Patientinnen und der Infektionsgefahr des geburtshilflichen Personals wurde deutlich, dass weder medizinischer Heroismus noch übertriebene Stigmatisierung der Patientinnen angebracht sind. Situationsadäquat ist lediglich unaufgeregtes professionelles Umgehen mit legitimem physischem und psychischem Selbstschutz des Personals bei gleichzeitiger empathischer Betreuung. Ethische Konflikte auf psychische Konflikte zu reduzieren und sie ausschließlich mit Techniken, die innerhalb einer Psychotherapie ihren Platz haben, bewältigen zu wollen, wird der Problematik allerdings nicht gerecht.

Medizinethik leitet ihre Grundsätze nicht von irgendeiner **Religion** ab, auch wenn Theologen Mitglieder in vielen Ethikkommissionen sind und wertvolle philosophische Beiträge einbringen können. Ein Blick in die geburtshilfliche Station einer Großstadtklinik genügt, um zu verstehen, dass bei der multiethnischen Zusammensetzung der Patientinnen aus verschiedenen Kulturen und Religionen konfessionell orientierte Lösungsversuche zum Scheitern verurteilt sind, wenn die Werte der Patientin wirklich ernst genommen werden sollen.

Viele medizinethische Abhandlungen kommentieren die heutige, wertpluralistische Gesellschaft in der einen oder anderen Form. **Wertpluralistisch** bedeutet im **geburtshilflichen Zusammenhang**, dass Werte und Unterschiede, die aus Geschlechts-, Sozialschicht- und Ethnizitätszugehörigkeit resultieren, Eingang in den Entscheidungsprozess finden sollten, der bisher von einer homogenen Weltsicht dominiert war. Für die Praxis hieße dies, dass Werte von Frauen aus allen Schichten und aus verschiedenen Ethnien zu einem Faktor der medizinischen Entscheidung werden sollten.

Der Wertepluralismus per se ist aber nicht die Ursache ethischer Probleme. Vor die heute zur Debatte stehenden Probleme sahen sich die metaethischen, religiös oder philosophisch begründeten Wertsysteme nie gestellt oder sie lösten sie fundamentalistisch. Die Fragen sind auch derart neu und komplex, dass diese traditionellen Gesinnungsethiken keine Antwort bieten und bieten können. Im Gegenteil: Die durch den Wertepluralismus geförderte Flexibilität schafft erst die Ausgangsbedingungen für kreative Lösungen, die ansonsten unmöglich wären.

Dieser Artikel wird sich ausschließlich mit ethischen Problemen der klinischen Geburtshilfe beschäftigen. Bewusst ausgeklammert bleiben sollen zweifellos wichtige ethische Fragen der Reproduktionsmedizin, der Stammzellforschung und der Genetik, des Schwangerschaftsabbruchs im 1. Trimenon, der biomedizinischen Forschung sowie der Gesundheitsökonomie und -politik.

53.1.3 Ethische Prinzipien (nach Beauchamp u. Childress 1994)

Benefizienz

Die Vorstellung, dass ärztliche Behandlung dem Patienten nützen (bonum facere) oder zumindest nicht schaden (nil nocere) solle, reicht bis Hippokrates zurück und scheint vorerst selbstverständlich und keiner weiteren Erklärung bedürftig. In Grenzbereichen, z. B. am Anfang und am Ende des Lebens, kann der Nutzen medizinischer Intensivtherapie aber durchaus fragwürdig werden, wenn diese in der reinen Lebensverlängerung ohne Abwägung anderer Prinzipien besteht. Die Bedingungen, unter denen ein Patient von einer Therapie profitiert, werden sehr unterschiedlich definiert. Praktisch anwendbar sind Konzepte von **Personalität**, die durch zumindest eine basale Hirnfunktion, Zukunftsinteressen und -aussichten sowie durch die Fähigkeit zur sozialen Interaktion des Patienten operationalisiert werden können.

Die gebräuchlichen Übersetzungen von »beneficience« ins Deutsche, nämlich (Gesundheits)Fürsorge, Nutzen oder Vorteil sind sprachlich und/oder inhaltlich unbefriedigend, sodass im Folgenden (nach Sass) der Terminus »Benefizienz« verwendet wird. Als inhaltlich ähnliche Wendung wird »Handeln im besten, wohlverstandenen Interesse des Patienten« verwendet.

> Die besondere Situation der Geburtshilfe besteht darin, das »beste Interesse« zweier Individuen, nämlich von Schwangerer und Kind, berücksichtigen und im Konfliktfall gegeneinander abwägen zu müssen.

Das Prinzip des »nil nocere«, der »Non-Maleficience«, wird meist als im Benefizienzprinzip enthalten bzw. als dessen logische Folge betrachtet. Nutzen und Gefahren einer Therapie müssen nach dem Verhältnismäßigkeitsgrundsatz gegeneinander abgewogen werden, d. h. es muss gefragt werden, wann »Behandlung, durch die Schmerzen, das Leid und den Verlust an Würde, die sie zufügt, zur ›Misshandlung‹ wird« (Clark 1995). In jüngster Zeit wurde dafür das Prinzip der »**futility**« (deutsch etwa »Aussichtslosigkeit«, »Nutzlosigkeit«) eingeführt, um die Situation der Therapiebeendigung, z. B. einer neonatalen Intensivtherapie, konzeptuell zu bewältigen (Brody 1995). Clark weist auch darauf hin, dass es mittels des Futility-Konzepts möglich wird, ein »gewisses Ausmaß von ärztlicher Freiheit angesichts von Patientenautonomie zu bewahren.«

Autonomie

Die Diskussion um die Wahrung der Autonomie der Patienten war vor allem in der angelsächsischen Literatur der eigentliche Ausgangspunkt der modernen Medizinethik (Brody 1988).

Definition

Der Autonomiebegriff wird in der Medizinethik im Wesentlichen pragmatisch definiert, nämlich als »**situationsbezogene Handlungsautonomie**« (Schöne-Seifert 1996). Nach Faden u. Beauchamp (1986) ist eine Handlung dann als autonom zu bezeichnen, wenn sie ein Patient setzt, »der die Sachlage verstanden hat, bewusst und ohne äußeren Einfluss durch dritte Personen« (Prinzipien von **Verständnis, Intentionalität und Freiheit von Zwang**).

Vielfach wurde grundsätzlich bezweifelt, ob Patienten in ihrer abhängigen Situation überhaupt autonom handeln können, vor allem dann, wenn sie sich in Angst, Schmerzen oder gar Lebensbedrohung befinden. Verwendet man einen sehr allgemeinen, abstrakten Autonomiebegriff, mag dieses Argument zutreffen. Bei medizinethischen Fragen handelt es sich aber um eine vom klinischen Kontext abhängige, proportionale und konkrete Autonomie, deren Bedingungen meist nicht schon vorgegeben, sondern erst Ergebnis eines Interaktionsprozesses zwischen Patientin und Arzt sind.

Die klinische Erfahrung zeigt allerdings manchmal, dass Patienten in der Ausnahmesituation der Erkrankung Wünsche äußern oder Entscheidungen fällen, die »gemessen am sonstigen, subjektiven Maßstab des Patienten deutlich aus dem Rahmen fallen, also inkohärent sind« (Schöne-Seifert, loc. cit.). Dazu gehören auch die Unterschätzung von unvertrauten oder weit in der Zukunft liegenden Risiken und die Überschätzung kurzfristiger Schmerzen oder Leiden. Ärzte haben daher manchmal die Aufgabe, den Patienten zu helfen, von momentanen, rein subjektiven Interessen zu ihren langfristig »wohl überlegten Interessen« (»deliberate interests«, McCullough u. Chervenak 1994) zu gelangen, die im Einklang mit ihrer sonstigen, prämorbiden Persönlichkeit und ihrer psychosozialen Rolle stehen.

In aller Regel können die Kriterien der Patientenautonomie durch den Vorgang des »**informed consent**« (Zustimmung nach Aufklärung) sowohl geschaffen als auch überprüft werden. Chervenak hat den prozesshaften Charakter des Informed consent betont und ihn in eine Reihe von Einzelschritten zerlegt. Wegen ihrer zentralen Wichtigkeit sollen sie hier detailliert wiedergegeben werden (McCullough u. Chervenak 1994, Übersetzung des Autors):

1. Der Arzt beginnt den Vorgang, indem er von der Patientin erhebt, was sie selbst über ihren Zustand glaubt, ihre Diagnose, die vorhandenen Alternativen zu deren Behandlung, und die Prognose unter jeder dieser Alternativen.
2. Der Arzt korrigiert faktische Irrtümer und Unvollständigkeiten im Wissensstand der Patientin. Dies bedingt nicht, dass die Patientin dabei eine komplette medizinische Ausbildung erhält.
3. Der Arzt liefert und erklärt seine klinische Einschätzung über den Zustand der Patientin und alle verfügbaren Behandlungsstrategien (einschließlich der, nichts zu tun, d. h. aufmerksam zuzuwarten)
4. Der Arzt arbeitet mit und hilft der Patientin, soweit notwendig oder erbeten, ein möglichst komplettes Bild ihres Zustandes und der verfügbaren Alternativen zu dessen Behandlung zu gewinnen.
5. Der Arzt arbeitet mit der Patientin, um ihr zu helfen, ihre wichtigen und relevanten Werte und Ansichten zu klären.
6. Der Arzt hilft der Patientin in einer nichtdirektiven Weise, die Behandlungsalternativen (einschließlich des Zuwartens) im Licht dieser Werte und Ansichten zu bewerten.
7. Die Patientin bemüht sich verstandes- und wertorientiert, ihren Zustand, die verfügbaren Behandlungsalternativen und deren Prognose zu verstehen und ihre subjektiven und wohl überlegten Wünsche zu äußern.
8. Der Arzt macht eine Empfehlung, die auf seiner klinischen Einschätzung von Schritt 3 basiert.
9. Eine gemeinsame Entscheidung wird getroffen und umgesetzt.

Andere Prinzipien

Um das angesprochene mehrdimensionale Geflecht ethischer Prinzipien zu erzielen, das allein die Grundlage gut abgesicherter Entscheidungen einer Diskursethik darstellt, müssen den Autonomie- und Benefizienzprinzipien noch weitere Grundsätze »zugemischt« werden.

Proportionalität. Der Grundsatz der Verhältnismäßigkeit (Proportionalität) kann dann sehr hilfreich sein, wenn die Weite der Auslegung der Prinzipien im Einzelfall schwierig ist. Die Respektierung der Autonomie der Patientin muss sogar nach dem Grundsatz der Verhältnismäßigkeit modifiziert werden: je größer oder je elektiver der Eingriff, desto strenger müssen, je kleiner der Eingriff oder je vitaler die Gefahr, desto großzügiger dürfen die Anforderungen an Aufklärung und Informed consent verstanden werden. Anhand praktischer Beispiele, die jeweils den Endpunkt einer Skala darstellen, bedeutet das: Eine Blutabnahme oder eine Wertheim-Radikaloperation bzw. eine Chorionbiopsie aus reiner Altersindikation oder eine Notfallsectio werden jeweils ein unterschiedliches Ausmaß von Informed consent verlangen. Nutzen und Risiko einer Therapie müssen ebenfalls nach dem Verhältnismäßigkeitsprinzip abgewogen werden.

Pragmatik. Die folgenden »pragmatischen Klugheitsregeln« (Sass 1994), die gewissermaßen eine in Worte geronnene Arbeitserfahrung darstellen, können ebenfalls den Hauptprinzipien beigemischt werden. Die wichtigsten Regeln lauten: Wertprobleme werden in leichter und schwieriger zu lösende Teilprobleme zerlegt, die verantwortliche Lösung des Einzelfalles hat Vorrecht vor der generellen Durchsetzung einer Norm, die Orientierung an vergleichbaren Fällen hilft bei der Güterabwägung.

Gerechtigkeit. Im medizinethischen Zusammenhang wird Gerechtigkeit meist im Sinne von sozialer Verteilungsgerechtigkeit verstanden. Sie ist zentrales Argument der vor allem medizinökonomisch bzw. medizinpolitischen Debatte um Ressourcenallokation und spielt im klinischen Kontext eine relativ untergeordnete Rolle. In Zeiten der akuten Verknappung finanzieller Mittel im Gesundheitswesen, also auf Ebene der Makroallokation (Illhardt et al. 1995) sind Angehörige von Gesundheitsberufen allerdings doppelt betroffen, nämlich sowohl durch Sparappelle als auch durch Personalverknappung in ihrer unmittelbaren Arbeitssituation. Die ökonomischen Implikationen von Therapien und das Verhältnis der eingesetzten Mittel für kurative vs. präventive Zwecke spielen daher eine neue, in ihrer Relevanz zunehmende Rolle, die auch auf die Mikroallokation, d. h. auf die Verteilungsprinzipien innerhalb eines Krankenhauses, Auswirkungen haben kann.

53.1.4 Arzt-Patienten-Beziehung

Jener Ort, an dem alle medizinischen Entscheidungsprozesse ablaufen, an dem sich die theoretischen Überlegungen zur Diskursethik konkretisieren und dem somit eine zentrale Schlüsselstellung zukommt, ist die Arzt-Patienten-Beziehung. Die Bedürfnisse an Kommunikation und Entscheidungsautonomie in der Arzt-Patienten-Beziehung sind sehr unterschiedlich: Zumindest für manche Patientengruppen haben sie sich in den letzten Jahren dramatisch intensiviert, während sie für andere, wie z. B. ältere oder einfacher strukturierte Patienten, relativ konstant blieben. Auch die Institutionsform, in der Arzt und Patientin zusammenkommen, also die Ordination des niedergelassenen Arztes, ein Ambulatorium oder eine Krankenhausabteilung, hat einen wesentlichen Einfluss auf die Art der Interaktion.

In der Literatur werden 3 Modelle der Arzt-Patienten-Beziehung genannt, wobei es sich in der konkreten Praxis fast immer um Mischungen von Anteilen aus allen Modellen handelt (adaptiert nach Sass).

Partnerschaftliches Modell

Grundlage dieses Modells ist eine partnerschaftliche Beziehung mit unterschiedlichen, »asymmetrischen«, aber wohldefinierten Rechten und Pflichten für beide Partner. Dieses Modell ist zweifellos das angemessenste für Entscheidungen in der modernen Medizin.

Die Rollen innerhalb dieser Beziehung sind reziprok aufeinander bezogen. Die Patientin trägt eine Teilverantwortung bei Entscheidungen für ihre Gesundheit und Lebensqualität, der Arzt ist Berater, Partner und Experte. Die Patientin wird mit ihren Bedürfnissen ernst genommen, hat aber auch die Pflicht, selbst ernsthaft mitzuarbeiten, sowie die Pflicht zur Ehrlichkeit in den Angaben über ihre Erkrankung.

Der Arzt hat Schweige-, Sorgfalts- und Behandlungspflicht sowie das Recht, die Medizin innerhalb eines gewissen, selbstdefinierten Rahmens auszuüben und nicht zu Handlungen gegen seine fachlich-intellektuelle oder ethische Integrität gezwungen zu werden (s. auch Futility-Konzept). Jeder Arzt ist aufgefordert, in einem kontinuierlichen Prozess seine professionellen und persönlichen Werthaltungen zu reflektieren, um seine Entscheidungen nach nachvollziehbaren Kriterien und nicht momentanen Stimmungen oder Gefälligkeitsüberlegungen zu treffen.

Nicht wertende Beratung im Sinne des partnerschaftlichen Modells ist dann gegeben, wenn sich der Arzt seiner eigenen Werte zwar bewusst ist, sie aber nicht in den Entscheidungsprozess wirksam einfließen lässt; ausschlaggebend darin sind ausschließlich die Werthaltungen der Patientin. Unter **non-direktiver** Beratung wird eine hinsichtlich des angestrebten Zieles neutrale Beratung verstanden. Zur Illustration: Nichtwertend verhält sich ein Arzt, der selbst eine Schwangerschaft mit einem Feten mit Trisomie 21 nicht abbrechen würde, der aber eine dahingehende Entscheidung der Patientin ohne Ausüben von Druck akzeptiert. Non-direktiv wird ein Arzt über die Sectio in der 25. SSW, direktiv hingegen (wegen des gesicherten Benefits bei gegebener Indikation) in der 28. SSW beraten.

Paternalistisches (hippokratisches) Modell

Dieses Modell aus der Tugendethik ist charakterisiert durch Autorität und Verantwortung auf Seiten des Arztes sowie Abhängigkeit und Compliance auf Seiten der Patientin. Obwohl als grundsätzliches Modell nicht mehr zeitgemäß, kann Paternalismus dann gerechtfertigt sein, wenn etwa der Nutzen einer Entscheidung für die Patientin hoch und die Einschränkung gering ist (Beispiel: Steckgitter nach Narkose), die Patientin kurzfristig nicht einsichts- und entscheidungsfähig ist (unter Alkohol- oder Drogeneinfluss) oder nach Aufklärung ausdrücklich den Arzt um eine Entscheidung seinerseits bittet (»schwacher« Paternalismus).

Vertragsmodell

Viele, ausschließlich oder vorwiegend technische Leistungen der Ärzte können nach einem Vertragsmodell verstanden werden, in dem eine ganz genau definierte Teilverrichtung Gegenstand eines meist kurzfristigen Behandlungsvertrages ist. Die Arbeitsweise innerhalb der stark arbeitsteiligen und hierarchisch strukturierten Krankenversorgung an großen Kliniken, an denen die Patientin partikularisierte therapeutische Beziehungen zu vielen Angehörigen von verschiedenen Gesundheitsberufen eingeht, kann zumindest teilweise durch ein Vertragsmodell beschrieben werden.

53.2 Ethische Probleme in der klinischen Geburtshilfe

53.2.1 Ethisches Dilemma, ethischer Konflikt, ethische Krise

Die Vielfalt der möglichen Konfliktkonstellationen lässt sich nach einigen Kriterien strukturieren, wenn auch jeder Einzelfall je eigene Besonderheiten aufweist, die es zu berücksichtigen gilt. Als Einordnungsvariablen eignen sich die Grundprinzipien medizinischer Ethik, also Benefizienz und Autonomie, und als Prozessvariable die vorhandene Gefahr und/oder ein evtl. bestehender Zeitdruck.

Bei der Analyse eines anstehenden Problems wird vorerst zu fragen sein, in welcher Form und relativen Gewichtung die Prinzipien Autonomie und Benefizienz (in seltenen Fällen soziale Gerechtigkeit) in Frage gestellt sind. Reine Autonomiekonflikte, die es in anderen klinischen Fächern gibt, sind in der Geburtshilfe extrem selten, da es ja nahezu immer Benefizienzverpflichtungen für den Feten und/oder die Schwangere abzuwägen gilt. Somit kann nach dem Mischungsverhältnis zwischen Autonomie und Benefizienz unterschieden werden.

Im Gegensatz zu vielen amerikanischen Autoren, bei denen häufig Autonomiekonflikte mit der Patientin berichtet werden, werden meiner Erfahrung nach ethische Probleme oft als geteilte Sorge zwischen Arzt und Patientin empfunden und es gibt keinen manifesten Konflikt mit der Autonomie.

> Für diese Situation, die am Beispiel der Beratung bei extremer Frühgeburtlichkeit (24.–26. SSW) dargestellt werden kann, sei hier der Ausdruck **ethisches Dilemma** vorgeschlagen. **Ethischer Konflikt** sollte für Fälle manifesten Arzt-Patienten-Konflikts mit einer starken Autonomiekomponente reserviert bleiben, **ethische Krise**, wenn dazu akute (Lebens-)Gefahr und/oder starker Zeitdruck besteht.

Die konkreten klinischen Situationen sollen anhand von Problemfeldern dargestellt werden, in denen die Grundfigur eines Konflikts sich in unterschiedlicher Schärfe und Brisanz manifestieren kann. Manchmal existiert ein allgemein bekannter Leittypus des Problems, der in paradigmatischer Weise das ganze Feld blitzlichtartig erhellen kann, wie etwa die Verweigerung einer Sectio caesarea. Die abgeschwächten Formen sind natürlich häufiger; sie schaffen Verständnis für das Kontinuum, in dem auch der volle Konflikt steht und dessen Endpunkt er nur darstellt.

53.2.2 Konflikte mit Betonung des Benefizienzprinzips

Beratung bezüglich aktivem geburtshilflichem Vorgehen bei extremer Frühgeburtlichkeit

Unter allen zu besprechenden Situationen stellt das Management der extremen Frühgeburtlichkeit eine der häufigsten Beratungssituationen im klinischen Alltag dar. Sie läuft vorwiegend als gemeinsames ethisches Dilemma ab, in dem sich die Patientin vom Arzt Entscheidungshilfe zwischen verschiedenen Therapiealternativen erwartet. Selten kommt es zum Konflikt über die Verweigerung einer Therapie, wie z. B. der Tokolyse.

Die Definition einer sehr kleinen Frühgeburt und die Prognose der Mortalität und Morbidität des Neugeborenen ist eng an den jeweiligen Standard der perinatologischen Einheit gebunden und somit örtlich und zeitlich sehr variabel. Für die vorliegenden Überlegungen kann als Referenzgestationsalter die 24.–26. Schwangerschaftswoche (23 vollendete Wochen + 0 Tage bis 25 vollendete Wochen + 6 Tage, oder 23 + 0 bis 25 + 6 SSW) mit zu erwartenden Geburtsgewichten zwischen ca. 500–750 g zugrundegelegt werden. Es existieren zwar anekdotische Berichte über ein morbiditätsfreies Überleben von Kindern vor der 24. SSW, diese können jedoch nicht als Basis für Routineentscheidungen herangezogen werden. Eine Kategorisierung mithilfe der Begriffe »near viable« (nahezu lebensfähig, <24. SSW) und »just viable« (gerade eben lebensfähig, 24.–26. SSW) unterbewertet die klinische Vielschichtigkeit der Einzelsituation, in der auch Parameter wie Unsicherheit über das tatsächliche Schwangerschaftsalter, Retardierung oder Amnioninfektion einen zusätzlichen Einfluss ausüben. Als Entscheidungsgrundlage für Patientin und Arzt müssen die Ergebnisse der eigenen perinatologischen Einheit und nicht die neueste Literatur herangezogen werden (Obladen et al. 1994).

Bei der Frage einer drohenden Frühgeburt, die ein sehr unreifes Neugeborenes erwarten lässt, steht das Benefizienzprinzip für den Fetus im Vordergrund. Bei Kindern der 24.–26. SSW sind in jüngster Zeit große Fortschritte durch **aktives perinatologisches Management** (Tokolyse, Lungenreifung, Infektprophylaxe, künstlicher Surfactant, Hochfrequenzbeatmung etc.) erzielt worden, die Morbidität und Mortalität ist in dieser Gruppe aber noch immer hoch (Collin et al. 1991). Die prognostische Unsicherheit schließt die Bandbreite zwischen dem Tod, einer lebenslangen schweren Behinderung, einer milden Behinderung und einem unbehinderten Leben ein. Der begründetet Verdacht auf eine fetale Missbildung wird bei extremer Frühgeburtlichkeit ebenfalls in die Entscheidung mit eingehen.

Die möglichen Entscheidungsdilemmata betreffen das gesamte Spektrum geburtshilflicher Interventionen. Sie reichen von der Frage der Sectio aus kindlicher Indikation bei ungünstiger Prognose über die Grenzen bzw. den Abbruch der Tokolyse bis hin zur Beendigung der Schwangerschaft. Bei Blasensprung und/oder Amnioninfekt in der 18.–23. SSW kann die Lage durch Langzeittokolyse und Antibiotikaprophylaxe bei gleichzeitig schlechter Prognose des Feten für die Schwangere derart belastend werden, dass sich die Frage einer Therapie-, ja sogar einer Schwangerschaftsbeendigung stellt. Die besondere Schwierigkeit wird dadurch illustriert, dass es durchaus unklar ist, ob man »durch aktives Handeln oder durch Zuwarten größeren Schaden anrichtet oder Nutzen stiftet« (Hepp).

Sowohl im Konsensfall, d. h. bei gleicher Einschätzung durch Arzt und Patientin, als auch im Konfliktfall, d. h. bei Patientenwunsch nach Therapieabbruch, stellt die **autonome Entscheidung der Schwangeren das Bindeglied zwischen dem vorlebensfähigen Feten und dem späteren Kind** dar. Mit ihrer Entscheidung kann die schwangere Frau dem vorlebensfähigen Kind den »Status eines Patienten« (McCullough u. Chervenak 1994) übertragen oder eben nicht und – beraten durch den Arzt – eine dementsprechende Auswahl aus dem therapeutischen Angebot treffen.

Im strukturierten Gespräch (s. Kap. 53.1.3) mit der Schwangeren (und ihrem Partner) wird also zu erarbeiten sein: Welche Bedeutung hat dieses spezielle Kind und diese Schwangerschaft im gesamten Lebenszusammenhang? Was bedeutet Nutzen einer Therapie für das Kind, welches Ergebnis eines geburtshilflichen Vorgehens hätte welche Folgen für die Eltern?

Die Direktivität der Beratung und – im Konfliktfall – die Berücksichtigung des Autonomieprinzips darin wird sich sehr stark nach dem Gestationsalter und dem physiologischen Reifegrad des Feten orientieren müssen. Die Beratung kann dann etwa nach dem folgenden Rahmen abgestuft werden (Chervenak 2002):

▶ Empfehlung

Vor der 24. SSW sollte der Arzt **non-direktiv** in der Frage einer weiteren Behandlung oder eines Therapieabbruches sein. Ab der 24. SSW kann und sollte die Beratung **direktiv** gegen einen Therapie- und/oder Schwangerschaftsabbruch, nach der 26. SSW (zu erwartendes Geburtsgewicht >750 g) sollte der Arzt **gegen nicht-aktives** geburtshilfliches Management und nach der 28. SSW **für aktives** Vorgehen beraten.

Dieser Rahmen kann eine erste Ausgangsbasis bilden, die dann mit den Wertvorstellungen der Schwangeren/des Paares verglichen wird. Von größter Bedeutung ist das gemeinsame Gespräch mit dem später für das Neugeborene verantwortlichen Neonatologen, um die Einheitlichkeit des Vorgehens herzustellen und zu signalisieren. Die Entscheidung wird dann meist in einem gemeinsamen Gespräch dieser drei Parteien fallen. In jedem Fall sollte der Frau/dem Paar eine kontinuierliche klinisch-psychologische Betreuung angeboten werden.

In einigen, besonders gelagerten Einzelfällen können als Alternativen auch der Fetozid oder eine experimentelle Therapie in Erwägung gezogen werden. Beide Strategien sollten einer besonders strengen Indikationsprüfung, einem ausführlichen Informed-consent-Prozess und evtl. einer Bewertung durch eine Ethikkommission unterzogen werden.

Schwangerschaftsabbruch aus genetischer oder Missbildungsindikation im 2. oder 3. Trimenon

Die diagnostischen Fortschritte von Ultraschalluntersuchungen im Speziellen und der pränatalen Diagnostik (PND) im Allgemeinen ermöglichen eine gegenüber früheren Zeiten relativ hohe Quote von intrauterin diagnostizierten somatischen Missbildungen und Chromosomenaberrationen. Die Frage nach dem Schwangerschaftsabbruch in derartigen Fällen ist an spezialisierten Zentren daher ein häufiges Problem. Dies bringt zwar einerseits beträchtliche psychische Belastungen für das Personal, andererseits aber auch eine professionelle Routine in den Entscheidungsabläufen, bedingt durch die große Vergleichsbasis, mit sich (Langer et al. 1990).

Die Debatte wurde in der Öffentlichkeit, katalysiert durch die Publikationen des utilitaristischen Philosophen Peter Singer, äußerst heftig geführt. Seine provokanteste These über die »Tötung schwerstbehinderter Neugeborener«, die auch von anderen Autoren mit meist heftiger Ablehnung aufgegriffen wurde, stellt sich eben durch die Fortschritte der PND meist als eine Frage des Abbruchs im 2. (evtl. 3.) Trimenon und nicht post partum dar. Im (seltenen) Fall einer unerwarteten schweren Missbildung und der Frage des Therapieabbruches bei dem betroffenen, schon geborenen Kind sind von den Neonatologen – analog zu den Geburtshelfern – nachvollziehbare Kriterien des Therapieabbruches unter Berücksichtigung des Futility-Konzeptes anzuwenden.

In dieser Diskussion sahen viele, unter anderem die Behindertenverbände, eine logische Linie, die vom Schwangerschaftsabbruch aus Missbildungsindikation zum Absprechen eines Lebensrechtes für Behinderte mit eben diesen Erkrankungen führt. Zusammen mit den theoretisch möglichen, wiewohl offensichtlich noch in ferner Zukunft liegenden gentechnologischen Eingriffen in die Keimbahn, resultierte daraus ein Argumentieren mit **»Dammbruchrisiken«** (Schöne-Seifert 1996). Darunter wird die Angst davor verstanden, dass das Aufweichen einer strengen Grenze im Einzelfall einen Zusammenbruch aller Hemmnisse mit der bedrohlichen Vorstellung der Elimination aller unerwünschter Gene oder Eigenschaften nach sich ziehen könnte. Diese Bedenken sind vor dem Hintergrund der real erlebten gesellschaftlichen Diskriminierung Behinderter grundsätzlich verständlich, sie können aber durch verantwortungsvolles klinisches Vorgehen entkräftet werden.

Dieses Vorgehen muss in einer individuellen Beratung der betroffenen Frau/Paares streng den Einzelfall vor dem Hintergrund klinischer Erfahrung im Auge behalten; eugenische Argumente für die Gesamtpopulation sind sachlich und ethisch unzulässig. Interdisziplinäre Transparenz, d.h. die Einbeziehung relevanter Fachkollegen, wie Neonatologen, pädiatrischen Kardiologen, Kinder- und Neurochirurgen etc. gewährleistet eine State-of-the-art-Medizin und den notwendigen, kontinuierlichen Diskussionsprozess, der sich sowohl am jeweils routinemäßig verfügbaren technischen Standard, aber auch an neuen Tendenzen orientiert.

Zum Gesamtverständnis der PND-Problematik muss auch erwähnt werden, dass mithilfe molekulargenetischer Untersuchungen festgestellt werden kann, ob ein Fetus an einer bestimmten Erkrankung (z.B. Rötelninfektion) leidet oder nicht. Dadurch wird eine differenzierte, an der tatsächlich existierenden Erkrankung orientierte Vorgangsweise möglich, die auch eine evtl. intrauterine Therapie, etwa beim adrenogenitalen Syndrom, beinhalten kann. Die PND verhindert somit die bisherige, undifferenzierte und äußerst unbefriedigende Praxis von Schwangerschaftsabbrüchen allein aus Angst vor einer fetalen Erkrankung (Holzgreve 1995).

Der Ausgangspunkt einer rationalen Auseinandersetzung mit dem Schwangerschaftsabbruch wird von der Konkretisierung des Begriffes »Behinderung«, d.h. von den einzelnen Diagnosen bzw. Syndromen her möglich sein. Nur ein kleiner Teil der im späteren Leben als behindert bezeichneten Menschen leidet an einer Erkrankung, die auch pränatal zu diagnostizieren gewesen wäre. Außerdem lassen Vertreter aller Positionen innerhalb des Spektrums möglicher Missbildungen irgendeine Form von Relativierung zu (Holzgreve 1995): So verweigert niemand ernsthaft den Wunsch nach Abbruch bei Anenzephalie, niemand befürwortet ihn bei Hexadaktylie.

Akzeptiert man grundsätzlich einen relativierenden Zugang, stellt sich die Frage nach den anzuwendenden Kriterien.

> Anhand der Kategorien »Sicherheit der pränatalen Diagnose« und »Wahrscheinlichkeit des Todes oder Fehlen von kognitivem Entwicklungspotential« wurden einige Leitsymptome zu einer Matrix gruppiert, aus der die abgestuften Benefizienzverpflichtungen dem Feten gegenüber abgeleitet werden können (McCullough u. Chervenak 1994). Kurz gefasst wird die Entscheidung umso klarer fallen können, je größer die diagnostische Sicherheit und je geringer die Wahrscheinlichkeit einer späteren kognitiven Entwicklung ist.

Manchmal wird das Vorliegen einer Chromosomenaberration als entscheidendes oder sogar einziges Kriterium herangezogen. Angesichts milder chromosomaler und schwerer somatischer Fehlbildungen sollte aber eine möglichst **gesamtheitliche Evaluation der späteren kindlichen Entwicklungschancen** Ausgangspunkt des Entscheidungsprozesses sein. Manche schweren, somatischen Fehlbildungen, die frühzeitig (16.–22. SSW) diagnostiziert werden können, weisen zwar keine Chromosomenaberration und keine Beeinträchtigung des kognitiven Entwicklungspotentials auf, lassen aber doch eine massiv behinderte kindliche Entwicklung mit dementsprechender Belastung der Eltern erwarten. Bei der Bewertung des Schweregrades dieser Missbildungen werden Arzt und Patientin die schwierige Abwägung zwischen den Extremen von Gesundheits- bzw. Perfektionsvorstellungen vom Kind einerseits und der Unantastbarkeit des Lebens andererseits vornehmen müssen.

Ähnlich wie bei extremer Frühgeburtlichkeit sind auch beim Schwangerschaftsabbruch Konsens-(Dilemma)- und Konfliktfall denkbar. Im Konsens suchen beide Seiten nach einer Orientierung in einer schwierigen Situation, die die obige Matrix, modifiziert durch die Wertvorstellungen der Patientin (und des Arztes) bieten kann.

> Die Beratung hat auch bei schweren Missbildungen oder Chromosomenaberrationen streng non-direktiv zu erfolgen. Ein etwaiges ärztliches Drängen zum Schwangerschaftsabbruch ist unbedingt zu vermeiden, weil u.a. das Erleben der Schwangerschaft auch bei fehlender kindlicher Lebensperspektive für die betroffene Frau wichtig sein kann.

Im Konfliktfall, d.h. bei einseitigem Wunsch der Frau/des Paares nach Schwangerschaftsabbruch, wird das Autonomieargument der Patientin bei Vorhandensein fetaler Anomalien zwar stärker als beim gesunden Feten, aber ebenso nach dem Gestationsalter zu gewichten sein. Die 24. SSW stellt aber auch hier eine Grenze dar, jenseits derer die pränatal-diagnostische Wahrscheinlichkeit der fehlenden Lebensfähigkeit oder des völlig fehlenden kognitiven Entwicklungspotentials sehr hoch sein muss, um Benefizienzverpflichtungen dem Feten gegenüber zu überwiegen.

Bei Anwendung dieser Überlegungen wird es möglich sein, viele Diagnosen in unterschiedlichen Gestationsaltern außer Streit zu stellen und so zur Vertrauensbildung zwischen den unterschiedlichen Positionen beizutragen. Einige Fragenkomplexe, wie jene der Forschung, mancher somatischer Fehlbildungen oder der Screeningmethoden, bleiben jedoch ungelöst und erfordern kontinuierliche Diskussion auf der Ebene des Einzelfalles, des medizinischen Systems und der Gesamtgesellschaft.

Bei neuen Entwicklungen der PND führt der Weg über kontrollierte klinische Studien, die vor Beginn von universitären Ethikkommissionen approbiert und deren Ergebnisse in geeigneter Weise veröffentlicht und transparent gemacht werden müssen. Anhand der Trisomie 21 lässt sich die Problematik einer der flächendeckenden, nicht am Einzelfall orientierten aktiven Suche mittels Screeningmethoden (Triple-Test, »nuchal translucency«) ersehen. Wegen des relativ hohen Anteils falsch-positiver Ergebnisse, die wiederum Amniozentesen nach sich ziehen, der günstigen Lebenserwartung der betroffenen Kinder bei gleichzeitiger Fähigkeit zu sozialer Integration, stellen Versuche, eine populationsbasierte Vorgangsweise zu implementieren, eine zweifelhafte Politik dar.

53.2.3 Schwangerschaft bei Frauen mit schweren Begleiterkrankungen

Die Formen des maternofetalen Konflikts in dem Sinn, dass tatsächlich zwischen dem Leben der Schwangeren vs. jenes des Feten entschieden werden muss, werden häufig als **die** typischen geburtshilflichen Ethikkonflikte unterstellt. Die Konstellationen dafür, dass der Abbruch einer Schwangerschaft innerhalb einer eng befristeten Zeit eine deutliche Besserung der mütterlichen Prognose mit sich bringt, sind real aber selten. Bekannt sind neu auftretende oder exazerbierende Malignome im 2. Trimenon, die eine sofortige, aggressive Chemotherapie erfordern, manche kardiologische oder schwangerschaftsassoziierte Erkrankungen wie eine akute kardiale Dekompensation oder ein foudroyant verlaufendes HELLP-Syndrom mit Multiorganversagen.

Dabei stellen sich nach der Abwägung der Interessen von Mutter und Kind folgende Fragen:

- Welches Ausmaß von Risiko kann einer Schwangeren, auch und gerade unter dem Aspekt der besonderen Fürsorgepflicht ihrem Fetus/potentiellem Kind gegenüber zugemutet werden?
- Wie weit laufen alle Beteiligten, auch die Schwangere selbst, Gefahr, archetypischen Forderungen an eine »gute Mutter« zu erliegen, die sich buchstäblich für ihr Kind aufopfert?

Angesichts einer vital bedrohten Patientin wiegt deren Autonomieargument besonders. Wendet man die unter Abschnitt 53.2.2 ausgeführten Überlegungen bezüglich der zeitlichen Dynamik der Lebensfähigkeit des Feten sinngemäß an, so engt sich die konfliktträchtige Zeit auf die 24.–28. SSW ein. Davor unterliegt die Entscheidung klar der Autonomie der schwer kranken Schwangeren, d. h. ein Wunsch nach Schwangerschaftsabbruch wiegt schwer und sollte nur bei massiven Gegenargumenten verweigert werden. Nach der 28. SSW hat das Kind nach durchgeführter Lungenreifungsförderung eine faire bis sehr gute Chance auf ein behinderungsfreies Überleben.

In der fraglichen Zeit kommt dem interdisziplinären Konsilium mit Vertretern der einschlägigen Fächer wie Onkologie, Kardiologie oder Intensivmedizin, besondere Bedeutung zu. Der therapeutische Wert oder die Einbuße von Chancen durch Kompromissvarianten (z. B. Zuwarten mit der oder Abschwächen einer Therapie) sind gegenüber dem Benefit einer Maximalvariante zu gewichten. Es versteht sich, dass derartige Therapieentscheidungen nur an einem Zentrum fallen sollten, an dem Erfahrungen in der integrierten Betreuung schwer kranker Schwangerer besteht; für kleinere Abteilungen empfiehlt sich daher der antenatale Transport der Schwangeren an ein Perinatalzentrum.

53.2.4 Konflikte mit Betonung des Autonomieprinzips

Verweigerung einer Therapie

Das partnerschaftliche Modell der Arzt-Patienten-Beziehung beruht auf der informierten Zustimmung der Patientin zur Behandlung. Fehlt diese Einwilligung, handelt es sich – außer in wenigen Sonderfällen, wie z. B. bei Gefahr in Verzug – um eine eigenmächtige Heilbehandlung. Für den erwachsenen, informierten und entscheidungsfähigen Patienten wird heute in der Güterabwägung der Rechtssprechung das Autonomierecht höher als ein potenziell lebensbedrohlicher Nachteil aufgrund einer nicht durchgeführten medizinischen Intervention gewertet (z. B. Bluttransfusion bei Zeugen Jehovas).

Im Falle einer Schwangeren hingegen gilt es mehrere Güter gegeneinander abzuwägen: Autonomieverpflichtungen gegenüber der Patientin, die Benefizienzverpflichtungen des Arztes gegenüber der Patientin und dem Feten und die besonderen Fürsorgepflichten der Schwangeren gegenüber dem Feten. Für die Analyse dieser Konflikte benötigt der Arzt als zusätzlichen Parameter eine verlässliche Einschätzung der Gefährdung von Schwangerer und Kind, um die Verhältnismäßigkeit seiner Maßnahmen adäquat abzustufen zu können.

Die Verweigerung einer ärztlich vorgeschlagenen Therapie durch die Patientin wird unterschiedlich zu bewerten und handzuhaben sein, je nachdem, ob sie sich selbst weiter als Patientin des Arztes/der Abteilung sieht oder nicht. Die Patientin kann ein rein negatives Verweigerungsrecht in Anspruch nehmen, aus dem Behandlungskontrakt aussteigen und die Abteilung »gegen Revers« verlassen. Sie kann sich aber auch weiter als Patientin definieren, jedoch alle angebotenen, von den betreuenden Ärzten als sinnvoll angesehenen Maßnahmen ablehnen und so ein negatives mit einem positiven Recht, nämlich dem auf Behandlung als Patientin, kombinieren.

Zu letzterer Situation tragen manchmal auch kulturelle Kofaktoren bei, die die Patientin zwingen, die Vorbedingungen der Behandlung zu verunmöglichen. So bestehen manchmal moslemische Frauen darauf, nur von einer Ärzt**in** untersucht zu werden, und dieses »Service« kann durch wechselnde Dienstmannschaften nicht immer gewährleistet werden. Selten wird der autonome Wille der Frau nicht in ausreichender, d. h. in der von unserer Rechtsordnung geforderten Weise offensichtlich, weil der Mann alle Fragen für die Patientin beantwortet und ihr keinen Raum als handelndes Subjekt lässt.

Zur Einleitung in die Thematik und als Illustration dazu, dass auch bei Beachtung der Richtlinien der präventiven Ethik unbefriedigende Verläufe nicht immer zu vermeiden sind, folgendes Fallbeispiel:

> Eine 31-jährige, schwarzafrikanische, zweitgebärende Patientin wird seit mehreren Tagen stationär wegen einer schweren Präeklampsie in der 34. SSW behandelt. Als die RR-Werte und die Albuminurie trotz massiver Therapie weiter ansteigen, der Umbilikalisdoppler einen »zero-flow«

und das CTG eine nahezu silente Oszillation zeigen, schlägt der diensthabende Oberarzt bei abgeschlossener Lungenreifetherapie eine Sectio caesarea vor. Die Patientin und ihr Mann lehnen dies, trotz ausführlicher Aufklärung über die akute Gefahrensituation für Mutter und Kind, ab. Sie weisen auf das gesunde erste Kind hin, das ohne medizinische Hilfe in Afrika geboren wurde. Die Patientin will die Abteilung verlassen, an der sie ihrer Ansicht nach falsch behandelt wird. In der angespannten Situation wird ein bis dahin unbeteiligter weiterer Facharzt als Vermittler beigezogen, der als Kompromiss – erfolglos – eine Fortführung der bisherigen konservativen Therapie unter kontinuierlicher CTG-Überwachung vorschlägt und an die Verantwortung der Frau für sich selbst und ihr Kind appelliert. Der telefonisch konsultierte Abteilungsleiter lehnt im Einklang mit den Oberärzten Zwangsmaßnahmen gegen den Willen der Patientin ab. Sie verlässt daraufhin mit einer Vorschreibung zur oralen Therapie und einem vereinbarten Kontrolltermin für den folgenden Tag das Haus. Am nächsten Mittag wird die Schwangere, krampfend und unter dem Vollbild einer Eklampsie aufgefunden, durch den Notarzt in ein anderes Krankenhaus gebracht und unter Notfallbedingungen sektioniert. Mutter und Kind überleben ungeschädigt.

In der mildesten Ausprägung handelt es sich bei Autonomiekonflikten um bloße Non-Compliance gegenüber ärztlichen Anordnungen bezüglich Verhaltensweisen, die das Kind potenziell schädigen, wie Rauchen, Alkohol- oder Drogenkonsum. Bei einer letztlich nicht gesicherten oder nicht gravierenden Schädigung des Feten wird nach einer ausführlichen Aufklärung, die die besondere Verantwortung einer Schwangeren für das Kind beinhaltet, das Autonomieprinzip und die Aufrechterhaltung einer Arzt-Patienten-Beziehung Vorrang vor Zwangsmaßnahmen haben (Steinbock 1992). Wird der Arzt aufgefordert, das Suchtverhalten einer Schwangeren der Behörde mitzuteilen oder gar ohne das Wissen der Patientin Suchtests durchzuführen, widerspricht dies krass dem Autonomieprinzip und der Schweigepflicht. So kann durch die ausschließliche Anwendung des Nutzenarguments bei fehlender Abstimmung mit dem Autonomie-, dem Proportionalitäts- und dem Beziehungsargument beträchtlicher Schaden entstehen.

Immer wieder lehnen Patientinnen Teile eines Therapiekonzeptes oder einzelne Maßnahmen ab, ohne ihren Status als Patientin grundsätzlich in Frage zu stellen.

> Solange die medizinische Sinnhaftigkeit noch erhalten ist, dürfen vom Arzt **Flexibilität** und **Kreativität** hinsichtlich von Alternativvorschlägen verlangt werden. Auf die Mitverantwortung der Patientin im Rahmen des partnerschaftlichen Modells soll hingewiesen und der Schritt von den rein subjektiven zu den wohl überlegten Interessen der Patientin sollte in die Wege geleitet werden.

Weit schwieriger wird die Lage, wenn die Patientin eine dringend indizierte invasive Maßnahme, etwa eine Sectio caesarea, ablehnt. An diesem Punkt gelangt die medizinische Integrität an eine Grenze, d.h. der Arzt kann zu etwaigen Kompromissen nicht mehr stehen und die Bedingungen für eine **ethische Krise** sind gegeben. Ist der Konflikt ohne Antizipation bis hierher eskaliert, sollten spätestens nun die Strategien der »präventiven Ethik« (s. Abschnitt 53.3) angewandt werden; im Einzelnen wären dies neuerliches, betont schrittweises Durchgehen des Informed-consent-Prozesses, respektvolles Überreden und Verhandeln. Primärer Verhandlungsgegenstand könnte ein Moratorium aller zusätzlichen Interventionen bis zum Erreichen einer konsensuellen Lösung sein; dieser Stillstand muss zeitlich genau befristet und von einer laufend aktualisierten Lageeinschätzung abhängig sein. Auch die pragmatischen Klugheitsregeln (Beiziehen eines Dritten, Stellen eines Ombudsmannes für die Patientin) sind nun dringend indiziert.

Die Verzweiflungslösung der »**court ordered cesarian section**«, die in europäischen Rechtsordnungen ohnehin sehr viel schwieriger zu erreichen ist als in den Vereinigten Staaten, sollte um nahezu jeden Preis vermieden werden. Ungewöhnliche Lösungen sind gefragt, aber schwierig zu finden; die Transferierung an eine andere Abteilung, die bereit ist, die Patientin aufzunehmen, wäre evtl. eine Möglichkeit.

Erhaltung der Schwangerschaft bei permanentem vegetativem Status der Mutter

Fällt die autonome Willensäußerung der Schwangeren durch dauernde, irreversible Bewusstlosigkeit aus, erweitert sich die Problematik um die Dimension der Vertretung ihrer Interessen. In der Literatur sind einige Fälle bekannt, in denen Schwangere im 1./2. Trimenon nach Schädel-Hirn-Traumen in einem permanenten vegetativen Status verblieben, im deutschen Sprachraum zuletzt in Erlangen (Zusammenfassung s. Schöne-Seifert 1993).

Die zwei Hauptfragen stellen sich nach dem vermeintlichen Willen (»substituted judgement«), den die Schwangere im Falle ihrer Gesundheit gehabt hätte, und jener Person oder jenem Gremium, die als Sachwalter (»proxy«) fungieren und diesen Willen formulieren soll (Buchanan u. Brock 1989).

Meist existieren sehr wenige Anhaltspunkte für einen vermeintlichen Willen. Ob allein das Verstreichenlassen der gesetzlichen Frist für den Schwangerschaftsabbruch durch die Schwangere ausreicht, ihr einen Wunsch nach Schwangerschaftserhaltung auch unter extremen Umständen zu unterstellen, ist mehr als fraglich. Ein weiteres Argument, das vor allem von Frauenorganisationen vertreten wurde, warnt vor der technokratischen Verwendung eines weiblichen Körpers als bloßem »Gefäß zur Fruchterhaltung«.

Nachdem im Gegensatz zu anderen klinischen Fragen wenig Zeitdruck besteht, ist die Konstituierung einer geeignet zusammengesetzten Ethikkommission unter Einbeziehung der nächsten Verwandten und eines unabhängigen Patientenvertreters hier das Vorgehen der Wahl.

Eine seit alters her bekannte medizinethische Frage, die sich in manchen Lehrbüchern findet, ist jene nach der »Sectio in mortua«. Gerade sie ist dahingehend geklärt, dass anekdotisch ein bis zu 30-minütiges, schädigungsfreies Überleben des Feten trotz praktisch völligem Herz-Kreislauf-Stillstand der Mutter beobachtet wurde. Da in diesen Situationen keine Zeit für eine differenzierte Beurteilung des Feten bleibt, sollte unter Reanimationsbedingungen eine Notfallsectio durchgeführt werden, auch wenn nur diskrete Vitalzeichen des Feten diagnostiziert werden können.

53.3 Lösungsansätze

53.3.1 Problemanalyse

Während ethische Konflikte in der Geburtshilfe äußerst vielfältig sein können, sind die zwei Hauptstrategien, die zu deren Lösung führen, im Wesentlichen ähnlich anwendbar. Die **Problemanalyse** und die **Konfliktprävention** ergänzen einander, wenn sie parallel eingesetzt werden..

Die Problemanalyse lässt sich in mehrere Phasen zerlegen; ein derartig schematisiertes Vorgehen mag rigide wirken und der Erfahrene bedarf eines solchen Korsetts nicht; unter dem (Zeit-)Druck der Entscheidung kann aber eine formalisierte Leitlinie hilfreich sein.

- **Analyse:** In einer ersten Analyse sollten möglichst präzise Fragen gestellt werden, in denen nach den verschiedenen Teilaspekten des Problems unterschieden wird. Rein medizinische, forensische und psychosoziale Fragenkomplexe können aus Gründen der besseren Übersicht vorerst ausgegliedert und nach deren Verfahrensregeln behandelt werden.
- **Konfliktdefinition:** Der spezifisch ethische Gehalt des Konflikts sollte definiert und in Termini von Autonomie- und/oder Benefizienzprinzip formuliert werden. In Institutionen muss auch geklärt werden, wer für die Patientin und den Konflikt zuständig und entscheidungsbefugt ist.
- **Verhandlungsphase:** Mit den Techniken der präventiven Ethik (s. unten) wird versucht, ein konsensuelles Ergebnis zu erzielen. Gelingt dies nicht beim ersten Versuch, muss der Prozess evtl. mehrmals durchlaufen werden.

53.3.2 Präventive Ethik

Unter »präventiver Ethik« für Autonomiekonflikte (McCullough u. Chervenak 1994) werden mehrere Gesprächstechniken verstanden, die in der Praxis zu einem Ganzen verschmelzen.

Informed consent

Ausgangspunkt für alle gemeinsamen Arzt-Patienten-Entscheidungen ist der Informed consent. Zeichnet sich ein ethischer Konflikt ab, so sollten alle Schritte diese Prozesses (s. S. 987) betont langsam und bewusst durchgearbeitet werden.

Verhandeln

Führt dies noch nicht zum Erfolg, kann versucht werden, mit inhaltlichen und zeitlichen Kompromissangeboten eine gerade noch tragbare, temporäre Lösung zu treffen. Wenn etwa die Patientin eine vorgeschlagene Sectio caesarea verweigert und es der kindliche Zustand, erhoben durch CTG und/oder MBU, zulässt, kann noch eine gewisse, begrenzte und vereinbarte Zeit zugewartet werden.

Respektvolle Überredung

Verschlechtern sich im obigen Beispiel die Überwachungsparameter, wird der Arzt mit großem Nachdruck die Patientin auf den Ernst der Situation und auf die Wahrnehmung ihrer eigenen, wohl überlegten Interessen, zu denen zweifellos auch das Wohlergehen des Kindes gehört, hinweisen müssen. Die Verhältnismäßigkeit der Gefahren beim tatenlosen Zuwarten muss realistisch den – relativ niedrigen – Gefahren bei einer sachgemäß durchgeführten Intervention (hier Sectio) gegenübergestellt werden.

Neben diesen Hauptbestandteilen der präventiven Ethik gibt es wiederum einige »pragmatische Klugheitsregeln«. Autonomiekonflikte sollten so früh wie möglich erkannt und antizipiert werden, bevor noch die Polarisierung der Standpunkte einen Rückzug ohne Gesichtsverlust eines Gesprächsteilnehmers verhindert. Ist die Konfrontation bereits ausgebrochen, sollte man z. B. durch Gesprächspausen versuchen, zu **deeskalieren.** Befinden sich die Konfliktpartner in einer unauflösbaren Pattstellung, kann das Beiziehen eines bis dahin unbeteiligten Dritten, der von beiden Parteien respektiert werden kann, das Gespräch wieder in Gang bringen. Es kann auch ein Ombudsmann oder Rechtsvertreter für die Patientin bereitgestellt werden, der bei den Sitzungen als Unterstützung anwesend ist. Lässt sich eine Situation trotz aller Bemühungen nicht an der Abteilung selbst lösen, kann die Patientin an eine andere Institution weiterverwiesen werden, die vielleicht eine andere Abteilungspolitik vertritt und vor allem den Vorteil hat, noch nicht in den Konflikt involviert zu sein.

Die erfolgreichste Strategie für Benefizienzdilemmata ist die transparente, interdisziplinäre Diskussion auf breiter Basis. Für die Geburtshilfe wird dies vor allem kontinuierliche und nicht nur am Anlassfall orientierte Zusammenarbeit mit der neonatalen Intensivstation, der Kinderchirurgie, der pränatalen Diagnostik und anderer relevanter Disziplinen sein. Ethikkommissionen entfalten ihre beste Wirkung bei der Beurteilung geplanter wissenschaftlicher Studien oder neuer diagnostischer oder therapeutischer Methoden, bei denen die Zusammenarbeit zwischen Klinikern und Medizinethikern gefordert ist.

Literatur

Bayertz K (1991) Praktische Philosophie als angewandte Ethik. In: Bayertz K (Hrsg) Praktische Philosophie. Grundorientierungen angewandter Ethik. Rowohlts Enzyklopädie, Reinbek bei Hamburg, S 7–47

Beauchamp TL, Childress JF (1994) Principles of biomedical ethics. 4th edn, Oxford University Press, New York Oxford

Brody BA (1988) Moral theory and moral judgments in medical ethics. Dordrecht

Brody BA (1995) Is futility a futile concept? J Med Philosophy 20: 123–144

Buchanan A, Brock D (1989) Deciding for others. The ethics of surrogate decision making. Reidel, Cambridge

Chervenak FA (2002) The Fetus as a Patient: The Evolving Challenge. Parthenon

Clark F (1995) Behandlungsentscheidungen und Wahlmöglichkeiten in der Neonatologie. In: Husslein P, Langer M (Hrsg) Ethische Probleme in der Geburtshilfe. Marseille, München

Collin MF, Halsey CL, Anderson CL (1991) Emerging developmental sequelae in the »normal« extremely low birth weigth infant. Pediatrics 88: 115–120

Faden RR, Beauchamp TL (1986) A history and theory of informed Consent. Oxford Univ Press

Habermas J (1991) Erläuterungen zur Diskursethik. Suhrkamp, Frankfurt

Holzgreve W (1995) Aktuelle Aspekte der Pränatalmedizin. Ziele und Konsequenzen. In: Husslein P, Langer M (Hrsg) Ethische Probleme in der Geburtshilfe. Marseille, München

Husslein P, Langer M (1996) Ethische Probleme in der Geburtshilfe. Marseille, München

Illhardt FJ, Piechowiak H (1995) Mittelverteilung. In: Kahlke W (Hrsg) Ethik in der Medizin

Langer M, Reinold E, Ringler M (1990) Counselling of couples after prenatal diagnosis of fetal malformations. Acta Obstet Gynecol Scand 354–357

McCullough LB, Chervenak FA (1994) Ethics in obstetrics and gynecology. Oxford University Press, New York Oxford

Obladen M, Luttkus A, Rey M (1994) Differences in morbidiy and mortality according to type of referral of very low birth weight infants. J Perinat Med 22: 53–64

Pellegrino E (1983) The healing relationship: the architectonics of clinical medicine. In: Shelp E (ed) The clinical encounter. Dordrecht

Rawls J (1975) Eine Theorie der Gerechtigkeit. Frankfurt a.M.

Sass HM (1991) Medizin, Krankheit und Gesundheit. In: Bayertz K (Hrsg) Praktische Philosophie. Grundorientierungen angewandter Ethik. Rowohlts Enzyklopädie, Reinbek bei Hamburg

Schmidt H (1969) Philosophisches Wörterbuch, 18. Aufl. Kröner, Stuttgart

Schöne-Seifert B (1996) Medizinethik. In: Nida-Rümelin J (Hrsg) Angewandte Ethik. Die Bereichsethiken und ihre theoretische Fundierung. Kröner, Stuttgart, S 552–649

Schöne-Seifert B (1993) Der Erlanger Fall im Rückblick: eine medizinethische Lektion? Ethik in der Medizin 5: 13–23

Singer P (1994) Praktische Ethik, 2. Aufl. Reclam, Stuttgart

Steinbock B (1992) Life before birth. The moral and legal status of embryos and fetuses. Oxford University Press, New York Oxford

Strotzka H (1983) Fairness Verantwortung Fantasie. Eine psychoanalytische Alltagsethik. Deuticke, Wien

Viefhues H (1989) Medizinische Ethik in einer offenen Gesellschaft. In: Sass HM (Hrsg) Medizin und Ethik. Reclam, Stuttgart, S 17–39

Wiesing U (1996) Intensivmedizin als ethisches Problem. Z Geburtsh Neonatol 200: 232–235

Komplementäre Medizin

G. Eldering, K. Selke, O. Bonifer und Matthias Langer

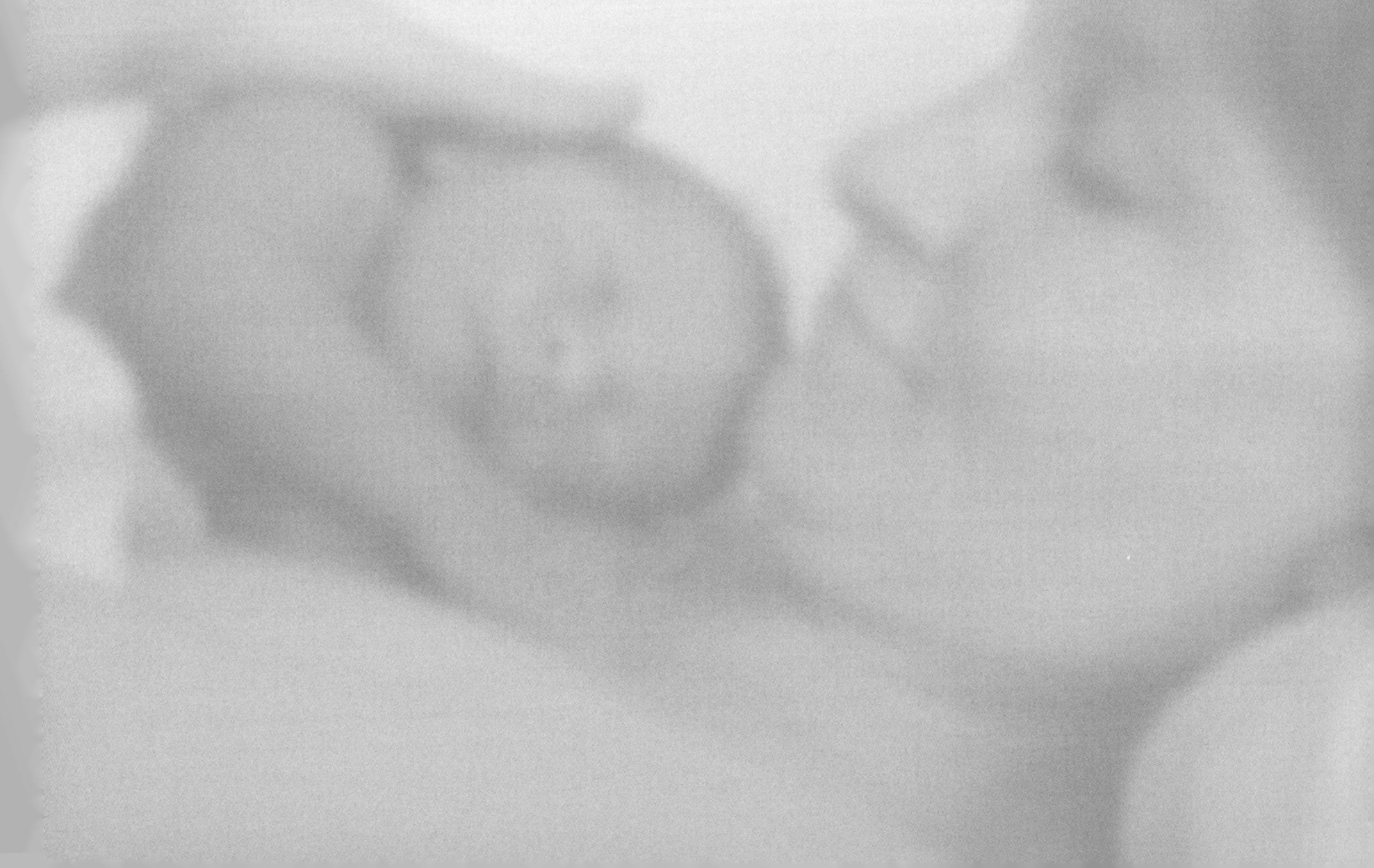

54.1 Wassergeburt

G. Eldering

Zusammenfassung

Die Wassergeburt erfreut sich bei den Gebärenden und den Geburtshelfern immer größerer Beliebtheit. Eine Gefahr für das Kind ist bei einer Wassergeburt nicht gegeben, wenn die entsprechenden perinatologischen Überwachungsrichtlinien beachtet werden und die intrapartale Asphyxie vermieden wird. Die bisweilen an der Durchführung von Wassergeburten geäußerte Kritik beruht auf Annahmen, die dem heutigen Kenntnisstand der fetalen Physiologie und der respiratorischen Adaptation des Neugeborenen nicht entsprechen. Hierzu gehört insbesondere die Annahme, dass es bei der Thoraxkompression bzw. -dekompression bei einer Wassergeburt zu einer Aspiration des Kindes komme. Auch bei der vaginalen Beckenendlagengeburt, bei der der Kopf des Kindes bei der Thoraxdekompression noch nicht geboren ist, treten nicht vermehrt Aspirationen auf, so lange keine Asphyxie besteht.

Bei einer Asphyxie sind allerdings alle Schutzfunktionen verändert bzw. außer Funktion, sodass dann auch bei der Wassergeburt eine kindliche Aspiration erfolgen kann. Wie bei allen Geburten soll auch bei der Wassergeburt eine Asphyxie grundsätzlich vermieden werden. Die Ergebnisse der Grundlagenforschung zur Physiologie des Fetus machen manche bisher unverstandenen Phänomene verständlich. Eine detaillierte Aufklärung verschiedener biochemischer und pharmakologischer Einflüsse auf die neonatale Atemregulation und -adaptation bleiben der weiteren Forschung vorbehalten. Die Frage, ob sehr seltene fetale und maternale Komplikationen (Promillebereich) bei Wassergeburten gehäuft auftreten, kann nur durch die prospektive Erfassung großer Zahlen mehrerer Zentren beantwortet werden. Hierzu kann die Perinatalerhebung in Deutschland gute Dienste leisten, indem die Wassergeburten zukünftig miterfasst werden.

Auf der Suche nach erweiterten Methoden in der klinischen Geburtshilfe finden unterschiedliche Geburtspositionen Anwendung wie Hockergeburten im Sitzen, die Geburt im Stehen am Seil, im Vierfüßlerstand u.a.m. Auch Wassergeburten werden verstärkt durchgeführt. Letztere bietet im Wesentlichen 2 Vorteile: Neben dem sanften Übergang für das Kind vom körperwarmen intrauterinen Fruchtwasser über das angewärmte Badewasser an die kühlere Luft bietet sie der entbindenden Frau die Entspannung eines warmen Wannenbades während des letzten Abschnitts der Geburt, der in aller Regel auch der schmerzhafteste ist.

Mit der Umstellung der Geburtshilfe Anfang der 1980er-Jahre hat die Selbstbestimmung der Familien zunehmend Einfluss auf das geburtshilfliche Konzept genommen, nachdem in den 1970er-Jahren die medizinische Betreuung der Geburten vor allem technischen Regeln unterworfen war. Durch den Überdruss der Frauen, sich fremdbestimmten Zwängen unterwerfen zu müssen, entstand gegenüber geburtshilflichen Kliniken ein Feindbild, das von Ängsten, Vorwürfen und Wünschen geprägt war.

Durch Zulassen von mehr Freiheiten unter der Geburt gelang es, das verlorene Vertrauen der Bevölkerung zurückzugewinnen und somit den Familien ein positives Geburtserlebnis zu ermöglichen. Die Gebärenden wurden von äußeren Zwängen mehr und mehr befreit, und der natürlichen Geburt wurde wieder Raum gegeben, ohne dadurch an Sicherheit für Mutter und Kind einzubüßen. Auch die Eigenverantwortlichkeit wurde immer wichtiger. So sind heute die Geburtshelfer bemüht, die Geburt als einen normalen Vorgang im Leben einer Frau und ihrer Familie anzusehen. Die Techniken der modernen Geburtshilfe sind bereit und verfügbar, um sie nur im tatsächlichen medizinischen Bedarfsfall sofort einsetzen zu können.

Die Frauen werden unterstützt, selbst herauszufinden, auf welche Weise sie am leichtesten ihre Kinder bekommen. Hinter der Wassergeburt steht die Überlegung, dem zu gebärenden Kind einen möglichst sanften Übergang zwischen den beiden extrem entgegengesetzten Umgebungen des intrauterinen Lebens und der nachgeburtlichen Existenz zu schaffen. Für die Frau soll gleichzeitig der Circulus vitiosus Schmerz – Angst – Spannung durchbrochen werden. Die Wassergeburt ist somit Teil eines ganzheitlichen Konzeptes und wird als eine Möglichkeit unter mehreren angeboten.

54.1.1 Ursprünge der Wasserheilverfahren

Wasserheilverfahren wurden schon sehr früh in verschiedenen Kulturen eingesetzt. Hieroglyphen der Ägypter aus dem 3. Jahrhundert vor Christus sind die ältesten Zeugnisse über Wasserkulte, die als Therapie eingesetzt wurden. Die Wassertherapie wurde vor allem bei Schwangeren und unfruchtbaren Paaren angewandt.

Im 2. Jahrhundert war dieser Wasserkult fast vergessen und wurde erst im 6./7. Jahrhundert in Form der christlichen Taufe wieder aufgenommen. Im römischen Reich wurde die Wassertherapie bis ins 5. Jahrhundert hinein von Ärztinnen in der Frauenheilkunde und bei der Behandlung von Hauterkrankungen eingesetzt.

In beiden Fachbereichen spielt auch heute noch die Wassertherapie eine besondere Rolle. In der Kaiserzeit wurden die rituellen Wasseranwendungen dann so profanisiert, dass es bald überall Bäder für die öffentliche Geselligkeit gab – die heilenden Wirkungen des Wassers aber waren in Vergessenheit geraten. Auch in Assyrien, Babylonien, Palästina und Indien weisen Überlieferungen auf Hydrotherapie hin. In der arabischen Welt nutzte man das Bad zur Reinigung vor religiösen Handlungen, in Mittelasien und Russland wurden Eisbäder zur körperlichen Ertüchtigung eingesetzt. In allen Religionen der Welt hat das Wasser die Bedeutung von ewigem Leben und Fruchtbarkeit. Diese Symbolgehalte sind nach wie vor in unseren religiösen Riten enthalten.

Entwicklung der Wassergeburten in Europa und anderen Kulturen

Mit dem Zuwachs der Kirche an politischer Macht im frühen Mittelalter verloren die Frauen, die als minderwertige Kreaturen angesehen wurden, ihre vorrangige Stellung in der Heilkunst. Das Verschwinden der Wasserheilungen ist eng mit dieser Geschichte der Frauenberufe verknüpft. Alte Praktiken des Tauchens wurden in Abschreckungsmaßnahmen umgewandelt: Mit der »Gottesprüfung« beispielsweise sollte durch das Tauchen des gefesselten Opfers bewiesen werden, ob es entweder schuldig ist, falls es ertrank oder ob es vom Teufel besessen ist, falls es nicht ertrank.

In jedem Fall war das Wasser todbringend; die Strafe traf vorwiegend Frauen und sollte dem Volk zeigen, dass die alten Heilkräfte nicht mehr wirkten. Der Wasserkult wurde zu einem kirchlichen Instrument umfunktioniert, indem die christliche Taufe mit einer Handvoll geweihten warmen Wassers in den Kanon der heiligen Sakramente aufgenommen wurde. Im Untergrund jedoch wurde das Ritual der Taufe mit fließendem kaltem Wasser aufrechterhalten. Jeder jüdische Haushalt hatte Zugang zu einem unterirdischen Tauchbecken (»Mikwe«), das sich, von Grundwasser gespeist, im Keller eines Wohnhauses befand. Allerdings war es in dieser Zeit ebenso gefährlich, dem jüdischen Glauben anzugehören, wie ein Bader oder eine weise Frau zu sein.

Die im Mittelalter erzeugte Wasserangst beim Volk wirkte wie ein Schock und hielt lange an. Noch im Rokoko verwendete man Puder statt Wasser zur Körperreinigung. »Ins Wasser gehen« war gleichbedeutend mit »in den Tod gehen«. Erst in der Zeit der Aufklärung kehrten die Menschen wieder zur Natur zurück. Im 18. Jahrhundert entdeckte der Arzt J. S. **Hahn** die »wunderbare Heilkraft des frischen Wassers«, Dr. **Kneipp** wendete 100 Jahre später Wasserkuren zur Heilung und Stärkung der Lungen an. Im osteuropäischen Raum wurden schon immer Kaltwassertauchtherapien zur Anpassung an sehr niedrige Wintertemperaturen angewendet. Noch heute tauchen manche Eltern ihr im Wasser neugeborenes Kind in das Eiswasser der Neva.

Die Wassertherapie hat in der Frauenheilkunde bisher verschiedene Anwendungen gefunden wie die **Balneologie** bei Infertilität, Wechseljahrbeschwerden oder Rekonvaleszenz nach gynäkologischen Operationen.

Die erste dokumentierte Wassergeburt in Europa fand 1803 in Frankreich statt. Danach gibt es lange Zeit keine schriftlichen Beweise für Wassergeburten in Europa. 1963 begann I. **Charkovsky** in Moskau, sich mit diesem Thema zu beschäftigen und leitet seitdem Wassergeburten in Russland (Sindenbladh 1983).

Seit 1978 fanden Wassergeburten in Frankreich statt (**Odent** u. Johnson 1994).

Hawaii und die Maui-Wassergeburt

Noch heute praktizieren hawaiische Heilerinnen die Wassergeburt als Bestandteil ihrer ursprünglichen Kultur. Die Geburt findet in einem Pool im Wald umgeben von weichem Moos statt.

Samoa

Ein Chiropraktiker, der im Zweiten Weltkrieg auf Samoa stationiert war, wurde dort zum ersten Mal mit der Wassergeburt konfrontiert. Die einheimischen Frauen gingen in ihren Wehen ins flache Wasser des Pazifischen Ozeans, um dort ihr Kind zu gebären.

Cumash-Indianer

Bei den Cumash-Indianern wurde als Vorbereitung auf die Geburt am Strand ein Zelt aus Palmblättern gebaut. Die schwangere Frau schwamm mit ein paar anderen Frauen ins Meer hinaus, wo sie spielend ihre Wehen verarbeitete. Kurz vor der Geburt kam die Schwangere ans Ufer zurück, kniete sich in den Sand und gebar ihr Kind ins salzige Meerwasser hinein.

Costa Rica

Die Schwangeren eines costaricanischen Indianerstammes gehen zur Entbindung an einen Fluss, wobei sie nur von wenigen anderen Frauen begleitet werden dürfen. Das indianische Wort für »gebären« bedeutet »ins Wasser gehen«.

Maori in Neuseeland

Seit mindestens 500 Jahren bewohnen die Maoris die Inseln Neuseelands, und auch sie kannten die Vorteile der Wassergeburt in den vielen geschützten Buchten des Pazifischen Ozeans. In der »Bucht der Geister« stürzte einst Lava ins Meer, erkaltete beim Aufprall ins kalte Wasser und hinterließ steinerne Terrassen. So entstanden ideale Wasserbecken zum Gebären der Kinder. Das Wasser, das sich dort sammelte, wurde von der Sonne aufgewärmt. Diese Wasserbecken eigneten sich besonders gut für sanfte Wassergeburten, und eine sanfte Geburt versprach ein leichtes Schicksal. Im 18. Jahrhundert landeten die Europäer in dieser Region und brachten das Christentum dorthin. In der Zeit der Christianisierung wurde die »Bucht der Geister« als ein heiliger Ort vor Fremden geheimgehalten. Heute gibt es ein Wassergeburtszentrum auf der Nordinsel im Maori-Land, das »Rainbow Dolphin Center«.

Deutschland

Seit Anfang der 1980er-Jahre finden auch in Deutschland Wassergeburten statt, die aber lange Zeit nur in wenigen Krankenhäusern angeboten wurden. Die Nachfrage stieg jedoch auch mit der Entwicklung der »natürlichen« Geburtshilfe. Für Deutschland gibt es noch keine Statistiken über den prozentualen Anteil der Wassergeburten.

> ▶ **Studienbox**
>
> Am Vinzenz-Pallotti-Hospital in Bensberg betrug die Anzahl der Wassergeburten im Zeitraum von 1982 bis 1995 über 2000. Heute liegt der Anteil der Wassergeburten in dieser Klinik etwa bei 12–17% aller Geburten (Eldering u. Gutke 1995). In der Schweiz hat sich seit 1992 die Wassergeburt ausgehend von dem Kantonspital Frauenfeld sehr schnell in vielen geburtshilflichen Kliniken verbreitet (Geissbühler u. Eberhard 1996a).

54.1.2 Physiologische Grundlagen

Ausgehend von den Grundlagen der fetalen und neonatalen Physiologie lässt sich belegen, dass eine **Wassergeburt** als solche für das Neugeborene **keine besonderen Risiken** mit sich bringt.

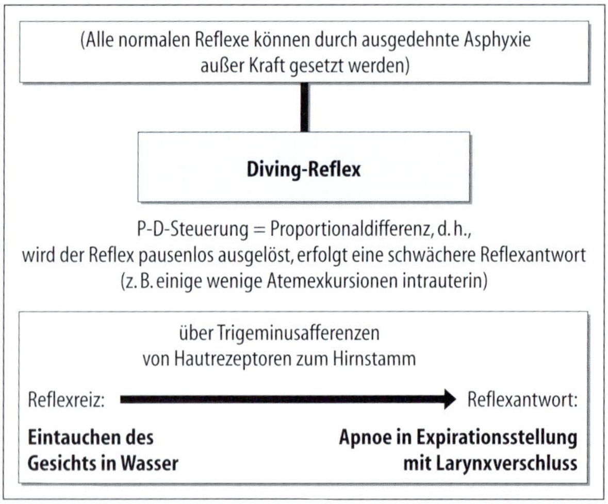

Abb. 54.1. Diving-Reflex

Die für die Geburt relevanten Anpassungen der fetalen Lungenphysiologie sollen unter den Stichworten »Diving-Reflex«, »Dynamik der Bildung und Resorption der Lungenflüssigkeit« und »Beginn der Respiration« diskutiert werden (Abb. 54.1).

Der eigentliche Stimulus für das Einsetzen der Atmung beim Neugeborenen ist nach wie vor nicht hinreichend geklärt. Niedrige Sauerstoff- oder hohe Kohlendioxidpartialdrücke, eine generelle Asphyxie oder die Azidose wurden verantwortlich gemacht. Aber auch Neugeborene, deren Chemorezeptoren ausgeschaltet waren, fingen an zu atmen. Als weitere Erklärungsmöglichkeit wurde postuliert, dass die Aufhebung des Diving-Reflexes auslösend für die kontinuierliche Atmung des Neugeborenen sein könnte (Tchobroutsky et al. 1969).

Der **Diving-Reflex** wurde als ein Schutzreflex beschrieben, der beim Menschen durch die Berührung von Rezeptoren der Gesichtshaut – um Mund und Nase herum – mit Wasser ausgelöst wird. Die Folge ist eine Apnoe in Expirationsstellung mit Epiglottisverschluss. Man nahm an, dass der Fetus in utero wegen des bestehenden Diving-Reflexes nicht atmet. So wurden bei verschiedenen Spezies Nasenschleimhaut-, Pharynx- und Larynxreflexe beschrieben, die als Schutz vor Aspiration Apnoen bewirken.

Es wurde vermutet, dass die Region der sensorischen Rezeptoren speziesabhängig sei und von der Art der Nahrungsaufnahme abhängt und nicht vom Stand der Evolution: So sitzen z. B. bei Wiederkäuern die Rezeptoren im Larynx, beim Kaninchen in der Nase (Negus 1929). Diese Schutzreflexe sind beim reifen Neugeborenen zum Zeitpunkt der Geburt am ausgeprägtesten und verlieren sich nach und nach (Wealthall 1975).

Der Diving-Reflex wirkt so stark, dass bei neugeborenen Lämmern, deren Gesicht in Wasser getaucht bleibt, auch bei bestehender Tracheotomie mit Verbindung zur Luft die Atmung nicht einsetzt und die Tiere sterben (Harned et al. 1970). Bleibt die Nabelschnurversorgung erhalten, können die Tiere unbegrenzt unter Wasser bleiben. Nach Unterbrechung des Nabelschnurkreislaufs kommt es zur Bradykardie, einer partiellen Hypertonie und Umverteilung des Herzzeitvolumens zugunsten lebenswichtiger Organe, und schließlich tritt als Folge der Asphyxie der Tod ein.

Reflexe werden durch höhere Zentren gesteuert. Die Proportional-Differential-Steuerung (P/D-Steuerung) reagiert überschießend im Sprungverhalten auf die abrupte Reizauslösung zuerst mit einer sehr rasch einsetzenden Gegenregulation und erreicht erst dann einen veränderten, konstanten Endwert. Wenn der adäquate Reiz dagegen andauernd über sehr lange Zeiträume vorhanden ist, erfolgt eine Adaptation der Reflexantwort, sodass es auch intrauterin zu Atemexkursionen kommen kann.

► Studienbox

Die fetalen Atembewegungen wurden zuerst in England (Dawes et al. 1974) und in Frankreich (Merlet et al. 1970) beobachtet. Die Atembewegungen wurden einem bestimmten zerebralen Zustand zugeordnet; dabei wurde gezeigt, dass die Atemaktivitäten nur bei kortikaler Niederspannung auftreten (Dawes et al. 1974).

Dies entspricht der REM-Phase (»rapid eye movement«) des Fetus, in der auch andere Aktivitäten wie Lecken und Blinzeln auftreten können. Wichtig ist, dass diese REM-phasen-spezifische Atmung in pathologischen Zuständen, z. B. bei einer intrauterinen Asphyxie, verstärkt ist und auf andere Phasen ausgedehnt werden kann. Die fetale Atmung wurde als Vorbereitung und Übung für die extrauterinen Erfordernisse gedeutet (Dawes et al. 1974). Bei Tieren mit Durchtrennung des N. phrenicus ist die Entwicklung der Lungen erheblich gestört. Das fetale Atemverhalten kann auch durch Medikamente beeinflusst werden (Abb. 54.2).

Warum aspiriert der Fetus nicht, wenn er Atembewegungen macht? Die Flüssigkeit, die die Alveolen ausfüllt, wird in den Lungen gebildet. Die fetale Lunge ist bereits mit Flüssigkeit gefüllt, die von ihr selbst dort gebildet wird. Spezialisierte Epithelzellen sezernieren aktiv Chlorid in das Lumen der Alveolen, sodass ein osmotischer Gradient entsteht, der Flüssigkeit aus der Mikrozirkulation in den Alveolarraum treibt (Adamson et al. 1969). Die fetale Lunge arbeitet wie eine exokrine Drüse und wird nicht als Resorptionsorgan gebraucht. Die Abgabe von Flüssigkeit in den Alveolarraum kann durch Diuretika, die den an Natrium- und Kalium gekoppelten Chloridtransport hemmen, geblockt werden.

> Der menschliche Fetus bildet täglich 250–300 ml Lungenflüssigkeit, und über dem Larynx herrscht ein positiver Druckgradient von 3–5 cm Wassersäule. Bei den fetalen Atemexkursionen bewegt sich die tracheale Flüssigkeitssäule minimal hin und her. Periodisch öffnet sich der Larynx und lässt so einen Nettoefflux von 15 ml/h zu, der während der REM-Phase um das 5fache ansteigt (Normand et al. 1971).

Ligiert man die Trachea intrauterin, vergrößert sich das Lungenvolumen, und die Alveolarzellproliferation und -differenzierung nehmen zu. Unterbindet man einen Ast der A. pulmonalis, wird auf der ipsilateralen Seite weniger Flüssigkeit gebildet, und die Lunge bleibt hypoplastisch. Das Gleiche erfolgt bei verstärkter Drainage der Lungenflüssigkeit nach außen, z. B. bei Oligohydramnion und der Pottersequenz.

Bei der Geburt steigen die Konzentrationen verschiedener Hormone abrupt an, von denen speziell die Katecholamine hinsichtlich ihrer Wirkung genauer untersucht wurden. So bewirkt

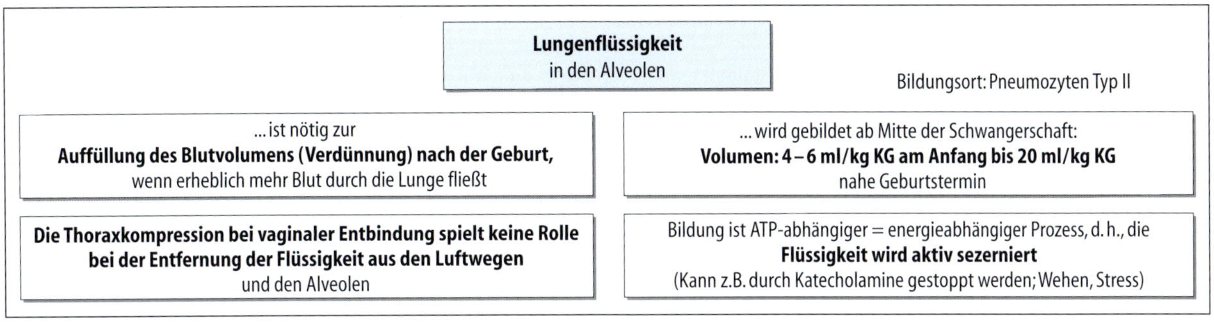

■ Abb. 54.2. **Dynamik der Bildung und Resorption der fetalen Lungenflüssigkeit**

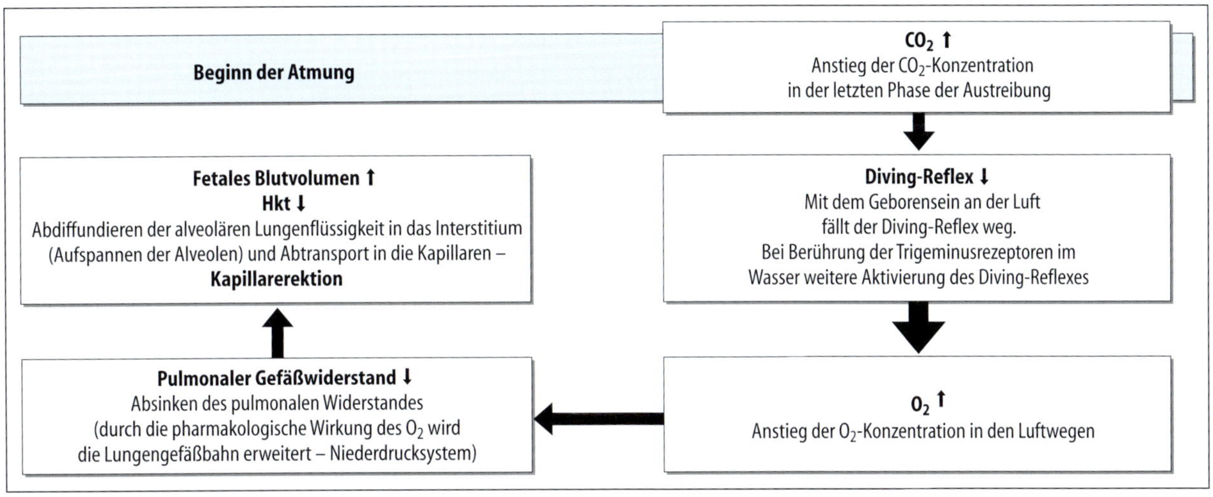

■ Abb. 54.3. **Beginn der Atmung**

die intravenöse Gabe von **Adrenalin** und **Isoproterenol**, nicht aber von Noradrenalin, eine **Resorption** von **Flüssigkeit aus dem Lungenlumen.** Dieser Vorgang kann von Betablockern gestoppt werden. Somit kommt es infolge des Geburtsstresses zu einer Umkehr des Flusses der Lungenflüssigkeit und vermehrter Resorption durch die Alveolarepithelien. Auch eine Hypoxämie kann zumindest teilweise durch vermehrte Stresshormonbildung zu einer verstärkten Atemtätigkeit führen und einer Aspiration Vorschub leisten.

> Die Lungenflüssigkeit nimmt 2–3 Tage vor Wehenbeginn ab. Deshalb ist bei Neugeborenen nach sekundären Sectiones, d. h. nach Einsetzen der Wehen, die Lungenflüssigkeit ebenso reduziert wie bei vaginal entbundenen Kindern, während bei primärer Sectio gehäuft »wet lungs« angetroffen werden (■ Abb. 54.3) (Normand et al. 1971).

Mit der Eröffnung der Lungenstrombahn nach der Geburt entsteht für das kindliche Blutvolumen ein Mehrbedarf von etwa 20 %, der teilweise durch die Resorption der Lungenflüssigkeit in das Interstitium und nachfolgend in die Kapillaren und teilweise durch die Transfusion von plazentarem Blut ausgeglichen wird (Normand et al. 1971).

> Die Thoraxkompression unter der Geburt spielt für die Entfernung der Flüssigkeit aus den Atemwegen (»squeezing effect«) keine wesentliche Rolle und die Vorstellung, dass mit der Dekompression ein Vakuum entsteht, das zur Aspiration führt, muss nach heutigem Kenntnisstand als falsch bezeichnet werden (Normand et al. 1971). Im Gegenteil: Das Neugeborene braucht die Lungenflüssigkeit zur Auffüllung des intravasalen Volumens, das durch die Eröffnung der Lungenstrombahn um 20 % vergrößert ist. Es ist somit postpartal essenziell auf die Aufnahme der Lungenflüssigkeit in sein Gefäßsystem angewiesen (Aherne u. Dawkins 1964).

Der Übertritt vom intrauterinen zum extrauterinen Leben hat für die Respiration folgende Auswirkung: Bereits im Uterus »übt« der Fetus das Atmen. Dabei wird aber keine Amnionflüssigkeit in die Lunge aspiriert, sondern es findet umgekehrt ein Nettoefflux von Lungenflüssigkeit aus der Trachea statt. Dieser Mechanismus ist für das normale Wachstum und die Differenzierung der Lunge entscheidend (Dawes et al. 1974). Die Reabsorption der Flüssigkeit nach der Geburt ist Folge der endokrinen Umstellung, die durch den Geburtsstress ausgelöst wird, und ist etwa 6 h nach der Geburt abgeschlossen.

> Bei der Geburt im Wasser bleibt der Diving-Reflex intakt, und bei pulsierender Nabelschnur setzt keine Reflexbradykardie ein. Die Lungenflüssigkeit wird nicht ausgedrückt

▼

und hinterlässt kein Vakuum, sondern wird erst mit der beginnenden Atmung zunehmend reabsorbiert.

Bei intrauteriner Asphyxie werden diese physiologischen Abläufe erheblich gestört. Die Flüssigkeitsreabsorption wird frühzeitig in Gang gesetzt, und die Stimulation der Respiration ist stärker als der Diving-Reflex, sodass es zur Aspiration kommen kann (Howatt et al. 1965).

54.1.3 Ablauf der Wassergeburt

Bei der Wassergeburt hat die Frau die Möglichkeit, während der Eröffnungsphase und der Austreibungsphase im Wasser zu verbleiben. Die Badewanne sollte geräumig genug sein, damit genügend Bewegungsfreiheit besteht, um während der Austreibungsphase die Position wechseln zu können. Die Badewanne dient gleichzeitig als Entspannungs- und Entbindungswanne und ist nach ergonomischen Gesichtspunkten geformt mit einer wasserdichten Türe zum leichten Ein- und Ausstieg. Die Austreibungsphase kann auf dem Rücken liegend, hockend, kniend oder in Vierfüßlerhaltung verbracht werden.

Die **Temperatur des Wassers** wird den Bedürfnissen der Gebärenden angepasst und durch ein Heizsystem, das in der Wandung des Wannenkorpus integriert ist, konstant gehalten. (Fa. APAL Begny, Belgien). Die Temperatur des Wassers sollte 37 °C nicht überschreiten, da sich zu heißes Wasser nachteilig auf den Geburtsvorgang auswirkt und die Hitze insbesondere beim Fetus zu einer zusätzlichen Belastung von Herz und Kreislauf führen kann. Meist können jedoch die gebärenden Frauen selbst einschätzen, welche Wassertemperatur am geeignetsten für den Geburtsverlauf ist.

Während der gesamten Geburt werden die kindlichen Herztöne durch externe **CTG-Ableitung** überwacht. Hierzu eignet sich insbesondere das Induktions-CTG (Fa. Kranzbühler, Solingen). In der Wannenwandung sind Induktionsschleifen eingelassen, die ein schwaches elektromagnetisches Feld aufbauen, das durch die kindlichen Herzaktionen verändert wird, sodass eine Registrierung möglich wird. Das Registriergerät – ein herkömmlicher CTG-Recorder – ist außerhalb des Nassbereiches entsprechend den VDE-Vorschriften an der Wand befestigt, sodass das kindliche Herzfrequenzmuster beobachtet werden kann. Eine externe oder interne Ableitung über Telemetrie ist ebenfalls möglich.

Cave

Ausdrücklich wird davor gewarnt, die Frau direkt an das CTG-Gerät anzuschließen, da es dadurch zu tödlichen Unfällen kommen kann.

Die **Geburt des Kindes** geschieht direkt ins Wasser hinein. Nach der Geburt des Kopfes folgt mit der nächsten Wehe die äußere Drehung des Kopfes, sodass die Schultern nachfolgen können. Die äußere Drehung kann genauso wie bei Geburten außerhalb des Wassers in Ruhe abgewartet werden. Keinesfalls ist es notwendig, die weitere Kindsentwicklung zu forcieren, wenn bis zu diesem Zeitpunkt der Geburt der Vitalzustand des Kindes keine Beeinträchtigung erfahren hat. Rumpf und Beine folgen danach zwanglos ins Wasser hinein.

Nachdem das Kind geboren wurde, wird es innerhalb von 60 s aus dem Wasser genommen und der Mutter übergeben, die es sich auf den Bauch legt, sodass der Körper des Kindes weiterhin im Wasser bleibt, der Kopf sich jedoch außerhalb des Wassers befindet, damit das Kind seinen ersten Atemzug machen kann. Die Annahme und das Herausnehmen des Kindes kann von der Mutter selbstständig vorgenommen werden und bedarf in der Regel nicht der Hilfe von Arzt oder Hebamme. Der Partner darf sie dabei unterstützen, um somit integral bei der Geburt beteiligt zu sein. Die **Nabelschnur** wird erst nach Sistieren der Pulsation durchtrennt, es sei denn, es besteht eine medizinische Indikation zur frühzeitigen Abnabelung. Auch hier werden Vater oder Mutter ermuntert, dieses selbst auszuführen. Zur Vermeidung von Unterkühlung des Neugeborenen sollte die Wassertemperatur nicht unter 32 °C absinken.

Die Mutter kann nun entscheiden, ob sie für die **Ausstoßung der Plazenta** das Wasser verlässt oder ob sie auch während der Nachgeburtsperiode in der Wanne verbleibt. Anschließend liegt die Mutter auf einem bequemen Breitbett, und das weitere »bonding« zwischen Eltern und Neugeborenem erfolgt ungestört. In der Badewanne schon kann das Kind zum Stillen angelegt werden, sodass in den meisten Fällen auf Kontraktionsmittel postpartal gänzlich verzichtet werden kann.

Der **Dammschutz** wird vom seitlichen Wannenrand aus von der Hebamme vorgenommen. Eine möglicherweise notwendige Episiotomie kann problemlos im Wasser erfolgen, indem ein Finger, der im Dammbereich in den Introitus eingelegt ist, die Schnittkriterien vorgibt. Die Wannenbrüstung darf nicht zu hoch und die seitliche Ausladung nicht zu weit sein, damit die Hebamme den notwendigen Dammschutz durchführen kann, indem sie sich über den Wannenrand beugt. Der mütterliche Blutverlust kann durch Beurteilung der Verfärbung des Badewassers oder der auf den Wannenboden abgesunkenen Blutkoagula geschätzt werden.

> Zum Eigenschutz sollten Hebammen und Ärzte Handschuhe tragen, die entweder bis zum Handgelenk oder zum Ellenbogen oder zur Schulter (Veterinärmedizin) reichen.

Klinische Erfahrung

Seit 1982 wurden die Geburtsverläufe und die kindlichen Vitalitätsparameter von insgesamt 1000 Wassergeburten retrospektiv im Rahmen einer Qualitätsstudie im »Matched-pairs-Verfahren« mit den jeweils nachfolgenden Spontangeburten gleicher Parität außerhalb des Wassers verglichen (Eldering u. Selke 1996).

Ziel dieser Untersuchung war es, eine erhöhte Gefährdung von Mutter oder Kind bei unkomplizierten Spontangeburten im Wasser auszuschließen.

Als **Voraussetzung** für eine Wassergeburt mussten neben dem Wunsch der Frau folgende Kriterien erfüllt sein:

- nur normale Geburten,
- intensive Betreuung durch Hebamme und Arzt,
- permanente kurzfristige Einsatzbereitschaft einer 2. Person zum Transport auf ein Bett bei auftretenden Problemen,
- gleiches Überwachungsmanagement wie bei »Landgeburten«.

Ausschlusskriterien für eine Wassergeburt waren:
- Beckenendlagen,
- Mehrlingsschwangerschaften,
- pathologische Schwangerschaftsverläufe (z.B. Plazentainsuffizienz, Frühgeburtlichkeit vor der vollendeten 37. SSW),
- Verdacht auf Chorionamnionitis,
- Notwendigkeit einer Epiduralanästhesie,
- zentralwirksame Medikamente,
- bekannte mütterliche Infektionen (z.B. Hepatitis, HIV).

Die ersten 50 Geburten wurden durch kontinuierliche CTG-Überwachung mit interner Ableitung durch Skalpelektrode und Telemetrie überwacht. Seitdem wird die intermittierende Kontrolle der kindlichen Herztöne in der Eröffnungsphase durch externe Ultraschallableitung, wie sie auch bei normalen Spontangeburten üblich ist, praktiziert (30 min CTG-Aufzeichnung, danach 1 h aufzeichnungsfreies Intervall; bei suspekten bzw. pathologischen Verläufen Kürzung des Intervalls bzw. Dauerüberwachung). In der Austreibungsphase werden die kindlichen Herztöne in der Wehenpause extern abgeleitet, bei dann auffälligem Herzfrequenzmuster erfolgt die Ableitung kontinuierlich. Der Einsatz der fetalen Pulsoxymetrie könnte hier zukünftig ebenfalls Verwendung finden.

Aus Sicherheitgründen wurde bei den Wassergeburten die Telemetrieübertragung eingesetzt, sodass das CTG-Gerät außerhalb des Nassbereiches aufgestellt werden konnte. Bei pathologischen CTG-Veränderungen oder sich anbahnenden Geburtskomplikationen wurde die Geburt im Wasser abgebrochen.

Folgende Parameter wurden zwischen beiden Kollektiven verglichen: Alter, Bildungsstand, Wohnort, Schwangerschaftsverlauf, anamnestische Schwangerschaftskomplikationen (Zustand nach Sectio u.a.), Dauer der Wehen, Muttermundweite bei Geburtsbeginn, Zeitdauer im Wasser, Muttermundweite bei Eintritt ins Wasser, Anwendung von schmerzstillenden Medikamenten im Geburtslauf, Rate an Episiotomien/Geburtsverletzungen, Nachgeburtsphase, kindliche Apgar- und arterielle sowie venöse Nabelschnur-pH-Werte, kindliche Morbidität (Infektionen, Verlegungen in die Kinderklinik etc.), Mortalität sowie die Dauer des stationären Aufenthaltes post partum, um nur die wichtigsten zu nennen.

Für beide Kollektive zeigten sich keine Unterschiede hinsichtlich Alter, Wohnort, Dauer der jetzigen Schwangerschaft, beruflicher Bildung, vorausgegangener Schwangerschaftskomplikationen und Verlauf der jetzigen Schwangerschaft. In der Wassergeburtsgruppe war die Zahl der Frauen mit einer vorausgegangenen Sectio leicht erhöht (4% vs. 1%).

Die Neugeborenen der beiden Gruppen unterschieden sich hinsichtlich Geburtsgewicht und Größe nicht voneinander. Der Hauptteil der Kreißenden hatte nach 2 h im Wasser entbunden. Im Gegensatz zu verschiedenen Literaturangaben war die Austreibungszeit im Wasser gegenüber derjenigen bei den Kontrollgeburten nicht verkürzt (Enning 1996).

Die meisten Frauen zogen es vor, erst bei vollständig geöffnetem Muttermund ins Bad zu gehen, um dort zu entbinden. Viele Frauen benutzten das Bad lediglich zur Entspannung in der Eröffnungsperiode, ohne dort auch zu gebären und erfüllten damit nicht die Kriterien einer Wassergeburt im Rahmen der Studie. Die Verknüpfung von Verspannung – Angst – Verkrampfung – gesteigerte Schmerzempfindung scheint im Wasser eher durchbrochen, sodass der Schmerzmittelbedarf deutlich reduziert war. In beiden Kollektiven zeigte sich ein signifikanter Unterschied in der Häufigkeit der Episiotomien von 19% im Wasser gegenüber 38% bei »Landgeburten«. Die Befürchtung, dass durch Weitstellung der Gefäße bei hoher Wärmezufuhr vermehrt verstärkte Nachblutungen in der Plazentarperiode auftreten, hat sich nicht bestätigt. Der Blutverlust bei Wassergeburten war signifikant geringer bei gleichem Geburts – und Nachgeburtsmanagement.

Das »fetal outcome« zeigte in beiden Gruppen keine signifikanten Unterschiede. Die Verteilung der Apgar-Werte nach 1,5 min bzw. 10 min war nahezu identisch.

Mäßige Azidosen im Blut der Nabelschnurarterie traten bei 12% der Wassergeburten bzw. 13% der Kontrollgruppe auf (pH 7,10–7,19).

Die Zahl kindlicher Verlegungen in neonatale Intensivpflege war in beiden Gruppen mit 1,1% (Wassergeburten) bzw. 1,3% (»Landgeburten«) niedrig. Die kindliche Morbidität und Mortalität ist bei mittlerweile über 2000 begleiteten Wassergeburten nicht erhöht. Dieses entspricht den Erfahrungen anderer Zentren, die Wassergeburten durchführen (Geissbühler u. Eberhard 1996 b).

> Anhand der Ergebnisse von 1000 retrospektiv untersuchten Wassergeburten verglichen mit 1000 Spontangeburten außerhalb des Wassers fand sich keine erhöhte kindliche und mütterliche Morbidität und Mortalität.
>
> Im Wasser war der Medikamentenverbrauch deutlich niedriger und die Rate an Episiotomien um die Hälfte geringer. Der mütterliche Blutverlust fiel signifikant geringer aus. Die kindliche Infektiosität war nicht erhöht.

Vorbedingungen:
- Klinikentbindung,
- Low-risk-Geburt,
- Wunsch der Schwangeren,
- lückenlose Überwachung durch Arzt und Hebamme,
- Wassertemperatur 36–38 °C,
- bakteriologische Überwachung von Badewasser und Badewanne,
- Verfügbarkeit einer zweiten Person zum Transport aus der Badewanne bei auftretenden Problemen.

Ablauf:
- Aufenthalt im Wasser sowohl in der Eröffnungs- als auch in der Austreibungsperiode,
- Badewanne mit Bewegungsfreiheit zur Wahl verschiedenster Positionen,
- lückenlose telemetrische CTG-Überwachung,
- Dammschutz vom seitlichen Wannenrand,
- möglicherweise nötige Episiotomie im Wasser,
- nach der Geburt innerhalb von 60 s Heben des Kindes zur Wasseroberfläche und Lagerung des Kindes auf dem Bauch der Mutter mit dem Kopf außerhalb des Wassers,
- Abnabelung im Wasser,
- Plazentaperiode und Geburt der Plazenta möglichst außerhalb des Wassers.

Einzelfallanalysen der in der Literatur veröffentlichen Zwischenfälle mit Todesfolge oder zerebral geschädigten Kindern haben gezeigt, dass es sich bei allen Fällen um Geburtsverläufe handelte, bei denen diese Empfehlungen nicht eingehalten und gravierende Fehler in der Betreuung von Mutter und Kind gemacht wurden. Sie können somit nicht der Methode der Wassergeburt angelastet werden.

Hygienemaßnahmen bei Wassergeburten

Folgende Hygienemaßnahmen sind bei Wassergeburten durchzuführen:

- Wanne ohne Überlauf benutzen oder vorhandenen Überlauf verschließen,
- keine Luftkombinationsanlagen (z. B. Whirlpool),
- nach jedem Bad Wischdesinfektion,
- Desinfektionsmittelkonzentrat in den Ablauf,
- Duschköpfe belüften,
- Duschköpfe 1-mal pro Woche im Gas sterilisieren (fakultativ).

Unter Zugrundelegung der eigenen klinischen Erfahrung anhand von 3500 Wassergeburten seit 1982 erscheint es uns möglich, die Kontraindikationen für Wassergeburten zu relativieren.

► Studienbox

Große Studien haben inzwischen gezeigt, dass bei korrekter geburtsmedizinischer Überwachung Wassergeburten genau so sicher für Mutter und Kind sind wie eine Landgeburt. Insbesondere besteht kein erhöhtes Risiko für fetale und maternale Infektionen oder verstärkten maternalen Blutverlust im Wasser. Es zeigt sich kein Unterschied im Fetal outcome. Der Schmerzmittelverbrauch ist bei Wassergeburten deutlich reduziert. Insgesamt wird die Wassergeburt rückblickend von den Frauen als sehr positives Geburtserlebnis empfunden (Geissbühler et al. 2001; Mackey 2001).

Eingeschränkte Kontraindikationen	Vorbedingung zur Wassergeburt
Mehrlingsgeburten	Erfahrener Geburtshelfer
Beckenendlagen	Erfahrener Geburtshelfer
Kindlicher Makrosomie bis 4500 g	Erfahrener Geburtshelfer
Frühgeburten ab der vollendeten 35. SSW	Direktes Herausnehmen aus dem Wasser zur Vermeidung eines Temperaturverlusts
Geburten mit V. a. fetale Mangelversorgung	Kontinuierliche CTG-Ableitung

54.2 Homöopathie

O. Bonifer und G. Eldering

Zusammenfassung

Seitdem viele Menschen der Schulmedizin mit ihren differenten Mitteln nebst Nebenwirkungen ablehnend gegenüberstehen, findet die Homöopathie zunehmend Freunde. Gerade in einem Bereich, in dem alle Maßnahmen auf das Bewahren des ungeborenen Lebens gerichtet sind, findet ihre Nebenwirkungsfreiheit große Anerkennung. Am erfolgreichsten ist sie, wenn bereits in der Schwangerschaft eine homöopathische Behandlung begonnen wird.

54.2.1 Grundlagen

Homöopathie (griech. »homoion« – ähnlich und »pathos« – Schmerz, Leiden) ist eine in sich geschlossene Heilkunst mit eigenem medikamentösem Therapieprinzip und eigenen Regeln. Das spezielle therapeutische Vorgehen wird verständlich, wenn man die heute allgemein angewandte und an den medizinischen Hochschulen gelehrte Medizin (Schulmedizin) als Allopathie begreift (griech. »alloion« – verschieden).

Bei **allopathischem Vorgehen** werden Erkrankungen durch Mittel, die der **Krankheit entgegenwirken**, unterdrückt. Antibiotika wirken bakteriellen Infektionen entgegen, körpereigene Überreaktionen wie allergisches Asthma können durch Kortison gehemmt werden, und die laufende Nase beim banalen Schnupfen kann durch lokal applizierte α-Mimetika eingedämmt werden.

Homöopathisches Vorgehen beabsichtigt, die **Selbstheilungskräfte** des Menschen zu **aktivieren** und es dem Körper damit zu ermöglichen, von innen heraus die Erkrankung anzugehen und wieder in ein stabiles Gleichgewicht zu bringen. Hahnemann postulierte die Existenz einer Lebenskraft, die wir heute als die Energievorgänge verstehen können, die das Gleichgewicht von Körper, Geist und Seele aufrechterhalten. Dabei gilt es, ein Medikament auszuwählen, das in seiner Wirkung der eigentlichen Erkrankung ähnelt und in der Lage ist, beim gesunden Menschen eine gleichartige Erkrankung hervorzurufen.

Der Schlüssel zum passenden Arzneimittel ist die individuelle Symptomatik des Patienten im körperlichen, emotionalen und geistigen Bereich.

Entwicklung der Homöopathie

Der Begründer der Homöopathie, Dr. Friedrich Samuel **Hahnemann** (geboren 1755 in Meißen, gestorben 1843 in Paris) war als Arzt mit den Behandlungsmethoden und -erfolgen seiner Zeit unzufrieden. Üblich waren damals teilweise sogar die Gesundheit der Patienten gefährdende Eingriffe wie Aderlässe, die Verabreichung von Purganzien und Laxanzien. Er zog sich deshalb vom Arztberuf zurück und arbeitete statt dessen als Übersetzer vorwiegend medizinischer Schriften. Bei der Transkription einer englischen Arzneimittellehre stieß er auf die Beschreibung der Wirkung von Chinarinde. Da die Beschreibung unklar war, nahm er anschließend selbst Chinarinde ein, um die Wirkung näher zu untersuchen. Dabei zeigten sich Symptome, die auffällig denen des Wechselfiebers glichen. Ferner wusste auch er, dass Chinarinde imstande war, Wechselfieber zu heilen (Chinin und seine Derivate werden auch heute noch als Malariatherapeutika verwandt). Aus diesen Beobachtungen schlussfolgerte Hahnemann, dass Substanzen, die bei einem gesunden Menschen Krankheitssymptome erzeugen können, anscheinend in der Lage sind, dieselbe Krankheit zu heilen.

Da sich diese Erfahrung in den folgenden Jahren auch mit anderen Substanzen bestätigte, stellte er die folgende Hypothese auf:

> Ähnliches möge durch Ähnliches geheilt werden.
> **Similia similibus curentur.**

1796 gilt als das Geburtsjahr der Homöopathie. Hahnemann veröffentlichte den Aufsatz »Versuch über ein neues Prinzip zur Auffindung der Heilkräfte der Arzneisubstanzen nebst einiger Blicke auf die bisherigen«. Bereits in den folgenden Jahren konnte er hervorragende Erfolge z. B. bei der Behandlung einer Scharlachepidemie mit Belladonna (Atropa belladonna – Tollkirsche) vorweisen.

Hinweise auf das **Simileprinzip** (die Ähnlichkeitsregel) finden sich z. B. auch in der Mythologie. Achilles, der Speer und die Wunde kann aus der griechischen, Moses und die Schlange aus der jüdisch christlichen Mythologie zitiert werden.

Der Verdienst Hahnemanns liegt in der Wiederentdeckung dieses Naturprinzips und der Entwicklung eines darauf basierenden therapeutischen Konzeptes. Dessen 3 Säulen sind:
- die Kenntnis der Arzneimittel,
- die Symptomatik des Patienten,
- die Arzneimittelfindung (homöopathische Verschreibung).

Arzneimittelkenntnis

Eine wesentliche Quelle über die Wirkungsweise der in der Homöopathie verwendeten Arzneimittel ist die **Arzneimittelprüfung** am gesunden Menschen. Freiwillige Probanden beobachten über einen festgelegten Zeitraum alle neu auftretenden Symptome. Moderne Arzneimittelprüfungen entsprechen den Anforderungen an klinische Studien, erfolgen doppelblind und beinhalten Vor- und Nachlaufphasen, um Plazeboeffekte herausfiltern zu können.

Jeder kennt die Symptome, die sich beim Schneiden der Küchenzwiebel Allium cepa einstellen und hat damit schon unbewusst eine Arzneimittelprüfung durchgeführt. Die Augen tränen, die Nase juckt usw. Entsprechend kann die Zwiebel einen Schnupfen heilen, der diese Krankheitserscheinungen aufweist und auch in weiteren Kriterien dem Arzneimittelbild entspricht.

Weiterhin wird das Wissen durch toxikologische und nicht zuletzt durch die klinische Erfahrung am Kranken ergänzt. Gerade durch die Beobachtung einer großen Anzahl von Patienten über ausreichend lange Zeiträume konnten entscheidende Beweise für die Wirksamkeit der Methode gesammelt werden. Dies betrifft vor allem die Heilungsverläufe bei chronischen Erkrankungen, einer Domäne der Homöopathie.

Zusammen ergeben die Daten, die aus Arzneimittelprüfungen, Vergiftungen und den klinischen Erfahrungen gewonnen werden, das **Arzneimittelbild** einer Substanz. Dessen Übereinstimmung mit der Symptomatik des Kranken (im körperlichen, emotionalen und geistigen Bereich) in wesentlichen Punkten führt zur Wahl des individuellen Heilmittels. Demnach können bei Patienten mit der gleichen schulmedizinischen Diagnose verschiedene Arzneimittel in Frage kommen. Ebenso kann eine Substanz bei unterschiedlichen Erkrankungen angezeigt sein.

Ausgangssubstanzen

Homöopathische Medikamente werden aus pflanzlichen, tierischen und mineralischen Ausgangsstoffen hergestellt. Neben der Verordnung nach dem **Ähnlichkeitsprinzip** grenzt dies die Homöopathie deutlich von der Naturheilkunde und der Phytotherapie ab, mit der sie häufig gleichgesetzt oder verwechselt wird. Weitere Grundsubstanzen stellen Krankheitsprodukte wie Krebsgewebe, Trippereiter oder Tuberkulome dar. Sie dienen zur Herstellung der sog. **Nosoden.** Letztendlich kann jede natürlich vorkommende oder laborchemisch hergestellte Substanz als Ausgangsstoff dienen. In neuerer Zeit wurden Arzneimittelprüfungen mit Aspirin, Wasserstoff und Schokolade durchgeführt.

Arzneimittelherstellung

Ein anfängliches Problem der homöopathischen Therapie war die Tatsache, dass die therapeutische Arzneimittelwirkung häufig durch die toxische Komponente beeinträchtigt worden ist. Ehe eine Heilung eintrat, konnte es zu starken Verschlimmerungen der Krankheit kommen. Daher ergab sich die Notwendigkeit, die Gaben zu verkleinern, ohne den kurativen Effekt zu verlieren. Durch die stärkere Verdünnung entstand jedoch auch das Problem einer geeigneten Konservierung der Arzneien.

Durch jahrelange Versuche und Krankenbeobachtungen konnte eine stufenweise Verdünnung mit nichtarzneilichen Trägerstoffen entwickelt werden, bei der die Arzneien ihre Heilwirkung beibehalten, ohne selbst toxisch zu wirken. Diesen Vorgang nannte Hahnemann **Potenzierung.** Dieser Vorgang ist für jede Substanz im Homöopathischen Arzneibuch (HAB) festgelegt und stimmt nach Herstellung einer sog. Urtinktur (z. B. wässriger Pflanzenauszug) im Wesentlichen in folgenden Schritten überein: Bei der Herstellung werden lösliche Stoffe in einem Gemisch aus Wasser und Alkohol in einem festgelegten Verhältnis stufenweise verdünnt und verschüttelt, unlösliche anfangs mit Milchzucker verrieben.

Auf diese Art und Weise konnten erstmals hohe Verdünnungsreihen hergestellt und gleichzeitig optimal mit dem Trägermedium vermischt werden. Wichtig war dabei die Beobachtung, dass die Anzahl der Verdünnungsschritte einen Einfluss auf die Wirksamkeit der Medikamente hat. Um dem Verlust der Wirksamkeit durch die Verdünnung entgegenzuwirken, ist die Verdünnung in kleinen Schritten notwendig. Die aus diesem Prozess resultierenden Arzneien nennt man **Potenzen.** Sie werden heutzutage von Hand oder durch Maschinen hergestellt.

> In Deutschland sind Verdünnungen im Verhältnis 1:10 (Dezimal- oder D-Potenzen) und 1:100 (Zentesimal- oder C-Potenzen) üblich. Eine in einigen Schritten abweichende Herstellung erfordern die Q- und LM-Potenzen (1:50 000).

Erklärungsansätze

Gerade die Verdünnung ist ein häufiger Anlass zur Kritik an der Homöopathie als wirksames Heilverfahren. Ihre Anwendung bei der Zubereitung homöopathischer Arzneiformen ist im historischen Zusammenhang zu sehen und steht an zweiter Stelle nach der Anwendung des Ähnlichkeitsprinzips. Dieses ist für die Homöopathie primär konstitutiv und nicht die Anwendung hochverdünnter/potenzierter Arzneimittel!

▶ Studienbox

Die bisher erfolgten Versuche, die Wirksamkeit der homöopathischen Arzneimittel zu erklären, sind zahlreich. Biochemisch nachgewiesen werden konnte z. B., dass Homöopathika Veränderungen des Zellstoffwechsels bewirken (Harisch u. Kretschmer 1990). Durch die Potenzierung auftretende physikalische Veränderungen in der Struktur des Lösungsmittels (Clusterbildung der Wassermoleküle) lassen sich kernresonanzspektrographisch (Weingärtner 1992) nachweisen. Fest steht, dass auch minimalste Dosen noch Reaktionen des menschlichen Organismus hervorrufen. Wo die Wirkung jedoch ansetzt und wie die Information übertragen wird, ist und wird weiterhin Gegenstand der Forschung sein. Einen Überblick über die homöopathische Forschung bis Ende der 80er Jahre liefert Righetti (1988). Albrecht (1996) berichtet über den neuesten Stand der klinischen Forschung.

Dass homöopathische Therapie wirksamer ist als Plazebos, zeigte zuletzt eine Studie aus Glasgow, bei der im Rahmen einer randomisierten Doppelblindstudie Patienten mit allergischem Asthma behandelt wurden (Reilly et al. 1994).

54.2.2 Möglichkeiten homöopathischer Therapie in der Geburtshilfe

Möglichkeiten der Homöopathie in der Schwangerschaft

Bereits in der Schwangerschaft hat der homöopathisch tätige Arzt die Möglichkeit, den **späteren Geburtsverlauf** mit homöopathischer Therapie **günstig zu beeinflussen.** Durch die Behandlung chronischer Krankheiten bzw. Dispositionen bereits in der Schwangerschaft wird der Organismus der Schwangeren gleichsam stabilisiert. Von Vorteil ist hier der **fehlende Zeitdruck**, der eine **ausführliche Anamnese** und sorgfältige Arzneimittelwahl durch **Repertorisation** (Nachschlagen der Symptome und der zugehörigen Arzneien in einem Symptomverzeichis) erlaubt. Wir haben gute Erfahrungen in der Behandlung von Schwangeren gemacht, die aufgrund einer als traumatisch erlebten Geburt Angst vor erneuten Komplikationen haben. Neben der psychischen Stabilisierung kann die homöopathische Therapie hier helfen, durch eine Verbesserung der Konstitution Komplikationen im weiteren Schwangerschaftsverlauf und unter der Geburt zu vermeiden.

Möglichkeiten der Homöopathie im Kreißsaal

Für den Geburtshelfer bestehen grundsätzlich 2 Möglichkeiten, durch homöopathische Therapie den Geburtsverlauf zu beeinflussen. Vorrang hat an den Kliniken in Deutschland, in denen Homöopathie in der Geburtshilfe eingesetzt wird, die **akute Therapie im Kreißsaal.** Sie hat vor allem durch die Hebammen Eingang in den Kreißsaal gefunden.

Die häufigsten Indikationen sind

- Erleichterung von Geburtsschmerzen,
- Koordination von Wehenstörungen,
- Muttermundrigidität.

Der homöopathisch ausgebildete Arzt kann aufgrund der Symptome, die die Kreißende präsentiert, ein möglichst ähnliches homöopathisches Arzneimittel auswählen, um u. a. das **Schmerz**empfinden zu reduzieren. Der Schwerpunkt bei der Mittelfindung liegt hier häufig in der Beobachtung der Frauen, die durch eine kurze Anamnese ergänzt wird. Aufgrund der akuten Situation, die die Geburt für die Kreißende darstellt und der letztendlich beschränkten Reaktionsweisen des menschlichen Organismus kommt es dem Arzt zu Hilfe, dass einige Arzneien unter der Geburt besonders häufig angezeigt sind. Beispielhaft erwähnt seien hier nur Gelsemium, Caulophyllum, Cimicifuga, Pulsatilla und Kalium carbonicum.

Die **Schmerzlinderung** kommt nicht immer an die starken »allopathischen« Mittel heran, ist aber fast immer ausreichend. Die Integration homöopathischer Arzneimittel in einen Stufenplan zur Behandlung von Geburtsschmerzen hat sich im Kreißsaal bewährt und stößt auf große Akzeptanz bei den Gebärenden. Hinzu kommt, dass auch bei Erstgebärenden sich bei nur mittelkräftigen Wehen ein normaler Geburtsfortschritt zeigt.

- Bei **Wehenschwäche** reichen in vielen Fällen homöopathische Mittel aus, wodurch die Notwendigkeit von Oxytozingaben reduziert werden kann.
- Auch zur **Geburtseinleitung** finden homöopathische Mittel Verwendung.
- Weiterhin bietet sich die Homöopathie bei der Behandlung von **Befindlichkeitsstörungen** (Sodbrennen, Obstipation, Frostigkeit, Reizbarkeit u. a.) an, die auch schon in der Schwangerschaft gut homöopathisch beherrschbar sind.

Schwierigkeiten können sich in der Abgrenzung der Wirkung des homöopathischen Mittels vom unbeeinflussten Geburtsverlauf ergeben. Einerseits verfügt der menschliche Körper über eigene Mittel, die Homöostase wiederherzustellen bzw. aufrechtzuerhalten, andererseits nutzt auch die Homöopathie Plazeboeffekte aus. Als hilfreich hat sich eine Besprechung nach der Geburt mit allen Anwesenden (Hebammen, Schülerinnen und Ärzten) erwiesen. Sie gibt neben der Reflexion des eigenen Handels die Möglichkeit, sich mit unvoreingenommenen (homöopathisch nicht vorgebildeten) Mitarbeitern über die ggf. auffälligen Veränderungen der Symptomatik der Kreißenden auseinanderzusetzen. Die Einordnung dieser wahrgenommen Veränderungen in ein symptombezogenes Schema (Vithoulkas 1987) ermöglicht es dem erfahrenen Arzt, die Wirkungsrichtung der Arzneimittel zu beurteilen.

Möglichkeiten der homöopathischen Therapie des Neugeborenen

Neben erforderlichen Wiederbelebungsmaßnahmen mit Methoden der Schulmedizin werden homöopathische Medikamente erfolgreich zur **Therapie leichter postpartaler Anpassungsstörungen** angewandt. Vor allem in Kliniken, die im Rahmen einer »sanften« Geburtshilfe auf den routinemäßigen

Einsatz prophylaktischer Maßnahmen wie orales/nasales Absaugen verzichten, hilft die Homöopathie, Neugeborene schneller zu stabilisieren.

Möglichkeiten der Homöopathie im Wochenbett

Hier hat die Homöopathie mittlerweile in einigen Kliniken einen festen Platz neben den üblichen Regimen zur Behandlung von **Rückbildungsstörungen, Fieber** im Wochenbett und **puerperaler Mastitis** gefunden. Besonders gut lassen sich homöopathische Arzneimittel mit physikalischen Anwendungen kombinieren und in vielen Fällen ein invasiveres Eingreifen (Infusionstherapie, Abszessspaltung) vermeiden. **Stillprobleme**, deren Ursachen häufig im psychosomatischen Bereich liegen und somit im Wochenbett einer Therapie schwer zugänglich sind, können gut homöopathisch angegangen werden.

Bei der homöopathischen Behandlung **postoperativer Schmerzen** nach Schnittentbindungen können die Mütter von einer frühzeitigen Mobilität profitieren, ohne Angst vor einer Gefährdung des Säuglings durch die Sekretion von Medikamenten in die Muttermilch haben zu müssen. Zwar treten homöopathische Medikamente auch in die Muttermilch über, haben jedoch eher positive Effekte, da Mutter und Kind häufig das gleiche Heilmittel benötigen.

> Falsch gewählte Arzneimittel, bei denen die Affinität zwischen Krankheits- und Arzneimittelbild fehlt, zeichnen sich in der Regel durch eine ausbleibende Wirkung aus.

Schlusswort

Die Grundpfeiler der Homöopathie sind der **empirische, phänomenologische Ansatz, die Ähnlichkeitsregel**, die Arzneimittelherstellung, die Arzneimittelprüfung am Gesunden und die **individuelle**, auf exakter Beobachtung beruhende **Arzneiwahl**. Die Homöopathie kann somit als empirisch-induktive, phänomenologische und ganzheitliche (die gesamten körperlichen und psychischen, objektiven und subjektiven Symptome des Kranken beachtende) wissenschaftliche Heilmethode bezeichnet werden (Righetti 1988).

Sie eignet sich als Ergänzung zu herkömmlichen Therapien und sollte Bestandteil einer ganzheitlich orientierten Geburtshilfe sein. Als nebenwirkungsfreie Arzneitherapie wird sie insbesondere von Schwangeren und stillenden Müttern in hohem Maße akzeptiert.

54.3 Akupunktur

Matthias Langer

Zusammenfassung

Die Erfolge der Akupunktur in der Schmerztherapie haben aufhorchen lassen, und es ist nur natürlich, dass sie Eingang in die Geburtshilfe findet. Sie versucht, den Menschen zu »harmonisieren«, in einen ausgeglichenen Zustand zu bringen und wird idealerweise schon bei der Geburtsvorbereitung begonnen. Für die Geburtshilfe wurde ein spezielles Programm entwickelt.

54.3.1 Geschichte der Akupunktur

Die Akupunktur gehört in den großen naturheilkundlichen Bereich der traditionellen chinesischen Medizin. Als das älteste Werk der Akupunktur gilt das Huangdi Neijing, das Buch des »Gelben Kaisers«. Es enthält, eingebettet in einen fiktiven Dialog zwischen dem legendären Kaiser (2697–2596 v. Chr.) und seinem Leibarzt, das gesamte Akupunkturwissen seiner Zeit. Bereits hier werden die wichtigsten Leitungsbahnen mit ihren Reizpunkten beschrieben, ebenso Stichtechniken sowie Indikationen zur Behandlung.

Allerdings ist es ebenso gut vorstellbar, dass die spitzen Steine, die bei steinzeitlichen Kulturstätten gefunden wurden, bereits zu Behandlungen innerer Erkrankungen gedient haben können, da in später zu datierender Literatur aus der 1. Hang-Dynastie (2. Jahrhundert v. Chr.) Steinnadeln (»bianshi«), Nadelsteine (»zhenshi«) und Stechsteine (»chanshi«) für die Therapie beschrieben wurden.

Der älteste Fund richtiger Akupunkturnadeln aus Metall wurde 1968 in der Provinz Hebei entdeckt: Neben anderen Beigaben enthielt das Grab eines Mitgliedes der kaiserlichen Familie 4 goldene und 5 silberne Nadeln.

Europa erreichte die Akupunktur erst im 17. Jahrhundert durch französische Missionare und Kaufleute.

54.3.2 Naturwissenschaftliche Grundlagen

Seitdem die Akupunktur immer größere Verbreitung in der westlichen Welt findet, steigt auch in der naturwissenschaftlichen Forschung das Interesse an der Untersuchung ihrer Wirkungsmechanismen. So konnte z. B. gezeigt werden, dass der größte Teil der Akupunkturpunkte über Lücken in der Körperfaszie liegen, durch die kleine Blutgefäße, vegetative Nerven und Äste sensibler Nerven ziehen. Dadurch ergibt sich ein mögliches Erklärungsmodell für die Wirkung von Akupunktur über die **Head-Zonen**. Durch die Nadelung eines peripheren Akupunkturpunktes wird ein oberflächlicher sensibler Nerv gereizt, der segmental im Rückenmark mit der Innervation eines inneren Organes zusammengeschaltet wird. Über viszerale Reflexbögen innerhalb des angesprochenen Rückenmarksegmentes werden nun Reize an das betreffende Organ geleitet, die es in seiner Funktion beeinflussen.

Die Entwicklung der **Gate-control-Theorie** durch Melzack u. Wall (1965), die auch höhere zentralnervöse Strukturen wie Hypothalamus und Mittelhirn mit einbezieht, erklärt die Wirkung von Akupunktur bei Schmerzzuständen. Über das Stechen von Akupunkturpunkten werden auch diesmal segmental Rückenmarkabschnitte angesprochen, in denen zur direkten Schmerzmodulation Endorphine und Dynorphine ausgeschüttet werden. Ebenso werden über den Tractus anterolateralis das Mittelhirn und der Hypothalamus stimuliert. Während die Reizantwort des Mittelhirnes in einer Enkephalinausschüttung besteht, die eine segmentale Freisetzung von Serotonin und Noradrenalin bewirkt und so die Schmerzweiterleitung wieder auf einer unteren Ebene des Rückenmarks blockiert, erfolgt durch den Hypothalamus eine Endorphinausschüttung der Hypophyse. Da die Endorphinmenge, die dort ausgeschüttet wird, einen zu geringen Anstieg des Blutspiegels verursacht, als dass eine zur Schmerzstillung ausreichende Menge über die Blut-Hirn-Schranke in das ZNS gelangen könnte, wird daneben ein retrograder Transport über das Hypophysenpfortadersystem diskutiert.

Für die Richtigkeit der Gate-control-Theorie spricht unter anderem die Antagonisierbarkeit der analgetischen Akupunkturwirkung durch Naloxon (Mayer et al. 1977). In seiner Arbeit induzierte er bei Freiwilligen einen Zahnschmerz, wobei eine Gruppe vor Beginn der Akupunkturanalgesie Naloxon i.v. erhielt. Während sich bei der Kontrollgruppe eine Schmerzlinderung einstellte, zeigte sich in der Naloxon-Gruppe keine analgetische Wirkung.

In der **traditionellen Vorstellung** spielen solche Überlegungen selbstverständlich keine Rolle. Aufgrund einer eher empirisch-philosophischen Betrachtungsweise nimmt die Vorstellung von dem alles tragenden **Tao** eine übergeordnete Stellung ein. Das Tao wird als eine innere Gesetzmäßigkeit der Natur beschrieben, die als die schöpfende und erhaltende Kraft wirkt. Daneben ist es verantwortlich für den ständigen Wandel in der Natur, wie die zyklisch wiederkehrenden Jahreszeiten. Bezogen auf den Menschen ist das Tao verantwortlich für die Entwicklungsphasen über die Geburt bis zum Tod. Das Tao ist dabei Ursache und Motor.

54.3.3 Philosophischer Unterbau

Zentrale Begriffe

Aus dem Tao, dem ungegliederten Urzustand, geht eine Polarität hervor: das **Yin** und **Yang**. Beide sind untrennbar miteinander verbunden. Um diese Begriffe fassbarer zu machen, werden ihnen Attribute zugeordnet. So symbolisiert das **Yin** Struktur, Schwäche, Kälte, das Körperinnere, das Weibliche, Nacht und Schlaf. Im Gegensatz dazu steht das **Yang** als das dynamische, starke, nach außen gerichtete und männliche Element. Störungen im menschlichen Körper können damit schon einmal in 2 große Gruppen eingeteilt werden. Beide Polaritäten stehen dabei in einem ständigen Gleichgewicht, sodass eine Schwäche des Yang zu einem Überschießen des Yin führt. Ein möglicher Patient mit einer Yang-Schwäche würde also über kalte Füße klagen, ebenso über Antriebsmangel und diffuse, meist chronische Schmerzen.

Während in der gesamten Natur das Tao die Kraft ist, die alles in Bewegung hält, wird beim Menschen noch das Vorhandensein des **Qi**, einer »Lebensenergie«, angenommen, die Befinden, Tatkraft, Organfunktion, Charakter und noch vieles mehr beeinflusst. Im menschlichen Körper sammelt sich das Qi in den Organen und fließt durch Kanäle, die in Anlehnung an das Meridiansystem der Erde, **Meridiane** genannt werden. Auch das Qi wird je nach Funktion noch weiter unterteilt. So ist das Anzestrale-Qi, das in der Niere gespeichert wird, hauptsächlich von den Vorfahren ererbt, während das Atem- und Nahrungs-Qi aus Luft und Nahrung aufgenommen und in der Lunge, beziehungsweise dem Milz-Pankreas-System gespeichert werden. Das oberflächliche Wei-Qi dient zur Abwehr pathologischer klimatischer Faktoren.

Selbstverständlich darf man hier nicht von der westlichen Organvorstellung ausgehen, da im antiken China keinerlei anatomische und physiologischen Studien betrieben wurden, ja sogar verboten waren. Vielmehr handelt es sich bei diesem Modell um eine Zusammenstellung einer Vielzahl von Beobachtungen, die die Grenzen des westlichen Organverständnisses weit übersteigt. So gehören z. B. Störungen des Geisteszustandes wie Depressionen oder gar Schizophrenie ebenso selbstverständlich zu dem Organsystem »Herz« wie Angina pectoris oder Hypertonie.

Auch das **Krankheitsverständnis** der traditionellen chinesischen Medizin ist nicht vergleichbar mit dem der westlichen Medizin. Als krank gilt, wer eine **Störung im Qi-Fluss** des Körpers hat, selbst, wenn er noch keine Symptome wie Fieber oder Durchfall entwickelt hat. Daneben kommt der Prophylaxe eine große Bedeutung zu, die unter anderem in **Qi Gong** (Atemtherapie), **Tai Qi** (chinesisches Schattenboxen) und **chinesischer Diätetik** besteht.

Störungen des Qi werden hervorgerufen durch einen **Mangel** (Yin-Zustand), durch **Überfülle** (Yang-Zustand) oder eine **Blockade** der **Lebensenergie.** Dazu kann es sowohl durch klimatische Faktoren von außen kommen, aber auch durch innere, emotionale Faktoren. So ist das Nierensystem durch Kälte besonders leicht von außen zu schädigen, wohingegen das Gefühl »Angst« oder Fehlernährung zu einem Ungleichgewicht des Nieren-Qi führen.

Neben der polaren Einteilung des Yin-Yang-Systems, wurde das **System der 5 Elemente** – auch das »System der 5 Wandlungsphasen genannt – eingeführt, um periodische Abläufe besser einordnen zu können. Holz, Feuer, Erde, Luft und Wasser stellen abstrakte Begriffe dar, denen zum besseren Verständnis von Organfunktionen und den Beziehungen unter den Organen erklärende Attribute zugeordnet sind.

So beinhaltet z. B. das **Element »Feuer«** folgende Eigenschaften: »Feuer« besitzt als zugehörige Organe das Herz und den Dünndarm. Diese Organe sind einerseits für die Qi-Speicherung in diesem Organsystem verantwortlich, werden aber auch besonders durch die pathologischen Faktoren geschädigt, die zu dem Element »Feuer« gehören. Schädigend auf das Organ wirkt Hitze als äußerer Faktor und Aufregung als emotionaler Faktor. Das Ausdrucksorgan, an dem die Störungen zuerst sichtbar werden, ist die Zunge. Der Lebensabschnitt, der besonders unter dem Einfluss des Herzens steht, ist die Wachstumsphase. Ebenso sind der Tagesabschnitt von 11–13 Uhr, die Farbe Rot, der Geschmack bitter und die Jahreszeit Sommer dazugehörig.

Für die restlichen 4 Elemente gibt es ähnliche Schemata, die so aufgelistet zusammenhanglos wirken, jedoch dem Therapeuten eine Einteilung in chinesische Syndrome und deren Therapie ermöglichen. So können eine Schlafstörung zwischen 3–5 Uhr (der Leber zugeordneter Tagesabschnitt) oder okzipitale Kopfschmerzen Hinweis für eine Störung des Organsystems »Leber« sein.

Da das Qi in einem ständigen Kreislauf den Körper Organ für Organ, durchfließt, können sich Störungen der Energetik weiter fortpflanzen. Diese Verknüpfung macht sich jedoch auch der Therapeut zu Nutze, indem er Qi aus einem anderen Organsystem ableiten kann, wo es in Überfülle ist, um es dem Organ zukommen zu lassen, das gerade einen Mangelzustand aufweist. So kann ein Leerezustand des Herzens über eine tonisierende Behandlung des Lungensystems behandelt werden oder umgekehrt eine Fülle des Herzens unter anderem beseitigt werden durch Punkte auf dem Nierenmeridian.

Meridiane und Akupunkturpunkte

Die Lebensenergie durchfließt die Organsysteme einmal innerhalb von 24 h komplett. Die Verbindung zwischen den einzelnen

Organe stellen die **Meridiane** her, die als Qi-Kanäle fungieren. Auf ihnen liegen die Punkte, die über Akupunktur beeinflussbar sind. Auf der Körperoberfläche befinden sich **12 paarige** und **2 unpaarige Meridiane.** Der längste Meridian ist der Gallenblasenmeridian, der sich vom seitlichen Augenwinkel über den seitlichen Kopf in den Nacken zieht, am lateralen Thorax und Bein abwärts bis zum kleinen Zeh.

> Die 12 paarigen Organmeridiane sind entweder einem parenchymatösen Organ (Yin-Organ) oder einem Hohlorgan (Yang-Organ) zugeordnet. (Lediglich ein Organmeridian fällt aus dem Rahmen, da es für den sog. dreifachen Erwärmer keinerlei anatomisches Korrelat gibt). Die beiden unpaarigen Meridiane sind keinem Organ zugeordnet. Sie besitzen übergeordnete Funktion auf den Energiefluss der einzelnen Organsysteme.

Die Reihenfolge des Qi-Durchflusses wird streng nach Yin- und Yang-Organen getrennt: Erst wird ein Yin-Meridian durchflossen, dann 2 Yang-Meridiane und wieder ein dem Yin zugeordneter und so fort.

Da auch die **Akupunkturpunkte** empirisch erarbeitet worden sind, ist ihre Anzahl im Laufe der Jahrhunderte von 160 auf über 350 angewachsen. Jeder Meridian enthält Punkte, die vergleichbare Funktionen aufweisen. So gibt es **Sedierungspunkte**, die den Energiefluss auf dem jeweiligen Meridian vermindern und analog **Punkte zur Tonisierung.** Yuan-Punkte ziehen Energie vom Meridian des gekoppelten Organes ab. Dazu wird dann der Luo-Punkt des gekoppelten Organes genadelt, um den Energiefluss dorthin zu optimieren. Ein »Leerlaufenlassen« des gekoppelten Meridianes ist allerdings weder erwünscht noch möglich. Bei einer akuten Erkrankung sind die Alarmpunkte schmerzhaft verändert und somit gut als Diagnostikum verwendbar.

Jeder Meridian beinhaltet auch einen **Meisterpunkt**, über den man das jeweilige Organ besonders gut und nachhaltig beeinflussen kann. Daneben gibt es noch die **antiken Punkte.** Sie sind als einzige wieder den 5 Elementen zugeordnet und besonders zur Behandlung von klimatisch bedingten Störungen geeignet. Eingedrungene Kälte kann so über den Feuerpunkt (Hitze) behandelt werden. Teilweise unterliegen die Punkte auch einer doppelten Funktion. So kann ein Meisterpunkt gleichzeitig ein Tonisierungspunkt sein.

Das Auffinden dieser Punkte wird durch wichtige »**Landmarken**«, wie Knochenvorsprünge, Sehnen oder ähnliche topographischen Merkmale am Körper erleichtert. Häufig gibt auch der chinesische Name einen Anhalt, wo der Punkt zu suchen ist. Daneben wird auch noch ein Körpermaßstab benutzt, der sich an der Daumenbreite des Patienten orientiert. Durch ein ständig sich erweiterndes Wissen ist es durchaus möglich, dass sich Punktlokalisationen im Laufe der Zeit leicht verändern.

Stichtechnik

Um nun die aufgefundenen Punkte beeinflussen zu können, gibt es bei jedem Punkt generell die Möglichkeit durch Wahl der Nadel und der Stichtechnik den **Energiefluss** zu **tonisieren** oder zu **sedieren:** Goldnadeln per se tonisieren; Silbernadeln sedieren. Aus hygienischen Gründen werden jedoch heutzutage weitgehend Einwegstahlnadeln bevorzugt. Sie wirken inert, können also zur Tonisierung und Sedierung verwendet werden. Hier muss allein durch die Nadelungstechnik der gewünschte Effekt erzielt werden. Wichtig ist dabei die Neigung, die Verweildauer, ebenso die Drehrichtung und das Ausmaß der Stimulation an der Nadel. Liegt die Nadel in der richtigen Struktur, sollte der Patient einen schwachen, dumpfen Schmerz empfinden, das sog. **De-Qi-Gefühl.** Bei akuten Krankheitsbildern kann aufgrund der erhöhten Empfindlichkeit dieser Punkte das Gefühl heftiger werden, jedoch sollte es nie stechend-bohrend sein. Um zusätzlich einen tonisierenden Effekt hervorzurufen, kann die Nadel noch sanft mit glühenden Beifußzigarren erwärmt werden.

Chinesische Diagnostik

Genauso wie in der westlichen Medizin muss vor dem Beginn der Therapie Diagnostik betrieben werden. Auch in der Akupunktur bildet eine **ausführliche Anamnese** den wichtigsten Grundpfeiler der Diagnosefindung, wobei **körperliche Symptome** ebenso einfließen wie **psychische.** Dabei wird der Patient intensiv beobachtet, Körperhaltung, Sprache und Mimik beurteilt. Danach wird die **Zunge betrachtet**, die in verschiedene Areale unterteilt ist, die den einzelnen Organen zugeordnet sind. Auch deren Größe, Feuchtigkeit und Belag werden bewertet. Als letztes wird der **Puls getastet**, wobei man mit den 3 mittleren Fingern links und rechts gleichzeitig den Puls des Patienten ertastet. Unter jedem Finger kommt dabei die Ausdrucksstelle eines anderen Organes zu liegen. So beinhaltet der Radialispuls rechts von distal nach proximal Lunge, Milz, Pankreas und das Yang der Niere. Die Pulsdiagnostik zählt wohl zu den schwierigsten Bestandteilen der chinesischen Medizin, die erst nach langjähriger Übung beherrscht werden kann.

Nebenwirkungen

Wie alle Heilmethoden besitzt auch die Akupunktur Nebenwirkungen. Werden bei der Behandlung zuviel Nadeln gesetzt, kann es zu einem **Kreislaufkollaps** mit Bewusstlosigkeit kommen. Daneben gibt es auch die sog. gefährlichen Punkte, die durch ihre Organnähe zu Verletzungen führen können. Allerdings sind diese nicht obligat und durch andere Punktkombinationen ersetzbar. Das Anpunktieren einer Arterie führt lediglich zu einer kleinen Hämatombildung. Um Nervenverletzungen auszuschließen, sollte beim Vorschieben der Nadeln die Reaktion des Patienten berücksichtigt werden, der bei Berührung des Perineuriums einen stechenden Schmerz angeben wird.

54.3.4 Möglichkeiten der Akupunktur in der Geburtshilfe

Traditionelle Akupunkturtherapie

Vor der herkömmlichen Akupunkturtherapie steht eine sorgfältige Analyse der Symptomatik, die schulmedizinische und besonders die chinesischen Gesichtspunkte berücksichtigt. Zweitere ermöglichen die Einordnung der Erkrankung in das System der traditionellen Diagnosekriterien, in das sich auch die geburtshilfliche Akupunktur integrieren lässt. Die Auswahl der Akupunkturpunkte erklärt sich hieraus.

Grundsätzlich findet in der Schwangerschaft nur eine milde Stimulation Anwendung.

Cave

Bestimmte Punkte sollten in der Schwangerschaft nicht genadelt werden, da besonders bei Stimulation derselben die Gefahr der Abortinduktion bestehen soll. Hierzu gehören Di 4, MP 6, M 36, N 6, G 3, G 31 sowie Punkte über dem Abdomen, an Fingern und Zehen.

Diese Vorsichtsmaßnahme stammt aus der Akupunkturschule von Jajasuriya (Acupuncture Foundation of Sri Lanka) und ist umstritten, da auch gegenteilige Erfahrungen (keine Gefährdung des Fetus bei »Missachtung«) gemacht wurden und sich in der Literatur keine Hinweise auf ein Abortrisiko bei Nadelung dieser Punkte finden.

Bei **Hyperemesis gravidarum** geht die traditionelle chinesische Medizin von einer Störung des Magen-Qi aus. Der Punkt Magen 36 Zusanli ist Bestandteil der »Akupunkturrezepte« bei übermäßigem Erbrechen und anderen gastrointestinalen Störungen und wirkt ausgleichend auf das »aufsteigende Qi des Magens«. Die spasmolytische Wirkung konnte per Gastroskopie sichtbar gemacht werden. Da M 36 zu den zu vermeidenden Punkten zählt (s. oben), empfiehlt sich P 6 (KS 6) als Akupunkturpunkt (Vickers 1996).

Unter Hebammen ist der Punkt Blase 67 am kleinen Zeh bekannt. Die **Moxibustion** (Erwärmung mit einer glimmenden Beifußzigarre) des seitlichen Nagelwinkels wird ab Mitte der 34. SSW bei **Steißlagen** durchgeführt, um eine Wendung zu bewirken (vgl. Kap. 41.3.6). Empfehlenswert ist das Hervorrufen eines intensiven Wärmegefühls über 10 min zweimal täglich. Der Erfolg dieser Behandlungsmethode beruht z. T. auf der Tatsache, dass bis zur 38. SSW die Möglichkeit zur Spontanwendung besteht, von der besonders Mehrgebärende profitieren (Cardini u. Marcolongo 1993).

Spezielle Zusammenstellungen von Akupunkturpunkten gibt es auch zur **Schmerzlinderung** unter der Geburt. Die Wirkung, die neben der analgetischen auch eine sedierende Komponente hat, soll auch zur Versorgung einer Episiotomie ausreichen. Insgesamt bringt die Akupunktur während der Geburt eine Reihe von Vorteilen mit sich. Durch die Analgesie ist die Kreißende nicht so stark mit der Schmerzbewältigung beschäftigt und kann so besser aktiviert werden, am eigenen Geburtsfortschritt mitzuwirken.

Eine **Verkürzung der Geburtszeit** durch die Akupunktur wurde in der Vergangenheit kontrovers diskutiert (Kubista et al. 1973; Lyrenäs et al. 1987). Die aktuelle klinische Erfahrung zeigt jedoch signifikante Effekte wie die Verkürzung der Eröffnungsperiode bei Frauen, die im Rahmen der Geburtsvorbereitung akupunktiert wurden.

Römer (2000) konnte zeigen, dass sich bei Erstgebärenden nach geburtsvorbereitender wöchentlicher Akupunktur der Punkte Ma 36, Gb 34, MP 6 und Bl 67 ab der 36. SSW eine stärkere Zervixreifung im Vergleich zur nichtakupunktierten Kontrollgruppe verzeichnen lässt. Insgesamt verkürzte sich die Geburtsdauer um 2 h (470 ± 190 min vs. 594 ± 241 min).

Nach unserer Erfahrung kommt es auch zu einer **Einsparung von Analgetika**. Die Anwendung invasiver Maßnahmen wie der Epiduralanästhesie verzögert sich, oder es kann gänzlich auf sie verzichtet werden.

Der Einsatz von Akupunktur zur **Koordination und Induktion von Wehen** erfolgt rein empirisch.

Obwohl die Nadelung der Punkte Niere 16 rechts und links des Nabels häufig zur **Plazentalösung** angewandt wird, gibt es bisher keine Belege für eine signifikante Verkürzung der Lösungszeit. Entscheidender Faktor ist wahrscheinlich die Wartezeit, die durch Akupunktur überbrückt werden kann.

Bei **Milchbildungsstörungen** liegt nach chinesischer Vorstellung eine Störung im Bereich des Blutes und des Qi zugrunde. Je nach Ausprägung finden sich noch Ursachen in anderen Organen, die entsprechende Kombinationen von Akupunkturpunkten bei der Therapie erfordern. Veröffentlichungen hierzu finden sich überwiegend in chinesischen Journalen.

AKU-NATAL

Neben der Therapie von Erkrankungen, die sich im klassischen Sinne der Akupunktur als Störungen des Energieflusses verstehen und auch so behandelt werden können, beginnt sich in der Geburtshilfe ein pragmatischeres Konzept durchzusetzen.

In der westlichen Welt hat sich die Akupunktur im Bereich der Schmerztherapie etabliert, und so steht auch in der Geburtshilfe die **Behandlung des Wehenschmerzes** im Mittelpunkt.

- Bei der Analyse der zu akupunktierenden Punkte, die von verschiedenen Akupunkteuren zur Behandlung der gleichen Erkrankung ausgewählt werden, ergibt sich eine Übereinstimmung in einigen Punkten.
- Gleiches findet sich, wenn man die Auswahl der Punkte eines Akupunkteurs bei verschiedenen Erkrankungen betrachtet.
- Die neurophysiologischen Effekte lassen sich in unterschiedlicher Intensität bei allen Punkten hervorrufen. Nach der Stärke der Aktivierung des deszendierenden Schmerzhemmsystems lassen sich die Akupunkturpunkte einteilen in:
  - schwach: z. B. Dickdarm 10,
  - mittel: z. B. Magen 36,
  - stark: z. B. Dickdarm 4.

Daraus folgt, dass man mit der Kenntnis weniger Punkte eine **effektive Schmerzlinderung** und **Sedierung** erreichen kann. Dies vereinfacht die Anwendung. Das Akupunktieren wird schneller erlernbar und praktizierbar.

Koettnitz (1990) hat aufgrund dieser Tatsachen ein praktikables, vereinfachtes therapeutisches Konzept der Akupunktur entwickelt. Es zielt vor allem auf die Verwendung im Kreißsaal ab und richtet sich an Hebammen und Ärzte. Der Inhalt wird in einem Wochenendseminar vermittelt. Vor dem Erlernen der Nadelungstechniken und einiger Punkte steht im Seminar die Erläuterung historischer und theoretischer Hintergründe.

> Die Ausübung der Akupunktur sollte auch bei einem komprimierten Konzept, wie AKU-NATAL es darstellt, medizinisch geschultem Personal vorbehalten sein. Auch eine nebenwirkungsarme Therapie bedarf einer Indikationsstellung und Risikoabwägung, zu der medizinische Laien nicht in der Lage sind. Ebenso ist die Kenntnis der menschlichen Anatomie Vorbedingung für die Ausübung der Akupunktur.

Für die Akupunktur unter der Geburt ist ein **rechtzeitiger Therapiebeginn** wichtig, um die erzielbaren Effekte (Analgesie, Sedierung, Entzündungshemmung) in möglichst großem Umfang nutzen zu können. Optimal ist die frühe Eröffnungsphase für den Behandlungsbeginn geeignet, da bei noch niedrigem Endorphinspiegel ein großer Effekt zu erwarten ist. Durch die Nadelung von nur 2 Punkten ist es möglich, diesen Spiegel auf das 1,6- bis 1,8fache zu steigern. Mit Fortschreiten der Geburt erreicht die körpereigene β-Endorphin-Ausschüttung irgendwann ein Maximum. Ist die Schmerztoleranz der Gebärenden überschritten (wahrscheinlich wird sie jetzt nach der Rückenspritze verlangen), kann bei maximalem Endorphinspiegel im Serum Akupunktur keine Wirkung mehr zeigen.

Die Kombination der Punkte Du Mai 20 und Dickdarm 4 hat sich unter der Geburt bewährt. Du Mai 20, mit 1–3 Nadeln am besten in frontookzipitaler Richtung gestochen, bildet die Basis der Behandlung. Tritt der führende Teil ins kleine Becken ein und erreicht den Beckenboden werden, die Nadeln entfernt.

Die Position der Nadeln behindert die Frau auch beim Liegen nicht. Generell passen sich die dünnen und flexiblen Akupunkturnadeln Bewegungen an.

Während Du Mai 20 ohne Stimulation über einen längeren Zeitraum akupunktiert werden kann, sollte Dickdarm 4 intermittierend angewandt werden. Nach einer halben Stunde Stimulation folgt eine Pause von ca. 2 h, der sich eine erneute Stimulationsphase (evtl. an der anderen Hand) anschließen kann.

Eine Verstärkung der Effekte wird durch die Anwendung der Elektrostimulation erreicht. Hierbei bieten sich die Punkte Naima, Waima und Magen 36 am Unterschenkel an. Die Frau sollte in die Bedienung des Elektrostimulationsgerätes eingewiesen werden und selbst die Stärke des Reizes regulieren. Allerdings kommt es durch die Kabelverbindung zum Stimulator je nach Geburtsposition zu einer Bewegungsbehinderung. Die Anwendung im Liegen ist problemlos. Grundsätzlich sollte die Behandlung in der Schwangerschaft und während der Geburt anfänglich im Liegen vorgenommen werden, da kreislaufwirksame Effekte auftreten können.

In speziellen Informationsveranstaltungen kann man die Frauen (auch gemeinsam mit dem Partner) theoretisch und praktisch mit der Akupunktur vertraut machen. Diese Vorbereitung erhöht die Akzeptanz der Methode und vermittelt gleichzeitig einen ersten Kontakt zwischen den zukünftigen Eltern und dem Geburtshelfer.

Schlusswort

Mit der Akupunktur steht den geburtshilflichen Abteilungen eine wirksame und nebenwirkungsarme Therapie zur Verfügung, nach deren Anwendung zunehmend verlangt wird. Durch Konzepte wie AKU-NATAL wird es möglich, innerhalb kurzer Zeit viele Hebammen und Ärzte zu schulen, sodass die Akupunktur als ergänzende Therapie in der Schwangerenvorsorge, im Kreißsaal oder auf der Wochenstation immer verfügbar sein kann. Ein Vorteil, den Schwangere, Kreißende und Wöchnerinnen sicher zu schätzen wissen.

54.4 Andere komplementärmedizinische Methoden

54.4.1 Transkutane elektrische Nervenstimulation (TENS)

Hierbei werden elektrische Impulse im Niederspannungsbereich über flache, der Haut anliegende Elektroden übertragen. Insbesondere in der Eröffnungsperiode können wehenbedingte Rückenschmerzen gemindert werden. Das TENS-Gerät besteht aus einem Stimulator und zwei Elektrodenpaaren, die in Höhe Th10–L1 und S2–S4 beidseits der Wirbelsäule angebracht werden. Über den Stimulator kann die Gebärende die Stärke der Elektrostimulation regulieren.

▶ Studienbox

Obwohl Untersuchungen an kleineren Patientengruppen über verkürzte Geburtsverläufe (Bundsen et al. 1981) und zufrieden stellende Analgesie (Augustinsson et al. 1977) berichten, zeigte sich in einer Metaanalyse von Carroll 1997, dass durch die transkutane elektrische Nervenstimulation keine suffiziente Schmerzkontrolle erreicht wird und zusätzliche analgetische Maßnahmen in gleichem Umfang wie in den Kontrollgruppen ohne TENS erforderlich sind.

54.4.2 Aromatherapie

In der Aromatherapie finden essenzielle pflanzliche Öle als Badezusatz, in Duftlampen oder als Massageöl Verwendung. Für verschiedene Öle ist die entspannende und Angst mildernde Wirkung beschrieben. Übelkeit und Erbrechen können abgeschwächt werden. Es kann zur Anregung und Kräftigung des Körpers kommen.

Häufig in der Geburtshilfe verwendete Substanzen sind Lavendelöl, Ylang Ylang, Yasmin und Zitrusöle (Dye 1992). Johanson (2000) beschreibt die Dammmassage mit Lavendelöl zur Prävention von Dammverletzungen.

Abschließend sei gesagt, dass insbesondere die entspannende Wirkung eines Kreißsaals, der in warmen Farben und Materialien, mit abschwächbarem Licht und einem breiten Kreißbett ausgestattet sein sollte, sowie einem dem Paar zugewandten Kreißsaalteam, einen nicht zu unterschätzenden Einfluss auf das positive Geburtserleben der werdenden Eltern hat.

Literatur

Wassergeburt

Adamson TM, Boyd RDH, Platt HS, Strang LB (1969) Composition of alveolar liquid in the foetal lamb. J Physiol (Lond) 204: 159–168

Aherne W, MJR Dawkins (1964) The removel of fluid from the pulmonary airway after birth in the rabbit, and the effect on this of prematurit and prenatal hypoxia. Biol Neonate 7: 214

Alcorn D et al. (1980) Morphological effects of chronic bilateral phrenectomy or vagotomy in the fetal lumb lung. J Anat 130: 683

Angell-James JE, Daly M de B (1972) Some mechanisms involved in the cardiovascular adaptation to diving. Cambridge University Press

Balaskas J, Gordon Y (1996) Alles über die Wassergeburt. Kösel, München

Barcroft J (1977) The onset of respiratory movements. In: Researchers on prenatal life (eds). Blackwell, Oxford, pp 260–272
Bland RD (1983) Dynamics of pulmonary water before and after birth. Acta Paediatr Scand (Suppl) 305: 12
Boddy K et al. (1974) Fetal respiratory movements, electrocortical and cardiovascular responses to hypercapnia in sheep. J Physiol (Lond) 243: 599
Dawes GS et al. (1974) Breathing before birth in animal and man. New Engl J Med 290: 557
Dudenhausen JW (1992) Stellungnahme der deutschen Gesellschaft für perinatale Medizin zur Unterwassergeburt. J Perinat Med 4: 57
Dudenhausen JW et al. (2000) Stellungnahme zur Wassergeburt. Frauenarzt 41: 1029–1032
Eldering G, Gutke A (1995) Entwicklung der alternativen Geburtshilfe am Beispiel der Frauenklinik Bensberg. In: Siebert W, Eldering G (Hrsg) Alternativen der klinischen Geburtshilfe. Marseille, München, S 65–74
Eldering G, Selke K (1996) Wassergeburt – eine mögliche Entbindungsform? Geburtshilfe Frauenheilkd 56: 670–676
Enning C (1996) Erlebnis Wassergeburt. VGT, Köln
Geissbühler V, Eberhard J (1996a) Alternative Gebärmethoden im Krankenhaus. Fischer, Stuttgart
Geissbühler V, Eberhard J (1996b) Wie sicher sind Wassergeburten? Arch Gynecol Obstet 259 (Supp1)
Geissbühler V et al. (2001) 3000 Wassergeburten im Vergleich zu 4000 Landgeburten: Prospektive Frauenfelder Studie. Geburtsh Frauenheilk 61: 872–879
Griscom C (1989) Meergeboren. Geburt als spirituelle Einweihung. Goldmann, München
Harned HS Jr et al. (1970) The effect of immersion and temperature on respiration in newborn lambs. Pediatrics 45: 4
Hasan SU et al. (1988) Effect of morphine on breathing and behaviour in fetal sheep. J Appl Physiol 64: 2058
Howatt WF, Humphereys PW, Normand ICS, Strang LB (1965) Ventilation of liquid by the fetal lumb during asphyxia. J Appl Physiol 20: 496–502
Jackson V, Corsaro M, Niles C, Stange C, Haber B (1989) Incorporating water birth into nurse-midwifery practice. J Nurse-Midwifery 34/4: 193–197
Karlberg P et al. (1962) Alteration of the infants thorax during vaginal delivery. Acta Obstet Gynecol Scand 41: 223
Leboyer F (1981) Geburt ohne Gewalt. Kösel, München
Lenstrup C, Schantz A, Berget A, Feder E, Toseno H, Heru J (1987) Warm tub bath during delivery. Acta Obstet Gynecol Scand 66: 709
Mackey M (2001) Use of water in labor and birth. Clin Obstet Gynecol 44: 733–749
Merlet C, Hoerter J, Devilleneux C, Tchobroutsky C (1970) Mise en evidence de mouvement respiratoirez chez le foetus d'agneau. Cr Acad Sci Ser D 270: 2462
Negus VE (1929) The mechanism of the larynx. Heinemann, London
Normand ICS et al. (1971) J Physiol (Lond) 219: 330
Odent M Johnson J (1994) Wir sind alle Kinder des Wassers. Kösel, München
Polin RA, Fox WW (1992) Fetal and neonatal physiology, vol 1. Saunders, Philadelphia
Strang LB, McGrath MW (1962) Alveolar ventilation in normal newborn infants. Clin Sci 23: 129
Tchobroutsky C, Merlet C, Rey P (1969) The diving reflex in rabbit, sheep and newborn lamb and its afferent pathways. Respir Physiol 8: 108
Walters DW, Olver RE (1978) Pediatr Res 12: 239
Wealthall SR (1975) Factors resulting in a failure to interrupt apnea. In: Borma JF (ed) Development of upper respiratory anatomy and function – symposium. US Government Printing Office, Washington DC, p 121
Zimmermann R, Huch A, Huch R (1993) Hebamme 6: 71

Homöopathie

Albrecht H (1996) Zum Stand der klinischen Forschung zur Homöopathie. Allg Homöopath Z 241/3: 89–97
Büker C et al. (1995) Einsteiger-Info des Wilseder Studentinnen Forums für Homöopathie. Karl u Veronica Carstens-Stiftung, Essen
Hahnemann S (1992) Organon der Heilkunst. Haug, Heidelberg
Harisch G, Kretschmer M (1990) Jenseits von Milligramm. Springer, Berlin Heidelberg New York Tokyo
Reilly D et al. (1994) Is evidence for homoeopathy reproducible? Lancet 344: 1601–1606
Righetti M (1988) Forschung in der Homöopathie. Burgdorf, Göttingen
Schlüren E (1992) Homöopathie in der Geburtshilfe. Haug, Heidelberg
Vithoulkas G (1987) Die wissenschaftliche Homöopathie. Burgdorf, Göttingen
Weingärtner O (1992) Homöopathische Potenzen. Springer, Berlin Heidelberg New York Tokyo

Akupunktur/TENS/Aromatherapie

Augustinsson IE et al. (1977) Pain relief during delivery by transcutaneous electrical nerve stimulation. Pain 4: 59–65
Bundsen P, Peterson LE, Selstam U (1981) Pain relief in labor by transcutaneous electrical nerve stimulation, a prospective matched study. Acta Obstet Gynecol Scand 60 : 459–468
Cardini F, Marcolongo A (1993) Moxibustion for correction of breech presentation: a clinical study with retrospective control. Am J Chin Med 2: 133–138
Carroll D, Moore RA, Trainer MR et al. (1997) Transcutaneous electrical nerve stimulation does not relieve labor pain: updated systematic review. Cotemp Rev Obstet Gynecol 9: 195–205
Dye J (1992) Aromatherapy for women and children: Pregnancy and childbirth. C.W. Daniel, EssexKampik G (1997) Propädeutik der Akupunktur. Hippokrates, Stuttgart
Johanson R (2000) Perineal massage for prevention of perineal trauma in childbirth. Lancet 355: 250–251
Koettnitz F (1990) AKU-NATAL: ein Konzept zur Einführung von Akupunktur in Vorbereitung und Begleitung der Geburt an geburtshilflichen Abteilungen. Institut für Akupunktur in Frauenheilkunde und Geburtshilfe, Dülmen
Kubista E et al. (1973) Geburtverkürzung bei mit Akupunktur vorbereiteten Erstgebärenden. Wien Klin Wochenschr 85: 628–629
Lyrenäs S et al. (1987) Acupuncture before delivery: effect on labour. Gynecol Obstet Invest 24: 217–224
Mayer DJ et al. (1977) Antagonism of acupuncture analgesia in man by the narcotic antagonist naloxone. Brain Res 121: 368–372
Melzack R, Wall PD (1965) Pain mechanism: a new theory. Sci 150: 971–979
Porkert M, Hempen CH (1985) Systematische Akupunktur. Urban & Schwarzenberg, München
Römer A et al. (2000) Veränderungen der Zervixreife und Geburtsdauer nach geburtsvorbereitender Akupunkturtherapie. Das Mannheimer Schema. Geburtsh Frauenheilk 60: 513–518
Stux G et al. (1985) Akupunktur: Lehrbuch und Atlas. Springer, Berlin Heidelberg New York Tokyo
Vickers AJ (1996) Can acupuncture have specific effects on health? A systematic review of acupuncture antiemetic trials. J R Soc Med 89: 303–311

Psychosomatik

Martin Langer

Kurz-Überblick

Schwangerschaft und Geburt sind Phasen intensiven körperlichen und seelischen Erlebens, in denen viele bedeutende Lebensbereiche der Schwangeren in grundlegender Weise verändert werden. Auf der individuellen Ebene sind dies vor allem ihr Körperbild und ihre Identität als Frau. Auch soziale Beziehungen zum werdenden Kind und zum Partner müssen neu aufgebaut oder umstrukturiert werden; meist kommt es auch zu einer Reaktivierung der Dynamik zur eigenen Mutter, zu Verwandten und Freunden.

Um all diese Veränderungen in relativ kurzer Zeit verarbeiten und in das Selbstbild integrieren zu können, muss die Schwangere eine Fülle von Anpassungsprozessen leisten. Selbst eine geplante und gewünschte Schwangerschaft, bei stabiler Partnerschaft und günstigen äußeren Bedingungen, ist nicht nur eine Zeit freudiger Erwartung und »guter Hoffnung«, sondern auch eine Zeit von Ängsten und Unsicherheit. Dies gilt umso mehr und manchmal in krisenhaft verschärfter Weise dann, wenn es in enem Bereich ungelöste Konflikte oder schwangerschaftsbedingte Erkrankungen gibt.

Ein generelles Wissen um diese psychosomatischen Zusammenhänge und eine grundsätzliche Anerkennung ihrer Bedeutung gibt es seit langer Zeit. Die Psychosomatik als Disziplin versucht, dieses allgemeine Verständnis in klare Begriffe zu fassen, um es klinisch anwenden und wissenschaftlich erforschen zu können.

Psychosomatik hat in der Schwangerschaft und Geburtshilfe 2 wesentliche Aufgaben:

1. Beschreibung der psychischen Abläufe bei normaler Schwangerschaft und Geburt, Formulieren von Grundsätzen für eine im psychosomatischen Sinn umfassende Schwangerenbetreuung und Geburtsleitung sowie Richtlinien für die Geburtsvorbereitung **(Psychosomatik der Geburtshilfe),**
2. Beschreibung von psychischen Störungen bei Schwangeren sowie von seelischen Reaktionen auf somatisch komplizierte Verläufe oder medizinische Interventionen und spezielle psychotherapeutische Betreuung hierfür **(Psychosomatik in der Geburtshilfe).**

> Diese Dichotomie entspricht auch der klassischen Definition der Psychosomatik (Lipowski 1977) als einer **Grundhaltung** (ad 1) einerseits und einer speziellen **Krankheitslehre** (ad 2) andererseits.

- Die Grundhaltung geht von einem gesamtheitlichen Verständnis von Gesundheit und Krankheit aus, das bei jeder Erkrankung oder physiologischen Veränderung biologische, psychische und soziokulturelle Anteile und deren Interaktionen mitberücksichtigt **(biopsychosoziales Modell)**. Daraus leitet sich ein Verständnis für Schwangerschaft und Geburt als Reifungs- und Entwicklungskrise und entsprechende Richtlinien für die Betreuung von Schwangerschaft und Geburt sowie das Umgehen mit Komplikationen ab.
- Die psychosomatische Krankheitslehre beschreibt typische Symptome und Krankheitsbilder in der Schwangerschaft und die Wechselwirkungen zwischen körperlichen und seelischen Vorgängen sowie psychosozialen Risikofaktoren und den Determinanten von Gesundheit und Krankheit.

Zu diesen Hauptbereichen gruppiert und mischt sich eine Reihe anderer Themen, die erst zusammen das gesamte, vielschichtige Phänomen der Geburt beschreiben. Dazu gehören: soziokulturelle Aspekte der Geburtshilfe, die Arzt-Patienten-Beziehung einschließlich der Gefühle des Personals, die spezifischen Therapieangebote, die interdisziplinäre Zusammenarbeit, besonders bei Patientengruppen mit hohem Risiko, und die Organisationsformen psychosomatischer Arbeit.

Daraus entsteht das mehrdimensionale, vernetzte Denken der Psychosomatik, das der oft komplexen Problematik in der Geburtshilfe angemessen ist und dem Geburtshelfer ein tieferes Verständnis und bessere Arbeitszufriedenheit ermöglicht. Auch die Kapitelinhalte des folgende Artikels können geflechtartig-vernetzt gelesen und verstanden werden, denn erst so ergibt sich das ganze Bild, entsprechend des Postulats von Bräutigam (1975): »Psychosomatik lässt sich nicht eindimensional, sondern nur in mehreren Schritten der Annäherung definieren.«

55.1 Schwangerschaft als Entwicklungskrise

Der weibliche Lebensablauf wird – deutlicher als der männliche – durch 3 Reifungs- und Entwicklungskrisen gegliedert: Menarche und Pubertät, Schwangerschaft und Geburt sowie die Menopause. In diesen Phasen, speziell in der Schwangerschaft, ändern sich in tiefgreifender und unumkehrbarer Weise zentrale Lebensbereiche wie Körperbild und Selbstwert, weibliche Identität, Partnerschaft und Sexualität, Beziehung zu den eigenen Eltern, aber auch berufliche und finanzielle Situation und das Verhältnis zu Freunden und Bekannten.

Diese Lebensabschnitte bieten im günstigen (Normal-)Fall eine Gelegenheit, neue Bereiche des eigenen Wesens zu entdecken und an dieser Herausforderung als Person zu reifen. Selbst bei psychisch gesunden und stabilen Frauen stellen die massiven Veränderungen aber immer eine Belastung dar, mit dem Bedürfnis nach Regression und nach Stützung durch den Partner und andere Personen. Bei vorbestehenden Problemen in einem wichtigen Lebensbereich können die Anforderungen der Schwangerschaft krisenhafte Erscheinungen, bis hin zu schweren psychischen Störungen auslösen. Von manchen Autoren wurden diese Phasen daher auch »normative Krisen« genannt.

Bei der Erörterung der Veränderungen kann man sich sowohl an den betroffenen Bereichen als auch am typischen, phasenhaften Zeitablauf orientieren (Davies-Osterkamp 1991).

Die **Schwangerschaftsveränderungen** betreffen vorerst den Körper der Frau; sie sind die massivsten und schnellsten Veränderungen, denen sich eine gesunde junge Erwachsene je gegenübersieht. Der wachsende Bauch kann als Zeichen weiblicher Kraft und Potenz erlebt werden und großen Stolz auf die Fähigkeiten des eigenen Körpers bewirken. Andererseits können die Veränderungen wegen ihrer Eigendynamik, ihres unbeeinflussbaren Ablaufes, der unaufhaltsam zu der oft angstbesetzten Geburt hinführt, als bedrohlich erlebt werden.

Der auf der individuellen psychischen Ebene wichtigste Vorgang ist die Veränderung des **Selbstbildes** als Frau und der Übergang zur Elternschaft (»transition to parenthood«). Dies bedeutet den Wechsel von der Identität als Tochter zur Identität als Mutter, in dessen Verlauf die Beziehung zu eigenen Mutter – auch mit ihren konflikthaften Anteilen – aktualisiert wird.

Die **Partnerschaft** erfährt ebenfalls wichtige Umstrukturierungen: Aus der Zweier- wird eine Dreierbeziehung (dyadische-triadische Beziehung), die Geschlechtsrollen und die Arbeitsteilung werden oft wieder in ein traditionelleres Muster gedrängt, was seinerseits zu Konflikten für die Frau führt.

Die Verlaufsphasen werden meist in Hinblick auf die Beziehung zum werdenden Kind definiert; die übliche Einteilung in Schwangerschaftsdrittel entspricht durchaus den jeweils zu lösenden Aufgaben und bietet auch praktische Vorteile. Gloger-Tippelt (1988) unterteilt das 2. Trimenon und schlägt demzufolge ein Konzept mit 4 Abschnitten vor (in Klammern angeführt).

55.1.1 1. Trimenon: Ambivalenz (Verunsicherung)

Vom Eintreten der Schwangerschaft an muss sich die Frau mit den daraus entstehenden Konsequenzen für ihr Leben auseinandersetzen. Gewünschtheit und Geplantheit der Schwangerschaft und die Reaktion des Partners spielen eine wesentliche Rolle. Viele Frauen erleben einen Schwangerschaftskonflikt im engeren Sinne mit der Frage, die Schwangerschaft auszutragen oder abtreiben zu lassen. Der Schwangerschaftsabbruch stellt eine klassische Schnittstelle von gesellschaftlichen Strömungen und der Medizin dar und wird in allen Rechtsordnungen geregelt. Die Psychotherapeuten, die vor einer Abruptio beraten, sollten nach einer schwierig zu findenden Balance zwischen dem Respektieren der Entscheidung der Schwangeren und der Konfliktaufarbeitung streben.

Die körperlichen Veränderungen sind anfangs nur für die Schwangere selbst bemerkbar und gegenüber der Außenwelt, ja selbst dem Partner gegenüber noch zu verbergen, wodurch sich das Problem »Wem und wann etwas davon sagen?« ergibt. Das Kind wird meist noch als Teil des eigenen Körpers erlebt.

55.1.2 2. Trimenon: Symbiose (2a: Anpassung 12.–20. SSW, 2b: Konkretisierung 20.–32. SSW)

Die Aufgabe dieser Phase besteht in der Integration der physischen und psychischen Begleiterscheinungen der Schwangerschaft in das Selbstbild und in der Wahrnehmung des Kindes als eigenständiges Wesen. Nachdem die Ambivalenz aufgelöst und die Entscheidung zum Fortführen der Schwangerschaft gefallen ist, fällt es der Schwangeren in einer Zeit geringer Beschwerden meist leicht, das symbiotische Zusammenleben mit dem Kind zu akzeptieren. Das erste Verspüren der Kindesbewegungen markiert oft den Beginn der Wahrnehmung des Kindes als eigenständiges Wesen, anfangs noch innerhalb des eigenen Körperschemas, später zunehmend »ausgegliedert«. Zeichen dieser Prozesse sind der innere Dialog mit dem Kind, den die Schwangere führt, sie beobachtet die Reaktionen des Kindes auf äußere Reize und setzt sich eventuell mit der Namensgebung auseinander.

55.1.3 3. Trimenon: Ablösung (Antizipation und Vorbereitung 32.–40. SSW)

Die körperlichen Beschwerden und Einschränkungen durch die Schwangerschaft nehmen wieder zu, ebenso die Ängste vor der Geburt. Der Wunsch nach Beendigung der Schwangerschaft und die Neugier auf das Kind erleichtern die Loslösung aus der symbiotischen Beziehung. Sicherheitsbedürfnis und Wunsch nach Schutz durch den Partner sowie das Informationsbedürfnis über die Geburt und das Leben mit dem Kind steigen.

Das Konzept der Schwangerschaft als Entwicklungskrise stellt einen wesentlichen Beitrag der Psychosomatik dar. Seine Beachtung hilft dabei, viele Verhaltensweisen der Patientinnen verstehen und zwischen physiologischen Reaktionen und Störungen im **psychopathologischen Sinne** unterscheiden zu können.

55.2 Arzt-Patienten-Beziehung in der Geburtshilfe

Der Beziehung zwischen Arzt, Hebamme und Schwangerer kommt eine zentrale Bedeutung zu; sie ist der Ort, an dem die Konzepte und Vorstellungen der psychosomatischen Medizin verwirklicht werden.

Während der Schwangerschaft sind ihre Hauptinhalte die Informationsvermittlung, Planung von Routine- und speziellen Schwangerschaftsuntersuchungen, Erarbeiten von eigenen Vorstellungen der Schwangeren über die Geburt sowie Ansprechen von Gefühlen und Erörterung von Ängsten und deren Bearbeitung. Manchmal sind auch Koordinationsaufgaben zwischen dem niedergelassenem Gynäkologen, einer geburtshilflichen Abteilung oder anderen zusätzlichen Untersuchungen zu erfüllen. Während der Geburt steht die stützende Begleitung (»coaching«), das Angebot von geburtserleichternden Maßnahmen und bei Krisen die klare Übernahme von Verantwortung bei gleichzeitiger Entängstigung im Vordergrund.

Die Arzt-Patienten-Beziehung kann nicht von vornherein als unproblematisch angesehen werden, da es sowohl von den Gesprächspartnern als auch vom Arbeitsgebiet her Problemquellen geben kann (Felder u. Scheer 1991). So besteht häufig ein soziales Gefälle zwischen Arzt und Patientin, der Arzt hat eine weitgehende Diagnose- und Therapiemonopolstellung, während die Patientin sich ausgeliefert und ohne Kontrolle erleben kann.

Bei allen Fragen der Geburtshilfe sind Sexualität und Fortpflanzung implizit und explizit angesprochen, und die Genitalorgane werden bildlich und tatsächlich berührt. Gefühle wie Scham, Angst (vor vermeintlichem Versagen), evtl. Schuld und Ekel begleiten häufig eine gynäkologische Untersuchung. Der Gynäkologe muss sich dessen bei der Gestaltung jeder Gesprächs- und Untersuchungssituation bewusst sein, um die notwendige Balance zwischen Nähe und Distanz zu finden, und weder aufdringlich noch unbeteiligt-kalt zu agieren.

▶ **Studienbox**

Einige Studien haben den Einfluss des Geschlechts des Arztes/der Ärztin untersucht. In älteren Untersuchungen zeigte sich eine Präferenz von Frauen für Ärztinnen. Seit der Zeit dieser Studien haben sich mehrere Rahmenbedingungen gewandelt: Es stehen mehr Gynäkologinnen zur Verfügung, und die Arzt-Patienten-Beziehung hat sich verändert. Neue Studien kommen daher zu dem differenzierteren Schluss, dass die Wahl des Gynäkologen wesentlich von den Erwartungen der Patientin abhängt und dass die Fähigkeit zu einer empathischen, respekt- und verständnisvollen Beziehung wichtiger als das Geschlecht des Gynäkologen ist.

In der Literatur werden meist drei idealtypische Modelle der Arzt-Patienten-Beziehung genannt: **Paternalismus, Partnerschaft** und **Vertragsmodell** (s. auch Kap. 53):
- Der Paternalismus ist geprägt von Autorität und Verantwortung auf Seiten des Arztes und von Abhängigkeit und Compliance auf Seiten der Patientin.
- In einer partnerschaftlichen Beziehung bestehen asymmetrische, aber wohldefinierte Rechte und Pflichten auf beiden Seiten.
- Das Vertragsmodell regelt pragmatisch die oft in Teilleistungen aufgespaltene Betreuung in großen Abteilungen und Kliniken.

> Es muss betont werden, dass eine reale Arzt-Patienten-Beziehung immer eine Mischung aus allen drei Formen enthält, deren relatives Verhältnis sich je nach Ausgangsbedingungen und Situation verschieben kann. Der institutionelle Rahmen (Krankenhaus oder Privatpraxis), die Dauer der Beziehung (seit Beginn/vor der Schwangerschaft oder erst im Kreißsaal sub partu) und die medizinische Situation (physiologische Schwangerschaft vs. Komplikation) wirken natürlich auch auf die Gestaltung der Beziehung ein. Der Geburtshelfer sollte danach streben, über ein flexibles, situations- und patientenangepasstes Repertoire verschiedener Strategien zu verfügen.

Grundsätzlich gilt: je normaler die Situation und je unbeeinträchtigter die Patientin, desto partnerschaftlicher **muss**, je dringlicher und je pathologischer die Situation, desto paternalistischer **darf** das Verhältnis sein. Es wäre ebenso falsch, eine Patientin beim ersten Besuch in der Frühschwangerschaft zur invasiven Pränataldiagnostik zu drängen, wie es falsch wäre, bei einer bedrohlichen fetalen Bradykardie lange die eventuelle Angst vor einem Kaiserschnitt zu explorieren.

Daran schließen sich unmittelbar zwei Begriffe aus der Arzt-Patienten-Dialektik an, die besonders hervorgehoben werden sollen, nämlich die **Non-Direktivität** des Arztes einerseits und die **Autonomie der Patientin** andererseits.
- Unter Non-Direktivität versteht man eine Beratung, bei der die Werthaltungen der Patientin ausschlaggebend sind und der Arzt sich der seinen zwar bewusst ist, sie aber nicht zur Entscheidungsgrundlage macht.
- Die Autonomie einer Patientin ist keine abstrakt-philosophische, absolut gesetzte, sondern das Ziel kann nur eine situationsangepasste Handlungsautonomie sein. Dies bedeutet, dass die Patientin einen ausreichenden Überblick über Vor- und Nachteile der möglichen Behandlungsalternativen hat und ohne unzulässige Beeinflussung von außen entscheiden kann.

Non-Direktivität und Autonomie können beide nicht als von vornherein gegeben angenommen werden, sondern sind vielmehr erst das Ergebnis einer Entwicklung, die formalisiert als der **Informed-consent-Prozess** bezeichnet wird.

Für die Beziehung zwischen **Hebammen** und Patientinnen gelten im Wesentlichen die gleichen Überlegungen wie für Ärzte. Als Angestellte einer geburtshilflichen Abteilung haben sie bei der Gestaltung ihrer Beziehung zu den Gebärenden meist eine schwierige Ausgangssituation, weil sie selten eine kontinuierliche Beziehung aufbauen können und die Frauen erst bei der Geburt und unter Wehenschmerz kennen lernen. Andererseits sind sie als mütterliche Übertragungsfigur als emotionelle Stütze besonders wichtig für die Gebärende. Weiterhin hat sich gezeigt, dass eine ausschließlich von Hebammen geleitete Geburt in einem Schwangerenkollektiv mit niedrigem Risiko weniger Interventionen als bei ärztlich geleiteten Geburten bei gleich guten Perinatalergebnissen aufweist.

In manchen Ländern werden Geburtsbegleiterinnen oder »Doulas« propagiert; in unserem Gesundheitssystem fehlt dafür die Tradition, es ist auch schwer vorstellbar, welche Rolle und welche Verantwortung die Doula zwischen Partner, Hebamme und Arzt einnehmen sollte.

55.3 Schwangeren- und Geburtsbetreuung nach psychosomatischen Grundsätzen

55.3.1 Schwangerschaft

Für die Schwangerschaftsbetreuung lassen sich mehrere Grundsätze formulieren:
- Der Geburtshelfer hat auf den phasenspezifischer Ablauf und die phasenspezifischen Themen Rücksicht zu nehmen;
- er sollte schrittweise, durch Information und Entängstigung, die Autonomie und die persönlichen Ressourcen der Schwangeren fördern und herstellen, aber auch
- Verständnis für eventuelle Komplikationen wecken.

Zu den phasenspezifischen Themen des **1. Trimenons**, die in (nahezu) jedem Fall besprochen werden sollten, gehören: die Geplantheit und Gewünschtheit der Schwangerschaft, die derzeitige Lebens- und Partnerschaftssituation, die Gefühle beim Vermuten oder Erfahren der Schwangerschaft.

> Besonders wichtig ist das **Akzeptieren der Ambivalenz** der Schwangerschaft und dem Kind gegenüber, weil die intensiven, widersprüchlichen und rasch wechselnden Emotionen für die Schwangere selbst verwirrend sein können.

Im Gespräch sollte Raum auch für scheinbar negative Gefühle der Ablehnung oder Besorgnis geschaffen werden und der Druck genommen werden, in der Zeit »freudiger Erwartung« glücklich sein zu müssen. Im Falle eines Schwangerschaftskonflikts sollten – bei völliger Abstinenz von moralischem Druck – sowohl die positiven als auch die negativen Anteile exploriert werden; etwa mit der Frage: »Wie kommt es, dass sie gerade jetzt (in dieser scheinbar so unmöglichen Situation) schwanger werden?«

Im **2. Trimenon** sollten die Beziehungsaufnahme zum Kind thematisiert, das Erleben der Kindesbewegungen, der innere und der ausgesprochene Dialog mit dem Kind als etwas Normales und Wichtiges dargestellt und die Planung des Lebens mit dem Kind, sowie soziale und berufliche Fragen erwähnt werden. Die Wahl der Entbindungsklinik kann dabei helfen, eigene Vorstellungen über technische Sicherheit oder familiäre Geborgenheit zu entwickeln.

Im **3. Trimenon** steht die Planung der Geburt im Vordergrund, die Schwangere sollte ermuntert werden, eigene Vorstellungen und Bedürfnisse zu entwickeln, sich ihrer Ressourcen in anderen Krisensituationen zu erinnern, mit dem Partner oder einer anderen Begleitperson detaillierte Erwartungen an die Geburt zu entwickeln. Als eine – schwierig zu erreichende – Idealvorstellung kann dienen: klare eigene Vorstellungen bei gleichzeitiger Offenheit und Neugier für den unbekannten Geburtsverlauf mit eventuell unerwarteten Krisen. Ausdrücklich angesprochen werden sollte der Besuch eines Geburtsvorbereitungskurses, das geplante Umgehen mit dem Geburtsschmerz (Periduralanäthesie erwähnen!), konkrete oder unbestimmte Ängste, die Rolle des und die Erwartungen an den Partner.

Bei jeder anderen geplanten Begleitperson ist zu bedenken, dass die Geburt einen körperlichen Vorgang mit vielen emotionellen und sexuellen Bedeutungen darstellt. In aller Regel sind daher die eigene Mutter oder die Schwiegermutter, aber auch Kinder mit ihren je spezifischen Beziehungen zur Gebärenden als Begleitpersonen ungeeignet!

> Angesichts der multinationalen und multikulturellen Zusammensetzung der Schwangeren in unseren Kliniken muss darauf hingewiesen werden, dass das Gesagte weitgehend für westliche bzw. mitteleuropäische Kulturen zutrifft. Für Patientinnen aus Osteuropa oder Angehörige muslimischer und asiatischer Kulturen muss die Situation individuell erfasst und die Psychodynamik unter Berücksichtigung der kulturellen Unterschiede wahrgenommen werden.

55.3.2 Geburtsbetreuung

Geburtserleben

Die Stunden der Geburt stellen ein zentrales Lebensereignis für die Gebärende dar, mit intensiven Körperempfindungen und höchster emotioneller Beteiligung und Anspannung; interessanterweise betont die deutsche Sprache eher den Schmerz- (Wehen), die englische (»labour«) und die französische (»travaille«) eher den Arbeitsaspekt der Geburt. Die Befriedigung über die körperliche Leistung einer geglückten Geburt kann das Selbstwertgefühl enorm steigern, ebenso groß kann aber auch die Enttäuschung durch ein vermeintliches Versagen sein. Von hervorragender Bedeutung für die subjektive Bewertung der Geburt sind die vorbestehenden Erwartungen und Ansprüche der Gebärenden an sich selbst. Je vollkommener und perfekter das Ideal, desto eher wird eine Abweichung als narzisstische Kränkung und Bedrohung erlebt werden (Ringler 1992).

Der körperliche Ort der Geburt sind die Geschlechtsorgane, die mit Sexualität und Lustempfindung verknüpft sind; unmittelbar benachbart sind die Ausscheidungsorgane Blase und Mastdarm. Neben Schmerz und Anstrengung empfinden manche Frauen, die offen für diese Wahrnehmungen sind, sexuell getöntes Lusterleben bei der Geburt. Ebenso können aber auch Angst vor Entblößung oder Scham vor unkontrollierbaren Ausscheidungen die Geburt begleiten; diese potenziell hinderlichen Gefühle können durch vertrauenserweckende und unaufgeregte Betreuung gemildert oder durch unsensible verstärkt werden.

Die Begriffe **Geburtsangst** und **Geburtserleben** wurden in vielen Publikationen untersucht. Sie hängen in einem vielschichtigen Geflecht mit den Erwartungen an und dem tatsächlichen Ablauf der Geburt zusammen. So wurden psychosomatische Prädiktoren oder Risikofaktoren für einen raschen und unkomplizierten oder einen protrahierten Geburtsablauf gesucht, um sie dann präventiv günstig beeinflussen zu können. Angst vor der Geburt wird von vielen Autoren als wichtigster hemmender Faktor bezeichnet, wobei meist nach Spielberger in persönlichkeitsgebundene (»trait«) und situationsgebundene (»state«) Angst differenziert wurde. Die Geburtsangst wiederum wird von einer Reihe psychosozialer Variabler gesteigert; die wichtigsten unter ihnen sind niedriger Selbstwert, Depressivität, unbefriedigende Partnerschaft und fehlende soziale Unterstützung (Saisto 2001).

Wie eine Frau die Geburt erlebt, hängt wesentlich davon ab, wie sehr sie sich selbst als in den ganzen Prozess involviert und in Kontrolle der Entscheidungen erlebt und wie gut sie vom Personal unterstützt wird (Waldenstrom 1999). Negativ auf das Geburtserleben wirken sich starker Schmerz, Gebrauch von Wehenmittel, Zangen/Vakuumgeburt, und Notfallsectio aus.

> Zusammenfassend soll noch einmal der vernetzte Charakter dieser Wechselbeziehungen betont werden, in dem viele Faktoren gleichzeitig Ursache und Wirkung darstellen. Klassischerweise wurde das durch G. Dick-Read in dem **Angst-Spannung-Schmerz-Regelkreis** dargestellt, der durch die oben genannten Faktoren, vor allem die Erwartungen, die erlebte Kontrolle über das Geschehen, die Interventionen und die Unterstützung durch Partner und Personal erweitert werden muss.

Verhalten des Personals im Kreissaal

Der durchschnittliche Kreißsaal im Jahr 2002 und das Verhältnis des Personals zur Gebärenden unterscheidet sich wesentlich von dem Zustand vor 30 Jahren. Viele Forderungen der Bewegung zur »Sanften Geburt« sind mittlerweile zum Standard geworden, wie die Anwesenheit des Partners, Verzicht auf Dauerüberwachung, weitgehende Mobilität der Gebärenden und erleichternde Maßnahmen wie warmes Bad, Gebärhocker sowie Variabilität der Gebärpositionen.

Diese allgemeine Feststellung muss allerdings durch mehrere Kommentare und Einschränkungen präzisiert werden. Die obigen, heute selbstverständlichen Maßnahmen sind nicht freiwillig, sondern nur durch den »Druck von der Straße«, durch beständige Arbeit psychosomatisch tätiger Kollegen und durch Angst vor sinkenden Geburtsziffern in die Schulmedizin eingeführt worden (Stauber 1999). Außerdem muss ständig am erreichten Niveau gearbeitet werden, um mögliche Rückfälle in schlechte, alte Gewohnheiten infolge von Gedankenlosigkeit oder Alltagsroutine zu vermeiden, denn auch im Kreißsaal gilt das Sprichwort: »Common sense is not common practice!«

Die psychosomatischen Grundsätze der Geburtsbetreuung lassen sich in eine Grundhaltung und in technische Maßnahmen gliedern. In der Diskussion der 70er- und 80er-Jahre wurden einzelne Techniken wie das CTG oder die Gebärhaltung idealisiert oder entwertet. Sie waren jedoch nicht per se das Problem, sondern nur die Symbole einer fehlenden Zuwendung zur Gebärenden in einer ausschließlich technikorientierten Geburtshilfe. Bereits sehr früh konnte gezeigt werden (Ringler 1985), dass überwachte Geburt und Eingehen auf die Patientin oder Geburtseinleitung und positives Geburtserleben (Nuutila 1999) sich nicht gegenseitig ausschließen.

Die Grundhaltung leitet sich aus dem Verständnis der Geburt als physische und psychische Ausnahme- und Belastungssituation ab. Sie schließt Folgendes mit ein:

- **persönlichen Respekt** (Vorstellen des Personals mit Namen, Funktion und Dienstzeit/Zuständigkeit),
- **Kommunikation:** Erklären aller Vorgänge und medizinischer Interventionen,
- **Fördern der eigenen Ressourcen** der Gebärenden; Coaching (aufmunterndes Betreuen, Spontaneität und Humor entspannen!),
- **Schutz der Intimsphäre** (wenige Betreuungspersonen, einfühlsame Untersuchungstechnik bei vaginaler Palpation),
- Einbeziehen des **Partners** und Förderung seiner Möglichkeiten,
- Bei **Komplikationen:** ruhiges Krisenmanagement, Hektik so gut wie eben möglich vermeiden; Verantwortung übernehmen, d.h. notwendige Erklärungen geben, Alternativen anbieten; Möglichkeit zum Informed consent geben; Entscheidungen treffen, ohne die Patientin mit Scheinautonomie zu überfordern, Partner einbeziehen und nicht hinausschicken.

Unter den speziellen **geburtserleichternden Maßnahmen** haben sich ein warmes Bad, der Geburtshocker, ein federnder Medizinball, Mobilität der Gebärenden mit der Aufforderung, sich die jeweils angenehmste Position zu suchen, sowie Atem- und Wehenkontrolltechnik bewährt (Kentenich 1999). Für manche, vor allem mehrgebärende Patientinnen, kann das so genannte Roma-Rad hilfreich sein.

55.3.3 Partner bei der Geburt

Männer waren in praktisch allen Kulturen von der Geburt ausgeschlossen. In manchen Gesellschaften wurde ihnen mittels der »Couvade«, einer Art männlichem Wochenbetts, ermöglicht, ihr Bedürfnis nach Regression auszuleben. Die gesellschaftlichen Strömungen der letzten 20 Jahre (s. Kap. 55.4) öffneten die Kreißsäle auch für die Männer und für deren aktive Teilnahme bei der Geburt als Unterstützer ihrer Partnerin. Die gemeinsame Geburt symbolisiert für viele Paare ihre Zuneigung und die gegenseitige Unterstützung; die Kontinuität von Sexualität, Geburt und Beziehung zum Kind ist in der überwiegenden Mehrzahl aller Fälle für beide Teile sehr befriedigend.

> Vor einer geplanten Teilnahme des Partners ist es sinnvoll und notwendig, die wechselseitigen Erwartungen, aber auch eine eventuelle Befangenheit und das Verhalten in Krisen zu besprechen. Manche Frauen scheuen sich, vor ihrem Partner zu leiden oder die Kontrolle zu verlieren, manche Männer fürchten sich vor dem sprichwörtlichen »Umkippen«.

Die Aufgabe des Gynäkologen besteht einmal mehr im Zulassen der Ambivalenz, im Ermuntern des Paares, alle Gefühle zu äußern und keines zu entwerten. Auf keinen Fall sollte ein Druck in Richtung gemeinsamer Geburt ausgeübt werden, etwa mit dem Argument, dass das für jeden »aufgeklärten, modernen Mann eben normal sei«. Bestehen bei einem der Partner ernste Bedenken, so sollte gemeinsam nach Alternativen gesucht werden, welche Form des Geburtserlebens für das Paar adäquat ist.

55.3.4 Wochenbett

Die ersten Tage nach der Geburt sind eine »Übergangszeit zwischen zwei Phasen« (Levinson 1979) mit ihren speziellen Anforderungen. Die liebevolle Aufmerksamkeit, die die Schwangere genossen hat, muss sie nun zumindest zum Teil an das Kind abgeben (Dmoch 1999)

Der Aufbau der Mutter-Kind-Beziehung steht im Zentrum der ersten Tage nach der Geburt, die gleichermaßen wichtig und sensibel sind. Durch die Atmosphäre, die das Personal schafft, kann eine geburtshilfliche Abteilung fördernd oder hemmend in diesen Beziehungsaufbau eingreifen. Die Anwesenheit des Kindes beim Rooming-in und vor allem der einzigartige Akt des Stillens sind für viele Frauen physisch und psychisch sehr befriedigend.

> Achtung vor Überforderung ist jedoch geboten. Eben weil das Bild der »Mutter mit Kind« in praktisch allen Kulturen einen ikonischen Archetypus darstellt, findet allzu leicht eine Gleichsetzung von »stillender Mutter« und »guter« Mutter statt. Ärzte und Schwestern sollten der Wöchnerin Zeit für den Beziehungsaufbau und das Erlernen des Stillens geben und sie von eigenen und fremden Leistungsansprüchen entlasten. Jenen Frauen, die sich »nicht im Ideal einer (längerfristig) stillenden Mutter wiederfinden können« (Fervers-Schorre 1994), muss mit Respekt und Empathie andere Möglichkeiten der Kontaktaufnahme zum Kind angeboten werden.

Ähnlich verhält es sich mit dem rein physischen Erholungsbedürfnis, vor allem nach anstrengenden Geburten, das nicht durch Zwangs-Rooming-in zu unterlaufen ist.

Die Wichtigkeit des ersten Mutter-Kind-Kontaktes nach der Geburt ist oft betont worden, und bei der Kreißsaalorganisation muss unbedingt darauf geachtet werden, diese emotionell dichte Zeit des Kennenlernens von Eltern und Kind zu schützen und nicht durch unbedachte Routine zu stören. In manchen, später vielzitierten Studien (z.B. Garel 1981) wurde berichtet, dass die Aufnahme des Kontaktes nach Sectio verzögert gegenüber der Spontangeburt abliefe. Dabei ist aber zu bedenken, dass es sich damals fast ausschließlich um sekundäre oder Notfallkaiserschnitte in Allgemeinnarkose mit häufig deprimierten Kindern handelte, die nicht mit einer elektiven Sestio in Spinalanästhesie im Beisein des Partners vergleichbar sind. Es zeichnet sich ab, dass letztere Form mit deutlich besseren psychosomatischen Begleitreaktionen verbunden ist.

Jeder Wöchnerin sollte mit einer offenen Fragestellung ein Gespräch über ihr Geburtserlebnis angeboten werden, etwa in der Form: »Wie fühlen Sie sich jetzt, wenn Sie an die Geburt zurückdenken?« Hier gilt – wie am Anfang der Schwangerschaft – das Prinzip, Raum für widersprüchliche Eindrücke und für Ambivalenz zu lassen. Bei kleineren oder größeren Komplikationen kommt es häufig zu unterschiedlicher Bewertung zwischen Arzt und Patientin. Der Geburtshelfer mag zurecht die Gesundheit von Mutter und Kind als Erfolg empfinden, die Wöchnerin hingegen erlebte dieselbe Geburt als persönliches Versagen, die mit Angst und Schmerz verknüpft und völlig anders als ihre Erwartungen verlief. Wurde die Geburt durch eine Intervention des Geburtshelfers – sei es Sectio, Vakuum, richtige CTG-Interpretation – glücklich beendet, kann er die Trauer der Patientin als fehlende Anerkennung seiner Leistung erleben und seinerseits gekränkt sein.

> Ziel des Gespräches im Wochenbett ist es, das Geburtserleben in seiner Gesamtheit zu integrieren, um unnötige Enttäuschungen über vermeintliches Versagen zu vermeiden.

55.4 Psychosoziale Aspekte: Psychosomatik und »Sanfte Geburt«

Schwangerschaft und Geburt sind von jeder Zeitepoche und jeder Kultur stark geprägt worden. Sie sind keine unwandelbaren, biologischen Konstanten, sondern durch historische, kulturelle, regionale und sozioökonomische Faktoren beeinflussbare und beeinflusste Phänomene. Am Verlauf der letzten 30 Jahre lässt sich gut ablesen, wie die jeweiligen gesellschaftlichen Strömungen sich in den großen Trends der Geburtshilfe widerspiegelten.

- Der **Technikeuphorie** der 1970er-Jahre entsprach die programmierte, voll überwachte Geburt dieser Zeit.
- Die neuen sozialen Bewegungen, allen voran die **Frauenbewegung** der 1980er-Jahre, schufen das Konzept der »Sanften Geburt« und bewirkten dessen Erfolg.
- Die **Globalisierung** der 1990er-Jahre, die mittels Internet die Erkenntnisse der »evidence-based medicine« zugänglich machte, zogen in der Medizin ein kritisches Hinterfragen alter, lokaler Gewohnheiten nach sich, die doch großteils »eminence-based« waren.

Die psychosomatische Medizin hat die obigen Veränderungen einschließlich der »sanften Geburt« kritisch begleitet. Die Anliegen der sanften Geburt überschneiden sich in manchen Anteilen, sind aber nicht notwendigerweise identisch mit der psychosomatischen Medizin. Diese hat keine fertige Botschaft, die es nur zu verbreiten gälte, sondern ihre Grundlage ist das wissenschaftliche Paradigma mit der Möglichkeit der Falsifikation und der neuen Erkenntnis. Das Konzept der sanften Geburt, das eng mit den Leistungen von Frederick Leboyer und Ferdinand Lamaze verknüpft ist, hat die Geburtshilfe revolutioniert und viele falsche Entwicklungen einer allzu technikfixierten Medizin korrigiert. Es ist aber ebenso wenig zeitlos wie andere Strömungen, sondern ein typisches Kind der sozialen Bewegungen der 1970er- und 1980er-Jahre, das nun auf seinen bleibenden Gehalt überprüft werden muss.

Dabei stellten sich einige Fehlentwicklungen heraus. Schon früh wurde erkannt, dass die Idealvorstellungen der sanften Geburt manche Frauen überfordern können, dass sie neue Leistungsanforderungen in Richtung einer »guten Mutter« stellen oder schlicht den Bedürfnissen der Gebärenden widersprechen. In der Vergangenheit war das beim Verzicht auf Analgetika, bei völliger Verweigerung von Ultraschall und Pränataldiagnostik, beim obligat verordneten Rooming-in und beim Stillen der Fall.

Die derzeitige Diskussion verläuft entlang der Fragen einer großzügigen Verwendung der Periduralanästhesie (PDA), der Haus- bzw. Sanatoriumsgeburt sowie der erweiterten Sectioindikation (Hannah 2000) bis hin zur rein elektiven Sectio ohne (die bisher gültigen) medizinischen Indikationen. So wurde schon mehrfach der Zusammenhang zwischen hoher Sozialschicht und hoher Sectiohäufigkeit – meist kritisch – kommentiert.

▶ Studienbox

Fisher et al. (1995) beschreiben die Patientin mit elektiver Sectio als »klar denkend, gut informiert über verschiedene Geburtsarten, mit hohem Selbstwert und reifen Angstbewältigungsmechanismen, in sicheren Partnerschaften mit gebildeten Männern.« Bei diesem Persönlichkeitsprofil fällt es schwer, an eine simple Beeinflussung durch den Geburtshelfer in Richtung Sectio zu glauben; in zukünftigen Studien müssten daher die Sicherheitsbedürfnisse der Schwangeren ebenso wie der Interaktions- und Entscheidungsprozess zwischen Arzt und Patientin untersucht werden (Cotzias 1997).

Erst in jüngster Zeit findet sich in der psychosomatischen Literatur die Anerkennung eines Geburtstraumas als Posttraumatic Stress Disorder (PTSD), etwa nach Forzeps- und Vakuumextraktionen oder Notfallkaiserschnitten mit einer Inzidenz von zumindest 1,5 % (Ayers 2001). Patientinnen nach derartigen Geburtserlebnissen sollten in der nächsten Schwangerschaft einfühlsam betreut werden und einem evtl. Wunsch nach elektiver Sectio sollte großzügig nachgekommen werden. Der abwertende Begriff »Tokophobia: an unreasoning dread of childbirth« (Hofberg 2000) ist ebenso wenig hilfreich wie eine Psychotherapie gegen (vermeintlich) neurotische Geburtsangst (Sjögren 1997), die im Lichte der heutigen Sicherheitsbedürfnisse und der rechtlichen Lage nicht sinnvoll erscheint.

In diesen Fragen ist die Auseinandersetzung noch zu sehr im Fluss, um endgültige Aussagen zu treffen.

> Bereits jetzt lässt sich aber leicht erkennen, dass es keine richtige und keine falsche Art zu gebären gibt, sondern immer nur eine der jeweiligen Zeit und dem jeweiligen Entwicklungsstand angemessene.

Diese relativierende Erkenntnis erlaubt es dem Geburtshelfer auch, eine weitgehende Pluralität im geburtshilflichen Angebot zu vertreten und gemeinsam mit der Patientin und je nach ihren Bedürfnissen flexibel eine passende Form auszuwählen, ohne ein feststehendes Programm – sei es schulmedizinisch, sei es sanft – vertreten zu müssen. Dmoch (1999) fordert in diesem Zusammenhang, geburtshilfliche Arbeit solle »bedürfnisorientiert, persönlichkeitszentriert und nicht ideologiebezogen« gestaltet werden.

Ein kreativer Methodeneklektizismus in dem Sinne, sich das Beste aus unterschiedlichen Konzepten zu holen, ist möglicherweise die dem Beginn des 21. Jahrhunderts angemessene Geburtsform. Im Kreißsaal könnten dann verschiedende Methoden nebeneinander stattfinden, ohne dass es in sich oder untereinander widersprüchlich wäre: eine Geburt in der Badewanne mit Homöopathie, allerdings telemetrisch überwacht; im Nebenraum eine rein elektive Sectio, in Spinalanästhesie bei wacher Patientin, mit anwesendem Partner und mit Hautkontakt zum Kind noch während der Operation; daneben eine Gebärende, die bei liegender PDA Bauchtanzübungen zur Geburtsbeschleunigung durchführt!

55.5 Spezielle Krankheitsbilder und Symptome

Die theoretischen Grundlagen für das Verständnis psychosomatischer Krankheitssymptome leiten sich von verschiedenen Großkonzepten ab, die hier nicht ausführlich besprochen werden können (für detaillierte Darstellungen s. Uexküll 1996).

Einige relevante Begriffe sollen doch erwähnt werden. Aus der Psychoanalyse stammt das **Konversionsmodell**, demzufolge psychische Konflikte in symbolischer Weise auf der körperlichen Ebene ausgetragen und »gelöst« werden. In der systemischen oder Familientherapie steht die **Beziehungsdynamik** in Familien, zwischen Arzt und Patient oder in der Gesellschaft im Vordergrund. Weitere Beiträge liefern die Verhaltenstherapie, die Psychoneuroendokrinologie, das »case-work« der Sozialarbeit und die Krisenintervention.

Die Streitfrage, ein wie großer Anteil eines Symptoms körperlich und ein wie großer seelisch bedingt ist, ist so alt wie die Heilkunde selbst. In der Geburtshilfe hat dieses Problem zwar auch eine gewisse Bedeutung, für eine Reihe wichtiger Symptome lassen sich aber bereits in erster Näherung eindeutige Zuordnungen erkennen. So wird man vielen Krankheitsbildern nur dann gerecht, wenn man ein umfassendes biopsychosoziales Grundkonzept annimmt (vorzeitige Wehen/Frühgeburt, Hyperemesis, Post-partum-Depression); einige sind vorwiegend psychosomatisch bedingt (verleugnete Schwangerschaft, Schwangerschaftskonflikt), andere wiederum klar somatopsychisch im Sinne psychischer Reaktionen auf körperliche Zustände oder medizinische Interventionen (Pränataldiagnostik, kindliche Missbildung/Totgeburt, Sterilisatio post partum). Für die pragmatische tägliche Arbeit wird die Zuordnung also hinreichend klar sein, um angemessene Therapiekonzepte für die Patientinnen zu entwickeln und die offenen Fragen einer zweifellos zu führenden akademischen Diskussion zu überlassen. Im Folgenden wird eine Auswahl der wichtigsten Symptome referiert; anhand dieser Grundzüge kann der Leser sich das Verständnis anderer, nicht besprochener ableiten.

55.5.1 Hyperemesis

Übelkeit und Erbrechen begleiten nahezu sprichwörtlich jede Frühschwangerschaft. Bis zu 80 % aller Frauen empfinden eine milde oder mäßig starke Form davon, so dass – hierin vergleichbar dem post-partum Blues – von einer psychophysiologischen Reaktion gesprochen werden kann, die in den meisten Fällen mit dem Ende des 1. Trimenons abklingt. Ebenfalls vergleichbar sind unterschiedliche Ausprägungsgrade, die von milder Übelkeit bis zu heftigen Erbrechen mehr als 10-mal/Tag mit Dehydratation und Elektrolytverlust reichen können. Ursächlich daran beteiligt ist der rasche Anstieg des HCG-Spiegels, dessen Höhe auch die verstärkte Rate von Hyperemesis bei Mehrlingsschwangerschaften erklären kann.

Psychosoziale Anpassungsprozesse an die Schwangerschaft sind bei vielen Frauen Kofaktoren; das zu erwartende Kind kann als schwierige Aufgabe, evtl. sogar als Bedrohung erlebt werden (Wenderlein 1999). Ein bestimmtes Persönlichkeitsprofil oder ein spezifischer Konflikt lassen sich aber nicht definieren; tiefenpsychologische Interpretationen wie »Versuch des Loswerdens einer ungewollten Schwangerschaft« oder »unreife Persönlichkeit« mögen im Einzelfall, sicher nicht als generelle Erklärung zutreffen.

Zielführender ist eine Erhebung konkreter Stressoren, wie der Partnerschaft, der Gewünschtheit der Schwangerschaft, Familie und Arbeitsplatz. Möglicherweise ist die Migration speziell disponierend (Wenderlein). So musst eine indische Patientin des Autors (ML) wegen einer schwersten Elektrolytentgleisung über mehrere Wochen mittels Zentralvenenkatheter parenteral ernährt werden. In weniger krassen Fällen genügen die Hospitalisierung, Volumen- und Elektrolytersatz, schrittweiser Nahrungsaufbau und die Bearbeitung der sozioökonomischen Faktoren.

55.5.2 Verleugnete Schwangerschaft und Scheinschwangerschaft (»grossesse nerveuse«)

Diese beiden Symptome sind historisch alt und wurden bereits von Hippokrates erwähnt. Die psychischen Prozesse, die notwendig sind, um eine tatsächlich bestehende Schwangerschaft zu verleugnen oder eine nicht vorhandene sich selbst und anderen vorzuspielen, übten offenbar immer große Faszination aus.

Bei der **verleugneten Schwangerschaft** nehmen die betroffenen Frauen eine tatsächliche bestehende Schwangerschaft überhaupt nicht oder erst sehr spät, in einigen Fällen erst bei der Geburt, wahr. Die üblichen Schwangerschaftssymptome werden umgedeutet, meist als »Bauchschmerzen« und unerklärliche Gewichtszunahme, die Kindesbewegungen werden als Darmperistaltik interpretiert (Wessel 1997). Typisch ist auch das Einbinden der Angehörigen einschließlich des Partners und sogar medizinischer Berufe in das System von Verleugnung und Rationalisierung. So wurde z. B. von einer Frau berichtet, die mit Bauchschmerzen wegen eines vermeintlich verschluckten Hühnerknochens ins Krankenhaus kam und bei der ein Abdomenröntgen durchgeführt wurde. Dabei stellte sich der Knochen dann als ein komplettes kindliches Skelett heraus. (Dieser Fall illustriert darüber hinaus noch die magische Vorstellung von der oralen Schwängerung.)

Frauen verleugnen eine Schwangerschaft aus sehr unterschiedlichen Gründen, denen keine gemeinsame psychisch-strukturelle Ursache zugrunde liegt. Daher lässt sich kein einheitliches Profil, sondern nur mehrere Gruppen von Patientinnen identifizieren. In seiner Einteilung gibt Spielvogel (1995) folgenden Kategorien an:
- psychotische Form der Verleugnung,
- Frauen mit Suchtanamnese,
- Teenagerschwangerschaften,
- andere.

Bei der **psychotischen Form** bildet die Verleugnung der Schwangerschaft einen Teil der Störung der gesamten Persönlichkeit, meist im Rahmen einer chronischen Schizophrenie. Die Schwangerschaftsveränderungen werden mit wahnhaften oder halluzinatorischen Inhalten erfüllt.

Bei **substanzabhängigen Schwangeren** gilt die Verleugnung/Verdrängung einer unangenehmen oder unannehmbaren Wirklichkeit als typische Bewältigungsstrategie (Wessel 1997). Planendes und vorsorgendes Verhalten, wie es für die Schwangerschaft notwendig wäre, kann nicht in die Realität umgesetzt werden.

Bei der **Teenagerschwangerschaft** spielt meist die emotionelle und kognitive Unreife mit der Unfähigkeit, zukünftige Folgen der eigenen Handlungen abzuschätzen, eine wesentliche Rolle.

Die sehr heterogene Gruppe der **anderen Ursachen** wird gebildet durch Frauen, bei denen eine Schwangerschaft und die vorausgegangene Sexualität aus verschiedenen Gründen »nicht sein darf« (prämenopausale Frauen, Frauen mit mehreren Partnern) oder Frauen mit schweren psychosexuellen Konflikten, wie z. B. nach einem sexuellen Trauma oder einer sexualfeindlichen Erziehung.

Von der verleugneten Schwangerschaft muss die **verheimlichte Schwangerschaft** unterschieden werden, bei der die betroffene Frau wissentlich und absichtlich ihren Zustand verbirgt.

Nachdem einem **Infantizid** (Kindesmord durch die Mutter unmittelbar nach der Geburt) sehr häufig eine verleugnete Schwangerschaft vorausgeht, wurde vorgeschlagen, das Problem des Infantizids durch Modelle der anonymen Geburt oder einer »Babyklappe« zumindest teilweise zu lösen. Die Deutsche Gesellschaft für Psychosomatik in Gynäkologie und Geburtshilfe veröffentlichte kürzlich eine Stellungnahme (Neises et al. 2001), die die Wirksamkeit dieser Versuche bezweifelt. Aus psychosomatischer Sicht der Autoren fehlen nämlich die Beweise für die Sinnhaftigkeit einer derartige Lösung. Jene Frauen, die ihr Kind töten, leiden praktisch alle an einer schweren Persönlichkeitsstörung, die ihnen eben jenes notwendige planende Handeln einer anonymen Geburt verunmöglicht. Sowohl die Mütter als auch die Kinder erwarteten nach anonymer Geburt schwere psychische Probleme (Askren u. Bloom 1999); Therapiemöglichkeiten für jene Probleme, die zu dem Ausnahmezustand führten, können nicht genützt werden.

Die **Scheinschwangerschaft** (»grossesse nerveuse«) lässt sich aus einer Zeit verstehen, in der es für die weibliche Identität von zentraler Wichtigkeit war, Kinder zu bekommen und in der es gleichzeitig technisch schwierig war, eine Schwangerschaft eindeutig nachzuweisen. Beides hat sich wesentlich geändert, so dass eine länger dauernde Scheinschwangerschaft extrem selten geworden ist. Möglicherweise hat die non-puerperale Galaktorrhö ihren Platz als Konversionssyndrom eingenommen.

55.5.3 Vorzeitige Wehen/Frühgeburt

Die Frühgeburtlichkeit mit ihren (Spät-)Folgen an kindlicher Mortalität und Morbidität bleibt ein höchst unbefriedigend gelöstes Problem der Geburtshilfe, das schweres individuelles Leid und hohe soziale Kosten verursacht. Ein besseres Verständnis und die Prävention der Frühgeburtlichkeit stellen daher weiterhin ein vorrangiges Ziel jeglicher umfassenden geburtshilflichen Betreuung dar. Zwischen Autoren der verschiedensten Ausrichtungen herrscht weitgehende Übereinstimmung darüber, dass die Frühgeburtlichkeit ein multifaktorielles Geschehen ist, zu dem viele somatische und psychosoziale Kofaktoren beitragen.

> Zu den klassischen sozioökonomischen Risikofaktoren, die in mehreren Untersuchungen bestätigt werden konnten und die ihre Gültigkeit behalten, gehören jugendliches Alter der Mutter (< 18 Jahren) und Zugehörigkeit zur unteren Sozialschicht. Von diesen abhängige, sekundäre Faktoren sind enge Wohnverhältnisse (»crowding«) und mangelnde Inanspruchnahme von Vorsorgeuntersuchungen. In Korrelation mit Alter und Sozialschicht, aber auch davon unabhängige Risikofaktoren für Frühgeburtlichkeit und/oder intrauterine Wachstumsretardierung werden i. v.-Drogenabhängigkeit sowie Alkohol- und Nikotinabusus genannt.

Eine interessante Differenzierung zeigte sich in jüngster Zeit bei mehreren weiteren klassischen Risikofaktoren, nämlich beim Familienstand, der beruflichen Belastung und der Migration. In früheren Studien wurde allein die Tatsache, ledig, berufstätig oder Migrantin zu sein, als Stressor per se betrachtet. Neuere Untersuchungen konnten zeigen, dass nicht das Vorhandensein des Stressors, sondern dessen **subjektiv erlebte Qualität** und dessen **Verarbeitung** die entscheidenden Variablen sind.

▶ Studienbox

Viele ältere sozialmedizinisch-epidemiologische Untersuchungen haben den Zivilstand erhoben und allgemein eine höhere Frühgeburtsrate bei ledigen oder geschiedenen Frauen gefunden. Bedenkt man die Wichtigkeit, die ein Gefühl der Sicherheit für den günstigen Verlauf einer Schwangerschaft darstellt (Molinski 1988), erscheint dies auch plausibel. Rauchfuss et al. (1998) konnten allerdings zeigen, dass auch eine unbefriedigende Paarbeziehung einen ungünstigen, ja sogar einen »dosisabhängigen« Effekt auf das Gestationsalter hatte: Je übereinstimmender und je früher in der Schwangerschaft die Beziehung von den Partnern als schlecht eingestuft wurde, desto höher war die Wahrscheinlichkeit einer Frühgeburt.

In ähnlicher Weise wurde von Hendriksen (1994) versucht, eine 2 × 2-Matrix für die Auswirkungen der Berufstätigkeit mit den Dimensionen »Belastung« und »Kontrollmöglichkeit« zu erstellen. Frauen mit niedriger Belastung und hoher Kontrollmöglichkeit hatten hierin das geringste, Frauen mit hoher Belastung und niedriger Kontrollmöglichkeit das höchste Frühgeburtsrisiko.

In der Wiener Perinatalerhebung konnten Kytir u. Münz (1995) zeigen, dass türkische Migrantinnen, die meist gute familiäre Unterstützung, eine stabile Paarbeziehung und regelmäßige Inanspruchnahme von Vorsorgeuntersuchungen haben, gleich gute Perinatalparameter aufwiesen wie eine österreichische Kontrollgruppe.

Die Bestimmung »rein psychologischer« Risikomerkmale oder Persönlichkeitsfaktoren, die zu Frühgeburtlichkeit prädestinieren, erwies sich als schwierig. Die gefundenen Eigenschaften wie »selbstbewusst, sozialkritisch, ehrgeizig« (Herms 1980) oder »negative Einstellung zu Menstruation und Sexualität, beruflich stärker orientiert, geringere Identifikation mit dem Mutterbild« (Prill 1983) wirken schwer operationalisierbar oder rundheraus ideologisch. Zustandsgebundene (»state«) und persönlichkeitsgebundene (»trait«) Angst zeigte uneinheitlichen Einfluss auf das Gestationsalter; möglicherweise unterscheiden sich Frauen mit reaktiven Ängsten nach missglückten Schwangerschaften von jenen ohne Vorbelastung.

Parallel zu der zunehmend differenzierten psychosomatischen Sicht ging in der somatischen Medizin die Entwicklung ebenfalls hin zu einem komplexeren Konzept der Frühgeburtlichkeit. Die Bedeutung anamnestischer Risikofaktoren wie Zustand nach Spätabortus/Frühgeburt wurde ebenso erkannt wie dem Wert des Screenings per Zervixultraschall, Fibronektin oder Infektionsabklärung in Risikogruppen. Die Tokolyse mittels β-Mimetika und Atosiban, die konsequente Lungenreifung mit Kortikosteroiden wurden »evidence-based« verbessert. Epidemiologische Daten über die besseren Ergebnisse an Perinatalzentren fanden ihren Niederschlag in der Forderung nach einer Regionalisierung der Geburtshilfe mit antenatalem Transport von Risikoschwangeren.

Eine der multifaktoriellen Genese angemessene Betreuung wird daher auch mehrere Zugänge nützen müssen: möglichst frühe Erfassung von Schwangerem mit hohem Frühgeburtsrisiko, z. B. durch geeignete Scores (Creasy 1991), intensive, engmaschige und interdisziplinäre Betreuung der Frauen mit hohem Risiko, nichtärztliche Interventionsmodelle wie mobile Hebammen, ambulante und stationäre, psychotherapeutisch ausgerichtete Betreuung oder muttersprachliche Betreuung für Migrantinnen.

55.6 Pränataldiagnostik

Die verschiedenen Methoden der Pränataldiagnostik (PND) haben das Erleben der Schwangerschaft für die Schwangere und ihren Partner in mehreren wichtigen Aspekten verändert. Durch die Verfügbarkeit der PND sind Eltern zu einer Auseinandersetzung mit der Schwangerschaft und zu Entscheidungen über den Fetus gezwungen, die historisch völlig neu sind. Bis zu einem gewissen Grad lässt sich sagen, dass die Pränataldiagnostik das moderne Schwangerschaftserleben in wesentlichem Ausmaß konstituiert.

55.6.1 Methoden der PND

Zum Verständnis der psychischen Auswirkungen der verschiedenen Methoden der PND und zur besseren Übersicht können drei Kategorien verwendet werden: Zielgruppe der Schwangeren, Gestationsalter und Invasivität. Jede Methode der PND besitzt gewissermaßen ein charakteristisches Profil, das sich aus den einzelnen Kategorien zusammensetzt und wesentlich das psychische Erleben, aber auch Art und Ausmaß von Beratung und des Informed consent beeinflusst.

> Hinsichtlich der **Zielgruppe** kann man zwischen Schwangerschaftsmonitoring und gezielter Suche unterscheiden. Der Ultraschall (US) zur Bestimmung von Zahl, Alter, Lage und Wachstum des/der Feten sowie Sitz der Plazenta ist die typische, ungezielte Monitoringtechnik, die eine nahezu 100%ige Anwendungs- und Akzeptanzrate aufweist. Sie kann allerdings beim geringsten Verdacht auf eine Missbildung sofort ihre Qualität ändern und zu einer hochemotionellen Stresssituation werden.

Paare nach Geburt eines von einer seltenen hereditären Erkrankung betroffenen Kindes (zystische Fibrose, M. Tay-Sachs, Duchenne-Muskeldystrophie) sind bereits vor jeglicher PND massiv psychisch belastet; die möglichen zusätzlichen Stressoren sind daher anders zu bewerten als bei einer gesunden Primipara.

Wesentlich für das Erleben einer Methode ist deren **Invasivität.** Vertreter der invasiven Methoden sind AC, CVS/Plazentapunktion und Chordozentese. Diese Methoden haben eine gewisse Komplikationsrate, die in 0,5% (AC) bis 4% (CVS) zum Abortus führt. Die typische Problematik besteht in der notwendigen individuellen Risikoabschätzung zweier niedriger Risken (Abortus vs. Trisomie), die beide sehr schwerwiegend, aber ähnlich unwahrscheinlich sind. Neben diesen real begründeten Ängsten erweckt die Penetration des Unterbauches und der schwangeren Gebärmutter mit einer langen Nadel häufig Ängste vor und Phantasien über eine Gefährdung oder Verletzung des Kindes. Durch die Etablierung neuer Serummarker, durch Screening im 1. Trimenon und vor allem durch eine Kombination dieser beiden können wahrscheinlich bereits in naher Zukunft viele Amniozentesen vermieden werden, parallel dazu wird aber ein Druck in Richtung immer frühere Pränataldiagnostik ausgelöst.

> Jenes Gestationsalter, in dem die quantitativ und qualitativ wichtigsten Methoden durchgeführt werden, sind das späte 1. Trimenon (»nuchal translucency«, PAPP-A, CVS) und das 2. Trimenon (Triple-Test, AC, Missbildungsscreening).

In diese Phase fällt die Auseinandersetzung mit der Ambivalenz, der Beziehungsaufbau zum Kind, die Integration der eigenen körperlichen Veränderungen und bei Mehrgebärenden das Verspüren der ersten Kindesbewegungen. Reaktionen und Konflikte werden sich also vornehmlich auf die typischen Inhalte der jeweiligen SSW beziehen.

55.6.2 Erleben von PND

In diesem vulnerablen Entwicklungsprozess treten nun die Methoden der PND mit real und/oder symbolisch mächtigen, aussage- und konsequenzreichen Bildern, Eingriffen und Befunden auf.

Das Erleben einer Ultraschalluntersuchung wurde vielfach untersucht und von den Frauen als weitgehend positiv beschrieben, in quantifizierenden Studien wird das innere Bild des Kindes klarer und näher (Langer et al. 1988). Das Bild des Feten am Monitor löst beim ersten Anblick meist spontane Gefühlsregungen aus; der Herzschlag oder die Bewegungen des Kindes werden mit freudiger Überraschung kommentiert. US-Untersuchungen können Ängste deutlich reduzieren, was bei Schwangerschaftskomplikationen wie z. B. Blutungen (Langer loc.cit.) gezeigt werden konnte. Bei der Betreuung von Frauen nach vorangegangenen missglückten Schwangerschaften kann US besonders hilfreich eingebaut werden, wenn nicht nur allgemein entängstigt, sondern vor allem das spezifische Problem der früheren Schwangerschaft, z. B. eine kindliche Missbildung oder Wachstumsretardierung, ausgeschlossen werden kann.

> Vor jedem für den Untersucher noch so banalem US im 1. Trimenon muss daher ein Gespräch stattfinden, in dem ein zumindest grundsätzlicher Informed consent eingeholt werden muss.

Das Klarerwerden des Feten durch die Visualisierung und damit seine unleugbare, teilweise von der Schwangeren unabhängige Existenz, sind Charakteristika, die vor der Ära des Ultraschall erst in späteren Phasen der Schwangerschaft erlebt wurden. Der Ultraschall greift also in den zeitlichen Ablauf ein, spätere Stufen von Bindung und Trennung werden antizipiert, mit Einschränkungen und ohne irgendeine Wertung kann man davon sprechen, dass manche Anteile der Mutterschaft/Elternschaft bereits in die Schwangerschaft vorgezogen werden. Konkrete Beispiele dafür wären die Geschlechtsfeststellung des Kindes oder der 3-D-Ultraschall mit seinen plastischen Bildern vom kindlichen Gesicht.

Die führenden Begleitemotionen der Amniozentese sind häufig intensive Angst und eine »Schwangerschaft auf Abruf« (»tentative pregnancy«; Katz-Rothman 1993). Vor und während der Intervention sind es vor allem die Ängste vor Verletzung des Kindes oder vor einer Fehlgeburt, danach die Angst vor einem pathologischen Ergebnis und der Entscheidung für oder gegen den Schwangerschaftsabbruch. Die Entängstigung beim Eintreffen eines normalen Resultates ist dann auch dementsprechend hoch, wenn es auch Untersuchungen gibt, wonach das Angstniveau bis zur Geburt nicht auf den Ausgangswert zurückkehrt.

> Ultraschall und CTG waren Konfliktzonen zwischen Schulmedizin und sog. »alternativer Geburtshilfe« in den 80er-Jahren. Für beide Methoden konnte gezeigt werden (Langer 1988; Ringler 1985), dass das Erleben und die Akzeptanz in hohem Maß von der Güte des Feedbacks über das Gesehene abhängt und die Technik bei guter Kommunikation keine Barriere, sondern sogar eine Brücke zum Gespräch darstellen kann.

Die Mitteilung eines ungünstigen Resultates stürzt die Eltern in eine völlige emotionelle Ausnahmesituation. Die schlimmsten Befürchtungen wurden wahr. In einer derartigen Krise müssen die Schwangere und ihr Partner nun auch noch komplexe medizinische Sachverhalte über den Zustand des Kindes zu verstehen versuchen. Daher kommt der Gesprächsführung eine zentrale Bedeutung zu; die wichtigsten Ziele müssen es sein, emotionale Unterstützung sowie eine Orientierungshilfe für die Unterscheidung zwischen Wichtigem und Nebensächlichen, Dringlichen und Zweitrangigen anzubieten.

55.6.3 Beratung bei kindlichen Chromosomenanomalien und Missbildungen

Die Pränataldiagnostik ist untrennbar mit dem Schwangerschaftsabbruch verknüpft. Alle Einzelpersonen und Institutionen, die PND anbieten, müssen sich dieser Tatsache bewusst sein und sich antizipierend damit auseinandersetzen. Dabei sollten Ärzte ihre eigenen Werthaltungen in einer kontinuierlichen Reflexion klären und einen Rahmen ihres Handelns festlegen. Sie müssen aber auch bereit sein, die Einstellung des betroffenen Paares zu respektieren und es in seiner Krise und Trauer zu begleiten. (Die folgenden Empfehlungen können weitgehend auch auf die Betreuung nach intrauterinem Fruchttod oder Totgeburt angewendet werden.)

- Nach Abklingen der ersten Schockphase nach der Diagnosemitteilung muss sich eine qualifizierte Beratung über die Konsequenzen des Befundes anschließen. Die medizinische, psychische und soziale Prognose des zu erwartenden Kindes muss detailliert erörtert werden; keinesfalls sollte Wissen über die Erkrankung oder ein Automatismus hinsichtlich Schwangerschaftsabbruch unterstellt werden.
- Eine kleine Zahl von Frauen trägt eine Schwangerschaft trotz nachgewiesener Missbildung oder Chromosomenanomalie bis zum Geburtstermin aus. Sie betonen, dass sie dem Kind jene Lebenszeit, die ihm »eben möglich« sei, und sich selbst das Erleben der Schwangerschaft gönnen wollten. Diese Haltung ist ohne geringschätzige Kommentare zu respektieren und eine kontinuierliche Betreuung anzubieten, die über die Geburt bzw. den Tod des Kindes hinausgeht.
- Zur Betreuung von Frauen während und nach einem Schwangerschaftsabbruch aus genetischer Indikation existiert eine reichhaltige Literatur (Übersichten bei Borg u. Lasker 1988; Langer 1989; Kolker 1994), daher sollen hier nur einige praktisch relevante Aspekte näher erwähnt werden.
- Ein zentrales Thema in der Auseinandersetzung bilden Schuldgefühle; so kann die Frau (seltener der Mann) in ihren subjektiven Krankheitstheorien sich selbst oder ihr Verhalten als Ursache der Missbildung empfinden. Daraus resultiert eine tiefe Kränkung des Selbstwertgefühles mit einer reaktiv-depressiven Verstimmung. Bei einer schon eingegangenen Beziehung zum Kind fühlen sich die Paare schuldig an dessen Tod, den sie selbst beschlossen und herbeigeführt haben. Oft stehen hohe Ich-Idealforderungen an aufopfernden Eltern dahinter, denen sie nicht genügten, sondern ihre eigenen, scheinbar selbstsüchtigen Bedürfnisse durchsetzten.

Leitlinien der Betreuung sollten sein:

- Strategien, die das Anerkennen des Verlustes fördern und das Entwerten bzw. »Fäkalisieren« des Kindes (Grunberger) verhindern (Sehen, evtl. Halten des Kindes, wenn nicht sofort möglich, Foto anfertigen; Namensgebung, evtl. religiöse Rituale wie Taufe, Begräbnis);
- Wahrnehmen gesunder und kranker Anteile des Kindes, Entgegenwirken der Spaltung (Betrachten des Kindes auch als Realitätskontrolle);
- Besprechen der subjektiven Krankheitstheorien und Schuldgefühle, Stützen des Rechtes auf eigene Bedürfnisse gegen Über-Ich-Forderungen; Anerkennen des Wunsches nach einem gesunden Kind;
- Aktivieren des Paardialoges; Achten auf einseitige Übernahme von Schuld;
- Organisieren der sozialen Unterstützung bei Wahrung des Bedürfnisses nach Schutz und Abgrenzung;
- Strategien für den Wiedereintritt in Familie, Freundeskreis und Arbeitsplatz.

55.7 Betreuung von Risikoschwangerschaften

Jede Schwangerschaft, die – aus welchem Grunde immer – nicht »normal« verläuft, bedeutet eine enorme psychische Belastung für die betroffene Schwangere. Frauen mit Mehrlingsschwangerschaften, Präeklampsie, Diabetes mellitus oder intrauteriner Wachstumsretardierung werden engmaschig ambulant kontrolliert und/oder in vielen Fällen auch hospitalisiert. Durch diese Maßnahmen und durch die Kommentare der Ärzte wird die schon bestehende Angst um das Kind und manchmal auch um die eigene Gesundheit noch verstärkt. Die Nebenwirkungen der Tokolyse und der wochenlangen erzwungenen Ruhe stellen weitere Einschränkungen dar; hinzu kommt, dass oft die eigenen Körperwahrnehmungen der Frauen den beeinträchtigten Zustand des Kindes nicht anzeigen und daher Misstrauen in sie geweckt wird. Werden Frauen im Zuge eines Antenataltransportes an ein Perinatalzentrum transferiert, wird der Kontakt zu den Angehörigen oft durch die größere Entfernung zum Heimatort erschwert (Hohlagschwandtner et al. 2001).

Die spezifischen Belastungen, die die Intensivbehandlung eines unreifen Neugeborenen für die betroffenen Eltern bedeutet, ist schon mehrfach betont worden. Der zeitliche Ablauf, der »Bogen« der Schwangerschaft wird zu einem Zeitpunkt jäh unterbrochen, an dem sich die Frau noch nicht für die Geburt bereit fühlt. Die Mitarbeit und Compliance der Eltern während des Aufenthaltes des Kindes an der neonatalen Intensivstation ist für dessen Erholung bedeutsam und muss durch das Personal unterstützt werden.

Der Stress dieser oben angeführten, unterschiedlichen Diagnosen und Phasen kann am besten durch eine integrierte psychosomatische Betreuung durch Geburtshelfer, Neonatologen und Psychotherapeuten gemildert werden.

55.8 Postpartale affektive Störungen: Blues, Depression, Psychose

Die Anpassungsleistungen im Wochenbett sind ebenso bedeutsam wie jene am Beginn der Schwangerschaft, nur werden sie von der professionellen und persönlichen Umgebung der Wöchnerin weniger wahrgenommen und wenn, dann negativer konnotiert. Eine Andeutung davon findet sich in dem Satz: »Die Schwangerschaft fängt häufig mit einem Gefühl von Ehrfurcht und Schwindel an und hört, wenn sie dem Alltag wieder Platz macht, mit einem Jammertag auf« (Hertz u. Molinski 1986).

Im Allgemeinen unterscheidet man drei Abstufungen von affektiven Störungen der Postpartalperiode, die allerdings keine nosologischen Einheiten bilden und zwischen denen es durchaus Übergänge gibt:

- den Postpartum-Blues,
- die postpartale Depression,
- die postpartale Psychose.

> **▶ Studienbox**
>
> In großen Serienuntersuchungen wurde eine Inzidenz von 50–70 % Blues, 10–15 % Depression nach DSM-IV-Kriterien und 0,1–1 % Psychose gefunden.

Allen Formen ist gemeinsam, dass sie aus mehreren Gründen zu selten diagnostiziert werden. Die betroffenen Frauen verschweigen ihre Beschwerden aus dem Schuldgefühl heraus, als »gute Mutter« versagt zu haben; auch die Ärzte haben diesem Problem bisher zuwenig Aufmerksamkeit geschenkt, überdies klafft im medizinischen System nach der Krankenhausentlassung genau in jener Zeit eine Lücke, in der sich die typischen Symptome entwickeln. In jüngster Zeit wurde die Forschung auf diesem Gebiet durch die Entwicklung und Standardisierung der Edinburgh Postnatal Depression Scale (EPDS) stimuliert, die sich als diagnostisches Instrument durchgesetzt hat.

Seit langer Zeit wurde und wird angenommen, dass die postpartalen hormonellen Schwankungen einen wesentlichen Anteil an der Auslösung der affektiven Störungen hätten. Als möglicher Wirkmechanismus wurde die Modulation der Serotonin-Rezeptor-Interaktion durch Östrogene postuliert. Bei genauer Betrachtung finden sich jedoch nur wenig Hinweise auf eine mögliche Rolle der hormonellen Veränderungen, der biochemischen Parameter und einer eventuellen Hormontherapie bei Blues und Depression.

> **▶ Studienbox**
>
> In jüngst publizierten Reviews (Steiner 1998) konnten in methodisch sauberen Studien keine Zusammenhänge zwischen den Serumspiegeln von Sexualhormonen, neurobiochemischen Daten und postpartalen Befindlichkeitsstörungen gefunden werden. Der therapeutische Einsatz von Östrogen ist bestenfalls »mäßig« erfolgreich (Cochrane Database 2000), Gestagene sind kontraindiziert, weil sie eine Verschlechterung hervorrufen.

In einer überwiegenden Mehrzahl der Fälle zeigen Frauen mit Postpartum-Blues eine hohe Tendenz zur spontanen Besserung. Die Inzidenz früher postpartaler Depressionen wird nach EPDS-Kriterien mit 10–20 % angegeben; Risikofaktoren dafür sind hohe Kinderzahl, persönlichkeitsgebundene Angst, niedrige Lebenszufriedenheit und niedrige Sozialschicht, sowie Frühgeburtlichkeit des Kindes (Bergant 1999)

Die alte Bezeichnung »**Stillpsychose**« unterstellte eine ursächliche Verbindung zwischen Stillen und Psychose mit der Konsequenz, dass die Patientinnen nahezu ausnahmslos abgestillt wurden. In der modernen Ansicht bleibt die Postpartum-Psychose zwar weiterhin eine ernst zu nehmende Erkrankung, die am besten interdisziplinär zwischen Psychiatrie und Geburtshilfe betreut wird. Eine Kombinationstherapie mit Psychopharmaka (selektive Serotonin-Reuptake-Inhibitoren, SSRI, oder trizyklische Antidepressiva, TCA), Psychotherapie sowie engmaschiger supportiver Betreuung bei der Kinderpflege ist indiziert. In einer Institution, die mit der Betreuung dieser Patientinnen Erfahrung hat, sind das Abstillen oder gar eine Trennung von Mutter und Kind aber praktisch nie notwendig und die Hospitalisierungsdauer hat gegenüber früher deutlich abgenommen. Als Sicherheitsmaßnahme kann die Kontrolle von Serumspiegeln der Psychopharmaka bei Mutter und Kind sinnvoll sein.

55.9 Sterilisation post partum

Die Tubenligatur als endgültige Form der Empfängnisverhütung verlangt eine ausführliche und differenzierte Aufklärung durch den Arzt und einen wohlüberlegten Entscheidungsprozess der Patientin. Einem Prozentsatz von 90 % zufriedener Frauen stehen jene gegenüber, die ihre Entscheidung heftigst bereuen und oft reaktive Depressionen entwickeln. Risikofaktoren für einen ungünstigen Verlauf stellen Alter <30, wenig Erfahrung mit anderen Kontrazeptiva, Partnerschaftskonflikte oder kurze Entscheidungszeit dar. Mehrere dieser Dimensionen wurden in einem Prognosescore für die Tubensterilisation zusammengefasst, der auch von psychosomatisch nicht speziell Geschulten gut angewendet werden kann (Langer 2000).

> Auf keinen Fall sollte der Arzt einer Frau, die sich bis dahin noch nicht damit auseinandergesetzt hat, während oder nach der Geburt eine Tubenligatur vorschlagen.

55.10 Psychosomatische Therapiemöglichkeiten

Die psychosomatische Medizin hat eine Reihe von therapeutischen Strategien anzubieten, die sich sowohl an die gesunde Schwangere oder an die Patientin mit einem spezifischen Problem als auch an das Personal richten.

55.10.1 Therapieangebote für Schwangere

Das bekannteste und quantitativ bedeutendste Konzept sind die **Geburtsvorbereitungskurse** in verschiedenen Formen. Je nach Ausbildung und Präferenzen des Leiters sind sie für Frauen allein oder für Paare konzipiert, werden sie individuell, in kleineren oder größeren Gruppen abgehalten und sind sie inhaltlich eher an Informationsvermittlung, Entängstigung oder am Gruppenprozess ausgerichtet. Praktisch immer werden Atemübungen vermittelt, meist wird eine Form der Entspannungstechnik, wie die Progressive Muskelrelaxation nach Jacobson gelehrt. (Das klassische autogene Training ist für Schwangere wegen der dabei notwendigen Abgabe der Kontrolle über den eigenen Körper weniger geeignet.) Mehrere ältere Untersuchungen haben die Vorteile von Geburtsvorbereitungskursen gezeigt: bessere Mitarbeit der Gebärenden, weniger Analgetikaverbrauch, mehr aktive Teilnahme der Partner. Die Art des Angebotes richtet sich allerdings vornehmlich an ein spezielles Segment der Schwangeren aus der sozialen Mittelschicht der urbanen Bildungsbürger mit eher enger Paarbindung. Sozioökonomisch unterprivilegierte oder psychisch belastete Frauen, die eine perinatologische Risikogruppe darstellen, fühlen sich weniger angesprochen, obwohl gerade sie eine Form der Unterstützung benötigen würden.

Bei den unter Kapitel 55.5 besprochenen spezifischen Störungen sind grundsätzlich mehrere Formen des psychotherapeutischen Gespräches und der Beratung möglich und auch indiziert. Dabei können und werden meist auch Elemente aus verschiedenen Techniken verwendet: intensive, individuelle Geburtsvorbereitung, umfassende Beratung (»counselling«), Krisenintervention, Paar- und Familientherapie, Verhaltenstherapie sowie länger dauernde, fokussierende Psychotherapien.

Allerdings sind dabei die speziellen Ausgangsbedingungen besonders zu berücksichtigen. Die Schwangerschaft ist ein zeitlicher Ablauf mit einer ihm eigenen Dynamik, d. h. die üblichen psychotherapeutischen Vorstellungen vom Einleiten und Zulassen eines Prozesses sind nicht oder nur eingeschränkt anwendbar. Aufdeckendes oder konfrontierendes Vorgehen ist – wenn überhaupt – nur mit äußerster Vorsicht anzuwenden, absolut im Vordergrund stehen stützende Interventionen, Wecken der Ressourcen der Patientin, Aktivieren des sozialen Netzes etc.

Häufig müssen auch Settingbedingungen verletzt werden, die ansonsten einen unverzichtbaren Rahmen psychotherapeutischer Arbeit bilden. Die Anforderungen an den Therapeuten und seine Technik sind aber dadurch nicht geringer, sondern eher noch höher als unter traditionellen Bedingungen.

55.10.2 Angebote für das Personal

Geburtshilfliche Arbeit ist für das gesamte Personal physisch und psychisch anstrengend. Hebammen und Geburtshelfer können dabei intensive und vielfältige Gefühle empfinden: Freude und Erleichterung über eine geglückte Geburt, Neid auf das offensichtliche Glück, Unwillen und Verärgerung bei Gebärenden mit frühem Kontrollverlust, Angst und Hektik bei Komplikationen, Trauer und Betroffenheit bei missglückter Schwangerschaft, Schuldgefühle bei tatsächlichen oder vermeintlichen eigenen Fehlern (Ringler u. Langer 1991). Außerdem können sowohl aus hierarchischen als auch aus demokratischen Formen der Zusammenarbeit Spannungen unter den Mitarbeitern entstehen.

Alle diese Gefühle sind legitim, unvermeidlich und manchmal sogar hilfreich als Indikatoren für Störungen des Ablaufes. Innerhalb der Arzt-Patienten-Beziehung sind sie machtvolle Faktoren in der Interaktion, die unbedingt reflektiert und nicht unterdrückt oder negiert werden sollten.

Die bekannteste und geeignetste Form der Reflexion sind **Balintgruppen,** in denen die teilnehmenden Ärzte unter Leitung eines Psychotherapeuten eigene schwierige Fälle referieren und danach in der Gruppe besprechen. Die anderen Gruppenmitglieder können dabei helfen, die von den Patientinnen und ihren Erkrankungen ausgelösten Gefühle besser oder überhaupt erst zu reflektieren.

Eine ebenfalls sehr sinnvolle Form stellt die **Stationssupervision** dar, bei der alle beteiligten Berufsgruppen die durch die Patientinnen und durch die Zusammenarbeit ausgelösten Spannungen ansprechen können. Schwierigkeiten bilden hierbei eventuell die bestehenden hierarchische Verhältnisse zwischen den Teilnehmern, die Teil der Arbeitsrealität darstellen.

55.10.3 Psychosomatische Versorgung und interdisziplinäre Zusammenarbeit

Welche Berufsgruppe mit welcher Ausbildung sollte die oben beschriebenen Leistungen konkret erbringen? In erster Näherung lässt sich das Modell Grundhaltung und Krankheitslehre auch hier heranziehen wie folgt: Jeder in der Geburtshilfe Tätige muss ein ausreichendes Maß an Grundwissen in seine tägliche Routine einbauen, darüber hinaus sollte jede geburtshilfliche Station für besondere Aufgaben einen psychotherapeutisch Geschulten zur Verfügung haben.

In der psychosomatischen Literatur und Praxis wurden in der Vergangenheit verschiedene Modelle der Organisation psychosomatischer Arbeit diskutiert; sie lassen sich im Wesentlichen durch die Konzepte Konsultation, Liaison und Integration zusammenfassen.

Definition

Unter **Konsultation** versteht man das (punktuelle) Beiziehen klinischer Psychologen/Psychotherapeuten oder Psychiatern zu einzelnen Patientinnen mit besonderen Problemen.

Ein in **Liaison** arbeitender Psychotherapeut verbringt wesentliche Teile seiner Arbeitszeit an einer Geburtshilfe/ Gynäkologie, behält jedoch Verbindungen zu einer psychotherapeutischen Institution für die Zwecke der Supervision, Fortbildung etc.

Integriert arbeiten Geburtshelfer, die selbst eine psychotherapeutische Zusatzausbildung absolviert haben.

Jedes dieser Modelle hat spezifische Vor- und Nachteile, allerdings werden langfristige Umstrukturierungen einer Abteilung nach psychosomatischen Grundsätzen sich wohl nur mit Integration herbeiführen lassen.

Bei manchen Patientinnen ist die Zusammenarbeit mit anderen Berufsgruppen von zentraler Bedeutung. Zum Beispiel dürfen substanzabhängige und/oder HIV-positive Patientinnen sowie Frauen mit Post-partum-Psychose nur gemeinsam mit Psychiatern, Teenager, arbeits- und unterstandslose Frauen sollten gemeinsam mit Sozialarbeitern, Migrantinnen gemeinsam mit Sprach- und/oder Kulturdolmetschern betreut werden.

Literatur

Askren HA, Bloom KC (1999) Postadoptive reactions of the relinquishing mother: a review. J Obstet Gynecol Neonatal Nursing 28: 395–400

Ayers S, Pickering A (2001) Do women get posttraumatic stress disorder as a result of childbirth? A prospective study of incidence. Birth 28: 111–18

Bergant AM, Heim K et al. (1999) Early postnatal depressive mood: associations with obstetric and psychosocial factors. J Psychosom Res 46: 391–394

Borg S, Lasker E (1988) Glücklose Schwangerschaft. Tomus

Bräutigam W (1975) Psychosomatische Medizin. Thieme, Stuttgart

Cotzias CS, Paterson-Brown S, Fisk NM (2001) Obstetricians say yes to maternal request for elective caesarean section: a survey of current opinion. Eur J Obstet Gynecol Reprod Biol 97: 15–16

Creasy RK (1991) Preventing preterm birth. New Engl J Med 325: 727–729

Davies-Osterkamp S (1991) Psychologie der Schwangerschaft. In: Davies-Osterkamp S (Hrsg) Psychologie und Gynäkologie. VCH edition Medizin, Weinheim, S 91–100

Dmoch W (1999) Anpassungsstörungen im Wochenbett. In: Kentenich H, Stauber M, Richter D (Hrsg) Psychosomatische Gynäkologie und Geburtshilfe. Springer, Berlin Heidelberg New York Tokyo, S 327–356

Felder H, Scheer JW (1991) Die Arzt-Patienten-Beziehung in der Frauenheilkunde. In: Davies-Osterkamp S (Hrsg) Psychologie und Gynäkologie. VCH edition medizin, Weinheim

Fervers-Schorre B (1994). Postpartale Veränderung des Körperbildes. Frauenarzt 35: 775–777

Fisher J, Smith A et al. (1995) Private health insurance and a healthy personality: new risk factors for obstetric intervention? J Psychosom Obstet Gynaecol 16: 1–9

Garel M, Lelong N et al. (1987) Psychological consequences of caesarean childbirth in primiparae. J Psychosom Obstet Gynaecol 6: 197–209

Gloger-Tippelt G (1988) Die Entwicklung des Konzeptes »eigenes Kind« im Verlauf des Überganges zur Elternschaft. In: Brähler E, Meyer A (Hrsg) Partnerschaft Sexualität und Fruchtbarkeit. Springer, Berlin Heidelberg New York Tokyo, S 57–69

Hannah ME, Hofmeyr R (2000) Planned caesarean section versus planned vaginal birth for breech presentation at term: a randomised multicentre trial. Lancet 356: 1375–1383

Henriksen TB, Hedegaard M, Secher NJ (1994) The relation between psychosocial job strain and preterm delivery and low birthweight for gestational age. Int J Epidemiol 23: 764–774

Herms V (1980). Psychosomatische Aspekte vorzeitiger Wehen. Habilitationsschrift, Heidelberg

Hertz D, Molinski H (1986) Psychosomatik der Frau. Entwicklungsstufen der weiblichen Identität in Gesundheit und Krankheit. Springer, Berlin Heidelberg New York Tokyo

Hofberg K, Brockington I (2000) Tokophobia: an unreasoning dread of childbirth. A series of 26 cases. Br J Psychiatry 176: 83–85

Katz-Rothman B (1993) The tentative pregnancy: how amniocentesis changes the experience of pregnancy. Viking, New York London

Kentenich H (1999) Die individuelle Geburt. In: Kentenich H, Stauber M, Richter D (Hrsg) Psychosomatische Gynäkologie und Geburtshilfe. Springer, Berlin Heidelberg New York Tokyo, S 272–288

Kolker A, Burke BM (1993). Grieving the wanted child: Ramifications of abortion after prenatal diagnosis of abnormality. Health Care Women Intl 14: 513–526

Langer M, Gruber D, Frech I (2000) Ein Prognosescore zur psychischen Verarbeitung der Tubenligatur. Geburtsh Frauenheilk 60: 559–564

Langer M, Ringler M, Reinold E (1988) Psychological effects of ultrasound examinations: changes of body perception and child image in pregnancy. J Psychosom Obstet Gynaecol 8: 199–208

Langer M, Ringler M (1989) Prospective counselling after prenatal diagnosis of fetal malformations: interventions and parental reactions. Acta Obstet Gynecol Scand 68: 323–329

Lipowski Z (1977) Psychosomatic medicine in the seventies: an overview. Am J Psychiat 134: 233–244

Neises M, Rohde A (2001) Kritische Stellungnahme zur geplanten Legalisierung anonymer Geburten. Berlin, Deutsche Gesellschaft für Psychosomatische Frauenheilkunde und Geburtshilfe

Nuutila M, Halmesmaki E et al. (1999). Women's anticipation of and experiences with induction of labor. Acta Obstet Gynecol Scand 78: 704–709

Rauchfuss M (1999) Vorzeitige Wehentätigkeit – Frühgeburt. In: Stauber M, Kentenich H, Richter D (Hrsg) Psychosomatische Geburtshilfe und Gynäkologie. Springer, Berlin Heidelberg New York Tokyo, S 180–206

Ringler M (1992) Geburt und Sexualität. In: Ringler M, Fennesz U, Springer-Kremser M (Hrsg) Frauenkrankheiten. WUV Universitätsverlag, Wien, S 333–339

Ringler M (1985) Psychologie der Geburt im Krankenhaus. Beltz, Weinheim

Saisto T, Salmela-Aro K et al. (2001) Psychosocial characteristics of women and their partners fearing vaginal childbirth. BJOG 108: 492–498

Sjogren B, Thomassen P (1997) Obstetric outcome in 100 women with severe anxiety over childbirth. Acta Obstet Gynecol Scand 76: 948–952

Spielvogel AM, Hohener H (1995). Denial of pregnancy: A review and case reports. Birth 22: 220–226

Stauber M (2000) Psychosomatische Forderungen an die Betreuung in der Schwangerschaft. In: Stauber RD, Kentenich H (Hrsg) Psychosomatische Geburtshilfe und Gynäkologie. Springer, Berlin Heidelberg New York Tokyo

Steiner M (1998) Perinatal mood disorder. Psychopharmacological Bull 334: 301–306

Uexküll T von (1996) Psychosomatische Medizin. Urban & Schwarzenberg, München Wien Baltimore

Waldenstrom U (1999). Experience of labor and birth in 1111 women. J Psychsom Res 47: 471–482

Wessel J, Rau G (1997) Zur Schwangerschaftsverdrängung – Darstellung eines Phänomens anhand einiger Ergebnisse von 28 Fällen und Vorstellung einer prospektiven regionalen Verbundstudie für Berlin. Geburtsh Frauenheilk 57: 116–123

56

Forensik

K. Ulsenheimer

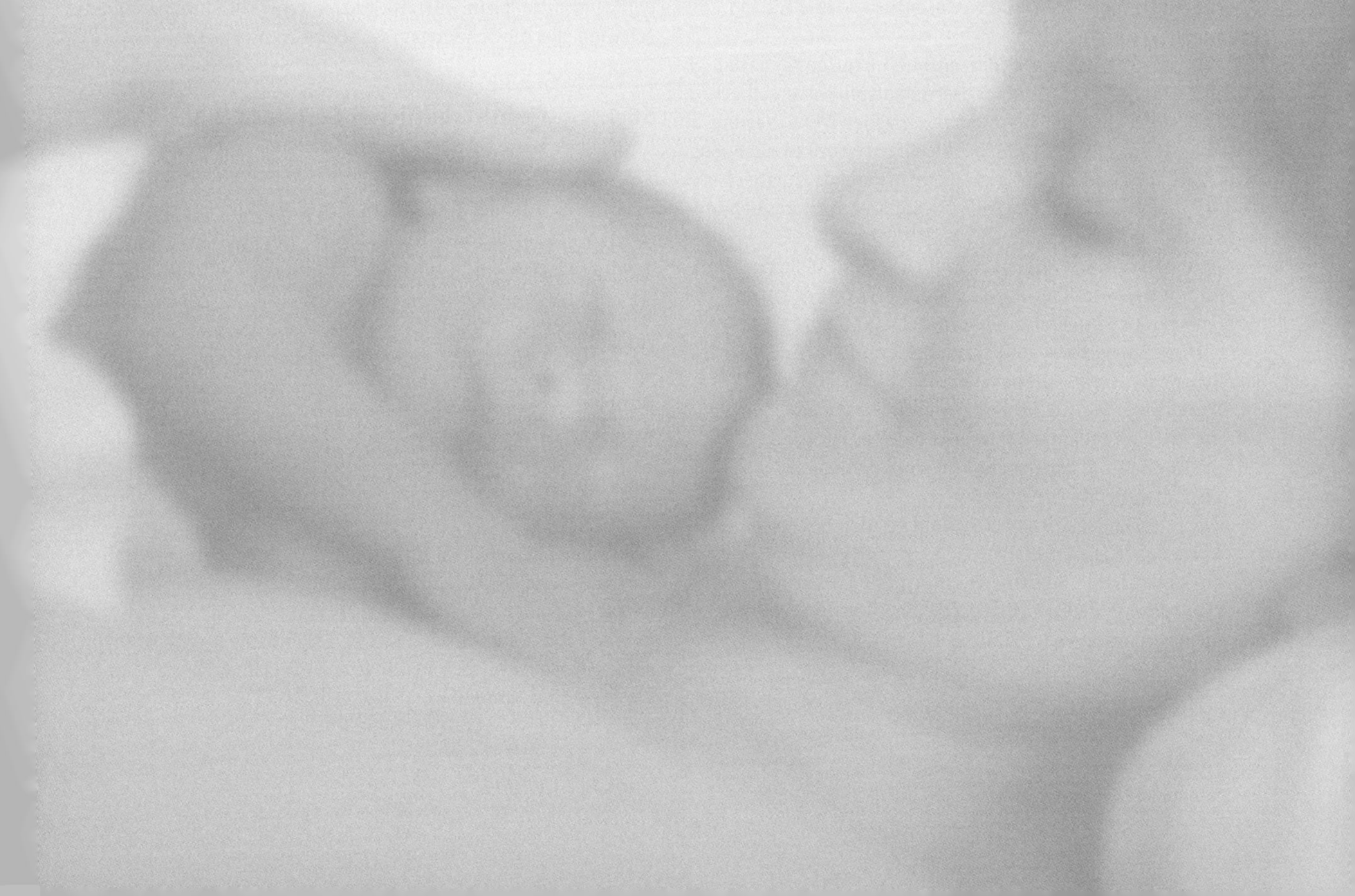

Kein medizinisches Fachgebiet steht in der zivil- und strafrechtlichen Judikatur zum Arzthaftungsrecht so oft im Blickpunkt wie die Geburtshilfe, keine ärztliche Tätigkeit ist so haftungsträchtig wie die des Geburtshelfers – und dies trotz der glänzenden Fortschritte bei der Verbesserung des Sicherheitsstandards für Mutter und Kind, trotz der lange Zeit »für unerreichbar erachteten Erfolge technisch und organisatorisch nahezu vollkommener Geburtsmedizin[1]«, trotz immer perfekterer Fehlbildungsdiagnostik und des Einsatzes von Spezialisten mit hochtechnisierten Apparaturen. Eine objektive »Bilanz der Geburtshilfe und Geburtsmedizin im ausklingenden 20. Jahrhundert« zeigt, »dass die Geburt so sicher werden konnte wie nie zuvor seit Menschengedenken[2]«, aber das verbliebene Restrisiko für Mutter und Kind hat genügt, das juristisch-forensische Risiko für den Geburtshelfer in den letzten 15 Jahren so zu steigern, dass geburtshilfliche Abteilungen in Krankenhäusern schließen (müssen) und Gynäkologen ihre geburtshilfliche Tätigkeit aufgeben.

Einige wenige Zahlen mögen dies veranschaulichen: Der Schadendurchschnitt zwischen 1978 und 1988 hat speziell für die Gynäkologen und Geburtshelfer um 252,3% zugenommen; der durchschnittliche Schadenaufwand pro gemeldetem Schadenfall stieg von DM 11938,00 im Jahre 1981 auf DM 73009,00 im Jahre 1991[3]; Schadensersatzleistungen für ein körperlich und/oder geistig schwerbehindertes Kind in Höhe von 1–2 Mio Euro sind keine Seltenheit mehr[4]; die Schmerzensgeldbeträge erreichen in diesen Fällen inzwischen 500000 Euro, und von den – etwa 10000/12000 – jährlich bei Gericht anhängig gemachten Klagen auf Schadensersatz und Schmerzensgeld betreffen außerordentlich viele die Geburtshilfe, so daß mancher Geburtshelfer schon heute Mühe hat, seine berufliche Tätigkeit überhaupt zu versichern, und wenn, dafür enorme Haftpflichtprämien zu entrichten hat.

Ein Beispiel: Während der ambulant tätige Gynäkologe jährlich DM 3100,00 für seine Berufshaftpflichtversicherung 1996 bezahlte, stieg die Prämie bei derselben Versicherung in der Folgezeit auf DM 7940,00 bei gleichzeitig ambulant-operativer Tätigkeit und erhöht sich dann nochmals drastisch auf DM 22000,00 pro Jahr im Falle stationärer Krankenbehandlung und/oder Geburtshilfe[5].

Inzwischen sind für geburtshilflich tätige Belegärzte Haftpflichtprämien von über Euro 25000,– bekannt geworden, die die Grenzen der noch zumutbaren Belastung sprengen, wenn berufliches Engagement und ärztliche Verantwortung die wirtschaftliche Existenz sichern sollen.

Die Gründe hierfür sind oft genannt worden:
- der atemberaubende Fortschritt der Medizin,
- die Ausweitung der Behandlungsmöglichkeiten,
- die zunehmende Arbeitsteilung,
- das übersteigerte Anspruchsdenken, der überzogene Erwartungsdruck der Eltern,
- das gewachsene Selbstbewusstsein der Patientinnen, ihre gegenüber früher deutlich gestiegene Konfliktbereitschaft,
- die Anonymität vieler Krankenhäuser,
- das oftmals fehlende Vertrauensverhältnis zwischen Patientin und Arzt,
- Rechtsschutzversicherungen, die das Kostenrisiko riskanter Prozesse übernehmen,
- anwaltliche Beratung, oftmals verquickt mit eigennützigen Interessen,
- tendenziöse Berichterstattung der Presse und Massenmedien,
- Konkurrenzdruck und Missgunst der Ärzte untereinander.

Alle diese Umstände haben dazu geführt, dass die Bereitschaft der Patientinnen, in einer erfolglosen Therapie, einer tödlichen Geburtskomplikation oder der Geburt eines behinderten Kindes ein schicksalhaftes Ereignis zu sehen, in der heutigen Zeit weitgehend geschwunden ist. Stattdessen wird hierfür ein Schuldiger gesucht, und den glaubt man – allzu oft und allzu leicht – im ärztlichen Geburtshelfer zu finden. Der – aus den grandiosen Leistungen der Medizin abgeleitete – (Irr-)Glaube an die ärztliche Allmacht und vollkommene Beherrschbarkeit physiologischer Abläufe versperrt die Einsicht, dass zwischen Unglück und Unrecht, zwischen Schicksal und Schuld unterschieden werden muss und auch in der Geburtshilfe für Mutter und Kind ein – wenn auch geringes – aber doch unabänderliches Restrisiko bleibt.

Eine Änderung dieser Situation ist nicht in Sicht, sodass jeder Geburtshelfer sich auf die fortschreitende Verrechtlichung seines Faches, die ihn in seinen Entscheidungen immer stärker von juristischen Vorgaben – Gesetzen, Verordnungen, Rechtsprechung – abhängig macht, trotz allen Bedauerns und aller Gegenreaktionen einstellen, d.h. wenigstens in groben Zügen seine Haftungsrisiken, aber auch die Haftungsgrenzen kennen sollte. Abhilfe kann nur ein konsequentes Riskmanagement schaffen, das die Schadensursachen präventiv angeht.

56.1 Geburtshilflicher Standard und Behandlungsfehler

Im Mittelpunkt der forensischen Auseinandersetzungen zwischen Mutter/Vater und Kind auf der einen und dem Geburtshelfer auf der anderen Seite steht der **Behandlungsfehler**.

Definition

Behandlungsfehler: Dieser Begriff, der im juristischen Schrifttum den traditionellen Terminus »Kunstfehler« wegen dessen inhaltlich höchst unterschiedlicher Verwendung abgelöst hat, wird als objektiver Verstoß gegen den »Standard eines erfahrenen Facharztes[6]« definiert.

Dabei bedeutet der »Standard«, aus dem sich die ärztlichen Sorgfalts- und Verhaltenspflichten ableiten, das zum Behandlungszeitpunkt in der ärztlichen Praxis und Erfahrung bewährte, nach naturwissenschaftlicher Erkenntnis gesicherte, von einem durchschnittlich befähigten Facharzt verlangte Maß an Kenntnis und Können[7].

---

1 Hillemanns, in: Geburtshilfe – Geburtsmedizin, 1995, Vorwort S. VI.
2 Hillemanns, a. a. O., S. VI.
3 Hickl, Gynäkologe 1994, 184.
4 Kochs, Z f ärztl Fortbild 1995, 579.
5 Fuchs, Arztrecht 1996, 325.
6 BGH JZ 1987, 879.
7 vgl. Ulsenheimer, Arztstrafrecht in der Praxis, 2. Aufl. 1998, Rdnr. 18.

56.1.1 Facharztstandard

Dieser **Facharztstandard** muss der Patientin zu jeder Zeit und an jedem Ort der Behandlung gewährleistet werden, sodass im Krankenhaus für den Bereitschafts-, Nacht- und Sonntagsdienst, für Not- und Eilfälle entsprechende Vorsorge zu treffen ist. Klarzustellen ist jedoch, dass dieser »Facharztstandard« nicht nur von Inhabern des Facharztzeugnisses erbracht werden kann, sondern »Facharztqualität« bedeutet, also auf die Qualifikation, das Wissen, die Fähigkeiten und die Erfahrung des handelnden Arztes abstellt. Beherrscht der »Noch-nicht-Facharzt« das medizinisch Gebotene theoretisch und praktisch so wie ein Geburtshelfer nach Abschluss seiner Facharztprüfung[8], ist der fachärztliche Standard auch ohne ständige persönliche Anwesenheit eines in dieser Weise qualifizierten Arztes gewahrt. Bei der Beaufsichtigung eines Berufsanfängers im Rahmen einer Operation muss der aufsichtsführende Arzt aber Facharzt im formellen Sinne sein.

In der juristischen Praxis spielen die damit zusammenhängenden Rechtsfragen eine erhebliche Rolle, wie die nachstehenden Beispiele zeigen:

Fall 1 – Übernahmeverschulden (BGH VersR 1994, 1303)

Das Kind wurde am 25. 1. 1983 gegen 5.30 Uhr im Krankenhaus mit enger Nabelschnurumschlingung um den Hals, bei Blässe, völliger Atonie und nur gelegentlich schnappenden Atembewegungen mit einem Apgar-Wert von 2 geboren. Der im Kreißsaal diensttuende, in Weiterbildung zum Gynäkologen befindliche Assistenzarzt saugte das Neugeborene ab und nahm die Beatmung mit Sauerstoffbeutel auf, ließ aber auch wegen des bedrohlichen Zustands des Neugeborenen den zu Hause in Rufbereitschaft stehenden Oberarzt der geburtshilflich-gynäkologischen Abteilung, den in der chirurgischen Abteilung diensttuenden Assistenzarzt sowie den Babynotarztwagen der Universitätskinderklinik herbeirufen.

Der chirurgische Assistenzarzt übernahm die Sauerstoffbeatmung über die Maske und saugte das Kind mehrfach ab. Beide Ärzte sprachen sodann über die Notwendigkeit einer Intubation, die sie jedoch nicht durchführen konnten, weil sie in dieser Technik nicht geübt waren. Danach spritzte der Assistenzarzt der chirurgischen Abteilung im Einverständnis mit seinem Kollegen von der Gynäkologie dem Neugeborenen eine Pufferlösung (Natriumbikarbonat), die er jedoch, ohne dies zu bemerken, in die Nabelarterie anstatt in die Nabelvene injizierte. Kurz darauf setzte die Spontanatmung des Kindes ein, das der gleich danach eintreffende Oberarzt intubierte und später in die Universitätskinderklinik verlegen ließ.

Das Kind erlitt ein schweres inkomplettes Querschnittsyndrom, eine beidseitige unvollständige Lähmung der unteren Gliedmaßen, Sensibilitätsstörungen in den Beinen, eine neurogene Blasenlähmung, Gelenkskontrakturen in Hüfte, Knie und Fuß, verbunden mit einer Hüftluxation und befindet sich trotz mehrfacher Operationen seit seiner Geburt in ständiger ärztlicher und krankengymnastischer Behandlung.

Das Landgericht hat die Schadensersatz- und Schmerzensgeldklage des Kindes abgewiesen, das Oberlandesgericht jedoch beide Ärzte verurteilt. Der gynäkologische Assistenzarzt als der die Geburt eigenverantwortlich leitende Arzt habe die Intubation beherrschen müssen, da asphyktische Zustände bei Neugeborenen zu den Geburtskomplikationen gehörten, mit denen stets zu rechnen sei, und die Intubationsbeatmung eine zwingend erforderliche Methode der Reanimation darstelle.

Dem chirurgischen Assistenzarzt sei anzulasten, dass er den allgemeinen Grundsatz, hochkonzentrierte Lösungen stets in die Vene, niemals aber in die Arterie zu injizieren, außer acht gelassen habe. Die Schäden, an denen das Kind leide, beruhten auf dieser fehlerhaften Injektion und auf dem Verstoß gegen die Regel »Intubation vor Pufferung«.

Der Bundesgerichtshof hielt diese Erwägungen mit Recht für unzutreffend. Bezüglich des gynäkologischen Assistenzarztes stellt sich als erstes die Frage, ob ihm als Fehlverhalten vorzuwerfen ist, dass er ohne Beherrschung der Intubationstechnik die Verantwortung für die Geburtsleitung übernommen hat (sog. **Übernahmeverschulden**). Objektiv pflichtwidrig und subjektiv schuldhaft handelt nämlich auch derjenige Arzt, der freiwillig – ohne Not – eine Tätigkeit übernimmt, der er mangels eigener persönlicher Fähigkeiten oder Sachkunde erkennbar nicht gewachsen ist[9]. Auch der erst in Weiterbildung zum Gynäkologen befindliche Assistenzarzt ist daher, wenn er die eigenständige Leitung einer Geburt übernimmt, dafür verantwortlich, dass er den Behandlungsstandard eines Facharztes gewährleistet, auf den Mutter und Kind Anspruch haben.

Ist der Assistenzarzt nach seinen eigenen Fähigkeiten dazu nicht in der Lage, muss er die ihm gestellte Aufgabe ablehnen, es sei denn, es ist Vorsorge dafür getroffen, »dass seine Defizite durch die rechtzeitige Unterstützung durch andere ausgeglichen werden[10]«. Dabei darf der Assistenzarzt »grundsätzlich darauf vertrauen, daß die für seinen Einsatz und dessen Organisation verantwortlichen Entscheidungsträger auch für den Fall von Komplikationen, mit denen zu rechnen ist und für deren Beherrschung, wie sie wissen müssen, seine Fähigkeiten nicht ausreichen«, die erforderlichen organisatorischen Vorkehrungen getroffen haben. Ist dies – für den Assistenzarzt erkennbar – jedoch nicht der Fall, hätte er also nach seinen Kenntnissen und Erfahrungen eine Gefährdung der Patientin voraussehen und damit Bedenken gegen die Übernahme der Verantwortung für die Geburtsbetreuung haben müssen, würde er wegen **Übernahmeverschuldens** haften. Da der Oberarzt der geburtshilflich-gynäkologischen Abteilung aber zu Hause in Rufbereitschaft stand und auch keine Anhaltspunkte dafür vorliegen, dass diese Organisation im Fall von Komplikationen nicht funktioniert (z. B. der Oberarzt nicht rechtzeitig kommt), scheidet seine Haftung ebenso aus wie die des Chefarztes aus dem Gesichtspunkt des Organisationsfehlers.

Auch das Verhalten des chirurgischen Assistenzarztes hat das OLG nach Ansicht des BGH unzutreffend gewürdigt. Denn es hat die Feststellung des Sachverständigen unberücksichtigt gelassen, dass es »bei schwerer Asphyxie selbst dem erfahrenen Geburtshelfer nicht mit Sicherheit« gelingt, »die Nabelvene von der Nabelarterie zu unterscheiden«. Wenn deshalb die Pufferung medizinisch geboten war, ist die Verwechslung der Vene möglicherweise die Verwirklichung eines situationsbedingten Risikos (verminderte Unterscheidbarkeit der Venen im Schockzustand) und damit kein Verstoß gegen die ärztliche Sorgfaltspflicht.

8 Steffen, MedR 1995, 360.

9 Dreher/Tröndle, StGB, 51. Aufl. 2003, § 15 Rdnr. 16 m. w. N.

10 BGH VersR 1994, 1304.

Fall 2 – Organisationsverschulden

Ein anderes instruktives Beispiel für ärztliche Fehler und Zwischenfälle während des Geburtsvorgangs mit wichtigen allgemeinen rechtlichen Bezügen ist die Entscheidung des OLG München vom 20. 6. 1996[11]:

Die Mutter des Kindes wurde am 28. 2. 1990 10 Tage nach dem errechneten unklaren Geburtstermin stationär in eine Privatklinik aufgenommen. Dienst hatten an diesem Tage eine Assistenzärztin im 4. Ausbildungsjahr sowie eine examinierte Hebamme.

Nach der Geburt, die durch Vakuumextraktion erfolgte, stellte sich heraus, dass das Kind auf der linken Seite eine geburtstraumatische Erbsche-Lähmung (»Armplexusschädigung«) hatte, weshalb die Eltern den Ersatz materiellen Schadens und Schmerzensgeld mit der Begründung forderten, entgegen den Regeln der ärztlichen Kunst habe man keine Schnittentbindung vorgenommen, die Assistenzärztin sei »nicht hinreichend geeignet und erfahren« gewesen, der Facharztstandard daher nicht gewahrt, die Schulterdystokie habe man angesichts der Größe des Kindes erwarten müssen und nicht durch die Hebamme beheben lassen dürfen. Außerdem sei die Ärztin von der Hebamme zu spät gerufen worden.

Das Landgericht hat die Klage nach Einholung zweier Sachverständigengutachten abgewiesen, da der Ärztin und der Hebamme kein Fehlverhalten anzulasten sei. Dem stimmte das OLG München in der Berufungsinstanz zu und führte aus:

Die Unterlassung der Schnittentbindung ist nicht fehlerhaft gewesen. Eine Indikation hierfür lag nach den Ausführungen der Sachverständigen nicht vor. Weder vor der Geburtseinleitung noch während der Geburt ergaben sich Alternativen zum tatsächlichen Vorgehen.

Die Schulterdystokie ist mit einer Häufigkeit von 0,15 % eine sehr seltene geburtsmechanische Komplikation. Wegen ihrer Seltenheit »hat kaum ein Geburtshelfer größere Erfahrungen und Routine in der Behebung einer Schulterdystokie«, wobei Standardverfahren nicht existieren und die Schätzung der Kindsgröße trotz klinischer und bildgebender Untersuchungsverfahren sowie der Ultraschalluntersuchung mit erheblicher Unsicherheit behaftet sei. Allein mit statistischen Methoden könne man zu genaueren Werten kommen, doch gehörten entsprechende statistische Kenntnisse nach den Darlegungen der Gutachter damals nicht zum Standard.

Dieser bestimme sich im Übrigen nach den gesetzlich vorgegebenen Mutterschaftsrichtlinien. Danach waren Ultraschalluntersuchungen in der 16.–20. SSW und 32.–36. SSW durchzuführen, während auch nach der Novellierung der Mutterschaftsrichtlinien zum 1.4.1995 der »Standard geburtshilflicher Betreuung« nicht verlangt, »am Ende der Schwangerschaft zur Erkennung oder zum Ausschluss eines übergroßen Kindes routinemäßig spezielle diagnostische Maßnahmen, Sonographien« durchzuführen.

Zur Vorhaltung des Facharztstandards und zur Zusammenarbeit zwischen Geburtshelfer und Hebamme in akuten Notsituationen heißt es in dem Urteil u. a.:

Die organisatorischen Maßnahmen der Klinikleitung zur Gewährleistung des Facharztstandards in der Geburtshilfe, insbesondere bei der Geburt, haben sicherzustellen, dass ein im Fachgebiet Frauenheilkunde und Geburtshilfe tätiger Arzt ständig rund um die Uhr im Bereitschaftsdienst verfügbar und ein Facharzt für Frauenheilkunde und Geburtshilfe innerhalb von 10 Minuten im Krankenhaus »einsatzbereit« ist. Der »bereitschaftsdiensthabende Arzt muss nicht Facharzt sein. Er muss auch nicht ständig am Gebärbett anwesend sein; das ist vielmehr vorrangige Aufgabe der Hebamme. Die Anwesenheitspflicht beginnt nach herrschender geburtshilflicher Meinung bei regelrechtem Geburtsverlauf mit Beginn der Pressperiode. Der in Rufbereitschaft stehende Facharzt muss nicht ständig im Krankenhaus anwesend sein. Allerdings muss gewährleistet sein, dass er bei akuten geburtshilflichen Notfällen und immer dann, wenn der bereitschaftsdiensthabende Arzt sich bei der Geburtsleitung überfordert sieht, innerhalb von etwa 10 Minuten im Krankenhaus zugegen ist«.

Als es nach Auftreten der Schulterdystokie der Assistenzärztin »nicht sogleich gelang, die Schultern zu entwickeln, hätte an sich der Hintergrunddienstarzt, also der Facharzt, hinzugezogen werden müssen. ... Dass aber stattdessen die geburtsleitende Ärztin die Behebung der Schulterdystokie der Hebamme überließ, ist im vorliegenden Fall nicht zu beanstanden. Es bestand nämlich eine akute Notsituation im Hinblick auf den in Erscheinung getretenen Sauerstoffmangel«.

Im Geburtsbericht, der unter »Untersuchungen« nur die knappe Eintragung »Schulterdystokie, Schulterquerstand, Entwicklung etwa 2–4 min« enthält, ist dieser allerdings nicht dokumentiert. In der gegebenen Notsituation wäre ... die Zuziehung eines Facharztes wegen der gebotenen höchsten Eile nicht mehr möglich gewesen. Eine Unterlassung hätte nur dann vorgelegen, wenn ein Facharzt im Hause gewesen wäre, dieser also innerhalb von 3–4 min hätte erscheinen können. ...

Keinen Fehler stellt es dar, dass die Ärztin die Entwicklung der Schultern, nachdem sie selbst sich vergeblich darum bemüht hatte, der Hebamme überließ und diese die weitere Entwicklung des Kindes übernahm. Die Hebamme war die Erfahrenere. Sie hatte auch nach ihren glaubhaften Aussagen damals vor 15 Jahren das Examen abgelegt«. Nach Ansicht der Sachverständigen sei es »eine Frage der Schule, wer nach einer vaginal-operativen Entbindung die Entwicklung der Schulter vornimmt. Das kann durchaus der Hebamme, die normalerweise insoweit die größere Erfahrung hat, überlassen werden.

Ein Fehler bei der unmittelbaren Nachsorge ist nach den getroffenen Feststellungen nicht ersichtlich. Eine Kinderärztin wurde durch telefonischen Kontakt alsbald nach der Geburt in die Nachsorge eingebunden«.

56.1.2 Keine Herabsetzung des Standards durch strukturelle Defizite

Der erforderliche geburtshilfliche Standard, den der Krankenhausträger und die verantwortlichen Ärzte Mutter und Kind schulden, kann durch Mängel in der personellen oder sächlichen Ausstattung nicht herabgesetzt werden[12]. Infolge der Objektivierung des Fahrlässigkeitbegriffes kann es sich im Allgemeinen nicht auswirken, ob steuerbare räumliche oder personelle Engpässe die vom Standard her gebotene Behandlung erschwert haben« (BGH NJW 2000, 2737, 2740). Folgende gerichtliche Entscheidungen sind hinsichtlich des geburtshilflichen Standards zu berücksichtigen:

11 Frauenarzt, 1996, 1837.

12 vgl. Ulsenheimer, MedR 1995, 439.

- Ein Mangel an ausreichend ausgebildeten Fachärzten darf nicht zum Einsatz auch relativ unerfahrener Assistenzärzte zwingen. Von Notfällen abgesehen ist die angemessene medizinische Versorgung der Patienten von vornherein sicherzustellen[13];
- In gleicher Weise führt die personelle ärztliche Unterversorgung, die den erreichbaren medizinischen Standard einer sorgfältigen, optimalen Behandlung des Patienten gefährdet, zur Haftung des Krankenhausträgers und des Klinikchefs. Strukturdefizite rechtfertigen keine Abstriche an der ärztlichen Sorgfalt, auch wenn sie trotz aller Bemühungen des leitenden Arztes und seiner Mitarbeiter nicht zu beheben sind.
- Der Aspekt des Übernahmeverschuldens führt zwangsläufig dazu, dass derjenige, der seine Aufgaben nicht nach dem Stand der ärztlichen Wissenschaft erfüllen kann, sein Leistungsangebot zurücknehmen muss. Diese Verpflichtung trifft die Krankenhausträger, aber es haftet daneben auch der Arzt, der trotz der Strukturmängel die Behandlung durchführt bzw. die Geburt betreut, wenn es infolge der organisatorischen Defizite zu einem folgenschweren Zwischenfall kommt.
- Der Krankenhausträger und Chef der Abteilung müssen organisatorisch gewährleisten, dass sie mit dem vorhandenen ärztlichen Personal ihre Aufgaben erfüllen können, und zwar nicht nur durch ausreichend erfahrene und geübte Geburtshelfer, sondern auch durch Ärzte, die im Einzelfall mit der erforderlichen Konzentration und Sorgfalt operieren können. Zur Geburtshilfe dürfen keine Ärzte herangezogen werden, die durch einen vorhergehenden anstrengenden Nachtdienst übermüdet und deshalb nicht mehr voll einsatzfähig sind[14]. Anderenfalls kommt ein Organisations- und Überwachungsverschulden des Krankenhausträgers und/oder des betroffenen Chefarztes und daneben ein Übernahmeverschulden des vor Ort tätigen Assistenz- oder Oberarztes in Betracht.
- Die Untersuchung einer Schwangeren mit Blutung und Unterbauchschmerzen muss spätestens 15 min nach Notfallaufnahme möglich sein (OLG Braunschweig MDR 1998, 907).

> Das Fazit dieser Entscheidungen ist: Das Haftungsrecht nimmt keine Rücksicht auf eine örtliche Schwächelage, personelle oder instrumentelle Engpässe, also auf Strukturmängel im konkreten geburtshilflichen Bereich, selbst wenn sie von einer restriktiven Haushaltspolitik vor Ort diktiert sind. Derartige Strukturdefizite muss der Geburtshelfer für Mutter und Kind neutralisieren[15].

56.1.3 Einsatz von Ärzten im Praktikum

Vor diesem Hintergrund ist der Einsatz von AiP im Nacht-, Bereitschafts- und Kreißsaaldienst nicht unproblematisch. Der AiP soll gemäß § 34 b der Approbationsordnung seine Kenntnisse und praktischen Fähigkeiten vertiefen. Er darf deshalb nur unter ärztlicher Aufsicht tätig sein, ist allerdings selbst Arzt. Da er die ihm zugewiesenen ärztlichen Tätigkeiten mit einem dem wachsenden Stand seiner Kenntnisse und Fähigkeiten entsprechenden Maß an Verantwortlichkeit verrichten soll, ist er nach einer entsprechenden Einarbeitungszeit, d. h. bei entsprechendem Ausbildungs- und Erfahrungsstand nach den Intentionen und der Meinung der Ministerien, der KBV und der Bundesärztekammer auch im Bereitschafts-, Nacht- und Kreißsaaldienst einsetzbar. Die Kontrolldichte muss dann jedoch so sein, dass durch den Einsatz des AiP kein erhöhtes Risiko für die Patientin zu befürchten ist[15a].

Insoweit bestehen jedoch erhebliche Bedenken. Denn gerade im Rahmen der Geburt sind Notfälle oder ganz allgemein »kritische Situationen« keine Seltenheit, in denen innerhalb weniger Minuten die Lage erkannt, d. h. die richtige Diagnose gestellt und das richtige Vorgehen eingeleitet werden muss. Gerade mit der zutreffenden Erkennung einer solchen Gefahrenlage für Mutter und/oder Kind und der Entscheidung, ob er sich selbständiges Handeln zutrauen darf oder den erfahrenen Arzt im Hintergrund herbeirufen muss, kann der AiP nicht selten überfordert sein[16]. Der Einsatz eines AiP im Kreißsaal und im Nacht- bzw. Bereitschaftsdienst bedeutet dann für die Gebärende, zumal angesichts der Anwesenheit einer Hebamme, keine zusätzliche Sicherheit, sodass von einer solchen Organisationsstruktur trotz fachärztlicher Rufbereitschaft dringend abzuraten ist[17].

56.1.4 Verspätete oder unterlassene Sectio

Die mit Abstand häufigste klinische Situation, die zu forensischen Auseinandersetzungen führt, ist die verspätete bzw. unterlassene Vornahme einer Sectio. Immer wieder liest man in der höchstrichterlichen Judikatur den Vorwurf, dem Geburtshelfer sei ein grober Behandlungsfehler vorzuwerfen, weil er nicht sofort eine Kaiserschnittentbindung eingeleitet, sondern zunächst den Versuch einer vaginalen Geburt unternommen habe. Zwei Beispiele auch hierfür:

Fall 1

Die Mutter des Kindes begab sich mit einer Zwillingsschwangerschaft in der 33. SSW zur Niederkunft in die geburtshilfliche Abteilung des Krankenhauses, wo ein Belegarzt tätig war und die Geburtshilfe übernahm. Er untersuchte die Mutter sofort und stellte fest, dass das vorliegende der beiden Kinder, der Junge, sich in Steißlage befand.

Der Belegarzt versucht zunächst eine vaginale Geburt, bei der nach Sprengung der Fruchtblase bei der ersten Presswehe die Nabelschnur vor das vorliegende Kind fiel. Daraufhin entschloss er sich zum sofortigen Kaiserschnitt. Nach der Entwicklung des Jungen kam das Mädchen zur Welt.

Beide Kinder entwickelten sich retardiert. Bei dem Mädchen wurden deutliche Zeichen einer leichten Zerebralparese, ein intellektueller Entwicklungsrückstand im Grenzbereich zur geistigen Behinderung sowie eine Sprachbehinderung festgestellt, worauf die Eltern sich zunächst an die zuständige Gutach-

---

13 BGHZ 88, 248, 255.
14 vgl. BGH NJW 1986, 776.
15 s. Bülow, Frauenarzt 1993, 869.
15a so auch BAG DB 1998, 1521, 1522.
16 BGH NJW 1993, 2989, 2991.
17 so auch Franzki, Arzt und Krankenhaus 1988, 83; Arge Medizinrecht, Frauenarzt 1998, 1371.

ter- und Schlichtungsstelle für ärztliche Behandlungen wandten. Dort kam der Gutachter zu dem Ergebnis, dem Belegarzt sei zwar vorzuwerfen, dass er nicht sofort einen Kaiserschnitt durchgeführt habe, jedoch beruhe der Sauerstoffmangel nicht auf der Art der Geburtseinleitung, sondern auf der hochgradigen Lungenunreife des Mädchens.

Das Landgericht hat die Schadensersatz- und Schmerzensgeldklage abgewiesen, das Oberlandesgericht jedoch die Ansprüche zuerkannt, während der Bundesgerichtshof in dem 11 Jahre währenden Rechtsstreit (!) zweimal das Urteil des Oberlandesgerichts aufhob und u. a. ausführte[19]:

»Die bisherigen Ausführungen der Sachverständigen tragen nicht die Wertung«, dem beklagten Belegarzt den Vorwurf eines groben Behandlungsfehlers anzulasten, weil er statt einer sofortigen Sectio zunächst versucht habe, die Kinder vaginal zu entwickeln. In dem fachgynäkologischen Sachverständigengutachten heißt es dazu, nach Lage der Dinge (Einstellungsanomalie, Größendifferenz der Kinder, Frühgeburtlichkeit) hätte »nicht erst eine vaginale Geburt versucht werden dürfen«, vielmehr sei die »primäre Kaiserschnittentbindung indiziert gewesen«. Der Gutachter der Schlichtungsstelle führte aus, nach der herrschenden Lehrmeinung sei »bei einer Beckenendlage in der 33. SSW bei einer Erstgebärenden primär ein Kaiserschnitt vorzunehmen«, sodass der Belegarzt »vermeidbar fehlerhaft« gehandelt habe, als er sich stattdessen dazu entschloss, die Blase zu sprengen, obwohl der vorangehende Teil des ersten Kindes noch nicht fest im Beckeneingang gestanden habe und dadurch der Nabelschnurvorfall provoziert worden sei.

Ein weiterer Sachverständiger hielt ebenfalls eine »primäre Sectio für indiziert«, meinte aber, nach Lage der Dinge hätte diese »nicht viel früher zur Geburt der Kinder geführt«, da sie sehr schnell nach dem Beginn des Versuchs einer vaginalen Entbindung vorgenommen worden sei.

Während die Judikatur im Regelfall die verzögerte Vornahme der Sectio als **groben** Behandlungsfehler wertet[18], lehnte der BGH im vorstehenden Fall die Annahme eines **groben** Behandlungsfehlers zu Recht ab und betonte:

»Von einem groben Behandlungsfehler kann nur dann die Rede sein, wenn der Arzt eindeutig gegen bewährte ärztliche Behandlungsregeln oder gesicherte medizinische Erkenntnisse verstoßen und einen Fehler begangen hat, der aus objektiver Sicht nicht mehr verständlich erscheint, weil er einem Arzt schlechterdings nicht unterlaufen darf. Das Berufungsgericht führt hierzu zwar mit Recht aus, dass die wertende Entscheidung, ob diese Voraussetzungen im konkreten Fall vorliegen, Sache des Richters und nicht des Sachverständigen ist. Dem ist aber hinzuzufügen, dass diese Entscheidung auf tatsächlichen Anhaltspunkten beruhen muss, die sich in der Regel aus der medizinischen Bewertung des Behandlungsgeschehens durch den Sachverständigen ergeben werden. ... Diese tragen gewiss den rechtlichen Schluss, dass dem Beklagten Behandlungsfehler unterlaufen sind. Es erscheint jedoch keineswegs gesichert, dass es sich hier um Fehler handelt, die aus objektiver Sicht nicht mehr verständlich erscheinen, weil sie einem Arzt schlechterdings nicht unterlaufen dürfen[19]«.

[18] OLG Schleswig, VersR 1994, 311, 314; OLG Köln, VersR 1991, 669.

[19] BGH VersR 1996, 1110 = MedR 1996, 515ff.

Fall 2

Erneut geht es um eine Klinik, in der der Geburtshelfer belegärztlich tätig war. Nach dem vorzeitigen Blasensprung mit Abgang klaren Fruchtwassers wurde die Mutter des Kindes in die geburtshilfliche Abteilung aufgenommen. Die Körpertemperatur war zu diesem Zeitpunkt normal, das Aufnahme-CTG unauffällig. Eine 12 h später vorgenommene Temperaturkontrolle ergab 38 °C. Etwa 2 h später wurde ein externes CTG angelegt. Nach einer weiteren Stunde wünschte die Mutter wegen der einsetzenden Schmerzen eine Schnittentbindung. Der Belegarzt kam diesem Verlangen jedoch nicht nach, sondern nahm zur Schmerzlinderung um 20.30 Uhr eine Parazervikalblockade vor. Zum gleichen Zeitpunkt findet sich im Geburtsprotokoll der Eintrag »CTG o. B.«.

Erstmals um 21.30 Uhr und erneut um 21.55 Uhr wurde eine Herztondezeleration vermerkt. Bei Herzfrequenzabfällen bis zu 60 Schlägen/min begann der Belegarzt um 21.55 Uhr die Vakuumextraktion. Nach 4 wehensynchronen Traktionen wurde das Kind um 22.06 Uhr in schwer deprimiertem Zustand mit einer doppelten, straff um den Hals gelegten Nabelschnurumschlingung geboren. Obwohl der Belegarzt das Kind sofort intubierte, fand es der 14 min später eintreffende Kinderarzt grau und blass, zyanotisch, mit einer Herzfrequenz von 40 Schlägen/min ohne Spontanatmung vor. Nach Umintubierung, Vornahme einer Herzmassage und Anlegung eines Nabelkatheters wurde das Neugeborene in einem nicht wärmbaren Inkubator in ein Kreiskrankenhaus verlegt, wo die Ärzte ein Postasphyxiesyndrom diagnostizierten, aufgrund dessen das Kind an einer gemischten Tetraparese mit ausgeprägter sprachlicher und geistiger Retardierung leidet.

Nach Ansicht des OLG München[20] sind dem Belegarzt bei seiner Geburtsleitung grobe Behandlungsfehler unterlaufen, die hinsichtlich der Kausalitätsfrage zu einer Beweislastumkehr führen:

»Als grobes Unterlassen wertet es der Senat, dass der Beklagte trotz des 20.35 Uhr zunehmend pathologischen CTG bei geringem Geburtsfortschritt noch um 21.00 Uhr die Anordnung einer Sectiobereitschaft unterließ, obwohl er bei winterlichen Straßenverhältnissen befürchtete, dass die Herstellung einer Sectiobereitschaft mindestens 45 min erfordere. Bei einer solchen unzumutbar langen Vorbereitungszeit vermag der Senat die unterlassene Verständigung des Anästhesisten nicht mit der Erwägung zu entschuldigen, dass »viele Kinder mit vergleichbaren variablen Dezelerationen im CTG lebensfrisch geboren werden«. Denn ein Geburtshelfer, der 45 Minuten auf das Eintreffen des Narkosearztes warten müsse, müsse eine andere Geburtshilfe betreiben als ein Geburtshelfer in einer apparativ und personell gut ausgestatteten Klinik. Als weiterer aus objektiver Sicht nicht mehr verständlicher Behandlungsfehler ist es anzusehen, dass der Beklagte nicht spätestens um 21.30 Uhr die Sectiobereitschaft herstellte«.

Durchmustert man die Rechtsprechung, wird die Indikation zur Schnittentbindung sicherlich oftmals verspätet gestellt, und zum anderen vergeht zwischen der Entscheidung zum Kaiserschnitt und der Entwicklung des Kindes zu viel Zeit. Deshalb hat sich die Deutsche Gesellschaft für Gynäkologie und Geburtshilfe mit Recht dieses Problems angenommen und das Ziel pro-

[20] VersR 1996, 63 ff.

pagiert, die sog. **EE-Zeit**, d. h. die Zeit zwischen der fachärztlichen Entscheidung zur Sectio und der Entwicklung des Kindes auf 20 min zu begrenzen. Es wäre wünschenswert, wenn ein solches Zeitlimit überall praktiziert und damit zum »Standard« würde. Gegenwärtig erscheint dieses Ziel jedoch nicht immer und überall erreichbar. Die ursprüngliche großzügigere Rechtssprechung ist inzwischen strenger geworden und toleriert nur noch eine Zeitspanne von 20–25 min für die Vornahme der Sectio (OLG Braunschweig MDR 1998, 907, 908) [21], was aber trotz bester Organisation aus personellen oder anderen Gründen zu knapp bemessen sein kann und dann nicht zu einem Schuldvorwurf führen darf.

56.1.5 Schweregrad des Behandlungsfehlers

In der Praxis spielt die Frage, ob dem Geburtshelfer ein »einfacher« oder »grober« Behandlungsfehler vorzuwerfen ist, eine oftmals Streit entscheidende Rolle. Denn während im Regelfall der Patient (Mutter und/oder Kind) den Behandlungsfehler und dessen Ursächlichkeit für den Körperschaden beweisen müssen, kehrt sich im Falle des groben Fehlers die Beweislast zu Ungunsten des Arztes um: Steht ein grober Behandlungsfehler fest, und ist der Schaden wahrscheinlich darauf zurückzuführen, muss nunmehr der Arzt den Nachweis führen, dass im konkreten Fall die gesundheitliche Beeinträchtigung nicht ursächlich auf dem ärztlichen Fehlverhalten beruht. Kann er diesen Beweis nicht erbringen oder bleibt die Kausalitätsfrage ungeklärt, geht dies zu Lasten des Arztes und der Prozess ist damit für ihn verloren. Dabei liegt ein grober Fehler dann vor, »wenn der Arzt eindeutig gegen bewährte ärztliche Behandlungsregeln oder gesichterte medizinische Erkenntnisse verstoßen und einen Fehler begangen hat, der aus objektiver Sicht nicht mehr verständlich erscheint, weil er einem Arzt schlechterdings nicht unterlaufen darf« (BSH NJW 2001, 2795, 2798).

Wichtig für das Verständnis des Arztes ist: Die von der Rechtsprechung zugunsten des Patienten entwickelte Beweiserleichterung beim groben Behandlungsfehler stellt »keine Sanktion für besonders schweres Arztverschulden«, also für subjektive Vorwerfbarkeit dar, sondern knüpft daran an, »dass wegen des Gewichts des Behandlungsfehlers die Aufklärung des Behandlungsgeschehens in besonderer Weise erschwert worden ist«. Deshalb scheidet ein solcher Beweislastvorteil für den Patienten aus, »wenn der Ursachenzusammenhang zwischen (grobem) Behandlungsfehler und Schaden gänzlich unwahrscheinlich ist [22]«.

56.1.6 Ursächlichkeit des Behandlungsfehlers für den Schaden

Die zivilrechtliche Haftung setzt ebenso wie die strafrechtliche Verantwortlichkeit voraus, dass der Behandlungsfehler im konkreten Fall für den Gesundheitsschaden bzw. den Tod von Mutter und/oder Kind ursächlich gewesen ist. Wie die Untersuchungen von Schulte und H. Schneider zeigen [23], ist entgegen vordergründiger Annahme oftmals jedoch der kindliche Schaden präpartal oder postpartal entstanden. In über einem Viertel der untersuchten Fälle hat Schulte »eine ganz andere, sicher nicht durch die Geburtshilfe oder Neonatologen zu verantwortende Erkrankung« ausgemacht, und in 11,4 % der Fälle konnte er sogar eine perinatal erworbene Hirnschädigung mit an Sicherheit grenzender Wahrscheinlichkeit, d. h. unter Ausschluss vernünftiger Zweifel ausschließen. Die Kausalitätsfrage muss daher im Prozess stets außerordentlich subtil und kritisch geprüft werden, weshalb es sich empfiehlt, diesbezüglich nicht nur einen Geburtshelfer, sondern auch einen Neuropädiater zu konsultieren.

Sowohl im **Zivilprozess** als auch im **Strafverfahren** muss das Gericht von der Ursächlichkeit des Behandlungsfehlers für den Schaden überzeugt sein. Im Strafverfahren wirken sich allerdings jegliche Zweifel zugunsten des Beschuldigten aus, während vor dem Zivilgericht ein für das praktische Leben brauchbarer Gewissheitsgrad genügt, der »Zweifeln Schweigen gebietet, ohne sie völlig auszuschließen [24]«.

56.2 Einwilligung der Patientin und ärztliche Aufklärungspflicht

Es entspricht der ständigen, nunmehr schon über 100 Jahre alten Rechtsprechungstradition und ist im Grundsatz auch in der Ärzteschaft heute unumstritten, dass ärztliche Heileingriffe zu ihrer Rechtfertigung grundsätzlich der Einwilligung des Patienten bedürfen und dass diese Einwilligung nur wirksam erteilt werden kann, »wenn der Patient über den Verlauf des Eingriffs, seine Erfolgsaussichten, seine Risiken und mögliche Behandlungsalternativen mit wesentlich anderen Belastungen, Chancen und Gefahren im großen und ganzen aufgeklärt worden ist [25]«. Nur dadurch wird die Entscheidungsfreiheit der Patientin über ihre körperliche Integrität, über die sich der Geburtshelfer nicht selbstherrlich hinwegsetzen darf, geschützt, also das **Recht auf körperliche Unversehrtheit und Selbstbestimmung** gewahrt. Denn die Einwilligung in den ärztlichen Heileingriff »bedeutet in dem durch sie gezogenen Rahmen einen Verzicht auf den absoluten Schutz des Körpers vor Verletzungen, die mit dem Eingriff verbunden sind, darüber hinaus das Aufsichnehmen von Gefahren, die sich aus Nebenwirkungen der Behandlung und möglichen Komplikationen ergeben [26]«. Deshalb muss die Frage einer Beeinträchtigung von Körper und Gesundheit durch den Geburtshelfer weitgehend aus der Sicht der Patientin abgegrenzt werden, weil es um ihre Selbstbestimmung geht, wenn sie ihre Rechtsgüter im Rahmen der Geburtsbetreuung und ärztlichen Behandlung zur Disposition stellt.

[21] OLG München, Frauenarzt 1994, 437; Stellungnahme der Deutschen Gesellschaft für Gynäkologie und Geburtshilfe e.V. »Mindestanforderungen an prozessuale, strukturelle und organisatorische Voraussetzungen für Geburtshilfeliche Abteilungen«, Frauenarzt 1995, 1237; Ratzel, Frauenarzt 1991, 839.

[22] BGH VersR 1996, 1535, 1536; s. auch OLG Schleswig, VersR 1994, 310, 312; OLG Frankfurt, VersR 1996, 584, 585.

[23] Schulte, Gynäkologe 1992, 169; Schneider H., Beller F.K. (Hrsg.) Geburtsasphyxie und kindlicher Hirnschaden. Eine Bestandsaufnahme 1995, S. 12 ff, 40 ff.

[24] BGH NJW 1994, 801.

[25] BGH NJW 1989, 1533.

[26] BGH NJW 1989, 1535.

56.2.1 Vorrang des Selbstbestimmungsrechts (Wunschsectio)

Verhaltenspflichten des Arztes: Er muss nicht nur bei allen seinen Maßnahmen die gebotene Sorgfalt walten lassen, sondern sich auch der Einwilligung der Patientin in diese Maßnahmen versichern, die er wirksam nur erhalten kann, wenn er ihr dabei die erforderlichen Entscheidungsgrundlagen vermittelt. Fehlt die wirksame Einwilligung, ist der in der ärztlichen Heilbehandlung liegende Eingriff in die körperliche Integrität der Patientin rechtswidrig.

Klarzustellen ist allerdings: Die vaginale Entbindung ist ein **natürlicher** Vorgang, den der Arzt lediglich unterstützt, sodass er insoweit weder der Zustimmung der Schwangeren bedarf noch **allein** ihr Verlangen nach Vornahme eines Kaiserschnitts die medizinische Indikation ersetzen kann. Denn der Geburtshelfer ist bei all seinem Handeln auch an Inhalt und Grenzen seines ärztlichen Heilauftrags gebunden. Verlangt daher die Patientin entgegen dem objektiven Befund und Rat des Arztes eine primäre Sectio, so darf der Geburtshelfer die Schwangere an eine andere Klinik verweisen, aber auch ihrem Wunsch nachkommen, wenn dieser und damit ihre Einwilligung nicht wegen Sittenwidrigkeit unwirksam ist (§ 228 StGB). Diese wird man jedoch angesichts des **Vorrangs des Selbstbestimmungsrechts** – wie die Rechtsprechung zur Frage der Sterilisation und der Abtreibung zeigt – nach umfassender, intensiver, verständlicher Aufklärung und Ausschluss von Willensmängeln bei eindeutig gegebener Einwilligungsfähigkeit regelmäßig bejahen können. Auch der nicht indizierte ärztliche Eingriff ist im Falle wirksamer Einwilligung gerechtfertigt, die Wunschsectio ist rechtlich vor allem ein Aufklärungsproblem (vgl. dazu Ulsenheimer Gebfra 2000, M 61).

56.2.2 Aufklärungspflicht

In der Justizpraxis spielt der Vorwurf der Verletzung der **Aufklärungspflicht** eine zentrale Rolle, sodass die Zahl der Entscheidungen zu diesem Themenkomplex fast unübersehbar geworden ist. Leider gibt es jedoch trotz der Urteilsfülle zu Inhalt und Umfang der Risikoaufklärung keine exakten rechtlichen Vorgaben, sondern lediglich allgemeine Richtpunkte und Grundsätze. Dies führt in vielen Fällen zu Unsicherheit und Unklarheiten, die sich prozessual zu Lasten des Geburtshelfers auswirken, da die **Beweislast** für die ordnungsgemäße und rechtzeitige Aufklärung beim **Arzt** liegt. Der Bundesgerichtshof sieht zwar dessen besondere Situation insbesondere unter der Geburt und betont deshalb, dass an den Aufklärungsnachweis »keine unbilligen und übertriebenen Anforderungen gestellt werden« dürfen[27], doch ist die Erfüllung der Aufklärungspflicht auch für den Geburtshelfer wie für jeden anderen Arzt unter Haftungsaspekten **ein erheblicher** juristische Risikofaktor.

Bei der Aufklärung der Patientin müssen folgende Punkte berücksichtigt werden:

- Die Aufklärung darf kein »medizinisches Kolleg« darstellen, sie soll der Patientin kein medizinisches Entscheidungswissen vermitteln, sodass die Risiken nicht medizinisch exakt in allen denkbaren Erscheinungsformen dargelegt werden müssen. Vielmehr geht es darum, der Patientin in ihrer konkreten persönlichen Situation ein allgemeines »Bild von der Schwere und Richtung des konkreten **Risikospektrums** zu vermitteln[28]«. Deshalb darf der Arzt bei seinen Erläuterungen Gefahren aussparen, die sich so selten verwirklichen und auch im konkreten Fall so wenig wahrscheinlich sind, dass sie bei einer verständigen Patientin für die Entscheidungsfindung nicht ernsthaft ins Gewicht fallen[29]. Andererseits ist die Patientin über Komplikationen, die für sie »überraschend und in ihren besonderen Lebensverhältnissen erkennbar besonders schwerwiegend sind[30]«, z. B. Funktionsbeeinträchtigungen wichtiger Organe, grundsätzlich auch dann aufzuklären, wenn sie sich nur selten verwirklichen[31].
- Wenngleich immer wieder beschwichtigend betont wird, die wesentlichen Gefahren müssten nur »im großen und ganzen« dem Patienten bewusst gemacht werden, so gilt diese Einschränkung nach ständiger Rechtsprechung jedoch nicht für **eingriffsspezifische**, d. h. typischerweise mit der in Rede stehenden ärztlichen Maßnahme verbundene **Komplikationsmöglichkeiten.** Wenn und soweit ein Risiko dem Eingriff spezifisch anhaftet, ist es auch bei extremer Seltenheit stets aufklärungspflichtig, falls sein Eintritt überraschend ist und sich auf die beruflichen und privaten Lebensumstände der Patientin erkennbar besonders belastend auswirkt. Derartige Komplikationen sind z. B. die mögliche Verletzung von Blase, Harnleiter und Darm bei der Sectio, die Notwendigkeit einer Hysterektomie bei nicht stillbaren Blutungen oder das Infektionsrisiko mit Hepatitis und Aids bei der Fremdbluttransfusion, das zugleich einen geradezu klassischen Beleg für die Unabhängigkeit des Aufklärungsumfangs von irgendwelchen Risikofrequenzen, d. h. statistischen Häufigkeiten bzw. Seltenheiten eines Risikos bildet. Obwohl die Ansteckungsgefahr hier bei 1:2 bis 1:3 Mio. liegt und damit extrem selten ist, forderte der Bundesgerichtshof, solange dieses Risiko nicht mit absoluter Sicherheit ausgeschlossen werden könne, müsse darüber wegen der verheerenden Konsequenzen einer Infizierung mit Aids aufgeklärt werden und zwar rechtzeitig vor der Operation, wenn bei der Patientin intra- oder postoperativ die Möglichkeit einer Blutübertragung ernsthaft in Betracht kommt[32].
- Im Gegensatz zu den »eingriffspezifischen« Risiken stehen die **»allgemein« bekannten perioperativen Risiken,** über die der Arzt die Patientin nicht aufklären muss[33]. Dabei handelt es sich um Risiken, die mit jeder größeren, unter Narkose vorgenommenen Operation verbunden sind und mit denen ein Patient im Allgemeinen rechnet, z. B. Wundinfektionen, Narbenbrüche oder Embolien. Zu diesem »medizinischen Basiswissen« gehört auch der Umstand, »dass bei größeren Operationen immer Gefahren bestehen, die in unglücklichen Fällen sogar zum Tode führen können«[34] (OLG Nürnberg MedR 2002, 30).

27 BGH MedR 1985, 168 f.

28 BGH JZ 1991, 983 f.

29 BGH NJW 1963, 393.

30 BGH NJW 1992, 734.

31 BGH NJW 1994, 793.

32 BGH NJW 1992, 743 f.; BGHZ 126, 386, 389; BGH JZ 2000, 899.

33 BGH NJW 1992, 743.

34 OLG Nürnberg MedR 2002, 30.

- Ist ein Eingriff medizinisch zur Beseitigung einer erheblichen Gesundheitsstörung zwingend erforderlich, kann die Aufklärungspflicht geringer sein, da unter diesen Umständen eine verständige Patientin gewisse Risiken auf sich nimmt. Dennoch bleibt das Selbstbestimmungsrecht der Patientin auch in derartigen Fällen erhalten, da sie über den Eingriff selbst entscheiden soll und ihn ggf. ablehnen kann, auch wenn dieser Entschluss etwa aus medizinischer Sicht gänzlich unvernünftig ist. Denn es gibt keine ärztliche »Vernunftshoheit«, kein »therapeutisches Privileg« zugunsten des Arztes!
- Ist eine ärztliche Maßnahme vital indiziert und sofortiges ärztliches Handeln zur Beseitigung einer **lebensbedrohlichen Situation** geboten, geht der Aufklärungsumfang gegen Null. Bei unaufschiebbaren, vital indizierten Eingriffen kann und muss die Aufklärung u. U. gänzlich entfallen, da der Lebensrettung Vorrang vor dem Schutz des Selbstbestimmungsrechts gebührt, so z. B. von einer notfallmäßigen Episiotomie bei drohendem Dammriss[35].
- Die Aufklärung ist keine »Holschuld« der Patientin, sondern eine **»Bringschuld« des Geburtshelfers**, d. h. dieser muss den **aktiven** Part spielen, um durch Unterrichtung und Information der Schwangeren deren rechtswirksame Einwilligung herbeizuführen. So hat der Arzt z. B. auch bei normalem Schwangerschafts- und Geburtsverlauf die Gebärende über die Erforderlichkeit einer ununterbrochenen Registrierung der Herzfrequenz und der fetalen Blutgasanalyse zur Erkennung einer etwaigen Sauerstoffmangelsituation aufzuklären. Dennoch hat auch die verständige Patientin eine gewisse Aufklärungslast, nämlich: weitere Fragen zu stellen, wenn sie über bestimmte Punkte mehr wissen will. Das Bundesverfassungsgericht hat ausdrücklich betont, dass man, soweit möglich, auch von Seiten des Patienten »den mitverantwortlich geführten Dialog« verlangen müsse[36]. Fragen der Schwangeren sind dabei stets wahrheitsgemäß zu beantworten, offensichtlichen Fehleinschätzungen (z. B. der Illusion einer »sanften Geburt«) entgegenzutreten und bei einer Entscheidung der Schwangeren für eine Hausgeburt oder Entbindung in einem Geburtshaus die Unvorhersehbarkeit von Komplikationen mit dem Zwang zu schneller ärztlicher, u. U. operativer Hilfe hervorzuheben.
- Besondere Bedeutung hat in den letzten Jahren die Aufklärung über die verschiedenen operativen **Entbindungsmethoden** (Kaiserschnitt, Saugglocke, Zange) und ihre spezifischen Vor- und Nachteile, Risiken und Komplikationsmöglichkeiten erlangt. Denn die Gefahren beim abdominalen operativen Eingriff betreffen überwiegend die Patientin, während bei den vaginalen Entbindungsoperationen die Verletzungen am Kopf des Kindes im Vordergrund stehen. Angesichts dieser Unterschiedlichkeit der Risiken und Verschiedenheit der Belastungen muss der Geburtshelfer die Patientin über die in Betracht kommenden Behandlungsalternativen unterrichten. Denn diese soll bei echter Wahlmöglichkeit nach sachverständiger und vollständiger Beratung des Arztes selbst entscheiden können, was sie an Belastungen und Gefahren bei Anwendung dieser oder jener Methode auf sich nehmen will.

[35] Dudenhausen, Z f ärztl Fortbild 1994, 1015 ff; Hepp-Scheidel-Schüßler: Gynäkologische Standardoperationen, 1991, S. 304, 315.

[36] NJW 1979, 1925.

56.2.3 Leitsätze der Rechtsprechung

Bei dieser Ausgangssituation hat die Rechtsprechung folgende konkrete **Leitsätze** aufgestellt:

- (1) Bei problemlosem Verlauf der Schwangerschaft und ohne konkreten Anlass ist der Frauenarzt nicht verpflichtet, mit der Schwangeren rein vorsorglich über mögliche Komplikationen bei der Entbindung und dann etwa notwendige operative Eingriffe zu sprechen.

Wenn und solange die Vaginalentbindung bei sorgfältiger Abwägung der Vor- und Nachteile die Methode der (ersten) Wahl ist, besteht keine Aufklärungspflicht bezüglich der Möglichkeit einer Sectio[37].

- (2) Diese Aufklärung ist jedoch dann zu verlangen, wenn deutliche Anzeichen dafür bestehen, dass im weiteren Verlauf eines Entbindungsvorgangs eine Situation eintreten kann, in der eine normale vaginale Entbindung kaum noch in Betracht kommt. Stellt in der konkreten Situation die Schnittentbindung eine medizinisch verantwortbare Alternative dar, so muss der geburtsleitende Arzt die Mutter bereits zu einem Zeitpunkt, in dem sie von ihrem Selbstbestimmungsrecht noch wirksam Gebrauch machen kann, über die unterschiedlichen Entbindungsmethoden aufklären.

Für Beckenendlagen ist eine solche Aufklärung von der Rechtsprechung anerkannt[38], da »eine Geburt aus einer Beckenendlage grundsätzlich als Risikogeburt anzusehen ist, die ihre speziellen Gefahren für die Gesundheit des Kindes, insbesondere auch die Gefahr einer Asphyxie in sich birgt, die durch eine Schnittentbindung vermieden wird«.

- (3) Wenn auch bei Mehrfachgebärenden eine Steißgeburt vaginal durchgeführt werden kann und bei fehlender Kontraindikation auch wird, »so werden doch die spezifischen Risiken einer Spontanentbindung der Steißlage dadurch nicht ausgeschlossen oder zumindest so herabgesetzt, dass von einer normalen Entbindungssituation ausgegangen werden kann. Daher muss der geburtsleitende Arzt die Möglichkeit einer Schnittentbindung hier von sich aus ansprechen[39].
- (4) Will der Geburtshelfer von einer zuvor mit der Patientin verabredeten Schnittentbindung abweichen, muss er sie hierüber informieren und die in Betracht gezogenen Alternativen präzise schildern[40].

[37] BGH VersR 1993, 704; OLG Stuttgart, VersR 1989, 521.

[38] vgl. BGH MDR 1989, 437; VersR 1993, 703; VersR 1992, 237; OLG Braunschweig, VersR 1988, 382; OLG Oldenburg, MDR 1996, 1133, 1134; OLG München, VersR 1996, 64.

[39] BGH MDR 1989, 437; OLG Oldenburg, MDR 1996, 1134.

[40] BGH NJW 1989, 1538 ff.

Das bedeutet konkret: Der Arzt muss »über die möglichen Entbindungsoperationen, ihre Vorteile und insbesondere über die Risiken und Komplikationen aufklären, und zwar auch, soweit die Komplikation und Gefahr Leben und Gesundheit des noch ungeborenen Kindes betreffen, damit die Patientin für sich und für die Leibesfrucht eine freie Entscheidung treffen kann[41]«.

- (5) Eine besonders intensive Aufklärungspflicht gilt dann, wenn die Patientin entgegen ärztlichem Rat und wider alle medizinische Vernunft den Kaiserschnitt ablehnt und der Arzt deshalb eine Zangen- oder Vakuumentbindung vornimmt.

Unter diesen Umständen muss der Geburtshelfer der Patientin die mit ihrer Entscheidung verbundenen besonders großen Risiken für das Kind »eindringlich« vor Augen stellen und dies unbedingt dokumentieren, da die Beweislast dafür, rechtzeitig und medizinisch richtig auf die Notwendigkeit eines Kaiserschnitts hingewiesen zu haben, beim Arzt liegt[42].

- (6) Auch bei eindeutiger Indikation des Kaiserschnitts darf der geburtsleitende Arzt diesen Eingriff nicht gegen den Willen der Gebärenden durchführen.

Denn in diesem Rechtsgüterkonflikt – auf der einen Seite Leben und Gesundheit der Mutter, auf der anderen Seite Leben und körperliche Integrität des Kindes – muss es nach eingehender ärztlicher Beratung die freie Entscheidung der Mutter bleiben, ob sie dem Wohlergehen ihres Kindes den Vorrang einräumt und eigene Interessen zurückstellt oder aber das höhere Letalitätsrisiko der Sectio nicht auf sich nehmen will. **Gegen** oder **ohne** den wirklichen bzw. mutmaßlichen Willen der Schwangeren darf jedenfalls kein Arzt Zwangsmaßnahmen durchführen, selbst wenn sie zur Rettung des Lebens und der Gesundheit des Kindes zwingend erforderlich sind, die Ablehnung des Kaiserschnitts also den Tod des Fetus oder eine schwere zerebrale Schädigung des Kindes zur Folge hat[43].

- (7) Gerät die Schwangere bei fortgeschrittenem Geburtsvorgang infolge der erheblichen psychischen und physischen Belastungen, starken Schmerzen und der Einwirkung der verabreichten Schmerzmittel in einen Zustand, in dem sie keine eigenverantwortliche Entscheidung mehr treffen kann, geht die Einwilligungskompetenz nicht auf den Geburtshelfer oder die nächsten Angehörigen, z. B. den Ehepartner, Eltern oder erwachsene Kinder über. Denn diese sind nicht etwa ipso iure »gesetzliche Vertreter« der Patientin. Maßgebend ist vielmehr allein der **mutmaßliche Wille der Gebärenden**.

Dieser ist in erster Linie »aus ihren persönlichen Umständen, ihren individuellen Interessen, Wünschen, Bedürfnissen und Wertvorstellungen, nicht aber aus der Sicht des Arztes zu ermitteln[44]«. Dabei geht der Wille der werdenden Mutter – so der BGH[45] – »in Geburtsfällen nicht immer dahin, die höchsten Risiken für das Kind und nur die geringsten für die Mutter einzugehen. Im Hinblick auf die gravierenden Folgen, unter denen das Kind zeitlebens zu leiden hat, wenn sich bei einer Vaginalgeburt die damit verbundenen Risiken verwirklichen, entscheiden sich zahlreiche Mütter für eine Schnittentbindung, auch wenn diese mit größeren Gefahren für sie selbst verbunden ist«.

Um den mutmaßlichen Willen der Patientin zu ermitteln, muss der Geburtshelfer also prüfen, ob sie ihm oder anderen Personen früher Erklärungen abgegeben oder Andeutungen gemacht hat, die Rückschlüsse in die eine oder andere Richtung ermöglichen. Nur wenn keine Anhaltspunkte dafür vorliegen, dass sich die Patientin anders entschieden hätte, kann man davon ausgehen, dass ihr hypothetischer Wille mit dem übereinstimmt, was gemeinhin als normal und vernünftig angesehen wird, praktisch also der ärztlichen Entscheidung entspricht.

Besondere Probleme wirft wegen des arbeitsteiligen Zusammenwirkens die Periduralanalgesie auf. Deshalb ist dringend zu empfehlen, die Aufklärung bezüglich dieser Maßnahme zeitlich so weit wie möglich vorzuziehen und mit dem Anästhesisten abzusprechen. (Vgl. dazu im einzelnen Goeke u. a. Der Gynäkologe 2001, 458).

- (8) Da die Einwilligung **keine rechtsgeschäftliche** Willenserklärung ist, kommt es auf die bürgerlich-rechtliche Geschäftsfähigkeit der Schwangeren nicht an. Entscheidend ist vielmehr, dass sie die entsprechende natürliche Einsichts-, Urteils- und Verständnisfähigkeit hat, um die ärztliche Maßnahme, ihre Folgen und das insoweit bestehende Risiko zu ermessen.

Die Einwilligungsfähigkeit zu prüfen, ist Sache des Arztes, wobei er die gesamten Umstände – Alter, physische und psychische Konstitution, Einfluss von Medikamenten, Grad der Verständnisfähigkeit, Herkunft, kulturelle Tradition u. a. berücksichtigen muss. Eine starre, generelle Altersgrenze lässt sich insoweit nicht angeben, vielmehr hängt das nötige Urteils- und Einsichtsvermögen von den konkreten Umständen des jeweiligen Falles ab. Auch eine 16-jährige Schwangere kann bei entsprechendem Reifegrad ausnahmsweise schon einwilligungsfähig sein. Dann kommt es – nach allerdings strittiger Ansicht – **allein** auf ihre Entscheidung und nicht auch auf die der Eltern an.

41 OLG Düsseldorf, NJW 1986, 2373.

42 BGH NJW 1992, 741, 741.

43 LK-Jähnke, § 218 Rdnr. 19, 25; SK-Rudolphi, § 218 Rdnr. 19; Hannak, Gynäkologe 1982, 96, 101; Ulsenheimer, in: Laufs/Uhlenbruck § 143 Rdnr. 21; s. auch OLG München, VersR 1994, 2347; kritisch Hiersche, MedR 1983, 63, 65; MedR 1990, 311 f.

44 BGH MedR 1988, 248.

45 BGH VersR 1993, 703, 705

- (9) Da »bei Entbindungsvorgängen der Arzt zu einem Abbruch und einer späteren Fortsetzung nach Einholung der Einwilligungserklärung nicht in der Lage ist, muss er in der kritischen Phase sofort eine Entscheidung für die eine gegen die andere Art der Entbindung treffen[46]«.

Der geburtsleitende Arzt muss deshalb praktisch **immer dann**, wenn »sein weiteres rechtmäßiges Vorgehen« möglicherweise (aufgrund konkreter Anhaltspunkte) »von einer besonderen Einwilligung seiner Patientin abhängt, rechtzeitig vorher die für diesen Fall notwendige Einwilligung« einholen. Ist in einer konkreten Situation mit Geburtskomplikationen zu rechnen, ist der Zeitpunkt für die Aufklärung über die geburtshilflichen Alternativen gekommen[47].

Die verspätete Aufklärung ist nach Ansicht des Bundesgerichtshofs nicht immer unwirksam. Die Patientin kann jedoch geltend machen, sie habe sich vor dem Eingriff wegen des psychischen Drucks und der Gesamtumstände nicht mehr frei entscheiden können, sodass den Geburtshelfer im Zivilprozess die Last des Gegenbeweises trifft.

- (10) Aufklärung und Einwilligung sind formlos gültig.

Zur Wirksamkeit der Einwilligung bedarf es keiner Unterschriften und keines Austausches von Dokumenten. Allein entscheidend ist nach der Rechtsprechung des Bundesgerichtshofs »das vertrauensvolle Gespräch zwischen Arzt und Patientin, das möglichst von jedem bürokratischen Formalismus«, z. B. dem Beharren auf einer Unterschrift der Patientin, freibleiben muss[48] und nicht durch »Aushändigung« und »Unterzeichnung« von Formularen und Merkblättern ersetzt werden kann[49]. Denn nur in diesem Gespräch ist es möglich, den individuellen Gegebenheiten des Einzelfalles in dem notwendigen Umfang Rechnung zu tragen, insbesondere auf die psychische Ausnahmesituation der Patientin Rücksicht zu nehmen.

> Die auch heute noch vielfach benutzten **Einwilligungserklärungen** sind meistens viel zu allgemein abgefasst und weithin inhaltslos[50]. Ihre Unterzeichnung beweist daher für sich allein noch nicht, dass die Patientin sie auch gelesen und verstanden hat, geschweige denn, dass der Inhalt mit ihr erörtert worden ist.

Sehr zu befürworten ist dagegen das Konzept der **Stufenaufklärung** nach Weißauer[50a]: Formblätter und Aufklärungsbögen werden zwar teilweise kritisiert, doch ist den Kritikern entgegenzuhalten, dass die Erteilung einer schriftlichen Grundinformation mit einem anschließenden mündlichen Aufklärungsgespräch zum einen sichert, dass die Aufklärung konkret und für die Patientin verständlich ist und zum anderen das legitime Interesse des Geburtshelfers berücksichtigt, im Streitfall den Nachweis für die umfassende Aufklärung führen zu können. Auch der Bundesgerichtshof hält deshalb »schriftliche Aufzeichnungen im Krankenblatt über die Durchführung des Aufklärungsgesprächs und seinen wesentlichen Inhalt« für »dringend« empfehlenswert[51]. Derartige schriftliche Hinweise sind heute weitgehend üblich und haben den Vorteil einer präzisen und umfassenden Beschreibung des Aufklärungsgegenstandes sowie der für den Arzt wesentlichen Beweisbarkeit (BGH JZ 2000, 901). Insofern dient die Stufenaufklärung in optimaler Weise sowohl den Interessen der Patientin als auch denen des Arztes.

- (11) Die Aufklärung muss für die Patientin **verständlich** sein, d. h. unter Verzicht auf die dem Laien unbekannte Fachterminologie in einer dem Bildungsgrad und der u. U. beschränkten Auffassungsgabe der Patientin angepassten »Umgangssprache des täglichen Lebens« erfolgen[52]. Bei einer nicht deutschmuttersprachigen Patientin ist ggf. eine sprachkundige Person hinzuzuziehen (Dolmetscher, des Deutschen mächtige Verwandte u. a.), um die Gefahr sprachlicher Missverständnisse auszuschließen[53].
- (12) Die Patientin kann auf die Risikoaufklärung ausdrücklich oder konkludent, ganz oder teilweise **verzichten**. Ein »Blankoverzicht« ist jedoch unwirksam. Voraussetzung ist vielmehr, dass der Patient Art und Erforderlichkeit des Eingriffs kennt und weiß, dass dieser nicht ohne jedes Risiko ist; anders formuliert: Hat der Patient eine Grundaufklärung s. o. erhalten, kann er auf Aufklärung über Einzelheiten des Behandlungsverlaufs und möglicher Komplikationen verzichten[54].

56.3 Dokumentationspflicht des Geburtshelfers

Recht auf Einsichtnahme in die Krankenblattunterlagen

Nach Ansicht der Bundesgerichtshofs erfordert es der Grundsatz der »Waffengleichheit« im Arztfehlerprozess, dass der Arzt dem klagenden Patienten Aufschluss über sein Vorgehen gibt. Dieser Beweispflicht genügt er durch Vorlage einer ordnungsgemäßen Dokumentation. Der frühere Standpunkt der Rechtsprechung, wonach ärztliche Aufzeichnungen lediglich als »bloße Gedächtnisstütze« des Arztes galten, wurde im Jahre 1978 vom BGH aufgegeben.

Die Patientin kann daher von ihrem Geburtshelfer oder vom Träger des Krankenhauses, in dem sie entbunden hat, die Gewährung der persönlichen **Einsichtnahme** in ihre Krankenunterlagen ohne Angabe von Gründen verlangen, sofern sie hieran, z. B. zur Feststellung eines Behandlungsfehlers, ein Interesse hat und sofern es um die **objektiven** Befunde, Operationsberichte, Medikation u. a. geht.

46 BGH VersR 1993, 703 ff; OLG München, VersR 1994, 1346 f.
47 BGH a. a. O., S. 705.
48 BGH MedR 1985, 169.
49 BGH a. a. O.
50 OLG München, VersR 1993, 752.
50a Diomed Verlags GmbH, An der Lohwiese 38, 97500 Ebelsbach
51 BGH MedR 1985, 169.
52 OLG Saarbrücken, VersR 1994, 1427, 1428.
53 OLG Frankfurt, VersR 1994, 986, 987; Schlund, MedR 1994, 190.
54 vgl. Laufs, in: Handbuch des Arztrechts, § 64 Rdnr. 18.

Der Arzt ist verpflichtet, diese Einsicht dadurch zu ermöglichen, dass er Fotokopien sämtlicher Unterlagen herstellen lässt, sie mit schriftlicher Bestätigung der Vollständigkeit und Richtigkeit versieht und (wenn er will) gegen Erstattung der Fotokopiekosten der Patientin aushändigt.

Folgen von Dokumentationsmängeln

Die unterlassene oder nur lückenhaft vorgenommene Dokumentation stellt keine eigenständige Anspruchsgrundlage für Schadensersatz- und/oder Schmerzensgeldansprüche dar. Der Dokumentationsmangel kann jedoch zu Beweiserleichterungen zugunsten der Patientin bzw. – je nach Sachlage – sogar zur Beweislastumkehr zu Lasten des Arztes führen. Hierfür ein Beispiel:

»Der eine Geburt leitende Arzt ist verpflichtet, die Herztöne des Kindes regelmäßig und sorgfältig zu überwachen. Geschieht dies mittels eines Kardiotokogramms (CTG) und versagt das Gerät, nachdem die Aufzeichnungen zuletzt einen kritischen Zustand angezeigt hatten, so muss der Arzt diesen Umstand und die Ergebnisse seiner anderweitigen (z. B. akustischen) Kontrollen dokumentieren. Fehlt eine Dokumentation, so wird vermutet, dass nach dem Versagen des CTG keine Kontrollen mehr stattgefunden haben[55]«.

> Die Nichtdokumentation einer aufzeichnungspflichtigen Maßnahme lässt deren Unterbleiben vermuten[56].

Dies bedeutet konkret: Wenn z. B. ein behindertes Kind als Kläger im Prozess vorträgt, bei einer besseren Überwachung hätte die Sauerstoffmangelsituation früher erkannt und schneller bzw. gezielter reagiert und dadurch der zerebrale Hirnschaden wahrscheinlich vermieden werden können, so wird, wenn keinerlei Kontrollmaßnahmen dokumentiert sind, zugunsten des Kindes ihre Nichtvornahme vermutet.

Speziell bei der **Schulterdystokie** muss das Geburtsprotokoll exakte Angaben über das ärztliche Vorgehen enthalten. Sowohl das Auftreten der Schulterdystokie als auch das vom Arzt im Einzelnen gewählte Verfahren zu ihrer Lösung bedürfen der Dokumentation. Anderenfalls, z. B. wenn nur die »entsprechenden Hangriffe« genannt sind, spricht die Vermutung für ein fehlerhaftes Vorgehen des Arztes (OLG Köln VersR 1994, 1424; OLG Stuttgart VersR 1999, 582 ff).

Berufspflicht zu ordnungsgemäßer Dokumentation

Die ordnungsgemäße Dokumentation gehört gemäß § 10 Abs. 1 Satz 1 M-BÄO zu den Berufspflichten des Arztes. Über ihre Einhaltung wachen die ärztlichen Berufsgerichte. »Die Pflicht zur Dokumentation des Behandlungsgeschehens dient ausschließlich der Sicherstellung einer ordnungsgemäßen Behandlung bzw. Behandlungsfortführung. Sie ist notwendige Grundlage für die Sicherheit des Patienten in der Behandlung und der Respektierung seines Persönlichkeitsrechts und zielt keinesfalls auf eine Sicherung der Beweise für eine haftungsrechtliche Auseinandersetzung. Diese allein maßgebliche medizinische Seite der Behandlung bestimmt damit auch den Umfang der zu fordernden Dokumentation[57]«. Obwohl die ordnungsgemäße Dokumentation also vor allem der Kommunikation und Qualitätssicherung in der Medizin dient, in erster Linie also therapeutische Belange im Auge hat, darf jedoch der Aspekt der Beweissicherung für den Haftungsprozess wegen der praktisch eminent wichtigen Bedeutung der Dokumentationsmängel nicht aus dem Blickfeld verloren gehen. Außerdem gewinnt die Dokumentation mit der Einführung der DRG's unter wirtschaftlichen Aspekten eine erhebliche Relevanz.

Dokumentationspflicht abhängig von der medizinischen Notwendigkeit

Voraussetzung für die von der Judikatur dem Patienten zugestandenen Beweiserleichterungen im Falle mangelhafter oder fehlender Dokumentation ist, »dass die Aufzeichnung der Maßnahme geboten war, um Ärzte und Pflegepersonal über den Verlauf der Krankheit und die bisherige Behandlung für ihre künftigen Entscheidungen ausreichend zu informieren. Eine Dokumentation, die medizinisch nicht erforderlich ist, ist auch nicht aus Rechtsgründen geboten, sodass aus dem Unterbleiben derartiger Aufzeichnungen keine beweisrechtlichen Folgerungen gezogen werden können[58]«.

Ist es also »medizinisch nicht üblich, Kontrolluntersuchungen in den Krankenaufzeichnungen zu dokumentieren, wenn sie ohne positiven Befund geblieben sind, dann kann nicht schon aus dem Schweigen der Dokumentation auf das Unterbleiben entsprechender Untersuchungen geschlossen werden[59]«. Für selbstverständliche Routinemaßnahmen und den pflegerischen Grundstandard gilt dasselbe.

Zwischenfälle und Komplikationen

Bei **Zwischenfällen** und **Komplikationen** ist die umfassende sofortige Dokumentation mit der sach- und zeitgerechten Reaktion oftmals nur schwer oder gar nicht zu vereinbaren. Gerade in diesen Notfallsituationen aber ist die Erfüllung der ärztlichen Dokumentationspflicht prozessual wegen des Haftungsrisikos von größter Bedeutung.

Umso wichtiger ist es daher, im **unmittelbaren** Anschluss an den Zwischenfall »ohne schuldhaftes Zögern«, d. h. unverzüglich zeitnah die Ereignisse exakt schriftlich in den Krankenblattunterlagen festzuhalten. Auch können »Mängel bei den Aufzeichnungen in den Krankenunterlagen durch eine nachträglich aus dem Gedächtnis gefertigte Eigendokumentation ausgeglichen werden[60]«.

Umfang der Dokumentation

> Die Dokumentationspflicht erstreckt sich auf die wichtigsten therapeutischen Maßnahmen sowie auf die wesentlichen Verlaufsdaten[61].

Die Anforderungen der Rechtsprechung sind insoweit streng und unterliegen als **Rechtsfrage** im Einzelfall der richterlichen Beurteilung und Entscheidung[62]. Die Aufzeichnungen müssen wahr, klar und vollständig sein. Dies bedeutet für die geburtshilfliche Dokumentation z. B.:

---

55 OLG Koblenz, MDR 1993, 324.
56 BGH NJW 1983, 333.
57 OLG Oldenburg, MedR 1992, 114; BGH VersR 1995, 340.
58 BGH MedR 1993, 431; NJW 1989, 2330, 2331.
59 BGH MedR 1993, 430.
60 OLG Oldenburg, MedR 1992, 111.BGH VersR 1995, 340.
61 BGH VersR 1995, 340.
62 BGH VersR 1995, 340.

- die schriftliche Aufzeichnung des Aufkärungsgesprächs in seinem wesentlichen Inhalt[63], z. B. auch der Weigerung der Patientin, in die Sectio einzuwilligen;
- die Angabe der exakten Verlaufsdaten und Befunde während der Geburt mit zeitlicher Einordnung;
- wer, wann, welche Untersuchungen durchgeführt bzw. Maßnahmen getroffen hat;
- Uhrzeit der Benachrichtigung von Ärzten, ihres Eintreffens im Kreißsaal, eines etwaigen Dienstwechsels der Hebammen oder Ärzte;
- die Kontrolle mittels der Kardiotokogramms, die genaue Kennzeichnung der CTG-Streifen mit Uhrzeit und Datum;
- die festgestellte Sauerstoffmangelsituation;
- die Anwendung etwaiger geburtshilflicher Hilfsmethoden einschließlich Kunsthilfe;
- der Zustand des Neugeborenen mit Vermerk der Apgar-Werte, der pH-Werte und aller Sofortmaßnahmen wie Absaugen, Abnabeln, Intubieren, Beatmen, Puffern usw.;
- sämtliche Abweichungen von der Standardbehandlung, z. B. Verlegung des Kindes, mit Zeitpunkt und Diagnose;
- im Falle einer geburtshilflichen Notfallsituation der Zeitpunkt der Indikationsstellung und des Beginns der Operation (Sectio);
- Vermerk über etwaige parallel laufende Entbindungen oder über sonstige unaufschiebbar zu treffende Maßnahmen auf der Abteilung[64].
- Exakte Beschreibung des ärztlichen Vorgehens bei Schulterdystokie.

Art und Weise der Dokumentation

Die **Art und Weise** der Dokumentation ist dem Geburtshelfer freigestellt. Sie kann sowohl auf der Karteikarte oder einem sonstigen Blatt schriftlich als auch mit Hilfe von elektronischen Medien (EDV) erfolgen[65]. Allerdings sollte eine Veränderungssperre nach Eingabe der Daten bestehen und eine Sicherung die unrechtmäßige Verwendung verhindern. »Sonographiebefunde können z. B. durchaus auf Videoprinter dokumentiert werden, wenn sichergestellt ist, dass die Bilder zweifelsfrei einer bestimmten Person und einem bestimmten Diagnoseschritt« zuzuordnen sind[66].

Die wichtigsten medizinischen Fakten sind in einer für den Fachmann hinreichend verständlichen und klaren Form niederzuschreiben bzw. zu speichern. Es kommt nicht darauf an, ob ein medizinischer Laie die Aufzeichnungen lesen und verstehen kann. Entscheidend ist vielmehr, dass der Arzt selbst oder ein Arztkollege, der die Weiterbehandlung des Patienten übernommen hat, die ärztliche Tätigkeit in ihren einzelnen Schritten nachvollziehen kann.

Juristischer Stellenwert der Dokumentation

Allgemein gilt der Grundsatz, dass einer vertrauenswürdigen ärztlichen Dokumentation bis zum Beweise der Unrichtigkeit Glauben zu schenken ist. Die ordnungsgemäße ärztliche Dokumentation hat die Vermutung der Vollständigkeit und Richtigkeit für sich (BGH MDR 1978, 917). Daraus folgt, dass bei der Beurteilung, ob das ärztliche Handeln lege artis war, grundsätzlich der dokumentierte Behandlungsverlauf zugrunde zu legen ist. Das gilt auch für die in einer Behandlungskarte des niedergelassenen Arztes geschriebene Dokumentation, es sei denn, sie erweist sich als dürftig und unvollständig[67].

Aufbewahrungsfrist

Die **Aufbewahrungsfrist** für ärztliche Aufzeichnungen beträgt nach § 11 Abs. 3 der Musterberufsordnung mindestens 10 Jahre, soweit nicht kraft gesetzlicher Vorschrift eine längere Aufbewahrungspflicht besteht oder aus sonstigen Gründen geboten ist.

> Da Schadensersatzansprüche und Schmerzensgeldforderungen erst nach 3 Jahren vom Zeitpunkt der Kenntnis des Schadensereignisses an verjähren, ist unter Haftungsaspekten eine längere Aufbewahrungszeit als 10 Jahre dringend zu empfehlen, obwohl dies sicherlich zu Kapazitätsproblemen führt.

Gerade im Bereich der Geburtsschäden ist es jedoch keineswegs selten, dass erst nach vielen Jahren dem Geburtshelfer ein Fehler bei der Geburtsleitung vorgeworfen und daraus Schadensersatzansprüche abgeleitet werden. In einem solchen Fall ist eine gute Dokumentation ein unschätzbarer Beweisvorteil!

56.4 Grundlagen der medizinischen Begutachtung

Viele Einzelfragen im Bereich des Arzthaftungsrechts, insbesondere die Frage, ob der Geburtshelfer im konkreten Fall der Patientin den Standard eines erfahrenen Facharztes geboten hat, sind nicht ohne medizinische Gutachter zu entscheiden. Zwar geht es dabei um Rechtsfragen, aber da der Jurist nicht über die nötigen Fachkenntnisse verfügt, hängt das Urteil insoweit letztlich de facto vom Sachverständigen ab. Dieser hat sich daher »weitgehend als eine den Tathergang ermittelnde und die Entscheidung vorprogrammierende Institution etabliert[68]«. Auch der Bundesgerichtshof hat klargestellt, dass der medizinische Standard »nicht ohne Sachverständigengrundlage allein aus eigener rechtlicher Beurteilung heraus« festgelegt werden darf[69].

Der großen Bedeutung und hohen Verantwortung des medizinischen Gutachters in Zivil- und Strafverfahren kann der Sachverständige aber nur gerecht werden, wenn er Grundkenntnisse über die zivil- und strafrechtliche Haftung, das Prozess- und Beweisrecht hat und seine verfahrensrechtliche Stellung sowie die damit verbundenen Rechte und Pflichten kennt.

Aufgaben des Sachverständigen

Aufgaben des Sachverständigen sind:
- die Vermittlung allgemeiner medizinischer Erfahrungssätze, z. B. von »Standards«, Empfehlungen, Leitlinien und Richtlinien;
- die Anwendung seines Fachwissens auf einen für erwiesen erachteten Sachverhalt und
- die eigenständige Ermittlung der für das Gutachten relevanten medizinischen Befunde, Tatsachen und Zusammenhänge.

---
63 OLG Köln, VersR 1988, 127.
64 vgl. dazu Ratzel, Frauenarzt 1991, 163.
65 Deutsch, MedR 1998, 206.
66 Ratzel, Der Frauenarzt 1991, 164.
67 OLG Köln, MDR 1995, 52, 53.
68 Krauß, ZStW 1985, 320.
69 BGH NJW 1995, 776, 777.

Nicht zu den Aufgaben des Sachverständigen gehören Sachverhaltsermittlungen »auf eigene Faust« oder die Vernehmung von Zeugen, Parteien oder Beschuldigten. Dies darf der Sachverständige allenfalls anregen, um dann bei ihrer Anhörung durch Gericht oder Staatsanwaltschaft Fragen stellen zu können (§ 80 Abs. 1 StPO, § 355 ZPO).

Bindung an den Gutachterauftrag

Die Tätigkeit des Sachverständigen beruht auf dem ihm erteilten **Auftrag**. Ist dieser unpräzise oder unklar, muss der Gutachter darauf drängen, dass das Beweisthema exakter bzw. verständlicher und klarer gefasst wird.

Im **Strafverfahren** ist der Gutachterauftrag immer **umfassend** zu verstehen, d. h., alle in Betracht kommenden Pflichtverstöße sind zu prüfen, selbst wenn nur eine ganz konkrete Frage (z. B. nach der Indikation des Eingriffs) gestellt wird. Erkennt der Gutachter, dass das Beweisthema zu eng gefasst ist (z. B. der Fehler nicht bei der Indikation, sondern der technischen Durchführung des Eingriffs liegt), muss er dies in seinen Ausführungen deutlich machen und auf die eigentlich entscheidende Frage eingehen.

Im **Zivilprozess**, der vom Sachvortrag der Parteien »lebt«, ist dagegen die **Bindung** an das vorgegebene Beweisthema **stärker**. Hier darf der Sachverständige von dem ihm erteilten Auftrag nur abweichen, wenn sich dies aufgrund konkreter Anhaltspunkte förmlich aufdrängt[70]. Dies bedeutet z. B.: Fragt das Gericht nur nach der Art und Weise der Durchführung des Eingriffs, nicht aber danach, ob dieser als solcher überhaupt medizinisch indiziert war, so hat der Gutachter das nicht sachverständige Gericht darauf hinzuweisen, dass die inkriminierte ärztliche Handlung schon an sich verfehlt oder bedenklich war. Der Gutachter würde jedoch über das Ziel hinausschießen, wenn er auf die Frage nach Behandlungsfehlern in seinem Gutachten auch zur Frage der Aufklärung Stellung nimmt, obwohl etwa der klagende Patient hierzu nichts vorgetragen hat.

Verpflichtung zur Unparteilichkeit

Der Sachverständige muss als »Richtergehilfe« sein Gutachten **streng objektiv**, ausschließlich sachbezogen und in jeder Hinsicht vorurteilsfrei erstatten. Anderenfalls kann er wegen »Besorgnis der Befangenheit« abgelehnt werden, wobei schon der **Eindruck** der Parteilichkeit aus der Sicht eines verständigen Prozessbeteiligten genügt. Wiederholt hat der Bundesgerichtshof betont, dass der medizinische Gutachter seinen beklagten »Kollegen« nicht aus falscher »Standessolidarität« schützen darf. **Objektivität geht stets vor Standessolidarität**, allerdings auch – wie man heute betonen muss – vor Rivalität, da in der Praxis gar nicht so selten Gutachter auftreten, die dem beklagten oder beschuldigten Arzt besonders kritisch, ja sogar voreingenommen gegenüberstehen und nur »patientenfreundliche« Gutachten kennen.

Die Verpflichtung zur Unparteilichkeit gilt auch für das **Privat- oder Parteigutachten**, das der Sachverständige im Auftrag des Beschuldigten bzw. seines Verteidigers oder einer Prozesspartei erstattet. Ein »parteiisches, geschöntes Gefälligkeitsgutachten« schadet nur dem Ruf des Gutachters, nützt aber in Wirklichkeit niemandem, da seine Schwächen rasch erkannt werden und es damit ohne Beweiswert ist.

Das Gebot der Unparteilichkeit zwingt den Sachverständigen bei **Lücken** in den tatsächlichen Feststellungen oder **divergierenden Zeugenaussagen**, sein Gutachten alternativ, entsprechend den verschiedenen Möglichkeiten der Beweiswürdigung, aufzubauen. Unklarheiten, Mängel und Widersprüche darf er nicht durch Unterstellungen und Annahmen zugunsten oder ungunsten einer Partei beseitigen, vielmehr muss er sie offenlegen und auf Vervollständigung des Sachverhalts dringen. Leider liest man jedoch im Gegenteil immer wieder in Gutachten von bloßen Vermutungen, Spekulationen und Verdächtigungen, für die in einem wissenschaftlichen Gutachten kein Raum ist.

Stellenwert des schriftlichen Vor-Gutachtens

Soweit der Sachverständige ein schriftliches Vor-Gutachten erstattet hat, muss er dies auf Anordnung des Gerichts im Zivilprozess mündlich erläutern und im Strafprozess entsprechend dem dort geltenden Mündlichkeits- und Unmittelbarkeitsprinzip in der Hauptverhandlung vortragen. Eine Bindung an die schriftlichen Ausführungen besteht nicht, sodass bei Kenntnisnahme neuer Tatsachen oder neuer Argumente der Sachverständige u. U. verpflichtet ist, seine zunächst schriftlich abgefasste Auffassung zu revidieren. Dies mag angesichts unserer aller Neigung, »an einer einmal geäußerten Meinung festzuhalten und sie gegen alle Einwände zu verteidigen[71]«, manchmal nicht leicht sein, muss aber von einem pflichtbewussten Gutachter ebenso verlangt werden wie das Eingeständnis eines sachlichen Fehlers oder Irrtums.

Rechtliche Wertungen

Die **rechtliche** Würdigung des Sachverhalts ist ausschließlich Aufgabe des Richters. Der Sachverständige muss sich daher davor hüten, rechtliche Wertungen vorzunehmen, selbst wenn er unzulässigerweise etwa gefragt wird, ob ein Verhalten »grob fahrlässig«, »schuldhaft« oder gar »strafbar« sei. Bedauerlicherweise verleiten oftmals Richter, Staatsanwälte oder Rechtsanwälte den Gutachter durch ihre Fragestellung zu »Rechtsausführungen« – z. B. zur Qualifizierung eines Behandlungsfehlers als »grob« – obwohl der Sachverständige damit seine Kompetenz überschreitet. Denn der »grobe« Behandlungsfehler ist ein Rechtsbegriff, der in der Entscheidungskompetenz des Gerichts liegt.

Berücksichtigung des unterschiedlichen medizinischen Standards

Vom Arzt wird weder die »größtmögliche« Sorgfalt noch ein »Maximalstandard« verlangt, wie er vielleicht an Universitätskliniken und Spezialkrankenhäusern den Patienten geboten wird. Deshalb dürfen Gutachter, zumal wenn sie aus dem Kreis der **Koryphäen** kommen, nicht unbesehen die Maßstäbe und Möglichkeiten ihrer Häuser zugrunde legen, sondern müssen die Anforderungen »an den für diesen Patienten in dieser Situation faktisch erreichbaren Gegebenheiten ausrichten, sofern auch mit ihnen ein zwar nicht optimaler, aber noch ausreichender medizinischer Standard erreicht werden kann[72]«. Ein Facharzt schuldet eben ein anderes Maß an Sorgfalt als der Arzt für Allgemeinmedizin, und entsprechende Unterschiede sind auch

70 BGH VersR 1982, 169.

71 Lürken, NJW 1968, Heft 62.

72 BGH NJW 1994, 1596, 1597 f.

zwischen dem klinisch tätigen und dem niedergelassenen Arzt und wohl auch zwischen einem kleineren kommunalen Krankenhaus einerseits und einer Universitäts- oder Spezialklinik andererseits zu machen[73]. »In Grenzen ist deshalb der zu fordernde medizinische Standard je nach den personellen und sachlichen Möglichkeiten verschieden[74]«, weshalb auch Kostenaspekte angesichts der Knappheit der Ressourcen und des Wirtschaftlichkeitsprinzips im zu berücksichtigen sind.

Intellektuelle Redlichkeit und Verständlichkeit des Gutachtens

Die Überzeugungskraft eines Gutachtens steht und fällt mit seiner intellektuellen Redlichkeit und Verständlichkeit. Gibt es unterschiedliche Lehrmeinungen, einen »Schulenstreit« mit unterschiedlichen Ansichten, Behandlungsalternativen und verschiedene Therapiekonzepte, so muss in einem objektiven Gutachten alles dies dargelegt und im Einzelnen für den Leser aufbereitet werden. In der Justizpraxis werden jedoch nicht selten Meinungen als sicheres Wissen, Empfehlungen bzw. eigene Forderungen als »allgemeiner Standard« oder anerkannte Leitlinien als »überholt« ausgegeben, den Gutachten keine Literaturbelege beigefügt und apodiktische, z. T. widersprüchliche Feststellungen ohne Hinweis auf vertretbare andere Behandlungsmethoden getroffen.

Ein besonders häufiger Mangel in Sachverständigengutachten resultiert aus der Dynamik des medizinischen Fortschritts und der damit zwangsläufig verbundenen wissenschaftlichen Spezialisierung und Subspezialisierung. Diese Umstände bringen es mit sich, dass Gutachter ihre Fachkompetenz überschreiten oder im Zeitpunkt der Erstattung des Gutachtens nicht mehr über den aktuellen Wissensstand verfügen. Mit Sorge ist zu beobachten, dass manche Sachverständige ihre mangelnde Sachkunde für bestimmte Fragen oder Gebiete nicht erkennen (wollen) bzw. nicht den Mut haben, die Übernahme des Gutachtens abzulehnen bzw. zumindest für Teilbereiche einen Spezialisten hinzuzuziehen.

»Verständlichkeit« eines Gutachtens bedeutet nicht, dass auf die medizinische Fachsprache gänzlich verzichtet werden müsste. Wer aber »den Leser mit einer Flut von unerklärten Begriffen überschüttet« und von der Vorstellung ausgeht, »die souveräne Beherrschung der gutachtlichen Probleme ließe sich am besten durch Schwelgen in der Fachsprache demonstrieren[75]«, entwertet sein Gutachten und die darin investierte Gedankenarbeit erheblich. Denn wenn ein Richter, Staatsanwalt oder Verfahrensbeteiligter die gutachtlichen Ausführungen nicht ohne klinische Wörterbücher verstehen kann, ist die Gefahr von Missverständnissen ebenso groß wie die Gefahr eines Fehlurteils mit all seinen schlimmen Konsequenzen für die Parteien des Rechtsstreits bzw. den beschuldigten Arzt.

Ärztliche Verpflichtung zur Gutachtenerstattung

Alle approbierten Ärzte sind nach den einschlägigen Gesetzesregelungen **verpflichtet**, sich dem Gericht, der Staatsanwaltschaft und – unter bestimmten Voraussetzungen – auch der Verteidigung als Sachverständige zur Verfügung zu stellen. Für die Ablehnung eines Gutachtenauftrags müssen zwingende sachliche Gründe vorgebracht werden, z. B. Arbeitsüberlastung, Befangenheit, mangelnde Sachkunde u. a.

Ein besonders »wunder« Punkt in der Praxis ist die Zeitdauer der Gutachtenerstattung, die oftmals den Grund für die überlangen Arzthaftungsstreitigkeiten bildet. Jeder Sachverständige sollte sich bewusst machen, dass er eine äußerst schwierige, verantwortungsvolle Aufgabe übernommen hat, die Justiz jedoch gerade auf die erfahrensten und wissenschaftlich qualifiziertesten Ärzte angewiesen ist, um Fehlurteile zu vermeiden, und jeder Prozess für den oder die Betroffene(n) eine ungeheuere Belastung darstellt. Die Verweigerungshaltung mancher als Sachverständige prädestinierter Klinikchefs bzw. das Hinausschieben der Erledigung des Gutachterauftrags über mehr als 6 Monate oder gar 1 Jahr bedeutet nicht nur für die Rechtspflege einen Stillstand, sondern für den Beteiligten die Fortdauer der Parteienkonfrontation bzw. des psychischen Drucks durch ein Strafverfahren.

Persönliche Verantwortung des Gutachters

> Die Gutachterpflicht ist eine **höchstpersönliche**. Sie lässt sich daher nicht einfach auf Mitarbeiter oder andere übertragen.

Dies schließt nicht aus, bei der Vorbereitung und Abfassung des Gutachtens wissenschaftliche Mitarbeiter oder sonst geeignete Hilfskräfte hinzuzuziehen, doch muss die persönliche Verantwortung des beauftragten Sachverständigen für das Gutachten insgesamt uneingeschränkt gewahrt bleiben[76]. Der beauftragte Sachverständige muss also die volle Verantwortung für das Gutachten übernehmen und mit seiner Unterschrift zu erkennen geben, dass er dazu bereit und aufgrund eigener Untersuchungen und Urteilsbildung in der Lage ist.

Beurteilungszeitpunkt

Die Frage des fachärztlichen Standards ist stets aus der Sicht **ex ante** zu beurteilen, sodass sich der Sachverständige bei der Begutachtung räumlich, zeitlich und sachlich in den Behandlungszeitpunkt zurückversetzen muss. Konkret ist also zu prüfen, wie sich ein gewissenhafter, erfahrener Geburtshelfer in gleicher Situation, also bei der Geburtsbetreuung der Patientin, anstelle des beklagten oder beschuldigten Arztes verhalten hätte. Später, etwa bei einer Obduktion bekannt gewordene Umstände, nachträgliche Erkenntnisse und neueste, etwa erst im Zeitpunkt der Erstellung des Gutachtens publizierte Forschungsergebnisse, Erfahrungen und Beobachtungen haben außer Betracht zu bleiben[77].

Im Gegensatz dazu muss die Frage des **Schadens** sowie der **Kausalität** zwischen Behandlungsfehler und Tod oder Schädigung der Patientin bzw. des Feten aus der Sicht ex post beantwortet werden, d. h., Grundlage der Beurteilung ist hier der Zeitpunkt der Gutachtenerstattung.

Anforderungen an den Nachweis der Kausalität im Zivil- und Strafrecht

Der Sachverständige sollte ferner wissen, dass im Zivil- und Strafrecht unterschiedliche Anforderungen an den Nachweis

---

73 Franzki, MedR 1984, 189.
74 BGH NJW 1994, 1596, 1597 f.
75 Lenckner, Praxis der Rechtsmedizin, 1986, 658.
76 BverwG NJW 1984, 2645.
77 Ulsenheimer, Arztstrafrecht in der Praxis, 2. Aufl. 1998, Rdnr. 19.

der Kausalität gestellt werden. Jedweder Zweifel an der Ursächlichkeit führt im **Strafverfahren** zu dessen Einstellung bzw. zum Freispruch des angeklagten Arztes, da der Ursachenzusammenhang zwischen Pflichtwidrigkeit und Tod bzw. dem Gesundheitsschaden **mit an Sicherheit grenzender Wahrscheinlichkeit**, d. h. unter **Ausschluss vernünftiger Zweifel** feststehen muss. Im **Zivilrecht** genügt dagegen ein für das praktische Leben brauchbarer Grad von Gewissheit, der »Zweifeln Schweigen gebietet, ohne sie völlig auszuschließen[78]«.

56.5 Praktische Hinweise für das Verhalten nach einem Zwischenfall

Nach einem Zwischenfall, einer Komplikation oder einem Behandlungsmisserfolg sind zur Vermeidung forensischer Auseinandersetzungen, Beweisnachteilen und rechtlichen Schwierigkeiten die nachstehenden Empfehlungen zu beachten:

1. Gespräch mit der Patientin oder ihren Angehörigen

Durchmustert man die einschlägigen Verfahrensakten, zeigt sich signifikant häufig, dass nicht selten ein unbedachtes Wort oder die fehlende Gesprächsbereitschaft die Ursache für Misstrauen und Verdacht bei Patienten oder ihren Angehörigen war und in der Folge dann zu Schadensersatzansprüchen oder einer Strafanzeige geführt hat. Ärztinnen und Ärzte sollten daher das Gespräch mit den Betroffenen nicht scheuen, sondern ihre unbedingte Bereitschaft zu einer Aussprache **sofort** signalisieren. Hier liegt vielfach die entscheidende Weichenstellung für den weiteren Verfahrensgang. Das oft befürchtete Risiko des Verlustes des Versicherungsschutzes besteht bei richtiger Handhabung nicht. Demgegenüber kann ein menschlich vertrauensvolles Gespräch in vielen Fällen einen für alle Beteiligten belastenden Rechtsstreit verhindern[79]«.

Das Gespräch mit der geschädigten Patientin oder ihren Angehörigen ist allerdings oftmals nicht nur schwierig, sondern auch eine zweischneidige Sache und häufig eine Gratwanderung zwischen Selbstbezichtigung und Selbstverteidigung mit der Gefahr der Fehldeutung und von Missverständnissen.

> Die Aussprache mit den Geschädigten sollte nicht spontan in der ersten Erregung oder noch unter dem psychischen Druck der Ereignisse folgen, sondern – nach einem sofortigen Gesprächsangebot – in einem gewissen zeitlichen Abstand, sorgfältig vorbereitet, für den Laien verständlich und – aus Beweisgründen – niemals alleine stattfinden. Zu oft werden nämlich Worte missverstanden oder aus bestimmten Formulierungen Schuldeingeständnisse abgeleitet, um sie später dann dem beschuldigten Arzt entgegenzuhalten.

Betrifft deshalb der Zwischenfall den Oberarzt oder Assistenzarzt, ist der Chefarzt der Abteilung gefordert, das Gespräch mit der Patientin oder ihren Angehörigen zu führen, zumindest aber daran teilzunehmen. Ereignet sich der Zwischenfall in der Praxis, sollte man unbedingt einen Kollegen oder die Sprechstundenhilfe als Zeugen hinzuziehen.

---

78 Rumler-Detzel, in: FS für Steffen 1995, S. 375.

79 BGH NJW 1970, 946, 948.

2. Meldung des Schadens

> Unverzügliche Meldung jedes Schadensereignisses, das Haftpflichtansprüche zur Folge haben könnte, an den Haftpflichtversicherer, die Krankenhausverwaltung und ggf. den Vorgesetzten bzw. den für die Behandlung der Patientin Verantwortlichen.

3. Schriftliche Stellungnahme

Abgabe einer schriftlichen Stellungnahme zu dem Vorfall bzw. den erhobenen Vorwürfen gegenüber dem Haftpflichtversicherer, der Krankenhausverwaltung und dem Vorgesetzten bzw. dem für die Behandlung der Patientin Verantwortlichen.

Dabei ist zu beachten: Da bei Todesfällen und Körperschäden die Einleitung eines Strafverfahrens möglich ist, können sämtliche Unterlagen beschlagnahmt und die Adressaten des Berichts als Zeugen vernommen werden. Alles was der Arzt also freimütig und wahrheitsgemäß hier offenbart, wie es seine versicherungs- und arbeitsrechtliche Verpflichtung ist, kann auf diese Weise zur Kenntnis der Strafverfolgungsbehörden gelangen und ggf. zu seinen Ungunsten verwandt werden.

> Mitteilungen an die Haftpflichtversicherung, die Krankenhausverwaltung und den Vorgesetzten sollten sich ausschließlich auf die Schilderung des **Tatbestandes – ohne alle Wertungen** – beschränken, d. h. auf den tatsächlichen Geschehensablauf, die objektive Chronologie der Ereignisse, ohne eigene Beurteilung, subjektive Meinungsäußerungen, Vermutungen, Spekulationen, Schuldeingeständnisse oder Schuldzuweisungen, kurzum: auf reinen Tatsachenvortrag, wie er sich aus den Krankenblattunterlagen (z. B. dem Anästhesieprotokoll, dem Operationsbericht u. a.) ergibt.

4. Regulierungsvollmacht des Versicherers

Nach § 5 Nr. 7 AHB (Allgemeine Haftpflichtbedingungen) »gilt der Versicherer als bevollmächtigt, alle zur Beilegung oder Abwehr des Anspruchs ihm zweckmäßig erscheinende Erklärungen im Namen des Versicherers abzugeben«. Der Versicherer ist also ermächtigt, alle mit der Schadenregulierung zusammenhängenden Maßnahmen zu treffen und den Versicherungsnehmer (Arzt) anzuweisen, sich entsprechend zu verhalten. Kraft seiner Regulierungsvollmacht hat der Haftpflichtversicherer das Recht, Schadensersatz zu leisten, den Anspruch des Patienten nicht anzuerkennen und den Rechtsweg auszuschöpfen, also den Rechtsstreit durch mehrere Instanzen zu führen. Daher ist es verfehlt, insoweit selbständig tätig zu werden, vielmehr ist jegliche Korrespondenz mit dem Patienten bzw. dessen Anwalt dem Versicherer zu überlassen. Die Einschaltung eines »eigenen« Rechtsanwalts ist dem Arzt zwar nicht verboten, doch muss der Versicherer, wenn er damit sachlich oder im Hinblick auf die Person des anwaltlichen Beraters nicht einverstanden ist, die Anwaltskosten nicht übernehmen.

5. Anerkenntnisverbot des Haftpflichtanspruchs

Dem Anspruchsteller (Patientin, Kind) sind auf dessen Wunsch die Anschrift des Haftpflichtversicherers mitzuteilen und die Krankenunterlagen in Fotokopie zu übermitteln. Dabei ist es dem Arzt untersagt, ohne vorherige Zustimmung des Versicherers einen Haftpflichtanspruch ganz, z. T. oder vergleichsweise anzuerkennen bzw. zu befriedigen.

> Das Anerkenntnisverbot enthält zugleich das Recht, ein schuldhaftes Verhalten zu leugnen. Niemand ist verpflichtet, sich selbst zu beschuldigen und an seiner Strafverfolgung durch eigenes Tun mitzuwirken.

Die Empfehlung, sein Verhalten von Anfang an nach einem Zwischenfall so einzurichten, dass daraus für die Verteidigung im Strafverfahren oder in einem Zivilprozess keine Nachteile erwachsen können, steht somit im Einklang mit dem Versicherungsvertrag. Dieser erlaubt dem Arzt allerdings auch, dem Patienten auf Befragen die Wahrheit zu sagen, selbst wenn dies das Eingeständnis eines Behandlungsfehlers bedeutet.

6. Anwaltszwang vor dem Landgericht

Kommt eine Einigung mit der Patientin/den Eltern des Kindes in den Verhandlungen mit der Haftpflichtversicherung nicht zustande und wird als Folge davon ein Gerichtsverfahren – in der Regel vor dem Landgericht – anhängig, so muss der Arzt/die Ärztin anwaltlich vertreten sein. Denn vor dem Landgericht herrscht Anwaltszwang. Dabei haben die Haftpflichtversicherungen aufgrund ihrer schon erwähnten Regulierungsvollmacht ein Benennungsrecht, d.h. die Prozessführung wird vom Haftpflichtversicherer übernommen, der auch einen Anwalt beauftragt. Ist der Arzt mit dessen Person nicht einverstanden, so ist es ihm natürlich unbenommen, einen Anwalt seines Vertrauens zu mandatieren, doch hat er die dadurch entstehenden Anwaltskosten dann selbst zu tragen, wenn die Versicherung an »ihrem« Prozessvertreter festhalten sollte.

7. Natürlicher und nicht natürlicher Tod

Handelt es sich um einen Zwischenfall mit tödlichem Ausgang und lässt sich bei der Leichenschau ein strafbares Verhalten als Todesursache nicht von vornherein sicher ausschließen, sollte man auf dem Leichenschauschein im Zweifel die Todesursache als »ungeklärt« bezeichnen und die endgültige Feststellung dem Obduzenten bzw. Pathologen überlassen.

Cave

Mit Nachdruck ist davor zu warnen, trotz gegenteiliger Anhaltspunkte eine »natürliche« Todesursache auf dem Leichenschauschein anzugeben, da ein solches Vertuschungsmanöver den Fall von vorneherein »in ein schiefes Licht« bringt und sogar zu strafrechtlichen Konsequenzen führen kann (Begünstigung bzw. versuchte Begünstigung gemäß § 258 Abs. 1, Abs. 4 StGB).

Im Hinblick auf die Versuchung des Arztes, der in den Zwischenfall verwickelt ist und möglicherweise durch eine ärztliche Sorgfaltspflichtverletzung den Tod der Patientin (des Kindes) verursacht hat, ist in manchen Bundesländern eine generelle Anzeigepflicht unnatürlicher Todesfälle gegenüber der Polizei nicht statuiert bzw. es wird dem Arzt das Recht eingeräumt, die Leichenschau zu verweigern, wenn sie ihn oder einen Angehörigen der Gefahr aussetzen würde, wegen einer Straftat oder Ordnungswidrigkeit verfolgt zu werden.

Um derartige Konfliktsituationen von vornherein zu vermeiden, sollte man im Krankenhaus stets dafür Sorge tragen, dass, soweit irgend möglich, die Todesbescheinigung ein Arzt ausfüllt, der in den Zwischenfall nicht involviert, sondern sozusagen »neutral« ist.

> Die Einschaltung der Staatsanwaltschaft bei ungeklärter oder nicht eindeutiger natürlicher Todesursache ist eine Rechtspflicht, die sich aus gesetzlichen oder vertraglichen Bestimmungen (Vertragsarztrecht, Vertrag mit dem öffentlich-rechtlichen Krankenhausträger) ergibt[80].

Unberührt davon bleibt der eherne Grundsatz, dass – von Ausnahmen abgesehen – niemand zur Aufdeckung eigenen Fehlverhaltens verpflichtet ist[81].

Nur dann, wenn der ärztliche Behandlungsfehler zu einem erheblichen Gesundheitsschaden des Patienten geführt hat und Weiterungen zu befürchten sind, also eine Nachbehandlung oder gar ein operativer Eingriff erforderlich ist, muss dem Patienten bzw. dem nachbehandelnden Arzt »reiner Wein eingeschenkt«, d.h. das Fehlverhalten bzw. der diesem zugrunde liegende Sachverhalt mitgeteilt werden. Offenbarungspflichten aus therapeutischen Gründen bedürfen somit stets der exakten Prüfung im konkreten Einzelfall.

8. Fahrlässige Körperverletzung

In Fällen fahrlässiger Körperverletzung müssen weder der betroffene Arzt noch sein Dienstvorgesetzter oder ein anderer Arzt der Staatsanwaltschaft oder Polizei eine Meldung machen. Denn die fahrlässige Körperverletzung ist ein sog. relatives Antragsdelikt, d.h. die Ermittlungen werden nur bei Vorliegen eines **besonderen öffentlichen Interesses** von der Staatsanwaltschaft von Amts wegen vorgenommen, während sie im Grundsatz von einem Strafantrag des bzw. der Verletzten abhängen, der/die auch selbst im Wege der sog. Privatklage die Strafverfolgung betreiben kann.

9. Beweissicherungsmaßnahmen

Jeder Betroffene sollte für sich persönlich genaue Aufzeichnungen über den Ablauf des Zwischenfalls, markante Zeitpunkte, die Länge bestimmter Zeitphasen, die beteiligten Personen, Besonderheiten in der Person der Patientin (des Kindes), Auffälligkeiten im Umfeld und dergleichen machen. Da diese Unterlagen allerdings beschlagnahmt werden können, müssen sie vor dem Zugriff der Strafverfolgungsbehörden sicher aufbewahrt werden.

Außerdem sollte man stets sofort **Fotokopien** der Krankenblattunterlagen und Duplikate von Röntgenaufnahmen anfertigen. Denn wenn es zu einem staatsanwaltschaftlichen Ermittlungsverfahren kommt, erhält der Beschuldigte selbst keine Akteneinsicht, sondern kann diese **nur über seinen Verteidiger** erlangen, und selbst dann besteht ein Rechtsanspruch erst **nach Abschluss der Ermittlungen.**

10. Sektion nach tödlichem Zwischenfall

> Werden von den Angehörigen nach einem tödlichen Zwischenfall grundlos Vorwürfe erhoben, sollte der Beschuldigte unbedingt bei der Staatsanwaltschaft eine Sektion beantragen.

---

80 vgl. Lippert, MedR 1987, 176; Taupitz, Die zivilrechtliche Pflicht zur unaufgeforderten Offenbarung eigenen Fehlverhaltens, 1989, S. 6.

81 Gubernatis, JZ 192, 363, 365; Uhlenbruck, Rheinisches Ärzteblatt 1987, 114.

Weder eine drohende Zivilklage noch der Gesichtspunkt der Wahrnehmung berechtigter Interessen rechtfertigen ein eigenmächtiges Vorgehen, also den Verzicht auf die behördliche Anordnung.

»Vielfach erhalten allerdings die Krankenhausaufnahmeverträge in den allgemeinen Vertragsbestimmungen« Sektionsklauseln, mit deren Unterzeichnung der Patient sein Einverständnis mit der inneren Leichenschau (Leichenöffnung) vorab erklärt. Derartige vorformulierte Sektionseinwilligungen sind bei aus ärztlicher Sicht notwendiger Feststellung der Todesursache oder bei wissenschaftlichem Interesse rechtlich zulässig[82]«.

11. Keine Beeinflussung von Zeugen, keine Fälschung und Vernichtung von Beweismaterial

Eigentlich selbstverständlich, aber aus gegebenem Anlass nochmals zu betonen ist der Hinweis, dass Zeugen nicht beeinflusst werden dürfen. Davon abgesehen sollte derjenige, der polizeiliche bzw. staatsanwaltschaftliche Ermittlungen gegen seine Person nicht unter jedem denkbaren Gesichtspunkt für ausgeschlossen erachtet, äußerste Zurückhaltung im Gespräch mit Kollegen und dem nicht ärztlichen Personal üben. Das gilt auch für die Teilnahme an Zwischenfallkonferenzen oder die Unterzeichnung sog. Gemeinschaftsprotokolle.

Cave

Selbstverständlich dürfen die vorliegenden schriftlichen Krankenblattunterlagen nicht nachträglich geändert bzw. Beweismittel vernichtet oder unterdrückt werden.

12. Informatorische Befragungen durch Polizei und Staatsanwaltschaft

Kommt es unmittelbar nach einem Zwischenfall zu informatorischen Befragungen durch Polizei oder Staatsanwaltschaft, ohne dass überhaupt schon feststeht, ob eine strafbare Handlung vorliegt bzw. gegen wen sich der Tatverdacht richten könnte, ist der in den Vorfall verwickelte Arzt zunächst **Zeuge.** Als solcher trifft ihn grundsätzlich die Pflicht auszusagen, und zwar wahrheitsgemäß. Nach § 55 StPO kann er jedoch die Auskunft auf solche Fragen verweigern, deren wahrheitsgemäße Beantwortung ihn der Gefahr aussetzen würde, wegen einer Straftat oder Ordnungswidrigkeit verfolgt zu werden.

Obwohl der »verdächtige« Zeuge auf diese Bestimmung vom Vernehmungsbeamten hinzuweisen ist, wird in der Praxis oftmals hiergegen verstoßen, ohne dass sich daraus aber irgendwelche rechtlichen Konsequenzen ergeben. Jeder möglicherweise von dem Fehlervorwurf betroffene Arzt ist daher gut beraten, im Frühstadium der Ermittlungen den Bereich des **Auskunftsverweigerungsrechts** weit zu ziehen, u. U. die Aussage im Hinblick auf § 55 StPO sogar ganz zu verweigern.

Unbedachte und vorschnelle, im Ergebnis belastende Angaben in diesem Stadium erschweren die Verteidigung oftmals außerordentlich, da das früher Gesagte im weiteren Verfahrensverlauf gegen den beschuldigten Arzt verwertbar ist. Vermag der Arzt dagegen durch seine Aussage sofort und einwandfrei seine Unschuld zu beweisen, sollte er sich zur Sache äußern und nicht durch einen Rückzug auf formale Rechtspositionen möglicherweise unnötigen Verdacht erregen.

13. Verhalten als Beschuldigter

Wer formell von der Staatsanwaltschaft mit dem Vorwurf konfrontiert wird, für den Tod oder die Körperverletzung einer Patientin verantwortlich zu sein, ist **»Beschuldigter«**. In dieser Position ist **dringend** davon abzuraten, mündliche Erklärungen zur Sache abzugeben. Wie die Erfahrung nämlich gezeigt hat, ist die Gefahr von Missverständnissen, Irrtümern und Ungenauigkeiten bei der Aufzeichnung der Angaben außerordentlich groß.

> Der Beschuldigte sollte **stets nur schriftlich** – nach vorheriger rechtlicher Prüfung und Akteneinsicht über den **Verteidiger** – zur Sache Stellung nehmen.

Dies ist mit Nachdruck – gegen manch anderen juristischen Rat – zu empfehlen, da mit einer substantiell fundierten, oftmals durch ein fachspezifisches Gutachten unterlegten Schutzschrift der weitere Gang des Verfahrens entscheidend in Richtung »Einstellung« gefördert werden kann.

> Das Zurückhalten von Argumenten und Tatsachen oder die Aufbewahrung von vermeintlichen »Überraschungseffekten« für die Hauptverhandlung ist in Arztstrafsachen ein schwerer anwaltlicher »Kunstfehler«.

Das **Hauptziel der Verteidigung** muss es sein, die Erhebung der Anklage mit nachfolgender öffentlicher Hauptverhandlung mit allen zulässigen Mitteln zu vermeiden[83].

Diese Verhaltensempfehlungen sind keine starren Regeln, sondern stellen vielfach erprobte und in der Praxis bewährte allgemeine Hinweise dar, mit denen forensischen Auseinandersetzungen vorgebeugt und die Verteidigung in Arztstrafsachen vernünftig gestaltet werden kann.

---

82 BGH NJW 1990, 2313 m. Anm. Deutsch.

83 vgl. zum ganzen Ulsenheimer, Arztstrafrecht in der Praxis, 2. Aufl. 1998, S. 336 ff.

57

Epidemiologie der perinatalen Mortalität

N. Lack

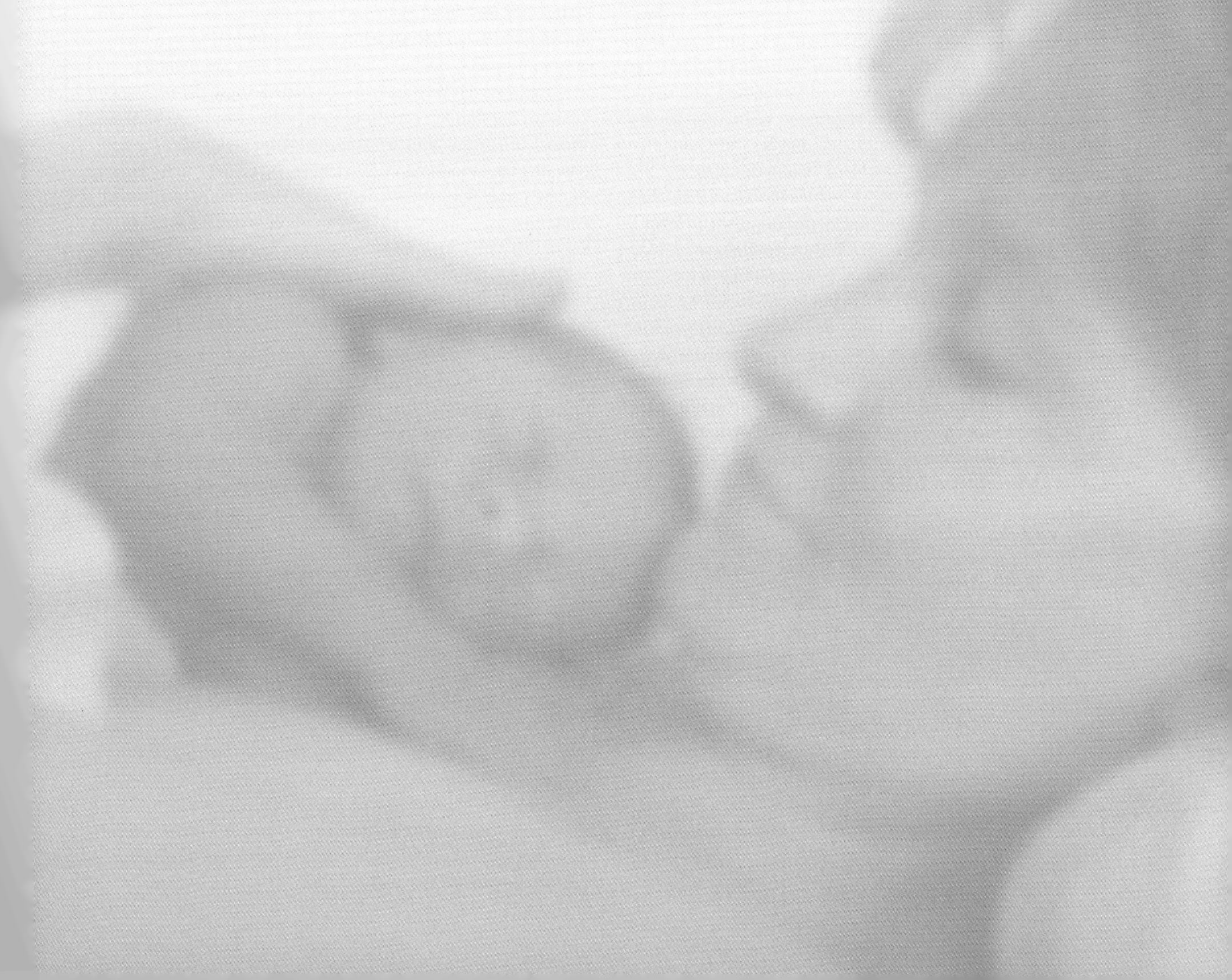

»Die risikoreichsten Momente eines Menschenlebens befinden sich jeweils zu Beginn und am Ende.«

Kurz-Überblick

Mortalität ist eindeutig. Der unzweifelhafte Befund erklärt vielleicht die ungebrochene Beliebtheit dieses Kriteriums zur Beschreibung des Ausgangs einer Schwangerschaft. Die perinatale Mortalität gehört untrennbar zur umfassenden Darstellung von geburtshilflichen Leistungen einer Abteilung. Strukturpolitische Diskussionen in der geburtshilflichen Versorgung sind ohne regionale Vergleiche perinataler Mortalitätsraten kaum durchführbar. Neben der Säuglingssterblichkeit ist die perinatale Mortalität eine weit verbreitete Maßzahl für den sozioökonomischen Status einer Gesellschaft. In internationalen Vergleichen der WHO tauchen perinatale Mortalitätsraten regelmäßig auf.

Umfassende und direkt vergleichbare Darstellungen von Häufigkeiten und Ursachen der perinatalen Mortalität über längere Zeiträume und verschiedene Regionen sind allerdings aus drei Gründen nicht ganz unproblematisch. Erstens sind die gesetzlichen Vorschriften für die Registrierung von Totgeborenen und Lebendgeborenen sowie deren Definition nicht in allen Staaten gleich und zudem sind sie auch noch diversen Änderungen im Lauf der Zeit unterworfen. Zweitens ist trotz der weit verbreiteten ICD-Verschlüsselung dennoch eine absolute Vergleichbarkeit in der Todesursachenstatistik nicht garantiert, da ICD-Versionen und Verschlüsselungspraktiken ebenfalls Veränderungen obliegen. Drittens basieren die veröffentlichten Kennzahlen teilweise auf unterschiedlichen Datenbasen. Während in den meisten Ländern staatliche Institutionen mit der Datensammlung betraut sind, werden in Deutschland häufig Resultate der zwar flächendeckenden, aber dennoch nicht vollzähligen Perinatalerhebungen zitiert, die zudem auf dem **Ereignisortprinzip** im Gegensatz zu dem sonst gängigen **Wohnortprinzip** basieren. Die Zählung nach dem Ereignisortprinzip impliziert die Berücksichtigung sämtlicher an einem Ort – in der Regel ein Krankenhaus – geborener Kinder unabhängig von ihrem Herkunftsort im Gegensatz zur Zählung nach dem Wohnortprinzip, wo der Hauptwohnsitz der Mutter ausschlaggebend für die nachfolgende Aggregierung ist. In anderen Staaten existieren keine flächendeckenden Perinatalerhebungen wie in Deutschland. Im Rahmen der meist staatlichen Gesundheitswesen werden außerhalb von Deutschland oft differenziertere Daten zu Schwangerschaft und Geburt in der offiziellen Dokumentation erfasst. In Deutschland ergänzen die Daten der Perinatalerhebungen stattdessen die im Vergleich eher schmale offizielle Datenbasis. Hierdurch erklärt sich entsprechend auch bei epidemiologischen Fragestellungen der selbstverständliche Bezug zu den Daten der Perinatalerhebung. Zeitverläufe von Mortalitätsraten sind nicht störungsfrei. Die Wiedervereinigung 1989 sowie die Änderung des Personenstandsgesetzes 1994 sind von gravierender Konsequenz für die Interpretation der perinatalen Mortalität in Deutschland. Die schlagartig veränderte Datenlage hat zu substantiellen Diskontinuitäten in den Zeitverläufen geführt, die sich erst jetzt allmählich zu beruhigen beginnen.

In diesem Kapitel soll die perinatale Mortalität aus epidemiologischer Sicht betrachtet werden. Hierzu werden nach einer kurzen Begriffsbestimmung anhand von Beispielen aus diversen Datenquellen allgemeine Muster regionaler und zeitlicher Variation der Mortalität sowie die wichtigsten Todesursachen und korrelierende Begleitumstände aufgezeigt. Die vorgestellten Daten erheben keinen Anspruch auf Vollständigkeit, sondern sollen stattdessen die Vielfältigkeit des Themas illustrieren und vor allem auf gängige Fallen bei der Interpretation der perinatalen Mortalität aufmerksam machen. Letztlich gilt aber stets die alte Erkenntnis, dass das Vertrauen in eine Datenanalyse mit der Detailkenntnis der Rohdaten zunimmt. Im letzten Abschnitt wird ein Versuch unternommen, den Stellenwert der perinatalen Mortalitätsrate in der modernen Geburtshilfe neu zu definieren und zu Gunsten einer Betrachtung neonataler Mortalität zu relativieren. Weitergehende Literatur zu Themen, die über den Rahmen dieses Kapitels hinausgehen findet sich unter anderem bei EUROCAT (1997), MacFarlane u. Mugford (2000), NPEU Annual Report (2001), Richardus et al. (1998).

Nützliche Internetadressen sind:
http://www.npeu.ox.ac.uk/; http://www.who.int/whosis/, http://www.baq-bayern.de/.

Zusätzliche Informationen können darüber hinaus von den jeweiligen Qualitätssicherungsgeschäftsstellen der Bundesländer bezogen werden, die in der Regel den Landeskrankenhausgesellschaften oder Ärztekammern angegliedert sind.

57.1 Definitionen

Definition

Perinatal verstorbe Kinder inkludiert **tot geborene** sowie alle **innerhalb von 7 Lebenstagen verstorbene** Neugeborene. Um Missverständnisse zu vermeiden, wird absichtlich der Begriff Totgeborene im Gegensatz zu Totgeburten verwendet, da eine Totgeburt im Falle von Mehrlingen nicht immer eindeutig definiert ist. »Innerhalb von 7 Lebenstagen« heißt innerhalb von 7-mal 24 h nach der Geburt.
▼

Des Weiteren sind **neonatale Todesfälle** Todesfälle innerhalb der ersten 4 Wochen und **postneonatale Todesfälle** solche zwischen 4 Wochen und einem Jahr. Neonatale und postneonatale Todesfälle konstituieren zusammen **Säuglingstodesfälle**. Neonatale Todesfälle werden ferner in **frühe neonatale Todesfälle** innerhalb von 7 Lebenstagen sowie **späte neonatale Todesfälle** zwischen dem 8. Lebenstag und 4 Wochen unterteilt. Perinatale Todesfälle beinhalten somit tot geborene sowie frühe neonatale Todesfälle.

Perinatale Mortalitätsraten sowie **Totgeborenenraten** werden pro Tausend, bezogen auf die Summe aus Lebendgeborenen und Totgeborenen in Promille berechnet. Frühe, späte und postneonatale Mortalitätsraten sowie Säuglingssterblichkeiten werden in Promille, bezogen auf alle Lebendgeborenen berechnet.

Die **Meldung von Totgeborenen** ist per Gesetz in allen europäischen Staaten vorgeschrieben. Während früher die generelle Grenze zwischen Spontanaborten und Totgeborenen bei 28 vollendeten Schwangerschaftswochen post menstruationem lag, ist diese Grenze in vielen Staaten angesichts der gestiegenen Überlebenschancen von Frühgeborenen weiter abgesenkt worden. Mit dem Übergang von der achten zur neunten Revision des ICD (WHO 1967, 1978) erfolgte auch der Wechsel vom Gestationsalter zum Geburtsgewicht als primäres Kriterium zur Definition von tot geborenen Kindern. In der zehnten Revision des ICD werden als Mindestgrenzen 1000 g (ersatzweise Gestationsalter 28 Wochen oder Körperlänge 35 cm) für internationale Vergleiche und 500 g (ersatzweise Gestationsalter 22 Wochen oder Körperlänge 25 cm) für nationale Vergleiche empfohlen (WHO 1992). Seit der Änderung des Personenstandsgesetzes (Bundesgesetzblatt I 1994) vom 24.03.1994 gilt in Deutschland ab 01.04.1994 für Totgeborene die Gewichtsgrenze von 500 g. Der entsprechende Wortlaut der Ausführungsverordnung zum § 29 des Personenstandsgesetzes lautet:

> (1) Eine **Lebendgeburt**, für die die allgemeinen Bestimmungen über die Anzeige und die Eintragung von Geburten gelten, liegt vor, wenn bei einem Kinde nach der Scheidung vom Mutterleib entweder das Herz geschlagen oder die Nabelschnur pulsiert oder die natürliche Lungenatmung eingesetzt hat.
>
> (2) Hat sich keines der in Absatz 1 genannten Merkmale des Lebens gezeigt, beträgt das Gewicht der Leibesfrucht jedoch mindestens 500 Gramm, so gilt sie im Sinne des § 24 des Gesetzes als ein **tot geborenes** oder in der Geburt verstorbenes Kind.
>
> (3) Hat sich keines der in Absatz 1 genannten Merkmale des Lebens gezeigt und beträgt das Gewicht der Leibesfrucht weniger als 500 Gramm, so ist die Frucht eine **Fehlgeburt**. Sie wird in den Personenstandsbüchern nicht beurkundet.

Neben der genannten Definition existieren in anderen Staaten allerdings auch teilweise stark abweichende Definitionen für Totgeborene. Beispielsweise galt bis 30.09.1992 in Großbritannien ein Totgeborenes als Leibesfrucht ohne Eigenatmung oder andere Lebenszeichen nach der vollendeten 28. SSW, danach wurde gemäß dem »Stillbirth Definition Act 1992« die kritische Gestationsaltersgrenze auf 24 Wochen herabgesetzt (Office for National Statistics 2001). Allgemein ist eine Senkung der kritischen Grenzen für die Reife eines Kindes, egal, ob Geburtsgewicht oder Gestationsalter, teilweise auch Körperlänge, zu beobachten. Die Motivation hierfür ergibt sich aus einer zunehmenden Benachteiligung zu Lasten Neugeborener aufgrund

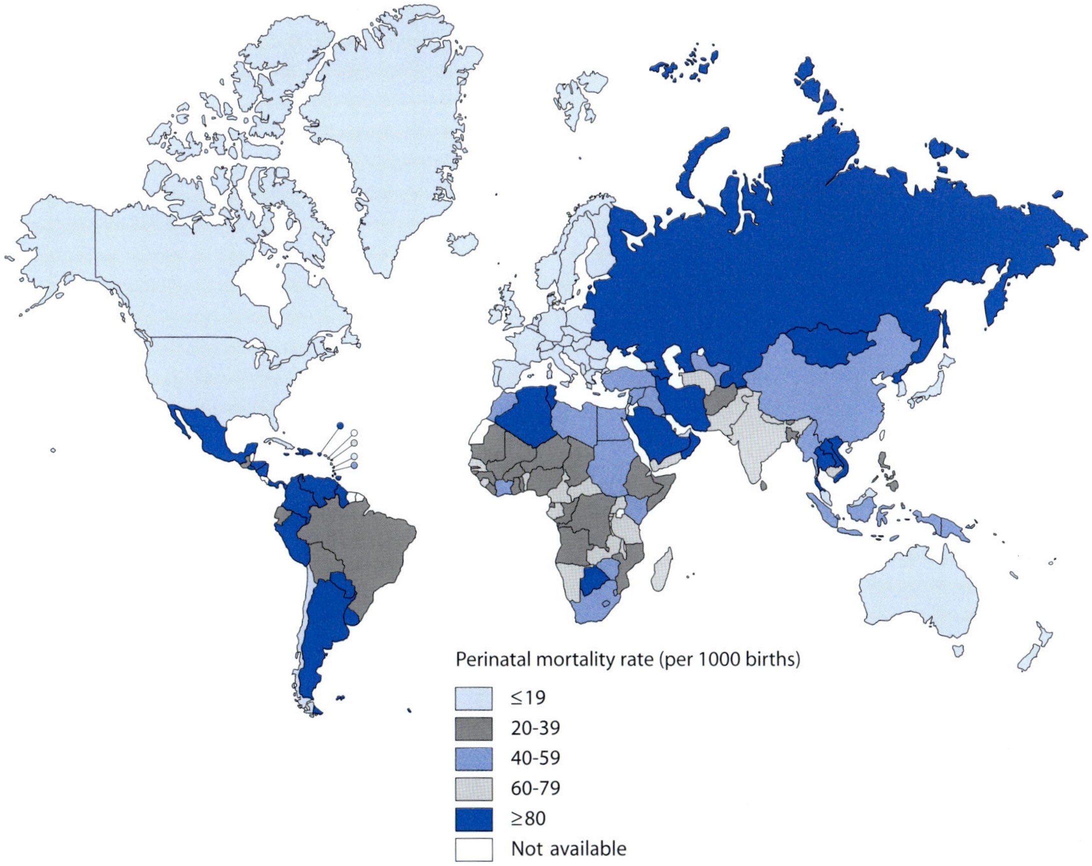

Abb. 57.1. **Globale Verteilung der perinatalen Mortalität 1995** (aus WHO 1996)

Tabelle 57.1. Perinatale Mortalitätsrate 1999 für die Welt je nach Entwicklungsstand und geographischer Subregion (aus WHO 2000)

	Perinatale Mortalität	
	Rate pro 1000 Lebend- und Totgeborene	Anzahl Todesfälle in Tausend
Welt insgesamt	52	6905
Entwickelte Regionen	8	108
Weniger entwickelte Regionen	56	6797
Afrika	76	2287
Ostafrika	74	779
Mittelafrika	71	307
Nordafrika	53	252
Südafrika	30	40
Westafrika	99	909
Asien[a]	53	4170
Ostasien[a]	33	718
Südzentralasien	71	2828
Südostasien	39	456
Westasien	32	168
Europa	10	73
Osteuropa	13	40
Nordeuropa	8	8
Südeuropa	9	12
Westeuropa	7	13
Lateinamerika und Karibik	28	327
Karibik	31	25
Zentralamerika	21	71
Südamerika	31	231
Nordamerika	7	27
Ozeanien[a]	58	14
Australien/Neuseeland	7	2
Melanesien	66	13
Mikronesien	10	<1
Polynesien	13	<1

Japan, Australien und Neuseeland sind hier exkludiert, jedoch in der Zahl für die entwickelte Regionen enthalten.

verbesserter Überlebenschancen bei zunehmend geringerem Geburtsgewicht durch medizinische Fortschritte. Auch in den USA werden Totgeborene entsprechend ihrem Gestationsalter in »fetal deaths« (ab 20 Wochen) und »late fetal deaths« (ab 28 Wochen) unterteilt (National Centre for Health Statistics 2000). Das Streben nach einer Definition der Totgeborenen über das Gestationsalter reflektiert den Wunsch, die spontanen Aborte von späteren intrauterinen Todesfällen abzugrenzen. Bei den wissenschaftlichen Fachgesellschaften wird teilweise eine Definition über das wesentlich genauer bestimmbare Geburtsgewicht favorisiert.

Im internationalen Vergleich (WHO 1996) zeigt sich deutlich die **sozioökonomische Komponente** der perinatalen Mortalität. Eine perinatale Mortalitätsrate von weniger als 20 ‰ findet sich 1995 ausschließlich in den wohlhabenden Staaten Europas, in den USA und Kanada, Chile, Kuwait, Japan, Malaysia

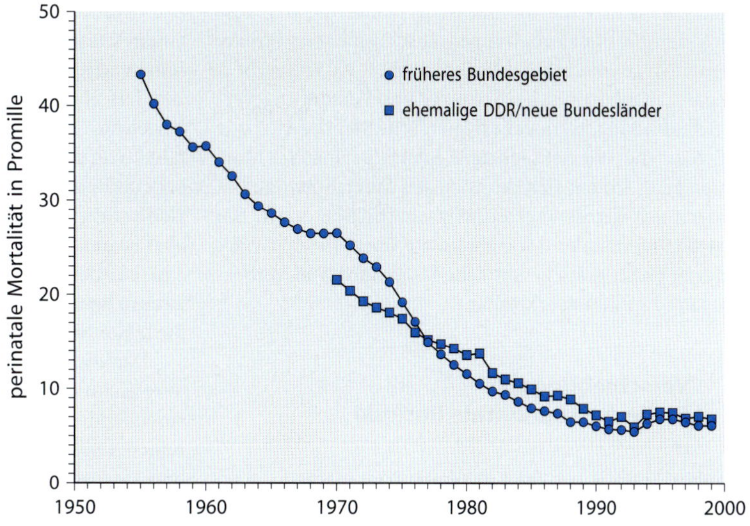

Abb. 57.2. Verlauf der perinatalen Mortalität in Promille in Deutschland. Horizontale Bezugslinie bei 5‰. Beginn der flächendeckenden Perinatalerhebungen im früheren Bundesgebiet 1980. Deutsche Einheit 03.10.1990. Änderung des Personenstandsgesetzes zum 01.04.1994 (aus Statistisches Bundesamt 1999)

und Australien (Abb. 57.1). Die einzelnen Intensitätsstufen für die Schraffur entsprechen in aufsteigender Reihenfolge unter 20‰, 20–39‰, 40–59‰, 60–79‰ sowie 80‰ und darüber. Die höchsten Raten finden sich in stark unterentwickelten Ländern Afrikas, in Afghanistan, Burma und Laos. Die aktuellen Zahlen für 1999 (Tabelle 57.1) bestätigen dieses Bild.

57.2 Zeitverläufe

Der Verlauf der perinatalen Mortalitätsrate in Deutschland (Abb. 57.2) (Statistisches Bundesamt 2000) zeigt, dass mittlerweile eine Größenordnung von ca. 6‰ erreicht worden ist. Das Statistische Bundesamt Wiesbaden hat für den Geburtenjahrgang 2000 in Deutschland eine perinatale Mortalitätsrate von 6,1‰ ermittelt. Vor dem Hintergrund von regelmäßig verfügbaren Daten zur perinatalen Mortalität in der ehemaligen DDR ab 1970, der deutschen Vereinigung im Oktober 1990 sowie der Änderung des Personenstandsgesetzes zum 01.04.1994 lassen sich die getrennten Verläufe für beide Teile Deutschlands interpretieren. Bis etwa 1997 war die Organisation der Schwangerenbetreuung in der DDR, insbesondere durch die Hausbesuche nach 4 Wochen, weitaus intensiver als zu vergleichbarer Zeit im früheren Bundesgebiet. Insbesondere sozial schwache Familien wurden ebenso mit einbezogen. Ferner existierten Kommissionen zur Untersuchung von sämtlichen Säuglingssterbefällen. Alle Fälle waren meldepflichtig, tote Kinder wurden grundsätzlich obduziert.

► Studienbox

Dieser Grad der Versorgungsintensität ist typisch für staatliche Gesundheitswesen. Zum Beispiel werden in Großbritanniens National Health Service (NHS) sämtliche Neugeborene im Rahmen eines Follow-up-Besuchs durch Gemeindeschwestern (»health visitors«) überprüft. Hierbei werden unter anderem allgemeine soziale und hygienische Faktoren berücksichtigt. Es wurde festgestellt, dass zwischen der Senkung der Rate von plötzlichen Kindstodfällen (»sudden infant death syndrome«, SIDS) in den 1970er-Jahren und der Intensität von Risikoscore-abhängigen Interventionsstrategien eine starke Korrelation bestand (Carpenter et al. 1983). SIDS-Risikoreduktionsprogramme haben sich inzwischen weiter etabliert (Young u. Fleming 1988) und existieren unter anderem in Deutschland seit 1995, in Frankreich seit 1994 und in den Niederlanden seit 1989 (Foundation for the Study of Infant Deaths 2002; Byard u. Krous 2001).

Ende der 1970er-Jahre verschärften sich in der ehemaligen DDR allmählich die Versorgungsschwierigkeiten. Eine flächendeckende Ausstattung mit CTG und Ultraschallgeräten war nicht möglich. Anfang der 80er-Jahre etablierten sich dagegen von Bayern und Niedersachsen ausgehend in den alten Bundesländern zunehmend die **flächendeckenden Perinatalerhebungen.** Zentrales Augenmerk wurde unter anderem auf die Intensität der Schwangerenversorgung (Zeitpunkt der ersten Schwangerschaftsuntersuchung und Ultraschalluntersuchung sowie Anzahl der Untersuchungen insgesamt) und die Bestimmung des pH-Werts aus der Nabelschnurarterie gelenkt. Nach der Senkung der kritischen Gewichtsgrenze für die Meldung von Totgeborenen auf 500 g wird ein vorübergehender Anstieg der perinatalen Mortalitätsraten in den Jahren 1994, 1995 und 1996 um etwa 1‰ beobachtet. In diesem Fall besteht offenbar ein stark ausgeprägter kausaler Zusammenhang mit der veränderten gesetzlichen Meldepflicht.

Grundsätzlich sollte jedoch davor gewarnt werden, aufgrund korrelierender Beobachtungen Rückschlüsse auf kausale Zusammenhänge zu ziehen. Zwar ist parallel mit der Etablierung der Perinatalerhebungen in Deutschland eine Reihe von erfreulichen Entwicklungen wie Rückgang der perinatalen Mortalität, zunehmende CTG-Überwachung und pH-Wert-Bestimmung aus der Nabelschnurarterie sowie Intensivierung der Schwangerenvorsorge zu beobachten, stichhaltige Wirksamkeitsnachweise für den Nutzen der Perinatalerhebungen sind bislang allerdings noch nicht erbracht worden.

Problematisch ist hier die methodische Isolierung der ausschließlich den Perinatalerhebungen zuschreibbaren Effekte von allgemeinen gesellschaftlichen Entwicklungen, wie verbesserter Zugang zu medizinischer Vorsorge und Versorgung, verbesserte Schulbildung, gestiegene hygienische Standards, sowie bessere Ernährung. Wie der globale Vergleich perinataler Mortalitätsraten zeigt, finden sich die höchsten Mortalitätsraten in den Ländern mit der geringsten wirtschaftlichen Kraft. Ein Rückgang der perinatalen Mortalitätsrate über die Zeit wäre ebenso durch einen gestiegenen Lebensstandard und verbesserten Zugang zu Bildung erklärbar.

57.3 Verschiebungen in die postneonatale Periode

Eine populäre Frage ist, ob die Konzentrierung medizinischen Fortschritts auf die im Mittelpunkt des Interesses stehende frühe neonatale Periode Auswirkungen auf die nachfolgende späte Neonatal- und Postneonatalperiode hat. Durch die Möglichkeiten der Intensivmedizin kann das Leben in einigen Fällen über den 7. Lebenstag hinaus verlängert werden. Die Frage stellt sich, ob eine verbesserte Neugeborenenversorgung insofern zu einer Verlagerung der Mortalität in eine spätere Phase führt. Da sich randomisierte Studien aus ethischen Gründen verbieten, lässt sich diese These am ehesten durch eine Analyse der Relationen von frühen neonatologischen Todesfällen zu später erfolgten Todesfällen untersuchen. Eine differenzierte Analyse der Säuglingssterblichkeit lässt sich mit den Daten des Statistischen Bundesamtes erstellen.

Die Datenlage erlaubt eine Untergliederung in die Todesperioden 1. Lebenstag, 2.–7. Lebenstag, 8.–28. Lebenstag und 29. Lebenstag bis 1 Jahr. Setzt man pro Jahr die Summe aller 4 Gruppen zu 100 %, so lassen sich vergleichbare Anteile als Zeitreihe darstellen (▫ Abb. 57.3). Drei Dinge fallen sofort auf: der Rückgang der Todesfälle am ersten Lebenstag, die Zunahme des Anteils postneonataler Todesfälle sowie die gegenläufigen Entwicklungen in den extremen Gruppen (Tod am ersten Tag und postneonatale Todesfälle) nach der deutsch-deutschen Vereinigung.

Das Personenstandsgesetz dürfte hier theoretisch keinen Einfluss haben, da es sich ja um postnatale Todesfälle handelt. Die paradoxe Tatsache, dass es hier dennoch möglicherweise einen Zusammenhang gibt, wird später diskutiert. Die Zeitreihen scheinen die Verlagerungshypothese klar zu unterstützen. Die Hypothese lässt sich aber auch durch Kontradiktion beweisen. Angenommen, es gäbe keine Verschiebung der Mortalität von der frühen in die späte Neonatalperiode. Dies würde bedeuten, dass ein Kind entweder in der frühen Neonatalperiode stirbt oder gar nicht stirbt, sondern immer überlebt. Das aber ist absurd, da wir ja spät neonatale Todesfälle beobachten. Also existiert die postneonatale Verlagerung der Mortalität und zwar in dem Maße, in dem sich der medizinische Fortschritt auf die frühe Neonatalperiode fokussiert.

Das dies nicht immer so sein muss, zeigen internationale Vergleiche. Für 7 ausgewählte europäische Staaten konnte entsprechendes Material des statistischen Bundesamtes auf Zeitreihen verdichtet werden, in denen das Verhältnis von Säuglingssterbefällen in der frühen Neonatalperiode zu sämtlichen restlichen Säuglingssterbefällen dargestellt ist (▫ Abb. 57.4). Ein Quotient von 1,0 besagt beispielsweise, dass ebenso viele Säuglinge innerhalb der ersten 7 Lebenstage versterben wie später.

> ▶ **Studienbox**
>
> Eine differenzierte Interpretation der Zeitreihen ist nur mit detaillierten Kenntnissen über die **Registrierungspraxis** in den einzelnen Ländern möglich. Dennoch lassen die stark differierenden Verläufe einige Rückschlüsse zu. Der mit Ausnahme von Italien deutliche Rückgang des Anteils früher neonataler Mortalität zu Lasten der späteren Periode legt die Vermutung einer generellen Konzentration neonataler Intensivmedizin auf die frühe neonatale Periode nahe. In Italien lag offenbar der Fokus auf die Reduktion der späten neonatalen Mortalität bis Ende der 1970er-Jahre im Vordergrund. Erst danach verschiebt sich – zeitversetzt – das Verhältnis wie auch in anderen Ländern allmählich zugunsten der frühen Neonatalperiode. Die offensichtliche Diskontinuität zwischen 1974 und 1975 in Frankreich ist dadurch bedingt, dass vor 1975 Kinder, die zwar postnatal, aber dennoch vor der offiziellen standesamtlichen Registrierung verstarben, fälschlicherweise den Totgeborenen zugeschlagen
>
> ▼

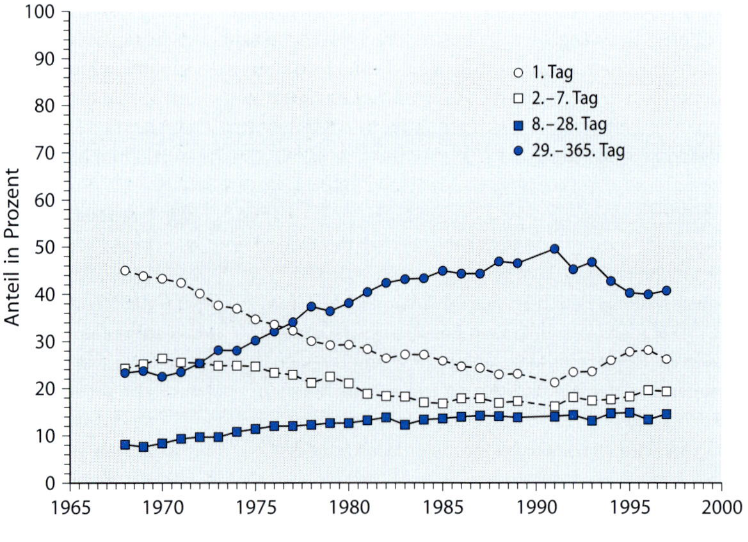

▫ Abb. 57.3. **Relative Anteile an der Säuglingssterblichkeit.** Bis 1998 früheres Bundesgebiet, ab 1992 vereinigtes Deutschland (aus WHO 2002)

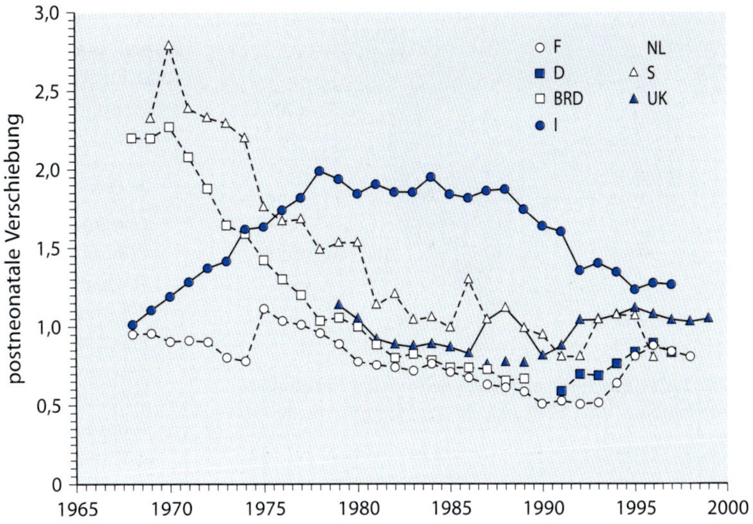

Abb. 57.4. **Verhältnis früher neonataler Sterbefälle zu späten neonatalen und postneonatalen Sterbefällen in ausgewählten europäischen Staaten** (aus WHO 2002)

wurden (Zeitlin 2002). Diese Praxis wurde ab 1975 korrigiert. Die Graphik zeigt aber auch ein weiteres Phänomen. Ab Mitte bis Ende der 1980er-Jahre flachen die Verläufe der Verhältniszahlen langsam ab. Mit Ausnahme von Italien ist der Grad der Verschiebung der Mortalität in spätere Phasen nicht mehr so ausgeprägt. Gemeinsam mit der Beobachtung, dass wir mit der perinatalen Mortalität in Deutschland und vermutlich auch in anderen Staaten mittlerweile an einem Niveau von etw 6‰ angekommen sind, ohne das sich weitere Reduktionen klar abzeichnen, stellt sich die Frage, ob wir damit auch eine biologische maximal erreichbare Untergrenze erreicht haben.

57.4 Komponenten der Mortalität

Da sich die diagnostischen Möglichkeiten mit der Geburt schlagartig verbessern, ist es nicht verwunderlich, wenn die Qualität der Todesursachenstatistik für Totgeborene schlechter ist als für neonatale Todesfälle. Aus diesem Grund werden Todesursachen in der Regel für Totgeborene getrennt dargestellt. In engerem Sinn wird auch von so genannten **direkten** Todesursachen gesprochen, um teilweise stark korrelierende Faktoren wie Bildungsgrad und sozioökonomischen Status klar abzugrenzen. Die wesentlichen direkten Todesursachen sind angeborenene Fehlbildungen, niedriges Geburtsgewicht und Unreife sowie Hypoxie und Atemstörungen. Die Genauigkeit der Befundung von Todesursachen steigt mit dem diagnostischem Aufwand. Die besten Resultate werden nach einer Obduktion erziehlt.

▶ Studienbox

In der Literatur haben sich zwei verschiedene Ansätze zur Klassifizierung etabliert, die **klinische** (Baird et al. 1954) und die **pathophysiologische** (Wigglesworth 1980) Ursacheneinteilung. In der Einteilung nach Baird werden zusätzliche Informationen über die Ätiologie des Todes aus Post-mortem-Obduktionen verwendet. Wenn z. B. ein Baby mit 1500 g kurz nach einer durch Abruptio placentae induzierten Sectioentbindung stirbt und sich in der Obduktion ein Tentoriumsriss zeigt, so erscheint es sinnvoller, den Tod primär der Abruptio und erst in zweiter Hinsicht Unreife oder einem Geburtstrauma zuzuschreiben. Die Baird-Klassifikation lag unter anderem der British Perinatal Mortality Survey von 1958 (Butler u. Bonham 1963) zugrunde. Die Einteilung nach Wigglesworth kommt ohne differenzierte pathologische Betrachtung aus, trennt aber deutlich zwischen intrauterinen und neonatalen Faktoren. Die Ursachen teilen sich auf in angeborene Fehlbildungen, intrauteriner Fruchttod (vor Wehenbeginn), neonatale Todesfälle in Folge von Unreife, Todesfälle durch Hypoxie sub partu sowie sonstige spezifische Todesursachen. Beide Klassifikationen werden in Großbritannien parallel angewandt.

In den deutschen Perinatalerhebungen wurden Todesursachen ca. 20 Jahre lang (1980–1998) über einen eigenes dafür entwickelten zweistelligen **Morbiditäts- und Todesursachenschlüssel** kodiert. Dieser umfasst 40 Positionen, wovon 20 für die Untergliederung von Anomalien sind. Für den Geburtenjahrgang 1997 verteilten sich bei 263 in der bayerischen Perinatalerhebung dokumentierten postnatal verstorbenen Kindern die 432 genannten Todesursachen beispielsweise wie folgt:

- Unreife/Mangelgeburt (33%),
- Anomalien (23%),
- Asphyxie/Hypoxie,
- Atemnotsyndrom und andere Atemstörungen (21%),
- generalisierte Infektionen (5%),
- Schockzustand (4%),
- intrakranielle Blutungen (4%),
- sonstige Ursachen (10%).

Die standesamtliche Registrierung von Todesursachen mittels ICD-Diagnosenkodierung bildet dagegen die Basis der Todesursachenstatistik von statistischen Landesämtern und Statis-

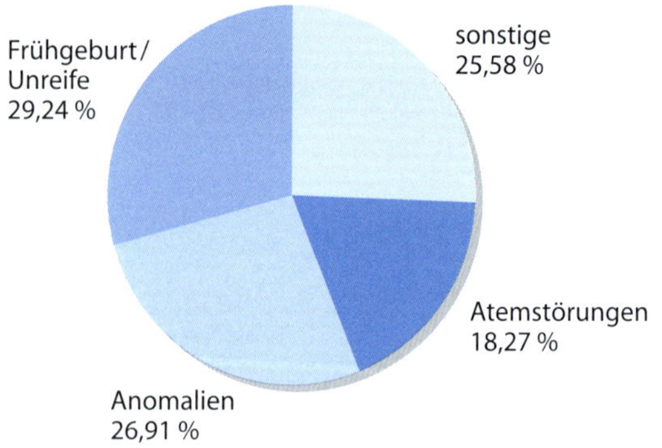

Abb. 57.5. **Todesursachen von frühen neonatalen Todesfällen.** Statistisches Jahrbuch 1982, 1990 und 2001 (aus Statistisches Bundesamt 2002)

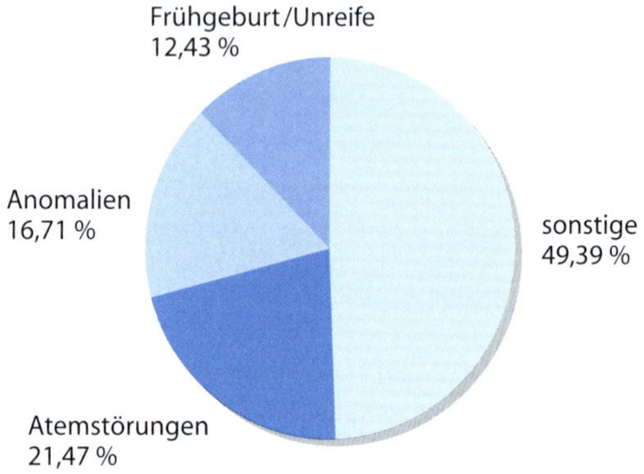

Abb. 57.6. **Todesursachen von Totgeborenen in Bayern 1987–1989** (Bayerische Perinatalerhebung)

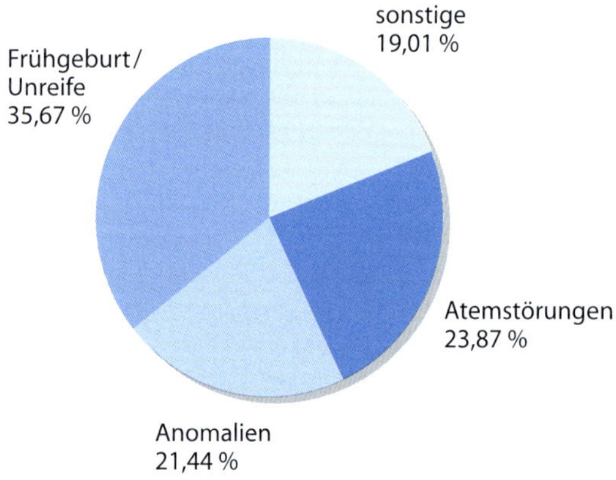

Abb. 57.7. **Todesursachen früher neonataler Todesfälle in Bayern 1987–1989** (Bayerische Perinatalerhebung)

tischem Bundesamt. Die gemittelten Häufigkeiten für frühe neonatale Todesfälle aus den statistischen Jahrbüchern 1980, 1989 und 1998 für Deutschland zeigen den dominierenden Anteil der auf Unreife und Anomalien zurückzuführen ist (Abb. 57.5). Vergleichbare Daten der Bayerische Perinatalerhebung zeigen eine ähnliche Zusammensetzung von Todesursachen (Abb. 57.7). Die analoge Darstellung für Totgeborene (Abb. 57.6) reflektiert dagegen mit dem hohen Anteil in der Gruppe »sonstige Ursachen« deutlich das erwähnte diagnostische Problem.

Mit der jüngsten Einführung des ICD-10 im stationären Bereich in Deutschland ist mit systematischen Effekten bei der Todesursachenstatistik zu rechnen. Konstant verwendete Kataloge erhöhen die Validität und somit die Interpretierbarkeit von längeren Zeitverläufen.

▶ Studienbox

Eine Analyse der Daten der Bayerische Perinatalerhebung zeigt eine bemerkenswerte Stabilität bei der Verteilung der Todesursachen von Totgeborenen über die Periode von 1987 bis 1998. Bei den frühen neonatalen Todesfällen in Bayern sinkt in derselben Zeit der Anteil der Atemstörungen von 28% auf 20% und der Anteil der Anomalien von 23% auf 16%. Die auf Frühgeburt/Unreife zurückgeführten Todesursachen nehmen im genannten Zeitraum von 34% auf 40% leicht zu.

57.5 Determinanten der Mortalität

Das **Geburtsgewicht** ist der Faktor, der für sich genommen am stärksten mit der perinatalen Mortalität korreliert. Bundesweit betrug 1999 die perinatale Mortalitätsrate 6,2‰ über alle Gewichtsklassen, 239,3‰ unter 1500 g und 425,7‰ unter 1000 g. Anders ausgedrückt heißt dies, dass unter 1000 g etwa 4 von 10 Kindern perinatal versterben. Wieder anders dargestellt, befinden sich 37,4% aller perinatal verstorbenen Kinder in der Gewichtsklasse unter 1000 g und weitere 11,3% in der Klasse 1000–1499 g. Somit entfallen etwa die Hälfte aller perinatalen Fälle auf Geburtsgewichte unter 1500 g.

Die Inspektion der geburtsgewichtsspezifischen perinatalen Mortalitätsraten im Zeitverlauf zeigt allerdings am Beispiel Bayern zwischen 1987 und 2000 sehr wohl auch den medizinischen Fortschritt (Abb. 57.8). In der Gewichtsklasse 1500 g und darüber hat die perinatale Mortalität von 4‰ auf 3‰ innerhalb von 14 Jahren abgenommen, in der Klasse zwischen 1000 g und 1499 g von 200‰ auf ca. 100‰. Auch in der Klasse unter 1000 g ist ein Rückgang von 450‰ auf 250‰ bis zum Zeitpunkt der Senkung der Gewichtsgrenzen auf 500 g zu beobachten. Nach dem systemimmanenten drastischen Anstieg folgt inzwischen auch in dieser Gruppe seit 1997 ein leichter Rückgang. Wenn man die gleichzeitige Zunahme von Geburten unter 1000 g berücksichtigt, so spricht dies gegebenenfalls umso mehr für Erfolge medizinischen Fortschritts, zumindest gemessen am Kriterium neonatalen Überlebens.

Die Zunahme von Kindern mit Geburtsgewichten unter 1000 g seit 1984 zeigt sich deutlich in den offiziellen bundesweiten Daten (Tabelle 57.2). Während zwischen 1993 und 1999 der Anteil von Kindern unter 1000 g von 0,31% allmählich auf 0,54% anstieg, ist die perinatale Mortalität in dieser Gewichtsklasse nach anfänglichem plötzlichen Anstieg inzwischen wieder rückläufig.

Interessant an der Tabelle ist im Übrigen, dass auch in der Klasse 1000–1499 g seit 1995 ein deutlicher Zuwachs vorzuliegen scheint. Diese Zunahme ist überraschend. Sie ließe unter Umständen die Hypothese zu, dass in der Zeit vor Änderung des Personenstandsgesetzes einige meldepflichtige Totgeborenen mit Geburtsgewichten über 1000 g übersehen wurden.

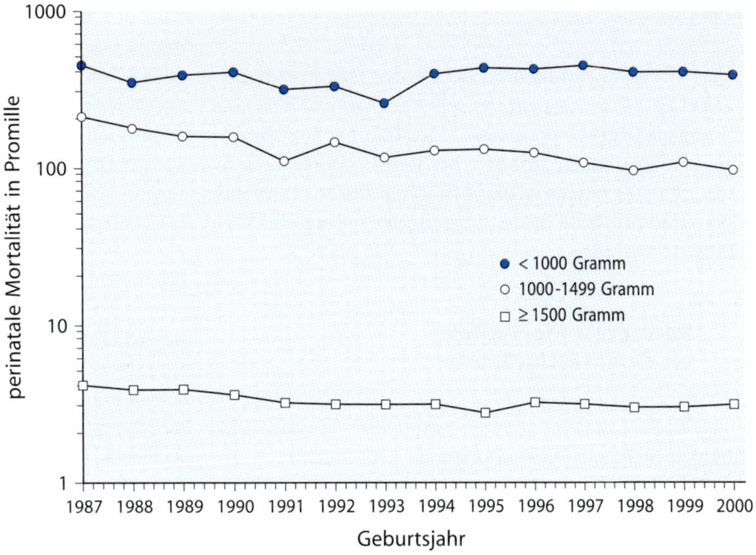

Abb. 57.8. **Logarithmierte geburtsgewichtsspezifische perinatale Mortalitätsraten in Bayern** (Bayerische Perinatalerhebung)

Tabelle 57.2. **Anteil lebend- und tot geborene Kinder sowie perinatale Mortalität in Abhängigkeit vom Geburtsgewicht in Deutschland** (Statistisches Bundesamt Wiesbaden)

Jahr	Anteil Geborene [%]		Perinatale Mortalität [‰]	
	Unter 1000 g	1000–1499 g	Unter 1000 g	1000–1499 g
1993	0,31	0,62	288,2	143,1
1994	0,44	0,63	425,8	144,4
1995	0,47	0,67	481,0	135,8
1996	0,54	0,70	462,0	133,8
1997	0,50	0,68	435,2	123,9
1998	0,53	0,69	418,2	99,5
1999	0,54	0,72	425,7	97,8

Weitere **indirekte** Faktoren, die wesentlich mit der perinatalen Mortalität im Zusammenhang stehen, sind Geschlecht des Kindes, sozialer Status, Familienstand, Rauchen, Alter der Mutter, saisonale Effekte, Zeitpunkt der Geburt, Körpergewicht der Schwangeren, Mehrlingsschwangerschaft, Intensität der Schwangerenvorsorge sowie allgemeine Umwelteinflüsse. Die Daten der Bayerischen Perinatalerhebung (1,3 Millionen dokumentierte Geburtsverläufe zwischen 1987 und 1998) geben Aufschluss über die typischen Muster dieser indirekten Begleitumstände. Bei Knaben liegt die perinatale Mortalität weitgehend konstant um etwa 1‰ höher als bei Mädchen. Verglichen mit Schwangeren zwischen 18 und 34 Jahren, ist die perinatale Mortalität unter 18 Jahren um 29%, zwischen 35 und 39 Jahren um 37% und ab 40 Jahren um 75% erhöht. Ein saisonaler Zusammenhang konnte anhand der vorliegenden Daten aufgrund der Restriktion der Datenschutzbestimmungen in Bayern (die Monatsbezüge mussten entfernt werden) nicht untersucht werden.

Extreme **Umweltsituationen** korrelieren allerdings manchmal stark mit erhöhter Mortalität. So können Hungerperioden zu reduziertem Geburtsgewicht führen. In einigen Ländern sind starke jährliche Variationen in der Verfügbarkeit von Nahrungsmitteln, gekoppelt mit entsprechender Morbidität und Belastung der Mütter, zu beobachten (Roberts et al. 1982; Hort 1987). Bei allein stehenden Müttern ist die perinatale Mortalität um 37% erhöht. Bei Geburten zwischen 5 und 8 Uhr früh ist die perinatale Mortalität am geringsten. Im Vergleich dazu sind die Raten zwischen 17 und 22 Uhr um ca. 60% höher. Bei untergewichtigen Frauen (Broca-Index unter 18,00) ist die perinatale Mortalität um ca. 14% etwas höher als bei eutrophen Frauen. Mit zunehmendem Übergewicht steigt die Mortalität dann bis auf doppelt so hoch bei Broca-Index über 35 an. (Der Broca-Index ist definiert als der Quotient aus Körpergewicht in Kilogramm, dividiert durch die quadrierte Körpergröße in Meter.) Bei Zwillingen ist die perinatale Mortalität etwa 5-mal so hoch wie bei Einlingen, bei Drillingen ca. 10-mal so hoch. Intensive Schwangerenvorsorge (Erstuntersuchung im 1. Trimenon sowie mindestens 2 Untersuchungen über dem Standard der Mutterschutzrichtlinien) ist assoziiert mit geringer perinatale Mortalität. Entspricht die Anzahl der Untersuchungen dagegen der vorgeschriebenen Norm ±1 Untersuchung, so ist die perinatale

Mortalität trotz zeitgerechter Erstuntersuchung bereits um 54 % erhöht.

Im Verhältnis zu Familien, in denen der Hauptverdiener qualifizierter Facharbeiter, Beamter, leitender Angestellter oder selbstständig ist, liegt die perinatale Mortalität bei Sozialhilfeempfängern etwa doppelt so hoch. Bei Raucherinnen konnte im bayerischen Datenmaterial erst bei hohen Dosen ab 16 und mehr Zigaretten pro Tag eine deutlich erhöhte perinatale Mortalität festgestellt werden.

57.6 Perinatale Mortalität als Qualitätsindikator

Der Rückgriff auf Darstellungen der perinatalen Mortalität in gesundheitspolitischen Diskussionen ist sehr beliebt. Gern werden solche Darstellungen verwendet, um damit unter anderem lokale strukturpolitische Entscheidungen zu begründen oder hierdurch auf eine angenommene bessere Gesundheitsversorgung hinzuweisen. Zum Beispiel bietet eine kursorische Inspektion von Mortalitätsziffern für einzelne Bundesländer (▪ Tabelle 57.3) gewisse Interpretationsmöglichkeiten an. Unter anderem fällt die vergleichsweise hohe Mortalitätsrate für den Stadtstaat Berlin auf, die nur noch durch die Rate im Saarland übertroffen wird.

Die Versuchung ist groß, hier sogleich Zusammenhänge mit urbanen Lebensumständen mit unter Umständen auch einem hohen Anteil allein erziehender Mütter, hohem Ausländeranteil und starkem sozialem Gefälle zu vermuten. Ebenso fällt auf, dass der Totgeborenenanteil in Berlin mit 79 % zum Beispiel deutlich höher liegt als im Saarland (58 %). Elementare Werkzeuge der deskriptiven Statistik helfen hier weiter, um eine objektive Sicht auf die Datenlage zu bekommen. Die durchschnittliche perinatale Mortalitätsrate für Deutschland im Jahr 1999 beträgt 6,1 ‰. Als Dezimalzahl ausgedrückt, ist dies der Wert 0,0061. Um diesen Wert lässt sich ein 95 %iges Konfidenzintervall gemäß der Formel

$$0{,}0061 \pm 1{,}96 * \sqrt{0{,}0061 * (1{,}0000 - 0{,}0061)/n}$$

berechnen wobei **n** der Anzahl der jeweils zugrunde liegenden Geburten entspricht. Durch Berechnen der Formel für verschiedene Werte von **n** ergeben sich obere und untere kontinuierliche 95 %ige Vertrauensgrenzen für die bundesweite Rate von 6,1 ‰ (▪ Abb. 57.9). Nur diejenigen Werte, die außerhalb zu liegen kommen, weichen signifikant ab, wobei die Wahrscheinlichkeit, sich hierbei zu irren, bei 5 % liegt. Im beschriebenen Fall trifft dies auf Baden-Württemberg (auffällig niedrig) sowie Mecklenburg-Vorpommern, Berlin und Niedersachsen (auffällig hoch) zu. Die genauen Werte für Mecklenburg-Vorpommern (7,59 ‰), Berlin (7,33 ‰) und Niedersachsen (6,82 ‰) liegen im Übrigen hierbei nur marginal höher als die jeweilige obere Vertrauensgrenze (7,57 ‰, 7,09 ‰ beziehungsweise 6,75 ‰).

Im Zusammenhang mit perinatalen Mortalitätsraten wird Regionalisierung als gängiges Schlagwort in der geburtshilflichen Qualitätssicherung gebraucht. Hiermit ist der Grad gemeint, in dem Frauen mit gravierenden anamnestischen oder befundeten Schwangerschaftsrisiken rechtzeitig an entspre-

▪ Tabelle 57.3. **Perinatale Mortalität sowie Untergliederung in Raten für Totgeborene und früh neonatal verstorbene Kinder in Deutschland 1999** (Statistisches Bundesamt Wiesbaden)

Bundesland	Totgeborenenrate [‰]	Frühre neonatale Mortalität [‰]	Perinatale Mortalität [‰]
Berlin	5,5	1,8	7,3
Brandenburg	5,2	1,4	6,6
Baden-Württemberg	2,9	2,1	5,0
Bayern	3,7	2,2	5,9
Bremen	4,2	1,3	5,6
Hessen	4,1	2,0	6,1
Hamburg	4,3	2,5	6,8
Mecklenburg-Vorpommern	5,2	2,4	7,6
Niedersachsen	4,1	2,7	6,8
Nordrhein-Westfalen	4,1	2,3	6,4
Rheinland-Pfalz	4,5	2,3	6,7
Sachsen-Anhalt	4,8	1,9	6,7
Schleswig-Holstein	4,2	1,4	5,6
Saarland	4,2	3,1	7,4
Sachsen	4,4	2,1	6,4
Thüringen	4,5	2,0	6,5

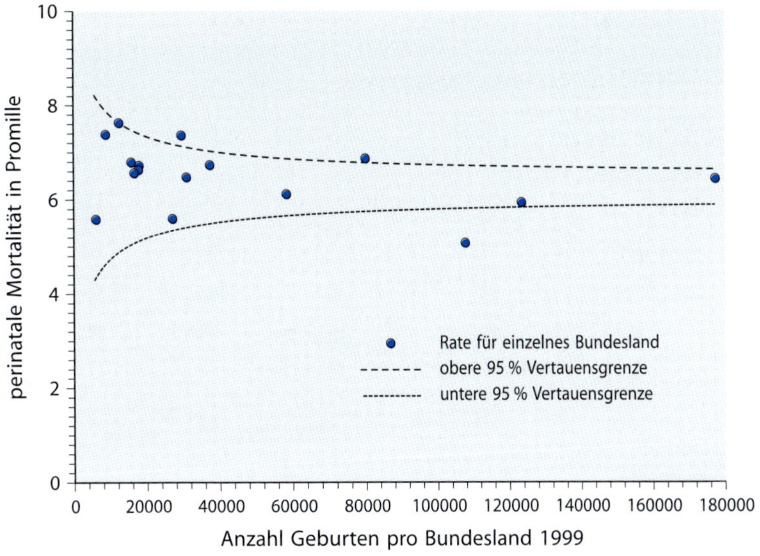

Abb. 57.9. Perinatale Mortalität für einzelne Bundesländer in Abhängigkeit der jeweiligen Geburtenzahl. Perinatale Mortalitätsraten: Deutschland (6,1 ‰), Mecklenburg-Vorpommern (7,6 ‰), Berlin (7,3 ‰), Niedersachsen (6,8 ‰). (Statistisches Bundesamt, Statistisches Jahrbuch 2001)

chende Einrichtungen mit den notwendigen strukturellen und personellen Voraussetzungen für eine adäquate Versorgung von Risikoschwangeren weitergeleitet werden. In diesem Sinn verstandene Regionalisierung – besser wäre hier der Begriff **Zentralisierung** – steht stets im Konflikt, mit oft politisch begründeten Bestrebungen aus einem gewissen »Lokalpatriotismus« heraus Geburtshilfe vor Ort zu erhalten. Diese vielleicht verständliche Forderung nach flächendeckender geburtshilflicher Versorgung hat auch mit dazu beigetragen, dass auf strukturpolitische Überlegungen ebenfalls der Begriff **Regionalisierung** angewendet wird, was wiederum zu Verwechslungen führen kann. Um dies zu vermeiden, wird daher hier ausschließlich der Begriff Zentralisierung verwendet.

Ein Vergleich der Daten der Bayerischen Perinatalerhebung aus den Jahren 1982 und 1991 (Kommission für Perinatologie und Neonatologie 1993) mag hier als deutlicher Beleg für die Akzeptanz der Zentralisierung von Risikoschwangeren gesehen werden. Während sich Geburten von Kindern unter 1000 g 1982 noch im Verhältnis 27:29:44% auf Kliniken unter 500 Geburten pro Jahr, 500–1000 Geburten pro Jahr und Kliniken über 1000 Geburten pro Jahr aufteilten, lagen die Verhältnisse 1991 bereits bei 2:21:77%. Im selben Zeitraum ging der Anteil von Kindern unter 1000 g in belegärztlich geleiteten Häusern von 29 auf 7% zurück. Die frühe neonatale Mortalität sank im selben Zeitraum in Bayern insgesamt von 53% auf 34%. Diese erfreulichen Resultate werden oft als Effekte der Perinatalerhebungen interpretiert.

Die Bayerische Arbeitsgemeinschaft Qualitätssicherung in der stationären Versorgung (BAQ), eine gemeinsam von Bayerische Landesärztekammer, Arbeitsgemeinschaft der bayerischen Krankenkassenverbände und Bayerische Krankenhausgesellschaft getragene Institution, konnte erstmals für den Geburtenjahrgang 2000 bundesweite Daten der Perinatalerhebungen auf der Basis des bundesweit neu eingeführten Datensatzes (Lack 2001) auswerten. Aus 6 Flächenstaaten standen 435.506 Datensätze zur Verfügung. Dies entspricht mehr als der Hälfte aller Geburten in Deutschland.

Einer vergleichenden Auswertung zur perinatalen Mortalität, Größe der Abteilung und niedrigem Geburtsgewicht (Tabelle 57.4) können 4 wichtige Ergebnisse entnommen werden. Erstens erkennt man aus den oberen zwei Zeilen den Zusammenhang zwischen Höhe der perinatalen Mortalitätsrate und Anteil von Kindern unter 1000 g. Mit 6,6 ‰ hat Nordrhein die höchste perinatale Mortalitätsrate und auch den größten Anteil von Kindern unter 1000 g. Zweitens ist der 3. Zeile zu entnehmen, dass der Grad der Zentralisierung von Kindern mit extrem niedrigen Geburtsgewicht in den westlichen Bundesländern zwischen 80 und 90% schwankt, in Thüringen dagegen bei 60% liegt. Drittens zeigt sich durchweg, dass die perinatale Mortalität in den großen Zentren höher ist als im Durchschnitt. Dieses zunächst vielleicht alarmierende Ergebnis muss jedoch im Gegenteil positiv und sogar erstrebenswert gesehen werden, da es als Beleg für die erfolgreiche Zentralisierung gilt. Die risikobelasteten Schwangerschaften sind vermehrt in den spezialisierten Zentren versorgt, wo eine bessere medizinische Betreuung gewährleistet werden kann. Schaut man noch etwas genauer auf die perinatale Mortalität in Häusern über 1000 Geburten pro Jahr im Vergleich zur perinatalen Mortalität insgesamt, dann fällt auf, dass beispielsweise in Westfalen-Lippe die perinatale Mortalitätsrate in den Zentren um 62% größer ist als insgesamt in Westfalen-Lippe, dagegen ist in Baden-Württemberg der relative Unterschied nur 33%. Diese Differenzen lassen sich als Maßzahl für die theoretische Erhöhung der gesamten perinatalen Mortalität interpretieren, wenn es in dem betreffenden Bundesland keine Zentralisierung gäbe. So betrachtet, lohnt sich offenbar die Zentralisierung in Westfalen-Lippe mehr als in Baden-Württemberg. Viertens zeigt ein Vergleich der unteren beiden Zeilen deutlich das in der Regel höhere Mortalitätsrisiko in den kleineren Häusern.

> Vorsicht ist jedoch auch hier wieder geboten, allzu eilig wertende Urteile über die kleineren Kliniken abzugeben. Es verbleibt auch bei noch so gut funktionierender Weiterleitung von Risikoschwangerschaften (Prozessqualität) immer noch ein Restrisiko von perinatalen Todesfällen, die sich in kleinen Häusern ereignen können. Diese sind oft dadurch bedingt, dass schwangere Risikopatientinnen sich selbst so spät in der Klinik präsentieren, dass eine Weiterleitung nicht mehr in Betracht kommt, da Sofortmaßnahmen höhere Priorität haben.

Tabelle 57.4. **Zentralisierung und perinatale Mortalität von extremen Frühgeborenen in Deutschland im Jahr 2000** (Daten aus den Perinatalerhebungen ausgewählter Flächenstaaten)

	Baden-Württemberg	Bayern	Nieder-sachsen	Nord-rhein	Westfalen-Lippe	Thüringen	Gesamt
Anzahl Kinder	75.415	109.632	65.999	88.917	78.967	16.576	435.506
Perinatale Mortalität [‰]	4,0	5,5	5,9	6,6	4,7	5,7	5,4
Anteil unter 1000 g [%]	0,5	0,5	0,6	0,7	0,5	0,5	0,6
Anteil unter 1000 g in Häusern über 1000 Geburten [%]	92,7	83,2	78,5	90,7	81,8	57,9	85,4
Perinatale Mortalität in Häusern über 1000 Geburten [‰]	5,3	7,8	8,0	9,7	7,6	8,8	7,7
Perinatale Mortalität unter 1000 g in Häusern unter 500 Geburten [‰]	388,6	643,4	198,9	714,6	999,5	722,2	639,9
Perinatale Mortalität unter 1000 g in Häusern über 1000 Geburten [‰]	243,4	347,2	363,0	407,4	256,8	436,5	331,8

▸ Studienbox

Die Streuung der perinatalen Mortalitätsraten in Häusern unter 500 Geburten pro Jahr ist deutlich größer als in den Zentren, was in sich ein klares Indiz für die geringeren Fallzahlen ist (Zentrum für Qualitätsmanagement 1999; Kommission für Perinatologie und Neonatologie 1998; Geschäftsstelle Qualitätssicherung Hessen 2000).

Die in den deutschen Neonatalerhebungen eingesetzten **neonatologischen Tableaux** stellen eine Weiterführung der geburtsgewichtsspezifischen Betrachtung von Mortalitätsraten dar. Sie sind motiviert durch ein Bestreben, trotz der für neonatologische Abteilungen typischen Heterogenität der Patientenkollektive zu einem ausgeglichenen Bewertungskriterium zu gelangen. Um dem Umstand Rechnung zu tragen, dass in neonatologischen Abteilungen der Anteil unreifer Kinder weitaus stärker variiert als dies in geburtshilflichen Abteilungen der Fall ist, werden aus den geburtsgewichtsspezifischen Raten im Gesamtkollektiv sowie der abteilungsspezifischen Verteilung von Geburtsgewichten **indirekt standardisierte Raten** ermittelt. Diese Raten stellen Erwartungswerte dar, die dann mit den beobachteten rohen Raten verglichen werden. Neonatologische Tableaux wurden 1989 in Bayern entwickelt und sind seitdem in der Neonatalerhebung im Einsatz und bei den Neonatologen teilweise sehr beliebt.

57.7 Von der Mortalität zur Morbidität

Die Diskussion um die mögliche Verlagerung der Mortalität von der frühen in die spätere Neonatal- und Postneonatalperiode hat nur einen scheinbaren Bezug zur Mortalität. Es ist eigentlich eine versteckte, aber umso deutlichere Frage nach der **Morbidität** Neugeborener. In einer Zeit, in der die Erfolge der Intensivmedizin rascher voranschreiten als sie von unseren gesellschaftlichen Ethikvorstellungen beherbergt werden können, sind praktikable Werkzeuge zur Beschreibung und Bewertung der Morbidität Neugeborener umso mehr von Nöten. Der innerhalb von nur 7 Tagen erzielbare spektakuläre Erfolg eines überlebenden Kindes unter 1000 g kann schnell durch eine lebenslange Belastung des Kindes, der betroffenen Familie und nicht zuletzt des Gesundheitswesens relativiert werden. Hier ist der **CRIB-Score**, »clinical risk index for babys« (Tarnow-Mordi et al. 1990), ein vielversprechender Ansatz. Dieser nützliche Index hat seit 1997 Einzug in die deutschen Neonatalerhebungen erhalten. Künftige Arbeiten an Klassifikationen, die aus dem ICD abgeleitet sind, sowie Longitudinalbeobachtungen (Riegel et al. 1995), die weit über die in einigen Bundesländern praktizierte Verknüpfung von perinatologischen und neonatologischen Datensätzen hinausgehen, sind jedoch erforderlich, wenn wir die weitaus schwierigere Aufgabe der Beschreibung und letztlich auch Reduktion neonataler Morbidität lösen wollen. Mortalität ist eindeutig, Morbidität hat viele Facetten.

Literatur

Baird Deutschland et al. (1954) The causes and prevention of stillbirths and first week deaths. J Obstet Gynaecol Br Empire 61: 433–448

Berg D, Lack N (1998) Aktueller Stand und künftige Entwicklung der Qualitätssicherung in der Geburtshilfe und Gynäkologie. Frauenarzt 39: 1660–1669

Bundesgesetzblatt I (1994) Durchführungsverordnung vom 24.03.1994 zum Personenstandsgesetz der Bundesrepublik Deutschland. BGBl. I, S 621

Butler NR, Bonham DG (1963) British perinatal mortality survey. Livingstone, Edinburgh

Byard RW, Krous HF (2001) Sudden infant death syndrome: problems, possibilities and progress. Arnold, London

Carpenter RG et al. (1983) Prevention of unexpected infant death. Evaluation of the first seven years of the Sheffield Intervention Programme. Lancet 1: 723–727

Eurocat Working Group (1997) 15 years of surveillance of congenital anomalies in EUROCAT 1980–1994. Brüssel

Foundatation for the Study of Infant Death (2002) Artillery House, 11–19 Artillery Road, London SW1P 1RT

Hort KP (1987) Seasonal variation of birthweight in Bangladesh. Ann Trop Paediatr 7: 66–71

Kommission für Perinatologie und Neonatologie (1993) Bayerische Landesärztekammer und Kassenärztliche Vereinigung Bayerns. BPE-Jahresbericht 1993

Kommission für Perinatologie und Neonatologie (1998) Bayerische Landesärztekammer und Kassenärztliche Vereinigung Bayerns. BPE-Jahresbericht 1998

Lack N (2001) Vor welchen Neuerungen steht die Qualitätssicherung in der Geburtshilfe? Frauenarzt 42: 826–831

Lack N (2002) Qualitätssicherung Geburtshilfe im Jahr 2000, Ländervergleich der Perinatalerhebungen. Frauenarzt 43: 890–900

MacFarlane A, Mugford M (2000). Birth Counts: statistics on pregnancy and childbirth. the Stationary Office. London

National Center for Health Statistics (2000) Health, United States, 2000. Public Health Service, Hyattsville, Maryland

NPExtra (1999) Niedersächsische und Bremer Perinatal- und Neonatalerhebung. Zentrum für Qualitätsmanagement. Ärztekammer Niedersachsen, Hannover

NPEU Annual Report 2000 (2001) National perinatal epidemiology unit. Joshua Horgan Print Partnership, Oxford

Office for National Statistics (2001) Birth Statistics: Births and patterns of family building England and Wales. ISBN 1857744713

Richardus JH et al. (1998) The perinatal mortality rate as an indicator of quality of care in international comparisons. Med Care 36: 55–66

Riegel K et al. (1995) Die Entwicklung gefährdet geborener Kinder bis zum fünften Lebensjahr: Die Arvo Ylppö-Roberts Neugeborenen-Nachfolgestudie in Südbayern und Südfinnland. Enke, Stuttgart

Roberts et al. (1982) Seasonal changes in activity, birth weight and lacatational performance in rural Gambina women. Trans R Soc Trop Med Hyg 76: 668–678

Roberts SB, Paul AA, Cole TJ, Whitehead RG (1982) Seasonal changes in activity, birth weight and lactational performance in rural Gambian women. Trans R Soc Trop Med Hyg 76: 668–678

Statistisches Bundesamt Wiesbaden. Fachserie 1, R1, 1999

Tarnow-Modi W et al. (1990) Predicting death from initial diseare severity in very low birthweight infrants: a method for companing the performance of neonatal units. Br Med 300: 1611–1614

CRIB (clinical risk index for babys) Score (1993) A tool for assessing intensive neonatal risk and comparing performance of neonatal intensive care units. The international Neonatal Network. Lancet 342: 193–198

WHO (1967) International Classification of Diseases, 8th edn. WHO Geneva

WHO (1978) International Classification of Diseases, 9th edn. WHO Geneva

WHO (1992) International Classification of Diseases, 10th edn. WHO Geneva

WHO (1996) Perinatal mortality rate by country, around 1995. Weekly epidemiological record 40: 297–304

WHO (2002) World Health Organization, World Health Statistics Annual on Internet, table 4, Numbers of deaths and death rates by cause sex and age, Geneva (2002)

Wigglesworth J (1980) Monitoring perinatal mortality: A patho-physiological approach. Landet 2: 684

Young J, Fleming P (1999) Reducing the risk of SIDS: The role of the neonatal nurse. J Neonatal Nursing 5: 29–35

Müttersterblichkeit

H. Welsch

Kurz-Überblick

Die Höhe der Müttersterblichkeit eines Landes gilt als wesentliches Kriterium geburtshilflicher Leistungsfähigkeit. In der zweiten Hälfte des vergangenen Jahrhunderts konnte die materne Mortalität in den Industrienationen – im Gegensatz zu den Entwicklungsländern – auf einen noch vor wenigen Jahrzehnten nicht für möglich gehaltenen Tiefstand gesenkt werden. Unter optimalen Bedingungen erscheint heute eine konkrete direkte **und** indirekte Müttersterblichkeit von 8–12/100000 Lebendgeborene erreichbar. Tiefere Zahlen sind bezüglich Vollständigkeit und Signierungskriterien kritisch zu hinterfragen. Die amtlichen Müttersterblichkeitsstatistiken aller Länder weisen unterschiedlich große Fehlerquoten auf; Ländervergleiche sind auf dieser Basis nicht möglich.

Landesweite Einzelfalluntersuchungen durch ärztliche oder wissenschaftliche Gremien führen unter Benutzung zusätzlicher Datenquellen zur Optimierung der Datenerfassung, Erkennung regionaler Besonderheiten und zur Realisierung möglicher Behandlungsdefizite, sie gestatten Aussagen zum Sterblichkeitsrisiko einzelner Entbindungsverfahren (Vaginalgeburt, Sectio) und ermöglichen realistische Ländervergleiche sowie die Herausgabe von Richtlinien und Empfehlungen zur weiteren Minimierung des mütterlichen Risikos. Haupttodesursachen bei direkten Müttersterbefälle sind in länderunterschiedlicher Reihenfolge Thromboembolien inklusive Fruchtwasserembolien, Hämorrhagien, hypertensive Erkrankungen und genitale Sepsis. Auch bei den vielerorts noch nicht registrierten indirekten Müttersterbefällen erscheint eine weitere Senkung des Sterblichkeitsrisikos möglich; Haupttodesursache sind hier Herz-Kreislauf-Erkrankungen.

58.1 Definitionen

58.1.1 Sterbefall während der Gestation (ICD-10)

Definition

Für mütterliche Sterbefälle während Schwangerschaft, Geburt und Wochenbett wurde in die ICD-10 erstmals der Oberbegriff **»Sterbefall während der Gestation (pregnancy-related death)«** aufgenommen: Als Sterbefall während der Gestation ist der Tod jeder Frau anzusehen, der während der Schwangerschaft oder innerhalb von 42 Tagen nach dem Ende der Schwangerschaft eintritt, wobei die Todesursache keine Rolle spielt (Deutsches Institut für medizinische Dokumentation und Information 1995).

Sterbefälle während der Gestation werden unterteilt in:
- gestationsbedingte Sterbefälle: Müttersterbefälle (»maternal deaths«),
- direkte Müttersterbefälle (»direct obstetric deaths«),
- indirekte Müttersterbefälle (»indirect obstetric deaths«),
- nicht gestationsbedingte Sterbefälle.

58.1.2 Gestationsbedingter Sterbefall: Müttersterbefall (ICD-9, ICD-10)

Definition

Als Müttersterbefall (»maternal death«) gilt der Tod jeder Frau während der Schwangerschaft oder innerhalb von 42 Tagen nach Beendigung der Schwangerschaft, unabhängig von Dauer und Sitz der Schwangerschaft. Dazu zählt jede Ursache, die in Beziehung zur Schwangerschaft oder deren Behandlung steht oder durch diese verschlechtert wird, nicht aber Unfall oder zufällige Ereignisse (Deutsches Institut für medizinische Dokumentation und Information 1995).

Bezugsgröße ist in der Regel die Zahl der Müttersterbefälle (MSTF) pro 100 000 Lebendgeborene (Lgb). MSTF werden folgendermaßen weiter unterteilt:

Direkte Müttersterbefälle (O00-O92, ICD-10)

Definition

Direkt gestationsbedingte Sterbefälle (»direct obstetric deaths«) sind solche, die als Folge von Komplikationen der Gestation (Schwangerschaft, Geburt und Wochenbett), als Folge von Eingriffen, Unterlassungen, unsachgemäßer Behandlung oder als Folge einer Kausalkette, die von einem dieser Zustände ausgeht, auftreten (Deutsches Institut für medizinische Dokumentation und Information 1995).

Indirekte Müttersterbefälle (O98-O99, ICD-10)

Definition

Indirekt gestationsbedingte Sterbefälle (»indirect obstetric deaths«) sind solche, die sich aus einer vorher bestehenden Krankheit ergeben, oder Sterbefälle aufgrund einer Krankheit, die sich während der Gestationsperiode entwickelt hat, nicht auf direkt gestationsbedingte Ursachen zurückgeht, aber durch physiologische Auswirkungen von Schwangerschaft, Geburt und Wochenbett verschlechtert wird (Deutsches Institut für medizinische Dokumentation und Information 1995).

58.1.3 Nicht gestationsbedingter Sterbefall

Zu den nicht gestationsbedingten Sterbefällen gehören – allseits anerkannt – Sterbefälle im Verlauf der Gestation durch äußere Gewalt (»accidental causes«) und zufällige Ereignisse (»incidental causes«) sowie Sterbefälle ohne Angaben zur Todesursache (O095, ICD-10). Während die **europäische Arbeitsgruppe MOMS** 1996 u.a. Todesfälle durch Suizide, Drogen und Infektionskrankheiten bis auf wenige Ausnahmen (Windpocken, Gonorrhö, Herpes, Hepatitis) den nicht gestationsbedingten

Sterbefällen (NGSTF) zuordnete (Salanave et al. 1999), wurden in den **Confidential Enquiries into Maternal Deaths in the United Kingdom 1997–1999** (CEMD; National Institute of Clinical Excellence, Scottish Executive Health Department, Department of Health, Social Services and Public Safety Northern Ireland 2001) alle Infektionskrankheiten (mit Ausnahme von HIV und Creutzfeldt-Jakob) sowie Suizide, Drogentodesfälle und die überwiegende Zahl der Malignom Todesfälle als indirekte MSTF klassifiziert (s. 57.2.3).

58.1.4 Später Müttersterbefall (O96, ICD 10)

Bei den Möglichkeiten moderner Intensivtherapie können Frauen mit Komplikationen post partum und post abortum unter Umständen mehr als 42 Tage überleben und wurden bisher bei späterem Tod nicht als amtliche MSTF erfasst. In der ICD-10 wurde deshalb die Registrierung sog. »später Müttersterbefälle« für nationale Auswertungszwecke empfohlen.

Definition

Als später Müttersterbefall (»late maternal death«) ist der Tod einer Frau aufgrund direkter und indirekter gestationsbedingter Ursachen anzusehen, der später als 42 Tage nach Ende der Schwangerschaft, aber noch vor Ablauf eines Jahres nach Ende der Schwangerschaft eintritt (Deutsches Institut für medizinische Dokumentation und Information 1995).

58.1.5 Von der ICD-10 abweichende Definitionen

Eine gemeinsame Definition der Centers for Disease Control and Prevention (CDC), Atlanta, und des American College of Obstetricians and Gynecologists (ACOG) verwendet an Stelle von »pregnancy-related deaths« (ICD-10) den Terminus **»pregnancy-associated deaths«** und definiert MSTF als **»pregnancy-associated and related deaths«**, NGSTF, als **»pregnancy associated but not related deaths«** (Atrash et al. 1995). Für NGSTF, in den CEMD seit Jahrzehnten als **»fortuitous deaths«** geführt, wurde dort 2001 als neue Bezeichnung **»coincidental deaths«** vorgeschlagen (National Institute of Clinical Excellence, Scottish Executive Health Department, Department of Health, Social Services and Public Safety Northern Ireland 2001).

58.2 Erfassung mütterlicher Sterbefälle während der Gestation

58.2.1 Ärztliche Todesbescheinigungen

In den meisten Staaten ist die ärztliche Todesbescheinigung der einzige Weg zur Erfassung und amtlichen Registrierung von MSTF. Obwohl die 43. Vollversammlung der WHO bereits 1990 allen Ländern empfohlen hatte, in Todesbescheinigungen Angaben über eine vorliegende Schwangerschaft oder über eine Gravidität, die innerhalb eines Jahres vor Eintritt des Todes bestand, aufzunehmen, wurde diese Anregung bisher nur in wenigen Ländern realisiert (Dänemark, Nordirland, Schottland). In Deutschland gibt es schon seit Jahrzehnten eine **Zusatzfrage »bei Frauen«**. In den meisten Bundesländern entspricht allerdings die Formulierung **»Entbindung in den letzten 3 Monaten?«** nicht den Vorgaben von WHO und ICD-10.

Bei der in Bayern ab 01.07.2001 eingeführten Neufassung der ärztlichen Todesbescheinigung (ist in der BRD bisher Länderangelegenheit) wurde die Zusatzfrage »bei Frauen« entsprechend den Vorgaben der ICD-10 aktualisiert (◘ Abb. 58.1).

In der BRD ist eine elektronische Zusammenführung aller Sterbefälle im Verlauf der Gestation mit Hilfe der ICD-10 mangels Erfassung des Merkmals »Gestation« in der amtlichen Todesursachenstatistik für einen Teil der indirekten und alle NGSTF derzeit nicht möglich; diesbezügliche Datensammlungen müssen manuell erfolgen und werden bisher nur in Bayern erstellt.

58.2.2 Perinatalerhebungen

Obwohl die Perinatalerhebungen in Deutschland mütterliche Todesfälle ausweisen, sind sie zur **Ermittlung der Müttersterblichkeit einer Region** aus mehreren Gründen **nicht geeignet.** MSTF intra graviditatem und post abortum werden generell nicht erfasst. Auch ist eine Differenzierung in MSTF und NGSTF

Blatt 1: Gesundheitsamt

Todesbescheinigung *(gelb)*

– Vertraulicher Teil 1 –

Personalangaben

bei Frauen:

Liegt eine Schwangerschaft vor?	☐ ja, im ☐☐ -ten Monat		☐ nein	☐ unbekannt
Erfolgte in den letzten 42 Tagen eine Entbindung, eine Interruptio, ein Abort oder eine Extrauteringravidität?		☐ ja	☐ nein	☐ unbekannt
Erfolgte zwischen dem 43. Tag und dem Beginn des letzten Jahres vor Todeseintritt eine Entbindung, eine Interruptio, ein Abort oder eine Extrauteringravidität?		☐ ja	☐ nein	☐ unbekannt

◘ Abb. 58.1. **Zusatzfrage »bei Frauen« in der amtlichen ärztlichen Todesbescheinigung für Bayern** (Neufassung ab 01.07.2001) mit Hilfe von Perinatalerhebungen nicht möglich. Schließlich sind in den Perinatalerhebungen mütterliche Sterbefälle während und nach Entbindungen meist unvollständig, da Todesfälle nach Verlegung von Wöchnerinnen in andere Abteilungen des eigenen Hauses oder auswärtiger Krankenhäuser bzw. nach Entlassung der Mutter erfahrungsgemäß nur ausnahmsweise in den Erhebungsbögen dokumentiert werden. Dennoch sind Perinatalerhebungen für landesweite Einzelfalluntersuchungen von MSTF und NGSTF von großem Wert. Sie gestatten einen anonymen Datenvergleich mit amtlich erfassten MSTF und ermöglichen aufgrund der Angaben zum Geburtsmodus Aussagen zur Mortalität und Letalität unterschiedlicher Entbindungsverfahren (s. 58.6.4).

58.2.3 Ursachen unvollständiger Datenerfassung

Erfahrungsgemäß bleibt in der Bundesrepublik die Zusatzfrage »bei Frauen« in der ärztlichen Todesbescheinigung vielfach unbeantwortet und es erfolgen diesbezüglich meist keine Rückfragen durch die dafür zuständigen staatlichen Gesundheitsämter.

> Fehlen in einer Todesbescheinigung bzw. bei der Zusatzfrage »bei Frauen« Angaben zur Gestation, entgeht ein MSTF oder NGSTF der amtlichen Statistik.

Niemand kann derzeit sagen, wie groß diese mit Sicherheit existierende Fehlerquote (»**underreporting**«) in der BRD bzw. den einzelnen deutschen Bundesländern tatsächlich ist. Ein weiterer Grund für eine vielerorts mangelhafte Erfassung von MSTF ist die unvollständige oder fehlende Registrierung indirekter MSTF. Da im konkreten Fall häufig schwer zu entscheiden ist, ob eine extragenitale Erkrankung »**durch physiologische Auswirkungen der Gestation verschlechtert**« wurde oder ob dies nicht zutraf, wird die Höhe der amtlichen Müttersterblichkeit eines Landes nachhaltig beeinflusst von der vielerorts unterschiedlich gehandhabten Abgrenzung zwischen indirekten MSTF und NGSTF. Bei alleiniger Auswertung ärztlicher Todesbescheinigungen – ohne zusätzliche Rückfragen oder Recherchen – wird eine lückenlose Erfassung von MSTF und NGSTF in der amtlichen Todesursachenstatistik derzeit in keinem Land der Welt erreicht.

58.2.4 Möglichkeiten zur Datenkomplettierung

Eine Möglichkeit zur Datenkomplettierung wäre eine **generelle Meldepflicht bei Todesfällen im Verlauf der Gestation**, wie sie in der früheren DDR bestand (Fritsche u. Knopf 1989). Dies ist derzeit weder in der BRD noch in Österreich oder der Schweiz realisierbar. Deshalb sollten bei **unvollständig ausgefüllten Todesbescheinigungen** Rückfragen durch die staatlichen Gesundheitsämter und/oder statistischen Landesämter erfolgen. In der Schweiz, wo ebenso wie in Österreich die amtliche Todesbescheinigung noch keine Zusatzfragen bezüglich eventueller Gestation enthält, erfolgt seit 1995 bei allen Todesfällen von Frauen zwischen 15 und 49 Jahren eine schriftliche Kontaktaufnahme des Statistischen Bundesamtes mit dem behandelnden Arzt zur Klärung der Frage, ob »die Todesursache eine Beziehung zu Schwangerschaft, Geburt, Wochenbett bzw. geburtshilflichen Behandlungen aufweist« (Wüest 2002, pers. Mitt.). Damit werden, wie sich aus den ICD-Kodierungen ablesen lässt, allerdings nur direkte MSTF erfasst. Angesichts einer hohen Obduktionsrate von etwa 95 % ist in Österreich bei der Durchführung von Einzeluntersuchungen eine enge Zusammenarbeit mit Pathologischen Instituten und Prosekturen wichtig (Beck et al. 1991).

> Methode der Wahl für eine möglichst vollständige landesweite Erfassung von MSTF und NGSTF sind den regionalen Verhältnissen angepasste, vertrauliche ärztliche Einzelfalluntersuchungen auf freiwilligen Basis, z. B. im Auftrag regionaler wissenschaftlicher Fachgesellschaften.

Da heute Geburtshelfer im Gegensatz zu früher nur noch extrem selten mit einem MSTF konfrontiert werden, geht es bei derartigen Einzelfalluntersuchungen in erster Linie nicht um die Sammlung statistischer Zahlen, sondern um die **epidemiologische Abklärung und Bearbeitung der realen landesweiten Situation** zum Auffinden von Risikofaktoren, mögliche prophylaktische und therapeutische Konsequenzen sowie Einbringen der gewonnenen Erkenntnisse in die ärztliche Fort- und Weiterbildung. So führte die Praxisumsetzung der 1995 vom Royal College of Obstetricians and Gynecologists (RCOG) formulierten Richtlinien zur Thromboseprophylaxe im Vereinigten Königreich (UK) zu einer etwa 60 %igen Abnahme des Thromboserisikos nach Sectio caesarea (National Institute of Clinical Excellence, Scottish Executive Health Department, Department of Health, Social Services and Public Safety Northern Ireland 2001).

58.3 Amtliche Müttersterblichkeitsstatistiken

In der zweiten Hälfte des vergangenen Jahrhunderts konnte die Müttersterblichkeit in den hochindustrialisierten Staaten, wenn auch länderabhängig teilweise zeitversetzt, auf einen noch vor wenigen Jahrzehnten nicht für möglich gehaltenen Tiefstand gesenkt werden. Zahlreiche Maßnahmen haben zu diesem Erfolg beigetragen, insbesondere Auf- und Ausbau der Schwangerenvorsorge, Übergang von der Haus- zur stationären Geburtshilfe, flächendeckende Errichtung geburtshilflich-gynäkologischer Fachabteilungen, Einführung der Antibiotika, Aufbau eines leistungsfähigen Transfusionswesens, Etablierung der Anästhesie als selbständiges Fachgebiet, Regionalisierungsansätze in der Geburtshilfe, medizinische Fortschritte auf anderen Fachgebieten sowie vermutlich die Transparenz durch Perinatalstatistiken, insbesondere aber durch Einzelfalluntersuchungen.

58.3.1 Deutschland, Bayern, Österreich und Schweiz

Das Säulendiagramm (◻ Abb. 58.2) zeigt die amtliche Müttersterblichkeit pro 100 000 Lgb im Deutschen Reich von 1900–1938, in der Bundesrepublik Deutschland von 1949–1989 und ab 1990 im wiedervereinigten Deutschland. Obwohl es sich dabei um amtliche Zahlen handelt, geben wechselnde Definitionen im Verlauf des letzten Jahrhunderts, differierende Sig-

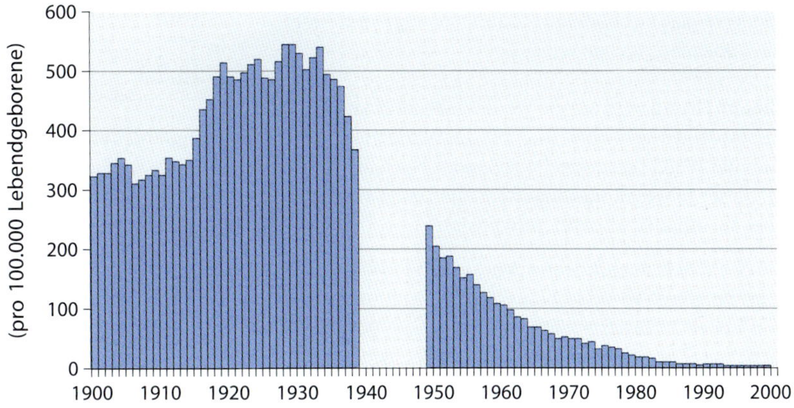

Abb. 58.2. **Amtliche Müttersterblichkeit im Deutschen Reich 1900–1938 und in der Bundesrepublik Deutschland 1949–2000**

nierungskriterien und eine regional unterschiedlich exakte Datenerfassung nicht reale Zahlen, sondern lediglich einen Trend wieder. Aus den Kriegsjahren liegen keine, aus den ersten Nachkriegszeit nur Zahlen auf Länderebene vor. So betrug 1946 die amtliche Müttersterblichkeit in Bayern noch 315/100 000 Lgb, was einem Müttersterbefall auf 317 Lgb entsprach. In der 2. Hälfte des letzten Jahrhunderts kam es auch in beiden Teilen Deutschlands zu einem starken Rückgang der maternalen Mortalität.

Seit 1990 liegen die amtlichen Zahlen für die **BRD** im - einstelligen Bereich (Tabelle 58.1). Die amtlichen Daten für Bayern überschritten dabei immer mehr oder weniger deutlich den Bundesdurchschnitt. Dies ist nicht Ausdruck eines medizinischen Leistungsdefizites, sondern Folge einer vollständigeren Erfassung, insbesondere im Bereich der indirekten MSTF.

In **Österreich** waren die amtliche Zahlen in den letzten Jahrzehnten ebenfalls rückläufig (Statistik Austria 2001). Wegen Anwendung der ICD-8 bis 1994 sind die Mortalitätszahlen der Schweiz bis zu diesem Zeitpunkt nicht vergleichbar. Ab 1995 enthält die amtliche Statistik nur direkte MSTF, indirekte MSTF wurden offensichtlich nicht registriert (Wüest 2002, pers. Mitt.).

58.3.2 Internationale Statistiken – Länderranking

Aussagekraft und Vergleichbarkeit amtlicher Statistiken zur Müttersterblichkeit sind einerseits abhängig vom Grad der Erfassung und andererseits von einer weitgehend deckungsgleichen ICD Signierung möglichst aller MSTF. Da beide Voraussetzungen bisher in keinem Land der Welt voll realisiert werden konnten, ist ohne detaillierte Kenntnis der Registrierungsverfahren und der im Einzelfall angewandten Signierungskriterien eine Vergleichbarkeit und Reihung einzelner Länder im Sinn einer Bewertungs- oder Leistungsskala der jeweiligen Gesundheitssysteme (»ranking«) bis heute weder auf nationaler noch auf internationaler Ebene möglich.

Tabelle 58.1. **Amtliche Müttersterblichkeit in der Bundesrepublik Deutschland, in Bayern, Österreich und der Schweiz**

	Bundesrepublik Deutschland			Bayern			Österreich			Schweiz		
	Lgb	Mortalität		Lgb	Mortalität		Lgb	Mortalität		Lgb	Mortalität	
		n	++		n	++		n	++		n	++
1970	810808	420	51,8	143656	90	62,2	112301	29	25,8	99216	25	25,2
1980	620657	128	20,6	114451	27	23,6	90872	7	7,7	73661	4	5,4
1990	905675	82	9,1	136122	13	9,6	90454	6	6,6	83939	5	6,0
1995	765221	41	5,4	125995	7	5,6	88669	1	1,1	82203	7	8,3
1996	796013	51	6,4	129376	11	8,5	88809	4	4,5	83007	3	3,6
1997	812173	49	6,0	130517	13	10,0	84045	2	2,4	80584	3	3,7
1998	785034	44	5,6	126529	13	10,3	81233	4	4,9	78949	3	3,8
1999	770744	37	4,8	123244	13	10,5	78138	1	1,3	78408	6	7,7
2000	766999	43	5,6	120765	8	6,6	78268	2	2,6	78458	n.v.	n.v.

++ pro 100000 Lebendgeborene (Lgb); *n.v.* Daten noch nicht verfügbar.

> Ländervergleiche ohne einheitliche Erfassungs- und Zuordnungskriterien ergeben keinen Sinn.

Aus diesem Grund wird auf die Wiedergabe internationaler Vergleichsstatistiken verzichtet und auf die World Health Statistic Annuals der WHO verwiesen (WHO 1998). Nach 1998 wurde der Druck dieser Jahresbände eingestellt, die Daten sind jetzt über Internet abrufbar (www.who.int/whosis).

> Heute erscheint für hochentwickelte Industrienationen unter optimalen Voraussetzungen eine konkrete direkte und indirekte Müttersterblichkeit von 8–12/100 000 Lgb erreichbar. Tiefere amtliche Mortalitätszahlen sind bezüglich ihrer Vollständigkeit kritisch zu hinterfragen.

58.3.3 Fehlerquoten amtlicher Statistiken

In **Großbritannien** wurde die amtliche Müttersterblichkeit der Jahre 1997–1999 vom Office for National Statistics (ONS) bei 2.123.614 »maternities« (Lgb + Totgeburten ab 24. SSW) mit 142 Frauen = 6,7/100 000 angegeben. Die CEMD erfassten für dieselbe Zeit 242 MSTF = 11,4/100 000: 106 direkte (5,0/100 000) und 136 indirekte MSTF (6,4/100 000); dies entspricht einem »underreporting« von 41% (National Institute of Clinical Excellence, Scottish Executive Health Department, Department of Health, Social Services and Public Safety Northern Ireland 2001).

▶ Studienbox

Fehlerquoten bei der alleiniger Erfassung von MSTF mit der amtlichen Todesbescheinigung werden u. a. auch aus Frankreich (56 %; Bouvier-Colle et al. 1991), Niederlande (26 %; Schuitenmaker 1998), Finnland (78 %; Gissler et al. 1997), Schweiz (20–25 %; Meili et al. im Druck) und USA berichtet. Dort soll die reale Müttersterblichkeit die amtlichen Zahlen (1997: 8,4/100 000 Lgb) mindestens um das Doppelte übersteigen (Atrash et al. 1995). In Österreich ergab sich zwischen 1980–1998 gegenüber Einzeluntersuchungen ein Underreporting von 38 % (Karimian-Teherani et al. 2002).

58.4 Müttersterblichkeit in Entwicklungsländern

Nach den 1996 korrigierten Schätzungen von WHO und UNICEF sterben derzeit jährlich weltweit ca. 585 000 Frauen an Komplikationen von Schwangerschaft, Geburt und Wochenbett. Rund 99 % aller MSTF ereignen sich in Entwicklungsländern (WHO 1996). Ein nicht unerheblicher Teil der MSTF ist Folge eines illegalen Schwangerschaftsabbruchs. Während in Teilen von Nordafrika, Südamerika, Asien und dem Mittleren Osten gewisse Fortschritte erzielt wurden, ist die Situation z. B. in der Sahelzone, Ost- und Westafrika, Afghanistan, Yemen, Guinea und anderen Ländern mit geschätzten Mortalitätszahlen von über 1000/ 100 000 Lgb weiterhin besorgniserregend. Einen Einblick in die geburtshilfliche Praxis in Bukina Faso gab 1992 Maier (1992).

> Die Bekämpfung der Müttersterblichkeit ist in den Entwicklungsländern das größte geburtshilfliche Problem.

58.5 Einzelfalluntersuchungen

58.5.1 United Kingdom und Niederlande

England und die **Niederlande** sind zwei europäische Staaten mit landesweit intensivierten Einzelfalluntersuchungen bei mütterlichen Sterbefällen im Verlauf der Gestation. 1957 erschien erstmals ein »**Report on Confidential Enquiries into Maternal Deaths in England und Wales, 1952–1954**« (CEMD), weitere Bände folgten in dreijährigen Abständen. Ab 1985 wurden die Untersuchungen auf das UK (einschließlich Schottland und Nordirland) ausgedehnt. Die Erfassung für die CEMD erfolgt durch direkte Meldung aller im Gesundheitswesen Tätigen (Ärzte, Hebammen, Sozialdienst u. a.) an das lokale Office of Public Health (Chamberlain 2001). Das Studium der im deutschsprachigen Raum wenig bekannten Schriftenreihe mit instruktiven kasuistischen Darstellungen, Überprüfung der ärztlichen Therapie hinsichtlich »**substandard care**« (bei 50 % der direkten und 13 % der indirekten MSTF!) und zahlreichen praxisrelevanten Empfehlungen (»key recommandations«) ist sehr empfehlenswert. Die 2001 erschienenen CEMD 1997–1999 (16) bieten bei den direkten MSTF angesichts der bekannt hohen Datenerhebungsqualität und identischer Signierungskriterien eine echte Vergleichsmöglichkeit mit regionalen Daten aus Bayern (s. 58.6).

Die CEMD dienten als Vorlage für den 1998 von Schuitemaker publizierten Band »Confidential Enquiries into Maternal Deaths in the Netherlands 1983–1992. 1981 war von der Dutch Society of Obstetrics and Gynaecology ein Maternal Mortality Committee mit der Aufgabe betraut worden, über die amtlichen Todesfallbescheinigungen hinaus Einzeluntersuchungen bei MSTF in den Niederlanden durchzuführen.

58.5.2 Nationale und regionale Untersuchungen im deutschsprachigen Raum

In der 2. Hälfte des vergangenen Jahrhunderts gab es in **Deutschland** regional drei eingehendere Untersuchungen zu Sterbefällen im Verlauf der Gestation: 1953–1977 im Stadtstaat Hamburg durch Dietel und Keding (1980), 1952–1989 in der ehemaligen DDR durch die Bezirkskommissionen zur Bekämpfung der Müttersterblichkeit (Fritsche u. Knopf 1989). 1972 empfahlen die für das Gesundheitswesen zuständigen Minister und Senatoren des Bundes und der Länder in Anbetracht einer gegenüber nord- und westeuropäischen Staaten überhöhten Müttersterblichkeit auch für die BRD die Durchführung von Einzelfalluntersuchungen bei MSTF auf freiwilliger Basis. Diese später wiederholt ausgesprochene Empfehlung wurde bisher nur in Bayern realisiert (s. 58.6).

In **Österreich** hatte die Arbeitsgruppe um Beck und Vutuc bereits 1975 ihre bis heute fortgeführten republikweiten Einzeluntersuchungen begonnen (Beck et al. 1991; Karimian-Teherani et al. 2002).

In der **Schweiz** analysierte Meili im Rahmen einer Dissertation die gesamtschweizerische mütterliche Mortalität der Jahre 1985–1994 (Meili et al. im Druck).

58.6 Einzelfalluntersuchungen in Bayern

Im Auftrag der Bayerischen Gesellschaft für Geburthilfe und Frauenheilkunde (BGGF) wurden seit 1983, zunächst gemeinsam mit Krone, Einzelfalluntersuchungen auf freiwilliger Basis und unter Wahrung des Datenschutzes, bei möglichst allen MSTF in Bayern durchgeführt (Welsch 1997a).

Diese Erhebungen basieren auf Zusammenführung folgender Daten

- amtliche Todesursachenstatistik,
- anonymer Datenvergleich mit der Bayerischen Perinatalerhebung (BPE),
- persönlichen Todesfallmeldungen von Ärzten und Laien,
- Daten des Bayerischen Landesamtes für Versorgung und Familienförderung,
- Printmedien.

Nach Befreiung des Bayerischen Landesamtes für Statistik und Datenverarbeitung von der Amtsschweigepflicht durch die behandelnden Ärzte erfolgte die Kontaktaufnahme. In über 90% der Fälle wurden ärztliche Behandlungsunterlagen und, soweit vorhanden, Obduktionsbefunde zur Verfügung gestellt. Insgesamt gelang damit eine weitgehende, wahrscheinlich aber immer noch nicht 100% Erfassung der MSTF in Bayern.

58.6.1 Datenüberblick 1983–2000

Vom 01.01.1983–31.12.2000 wurden 231 MSTF bekannt (Tabelle 58.2), 18 mehr als in der amtlichen Statistik erfasst. In Anbetracht kleiner Jahresfallzahlen wurden zum Ausgleich jährlicher Schwankungen drei Sechsjahreskollektive gebildet und die **Müttersterblichkeit der Teilkollektive** errechnet. Der erneute Mortalitätsanstieg in den letzten 6 Jahren ging ausschließlich zu Lasten indirekter MSTF, deren Anteil am Gesamtkollektiv sich von 17,7% (1983–1988) über 30,2% (1989–1994) auf 43,1% (1995–2000) erhöhte (Tabelle 58.3).

Todeszeitpunkt im Verlauf der Gestation: 20–30% aller MSTF ereigneten sich im Verlauf der Schwangerschaft bzw. post abortum, die Mehrzahl der Frauen verstarb im Wochenbett.

Das **Müttersterblichkeitsrisiko in Abhängigkeit vom Lebensalter der Frau** stieg, wie bereits in den Jahren 1983–1994 (Welsch 1997b), ab dem 35. Lebensjahr deutlich über den Mittelwert an. Bei 35- bis 39-jährigen Müttern betrug die maternale Mortalität zwischen 1995–2000 18,6/100 000 Lgb, bei ≥40-Jährigen 20,1/100 000 Lgb. Die niedrigste Todesrate fand sich bei 20- bis 24-jährigen Frauen (4,9/100 000 Lgb).

Während die **Müttersterblichkeit bei Ausländerinnen** zwischen 1983–1988 noch deutlich über der Mortalitätsrate deutscher Frauen gelegen hatte (29,6 vs. 12,2/100 000 Lgb), glichen sich die Zahlen 1995–2000 weitgehend an (13,3 vs. 9,3/100 000 Lgb). Auch in den CEMD 1997–1999 fand sich ein ethnisch bedingtes, differentes Sterblichkeitsrisiko: weiße Bevölkerung 11,0/100 000; Pakistani/Inder/Bangladeshi 32,4/100 000; Schwarzafrikaner 16,6/100 000; Asiaten 13,9/100 000 »maternities« (= Lgb + Totgeborene ab 24 SSW = m; National Institute of Clinical Excellence, Scottish Executive Health Department, Department of Health, Social Services and Public Safety Northern Ireland 2001).

Die **Obduktionsrate bei MSTF** nahm in Bayern von 60% (1983–1988) auf 68% (1995–2000) nur mäßig zu bei geringem Rückgang klinischer zugunsten gerichtsmedizinischer Autopsien. Damit stützen sich bei 30% aller MSTF die Todesursachen nach wie vor allein auf klinische Angaben. In den CEMD 1997–1999 betrug die Obduktionsrate bei direkten MSTF 76%. Dabei wurde in 22% die Qualität der Untersuchungen als **»mangelhaft«** bis **»ungenügend«** eingestuft (National Institute of Clinical Excellence, Scottish Executive Health Department, Department of Health, Social Services and Public Safety Northern Ireland 2001).

Bei den **Todesursachen** ist zwischen direkten und indirekten MSTF zu differenzieren. In allen drei Sechsjahreskollektiven (über die Jahre 1983–1988 und 1989–1994 wurde bereits früher berichtet, Welsch 1997a, b) gab es bei direkten MSTF vier Haupttodesursachen (s. Tabelle 58.3): An der Spitze lagen stets thromboembolische Erkrankungen inklusive Fruchtwasserembolien. Bei 20 MSTF der Jahre 1995–2000 handelte es sich 11-mal um Lungen- und 9-mal um Fruchtwasserembolien (Letztere 7-mal histologisch bestätigt), wobei alle Frauen mit Fruchtwasserembolie, aber nur 4 der 11 Mütter mit der klinischen Diagnose »Verdacht auf Lungenembolien« obduziert wurden.

Tabelle 58.2. **Müttersterbefälle in Bayern 1983–2000 (BGGF): Todeszeitpunkt im Verlauf der Gestation und Müttersterbefälle während und nach Sectio caesarea**

	1983–1988			1989–1994			1995–2000		
	[n]	[%]	[n][a]	[n]	[%]	[n][a]	[n]	[%]	[n][a]
Schwangerschaft	20	21	–	19	30	–	15	21	–
Geburt	10	10	7	2	3	1	3	4	3
Wochenbett	66	69	37	42	67	25	54	75	32
Total (n=231)	96	100	44	63	100	26	72	100	35
Lebendgeborene	699663			793222			756426		
Müttersterblichkeit	13,7/100000 Lgb			7,9/100000 Lgb			9,5/100000 Lgb		

[a] Davon Müttersterbefälle während und nach Sectio caesarea.

Tabelle 58.3. Müttersterbefälle in Bayern 1983–2000 (BGGF): Direkte und indirekte Todesursachen, direkte und indirekte Mortalität und Anteil der indirekten Mortalität an der Gesamtmortalität

	1983–1988		1989–1994		1995–2000	
	n	++	n	++	n	++
Direkte Todesursachen						
Thromboembolien	24	3,4	13	1,6	20	2,6
Davon Fruchtwasserembolien	6	0,9	3	0,4	9	1,2
Hämorrhagien	16	2,3	10	1,3	8	1,1
Hypertensive Erkrankungen	10	1,4	8	1,0	4	0,5
Genital- und Urosepsis	12	1,7	7	0,9	5	0,7
Aborte	8	1,1	–	–	3	0,4
Extrauteringraviditäten	4	0,6	2	0,3	–	–
Anästhesiekomplikationen	4	0,6	3	0,4	1	0,1
Andere direkte Ursachen	1	0,1	1	0,1	–	–
Total (n=164)	79		44		41	
Direkte Mortalität		11,3		5,5		5,4
Indirekte Todesursachen						
Krankheiten des Kreislaufsystems	9	1,3	13	1,6	16	2,1
Extragenitale Infektionen	4	0,6	1	0,1	3	0,4
Krankheiten des Atmungssystems	2	0,3	–		2	0,3
Krankheiten des ZNS	1	0,1	4	0,5	4	0,5
Krankheiten d. Verdauungssystems	–	–	1	0,1	1	0,1
Sonstige Erkrankungen	1	0,1	–	–	5	0,7
Total (n=67)	17		19		31	
Indirekte Mortalität		2,4		2,4		4,1
Anteil der indirekten Mortalität		17,7%		30,2%		43,1%
Gesamtmortalität		13,7		7,9		9,5

++ pro 100 000 Lebendgeborene (Lbg).

Zweihäufigste Todesursache waren Hämorrhagien. Hypertensive Erkrankungen und Genitalsepsis belegten abwechselnd die Plätze 3 und 4. Mit Ausnahme der Thromboembolietodesfälle entwickelten sich alle Zahlen rückläufig. Dies gilt auch für Aborte, Anästhesietodesfälle und Extrauteringraviditäten. Bei den »sonstigen direkten Todesursachen« handelte es sich 2-mal um eine Schwangerschaftsfettleber.

Die Bezugszahlen pro 100 000 Lgb (Spalte 2 in den jeweiligen Sechjahreskollektiven) erlauben einen Vergleich der bayerischen Daten der Jahre 1995–2000 mit den Zahlen der CEMD 1997–1999. In beiden Ländern war die direkte Mortalität (UK 5,0; Bayern 5,4) nahezu identisch, ebenso die Rate an MSTF infolge Lungenembolien (1,6 vs. 1,4), hypertensiven Erkrankungen (0,7 vs. 0,5), Genitalsepsis (0,7 vs. 0,7) und Anästhesie (0,1 vs. 0,1). Dagegen fand sich in Bayern eine erhöhte Rate an geburtshilflichen Verblutungstodesfällen (UK 0,3; Bayern 1,1) und tödlichen Fruchtwasserembolien (UK 0,4; Bayern 1,2). Im UK verstarben 14 Frauen infolge Extrauteringravidität (0,6), in Bayern ereignete sich nach 4 EUG-Todesfällen 1983–1988 (0,6) und 2 zwischen 1989–1994 (0,3) im dritten Sechsjahreskolletiv kein MSTF infolge ektopischer Gravidität.

Obwohl die Zahl der Hämorrhagietodesfälle in Bayern seit 1983 kontinuierlich zurückging (von 2,3 über 1,3 auf 1,1/100 000 Lgb), lag sie in allen Jahren deutlich über den englischen Zahlen, die von 1985–1999 zwischen 0,4 und 0,9/100 000 m schwankten und 1997–1999 mit 0,3/100 000 m ihren bisherigen Tiefstwert erreichten.

> Der Anstieg indirekter MSTF in Bayern auf 43,1 % der Gesamtmortalität in den Jahren 1995–2000 ist in der Bundesrepublik bisher einmalig und dürfte sowohl signierungs- als auch erfassungsbedingt sein. Infolge anderer Zuordnungskriterien in den CEMD (s. 58.1.3) sind hier Vergleiche nur bedingt möglich.

In den Abschnitten 58.6.2 und 58.6.3 werden die MSTF in Bayern der Jahre 1995–2000, getrennt nach Todeszeitpunkt und Entbindungsverfahren, im Einzelnen kurz aufgeführt. Ein Teil der MSTF waren seltene Kasuistiken, daneben gab es mehr oder weniger identische Krankheitsverläufe, aus denen prophylaktische und therapeutische Konsequenzen möglich sind und auch realisiert werden sollten (s. 58.7).

58.6.2 Todesursachen intra graviditatem und post abortum 1995–2000

Bei den 15 Todesfällen (s. ◘ Tabelle 58.2) handelte es sich um 3 **direkte MST** und 12 **indirekte MSTF** (10 gerichtmedizinische, 3 klinische Obduktionen).

Zwei Frauen mit ambulantem Schwangerschaftsabbruch wurden in der Praxis reanimationspflichtig (1-mal kardiale Nalador-Nebenwirkung, 10. SSW; 1-mal wahrscheinlich intraarterielle Injektion von Carbostesin 0,75 % bei Parazervikalanästhesie, 9. SSW; Vollnarkose von Patientin abgelehnt). Beide Frauen verstarben in Kliniken der Maximalversorgung [Versorgungsstufe (VS) IV] infolge hypoxischer Hirnschädigung. Dem dritten direkten MSTF lag eine tödliche Luftembolie bei Hysteroskopie anlässlich einer 3. Abrasio nach Molenschwangerschaft zugrunde (VS III).

Von 12 **indirekten MSTF** intra graviditatem wurden 3 Frauen tot aufgefunden: 2-mal zu Hause (intrazerebrale Blutung, rechte Großhirnhälfte, m. III; V. a. Krampfanfall bei bekannter Epilepsie, m. VI), 1-mal Patientin in einer Nervenklinik (schwere Stenosierung der Myokardarteriolen, m. VIII). 6 Schwangere wurden ambulant (5-mal zu Hause) reanimationspflichtig. In 2 Fällen blieben ambulante Reanimationsmaßnahmen erfolglos:

- V. a. Herz-Kreislauf-Versagen bei Pneumonie, Frühgravidität;
- Asystolie bei bekannter Sklerodermie, 6. SSW.
  Viermal erfolgte die Einweisung der reanimierten Schwangeren durch den Notarzt;
- Riesenaneurysma der A. carotis interior, 11. SSW (VS IV, Neurochirurgie), moribund bei Aufnahme, verstorben 9 Tage post operationem, keine Obduktion;
- Aortenruptur, 7. SSW (VS II, sofortige Weiterverlegung nach VS III);
- thrombosierte und fixierte Aortenkunstklappe, 26. SSW (VS IV; **je ein weiterer derartiger Todesfall im ersten und zweiten Sechsjahreskollektiv** (Welsch 1997a);
- Vorhofflimmern mit Asystolie bei chronischer Herzinsuffizienz und chronischer Myokarditis, 32. SSW (VS III).
  Alle Schwangeren verstarben jeweils kurze Zeit nach Klinikaufnahme.

Drei weiteren indirekten MSTF intra graviditatem lagen folgende Anamnesen zugrunde:

- Selbsteinweisung wegen zunehmender Dyspnoe in der 30. SSW (VS IV), keine Vorgeschichte. Exitus nach 3 Tagen an phäochromozytominduzierter und graviditätsaggravierter Kardiomyopathie mit progredienter Linksherzinsuffizienz;
- Einweisung wegen neurologischer Symptomatik in Bezirkskrankenhaus (F), 12. SSW, Verlegung zur weiteren Diagnostik nach VS III, dort intubationspflichtig, Weiterverlegung nach VS IV. Dissoziierter Hirntod bei V.a. Meningitis und Sinusvenenthrombose, keine Obduktion;
- Sichelzellanämie, mehrere ambulante Vorstellungen (VS IV) wegen beginnender hämolytischer Krisen. Stationär 35. SSW. Medizinische Klinik (VS IV). Hoch akute Hämolyse mit nicht beherrschbarer Elektrolytentgleisung. Intrauteriner Fruchttod. Exitus nach 2 Tagen (therapieresistente Asystolie).

Nach jeweils 5 tödlichen Lungenembolien intra graviditatem in den beiden ersten Sechsjahreskollektiven gab es zwischen 1995–2000 keinen Embolietodesfall während der Schwangerschaft. Es finden sich aber in Abschnitt 58.6.3. mehrere tödliche Lungenembolien im Frühwochenbett (1-mal **während** der Sectio) nach Thrombosen im Verlauf der Gravidität.

58.6.3 Todesursachen während und nach Entbindungen 1995–2000

Bei allen MSTF während und nach Entbindungen wurde in präpartal bzw. präoperativ gesunde Frauen und präpartal durch geburtshilfliche oder andere Komplikationen bzw. Risikofaktoren belastete Schwangere unterteilt. Aus dieser Differenzierung kann aber nicht gefolgert werden, dass eine erst postpartal manifest gewordene Komplikation immer dem jeweiligen Entbindungsverfahren anzulasten ist.

Vaginalgeburten

In den Jahren 1995–2000 verstarben **10 präpartal gesunde Mütter:**

4 Wöchnerinnen, je 2 in den Jahren 1997 und 1998, erlagen einer perakut verlaufenden **A-Streptokokkensepsis im Wochenbett.** Hier sind frühzeitiges Erkennen einer beginnenden Sepsis, das Darandenken und sofortige Antibiotikagabe nach Materialentnahme für mikrobiologische Untersuchungen, lebensrettend.

3 Frauen verstarben an einer **sub partu aufgetretenen Fruchtwasserembolie.** 3 Mütter kamen infolge **postpartaler Blutungskomplikationen** ad exitum: 2-mal Uterusatonie, 1-mal posthämorrhagischer Atemstillstand bei unvollständiger Plazenta, Reanimation und konsekutivem Hirnödem.

Unter 12 MSTF nach Vaginalgeburten mit präexistenten Erkrankungen oder geburtshilflichen Komplikationen fanden sich 4 direkte und 8 indirekte Todesfälle. Bei 4 **direkten MSTF** handelte es sich um **Lungenembolien** zwischen dem 6. und 16. postpartalen Tag. Dabei hatte 1-mal eine hämostasiologisch nachgewiesene [Prothrombin-(Faktor II-)G20210A-Mutation + Heterozygotenstatus für APC-Resistenzfaktor V] und 1-mal eine anamnestisch vermutete erbliche **Gerinnungsstörung** vorgelegen; 1-mal bestand bereits während der Gravidität Verdacht auf rezidivierende kleinere Lungenembolien und 1-mal zusätzlich eine Aorteninsuffizienz II. Grades mit präexistentem Hypertonus.

Todesursachen bei 8 indirekten MSTF nach Vaginalgeburt:

- Ruptur der Aorta ascendens, zu Hause verstorben, 8 Tage post partum (p.p.);
- dissezierendes Wandaneurysma einer Koronararterie, zu Hause verstorben, 5 Tage p.p.;

- dissezierendes Aortenaneurysma bei Marfan-Syndrom 2 Tage p.p.;
- rupturiertes Aortenaneurysma 5 Tage p.p.;
- Multiorganversagen 4 Tage p.p. bei Lupus erythematodes und Myokarditis;
- akutes Herzversagen infolge massiver Varizellenpneumonie, Virusmyokarditis und terminaler peripherer Lungenembolie 8 h p.p.;
- postinfektiöse Glomerulonephritis mit nephrotischem Syndrom und therapieresistentem Lungenöden, Exitus 6 Tage p.p.;
- Halsphlegmone, Pneumonie und Perikarditis; Frau zu Hause tot aufgefunden, Entbindung ohne Hebammen/Arzthilfe!

Sectio caesarea

In den Jahren 1995–2000 ereigneten sich in Bayern 35 MSTF während oder nach Sectio caesarea (s. ◘ Tabelle 58.2); dazu kamen 3 NGSTF im Zustand nach Schnittentbindung (s. 58.6.5). Im Einzelnen handelte es sich dabei um 5 **direkte MSTF bei präoperativ gesunden, risikofreien Schwangeren** (1-mal primäre, 4-mal sekundäre Sectio; keine Notfallsectio):

- postoperative atonische Nachblutung, Hysterektomie, hypoxisch bedingtes Mittelhirnsyndrom;
- intraoperativer therapieresistenter Herzstillstand bei Revisionslaparotomie wegen parametraner Nachblutung im Uterotomie Wundwinkelbereich;
- postoperativer Volumenmangelschock nach primärer Sectio wegen BEL;
- Anästhesietodesfall infolge »Intubationsproblemen«;
- intraoperative Fruchtwasserembolie, myokardiales Pumpversagen.

19 direkte MSTF mit präoperativen oder geburtshilflichen Komplikationen und Risiken (3-mal primäre, 4-mal sekundäre, 11-mal Notfallsectio; 1-mal unbekannt)

Präoperative Komplikationen	Todesursache
Fruchtwasserembolie sub partu	Asystolie, Exitus in tabula
Fruchtwasserembolie extra muros	Sectio in moribunda, Exitus 2 h p.s.
Fruchtwasserembolie bei gedeckter Uterusruptur, Z.n. 4-mal Sectio	Exitus 1 Tag post sectionem (p.s.), SIRS, »akutes biventrikuläres Herzversagen«
Fruchtwasserembolie sub partu	Akutes Herz-Kreislauf-Versagen am Operationstag
Fruchtwasserembolie extra muros	Sectio in moribunda, akutes Herz-Kreislauf-Versagen am Operationstag
»Akutes embolisches Geschehen« intra graviditatem	Sectio in moribunda, Exitus am Operationstag, keine Obduktion
Adipositas, prägravider BMI 35	Lungenembolie 2 Tage p.s.
Adipositas, prägravider BMI 50	Lungenembolie 14 Tage p.s., 5 Tage nach Entlassung
Tiefe Beinvenenthrombose intra graviditatem, BMI 35	Lungenembolie 1 Tag. p.s., Exitus 2 h später
Tiefe Beinvenenthrombose intra graviditatem, BMI >30	Lungenembolie intra operationem, Exitus in tabula
Z.n.Thrombose intra graviditatem (?)	Lungenembolie (?) 3 h p.s., Exitus 8 h p.s., keine Obduktion
Z.n.Thrombose intra graviditatem (?)	Lungenembolie 20 h p.s., Exitus 5 h später, keine Obduktion
Placenta praevia, partim accreta, *Zustand nach 2-maliger Sectio*	Hämorrhagisch bedingter Herzstillstand in tabula
Placenta praevia, partim accreta, *Zustand nach 4-maligerx Sectio*	Hämorrhagisch bedingter Herzstillstand bei Hysterektomie 4 h p.s.
Amnioninfektionssyndrom	Puerperalsepsis, septische Meningoenzephalitis, Exitus 31 Tage p.s.
Präeklampsie, HELLP-Syndrom	Leberkapselruptur, Massentransfusionen Exitus 2 Tage p.s., myokardiales Pumpversagen
Präeklampsie, HELLP-Syndrom	Leberkapselruptur, Nierenversagen, Hirnödem, Exitus 11 Tage p.s.
Präeklampsie, HELLP-Syndrom	Intrazerebrale Massenblutung, Exitus 6 Tage p.s.
Pfropfgestose, Eklampsie (?)	Postoperativ Kammerflimmern, erfolglose Reanimation, Exitus 2 h p.s.

11 indirekte MSTF nach Sectio caesarea mit präoperativen Komplikationen (3-mal primäre, 2-mal sekundäre, 6-mal Notfallsectio)

Präoperative Komplikationen	Todesursache
Medianekrose. Ruptur der A. iliaca communis rechts 7 Tage p.s.	Hämorrhagisch bedingtes Herz-Kreislauf-Versagen
Aortenruptur 5 Tage p.s. bei Ehlers-Danlos Syndrom Typ IV	Hämorrhagisch bedingtes Herz-Kreislauf-Versagen
Aortenruptur 4 h p.s., zystische Medianekrose Erdheim-Gsell	Hämorrhagisch bedingtes Herz-Kreislauf-Versagen
Myokarditis	Kammerflimmern, Herzstillstand wenige Stunden p.s.
Kongenitale isolierte Dextrokardie	Herz-Kreislauf-Versagen 1 Tag p.s.
Intubationspflichtige Pneumonie bei Asthma bronchiale	Septisches Herz-Kreislauf-Versagen, Exitus 2 Tage p.s.
Extragenitale A-Streptokokkensepsis (Angina, Meningitis)	Toxisches Herz-Kreislauf-Versagen, Exitus 1 Tag p.s.
Asystolie bei Epilepsie	Hypoxischer Hirnschaden nach Reanimation, Exitus 4 Tage p.s.
Enzephalomeningitis	Hirnödem, Exitus 10 Tag p.s.
Akute Hepatitis B	Akutes Leberversagen
Immundefekt unklarer Genese	Multiorganversagen 29 Tage p.s.

58.6.4 Mortalitäts- und Letalitätsrisiko: Vaginalgeburt vs. Sectio caesarea 1983–2000

Die Tatsache, dass bei ca. 60 % aller MSTF sub partu und post partum eine Schnittentbindung dem Tod vorausgegangen war (s. ◘ Tabelle 58.2) impliziert die Frage nach dem aktuellen mütterlichen Sterblichkeitsrisiko bei der Sectio caesarea im Vergleich zur vaginalen Entbindung.

Bei mütterlichen Sterbefällen während oder nach einer Schnittentbindung muss zur Eruierung des eingriffsbedingten Risikos stets differenziert werden zwischen

Definition

- **Sectiomortalität:** Anzahl der in zeitlichem Zusammenhang mit einer Sectio caesarea während oder innerhalb von 42 Tagen nach dem Eingriff verstorbenen Mütter, bezogen auf 1000 Schnittentbindungen und angegeben in Promille,
- **Sectioletalität:** Anzahl der in ursächlichem Zusammenhang mit einer Sectio caesarea während oder innerhalb von 42 Tagen an operations- oder anästhesiebedingten Komplikationen verstorbenen, präoperativ gesunden, risikofreien Schwangeren, bezogen auf 1000 Schnittentbindungen und angegeben in Promille.

> Nur die Sectioletalität kann dem operativen Eingriff beim Vergleich mit der Vaginalgeburt zur Last gelegt werden. Angaben zur Sectioletalität sind weder aus amtlichen Todesursachenstatistiken noch aus Perinatalerhebungen, sondern nur mit Hilfe von Einzelfalluntersuchungen möglich.

Durch Zusammenführen der Sectiozahlen der BPE mit den Daten unserer Einzelfalluntersuchungen (BGGF) sind gesicherte Aussagen zum aktuellen mütterlichen Mortalitäts- und Letalitätsrisiko bei der Schnittentbindung in der BPE möglich (◘ Tabelle 58.4). Reihe 1 zeigt die Anzahl der durch die BPE erfassten Entbindungen (ca. 85–90 % aller Geburten in Bayern), darunter die Zahl der Schnittentbindungen (n = 320 215). Dies ist die größte,

◘ Tabelle 58.4. **Mütterliches Sectiomortalitäts- und -letalitätsrisiko in der Bayerischen Perinatalerhebung (BPE) unter Verwendung von Sterbedaten der Einzelfalluntersuchungen in Bayern (BGGF)**

	1983–1988	1989–1994	1995–2000
Anzahl der Entbindungen (BPE)	570950	655785	670059
Davon Schnittentbindungen (BPE)	82897	107803	129515
Sectio Mortalität (BGGF)	0,53 ‰ (n = 44)	0,28 ‰ (n = 30)	0,29 ‰ (n = 37)
Tod im zeitlichen Zusammenhang mit einer Sectio caesarea	1: 1.884	1: 3.593	1: 3.500
Sectio Letalität (BGGF)	0,23 ‰ (n = 19)	0,13 ‰ (n = 14)	0,04 ‰ (n = 5)
Tod im ursächlichem Zusammenhang mit einer Sectio caesarea	1: 4.363	1: 7700	1: 25903

BPE Bayerische Perinatalerhebung; *BGGF* Bayerische Gesellschaft für Geburtshilfe und Frauenheilkunde.

Tabelle 58.5. Mütterliches Mortalitäts- und Letalitätsrisiko bei Vaginalgeburt in der Bayerischen Perinatalerhebung (BPE) unter Verwendung der Sterbedaten von Einzelfalluntersuchungen in Bayern (BGGF)

	1983–1988	1989–1994	1995–2000
Anzahl der Entbindungen (BPE)	570950	655765	670059
Davon Vaginalgeburten (BPE)	488053	547962	540544
Mortalität bei Vaginalgeburt (BGGF)	0,053 ‰ (n = 26)	0,028 ‰ (n = 15)	0,037 ‰ (n = 20)
Tod im zeitlichen Zusammenhang mit einer Vaginalgeburt	1:18771	1:36350	1:27028
Letalität bei Vaginalgeburt (BGGF)	0,033 ‰ (n = 16)	0,024 ‰ (n = 13)	0,017 ‰ (n = 9)
Tod in ursächlichem Zusammenhang mit einer Vaginalgeburt	1:33503	1:42151	1:60062

BPE Bayerische Perinatalerhebung; *BGGF* Bayerische Gesellschaft für Geburtshilfe und Frauenheilkunde.

nummerisch erfasste (und nicht nur geschätzte) Sectiomortalitäts- und -letalitätsstatistik im deutschsprachigen Raum.

Da einerseits nicht alle verstorbenen Mütter in BPE-Kliniken entbunden wurden, andererseits zur Sectiomortalität auch 3 NGSTF im Zustand nach Sectio gehören, sind die Daten in Tabelle 58.4 nicht völlig deckungsgleich mit den in Abschnitt 58.6.3 genannten Zahlen.

> Die Sectiomortalität sank in der BPE im Verlauf der Berichtszeit fast um die Hälfte von 0,53 ‰ (1983–1988) auf 0,29 ‰ (1995–2000).

► Studienbox

Unter Verwendung der Hospital Episode Statistics hält Hall eine Schätzung der im UK durchgeführten Schnittentbindungen für möglich und berechnet in den CEMD 1997–1999 für das UK bei 413000 Schnittentbindungen eine Sectiomortalität von 0,23 ‰ (Hall 2001). Dietel und Keding ermittelten 1963–1967 in Hamburg eine Sectiomortalität von 6,2 ‰, 10 Jahre später war sie auf 1,7 ‰ zurückgegangen (Dietel u. Keding 1980). Nach Heynemann hatte zwischen 1933–1935 die Sectiomortalität in Hamburg noch bei 5,27 % gelegen, d. h. vor 65 Jahren verstarb noch jede 20. Mutter während oder nach einer Schnittentbindung!

> Die Sectioletalität ging in der BPE von 0,23‰ im Zeitraum 1983–1988 auf 0,04 ‰ in den Jahren 1994–2000 zurück, d. h. es kommt derzeit ein sectiobedingter MSTF auf rund 26000 Schnittentbindungen.

Auf gleiche Weise lässt sich das mütterliche Sterblichkeitsrisiko bei Vaginalgeburten in der BPE berechnen (Tabelle 58.5). Hier reduzierte sich die Mortalität von 0,053 ‰ (1983–1988) auf 0,037 % (1995–2000), die Letalität nach Vaginalgeburt nahm von 0,033 ‰ auf 0,017 ‰ ab (1 zu ca. 60000 Vaginalgeburten).

Aus diesen Daten ergibt sich in der BPE für gesunde Schwangere ein **mütterliches Letalitätsrisiko »Vaginalgeburt vs. Sectio caesarea«**

- 1983–1988 Relation 1:7,7,
- 1989–1994 Relation 1:5,5,
- 1995–2000 Relation 1:2,3.

In den Jahren 1995–2000 betrug in der BPE die Relation »primäre zu sekundäre Sektio« etwa 1:1. Damit kam in den Jahren 1995–2000 auf zumindest etwa 60.000 primäre Schnittentbindungen ein MSTF aus dem Sectioletalitätskollektiv (s. S. 1065). Diese Relation entspricht praktisch dem Letalitätsrisiko bei Vaginalgeburten. Angesichts dieses einen MSTF bei elektiver Sectio kann derzeit nur von einem Trend gesprochen werden. Für gesicherte Aussagen sind wesentlich größere Sectiokollektive aus weiteren Bundesländern erforderlich.

Es lässt sich allerdings nicht sicher ausschließen, dass das reale mütterliche Letalitätsrisiko bei Sectio caesarea infolge Underreporting und/oder bisher nicht erfasster **»später MSTF nach Schnittentbindung«** möglicherweise etwas höher als angegeben liegen könnte. Auch kann sich, je nach künftiger Entwicklung des Letalitätsrisikos bei Sectio und Vaginalgeburt, die aktuelle Relation zugunsten des einen oder anderen Entbindungsverfahrens verschieben.

In den CEMD 1997–1999 finden sich keine Daten zum Letalitätsrisiko bei Vaginalgeburt und Sectio caesarea. Hall errechnete 2001 aus der geschätzten Zahl der Schnittentbindungen und Vaginalgeburten im UK und der Anzahl der direkten MSTF bei den beiden Entbindungsverfahren ein allgemeines Sterblichkeitsrisiko »Vaginalgeburt vs. Sectio caesarea« von 1:4,9 (Hall 2001). Die weitere Sectiodifferenzierung entsprechend der Einteilung des RCOG in »emercency«, »urgent«, »scheduled« und »elective caesarean section« (aus den Perinatalerhebungen liegen dazu keine Daten vor) ergab ein 12fach höheres Sterblichkeitsrisiko bei »emercency«, ein 6fach höheres für »urgent«, ein 0,8fach höheres für »scheduled« und ein 2,3fach höheres Sterblichkeitsrisiko bei »elective caesarean sections« gegenüber einer Vaginalgeburt.

> Gegen diese Art der Berechnung des mütterlichen Sterblichkeitsrisikos bei der Sectio caesarea im Vergleich zur Vaginalgeburt ist einzuwenden, dass keinesfalls alle direkten MSTF bei und nach einer Sectio dem Eingriff zur Last gelegt werden können und dürfen (s. S. 1065) und damit das von Hall angegebene Sterblichkeitsrisiko bei der Schnittentbindung über der realen mütterlichen Gefährdung liegen dürfte.

Tabelle 58.6. Müttersterbefälle in Bayern während und nach der Entbindung (n=57) 1995–2000 (BGGF) und Entbindungsort (BPE)

	Belegkliniken		Chefarztkliniken		Univiversitätskliniken	
Geburten/Jahr	<500	=>500	<500	500–999	>1000	
Geburten 1995–2000 (BPE)	90 988	133 433	33 849	123 763	245 997	42 029
Prozentualer Anteil	13,6	19,9	5,1	18,5	36,7	6,3
Müttersterbefälle (BGGF)	6	10	2	8	19	7
Prozentualer Anteil	13,0	20,4	3,7	14,8	35,2	12,3
Sectio caesarea						
Letalität	1	2	–	–	2	–
Mortalität direkt.	2	4	–	3	8	–
Mortalität indirekt	–	–	1	–	4	6
Vaginalgeburt						
Letalität	1	3	–	4	2	–
Mortalität direkt.	1	1	–	–	1	–
Mortalität indirekt	1	–	1	1	2	1

Geburtsklinik unbekannt (n = 2 Vaginalgeburten); Entbindung zu Hause ohne Arzt-/Hebammenhilfe (n = 1 Vaginalgeburt); MSTF, nicht in BPE Kliniken entbunden (n = 2).

58.6.5 Entbindungsort

Für die 57 MSTF sub partu und post partum der Jahre 1995–2000 erfolgte erstmals eine Aufschlüsselung der Geburtskliniken nach kleinen und großen Belegabteilungen, kleinen, mittleren und großen hauptamtlichen Abteilungen und Universitäts-Frauenkliniken (Tabelle 58.6). Bei 2 Vaginalgeburten ist die Geburtsklinik nicht bekannt, eine Frau hatte zu Hause allein ohne Hebammen/Arzthilfe geboren.

Der prozentuale Anteil der einzelnen Klinikgruppen am Gesamtgeburtenkollektiv wurde dem prozentualen Anteil am Kollektiv der verstorbenen Mütter (n = 54) gegenübergestellt und die MSTF weiter nach Entbindungsmodus, Letalität und Mortalität (direkt und indirekt) differenziert.

Bei großen Belegkliniken und Universitätskliniken lag der prozentuale Anteil der MSTF über dem prozentualen Geburtenanteil. Der relativ hohe prozentuale Anteil von MSTF in Universitätskliniken (13,0 % gegenüber 6,3 % Geburtenanteil) betraf im Gegensatz zu den großen Belegkliniken ausschließlich indirekte MSTF, also Frauen mit erhöhtem präexistentem Risiko und dürfte als Regionalisierungseffekt zu interpretieren sein.

58.6.6 Nicht gestationsbedingte Sterbefälle 1995–2000

Nicht gestationsbedingte Sterbefälle (NGSTF) werden in der Bundesrepublik bisher in der amtlichen Todesursachenstatistik nicht ausgewiesen. Seit 1987 wurden in Bayern NGSTF durch das Bayerische Landesamt für Statistik und Datenverarbeitung manuell erfasst, soweit dies den ärztlichen Todesbescheinungen zu entnehmen ist. Über die NGSTF 1987–1994 (n = 35) wurde bereits berichtet (Welsch 1997a,b).

26 NGSTF der Jahre 1995–2000 lagen folgende Todesursachen zugrunde:

- **Suizide:** n = 5 (davon 2-mal während der Schwangerschaft). 1983–2000 sind insgesamt 14 Fälle von Suizid während der Gestation bekannt geworden;
- **Unfälle:** n = 11. Straßenverkehr n = 9 (davon 8 Schwangere), Ertrinken n = 1 (grav.); Rauchvergiftung n = 1 (grav.);
- **Malignome:** n = 3: Leukämie n=2 (beide im Wochenbett verstorben, davon 1-mal Zustand nach Sectio caesarea); fulminant verlaufendes EBV-assoziiertes T-Zell-Lymphom. n = 1 (Exitus 39 Tage nach Sectio wegen vaginaler Blutungen);
- **Mord:** n = 3 (alle Frauen schwanger);
- **Ungeklärt:** n = 4 (davon 2-mal im Wochenbett, 1-mal Zustand nach Sectio caesarea).

Im CEMD 1997–1999 sind bei anderen Zuordnungskriterien (s. 57.5.1) 29 Coincidental deaths ausgewiesen (16); Vergleiche sind nur bedingt möglich.

58.6.7 Späte Müttersterbefälle 1995–2000

In den Jahren 1995–2000 enthielten in Bayern 4 Todesbescheinungen (noch ohne entsprechenden Fragevordruck) einen Hinweis auf eine Gestation zwischen 43 Tagen und 1 Jahr vor Todeseintritt. Dabei handelte es sich 2-mal um Suizid, 46 und 106 Tage post partum, 1-mal um ein Rechtsherzversagen bei Lungenembolie und Adipositas permagna 3 Monate nach der

Entbindung sowie 1-mal um ein Polytrauma infolge Verkehrsunfall 3 Monate post partum.

Bei künftigen Einzelfalluntersuchungen sollte vermehrt auf späte MSTF geachtet werden. Voraussetzung für eine bessere Erfassung später MSTF ist allerdings eine Änderung der amtlichen Todesbescheinigung entsprechend ◘ Abb. 58.1.

In den CEMD 1997–1999 wurde über 107 «late maternal deaths« berichtet (7 »direct«, 39 »indirect« and 61 »coincidental deaths«; National Institute of Clinical Excellence, Scottish Executive Health Department, Department of Health, Social Services and Public Safety Northern Ireland 2001).

58.7 Ärztliche und organisatorische Empfehlungen

- Bei allen mütterlichen Sterbefällen während und innerhalb von 42 Tagen sowie einem Jahr nach Ende der Schwangerschaft ist eine diesbezüglich **exakte und vollständige Dokumentation der ärztlichen Todesbescheinigung** zwingend geboten.
- Falls irgend möglich, sollte die Zustimmung der Angehörigen für eine **klinische Obduktion** eingeholt werden.
  Bei ungeklärter Todesursache oder Verdacht auf unnatürlichen Tod ist eine **gerichtsmedizinische Obduktion** zu beantragen.
- Zur Prophylaxe geburtshilflicher Verblutungstodesfälle ist eine konsequente Optimierung bekannter diagnostischer und therapeutischer Maßnahmen erforderlich:
  Sectio caesarea: Engmaschige kompetente postoperative mütterliche Überwachung (RR-, Puls-, Labor-, Blutungs- und Funduskontrollen) bei genauer Abgrenzung der jeweiligen Zuständigkeitsbereiche.
  - **Placenta praevia im Zustand nach Sectio caesarea ist immer eine Hochrisikoschwangerschaft!**
    Vier gutachtenbekannte außerbayerische Verblutungstodesfällen bei Placenta praevia im Zustand nach Sectio caesarea 1992, 1997, 2001 und 2002, 3 MSTF mit identischem Verlauf in den CEMD 1997–1999 (National Institute of Clinical Excellence, Scottish Executive Health Department, Department of Health, Social Services and Public Safety Northern Ireland 2001), 2 MSTF in Österreich 1992–1998 und 2 MSTF in Bayern 1995–2000 unterstreichen die Notwendigkeit eines »risk managements«. Bei Lokalisation der Placenta praevia im Narbenbereich kann in bis zu 40% eine Placenta accreta vorliegen (ACOG 2002).
    Pränatale Hospitalisierung **nur in Perinatalzentren oder Schwerpunktkliniken** mit kontinuierlicher Verfügbarkeit ausreichender Blutmengen rund um die Uhr; bei elektiver Sectio vorsorgliche, bei Notfalleingriff sofortige Bereitstellung von vier ausgekreuzten Erythrozytenkonzentraten bzw. Blutkonserven (National Institute of Clinical Excellence, Scottish Executive Health Department, Department of Health, Social Services and Public Safety Northern Ireland 2001); präoperative Aufklärung der Frau über mögliche Hysterektomie;
    besonders erfahrener Operateur!
    Rechtzeitige Indikationsstellung zur lebensrettenden Uterusexstirpation.

  Vaginalgeburt: Bei erhöhtem postpartalem Blutverlust >500 ml sofortiger Facharztruf, rechtzeitiger Prostaglandineinsatz, bei Erfolglosigkeit rechtzeitige Indikation zur Hysterektomie.
  Auf ausreichende Erythrozytenkonzentrat- bzw. Blutzufuhr achten und dringen.
- Thromboseprophylaxe bei Schnittentbindung generell, rechtzeitig, ausreichend hoch und bei Risikofaktoren ausreichend lange dosiert
  Bei **Thrombose-/Embolieerkrankung in Eigen- oder Familienanamnese:**
  hämostasiologische Abklärung, gegebenenfalls individuell dosierte, gewichtsadaptierte Antikoagulantienprophylaxe intra graviditatem und/oder post partum (Heilmann et al. 2001). Bei BMI >30 doppelte Heparindosierung erforderlich. Hohes Thromboserisiko bei Zustand nach Herzklappenersatz! Hierzu existieren spezielle Empfehlungen (Heilmann et al. 2001).
- Perioperative Antibiotikaprophylaxe bei Schnittentbindung: bei sekundärer Sektio obligatorisch, bei elektiver Sektio empfehlenswert.
- **Cave postpartale A-Streptokokkensepsis:** frühzeitiges Erkennen eines beginnenden septischen Zustandes bei entsprechender Kreislaufsymptomatik (Hypotonie, Tachykardie), Unruhe, Schmerzen, schwerem Krankheitsgefühl, hohem CRP trotz möglicherweise fehlendem Fieber und fehlender Leukozytose. Sofortige Verlegung auf Intensivstation, sofortige Antibiotikagabe nach Materialgewinnung für mikrobiologische Untersuchungen.
- **Sichelzellanämie:** Interdisziplinäre Kooperation mit **kompetenten** Hämatologen zwingend erforderlich! Bei der extrem seltenen Kombination »Sichelzellanämie + Gravidität« im deutschsprachigen Raum unbedingt auf US-amerikanische Behandlungsstrategien zurückgreifen (Samuels 2002). In den USA kommt auf ca. 500 Entbindungen farbiger Mütter ein Fall von Sichelzellanämie; die Letalitätszahlen differieren erheblich in Abhängigkeit von der Therapiequalität.
- Regionale **landesweite Einzelfalluntersuchungen** bei möglichst allen mütterlichen Sterbefällen im Verlauf der Gestation sollten je nach örtlichen Gegebenheiten auf freiwilliger Basis **in allen Bundesländern** durchgeführt werden, z. B. im Auftrag der regionalen Fachgesellschaft.

Literatur

ACOG (2002) Committee opinion No 266: Placenta accreta. Obstet Gynecol 99: 169–170

Atrash HK, Alexander S, Berg CJ (1995) Maternal mortality in developed countries: Not just a concern of the past. Obstet Gynecol 86: 700–705

Beck A, Vutuc C, Friedl HP (1991) Müttersterbefälle in Österreich 1975–1989 Gynäkol Rundsch 31 [Suppl 2]: 166–169

Bouvier-Colle MH, Varnoux N, Costes P, Hatton F (1991) Reasons for the underreporting of maternal mortality in France, as indicated by a survey of all deaths among women in childbearing age. Int J Epidemiol 20: 717–721

Chamberlain G (2001) Maternal mortality. In: Chamberlain G, Steer P (eds) Turnbull´s obstetrics, 3rd edn. Churchill Livingstone, London, pp 741–752

Deutsches Institut für medizinische Dokumentation und Information (DIMDI) (1995) ICD-10 Internationale statistische Klassifikation der Krankheiten und verwandter Gesundheitsprobleme, 10. Revision. Bd II: Regelwerk Version 1,0. Urban & Schwarzenberg, München Wien Baltimore, S 168–171

Dietel H, Keding G (1980) Müttersterblichkeit – Was brachte uns die Senkung? Ergebnisse der Hamburger Landesstatistik 1973–1977. Geburtsh Frauenheilk 40: 487–495

Fritsche U, Knopf H (1989) Stand und Entwicklung der peripartalen Mortalität in der DDR. Zentralbl Gynäkol 111: 1160–1168

Gissler M, Kauppila R, Merilainen J, Toukomaa H, Hemminki E (1997) Pregnancy-associated deaths in Finland 1987–1994 – definition problems and benefits of record linkage. Acta Obstet Gynecol Scand 76: 651–657

Hall HM (2001) Caesarean section. National Institute of Clinical Excellence, Scottish Executive Health Department, Department of Health, Social Services and Public Safety Northern Ireland (ed) Why mothers die 1997–1999. The confidential enquiries into maternal deaths in the United Kingdom. RCOG Press, London, pp 317–322

Heilmann L, Rath W, v Tempelhoff GF, Harenberg J, Breddin HK, Schramm W (2001) Die Anwendung von niedermolekularen Heparinen in der Schwangerschaft. Geburtsh Frauenheilk 61: 355–363

Hoyert DL, Danel I, Tully P (2000) Maternal mortality, United States and Canada, 1982–1997. Birth 27: 4

Karimian-Teherani D, Haidinger G, Waldhoer T, Beck A, Vutuc C (2002) Underreportimg of direct and indirect obstetrical deaths in Austria 1980–1998 Acta Obstet Gynecol Scan 81: 323–327

Maier K (1992) Geburtshilfliche Praxis im ländlichen Raum Westafrikas: Bedingungen und Konsequenzen der Sectio caesarea am Regionalkrankenhaus von Dori (Bukina Faso), Inaugural Dissertation Heidelberg

Meili G, Huch R, Huch A, Zimmermann R. Mütterliche Mortalität in der Schweiz 1985–1996 im Druck

National Institute of Clinical Excellence, Scottish Executive Health Department, Department of Health, Social Services and Public Safety Northern Ireland (2001) Why mothers die 1997–1999. The confidential enquiries into maternal deaths in the United Kingdom (CEMD). RCOG Press, London

Salanave B, Bouvier-Colle MH, Varnoux N, Alexander S, Macfarlane A and the MOMS group (1999) Classification differences and maternal mortality: a European study. Int J Epidemiol 28: 64–69

Samuels Ph (2002) Hematologic complications of pregnancy. Gabbe SG, Niebyl JR, Simpson JL (eds) Obstetrics, 4th edn. Churchill Livingstone, New York, Edinburgh, London, Philadelphia, pp 1180–1182

Schuitenmaker NEW (1998) Safe motherhood. Confidential enquiries into maternal deaths in the Netherlands 1983–1992. Pasmans, Den Haag

Statistik Austria (2001) Jahrbuch der Gesundheitsstatistik 1999. Verlag Österreich, Wien

Welsch H (1997a) Müttersterblichkeit während Schwangerschaft und post abortum. Gynäkologe 30: 682–693

Welsch H (1997b) Müttersterblichkeit während Geburt und Wochenbett bei vaginaler Entbindung und Sectio caesarea. Gynäkologe 30: 742–756

World Health Organization, UNICEF (1996) Revised 1990 estimates of maternal mortality. WHO, Geneve

World Health Organization (1998) World Health Statistic Annual 1996. WHO, Geneve

Sachverzeichnis

Halbfette Seitenzahl = Haupttextstelle

A

B

C

E

F

G

H

L

M

N

O

P

Q

R

S

T

U

V

W

X

Y

Z

Druck: Appl, Wemding
Bindung: Appl, Wemding